2023 年版

# 常用临床医学名词

## THE TERMINOLOGY OF CLINICAL MEDICINE

国家卫生健康委员会医政司｜指导

北京市医院管理研究所　中华医学会｜编

人民卫生出版社
·北　京·

**图书在版编目（CIP）数据**

常用临床医学名词：2023 年版 / 北京市医院管理研究所，中华医学会编 . —北京：人民卫生出版社，2023.9

ISBN 978-7-117-34796-9

Ⅰ.①常… Ⅱ.①北…②中… Ⅲ.①临床医学 —名词术语 Ⅳ.①R4-61

中国国家版本馆 CIP 数据核字（2023）第 098181 号

| | | |
|---|---|---|
| 人卫智网 | www.ipmph.com | 医学教育、学术、考试、健康，购书智慧智能综合服务平台 |
| 人卫官网 | www.pmph.com | 人卫官方资讯发布平台 |

**常用临床医学名词（2023 年版）**

Changyong Linchuang Yixue Mingci（2023 Nian Ban）

编　　写：北京市医院管理研究所
　　　　　中华医学会
出版发行：人民卫生出版社（中继线 010-59780011）
地　　址：北京市朝阳区潘家园南里 19 号
邮　　编：100021
E - mail：pmph @ pmph.com
购书热线：010-59787592　010-59787584　010-65264830
印　　刷：三河市宏达印刷有限公司
经　　销：新华书店
开　　本：787 × 1092　1/16　印张：66
字　　数：3920 千字
版　　次：2023 年 9 月第 1 版
印　　次：2023 年 11 月第 1 次印刷
标准书号：ISBN 978-7-117-34796-9
定　　价：228.00 元

# 《常用临床医学名词》(2023 年版)编辑委员会

主　　编：邓小虹

编　　委：中华医学会　饶克勤　张玉森
　　　　　北京市医院管理研究所　琚文胜　余　胜　张爱萍
　　　　　北京大学第一医院　刘新民　王　平
　　　　　北京大学人民医院　姜保国　黄　锋
　　　　　北京大学第三医院　乔　杰　金昌晓
　　　　　国家卫生健康委员会医政司　焦雅辉　李大川　张文宝
　　　　　　　　　　　　　　　　　　王曼莉　张　萌

编写人员：(除各学科组长外,按姓氏笔画排序)

眼　　科：黎晓新(组长)　厦门大学附属厦门眼科中心
　　　　　邓　润　北京大学人民医院
　　　　　史伟云　山东省眼科研究所
　　　　　张　伟　天津医科大学眼科医院
　　　　　范先群　上海交通大学医学院附属第九人民医院

耳鼻喉科：倪　鑫(组长)　首都医科大学附属北京儿童医院
　　　　　马芙蓉　北京大学第三医院
　　　　　王振霖　首都医科大学宣武医院
　　　　　吕　威　中国医学科学院北京协和医院
　　　　　刘　薇　首都医科大学附属北京儿童医院
　　　　　杨仕明　中国人民解放军总医院耳鼻咽喉头颈外科医学部
　　　　　杨庆文　首都医科大学附属北京同仁医院
　　　　　张　杰　首都医科大学附属北京儿童医院
　　　　　陈晓红　首都医科大学附属北京同仁医院
　　　　　赵　辉　中国人民解放军总医院耳鼻咽喉头颈外科医学部
　　　　　徐　文　首都医科大学附属北京同仁医院
　　　　　高志强　中国医学科学院北京协和医院
　　　　　龚树生　首都医科大学附属北京友谊医院

口　腔　科：张　伟(组长)　北京大学口腔医院
　　　　　王佃灿　北京大学口腔医院
　　　　　王晓颖　北京大学口腔医院
　　　　　王晓燕　北京大学口腔医院
　　　　　华　红　北京大学口腔医院

　　　　　　吴　芸　北京大学人民医院

　　　　　　贾继东　首都医科大学附属北京友谊医院

　　　　　　程　芮　首都医科大学附属北京友谊医院

　　　　　　焦　月　首都医科大学附属北京友谊医院

神经内科：王拥军(组长)　首都医科大学附属北京天坛医院

　　　　　　王永刚　首都医科大学附属北京天坛医院

　　　　　　朱以诚　中国医学科学院北京协和医院

　　　　　　任连坤　首都医科大学宣武医院

　　　　　　关鸿志　中国医学科学院北京协和医院

　　　　　　张　宁　首都医科大学附属北京天坛医院

　　　　　　张玉梅　首都医科大学附属北京天坛医院

　　　　　　张在强　首都医科大学附属北京天坛医院

　　　　　　陈淑芬　复旦大学附属华山医院

　　　　　　郁金泰　复旦大学附属华山医院

　　　　　　赵　璧　四川大学华西医院

　　　　　　赵玉英　山东大学齐鲁医院

　　　　　　商慧芳　四川大学华西医院

　　　　　　廖晓凌　首都医科大学附属北京天坛医院

肾　内　科：王　悦(组长)　北京大学第三医院

　　　　　　王　松　北京大学第三医院

　　　　　　甘红兵　北京大学国际医院

　　　　　　李月红　北京清华长庚医院

　　　　　　陈向东　首都医科大学附属北京朝阳医院

　　　　　　黄　雯　首都医科大学附属北京同仁医院

内分泌科：夏维波(组长)　中国医学科学院北京协和医院

　　　　　　王　维　中山大学孙逸仙纪念医院

　　　　　　帅　瑛　中日友好医院

　　　　　　刘　铭　天津医科大学总医院

　　　　　　严　励　中山大学孙逸仙纪念医院

　　　　　　张　舫　四川大学华西医院

　　　　　　陈晓平　中日友好医院

　　　　　　陈蕊华　上海市第一人民医院

　　　　　　范雨鑫　天津医科大学总医院

　　　　　　单忠艳　中国医科大学附属第一医院

　　　　　　赵家军　山东省立医院

　　　　　　段　炼　中国医学科学院北京协和医院

　　　　　　贾觉睿智　中国医学科学院北京协和医院

　　　　　　彭永德　上海市第一人民医院

　　　　　　韩文霞　山东省立医院

　　　　　　童南伟　四川大学华西医院

　　　　　　赖亚新　中国医科大学附属第一医院

# 前　言

近年来,伴随着医学的发展,医疗信息化也在不断深化,为医疗信息的交换、共享和利用提供了条件,也突显了医学名词标准化的重要性。为了统一规范临床医学名词,实现医疗服务规范化、标准化管理,在原国家卫生健康委员会医政医管局的指导下,北京市医院管理研究所(北京市卫生健康大数据与政策研究中心,原北京市卫生健康委信息中心)与中华医学会联合组织专家开展了《常用临床医学名词》的编制工作。2019年11月,人民卫生出版社正式出版了《常用临床医学名词》(2018年版)。随着人类对疾病认识的不断深入,科学技术的不断发展进步,临床医学名词需要不断得到补充、更新和完善。因此,国家卫生健康委员会医政医管局于2020年7月发函,委托北京市卫生健康委信息中心研究开展《常用临床医学名词》的修订工作。

近年来,我国的网络通讯技术发展迅速,借助现代技术手段提供信息化服务的能力大幅提升。各临床专业组专家成员分别建立了微信群,基本通过线上联络,以视频会议进行线上讨论的方式开展工作。特别感谢北京雅丁信息技术有限公司的鼎力相助,公司技术人员利用计算机软件帮助临床专家进行新增常用临床医学名词的收集、汇总、剔重和整理,相比原来的人力操作,大大提高了工作效率,减少了错误率。

对本次增修工作说明如下:

1. 新增2个临床专业　在《常用临床医学名词》(2018年版)原有30个临床专业的基础上,《常用临床医学名词》(2023年版)补充了麻醉科和医学检验科2个重要的临床专业。其中,医学检验科包括分子遗传、临床检验、免疫、生化和微生物5个方面的词汇。

2. 调整编委会专家成员　在原有参与《常用临床医学名词》(2018年版)编写的专家基础上,对部分临床专业的组长进行了新老更替,再由各专业组长决定是否调整或重新聘用专家。由于是在线上开展工作,很多专业补充了北京以外的专家,体现了更广泛的代表性。

3. 新增词条的来源　本次增修的词汇除各专业专家根据自己收集的临床医学新名词进行补充外,根据原国家卫生健康委员会医政医管局要求,在已发布的《常用临床医学名词》(2018年版)基础上,汇总整理了各地区临床工作中的基本名词,并按临床专业进行论证修订。故开展增修工作之前,经过与相关医院领导前期沟通协调后,采集了分布在不同省、自治区、直辖市的26家三级教学医院近3年医院HIS字典库中积累的临床词汇,经过院间剔重并与《常用临床医学名词》(2018年版)比对剔重后,提供给相应临床专业的专家作为增修论证的参考。

　　提供 HIS 字典库的 26 家医院包括(按照笔画排序):广东省广州市第一人民医院、中国医学科学院阜外医院、中国科学技术大学附属第一医院、北京大学人民医院、北京大学口腔医院、北京大学肿瘤医院、北京大学第一医院、北京大学第三医院、西藏自治区人民医院、华中科技大学同济医学院附属协和医院、华中科技大学同济医学院附属同济医院、安徽省合肥市第一人民医院、安徽省阜阳市人民医院、河南省肿瘤医院、首都医科大学附属北京天坛医院、首都医科大学附属北京友谊医院、首都医科大学附属北京世纪坛医院、首都医科大学附属北京地坛医院、首都医科大学附属北京安贞医院、首都医科大学附属北京佑安医院、首都医科大学附属北京朝阳医院、首都医科大学宣武医院、浙江大学医学院附属邵逸夫医院、浙江省人民医院、湖北省天门市第一人民医院、福建省龙岩市第一医院。

　　在此对以上给予本书增修工作大力支持的医院以及院领导表示衷心的感谢!

　　4. 对《常用临床医学名词》(2018 年版)部分词条进行梳理和修订　《常用临床医学名词》(2018 年版)编纂初期是由 30 个临床专业分别独立开展工作,所有词条汇总后再针对命名不一致的重复词条进行修订调整。鉴于汇总后共计 42 000 余个名词,部分词条除了"正名"还包括"又称""曾称"及其相对应的英文名,单纯依靠人工比对难免有所疏漏。本次增修工作,依托北京雅丁信息技术有限公司的帮助,利用计算机软件对《常用临床医学名词》(2018 年版)再次进行了梳理。将同一专业内的重复词条进行合并,对用字不一致(如"综合症"应为"综合征"、"梗塞"应为"梗死")、标点符号格式错误统一进行了修改。

　　此外,对以下问题进行了统一规范:①手术操作名词统一命名规范。凡手术操作名称中出现"+"者,如眼科的"飞秒激光术 + 白内障超声乳化摘除术 + 人工晶状体植入术",拆成单一术式;确为同时出现的两种操作,可使用"伴"或采用专有名词命名;删除名词中的"( )",如"(腹腔镜下)肝Ⅲ段切除术";所有手术的命名按照手术入路 + 解剖部位 + 手术术式的顺序规范书写格式,如"腹腔镜下经阴道全子宫切除术",如无手术入路,则默认为传统开腹手术。②关于英文名。凡同一中文名词在不同专业英文名不一致者,首先按照世界卫生组织 ICD-11 网站(icd.who.int/browse 11/l-m/en)英文名词、全国科学技术名词审定委员会的英文词条进行核查;若未查到相应词条,则按照副科靠拢主科的原则交主科专家处理,对一个中文名有多个英文名称可以选择修改、弃除或用","隔开并列使用。

　　5. 发函征求意见　在完成初稿后,由各临床专业分别向全国不同地区(东、中、西部)、不同级别医疗机构的医务人员发函征求意见,使之更具有实用性与广泛性。

　　《常用临床医学名词》(2023 年版)共计 49 670 个词条,将不同专业重复用语剔重后为44 996 个词条。

　　所有参与名词增修工作的专家们在承担紧张、繁忙的临床工作的同时,花费个人大量的时间、精力,不计报酬,高质量按时间完成了任务,在此谨向所有专业的组长、专家和工作人员表示最真诚的谢意!

　　衷心希望本书能适应我国临床医疗、教学科研、疾病统计、医疗卫生管理及信息化的发展变化,发挥其应用价值。

主编

2023 年 5 月 4 日

# 凡 例

## 1　编排体例

1.1　《常用临床医学名词》(2023 年版)按照国家卫生健康委员会拟定的《医疗机构诊疗科目名录》划分专业,共收录了 32 个临床专业的常用词汇,除了医学检验科按照分子遗传、临床检验、免疫、生化和微生物 5 个方面归集规范名称,其他专业分疾病诊断、症状体征(即就诊原因)、手术操作和临床检查归集规范名词。每一名词包括中文正名、英文名、中文又称和曾称。

1.2　一个概念确定一个名称作为正名。正名的异名冠以"又称"(目前允许使用的非规范名词)、"曾称"(已淘汰的旧名)。一个名词有多个又称、曾称时,词之间用","分开。正名后系与该词概念相对应的英文名。一个中文名对应多个英文同义词时,英文词之间用","分开。

1.3　各专业名词按正名的汉语拼音顺序排列,〔又称〕后的名词标注"△",〔曾称〕后的名词标注"*"。

## 2　词条编写

2.1　不同专业可能存在交叉词条称谓不一致的情况,在全书统稿时则按照"副科靠拢主科"的原则确定主科命名作为正名,其他科命名作为"又称"。

2.2　由于人体解剖部位很多,疾病名称也多,以神经外科为例,解剖部位涉及额、颞、顶、枕、小脑、桥脑、中脑、延髓等,疾病名涉及脑膜瘤、胶质瘤、神经鞘瘤、室管膜瘤等,部位 + 病名有多个排列组合,《常用临床医学名词》(2018 年版)及本次增补词汇已将常见疾病尽可能收入,但仍然不能穷尽所有部位 + 病名的命名方法,故对未收录的名词可以按照"(解剖部位)+(疾病诊断)"的格式进行书写。

2.3　本次增补的词汇中有很多 ××× 病术后、××× 病复发,虽然各临床专业将临床常见疾病、手术操作名词尽可能收入,但是无法覆盖全面,因此,增加了两个通科名词,即:术后(postoperative status)、复发(recurrent),可以与疾病诊断、手术操作名称并列使用。

2.4　全书后附有中文索引和英文索引,便于读者检索。索引按汉语拼音字母顺序及英文字母顺序排序。

# 目 录

1. 眼科 ······················· 1
  1.1 疾病诊断名词 ··············· 1
  1.2 症状体征名词 ·············· 18
  1.3 手术操作名词 ·············· 19
  1.4 临床检查名词 ·············· 22

2. 耳鼻喉科 ···················· 24
  2.1 疾病诊断名词 ·············· 24
  2.2 症状体征名词 ·············· 33
  2.3 手术操作名词 ·············· 35
  2.4 临床检查名词 ·············· 40

3. 口腔科 ····················· 42
  3.1 疾病诊断名词 ·············· 42
  3.2 症状体征名词 ·············· 59
  3.3 手术操作名词 ·············· 60
  3.4 临床检查名词 ·············· 67

4. 急诊科 ····················· 69
  4.1 疾病诊断名词 ·············· 69
  4.2 手术操作名词 ·············· 70
  4.3 临床检查名词 ·············· 71

5. 心内科 ····················· 72
  5.1 疾病诊断名词 ·············· 72
  5.2 症状体征名词 ·············· 79
  5.3 手术操作名词 ·············· 80
  5.4 临床检查名词 ·············· 81

6. 呼吸内科 ···················· 82
  6.1 疾病诊断名词 ·············· 82
  6.2 症状体征名词 ·············· 92
  6.3 手术操作名词 ·············· 93
  6.4 临床检查名词 ·············· 96

7. 消化内科 ··················· 101
  7.1 疾病诊断名词 ············· 101
  7.2 症状体征名词 ············· 116
  7.3 手术操作名词 ············· 117
  7.4 临床检查名词 ············· 118

8. 神经内科 ··················· 119
  8.1 疾病诊断名词 ············· 119
  8.2 症状体征名词 ············· 144
  8.3 手术操作名词 ············· 145
  8.4 临床检查名词 ············· 145

9. 肾内科 ···················· 150
  9.1 疾病诊断名词 ············· 150
  9.2 症状体征名词 ············· 155
  9.3 手术操作名词 ············· 155
  9.4 临床检查名词 ············· 156

10. 内分泌科 ·················· 157
  10.1 疾病诊断名词 ············ 157
  10.2 症状体征名词 ············ 171
  10.3 手术操作名词 ············ 171
  10.4 临床检查名词 ············ 171

11. 血液科 ··················· 175
  11.1 疾病诊断名词 ············ 175
  11.2 症状体征名词 ············ 181
  11.3 手术操作名词 ············ 182
  11.4 临床检查名词 ············ 182

12. 普通外科 ·················· 184
  12.1 疾病诊断名词 ············ 184
  12.2 症状体征名词 ············ 187

12.3 手术操作名词 ················ 187
12.4 临床检查名词 ················ 196

13. 神经外科 ················ 198
13.1 疾病诊断名词 ················ 198
13.2 症状体征名词 ················ 205
13.3 手术操作名词 ················ 205
13.4 临床检查名词 ················ 211

14. 胸外科 ················ 212
14.1 疾病诊断名词 ················ 212
14.2 症状体征名词 ················ 213
14.3 手术操作名词 ················ 213
14.4 临床检查名词 ················ 217

15. 心血管外科 ················ 218
15.1 疾病诊断名词 ················ 218
15.2 症状体征名词 ················ 231
15.3 手术操作名词 ················ 231
15.4 临床检查名词 ················ 238

16. 泌尿外科 ················ 239
16.1 疾病诊断名词 ················ 239
16.2 症状体征名词 ················ 247
16.3 手术操作名词 ················ 247
16.4 临床检查名词 ················ 255

17. 骨科 ················ 256
17.1 疾病诊断名词 ················ 256
17.2 症状体征名词 ················ 298
17.3 手术操作名词 ················ 300
17.4 临床检查名词 ················ 316

18. 整形外科 ················ 318
18.1 疾病诊断名词 ················ 318
18.2 手术操作名词 ················ 320

19. 烧伤科 ················ 325
19.1 疾病诊断名词 ················ 325
19.2 症状体征名词 ················ 330
19.3 手术操作名词 ················ 331
19.4 临床检查名词 ················ 334

20. 小儿外科 ················ 335
20.1 手术操作名词 ················ 335

21. 麻醉科 ················ 337
21.1 疾病诊断名词 ················ 337
21.2 症状体征名词 ················ 338
21.3 手术操作名词 ················ 339
21.4 临床检查名词 ················ 343

22. 肿瘤科 ················ 347
22.1 疾病诊断名词 ················ 347
22.2 症状体征名词 ················ 353
22.3 手术操作名词 ················ 353
22.4 临床检查名词 ················ 362

23. 放射治疗科 ················ 364
23.1 疾病诊断名词 ················ 364
23.2 手术操作名词 ················ 364

24. 妇科 ················ 368
24.1 疾病诊断名词 ················ 368
24.2 症状体征名词 ················ 377
24.3 手术操作名词 ················ 377
24.4 临床检查名词 ················ 384

25. 产科 ················ 385
25.1 疾病诊断名词 ················ 385
25.2 症状体征名词 ················ 394
25.3 手术操作名词 ················ 394
25.4 临床检查名词 ················ 396

26. 新生儿科 ················ 397
26.1 疾病诊断名词 ················ 397
26.2 症状体征名词 ················ 407
26.3 手术操作名词 ················ 408
26.4 临床检查名词 ················ 408

27. 皮肤科 ················ 409
27.1 疾病诊断名词 ················ 409
27.2 症状体征名词 ················ 432
27.3 手术操作名词 ················ 433
27.4 临床检查名词 ················ 435

# 1. 眼科

## 1.1 疾病诊断名词

13 三体综合征 Patau syndrome, trisomy 13 syndrome ［又称］帕托综合征△

1 型糖尿病伴有眼的并发症 type 1 diabetes associated with eye complication

1 型糖尿病性白内障 type 1 diabetic cataract

1 型糖尿病性虹膜炎 type 1 diabetic iritis

1 型糖尿病性视神经病变 type 1 diabetic optic neuropathy ［又称］1 型糖尿病性视神经病△

1 型糖尿病性视网膜病变 type 1 diabetic retinopathy ［又称］1 型糖尿病视网膜病变△

1 型糖尿病性增殖性视网膜病 type 1 diabetic proliferative retinopathy ［又称］1 型糖尿病增殖期糖尿病视网膜病变△

2 型糖尿病性白内障 type 2 diabetic cataract

2 型糖尿病性虹膜炎 type 2 diabetic iritis ［又称］2 型糖尿病伴虹膜红变症△

2 型糖尿病性视神经病变 type 2 diabetic optic neuropathy

2 型糖尿病性视网膜病变 type 2 diabetic retinopathy ［又称］2 型糖尿病视网膜病变△

2 型糖尿病性增殖性视网膜牵拉性视网膜病 type 2 diabetic proliferative retinal traction retinopathy

AIDS 性视网膜病变 AIDS retinopathy

Axenfeld-Rieger 综合征 Axenfeld-Rieger syndrome

A 型内斜视 A-pattern esotropia ［又称］A 型内斜综合征△

A 型外斜视 A-pattern exotropia

Brown 综合征 Brown syndrome

Cogan 综合征 Cogan syndrome ［又称］Cogan-Reese 综合征△

Duane 眼球后退综合征 Duane retraction syndrome ［又称］眼球后退综合征△

Fuchs 角膜内皮营养不良 Fuchs endothelial corneal dystrophy

Fuchs 异色性虹膜睫状体炎 Fuchs heterochromic iridocyclitis syndrome

Goldmann-Favre 玻璃体视网膜变性 vitreoretinal degeneration, Goldmann-Favre disease ［又称］Goldmann-Favre 症△

Helveston 综合征 Helveston syndrome

HIV 感染伴发葡萄膜炎 HIV infection associated with uveitis

HIV 眼病 HIV ocular disease

HLA-B27 相关葡萄膜炎 HLA-B27 related uveitis

Moebius 综合征 Moebius syndrome

Morgagnian 白内障 Morgagnian cataract

Peter 异常 Peter abnormality

Rieger 异常 Rieger anomaly ［又称］里格尔异常△

Salzmann 结节状角膜变性 Salzmann nodular corneal degeneration

Schwartz's 综合征 Schwartz's syndrome

Soemmerring 环 Soemmerring ring

Stargardt 病 Stargardt disease

Stickler 玻璃体视网膜变性 Stickler vitreous retinal degeneration, Stickler syndrome ［又称］Stickler 综合征△

Thygeson 点状角膜炎 Thygeson punctate keratitis

Urrets-Zavalia 综合征 Urrets-Zavalia syndrome

V 型内斜视 V-pattern esotropia ［又称］V 型内斜综合征△

V 型外斜视 V-pattern exotropia ［又称］V 型外斜△

Wagner 玻璃体视网膜变性 Wagner vitreoretinal degeneration, Wagner disease ［又称］Wagner 症△

Wegener 肉芽肿伴发葡萄膜炎 Wegener granuloma associated with uveitis

X 连锁青少年型视网膜劈裂症 X-linked adolescent retinoschisis

X 型内斜视 X-pattern esotropia ［又称］X 型内斜综合征△

X 型外斜视 X-pattern exotropia

Y 型内斜视 Y-pattern esotropia ［又称］Y 型内斜综合征△

Y 型外斜视 Y-pattern exotropia

阿 - 罗瞳孔 Argyll Robertson pupil ［又称］Argyll-Robertson 瞳孔△

阿米巴病带菌者 carrier of Amebiasis

癌相关性视网膜病变 cancer-associated retinopathy

艾滋病性视神经病变 HIV optic neuropathy

奥尔波特综合征 Alport syndrome ［又称］Alport 综合征△

白点状视网膜变性 albescent punctate degeneration of retina

白点状视网膜营养障碍 albescent punctate retinal dystrophy

白喉性虹膜麻痹 diphtheric iris paralysis

白喉性结膜炎 diphtheric conjunctivitis

白化病 albinism

白睫毛 white eyelashes

白眉毛 white eyebrows

白内障 cataract

白内障合并前房角狭窄 cataract combined with anterior chamber angle stenosis ［又称］白内障合并房角狭窄△

白内障术后（大泡性无晶状体的）角膜病变 corneal lesion after cataract surgery（bullous aphakic）

白内障术后低眼压 low intraocular pressure after cataract surgery

白内障术后虹膜损伤 iris injury after cataract surgery

白内障术后虹膜粘连 iris adhesion after cataract surgery

白内障术后后部玻璃体牵引综合征 posterior vitreous traction syndrome after cataract surgery

白内障术后继发青光眼 secondary glaucoma after cataract surgery

白内障术后角膜病变 keratopathy after cataract surgery

白内障术后晶状体核残留 residual of lens nucleus after cataract surgery

白内障术后囊样黄斑水肿 macular cystoid edema after cataract surgery

白内障术后黏弹剂残留 residual viscoelastic agent after cataract surgery

白内障术后皮质残留 residual of crystal cortex after cataract surgery

白内障术后前房角粘连 goniosynechia after cataract surgery ［又称］白内障术后房角粘连△

白内障术后屈光不正 ametropia after cataract surgery

白内障术后人工晶状体混浊 intraocular lens opacification after cataract surgery

白内障术后人工晶状体异常　intraocular lens abnormality after cataract surgery

白内障术后人工晶状体植入　intraocular lens implantation after cataract surgery

白内障术后渗出性反应　exudative response after cataract surgery

白内障术后瞳孔大小异常　abnormal pupil size after cataract surgery

白内障术后瞳孔位置异常　abnormal pupil position after cataract surgery

白内障术后瞳孔异常　pupil abnormality after cataract surgery

白内障术后眼内炎　endophthalmitis after cataract surgery

白内障术中后囊破裂　posterior capsule rupture during cataract surgery

白塞病相关性视神经炎　Behcet's disease-related optic neuritis ［又称］白塞氏病相关性视神经病变△

白血病性视神经病变　leukemic optic neuropathy

白血病眼底改变　leukemia fundus change

斑块状角膜营养不良　macular corneal dystrophy

斑痣性错构瘤病　phakomatosis

瘢痕性倒睫　cicatricial trichiasis

瘢痕性睑内翻　cicatricial entropion

瘢痕性睑外翻　cicatricial ectropion

半乳糖性白内障　galactose cataract

包涵体性结膜炎　inclusion conjunctivitis

背景型糖尿病视网膜病变　background diabetic retinopathy

背景性视网膜病变和视网膜血管改变　background retinopathy and retinal vascular change

鼻眶筛骨骨折　nasal orbital ethmoid bone fracture

鼻泪管闭锁　nasolacrimal duct atresia

鼻泪管恶性肿瘤　malignant neoplasm of nasolacrimal duct

鼻泪管骨性狭窄　bony stenosis of nasolacrimal duct

鼻泪管狭窄　stenosis of nasolacrimal duct

鼻泪管阻塞　obstruction of nasolacrimal duct

边缘性角膜变性　Terrien's marginal degeneration ［又称］Terrien边缘性角膜变性△

边缘性角膜溃疡　marginal corneal ulcer

变态反应性虹膜睫状体炎　allergic iridocyclitis

变性近视　degenerative myopia

变应性接触性皮炎　allergic contact dermatitis ［又称］变态反应性接触性皮炎△

变应性结膜炎　allergic conjunctivitis

变应性湿疹　allergic eczema

表层巩膜炎　episcleritis ［又称］浅层巩膜炎△

丙酮刺激性接触性皮炎　irritant contact dermatitis due to acetone ［又称］刺激性接触性皮炎(丙酮引起)△

并发性白内障　complicated cataract

病毒性角膜炎　viral keratitis

病毒性结膜炎　viral conjunctivitis

病毒性前葡萄膜炎　viral anterior uveitis

病毒性咽结膜炎　viral pharyngo-conjunctivitis

病理性近视　pathological myopia

病理性远视　pathological hyperopia

玻璃膜疣　druse

玻璃体变性　vitreous degeneration

玻璃体淀粉样变性　vitreous amyloidosis

玻璃体后脱离　posterior vitreous detachment

玻璃体后脱离合并玻璃体积血　posterior vitreous detachment combined with vitreous hemorrhage

玻璃体后脱离合并视网膜出血　posterior vitreous detachment combined with retinal hemorrhage

玻璃体后脱离合并视网膜裂孔　posterior vitreous detachment combined with retinal break

玻璃体黄斑牵引综合征　vitreous macular traction syndrome ［又称］玻璃体黄斑牵引△

玻璃体混浊　vitreous opacity

玻璃体积血　vitreous hemorrhage

玻璃体疾患　vitreous disorder

玻璃体囊肿　vitreous cyst

玻璃体内结晶沉积　synchysis scintillans ［又称］眼胆固醇结晶沉着症△

玻璃体脓肿　vitreous abscess

玻璃体劈裂　vitreoschisis

玻璃体气体漏　vitreous gas leaking

玻璃体切除术后视网膜脱离　retinal detachment after vitrectomy

玻璃体疝　vitreous hernia

玻璃体视网膜变性(星状体)　vitreous retinal degeneration(stellate)

玻璃体视网膜机化　vitreoretinal organization

玻璃体视网膜手术后　after vitreoretinal surgery

玻璃体视网膜粘连　vitreoretinal adhesion

玻璃体脱出　prolapse of vitreous

玻璃体先天性畸形　congenital malformation of vitreous

玻璃体炎　vitreitis

玻璃体再积血　vitreous rehaemorrhage

玻璃体增生　vitreous hyperplasia

播散性脉络膜视网膜炎　disseminated chorioretinitis

播散性脉络膜炎　disseminated choroiditis

播散性视网膜炎　disseminated retinitis

不规则散光　irregular astigmatism

不规则运动　irregular eye movement

不吸收缝线并发症　complication of nonabsorbable suture

布鲁氏病　brucellosis ［又称］布氏杆菌病△

布鲁氏菌病葡萄膜炎　brucellosis uveitis

部分调节性内斜视　partial accommodative esotropia

残余近视　residual myopia

残余屈光不正　residual refractive error

残余散光　residual astigmatism

残余性内斜视　residual esotropia

残余性青光眼　residual glaucoma

残余性外斜视　residual exotropia

残余远视　residual hyperopia

蚕蚀性角膜溃疡　Mooren's ulcer

层间积液综合征　interstitial fluid syndrome

常年性过敏性结膜炎　perennial allergic conjunctivitis

陈旧性玻璃体磁性异物　old magnetic foreign body of vitreous cavity

陈旧性玻璃体非磁性异物　old non-magnetic foreign body of vitreous cavity

陈旧性巩膜磁性异物　old magnetic foreign body of scleral

陈旧性巩膜非磁性异物　old non-magnetic foreign body of scleral

陈旧性虹膜磁性异物　old magnetic foreign body of iris

陈旧性虹膜非磁性异物　old non-magnetic foreign body of iris

陈旧性虹膜睫状体炎　old iridocyclitis

陈旧性睫状体磁性异物　old magnetic foreign body of ciliary body

陈旧性睫状体非磁性异物　old non-magnetic foreign body of ciliary body

陈旧性晶状体磁性异物　old intralenticular magnetic foreign body

陈旧性晶状体非磁性异物　old intralenticular non-magnetic foreign body

陈旧性眶骨骨折　old orbital wall fracture

陈旧性泪小管断裂　old rupture of lacrimal ductule

陈旧性脉络膜视网膜炎　old chorioretinitis

陈旧性葡萄膜炎　old uveitis

陈旧性前房磁性异物存留　old magnetic foreign body retention of anterior chamber

陈旧性视网膜脱离　old retinal detachment

陈旧性眼睑损伤　old injury of eyelid

陈旧性眼睑异物　old foreign body of eyelid

陈旧性眼内磁性异物　old intraocular magnetic foreign body

陈旧性眼内非磁性异物　old intraocular non-magnetic foreign body

陈旧性眼前房非磁性异物　old non-magnetic foreign body in anterior chamber

陈旧性眼球后壁磁性异物　old magnetic foreign body in the back of eyeball

陈旧性眼烧伤　old eye burn
陈旧性眼损伤　old eye injury
迟发性近视　delayed myopia
持续性角膜上皮缺损　persistent corneal epithelial defect
出血性脉络膜脱离　hemorrhagic choroidal detachment
初期沙眼　initial stage of trachoma
穿通伤性白内障　penetrating cataract
创伤性玻璃体疝　traumatic vitreous hernia
创伤性虹膜睫状体炎　traumatic iridocyclitis　［又称］外伤性虹膜睫状体炎△
创伤性虹膜嵌顿　traumatic iris incarcerated　［又称］外伤性虹膜嵌顿△
创伤性虹膜脱垂　traumatic iris prolapse
创伤性睫状体脱垂　traumatic ciliary body prolapse　［又称］外伤性睫状体脱垂△
创伤性晶状体脱位　traumatic luxation of lens　［又称］外伤性晶状体脱位△
创伤性脉络膜视网膜病　traumatic chorioretinopathy
创伤性前房积血　traumatic hyphema
创伤性失明　traumatic blindness
创伤性视网膜裂孔　traumatic retinal break
垂直分离性斜视　dissociated vertical deviation
垂直斜视　vertical strabismus
春季卡他性角结膜炎　vernal catarrhal keratoconjunctivitis
春季卡他性结膜炎　vernal catarrhal conjunctivitis
醇类刺激性接触性皮炎　irritant contact dermatitis due to alcohols
刺激性接触性皮炎　irritant contact dermatitis　［又称］刺激性皮炎△
催泪性毒气中毒　toxic effect of tear gas　［又称］催泪气体的毒性效应△
大动脉炎　Takayasu arteritis
大动脉炎眼底改变　aortic arteritis fundus change
大泡性视网膜脱离　bullous retinal detachment
大眼球　macrophthalmia
代谢性白内障　metabolic cataract
带状角膜变性　band-shaped keratopathy
带状疱疹性虹膜睫状体炎　herpes zoster iridocyclitis
带状疱疹性虹膜炎　herpes zoster iritis
带状疱疹性角膜结膜炎　herpes zoster keratoconjunctivitis
带状疱疹性角膜炎　herpes zoster keratitis
带状疱疹性结膜炎　herpes zoster conjunctivitis
带状疱疹眼病　herpes zoster ophthalmicus
单纯疱疹病毒性虹膜睫状体炎　herpetic simplex virus iridocyclitis
单纯疱疹病毒性眼病　herpes simplex virus ocular disease
单纯疱疹性眼炎　herpetic simplex ophthalmia
单纯性巩膜外层炎　simple episcleritis
单纯性近视　simple myopia
单睑　foldless eyelid
倒丫型内斜视　inverted Y-pattern esotropia　［又称］倒Y型内斜综合征△
倒丫型外斜视　inverted Y-pattern exotropia
倒向型内眦赘皮　inverted epicanthus
低灌注视网膜病变　hypoperfusion retinopathy
低眼压性青光眼　low-tension glaucoma
低眼压症　low intraocular pressure
第三颅神经麻痹　third nerve palsy, oculomotor paralysis　［又称］动眼神经麻痹△
点状内层脉络膜病变　punctuate inner choroidopathy
碘剂过敏　allergy to iodine
电光性眼炎　electric ophthalmia
电击性白内障　electric cataract
动脉瘤样骨囊肿　aneurysmal bone cyst
动眼神经不全麻痹　oculomotor nerve palsy
动眼神经恶性肿瘤　malignant tumor of oculomotor nerve
动眼神经良性肿瘤　benign tumor of oculomotor nerve

动眼神经损伤　injury of oculomotor nerve
动眼神经炎　oculomotor neuritis
动眼神经异常再生　abnormal oculomotor nerve regeneration
毒性眼前节综合征　toxic anterior segment syndrome
短暂性视网膜动脉阻塞　transient retinal artery occlusion
钝挫伤性白内障　contusion cataract
多发性一过性视网膜白点综合征　multiple transient retinal white spot syndrome
多发性虹膜囊肿　multiple iris cysts
多发性睫状体囊肿　multiple ciliary body cysts
多发性眼眶异物　multiple orbital foreign bodies
多发性硬化　multiple sclerosis
多发性硬化伴发葡萄膜炎　multiple sclerosis associated with uveitis
多发性硬化相关性视神经炎　multiple sclerosis associated optic neuritis
多局灶性脉络膜视网膜炎　multiple focal chorioretinitis
多条眼球运动神经麻痹　multiple eye movement nerves palsy
多灶性脉络膜炎　multifocal choroiditis
额部血肿　frontal hematoma
额骨骨折　frontal bone fracture
儿童视神经炎　children optic neuritis
耳及前庭性眼球震颤　ear and vestibular nystagmus
二硫化碳刺激性接触性皮炎　irritant contact dermatitis due to carbon disulfide
二期梅毒性虹膜睫状体炎　secondary syphilitic iridocyclitis
二期梅毒性脉络膜视网膜炎　secondary syphilitic chorioretinitis
二期梅毒性葡萄膜炎　secondary syphilitic uveitis
二期梅毒性眼病　secondary syphilitic oculopathy
发育性白内障　developmental cataract
房角后退性青光眼　angle-recession glaucoma
放射性白内障　radiation cataract
放射性泪道阻塞　radioactive obstruction of lacrimal passage
放射性视神经病变　radiation optic neuropathy
非动脉炎性前部缺血性视神经病变　nonarteritic anterior ischemic optic neuropathy
非动脉炎性缺血性视神经病变　nonarteritic ischemic optic neuropathy
非共同性内斜视　non-concomitant esotropia
非肉芽肿性葡萄膜炎　non-granulomatous uveitis
非生理性视觉丧失　non-physiological visual loss, functional vision loss　［又称］功能性视觉丧失△
非调节性内斜视　non-accommodative esotropia
非斜视性双眼视觉功能异常　non-strabismic binocular vision dysfunction
非胰岛素依赖型糖尿病伴有眼的并发症　noninsulin-dependent diabetes mellitus associated with ocular complication
分开不足　divergence insufficiency
分开过强　divergence excess
分离性垂直斜视　dissociated vertical deviation
分离性垂直斜视合并分离性水平斜视　dissociated vertical deviation with dissociated horizontal deviation
分离性水平斜视　dissociated horizontal deviation
分离性眼球震颤　dissociated nystagmus
腐蚀伤伴有（导致）眼球破裂和破坏　corrosive injury associated with/induce eye rupture and destruction
复发性多发性软骨炎伴发葡萄膜炎　recurrent multiple chondritis associated with uveitis
复发性虹膜睫状体炎　recurrent iridocyclitis
复发性角膜上皮糜烂　recurrent corneal epithelial erosion
复发性前葡萄膜炎　recurrent anterior uveitis
复发性视神经炎　recurrent optic neuritis
复发性视网膜脱离　recurrent retinal detachment
复发性翼状胬肉　recurrent pterygium
复杂性遗传性视神经病变　complex hereditary optic neuropathy
副肿瘤性视网膜病变　paraneoplastic retinopathy
干眼　dry eye

干眼症 dry eye syndrome

干燥性角膜结膜炎 keratoconjunctivitis sicca

干燥综合征 Sjögren syndrome ［又称］舍格伦综合征△

干燥综合征相关性视神经炎 Sjögren syndrome-related optic neuritis

干燥综合征性角膜结膜炎 Sjögren syndrome keratoconjunctivitis

感染相关性视神经炎 infection-related optic neuritis

感染性肌炎 infectious myositis

感染性眼内炎 infective endophthalmitis

橄榄体脑桥小脑萎缩合并视网膜营养障碍 olivopontocerebellar atrophy associated with retinal dystrophy

高 AC/A 调节性内斜视 high AC/A adjustable esotropia

高度近视 high myopia

高度近视并发后巩膜葡萄肿 high myopia with posterior scleral staphyloma

高度近视相关性内斜视 high myopia-related esotropia

高度近视性脉络膜视网膜病变 high myopia chorioretinopathy

高度近视性脉络膜视网膜病变（后巩膜葡萄肿） high myopic chorioretinopathy（posterior scleral staphyloma）

高度远视 high hyperopia

高血压性视网膜病变 hypertensive retinopathy

高眼压症 ocular hypertension

格雷夫斯病继发青光眼 glaucoma secondary to Graves disease

格子样变性 lattice degeneration

格子状角膜营养不良 lattice corneal dystrophy

各类屈光手术后合并白内障 all kinds of refractive surgery with cataract

铬变应性接触性皮炎 allergic contact dermatitis due to chromium

弓蛔虫病性葡萄膜炎 toxocara uveitis

弓蛔虫眼病 toxocara oculopathy

弓形体脉络膜视网膜炎 toxoplasma gondii chorioretinitis

弓形体性虹膜睫状体炎 toxoplasma iridocyclitis

供角膜者 cornea donor ［又称］角膜捐献者△

巩膜穿通伤 penetrating injury of sclera

巩膜挫伤 scleral contusion

巩膜钙化 scleral calcification

巩膜黑变病 scleral melanosis

巩膜坏死 scleral necrosis

巩膜环扎带障碍 disorder of scleral encircling band

巩膜疾患 disorder of sclera

巩膜结核 tuberculosis of sclera

巩膜溃疡 scleral ulcer

巩膜裂伤 scleral laceration

巩膜瘘 scleral fistula

巩膜囊肿 scleral cyst

巩膜脓肿 scleral abscess

巩膜葡萄膜炎 scleral uveitis ［又称］巩膜炎继发葡萄膜炎△

巩膜葡萄肿 scleral staphyloma

巩膜缺损 scleral defect

巩膜肉芽肿 scleral granuloma

巩膜烧伤 scleral burn

巩膜损伤 scleral injury

巩膜外层炎 episcleritis

巩膜炎 scleritis

巩膜炎继发青光眼 glaucoma secondary to scleritis

巩膜异物 scleral foreign body

共同性内斜视 concomitant esotropia

共同性外斜视 concomitant exotropia

共同性斜视 concomitant strabismus

固定性内斜视 fixed esotropia

固定性上斜视 fixed hypertropia

固定性外斜视 fixed exotropia

固定性下斜视 fixed hypotropia

广泛性脉络膜营养障碍 extensive choroidal dystrophy

规则散光 regular astigmatism

硅油入前房 silicone oil migration into anterior chamber

硅油填充眼 silicone oil tamponade eye

硅油填充眼硅油乳化 silicone oil emulsification of silicone oil-filled eye

硅油填充眼硅油入前房 silicone oil into the anterior chamber of silicone oil-filled eye

硅油填充眼继发性青光眼 secondary glaucoma due to silicone oil-filled eye

过敏性结膜炎 allergic conjunctivitis

海绵窦综合征 cavernous sinus syndrome

海绵状血管瘤 cavernous hemangioma，cavernous angioma ［又称］眼眶内海绵状血管瘤△

核间性眼肌瘫痪 internuclear ophthalmoplegia ［又称］核间性眼肌麻痹△

核间性眼外肌瘫痪 internuclear extraocular muscle paralysis

核性麻痹性斜视 nuclear paralytic strabismus

黑矇 amaurosis

红斑痤疮性角膜炎 erythema acne keratitis

红斑狼疮相关性视神经炎 lupus erythematosus associated optic neuritis ［又称］红斑狼疮相关性视神经病变△

红色盲 red blindness

红色弱 protanomalia

红外线性白内障 infrared cataract

红细胞增多症眼底改变 erythrocytosis fundus change

虹膜变性 iris degeneration

虹膜出血 iris haemorrhage

虹膜穿通伤 penetrating injury of iris

虹膜恶性肿瘤 malignant tumor of iris

虹膜根部断离 iridodialysis

虹膜和睫状体变性 degeneration of iris and ciliary body

虹膜和睫状体疾患 disorder of iris and ciliary body

虹膜红变 rubeosis of iris

虹膜后粘连 posterior synechia

虹膜睫状体和前房囊肿 cyst of iridociliary and anterior chamber

虹膜睫状体炎 iridocyclitis

虹膜睫状体炎继发青光眼 glaucoma secondary to iridocyclitis

虹膜良性肿瘤 iris benign tumor

虹膜裂伤 iris laceration

虹膜囊肿 iris cyst

虹膜脓肿 iris abscess

虹膜前增殖膜 anterior proliferative membrane of iris

虹膜前粘连 anterior synechia

虹膜缺如 absence of iris

虹膜缺损 coloboma iridis

虹膜色素痣 pigmented nevus of iris

虹膜损伤 iris injury

虹膜铁质沉着症 iris siderosis

虹膜脱出 prolapse of iris

虹膜萎缩 iris atrophy

虹膜异色性白内障 heterochromatic cataract

虹膜异色症 heterochromia iridium

虹膜粘连 synechiae of iris

虹膜肿物 iris mass

后发性白内障 after-cataract

后巩膜葡萄肿 posterior scleral staphyloma

后巩膜炎 posterior scleritis

后极白内障 posterior polar cataract

后睑缘炎 posterior blepharitis

后睫状体炎 posterior cyclitis

后葡萄膜炎 posterior uveitis

后弹力层脱离 descemet membrane detachment

后天性麻痹性斜视 acquired paralytic strabismus ［又称］获得性麻痹性斜视△

后天性梅毒性眼病 acquired syphilis ocular disease

后天性内眦畸形 acquired canthus deformity

后天性眼睑大于 1/2 缺损 acquired eyelid defect greater than 1/2

后天性眼睑后层缺损 acquired defect of the posterior eyelid

后天性眼睑畸形 acquired eyelid deformity

后天性眼睑前层缺损　acquired defect of the anterior eyelid
后天性眼睑全层缺损　acquired full-thickness eyelid defect
后天性眼睑缺损　acquired eyelid defect
后天性眼睑小于 1/2 缺损　acquired eyelid defect less than 1/2
滑车神经恶性肿瘤　trochlear nerve malignant tumor
滑车神经良性肿瘤　trochlear nerve benign tumor
滑车神经麻痹　trochlear nerve palsy
滑车神经损伤　trochlear nerve injury
化脓性角膜炎　suppurative keratitis
化脓性脉络膜脱离　suppurative choroidal detachment
化脓性眼内炎　suppurative endophthalmitis
化妆品引起的变应性接触性皮炎　allergic contact dermatitis due to cosmetic
化妆品引起的刺激性接触性皮炎　irritant contact dermatitis due to cosmetic　［又称］刺激性接触性皮炎(化妆品引起)△
化妆品引起的接触性皮炎　contact dermatitis due to cosmetic　［又称］接触性皮炎(化妆品引起)△
坏死性巩膜炎　necrotizing scleritis
环状视网膜炎　retinitis circinata
黄斑变性　degeneration of macula
黄斑出血　macular hemorrhage
黄斑发育不良　ateliotic macular
黄斑和后极变性　degeneration of macula and posterior pole
黄斑孔视网膜脱离　macular hole retinal detachment
黄斑裂孔　macular hole
黄斑裂孔性视网膜脱离　macular hole retinal detachment
黄斑劈裂　macular retinoschisis
黄斑起皱　macular pucker
黄斑视网膜前膜　macular epiretinal membrane
黄斑水肿　macular edema
黄斑中心凹旁毛细血管扩张症　parafoveal telangiectasis
回旋形脉络膜萎缩　gyratory choroidal atrophy
回旋状脉络膜视网膜萎缩　gyrate atrophy of choroid and retina
会聚性共同性斜视　convergent concomitant strabismus
混合性白内障　mixed cataract
混合性青光眼　mixed glaucoma
混合性调节性内斜视　mixed accommodative esotropia
获得性结膜黑变症　acquired conjunctival melanosis
霍纳综合征　Horner syndrome　［又称］Horner 综合征△
机械性上睑下垂　mechanical ptosis
肌炎　myositis
肌营养不良　muscular dystrophy
基质层和深层角膜炎　stroma and deep keratitis
急性变应性结膜炎　acute allergic conjunctivitis
急性播散性脑脊膜炎　acute disseminated meningitis
急性出血性结膜炎　acute hemorrhagic conjunctivitis
急性共同性内斜　acute concomitant esotropia
急性海绵窦血栓性静脉炎　acute cavernous sinus thrombophlebitis
急性和亚急性虹膜睫状体炎　acute and subacute iridocyclitis
急性后极部多发性鳞状色素上皮病变　acute posterior multifocal placoid pigment epitheliopathy
急性睑腺炎　acute hordeolum
急性结膜炎　acute conjunctivitis
急性泪囊炎　acute dacryocystitis
急性泪腺炎　acute dacryoadenitis
急性泪小管炎　acute canaliculitis
急性葡萄膜炎　acute anterior uveitis
急性区域性隐匿性外层视网膜病变　acute zonal occult outer retinopathy
急性色素上皮炎　acute pigment epitheliitis
急性视网膜坏死　acute retinal necrosis
急性腺病毒性滤泡性结膜炎　acute adenoviral follicular conjunctivitis
急性眼外肌炎　acute external myositis
棘阿米巴病　acanthamoebiasis
棘阿米巴性角结膜炎　acanthamoeba keratoconjunctivitis

棘阿米巴性结膜炎　acanthamoeba conjunctivitis
集合不足　convergence insufficiency
集合不足和过强　convergence insufficiency and excess　［又称］集合不全和过强△
集合分开功能异常　convergence separation function exception
集合功能异常　convergence function exception
集合过强　convergence excess
集合性共同性斜视　concomitant convergent strabismus
集束性头痛　cluster headache
季节性过敏性结膜炎　seasonal allergic conjunctivitis
继发性黄斑裂孔　secondary macular hole
继发性黄斑前膜　secondary macular epiretinal membrane
继发性角膜扩张　secondary corneal dilation
继发性脉络膜新生物　secondary choroidal neoplasm
继发性内斜视　secondary esotropia
继发性葡萄膜炎　secondary uveitis
继发性青光眼　secondary glaucoma
继发性视神经萎缩　secondary optic atrophy
继发性视网膜病变　secondary retinopathy
继发性视网膜色素变性　secondary retinitis pigmentosa
继发性视网膜脱离　secondary retinal detachment
继发性外斜视　secondary exotropia
继发性眼球震颤　secondary nystagmus
继发于眼部炎症的青光眼　secondary glaucoma associated with eye inflammation
继发于眼外伤的青光眼　glaucoma secondary to ocular trauma
寄生虫性虹膜囊肿　parasitic iris cyst
寄生虫性睫状体囊肿　parasitic ciliary body cyst
寄生虫性眼内炎　parasitic endophthalmitis
家族性渗出性玻璃体视网膜病变　familial exudative vitreoretinopathy　［又称］家族性渗出性玻璃体视网膜病△
家族遗传性视神经萎缩　family hereditary optic atrophy
甲醇中毒性视神经病变　methanol poisoning optic neuropathy
甲状腺功能障碍性肌病　thyroid dysfunction myopathy
甲状腺相关性眼病　thyroid associated ophthalmopathy
假晶体眼调节不足　pseudophakic eye accommodation insufficiency
假性集合不足　pseudo-convergence insufficiency
假性晶状体囊膜剥脱综合征　pseudoexfoliation syndrome
假性视盘水肿　pseudo-papilloedema　［又称］假性视乳头水肿△
假性翼状胬肉　pseudopterygium
间质性肾炎葡萄膜炎综合征　interstitial nephritis-uveitis syndrome
睑板腺癌　carcinoma of meibomian gland
睑板腺恶性肿瘤　malignant neoplasm of meibomian gland
睑板腺功能障碍　dysfunction of meibomian gland
睑板腺囊肿　chalazion
睑和眼周区腐蚀伤　corrosion of eyelid and periocular area　［又称］睑和眼周区化学性烧伤△
睑裂斑　pinguecula
睑裂狭小　blepharophimosis
睑内翻　entropion
睑内翻倒睫　entropion and trichiasis
睑内翻和倒睫　entropion and trichiasis
睑球粘连　symblepharon
睑外翻　ectropion
睑缘结膜炎　blepharoconjunctivitis
睑缘炎　blepharitis
睑缘相关角结膜病变　blepharitis associated keratoconjunctivitis
睑缘粘连　ankyloblepharon
睑脂肪变性　palpebral steatosis
碱刺激性接触性皮炎　irritant contact dermatiti due to alkali
间歇性内斜视　intermittent esotropia
间歇性外斜视　intermittent exotropia
间歇性斜视　intermittent strabismus
浆液性视网膜脱离　serous retinal detachment

交感性眼炎  sympathetic ophthalmia
交替性内斜视  alternative esotropia
交替性外斜视  alternative exotropia
角巩膜囊肿  corneoscleral cyst
角巩膜葡萄肿  corneoscleral staphyloma
角结膜干燥症  Sjögren keratoconjunctivitis sicca
角结膜增生  keratoconjunctival hyperplasia
角膜白斑  corneal leukoma
角膜斑翳  corneal macula
角膜瘢痕  corneal scar
角膜瘢痕和混浊  corneal scarring and opacity
角膜伴结膜酸性烧伤  acidic burn of corneal and conjunctiva
角膜瓣移位  corneal flap shift
角膜瓣异常  corneal flap abnormality
角膜变性  corneal degeneration
角膜擦伤  corneal abrasion
角膜层间积液  corneal interstitial fluid
角膜沉着物  corneal deposit
角膜穿孔  perforation of cornea
角膜穿孔伤  penetrating injury of cornea
角膜穿孔伤伴玻璃体嵌顿  corneal penetrating injury with vitreous incarceration
角膜穿通伤伴虹膜嵌顿  corneal penetrating injury with iris incarceration
角膜穿通伤伴虹膜脱垂  corneal penetrating injury with iris prolapse
角膜穿通伤伴晶状体嵌顿  corneal penetrating injury with lens incarceration
角膜挫伤  corneal contusion
角膜带状变性  band-shaped degeneration of cornea
角膜碘沉着  corneal iodine deposition
角膜恶性肿瘤  malignant tumor of cornea
角膜缝线外露  exposure of corneal suture
角膜和结合膜腐蚀伤  corrosion of cornea and conjunctival sac
角膜和结合膜囊烧伤  burn of cornea and conjunctival sac ［又称］角膜和结合膜囊化学性烧伤△
角膜和结膜烧伤  burn of corneal and conjunctival
角膜黑变病  corneal melanosis
角膜后弹力层膨出  corneal elastic layer bulging
角膜后弹力层破裂  corneal elastic layer rupture
角膜化学性烧伤  chemical burn of cornea
角膜疾患  corneal disease
角膜碱烧伤  alkali burn of cornea
角膜胶原交联术后  after corneal collagen cross-linking
角膜胶原交联术后残余散光  residual astigmatism after corneal collagen cross-linking
角膜结核  tuberculous keratitis
角膜结膜炎  keratoconjunctivitis
角膜溃疡  corneal ulcer
角膜溃疡性穿孔  corneal ulcer perforation
角膜老年环  cornea arcus senilis
角膜良性肿瘤  corneal benign tumor
角膜裂伤  corneal laceration
角膜鳞状细胞癌  corneal squamous cell carcinoma
角膜瘘  corneal fistula
角膜囊肿  corneal cyst
角膜内皮细胞功能失代偿  corneal endothelial cell function decompensation
角膜内皮炎  corneal endotheliitis
角膜脓肿  corneal abscess
角膜皮样瘤  corneal dermoid tumor
角膜葡萄膜炎  corneal uveitis
角膜葡萄肿  corneal staphyloma
角膜浅层异物  foreign body in superficial cornea
角膜切口瘘  corneal incision fistula
角膜屈光手术后光学异常  optical abnormal after corneal refractive surgery

角膜色素沉着和沉着物  corneal pigmentation and deposit
角膜上皮基底膜营养不良  corneal epithelial basement membrane malnutrition
角膜上皮缺损  corneal epithelial defect
角膜上皮植入  corneal epithelium implantation
角膜烧伤  corneal burn
角膜深层异物  foreign body in deep cornea
角膜塑性后视觉异常  visual abnormal after orthokeratology
角膜酸性烧伤  acid burn of cornea
角膜损伤  corneal injury
角膜透镜残留  corneal lens residue
角膜透镜混浊  corneal lens opacity
角膜透镜偏心  corneal lens eccentricity
角膜雾状混浊  corneal haze ［又称］角膜雾样混浊△
角膜新血管形成  corneal neovascularization
角膜血管翳  corneal pannus
角膜炎  keratitis
角膜移植片感染  infection of corneal graft
角膜移植片移位  corneal graft displacement
角膜移植术后  after corneal transplantation
角膜移植术后继发青光眼  secondary glaucoma after corneal transplantation ［又称］角膜移植术后青光眼△
角膜移植术后免疫排斥  immunologic rejection after corneal transplantation
角膜移植状态  corneal transplant status
角膜异物  corneal foreign body
角膜营养不良  cerneal dystrophy
角膜原位癌  corneal carcinoma in situ
角膜缘干细胞功能障碍  corneal limbal stem cell dysfunction
角膜源性不规则散光  irregular corneal astigmatism
角膜源性规则散光  regular corneal astigmatism
角膜源性屈光性近视  corneal refractive myopia
角膜云翳  corneal nebula
角膜知觉减退  corneal hypoesthesia
角膜脂质变性  corneal lipid degeneration
角膜肿物  corneal mass
接触性皮炎  contact dermatitis
结核性虹膜睫状体炎  tuberculous iridocyclitis
结核性葡萄膜炎  tuberculous uveitis
结核性视神经脉络膜炎  tuberculous optic choroiditis
结核性视网膜脉络膜炎  tuberculous retinochoroiditis
结节病性葡萄膜炎  sarcoid uveitis
结节性巩膜炎  nodular scleritis
结节性脉络膜炎  nodular choroiditis
结晶样视网膜病变  crystalline retinal degeneration ［又称］Bietti 症△
结膜瘢痕  conjunctival scar
结膜变性  conjunctival degeneration
结膜变性和沉着物  conjunctival degeneration and deposit
结膜沉着物  conjunctival deposit
结膜出血  conjunctival hemorrhage
结膜动脉瘤  conjunctival aneurysm
结膜恶性肿瘤  conjunctival malignant neoplasm
结膜黑变病  melanosis of conjunctiva
结膜黑色素瘤  conjunctival melanoma
结膜疾患  conjunctival disorder
结膜结核  tuberculosis of conjunctiva
结膜溃疡  conjunctival ulcer
结膜良性肿瘤  conjunctival benign tumor
结膜裂伤  conjunctival laceration
结膜淋巴管扩张  conjunctival lymphangiectasis
结膜淋巴瘤  lymphoma of conjunctiva
结膜鳞状细胞癌  conjunctival squamous cell carcinoma
结膜囊瘢痕修复  conjunctival sac scar repair
结膜囊畸形  conjunctival sac deformity

结膜囊挛缩　conjunctival sac contracture
结膜囊烧伤　conjunctival sac burn
结膜囊异物　foreign body in conjunctival sac
结膜囊肿　conjunctival cyst
结膜皮样瘤　conjunctival dermoid tumor
结膜皮脂瘤　dermolipoma of conjunctiva
结膜缺损　conjunctival defect
结膜肉芽肿　conjunctival granuloma
结膜乳头状瘤　papilloma of conjunctiva
结膜色素痣　pigmented nervus of conjunctiva
结膜水肿　conjunctival edema
结膜松弛症　conjunctivochalasis
结膜酸烧伤　acid burn of conjunctiva
结膜损伤和角膜擦伤　conjunctival injury and corneal abrasion
结膜损伤和角膜擦伤(未提及异物)　conjunctival injury and corneal abrasion without mention of foreign body
结膜天疱疹　pemphigoid of conjunctiva　[又称]结膜天疱疮△
结膜铁质沉着症　conjunctival siderosis
结膜脱垂　conjunctival prolapse
结膜息肉　conjunctival polyp
结膜下出血　subconjunctival hemorrhage
结膜血管瘤　conjunctival angioma
结膜血管增生　conjunctival vascular proliferation
结膜异物　foreign body of conjunctival
结膜银质沉着症　rgyrosis of conjunctiva
结膜肿物　conjunctival mass
睫状体变性　degeneration of ciliary body
睫状体出血　hemorrhage of ciliary body
睫状体恶性肿瘤　malignant tumor of ciliary body
睫状体黑色素瘤　ciliary body melanoma
睫状体离断　cyclodialysis
睫状体良性肿瘤　benign tumor of ciliary body
睫状体裂伤　ciliary body laceration
睫状体囊肿　ciliary body cyst
睫状体平滑肌瘤　ciliary body leiomyoma
睫状体神经鞘瘤　ciliary body schwannoma
睫状体神经纤维瘤　ciliary body neurofibroma
睫状体髓上皮瘤　medulloepithelioma of ciliary body
睫状体脱离　ciliary body detachment
睫状体新生血管　neovascularization of ciliary body
金属引起的变应性接触性皮炎　allergic contact dermatitis due to metal　[又称]金属引起的变态反应性接触性皮炎△
进行性核上性麻痹　progressive supranuclear palsy, Steele-Richardson-Olszewski syndrome　[又称]斯蒂尔-里查森-奥尔谢夫斯基综合征△
进行性肌营养不良症　progressive muscular dystrophy
进行性眼眶萎缩　progressive orbital atrophy
进行性眼外肌麻痹　progressive external ophthalmoplegia, PEO
近视　myopia
晶状体病变　lens lesion
晶状体穿通伤　penetrating injury of lens
晶状体挫伤　lens contusion
晶状体过敏性青光眼　phacoanaphylactic glaucoma
晶状体后囊膜破裂　posterior capsule rupture of lens
晶状体疾患　lens disorder
晶状体前囊膜破裂　anterior capsule rupture
晶状体全脱位　complete luxation of lens
晶状体缺如　aphakia　[又称]无晶体△
晶状体缺损　coloboma of lens
晶状体溶解性青光眼　phacolytic glaucoma
晶状体铁锈沉着症　siderosis of lens
晶状体铜锈沉着症　chalcosis of lens
晶状体脱位　luxation of lens
晶状体脱位性继发性青光眼　secondary glaucoma due to lens dislocation

[又称]晶状体脱位性青光眼△
晶状体相关性葡萄膜炎　lens-related uveitis
晶状体异物　lens foreign body
晶状体源性不规则散光　lens-derived irregular astigmatism
晶状体源性规则散光　lens-derived regular astigmatism
晶状体源性屈光性近视　lens-derived refractive myopia
颈动脉海绵窦瘘　carotid-cavernous fistula
颈内动脉供血不足　internal carotid artery insufficiency
颈-眼-听神经综合征　cervical-ophthalmic-acoustic nerve syndrome
痉挛性睑内翻　spastic entropion
痉挛性斜视　spastic strabismus
静脉窦血栓形成　thrombosis of venous sinus
静脉性血管瘤　venous hemangioma
酒渣鼻性角膜炎　rosacea keratitis
局限性视网膜脱离　focal retinal detachment
局灶性脉络膜视网膜炎　focal chorioretinitis
局灶性脉络膜炎　focal choroiditis
局灶性视网膜炎　focal retinitis
巨乳头性角结膜炎　giant papillary keratoconjunctivitis
巨乳头性结膜炎　giant papillary conjunctivitis
巨细胞病毒性视网膜炎　cytomegaloviral retinitis
巨细胞病毒性视网膜眼炎　cytomegaloviral retinopathy
巨细胞动脉炎性前部缺血性视神经病变　giant cell arteritis anterior ischemic optic neuropathy　[又称]动脉炎性缺血性视神经病变△
具有人工眼　presence of artificial eye　[又称]人工眼△
具有眼镜和接触镜　presence of spectacles and contact lens
锯齿缘离断　dialysis of ora serrata
锯齿缘囊肿　cyst of ora serrata
开放性额骨骨折　open fracture of frontal bone
开放性眶底骨折　open orbital fracture
开放性眼睑异物　open eyelid foreign body
抗青光眼术后　after anti-glaucoma surgery
抗青光眼术后低眼压　low intraocular pressure after anti-glaucoma surgery
抗青光眼术后虹膜异位　iridectopia after anti-glaucoma surgery
抗青光眼术后浅前房　shallow anterior chamber after anti-glaucoma surgery
抗青光眼术后下垂滤过泡　overhanging bleb after anti-glaucoma surgery　[又称]滤过泡下垂△
科凯恩综合征　Cockayne syndrome　[又称]耳聋侏儒色素性视网膜炎综合征△
颗粒状角膜营养不良　granular corneal dystrophy
可疑青光眼　suspected glaucoma
可疑青光眼观察　observation for suspected glaucoma
克兰费尔特综合征(核型47,XXY)　Klinefelter syndrome(karyotype 47,XXY)
孔源性视网膜脱离　rhegmatogenous retinal detachment
孔源性视网膜脱离(多发裂孔)　rhegmatogenous retinal detachment (multiple breaks)
孔源性视网膜脱离(巨大裂孔)　rhegmatogenous retinal detachment (giant retinal tear)
孔源性视网膜脱离(锯齿缘离断)　rhegmatogenous retinal detachment (dialysis of ora serrata)
库欣综合征肌病　Cushing syndrome myopathy
眶壁爆裂性骨折　orbital wall blowout fracture
眶壁骨折　orbital wall fracture
眶部裂伤　orbital laceration
眶穿通伤　orbital penetrating injury
眶创伤感染　orbital wound infection
眶底骨折　orbital fracture
眶动静脉瘘　orbital arteriovenous fistula
眶恶性神经鞘瘤　orbital malignant neurilemmoma
眶恶性肿瘤　orbital malignant tumor　[又称]眼眶恶性肿瘤△
眶蜂窝织炎　orbital cellulitis
眶隔前蜂窝织炎　preseptal orbital cellulitis

眶骨恶性肿瘤　malignant neoplasm of orbital bone
眶骨骨折　orbital fracture
眶骨良性肿瘤　orbital benign tumor
眶骨肿瘤　orbital tumor
眶贯通伤伴有或不伴有异物　penetrating wound of orbit with or without foreign body
眶尖综合征　orbital apex syndrome
眶结缔组织恶性肿瘤　orbital connective tissue malignant tumor
眶颅沟通性异物　orbital cranial communicating foreign body
眶颅沟通性肿物　orbital cranial communicating tumor
眶颅联合伤　injury orbital and craniocerebral
眶绿色瘤　orbital green tumor
眶面裂　orbital and facial cleft
眶内动脉瘤　orbital aneurysm
眶内继发恶性肿瘤　orbital secondary malignant tumor
眶内黏液囊肿　orbital mucous cyst
眶内皮样囊肿　orbital dermoid cyst
眶内下壁骨折　fracture of infraorbital wall
眶内血栓性静脉炎　thrombophlebitis of orbit
眶内血肿　orbital hematoma
眶内异物　intraorbital foreign body
眶内肿物　orbital tumor
眶内转移性肿瘤　orbital metastatic tumor
眶气肿　orbital emphysema
眶区浅表损伤　injury of the superficial orbital region
眶软组织损伤　orbital tissue injury
眶上裂综合征　superior orbital fissure syndrome
眶上神经痛　supraorbital neuralgia
眶神经鞘瘤　orbital neurilemma, orbital schwannoma
眶神经纤维瘤　orbital neurofibroma
眶外下方骨折　lateral inferior orbital fracture
眶下神经损伤　infraorbital nerve injury
眶炎性假瘤　orbital inflammatory pseudotumor
眶缘骨折畸形　orbital margin fracture
眶缘内上方骨折　interior upper orbital margin fracture
眶缘外上方骨折　lateral upper orbital margin fracture
眶周多发骨折　multiple periorbital fracture
眶周蜂窝织炎　periorbital cellulitis
眶周神经恶性肿瘤　periorbital nerve malignancy
眶周神经良性肿瘤　periorbital nerve benign tumor
眶周神经肿瘤　periorbital nerve tumor
眶周肿物　periorbital mass
莱姆病　Lyme disease
蓝色巩膜　blue sclera
蓝色盲　tritanopsia
蓝色弱　tritanomalia
狼疮性视网膜病变　lupus retinopathy
老年核性白内障　senile nuclear cataract
老年性白内障(莫干尼型)　senile cataract (Morgagnion type)
老年性白内障(皮质型)　senile cataract (cortical type)
老年性玻璃体劈裂　senile vitreous splitting
老年性睑内翻　senile entropion
老年性睑外翻　senile ectropion
老年性上睑下垂　senile ptosis
老视　presbyopia
泪道多形性腺瘤　lacrimal duct pleomorphic adenoma
泪道恶性肿瘤　lacrimal duct malignant tumor
泪道关闭不全　lacrimal duct insufficiency
泪道肌细胞瘤　lacrimal duct myoblastoma
泪道急性炎症　acute inflammation of lacrimal duct
泪道良性肿瘤　benign tumor of lacrimal duct
泪道鳞状细胞癌　squamous cell carcinoma of lacrimal duct
泪道慢性炎症　chronic inflammation of lacrimal duct
泪道乳头状瘤　lacrimal duct papilloma

泪道嗜酸细胞瘤　lacrimal duct oncocytoma
泪道损伤　lacrimal duct injury
泪道狭窄和关闭不全　stenosis and insufficiency of lacrimal duct
泪道腺癌　adenocarcinoma of lacrimal duct
泪道腺样囊性癌　adenoid cystic carcinoma of lacrimal duct ［又称］泪腺腺样囊性癌△
泪道炎症　lacrimal duct inflammation
泪道移行细胞癌　transitional cell carcinoma of lacrimal duct
泪道异物　foreign body in lacrimal duct
泪道阻塞　lacrimal duct obstruction
泪道阻塞术后复发　recurrence after operation of lacrimal duct obstruction
泪点闭塞　lacrimal puncta occlusion
泪点内异物　foreign body within lacrimal punctum
泪点外翻　eversion of lacrimal puncture
泪点息肉　lacrimal puncta polyp
泪点狭窄　stenosis of lacrimal punctum ［又称］泪小点狭窄△
泪管肉芽肿　lacrimal duct granuloma
泪囊恶性肿瘤　malignant tumor of dacryocyst
泪囊良性肿瘤　benign tumor of dacryocyst
泪囊瘘　lacrimal sac fistula
泪囊囊肿　lacrimal sac cyst
泪囊脓肿　lacrimal sac abscess
泪囊破裂　lacrimal sac rupture
泪囊憩室　lacrimal sac diverticulum
泪囊肿物　lacrimal sac tumor
泪器缺如或发育不全　absence and agenesis of lacrimal apparatus
泪器系疾患　disease of lacrimal system
泪腺多形性腺瘤　lacrimal gland pleomorphic adenoma
泪腺恶性混合瘤　malignant mixed tumor of lacrimal gland
泪腺恶性肿瘤　malignant tumor of lacrimal gland
泪腺和泪道恶性肿瘤　malignant tumor of lacrimal gland and lacrimal duct
泪腺和泪道良性肿瘤　benign tumor of lacrimal gland and lacrimal duct
泪腺肌上皮瘤　lacrimal gland myoepithelioma
泪腺良性淋巴上皮病变　lacrimal gland benign lymphoepithelial lesion
泪腺良性肿瘤　benign tumor of lacrimal gland
泪腺淋巴瘤　lymphoma of lacrimal gland
泪腺囊肿　cyst of lacrimal gland
泪腺黏液表皮样癌　lacrimal gland mucoepidermoid carcinoma
泪腺萎缩　lacrimal gland atrophy
泪腺腺癌　lacrimal gland carcinoma
泪腺炎　dacryoadenitis
泪腺炎性假瘤　dacryoadenitis pseudotumor
泪腺肿瘤术后复发　postoperative recurrence of lacrimal gland tumor
泪小管断裂　lacrimal ductule rupture
泪小管瘘　canalicular fistula
泪小管撕裂　laceration of lacrimal ductule
泪小管狭窄　stenosis of lacrimal ductule
泪小管阻塞　lacrimal duct obstruction
泪总管断裂　general lacrimal duct laceration
泪总管狭窄　general lacrimal duct stenosis
泪总管阻塞　general lacrimal duct obstruction
理化损伤性白内障　physical and chemical damage cataract
连续性内斜视　continuous esotropia
连续性外斜视　continuous exotropia
镰状细胞血红蛋白异常眼底改变　sickle cell hemoglobin abnormal fundus change
睑腺炎　hordeolum
临床孤立综合征　clinical isolated syndrome
淋巴瘤眼底改变　fundus change due to lymphoma
淋球菌性虹膜睫状体炎　gonococcal iridocyclitis
淋球菌性结膜炎　gonococcal conjunctivitis
淋球菌性新生儿眼炎　gonococcal ophthalmia neonatorum

流行性出血性结膜炎　epidemic hemorrhagic conjunctivitis

流行性角结膜炎　epidemic keratoconjunctivitis

流行性腮腺炎性结膜炎　mumps conjunctivitis

颅眶骨折　cranio-orbital fracture

颅面骨发育不全　craniofacial dysostosis　［又称］颅面骨性结合发育不良△

卵黄性视网膜营养障碍　vitelline retinal dystrophy

卵黄样黄斑营养不良症　vitelliform macular dystrophy, vitelliruptive macular degeneration, Best disease

绿色盲　deuteranopia

绿色弱　deuteranomalia

氯丙嗪性白内障　chlorpromazine cataract

滤过泡漏　filtration bleb leakage

滤过泡相关性眼内炎　filtration bleb-related endophthalmitis

滤过泡炎　filtration bleb inflammation

麻痹性睑外翻　paralytic ectropion

麻痹性斜视　paralytic strabismus

脉络膜变性　choroidal degeneration

脉络膜出血和破裂　choroidal hemorrhage and rupture

脉络膜骨瘤　choroidal osteoma

脉络膜黑色素瘤　choroidal melanoma　［又称］眼脉络膜恶性黑色素瘤△

脉络膜疾患　choroidal disease

脉络膜结核　choroidal tuberculosis

脉络膜结核瘤　choroidal tuberculoma

脉络膜良性肿瘤　choroidal benign tumor

脉络膜裂囊肿　choroidal fissure cyst

脉络膜淋巴瘤　choroidal lymphoma

脉络膜毛细血管萎缩　choroidal capillary atrophy

脉络膜平滑肌瘤　choroidal leiomyoma

脉络膜破裂　choroidal rupture

脉络膜嵌顿　choroidal incarceration

脉络膜缺损　coloboma of choroid

脉络膜缺血　choroidal ischemia

脉络膜上腔出血　suprachoroidal hemorrhage

脉络膜视网膜瘢痕　chorioretinal scar

脉络膜视网膜变性　chorioretinal degeneration

脉络膜视网膜炎　chorioretinitis

脉络膜水肿　choroidal edema

脉络膜撕脱　choroidal avulsion

脉络膜脱离　detachment of choroid

脉络膜萎缩　choroidal atrophy

脉络膜先天性畸形　congenital malformation of choroid

脉络膜新生血管　choroidal neovascularization

脉络膜血管瘤　choroidal angioma

脉络膜炎　choroiditis

脉络膜硬化　choroidal sclerosis

脉络膜占位性病变　choroidal occupying lesion ·

慢性闭角型青光眼　chronic angle-closure glaucoma

慢性虹膜睫状体炎　chronic iridocyclitis

慢性结膜炎　chronic conjunctivitis

慢性进行性眼外肌瘫痪　chronic progressive external ophthalmoplegia

慢性泪囊炎　chronic dacryocystitis

慢性泪腺炎　chronic dacryoadenitis

慢性泪小管炎　chronic canaliculitis

慢性葡萄膜炎　chronic uveitis

慢性原发性闭角型青光眼　chronic primary angle-closure glaucoma　［又称］原发性慢性闭角型青光眼△

盲　blindness

盲（双眼）　blindness (binocular)

盲和视力丧失家族史　family history of blindness and visual loss

毛皮变应性接触性皮炎　allergic contact dermatitis due to fur　［又称］变态反应性接触性皮炎（毛皮引起）△

毛细血管扩张症　telangiectasia

眉部良性肿瘤　eyebrow benign tumor

眉部损伤　eyebrow injury

眉弓挫伤　arcus superciliaris contusion

眉弓恶性肿瘤　malignant tumor of arcus superciliaris

眉弓裂伤　arcus superciliaris laceration

眉毛缺损　arcus superciliaris defect

梅毒性角膜炎　syphilitic keratitis

梅毒性葡萄膜炎　syphilitic uveitis

梅毒性视神经炎　syphilitic optic neuropathy

梅毒性眼病　syphilitic ocular disease

弥漫性层间角膜炎　diffuse lamellar keratitis

弥漫性巩膜炎　diffuse scleritis

弥漫性甲状腺肿伴甲状腺功能亢进　toxic diffuse goiter with Hyperthyroidism, Graves' disease　［又称］格雷夫斯病△

弥散性血管内凝血眼底改变　ocular fundus change of DIC

米库利兹综合征　Mikulicz syndrome　［又称］米库利奇病△, 泪腺 - 唾液腺肥大综合征△

免疫相关性视神经炎　immune-related optic neuritis

面神经断裂　facial nerve fracture

面神经恶性肿瘤　facial nerve malignant tumor

面神经良性肿瘤　facial nerve benign tumor

面神经损伤　facial nerve injury

膜性白内障　membranous cataract

难治性青光眼　refractory glaucoma

囊袋收缩综合征　capsular systolic syndrome

囊袋阻滞继发青光眼　glaucoma secondary to capsular block

囊袋阻滞综合征　capsular block syndrome

囊样黄斑水肿　cystoid macular edema

囊状眼球　cystic eyeball

脑膜炎球菌性结膜炎　meningococcal conjunctivitis

脑血管瘤　encephalic angioma

脑震荡　concussion of brain

内分泌性突眼　endocrine exophthalmos

内斜视　esotropia

内隐斜　esophoria

内眦韧带断裂　medial canthal ligament rupture

尼龙刺激性接触性皮炎　irritant contact dermatitis due to nylon　［又称］刺激性接触性皮炎（尼龙引起）△

逆规性散光　astigmatism against rule

年龄相关性白内障　age-related cataract

年龄相关性白内障（成熟期）　age-related cataract (mature stage)

年龄相关性白内障（初发期）　age-related cataract (incipient stage)

年龄相关性白内障（过熟期）　age-related cataract (hypermature stage)

年龄相关性白内障（后囊下型）　age-related cataract (posterior capsule type)

年龄相关性白内障（皮质型）　age-related cataract (cortical type)

年龄相关性白内障（未成熟期）　age-related cataract (immature stage)

年龄相关性核性白内障　age-related nuclear cataract

年龄相关性黄斑变性　age-related macular degeneration

年龄相关性混合型白内障　age-related mixed cataract

黏液脓性结膜炎　mucopurulent conjunctivitis

念珠菌性眼内炎　candidal endophthalmitis

鸟枪弹样视网膜脉络膜病变　birdshot chorioretinopathy

尿道 - 眼 - 关节综合征　urethral-eye-joint syndrome

镍变应性接触性皮炎　allergic contact dermatitis due to nickel　［又称］变态反应性接触性皮炎（镍引起）△

牛痘性角膜炎　vaccinial keratitis

泡性角膜结膜炎　phlyctenular keratoconjunctivitis

泡性结膜炎　phlyctenular conjunctivitis

疱疹病毒　herpes virus

疱疹病毒性虹膜炎　herpes virus iritis

疱疹病毒性角膜结膜炎　herpes virus keratoconjunctivitis

疱疹病毒性角膜炎　herpes virus keratitis

疱疹病毒性结膜炎　herpes virus conjunctivitis

疱疹病毒性葡萄膜炎　herpetic virus uveitis
疱疹病毒性眼睑皮炎　herpes virus eyelid dermatitis
疱疹性眼炎　herpetic ophthalmia
佩戴眼镜　presence of spectacles
佩戴眼镜或接触镜状态　presence of spectacles or contact lens
皮质类固醇肌病　corticosteroid myopathy　［又称］皮质类固醇性肌病△
皮质盲　cortical blindness
偏盲　hemianopia
偏头痛　migraine
偏心切削　eccentric cutting
贫血眼底改变　anaemia related fundus change
平坦部睫状体炎　pars planitis
葡萄膜恶性肿瘤　uveal malignant tumor
葡萄膜黑色素瘤　uveal melanoma
葡萄膜结核　tuberculosis of uveal
葡萄膜良性肿瘤　uveal benign tumor
葡萄膜脑膜炎　uveal meningitis
葡萄膜渗漏综合征　uveal effusion syndrome
葡萄膜炎 - 青光眼 - 前房积血综合征　uveitis-glaucoma-hyphema syndrome
葡萄膜转移性肿瘤　uveal metastatic tumor
牵牛花综合征　morning glory syndrome
前部缺血性视神经病变　anterior ischemic optic neuropathy
前房积脓　hypopyon
前房积脓性虹膜睫状体炎　iridocyclitis with hypopyon
前房积脓性角膜溃疡　hypopyon corneal ulcer
前房积血　hyphema
前房角后退　anterior chamber angle recession
前房角可疑关闭　anterior chamber angle suspicious closed
前房角破裂　rupture of anterior chamber angle
前房角狭窄　anterior chamber angle narrowing
前房角新生血管　neovascularization of anterior chamber angle　［又称］房角新生血管△
前房角粘连　goniosynechia　［又称］房角粘连△
前房囊肿　anterior chamber cyst
前房植入硅管阻塞　obstruction of silica gel tube implanting in anterior chamber
前极白内障　anterior polar cataract
前睑缘炎　anterior blepharitis
前囊膜混浊　anterior capsule opacification
前葡萄膜炎　anterior uveitis
浅层点状角膜炎　superficial punctate keratitis
浅层角膜结膜炎　superficial keratoconjunctivitis
强直性脊柱炎伴发葡萄膜炎　ankylosing spondylitis associated with uveitis
跷跷板型眼球震颤　seesaw type nystagmus
青光眼　glaucoma
青光眼合并先天异常　glaucoma with congenital anomaly
青光眼睫状体炎综合征　glaucomato-cyclitic syndrome　［又称］青睫综合征△
青光眼绝对期　absolute stage of glaucoma
青光眼术后滤过泡漏　filtration bleb leak after glaucoma surgery
青光眼术后浅前房　shallow anterior chamber after glaucoma surgery
青光眼术后无前房　no anterior chamber after glaucoma surgery
青光眼性白内障　glaucomatous cataract
青光眼引流物暴露　glaucoma drainage exposed
青少年近视　juvenile myopia
青少年特发性关节炎伴发葡萄膜炎　juvenile idiopathic arthritis associated with uveitis
青少年型青光眼　juvenile glaucoma
轻度近视　mild myopia
轻度远视　mild hyperopia
穹窿狭窄　fornical conjunctiva narrow

球后恶性肿瘤　retrobulbar malignant tumor
球后良性肿瘤　retrobulbar benign tumor
球后视神经炎　retrobulbar optic neuritis
球内贯通伤伴有异物　penetrating wound of eyeball with foreign body
球形角膜　keratoglobus
球形晶状体　spherophakia
球形晶状体 - 短矮畸形综合征　spherophakia-brachymorphia syndrome
屈光不正　ametropia, refractive error
屈光不正合并白内障　ametropia combined with cataract
屈光不正性弱视　ametropic amblyopia
屈光参差　anisometropia
屈光参差和影像不等　anisometropia and aniseikonia　［又称］屈光参差和不等像视△
屈光参差性弱视　anisometropic amblyopia
屈光手术后光学异常　optical abnormality after refractive surgery
屈光手术术后　after refractive surgery
屈光调节性内斜视　refractive accommodative esotropia
屈光性近视　refractive myopia
屈光指数性近视　myopia of refractive index
去污剂引起的刺激性接触性皮炎　irritant contact dermatitis due to detergent　［又称］刺激性接触性皮炎(去污剂引起)△
全部眼外肌麻痹　total external ophthalmoplegia
全葡萄膜炎　panuveitis
全色盲　achromatopsia(rod monochromatism)
全眼球炎　panophthalmitis
颧骨骨折　zygomatic fracture
颧骨三点骨折　tripod fracture of malar bone
颧眶复合体骨折　zygomatic orbital complex fracture
缺血性视神经病变　ischemic optic neuropathy　［又称］视神经病变△
染料引起的变应性接触性皮炎　allergic contact dermatitis due to dyes　［又称］变态反应性接触性皮炎(染料引起)△
绕核性白内障　perinuclear cataract
绕视盘型脉络膜萎缩　peripapillary choroidal atrophy
人工玻璃体异常　abnormal of artificial vitreous
人工晶体术后高眼压　ocular hypertension after intraocular lens implantation
人工晶体术后拱高异常　arch abnormality after intraocular lens implantation
人工晶体术后虹膜囊肿　iris cys after intraocular lens implantation
人工晶体术后瞳孔异常　pupil abnormality after intraocular lens implantation
人工晶体术后透镜异位　lens ectopia after intraocular lens implantation
人工晶状体部分脱位　partial dislocation of intraocular lens
人工晶状体毒性综合征　intraocular lens toxicity syndrome
人工晶状体偏位　intraocular lens deviation
人工晶状体全脱位　intraocular lens dislocation
人工晶状体术后青光眼　glaucoma after IOL surgery
人工晶状体损伤　intraocular lens injury
人工晶状体瞳孔夹持　intraocular lens pupil clamping
人工晶状体脱位　intraocular lens dislocation
人工晶状体眼　pseudophakic eye
人工晶状体植入术后　presence of intraocular lens
人工眼的安装和调整　fitting and adjustment of artificial eye
人工眼植入术后　after artificial eye implantation
妊娠合并视网膜剥离　pregnancy with retinal detachment
妊娠合并眼和附器疾病　pregnancy with eye and adnexa disease　［又称］妊娠合并眼部疾病△
妊娠合并重症肌无力　pregnancy combined with myasthenia gravis
日光性视网膜病　solar retinopathy
溶剂类刺激性接触性皮炎　solvent-induced irritant contact dermatitis
溶血性青光眼　hemolytic glaucoma
肉芽肿性葡萄膜炎　granulomatous uveitis
软骨肉瘤　chondrosarcoma
软骨肿瘤　cartilage tumor
弱视　amblyopia
三叉神经恶性肿瘤　trigeminal nerve malignant neoplasm

三叉神经良性肿瘤　trigeminal nerve benign neoplasm

三叉神经损伤　injury of trigeminal nerve

三叉神经痛　trigeminal neuralgia

三期梅毒性葡萄膜炎　tertiary syphilitic uveitis

三期梅毒性视网膜炎　tertiary syphilitic retinitis

散光　astigmatism

散开性共同性斜视　divergent concomitant strabismus

色觉缺陷　color vision defect ［又称］色觉障碍△

色盲　color blindness

色素膜炎性白内障　uveitic cataract

色素性青光眼　pigmentary glaucoma

色素性视网膜营养障碍　pigmented retinal dystrophy

杀虫剂变应性接触性皮炎　allergic contact dermatitis due to insecticide ［又称］变态反应性接触性皮炎(杀虫剂引起)△

沙眼　trachoma

沙眼后遗症　sequelae of trachoma

沙眼活动期　active stage of trachoma

沙眼性角膜炎　trachomatous keratitis

沙眼性结膜炎　trachomatous conjunctivitis

沙眼性血管翳　trachomatous pannus

闪辉性玻璃体液化　synchysis scintillans

上睑皮肤松弛　superior blepharochalasis

上睑退缩　retraction of upper eyelid

上睑下垂　ptosis

上睑下垂术后过矫　over-correction after ptosis surgery

上睑下垂术后欠矫　insufficient correction after ptosis surgery

上睑下垂下颌瞬目综合征　ptosis mandibular blink syndrome

上皮性角膜营养不良　epithelial kerato dystrophy

上斜肌功能亢进　superior obliquus hyperfunction

上斜肌缺如　absence of superior oblique

上斜视　hypertropia

上隐斜　hyperphoria

烧伤伴眼球破裂　burn with eyeball rupture

烧伤伴有(导致)眼球破裂和破坏　burn with/induce rupture and destruction of eyeball

舌咽神经麻痹　paralysis of glossopharyngeal nerve

深层角膜炎　deep keratitis

神经麻痹　nerve palsy

神经麻痹性角膜炎　neuroparalytic keratitis

神经梅毒　neurosyphilis

神经纤维瘤病　neurofibromatosis ［又称］von Recklinghausen 病△

神经性上睑下垂　neuropathic ptosis

神经营养性角膜结膜炎　neurotrophic keratoconjunctivitis

肾性视网膜病　renal retinopathy

渗出型(湿性)年龄相关性黄斑变性　exudative (wet) age-related macular degeneration ［又称］湿性年龄相关性黄斑变性△

渗出性虹膜囊肿　exudative iris cyst

渗出性睫状体囊肿　exudative ciliary body cyst

渗出性脉络膜脱离　exudative choroidal detachment

渗出性脉络膜炎　exudative choroiditis

渗出性视网膜脱离　exudative retinal detachment

生理盲点扩大　physiological blind spot enlarged

生理性大视杯　physiological large optic cup

失用性弱视　disuse amblyopia

食物接触皮肤引起的变应性接触性皮炎　allergic contact dermatitis due to food in contact with skin ［又称］变态反应性接触性皮炎(食物引起)△

食物接触皮肤引起的刺激性接触性皮炎　irritant contact dermatitis due to food in contact with skin ［又称］刺激性接触性皮炎(食物引起)△

食物接触皮肤引起的接触性皮炎　contact dermatitis due to food in contact with skin ［又称］接触性皮炎(食物引起)△

史蒂文斯 - 约翰逊综合征　Stevens-Johnson syndrome ［又称］重症多形[性]红斑△,史 - 约综合征△

视交叉疾患　optic chiasma disorder

视交叉综合征　optic chiasma syndrome

视觉代替装置　vision replacement device

视觉激发电位异常　visual evoked potential abnormality

视觉检查　visual examination

视觉敏感性癫痫　visual-sensitive epilepsy

视觉性昏厥　visually-induced syncope

视觉障碍　visual disorder

视路疾患　disorder of visual pathway

视盘玻璃膜疣　drusen of optic disc

视盘发育不良　optic disc dysplasia

视盘黑色素细胞瘤　melanocytoma of optic disc

视盘前膜　anterior membrane of optic disc

视盘缺损　coloboma of optic disc

视盘水肿　papilloedema, optic disc oedema

视盘小凹　optic disc pit

视盘星形细胞错构瘤　optic disc astrocytic hamartoma

视盘血管瘤　optic disc hemangioma

视盘血管炎　optic disc vasculitis

视盘血管炎Ⅰ型　type Ⅰ optic disc vasculitis

视盘血管炎Ⅱ型　type Ⅱ optic disc vasculitis

视盘炎　papillitis ［又称］视乳头炎△

视盘有髓神经纤维　myelinated nerve fiber of optic disc

视盘肿物　optic disc mass ［又称］视乳头肿物△

视盘周围葡萄肿　staphyloma around optic disc

视皮层疾患　disorder of visual cortex

视丘反应综合征　optic thalamus response syndrome

视神经挫伤　optic nerve contusion

视神经恶性肿瘤　optic nerve malignant neoplasm

视神经发育不良　hypoplasia of optic nerve

视神经发育不全　aplasia of optic nerve

视神经管骨折　optic canal fracture

视神经和视路损伤　injury of optic nerve and pathway

视神经脊髓炎　optic neuromyelitis

视神经脊髓炎谱系病　neuromyelitis optica spectrum disorder

视神经胶质瘤　optic glioma

视神经结核　optic nerve tuberculosis

视神经良性肿瘤　optic nerve benign neoplasm

视神经脑膜瘤　meningioma of optic nerve

视神经念珠菌病　candidiasis of optic nerve ［又称］视神经念珠菌感染△

视神经盘先天性畸形　congenital malformation of optic disc

视神经鞘脑膜瘤　optic nerve sheath meningioma

视神经视网膜炎　neuroretinitis

视神经受压　compression of optic nerve

视神经撕脱伤　optic nerve avulsion

视神经萎缩　optic atrophy

视神经炎　optic neuritis

视神经周围炎　optic perineuritis

视神经转移性恶性肿瘤　metastatic malignant neoplasm of optic nerve

视神经转移性肿瘤　metastatic neoplasm of optic nerve

视网膜瘢痕　retinal scar

视网膜半侧静脉阻塞　retinal hemi venous obstruction

视网膜变性(静脉旁色素型)　retinal degeneration (paravenous pigmental type)

视网膜病　retinopathy ［又称］视网膜病变△

视网膜层分离　separation of retinal layer

视网膜出血　retinal haemorrhage

视网膜电图异常　abnormal electroretinogram

视网膜动脉闭塞　retinal artery occlusion

视网膜动脉大动脉瘤　retinal macroaneurysm

视网膜动脉供血不足　retinal artery insufficiency

视网膜动脉合并静脉阻塞　retinal artery occlusion with venous obstruction

视网膜动脉炎　retinal arteritis

视网膜动脉炎伴多发性瘤样动脉扩张　retinal arteritis with multiple neoplasm-like artery dilatation

视网膜动脉粥样硬化　retinal atherosclerosis

视网膜恶性肿瘤　malignant neoplasm of retina

视网膜发育不良　retinal dysplasia

视网膜分支动脉阻塞　branch retinal artery occlusion

视网膜分支静脉阻塞　branch retinal vein occlusion

视网膜分支静脉阻塞伴玻璃体积血　branch retinal vein occlusion with vitreous hemorrhage

视网膜光损伤　photic injury of retina

视网膜海绵状血管瘤　cavernous hemangioma of retina

视网膜黑变病　retinal melanosis

视网膜坏死　retinal necrosis

视网膜疾患　retinal disorder

视网膜寄生虫性囊肿　retinal parasitic cyst

视网膜结核　tuberculosis of retina

视网膜睫状动脉阻塞　retinal ciliary artery obstruction

视网膜静脉炎　retinal phlebitis

视网膜静脉周围炎　retinal periphlebitis　［又称］视网膜静脉周围炎（非结核性）△

视网膜静脉周围炎（结核性）　retinal periphlebitis（tuberculosis）

视网膜静脉阻塞　retinal vein occlusion

视网膜静脉阻塞（黄斑分支）　retinal vein occlusion（macular branch）

视网膜孔　retinal hole

视网膜良性肿瘤　benign neoplasm of retina

视网膜裂孔　retinal break

视网膜裂孔（外伤性）　retinal break（traumatic）

视网膜裂孔不伴有脱离　retinal break without detachment

视网膜淋巴瘤　lymphoma of retina

视网膜蔓状血管瘤　retinal plexiform hemangioma

视网膜毛细血管瘤　retinal capillary hemangioma

视网膜毛细血管瘤样增生　retinal capillary angiomatous hyperplasia

视网膜母细胞瘤　retinoblastoma

视网膜囊肿　retinal cyst

视网膜劈裂症　retinoschisis

视网膜劈裂症及视网膜囊肿　retinoschisis and retinal cyst

视网膜前出血　preretinal hemorrhage

视网膜前膜　epiretinal membrane

视网膜嵌顿　retinal incarceration

视网膜缺损　retinal coloboma

视网膜色素变性　retinitis pigmentosa

视网膜色素变性（代谢异常性）　retinitis pigmentosa（metabolic abnormality）

视网膜色素变性（单侧）　retinitis pigmentosa（unilateral）　［又称］单侧视网膜色素变性△

视网膜色素变性（非典型性）　retinitis pigmentosa（atypical）　［又称］非典型性视网膜色素变性△

视网膜色素变性（扇形）　retinitis pigmentosa（sectorial）

视网膜色素变性（无色素性）　retinitis pigmentosa（sine pigment）

视网膜色素变性（小动脉旁型）　retinitis pigmentosa（para arteriole）

视网膜色素变性（原发性）　retinitis pigmentosa（primary）　［又称］原发性视网膜色素变性△

视网膜色素变性（中心性）　retinitis pigmentosa（central）　［又称］中心性视网膜色素变性△

视网膜色素变性 - 多趾 - 肥胖 - 生殖器异常综合征　retinal pigmentosa-polydactyly toes-obesity-genital abnormality syndrome

视网膜色素变性 - 感音神经性耳聋综合征　retinitis pigmentosa-sensorineural deafness syndrome

视网膜色素上皮脱离　retinal pigment epithelium detachment

视网膜色素上皮脱离（出血性）　retinal pigment epithelium detachment（hemorrhagic）

视网膜色素上皮脱离（浆液性）　retinal pigment epithelium detachment（serous）

视网膜损伤　retinal damage

视网膜铁质沉着病　siderosis retinae

视网膜脱离（出血性）　retinal detachment（hemorrhagic）

视网膜脱离（混合性）　retinal detachment（mixed）

视网膜脱离（渗出性）　retinal detachment（exudative）

视网膜脱离（无晶状体眼）　retinal detachment（aphakia）

视网膜脱离伴视网膜孔　retinal detachment with retinal hole

视网膜脱离伴视网膜裂孔　retinal detachment with retinal break

视网膜脱离伴增生性玻璃体视网膜病　retinal detachment with proliferative vitreoretinopathy

视网膜脱离合并脉络膜脱离　retinal detachment with choroidal detachment

视网膜脱离术后视网膜复位　retina reattachment after retinal detachment

视网膜脱离修复术后　after reattachment surgery

视网膜网状变性　retinal reticular degeneration

视网膜微动脉瘤　retinal microaneurysm

视网膜微囊样变性　cystoid degeneration of retina

视网膜萎缩　retinal atrophy

视网膜下出血　subretinal hemorrhage

视网膜先天性畸形　congenital malformation of retina

视网膜新生血管　retinal neovascularization

视网膜星形细胞瘤　retinal astrocytoma

视网膜性偏头痛　retinal migraine

视网膜血管病变　retinal vascular disease

视网膜血管痉挛　retinal vasospasm

视网膜血管瘤　retinal hemangioma

视网膜血管曲张　retinal vascular varicosity

视网膜血管炎　retinal vasculitis

视网膜血管增生样瘤　retinal vasoproliferative tumor

视网膜血管阻塞　retinal vascular occlusion

视网膜炎　retinitis

视网膜营养障碍　retinal dystrophy

视网膜再脱离　retinal detachment

视网膜震荡　commotio retinae

视网膜中央动脉血栓　thrombosis of central retinal artery

视网膜中央动脉阻塞　central retinal artery occlusion

视网膜中央静脉阻塞　central retinal vein occlusion

视网膜周边变性　peripheral retinal degeneration

视网膜皱襞　retinal fold

视轴矫正训练　orthoptic training　［又称］视能矫正训练△

视锥细胞营养障碍　cone cell dystrophy

手术后巩膜坏死　postoperative scleral necrosis

手术后虹膜嵌顿　postoperative iris incarcerated

手术后虹膜脱垂　postoperative iridoptosis

手术后结膜瘘　postoperative conjunctival fistula

手术后脉络膜视网膜瘢痕　postoperative chorioretinal scar

手术后脉络膜脱离　postoperative choroidal detachment

手术后葡萄膜炎　postoperative uveitis

手术后视网膜瘢痕　postoperative retinal scar

手术后视网膜出血　postoperative retinal hemorrhage

手术后眼前房积血　postoperative anterior chamber hyphema

束状角膜炎　fasicular keratitis

树枝状角膜炎　dendritic keratitis

双颞侧偏盲　bitemporal hemianopsia

双上转肌麻痹　double elevator paralysis

双下转肌麻痹　double depressor paralysis

双行睫　distichiasis

双眼视觉抑制　binocular vision inhibition

双眼水平注视麻痹合并进行性脊柱侧弯　binocular horizontal gaze paralysis combined with progressive scoliosis

双眼运动功能障碍　dysfunction of binocular movement

双眼运动疾患　disorder of binocular movement

霜样树枝状视网膜血管炎　frosted branch angiitis

水泥变应性接触性皮炎　allergic contact dermatitis due to cement

睡眠障碍　sleep disorder
顺规性散光　astigmatism with rule
丝状角膜炎　filamentous keratitis
斯特奇-韦伯综合征　Sturge-Weber syndrome
松脂刺激性接触性皮炎　irritant contact dermatitis due to pine resin
塑料变应性接触性皮炎　allergic contact dermatitis due to plastics　［又称］变态反应性接触性皮炎（塑料引起）△
酸类刺激性接触性皮炎　irritant contact dermatitis due to acid
髓样肉瘤　myeloid sarcoma
缩瞳剂性白内障　miotic cataract
胎儿眼附器畸形　fetal ocular adnexa anomaly
毯样视网膜营养障碍　tapetal retinal dystrophy
糖尿病伴发葡萄膜炎　diabetes associated with uveitis
糖尿病伴有神经的并发症　diabetes associated with neurological complication
糖尿病伴有眼的并发症　diabetes associated with eye complication
糖尿病视神经病变　diabetic optic neuropathy　［又称］糖尿病性视神经病变△
糖尿病视网膜病合并局灶性黄斑水肿　diabetic retinopathy with focal macular edema
糖尿病视网膜病合并弥漫黄斑水肿　diabetic retinopathy with diffuse macular edema
糖尿病视网膜病合并缺血性黄斑病变　diabetic retinopathy with ischemic maculopathy
糖尿病性白内障　diabetic cataract
糖尿病性虹膜红变　diabetic rubeosis iridis
糖尿病性角膜病变　diabetic keratopathy
糖尿病性眼球运动障碍　diabetic eye movement disorder
糖皮质激素性白内障　glucocorticoid cataract
糖皮质激素性青光眼　glucocorticoid induced glaucoma
特发黄斑前膜　idiopathic macular epiretinal membrane　［又称］特发性黄斑前膜△
特发性虹膜萎缩　idiopathic iris atrophy
特发性黄斑裂孔　idiopathic macular hole
特发性黄斑裂孔（Ⅰ期）孔前期　idiopathic macular hole（Ⅰ）pre-hole
特发性黄斑裂孔（Ⅱ期）　idiopathic macular hole（Ⅱ）
特发性黄斑裂孔（Ⅲ期）　idiopathic macular hole（Ⅲ）
特发性黄斑裂孔（Ⅳ期）　idiopathic macular hole（Ⅳ）
特发性黄斑旁毛细血管扩张症　idiopathic parafoveal telangiectasis
特发性脉络膜出血　idiopathic choroidal hemorrhage
特发性脱髓鞘性视神经炎　idiopathic demyelinating optic neuritis
特纳综合征　Turner syndrome
特应性角膜结膜炎　atopic keratoconjunctivitis
特指角膜水肿　special corneal edema
调节不足　insufficient accommodation
调节疾患　disorder of accommodation
调节痉挛　spasm of accommodation
调节麻痹　paralysis of accommodation
调节性内斜视　accommodative esotropia
调节性内斜视合并间歇性外斜视　accommodative esotropia associated with intermittent exotropia
调节滞后　accommodative lag
铁代谢紊乱　disorder of iron metabolism　［又称］铁过载△
同侧偏盲　homonymous hemianopsia　［又称］同向性偏盲△
同向性注视麻痹　palsy of conjugate gaze
铜代谢紊乱　disorder of copper metabolism
铜缺乏症综合征　copper deficiency syndrome
瞳孔闭锁　seclusion of pupil
瞳孔功能异常　pupillary dysfunction
瞳孔后粘连　posterior synechiae of pupil
瞳孔开大　mydriasis
瞳孔膜　pupillary membrane
瞳孔移位　pupil shift
瞳孔缘变性　degeneration of pupil

痛性眼肌麻痹　painful ophthalmoplegia　［又称］痛性眼肌麻痹综合征△, Tolosa-Hunt 综合征△
头部血管瘤　head hemangioma
透明样边缘性角膜变性　transparent marginal corneal degeneration
突然视力丧失　sudden loss of vision
突眼性情况　exophthalmic condition
瓦伦贝格综合征　Wallenberg syndrome　［又称］延髓背外侧综合征△
外伤性白内障　traumatic cataract
外伤性玻璃体积血　traumatic vitreous hemorrhage
外伤性玻璃体脱出　traumatic prolapse of vitreous
外伤性低眼压综合征　traumatic hypotony syndrome
外伤性房角后退　traumatic angle recession
外伤性虹膜疝　traumatic iris hernia
外伤性黄斑裂孔　traumatic macular hole
外伤性睑裂闭合不全　traumatic hypophasis
外伤性睫状体离断　traumatic cyclodialysis
外伤性脉络膜视网膜病　traumatic chorioretinopathy　［又称］外伤性脉络膜视网膜病变△
外伤性脉络膜脱离　traumatic detachment of choroid
外伤性青光眼　traumatic glaucoma
外伤性上睑下垂　traumatic ptosis
外伤性视神经病变　traumatic optic neuropathy
外伤性视神经损伤　traumatic optic nerve injury
外伤性视网膜病变　traumatic retinopathy
外伤性视网膜脱离　traumatic retinal detachment
外伤性瞳孔散大　traumatic pupil mydriasis
外伤性无光感　traumatic no light perception
外伤性增殖性视网膜病变　traumatic proliferative retinopathy
外伤性展神经麻痹　traumatic abducens nerve palsy　［又称］外展神经麻痹△
外斜视　exotropia
外隐斜　exophoria
外展神经不全麻痹　abducens nerve incomplete palsy
外展神经恶性肿瘤　malignant tumor of abducens nerve
外展神经良性肿瘤　benign tumor of abducens nerve
外展神经脱髓鞘性病变　abducens nerve demyelinating lesion
外展神经炎　abducens neuritis
外眦韧带断裂　external canthus ligament rupture
晚期先天性梅毒性脉络膜视网膜炎　late congenital syphilitic chorioretinitis
晚期先天性梅毒性眼病　late congenital syphilitic oculopathy
威尔逊-米基迪综合征　Wilson-Mikity syndrome
微波性白内障　microwave cataract
微小内斜视　mild esotropia
微小斜视　microstrabismus
韦格纳肉芽肿病　Wegener granulomatosis　［又称］韦氏肉芽肿病△
维生素 A 缺乏症　vitamin A deficiency　［又称］维生素 A 缺乏后遗症△
维生素 A 缺乏病伴有比托斑及结膜干燥症　vitamin A deficiency with Bitot's spot and xerosis of conjunctiva
维生素 A 缺乏病伴有角膜干眼性瘢痕　vitamin A deficiency with xerophthalmia scar of cornea
维生素 A 缺乏病伴有角膜干燥症　vitamin A deficiency with corneal xerosis
维生素 A 缺乏病伴有角膜溃疡和干燥症　vitamin A deficiency with corneal ulceration and xerosis
维生素 A 缺乏病伴有角膜软化症　vitamin A deficiency with keratomalacia
维生素 A 缺乏病伴有结膜干燥症　vitamin A deficiency with xerosis of conjunctiva
维生素 A 缺乏病伴有夜盲症　vitamin A deficiency with night blindness
维生素 A 缺乏合并眼睑皮肤干燥病　vitamin A deficiency with eyelid skin dryness
伪盲　simulated blindness
萎缩型（干性）年龄相关性黄斑变性　atrophic（dry）age-related macular degeneration　［又称］干性年龄相关性黄斑变性△

无虹膜青光眼　aniridia glaucoma

无晶状体性青光眼　aphakic glaucoma

无晶状体眼　aphakia

无晶状体眼调节不足　accommodation insufficiency of aphakic eye

无脉络膜　choroideremia

息肉样脉络膜血管病变　polypoid choroidal vasculopathy

系统性红斑狼疮　systemic lupus erythematosus

系统性红斑狼疮伴发葡萄膜炎　systemic lupus erythematosus associated with uveitis

细菌性角膜溃疡　bacterial corneal ulcer

细菌性角膜炎　bacterial keratitis

细菌性结膜炎　bacterial conjunctivitis

下颌瞬目综合征　jaw-winking syndrome　［又称］上睑下垂下颌瞬目综合征△,Marcus Gunn 综合征△

下睑皮肤松弛　inferior blepharochalasis

下睑退缩　lower eyelid retraction

下斜肌功能亢进　inferior oblique hyperfunction

下斜视　hypotropia

下直肌缺如　inferior rectus absent

先天性白内障　congenital cataract

先天性杯盘比大　congenital large cup-disc ratio

先天性鼻泪管缺如　congenital absence of nasolacrimal duct

先天性扁角角膜　congenital cornea applanation

先天性玻璃体发育异常　congenital vitreous dysplasia

先天性玻璃体混浊　congenital vitreous opacity

先天性大角膜　congenital megalocornea

先天性倒睫　congenital trichiasis

先天性点状白内障　congenital punctate cataract

先天性风疹综合征　congenital rubella syndrome

先天性缝性白内障　congenital sutural cataract

先天性副泪腺　congenital accessory lacrimal gland

先天性核性白内障　congenital nuclear cataract

先天性虹膜缺如　congenital absence of iris

先天性虹膜缺损　congenital coloboma of iris

先天性花冠状白内障　congenital coronary cataract　［曾称］先天性冠状白内障*

先天性环形白内障　congenital annular cataract

先天性肌强直　myotonia congenita,Thomsen disease　［又称］特发性肌炎△

先天性极性白内障　congenital polar cataract

先天性睑裂狭小　congenital blepharophimosis

先天性睑内翻　congenital entropion

先天性睑外翻　congenital ectropion

先天性角膜白斑　congenital corneal leukoma

先天性角膜混浊　congenital corneal opacity

先天性角膜畸形　congenital corneal malformation

先天性角膜内皮营养不良　congenital corneal endothelial dystrophy

先天性角膜异常　congenital corneal abnormality

先天性晶状体畸形　congenital lens malformation

先天性晶状体脱位　congenital lens dislocation

先天性晶状体移位　congenital displacement of lens

先天性静止性夜盲症　congenital stationary night blindness

先天性泪道发育不全　congenital lacrimal duct hypoplasia

先天性泪道畸形　congenital lacrimal duct deformity

先天性泪点缺失　congenital lacrimal puncta absence

先天性泪管狭窄　congenital lacrimal duct stenosis

先天性泪囊鼻管狭窄　congenital lacrimal sac and nasolacrimal duct stenosis　［又称］先天性泪囊鼻泪管狭窄△

先天性泪小点闭锁　congenital lacrimal puncta atresia

先天性淋球菌性角膜炎　congenital gonococcal keratitis

先天性颅眶面骨发育畸形　congenital cranio-orbital-surface bone deformity

先天性麻痹性斜视　congenital paralytic strabismus

先天性脉络膜缺损　congenital coloboma of choroid

先天性脉络性缺损合并视网膜脱离　congenital coloboma of choroid with retinal detachment

先天性眉畸形　congenital brow deformity

先天性囊性白内障　congenital capsular cataract

先天性囊肿眼　congenital cystic eye

先天性内斜视　congenital esotropia

先天性内眦赘皮　congenital epicanthus

先天性盘状白内障　congenital discoid cataract

先天性青光眼　congenital glaucoma

先天性球形角膜伴青光眼　congenital keratoglobus with glaucoma

先天性全白内障　congenital complete cataract,congenital total cataract

先天性绕核性白内障　congenital perinuclear cataract

先天性弱视　congenital amblyopia

先天性珊瑚状白内障　congenital coralliform cataract

先天性上睑下垂　congenital ptosis

先天性视盘发育不全　congenital optic disc hypoplasia

先天性视盘倾斜综合征　congenital tilted optic disc syndrome

先天性视盘缺损　congenital coloboma of optic disc

先天性视盘小凹　congenital optic disc pit

先天性视网膜动脉瘤　congenital retinal aneurysm

先天性视网膜劈裂　congenital retinoschisis

先天性视网膜劈裂合并黄斑变性　congenital retinoschisis with macular degeneration

先天性视网膜色素变性　congenital retinitis pigmentosa

先天性视网膜血管扩张症　congenital retinal telangiectasia,Leber miliary aneurysms　［又称］Coats 病△,Leber 粟粒状血管囊△

先天性双行睫　congenital distichiasis

先天性特发性眼球震颤　congenital idiopathic nystagmus　［又称]特发性眼球震颤△

先天性瞳孔闭锁　congenital pupil atresia

先天性瞳孔异位　congenital corectopia

先天性外斜视　congenital exotropia　［又称］婴儿型外斜视△

先天性外眦赘皮　congenital lateral canthus epicanthus

先天性无晶状体　congenital aphakia

先天性无眼球　congenital anophthalmia

先天性小睑裂综合征　congenital blepharophimosis syndrome

先天性小眼球　congenital microphthalmia

先天性小眼球合并眼眶囊肿　congenital microphthalmos with orbital cyst

先天性眼睑畸形　congenital eyelid deformity

先天性眼睑缺如　congenital absence of eyelid

先天性眼睑缺损　congenital blepharocoloboma

先天性眼外肌缺如　congenital absence of extraocular muscle

先天性眼外肌纤维化　congenital extraocular muscle fibrosis

先天性眼眦畸形　congenital canthus deformity

先天性隐眼综合征　congenital cryptophthalmos syndrome

先天性圆锥晶状体　congenital conical lens

先天性中央粉尘状白内障　congenital central dust-like cataract

先天性舟状颅畸形　congenital scaphocephaly

显性眼球震颤　dominant nystagmus

显性遗传性视神经萎缩　dominant hereditary optic atrophy　［又称］显性遗传性视神经病变△

显性远视　manifest hypermetropia

限定于器官的淀粉样变　organ-limited amyloidosis

限制性垂直性斜视　restrictive vertical strabismus

限制性内斜视　restrictive esotropia

限制性外斜视　restrictive exotropia

限制性斜视　restrictive strabismus

线粒体眼外肌病　mitochondrial extraocular myopathy

腺病毒性角膜结膜炎　keratoconjunctivitis due to adenovirus

腺病毒性结膜炎　conjunctivitis due to adenovirus

橡胶变应性接触性皮炎　allergic contact dermatitis due to rubber

橡皮膏变应性接触性皮炎　allergic contact dermatitis due to adhesive plaster

小睑裂　blepharophimosis

小角膜　microcornea

小泪囊　small lacrimal sac

小柳原田病　koyanagi harada discase，Vogt-Koyanagi-Harada syndrome〔又称〕伏格特 - 小柳综合征△

小眼畸形　microphthalmia

斜视　strabismus

斜视性弱视　strabismus amblyopia

斜轴散光　oblique astigmatism

新生儿睑缘炎　neonatal blepharitis

新生儿结膜炎和泪囊炎　neonatal conjunctivitis and dacryocystitis

新生儿泪囊炎　neonatal dacryocystitis

新生儿青光眼　neonatal glaucoma

新生儿视网膜出血　neonatal retinal hemorrhage

新生儿衣原体性结膜炎　neonatal chlamydial conjunctivitis

新生物　neoplasm

新生血管性青光眼　neovascular glaucoma

形觉剥夺性弱视　form deprivation amblyopia

旋转斜视　cyclotropia

血管淋巴管瘤　vascular lymphangioma

血铁质沉着性青光眼　hemosiderotic glaucoma

血小板减少性紫癜眼底改变　thrombocytopenic purpura fundus change

亚急性虹膜睫状体炎　subacute iridocyclitis

烟草中毒性弱视　tobacco amblyopia

炎性假瘤　inflammatory pseudotumor

眼阿米巴病　eye amebiasis

眼白化病　ocular albinism

眼爆炸伤　ocular explosive injury

眼表恶性新生物　malignant neoplasm of ocular surface

眼表良性肿瘤　ocular surface benign tumor

眼表转移性肿瘤　ocular surface metastatic tumor

眼部伤口裂开　eye wound dehiscence

眼部手术后继发青光眼　glaucoma secondary to eye surgery〔又称〕眼部手术后青光眼△

眼部肿瘤继发青光眼　glaucoma secondary to eye tumor

眼挫伤　ocular contusion

眼带状疱疹　herpes zoster ophthalmicus〔又称〕带状疱疹性眼炎△

眼袋　baggy eyelid，lower eyelid bag〔又称〕下睑袋△

眼的产伤　birth injury to eye

眼底出血　fundus hemorrhage

眼底缺损　coloboma of fundus

眼电图异常　abnormal electrooculogram

眼动脉瘤　ophthalmic aneurysm

眼动脉缺血　ophthalmic artery ischemia

眼动脉狭窄　ophthalmic artery stenosis

眼恶性肿瘤　ocular malignant tumor

眼 - 耳郭发育不全　eye-auricular hypoplasia

眼发育不全　eye hypoplasia

眼干燥症　xerophthalmia

眼弓形体病　ocular toxoplasmosis

眼硅胶排斥反应　rejection of silicone band or silicone sponge

眼和耳疾患的特殊筛查　special screening examination for eye and ear disorder

眼和耳疾患家族史　family history of eye and ear disorder

眼和附器部位腐蚀伤　corrosion of eye and adnexa

眼和附器部位烧伤　burn of eye and adnexa

眼和附器操作后疾患　disorder of eye and adnexa after treatment

眼和附器复合性恶性肿瘤的损害　leision of complex malignant tumor of eye and adnexa

眼和附器疾患　eye and adnexa disorder

眼和附器交搭跨越恶性肿瘤的损害　leision of overlapping malignant tumor of eye and adnexa

眼和眶的损伤　injury of eye and orbit

眼和眶损伤后遗症　sequelae of injury of eye and orbit

眼和视力检查　examination of eye and visual acuity

眼肌纤维化　eye muscle fibrosis

眼疾患特殊筛查　special screening examination for eye disorder

眼继发恶性肿瘤　eye secondary malignant tumor

眼检查　eye examination

眼睑(包括眦)恶性黑色素瘤　malignant melanoma of eyelid（including canthus）

眼睑(包括眦)皮肤恶性肿瘤　skin malignant tumor of eyelid（including canthus）

眼睑(包括眦)皮肤良性肿瘤　skin benign tumor of eyelid（including canthus）

眼睑(包括眦)皮肤原位癌　carcinoma in situ of eyelid（including canthus）

眼睑(包括眦)色素痣　pigmented nevus of eyelid（including canthus）〔又称〕眼睑(包括眦)黑素细胞痣△

眼睑(包括眦)原位黑色素瘤　melanoma-in-situ of eyelid（including canthus）

眼睑白斑　eyelid white spot

眼睑瘢痕畸形　eyelid scar deformity

眼睑闭合不全　hypophasis〔曾称〕兔眼*

眼睑闭锁　imperforate eyelid

眼睑变应性皮炎　eyelid allergic dermatitis

眼睑出血　eyelid bleed

眼睑挫伤　eyelid contusion

眼睑带状疱疹　herpes zoster of eyelid

眼睑倒睫　eyelid trichiasis

眼睑的非感染性皮肤病　eyelid non-infectious skin disease

眼睑淀粉样变性　amyloid degeneration of eyelid

眼睑多毛症　eyelid hirsutism

眼睑恶性肿瘤　malignant neoplasm of eyelid

眼睑发育不全　eyelid hypoplasia

眼睑分裂痣　divided nevus of eyelid

眼睑干皮病　eyelid dry skin disease

眼睑和眼周区挫伤　contusion of eyelid and periocular area

眼睑和眼周区开放性伤口　open wound of eyelid and periocular area

眼睑黑变病　eyelid melanosis

眼睑黑色素瘤　melanoma of eyelid

眼睑红斑狼疮　eyelid lupus erythematosus

眼睑化学烧伤　chemical burn of eyelid

眼睑坏死　eyelid necrosis

眼睑黄褐斑　chloasma of eyelid

眼睑黄色瘤　xanthelasma of eyelid

眼睑肌麻痹　eyelid muscle paralysis

眼睑基底细胞癌　basal cell carcinoma of eyelid

眼睑疾患　disorder of eyelid

眼睑角化病　eyelid keratosis

眼睑角化棘皮瘤　eyelid keratoacanthoma

眼睑疖肿　eyelid furuncle

眼睑接触性皮炎　eyelid contact dermatitis

眼睑睫毛缺损　eyelid eyelash defect

眼睑痉挛　blepharospasm

眼睑良性肿瘤　benign tumor of eyelid

眼睑裂伤　eyelid laceration

眼睑裂伤伴泪小管断裂　eyelid laceration with lacrimal canalicular rupture

眼睑裂伤累及提上睑肌　eyelid laceration involving levator palpebrae superioris

眼睑裂伤累及眦角　eyelid laceration involved canthus

眼睑鳞状细胞癌　squamous cell carcinoma of eyelid

眼睑瘘　eyelid fistula

眼睑囊肿　eyelid cyst

眼睑脓肿　palpebral abscess

眼睑皮肤松弛症　blepharochalasis

眼睑皮下出血　blepharal subcutaneous hemorrhage

眼睑皮下淤血　ecchymosis of eyelid

眼睑皮炎　eyelid dermatitis
眼睑皮脂腺癌　sebaceous carcinoma of eyelid
眼睑皮脂腺囊肿　sebaceous cyst of eyelid
眼睑缺损　blepharocoloboma
眼睑热烧伤　thermal burn of eyelid
眼睑肉芽肿　eyelid granuloma
眼睑乳头状瘤　papilloma of eyelid
眼睑色素痣　pigmented nevus of eyelid
眼睑烧伤　eyelid burn
眼睑湿疹性皮炎　eyelid eczema dermatitis
眼睑术后畸形　deformity after eyelid surgery
眼睑退缩　eyelid retraction
眼睑萎缩　eyelid atrophy
眼睑细胞组织增生症　histiocytosis of eyelid
眼睑新生物　eyelid neoplasm
眼睑血管畸形　eyelid vascular malformation
眼睑血管瘤　hemangioma of eyelid
眼睑血肿　eyelid hematoma
眼睑炎性假瘤　inflammatory pseudotumor of eyelid
眼睑炎症　inflammation of eyelid
眼睑异物　foreign body in eyelid
眼睑硬皮病　eyelid scleroderma
眼睑疣　wart of eyelid
眼睑淤血　congestion of eyelid
眼睑粘连性瘢痕　adhesion of eyelid scar
眼睑植入材料暴露　eyelid implant exposed
眼碱烧伤　eye alkali burn
眼浆细胞瘤　plasmacytoma of eye
眼结核　tuberculosis of eye
眼眶壁骨折　fracture of orbital wall
眼眶出血　orbital haemorrhage
眼眶淀粉样变性　orbital amyloidosis
眼眶动静脉畸形　orbital arteriovenous malformation
眼眶动脉畸形　orbital artery malformation
眼眶恶性骨肿瘤　malignant bone tumor of orbital
眼眶蜂窝组织炎　orbital cellulitis
眼眶复合性骨折　orbital complex fracture
眼眶骨膜炎　orbital periostitis
眼眶骨髓炎　orbital osteomyelitis
眼眶骨折　orbital fracture
眼眶骨折术后感染　infection after orbital fracture operation
眼眶贯通伤后残留(陈旧性)异物　retained(old)foreign body follow-ing penetrating wound of orbit
眼眶肌炎　orbital myositis
眼眶畸胎瘤　orbital teratoma
眼眶畸形　deformity of orbit
眼眶急性炎症　orbital acute inflammation
眼眶疾患　disorder of orbit
眼眶寄生虫病　orbital parasitic disease
眼眶浆液性囊肿　orbital serous cyst
眼眶结核　orbital tuberculosis
眼眶结节病　orbital sarcoidosis
眼眶静脉曲张　orbital varix
眼眶良性肿瘤　orbital benign tumor　［又称］眶内良性肿瘤△
眼眶淋巴瘤　lymphoma of orbit
眼眶慢性炎性疾病　chronic inflammatory disease of orbital
眼眶梅毒　orbital syphilis
眼眶囊肿　orbital cyst
眼眶脑膜膨出　orbital meningocele
眼眶内脓肿　intraorbital abscess
眼眶内肉芽肿　intraorbital granuloma　［又称］眼眶肉芽肿△
眼眶内异物　intraorbital foreign body
眼眶皮样囊肿　orbital dermoid cyst
眼眶软组织挫伤　contusion of orbital soft tissue

眼眶神经鞘瘤　orbital neurilemmoma
眼眶水肿　orbital edema
眼眶外伤　orbital trauma
眼眶萎缩　orbital atrophy
眼眶先天性畸形　congenital malformation of orbit
眼眶血管恶性肿瘤　orbital vascular malignant tumor
眼眶血管良性肿瘤　orbital vascular benign tumor
眼眶血管瘤　hemangioma orbitae
眼眶血管炎　orbital vasculitis
眼眶炎性假瘤　orbital inflammatory pseudotumor
眼眶炎症　orbital inflammation
眼眶脂肪脱垂　protrusion of intraorbital fat
眼眶植入性囊肿　orbital cyst after alloplastic implantation
眼眶肿物　orbital mass
眼睑和眼周区烧伤　burn of eyelid and periocular area
眼睑撕裂伤累及泪道　eyelid laceration involving lacrimal duct
眼裂伤不伴有眼内组织脱出或缺失　ocular laceration without prolapse or loss of intraocular tissue
眼淋球菌感染　gonococcal infection of eye
眼 - 脑综合征　eye-brain syndrome
眼内残留(陈旧性)磁性异物　retained(old)intraocular foreign body（magnetic）
眼内残留(陈旧性)非磁性异物　retained(old)intraocular foreign body（non-magnetic）
眼内出血　intraocular hemorrhage
眼内出血继发青光眼　glaucoma secondary to intraocular hemorrhage
眼内透镜的机械性并发症　mechanical complication of intraocular lens
眼内性假瘤　endophytic pseudotumor　［又称］眼内炎性假瘤△
眼内炎　endophthalmitis
眼内炎(细菌性)　endophthalmitis(bacterial)　［又称］细菌性眼内炎△
眼内蝇蛆病　ophthalmomyiasis interna
眼内直肌麻痹　internus paresis
眼内转移性肿瘤　intraocular metastatic tumor
眼拟组织胞质菌病综合征　ocular presumed histoplasmosis syndrome
眼脓肿　eye abscess
眼皮肤白化病　oculocutaneous albinism
眼前段先天性畸形　anterior segment congenital malformation
眼前节毒性反应综合征　anterior segment toxicity syndrome
眼球变性性病变　disease of eyeball degeneration
眼球穿通伤　penetrating injury of eyeball
眼球钝挫伤　contusion of eyeball
眼球贯通伤伴有异物　penetrating wound of eyeball with foreign body［又称］眼球穿通伤伴异物△
眼球贯通伤不伴有异物　penetrating wound of eyeball without foreign body
眼球和眶组织挫伤　contusion of eyeball and orbital tissue
眼球疾患　disorder of eye ball
眼球碱烧伤　alkali burn of eye ball
眼球筋膜炎　ocular tenonitis
眼球痨　phthisis bulbi
眼球良性肿瘤　benign tumor of eye ball
眼球裂伤　ocular laceration
眼球裂伤伴眼内组织脱出　ocular laceration with prolapse of intraocular tissue
眼球裂伤和破裂伤伴有眼内组织脱出或缺失　ocular laceration and rupture with prolapse or loss of intraocular tissue
眼球内异物　intraocular foreign body
眼球破裂伴有眼内组织缺失　rupture of eye with loss of intraocular tissue
眼球烧伤　eye burn
眼球酸烧伤　acid burn of eyeball
眼球脱位　luxation of eyeball
眼球萎缩　atrophy of eyeball
眼球原位癌　carcinoma in situ of eyeball

眼球运动障碍　eye movement disorder
眼球摘除术后状态　statute after enucleation
眼球摘除术后综合征　after enucleation syndrome
眼球震颤　nystagmus
眼球震颤阻滞综合征　nystagmus block syndrome
眼球肿物　eye mass
眼曲霉病　ocular aspergillosis
眼缺血综合征　ocular ischemic syndrome
眼上斜肌麻痹　superior oblique paralysis　［又称］上斜肌麻痹△
眼上直肌麻痹　superior rectus paralysis
眼撕脱伤　avulsion of eye
眼损伤　eye injury
眼天疱疹　pemphigoid of eye　［又称］眼天疱疮△
眼铁质沉着病　ocular siderosis
眼铜屑沉着病　ocular chalcosis
眼外肌恶性肿瘤　extraocular muscle malignant tumor
眼外肌发育不良　extraocular muscle dysplasia
眼外肌发育不全　extraocular muscle hypoplasia
眼外肌继发恶性肿瘤　extraocular muscle secondary malignant tumor
眼外肌良性肿瘤　extraocular muscle benign tumor
眼外肌麻痹　external ophthalmoplegia
眼外肌肉瘤　extraocular muscle sarcoma
眼外肌纤维变性　extraocular muscle fibrosis
眼外肌炎　extraocular myositis
眼外肌异物　extraocular muscle foreign body
眼外肌营养不良　extraocular muscle dystrophy
眼外肌肿瘤　extraocular muscle tumor
眼外肌转移性肿瘤　extraocular muscle metastatic tumor
眼外伤继发青光眼　glaucoma secondary to ocular trauma
眼外伤性前房积血　traumatic hyphema
眼外直肌麻痹　external rectus muscle paralysis
眼下颌发育不全　oculomandibular dysostosis
眼下斜肌麻痹　inferior oblique paralysis
眼下直肌麻痹　inferior rectus paralysis
眼先天性畸形　eye congenital malformation
眼炎后青光眼　glaucoma after ophthalmia
眼咽型肌营养不良　oculopharyngeal muscular dystrophy, OPMD　［又称］眼咽性肌营养不良△
眼隐球菌病　ocular cryptococcosis
眼原位癌　carcinoma in situ of eye
眼震荡　concussion of eye
眼植入物排斥反应　rejection of eye implantation
眼周脉络膜营养障碍　periocular choroidal trophoblastic disorder
眼周区挫伤　periocular contusion
眼周区烧伤　periocular burn
咽结膜热　pharyngoconjunctival fever
药物毒性眼底病变　drug toxic retinopathy
药物接触皮肤引起的变应性接触性皮炎　allergic contact dermatitis caused by drug
药物接触皮肤引起的刺激性接触性皮炎　irritant contact dermatitis caused by drug
药物性白内障　drug-induced cataract
药物性角结膜炎　drug-induced keratoconjunctivitis
药物性葡萄膜炎　drug-induced uveitis
药物性青光眼　drug-induced glaucoma
药物性视网膜病变　drug-induced retinopathy
药物中毒性视神经病变　drug-induced toxic optic neuropathy
药疹　drug eruption, contact dermatitis caused by drug　［又称］药物接触皮肤引起的接触性皮炎△
夜盲症　nyctalopia
一过性视网膜动脉痉挛　transient retinal arteriospasm
衣原体性结膜炎　chlamydial conjunctivitis
移植角膜排斥反应　rejection of transplanted cornea
移植物抗宿主反应　graft versus-host reaction

遗传性玻璃体视网膜变性　hereditary vitreoretinal degeneration
遗传性玻璃体视网膜病变　hereditary vitreoretinopathy
遗传性后部多形性角膜营养不良　hereditary posterior polymorphous corneal dystrophy
遗传性黄斑缺损综合征　hereditary macular coloboma syndrome
遗传性黄斑营养不良　hereditary macular dystrophy
遗传性角膜营养不良　hereditary corneal dystrophy　［又称］遗传性青少年性角膜上皮营养不良△
遗传性脉络膜营养障碍　hereditary choroidal dystrophy
遗传性视神经病变　hereditary optic neuropathy　［又称］遗传性视神经病△
遗传性视网膜变性　hereditary retinal degeneration
遗传性视网膜营养障碍　hereditary retinal dystrophy
乙胺丁醇中毒性视神经病变　ethambutol toxic optic neuropathy
义眼　ocular prosthesis
义眼座暴露　exposure of ocular prosthesis　［又称］义眼座外露△
义眼座植入术后感染　infection after ocular prosthesis implantation
异常神经支配眼球运动异常　abnormal innervation of eye movement abnormality
异常视网膜对应　abnormal retinal correspondence
抑制性弱视　inhibitive amblyopia
溢泪　epiphora
翼状胬肉　pterygium
癔症性失明　hysterical blindness
癔症性视物模糊　hysterical blurred vision
隐斜视　heterophoria　［又称］隐斜△
隐性眼球震颤　latent nystagmus
隐性远视　latent hypermetropia
隐眼　cryptophthalmos
婴儿、幼年和老年前期白内障　infant, juvenile and presenile cataract
婴儿期白内障　infantile cataract
婴儿型内斜视　infantile esotropia
婴幼儿型青光眼　infantile glaucoma
营养不良相关性糖尿病伴有眼的并发症　malnutrition-related diabetes mellitus with ophthalmic complication
营养不良性眼病　malnutrition eye disease
硬化性角膜炎　sclerosing keratitis
永存瞳孔膜　persistent pupil membrane
永存原始玻璃体增生症　persistent hyperplasia of primary vitreous
由高度近视导致的脉络膜视网膜病变（黄斑出血）　chorioretinopathy due to high myopia (macular hemorrhage)
由高度近视导致的脉络膜视网膜病变（继发脉络膜新生血管）　chorioretinopathy due to high myopia (secondary choroidal neovascularization)
由高度近视导致的脉络膜视网膜病变（漆裂纹）　chorioretinopathy due to high myopia (lacquer crack)
有症状性神经梅毒　symptomatic neurosyphilis
幼年性白内障　juvenile cataract　［又称］幼年期白内障△
原发性闭角型青光眼　primary angle-closure glaucoma
原发性急性闭角型青光眼　primary acute angle-closure glaucoma
原发性开角型青光眼　primary open-angle glaucoma
原发性上斜肌功能亢进　primary superior oblique muscle hyperfunction
原发性视神经瘤　primary optic nerve tumor
原发性视网膜脱离　primary retinal detachment
原发性下斜肌功能亢进　primary inferior oblique muscle hyperfunction
原发性眼内淋巴瘤　primary intraocular lymphoma
圆锥角膜　keratoconus
圆锥角膜视力矫正不佳　poor corrected vision acuity with keratoconus
圆锥角膜术后　keratoconus surgery
远达性视网膜病　distant retinopathy
远视　hyperopia
早产儿视网膜病变　retinopathy of prematurity
早发性近视　early onset myopia
早老性白内障　presenile cataract

早期梅毒性视网膜炎　early syphilitic retinitis

早期先天性梅毒性脉络膜视网膜炎　early congenital syphilitic chorioretinitis

增生性玻璃体视网膜病伴视网膜脱离　proliferative vitreoretinopathy with retinal detachment

增生性玻璃体视网膜病变　proliferative vitreoretinopathy　［又称］增殖性玻璃体视网膜病变△

增殖前糖尿病视网膜病　pre-proliferative diabetic retinopathy

增殖型糖尿病视网膜病　proliferative diabetic retinopathy　［又称］增殖期糖尿病视网膜病变△

增殖型糖尿病视网膜病变合并玻璃体积血　proliferative diabetic retinopathy with vitreous hemorrhage

增殖型糖尿病视网膜病变合并牵拉性视网膜脱离　proliferative diabetic retinopathy with tractional retinal detachment

增殖型糖尿病视网膜病变合并视网膜牵引　proliferative diabetic retinopathy with retinal traction

增殖型糖尿病视网膜病变合并视网膜前出血　proliferative diabetic retinopathy with preretinal hemorrhage

增殖性玻璃体病变　proliferative vitreous lesion　［又称］增生性玻璃体病变△

增殖性视网膜病　proliferative retinopathy

眨眼症　nictation

粘连性角膜白斑　adherent leukoma of cornea

粘贴剂引起的变应性接触性皮炎　allergic contact dermatitis due to adhesive　［又称］变态反应性接触性皮炎(粘贴剂引起)△

展神经损伤　injury of abducent nerve

真菌性角膜炎　fungal keratitis

真菌性眼内炎　fungal endophthalmitis

真性晶状体囊膜剥脱综合征　true exfoliation syndrome

真性小眼球　pure microphthalmia

正常眼压性青光眼　normal tension glaucoma

知觉性内斜视　sensory esotropia

知觉性外斜视　sensory exotropia

知觉性眼球震颤　perceptual nystagmus

植入视虹膜囊肿　iris cyst with alloplastic implant

植入性睫状体囊肿　cyst of ciliary body with alloplastic implant

植入性前房囊肿　cyst of anterior chamber with alloplastic implant

植物引起的变应性接触性皮炎(除外食物)　allergic contact dermatitis due to plant (except food)　［又称］变态反应性接触性皮炎(植物引起)△

植物引起的刺激性接触性皮炎(除外食物)　irritant contact dermatitis to plant (except food)

植物引起的接触性皮炎(除外食物)　contact dermatitis due to plant (except food)　［又称］接触性皮炎(植物引起的,除外食物)△

中度近视　medium myopia

中度远视　medium hypermetropia

中间葡萄膜炎　intermediate uveitis　［又称］中间型葡萄膜炎△

中心凹脉络膜营养障碍　central fovea choroidal dystrophy

中心性浆液性脉络膜视网膜病变　central serous chorioretinopathy

中心性角膜溃疡　central corneal ulcer

中心性渗出性脉络膜视网膜病变　central exudative chorioretinopathy　［又称］中心性渗出性视网膜脉络膜炎△

中央晕轮状脉络膜萎缩　central areolar choroidal atrophy

中毒性黄斑病变　toxic maculopathy

中毒性弱视　toxic amblyopia

中毒性视神经损害　toxic optic nerve damage　［又称］视神经损害△

重度视力缺损(双眼)　severe visual impairment (binocular)

重症肌无力　myasthenia gravis

重症肌无力眼肌型　ocular myasthenia gravis

周边脉络膜视网膜变性　peripheral chorioretinal degeneration

周边视网膜(非压迫白)　peripheral retina (non-oppressive white)

周期性动眼神经麻痹　periodic oculomotor palsy

周期性内斜视　cyclical esotropia

周期性眼外肌麻痹　periodic extraocular muscle paralysis

轴性近视　axial myopia

蛛网膜下腔出血治疗后随诊检查　follow-up examination after subarachnoid hemorrhage treatment

主观视觉障碍　subjective visual disturbance

转移性眼内炎　metastatic endophthalmitis

椎基底动脉供血不足　vertebro-basilar artery insufficiency

自身免疫相关性眼病　autoimmune-related eye disease

自身免疫性葡萄膜炎　autoimmune uveitis

眦部原位癌　carcinoma in situ of canthus

眦恶性黑色素瘤　malignant melanoma of canthus

眦恶性肿瘤　malignant neoplasm of canthus

眦皮肤良性肿瘤　canthus skin benign tumor

组织胞浆菌病　histoplasmosis

# 1.2　症状体征名词

Elschnig 斑点　Elschnig's spot

Elschnig 珠　Elschnig's pearl

Hollenhorst 斑　Hollenhorst plaque

Morgagnian 小体　Morgagnian body

Siegrist 条纹　Siegrist streak

Weiss 环　Weiss ring

扁平前房　flat anterior chamber

大瞳孔　large pupil

单眼性复视　monocular diplopia

低眼压　low intraocular pressure

短暂性视力丧失　transient visual loss

飞蚊症　muscae volitantes

浮游物　floater

复视　diplopia

巩膜充血　scleral hyperemia

巩膜黄染　icteric sclera

巩膜压痛　scleral tenderness

虹膜新生血管　iris neovascularization

虹膜震颤　iridodonesis

幻视　visual hallucination

混合充血　mixed congestion

火焰状出血　flame hemorrhage

角膜后沉着物　keratic precipitates

角膜混浊　corneal opacity

角膜上皮剥脱　exfoliation of corneal epithelium

角膜水肿　corneal edema

结膜充血　conjunctival congestion

结膜滤泡　conjunctival follicles

睫状充血　ciliary congestion

浸润性突眼　infiltrative exophthalmos

晶状体混浊　lens opacity

巨大视网膜裂孔　giant retinal tear

泪阜肥大　hypertrophic lacrimal caruncle

泪腺肿大　enlargement of lacrimal gland

流泪　tear
落日征　setting-sun sign
马蹄形裂孔　horse-shoe hole
棉絮斑　cotton-wool spot
前房异物　anterior chamber foreign body
浅前房　shallow anterior chamber
色视症　chromatopsia
闪光感　flashing light, photopsia
视力丧失　visual loss
视力下降　vision loss
视盘凹陷　excavation of optic disc
视盘萎缩　optic disc atrophy
视盘新生血管　neovascularization on the disc, NVD
视疲劳　asthenopia
视网膜牵拉　retinal traction
视网膜渗出　retinal exudation
视网膜水肿　retinal edema
视物变大　macropsia
视物变形　metamorphopsia
视物模糊　blurred vision
视物显多症　polyopia
视物显小症　micropsia
视野缺损　vision field defect
水尾现象　Mizuo-Nakamura phenomenon
瞳孔不等　anisocoria

瞳孔残膜　persistent pupillary membranes
瞳孔异位　corectopia
瞳孔缘撕裂　laceration of pupillary margin
瞳孔直接对光反射　direct light pupillary reflex
相对性瞳孔传入障碍　relative afferent pupillary defect, Marcus Gunn pupil
象限盲　quadrant hemianopsia
小瞳孔　microcoria
烟草尘　tobacco dust, Shafer's sign　［又称］Shafer's 征△
眼干　dry eye
眼红　red eye
眼肌痉挛　spasm of ocular muscles
眼睑充血　eyelid congestion
眼睑红肿　redness and swelling of eyelid
眼睑水肿　eyelid edema
眼球内陷　enophthalmos
眼球突出　exophthalmos
眼痛　eye pain
眼压升高　elevated intraocular pressure
眼痒　itchy eye
夜盲　night blindness
一过性黑蒙　amaurosis fugax
樱桃红点　cherry-red spot
昼盲　hemeralopia
注视麻痹　gaze palsy

# 1.3　手术操作名词

Ⅰ期后囊切开术　stage Ⅰ posterior capsulotomy
Ⅱ期后房型人工晶状体襻状沟缝入术　stage Ⅱ posterior chamber intraocular lens implantation in ciliary sulcus
Ⅱ期后房型人工晶状体植入术　stage Ⅱ posterior chamber intraocular lens implantation
Ⅱ期前房型人工晶状体植入术　stage Ⅱ anterior chamber intraocular lens implantation
安装义眼　fitting of artificial eye
白内障超声乳化摘除术　phacoemulsification　［又称］白内障超声乳化吸除术△
白内障截囊吸取术　discission and aspiration of cataract
白内障囊内摘除术　intracapsular cataract extraction
白内障囊外摘除术　extracapsular cataract extraction
瘢痕性睑内翻中厚皮片移植矫正术　correction of cicatricial entropion with split-thickness skin graft
瘢痕性睑外翻唇沟皮瓣矫正术　correction of cicatricial ectropion with nasolabial flap
瘢痕性睑外翻轮匝肌皮瓣矫正术　correction of cicatricial ectropion with orbicularis oculi skin flap
瘢痕性睑外翻中厚皮片移植矫正术　correction of cicatricial ectropion with split-thickness skin graft
板层角膜移植术　lamellar keratoplasty
伴有视网膜下膜的视网膜脱离复位术　reattachment of retinal detachment associated with subretinal membrane
伴有增生膜的视网膜脱离复位术　reattachment of retinal detachment associated with proliferative membrane
鼻泪管再通术　nasolacrimal duct recanalization
鼻内镜筛窦纸板径路眶内壁整复术　reconstruction of medial orbital wall by endoscopic through ethmoidal-lamina papyracea
鼻内镜视神经减压术　transnasal endoscopic decompression of optic nerve

表层角膜镜片镶嵌术　inlay of superficial corneal lens
玻璃体抽液术　vitreous aspiration
玻璃体前界膜切开术　vitreous anterior limiting membrane incision
玻璃体腔穿刺术　vitreous tapping
玻璃体腔硅油取出术　intravitreal silicone oil removal
玻璃体腔内猪囊尾蚴切除取出术　intravitreal cysticercosis cellulosae removal
玻璃体腔注药术　intravitreal drug injection
玻璃体切除术　vitrectomy
玻璃体切除术后白内障超声乳化摘除术　phacoemulsification for cataract after vitrectomy
玻璃体视网膜手术联合白内障超声乳化摘除（人工晶状体植入或不联合人工晶状体植入）　vitreoretinal surgery combined with phacoemulsification（intraocular lens implantation or not combined intraocular lens implantation）
玻璃体视网膜手术联合晶体切除（人工晶状体植入或不联合人工晶状体植入）　vitreoretinal surgery combined with lensectomy（intraocular lens implantation or not combined intraocular lens implantation）
玻璃体注气术　intravitreal gas injection
侧壁开眶眶内肿物摘除术　lateral transorbital tumor excision
充气性视网膜复位术　pneumatic retinopexy
重睑成形术 - 缝线法　double eyelid plasty-suture method
重睑成形术 - 埋线法　double eyelid plasty-embedding method
重睑成形术 - 切开法　double eyelid plasty-incision method
重睑术后修整术　postoperative repair for double-eyelid surgery
穿透性角膜移植术　penetrating keratoplasty
传导性角膜成形术　conductive keratoplasty
创伤性眦距过宽内眦韧带复位固定术　traumatic canthus distance too wide inner canthus ligament fixation

单眼两条直肌移位联结术　two rectus muscle displacement and Jenson procedure

岛状瓣转移眼窝再造术　reconstruction of contracted socket with island flap

倒睫拔除治疗　trichiasis removal treatment

倒睫电解治疗　trichiasis electrolysis treatment

额肌筋膜瓣悬吊上睑下垂矫正术　frontalis myofascial flap suspension ptosis correction

铒激光白内障摘除术　erbium laser cataract extraction

房角分离术　goniosynechialysis

房水引流物置入术　implantation of aqueous humor drainage

飞秒激光辅助白内障超声乳化术　femtosecond laser-assisted phaco-emulsification

飞秒激光角膜切削术　femtosecond laser keratectomy

飞秒激光术　femtosecond laser surgery

非瘢痕性睑内翻缝线矫正术　non-scarred entropion suture correction

非瘢痕性睑内翻矫正术　non-scarred entropion correction

非瘢痕性睑外翻材料植入矫正术　non-scarred ectropion material implantation correction

非穿透小梁手术　non-penetrating trabecular surgery

非水平肌加强术　non-horizontal muscle strengthening

非水平肌减弱术　non-horizontal muscle reduction

复杂眼睑裂伤缝合术　complex eyelid suturing

个体化上皮角膜切割准分子激光矫正手术　individualized epithelial keratectomy excimer laser surgery

个体化准分子激光屈光性角膜切削术　individualized excimer laser photorefractive keratectomy

个体化准分子激光上皮瓣下角膜磨削术　individualized excimer laser subepithelial keratomileusis

个体化准分子激光原位角膜磨削术　individualized excimer laser in situ keratomileusis

巩膜后兜带术　posterior sclera sling procedure

巩膜环扎术　cerclage of sclera

巩膜扣带术　scleral buckling

巩膜裂伤缝合术　suture surgery for scleral rupture

巩膜内加压术　scleral infolding

巩膜切除术　sclerectomy

巩膜缩短术　scleral shortening

巩膜外加压术　scleral buckling surgery

巩膜外冷冻术　episclero-cryotherapy, episclero-cryocoagulation

巩膜修补术　repair of scleral

巩膜移植术　sclera transplantation

光动力疗法　photodynamic therapy

硅油取出术　removal of silicone oil

虹膜成形术　iridoplasty

虹膜根部断离修复术　repair of iridodialysis

虹膜激光切除术　laser iridectomy

虹膜囊肿切除术　excision of iris cyst

虹膜切除术　iridectomy

虹膜切开术　iridotomy

虹膜周边切除术　peripheral iridectomy

后巩膜加固术　posterior scleral reinforcement

化学伤结膜囊冲洗　chemical injury conjunctival sac irrigation

黄斑部激光光凝术　macular laser photocoagulation

黄斑裂孔封闭术　macular hole sealing

黄斑裂孔性视网膜脱离复位术　macular hole retinal detachment reattachment surgery

黄斑前膜剥除术　peeling of macular epiretinal membrane

黄斑下膜取出术　macular subretinal membrane removal

黄斑转位术　macular translocation

活动性义眼台置入术　active prosthesis implantation

钬激光巩膜切除术　holmium laser sclerectomy

激光虹膜成形术　laser peripheral iridoplasty

激光泪道探通术　laser lacrimal duct probing

激光瞳孔成形术　laser pupilloplasty

激光周边虹膜成形术　laser peripheral iridoplasty

激光周边虹膜切开术　laser peripheral iridotomy

睑凹陷畸形假体置入矫正术　prosthesis implantation and correction of sunken eyelid

睑凹陷畸形矫正术　correction of sunken eyelid

睑板腺囊肿切除术　tarsal gland cyst excision

睑部泪腺切除术　lacrimal gland resection

睑结膜假膜去除冲洗　lavage for palpebral conjunctiva pseudo-membrane removal

睑球粘连松解术　lysis of symblepharon

睑退缩矫正术　eyelid retraction correction

睑缘缝合术　tarsorrhaphy

睑缘粘连分离术　separation of eyelid adhesion

睑缘粘连术　eyelid adhesion

间接眼底镜视网膜激光光凝术　indirect ophthalmoscope retinal photocoagulation

角膜白斑染色术　corneal leukoma staining

角膜基质环置入术　corneal stromal ring implantation

角膜溃疡灼烙术　corneal ulcer burning radical surgery

角膜裂伤缝合术　suturing of cornea laceration

角膜内皮移植术　endothelial keratoplasty

节段性虹膜切除术　segmental iridectomy

结膜结石取出治疗　removal of conjunctival calculus

结膜淋巴管切除术　conjunctival lymphangiectomy

结膜囊成形术　reconstruction of conjunctiva sac

结膜囊冲洗　irrigation of conjunctival sac

结膜入路下睑袋整形术　conjunctival approach lower eyelid blepharoplasty

结膜移植术　transplantation of conjunctiva

结膜遮盖术　keratoleptynsis

结膜肿物切除联合组织移植术　conjunctival tumor resection combined with tissue transplantation

结膜肿物切除术　conjunctival tumor resection

睫状体断离复位术　reattachment of detached ciliary body

睫状体分离术　cyclodialysis

睫状体缝合术　suture of ciliary body

睫状体复位术　reattachment of ciliary body

睫状体光凝术　cyclophotocoagulation

睫状体冷冻术　cyclocryotherapy

睫状体冷凝术　cyclocryosurgery of ciliary body

睫状体脉络膜上腔放液术　ciliochoroidal cavity fluid drainage

睫状体透热术　cyclodiathermy

经鼻内镜眶减压术　trans-nasal endoscopic decompression of orbital

经鼻内镜筛窦纸板径路眶内异物取出术　trans-nasal endoscopic sinus cardial approach for orbital foreign body removal

经鼻内镜筛窦纸板径路眶内肿瘤切除术　trans-nasal endoscopic sinus cardial approach for orbital tumor resection

经巩膜葡萄膜肿物切除术　trans-scleral resection of uveal tumor

经结膜微创玻璃体切割术　trans-conjunctival minimally invasive vitrectomy

经颅视神经管减压术　transcranial decompression of optic canal

经内眼葡萄膜肿物切除术　uveal tumor endo-resection

经皮下睑袋整形术　percutaneous subcutaneous plastic surgery

经瞳孔视网膜光动力治疗术　trans-pupil retinal photodynamic therapy

经瞳孔视网膜激光光凝术　trans-pupil retinal laser photocoagulation

经瞳孔视网膜阈下光凝术　trans-pupil subthreshold retinal photocoagulation

晶状体半脱位白内障超声乳化摘除术　phacoemulsification for subluxated lens

晶状体囊袋张力环植入术　intraocular lens implantation with tension ring

局部皮瓣转移眼窝再造术　reconstruction of contracted socket with local flap

局部视网膜激光光凝术　local retinal laser photocoagulation

巨大裂孔性视网膜脱离复位术　retinal reattachment of giant tear retinal detachment

眶隔修补术　repair of orbital septum

眶隔脂肪整形术　plastic surgery of orbital septum fat

眶骨缺损修复人工材料植入术　repair of orbital defect with implantation of artificial material

眶内脓肿引流术　drainage of abscess of orbit

眶内容剜除术　evisceration of orbit

眶内容摘除术　orbital exenteration

眶内血肿穿刺引流术　orbital hematoma puncture and drainage

眶内异物取出术　orbital foreign body removal

眶颧骨折复位内固定术　reconstruction and internal fixation of orbital zygomatic fracture

眶周骨折修复术　repair of periorbital fracture

泪道成形术　lacrimal duct plasty

泪道冲洗　lacrimal duct rinse

泪道重建术　reconstruction of lacrimal duct

泪道逆行置管术　retrograde lacrimal intubation

泪道栓塞术　lacrimal duct embolism

泪道探通术　lacrimal duct probing

泪点封闭术　blockage of lacrimal point

泪阜肿瘤切除术　tumor resection of lacrimal caruncle

泪囊结膜囊吻合术　anastomosis of lacrimal sac and conjunctival sac

泪囊瘘管切除术　lacrimal sac fistula resection

泪囊切开术　dacryocystotomy

泪囊摘除术　excision of lacrimal sac

泪腺复位术　reposition of lacrimal gland

泪腺脱垂矫正术　lacrimal gland prolapse correction

泪小点成形术　punctoplasty

泪小点扩张治疗　punctal dilatation

泪小点外翻矫正术　punctal ectropion repair

泪小管填塞术　lacrimal ductule embolism

泪小管吻合术　lacrimal canalicular anastomosis

难治性青光眼滤过手术　refractory glaucoma filtering surgery

内镜下激光睫状体光凝术　endoscopic cyclophotocoagulation

内眦成形术　medial canthoplasty

内眦韧带断裂修复术　repair of inner canthus ligament rupture

内眦移位矫正局部整形术　correction of local canthal shift

内眦赘皮矫治术　epicanthus correction

颞筋膜瓣转移眼睑闭合不全矫治术　transposition of temporalis myofascial flap for treatment of hypophasis

颞筋膜悬吊上睑下垂矫正术　temporal fascial suspension ptosis correction

颞浅动脉岛状瓣转移睑外翻矫正术　superficial temporal artery island flap transfer ectropion correction

前房成形术　anterior chamber plasty

前房冲洗术　anterior chamber lavage

前房穿刺冲洗术　puncture and lavage of anterior chamber

前房灌洗术　anterior chamber lavage

前房硅油取出术　removal of anterior chamber silicone oil

前房异物取出术　removal of anterior chamber foreign body

前房注气术　air injection to anterior chamber

前路眶内肿物摘除术　anterior orbital tumor removal

浅层角膜异物剔除术　superficial corneal foreign body excision

强脉冲光治疗　intense pulsed phototherapy

青光眼包裹性滤过泡修补术　glaucoma encapsulated filtering bleb neoplasty

青光眼阀植入术　glaucoma drainage valve implantation, glaucoma drainage implant, glaucoma valve implantation

青光眼滤过泡分离术　glaucoma filtering bleb commissurotomy

青光眼滤过泡修补术　glaucoma filtering bleb repair

球壁异物取出术　foreign body extraction of eye wall

球后注射　retrobulbar injection

球结膜瓣覆盖术　conjunctival flap cover surgery

球结膜放射状切开冲洗术　conjunctival radial section and lavage

球结膜下注射　subconjunctival injection

球内磁性异物取出术　intraocular magnetic foreign body extraction

球内非磁性异物取出术　intraocular non-magnetic foreign body extraction

球旁注射　periocular injection　[又称]球周注射△

全视网膜激光光凝术　panretinal laser photocoagulation, panretinal photocoagulation

人工材料植入眼球内陷矫正术　artificial material implantation and enophthalmos correction

人工材料植入眼窝再造术　artificial material implantation and orbital reconstruction

人工虹膜隔植入术　artificial iris diaphragm implantation

人工晶状体调位术　relocation of intraocular lens

人工晶状体植入术　intraocular lens implantation

人工晶状体置换术　intraocular lens exchange

人工泪管取出术　artificial lacrimal duct extraction

人工泪管置入术　artificial lacrimal duct implantation

肉毒杆菌素眼部注射　botulinum toxin ocular injection

散光性角膜切开术　astigmatic keratotomy

上颌骨切除术　maxillary resection

上睑颗粒脂肪注射术　upper eyelid granule fat injection

上睑提肌缩短上睑下垂矫正术　correction of levator palpebrae shortening for blepharoptosis

上睑提肌缩短术　shortening operation of musculus levator palpebrae superioris

上睑下垂矫正联合眦整形术　correction of ptosis combined with canthal plastic surgery

深板层角膜移植术　deep lamellar keratoplasty

深层角膜异物取出术　deep corneal foreign body removal

视神经减压术　decompression of optic nerve canal

视网膜前膜剥除术　peeling of epiretinal membrane

视网膜切开术　retinotomy

视网膜脱离复位术　retina reattachment surgery

双行睫矫正术　distichiasis correction

双眼水平垂直直肌后徙缩短术　binocular horizontal vertical rectus retraction shortening surgery

水平直肌加强术　horizontal rectus muscle strengthening

水平直肌减弱术　horizontal rectus muscle abduction

瞳孔成形术　pupilloplasty

头皮游离移植睫毛再造术　reconstruction of eyelash with free scalp transplantation

外路经巩膜睫状体激光光凝术　external transscleral laser photocoagulation of ciliary body

外眦成形术　lateral canthus plasty

下睑袋切除术后修整术　repair of lower eyelid bag after resection

下穹窿成形术　reconstruction of inferior fornix conjunctiva

先天性白内障摘除术　congenital cataract extraction

先天性白内障摘除术伴人工晶状体植入术　congenital cataract extraction and intraocular lens implantation

显微镜下角膜拆线　cornea suture extraction under microscope

显微镜下经颅眶肿物切除术　transcranial operation under microscope for resection of orbital tumor

小梁切除术　trabeculectomy

小梁切开术　trabeculotomy

小切口白内障摘除术　small incision cataract extraction

小瞳孔白内障超声乳化摘除术　phacoemulsification in cataract with miosis

小眼畸形矫正术　correction for microphthalmia

斜视矫正术　strabismus correction

选择性激光小梁成形术　selective laser trabeculoplasty

氩激光瞳孔成形术　argon laser pupilloplasty

眼表重建术　ocular surface reconstruction

眼表浅脓肿切开引流术　ocular superficial abscess incision and drainage

眼部冷冻治疗　cryotherapy of eye
眼睑成形术　blepharoplasty
眼睑分裂痣切除游离植皮术　divided eyelid nevus excision and skin graft
眼睑结膜裂伤缝合术　palpebral conjunctival suture
眼睑裂伤缝合术　suture of laceration of eyelid
眼睑皮肤裂伤清创缝合　debridement and suture of laceration of skin of eyelid
眼睑皮肤松弛矫正术　cutis laxa diorthosis
眼睑外翻矫正术　correction of ectropion
眼睑脂肪填充术　eyelid fat filling
眼睑肿物切除术　eyelid mass resection
眼睑肿物切除整形术　resection of eyelid mass plastic surgery
眼眶减压术　decompression of orbit
眼眶内肿物切除术　removal of orbital tumor
眼轮匝肌整形术　orbicularis oculi plastic surgery
眼内孤立病灶冷凝术　intraocular isolated lesion cryotherapy
眼内睫状体光凝术　intraocular ciliary photocoagulation
眼内睫状体激光光凝术　intraocular ciliary laser photocoagulation
眼内容摘除术　evisceration of eye ball
眼内视网膜激光治疗术　intraocular laser treatment of retina
眼内填充术　intraocular filling, intraocular tamponade
眼内异物磁吸术　magnetic extraction of intraocular foreign body
眼内异物取出术　extraction of intraocular foreign body
眼内植入物取出术　removal of intraocular implant
眼内肿物放射敷贴器取出术　radiotherapeutic plaque removal of intraocular tumor
眼内肿物放射敷贴器置入术　radiotherapeutic plaque implantation of intraocular tumor
眼前段玻璃体切除术　anterior vitrectomy
眼前房穿刺术　puncture of anterior chamber
眼前房异物取出　anterior chamber foreign body extraction
眼球裂伤探查缝合术　exploratory suture of eyeball laceration
眼球内陷矫正术　correction of enophthalmos
眼球摘除术　enucleation
眼球粘连分离术　separation of symblepharon
眼缺损种植体置入术　anophthalmic implant placement

眼深部脓肿切开引流术　ocular deep abscess incision and drainage
眼视网膜激光光凝治疗　retinal laser photocoagulation
眼外肌探查术　extraocular muscle exploration
眼外直肌后徙　recession of lateral rectus muscle
眼窝成形术　ocular socket plasty
眼窝填充术　eye socket filling
羊膜移植术　amniotic membrane transplantation
钇铝石榴石激光晶状体后囊膜切开术　yttrium aluminum garnet (YAG) laser lens posterior capsulotomy
钇铝石榴石激光联合氩激光周边虹膜切除术　yttrium aluminum garnet (YAG) laser combined with argon laser peripheral iridectomy
钇铝石榴石激光前节治疗　treatment of yttrium aluminum garnet (YAG) laser therapy for anterior segment
钇铝石榴石激光瞳孔括约肌切开术　yttrium aluminum garnet (YAG) laser pupil sphincterotomy
钇铝石榴石激光周边虹膜切除术　yttrium aluminum garnet (YAG) laser peripheral iridectomy
义眼眶治疗　prothesis orbital treatment
义眼台植入术　implantation of orbital implant
异体巩膜移植术　allogenic scleral transplantation
翼状胬肉切除术　pterygium excision
翼状胬肉切除组织移植术　pterygium excision and tissue transplantation
游离皮瓣移植眼窝再造术　eye socket reconstruction with free flap
游离皮片移植眼窝再造术　eye socket reconstruction with free skin graft
游离植皮睑外翻矫正术　correction of ectropion with free skin graft
有晶状体眼人工晶状体植入术　pseudophakic intraocular lens implantation
直肌缝线调整　rectus suture adjustment
直肌减弱联合眶壁固定术　rectus weakening combined with orbital wall fixation
周边视网膜冷凝术　peripheral retinal condensation
准分子激光角膜切削术　photorefractive keratectomy
准分子激光原位角膜磨镶术　laser-assisted in situ keratomileusis
准分子激光治疗性角膜切削术　phototherapeutic keratectomy
自体骨移植眼球内陷矫正术　autogenous bone grafting for enophthalmos correction
眦部睑裂缝合术　canthal palpebral fissure suture

# 1.4　临床检查名词

30Hz 闪烁光反应　30Hz flicker response
AC/A 比值测定　accommodative convergence/accommodation ratio
Bielschowsky 头位倾斜试验　Bielschowsky sign ［又称］比肖斯基征△
D-15 (Famsworth) 色相子试验　Panel D-15 (Farnsworth) test, Farnsworth dichotomous test ［又称］法恩斯沃思色相配列试验△
FM-100 色相子试验　Farnsworth-Munsell 1000-hue test
Goldmann 视野计　Goldmann perimetry
Goldmann 压平眼压计　Goldmann applanation tonometer
Hardy-Rand-Rittler 表　Hardy-Rand-Rittler plate
Ishihara 色板　Ishihara color plate
Parks-Bielschowsky 三步法　Parks-Bielschowsky 3-step test
Perkins 眼压计　Perkins tonometer
Schiötz 眼压计　Schiötz tonometry
Tono-pen 眼压计　Tono-pen tonometer
X 线检查　X-ray examination
阿姆斯勒方格表　Amsler grid ［又称］Amsler 方格表△
暗视视网膜电图　scotopic electroretinogram

暗适应视网膜电图　dark-adapted electroretinogram
被动牵拉试验（复视检查）　forced duction test (diplopia examination)
标准自动视野计　standard automated perimetry
超声波/声像图检查　ultrasonography/ultrasound echography
超声生物显微镜　ultrasound biomicroscopy
磁共振成像　magnetic resonance imaging
磁共振血管造成像　magnetic resonance angiography
底向外三棱镜试验　base-out prism test
电生理检测　electrophysiologic testing
短波长自动视野检查　short-wave length automated perimetry
多焦视网膜电图　multifocal electroretinogram
非接触镜　non-contact lens
非接触式眼压计　air-puff tonometer, non-contact tonometer
共焦激光扫描眼镜　confocal laser scanning ophthalmoscope
共焦生物显微镜　confocal biological microscope
光相干断层扫描　optical coherence tomography
核医学检查　nuclear medicine examination
赫鲁比前置镜　Hruby preset lens

计算机断层扫描术　computer tomography
检眼镜检查　ophthalmoscopy
检影法　retinoscopy
间接检眼镜　indirect ophthalmoscopy
角膜地形图　corneal topography
角膜内皮镜　keratoscopy
角膜曲率测量　keratometry
角膜知觉检查　corneal sensitivity examination
颈动脉超声　carotid ultrasound
局部视网膜电图　focal electroretinogram
泪膜破裂时间　tear breaking-up time
泪囊造影　dacryocystography
泪液分泌试验　Schirmer test
马氏杆试验　Maddox rod test
明适应视网膜电图　light-adapted electroretinogram
平凹镜　planoconcave lens
气动眼压计　pneumatic tonometer
前房角镜检查　gonioscopy
全自动视野计　automated perimetry
散瞳验光　mydriatic refractometry
闪光视网膜电图　bright-flash electroretinogram
视觉诱发电位　visual evoked potential

双目间接检眼镜　binocular indirect ophthalmoscope
双凸间接镜　biconvex indirect lens
透照法　transillumination
图形视网膜电图　pattern electroretinography
雾视法　fogging test
眼表刮片细胞学检查　ocular surface scraping cytology
眼表印迹细胞学检查　ocular surface impression cytology
眼部超声　eye ultrasound
眼部照相　eye photography
眼电图　electrooculogram
眼动脉血流　eye arterial blood flow
眼眶造影　orbitography
眼微生物检查　eye microbiological examination
吲哚菁绿血管造影术　indocyanine green angiography
荧光光度测定法　fluorophotometry
荧光素染色试验　fluorescein staining test
荧光素眼底血管造影　fundus fluorescein angiography
直接检眼镜检查法　direct ophthalmoscopic examination
指触眼压测量　digital tonometry
中心凹视网膜电图　foveal electroretinogram
自动验光仪　auto-refractomer

# 2. 耳鼻喉科

## 2.1 疾病诊断名词

Ⅰ型耳蜗分隔不全　cochlea incomplete partition type Ⅰ
Ⅱ型耳蜗分隔不全　cochlea incomplete partition type Ⅱ
Cogan 综合征　Cogan syndrome
Flouren 定律　Flouren law
Lermoyez 发作　Lermoyez attack
Norrie 综合征　Norrie syndrome
Tumarkin 耳石危象　Tumarkin otolithic crisis
Waardenburg 综合征　Waardenburg syndrome
阿司匹林三联症　aspirin triad
鞍鼻　saddle nose
鞍鼻畸形　saddle nose deformity
鞍内肿瘤　intrasellar tumor
鞍旁肿瘤　parasellar tumor
鞍上肿瘤　suprasellar tumor
半规管轻瘫　canal paresis
爆震性聋　explosive deafness　［又称］爆震聋△,暴聋△
杯状耳　cup ear
鼻白喉　nasal diphtheria
鼻孢子菌病　rhinosporidiosis
鼻背血管瘤　hemangioma of nasal dorsum
鼻背中线皮样囊肿及瘘管　median dermoid cyst or fistula of nasal dorsum
鼻表皮开放性损伤　open injury of nasal epidermis
鼻部恶性肉芽肿　nasal malignant granuloma
鼻部恶性肿瘤　nasal malignant tumor　［又称］鼻恶性肿瘤△
鼻部感染　nasal infection
鼻部囊肿　nasal cyst　［又称］鼻囊肿△
鼻部脑膜瘤　nasal meningioma　［又称］鼻颅沟通性脑膜瘤△,鼻颅底沟通性脑膜瘤△,鼻腔鼻窦脑膜瘤△
鼻部皮肤恶性肿瘤　nasal skin malignant tumor
鼻部皮肤交界性肿瘤　nasal skin borderline tumor
鼻部皮肤良性肿瘤　nasal skin benign tumor
鼻出血　epistaxis　［又称］鼻衄△
鼻唇沟恶性肿瘤　nasolabial sulcus malignant tumor
鼻唇沟良性肿瘤　nasolabial sulcus benign tumor
鼻道狭窄　rhinostenosis
鼻窦病变　lesion in nasal sinus
鼻窦滴漏综合征　nasal sinus drip syndrome　［又称］后鼻滴流综合征△
鼻窦恶性肿瘤　nasal sinus malignant tumor
鼻窦骨瘤　nasal sinus osteoma　［又称］鼻腔鼻窦骨瘤△
鼻窦骨折　fracture of nasal sinus
鼻窦横纹肌肉瘤　rhabdomyosarcoma of nasal sinus
鼻窦开放术后　post-sinusotomy
鼻窦梅毒　sinus syphilis
鼻窦脓肿　sinus abscess
鼻窦胚胎型横纹肌肉瘤　embryonal rhabdomyosarcoma of the nasal sinus
鼻窦气囊肿　sinus pneumatocele

鼻窦软骨肉瘤　chondrosarcoma of nasal sinus
鼻窦息肉　polyp of sinus
鼻窦炎　sinusitis
鼻窦炎复发　recurrent sinusitis
鼻窦炎术后　post-surgery for sinusitis
鼻窦炎术后复发　recurrence after surgery for sinusitis
鼻恶性黑色素瘤　nasal malignant melanoma
鼻腭囊肿　nasopalatine cyst
鼻蜂窝织炎　nasal cellulitis
鼻根部外伤　trauma of nasal root
鼻骨恶性肿瘤　nasal bone malignant tumor
鼻骨复位术后　post-reduction surgery of nasal bone
鼻骨骨折　nasal bone fracture
鼻骨结核　nasal bone tuberculosis
鼻骨良性肿瘤　nasal bone benign tumor
鼻骨塌陷　nasal bone collapse
鼻坏疽　cancrum nasi
鼻坏死　rhinonecrosis
鼻颊裂　nasobuccal cleft
鼻甲恶性肿瘤　nasal concha malignant tumor
鼻甲肥大　nasal concha hypertrophy
鼻甲良性肿瘤　nasal concha benign tumor
鼻甲息肉　nasal concha polyp
鼻甲粘连　nasal concha adhesion
鼻尖感染　infection of nasal apex
鼻尖过低　low nasal apex
鼻尖过高　exorbitant nasal apex
鼻疖　furuncle of nose
鼻结核　tuberculosis of nose
鼻睫神经痛　nasociliary neuralgia
鼻开放性损伤　nose open injury　［又称］开放性鼻部损伤△
鼻眶筛骨折　naso-orbital-ethmoid fracture
鼻溃疡　rhinelcos
鼻良性肿瘤　nasal benign tumor
鼻裂　bifid nose
鼻瘘　nasal fistula
鼻麻风　nasal leprosy
鼻脓肿　nasal abscess
鼻疱疹　nasal herpes
鼻皮样囊肿　nasal dermoid cyst
鼻平滑肌瘤　nasal leiomyoma
鼻前孔闭锁　atresia of anterior naris
鼻前孔狭窄　stenosis of anterior naris
鼻前庭恶性肿瘤　nasal vestibular malignant tumor
鼻前庭疖肿　nasal vestibular boil
鼻前庭良性肿瘤　nasal vestibular benign tumor
鼻前庭囊肿　nasal vestibular cyst
鼻前庭囊肿继发感染　secondary infection of nasal vestibular cyst

鼻前庭湿疹　nasal vestibular eczema
鼻前庭血管瘤　hemangioma in nasal vestibule
鼻浅表损伤　nasal superficial injury
鼻腔鼻窦继发性恶性肿瘤　rhinosinusal secondary malignant tumor
鼻腔鼻窦瘘　rhinosinusal fistula
鼻腔鼻窦内翻性乳头状瘤　rhinosinusal inverting papilloma
鼻腔鼻窦肉芽肿　rhinosinusal granuloma
鼻腔鼻窦血管瘤　rhinosinusal hemangioma
鼻腔鼻窦异物　foreign body in nasal cavity and nasal sinus
鼻腔鼻窦原位癌　rhinosinusal carcinoma in situ
鼻腔闭锁　nasal atresia
鼻腔继发恶性肿瘤　secondary malignant tumor of nasal cavity
鼻腔交界性肿瘤　borderline tumor of nasal cavity
鼻腔良性肿瘤　benign tumor of nasal cavity
鼻腔囊肿　cyst of nasal cavity
鼻腔损伤　injury of nasal cavity
鼻腔息肉　polyp of nasal cavity
鼻腔血管瘤　hemangioma of nasal cavity
鼻腔原位癌　carcinoma in situ of nasal cavity
鼻腔肿物切除术后　post-resection of nasal cavity mass
鼻乳头状瘤　nasal papilloma
鼻软骨恶性肿瘤　nasal cartilage malignant tumor
鼻神经官能症　rhinoneurosis
鼻石　rhinolith
鼻损伤　nasal injury
鼻外伤　trauma of nose
鼻外伤后　post-trauma of nose
鼻息肉　nasal polyp
鼻息肉病　nasal polyposis
鼻息肉切除术后　post-polypectomy of nose
鼻息肉术后　postoperative of nasal polyp
鼻息肉术后复发　postoperative recurrence of nasal polyp
鼻小柱缺损　nasal columella defect
鼻小柱塌陷　collapse of nasal columella
鼻哮喘　nasal asthma　［又称］过敏性鼻炎伴哮喘△
鼻炎　rhinitis
鼻咽闭锁　nasopharynx atresia
鼻咽部病变　nasopharyngeal lesion
鼻咽部恶性肿瘤　malignant neoplasm of nasopharynx
鼻咽部异物　foreign body of nasopharynx　［又称］鼻咽异物△
鼻咽淀粉样变性　nasopharyngeal amyloidosis　［又称］鼻咽淀粉样变△
鼻咽交界性肿瘤　nasopharyngeal borderline tumor
鼻咽囊肿　rhinopharyngocele
鼻咽息肉　nasopharyngeal polyp
鼻咽纤维瘤　nasopharyngeal fibroma
鼻咽纤维血管瘤　nasopharyngeal angiofibroma
鼻咽纤维血管瘤术后　post-resection of nasopharyngeal angiofibroma
鼻咽血管瘤　nasopharyngeal hemangioma
鼻咽炎　nasopharyngitis
鼻咽蝇蛆病　nasopharyngeal myiasis
鼻咽原位癌　nasopharyngeal carcinoma in situ
鼻咽粘连　nasopharyngeal adhesion
鼻异物　foreign body entering nose　［又称］鼻内异物△
鼻翼恶性肿瘤　malignant tumor of nasal ala
鼻翼肥厚　hypertrophy of nasal ala
鼻翼缺损　defect of nasal ala
鼻翼塌陷　collapse of nasal ala
鼻翼下垂　sagging of nasal ala
鼻硬结病　rhinoscleroma
鼻痈　nasal carbuncle　［又称］鼻部痈△
鼻源性头痛　rhinogenic headache
鼻真菌病　rhinomycosis　［又称］鼻霉菌病△
鼻整形术后　post-correction of nasal deformity

鼻中隔穿孔　perforation of nasal septum
鼻中隔恶性肿瘤　malignant tumor of nasal septum
鼻中隔骨折　fracture of nasal septum
鼻中隔坏死　necrosis of nasal septum
鼻中隔矫正术后　post-repairation of nasal septum perforation
鼻中隔开放性损伤　open injury of nasal septum
鼻中隔溃疡　ulcer of nasal septum
鼻中隔良性肿瘤　benign tumor of nasal septum
鼻中隔毛细血管瘤　capillary hemangioma of nasal septum
鼻中隔囊肿　cyst of nasal septum
鼻中隔脓肿　abscess of nasal septum
鼻中隔偏曲　deflection of nasal septum
鼻中隔脱位　dislocation of nasal septum
鼻中隔息肉　polyp of nasal septum
鼻中隔血肿　hematoma of nasal septum
鼻中隔粘连　adhesion of nasal septum
闭合性喉外伤　closed trauma of larynx
扁桃体白喉　diphtheria of tonsil
扁桃体瘢痕　cicatrix of tonsil
扁桃体恶性肿瘤　malignant neoplasm of tonsil
扁桃体肥大　tonsil hypertrophy
扁桃体肥大伴腺样体肥大　tonsil and adenoid hypertrophy
扁桃体交界性肿瘤　tonsil borderline tumor
扁桃体结核　tonsillar tuberculosis
扁桃体结石　tonsolith
扁桃体溃疡　ulcer of tonsil
扁桃体良性肿瘤　benign tumor of tonsil
扁桃体囊肿　tonsillar cyst
扁桃体切除术后　post-tonsillectomy
扁桃体切除术后出血　post-tonsillectomic hemorrhage
扁桃体鼠疫　tonsillar plague
扁桃体息肉　tonsillar polyp
扁桃体腺样体切除术后　post-adenotonsillectomy
扁桃体炎　tonsillitis　［又称］扁桃体发炎△
扁桃体增生　hyperplasia of tonsil
扁桃体肿物　mass of the tonsil，tumor of the tonsil
扁桃体周围蜂窝织炎　peritonsillar cellulitis
扁桃体周围脓肿　peritonsillar abscess　［又称］扁周脓肿△
变形鼓膜　distorted tympanic membrane
变应性迷路炎　allergic labyrinthitis
病毒性咽炎　viral pharyngitis
病灶性扁桃体炎　focus tonsillitis
剥脱性食管炎　exfoliative esophagitis
不对称鼻尖　asymmetrical nasal tip
常年性过敏性鼻炎　perennial allergic rhinitis
常染色体隐性遗传性聋　autosomal recessive hereditary deafness
陈旧性颈淋巴结核　old cervical lymph node tuberculosis
迟发性膜迷路积水　delayed hydrolabyrinth
齿龈继发恶性肿瘤　secondary malignant tumor of gum
齿龈交界性肿瘤　gum borderline tumor
臭鼻症　ozena
出血性大疱性鼓膜炎　hemorrhagic bullous myringitis
传导性耳聋　conductive deafness
创伤性鼓膜穿孔　traumatic perforation of tympanic membrane
创伤性脑脊液鼻漏　traumatic cerebrospinal rhinorrhea
垂体囊肿　hypophyseal cyst
锤骨固定　fixation of malleus
唇恶性黑色素瘤　malignant melanoma of lip　［又称］唇恶性黑素瘤△
唇恶性肿瘤　malignant tumor of lip
唇黑色素细胞痣　melanocytic nevus of lip　［又称］唇黑素细胞痣△
唇红缘交界性肿瘤　borderline tumor of vermilion border
唇继发恶性肿瘤　subsequent malignant tumor of lip
唇交界性肿瘤　borderline tumor of lip

唇皮肤恶性肿瘤  malignant tumor of lip skin
唇皮肤原位癌  lip skin carcinoma in situ
错听  otosis
大前庭水管综合征  large vestibular aqueduct syndrome ［又称］前庭水管扩大症△
大唾液腺恶性肿瘤  malignant neoplasm of major salivary gland ［又称］大涎腺恶性肿瘤△
代谢性老年性聋  metabolic presbycusis
单鼻窦炎  single sinusitis
单侧不完全喉麻痹  unilateral incomplete laryngoparalysis
单侧不完全声带麻痹  unilateral incomplete vocal cord paralysis
单侧声带炎  unilateral vocal corditis
单侧完全腭裂  unilateral complete cleft palate ［又称］单侧完全性腭裂△
单侧完全喉麻痹  unilateral complete laryngoparalysis
单侧完全声带麻痹  unilateral complete vocal cord paralysis
单纯性鼻炎  simple rhinitis
单形性腺瘤  monomorphic adenoma
胆固醇性肉芽肿  cholesterin granuloma
胆脂瘤型中耳炎  cholesteatoma of middle ear ［又称］中耳胆脂瘤△
地方性甲状腺肿  endemic goiter
镫井喷  stapedial gusher
蝶窦囊肿  sphenoidal sinus cyst
蝶窦脓肿  sphenoidal sinus abscess
蝶窦息肉  sphenoidal sinus polyp
蝶骨良性肿瘤  sphenoidal bone benign tumor
额窦脓肿  frontal sinus abscess
额窦炎  frontal sinusitis
额骨恶性肿瘤  frontal bone malignant tumor
额骨良性肿瘤  frontal bone benign tumor
恶性副神经节瘤  malignant paraganglioma
腭垂恶性肿瘤  uvula malignant tumor ［又称］悬雍垂恶性肿瘤△
腭垂继发恶性肿瘤  uvula secondary malignant tumor ［又称］悬雍垂继发恶性肿瘤△
腭垂良性肿瘤  uvula benign tumor ［又称］悬雍垂良性肿瘤△
腭继发恶性肿瘤  secondary malignant tumor of palate
腭交界性肿瘤  borderline tumor of palate
腭舌弓恶性肿瘤  malignant tumor of palatoglossal arch
耳部骨瘤  osteoma of ear
耳部皮肤交界性肿瘤  borderline tumor of ear skin
耳带状疱疹  zoster oticus
耳道闭锁  atresia of external auditory canal
耳道感染  external auditory canal infection
耳道疖肿  furuncle of external auditory meatus
耳道狭窄  stenosis of the external auditory canal
耳毒性耳聋  ototoxic deafness ［又称］药物性耳聋△
耳郭发育不全  dysplasia of auricle
耳郭化脓性软骨膜炎  suppurative perichondritis of auricle ［又称］化脓性耳郭软骨膜炎△
耳郭浆液性软骨膜炎  serous perichondritis of auricle
耳郭肿瘤  tumor of auricula
耳后附骨痈  postauricular subperiosteal abscess
耳后瘘管  postauricular fistula
耳结缔组织恶性肿瘤  malignant neoplasm of connective tissue of ear
耳聋  deafness
耳聋 - 蓝巩膜 - 骨脆综合征  Van der Hoev's syndrome
耳聋 - 心电图异常综合征  deafness and electrocardiogram abnormal syndrome
耳轮结节性软骨皮炎  chondrodermatitis nodularis helicis
耳毛霉菌病  otomucormycosis
耳皮肤恶性肿瘤  malignant neoplasm of ear skin
耳前附物  preauricular tumor
耳蜗未发育  cochlear aplasia
耳蜗性或迷路性耳硬化症  cochlear or labyrinthine otosclerosis

耳息肉  otopolyp ［又称］中耳息肉△
耳源性脑脓肿  otogenic brain abscess
耳源性颞骨内并发症  otogenic intratemporal complication
二期鼻梅毒  stage 2 of nasal syphilis
发音障碍  dysphonia ［又称］功能性发音障碍△
樊尚咽峡炎  Vincent angina
反流性喉炎  reflux laryngitis
反流性咽喉炎  reflux pharyngolaryngitis
反流性咽炎  reflux pharyngitis
范科尼综合征  Franconi syndrome
放射性咽炎  radioactive pharyngitis
非变应性鼻炎  nonallergic rhinitis
非变应性鼻炎伴嗜酸性粒细胞增多综合征  eosinophilic nonallergic rhinitis
非流行性腮腺炎假瘤  non epidemic mumps pseudotumor
非侵袭性真菌性鼻窦炎  noninvasive fungal sinusitis
肥大性酒渣鼻  rhinophyma
肥厚性鼻炎  hypertrophic rhinitis
粉尘螨过敏性鼻炎  dust mite-allergic rhinitis
弗雷综合征  Frey's syndrome
腐蚀性食管炎  corrosive esophagitis
复发性鼻窦炎鼻息肉  recurrent sinusitis with nasal polyp
复发性多软骨炎  relapsing polychondritis
复发性前庭病  recurrent vestibulopathy
副耳郭  accessory auricle
副神经节瘤  paraganglioma
干酪性鼻炎  caseous rhinitis
干燥性喉炎  laryngitis sicca
干燥性咽炎  pharyngitis sicca
干燥综合征  Sjögren syndrome ［又称］舍格伦综合征△
感染性鼻窦炎  infectious sinusitis
感染性鼻咽炎  infectious nasopharyngitis
感染性喉炎  infectious laryngitis
感音神经性聋  sensorineural deafness
功能性发声障碍  functional voice disorder
功能性吞咽障碍  functional dysphagia
共同腔畸形  common cavity deformity
骨纤维异常增殖症  fibrous dysplasia of bone ［又称］骨纤维性结构不良△
鼓膜穿孔  perforation of tympanic membrane
鼓膜钙化  calcification of tympanic membrane
鼓膜霉菌病  myringomycosis
鼓膜外伤性破裂  traumatic rupture of tympanic membrane
鼓室副神经节瘤  tympanic paraganglioma
鼓室积血  hematotympanum
鼓室体瘤  tympanic body tumor
管状鼻  proboscis-like nose
贯声门癌  transglottic carcinoma
硅胶假体隆鼻术后  post augmentation rhinoplasty
过敏性鼻 - 支气管炎  allergic rhinobronchitis
过敏性咽喉炎  allergic pharyngolaryngitis
过敏性咽炎  allergic pharyngitis
含牙囊肿  dentigerous cyst
航空性聋  air craft deafness
颌骨恶性肿瘤  malignant neoplasm of jaw
颌骨继发恶性肿瘤  secondary malignant neoplasm of jaw
颌骨交界性肿瘤  borderline tumor of jaw
颌骨结核  tuberculosis of jaw
颌结缔组织继发恶性肿瘤  secondary malignant neoplasm of jaw connective tissue
颌开放性损伤  open injury of jaw
颌面部恶性肿瘤  maxillofacial malignant tumor
颌下良性肿瘤  submandibular benign tumor
颌下淋巴结结核  tuberculosis of submandibular lymph node

颌下慢性淋巴结炎　submandibular chronic lymphadenitis
颌下腺导管结石　lithiasis of submandibular gland duct
颌下腺恶性肿瘤　malignant neoplasm of submandibular gland
颌下腺肥大　hypertrophy of submandibular gland
颌下腺混合瘤　mixed tumor of submandibular gland
颌下腺继发恶性肿瘤　secondary malignant neoplasm of submandibular gland
颌下腺结核　tuberculosis of submandibular gland
颌下腺良性增生　submandibular gland benign hyperplasia　［又称］下颌下腺良性增生△
颌下腺良性肿瘤　submandibular gland benign tumor
颌下腺淋巴管瘤　submandibular gland lymphangioma
颌下腺炎　submaxillaritis
颌下肿物　submandibular mass
喉癌前病变　laryngeal precancerous lesion
喉白斑病　leukoplakia of larynx
喉白喉　laryngeal diphtheria
喉瘢痕性狭窄　cicatricial stricture of larynx
喉部良性病变　benign lesion of larynx
喉部占位　laryngeal mass
喉插管损伤　intubation trauma of larynx
喉挫伤　contusion of larynx
喉淀粉样变　amyloidosis of larynx
喉恶性淋巴瘤　malignant laryngeal lymphoma
喉发育不良　laryngeal dysplasia
喉返神经麻痹　recurrent laryngeal nerve paralysis
喉返神经旁淋巴结转移　lymph node metastasis of recurrent laryngeal nerve
喉返神经受侵　recurrent laryngeal nerve invasiveness
喉返神经受压　compression of recurrent laryngeal nerve
喉返神经损伤　recurrent laryngeal nerve injury
喉蜂窝织炎　cellulitis of larynx
喉腐蚀伤　corrosive injury of larynx
喉感觉过敏　laryngeal hyperesthesia
喉感觉麻痹　laryngeal sensory paralysis
喉坏死　necrosis of larynx
喉肌无力　myasthenia laryngis
喉挤压伤　crush injury of larynx　［又称］咽喉挤压伤△
喉交界性肿瘤　borderline tumor of larynx
喉角化不全症　parakeratosis of larynx
喉角化症　keratosis of larynx
喉接触性肉芽肿　laryngeal contact granuloma
喉结核　tuberculosis of larynx
喉结增大　enlarged laryngeal prominence
喉开放性损伤　open injury of larynx
喉淋巴管瘤　lymphangioma of larynx
喉淋巴瘤　laryngeal lymphoma
喉鳞状细胞癌　squamous cell carcinoma of larynx
喉麻痹　laryngoparalysis
喉面杓状会厌褶原位癌　laryngeal surface arytenoid epiglottis fold carcinoma in situ
喉囊肿　laryngeal cyst
喉黏液囊肿　laryngeal mucocele
喉蹼　laryngeal web
喉气管闭锁　laryngotracheal atresia　［又称］喉闭锁△
喉气管挤压伤　laryngotracheal crush injury
喉气管支气管炎　laryngotracheobronchitis
喉肉芽肿　laryngeal granuloma
喉乳头状瘤　laryngeal papilloma
喉乳头状瘤术后　postoperative of laryngeal papilloma
喉软骨恶性肿瘤　malignant neoplasm of laryngeal cartilage
喉软骨骨折　laryngeal cartilage fracture
喉软骨骨瘤　chondroma of laryngeal cartilage
喉软骨膜炎　perichondritis of laryngeal cartilage

喉软化症　laryngomalacia
喉上神经麻痹　superior laryngeal nerve paralysis
喉室肥厚　laryngeal ventricle hypertrophy
喉室囊肿　laryngeal ventricular laryngocele
喉室脱垂　prolapse of laryngeal ventricle
喉室小囊　sacculus of larynx
喉水肿　laryngeal edema
喉损伤　injury of larynx
喉外恶性肿瘤　external laryngeal malignant tumor
喉外伤　laryngeal trauma
喉息肉　laryngeal polypus
喉狭窄　stenosis of larynx
喉纤维瘤　fibroma of larynx
喉腺瘤　adenoma of larynx
喉小囊黏液囊肿　mucocele of laryngeal saccule
喉新生物　laryngeal neoplasm
喉血管瘤　hemangioma of larynx
喉炎性肿物　inflammatory mass in larynx
喉咽恶性肿瘤　laryngopharynx malignant neoplasm
喉咽血管瘤　laryngopharynx hemangioma
喉咽异物　laryngopharyngeal foreign body
喉异物　foreign body in larynx
喉蝇蛆病　laryngeal myiasis
喉晕厥　laryngeal syncope
喉粘连　laryngeal adhesion
喉真菌病　laryngeal mycosis
喉支气管炎　laryngeal bronchitis
喉肿物　laryngeal mass
后鼻孔闭锁　atresia of posterior naris
后鼻孔息肉　choanal polyp
后天性歪鼻畸形　acquired wry nose deformity
后天性外耳道闭锁　acquired atresia of external auditory canal
花粉症　pollinosis　［又称］花粉病△
化脓性鼻炎　purulent rhinitis, suppurative rhinitis
化脓性喉炎　suppurative laryngitis
化脓性腮腺炎　pyogenic parotitis
坏疽性鼻炎　gangrenous rhinitis
坏死性迷路炎　necrotizing labyrinthitis
坏死性外耳道炎　necrotizing external otitis
环后癌　postcricoid carcinoma　［又称］环后区恶性肿瘤△
环咽肌失弛缓症　achalasia of cricopharyngeus muscl
环咽憩室　cricopharyngeal diverticulum
会厌交界性肿瘤　epiglottis borderline tumor
会厌良性肿瘤　epiglottic benign tumor
会厌囊肿　cyst of epiglottis
会厌脓肿　abscess of epiglottis
会厌肉芽肿　epiglottis granuloma
会厌乳头状瘤　epiglottis papilloma
会厌息肉　epiglottis polyp
会厌血管瘤　epiglottis hemangioma
会厌炎　epiglottitis
会厌肿物　epiglottis mass
极重度感音神经性聋　profound sensorineural hearing loss
急性鼻窦脓肿　acute sinus abscess
急性扁桃体炎　acute tonsillitis
急性扁桃体周围炎　acute peritonsilitis
急性蝶窦炎　acute sphenoid sinusitis
急性感染性咽炎　acute infective pharyngitis
急性梗阻性喉炎　acute obstructive laryngitis
急性喉气管炎　acute laryngotracheitis
急性喉炎　acute laryngitis
急性化脓性扁桃体炎　acute suppurative tonsillitis
急性化脓性甲状腺炎　acute suppurative thyroiditis
急性化脓性腮腺炎　acute pyogenic parotitis

急性化脓性中耳炎　acute suppurative otitis media
急性坏死性中耳炎　acute necrotizing otitis media
急性卡他性扁桃体炎　acute catarrhal tonsillitis
急性溃疡性扁桃体炎　acute ulcerative tonsillitis
急性滤泡性扁桃体炎　acute follicular tonsillitis
急性侵袭性真菌性鼻窦炎　acute invasive fungal sinusitis
急性筛窦炎　acute ethmoiditis
急性上颌窦炎　acute maxillary sinusitis
急性声门下喉炎　acute subglottic laryngitis
急性水肿性咽炎　acute edematous pharyngitis
急性腺样体炎　acute adenoiditis
急性咽炎　acute pharyngitis
脊索瘤　chordoma
继发性气管肿瘤　secondary tumor of trachea
寄生物性耳炎　otitis parasitica
颊部交界性肿瘤　borderline tumor of cheek
颊部良性肿瘤　buccal benign tumor
颊部血管瘤　hemangioma of cheek
颊和下颌区开放性损伤　open injury of buccal and mandibular areas
颊黏膜恶性肿瘤　buccal mucosa malignant neoplasm
颊黏膜继发恶性肿瘤　secondary malignant neoplasm of buccal mucosa
颊黏膜良性肿瘤　benign tumor of buccal mucosa
颊龈沟恶性肿瘤　malignant neoplasm of buccal groove
甲状旁腺囊肿　parathyroid cyst
甲状旁腺腺瘤　adenoma of parathyroid
甲状腺高功能腺瘤　thyroid gland hyperactive adenoma
甲状腺滤泡状癌　follicular carcinoma of thyroid
甲状腺囊肿　thyroid cyst
甲状腺未分化癌　anaplastic thyroid carcinoma
甲状腺腺瘤　thyroid adenoma
假声带恶性肿瘤　false vocal cord malignant neoplasm
假体隆鼻术后　post-rhinoplasty with prosthesis
假性动脉瘤　false aneurysm
浆细胞瘤　plasmacytoma
浆液性迷路炎　serous labyrinthitis
胶耳　glue ear
结节性甲状腺肿　nodular goiter
茎突过长综合征　elongated styloid process syndrome
颈部蜂窝织炎　cervical cellulitis　［又称］颈蜂窝织炎△
颈部良性肿瘤　cervical benign tumor
颈部淋巴结继发恶性肿瘤　secondary malignant tumor of cervical lymph node
颈部淋巴结结核　lymphoid tuberculosis of neck　［又称］颈淋巴结结核△
颈部囊性水瘤　cervical cystic hydroma　［又称］颈囊性水瘤△
颈部皮下气肿　cervical subcutaneous emphysema
颈部气管软骨骨折　cervical tracheal cartilage fracture
颈部神经鞘膜瘤　cervical neurilemmoma
颈动脉瘤　aneurysm of carotid artery
颈动脉体副神经节瘤　carotid body paraganglioma　［又称］颈动脉副神经节瘤△
颈段食管憩室　diverticulum of cervical esophagus
颈交界性肿瘤　borderline tumor of neck
颈静脉孔区副神经节瘤　jugular foramen paraganglioma
颈静脉球副神经节瘤　glomus jugulare paraganglioma
颈静脉球瘤　glomus jugular tumor
颈皮肤原位癌　neck skin carcinoma in situ　［又称］颈部皮肤原位癌△
颈 - 眼 - 耳三联征　cervico-oculo-acoustic triad
颈源性眩晕　cervical vertigo
酒糟鼻　rosacea
局限性迷路炎　circumscribed labyrinthitis
巨鼻　macrorhinia
开放性咽损伤　open trauma of pharynx　［又称］开放性咽部损伤△
颏继发恶性肿瘤　chin secondary malignant neoplasm

颏下淋巴结结核　submental lymph node tuberculosis
颏下慢性淋巴结炎　submental chronic lymphadenitis　［又称］慢性颏下淋巴结炎△
颗粒性咽炎　granular pharyngitis
口腔恶性肿瘤　oral malignant neoplasm　［又称］口恶性肿瘤△
口腔继发恶性肿瘤　secondary malignant neoplasm of oral cavity
口腔黏膜恶性肿瘤　oral mucous malignant neoplasm
口腔上颌窦瘘　oroantral fistula
眶骨恶性肿瘤　malignant neoplasm of orbital bone
阔鼻　platyrrhiny
蓝鼓膜　blue drum　［又称］蓝鼓膜综合征△
老年性耳聋　age-related hearing loss, presbycusis　［又称］老年聋△
梨状窝恶性肿瘤　piriformis sinus malignant tumor　［又称］梨状窝癌△
脸颊内部开放性损伤　cheek internal open injury
链球菌性扁桃体炎　streptococcal tonsillitis
链球菌性喉痛　streptococcal laryngalgia
链球菌性喉炎　streptococcal laryngitis
链球菌性咽峡炎　streptococcal angina
链球菌性咽炎　streptococcal pharyngitis
良性阵发性位置性眩晕　benign paroxysmal positional vertigo
淋巴管瘤　lymphangioma
颅骨恶性肿瘤　malignant tumor of skull
颅骨良性肿瘤　benign tumor of skull
颅骨血管瘤　hemangioma of skull
颅骨脂肪瘤　lipoma of skull
颅面囊肿　craniofacial cyst
麻疹并发支气管炎　measles complicated with bronchitis　［又称］麻疹支气管炎△
慢性鼻窦炎　chronicsinusitis　［又称］慢性鼻 - 鼻窦炎△
慢性鼻窦炎急性发作　acute attack of chronic sinusitis
慢性鼻炎　chronic rhinitis
慢性扁桃体炎伴腺样体增生　chronic tonsillitis and adenoid hyperplasia　［又称］扁桃体肥大伴有腺样体肥大△
慢性单纯性咽炎　chronic simple pharyngitis
慢性肥厚性鼻炎　chronic hypertrophic rhinitis
慢性肥厚性鼻炎术后　post-surgery for chronic hypertrophic rhinitis
慢性肥厚性喉炎　chronic hypertrophic laryngitis　［又称］肥厚性喉炎△
慢性肥厚性咽炎　chronic hypertrophic pharyngitis
慢性过敏性鼻炎　chronic allergic rhinitis
慢性喉气管支气管炎　chronic laryngotracheobronchitis
慢性喉痛　chronic laryngalgia
慢性喉炎　chronic laryngitis
慢性化脓性上颌窦炎　chronic suppurative maxillary sinusitis
慢性化脓性中耳炎　chronic suppurative otitis media
慢性颈淋巴结炎　chronic cervical lymphadenitis
慢性淋巴细胞性甲状腺炎　chronic lymphocytic thyroiditis
慢性难治性鼻窦炎　chronic refractory sinusitis
慢性前庭神经炎　chronic vestibular neuritis
慢性侵袭性真菌性鼻窦炎　chronic invasive fungal sinusitis
慢性腮腺炎　chronic parotitis
慢性筛窦炎　chronic ethmoidal sinusitis
慢性舌扁桃体炎　chronic lingual tonsillitis
慢性舌下腺炎　chronic sublingual gland inflammation
慢性萎缩性喉炎　chronic atrophic laryngitis
慢性萎缩性咽炎　chronic atrophic pharyngitis
慢性下颌下腺炎　chronic submaxillaritis　［又称］慢性颌下腺炎△
慢性纤维性扁桃体炎　chronic fibrous tonsillitis
慢性腺样体炎　chronic adenoiditis
慢性咽喉炎　chronic pharyngolaryngitis
慢性咽喉炎急性发作　acute attack of chronic pharyngolaryngitis
慢性咽炎　chronic pharyngitis
慢性咽炎急性发作　acute attack of chronic pharyngitis

慢性隐窝性扁桃体炎　chronic lacunar tonsillitis
慢性增生性扁桃体炎　chronic hyperplastic tonsillitis　［又称］慢性扁桃体炎△
慢性中耳炎　chronic otitis media
慢性中耳炎急性发作　acute attack of chronic otitis media
慢性中耳炎术后　chronic otitis media post-operation
玫瑰痤疮　rosacea　［又称］酒渣性痤疮△
梅核气　globus hystericus
梅尼埃病　Ménière's disease
弥漫性外耳道炎　otitis externa diffusa
迷路窗膜破裂　rupture of labyrinthine window membrane
迷路后性聋　retrolabyrinthine deafness
迷路瘘管　labyrinthine fistula
迷走神经核激惹症状　vagus nerve nuclear irritation symptom
迷走锁骨下动脉畸形　vagus subclavian artery malformation
米库利奇病　Mikulicz disease　［又称］米库利奇综合征△,泪腺-唾液腺肥大综合征△
米歇尔畸形　Michel dysplasia　［又称］Michel 畸形△
面部及外鼻畸形　malformation of face and nasus externus
面部皮肤恶性黑色素瘤　facial cutaneous malignant melanoma
面部皮肤恶性肿瘤　facial cutaneous malignant neoplasm
面裂囊肿　facial cleft cyst
面神经低垂　ptosis of facial nerve
面神经发育不良　facial nerve dysplasia
面神经损伤　facial nerve injury
面中部骨折　mid facial fracture
难治性鼻窦炎　refractory sinusitis
难治性慢性鼻窦炎　refractory chronic sinusitis
脑脊液鼻漏　cerebrospinal rhinorrhea
脑脊液耳鼻漏　cerebrospinal oto-rhinorrhea
脑脊液耳漏　cerebrospinal otorrhea,cerebrospinal fluid otorrhea
脑膜瘤　meningioma
脑膜脑膨出　meningoencephalocele
内耳道肿瘤　internal auditory canal tumor
内耳恶性肿瘤　malignant neoplasm of inner ear
内耳继发恶性肿瘤　secondary malignant neoplasm of inner ear
内分泌失调性鼻炎　dyscrinic rhinitis
内淋巴囊肿瘤　endolymphatic sac tumor
内陷囊袋　pocket retraction
黏膜高反应性鼻病　nasal mucosal hyperreactive rhinopathy
黏膜囊肿　mucosal cyst
颞部横纹肌肉瘤　temporal rhabdomyosarcoma
颞部结缔组织恶性肿瘤　malignant neoplasm of temporal connective tissue
颞部皮肤恶性肿瘤　temporal cutaneous malignant tumor
颞部软骨母细胞瘤　temporal chondroblastoma
颞骨恶性肿瘤　temporal bone malignant neoplasm
颞骨骨纤维异常增殖症　temporal bone fibrous dysplasia
颞骨巨细胞瘤　giant cell tumor of temporal bone
钮形鼻　button-like nose
脓毒性咽峡炎　septic angina
泡性鼻甲　bubble nasal concha
疱疹性咽炎　herpetic pharyngitis
皮层性听力损失　cortical hearing loss
气管插管后喉水肿　laryngeal edema after tracheal intubation
气管开放性损伤　open injury of trachea　［又称］开放性气管损伤△
气管切开术后出血　hemorrhage after tracheotomy
气管造口术后气管食管瘘　tracheoesophageal fistula after tracheostomy
气管造瘘口狭窄　stenosis of tracheostomy
气管造瘘术后　post-tracheostomy
气压损伤性中耳炎　aerotitis media
前庭窗闭锁　fenestra vestibuli atresia
前庭窗畸形　fenestra vestibuli malformation
前庭导水管扩大　enlarged vestibular aqueduct

前庭神经炎　vestibular neuritis　［又称］前庭神经元炎△
前庭-外半规管发育不全　vestibular-lateral semicircular canal dysplasia
前庭药物中毒　vestibular drug-induced toxication
侵袭性真菌性鼻窦炎　invasive fungal sinusitis
全鼻窦炎　pansinusitis
颧骨良性肿瘤　zygomatic benign tumour
缺铁性吞咽困难综合征　sideropenic dysphagia syndrome
人工耳蜗植入感染　infection of cochlear implant
妊娠期鼻肉芽肿　nasal granuloma in pregnancy
妊娠期鼻炎　rhinitis in pregnancy
肉芽性鼓膜炎　granular myringitis　［又称］慢性肉芽性鼓膜炎△
乳突脓肿　mastoid abscess
软腭鼻咽侧恶性肿瘤　nasopharyngeal cancer in the back of soft palate
腮腺/唾液腺潴留　parotid/salivary gland retention
腮腺导管结石　parotid duct stone
腮腺多形性腺瘤　pleomorphic adenoma of parotid
腮腺混合瘤　mixed tumor of parotid
腮腺混合瘤恶变　malignant degeneration of mixed tumor of parotid
腮腺继发恶性肿瘤　secondary malignant neoplasm of parotid gland
腮腺交界性肿瘤　borderline tumor of parotid gland
腮腺良性肿瘤　parotid benign neoplasm
腮腺淋巴结继发恶性肿瘤　parotid lymph node secondary malignant neoplasm
腮腺淋巴结结核　parotid tuberculous lymphadenitis
腮腺瘘　fistula of parotid gland　［又称］腮腺腺体瘘△
腮腺囊肿　parotid cyst
腮腺肉芽肿性淋巴结炎　granulomatous inflammation of parotid lymph node
腮腺腺样囊性癌　adenoid cystic carcinoma of parotid
腮腺血管瘤　hemangioma of parotid gland
腮腺原位癌　carcinoma in situ of parotid
腮腺脂肪浸润　fatty infiltration of parotid
腮腺脂肪瘤　parotid gland lipoma
鳃裂恶性肿瘤　malignant neoplasm of branchial cleft
赛贝畸形　Scheibe malformation
三叉神经瘤　trigeminal neuroma
三叉神经纤维瘤　trigeminal neurofibroma
三期鼻梅毒　stage 3 nasal syphilis,tertiary nasal syphilis
筛窦恶性肿瘤　malignant neoplasm of ethmoid sinus
筛窦骨瘤　osteoma in ethmoid sinus
筛窦内异物　foreign body in ethmoid sinus　［又称］筛窦异物△
筛窦炎　ethmoiditis
筛骨良性肿瘤　ethmoid bone benign neoplasm
上颚开放性损伤　open injury of palate
上鼓室胆脂瘤　attic cholesteatoma
上鼓室炎　atticitis
上颌窦后鼻孔息肉　antrochoanal polyp
上颌窦继发恶性肿瘤　maxillary sinus secondary malignant neoplasm
上颌窦良性肿瘤　maxillary sinus benign neoplasm
上颌窦内异物　foreign body in maxillary sinus　［又称］上颌窦异物△
上颌窦炎　maxillary sinusitis
上颌窦占位性病变　space occupying lesion of maxillary sinus
上颌窦肿物　maxillary sinus mass
上颌骨继发恶性肿瘤　secondary malignant neoplasm of maxilla
上颌骨良性肿瘤　benign tumor of maxilla
上颌骨血管瘤　maxillary hemangioma
上呼吸道恶性肿瘤　malignant neoplasm in upper respiratory tract
上颊沟恶性肿瘤　malignant neoplasm of upper buccal groove
上气道咳嗽综合征　upper airway cough syndrome
上气道阻力综合征　upper airway resistance syndrome
舌扁桃体恶性肿瘤　malignant neoplasm of lingual tonsil
舌扁桃体增生　lingual tonsillar hypertrophy
舌根腺瘤　adenoma of tongue root
舌口涎腺血管瘤　tongue and salivary gland hemangioma

舌下腺恶性肿瘤　malignant neoplasm of sublingual gland
舌下腺混合瘤　mixed neoplasm of sublingual gland
舌下腺继发性肿瘤　secondary malignant neoplasm of sublingual gland
舌下腺良性肿瘤　sublingual gland benign neoplasm
舌下腺囊肿　sublingual gland cyst
舌下腺炎　hypoglossiadenitis
舌血管瘤　glossal hemangioma
舌咽神经鞘瘤　glossopharyngeal nerve schwannoma
神经纤维瘤病　neurofibromatosis
渗出性扁桃体炎　exudative tonsillitis
声带癌　vocal cord cancer
声带白斑　vocal leukoplakia
声带不典型增生病变　atypical hyperplasia of vocal cord
声带出血　vocal bleeding
声带淀粉样变　vocal amyloidosis
声带恶性肿瘤　malignant tumor of vocal cord
声带肥厚　vocal hypertrophy
声带蜂窝织炎　vocal cellulitis
声带继发性肿瘤　second malignancy of vocal cord
声带角化症　keratinization of vocal cord
声带接触性肉芽肿　contact granuloma of vocal cord
声带结节　vocal tubercle
声带溃疡　ulcer of vocal cord
声带良性肿瘤　benign tumor of vocal cord
声带鳞状上皮不典型性增生　atypical hyperplasia of vocal cord squamous epithelium
声带囊肿　vocal cyst
声带黏膜白斑病　vocal mucosal leukoplakia
声带黏膜下出血　submucosal hemorrhage of vocal cord
声带脓肿　vocal abscess
声带任克氏水肿　Reinke's edema of vocal cords
声带肉芽肿　granuloma of vocal cord
声带水肿　vocal edema
声带松弛　vocal relaxation
声带突撕脱　vocal process avulsion
声带息肉　polyp of vocal cord
声带息肉术后　post-polypectomy of vocal cord
声带下憩室　diverticulum below vocal cord
声带小结　vocal nodule
声带血管瘤　vocal cord hemangioma
声带原位癌　vocal cord carcinoma in situ
声带粘连　vocal adherence
声门恶性肿瘤　malignant neoplasm of glottis
声门后部狭窄　posterior glottic stenosis
声门麻痹　paralysis of glottis
声门前部狭窄　anterior glottic stenosis
声门区狭窄　glottic stenosis
声门上喘鸣　supraglottic stridor
声门上恶性肿瘤　supraglottic malignant neoplasm
声门上水肿　supraglottic edema
声门上狭窄　supraglottic stenosis
声门水肿　glottic edema
声门完全性狭窄　complete glottic stenosis
声门下肉芽肿　subglottic granuloma
声门下水肿　subglottic edema
声门下狭窄　subglottic stenosis
声门下肿物　subglottic mass
声门性喘鸣　glottic stridor
声门肿物　glotticmass
声损伤性聋　noise induced hearing loss　［又称］噪音性耳聋△
湿型耵聍　oil cerumen
食管腐蚀伤　corrosive burn of esophagus　［又称］食管化学性腐蚀伤△
食管化学灼伤　chemical burn of esophagus

食管颈部恶性肿瘤　malignant tumor of cervical part of esophagus　［又称］颈段食管恶性肿瘤△
食管憩室　diverticulum of esophagus
食管异物　esophageal foreign body　［又称］食管内异物△
视网膜色素变性 - 聋哑综合征　hereditary retinitis pigmentosa-deafness syndrome,Usher syndrome　［又称］Usher 综合征△
嗜酸性腺瘤　eosinophilic adenoma
手术后扁桃体出血　postoperative tonsil hemorrhage　［又称］扁桃体手术后出血△
手术后喉粘连　postoperative throat adhesion
手术后气管瘘　postoperative tracheal fistula
手术后气管食管瘘　postoperative tracheo-esophageal fistula　［又称］食管术后气管食管瘘△
手术后声带麻痹　postoperative vocal cord paralysis
手术后声带粘连　postoperative vocal cord adhesion
手术后咽瘘　postoperative pharyngeal fistula
双鼻畸形　dirhinus　［又称］额外鼻孔△
双侧不完全喉麻痹　bilateral incomplete laryngeal paralysis
双侧不完全声带麻痹　bilateral incomplete vocal cord paralysis
双侧完全腭裂　bilateral complete cleft palate
双相性喘鸣　biphasic stridor
水肿性喉炎　oedematous laryngitis　［又称］急性水肿性喉炎△
睡眠呼吸障碍　sleep-related breathing disorder
损伤性食管穿孔　perforation of esophagus
梭菌螺旋体性咽炎　clostridium spiral pharyngitis
他觉性耳鸣　objective tinnitus
胎儿鼻骨发育异常　abnormal fetal nasal bone development
特发性鼻炎　idiopathic rhinitis
特发性鼓膜炎　idiopathic myringitis
特发性突聋　idiopathic sudden deafness　［又称］突发性聋△
特发性血鼓室　idiopathic hemotympanum
听骨链固定　fixation of ossicular chain
听神经病 / 听神经谱系障碍　auditory neuropathy spectrum disorder,ANSD
听神经瘤　acoustic neuroma
听神经瘤复发　recurrence of acoustic neuroma
听神经瘤伽马刀治疗后　acoustic neuroma after γ knife treatment
听神经瘤切除术后　acoustic neuroma after resection
头部恶性肿瘤　malignant neoplasm of head
头部继发恶性肿瘤　head secondary malignant tumor
头部良性肿瘤　head benign tumor
头部脂肪瘤　head lipoma
头结缔组织良性肿瘤　head connective tissue benign tumor
头颈部恶性淋巴瘤　malignant lymphoma in head and neck
头颈部淋巴管瘤　head and neck lymphangioma
头颈部外伤　trauma in head and neck
头颈部血管畸形　head and neck vascular malformation
头颈皮肤恶性肿瘤　head and neck skin malignant tumor
头面部结缔组织良性肿瘤　benign neoplasm of connective tissue of head and face
头面颈部血管瘤　head,face and neck hemangioma
头面颈部脂肪瘤　head,face and neck lipoma
头面颈淋巴结继发恶性肿瘤　secondary malignant tumor of head,face and neck lymph node　［又称］头面和颈部淋巴结继发性恶性肿瘤△
头面血管瘤　head and face hemangioma
头皮恶性黑色素瘤　malignant melanoma of scalp
头皮恶性肿瘤　malignant tumor of scalp
头皮和颈部原位黑色素瘤　scalp and neck melanoma in situ　［又称］头皮和颈部原位黑素瘤△
头皮交界性肿瘤　scalp borderline tumor
头皮血管畸形　scalp vascular malformation
头皮原位癌　scalp carcinoma in situ
头皮原位黑色素瘤　melanoma in situ of scalp　［又称］头皮原位黑素瘤△

突发性耳聋　sudden hearing loss
吞咽功能障碍　swallowing disfunction
唾液腺病　salivary gland disease　［又称］涎腺病△
唾液腺导管阻塞　salivary duct obstruction　［又称］涎腺导管阻塞△
唾液腺恶性肿瘤　salivary gland malignant tumor　［又称］涎腺恶性肿瘤△
唾液腺坏死性肉芽肿　necrotizing granuloma of salivary gland　［又称］涎腺坏死性肉芽肿△
唾液腺萎缩　atrophy of salivary gland　［又称］涎腺萎缩△
唾液腺炎　sialadenitis　［又称］涎腺炎△
歪鼻　wry nose,deviation of nose　［又称］歪鼻畸形△
外鼻鲍恩病　Bowen disease of external nose　［又称］外鼻鲍文病△
外鼻恶性肿瘤　malignant tumor of external nose
外鼻缺损　defect of external nose
外耳挫伤　contusion of external ear
外耳丹毒　erysipelas of auricle
外耳道胆脂瘤　cholesteatoma of external auditory canal
外耳道骨瘤　osteoma of external auditory canal
外耳道黑色素瘤　melanoma of external auditory canal　［又称］外耳道黑素瘤△
外耳道黑色素细胞痣　melanocytic nevus of external auditory canal
外耳道疖　furuncle of external auditory canal　［又称］外耳道疖肿△
外耳道霉菌感染　fungal infection of external auditory canal
外耳道皮肤恶性肿瘤　cutaneous malignant neoplasm of external auditory canal
外耳道皮肤原位癌　external auditory canal skin carcinoma in situ
外耳道乳头状瘤　papilloma of external auditory canal
外耳道湿疹　eczema of external auditory canal
外耳道外生骨疣　exostosis of external auditory canal
外耳道狭窄　stricture of external auditory canal
外耳道腺瘤　adenoma of external auditory canal
外耳道腺样囊性癌　adenoid cystic carcinoma of external auditory canal
外耳道异物　foreign body in external auditory canal
外耳道原位癌　external auditory canal carcinoma in situ
外耳道原位黑色素瘤　external auditory canal melanoma in situ　［又称］外耳道原位黑素瘤△
外耳道肿物　external auditory canal mass　［又称］外耳道占位△
外耳湿疹　eczema of external ear
外淋巴瘘　perilymphatic fistula
外伤　trauma
外伤性鼻出血　traumatic epistaxis
外伤性鼓膜穿孔　traumatic tympanic membrane perforation
外伤性喉蹼　traumatic laryngeal web　［又称］创伤性喉蹼△
外周前庭性自发性眼震　peripheral vestibular spontaneous nystagmus
完全性颈瘘　complete fistula cervicalis
顽固性鼻出血　perennial epistaxis
伪聋　simulated deafness
萎缩性鼻炎　atrophic rhinitis
萎缩性喉炎　atrophic laryngitis
萎缩性咽炎　atrophic pharyngitis
位置性眩晕　positional vertigo
位置性眼震检查　positional nystagmus test
胃食管癔球　gastroesophageal globus hystericus
蜗窗闭锁　fenestra cochleae atresia
蜗窗畸形　fenestra cochleae deformity/malformation
无鼻畸形　arhinia
息肉样鼻炎　polypoid rhinitis
细菌性鼻炎　bacterial rhinitis
下颌骨恶性肿瘤　mandibular malignant tumor
下颌骨继发性肿瘤　mandibular secondary malignant tumor
下颌骨良性肿瘤　mandibular benign tumor
下颌骨牙釉质瘤　tumor of mandibular tooth enamel
下颌结核　mandibular tuberculosis
下颌开放性损伤　open injury in mandible

下颌下腺结石　lithiasis of submandibular gland
下颌下腺瘘　submandibular gland fistula　［又称］颌下腺瘘△
下颌下腺囊肿　submandibular gland cyst　［又称］颌下腺囊肿△
下颌下腺黏液囊肿　submandibular gland mucous cyst　［又称］颌下腺黏液囊肿△
下咽癌　hypopharyngeal cancer
下咽部良性肿瘤　benign tumor of hypopharynx　［又称］下咽良性肿瘤△
下咽部异物　foreign body in hypopharynx
下咽后壁癌　posterior wall of hypopharynx carcinoma
下咽后壁恶性肿瘤　malignant neoplasm of posterior wall of hypopharynx
下咽后壁继发性恶性肿瘤　secondary malignant neoplasm of posterior wall of hypopharynx
下咽继发恶性肿瘤　secondary malignant neoplasm of hypopharynx
下咽囊肿　hypopharyngeal cyst
下咽平滑肌肉瘤　leiomyosarcoma of hypopharynx
下咽狭窄　hypopharynx stenosis　［又称］喉咽部狭窄△
下咽原位癌　pharyngeal carcinoma in situ
下咽肿物　hypopharyngeal mass
先天性鼻部错构瘤　congenital nasal hamartoma
先天性鼻窦壁异常　congenital abnormal sinus wall
先天性鼻发育不良　congenital nasal dysplasia
先天性鼻肥大　congenital hypertrophy of nose
先天性鼻畸形　congenital nose deformity
先天性鼻尖畸形　congenital malformation of apex nasi
先天性鼻切迹　congenital nasal incisure
先天性鼻赘　congenital appendage of nose,congenital rhinophyma
先天性胆脂瘤　congenital cholesteatoma
先天性副鼻　congenital accessory nasal
先天性喉闭锁　congenital atresia of larynx
先天性喉畸形　congenital laryngeal deformity
先天性喉角化症　congenital laryngeal keratosis
先天性喉裂　congenital cleft larynx
先天性喉鸣　congenital laryngeal stridor
先天性喉囊肿　congenital laryngeal cyst
先天性喉软骨畸形　congenital malformation of laryngeal cartilage
先天性喉狭窄　congenital stenosis of larynx
先天性喉小囊囊肿　congenital cyst of laryngeal saccule
先天性后鼻孔闭锁　congenital atresia of posterior naris
先天性环状软骨后裂　congenital posterior cleft of cricoid cartilage
先天性会厌裂　congenital fissure of epiglottis
先天性颈瘘　congenital cervical fistula
先天性聋哑　congenital deaf-mutism
先天性面部错构瘤　congenital facial hamartoma
先天性内耳畸形　congenital inner ear malformation
先天性皮样囊肿和瘘管　congenital dermoid cyst and fistula
先天性气管闭锁　congenital atresia of trachea
先天性气管畸形　congenital deformity of trachea
先天性气管扩张　congenital dilatation of trachea
先天性气管狭窄　congenital stenosis of trachea
先天性鳃裂瘘管　congenital branchial fistula
先天性舌根囊肿　congenital lingual cyst
先天性声门下狭窄　congenital subglottic stenosis
先天性声门下血管瘤　congenital subglottic hemangioma
先天性食管闭锁或狭窄　congenital atresia of esophagus,congenital stenosis of esophagus
先天性听力损害　congenital hearing impairment
先天性头颈部动静脉瘘　congenital arteriovenous fistul of head and neck
先天性外鼻畸形　congenital malformation of external nose
先天性外鼻缺损　congenital defect of external nose
先天性外耳道闭锁　congenital atresia of external auditory canal
先天性小喉　congenital small larynx
先天性咽囊　congenital pharyngeal pouch
涎石病　sialolithiasis　［又称］涎石症△

涎腺导管癌　salivary duct carcinoma

涎腺导管结石　salivary duct calculus

涎腺导管瘘　fistula of salivary duct　［又称］涎腺瘘△

涎腺恶性混合瘤　malignant mixed tumor of salivary gland

涎腺恶性淋巴上皮病变　malignant lymphoepithelial lesion of salivary gland

涎腺管扩张　salivary duct expansion

涎腺混合瘤　mixed tumor of salivary gland

涎腺交界性肿瘤　borderline tumor of salivary gland

涎腺良性肥大　salivary gland benign hypertrophy

涎腺良性肿瘤　benign tumor of salivary gland

涎腺囊肿　sialocele

涎腺黏液表皮样癌　mucoepidermoid carcinoma of the salivary gland

涎腺乳头状囊腺癌　papillary cystadenocarcinoma of the salivary gland

涎腺上皮-肌上皮癌　epithelial myoepithelial carcinoma of the salivary gland

涎腺腺癌　salivary gland adenocarcinoma

涎腺腺泡细胞癌　acinar cell carcinoma of the salivary gland

涎腺腺样囊性癌　adenoid cystic carcinoma of the salivary gland

腺体样增生　adenoid hyperplasia

腺样体恶性肿瘤　adenoid malignant tumor

腺样体肥大　adenoid hypertrophy

腺样体和扁桃体切除术后　adenoidectomy and tonsillectomy

腺样体切除术后　post-adenoidectomy

腺样体切除术后复发　recurrence after adenoidectomy

橡皮鼻　rubber nose

小儿急性喉炎　acute laryngitis in children

小涎腺恶性肿瘤　glandulae salivariae minores malignant neoplasm

小涎腺混合瘤　glandulae salivariae minores mixed tumor

小涎腺交界性肿瘤　glandulae salivariae minores borderline tumor

嗅神经母细胞瘤　olfactory neuroblastoma

眩晕　vertigo

血鼓室　hemotympanum

血管瘤　hemangioma

血管性耳鸣　vascular tinnitus

血管性声带炎　vascular vocal carditis

血行性迷路炎　blooded labyrinthitis

牙根囊肿　radicular cyst

牙骨质化纤维瘤　cementifying fibroma

牙龈恶性肿瘤　malignant tumor of gingiva

牙源性囊肿　odontogenic cyst

岩锥炎　petrositis

咽、喉、鼻腔血管瘤　pharynx, larynx, nasal hemangioma

咽白喉　pharyngeal diphtheria

咽瘢痕性狭窄　cicatricial stricture of pharynx　［又称］瘢痕性咽狭窄△

咽闭锁　pharyngeal atresia

咽扁桃体恶性肿瘤　malignant neoplasm of pharyngeal tonsil

咽扁桃体继发恶性肿瘤　secondary malignant neoplasm of pharyngeal tonsil　［又称］扁桃体继发恶性肿瘤△

咽部瘢痕　pharyngeal scar

咽部淀粉样变　pharyngeal amyloidosis

咽部感染　pharyngeal infection

咽部交界性肿瘤　borderline tumor of pharynx

咽部淋巴结肿大　pharyngeal lymph node enlargement

咽部淋巴组织增生　pharyngeal lymphoid hyperplasia

咽部脓肿　pharyngeal abscess

咽部乳头状瘤　pharyngeal papilloma

咽部血管瘤　pharyngeal hemangioma

咽部炎症　pharyngeal inflammation

咽部异物　pharyngeal foreign body

咽部脂肪瘤　pharyngeal lipoma

咽部肿物　pharyngeal tumor　［又称］咽部新生物△

咽部灼伤　burn of pharynx　［又称］咽化学性烧伤△

咽挫伤　contusion of pharynx

咽恶性淋巴瘤　malignant pharyngeal lymphoma

咽恶性肿瘤　pharyngeal malignant neoplasm

咽鼓管恶性肿瘤　eustachian tube carcinoma

咽鼓管功能不良　dysfunction of eustachian tube

咽鼓管继发恶性肿瘤　secondary malignant neoplasm of eustachian tube

咽鼓管异常开放　abnormal patency of eustachian tube

咽鼓管异常开放症　patulous eustachian tube　［又称］咽鼓管开放症△

咽喉部结核　laryngopharyngeal tuberculosis

咽喉部淋巴瘤　laryngopharyngeal lymphoma

咽喉部血管瘤　laryngopharyngeal hemangioma

咽喉部异物　laryngopharyngeal foreign body

咽喉挫伤　contusion of laryngopharynx

咽喉反流性疾病　laryngopharyngeal reflux disease

咽喉继发性肿瘤　secondary malignant neoplasm of laryngopharynx

咽喉溃疡　ulcer of laryngopharynx

咽喉炎　pharyngolaryngitis

咽后壁恶性肿瘤　postpharyngeal malignant tumor

咽后继发性肿瘤　retropharyngeal secondary malignant tumor

咽肌痉挛　pharyngismus

咽肌麻痹　pharyngolysis

咽继发恶性肿瘤　secondary malignant tumor of pharynx

咽角化症　pharyngeal keratosis

咽结膜热　pharyngoconjunctival fever

咽开放性损伤　open injury of pharynx　［又称］开放性咽部损伤△

咽良性肿瘤　benign tumor of pharynx

咽麻痹　pharyngoparalysis

咽囊囊肿　pharyngeal pouch cyst

咽囊肿　pharyngeal cyst

咽内异物　foreign body in pharynx

咽脓肿　pharyngeal abscess

咽旁间隙受侵　involvement of the parapharyngeal space

咽旁颞下良性肿瘤　parapharyngeal infratemporal benign tumor

咽旁脓肿　parapharyngeal abscess

咽旁隙感染　infection in parapharyngeal space　［又称］咽旁间隙感染△

咽憩室　pharyngeal diverticulum

咽神经症　neurosis of pharynx

咽峡炎　angina

咽下部囊肿　hypopharyngeal cyst

咽下综合征　swallowing syndrome

咽腺型土拉菌病　pharyngeal gland tularemia

咽血管瘤　pharyngeal hemangioma

咽炎　pharyngitis

咽隐窝恶性肿瘤　pharyngeal recess malignant tumor, Rosenmüller's fossa malignant tumor　［又称］罗森米窝恶性肿瘤△

咽原位癌　pharyngeal carcinoma in situ

咽真菌病　pharyngomycosis

咽中线隐窝囊肿　cyst of pharyngeal median line recess

药物性鼻炎　medicamentous rhinitis

一期鼻梅毒　stage 1 nasal syphilis, primary nasal syphilis

医源性的声门下狭窄　iatrogenic subglottic stenosis

移位耳　displaced ear

遗传性聋　hereditary deafness　［又称］遗传性耳聋△

乙状窦骨壁缺损　sigmoid sinus bone defect

乙状窦憩室　sigmoid sinus diverticulum

乙状窦血栓性静脉炎　thrombophlebitis of sigmoid sinus

异位甲状腺　ectopic thyroid gland

异物性食管穿孔　esophageal perforation by foreign body

翼腭窝恶性肿瘤　malignant neoplasm of pterygopalatine fossa

龈沟继发恶性肿瘤　secondary malignant neoplasm of gingival sulcus

隐耳　cryptotia

隐匿性迷路炎　latent labyrinthitis

隐匿性乳突炎　latent mastoiditis
隐性扁桃体结核　recessive tonsilla tuberculosis
隐性唇裂　latent cleft lip
婴儿喉痉挛　infantile laryngospasm
鹰钩鼻　aquiline nose
硬腭恶性肿瘤　malignant neoplasm of hard palate
幼年型喉乳头状瘤　juvenile laryngeal papilloma
语后聋　postlingual deafness
预防性气管切开术后　post-prophylactic tracheotomy
原发性气管肿瘤　primary tumor of trachea
圆柱瘤　cylindroma
猿耳　macacus car
噪声性聋　noise induced hearing loss，noise induced deafness　［又称］噪音性耳聋△
粘连性中耳炎　adhesive otitis media
招风耳　lop ear
真菌球　fungal ball
真菌性鼻窦炎　fungal sinusitis　［又称］霉菌性鼻窦炎△，真菌性鼻-鼻窦炎△
真菌性鼻窦炎术后　post-surgery for fungal sinusitis
砧骨固定　fixation of incus
砧骨畸形　incus deformity
枕骨良性肿瘤　benign tumor of occipital bone
阵发性位置性眩晕　paroxysmal positional vertigo
阵挛性半面痉挛　hemifacial spasm

支气管鼻窦炎　bronchosinusitis
支气管静脉曲张　bronchial venous varix
职业性鼻炎　occupational rhinitis
职业性喉炎　occupational laryngitis
中耳癌　malignant neoplasm of middle ear
中耳畸形　middle ear deformity
中耳继发恶性肿瘤　secondary malignant neoplasm of middle ear
中耳交界性肿瘤　borderline tumor of middle ear
中耳乳突炎　otitis media mastoiditis
中耳腺瘤　adenoma of middle ear
中耳原位癌　carcinoma in situ of middle ear
中枢性喉麻痹　central laryngeal paralysis
中枢性面瘫　central facial paralysis
中枢性自发性眼震　central spontaneous nystagmus
中毒性眩晕　toxic vertigo
周围性喉麻痹　peripheral laryngeal paralysis
周围性面瘫　peripheral facial paralysis
自身免疫性聋　autoimmune deafness
自身免疫性内耳病　autoimmune inner ear disease
综合征性聋　syndromic deafness
阻塞型睡眠呼吸暂停低通气综合征　obstructive sleep apnea hypopnea syndrome
阻塞性鼻窦炎　obstructive sinusitis
阻塞性腮腺炎　obstructive parotitis

# 2.2　症状体征名词

Bell 征　Bell's sign
Mackler 三联征　Mackler's triad
Schwartze 症　Schwartze sign
鼻唇沟不对称　nasolabial fold asymmetry
鼻骨缺失　absence of nasal bone
鼻后滴漏　postnasal drip
鼻尖低垂　drooping of nasal tip
鼻尖低平　low and flat of nasal tip
鼻尖肥大　hypertrophy of nasal tip
鼻梁压迫感　oppressive feeling of nasal bridge
鼻漏　rhinorrhea
鼻黏膜糜烂　nasal mucosal erosion
鼻前庭糜烂　nasal vestibular erosion
鼻腔恶臭　nasal offensive odor
鼻腔反流　nasal regurgitation
鼻腔内干痂　dry scab in the nasal cavity
鼻腔异味　nasal odor
鼻塞　nasal obstruction
鼻涕中带血　bloody nasal discharge
鼻痛　rhinalgia
鼻小柱过宽　nasal columella broaden
鼻咽壁增厚　thickening of nasopharyngeal wall
鼻咽部隆起　nasopharyngeal bulge
鼻咽部软组织增厚　thickening of nasopharyngeal soft tissues
鼻咽部异物感　foreign body feeling in nasopharynx
鼻咽顶后壁软组织增厚　soft tissues thickening of nasopharyngeal upper and posterior wall
鼻咽顶后壁增厚　thickening of nasopharyngeal upper and posterior wall
鼻咽后壁软组织增厚　soft tissues thickening of nasopharyngeal poste-

rior wall
鼻咽黏膜增厚　thickening of nasopharyngeal mucosa
鼻痒　rhinocnesmus
鼻粘连　nasal synechia
闭塞性鼻音　closed rhinolalia
扁桃体感染　infection of tonsil
扁桃体化脓　suppuration of tonsil
垂体受累症状　symptom of pituitary suffers
唇读　lip-reading
打鼾　snore
蝶腭神经痛　sphenopalatine neuralgia
额窦区痛　metopantralgia
恶心、呕吐　nausea and vomiting
耳道出血　external auditory canal bleeding
耳道痂皮　eschar of external auditory canal
耳漏　otorrhea
耳闷　aural fullness
耳鸣　tinnitus
耳痛　otalgia
耳痒　ear itching
耳周痛　periauricular pain
二度呼吸困难　degree Ⅱ dyspnea
发声过强　supraenergetic phonation
发声过弱　subenergetic phonation
发声困难　dysphonia
发声无力　phonasthenia
发音含糊不清　vague pronunciation
发音震颤　tremulous pronunciation
反射性咳嗽　reflex cough
肺源性呼吸困难　pulmonary dyspnea

复视　diplopia
复听　diplacusia
共济失调　ataxia
鼓膜不张　tympanic membrane atelectasis
鼓膜充血　tympanic membrane hyperemia
鼓膜浑浊　cloudy tympanic membrane
鼓膜内陷　tympanic membrane retraction
鼓膜增厚　tympanic membrane thickening
喉部不适　laryngeal discomfort
喉部刺痛、烧灼感　tingling, burning sensation of throat
喉部异物感　foreign body sensation of larynx
喉喘鸣　laryngeal stridor
喉梗阻　laryngeal obstruction ［又称］喉阻塞△
喉上神经痛　superior laryngeal neuralgia
喉痛　laryngalgia
喉下垂　laryngoptosis
喉异感症　paresthesia laryngis
喉异物感　foreign body sensation of larynx
呼气性喘鸣　expiratory stridor
呼气性呼吸困难　expiratory dyspnea
呼吸困难　dyspnea
呼吸时吹哨声　whistling with breathing
会厌分叉　bifid epiglottis
会厌过长　epiglottis mecism
会厌缺失　absent epiglottis
混合性呼吸困难　mixed dyspnea
肌病性呼吸困难　myopathic dyspnea
间歇性喉部疼痛　intermittent pain in throat
间歇性声嘶　intermittent hoarseness
茎突过长　elongated styloid process
颈部包块　cervical mass
痉挛性发声困难　spasmodic dysphonia
痉挛性发音　spasmodic voice
痉挛性呼吸困难　spasmodyspnea
卡哈切迹　Carhart notch
开放性鼻音　open rhinolalia
客观性耳鸣　objective tinnitus
口吃　stuttering
口齿不清　slurred speech
眶上神经痛　supraorbital neuralgia
眶下淤血　infraorbital congestion
面颊麻木、酸胀　cheek numbness and swelling
膜迷路积水　hydrolabyrinth
男性女声　falsetto
脑干受压症状　brainstem pressing symptom
脓涕　suppurative nasal discharge
女性男声　androglossia
喷嚏　sneeze
气管痛　trachealgia
器官性发声不良　olophonia
前庭功能紊乱　vestibular dysfunction
前庭功能异常　abnormal vestibular function
前庭中枢性眩晕　central vestibular vertigo
前庭周围性眩晕　peripheral vestibular vertigo
腮腺包块　parotid gland lump
三凹征　three depressions sign
三度呼吸困难　degree Ⅲ dyspnea
筛前神经痛　anterior ethmoidal neuralgia
上颌窦痛　antrodynia
神经性呼吸困难　dyspneoneurosis
声带充血　vocal cord congestion
声带活动受限　limited vocal cord movement
声带萎缩　vocal cord atrophy
声带肿胀　vocal cord swelling

声门闭合不全　glottic insufficiency
失声　aphonia
视觉障碍　visual disorder
视力丧失　vision loss
睡眠打鼾　sleep snoring
四凹征　four depressions sign
四度呼吸困难　degree Ⅳ dyspnea
体位性头晕　positional dizziness
听觉过敏　hyperacusis
听力下降　hearing loss
听力障碍　hearing disorder
头晕　dizziness
吞咽功能紊乱　swallowing disorder
吞咽困难　dysphagia
外鼻畸形　malformation of external nose
外耳道流脓　external auditory canal with pus
外耳道皮肤破溃　external auditory canal skin ulceration
外耳道瘙痒　external auditory canal itch
外耳道狭窄　stenosis of external auditory canal
外耳道血性分泌物　external auditory canal with bloody discharge
味觉异常　parageusia
吸气性喘鸣　inspiratory stridor
吸气性呼吸困难　inspiratory dyspnea
吸气性软组织凹陷　inspiratory soft tissue depression
下鼻甲肥大　inferior nasal concha hypertrophy
涎液分泌过少　spittle hyposecretion
腺样体面容　adenoid face
心源性呼吸困难　cardiac dyspnea
嗅觉倒错　parosmia
嗅觉过敏　hyperosmia
嗅觉减退　hyposmia
嗅觉丧失　anosmia
悬雍垂过长　elongated uvula
悬雍垂裂　staphyloschisis, bifid uvula
悬雍垂水肿　staphyledema
悬雍垂下垂　staphyloptosis
血性痰　bloody sputum ［又称］血痰△
血源性呼吸困难　hematogenous dyspnea
言语含糊不清　slurred speech
岩尖综合征　syndrome of petrous apex
颜面部疼痛　pain in the face
眼部胀痛　eye swelling pain
眼球内陷　enophthalmos
咽部不适　pharynx discomfort
咽部充血　pharynx congestion
咽部出血　pharyngeal hemorrhage
咽部感觉减退　pharyngeal hypesthesia
咽部哽咽感　globus pharyngeus
咽部异物感　foreign body sensation of the pharynx
咽部肿痛　swelling and pain in the pharynx
咽喉肿痛　inflamed and sore throat, swelling and pain in throat
咽后壁淋巴滤泡增生　posterior pharyngeal wall lymphoid follicle hyperplasia
咽黏膜出血　pharyngeal mucosal hemorrhage
咽腔狭窄　pharyngeal stenosis
咽痛　sore throat
咽异感　paraesthesia pharyngis
咽异物感　sensation of foreign body in pharynx
一度呼吸困难　degree Ⅰ dyspnea
癔症性呼吸困难　hysterical dyspnea
癔症性失声　hysterical aphonia ［又称］癔症性失语△
婴儿型会厌　infantile epiglottis
婴幼儿喉喘鸣　laryngeal stridor in infant
原发性鼻鼾　primary snoring

张口、咀嚼时跳动性耳痛　beating ear pain when open mouth and chewing
张口呼吸　mouth breathing
枕部、额部胀痛　distending pain in occipital and frontal areas
中鼻道息肉　nasal polyps in middle meatus
中耳积液　middle ear effusion

中毒性呼吸困难　toxic dyspnea
主观性耳鸣　subjective tinnitus
自发性眼震　spontaneous nystagmus
自觉鼻与鼻咽部干燥　consciously dry nose and nasopharynx
自听增强　autophonia

# 2.3　手术操作名词

Caldwell Luc 入路　Caldwell-Luc operation　［又称］柯 - 陆氏入路△，尖牙窝入路△
Draf Ⅰ型手术　Draf Ⅰ surgery
Draf Ⅱa 型手术　Draf Ⅱa surgery
Draf Ⅱb 型手术　Draf Ⅱb surgery
Draf Ⅲ型手术　Draf Ⅲ surgery
Le Fort Ⅰ截骨术　Le Fort Ⅰ osteotomy
Messerklinger 技术　Messerklinger technique
Piston 修正术　revision of Piston prosthesis implantation
Piston 植入术　Piston prosthesis implantation
Wigand 技术　Wigand technique
半规管开窗术　fenestration of semicircular canal
半规管阻塞术　semicircular canal occlusion
半喉切除术　hemilaryngectomy
伴乳突开放术的鼓室成形术　tympanoplasty with mastoidectomy
鼻部分切术　partial nasal resection
鼻部肿物切除术　resection of nasal mass
鼻侧切开术　lateral rhinotomy
鼻成形术　rhinoplasty
鼻重建术　reconstruction of nose
鼻重建修正术　nasal reconstruction revision
鼻唇沟成形术　plasty of nasolabial fold
鼻 - 唇瘘管切除术　nose-lip fistulectomy
鼻唇皮瓣鼻成形术　nasolabial flap rhinoplasty
鼻电凝止血　electric coagulation for nasal hemostasis
鼻窦冲洗　sinus irrigation
鼻窦开放术　sinusotomy
鼻窦切开异物取出术　sinusotomy foreign body extraction
鼻窦微创手术　minimally invasive sinus technique
鼻窦造口术　sinus fistula surgery
鼻窦肿物切除术　resection of sinus tumor
鼻骨骨折闭合复位术　closed reduction surgery of nasal bone fracture
鼻骨骨折切开复位术　open reduction surgery of nasal bone fracture
鼻畸形矫正术　correction of nasal deformity
鼻甲部分切术　partial turbinectomy
鼻甲成形术　turbinoplasty
鼻甲激光消融术　turbinate laser ablation
鼻甲冷冻切除术　turbinate frozen resection
鼻甲射频消融术　turbinate radiofrequency ablation
鼻甲微波烧灼术　turbinate microwave cauterization
鼻甲消融术　turbinate ablation
鼻尖成形术　plasty of nasal tip
鼻尖冻止血术　nasal tip freezing and hemostasis
鼻泪管激光探通插管术　laser probing of nasolacrimal duct intubation
鼻内病损激光烧灼术　intranasal lesion laser ablation
鼻内病损切除术　resection of intranasal lesion
鼻内镜鼻窦手术　endoscopic sinus surgery
鼻内镜下鼻腔泪囊吻合术　endoscopic dacryocystorhinostomy
鼻内镜下鼻腔探查术　endoscopic exploratory operation of nasal cavity

鼻内镜下鼻咽肿物切除术　endoscopic resection of nasopharyngeal tumor
鼻内镜下鼻中隔穿孔修补术　endoscopic repair of septal perforation
鼻内镜下鼻中隔偏曲矫正术　endoscopic septoplasty
鼻内镜下改良 Lothrop 术　endoscopic modified Lothrop procedure
鼻内镜下经鼻腺样体切除术　endoscopic transnasal adenoidectomy
鼻内镜下脑脊液鼻漏修补术　endoscopic repairation of cerebrospinal fluid rhinorrhea
鼻内镜下上颌窦根治术　endoscopic maxillary sinus radical operation
鼻内镜下上颌窦开放术　endoscopic maxillary sinostomy
鼻内镜下腺样体消融术　endoscopic adenoid ablation
鼻黏膜切除止血术　nasal mucosal resection hemostasia
鼻皮肤病损切除术　excision of skin lesion of nose
鼻前孔成形术　plasty of anterior naris
鼻前孔填塞止血　anterior nasal packing hemostasis
鼻前庭病损切除术　resection of nasal vestibular lesion
鼻前庭囊肿切除术　nasal vestibular cyst excision
鼻腔冲洗　nasal irrigation
鼻腔扩容术　nasal cavity ventilation expansion technique
鼻腔扩张术　dilatation of nasal cavity
鼻腔泪囊吻合术　dacryocystorhinostomy
鼻腔清理术　nasal cavity debridement
鼻腔缩窄术　constriction surgery of nasal cavity
鼻腔探查电凝止血术　nasal cavity exploration and electrocoagulation hemostasis
鼻腔填塞术　nasal packing
鼻腔息肉切除术　polypectomy of nasal cavity
鼻腔新生物切除术　resection of neoplasm in nasal cavity
鼻腔血管瘤切除术　resection of hemangioma in nasal cavity
鼻腔异物取出术　extraction of nasal foreign body　［又称］鼻腔异物取出△
鼻腔粘连松解术　nasal adhesiolysis　［又称］鼻腔粘连分离术△
鼻腔肿物活检术　biopsy of nasal cavity mass
鼻腔肿物切除术　resection of nasal cavity mass
鼻切开探查术　nasal incision surgical exploration
鼻切开异物取出术　nose incision and foreign body removal
鼻切开引流术　incision and drainage of nose
鼻清创术　debridement of nose
鼻软骨切开术　incision of nasal cartilage
鼻死骨切除术　excision of inactivity nasal bone
鼻外入路额窦开放术　external nasal approach frontal sinusotomy
鼻小柱成形术　plasty of nasal columella
鼻咽闭锁矫正术　correction of nasopharyngeal atresia
鼻咽病损切除术　nasopharyngeal lesion excision
鼻咽扩张术　nasopharynx dilation
鼻咽瘘管切除术　nasopharyngeal fistula resection
鼻咽肿物活检术　biopsy of nasopharyngeal mass
鼻翼成形术　nasal alar plasty
鼻正中瘘切除术　nasal central fistula resection

鼻植皮术　nasal skin grafting
鼻植入物取出术　nasal implant removal
鼻中隔病损激光烧灼术　nasal septum lesion laser ablation
鼻中隔成形术　rhinoseptoplasty
鼻中隔穿孔修补术　repair of nasal septal perforation
鼻中隔入路　nasal septum approach
鼻中隔软骨移植术　nasal septal cartilage transplantation
鼻肿物切除术　resection of nasal mass
扁桃残体切除术　excision of tonsil stump
扁桃体伴腺样体切除术　adenoidectomy and tonsillectomy
扁桃体病损切除术　excision of tonsil lesion
扁桃体病损射频消融术　tonsil lesion radiofrequency
扁桃体剥离法　tonsillectomy by dissection
扁桃体部分切除术　partial tonsillectomy
扁桃体激光切除术　tonsillectomy by laser
扁桃体挤切法　tonsillectomy by guillotine
扁桃体挤切术　tonsillectomy
扁桃体脓肿引流术　drainage of abscess of tonsil
扁桃体切除术　tonsillectomy
扁桃体术后出血　bleeding after tonsillectomy
扁桃体腺样体切除术　adenotonsillectomy
扁桃体消融术　tonsil ablation
扁桃体周围脓肿引流术　drainage of peritonsillar abscess
杓状软骨半脱位　arytenoid cartilage subluxation
杓状软骨次全切除术　subtotal arytenoidectomy
杓状软骨内侧切除术　medial arytenoidectomy
杓状软骨切除术　arytenoidectomy
杓状软骨全切除术　total arytenoidectomy
杓状软骨脱位　arytenoid dislocation
不伴乳突开放术的鼓室成形术　tympanoplasty without mastoidectomy
部分人工听骨植入术　partial ossicular replacement prostheses implant
部分咽切除术　partial pharyngectomy
残余喉切除术　remnant laryngectomy
残余甲状腺切除术　residual thyroid resection
侧颅底肿瘤切除术　lateral skull base tumor resection
查尔斯手术　Charles procedure　［又称］淋巴水肿矫正术△
垂直喉切除术　vertical laryngectomy　［又称］喉垂直切除术△
带蒂皮瓣断蒂术　pedicle amputation of pedicled skin flap
带蒂皮瓣徙前术　prorrhaphy of pedicled skin flap
带蒂皮瓣修复术　pedicle skin flap repaire
带蒂皮瓣移植术　pedicled skin flap transfer
单侧甲状腺部分切除术　unilateral thyroid partial excision
单侧甲状腺次全切除术　unilateral thyroid subtotal excision
单侧甲状腺切除术　unilateral thyroid excision
单纯淋巴结切除术　simple lymphadenectomy
单纯乳突开放术　simple mastoidectomy
镫骨底板开窗术　fenestration of stapes footplate
镫骨撼动术　stapediolysis
镫骨切除术　stapedectomy
蝶窦开放术　sphenoidotomy
蝶腭神经节切除术　sphenopalatine ganglionectomy
断耳再植术　replantation of amputated ear
额部扩张皮瓣鼻再造术　reconstruction of nose with expanded fore-head flap
额部皮瓣鼻重建术　forehead flap nasal reconstruction
额窦病损切除术　excision of lesion of frontal sinus
额颞-眶颧入路　frontotemporal-orbitozygomatic approach
腭咽成形术　palatopharyngoplasty
腭咽弓延长成形术　lengthening of palatopharyngeal arch
腭咽手术　velopharyngeal surgery
耳大神经移植术　great auricular nerve transplantation
耳郭成形术　plasty of auricle
耳郭重建术　reconstruction of auricle
耳蜗球囊切开术　cochleosacculotomy

二期耳郭成形术　second-stage pinnaplasty
发音重建术　reconstruction of pronunciation
副神经-舌下神经吻合术　anastomosis of accessory nerve and hypo-glossal nerve
改良乳突根治术　modified radical mastoidectomy
根治性颈清扫术　radical neck dissection
根治性舌切除术　radical glossectomy
根治性手术　radical surgery
功能性鼻内镜鼻窦手术　functional endoscopic sinus surgery，FESS
钩突切除术　uncinate process resection
骨锚式助听器植入术　bone anchored hearing aid implantation
骨桥植入术　bone bridge implantation
鼓膜成形术　myringoplasty
鼓膜穿刺术　tympanocentesis
鼓膜切除术　myringectomy
鼓膜切开术　myringotomy
鼓膜切开置管术　myringotomy with grommet insertion
鼓膜修补术　myringoplasty
鼓膜造孔术　tympanostomy
鼓膜置管取出术　tympanostomy tube remove
鼓室成形术　tympanoplasty
鼓室入路颈静脉球体瘤切除术　glomus jugular tumour resection via tympanum approach
鼓室探查术　exploratory tympanotomy
管状皮瓣移植术　transplantation of tube flap
海绵窦脑膜瘤切除术　removal of cavernous sinus meningioma
海绵窦入路　cavernous sinus approach
海绵状血管瘤切除术　excision of cavernous hemangioma
颌窦底提升术　maxillary sinus floor elevation
颌下淋巴结清扫术　submaxillary lymph node dissection
喉病损切除术　excision of lesion of larynx
喉部病变射频消融术　laryngeal lesion excision by radiofrequency ablation
喉部分切除术　partial laryngectomy
喉部分切除术后　after partial laryngectomy
喉插管术　laryngeal catheterization
喉成形术　laryngoplasty
喉垂直部分切除术　vertical partial laryngectomy
喉次全切除术　subtotal laryngectomy
喉单纯扩张术　simple dilatation of larynx
喉额侧部分切除术　partial forehead side laryngectomy
喉返神经解剖术　recurrent laryngeal nerve dissection
喉返神经切断术　recurrent laryngeal nerve amputation
喉返神经松解术　recurrent laryngeal nerve release
喉返神经探查术　recurrent laryngeal nerve exploration
喉环状软骨上部分切除术　supracricoid partial laryngectomy
喉甲状软骨修补术　repair of thyroid cartilage of larynx
喉近全切除术　subtotal laryngectomy
喉扩大垂直部分切除术　extended vertical partial laryngectomy
喉扩大声门上水平切除术　extended supraglottic-honizontal laryngec-tomy
喉裂开声带切除术　cordectomy via laryngofissure
喉裂开术　laryngofissure
喉瘘闭合术　closure of fistula of larynx
喉囊肿造袋术　laryngeal cyst marsupialization
喉内异物取出术　removal of foreign body in larynx
喉气管成形术　laryngotracheoplasty
喉-气管瘘管切除术　laryngotracheal fistula resection
喉切除术　laryngectomy
喉切开术　laryngotomy
喉切开探查术　incision and exploration of larynx
喉全切除伴根治性淋巴结清扫术　total removal of larynx with radical lymph node dissection
喉全切除术　total laryngectomy

喉软骨骨折修补术　repair of laryngeal cartilage fracture
喉软骨固定术　fixation of laryngeal cartilage
喉软骨切除术　excision of laryngeal cartilage
喉声门上水平部分切除术　supraglottic-honzontal partial laryngectomy
喉食管全切除术　total laryngoesophagectomy
喉水平部分切除术　horizontal partial laryngectomy
喉水平垂直部分切除术　horizontal vertical partial laryngectomy
喉咽切除术　laryngopharyngectomy
喉支架取出术　removal of laryngeal stent
喉支架调整术　laryngeal stent adjustment
喉支架置换术　laryngeal stent replacement
喉支架置入术　laryngeal stent implantation
喉肿物切除术　laryngeal mass resection
后鼻孔成形术　plasty of choana
后鼻孔填塞止血　posterior nasal packing hemostasis
后鼓室切开术　posterior tympanotomy
环甲膜切开术　cricothyroid laryngotomy
环咽肌切开术　cricopharyngeal myotomy
环咽憩室切除术　cricopharyngeal diverticulectomy
环状软骨骨折　fracture of cricoid cartilage
环状软骨上喉部分切除术　partial excision of larynx upon cricoid cartilage
环状软骨舌骨固定术　cricoid cartilage hyoid bone fixation
环状软骨舌骨会厌固定术　cricoid cartilage hyoepiglottic fixation
会厌病损切术　excision of lesion of epiglottis
会厌切除术　epiglottidectomy
计算机辅助内镜鼻窦手术　computer-aided endoscopic sinus surgery
甲状旁腺病损切除术　excision of lesion of parathyroid
甲状旁腺部分切除术　partial parathyroidectomy
甲状旁腺全部切除术　complete parathyroidectomy
甲状旁腺探查术　parathyroid exploration
甲状旁腺自体移植术　parathyroid gland autoplasty
甲状软骨成形术　thyroplasty
甲状舌管瘘切除术　thyroglossal fistula excision
甲状舌管切除术　excision of thyroglossal duct
甲状腺病灶切除术　thyroid lesion excision
甲状腺动脉结扎术　thyroid artery ligation
甲状腺改良根治术　thyroid modified radical operation
甲状腺根治术　radical operation of thyroid
甲状腺结节切除术　thyroid nodule excision
甲状腺切开探查术　thyroid incision exploratory surgery
甲状腺切开引流术　thyroid incision and drainage
甲状腺全切术　total thyroidectomy
甲状腺术后探查止血术　postoperative exploratory hemostasis of thyroid
甲状腺峡部横断术　transection of isthmus of thyroid gland
甲状腺峡部切除术　excision of isthmus of thyroid gland
甲状腺腺叶次全切除术　subtotal lobectomy of thyroid gland
甲状腺腺叶切除伴甲状腺峡部切除术　thyroid lobectomy with resection of thyroid isthmus
甲状腺腺叶切除术　thyroid lobectomy
甲状腺自体移植术　autologous transplantation of thyroid gland
筋膜皮瓣移植术　transplantation of fascia flap
紧急气管切开术　emergency tracheotomy
经鼻眶减压术　transnasal orbital decompression
经鼻入路垂体瘤切除术　transnasal pituitary tumor resection
经蝶窦入路　transsphenoidal approach
经耳囊入路　trans-otic capsule approach
经肌肉声带切除术　transmuscular cordectomy
经口腔入路　transoral approach
经迷路入路　translabyrinthine approach
经面入路　transfacial approach
经面入路面中部揭翻术　midface-inversion surgery via facial approach
经颞下窝入路颈静脉球体瘤切除术　glomus jugular tumor resection via infratemporal fossa approach

经筛窦及扩大经筛窦　transethmoidal and extended transethmoidal
经中鼻道上颌窦开放术　trans-middle nasal meatal maxillary sinusotomy
颈部皮肤部分切除术　partial resection of skin of neck
颈部食管造口术　cervical esophagostomy
颈部探查术　cervical exploration
颈部异物取出术　neck foreign body removal
颈部纵隔镜术　cervical mediastinoscopy
颈动脉部分切除伴吻合术　partial excision of carotid artery with anastomosis
颈改良性清扫术　modified neck dissection
颈功能型清扫术　functional form neck dissection
颈交感神经切断术　neck sympathetic nerve amputation
颈静脉结扎术　ligation of jugular vein
颈静脉孔病损切除术　excision of jugular foramen lesion
颈静脉瘤切除术　jugular vein tumour excision
颈淋巴结根治性清扫术　lymphatic nodes cervicales radical dissection
颈内动脉成形术　internal carotid arterioplasty
颈内动脉结扎术　internal carotid ligation
颈内动脉瘤破裂止血术　hemostasis of ruptured internal carotid artery aneurysm
颈内静脉结扎术　jugular vein ligation
颈前静脉结扎术　ligation of anterior jugular vein
颈区域性清扫术　selective neck dissection
颈深部淋巴结切除术　lymph node resection of deep neck
颈神经病损切除术　cervical nerve lesion resection
颈外动脉结扎术　external carotid artery ligation
颈外动脉结扎止血术　hemostasis of external carotid artery ligation
颈总动脉部分切除伴颈总 - 颈内动脉人工血管搭桥术　partial resection of carotid artery with carotid-internal carotid artery artificial blood vessel bypass surgery
颈总动脉结扎术　common carotid artery ligation
开放式乳突改良根治术　open modified radical mastoidectomy
空蝶鞍填塞术　packing of empty sella
眶切开术伴眶植入物植入术　orbitotomy with orbital implantation
眶外侧壁切开术　lateral orbitotomy
扩大额下入路　extended subfrontal approach
扩大后鼓室切开术　extended posterior tympanotomy
扩大经蝶窦入路　extended transsphenoidal approach
扩大迷路入路　extended retrolabyrinthine approach
扩大乳突根治术　extended radical mastoidectomy
肋软骨耳郭成形术　costal cartilage auricle plasty
泪囊鼻腔吻合术　dacryocystorhinostomy
淋巴干 - 小静脉吻合术　lymphatico-venular anastomosis, anastomosis of lymphatic trunk to venular
淋巴管 - 静脉吻合术　lymphatico-venous anastomosis
淋巴管瘤注射术　injection of lymphangioma
淋巴管瘘结扎术　ligation of lymphatic fistula
淋巴管瘘切除术　resection of lymphatic fistula
淋巴管瘘粘连术　adhesion of lymphatic fistula
淋巴结清扫术后　after lymph node dissection
颅底重建　skull base reconstruction
颅颌面联合切除手术　combined craniomaxillofacial resection
颅眶颧入路　cranio-orbito-zygomatic approach
颅中窝入路　middle cranial fossa approach
颅中窝入路前庭神经支切断术　vestibular nerve transection via middle cranial fossa approach
迷路后入路　retrolabyrinthine approach
迷路后入路前庭神经支切断术　vestibular nerve transection via retrolabyrinthine approach
面部移位入路　facial translocation approach
面 - 舌下神经吻合术　facial-hypoglossal nerve anastomosis
面神经病损切除术　resection of facial nerve lesion
面神经 - 副神经吻合术　anastomosis of facial nerve and accessory nerve

面神经减压术  facial nerve decompression
面神经切断术  facial nerve neurectomy
面神经手术  facial nerve surgery
面神经探查术  exploration of facial nerve
面神经吻合术  facial nerve anastomosis
面神经移位术  rerouting of facial nerve
面神经移植术  facial nerve grafting
脑脊液鼻漏修补术  repair of cerebrospinal rhinorrhea
脑脊液耳漏修补术  repair of cerebrospinal otorrhea
内镜下鼻窦活组织检查术  endoscopic sinus biopsy
内镜下鼻甲部分切除术  endoscopic partial resection of turbinate
内镜下鼻甲成形术  endoscopic turbinoplasty, endoscopic plasty of turbinate
内镜下鼻甲切除术  endoscopic resection of turbinate
内镜下鼻泪管吻合术  endoscopic anastomosis of nasolacrimal duct
内镜下鼻内病损切除术  endoscopic resection of nasal lesion ［又称］鼻内窥镜下鼻内病损切除术△
内镜下鼻腔鼻窦内翻性乳头状瘤切除术  endoscopic surgery of nasal and paranasal sinus inverted papilloma
内镜下鼻腔粘连松解术  endoscopic nasal adhesiolysis
内镜下鼻微波烧灼止血术  endoscopic microwave nasal burning hemostasis
内镜下鼻息肉切除术  endoscopic nasal polypectomy ［又称］鼻内镜下鼻息肉切除术△
内镜下鼻咽血管纤维瘤切除术  endoscopic resection of nasopharyngeal angiofibroma
内镜下鼻中隔鼻成形术  endoscopic septorhinoplasty surgery, endoscopic plasty of nasal septum
内镜下鼻中隔黏膜划痕术  endoscopic mucosal scratch surgery of nasal septum
内镜下鼻中隔黏膜上部分切除术  endoscopic submucosal partial resection of nasal septum
内镜下鼻中隔黏膜下切除术  endoscopic submucosal resection surgery of nasal septum
内镜下扁桃体切除术  endoscopic tonsillectomy
内镜下残余腺样体切除术  endoscopic excision of residual adenoid
内镜下单侧甲状腺切除术  endoscopic unilateral thyroidectomy
内镜下电凝止血术  endoscopic electric coagulation hemostasis surgery
内镜下蝶窦病损切除术  endoscopic sphenoid sinus lesion resection surgery
内镜下蝶窦开窗术  endoscopic sphenoid sinus fenestration
内镜下多个鼻窦开窗术  endoscopic multiple sinuses fenestration surgery
内镜下额窦病损切除术  endoscopic frontal sinus lesion resection surgery
内镜下额窦开放术  endoscopic frontal sinus fenestration surgery
内镜下钩突切除术  endoscopic uncinate resection surgery
内镜下甲状旁腺病损切除术  endoscopic excision of lesion of parathyroid gland
内镜下甲状腺病损切除术  endoscopic excision of lesion of thyroid gland
内镜下甲状腺部分切除术  endoscopic partial thyroidectomy
内镜下甲状腺次全切除术  endoscopic subtotal thyroidectomy
内镜下经鼻额窦开放术  transnasal endoscopic frontal sinusotomy
内镜下经鼻入路  endoscopic transnasal approach
内镜下经蝶窦翼管神经切断术  endoscopic transsphenoidal vidian neurectomy
内镜下眶减压术  endoscopic orbital decompression
内镜下泪囊鼻腔吻合术  endoscopic dacryocystorhinostomy
内镜下泪前隐窝入路上颌窦病损切除术  endoscopic maxillary sinus lesion resection via anterior lacrimal crypt approach
内镜下泪前隐窝入路上颌窦开放术  endoscopic maxillary sinusotomy via anterior lacrimal crypt approach
内镜下气管支气管异物取出术  endoscopic removal of foreign body in trachea and bronchus
内镜下全组鼻窦开窗术  endoscopic pansinuses fenestration
内镜下筛窦病损切除术  endoscopic ethmoidal sinus lesion resection

surgery
内镜下筛窦开放术  endoscopic ethmoidotomy
内镜下上颌窦病损切除术  endoscopic maxillary sinus lesion resection surgery
内镜下上颌窦根治术  endoscopic radical maxillary sinusectomy
内镜下上颌窦开放术  endoscopic maxillary sinusotomy
内镜下上颌骨部分切除术  endoscopic partial resection of maxilla
内镜下上颌骨骨折闭合复位术  endoscopic closed reduction of maxillary bone fracture
内镜下声带切除术  endoscopic cordectomy
内镜下视神经管减压术  endoscopic decompression of optic canal
内镜下腺样体切除术  endoscopic adenoidectomy ［又称］鼻内镜下腺样体切除术△
内镜下腺样体消融术  endoscopic adenoid ablation
内镜下支气管异物取出术  endoscopic bronchial foreign body removal
内淋巴囊分流术  endolymphatic sac drainage
内淋巴囊减压术  endolymphatic sac decompression
颞骨部分 / 次全 / 全切除术  excision of temporal bone part/subtotal/total
颞骨全切除术  total temporal bone resection
颞骨岩部次全切除术  subtotal petrous part of temporal bone resection
颞肌瓣填塞术  temporal muscle flap packing
颞筋膜移植术  temporal fascia transplantion
颞下入路  subtemporal approach
颞下窝入路  infratemporal fossa approach
颞下窝入路颈静脉球体瘤切除术  excision of glomus jugular tumor via infratemporal fossa approach
皮瓣清创术  flap debridement
皮肤病损切除术  skin lesion resection
皮肤缝合术  suture of skin
皮肤和皮下坏死组织切除清创术  excisional debridement of skin and subcutaneous necrotic tissue
皮肤和皮下组织切开引流术  incisional drainage of skin and subcutaneous tissue
皮肤和皮下组织异物切开取出术  incision and removal of foreign body in skin and subcutaneous tissue
皮肤及皮下组织清创术  skin and subcutaneous tissue debridement
皮肤扩张器调整术  correction of skin expander
皮肤扩张器置入术  insertion of skin expander
皮下带蒂皮瓣移植术  subcutaneous pedicle skin flap transplantation
气管病损激光烧灼术  laser cauterization of trachea lesion
气管病损切除术  excision of lesion of trachea
气管部分切除术  resection of partial trachea
气管插管  tracheal intubation
气管成形伴人工喉重建术  tracheoplasty and artificial larynx reconstruction
气管成形术  tracheoplasty
气管重建术  tracheal reconstruction
气管喉切开术  tracheolaryngotomy
气管镜下气管病切除术  excision of lesion of trachea under bronchoscope
气管裂开术  tracheofissure
气管裂伤修复术  tracheoschisis repair
气管瘘修补术  tracheal fistula repair
气管切开术  tracheotomy
气管切开套管拔除术  extraction of tracheostomy cannula
气管切开异物取出术  tracheotomy for foreign body removal
气管人工假体置入术  artificial trachea implant
气管 - 舌骨固定术  tracheo-hyoid bone fixation
气管 - 舌骨 - 会厌固定术  tracheo-hyoid-epiglottis fixation
气管 - 食管瘘闭合术  tracheo-esophageal fistula closure
气管 - 食管造口术  tracheo-esophagus ostomy
气管狭窄松解术  tracheal stenosis release
气管悬吊术  tracheal suspension
气管造口封闭术  tracheostoma closure

气管支架置入术　tracheal stent placement
气管支气管异物取出术　tracheal bronchus foreign body removal
前额面喉切除术　anterior frontal laryngectomy
前连合喉切除术　anterior commissure laryngectomy
前庭神经切断术　vestibular neurotomy
球囊造瘘术　sacculotomy
全部人工听骨植入术　total ossicular replacement prosthesis implantation
全喉全下咽切除　total laryngectomy with total hypopharyngectomy
全厚皮片移植术　full thickness free skin graft
全食管切除术　total esophagectomy
全组鼻窦开放术　whole sinusotomy
全组蝶窦筛窦开放术及相关步骤　total sphenoethmoidectomy and related procedures
颧颞入路　temporozygomatic approach
人工鼻泪管植入术　artificial nasolacrimal tube implantation
人工耳蜗植入术　cochlear implantation
人工耳蜗装置取出术　cochlear remove
人工皮片移植术　artificial skin graft
人工食管建造术　construction of artificial esophagus
乳突根治术　radial mastoidectomy
乳突开放探查术　mastoid incision exploratory surgery
乳突腔填塞术　mastoid cavity packing
乳突凿开术　Schwartz's operation
乳突植皮术　mastoid skin grafting
腮腺病损切除术　excision of lesion of parotid gland
腮腺部分切除术　partial parotidectomy
腮腺导管探查术　parotid duct exploration
腮腺导管再通术　parotid duct reoperation
腮腺管吻合术　anastomosis of parotid duct
腮腺混合瘤术后　postoperative parotid gland mixed tumor
腮腺浅叶切除术　superficial parotidectomy
腮腺切除术　parotidectomy
腮腺切开引流术　incision and drainage of parotid gland
腮腺深叶切除术　excision of deep lobe of parotid gland
腮腺肿物切除术　parotid gland mass resection
鳃裂瘘管切除术　branchial fistula resection
鳃裂囊肿切除术　excision of branchial cleft cyst
三叉神经减压术　decompression of trigeminal nerve
三叉神经射频消融术　radiofrequency ablation of trigeminal nerve
上鼓室切开术　epitympanotomy
上颌动脉结扎术　maxillary artery ligation
上颌窦病损切除术　resection of maxillary sinus lesion
上颌窦穿刺冲洗术　puncture and irrigation of maxillary sinus
上颌窦根治术　radical maxillary sinusotomy　［又称］Caldwell-Luc 手术△
上颌窦开放术　fenestration surgery of maxillary sinus
上颌窦瘘修补术　repair of maxillary sinus fistula
上颌窦探查术　maxillary sinus exploration
上颌骨部分切除术　partial maxillectomy
上颌骨骨折闭合复位术　closed reduction of maxillary fracture
上颌骨骨折切开复位术　open reduction of maxillary fracture
上颌骨扩大切除术　extended maxillectomy
上颌骨切除术　maxillectomy
上颌骨全部切除术　total resection of maxilla
舌扁桃体切除术　lingual tonsillectomy
舌甲状腺切除术　excision of lingual thyroid
舌下腺切除术　sublingual gland excision
舌下腺切开引流术　incision and drainage of sublingual gland
声带病损切除术　excision of vocal cord lesion　［又称］声带肿物切除术△
声带部分切除术　partial excision of vocal cord
声带超窄缘显微外科技术　ultranarrow margin microsurgical technique of vocal cord

声带成形术　vocal cord formation
声带重建术　vocal cord reconstruction
声带固定术　fixation of vocal cord
声带扩大切除术　extended cordectomy
声带内移术　inward repositioning of vocal cord
声带黏膜表皮剥脱术　vocal cord mucosal stripping surgery
声带黏膜下注射术　submucosal injection of vocal cord
声带切除术　cordectomy
声带上皮下切除术　subepithelial cordectomy
声带外移固定术　outward repositioning of vocal cord, lateral cordopexy
声带完全切除术　total/complete cordectomy
声带息肉切除术　vocal cord polypectomy
声带粘连松解术　lysis of adhesion of vocal cord
声带脂肪注射术　vocal cord fat injection
声带注射术　vocal cord injection
声带注射填充喉成形术　injection and augmentation laryngoplasty of vocal cord
声带转位术　transposition of vocal cord
声门扩大术　expansion of glottis
声门上喉切除术　supraglottic laryngectomy
声门上水平喉切除术　supraglottic horizontal laryngectomy
声门下病损烧灼术　subglottic lesion cautery
声门下血管瘤注药术　injection therapy for subglottic hemangioma
食管重建术　esophageal reconstruction
食管穿孔修补术　repair of esophageal perforation
食管喉切除术　esophagolaryngectomy
食管镜下食管条扩张术　bougienage under esophagoscope
食管扩张术　dilation of esophagus
食管逆行性循环扩张术　esophageal retrogressive cyclic dilatation
食管循环扩张术　esophageal cyclic dilatation
视神经减压术　optic nerve decompression
双侧甲状腺腺叶部分切除术　partial excision of bilateral thyroid lobectomy
双侧颈淋巴结根治性清扫术　radical dissection of bilateral cervical lymph node
听骨链重建术　ossicular chain reconstruction
听神经瘤切除术　resection of acoustic neuroma
唾液腺导管切开术　incision of salivary duct
唾液腺造袋术　marsupialization of salivary gland
歪鼻鼻成形术　rhinoplasty of wry nose
外半规管开窗术　fenestration of external semicircular canal
外侧颞骨切除　lateral temporal bone resection
外耳道冲洗　external auditory canal irrigation
外耳道重建术　reconstruction of external auditory canal
外耳道封闭术　occlusion of external auditory canal
外耳道后壁重建术　reconstruction of posterior wall of external auditory canal
外耳道乳头状瘤切除术　resection of papilloma of external auditory canal
外耳道探查术　external auditory canal exploratory
外耳道肿物切除术　external auditory canal mass resection
完壁式乳突改良根治术　closed modified radical mastoidectomy
下颌骨部分切除术　partial resection of mandible
下颌骨骨折闭合复位术　closed reduction of mandibular fracture
下颌骨内固定物取出术　removal of internal fixation of mandible
下咽病损切除术　hypopharyngeal lesion resection
下咽部分切除术　partial hypopharyngectomy
下咽成形术　hypopharyngoplasty
下咽切除术　excision of hypopharynx
显微喉镜下二氧化碳激光手术　carbon dioxide laser surgery under microsurgical laryngoscope
腺样体切除术　adenoidectomy
胸骨旁纵隔镜检查术　parasternal mediastinoscopy
胸骨前食管吻合术伴结肠间置术　antesternal esophageal anastomosis with interposition of colon interposition

修正性内镜鼻窦手术　revision endoscopic sinus surgery
修正性人工耳蜗植入术　revision of cochlear implantation
悬雍垂腭咽成形术　uvulopalatopharyngoplasty，UPPP
悬雍垂缝合术　staphylorrhaphy
悬雍垂切除术　staphylectomy
咽部病损激光烧灼术　laser ablation of pharynx lesion
咽部病损切除术　excision of pharyngeal lesion
咽部活组织检查术　pharynx biopsy
咽部脓肿切开引流术　incision and drainage of abscess of pharynx
咽部切开探查术　incision and exploration of pharynx
咽成形术　pharyngoplasty
咽鼓管成形术　eustachian tuboplasty
咽鼓管球囊扩张术　balloon dilation of eustachian tube
咽鼓管探查术　exploration of eustachian tube
咽喉食管全切除联合胃吻合术　total pharyngolaryngoesophagectomy and pharyngogastric anastomosis
咽后壁修补术　postpharyngeal repair
咽扩张术　dilation of pharynx
咽瘘缝合术　suture of pharyngeal fistula
咽瘘切开引流术　incision and drainage of pharyngeal fistula
咽瘘修补术　repair of pharyngeal fistula
咽旁病损切除术　parapharyngeal lesion resection
咽旁间隙病损切除术　excision of lesion of parapharyngeal space
咽旁脓肿引流术　drainage of parapharyngeal abscess
咽憩室切除术　pharyngeal diverticulectomy
咽切开术　pharyngotomy
咽 - 食管瘘切除术　excision of pharyngeal esophageal fistula
咽撕裂缝合术　repair of pharyngeal tearing
乙状窦骨壁修补术　sigmoid sinus wall reconstruction
乙状窦后入路　retrosigmoid approach
乙状窦后入路面神经 / 位听神经 / 舌咽神经减压术　decompression of facial nerve/vestibulocochlear nerve/glossopharyngeal nerve by retrosigmoid approach
乙状窦憩室壁纳术　revision of diverticulum of sigmoid sinus
义耳植入术　prosthetic ear implantation
异位甲状旁腺切除术　ectopic parathyroidectomy
异位甲状腺切除术　ectopic thyroidectomy
翼管神经切除术　vidian neurectomy
硬腭病损广泛切除术　extensive excision of lesion of hard palate

硬性食管镜食管探查 / 异物取出术　rigid esophagoscope esophageal exploration/foreign body removal
永久性气管造口术　permanent tracheostomy
游离前臂皮瓣鼻重建术　nasal reconstruction with free forearm flap
暂时性气管造口术　temporary tracheostomy
招风耳矫正术　correction of lop ear
振动声桥植入术　vibrating sound bridge（VSB）implantation
支撑喉镜下喉病损切除术　laryngeal lesion resection under suspension laryngoscope
支撑喉镜下喉成形术　laryngoplasty under suspension laryngoscope
支撑喉镜下喉扩张术　larynx dilation under suspension laryngoscope
支撑喉镜下喉切开引流术　laryngeal incision and drainage under suspension laryngoscope
支撑喉镜下环杓关节复位术　cricoarytenoid joint reposition under suspension laryngoscope
支撑喉镜下会厌病损激光烧灼术　laser ablation of lesion of epiglottis under suspension laryngoscope
支撑喉镜下会厌病损切除术　excision of lesion of epiglottis under suspension laryngoscope
支撑喉镜下舌病损激光烧灼术　laser ablation of lesion of tongue under suspension laryngoscope
支撑喉镜下声带病损激光烧灼术　laser ablation of lesion of vocal cord under suspension laryngoscope
支撑喉镜下声带病损切除术　excision of lesion of vocal cord under suspension laryngoscope
支撑喉镜下声带切除术　excision of vocal cord under suspension laryngoscope
支撑喉镜下声带息肉切除术　vocal cord polypectomy under suspension laryngoscope
支撑喉镜下声带粘连松解术　lysis of adhesion of vocal cord under suspension laryngoscope
支撑喉镜下声门病损切除术　excision of lesion of glottis under suspension laryngoscope
支撑喉镜下咽部病损切除术　excision of lesion of pharynx under suspension laryngoscope
支气管异物取出术　removal of bronchial foreign body
中厚皮片移植术　split thickness skin graft
转门法　swing-door method
自体甲状旁腺移植术　autologous transplantation of parathyroid

# 2.4　临床检查名词

Dix-Hallpike 变位性眼震试验　Dix-Hallpike maneuver
鼻窦 MRI 检查　nasal sinus MRI examination
鼻窦冠状位 CT 检查　coronal nasal sinus CT examination
鼻窦矢状位 CT 检查　sagittal nasal sinus CT examination
鼻腔鼻窦活组织检查术　biopsy of nasal sinus
鼻咽部 CT 检查　nasopharyngeal CT examination
鼻咽部 MRI 检查　nasopharynx MRI examination
鼻咽部侧位片检查　nasopharyngeal lateral X-ray
扁桃体活组织检查术　tonsil biopsy
表面肌电描记术　surface electromyography
波利策法　Politzer method
超声声门图检查　ultrasonic glottogram examination
纯音测听　pure tone test
电声门描记 [ 法 ]　electroglottography
电味觉测定 [ 法 ]　electrogustometry
电子鼻咽镜检查　electronic pharyngorhinoscopy

动态声门图检查　dynamic glottography
多导睡眠监测　polysomnography monitoring
多功能声门图　multifunctional glottogram
腭部活组织检查术　palatine biopsy
耳镜检查　otoscopy examination
耳鸣习服疗法　tinnitus retraining therapy
耳蜗电图　electrocochleogram
各频率音叉粗测听力检查　rough hearing test with tuning fork
光声门图检查　photoglottography
喉部 CT 检查　laryngeal CT examination
喉部 MRI 检查　laryngeal MRI examination
喉电描记 [ 法 ]　electrolaryngography
喉动态镜 / 频闪喉镜检查　laryngostroboscopy
喉肌电图检查　laryngeal electromyography
喉镜检查 [ 法 ]　laryngoscopy
喉镜下活组织检查术　biopsy under laryngoscope

喉描记［法］　laryngography
喉上神经阻滞　superior laryngeal nerve block
肌电检查　myoelectricity test
畸变耳声发射　distorted otoacoustic emission
甲状腺超声检查　thyroid gland ultrasound examination
间接喉镜检查　indirect laryngoscopy
颈部包块超声检查　cervical mass ultrasonic inspection
颈部淋巴结超声检查　cervical lymph node ultrasonic inspection
淋巴结活组织检查术　lymph node biopsy
瘘管试验　fistula test
面骨活组织检查术　biopsy of facial bone
面肌电图检查　facial electromyography
内耳磁共振水成像检查　inner ear magnetic resonance hydrography examination
颞骨 CT 检查　temporal bone CT examination
皮肤点刺实验（变态反应）　skin prick test（allergy）
前庭功能检查　vestibular function examination
软腭活组织检查术　biopsy of soft palate
腮腺 CT　parotid gland CT
腮腺 MRI　parotid gland MRI
腮腺超声检查　parotid gland ultrasonic inspection
嗓音障碍指数　voice handicap index，VHI
声导抗　acoustic immitance
声反射　acoustic reflection
声门描记［法］　glottography
声门图　glottogram
声谱描记［法］　sound spectrography
声谱图　sound spectrogram
声图　phonogram
食管静脉曲张的硬化剂注射或压迫止血法　injection of sclerosing agent or compression hemostasia for esophageal varices
食管镜检查［法］　esophagoscopy
食管憩室冲洗术　oesophageal diverticulum lavage
收缩鼻腔黏膜　constrict the nasal cavity mucosa
瞬态声诱发耳声发射　transient evoked otoacoustic emission

听觉多频稳态诱发电位　auditory multiple frenquency steady state evoked potential response，ASSR
听力评估　hearing evaluation
听力筛查　hearing screening
听性脑干反应　auditory brainstem response
脱水试验　dehydration test
味觉检查　taste test
纤维鼻咽喉镜下鼻咽部肿物活组织检查术　biopsy of nasopharyngeal mass under fibronasopharyngeal laryngoscope
纤维鼻咽喉镜下喉咽部肿物活组织检查术　biopsy of laryngopharyngeal mass under fibronasopharyngeal laryngoscope
纤维鼻咽镜检查　fibronasopharyngoscopy
纤维喉镜检查　fibrolaryngoscopy
纤维食管镜检查　fibroesophagoscopy
腺样体活组织检查术　adenoid biopsy
行为测听　behavioural audiometry
嗅觉检查　olfactory test
旋转试验　rotation test
压颈试验　Tobey-Ayer test
言语识别率　speech discrimination score
咽鼓管吹张法　eustachian tube insufflation　［又称］咽鼓管吹张术△
硬性耳镜下外耳道、鼓膜检查　examination of external auditory canal and tympanic membrane by rigid otic endoscope
语声描记［法］　phonautography
语声商数　phonation quotient
支撑喉镜检查法　suspension laryngoscopy
支气管灌洗　bronchial lavage
支气管镜检查［法］　bronchoscopy
直接喉镜检查　direct laryngoscopy
直视下喉活组织检查术　biopsy of laryngeal under direct vision
直视下甲状腺活组织检查术　biopsy of thyroid under direct vision
直视下气管活组织检查术　biopsy of tracheal under direct vision
直视下腮腺活组织检查术　biopsy of parotid gland under direct vision
直视下唾液腺活组织检查术　biopsy of salivary gland under direct vision
中耳活组织检查术　middle ear biopsy

# 3. 口腔科

## 3.1 疾病诊断名词

1 型糖尿病性牙周炎 type 1 diabetes periodontitis ［又称］伴 1 型糖尿病型牙周炎△

22 号染色体长臂 11 位点缺失综合征 chromosome 22q11 deletion syndrome

2 型糖尿病性牙周炎 type 2 diabetes periodontitis ［又称］伴 2 型糖尿病型牙周炎△

HIV 相关龈炎 HIV associated gingivitis

Riga-Fede 溃疡 Riga-Fede ulcer

Shprintzen 综合征 Shprintzen syndrome

阿佩尔综合征 Apert syndrome

艾滋病相关牙周炎 HIV associated periodontitis

安氏 Ⅰ 类错𬌗 Angle class I malocclusion ［又称］中性错𬌗△

安氏 Ⅱ 类 1 分类错𬌗 Angle class Ⅱ division 1 malocclusion ［又称］远中错𬌗伴上切牙唇倾△

安氏 Ⅱ 类 1 分类亚类错𬌗 Angle class Ⅱ division 1 subdivision malocclusion ［又称］单侧磨牙远中错𬌗伴上切牙唇倾△

安氏 Ⅱ 类 2 分类错𬌗 Angle class Ⅱ division 2 malocclusion ［又称］远中错𬌗伴上切牙舌倾△

安氏 Ⅱ 类 2 分类亚类错𬌗 Angle class Ⅱ division 2 subdivision malocclusion ［又称］单侧磨牙远中错𬌗伴单侧上切牙舌倾△

安氏 Ⅱ 类错𬌗 Angle class Ⅱ malocclusion ［又称］远中错𬌗△

安氏 Ⅲ 类错𬌗 Angle class Ⅲ malocclusion ［又称］近中错𬌗△

安氏 Ⅲ 类亚类错𬌗 Angle class Ⅲ subdivision malocclusion ［又称］单侧磨牙近中错𬌗△

安氏错𬌗分类 Angle classification of malocclusion

奥尔布赖特综合征 Albright sydrome

拔除引起的牙列缺损或缺失 defect or loss of dentition due to extraction

拔牙引起出血 bleeding of extraction wound

拔牙创骨组织出血 bone tissue bleeding of extraction wound

拔牙创软组织出血 soft tissue bleeding of extraction wound

拔牙术后并发症 complication of post-extraction

白毛舌 white hairy tongue

白塞综合征 Behcet's syndrome

白色海绵状斑痣 white sponge naevus ［又称］白皱褶病△，软性白斑△，家族性白色皱襞黏膜增生△

白色水肿 leukoedema

白细胞功能异常牙周病损 leukocyte dysfunction associated with periodontaldamage

白血病的牙龈病损 gingival lesion of leukemia

白血病相关龈病损 leukemia related gingiva lesion

瘢痕粘连 cicatricial adhesion

半侧颌骨肥大 hemimandibular hypertrophy

半侧面部肢体发育不良 hemifacial microsomia ［又称］半侧小面畸形△

半侧颜面发育不全 hemifacial hypoplasia

半侧颜面萎缩 hemifacial atrophy

半脱位 subluxation

伴糖尿病的牙周炎 periodontitis associated with diabetes mellitus

爆裂性骨折 blow-out fracture ［又称］击出性和击入性骨折△

贝尔面瘫 Bell's palsy, idiopathic facial palsy ［又称］特发性面神经麻痹△

鼻背缺损 nasal dorsum defect

鼻唇畸形 lip-nasal deformity

鼻唇囊肿 nasolabial cyst

鼻腭管囊肿 nasopalatine duct cyst

鼻继发性畸形 acquired deformity of nose

鼻眶筛骨折 naso-orbital-ethmoid fracture

鼻血肿 haematoma of nose

闭锁𬌗 close bite ［又称］锁𬌗△

边缘性骨髓炎 marginal osteomyelitis

边缘性龈炎 marginal gingivitis

扁桃体肥大 hypertrophy of tonsils

变态反应性接触性口炎 allergic contact stomatitis

变性型唾液腺肿大症 degenerative sialosis

表皮样囊肿 epidermoid cyst

剥脱性龈炎 desquamative gingivitis

不可复性关节盘前移位 anterior disc displacement without reduction

不可复性关节盘移位 non reversible articular disc displacement

不良习惯性牙磨损 dental abrasion due to bad habit

不完全性唇腭裂 incomplete cleft lip and palate

不完全性唇裂 incomplete cleft lip

不完全性腭裂 incomplete cleftpalate

不完善牙髓治疗 imperfect endodontic treatment

部分脱出 partial dislocation

擦伤 scratch

残根 residual root

残根埋伏 embedded residual root

残冠 residual crown

残髓炎 residual pulpitis

残余囊肿 residual cyst ［又称］残余牙根囊肿△

残余牙根脓肿 residual radicular abscess

侧方移位 lateral displacement

猖獗龋 rampant caries

长面综合征 long face syndrome

长头（畸形） long head

陈旧性颌骨骨折 old jaw fracture

陈旧性颈淋巴结结核 old cervical lymphoid tuberculosis

陈旧性颏部骨折 old chin fracture

陈旧性髁突骨折 old fracture of condyle

陈旧性颅骨骨折 old skull fracture

陈旧性面骨骨折 old facial bone fracture

陈旧性面神经损伤 old facial nerve injury

陈旧性颞下颌关节脱位 old dislocation of temporomandibular joint

陈旧性颧弓颧骨骨折 old zygomatic and arch fracture

陈旧性下颌骨骨折 old mandibular fracture

成人龈囊肿 gingival cyst of adult

成牙本质细胞层空泡性变　vacuolar degeneration of odontoblastic layer

成牙骨质细胞瘤　cementoblastoma

成釉细胞癌　ameloblastic carcinoma

成釉细胞瘤　ameloblastoma

成釉细胞肉瘤　ameloblastic sarcoma

成釉细胞纤维瘤　ameloblastic fibroma

成釉细胞纤维肉瘤　ameloblastic fibrosarcoma

成釉细胞纤维牙瘤　ameloblastic fibro-odontoma

成釉细胞牙瘤　ameloblastic odontoma

成釉细胞牙肉瘤　ameloblastic odontosarcoma

持续性呕吐致牙酸蚀　persistent vomiting induced dental erosion

充填体缺损(牙髓治疗后)　defect of filling(after endodontic treatment)

创伤𬌗　traumatic occlusion

创伤后鼻畸形　post-traumatic malformation of nose

创伤后鼻缺损　post-traumatic defect of nose

创伤后唇畸形　post-traumatic malformation of lip

创伤后颌骨畸形　post-traumatic deformity of jaw

创伤后颌面部瘢痕　post-traumatic scar of facial region

创伤后眼睑畸形　post-traumatic malformation of eyelid

创伤后眼睑缺损　post-traumatic defect of eyelid

创伤性鼻切断　traumatic abscission of nose

创伤性腭裂　traumatic cleft palate

创伤性腭瘘　traumatic fistula of palate

创伤性口角炎　traumatic angular cheilitis

创伤性溃疡　traumatic ulceration　［又称］创伤性口腔黏膜溃疡△,创伤性口腔溃疡△

创伤性面瘫　traumatic facial paralysis

创伤性黏膜血疱　tramatic mucosal hematoma

创伤性颧眶畸形　traumatic zygomaticoorbital deformity

创伤性血疱　traumatic bloody bulla

垂直阻生　impaction verticalis

唇、口腔和咽生物学行为未定肿瘤　neoplasm of uncertain behavior of lip,oral cavity and pharynx

唇癌　lip cancer

唇瘢痕　lip scar

唇部淋巴管畸形　labial lymphatic malformation

唇部淋巴管瘤　labial lymphangioma

唇部肿物　labial mass

唇挫裂伤　labial contused laceration

唇挫伤　labial contusion

唇恶性黑色素瘤　malignant melanoma of lip　［又称］唇黑色素瘤△

唇恶性肿瘤　malignant neoplasm of lip

唇腭裂术后颌骨发育不全　jaw bone hypoplasia after repairing of cleft lip and palate

唇腭裂术后上颌骨发育不全　maxillary hypoplasia after repairing of cleft lip and palate

唇肥厚　pachychilia　［又称］唇肥大△

唇蜂窝织炎　labial cellulitis

唇过短　short lip

唇过长　long lip

唇和口腔浅表损伤　superficial injury of lip and oral cavity

唇黑色素细胞痣　melanocytic nevus of lip　［又称］唇黑素细胞痣△

唇红缘交界性肿瘤　borderline tumor of vermilion border

唇红缘良性肿瘤　benign tumor of vermilion border

唇红缘原位癌　carcinoma in situ of vermilion border

唇畸形　lip deformity　［又称］唇部畸形△

唇疾病　disease of lip

唇继发恶性肿瘤　subsequent malignant neoplasm of lip

唇交界性肿瘤　borderline tumor of lip

唇结核　labial tuberculosis

唇皲裂　rhagadia labialis

唇开放性外伤　open injury of lip

唇溃疡　ulceration of lip　［又称］唇部溃疡△

唇连合恶性肿瘤　malignant neoplasm of labial commissure

唇良性肿瘤　labial benign tumor

唇裂继发鼻畸形　secondary nasal deformities after operation of cleft lip

唇裂伤　lip laceration

唇裂术后鼻畸形　nasal deformity post cleft lip operation

唇裂术后继发性鼻唇畸形　nasolabial deformity secondary to cleft lip surgery

唇裂术后继发性唇畸形　labial deformity secondary to cleft lip surgery

唇鳞状上皮增生　labial squamous hyperplasia

唇瘘　fistula labialis　［又称］唇窦△

唇囊肿　labial cyst

唇内面恶性肿瘤　malignant neoplasm of inner surface of lip

唇内面颊侧面恶性肿瘤　malignant neoplasm of cheek side of lip

唇内面口腔面恶性肿瘤　malignant neoplasm of oral side of lip

唇内面良性肿瘤　benign neoplasm of inner surface of lip

唇内面黏膜恶性肿瘤　malignant neoplasm of inner surface of lip

唇内面系带恶性肿瘤　malignant neoplasm of lip frenum

唇黏膜良性肿瘤　benign tumor of labial mucosa

唇黏液囊肿　labial mucocele

唇疱疹　herpes labialis　［又称］唇单纯疱疹△,复发性唇疱疹△,复发性疱疹性口炎△

唇皮肤良性肿瘤　lip skin benign tumor

唇皮肤原位癌　lip skin carcinoma in situ

唇肉芽肿　granuloma of lip

唇损伤　labial injury

唇疼　pain of lip

唇外伤　injury of lip

唇息肉　polyp of lip

唇系带附件异常　abnormal attachment of labial frenum

唇系带良性肿瘤　labial frenum benign tumor

唇血管畸形　labial vascular malformation

唇血管瘤　labial hemangioma

唇龈沟恶性肿瘤　malignant neoplasm of labiogingival groove

唇原位癌　carcinoma in situ of lip

唇原位黑色素瘤　melanoma in situ of lip

丛状型成釉细胞瘤　plexiform ameloblastoma

挫裂伤　contused laceration

挫入　intrusive luxation

错𬌗　malocclusion,patho-occlusion　［又称］错𬌗畸形△

错位牙　misalignment of tooth

大口畸形　macrostomia

大头畸形　macrocephaly　［又称］巨头畸形△

大唾液腺恶性肿瘤　malignant neoplasm of major salivary gland　［又称］大涎腺恶性肿瘤△

大唾液腺交界性肿瘤　borderline tumor of major salivary gland　［又称］大涎腺交界性肿瘤△

大唾液腺良性肿瘤　benign tumor of major salivary gland　［又称］大涎腺良性肿瘤△

单侧鼻唇畸形　unilateral nasolabial deformity

单侧不完全唇裂　unilateral incomplete cleft lip

单侧不完全性牙槽突裂　unilateral incomplete alveolar cleft

单侧唇裂　unilateral cleft lip

单侧冠状缝早闭　unilateral coronal synostosis

单侧髁突发育不全　unilateral condylar hypoplasia

单侧髁突增生　unilateral condylar hyperplasia

单侧面横裂　unilateral transverse facial cleft

单侧面斜裂　unilateral oblique facial cleft

单侧完全唇裂　unilateral complete cleft lip

单侧完全性牙槽突裂　unilateral complete alveolar cleft

单侧小下颌畸形　unilateral mandibular micrognathia

单侧牙槽嵴裂　unilateral alveolar cleft

单侧牙槽突隐裂　unilateral occult alveolar cleft

单侧隐形唇裂　unilateral occult cleft lip

单纯疱疹　herpes simplex　［又称］原发性疱疹性口炎△,急性疱疹性龈口炎△,复发性疱疹性口炎△,复发性唇疱疹△

单纯性牙周炎　simple periodontitis
单形性腺瘤　monomorphic adenoma
导管内乳头状瘤　intraductal papilloma
导管乳头状瘤　duct papilloma
倒置阻生　inverted impaction
地丝菌口炎　geotrichosis stomatitis
地图舌　geographic tongue　［又称］游走性舌炎△，地图样舌△
低龄儿童龋　early childhood caries，ECC
低位乳牙　submerged deciduous tooth
第二鳃弓综合征　second branchial arch syndrome
第三鳃裂囊肿　third branchial cleft cyst
第四磨牙　fourth molar　［又称］第四白齿△
第一，二鳃弓综合征　first and second branchial arch syndrome
第一恒磨牙异位萌出　ectopic eruption of the first permanent molar
第一鳃弓综合征　first branchial arch syndrome
第一鳃裂瘘　first branchial cleft fistula
蝶窦恶性肿瘤　sphenoid sinus malignant neoplasm
蝶骨恶性肿瘤　sphenoid bone malignant neoplasm
蝶骨骨折　sphenoid bone fracture
顶骨恶性肿瘤　malignant neoplasm of parietal bone
短颌　brachygnathia
短面综合征　short face syndrome
短头畸形　brachycephaly　［又称］平头畸形△
多发性纤维上皮增生　multiple fibroepithelial hyperplasia
多生牙　supernumerary tooth　［又称］额外牙△
多涎　sialorrhea ptyalism　［又称］唾液外溢症△
多形红斑　erythema multiforme
多形性低度恶性腺癌　polymorphous low-grade denocarcinoma，terminal duct carcinoma，lobular carcinoma　［又称］终末导管癌△，小叶癌△
额部皮肤恶性肿瘤　forehead skin malignant neoplasm
额窦恶性肿瘤　frontal sinus malignant neoplasm
额窦骨折　frontal sinus fracture
额缝早闭　metopic synostosis
额骨恶性肿瘤　frontal bone malignant neoplasm
额骨粉碎性骨折　comminuted fracture of frontal bone
额骨外伤性缺损　traumatic defect of frontal bone
恶性成釉细胞瘤　malignant ameloblastoma
恶性黑色素瘤　malignant melanoma
恶性混合瘤　malignant mixed tumor　［又称］恶性多形性腺瘤△
恶性淋巴瘤　malignant lymphoma
腭白斑　leukoplakia of palate
腭扁桃体恶性肿瘤　malignant neoplasm of palatine tonsil
腭部瘢痕组织　scar tissue of palate
腭部恶性肿瘤　malignant neoplasm of roof of mouth　［又称］口顶恶性肿瘤△
腭部溃疡　ulcer of palate
腭部炎性假瘤　inflammatory pseudotumor of palate
腭部肿物　neoplasm of palate
腭垂恶性肿瘤　uvula malignant neoplasm　［又称］悬雍垂恶性肿瘤△
腭垂肥大　hypertrophy of uvula　［又称］悬雍垂肥大△
腭垂继发恶性肿瘤　uvula secondary malignant neoplasm　［又称］悬雍垂继发恶性肿瘤△
腭垂良性肿瘤　uvula benign tumor　［又称］悬雍垂良性肿瘤△
腭垂囊肿　cyst of uvula　［又称］悬雍垂囊肿△
腭垂息肉　polyp of uvala　［又称］悬雍垂息肉△
腭恶性肿瘤　malignant neoplasm of palate
腭骨骨折　palatine bone fracture　［又称］腭部骨折△
腭骨结核　tuberculosis of ossa palatinum
腭骨囊肿　palatine bone cyst
腭后天畸形　acquired deformity of palate
腭继发恶性肿瘤　secondary malignant neoplasm of palate
腭交界性肿瘤　borderline tumor of palate
腭卡波西肉瘤　Kaposi sarcoma of palate
腭开放性损伤　open injury of palate　［又称］上腭开放性损伤△

腭溃疡穿孔　perforation due to ulceration of palate
腭良性肿瘤　benign neoplasm of palate
腭裂　cleft palate
腭裂术后腭瘘　palatal fistula after cleft palate operation
腭裂术后腭咽闭合不全　velopharyngeal insufficiency secondary to cleft palate operation
腭裂术后语音障碍　voice disorders with post-palatoplasty
腭裂修复术后复裂　cleft relapse after cleft palate repair operation
腭隆凸　torus palatinus
腭黏膜角化不良　dyskeratosis of palatine mucosa
腭黏膜息肉　mucosal polyp of palate
腭黏膜炎　stomatitis of palatine mucosa
腭乳头囊肿　palatine papilla cyst
腭舌弓恶性肿瘤　malignant neoplasm of palatoglossal arch
腭生物学行为未定肿瘤　neoplasm of uncertain behavior of palate
腭心面综合征　velo-cardio-facial syndrome
腭血肿　hematoma of palate
腭咽闭合不良　velopharyngeal insufficiency　［又称］腭咽闭合不全△
腭移植皮瓣坏死　transplanted flap necrosis of palate
腭隐裂　submucous cleft palate　［又称］黏膜下腭裂△
腭正中囊肿　median palatal cyst
儿童复发性腮腺炎　recurrent parotitis in childhood
耳部结缔组织良性肿瘤　benign neoplasm of connective tissue of ear
耳部肿物　mass of ear
耳郭损伤　injury of auricle
耳黑色素细胞痣　melanocytic nevus of ear
耳结缔组织生物学行为未定肿瘤　neoplasm of uncertain behavior of connective tissue of ear
耳结缔组织肿瘤　neoplasm of connective tissue of ear
耳淋巴结继发恶性肿瘤　secondary malignant neoplasm of auricular lymph node
耳皮肤原位癌　carcinoma in situ of skin of ear
耳浅表损伤　superficial injury of car
发育性根侧囊肿　developmental lateral periodontal cyst
发育性颌骨疾患　developmental disorder of jaw
发育性牙变色　colour change during tooth formation
发育性牙源性囊肿　developmental odontogenic cyst
反𬌗　cross bite，counter bite　［又称］反咬合△
反映全身疾病的牙周炎　periodontitis as a manifestation of systemic diseases
范德沃德综合征　Van der Woude syndrome　［又称］唇陷窝 - 唇裂△，唇窝 - 唇裂与腭裂综合征△
方颏畸形　square chin deformity
放射性颌骨骨髓炎　radioactive osteomyelitis of jaw
放射性颌骨坏死　radiation maxilla necrosis　［又称］放射性颌骨骨坏死△
放射性口腔黏膜炎　radiation oral mucositis
放射性口炎　radiation stomatitis　［又称］放射治疗诱发性口腔黏膜炎△
放射性黏膜反应　radiotherapy induced mucosal reaction
放射性皮肤反应　radiotherapy induced cutaneous reaction
放射性腮腺炎　radiation parotitis
放射性牙釉质病　irradiated enamel
放射性咽炎　radioactive pharyngitis
非典型性面痛　atypical facial pain
非霍奇金淋巴瘤　non-Hodgkin lymphoma
非流行性腮腺炎假瘤　non epidemic mumps pseudotumor
非龋性牙体缺损　noncarious tooth defect
非牙源性牙痛　non-odontogenic tooth pain
分叉舌　bifid tongue
氟牙症　dental fluorosis，mottled enamel　［又称］氟斑牙△
附耳　accessory ear
复发性坏死性黏膜腺周围炎　periadenitis mucosa necrotica recurrens
复发性口腔溃疡　recurrent oral ulcer，recurrent aphthous ulcer　［又称］复发性阿弗他溃疡△

复发性疱疹性口炎　recurrent herpetic stomatitis
复杂冠根折　complicated crown-root fracture
复杂冠折　complicated crown fracture
副鼻窦肿瘤　neoplasm of accessory sinuses
副腮腺恶性肿瘤　malignant neoplasm of accessory parotid gland
覆合覆盖关系异常　anomaly of overjet and overbite
干槽症　dry socket
干髓术后牙　tooth after pulp mummification
干燥综合征　Sjögren syndrome　［又称］舍格伦综合征△
感染性口角炎　infective angular cheilitis
高位埋伏阻生上颌第三磨牙　embedded maxillary third molar of high site
戈尔登哈尔综合征　Goldenhar syndrome
歌舞伎综合征　Kabuki syndrome
个别乳磨牙早失　early loss of individual primary tooth
根侧牙周囊肿　lateral periodontal cyst
根端囊肿　radicular cyst
根分歧病变　furcation involvement　［又称］根分叉病变△
根管治疗牙　tooth after root canal therapy
根尖周囊肿　periapical cyst
根尖周脓肿　periapical abscess　［又称］根尖脓肿△
根尖周脓肿伴窦道　periapical abscess with sinus tract　［又称］根尖周脓肿伴有窦道△
根尖周脓肿伴有黏膜窦道　periapical abscess with sinus tract of mucosa
根尖周脓肿伴有皮肤窦道　periapical abscess with cutaneous sinus
根尖周脓肿不伴有窦道　periapical abscess without sinus
根尖周肉芽肿　periapical granuloma　［又称］根尖肉芽肿△
根尖周牙骨质异常增生　periapical cemental dysplasia　［又称］根尖周牙骨质结构不良△
根尖周炎　apical periodontitis，periapical periodontitis，apical paradentitis
根尖周致密性骨炎　periapical condensing osteitis
根龋　root caries　［又称］根面龋△
根折　root fracture
根纵裂　vertical root fracture　［又称］根裂△
功能性构音障碍　functional articulation disorder
孤立性骨囊肿　solitary bone cyst
骨和骨髓继发性恶性肿瘤　secondary malignant neoplasm of bone and bone marrow
骨化性纤维瘤　ossifying fibroma
骨尖　bong tip
骨巨细胞瘤　giant cell tumor
骨开窗　fenestration
骨开裂　dehiscence
骨隆突　torus
骨外成釉细胞瘤　extraosseous ameloblastoma　［又称］外周性成釉细胞瘤△
骨性Ⅰ类畸形　class Ⅰ skeletal deformity　［又称］骨性Ⅰ类错殆△
骨性Ⅱ类畸形　class Ⅱ skeletal deformity　［又称］骨性Ⅱ类错殆△
骨性Ⅲ类畸形　class Ⅲ skeletal deformity　［又称］骨性Ⅲ类错殆△
骨性颞下颌关节强直　bony ankylosis oftemporomandibular joint　［又称］骨性强直△
骨牙粘连　ankylosed tooth　［又称］固连牙△
骨样牙本质　osteoid dentin
骨源性恶性肿瘤　osteogenic malignant neoplasm
骨源性良性肿瘤　osteogenic benign tumor
骨折错位愈合　malposed healing fracture
关节囊扩张伴关节盘附着松弛　dilatation of joint capsule with laxity of attachment of articular disc
关节盘穿孔　articular disc perforation
关节盘穿孔、破裂　articular disc perforation and rupture
关节盘绞锁　articular disc with intermittent locking
关节盘移位　articular disc displacement
冠 - 根比例异常　anomaly of crown-root ratio
冠根折　crown-root fracture

冠折　crown fracture
冠折露髓　crown fracture with pulp exposure
冠周脓肿　pericoronal abscess
冠周炎　pericoronitis
管状腺瘤　canalicular adenoma
光化性唇炎　actinic cheilitis　［又称］日光性唇炎△
广泛坏死性口底蜂窝织炎　widespread necrotizing cellulitis of floor of mouth
过大牙　macrodontia　［又称］巨牙症△
过敏性接触性口炎　allergic contacted stomatitis
过敏性口炎　allergic stomatitis
过长牙　overerupted tooth　［又称］下垂牙△
含牙囊肿　dentigerous cyst
殆干扰　occlusal interference
殆紊乱　occlusion disorder
颌骨闭合异常　abnormal jaw closure　［又称］异常颌闭合△
颌骨不对称　jaw asymmetry
颌骨出血性囊肿　haemorrhagic cyst of jaw
颌骨大小畸形　anomaly of jaw size
颌骨动脉瘤性囊肿　aneurysmal cyst of jaw
颌骨动脉瘤样骨囊肿　aneurysmal bone cyst of jaw　［又称］颌骨动脉瘤性骨囊肿△
颌骨多发性骨髓瘤　multiple myeloma of jaw
颌骨发育不足　jaw hypoplasia
颌骨放线菌病　maxillar actinomycosis　［又称］颌面部放线菌病△
颌骨骨坏死　osteonecrosis of jaw
颌骨骨髓炎　osteomyelitis of jaw　［又称］颌骨骨炎△
颌骨骨移植后组织瓣坏死　tissue flap necrosis after jaw bony transplantation
颌骨骨质增生　hyperostosis of jaw
颌骨含牙囊肿　dentigerous cyst of jaw
颌骨后天畸形　acquired deformity of jaw
颌骨坏死　osteonecrosis of jaw
颌骨畸形　jaw deformity
颌骨疾病　jaw disease
颌骨继发恶性肿瘤　secondary malignant neoplasm of jaw
颌骨交界性肿瘤　borderline tumor of jaw　［又称］颌面部骨生物学行为未定肿瘤△
颌骨结缔组织恶性肿瘤　connective tissue malignant neoplasm of jaw
颌骨结缔组织继发恶性肿瘤　secondary malignant neoplasm of jaw connective tissue
颌骨结核　tuberculosis of jaw
颌骨巨细胞修复性肉芽肿　giant cell reparative granuloma of jaw［又称］颌骨巨细胞肉芽肿△
颌骨瘤样纤维组织增生　tumor-like fibrous tissue hyperplasia of jaw
颌骨囊肿　cyst of jaw　［又称］上颌骨囊肿△，下颌骨囊肿△，巨脑畸形 - 颌骨囊肿△
颌骨潜伏性骨囊肿　latent bone cyst of jaw
颌骨缺损　jaw defect
颌骨肉芽肿　granuloma of jaw　［又称］颌肉芽肿△
颌骨死骨　sequestrum of jaw
颌骨外生骨疣　exostosis of jaw
颌骨先天畸形　congenital jaw malformation
颌骨纤维性发育不良　fibrous hypogenesis of jaw
颌骨纤维异常增殖症　fibrous dysplasia of jaw　［又称］颌骨纤维结构不良△
颌骨血管畸形　vessel malformation of jaw
颌骨血外渗性囊肿　haemorrhagic cyst of jaw
颌骨牙源性角化囊肿　odontogenic keratocyst of jaw
颌骨牙源性囊肿　odontogenic cyst of jaw
颌骨炎性窦道　fistula of jaw inflammation
颌骨炎性增生　inflammatory hyperplasia of jaw
颌骨中心性癌　central carcinoma of jaw　［又称］颌骨原发性鳞癌△
颌骨中心性巨细胞病变　central giant cell lesion of jaw

颌骨肿物　mass of jaw, jaw mass
颌间间隙　intermaxillary space
颌间挛缩　intermaxillary contraction
颌裂　cleft jaw
颌面部爆炸伤　maxillofacial blast injury
颌面部多发伤　multiple maxillofacial injuries
颌面部多间隙感染　maxillofacial multiple space infection
颌面部骨动脉瘤样骨囊肿　aneurysmal bone cyst of maxillofacial bone
颌面部骨恶性肿瘤　malignant neoplasm of maxillofacial bone
颌面部骨良性肿瘤　benign neoplasm of maxillofacial bone
颌面部骨源性恶性肿瘤　maxillofacial bone malignant neoplasm
颌面部核武器伤　maxillofacial nuclear weapon injury
颌面部化学武器伤　chemical weapon injury of maxillofacial region
颌面部间隙感染　maxillofacial spacial infection
颌面部淋巴瘤　lymphoma of maxillofacial region
颌面部囊肿　maxillofacial cyst
颌面部枪弹伤　maxillofacial gunshot wound
颌面部软组织恶性肿瘤　malignant neoplasm of soft tissue in maxillofacial region
颌面部软组织缺损　maxillofacial soft tissue defect
颌面部软组织损伤　maxillofacial soft tissue injury
颌面部烧伤　maxillofacial burn
颌面部外伤　maxillofacial injury
颌面部血管瘤　maxillofacial hemangioma
颌面部异物　foreign body in maxillofacial region
颌面部战伤　maxillofacial battle injury
颌面部肿痛　neoplasm in maxillofacial region
颌面颈部血管瘤　hemangioma in maxillofacial and neck region
颌面磨损　occlusal attrition
颌面缺损　maxillofacial defect　［又称］颜面缺损△
颌下淋巴结肿大　enlarged lymph node of base of submandibular
颌下腺脓肿　abscess of submandibular gland
黑毛舌　black hairy tongue
黑色素神经外胚瘤　melanotic neuroectodermal tumor
红斑型念珠菌病　erythematous candidosis
喉咽肿瘤　hypopharynx tumor
后天性额骨畸形　acquired frontal bone deformity
后天性颊畸形　acquired buccal deformity
后天性颏畸形　acquired chin deformity
后天性颅骨畸形　acquired skull deformity
后天性面部畸形　acquired facial deformity
后天性前额畸形　acquired deformity of forehead
后天性小口畸形　acquired microstomia
后天牙列缺失Ⅰ类　acquired edentulous jaw, class Ⅰ
后天牙列缺失Ⅱ类　acquired edentulous jaw, class Ⅱ
后天牙列缺失Ⅲ类　acquired edentulous jaw, class Ⅲ
后天牙列缺失Ⅳ类　acquired edentulous jaw, class Ⅳ
后天牙列缺损Ⅰ类　acquired partial edentulous jaw, class Ⅰ
后天牙列缺损Ⅱ类　acquired partial edentulous jaw, class Ⅱ
后天牙列缺损Ⅲ类　acquired partial edentulous jaw, class Ⅲ
后天牙列缺损Ⅳ类　acquired partial edentulous jaw, class Ⅳ
后牙开𬌗　posterior open bite
后牙锁𬌗　posterior cross bite
化脓性颌骨骨髓炎　pyogenic osteomyelitis of jaw
化脓性颞下颌关节炎　suppurative temporomandibular arthritis
化脓性腮腺炎　pyogenic parotitis
化脓性牙龈炎　pyogenic gingivitis
化学性急性牙周损伤　chemical acute periodontal disease
化学治疗诱发的口腔黏膜炎　chemotherapy-induced oral mucositis
坏疽性口炎　gangrenous stomatitis, noma
坏死溃疡性龈口炎　necrotizing ulcerative gingivostomatitis
坏死性溃疡性口炎　necrotizing ulcerative stomatitis
坏死性唾液腺化生　necrotizing sialometaplasia　［又称］坏死性涎腺化生△

坏死性牙周病　necrotizing periodontal diseases, NPD
环形龋　ring caries
环状软骨骨折　fracture of cricoid cartilage　［又称］环状软骨断裂△
黄毛舌　yellow hairy tongue
喙突骨折　coracoid process fracture
喙突过长　coronoid process hyperplasia
混合瘤　pleomorphic adenoma, mixed tumor　［又称］混合瘤多形性腺瘤△
混合性呼吸睡眠暂停综合征　mixed sleep apnea syndrome
混合性牙瘤　complex odontoma
获得性牙列缺损　acquired dentition defect
肌间血管畸形　intermuscular vascular malformation
肌筋膜疼痛　myofascial pain　［又称］肌筋膜痛△
肌上皮癌　myoepithelial carcinoma
肌上皮岛　myoepithelial island
肌上皮瘤　myoepithelioma
基底细胞癌　basal cell carcinoma
基底细胞腺癌　basal cell adenocarcinoma
基底细胞腺瘤　basal cell adenoma
基底细胞型成釉细胞瘤　basal cell type of ameloblastoma
基台折断　abutment fracture
畸形舌侧尖　talon cusp　［又称］畸形舌尖△
畸形舌侧窝　invaginated lingual fossa
畸形中央尖　abnormal central cusp
急性多发性龈脓肿　acute multiple gingival abscess
急性非特异性龈炎　acute non-specific gingivitis
急性根尖周炎　acute apical periodontitis
急性𬌗创伤　acute occlusal trauma
急性化脓性边缘性颌骨骨髓炎　acute suppurative marginal osteomyelitis of jaw
急性化脓性根尖周炎　acute suppurative apical periodontitis
急性化脓性腮腺炎　acute pyogenic parotitis
急性化脓性牙髓炎　acute suppurative pulpitis
急性化脓性中央性颌骨骨髓炎　acute suppurative central osteomyelitis of jaw
急性坏死性溃疡性龈口炎　acute necrotizing ulcerative gingivostomatitis　［又称］坏死性龈口炎△
急性坏死性溃疡性龈炎　acute necrotizing ulcerative gingivitis, ANUG
急性浆液性根尖周炎　acute serous apical periodontitis
急性浆液性牙髓炎　acute serous pulpitis
急性链球菌性龈口炎　acute streptococcal gingivostomatitis
急性腮腺炎　acute parotitis
急性外耳道炎　acute otitis externa
急性下颌下淋巴结炎　acute submaxillary lymphadenitis
急性牙髓炎　acute pulpitis
急性龈乳头炎　acute papillary gingivitis
棘皮瘤型成釉细胞瘤　acanthomatous ameloblastoma
继发龋　secondary caries
家族性和周期性白细胞缺乏症牙周病损　family and periodic leukocyte deficiency associated with periodontal damage
家族性巨颌症　cherubism
颊白斑　leukoplakia of cheek
颊部穿透伤　perforating wound of cheek
颊部恶性肿瘤　buccal malignant neoplasm　［又称］颊恶性肿瘤△
颊部交界性肿瘤　borderline tumor of cheek
颊部良性肿瘤　buccal benign tumor
颊部瘘管　buccal fistula
颊部软组织缺损　buccal soft tissue defect
颊部血管畸形　buccal vascular malformation
颊部炎性假瘤　inflammatory pseudotumor of cheek
颊部肿物　mass of cheek
颊侧牙龈恶性肿瘤　buccal gingival malignant neoplasm
颊沟后天畸形　acquired deformity of buccal groove
颊和唇咬伤　lip and buccal biting

颊间隙感染　buccal space infection
颊间隙感染伴脓肿　buccal space infection with abscess
颊开放性损伤　buccal open injury
颊溃疡　ulcer of cheek
颊瘘　buccal fistula
颊囊肿　buccal cyst　［又称］颊部囊肿△
颊黏膜恶性肿瘤　buccal mucosa malignant neoplasm
颊黏膜继发恶性肿瘤　secondary malignant neoplasm of buccal mucosa
颊黏膜良性肿瘤　benign tumor of buccal mucosa
颊黏膜脓肿　buccal mucosa abscess　［又称］颊部脓肿△
颊黏膜原位癌　carcinoma in situ of cheek mucosa
颊系带附着异常　buccal frenum attachment abnormality
颊向阻生　buccal impaction
颊移植皮瓣坏死　transplanted flap necrosis of cheek
颊原位癌　carcinoma in situ of cheek
颊组织部分缺损　partial defect of buccal tissue
颊组织洞穿性缺损　buccal tissue perforating defect
颊组织撕脱伤　avulsion injury of buccal tissue
甲状软骨折　fracture of thyroid cartilage　［又称］甲状软骨断裂△
甲状舌管囊肿　thyroglossal cyst
假关节形成　pseudoarticulation formation
假膜型念珠菌病　pseudomembranous candidiasis
尖头多趾并趾畸形　carpenter syndrome
间杂型红斑　interspersed erythroplakia
简单冠根折　uncomplicated crown-root fracture
浆细胞龈炎　plasma cell gingivitis　［又称］浆细胞性龈炎△
交界性肿瘤　borderline tumor
疖　furuncle
接触性变应性口炎　contact allergic stomatitis　［又称］接触性口炎△
接触性口角炎　contact angular cheilitis
接触性皮炎　contact dermatitis
结合牙　concrescence of tooth
结核病　tuberculosis
结节病　sarcoidosis
结节性白斑　nodular leukoplakia
近中向阻生　mesioangular impaction
近中埋伏下颌第三磨牙　mesioangular embedded lower third molar
近中阻生智齿　mesial impacted wisdom tooth
茎突过长　elongated styloid process
颈部表皮样囊肿　epidermoid cyst of neck
颈部多处浅表损伤　multiple superficial injuries of neck
颈部多间隙感染　multi-space infection of neck
颈部恶性黑色素瘤　malignant melanoma of neck
颈部恶性肿瘤　neck malignant neoplasm
颈部坏死性筋膜炎　necrotizing fasciitis of neck
颈部继发恶性肿瘤　secondary malignant neoplasm of neck　［又称］颈部继发性恶性肿瘤△
颈部间隙感染　space infection of neck
颈部间隙感染伴脓肿　neck space infection with abscess
颈部结缔组织恶性肿瘤　malignant neoplasm of cervical connective tissue
颈部结缔组织良性肿瘤　connective tissue benign tumor of neck　［又称］颈结缔组织良性肿瘤△
颈部结缔组织生物学行为未定肿瘤　neoplasm of uncertain behavior of connective tissue of neck
颈部结缔组织肿瘤　neoplasm of connective tissue of neck
颈部局部肿物　localized mass of neck
颈部巨大淋巴管瘤　giant lymphangioma of neck
颈部良性肿瘤　cervical benign tumor
颈部淋巴畸形　lymphatic malformation of neck
颈部淋巴管瘤　cervical lymphangioma
颈部淋巴结反应性增生　reactive hyperplasia of cervical lymph node
颈部淋巴结继发恶性肿瘤　secondary malignant neoplasm of cervical lymph node

颈部淋巴结结核　lymphoid tuberculosis of neck　［又称］颈淋巴结结核△
颈部淋巴结转移　cervical lymph node metastasis
颈部淋巴结转移复发　cervical lymph node metastasis recurrence
颈部淋巴瘤　neck lymphoma
颈部皮肤恶性肿瘤　malignant neoplasm of neck skin
颈部皮肤脓肿　abscess of skin of neck
颈部皮脂腺囊肿　neck sebaceous cyst
颈部气管软骨骨折　cervical tracheal cartilage fracture　［又称］开放性气管软骨断裂△
颈部神经损伤　cervical nerve injury
颈部血管畸形　neck vascular malformation
颈部血管瘤　cervical hemangioma
颈部脂肪瘤　neck lipoma
颈部转移癌　cervical metastasis
颈动脉损伤　injury of carotid artery
颈交界性肿瘤　borderline tumor of neck
颈静脉交界性肿瘤　borderline tumor of jugular
颈静脉球交界性肿瘤　borderline glomus jugular tumor
颈淋巴结转移　cervical lymph node metastasis
颈皮肤原位癌　neck skin carcinoma in situ　［又称］颈部皮肤原位癌△
颈蹼　webbing of neck
净齿剂牙磨损　dental abrasion due to dentifrice　［又称］刷牙磨损△
静脉畸形　venous malformation
静止龋　arrested caries
局部牙周引起的牙列缺损或缺失　defect or loss of denture due to local periodontal disease
局限性淋巴结增大　localized enlarged lymph node
局限性牙槽骨骨炎　localized alveolar osteitis
局灶性上皮增生　focal epithelial hyperplasia
咀嚼肌结核　masticatory muscle tuberculosis
咀嚼肌痉挛　masticatory spasm
咀嚼肌群痉挛　masticatory muscle spasm
咀嚼肌疼痛　masticatory muscles pain
巨唇　macrocheilia
巨大牙骨质瘤　gigantiform cementoma
巨颌　macrognathia
巨颌症　cherubism
巨舌　macroglossia　［又称］巨舌症△
巨细胞肉芽肿　giant cell granuloma
巨细胞透明血管病　giant cell hyaline angiopathy
巨细胞性牙龈瘤　giant cell epulis
嚼肌肥大　masseteric hypertrophy　［又称］咬肌肥大△
均质性白斑　homogeneous leukoplakia
均质性红斑　homogenous erythroplakia
菌斑性龈炎　plaque-induced gingivitis
卡他性口炎　catarrhal stomatitis
开放性唇部损伤　open lip injury
开放性耳后损伤伴异物　open wound of behind ear with foreign body
开放性眶骨骨折　open fracture of orbital bone
开放性颧骨骨折　open fracture of zygomatic bone
开放性腮腺管断裂　open rapture of parotid duct
开放性牙槽骨骨折　open fracture of alveolar bone
开𬌗畸形　open bite deformity
颏部后缩畸形　retrusion deformity of chin
颏部畸形　chin malformation
颏垂直向发育不足　vertical deficiency of chin
颏垂直向发育过度　vertical hypergenesis of chin
颏后缩　chin retrusion　［又称］颏后缩畸形△
颏继发恶性肿瘤　chin secondary malignant neoplasm
颏前后向发育不足　anterior and posterior deficiency of chin（saggital deficiency of chin）［又称］颏矢状向发育不足△
颏前后向发育过度　anterior and posterior hypergenesis of chin（saggital hypergenesis of chin）［又称］颏矢状向发育过度△

颏前突　chin protrusion

颏水平向发育不足　horizontal chin deficiency

颏水平向发育过度　horizontal chin hypergenesis

颏下恶性肿瘤　malignant neoplasm of submental area

颏下间隙感染　submental space infection

颏下间隙感染伴脓肿　submental space infection with abscess

颏下淋巴结结核　submental lymph node tuberculosis

颏下慢性淋巴结炎　submental chronic lymphadenitis　［又称］慢性颏下淋巴结炎△

颏下肿物　submental mass

颗粒细胞型成釉细胞瘤　granular cell type ameloblastoma

颗粒型红斑　granular erythroplakia

髁头骨折　condylar head fracture

髁突发育异常　developmental anomaly of condyle

髁突肥大　condylar hypertrophy

髁突粉碎性骨折　comminuted condylar fracture

髁突骨炎　inflammation of condyle

髁突骨折　condyle fracture　［又称］下颌骨髁突骨折△

髁突基部骨折　condylar base fracture

髁突颈部骨折　condylar neck fracture

髁突良性肥大　benign hypertrophy of condyle

髁突良性肿瘤　condyle benign tumor　［又称］髁突骨瘤△

髁突囊内骨折　intracapsular condyle fracture

髁突囊肿　condylar cyst

髁突下骨折　subcondylar fracture

壳状牙　shell tooth

可复性关节盘前移位　anterior disc displacement with reduction

可复性盘移位　reversible disc displacement

可复性牙髓炎　reversible pulpitis

克鲁宗综合征　Crouzon's syndrome　［又称］鹦鹉头综合征△，Virchow综合征△，先天性尖头并指／趾畸形综合征△，狭颅综合征△

口、咽烧伤　burn of mouth and pharynx

口鼻腔瘘　oroantral fistula

口臭　fetor oris

口底恶性肿瘤　malignant neoplasm of floor of mouth

口底蜂窝织炎　cellulitis of floor of mouth

口底交界性肿瘤　borderline tumor of mouth floor

口底良性肿瘤　benign tumor of floor of mouth

口底皮样囊肿　dermoid cyst of floor of mouth

口底前部恶性肿瘤　malignant neoplasm of anterior floor of mouth

口底炎性假瘤　inflammatory pseudotumor of floor of mouth

口底移植皮瓣坏死　transplanted flap necrosis of mouth floor

口底原位癌　carcinoma in situ of floor of mouth

口底肿物　mass of floor of mouth

口蜂窝织炎和脓肿　mouth cellulitis and abscess

口干燥症　xerostomia

口呼吸不良习惯　mouth breathing

口呼吸习惯　mouth breathing habit

口角炎　angular cheilitis

口面部肉芽肿病　orofacial granulomatosis

口内单纯疱疹　oral herpes simplex

口内异物　oral foreign body

口前庭恶性肿瘤　malignant neoplasm of oral vestibule　［又称］口腔前庭恶性肿瘤△

口腔白斑病　oral leukoplakia

口腔白色角化症　white keratosis in oral cavity　［又称］口腔白角化病△

口腔表皮样囊肿　oral epidermoid cyst

口腔病灶感染　oral focal infection

口腔不良习惯　deleterious oral habit

口腔单纯疱疹　oral herpes simplex

口腔动静脉畸形　arteriovenous malformation of oral cavity

口腔恶性肿瘤　oral malignant neoplasm

口腔发育性（非牙源性）囊肿　oral developmental (non-odontogenic) cyst　［又称］口腔区域发育性（非牙源性）囊肿△

口腔感染　oral infection

口腔颌面部蜂窝织炎和脓肿　oral and maxillofacial cellulitis and abscess

口腔颌面部间隙感染　oral and maxillofacial space infection

口腔颌面部损伤　oral and maxillofacial trauma

口腔黑斑　oral melanoplakia　［又称］口腔黑斑症△，黏膜黑斑△

口腔红斑　oral erythroplakia　［又称］增殖性红斑△，红色增殖性病变△，奎来特红斑△

口腔继发恶性肿瘤　secondary malignant neoplasm of oral cavity

口腔颊膜恶性肿瘤　malignant neoplasm of buccal mucosa of oral cavity

口腔结核　oral tuberculosis

口腔静脉畸形　venous malformation of oral cavity

口腔溃疡　oral ulcer

口腔良性肿瘤　oral benign tumor

口腔淋巴上皮囊肿　lymphoepithelial cyst of oral cavity

口腔瘘管　oral fistula

口腔囊肿　oral cyst　［又称］口腔区囊肿△

口腔内淋巴管畸形　oral lymphatic malformation　［又称］口腔淋巴管畸形△

口腔内淋巴管瘤　oral lymphangioma　［又称］口腔淋巴管瘤△

口腔内脓肿　oral abscess　［又称］口腔脓肿△

口腔内血管增生　oral vascular hyperplasia

口腔黏膜出血　oral mucous hemorrhage

口腔黏膜恶性黑色素瘤　malignant melanoma of oral mucosa

口腔黏膜恶性肿瘤　malignant neoplasm of oral mucosa

口腔黏膜过度角化　hyperkeratosis of oral mucosae

口腔黏膜黑斑　black spots of oral mucosa

口腔黏膜黑色素瘤　malignant melanoma of oral mucosa

口腔黏膜化脓性肉芽肿　pyogenic granuloma of oral mucosa

口腔黏膜浆细胞肉芽肿　plasma cell granuloma of oral mucosa

口腔黏膜结节病　sarcoidosis of oral mucosa

口腔黏膜开放性损伤　open injury of oral mucosa　［又称］唇和口腔开放性伤口△

口腔黏膜溃疡　ulcer of oral mucosa　［又称］口腔黏膜炎（溃疡性）△

口腔黏膜黏液囊肿　mucocele of oral mucosa

口腔黏膜肉芽肿和类肉芽肿损害　granuloma of oral mucosa and granuloma-like lesion

口腔黏膜色素异常　pigment disorder on oral mucosa　［又称］釉质裂（非复杂牙冠裂）△

口腔黏膜色素痣　melanocytic nevus of oral mucosa

口腔黏膜嗜酸性肉芽肿　eosinophilic granuloma of oral mucosa

口腔黏膜下纤维性变　oral submucous fibrosis, OSF　［又称］口腔黏膜下纤维化△

口腔黏膜炎性增生　inflammatory hyperplasia of oral mucosa　［又称］口腔炎性肿块△

口腔黏液腺囊肿　oral mucocele　［又称］口腔黏液囊肿△

口腔念珠菌病　oral candidiasis　［又称］口腔真菌感染△

口腔皮肤瘘　fistula from oral cavity to skin

口腔皮样囊肿　oral dermoid cyst

口腔浅表损伤　oral superficial injury

口腔软组织移植皮瓣坏死　oral soft tissue transplanted flap necrosis

口腔软组织异物　foreign body of soft tissue of oral cavity

口腔上颌窦瘘　oroantral fistula

口腔生物学行为未定肿瘤　neoplasm of uncertain behavior of oral cavity

口腔修复体边缘不良　dental restoration failure of margin

口腔修复体导致的过敏　allergy to existing dental restoration

口腔修复体美观缺陷　poor aesthetic of existing dental restoration

口腔修复体外形不良　poor counter of dental restoration

口腔修复体悬突　overhanging of dental restoration

口腔修复体折裂　fractured dental restoration　［曾称］修复体崩瓷*

口腔血管畸形　oral vascular malformation

口腔血管瘤　oral hemangioma

口腔原位癌　oral carcinoma in situ

口腔肿物　oral mass
口腔周围浆细胞增多综合征　syndrome of circumorificial plasmacytosis
口炎　stomatitis　［又称］口腔炎△,口腔黏膜炎△
口咽癌　oropharyngeal cancer
口咽侧壁恶性肿瘤　malignant neoplasm of lateral wall oropharynx
口咽恶性肿瘤　malignant neoplasm of oropharynx
口咽后壁恶性肿瘤　malignant neoplasm of posterior oropharynx wall
口咽连接部恶性肿瘤　malignant neoplasm of oral-pharyngeal junction
口咽良性肿瘤　benign tumor of oropharynx
眶骨恶性肿瘤　malignant neoplasm of orbital bone
眶距过宽征　orbital hypertelorism
眶上神经损伤　injury of supraorbital nerve
眶下间隙感染　infraorbital space infection
眶下间隙感染伴脓肿　infraorbital space infection with abscess
溃疡性白斑　ulcerous type of leukoplakia
溃疡性口炎　ulcerative stomatitis
溃疡性龈炎　ulcerous gingivitis
莱特伍德 - 奥尔布赖特综合征　Lightwood-Albright syndrome
朗格汉斯细胞组织细胞增生症　Langerhans cell histiocytosis
肋骨分叉 - 基底细胞痣 - 颌骨囊肿综合征　bifid rib-basal cell nevus-jaw cyst syndrome　［又称］痣样基底细胞癌综合征△,Gorlin 综合征△
泪溢　epiphora
梨状窦恶性肿瘤　malignant neoplasm of pyriform sinus
犁骨恶性肿瘤　vomer malignant neoplasm
李弗特Ⅰ型骨折　Le Fort Ⅰ fracture,horizontal fracture of maxilla　［又称］上颌骨牙槽突水平骨折△
李弗特Ⅱ型骨折　Le Fort Ⅱ fracture,pyramidal fracture of maxilla　［又称］上颌骨锥形骨折△
李弗特Ⅲ型骨折　Le Fort Ⅲ fracture,transverse fracture of maxilla　［又称］上颌骨高位横行骨折△
粒细胞缺乏症牙周病损　agranulocytosis associated with periodontal damage
良性成牙骨质细胞瘤　benign cementoblastoma
良性淋巴上皮病变　benign lymphoepithelial lesion　［又称］Mikulicz 病△
良性淋巴组织增生性唇炎　cheilitis of benign lymphadenosis
良性脂肪瘤样肿瘤　benign lipomatous tumor
裂纹舌　fissured tongue　［又称］舌裂△,沟纹舌△,皱襞舌△,脑回舌△
邻面磨损　wear of approximal of tooth　［又称］牙邻面磨耗△
临床牙冠过短　short clinical crown of tooth
淋巴结多发转移　multiple lymph node metastasis
淋巴水肿　lymphedema
鳞状细胞乳头状瘤　squamous cell papilloma
流涎　sialorrhea　［又称］流涎症△
流行性腮腺炎　epidemic parotitis　［又称］急性流行性腮腺炎△
流行性腮腺炎并发下颌下腺炎　epidemic parotitis and submandibular sialadenitis
颅底脑脊液瘘　cerebrospinal fluid leak of base of skull
颅缝早闭　craniosynostosis　［又称］颅骨缝早闭△
颅骨恶性肿瘤　malignant neoplasm of skull
颅骨和颌面部骨恶性肿瘤　malignant neoplasm of skull and maxillo-facial bone
颅骨交界性肿瘤　borderline tumor of skull
颅骨良性肿瘤　benign tumor of skull
颅骨血管畸形　vascular malformation of skull
颅骨血管瘤　hemangioma of skull
颅骨脂肪瘤　lipoma of skull
颅面骨恶性肿瘤　craniofacial bone malignant neoplasm
罗森米窝恶性肿瘤　Rosenmüller's fossa malignant neoplasm　［又称］咽隐窝恶性肿瘤△
螺丝松动　screw loosening
螺丝折断　screw fracture
滤泡型成釉细胞瘤　follicular ameloblastoma
埋伏多生牙　wholly impacted supernumerary tooth,embedded supernumerary teeth

埋伏牙　embedded tooth
慢性闭锁性牙髓炎　chronic closed pulpitis　［又称］牙髓炎△
慢性唇炎　chronic cheilitis　［又称］慢性非特异性唇炎△
慢性复发性腮腺炎　chronic recurrent parotitis
慢性根尖周炎　chronic periapical periodontitis
慢性根尖周炎急性发作　acute occurrence of chronic periapical periodontitis
慢性化脓性边缘性颌骨骨髓炎　chronic pyogenic marginal osteomyelitis of jaw
慢性化脓性腮腺炎　chronic suppurative parotitis
慢性化脓性中央性颌骨骨髓炎　chronic pyogenic central osteomyelitis of jaw
慢性颈淋巴结炎　chronic cervical lymphadenitis
慢性颈淋巴结炎急性发作　acute occurrence of chronic cervical lymphadenitis
慢性颈淋巴结炎急性发作伴脓肿　acute occurrence of chronic cervical lymphadenitis with abscess
慢性颏下淋巴结炎急性发作　acute occurrence of submental chronic lymphadenitis
慢性颏下淋巴结炎急性发作伴脓肿　acute occurrence of submental chronic lymphadenitis with abscess
慢性溃疡性牙髓炎　chronic ulcerative pulpitis
慢性黏膜皮肤念珠病　chronic mucocutaneous candidosis
慢性腮腺淋巴结炎　chronic parotid gland lymphadenitis
慢性腮腺淋巴结炎急性发作　acute occurrence of chronic parotid gland lymphadenitis
慢性腮腺淋巴结炎急性发作伴脓肿　acute occurrence of chronic parotid gland lymphadenitis with abscess
慢性腮腺炎　chronic parotitis
慢性舌下腺炎　chronic sublingual gland inflammation
慢性唾液腺炎　chronic sialadenitis　［又称］慢性涎腺炎△
慢性外耳道炎　chronic external otitis
慢性下颌下淋巴结炎急性发作　acute occurrence of submandibular chronic lymphadenitis
慢性下颌下淋巴结炎急性发作伴脓肿　acute occurrence of submandibular chronic lymphadenitis with abscess
慢性下颌下腺炎　chronic submaxillaritis
慢性牙髓炎　chronic pulpitis
慢性牙髓炎急性发作　acute occurrence of chronic pulpitis
慢性牙龈炎　chronic gingivitis
慢性牙周炎　chronic periodontitis
慢性龈炎　chronic gingivitis
慢性增生性牙髓炎　chronic hyperplastic pulpitis
慢性增殖性念珠菌病　chronic hyperplastic candidosis
慢性阻塞性腮腺炎　chronic obstructive parotitis
慢性阻塞性腮腺炎 / 颌下腺炎　chronic obstructive parotitis/submandibular sialadenitis
毛舌　hairy tongue
毛细血管扩张症　telangiectasis
毛细血管瘤　capillary hemangioma
毛状白斑　hairy leukoplakia
梅 - 罗综合征　Melkersson-Rosenthal syndrome　［又称］唇舌水肿及面瘫综合征△
萌出困难　tooth eruption difficulty
萌出囊肿　eruption cyst
萌出性龈炎　eruption gingivitis
弥漫性硬化性骨髓炎　diffuse sclerosing osteomyelitis
米库利兹综合征　Mikulicz syndrome　［又称］泪腺 - 唾液腺肥大综合征△
面部不对称畸形　facial asymmetry deformity
面部挫伤　contusion of face
面部恶性肿瘤　facial malignant neoplasm
面部矫形术后畸形　post-operative deformity of facial orthopedic surgery

面部结缔组织恶性肿瘤　facial connective tissue malignant neoplasm

面部结缔组织良性肿瘤　facial connective tissue benign tumor

面部结缔组织生物学行为未定肿瘤　neoplasm of uncertain behavior of connective tissue of face

面部良性肿瘤　facial benign tumor

面部裂伤　facial laceration

面部淋巴结继发恶性肿瘤　secondary malignant neoplasm of facial lymph node

面部皮肤恶性黑色素瘤　facial cutaneous malignant melanoma

面部皮肤恶性肿瘤　facial cutaneous malignant neoplasm

面部皮肤继发恶性肿瘤　secondary malignant neoplasm of facial cutaneous

面部皮肤疖　furuncle of facial cutaneous

面部皮肤脓肿　abscess of facial cutaneous

面部皮肤痈　carbuncle of facial cutaneous

面部皮样囊肿　facial dermoid cyst

面部浅表异物　superficial foreign body of face

面部软组织挫伤　contusion of soft tissue of face

面部损伤　facial injury　［又称］开放性面部损伤△

面部特指部位的原位黑色素瘤　melanoma in situ of specified part of face

面部血管瘤　haemangioma of face

面部原位黑色素瘤　facial melanoma in situ　［又称］面部原位黑素瘤△

面部脂肪瘤　facial lipoma

面部肿物　mass of face

面骨骨折　facial bone fracture

面骨骨质增生　hyperostosis of facial bone

面骨继发恶性肿瘤　secondary malignant neoplasm of facial bone

面骨良性肿瘤　benign tumor of facial bone

面和颈近中囊肿　medial cyst of of face and neck

面横裂　transverse facial cleft

面肌纤维颤搐　facial myokymia

面继发恶性肿瘤　secondary malignant neoplasm of face

面交界性肿瘤　borderline tumor of face

面结缔组织肿瘤　neoplasm of connective tissue of face

面颈部瘢痕挛缩伴鼻移位　scar contracture of facial and neck with nasal transposition

面颈部瘢痕挛缩伴唇外翻　scar contracture of facial and neck with cheilectropion

面颈部瘢痕挛缩伴唇移位　scar contracture of facial and neck with lip transposition

面颈部瘢痕挛缩伴睑外翻　scar contracture of facial and neck with ectropion

面颈部动静脉畸形　arteriovenous malformation of face and neck

面颈部静脉畸形　venous malformation of face and neck

面颈部皮肤瘢痕粘连　cicatricial adhesion of skin of facial and neck

面颈部皮肤瘘　fistula of skin of facial and neck

面颈部皮样囊肿　dermoid cyst of facial and neck

面裂　facial cleft

面裂囊肿　facial cleft cyst

面淋巴结核　facial scrofula

面皮肤交界性肿瘤　facial skin borderline tumor　［又称］皮肤动态未定或动态未知的肿瘤△

面皮肤原位癌　facial skin carcinoma in situ

面神经损伤　facial nerve injury

面受压　compression facies　［又称］扁脸△

面斜裂　oblique facial cleft

面正中裂　median facial cleft

面中份发育不足　midfacehypoplasia

膜龈异常　mucogingival deformity

磨耗　tooth wear　［又称］牙磨损△

磨耗小平面　facet in dental wear

磨损　abrasion of tooth

磨牙后区恶性肿瘤　malignant neoplasm of retromolar area

磨牙后区继发恶性肿瘤　secondary malignant neoplasm of retromolar area

磨牙后区良性肿瘤　benign neoplasm of retromolar area

磨牙症　bruxism　［又称］夜磨牙△

难治性牙周炎　refractory periodontitis

囊腺瘤　cystadenoma

囊性成釉细胞瘤　cystic ameloblastoma

囊性肿物　cystic mass

内翻性导管乳头状瘤　inverted ductal papilloma

内生骨疣　bone island, enostosis

逆行性牙髓炎　retrograde pulpitis

黏膜病毒性感染　virus infection of mucosa

黏膜黑斑　melanotic macule of mucosa

黏膜良性淋巴组织增生病　benign lymphadenosis of mucosa　［又称］黏膜良性淋巴组织增生△

黏膜型孢子丝菌病　mucous type of sporotrichosis

黏液表皮样癌　mucoepidermoid carcinoma

黏液囊肿　mucous cyst

黏液腺癌　mucinous adenocarcinoma

黏液性囊腺瘤　mucinous cystadenoma

念珠菌性白斑　candidal leukoplakia

念珠菌性唇炎　candidal cheilitis

颞部结缔组织恶性肿瘤　malignant neoplasm of temporal connective tissue

颞部良性肿瘤　temporal benign tumor

颞部皮肤恶性肿瘤　temporal cutaneous malignant neoplasm

颞骨恶性肿瘤　temporal bone malignant neoplasm

颞骨良性肿瘤　temporal bone benign tumor

颞颌关节混合型强直　temporomandibular joint mixed ankylosis

颞颌关节疼痛　temporomandibular joint pain

颞颌关节脱位　dislocation of temporomandibular joint

颞间隙感染　temporal space infection

颞间隙感染伴脓肿　temporal space infection with abscess

颞下颌关节创伤性关节炎　traumatic arthritis of temporomandibular joint

颞下颌关节骨关节病　osteoarthrosis of temporomandibular joint　［又称］颞下颌关节疾患△

颞下颌关节滑膜软骨瘤病　synovial chondromatosis of temporomandibular joint

颞下颌关节滑膜炎　synovitis of temporomandibular joint

颞下颌关节化脓性关节炎　pyogenic arthritis of temporomandibular joint

颞下颌关节急性滑膜炎　acute synovitis of temporomandibular joint

颞下颌关节急性脱位　acute dislocation of temporomandibular joint

颞下颌关节类风湿关节炎　rheumatoid arthritis of temporomandibular joint

颞下颌关节扭伤和劳损　sprain and strain of temporomandibular joint

颞下颌关节前脱位　anterior dislocation of temporomandibular joint

颞下颌关节腔内注射　intra articular injection of temporomandibular joint

颞下颌关节强直　temporomandibular joint ankylosis

颞下颌关节损伤　temporomandibular joint trauma　［又称］开放性颞下颌损伤△

颞下颌关节脱位　dislocation of temporomandibular joint

颞下颌关节外耳道疝　external auditory canal hernia of temporomandibular joint

颞下颌关节外强直　extracapsular ankylosis of temporomandibular joint

颞下颌关节外脱位　external dislocation of temporomandibular joint

颞下颌关节紊乱病　temporomandibular joint disorder　［又称］颞颌关节功能紊乱△,颞颌关节紊乱△,颞下颌关节紊乱△,颞下颌关节紊乱症△,下颌关节紊乱△　［曾称］颞下颌关节紊乱综合征*

颞下颌关节习惯性脱位　habitual dislocation of temporomandibular joint

颞下颌关节炎　temporomandibular arthritis

颞下颌关节炎性疾病　temporomandibular joint inflammatory disease

颞下间隙感染　infratemporal space infection

颞下间隙感染伴脓肿　infratemporal space infection with abscess

牛牙样牙　taurodontism

扭转错位　torsiversion

疱疹性咽峡炎　herpangina

疱疹性龈口炎　herpetic gingivostomatitis　［又称］急性疱疹性龈口炎△,疱疹性口腔炎△,龈口炎△

疱疹样阿弗他口炎　herpetiform aphthous stomatitis　［又称］疱疹样口炎△

疱疹样阿弗他溃疡　herpetiform aphthous ulcer

胚胎性横纹肌肉瘤　embryonal rhabdomyosarcoma

皮瓣血管危象　vascular crisis of flap

皮肤和皮下组织的毛囊囊肿　follicular cyst of skin and subcutaneous tissue

皮肤继发性恶性肿瘤　secondary malignant neoplasm of skin

皮肤外伤　traumatic skin injury

皮肤血管瘤　hemangioma of skin

皮 - 罗综合征　Pierre-Robin sequence

皮炎　dermatitis

皮脂腺淋巴腺瘤　sebaceous lymphadenoma　［又称］皮脂淋巴腺瘤△

皮脂腺囊肿　sebaceous cyst

皮脂腺异位症　Fordyce's disease　［又称］异位皮脂腺△,福代斯病△

偏侧咀嚼习惯　unilateral mastication habit

偏颌畸形　laterognathism of mandible

平滑面龋　smooth surface cares

其他颞下颌关节炎　other hyposiagonarthritis

其他舌疾病　other diseases of tongue

气管插管后喉水肿　laryngeal edema after tracheal intubation

气管开放性损伤　open injury of trachea　［又称］开放性气管损伤△

气管切开术后拔管困难　difficult decannulation after tracheotomy

气管切开术后气道阻塞　airway obstruction after tracheotomy

前扁桃体柱恶性肿瘤　malignant neoplasm of anterior column of tonsil

前后牙反𬌗　anterior/posterior crossbite

前牙反𬌗　anterior cross bite

前牙开𬌗　anterior open bite

潜行性龋　undermining caries

浅龋　minor dental caries

切口感染　incision infection

切口积液　incision effusion

切牙管囊肿　incisive canal cyst

侵袭性纤维瘤　aggressive fibroma

侵袭性牙周炎　aggressive periodontitis

青春期龈炎　puberty gingivitis,puberty-associated gingivitis

轻型阿弗他溃疡　minor aphthous ulcer

球菌性口炎　coccigenic stomatitis

球状上颌囊肿　globulomaxillary cyst　［又称］球上颌囊肿△

龋　caries

龋失补　decay missing and filled

龋失补牙　decay missing and filled tooth

龋失补牙面　decay missing and filled surface

龋源性露髓　caries with pulp exposure

颧弓骨折　zygomatic arch fracture

颧骨恶性肿瘤　malignant neoplasm of zygomatic bone　［又称］面颊部恶性肿瘤△

颧骨肥大　zygomatic hypertrophy

颧骨骨折　zygomatic fracture

颧骨过低　low zygomatic bone

颧骨过宽　broad zygomatic bone

颧骨过窄　narrow zygomatic bone

颧骨结核　zygomatic tuberculosis

颧骨良性肿瘤　zygomatic benign tumour

颧骨颧弓骨折　fracture of zygoma and zygomatic arch

颧骨上颌骨联合骨折　maxillary and zygomatic complex fracture

颧上颌复合体骨折　fracture of zygomatic maxillary complex

缺牙引起的颌骨牙槽嵴中度萎缩　moderate atrophy of mandible edentulous alveolar ridge

妊娠期龈炎　pregnancy gingivitis

融合牙　fused tooth

肉芽肿性骨炎　granulating osteitis

肉芽肿性唇炎　granulomatous cheilitis,cheilitis granulomatosa

肉芽肿性牙龈瘤　epulis granulomatosa　［又称］巨细胞性牙龈瘤△

乳头状淋巴囊腺瘤　papillary cystadenoma lymphomatosum　［又称］Warthin 瘤△,腺淋巴瘤△

乳头状瘤　papilloma

乳头状囊腺癌　papillary cystadenocarcinoma

乳头状囊腺瘤　papillary cystadenoma

乳头状唾液腺瘤　sialadenoma papilliferum

乳头状增生　papillary hyperplasia

乳突恶性肿瘤　malignant neoplasm of mastoid process

乳突良性肿瘤　benign tumor of mastoid process

乳牙外伤　trauma of primary tooth

乳牙早失　early loss of primary tooth　［又称］乳齿过早脱落△

乳牙滞留　retained deciduous tooth

乳牙中龋　moderate dental caries of primary tooth

褥疮性溃疡　decubital ulcer

软腭穿通伤　soft palatal penetrating wound

软腭的鼻咽后面恶性肿瘤　malignant neoplasm of soft palate behind nasopharynx

软腭的鼻咽上面恶性肿瘤　malignant neoplasm of soft palate above nasopharynx

软腭恶性肿瘤　malignant neoplasm of soft palate

软腭肥厚　hypertrophy of soft palate

软腭脓肿　soft palatal abscess

软腭肿瘤放疗后畸形　soft palate deformity after radiotherapy

软腭肿物　soft palate mass

软化牙本质　soft dentin

软组织囊肿　soft tissue cyst

软组织肉瘤　soft tissue sarcoma

软组织损伤　soft tissue injury

腮腺导管结石　parotid duct stone

腮腺导管瘘　parotid duct fistula

腮腺导管损伤　parotid duct injury

腮腺多形性腺瘤术后复发　recurrence of pleomorphic adenoma of parotid gland after operation

腮腺恶性肿瘤　parotid gland malignant neoplasm

腮腺肥大　hypertrophy of parotid gland

腮腺管扩张　sialectasia of parotid duct

腮腺继发恶性肿瘤　secondary malignant neoplasm of parotid gland

腮腺交界性肿瘤　borderline tumor of parotid gland　［又称］腮腺生物学行为未定肿瘤△

腮腺结核　parotid tuberculosis

腮腺结石　parotid sialolithiasis

腮腺良性肿瘤　parotid gland benign neoplasm

腮腺淋巴管畸形　parotid lymphatic malformation

腮腺淋巴管瘤　parotid lymphangioma,parotid angiolymphoma　［又称］腮腺淋巴瘤△

腮腺淋巴结继发恶性肿瘤　parotid lymph node secondary malignant neoplasm

腮腺淋巴结结核　parotid tuberculous lymphadenitis

腮腺淋巴结转移　parotid lymph node metastasis

腮腺淋巴上皮囊肿　parotid lymphoepithelial cyst

腮腺瘤　parotid gland tumor

腮腺瘘　fistula of parotid gland　［又称］腮腺腺体瘘△

腮腺囊肿　parotid cyst

腮腺脓肿　abscess of parotid gland

腮腺肉芽肿性淋巴结炎　granulomatous inflammation of parotid lymph node　［又称］肉芽肿性淋巴结炎△

腮腺损伤　parotid injury

腮腺唾液潴留　saliva retention of parotid gland　[又称]腮腺涎腺潴留△

腮腺腺体结石　parotid gland calculus

腮腺血管畸形　vascular malformation of parotid gland

腮腺血管瘤　hemangioma of parotid gland

腮腺炎　parotitis　[又称]腮腺炎症△

腮腺脂肪瘤　parotid gland lipoma

腮腺肿大　parotid gland swelling

腮腺肿物　parotid neoplasm　[又称]腮腺肿块△

鳃弓综合征　branchial arch syndrome

鳃裂恶性肿瘤　malignant neoplasm of branchial cleft

鳃裂瘘　branchial cleft fistula

鳃裂囊肿　branchial cleft cyst　[又称]先天性鳃裂囊肿△,颈部鳃裂囊肿△

鳃裂囊肿伴感染　branchial cleft cyst with infection

鳃瘘　branchial fistula　[又称]鳃裂瘘管△,先天性鳃裂瘘△,先天性鳃裂瘘管△

三角头畸形　trigonocephaly

三叶头畸形　cloverleaf skull deformity

色素沉着息肉综合征　Peutz-Jeghers syndrome　[又称]黑斑息肉综合征△

色素痣　pigmented nevus

筛窦恶性肿瘤　malignant neoplasm of ethmoid sinus

筛窦骨折　fracture of ethmoid sinus

筛窦内异物　foreign body in ethmoid sinus　[又称]筛窦异物△

筛骨恶性肿瘤　ethmoid bone malignant neoplasm

上唇唇红缘恶性肿瘤　malignant neoplasm in vermilion border of upper lip　[又称]外上唇唇红缘恶性肿瘤△

上唇恶性肿瘤　malignant neoplasm of external upper lip　[又称]外上唇恶性肿瘤△

上唇黏膜恶性肿瘤　upper lip mucosa malignant neoplasm　[又称]上唇内面黏膜恶性肿瘤△

上唇系带恶性肿瘤　malignant neoplasm of maxillary labial frenum

上唇肿物　labial mass

上腭穿孔　perforation of palate

上腭炎性肿物　inflammatory mass of palate

上颌低位阻生第三磨牙　impacted maxillary third molar of deep site

上颌窦恶性肿瘤　maxillary sinus malignant neoplasm

上颌窦骨折　maxillary sinus fracture

上颌窦继发恶性肿瘤　maxillary sinus secondary malignant neoplasm

上颌窦良性肿瘤　maxillary sinus benign neoplasm

上颌窦囊肿　maxillary cyst

上颌窦内异物　foreign body in maxillary sinus　[又称]上颌窦异物△

上颌窦黏膜穿孔　perforation of the maxillary sinus mucosa

上颌窦脓肿　abscess of maxillary sinus

上颌窦息肉　antral polyp

上颌窦炎　maxillary sinusitis

上颌窦肿物　maxillary sinus mass

上颌恶性肿瘤　malignant neoplasm of maxilla

上颌高位阻生第三磨牙　impacted mandibular third molar of high site

上颌骨垂直向发育不足　vertical maxillary deficiency

上颌骨垂直向发育过度　vertical maxillary hyperplasia

上颌骨恶性肿瘤　malignant neoplasm of maxilla

上颌骨发育过度　maxillary hyperplasia

上颌骨粉碎性骨折　maxillary comminuted fracture

上颌骨骨肉瘤　osteosarcoma of maxilla

上颌骨骨髓炎　osteomyelitis ofmaxilla

上颌骨骨折　fracture of maxilla

上颌骨畸形　maxillary deformity

上颌骨继发恶性肿瘤　secondary malignant neoplasm of maxilla

上颌骨李弗特Ⅰ型骨折　Le Fort Ⅰ fracture of maxilla

上颌骨良性肿瘤　benign tumor of maxilla

上颌骨囊肿　maxillary cyst

上颌骨前后向发育不足　sagittal hypodevelopmentof maxillary,saggital maxillary deficiency

上颌骨前后向发育过度　sagittal overdevelopment of maxillary,saggital maxillary hyperplasia

上颌骨软骨肉瘤　chondrosarcoma of maxilla

上颌骨矢状骨折　maxillary sagittal fracture

上颌骨水平向发育不足　horizontal maxillary deficiency

上颌骨水平向发育过度　horizontal maxillary hypergenesis

上颌骨纤维增生　fibrous dysplasia of maxilla　[又称]上颌骨骨纤维异常增殖症△

上颌骨血管畸形　maxillary vascular malformation

上颌骨血管瘤　maxillary hemangioma

上颌后缩　maxillary retrusion,maxillary retrognathism

上颌后缩伴下颌前突　maxillary retrusion with mandibular protrusion

上颌结节肥大　hypertrophy of maxillary tuberosity

上颌巨颌症　maxillary macrognathism

上颌开放性损伤　open injury of maxilla

上颌梨状孔发育不良　maxillary piriform aperture dysplasia

上颌前部多生牙　supernumerary teeth of maxillary anterior site

上颌前部埋伏牙　embedded tooth of maxillary anterior site

上颌前部阻生牙　impacted tooth of maxillary anterior site

上颌前突　maxillary protrusion

上颌前突伴下颌后缩　maxillary protrusion with mandibular retrusion　[又称]上颌前突伴下颌后缩畸形△

上颌无牙区牙槽嵴轻度萎缩　mild atrophy of maxilla edentulous alveolar ridge

上颌无牙区牙槽嵴中度萎缩　moderate atrophy of maxilla edentulous alveolar ridge

上颌无牙区牙槽嵴重度萎缩　severe atrophy of maxilla edentulous alveolar ridge

上颌牙弓狭窄　constrictive maxillary arch

上颌中位阻生第三磨牙　moderate impaction of maxillary third molar

上呼吸道消化道恶性肿瘤　malignant neoplasm of upper respiratory and digestive tract

上皮-肌上皮癌　epithelial-myoepithelial carcinoma　[又称]腺肌上皮瘤△,富含糖原腺癌△

上皮样血管瘤　epithelioid haemangioma

上下颌齿槽前突畸形　bimaxillary dentoalveolar protrusion

上下颌前突畸形　bimaxillary protrusion

上牙龈恶性肿瘤　malignant neoplasm of upper gum

烧伤后唇畸形　lip deformity after burn injury

舌癌　tongue cancer

舌白斑　leukoplakia of tongue

舌白色水肿　leukoedema of tongue

舌瘢痕　lingual scar

舌背恶性肿瘤　malignant neoplasm of dorsum of tongue

舌扁桃体恶性肿瘤　malignant neoplasm of lingual tonsil

舌扁桃体良性肿瘤　benign tumor of lingual tonsil

舌部肿瘤　tongue tumor

舌部肿物　tongue mass

舌出血　glossorrhagia

舌创伤性溃疡　traumatic ulcer of tongue

舌挫裂伤　contusion and laceration of tongue

舌淀粉样变　tongue amyloidosis

舌恶性淋巴瘤　malignant lymphoma of tongue

舌恶性肿瘤　malignant neoplasm of tongue

舌肥大　glossohypertrophia

舌腹恶性肿瘤　malignant neoplasm of ventrum of tongue

舌根、咽部、喉部恶性肿瘤　malignant neoplasm of tongue base,pharynx and larynx

舌根癌　carcinoma of tongue root

舌根肥大　hypertrophy of tongue root

舌根交界性肿瘤　borderline tumor of tongue root

舌根淋巴结肿大　lymph node tumefaction of tongue root

舌根囊肿　tongue base cyst

舌骨上颈淋巴清扫术　suprahyoid neck lymphadenectomy

舌贯通伤　penetrating wound of tongue

舌后三分之一恶性肿瘤　malignant neoplasm of posterior one third of tongue

舌会厌褶恶性肿瘤　malignant neoplasm of glossoepiglottic fold ［又称］舌会厌皱襞恶性肿瘤△

舌活动部分恶性肿瘤　malignant neoplasm of movable part of tongue

舌畸形　lingual malformation

舌及口底开放性损伤　open injury of tongue and floor of mouth

舌继发恶性肿瘤　secondary malignant neoplasm of tongue

舌尖恶性肿瘤　malignant neoplasm of tongue tip

舌尖及侧缘的恶性肿瘤　malignant neoplasm of tongue tip and flange

舌尖瘘管　fistula of tip of tongue

舌结核　tuberculosis of tongue

舌 - 口底恶性肿瘤　malignant neoplasm of tongue and mouth floor ［又称］舌、口底恶性肿瘤△

舌溃疡　ulcer of tongue ［又称］舌部溃疡△，舌缘溃疡△

舌良性过度角化症　benign hyperkeratosis of tongue

舌良性肿瘤　glossal benign neoplasm

舌淋巴管畸形　glossal lymphatic malformation

舌淋巴管瘤　glossal lymphangioma

舌淋巴组织增生　lymphoproliferation of tongue

舌鳞状上皮增生　lingual squamous epithelium hyperplasia

舌囊肿　lingual cyst

舌脓肿　lingual abscess

舌肉芽肿　tongue granuloma

舌乳头肥大　hypertrophy of tongue papillae

舌乳头萎缩　atrophy of tongue papillae

舌乳头炎　lingual papillitis

舌神经断裂　lingual nerve fracture

舌损伤　tongue injury

舌体断裂伤　body of tongue rupture

舌系带过短　ankyloglossia, tongue tie ［又称］先天性舌系带短缩△

舌系带损伤　injury of frenulum linguae

舌下间隙感染　sublingual space infection

舌下间隙感染伴脓肿　sublingual space infection with abscess

舌下静脉曲张　sublingual varices

舌下神经断裂　hypoglossal nerve rupture

舌下神经损伤　hypoglossal nerve injury

舌下腺恶性肿瘤　malignant neoplasm of sublingual gland

舌下腺继发恶性肿瘤　secondary malignant neoplasm of sublingual gland

舌下腺囊肿　ranula

舌下腺原位癌　carcinoma in situ of sublingual gland

舌向埋伏上颌第三磨牙　linguoangular embedded maxillary third molar

舌向阻生　linguoangular impaction

舌血管畸形　glossal vascular malformation ［又称］先天性舌血管畸形△

舌血管瘤　glossal hemangioma

舌炎性肿块　glossal inflammatory mass

舌咽神经损伤　glossopharyngeal nerve injury

舌叶乳头增生　lingual papillary hyperplasia

舌异物　foreign body of tongue

舌原位癌　carcinoma in situ of tongue

舌缘恶性肿瘤　malignant neoplasm of margin of tongue

舌再造术　reconstruction of tongue

舌脂肪瘤　glossal lipoma

舌肿物　glossal mass

深覆盖　deep overjet

深覆𬌗　deep overbite

深龋　deep caries

深窝沟　deep pit and fissure

剩余牙槽嵴萎缩　residual alveolar ridge atrophy ［又称］余留牙槽骨萎缩△

矢状缝早闭　sagittal synostosis

始基囊肿　primordial cyst ［又称］颌骨始基囊肿△

饰面崩瓷　porcelain veneer fracture

嗜酸性腺癌　oncocytic adenoma

嗜酸性腺瘤　oxyphilic adenoma

手术后恶性肿瘤化学治疗　postoperative chemotherapy of malignant neoplasm

手术前恶性肿瘤化学治疗　preoperative chemotherapy for malignant neoplasm

手足口病　hand-foot-mouth disease

术后切口感染　postoperative incision infection

术后切口裂开　postoperative incision dehiscence

术后伤口换药　dressing change after operation

术后吻合口瘘　postoperative anastomotic leakage

双侧鼻唇畸形　bilateral nasolabial deformity

双侧不完全性牙槽突裂　bilateral incomplete alveolar cleft

双侧部分硬腭裂　bilateral part cleft of hard palate

双侧唇裂　bilateral cleft lip

双侧冠状缝早闭　bilateral coronal synostosis

双侧混合型唇裂　bilateral mixed cleft lip

双侧面横裂　bilateral transverse facial cleft

双侧面斜裂　bilateral oblique facial cleft

双侧颞下颌关节强直　ankylosis of bilateral temporomandibular joint

双侧完全性腭裂伴唇裂及牙槽嵴裂　bilateral complete cleft of palate associated with cleft lip and alveolus

双侧完全性牙槽突裂　bilateral complete alveolar cleft

双侧牙槽嵴裂　bilateral alveolar cleft

双侧牙槽突隐裂　bilateral microform alveolar cleft

双唇［症］　double lip

双颌后缩畸形　bimaxillary retrognathism

双颌前突　bimaxillary protrusion ［又称］双颌前突畸形△

双生牙　geminated tooth

双突颌畸形　prognathism of mandible and maxilla

水平阻生牙　horizontal impacted tooth

水肿　edema

睡眠呼吸暂停低通气综合征　sleep apnea hypopnea syndrome ［又称］睡眠呼吸暂停 - 低通气综合征△

睡眠呼吸暂停综合征　sleep apnea syndrome

吮指习惯　finger and thumb sucking habit

斯蒂克勒综合征　Stickler syndrome

撕脱伤　avulsion

四环素牙　tetracycline pigmentation tooth

松弛嵴　flabby ridge

塑化术后牙齿　tooth after pulp plasticization

髓腔闭锁　atresia of pulp cavity

髓腔狭窄　stenosis of pulp cavity

锁骨上淋巴结继发恶性肿瘤　secondary malignant neoplasm of supra-clavicular lymph node ［又称］锁骨上继发恶性肿瘤△

胎生牙　natal tooth ［又称］诞生牙△

苔藓样反应　lichenoid reaction

唐氏综合征牙周病损　Down syndrome with periodontal lesion

糖尿病性急性牙周脓肿　diabetic acute periodontal abscess ［又称］糖尿病性牙周脓肿△

糖尿病性牙周炎　diabetic periodontitis ［又称］糖尿病伴牙周炎△

特发性牙酸蚀　idiopathic erosion of tooth

特纳牙　Turner tooth ［又称］个别恒牙的釉质发育不全△

疼痛　pain

头部多处浅表损伤　multiple superficial injuries of head

头部多处软组织刺伤　multiple soft tissue puncture wounds of head

头部多处软组织挫裂伤　multiple soft tissue contusions of head

头部多处软组织切割伤　multiple soft tissue cutting injuries of head

头部多处软组织撕脱伤　multiple soft tissue avulsion injuries of head

头部多处软组织外伤性缺损　multiple soft tissue traumatic defects of head

头部多处软组织异物嵌入　foreign body embedded in multiple soft tissues of head

头部继发恶性肿瘤　head secondary malignant neoplasm

头部结缔组织恶性肿瘤　head connective tissue malignant neoplasm

头部结缔组织生物学行为未定肿瘤　neoplasm of uncertain behavior of connective tissue of head

头部结缔组织肿瘤　neoplasm of connective tissue of head

头部局部肿物　head focal mass

头部皮肤继发恶性肿瘤　secondary malignant neoplasm of skin of head

头部浅表损伤　superficial injury in head

头部脂肪瘤　head lipoma

头结缔组织良性肿瘤　head connective tissue benign tumor

头颈部瘢痕　head and neck scar

头颈部恶性肿瘤　malignant neoplasm of head and neck

头颈部良性肿瘤　benign tumor of head and neck

头颈部囊肿　cyst of head and neck

头颈部血管畸形　head and neck vascular malformation ［又称］先天性头颈部血管畸形△

头颈皮肤恶性肿瘤　head and neck skin malignant neoplasm

头面部皮肤擦伤　abrasion of skin of head and face

头面部皮肤色素沉着　pigmentation of skin of head and face

头面部浅表血管损伤　superficial vessel injury of head and face

头面部深部血管损伤　deep vessel injury of head and face

头面部深部组织异物嵌入　foreign body in deep head and facial tissue

头面颈部淋巴管畸形　head and face lymphatic malformation

头面颈部淋巴管瘤　head and face lymph duct tumor

头面颈部周围神经生物学行为未定肿瘤　neoplasm of uncertain or unknown behaviour of peripheral nervous system of head, face and neck

头面颈部自主神经生物学行为未定肿瘤　neoplasm of uncertain or unknown behaviour of autonomic nervous system of head, face and neck

头面血管畸形　head and face vascular malformation ［又称］面颈部微血管畸形△

头面血管瘤　head and face hemangioma

头皮擦伤　scalp scratch

头皮恶性黑色素瘤　malignant melanoma of scalp

头皮恶性肿瘤　scalp carcinoma

头皮黑色素痣　melanocytic naevi of scalp

头皮交界性肿瘤　scalp boundary tumor

头皮开放性伤口　open wound of scalp

头皮良性肿瘤　benign neoplasm of scalp

头皮浅表损伤　scalp superficial injury

头皮血管畸形　scalp vascular malformation

头皮异物　scalp foreign body

头皮原位癌　scalp carcinoma in situ

头皮原位黑色素瘤　melanoma in situ of scalp ［又称］头皮原位黑（色素）瘤△

头皮肿物　scalp mass

吐舌习惯　tongue thrusting

吞涎症　sialophagia ［又称］异常吞咽习惯△

唾液分泌紊乱　saliva secretion disorder ［又称］唾液分泌障碍△

唾液腺病　salivary gland disease ［又称］涎腺病△

唾液腺导管癌　salivary gland duct carcinoma

唾液腺导管结石　salivary gland duct calculi

唾液腺导管扩张　dilation of salivary gland duct, sialectasia, ductal ectasia of salivary gland ［又称］唾液腺管扩张△，涎腺管扩张△

唾液腺导管瘘　fistula of salivary gland duct

唾液腺导管炎　salivary gland duct inflammation

唾液腺导管阻塞　salivary gland duct obstruction ［又称］涎腺导管阻塞△

唾液腺恶性肿瘤　salivary gland malignant neoplasm

唾液腺肥大　salivary gland hypertrophy ［又称］涎腺肥大△

唾液腺分泌功能减退　hypofunction of salivary gland secretion

唾液腺分泌抑制　salivary gland secretion inhibition

唾液腺坏死性肉芽肿　necrotizing granulomatous salivary gland ［又称］涎腺坏死性肉芽肿△

唾液腺交界性肿瘤　borderline tumor of salivary gland

唾液腺良性淋巴上皮损害　benign lymphoepithelial lesion of salivary gland ［又称］涎腺良性淋巴上皮损害△

唾液腺瘘　salivary fistula ［又称］涎腺瘘△，涎瘘△

唾液腺囊肿　salivary gland cyst

唾液腺黏液囊肿　salivary mucocele ［又称］涎腺黏液囊肿△

唾液腺脓肿　salivary gland abscess ［又称］涎腺脓肿△

唾液腺萎缩　salivary gland atrophy ［又称］涎腺萎缩△

唾液腺下颌骨舌侧陷入　lingual mandibular salivary gland depression

唾液腺炎　sialadenitis ［又称］涎腺炎△

唾液腺肿大症　sialosis

唾液腺肿物　salivary gland neoplasm ［又称］唾液腺肿瘤△，涎腺肿物△

瓦尔代尔扁桃体环恶性肿瘤　Waldeyer's tonsillar ring malignant neoplasm ［又称］咽扁桃体环恶性肿瘤△

外耳(道)阻塞性角化病　external auditory meatus obstructive keratosis ［又称］外耳道角化症△

外耳带状疱疹　external auditory herpes zoster

外耳道蜂窝织炎　external auditory meatus cellulitis

外耳道黑色素痣　melanocytic naevi of external auditory meatus

外耳道坏死　external auditory meatus necrosis

外耳道脓肿　external auditory meatus abscess

外耳道曲霉病　external auditory meatus aspergillosis

外耳道肉芽肿　external auditory meatus granuloma

外耳道痈　external auditory meatus carbuncle ［又称］外耳痈△

外耳继发性感染　external auditory secondary infection

外胚叶发育不全　ectodermal dysplasia

外伤性急性牙周损伤　traumatic acute periodontal injury

外伤性牙齿缺失　traumatic tooth missing ［又称］外伤引起的牙列缺损或缺失△

外伤性牙齿折断　traumatic fracture of tooth ［又称］牙齿折断△

外下唇恶性肿瘤　malignant neoplasm of external lower lip ［又称］恶性肿瘤(外下唇)△

外源性釉质发育不全　exogenous enamel hypoplasia

弯曲牙　dilaceration of tooth

完全性唇裂　complete cleft lip

完全性腭裂　complete cleft of palate

晚期种植体失败　late implant failure

微静脉畸形　venular malformation

微血管畸形　microvascular malformation

维生素 $B_2$ 缺乏症　vitamin $B_2$ deficiency

萎缩性舌炎　atrophic glossitis ［又称］光滑舌△

味觉性出汗综合征　gustatory sweating syndrome, Frey's syndrome ［又称］弗雷综合征△，耳颞神经综合征△

吻合口出血　anastomotic bleeding

吻合口瘘　anastomotic leakage

窝沟龋　pit and fissure caries ［又称］点隙窝沟龋△

沃克斯综合征　Vaux syndrome

无髓牙　pulpless tooth ［又称］失髓牙△

习惯性牙磨损　habitual abrasion of tooth

系带形态功能异常　abnormal morphology and function of frenum

下唇癌　lower lip cancer

下唇黏膜恶性肿瘤　lower lip mucosa malignant neoplasm ［又称］下唇内面黏膜恶性肿瘤△

下唇黏液囊肿　mucocele of lower lip

下唇肿物　mass of lower lip

下颌倒置埋伏第三磨牙　inverted and embedded mandibular third molar

下颌发育不全　mandibular hypoplasia

下颌高位阻生第三磨牙　high position impaction of mandibular third molar

下颌骨不对称畸形　asymmetry of mandible

下颌骨垂直向发育不足　vertical mandibular deficiency

下颌骨垂直向发育过度　vertical mandibular hyperplasia
下颌骨恶性肿瘤　mandibular malignant neoplasm
下颌骨发育不良　mandibular dysplasia
下颌骨发育不全　mandibular hypoplasia
下颌骨发育过度　mandibular hyperplasia
下颌骨肥大　mandibular hypertrophy
下颌骨复合性骨折　mandible compound fracture　［又称］下颌骨多发骨折△
下颌骨骨坏死　osteonecrosis of mandibular
下颌骨骨肉瘤　mandibular osteosarcoma
下颌骨骨折　mandibular fracture
下颌骨颌骨髓炎　osteomyelitis of mandible
下颌骨继发恶性肿瘤　mandibular secondary malignant neoplasm
下颌骨结核　mandibular tuberculosis
下颌骨局限坏死　localized necrosis of mandibular
下颌骨开放性骨折　mandibular open fracture　［又称］开放性下颌骨骨折△
下颌骨良性肿瘤　mandibular benign tumor
下颌骨囊性病变　cystic lesions of mandible
下颌骨囊肿　mandibular cyst
下颌骨前后向发育不足　anterior and posterior mandibular deficiency,sagittal mandibular deficiency　［又称］下颌骨矢状向发育不足△
下颌骨前后向发育过度　anterior and posterior mandibular hypergenesis,sagittal mandibular hyperplasia　［又称］下颌骨矢状向发育过度△
下颌骨软骨肉瘤　mandibular chondrosarcoma
下颌骨水平向发育不足　horizontal mandibular bone deficiency
下颌骨水平向发育过度　horizontal mandibular bone hypergenesis
下颌骨体骨折　mandibular body fracture
下颌骨颜面发育不全　mandibulofacial dysostosis
下颌骨增生　mandibular hyperplasia　［又称］下颌骨骨质增生△
下颌骨肿物　mandibular mass
下颌后缩　mandibular retrusion
下颌角肥大　mandibular angle hypertrophy
下颌角肥大伴嚼肌肥大　mandibular angle and masseteric hypertrophy
下颌角肥大伴咬肌肥大　mandibular angle and masseter hypertrophy
下颌角骨折　mandibular angle fracture
下颌隆凸　torus mandibularis
下颌偏斜　mandibular deviation
下颌偏斜畸形　mandibular lateral deformity,mandibular deviation
下颌前庭沟过浅　shallow mandibular vestibular groove　［又称］前庭沟过浅△
下颌前突　mandibular protrusion
下颌前突畸形　mandibular prognathism
下颌升支骨折　mandibular ramus fracture
下颌无牙区牙槽嵴轻度萎缩　mild atrophy of lower mandible edentulous alveolar ridge
下颌无牙区牙槽嵴中度萎缩　moderate atrophy of lower mandible edentulous alveolar ridge
下颌无牙区牙槽嵴重度萎缩　severe atrophy of lower mandible edentulous alveolar ridge
下颌下间隙感染　infection of submandibular space,submandibular infection　［又称］颌下感染△
下颌下间隙感染伴脓肿　submandibular space infection with abscess
下颌下淋巴结结核　submandibular lymph node tuberculosis
下颌下淋巴结炎　submandibular lymph node inflammation　［又称］慢性下颌下淋巴结炎△
下颌下瘘管　submandibular fistula
下颌下慢性淋巴结炎　submandibular chronic lymphadenitis
下颌下皮肤恶性肿瘤　malignant neoplasm of submandibular skin
下颌下区恶性肿瘤　submandibular malignant neoplasm
下颌下区肉芽肿　granuloma of submandibular region
下颌下腺导管结石　lithiasis of submaxillary gland duct,sialolithiasis of submandibular gland

下颌下腺恶性肿瘤　malignant neoplasm of submandibular gland,submandibular gland malignant neoplasm
下颌下腺肥大　hypertrophy of submaxillary gland,submandibular gland hypertrophy
下颌下腺继发恶性肿瘤　submandibular gland secondary malignant neoplasm
下颌下腺结核　submandibular gland tuberculosis
下颌下腺结石　submandibular gland calculus
下颌下腺良性肿瘤　submandibular gland benign tumor
下颌下腺淋巴管瘤　submandibular gland lymphangioma
下颌下腺瘘　submandibular gland fistula
下颌下腺囊肿　submandibular gland cyst
下颌下腺黏液囊肿　submandibular gland mucous cyst
下颌下腺脓肿　abscess of submaxillary gland
下颌下腺腺体结石　submandibular gland calculus
下颌下腺炎　submandibular gland inflammation
下颌下腺原位癌　carcinoma in situ of submandibular gland
下颌下腺脂肪瘤　lipoma of submandibular gland
下颌牙弓狭窄　constrictive mandibular arch
下颌圆枕　mandibular torus
下颌正中囊肿　median mandibular cyst
下颌中位阻生第三磨牙　median impaction of mandibular third molar
下颊沟恶性肿瘤　lower buccal sulcus malignant neoplasm
下牙龈恶性肿瘤　lower gum malignant neoplasm
先天性半侧颜面发育不全畸形　congenital hemifacial microsomia
先天性半侧颜面肥大畸形　congenital hemifacial macrognathia
先天性薄唇　congenital thin lip
先天性鼻部错构瘤　congenital nasal hamartoma
先天性鼻窦壁异常　congenital abnormal sinus wall
先天性鼻发育不良　congenital nasal dysplasia
先天性鼻肥大　congenital hypertrophy of nose
先天性鼻畸形　congenital nose deformity
先天性鼻切迹　congenital nasal incisure
先天性鼻缺失　congenitally absence of nose
先天性鼻翼畸形　congenital malformation of nose
先天性重唇　congenital double lip
先天性唇腭裂　congenital cleft lip and palate　［又称］唇腭裂△
先天性唇畸形　congenital lip deformity
先天性唇裂　congenital cleft lip
先天性唇裂继发畸形　deformity secondary to congenital cleft lip
先天性唇瘘　congenital lip fistula
先天性唇系带缩短　congenital labial frenum with shortened　［又称］唇系带过短△
先天性唇隐裂　congenital subcutanous cleft lip
先天性唇正中裂　congenital midline cleft lip
先天性单侧唇裂　congenital unilateral cleft lip
先天性单侧软腭裂　congenital unilateral cleft soft palate　［又称］软腭裂△
先天性腭垂裂　congenital uvula crack
先天性腭裂　congenital cleft palate
先天性腭瘘　congenital palatal fistula　［又称］腭瘘△
先天性腭咽闭合不全　congenital velopharyngeal incompetence　［又称］先天性腭咽闭合功能不全△
先天性腭咽闭合过度　congenital excessive velopharyngeal closure
先天性腭隐裂　congenital submucous cleft palate　［又称］先天性黏膜下隐裂△
先天性耳郭瘘　congenital fistula of auricle
先天性耳郭囊肿　congenital cyst of auricle
先天性耳后瘘　congenital retroauricular fistula
先天性耳前瘘　congenital preauricular fistula　［又称］先天性耳瘘△,先天性耳前瘘管△
先天性耳前囊肿　congenital preauricular cyst
先天性二度腭裂　congenital second-degree cleft palate
先天性副耳垂　congenital accessory earlobe

先天性副耳郭　congenital accessory auricle
先天性红唇缺失　congenital absence of vermilion
先天性喉发育不全　congenital laryngeal dysplasia
先天性喉结突出　congenital herniation of laryngeal prominence
先天性喉囊肿　congenital laryngeal cyst
先天性喉软骨软化病　congenital laryngeal cartilage softening disease
先天性后鼻孔狭窄　congenital stricture of posterior naris
先天性厚唇　congenital thick lip
先天性尖头　congenital acrocephalia
先天性颈前瘘管　congenital anterior cervical fistula
先天性巨唇　congenital macrocheilia
先天性巨口畸形　congenital macrostomia deformity
先天性口鼻瘘　congenital oronasal fistula　[又称]口鼻瘘△
先天性颅骨凹陷　congenital depression in skull
先天性颅面畸形　congenital craniofacial deformity
先天性面部错构瘤　congenital facial hamartoma
先天性气管软化　congenital tracheomalacia
先天性缺牙　congenitally missing tooth　[又称]先天性失牙△
先天性软腭穿孔　congenital soft palate perforation　[又称]软腭穿孔△
先天性软腭发育不全　congenital soft palate hypoplasia　[又称]软腭发育不全△
先天性软腭裂　congenital soft palate cleft　[又称]软腭裂△
先天性软腭裂伴单侧唇裂　congenital soft palate cleft with unilateral cleft lip
先天性软腭裂伴双侧唇裂　congenital soft palate cleft with bilateral cleft lip
先天性软腭缺如　congenital absence of soft palate
先天性鳃裂窦　congenital branchial cleft sinus
先天性鳃裂畸形　congenital branchial cleft
先天性三度腭裂　third degree of congenital cleft palate
先天性桑葚状磨牙　congenital mulberry molar　[又称]先天性梅毒牙△,桑葚齿△
先天性舌发育不全　congenital tongue hypoplasia　[又称]舌裂△
先天性舌粘连　congenital tongue adhesion
先天性声门下狭窄　congenital subglottic stenosis
先天性双侧唇裂　congenital bilateral cleft lip
先天性双侧唇隐裂　congenital bilateral subcutaneous cleft lip
先天性双侧二度腭裂　second degree of congenital bilateral cleft palate
先天性双侧三度唇裂　third degree of congenital bilateral cleft lip
先天性双侧三度腭裂　third degree of congenital bilateral cleft palate
先天性头颈部动静脉瘘　congenital head-neck arteriovenous fistula
先天性唾液腺畸形　congenital malformation of salivary gland
先天性唾液腺缺失　congenital absence of salivary gland　[又称]泪腺和唾液腺发育不全症△
先天性歪鼻　congenital wry nose
先天性无腭垂　congenital absence of uvula　[又称]先天性无悬雍垂△
先天性无舌　congenital absence of tongue　[又称]无舌症△
先天性无下颌并耳畸形　congenital absence of mandible with synotia
先天性无牙症　congenital anodontia
先天性小唇　congenital microcheilia　[又称]小唇△
先天性小口畸形　congenital microstomia
先天性小舌　congenital microglossia
先天性胸锁乳突肌性斜颈　congenital sternomastoid torticollis
先天性牙槽嵴裂　congenital alveolar cleft　[又称]牙槽嵴裂△
先天性牙列缺损　hypodontia,congenital dentition defect　[又称]牙发育不全△
先天性牙龈畸形　congenital gum deformity
先天性牙龈瘤　congenital epulis　[又称]先天性龈瘤△
先天性一度腭裂　first-degree of congenital cleft palate
先天性硬腭裂伴软腭裂　congenital hard palate cleft with soft palate cleft
先天性正中裂　congenital median cleft lip
先天性中耳缺失　congenital absence of middle ear
纤维性强直　fibrous ankylosis

纤维性牙龈瘤　epulis fibromatosa
涎石病　sialolithiasis　[又称]唾液腺结石病△
涎腺多形性腺瘤　pleomorphic adenoma of salivary gland
腺淋巴瘤　warthin tumor
腺泡细胞癌　acinic cell carcinoma
腺性唇炎　cheilitis glandularis
腺样囊性癌　adenoid cystic carcinoma
小颌畸形　micrognathia,micromandible
小颏畸形　microgenia
小上颌　maxillary micrognathism　[又称]上颌骨发育不全△,上颌骨发育不足△
小唾液腺恶性肿瘤　malignant neoplasm of minor salivary gland
小唾液腺交界性肿瘤　borderline tumor of minor salivary gland
小唾液腺生物学行为未定肿瘤　neoplasm of uncertain behavior of minor salivary gland
小唾液腺肿物　mass of minor salivary gland
小牙症　microdontia　[又称]过小牙△
楔状缺损　wedge-shaped defect　[又称]牙齿楔状缺损△
斜形头　plagiocephaly
新生儿颌骨骨髓炎　neonatal osteomyelitis of jaw
新生牙　neonatal tooth
胸锁乳突肌先天性变形　congenital deformity of sternocleidomastoid muscle
修复体脱落　dislocation of restoration　[曾称]桩冠脱落*
悬雍垂裂　cleft uvula　[又称]腭垂裂△
血管畸形　vascular malformation,pseudohaemangioma　[又称]非真性血管瘤△
压扁鼻　squashed nose
压疮性溃疡　decubital ulcer
牙本质发育不全　dentinogenesis imperfecta　[又称]牙本质发育不良,牙本质生成不全△
牙本质钙化不全　dentin hypocalcification
牙本质过敏症　dental hypersensitiveness,DH　[又称]牙本质过敏[症]△,牙本质敏感症△
牙本质瘤　dentinoma
牙本质龋　dentin caries
牙变色　tooth discoloration　[又称]变色牙△
牙病理性吸收　pathological absorption of tooth
牙病理性移位　tooth pathological shifting
牙残片　tooth fragment　[又称]牙碎片△
牙槽出血　socket bleeding
牙槽骨骨尖　alveolar tip
牙槽骨骨疣　alveolar exostosis
牙槽骨缺损　alveolar bone defect
牙槽骨突度缺损　minimal alveolar bone defect
牙槽骨炎　alveolar osteitis　[又称]牙槽骨骨炎△
牙槽骨中度缺损　moderate alveolar bone defect
牙槽骨重度缺损　severe alveolar bone defect
牙槽嵴垂直向骨缺损　alveolar ridge vertical bone defect
牙槽嵴水平向骨缺损　alveolar ridge horizontal bone defect
牙槽嵴增大　enlargement of alveolar ridge
牙槽良性肿瘤　alveolar benign tumor
牙槽裂　alveolar cleft
牙槽脓肿　alveolar abscess
牙槽突不齐　irregular alveolar process
牙槽突骨折　fracture of alveolar process,alveolar fracture
牙槽突萎缩　alveolar process atrophy
牙槽突隐裂　microform alveolar process cleft
牙槽窝出血　socket bleeding
牙槽正中囊肿　median alveolar cyst
牙成釉细胞瘤　odontoameloblastoma
牙齿大小和形状异常　abnormality of size and form of tooth
牙齿固连　tooth ankylosis
牙齿松动　tooth mobility

牙齿异位萌出 ectopic eruption of tooth
牙根发育不良 root dysplasia of tooth
牙根敏感 root sensitive of tooth
牙根外吸收 external root resorption of tooth ［又称］牙外吸收△
牙根吸收 root resorption
牙根滞留 root retention of tooth ［又称］残留牙根△
牙弓关系异常 anomaly of dental arch relationship
牙弓中线偏离 midline deviation of dental arch
牙垢 dental debris
牙骨质发育不全症 cemental hypoplasia
牙骨质－骨结构不良 cementum bone dysplasia
牙骨质瘤 cementoma
牙骨质龋 cementum caries
牙骨质撕裂 cemental tear
牙骨质增生 hypercementosis
牙过度磨损 over dental abrasion
牙颌面畸形 dentofacial deformity
牙颈部龋 cervical caries
牙列不齐 irregular tooth alignment
牙列间隙 diastema of tooth
牙列缺失 dentition loss ［又称］无牙颌△,上下颌牙列缺失△
牙列缺损 dentition defect
牙列拥挤 crowding of dentition
牙瘤 odontoma
牙萌出前冠内病损 intracoronal lesion before tooth eruption
牙萌出障碍 disturbance in tooth eruption
牙面功能异常 dentofacial functional abnormality
牙面上沉积物 deposit on tooth
牙内吸收 internal resorption of tooth
牙内陷 den invaginatus
牙内源性着色 intrinsic staining of tooth ［又称］内源性牙色异常△
牙旁囊肿 paradental cyst
牙生长不全 odontogenesis imperfecta
牙酸蚀症 erosion of tooth
牙髓充血 pulp hyperemia
牙髓钙化 pulp calcification
牙髓和根尖周组织疾病 disease of pulp and periapical tissue
牙髓化生 pulp metaplasia
牙髓坏疽 pulp gangrene
牙髓坏死 pulp necrosis
牙髓脓肿 pulp abscess
牙髓腔异常 pulp cavity abnormality
牙髓石 pulp stone ［又称］髓石△
牙髓网状萎缩 pulp reticular atrophy
牙髓治疗并发症 complication of endodontic treatment
牙体缺损 dental defect
牙脱位 dislocation of tooth
牙外源性着色 dental exogenous coloring, extrinsic stain of tooth
牙完全脱位 complete dislocation of tooth
牙下沉 submerged tooth ［又称］下沉牙△
牙形成障碍 disturbance in tooth formation
牙移位 transposition of tooth
牙移位性软组织损害 soft tissue damage of tooth displacement
牙异位 abnormal position of tooth
牙龈白斑 leukoplakia of gingiva
牙龈恶性肿瘤 malignant neoplasm of gingiva
牙龈肥大 gingival hypertrophy, gingival enlargement
牙龈和无牙区牙槽嵴疾患 disorder of gingiva and edentulous alveolar ridge
牙龈黑斑 gingival black spot
牙龈化脓性肉芽肿 gingival pyogenic granuloma
牙龈继发恶性肿瘤 gingival secondary malignant neoplasm
牙龈交界性肿瘤 gingival borderline tumor
牙龈结核 gingival tuberculosis

牙龈开放性损伤 open injury of gingiva ［又称］牙龈外伤△,牙龈外伤性缺损△
牙龈溃疡 gingival ulceration
牙龈裂伤 laceration of gingiva
牙龈瘤 epulis
牙龈瘘管 gingival fistula
牙龈囊肿 gingival cyst
牙龈脓肿 gingival abscess
牙龈退缩 gingival recession
牙龈息肉 gingival polyp
牙龈纤维瘤病 gingival fibromatosis ［又称］常染色体显性遗传性牙龈纤维瘤病△
牙龈颜色异常 gingival color abnormal
牙龈增生 gingival hyperplasia
牙龈肿物 mass of gingiva
牙隐裂 cracked tooth
牙硬组织萌出后颜色改变 posteruptive colour change of dental hard tissue
牙釉质龋 enamel caries
牙源性恶性肿瘤 odontogenic malignant neoplasm
牙源性钙化囊肿 calcifying odontogenic cyst ［又称］牙源性钙化囊性瘤△
牙源性钙化上皮瘤 calcifying epithelial odontogenic tumor ［又称］Pindborg 瘤△
牙源性角化囊肿 odontogenic keratocyst ［又称］牙源性角化囊性瘤△
牙源性良性肿瘤 odontogenic benign tumor
牙源性鳞状细胞瘤 squamous odontogenic tumor
牙源性面部皮肤瘘管 odontogenic facial skin fistula ［又称］牙源性面部皮肤瘘△
牙源性囊肿 odontogenic cyst
牙源性黏液瘤 odontogenic myxoma
牙源性上皮性肿瘤 epithelial odontogenic tumor
牙源性透明细胞瘤 clear cell odontogenic tumor
牙源性纤维瘤 odontogenic fibroma ［又称］遗传性牙龈纤维瘤病△,牙骨质化纤维瘤△
牙源性纤维肉瘤 odontogenic fibrosarcoma
牙源性腺样瘤 adenomatoid odontogenic tumor
牙源性肿瘤 odontogenic tumor
牙粘连 ankylosis of tooth
牙折 tooth fracture ［又称］牙折裂△
牙震荡 tooth concussion ［又称］牙齿震荡△
牙中牙 dens in dente
牙种植非特异性并发症 nonspecific complication of dental implant
牙种植体骨结合丧失 loss of osseointegration of dental implant
牙种植体骨结合失败 failure of osseointegration of dental implant
牙种植体机械并发症 mechanical complication of dental implant
牙种植体上部结构的安装与调整 fitting and adjustment of upper structure of dental implant
牙种植体周围黏膜炎 peri-implant mucositis
牙种植体周围黏膜增生 peri-implant mucosal hyperplasia
牙种植修复后随访 follow-up examination after tooth implantation
牙种植修复体的安装与调整 fitting and adjustment of dental implant
牙周病 periodontal disease
牙周病拔牙后软硬组织损害 hard and soft tissue damage of periodontal disease induced tooth extraction
牙周创伤 periodontal trauma
牙周感染 periodontal infection
牙周巨细胞肉芽肿 periodontal giant cell granuloma
牙周脓肿 periodontal abscess
牙周萎缩 periodontal atrophy
牙周牙髓联合病变 periodontal-endodontic combined lesion
牙周牙髓综合征 syndrome of periodontal-endodonfic lesion

牙周炎　periodontitis

烟斑　smoker's patch

烟碱性白色角化病　leukokeratosis nicotina palati　［又称］尼古丁性白色角化病

烟碱性口炎　nicotinic stomatitis

炎性根旁囊肿　inflammatory collateral cyst

颜面不对称　facial asymmetry

颜面部移植皮瓣坏死　facial transplantation flap necrosis

眼睑手术后畸形　postoperative deformity of eye lid orthopedic surgery

眼眶骨折　orbital fracture

眼色素层腮腺炎　uveoparotid fever　［又称］黑福特△

咽鼓管恶性肿瘤　eustachian tube cancer

咽鼓管开口恶性肿瘤　eustachian tube opening malignancy

咽后间隙感染　retropharyngeal space infection

咽门扁桃体恶性肿瘤　fauces tonsil cancer

咽旁间隙感染伴脓肿　parapharyngeal space infection with abscess

咽旁间隙结缔组织良性肿瘤　benign neoplasm of connective tissue of parapharyngeal space

咽旁间隙脓肿　parapharyngeal space abscess

咽旁脓肿　parapharyngeal abscess

咽旁隙感染　infection in parapharyngeal space　［又称］咽旁间隙感染△

咽痛　pharyngalgia

咽峡前间隙感染　infection of anterior pharyngeal space

咬唇症　lip biting　［又称］异常唇习惯△

咬𬌗创伤　occlusal trauma　［又称］咬合创伤△

咬𬌗异常　abnormal occlusion

咬肌间隙感染　masseteric space infection

咬肌间隙感染伴脓肿　masseteric space infection with abscess

咬颊症　cheek biting　［又称］颊咬伤△

咬物习惯　biting habit

药物过敏性口炎　allergic medicamentosus stomatitis

药物性牙酸蚀　erosion of tooth due to drug

药物性牙龈肥大　drug-induced gingival enlargement

药物性牙龈增生　drug-induced gingival hyperplasia

叶状乳头肥大　foliate papillae hypertrophy

叶状乳头炎　foliate papillitis

夜磨牙习惯　bruxism habit

医源性急性牙周损伤　iatrogenic acute periodontal disease

移位牙　displaced tooth

遗传性乳光牙本质　hereditary opalescent dentin　［又称］遗传性牙本质发育不良△

遗传性牙本质发育不全　hereditary dentinogenesis imperfecta, imperfect hereditary dentinogenesis

遗传性龈纤维瘤病　hereditary gingival fibromatosis　［又称］遗传性牙龈纤维瘤病△

遗传性釉质发育不全　hereditary enamel dysplasia　［又称］牙釉质发育不全△

畸形舌沟　invaginated lingual sulcus

义齿性口腔痛　denture sore mouth

义齿性口炎　denture stomatitis

义齿性增生　denture hyperplasia

异位埋伏牙　heterotopic embedded tooth

异位皮脂腺　ectopic sebaceous gland, Fordyce's spot　［又称］福代斯斑△, 迷脂症△, Fordyce 病△

异位唾液腺　heterotopic salivary gland

异位阻生牙　heterotopic impacted tooth

翼腭窝恶性肿瘤　malignant neoplasm of pterygopalatine fossa　［又称］翼腭窝结缔组织和软组织恶性肿瘤△

翼腭窝综合征　pterygopalatine fossa syndrome

翼钩过长　pterygoid hamulus hypertrophy

翼外肌功能亢进　hyperfunction of lateral pterygoid

翼外肌痉挛　spasm of lateral pterygoid

翼下颌间隙感染　pterygomandibular space infection

翼下颌间隙感染伴脓肿　pterygomandibular space infection with abscess

翼状颈皮综合征　pterygium colli syndrome　［又称］多发性翼状胬肉综合征, Escobar 综合征, 广泛性翼状胬肉△

银汞沉着症　amalgam pigmentation

银汞文身　silver amalgam tattoo

龈沟赘生物　gingival sulcus neoplasm

龈颊沟恶性肿瘤　malignant neoplasm of buccal sulcus

龈颊沟继发恶性肿瘤　secondary malignant neoplasm of buccal sulcus

龈上牙石　supragingival calculus

龈下牙石　subgingival calculus

龈纤维瘤病多毛综合征　fibromatosis gingivae hypertrichosis syndrome　［又称］牙龈纤维瘤病 - 多毛症△

龈炎　gingivitis　［又称］化脓性牙龈炎△, 增生性牙龈炎△

营养不良性口角炎　malnourished angular cheilitis

硬腭穿孔　hard palate perforation

硬腭恶性肿瘤　malignant neoplasm of hard palate

硬腭裂　cleft hard palate

硬腭脓肿　hard palatal abscess　［又称］硬腭囊肿△

硬腭原位癌　carcinoma in situ of hard palate

硬腭肿瘤　palatal tumor

硬腭肿物　hard palate mass

硬化性唾液腺炎　sclerosing sialoadenitis

疣状白斑　verrucous leukoplakia

疣状黄瘤　verruciform xanthoma　［又称］口腔黏膜疣状黄瘤△

疣状增生　verrucous hyperplasia

游走性舌炎　migratory glossitis

幼年牙周变性　juvenile periodontal degeneration　［又称］牙周变性△

釉牙本质裂（非复杂牙冠裂）　enamel-dentin fracture（uncomplicated crown fracture）

釉质白垩斑　enamel opaque spot　［又称］釉质早期龋△

釉质发育不全　enamel hypoplasia　［又称］牙釉质发育不全△

釉质钙化不全　enamel hypocalcification　［又称］低钙化釉质生长不全△

釉质裂纹　enamel crack

釉质脱矿　enamel demineralization

釉质 - 牙本质折断（简单冠折）　enamel-dentin fracture（uncomplicated crown fracture）

釉质折断（简单冠折）　enamel fracture（uncomplicated crown fracture）

釉珠　enamel pearl

与创伤有关的牙龈和无牙区牙槽嵴损害　gingival and edentulous alveolar ridge lesion associated with trauma

语音改变　speech modification

语音障碍　phonological disorder

原发性颈部黑色素瘤　melanoma in situ of neck　［又称］颈部原位黑（色）素瘤△

远中𬌗　distoclusion

远中埋伏下颌第三磨牙　distoangular embedded mandibular third molar

远中阻生　distoangular impaction

再发龋　recurrent caries

在颈水平的血管损伤　vascular injury at cervical level

早萌　premature eruption of tooth　［又称］牙齿早萌△

早期种植体失败　primary implant failure

增生性龈炎　hyperplastic gingivitis　［又称］增生性牙龈炎△

增殖性脓性口炎　pyostomatitis vegetans

张口训练　mouth-opening exercise

掌跖角化 - 牙周破坏综合征　syndrome of palmoplantar hyperkeratosis and premature periodontal destruction

枕骨恶性肿瘤　occipital malignant neoplasm

正畸减数牙　orthodontic tooth reduction

正角化牙源性囊肿　orthokeratinized odontogenic cyst

正中唇裂　median cleft lip

正中菱形舌炎　median rhomboid glossitis

支架折断　framework fracture

脂肪瘤　lipoma

职业性牙磨损　occupational abrasion of tooth

智齿　wisdom tooth
中耳异物　object in middle ear
中龋　moderate dental caries
中枢性骨髓炎　central osteomyelitis
中枢性面舌瘫　central facial and lingual paralysis
中枢性睡眠呼吸暂停综合征　central sleep apnea syndrome　［又称］中枢型睡眠呼吸暂停△
中位阻生异位埋伏牙　heterotopic embedded tooth of moderate site
中心性巨细胞肉芽肿　central giant cell granuloma
中央性颌骨癌　central carcinoma of jaw
肿瘤术后腭瘘　palate fistula secondary to tumor resection
肿瘤术后腭咽闭合不全　velopharyngeal insufficiency secondary to tumor resection
肿瘤性病理性骨折　neoplastic pathological facture
种植术后感染　postoperative infection of implantation
种植体骨结合失败　failure of osseointegration
种植体折断　implant fracture
种植体周围黏膜炎　peri-implant mucositis

种植体周炎　peri-implantitis
种植外科术后并发症　postoperative complication of implantation
种植修复并发症　implant prosthesis related complication
重度低龄儿童龋　severe early childhood caries, S-ECC
重型阿弗他溃疡　major aphthous ulcer
周围性舌瘫　peripheral facial paralysis
转移性成釉细胞瘤　metastatic ameloblastoma
锥形牙　cone-shaped tooth
灼口综合征　burning mouth syndrome, glossodynia　［又称］舌痛症△, 舌感觉异常△, 口腔黏膜感觉异常△
自伤性溃疡　factitial ulcer
走马疳　cancrum oris
阻塞器缺损　defect of obturator
阻塞性颌下腺炎　obstructive sialadenitis of submandibular gland
阻塞性睡眠呼吸暂停综合征　obstructive sleep apnea syndrome　［又称］梗阻性睡眠呼吸暂停综合征△
阻生牙　impacted tooth　［又称］阻生齿△, 牙齿阻生△
组合性牙瘤　compound odontoma

# 3.2　症状体征名词

病理性牙移位　pathological tooth displacement
齿痕舌　teeth-printed tongue
重睑　double-fold eyelid, double eyelid
垂直型吸收　vertical resorption
附着丧失　attachment loss, AL
覆盖　overjet
覆殆　overbite
感觉减退　hypoesthesia
感觉异常　paraesthesia
骨重建　osseous rehabilitation
骨改建　osseous remolding
骨坏死　osteonecrosis
骨结合　osseointegration
骨结合丧失　deosseointegration
骨裂隙　bone dehiscence
骨缺损　bone defect
骨丧失　bone loss
骨上袋　suprabony pocket
骨-种植体界面纤维化　fibrosis of bone-implant interface
殆创伤　occlusal trauma
紧咬牙　tooth clinching
进行性骨丧失　progressive bone loss
颈部淋巴结多发转移　multiple metastasis of cervical lymph nodes
颈部瘘管　neck fistula
口唇发紫　cyanotic lips
口干　dry mouth
口腔干燥症　xerostomia
埋入式愈合　submerged healing
美学并发症　esthetic complication
面肌抽搐　facial tic
面肌痉挛　facial spasm
偶发性附着丧失　incidental attachment loss
前牙开合　anterior open bite
缺牙间隙　edentulous space
上颌窦分隔　maxillary sinus septum
上颌窦气化　maxillary sinus pneumatization
生物学并发症　biological complication

失用牙　dental apraxia
食物嵌塞　food impaction
双牙弓前突　bimaxillary protrusion
水平向骨缺损　horizontal bone defect
水平向骨丧失　horizontal bone loss
水平型吸收　horizontal resorption
探诊出血　bleeding on probing, BOP
微渗漏　microleakage
无对殆牙　tooth without opposite tooth
下唇瘘　fistulas of the lower lip
线性牙龈红斑　linear gingival erythema, LGE
牙槽骨萎缩　alveolar atrophy
牙槽骨吸收　alveolar bone resorption
牙槽嵴缺损　alveolar ridge defect
牙根敏感　root sensitivity
牙关紧闭　trismus
牙菌斑　dental plaque
牙量骨量不调　discrepency of dental quantity and osseous volume
牙石　dental calculus
牙刷创伤　toothbrush trauma
牙松动　tooth mobility
牙髓息肉　pulp polyp
牙痛　toothache
牙龈充血　gingival hyperaemia
牙龈出血　gingival bleeding
牙龈肿胀　gingival swelling
一期愈合　healing by first intention
张口困难　difficulty in opening mouth
正中牙间隙　median diastema
种植体暴露　implant exposure
种植体松动　implant macromotion
种植体脱落　implant loss
种植体微动　implant micromotion
种植体纤维性结合　fibrous integration of implant
种植体周围进行性骨吸收　progressive peri-implant bone resorption
种植体周围组织退缩　peri-implant tissue recession

# 3.3　手术操作名词

Z 字成形术　Z-plasty
按扣式附着体　stud-type attachment
拔牙位点保存技术　extraction site preservation
摆式矫治器　pendulum appliance
半侧下颌骨切除术　hemimandibulectomy
半侧颜面萎缩矫正术　correction of hemifacial atrophy
半固定桥　semi-fixed bridge
半固定桥连接体　semi-fixed connector
半切牙术　tooth hemisection
半舌切除术　hemiglossectomy
保护帽　comfort cap
保护性衬垫　protective liner
保留龈乳头切口　papilla-sparing incision
鼻唇病损切除术　excision of labial and nasal lesion
鼻底提升术　subnasal elevation
鼻内镜下上颌骨部切除术　partial resection of upper jaw under nasal endoscope
鼻旁区植骨术　bone grafting in paranasal region
鼻中隔成形术　septoplasty
鼻中隔黏膜下切除术　submucosal resection of nasal septum
闭合式托盘印模帽　closed tray impression transfer coping
闭合式印模　closed tray impression
闭合性下颌支骨成形术　closed osteoplasty of mandibular ramus
标记钻　marking bur
表面麻醉　topical anesthesia, surface anesthesia
丙烯酸树脂填塞　acrylic resin packing
丙烯酸树酯牙　acrylic tooth
丙烯酸酯甲冠　acrylic jacket crown
不翻瓣种植手术　flapless implant surgery
不复位瓣　unpositioned flap
部分冠　partial crown, partial veneer crown
侧壁开窗上颌窦底提升术　lateral window technique for sinus floor elevation
侧方加压　lateral compaction
侧向滑动瓣　lateral sliding flap
侧向转位瓣术　laterally positioned flap
常规负重　conventional loading
超声洁治术　ultrasonic scaling
初模型　preliminary cast
初印模　preliminary impression
穿黏膜基台　transmucosal abutment
穿黏膜种植体　transmucosal implant
穿颧种植术　zygomatic implant
穿下颌种植体　tansmandibular implant
穿牙槽嵴上颌窦底提升术　transalveolar technique for sinus floor elevation
穿支皮瓣制备术　harvesting of perforator flap surgery
创面换药　wound dressing change
垂直截骨术　vertical osteotomy
垂直向骨增量技术　vertical bone augmentation
垂直向松弛切口翻瓣术　flap with vertical releasing incision
锤造冠　swaged crown
锤造金属全冠　swaged metal full crown
唇瘢痕松解术　relaxation of lip scar
唇病损广泛切除术　excision of lesion of lip by wide excision

唇病损激光烧灼术　laser cauterization of lip lesion
唇病损切除术　excision of lesion of lip
唇成形术　labioplasty
唇颊沟延伸术　deepening of buccolabial groove
唇颊系带修整术　labiobuccal frenoplasty
唇裂伤缝合术　suture of laceration of lip
唇裂修复术　cheilorrhaphy
唇裂再修复术　secondary cheilorrhaphy
唇瘘管修补术　lip fistula repair
唇皮瓣移植术　transplantation of lip flap
唇全厚皮片移植术　lip full-thickness skin graft
唇缺损修复术　repair of lip defect
唇系带切断术　labial frenotomy
唇腺自体移植术　autogenous lip gland
唇中厚植皮术　lip intermedium thickness skin graft
瓷牙　porcelain tooth
磁性附着体　magnetic attachment
大直径种植体　wide-diameter implant
带蒂皮瓣前徙术　pedicle flap advancement
带蒂皮瓣去脂术　defatting of pedicled flap
带蒂皮瓣修整术　revision of pedicled flap
带蒂皮瓣移植术　pedicled flap transfer
袋状瓣　envelope flap
单侧颈淋巴结根治性清扫术　unilateral cervical lymph node radical resection
单纯淋巴结切除术　simple lymphadenectomy
单端固定桥　cantilever fixed bridge
单颌全口义齿　single complete denture
单牙种植　single-tooth implant
单牙种植修复　implant prosthesis of single-tooth
垫底　rebase
钉板型种植体　staple implant
钉嵌体　pinlay
定位钻　guide drill
动态负荷　dynamic loading
独立支持式种植体　free-standing implant
端对端连接　butt joint
短种植体　short implant
多颗种植体支持式固定修复　multi-implants supported fixed restoration
额骨重建术　reconstruction of frontal bone
腭垂病损切除术　excision of lesion of uvula
腭垂部分切除术　partial uvulectomy
腭垂活组织检查　biopsy of palatine uvula
腭垂裂修补术　repair of cleft uvula
腭垂切除术　excision of palatine uvula
腭垂切开术　uvulotomy
腭垂 - 软腭成形术　uvulopalatoplasty
腭垂 - 软腭 - 咽成形术　uvulopalatopharyngoplasty
腭大孔注射法　greater palatine foramen injection
腭裂伤缝合术　uranorrhaphy
腭裂系列治疗　cleft palate team approach
腭裂修复术　palatorrhaphy
腭裂修复术伴腭垂修复术　palatorrhaphy with cleft palate repair
腭瘘管修补术　palatal fistula repair

腭切开探查术　incision and exploration of palate
腭-咽成形术　palate pharyngeal surgery
耳大神经吻合术　great auricular nerve anastomosis
二期关闭　secondary closure
二期手术　stage-two surgery
二期愈合前庭成形术　secondary epithelization vestibuloplasty
翻瓣术　flap surgery
方向指示杆　direction pin
放射性粒子置入　radioactive particle implantation
非角度基台　non-angled abutment
非接触式扫描　non-contact scanning
非接触式扫描仪　non-contact scanner
非埋入式愈合　non-submerged healing
非埋入式种植　non-submerged implant
腓肠肌皮瓣修复术　repair with sural myocutaneous flap
腓动脉穿支皮瓣修复术　repair with peroneal artery perforator flap
腓骨瓣修复术　repair of fibular flap
腓骨肌皮瓣制备术　preparation of fibula osteo-musculo-cutaneous flap
分段截骨术　segmental osteotomy
分根术　root separation
分牙术　bicuspidization
封闭螺丝　cover/closure screw, healing cap
附着系统　attachment system
复发性颈淋巴结转移癌切除术　excision of recurrent cervical lymph node metastasis
复合固定桥　compound fixed bridge
复位固定　reposition and stabilization
副腮腺病损切除术　excision of lesion of accessory parotid gland
副腮腺切除术　excision of accessory parotid gland
副神经-舌下神经吻合术　anastomosis of accessory nerve and hypoglossal nerve
富血小板纤维蛋白　platelet-rich fibrin
富血小板血浆　platelet-rich plasma
腹股沟内侧皮瓣修复术　repair with medial inguinal flap
覆盖义齿　overlay denture, overdenture
改良根治性颈淋巴结清扫术　modified radical neck lymph node dissection
改良威德曼翻瓣术　modified Widman flap surgery
盖嵴式桥体　ridge-lap pontic
盖髓　pulp capping
干髓术　mummification of pulp
杆卡式覆盖义齿　bar and clip overdenture
杆式附着体系统　bar attachment system
高嵌体　onlay
个性化基台　custom/customized abutment
个性化托盘　custom/customized tray
根管封闭　root canal sealing
根管封药　intracanal medicament
根管预备　root canal preparation
根管治疗术　root canal therapy, RCT
根尖切除术　apicoectomy
根尖下截骨术　subapical osteotomy
根尖诱导成形术　apexification
根间截骨术　interradicular osteotomy
根面平整术　root planning
根内固位体　intra-radicular retainer
根向复位瓣术　apically repositioned flap surgery
根形种植体　root-form implant
根治性颈清扫术　radical neck dissection
功能调节器　functional regulator
功能矫治器　functional appliance
功能负重　functional loading
功能性颈淋巴结清扫术　functional cervical lymph node dissection
功能性颈清扫术　functional neck dissection

股前外侧皮瓣制备术　preparation of anterolateral thigh flap
骨成形瓣　osteoplastic flap
骨成形钻　bone trephine
骨床预备　bone preparation
骨粉输送器　bone carrier
骨挤压　bone condensing
骨挤压器　bone condenser
骨隆突修整术　excision of torus
骨膜上浸润麻醉　supraperiosteal infiltration anesthesia
骨膜下浸润麻醉　subperiosteal infiltration anesthesia
骨膜下种植体　subperiosteal implant, endosteal implant
骨磨　bone mill
骨内固定器种植体　endosseous stabilizer implant
骨内叶状闭口种植体　endosteal blade-close implant
骨内叶状开口种植体　endosteal blade-vent implant
骨内种植术　endosseous implantation
骨皮质切开术辅助正畸　corticotomy assisted orthodontics
骨牵拉延长器置入术　insertion of bone lengthening device
骨收集器　bone trap
骨下袋植骨术　bone grafting for infrabony pocket
骨移植　bone grafting
骨移植物　bone graft
骨增量　bone augmentation
固定矫治器　fixed appliance
固定连接体　rigid connector
固定桥　fixed bridge　［曾称］固定桥修复 *
固定修复术　fixed prothesis
固位螺丝　set screw
冠内固位体　intra-coronal retainer
冠向复位瓣　coronally repositioned flap
管状皮瓣移植术　transplantation of tube flap
过渡修复体　transitional prosthesis
核桩冠　post crown with core
殆重建　occlusal reconstruction
殆垫　occlusal pad
殆垫治疗　bite platetreatment
殆治疗　occlusal therapy
颌骨病损刮治术　curettage of jaw lesion
颌骨骨纤维异常增殖症修整术　repair of bone fibrous dysplasia of jaw
颌骨囊肿刮治术　curettage of jaw cyst
颌骨囊肿开窗减压术　marsupialization and decompression of jaw cyst
颌骨囊肿切除术　resection of jaw cyst
颌骨牵引器去除　removal of jaw distractor
颌骨修复术　repair of jaw
颌间固定　intermaxillary fixation
颌间结扎　intermaxillary ligation
颌间牵引　intermaxillary traction
颌面部脓肿切开引流术　incision and drainage of abscess of maxillofacial region
颌面间隙引流术　drainage of maxillofacial space
颌下淋巴结根治性切除术　radical resection of submandibular lymph node
颌下淋巴结切除术　excision of submandibular lymph node
颌下腺造影侧位投影术　lateral position of submandibular gland sialography
颌下引流术　mandibular drainage
喉返神经松解术　recurrent laryngeal nerve decompression
后推术　push-back operation
滑行截骨术　sliding osteotomy
环绕颧骨结扎术　circumzygomatic wiring
环绕下颌结扎术　circummandibular wiring
喙突后注射法　posterior coronoid process injection
喙突摘除术　coronoidectomy
活动连接体　nonrigid connector
基台把持器　abutment holder

基台扳手　abutment driver
基台连接　abutment connection
基台螺丝　abutment screw
基台水平印模　abutment-level impression
级差备洞　undersized drilling
即刻非功能性负重　immediate nonfunctional loading
即刻负重　immediate loading
即刻功能性负重　immediate functional loading
即刻义齿　immediate denture
即刻种植　immediate implant placement
即刻种植即刻负重　immediate implant placement and immediate loading
即刻种植即刻修复　immediate implant placement and immediate restoration
技工螺丝　laboratory screw
夹板固定　splinting
颊部病损切除术　buccal lesion resection
颊洞穿性缺损修复术　repair of buccal perforating defect
颊系带切开术　incision of buccal frenum
颊脂垫修复术　repair of buccal fat pad
甲冠　jacket crown
甲状舌管病损切除术　thyroglossal duct lesion resection
甲状舌管瘘闭合术　closure of thyroglossal fistula
甲状舌管切除术　excision of thyroglossal duct
甲状腺上动脉瓣修复术　repair with superior thyroid artery flap
肩胛舌骨肌上颈淋巴结清扫术　supraomohyoid neck dissection
肩台成形　countersinking
间接盖髓术　indirect pulp capping
间接牙髓治疗　indirect pulp therapy
间接印模法　indirect impression
间隙保持　space maintain
渐进性负重　progressive loading
交叉唇瓣断蒂术　cutting of pedicle of cross lip flap
交叉唇瓣转移术　transplantation of cross lip flap
胶原膜　collagen membrane
角度基台　angled abutment,angulated abutment
矫形力矫治器　orthopedic appliance
接触式扫描　contact scanning
接触式扫描仪　contact scanner
洁治术　oral prophylaxis
结缔组织移植　connective tissue grafting
截根术　root amputation
解剖型愈合基台　anatomic healing abutment
金属预成冠修复　preformed metal crown restoration
筋膜皮瓣移植术　transplantation of fascia flap
茎突截除术　styloidectomy
颈部淋巴多间隙感染　cervical lymphatic multiple space infection
颈部淋巴结清扫术　neck dissection
颈部脓肿切开引流术　incision and drainage of neck abscess
颈部皮肤部分切除整形术　plasty by partial cervical skin excision
颈部探查术　cervical exploration
颈部异物去除　removal of foreign body from neck
颈部肿物切除术　resection of neck mass
颈动脉部分切除伴吻合术　partial excision of carotid artery with anastomosis
颈动脉探查术　exploration of carotid artery
颈动脉血管内超声　carotid artery intravascular ultrasound
颈动脉血栓切除术　thrombectomy of carotid artery
颈阔肌皮瓣修复术　repaired with platysma musculocutaneous flap
颈深部淋巴结切除术　lymph node resection of deep neck
颈神经病损切除术　cervical nerve lesion resection
颈外动脉结扎止血术　hemostasis of external carotid artery by ligation
静态负荷　static loading
巨舌畸形矫正术　correction of macroglossia

开窗式印模　open tray impression
开放性下颌支骨成形术　open osteoplasty mandibular ramus
开面冠　window crown
抗旋转　antirotation
烤瓷熔附金属修复体　porcelain-fused-to-metal restoration,PFM restoration
颏成形术　genioplasty,mentoplasty
颏硅胶置入增大成形术　augmentation genioplasty with silicone prosthesis
颏前移术　chin advancement
颏缩小成形术　reductive genioplasty
颏下病损切除术　submental excision of lesion
颏增大成形术　augmentation mentoplasty
髁突陈旧性骨折复位内固定术　old fracture reduction and internal fixation of condylar process
髁突高位切除术　high condylar resection
髁突下截骨术　subcondylar osteotomy
髁突摘除术　condylectomy
可吸收性屏障膜　resorbable barrier membrane
可预备式基台　preparable abutment
可摘局部义齿　removable partial denture
口 - 鼻瘘切除术　resection of oronasal fistula
口底病损切除术　excision of lesion of floor of mouth
口底多间隙感染脓肿切开引流术　incision and drainage of multiple space infection abscess of floor of mouth
口底引流术　drainage of floor of mouth
口角缝合术　suture of angulus oris
口轮匝肌功能重建术　functional reconstruction of orbicular muscle of mouth
口内脓肿切开引流术　incision and drainage of abscess of mouth
口腔病损激光烧灼术　laser ablation of oral lesion
口腔冲洗　oral irrigation
口腔黏膜瓣移植术　transplantation of oral mucosal flap
口腔黏膜病损切除术　excision of lesion of oral mucosa
口腔黏膜游离移植术　free transplantation of oral mucosa
口腔卫生宣教　oral hygiene instruction
口外弓　facebow
口形矫正术　correction of mouth
块状骨移植术　block bone graft
眶壁重建术　orbital wall reconstruction
眶下孔注射法　infraorbital foramen injection,infraorbital canal injection　［又称］眶下管注射法△
眶下裂后方注射法　posterior infraorbital fissure injection
扩孔钻　twist drill
犁骨瓣修复术　repair with vomer bone flap
粒子放射治疗　particle beam radiotherapy
连续小环结扎术　continuous loop wiring
两段式种植体　two-piece implant
两阶段式外科手术　two-stage surgical approach
邻位皮瓣修复术　repair with adjacent skin flap
临时冠修复　temporary crown prosthesis,interim crown prosthesis
临时基台　temporary abutment
临时修复体　provisional prosthesis
临时粘接剂　temporary cement
淋巴管瘤注射术　injection of lymphangioma
淋巴管瘘结扎术　ligation of lymphatic fistula
淋巴管瘘切除术　resection of lymphatic fistula
淋巴管瘘粘连术　adhesion of lymphatic fistula
淋巴结活组织检查　biopsy of lymph node
淋巴结扩大性区域性切除术　extended regional lymphadenectomy
淋巴结区域性切除术　regional lymphadenectomy
笼状种植体　cage implant
隆鼻伴耳郭软骨移植术　augmentation rhinoplasty with ear cartilage grafting

隆鼻伴人工假体置入术　augmentation rhinoplasty with prosthesis insertion

隆鼻伴自体鼻软骨移植术　augmentation rhinoplasty with autologous nasal cartilage grafting

颅底病损切除术　excision of lesion of cranial base

颅骨骨膜瓣移植术　skull periosteum flap transplantation

颅颌牵引　craniomandibular traction

卵圆孔注射法　oval foramen injection

螺丝固位　screw-retained

螺丝固位基台　screw-retained abutment

螺丝加力　screw tightening

螺丝连接　screw joint

螺纹成形钻　tap drill

螺纹种植体　threaded implant

马里兰桥　Maryland fixed bridge

埋入式种植体　submerged implant

盲法线锯髁突截开术　blind Gigli saw condylotomy

锚状骨内种植体　anchor endosteal implant

美学区种植　implant in the esthetic zone

面部病损切除术　excision of facial lesion

面部骨折切开复位内固定术　open reduction and internal fixation for fracture of face

面部皮肤部分切除整形术　plasty by partial facial skin excision

面部清创缝合术　debridement and suture of face

面部微整形　facial micro-plastic surgery

面部引流术　facial drainage

面部自体脂肪填充　facial autologous fat granules filling

面骨病损局部切除术　local excision of lesion of facial bone

面骨部分切除术　partial excision of facial bone

面骨成形术　facial plastic surgery

面骨骨全部切除伴重建术　total excision with reconstruction of facial bone

面骨骨全部切除术　total excision of facial bone

面骨活组织检查　biopsy of facial bone

面骨切开术　incision of facial bone

面骨死骨切除术　sequestrectomy of facial bone

面横裂矫正术　correction of transverse facial cleft

面肌悬吊术　facial muscle suspension

面神经病损切除术　resection of facial nerve lesion

面神经-副神经吻合术　anastomosis of facial nerve and accessory nerve

面神经解剖术　facial nerve dissection

面神经切断术　facial nerve neurectomy

面神经探查术　exploration of facial nerve

面神经吻合术　facial nerve anastomosis

面瘫矫正术　surgical correction of facial paralysis

面斜裂矫正术　correction of oblique facial cleft

膜龈手术　mucogingival surgery

磨牙半切术　hemisection of molar

磨牙后区病损切除术　excision of lesion of retromolar area

磨牙远中楔形瓣切除术　distal wedge procedure

末端种植体　terminal implant

内镜辅助的龈下刮治和根面平整术　endoscopy-aided scaling and root planing

黏骨膜瓣　mucoperiosteal flap

黏膜瓣　mucosal flap

黏膜下浸润麻醉　submucous infiltration anesthesia

黏膜下前庭成形术　submucosal vestibuloplasty

黏膜下种植体　submucosal implant

颞肌筋膜瓣切取术　excision of temporal muscle fascia flap

颞下颌关节病损切除术　excision of lesion of temporomandibular joint

颞下颌关节侧位体层片　lateral tomogram of temporomandibular joint

颞下颌关节成形术　temporomandibular joint arthroplasty

颞下颌关节镜手术治疗　arthroscopic surgery for treatment of temporomandibular joint

颞下颌关节盘复位固定术　temporomandibular joint disk reduction and fixation

颞下颌关节盘摘除术　temporomandibular joint disk extraction

颞下颌关节松解术　temporomandibular joint lysis

颞下颌关节脱位闭合复位术　closed reduction of dislocation of temporomandibular joint

颞下颌关节脱位切开复位术　open reduction of dislocation of temporomandibular joint

颞下颌关节药物注射　drug injection of temporomandibular joint

颞下颌关节造影术　temporomandibular joint arthrography

颞下颌关节置换术　temporomandibular joint replacement

扭矩扳手　torque driver，torque wrench

扭矩刻度指示器　torque indicator

扭矩控制器　torque controller

扭矩指示器　torque indicator

脓肿切开引流术　incision and drainage of abscess

皮瓣清创术　debridement of flap

皮瓣修整术　flap repair

皮瓣预制术　skin flap prefabrication

皮瓣转移修复术　repair with flap transfer

皮肤病损根治性切除术　radical excision of skin lesion

皮肤病损切除术　excision of lesion of skin

皮下带蒂皮瓣移植术　subcutaneous pedicle skin flap transplantation

皮下脂肪注射填充术　subcutaneous injection and filing of fat

皮下组织病损切除术　excision of lesion of subcutaneous tissue

皮质骨移植术　cortical bone graft

平台转移　platform switching

平行壁种植体　parallel-wall implant

屏障膜　barrier membrane

气管插管　trachea intubation

髂骨瓣修复术　repair of iliac bone flap

髂骨瓣制备术　preparation of iliac bone flap

髂骨移植　iliac grafting

牵引种植体　distraction implant

前鼻孔成形术　plasty of anterior naris

前臂皮瓣制备术（供区切取）　preparation of forearm flap（donor site）

前庭成形术　vestibuloplasty

前庭沟加深术　vestibular sulcus deepening

前庭沟扩展术　vestibular sulcus extension

嵌体　inlay

切除性骨手术　excisional osseous surgery

切除性牙周膜新附着术　excisional new attachment of periodontium，ENAP

切牙孔注射法　incisive foramen injection

清创缝合术　debridement and suturing

球帽附着体系统　ball and socket/cap attachment system

球式附着体系统　ball attachment system

取骨　bone harvest

去蛋白牛骨基质　deproteinized bovine bone material

去上皮结缔组织　de-epithelialized connective tissue

全程外科导板　fully guided surgical guide

全瓷冠　all-ceramic crown

全冠　full crown

全颌种植体　complete implant

全厚瓣　full thickness flap

全厚皮片移植术　full thickness skin graft

全口义齿　complete denture，full denture

颧弓降低术　reduction of zygomatic arch

颧骨成形术　malarplasty

颧骨重建术　reconstruction of zygomatic bone

颧骨骨折闭合复位术　closed reduction of fracture of zygoma

颧骨骨折切开复位内固定术　open reduction and internal fixation of fracture of zygoma

颧骨种植体　zygomatic implant

确认夹板　verification jig

人工皮片移植术　artificial skin graft

肉毒素注射　botulinum toxin injection

乳牙拔除　extraction of deciduous tooth

软腭病损切除术　excision of lesion of soft palate

软腭病损射频消融术　radiofrequency ablation of lesion of soft palate

软腭成形术　soft palate plasty

软腭活组织检查　biopsy of soft palate

软腭激光消融术　laser ablation of soft palate

软组织成形术　corrective soft tissue surgery

软组织环切术　soft tissue circumcision

软组织水平种植体　soft tissue level implant

软组织增量术　soft tissue augmentation

腮腺病损切除术　excision of lesion of parotid gland

腮腺部分切除术　partial parotidectomy

腮腺导管瘘修补术　repair of fistula of parotid duct

腮腺导管探查　parotid duct exploration

腮腺导管再通术　parotid duct reoperation

腮腺管口移植术　opening of parotid gland transplantation

腮腺管吻合术　anastomosis of parotid duct

腮腺浅叶及肿物切除术　resection of superficial lobe and tumor of parotid gland

腮腺浅叶切除术　superficial parotidectomy

腮腺切除术　parotidectomy

腮腺切开引流术　incision and drainage of parotid gland

腮腺全切术　total parotidectomy，resection of whole parotid gland

腮腺深叶切术　excision of deep lobe of parotid gland

鳃裂瘘管切除术　branchial fistula resection

鳃裂囊肿切除术　excision of branchial cleft cyst

三脚架种植体　tripod implant

伤口止血术　wound hemostasis

上臂外侧皮瓣制备术　preparation of lateral upper arm flap

上部结构螺丝　coping screw

上颌𬌗垫后簧矫治器　removable appliance with posterior bite plate and lingual spring

上颌动脉结扎止血术　ligation of maxillary artery

上颌窦病损切除术　resection surgery of maxillary sinus lesions

上颌窦底提升术　maxillary sinus floor lifting，maxillary sinus floor augmentation

上颌窦根治术　radical maxillary sinusotomy

上颌窦囊肿摘除术　removal of maxillary sinus cyst

上颌窦黏膜穿孔修补术　repair of maxillary sinus membrane perforation

上颌窦探查术　maxillary sinus exploration

上颌窦提升术　maxillary sinus lifting

上颌骨部分骨成形术　segmental osteoplasty of maxilla

上颌骨部分切除伴人工骨置入术　partial resection of maxilla with artificial bone implantation

上颌骨部分切除伴植骨术　partial resection of maxilla with bone grafting

上颌骨部分切除术　partial resection of maxilla

上颌骨重建术　reconstruction of maxilla

上颌骨次全切除术　subtotal resection of maxilla

上颌骨骨折闭合复位术　closed reduction of maxillary fracture

上颌骨骨折切开复位固定术　open reduction and fixation of maxillary fracture

上颌骨囊肿刮治术　curettage of maxillary cyst

上颌骨全部切除术　total resection of maxilla

上颌骨全骨成形术　total osteoplasty of maxilla

上颌骨人工假体移植术　artificial prosthesis implantation of maxilla

上颌骨死骨切除术　sequestrectomy of maxilla

上颌骨自体骨移植物　autogenous bone graft of maxilla

上颌结节成形术　maxillary tuberoplasty

上颌结节注射法　tuberosity injection

上颌李弗特Ⅰ型分块截骨成形术　maxillary Le Fort Ⅰ block osteotomy

上颌李弗特Ⅰ型截骨成形术　maxillary Le Fort Ⅰ osteoplasty

上颌李弗特Ⅱ型分块截骨成形术　maxillary Le Fort Ⅱ block osteoplasty

上颌李弗特Ⅱ型截骨成形术　maxillary Le Fort Ⅱ osteoplasty

上颌李弗特Ⅲ型截骨术　maxillary Le Fort Ⅲ osteotomy

上颌前部截骨术　anterior maxillary osteotomy

上颌前方牵引矫治　maxillary protraction

上皮下结缔组织移植术　subepithelial connective tissue graft

舌瓣修复术　repair with tongue flap

舌病损切除术　excision of lesion of tongue

舌部分切除术　partial excision of tongue，partial glossectomy

舌部甲状腺切除术　tongue thyroidectomy

舌腭弓延长成形术　extension of palatoglossal arch

舌缝合术　glossorrhaphy

舌根射频消融术　radiofrequency ablation of root of tongue

舌沟延伸术　extension of lingual groove

舌骨上进路舌根部肿物切除术　mass resection of roof of tongue via suprahyoid approach

舌骨上颈淋巴结清扫术　suprahyoid neck dissection

舌筋膜悬吊术　tongue fascia suspension

舌扩大性切除术　extended resection of tongue

舌全部切除术　total excision of tongue

舌神经根松解术　lingual nerve neurolysis

舌系带成形术　lingual frenoplasty

舌系带切除术　ankylotomy

舌系带延长术　lengthening of lingual frenum，lingual frenum extension

舌下神经 - 面神经吻合术　anastomosis of hypoglossal nerve and facial nerve

舌下腺病损切除术　excision of lesion of sublingual gland

舌下腺部分切除术　partial resection of sublingual gland

舌下腺囊肿摘除术　enucleation of ranula

舌下腺切除术　excision of sublingual gland

舌下腺切开引流术　incision and drainage of sublingual gland

舌修补术　repair of tongue

舌粘连松解术　lysis of adhesion of tongue

射频热凝术　radiofrequency thermocoagulation

深度测量尺　depth gauge

生物调节器　bionator

生物可吸收性胶原屏障膜　bioresorbable collagen barrier membrane

矢状截骨术　sagittal osteotomy

矢状劈开截骨术　sagittal split osteotomy

试戴　try-in

手术导航　surgical navigation

手术后伤口止血术　postoperative wound hemostasis

数字化外科导板　digital surgical guide

数字化修复体　digital prosthesis

数字化印模　surgical impression

数字化种植外科导板　digital implant surgical guide

双侧功能性颈淋巴清扫术　bilateral functional neck dissection

双侧颈淋巴结根治性清扫术　radical dissection of bilateral cervical lymph node

双侧颈淋巴结清扫术　bilateralneck dissection

双带蒂皮瓣移植术　double pedicle skin flap transplantation

双端固定桥　rigid fixed bridge

双𬌗垫矫治器　twinblock

双颌截骨术　bimaxillary osteotomy

双皮质骨固定技术　bicortical stabilization

双乳头瓣　double papillae flap

双叶状种植体　double blade implant

水平复位瓣　horizontally repositioned flap

水平截骨术　horizontal osteotomy

水平向骨增量术　horizontal bone augmentation

四分之三冠　three-quarter crown

松动牙固定术　fixation of loosened tooth

松牙固定术　mobile tooth stabilization

酸蚀　acid etching

锁骨上动脉瓣修复术　repair with supraclavicular artery flap
锁骨上淋巴结切除术　excision of supraclavicular lymph node
钛基底基台　Ti-base abutment
碳种植体　carbon implant
陶瓷修复　ceramic restoration
套筒冠　telescopic crown
调磨　grinding
同期骨增量技术　simultaneous bone augmentation surgical procedure
同种牙移植术　homotransplantation of tooth
同种异体骨移植术　allogeneic bone grafting
同种异体脱矿冻干骨　demineralized and freeze-dried allogenic bone
头部血管治疗性超声　head blood vessel therapeutic ultrasound
涂碳种植体　carbon coated implant
脱矿骨基质　demineralized bone matrix
唾液腺导管切开术　incision of salivary duct
唾液腺导管修补术　repair of salivary gland duct
唾液腺缝合术　suture of salivary gland
唾液腺活检　salivary gland biopsy
唾液腺瘘修补术　repair of fistula of salivary gland
唾液腺切除术　sialoadenectomy
唾液腺切开术　incision of salivary gland
唾液腺切开引流术　sialoadenotomy
唾液腺造袋术　marsupialization of salivary gland
唾液腺造影术　sialography
外科导板　surgical guide
外置法植骨术　onlay bone grafting
晚期种植　late implant placement
微型种植体　mini implant
卫生桥　sanitary bridge
窝沟封闭　pit and fissure sealing
无缝壳冠　seamless shell crown
无机骨基质　inorganic bone matrix
无牙颌即刻种植即刻修复术　immediate e implant placement and immediate restoration of edentulous jaw
无牙颌种植修复　implant prosthesis of edentulous jaw
无牙区带蒂移植瓣　edentulous-area grafts flap
无张力伤口缝合　tension-free wound closure
系带切断术　frenectomy
系带修整术　frenoplasty
下颌根尖下截骨成形术　anterior mandibular subapical osteotomy
下颌骨部分切除术　partial mandibulectomy
下颌骨成形术　osteoplasty of mandible
下颌骨重建板修复术　reconstruction of mandibular reconstruction plate
下颌骨重建术　reconstruction of bone of mandible, reconstruction of mandible
下颌骨方块截骨术　marginal mandibulectomy
下颌骨骨折闭合复位术　closed reduction of jaw fracture, closed reduction of mandibular fracture
下颌骨骨折开复位内固定术　open reduction and internal fixation of mandibular fracture
下颌骨髁突骨折开复位内固定术　open reduction and internal fixation of mandibular condylar fracture
下颌骨内固定物取出术　removal of internal fixation of mandible
下颌骨劈开术　splitting of mandible
下颌骨切除术　mandibulectomy
下颌骨全部切除伴骨重建术　total resection of mandible with bone reconstruction
下颌骨全部切除术　total resection of mandible
下颌骨缺损重建术　reconstruction of mandibular defect
下颌骨缺损修复术　repair of mandibular defect
下颌骨人工假体移植术　transplantation of mandibular prosthesis
下颌骨升支骨折开复位内固定术　open reduction and internal fixation for fracture of mandible
下颌骨死骨切除术　excision of sequestrum of mandible
下颌骨体骨成形术　osteoplasty of mandibular body

下颌骨自体骨移植术　autogenous bone graft of mandible
下颌角成形术　plasty of mandibular angle
下颌髁突切除术　mandibular condylectomy
下颌联冠斜面导板　mandibular crown inclined guide plate
下颌神经吻合术　neuroanastomosis of mandibular nerve
下颌神经阻滞麻醉　mandibular block anesthesia
下颌升支垂直截骨术　vertical ramus osteotomy
下颌升支矢状劈开截骨术　sagittal split ramus osteotomy
下颌下区病损切除术　excision of lesion of submandibular region
下颌下腺病损切除术　excision of lesion of submandibular gland
下颌下腺部分切除术　partial excision of submandibular gland
下颌下腺导管结石取出术　removal of duct stone from submandibular gland
下颌下腺导管口转位术　transposition of submandibular gland duct
下颌下腺切除术　excision of submandibular gland, submandibular sialoadenectomy
下颌下腺移植后导管重建术　reconstruction of the catheter after submandibular gland transplantation
下颌下腺自体移植术　autotransplant of submandibular gland
下颌下腺自体移植腺体减量术　reduction of autotransplanted submandibular gland
下颌下缘骨成形术　osteoplasty of inferior margin of mandible
下颌支截骨术　ramus osteotomy
下颌支支架种植体　ramus frame implant
下牙槽神经阻滞麻醉　block anesthesia of inferior alveolar nerve
先锋钻　pilot drill
涎管成形术　sialodochoplasty
涎石摘除术　sialolithotomy
小环结扎术　eyelet wiring
小腿外侧皮瓣修复术　repair of lateral lower leg flap
小直径种植体　small-diameter implant
笑气镇静　nitrous oxide sedation
斜行截骨术　oblique osteotomy
休眠种植体　sleeper implant
修复体固位螺丝　prosthesis retaining screw
序列拔牙　serial extraction
旋转皮瓣移植术　transplantation of rotation flap
选色　shade selection
血小板衍生生长因子　platelet-derived growth factor
压力就位　press-fit
牙拔除术　dental extraction, extractus dentalis, tooth extraction ［又称］拔牙△, 拔牙手术△, 拔牙术△
牙槽病损切除术　excision of lesion of alveolar
牙槽部分切除术　partial excision of alveolar
牙槽成形术　alveoloplasty
牙槽骨骨折闭合性复位固定术　closed reduction and fixation of alveolar bone fracture
牙槽骨骨折开复位内固定术　open reduction and internal fixation of alveolar bone fracture
牙槽骨切除术　alveolectomy
牙槽骨修整术　alveoloplasty
牙槽嵴保存技术　alveolar ridge preservation
牙槽嵴顶骨劈开术　split-crest technique
牙槽嵴顶切口　crestal incision of alveolar ridge
牙槽嵴上纤维环切术　circumferential supracrestalfiberotomy
牙槽嵴延展术　alveolar ridge extension
牙槽嵴增高术　alveolar ridge augmentation
牙槽切开术　alveolotomy
牙槽神经探查术　alveolar nerve exploration
牙槽神经吻合术　alveolar nerve anastomosis
牙槽突切除术　excision of alveolar process
牙槽植骨成形术　alveolar bone graft
牙根拔除术　extraction of dental root
牙根残留拔除术　residual root extraction

牙冠切除术　coronal resection
牙冠延长术　crown lengthening surgery
牙菌斑控制　dental plaque control
牙面抛光　tooth polishing
牙内钉　endodontic pin
牙内 - 骨内种植体　endodontic endosseous implant
牙钳拔牙　exodontia with tooth forcep
牙髓切断术　pulpotomy
牙髓失活　devitalization of dental pulp
牙髓塑化治疗　pulp resinifying therapy
牙髓血管再生术　revascularization
牙髓摘除［术］　pulp extirpation, pulpectomy
牙龈按摩　gingival massage
牙龈病损切除术　excision of lesion of gingiva
牙龈成形术　gingivoplasty
牙龈翻瓣术　gingival flap
牙龈缝合术　gum suture
牙龈脓肿切开术　incision of gingival abscess
牙龈切除术　gingivectomy
牙源性颌骨病损切除术　excision of lesion of odontogenic jaw
牙再植术　tooth replantation
牙种植术　implantation of tooth
牙种植体植入术　dental implant placement
牙周冲洗　periodontal washing
牙周袋内给药　local drug delivery in pocket therapy
牙周翻瓣术　periodontal flap surgery
牙周膜浸润麻醉　periodontal infiltration anesthesia
牙周塞治　periodontal dressing
牙周塞治术　periodontal packing
牙周维护治疗　periodontal maintenance therapy
牙周牙髓联合治疗　combined periodonto-endodontic therapy
牙周再附着　reattachment of periodontium
牙周支持治疗　supportive periodontal therapy
牙周治疗　periodontal therapy
延期负重　delayed loading
延期种植　delayed implant placement
延长杆　drill extender
咽成形术　pharyngoplasty
咽腭弓延长成形术　palatopharyngeal arch lengthening
咽后壁瓣　postpharyngeal flap
氧化铝种植体　aluminum oxide implant
一段式种植体　one-piece implant
一阶段种植体植入　one-stage implant placement
一期关闭　primary closure
一期手术　first-stage surgery
一体式基台　one-piece abutment
义齿的安装和调整　insertion and adjustment of denture
义齿修理　repair of denture
异种牙移植术　heterogenic tooth transplantation
翼腭管注射法　pterygopalatine canal injection
翼上颌延伸种植体　maxillary pterygoid extension implant
翼上颌种植　pterygoid implant
翼下颌注射法　pterygomandibular injection
龈瓣　gingival flap
龈切除术　gingivectomy
龈上洁治术　supragingival scaling
龈上喷砂　supragingival air-polishing
龈下刮治术　subgingival scaling
龈下喷砂　subgingival air-polishing
引导骨组织再生术　guided bone regeneration
引导性组织再生术　guided tissue regeneration
隐形矫治器　invisible appliance
印模托盘　impression tray
印模转移杆　transfer coping

硬腭病损局部切除术　excision of hard palatal lesion
硬腭成形术　plasty of hard palat
硬腭活组织检查　hard palate biopsy
永久充填　permanent filling
永久性种植体　permanent implant
游离龈移植术　free gingival grafting
游离龈移植物　free gingival graft
语音治疗　speech therapy
预成冠　preformed crown
预成基台　prefabricate abutment
愈合基台　healing abutment
远中楔形瓣　distal wedge flap
暂时充填　temporary filling
暂时性气管切开术　temporary tracheostomy
暂时性义齿　temporary denture　［又称］过渡义齿△
早期负重　early loading
早期修复　early restoration
早期种植　early implant placement
粘接固位　cement retention
粘接固位基台　cement-retained abutment
粘结固定桥　adhesion fixed bridge
帐篷式植骨技术　tent pole procedure
诊断模型　diagnostic cast
正畸拔牙　orthodontic extraction
正中进路舌根部肿物切除术　tongue base tumor resection via midline approach
直接印模法　direct impression
直视下舌活组织检查　biopsy of tongue under direct vision
植骨术　bone grafting
制取印模　impression making and taking
智齿拔除　wisdom tooth extraction
中厚皮片移植术　split thickness skin graft
终末模型　definitive cast
终末修复体　definitive prosthesis
终印模　master impression
肿物切除术　tumor resection
种植覆盖义齿　implant overdenture
种植即刻修复　implant immediate restoration
种植时机　timing of implant placement
种植手术　implant surgery
种植术后随访　postoperative follow up
种植体固位式修复体　implant-retained prosthesis
种植体机械加工表面　machined implant surface
种植体 - 基台内连接　internal abutment connection
种植体 - 基台外连接　external abutment connection
种植体夹持器　implant mount
种植体取出　implant removal
种植体水平印模　implant-level impression
种植体支持的固定桥　implant supported fixed bridge
种植体支持式覆盖义齿　implant supported overdenture
种植体植入　implant placement
种植体周黏膜炎治疗　peri-implant mucositis therapy
种植体周软组织成形技术　peri-implant tissue remolding
种植体周围软组织处理　implant soft tissue management
种植体周炎治疗　peri-implantitis therapy
种植体 - 组织支持式修复体　implant-tissue supported prosthesis
种植位点重建　implant site reconstruction
种植窝洞预备　bone preparation for implant
种植系统　implant system
种植修复体　implant prosthesis
种植义齿　implant denture
轴向负荷　axial loading
逐级备洞　sequence drilling
铸造冠　cast crown

桩冠　post crown,pivot
自攻　self-tapping
自体骨　autogenous bone
自体骨移植　autogenous bone grafting
自体牙根种植体　autologous root implant

自体牙移植术　autotransplantation of tooth
自体移植物　autograft
阻鼾器　oral appliance for obstructive sleep apnea and hypopnea syndrom
阻生牙拔除术　extraction of impacted tooth
阻生牙翻瓣拔除术　extraction of impacted tooth flap

# 3.4　临床检查名词

X 线头影测量片　cephalometric roentgenogram
白色美学评分　white esthetic score
被动就位　passive fit
闭𬌗反射　closed occlusal reflex
补偿曲线　compensating curve
补偿曲线曲度　prominence of compensating curve
侧方𬌗平衡　lateral occlusion balance
侧方髁导斜度　inclination of lateral condylar guidance
侧方髁道斜度　lateral condyle path inclination
侧方平衡𬌗　lateral balanced occlusion
侧方运动　lateral movement
侧𬌗颌位　jaw position of lateral occlusion
侧方𬌗　lateral occlusion
侧貌描记器　silhouetter
出血指数　bleeding index,BI
初期稳定性　primary stability
穿龈角度　emergence angle
穿龈轮廓　emergence profile
垂直距离　vertical dimension
垂直向骨高度　vertical bone height
垂直向骨缺损　vertical bone defect
垂直向骨丧失　vertical bone loss
垂直轴　vertical axis
单侧𬌗平衡　unilateral occlusal balance
定位平面　plane of orientation
定位平面斜度　inclination of plane of orientation
对刃𬌗　end-to-end occlusion,edge-to-edge occlusion
法兰克福平面　Frankfurt plane
反横𬌗曲线　inverse transverse curve of occlusion
非正中关系　eccentric relation
非正中𬌗　eccentric occlusion
非正中𬌗位关系　positional relationship of eccentric occlusion
非正中𬌗位记录　positional record of eccentric occlusion
分段印模　sectional impression
附着水平　attachment level
根管闭塞　obturation of root canal
根尖片　periapical film
工作侧　working side
功能性𬌗平面　functional occlusal plane,FOP
骨量　bone mass,bone quantity
骨内袋　intrabony pocket
骨下袋　infrabony pocket
骨移植物供区　donor site for bone graft
骨质量　bone quality
骨 - 种植体界面　bone-implant interface
观测线　survey line
冠 - 种植体比例　crown-implant ratio
过度负重　overload
𬌗片　occlusal film
𬌗平面　occlusal plane

𬌗平面导板　occlusal guide plate
𬌗平面规　occlusal plane guide
颌间垂直关系　vertical relation of jaw
颌间距离　interarch distance,interridge distance
颌间水平关系　horizontal relation of jaw
颌位　jaw position
颌位关系　jaw position relationship
颌位关系记录　jaw position recording
后退接触位　retruded contact position
机械稳定性　mechanical stability
肌肉位　muscular position
尖牙保护𬌗　cuspid-protected occlusion
铰链位　hinge position
铰链运动　hinge movement
铰链轴　hinge axis,condylar axis
铰链轴点　hinge axis point
颈部淋巴结活检术　cervical lymph node biopsy
颈部淋巴结细针穿刺细胞学检查　fine needle aspiration cytology of cervical lymph nodes
菌斑检查　plaque test
菌斑染色　plaque staining
菌斑指数　plaque index,PLI
髁槽　condylar slot
髁导　condylar guidance
髁导斜度　condylar guidance inclination
髁道　condyle path
髁道斜度　condyle path inclination
髁突间距离　intercondylar distance
髁突运动　condyle movement
可用骨量　available bone mass
扭矩　torque
脓肿穿刺　abscess puncture
平衡侧　balancing side
平衡𬌗　balanced occlusion
平面导板　flat bite plate
前伸𬌗　protrusive occlusion
前伸𬌗颌位　jaw position of protrusive occlusion
前伸𬌗平衡　protrusive occlusion balance
前伸髁导斜度　inclination of protrusive condylar guidance
前伸平衡𬌗　protrusive balanced occlusion
前伸运动　protrusive movement
切导　incisal guidance
切导盘　incisal guidance table
切导斜度　incisal guidance inclination
切道　incisal path
切道斜度　incisal path inclination
曲面断层 X 射线片　panoramic radiography
颧弓位投照术　roentgenography of zygomatic arch
乳牙未萌　non-eruption of primary tooth
软垢指数　debris index,DI

腮腺造影检查　parotid sialography
三壁骨下袋　three-walled infrabony pocket
上颌侧位体层片　lateral tomogram of maxillae
上颌窦黏膜　maxillary sinus mucous membrane
上颌后前体层片　posterio-anterior tomogram of maxillae
社区牙周指数　community periodontal index, CPI
生物学稳定性　biological stability
剩余牙槽嵴骨量　residual alveolar ridge mass
食物残渣　food debris
双侧𬌗平衡　bilateral occlusion balance
松动度检查　mobility test
头影描绘图　cephalometric tracing
唾液腺内镜检查　endoscopy of salivary gland, sialoendoscopy
微生物学检查　microbiological examination
下颌骨侧位投照术　lateral position roentgenography of mandible
下颌骨后前位投照术　posterio-anterior position of mandibular roentgenography
下颌升支侧位体层片　lateral tomogram of ramus
下颌升支切线位投照术　tangential position roentgenography of mandibular ramus
下颌姿势位　mandibular postural position
下颌姿势位垂直距离　vertical dimension of mandibular postural position
许勒位　Scholler position
牙槽嵴缺损形态　morphology of alveolar ridge defect
牙尖高度　height of cusp
牙尖交错𬌗　intercuspal occlusion
牙尖交错位　intercuspal position
牙尖斜度　inclination of cusp
牙石指数　calculus index, CI
牙龈出血指数　gingival bleeding index, GBI
牙龈指数　gingiva index, GI
牙周病指数　periodontal disease index, PDI
牙周袋　periodontal pocket
牙周探诊　periodontal probing
牙周指数　periodontal index, PI
咬合垂直距离　occlusal vertical dimension
咬合检查　occlusion test
龈袋　gingival pocket
龈沟液检查　gingival crevicular fluid examination
应力副承托区　secondary stress-bearing area

愈合期　consolidation period
圆柱状种植体　cylinder implant
早接触　premature contact
正中挡　centric stop
正中关系　centric relation
正中关系𬌗　centric relation occlusion
正中关系弧　centric relation arc
正中关系位　centric relation position
正中𬌗　centric occlusion, central occlusion
正中𬌗平衡　centric occlusion balance
正中颌位记录　recording jaw position at centric occlusion
正中锁　centric lock
正中自由区　centric freed area
植入扭矩　insertion torque
中性区　neutral zone
种植美学标准　implant esthetic criterion
种植体长度　implant length
种植体成功率　implant success rate
种植体存留率　implant survival rate
种植体动度　implant mobility
种植体负荷　implant loading
种植体 - 骨界面　implant-bone interface
种植体 - 基台界面　implant-abutment interface
种植体角度　implant angulation
种植体颈部　implant collar
种植体类型　implant type
种植体螺纹　implant thread
种植体 - 软组织界面　implant-soft tissue interface
种植体体部　implant body
种植体头部　implant head
种植体稳定性　implant stability
种植体稳定性指数　implant stability quotient
种植体直径　implant diameter
种植体周围袋　peri-implant pocket
种植体周围黏膜　peri-implant mucosa
种植体轴向　implant axis
种植位点　implant site
组牙功能𬌗　group functional occlusion
组织面　tissue surface
最大牙尖交错𬌗　maximum intercuspation

# 4. 急诊科

## 4.1 疾病诊断名词

阿尔茨海默病 Alzheimer's disease ［又称］阿尔茨海默病性痴呆△

阿米卡星中毒 amikacin poisoning

阿片类中毒 opioid poisoning

安乃近药物反应 analginum drug reaction

氨苄西林过敏反应 ampicillin allergic reaction

氨基比林药物反应 aminopyrine drug reaction ［又称］氨基比林中毒△

氨基糖苷类抗生素药物反应 aminoglycoside antibiotic drug reaction

氨氯地平中毒 amlodipine poisoning

巴比妥盐类中毒 barbiturates poisoning ［又称］巴比妥盐药物成瘾△

苯的毒性效应 benzene toxic effect

苯同类物的毒性效应 homologue of benzene toxic effect

丙型肝炎肝硬化 hepatitis C cirrhosis

病理性药物损害 pathological drug damage

不稳定型心绞痛 unstable angina pectoris

茶苯海明中毒 dimenhydrinate poisoning

肠弛缓药中毒 intestinal relaxant poisoning

创伤性脑出血 traumatic intracerebral hemorrhage

醇的毒性效应 alcohol toxic effect

醋硝香豆素中毒 acenocoumarol poisoning

催眠药中毒 hypnotic poisoning

大麻类（衍生物）中毒 cannabis（derivatives）poisoning

单硝酸异山梨酯中毒 isosorbide mononitrate poisoning

短暂性脑缺血发作 transient ischemic attack

恶性肿瘤支持治疗 supportive treatment of malignant tumor

二氧化硫中毒效应 sulfur dioxide toxic effect

芳香烃的其他卤素衍生物的毒性效应 other halogen derivative of aromatic hydrocarbon toxic effect

房性期前收缩 premature atrial beat ［又称］房性早搏△

非阿片样镇痛药、解热药和抗风湿药中毒 nonopioid analgesic, antipyretic and antirheumatic drug poisoning

非阿片样镇痛药和解热药中毒 nonopioid analgesic and antipyretic poisoning

非阿片样镇痛药中毒 nonopioid analgesic drug poisoning

非感染性腹泻 non-infectious diarrhea

肺大疱 bullae of lung

肺间质纤维化 pulmonary interstitial fibrosis

腐蚀性碱和碱样物质的毒性效应 corrosive alkali and alkali-like substance toxic effect

腐蚀性有机化合物的毒性效应 corrosive organic compounds poisoning

复方氨林巴妥药物反应 antondine drug reaction ［又称］安痛定药物反应△

副交感神经阻滞剂和解痉药中毒 parasympatholytic and spasmolytic poisoning ［又称］抗胆碱能药、抗毒蕈碱药和解痉药中毒△

感染性贫血 infectious anemia

高血压 1 级 hypertension, grade 1 ［又称］高血压病 1 级△

高血压 2 级 hypertension, grade 2 ［又称］高血压病 2 级△

高血压 3 级 hypertension, grade 3 ［又称］高血压病 3 级△

冠状动脉支架植入术后状态 coronary artery stent implantation state

海产品中毒 sea products poisoning ［又称］海产品的毒性效应△

海洛因中毒 heroin poisoning

合成的麻醉品中毒 synthetic narcotic poisoning

化妆品中毒 cosmetic poisoning

激素类及其合成代用品中毒 hormones and their synthetic substitutes poisoning

急性胃肠炎 acute gastroenteritis

己烯雌酚中毒 diethylstilbestrol poisoning

继发性贫血 secondary anemia

甲醇的毒性效应 methanol toxic effect

甲喹酮中毒 methaqualone poisoning

甲醛的毒性效应 formaldehyde toxic effect

甲氧氯普胺中毒 metoclopramide poisoning

间质性肺疾病 interstitial lung disease ［又称］肺间质病变△

解热药中毒 antipyretic poisoning

颈动脉硬化 carotid atherosclerosis

酒精中毒 alcoholism

局部制剂中毒 topical preparation poisoning

抗促性腺激素类药、抗雌激素类药、抗雄激素类药中毒 antigonadotrophin, antiestrogen, antiandrogen poisoning

抗癫痫病药和镇静催眠药中毒 antiepileptic and sedative hypnotic toxic

抗高血压药中毒 antihypertensive drug poisoning

抗疟疾药中毒 antimalarial drug poisoning

抗帕金森病药中毒 antiparkinsonism drug poisoning

可食入性有毒物质 noxious substance eaten as food

雷电休克 shock from lightning

雷击伤 injury by lightning

硫化氢的毒性效应 hydrogen sulfide toxic effect

氯仿的毒性效应 chloroform toxic effect

氯化亚汞中毒 mercurous chloride poisoning

氯美扎酮中毒 chlormezanone poisoning

氯气的毒性效应 chlorine gas toxic effect

麻醉品中毒 narcotic poisoning

吗啡中毒 morphine poisoning

慢性呼吸衰竭 chronic respiratory failure

慢性肾衰竭尿毒症期 chronic renal failure with uremia

慢性支气管炎 chronic bronchitis ［又称］慢支△

慢性阻塞性肺疾病急性加重期 acute exacerbation of chronic obstructive pulmonary disease

梅尼埃病 Ménière's disease ［又称］膜迷路积水△, 美尼尔综合征△

美沙酮中毒 methadone poisoning

锰及其化合物的毒性效应 manganese and its compounds toxic effect

弥漫性肺间质疾病 diffuse interstitial lung disease

棉酚中毒 gossypol poisoning

溺水 drowning ［又称］淹死△

尿路感染 urinary tract infection ［又称］泌尿道感染△

牛肝菌中毒 bolete poisoning

脓毒症 sepsis
帕金森病 Parkinson disease ［又称］震颤麻痹△
哌替啶中毒 pethidine poisoning
脾功能亢进 hypersplenism
气体、烟雾和蒸气的毒性效应 gas, fume and vapour toxic effect
铅及其化合物的毒性效应 lead and its compounds toxic effect
前列腺切除术后 post-prostatectomy
轻症中暑 light heat stroke
全身性及血液学药物中毒 systemic and haematological agent poisoning
全身性抗感染药和抗寄生虫药中毒 systemic anti-infective and anti-parasitic poisoning
全身性抗生素中毒 systemic antibiotic poisoning
热痉挛 heat cramp
热射病 heat stroke
热衰竭 heat exhaustion
乳腺恶性肿瘤史 history of breast malignant tumor ［又称］乳房恶性肿瘤史△
润滑剂、保护剂中毒 emollient and protectant poisoning
山豆根碱中毒 dauricine poisoning
失水引起的中暑 heatstroke induced by dehydration
衰老 senility, old age
双硫仑样反应 disulfiram-like reaction
司可巴比妥中毒 secobarbital poisoning
四氯化碳的毒性效应 carbon tetrachloride toxic effect
四氯乙烯的毒性效应 tetrachloroethylene toxic effect
酸性物质中毒 acidoid poisoning
碳酸酐酶抑制剂、苯并噻二嗪类和其他利尿剂中毒 poisoning by carbonic anhydrase inhibitor, benzothiadiazide and other diuretic
糖尿病肾病 diabetic nephropathy ［又称］糖尿病性肾病△
糖尿病性神经病 diabetic neuropathy ［又称］糖尿病神经病变△
韦伯综合征 Weber syndrome ［又称］大脑脚综合征△
未知病毒的流感性感冒 influenza with unknown virus ［又称］流感（病毒未明确）△
无机物毒性效应 inorganic substance toxic effect
无疾病体征的死亡 death without sign of disease
物质毒性效应 toxic effect of substance
先兆中暑 premonitory heatstroke
硝酸及酯类毒性效应 toxic effect of nitric acid and ester
心房颤动 atrial fibrillation ［又称］心房纤颤△
心功能Ⅰ级（NYHA 分级）heart function Ⅰ level (NYHA classification)［又称］心功能Ⅰ级△
心功能Ⅱ级（NYHA 分级）heart function Ⅱ level (NYHA classification)［又称］心功能Ⅱ级△
心功能Ⅲ级（NYHA 分级）heart function Ⅲ level (NYHA classification)［又称］心功能Ⅲ级△
心功能Ⅳ级（NYHA 分级）heart function Ⅳ level (NYHA classification)［又称］心功能Ⅳ级△

心脏起搏器状态 cardiac pacemaker status
溴氰菊酯中毒 deltamethrin poisoning
血浆代用品中毒 plasma substitute poisoning
血清过敏性休克 anaphylactic shock due to serum
血液制品中毒 blood products poisoning
盐水和渗透性轻泻剂中毒 saline and osmotic laxative poisoning
氧化氮类的毒性效应 nitrogen oxide toxic effect
药品和生物制品中毒 drug and biological substance poisoning
药物不良反应 adverse drug reaction
药物过量 drug overdose
药物过敏反应 drug anaphylaxis ［又称］药物性精神障碍△
药物性过敏性休克 shock caused by drug hyper-sensitiveness
胰岛素和口服降糖（抗糖尿病）药中毒 insulin and oral hypoglycaemic (antidiabetic) drug poisoning
意外氧中毒 oxygen poisoning, accidentally
影响呼吸系统的物质中毒 agent poisoning primarily acting on respiratory system
鱼胆中毒 fish bile poisoning
鱼和贝类中毒 fish and shellfish poisoning ［又称］贝类中毒△
鱼肉中毒 ichthyosarcotoxism
与有毒动物接触的毒性效应 toxic effect of contact with venomous animal
真菌毒素污染食物毒性效应 fungal toxin contaminated food toxic effect
脂环烃的其他卤素衍生物的毒性效应 other halogen derivative of alicyclic hydrocarbon toxic effect
脂环烃和芳香烃的卤素衍生物的毒性效应 halogen derivative of alicyclic and aromatic hydrocarbon toxic effect
致幻药中毒 hallucinogen poisoning
中度贫血 moderate anemia
中暑 heat stroke, sunstroke
中暑脱水 heat stroke with dehydration
中暑虚脱 heat prostration ［又称］晕厥和虚脱△
重度贫血 severe anemia
重症中暑 severe heat stroke
主要为全身性和血液学物质中毒 primarily systemic and haematological agent poisoning
主要影响胃肠系统的其他制剂中毒 poisoning of other preparation primarily affecting the gastrointestinal system
主要影响胃肠系统的物质中毒 poisoning of substance primarily affecting the gastrointestinal system
主要影响心血管系统的物质中毒 poisoning of substance primarily affecting the cardiovascular system
主要影响自主神经系统药物中毒 poisoning of drug primarily affecting the autonomic nervous system
作用于肌肉的物质中毒 agent poisoning primarily acting on muscle

# 4.2 手术操作名词

超声引导下胸腔穿刺术 ultrasound-guided thoracentesis
股静脉穿刺置管术 femoral vein puncture catheterization
静脉穿刺术 venepuncture
静脉置管术 venous catheterization
临时心脏起搏术后 postoperative temporary cardiac pacemaker

人工呼吸 artificial respiration
无创呼吸机辅助通气 noninvasive assisted ventilation
血液透析 hemodialysis
有创通气大于等于 96 小时 invasive ventilation ≥ 96 hours
有创通气小于 96 小时 invasive ventilation < 96 hours

# 4.3　临床检查名词

腹部超声检查　abdominal ultrasonography
腹部血管超声检查　abdominal vascular ultrasonography

胸部 X 线检查　chest X-ray

# 5. 心内科

## 5.1 疾病诊断名词

2：1房室传导阻滞 atrioventricular block, 2：1
Killip 心功能Ⅰ级 cardiac function, Killip class Ⅰ
Killip 心功能Ⅱ级 cardiac function, Killip class Ⅱ
Killip 心功能Ⅲ级 cardiac function, Killip class Ⅲ
Killip 心功能Ⅳ级 cardiac function, Killip class Ⅳ
NYHA 心功能Ⅰ级 cardiac function, NYHA class Ⅰ ［又称］心功能Ⅰ级△
NYHA 心功能Ⅱ级 cardiac function, NYHA class Ⅱ ［又称］心功能Ⅱ级△
NYHA 心功能Ⅲ级 cardiac function, NYHA class Ⅲ ［又称］心功能Ⅲ级△
NYHA 心功能Ⅳ级 cardiac function, NYHA class Ⅳ ［又称］心功能Ⅳ级△
X 综合征 X syndrome
阿 - 斯综合征 Adams-Stokes syndrome
癌性心包积液 cancerous pericardial effusion
艾森门格综合征 Eisenmenger syndrome ［又称］艾森曼格综合征△
安德森 - 泰维勒综合征 Andersen-Tawil syndrome
白大衣性高血压 white coat hypertension
瓣膜性心肌病 valvular cardiomyopathy
包裹性心包积液 encapsulated pericardial effusion
变异型心绞痛 variant angina ［又称］变异性心绞痛△
病毒性心包炎 viral pericarditis
病毒性心肌心包炎 viral myocardial pericarditis
病毒性心肌炎 viral myocarditis
病毒性心肌炎后遗症 sequelae of viral myocarditis
病态窦房结综合征 sick sinus syndrome, SSS
不典型心房扑动 atypical atrial flutter
不定型心肌病 unclassified cardiomyopathy
不适当窦性心动过速 inappropriate sinus tachycardia
不完全性右束支传导阻滞 incomplete right bundle-branch block
不完全性左束支传导阻滞 incomplete left bundle-branch block
不稳定型心绞痛 unstable angina pectoris
布鲁加达综合征 Brugada syndrome ［又称］Brugada 综合征△
长 Q-T 间期综合征 long Q-T syndrome ［又称］Q-T 间期延长综合征△
长 RR 间期 long RR duration ［又称］R-R 长间歇△
长程持续性房颤 long-standing persistent atrial fibrillation
陈旧性侧壁和后壁肌梗死 old lateral and posterior myocardial infarction
陈旧性侧壁心肌梗死 old lateral myocardial infarction
陈旧性非 ST 段抬高心肌梗死 old non-ST segment elevation myocardial infarction
陈旧性高侧壁心肌梗死 old high lateral myocardial infarction
陈旧性广泛前壁、下壁和高侧壁心肌梗死 old extensive anterior, inferior and high lateral myocardial infarction
陈旧性广泛前壁和高侧壁心肌梗死 old extensive anterior and high lateral myocardial infarction

陈旧性广泛前壁和下壁心肌梗死 old extensive anterior and inferior myocardial infarction
陈旧性广泛前壁心肌梗死 old extensive anterior myocardial infarction
陈旧性后壁心肌梗死 old posterior myocardial infarction
陈旧性前壁、下壁和高侧壁心肌梗死 old anterior, inferior and high lateral myocardial infarction
陈旧性前壁和高侧壁心肌梗死 old anterior and high lateral myocardial infarction
陈旧性前壁和下壁心肌梗死 old anterior and inferior myocardial infarction
陈旧性前壁心肌梗死 old anterior myocardial infarction
陈旧性前侧壁心肌梗死 old anterior lateral myocardial infarction
陈旧性前间壁和高侧壁心肌梗死 old anteroseptal and high lateral myocardial infarction
陈旧性前间壁和下壁心肌梗死 old anteroseptal and inferior myocardial infarction
陈旧性前间壁心肌梗死 old anteroseptal myocardial infarction
陈旧性下壁、高侧壁和正后壁心肌梗死 old inferior, high lateral and posterior myocardial infarction
陈旧性下壁、后壁和右心室心肌梗死 old inferior, posterior and right ventricular myocardial infarction
陈旧性下壁和高侧壁心肌梗死 old inferior and high lateral myocardial infarction
陈旧性下壁和后壁心肌梗死 old inferior and posterior myocardial infarction
陈旧性下壁和右心室心肌梗死 old inferior and right ventricular myocardial infarction
陈旧性下壁和正后壁心肌梗死 old inferior and posterior myocardial infarction
陈旧性下壁心肌梗死 old inferior myocardial infarction
陈旧性心肌梗死 old myocardial infarction
陈旧性心内膜下心肌梗死 old subendocardial myocardial infarction
陈旧性右心室心肌梗死 old right ventricular myocardial infarction
陈旧性正后壁心肌梗死 old posterior myocardial infarction
持续性室性心动过速 sustained ventricular tachycardia
持续性心房颤动 persistent atrial fibrillation (AF) ［又称］持续性房颤△
持续性心房扑动 persistent atrial flutter
充血性心力衰竭 congestive heart failure
出血高危的非瓣膜性心房颤动 non-valvular atrial fibrillation with high risk of bleeding
初发劳力性心绞痛 initial onset exertional angina pectoris
川崎病 Kawasaki disease, mucocutaneous lymph node syndrome, MCLS ［又称］皮肤黏膜淋巴结综合征△
大动脉炎 Takayasu arteritis
大面积肺栓塞 massive pulmonary embolism
代谢性心肌病 metabolic cardiomyopathy
单纯收缩期高血压 isolated systolic hypertension ［又称］老年收缩期高血压△

单发右位心　isolated dextrocardia
单心房　single atrium
单形性室性心动过速　monomorphic ventricular tachycardia　［又称］单形室性心动过速△
低危　low risk
低血容量性休克　hypovolemic shock
低血压　hypotension
蒂莫西综合征　Timothy syndrome　［又称］Timothy 综合征△
电除颤术后　post-electric defibrillation
动脉导管封堵术后　post-closure therapy of patent ductus arteriosus
动脉导管未闭　patent ductus arteriosus
动脉炎　arteritis
动脉粥样硬化　atherosclerosis
动脉粥样硬化性心血管病　atherosclerotic cardiovascular disease
窦房传导阻滞　sinoatrial block，SAB
窦房结变时功能不全　sinoatrial node chronotropic incompetence
窦房结 - 房室结游走性节律　sinoatrial-atrioventricular node wandering rhythm
窦房结 - 心房内游走心律　sinoatrial intra-atrial wandering rhythm
窦房结游走性心律　sinoatrial node wandering rhythm
窦房折返性心动过速　sinoatrial reentry tachycardia，SART
窦性静止　sinus standstill
窦性停搏　sinus arrest
窦性心动过缓　sinus bradycardia
窦性心动过速　sinus tachycardia
窦性心律不齐　sinus irregularity
短 Q-T 间期综合征　short Q-T syndrome　［又称］短 Q-T 综合征△，Q-T 间期缩短综合征△
短阵房性心动过速　short run of atrial tachycardia
短阵室性心动过速　short run of ventricular tachycardia
多发性大动脉炎　polyarteritis，Takayasu arteritis
多形性室性心动过速　multiform ventricular tachycardia　［又称］多形性室速△
多源性房性期前收缩　multifocal premature atrial beat
多源性房性心动过速　multifocal atrial tachycardia　［又称］多源性房速△
多源性室性期前收缩　multifocal premature ventricular beat　［又称］多源性室性早搏△
恶化劳力性心绞痛　exacerbated exertional angina pectoris
恶性高血压　malignant hypertension
恶性室性快速型心律失常　malignant ventricular tachyarrhythmia
恶性室性心律失常　malignant ventricular arrhythmia
儿茶酚胺敏感性多形性室性心动过速　catecholaminergic polymorphic ventricular tachycardia
儿茶酚胺心肌病　catecholamine cardiomyopathy
儿童高血压　hypertension in children
二度Ⅰ型窦房传导阻滞　sinoatrial block，second degree，type Ⅰ
二度Ⅰ型房室传导阻滞　atrioventricular block，second degree，type Ⅰ　［又称］莫氏Ⅰ型房室传导阻滞△，二度房室传导阻滞Ⅰ型△
二度Ⅱ型窦房传导阻滞　sinoatrial block，second degree，type Ⅱ
二度Ⅱ型房室传导阻滞　atrioventricular block，second degree，type Ⅱ　［又称］莫氏Ⅱ型房室传导阻滞△，二度房室传导阻滞Ⅱ型△
二叶主动脉瓣　bicuspid aortic valve　［又称］主动脉瓣二瓣化畸形△，先天性主动脉瓣二瓣化畸形△
法洛四联症　tetralogy of Fallot　［又称］法洛氏四联症△
房间隔穿孔　atrial septal perforation
房间隔缺损（Ⅰ型）　atrial septal defect（type Ⅰ）　［又称］原发孔型房间隔缺损△
房间隔缺损（Ⅱ型）　atrial septal defect（type Ⅱ）　［又称］继发孔型房间隔缺损△
房间隔缺损封堵术后　post-occlusion of atrial septal defect
房室传导阻滞　atrioventricular block
房室交界性期前收缩　atrioventricular junctional premature beat　［又称］交界性期前收缩△，交界性早搏△

房室交界性心律　atrioventricular junctional rhythm
房室交界性逸搏　atrioventricular junctional escape beat
房室结内折返性心动过速　atrioventricular（A-V）nodal reentry tachycardia，AVNRT
房室结三径路　triple atrioventricular nodal pathway
房室结双径路　dual atrioventricular nodal pathway
房室折返性心动过速　atrioventricular reentry tachycardia，AVRT
房性期前收缩　premature atrial beat　［又称］房性早搏△
房性心动过速　atrial tachycardia
房性心律失常　atrial arrhythmia
房性逸搏心律　atrial escape rhythm
放射性心包炎　radiation pericarditis
非瓣膜性心房颤动　non-valvular atrial fibrillation
非持续性室性心动过速　non sustained ventricular tachycardia
非梗阻性肥厚型心肌病　nonobstructive hypertrophic cardiomyopathy　［又称］肥厚性非梗阻型心肌病△
非冠状动脉阻塞性心肌梗死　myocardial infarction with nonobstructive coronary arteries
非特异性室内传导阻滞　nonspecific intraventricular block
非特异性心包炎　nonspecific pericarditis
非心源性胸痛　non-cardiogenic chest pain
非阵发性房室交界性心动过速　nonparoxysmal atrioventricular junctional tachycardia　［又称］交界区心动过速△
非阻塞性冠状动脉疾病　nonobstructive coronary artery disease
肥厚型心肌病　hypertrophic cardiomyopathy
肺动脉瓣关闭不全　pulmonary incompetence
肺动脉瓣狭窄　pulmonary stenosis
肺动脉吊带　pulmonary artery sling
肺动脉高压　pulmonary hypertension　［又称］肺高压△
肺动脉高压危象　pulmonary hypertensive crisis
肺动脉夹层　pulmonary artery dissection
肺动脉介入治疗术后　post-pulmonary artery intervention　［又称］经皮肺动脉介入治疗术后△
肺动脉扩张　pulmonary artery dilatation
肺动脉狭窄　pulmonary artery stenosis
肺梗死　pulmonary infarction
肺静脉狭窄　pulmonary vein stenosis
肺毛细血管瘤　pulmonary capillary hemangiomatosis
肺栓塞　pulmonary embolism
肺血管病　pulmonary vascular disease
肺源性心脏病　cor pulmonale
分支型室性心动过速　fascicular ventricular tachycardia　［又称］分支型室速△
风湿性心肌炎　rheumatic myocarditis
风湿性心脏病　rheumatic heart disease　［又称］风心病△
感染性心包炎　infective pericarditis
感染性心内膜炎　infective endocarditis
感染性心内膜赘生物　infective endocarditis vegetation
高侧壁再发心肌梗死　recurrent high lateral myocardial infarction
高度房室传导阻滞　high degree atrioventricular block
高危　high risk
高血压　hypertension
高血压 1 级　hypertension，grade 1　［又称］高血压病 1 级△
高血压 1 级（低危）　hypertension，grade 1（low risk）
高血压 1 级（高危）　hypertension，grade 1（high risk）
高血压 1 级（极高危）　hypertension，grade 1（very high risk）
高血压 1 级（中危）　hypertension，grade 1（moderate risk）
高血压 2 级　hypertension，grade 2　［又称］高血压病 2 级△
高血压 2 级（高危）　hypertension，grade 2（high risk）
高血压 2 级（极高危）　hypertension，grade 2（very high risk）
高血压 2 级（中危）　hypertension，grade 2（moderate risk）
高血压 3 级　hypertension，grade 3　［又称］高血压病 3 级△
高血压 3 级（高危）　hypertension，grade 3（high risk）
高血压 3 级（极高危）　hypertension，grade 3（very high risk）

高血压急症　hypertensive emergencies

高血压危象　hypertensive crisis

高血压性心脏病　hypertensive heart disease

高血压亚急症　hypertensive urgencies　［又称］高血压次急症△

高原性肺动脉高压　high altitude pulmonary hypertension

高脂血症　hyperlipidemia

梗死前综合征　preinfarction syndrome

梗阻性肥厚型心肌病　obstructive hypertrophic cardiomyopathy　［又称］肥厚性梗阻型心肌病△

共同动脉干　truncus arteriosus communis　［又称］共同动脉干（Ⅰ型）△

冠状动脉闭塞　coronary occlusion

冠状动脉成形术后再狭窄　restenosis after coronary angioplasty

冠状动脉穿孔　coronary artery perforation

冠状动脉搭桥术后　post-coronary artery bypass graft　［又称］CABG术后△

冠状动脉窦动脉瘤　coronary sinus aneurysm

冠状动脉供血不足　coronary insufficiency

冠状动脉夹层　coronary artery dissection

冠状动脉痉挛　coronary artery spasm

冠状动脉痉挛性心绞痛　angina pectoris with coronary artery spasm

冠状动脉扩张　coronary artery ectasia

冠状动脉瘤　coronary aneurysm

冠状动脉慢血流　coronary slow flow

冠状动脉旁路移植术后心肌梗死　post-coronary artery bypass grafting myocardial infarction

冠状动脉旁路移植术相关性心肌梗死　coronary artery bypass grafting related myocardial infarction

冠状动脉破裂　rupture of coronary artery

冠状动脉起源异常　coronary artery origin anomaly, CAOA

冠状动脉缺血　coronary ischemia

冠状动脉栓塞　coronary embolism

冠状动脉微血管病变　coronary microvascular disease

冠状动脉狭窄　coronary artery stenosis

冠状动脉性心脏病　coronary artery heart disease

冠状动脉血栓栓塞　coronary artery thromboembolism

冠状动脉血栓形成　coronary thrombosis

冠状动脉炎　coronary arteritis

冠状动脉支架内血栓形成　coronary stent thrombosis

冠状动脉支架内再狭窄　coronary in-stent restenosis　［又称］冠状动脉支架植入术后再狭窄△，冠状支架再狭窄△

冠状动脉支架植入术后并发慢血流　coronary slow flow after stent implantation

冠状动脉支架植入术后并发无复流　coronary no reflow after stent implantation

冠状动脉粥样硬化　coronary atherosclerosis

冠状动脉粥样硬化性心脏病　coronary atherosclerotic heart disease

后壁再发心肌梗死　recurrent posterior myocardial infarction

后间壁再发心肌梗死　recurrent posteroseptal myocardial infarction

后天性冠状动静脉瘘　acquired coronary arteriovenous fistula　［又称］后天性冠状动脉动静脉瘘△

呼吸心跳骤停　cardiopulmonary arrest

呼吸循环衰竭　respiratory circulatory failure

化脓性心包炎　purulent pericarditis

混合型心绞痛　mixed angina pectoris　［又称］混合性心绞痛△

获得性长Q-T间综合征　acquired long Q-T syndrome

极高危　very high risk　［又称］很高危△

急性ST段抬高心肌梗死　acute ST segment elevation myocardial infarction, STEMI　［又称］急性ST段抬高型心肌梗死△

急性暴发性心肌炎　acute fulminant myocarditis

急性侧壁和正后壁心肌梗死　acute lateral and posterior myocardial infarction

急性侧壁和正后壁再发心肌梗死　recurrent acute lateral and posterior myocardial infarction

急性侧壁心肌梗死　acute lateral myocardial infarction

急性侧壁再发心肌梗死　acute recurrent lateral myocardial infarction

急性大面积肺栓塞　acute massive pulmonary embolism

急性非Q波型心肌梗死　acute non-Q-wave myocardial infarction　［又称］急性非Q波心肌梗死△

急性非ST段抬高心肌梗死　acute non-ST segment elevation myocardial infarction, NSTEMI

急性肺栓塞　acute pulmonary embolism

急性肺水肿　acute pulmonary edema

急性肺血栓栓塞症　acute pulmonary thromboembolism

急性肺源性心脏病　acute cor pulmonale

急性风湿性心脏病　acute rheumatic heart disease

急性感染性心内膜炎　acute infective endocarditis

急性高侧壁和正后壁心肌梗死　acute high lateral and posterior myocardial infarction

急性高侧壁心肌梗死　acute high lateral myocardial infarction

急性冠脉综合征　acute coronary syndrome

急性冠状动脉供血不足　acute coronary insufficiency

急性冠状动脉支架内血栓形成　acute coronary stent thrombosis

急性广泛前壁、高侧壁和下壁心肌梗死　acute extensive anterior, high lateral and inferior myocardial infarction

急性广泛前壁、下壁和高侧壁再发心肌梗死　recurrent acute extensive anterior, inferior and high lateral myocardial infarction

急性广泛前壁和下壁心肌梗死　acute extensive anterior and inferior myocardial infarction

急性广泛前壁心肌梗死　acute extensive anterior myocardial infarction

急性广泛前壁再发心肌梗死　recurrent acute extensive anterior myocardial infarction

急性后壁心肌梗死　acute posterior myocardial infarction

急性前壁、高侧壁和下壁心肌梗死　acute anterior, high lateral and inferior myocardial infarction

急性前壁和侧壁心肌梗死　acute anterior and lateral myocardial infarction

急性前壁和高侧壁心肌梗死　acute anterior and high lateral myocardial infarction

急性前壁和高侧壁再发心肌梗死　recurrent acute anterior and high lateral myocardial infarction

急性前壁和下壁心肌梗死　acute anterior and inferior myocardial infarction

急性前壁和下壁再发心肌梗死　recurrent acute anterior and inferior myocardial infarction

急性前壁心肌梗死　acute anterior myocardial infarction

急性前壁再发心肌梗死　recurrent acute anterior myocardial infarction

急性前侧壁和下壁心肌梗死　acute anterolateral and inferior myocardial infarction

急性前侧壁心肌梗死　acute anterolateral myocardial infarction

急性前间壁和高侧壁心肌梗死　acute anteroseptal and high lateral myocardial infarction

急性前间壁和高侧壁再发心肌梗死　recurrent acute anteroseptal and high lateral myocardial infarction

急性前间壁和下壁心肌梗死　acute anteroseptal and inferior myocardial infarction

急性前间壁和下壁再发心肌梗死　recurrent acute anteroseptal and inferior myocardial infarction

急性前间壁心肌梗死　acute anteroseptal myocardial infarction

急性前间壁再发心肌梗死　recurrent acute anteroseptal myocardial infarction

急性细菌性心肌炎　acute bacterial myocarditis

急性下壁、侧壁和正后壁心肌梗死　acute inferior, lateral and posterior myocardial infarction

急性下壁、侧壁和正后壁再发心肌梗死　recurrent acute inferior, lateral and posterior myocardial infarction

急性下壁、高侧壁和正后壁心肌梗死　acute inferior, high lateral and posterior myocardial infarction

急性下壁、高侧壁和正后壁再发心肌梗死　recurrent acute inferior, hight lateral and posterior myocardial infarction

急性下壁和侧壁心肌梗死　acute inferior and lateral myocardial infarction

急性下壁和高侧壁心肌梗死　acute inferior and high lateral myocardial infarction

急性下壁和高侧壁再发心肌梗死　recurrent acute inferior and high lateral myocardial infarction

急性下壁和右心室心肌梗死　acute inferior and right ventricular myocardial infarction

急性下壁和右心室再发心肌梗死　recurrent acute inferior and right ventricular myocardial infarction

急性下壁和正后壁心肌梗死　acute inferior and posterior myocardial infarction

急性下壁和正后壁再发心肌梗死　recurrent acute inferior and posterior myocardial infarction

急性下壁心肌梗死　acute inferior myocardial infarction

急性下侧壁心肌梗死　acute inferolateral myocardial infarction　［又称］急性下壁、侧壁心肌梗死△

急性下后壁和右心室心肌梗死　acute inferoposterior and right ventricular myocardial infarction

急性心包积液　acute pericardial effusion

急性心包炎　acute pericarditis

急性心房心肌梗死　acute atrium myocardial infarction

急性心肌梗死　acute myocardial infarction

急性心肌梗死 1 型　acute myocardial infarction, type 1

急性心肌梗死 2 型　acute myocardial infarction, type 2　［又称］2 型心肌梗死△

急性心肌梗死 3 型　acute myocardial infarction, type 3

急性心肌梗死 4a 型　acute myocardial infarction, type 4a

急性心肌梗死 4b 型　acute myocardial infarction, type 4b

急性心肌梗死 4c 型　acute myocardial infarction, type 4c

急性心肌梗死 5 型　acute myocardial infarction, type 5

急性心肌梗死后腱索断裂　rupture of chordae tendineae post-acute myocardial infarction

急性心肌梗死后乳头肌断裂　rupture of papillary muscle post-acute myocardial infarction

急性心肌梗死后乳头肌功能失调　dysfunction of papillary muscle post-acute myocardial infarction

急性心肌梗死后室间隔穿孔　perforation of ventricular septum post-acute myocardial infarction

急性心肌梗死后心室附壁血栓形成　ventricular mural thrombus post-acute myocardial infarction

急性心肌梗死后心脏破裂　cardiac rupture post-acute myocardial infarction

急性心肌梗死后心脏破裂伴心包积血　cardiac rupture with hemopericardium post-acute myocardial infarction

急性心肌缺血　acute myocardial ischemia

急性心肌心包炎　acute myocardial pericarditis

急性心肌炎　acute myocarditis

急性心尖部心肌梗死　acute cardiac apex myocardial infarction

急性心尖侧壁心肌梗死　acute cardiac apex and lateral myocardial infarction

急性心力衰竭　acute heart failure　［又称］急性心衰△

急性心内膜下心肌梗死　acute subendocardial myocardial infarction

急性右心室心肌梗死　acute right ventricular myocardial infarction

急性右心室再发心肌梗死　recurrent acute right ventricular myocardial infarction

急性右心衰竭　acute right heart failure

急性再发心肌梗死　recurrent acute myocardial infarction

急性正后壁再发心肌梗死　recurrent acute posterior myocardial infarction

急性左心衰竭　acute left heart failure

继发性 Q-T 间期延长　secondary Q-T interval prolongation

继发性肺动脉高压　secondary pulmonary hypertension

继发性高血压　secondary hypertension

继发性心肌病　secondary cardiomyopathy

加速性室性自主心律　accelerated idioventricular rhythm

家族性淀粉样变性心脏病　familial amyloid heart disease

家族性肺动脉高压　familial pulmonary hypertension　［又称］家族性动脉性肺动脉高压△

甲状腺毒性心肌病　thyrotoxic cardiomyopathy

甲状腺毒性心脏病　thyrotoxic heart disease　［又称］甲状腺功能亢进伴心脏病△

甲状腺功能减退性心脏病　hypothyroid heart disease　［又称］甲状腺功能减退症伴心脏病△

假性高血压　pseudo hypertension

尖端扭转型室性心动过速　torsade de pointes

间壁再发心肌梗死　recurrent septal myocardial infarction

间位性室性期前收缩　interpolated premature ventricular beat　［又称］插入性室性期前收缩△　［曾称］插入性室性早搏*

间歇性预激综合征　intermittent preexcitation syndrome

腱索断裂　rupture of chordae tendineae

交界性逸搏心律　junctional escape rhythm

结节病伴心肌炎　sarcoidosis with myocarditis

结性心动过速　nodal tachycardia, junctional tachycardia　［又称］交界性心动过速△

结性心律　nodal rhythm

结性逸搏　nodal escape　［又称］交界区逸搏△

进行性心脏传导缺陷　progressive cardiac conduction defect

浸润性心肌病　infiltrative cardiomyopathy

经皮肺动静脉瘘栓塞术后再通　recanalization after percutaneous embolization of pulmonary arteriovenous fistula

经皮冠脉介入术相关性心肌梗死　percutaneous coronary intervention related myocardial infarction

经皮冠状动脉介入术后　post-percutaneous coronary intervention　［又称］冠状动脉介入治疗术后△, PCI 术后△

经皮冠状动脉介入治疗术后心肌梗死　post-percutaneous coronary intervention myocardial infarction

经皮冠状动脉腔内成形术后　post-percutaneous transluminal coronary angioplasty　［又称］冠状动脉球囊扩张术后△, PTCA 术后△

经皮冠状动脉腔内旋磨术后　post-percutaneous transluminal coronary rotational atherectomy　［又称］冠状动脉旋磨术后△

经皮冠状动脉血栓抽吸术后　post-percutaneous aspiration of coronary thrombus　［又称］冠状动脉血栓抽吸术后△

经皮腔内球囊肺动脉瓣成形术后　post-percutaneous transluminal balloon pulmonary valvuloplasty

经皮腔内球囊主动脉瓣成形术后　post-percutaneous transluminal balloon aortic valvuloplasty

经皮射频消融术后并发症　postoperative complication after percutaneous radiofrequency ablation

颈动脉窦性晕厥　carotid sinus syncope

颈心综合征　cervical cardiac syndrome

静脉药成瘾者心内膜炎　endocarditis in intravenous drug abuser

静息型心绞痛　rest angina pectoris

镜面右位心　mirror dextrocardia　［又称］镜像右位心△

酒精性心肌病　alcoholic cardiomyopathy

库欣综合征　Cushing syndrome　［又称］皮质醇增多症△

宽 QRS 心动过速　wide QRS tachycardia

扩张型心肌病　dilated cardiomyopathy, DCM　［又称］扩张性心肌病△

狼疮性心包炎　lupus pericarditis

狼疮性心肌病　lupus cardiomyopathy

劳恩 - 加农 - 莱文综合征　Lown-Ganong-Levine syndrome　［又称］L-G-L 综合征△

劳力性心绞痛　exertional angina pectoris　［又称］劳力型心绞痛△

类风湿性心包炎　rheumatoid pericarditis

类风湿性心肌病　rheumatoid cardiomyopathy

类风湿性心肌炎　rheumatoid myocarditis

类风湿性心内膜炎　rheumatoid endocarditis

良性高血压　benign hypertension

流出道室性心动过速　outflow tract ventricular tachycardia　［又称］右室流出道室性心动过速△

流感性心肌炎　influenza myocarditis

马方综合征　Marfan syndrome　［又称］马凡综合征△

慢性低血压　chronic hypotension

慢性肺栓塞　chronic pulmonary embolism

慢性肺血栓栓塞急性再发　acute recurrence of chronic pulmonary thromboembolism

慢性肺源性心脏病　chronic pulmonary heart disease

慢性风湿性心脏病　chronic rheumatic heart disease

慢性冠状动脉供血不足　chronic coronary insufficiency

慢性化脓性缩窄性心包炎　chronic suppurative constrictive pericarditis

慢性心包炎　chronic pericarditis

慢性心功能不全急性加重　acute exacerbation of chronic cardiac insufficiency　［又称］慢性心力衰竭急性加重△

慢性心肌缺血　chronic myocardial ischemia

慢性心力衰竭　chronic heart failure

慢性血栓栓塞性肺动脉高压　chronic thromboembolic pulmonary hypertension

慢性粘连性渗出性心包炎　chronic adhesive exudative pericarditis

慢性左心功能不全　chronic left ventricular dysfunction

锚蛋白 B 综合征　ankyrin-B syndrome　［又称］Ankyrin-B 综合征△

梅毒性心肌炎　syphilitic myocarditis

难治性高血压　refractory hypertension

逆白大衣性高血压　reverse white-coat hypertension

尿毒症性心肌病　uremic cardiomyopathy

尿毒症性心肌炎　uremic myocarditis

偶发房性期前收缩　occasional premature atrial beat　［又称］偶发房早△

偶发室性期前收缩　occasional premature ventricular beat　［又称］偶发性室性早搏△

皮下植入型心律转复除颤器置入术后　post-implantation of subcutaneous implantable cardioverter defibrillator　［又称］皮下 ICD 置入术后△，SICD 置入术后△

频发性房性期前收缩　frequent premature atrial beat　［又称］频发房早△，频发性房性早搏△

频发性室性期前收缩　frequent premature ventricular beat　［又称］频发性室性早搏△

屏气发作　breath holding spell

期前收缩　extrasystole　［又称］早搏△

起搏器导线移位　pacemaker wire dislocation

起搏器感知功能不良　pacemaker undersensing

起搏器囊袋感染　pacemaker pocket infection　［又称］囊袋感染△

起搏器起搏功能不良　pacemaker failure to capture

器械相关性心内膜炎　device-related endocarditis

腔静脉型房间隔缺损　vena cava atrial septal defect

青少年高血压　adolescent hypertension

轻度肺动脉高压　mild pulmonary hypertension

全心炎　pancarditis

缺血性心肌病　ischemic cardiomyopathy

缺血性心脏病　ischemic heart disease

肉芽肿性心肌炎　granulomatous myocarditis

乳头肌功能不全　papillary muscle dysfunction

三度窦房传导阻滞　sinoatrial block, third degree　［又称］三度窦房阻滞△

三度房室传导阻滞　atrioventricular block, third degree

三房心　cor triatriatum

三分支阻滞　trifascicular block　［又称］三分支传导阻滞△

三尖瓣下移　downward displacement of tricuspid　［又称］埃布斯坦畸形，三尖瓣下移畸形△

射频消融术后　post-radiofrequency ablation

神经源性直立性低血压　neurogenic orthostatic hypotension

肾上腺皮质醇增多症性高血压　adrenal hypercortisolism hypertension

肾上腺髓质增生性高血压　adrenal medulla hyperplasia hypertension

肾实质性高血压　renal parenchyma hypertension

肾性高血压　renal hypertension

肾血管性高血压　renal vascular hypertension

十字交叉心脏　criss-cross heart

室间隔穿孔　perforation of ventricular septum

室间隔肥厚　ventricular septal hypertrophy

室间隔膜部瘤　membranous part of interventricular septum aneurysm

室间隔缺损　ventricular septal defect

室间隔缺损封堵术后　post-occlusion of ventricular septal defect

室内差异性传导　intraventricular aberration

室内传导阻滞　intraventricular block

室上性心动过速　supraventricular tachycardia

室性并行心律　ventricular parasystole

室性并行心律性心动过速　parasystolic ventricular tachycardia

室性期前收缩　premature ventricular beat　［又称］室性早搏△，室早△

室性心动过速　ventricular tachycardia　［又称］室速△

室性心律失常　ventricular arrhythmia

室性逸搏　ventricular escape beat

室性自搏性心动过速　idioventricular tachycardia

嗜铬细胞瘤　pheochromocytoma

手术后心肌梗死　postoperative myocardial infarction

首诊房颤　first diagnosed atrial fibrillation（AF）　［又称］初发房颤△

舒张性心力衰竭　diastolic heart failure　［又称］舒张性心衰△

束支传导阻滞　bundle branch block

束支折返性室性心动过速　bundle branch reentrant ventricular tachycardia

双分支传导阻滞　bifascicular block

双腔右心室　double chamber of right ventricle

双向性室性心动过速　bidirectional ventricular tachycardia

睡眠呼吸暂停综合征继发性高血压　sleep apnea syndrome secondary hypertension, hypertension following sleep apnea syndrome

缩窄性心包炎　constrictive pericarditis

糖尿病性高血压　diabetes mellitus hypertension

糖尿病性心肌病　diabetes mellitus cardiomyopathy　［又称］糖尿病性心肌病变△

特发性低血压　idiopathic hypotension

特发性肺动脉高压　idiopathic pulmonary hypertension

特发性高血压　idiopathic hypertension

特发性室性心动过速　idiopathic ventricular tachycardia

特发性心包炎　idiopathic pericarditis

特发性心肌病　idiopathic cardiomyopathy

特发性心室颤动　idiopathic ventricular fibrillation

体位性心动过速综合征　postural tachycardia syndrome, orthostatic tachycardia syndrome　［又称］直立性心动过速综合征△

完全性房室传导阻滞　complete atrioventricular block

完全性肺静脉异位引流（混合型）　total anomalous pulmonary venous drainage（TAPVD）, mixed type

完全性肺静脉异位引流（心内型）　total anomalous pulmonary venous drainage（TAPVD）, cardiac type

完全性肺静脉异位引流（心上型）　total anomalous pulmonary venous drainage（TAPVD）, supracardiac type

完全性肺静脉异位引流（心下型）　total anomalous pulmonary venous drainage（TAPVD）, infracardiac type

完全右束支传导阻滞　complete right bundle branch block

完全左束支传导阻滞　complete left bundle branch block

顽固性高血压　refractory hypertension

晚期冠状动脉支架内血栓形成　late coronary stent thrombosis

围生期心肌病　peripartum cardiomyopathy　［又称］围产期心肌病△

围手术期高血压　perioperative hypertension

围手术期心肌梗死　perioperative myocardial infarction

文氏型房室传导阻滞　Wenckebach atrioventricular block　［又称］文氏阻滞△

紊乱性房性心动过速　chaotic atrial tachycardia

紊乱性房性心律　chaotic atrial rhythm

稳定型心绞痛　stable angina pectoris

卧位型心绞痛　angina decubitus　［又称］卧位性心绞痛△

无项冠状静脉窦综合征　unroofed coronary sinus syndrome　［又称］先天性冠状窦缺损△

无症状性心肌缺血　asymptomatic myocardial ischemia

细菌性心包炎　bacterial pericarditis

细菌性心内膜炎　bacterial endocarditis

下壁和侧壁再发心肌梗死　recurrent inferior and lateral myocardial infarction

下壁和后壁再发心肌梗死　recurrent inferior and posterior myocardial infarction

下壁再发心肌梗死　recurrent inferior myocardial infarction

先天性部分型肺静脉畸形引流　congenital partial anomalous pulmonary venous drainage（PAPVD），scimitar syndrome　［又称］镰刀综合征△，先天性部分型肺静脉异位引流△

先天性部分型心内膜垫缺损　congenital partial endocardial cushion defect　［又称］不完全性心内膜垫缺损△

先天性长 Q-T 间期综合征　congenital long Q-T syndrome

先天性单心室　congenital single ventricle

先天性二尖瓣瓣上狭窄　congenital supravalvular mitral stenosing ring，supravalvular ring mitral stenosis　［又称］二尖瓣上环形狭窄△，二尖瓣上环△，二尖瓣上隔膜△

先天性二尖瓣闭锁　congenital mitral atresia

先天性二尖瓣穿孔　congenital mitral valve perforation

先天性二尖瓣关闭不全　congenital mitral insufficiency

先天性二尖瓣脱垂　congenital mitral valve prolapse

先天性二尖瓣狭窄　congenital mitral stenosis

先天性房间隔瘤　congenital atrial septal aneurysm

先天性房间隔缺损　congenital atrial septal defect

先天性肺动静脉瘘　congenital pulmonary arteriovenous fistula

先天性肺动脉瓣闭锁　congenital pulmonary atresia

先天性肺动脉瓣关闭不全　congenital pulmonary insufficiency

先天性肺动脉瓣畸形　congenital pulmonary anomaly

先天性肺动脉瓣缺如　congenital absence of pulmonary valve

先天性肺动脉瓣上狭窄　congenital supravalvular pulmonary stenosis

先天性肺动脉瓣狭窄　congenital pulmonary stenosis

先天性肺动脉瓣下狭窄　congenital subvalvular pulmonary stenosis

先天性肺动脉闭锁　congenital pulmonary artery atresia

先天性肺动脉发育不全　congenital pulmonary artery hypoplasia

先天性肺动脉分支狭窄　congenital pulmonary artery branch stenosis

先天性肺动脉高压　congenital pulmonary hypertension

先天性肺动脉扩张　congenital pulmonary arterial dilation

先天性肺动脉起源于升主动脉　congenital anomalous origin of pulmonary artery from ascending aorta

先天性肺动脉狭窄　congenital pulmonary artery stenosis

先天性肺动脉异常起源　congenital abnormal origin of pulmonary artery　［又称］肺动脉起源异常△

先天性冠状动脉右房瘘　congenital coronary artery-right atrial fistula　［又称］冠状动脉 - 右心房瘘△

先天性冠状动脉右室瘘　congenital coronary artery-right ventricle fistula

先天性冠状动脉左室瘘　congenital coronary artery-left ventricle fistula　［又称］冠状动脉左室瘘△

先天性过渡型心内膜垫缺损　congenital intermediate endocardial cushion defect

先天性矫正型大动脉转位　congenital corrected transposition of great artery　［又称］先天性纠正的大动脉转位△

先天性卵圆孔未闭　congenital patent foramen ovale

先天性三尖瓣闭锁　congenital tricuspid atresia　［又称］三尖瓣闭锁△

先天性三尖瓣关闭不全　congenital tricuspid insufficiency

先天性三尖瓣骑跨　congenital tricuspid straddling

先天性三尖瓣狭窄　congenital tricuspid stenosis

先天性双上腔静脉　congenital double superior vena cava

先天性双主动脉弓　congenital double aortic arch

先天性体肺侧支形成　congenital major aortopulmonary collateral artery

先天性完全型大动脉转位　congenital complete transposition of great arteries　［又称］完全性大动脉转位△

先天性完全型肺静脉畸形引流　congenital complete anomalous pulmonary venous drainage　［又称］先天性完全型肺静脉异位引流△

先天性完全型心内膜垫缺损　congenital complete endocardial cushion defect

先天性下腔静脉肝段缺如　congenital absence of hepatic department of inferior vein cava

先天性心房异构　congenital atrial isomerism

先天性心肌病　congenital cardiomyopathy

先天性心肌致密化不全　congenital non-compaction of myocardium　［又称］心肌致密化不全△

先天性心室反位　congenital inverted transposition，isolated ventricular inversion　［又称］孤立性心室反位△

先天性心脏病　congenital heart disease

先天性心脏憩室　congenital cardial diverticulum

先天性右位主动脉弓　congenital dextroposition of aortic arch

先天性右心室双出口　congenital double outlet of right ventricle

先天性主动脉瓣瓣上隔膜　congenital supravalvular aortic membrane

先天性主动脉瓣闭锁　congenital aortic atresia

先天性主动脉瓣关闭不全　congenital aortic insufficiency

先天性主动脉瓣上狭窄　congenital supravalvular aortic stenosis

先天性主动脉瓣脱垂　congenital aortic valve prolapse

先天性主动脉瓣狭窄　congenital aortic valve stenosis

先天性主动脉瓣下隔膜　congenital subvalvular aortic membrane

先天性主动脉瓣下狭窄　congenital subvalvular aortic stenosis

先天性主动脉弓发育不良　congenital hypoplastic aortic arch

先天性主动脉弓离断　congenital interrupted aortic arch（IAA）　［又称］先天性主动脉弓断离△

先天性主动脉骑跨　congenital aortic ride across

先天性主动脉憩室　congenital aortic diverticulum

先天性主动脉缩窄　congenital coarctation of aorta

先天性主动脉左室通道　congenital aorto-left ventricular tunnel

先天性左冠状动脉异常起源于肺动脉　congenital anomalous origin of left coronary artery from pulmonary artery　［又称］左冠状动脉起源于肺动脉△

先天性左心室双出口　congenital double outlet of left ventricle

限制型心肌病　restrictive cardiomyopathy

心包钙化　pericardial calcification

心包积血　hemopericardium　［又称］血性心包积液△

心包积液　pericardial effusion，PE

心包破裂　rupture of pericardium

心包炎　pericarditis

心包粘连　pericardial adhesion

心动过缓 - 心动过快综合征　bradycardia-tachycardia syndrome，BTS　［又称］慢 - 快综合征△，快慢综合征△

心动过缓性心肌病　bradycardia-induced cardiomyopathy

心动过速性心肌病　tachycardia-induced cardiomyopathy

心耳异构　isomerism of atrial appendage

心房颤动　atrial fibrillation，AF

心房颤动伴缓慢心室率　atrial fibrillation with slow ventricular rate　［又称］缓慢心室率房颤△

心房肥大　atrial hypertrophy　［又称］心房扩大△

心房静止　atrial standstill

心房内折返性心动过速　intraatrial reentrant tachycardia，IART

心房黏液瘤　atrial myxoma

心房扑动　atrial flutter

心房心肌病　atrial cardiomyopathy

心功能不全　cardiac insufficiency

心肌淀粉样变　cardiac amyloidosis　［又称］心肌淀粉样变性△

心肌肥大　myocardial hypertrophy

心肌梗死后心绞痛　post-infarction angina pectoris

心肌梗死后综合征　postmyocardial infarction syndrome，ostmyocardial infarction syndrome，Dressler syndrome　［又称］德雷斯勒综合征△，Dressler 综合征△

心肌梗死恢复期　recovery period of myocardial infarction

心肌功能不全　myocardial dysfunction

心肌供血不足　myocardial blood supply insufficiency

心肌肌桥　myocardial bridge　[曾称]壁冠状动脉

心肌劳损　myocardial strain

心肌囊肿　myocardial cyst

心肌损害　myocardial damage

心肌炎　myocarditis

心肌炎后心肌病　post-myocarditis cardiomyopathy

心肌炎后遗症　sequela of myocarditis

心肌脂肪变性　myocardial steatosis

心尖部血栓　cardiac apical thrombus

心尖肥厚型心肌病　apical hypertrophic cardiomyopathy

心绞痛　angina pectoris

心力衰竭　heart failure　[又称]心衰△

心律失常　arrhythmia

心律失常电风暴　arrhythmia electronic storm

心内膜弹力纤维增生症　endocardial fibroelastosis

心内膜垫缺损　endocardial cushion defect

心内膜心肌纤维化　endomyocardial fibrosis

心室颤动　ventricular fibrillation　[又称]室颤△

心室肥大　ventricular hypertrophy　[又称]心室肥厚△

心室扩大　ventricular dilatation

心室扑动　ventricular flutter

心室血栓　ventricular thrombus

心室预激　ventricular preexcitation

心血管封堵器移位　cardiovascular occluder displacement

心血管硬化　cardiovascular sclerosis

心源性栓塞　cardiogenic embolism

心源性哮喘　cardiac asthma

心源性休克　cardiogenic shock

心脏传导系统退行性变　cardiac conduction system degeneration

心脏扩大　cardiac dilatation　[又称]心脏肥大△

心脏起搏器电池电量耗竭　cardiac pacemaker battery depletion

心脏起搏器电池电量下降　low cardiac pacemaker battery

心脏起搏器电极功能异常　cardiac pacemaker lead disfunction

心脏起搏器电极移位　cardiac pacemaker lead dislocation

心脏乳头肌断裂　rupture of papillary muscle of heart

心脏神经症　cardiac neurosis　[又称]心脏神经官能症△,心脏植物神经功能紊乱△

心脏停搏　cardiac arrest

心脏停搏复苏成功　cardiac arrest with successful resuscitation

心脏性猝死　sudden cardiac death　[又称]心源性猝死△

心脏压塞　cardiac tamponade　[又称]心包压塞△,心包填塞△

心脏再同步化治疗除颤器置入术后　post-implantation of cardiac resynchronization therapy with defibrillator　[又称]CRT-D置入术后△

心脏再同步治疗后电池电量耗竭　post-cardiac resynchronization therapy, device battery depletion　[又称]CRT术后电池电量耗竭△

心脏再同步治疗后电池电量下降　post-cardiac resynchronization therapy, device battery down　[又称]CRT术后电池电量下降△

心脏再同步治疗起搏器置入术后　post-implantation of cardiac resynchronization therapy with pacemaker　[又称]CRT-P置入术后△

休克　shock

血管迷走性晕厥　vasovagal syncope

血压晨峰现象　blood pressure morning surge

亚急性感染性心内膜炎　subacute infective endocarditis

亚急性冠状动脉支架内血栓形成　subacute coronary in-stent thrombosis

亚急性细菌性心内膜炎　subacute bacterial endocarditis

药物所致尖端扭转型室速　drug-induced torsade de pointes

药物性低血压　drug-induced hypotension

药物性高血压　drug-induced hypertension　[又称]药物源性高血压△

药物性心肌病　drug-induced cardiomyopathy

药物性心肌炎　drug-induced myocarditis

一度窦房传导阻滞　sinoatrial block, first degree　[又称]一度窦房阻滞△

一度房室传导阻滞　atrioventricular block, first degree　[又称]一度房室阻滞△

医源性高血压　iatrogenic hypertension

遗传性心肌病　inherited cardiomyopathy　[又称]家族性扩张型心肌病△

遗传性心律失常疾病　inherited cardiac arrhythmia

遗传性心脏离子通道疾病　inherited cardiac channelopathy　[又称]心脏离子通道病△

隐匿性高血压　masked hypertension

隐匿性冠状动脉粥样硬化性心脏病　concealed coronary atherosclerotic heart disease

应激性心肌病　stress induced cardiomyopathy

营养性心肌病　nutritional cardiomyopathy

永存左上腔静脉　persistent left superior vena cava

永久起搏器置入术后　post-implantation of permanent pacemaker　[又称]起搏器植入术后△

永久性房颤　permanent atrial fibrillation　[又称]永久性心房颤动△

右室扩大　right ventricular dilatation

右室流出道狭窄　right ventricular outflow tract stenosis

右室室壁瘤　right ventricular aneurysm

右室室性心动过速　right ventricular tachycardia

右束支传导阻滞　right bundle branch block　[又称]右分支传导阻滞△,右支阻滞△

右位心　dextrocardia

右心发育不良综合征　right heart hypoplastic syndrome　[又称]右心发育不全综合征△

预激综合征　preexcitation syndrome, Wolff-Parkinson-White syndrome　[又称]沃-帕-怀综合征△

预激综合征A型　preexcitation syndrome, type A　[又称]A型预激综合征△

预激综合征B型　preexcitation syndrome, type B　[又称]B型预激综合征△

原发性肺动脉高压　primary pulmonary hypertension

原发性高血压　essential hypertension

原发性醛固酮增多症　primary aldosteronism　[又称]低肾素性醛固酮增多症△

运动员心脏综合征　athlete's heart syndrome

早期复极综合征　early repolarization syndrome　[又称]早复极综合征△

窄QRS心动过速　narrow QRS tachycardia

阵发性房颤　paroxysmal atrial fibrillation　[又称]阵发性心房颤动△

阵发性房室结内折返性心动过速　paroxysmal atrioventricular nodal reentry tachycardia

阵发性房室折返性心动过速　paroxysmal atrioventricular reentry tachycardia

阵发性房性心动过速　paroxysmal atrial tachycardia　[又称]阵发性房速△

阵发性交界性心动过速　paroxysmal junctional tachycardia

阵发性室上性心动过速　paroxysmal supraventricular tachycardia　[又称]阵发性室上速△

阵发性室性心动过速　paroxysmal ventricular tachycardia　[又称]阵发室速△

阵发性心房扑动　paroxysmal atrial flutter　[又称]阵发性房扑△

正常高值血压　high normal value blood pressure　[又称]临界性高血压△

支架内血栓相关性心肌梗死　in-stent thrombosis related myocardial infarction

直立性低血压　orthostatic hypotension

植入型心律转复除颤器电池电量耗竭　ICD battery depletion　[又称]ICD电池电量耗竭△

植入型心律转复除颤器电池电量下降　ICD battery low　［又称］ICD 电池电量下降△

植入型心律转复除颤器感知功能不良　implantable cardioverter defibrillator（ICD）undersensing　［又称］ICD 感知功能不良△

植入型心律转复除颤器起搏功能不良　ICD loss of capture　［又称］ICD 起搏功能不良△

植入型心律转复除颤器置入术后　post-implantation of implantable cardioverter defibrillator　［又称］ICD 置入术后△

致心律失常性心肌病　arrhythmogenic cardiomyopathy

致心律失常性右室心肌病　arrhythmogenic right ventricular cardiomyopathy，ARVC

致心律失常性右心室发育不良　arrhythmogenic right ventricular dysplasia

致心律失常性左室心肌病　arrhythmogenic left ventricular cardiomyopathy，ALVC

中度肺动脉高压　moderate pulmonary hypertension　［又称］肺动脉高压中度△

中危　moderate risk

中位心　mesocardia

肿瘤性心包炎　neoplastic pericarditis

重度肺动脉高压　severe pulmonary hypertension　［又称］肺动脉高压重度△

重症心肌炎　severe myocarditis

周围循环衰竭　peripheral circulation failure

主动脉瓣狭窄　aortic valve stenosis，aortic stenosis，valvular aortic stenosis

主 - 肺动脉窗　aorto-pulmonary window

自发性心绞痛　spontaneous angina pectoris　［又称］自发型心绞痛△

自律性房性心动过速　automatic atrial tachycardia，AAT

自身免疫性心包炎　autoimmune pericarditis

自身免疫性心肌炎　autoimmune myocarditis

纵隔心包炎　mediastinal pericarditis

左后分支传导阻滞　left posterior fascicular block　［又称］左后分支阻滞△

左前分支传导阻滞　left anterior fascicular block　［又称］左前分支阻滞△

左室扩大　left ventricular dilatation

左室流出道狭窄　left ventricular outflow stenosis

左室室性心动过速　left ventricular tachycardia

左室舒张功能减低　left ventricular diastolic dysfunction

左室心尖部气球样变　Tako-Tsubo cardiomyopathy　［又称］Tako-Tsubo 样心肌病△，心尖球形综合征△，应激性心肌病△

左束支传导阻滞　left bundle-branch block　［又称］左束支阻滞△

左位心　levocardia

左心耳封堵术后　post-left atrial appendage closure

左心发育不良综合征　hypoplastic left heart syndrome

左心人工瓣膜心内膜炎　left heart prosthetic valve endocarditis

左心室附壁血栓　left ventricular mural thrombus

左心室假性室壁瘤形成　left ventricular pseudoaneurysm formation　［又称］假性室壁瘤△

左心室室壁瘤形成　left ventricular aneurysm formation　［又称］室壁瘤△

左心衰竭　left heart failure

左心自体瓣膜性心内膜炎　left heart autologous valvular endocarditis

# 5.2　症状体征名词

奥斯勒结　Osler node

奥斯汀·弗林特杂音　Austin Flint murmur　［又称］Austin Flint 杂音△

奔马律　gallop rhythm

差异性发绀　differential cyanosis

出汗　diaphoresis，perspiration，sweating

杵状指　acropachy，clubbed finger

喘息　gasping

猝死　sudden death

大炮音　cannon sound

第二心音　second heart sound，$S_2$

第三心音　third heart sound，$S_3$

第四心音　fourth heart sound，$S_4$

第一心音　first heart sound，$S_1$

端坐呼吸　orthopnea

额外心音　extra heart sound

恶心　nausea

二尖瓣面容　mitral face

二联律　bigeminy

发绀　cyanosis　［又称］紫绀△

乏力　fatigue

非特异性低血压值　nonspecific low blood-pressure value

负性心尖搏动　inward impulse

干啰音　dry rale

肝 - 颈静脉回流征　hepatojugular reflux sign

咯血　hemoptysis

格雷厄姆·斯蒂尔杂音　Graham Steell murmur　［又称］Graham Steel 杂音△

功能性心脏杂音　functional heart murmur

咳嗽　cough

呼吸困难　dyspnea

呼吸时胸痛　painful respiration

黄色瘤　xanthoma

活动耐量下降　reduced exercise tolerance

鸡胸　pigeon chest　［又称］胸壁前凸畸形△

颈动脉异常搏动　abnormal pulsation of carotid artery

颈静脉充盈　jugular venous engorgement

颈静脉怒张　jugular venous distention

开瓣音　opening snap

劳力性呼吸困难　exertional dyspnea

连续性杂音　continuous murmur

漏斗胸　pectus excavatum，funnel chest

脉搏短绌　pulse deficit

毛细血管扩张　telangiectasis

纳差　poor appetite

呕吐　vomit

气短　shortness of breath

前胸壁痛　anterior chest-wall pain

缺氧发作　anoxic spell

三联律　trigeminy

三音律　triple rhythm

少尿　oliguria

湿啰音　moist rale

收缩期杂音　systolic murmur

收缩早期喷射音　early systolic ejection sound

收缩中、晚期喀喇音　mid and late systolic click

舒张期杂音　diastolic murmur

舒张晚期奔马律　late diastolic gallop
舒张早期奔马律　protodiastolic gallop
双期杂音　double phase murmur
双下肢水肿　edema of both lower extremities
双心室增大　biventricular enlargement
水肿　edema
四音律　quadruple rhythm
头痛　headache
头晕　dizziness
脱落脉　dropped pulse
瓦尔萨尔瓦动作　Valsalva maneuver
无尿　anuria
下肢水肿　edema of lower limbs
心动过缓　bradycardia
心动过速　tachycardia
心悸　palpitation
心前区隆起　precordial prominence
心前区疼痛　precordial pain
心前区震颤　precordial thrill
心跳过快　rapid heart beat
心跳过慢　slow heart beat
心音分裂　splitting of heart sound
心源性水肿　cardiac edema
心脏搏动异常　abnormality of heart beat
心脏杂音　heart murmur

心脏增大　cardiac enlargement　［又称］全心扩大△,全心增大△,心脏扩大△
胸闷　chest distress
胸痛　chest pain
虚脱　collapse
眩晕　vertigo
血压值上升　elevated blood-pressure value
夜间阵发性呼吸困难　paroxysmal nocturnal dyspnea
意识障碍　disturbance of consciousness
右心房增大　right atrial enlargement
右心室增大　right ventricular enlargement
瘀斑　ecchymosis
瘀点　petechiae
晕厥　syncope
晕厥前期　presyncope　［又称］晕厥前兆△
詹韦损害　Janeway lesion
蜘蛛样趾　arachnodactyly
直背综合征　straight back syndrome
中枢性发绀　central cyanosis
周围性发绀　peripheral cyanosis
紫癜　purpura
足踝部水肿　ankle swelling
左心房增大　left atrial enlargement
左心室增大　left ventricular enlargement

# 5.3　手术操作名词

单腔永久起搏器置入术　implantation of permanent single chamber pacemaker
电除颤　electrical defibrillation
电复律　electrical cardioversion
动脉导管封堵术　device closure of patent ductus arteriosus
房间隔缺损封堵术　occlusion of atrial septal defect
非同步电复律　unsynchronized cardioversion
非选择性冠状动脉造影　non-selective coronary angiography
肺动脉分支球囊扩张术　balloon dilatation of pulmonary artery branch
肺动脉球囊扩张术　balloon dilatation of pulmonary artery
肺动脉造影　pulmonary arteriography
更换心脏起搏器　cardiac pacemaker replacement
更换心脏起搏器脉冲发生器　cardiac pacemaker generator replacement
冠状动脉光学相干断层成像　optical coherence tomography(OCT)of coronary artery
冠状动脉旁路移植术　coronary artery bypass grafting
冠状动脉腔内旋磨术　coronary rotational atherectomy,CRA
冠状动脉血管内超声　coronary intravascular ultrasound,IVUS
冠状动脉血栓抽吸术　intracoronary thrombus aspiration
冠状动脉造影　coronary angiography
奇静脉封堵术　azygos vein closure
降主动脉造影　descending aortography
经导管卵圆孔未闭封堵术　transcatheter closure of patent foramen ovale
经导管心脏射频消融术　transcatheter cardiac radiofrequency ablation　［又称］心脏射频消融术△,射频消融术△
经皮肺动脉瓣射频打孔术　percutaneous radiofrequency perforation of pulmonary valve
经皮肺动脉瓣置换术　percutaneous pulmonary valve replacement
经皮肺动脉支架置入术　percutaneous pulmonary stent implantation
经皮冠状动脉介入治疗术　percutaneous coronary intervention

经皮冠状动脉药物洗脱支架置入术　percutaneous coronary drug-eluting stent implantation
经皮冠状动脉支架置入术　percutaneous coronary stent implantation
经皮腔内冠状动脉成形术　percutaneous transluminal coronary angioplasty,PTCA　［又称］经皮冠状动脉球囊成形术△
经皮腔内冠状动脉金属裸支架置入术　percutaneous transluminal coronary bare-metal stent implantation
经皮腔内冠状动脉内溶栓　percutaneous transluminal intracoronary thrombolysis
经皮腔内冠状动脉生物可吸收支架置入术　percutaneous transluminal coronary bioabsorbable stent implantation
经皮腔内间隔心肌消融术　percutaneous transluminal septal myocardial ablation,PTSMA　［又称］心脏化学消融术△,化学消融术△
经皮腔内球囊肺动脉瓣成形术　percutaneous transluminal balloon pulmonary valvuloplasty,PBPV　［又称］经皮肺动脉瓣成形术△
经皮腔内球囊主动脉瓣成形术　percutaneous transluminal balloon aortic valvuloplasty,PBAV
经皮腔内药物洗脱球囊冠成形术　percutaneous transluminal coronary angioplasty with drug eluting balloon
经皮球囊主动脉瓣成形术　percutaneous balloon aortic valvuloplasty
经皮左心耳封堵术　percutaneous left atrial appendage occlusion　［又称］左心耳封堵术△
临时起搏器置入术　temporary pacemaker insertion
起搏器程控　pacemaker programming control
起搏器囊袋清创　pacemaker pouch debridement
起搏器去除术　pacemaker removal
三腔永久起搏器置入术　three chamber permanent pacemaker implantation
上腔静脉造影　superior vena cava angiography
升主动脉造影　ascending aorta angiography

室间隔缺损封堵术　occlusion of ventricular septal defect

双腔永久起搏器置入术　implantation of permanent dual chamber pacemaker

体肺侧支封堵术　aortopulmonary collateral artery occlusion

体肺侧支造影　aortopulmonary collateral artery angiography

同步电复律　synchronized cardioversion

无导线心脏起搏器置入术　wireless pacemaker implantation

下腔静脉造影　inferior vena cava angiography

心包穿刺术　pericardiocentesis

心房复律　atrial cardioversion

心肺复苏　cardio-pulmonary resuscitation,CPR

心室辅助装置植入术　ventricular assist device implantation

心脏按压　cardiac compression　[又称]心外按压△

心脏电生理检查　cardiac electrophysiology examination,intracardiac electrophysiology examination　[又称]心内电生理检查△

心脏起搏器电极导线拔出术　cardiac pacemaker lead extraction

心脏起搏器囊袋修补术　cardiac pacemaker pouch repair

心脏再同步化起搏器置换术　replacement of cardiac resynchronization pacemaker,CRT replacement　[又称]CRT 置换术△

心脏再同步化治疗　cardiac resynchronization therapy,CRT implantation　[又称]CRT 置入术△,心脏再同步化起搏器置入术△

心脏再同步化治疗复律除颤器置换术　replacement of cardiac resynchronization therapy with defibrillator,CRTD replacement　[又称]CRTD 置换术△,三腔起搏除颤器置换术△

心脏再同步化治疗复律除颤器置入术　implantation of cardiac resyn-chronization therapy with defibrillator,CRTD implantation　[又称]CRTD 置入术△,三腔起搏除颤器置入术△

胸主动脉造影　thoracic aortography

血流储备分数检查　fractional flow reserve（FFR）examination

永久起搏器置换术　permanent pacemaker replacement

永久起搏器置入术　permanent pacemaker implantation

右心导管检查　right heart catheterization

右心房造影　right atrial angiography

右心室造影　right ventricular angiography

直流电复律　direct current electrical cardioversion

植入型心脏复律除颤器置换术　replacement of implantable cardio-verter defibrillator,ICD replacement　[又称]ICD 置换术△,心脏复律除颤器置换术△

植入型心脏复律除颤器置入术　implantation of implantable cardio-verter defibrillator,ICD implantation　[又称]ICD 置入术△,心脏复律除颤器置入术△,自动心脏复律除颤器置入术△

主动脉弓造影　aortic arch angiography

主动脉内球囊反搏　intra-aortic balloon pump counterpulsation,IABP

主动脉支架植入术　aortic stent implantation

左心导管检查　left heart catheterization

左心房造影　left atrial angiography

左心室造影　left ventricular angiography

左右心联合造影　angiography of right and left heart

# 5.4　临床检查名词

24 小时动态心电图　24 hours ambulatory electrocardiogram

24 小时血压监测　24 hours blood pressure monitoring

6 分钟步行试验　6 minutes walk test

超声心动图　echocardiography

电轴右偏　right axis deviation

电轴左偏　left axis deviation

动脉血气分析　arterial blood gas analysis

动态心电图　ambulatory electrocardiogram

动态血压监测　ambulatory blood pressure monitoring

窦性心律　sinus rhythm

多导睡眠监测　polysomnography monitoring

房间隔膨出瘤　atrial septal aneurysm

肺动脉楔压监测　pulmonary arterial wedge pressure monitoring

肺动脉压监测　pulmonary artery pressure monitoring

冠状动脉 CT 显像　coronary computed tomographic angiography　[又称]冠状动脉 CT 造影△

冠状动脉钙化　coronary artery calcification

核素心肌灌注显像　radionuclide myocardial perfusion imaging　[又称]心肌核素显像△

踝肱指数　ankle brachial index,ABI

家庭自测血压　home blood pressure

经皮血氧饱和度监测　transcutaneous blood oxygen saturation moni-toring

经食管超声心动图　transesophageal echocardiography,TEE

经食管心电图　transesophageal electrocardiogram

经食管心房调搏　transesophageal atrial pacing,TEAP

经食管心脏电生理检查　transesophageal electrophysiological exami-nation

连续血氧饱和度监测　continuous blood oxygen saturation monitoring

漂浮导管检查　Swan-Ganz catheter examination　[又称]斯旺 - 甘兹导管检查△

平板运动试验　treadmill exercise test,TET

起搏心律　pacing rhythm

希氏束电图　His bundle electrogram

心电监测　electrocardiographic monitoring

心电图　electrocardiogram

心电向量图　vectorcardiogram

心肌纤维化　myocardial fibrosis

心血管磁共振成像　cardiovascular magnetic resonance imaging

心脏 CT 检查　cardiac computed tomography

心脏 X 线检查　cardiac X-ray

心脏磁共振　cardiac magnetic resonance

心脏排出量监测(用热稀释法)　cardiac output monitoring（by thermo-dilution）

心脏起搏器功能检查　functional test of cardiac pacemaker

心脏正电子发射断层显像　cardiac positron emission tomography　[又称]心脏 PET△

胸部 CT 检查　chest computed tomography

胸部 X 线检查　chest X-ray, chest radiography　[又称]胸部 X 线摄影△

胸部血管 CT 显像　chest computed tomographic angiography

药物负荷试验　drug stress test

异位心律　ectopic rhythm

运动负荷试验　exercise stress test

诊室血压　clinical blood pressure

直立倾斜试验　head-up tilt test,HUTT

植入式循环心电记录　implantable loop record,ILR

中心静脉压监测　central venous pressure monitoring

# 6. 呼吸内科

## 6.1　疾病诊断名词

Ⅰ型呼吸衰竭　type Ⅰ respiratory failure

Ⅱ型呼吸衰竭　type Ⅱ respiratory failure

TNM 分期　tumor node metastasis classification, TNM

$\alpha_1$- 抗胰蛋白酶缺乏症　$\alpha_1$-antitrypsin deficiency

阿米巴肺脓肿　amebic abscess of lung

阿司匹林哮喘　aspirin-induced asthma

艾滋病合并肺结核　AIDS complicated with tuberculosis

氨茶碱药物反应　aminophylline drug reaction

巴德 - 基亚里综合征　Budd-Chiari syndrome　[又称]布 - 加综合征△

瘢痕旁肺气肿　paracicatricial emphysema　[又称]瘢痕性肺气肿△

包裹性胸腔积液　encapsulated pleural effusion

胞内分枝杆菌感染　Mycobacterium intracellular infection

鲍曼不动杆菌肺炎　Acinetobacter baumanii pneumonia

被动吸烟　passive smoking

泵衰竭　pump failure

鼻炎　rhinitis

闭合伤　closed injury　[又称]胸部闭合伤△

闭合性气胸　closed pneumothorax

闭塞性细支气管炎　bronchiolitis obliterans

闭塞性细支气管炎综合征　obliterative bronchiolitis syndrome

变态反应性气道炎症　allergic airway inflammation

变应性鼻炎　allergic rhinitis　[又称]过敏性鼻炎△

变应性咳嗽　allergic cough, atopic cough

变应性支气管肺霉病　allergic bronchopulmonary aspergillosis, ABPA　[又称]变态反应性支气管肺曲霉菌病△,过敏性支气管肺曲霉病△

病毒性肺炎　viral pneumonia

病理性分流　pathological shunt

不动杆菌肺炎　acinetobacter pneumonia　[又称]不动杆菌性肺炎△

不宁腿综合征　restless leg syndrome　[又称]不安腿综合征△

不完全可逆性气流受限　incomplete reversible airflow limitation

肠源性感染　enterogenic infection

肠源性囊肿　enterogenous cyst

陈旧性肺结核　obsolete pulmonary tuberculosis

陈旧性胸膜结核　obsolete pleural tuberculosis

陈旧性支气管淋巴结核　obsolete bronchial lymphoid tuberculosis

成人肺透明膜病　adult hyaline membrane disease

迟发相哮喘反应　late asthmatic reaction

冲击伤综合征　blast injury syndrome　[又称]冲击伤△

重叠综合征　overlap syndrome

出口部位感染　exit-site infection

穿通伤　penetrating wound　[又称]贯通伤△

喘息性支气管肺炎　asthmatic bronchopneumonia

创伤性肺水肿　traumatic pulmonary edema

创伤性膈疝　traumatic diaphragmatic hernia

创伤性空气栓塞　traumatic aeroembolism

创伤性气胸　traumatic pneumothorax

创伤性湿肺　traumatic wet lung

创伤性胸腔积液　traumatic pleural effusion

创伤性血胸　open hemothorax　[又称]开放性血胸△

创伤性脂肪栓塞　traumatic fat embolism　[又称]脂肪栓塞（创伤性）△

创伤性窒息　traumatic asphyxia　[又称]外伤性窒息△

次大面积肺栓塞　submassive pulmonary embolism

脆性哮喘　brittle asthma

大麻尘肺　cannabinosis　[又称]大麻肺△

大面积肺栓塞　massive pulmonary embolism

大泡性肺气肿　bullous emphysema

大气道狭窄　obstruction of large airway

大气道陷闭　collapse of large airway

大气性缺氧　atmospheric hypoxia

大细胞癌　large cell carcinoma

大叶性肺炎　lobar pneumonia

代偿性肺过度充气　compensating pulmonary hyperinflation

代偿性肺气肿　compensatory emphysema

代偿性呼吸性酸中毒　compensatory respiratory acidosis

代偿性碱中毒　compensatory alkalosis

代偿性抗炎症反应综合征　compensatory anti-inflammatory response syndrome

代偿性酸中毒　compensatory acidosis

代谢性碱中毒　metabolic alkalosis

代谢性酸中毒　metabolic acidosis

代谢性酸中毒合并呼吸性碱中毒　respiratory alkalosis and metabolic acidosis

袋感染　pocket infection

单侧肺气肿　unilateral emphysema

单侧膈肌麻痹　unilateral paralysis of diaphragm

单侧透明肺综合征　unilateral hyperlucent lung syndrome　[又称]单侧透明肺△

单纯肺炎旁胸腔积液　uncomplicated parapneumonic pleural effusion

单纯鼾症　primary snoring

单纯疱疹病毒肺炎　herpes simplex virus pneumonia

胆固醇性肺炎　cholesterol pneumonia

胆固醇性胸膜炎　cholesterol pleurisy

胆汁性胸膜炎　bile pleuritis

蛋白质能量营养不良　protein malnutrition　[又称]蛋白质营养不良△

导管定植　catheter colonization

导管相关性静脉血栓　catheter-related venous thrombosis

导管相关性血流感染　catheter-related bloodstream infection, CRBSI　[又称]导管相关性败血症△,导管相关血流感染△,导管相关血行感染△

等容量性低钠血症　isovolemic hyponatremia

等渗性脱水　isotonic dehydration

低白蛋白血症　hypoalbuminemia

低蛋白血症　hypoproteinemia

低钙血症　hypocalcemia

低钾性碱中毒　hypokalemic alkalosis

低钾血症　hypopotassemia

低磷血症　hypophosphatemia

低氯性碱中毒　hypochloremic alkalosis

低氯血症　hypochloraemia

低钠低氯血症　hyponatremia and hypochloremia

低钠血症　hyponatremia

低频疲劳　low-frequency fatigue

低容量性低钠血症　hypovolemic hyponatremia

低容量性高钠血症　hypovolemic hypernatremia

低渗性脱水　hypotonic dehydration

低碳酸血症　hypocapnia

低血容量性休克　hypovolemic shock　［又称］失血性休克△

低压性缺氧　hypobaric hypoxia

低氧脱习服　hypoxic deacclimatization

低氧血症　hypoxemia

低氧血症相关性肺动脉高压　pulmonary hypertension associated with hypoxia　［又称］低氧相关性肺动脉高压△

低氧血症型呼吸衰竭　hypoxemic respiratory failure

低张性缺氧　hypotonic hypoxia

淀粉样变性　amyloidosis　［又称］淀粉样变△

动脉型肺动脉高压　pulmonary arterial hypertension

动态肺过度充气　dynamic pulmonary hyperinflation

对侧纵隔淋巴结转移　contralateral mediastinal lymph node metastasis

钝性伤　blunt trauma

多重耐药鲍曼不动杆菌肺炎　multidrug-resistant Acinetobacter baumanii pneumonia

多重耐药菌感染　multiple drug resistance（MDR）bacterial infection

多发性肌炎相关的间质性肺病　interstitial lung disease in polymyositis

多发性胸膜结节　multiple pleural nodules

多肌炎伴肺间质纤维化　polymyositis with interstitial pulmonary fibrosis

多器官功能障碍综合征　multiple organ dysfunction syndrome

多因素分级系统　multi-factor grading system

恶性胸膜结节　malignant pleural nodules

恶性胸腔积液　malignant pleural effusion，MPE

儿童期哮喘　childhood asthma　［又称］猝倒发作性睡病但伴无下丘脑分泌素缺乏△

发作性睡病　narcolepsy

反常性碱性尿　paradoxical alkaline urine

反常性酸性尿　paradoxical acidic urine

反应性气道功能障碍综合征　reactive airway dysfunction syndrome

放射性肺纤维化　radiative pulmonary fibrosis　［又称］肺纤维化△

放射性肺炎　radiation pneumonia

非变应性哮喘　nonallergic asthma　［又称］非过敏性哮喘△

非典型病原体肺炎　atypical pneumonia

非肺炎的军团病　nonpneumonic legionnaires disease

非结核分枝杆菌肺病　nontuberculous mycobacterium pulmonary disease

非丝虫性乳糜胸　non filarial chylothorax

非特异性间质性肺炎　nonspecific interstitial pneumonia，NSIP

非小细胞肺癌　non-small cell lung cancer，NSCLC

非心源性肺水肿　non cardiogenic pulmonary edema

非血栓性肺栓塞　nonthrombotic pulmonary embolism

肥胖低通气综合征　obesity hypoventilation syndrome，Pickwichian syndrome　［又称］匹克威克综合征△

肺癌介入化疗　interventional chemotherapy of lung cancer

肺癌介入治疗　interventional treatment of lung cancer

肺瘢痕癌　scar carcinoma of lung

肺孢子菌炎　pneumocystis pneumonia，PCP　［又称］肺孢子虫病△，孢子菌肺炎△

肺病　lung disease

肺不张　atelectasis

肺部多重耐药菌感染　pulmonary infection of multiple drug-resistant bacterial

肺部感染　pulmonary infection

肺部感染伴肺不张　pulmonary infection with atelectasis

肺部感染伴咯血　pulmonary infection with hemoptysis

肺部感染伴胸腔积液　pulmonary infection with pleural effusion　［又称］肺部感染并胸腔积液△

肺部感染合并呼吸衰竭　lung infection and respiratory failure　［又称］肺部感染并呼吸衰竭△

肺部结节病　pulmonary sarcoidosis

肺部空洞　lung cavity

肺部流感嗜血杆菌感染　haemophilus influenzae infection in the lung

肺部肉芽肿性病变　granulomatous lesion of the lung

肺部炎性假瘤　pulmonary inflammatory pseudotumor

肺部阴影　pulmonary shadow

肺部真菌病　pulmonary mycosis

肺尘埃沉着症　pneumoconiosis　［又称］尘肺△

肺出血　pulmonary haemorrhage

肺出血肾炎综合征　Goodpasture syndrome　［又称］古德帕斯丘综合征△

肺出血型钩端螺旋体病　hemorrhagic pulmonary leptospirosis

肺挫伤　pulmonary contusion　［又称］肺损伤△

肺错构瘤　pulmonary hamartoma，congenital pulmonary hamartoma

肺大疱　bullae

肺大疱破裂　bullae rupture

肺淀粉样变　pulmonary amyloidosis　［又称］淀粉样变肺损害△

肺动静脉瘘　pulmonary arteriovenous fistula　［又称］肺动静脉畸形△，肺动静脉分流△

肺动脉闭塞　lung artery occlusion

肺动脉不发育　agenesis of pulmonary artery

肺动脉发育不全　hypoplasia of pulmonary artery

肺动脉高压　pulmonary hypertension　［又称］肺高血压△

肺动脉瘤　pulmonary artery aneurysm

肺恶性肿瘤　malignant tumor of lung

肺发育不良　pulmonary hypoplasia　［又称］先天性肺发育异常△

肺发育未成熟　pulmonary dysmaturity　［又称］肺发育不全和发育异常△

肺放线菌病　pulmonary actinomycosis

肺副球孢子菌病　pulmonary paracoccidioidomycosis

肺隔离症　pulmonary sequestration　［又称］先天性肺隔离症△

肺梗死　pulmonary infarction

肺弓形虫病　pulmonary toxoplasmosis　［又称］弓形虫肺炎△

肺功能不全　pulmonary incompetence

肺钩虫病　ancylostomiasis of lung

肺孤立性纤维瘤　solitary fibrous tumor of the lung

肺过度充气　pulmonary hyperinflation　［又称］肺过度通气△

肺含铁血黄素沉着症　pulmonary hemosiderosis

肺厚壁空洞　thick wall cavity of lung

肺化学感受器瘤　pulmonary chemodectoma

肺坏死　necrosis of lung

肺滑膜肉瘤　pulmonary synovial sarcoma

肺换气量减少　decreased pulmonary ventilation capacity

肺蛔虫病　pulmonary ascariasis

肺活量减少　decreased vital capacity

肺疾病和/或低氧血症相关性肺动脉高压　pulmonary hypertension associated with lung disease or hypoxemia or both

肺棘球蚴病　pulmonary echinococcosis　［又称］肺包虫病△

肺继发恶性肿瘤　secondary malignant neoplasm of lung，lung metastatic tumor

肺寄生虫病　parasitic disease of lung

肺假性淋巴瘤　pulmonary pseudolymphoma

肺间质疾病　interstitial lung disease

肺间质纤维化（炎症后）　pulmonary interstitial fibrosis（post-inflammation）　［又称］继发性肺间质纤维化△

肺间质纤维化并感染　pulmonary fibrosis and infection　［又称］肺间质纤维化伴感染△

肺间质纤维化合并肺气肿综合征　combined pulmonary fibrosis and emphysema

肺间质纤维化合并感染　pulmonary fibrosis with infection

肺剪(切)应力伤　shear stress induced lung injury

肺交界性肿瘤　borderline tumor of lung

肺结核(培养证实)　pulmonary tuberculosis(confirmed by culture)

肺结核(涂片阳性)　pulmonary tuberculosis(smear positive)

肺结核(细菌学和组织学检查为阴性)　pulmonary tuberculosis(bacteriological and histological negative)［又称］继发性肺结核［培(−)和病理(−)］△

肺结核(显微镜检证实)　pulmonary tuberculosis(confirmed by microscopy)

肺结核(组织学证实)　pulmonary tuberculosis(confirmed by histology)［又称］继发性肺结核［病理(+)]△

肺结核伴胸腔积液　tuberculosis with pleural effusion

肺结核并咯血　tuberculosis and hemoptysis

肺结核病　pulmonary tuberculosis

肺结核初治涂阳　new smear positive pulmonary tuberculosis

肺结核复燃　pulmonary tuberculosis recurrence

肺结核活动期　active pulmonary tuberculosis

肺结核球　pulmonary tuberculoma［又称］肺结核瘤△

肺静脉闭塞　pulmonary vein occlusion［又称］肺静脉闭塞症△

肺扩张力损伤　over-distention induced lung injury

肺朗格汉斯组织细胞增生症　pulmonary Langerhans cell histiocytosis［又称］肺朗格汉斯组织细胞增多症△

肺类癌　pulmonary carcinoid

肺良性肿瘤　benign tumor of lung

肺裂伤　laceration of lung

肺淋巴管平滑肌瘤病　pulmonary lymphangioleiomyomatosis,PLAM

肺淋巴瘤样肉芽肿病　pulmonary lymphomatoid granulomatosis

肺毛霉菌病　pulmonary mucormycosis［又称］肺毛霉病△

肺毛细血管瘤　pulmonary capillary hemangiomatosis［又称］肺毛细血管瘤病△

肺梅毒　syphilitic lung［又称］梅毒肺△

肺门恶性肿瘤　malignant tumor in pulmonary hilum

肺门淋巴结钙化　calcification of hilar lymph node

肺门淋巴结继发恶性肿瘤　secondary malignant tumor of hilar lymph node

肺门淋巴结结核　hilar lymphonode tuberculosis

肺门淋巴结结核(细菌学和组织学证实)　hilar lymphonode tuberculosis(confirmed by bacteriology and histology)

肺门淋巴结炎　hilar lymphadenitis

肺门淋巴结肿大　hilar lymph node enlargement

肺门增大　pulmonary hilar enlargement

肺弥散功能降低　decreased diffusion function

肺囊虫病　pulmonary cysticercosis

肺囊性病变　cystic lung disease

肺囊性疾病　cystic lung diseases

肺囊性纤维化　pulmonary cystic fibrosis［又称］囊性肺纤维化△

肺囊肿　lung cyst［又称］肺内静动脉血分流△

肺囊肿并感染　pulmonary cyst with infection

肺内淋巴结转移　pulmonary lymph nodes metastasis

肺内磨玻璃结节　pulmonary ground glass nodules

肺内异物　foreign body in lung

肺黏膜相关淋巴组织结外边缘区淋巴瘤　extranodal marginal zone cell lymphoma of lung mucosa-associated lymphoid tissue

肺黏液瘤　myxoma of lung

肺念珠菌病　pulmonary candidiasis

肺脓肿　lung abscess

肺诺卡菌病　pulmonary nocardiosis［又称］肺奴卡菌病△

肺泡出血综合征　alveolar haemorrhage syndrome,AHS［又称］肺泡出血△

肺泡蛋白沉积症　alveolar proteinosis

肺泡低通气综合征　alveolar hypoventilation syndrome

肺泡微结石症　pulmonary alveolar microlithiasis［又称］肺泡微石症△

肺膨出　pneumatocele

肺铍沉积症　pulmonary berylliosis［又称］铍病

肺气压伤　pulmonary barotrauma

肺气肿　emphysema

肺气肿伴肺大疱形成　emphysema with bullae

肺球形阴影　coin lesion of lung

肺曲霉病　pulmonary aspergillosis［又称］肺曲霉菌病△

肺曲霉球　aspergilloma［又称］肺曲菌球△

肺缺如　pulmonary agenesis

肺容积伤　lung volutrauma

肺肉瘤　Lung sarcoma

肺上沟瘤　pancoast tumor

肺上皮样血管内皮瘤　pulmonary epithelioid hemangioendothelioma

肺上皮样血管内皮细胞瘤　pulmonary epithelioid hemangioendothelioma,PEH

肺生物伤　pulmonary biotrauma

肺实变　consolidation of lung

肺嗜酸性粒细胞浸润症　pulmonary eosinophilia［又称］肺嗜酸性粒细胞增多症△

肺衰竭　lung failure

肺栓塞　pulmonary embolism

肺栓塞溶栓后　post-antithrombotic pulmonary embolism

肺水肿　pulmonary edema

肺铁末沉着病　pulmonary siderosis［又称］铁及其化合物粉尘肺沉着病△

肺通气功能障碍　pulmonary ventilation dysfunction

肺通气功能正常　normal pulmonary ventilation function

肺萎陷伤　lung atelectrauma

肺吸虫病　paragonimiasis［又称］肺并殖吸虫病△

肺下积液　infrapulmonary effusion

肺纤维瘤　fibroma of lung

肺小血管炎　lung small vasculitis

肺型孢子丝菌病　pulmonary sporotrichosis

肺型土拉菌病　pulmonary tularaemia［又称］土拉菌病肺炎△

肺型血吸虫病　pulmonary schistosomiasis

肺性脑病　pulmonary encephalopathy

肺血管炎　pulmonary vasculitis

肺血栓栓塞症　pulmonary thromboembolism

肺血肿　hematoma of lung

肺芽生菌病　pulmonary blastomycosis

肺炎　pneumonia

肺炎并感染性休克　pneumonia and septic shock［又称］肺炎克雷伯杆菌性肺炎△

肺炎克雷伯菌肺炎　Klebsiella pneumoniae pneumonia

肺炎链球菌肺炎　Streptococcal pneumoniae pneumonia

肺炎旁胸腔积液　parapneumonic pleural effusion

肺炎性假瘤　pulmonary inflammatory pseudotumor［又称］炎症后肺间质纤维化△

肺炎衣原体肺炎　chlamydia pneumoniae pneumonia［又称］衣原体肺炎△

肺炎支原体肺炎　mycoplasma pneumoniae pneumonia

肺移植排斥　lung transplantation rejection

肺移植失败　lung transplantation failure

肺隐球菌病　pulmonary cryptococcosis

肺硬化　pulmonary sclerosis

肺原发性结核综合征　primary complex of tuberculosis［又称］肺结核原发综合征△

肺原发性淋巴瘤　pulmonary lymphoma［又称］原发性肺淋巴瘤△

肺源性心脏病　cor pulmonale［又称］肺心病△

肺源性心脏病失代偿期　dysfunction of cor pulmonale［又称］肺心病失代偿期△

肺真菌病　pulmonary mycosis

肺诊断性影像异常　abnormal pulmonary diagnostic imaging

肺中叶综合征　middle lobe syndrome

肺转移性恶性黑色素瘤　pulmonary metastatic malignancy melanomatosis

肺转移性肿瘤　metastatic tumor of lung
肺组织胞浆菌病　pulmonary histoplasmosis
肺组织活检术　lung biopsy
风疹性肺炎　rubella pneumonia　［又称］风疹并发肺炎△
复发性多软骨炎　relapsing polychondritis, RP
复杂肺炎旁胸腔积液　complicated parapneumonic effusion
复张性肺水肿　reexpansion pulmonary edema
副百日咳杆菌百日咳　bacillus parapertussis whooping cough　［又称］副百日咳博德特杆菌性百日咳△
副流感病毒性肺炎　parainfluenza virus pneumonia　［又称］副流感病毒肺炎△
副流感病毒性急性支气管炎　parainfluenza virus acute bronchitis　［又称］副流感病毒急性支气管炎△
副肿瘤综合征　paraneoplastic syndrome
干酪性鼻炎　rhinitis caseosa, caseous rhinitis
干酪样肺炎　caseous pneumonia, caseous tuberculosis
干燥性鼻炎　rhinitis sicca
干燥综合征性肺病变　pulmonary disease associated with primary Sjögren syndrome　［又称］干燥综合征伴肺间质纤维化△, 干燥综合征伴有肺部受累△
肝胆支气管瘘　hepatic and biliary branchial fistula
肝肺综合征　hepatopulmonary syndrome
肝胸膜瘘　hepatopleural fistula
感冒后咳嗽　postinfectious cough
感染后闭塞性细支气管炎　post-infection obliterative bronchiolitis
感染后咳嗽　post-infection cough
高 AG 型代谢性酸中毒　high anion gap（AG）metabolic acidosis
高肺容积呼吸衰竭　respiratory failure with high lung volume
高钙血症　hypercalcemia
高海拔适应　high altitude adaptation
高钾性酸中毒　hyperkalemic acidosis
高钾血症　hyperpotassemia
高磷血症　hyperphosphatemia
高氯性酸中毒　hyperchloremic acidosis
高氯血症　hyperchloremia　［又称］高血氯症△
高镁血症　hypermagnesemia
高钠血症　hypernatremia
高频疲劳　high frequency fatigue
高容量性低钠血症　hypervolemic hyponatremia
高容量性高钠血症　hypervolemic hypernatremia
高乳酸血症　hyperlactacidemia
高渗性昏迷　hyperosmotic coma
高渗性脱水　hyperosmotic anhydration
高碳酸血症　hypercapnia
高碳酸血症后碱中毒　posthypercapnic alkalosis
高碳酸血症型呼吸衰竭　hypercapnic respiratory failure
高铁血红蛋白血症　methemoglobinemia
高通气综合征　hyperventilation syndrome
高压神经综合征　high pressure nervous syndrome, HPNS
高原肺水肿　high-altitude pulmonary edema, HAPE
高原性缺氧　plateau hypoxia
膈肌麻痹　diaphragmatic paralysis
膈肌肿瘤　tumor of diaphragm
膈继发恶性肿瘤　secondary malignant tumor of diaphragm
膈膨升　eventration of diaphragm　［又称］膈肌膨出△, 膈膨升症△
膈缺如　absence of diaphragm
膈疝　diaphragmatic hernia
膈上淋巴结继发恶性肿瘤　secondary malignant tumor of superior phrenic lymph node
膈下感染　subphrenic infection
膈下肿物　subphrenic tumor
功能性分流　functional shunt
孤立性气管结核　isolated tracheal tuberculosis

孤立性气管支气管结核　isolated tracheal and bronchial tuberculosis
骨化性气管支气管骨病　tracheobron-cheopathia osteochondroplastica, TO
固定性大气道狭窄　fixed obstruction of large airway
广泛肺静脉或毛细血管受累疾病相关性肺动脉高压　pulmonary arterial hypertension associated with pulmonary venous or capillary involvement
硅沉着病　silicosis　［又称］硅肺病△
硅沉着病二期　silicosis stage 2　［又称］硅肺病（硅肺）二期△
硅沉着病结核　silicotuberculosis　［又称］尘肺伴结核△
硅沉着病三期　silicosis stage 3　［又称］硅肺病（硅肺）三期△
硅沉着病性肺纤维化　silicosis pulmonary fibrosis
硅沉着病一期　silicosis stage 1　［又称］硅肺病（硅肺）一期△
过敏性哮喘　allergic asthma
过敏性休克　anaphylactic shock
咳嗽变异型哮喘　cough variant asthma　［又称］咳嗽变异性哮喘△
咳嗽激发试验　cough provocative test
咳嗽 - 晕厥综合征　cough-syncope syndrome
红杉锯屑病　sequoiosis
喉和气管及肺烧伤　burn involving larynx and trachea with lung
喉炎　laryngitis
后天性支气管憩室　acquired bronchial diverticulum　［又称］支气管憩室△
呼气气流受限　expiratory flow limitation
呼气相间歇性分流　expiratory phase intermittent shunt
呼吸道梗阻　respiratory tract obstruction
呼吸道合胞病毒肺炎　respiratory syncytial virus pneumonia
呼吸道内异物　foreign body in respiratory tract
呼吸道烧伤　respiratory tract burn
呼吸机辅助通气治疗　ventilator assistant ventilation therapy
呼吸机相关性肺炎　ventilator-associated pneumonia
呼吸机依赖　ventilator dependency
呼吸肌麻痹　respiratory muscle paralysis
呼吸肌疲劳　respiratory muscle fatigue
呼吸肌无力　respiratory muscle weakness
呼吸衰竭　respiratory failure
呼吸系统躯体化的自主神经功能障碍　somatizational autonomic nervous dysfunction of respiratory system
呼吸性合并代谢性酸碱失衡　respiratory and metabolic acid-base disorder
呼吸性碱中毒　respiratory alkalosis
呼吸性碱中毒合并代谢性碱中毒　respiratory alkalosis associated with metabolic alkalosis　［又称］代谢性碱中毒伴呼吸性碱中毒△
呼吸性碱中毒合并代谢性酸中毒　respiratory alkalosis associated with metabolic acidosis
呼吸性缺氧　respiratory hypoxia
呼吸性酸中毒　respiratory acidosis
呼吸性酸中毒合并代谢性碱中毒　respiratory acidosis associated with metabolic alkalosis　［又称］呼吸性酸中毒伴代谢性碱中毒△
呼吸性酸中毒合并代谢性酸中毒　respiratory acidosis associated with metabolic acidosis　［又称］代谢性酸中毒伴呼吸性酸中毒△
呼吸训练　respiratory exercise
呼吸暂停　apnea
呼吸骤停　respiratory arrest
护理院获得性肺炎　nursing home-acquired pneumonia
滑石粉尘肺　pneumoconiosis due to talc dust　［又称］滑石粉引起的尘肺△
化脓性胸膜炎　purulent pleurisy
化学性肺水肿　chemical pulmonary edema
化学性肺炎　Chemical pneumonitis
化学性胸浆膜炎　chemical pleural serositis
坏疽性肺炎　gangrenous pneumonia　［又称］肺坏疽△, 肺坏疽和坏死△
坏死性结节病样肉芽肿病　necrotizing sarcoid granulomatosis, NSG
坏死性肉芽肿性血管炎　necrotizing granulomatous vasculitis, NGV

换气功能障碍　gas exchange defect

换气过度　hyperventilation

混合型睡眠呼吸暂停低通气综合征　mixed sleep apnea hypopnea syndrome

混合型睡眠呼吸暂停　mixed sleep apnea

混合性通气功能障碍　mixed ventilatory disorder

霍纳综合征　Horner syndrome　［又称］Horner 综合征△

机化性肺炎　organized pneumonia

机械通气相关性电解质紊乱　ventilation-associated electrolyte disturbance

机械通气相关性肺水肿　ventilation-associated pulmonary edema

机械通气相关性肺损伤　ventilation-associated lung injury

机械通气相关性膈肌功能障碍　ventilation-associated diaphragmatic dysfunction

机械通气相关性酸碱失衡　ventilation-associated acid-base disorder

积液　effusion

急性鼻窦炎　acute rhinosinusitis

急性鼻咽炎　acute nasopharyngitis

急性扁桃体炎　acute tonsillitis

急性次大面积肺栓塞　acute submassive pulmonary embolism

急性大面积肺栓塞　acute massive pulmonary embolism

急性低风险性肺栓塞　acute pulmonary embolism with low risk

急性低容量性低钠血症　acute hypovolemic hyponatremia

急性低容量性高钠血症　acute hypovolemic hypernatremia

急性低氧通气反应　acute hypoxic ventilatory response

急性肺芽生菌病　acute pulmonary blastomycosis

急性肺源性心脏病　acute cor pulmonale

急性肺组织胞浆菌病　acute pulmonary histoplasmosis　［又称］急性呼吸窘迫综合征△,休克肺△

急性高钾血症　acute hyperkalemia

急性高容量性低钠血症　acute hypervolemic hyponatremia

急性高容量性高钠血症　acute hypervolemic hypernatremia

急性高原病　acute high altitude sickness　［又称］急性高山病△

急性高原反应　acute high altitude reaction

急性梗阻性喉炎　acute obstructive laryngitis

急性过敏性肺炎　acute hypersensitivity pneumonitis

急性咳嗽　acute cough

急性喉气管炎　acute laryngotracheitis

急性喉炎　acute laryngitis

急性呼吸道感染　acute respiratory tract infection

急性呼吸衰竭　acute respiratory failure

急性呼吸性碱中毒　acute respiratory alkalosis

急性呼吸性酸中毒　acute respiratory acidosis

急性化学性支气管炎　acute chemical bronchitis　［又称］化学性支气管炎△

急性会厌炎　acute epiglottitis

急性间质性肺炎　acute interstitial pneumonia

急性脓胸　acute pyothorax

急性气管炎　acute tracheitis

急性气管 - 支气管炎　acute broncho-bronchitis　［又称］急性气管支气管炎△

急性缺钾性低钾血症　acute potassium-deficit hypokalemia

急性上呼吸道感染　acute upper respiratory infection

急性嗜酸性粒细胞性肺炎　acute eosinophilic pneumonia　［又称］特发性急性嗜酸性粒细胞性肺炎△

急性细支气管炎　acute bronchiolitis

急性血行播散型肺结核　acute hematogenous disseminated pulmonary tuberculosis

急性咽喉炎　acute pharyngolaryngitis

急性咽炎　acute pharyngitis

急性药物性肺病　acute drug-induced pulmonary disease

急性一氧化碳中毒　acute carbon monoxide poisoning

急性支气管炎　acute bronchitis

急性转移性高钾血症　acute shifted hyperkalemia

急性纵隔炎　acute mediastinitis

继发型肺结核　secondary pulmonary tuberculosis

继发性肺结核病　secondary pulmonary tuberculosis

继发性肺脓肿　secondary pulmonary abscess　［又称］肺脓肿不伴有肺炎△

继发性失眠　secondary insomnia

加湿器肺　humidifier lung

家族性肺动脉高压　familial pulmonary hypertension　［又称］家族性动脉性肺动脉高压△

甲型 $H_1N_1$ 流感　influenza A $(H_1N_1)$ flu

甲型流感病毒性肺炎　influenza A virus pneumonia　［又称］甲型流感肺炎△

假性低钠血症　pseudohyponatremia

间质性肺疾病急性加重　acute exacerbation of interstitial lung diseases

间质性肺气肿　interstitial emphysema

间质性肺炎　interstitial pneumonia

减压病　decompression sickness

碱血症　alkalemia

碱中毒　alkalosis

间歇性分流　intermittent shunt

浆液纤维蛋白性胸膜炎　serofibrinous pleurisy　［又称］急性渗出性胸膜炎△

交通性气胸　unclosed pneumothorax,open pneumothorax

结缔组织病相关肺高压　connective tissue disease associated pulmonary hypertension

结缔组织病相关间质性肺疾病　connective tissue disease associated interstitial lung disease,CTD-ILD

结缔组织病性弥漫性实质性肺疾病　diffuse parenchymal lung disease association with connective tissue disease　［又称］结缔组织病所致间质性肺病△

结缔组织病胸膜炎　pleuritis due to connective tissue disease

结核后支气管扩张　post-tuberculosis bronchiectasis

结核结节　tubercle　［又称］结核性肉芽肿△

结核菌素试验异常　abnormal reaction to tuberculin test

结核性包裹性脓胸　tuberculous encapsulated empyema

结核性大咯血　tuberculous massive hemoptysis

结核性肺瘘　tuberculous pulmonary fistula

结核性肺纤维变性　tuberculous fibrosis of lung　［又称］增殖性结核性肺纤维变性△

结核性肺炎　tuberculous pneumonia　［又称］干酪性肺炎△

结核性气胸　tuberculous pneumothorax

结核性乳糜胸　tuberculous chylothorax

结核性损毁肺　tuberculous destroyed lung　［又称］毁损肺△

结核性胸膜炎　tuberculous pleuritis

结核性支气管扩张　tuberculous bronchiectasis

结核性支气管淋巴瘘　tuberculous bronchial-lymph fistula

结核性支气管狭窄　tuberculous bronchostenosis

结节病　sarcoidosis

解剖分流　anatomic shunt

浸润性肺结核　invasive pulmonary tuberculosis

静动脉血分流　vein-artery shunt

静脉血栓栓塞症　venous thromboembolism,VTE

静脉炎　phlebitis

静态肺过度充气　static pulmonary hyperinflation

局限性脓胸　localized empyema

局限性胸膜间皮瘤　localized pleural mesothelioma

巨大淋巴结增生症　angiofollicular lymph node hyperplasia,Castleman disease　［又称］卡斯尔曼病△

巨大型肺动静脉畸形　macro-pulmonary arterio-venous malformation,giant pulmonary arteriovenous malformation

巨气管支气管症　tracheobronchomegaly,TBM

巨细胞病毒肺炎　cytomegalovirus pneumonitis

巨细胞间质性肺炎　giant cell interstitial pneumonia,GIP

具有自身免疫特征的间质性肺炎　interstitial pneumonia with autoimmune features

军团菌肺炎　legionnaires pneumonia
军团菌感染　legionella infection
菌血症　bacteremia
咖啡肺　coffee-worker's lung
卡塔格内综合征　Kartagener syndrome　［又称］卡特金纳综合征△
开放伤　open injury
开放性血气胸　open hemopneumothorax
堪萨斯分枝杆菌感染　Mycobacterium kansasii infection
空调肺　air-conditioner lung
空洞性肺结核　cavitary pulmonary tuberculosis
空气栓塞　air embolism
快速眼动睡眠行为障碍　rapid eye movement sleep behavior disorder
莱夫勒综合征　Loeffler's syndrome
狼疮性肺病变　lupus lung disease　［又称］狼疮性肺部疾病△
狼疮性肺炎　lupus pneumonia
朗格汉斯细胞组织细胞增生症　Langerhans cell histiocytosis
老年性肺气肿　senile emphysema
肋骨骨折　rib fracture
肋骨良性肿瘤　benign tumor of rib
肋软骨炎　costochondritis, costal chondritis　［又称］蒂策病△
类鼻疽肺炎　melioidosis pneumonia
类风湿性肺病　rheumatoid lung disease
类脂性肺炎　lipoid pneumonia
立克次体肺炎　Rickettsia pneumonia
连枷胸　flail chest
淋巴细胞性间质性肺炎　lymphocytic interstitial pneumonitis
淋巴胸管损伤　lymphatic thoracic injury　［又称］胸部淋巴管损伤△
鳞状细胞癌　squamous cell carcinoma, epidermoid carcinoma
流感病毒肺炎　influenza virus pneumonia
流感嗜血杆菌肺炎　Haemophilus influenzae pneumonia　［又称］流感嗜血杆菌化脓性肺炎△
流行性感冒　influenza　［又称］流感△
流行性感冒胸膜炎　influenza pleurisy　［又称］流感伴胸腔积液△
硫化血红蛋白血症　sulfhemoglobinemia
铝尘肺　lung bauxite fibrosis　［又称］肺铝土纤维化△
麻疹病毒肺炎　measles pneumonia　［又称］麻疹肺炎△
马尔尼菲青霉菌肺炎　Penicillium marneffei pneumonia
麦芽肺　Malt-worker's lung　［又称］麦芽工人肺△
慢性鼻窦炎　chronic sinusitis
慢性鼻炎　chronic rhinitis
慢性鼻咽炎　chronic nasopharyngitis
慢性喘息性支气管炎　chronic asthmatic bronchitis　［又称］喘息性支气管炎△
慢性单纯性鼻炎　chronic simple rhinitis
慢性肥厚性鼻炎　chronic hypertrophic rhinitis
慢性肺脓肿　chronic lung abscess
慢性肺曲霉病　chronic pulmonary aspergillosis
慢性肺源性心脏病　chronic pulmonary heart disease
慢性高山病　chronic mountain sickness
慢性过敏性肺炎　chronic hypersensitivity pneumonitis（HP）
慢性咳嗽　chronic cough
慢性喉炎　chronic laryngitis
慢性呼吸衰竭　chronic respiratory failure
慢性呼吸衰竭急性加重　acute exacerbation of chronic respiratory failure
慢性呼吸性碱中毒　chronic respiratory alkalosis
慢性呼吸性酸中毒　chronic respiratory acidosis
慢性脓胸　chronic empyema
慢性缺钾性低钾血症　chronic potassium-deficit hypokalemia
慢性嗜酸性粒细胞性肺炎　chronic eosinophilic pneumonia　［又称］嗜酸细胞性肺炎△
慢性纤维空洞型肺结核　chronic fibro-cavernous pulmonary tuberculosis
慢性胸膜炎　chronic pleurisy
慢性血栓栓塞性肺动脉高压　chronic thromboembolic pulmonary hypertension

慢性血行播散型肺结核　chronic hematogenous disseminated pulmonary tuberculosis
慢性咽喉炎　chronic pharyngolaryngitis
慢性咽炎　chronic pharyngitis
慢性药物性肺病　chronic drug-induced pulmonary disease
慢性支气管炎　chronic bronchitis　［又称］慢支△
慢性支气管炎急性加重期　acute exacerbation of chronic bronchitis　［又称］慢性支气管炎急性发作△
慢性支气管炎临床缓解期　clinical remission of chronic bronchitis
慢性支气管炎慢性迁延期　chronic extension of chronic bronchitis
慢性纵隔炎　chronic mediastinitis
慢性阻塞性肺疾病　chronic obstructive pulmonary disease, COPD
慢性阻塞性肺疾病稳定期　stable stage of chronic obstructive pulmonary disease
慢性阻塞性肺疾病Ⅰ级　chronic obstructive pulmonary disease grade Ⅰ
慢性阻塞性肺疾病Ⅱ级　chronic obstructive pulmonary disease grade Ⅱ
慢性阻塞性肺疾病Ⅲ级　chronic obstructive pulmonary disease grade Ⅲ
慢性阻塞性肺疾病Ⅳ级　chronic obstructive pulmonary disease grade Ⅳ
慢性阻塞性肺疾病合并下呼吸道感染　chronic obstructive pulmonary disease with lower respiratory tract infection
慢性阻塞性肺疾病急性加重期　acute exacerbation of chronic obstructive pulmonary disease
慢性阻塞性肺气肿　chronic obstructive pulmonary emphysema
毛细血管渗漏综合征　capillary leakage syndrome
梅格斯综合征　Meige syndrome
煤工尘肺　coal worker's pneumoconiosis, CWP
镁缺乏　magnesium deficiency　［又称］低镁血症△
弥漫性恶性胸膜间皮瘤　diffuse malignant pleural mesothelioma
弥漫性泛细支气管炎　diffuse panbronchiolitis
弥漫性肺间质纤维化　diffuse interstitial pulmonary fibrosis
弥漫性肺泡出血综合征　diffuse alveolar hemorrhage syndrome
弥漫性肺损伤　diffuse lung injury
弥漫性实质性肺疾病　diffuse parenchymal lung disease, DPLD
弥散障碍　diffusion disorder
免疫检查点抑制剂相关肺炎　checkpoint inhibitor pneumonitis
磨牙症　bruxism
蘑菇肺　mushroom worker disease　［又称］蘑菇工人肺△
耐多药结核病　multidrug-resistant tuberculosis, MDR-TB
难治性哮喘　refractory asthma
囊性纤维化　cystic fibrosis
囊性纤维化伴肺部病变　cystic fibrosis with pulmonary manifestation
囊性纤维化伴混合性病变　cystic fibrosis with combined manifestation
囊肿　cyst
囊状支气管扩张　cystic bronchiectasis
鸟胞内分枝杆菌复合菌组感染　Mycobacterium avium-intracellulare complex infection
农民肺　farmer lung
浓缩性高钾血症　concentrated hyperkalemia
脓毒性休克　septic shock
脓毒血症　pyemia
脓胸　empyema
脓胸伴瘘　pyothorax with fistula　［又称］脓胸伴有瘘△
庞蒂亚克热　pontiac fever
皮肌炎相关性间质性肺疾病　interstitial lung disease indermatomyositis　［又称］皮肌炎并间质性肺病△
皮毛肺　furrier's lung
皮下组织并血吸虫病　subcutaneous tissue schistosomiasis
贫血性缺氧　anemic anoxia
葡萄球菌肺炎　staphylococcal pneumonia
普通感冒　common cold
普通型间质性肺炎　usual interstitial pneumonia
气道狭窄　airway stenosis
气道陷闭　collapse of airway
气道新生物　airway neoplasm

气道异物　airway foreign body
气道阻塞　airway obstruction
气管瘢痕　tracheal cicatrix
气管挫伤　tracheal contusion
气管恶性肿瘤　tracheal malignant tumors
气管梗阻　tracheal obstruction
气管挤压伤　tracheal crushing injury
气管继发恶性肿瘤　tracheal secondary malignant tumor
气管假性淋巴瘤　tracheal pseudolymphoma
气管交界性肿瘤　tracheal borderline tumor
气管角化病　tracheal keratosis
气管良性肿瘤　tracheal benign tumor
气管瘘口狭窄　tracheal fistula stenosis
气管脓肿　tracheal abscess
气管憩室　tracheal diverticulum
气管切开窦道　tracheotomy sinus
气管肉芽肿　tracheal granuloma
气管软化　tracheomalacia　［又称］气管软化症△
气管食管瘘　tracheoesophageal fistula　［又称］气管 - 食管瘘△
气管受压　tracheal compression
气管套管拔除　tracheal cannula extraction
气管无名动脉瘘　tracheo-innominate artery fistula
气管息肉　tracheal polyp
气管狭窄　tracheal stenosis
气管炎　tracheitis
气管异物　foreign body in trachea
气管支气管软化症　tracheobronchomalacia　［又称］支气管软化△
气管支气管炎　tracheobronchitis　［曾称］气管 - 支气管炎*
气流受限　airflow limitation
气体陷闭　air trapping
气胸　pneumothorax
前纵隔交界性肿瘤　anterior mediastinum borderline tumour
前纵隔良性肿瘤　anterior mediastinum benign tumour
侵入性肺曲霉病　invasive pulmonary aspergillosis　［又称］侵袭性肺曲霉菌病△
侵袭性纤维瘤病　aggressive fibromatosis
轻度高碳酸血症　mild hypercapnia
轻度混合性通气功能障碍　mild mixed ventilatory disorder
轻度睡眠呼吸暂停低通气综合征　mild sleep apnea hypopnea syndrome
轻度通气功能障碍　mild ventilatory disorder
轻度吸烟　mild smoking
轻度限制性通气功能障碍　mild restrictive ventilatory disorder
轻度阻塞性通气功能障碍　mild obstructive ventilatory disorder
曲张型支气管扩张　varicose bronchiectasis
全肺恶性肿瘤　whole lung malignant tumor
全脓胸　total empyema
全身性硬皮病性肺病变　systemic scleroderma lung disease　［又称］全身性硬皮病伴有肺部受累△
全身炎症反应综合征　systemic inflammatory response syndrome
全小叶性肺气肿　panacinar emphysema，panlobular emphysema　［又称］全腺泡型肺气肿△，全叶性肺气肿△
缺钾性低钾血症　potassium-deficit hypokalemia
缺血性缺氧　ischemic hypoxia
缺氧　hypoxia
缺氧性肺血管收缩　hypoxic pulmonary vasoconstriction
热带性肺嗜酸性粒细胞增多症　tropical pulmonary eosinophilia　［又称］热带性肺嗜酸粒细胞增多症△
人感染高致病性禽流感　highly pathogenic avian influenza A infection in human
人工气胸　artificial pneumothorax
人偏肺病毒感染　human metapenu-movirus pneumonia
妊娠期吸烟　maternal smoking
肉芽肿所致弥漫性实质性肺疾病　diffuse parenchymal lung disease

due to granuloma
肉芽肿性多血管炎　granulomatosis with polyangiitis，GPA
乳糜性胸水　chylous hydrothorax
乳糜胸　chylothorax　［又称］乳糜胸水△
乳酸酸中毒　lactic acidosis
软木尘肺　suberosis　［又称］软木沉着病△
三重酸碱失衡　triple acid-base disorder　［又称］混合性酸碱平衡紊乱△
沙门菌肺炎　Salmonella pneumonia
伤寒并发肺炎　typhoid fever complicated with pneumonia　［又称］伤寒性肺炎△
伤寒并发支气管炎　typhoid fever complicated with bronchitis
上呼吸道淀粉样变性　amyloidosis of upper respiratory tract
上呼吸道感染　upper respiratory tract infection
上气道咳嗽综合征　upper airway cough syndrome，UACS
上气道阻力综合征　upper airway resistance syndrome，UARS
上腔静脉阻塞综合征　superior vena caval obstruction syndrome
社区获得性肺炎　community acquired pneumonia
社区获得性支原体肺炎　community acquired mycoplasmal pneumonia
深静脉血栓形成　deep venous thrombosis
神经源性肺水肿　neurogenic pulmonary edema，NPE
生理性分流　physiological shunt
失代偿性代谢性酸中毒　decompensated metabolic acidosis
失代偿性碱中毒　decompensated alkalosis
失代偿性酸中毒　decompensated acidosis
石棉沉着病　asbestosis　［又称］石棉肺△
石墨尘肺　graphite pneumoconiosis
食管闭锁伴气管食管瘘　esophageal atresia with esophago tracheal fistula
食管裂孔疝　hiatal hernia
食管气管瘘　esophago-tracheal fistula　［又称］支气管食管瘘△
食管胸膜瘘　esophagopleural fistula
食管支气管瘘　esophagobronchial fistula
食管纵隔瘘　esophagomediastinal fistula
嗜肺军团菌肺炎　legionella pneumophila pneumonia
嗜麦芽窄食单胞菌肺炎　Stenotrophomonas maltophilia pneumonia
嗜酸性粒细胞性支气管炎　eosinophilic bronchitis
嗜酸性粒细胞增多性非变应性鼻炎　eosinophilic nonallergic rhinitis
嗜酸性粒细胞增多症　eosinophilia
嗜酸性肉芽肿　eosinophilic granulomatosis　［又称］嗜酸性粒细胞性淋巴肉芽肿△，嗜酸性粒细胞肉芽肿△
嗜酸性肉芽肿性多血管炎　eosinophilic granulomatosis with polyangiitis
手术后肺功能不全　postoperative pulmonary dysfunction
手术后慢性肺功能不全　postoperative chronic pulmonary dysfunction　［又称］手术后慢性呼吸功能不全△
手术后气管狭窄　postoperative tracheal stenosis
手术后气胸　postoperative pneumothorax
手术后胸腔积液　postoperative pleural effusion
手术后支气管胸膜瘘　postoperative bronchopleural fistula
输注污染相关血流感染　infusion related bloodstream infection
双重代谢性酸碱紊乱　double metabolic acid-base disorder　［又称］双重酸碱紊乱△
水痘 - 带状疱疹病毒肺炎　varicella-zoster virus pneumonia
水痘性肺炎　varicella pneumonia　［又称］水痘肺炎△
水中毒　water intoxication
睡眠低通气　sleep hypoventilation
睡眠低通气综合征　sleep hypoventilation syndrome
睡眠癫痫发作　seizures insleep
睡眠呼吸暂停　sleep apnoea
睡眠呼吸暂停低通气指数　sleep-related apnea-hypopnea index
睡眠呼吸暂停低通气综合征　sleep apnea hypopnea syndrome　［又称］睡眠呼吸暂停 - 低通气综合征△
睡眠呼吸障碍　sleep-related breathing disorder
睡眠节律性运动异常　sleep-related rhythmic movement disorder
睡眠时相前移综合征　advanced sleep-phase syndrome

睡眠时相延迟综合征　delayed sleep-phase syndrome
睡眠障碍　sleep disorder
饲鸽者肺　pigeon fancier's lung　［又称］鸽子饲养员的肺部疾病△
饲鸟者肺　bird fancier's lung　［又称］好鸟者肺△
速发相哮喘反应　immediate asthmatic reaction
酸碱平衡失调　acid-base imbalance
酸碱平衡紊乱　acid-base disturbance
酸血症　acidaemia
酸中毒　acidosis
锁骨良性肿瘤　collar bone benign tumor
叹气　sigh
炭疽肺炎　anthrax pneumonia
碳末沉着病　anthracosis　［又称］炭肺△
碳矽末沉着症　anthracosilicosis　［又称］煤矽肺△
唐氏综合征　Down syndrome
特发性肺动脉高压　idiopathic pulmonary arterial hypertension　［又称］特发性动脉性肺动脉高压△
特发性肺含铁血黄素沉着症　idiopathic pulmonary hemosiderosis
特发性肺纤维化　idiopathic pulmonary fibrosis　［又称］特发性弥漫性间质性纤维化△
特发性肺纤维化急性加重期　acute exacerbations of idiopathic pulmonary fibrosis
特发性肺炎综合征　idiopathic pneumonia syndrome
特发性间质性肺炎　idiopathic interstitial pneumonia
特发性嗜睡　idiopathic hypersomnia
特发性嗜酸性粒细胞性肺炎　idiopathic eosinophilic pneumonia
特发性胸膜肺实质弹力纤维增生症　idiopathic pleuroparenchymal fibroelastosis
特发性胸腔积液　idiopathic pleural effusion
特异性免疫治疗　specific immunotherapy
特应性哮喘　atopic asthma
通气代偿　compensated ventilation
通气功能障碍　ventilatory disorder
通气过度综合征　hyperventilation syndrome
通气失代偿　decompensated ventilation
通气血流比例失调　ventilation perfusion ratio mismatch
铜绿假单胞菌肺炎　pseudomonas aeruginosa pneumonia　［又称］假单胞菌性肺炎△、绿脓杆菌(性)肺炎△
脱水　dehydration
脱屑型间质性肺炎　desquamative interstitial pneumonia
外因性哮喘　extrinsic asthma
外源性肺泡炎　extrinsic alveolitis　［又称］过敏性肺炎[外源性过敏性肺泡炎]△
外源性哮喘　extrinsic asthma
外周性疲劳　peripheral fatigue　［又称］周边疲劳△
微小型肺动静脉畸形　micro pulmonary arteriovenous malformation
萎缩性鼻炎　atrophic rhinitis
未知病毒的流行性感冒伴肺炎　influenza with pneumonia(virus not identified)［又称］流感伴肺炎(病毒未明确)△
胃食管反流性咳嗽　gastroesophageal reflux cough
无症状性低钠血症　asymptomatic hyponatremia
吸入性肺脓肿　aspiration lung abscess
吸入性肺炎　aspiration pneumonia
吸入性损伤　inhalation injury
吸入血引起的肺炎　blood aspiration pneumonia
吸入油引起的肺炎　oil aspiration pneumonia　［又称］油和植物精油引起的肺炎△
吸入有毒气体性肺炎　toxic gas aspiration pneumonia　［又称］化学制剂、气体、烟雾和蒸气引起的支气管炎和肺炎△
吸收性肺不张　resorptive atelectasis
吸烟指数　cigarette smoking index
稀释性低钾血症　dilutional hypokalemia
稀释性低钠血症　dilutional hyponatremia
锡尘肺　stannosis　［又称］锡及其化合物粉尘肺沉着病△

洗奶酪肺　cheese-washer's lung
系统性气栓塞　systemic air embolism
细菌性肺炎　bacterial pneumonia
细菌性支气管肺炎　bacterial bronchopneumonia
细支气管恶性肿瘤　bronchiole malignant tumor
细支气管肺泡癌　bronchioloalveolar carcinoma
细支气管扩张症　bronchiolectasis
细支气管异物　foreign body in bronchiole　［又称］细支气管内异物△
先天性鼻咽闭锁　congenital nasopharynx atresia
先天性叉状肋　congenital rib bifurcation
先天性肺动静脉畸形　congenital pulmonary arteriovenous malformation
先天性肺动脉异常起源或发育异常　congenital abnormal origin or developmental abnormaly of pulmonary artery
先天性肺囊肿　congenital pulmonary cyst
先天性副肺叶　congenital accessory lobe of lung
先天性膈畸形　congenital malformation of diaphragm
先天性膈疝　congenital diaphragmatic hernia
先天性肋骨畸形　congenital malformation of rib
先天性肋骨缺失　congenital absence of rib
先天性肋骨融合　congenital rib fusion
先天性肋骨外翻　congenital rib eversion
先天性囊腺瘤样畸形　ongenital cystic adenomatoid malformation　［又称］先天性肺气道畸形△
先天性气管支气管发育不全　congenital tracheobronchial hypoplasia　［又称］先天性气管发育异常△
先天性无肺叶　congenital absence of lung lobe
先天性腺瘤样肺囊肿　congenital pulmonary adenomatoid cyst
先天性胸骨畸形　congenital malformation of sternum
先天性支气管错构瘤　congenital bronchial hamartoma
先天性支气管畸形　congenital malformation of bronchial
先天性纵隔囊肿　congenital cyst of mediastinum
纤维蛋白性胸膜炎　fibrinous pleurisy
纤维蛋白性支气管炎　fibrinous bronchitis
纤维胸　fibrothorax
显微镜下多血管炎　microscopic polyangitis
限制性通气功能障碍　restrictive ventilatory disorder
腺癌　adenocarcinoma
腺病毒性肺炎　adenoviral pneumonia
腺鳞癌　adenosquamous carcinoma
腺泡周围型肺气肿　periacinar emphysema
相对肾上腺皮质功能不全　relative adrenal insufficiency
相关因素所致肺动脉高压　associated pulmonary arterial hypertention
小儿肺炎　infantile pneumonia
小气道病变　small airway disease　［又称］肺小气道病变△
小气道功能障碍　small airway dysfunction　［又称］小气道通气功能障碍△
小气道陷闭　collapse of small airway
小细胞肺癌　small cell lung cancer
小叶性肺炎　lobular pneumonia
哮喘-慢性阻塞性肺疾病重叠　asthma-COPD overlap
哮喘完全控制　complete control of asthma
哮喘未控制　uncontrolled asthma
哮喘性肺嗜酸性粒细胞浸润症　asthmatic pulmonary eosinophilia　［又称］肺嗜酸性粒细胞增多症△
心包囊肿　pericardial cyst
心包气肿　pneumopericardium
心肌梗死后综合征　postmyocardial infarction syndrome
心源性肺水肿　cardiogenic pulmonary edema
新生儿持续性肺动脉高压　persistent pulmonary hypertension of newborn, PPHN
新生儿慢性肺疾病　chronic lung disease of newborn
新生儿气管炎　neonatal bronchitis
新生儿通气机肺　ventilator lung in newborn

新生儿先天性肺纤维化　neonatal congenital pulmonary fibrosis

新生儿支气管肺发育不良　neonatal bronchopulmonary dysplasia

新生儿支气管炎　neonatal bronchopneumonia

新型隐球菌肺炎　cryptococcus neoformans pneumonia

胸壁窦道　sinus of thoracic wall

胸壁恶性肿瘤　chest wall malignancy

胸壁继发恶性肿瘤　secondary malignant tumor of chest wall　［又称］胸壁多发转移，胸壁转移

胸壁结核　thoracic tuberculosis

胸壁良性肿瘤　benign tumor of chest wall

胸壁淋巴结结核　thoracic lymph node tuberculosis

胸壁术后软化　postoperative chest wall softening

胸壁纤维肉瘤　fibrosarcoma of chest wall

胸部恶性肿瘤　thoracic malignant tumor

胸部淋巴管瘤　thoracic lymphangiomatosis　［又称］胸腔淋巴管瘤△

胸部损伤　thoracic trauma

胸导管梗阻　thoracic duct obstruction

胸导管损伤　thoracic duct injury

胸骨良性肿瘤　sternum benign tumor

胸骨旁膈疝　parasternal diaphragmatic hernia

胸廓内非固定性大气道阻塞　intra-thoracic nonfixed obstruction of large airway

胸廓外非固定性大气道阻塞　extra-thoracic nonfixed obstruction of large airway

胸廓外伤　thoracic trauma

胸闷变异性哮喘　chest tightness variant asthma

胸膜斑伴石棉沉着病　pleural plaque with asbestosis

胸膜壁层恶性肿瘤　parietal pleura malignancy　［又称］壁层胸膜恶性肿瘤△

胸膜病变　pleural disease

胸膜钙化　pleural calcification

胸膜疾病　pleural disease

胸膜棘球蚴病　pleural echinococcosis

胸膜间皮瘤　mesothelioma of pleura　［又称］胸膜恶性间皮瘤△

胸膜交界性肿瘤　pleura borderline tumor　［又称］胸膜良恶性未定肿瘤△

胸膜结核瘤　pleural tuberculoma

胸膜良性肿瘤　benign tumor of pleural

胸膜腔积液　pleural effusion

胸膜纤维样增生　pleural fibrous hyperplasia

胸膜性肿瘤　malignant tumor of pleural

胸膜炎　pleurisy

胸膜炎伴积液　pleurisy with effusion

胸膜增厚　pleural thickening　［又称］胸膜肥厚△

胸膜粘连　pleural adhesions　［又称］胸膜增厚粘连△

胸膜脂肪瘤　pleural lipoma

胸内继发恶性肿瘤　secondary malignant intrathoracic tumor

胸内淋巴结继发恶性肿瘤　secondary malignant intrathoracic lymph node

胸内淋巴结结核　tuberculosis of intrathoracic lymph node

胸腔感染　chest infection

胸腔积液　pleural effusion　［又称］胸膜腔积液△

胸腔交界性肿瘤　pleural borderline tumor

胸腔漏出液　pleural transudate

胸腔内器官的良性肿瘤　benign intrathoracic tumor　［又称］胸腔内器官良性肿瘤△

胸腔烧伤　chest burn

胸腔占位性病变　thoracic space-occupying lesion

胸腔脂肪瘤　thoracic lipoma

胸锁关节脱位　sternoclavicular dislocation

胸腺癌　thymic carcinoma

胸腺淋巴管瘤　thymus lymphangioma

胸腺瘤　thymoma

胸腺囊肿　thymic cyst

血管炎肺损害　vasculitis with pulmonary damage

血管运动性鼻炎　vasomotor rhinitis

血红蛋白病　hemoglobinopathy

血流感染　bloodstream infection

血气胸　hemopneumothorax

血行播散型肺结核　hematogenous disseminated pulmonary tuberculosis

血性胸水　bloody hydrothorax

血胸　hemothorax

血液性缺氧　hemic hypoxia

循环性缺氧　circulatory hypoxia

压迫性肺不张　compression atelectasis

亚急性咳嗽　subacute cough

亚急性粟粒性肺结核　subacute miliary tuberculosis

亚急性血行播散型肺结核　subacute hematogenous disseminated pulmonary tuberculosis

亚急性药物性肺疾病　subacute drug-induced pulmonary disease

亚麻肺　flax-dresser's disease　［又称］亚麻清铲工病△

烟草依赖　tobacco dependence　［又称］使用烟草引起的依赖综合征△

严重急性呼吸综合征　severe acute respiratory syndrome

炎症性损毁肺　inflammatory lung damage

咽炎　pharyngitis

羊水栓塞　amniotic fluid embolism

杨氏综合征　Young's syndrome

药物和毒物相关性肺动脉高压　drug and toxin associated pulmonary hypertension　［又称］药物性肺动脉高压△

药物性鼻炎　medicamentous rhinitis

药物性肺疾病　drug-induced lung disease

药物性肺损伤　drug-induced lung damage

药物性间质性肺疾病　drug-induced interstitial lung disease

药物性间质性肺炎　drug-induced interstitial pneumonia

药物性哮喘　drug-induced asthma

药物性支气管哮喘　drug-induced bronchial asthma

叶间积液　interlobar effusion

液气胸　hydropneumothorax

腋窝恶性肿瘤　axillary malignant tumor　［又称］腋恶性肿瘤△

腋窝淋巴结炎　axillary lymphadenitis

一氧化碳弥散量下降　decreased diffusion capacity of carbon monoxide

一氧化碳中毒　carbon monoxide poisoning

医源性气胸　iatrogenic pneumothorax

医院获得性肺炎　hospital acquired pneumonia

遗传性出血性毛细血管扩张症　hereditary hemorrhagic telangiectasia, HHT

遗传性肺动脉高压　hereditary pulmonary arterial hypertension

乙型流感病毒肺炎　influenza B virus pneumonia

阴沟杆菌性肺炎　enterobacter cloacae pneumonia

隐球菌肺炎　cryptococcal pneumonia

隐源性机化性肺炎　cryptogenic organizing pneumonia

应激性高血糖　stress hyperglycemia

应激性溃疡　stress ulcer

婴儿喘息性支气管肺炎　infantile asthmatic bronchopneumonia

婴儿支气管肺炎　infantile bronchopneumonia

婴儿支气管炎　infantile bronchitis

鹦鹉热肺炎　psittacosis pneumonia

右肺恶性肿瘤　right lung cancer

右主支气管恶性肿瘤　right main bronchus cancer

淤血性缺氧　congestive hypoxia

鱼食肺　fishmeal-worker's lung

原发型肺结核　primary pulmonary tuberculosis

原发性肺泡低通气综合征　primary alveolar hypoventilation syndrome

原发性高钠血症　primary hypernatremia

原发性纤毛运动不良症　primary ciliary dyskinesia

原发性支气管淀粉样变　primary bronchial amyloidosis　［又称］气管支气管淀粉样变△

原发性支气管肺癌　primary bronchogenic carcinoma
原发性支气管肺淀粉样变　primary bronchopulmonary amyloidosis ［又称］淀粉样变肺损害△
原发性纵隔淋巴瘤　primary mediastinal lymphoma
月经期支气管哮喘　bronchial asthma menstrual period, menstrual period bronchial asthma
月经性气胸　catamenial pneumothorax
允许性高碳酸血症　permissive hypercapnia
运动性哮喘　exercise-induced asthma
脏胸膜恶性肿瘤　visceral pleura malignancy ［又称］脏层胸膜恶性肿瘤△
灶性肺气肿　focal emphysema
增殖性肺结核　pulmonary tuberculosis of proliferative type
粘连性肺不张　adhesive atelectasis
张力性气胸　tension pneumothorax
蔗尘沉着病　bagassosis ［又称］蔗尘肺△
真菌性肺炎　fungal pneumonia ［又称］真菌肺炎△
正常肺容积呼吸衰竭　respiratory failure with normal lung volume
正常容量性高钠血症　normovolemic hypernatremia
支管胆管瘘　bronchobiliary fistula
支气管败血性杆菌百日咳　bronchial septic bacillus pertussis
支气管淀粉样变　bronchial amyloidosis
支气管动脉破裂　bronchial artery rupture
支气管肺发育不良　broncho-pulmonary dysplasia, BPD
支气管肺炎　bronchopneumonia
支气管 - 肺真菌病　bronchial-pulmonary mycosis ［又称］支气管肺真菌病△
支气管封堵　bronchial occlusion
支气管钙化　bronchial calcification
支气管化脓性肉芽肿　bronchial pyogenic granuloma
支气管及肺脂肪瘤　lipoma of bronchus and lung
支气管继发恶性肿瘤　bronchus secondary malignant tumor
支气管交界性肿瘤　bronchial borderline tumor
支气管结石　broncholithiasis
支气管溃疡　bronchial ulceration
支气管扩张合并咯血　bronchiectasis with hemoptysis
支气管扩张症　bronchiectasis ［又称］支气管扩张△
支气管扩张症伴咯血　bronchiectasis with hemoptysis ［又称］支气管扩张伴咯血△
支气管扩张症合并感染　bronchiectasis with infection ［又称］支气管扩张伴感染△
支气管良性肿瘤　bronchial benign tumor
支气管淋巴结继发恶性肿瘤　bronchial lymph node secondary malignant tumor ［又称］支气管肺淋巴结继发恶性肿瘤△
支气管淋巴结结核　bronchial lymph node tuberculosis
支气管瘘　bronchial fistula
支气管囊肿　bronchogenic cyst ［曾用］气管支气管囊肿＊
支气管内出血　endobronchial hemorrhage
支气管内膜结核　endobronchial tuberculosis
支气管黏膜纤维组织增生　bronchial mucosa fibrosis
支气管黏液表皮样癌　mucoepidermoid carcinoma of bronchus
支气管念珠菌感染病　bronchial candidiasis ［又称］支气管念珠菌病△
支气管平滑肌瘤　bronchial leiomyoma
支气管乳头状瘤　bronchial papilloma
支气管软骨继发恶性肿瘤　bronchial cartilage secondary malignant tumor
支气管软骨瘤　bronchial chondroma
支气管胃结肠瘘　gastrocolic bronchial fistula ［又称］支气管瘘△, 胃结肠瘘△
支气管胃瘘　bronchogastric fistula ［又称］胃支气管瘘△
支气管息肉　bronchial polyp
支气管狭窄　bronchial stenosis
支气管腺瘤　bronchial adenoma

支气管腺样囊性癌　bronchial adenoid cystic carcinoma
支气管哮喘　bronchial asthma
支气管哮喘(部分控制)　bronchial asthma (partial control)
支气管哮喘(间歇发作)　bronchial asthma (intermittent episodes)
支气管哮喘(慢性持续期)　bronchial asthma (chronic duration)
支气管哮喘(轻度持续)　bronchial asthma (mild persistent)
支气管哮喘(中度持续)　bronchial asthma (moderate persistent)
支气管哮喘(重度持续)　bronchial asthma (severe persistent)
支气管哮喘急性发作(轻度)　bronchial asthma exacerbation (mild)
支气管哮喘急性发作(危重)　bronchial asthma exacerbation (critical)
支气管哮喘急性发作(中度)　bronchial asthma exacerbation (moderate)
支气管哮喘急性发作(重度)　bronchial asthma exacerbation (severe) ［又称］哮喘持续状态包括重症哮喘发作△
支气管哮喘急性发作期　acute exacerbation of asthma
支气管哮喘慢性持续期　chronic persistent of asthma
支气管哮喘慢性阻塞性肺疾病重叠　asthma and chronic obstructive pulmonary disease overlap
支气管新生物　bronchial neoplasm
支气管胸膜瘘　bronchopleural fistula
支气管炎　bronchitis
支气管炎性肿物　bronchitis of mass
支气管异物　foreign body in bronchus
支气管原位癌　bronchial carcinoma in situ
支气管真菌感染　bronchial fungal infection
支气管脂肪瘤　bronchial lipoma
支气管中心性肉芽肿病　bronchocentric granulomatosis ［又称］支气管肉芽肿△
支气管周围炎　peribronchitis
支原体肺炎　mycoplasma pneumonia ［又称］支原体性肺炎△
脂肪栓塞综合征　fat embolism syndrome
职业性哮喘　occupational asthma
致纤维化肺泡炎　fibrosing alveolitis
置管相关性感染　catheter-related infection
中度高碳酸血症　moderate hypercapnia
中度睡眠呼吸暂停低通气综合征　moderate sleep apnea hypopnea syndrome
中度通气功能障碍　moderate ventilatory disorder
中度吸烟　moderate smoking
中度限制性通气功能障碍　moderate restrictive ventilation dysfunction
中度阻塞性通气功能障碍　moderate obstructive ventilation dysfunction
中枢神经系统肠源性囊肿　enterogenous cyst of central nervous system
中枢性低通气综合征　central hypoventilation syndrome
中枢性肺泡低通气综合征　central alveolar hypoventilation syndrome
中枢性疲劳　central fatigue
中枢性睡眠呼吸暂停综合征　central sleep apnea syndrome ［又称］中枢型睡眠呼吸暂停△
中心叶性肺气肿　central lobe emphysema ［又称］小叶中央型肺气肿△
中央型肺癌　central bronchogenic carcinoma
肿瘤标记物升高　elevated tumor marker
中毒性肺炎　toxic pneumonia
重度低白蛋白血症　severe hypoalbuminemia
重度低蛋白血症　severe hypoproteinemia
重度高碳酸血症　severe hypercapnia
重度急性呼吸窘迫综合征　severe acute respiratory distress syndrome
重度慢性阻塞性肺疾病急性加重期　severe acute exacerbation of chronic obstructive pulmonary disease
重度脓毒症　severe sepsis
重度睡眠呼吸暂停低通气综合征　severe sleep apnea hypopnea syndrome
重度通气功能障碍　severe ventilatory disorder
重度吸烟　severe smoking

重度限制性通气功能障碍　severe restrictive ventilation dysfunction

重度阻塞型睡眠呼吸暂停低通气综合征　severe obstructive sleep apnea hypopnea syndrome

重度阻塞性通气功能障碍　severe obstructive ventilatory dysfunction

重症病毒性肺炎　severe viral pneumonia

重症肺孢子菌肺炎　severe Pneumocystis carinii pneumonia，PCP

重症肺炎　severe pneumonia

重症甲流肺炎　severe influenza A virus pneumonia

重症巨细胞病毒肺炎　severe cytomegalovirus pneumonia

重症流感　severe influenza

重症流感肺炎　severe influenza virus pneumonia

重症毛细支气管炎　severe bronchiolitis

重症社区获得性肺炎　severe community-acquired pneumonia

重症腺病毒性肺炎　severe adenovirus pneumonia

重症哮喘　severe asthma　［又称］重症哮喘急性发作△

重症乙型流感　severe influenza B

周期性嗜睡　periodic sleepiness，periodic somnolence　［又称］克莱恩 - 莱文综合征△，周期性嗜睡与病理性饥饿综合征△

周围型肺癌　peripheral lung cancer

主动吸烟　active smoking

主支气管良性肿瘤　main bronchus benign tumor

主支气管旁良性肿瘤　benign tumor adjacent to the main bronchus

柱型支气管扩张　cylindrical bronchiectasis

铸工尘肺　pneumoconiosis in foundry workers

转移性低钾血症　shifted hypokalemia

转移性低钠血症　shifted hyponatremia

转移性高钾血症　shifted hyperkalemia

坠积性肺不张　hypostatic atelectasis

坠积性肺炎　hypostatic pneumonia

自发性气胸　spontaneous pneumothorax

纵隔恶性肿瘤　mediastinal malignant tumor

纵隔畸胎瘤　mediastinal teratoma

纵隔继发恶性肿瘤　secondary malignant tumor of mediastinum

纵隔交界性肿瘤　borderline tumor of mediastinum

纵隔结核瘤　mediastinal tuberculoma

纵隔淋巴管瘤　mediastinal lymphangioma

纵隔淋巴结继发性肿瘤　secondary malignant tumor of mediastinal lymph node

纵隔淋巴结结核　mediastinal lymphonode tuberculosis

纵隔血管瘤　mediastinal hemangioma

纵隔阴影　mediastinal shadow

纵隔脂肪瘤　mediastinal lipoma

阻塞性肺不张　obstructive atelectasis

阻塞性气管支气管曲霉病　obstructive tracheobronchial aspergillosis ［又称］阻塞性气管支气管真菌病△

阻塞性通气功能障碍　obstructive ventilatory disorder　［又称］阻塞性通气障碍△

组织性缺氧　histogenous hypoxia

左肺恶性肿瘤　left lung cancer

左肺上叶恶性肿瘤　malignant tumor of upper lobe of left lung

左肺下叶恶性肿瘤　malignant tumor of lower lobe of left lung

左心疾病相关性肺动脉高压　left heart disease associated pulmonary hypertension

左主支气管恶性肿瘤　left main bronchus cancer

# 6.2　症状体征名词

嗳气　belching

凹陷性水肿　pitting edema

白色泡沫样痰　white frothy sputum

爆裂音　inspiratory crackle

鼻塞　nasal tampon

扁平胸　flat chest

憋气　suffocation

潮式呼吸　tidal breathing　［又称］陈 - 施式呼吸△

齿轮呼吸音　cogwheel breath sound

粗湿啰音　coarse moist rale

大量白色泡沫样痰　profuse white frothy sputum

大量粉红色泡沫样痰　profuse pink frothy sputum

大量咯血　massive hemoptysis

大量稀水样痰　profuse water-like sputum

盗汗　night sweating

低调干啰音　sonorous rhonchi　［又称］鼾音△

窦道　sinus tract

端坐呼吸　orthopnea

耳语音增强　whispered pectoriloquy enhancement

发绀　cyanosis

发音困难　dysphonia

反常呼吸　paradoxical respiration　［又称］反常呼吸运动△

放射痛　radiating pain

非凹陷性水肿　non-pitting edema

肺不张　atelectasis　［又称］肺膨胀不良△

肺泡呼吸音　vesicular breath sounds

肺性发绀　pulmonary cyanosis

肺源性呼吸困难　pulmonary dyspnea

粉红色泡沫样痰　pink frothy sputum

附加音　adventitious sound

腹式呼吸　Diaphragmatic breathing

干啰音　rhonchi，rhonchus

干性咳嗽　dry cough

高调干啰音　sibilant rhonchi

咯血　hemoptysis

佝偻病胸　rachitic chest

鼓音　tympany

过清音　hyperresonance

咳嗽　cough

咳痰　expectoration

呼气性呼吸困难　expiratory dyspnea

呼吸短促　shortness of breath

呼吸过缓　bradypnea

呼吸急促　tachypnea

呼吸减慢　hypopnea

呼吸节律　respiratory rhythm

呼吸困难　dyspnea

呼吸频率　respiratory rate

呼吸音　breath sound

呼吸运动　breathing exercise

呼吸增强　hyperpnoea

胡佛征　Hoover sign

混合性发绀　mixed cyanosis

混合性呼吸困难　mixed dyspnea

鸡胸　pectus carinatum

脊柱侧凸　scoliosis　［又称］脊柱侧凸(弯)△

脊柱后凸　kyphosis　［又称］脊柱后凸旋转△, 脊柱后突△
脊柱前凸　lordosis
季肋不适　hypochondriac discomfort
季肋区疼　hypochondriac pain
间停呼吸　meningitic breathing, Biot breathing　［又称］比奥呼吸△
金属音调咳嗽　brassy cough
局限性水肿　localized edema
空瓮音　amphorophony
肋膈沟　costophrenic groove　［又称］哈里森沟
肋骨串珠　rachitic rosary
漏出性胸腔积液　transudative pleural effusion
漏斗胸　funnel chest
啰音　rale
慢性气道炎症　chronic airway inflammation
黏液脓性痰　mucopurulent sputum
黏液性痰　mucous sputum
捻发音　crepitus
脓痰　purulent sputum
皮下气肿　subcutaneous emphysema
气促　short breath
气管出血　tracheorrhagia
气管支气管钙化　the tracheobronchial lesions with calcification
牵拉性支气管扩张　traction bronchiectasis
呛咳　bucking
轻度水肿　mild edema
清音　resonance
全身性水肿　generalized edema
缺血性周围性发绀　ischemic peripheral cyanosis
三凹征　three depressions sign
神经性呼吸困难　dyspneoneurosis
湿啰音　moist rale
湿性咳嗽　moist cough
实音　flatness
双吸气　double inspiration
水肿　edema
酸中毒大呼吸　Kussmaul respiration in acidosis, Kussmaul respiration　［又称］库斯莫尔呼吸△
随意呼吸　voluntary breathing
缩唇呼气　pursed-lip breathing
叹气样呼吸　sighing breathing
铁锈色痰　rusty sputum
桶状胸　barrel chest
吸气性喘鸣　inspiratory stridor
吸气性呼吸困难　inspiratory dyspnea
吸烟　smoking
细湿啰音　fine moist rale
小量咯血　mild hemoptysis

哮鸣　wheezing
心因性咳嗽　psychogenic cough
心源性发绀　cardiogenic cyanosis
心源性呼吸困难　cardiac dyspnea
胸腹矛盾呼吸　paradoxical thoracoabdominal motion
胸廓畸形　thoracic deformity
胸廓扩张度　thoracic expansion
胸闷　oppression in chest
胸膜摩擦感　pleural friction fremitus
胸膜摩擦音　pleural friction rub
胸腔鼓音　pleural drum
胸腔异常敲击音　abnormal chest percussion sound
胸式呼吸　thoracic breathing
胸痛　chest pain
胸语音　pectoriloquy
血性痰　bloody sputum
血压　blood pressure
羊鸣音　egophony
夜间阵发性呼吸困难　paroxysmal nocturnal dyspnea
腋窝淋巴结肿大　Axillary lymphadenopathy
异常肺泡呼吸音　abnormal vesicular breath sound
异常呼吸音　abnormal breath sound
异常支气管肺泡呼吸音　abnormal bronchovesicular breath sound
异常支气管呼吸音　abnormal bronchial breath sound
抑制性呼吸　inhibitory breathing
隐性水肿　recessive edema
硬币征　coin sign
有效咳嗽　effective cough
淤血性周围性发绀　congestive peripheral cyanosis
语音共振　vocal resonance
语音震颤　vocal fremitus
正常呼吸音　normal breath sound
正常呼吸运动　normal breathing motion
支气管肺泡呼吸音　bronchovesicular breath sound
支气管呼吸音　bronchial breath sound
支气管语音　bronchophony
中等量咯血　moderate hemoptysis
中度水肿　moderate edema
中湿啰音　medium moist rale
中心性发绀　central cyanosis
中毒性呼吸困难　toxic dyspnea
重度漏斗胸　severe Pectus excavatum
重度水肿　severe edema
周围性发绀　peripheral cyanosis
浊音　dullness
自主呼吸频率　spontaneous respiratory frequency

# 6.3　手术操作名词

T 管撤机法　T tube weaning
按需阀送气　demand valve air feed
靶向治疗　targeted therapy
闭环通气　closed loop ventilation
表面活性物质吸入疗法　surfactant inhalation therapy
部分肠外营养　partial parenteral nutrition
部分液体通气　partial liquid ventilation, PLV
侧卧位通气　lateral position ventilation

长程氧疗　long-term oxygen therapy
肠内营养　enteral nutrition
肠外营养　parenteral nutrition
常规潮气量　normal tidal volume　［又称］常规潮气容积△
常规潮气容积机械通气　conventional tidal volume mechanical ventilation
常规机械通气　conventional mechanical ventilation
超声内镜下经支气管针吸活检　endobronchial ultrasound-guided transbronchial needle aspiration, EBUS-TBNA

超声引导下经皮肺穿刺　ultrasound-guided percutaneous lung biopsy ［又称］超声引导下肺穿刺活检△

超声引导下胸腔穿刺　ultrasound-guided thoracentesis

超声引导下胸腔穿刺置管术　ultrasound-guided intrapleural positioning of pleural catheters ［又称］超声引导下胸腔穿刺置管△

撤机　weaning

撤机方法　weaning method

成比例通气　proportional ventilation

持续低流量氧疗　continuous low-flow oxygen therapy

持续负压通气　continuous negative pressure ventilation

持续气道正压通气　continuous positive airway pressure

持续气流送气　continuous flow air feed

持续正压通气　continuous positive pressure ventilation

持续指令通气　continuous mandatory ventilation

床边气管切开术　bedside tracheotomy

床旁气管插管　bedside endotracheal intubation

伺服阀送气　servo valve air feed

大潮气量　high tidal volume

大潮气量机械通气　high tidal volume mechanical ventilation

代谢调理　metabolic intervention

代谢支持　metabolic support

单纯超滤　isolated ultrafiltration

低流量氧疗　low-flow oxygen therapy

低浓度氧疗　low concentration oxygen therapy

低水平呼气末正压　low level positive end-expiratory pressure

电子气管镜检查　electronic tracheoscopy

定容型反比通气　volume-controlled inverse ratio ventilation

定容型模式　volume-controlled mode

定时触发　timing trigger

定压通气　pressure target ventilation

定压型持续指令通气　pressure-controlled continuous mandatory ventilation

定压型反比通气　pressure-controlled inverse ratio ventilation

定压型模式　pressure-controlled mode

定压型同步持续指令通气　pressure-controlled synchronized continuous mandatory ventilation

短程氧疗　short-term oxygen therapy

反比通气　inverse ratio ventilation

放射治疗　radiation therapy

肺癌的化学治疗　chemical treatment of lung cancer

肺癌的治疗　treatment of lung cancer

肺保护性通气策略　lung protective ventilation strategy

肺部肿物切除术　resection of lung mass

肺复张方法　recruitment maneuver

肺活检　lung biopsy

肺减容术　lung volume reduction surgery

肺开放策略　open lung strategy

肺康复　pulmonary rehabilitation

肺泡引流　drainage of alveolus

肺移植　lung transplantation

分侧肺通气　independent lung ventilation

分期性手术　staging surgery

氟碳化合物　fluorocarbon

俯卧位通气　prone ventilation

辅助 - 控制通气　assist-control ventilation

辅助通气　assisted ventilation

辅助性化疗　adjuvant chemotherapy

负压通气　negative pressure ventilation

复合转换　combined cycling

改善组织供氧　improving tissue oxygen supply

高流量氧疗　high-flow oxygen therapy

高浓度氧疗　high concentration oxygen therapy

高频电疗法　high frequency electrotherapy

高频呼吸机　high frequency ventilator

高频喷射呼吸机　high frequency jet ventilator

高频喷射通气　high frequency jet ventilation

高频气流阻断式高频振荡通气　high frequency flow interrupter high frequency oscillation ventilation

高频通气　high frequency ventilation

高频胸壁振荡　high frequency chest wall oscillation

高频振荡通气　high frequency oscillation ventilation

高频正压通气　high frequency positive pressure ventilation

高水平呼气末正压　high level positive end-expiratory pressure

高压氧　hyperbaric oxygen

高压氧疗　hyperbaric oxygen therapy

根治性放疗　radical radiotherapy

根治性化疗　radical chemotherapy

根治性手术　radical surgery

更换气管插管　exchanging the endotracheal tube

姑息性放疗　palliative radiotherapy

姑息性化疗　palliative chemotherapy

姑息性手术　palliative surgery

光动力学疗法　photodynamic therapy

氦 - 氧混合通气　helium oxygen mixture ventilation

后备通气　backup ventilation

呼气过程同步　expiratory synchrony

呼气末负压　negative end-expiratory pressure

呼气末屏气　end-expiratory hold

呼气末正压　positive end-expiratory pressure

呼吸系统引流　drainage of respiratory system

呼吸支持技术　breathing support technique

环甲膜穿刺　thyrocricoid puncture

环甲膜切开术　cricothyroidotomy

缓慢连续性超滤　slow continuous ultrafiltration

机械通气　mechanical ventilation

机械通气氧疗　oxygen therapy via mechanical ventilation

家庭氧疗　home oxygen therapy

间断停机法　intermittent discontinuing of ventilatory support

间接设置潮气容积　indirect preset tidal volume

间歇负压通气　intermittent negative pressure ventilation

间歇正压通气　intermittent positive pressure ventilation

间歇指令通气　intermittent mandatory ventilation

介入治疗　interventional therapy

经鼻气管插管机械通气　mechanical ventilation via nasotracheal cannula

经鼻气管插管术　nasotracheal intubation

经鼻罩无创正压通气　non-invasive positive ventilation via nasal mask

经口气管插管　orotracheal cannula

经口气管插管机械通气　mechanical ventilation via orotracheal cannula

经口气管插管术　orotracheal intubation

经面罩无创正压通气　non-invasive positive ventilation via face mask

经皮穿刺肺活检术　percutaneous transthoracic needle aspiration biopsy

经皮扩张气管造口术　percutaneous dilatational tracheostomy

经皮气管切开术　percutaneous tracheostomy

经皮微波凝固疗法　percutaneous microwave coagulation therapy

经气管插管机械通气　mechanical ventilation via tracheal cannula

经气管切开机械通气　mechanical ventilation via incision of trachea

经支气管肺活检　transbronchial lung biopsy, TBLB

经支气管镜腔内介入治疗术　endobronchoscopic interventional therapy

经支气管针吸活检　transbronchial needle aspiration, TBNA

局部化疗　local chemotherapy

控制通气　control ventilation

控制性肺膨胀　sustained inflation

控制性氧疗　controlled oxygen therapy

冷冻疗法　cryotherapy

连续气流通气　constant flow ventilation

连续性动 - 静脉血液滤过　continuous arterio-venous hemofiltration

连续性动 - 静脉血液透析　continuous arterio-venous hemodialysis

连续性动 - 静脉血液透析滤过　continuous arterio-venous hemodiafiltration

连续性静脉 - 静脉血液滤过　continuous veno-venous hemofiltration
连续性静脉 - 静脉血液透析　continuous veno-venous hemodialysis
连续性血液净化　continuous blood purification
淋巴结穿刺术　needle biopsy of lymph node
淋巴结细针穿刺抽吸术　fine needle aspiration of lymph node
流量触发　flow trigger
流量适应容积控制通气　flow-adapted volume control ventilation
流量限制　flow-limited
流量限制时间转换　flow-limited time cycling
流量转换　flow cycling
盲法气管插管　blind endotracheal intubation
免疫吸附　immunoadsorption
免疫治疗　immunotherapy
内镜下肺减容术　endoscopic lung volume reduction
内源性呼气末正压　intrinsic positive end-expiratory pressure
尼古丁替代疗法　nicotine replacement therapy
逆行气管插管　retrograde endotracheal intubation
脓毒症复苏集束化策略　sepsis resuscitation bundle strategy
脓毒症集束化治疗策略　sepsis bundle strategy
气道内支架植入术　endotracheal stent implantation
气道压力释放通气　airway pressure release ventilation
气管插管　endotracheal intubation　［又称］气管内插管术△
气管插管拔除　endotracheal extubation
气管插管术　endotracheal intubation
气管镜检查　tracheoscopy
气管镜下气管异物取出术　removal of tracheal foreign body by bron-
　choscopic extraction
气管镜下吸痰　sputum suction by bronchoscopy
气管内吹气　intratracheal gas insufflation
气管内吹氧　intratracheal insufflation of oxygen
气管内喷射　intratracheal jet
气管内氧疗　transtracheal oxygen therapy
气管切开呼吸机辅助通气　tracheotomy mechanical ventilation
气管切开术　tracheostomy
气管损伤　tracheal trauma
气管套管　tracheostomy cannula
气管引流　drainage of trachea
气管支气管异物取出术　removal of tracheobronchial foreign bodies
腔内近距离治疗　intracavitary brachytherapy
去除气管套管　tracheostomy cannula extubation
全液体通气　total liquid ventilation
人工呼吸　artificial respiration
人工气道　artificial airway
人工气道机械通气　mechanical ventilation via artifical airway
人机对抗　patient-ventilator asynchrony
人机同步　patient-ventilator synchrony
容积触发　volume trigger
容积辅助 - 控制通气　volume assist-control ventilation
容积辅助通气　volume assist ventilation
容积控制间歇指令通气　volume-controlled intermittent mandatory
　ventilation
容积控制通气　volume-controlled ventilation
容积控制同步间歇指令通气　volume-controlled synchronized inter-
　mittent mandatory ventilation
容积控制同步间歇指令通气加压力支持通气　volume-controlled syn-
　chronized intermittent mandatory ventilation plus pressure support
　ventilation
容积限制　volume-limited
容积限制容积转换　volume-limited volume cycling
容积限制时间转换　volume-limited time cycling
容积支持通气　volume support ventilation
容积转换　volume cycling
神经调节辅助通气　neurally adjusted ventilatory assist
湿化疗法　humidification therapy

时间限制　time limit
时间转换　time cycling
适应性支持通气　adaptive support ventilation
手术治疗　surgical treatment
双重控制模式　dual control mode
双相气道正压　biphasic positive airway pressure
叹气样通气　sigh ventilation
体外二氧化碳去除　extracorporeal carbon dioxide removal
体位引流　postural drainage
通气参数　ventilation parameter
通气模式　ventilation mode
通压力　ventilation pressure
同步　synchronize
同步持续指令通气　synchronized continuous mandatory ventilation
同步间歇指令通气　synchronized intermittent mandatory ventilation
同步间歇指令通气撤机法　synchronized intermittent mandatory venti-
　lation weaning method
同步间歇指令通气加压力支持通气　synchronized intermittent man-
　datory ventilation plus pressure support
同步间歇指令通气加压力支持通气撤机法　synchronized intermittent
　mandatory ventilation plus pressure support ventilation weaning
同步时间　synchronic time
完全肠外营养　total parenteral nutrition
往返活塞泵式高频振荡通气　piston pump high frequency oscillation
　ventilation
微波治疗　microwave therapy
微气管造口术　mini-tracheostomy
无创持续气道正压　non-invasive continuous positive airway pressure
无创呼吸机辅助通气　noninvasive ventilation
无创机械通气　non-invasive mechanical ventilation
无创正压通气　non-invasive positive ventilation
无呼吸氧疗　non-breathing oxygen therapy
雾化治疗　nebulization therapy
吸呼气转换　inspiratory-expiratory cycling
吸呼气转换同步　synchrony of inspiratory expiratory phase transition
吸气触发　inspiratory trigger
吸气触发同步　inspiratory trigger synchrony
吸气过程同步　inspiratory synchrony
吸气末屏气　end-inspiratory hold
吸气末正压　positive end-inspiratory pressure
吸痰术　sputum suctioning
纤支镜引导气管插管　fiberoptic bronchoscopy guided endotracheal
　intubation
小潮气量　low tidal volume
小潮气量机械通气　low tidal volume ventilation
胸廓外持续负压　continuous negative external pressure
胸膜粘连术　pleurodesis
胸腔闭式引流术　closed thoracic drainage
胸腔穿刺术　thoracentesis
胸腔穿刺置管术　indwelling pleural catheter, IPC
胸腔负压闭式引流　thoracic closed drainage with negative pressure
胸腔灌洗　pleural lavage
胸腔引流　chest drainage
胸腔置管引流术　chest tube or small-bore catheter drainage　［又称］
　胸腔置管术△
血浆置换　plasmapheresis
血液灌流　hemoperfusion
血液净化　blood purification
血液滤过　hemofiltration
血液透析　hemodialysis
压力触发　pressure trigger
压力调节容积控制通气　pressure regulated volume control ventilation
压力放大　pressure augment
压力辅助 - 控制通气　pressure assist-control ventilation

压力辅助通气　pressure assisted ventilation
压力控制间歇指令通气　pressure-controlled intermittent mandatory ventilation
压力控制通气　pressure-controlled ventilation
压力控制同步间歇指令通气　pressure-controlled synchronized intermittent mandatory ventilation
压力控制同步间歇指令通气加压力支持通气　pressure-controlled synchronized intermittent mandatory ventilation plus pressure support ventilation
压力限制　pressure-limited
压力限制流量转换　pressure-limited flow cycling
压力限制时间转换　pressure-limited time cycling
压力限制通气　pressure-limited ventilation
压力限制压力转换　pressure-limited pressure cycling
压力支持通气　pressure support ventilation
压力支持通气撤机法　pressure support ventilation weaning
压力转换　pressure cycling
氩等离子体凝固术　argon plasma coagulation　［又称］氩气刀治疗△
烟草控制　tobacco control
延迟时间　delay time
氧气疗法　oxygen therapy
要素饮食　elemental diet
液体复苏　fluid resuscitation
液体通气　liquid ventilation
腋窝淋巴结穿刺活检　core needle biopsy of axillary lymph nodes
腋窝淋巴结细针穿刺　fine needle aspiration of axillary lymph nodes
腋窝前哨淋巴结活检　axillary sentinel lymph node biopsy
一氧化氮吸入疗法　inhaled nitric oxide therapy
引流　drainage
有创呼吸机辅助通气　invasive mechanical ventilation　［又称］有创机械通气△，有创呼吸机辅助呼吸△
有创无创序贯通气　sequential invasive non-invasive mechanical ventilation

预设潮气容积　preset tidal volume
预设呼吸频率　preset respiratory rate
预设吸呼气时间比　preset I/E ratio
预设吸气时间分数　preset fractional inspiratory time
允许性低热量策略　permissibility low calorie policy
早期目标指导治疗　early goal-directed therapy
诊断性手术　diagnostic surgery
镇痛与镇静　analgesia and sedation
正压通气　positive pressure ventilation
正压通气连接　connection of positive pressure ventilation
支气管动脉栓塞术　bronchial artery embolization
支气管肺泡灌洗　bronchoalveolar lavage，BAL
支气管镜检查　bronchoscopy
支气管内注药　endobronchial injection
支气管热成形术　bronchial thermoplasty
直接肺泡通气　direct alveolar ventilation
直接设置潮气容积　direct preset tidal volume
直接停机法　direct discontinuing ventilatory support
指令分钟通气　mandatory minute ventilation
中等水平呼气末正压　moderate level positive end-expiratory pressure
中浓度氧疗　moderate concentration oxygen therapy
自动持续气道正压　auto-continuous positive airway pressure
自动导管补偿　automatic tube compensation
自动气流　autoflow
自然呼吸　general breathing
自主触发　autonomous trigger
自主呼吸　spontaneous breathing
自主限制　spontaneous-limited
自主转换　spontaneous cycling
综合治疗　comprehensive treatment
最佳呼气末正压　optimal positive end-expiratory pressure

# 6.4　临床检查名词

0.1秒口腔闭合压　mouth occlusion pressure at 0.1s after onset of inspiratory effort
0.5秒用力呼气容积　forced expiratory volume in half second
25%潮气容积呼气流量　tidal expiratory flow at 25% of tidal volume
25%潮气容积呼气流量与潮气呼气峰流量比值　ratio of tidal expiratory flow at 25% of tidal volume to PTEF
2秒用力呼气容积　forced expiratory volume in two seconds
3秒用力呼气容积　forced expiratory volume in three seconds
50%潮气容积呼气流量　tidal expiratory flow at 50% of tidal volume
6分钟步行试验　six-minute walk test
6秒用力呼气容积　forced expiratory volume in six seconds
75%潮气容积呼气流量　tidal expiratory flow at 75% of tidal volume
CT肺动脉造影　computed tomographic pulmonary angiography
X射线　X ray
β-D-葡聚糖检测　β-D-glucan test
半乳甘露聚糖抗原试验　galactomannan antigen test
比气道阻力　specific airway resistance
比顺应性　specific compliance
闭合容积　closing volume
闭合容积曲线　closing volume curve
闭合容量　closing capacity
标准肺容积轨迹　standard lung volume history
标准缓冲碱　standard buffer base
标准碱剩余　standard base excess

标准碳酸盐　standard carbonate
表面张力　surface tension
波形图监测　waveform monitoring
博格评分　Borg scale
补呼气量　expiratory reserve volume
补吸气量　inspiratory reserve volume
残气量　residual volume
残总气量百分比　ratio of residual volume to total lung capacity
侧位肺功能　lateral position pulmonary function
潮气呼气峰流量　peak tidal expiratory flow
潮气呼吸流量-容积曲线　tidal breathing flow-volume curve
潮气气量　tidal volume
触发时间　triggering time
磁共振成像　magnetic resonance imaging
达峰容积　volume at peak tidal expiratory flow
达峰容积比　ratio of volume at peak tidal expiratory flow to expiratory tidal volume
达峰时间　time to peak tidal expiratory flow，TPTEF
达峰时间比　ratio of time to peak tidal expiratory flow to total expiratory time，TPTEF/TE
大气二氧化碳分压　partial pressure of carbon dioxide in atmosphere
大气二氧化碳浓度　fractional concentration of carbon dioxide in atmosphere
代谢当量　metabolic equivalent

蛋白质呼吸商　respiratory quotient of protein
氮浓度Ⅲ相斜率　Ⅲ-phase slope of nitrogen concentration
道格拉斯气袋法　Dagalas bag method
等二氧化碳过度通气激发试验　iso-capnic hyperventilation provocation test
等容积压力 - 流量曲线　isovolume pressure-flow curve
等渗压　isotonicity
低渗压　hypoosmolality
低位拐点　lower inflection point
低位拐点容积　volume of lower inflection point
低位拐点压力　pressure of lower inflection point
低位平坦段　lower flat part
低氧激发试验　hypoxia challenge test
低氧通气应答　hypoxic ventilatory response
第 1 秒用力呼气容积下降 20% 激发剂量　provocative dose of bronchoconstrictor trigger which causes a fall of 20% in FEV₁
第 1 秒用力呼气容积下降 20% 激发浓度　provocative concentration of bronchoconstrictor trigger needed to cause a 20% fall in FEV₁
第 1 秒用力呼容积　forced expiratory volume in one second
电子支气管镜　electronic bronchoscope
动脉 - 混合静脉血氧含量差　arterio-mixed venous oxygen content difference
动脉 - 静脉血氧含量差　arterio-venous oxygen content difference
动脉血二氧化碳分压　partial pressure of carbon dioxide in arterial blood
动脉血气　arterial blood gas
动脉血气分析　arterial blood gas analysis
动脉血气体总压　total pressure of gas in arterial blood
动脉血酮体比　arterial ketone body ratio
动脉血氧饱和度　arterial oxygen saturation
动脉血氧分压　partial pressure of arterial oxygen
动脉血氧含量　arterial oxygen content
动脉血氧运输量　oxygen delivery in arterial blood
动态肺顺应性　dynamic lung compliance
动态呼吸环　dynamic respiratory loop
动态呼吸系统顺应性　dynamic compliance of respiratory system
动态顺应性　dynamic compliance
动态顺应性 20　dynamic lung compliance at 20 times per minute of respiratory frequency
动态顺应性 40　dynamic lung compliance at 40 times per minute of respiratory frequency
动态顺应性 60　dynamic lung compliance at 60 times per minute of respiratory frequency
动态胸廓顺应性　dynamic chest wall compliance
多导睡眠图　polysomnography
多器官功能障得评分　multiple organs dysfunction score
二氧化碳波形图　capnogram
二氧化碳产生量　carbon dioxide output
二氧化碳解离曲线　carbon dioxide dissociation curve
二氧化碳排出量　carbon dioxide discharge
二氧化碳通气当量　ventilatory equivalent for carbon dioxide
非蛋白呼吸商　non-protein respiratory quotient
非频率依赖性动态顺应性　non-frequency dependence of dynamic compliance
非碳酸盐缓冲碱　buffer base except bicarbonate
非特异性支气管激发试验　non specific bronchial provocation test
肺动脉平均压　mean pulmonary artery pressure
肺动脉收缩压　pulmonary artery systolic pressure
肺动脉舒张压　pulmonary artery diastolic pressure
肺动脉楔压　pulmonary artery wedge pressure
肺动脉压　pulmonary artery pressure
肺二氧化碳弥散量　diffusion capacity of carbon dioxide of lung
肺功能　pulmonary function
肺功能检查　pulmonary function test
肺功能检查仪　pulmonary function test apparatus

肺功能下降　reduced lung function ［又称］肺功能障碍△
肺惯性阻力　lung inertia resistance
肺灌注显像　pulmonary perfusion imaging
肺活量　vital capacity
肺间质负压　pulmonary interstitial negative pressure
肺间质压　pulmonary interstitial pressure
肺静脉压　pulmonary venous pressure
肺量计法　spirometry
肺毛细血管静水压　pulmonary capillary hydrostatic pressure
肺毛细血管跨壁压　pulmonary capillary transmural pressure
肺毛细血管临界开放压　pulmonary capillary critical opening pressure
肺毛细血管血氧饱和度　oxygen saturation in pulmonary capillary blood
肺毛细血管血氧分压　pulmonary capillary partial pressure of oxygen
肺毛细血管血氧含量　oxygen content in pulmonary capillary blood
肺弥散量　diffusion capacity of lung
肺泡表面张力　alveolar surface tension
肺泡 - 动脉血氧分压差　alveolar-artery oxygen partial pressure gradient
肺泡气二氧化碳分压　partial pressure of carbon dioxide in alveolar gas
肺泡气二氧化碳浓度　fractional concentration of carbon dioxide in alveolar gas
肺泡通量　alveolar ventilation volume
肺泡通气量 - 动脉血二氧化碳分压关系曲线　alveolar ventilation-partial pressure of carbon dioxide in arterial blood curve
肺泡压　alveolar pressure
肺泡氧分压　alveolar oxygen partial pressure
肺泡氧浓度　fractional concentration of alveolar oxygen
肺顺应性　lung compliance
肺弹性阻力　lung elastance
肺通气功能障碍　pulmonary ventilation dysfunction ［又称］肺换气功能减低△
肺通气显像　lung ventilation imaging
肺血管内压　intrapulmonary blood vessel pressure
肺血管外压力　pressure outside pulmonary blood vessel
肺血管阻力　pulmonary vascular resistance
肺血流量　pulmonary blood flow
肺血容积　pulmonary blood volume
肺压力 - 容积曲线　pressure-volume curve of lung
肺氧弥散量　diffusion capacity of oxygen of lung
肺一氧化碳弥散量　diffusion capacity of carbon monoxide of lung
肺脏介入技术　interventional pulmonary technique
肺总量　total lung capacity
肺阻力　lung resistance
肺组织黏性阻力　lung tissue viscous resistance
分侧肺功能　separate pulmonary function
分次肺活量　fractional vital capacity
高二氧化碳通气应答　hypercapnic ventilatory response
高乳酸时间　lactime
高渗盐水激发试验　hypertonic saline provocation test
高位拐点　upper inflection point, high inflection point
高位拐点容积　volume of upper inflection point
高位拐点压力　pressure of upper inflection point
高位平坦段　upper flat part
格拉斯哥昏迷量表　Glasgow coma scale
膈肌肌电图　diaphragmatic electromyogram, diaphragmatic EMG
膈肌耐受时间　diaphragmatic muscle endurance time
膈肌张力时间指数　diaphragmatic tension-time index
功能残气量　functional residual capacity
功能残气量肺总量百分比　ratio of functional residual volume to total lung capacity
功能性血流动力学监测　functional hemodynamic monitoring
氨氧流量 - 容积曲线　maximal expiratory flow-volume curve with heliox mixture
呼气潮气容积　tidal volume, expiratory tidal volume
呼气负压技术　negative expiratory pressure

呼气流量 - 容积曲线　expiratory flow-volume curve
呼气末二氧化碳分压　partial pressure of end-tidal carbon dioxide
呼气末二氧化碳浓度　fractional concentration of end-tidal carbon dioxide
呼气末肺容量　end-expiratory lung volume
呼气末氧分压　partial pressure of oxygen in end-tidal gas
呼气末氧浓度　fractional concentration of oxygen in end-tidal gas
呼气时间　expiratory time
呼气相气道阻力　airway resistance at expiratory phase
呼气相时间　expiratory phase time
呼气相压力　expiratory positive airway pressure
呼气压力坡度　expiratory pressure slope
呼气中期流量　mid-expiratory flow
呼吸波形　respiratory waveform
呼吸储备　breathing reserve
呼吸功　work of breathing
呼吸困难指数　dyspnea index
呼吸气体交换率　respiratory exchange ratio
呼吸商　respiratory quotient
呼吸系统弹性阻力　respiratory elastance
呼吸系统动态阻力　respiratory dynamic resistance
呼吸系统惯性阻力　respiratory inertial resistance
呼吸系统静态阻力　respiratory static resistance
呼吸系统黏性阻力　respiratory viscous resistance
呼吸系统顺应性　respiratory system compliance
呼吸系统压力 - 容积曲线　pressure-volume curve of respiratory system
呼吸形式　breathing pattern
呼吸指数　respiratory index
呼吸周期　respiratory cycle
呼吸总阻抗　impedance
化学结合二氧化碳　bound carbon dioxide
缓冲碱　buffer base
混合呼出气二氧化碳分压　partial pressure of carbon dioxide in mixed expired gas
混合呼出气二氧化碳浓度　fractional concentration of carbon dioxide in mixed expired gas
混合呼出气氧分压　partial pressure of oxygen in mixed expired gas
混合呼出气氧浓度　fractional concentration of oxygen in mixed expired gas
混合呼吸商　respiratory quotient of mixed food
混合静脉血氧饱和度　oxygen saturation in mixed venous blood
混合静脉血氧分压　partial pressure of oxygen in mixed venous blood
混合静脉血氧含量　oxygen content in mixed venous blood
混合室法　mixing-bag method
机械通气监测　monitoring of mechanical ventilation
机械通气频率　mechanical ventilation frequency
基础肺容积　basal lung volume
基础肺容量　basal lung capacity
急性生理学和慢性健康状况评价　acute physiology and chronic health evaluation
急性生理学和慢性健康状况评价Ⅰ　acute physiology and chronic health evaluation Ⅰ
急性生理学和慢性健康状况评价Ⅱ　acute physiology and chronic health evaluation Ⅱ
急性生理学和慢性健康状况评价Ⅲ　acute physiology and chronic health evaluation Ⅲ
急性生理学和慢性健康状况评价Ⅳ　acute physiology and chronic health evaluation Ⅳ
计算机体层摄影　computed tomography
家庭睡眠呼吸监测　home sleep apnea test
监测潮气容积　monitoring tidal volume
简明急性生理学评分　simplified acute physiology score
碱剩余　base excess
间接测定肺容量　indirectly measured lung volume
胶体渗透压　colloid osmotic pressure

阶梯试验　step exercise
结构参数图　structural parameter diagram
结合氧　combined oxygen
结核菌素皮内试验结果异常　abnormal result of Mantoux test
结核菌素试验　tuberculin test
经皮穿刺肺活检术　percutaneous lung biopsy
经皮动脉血氧饱和度　percutaneous arterial oxygen saturation
经皮动脉血氧分压　percutaneous arterial oxygen partial pressure
经胸壁针吸活检术　transthoracic needle aspiration biopsy
经支气管镜肺活检术　transbronchial lung biopsy 　［又称］支气管镜下肺组织活检△
经支气管镜活检术　transbronchial biopsy
经支气管镜腔内超声　endobronchial ultrasonography
经支气管镜针吸活检术　transbronchial needle aspiration
晶体渗透压　crystal osmotic pressure
静动脉血分流率　ratio of shunted blood to total perfusion
静脉血氧饱和度　venous oxygen saturation
静脉血氧分压　partial pressure of oxygen in venous blood
静脉血氧含量　venous oxygen content
静态肺顺应性　static lung compliance
静态呼吸系统顺应性　static compliance of respiratory system
静态顺应性　static compliance
静态胸廓顺应性　static chest wall compliance
静息肺血管张力　resting pulmonary vasomotor tone
静息肺血管阻力　resting pulmonary vascular resistance
静息每分钟通气量　minute ventilation at rest
静息血管张力　resting vasomotor tone
开放式氦稀释法　open helium dilution method
开放式氦稀释法开重复呼吸法　open helium dilution method-rebreathing method
开放式氦稀释法开单次呼吸法　open helium dilution method-single breath method
可逆性气流受限　reversible airflow limitation
跨壁压　transmural pressure
跨肺压　transpulmonary pressure
跨膈压　transdiaphragmatic pressure
跨气道压　transairway pressure
跨胸壁压　transchest wall pressure
跨胸压　transthoracic pressure
临床肺部感染评分　clinical pulmonary infection score
流量波形　flow waveform
流量计法　flowmetery
流量监测　traffic monitoring，flow monitoring
流量流容积波形　flow-volume waveform
流量 - 容积曲线　flow-volume curve
流量受限指数　limited-flow index
流量型体积描记仪　integrated-flow body plethysmograph
六氟化硫稀释法　sulfur hexafluoride dilution
脉冲振荡技术　impulse oscillometry system
毛细血管静水压　capillary hydrostatic pressure
毛细血管跨壁压　transmural pressure of capillary
毛细血管血氧饱和度　oxygen saturation in capillary blood
毛细血管血氧分压　partial pressure of oxygen in capillary blood
毛细血管血氧含量　oxygen content in capillary blood
每搏氧耗量　oxygen pulse
每千克体重氧耗量　oxygen consumption per kg body weight
每升肺泡容积的一氧化碳弥散量　diffusion capacity for carbon monoxide per liter of alveolar volume
弥散系数　diffusion coefficient
密闭式氮稀释法 - 单次呼吸法　airtight nitrogen dilution-single breath method
密闭式氮稀释法　airtight nitrogen dilution
密闭式氮稀释法 - 重复呼吸法　airtight nitrogen dilution-rebreathing method

密闭式氦稀释法　airtight helium dilution method
密闭式氦稀释法 - 重复呼吸法　airtight helium dilution-rebreathing method
密闭式氦稀释法 - 单次呼吸法　airtight helium dilution-single breath method
摩擦阻力　frictional resistance
内呼吸法　intrabreath with trace gas $CH_4$
脓毒症相关性器官功能衰竭评价　sepsis-related organ failure assessment
频率依赖性动态顺应性　frequency dependence of dynamic compliance
频谱分析图　spectroanalytic diagram
频谱微分均值图　intrabreath diagram
平均气道压　mean airway pressure
平均吸气流量　mean inspiratory flow
平台压　plateau pressure
屏气时间　breath holding time
屏气试验　breath holding test
剖胸探查　thoracic exploration
气道传导率　airway conductance
气道弹性阻力　airway elastance
气道二氧化碳分压　partial pressure of carbon dioxide in airway
气道二氧化碳浓度　fractional concentration of carbon dioxide in airway
气道反应性　airway responsiveness
气道峰压　peak pressure
气道峰压与平台压差　difference between peak airway pressure and plateau pressure
气道高反应性　airway hyperresponsiveness
气道惯性阻力　airway inertial resistance
气道顺应性　airway compliance
气道压　airway pressure
气道氧分压　partial pressure of oxygen in airway
气道氧浓度　fractional concentration of oxygen in airway
气道异物　airway foreign bodies
气道阻力　airway resistance
气流传导比值　specific airway conductance
气流传导比值下降 35% 激发剂量　provocative dose of PAF causing a 35% fall in sGaw
气流传导比值下降 35% 激发浓度　provocative concentration of PAF causing a 35% fall in sGaw
气流阻力呈流量依赖性　flow dependency of airflow resistance
气流阻力呈面积依赖性　area dependency of airflow resistance
气囊漏气试验　cuff leak trial
气速指数　air velocity index
气体分析法　air-analysis method
气体弥散速率　gas diffusion rate
气体陷闭容积　air trapping volume
器官功能障碍逻辑性评分　logistic organ dysfunction score
驱动压　driving pressure
全血碱剩余　blood base excess
容积波形　volume waveform
容积监测　volume monitoring
溶解二氧化碳　dissolved carbon dioxide
溶解系数　solubility coefficient
溶解氧　dissolved oxygen
乳酸清除率　clearance of lactic acid
摄氧量　oxygen uptake
深吸气量　inspiratory capacity
渗出液　exudate
渗透压　osmotic pressure
时间用力呼气容积　forced expiratory volume in certain second
实际呼吸频率　actual breathing frequency
实际缓冲碱　actual buffer base
实际碱剩余　actual base excess
实际碳酸氢盐　actual bicarbonate
实际吸呼气时间比　actual I/E ratio

实际吸气时间分数　actual fractional inspiratory time
食管内压　esophageal pressure
输出潮气容积　efferent tidal volume
顺应性　compliance
松弛压　relaxation pressure
送气时间　insufflation time
弹性阻力　elastic resistance
碳水化合物呼吸商　respiratory quotient of carbohydrate
碳酸氢盐　bicarbonate
碳酸盐　carbonate
碳酸盐缓冲碱　bicarbonate buffer base
特定呼吸频率顺应性　dynamic lung compliance at certain respiratory frequency
特异性支气管激发试验　specific bronchial provocation test
体积描记法　body plethysmography
体循环压力　systemic blood pressure
通气储量　reserve of ventilation
通气储量百分比　percentage of reserve of ventilation
通气失控　ventilation runaway
通气限制　ventilation limit
通气血流比例　ventilation perfusion ratio
通气应答　ventilatory response
外周阻力　peripheral resistance
微型混合室法　miniature mixed room method
未测定阳离子　undetermined cation
未测定阴离子　undetermined anion
无创脉搏氧饱和度法　non-invasive pulse oximetry
无混合室法　non-mixed room method
无效腔气量与潮气量比值　ratio of dead space to tidal volume
无效腔通气量　dead space ventilation
无氧阈　anaerobic threshold
吸纯氧时的肺泡 - 动脉血氧分压差　alveolar-artery oxygen partial pressure gradient when breathing oxygen
吸呼气时间比　inspiratory to expiratory ratio
吸空气时的肺泡 - 动脉血氧分压差　alveolar-artery oxygen partial pressure gradient when breathing air
吸气潮气容积　inspiratory tidal volume
吸气肺活量　inspiratory vital capacity
吸气峰流量　peak inspiratory flow
吸气流量　inspiratory flow
吸气末肺容量　end-inspiratory volume
吸气流受限　inspiratory flow limitation
吸气时间　inspiratory time
吸气时间分数　fractional inspiratory time
吸气相气道阻力　airway resistance at inspiratory phase
吸气相时间　inspiratory phase time
吸气相压力　inspiratory positive airway pressure
吸气压力坡度　inspiratory pressure slope
吸入气二氧化碳分压　partial pressure of carbon dioxide in inspired gas
吸入气二氧化碳浓度　fractional concentration of carbon dioxide in inspired gas
吸入气氧分压　partial pressure of inspired oxygen
吸入气氧流量　inspired oxygen flow
吸入气氧浓度　fractional concentration of inspired oxygen
细胞损伤评分　cellular injury score
细胞外液碱剩余　extracellular fluid base excess
纤维支气管镜　flexible bronchoscope
纤维支气管镜检查　fiberoptic bronchoscopy
线性功率递增试验　ramp test
小混合室法　small mixed room method
心输出量　cardiac output
胸 [ 膜 ] 腔负压　intrapleural negative pressure
胸部 CT 检查　chest computed tomography
胸部 X 线检查　chest X-ray

胸部超声检查　chest ultrasound
胸部磁共振成像　chest magnetic resonance imaging
胸廓弹性阻力　chest wall elastance
胸廓惯性阻力　chest wall inertial resistance
胸廓黏性阻力　chest wall viscous resistance
胸廓顺应性　chest wall compliance
胸廓压力-容积曲线　pressure-volume curve of chest wall
胸膜活检术　pleural biopsy
胸膜腔穿刺术　thoracentesis ［又称］胸腔穿刺△
胸膜腔内压　intrapleural pressure
胸内气体容量　thoracic gas volume
胸腔镜检查　thoracoscopy
血管血压　blood pressure of blood vessel
血管张力　vasomotor tone
血红蛋白氧饱和度　hemoglobin oxygen saturation
血红蛋白氧含量　hemoglobin oxygen content
血浆二氧化碳总量　total plasma carbon dioxide content
血浆渗透压间隙　plasma osmotic pressure gap
血流量　blood flow
血气　blood gas
血气分析　blood gas analysis
血容积　blood volume
血氧饱和度　blood oxygen saturation
血氧饱和度50%时的氧分压　partial pressure of oxygen at 50% hemoglobin saturation
血氧含量　blood oxygen content
血氧容量　blood oxygen capacity
压力波形　pressure waveform
压力监测　pressure monitoring
压力坡度　pressure gradient
压力-容积波形　pressure-vessel wave
压力型体积描记仪　variable-pressure constant-volume body plethysmograph
压缩容积指数　compressible volume factor
氧分压　partial pressure of oxygen
氧分压梯度分布　oxygen partial pressure graded distribution
氧耗量　oxygen consumption
氧合指数　oxygenation index
氧解离曲线　oxygen dissociation curve
氧通气当量　ventilatory equivalent for oxygen
一口气接一口气法　breath by breath method
一秒率　forced expiratory volume in one second/forced vital capacity
一氧化碳弥散量测定　CO diffusion capacity test
一氧化碳弥散量测定-重复呼吸法　CO diffusion capacity test-rebreathing method
一氧化碳弥散量测定-单次呼吸法　CO diffusion capacity test-single breath method
一氧化碳弥散量测定-恒定状态法　CO diffusion capacity test-steady state method
阴离子隙　anion gap
隐球菌抗原乳胶凝集试验　cryptococcal antigen latex agglutination test
荧光支气管镜　fluorescence bronchoscopy
硬质支气管镜　rigid bronchoscope
用力肺活量　forced vital capacity
用力呼出25%肺活量的呼气流量　forced expiratory flow at 25% of FVC exhaled
用力呼出50%肺活量的呼气流量　forced expiratory flow at 50% of FVC exhaled
用力呼出50%肺活量的呼气流量与吸气流量比值　forced expiratory flow to forced inspiratory flow at 50 percent vital capacity
用力呼出75%肺活量的呼气流量　forced expiratory flow at 75% of FVC exhaled
用力吸气肺活量　forced inspiratory vital capacity
用力依赖部分　effort-dependent part
有效顺应性　effective compliance
右房舒张末压　right atrial end-diastolic pressure
右心室跨壁压　right ventricular transmural pressure
运动负荷　exercise load
运动激发试验　exercising provocation test
运动心肺功能测试　cardiopulmonary exercise test
诊断性胸腔穿刺术　diagnostic thoracentesis
蒸馏水或高渗盐水激发试验　distilled water or hypertonic saline provocation test
蒸馏水激发试验　distilled water provocation test
正电子发射体层成像　positron emission tomography
支气管肺泡灌洗术　bronchoalveolar lavage
支气管肺泡灌洗液　bronchoalveolar lavage fluid
支气管激发试验　bronchoprovocation testing
支气管镜检查术　bronchoscopy
支气管舒张试验　bronchodilation testing
脂肪呼吸商　respiratory quotient of fat
直接测定肺容量　directly measured lung volume
治疗性胸腔穿刺术　therapeutic thoracentesis
中心静脉压　central venous pressure
中心阻力　central resistance
自主呼吸试验　spontaneous breathing test
总呼气末压力　total end expiratory pressure
总呼吸频率　total respiratory frequency
纵隔镜检查　mediastinoscopy
纵隔镜检查术　mediastinoscopy
阻抗潮气呼吸图　resistance-time diagram
阻抗容积图　resistance-volume diagram
阻力时间　resistant time
最大二氧化碳产生量　maximal carbon dioxide output
最大二氧化碳排出量　maximal carbon dioxide discharge
最大咳嗽流量　peak cough expiratory flow
最大呼气流量　maximal expiratory flow
最大呼气流量-容积曲线　maximal expiratory flow-volume curve
最大呼气压　maximal expiratory pressure
最大跨膈压　maximal transdiaphragmatic pressure
最大流量-容积曲线　maximal flow-volume curve
最大每千克体重氧耗量　maximal oxygen consumption per kg body weight
最大平台压　maximum plateau pressure
最大通气量计算值　calculated value of maximal voluntary ventilation
最大吸气流量　peak inspiratory flow
最大吸气流量-容积曲线　maximal inspiratory flow-volume curve
最大吸气压　maximal inspiratory pressure
最大心率储备　maximal heart rate reserve
最大氧耗量　maximal oxygen consumption
最大运动通气量　maximal exercise ventilation
最大自主通气量　maximal voluntary ventilation
最低平台压　minimal plateau pressure
左房舒张末压　left atrial end-diastolic pressure
左心室跨壁压　left ventricular transmural pressure

# 7. 消化内科

## 7.1　疾病诊断名词

1 型糖尿病性腹泻　diarrhea due to type 1 diabetes mellitus

1 型糖尿病性肛门直肠功能障碍　anorectal dysfunction due to type 1 diabetes mellitus

1 型糖尿病性食管功能障碍　esophageal dysfunction due to type 1 diabetes mellitus

1 型糖尿病性胃轻瘫　gastroparesis due to type 1 diabetes mellitus

2 型糖尿病性腹泻　diarrhea due to type 2 diabetes mellitus

2 型糖尿病性肛门直肠功能障碍　anorectal dysfunction due to type 2 diabetes mellitus

2 型糖尿病性食管功能障碍　esophageal dysfunction due to type 2 diabetes mellitus

2 型糖尿病性胃轻瘫　gastroparesis due to type 2 diabetes mellitus

B 群沙门菌肠炎　enteritis due to group B Salmonella

C 群沙门菌肠炎　enteritis due to group C Salmonella

EB 病毒性肠炎　enteritis due to Epstein-Barr virus　［又称］EB 病毒肠炎△

EB 病毒性肝炎　Epstein-Barr virus hepatitis

ERCP 术后胰腺炎　post-ERCP pancreatitis　［又称］急性手术后胰腺炎△

阿哥拉沙门菌肠炎　enteritis due to Salmonella agona

阿拉杰里综合征　Ala Jerry syndrome

阿米巴肠溃疡　amebic intestinal ulcer

阿米巴结肠炎　amebic colitis　［又称］阿米巴结肠炎△

阿米巴阑尾炎　amebic appendicitis

阿米巴性肝脓肿　amebic liver abscess　［又称］肝阿米巴病△

埃尔托生物型霍乱　cholera due to Vibrio cholerae, El Tor biotype

奥狄括约肌痉挛　spasm of sphincter of Oddi sphincter　［又称］奥迪括约肌痉挛△, Oddi 括约肌痉挛△

奥狄括约肌狭窄　stenosis of Oddi sphincter　［又称］奥迪括约肌狭窄△

巴德 - 吉亚利综合征　Budd-Chiari syndrome　［又称］Budd-Chiari 综合征△, 布 - 加综合征△

巴雷特食管　Barrett esophagus

班替综合征　Banti's syndrome

鲍氏志贺菌痢疾　Shigella boydii dysenteriae

贲门恶性肿瘤　malignant tumor of cardia

贲门梗阻　obstruction of cardia

贲门继发恶性肿瘤　secondary malignant tumor of cardia

贲门交界性肿瘤　borderline tumor of cardia　［又称］贲门肿瘤△

贲门痉挛　spasm of cardia

贲门溃疡　ulcer of cardia

贲门良性肿瘤　benign tumor of cardia

贲门淋巴结继发恶性肿瘤　secondary malignant tumor of cardiac lymph node

贲门糜烂　erosion of cardia

贲门失弛缓　achalasia of cardia

贲门食管连接处原位癌　carcinoma in situ of esophagus cardia junction

贲门松弛　cardiochalasia

贲门损伤　cardia injury

贲门狭窄　preventriculosis

贲门血管瘤　hemangioma of cardia

贲门炎　cardia inflammation　［又称］贲门炎症△

贲门脂肪瘤　lipoma of cardia

闭孔疝　obturator hernia　［又称］盆底疝△

闭锁性阑尾　appendiceal atresia　［又称］阑尾闭锁△

鞭虫病　trichuriasis

变形杆菌肠炎　enteritis due to bacillus proteus

变应性肠炎　allergic enteritis

变应性胃炎　allergic gastritis

便秘　constipation

丙型肝炎病毒携带者　hepatitis C carrier

丙型肝炎相关性肾炎　nephritis associated with hepatitis C

丙毒性肠炎　viral enteritis

病毒性肝炎丙型急性无黄疸型　acute anicteric viral hepatitis C　［又称］急性无黄疸型丙型肝炎△

病毒性肝炎丙型急性淤胆型　acute cholestasis viral hepatitis C　［又称］急性淤胆型丙型肝炎△

病毒性肝炎丙型急性重型　acute severe hepatitis C

病毒性肝炎丙型慢性轻度　chronic mild hepatitis C

病毒性肝炎丙型慢性淤胆型　chronic cholestasis viral hepatitis C

病毒性肝炎丙型慢性中度　chronic moderate hepatitis C

病毒性肝炎丙型慢性重度　chronic severe hepatitis C

病毒性肝炎丙型亚急性重型　subacute gravis hepatitis C

病毒性肝炎并发肝昏迷　viral hepatitis complicated with hepatic coma

病毒性肝炎重叠感染　viral hepatitis superinfection

病毒性肝炎后遗症　sequelae of viral hepatitis

病毒性肝炎甲型急性黄疸型　acute icteric viral hepatitis A

病毒性肝炎甲型急性无黄疸型　acute non-icteric viral hepatitis A

病毒性肝炎甲型急性重型　acute gravis hepatitis A

病毒性肝炎甲型亚急性重型　subacute gravis hepatitis A

病毒性肝炎甲型淤胆型　cholestasis viral hepatitis A

病毒性肝炎慢性轻度　chronic mild viral hepatitis

病毒性肝炎慢性中度　chronic moderate viral hepatitis

病毒性肝炎慢性重度　chronic severe viral hepatitis

病毒性肝炎未分型急性黄疸型　acute icteric viral hepatitis undetermined type

病毒性肝炎三重感染　viral hepatitis due to triple infection

病毒性肝炎三重感染(三重以上,慢性轻度)　chronic mild hepatitis due to triple infection

病毒性肝炎三重感染(三重以上,慢性中度)　chronic moderate hepatitis due to triple infection

病毒性肝炎三重感染(三重以上,慢性重度)　chronic severe viral hepatitis due to triple infection

病毒性肝炎三重感染(三重以上,慢性重型)　chronic gravis viral hepatitis due to triple infection

病毒性肝炎双重感染　gravis viral hepatitis due to dual infection

病毒性肝炎未分型急性无黄疸型　acute anicteric viral hepatitis undetermined type

病毒性肝炎未分型急性淤胆型　acute cholestasis viral hepatitis undetermined type

病毒性肝炎未分型急性重型(暴发型)　acute gravis viral hepatitis undetermined type(fulminant)

病毒性肝炎未分型慢性轻度　chronic mild viral hepatitis undetermined type

病毒性肝炎未分型慢性淤胆型　chronic cholestasis viral hepatitis undetermined type

病毒性肝炎未分型慢性中度　chronic moderate viral hepatitis undetermined type

病毒性肝炎未分型慢性重度　chronic severe viral hepatitis undetermined type

病毒性肝炎未分型慢性重型　chronic gravis viral hepatitis undetermined type

病毒性肝炎未分型亚急性重型　subacute gravis viral hepatitis undetermined type

病毒性肝炎乙型丁型(重叠感染)慢性轻度　chronic mild viral hepatitis B and D superinfection

病毒性肝炎乙型丁型(重叠感染)慢性中度　chronic moderate viral hepatitis B and D superinfection

病毒性肝炎乙型丁型(重叠感染)慢性重度　chronic severe viral hepatitis B and D superinfection

病毒性肝炎乙型丁型(重叠感染)慢性重型　chronic gravis viral hepatitis B and D superinfection

病毒性肝炎乙型丁型(同时感染)急性黄疸型　acute icteric viral hepatitis B and D concurrent-infection

病毒性肝炎乙型丁型(同时感染)急性无黄疸型　acute anicteric viral hepatitis B and D concurrent-infection

病毒性肝炎乙型丁型(同时感染)急性重型　acute gravis viral hepatitis B and D concurrent-infection

病毒性肝炎乙型丁型(同时感染)亚急性重型　subacute gravis viral hepatitis B and D concurrent-infection

病毒性肝炎乙型丁型(同时感染)淤胆型　cholestasis viral hepatitis B and D concurrent-infection

病毒性胃肠炎　viral gastroenteritis

病毒性小肠炎　viral enteritis

播散型类圆线虫病　disseminated strongyloidiasis　[又称]播散性类圆线虫病△

不定型志贺菌痢疾　indeterminate shigella dysentery

不完全性肠梗阻　incomplete ileus

残窦综合征(胃切除术后)　residue sinus syndrome(postgastrectomy)

残留胆囊管炎　remanet cystic duct inflammation

残胃恶性肿瘤　malignant tumor of remanet stomach

残胃溃疡　ulcer of remanet stomach

残胃溃疡癌变伴出血　canceration of ulcer of remanet stomach with hemorrhage

残胃溃疡伴出血　ulcer of remanet stomach with hemorrhage

残胃炎　remanet gastritis

残胃炎伴出血　remanet gastritis with hemorrhage

残余胆囊结石　residual calculus of gallbladder

草莓状胆囊　strawberry gallbladder

产气杆菌肠炎　enteritis due to Enterobacter aerogenes

肠阿米巴病　intestinal amebiasis

肠重复畸形　duplication of intestine　[又称]肠重复△

肠出血　enterorrhagia

肠出血性大肠埃希菌肠炎　enterohemorrhagic Escherichia coli enteritis

肠道病毒感染　enteroviral infection　[又称]肠病毒感染△

肠道滴虫病　intestinal trichomoniasis　[又称]肠道毛滴虫病△

肠道恶性肿瘤　malignant tumor of intestine

肠道感染　intestinal infection

肠道钩虫病　intestinal ancylostomiasis

肠道寄生虫病　intestinal parasitic disease

肠道菌群失调　intestinal dysbacteriosis　[又称]胃肠菌群失调△

肠道类圆线虫病　intestinal strongyloidiasis

肠道慢性缺血性综合征　chronic ischaemia syndrome of intestine

肠道毛细线虫病　intestinal capillariasis

肠道念珠菌病　enteric candidiasis

肠道球虫病　intestinal coccidiosis

肠道蠕虫病　intestinal helminthiasis

肠道血管圆线虫病　intestinal angiostrongyliasis

肠道厌氧菌感染　intestinal anaerobe infection

肠毒性大肠埃希菌肠炎　enterotoxigenic Escherichia coli enteritis

肠二糖酶缺乏及二糖吸收不良　intestinal disaccharidase deficiency and disaccharide malabsorption

肠梗阻　intestinal obstruction

肠梗阻伴粘连　intestinal obstruction with adhesion

肠功能紊乱　intestinal dysfunction

肠坏疽　intestinal gangrene

肠坏死　intestinal necrosis

肠蛔虫病　intestinal ascariasis

肠交界性肿瘤　borderline tumor of intestine

肠绞窄　intestinal strangulation

肠绞窄坏死　intestinal strangulation and necrosis

肠结核　tuberculosis of intestine

肠结石　intestinal calculus

肠痉挛　spasm of intestine

肠扩张　dilatation of intestine

肠淋巴管扩张　intestinal lymphangiectasia

肠瘘　intestinal fistula

肠麻痹　enteroparalysis

肠黏附性大肠埃希菌肠炎　enteroadherent Escherichia coli enteritis　[又称]黏附性大肠埃希菌肠炎△

肠扭转　volvulus

肠脓肿　abscess of intestine

肠破裂　enterorrhexis

肠嵌塞　intestinal impaction

肠侵袭性大肠埃希菌肠炎　enteroinvasive Escherichia coli enteritis

肠缺血梗死　intestinal ischaemic infarction

肠上皮化生　intestinal metaplasia

肠鼠疫　intestinal plague

肠炭疽　intestinal anthrax

肠绦虫病　intestinal taeniasis

肠套叠　intussusception

肠吻合口狭窄　intestinal anastomotic stenosis

肠吸收不良　intestinal malabsorption　[又称]肠吸收障碍△

肠系膜动脉供血不足　mesenteric artery insufficiency

肠系膜动脉栓塞　mesenteric artery embolism

肠系膜动脉栓塞伴肠坏死　mesenteric artery embolism with intestinal necrosis

肠系膜动脉狭窄　mesenteric artery stenosis

肠系膜动脉血栓形成　mesenteric artery thrombosis

肠系膜动脉炎　mesenteric arteritis

肠系膜动脉硬化　mesenteric arteriosclerosis

肠系膜恶性肿瘤　malignant tumor of mesentery

肠系膜钙化　calcify of mesentery

肠系膜坏疽　gangrene of mesentery

肠系膜继发恶性肿瘤　secondary malignant tumor of mesentery

肠系膜间皮瘤　mesothelioma of mesentery

肠系膜交界性肿瘤　borderline tumor of mesentery

肠系膜结核　tuberculosis of mesentery

肠系膜静脉畸形　mesenteric venous malformation

肠系膜静脉血栓形成　mesenteric venous thrombosis

肠系膜静脉血栓形成伴肠坏死　mesenteric venous thrombosis with intestinal necrosis

肠系膜良性肿瘤　benign tumor of mesentery

肠系膜裂孔疝　mesenteric hiatal hernia

肠系膜淋巴管瘤　mesenteric lymphangioma

肠系膜淋巴结继发恶性肿瘤　secondary malignant tumor of mesenteric lymph node

肠系膜淋巴结结核　tuberculosis of mesenteric lymph node

肠系膜囊肿　mesenteric cyst

肠系膜扭转　mesenteric reverse

肠系膜脓肿　abscess of mesentery

肠系膜乳糜囊肿　mesenteric chylous cyst

肠系膜上动脉夹层　dissection of superior mesenteric artery　［又称］肠系膜上动脉夹层动脉瘤△

肠系膜上动脉综合征　superior mesenteric artery syndrome，superior mesentery artery syndrome

肠系膜上静脉血栓　thrombosis of superior mesenteric vein

肠系膜撕裂　mesenteric laceration　［又称］肠系膜裂伤△

肠系膜损伤　mesenteric injury

肠系膜血管瘤　hemangioma of mesentery

肠系膜炎　mesenteritis

肠系膜粘连　mesenteric adhesion

肠系膜脂肪瘤　lipoma of mesentery

肠系膜肿物　goitre of mesentery

肠狭窄　intestinal stenosis

肠狭窄坏死　intestinal stenosis and necrosis

肠纤维脂肪瘤　fibrolipoma of intestine

肠消化不良　intestinal dyspepsia

肠旋转不良　intestinal malrotation

肠血管畸形　vascular malformation of intestine

肠血管扩张　hemangiectasis of intestine

肠血管瘤　hemangioma of intestine

肠血管增生　vascular proliferation of intestine

肠易激综合征　irritable bowel syndrome，IBS

肠蝇蛆病　intestinal myiasis

肠源性脂肪代谢障碍　enterogenic lipodystrophia

肠造瘘术后功能障碍　enterostomy malfunction

肠粘连　intestinal adhesion

肠粘连性狭窄　adhesive stenosis of intestine

肠胀气　intestinal tympanites

肠脂肪瘤　lipoma of intestine

肠致病性大肠埃希菌肠炎　enteropathogenic Escherichia coli enteritis　［又称］致病性大肠埃希菌肠炎△

肠-子宫瘘　intestinouterine fistula

陈旧性肠结核　old intestinal tuberculosis

陈旧性肠系膜淋巴结结核　old mesenteric lymph node tuberculosis

陈旧性腹腔结核　old tuberculosis of abdominal cavity

成人肥厚性幽门狭窄　adult hypertrophic pyloric stenosis

迟发型倾倒综合征　delayed dumping syndrome

耻骨直肠肌肥厚症　puborectalis hypertrophy

重叠综合征　overlap syndrome

出血性腹膜炎　hemorrhagic peritonitis

出血性结肠炎　hemorrhagic colitis

出血性内痔　hemorrhagic internal hemorrhoid

出血性外痔　hemorrhagic external hemorrhoid

出血性直肠炎　hemorrhagic rectitis

创伤性肝血肿　traumatic hepatic hematoma

创伤性食管狭窄　traumatic esophageal stenosis

创伤性食管炎　traumatic esophagitis

创伤性胃破裂　traumatic gastrorrhexis

促胃液素分泌异常　gastrin parasecretion

大便失禁　fecal incontinence

大肠埃希菌肠炎　Escherichia coil enteritis

大肠癌伴出血　colorectal carcinoma with hemorrhage

大肠和小肠克罗恩病　Crohn disease of large intestine and small intestine

大肠和直肠继发恶性肿瘤　secondary malignant tumor of large intestine and rectum

大肠克罗恩病　Crohn disease of large intestine

大肠憩室病　diverticular disease of large intestine

大肠憩室病伴穿孔　diverticular disease of large intestine with perforation

大肠血管瘤　hemangioma of large intestine

大网膜坏死　necrosis of great epiploon

大网膜继发恶性肿瘤　secondary malignant tumor of great epiploon

大网膜粘连　adhesion of great epiploon

代谢相关脂肪性肝病　metabolic associated fatty liver disease

单侧腹股沟疝　unilateral inguinal hernia

单侧腹股沟疝伴坏疽　unilateral inguinal hernia with gangrene

单侧腹股沟斜疝　unilateral indirect inguinal hernia

单侧腹股沟斜疝伴坏疽　unilateral indirect inguinal hernia with gangrene

单侧腹股沟直疝　unilateral direct inguinal hernia

单侧腹股沟直疝伴坏疽　unilateral direct inguinal hernia with gangrene

单侧股疝伴梗阻　unilateral femoral hernia with obstruction

单侧股疝伴坏疽　unilateral femoral hernia with gangrene

单侧绞窄性腹股沟疝　unilateral strangulated inguinal hernia

单侧绞窄性股疝　unilateral strangulated femoral hernia

单侧难复性腹股沟疝　unilateral irreducible inguinal hernia

单侧嵌顿性腹股沟疝　unilateral incarcerated inguinal hernia

单侧嵌顿性腹股沟疝伴梗阻　unilateral incarcerated inguinal hernia with obstruction

单侧嵌顿性腹股沟斜疝　unilateral incarcerated indirect inguinal hernia

胆道闭锁　biliary atresia

胆道出血　hemobilia

胆道感染　infection of biliary tract

胆道蛔虫病　biliary ascariasis

胆道术后残留结石　postoperative residual stone of bile duct　［又称］结石残留△

胆道原位癌　carcinoma in situ of bile duct

胆道诊断性影像异常　abnormal finding on diagnostic imaging of bile duct

胆管穿孔　perforation of bile duct

胆管恶性肿瘤　malignant tumor of bile duct

胆管梗阻　obstruction of bile duct

胆管继发恶性肿瘤　secondary malignant tumor of bile duct

胆管结石　calculus of bile duct

胆管结石伴胆管炎　calculus of bile duct with cholangitis

胆管结石伴急性胆囊炎　calculus of bile duct with acute cholecystitis

胆管结石伴慢性胆囊炎　calculus of bile duct with chronic cholecystitis

胆管溃疡　ulcer of bile duct

胆管扩张　cholangiectasis

胆管良性肿瘤　benign tumor of bile duct

胆管瘘　fistula of bile duct

胆管破裂　rupture of bile duct

胆管十二指肠吻合口狭窄　stenosis of choledochoduodenal stoma

胆管损伤　bile duct injury

胆管狭窄　stenosis of bile duct

胆管炎　cholangitis

胆管炎性肝脓肿　cholangitic hepatapostema

胆管肿瘤　bile duct tumor

胆管周围炎　pericholangitis

胆红素排泄障碍　bilirubin acatharsia

胆绞痛　cholecystalgia

胆囊病变　gallbladder lesion

胆囊肠瘘　cholecystoenteric fistula

胆囊出血　hemorrhage of gallbladder

胆囊穿孔　perforation of gallbladder

胆囊胆固醇沉着症　cholesterolosis of gallbladder

胆囊恶性肿瘤　malignant tumor of gallbladder

胆囊肥大　hypertrophy of gallbladder　［又称］胆囊增大△

胆囊钙化　calcification of gallbladder

胆囊梗阻　obstruction of gallbladder

胆囊功能障碍　dysfunction of gallbladder　［又称］胆囊功能紊乱△

胆囊管恶性肿瘤　malignant tumor of cystic duct

胆囊管梗阻　obstruction of cystic duct

胆囊管结石　calculus of cystic duct　［又称］胆囊颈管结石△

胆囊坏疽　gangrene of gallbladder

胆囊积脓　empyema of gallbladder

胆囊积液　hydrops of gallbladder

胆囊继发恶性肿瘤　secondary malignant tumor of gallbladder　［又称］胆囊转移△

胆囊交界性肿瘤　borderline tumor of gallbladder

胆囊绞痛(复发性)　angina of gallbladder(recurrent)

胆囊结肠瘘　cysticocolic fistula

胆囊结核　cholecystic tuberculosis

胆囊结石　calculus of gallbladder

胆囊结石伴胆囊炎　calculus of gallbladder with cholecystitis

胆囊结石伴坏疽性胆囊炎　calculus of gallbladder with gangrenous cholecystitis

胆囊结石伴急性胆囊炎　calculus of gallbladder with acute cholecystitis　［又称］急性胆囊炎伴胆囊结石△

胆囊结石伴急性化脓性胆囊炎　calculus of gallbladder with acute suppurative cholecystitis　［又称］急性化脓性胆囊炎伴胆囊结石△

胆囊结石伴慢性胆囊炎　calculus of gallbladder with chronic cholecystitis

胆囊结石伴慢性胆囊炎急性发作　calculus of gallbladder with chronic cholecystitis acute attack

胆囊结石嵌顿　calculus incarceration of gallbladder

胆囊空肠吻合口狭窄　stenosis of cholecystojejunal stoma

胆囊良性肿瘤　benign tumor of gallbladder

胆囊瘘　fistula of gallbladder

胆囊黏液囊肿　mucous cyst of gallbladder

胆囊扭转　torsion of gallbladder

胆囊破裂　rupture of gallbladder

胆囊切除术后粘连　adhesion of postcholecystectomy

胆囊切除术后综合征　postcholecystectomy syndrome

胆囊十二指肠瘘　cholecystoduodenal fistula

胆囊损伤　injury of gallbladder

胆囊萎缩　atrophy of gallbladder

胆囊胃瘘　cholecystogastric fistula

胆囊息肉　gallbladder polyp

胆囊腺肌症　adenomyomatosis of gallbladder

胆囊血管畸形　vascular malformation of gallbladder　［又称］先天性胆囊血管畸形△

胆囊炎　cholecystitis

胆囊原位癌　carcinoma in situ of gallbladder

胆囊占位性病变　gallbladder mass

胆囊肿物　goitre of gallbladder　［又称］胆囊占位△

胆囊周围脓肿　pericholecystic abscess

胆囊周围炎　pericholecystitis　［又称］胆囊周炎△

胆石性肠梗阻　gallstone ileus

胆石症　cholelithiasis　［又称］胆管结石△，胆结石△

胆小管炎性肝炎　cholangiolitic hepatitis

胆源性胰腺炎　biliary pancreatitis

胆汁反流　biliary regurgitation

胆汁性腹膜炎　biliary peritonitis

胆汁性肝硬化　biliary cirrhosis

胆汁淤积　cholestasis

胆汁淤积性肝炎　cholestasis hepatitis

胆总管残余结石　residual calculus of choledoch

胆总管恶性肿瘤　malignant tumor of choledoch

胆总管梗阻　choledoch obstruction

胆总管结石　choledocholithiasis

胆总管结石伴急性胆管炎　choledocholithiasis with acute cholangitis

胆总管结石伴急性胆囊炎　choledocholithiasis with acute cholecystitis

胆总管结石伴慢性胆囊炎　choledocholithiasis with chronic cholecystitis

胆总管结石合并急性化脓性胆管炎　choledocholithiasis with acute suppurative cholangitis　［又称］胆总管结石伴急性化脓性胆管炎△

胆总管痉挛　spasm of choledoch

胆总管空肠吻合口狭窄　stenosis of choledochojejunal stoma

胆总管扩张　choledochectasia

胆总管囊肿　choledochal cyst

胆总管十二指肠瘘　choledochoduodenal fistula

胆总管炎　choledochitis

蛋白丢失性肠病　protein losing enteropathy　［又称］蛋白丢失性胃肠病△

等孢球虫病　isosporiasis　［又称］等孢子球虫病△

低位肛瘘　low anal fistula

低张力胃　low-tension stomach

骶前囊肿　presacral cyst

杜宾 - 约翰逊综合征　Dubin-Johnson syndrome　［又称］Dubin-Johnson综合征△

短肠综合征　short-bowel syndrome　［又称］继发性短肠综合征△，肠切除后综合征△

多发性浆膜腔积液　multiple dropsy of serous cavity　［又称］多浆膜腔积液△

多发性浆膜炎　multiple serositis, polyserositis　［又称］多浆膜炎△

多发性溃疡　multiple ulcers

多发性溃疡伴出血　multiple ulcers with hemorrhage

恶心　nausea

恶性腹水　malignant ascites

二期梅毒性肝炎　secondary syphilitic hepatitis

法特壶腹恶性肿瘤　malignant tumor of ampulla of Vater

法特壶腹交界性肿瘤　borderline tumor of ampulla of Vater

法特壶腹原位癌　carcinoma in situ of ampulla of Vater　［又称］壶腹原位癌△

反流性食管炎　reflux esophagitis

反流性胃炎　reflux gastritis

反酸　acid regurgitation

放射性肠炎　radiation enteritis

放射性食管炎　radiation esophagitis

放射性直肠炎　radiation proctitis

非创伤性肠穿孔　nontraumatic perforation of intestine

非肝硬化性门静脉高压　non-cirrhosis portal hypertension　［又称］非硬化性门静脉高压症△

非感染性腹泻　non-infectious diarrhea

非酒精性脂肪性肝炎　non-alcoholic fatty hepatitis

非酒精性脂肪性肝炎相关肝硬化　non-alcoholic fatty hepatitis-associated cirrhosis　［又称］非酒精性脂肪性肝纤维化和肝硬化△

非酒精性脂肪性胰病　non-alcoholic fatty pancreas disease

非痢疾性阿米巴结肠炎　amebic nondysenteric colitis　［又称］阿米巴非痢疾性结肠炎△

非热带性口炎性腹泻　non-tropical sprue

非新生儿高胆红素血症　non-neonatal hyperbilirubinemia

非甾体抗炎药相关性溃疡　nonsteroid anti-inflammatory drug associated ulcer　［又称］NSAID 相关溃疡△

粪便嵌塞　fecal impaction

粪便潴留　fecal retention

麸质敏感性肠病　gluten-sensitive enteropathy

福氏志贺菌痢疾　bacillary dysentery due to Shigella flexneri

复发性胆管绞痛　recurrent angina of bile duct

复发性胆管炎　recurrent cholangitis

复发性阑尾炎　recurrent appendicitis　［又称］阑尾炎△

复发性胰腺炎　recurrent pancreatitis　［又称］复发性急性胰腺炎△

复合性溃疡　compound ulcer

复合性溃疡伴出血　compound ulcer with hemorrhage

复孔绦虫病　dipylidiasis

副溶血弧菌肠炎　enteritis due to Vibrio parahaemolyticus

副溶血性弧菌食物中毒　food poisoning due to Vibrio parahaemolyticus

腹白线疝　linea alba hernia　［又称］腹壁疝△

腹壁肠瘘　abdominal intestinal fistula
腹壁瘘管　abdominal fistula
腹壁粘连　adhesion of abdominal wall
腹部肿物　abdominal mass　［又称］腹部占位△
腹部肿胀　abdominal swelling
腹放线菌病　abdominal actinomycosis
腹股沟环松弛　inguinal ring looseness
腹股沟斜疝合并直疝　indirect inguinal hernia with direct inguinal hernia　［又称］单侧腹股沟斜疝合并直疝△
腹茧症　abdominal cocoon
腹膜壁层恶性肿瘤　malignant tumor of parietal peritoneum
腹膜壁层间皮瘤　mesothelioma of parietal peritoneum
腹膜恶性肿瘤　malignant tumor of peritoneum
腹膜骨盆恶性肿瘤　malignant tumor of peritoneum and pelvis
腹膜后感染　infection of retroperitoneum
腹膜后和腹膜继发恶性肿瘤　secondary malignant tumor of retroperitoneum and peritoneum
腹膜后间皮瘤　mesothelioma of retroperitoneum　［又称］恶性腹膜间皮瘤△
腹膜后交界性肿瘤　borderline tumor of retroperitoneum　［又称］腹膜后肿瘤△
腹膜后良性肿瘤　benign tumor of retroperitoneum
腹膜后淋巴结结核　retroperitoneal lymph node tuberculosis
腹膜后囊肿　retroperitoneal cyst
腹膜后血管瘤　retroperitoneal hemangioma
腹膜后血肿　retroperitoneal hematoma
腹膜后脂肪瘤　retroperitoneal lipoma
腹膜后肿物　retroperitoneal mass
腹膜继发恶性肿瘤　secondary malignant tumor of peritoneum　［又称］多发腹膜转移△，腹膜多发转移，腹膜广泛转移△，后腹膜转移△
腹膜间皮瘤　mesothelioma of peritoneum
腹膜交界性肿瘤　borderline tumor of peritoneum
腹膜结核　tuberculosis of peritoneum
腹膜良性肿瘤　benign tumor of peritoneum
腹膜脓肿　peritoneal abscess
腹膜损伤　peritoneal injury
腹膜透析腹膜炎　peritonitis due to peritoneal dialysis
腹膜炎　peritonitis
腹膜粘连　peritoneal adhesion
腹内多器官损伤　injury of intra-abdominal multiple organs
腹内淋巴结继发恶性肿瘤　secondary malignant tumor of intra-abdominal lymph node
腹内器官损伤　injury of intra-abdominal organ　［又称］开放性腹部损伤△
腹内疝伴肠梗阻　abdominal internal hernia with ileus
腹内疝伴坏死　abdominal internal hernia with gangrene
腹嵌顿疝　abdominal incarcerated hernia　［又称］腹壁嵌顿疝△
腹腔动脉畸形　malformation of celiac artery　［又称］先天性腹腔动脉畸形△
腹腔动脉压迫综合征　celiac artery compression syndrome
腹腔恶性肿瘤　malignant tumor of abdominal cavity
腹腔感染　abdominal infection
腹腔广泛性肿块　abdominal extensive mass
腹腔广泛性肿胀　abdominal extensive swell
腹腔积血　hemoperitoneum　［又称］腹腔出血△
腹腔棘球蚴病　intra-abdominal echinococcosis
腹腔继发恶性肿瘤　secondary malignant tumor of abdominal cavity　［又称］腹腔转移△
腹腔假性囊肿　abdominal pseudocyst
腹腔结核　abdominal tuberculosis
腹腔良性肿瘤　benign tumor of abdominal cavity
腹腔淋巴管瘤　abdominal lymphangioma
腹腔淋巴结继发恶性肿瘤　secondary malignant tumor of celiac lymph node　［又称］腹腔内淋巴结转移△
腹腔淋巴结结核　tuberculosis of abdominal celiac lymph node
腹腔囊肿　abdominal cyst
腹腔脓肿　abdominal abscess
腹腔血管瘤　abdominal hemangioma
腹腔粘连　abdominal adhesion
腹腔脂肪瘤　abdominal lipoma　［又称］腹腔内器官良性脂肪瘤样肿瘤△
腹疝　abdominal hernia　［又称］腹壁疝△
腹疝伴梗阻　abdominal hernia with obstruction　［又称］单侧腹股沟疝伴梗阻△
腹主动脉旁良性肿瘤　benign tumor of para-abdominal aorta
肝癌破裂出血　bleeding of ruptured hepatic carcinoma
肝出血　hepatorrhagia　［又称］肝破裂出血△
肝挫伤　liver contusion　［又称］肝损伤△
肝动脉动脉瘤　aneurysm of hepatic artery
肝动脉损伤　hepatic artery injury
肝多发性再生肥大结节　multiple regenerative hypertrophic nodes of liver
肝恶性肿瘤　malignant tumor of liver
肝肺综合征　hepatopulmonary syndrome
肝钙化灶　calcification focus of liver
肝梗死　infarction of liver　［又称］肝梗塞△
肝功能不全　hepatic insufficiency
肝功能衰竭　hepatic failure　［又称］肝衰竭△
肝功能异常　liver dysfunction
肝管出血　hemorrhage of hepatic duct
肝管恶性肿瘤　malignant tumor of hepatic duct
肝管结石　calculus of hepatic duct
肝管结石伴慢性胆囊炎　calculus of hepatic duct with chronic cholecystitis
肝管空肠吻合口狭窄　stricture of hepaticojejunal stoma
肝管息肉　polypus of hepatic duct
肝管狭窄　stricture of hepatic duct
肝含铁血黄素沉着症　hemosiderosis of liver
肝坏死　hepatonecrosis
肝棘球蚴病　echinococcosis of liver　［又称］肝包虫病△
肝继发恶性肿瘤　secondary malignant tumor of liver
肝交界性肿瘤　borderline tumor of liver
肝结核　tuberculosis of liver
肝静脉损伤　hepatic vein injury
肝静脉狭窄　stenosis of hepatic vein
肝巨噬细胞肉瘤　sarcoma of Kupffer cell
肝良性肿瘤　benign tumor of liver
肝毛细线虫病　capillariasis hepatica
肝门胆管恶性肿瘤　malignant tumor of portal bile duct
肝门淋巴结继发恶性肿瘤　secondary malignant tumor of hepatic portal lymph node　［又称］肝门区淋巴结转移△
肝门淋巴结结核　tuberculosis of hepatic portal lymph node
肝门淋巴结肿大　hepatic portal lymphadenectasis
肝门血管畸形　hepatic portal vascular malformation　［又称］先天性肝血管畸形△
肝母细胞瘤　hepatoblastoma
肝囊虫病　hepatic cysticercosis
肝囊肿　hepatic cyst
肝内胆管恶性肿瘤　malignant tumor of intrahepatic bile duct
肝内胆管交界性肿瘤　borderline tumor of intrahepatic bile duct　［又称］肝内胆管肿瘤△
肝内胆管结石　calculus of intrahepatic bile duct
肝内胆管结石伴慢性胆囊炎　calculus of intrahepatic bile duct with chronic cholecystitis　［又称］肝胆管结石伴胆囊炎△
肝内胆管扩张　dilation of intrahepatic bile duct　［又称］肝胆管扩张△
肝内胆管良性肿瘤　benign tumor of intrahepatic bile duct

肝内胆管狭窄　stenosis of intrahepatic bile duct　［又称］肝胆管狭窄△

肝内胆管炎　intrahepatic cholangitis

肝内胆汁淤积　intrahepatic cholestasis

肝内钙化灶　intrahepatic calcification focus

肝脓肿　liver abscess

肝泡状棘球蚴病　alveolar hydatid disease of liver

肝脾大　hepatosplenomegaly　［又称］肝脾肿大△

肝片吸虫病　fascioliasis hepatica

肝轻度撕裂伤　mild laceration of liver

肝肉芽肿　hepatic granuloma

肝肾综合征　hepatorenal syndrome

肝撕裂伤　liver laceration

肝外胆管恶性肿瘤　malignant tumor of extrahepatic bile duct

肝外胆管良性肿瘤　benign tumor of extrahepatic bile duct

肝萎缩　hepatatrophia

肝细胞癌　hepatocellular carcinoma

肝细胞性黄疸　hepatocellular jaundice

肝细粒棘球蚴病　hepatic echinococcosis granulosa　［又称］肝细粒棘球蚴感染△

肝下垂　hepatoptosis

肝纤维化　hepatic fibrosis　［又称］肝脏纤维化△

肝小静脉闭塞病　hepatic veno occlusive disease

肝性脑病　hepatic encephalopathy，hepatic coma　［又称］肝昏迷△

肝性肾病　hepatic nephropathy

肝血管瘤　hepatic hemangioma　［又称］肝脏血管瘤△

肝血管肉瘤　hepatic angiosarcoma

肝血肿　hematoma of liver

肝炎　hepatitis

肝炎后肝硬化　posthepatitic cirrhosis

肝炎后高胆红素血症　posthepatitic hyperbilirubinemia

肝炎后黄疸　posthepatitic jaundice

肝炎性假瘤　inflammatory pseudotumor of liver

肝炎性肿块　inflammatory goitre of liver

肝移植状态　liver transplantation status

肝硬化　liver cirrhosis，cirrhosis of liver

肝硬化伴食管静脉曲张　liver cirrhosis with varix of esophagus

肝硬化伴食管静脉曲张破裂出血　liver cirrhosis with esophageal varix rupture and bleeding

肝原位癌　hepatic carcinoma in situ

肝脏移植排斥　liver transplantation rejection

肝脏移植失败　liver transplantation failure

肝增生性结节　hyperplastic liver nodule　［又称］肝局灶性结节增生△

肝占位性病变　occupying lesion of liver

肝诊断性影像异常所见　abnormal finding on diagnostic imaging of liver

肝脂肪瘤　lipoma of liver

肝中度撕裂伤　moderate laceration of liver

肝中心出血性坏死　centrilobular hemorrhagic necrosis of liver　［又称］肝中心性出血性坏死△

肝肿物　hepatic goitre

肝重度撕裂伤　severe laceration of liver

肝自发性破裂出血　spontaneous rupture and hemorrhage of liver　［又称］自发性肝破裂出血△

感染性腹泻　infectious diarrhea

感染性黄疸　infectious jaundice

感染性胰腺坏死　infectious pancreatic necrosis

感染性胰腺炎　infectious pancreatitis　［又称］慢性感染性胰腺炎△

肛窦炎　anal sinusitis

肛管恶性肿瘤　malignant tumor of anal canal

肛管继发恶性肿瘤　secondary malignant tumor of anal canal

肛管良性肿瘤　benign tumor of anal canal

肛管囊肿　cyst of anal canal

肛管息肉　polyp of anal canal

肛管炎　inflammation of anal canal

肛管原位癌　carcinoma in situ of anal canal

肛管直肠恶性肿瘤　malignant tumor of anal canal and rectum　［又称］直肠肛管恶性肿瘤△

肛管肿物　goitre of anal canal

肛裂　anal fissure

肛瘘　anal fistula

肛门闭锁会阴瘘　anal atresia with perineal fistula

肛门恶性黑色素瘤　malignant melanoma of anus

肛门恶性肿瘤　malignant tumor of anus

肛门和直肠出血　hemorrhage of anus and rectum

肛门和直肠内异物　foreign body in anus and rectum　［又称］肛门内异物△

肛门继发恶性肿瘤　secondary malignant tumor of anus

肛门痉挛　anal spasm

肛门括约肌失弛缓症　achalasia of sphincter ani

肛门括约肌松弛　looseness of sphincter ani

肛门良性肿瘤　benign tumor of anus

肛门瘘管　anal fistula

肛门梅毒　syphilis of anus

肛门囊肿　cyst of anus

肛门脓肿　anal abscess

肛门旁皮下脓肿　perianal subcutaneous abscess

肛门脱垂　procidentia of anus

肛门息肉　anal polyp

肛门狭窄　stricture of anus

肛门血管瘤　hemangioma of anus

肛门异物　foreign body in anus

肛门原位癌　carcinoma in situ of anus

肛门直肠恶性肿瘤　malignant tumor of anus and rectum　［又称］直肠肛门恶性肿瘤△

肛门直肠连接处恶性肿瘤　malignant tumor of anorectal junction

肛门直肠瘘　anorectal fistula

肛门直肠脓肿　anorectal abscess

肛乳头肥大　hypertrophy of anal papilla

肛周感染　perianal infection

肛周溃疡　perianal ulcer　［又称］肛门周围溃疡△

肛周脓肿　perianal abscess

肛周肿物　perianal goitre

高位肛瘘　high anal fistula

高胃泌素血症　hypergastrinemia

高脂血症性胰腺炎　pancreatitis due to hyperlipidemia

膈肌粘连　adhesion of musculus diaphragm

膈疝　diaphragmatic hernia

膈疝伴梗阻　diaphragmatic hernia with obstruction

膈下结核性脓肿　subphrenic tuberculous abscess

膈下良性肿瘤　subphrenic benign tumor

膈下脓肿　subphrenic abscess

膈粘连　adhesion of diaphragma

梗阻性化脓性胆管炎　obstructive suppurative cholangitis　［又称］急性梗阻性化脓性胆管炎△

梗阻性黄疸　obstructive jaundice

弓形虫肝炎　toxoplasma hepatitis　［又称］弓形虫肝炎△

功能性腹痛　functional abdominal pain

功能性腹泻　functional diarrhea

供肝脏者　liver donor

钩虫病　ancylostomiasis

古典生物型霍乱　cholera due to Vibrio cholerae of classic biotype

股疝　femoral hernia　［又称］单侧股疝△

关闭回肠造口　close iliac stoma

关闭结肠造口　close colonic stoma

关闭胃造口　close gastric stoma

关闭消化道人工造口　close gastrointestinal artificial stoma

果糖 -1,6- 二磷酸酶缺乏　deficiency of fructose-1,6-diphosphate　［又称］果糖 -1,6- 二磷酸酶缺乏症△

果糖代谢紊乱　disorder of fructose metabolism

过敏性肠炎　enteritis anaphylactica　［又称］过敏性结肠炎△
过敏性腹泻　allergic diarrhea
黑便　melaena
横结肠恶性肿瘤　malignant tumor of transverse colon
横结肠良性占位　benign occupying lesion of transverse colon
横结肠良性肿瘤　benign tumor of transverse colon
横结肠损伤　transverse colon injury
喉咽反流　reflex of hypopharynx　［又称］咽喉反流△
后天性食管憩室　acquired oesophageal diverticula
后天性食管狭窄　acquired esophagostenosis
胡桃夹食管　nutcracker esophagus
壶腹交界性肿瘤　borderline tumor of ampulla
壶腹良性肿瘤　benign tumor of ampulla
化脓性胆管炎　purulent cholangitis
化脓性腹膜炎　purulent peritonitis　［又称］急性化脓性腹膜炎△
化脓性胰腺炎　purulent pancreatitis　［又称］急性化脓性胰腺炎△
化学毒物肝损害　hepatic lesion due to chemical toxicology　［又称］肝损害△
化学性食管炎　chemical esophagitis
坏疽性腹疝　gangrenous abdominal hernia
坏疽性膈疝　gangrenous diaphragmatic hernia
坏疽性脐疝　gangrenous umbilical hernia　［又称］腹壁疝（脐疝）伴有坏疽△
黄疸　jaundice
回肠恶性肿瘤　malignant tumor of ileum
回肠克罗恩病　Crohn disease of ileum
回肠良性肿瘤　benign tumor of ileum
回肠黏膜脱垂　iliac prolapse of mucosa
回肠破裂　rupture of ileum　［又称］开放性回肠破裂△
回肠损伤　ileum injury
回肠造口术的安装和调整　fitting and adjustment of ileostomy
回肠造口维护　attention to ileostomy
回盲瓣良性肿瘤　benign tumor of ileocecal valve
回盲部恶性肿瘤　malignant tumor of ileocecus　［又称］回盲恶性肿瘤△
回盲部憩室　diverticulum of ileocecus
回盲部肉芽肿　granuloma of ileocecus
回盲部肿物　goitre of ileocecus
蛔虫病　ascariasis
蛔虫病　hepatic duct ascariasis　［又称］肝内胆管蛔虫病△
会阴部切口疝　incisional hernia of perineum
混合型肠道蠕虫病　mixed intestinal helminthiasis
混合痔　mixed hemorrhoid
霍乱　cholera
霍乱暴发型　cholera explosive type
霍乱轻型　cholera mild type　［又称］轻型霍乱△
霍乱中型　cholera moderate type　［又称］中型霍乱△
霍乱重型　cholera severe type　［又称］重型霍乱△
机械性肠梗阻　mechanical ileus
急腹症　acute abdomen
急性阿米巴痢疾　acute amebic dysentery
急性丙型病毒性肝炎　acute viral hepatitis C
急性肠阿米巴病　acute intestinal amebiasis
急性肠系膜淋巴结炎　acute mesenteric lymphadenitis
急性肠炎　acute enteritis
急性出血坏死性胰腺炎　acute hemorrhagic necrotizing pancreatitis
急性出血性肠炎　acute hemorrhagic enteritis
急性出血性坏死性肠炎　acute hemorrhagic necrotizing enteritis
急性胆管炎　acute cholangitis
急性胆囊炎　acute cholecystitis
急性腹膜炎　acute peritonitis
急性肝衰竭　acute hepatic failure
急性肛裂　acute anal fissure
急性化脓性胆管炎　acute suppurative cholangitis
急性化脓性胆囊炎　acute suppurative cholecystitis

急性化脓性肝胆管炎　acute suppurative hepatocholangitis
急性化脓性梗阻性胆管炎　acute suppurative obstructive cholangitis
急性化脓性阑尾炎　acute suppurative appendicitis
急性化脓性阑尾炎伴穿孔　acute suppurative appendicitis complicated with perforation
急性化脓性阑尾炎伴腹膜炎　acute suppurative appendicitis complicated with peritonitis
急性化脓性阑尾炎伴阑尾周围脓肿　acute suppurative appendicitis complicated with periappendiceal abscess
急性化脓性阑尾炎伴阑尾周围炎　acute suppurative appendicitis complicated with periappendicitis
急性化脓性弥漫性腹膜炎　acute suppurative diffuse peritonitis
急性坏疽性胆囊炎　acute gangrenous cholecystitis
急性坏疽性阑尾炎　acute gangrenous appendicitis
急性坏疽性阑尾炎伴穿孔　acute gangrenous appendicitis with perforation
急性坏疽性阑尾炎伴穿孔伴弥漫性腹膜炎　acute gangrenous appendicitis with perforation and diffuse peritonitis　［又称］急性阑尾炎穿孔伴局限性腹膜炎△
急性黄疸型丙型肝炎　acute icteric viral hepatitis C　［又称］病毒性肝炎丙型急性黄疸型△
急性黄疸型戊型肝炎　acute icteric viral hepatitis E
急性黄疸型乙型肝炎　acute icteric hepatitis B
急性黄色肝萎缩　acute yellow atrophy of liver
急性结肠炎　acute colitis
急性阑尾炎　acute appendicitis
急性阑尾炎伴穿孔　acute perforated appendicitis　［又称］急性穿孔性阑尾炎△
急性阑尾炎伴腹膜炎　acute appendicitis with peritonitis
急性阑尾炎伴腹腔脓肿　acute appendicitis with intra-abdominal abscess　［又称］急性阑尾炎伴腹膜脓肿△
急性阑尾炎伴弥漫性腹膜炎　acute appendicitis with diffuse peritonitis
急性阑尾炎穿孔伴腹膜炎　acute appendicitis perforation with peritonitis
急性阑尾炎及阑尾周围炎　acute appendicitis and periappendicitis
急性弥漫性腹膜炎　acute diffuse peritonitis
急性糜烂性胃炎　acute erosive gastritis
急性轻症胰腺炎　acute mild pancreatitis　［又称］急性胰腺炎轻度△
急性上消化道出血　acute upper gastrointestinal hemorrhage
急性胃肠炎　acute gastroenteritis
急性胃空肠溃疡　acute gastrojejunal ulcer　［又称］胃空肠溃疡△
急性胃溃疡　acute gastric ulcer
急性胃扩张　acute gastric dilatation
急性胃黏膜病变伴出血　acute gastric mucosal lesion with hemorrhage　［又称］急性胃黏膜病变△
急性胃炎　acute gastritis
急性无黄疸性肝炎　acute anicteric hepatitis
急性无黄疸性乙型肝炎　acute anicteric hepatitis B
急性戊型病毒性肝炎　acute viral hepatitis E　［又称］急性戊型肝炎△
急性细菌性痢疾　acute bacillary dysentery
急性胰腺炎　acute pancreatitis
急性淤胆型乙型肝炎　acute cholestatic hepatitis B
急性重型（暴发型）病毒性肝炎　acute severe（fulminant）viral hepatitis
急性重型肝炎　acute severe hepatitis
急性重型戊型肝炎　acute severe hepatitis E
急性重型乙型肝炎　acute severe hepatitis B
急性重症胰腺炎　acute severe pancreatitis
继发性胆汁性肝硬化　secondary biliary cirrhosis　［又称］继发性胆汁型肝硬化△
继发性腹膜炎　secondary peritonitis
继发性乳糖缺乏　secondary lactase deficiency
家族性息肉病　familial polyposis
甲亢性肝损害　hyperthyroid hepatic lesion

甲型病毒性肝炎　viral hepatitis A
贾第虫病　giardiasis
假肛口瘢痕狭窄　cicatricial stricture of false anus opening
假膜性肠炎　pseudomembranous enterocolitis　［又称］伪膜性肠炎△，难辨梭状芽孢杆菌肠炎△
姜片虫病　fasciolopsiasis
降结肠恶性肿瘤　malignant tumor of descending colon
降结肠良性肿瘤　benign tumor of descending colon
降结肠损伤　descending colon injury
降结肠息肉　polyp of descending colon
降结肠乙状结肠恶性肿瘤　malignant tumor of descending colon and sigmoid colon
绞窄性膈疝伴梗阻　strangulated diaphragmatic hernia with obstruction
绞窄性疝　strangulated hernia　［又称］绞窄性肠疝△，绞窄性腹股沟疝△
结肠癌伴出血　carcinoma of colon with hemorrhage
结肠多处损伤　multiple injuries of colon
结肠恶性肿瘤　malignant tumor of colon
结肠肝曲恶性肿瘤　malignant tumor of hepatic flexure of colon
结肠肝曲良性肿瘤　benign tumor of hepatic flexure of colon
结肠梗阻　obstruction of colon
结肠功能紊乱　dysfunction of colon
结肠积气　pneumocolon
结肠继发恶性肿瘤　secondary malignant tumor of colon
结肠间皮瘤　mesothelioma of colon
结肠交界性肿瘤　borderline tumor of colon
结肠克罗恩病　Crohn disease of colon
结肠溃疡　colonic ulcer
结肠良性肿瘤　benign tumor of colon
结肠瘘　fistula of colon
结肠内异物　foreign body in colon
结肠扭转　volvulus of colon
结肠脾曲恶性肿瘤　malignant tumor of splenic flexure of colon
结肠脾曲良性肿瘤　benign tumor of splenic flexure of colon
结肠破裂　rupture of colon　［又称］肠破裂△，创伤性肠破裂△
结肠憩室　colonic diverticula
结肠憩室炎　diverticulitis of colon
结肠松弛　looseness of colon
结肠损伤　colon injury
结肠息肉恶变　polyp canceration of colon
结肠系膜恶性肿瘤　malignant tumor of mesocolon
结肠系膜间皮瘤　mesothelioma of mesocolon
结肠下垂　coloptosis
结肠腺瘤恶变　adenoma canceration of colon
结肠腺瘤样息肉病　adenomatous polyp disease of colon
结肠胸腔瘘　fistula between colon and thorax
结肠血管扩张　hemangiectasis of colon　［又称］结肠血管扩张症△
结肠原位癌　carcinoma in situ of colon
结肠造口黏膜脱垂　prolapse of mucosa of colostomy　［又称］结肠造口脱垂△
结肠造口术后狭窄　postoperative stricture of colostomy
结肠造口维护　attention to colostomy
结肠脂肪垂　fat sag of colon
结肠肿物　goitre of colon
结核性腹膜炎　tuberculous peritonitis
结核性腹水　tuberculous ascites
结核性肛瘘　tuberculous anal fistula
结核性食管炎　tuberculous esophagitis
结核性胃结肠瘘　tuberculous gastrocolic fistula
结核性直肠瘘　tuberculous rectal fistula
结节线虫病　esophagostomiasis
结节性肝硬化　nodular cirrhosis
结直肠黑变病　colorectal melanosis coli
金黄色葡萄球菌肠炎　Staphylococcus aureus enteritis

颈部食管挫伤　contusion of cervical esophagus
颈部食管开放性损伤　open injury of cervical esophagus　［又称］开放性颈部食管损伤△
痉挛性肠梗阻　spastic intestinal obstruction　［又称］假性肠梗阻△
痉挛性结肠　spastic colon
酒精性肝病　alcoholic liver disease　［又称］酒精性肝损伤△
酒精性肝炎　alcoholic hepatitis
酒精性肝硬化　alcoholic cirrhosis
酒精性肝硬化伴食管静脉曲张　alcoholic cirrhosis with esophageal varix　［又称］酒精性肝硬化食管静脉曲张△
酒精性肝硬化伴食管静脉曲张破裂出血　alcoholic cirrhosis with esophageal varix bleeding
酒精性急性胰腺炎　alcoholic acute pancreatitis　［又称］急性酒精性胰腺炎△
酒精性慢性胰腺炎　alcoholic chronic pancreatitis
酒精性胃炎　alcoholic gastritis
酒精性脂肪肝　alcoholic fatty liver
局限性腹膜炎　localized peritonitis
局限性缺血性肠病　localized ischemic bowel disease
巨细胞病毒性肝炎　cytomegalovirus hepatitis
巨细胞病毒性胰腺炎　cytomegalovirus pancreatitis
巨直肠　megarectum
菌痢混合感染　mixed infection of bacillary dysentery
卡纳达-克朗凯特综合征　Cronkhite-Canada syndrome
柯萨奇病毒性肠炎　Coxsackie virus enteritis
空肠恶性肿瘤　jejunal malignant tumor
空肠克罗恩病　jejunal Crohn disease
空肠溃疡伴出血　jejunal ulcer with hemorrhage
空肠溃疡伴出血和穿孔　jejunal ulcer with hemorrhage and perforation
空肠良性肿瘤　jejunal benign tumor
空肠内异物　foreign body in jejunum
空肠破裂　jejunal rupture
空肠憩室　jejunal diverticulum
空肠憩室炎　jejunal diverticulitis
空肠损伤　jejunal injury
口炎性腹泻　celiac sprue
库普弗细胞肉瘤　Kupffer cell sarcoma　［又称］Kupffer细胞肉瘤△
溃疡病穿孔　peptic ulcer perforation
溃疡性结肠炎伴出血　ulcerative colitis with hemorrhage　［又称］溃疡性结肠炎△
溃疡性外痔　ulcerated external hemorrhoid
溃疡性直肠炎　ulcerative proctitis
括约肌内脓肿　abscess in musculus sphincter
拉埃内克肝硬化　Laennec cirrhosis　［又称］Laennec肝硬化△
蜡样芽孢杆菌食物中毒　bacillus cereus food poisoning
阑尾包块　appendiceal mass
阑尾残端炎　appendix stump inflammation
阑尾恶性肿瘤　appendiceal malignant tumor
阑尾交界性肿瘤　appendiceal borderline tumor
阑尾结石　appendiceal lithiasis
阑尾良性肿瘤　appendiceal benign tumor
阑尾瘘　appendiceal fistula
阑尾囊肿　appendiceal cyst
阑尾黏液囊肿　appendiceal mucocele
阑尾脓肿　appendiceal abscess
阑尾破裂　rupture of appendix
阑尾憩室　appendiceal diverticulum
阑尾损伤　injury of appendix
阑尾套叠　intussusception of appendix
阑尾炎性假瘤　appendiceal inflammatory pseudotumor
阑尾增生　appendiceal hyperplasia
阑尾周围脓肿　periappendiceal abscess
阑尾周围炎　periappendicitis
狼疮状肝炎　lupus hepatitis　［又称］狼疮性肝炎△

类圆线虫病　strongyloidiasis　［又称］粪类圆线虫病△

痢疾志贺菌　Shigella dysentery

良性非结合性胆红素血症　benign unconjugated bilirubinemia syndrome, Gilbert syndrome　［又称］吉尔伯特综合征△

裂头绦虫病　diphyllobothriasis

裂头蚴病　sparganosis

邻单胞菌肠炎　enteritis due to single cell bacteria

淋球菌性腹膜炎　gonococcal peritonitis

淋球菌性直肠炎　gonococcal proctitis

流行性肠炎　epidemic enteritis

流行性腮腺炎性肝炎　mumps hepatitis

流行性腮腺炎性胰腺炎　mumps pancreatitis

轮状病毒性肠炎　rotaviral enteritis

螺旋状食管　corkscrew esophagus

麻痹性肠梗阻　paralytic ileus

麻疹并发肝炎　measles complicated with hepatitis　［又称］麻疹肝炎△

麦克尔憩室　Meckel diverticulum

麦克尔憩室恶性肿瘤　malignant tumor of Meckel diverticulum

曼氏血吸虫病　schistosomiasis mansoni

慢加急性肝衰竭　acute-on-chronic liver failure

慢性丙型肝炎　chronic viral hepatitis C　［又称］慢性丙型病毒性肝炎△

慢性病毒性肝炎　chronic viral hepatitis

慢性病毒性肝炎(轻度)　chronic viral hepatitis(mild)　［又称］慢性病毒性肝炎轻度△

慢性病毒性肝炎(中度)　chronic viral hepatitis(moderate)　［又称］慢性病毒性肝炎中度△

慢性病毒性肝炎(重度)　chronic viral hepatitis(severe)　［又称］慢性病毒性肝炎重度△

慢性肠阿米巴病　chronic intestinal amebiasis　［又称］慢性肠阿米巴痢疾△

慢性肠道血管功能不全　chronic intestinal vascular insufficiency

慢性肠系膜淋巴结炎　chronic mesenteric lymphadenitis　［又称］肠系膜淋巴结炎△

慢性肠炎　chronic enteritis

慢性胆管炎　chronic cholangitis　［又称］慢性非化脓性胆管炎△

慢性胆囊炎　chronic cholecystitis

慢性胆囊炎急性发作　acute episode of chronic cholecystitis

慢性复发性肝炎　chronic recurrent hepatitis

慢性腹膜炎　chronic peritonitis

慢性腹泻　chronic diarrhea

慢性肝衰竭　chronic liver failure

慢性肝损害　chronic liver damage　［又称］肝损害△

慢性肝炎　chronic hepatitis

慢性肛管直肠炎　chronic anal proctitis

慢性肛裂　chronic anal fissure

慢性活动性肝炎　chronic active hepatitis

慢性家族性非溶血性黄疸　chronic familial non-hemolytic jaundice, Rotor syndrome　［又称］罗特尔综合征△

慢性间质性肝炎　chronic interstitial hepatitis

慢性结肠炎　chronic colitis

慢性酒精性肝衰竭　chronic alcoholic hepatic failure

慢性阑尾炎　chronic appendicitis

慢性迁延型细菌性痢疾　chronic persistent bacillary dysentery

慢性迁延性肝炎　chronic persistent hepatitis

慢性浅表性胃炎　chronic superficial gastritis

慢性轻度乙型肝炎　chronic mild hepatitis B

慢性缺血性结肠炎　chronic ischaemic colitis

慢性缺血性小肠结肠炎　chronic ischaemic enterocolitis

慢性缺血性小肠炎　chronic ischaemic enteritis

慢性食管炎　chronic esophagitis

慢性萎缩性胃炎　chronic atrophic gastritis

慢性胃肠吻合口炎　chronic gastrointestinal anastomositis　［又称］胃肠吻合口炎△

慢性胃肠炎　chronic gastroenteritis

慢性胃窦炎　chronic antral gastritis

慢性胃炎　chronic gastritis

慢性细菌性痢疾　chronic bacillary dysentery

慢性细菌性痢疾急性发作　acute episode of chronic bacillary dysentery

慢性小叶性肝炎　chronic lobular hepatitis

慢性胰腺炎　chronic pancreatitis

慢性胰腺炎急性发作　acute episode of chronic pancreatitis

慢性乙型丁型(重叠感染)病毒性肝炎　chronic viral hepatitis B overlapping hepatitis D

慢性乙型肝炎　chronic viral hepatitis B　［又称］慢性乙型病毒性肝炎△

慢性隐匿型痢疾　chronic latent dysentery

慢性淤胆型乙型肝炎　chronic cholestatic viral hepatitis B

慢性直肠炎　chronic proctitis　［又称］直肠炎△

慢性中度乙型肝炎　chronic moderate hepatitis B

慢性重度乙型肝炎　chronic severe hepatitis B　［又称］慢性重型乙型肝炎△

慢性重型肝炎　chronic severe hepatitis

盲肠恶性肿瘤　malignant tumor of cecum

盲肠腹壁瘘　cecum abdominal fistula　［又称］腹壁盲肠瘘△

盲肠继发恶性肿瘤　secondary malignant tumor of cecum

盲肠溃疡　cecum ulcer

盲肠良性肿瘤　benign tumor of cecum

盲肠脓肿　typhloempyema

盲肠憩室　cecal diverticulum

盲肠憩室炎　cecal diverticulitis

盲肠升结肠恶性肿瘤　malignant tumor of cecum and ascending colon

盲肠损伤　cecum injury

盲肠息肉　cecum polyp

盲肠炎　typhlitis

盲肠淤滞症　cecal stasis syndrome

盲管瘘　cecal fistula

盲袢综合征(非手术性)　blind loop syndrome(non-surgical)　［又称］盲袢综合征△

猫后睾吸虫病　opisthorchiasis felineus

毛圆线虫病　trichostrongyliasis

梅毒性腹膜炎　syphilis peritonitis

梅毒性肝病　syphilitic hepatitis

梅腹综合征　syphilitic-peritonitis syndrome

美洲钩虫病　ancylostomiasis americanus

门静脉高压　portal hypertension　［又称］门静脉高压症△

门静脉高压性胃肠病　portal hypertensive gastroenteropathy

门静脉海绵样变　cavernous transformation of portal vein

门静脉瘤栓　portal vein tumor thrombus

门静脉损伤　portal vein injury

门静脉狭窄　portal vein stenosis

门静脉血栓形成　portal vein thrombosis　［又称］门静脉附壁血栓△

门静脉炎　pylephlebitis

门静脉炎性肝脓肿　pylephlebitis liver abscess

门脉性肝硬化　portal cirrhosis

门内特里病　Menetrier disease　［又称］胃巨皱襞症△

弥漫性腹膜炎　diffuse peritonitis

弥漫性食管痉挛　diffuse esophagismus　［又称］原发性弥漫性食管痉挛△

迷走神经切断术后综合征　postvagotomy syndrome

糜烂性食管炎　erosive esophagitis

糜烂性胃炎　erosive gastritis

米瑞兹综合征　Mirrizi syndrome　［又称］Mirrizi 综合征△

膜壳绦虫病　hymenolepiasis

末端性回肠炎　distal ileitis

男性盆腔脓肿　male pelvic abscess

男性盆腔炎　male pelvic inflammatory disease

男性盆腔炎性包块　male pelvic inflammatory mass　［又称］盆腔炎性包块△

囊虫病　cysticercosis　［又称］囊尾蚴病△
囊虫感染　cysticerciasis infection
蛲虫病　enterobiasis
内脏异位　splanchnodiastasis　［又称］内脏移位△
内痔　internal hemorrhoid
牛带绦虫病　taeniasis bovis　［又称］牛肉绦虫病△
脓毒性肠炎　septic enteritis
疟疾性肝炎　malarial hepatitis
诺如病毒性肠炎　norovirus enteritis
疱疹病毒性肝炎　herpes virus hepatitis
疱疹性直肠炎　herpetic rectitis
盆腔腹壁瘘　pelvic-abdominal fistula
盆腔内广泛性肿块　pelvic cavity extensive mass
盆腔脂肪瘤　pelvic lipoma
盆腔肿物　pelvic mass
脾曲综合征　splenic flexure syndrome
苹果皮综合征　apple skin syndrome
葡萄球菌食物中毒　staphylococcal food poisoning　［又称］葡萄球菌性食物中毒△
葡萄糖及半乳糖吸收不良　glucose and galactose malabsorption　［又称］葡萄糖 - 半乳糖吸收不良△
脐广泛性肿块　umbilical generalized mass　［又称］脐肿物△
脐旁疝　paromphalocele
脐疝　umbilical hernia
脐疝伴梗阻　umbilical hernia with obstruction
脐息肉　umbilical polyp
髂窝恶性肿瘤　iliac fossa malignant tumor
髂窝结核　tuberculosis of iliac fossa　［又称］髂窝淋巴结结核△
嵌顿性股疝　incarcerated femoral hernia
嵌顿性脐疝　incarcerated umbilical hernia
倾倒综合征　dumping syndrome　［又称］胃切除术后综合征△
缺血性肠病伴出血　ischemic bowel disease with bleeding　［又称］缺血性肠病△
缺血性肠坏死　ischemic intestinal necrosis
缺血性肠炎　ischemic enteritis
缺血性结肠炎　ischemic colitis
热带口炎性腹泻　tropical sprue
热带性脂肪泻　tropical steatorrhea
日本血吸虫病　schistosomiasis Japanica
肉孢子虫病　sarcosporidiasis
肉芽肿性胃炎　granulomatous gastritis
乳糜泻　celiac disease
乳糜性腹水　chylous ascites　［又称］乳糜腹△,乳糜腹水△
乳糖不耐受　lactose intolerance
色素沉着性结肠息肉　pigmentation of colonic polyps
沙门菌肠炎　Salmonella enteritis
沙门菌伦敦血清型肠炎　London serotype of Salmonella enteritis
沙门菌属食物中毒　Salmonella food poisoning　［又称］沙门菌食物中毒△
沙门菌胃肠炎　Salmonella gastroenteritis
伤寒并发肠出血　typhoid fever complicated with intestinal bleeding
伤寒并发肠穿孔　typhoid fever complicated with intestinal perforation
伤寒并发胆囊炎　typhoid fever complicated with cholecystitis
伤寒并发腹膜炎　typhoid fever complicated with peritonitis
伤寒并发中毒性肝炎　typhoid fever complicated with toxic hepatitis
上段食管癌　upper esophageal carcinoma
上消化道出血　hemorrhage of upper gastrointestinal tract
上消化道穿孔　perforation of upper gastrointestinal tract
上中段食管癌　upper and middle esophageal carcinoma
烧心　heartburn
升结肠恶性肿瘤　malignant tumor in ascending colon
升结肠良性肿瘤　benign tumor in ascending colon
升结肠损伤　ascending colon injury
十二指肠白点症　duodenal white spot syndrome

十二指肠动脉破裂　arterial rupture of duodenum
十二指肠动脉压迫综合征　duodenal artery compression syndrome
十二指肠恶性肿瘤　malignant tumor of duodenum
十二指肠梗阻　duodenal ileus
十二指肠钩虫病　ancylostomiasis duodenale
十二指肠继发恶性肿瘤　secondary malignant tumor of duodenum
十二指肠交界性肿瘤　duodenal borderline tumor
十二指肠静脉曲张伴出血　duodenal varix with bleeding
十二指肠克罗恩病　duodenal Crohn disease
十二指肠空肠恶性肿瘤　malignant tumor of duodenum and jejunum
十二指肠空肠连接处继发恶性肿瘤　secondary malignant tumor of duodenum and jejunum junction
十二指肠溃疡　duodenal ulcer
十二指肠溃疡伴出血　duodenal ulcer with hemorrhage
十二指肠溃疡伴穿孔　duodenal ulcer with perforation　［又称］十二指肠溃疡并发穿孔△
十二指肠溃疡伴穿孔和出血　duodenal ulcer with perforation and hemorrhage
十二指肠溃疡伴急性出血和穿孔　duodenal ulcer with acute hemorrhage and perforation　［又称］十二指肠溃疡并发出血和穿孔△
十二指肠溃疡伴急性穿孔　duodenal ulcer with acute perforation　［又称］十二指肠溃疡并发穿孔△
十二指肠良性肿瘤　benign tumor of duodenum
十二指肠瘘　duodenal fistula
十二指肠糜烂出血　erosion and bleeding of duodenum　［又称］十二指肠出血△
十二指肠内异物　foreign body in duodenum
十二指肠憩室　duodenal diverticulum
十二指肠憩室伴穿孔　perforation of duodenal diverticulum
十二指肠憩室梗阻性黄疸综合征　duodenal diverticulum obstructive jaundice syndrome　［又称］Lemmel 综合征△
十二指肠憩室炎　duodenal diverticulitis
十二指肠球变形　deformation of duodenal bulb
十二指肠球部溃疡伴穿孔　duodenal bulbar ulcer with perforation
十二指肠球部溃疡伴急性出血　acute duodenal bulbar ulcer with bleeding
十二指肠球部息肉　duodenal bulbar polyp
十二指肠球炎　duodenal bulb inflammation
十二指肠乳头炎　duodenal papilla inflammation
十二指肠受压　compression of duodenum
十二指肠损伤　duodenal injury
十二指肠息肉　duodenal polyp
十二指肠狭窄　duodenal stenosis
十二指肠腺腺瘤　duodenal gland adenomas,Brunner gland adenomas　［又称］布伦纳腺腺瘤△
十二指肠炎　duodenitis
十二指肠淤积　duodenal stasis
十二指肠原位癌　duodenal carcinoma in situ
十二指肠肿物　duodenal tumor
食管白斑　leukoplakia of esophagus
食管贲门连接处恶性肿瘤　malignant tumor of esophagus and cardia junction
食管 - 贲门黏膜撕裂综合征　esophageal/cardiac mucosa laceration syndrome,Mallory-Weiss syndrome　［又称］马洛里 - 魏斯综合征△
食管肠上皮化生　esophagus intestinal metaplasia
食管穿孔　esophageal perforation
食管恶性肿瘤　malignant tumor of esophagus
食管反流　reflux of esophagus
食管腹部恶性肿瘤　malignant tumor of abdominal part of esophagus
食管梗阻　esophageal obstruction
食管功能不全　esophageal dysfunction
食管肌性肥厚　esophageal muscular hypertrophy
食管继发恶性肿瘤　esophageal malignant tumor
食管交界性肿瘤　esophageal borderline tumor　［又称］食管生物学行为不确定的肿瘤△

食管结核　esophageal tuberculosis

食管颈部恶性肿瘤　malignant tumor of cervical part of esophagus　[又称]颈段食管恶性肿瘤△

食管静脉瘤　esophageal venous dilatation

食管静脉曲张　esophageal varix

食管静脉曲张出血　esophageal varix bleeding　[又称]食管静脉曲张伴出血△

食管克罗恩病　Crohn disease of esophagus　[曾称]食管克隆氏病*

食管空肠吻合口狭窄　esophagojejunal anastomotic stenosis　[又称]食管术后吻合口狭窄△

食管空肠吻合口炎　esophagojejunostomy anastomositis

食管溃疡　esophageal ulcer

食管扩张　esophagectasis

食管良性肿瘤　benign tumor of esophagus

食管裂孔疝　hiatal hernia

食管瘘　esophageal fistula

食管糜烂　esophageal erosion

食管囊肿　esophagus cyst

食管内异物　esophageal foreign body　[又称]食管异物△

食管黏膜剥脱症　esophageal mucosal stripping

食管黏膜不典型增生　atypical hyperplasia of esophageal mucosa　[又称]食管非典型增生△

食管念珠菌病　esophageal candidiasis

食管脓肿　esophageal abscess

食管破裂　esophagus rupture

食管破裂出血　esophageal rupture bleeding

食管烧伤　esophageal burn

食管受压　compression of esophagus

食管胃静脉曲张出血　esophageal and gastric varix bleeding　[又称]胃静脉曲张出血△

食管胃连接处恶性肿瘤　malignant tumor of esophagogastric junction

食管胃吻合口狭窄　esophagogastric anastomotic stenosis　[又称]食管术后吻合口狭窄△

食管胃吻合口炎　esophagojejunostomy anastomositis

食管息肉　esophageal polyp

食管狭窄　esophageal stenosis

食管血管瘤　esophageal hemangioma

食管炎　esophagitis

食管异位组织　esophageal heterotopic tissue　[又称]食管胃黏膜异位△

食管原位癌　esophageal carcinoma in situ

食管运动障碍　esophageal dyskinesia

食管脂肪瘤　esophageal lipoma

食管肿瘤　esophageal tumor

食管肿瘤破裂出血　esophageal tumor rupture and bleeding

食管自发性破裂　spontaneous rupture of esophagus　[又称]自发性食管破裂△

食物中毒　food poisoning

嗜水气单胞菌肠炎　aeromonas hydrophila enteritis

嗜酸性粒细胞性浸润性小肠炎　eosinophilic infiltration enteritis

嗜酸性粒细胞性胃肠炎　eosinophilic gastroenteritis　[又称]嗜酸性粒细胞性胃肠炎△

手术后肠道狭窄　postoperative enterostenosis

手术后肠腹壁瘘　postoperative intestinal-abdominal wall fistula

手术后肠梗阻　postoperative intestinal obstruction

手术后肠瘘　postoperative intestinal fistula，postoperative colonic fistula

手术后肠粘连　postoperative intestinal adhesion

手术后大网膜粘连　postoperative omentum majus adhesion

手术后胆管闭锁　postoperative biliary atresia

手术后胆管狭窄　postoperative bile duct stenosis

手术后腹膜粘连　postoperative peritoneal adhesion

手术后肝管狭窄　postoperative hepatic bile duct stenosis

手术后肝外胆管狭窄　postoperative extrahepatic bile duct stenosis

手术后肝总管小肠瘘　postoperative common hepatic duct-small intes-tinal fistula

手术后急性胃扩张　postoperative acute gastric dilatation

手术后结肠 - 直肠瘘　postoperative colon-rectal fistula

手术后盆腔粘连　postoperative pelvic adhesion　[又称]盆腔粘连△

手术后食管瘘　postoperative esophageal fistula

手术后食管破裂　postoperative rupture of esophagus

手术后食管胃瘘　postoperative esophageal and gastric fistula

手术后食管狭窄　postoperative esophagostenosis

手术后食管炎　postoperative esophagitis

手术后胃肠功能紊乱　postoperative gastrointestinal dysfunction

手术后胃结肠瘘　postoperative gastrocolic fistula

手术后胃瘘　postoperative gastric fistula

手术后胃缺血性坏死　postoperative gastric ischemic necrosis

手术后胃小肠瘘　postoperative gastric and small intestinal fistula

手术后吸收不良综合征　postoperative malabsorption syndrome　[又称]手术后吸收不良△

手术后小肠瘘　postoperative small intestinal fistula

手术后造瘘口旁疝　postoperative parastomal hernia

手术后造瘘口狭窄　postoperative stoma stenosis

输入袢内疝　afferent loop internal hernia

鼠伤寒沙门菌肠炎　Salmonella typhimurium enteritis

双侧腹股沟疝　bilateral inguinal hernia

双侧腹股沟疝伴梗阻　bilateral inguinal hernia with obstruction　[又称]双侧腹股沟疝伴肠梗阻△

双侧腹股沟疝伴坏疽　bilateral inguinal hernia with gangrene

双侧腹股沟斜疝　bilateral oblique inguinal hernia

双侧腹股沟斜疝伴梗阻　bilateral oblique inguinal hernia with obstruction

双侧腹股沟斜疝伴坏疽　bilateral oblique inguinal hernia with gangrene

双侧腹股沟直疝　bilateral direct inguinal hernia

双侧腹股沟直疝伴梗阻　bilateral direct inguinal hernia with obstruction

双侧腹股沟直疝伴坏疽　bilateral direct inguinal hernia with gangrene

双侧股疝　bilateral femoral hernia

双侧股疝伴坏疽　bilateral femoral hernia with gangrene

水痘并发肝炎　varicella hepatitis

宋氏志贺菌细菌性痢疾　Shigella sonnei dysentery　[又称]宋内志贺菌痢疾△

缩窄性法特乳头炎　Vater's constrictive papillitis　[又称]缩窄性十二指肠乳头炎△

糖尿病性腹泻　diabetic diarrhea

糖尿病性肛门直肠功能障碍　diabetic anorectal dysfunction

糖尿病性食管功能障碍　diabetic esophageal dysfunction　[又称]糖尿病伴食管功能障碍△

糖尿病性胃轻瘫　diabetic gastroparesis

绦虫病　taeniasis

特发性门静脉高压　idiopathic portal hypertension

体质性高胆红素血症　constitutional hyperbilirubinemia

铜绿假单胞菌肠炎　enteritis caused by Pseudomonas aeruginosa

脱垂性内痔　prolapse of internal hemorrhoid

外痔　external hemorrhoid

弯曲菌肠炎　campylobacter enteritis

完全性肠梗阻　complete intestinal obstruction

网膜恶性肿瘤　malignant tumor of omentum

网膜间皮瘤　mesothelioma of omentum

网膜良性肿瘤　benign tumor of omentum

网膜裂孔疝　foraminal hernia

网膜囊肿　omental cyst　[又称]大网膜囊肿△

尾肠囊肿　tailgut cyst

胃癌出血　gastric carcinoma with hemorrhage

胃肠道出血　gastrointestinal bleeding

胃肠道恶性肿瘤　malignant tumor of gastrointestinal tract

胃肠道过敏症　gastrointestinal allergy

胃肠道继发恶性肿瘤　secondary malignant tumor of gastrointestinal tract

胃肠道间质瘤　gastrointestinal stromal tumor

胃肠动力障碍　gastrointestinal motility disorder

胃肠功能衰竭　gastrointestinal failure

胃肠功能紊乱　gastrointestinal dysfunction

胃肠手术后呕吐　vomiting after gastrointestinal surgery

胃肠吻合口功能障碍　dysfunction of gastrointestinal anastomosis

胃肠吻合口溃疡出血　gastrointestinal anastomotic ulcer with hemorrhage

胃肠吻合口溃疡穿孔　gastrointestinal anastomotic ulcer with perforation　[又称]胃肠吻合口溃疡伴穿孔△

胃肠吻合口水肿　gastrointestinal anastomosis edema

胃肠吻合口狭窄　gastrointestinal anastomotic stenosis

胃肠吻合术后输出袢梗阻　afferent loop obstruction after gastrointestinal anastomosis

胃肠吻合术后输入袢梗阻　inferent loop obstruction after gastrointestinal anastomosis

胃肠型毛霉菌病　gastrointestinal mucormycosis

胃肠型土拉菌病　gastrointestinal tularemia

胃肠炎　gastroenteritis

胃出血性吻合口炎　gastric anastomotic inflammation with bleeding

胃穿孔　gastric perforation

胃大弯恶性肿瘤　greater gastric curvature malignant tumor

胃低级别上皮内瘤变　gastric low-grade intraepithelial neoplasia

胃底贲门恶性肿瘤　malignant tumor of gastric fundus-cardia

胃底恶性肿瘤　malignant tumor of gastric fundus

胃底继发恶性肿瘤　secondary malignant tumor of gastric fundus

胃底静脉曲张　gastric fundus varix

胃底静脉曲张出血　gastric fundus varix bleeding

胃动脉损伤　gastric artery injury

胃窦恶性肿瘤　antral malignant tumor

胃窦溃疡伴出血　antral ulcer with bleeding

胃窦炎　antral gastritis

胃恶性肿瘤　gastric malignant tumor

胃黄色斑　gastric xanthelasma

胃继发恶性肿瘤　secondary malignant tumor of stomach

胃假性淋巴瘤　gastric pseudolymphoma

胃间皮瘤　gastric mesothelioma

胃交界性肿瘤　gastric borderline tumor

胃结肠瘘　gastrocolic fistula

胃结核　gastric tuberculosis

胃痉挛　stomach cramp

胃空肠结肠瘘　gastrojejunocolic fistula

胃空肠溃疡伴急性出血　stomach and jejunum ulcer with acute hemorrhage　[又称]胃空肠溃疡并发出血△

胃空肠溃疡伴急性出血和穿孔　stomach and jejunum ulcer with acute bleeding and perforation　[又称]急性胃十二指肠溃疡伴出血△

胃溃疡　gastric ulcer

胃溃疡伴癌变　malignant change of gastric ulcer　[又称]胃溃疡癌变△

胃溃疡伴急性出血　gastric ulcer with acute bleeding

胃溃疡伴急性出血和穿孔　gastric ulcer with acute bleeding and perforation　[又称]胃溃疡伴出血和急性穿孔△

胃溃疡伴急性穿孔　gastric ulcer with acute perforation　[又称]胃溃疡伴穿孔△

胃溃疡伴慢性出血　gastric ulcer with chronic hemorrhage

胃溃疡型假性淋巴瘤　gastric ulcerative pseudolymphoma

胃良性肿瘤　benign tumor of stomach

胃淋巴结继发恶性肿瘤　secondary malignant tumor of gastric lymph node

胃泌素瘤　gastrinoma　[又称]卓-艾综合征△

胃囊肿　gastric cyst

胃内异物　gastric foreign body

胃黏膜病变伴急性出血　gastric mucosa lesion with acute bleeding

胃黏膜脱垂　stomach mucous prolapse

胃黏膜下恒径动脉破裂出血　Dieulafoy disease　[又称]Dieulafoy病，杜氏病△

胃破裂　stomach rupture

胃憩室　gastric diverticula

胃轻瘫　gastroplegia

胃沙漏状挛缩　hourglass contracture of stomach

胃沙漏状狭窄及缩窄　hourglass stenosis and contraction of stomach

胃烧伤　gastric burn　[又称]胃化学性烧伤△

胃十二指肠动脉损伤　gastroduodenal artery injury

胃十二指肠溃疡伴出血　gastroduodenal ulcer with hemorrhage　[又称]消化性溃疡并出血△

胃十二指肠溃疡伴穿孔　perforated duodenal ulcer　[又称]消化性溃疡穿孔△

胃十二指肠溃疡穿孔伴出血　perforated duodenal ulcer with hemorrhage

胃十二指肠炎　gastroduodenitis

胃石　gastrolith

胃石伴梗阻　bezoar obstruction

胃石症　gastric bezoar

胃食管反流　gastroesophageal reflux　[又称]胃-食管反流病△

胃食管连接处继发恶性肿瘤　secondary malignant tumor of stomach and esophagus junction

胃手术后综合征　post gastric operation syndrome

胃酸分泌过多　hyperchlorhydria　[又称]胃酸过多△

胃酸缺乏　hypoacidity

胃损伤　gastric injury

胃体、胃窦及胃大弯恶性肿瘤　malignant tumor in the gastric body，antrum and greater curvature

胃体恶性肿瘤　gastric body malignant tumor

胃下垂　gastroptosis

胃小弯恶性肿瘤　gastric malignant tumor located in lesser curvature

胃血管扩张　gastric vascular ectasia

胃炎　gastritis

胃炎性假瘤　gastritis pseudotumor

胃原位癌　gastric carcinoma in situ

胃造口维护　maintenance of gastric stoma

胃粘连　gastric adhesion

胃占位性病变　space-occupying lesion of stomach

吻合口溃疡　anastomotic ulcer

吻合口溃疡伴癌变　anastomotic ulcer with carcinogenesis

吻合口溃疡伴梗阻　anastomotic ulcer with obstruction

细菌性肠炎　bacterial enteritis　[又称]细菌性小肠炎△

细菌性腹膜炎　bacterial peritonitis

细菌性结肠炎　bacterial colitis

细菌性食物中毒　bacterial food poisoning

下段食管癌　lower esophageal carcinoma

下消化道出血　lower gastrointestinal bleeding

先天性贲门失弛缓症　achalasia of cardia　[又称]贲门痉挛△

先天性肠错构瘤　congenital intestinal hamartoma

先天性肠旋转不良　congenital malrotation of intestine

先天性肠源性囊肿　congenital enterogenous cyst

先天性肠粘连　congenital intestinal adhesion

先天性胆管畸形　congenital bile duct abnormality

先天性胆管扩张　congenital cholangiectasis　[又称]先天性胆管扩张症△

先天性胆管狭窄　congenital bile duct stenosis

先天性胆囊分隔畸形　congenital gallbladder deformity　[又称]胆囊分隔△

先天性胆囊缺失　congenital absence of gallbladder

先天性胆总管畸形　congenital common bile duct abnormality

先天性胆总管扩张　congenital common bile duct dilatation

先天性胆总管囊肿　congenital choledochal cyst　[又称]先天性胆总管囊肿扩张症△

先天性胆总管狭窄　congenital common bile duct stenosis　[又称]胆总管狭窄△

先天性胆总管下端闭锁　congenital atresia at the end of common bill duct　[又称]先天性胆总管闭锁△

先天性短食管　congenital short esophagus

先天性多囊肝　congenital polycystic liver disease　［又称］多囊肝△

先天性多囊胰　congenital polycystic pancreas

先天性肥厚性幽门痉挛　congenital hypertrophic pylorospasm　［又称］先天性幽门痉挛△

先天性肥厚性幽门狭窄　congenital hypertrophic pyloric stenosis

先天性腹股沟斜疝　congenital indirect inguinal hernia　［又称］腹股沟斜疝△

先天性腹裂　congenital gastroschisis

先天性腹腔囊肿　congenital abdominal cyst

先天性肝错构瘤　congenital liver hamartoma　［又称］肝错构瘤△

先天性肝囊肿　congenital hepatic cyst

先天性肝内胆囊　congenital intrahepatic gallbladder

先天性肝脾异位　congenital ectopic liver and spleen　［又称］肝脾异位△

先天性肝纤维化　congenital hepatic fibrosis

先天性肝硬化　congenital cirrhosis

先天性肛门闭锁　congenital anal atresia　［又称］肛门闭锁△

先天性肛门闭锁伴有瘘　congenital anal atresia with fistula　［又称］肛门闭锁并直肠尿道瘘△

先天性肛门畸形　congenital anal deformity

先天性高胆红素血症　congenital hyperbilirubinemia，Crigler-Najjar syndrome　［又称］克-纳综合征△

先天性环状胰腺　congenital annular pancreas　［又称］环状胰腺△

先天性回肠闭锁　congenital ileal atresia

先天性回肠缺如　congenital ileal absence

先天性回肠狭窄　congenital ileal stricture

先天性杰克逊膜　congenital Jackson membrane　［又称］杰克逊发作△

先天性结肠闭锁　congenital colonic atresia

先天性结肠扩张　congenital colonic dilation

先天性结肠旋转异常　congenital colon abnormal rotation

先天性巨结肠　congenital megacolon

先天性巨阑尾　congenital giant appendix

先天性巨十二指肠　congenital giant duodenum

先天性巨胃　congenital gastromegaly

先天性空肠闭锁　congenital atresia of jejunum

先天性空肠不通　congenital barrier of jejunum

先天性空肠缺如　congenital absence of jejunum　［又称］空肠先天性缺如△，闭锁和狭窄△

先天性空肠狭窄　congenital jejunum stenosis

先天性空肠异位　congenital ectopic jejunum

先天性盲肠异位　congenital ectopic cecum　［又称］盲肠异位△

先天性盲袢综合征　congenital blind loop syndrome

先天性脐瘘　congenital umbilical fistula

先天性脐疝　congenital umbilical hernia　［又称］新生儿脐疝△

先天性气管食管瘘　congenital tracheoesophageal fistula　［又称］支气管食管瘘△

先天性乳糖酶缺乏　congenital lactase deficiency

先天性沙漏状胃　congenital hourglass-like stomach

先天性上消化道畸形　congenital upper gastrointestinal tract malformation

先天性十二指肠闭锁　congenital duodenal atresia

先天性十二指肠缺如　congenital duodenal absence

先天性十二指肠狭窄　congenital duodenal stenosis

先天性食管闭锁　congenital esophageal atresia

先天性食管闭锁伴气管和食管上部瘘　congenital esophageal atresia with trachea-upper esophageal fistula

先天性食管闭锁伴气管和食管下部瘘　congenital esophageal atresia with trachea-lower esophageal fistula

先天性食管闭锁伴气管食管瘘　congenital esophageal tracheoesophageal fistula

先天性食管畸形　congenital esophageal malformation

先天性食管假梗阻　congenital esophageal pseudo-obstruction

先天性食管扩张　congenital esophageal dilation

先天性食管裂孔疝　congenital esophageal hiatal hernia

先天性食管囊　congenital esophageal sac

先天性食管囊肿　congenital esophageal cyst

先天性食管蹼　congenital esophageal web

先天性食管憩室　congenital esophageal diverticula

先天性食管缺如　congenital esophageal absence

先天性食管狭窄　congenital esophageal stenosis

先天性食管移位　congenital esophageal displacement

先天性双重肠　congenital dual bowel

先天性双重胆管　congenital dual bile tract

先天性双重胆囊　congenital dual gallbladder

先天性双重食管　congenital dual esophagus

先天性双重胃　congenital dual stomach

先天性胃错位　congenital gastric malposition　［又称］先天性胃移位△

先天性胃畸形　congenital gastric malformation　［又称］先天性小胃畸形△

先天性胃扭转　congenital gastric volvulus

先天性胃憩室　congenital gastric diverticulum

先天性无胰腺　congenital absent pancreas

先天性消化道畸形　congenital gastrointestinal tract malformation

先天性小肠闭锁　congenital intestinal atresia

先天性小肠裂孔疝　congenital small intestinal hiatus hernia

先天性小肠黏膜异位　congenital small intestinal mucosa ectopia

先天性小肠缺如　congenital absence of small intestine

先天性小肠狭窄　congenital intestinal narrowing

先天性小结肠　congenital microcolon

先天性小胃　congenital microgastria

先天性泄殖腔存留　congenital persistent cloaca

先天性胰腺囊肿　congenital pancreatic cyst　［又称］胰腺囊肿△

先天性胰腺异位　congenital pancreatic ectopia

先天性异位肛门　congenital anus praeternaturalis

先天性游离盲肠　congenital dissociative cecum　［又称］游动盲肠△

先天性长结肠　congenital dolichocolon

腺病毒性肠炎　adenoviral enteritis　［又称］腺病毒肠炎△

消化不良　dyspepsia

消化道出血　hemorrhage of digestive tract

消化道穿孔　gastrointestinal tract perforation

消化道恶性肿瘤　gastrointestinal tract malignant tumor

消化道继发恶性肿瘤　secondary gastrointestinal tract malignant tumor

消化道内异物　foreign body in gastrointestinal tract　［又称］消化道异物△

消化道烧伤　gastrointestinal tract burn

消化道诊断性影像异常　gastrointestinal tract diagnostic imaging abnormality

消化器官交界性肿瘤　digestive organ borderline tumor　［又称］消化器官肿瘤△

消化性溃疡　peptic ulcer

消化性溃疡伴急性穿孔　peptic ulcer with acute perforation　［又称］消化性溃疡伴穿孔△

小肠穿孔　small intestinal perforation

小肠多处损伤　multiple small intestinal injuries

小肠恶性肿瘤　small intestinal malignant tumor

小肠继发恶性肿瘤　secondary small intestinal malignant tumor

小肠交界性肿瘤　small intestinal borderline tumor

小肠克罗恩病　small intestinal Crohn disease

小肠溃疡　small intestinal ulcer

小肠溃疡伴出血　small intestinal ulcer with bleeding

小肠良性肿瘤　small intestinal benign tumor

小肠淋巴瘤伴出血　small intestinal lymphoma with bleeding

小肠毛细血管扩张　small intestinal telangiectasis

小肠内异物　foreign body in small intestine

小肠黏膜糜烂　small intestinal mucosal erosion

小肠破裂　small intestinal rupture

小肠憩室　small intestinal diverticulum
小肠憩室炎　small intestinal diverticulitis
小肠肉芽肿　small intestinal granuloma
小肠疝　small intestinal hernia
小肠损伤　small intestinal injury
小肠吸收不良综合征(非手术性)　small intestinal malabsorption syndrome(non-surgical)
小肠息肉　small intestinal polyp
小肠血管畸形　small intestinal vascular malformation　[又称]先天性小肠血管畸形△
小肠血管瘤　small intestinal hemangioma
小肠炎　enteritis
小肠阴道瘘　small intestine-vaginal fistula
小袋纤毛虫病　balantidiasis
心源性肝硬化　cardiac cirrhosis
胸部食管癌　thoracic esophageal carcinoma
胸部食管损伤　chest esophageal injury
血栓性内痔　thrombotic internal hemorrhoid
血栓性外痔　thrombotic external hemorrhoid
血栓性痔　thrombotic hemorrhoid
血吸虫病性肝硬化　schistosomiasis cirrhosis of liver　[又称]血吸虫性肝硬化△
血吸虫性肝炎　schistosomiasis hepatitis
血吸虫性门静脉高压　schistosomiasis portal hypertension
血源性肝脓肿　haematogenous hepatapostema
亚急性肝衰竭　subacute liver failure
亚急性酒精性肝衰竭　subacute alcoholic liver failure　[又称]急性酒精性肝衰竭△
亚急性阑尾炎　subacute appendicitis
亚急性胰腺炎　subacute pancreatitis
亚急性重型病毒性肝炎　subacute severe viral hepatitis
亚急性重型肝炎　subacute severe hepatitis
亚急性重型戊型肝炎　subacute severe hepatitis E
亚急性重型乙型肝炎　subacute severe hepatitis B　[又称]亚急性重型乙型毒性肝炎△
严重腹痛伴腹部强直　severe abdominal pain with rigidity
咽异感症　paraesthesia pharyngis
腰肌疝　psoas hernia
腰疝　lumber hernia
药物性肠炎　drug-induced enteritis
药物性肝损害　drug-induced hepatic injury,medicamentous liver impairment
药物性肝炎　drug-induced hepatitis
药物性肝炎伴胆汁淤积　drug-induced hepatitis with cholestasis
药物性肝硬化　drug-induced hepatic sclerosis
药物性急性肝衰竭　drug-induced acute hepatic failure　[又称]药物性肝损伤伴急性肝衰竭△
药物性急性胰腺炎　drug-induced acute pancreatitis　[又称]急性药物性胰腺炎△
药物性慢性肝衰竭　drug-induced chronic hepatic failure
药物性胃炎　drug-induced gastritis
药物性亚急性肝衰竭　drug-induced subacute hepatic failure　[又称]药物性肝病伴亚急性肝衰竭△
耶尔森菌肠炎　Yersinia enteritis
衣原体性直肠炎　chlamydial proctitis
胰胆管扩张　pancreas and bile duct dilation
胰管恶性肿瘤　malignant tumor of pancreatic duct
胰管梗阻　pancreatemphraxis
胰管痉挛　pancreatic duct spasm
胰管扩张　pancreatic duct dilation
胰管内乳头状黏液肿瘤　intraductal papillary mucinous tumor of pancreatic
胰管损伤　pancreatic duct injury
胰管狭窄　pancreatic duct stenosis

胰坏死　pancreatic thanatosis　[又称]胰腺坏死△
胰结石　pancreatic lithiasis　[又称]胰管结石△
胰颈恶性肿瘤　pancreatic neck malignant tumor
胰瘘　pancreatic fistula
胰母细胞瘤　pancreatoblastoma
胰十二指肠动静脉畸形　pancreatic duodenal arteriovenous malformation　[又称]胰十二指肠动脉假性动脉瘤△
胰体恶性肿瘤　malignant tumor of body of pancreas
胰体损伤　pancreatic body injury
胰头恶性肿瘤　malignant tumor of head of pancreas
胰头继发恶性肿瘤　secondary malignant tumor of head of pancreas
胰头损伤　pancreatic head injury
胰头炎　inflammation of head of the pancreas
胰头占位性病变　space-occupying lesion of head of pancreas
胰尾恶性肿瘤　malignant tumor of tail of pancreas
胰尾结节　nodules in the tail of pancreas
胰尾损伤　pancreatic tail injury
胰腺癌　pancreatic carcinoma
胰腺癌伴急性胰腺炎　pancreatic carcinoma with acute pancreatitis
胰腺病变　pancreatic lesion
胰腺断裂　rupture of pancreas
胰腺多发囊性病变　multiple cystic lesions of pancreas
胰腺多发占位　multiple pancreatic space-occupying lesion
胰腺分裂症　pancreas divisum　[又称]胰腺分裂△
胰腺钙化　calcification of pancreas
胰腺和胰管损伤　pancreatic injury and pancreatic duct injury
胰腺继发恶性肿瘤　secondary malignant tumor of pancreas
胰腺假性囊肿　pancreatic pseudocyst　[又称]胰腺假囊肿△
胰腺间质瘤　pancreatic stromal tumor
胰腺交界性肿瘤　pancreatic borderline tumor
胰腺结核　tuberculosis of pancreas
胰腺结节　pancreatic nodule
胰腺良性肿瘤　benign tumor of pancreas
胰腺囊腺瘤　pancreatic cystadenoma
胰腺囊性病变　pancreatic cystic lesion
胰腺囊性纤维性变　cystic fibrosis of pancreas　[又称]胰腺囊性纤维变性△
胰腺黏液性囊腺瘤　mucinous cystic neoplasm of pancreas
胰腺脓肿　pancreatic abscess
胰腺破裂　pancreatic rupture
胰腺肉瘤　pancreatic sarcoma
胰腺肉芽肿　granuloma of pancreas
胰腺上皮内瘤变　pancreatic intraepithelial neoplasia,PanIN
胰腺实性假乳头状瘤　solid pseudopapillary neoplasm of the pancreas
胰腺受累　pancreatic involvement
胰腺受压　oppressed pancreas
胰腺损伤　pancreatic injury
胰腺体积增大　increased pancreas volume
胰腺外分泌功能不全　pancreatic exocrine insufficiency
胰腺萎缩　pancreatic atrophy
胰腺形态变异　anatomic variation of pancreas
胰腺性脂膜炎　pancreatic panniculitis
胰腺血管瘤　hemangioma of pancreas　[又称]胰腺肿瘤△
胰腺血管平滑肌脂肪瘤　pancreatic angiomyolipoma
胰腺血肿　pancreatic hematoma
胰腺炎伴假性囊肿　pancreatitis with pseudocyst　[又称]胰腺炎并假性囊肿△
胰腺炎肝损伤　pancreatitis-associated liver injury
胰腺炎恢复期　pancreatitis recovery
胰腺炎相关性肝损伤　pancreatitis-associated liver injury
胰腺脂肪变性　pancreatic steatosis
胰腺脂肪沉积　pancreatic fat deposition
胰腺脂肪瘤　pancreatic lipoma
胰腺肿大　pancreatic enlargement

胰腺肿物　pancreatic goitre
胰腺周围积液　peripancreatic hydrop
胰性腹水　pancreatic ascites
胰移植排斥　pancreas transplant rejection
胰移植失败　pancreas transplant failure
胰原位癌　carcinoma in situ of pancreas　［又称］胰腺原位癌△
胰源性腹泻　pancreatic diarrhea
胰源性门静脉高压症　pancreatogenic portal hypertension
胰占位性病变　pancreas space-occupying lesion　［又称］胰腺占位性病变△
胰周假性囊肿　peripancreatic pseudocyst
胰周淋巴结转移性　peripancreatic lymph node metastasis
遗传性果糖不耐受症　hereditary fructose intolerance, HFI
乙肝病毒耐药　hepatitis B virus related drug resistance
乙肝病毒阳性　hepatitis B virus positive
乙肝复发　hepatitis B virus relapse
乙肝肝衰竭　hepatitis B virus liver failure
乙肝肝纤维化　hepatitis B virus related fibrosis
乙肝肝移植　hepatitis B virus related liver transplantation
乙肝肝硬化　hepatitis B virus related cirrhosis
乙肝肝硬化代偿期　compensatory period of hepatitis B virus related cirrhosis
乙肝肝硬化腹水　ascites in hepatitis B virus related cirrhosis
乙肝肝硬化门静脉高压　portal hypertension in hepatitis B virus related cirrhosis
乙肝肝硬化失代偿期　decompensatory period of hepatitis B virus related cirrhosis
乙肝肝硬化早期　early-stage hepatitis B virus related cirrhosis
乙肝临床治愈　functional cure for hepatitis B virus
乙肝慢加急性 / 亚急性肝衰竭　acute/subacute-on-chronic hepatitis B virus-related liver failure
乙肝免疫球蛋白　hepatitis B virus immunoglobulin
乙型病毒性肝炎病原携带者　hepatitis B virus carrier
乙型病毒性肝炎肝硬化　cirrhosis of liver with hepatitis B virus
乙型肝炎肝硬化门静脉高压　portal hypertension in hepatitis B virus-related cirrhosis
乙型肝炎患者　hepatitis B virus patients
乙型肝炎恢复期　convalescence from hepatitis B virus
乙型肝炎检测　hepatitis B virus testing
乙型肝炎康复　recovery from hepatitis B virus infection
乙型肝炎临床治愈　clinical hepatitis B virus cure
乙型肝炎免疫　hepatitis B virus immunization
乙型肝炎母婴阻断　prevention of mother-to-child transmission of hepatitis B virus
乙状结肠恶性肿瘤　malignant tumor of sigmoid colon
乙状结肠继发恶性肿瘤　secondary malignant tumor of sigmoid colon
乙状结肠交界性肿瘤　borderline tumor of sigmoid colon
乙状结肠良性肿瘤　benign tumor of sigmoid colon
乙状结肠冗长症　redundant sigmoid colon
乙状结肠损伤　sigmoid colon injury
乙状结肠息肉　polyp of sigmoid colon
乙状结肠腺瘤　adenoma of the sigmoid colon
异尖线虫病　anisakiasis
阴道大肠瘘　large intestine-vaginal fistula
饮食性腹泻　dietetic diarrhea
隐孢子虫病　cryptosporidiosis
隐匿性乙肝病毒感染　occult hepatitis B virus infection, OBI
隐源性肝硬化　cryptogenic cirrhosis
应激性溃疡　stress ulcer
应激性溃疡伴出血　stress ulcer with hemorrhage
应激性胃溃疡　stress gastric ulcer
应激性胃炎　stress gastritis
应激性消化道出血　stress gastrointestinal hemorrhage
硬化性胆管炎　sclerosing cholangitis

永久性右脐静脉　persistent right umbilical vein
幽门不全梗阻　pyloric partial obstruction
幽门恶性肿瘤　malignant tumor of pylorus
幽门肥大　hypertrophy of pylorus
幽门梗阻　pyloric obstruction
幽门管恶性肿瘤　malignant tumor of pyloric canal
幽门管溃疡　ulcer of pyloric canal　［又称］幽门管溃疡(可并发幽门梗阻)△
幽门痉挛　pylorospasm　［又称］不可分类的幽门痉挛△
幽门溃疡伴出血　ulcer of pylorus with hemorrhage
幽门溃疡伴穿孔　ulcer of pylorus with perforation　［又称］幽门穿孔△
幽门前恶性肿瘤　malignant tumor of prepylorus
幽门狭窄　pyloric stenosis
疣状胃炎　verrucous gastritis
淤胆型戊型肝炎　cholestasis viral hepatitis E
淤胆型乙型肝炎　cholestasis viral hepatitis B
淤胆性肝病　cholestatic liver disease
淤积性胆管炎　cholestatic cholangitis
瘀血性肝损害　congestive hepatic injury
原发胆汁性肝硬化　primary biliary cirrhosis
原发性胆汁性胆管炎　primary biliary cholangitis
原发性胆汁性肝硬化　primary biliary cirrhosis
原发性胆汁性肝硬化伴食管静脉曲张　primary biliary cirrhosis with esophageal varix　［又称］原发性胆汁性肝硬化伴食管胃静脉曲张△
原发性胆汁性肝硬化伴食管静脉曲张破裂出血　primary biliary cirrhosis with esophageal varix bleeding　［又称］原发性胆汁性肝硬化伴食管胃静脉破裂出血△
原发性胆汁性肝硬化失代偿期　decompensated primary biliary cirrhosis
原发性腹膜炎　primary peritonitis
原发性小肠吸收不良综合征　primary intestinal malabsorption syndrome
原发性硬化性胆管炎　primary sclerosing cholangitis
早发型炎症性肠病　early onset inflammatory bowel disease
早期肝硬化　early-stage cirrhosis
早期胃癌　early gastric carcinoma
早期先天性梅毒性肝炎　early congenital syphilitic hepatitis
造口疝绞窄　strangulation of stoma hernia
造瘘口旁疝　parastomal hernia
粘连性肠梗阻　adhesive intestinal obstruction
蔗糖酶缺乏　sucrase deficiency　［又称］先天性蔗糖酶 - 异麦芽糖酶缺乏△
真菌性肠炎　fungal enteritis　［又称］肠道真菌感染△
真菌性结肠炎　fungal colitis
真菌性食管炎　fungal esophagitis　［又称］霉菌性食管炎△
脂肪肝　fatty liver　［又称］酒精性脂肪肝△, 单纯性脂肪肝△, 非酒精性脂肪肝△
脂肪吸收不良　fat malabsorption
直肠癌伴出血　rectal carcinoma with hemorrhage
直肠穿孔　perforation of rectum
直肠多处损伤　multiple injuries of rectum
直肠恶性肿瘤　malignant tumor of rectum
直肠和结肠恶性肿瘤　malignant tumor of rectum and colon
直肠壶腹恶性肿瘤　malignant tumor of rectal ampulla　［又称］直肠壶腹部恶性肿瘤△
直肠会阴瘘　rectoperineal fistula
直肠继发恶性肿瘤　secondary rectal malignant tumor
直肠间皮瘤　rectal mesothelioma
直肠间质瘤　rectal stromal tumor
直肠交界性肿瘤　borderline tumor of rectum　［又称］直肠肿瘤△
直肠结核　rectal tuberculosis
直肠静脉曲张破裂　rupture of rectal varix

直肠克罗恩病　Crohn disease of rectum
直肠溃疡　ulcer of rectum
直肠良性肿瘤　benign tumor of rectum
直肠瘘　rectal fistula
直肠囊肿　rectal cyst
直肠内异物　foreign body in rectum
直肠黏膜松弛　relaxation of rectal mucosa
直肠黏膜脱垂　prolapse of rectal mucosa
直肠脓肿　rectal abscess
直肠膀胱阴道瘘　recto-vesico-vaginal fistula　［又称］膀胱、尿道直肠瘘△
直肠皮肤瘘　rectal skin fistula　［又称］直肠阴囊皮肤瘘△
直肠破裂　rupture of rectum　［又称］开放性直肠破裂△
直肠憩室病　diverticular disease of rectum
直肠前突　encysted rectum
直肠肉芽肿　granuloma of rectum
直肠损伤　rectal injury
直肠脱垂　rectal prolapse
直肠吻合口瘢痕　rectal stoma scar
直肠息肉　rectal polyp
直肠息肉并出血　rectal polyp with hemorrhage
直肠狭窄　rectal stenosis
直肠乙状结肠交界处继发恶性肿瘤　secondary malignant tumor of rectosigmoid junction
直肠乙状结肠交界处交界性肿瘤　borderline tumor of rectosigmoid junction
直肠乙状结肠结合处异物　foreign body in rectosigmoid junction
直肠乙状结肠连接处的良性肿瘤　benign tumor of rectosigmoid junction　［又称］直肠乙状结肠连接处良性肿瘤△
直肠乙状结肠连接处恶性肿瘤　malignant tumor of rectosigmoid junction
直肠乙状结肠连接处原位癌　carcinoma in situ of rectosigmoid junction
直肠阴道瘘　rectovaginal fistula
直肠原位癌　carcinoma in situ of rectum
直肠肿物　rectal mass
直肠周围脓肿　perirectal abscess
直肠赘　rectal tag
直肠子宫内膜异位　endometriosis of rectum
直肠子宫陷凹继发恶性肿瘤　secondary malignant tumor of rectouterine pouch

直肠子宫陷凹交界性肿瘤　borderline tumor of rectouterine pouch
痔　haemorrhoid　［曾称］慢性痔疮*
中度重症急性胰腺炎　moderate-severe acute pancreatitis
中段食管癌　middle esophageal carcinoma　［又称］食管中三分之一的恶性肿瘤△
中下段食管癌　middle and lower esophageal carcinoma　［又称］食管中下段恶性肿瘤△
中毒型细菌性痢疾　toxic bacillary dysentery
中毒型细菌性痢疾脑型　cerebral-type of toxic bacillary dysentery
中毒性腹泻　toxic diarrhoea
中毒性肝病　toxic liver disease　［又称］中毒性肝损伤混合型△
中毒性肝病伴胆汁淤积　toxic liver disease with cholestasis　［又称］中毒性肝损伤淤胆型△
中毒性肝病伴肝衰竭　toxic liver disease with hepatic failure　［又称］中毒性肝损伤伴有肝衰竭△
中毒性肝病伴肝衰竭（慢性轻度）　toxic liver disease with hepatic failure(chronic mild)　［又称］中毒性肝损伤伴有肝衰竭△
中毒性肝病伴肝衰竭（慢性重度）　toxic liver disease with hepatic failure(chronic severe)　［又称］中毒性肝损伤伴有肝衰竭△
中毒性肝病伴急性肝炎　toxic liver disease with acute hepatitis
中毒性肝病伴狼疮状肝炎　toxic liver disease with lupoid hepatitis
中毒性肝病伴慢性活动性肝炎　toxic liver disease with chronic active hepatitis
中毒性肝病伴慢性小叶性肝炎　toxic liver disease with chronic lobular hepatitis
中毒性肝炎　toxic hepatitis
中毒性巨结肠　toxic megacolon
重度胆道感染　severe infection of biliary tract
重度肝功能不全　severe hepatic insufficiency
猪带绦虫病　taeniasis suis　［又称］猪肉绦虫病△
猪霍乱沙门菌肠炎　Salmonella choleraesuis enteritis
注射后胰腺炎　post-injection pancreatitis
转移性胃肠道间质瘤　metastatic gastrointestinal stromal tumor
子宫直肠瘘　uterorectal fistula
紫癜样肝炎　purpuric hepatis
自身免疫性肝病　autoimmune liver disease
自身免疫性肝炎　autoimmune hepatitis
自身免疫性肝硬化　autoimmune cirrhosis　［又称］自身免疫性肝炎肝硬化△
自身免疫性胰腺炎　autoimmune pancreatitis
坐骨直肠窝脓肿　ischiorectal abscess　［又称］坐骨直肠脓肿△

# 7.2　症状体征名词

便血　hematochezia
肠鸣音亢进　hyperactive bowel sound
肠鸣音消失　bowel sound absence
胆汁淤胆　cholestasis
腹强直　abdominal rigidity
腹痛　abdominal pain
肝大　hepatomegaly
卡塔格纳三联征　Kartagener triad

可见肠蠕动　visible peristalsis
呕吐　vomiting
呕血　haematemesis
吞咽困难　dysphagia
胰周渗出　peripancreatic effusion
脂肪泻　steatorrhea
直接胆红素升高　increased blood level of conjugated bilirubin

# 7.3　手术操作名词

CT 引导下肝脏病变射频消融术　computed tomography guided radio-frequency ablation of hepatic lesion

T 形引流管置换　T-tube drainage replacement

超声内镜检查术　endoscopic ultrasonography

超声内镜引导下腹腔神经丛阻断术　endoscopic ultrasonography guided celiac plexus neurolysis

超声内镜引导下囊肿引流术(经胃壁)　endoscopic ultrasonography guided cyst drainage（through gastric wall）

超声内镜引导下细针穿刺活检 / 抽吸术　endoscopic ultrasonography guided fine-needle biopsy/aspiration

超声内镜引导下胰腺囊肿抽液检查　endoscopic ultrasonography guided pancreatic cyst aspiration

超声内镜引导下胰腺针吸细胞学检查　endoscopic ultrasonography guided pancreatic fine-needle aspiration cytology

超声引导下胆管穿刺引流术　ultrasonic guided biliary drainage

超声引导下胆囊穿刺引流术　ultrasound guided gallbladder puncture and drainage

超声引导下肝活检　ultrasound guided liver biopsy

超声引导下肝脏病变射频消融术　ultrasound guided radiofrequency ablation of hepatic lesion

超声引导下经皮经肝胆管引流术　ultrasound guided percutaneous transhepatic biliary drainage

胆管支架取出术　bile duct prosthetic device removal

肝脏病变射频消融术　radiofrequency ablation of hepatic lesion

胶囊内镜检查术　capsule endoscopy

结肠减压术　colonic decompression

结肠镜下活检　colonoscopy biopsy

结肠镜下结肠病变电凝术　colonoscopic electrocoagulation of colonic lesion

结肠镜下球囊扩张术　colonoscopic balloon dilatation

结肠镜下息肉切术　colonoscopic polypectomy

结肠镜下支架置入术　colonoscopic stent placement

经 T 管窦道胆管支架置入术　bile duct stent placement through T-tube sinus tract

经胆道胆管扩张术　dilation of bile duct with choledochoscopy

经口内镜下肌切断术　peroral endoscopic myotomy, POEM

经内镜腔道的胆道镜检查　choledochoscopy through endoscopic channel

经皮胆道镜下取石术　percutaneous choledochoscopic lithotomy

经皮胆道扩张术　percutaneous biliary tract dilation

经皮胆管球囊扩张术　percutaneous biliary balloon dilatation

经皮胆管引流术　percutaneous biliary drainage operation

经皮胆管支架置入术　percutaneous biliary stent implantation

经皮胆总管结石取出术　percutaneous extraction of common bile duct stone

经皮胆总管支架去除术　percutaneous removal of bile duct stent

经皮肝抽吸术　percutaneous hepatic aspiration

经皮肝穿刺胆道支架置入术　percutaneous transhepatic biliary stent implantation

经皮肝穿刺胆管引流术　percutaneous transhepatic biliary drainage, PTBD

经皮肝穿刺胆总管支架置入术　percutaneous hepatic puncture common bile duct stent implantation

经皮肝穿刺肝胆管引流术　percutaneous transhepatic bile duct drainage

经皮肝穿刺活组织检查　percutaneous hepatic puncture biopsy

经皮经肝胰胆管造影术　percutaneous transhepatic cholangiopancreatography

经皮内镜下空肠造口术　percutaneous endoscopic jejunostomy

经皮内镜下胃造口术　percutaneous endoscopic gastrostomy

内镜下奥迪括约肌活组织检查　endoscopic biopsy of Oddi's sphincter

内镜下奥迪括约肌切开术　endoscopic Oddi's sphincterotomy

内镜下贲门失弛缓气囊扩张术　endoscopic cardia achalasia balloon dilation

内镜下贲门失弛缓肉毒碱注射术　endoscopic cardia achalasia carnitine injection

内镜下贲门失弛缓探条扩张术　endoscopic cardia achalasia bouginage

内镜下鼻胆管引流术　endoscopic nasobiliary drainage, ENBD

内镜下胆道扩张术　endoscopic bile duct dilation

内镜下胆道内支架成形术　endoscopic biliary stent angioplasty

内镜下胆道异物去除术　endoscopic removal of biliary foreign body

内镜下胆管活检　endoscopic bile duct biopsy

内镜下胆管引流术　endoscopic bile duct drainage

内镜下胆管支架入术　endoscopic biliary stent placement

内镜下胆总管病变切除术　endoscopic resection of common bile duct lesion

内镜下胆总管切开取石术　endoscopic choledocholithotomy

内镜下空肠减压管 / 营养管置入术　endoscopic jejunal decompression/feeding tube placement

内镜下留置鼻胆引流管　endoscopic nasobiliary drainage placement

内镜下逆行胆管造影术　endoscopic retrograde cholangiography, ERC

内镜下逆行胰胆管造影术　endoscopic retrograde cholangiopancreatography, ERCP

内镜下逆行胰管造影术　endoscopic retrograde pancreatography, ERP

内镜下黏膜剥离术　endoscopic submucosal dissection, ESD

内镜下黏膜切除术　endoscopic mucosal resection

内镜下黏膜下挖除术　endoscopic submucosal excavation

内镜下十二指肠乳头肌切开术　endoscopic duodenal sphincteropapillotomy

内镜下十二指肠乳头括约肌切开取石术　endoscopic sphincterotomy lithotomy

内镜下食管活组织检查　endoscopic esophageal biopsy

内镜下食管静脉曲张套扎术　endoscopic esophageal variceal ligation

内镜下食管静脉曲张硬化剂注射术　endoscopic esophageal variceal injection sclerotherapy

内镜下食管支架取出术　endoscopic esophageal stent removal surgery

内镜下食管支架置入术　endoscopic esophageal stent placement

内镜下胃底静脉曲张组织胶注射术　endoscopic gastric fundal varix tissue glue injection

内镜下胃静脉曲张硬化术　endoscopic injection sclerotherapy of gastric fundal varix

内镜下胰管扩张术　endoscopic pancreatic duct dilatation

内镜下胰管支架置入术　endoscopic pancreatic duct stent placement

内镜下胰置管引流术　endoscopic catheter drainage of pancreatic duct

内镜下异物取出术　endoscopic removal of foreign body

去除 T 形引流管　T-tube drainage removal

十二指肠球囊扩张术　duodenal balloon dilatation

十二指肠支架扩张术　duodenal stent dilatation

食管支架调整术　esophageal stent adjust surgery

双 / 单气囊小肠镜检查术　double/single-balloon enteroscopy

胃病变氩气刀治疗术　argon knife treatment of gastric lesion

胃肠减压　gastrointestinal decompression

胃肠外营养　parenteral nutrition

胃镜下活组织检查　endoscopic biopsy of stomach

胃镜下十二指肠止血术　gastroscopic duodenal hemostasis

胃镜下食管病变电灼术　gastroscopic fulguration of esophageal lesion
胃镜下食管病变切除术　gastroscopic resection of esophageal lesion
胃镜下食管出血止血术　gastroscopic hemostasis of esophageal hemorrhage
胃镜下食管扩张术　gastroscopic esophageal dilatation
胃镜下胃病变电切术　gastroscopic gastric lesion electrocision
胃镜下胃病变切除术　gastroscopic gastric lesion resection
胃镜下胃病变硬化术　gastroscopic sclerotherapy of gastric lesion
胃镜下胃 - 肠吻合口扩张术　gastroscopic gastro-intestinal anastomotic dilatation
胃镜下胃出血止血术　gastroscopic gastric bleeding hemostasis
胃镜下幽门扩张术　gastroscopic pylorodiosis
胃内球囊去除　gastric balloon removal
胃内球囊置入　gastric balloon placement
胃十二指肠镜下活组织检查　endoscopic biopsy in gastroscope or duodenoscope

胃十二指肠镜下十二指肠病变切除术　excision of duodenal lesion in gastroscope or duodenoscope
胃十二指肠镜下小肠刷洗活组织检查　intestinal brush biopsy in gastroscope or duodenoscope
胰腺超声内镜检查　endoscopic ultrasonography of pancreatic disease
胰腺探查　exploration of pancreas
移植肝穿刺活检　transplantation liver puncture biopsy
乙状结肠镜检查　sigmoidoscopy
直肠病变电凝术　electrocoagulation of rectal lesion
直肠病变电切术　electrocision of rectal lesion
直肠病变根治性电凝固术　radical electrocoagulation of rectal lesion
直肠病变激光切除术　laser resection of rectal lesion
直肠冲洗　rectal washout
直肠活组织检查　rectal biopsy

# 7.4　临床检查名词

$^{13}$C 或 $^{14}$C- 尿素酶呼气试验　$^{13}$C/$^{14}$C-urea breath test
24 小时 pH 监测　24-hour pH monitoring
超声内镜检查　endoscopic ultrasonography
肛门测压　anal manometry　［又称］直肠肛管测压$^{△}$
胶囊内镜检查　capsule endoscopy
结肠镜检查　colonoscopy
十二指肠镜检查　duodenoscopy
食管测压　esophageal manometry
胃超声检查　gastric sonography

胃镜检查　gastroscopy
胰腺低密度　low-density lesion of pancreas
胰腺密度不均　pancreatic uneven density
乙肝病毒表面抗原阳性　hepatitis B surface antigen-positive
乙型肝炎核心抗体　hepatitis B core antibody，HBcAb
乙型肝炎抗体　hepatitis B virus antibody
乙型肝炎筛查　screening of hepatitis B virus
直肠指检　digital rectal examination

# 8. 神经内科

## 8.1 疾病诊断名词

1 型糖尿病性出汗异常　type 1 diabetic abnormal perspiration　［又称]1 型糖尿病性异常出汗△

1 型糖尿病性单神经病　type 1 diabetic mononeuropathy　［又称]1 型糖尿病单神经病变△

1 型糖尿病性动眼神经麻痹　type 1 diabetic oculomotor paralysis

1 型糖尿病性多发性单神经病　type 1 diabetic multiplex mononeuropathy　［又称]1 型糖尿病多发单神经病变△

1 型糖尿病性多发性神经病　type 1 diabetic polyneuropathy　［又称]1 型糖尿病多发性神经病变△

1 型糖尿病性感觉运动性周围神经病　type 1 diabetic sensory motor neuropathy

1 型糖尿病性颅神经麻痹　type 1 diabetic cranial palsy

1 型糖尿病性神经根病　type 1 diabetic radiculopathy　［又称]1 型糖尿病神经根病变△

1 型糖尿病性神经性水肿　type 1 diabetic neurogenic edema

1 型糖尿病性外展神经麻痹　type 1 diabetic abducent nerve paralysis

1 型糖尿病性小神经纤维神经病　type 1 diabetic small fiber neuropathy

1 型糖尿病性眼肌麻痹　type 1 diabetic ophthalmoplegia

1 型糖尿病性胰岛素相关性神经炎　type 1 diabetic insulin induced neuritis

1 型糖尿病性远端对称性多发性神经病变　type 1 diabetic distal symmetric polyneuropathy　［又称]1 型糖尿病远端对称性多发性周围神经病变△

1 型糖尿病性周围神经病　type 1 diabetic peripheral neuropathy　［又称]1 型糖尿病周围神经病变△

1 型糖尿病性自主神经病　type 1 diabetic autonomic neuropathy

2 型糖尿病性单神经病　type 2 diabetic mononeuropathy　［又称]2 型糖尿病单神经病变△

2 型糖尿病性出汗异常　type 2 diabetic abnormal perspiration　［又称]2 型糖尿病性异常出汗△

2 型糖尿病性动眼神经麻痹　type 2 diabetic oculomotor paralysis

2 型糖尿病性多发神经病变　type 2 diabetic polyneuropathy　［又称]2 型糖尿病多发性神经病变△

2 型糖尿病性多发性单神经病　type 2 diabetic multiplex mononeuropathy　［又称]2 型糖尿病多发单神经病变△

2 型糖尿病性感觉运动性周围神经病　type 2 diabetic sensory motor neuropathy

2 型糖尿病性脊髓病　type 2 diabetic myelopathy　［又称]2 型糖尿病伴脊髓病△

2 型糖尿病性颅神经麻痹　type 2 diabetic cranial palsy

2 型糖尿病性躯干神经根病　type 2 diabetic truncal radiculopathy

2 型糖尿病性神经根病　type 2 diabetic radiculopathy　［又称]2 型糖尿病神经根病变△

2 型糖尿病性神经性水肿　type 2 diabetic neurogenic edema

2 型糖尿病性外展神经麻痹　type 2 diabetic abducent nerve paralysis

2 型糖尿病性纤维神经病　type 2 diabetic small fiber neuropathy

2 型糖尿病性胸神经根病　type 2 diabetic thoracoabdominal radiculopathy

2 型糖尿病性眼肌麻痹　type 2 diabetic ophthalmoplegia

2 型糖尿病性胰岛素相关性神经炎　type 2 diabetic insulin induced neuritis

2 型糖尿病性远端对称性多发性神经病变　type 2 diabetic distal symmetric polyneuropathy　［又称]2 型糖尿病远端对称性多发性周围神经病变△

2 型糖尿病性周围神经病　type 2 diabetic peripheral neuropathy　［又称]2 型糖尿病周围神经病变△

2 型糖尿病性自主神经病　type 2 diabetic autonomic neuropathy

4 型胶原蛋白 α1 相关综合征　collagen type Ⅳ alpha 1-associated syndrome

Bickerstaff's 脑干脑炎　Bickerstaff's brain stem encephalitis

GM1 神经节苷脂贮积病　GM1 gangliosidosis　［又称]GM1 神经节苷脂累积病△,GM1 神经节苷脂沉积症△

GM2 神经节苷脂贮积病　GM2 gangliosidosis　［又称]GM2 神经节苷脂沉积症△

GM3 神经节苷脂贮积病　GM3 gangliosidosis　［又称]GM3 神经节苷脂沉积症△

Leber 遗传性视神经病变　Leber hereditary optic neuropathy

IgG4 相关性疾病　IgG4-related disease　［又称]免疫球蛋白 G4 相关硬化性疾病△

IgG4 相关性脑病　IgG4-related encephalopathy

Tolosa-Hunt 综合征　Tolosa-Hunt syndrome

Wolfram 综合征　Wolfram syndrome

X 连锁隐性遗传性共济失调　X-linked recessive hereditary ataxia

X 连锁隐性遗传性肌张力障碍 - 帕金森综合征　X-linked recessive hereditary dystonia and Parkinsonism

β 受体亢进综合征　beta receptor hypersensitivity syndrome　［又称]β 受体过敏综合征△

阿尔茨海默病　Alzheimer's disease　［又称]阿尔茨海默病型痴呆△,阿尔茨海默病源性△,阿尔茨海默病早期△,阿尔茨海默氏病△,阿尔茨海默型痴呆△,阿尔茨海默症△,中度阿尔茨海默病△,重度阿尔茨海默病△

阿 - 罗瞳孔　Argyll Robertson pupil,reflex iridoplegia　［又称]反射性虹膜麻痹△

阿米巴性脑膜炎　amoebic meningitis

阿米巴性脑脓肿　amoebic brain abscess

阿米巴性脑炎　amoebic encephalitis

阿片类药物过量性头痛　opioid-overuse headache

阿片类药物戒断性头痛　opioid-withdrawal headache

埃可病毒性脑膜炎　ECHO virus meningitis

埃可病毒性脑炎　ECHO virus encephalitis

埃勒斯 - 当洛综合征　Ehlers-Danlos syndrome　［又称]肌挛缩型 Ehlers-Danlos 综合征△,埃勒斯 - 当洛斯综合征△,18- 三体综合征△

埃默里 - 德赖弗斯肌营养不良　Emery-Dreifuss muscular dystrophy,EDMD

癌性白质脑病　carcinomatous brain white matter disease

癌性脑病　carcinomatous encephalopathy

癌性脑膜炎　carcinomatous meningitis　［又称]脑膜癌病△

艾滋病　acquired immune deficiency syndrome，AIDS

艾滋病痴呆综合征　AIDS dementia syndrome　［又称］HTV 相关性痴呆

艾滋病性脑膜脑炎　AIDS meningoencephalitis

艾滋病性脑膜炎　AIDS meningitis

艾滋病性脑炎　AIDS encephalitis

氨基己糖苷酶 A 和 B 缺乏症　hexosaminidase A and B deficiency disease，Sandhoff disease　［又称］桑德霍夫病△

鞍上蛛网膜囊肿　suprasellar arachnoid cyst

白喉性多神经炎　diphtheritic polyneuritis

白塞综合征　Behcet syndrome　［又称］白塞氏综合征△，Behcet 病△，贝赫切特综合征△

白质脑病　leukoencephalopathy　［又称］脑白质病△，脑白质变性△，脑白质病变，脑白质发育不良，脑白质高信号，脑白质轻度变性，脑白质疏松，脑白质疏松症，脑白质萎缩，脑白质稀疏，轻度脑白质疏松△，缺血性脑白质病△，缺血性脑白质病变，缺血性脑白质脱髓鞘△，重度脑白质病△

白质消融性白质脑病　vanishing white matter disease，leukoencephalopathy with vanishing white matter

斑马体肌病　zebra body myopathy

半卵圆中心脓肿　half egg circle center abscess

伴典型自动症的发作　seizure with typical automatism

伴过度自噬的 X 连锁遗传性肌病　X-linked myopathy with excessive autophagy

伴海马硬化性内侧颞叶癫痫　mesial temporal lobe epilepsy with hippocampal sclerosis

伴可变起源灶的家族性局灶性癫痫　familial focal epilepsy with variable origin

伴可逆性胼胝体压部病变的轻度脑炎 / 脑病　mild encephalitis/encephalopathy with a reversible splenial lesion，MERS　［又称］感染性边缘叶脑炎△

伴颅周压痛的慢性紧张型头痛　chronic tension-type headache associated with pericranial tenderness

伴颅周压痛的偶发性紧张型头痛　infrequent episodic tension-type headache associated with pericranial tenderness

伴颅周压痛的频发性紧张型头痛　frequent episodic tension-type headache associated with pericranial tenderness

伴皮层下梗死和白质脑病的常染色体显性遗传性脑动脉病　cerebral autosomal dominant arteriopathy with subcortical infarct and leukoencephalopathy，CADASIL　［又称］伴有皮质下梗死和白质脑病的常染色体显性遗传性脑动脉病△

伴皮层下梗死和白质脑病的常染色体隐性遗传性脑动脉病　cerebral autosomal recessive arteriopathy with subcortical infarct and leukoencephalopathy，CARASIL　［又称］伴有皮质下梗死和白质脑病的常染色体隐性遗传性脑动脉病△

伴皮层下囊肿的巨脑性白质脑病　megalencephalic leukoencephalopathy with subcortical cysts

伴头颈部自主神经症状的持续短暂单侧神经痛样头痛发作　short-lasting unilateral neuralgiform headache attacks with cranial autonomic symptoms，SUNA

伴有初级感觉症状的发作　seizure with elementary sensory symptom

伴有胼胝体压部可逆性病灶的临床症状轻微的脑炎 / 脑病　clinically mild encephalitis/encephalopathy with a reversible splenial lesion

伴有体验感觉症状的发作　seizure with experiential sensory symptom

伴有听觉特点的常染色体显性遗传癫痫　autosomal dominant epilepsy with auditory feature，ADEAF

伴有意识模糊性自动症的睡眠相关性复杂部分性癫痫发作　sleep-related complex partial seizure with confusional automatisms

包涵体肌病　inclusion body myopathy

包涵体肌炎　inclusion body myositis

胞浆体肌病　cytoplasmic body myopathy，spheroid body myopathy

贝克型肌营养不良　Becker muscular dystrophy　［又称］Becker 型肌营养不良症△，贝氏肌营养不良症△

贝内迪克特综合征　Benedikt syndrome　［又称］顶盖综合征△，红核综合征△，顶盖 - 中脑麻痹综合征△

被描述为非附加于痴呆的谵妄　delirium not superimposed on dementia，so described

本体感觉诱发的反射性癫痫　proprioception evoked reflex epilepsy

闭孔神经损伤　lesion of obturator nerve

臂丛神经病变　brachial plexopathy

臂丛神经麻痹　brachial plexus paralysis

臂丛神经损害　brachial plexus lesion

臂丛神经炎　brachial plexus neuritis

边缘系统癫痫　limbic epilepsy

边缘系统脑炎　limbic encephalitis

边缘系统性癫痫持续状态　limbic system status epilepticus　［又称］边缘叶性癫痫持续状态△

变态反应性脑炎　allergic encephalitis

变形杆菌性脑膜炎　proteus meningitis

变性病性痴呆　degenerative dementia

变异型儿童良性癫痫伴中央颞区棘波变异型　variant of benign childhood epilepsy with central temporal spike

变应性肉芽肿性血管炎　allergic granulomatous angiitis，AGA，Churg-Strauss syndrome　［又称］许尔许斯特劳斯综合征△

病毒性肌炎　viral myositis

病毒性脊髓炎　viral myelitis

病毒性脑干脑炎　viral brain stem encephalitis

病毒性脑膜脑炎　viral meningoencephalitis

病毒性脑膜炎　viral meningitis

病毒性脑炎　viral encephalitis　［曾称］病毒性脑病 *

病毒性脑炎后遗症　viral encephalitis sequela

病毒性脑炎后自身免疫性脑病　post-viral-encephalitis autoimmune encephalitis

播散性坏死性白质脑病　disseminated necrotizing leucoencephalopathy

卟啉病脑病　porphyric encephalopathy

卟啉病神经病　porphyric neuropathy　［又称］卟啉病性周围神经病△

不伴颅周压痛的慢性紧张型头痛　chronic tension-type headache not associated with pericranial tenderness

不伴颅周压痛的偶发性紧张型头痛　infrequent episodic tension-type headache not associated with pericranial tenderness

不伴颅周压痛的频发性紧张型头痛　frequent episodic tension-type headache not associated with pericranial tenderness

不伴脑梗死的持续先兆　persistent aura without cerebral infarction

不典型失神发作　atypical absence seizure

不对称性强直性癫痫发作　asymmetrical tonic epileptic seizure

不规律睡眠觉醒节律紊乱　irregular sleep-wake rhythm disorder，ISWRD

不规则的睡眠 - 觉醒型　irregular sleep-wake type

不宁腿综合征　restless leg syndrome　［又称］不安腿综合征△

布朗 - 塞卡综合征　Brown-Sequard syndrome　［又称］脊髓半切综合征△

布氏杆菌多发性神经根病　bacterium burgeri polyradiculoneuropathy

布氏杆菌性脑炎　bacterium burgeri encephalitis　［又称］布氏杆菌性脑膜炎△

部分性持续癫痫状态　partial status epilepticus，Kojewnikow syndrome　［又称］Kojewnikow 综合征△

部分性癫痫发作　partial seizure，focal seizure　［又称］局灶性癫痫发作△　［曾称］部分性发作 *

部分性发作继发全面性发作　generalized seizure secondary to partial seizure　［曾称］部分性发作继发全面强直阵挛发作 *，部分性继发全身性发作 *

糙皮病性多神经病　pellagra polyneuropathy

侧窦栓塞　lateral sinus thrombosis

侧窦周围脓肿　lateral sinus surrounding abscess

侧脑室蛛网膜囊肿　lateral ventricular arachnoid cyst

层粘连蛋白缺陷型先天性肌营养不良　merosin deficient congenital muscular dystrophy　［又称］merosin 缺乏症△

长节段横贯性脊髓炎　longitudinally extensive transverse myelitis

肠病毒性脑炎　enteric viral encephalitis

肠道病毒性脑膜炎　enterovirus meningitis　［又称］肠病毒性脑膜炎△

肠伤寒所致精神障碍　mental disorder due to ileotyphus

肠神经元发育不良　intestinal neuronal dysplasia, dysplasia of enteric neurons

肠神经元减少症　enteric neuronopenia

肠系膜上丛交感神经损伤　lesion of superior mesenteric plexus sympathetic nerve

肠系膜下丛交感神经损伤　lesion of inferior mesenteric plexus sympathetic nerve

常染色体显性发作性睡病、肥胖和 2 型糖尿病　autosomal dominant sleep onset disease of obesity and type 2 diabetes

常染色体显性小脑共济失调、耳聋和发作性睡病　autosomal dominant cerebellar ataxia, deafness and narcolepsy

常染色体显性夜发性额叶癫痫　autosomal dominant nocturnal frontal lobe epilepsy, ADNFLE

常染色体显性遗传的多囊肾病　autosomal dominant polycystic kidney disease, ADPKD　［又称］常染色体显性遗传多囊肾病△

常染色体显性遗传性共济失调　autosomal dominant hereditary ataxia

常染色体显性遗传性朊粒蛋白病　autosomal dominant hereditary prion protein disease

常染色体显性遗传性视网膜血管病和白质脑病　autosomal dominant hereditary retinal vasculopathy with leucoencephalopathy

常染色体隐性遗传性共济失调　autosomal recessive hereditary ataxia

陈旧性脑梗死　chronic cerebral infarction

成年型脊髓性肌萎缩　adult onset spinal muscular atrophy

痴呆叠加谵妄　delirium superimposed on dementia

弛缓性偏瘫　flaccid hemiplegia　［又称］周围性偏瘫△

弛缓性瘫痪　flaccid paralysis　［又称］周围性瘫痪△

迟发性儿童良性枕叶癫痫（Gastaut 型）　late onset benign childhood occipital epilepsy（Gastaut type）

迟发性脑病　delayed encephalopathy

迟发性小脑性共济失调　late onset cerebellar ataxia

迟发性运动障碍　tardive dyskinesia

持续短暂单侧神经痛样头痛发作　short-lasting unilateral neuralgiform headache attacks

持续短暂单侧神经痛样头痛发作伴结膜充血和流泪综合征　short-lasting unilateral neuralgiform headache attacks with conjunctival injection and tearing, SUNCT

持续性偏侧头痛　hemicrania continua

持续性偏侧头痛（非缓解亚型）　hemicrania continua, unremitting subtype

持续性偏侧头痛（缓解亚型）　hemicrania continua, remitting subtype

持续性失眠　persistence insomnia

持续性特发性面痛　persistent idiopathic facial pain, PIFP　［又称］非典型性面部痛△

持续性先兆　aura continua

尺神经麻痹　ulnar nerve palsy

尺神经损害　lesion of ulnar nerve

尺神经损伤　ulnar nerve injury

尺神经炎　ulnar neuritis

齿状核 - 红核 - 苍白球 - 路易体萎缩　dentatorubral-pallidoluysian atrophy, DRPLA　［又称］齿状红核苍白球丘脑底核萎缩症△, 齿状核红核苍白球路易体萎缩症△

虫媒病毒性脑炎　arboviral encephalitis

抽动秽语综合征　Gilles de la Tourette syndrome

出血后脑积水　post-hemorrhagic hydrocephalus

出血性痴呆　hemorrhagic dementia

出血性梗死　hemorrhagic infarction

出血性脊髓血管病　hemorrhagic spinal vascular disease

出血性脑炎　hemorrhagic encephalitis

穿支动脉闭塞　perforating arterial occlusion

穿支动脉狭窄　perforating artery stenosis

创伤后骨萎缩　post-traumatic atrophy of bone, Sudeck atrophy　［又称］Sudeck 骨萎缩△, 祖德克骨萎缩△

创伤后睡眠增多　posttraumatic hypersomnia

创伤后痛性三叉神经病　painful post-traumatic trigeminal neuropathy

创伤性脑病综合征　traumatic encephalopathy syndrome

雌激素戒断性头痛　oestrogen-withdrawal headache

丛集性头痛　cluster headache

猝倒发作性睡病但不伴下丘脑分泌素缺乏　narcolepsy with cataplexy, without low hypocretin　［又称］发作性睡病（有猝倒症但无下丘脑分泌素缺乏）△

催眠药物依赖性睡眠障碍　hypnotic-dependent sleep disorder

大肠埃希氏菌脑膜炎　Escherichia coli meningitis　［又称］大肠杆菌脑膜炎△

大脑大静脉畸形　malformation of great vein of galen

大脑动脉闭塞　cerebral artery occlusion

大脑动脉狭窄　cerebral artery stenosis

大脑动脉血栓性偏瘫　cerebral artery thrombosis hemiplegia

大脑后动脉闭塞　posterior cerebral artery occlusion

大脑后动脉闭塞和狭窄（未造成脑梗死）　posterior cerebral artery occlusion and stenosis, caused no cerebral infarction　［又称］大脑后动脉闭塞和狭窄△

大脑后动脉夹层　posterior cerebral artery dissection

大脑后动脉瘤　posterior cerebral artery aneurysm

大脑后动脉瘤破裂　posterior cerebral artery aneurysm rupture

大脑后动脉栓塞　posterior cerebral artery embolism

大脑后动脉狭窄　posterior cerebral artery stenosis

大脑后动脉狭窄性脑梗死　cerebral infarction caused by after the stenosis of posterior cerebral artery

大脑后动脉血栓形成　posterior cerebral artery thrombosis

大脑后动脉综合征　posterior cerebral artery syndrome

大脑镰下疝　subfalcine herniation　［又称］扣带回疝△

大脑前动脉闭塞　anterior cerebral artery occlusion

大脑前动脉闭塞和狭窄（未造成脑梗死）　anterior cerebral artery occlusion and stenosis, caused no cerebral infarction

大脑前动脉闭塞综合征　anterior cerebral artery occlusive syndrome

大脑前动脉夹层　anterior cerebral artery dissection

大脑前动脉瘤　anterior cerebral artery aneurysm

大脑前动脉瘤破裂　anterior cerebral artery aneurysm rupture

大脑前动脉狭窄　anterior cerebral artery stenosis

大脑前动脉血栓形成　anterior cerebral artery thrombosis

大脑脑室炎　cerebral ventriculitis

大脑中动脉闭塞　middle cerebral artery occlusion

大脑中动脉闭塞和狭窄（未造成脑梗死）　middle cerebral artery occlusion and stenosis, caused no cerebral infarction

大脑中动脉夹层　middle cerebral artery dissection

大脑中动脉瘤　middle cerebral artery aneurysm

大脑中动脉瘤破裂　middle cerebral artery aneurysm rupture

大脑中动脉狭窄　middle cerebral artery stenosis

大脑中动脉血栓形成　middle cerebral artery thrombosis

代谢性脊髓病　metabolic myelopathy

代谢性脑病　metabolic encephalopathy

带状疱疹后神经痛　postzoster neuralgia　［又称］带状疱疹神经疼痛△

带状疱疹后坐骨神经痛　postherpetic sciatica

带状疱疹性多颅神经麻痹　herps zoster multiple cranial nerves palsy

带状疱疹性多神经病　herps zoster polyneuropathy

带状疱疹性脑膜脑炎　herpes zoster meningoencephalitis　［又称］带状疱疹脑膜炎△

带状疱疹性脑膜炎　herpes zoster meningitis

带状疱疹性脑炎　herpes zoster encephalitis　［又称］带状疱疹病毒性脑炎△

带状疱疹性神经根脊髓炎　herpes zoster radiculomeningomyelitis　［又称］带状疱疹神经根脊髓炎△

带状疱疹性神经根炎　herpes zoster radiculitis

带状疱疹性膝状神经节炎　herpes zoster geniculate ganglionitis

丹迪 - 沃克综合征　Dandy-Walker syndrome

单纯部分性运动性发作伴 Jackson 发作　simple partial seizure with Jackson seizure

单纯疱疹病毒性脑膜炎　herpes simplex virus meningitis

单纯疱疹病毒性脑炎　herpes simplex virus encephalitis

单纯月经性无先兆偏头痛　pure menstrual migraine without aura

单纯月经性有先兆偏头痛　pure menstrual migraine with aura

单光子发射计算机断层成像　singlephoton emission computed tomography

单核细胞增生性李斯特菌脑膜脑炎　listeria monocytogenes meningoencephalitis

单神经炎　mononeuritis

单肢瘫　monoplegia

胆红素脑病　bilirubin encephalopathy

胆碱能神经功能亢进　cholinergic nerve hyperfunction

胆碱能危象　cholinergic crisis

岛叶癫痫　insular lobe epilepsy

低钙血症性脑病　hypocalcemic encephalopathy

低钾型周期性瘫痪　hypokalemic periodic paralysis, familial hypokalemic periodic paralysis　[又称]低血钾性周期性麻痹△, 家族性周期性瘫△, 低钾性周期性瘫痪△, 周期性低钾性麻痹△

低颅压性头痛　low cerebrospinal fluid pressure headache

低钠血症性脑病　hyponatremia encephalopathy

低血糖昏迷　hypoglycemic coma

低血糖昏迷性脑病　hypoglycemic coma encephalopathy

低血糖性晕厥　hypoglycemic syncope

低血压性晕厥　hypotensive syncope

迪谢内肌营养不良　Duchenne muscular dystrophy

骶神经病变　sacral neuropathy

骶神经根囊肿　sacral nerve root cyst

第二代测序技术　second generation sequencing techniques

癫痫　epilepsy

癫痫伴肌阵挛失张力发作　epilepsy with myoclonic atonic seizure

癫痫持续状态　status epilepticus, SE

癫痫电持续状态　electrical status epilepticus

癫痫发作　epileptic seizure　[又称]痫性发作△

癫痫发作后头痛　post epileptic seizure headache

癫痫发作性头痛　ictal epileptic headache

癫痫性精神障碍　mental disorder in epilepsy, epileptic psychosis　[又称]癫痫性精神病△

癫痫性脑病　epileptic encephalopathy

典型失神发作　typical absence seizure

典型先兆伴头痛　typical aura with headache

典型先兆不伴头痛　typical aura without headache

电休克疗法后头痛　post-electroconvulsive therapy（ECT）headache

蝶骨嵴疝　crista sphenoidalis hernia

顶叶出血　parietal lobe hemorrhage

顶叶癫痫　parietal lobe epilepsy

顶叶脓肿　parietal lobe abscess

东方马脑炎　eastern equine encephalitis　[又称]东部马脑炎△

动静脉畸形　arteriovenous malformation

动脉内膜剥脱术后头痛　post-endarterectomy headache

动脉粥样硬化性脑病　atherosclerosis encephalopathy

豆状核出血　lentiform nucleus hemorrhage

毒品／药物所致的睡眠障碍　sleep disorder caused by drug

毒素诱发的睡眠障碍　toxin induced sleep disorder

短暂性脑缺血发作　transient ischemic attack, TIA

短暂性全面遗忘　transient global amnesia　[又称]短暂性完全性遗忘△

短暂性头痛和神经功能缺损伴脑脊液淋巴细胞增多综合征　syndrome of transient headache and neurological deficits with cerebrospinal fluid lymphocytosis, HaNDL

对乙酰氨基酚（扑热息痛）过量性头痛　acetaminophen（paracetamol）-overuse headache

多巴反应性肌张力障碍　dopa-responsive dystonia　[又称]多巴胺反应性肌张力障碍△

多重酰基辅酶 A 脱氢酶缺乏症　multiple acyl-Coa dehydrogenase deficiency, MADD　[又称]多长链脂酰辅酶 A 脱氢酶缺陷病△, GA Ⅱ（戊二酸尿症 Ⅱ 型）△

多处脑叶出血　multiple lobar intracerebral hemorrhage

多发颅内动脉狭窄　multiple intracranial arterial stenosis

多发脑梗死性痴呆　cerebral multi-infarct dementia　[又称]脑血管多发梗死性痴呆△

多发性大动脉炎　polyarteritis

多发性单神经病　multiple mononeuropathy

多发性单神经炎　multiple mononeuritis

多发性感觉运动性神经病　multiple sensory motor neuropathy

多发性和双侧入脑前动脉综合征　multiple and bilateral anteromedial into a brain artery syndrome　[又称]多个和双侧入脑前动脉的闭塞和狭窄△

多发性肌炎　multiple myositis, polymyositis, PM

多发性颅神经麻痹　multiple cranial nerves palsy

多发性颅神经损伤　multiple cranial nerves injury

多发性脑梗死　multiple cerebral infarction

多发性颅神经炎　polyneuritis cranialis　[又称]多发性颅神经炎△

多发性神经根神经病　polyradiculoneuropathy

多发性神经炎　polyneuritis

多发性硬化　multiple sclerosis

多发性硬化（复发缓解型）　multiple sclerosis, relapsing remitting

多发性硬化（继发进展型）　multiple sclerosis, secondary progressive

多发性硬化（进展复发型）　multiple sclerosis, progressive relapsing

多发性硬化（原发进展型）　multiple sclerosis, primary progressive

多发性周围神经病　multiple peripheral neuropathy

多发性周围神经炎　multiple peripheral neuritis

多个大脑动脉闭塞和狭窄　multiple cerebral arteries occlusion and stenosis　[又称]多发性脑动脉闭塞, 多发性脑动脉狭窄△

多个和双侧脑动脉闭塞和狭窄（未造成脑梗死）　multiple and bilateral cerebral arteries occlusion and stenosis, caused no cerebral infarction

多个和双侧入脑前动脉的闭塞和狭窄（未造成脑梗死）　multiple and double side into cerebral arteries occlusion and stenosis, caused no cerebral infarction

多汗症　hyperhidrosis　[又称]多汗△

多颅神经麻痹　polycranial nerve palsy

多神经病　polyneuropathy　[又称]多发性神经病△

多系统萎缩　multiple system atrophy, MSA

多系统萎缩 - 帕金森型　MSA-Parkinsonian phenotype

多系统萎缩 - 小脑型　MSA-cerebellar phenotype　[又称]多系统萎缩C 型△

多小脑回畸形　polymicrogyria

多灶型肌张力障碍　multifocal dystonia

多灶性获得性髓鞘性感觉运动神经病　multifocal acquired demyelinating sensory and motor neuropathy, MADSMN, Lewis-Sumner syndrome　[又称]刘易斯 - 萨姆纳综合征△

多灶性运动神经病　multifocal motor neuropathy

多轴空病　multicore disease, minicore disease

额顶叶脑出血　frontal and parietal lobe cerebral hemorrhage

额顶枕叶脑出血　frontal occipital lobe cerebral hemorrhage

额颞顶叶脑出血　frontotemporal and parietal lobe cerebral hemorrhage

额颞顶枕叶脑出血　frontotemporal occipital lobe cerebral hemorrhage

额颞叶变性　frontotemporal lobar degeneration

额颞叶痴呆　frontotemporal lobar dementia

额颞叶出血　frontotemporal lobe hemorrhage

额叶癫痫　frontal lobe epilepsy

额叶脓肿　frontal lobe abscess

鳄泪综合征　crocodile tear syndrome

儿童交替性偏瘫　alternating hemiplegia of childhood, AHC

儿童进行性延髓性麻痹　progressive bulbar palsy of childhood　[又称]少年型 Ⅲ 型脊髓性肌萎缩△, 少年型脊髓性肌萎缩△

儿童良性枕叶癫痫　benign childhood occipital epilepsy

儿童良性阵发性眩晕　benign paroxysmal vertigo of childhood, BPVC

儿童期脑萎缩　childhood brain atrophy
儿童失神癫痫　childhood absence epilepsy
儿童周期性综合征　childhood periodic syndrome
耳源性脑积水　otogenic hydrocephalus
耳源性脑膜炎　otogenic meningitis
耳源性脑脓肿　otogenic brain abscess
二期梅毒性脑膜炎　secondary syphilitic meningitis
发笑性发作　gelastic seizure　[又称]痴笑性发作△
发作性伴头部自主神经症状的持续短暂单侧神经痛样头痛发作　episodic short-lasting unilateral neuralgiform headache attacks with cranial autonomic symptoms,episodic SUNA
发作性持续短暂单侧神经痛样头痛发作伴结膜充血和流泪综合征　episodic short-lasting unilateral neuralgiform headache attacks with conjunctival injection and tearing,episodic SUNCT
发作性非运动诱发性肌张力障碍　paroxysmal nonkinesigenic dyskinesia
发作性肌张力障碍　paroxysmal dystonia
发作性睡病　narcolepsy
发作性舞蹈手足徐动症　paroxysmal choreoathetosis　[又称]发作性舞蹈 - 手足徐动症△
法布里病　Fabry disease　[又称]Fabry 病△
反复发作的孤立性睡眠麻痹　recurrent isolated sleep paralysis　[又称]睡瘫症△
反复发作性嗜睡　recurrent hyper-somnia　[又称]周期性睡眠过度△,克莱恩 - 莱文综合征△
反复胃肠功能障碍　recurrent gastrointestinal disturbance
反射性癫痫　reflex epilepsy
反射性交感神经营养不良综合征　reflex sympathetic dystrophy syndrome　[又称]交感反射性营养不良△
反射性膀胱　reflex bladder
反射性晕厥　reflex syncope　[又称]神经介导的反射性晕厥综合征△
泛酸激酶依赖型神经退行性疾病　pantothenate kinase-associated neurodegeneration,PKAN
放射性多神经病　radioactive polyneuropathy　[又称]放射性多发性周围神经病△
放射性脊髓病　radiation myelopathy
放射性脑病　radiation encephalopathy
放射性周围神经病　radioactive peripheral neuropathy
放线菌脑膜炎　actinomycete meningitis
非 24 小时睡眠觉醒综合征　non-24-hour sleep-wake syndrome
非阿片类止痛药过量性头痛　non-opioid analgesic-overuse headache
非癫痫性发作　non-epileptic seizure
非副肿瘤性边缘系统脑炎　non-paraneoplastic limbic encephalitis
非化脓性海绵窦血栓形成　non suppurative cavernous sinus thrombosis
非化脓性横窦血栓形成　non suppurative transverse sinus thrombosis
非化脓性颈静脉血栓形成　non suppurative jugular vein thrombosis
非化脓性颅内静脉窦血栓形成　non suppurative intracranial venous sinus thrombosis　[又称]颅内静脉窦血栓形成(非化脓性)△
非化脓性颅内静脉血栓形成　non suppurative intracranial venous thrombosis　[又称]大脑静脉非化脓性血栓形成△
非化脓性脑膜炎　non-purulent meningitis
非化脓性矢状窦血栓形成　non suppurative sagittal sinus thrombosis
非化脓性乙状窦血栓形成　non suppurative sigmoid sinus thrombosis
非化脓性直窦血栓形成　non suppurative straight sinus thrombosis
非进行性脑病的肌阵挛持续病　myoclonic status in nonprogressive encephalopathy,MSNE
非惊厥持续状态　non-convulsive status epilepticus
非快速眼动睡眠觉醒障碍　non-rapid eye movement sleep arousal disorder
非快速眼球运动睡眠相关睡眠异态　non-rapid eye movement parasomnia
非特异性脑炎　nonspecific encephalitis
非酮症性高血糖伴偏侧舞蹈症　nonketotic hyperglycemic hemichorea
非系统性血管炎性周围神经病　nonsystemic vasculitic peripheral neuropathy
非诱导型睡眠觉醒综合征　non-induced type sleep-wake syndrome

非月经性无先兆偏头痛　non-menstrual migraine without aura
非月经性有先兆偏头痛　non-menstrual migraine with aura
非甾体抗炎药过量性头痛　nonsteroidal anti-inflammatory drug(NSAID)-overuse headache
肥大性橄榄核变性　hypertrophic olivary degeneration,HOD
肥大性间质神经病　hypertrophic interstitial neuropathy　[又称]德热里纳 - 索塔病△
肥厚性脑膜炎　hypertrophic meningitis
肥厚性硬脊膜炎　hypertrophic pachymeningitis
肥厚性硬脑膜炎　hypertrophic cranial pachymeningitis　[又称]特发性肥厚性硬脑膜炎△,特发性肥厚性脑膜炎△
腓肠神经损伤　injury of sural nerve
腓深神经麻痹　deep fibular nerve palsy
腓神经麻痹　peroneal nerve palsy
腓神经损伤　lesion of peroneal nerve　[又称]腓神经损害△
腓总神经麻痹　common peroneal nerve palsy
腓总神经损害　lesion of common peroneal nerve
肺丛神经损伤　lesion of pulmonary plexus
肺性脑病　pulmonary encephalopathy
肺炎克雷伯菌脑膜炎　Klebsiella pneumoniae meningitis　[又称]弗里德兰氏杆菌脑膜炎△
肺炎球菌脑膜炎　pneumococcal meningitis　[又称]肺炎球菌性脑膜炎△
肺炎支原体性脑病　mycoplasma pneumoniae encephalitis　[又称]支原体脑炎△
分水岭脑梗死　cerebral watershed infarction
风湿免疫病合并肌病　rheumatic or autoimmune disease complicated with myopathy
风湿性关节炎合并肌病　rheumatic arthritis complicated with myopathy
风湿性舞蹈病症　rheumatic chorea　[又称]风湿性舞蹈病△　[曾称]小舞蹈病*
风疹性脑膜脑炎　rubella meningoencephalitis
风疹性脑膜炎　rubella meningitis
跗管综合征　tarsal tunnel syndrome
弗里德赖希共济失调　Friedreich ataxia　[又称]少年脊髓型遗传性共济失调△
福山型先天性肌营养不良　Fukuyama congenital muscular dystrophy,FCMD　[又称]Fukuyama 型先天性肌营养不良△
负性肌阵挛发作　negative myoclonic seizure
复发性多软骨炎　relapsing polychondritis,RP
复发性脊髓炎　recurrent myelitis
复发性淋巴细胞性脑膜炎　recurrent lymphocytic meningitis
复发性脑膜炎　recurrent meningitis
复发性脑血管病　recurrent cerebrovascular disease
复发性脑炎　recurrent encephalitis
复发性失眠　recurrent insomnia
复发性痛性眼肌麻痹神经病　recurrent painful ophthalmoplegic neuropathy
复发性阵发性偏侧头痛　episodic paroxysmal hemicrania,EPH
复方止痛药物过量性头痛　combination-analgesic-overuse headache
复杂性区域疼痛综合征　complex regional pain syndrome
复杂性区域疼痛综合征(Ⅰ型)　complex regional pain syndrome(type Ⅰ)
复杂性区域疼痛综合征(Ⅱ型)　complex regional pain syndrome(type Ⅱ)
副蛋白血症相关神经病　neuropathy associated with paraproteinemia
副神经疾病　disease of accessory nerve　[又称]副神经疾患△
副神经麻痹　accessory nerve palsy
副神经损伤　lesion of accessory nerve
副肿瘤神经综合征　paraneoplastic neurological syndrome
副肿瘤相关的周围神经病　peripheral neuropathy secondary to paraneoplastic disease　[又称]副肿瘤性周围神经病△
副肿瘤性边缘系统脑炎　paraneoplastic limbic encephalitis　[又称]副肿瘤相关性边缘叶脑炎△

副肿瘤性感觉性神经病　paraneoplastic sensory neuropathy　［又称］特发性感觉神经元神经病△

副肿瘤性感觉运动性神经病　paraneoplastic sensory-motor neuropathy

副肿瘤性脑干脑炎　paraneoplastic brain stem encephalitis

副肿瘤性脑脊髓炎　paraneoplastic encephalomyelitis

副肿瘤性小脑变性　paraneoplastic cerebellar degeneration

副肿瘤性小脑共济失调　paraneoplastic cerebellar ataxia

副肿瘤综合征　paraneoplastic syndrome

腹型偏头痛　abdominal migraine

钙代谢异常　disorder of calcium metabolism

干燥综合征　Sjögren syndrome　［又称］舍格伦综合征△

干燥综合征合并肌病　Sjögren's syndrome complicated with myopathy

干燥综合征周围神经病变　Sjögren's syndrome peripheral neuropathy

肝豆状核变性　hepatolenticular degeneration, Wilson disease　［又称］威尔逊病△

肝豆状核变性痴呆　hepatolenticular degeneration dementia

肝性脊髓病　hepatic myelopathy

肝性脑病　hepatic encephalopathy

肝硬化所致精神障碍　mental disorder due to cirrhosis

感觉神经元病　sensory neuron disease

感觉性多发性神经病　sensory polyneuropathy

感觉性共济失调　sensory ataxia

感觉性神经病　sensory neuropathy

感觉运动性周围神经病　sensorimotor peripheral neuropathy

感觉障碍性膀胱　sensory paralytic bladder

感染后脑脊髓炎　postinfectious encephalomyelitis

感染后脑炎　postinfectious encephalitis

感染相关性脑病　infection-related encephalopathy

感染相关性脑炎　infection-related encephalitis

感染性疾病合并肌病　infectious disease complicated with myopathy

感染性脑血管炎　infectious cerebral vasculitis

感染性周围神经病　infectious peripheral neuropathy

橄榄桥脑小脑萎缩　olivopontocerebellar atrophy　［又称］橄榄桥脑小脑变性△

橄榄桥脑小脑萎缩伴缓慢眼动　olivopontocerebellar atrophy with slow eye movement

橄榄桥脑小脑萎缩伴失明　olivopontocerebellar atrophy with blindness

高钙血症痴呆　hypercalcemia dementia

高钙血症脑病　hypercalcemia encephalopathy

高海拔头痛　high-altitude headache

高钠血症性脑病　hypernatremia encephalopathy

高血钾型周期性瘫痪　hyperkalemic periodic paralysis　［又称］高血钾性周期性麻痹△, 强直性周期性麻痹△

高血压脑病　hypertensive encephalopathy

高原性失眠　altitude insomnia

歌舞伎综合征　Kabuki syndrome

格斯特曼 - 施特劳斯勒尔 - 沙因克尔综合征　Gerstmann-Straussler-Scheinker syndrome

膈神经麻痹　phrenic nerve paralysis

膈神经损伤　phrenic nerve injury

根据特定病因确定的内侧颞叶癫痫　medial temporal lobe epilepsy determined by specific cause

跟腱挛缩　contracture of Achilles tendon

梗阻性脑积水　obstructive hydrocephalus　［又称］非交通性脑积水△, 幕上梗阻性脑积水△

弓形虫脑膜脑炎　toxoplasma meningoencephalitis

弓形虫脑炎　toxoplasma encephalitis　［又称］弓形虫脑病△

共济失调伴有白内障　ataxia with cataract

共济失调步态　ataxia gait

共济失调毛细血管扩张症　ataxia telangiectasia　［又称］Louis-Bar综合征△

共济失调综合征　ataxia syndrome

钩端螺旋体病脑膜脑炎型　leptospirosis meningoencephalitis　［又称］脑膜脑炎型钩端螺旋体病△

钩端螺旋体脑动脉炎　leptospiral cerebral arteritis

构音障碍　dysarthria

股神经麻痹　femoral nerve palsy

股神经损伤　injury of femoral nerve, femoral nerve injury

股外侧皮神经卡压综合征　lateral femoral cutaneous nerve entrapment syndrome, meralgia paresthetica　［又称］感觉异常性股痛△

股外侧皮神经炎　lateral femoral cutaneous neuritis

骨间背侧神经嵌压综合征　posterior interosseous nerve compression syndrome

关岛型肌萎缩侧索硬化 - 帕金森综合征 - 痴呆复合征　Guamanian amyotrophic lateral sclerosis Parkinsonism dementia complex, Guam-ALS-PDC

关节活动受限　limitation of joint movement

关节挛缩　joint contracture

广州管圆线虫病　angiostrongyliasis cantonensis　［又称］广州血管圆线虫病△

广州管圆线虫病性脑炎　angiostrongyliasis cantonensis encephalitis

过度惊吓综合征　hyperekplexia syndrome

过度片段性肌阵挛　excessive fragmentary myoclonus

过度运动性癫痫发作　hypermotor epileptic seizure, hyperkinetic automatism

哈勒沃登 - 施帕茨病　Hallervorden-Spatz disease, pallido-nigro-luysian degeneraion　［又称］苍白球黑质红核色素变性△

咳嗽晕厥　cough syncope　［又称］咳嗽性晕厥△

还原体肌病　reducing body myopathy

海马硬化　hippocampal sclerosis

海绵窦动静脉瘘　arteriovenous fistula of cavernous sinus

海绵窦瘘　cavernous fistula

海绵窦脓肿　cavernous sinus abscess

海绵窦血栓形成　cavernous sinus thrombosis

海绵窦血栓性静脉炎　cavernous sinus thrombophlebitis

海绵窦炎　cavernous sinusitis

海绵窦综合征　cavernous sinus syndrome

海绵状白质脑病　spongiform leucoencephalopathy, Canavan disease　［又称］卡纳万病△, Canavan 病△, 中枢神经系统海绵样变性△

海绵状血管瘤　cavernous hemangioma, cavernous angioma

汗足综合征　sweaty feet syndrome

河豚中毒　fugu poisoning

黑色素瘤相关性视网膜病　melanoma associated retinopathy

很可能的持续短暂单侧神经痛样头痛发作　probable short-lasting unilateral neuralgiform headache attacks

很可能的持续性偏侧头痛　probable hemicrania continua

很可能的丛集性头痛　probable cluster headache

很可能的紧张型头痛　probable tension-type headache

很可能的冷刺激性头痛　probable cold-stimulus headache

很可能的慢性紧张型头痛　probable chronic tension-type headache

很可能的偶发性紧张型头痛　probable infrequent episodic tension-type headache

很可能的偏头痛　probable migraine

很可能的频发性紧张型头痛　probable frequent episodic tension-type headache

很可能的三叉神经自主神经性头痛　probable trigeminal autonomic cephalalgia

很可能的睡眠性头痛　probable hypnic headache

很可能的外部牵拉性头痛　probable external-traction headache

很可能的外部压力性头痛　probable external-pressure headache

很可能的外部压迫性头痛　probable external-compression headache

很可能的无先兆偏头痛　probable migraine without aura

很可能的新发每日持续头痛　probable new daily persistent headache

很可能的硬币样头痛　probable nummular headache

很可能的有先兆偏头痛　probable migraine with aura

很可能的原发性咳嗽性头痛　probable primary cough headache

很可能的原发性劳力性头痛　probable primary exercise headache

很可能的原发性活动相关性头痛　probable primary headache associated with sexual activity

很可能的原发性针刺样痛　probable primary stabbing headache

很可能的缘于可逆性脑血管收缩综合征的急性头痛　acute headache probably attributed to reversible cerebral vasoconstriction syndrome（RCVS）

很可能的缘于摄入或吸入冷刺激物的头痛　headache probably attributed to ingestion or inhalation of a cold stimulus

很可能的缘于外部冷刺激的头痛　headache probably attributed to external application of a cold stimulus

很可能的阵发性偏侧头痛　probable paroxysmal hemicrania

亨廷顿病　Huntington disease　［又称］亨廷顿舞蹈病△，慢性进行性舞蹈病△

亨廷顿病性痴呆　dementia in Huntington disease

横纹肌溶解　rhabdomyolysis　［又称］横纹肌溶解症△

横纹肌溶解症　rhabdomyolysis，myoglobinemia　［又称］肌红蛋白血症

红斑性面痛　erythroprosopalgia

红斑性肢痛症　erythromelalgia　［又称］红斑性肢痛病△

宏基因组学第二代测序　metagenomics next-generation sequencing

喉返神经麻痹　recurrent laryngeal nerve paralysis

喉返神经炎　recurrent laryngeal neuritis

后部白质脑病　posterior leukoencephalopathy

后部皮质萎缩　posterior cortical atrophy　［又称］大脑后部皮质萎缩△

后交通动脉闭塞　posterior communicating artery occlusion

后交通动脉瘤　posterior communicating artery aneurysm

后交通动脉瘤破裂　posterior communicating artery aneurysm rupture

后交通动脉狭窄　posterior communicating artery stenosis

后颈交感神经综合征　Barré-Liéou syndrome

后颅窝蛛网膜囊肿　posterior fossa arachnoid cyst

后循环梗死　posterior circulation cerebral infarction

后循环缺血　posterior circulation ischemia

后组颅神经麻痹　posterior cranial nerve palsy

滑车神经损伤　trochlear nerve injury

滑车头痛　trochlear headache

化脓性海绵窦血栓形成　suppurative cavernous sinus thrombosis

化脓性横窦血栓形成　suppurative transverse sinus thrombosis　［又称］横窦血栓形成△

化脓性脊髓炎　suppurative myelitis

化脓性颅内静脉窦血栓形成　suppurative intracranial venous sinus thrombosis

化脓性脑膜脑炎　suppurative meningoencephalitis

化脓性脑膜炎　suppurative meningitis

化脓性脑室炎　suppurative ventriculitis

化脓性矢状窦血栓形成　suppurative sagittal sinus thrombosis

化脓性乙状窦血栓形成　suppurative sigmoid sinus thrombosis

化脓性直窦血栓形成　suppurative straight sinus thrombosis

化学性多神经病　chemical polyneuropathy

化学性脑膜炎　chemical meningitis

环境性睡眠障碍　environmental sleep disorder

混合型阿尔茨海默病　mixed type of Alzheimer disease

混合型脑膜瘤　mixed meningioma

混合型皮层和皮层下血管性痴呆　mixed cortical and subcortical vascular dementia

混合性睡眠呼吸暂停低通气综合征　mixed sleep apnea hypopnea syndrome

混合性周围神经病　mixed peripheral neuropathy

获得性癫痫性失语　acquired epileptic aphasia　［又称］获得性失语综合征△，Landau-Kleffner 综合征△

获得性多灶性感觉运动神经病　acquired multifocal sensory and motor neuropathy　［又称］多灶性感觉运动神经病△

获得性脑弓形虫病　acquired cerebral toxoplasmosis

获得性周围神经病　acquired peripheral neuropathy

肌、眼、脑病　muscle-eye-brain disease　［又称］肌 - 眼 - 脑病△

肌病伴有镶边空泡　myopathy with rimmed vacuole

肌病伴有圆柱状螺旋体　myopathy with cylindrical body

肌管性肌病　myotubular myopathy　［又称］肌管肌病△

肌腱挛缩　tendon contracture

肌皮神经损伤　injury of musculocutaneous nerve

肌强直性白内障　myotonic cataract，Thomsen disease

肌肉活组织检查　muscle biopsy

肌神经疾患　myoneural disorder

肌萎缩侧索硬化综合征　amyotrophic lateral sclerosis

肌营养不良症　muscular dystrophy

肌张力障碍　dystonia　［又称］全身肌张力障碍△

肌阵挛癫痫　myoclonus epilepsy

肌阵挛癫痫伴破碎红纤维　myoclonic epilepsy with ragged red fibre　［又称］MERRF 综合征△，线粒体脑肌病癫痫△

肌阵挛失神癫痫　epilepsy with myoclonic absence

肌阵挛 - 失张力癫痫　myoclonic-atonic epilepsy　［又称］Doose 综合征△

肌阵挛小脑性共济失调　myoclonus cerebellar ataxia　［又称］肌阵挛性肌张力障碍△

肌阵挛性发作　myoclonic seizure

肌阵挛性肌张力障碍　myoclonic dystonia

肌阵挛性失神发作　myoclonic absence seizure　［又称］肌阵挛失神△

肌阵挛性小脑协同失调　myoclonic cerebellar dyssynergia

肌阵挛性小脑性协调障碍　dyssynergia cerebellaris myoclonica

基底动脉闭塞　basilar artery occlusion

基底动脉闭塞和狭窄（未造成脑梗死）　basilar artery occlusion and stenosis without cerebral infarction

基底动脉畸形　basilar artery malformation

基底动脉夹层　basilar artery dissection

基底动脉尖综合征　top of basilar artery syndrome

基底动脉瘤　basilar artery aneurysm

基底动脉瘤破裂　basilar artery aneurysm rupture　［又称］基底动脉顶端动脉瘤破裂△

基底动脉栓塞　basilar arterial thrombosis

基底动脉狭窄　basilar arterial stenosis

基底动脉血栓形成　vertebrobasilar thrombosis

基底节病变　basal ganglia lesion

基底节出血　basal ganglia hemorrhage　［又称］基底节区出血△

基底节脑梗死　basal ganglia cerebral infarction

基底节脓肿　basal ganglia abscess

基底型偏头痛　basilar migraine　［又称］基底动脉型偏头痛△

畸胎瘤　teratoma

吉兰 - 巴雷综合征　Guillain-Barré syndrome，acute inflammatory demyelinating polyradiculoneuropathy　［又称］急性感染性多神经炎△，急性炎症性脱髓鞘性多发性神经根神经病△，吉兰 - 巴雷综合征变异型△，急性炎症性脱髓鞘性多发性神经病△，急性炎症性脱髓鞘性多发性神经根神经病△

急性病毒性脑炎　acute viral encephalitis

急性播散性脑脊髓膜炎　acute disseminated cerebrospinal meningitis

急性播散性脑脊髓神经根神经炎　acute disseminated cerebrospinal radiculoneuritis

急性播散性脑脊髓炎　acute disseminated encephalomyelitis

急性播散性脑炎　acute disseminated encephalitis

急性播散性脱髓鞘病　acute disseminated demyelinating disease

急性出血性白质脑病　acute hemorrhagic leukoencephalopathy

急性发作的血管性痴呆　vascular dementia of acute onset

急性泛自主神经病　acute panautonomic neuropathy

急性感觉神经病　acute sensory neuropathy

急性感觉运动神经病　acute sensorimotor neuropathy　［又称］急性运动感觉轴索性神经病△

急性高原病　acute high altitude sickness

急性梗阻性脑积水　acute obstructive hydrocephalus

急性和亚急性出血性白质脑炎　acute and subacute haemorrhagic leukoencephalitis

急性横贯性脊髓炎　acute transverse myelitis

急性化脓性脑膜炎　acute purulent meningitis

急性坏死性脑病　acute necrotizing encephalopathy

急性肌张力障碍　acute dystonia

急性脊髓灰质炎　acute poliomyelitis

急性脊髓炎　acute myelitis

急性脑病　acute encephalopathy

急性脑干梗死　acute brain stem infarction

急性脑梗死　acute cerebral infarction

急性脑积水　acute hydrocephalus

急性脑脊髓炎　acute encephalomyelitis

急性脑膜脑炎　acute meningoencephalitis

急性脑膜炎　acute meningitis

急性脑疝形成　acute brain herniation

急性脑水肿　acute cerebral edema

急性脑血管病　acute cerebrovascular disease

急性脑炎　acute encephalitis

急性全自主神经障碍　acute complete autonomic nerve disorder

急性上升性脊髓炎　acute ascending myelitis　［又称］急性上行性脊髓炎△

急性神经根脊髓炎　acute myeloradiculitis

急性透析性脑病　acute dialysis encephalopathy

急性外伤后头痛　acute post-traumatic headache

急性小脑济失调　acute cerebellar ataxia　［又称］急性小脑性共济失调△

急性小脑炎　acute cerebellitis

急性硬膜下出血　acute subdural hemorrhage

急性长节段横贯性脊髓炎　acute longitudinally extensive transverse myelitis

急性中毒性脑病　acute toxic encephalopathy

急性轴索性运动神经病　acute motor axonal neuropathy　［又称］急性运动轴索性神经病△,急性运动感觉轴索性神经病△

疾病相关睡眠增多　disorder associated with hypersomnia due to medical condition

脊神经根损伤　injury of spinal nerve root

脊髓变性　spinal degeneration

脊髓病变　myelopathy

脊髓电子神经刺激器引起的机械性并发症　mechanical complication caused by spinal cord electronic nerve stimulator

脊髓动静脉瘘　spinal arteriovenous fistulae　［又称］髓内动静脉瘘△

脊髓多发性硬化　spinal multiple sclerosis

脊髓梗死　spinal cord infarction

脊髓海绵状血管瘤　spinal cavernous hemangioma

脊髓后侧索综合征　posterolateral spinal syndrome　［又称］脊髓后侧索硬化△,达纳 - 普特南综合征△

脊髓灰质炎　poliomyelitis　［又称］小儿麻痹症△

脊髓灰质炎顿挫型　abortive type of poliomyelitis

脊髓灰质炎后遗症　post-poliomyelitis syndrome

脊髓灰质炎瘫痪型　paralytic type of poliomyelitis

脊髓灰质炎无瘫痪型　non-paralytic type of poliomyelitis

脊髓交界性肿瘤　borderline spinal cord tumor

脊髓节段性肌阵挛　spinal segmental myoclonus

脊髓结核瘤　spinal cord tuberculoma

脊髓空洞症　syringomyelia

脊髓空洞症术后　postoperative status of syringomyelia surgery

脊髓痨　tabes dorsalis

脊髓囊虫病　spinal cysticercosis

脊髓囊肿　myelocyst

脊髓内病变　intramedullary lesion

脊髓脓肿　spinal cord abscess

脊髓膨出　meningocele

脊髓前动脉瘤　anterior spinal artery aneurysm

脊髓前动脉瘤破裂　anterior spinal artery aneurysm rupture

脊髓丘脑束 - 疑核综合征　spinal thalamus bundle-suspect syndrome, Avellis syndrome　［又称］阿韦利斯综合征△

脊髓肉芽肿　spinal cord granuloma

脊髓疝　spinal cord herniation

脊髓神经根病　myeloradiculopathy

脊髓神经根炎　myeloradiculitis

脊髓栓系综合征　tethered cord syndrome

脊髓小脑变性　spinal cerebellum degeneration

脊髓小脑共济失调　spinocerebellar ataxia　［又称］脊髓小脑共济失调△

脊髓小脑共济失调 3 型　spinocerebellar ataxia type 3

脊髓性肌萎缩　spinal muscular atrophy　［又称］脊髓性肌萎缩症△,近端脊肌萎缩△

脊髓延髓肌萎缩症　spinal and bulbar muscular atrophy　［又称］延髓脊髓性肌萎缩△,肯尼迪病△,Kennedy 病△

脊髓炎后遗症　sequelae of myelitis

脊髓粘连　adhesion of spinal cord　［又称］脊髓蛛网膜粘连△

脊髓蛛网膜炎　spinal arachnoiditis

脊柱结核　spinal tuberculosis

继发全面强直阵挛发作　secondary generalized tonic-clonic seizure

继发性不宁腿综合征　secondary restless leg syndrome

继发性侧索硬化　secondary lateral sclerosis

继发性低钾性周期性麻痹　periodic paralysis secondary to hypokalaemia　［又称］继发性低钾型周期性瘫痪△

继发性癫痫　secondary epilepsy

继发性肌张力障碍　secondary dystonia

继发性快速眼动睡眠行为障碍　secondary rapid eye movement sleep behavior disorder

继发性脑积水　secondary hydrocephalus

继发性脑室出血　secondary ventricular hemorrhage

继发性帕金森综合征　secondary Parkinsonism

继发性三叉神经痛　secondary trigeminal neuralgia

继发性舌咽神经痛　secondary glossopharyngeal neuralgia

继发性失眠　secondary insomnia

继发性中间神经痛　secondary nervus intermedius neuralgia

继发性中枢神经系统淋巴瘤　secondary central nervous system lymphoma

继发性蛛网膜下腔出血　secondary subarachnoid hemorrhage

继发于代谢性脑病的睡眠过度　hypersomnia secondary to metabolic encephalopathy

继发于结缔组织病的周围神经病　peripheral neuropathy secondary to connective tissue disease

继发于另一种躯体状况的发作性睡病　narcolepsy secondary to sleep another body condition

继发于脑肿瘤、感染或其他中枢神经系统病变的睡眠过度　hypersomnia secondary to brain tumor, infection or other central nervous system lesion

继发于内分泌疾病的睡眠过度　hypersomnia secondary to endocrine disorder

继发于帕金森病的睡眠过度　hypersomnia secondary to Parkinson disease

寄生虫病并发肌病　parasitic disease with myopathy　［又称］寄生虫性肌炎△,寄生虫疾病合并肌病△

寄生虫性脑膜炎　parasite meningitis

加利福尼亚脑炎　California encephalitis

夹层动脉瘤　dissecting aneurysm

家族性(常染色体显性遗传)局灶性癫痫　familial (autosomal dominant) focal epilepsy　［又称］家族性局灶性癫痫△

家族性阿尔茨海默病性痴呆(晚发性)　late-onset familial Alzheimer disease　［又称］晚发型家族性阿尔茨海默病△

家族性阿尔茨海默病性痴呆(早发性)　early-onset familial Alzheimer disease　［又称］早发型家族性阿尔茨海默病△,早发型阿尔茨海默病△

家族性淀粉样变性周围神经病　familial amyloidosis peripheral neuropathy

家族性颞叶癫痫　familial temporal lobe epilepsy

家族性帕金森综合征伴周围神经病　familial Parkinsonism with peripheral neuropathy

家族性偏瘫型偏头痛　familial hemiplegic migraine

家族性偏瘫型偏头痛,其他基因位点 familial hemiplegic migraine, other loci

家族性偏瘫型偏头痛 1 型 familial hemiplegic migraine type 1,FHM1

家族性偏瘫型偏头痛 2 型 familial hemiplegic migraine type 2,FHM2

家族性偏瘫型偏头痛 3 型 familial hemiplegic migraine type 3,FHM3

家族性特发性基底节钙化症 familial idiopathic basal ganglia calcification ［又称］Fahr 病△

家族性震颤 familial tremor

家族性肢带肌无力 familial limb-girdle myasthenia

家族性致死性失眠症 familial fatal insomnia ［又称］家族性致死性失眠△

家族性自主神经功能失调 familial dysautonomia ［又称］家族性植物神经功能失调△

甲亢性肌无力综合征 hyperthyreosis myasthenic syndrome

甲亢性周期性麻痹 hyperthyreosis periodic paralysis

甲状旁腺功能减退伴肌病 myopathy with hypoparathyroidism ［又称］甲状旁腺功能减退性肌病△

甲状旁腺功能减退脑病 hypoparathyroidism encephalopathy

甲状旁腺功能亢进合并肌病 hyperparathyroidism complicated with myopathy ［又称］甲状腺功能亢进性肌病△

甲状旁腺功能亢进脑病 hyperparathyroidism encephalopathy

甲状腺功能减退脑病 hypothyroidism encephalopathy

甲状腺功能减退所致精神障碍 mental disorder due to hypothyroidism

甲状腺功能减退性肌病 myopathy with hypothyroidism,hypothyroid myopathy ［又称］甲状腺机能减退性肌病△

甲状腺功能亢进伴眼肌病 ocular myopathy with hyperthyroidism

甲状腺功能亢进所致精神障碍 mental disorder due to hyperthyroidism

甲状腺功能亢进性脑病 hyperthyroidism encephalopathy

甲状腺功能障碍性眼肌麻痹 dysthyroid ophthalmoplegia,dysthyroid ophthalmopathy ［又称］甲状腺功能障碍性眼病△

假肥大型肌营养不良 pseudohypertrophic muscular dystrophy

假性肌张力障碍 pseudodystonia

假性脑膜炎 meningism

间脑病 diencephalosis

间脑炎 diencephalitis

肩腓型脊髓性肌萎缩 scapuloperoneal form of spinal muscular atrophy

肩关节半脱位 shoulder subluxation

肩和上臂多发性神经损伤 multiple nerves injuries of shoulder and upper arm ［又称］肩和上臂水平的多神经损伤△

肩和上臂皮感觉神经损伤 cutaneous sensory nerve injury of shoulder and uper arm ［又称］肩和上臂水平的皮感觉神经损伤△

肩和上臂神经损伤 shoulder and upper arm nerve injury ［又称］肩和上臂水平的多神经损伤△

肩胛腓型脊髓性肌萎缩 scapularperoneal form of spinal muscular atrophy

肩胛上神经卡压综合征 suprascapular nerve entrapment syndrome

肩手综合征 shoulder-hand syndrome

减压病 decompression sickness

睑痉挛 - 口下颌肌张力障碍 blepharospasm oromandibular dystonia, Meige syndrome ［又称］梅热综合征△

简单部分性癫痫持续状态 simple partial status epilepticus

间歇性失眠 intermittent insomnia

僵人综合征 stiff man syndrome

降钙素基因相关肽诱发的迟发型头痛 delayed calcitonin gene-related peptide（CGRP）-induced headache

降钙素基因相关肽诱发的速发型头痛 immediate calcitonin gene-related peptide（CGRP）-induced headache

降钙素基因相关肽诱发的头痛 calcitonin gene-related peptide（CGRP）-induced headache

交感神经链综合征 sympathetic chain syndrome

交感神经炎 sympathetic neuritis

交通性脑积水 communicating hydrocephalus

胶原病性神经炎 collagenous neuritis

角层下脓疱性皮肤病 subcorneal pustular dermatosis,Sneddon-Wilkinson disease

脚气病性多神经炎 beriberi polyneuritis

节段性肌张力障碍 segmental dystonia ［又称］节段型肌张力障碍△

节律性运动障碍 rhythmic movement disorder

结核性脊髓脊膜炎 tuberculous spinal meningitis,tuberculous meningomyelitis

结核性脑动脉炎 tuberculous cerebral arteritis

结核性脑膜脑炎 tuberculous meningoencephalitis

结核性脑膜炎 tuberculous meningitis

结核性脑炎 tuberculosis encephalitis

结节病伴多发性颅神经麻痹 sarcoidosis with multiple cranial nerves palsy ［又称］结节病多发脑神经麻痹△

结节性多动脉炎 polyarteritis nodosa

结节性硬化症 tuberous sclerosis

截瘫 paraplegia

介入治疗后出血 haemorrhage after interventional therapy ［又称］经皮冠状动脉介入治疗后并发症△

紧张型头痛 tension type headache

进食诱发的反射性癫痫 eating induced reflex epilepsy

进行性多灶性白质脑病 progressive multifocal leukoencephalopathy

进行性多灶性白质脑病伴 AIDS progressive multifocal leukoencephalopathy with AIDS

进行性风疹全脑炎 progressive rubella panencephalitis

进行性核上性麻痹 progressive supranuclear palsy

进行性肌萎缩 progressive muscular atrophy ［又称］进行性肌肉萎缩症△

进行性肌阵挛癫痫 progressive myoclonic epilepsy ［又称］进行性肌阵挛性癫痫△

进行性脊髓性肌萎缩 progressive spinal muscular atrophy

进行性麻痹痴呆 progressive general paresis of insane

进行性小脑共济失调 progressive cerebellar ataxia

进行性延髓麻痹 progressive bulbar palsy ［又称］进行性球麻痹△

进行性婴儿期灰质营养不良 progressive infantile gray matter dystrophy

进行性脂肪营养不良 progressive lipodystrophy

经典的舌咽神经痛 classical glossopharyngeal neuralgia

经典的中间神经痛 classical nervus intermedius neuralgia

经典三叉神经痛 classical trigeminal neuralgia

经典三叉神经痛,纯发作性 classical trigeminal neuralgia,purely paroxysmal

经典三叉神经痛伴持续性面痛 classical trigeminal neuralgia with concomitant continuous pain

惊厥性癫痫持续状态 convulsive status epilepticus

惊跳性癫痫 startle epilepsy ［又称］惊吓 / 跳诱发的反射性癫痫△

精神发育迟缓 mental retardation

颈动脉闭塞和狭窄（未造成脑梗死） carotid artery occlusion and stenosis, caused no cerebral infarction ［又称］颈动脉闭塞和狭窄△

颈动脉闭塞或狭窄性脑梗死 carotid artery occlusion or stenosis cerebral infarction ［又称］颈动脉闭塞脑梗死△

颈动脉粥样硬化 carotid artery atherosclerosis

颈动脉窦性晕厥 carotid sinus syncope

颈动脉窦综合征 carotid sinus syndrome

颈动脉梗死 carotid artery infarction

颈动脉海绵窦瘘 carotid-cavernous sinus fistula

颈动脉夹层 carotid dissection

颈动脉狭窄 carotid artery stenosis

颈动脉血栓形成 carotid artery thrombosis

颈静脉球瘤 glomus jugular tumor

颈肋综合征 cervical rib syndrome,cervicobrachial syndrome

颈内动脉闭塞 internal carotid artery occlusion

颈内动脉夹层 internal carotid artery dissection

颈内动脉瘤 internal carotid artery aneurysm

颈内动脉缺血 internal carotid artery ischemia

颈内动脉栓塞 internal carotid artery occlusion

颈内动脉狭窄 internal carotid artery stenosis

颈内动脉血栓形成 internal carotid artery thrombosis
颈 - 舌综合征 neck-tongue syndrome
颈神经根损害 injury of cervical nerve root
颈神经根炎 cervical radiculitis
颈外动脉夹层 external carotid artery dissection
颈源性头痛 cervicogenic headache
颈总动脉闭塞 common carotid artery occlusion
颈总动脉夹层 common carotid artery dissection
颈总动脉狭窄 common carotid artery stenosis
胫后神经嵌压综合征 posterior tibial nerve compression syndrome ［又称］胫后神经卡压综合征△
胫神经麻痹 tibial never palsy
痉挛 spasm
痉挛性构音障碍 spasmodic dysphonia, laryngeal dystonia ［又称］喉肌肌张力障碍△
痉挛性截瘫步态 spastic paraplegic gait
静脉性梗死 venous infarction
静脉性血管瘤 venous hemangioma
酒精（乙醇）戒断性发作 alcohol (ethanol) withdrawal seizure
酒精性痴呆 alcoholic dementia ［又称］酒精中毒性痴呆△
酒精性肌病 alcoholic myopathy ［又称］酒精中毒性肌病△
酒精性脑变性 alcoholic cerebral degeneration
酒精性脑病 alcoholic encephalopathy
酒精性神经系统变性 alcoholic neurodegenerative disease
酒精性损害 alcoholic impairment
酒精性小脑变性 alcoholic cerebellar degeneration ［又称］酒精中毒性小脑变性△
酒精性小脑共济失调 alcoholic cerebellar ataxia ［又称］酒精中毒性小脑共济失调△
酒精性周围神经病 alcoholic peripheral neuropathies, AN ［又称］酒精中毒性周围神经病△
酒精遗忘综合征 alcoholic amnestic syndrome
酒精诱发的迟发型头痛 delayed alcohol-induced headache
酒精诱发的速发型头痛 immediate alcohol-induced headache
酒精诱发的头痛 alcohol-induced headache
酒精中毒性多神经病 alcoholic polyneuropathy
酒精中毒性科尔萨科夫综合征 Korsakov's syndrome, intoxication in alcohol-induced ［又称］酒精相关性遗忘综合征△
酒精中毒性脑病 alcoholic encephalopathy
酒精中毒性胼胝体病变 alcoholic corpus callosum lesion
酒精中毒性视神经病变 alcoholic optic neuropathy ［又称］中毒性视神经病变△
局限性颅内压增高 localized increased intracranial pressure ［又称］良性颅内高压△
局限性脑膜炎 limitation of meningitis
局限性脑炎 limitation of encephalitis
局灶负性肌阵挛 focal negative myoclonic seizure ［又称］负性肌阵挛△
局灶型肌张力障碍 focal dystonia
局灶性发作 focal seizure
局灶性发作伴意识保留 focal seizure with awareness
局灶性发作伴意识障碍 focal seizure with impaired awareness
局灶性发作继发全面性发作 focal seizure with secondary generalization
局灶性运动性发作 focal motor seizure
局灶阵挛性发作 focal myoclonic seizure
巨脑回畸形 pachygyria
巨脑症 megalencephaly ［又称］巨脑△，先天巨脑回△，先天性巨脑回△
巨细胞病毒性脑炎 cytomegalovirus encephalitis
巨细胞动脉炎 giant cell arteritis ［又称］巨细胞性动脉炎△
巨轴索神经病 giant axonal neuropathy
觉醒不全综合征 awakening insufficiency syndrome
军团菌性脑炎 legionella bacteria encephalitis
咖啡因戒断性头痛 caffeine-withdrawal headache

卡恩斯 - 塞尔综合征 Kearns-Sayre syndrome ［又称］眼肌麻痹综合征△，眼肌麻痹伴房室阻滞，眼外肌麻痹 - 色素性视网膜炎 - 心脏传导阻滞综合征△，慢性进行性眼肌麻痹△
凯 - 弗环 Kayser-Fleischer ring
抗 AMPA 受体脑炎 anti-AMPA receptor encephalitis
抗 amphiphysin 相关脑炎 anti-amphiphysin related encephalitis
抗 CASPR2 脑炎 anti-CASPR2 encephalitis
抗 CV2 抗体相关脑炎 anti-CV2 antibody related encephalitis
抗 DPPX 脑炎 anti-DPPX encephalitis
抗 GABAa 受体脑炎 anti-GABAa receptor encephalitis
抗 GABAb 受体脑炎 anti-GABAb receptor encephalitis
抗 GAD 抗体相关脑炎 anti-GAD antibody related encephalitis
抗 GAD 抗体相关神经免疫综合征 anti-GAD antibody-related neuroimmune syndrome
抗 GAD 脑炎 anti-GAD encephalitis
抗 Gly 受体抗体脑炎 anti-Gly receptor antibody encephalitis
抗 IgLON5 病 anti-IgLON5 disease
抗 LGI1 脑炎 anti-LGI1 encephalitis
抗 Ma2 相关脑炎 anti-Ma2 related encephalitis ［又称］抗 Ma2 脑炎△
抗 mGluR 脑炎 anti-mGluR encephalitis
抗 MOG 抗体相关疾病 anti-MOG antibody related diseases
抗 N- 甲基 -D- 门冬氨酸受体脑炎 anti-NMDA receptor antibody encephalitis
抗 Ri 相关脑炎 anti-Ri related encephalitis
抗 SOX1 相关脑炎 anti-SOX1 related encephalitis
抗 Yo 抗体相关脑炎 anti-Yo antibody related encephalitis
抗富亮氨酸胶质瘤失活 1 蛋白(LGI-1)相关自身免疫性脑炎 anti-LGI1 related autoimmune encephalitis
抗 - 伽玛 - 氨基丁酸 B (GABA-B) 受体脑炎 anti-GABA receptor encephalitis
抗接触蛋白相关蛋白样 2 (CASPR2) 相关脑炎 anti-CASPR2 related encephalitis
抗信号识别颗粒抗体肌病 myopathy associated with anti-signal recognition peptide antibody
柯萨奇病毒性脑膜炎 Coxsackie virus meningitis
柯萨奇病毒性脑炎 Coxsackie virus encephalitis
科布综合征 Cobb syndrome
可传播海绵状脑病 transmissible spongiform encephalopathy
可卡因诱发的头痛 cocaine-induced headache
可能与偏头痛相关的周期综合征 episodic syndrome that may be associated with migraine
可逆性后部白质脑病综合征 reversible posterior leukoencephalopathy syndrome, RPLS ［又称］可逆性后部脑白质脑病，可逆性后部脑病△
可逆性后部脑病综合征 reversible posterior encephalopathy syndrome, PRES
可逆性脑血管收缩综合征 reversible cerebral vasoconstriction syndrome, RCVS
克莱恩 - 莱文综合征 Kleine-Levin syndrome ［又称］Kleine-Levin 综合征△，周期性嗜睡与病理性饥饿综合征△
克雷伯肺炎杆菌脑膜炎 Klebsiellar meningitis
克罗斯综合征 Cross syndrome ［又称］低色素沉着 - 眼脑综合征△，龈纤维瘤病 - 低色素沉着 - 小眼 - 精神发育不全 - 手足徐动症综合征△
克 - 雅病 Creutzfeldt-Jakob disease ［又称］克罗伊茨费尔特 - 雅各布病△
刻板症 stereotypia
空泡样脊髓病 vacuolar myelopathy
库鲁病 Kuru disease
快速眼动睡眠相关性窦性停搏 rapid eye movement sleep-related sinus arrest
快速眼动睡眠行为障碍 rapid eye movement sleep behavior disorder ［又称］快动眼睡眠行为障碍△，快速眼动睡眠期行为障碍，快速眼动睡眠障碍△
髋部多神经损伤 multiple nerve injuries of hip

髋部股神经损伤　hip femoral nerve injury　［又称］髋和大腿水平的多神经损伤△,股神经损伤△

髋部皮感觉神经损伤　cutaneous sensory nerve injury of hip　［又称］髋和大腿水平的皮感觉神经损伤△

髋部神经损伤　hip nerve injury　［又称］髋和大腿水平的多神经损伤△

髋部坐骨神经损伤　injury of sciatic nerve of hip

眶上神经痛　supraorbital neuralgia

眶下神经损伤　infraorbital nerve injury

扩大的血管周围间隙　dilated perivascular space

拉福拉病　Lafora disease　［又称］Lafora 病△

莱姆病　Lyme disease

莱施 - 奈恩综合征　Lesch-Nyhan syndrome　［又称］莱施 - 尼汉综合征△,Lesch-Nyhan 综合征△

兰伯特 - 伊顿肌无力综合征　Lambert-Eaton myasthenic syndrome　［又称］肌无力综合征△

狼疮脑病　lupus encephalopathy

狼疮性脊髓病变　lupus myeleterosis

狼疮性神经炎　lupus neuritis

狼疮性周围神经病　lupus peripheral neuropathy

老年痴呆抑郁型或妄想型　depressive or paranoid variant of senile dementia

老年性舞蹈症　senile chorea

雷诺现象　Raynaud phenomenon

雷诺综合征　Raynaud syndrome

雷特综合征　Rett syndrome　［又称］Rett 综合征△

肋间神经病　intercostal neuropathy

肋间神经损伤　intercostal nerve injury

肋间神经痛　intercostal neuralgia　［又称］肋间神经炎△

类风湿性多神经病　rheumatoid polyneuropathy　［又称］类风湿性关节炎伴多神经病△

类固醇激素反应性慢性淋巴细胞性炎症伴脑桥周围血管强化症　chronic lymphocytic inflammation with pontine perivascular enhancement responsive to steroid　［又称］CLIPPERS 综合征△

冷刺激性头痛　cold-stimulus headache

梨状肌综合征　pyriformis syndrome

李斯特菌脑炎　Listeria encephalitis

李斯特菌性脑膜脑炎　Listeria meningoencephalitis

李斯特菌性脑膜炎　Listeria meningitis

立克次体脑炎　rickettsial encephalitis

镰状细胞病　sickle-cell disease　［又称］镰状细胞疾病△,血红蛋白 S 病△

恋床症　clinophilia

链球菌性脑膜炎　streptococcal meningitis

良性单肢肌萎缩　benign monomelic amyotrophy

良性发作性眩晕　benign paroxysmal vertigo

良性复发性脑膜炎　benign recurrent meningitis

良性肌痛性脑脊髓炎　benign myalgic encephalomyelitis

良性家族性新生儿癫痫　benign familial neonatal epilepsy　［又称］良性家族性新生儿惊厥△

良性家族性婴儿癫痫　benign familial infantile epilepsy

良性颅内压增高　benign intracranial hypertension　［又称］特发性颅内压增高综合征△

良性特发性震颤　benign essential tremor　［又称］特发性震颤△

良性新生儿惊厥　benign neonatal convulsion

良性遗传性舞蹈症　benign hereditary chorea　［又称］良性家族性舞蹈病△,良性遗传舞蹈病△

良性婴儿癫痫发作(非家族性)　benign infantile seizure(non-familial)

良性阵发性斜颈　benign paroxysmal torticollis

良性阵发性眩晕　benign paroxysmal vertigo

临床孤立综合征　clinical isolated syndrome

淋巴瘤样肉芽肿病　lymphomatoid granulomatosis

淋巴细胞脉络丛脑膜炎　lymphocytic choriomeningitis　［又称］淋巴细胞性脉络丛脑膜△

淋球菌性脑膜炎　gonococcal meningitis

磷酸二脂酶抑制剂诱发的头痛　phosphodiesterase(PDE) inhibitor-induced headache

流感嗜血杆菌脑膜炎　haemophilus influenzae meningitis　［又称］流感嗜血杆菌化脓性脑膜炎△

流感相关性脑病　flu-related encephalopathy

流行性腮腺炎性病毒性脑炎　mumps viral encephalitis

流行性腮腺炎性多神经病　mumps polyneuropathy

流行性腮腺炎性脑脊髓炎　mumps encephalomyelitis

流行性腮腺炎性脑膜炎　mumps meningitis

流行性眩晕　epidemic vertigo

流行性乙型脑炎　epidemic encephalitis type B　［曾称］乙型脑炎*

流行性乙型脑炎后遗症　epidemic encephalitis type B sequelae

流行性乙型脑炎极重型　extremely heavy epidemic encephalitis type B　［又称］极重型流行性乙型脑炎△

流行性乙型脑炎普通型　moderate epidemic encephalitis type B　［又称］普通型流行性乙型脑炎△

流行性乙型脑炎轻型　light epidemic encephalitis type B　［又称］轻型流行性乙型脑炎△

流行性乙型脑炎重型　severe epidemic encephalitis type B　［又称］重型流行性乙型脑炎△

琉球型脊髓性肌萎缩脊髓炎　myelitis

颅底化脓性脑膜炎　purulent meningitis of skull base

颅底蛛网膜炎　skull base arachnitis

颅高压综合征　intracranial hypertension syndrome

颅骨板障内蛛网膜囊肿　skull plate barrier arachnoid cyst

颅内、外动脉夹层　intracranial, outside artery dissection

颅内出血后遗症　intracranial hemorrhage sequelae

颅内创伤性动脉瘤　intracranial traumatic aneurysm

颅内动静脉畸形　intracranial arteriovenous malformation　［又称］脑动静脉畸形△

颅内动脉瘤　intracranial aneurysm

颅内多发动脉瘤　multiple intracranial aneurysms

颅内感染　intracranial infection

颅内海绵状血管瘤　intracranial cavernous hemangioma

颅内积气　intracranial pneumatocele, pneumocephalus

颅内交界性肿瘤　borderline intracranial tumor

颅内静脉窦静脉炎　intracranial venous sinus phlebitis

颅内静脉窦血栓形成　intracranial venous sinus thrombosis　［又称］颅内静脉系统血栓形成△,非化脓性颅内静脉窦非脓性血栓形成△

颅内囊肿　intracranial cyst

颅内脓肿　intracranial abscess

颅内细菌感染　intracranial bacterial infection

颅内血管瘤　intracranial angioma

颅内压增高　increased intracranial pressure

颅内炎性肉芽肿　intracranial inflammatory granuloma

颅内硬膜外脓肿　intracranial extradural empyema

颅内硬膜外肉芽肿　intracranial epidural granuloma　［又称］硬脑膜外肉芽肿△

颅内硬膜下积液　intracranial subdural effusion

颅内硬膜下脓肿　intracranial subdural abscess

颅内硬膜下肉芽肿　intracranial subdural granuloma　［又称］硬膜下肉芽肿△

颅内占位　intracranial space-occupying lesion

颅内脂肪瘤　intracranial lipoma

颅神经病变　cranial nerve disease

颅神经麻痹　cranial nerve palsy

颅神经炎　cranial neuritis

颅外动脉夹层　extracranial artery dissection

路易体痴呆　dementia with Lewy body

伦诺克斯 - 加斯托综合征　Lennox-Gastaut syndrome, LGS　［又称］Lennox-Gastaut 综合征△

轮班工作睡眠障碍　shift work sleep disorder

麻痹性痴呆　general paresis of insane

麻风病神经病　leprosy neuropathy

麻疹并发脑膜炎　measles complicated with meningitis　［又称］麻疹脑膜炎△

麻疹并发脑炎　measles complicated with encephalitis　［又称］麻疹脑炎△

马查多 - 约瑟夫病　Machado-Joseph disease　［又称］脊髓小脑性共济失调 3 型△

马德拉斯型运动神经元病　Madras type motor neuron disease　［又称］马德拉斯运动神经元病△

马方综合征　Marfan syndrome　［又称］马凡综合征△

马尾囊虫病　horsetail cysticercosis

马尾神经受压　cauda equina injury

马尾粘连　adhesions of cauda equina　［又称］脊髓蛛网膜粘连△

马尾综合征　cauda equina syndrome

麦角胺过量性头痛　ergotamine-overuse headache

脉络丛囊肿　choroid plexus cyst

脉络膜前动脉梗死　anterior choroidal artery infarction

脉络膜前动脉夹层　anterior choroidal artery dissection

脉络膜前动脉瘤　anterior choroidal artery aneurysm

脉络膜前动脉瘤破裂蛛网膜下腔出血　anterior choroidal artery rupture subarachnoid hemorrhage

慢波睡眠中癫痫伴持续性棘 - 慢波　epilepsy with continuous spike wave during slow wave sleep，epileptic encephalopathy with electrical status epilepticus during slow wave sleep　［又称］癫痫性脑病伴有慢波睡眠中癫痫放电持续状态△

慢性伴头部自主神经症状的持续短暂单侧神经痛样头痛发作　chronic short-lasting unilateral neuralgiform headache attacks with cranial autonomic symptoms，chronic SUNA

慢性持续短暂单侧神经痛样头痛发作伴结膜充血和流泪综合征　chronic short-lasting unilateral neuralgiform headache attacks with conjunctival injection and tearing，chronic SUNCT

慢性创伤性脑病　chronic traumatic encephalopathy

慢性丛集性头痛　chronic cluster headache

慢性结核性脑膜炎　chronic tuberculous meningitis

慢性紧张型头痛　chronic tension-type headache

慢性紧张型头痛伴颅骨膜压痛　chronic tension-type headache with pericranium tenderness

慢性紧张型头痛不伴颅骨膜压痛　chronic tension-type headache without pericranium tenderness

慢性进行性部分癫痫持续状态　chronic progressive epilepsia partialis continua　［又称］Rasmussen 综合征△，拉斯马森综合征△

慢性进行性外眼肌麻痹　chronic progressive external ophthalmoplegia

慢性酒精性脑病　chronic alcoholic encephalopathy

慢性酒精中毒性神经病　chronic alcoholic neuropathy，chronic alcoholic peripheral neuropathy

慢性酒精中毒性神经肌病　chronic alcoholic neuromyopathy

慢性酒精中毒性神经系统损害　chronic alcoholic neurological damage

慢性脑膜炎　chronic meningitis

慢性脑脓肿　chronic brain abscess

慢性恰加斯病伴脑膜炎　chronic Chagas's disease with meningitis　［又称］慢性美洲锥虫病伴脑膜炎△

慢性恰加斯病伴脑炎　chronic Chagas's disease with encephalitis　［又称］慢性美洲锥虫病伴脑炎△

慢性神经病理性疼痛　chronic neuropathic pain，CNP

慢性失眠　chronic insomnia

慢性透析性脑病　chronic dialysis encephalopathy　［又称］透析相关性脑病△

慢性外伤后头痛　chronic post-traumatic headache　［又称］慢性创伤后头痛△

慢性炎症性脱髓鞘性多发性神经病　chronic inflammatory demyelinating polyneuropathy　［又称］慢性吉兰 - 巴雷综合征△

慢性硬膜下血肿　chronic subdural hematoma

慢性硬脑膜炎　chronic pachymeningitis

慢性阵发性偏侧头痛　chronic paroxysmal hemicrania

慢性中枢神经病理性疼痛　chronic central neuropathic pain

慢性中毒性脑病　chronic toxic encephalopathy

慢性周围神经理性疼痛　chronic peripheral neuropathic pain

慢性主观性头晕　chronic subjective dizziness

猫抓性脑炎　cat scratch encephalitis

毛细血管扩张症　telangiectasia

梅毒肉芽肿　syphilitic granuloma

梅毒性多神经病　syphilitic polyneuropathy

梅毒性脊膜炎　syphilitic myelitis

梅毒性脑动脉炎　syphilitic arteritis brain

梅毒性脑膜脑炎　syphilitic meningomyelitis

梅毒性脑膜炎　syphilitic meningitis

梅毒性脑血管病　syphilitic cerebrovascular disease

梅毒性脑炎　syphilitic encephalitis

梅毒性视神经萎缩　syphilitic optic atrophy

梅毒性树胶肿　syphilitic gumma

梅毒性血管炎　syphilitic vasculitis

霉变甘蔗中毒　mildew sugar cane poisoning

梦魇　nightmare　［又称］梦魇障碍△

梦语症　sleep talking

弥漫性硬化　diffuse sclerosis　［又称］弥漫性硬皮△，病席尔德病△，Schilder 病△

弥漫性硬化　diffuse sclerosis，Schilder disease　［又称］席尔德病△［曾称］弥漫性轴周性脑炎*

迷走神经疾病　vagus nerve disease　［又称］迷走神经疾患△

迷走神经亢进　vagus nerve hyperfunction

迷走神经损伤　vagus nerve injury

米勒 - 费希尔综合征　Miller-Fisher syndrome　［又称］变异型吉兰 - 巴雷综合征△，Miller-Fisher 综合征△

免疫相关性周围神经病　immune associated peripheral neuropathy

面部偏侧萎缩　hemifacial hemiatrophy，Parry-Romberg syndrome　［又称］帕里 - 龙贝格综合征△

面肩肱型肌营养不良　facio-scapulo-humeral muscular dystrophy

面肩肱型脊髓性肌萎缩　facio-scapulo-humeral form of spinal muscular atrophy

面偏侧肥大　facial hemihypertrophy　［又称］面偏侧肥大症△

面神经功能障碍　facial nerve dysfunction

面神经麻痹　facial nerve paralysis　［又称］面瘫△

面神经纤维瘤　facial neurofibroma，FN

面神经血管瘤　facial nerve hemangioma

面神经炎　facial neuritis

磨牙症　bruxism　［又称］夜磨牙症△

末梢神经退行性改变　peripheral nerve degeneration

莫顿跖痛症　Morton metatarsalgia　［又称］行军足△，Morton 病△

莫旺综合征　Morvan syndrome　［又称］Morvan 综合征△

拇指神经损伤　nerve injury of thumb，thumb nerve injury　［又称］拇指神经损伤△

耐药性癫痫　drug resistant epilepsy，medically intractable epilepsy　［又称］药物难治性癫痫△

脑［型］肺吸虫病　cerebral paragonimiasis　［又称］脑肺吸虫病△，肺吸虫病（脑型）△

脑白质脱髓鞘　white matter demyelination

脑白质营养不良　leukodystrophy

脑病　encephalopathy　［又称］弥漫性脑病△，脑白质脑病△

脑病并内脏脂肪变性综合征　encephalopaty with visceral fat degeneration syndrome

脑病合并内脏脂肪变性综合征　Reye syndrome　［又称］瑞氏综合征△

脑部病变　brain lesion

脑出血　cerebral hemorrhage　［曾称］自发性脑出血*

脑出血后遗症　sequelae of cerebral hemorrhage　［又称］脑内出血后遗症△

脑出血恢复期　recovery phase of cerebral hemorrhage

脑出血血肿扩大　cerebral hemorrhage hematoma expansion

脑穿通畸形　porencephaly

脑挫伤　contusion of brain

脑电子神经刺激器引起的机械性并发症　mechanical complication caused by electronic brain nerve stimulator

脑淀粉样血管病　cerebral amyloid angiopathy　［又称］淀粉样脑血管病△

脑淀粉样血管病相关炎症　cerebral amyloid angiopathy related inflammation

脑动静脉畸形末破裂出血　cerebral arteriovenous malformation without ruptured hemorrhage　［又称］动静脉畸形(任何部位)△,脑动静脉畸形△

脑动脉闭塞性脑梗死　cerebral arterial occlusive cerebral infarction　［又称］大脑动脉闭塞脑梗死△

脑动脉的闭塞或狭窄(未造成脑梗死)　cerebral artery occlusion or stenosis, caused no cerebral infarction

脑动脉供血不足　cerebral arterial insufficiency

脑动脉畸形破裂出血　cerebral artery malformation rupture hemorrhage

脑动脉夹层　cerebral artery dissection

脑动脉夹层伴出血　cerebral artery dissection associated with bleeding

脑动脉夹层不伴出血　cerebral artery dissection which is not associated with bleeding　［又称］大脑动脉夹层形成(未破裂)△

脑动脉夹层不伴梗死　cerebral artery dissection without causing infarction

脑动脉痉挛　cerebral arterial spasm

脑动脉瘤(非破裂性)　brain aneurysm(unruptured)　［又称］脑动脉瘤(未破裂)△

脑动脉瘤弹簧圈栓塞术后出血　postoperative bleeding brain aneurysm coil embolism

脑动脉狭窄性脑梗死　cerebral infarction of cerebral artery stenosis　［又称］大脑动脉狭窄脑梗死△

脑动脉炎　cerebral arteritis

脑动脉粥样硬化　cerebral atherosclerosis　［又称］大脑动脉粥样硬化△,脑动脉粥样硬化症△

脑发育不良　atelencephalia

脑发育迟缓　cerebral developmental retardation

脑发育畸形　cerebral developmental malformation

脑发育异常　encephalodysplasia

脑分水岭梗死　cerebral watershed infarction

脑钙化　cerebral calcification

脑干病变　brain stem lesion

脑干出血　hemorrhage of brain stem　［又称］脑干的脑内出血△

脑干多发性硬化　brain stem multiple sclerosis

脑干梗死　brain stem infarction　［又称］脑干梗塞△

脑干功能衰竭　failure of brain stem function

脑干脑炎　brain stem encephalitis

脑干受压　compression of brain stem

脑干水肿　brain stem edema

脑梗死　cerebral infarction

脑梗死合并出血转化　hemorrhagic transformation after cerebral infarction

脑梗死后继发出血　secondary bleeding after cerebral infarction　［又称］脑梗死后出血△

脑梗死后继发出血性渗出　hemorrhagic effusion after cerebral infarction

脑梗死后继发血肿　secondary hematoma after cerebral infarction

脑梗死后遗症　cerebral infarction sequela

脑梗死恢复期　recovery phase of cerebral infarction

脑弓形虫病　cerebral toxoplasmosis

脑弓形虫感染　cerebral Toxoplasma gondii infection

脑过度灌注综合征　cerebral hyperperfusion syndrome

脑过小　microencephaly

脑海绵状血管瘤　cerebral cavernoma

脑海绵状血管瘤破裂出血　cerebral cavernous hemangioma rupture hemorrhage

脑耗盐综合征　cerebral salt wasting syndrome

脑灰质异位症　gray matter heterotopia　［又称］脑灰质异位△

脑基底动脉瘤　basal brain aneurysm

脑棘球蚴病　cerebral echinococcosis　［又称］脑包虫病△

脑脊膜膨出　meningocele　［又称］先天性脑(脊)膜膨出△,先天性脑脊膜膨出△,脑(脊)膜膨出△

脑脊膜血管梅毒　meninges vascular syphilis

脑脊髓病变　encephalomyelopathy

脑脊髓神经病　encephalomyeloneuropathy

脑脊髓神经根病　meninges radiculopathy

脑脊髓神经根炎　encephalomyeloradiculitis

脑脊髓炎　encephalomyelitis

脑脊液二代测序　cerebrospinal fluid next-generation sequencing

脑脊液宏基因组学第二代测序　cerebrospinal fluid metagenomics next-generation sequencing

脑脊液异常　abnormality of cerebrospinal fluid

脑结核瘤　brain tuberculoma

脑静脉闭塞后出血　haemorrhage after cerebral venous occlusion

脑静脉窦狭窄　cerebral venous sinus stenosis

脑静脉畸形　cerebral venous malformation

脑静脉畸形破裂出血　cerebral venous malformation rupture hemorrhage

脑静脉血栓形成　cerebral venous thrombosis

脑毛细血管扩张症　brain capillary expansion

脑霉菌感染　brain mycotic infection

脑-面血管瘤病　encephalofacial angiomatosis

脑膜动静脉瘘　meningeal arteriovenous fistula

脑膜脊髓病　meningomyelopathy

脑膜瘤　meningioma

脑膜脑膨出　meningoencephalocele

脑膜脑炎　meningoencephalitis

脑膜肉瘤　meningosarcoma

脑膜炎　meningitis　［又称］软脑膜炎△

脑膜炎恢复期　meningitis recovery

脑膜炎球菌感染关节炎　meningococcal polyarthritis

脑膜炎球菌性关节炎　meningococcal arthritis

脑膜炎球菌性结膜炎　meningococcal conjunctivitis

脑膜炎球菌性脑脊髓脊膜炎　meningococcal meningoencephalitis and meningomyelitis

脑膜炎球菌性脑膜炎　meningococcal meningitis　［又称］脑膜炎奈瑟菌病△

脑膜炎球菌性脑炎　meningococcal encephalitis

脑膜炎球菌性心包炎　meningococcal pericarditis

脑膜炎球菌性心肌炎　meningococcal myocarditis

脑膜炎球菌性心内膜炎　meningococcal endocarditis

脑膜炎球菌性蛛网膜炎　meningococcal arachnoiditis

脑膜炎型鼠疫　meningitis type plague

脑囊虫病　neurocysticercosis

脑囊肿　perencephaly　［又称］大脑囊肿△

脑内动静脉瘘　intracerebral arteriovenous fistula

脑脓肿　brain abscess

脑皮质发育不良　cortical dysplasia

脑桥出血　pontine hemorrhage

脑桥脓肿　pons abscess

脑桥外髓鞘溶解症　extrapontine myelinolysis

脑桥萎缩　pontine atrophy

脑桥中央髓鞘溶解症　central pontine myelinolysis

脑缺氧症　cerebral anoxia

脑肉芽肿　cerebral granuloma

脑软化　encephalomalacia　［又称］脑白质软化△,脑室周围白质软化△,脑室周围白质软化症△

脑疝　brain hernia　［又称］脑疝形成△

脑深部电刺激术后　postoperative status of deep brain stimulation

脑实质出血继发蛛网膜下腔出血　parenchymal hemorrhage secondary subarachnoid hemorrhage

脑视网膜血管瘤病　cerebroretinal angiomatosis　［又称］冯希佩尔-林道综合征△,von Hippel-Lindau 综合征△

脑室分流后低颅压　intracranial hypotension after ventriculo-peritoneal shunt

脑室内出血　intraventricular hemorrhage

脑室炎　cerebral ventriculitis

脑栓塞　cerebral embolism

脑栓塞性偏瘫　cerebral embolism hemiplegia

脑小血管病　cerebral small vessel disease

脑心综合征　cerebrocardiac syndrome

脑型裂头蚴病　cerebral sparganosis　［又称］脑裂头蚴病△

脑型疟　cerebral malaria

脑旋毛虫病　cerebral trichinosis

脑血管病　cerebrovascular disease

脑血管病后遗症　sequelae of cerebrovascular disease

脑血管病恢复期　convalescence of cerebrovascular disease

脑血管病性偏瘫　cerebrovascular disease hemiplegia

脑血管供血不足　cerebral blood supply insufficient

脑血管畸形　cerebral vascular malformation

脑血管瘤　encephalic angioma

脑血管破裂　cerebral vascular rupture

脑血管狭窄　cerebrovascular stenosis

脑血管炎　cerebral vasculitis

脑血管炎性脑出血　cerebrovascular inflammatory bleeding in brain

脑血管造影后脑血管痉挛　cerebral vasospasm after cerebral angiogram

脑血栓形成　cerebral thrombosis

脑血肿　cephalophyma

脑炎　encephalitis

脑炎后帕金森综合征　postencephalitic Parkinsonism

脑炎后遗症　sequelae of encephalitis

脑炎恢复期　recovery phase of encephalitis

脑炎性假瘤　inflammatory pseudotumor of brain

脑炎性肿块　encephalitis mass

脑叶出血　lobar intracerebral hemorrhage

脑源性晕厥　brain derived syncope

脑占位性病变　space-occupying lesion in brain

脑肿瘤卒中　brain tumor stroke

脑卒中（未特指为脑出血或脑梗死）　stroke, especially not for cerebral hemorrhage or cerebral infarction

脑卒中后遗症　sequela of stroke　［又称］中风后遗症△

内分泌疾病相关肌无力综合征　endocrine disease associated myasthenic syndrome　［又称］肌无力综合征△

内囊出血　internal capsule hemorrhage

内脏交感神经损伤　viscera sympathetic nerve injury　［又称］交感神经损伤△

黏多糖贮积症Ⅱ型　mucopolysaccharidosis type Ⅱ

黏液性水肿昏迷　myxedema coma

念珠菌性脑膜炎　candidal meningitis

尿毒症脑病　uremic encephalopathy

尿毒症性脑病　uremic encephalopathy

尿毒症周围神经病变　uremic peripheral neuropathy

颞叶出血　temporal lobe hemorrhage

颞叶脓肿　temporal lobe abscess

颞叶新皮质癫痫　neocortical temporal lobe epilepsy, NTLE

颞叶蛛网膜囊肿　temporal lobe arachnoid cyst

颞枕叶脑出血　temporal occipital lobe cerebral hemorrhage

凝血功能障碍性脑出血　blood coagulation function obstacle cerebral hemorrhage

脓毒症相关脑病　sepsis-related encephalopathy

诺里病　Norrie disease

偶发性紧张型头痛　episodic tension-type headache

帕金森病　Parkinson disease　［又称］震颤麻痹△，原发性帕金森病△

帕金森病相关痴呆　Parkinson disease with dementia

帕金森综合征　Parkinsonism

排便性晕厥　defecate syncope

排便障碍　dysporia

排尿困难　dysuresia

排尿晕厥　micturition syncope

膀胱副神经节瘤　paraganglioma of urinary bladder, PUB

疱疹后三叉神经痛　postherpetic trigeminal neuralgia　［又称］带状疱疹后三叉神经痛△

疱疹后膝性中间神经病　postherpetic neuralgia of nervus intermedius

皮层发育不良　cortical dysplasia, malformation of cortical development　［又称］局灶性皮质发育不良△，脑皮层发育不良△

皮层下动脉硬化性脑病　subcortical arteriosclerotic encephalopathy, Binswanger disease　［又称］皮质下动脉硬化性脑病△

皮层下血管性痴呆　subcortical vascular dementia

皮肤活组织检查　skin biopsy

皮肌炎　dermatomyositis

皮肌炎性周围神经病　dermatomyositis peripheral neuropathy

皮质层状坏死　cortical laminar necrosis

皮质基底节变性　corticobasal degeneration

皮质基底节综合征　corticobasal syndrome

皮质类固醇肌病　corticosteroid myopathy　［又称］皮质类固醇性肌病△

皮质类固醇肌病　corticosteroid myopathy

皮质盲　cortical blindness

蜱传病毒性脑炎　tick-borne viral encephalitis

偏侧抽搐-偏瘫综合征　hemiconvulsion hemiplegia epilepsia syndrome　［又称］偏侧抽搐偏瘫综合征△

偏侧肥大　hemihypertrophy

偏侧肌阵挛发作　lateralized myoclonic seizure

偏侧面肌痉挛　hemifacial spasm

偏侧投掷症　hemiballismus

偏侧萎缩　hemiatrophy

偏侧舞蹈症　hemichorea

偏身感觉异常　hemiparesthesia

偏身舞蹈病　chorea dimidiata

偏身型肌张力障碍　hemidystonia

偏瘫型偏头痛　hemiplegic migraine

偏头痛　migraine

偏头痛并发症　complications of migraine

偏头痛持续状态　status migrainosus

偏头痛先兆诱发的癫痫发作　migraine aura-triggered seizure

偏头痛先兆状态　migraine aura status

偏头痛型梗死　migraine model infarction

偏头痛性脑梗死　migrainous infarction

偏头痛性先兆　migraine aura

偏头痛状态　status migraine

胼胝体病变　lesion of corpus callosum

胼胝体发育不全　callosal agenesis　［又称］胼胝体发育不良△

胼胝体脓肿　corpus callosum abscess

胼胝体中心性脱髓鞘　central demyelination of corpus callosum　［又称］胼胝体中枢性脱髓鞘△

频发性紧张型头痛　frequent episodic tension-type headache

平衡障碍　balance disorder

破碎红纤维　ragged red fiber, RRF

葡萄球菌性脑膜炎　staphylococcal meningitis　［又称］葡萄球菌脑膜炎△

葡萄牙型淀粉样多发性神经病变　Portugal-amyloid in multiple neuropathy

其他非阿片类止痛药过量性头痛　other non-opioid analgesic-overuse headache

其他分离转换障碍　other dissociative［conversion］disorder

其他类型头痛　other headache disorder

其他脑动脉闭塞和狭窄（未造成脑梗死）　other cerebral artery occlusion and stenosis, caused no cerebral infarction

其他入脑前动脉的闭塞和狭窄（未造成脑梗死）　other cerebral artery occlusion and stenosis before entering brain, caused no cerebral infarction

其他视觉刺激诱发的反射性癫痫　other visual stimulation evoked reflex epilepsy

其他视觉敏感性癫痫　other visual sensitivity epilepsy

其他物质长期使用后戒断性头痛　headache attributed to withdrawal from chronic use of other substance

其他血管性痴呆　other vascular dementia

其他原发性头痛　other primary headache

其他原因所致蛛网膜下腔出血　subarachnoid hemorrhage caused by other reason

其他谵妄（混合起因的谵妄）　other delirium（delirium of mixed origin）

气颅　pneumocrania

器官移植性脑病　organ transplant encephalopathy

器质性痴呆　organic dementia

器质性睡眠障碍　organic sleep disorder

器质性遗忘综合征，非由酒精和其他精神活性物质所致　organic amnesic syndrome，not induced by alcohol and other psychoactive substances，Korsakoff syndrome　［又称］科尔萨科夫综合征△

器质性遗忘综合征，非由酒精和其他精神活性物质所致　organic amnesic syndrome，not induced by alcohol and other psychoactive substances

前交通动脉闭塞　anterior communicating artery occlusion

前交通动脉瘤　anterior communicating aneurysm

前交通动脉瘤破裂　anterior communicating aneurysm rupture　［又称］前交通动脉动脉瘤破裂△

前交通动脉狭窄　anterior communicating artery stenosis

前庭神经炎　vestibular neuronitis　［又称］前庭神经元炎△

前庭蜗神经神经损伤　vestibulocochlear nerve injury

前庭性偏头痛　vestibular migraine

前斜角肌综合征　anterior scalene muscle syndrome

腔隙性脑梗死　lacunar infarction

强直性[癫痫]发作　tonic epileptic seizure

强直性肌营养不良　myotonic dystrophy

强直-阵挛发作　tonic-clonic seizure，grand mal　［又称］大发作△，强直-阵挛性发作△

强制入睡性睡眠障碍　forced sleep disorder

桥本脑病　Hashimoto encephalopathy　［又称］桥本氏脑病△

桥小脑角蛛网膜囊肿　cerebellopontine angle arachnoid cyst，arachnoid cyst of cerebellopontine angle

鞘磷脂沉积病　sphingomyelinosis，Niemann-Pick disease　［又称］尼曼-皮克病△　［曾称］神经鞘磷脂病*

青春型精神分裂症　hebephrenic schizophrenia

青霉胺诱发重症肌无力　penicillamine-induced myasthenia gravis

青年发病型痴呆　young-onset dementia，YOD

青少年肌阵挛癫痫　juvenile myoclonic epilepsy，JME

青少年上肢远端肌萎缩　juvenile muscular atrophy of unilateral upper extremity，Hirayama disease　［又称］平山病△

青少年神经梅毒　juvenile neurosyphilis

青少年失神癫痫　juvenile absence epilepsy，teenager absence epilepsy

轻度脑水肿　mild cerebral edema

丘脑病变　thalamic lesion

丘脑出血　thalamic hemorrhage

丘脑穿支动脉梗死　thalamus perforator artery infarction　［又称］丘脑梗死△

丘脑脓肿　thalamic abscess

丘脑下部出血　subthalamic hemorrhage

丘脑异常信号　thalamus abnormal signal

丘脑占位性病变　thalamus space-occupying lesion

球孢子菌病脑膜炎　coccidioidomycosis meningitis

曲坦类过量性头痛　triptan-overuse headache

躯体感觉诱发的反射性癫痫　somatosensory evoked reflex epilepsy

去大脑强直　decerebrate rigidity

去皮质综合征　decorticate syndrome

全面性癫痫　generalized epilepsy

全面性癫痫伴热性惊厥附加征　generalized epilepsy with febrile seizure plus

全面性癫痫持续状态　generalized status epilepticus，GSE

全面性癫痫发作　generalized seizure　［又称］癫痫（全面性发作）△

全面性肌阵挛发作持续状态　generalized myoclonus status epilepticus　［又称］肌阵挛性癫痫持续状态△

全面性强直发作持续状态　generalized tonic status epilepticus，GTSE

全面性强直-阵挛持续状态　generalized tonic-clonic status epilepticus，GTCSE　［又称］全面性强直阵挛癫痫持续状态△

全面性强直-阵挛性发作　generalized tonic-clonic seizure　［又称］全面强直阵挛性发作△

全面性阵挛发作持续状态　generalized clonic status epilepticus，GCSE

全脑萎缩　brain atrophy

全身型肌张力障碍　generalized dystonia

全身型重症肌无力　generalized myasthenia gravis，GMG

全自主神经功能不全　general autonomic dysfunction

缺血性脊髓血管病　ischemic spinal vascular disease

缺血性脑水肿　ischemic cerebral edema

缺血性脑血管病　ischemic cerebrovascular disease　［又称］缺血性脑卒中△

缺血性周围神经病　ischemic peripheral neuropathy

缺氧缺血性脑病　hypoxic ischemic encephalopathy

缺氧缺血性脑病后遗症　hypoxic ischemic encephalopathy sequela

缺氧脑损害　anoxic brain injury

桡神经麻痹　radial nerve paralysis

热带痉挛性截瘫　tropical spastic paraplegia

热水刺激诱发的反射性癫痫　hot water evoked reflex epilepsy

热性惊厥　febrile convulsion，FC

热性惊厥附加征　febrile seizures plus

任务特异性震颤　task specific tremor

妊娠性舞蹈病　chorea gravidarum

日常生活活动能力受损　limited activity of daily living

肉毒毒素中毒　botulinum toxin poisoning

肉毒中毒　botulism　［又称］肉毒杆菌中毒△

肉碱缺乏病　carnitine deficiency

肉芽肿性阿米巴脑炎　granulomatous amoebic encephalitis

肉芽肿性血管炎　granulomatous angiitis

肉芽肿性炎症　granulomatous inflammation

入脑前动脉闭塞性脑梗死　cerebral infarction caused by precerebral arterial occlusion

入脑前动脉的闭塞或狭窄（未造成脑梗死）　precerebral arterial occlusion or stenosis，caused no cerebral infarction

入脑前动脉狭窄性脑梗死　cerebral infarction caused by precerebral artery stenosis

入睡期脊髓固有肌阵挛　propriospinal myoclonus at sleep onset

入睡相关性障碍　sleep-related disorder

软骨营养不良性肌强直　chondrodystrophic myotonia，Schwartz-Jampel syndrome

软脑膜动静脉瘘　pial arteriovenous fistulas

软脑膜血管病　leptomeningeal angiomatosis

朊蛋白病　prion disease　［又称］朊病毒病△，克雅氏病△，家族性朊蛋白病△

三叉神经病　trigeminal neuropathy

三叉神经交感-眼交感神经综合征（Raeder's综合征）　paratrigeminal oculosympathetic（Raeder's）syndrome

三叉神经鞘瘤　trigeminal neurinoma

三叉神经损伤　injury of trigeminal nerve

三叉神经痛　trigeminal neuralgia

三叉神经麻痹　trigeminal nerve paralysis

三叉神经炎　trigeminal nerve inflammation

三叉神经自主神经性头痛　trigeminal autonomic cephalalgia，TAC

散发性脑炎　sporadic encephalitis

散发性偏瘫型偏头痛　sporadic hemiplegic migraine，SHM

桑迪弗综合征　Sandifer syndrome

色素沉着、水肿、多发性神经病综合征　pigmentation，edema，polyneuropathy syndrome

森林脑炎　forest encephalitis　［又称］蜱传性脑炎△，苏联春夏脑炎△

沙尔科关节　Charcot joint　［又称］夏科特关节△

沙门菌脑膜炎　salmonella meningitis　［又称］沙门菌性脑膜炎△

筛窦脑膜瘤　ethmoid sinus meningioma

闪光刺激诱发的反射性癫痫　flash evoked reflex epilepsy　［又称］光敏性癫痫△

伤寒并发脑膜炎　typhoid fever complicated with meningitis

上矢状窦血栓形成　superior sagittal sinus thrombosis

上行性脊髓炎　ascending myelitis

上肢单神经病　upper extremity mononeuropathy

少年型Ⅱ型脊髓性肌肉萎缩　juvenile type Ⅱ spinal muscular atrophy　［又称］少年型Ⅱ型脊髓性肌萎缩△，少年型脊髓性肌萎缩△

少年型GM2神经节苷脂沉积症　juvenile GM2 gangliosidosis　［又称］GM2神经节苷脂沉积症△

少年型脊髓性肌萎缩　juvenile spinal muscular atrophy，juvenile type Ⅲ spinal muscular atrophy

少年型帕金森综合征　juvenile Parkinsonism　［又称］青少年帕金森病△

舌下神经疾病　hypoglossal nerve disease

舌下神经麻痹　hypoglossal nerve paralysis

舌咽神经疾病　glossopharyngeal nerve disease

舌咽神经痛　glossopharyngeal neuralgia

舌咽神经痛性晕厥　glossopharyngeal neuralgia syncope

社会参与能力受限　limited of ability of social participation

深眠状态　parasomnia

神经氨酸沉积症　neuraminic acid deposition disease

神经白塞病　neuro-Behcet disease

神经病伴副蛋白血症　neuropathy secondary to paraproteinemia

神经病理性疼痛　neuropathic pain

神经布氏杆菌病　neurobrucellosis

神经根炎　radiculitis　［又称］神经根脊髓炎△

神经活组织检查　nerve biopsy

神经肌病　neuromuscular disease

神经棘红细胞增多症　neuroacanthocytosis　［又称］舞蹈性棘红细胞增多症△

神经节苷脂贮积病　gangliosidosis　［又称］神经节苷脂沉积病△

神经结节病　neurosarcoidosis

神经麻痹　nerve palsy

神经梅毒　neurosyphilis

神经梅毒痴呆　neurosyphilic dementia

神经免疫重叠综合征　neuroimmune overlap syndrome

神经山黧豆中毒　neurolathyrism

神经痛　neuralgia

神经痛性肌萎缩　neuralgic amyotrophy　［又称］肩胛带神经炎△

神经退行性病变伴有脑铁沉积　neurodegeneration with brain iron accumulation，NBIA

神经系统变性疾病　degenerative disease of nervous system　［又称］神经系统变性病△

神经系统病变　disease of nervous system

神经系统非洲锥虫病　African trypanosomiasis of nervous system

神经系统副肿瘤综合征　paraneoplastic syndrome of nervous system

神经系统钩端螺旋体病　leptospirosis of nervous system

神经系统贾第虫病　giardiasis of nervous system

神经系统莱姆病　nervous system Lyme disease，Lyme disease of nervous system　［又称］神经莱姆病△

神经系统先天发育异常　nerve system congenital dysplasia

神经系统血吸虫病　schistosomiasis of nervous system

神经系统植入的电子刺激器的机械性并发症　mechanical complication caused by implanted electronic stimulator of nervous system

神经行为异常　neurobehavioral abnormality

神经性肌强直　neuromyotonia

神经炎　neuritis

神经元蜡样脂褐质沉积症　neuronal ceroid lipofuscinosis，Kufs disease　［又称］Kufs病△

神经元铁沉积　neuronal iron deposition

神经源性肠道　neurogenic bowel

神经源性膀胱　neurogenic bladder

神经轴索营养不良　neuroaxonal dystrophy

神经阻滞剂恶性综合征　neuroleptic malignant syndrome　［又称］抗精神病药物恶性综合征△，恶性抗精神病药综合征△

肾上腺脑白质营养不良　adrenoleukodystrophy　［又称］艾迪生-席尔德综合征△

肾炎所致精神障碍　mental disorder due to nephritis

渗透性脑病　osmotic encephalopathy

渗透性脱髓鞘综合征　osmotic demyelination syndrome

圣路易脑炎　St.Louis encephalitis

失眠症　insomnia

失神发作癫痫持续状态　absence status epilepticus　［又称］失神性癫痫持续状态△

失用性肌萎缩　disuse atrophy

失张力发作　atonic seizure

时差变化综合征　time zone change syndrome

食物过敏性失眠　insomnia due to food allergy

史密斯-马盖尼斯综合征　Smith-Magenis syndrome

视觉刺激诱发的反射性癫痫　visual evoked reflex epilepsy

视神经脊髓炎　optic neuromyelitis

视神经脊髓炎谱系疾病　neuromyelitis optica spectrum disorder

视网膜型偏头痛　retinal migraine

视雪症　visual snow

室管膜炎　ependymitis　［又称］脑室管膜炎△

嗜酸性细胞脑膜炎　acidophil meningitis

嗜血杆菌性脑膜炎　haemophilus meningitis

手足徐动症　athetosis

书写痉挛　writer's cramp

双侧大脑动脉闭塞　bilateral cerebral artery occlusion

双侧大脑动脉狭窄　bilateral cerebral artery stenosis

双干脊髓　diplomyelia

双球菌性脑膜炎　diplococcus of meningitis

水痘-带状疱疹病毒性脑膜炎　varicella-zoster virus meningitis

水痘-带状疱疹病毒性脑炎　varicella-zoster virus encephalitis

水痘性脑膜炎　varicella meningitis　［又称］水痘脑膜炎△

水痘性脑炎　varicella encephalitis　［又称］水痘脑炎△

睡惊症　sleep terror

睡眠不足综合征　insufficient sleep syndrome

睡眠癫痫　epileptic seizure during sleep

睡眠关联性疼痛性阴茎勃起　sleep relevance painful penile erection

睡眠呼吸暂停综合征　sleep apnea syndrome，SAS

睡眠呼吸障碍的睡眠增多　hypersomnia due to sleep apnea

睡眠-觉醒节律紊乱　disorder of sleep-wake schedule　［又称］睡眠-觉醒节律障碍△

睡眠-觉醒障碍　sleep-wake disorder

睡眠-觉醒转换障碍　sleep-wake transition disorder

睡眠期多汗症　sleep hyperhidrosis

睡眠期行为障碍重叠病　parasomnia overlap disorder

睡眠期周期性肢体运动　sleep-related periodic limb movement disorder

睡眠起始脊髓固有肌阵挛　propriospinal myoclonus at sleep onset

睡眠时相后移综合征　delayed sleep-phase syndrome　［又称］睡眠时相延迟综合征△

睡眠时相提前综合征　advanced sleep-phase syndrome

睡眠腿部痉挛　nocturnal leg cramp

睡眠卫生不良　inadequate sleep hygiene

睡眠相关节律性运动障碍　sleep-related rhythmic movement disorder，RMD

睡眠相关摄食障碍　sleep-related eating disorder，SRED

睡眠相关性喉痉挛　sleep-related laryngospasm

睡眠相关性阴茎勃起障碍　sleep correlation penile erectile dysfunction

睡眠相关性运动障碍　sleep-related movement disorder

睡眠行为障碍　sleep behaviour disorder

睡眠性交症　sex somnia

睡眠性头痛　hypnic headache

睡眠遗尿　sleep enuresis　［又称］夜尿症△，遗尿症△

睡眠异态　parasomnia　［又称］异态睡眠△

睡眠增多症　hypersomnia

睡眠窒息综合征　sleep choking syndrome

睡眠中癫痫性电持续状态　electrical status epilepticus during sleep

睡瘫症　sleep paralysis

睡行症　sleepwalking disorder，noctambulism，somnambulism　［又称］梦游△

思考诱发的反射性癫痫　thinking evoked reflex epilepsy

四肢瘫　tetraplegia

松果体功能障碍　pineal gland dysfunction

速发性肌张力障碍　rapid-onset dystonia

髓内动静脉畸形　intramedullary arteriovenous malformation

髓内占位性病变　intramedullary space occupying lesion

锁骨下盗血综合征伴锁骨下动脉狭窄　subclavian steal syndrome with subclavian artery stenosis

锁骨下动脉闭塞　subclavian artery occlusion

锁骨下动脉盗血综合征　subclavian artery steal syndrome　［又称］锁骨下盗血综合征△

炭疽杆菌性脑膜炎　anthrax bacillus meningitis

糖尿病非酮症高渗性昏迷　hyperosmotic nonketotic diabetic coma

糖尿病性出汗异常　diabetic dyshidrosis

糖尿病性单神经病　diabetic mononeuropathy　［又称］糖尿病单神经病变△

糖尿病性动眼神经麻痹　diabetic oculomotor paralysis

糖尿病性多发性单神经病　diabetic multiple mononeuropathy

糖尿病性多发性神经病　diabetic polyneuropathy　［又称］糖尿病多发性神经病变△

糖尿病性感觉运动性多神经病　diabetic sensory motor polyneuropathy

糖尿病性股神经病　diabetic femoral neuropathy

糖尿病性颅神经病　diabetic cranial neuropathy

糖尿病性躯干神经根病　diabetic truncal radiculopathy

糖尿病性神经病变　diabetic neuropathy　［又称］糖尿病周围神经病变△，糖尿病伴周围神经病变△

糖尿病性神经根病　diabetic radiculopathy　［又称］糖尿病神经根病变△

糖尿病性外展神经麻痹　diabetic abducens nerve paralysis

糖尿病性小纤维神经病　diabetic small fiber neuropathy

糖尿病性胸神经根病　diabetic pectoral radiculopathy

糖尿病性血管源性水肿　diabetic angioedema

糖尿病性眼肌麻痹　diabetic ophthalmoplegia

糖尿病性腰骶神经根神经丛病变　diabetic lumbosacral radiculoplexus neuropathy，DLRPN

糖尿病性胰岛素相关性神经炎　diabetic insulin induced neuritis

糖尿病性远端对称性周围神经病　diabetic distal symmetrical peripheral neuropathy　［又称］糖尿病远端对称性多发性周围神经病△

糖尿病性周围神经病　diabetic peripheral neuropathy

糖尿病性自主神经病　diabetic autonomic neuropathy

糖原贮积症　glycogen storage disease，GSD　［又称］糖原贮积病△

糖原贮积症Ⅱ型　glucogen storage disease type Ⅱ，acid maltase deficiency，Pompe disease　［又称］2 型糖原累积病△，Pompe 病△

糖原贮积症Ⅲ型　glycogen storage disease type Ⅲ

糖原贮积症Ⅴ型　glycogen storage disease type Ⅴ　［又称］糖原累积病Ⅴ型△，McArdle 病△

糖原贮积症Ⅶ型　glycogen storage disease type Ⅶ　［又称］糖原累积病Ⅶ型△，Tarui 病△

糖原贮积症Ⅸ型　glycogen storage disease type Ⅸ　［又称］糖原累积病Ⅸ型△，磷酸甘油激酶缺陷病△

糖原贮积症Ⅹ型　glycogen storage disease type Ⅹ

糖原贮积症Ⅺ型　glycogen storage disease type Ⅺ　［又称］糖原累积病Ⅺ型△

特发性臂丛神经痛　idiopathic brachial neuralgia

特发性低颅压　idiopathic intracranial hypotension

特发性癫痫　idiopathic epilepsy

特发性非家族性肌张力障碍　idiopathic non-familial dystonia

特发性复发性横纹肌溶解症伴肌红蛋白尿症　idiopathic recurrent rhabdomyolysis associated with myoglobinuria

特发性高颅压　idiopathic intracranial hypertension　［又称］特发性颅内压增高症△

特发性光敏性枕叶癫痫　idiopathic photosensitivity occipital lobe epilepsy

特发性过度睡眠过度　idiopathic hypersomnia

特发性肌张力障碍　idiopathic dystonia

特发性家族性肌张力障碍　idiopathic familial dystonia

特发性局灶性癫痫　idiopathic focal epilepsy

特发性口面肌张力障碍　idiopathic orofacial dystonia　［又称］口下颌肌张力障碍△

特发性快速眼动睡眠行为障碍　idiopathic rapid eye movement sleep behavior disorder，iRBD

特发性面神经麻痹　idiopathic facial paralysis，idiopathic facial palsy，Bell palsy　［又称］贝尔麻痹△

特发性扭转性肌张力障碍　idiopathic torsion dystonia　［又称］特发性扭转性肌张力不全△

特发性全面性癫痫　idiopathic generalized epilepsy，IGE

特发性三叉神经痛　idiopathic trigeminal neuralgia

特发性三叉神经痛，纯发作性　idiopathic trigeminal neuralgia，purely paroxysmal

特发性三叉神经痛伴持续性面痛　idiopathic trigeminal neuralgia with concomitant continuous pain

特发性舌咽神经痛　idiopathic glossopharyngeal neuralgia

特发性失眠　idiopathic insomnia

特发性痛性三叉神经病　idiopathic painful trigeminal neuropathy

特发性痛性舌咽神经病　idiopathic painful glossopharyngeal neuropathy

特发性痛性中间神经病　idiopathic painful nervus intermedius neuropathy

特发性炎性脱髓鞘病　idiopathic inflammatory demyelinating disease

特发性婴儿和儿童局灶性癫痫　idiopathic infantile and pediatric focal epilepsy

特发性正常颅压脑积水　idiopathic normal pressure hydrocephalus

特发性中间神经痛　idiopathic nervus intermedius neuralgia

特发性自主神经病　idiopathic autonomic neuropathy　［又称］急性全自主神经病△

通气过度综合征　hyperventilation syndrome

同心圆性硬化　concentric sclerosis　［又称］Balo 病△，鲍洛病△

铜缺乏性脊髓病　copper deficiency myelopathy

童样痴呆　puerilism

痛性肥胖症　adiposis dolorosa，Dercum's disease　［又称］痛性肥胖症△，痛性脂肪病△，德尔肯病△

痛性颅神经病变和其他面痛　painful lesions of cranial nerves and other facial pain

痛性三叉神经病　painful trigeminal neuropathy

痛性舌咽神经病　painful glossopharyngeal neuropathy

痛性视神经炎　painful optic neuritis

痛性趾指多动综合征　painful hyperkinetic syndrome of toe

痛性中间神经病　painful nervus intermedius neuropathy

痛性周围神经病　painful peripheral neuropathy

头部爆震声综合征　exploding head syndrome

头皮闪痛　epicrania fugax

透明隔囊肿　cyst of septum pellucidum

吞咽性晕厥　swallow syncope

吞咽障碍　dysphagia

臀上皮神经卡压综合征　clunial nerve entrapment syndrome，inflammation of superior clunial nerve　［又称］臀上皮神经炎△

臀神经炎　hip neuritis

托德瘫痪　Todd paralysis　［又称］Todd 麻痹△

脱髓鞘白质脑病　demyelinating leucoencephalopathy

脱髓鞘性脊髓炎　demyelinating myelitis　［又称］脱髓鞘性脊髓病△

脱髓鞘性周围神经病　demyelinating peripheral neuropathy
外部牵拉性头痛　external-traction headache
外部压力性头痛　external-pressure headache
外部压迫性头痛　external-compression headache
外侧裂蛛网膜囊肿　Sylvian fissure cyst
外侧型小脑幕裂孔疝　lateral transtentorial hernia
外囊出血　external capsule hemorrhage
外伤后癫痫　post-traumatic epilepsy
外伤后帕金森综合征　post-traumatic Parkinsonism
外伤性臂丛神经痛　traumatic brachial neuralgia
外伤性帕金森综合征　traumatic Parkinsonism
外展神经损伤　abducent nerve injury
顽固性癫痫　intractable epilepsy
顽固性三叉神经痛　intractable trigeminal neuralgia
晚发型阿尔茨海默病　late onset Alzheimer disease
晚期先天神经性梅毒　late congenital neurosyphilis
晚期先天性梅毒性多神经病　late stage congenital syphilitic polyneu-ropathy
晚期先天性梅毒性脑膜炎　late stage congenital syphilitic meningitis
晚期先天性梅毒性脑炎　late stage congenital syphilitic encephalitis
腕管综合征　carpal tunnel syndrome
微出血　microbleed
微发育不良　microdysgenesis
微管聚集性肌病　tubular aggregate myopathy
韦格纳肉芽肿病　Wegener granulomatosis　［又称］韦氏肉芽肿病△
韦尼克脑病　Wernicke encephalopathy　［又称］急性出血性脑灰质炎△、Wernicke 脑病△、威尔尼克脑病△、沃尼克脑病△
维生素 $B_{12}$ 缺乏痴呆　vitamin $B_{12}$ deficiency associated dementia
维生素 $B_{12}$ 缺乏性贫血合并脊髓后侧索硬化症　posterolateral sclerosis secondary to vitamin $B_{12}$ deficiency　［又称］维生素 $B_{12}$ 缺乏性贫血性脊髓后侧索硬化△
维生素 $B_{12}$ 缺乏性周围神经病　vitamin $B_{12}$ deficiency peripheral neuropathy
维生素 $B_6$ 缺乏性脑病　vitamin $B_6$ deficiency encephalopathy
维生素 B 缺乏性周围神经病　vitamin B deficiency peripheral neuropathy
维生素 E 缺乏性脑病　vitamin E deficiency encephalopathy
维生素缺乏性多神经炎　vitamin deficiency polyneuritis
维生素缺乏性周围神经病　vitamin deficiency peripheral neuropathy
尾状核出血　hemorrhage of caudate　［又称］尾状核头出血△
未分类痴呆　unspecified dementia
未分类的头痛　headache not elsewhere classified
未破裂动脉瘤　unruptured aneurysm
未确定的三叉神经自主神经性头痛　undifferentiated trigeminal autonomic cephalalgia
未特定的昼夜节律障碍　circadian sleep-wake disorder not otherwise specified
未特指的中枢神经系统脱髓鞘病　demyelinating disease of central nervous system, unspecified　［又称］中枢神经系统脱髓鞘病△
味觉性出汗综合征　gustatory sweating syndrome
纹状体黑质变性　striatonigral degeneration
翁韦里希特 - 伦德伯格病　Unverricht-Lundborg disease　［又称］Univerricht-Lundborg 病△
乌尔里希型先天性肌营养不良　Ullrich congenital muscular dystrophy
无猝倒发作性睡病但伴下丘脑分泌素缺乏　narcolepsy without cataplexy, with lack of hypocretin　［又称］发作性睡病(无猝倒症但有下丘脑分泌素缺乏)△
无共病睡眠障碍的睡眠相关性进食障碍　sleep-related eating disorder without any comorbid sleep disorder
无菌性脑膜炎　aseptic meningitis
无名动脉盗血综合征　innominate artery steal syndrome
无脑回　congenital agyria　［又称］先天性无脑回△
无先兆偏头痛　migraine without aura
无抑制性神经源性膀胱　uninhibited neurogenic bladder
无症状神经梅毒　asymptomatic neurosyphilis

舞蹈症　chorea　［又称］舞蹈病△
物质戒断性头痛　headache attributed to substance withdrawal
西方马脑炎　western equine encephalitis　［又称］西部马脑炎△
西尼罗病毒性脑膜脑炎　West Nile virus meningoencephalitis
西尼罗病毒性脑膜炎　West Nile virus meningitis
西尼罗病毒性脑炎　West Nile virus encephalitis
系统性红斑狼疮合并肌病　systemic lupus erythematosus complicated with myopathy
系统性血管炎性周围神经病　systemic vasculitic peripheral neuropathy
细菌性肌炎　bacterial myositis
细菌性脑膜脑炎　bacterial meningoencephalitis
细菌性脑膜炎　bacterial meningitis
下丘脑出血　hypothalamus hemorrhage
下丘脑功能障碍　hypothalamic dysfunction
下丘脑脓肿　hypothalamus abscess
下丘脑性肥胖　hypothalamic obesity
下运动神经元综合征　lower motor neuron syndrome　［又称］下运动神经元病△
下肢单神经炎　single lower extremity neuritis
下肢神经损伤　lower extremity nerve injury
下肢神经纤维瘤　lower extremity neurofibroma　［又称］先天性神经纤维瘤病(非恶性)△
先天性大脑囊肿　congenital cerebral cyst
先天性非进行性共济失调　congenital non-progressive ataxia
先天性共济失调(精神发育迟缓及部分无虹膜)　congenital ataxia, mental retardation and partial aniridia
先天性肌病　congenital myopathy
先天性肌强直综合征　congenital myotonia syndrome　［又称］先天性肌强直△
先天性肌无力　congenital myasthenia gravis　［又称］先天性重症肌无力△
先天性肌无力综合征　congenital myasthenia syndrome, CMS
先天性肌纤维比例失调　congenital fiber type disproportion　［又称］先天性肌纤维类型不均衡△
先天性肌营养不良症　congenital muscular dystrophy　［又称］先天性肌营养不良△
先天性积水性脑膨出　congenital hydrops cephalocele
先天性积水性无脑　congenital hydranencephaly　［又称］水脑畸形△、积水性无脑畸形△
先天性脊膜脊髓膨出　congenital meningomyelocele
先天性脊髓低位症　congenital low spinal disease
先天性脊髓发育不良　congenital myelodysplasia　［又称］脊髓发育不全和发育异常△
先天性脊髓积水　congenital hydromyelia
先天性脊髓畸形　congenital spinal cord deformity
先天性脊髓膨出伴脑积水　congenital myelocele with hydrocephalus
先天性脊髓纵裂畸形　congenital diastematomyelia
先天性脊柱裂　congenital spina bifida
先天性脊柱裂伴脊髓脊膜膨出　congenital spina bifida with myelo-meningocele
先天性颈部脊柱裂伴脑积水　congenital cervical spina bifida with hydrocephalus
先天性颈部脊柱裂不伴脑积水　congenital cervical spinal bifida without hydrocephalus
先天性颅脊柱裂　congenital craniorachischisis
先天性慢通道综合征　congenital slow channel syndrome
先天性面瘫　congenital facial paralysis
先天性脑动静脉畸形　congenital arteriovenous malformation of brain
先天性脑动静脉瘘　congenital cerebral arteriovenous fistula
先天性脑发育不全　congenital atelencephalia　［又称］先天性脑细胞发育不全△
先天性脑发育异常　congenital encephalodysplasia
先天性脑弓形虫病　congenital cerebral toxoplasmosis
先天性脑积水　congenital hydrocephalus

先天性脑疝　congenital cerebral hernia

先天性脑萎缩　congenital brain atrophy

先天性平衡失调综合征　congenital disequilibrium syndrome

先天性神经梅毒　congenital neurosyphilis

先天性神经纤维瘤病　congenital neurofibromatosis　［又称］多发性神经纤维瘤病△，先天性多发性神经纤维瘤病

先天性头颅畸形伴脑积水　congenital brain malformation with hydrocephalus

先天性透明隔异常　congenital septum pellucidum abnormality　［又称］先天性脑透明隔异常△

先天性小脑共济失调双侧瘫痪　congenital cerebellar ataxia diplegia

先天性小脑颗粒细胞发育不全　congenital cerebellum granulosa cell hypoplasia

先天性小脑性共济失调　congenital cerebellar ataxia

先天性小脑蚓部发育不全　congenital cerebellar vermis agenesis

先天性胸部脊柱裂伴脑积水　congenital thoracic spinal bifida with hydrocephalus

先天性腰部脊柱裂伴脑积水　congenital lumbar spine bifida with hydrocephalus

先天性腰部脊柱裂不伴脑积水　congenital lumbar spine bifida without hydrocephalus

先天性腰骶部脊柱裂　congenital lumbosacral spine bifida

先天性隐形脊柱裂　congenital spinal bifida occulta　［又称］隐性脊柱裂△

先天性营养不良性肌强直　congenital myotonic dystrophy, neonatal dystrophia myotonica　［又称］强直性肌营养不良△

先天性硬膜下囊肿　congenital subdural cyst

先天性枕部脑膨出　congenital occipital encephalocele　［又称］先天性闭合性（封闭性）枕骨裂脑露畸形△，先天性开放性枕骨裂脑露畸形△

先天性枕骨裂脑露畸形　congenital iniencephaly　［又称］先天性闭合性（封闭性）枕骨裂脑露畸形△

先天性中脑导水管狭窄　congenital mesencephalic aqueduct stenosis　［又称］西尔维于斯导水管畸形△，中脑导水管畸形△

先天性中枢性肺泡低通综合征　congenital central alveolar hypoventilation syndrome

先天性终板胆碱脂酶受体缺乏　congenital endplate acetylocholinesterase receptor deficiency

先天性终板胆碱脂酶抑制剂缺乏　congenital endplate acetylcholinesterase inhibitors deficiency

先天性蛛网膜囊肿　congenital arachnoid cyst

先天性椎管积水　congenital hydrorachis

纤维肌发育不良　fibromuscular dysplasia

纤维软骨性栓塞　fibrocartilage embolism

线粒体肌病　mitochondrial myopathy　［又称］勒夫特病△，线粒体脑肌病△

线粒体肌病伴有辅酶 Q 缺乏　mitochondrial myopathy with coenzyme Q deficiency

线粒体肌病伴有复合 I 缺乏　mitochondrial myopathy with complex I deficiency

线粒体肌病伴有细胞色素 C 氧化酶缺乏　mitochondrial myopathy with cytochrome C oxidase deficiency

线粒体脑病　mitochondrial encephalopathy, Luft disease　［又称］勒夫特病△，线粒体脑肌病△，FASTKD2 相关小儿线粒体脑肌病△

线粒体脑病伴有乳酸血症和卒中发作　mitochondrial encephalopathy, lactic acidosis and stroke-like episode, MELAS　［又称］MELAS 综合征△，线粒体脑肌病伴乳酸血症和卒中样发作综合征△

线粒体脑肌病伴高乳酸血症和卒中样发作综合征　mitochondrial encephalomyopathy, lactic acidosis, and stroke-like episode syndrome

线粒体神经胃肠型脑肌病　mitochondrial neurogastrointestinal encephalopathy

线状体肌病　nemaline myopathy　［又称］杆状体肌病△

腺病毒性脑膜炎　adenovirus meningitis

腺病毒性脑炎　adenovirus encephalitis

小脑扁桃体疝　cerebellar tonsillar herniation, transforaminal herniation　［又称］枕骨大孔疝△

小脑扁桃体下疝畸形　Arnold-Chiari malformation　［又称］小脑扁桃体下疝△，阿诺德·基亚里畸形△，Arnold-Chiari 综合征△

小脑扁桃体下疝畸形合并寰枢椎半脱位　Arnold-Chiari malformation merge atlantoaxial subluxation

小脑变性　cerebellar degeneration

小脑出血　cerebellar hemorrhage

小脑动脉闭塞　cerebellar artery occlusion

小脑动脉闭塞和狭窄（未造成脑梗死）　cerebellar artery occlusion and stenosis, caused no cerebral infarction

小脑动脉瘤　cerebellar aneurysm

小脑动脉狭窄　cerebellar artery stenosis

小脑发育异常　cerebellar dysplasia

小脑梗死　cerebellar infarction

小脑共济失调　cerebellar ataxia　［又称］小脑性共济失调△

小脑后下动脉闭塞　posterior inferior cerebellar artery occlusion

小脑后下动脉瘤　posterior inferior cerebellar artery aneurysm　［又称］小脑下后动脉瘤破裂△

小脑后下动脉瘤破裂　posterior inferior cerebellar artery aneurysm rupture　［又称］小脑后下动脉瘤破裂蛛网膜下腔出血△

小脑后下动脉狭窄　posterior inferior cerebellar artery stenosis

小脑后下动脉血栓形成　posterior inferior cerebellar artery thrombosis

小脑幕孔上升疝　ascending transtentorial herniation

小脑幕孔下降疝　descending transtentorial herniation

小脑幕切孔疝　tentorial herniation　［又称］小脑幕切迹疝△，颞叶钩回疝△

小脑脓肿　cerebellar abscess

小脑前下动脉闭塞　anterior inferior cerebellar artery occlusion

小脑前下动脉瘤　anterior inferior cerebellar artery aneurysm　［又称］小脑下前动脉瘤△

小脑前下动脉瘤破裂　anterior inferior cerebellar artery aneurysm rupture　［又称］小脑前下动脉瘤破裂蛛网膜下腔出血△，小脑下前动脉瘤破裂△

小脑前下动脉狭窄　anterior inferior cerebellar artery stenosis

小脑上动脉闭塞　superior cerebellar artery occlusion

小脑上动脉瘤　superior cerebellar artery aneurysm

小脑上动脉瘤破裂　superior cerebellar artery aneurysm rupture　［又称］小脑上动脉瘤破裂蛛网膜下腔出血△

小脑上动脉狭窄　superior cerebellar artery stenosis

小脑性步态　cerebellar gait

小脑性发育不良及发育不全　cerebellum cacoepy and hypoplasia　［又称］小脑发育不良 - 毯层视网膜变性△

小脑性震颤　cerebellar tremor

小脑炎　parencephalitis

小脑异常信号　abnormal cerebellum signals

小脑蚓部病变　cerebellar vermis lesion

小头畸形　microcephaly

小腿神经损伤　calf nerve injury

小纤维神经病　small fiber neuropathy

斜视眼阵挛 - 肌阵挛综合征　opsoclonus-myoclonus syndrome

心丛神经损伤　heart plexus injury

心理生理性失眠　psychophysiological insomnia

心源性脑栓塞　cardiogenic cerebral embolism

心源性晕厥　cardiogenic syncope

心脏源性头痛　cardiac cephalalgia

新变异性克罗伊茨费尔特 - 雅各布病　new variant Creutzfeldt-Jakob disease

新发每日持续性头痛　new daily persistent headache, NDPH

新生儿化脓性脑膜炎　neonatal purulent meningitis

新生儿一过性重症肌无力　transient neonatal myasthenia gravis　［又称］短暂性新生儿重症肌无力△

新生儿真菌性脑膜炎　neonatal fungal meningitis

新型隐球菌脑膜炎　cryptococcus neoformans meningitis

行为变异型额颞叶痴呆　behavioural variant frontotemporal dementia

兴奋剂依赖性睡眠障碍　stimulant dependency sleep disorder

兴奋性药物撤除或戒断引起的睡眠增多　hypersomnia due to stimulant drug withdrawal

性行为相关性头痛　primary headache associated with sexual activity

胸部周围神经损伤　chest peripheral nerve injury

胸廓出口综合征　thoracic outlet syndrome, syndrome of chest outlet

胸神经炎　thoracic neuritis

胸髓病变性质待定　thoracic myelopathy of unknown etiology

胸长神经麻痹　long thoracic nerve palsy

旋前圆肌综合征　pronator teres syndrome

血卟啉病　hematoporphyria　［又称］卟啉病△，血紫质症△

血管迷走性晕厥　vasovagal syncope

血管内中心性淋巴瘤　angiocentric lymphoma　［又称］血管中心性T细胞淋巴瘤△

血管神经性水肿　angioneurotic edema

血管网状细胞瘤　angioreticuloma

血管性痴呆　vascular dementia　［又称］脑梗死后认知障碍△

血管性帕金森综合征　vascular Parkinsonism

血管性认知障碍　vascular cognitive disorder　［又称］血管性认知功能障碍△

血管炎　vasculitis

血管炎周围神经病　vasculitic peripheral neuropathy

血清病神经病　serum sickness neuropathy

血栓形成　thrombosis

压迫性脊髓病　compression myelopathy

亚急性感觉神经元病　subacute sensory neuropathy, subacute sensory neuronopathy　［又称］亚急性感觉神经病△

亚急性海绵状脑病　subacute spongiform encephalopathy

亚急性坏死性脊髓炎　subacute necrotizing myelitis　［又称］亚急性脊髓炎△

亚急性坏死性脑病　subacute necrotizing encephalopathy　［又称］利氏综合征△，Leigh综合征△

亚急性坏死性脑脊髓病　subacute necrotizing encephalomyelopathy

亚急性或慢性感觉运动神经病　subacute or chronic sensorimotor neuropathy

亚急性脊髓后侧索综合征　subacute posterolateral or posterior cord syndrome

亚急性小脑变性　subacute cerebellar degeneration

亚急性硬化性全脑炎　subacute sclerostic panencephalitis

亚临床卒中　subclinical stroke

亚硝酸盐中毒　nitrite poisoning

烟酸缺乏性脑病　nicotinic acid deficiency encephalopathy

烟雾病　moyamoya disease　［又称］脑底异常血管网病△

延髓病变　medulla oblongata lesion

延髓出血　medulla oblongata bleed

延髓脊髓空洞症　syringobulbia and syringomyelia　［又称］脊髓空洞症和延髓空洞症△

延髓空洞症　syringobulbia

延髓脓肿　medulla oblongata abscess

严重失眠　severe insomnia

严重睡眠障碍　severe sleep disorder

炎性多神经病　inflammatory polyneuropathy

炎性和中毒性神经病　inflammatory and toxic neuropathy

颜面萎缩症　facial atrophy　［又称］面肌萎缩△

眼动脉瘤　ophthalmic aneurysm

眼动脉瘤破裂　ophthalmic aneurysm rupture

眼肌麻痹型偏头痛　ophthalmoplegic migrain

眼睑肌痉挛发作　eyelid myoclonic seizure　［又称］眼睑肌阵挛△

眼睑痉挛　blepharospasm　［又称］睑痉挛△

眼咽型肌营养不良　oculopharyngeal muscular dystrophy, OPMD

厌氧细菌性脑膜炎　anaerobic bacterial meningitis

羊跳跃脑炎　sheep jumping encephalitis

腰部和骶部及骨盆交感神经损伤　lumbar sacral and pelvic sympathetic nerve injury　［又称］腰部、骶部和骨盆交感神经损伤△

腰骶丛损害　lumbosacral plexus damage

腰骶丛损伤　injury of lumbosacral plexus

腰骶神经根囊肿　lumbosacral nerve root cyst

腰骶神经根炎　lumbosacral radiculitis

腰骶神经损伤　lumbosacral nerve injury　［又称］腰骶神经根损伤△，腰骶神经丛损伤△

腰神经根炎　lumbar nerve root inflammation

腰神经炎　lumbar neuritis

腰椎穿刺术　lumbar puncture

腰椎穿刺术后感染　infection after lumbar puncture

腰椎穿刺术后脑疝　cerebral hernia after lumbar puncture

腰椎穿刺术引起的脑脊液漏　cerebral fluid fistular after lumbar puncture　［又称］腰椎穿刺引起的脑脊液漏△

药物使用过度性头痛　medication-overuse headache, MOH

药物或物质滥用所致睡眠增多　hypersomnia due to medications or substance abuse

药物相关的睡眠运动障碍　drug related movement disorder of sleep

药物性动眼危象　drug-induced oculogyric crisis　［又称］药物源性舞蹈病△

药物性肌强直　drug-induced myotonia

药物性舞蹈病　drug-induced chorea

药物性震颤　drug-induced tremor

药源性肌病　drug-induced myopathy　［又称］药物性肌病△

药源性肌张力障碍　drug-induced dystonia　［又称］药物性肌张力障碍△

药源性肌阵挛　drug-induced myoclonus　［又称］药物性肌阵挛△

药源性精神障碍　drug-induced mental disorder　［又称］药源性精神障碍△

药源性快速眼动睡眠行为障碍　drug-induced rapid eye movement sleep behavior disorder

药源性帕金森综合征　drug-induced secondary Parkinsonism　［又称］药物继发性帕金森综合征△，药物源性帕金森综合征△

药源性头痛　drug-induced headache　［又称］药物性头痛△

药源性周围神经病　drug-induced peripheral neuropathy　［又称］药物性周围神经病△

夜间发作性肌张力障碍张力失常　tension disorder onset dystonia at night

夜间进食障碍综合征　noctural eating disorder syndrome, neDS

腋神经损伤　axillary nerve injury

一氧化氮供体诱发的迟发型头痛　delayed nitric oxide（NO）donor-induced headache

一氧化氮供体诱发的速发型头痛　immediate nitric oxide（NO）donor-induced headache

一氧化氮供体诱发的头痛　nitric oxide（NO）donor-induced headache

一氧化碳诱发的头痛　carbon monoxide（CO）-induced headache

一氧化碳中毒迟发性脑病　delayed encephalopathy of carbon monoxide（CO）poisoning, delayed carbon monoxide encephalopathy

一氧化碳中毒所致精神障碍　mental disorder due to intoxication of carbon monoxide（CO）　［又称］一氧化碳所致精神障碍△

一氧化碳中毒性脑病　carbon monoxide（CO）toxic encephalopathy

一氧化碳中毒致人格和行为障碍　personality and behavioural disorder due to intoxication of carbon monoxide（CO）　［又称］一氧化碳中毒所致人格和行为障碍△

胰性脑病　pancreatic encephalopathy

遗传代谢性脑病　inherited metabolic encephalopathy

遗传性感觉性神经病　hereditary sensory neuropathy

遗传性感觉自主神经病　hereditary sensory and autonomic neuropathy　［又称］遗传性感觉和自主神经病△

遗传性橄榄体脑桥小脑萎缩　hereditary olivopontocerebellar atrophy

遗传性共济失调伴肌萎缩 hereditary ataxia with muscle atrophy ［又称］鲁西 - 莱维综合征△

遗传性共济失调性多发性神经炎 heredopathia atactica polyneuritis ［又称］植烷酸沉积病△，Refsum 病△

遗传性肌病 inherited myopathy

遗传性疾病所致的睡眠增多 hypersomnia due to genetic disorder

遗传性痉挛性截瘫 hereditary spastic paraplegia ［又称］Strumpell-Lorrain 病△

遗传性痉挛性截瘫单纯型 hereditary spastic paraplegia pure phenotype

遗传性痉挛性截瘫复杂型 hereditary spastic paraplegia complicated phenotype

遗传性脑血管病 hereditary cerebral vascular disease

遗传性帕金森病 hereditary Parkinson disease

遗传性帕金森综合征 hereditary Parkinsonism

遗传性小脑共济失调 hereditary cerebellar ataxia ［又称］Marie 共济失调△

遗传性压迫易感性神经病 hereditary neuropathy with liability to pressure palsies，HNPP ［又称］遗传性压力易感性周围神经病△，腊肠样神经病△，压迫易感性神经病△

遗传性叶酸吸收障碍 hereditary folate metabolism abnormalities

遗传性远端型运动神经病 hereditary distal motor neuropathy

遗传性运动感觉神经病 hereditary motor-sensory neuropathy，HMSN，Charcot-Marie-Tooth disease ［又称］沙尔科 - 马里 - 图思病△，腓骨肌萎缩症△

遗传性运动和感觉神经病 hereditary motor and sensory neuropathy ［又称］遗传性运动感觉神经病△

遗传性运动神经元病 hereditary motor neuron disease

遗传性周围神经病 hereditary peripheral neuropathy

乙醇依赖性睡眠障碍 alcohol dependence of sleep disorder

乙酰水杨酸过量性头痛 acetylsalicylic acid-overuse headache

乙状窦血栓形成 sigmoid sinus thrombosis，thrombophlebitis of sigmoid sinus ［又称］乙状窦血栓性静脉炎△

异常蛋白血症伴发的脱髓鞘性周围神经病 demyelinating peripheral neuropathy associated with abnormal proteinemia

异染性脑白质营养不良 metachromatic leukodystrophy

抑制性运动发作 somatic inhibitory seizure，inhibitory motor seizure

疫苗接种后脑脊髓炎 postvaccinal encephalomyelitis

疫苗接种后脑炎 postvaccinal encephalitis

音乐诱发的反射性癫痫 music evoked reflex epilepsy

隐匿性肝性脑病 covert hepatic encephalopathy

隐球菌脑膜炎 cryptococcal meningitis

隐球菌脑炎 cryptococcal encephalitis ［又称］隐球菌脑炎△，隐球菌性脑膜炎△，隐球菌脑膜炎△

隐源性癫痫 cryptogenic epilepsy

婴儿猝死综合征 sudden infant death syndrome

婴儿肥大性神经病 infantile hypertrophic neuropathy

婴儿进行性大脑变性 infantile progressive cerebral degeneration

婴儿进行性脑灰质营养不良 progressive neuronal degeneration of childhood，Alpers disease ［又称］阿尔珀斯病△

婴儿痉挛症 infantile spasm ［又称］West 综合征△

婴儿良性癫痫 benign infantile epilepsy

婴儿良性肌阵挛 benign infantile myoclonic epilepsy ［又称］良性婴儿肌阵挛癫痫△

婴儿神经轴索营养不良 infantile neuroaxonal dystrophy

婴儿型脊髓性肌萎缩 infantile spinal muscular atrophy

婴儿性偏瘫 infantile hemiplegia

婴儿严重肌阵挛癫痫 severe myoclonic epilepsy in infant ［又称］Dravet 综合征△

婴儿早期游走性部分性发作 early onset infantile migrating partial epilepsy ［又称］婴儿游走性部分性发作△

营养不良所致精神障碍 mental disorder due to dystrophy

营养缺乏性多神经炎 dystrophic polyneuritis

营养缺乏性脑病 dystrophic encephalopathy

营养神经病 nutrition neuropathy

营养性周围神经病 dystrophic peripheral neuropathy

硬币样头痛 nummular headache

硬脊膜穿刺术后头痛 post-dural puncture headache

硬脊膜动静脉瘘向脊髓静脉引流 spinal cord venous drainage from spinal dural arteriovenous fistula

硬脊膜外脓肿 spinal epidural abscess

硬脊膜外肉芽肿 spinal epidural granuloma

硬脊膜下脑膜瘤 spinal subdural meningioma

硬脊膜下脓肿 spinal subdural abscess

硬脊膜下肉芽肿 spinal subdural granuloma

硬脊膜下髓周动静脉瘘 spinal subdural perimedullary arteriovenous fistula

硬膜外脓肿 extradural abscess

硬膜外血肿 epidural hematoma ［又称］硬脑膜外血肿△

硬膜下出血 subdural hemorrhage ［又称］硬脑膜下出血△

硬膜下积液 subdural effusion ［又称］硬脑膜下积液△

硬膜下脓肿 subdural abscess ［又称］硬脑膜下脓肿△

硬膜下炎性肉芽肿 subdural inflammatory granuloma

硬脑膜动静脉瘘 dural arteriovenous fistula ［又称］硬脊膜动静脉瘘△，硬脑膜动静脉瘘出血△

硬脑膜动静脉瘘出血 dural arteriovenous fistula bleeding

硬脑膜横窦血栓形成 dural transverse sinus thrombosis

硬脑膜下积脓 subdural empyema

硬脑膜炎 pachymeningitis

硬皮病合并肌病 scleroderma complicated with myopathy

由于入脑前动脉栓塞引起的脑梗死 cerebral infarction due to precerebral artery embolism ［又称］入脑前动脉血栓引起的脑梗死△

有典型先兆的偏头痛 migraine with typical aura ［又称］先兆偏头痛△

有机磷中毒性周围神经病 organophosphorus toxic peripheral neuropathy ［又称］有机磷中毒迟发性神经病△

有脑干先兆偏头痛 migraine with brain stem aura

有无痛期的慢性偏头痛 chronic migraine with pain-free period

有先兆偏头痛 migraine with aura

幼年型麻痹性痴呆 juvenile paresis

与多巴胺 - β - 羟化酶缺乏相关的交感神经功能障碍 sympathetic dysfunction associated with dopamine-β-hydroxylase deficiency

语义性痴呆 semantic dementia

原发进行性非流利失语 primary progressive non-fluent aphasia

原发书写震颤 primary writing tremor

原发性阿米巴脑膜脑炎 primary amebic meningoencephalitis

原发性不安腿综合征 primary restless legs syndrome

原发性侧索硬化 primary lateral sclerosis ［又称］原发性侧索硬化症△

原发性咳嗽性头痛 primary cough headache

原发性进行性失语 primary progressive aphasia

原发性劳力性头痛 primary exertional headache

原发性颅内高压 primary intracranial hypertension

原发性脑室内出血 primary intraventricular hemorrhage

原发性霹雳样头痛 primary thunderclap headache

原发性胼胝体变性 primary degeneration of corpus callosum，Marchiafava-Bignami disease ［又称］胼胝体变性△

原发性三叉神经痛 primary trigeminal neuralgia

原发性舌咽神经痛 primary glossopharyngeal neuralgia

原发性性活动相关性头痛 primary headache associated with sexual activity

原发性阅读性癫痫 primary reading epilepsy

原发性针刺样头痛 primary stabbing headache

原发性直立性低血压 idiopathic orthostatic hypotension ［又称］体位性低血压△

原发中枢神经系统淋巴瘤 primary central nervous system lymphoma

缘于 I 型 Chiari 畸形的头痛（CM I） headache attributed to Chiari malformation type I（CM I）

缘于 HIV 病毒感染的头痛 headache attributed to human immunodeficiency virus（HIV）infection

缘于癌性脑膜炎的头痛 headache attributed to carcinomatous meningitis

缘于伴皮层下梗死和白质脑病的常染色体显性遗传脑动脉病的头痛 headache attributed to cerebral autosomal dominant arteriopathy with subcortical infarct and leukoencephalopathy (CADASIL)

缘于伴有白质脑病和全身表现的视网膜血管病的头痛 headache attributed to syndrome of retinal vasculopathy with cerebral leukoencephalopathy and systemic manifestations (RVCLSM)

缘于鼻或鼻窦疾病的头痛 headache attributed to disorder of nose or paranasal sinus

缘于鼻黏膜、鼻甲、鼻中隔疾病的头痛 headache attributed to disorder of nasal mucosa, turbinates or septum

缘于病毒性脑膜炎的头痛 headache attributed to viral meningitis

缘于病毒性脑膜炎或脑炎的头痛 headache attributed to viral meningitis or encephalitis

缘于病毒性脑炎的头痛 headache attributed to viral encephalitis

缘于创伤后应激障碍的头痛 headache attributed to post-traumatic stress disorder (PTSD)

缘于垂体卒中的头痛 headache attributed to pituitary apoplexy

缘于代谢、中毒或激素所致颅内压增高的头痛 headache attributed to intracranial hypertension secondary to metabolic, toxic or hormonal cause

缘于带状疱疹的痛性三叉神经病 painful trigeminal neuropathy attributed to herpes zoster

缘于带状疱疹的痛性中间神经病 painful nervus intermedius neuropathy attributed to herpes zoster

缘于低氧血症和／或高碳酸血症的头痛 headache attributed to hypoxia and/or hypercapnia

缘于第三脑室胶样囊肿的头痛 headache attributed to colloid cyst of third ventricle

缘于癫痫发作的头痛 headache attributed to epileptic seizure

缘于动脉炎的头痛 headache attributed to arteritis

缘于短暂性脑缺血发作的头痛 headache attributed to transient ischaemic attack (TIA)

缘于多发性硬化的三叉神经痛 trigeminal neuralgia attributed to multiple sclerosis

缘于多发性硬化的中枢性神经病理性疼痛 central neuropathic pain attributed to multiple sclerosis (MS)

缘于多种而并非单一种类药物的药物过量性头痛 medication-overuse headache attributed to multiple drug classes not individually overused

缘于耳部疾病的头痛 headache attributed to disorder of ears

缘于飞机旅行的头痛 headache attributed to aeroplane travel

缘于非创伤性急性硬膜下出血的急性头痛 acute headache attributed to non-traumatic acute subdural haemorrhage (ASDH)

缘于非创伤性颅内出血的头痛 headache attributed to non-traumatic intracranial haemorrhage

缘于非创伤性脑出血的急性头痛 acute headache attributed to non-traumatic intracerebral haemorrhage

缘于非创伤性蛛网膜下腔出血的急性头痛 acute headache attributed to non-traumatic subarachnoid haemorrhage (SAH)

缘于非头痛治疗药物偶尔使用的头痛 headache attributed to occasional use of non-headache medication

缘于非头痛治疗药物长期使用的头痛 headache attributed to long-term use of non-headache medication

缘于分离性焦虑症的头痛 headache attributed to separation anxiety disorder

缘于感染的头痛 headache attributed to infection

缘于高血压的头痛 headache attributed to hypertension

缘于高血压脑病的头痛 headache attributed to hypertensive encephalopathy

缘于高血压危象而无高血压脑病的头痛 headache attributed to hypertensive crisis without hypertensive encephalopathy

缘于广泛性焦虑症的头痛 headache attributed to generalized anxiety disorder

缘于海绵状血管瘤的头痛 headache attributed to cavernous angioma

缘于挥鞭伤的持续性头痛 persistent headache attributed to whiplash

缘于挥鞭伤的急性头痛 acute headache attributed to whiplash

缘于急性鼻窦炎的头痛 headache attributed to acute rhinosinusitis

缘于急性闭角型青光眼的头痛 headache attributed to acute angle-closure glaucoma

缘于既往非创伤性急性硬膜下出血的持续性头痛 persistent headache attributed to past non-traumatic acute subdural haemorrhage

缘于既往非创伤性颅内出血的持续性头痛 persistent headache attributed to past non-traumatic intracranial haemorrhage

缘于既往非创伤性脑出血的持续性头痛 persistent headache attributed to past non-traumatic intracerebral haemorrhage

缘于既往非创伤性蛛网膜下腔出血的持续性头痛 persistent headache attributed to past non-traumatic subarachnoid haemorrhage

缘于既往颈段颈动脉或椎动脉夹层的持续性头痛、面痛或颈痛 persistent headache or facial or neck pain attributed to past cervical carotid or vertebral artery dissection

缘于既往可逆性脑血管收缩综合征的持续性头痛 persistent headache attributed to past reversible cerebral vasoconstriction syndrome (RCVS)

缘于既往颅内非血管性疾病的持续性头痛 persistent headache attributed to past non-vascular intracranial disorder

缘于既往颅内真菌或其他寄生虫感染的持续性头痛 persistent headache attributed to past intracranial fungal or other parasitic infection

缘于既往内环境紊乱的持续性头痛 persistent headache attributed to past disorder of homoeostasis

缘于既往缺血性卒中（脑梗死）的持续性头痛 persistent headache attributed to past ischaemic stroke (cerebral infarction)

缘于既往头颈部血管性疾病的持续性头痛 persistent headache attributed to past cranial and/or cervical vascular disorder

缘于既往细菌性脑膜炎或脑膜脑炎的持续性头痛 persistent headache attributed to past bacterial meningitis or meningoencephalitis

缘于继发性中枢神经系统血管炎的头痛 headache attributed to secondary angiitis of central nervous system (SACNS)

缘于继发于染色体异常导致的颅内压增高的头痛 headache attributed to intracranial hypertension secondary to chromosomal disorder

缘于甲状腺功能减低的头痛 headache attributed to hypothyroidism

缘于禁食的头痛 headache attributed to fasting

缘于茎突舌骨韧带炎的头面痛 head or facial pain attributed to inflammation of stylohyoid ligament

缘于惊恐障碍的头痛 headache attributed to panic disorder

缘于精神病性障碍的头痛 headache attributed to psychotic disorder

缘于精神障碍的头痛 headache attributed to psychiatric disorder

缘于颈部疾病的头痛 headache attributed to disorder of neck

缘于颈动脉或椎动脉血管成形术或支架术的头痛 headache attributed to carotid or vertebral angioplasty or stenting

缘于颈段颈动脉或椎动脉疾病的头痛 headache attributed to cervical carotid or vertebral artery disorder

缘于颈段颈动脉或椎动脉夹层的急性头痛、面痛或颈痛 acute headache or facial or neck pain attributed to cervical carotid or vertebral artery dissection

缘于颈段颈动脉或椎动脉夹层的头痛、面痛或颈痛 headache or facial or neck pain attributed to cervical carotid or vertebral artery dissection

缘于颈肌筋膜疼痛的头痛 headache attributed to cervical myofascial pain

缘于局部脑组织感染的头痛 headache attributed to localized brain infection

缘于巨细胞动脉炎的头痛 headache attributed to giant cell arteritis (GCA)

缘于开颅术的持续性头痛 persistent headache attributed to craniotomy

缘于开颅术的急性头痛 acute headache attributed to craniotomy

缘于可逆性脑血管收缩综合征的急性头痛 acute headache attributed to reversible cerebral vasoconstriction syndrome (RCVS)

缘于可逆性脑血管收缩综合征的头痛 headache attributed to reversible cerebral vasoconstriction syndrome (RCVS)

缘于淋巴细胞性垂体炎的头痛　headache attributed to lymphocytic hypophysitis

缘于颅骨疾病的头痛　headache attributed to disorder of cranial bone

缘于颅内动静脉畸形的头痛　headache attributed to arteriovenous malformation（AVM）

缘于颅内动脉夹层的头痛　headache attributed to intracranial artery dissection

缘于颅内动脉内处理的头痛　headache attributed to an intracranial endarterial procedure

缘于颅内非感染性炎性疾病的头痛　headache attributed to non-infectious inflammatory intracranial disease

缘于颅内非血管性疾病的头痛　headache attributed to non-vascular intracranial disorder

缘于颅内感染的头痛　headache attributed to intracranial infection

缘于颅内真菌或其他寄生虫感染的急性头痛　acute headache attributed to intracranial fungal or other parasitic infection

缘于颅内真菌或其他寄生虫感染的慢性头痛　chronic headache attributed to intracranial fungal or other parasitic infection

缘于颅内真菌或其他寄生虫感染的头痛　headache attributed to intracranial fungal or other parasitic infection

缘于颅内肿瘤病变的头痛　headache attributed to intracranial neoplasia

缘于颅内肿瘤的头痛　headache attributed to intracranial neoplasm

缘于慢性或复发性鼻窦炎的头痛　headache attributed to chronic or recurring rhinosinusitis

缘于慢性颅内血管病的头痛和／或偏头痛样先兆　headache and/or migraine-like aura attributed to chronic intracranial vasculopathy

缘于某种物质的或物质戒断性头痛　headache attributed to a substance or its withdrawal

缘于某种物质使用或接触的头痛　headache attributed to use of or exposure to a substance

缘于脑淀粉样血管病的偏头痛样先兆　migraine-like aura attributed to cerebral amyloid angiopathy（CAA）

缘于脑积水所致颅内压增高的头痛　headache attributed to intracranial hypertension secondary to hydrocephalus

缘于脑脊液瘘的头痛　cerebrospinal fluid（CSF）fistula headache

缘于脑脊液压力减低的头痛　headache attributed to low cerebrospinal fluid（CSF）pressure

缘于脑脊液压力增高的头痛　headache attributed to increased cerebrospinal fluid（CSF）pressure

缘于脑静脉窦支架植入术的头痛　headache attributed to cranial venous sinus stenting

缘于脑静脉系统疾病的头痛　headache attributed to cranial venous disorder

缘于脑静脉系统血栓形成的头痛　headache attributed to cerebral venous thrombosis（CVT）

缘于脑缺血事件的头痛　headache attributed to cerebral ischaemic event

缘于脑三叉神经或软脑膜血管瘤病（Sturge-Weber 综合征）的头痛　headache attributed to encephalotrigeminal or leptomeningeal angiomatosis（Sturge Weber syndrome）

缘于内环境紊乱的头痛　headache attributed to disorder of homoeostasis

缘于颞下颌关节紊乱的头痛　headache attributed to temporomandibular joint disorder（TMD）

缘于其他代谢性或系统性疾病的头痛　headache attributed to other metabolic or systemic disorder

缘于其他非感染性炎性颅内疾病的头痛　headache attributed to other non-infectious inflammatory intracranial disease

缘于其他急性颅内动脉血管病的头痛　headache attributed to other acute intracranial arterial disorder

缘于其他疾病的痛性三叉神经病　painful trigeminal neuropathy attributed to other disorder

缘于其他疾病的痛性中间神经病　painful nervus intermedius neuropathy attributed to other disorder

缘于其他颅、颈、眼、耳、鼻、鼻窦、牙、口或其他面、颈部结构异常的头面痛　headache or facial pain attributed to other disorder of cranium, neck, eyes, ears, nose, sinuses, teeth, mouth or other facial or cervical structure

缘于其他颅内非血管性疾病的头痛　headache attributed to other non-vascular intracranial disorder

缘于其他慢性颅内血管病的头痛　headache attributed to other chronic intracranial vasculopathy

缘于其他内环境紊乱的头痛　headache attributed to other disorder of homoeostasis

缘于其他全身性感染的慢性头痛　chronic headache attributed to other systemic infection

缘于其他全身性感染的头痛　headache attributed to other systemic infection

缘于其他头颈部创伤的持续性头痛　persistent headache attributed to other trauma or injury to head and/or neck

缘于其他头颈部创伤的急性头痛　acute headache attributed to other trauma or injury to head and/or neck

缘于其他物质使用或接触的头痛　headache attributed to use of or exposure to other substance

缘于其他药物的药物过量性头痛　medication-overuse headache attributed to other medication

缘于其他原因的三叉神经痛　trigeminal neuralgia attributed to other cause

缘于鞘内注射的头痛　headache attributed to intrathecal injection

缘于屈光不正的头痛　headache attributed to refractive error

缘于躯体化障碍的头痛　headache attributed to somatization disorder

缘于全身性病毒感染的急性头痛　acute headache attributed to systemic viral infection

缘于全身性病毒感染的慢性头痛　chronic headache attributed to systemic viral infection

缘于全身性病毒感染的头痛　headache attributed to systemic viral infection

缘于全身性感染的头痛　headache attributed to systemic infection

缘于全身性细菌感染的急性头痛　acute headache attributed to systemic bacterial infection

缘于全身性细菌感染的慢性头痛　chronic headache attributed to systemic bacterial infection

缘于全身性细菌感染的头痛　headache attributed to systemic bacterial infection

缘于缺血性眼动神经麻痹的头痛　headache attributed to ischaemic ocular motor nerve palsy

缘于缺血性卒中（脑梗死）的急性头痛　acute headache attributed to ischaemic stroke（cerebral infarction）

缘于缺血性卒中（脑梗死）的头痛　headache attributed to ischaemic stroke（cerebral infarction）

缘于三叉神经损伤或病变的疼痛　pain attributed to a lesion or disease of trigeminal nerve

缘于上颈部神经根型颈椎病的头痛　headache attributed to upper cervical radiculopathy

缘于舌咽神经损伤或病变的疼痛　pain attributed to a lesion or disease of glossopharyngeal nerve

缘于社交焦虑症（社交恐惧症）的头痛　headache attributed to social anxiety disorder（social phobia）

缘于摄入或吸入冷刺激物的头痛　headache attributed to ingestion or inhalation of a cold stimulus

缘于神经系统结节病的头痛　headache attributed to neurosarcoidosis

缘于嗜铬细胞瘤的头痛　headache attributed to phaeochromocytoma

缘于睡眠呼吸暂停的头痛　sleep apnoea headache

缘于太空旅行的头痛　headache attributed to travel in space

缘于特定恐惧症的头痛　headache attributed to specific phobia

缘于特发性颅内压增高的头痛　headache attributed to idiopathic intracranial hypertension（IIH）

缘于体位性低血压的头（颈）痛　head and/or neck pain attributed to orthostatic（postural）hypotension

缘于头部创伤的持续性头痛　persistent headache attributed to traumatic injury to head

缘于头部创伤的急性头痛　acute headache attributed to traumatic injury to head

缘于头部放射治疗术的头痛　headache attributed to radiosurgery of the brain

缘于头部轻度创伤的持续性头痛　persistent headache attributed to mild traumatic injury to head

缘于头部轻度创伤的急性头痛　acute headache attributed to mild traumatic injury to head

缘于头部轻中度创伤的迟发性持续性头痛　delayed-onset persistent headache attributed to mild traumatic injury to head

缘于头部轻中度创伤的迟发性急性头痛　delayed-onset acute headache attributed to mild traumatic injury to head

缘于头部中重度创伤的迟发性持续性头痛　delayed-onset persistent headache attributed to moderate or severe traumatic injury to head

缘于头部中重度创伤的迟发性急性头痛　delayed-onset acute headache attributed to moderate or severe traumatic injury to head

缘于头部中重度创伤的持续性头痛　persistent headache attributed to moderate or severe traumatic injury to head

缘于头部中重度创伤的急性头痛　acute headache attributed to moderate or severe traumatic injury to head

缘于头颈部创伤的头痛　headache attributed to trauma or injury to head and/or neck

缘于头颈部血管性疾病的头痛　headache attributed to cranial and/or cervical vascular disorder

缘于头颈肌张力障碍的头痛　headache attributed to craniocervical dystonia

缘于头颅、颈部、眼、耳、鼻、鼻窦、牙、口腔、或其他面部或颈部构造疾病的头痛或面痛　headache or facial pain attributed to disorder of cranium,neck,eyes,ears,nose,sinuses,teeth,mouth or other facial or cervical structure

缘于透析的头痛　dialysis headache

缘于外部冷刺激的头痛　headache attributed to external application of a cold stimulus

缘于外源性急性升压药物的头痛　headache attributed to exogenous acute pressor agent

缘于未破裂囊状动脉瘤的头痛　headache attributed to unruptured saccular aneurysm

缘于未破裂血管畸形的头痛　headache attributed to unruptured vascular malformation

缘于未确定的或未经证实的多重药物种类的药物过量性头痛　medication-overuse headache attributed to unspecified or unverified overuse of multiple drug classes

缘于无菌性(非感染性)脑膜炎的头痛　headache attributed to aseptic (non-infectious)meningitis

缘于物质使用或暴露后的持续性头痛　persistent headache attributed to past use of or exposure to a substance

缘于细菌性脑膜炎或脑膜脑炎的急性头痛　acute headache attributed to bacterial meningitis or meningoencephalitis

缘于细菌性脑膜炎或脑膜脑炎的慢性头痛　chronic headache attributed to bacterial meningitis or meningoencephalitis

缘于细菌性脑膜炎或脑膜脑炎的头痛　headache attributed to bacterial meningitis or meningoencephalitis

缘于下丘脑或垂体分泌过多或不足的头痛　headache attributed to hypothalamic or pituitary hyper-or hyposecretion

缘于线粒体脑病伴乳酸酸中毒和卒中样发作的头痛　headache attributed to mitochondrial encephalopathy,lactic acidosis and stroke-like episode (MELAS)

缘于血管造影术的头痛　angiography headache

缘于牙齿疾病的头痛　headache attributed to disorder of teeth

缘于烟雾病的头痛　headache attributed to moyamoya angiopathy (MMA)

缘于眼部疾病的头痛　headache attributed to disorder of eyes

缘于眼部炎性疾病的头痛　headache attributed to ocular inflammatory disorder

缘于咽后肌腱炎的头痛　headache attributed to retropharyngeal tendonitis

缘于已知病因的痛性舌咽神经病　painful glossopharyngeal neuropathy attributed to a known cause

缘于抑郁症的头痛　headache attributed to depressive disorder

缘于隐性斜视或显性斜视的头痛　headache attributed to heterophoria or heterotropia

缘于硬脑膜动静脉瘘的头痛　headache attributed to dural arteriovenous fistula(DAVF)

缘于原发性中枢神经系统血管炎的头痛　headache attributed to primary angiitis of central nervous system(PACNS)

缘于占位性损害的三叉神经痛　trigeminal neuralgia attributed to space-occupying lesion

缘于中间神经损伤或疾病的疼痛　pain attributed to a lesion or disease of nervus intermedius

缘于子痫前期或子痫的头痛　headache attributed to pre-eclampsia or eclampsia

缘于自发性低颅压的头痛　headache attributed to spontaneous intracranial hypotension

缘于自主神经反射障碍的头痛　headache attributed to autonomic dysreflexia

远端型肌营养不良症　distal muscular dystrophy　[又称]远端型肌营养不良△

远端型脊髓性肌萎缩　distal spinal muscular atrophy　[又称]远端型脊髓性肌萎缩症△

远端性肌病　distal myopathy　[又称]肢带型肌营养不良△,远端型肌病△

月经相关性无先兆偏头痛　menstrually related migraine without aura

月经相关性有先兆偏头痛　menstrually related migraine with aura

阅读诱发反射性癫痫　reading evoked reflex epilepsy　[又称]阅读性癫痫△

晕动症　motion sickness

运动神经病　motor neuropathy

运动神经元变性病　motor neuron degeneration

运动神经元病　motor neuron disease

运动诱发性肌张力障碍　paroxysmal kinesigenic dyskinesia　[又称]发作性运动诱发性运动障碍△

运动障碍性膀胱　motor disturbance bladder

早发型阿尔茨海默病　early onset Alzheimer disease　[又称]早发型家族性阿尔茨海默病△

早发性肌阵挛性脑病　early myoclonic encephalopathy　[又称]早发性肌阵挛脑病△

早发性良性儿童枕叶癫痫　early onset benign childhood occipital epilepsy(Panayiotopoulos type)　[又称]良性早发性儿童枕叶癫痫(Panayiotopoulos型)△

早发性小脑性共济失调　early onset cerebellar ataxia　[又称]Marinesco-Sjögren综合征△

早老性痴呆　presenile dementia

早期婴儿癫痫性脑病伴暴发抑制　early infantile epileptic encephalopathy with suppression burst　[又称]大田原综合征△,Ohtahara综合征△,婴儿早期癫痫性脑病△

粘连性脊髓蛛网膜炎　spinal adhesive arachnoiditis

谵妄　delirium

张力性气颅　tension pneumocephalus

真菌性肌炎　fungal myositis

真菌性脑膜炎　fungal meningitis

真菌性脑炎　fungal encephalitis

枕大神经痛　greater occipital neuralgia

枕大神经炎　greater occipital neuritis

枕神经痛　occipital neuralgia

枕小神经痛　lesser occipital neuralgia

枕叶白质脑病变　white matter lesion of occipital lobe

枕叶出血　occipital lobe hemorrhage

枕叶癫痫　occipital lobe epilepsy

枕叶脑出血　occipital lobe cerebral hemorrhage

枕叶脓肿　occipital lobe abscess

阵发性偏侧头痛　paroxysmal hemicrania

阵挛性半面痉挛　clonicity hemi-facial spasm

阵挛性发作　clonic seizure

镇静药物引起的睡眠增多　hypersomnia due to sedatives

正常钾型周期性瘫痪　normal kalemic periodic paralysis ［又称］正常血钾性周期性麻痹△

正中神经麻痹　median nerve palsy

正中神经嵌压综合征　median nerve entrapment syndrome

正中神经损害　median nerve damage

症状性（或可能为症状性）局灶性癫痫　symptomatic（or probably symptomatic）focal epilepsy ［又称］症状性局灶性癫痫△

症状性癫痫　symptomatic epilepsy

症状性精神病　symptomatic psychosis

症状性快速眼动睡眠行为障碍　symptomatic rapid eye movement sleep behavior disorder

支架植入术　stent implantation

支架植入术后出血　haemorrhage after stent implantation ［又称］支架植入后出血△

肢带型肌营养不良　limb girdle muscular dystrophy

肢体麻木　numbness of limb, numbness

直窦血栓形成　straight sinus thrombosis

直立性低血压性晕厥　orthostatic hypotensive syncope ［又称］体位性低血压性晕厥△

跖趾神经炎　metatarsophalangeal neuritis

止血带麻痹　tourniquet paralysis

指纹状体肌病　fingerprint body myopathy

指印体肌病　finger-print myopathy

趾间神经瘤　interdigital neuroma, Morton syndrome ［又称］莫顿综合征△

中间神经痛　nervus intermedius neuralgia

中脑导水管梗阻　midbrain aqueduct obstruction

中脑脓肿　midbrain abscess

中脑周围出血　around midbrain hemorrhage

中脑周围静脉性蛛网膜下腔出血　midbrain around vein subarachnoid hemorrhage ［又称］中脑周围非动脉瘤性蛛网膜下腔出血△

中枢神经系统白血病　central nervous system leukemia

中枢神经系统表面铁沉积症　superfacial siderosis of central nervous system

中枢神经系统并发症　central nervous system complication

中枢神经系统感染　central nervous system infection

中枢神经系统干燥综合征　Sjögren syndrome of central nervous system

中枢神经系统功能异常　dysfunction of central nervous system ［又称］中枢神经系统功能检查异常△

中枢神经系统淋巴瘤　central nervous system lymphoma

中枢神经系统淋巴瘤样肉芽肿　lymphomatoid granulomatosis of central nervous system

中枢神经系统慢病毒感染　slow virus infections of central nervous system

中枢神经系统毛霉病　central nervous system mucormycosis

中枢神经系统其他特指的脱髓鞘疾病　other specified demyelinating disease of central nervous system ［又称］中枢神经系统脱髓鞘病△

中枢神经系统曲霉病　central nervous system aspergillosis

中枢神经系统朊粒病　central nervous system prion disease

中枢神经系统脱髓鞘　central nervous system demyelination

中枢神经系统血管内淋巴瘤　intravascular lymphoma of central nervous system, central nervous system intravascular lymphoma

中枢神经系统炎性脱髓鞘　central nervous system inflammatory demyelination

中枢神经系统隐球菌感染　cryptococcal infections of central nervous system

中枢神经系统原发性血管炎　primary angiitis of central nervous system ［又称］原发中枢神经系统血管炎△

中枢型睡眠呼吸暂停综合征　central sleep apnea syndrome ［又称］中枢型睡眠呼吸暂停△

中枢性肺泡低通气综合征　central alveolar hypoventilation syndrome

中枢性呼吸衰竭　central respiratory failure

中枢性神经病理性疼痛　central neuropathic pain

中枢性协调障碍　central coordination disturbance

中心核肌病　centronuclear myopathy

中央轴空病　central core disease

肿瘤相关性视网膜病　tumor associated retinopathy

肿瘤性脑出血　tumor hemorrhage

肿瘤样炎性脱髓鞘　tumor-like inflammatory demyelinating disease

中毒性肌病　toxic myopathy ［又称］中毒性肌肉病△

中毒性脑病　toxic encephalopathy

中毒性帕金森综合征　toxic Parkinson syndrome

中毒性神经肌肉病　toxic neuromuscular disease

重症肌无力　myasthenia gravis

重症肌无力伴胸腺瘤　myasthenia gravis with thymoma

重症颅内感染　severe intracranial infection

周期性共济失调　periodic ataxia ［又称］发作性共济失调△

周期性呕吐综合征　cyclical vomiting syndrome

周期性瘫痪　periodic paralysis ［又称］周期性麻痹△

周围神经病　peripheral neuropathy

周围神经病性震颤　peripheral neuropathy tremor

周围神经电子神经刺激器引起的机械性并发症　mechanical complication caused by peripheral nerve electronic stimulator

周围神经和自主神经系统良性肿瘤　benign tumor of peripheral nerves and autonomic nervous system

周围神经血管内淋巴瘤　peripheral nerves intravascular lymphomatosis

轴索型腓骨肌萎缩　axonal peroneal muscle atrophy ［又称］腓骨肌萎缩症Ⅱ型△

肘管综合征　cubital tunnel syndrome ［又称］尺神经卡压征△

昼夜节律失调性睡眠觉醒障碍　circadian rhythm sleep-wake disorder

蛛网膜囊肿　arachnoid cyst

蛛网膜憩室　arachnoid diverticulum

蛛网膜下腔出血　subarachnoid hemorrhage

蛛网膜下腔出血伴大脑中动脉动脉瘤破裂　subarachnoid hemorrhage associated with middle cerebral artery aneurysm rupture

蛛网膜下腔出血伴后交通动脉动脉瘤破裂　subarachnoid hemorrhage associated with posterior communicating artery aneurysm rupture

蛛网膜下腔出血伴基底动脉动脉瘤破裂　subarachnoid hemorrhage associated with basilar artery aneurysm rupture

蛛网膜下腔出血伴颈内动脉动脉瘤破裂　subarachnoid hemorrhage associated with internal carotid aneurysm rupture

蛛网膜下腔出血伴脑梗死　subarachnoid hemorrhage associated with cerebral infarction

蛛网膜下腔出血伴前交通动脉动脉瘤破裂　subarachnoid hemorrhage associated with anterior communicating artery aneurysm rupture

蛛网膜下腔出血伴椎动脉动脉瘤破裂　subarachnoid hemorrhage associated with vertebral artery aneurysm rupture

蛛网膜下腔出血不伴脑梗死　subarachnoid hemorrhage without cerebral infarction

蛛网膜下腔出血后脑积水　hydrocephalus after subarachnoid hemorrhage

蛛网膜下腔出血后遗症　sequelae of subarachnoid hemorrhage

蛛网膜炎　arachnoiditis

蛛网膜粘连　arachnoid's adhesion ［又称］脊髓蛛网膜粘连△

主观性失眠　subjective insomnia

椎动脉闭塞　vertebral artery occlusion

椎动脉闭塞和狭窄（未造成脑梗死）　vertebral artery occlusion and stenosis, caused no cerebral infarction ［又称］椎动脉闭塞和狭窄△

椎动脉闭塞或狭窄性脑梗死　vertebral artery occlusion or stenosis cerebral infarction ［又称］椎脉狭窄脑梗死△, 椎动脉闭塞脑梗死△

椎动脉梗死　vertebral artery infarction

椎动脉夹层　vertebral artery dissection
椎动脉瘤　vertebral aneurysm
椎动脉栓塞　vertebral artery embolism
椎动脉狭窄　vertebral artery stenosis
椎动脉血栓形成　vertebral artery thrombosis
椎管内脓肿　intraspinal abscess
椎管内肉芽肿　intraspinal granuloma
椎 - 基底动脉夹层　vertebral-basilar artery dissection
椎基底动脉扩张延长　vertebrobasilar dolichoectasia　［又称］椎基底动脉延长扩张症△　［曾称］椎基底动脉延长扩张*
椎 - 基底动脉综合征　vertebral-basilar artery syndrome
椎体海绵状血管畸形　vertebral spongiform vascular malformation
灼口综合征　burning mouth syndrome,BMS
灼痛　causalgia　［又称］灼性神经痛△
子痫　eclampsia
自发性低颅压综合征　spontaneous intracranial hypotension　［又称］原发性低颅压
自发性蛛网膜下腔出血　spontaneous subarachnoid hemorrhage
自身免疫性脊髓炎　autoimmune myelitis
自身免疫性脑炎　autoimmune encephalitis,autoimmune related associated encephalopathy　［又称］自身免疫相关性脑病△

自身免疫性小脑性共济失调　autoimmune cerebellar ataxia
自身免疫性小脑炎　autoimmune cerebellitis
自由运转型节律障碍　free-running type circadian disorder
自主神经功能紊乱　autonomic nervous system dysfunction
自主神经系统疾患　autonomic nervous system disorder　［又称］自主神经性发作△
自主神经系统良性肿瘤　autonomic nervous system benign tumor
自主性膀胱　autonomic bladder
足底内侧神经损伤　medial plantar nerve injury
足内翻　strephenopodia
卒中后中枢性痛　central post-stroke pain,CPSP
阻塞型睡眠呼吸暂停低通气综合征　obstructive sleep apnea hypopnea syndrome
组胺诱发的迟发型头痛　delayed histamine-induced headache
组胺诱发的速发型头痛　immediate histamine-induced headache
组胺诱发的头痛　histamine-induced headache
最外囊出血　outside capsule hemorrhage
坐骨神经损害　sciatic nerve damage
坐骨神经损伤　sciatic nerve injury
坐骨神经痛　sciatica
坐骨神经粘连　sciatic nerve adhesion

# 8.2　症状体征名词

臂丛神经痛　brachial plexus neuralgia
不随意运动型脑性瘫痪　dyskinetic cerebral plasy
布鲁津斯基征　Brudzinski sign
步态障碍　gait disorder
苍白球钙化　globus pallidus calcification
长睡眠者　long sleeper
持续性姿势感知性头晕　persistent postural perceptual dizziness
持续植物状态　persistent vegetative state,PVS
猝倒持续状态　status catapleticus
大乱睡眠觉醒节律　grossly disturbed sleep-wake rhythm
单纯噩梦　frightening dream
单肢肌萎缩　monomelic amyotrophy
低颅压　intracranial hypotension
短睡眠者　short sleeper
多发性周围神经病变　multiple peripheral neuropathy
多颅神经损害　multiple cranial nerve damage
发作性行为异常　paroxysmal behavior disorder
发作性眩晕　paroxysmal vertigo
发作性肢体无力　paroxysmal limb weakness
感觉性睡眠惊跳　sensory sleep start
高颅压　intracranial hypertension
高频腿部运动　high-frequency leg movement,HFLM
格斯特曼综合征　Gerstmann syndrome,Gerstmann-Sträussler syndrome,GSS　［又称］格 - 施综合征△
混沌睡眠觉醒节律　chaotic sleep-wake rhythm
肌张力过高　hypertonia
肌张力降低　hypotonia
肌张力障碍　dystonia
急性脑功能衰竭　acute cerebral function failure
脊膜膨出　meningocele
交替性腿部肌肉运动　alternating leg muscle activation,ALMA
痉挛性共济失调　spastic ataxia
痉挛状态　spasticity
局灶性肌张力障碍　focal dystonia

克尼格征　Kernig sign
老年性脑改变　senile cerebral degeneration
颅内钙化　intracranial calcification
颅内高压　intracranial hypertension
颅内囊性病灶　intracranial cystic lesion
慢性颅内压增高　chronic intracranial hypertension
慢性脑功能不全　chronic brain dysfunction
慢性缺氧性脑病　chronic hypoxic encephalopathy
慢性疼痛综合征　chronic pain syndrome
梦中焦虑发作　dream anxiety attack
脑干异常信号　abnormal brain stem signal
脑干占位　brain stem occupying lesion
脑裂　brain fissure
颞极蛛网膜囊肿　temporal pole arachnoid cyst
偏身感觉缺失　hemianesthesia
偏身痛觉减退　hemihypalgesia
偏身性肌张力障碍　hemidystonia
偏瘫步态　hemiplegic gait
浅感觉减退　superficial sensation disturbance
丘脑痛　thalamic pain
日间睡眠增多　excessive daytime sleepiness,EDS
日落综合征　sundown syndrome
入睡抽动　hypnic jerks
入睡困难　sleep-onset insomnia
深感觉障碍　deep sensation disturbance
深昏迷　deep coma
神经根损伤　injury of nerve root
神经节细胞减少　hypoganglionosis
生理性睡眠期局部肌阵挛　local myoclonus during physiologic sleep
睡眠颠倒　sleep inversion
睡眠改变　sleep alteration
睡眠幻觉　hypnagogic hallucination
睡眠节律紊乱　sleep rhythm disorder
睡眠惊跳　sleep start

睡眠麻痹　sleep paralysis
睡眠瘫痪　sleep paralysis，SP
睡眠相关性幻觉　sleep related hallucination
睡眠相关性腿痉挛　sleep related leg cramps
睡眠增多　hypersomnolence
睡前足震颤　hypnagogic foot tremor，HFT
特发性睡眠增多　idiopathic hypersomnia，IH
痛性晕厥　painful syncope
瓦伦贝格综合征　Wallenberg syndrome，dorsolateral medullary syndrome
　　［又称］延髓背外侧综合征△
网状青斑　livedo annularis
无汗症　anhidrosis，adiaphoresis

无昼夜节律　no circadian rhythm
舞蹈样不自主运动　choreic involuntary movement
亚临床神经病变　subclinical neuropathy
延髓外侧综合征　lateral medullary syndrome
夜间惊恐发作　nocturnal panic attacks
中脑导水管受压　midbrain aqueduct compression
中脑导水管狭窄　midbrain aqueduct stenosis
中枢性睡眠增多　central disorder of hypersomnolence
周围神经毒性　peripheral neurotoxicity
周围性眩晕　peripheral vertigo
蛛网膜颗粒压迹　arachnoid granulation pit

# 8.3　手术操作名词

臂丛神经松解术　brachial plexus lysis
臂丛神经阻滞　brachial plexus block
臂丛神经阻滞麻醉　brachial plexus block anesthesia
大脑中动脉支架术后　post stent placement for middle cerebral artery
副神经移位术　accessory nerve transfer surgery
基底动脉取栓术　basilar artery embolectomy
基底动脉支架置入术　basilar artery stent placement
脊髓动脉造影　spinal arteriography
脊髓静脉造影　spinal venography
交感神经节阻滞术　sympathetic ganglion block
颈动脉内膜切除术　carotid endarterectomy　［又称］颈动脉内膜剥脱术△

肋间神经阻滞　intercostal nerve block
颅内电极埋置术　intracranial electrode implantation
颅内颈动脉支架植入　intracranial carotid artery stent placement
颅内静脉窦血栓形成血管内治疗　endovascular treatment of cerebral venous sinus thrombosis
颅内静脉窦支架植入　Intracranial venous sinus stent placement
慢性小脑刺激术　chronic cerebellar stimulation
取出神经系统治疗装置　take out treatment unit of nervous system
三叉神经减压术　trigeminal nerve decompression
深部脑刺激术　deep brain stimulation
小脑延髓池穿刺　cisternal puncture

# 8.4　临床检查名词

24小时免疫固定电泳　24 hours immunostaining electrophoresis
3Hz棘慢复合波　3 Hz spike and slow wave complex，petit mal pattern
6Hz和14Hz正性棘波　6 Hz and 14 Hz positive spike
6Hz良性棘慢复合波　6 Hz benign spike and slow wave complex，phantom spike and wave
CT血管造影　CT angiography，CTA
CT值　CT density
F波　F wave
H波　H wave
K复合波　K complex
M波　M wave
N-乙酰天冬氨酸磁共振波谱分析　N-acetyl aspartate MRS
PET-CT检查　PET-CT check
T波　T wave
Wicket节律　Wicket rhythm
α泛化　alpha generalization
α昏迷　alpha coma
α节律　alpha rhythm
α抑制　alpha block
β昏迷　beta coma
β节律　beta rthyhm
δ节律　delta rhythm
δ刷　delta brush

θ节律　theta rhythm
κ节律　kappa rhythm
λ波　lambda wave
爱泼沃斯嗜睡量表　Epworth sleepiness scale，ESS
暴发　burst
暴发抑制　burst suppression
背景活动　background activity
鼻咽电极　nasopharyngeal electrode
表观扩散系数　apparent diffusion coefficient
波幅　amplitude
波间期　interpotential interval
波率　frequency
波形　wave form
波形离散　temporal dispersion
波形衰减　waning discharge
玻片离心法　glass slide centrifugation
不应期　refractory period
参考电极　reference electrode
侧颈部穿刺　lateral cervical puncture
插入电位　insertion activity
颤抖　jitter
长潜伏期躯体感觉诱发电位　long-latency somatosensory evoked potential

常春藤征　ivy sign
超极化　hyperpolarization
超强刺激　supramaximal stimulus
沉淀室法　sediment chamber method
成对刺激　paired stimuli
成对放电　paired discharge
成人临床下节律性脑电放电　adult subclinical rhythmic electrographic discharge
迟发反应　late response
持续性非节律性 δ 活动　persisted nonrhythmic delta activity
重叠波　superimposed wave
重复放电　repetitive discharge
重复神经刺激　repetitive nerve stimulation,RNS
传导速度　conduction velocity,CV
传导阻滞　conduction block,CB
纯音测听　pure tone audiometry
磁共振波谱分析　magnetic resonance spectroscopy,MRS
磁共振静脉造影　magnetic resonance venography,MRV
磁共振血管造影　magnetic resonance angiography,MRA
次强刺激　submaximal stimulus
刺激电极　stimulating electrode
刺激区　irritative zone
刺激序列　train of stimuli
催眠性超同步化　hypnagogic hypersynchrony
寸移技术　inching technique
大脑后动脉斑块　posterior cerebral artery plaque
大脑前动脉斑块　anterior cerebral artery plaque
大脑前动脉共干　common trunk of anterior cerebral artery
大脑中动脉斑块　middle cerebral artery plaque
大脑中动脉高密度征　hyperdense middle cerebral artery sign
单纯相　simple pattern
单光子发射计算机体层摄影　singlephoton emission computed tomography,SPECT
单核样细胞反应　monocytoid cell reaction
单极导联　monopolar recording
单极记录针电极　monopolar needle recording electrode
单纤维肌电图　single-fiber electromyography,SFEMG
单纤维针电极　single-fiber needle electrode
单相波　monophasic wave
单相动作电位　monophasic action potential
单一节律枕区 δ 活动　monorhythmic occipital delta activity
胆碱磁共振波谱分析　choline MRS
蛋白酶学检查　protease test
蛋白细胞分离　albuminocytologic dissociation
导联　lead
低波幅活动　low voltage activity
低电压　low voltage
低频滤波　low-frequency filter
递减反应　decrementing response
递增反应　incrementing response
癫痫伴慢波睡眠期持续棘慢波　epilepsy with slow wave sleep phase for spine slow wave
癫痫募集节律　epileptic recruiting rhythm
癫痫样放电　epileptiform discharge
癫痫源病灶　epileptogenic focus,spike focus,sharp wave focus
点燃　kindling
电刺激伪差　electric artifact
电极　electrode
电静息　electric silence
电诊断法　electrodiagnosis
电诊断医学　electrodiagnostic medicine
蝶骨电极　sphenoidal electrode
顶部一过性尖波　vertex sharp transient
定量感觉测定　quantitative sensory testing,QST

定量脑电图　quantitative electroencephalogram,QEEG
动态脑电图　ambulatory electroencephalogram,AEEG
动作电位　action potential
毒物筛查　toxicology screening
短潜伏期躯体感觉诱发电位　short-latency somatosensory evoked potential,SLSEP
对比度增强　contrast enhancements
对称性　symmetry
对冲　collision
多重放电　multiple discharge
多次睡眠潜伏时间试验　multiple sleep latency test,MSLT
多导电极　multilead electrode
多导睡眠图　polysomnography,PSG
多棘波　polyspike
多棘慢复合波　polyspike wave complex
多普勒血流图　Doppler blood flow
多相波　polyphasic wave
多相动作电位　polyphasic action potential
多形性波　polymorphic wave
多灶性　multiple foci
额区一过性尖波　frontal sharp transients
额中线 θ 节律　frontal midline theta rhythm,Fm θ
儿童后头部慢波　posterior slow waves of youth
发放间隔　interspike interval
发放模式　firing pattern
发放频率　firing rate
发泡实验　foaming experiment
发作间期放电　interictal discharge
发作期放电　ictal discharge
发作起始区　ictal onset zone,pacemaker zone
反应　response
纺锤波　spindle
纺锤波形昏迷　spindle coma
放电　discharge
放电频率　discharge frequency
非快速眼动睡眠　non-rapid eye movement（NREM）sleep,NREM sleep
非连续图形　trace discontinuous,TD
峰间期　interpeak interval
峰潜伏期　peak latency
蜂鸟征　hummingbird sign
弗洛因综合征　Froin syndrome
复合波　complex wave
复合重复放电　complex repetitive discharge,CRD
复合混合神经动作电位　compound mixed nerve action potential
复合肌肉动作电位　compound muscle action potential,CMAP
复合神经动作电位　compound nerve action potential
复合运动神经动作电位　compound motor nerve action potential
复极化　repolarization
副肿瘤性相关抗体　paraneoplastic antibody
富士山征　Mount Fuji sign
钆对比剂　gadolinium contrast agent
感觉神经传导速度　sensory nerve conduction velocity,SNCV
感觉神经定量检测　sensory nerve quantitative detection
感觉神经动作电位　sensory nerve action potential,SNAP
干扰相　interference pattern
高度节律失调　hypsarrhythmia
高频滤波　high-frequency filter
弓形波　arch wave
功能不应期　functional refractory period
寡克隆区带　oligoclonal band
灌注加权成像　perfusion weighted imaging,PWI
光肌阵挛反应　photo myoclonic response,photo myogenic response
光敏性反应　photosensitivity response,photoparoxysmal response
光驱动　photic driving

广泛性　generalization
轨道征　tram-track sign
过度不连续　excessive discontinuity
过度通气　hyperventilation
含铁血黄素吞噬细胞　phagocyte containing hemosiderin
红细胞沉降率　erythrocyte sedimentation rate,ESR　［又称］血沉△
红细胞吞噬现象　erythrophagocytosis
后电位　after potential
虎眼征　eye-of-the-tiger sign
化学位移　chemical shift
回波时间　echo time
回返放电　back firing
混合性细胞反应　mixed cell reaction
肌病性募集相　myopathic recruitment
肌颤搐放电　myokymic discharge
肌电图　electromyogram
肌牵张反射　muscle stretch reflex
肌强直放电　myotonic discharge
肌肉超声　muscle ultrasound
肌肉核磁检查　muscle nuclear magnetic examination
肌磁共振波谱分析　creatine MRS
肌酸激酶检查　creatine kinase test
肌纤维传导速度　muscle fiber conduction velocity
肌纤维动作电位　muscle fiber action potential
肌源性运动单位电位　myopathic motor unit potential
基底动脉斑块　basal artery plaque
基因筛查　gene screening
激活型单核样细胞　activated monocytoid cell
极度纺锤波　extreme spindle
极化　polarization
极浅睡期　very light sleep
棘波　spike
棘波地形图　spike topography
棘波节律　spike rhythm,fast rhythm,fast activity
棘慢复合波　slow spike wave complex,spike wave complex
脊髓造影　myelography
记录电极　recording electrode
甲状腺功能　thyroid function
假性动脉瘤影　false aneurysm shadow
假周期性广泛性癫痫样放电　pseudoperiodic generalized epileptiform discharge,PGED
尖波　sharp wave
尖慢复合波　sharp wave complex
间歇性节律性 δ 活动　intermittent rhythmic delta activity,monorhythmic frontal delta activity
交替性活动　alternating trace
接地极　earth electrode,ground electrode
节律　rhythm
节律性爆发　rhythm burst
节律性颞区 θ 活动　rhythmic temporal theta activity
节律性枕区 θ 活动　rhythmic occipital theta activity
近场电位　near-field potential
近端潜伏期　proximal latency
经颅多普勒超声　transcranial Doppler sonography
经颅多普勒超声异常　abnormal transcranial Doppler ultrasound
经颅多普勒检查　transcranial Doppler
精神运动性变异型波　psychomotor variant discharge
颈动脉彩色多普勒超声　carotid artery color Doppler flow imaging
颈动脉窦压迫试验　carotid sinus compression test　［又称］颈动脉窦压迫△
颈静脉压迫试验　jugular vein compression test
颈内动脉斑块　artery arteriosclerotic plaque
颈总动脉斑块　carotid artery plaque
痉挛性放电　cramp discharge
静脉窦造影　venous sinus angiography

静息膜电位　resting membrane potential
镜像灶　mirror focus
局部电压衰减　focal voltage attenuation
局灶性　focus,location
巨肌电图　macroelectromyogram　［又称］巨型肌电图△
巨肌电图针电极　macro-EMG needle electrode　［又称］巨型肌电图针电极△
巨运动单位动作电位　macromotor unit action potential
锯齿样动作电位　serrated action potential
觉醒　arousal
觉醒反应　arousal response
抗 Hu 抗体　anti-Hu antibody
抗链 O　streptococcus O antibody
抗水通道蛋白 4 抗体　anti-aquaporin-4 antibody
抗中性粒细胞胞质抗体　anti-neutrophilic cytoplasmic antibody,ANCA
空三角征　empty delta sign
库欣反应　Cushing response　［又称］柯兴反应△
快波　fast wave
快棘波样纺锤变异型　fast spiky spindle variant
快速眼动密度　rapid eye movement density
快速眼动期次数　number of rapid eye movement period
快速眼动睡眠　rapid eye movement sleep,rapid eye movement sleep
快速眼动睡眠潜伏期　rapid eye movement sleep latency
快速自旋回波序列　fast spin-echo,FSE
奎肯施泰特试验　Queckenstedt test　［又称］奎肯斯提特试验△
拉莫尔频率　Larmor frequency
老年人颞部一过性小尖波　temporal minor sharp transient of old age
类风湿因子　rheumatoid factor
裂缝桥脑征　split pons sign
临床肌电图　clinical electromyography
淋巴细胞性脑膜炎　lymphocytic meningitis
淋巴样细胞反应　lymphoidocyte reaction
颅内压　intracranial pressure
录像脑电监测　video-electroencephalogram,VEEG
卵圆孔电极　foramen ovale electrode
罗兰多区正相尖波　Rolandic positive sharp wave
慢波　slow wave
门状棘波　wicket spike
弥散加权成像　diffusion weighted imaging,DWI
免疫球蛋白合成率　immunoglobin synthesis rate
磨牙征　molar tooth sign
募集　recruitment
募集间期　recruitment interval
募集频率　recruitment frequency
募集相　recruitment pattern
脑池显像　brain pool imaging
脑磁图　magnetoencephalography,MEG
脑电地形图　electroencephalogram brain map,brain electrical activity mapping
脑电活动　cerebral electrical activity
脑电静息　electrocerebral inactivity,ECI
脑电图　electroencephalography,EEG
脑电图轻度异常　mild abnormal electroencephalogram
脑电图伪差　electroencephalography artifact
脑电图仪灵敏度　electroencephalography sensitivity
脑电阻尼　electroencephalogram damping
脑干听觉诱发电位　brain stem auditory evoked potential,BAEP
脑灌注显像　cerebral perfusion imaging
脑核磁共振检查　brain magnetic resonance imaging
脑脊液　cerebrospinal fluid
脑脊液 C 反应蛋白　cerebrospinal fluid C-reactive protein
脑脊液 β2 微球蛋白　cerebrospinal fluid β2 microglobulin
脑脊液白细胞增多　cerebrospinal fluid leukocytosis
脑脊液蛋白　cerebrospinal fluid protein

脑脊液蛋白电泳　cerebrospinal fluid protein electrophoresis
脑脊液蛋白定性检查　qualitative analysis of cerebrospinal fluid protein
脑脊液蛋白商检测　detection of cerebrospinal fluid G/A
脑脊液革兰氏染色法　cerebrospinal fluid Gram staining
脑脊液化验　cerebrospinal fluid analysis
脑脊液黄变　cerebrospinal fluid xanthochromia
脑脊液浆细胞　cerebrospinal fluid plasma cell
脑脊液抗酸杆菌染色法　cerebrospinal fluid acid-fast bacilli stain
脑脊液氯化物　cerebrospinal fluid chloride
脑脊液三管试验　cerebrospinal fluid triple tube test
脑脊液糖含量　cerebrospinal fluid glucose
脑脊液外观　gross appearance of cerebrospinal fluid
脑脊液细胞学　cerebrospinal fluid cytology
脑脊液压力检测　cerebrospinal fluid manometry
脑室液　ventricular fluid
脑室造影　ventriculography
脑血管造影术　cerebral angiography
脑诱发电位　cerebral evoked potential
逆向　antidromic
颞区和中央区一过性负相尖波　temporal and central negative sharp transient
偶极子　dipole
偶极子定位　dipole localization method
潘迪试验　Pandy's test
皮层电极　cortical electrode
皮肤交感反应　skin sympathetic response, SSR
匹兹堡睡眠量表　Pittsburgh sleep scale
频率分析　frequency analysis
平均参考电极　average reference electrode
牵牛花综合征　morning glory syndrome
前头部非节律性慢波　slow anterior dysrhythmia
前头部慢节律　anterior bradyrhythmia
潜伏期　latency
浅睡期　light sleep
强直性收缩　tetanic contraction
鞘内注射　intrathecal injection
丘脑枕征　pulvinar sign
躯体感觉诱发电位　somatosensory evoked potential, SEP
去极化　depolarization
去极化阻滞　depolarization block
去神经电位　denervation potential
全脊髓血管造影　angiography of spinal cord
缺口节律　breach rhythm, independent temporal alphoid rhythm ［又称］独立的颞区 α 样节律△
缺血性半暗带　ischemic penumbra
容积传导　volume conduction
乳酸　lactic acid
乳酸磁共振波谱分析　lactate MRS
三重放电　triple discharge
三相波　triphasic wave
三相动作电位　triphasic action potential
散发　random
闪光搐搦反应　photic convulsive response
闪光刺激　photic stimulation
上升时间　rise time
深部电极　depth electrode
深睡期　deep sleep
神经超声　nerve ultrasonic
神经传导　nerve conduction
神经传导测定　nerve conduction study, NCS
神经传导速度　nerve conduction velocity, NCV
神经电生理监测　neurophysiological monitoring
神经电图学　electroneurography
神经动作电位　nerve action potential, NAP

神经功能评定　neurological evaluation
神经性肌强直放电　neuromyotonic discharge
十字交叉征　hot cross bun sign
时间常数　time constant, TC
时限　duration
时相　phase
事件相关电位　event-related potential
视觉诱发电位　visual evoked potential, VEP
视频脑电监测　video-electroencephalogram, VEEG
嗜酸性粒细胞性脑膜炎　eosinophic meningitis
手套形波　mitten pattern
束颤电位　fasciculation potential
数字化脑电图　digital electroencephalogram
数字减影血管造影　digital substraction angiography, DSA
双重放电　double discharge
双极刺激电极　bipolar stimulating electrode
双极导联　bipolar lead
双极记录针电极　bifilar needle recording electrode
双相波　biphasic wave
双相动作电位　biphasic action potential
睡眠剥夺　sleep deprivation
睡眠呼吸暂停监测　sleep apnea monitoring
睡眠阶段转换次数　number of sleep stage shift
睡眠 - 觉醒次数　number of awakening
睡眠期一过性枕部正性尖波　positive occipital sharp transient of sleep, POSTS
睡眠潜伏时间　sleep latency ［又称］睡眠潜伏期△
睡眠始发的快速眼动　sleep-onset rapid eye movement
睡眠效率　sleep efficiency
顺向　orthodromic
瞬目反射　blink reflex
思睡期　early drowsiness
思睡期节律性中颞区 θ 爆发　rhythmic midtemporal theta bursts of drowsiness, RMTTD
思睡期慢波活动　drowsing slow activity
髓鞘碱性蛋白　myelin basic protein
损伤电位　injury potential
索带征　cord sign
锁骨下动脉斑块　subclavian artery plaque
特异性寡克隆区带　specific oligoclonal band
调幅调制　modulation
调节　regulation
听觉诱发电位　auditory evoked potential, AEP
同步性　synchrony
同芯针电极　concentric needle electrode
头颅核磁　brain nuclear magnetic examination
投射性节律　projected rhythm
退化棘慢复合波　rudimentary spike and slow wave complex
瓦达试验　Wada test, intracarotid amobarbital procedure
瓦尔萨尔瓦动作　Valsalva maneuver, Valsalva test ［又称］瓦尔萨尔瓦试验△
微觉醒　microarousal
微神经电图　microneurography
微栓子监测　microembolism monitoring
伪差　artifact
卫星电位　satellite potential
位相倒置　phase-reversal
卧床时间　time in bed, TIB
无名动脉斑块　anonymous artery plaque
西格玛节律　sigma rhythm
纤颤电位　fibrillation potential
纤维密度　fiber density, FD
陷波滤波　notch filter
相对不应期　relative refractory period

相位　phase

小尖棘波　small sharp spike, benign sporadic sleep spike, benign epileptiform transient of sleep ［又称］良性散发睡眠期棘波△, 良性睡眠期一过性癫痫波△

小脑后下动脉斑块　posterior inferior cerebellar artery plaque

小脑前下动脉斑块　anterior inferior cerebellar artery plaque

小脑上动脉斑块　superior cerebellar artery plaque

小脑延髓池穿刺　cisternal puncture

小终板电位　miniature end-plate potential, MEPP

谐调频率同步化　harmonic driving

心电图　electrocardiogram

兴奋后衰竭　postactivation exhaustion

兴奋后抑制　postactivation inhibition

兴奋后易化　postactivation facilitation

兴奋后增强　postactivation potentiation

兴奋性突触后电位　excitatory postsynaptic potential, EPSP

血管造影线样征　angiographic string sign

血尿代谢筛查　hematuria metabolism screening

血性脑脊液　bloody cerebrospinal fluid

压腹试验　Stookey test

亚甲基蓝试验　methylene blue test ［又称］漏美蓝试验△

亚临床电发作发放　subclinical electrographic seizure discharge

亚谐调频率同步化　subharmonic driving

延迟　delay

阳极　anode

阳极阻滞　anodal block

腰椎穿刺　lumbar puncture

腰椎穿刺后头痛　post-lumbar puncture headache

液体衰减反转恢复　fluid attented inversion recovery

一侧性　unilateral activity

一过性融合慢波　slow fused transient wave

乙酰胆碱受体抗体谱　acetylcholine receptor antibody spectrum

异常脑电图　abnormal electroencephalogram

抑制性突触后电位　inhibitory postsynaptic potential

易化　facilitation

阴极　cathode

硬膜尾征　dural tail sign

游走性　shift

诱发电位　evoked potential

阈刺激　threshold stimulus

阈下刺激　subthreshold stimulus

阈值　threshold

远场电位　far-field potential

远端潜伏期　distal latency

运动单位　motor unit

运动单位动作电位　motor unit action potential, MUAP

运动单位范围　motor unit territory

运动单位数目估计　motor unit number estimation, MUNE

运动点　motor point

运动反应　motor response

运动后递增　increment after exercise

运动潜伏期　motor latency

运动神经传导速度　motor nerve conduction velocity, MNCV

运动伪差　movement artifact

运动诱发电位　motor evoked potential, MEP

噪音　noise

占位效应　mass effect

阵发　paroxysmal

睁闭眼诱发试验　eyes-open and eyes-closed test

正电子发射断层显像　positron emission tomography

正锐波　positive sharp wave

正弦波　sinusoidal wave

脂肪吞噬现象　lipophagocytosis

脂肪抑制序列　fat suppression

直角脱髓鞘征　Dawson finger sign

直立倾斜实验　head upright tilt testing, head-up tilt test, upright tilttable testing

中度异常脑电图　moderate abnormal electroencephalogram

中潜伏期躯体感觉诱发电位　midlatency somatosensory evoked potential

中枢运动传导时间　central motor conduction time

中睡期　moderate sleep

中线 θ 节律　midline theta rhythm

中线棘波　midline spike

中央 μ 节律　central mu rhythm

中央颞区 δ 活动　centrotemporal delta activity

终板电活动　end-plate activity

终板区　end-plate zone

肿瘤标记物　tumor marker

周期性单侧癫痫样放电　periodic lateralized epileptiform discharge, PLED

周期性放电　periodic discharge, PD

周期性肢体运动指数　periodic limb movement index

轴索断伤　axonotmesis

转化型淋巴细胞　transformed lymphocyte

转折　turn

椎动脉斑块　vertebral artery plaque

自发电位　spontaneous potential

自旋回波脉冲序列　spin echo pulse sequence

自由感应衰减　free induction decay, FID

总睡眠时间　total sleep time, TST

最大刺激　maximum stimulus

最快传导速度　maximum conduction velocity

作用电极　active electrode

# 9. 肾内科

## 9.1　疾病诊断名词

Ⅲ型胶原肾小球病　collagen Ⅲ glomerulopathy　［又称］胶原Ⅲ肾病△

ANCA 相关性血管炎肾损害　renal involvement of antineutrophil cytoplasmic autoantibody（ANCA）-associated vasculitis

A 型首次使用综合征　A type first use syndrome

B 型首次使用综合征　B type first use syndrome

C1q 肾病　C1q nephropathy

C3 肾病　C3 nephropathy，C3 glomerulonephritis　［又称］C3 肾小球肾炎△

Castleman 病　Castleman disease

Hass 分级Ⅰ型（轻微病变）　Hass grade Ⅰ（mild disease）

Hass 分级Ⅱ型（局灶节段性肾小球硬化样病变）　Hass grade Ⅱ（focal segmental glomerular sclerosis）

Hass 分级Ⅲ型（局灶增生性肾小球病变）　Hass grade Ⅲ（focal proliferative glomerular lesion）

Hass 分级Ⅳ型（弥漫增生性肾小球病变）　Hass grade Ⅳ（diffuse proliferative glomerular lesion）

Hass 分级Ⅴ型（晚期慢性肾小球病变）　Hass grade Ⅴ（advanced chronic glomerular lesion）

IgA 肾病　IgA nephropathy

IgA 肾病牛津分型　the Oxford classification of IgA nephropathy

IgM 肾病　IgM nephropathy

Lee 分级Ⅰ级　Lee grade Ⅰ

Lee 分级Ⅱ级　Lee grade Ⅱ

Lee 分级Ⅲ级　Lee grade Ⅲ

Lee 分级Ⅳ级　Lee grade Ⅳ

Lee 分级Ⅴ级　Lee grade Ⅴ

IgG4 相关膜性肾病　IgG4-related membranous nephropathy

IgG4 相关肾小管间质肾炎　IgG4-related tubulointerstitial nephritis　［又称］IgG4 相关性肾小管间质性肾炎△

IgG4 相关性肾病　IgG4-related kidney disease　［又称］IgG4 相关肾病△

奥尔波特综合征　Alport syndrome　［又称］眼 - 耳 - 肾综合征△，Alport 综合征△，鳃耳肾综合征△，家族性出血性肾炎△，遗传性肾炎△

巴特综合征　Bartter syndrome　［又称］Bartter 综合征△，巴特尔综合征△

白塞病肾损害　Behcet disease kidney injury

白细胞趋化因子 2 相关性肾淀粉样变性病　leukocyte chemotactic factor 2 associated renal amyloidosis　［又称］白细胞趋化因子 2 型肾淀粉样变性病△

白血病　leukemia

白血病肾损害　leukemia kidney injury

败血症肾损害　sepsis kidney injury

包裹性腹膜硬化　encapsulating peritoneal sclerosis　［又称］包裹硬化性腹膜炎△

薄基底膜肾病　thin basement membrane nephropathy

丙型肝炎病毒感染　hepatitis C virus infection

丙型肝炎病毒相关肾小球肾炎　hepatitis C virus associated glomerulonephritis

不典型膜性肾病　atypical membranous nephropathy

产后溶血尿毒症综合征　postpartum hemolytic uremic syndrome

常染色体显性多囊肾病　autosomal dominant polycystic kidney disease　［又称］常染色体显性遗传性多囊肾△

常染色体隐性多囊肾病　autosomal recessive polycystic kidney disease　［又称］常染色体隐性遗传性多囊肾△

促红细胞生成素抵抗　erythropoietin resistance　［又称］EPO 抵抗△，EPO 低反应性△

代谢相关慢性间质性肾炎　metabolic-related chronic interstitial nephritis

单纯红细胞再生障碍性贫血　pure red aplastic anemia

单纯性肾囊肿　simple renal cyst

胆固醇结晶栓塞性肾病　cholesterol crystal embolism kidney disease

蛋白质能量营养不良　protein-energy malnutrition，PEM

导管相关性尿路感染　catheter-associated urinary tract infection

低钾血症肾病　hypokalemic nephrosis

低磷[酸盐]血性骨软化症　hypophosphatemic osteomalacia

低转运性骨病　low turnover bone disease

动静脉瘘成熟不良　poor maturation of arteriovenous fistula

动静脉瘘动脉瘤　arteriovenous fistula aneurysm　［又称］自体动静脉瘘动脉瘤△

动静脉瘘感染　arteriovenous fistula infection　［又称］自体动静脉瘘感染△

动静脉瘘功能不良　dysfunction of arteriovenous fistula

动静脉瘘失功　arteriovenous fistula failure

动静脉瘘狭窄　arteriovenous fistula stenosis　［又称］自体动静脉瘘狭窄△

动静脉瘘血栓形成　arteriovenous fistula thrombosis　［又称］自体动静脉瘘血栓形成△

动脉粥样硬化性肾动脉狭窄（左侧 / 右侧 / 双侧）　atherosclerotic renal artery stenosis（left/right/bilateral）

多发性骨髓瘤肾脏损害　multiple myeloma kidney injury　［又称］多发性骨髓瘤肾病△

多发性肌炎皮肌炎肾损害　polymyositis and dermatomyositis kidney injury　［又称］多发性肌炎 / 皮肌炎肾损害△

恶性高血压　malignant hypertension

恶性高血压肾损害　malignant hypertensive kidney injury

恶性肾小动脉硬化症　malignant renal arteriolosclerosis

二磷酸盐相关性肾脏病　bisphosphonate associated kidney disease

法布里病　Fabry disease，alpha-galactosidase A deficiency，Andeson-Fabry disease　［又称］Fabry 病△，α - 半乳糖苷酶 A 缺乏症△，安德森 - 法布里病△

反流性肾病　reflux nephropathy

放射性肾炎　radiation nephritis

肥胖相关性局灶节段性肾小球硬化症　obesity associated focal segmental glomerular sclerosis

肥胖相关性肾小球病　obesity-related glomerulopathy　［又称］肥胖相关性肾病△

肥胖相关性肾小球肥大症　obesity-associated glomerulomegaly

肺出血肾炎综合征　Goodpasture syndrome　［又称］Goodpasture 综合征△

肺型失衡综合征　pulmonary type disequilibrium syndrome

分流性肾炎　shunt nephritis

复发性多软骨炎肾损害　relapsing polychondritis kidney injury

复发性尿路感染　recurrent urinary tract infection　［又称］尿路感染复发△

腹膜透析超滤衰竭　peritoneal dialysis ultrafiltration failure

腹膜透析导管隧道感染　peritoneal dialysis catheter tunnel infection　［又称］腹膜透析相关隧道感染△

腹膜透析导管外口感染　peritoneal dialysis catheter exit-site infection　［又称］腹膜透析相关外口感染△

腹膜透析相关涤纶套脱出　peritoneal dialysis cuff extrusion

腹膜透析相关腹壁渗漏　peritoneal dialysis associated abdominal wall leak

腹膜透析相关腹疝　peritoneal dialysis associated abdominal hernia

腹膜透析相关腹透导管移位　peritoneal dialysis associated catheter migration

腹膜透析相关管周渗漏　peritoneal dialysis associated peri-catheter leak

腹膜透析相关外生殖器水肿　peritoneal dialysis associated genital edema

腹膜透析相关网膜包裹　peritoneal dialysis omental wrapped

腹膜透析相关性腹膜炎　peritoneal dialysis related peritonitis

腹膜透析相关性真菌性腹膜炎　peritoneal dialysis associated fungal peritonitis

腹膜透析相关胸腹漏　peritoneal dialysis associated thoracic abdominal leakage

腹膜透析相关引流不畅　peritoneal dialysis associated outflow failure

腹透导管功能障碍　peritoneal dialysis catheter dysfunction

钙调磷酸酶抑制剂相关肾病　calcineurin inhibitor related kidney disease

钙化防御　calciphylaxis　［又称］皮肤钙化防御△

钙化性尿毒症性小动脉病　calcific uremic arteriolopathy　［又称］钙性尿毒症性小动脉病△

干燥综合征性肾小管间质肾炎　Sjögren syndrome related tubulointerstitial nephritis

肝肾综合征　hepatorenal syndrome

肝肾综合征 1 型　hepatorenal syndrome type 1

肝肾综合征 2 型　hepatorenal syndrome type 2

肝性肾小球硬化　hepatic glomerulosclerosis

肝硬化　liver cirrhosis, cirrhosis of liver

肝硬化肾损害　cirrhosis kidney injury

感染相关性急性间质性肾炎　infection-associated acute interstitial nephritis

感染性尿道综合征　infectious urethral syndrome

感染性肾炎　infectious nephritis

感染性心内膜炎肾损害　infective endocarditis kidney injury

高钙血症肾病　hypercalcemic nephropathy

高尿酸血症肾病　hyperuricemic nephropathy　［又称］尿酸肾病△

高血压　hypertension

高血压性肾损害　hypertensive kidney injury, hypertensive nephropathy　［又称］高血压肾病△

高转运性骨病　high turnover bone disease

梗阻性肾病　obstructive nephropathy

汞中毒　mercury poisoning

汞中毒性肾病　mercury poisoning nephropathy

骨髓瘤管型肾病　myeloma cast nephropathy　［又称］管型肾病△

骨髓移植后移植物抗宿主病　post bone marrow transplantation graft-versus-host disease

骨髓移植后移植物抗宿主病相关肾损害　post bone marrow transplantation graft-versus-host disease associated nephropathy

骨再生不良　aplastic bone disease, adynamic bone disease　［又称］无动力型骨病△

钴胺素缺乏肾病　cobalamin deficiency nephropathy

寡免疫沉积型新月体性肾小球肾炎　pauci-immune crescentic glomerulonephritis

胱氨酸血症肾病　cystinosis nephropathy

过敏性紫癜性肾病　Henoch-Schönlein purpura nephritis, hypersensitive purpura nephritis

过敏性紫癜性肾炎Ⅰ型（轻微病变性）　Henoch-Schönlein purpura nephritis grade Ⅰ（mild lesion）

过敏性紫癜性肾炎Ⅱ型（系膜增生性）　Henoch-Schönlein purpura nephritis grade Ⅱ（mesangial proliferation）

过敏性紫癜性肾炎Ⅲa型（局灶系膜增生伴节段性坏死、血栓、硬化及 <50% 新月体）　Henoch-Schönlein purpura nephritis grade Ⅲa（focal mesangial proliferation with segmental necrotizing, embolism and sclerosis, with <50% crescents）

过敏性紫癜性肾炎Ⅲb型（弥漫系膜增生伴节段性坏死、血栓、硬化及 <50% 新月体）　Henoch-Schönlein purpura nephritis grade Ⅲb（diffuse mesangial proliferation with segmental necrotizing, embolism and sclerosis, with <50% crescents）

过敏性紫癜性肾炎Ⅳ型（系膜增生性伴 50%~75% 的新月体）　Henocb-Schönlein purpura nephritis grade Ⅳ（mesangial proliferation with 50%~75% crescents）

过敏性紫癜性肾炎Ⅴ型（系膜增生性伴 >75% 的新月体）　Henoch-Schönlein purpura nephritis grade Ⅴ（mesangial proliferation with>75% crescents）

过敏性紫癜性肾炎Ⅵ型（膜增生）　Henoch-Schönlein purpura nephritis grade Ⅵ（membranoproliferative glomerulonephritis）

海洛因肾病　heroin nephropathy

红细胞生成刺激剂抵抗　erythropoiesis stimulating agent resistance　［又称］ESA 抵抗△

华氏巨球蛋白血症　Waldenström macroglobulinemia　［又称］Waldenström 巨球蛋白症△

华氏巨球蛋白血症肾损害　Waldenström macroglobulinemia kidney injury　［又称］华氏巨球蛋白肾病△

化疗相关性血栓性微血管病肾损害　chemotherapy-related thrombotic microangiopathy kidney injury

化疗药物导致的肾小管间质损伤　chemotherapy-related tubulointerstitial injury

坏死性肾小球肾炎　necrotizing glomerulonephritis

环境性肾损伤　environmental kidney injury

混合性骨病　mixed osteodystrophy

混合性结缔组织病肾损害　mixed connective tissue disease kidney injury

获得性囊性肾病　acquired cystic kidney disease

吉特曼综合征　Gitelman syndrome　［又称］Gitelman 综合征△

急进性肾小球肾炎Ⅰ型　rapidly progressive glomerulonephritis type Ⅰ

急进性肾小球肾炎Ⅱ型　rapidly progressive glomerulonephritis type Ⅱ

急进性肾小球肾炎Ⅲ型　rapidly progressive glomerulonephritis type Ⅲ

急进性肾炎综合征　rapidly progressive nephritic syndrome

急性感染后肾小球肾炎　acute postinfectious glomerulonephritis

急性高尿酸血症肾病　acute hyperuricemic nephropathy　［又称］急性尿酸肾病△

急性过敏性间质性肾炎　acute allergic interstitial nephritis

急性间质性肾炎　acute interstitial nephritis

急性局灶性细菌性肾炎　acute focal bacterial nephritis

急性链球菌感染后肾小球肾炎　acute poststreptococcal infectious glomerulonephritis　［又称］急性链球菌感染后肾炎△

急性磷酸盐肾病　acute phosphate nephropathy

急性尿路感染　acute urinary tract infection

急性膀胱炎　acute cystitis

急性肾衰竭（肾前性 / 肾性 / 肾后性）　acute renal failure（prerenal/renal/postrenal）

急性肾损伤（肾前性 / 肾性 / 肾后性）　acute kidney injury（prerenal/renal/postrenal）

急性肾损伤Ⅰ期　acute kidney injury stage Ⅰ

急性肾损伤Ⅱ期　acute kidney injury stage Ⅱ

急性肾损伤Ⅲ期　acute kidney injury stage Ⅲ
急性肾小管坏死　acute tubular necrosis
急性肾小管间质肾炎　acute tubulointerstitial nephritis　﹝又称﹞急性肾小管 - 间质肾炎△
急性肾小管损伤　acute tubular injury
急性肾小球肾炎　acute glomerulonephritis
急性肾炎综合征　acute nephritic syndrome
急性肾盂肾炎　acute pyelonephritis
急性肾脏病　acute kidney disease，AKD
挤压综合征　crush syndrome
继发性范科尼综合征　secondary Fanconi syndrome　﹝又称﹞继发性 Fanconi 综合征△
继发性膜性肾病　secondary membranous nephropathy
继发性肾病综合征　secondary nephrotic syndrome
继发性肾淀粉样变性病　secondary renal amyloidosis，AA type amyloidosis　﹝又称﹞AA 型肾淀粉样变性病△
继发性肾损害　secondary kidney injury
寄生虫病相关肾损害　parasitic disease related kidney injury
家族性低尿钙症高钙血症　familial hypocalciuric hypercalcemia
甲基丙二酸尿症肾病　methylmalonic aciduria associated nephropathy
假性动脉瘤　pseudoaneurysm　﹝又称﹞动静脉瘤△
假性甲状旁腺功能减退症　pseudohypoparathyroidism
节段性肾小球硬化　segmental glomerulosclerosis
结节病肾损害　renal sarcoidosis
静脉导管血栓形成　venous catheter thrombosis　﹝又称﹞透析导管血栓形成△
局灶坏死性肾小球肾炎　focal necrotizing glomerulonephritis
局灶节段性肾小球硬化　focal segmental glomerulosclerosis
局灶节段性肾小球硬化(顶端型)　focal segmental glomerulosclerosis（tip lesion）
局灶节段性肾小球硬化(非特指型)　focal segmental glomerulosclerosis（not otherwise specified），FSGS（NOS）
局灶节段性肾小球硬化(门周型)　focal segmental glomerulosclerosis（perihilar）
局灶节段性肾小球硬化(塌陷型)　focal segmental glomerulosclerosis（collapsing）
局灶节段性肾小球硬化(细胞型)　focal segmental glomerulosclerosis（cellular）
局灶性节段性肾小球肾炎　focal segmental glomerulonephritis
局灶性肾小球肾炎　focal glomerulonephritis
局灶硬化性肾小球肾炎　focal sclerotic glomerulonephritis
局灶增生坏死性肾小球肾炎　focal proliferative necrotizing glomerulonephritis
局灶增生性肾小球肾炎　focal proliferative glomerulonephritis
局灶增生硬化性肾小球肾炎　focal proliferative sclerosing glomerulonephritis
抗 GBM 抗体型新月体性肾小球肾炎　anti-GBM antibody mediated crescentic glomerulonephritis
抗磷脂综合征肾损害　anti-phospholipid syndrome kidney injury
抗肾小球基底膜病　anti-glomerular basement membrane disease
狼疮性肾小管间质病变　lupus tubulointerstitial lesion　﹝又称﹞狼疮性肾小管间质肾炎△
狼疮性肾炎　lupus nephritis
狼疮性肾炎Ⅰ型(轻微系膜性)　lupus nephritis type Ⅰ（slight mesangial）
狼疮性肾炎Ⅱ型(系膜增生性)　lupus nephritis type Ⅱ（mesangial proliferative）
狼疮性肾炎Ⅲ(A)型(局灶增生性)　lupus nephritis type Ⅲ（A）（focal proliferative）
狼疮性肾炎Ⅲ(A/C)型(局灶增生硬化性)　lupus nephritis type Ⅲ（A/C）（focal proliferative sclerosing）
狼疮性肾炎Ⅲ(C)型(局灶硬化性)　lupus nephritis type Ⅲ（C）（focal sclerosing）
狼疮性肾炎Ⅲ + Ⅴ型　lupus nephritis type Ⅲ+ Ⅴ
狼疮性肾炎Ⅲ型(局灶性)　lupus nephritis type Ⅲ（focal）

狼疮性肾炎Ⅳ + Ⅴ型　lupus nephritis type Ⅳ+ Ⅴ
狼疮性肾炎Ⅳ -G(A)型(弥漫性球性增生性)　lupus nephritis type Ⅳ-G（A）（diffuse glomerular hyperplasia）
狼疮性肾炎Ⅳ -G(A/C)型(弥漫性球性增生和硬化性)　lupus nephritis type Ⅳ-G（A/C）（diffuse glomerular hyperplasia and sclerosis）
狼疮性肾炎Ⅳ -G(C)型(弥漫性球性硬化性)　lupus nephritis type Ⅳ-G（C）（diffuse glomerular sclerosis）
狼疮性肾炎Ⅳ -S(A)型(弥漫性节段性增生性)　lupus nephritis type Ⅳ-S（A）（diffuse segmental hyperplasia）
狼疮性肾炎Ⅳ -S(A/C)型(弥漫性节段性增生和硬化性)　lupus nephritis type Ⅳ-S（A/C）（diffuse segmental hyperplasia and sclerosis）
狼疮性肾炎Ⅳ -S(C)型(弥漫性节段性硬化性)　lupus nephritis type Ⅳ-S（C）（diffuse segmental sclerosis）
狼疮性肾炎Ⅳ型(弥漫性)　lupus nephritis type Ⅳ（diffuse）
狼疮性肾炎Ⅴ型(膜性)　lupus nephritis type Ⅴ（membranous）
狼疮性肾炎Ⅵ型(硬化性)　lupus nephritis type Ⅵ（sclerosing）
类风湿关节炎肾损害　rheumatoid arthritis kidney injury
冷球蛋白血症肾损害　cryoglobulinemia kidney injury
冷球蛋白血症性肾小球肾炎　cryoglobulinemic glomerulonephritis
冷球蛋白血症性血管炎　cryoglobulinemic vasculitis
锂相关肾病　lithium-associated nephropathy
镰状细胞肾病　sickle cell nephropathy
良性肾小动脉硬化症　benign renal arteriosclerosis
淋巴瘤肾损害　lymphoma kidney injury
淋菌性尿路感染　gonococcal urinary tract infection
卵磷脂胆固醇酰基转移酶缺乏肾病　lecithin cholesterol acyltransferase deficiency nephropathy
螺旋体病相关肾损害　leptospirosis related kidney injury
铝相关贫血　aluminium related anemia
铝中毒性骨病　aluminum poisoning osteopathy
马兜铃酸肾病　aristolochic acid nephropathy
慢性高尿酸血症肾病　chronic hyperuricemic nephropathy　﹝又称﹞慢性尿酸肾病△
慢性间质性肾炎　chronic interstitial nephritis
慢性尿路感染　chronic urinary tract infection
慢性肾功能不全急性加重　acute exacerbation of chronic renal insufficiency
慢性肾衰竭　chronic renal failure
慢性肾衰竭(代偿期)　chronic renal failure（compensation）
慢性肾衰竭(氮质血症期)　chronic renal failure（azotemia）
慢性肾衰竭(尿毒症期)　chronic renal failure（uremia）
慢性肾衰竭(失代偿期)　chronic renal failure（decompensation）
慢性肾小管间质肾炎 / 病　chronic tubulointerstitial nephritis/nephropathy　﹝又称﹞慢性肾小管 - 间质肾炎△
慢性肾小球肾炎　chronic glomerulonephritis
慢性肾炎综合征　chronic nephritic syndrome
慢性肾盂肾炎　chronic pyelonephritis
慢性肾盂肾炎急性发作　acute attack of chronic pyelonephritis
慢性肾脏病　chronic kidney disease
慢性肾脏病Ⅰ期　chronic kidney disease（stage Ⅰ）
慢性肾脏病Ⅱ期　chronic kidney disease（stage Ⅱ）
慢性肾脏病Ⅲ a 期　chronic kidney disease（stage Ⅲa）
慢性肾脏病Ⅲ b 期　chronic kidney disease（stage Ⅲb）
慢性肾脏病Ⅲ期　chronic kidney disease（stage Ⅲ）
慢性肾脏病Ⅳ期　chronic kidney disease（stage Ⅳ）
慢性肾脏病Ⅴ期　chronic kidney disease（stage Ⅴ）
慢性肾脏病基础上的急性肾损伤　acute kidney injury on chronic kidney disease
慢性肾脏病 - 矿物质和骨异常　chronic kidney disease-mineral and bone disorder　﹝又称﹞慢性肾脏病 - 骨矿物质代谢异常△
毛细血管内增生性肾小球肾炎　endocapillary proliferative glomerulonephritis
毛细血管内增生性紫癜性肾炎　endocapillary proliferative purpura nephritis

梅毒性肾炎　syphilitic nephritis

弥漫性系膜增生性肾小球肾炎　diffuse mesangial proliferative glomerulonephritis

弥漫增生性肾小球肾炎　diffuse proliferative glomerulonephritis

免疫触须样肾小球病　immunotactoid glomerulopathy

免疫复合物型新月体性肾小球肾炎　immune complex mediated crescentic glomerulonephritis

免疫相关慢性间质性肾炎　immune-related chronic interstitial nephritis

膜性肾病　membranous nephropathy

膜性肾病Ⅰ期　membranous nephropathy phase Ⅰ

膜性肾病Ⅱ期　membranous nephropathy phase Ⅱ

膜性肾病Ⅲ期　membranous nephropathy phase Ⅲ

膜性肾病Ⅳ期　membranous nephropathy phase Ⅳ

膜增生性肾小球肾炎　membranoproliferative glomerulonephritis，mesangial capillary glomerulonephritis　［又称］系膜毛细血管性肾小球肾炎△，膜增殖性肾小球肾炎△

膜增生性肾小球肾炎Ⅰ型　membranoproliferative glomerulonephritis type Ⅰ，mesangial capillary glomerulonephritis type Ⅰ　［又称］系膜毛细血管性肾小球肾炎Ⅰ型△，膜增殖性肾小球肾炎Ⅰ型△

膜增生性肾小球肾炎Ⅱ型　membranoproliferative glomerulonephritis type Ⅱ，dense deposit disease　［又称］系膜毛细血管性肾小球肾炎Ⅱ型△，致密物沉积病△，膜增殖性肾小球肾炎Ⅱ型△

膜增生性肾小球肾炎Ⅲ型　membranoproliferative glomerulonephritis type Ⅲ，mesangial capillary glomerulonephritis type Ⅲ　［又称］系膜毛细血管性肾小球肾炎Ⅲ型△，膜增殖性肾小球肾炎Ⅲ型△

木村病肾损害　renal involvement in Kimura disease

囊肿性肾发育不良　cystic renal dysplasia

囊肿性肾脏病　cystic kidney disease

脑型失衡综合征　cerebral type disequilibrium syndrome

内皮细胞病　endothelial cell disease

尿毒症的软组织钙化　uremic soft tissue calcification

尿毒症肺病　uremic lung disease　［又称］尿毒症性肺病△

尿毒症性肌病　uremic myopathy

尿毒症性脑病　uremic encephalopathy

尿毒症性神经病变　uremic neuropathy

尿毒症性心包炎　uremic pericarditis

尿毒症性自主神经病　uremic autonomic neuropathy

尿路感染　urinary tract infection　［又称］泌尿道感染△

强直性脊柱炎肾损害　ankylosing spondylitis kidney injury

窃血综合征　ischemic steal syndrome

轻度系膜增生性肾小球肾炎　mild mesangial proliferative glomerulonephritis

轻链近端肾小管病　light chain proximal tubulopathy

轻链-重链沉积病　light chain-heavy chain deposition disease　［又称］轻重链肾病△

缺血性肾病　ischemic kidney disease

人类免疫缺陷病毒相关肾病　human immunodeficiency virus associated nephropathy　［又称］HIV相关性肾病△

人造血管内瘘动脉瘤　artificial vascular fistula aneurysm

人造血管内瘘感染　artificial vascular fistula infection

人造血管内瘘狭窄　artificial vascular fistula stenosis

人造血管内瘘血栓形成　artificial vascular fistula thrombosis

妊娠相关急性肾损伤　pregnancy-related acute kidney injury

妊娠相关性肾病　pregnancy-associated kidney disease

溶血尿毒症综合征　hemolytic uremic syndrome　［又称］溶血尿毒综合征△

肉芽肿性间质性肾炎　granulomatous interstitial nephritis

肉芽肿性血管炎肾损害　granulomatous vasculitis kidney injury，Wegener granulomatosis kidney injury　［又称］韦格纳肉芽肿肾损害△，韦格纳肉芽肿伴肾受累△

上尿路感染　upper urinary tract infection

肾病综合征合并肾炎综合征　nephrotic syndrome complicated with nephritic syndrome

肾错构瘤　hamartoma of kidney

肾动脉大动脉炎（左侧/右侧/双侧）　renal artery Takayasu arteritis（left/right/bilateral）　［又称］大动脉炎性肾动脉狭窄△

肾动脉栓塞（左侧/右侧/双侧）　renal artery embolism（left/right/bilateral）

肾动脉狭窄（左侧/右侧/双侧）　renal artery stenosis（left/right/bilateral）

肾动脉纤维肌性发育不良（左侧/右侧/双侧）　renal artery fibromuscular dysplasia（left/right/bilateral）

肾动脉血栓形成（左侧/右侧/双侧）　renal artery thrombosis（left/right/bilateral）

肾动脉硬化　renal arteriosclerosis

肾间质纤维化　renal interstitial fibrosis

肾静脉栓塞（左侧/右侧/双侧）　renal vein embolism（left/right/bilateral）

肾静脉血栓形成（左侧/右侧/双侧）　renal vein thrombosis（left/right/bilateral）

肾轻链沉积病　light chain deposition disease of the kidney，light chain nephropathy　［又称］轻链肾病△

肾软斑病　renal malakoplakia

肾实质性高血压　renal parenchymal hypertension

肾小管间质性肾炎-眼色素膜炎综合征　interstitial nephritis-uveitis syndrome，TINU syndrome　［又称］TINU综合征△，肾小管间质性肾炎-眼葡萄膜炎综合征△

肾小管磷酸盐转运障碍　renal tubular phosphate transport disorder

肾小管酸中毒Ⅰ型　renal tubular acidosis type Ⅰ，distal tubular acidosis　［又称］远端小管酸中毒△

肾小管酸中毒Ⅱ型　renal tubular acidosis type Ⅱ，proximal tubular acidosis　［又称］近端小管酸中毒△

肾小管酸中毒Ⅲ型　renal tubular acidosis type Ⅲ，mixed renal tubular acidosis　［又称］混合型肾小管酸中毒△

肾小管酸中毒Ⅳ型　renal tubular acidosis type Ⅳ，hyperkalemia renal tubular acidosis　［又称］高血钾型肾小管酸中毒△

肾小管损伤　renal tubular injury

肾小管萎缩　renal tubular atrophy

肾小管性酸中毒　renal tubular acidosis　［又称］肾小管酸中毒△

肾小球轻微病变　minor glomerular lesion

肾小球微小病变　minimal change disease，minimal change glomerulopathy　［又称］微小病变性肾小球病△

肾性高血压　renal hypertension

肾性尿崩症　nephrogenic diabetes insipidus

肾性贫血　renal anemia　［又称］慢性肾脏病贫血△

肾性系统性纤维化　renal systemic fibrosis

肾血管性高血压　renal vascular hypertension

肾炎综合征　nephritic syndrome

肾移植后肾小球病变　glomerular lesion after kidney transplant

肾综合征出血热　hemorrhagic fever with renal syndrome

渗透性肾病　osmotic nephropathy

失钾性肾病　potassium-losing nephropathy

失盐性肾病　salt-losing nephritis　［又称］失盐综合征△

实体肿瘤肾损害　solid tumor related kidney injury

嗜酸细胞性膀胱炎　eosinophilic cystitis

嗜酸性肉芽肿性多血管炎肾损害　eosinophilic granulomatosis with polyangiitis kidney injury，Churg-Strauss syndrome kidney injury　［又称］过敏性肉芽肿性血管炎肾损害△，变应性肉芽肿性血管炎肾损害△

首次使用综合征　first use syndrome

髓质海绵肾　medullary sponge kidney　［又称］海绵肾△

糖尿病结节性肾小球硬化症　diabetic nodular glomerular sclerosis

糖尿病弥漫性肾小球硬化症　diabetic diffuse glomerular sclerosis

糖尿病肾病　diabetic nephropathy

糖尿病肾病Ⅰ期　diabetic nephropathy stage Ⅰ

糖尿病肾病Ⅱ期　diabetic nephropathy stage Ⅱ

糖尿病肾病Ⅲ期　diabetic nephropathy stage Ⅲ

糖尿病肾病Ⅳ期　diabetic nephropathy stage Ⅳ

糖尿病肾病Ⅴ期　diabetic nephropathy stage Ⅴ

糖尿病肾病大量蛋白尿期　diabetic nephropathy overt proteinuria stage

糖尿病肾病肾衰竭期　diabetic nephropathy kidney failure stage

糖尿病肾病微量蛋白尿期　diabetic nephropathy microalbuminuria stage　［又称］糖尿病肾病微量白蛋白尿期△

糖尿病肾病早期　diabetic nephropathy early stage

糖尿病肾小球硬化症　diabetic glomerulosclerosis

糖尿病肾脏病　diabetic kidney disease

特发性范科尼综合征　idiopathic Fanconi syndrome, primary Fanconi syndrome　［又称］原发性范科尼综合征△, 特发性 Fanconi 综合征△, 原发性 Fanconi 综合征△

特发性高钙尿症　idiopathic hypercalciuria

特发性急性间质性肾炎　idiopathic acute interstitial nephritis

特发性毛细血管内皮病　idiopathic capillary endotheliosis

透析导管功能不良　dialysis catheter dysfunction

透析导管纤维鞘形成　fibrous sheath formation of dialysis catheter

透析导管相关感染　dialysis catheter related infections

透析器过敏　allergy to dialyzer

透析失衡综合征　dialysis disequilibrium syndrome

透析相关性低血压　dialysis related hypotension

透析相关性高血压　dialysis related hypertension

透析性脑病　dialysis encephalopathy　［又称］透析相关性脑病△

无菌性尿道综合征　aseptic urethral syndrome

系膜增生　mesangial proliferation

系膜增生性肾小球肾炎　mesangial proliferative glomerulonephritis

系统性血管炎　systemic vasculitis

下尿路感染　lower urinary tract infection

先天性肾病综合征　congenital nephrotic syndrome

先天性肾单位减少伴代偿肥大　oligomeganephronia　［又称］肾单位稀少巨大症△

先兆子痫和子痫相关性肾病　preeclampsia and eclampsia associated nephropathy

纤维连接蛋白肾小球病　fibronectin glomerulopathy

纤维囊性骨炎　osteitis fibrosa cystica

纤维样肾小球病　fibrillary glomerulopathy

显微镜下多血管炎肾损害　microscopic polyangiitis kidney injury

心力衰竭　heart failure

心肾综合征　cardiorenal syndrome

心肾综合征Ⅰ型　cardiorenal syndrome type Ⅰ

心肾综合征Ⅱ型　cardiorenal syndrome type Ⅱ

心肾综合征Ⅲ型　cardiorenal syndrome type Ⅲ

心肾综合征Ⅳ型　cardiorenal syndrome type Ⅳ

心肾综合征Ⅴ型　cardiorenal syndrome type Ⅴ

新生儿型巴特综合征　neonatal Bartter syndrome　［又称］新生儿 Bartter 综合征△

新月体性肾小球肾炎　crescentic glomerulonephritis　［又称］新月体型肾小球肾炎△

新月体性肾小球肾炎Ⅰ型　crescentic glomerulonephritis type Ⅰ　［又称］新月体型肾小球肾炎Ⅰ型△

新月体性肾小球肾炎Ⅱ型　crescentic glomerulonephritis type Ⅱ　［又称］新月体型肾小球肾炎Ⅱ型△

新月体性肾小球肾炎Ⅲ型　crescentic glomerulonephritis type Ⅲ　［又称］新月体型肾小球肾炎Ⅲ型△

血管通路感染　vascular access infection

血管通路血栓形成　vascular access thrombosis

血管炎肾损害　vasculitis related kidney injury

血栓性微血管病肾损害　renal injury of thrombotic microangiopathy　［又称］TMA 肾病△

血栓性血小板减少性紫癜肾损害　thrombotic thrombocytopenic purpura kidney injury

亚急性感染性心内膜炎肾损害　subacute infective endocarditis associated kidney injury

亚急性肾小管间质病　subacute tubulointerstitial nephropathy

亚急性细菌性心内膜炎肾损害　subacute bacterial endocarditis associated kidney injury

腰痛血尿综合征　loin pain hematuria syndrome

药物、药剂和生物制品诱发的肾损害　kidney injury induced by drug, medication or biological substance

药物相关性急性间质性肾炎　drug-related acute interstitial nephritis

药物相关性慢性间质性肾炎　drug-related chronic interstitial nephritis

药物相关性血栓性微血管病肾损害　drug-related thrombotic microangiopathy kidney injury

药物性肾损害　drug-induced kidney injury

药物中毒　drug poisoning

衣原体感染肾损害　chlamydia infection kidney injury

衣原体尿路感染　chlamydia urinary tract infection

移植血管内瘘动脉瘤　graft fistula arterial aneurysm　［又称］移植物内瘘动脉瘤△

移植血管内瘘感染　graft infection　［又称］移植物内瘘感染△

移植血管内瘘狭窄　graft fistula stenosis　［又称］移植物内瘘狭窄△

移植血管内瘘血栓形成　graft thrombosis　［又称］移植物内瘘血栓形成△

遗传性肾病　hereditary kidney disease

遗传性肾淀粉样变性病　hereditary renal amyloidosis

遗传性肾小管疾病　hereditary renal tubular disease

乙型肝炎病毒感染　hepatitis B virus infection

乙型肝炎病毒相关性肾炎　hepatitis B virus associated glomerulonephritis　［又称］乙型肝炎相关肾炎△

银屑病肾损害　psoriasis kidney injury

隐匿型肾小球肾炎　latent glomerulonephritis

硬化性肾小球肾炎　sclerosing glomerulonephritis

硬皮病肾损害　scleroderma kidney injury

硬皮病肾危象　scleroderma kidney crisis

有机溶剂中毒　organic solvent poisoning

有肾脏意义的单克隆免疫球蛋白病　monoclonal immunoglobulin disease with renal significance

有肾脏意义的单克隆免疫球蛋白血症　monoclonal immunoglobulinemia with renal significance

幼年肾单位肾病 - 髓质囊肿病　juvenile nephron renal tuberculosis medullary cystic disease

原发性低血磷性佝偻病或骨软化症　primary hypophosphatemic rickets or osteomalacia　［又称］低血磷性佝偻病△

原发性干燥综合征肾损害　primary Sjögren syndrome kidney injury

原发性肾病综合征　primary nephrotic syndrome

原发性肾淀粉样变性病　primary renal amyloidosis, AL type amyloidosis　［又称］AL 型肾淀粉样变性病△

原发性肾素增多症　primary reninism

原发性小血管炎肾损害　primary vasculitis kidney injury

造血干细胞移植相关性急性肾损伤　hematopoietic stem cell transplantation related acute kidney injury　［又称］造血干细胞移植相关性急性肾衰竭△

造血干细胞移植相关性慢性肾脏病　hematopoietic stem cell transplantation related chronic kidney disease

造影剂肾病　contrast-induced nephropathy　［又称］对比剂肾病△

增生坏死性肾小球肾炎　proliferative necrotizing glomerulonephritis

增生性肾小球肾炎　proliferative glomerulonephritis

增生硬化性肾小球肾炎　proliferative sclerosing glomerulonephritis

真菌性尿路感染　fungal urinary tract infection

镇痛剂肾病　analgesic nephropathy

支原体感染肾损害　mycoplasma infection kidney injury

支原体尿路感染　mycoplasma urinary tract infection

脂蛋白肾病　lipoprotein nephropathy

职业性肾损伤　occupational kidney injury

指甲 - 髌骨综合征　nail-patella syndrome, hereditary osteo-onychodysplasia　［又称］遗传性骨 - 指 / 趾甲营养不良症△

致密物沉积病　dense deposit disease

中度系膜增生性肾小球肾炎　moderate mesangial proliferative glomerulonephritis

中心静脉导管隧道感染　tunnel infection of central venous catheter

中心静脉导管相关菌血症　central venous catheter related bacteriemia
终末期肾脏病　end-stage renal disease
肿瘤溶解综合征　tumor lysis syndrome　［又称］急性肿瘤溶解综合征△,溶瘤综合征△
肿瘤相关性肾小球病　tumor-associated glomerulopathy
肿胀手综合征　swelling hand syndrome
中毒性肾病　toxic nephropathy

重度系膜增生性肾小球肾炎　severe mesangial proliferative glomerulonephritis
重金属诱发的肾病　nephropathy induced by heavy metal
重金属中毒　heavy metal poisoning
重链沉积病　heavy chain deposition disease　［又称］重链肾病△
转移性钙化　metastatic calcification

# 9.2　症状体征名词

多尿　polyuria
酱油色尿　dark brown colored urine
尿急　urgency
尿路刺激征　urinary irritation symptom
尿频　frequency
尿失禁　urinary incontinence
尿痛　dysuria
尿潴留　urinary retention

排尿困难　dysuria
肉眼血尿　gross hematuria
乳糜尿　chyluria
少尿　oliguria
水肿　edema
无尿　anuria
夜尿增多　nocturia

# 9.3　手术操作名词

B超引导下肾穿刺活检术　renal biopsy under B ultrasound guidance
CT引导下肾穿刺活检术　CT guided percutaneous renal biopsy
半永久血液净化用深(或中心)静脉拔管术　deep(or central) vein tunneled cuffed catheter removal
半永久血液净化用深(或中心)静脉插管术　deep(or central) vein catheterization of tunneled cuffed catheter for blood purification
潮式腹膜透析　tidal peritoneal dialysis, TPD
持续性不卧床腹膜透析　continuous ambulatory peritoneal dialysis, CAPD
床旁血液滤过　bedside hemofiltration
床旁血液透析滤过　bedside hemodiafiltration
腹膜透析　peritoneal dialysis
腹膜透析导管腹腔镜法复位术　laparoscopic peritoneal dialysis catheter reposition
腹膜透析导管手术法复位术　reposition of peritoneal catheter by surgical technique
腹膜透析导管隧道重建术　tunnel reconstruction for peritoneal dialysis catheter
腹膜透析导丝法置管术　peritoneal dialysis catheter implantation by percutaneous Seldinger technique
腹膜透析腹腔镜法置管术　laparoscopic peritoneal dialysis catheter implantation
腹膜透析手术法拔管术　peritoneal dialysis catheter removal by surgical technique
腹膜透析手术法置管术　peritoneal dialysis catheter implantation by surgical technique
腹膜透析外接短管更换操作　change of peritoneal dialysis transfer/extension set
腹膜透析置管导丝复位术　wire-guided peritoneal dialysis catheter reposition
腹膜透析置管手术法复位术＋部分大网膜切除术　reposition of peritoneal

catheter and partial omentectomy by surgical technique
间歇性腹膜透析　intermittent peritoneal dialysis, IPD
经皮肾穿刺活检术　percutaneous renal biopsy
经皮血管通路球囊成形术　percutaneous balloon angioplasty of vascular access
经皮血管通路取栓术　percutaneous vascular access embolectomy
经皮血管通路支架术　percutaneous vascular access stenting
连续性肾脏替代治疗　continuous renal replacement therapy
连续循环腹膜透析　continuous cycling peritoneal dialysis, CCPD
临时血液净化用深(或中心)静脉拔管术　deep(or central) vein catheter removal
临时血液净化用深(或中心)静脉插管术　deep(or central) vein catheterization for blood purification
全自动腹膜透析　automated peritoneal dialysis
人工操作法腹膜透析　peritoneal dialysis by manual method
人工血管动静脉内瘘成形术　artificial vascular fistulation
人造血管动静脉瘘修补术　artificial arteriovenous fistula repair
日间不卧床腹膜透析　daytime ambulatory peritoneal dialysis, DAPD
肾穿刺活检术　renal biopsy
肾脏替代治疗　renal replacement therapy
双重血浆置换　double filtration plasmapheresis
头静脉动脉化术　cephalic vein arterialization
维持性腹膜透析　maintenance peritoneal dialysis
维持性血液透析　maintenance hemodialysis
无肝素血液透析　heparin-free hemodialysis
血浆灌流　plasma perfusion
血浆吸附　plasma adsorption
血浆置换　plasmapheresis
血液灌流　hemoperfusion
血液滤过　hemofiltration
血液透析　hemodialysis　［又称］血液透析治疗△

血液透析滤过 hemodiafiltration ［又称］血液透析滤过治疗△
血液吸附 hemoadsorption
夜间间歇性腹膜透析 nocturnal intermittent peritoneal dialysis, NIPD
移植血管动静脉瘘修补术 graft arteriovenous fistula repair
移植血管造瘘术 graft fistulation

在线血液滤过 on-line hemofiltration
在线血液透析滤过 on-line hemodiafiltration
自体动静脉内瘘成形术 autogenous arteriovenous fistula angioplasty
自体血管动静脉瘘修补术 autogenous arteriovenous fistula repair
自体血管动静脉造瘘术 autogenous arteriovenous fistulation

# 9.4　临床检查名词

本周蛋白尿 Bence Jones proteinuria
持续性血尿 continuous hematuria
代谢性碱中毒 metabolic alkalosis
代谢性酸中毒 metabolic acidosis
单纯性蛋白尿 isolated proteinuria
单纯性血尿 isolated haematuria ［又称］孤立性血尿△
蛋白尿 proteinuria
低比重尿 low specific gravity of urine
低钙血症 hypocalcemia ［又称］低血钙△
低钾血症 hypokalemia ［又称］低血钾△
低磷血症 hypophosphatemia ［又称］低血磷△
低镁血症 hypomagnesemia ［又称］低血镁△
低钠血症 hyponatremia ［又称］低血钠△
复发性血尿 recurrent hematuria
高钙血症 hypercalcemia ［又称］高血钙△
高钾血症 hyperkalemia ［又称］高血钾△
高磷血症 hyperphosphatemia ［又称］高血磷△
高镁血症 hypermagnesemia ［又称］高血镁△
高钠血症 hypernatremia ［又称］高血钠△
功能性蛋白尿 functional proteinuria
孤立肾 solitary kidney
胡桃夹综合征 nutcracker syndrome, left renal vein compression syndrome
　［又称］左肾静脉受压综合征△
肌红蛋白尿 myoglobinuria
碱性尿 alkaline urine
镜下血尿 microscopic hematuria

马蹄肾 horseshoe kidney
尿潜血阳性 urine occult blood positive
脓尿 pyuria
肾代偿性增大 compensatory nephromegaly
肾动脉夹层 renal artery dissection
肾梗死(左侧／右侧／双侧) renal infarction(left/right/bilateral)
肾静脉血栓 renal vein thrombosis
肾囊肿(左侧／右侧／双侧,单发／多发) renal cyst(left/right/bilateral, single/multiple)
肾乳头坏死(左侧／右侧／双侧) renal papillary necrosis(left/right/bilateral)
肾萎缩(左侧／右侧／双侧) renal atrophy(left/right/bilateral)
肾下垂 nephroptosis
肾性氨基酸尿 renal aminoaciduria
肾性糖尿 renal glucosuria
肾周积液 perirenal effusion
肾周血肿 perirenal hematoma
生理性蛋白尿 physiological proteinuria
酸性尿 acidic urine
糖尿 glucosuria
体位性蛋白尿 postural proteinuria, orthostatic proteinuria
微量白蛋白尿 microalbuminuria
血红蛋白尿 hemoglobinuria
血尿 hematuria
运动性血尿 exertional hematuria

# 10. 内分泌科

## 10.1　疾病诊断名词

11- 羟化酶缺陷症　11-hydroxylase deficiency
17,20- 裂解酶缺陷症　17,20-lyase deficiency　［又称］17,20- 裂链酶缺陷症△
17α- 羟化酶 /17,20- 裂解酶（CYP17）缺陷症　17α -hydroxylase deficiency/17,20-lyase（CYP17）deficiency
17α- 羟化酶缺乏症　17α -hydroxylase deficiency
17- 羟化酶缺陷症　17-hydroxylase deficiency
18- 羟化酶缺陷症　18-hydroxylase deficiency
18- 氧化酶缺陷症　18-oxidase deficiency
1 型家族性糖皮质激素缺陷症　type 1 familial glucocorticoid deficiency, FGD type 1
1 型糖尿病　type 1 diabetes
1 型糖尿病伴勃起功能障碍　type 1 diabetes with erectile dysfunction
1 型糖尿病伴动脉粥样硬化　type 1 diabetes with atherosclerosis
1 型糖尿病伴多并发症　type 1 diabetes with multiple complications
1 型糖尿病伴反复低血糖发作　type 1 diabetes with recurrent hypoglycemia
1 型糖尿病伴冠心病　type 1 diabetes with coronary heart disease
1 型糖尿病伴红斑　type 1 diabetes with erythema
1 型糖尿病伴红癣面容　type 1 diabetes with rubeosis faciei
1 型糖尿病伴虹膜红变　type 1 diabetes with rubeosis of iris
1 型糖尿病伴肌病　type 1 diabetes with myopathy
1 型糖尿病伴肌坏死　type 1 diabetes with myonecrosis
1 型糖尿病伴急性胰腺炎　type 1 diabetes with acute pancreatitis
1 型糖尿病伴脊髓病　type 1 diabetes with myelopathy
1 型糖尿病伴甲周毛细血管扩张　type 1 diabetes with periungual telangiectasia
1 型糖尿病伴脑血管疾病　type 1 diabetes with cerebrovascular disease
1 型糖尿病伴逆行射精　type 1 diabetes with retrograde ejaculation
1 型糖尿病伴女性性功能障碍　type 1 diabetes with female sexual dysfunction
1 型糖尿病伴青光眼　type 1 diabetes with glaucoma
1 型糖尿病伴缺血性心肌病　type 1 diabetes with ischemic cardiomyopathy
1 型糖尿病伴乳酸性酸中毒　type 1 diabetes with lactic acidosis
1 型糖尿病伴神经系统并发症　type 1 diabetes mellitus with neurological complication
1 型糖尿病伴肾乳头坏死　type 1 diabetes with renal papillary necrosis
1 型糖尿病伴食管功能障碍　type 1 diabetes with esophageal dysfunction
1 型糖尿病伴糖尿病足　type 1 diabetes with diabetic foot
1 型糖尿病伴外周动脉闭塞症　type 1 diabetes with peripheral arterial occlusive disease
1 型糖尿病伴腕管综合征　type 1 diabetes with carpal tunnel syndrome
1 型糖尿病伴下肢动脉粥样硬化　type 1 diabetes with lower extremity atherosclerosis
1 型糖尿病伴新生血管性青光眼　type 1 diabetes with neovascular glaucoma

1 型糖尿病伴血糖控制不佳　type 1 diabetes with poor glycemic control
1 型糖尿病伴直立性低血压　type 1 diabetes with orthostatic hypotension
1 型糖尿病大血管并发症　type 1 diabetes with macrovascular complication
1 型糖尿病低血糖昏迷　type 1 diabetic hypoglycemic coma　［又称］1 型糖尿病性低血糖昏迷△
1 型糖尿病非增殖期糖尿病视网膜病变　type 1 diabetes with nonproliferative diabetic retinopathy
1 型糖尿病高渗性高血糖状态　type 1 diabetes with hyperosmolar hyperglycemic state
1 型糖尿病高血糖状态昏迷　type 1 diabetic hyperglycemia coma　［又称］1 型糖尿病性高血糖状态昏迷△
1 型糖尿病黄斑水肿　type 1 diabetes with macular edema
1 型糖尿病泌尿生殖系统自主神经病变　type 1 diabetes with genitourinary autonomic neuropathy
1 型糖尿病牵拉性视网膜脱离　type 1 diabetes with tractional retinal detachment
1 型糖尿病乳酸性中毒伴昏迷　type 1 diabetes with lactic acidosis and coma　［又称］1 型糖尿病伴乳酸酸中毒并昏迷△
1 型糖尿病神经病变　type 1 diabetes with neuropathy
1 型糖尿病神经根病变　type 1 diabetes with radiculoplexus neuropathy
1 型糖尿病神经性膀胱　type 1 diabetes with neurogenic bladder
1 型糖尿病肾病　type 1 diabetes with diabetic nephropathy
1 型糖尿病痛性神经病变　type 1 diabetes with painful neuropathy
1 型糖尿病胃肠道自主神经病变　type 1 diabetes with gastrointestinal autonomic neuropathy
1 型糖尿病性便秘　type 1 diabetes with constipation
1 型糖尿病性大疱症　type 1 diabetes with bullae
1 型糖尿病性低血糖　type 1 diabetes with hypoglycemia
1 型糖尿病性低血糖性癫痫发作　type 1 diabetes with hypoglycemic epileptic seizure　［又称］1 型糖尿病低血糖性癫痫发作△
1 型糖尿病性富尼埃（阴囊）坏疽　type 1 diabetes with Fournier gangrene　［又称］1 型糖尿病性富尼埃氏坏疽△
1 型糖尿病性高渗性高血糖状态昏迷　type 1 diabetes with hyperosmotic hyperglycemia coma　［又称］1 型糖尿病高渗性高血糖状态并昏迷△
1 型糖尿病性坏疽　type 1 diabetes with gangrene
1 型糖尿病性急性皮肤坏疽　type 1 diabetes with acute skin gangrene
1 型糖尿病性急性牙周脓肿　type 1 diabetes with acute periodontal abscess
1 型糖尿病性溃疡　type 1 diabetes with ulcer
1 型糖尿病性曼莱尼坏疽　type 1 diabetes with Manley gangrene　［又称］1 型糖尿病性曼莱尼氏坏疽△
1 型糖尿病性皮肤病　type 1 diabetes with dermatosis
1 型糖尿病性皮肤增厚　type 1 diabetes with thick skin
1 型糖尿病性溶血性坏疽　type 1 diabetes with hemolytic gangrene

1 型糖尿病性酮症　type 1 diabetic ketosis　［又称］1 型糖尿病酮症△

1 型糖尿病性酮症酸中毒　type 1 diabetic ketoacidosis　［又称］1 型糖尿病酮症酸中毒△

1 型糖尿病性酮症酸中毒并昏迷　type 1 diabetic ketoacidosis and coma　［又称］1 型糖尿病酮症酸中毒并昏迷△

1 型糖尿病性酮症酸中毒和乳酸性酸中毒并昏迷　type 1 diabetic ketoacidosis and lactic acidosis and coma

1 型糖尿病性细菌性坏疽　type 1 diabetes with bacterial gangrene

1 型糖尿病性下肢溃疡　type 1 diabetes with lower limb ulcer

1 型糖尿病性心肌病　type 1 diabetes with cardiomyopathy

1 型糖尿病性心血管自主神经病变　type 1 diabetes with cardiac autonomic neuropathy

1 型糖尿病性硬肿病　type 1 diabetes with scleredema

1 型糖尿病脂质渐进性坏死　type 1 diabetes with necrobiosis lipoidica

1 型糖尿病性足坏疽　type 1 diabetes with foot gangrene

1 型糖尿病性足溃疡和周围神经病　type 1 diabetic foot ulcer and peripheral neuropathy

1 型糖尿病性足溃疡和周围血管病　type 1 diabetic foot ulcer and peripheral vascular disease

20,22- 碳链酶缺陷症　20,22-desmolase deficiency

21- 羟化酶缺陷症　21-hydroxylase deficiency

2 型家族性糖皮质激素缺陷症　type 2 familial glucocorticoid deficiency, FGD type 2

2 型糖尿病　type 2 diabetes

2 型糖尿病伴勃起功能障碍　type 2 diabetes with erectile dysfunction

2 型糖尿病伴动脉粥样硬化　type 2 diabetes with atherosclerosis

2 型糖尿病伴多并发症　type 2 diabetes with multiple complications

2 型糖尿病伴冠心病　type 2 diabetes with coronary heart disease

2 型糖尿病伴红斑　type 2 diabetes with erythema

2 型糖尿病伴肌病　type 2 diabetes with myopathy

2 型糖尿病伴肌坏死　type 2 diabetes with myonecrosis

2 型糖尿病伴急性胰腺炎　type 2 diabetes with acute pancreatitis

2 型糖尿病伴甲周毛细血管扩张　type 2 diabetes with periungual telangiectasia

2 型糖尿病伴脑血管疾病　type 2 diabetes with cerebrovascular disease

2 型糖尿病伴逆行射精　type 2 diabetes with retrograde ejaculation

2 型糖尿病伴女性性功能障碍　type 2 diabetes with female sexual dysfunction

2 糖尿病伴青光眼　type 2 diabetes with glaucoma

2 型糖尿病伴缺血性心肌病　type 2 diabetes with ischemic cardiomyopathy

2 型糖尿病伴乳酸性酸中毒　type 2 diabetes with lactic acidosis

2 型糖尿病伴肾乳头坏死　type 2 diabetes with renal papillary necrosis

2 型糖尿病伴食管功能障碍　type 2 diabetes with esophageal dysfunction

2 型糖尿病伴糖尿病足　type 2 diabetes with diabetic foot

2 型糖尿病伴外周动脉闭塞症　type 2 diabetes with peripheral arterial occlusive disease

2 型糖尿病伴腕管综合征　type 2 diabetes with carpal tunnel syndrome

2 型糖尿病伴下肢动脉粥样硬化　type 2 diabetes with lower extremity atherosclerosis

2 型糖尿病伴新生血管性青光眼　type 2 diabetes with neovascular glaucoma

2 型糖尿病伴血糖控制不佳　type 2 diabetes with poor glycemic control

2 型糖尿病伴直立性低血压　type 2 diabetes with orthostatic hypotension

2 型糖尿病大血管并发症　type 2 diabetes with macrovascular complication

2 型糖尿病单神经病变　type 2 diabetes with mononeuropathy

2 型糖尿病低血糖昏迷　type 2 diabetic hypoglycemic coma　［又称］2 型糖尿病性低血糖昏迷△

2 型糖尿病多神经病变　type 2 diabetes with polyneuropathy

2 型糖尿病非增殖期视糖尿病视网膜病变　type 2 diabetes with nonproliferative diabetic retinopathy　［又称］2 型糖尿病视网膜病变非增殖期△

2 型糖尿病高渗性高血糖状态　type 2 diabetes with hyperosmolar hyperglycemic state

2 型糖尿病高血糖状态昏迷　type 2 diabetic hyperglycemia coma　［又称］2 型糖尿病性高血糖状态昏迷△

2 型糖尿病黄斑水肿　type 2 diabetes with macular edema

2 型糖尿病泌尿生殖系统自主神经病变　type 2 diabetes with genitourinary autonomic neuropathy

2 型糖尿病牵拉性视网膜脱离　type 2 diabetes with tractional retinal detachment

2 型糖尿病神经病变　type 2 diabetes with neuropathy

2 型糖尿病神经根病变　type 2 diabetes with radiculoplexus neuropathy

2 型糖尿病神经性膀胱　type 2 diabetes with neurogenic bladder

2 型糖尿病肾病　type 2 diabetes with diabetic nephropathy

2 型糖尿病酮症酸中毒　type 2 diabetes with ketoacidosis

2 型糖尿病痛性神经病变　type 2 diabetes with painful neuropathy

2 型糖尿病胃肠道自主神经病变　type 2 diabetes with gastrointestinal autonomic neuropathy

2 型糖尿病性便秘　type 2 diabetes with constipation

2 型糖尿病性大疱症　type 2 diabetes with bullae

2 型糖尿病性低血糖　type 2 diabetes with hypoglycemia

2 型糖尿病性低血糖性癫痫发作　type 2 diabetes with hypoglycemic epileptic seizure　［又称］2 型糖尿病低血糖性癫痫发作△

2 型糖尿病性多发性微血管并发症　type 2 diabetic multiple microvascular complications

2 型糖尿病性富尼埃(阴囊)坏疽　type 2 diabetes with Fournier gangrene　［又称］2 型糖尿病性富尼埃氏坏疽△

2 型糖尿病性高渗性高血糖状态昏迷　type 2 diabetes with hyperosmotic hyperglycemia coma　［又称］2 型糖尿病高渗性高血糖状态并昏迷△

2 型糖尿病性黑棘皮病或血脂异常或高胰岛素血症或肥胖症　type 2 diabetes with acanthosis nigricans or dyslipidemia or hyperinsulinemia or obesity

2 型糖尿病性坏疽　type 2 diabetes with gangrene

2 型糖尿病性急性皮肤坏疽　type 2 diabetes with acute skin gangrene

2 型糖尿病性急性牙周脓肿　type 2 diabetes with acute periodontal abscess

2 型糖尿病性溃疡　type 2 diabetes with ulcer

2 型糖尿病性曼莱尼坏疽　type 2 diabetes with Manley gangrene

2 型糖尿病性内脏脂肪沉积增加　type 2 diabetic visceral fat deposition

2 型糖尿病性皮肤病　type 2 diabetic dermatosis

2 型糖尿病性皮肤增厚　type 2 diabetes with thick skin

2 型糖尿病性溶血性坏疽　type 2 diabetic hemolytic gangrene

2 型糖尿病性乳酸性酸中毒和昏迷　type 2 diabetic lactic acidosis and coma　［又称］2 型糖尿病伴乳酸性酸中毒并昏迷△

2 型糖尿病性酮症　type 2 diabetic ketosis　［又称］2 型糖尿病酮症△

2 型糖尿病性酮症酸中毒　type 2 diabetic ketoacidosis

2 型糖尿病性酮症酸中毒和昏迷　type 2 diabetic ketoacidosis and coma　［又称］2 型糖尿病酮症酸中毒并昏迷△

2 型糖尿病性酮症酸中毒和乳酸性酸中毒和昏迷　type 2 diabetic ketoacidosis and lactic acidosis and coma

2 型糖尿病性细菌性坏疽　type 2 diabetic bacterial gangrene

2 型糖尿病性下肢感染　type 2 diabetes with lower extremity infection

2 型糖尿病性下肢溃疡　type 2 diabetes with lower limb ulcer

2 型糖尿病性心肌病　type 2 diabetes with cardiomyopathy

2 型糖尿病性心血管自主神经病变　type 2 diabetes with cardiac autonomic neuropathy

2 型糖尿病性胰岛素抵抗　type 2 diabetes with insulin resistance

2 型糖尿病性硬肿病　type 2 diabetes with scleredema

2 型糖尿病性脂质渐进性坏死　type 2 diabetes with necrobiosis lipoidica

2 型糖尿病性足坏疽　type 2 diabetic foot gangrene

2 型糖尿病性足溃疡和周围神经病　type 2 diabetic foot ulcer and peripheral neuropathy　［又称］2 型糖尿病周围神经病变△

2 型糖尿病性足溃疡和周围血管病　type 2 diabetic foot ulcer and peripheral vascular disease　［又称］2 型糖尿病性周围血管病变△,2 型糖尿病周围血管病变△

2 型糖尿病增殖期糖尿病视网膜病变　type 2 diabetes with proliferaive diabetic retinopathy

3A 综合征　3A syndrome　［又称］Allgrove 综合征△

3β- 羟类固醇脱氢酶缺陷症　3β-hydroxysteroid dehydrogenase deficiency

3- 甲基戊烯二酸尿症 2 型　3-methyl glutaric aciduria type 2

3- 羟脂酰辅酶 A 脱氢酶缺陷所致的高胰岛素血症　hyperinsulinism due to 3-hydroxylipidol coenzyme A dehydrogenase deficiency

45,XO/46,XY- 混合型性腺发育不良　45,XO/46,XY-mixed gonadal dysgenesis syndrome

45,XO- 特纳综合征　45,XO-Turner syndrome　［又称］女性性腺发育障碍综合征△

46XY 型单纯性性腺发育障碍　46,XY gonadal dysgenesis，Swyer's syndrome

5α- 还原酶 -2(SRD5A2) 缺陷症　5α-reductase-2(SRD5A2) deficiency

ACTH 非依赖性大结节增生　ACTH-independent macronodular hyperplasia

ACTH 非依赖性库欣综合征　ACTH-independent Cushing syndrome

ACTH 依赖性库欣综合征　ACTH-dependent Cushing syndrome

B 型圣菲利浦综合征　B Saint Philip syndrome

C 型圣菲利浦综合征　C Saint Philip syndrome

D 型圣菲利浦综合征　D Saint Philip syndrome　［又称］Hurler 综合征△，黏多糖贮积症 IH 型△

Gordon 综合征　Gordon syndrome　［又称］假性醛固酮减少症△，戈登综合征△

HCG 相关性甲状腺功能亢进症　HCG associated hyperthyroidism

IgG4 相关甲状腺疾病　IgG4 associated thyroid disease

Jansen 干骺软骨发育不良　Jansen's metaphyseal chondrodysplasia

Kir6.2 缺陷所致二氮嗪抵抗的局灶高胰岛素血症　diazoxide-resistant focal hyperinsulinism due to Kir6.2 deficiency

Laron 综合征　Laron syndrome

McCune-Albright 综合征　McCune-Albright syndrome

Möbius 综合征 - 轴突性神经病 - 低促性腺素性功能减退症　Möbius syndrome-axonal neuropathy-hypogonadotropic hypogonadism

NADH- 辅酶 Q 还原酶缺陷　NADH-CoQ reductase deficiency

P450scc 缺陷症 / 胆固醇侧链裂解酶缺乏症　P450scc deficiency/cholesterol side-chain cleavage enzyme deficiency

P450 氧化还原酶(POR)缺陷症　P450 oxidoreductase(POR)deficiency

Rabson-Mendenhall 综合征　Rabson-Mendenhall syndrome

SUR1 缺陷所致二氮嗪抵抗的局灶高胰岛素血症　diazoxide-resistant focal hyperinsulinism due to SUR1 deficiency

TSH 受体突变致家族性甲状腺功能亢进症　familial hyperthyroidism due to mutation of TSH receptor

TSH 受体突变致甲状腺功能减退症　hypothyroidism due to TSH receptor mutation

TSH 依赖性甲状腺功能亢进症　TSH dependent hyperthyroidism

Van Buchem 病　Van Buchem's disease

X 连锁低血磷性佝偻病　X-linked hypophosphatemic rickets

X 连锁低血磷性骨软化　X-linked hypophosphatemic osteomalacia

X 性连锁肾上腺脑白质营养不良症　X-linked adrenoleucodystrophy

阿尔斯特雷姆综合征　Alström syndrome

艾迪生病危象　Addisonian crisis

安德森病　Anderson's disease

鞍区错构瘤　sellar hamartoma

鞍区动脉瘤　sellar aneurysm

鞍区脊索瘤　sellar chordoma

鞍区结核　sellar tuberculosis

鞍区结节病　sellar sarcoidosis

鞍区颗粒细胞瘤　sellar granular cell tumor

鞍区毛细胞型星形细胞瘤　sellar pilocytic astrocytoma

鞍区脓肿　sellar abscess

鞍区神经胶质瘤　sellar glioma

鞍区神经鞘瘤　sellar schwannoma

鞍区占位性质不明　sellar mass of unknown etiology　［又称］鞍区占位△

鞍区转移性肿瘤　sellar metastatic tumor

巴特综合征　Bartter syndrome　［又称］先天性醛固酮增多症△，血管紧张素反应缺乏症△，肾小球旁器增生症△，先天性低钾血症△，肾小管性碱中毒△

白化病　albinism

白内障 - 耳聋 - 性腺功能减退　cataract-deafness-hypogonadism

白内障 - 智力低下 - 性腺功能减退　cataract-intellectual deficit-hypogonadism

伴孤立性的生长激素缺乏的 X 连锁的智力缺陷综合征　X-linked intellectual deficiency syndrome with isolated growth hormone deficiency

伴生殖器异常的 X 连锁无脑回综合征　X-linked lissencephaly syndrome with abnormal genitalia

暴发性 1 型糖尿病　fulminant type 1 diabetes

背脂肪增多症　back lipomatosis

变形性骨炎伴骨关节炎　Paget's disease with osteoarthritis

变形性骨炎伴骨肉瘤　Paget's disease with osteosarcoma

变形性骨炎伴颅神经受压　Paget's disease with cranial nerve compression

表象性盐皮质激素过多综合征　apparent mineralocorticoid excess syndrome

髌骨后脂肪垫综合征　posterior patellar fat pad syndrome　［又称］Hoffa 综合征△，霍法综合征△

丙酮酸羧化酶缺乏症　pyruvate carboxylase deficiency syndrome

病态肥胖症　morbid obesity

播散性黄瘤　xanthoma disseminatum

部分性脂肪营养不良　partial fat dystrophy

部分性中枢性尿崩症　partial central diabetes insipidus

莱施 - 尼汉综合征　Lesch-Nyhan syndrome　［又称］莱施 - 奈恩综合征△，Lesch-Nyhan 综合征△

参与垂体功能与发育的转录因子缺陷所致的甲状腺功能减退症　hypothyroidism due to deficient of transcription factor involved in pituitary function or development

糙皮病　pellagra　［又称］烟酸缺乏△

产后垂体功能不全综合征　postpartum pituitary dysfunction syndrome　［又称］席恩综合征△

产后垂体前叶功能减退危象　postpartum hypopituitarism crisis

产前良性低磷酸酶症　prenatal benign hypophosphatasia

常染色体显性骨硬化症　autosomal dominant osteopetrosis

常染色体显性甲状旁腺功能亢进症　autosomal dominant hyperparathyroidism

常染色体显性遗传性 Kir6.2 突变所致高胰岛素血症　autosomal dominant hyperinsulinism due to Kir6.2 mutation

常染色体显性遗传性 SUR1 缺陷所致高胰岛素血症　autosomal dominant hyperinsulinism due to SUR1 deficiency

常染色体显性遗传性低血磷性佝偻病　autosomal dominant hypophosphatemic rickets

常染色体显性遗传性低血磷性骨软化　autosomal dominant hypophosphatemic osteomalacia

常染色体隐性骨硬化症　autosomal recessive osteopetrosis

常染色体隐性遗传性 Kir6.2 缺乏所致高胰岛素血症　autosomal recessive hyperinsulinism due to Kir6.2 deficiency

常染色体隐性遗传性 SUR1 缺乏所致高胰岛素血症　autosomal recessive hyperinsulinism due to SUR1 deficiency

常染色体隐性遗传性低血磷性佝偻病　autosomal recessive hypophosphatemic rickets

常染色体隐性遗传性低血磷性骨软化　euchromosome recessive hypophosphatemic osteomalacia

超重　overweight

成骨不全 1 型　osteogenesis imperfecta type 1

成骨不全 2 型　osteogenesis imperfecta type 2

成骨不全 3 型　osteogenesis imperfecta type 3

成骨不全 4 型 osteogenesis imperfecta type 4

成骨不全 5-15 型 osteopsathyrosis imperfecta type 5-15

成年脑型肾上腺脑白质营养不良症 adult cerebral adrenoleukodystrophy

成人迟发自身免疫性糖尿病 late-onset autoimmune diabetes in adult

成人低磷酸酶症 adult hypophosphatasia

成人起病型非胰岛素瘤性持续性高胰岛素血症低血糖症 adult-onset non-insulinoma persistent hyperinsulinemic hypoglycemia

成人隐匿性自身免疫糖尿病 latent autoimmune diabetes in adult, LADA

迟发性孤立型 ACTH 缺乏 late-onset isolated ACTH deficiency ［又称］迟发性孤立型 ACTH 缺乏症△

垂体瘢痕形成 pituitary scar formation

垂体柄阻断综合征 pituitary stalk interruption syndrome

垂体出血 pituitary hemorrhage

垂体促甲状腺激素腺瘤 pituitary TSH secreting tumor

垂体促肾上腺皮质激素分泌癌 adrenocorticotropic hormone-secreting pituitary carcinoma

垂体促肾上腺皮质激素分泌腺瘤 adrenocorticotropic hormone-secreting pituitary adenoma

垂体促肾上腺皮质激素细胞增生 pituitary corticotroph hyperplasia

垂体促性腺激素腺瘤 pituitary gonadotroph adenoma

垂体大腺瘤 pituitary macroadenoma

垂体多激素细胞腺瘤 plurihormonal pituitary adenoma

垂体恶性肿瘤 pituitary malignant tumor ［又称］垂体腺恶性肿瘤△

垂体发育不全 pituitary dysplasia

垂体非朗格汉斯细胞组织细胞增生症 pituitary non-Langerhans cell histocytosis

垂体功能不良 dysfunction of pituitary function

垂体功能减退 - 身材矮小 - 骨骼异常综合征 hypopituitarism-short stature-skeletal anomaly syndrome

垂体功能减退症 hypopituitarism

垂体功能亢进 hyperpituitarism

垂体管囊肿 pituitary duct cyst

垂体继发恶性肿瘤 secondary malignant tumor of pituitary gland

垂体结核 tuberculosis of pituitary gland

垂体巨大腺瘤 pituitary giant adenoma

垂体朗格汉斯细胞组织细胞增生症 pituitary Langerhans cell histocytosis

垂体良性肿瘤 pituitary benign tumor

垂体零细胞腺瘤 pituitary null cell adenoma

垂体瘤 pituitary tumor

垂体囊肿 pituitary cyst

垂体脓肿 pituitary abscess

垂体前叶功能减退 anterior hypopituitarism ［又称］垂体前叶功能减退症△

垂体前叶功能减退危象 anterior pituitary hypofunction crisis

垂体肉芽肿 pituitary granuloma

垂体生长激素瘤 pituitary growth hormone tumor

垂体危象 pituitary crisis

垂体微腺瘤 pituitary micro adenoma

垂体微小良性肿瘤 pituitary small benign tumor

垂体萎缩 pituitary atrophy

垂体无功能腺瘤 non-functional pituitary adenoma

垂体腺癌 pituitary carcinoma

垂体腺瘤 pituitary adenoma

垂体肥胖 pituitary obesity

垂体性巨人症 pituitary giant ［又称］巨人症△

垂体性库欣综合征 pituitary Cushing syndrome

垂体性嗜碱细胞增生 pituitary basophilism

垂体性侏儒症 pituitary dwarf

垂体炎 pituitary inflammation

垂体增大 pituitary enlargement

垂体增生 pituitary hyperplasia

垂体占位 pituitary occupancy

垂体真菌感染 fungal infection of pituitary

垂体转移瘤 pituitary metastasis

垂体卒中 pituitary apoplexy

纯睾丸支持细胞综合征 Sertoli-cell-only syndrome ［又称］单纯塞托利细胞综合征△

醇诱发的假库欣综合征 alcohol induced pseudo Cushing syndrome

雌激素分泌肿瘤 estrogen-producing tumor

刺状红细胞增多 acanthocytosis ［又称］棘红细胞增多症△

促甲状腺激素不适当分泌 inappropriate thyrotropin secretion

促甲状腺激素腺瘤 thyrotroph adenoma

促肾上腺皮质激素抵抗综合征 adrenocorticotropic hormone resistance syndrome

促肾上腺皮质激素非依赖性肾上腺皮质大结节样增生 adrenocorticotropic hormone-independent macronodular adrenal hyperplasia, AIMAH

促肾上腺皮质激素细胞腺瘤 adrenocorticotropic cell adenoma

催乳素瘤 prolactinoma ［又称］泌乳素瘤△

催乳素 - 生长激素混合瘤 lactotroph and somatotroph mixed adenoma

大腿脂肪增多症 thigh lipomatosis

代谢性碱中毒伴呼吸性酸中毒 metabolic alkalosis with respiratory acidosis

代谢性酸中毒伴呼吸性碱中毒 metabolic acidosis with respiratory alkalosis

代谢障碍 metabolic disturbance

代谢综合征 metabolic syndrome

单纯性肥胖症 simple obesity

单纯性甲状腺肿 simple goiter

单纯性肾上腺早发育 simple premature adrenal gland

单纯性阴毛早发育 simple premature pubarche

胆固醇 7α- 羟化酶缺乏所致的高胆固醇血症 hypercholesterolemia due to cholesterol 7α-hydroxylase deficiency

胆固醇酯转运蛋白缺乏症 cholesteryl ester transfer protein deficiency

胆固醇综合征 cholesterol syndrome

蛋白质能量营养不良后遗症 protein energy malnutrition sequelae

蛋白质缺乏型营养不良 protein malnutrition, Kwashiorkor ［又称］夸希奥科△，水肿型营养不良△

地方性甲状腺肿 endemic goiter

地方性克汀病 endemic cretinism

低α脂蛋白血症 hypoalphalipoproteinemia

低β脂蛋白血症 hypoβ lipoproteinemia, hypobetalipoproteinemia

低促性腺激素性性腺功能减退症 hypogonadotropic hypogonadism ［又称］低促性腺激素性腺功能减退△，低促性腺激素性性腺功能减退症△

低高密度脂蛋白血症 lower high density lipoprotein cholesterol

低甲状腺素血症 hypothyroxinemia

低皮质醇血症 hypocortisolemia

低肾素性醛固酮减少症 hyporeninemic hypoaldosteronism

低血磷性骨软化症 hypophosphatemic osteomalacia

低血糖发作 episode of hypoglycemia

低血糖昏迷 hypoglycemic coma ［又称］低血糖休克△

低血糖症 hypoglycemia

第二性征发育不全 secondary sexual character of hypoplasia

典型莫基奥综合征 typical Morquio syndrome

碘缺乏相关(地方性)甲状腺肿 iodine deficiency associated (endemic) goiter ［又称］碘缺乏相关性甲状腺肿△，碘缺乏症△

碘缺乏相关性多结节性甲状腺肿 iodine deficiency associated with multiple nodular goiter

碘缺乏相关性弥漫性甲状腺肿 iodine deficiency associated with diffuse goiter

碘源性甲状腺功能减退 iodine induced hypothyroidism

碘源性甲状腺功能亢进 iodine induced hyperthyroidism ［又称］碘源性甲状腺功能亢进症△

毒性甲状腺腺瘤 toxic thyroid adenoma

毒性结节性甲状腺肿　toxic nodular goiter　［又称］毒性多结节性甲状腺肿△

毒性弥漫性甲状腺肿　Graves' disease　［又称］格雷夫斯病△

短第五掌骨 - 胰岛素抵抗　short fifth metacarpal-insulin resistance

短暂性桥本甲状腺毒症　transient Hashimoto thyrotoxicosis

短暂性先天性甲状腺功能减退症　transient congenital hypothyroidism

对肾素有反应的醛固酮分泌腺瘤　aldosterone-producing renin-responsive adenoma

多发性干骺 - 骨骺点状硬化症　multiple metaphysis-epiphyseal punctate sclerosis

多发性内分泌腺病　multiple endocrine neoplasia

多发性神经病 - 智能障碍 - 肢端过小症 - 过早绝经综合征　multiple neuropathy-intellectual deficit-acromicria-premature menopause syndrome

多个营养元素缺乏　multiple nutritional deficiency

多基因性高胆固醇血症　polygenic hypercholesterolemia

多结节甲状腺肿 - 囊性肾 - 多指 / 趾畸形　multinodular goiter-cystic kidney-polydactyly

多结节性甲状腺肿伴有甲状腺毒症　multinodular goiter with thyrotoxicosis

多囊卵巢综合征代谢性手术后　polycystic ovary syndrome post-metabolic surgery

多内分泌腺瘤病 1 型　multiple endocrine neoplasia type 1　［又称］多发性内分泌腺瘤病 1 型△

多内分泌腺瘤病 2A 型　multiple endocrine neoplasia type 2A

多内分泌腺瘤病 2B 型　multiple endocrine neoplasia type 2B

多内分泌腺瘤病 2 型　multiple endocrine neoplasia type 2　［又称］多发性内分泌腺瘤病 2 型△

多内分泌腺瘤病 4 型　multiple endocrine neoplasia type 4

多腺体功能亢进　polyglandular hyperfunction

多腺体功能障碍　polyglandular dysfunction

多种垂体激素缺乏症(基因型)　multiple pituitary hormones deficiency（genotype）

恶性卵巢甲状腺肿　malignant struma ovarii

恶性嗜铬细胞瘤　malignant pheochromocytoma

恶性嗜铬细胞瘤 / 副神经节瘤伴多发转移　malignant pheochromocytoma/paraganglioma with multiple metastases

恶性肿瘤体液性高钙血症　malignancy-associated humoral hypercalcemia

儿童单纯性肥胖　childhood simple obesity

儿童肥胖症　childhood obesity

儿童脑型肾上腺脑白质营养不良症　childhood cerebral adrenoleukodystrophy

发疹性黄瘤　eruptive xanthoma

法伯综合征　Farber syndrome　［又称］Farber 综合征△

反馈性垂体瘤综合征　feedback pituitary tumor syndrome

反应性低血糖症　reactive hypoglycemia　［又称］低血糖反应△

范科尼综合征　Fanconni syndrome，Fanconi syndrome　［又称］Fanconi 综合征△

芳香酶过多综合征　aromatase excess syndrome

芳香酶缺陷症　aromatase deficiency

放疗后肾上腺皮质功能减退症　adrenocortical insufficiency due to radiotherapy

放射碘治疗后甲状腺功能减退症　hypothyroidism after radioactive iodine therapy　［又称］131 碘治疗后甲减△

放射后垂体功能减退症　post radiation hypopituitarism

放射性甲状腺炎　radioactive thyroiditis

放射治疗后甲状旁腺功能减退症　hypoparathyroidism after radiation therapy

放射治疗后甲状腺功能减退　hypothyroidism after radiation therapy　［又称］放射性碘治疗后甲状腺功能减退症△

非毒性单个甲状腺结节　nontoxic single thyroid nodule

非毒性单结节性甲状腺肿　nontoxic single nodular goiter

非毒性多个甲状腺结节　nontoxic multiple thyroid nodules

非毒性多结节性甲状腺肿　nontoxic multinodular goitre

非毒性弥漫性甲状腺肿　nontoxic diffuse goitre

非经典型先天性肾上腺皮质增生症　nonclassical congenital adrenocortical hyperplasia　［又称］迟发型先天性肾上腺皮质增生症△

非糖尿病低血糖性昏迷　nondiabetic hypoglycemic coma

非糖尿病引起的药物性胰岛素性昏迷　drug-induced insulin coma due to non-diabetes　［又称］胰岛素中毒△

非胰岛素瘤性胰源性低血糖综合征　non-insulinoma pancreatogenous hypoglycemia syndrome

非增殖期糖尿病视网膜病变　non-proliferative diabetic retinopathy

肥胖　obesity　［又称］肥胖症△

肥胖低通气综合征　obesity hypoventilation syndrome　［又称］匹克威克综合征△，Pickwichian 综合征△

肥胖生殖无能综合征　obesity reproductive incompetence syndrome　［又称］肥胖 - 生殖无能综合征△

肥胖相关遗传综合征　genetic syndrome associated with obesity

肥胖症代谢手术后　postoperative status of obesity metabolic surgery

肥胖症手术治疗后　postoperative status of obesity surgery

废用性骨质疏松　disuse osteoporosis　［又称］废用性骨质疏松症△

分泌睾酮的卵巢肿瘤　testosterone-producing ovarian tumor

分泌睾酮的肾上腺皮质癌　testosterone-producing adrenal cortical carcinoma

枫糖尿病　maple syrup urine disease

副神经节瘤伴肠梗阻　paraganglioma with intestinal obstruction

副神经节瘤伴肠缺血　paraganglioma with intestinal ischemia

副神经节瘤伴多种并发症　paraganglioma with multiple complications

副神经节瘤伴儿茶酚胺心肌病　paraganglioma with catecholamine cardiomyopathy

副神经节瘤伴肺水肿　paraganglioma with pulmonary edema

副神经节瘤伴冠心病　paraganglioma with coronary heart disease

副神经节瘤伴慢性肾病　paraganglioma with chronic kidney disease

副神经节瘤伴脑病　paraganglioma with encephalopathy

副神经节瘤伴脑血管病　paraganglioma with cerebrovascular disease

副神经节瘤伴皮肤溃疡　paraganglioma with skin ulcer

副神经节瘤伴视网膜病变　paraganglioma with retinopathy

副神经节瘤伴糖尿病　paraganglioma with diabetic mellitus

副神经节瘤伴主动脉夹层　paraganglioma associated with aortic dissection

副胰腺　accessory pancreas

副中肾管永存综合征　persistent mullerian duct syndrome

腹部脂肪增多症　abdominal lipomatosis

钙质沉着症　calcinosis

干骺端发育不良　metaphyseal dysplasia

干脚气　dry beriberi

甘氨酸尿症　glycinuria　［又称］亚氨基甘氨酸尿症△

甘露糖苷过多症　excess of mannose　［又称］α 甘露糖贮积病△

肝豆状核变性　Wilson disease　［又称］威尔逊病△

肝细胞核因子 1Alpha（HNF1A）基因突变所致的糖尿病　diabetes mellitus caused by hepatocyte nuclear factor-1Alpha（HNF1A）gene mutation

肝细胞核因子 1Beta（HNF1B）基因突变所致的糖尿病　diabetes mellitus caused by hepatocyte nuclear factor-1Beta（HNF1B）gene mutation

肝细胞核因子 4A（HNF4A）基因突变所致的高胰岛素血症　hyperinsulinism caused by hepatocyte nuclear factor 4A（HNF4A）gene mutation

肝性糖尿病　hepatic diabetes

肝脂酶缺乏症　hepatic lipase deficiency

感染导致的糖尿病　infection induced diabetes mellitus

感染后甲状腺功能减退症　postinfectious hypothyroidism

高促性腺激素性功能减退症　hypergonadotropic hypogonadism

高促性腺激素性性功能减退 - 白内障综合征　hypergonadotropic hypogonadism-cataract syndrome

高钙尿症　hypercalciuria　［又称］高钙尿△

高钙危象　hypercalcemic crisis

高甘油三酯血症　hypertriglyceridemia

高磷酸酶症　hyperphosphatasia

高密度脂蛋白缺乏症　high density lipoprotein deficiency

高雄激素血症　hyperandrogenism

高血钠性体液容量过多　humoral excess with hypernatremia

高血压伴低血钾原因未明　unknown etiology of hypertension and hypokalemia

高血压原因未明　unknown etiology of hypertension

高胰岛素高血氨低血糖综合征　hyperinsulinism-hyperammonemia and hypoglycemia syndrome　［又称]高胰岛素 - 高血氨综合征△

高脂蛋白血Ⅱa型　hyperlipoproteinemia type Ⅱa

高脂蛋白血Ⅱb型　hyperlipoproteinemia type Ⅱb

高脂蛋白血Ⅲ型　hyperlipoproteinemia type Ⅲ

高脂蛋白血Ⅳ型　hyperlipoproteinemia type Ⅳ

高脂蛋白血Ⅴ型　hyperlipoproteinemia type Ⅴ

高脂蛋白血a症　elevated plasma lipoprotein（a）

睾丸功能减退症　testicular hypofunction

睾丸功能障碍　testicular dysfunction

睾丸间质细胞发育不全　Leydig cell dysplasia

睾丸女性化　testicular feminization

睾丸退变　testicular degeneration

睾丸消失综合征　vanishing testis syndrome

睾丸性发育障碍　disorder of testicular origin sex development

睾丸雄激素生物合成障碍　testicular androgen biosynthesis disorder　［又称]雄激素合成与作用障碍△

格雷夫斯皮肤病　Graves' dermopathy

格雷夫斯眼病　Graves' ophthalmopathy

更年期男性乳房发育症　involutional gynecomastia

功能性低促性腺激素性性腺功能减退症　functional hypogonadotropic hypogonadism

功能性低血糖　functional hypoglycemia

功能性非胰岛素性低血糖　functional non-insulin hypoglycemia

共济失调 - 性腺功能减退 - 脉络膜萎缩综合征　ataxia-hypogonadism-choroidal dystrophy syndrome

孤立生长激素缺乏症性身材矮小伴 X 连锁低丙球蛋白血症　short stature due to isolated growth hormone deficiency with X-linked hypogammaglobulinemia

孤立性促甲状腺激素缺乏症　isolated thyroid-stimulating hormone deficiency

孤立性促甲状腺激素释放激素缺乏症　isolated thyrotropin-releasing hormone deficiency

孤立性促肾上腺皮质激素缺乏症　isolated adrenocorticotropic hormone deficiency

孤立性黄体生成素缺乏症　isolated luteinizing hormone（IH）defeiency

孤立性卵泡刺激素缺乏症　isolated follicle-stimulating hormone（FSH）deficiency

孤立性生长激素缺乏症ⅠA型　isolated growth hormone deficiency type ⅠA

孤立性生长激素缺乏症ⅠB型　isolated growth hormone deficiency type ⅠB

孤立性生长激素缺乏症Ⅱ型　isolated growth hormone deficiency type Ⅱ

孤立性生长激素缺乏症Ⅲ型　isolated growth hormone deficiency type Ⅲ

孤立性月经早现　isolated premature menarche

谷固醇血症　sitosterolemia

股骨囊性纤维性骨炎　femoral cystic fibrous osteitis

骨肥厚症　hyperostosis　［又称]骨肥大△

骨骺发育不良　epiphyseal dysplasia

骨畸形　bony abnormality

骨纤维异常增殖症（多骨型）　fibrous dysplasia of bone（polyostotic）

骨硬化症　osteopetrosis　［又称]骨骼石化症△，石骨症△

哈特纳普病　Hartnup disease　［又称]遗传性烟酸缺乏症△

还原型烟酰胺腺嘌呤二核苷酸 - 辅酶 Q 还原酶缺乏　lack of NADH-coenzyme Q reductase

海蓝组织细胞增生症　sea blue histiocytosis

赫尔病　Hull's disease

赫曼斯基 - 普德拉克综合征　Hermansky-Pudlak syndrome　［又称]赫日曼斯基 - 普德拉克综合征△，Hermansky-Pudlak 综合征△

褐黄病　ochronosis　［又称]褐黄病引起的系统性结缔组织疾患△

黑尿症　black urine disease

亨廷顿病　Huntington disease

后天性碘缺乏性甲状腺功能减退症　acquired iodine deficiency hypothyroidism

呼吸性碱中毒伴代谢性酸中毒　respiratory alkalosis with metabolic acidosis

胡勒 - 沙伊综合征　Hu Le Shai syndrome

胡勒综合征　Hu Le syndrome

琥珀酸 - 辅酶 Q 还原酶缺乏　succinate-coenzyme Q reductase deficiency

化脓性甲状腺炎　suppurative thyroiditis

黄色瘤　xanthoma　［又称]黄瘤△

黄色瘤性垂体炎　xanthomatous hypophysitis

黄体生成素受体突变　luteinizing hormone-receptor mutation

混合型地方性呆小病　mixed endemic cretinism

混合型高脂血症　combined hyperlipidemia

混合型先天性碘缺乏综合征　mixed congenital iodine deficiency syndrome

获得性睾丸功能障碍　acquired testicular dysfunction

获得性甲状腺功能减退症　acquired hypothyroidism

获得性免疫缺陷综合征伴坏死性肾上腺炎　acquired immunodeficiency syndrome associated with necrotic adrenalitis

肌萎缩 - 共济失调 - 色素性视网膜炎 - 糖尿病综合征　syndrome of muscular atrophy-ataxia-retinitis pigmentosa-diabetes mellitus

基础代谢率异常　abnormality of basal metabolic rate　［又称]BMR 异常△

激素合成障碍不伴甲状腺肿　hormone synthesis obstacle without goiter

激素合成障碍性甲状腺肿　dyshormonogenetic goiter

激素失调　hormonal imbalance

吉特曼综合征　Gitelman syndrome　［又称]Gitelman 综合征△

极度肥胖症伴小泡性肺换气不足　extreme obesity with alveolar hypoventilation

急性甲状腺炎　acute thyroiditis

急性尿酸肾病　acute uric acid nephropathy

脊柱干骺端发育不良　spondylometaphyseal dysplasia

继发性肥厚性骨关节病　secondary hypertrophic osteoarthropathy

继发性肥胖症　secondary obesity

继发性高尿酸血症　secondary hyperuricemia

继发性甲状旁腺功能减退　secondary hypoparathyroidism　［又称]获得性甲状旁腺功能减退症△

继发性甲状旁腺功能亢进症　secondary hyperparathyroidism

继发性甲状腺功能减退　secondary hypothyroidism　［又称]继发性甲状腺功能减退症△

继发性醛固酮症　secondary aldosteronism

继发性肉碱缺乏症　secondary carnitine deficiency

继发性肾上腺皮质功能减退症　secondary hypoadrenocorticism

继发性肾源性甲状旁腺功能亢进　secondary renal hyperparathyroidism　［又称]继发性肾源性甲状旁腺机能亢进△

继发性糖尿病　secondary diabetes mellitus

继发性痛风　secondary gout

继发性血脂异常　secondary dyslipidemia

继发于蛋白质 - 能量营养不良的发育迟缓　developmental delay secondary to protein energy malnutrition

寂静性甲状腺炎　silent thyroiditis

家族性矮小症　familial short stature

家族性低磷酸血症佝偻病　familial hypophosphatemic rickets　［又称]抗维生素 D 佝偻病△

家族性低尿钙性高钙血症 1 型　familial hypocalciuric hypercalcemia type 1

家族性低尿钙性高钙血症 2 型　familial hypocalciuric hypercalcemia type 2

家族性低尿钙性高钙血症 3 型　familial hypocalciuric hypercalcemia type 3

家族性低血镁高尿钙肾钙质沉着症　familial hypomagnesemia with hypercalciuria and nephrocalcinosis

家族性低脂 α 蛋白血症　familial hypoalphalipoproteinemia

家族性低脂 β 蛋白血症　familial hypobetalipoproteinemia

家族性副神经节瘤　familial paraganglioma

家族性高胆固醇血症　familial hypercholesterolemia

家族性高甘油三脂血症　familial hypertriglyceridemia

家族性高密度脂蛋白缺乏症　familial tangier disease　［又称］丹吉尔病△

家族性高脂血症　familial hyperlipidemia

家族性睾丸毒症　familial testotoxicosis

家族性孤立性甲状旁腺功能亢进症　familial isolated hyperparathyroidism

家族性骨质疏松症　familial osteoporosis

家族性混合型高脂血症　familial combined hyperlipidemia

家族性激素生成障碍性甲状腺肿　familial hormone production disorder goiter

家族性甲状舌管囊肿　familial thyroglossal duct cyst

家族性甲状腺激素生成障碍　familial thyroid dyshormonogenesis

家族性甲状腺髓样癌　familial medullary thyroid carcinoma

家族性结节性甲状腺肿　familial multinodular goiter

家族性瘤样钙质沉着症　familial tumoral calcinosis

家族性卵巢雄性细胞瘤与甲状腺腺瘤　familial arrhenoblastoma and thyroid adenoma

家族性妊娠期甲状腺毒症　familial gestational thyrotoxicosis

家族性身材矮小症　familial short stature

家族性肾病伴高尿酸血症　familial nephropathy associated with hyperuricemia

家族性肾上腺发育不全伴性腺功能减退症　familial adrenal hypoplasia with hypogonadism

家族性嗜铬细胞瘤　familial pheochromocytoma　［又称］家族性嗜铬细胞细胞瘤△

家族性糖皮质激素缺陷症　familial glucocorticoid deficiency　［又称］家族性糖皮质激素缺乏症△

家族性原发性低镁血症　familial primary hypomagnesemia

家族性原发性醛固酮增多症Ⅰ型　familial primary hyperaldosteronism type Ⅰ　［又称］糖皮质激素可治性醛固酮增多症△

家族性原发性醛固酮增多症Ⅱ型　familial primary hyperaldosteronism type Ⅱ

家族性原发性醛固酮增多症Ⅲ型　familial primary hyperaldosteronism type Ⅲ

家族性载脂蛋白 B100 缺陷症　familial defective apolipoprotein B100

甲状旁腺癌　parathyroid carcinoma

甲状旁腺出血　parathyroid hemorrhage

甲状旁腺恶性肿瘤　malignant tumor of parathyroid gland

甲状旁腺功能减退　hypoparathyroidism

甲状旁腺功能减退 - 发育不良综合征　hypoparathyroidism-dysplasia syndrome

甲状旁腺功能减退症伴低血钙性白内障　hypoparathyroidism with hypocalcemic cataract

甲状旁腺功能减退症伴颅内钙化　hypoparathyroidism with intracranial calcification

甲状旁腺功能亢进危象　hyperparathyroidism crisis

甲状旁腺功能亢进症　hyperparathyroidism

甲状旁腺功能亢进症 - 颌骨肿瘤综合征　hyperparathyroidism-jaw tumor syndrome

甲状旁腺激素升高　parathyroid hormone elevation

甲状旁腺交界性肿瘤　borderline tumor of parathyroid gland

甲状旁腺良性肿瘤　benign tumor of parathyroid gland

甲状旁腺囊肿　parathyroid cyst

甲状旁腺缺失性手足搐搦　lack of parathyroid tetany

甲状旁腺炎　parathyroiditis

甲状旁腺增生　parathyroid hyperplasia

甲状舌骨囊肿　thyroglossal cyst

甲状舌管良性肿瘤　benign tumor of thyroglossal duct

甲状 C 细胞增生　thyroid C cell proliferation

甲状腺癌　thyroid cancer

甲状腺癌术后　post-operation of thyroid cancer

甲状腺半叶发育不全　hypoplasia of thyroid hemiphyll

甲状腺出血　thyroid hemorrhage

甲状腺淀粉样变　thyroid amyloidosis

甲状腺毒症　thyrotoxicosis

甲状腺毒症伴肌病　thyrotoxicosis with myopathy

甲状腺毒症伴周期性瘫痪　thyrotoxicosis periodic paralysis

甲状腺毒症性关节病　thyrotoxicosis arthritis

甲状腺发育不全伴黏液性水肿　thyroid dysplasia with mucinous edema　［又称］甲状腺发育不全伴黏液性水肿△

甲状腺复发性恶性肿瘤　thyroid recurrent malignant neoplasm

甲状腺钙化验　thyroid calcium assay

甲状腺梗死　thyroid infarction

甲状腺功能减退　hypothyroidism

甲状腺功能减退型地方性呆小病　hypothyroidism type of endemic cretinism

甲状腺功能减退性关节炎　hypothyroidism arthritis

甲状腺功能减退性肌病　hypothyroid myopathy　［又称］甲状腺机能减退伴肌病△

甲状腺功能减退症伴假性肌肥大　hypothyroidism with muscular pseudohypertrophy

甲状腺功能减退症伴妊娠　hypothyroidism with pregnancy

甲状腺功能减退症伴心肌病　hypothyroid with cardiomyopathy

甲状腺功能亢进伴重症肌无力　hyperthyroidism with myasthenia gravis

甲状腺功能亢进性心脏病　hyperthyroidism heart disease

甲状腺功能亢进症　hyperthyroidism

甲状腺功能亢进症伴妊娠　hyperthyroidism with pregnancy

甲状腺功能亢进症合并周期性麻痹　hyperthyroidism complicated with periodic paralysis

甲状腺功能异常　abnormal thyroid function　［又称］甲状腺功能检查结果异常△

甲状腺功能正常的病态综合征　euthyroid sick syndrome　［又称］正常甲状腺病态综合征△

甲状腺功能正常性甲状腺肿　euthyroid goiter

甲状腺激素不敏感综合征　thyroid hormone insensitivity syndrome　［又称］T4 抵抗综合征△

甲状腺激素抵抗综合征　thyroid hormone resistance syndrome

甲状腺激素合成障碍　thyroid dyshormonogenesis

甲状腺疾病　thyroid diseases

甲状腺继发性恶性肿瘤　thyroid secondary malignant tumor

甲状腺浆液性表面乳头状癌　serous surface papillary carcinoma of thyroid

甲状腺交界性肿瘤　borderline tumor of thyroid gland

甲状腺结核　thyroid tuberculosis

甲状腺开放性损伤　open injury of thyroid gland　［又称］开放性甲状腺损伤△

甲状腺良性肿瘤　benign tumor of thyroid gland

甲状腺良性肿瘤癌变　carcinogenesis of benign thyroid tumor

甲状腺淋巴瘤　thyroid lymphoma

甲状腺滤泡癌　folicullar carcinoma of the thyroid

甲状腺囊实性结节　thyroid cystic solid nodule

甲状腺囊性结节　thyroid cystic nodule

甲状腺囊肿　thyroid cyst

甲状腺囊肿出血　hemorrhage of thyroid cyst

甲状腺脓肿　thyroid abscess
甲状腺区损伤　thyroid injury
甲状腺缺如　thyroid absence
甲状腺乳头状癌（滤泡性变异）　papillary carcinoma of thyroid（follicular variant）
甲状腺实性结节　thyroid solid nodules
甲状腺素结合球蛋白异常　abnormality of thyroxine binding globulin
甲状腺髓样癌伴有淀粉样变　medullary thyroid carcinoma associated with amyloidosis
甲状腺危象　thyroid storm, thyroid crisis
甲状腺微小恶性肿瘤　malignant micro-neoplasm of thyroid
甲状腺微小乳头状癌　papillary microcarcinoma of thyroid
甲状腺萎缩　thyroid atrophy
甲状腺无包膜硬化性癌　nonencapsulated sclerosing carcinoma of thyroid
甲状腺细粒棘球蚴病　thyroid echinococcosis granulosa
甲状腺纤维化　thyroid fibrosis
甲状腺血管瘤　thyroid hemangioma
甲状腺炎　thyroiditis
甲状腺炎性包块　thyroiditis mass
甲状腺原位癌　thyroid carcinoma in situ
甲状腺肿　goiter
甲状腺肿物　thyroid neoplasm
甲状腺锥体叶　thyroid pyramidal lobe
甲状腺锥体叶代偿性肿大　compensatory enlargement of thyroid gland pyramidal lobe
假性低醛固酮血症　pseudohypoaldosteronism　［又称］假性醛固酮减少症△
假性低醛固酮血症Ⅰ型　pseudohypoaldosteronism type Ⅰ
假性低醛固酮血症Ⅱ型　pseudohypoaldosteronism type Ⅱ
假性低醛固酮血症Ⅲ型　pseudohypoaldosteronism type Ⅲ
假性甲状旁腺功能减退症　pseudohypoparathyroidism
假性甲状旁腺功能减退症Ⅰa型　pseudohypoparathyroidism type Ⅰa
假性甲状旁腺功能减退症Ⅰb型　pseudohypoparathyroidism type Ⅰb
假性甲状旁腺功能减退症Ⅰc型　pseudohypoparathyroidism type Ⅰc
假性甲状旁腺功能减退症Ⅱ型　pseudohypoparathyroidism type Ⅱ
假性库欣综合征　pseudo-Cushing syndrome
假性软骨发育不良　pseudoachondroplasia　［又称］假性软骨发育不全△
假性性早熟　pseudo-precocious puberty
坚硬发型门克斯病　steely hair Menkes disease
间脑综合征　diencephalic syndrome
间歇性库欣综合征　intermittent Cushing syndrome
肩部脂肪增多症　shoulder lipomatosis
睑黄瘤　xathelasma
降钙素分泌过多　overproduction of calcitonin
胶性结节甲状腺肿　colloidal nodular goiter
角膜弓　corneal arcus
脚气病　beriberi
结核性艾迪生病　tuberculous Addison's disease　［又称］结核性阿狄森病△
结节病导致的高钙血症　sarcoidosis-associated hypercalcemia
结节性黄瘤　xanthoma tuberosum　［又称］结节性黄色瘤△
结节性甲状腺肿　nodular goiter
结节性甲状腺肿伴甲状腺功能亢进　nodular goiter with hyperthyroidism　［又称］结节性甲状腺肿伴甲状腺功能亢进症△
结节性甲状腺肿累及气管　nodular goiter involving trachea
解偶联蛋白2突变所致的高胰岛素血症　hyperinsulinism caused by uncoupling protein 2（UCP2）mutation
进行性脂肪营养不良　progressive lipodystrophy
近端肾小管病-糖尿病-小脑性共济失调　proximal tubulopathy-diabetes mellitus-cerebellar ataxia
经典单纯男性化型先天性肾上腺皮质增生症　classic simple masculine congenital adrenal cortical hyperplasia

经典失盐型先天性肾上腺皮质增生症　classis salt-losing congenital adrenal cortical hyperplasia
精神性多饮　psychogenic polydipsia
颈部脂肪增多症　neck lipomatosis
痉挛性截瘫-性早熟　spastic paraplegia-precocious puberty
酒精性低血糖症　alcoholic hypoglycemia
局部溶骨性高钙血症　local osteolytic hypercalcemia
局部性肥胖症　local obesity　［又称］肥胖症△
卡恩斯-塞尔综合征　Kearns-Sayre syndrome，KSS
抗甲状腺药物不良反应　antithyroid drug adverse reaction
抗利尿激素不适当分泌综合征　improperly secreted syndrome of antidiuretic hormone
抗雄激素综合征　androgen resistance syndrome
科里病　Cori disease
克罗斯综合征　Cross syndrome　［又称］Cross综合征△，视交叉综合征△
克山病　Keshan disease
克汀病　cretinism　［又称］呆小病△，呆小症△
空蝶鞍综合征　empty sella syndrome
空腹血糖受损　impaired fasting glucose，IFG
库欣综合征　Cushing syndrome　［又称］皮质醇增多症△
库欣综合征伴低钾血症　Cushing syndrome with hypokalemia
库欣综合征伴多种并发症　Cushing syndrome with multiple complications
库欣综合征伴肺部感染　Cushing syndrome with pulmonary infection
库欣综合征伴感染　Cushing syndrome with infection
库欣综合征伴高雄激素血症　Cushing syndrome with hyperandrogenism
库欣综合征伴高血压　Cushing syndrome with hypertension
库欣综合征伴骨折　Cushing syndrome with fracture
库欣综合征伴骨质疏松　Cushing syndrome with osteoporosis
库欣综合征伴精神障碍　Cushing syndrome with mental disorder
库欣综合征伴皮肤真菌感染　Cushing syndrome with cutaneous fungi infection
库欣综合征伴肾结石　Cushing syndrome with kidney stone
库欣综合征伴糖调节受损　Cushing syndrome with impaired glucose regulation
库欣综合征伴糖尿病　Cushing syndrome with diabetes mellitus
库欣综合征伴性腺功能减退症　Cushing syndrome with hypogonadism
库欣综合征伴血脂异常　Cushing syndrome with dyslipidemia
拉克囊肿　Racke cyst　［又称］拉克氏囊肿△
拉特克囊肿　Rathke pouch cyst
赖芬斯坦综合征　Reifenstein syndrome　［又称］赖分斯坦综合征△
朗格汉斯胰岛　Langerhans islet
类癌综合征　carcinoid syndrome　［又称］类癌及类癌综合征△
类固醇激素合成急性调节蛋白缺陷症　steroidogenic acute regulatory protein deficiency
类似莫固综合征　similar Morquio's syndrome
里德尔（木样）甲状腺炎　Liddell（wood kind）thyroiditis　［又称］里德尔甲状腺炎△，木样甲状腺炎△
锂盐中毒　lithium intoxication
立舍氏瘤　lisch nodule/iris hamartoma　［又称］虹膜错构瘤△
利德尔综合征　Liddle syndrome　［又称］Liddle综合征△
良性颅咽管瘤　benign craniopharyngioma
临床症状不明显[亚临床]的碘缺乏性甲状腺功能减退症　subclinical iodine deficiency hypothyroidism
淋巴瘤性甲状腺肿　struma lymphomatosa　［又称］淋巴细胞性甲状腺肿△
淋巴细胞性垂体炎　lymphocytic hypophysitis
流行性腮腺炎并发甲状腺炎　mumps with thyroiditis
瘤样钙质沉着症　tumoral calcinosis
卵巢发育不全　ovarian dysgenesis
卵巢功能衰竭　ovarian functional failure
卵巢功能障碍　ovarian dysfunction
卵巢甲状腺肿　struma-ovarii
卵巢甲状腺肿类癌　struma carcinoid of ovary

卵巢门细胞瘤　hilar cell tumour of ovary
卵睾型性发育异常　ovotesticular disorder of sex development
卵磷脂胆固醇酰基转移酶缺乏症　lecithin cholesterol acyltransferase deficiency
卵泡膜细胞瘤　thecoma tumor
卵泡膜细胞增殖症　hyperthecosis
洛奴瓦-邦索德腺脂瘤病　Luonuwa-Bensaude adenolipomatosis
滤泡性甲状腺癌　follicular thyroid adenocarcinoma
马德龙病　Madelung's disease
马方样体型　marfanoid body habitus
麦卡德尔病　Mcardle disease
麦克拉伦型身材矮小症　McClaren type short stature　［又称］特发性身材矮小症△
慢性甲状腺毒症性肌病　chronic thyrotoxic myopathy
慢性甲状腺炎　chronic thyroiditis
慢性甲状腺炎伴短暂性甲状腺毒症　chronic thyroiditis with transient thyrotoxicosis　［又称］慢性甲状腺炎伴有短暂性甲状腺毒症△
慢性淋巴细胞性甲状腺炎　chronic lymphocytic thyroiditis
慢性尿酸肾病　chronic urate nephropathy
慢性侵袭性甲状腺炎　chronic invasive thyroiditis
慢性纤维性甲状腺炎　chronic fibrous thyroiditis
毛发纽结型门克病　hair knot type Menkes disease
门克斯病　Menkes disease, steely hair syndrome　［又称］钢发综合征△
免疫介导糖尿病　immune-mediated diabetes
面部脂肪增多症　facial lipomatosis
母体促甲状腺激素结合抑制性抗体通过胎盘所致先天性甲状腺功能减退症　congenital hypothyroidism due to transplacental passage of maternal TSH-binding inhibitory antibody
母体服用抗甲状腺药物所致的先天性甲状腺功能减退症　congenital hypothyroidism due to maternal intake of antithyroid drug
母体甲状腺功能减退症的婴儿　infant born to maternal hypothyroidism
母体甲状腺功能亢进的婴儿　infant born to maternal hyperthyroidism
母源性先天性肾上腺发育不全　congenital adrenal hypoplasia of maternal cause
纳尔逊综合征　Nelson syndrome
男性迟发性性腺功能减退症　late onset hypogonadism in male
男性骨质疏松症　male osteoporosis
男性化肾上腺肿瘤　virilizing adrenal tumor
男性假两性畸形伴睾丸女性化　male pseudohermaphroditism with testicular feminization　［又称］睾丸女性化综合征△,女性化综合征△
男性肾上腺增生性性早熟　male adrenal hyperplasia with precocious puberty
男性同性性早熟　male isosexual precocious puberty
男性性腺功能减退症　male hypogonadism　［又称］性欲减退△
男性性腺功能亢进症　male hypergonadism
囊性甲状腺肿　cystic goiter
脑底异常血管网病-身材矮小症-面部畸形-低促性腺素性性功能减退症　moyamoya disease-short stature-facial dysmorphism-hypogonadotropic hypogonadism
脑-肺-甲状腺综合征　brain-lung-thyroid syndrome
脑耗盐综合征　cerebral salt wasting syndrome
脑外伤后尿崩症　diabetes insipidus after cerebral trauma　［又称］继发性中枢性尿崩症△
内分泌-大脑-骨发育不良综合征　endocrine-cerebro-osteodysplasia syndrome
内分泌失调　endocrine disorder
内分泌腺恶性肿瘤　endocrine gland malignant tumor
内分泌腺交界性肿瘤　endocrine gland borderline tumor
内分泌腺良性肿瘤　endocrine gland benign tumor
黏多糖病性心肌病　glycosaminoglycan disease cardiomyopathy
黏多糖贮积症心脏病　mucopolysaccharide storage heart disease
黏多糖贮积症ⅠS型　Scheie syndrome　［又称］黏脂贮积病Ⅰ型△
黏多糖贮积症Ⅰ型　mucopolysaccharidosis type I

黏膜神经瘤　mucosal neuroma
黏液水肿型地方性呆小病　myxedema endemic cretinism　［又称］粘液水肿型地方性呆小病△
黏液水肿型先天性碘缺乏综合征　congenital iodine-deficiency syndrome, myxedematous type
黏液性水肿　mucous edema
黏液性水肿昏迷　myxedematous coma
尿崩症　diabetes insipidus
尿崩症-糖尿病-视神经萎缩-耳聋综合征　diabetes insipidus-diabetes mellitus-optic atrophy-deafness syndrome
尿素循环代谢紊乱　metabolic disorder of urea cycle
尿酸性肾病　uric acid renal disease
尿酸性肾石病　uric acid nephrolithiasis
女性肾上腺假两性畸形　female adrenal pseudohermaphroditism
女性同性性早熟　isosexual precocious puberty in girl
彭德莱综合征　Pendred syndrome　［又称］家族性呆小聋哑症△,Pendred综合征△
皮质醇抵抗综合征　glucocorticoid resistance syndrome
葡萄糖激酶激活突变所致的高胰岛素血症　hyperinsulinism caused by glucokinase-activating mutation
铅性痛风　lead gout　［又称］铅中毒性痛风△
桥本甲状腺炎　Hashimoto thyroiditis
侵袭性垂体腺瘤　invasive pituitary adenoma
青春期疾病　disorder of puberty
青春期甲状腺肿　adolescent goiter
青春期乳房发育　adolescent mammoplasia
青春期延迟　delayed puberty
青少年白内障-小角膜-肾性糖尿综合征　syndrome of juvenile cataract-microcornea-renalglucosuria
青少年脑型肾上腺脑白质营养不良症　adolescent cerebral adrenoleukodystrophy
青少年特发性骨质疏松症　juvenile idiopathic osteoporosis
轻度马罗托-拉米综合征　mild Maroteau-Lamy syndrome
全垂体功能减退　total pituitary dysfunction　［又称］全垂体功能减退症△
全身纤维囊性骨炎　systemic fibrous cystic osteitis
全身性甲状腺激素抵抗综合征　generalized resistance to thyroid hormone
醛固酮分泌肾上腺皮质腺癌　aldosterone-producing adrenocortical carcinoma
醛固酮分泌腺瘤　aldosterone-producing adenoma, APA　［又称］肾上腺醛固酮瘤△
醛固酮合成酶缺陷症　aldosterone synthase deficiency
醛固酮合成酶缺陷症Ⅰ型　aldosterone synthase deficiency type Ⅰ
醛固酮合成酶缺陷症Ⅱ型　aldosterone synthase deficiency type Ⅱ
醛固酮减少症　hypoaldosteronism
醛固酮增多症　hyperaldosteronism
醛固酮增多症性高血压　hypertension of hyperaldosteronism
妊娠伴甲状腺功能亢进症　pregancy with hyperthyroidism
妊娠伴甲状腺功能障碍　pregnancy with thyroid dysfunction
妊娠伴甲状腺肿　pregnancy with goiter
妊娠伴亚临床甲状腺功能减退症　pregnancy with subclinical hypothyroidism
妊娠伴亚临床甲状腺功能亢进症　pregnancy with subclinical hyperthyroidism
妊娠哺乳相关骨质疏松症　pregnancy and lactation-associated osteoporosis
绒毛膜促性腺激素分泌肿瘤　human chorionic gonadotropin (HCG) secreting tumor
溶酶体酶翻译后变体缺陷　variant defect after lysosomal translation　［又称］溶酶体酶变性导致的家族性肾淀粉样变△
溶酶体酸性脂肪酶缺乏症　lysosomal acid lipase deficiency
肉芽肿疾病导致的高钙血症　granuloma-induced hypercalcemia
肉芽肿性垂体炎　granulomatous hypophysitis

乳房过早发育 premature thelarche ［又称］单纯性乳房早发育△

乳糜微粒贮积 - 遗传性共济失调 - 白内障 - 侏儒 - 智力缺陷综合征 chylous accumulation-hereditary ataxia-cataract-dwarfism-mental deficiency syndrome

乳溢 - 闭经综合征 amenorrhea-galactorrhea syndrome

软骨发育不良 hypochondroplasia

软骨发育不良 - 性发育障碍 chondro dysplasia-disorder of sex development

塞托利 - 莱迪希细胞瘤 Sertoli-Leydig cell tumor

三发性甲状腺功能减退症 tertiary hypothyroidism

散发性嗜铬细胞瘤 / 分泌型副神经节瘤 sporadic pheochromocytoma/secretory paraganglioma

色素性视网膜炎 - 垂体功能减退 - 肾结核 - 轻度骨骼发育不良综合征 retinitis pigmentosa-hypopituitarism-nephronophthisis-mild skeletal dysplasia syndrome

上肢骨囊性纤维性骨炎 upper limb bone cystic fibrous osteitis

上肢脂肪增多症 upper limb lipomatosis

社会心理性矮小症 psychosocial dwarfism ［又称］精神社会性矮小症△

摄入食物结构失衡 food intake imbalance

身材矮小症 short stature

神经病型地方性矮小病 neuropathy type of endemic cretinism

神经病型先天性碘缺乏综合征 neuropathic congenital iodine deficiency syndrome

神经鞘脂贮积症 sphingolipidosis

神经纤维瘤病Ⅰ型 neurofibromatosis type Ⅰ

肾功能损害引起的痛风 gout due to impairment of renal function

肾上腺出血 adrenal hemorrhage

肾上腺错构瘤 adrenal hamartoma

肾上腺恶性间质瘤 adrenal malignant stromal tumor

肾上腺恶性肿瘤 malignant neoplasm of adrenal gland

肾上腺钙化 adrenal calcification

肾上腺感染 adrenal infection

肾上腺坏死 adrenal necrosis

肾上腺继发恶性肿瘤 secondary malignant neoplasm of adrenal gland

肾上腺假性囊肿 adrenal false cyst

肾上腺交界性肿瘤 borderline tumor of adrenal gland ［又称］肾上腺交界恶性肿瘤△

肾上腺结核病 adrenal tuberculosis ［又称］肾上腺结核△

肾上腺结核致肾上腺皮质功能减退症 hypoadrenalism due to adrenal tuberculosis

肾上腺结节性增生 nodular hyperplasia of adrenal gland ［又称］肾上腺皮质结节样增生△

肾上腺良性肿瘤 benign tumor of adrenal gland

肾上腺囊肿 adrenal cyst

肾上腺囊肿伴囊内出血 adrenal cyst with intracystic hemorrhage

肾上腺脑白质营养不良 adrenoleukodystrophy ［又称］艾迪生 - 席尔德综合征△

肾上腺脓肿 adrenal abscess

肾上腺皮质癌 adrenocortical carcinoma

肾上腺皮质醇分泌腺瘤 cortisol-producing adrenocortical adenoma，CPA

肾上腺皮质恶性肿瘤 adrenal cortical carcinoma

肾上腺皮质功能不全 adrenal insufficiency ［又称］肾上腺皮质功能减退症△

肾上腺皮质功能亢进 hyperadrenocorticism ［又称］肾上腺皮质功能亢进症△

肾上腺皮质酮分泌腺癌 adrenal corticosterone adenocarcinoma

肾上腺皮质酮分泌腺瘤 adrenal corticosterone adenoma

肾上腺皮质危象 adrenocortical crisis

肾上腺皮质萎缩 adrenocortical atrophy ［又称］特发性肾上腺萎缩△

肾上腺皮质腺瘤 adrenocortical adenoma

肾上腺皮质增生 adrenocortical hyperplasia

肾上腺平滑肌肉瘤 adrenal leiomyosarcoma

肾上腺切除术后醛固酮减少症 hypoaldosteronism after adrenalectomy

肾上腺去氧皮质酮分泌腺癌 deoxycorticosterone-producing adrenocortical adenocarcinoma

肾上腺去氧皮质酮分泌腺瘤 deoxycorticosterone-producing adrenocortical adenoma

肾上腺神经节神经母细胞瘤 adrenal ganglion neuroblastoma

肾上腺神经母细胞瘤 adrenocortical neuroblastoma

肾上腺神经鞘瘤 adrenal schwannoglioma

肾上腺神经纤维瘤 adrenal neurofibroma

肾上腺栓塞 adrenal embolism

肾上腺髓样脂肪瘤 adrenal myelolipoma

肾上腺髓质恶性肿瘤 adrenomedullary carcinoma

肾上腺髓质功能亢进 adrenomedullary hyperfunction

肾上腺髓质神经病 adrenomyeloneuropathy，AMN

肾上腺髓质增生症 adrenal medulla hyperplasia ［又称］肾上腺髓质增生△

肾上腺损伤 adrenal injury

肾上腺危象 adrenal crisis

肾上腺无功能皮质癌 nonfunctional adrenocortical carcinoma

肾上腺无功能皮质腺瘤 nonfunctional adrenocortical adenoma

肾上腺性征综合征 adrenogenital syndrome

肾上腺血管瘤 adrenal hemangioma

肾上腺血肿 adrenal hematoma

肾上腺炎 adrenal gland inflammation

肾上腺早发育 premature adrenarche

肾上腺增生 adrenal hyperplasia ［又称］原发性肾上腺增生△，单侧肾上腺增生△

肾上腺脂肪瘤 adrenal lipoma

肾上腺肿物 adrenal mass ［又称］肾上腺占位△

肾上腺转移癌 metastatic adrenal carcinoma

肾小管酸中毒性骨病 renal tubular acidosis osteopathy

肾性糖尿 renal glycosuria

生理性高催乳素血症 physiological hyperprolactinemia

生理性男性乳房发育症 physiological gynecomastia

生长激素不敏感综合征 growth hormone insensitivity syndrome

生长激素缺乏性侏儒症 growth hormone deficiency dwarfism ［又称］生长激素异常致身材矮小△

生长激素缺乏症 growth hormone deficiency

生长激素释放激素瘤 growth hormone releasing hormone adenoma ［又称］生长激素释放因子瘤△

生长抑素瘤 somatostatinoma

失盐性先天性肾上腺增生 salt-losing congenital adrenal hyperplasia ［又称］先天性肾上腺增生△

湿脚气 wet beriberi

视 - 隔发育不良 septo-optic dysplasia

嗜铬细胞瘤 pheochromocytoma

嗜铬细胞瘤伴肠梗阻 pheochromocytoma associated with intestinal obstruction

嗜铬细胞瘤伴肠缺血 pheochromocytoma associated with intestinal ischemia

嗜铬细胞瘤伴多种并发症 pheochromocytoma associated with multiple complications

嗜铬细胞瘤伴儿茶酚胺心肌病 pheochromocytoma with catecholamine cardiomyopathy

嗜铬细胞瘤伴肺水肿 pheochromocytoma associated with pulmonary edema

嗜铬细胞瘤伴冠心病 pheochromocytoma associated with coronary heart disease

嗜铬细胞瘤伴慢性肾病 pheochromocytoma associated with chronic kidney disease

嗜铬细胞瘤伴脑病 pheochromocytoma associated with cerebropathy

嗜铬细胞瘤伴脑血管病 pheochromocytoma with cerebrovascular disease

嗜铬细胞瘤伴皮肤溃疡 pheochromocytoma associated with cutaneous ulcer

嗜铬细胞瘤伴视网膜病变　pheochromocytoma associated with retinopathy

嗜铬细胞瘤伴糖尿病　pheochromocytoma with diabetic mellitus

嗜铬细胞瘤伴主动脉夹层　pheochromocytoma associated with aortic dissection

嗜铬细胞瘤危象　pheochromocytoma crisis

嗜碱性腺瘤　basophilic adenoma

嗜酸 - 嗜碱性腺瘤　eosinophilic and basophilic adenoma　[又称]混合性嗜酸细胞 - 嗜碱细胞瘤△

嗜酸性腺瘤　eosinophilic adenoma　[又称]嗜酸细胞瘤△

手术后垂体功能减退症　postoperative hypopituitarism

手术后低胰岛素血症　postoperative hypoinsulinemia

手术后甲状旁腺功能减退症　postoperative hypoparathyroidism

手术后甲状腺出血　postoperative thyroid hemorrhage

手术后甲状腺功能减退　postoperative hypothyroidism　[又称]手术后甲状腺功能减退症△

手术后甲状腺瘘　postoperative thyroid fistula

手术后尿崩症　postoperative diabetes insipidus

手术后肾上腺皮质功能减退　postoperative adrenal cortical dysfunction　[又称]手术后肾上腺皮质功能减退症△

手术后血内胰岛素不足　postprocedural hypoinsulinaemia

手术后胰腺外分泌功能不全　postoperative exocrine pancreatic insufficiency

手足搐搦　tetany

酸性脂酶缺乏症　Wolman disease　[又称]Wolman 病△

锁骨下碘缺乏相关性弥漫性甲状腺肿　diffuse goiter associated with subclavian iodine deficiency　[又称]碘缺乏相关性弥漫性锁骨下甲状腺肿△

锁骨下甲状腺肿　subclavian goiter

碳酸酐酶Ⅱ缺乏　carbonic anhydrase Ⅱ deficiency

糖耐量受损伴肥胖型高血压　impaired glucose tolerance with obesity type hypertension

糖耐量受损伴高血压　impaired glucose tolerance with hypertension

糖耐量受损伴黑棘皮病或血脂异常或高胰岛素血症或肥胖症　impaired glucose tolerance with acanthosis nigricans or dyslipidemia or hyperinsulinemia or obesity　[又称]黑棘皮病 - 胰岛素抵抗 - 肌痉挛 - 肢端肥大△

糖耐量受损伴内脏脂肪沉积增加　impaired glucose tolerance with visceral fat deposition

糖耐量受损伴胰岛素抵抗　impaired glucose tolerance with insulin resistance

糖耐量受损伴周围血管病　impaired glucose tolerance with peripheral vascular disease

糖耐量受损伴周围血管病及坏疽　impaired glucose tolerance with peripheral vascular disease and gangrene

糖尿病　diabetes mellitus

糖尿病伴勃起功能障碍　diabetes with erectile dysfunction

糖尿病伴动脉粥样硬化　diabetes with atherosclerosis

糖尿病伴多并发症　diabetes with multiple complications

糖尿病伴反复低血糖发作　diabetes with recurrent hypoglycemia

糖尿病伴冠心病　diabetes with coronary heart disease

糖尿病伴肌病　diabetes with myopathy

糖尿病伴急性胰腺炎　diabetes with acute pancreatitis

糖尿病伴脊髓病　diabetes with myelopathy

糖尿病伴甲周毛细血管扩张　diabetes with periungual telangiectasia

糖尿病伴面部潮红　diabetes with rubeosis face

糖尿病伴脑血管疾病　diabetes with cerebrovascular disease

糖尿病伴逆行射精　diabetes with retrograde ejaculation

糖尿病伴女性性功能障碍　diabetes with female sexual dysfunction

糖尿病伴青光眼　diabetes with glaucoma

糖尿病伴缺血性心肌病　diabetes with ischemic cardiomyopathy

糖尿病伴乳酸性酸中毒　diabetes with lactic acidosis

糖尿病伴肾乳头坏死　diabetes with renal papillary necrosis

糖尿病伴外周动脉闭塞症　diabetes with peripheral arterial occlusive disease

糖尿病伴腕管综合征　diabetes with carpal tunnel syndrome

糖尿病伴下肢动脉粥样硬化　diabetes with lower extremity atherosclerosis

糖尿病伴新生血管性青光眼　diabetes with neovascular glaucoma

糖尿病伴血糖控制不佳　diabetes with poor glycemic control

糖尿病伴直立性低血压　diabetes with orthostatic hypotension

糖尿病大血管并发症　diabetes with macrovascular complication

糖尿病多发单神经病变　diabetic mononeuropathy multiplex

糖尿病高渗性高血糖状态　diabetes with hyperosmolar hyperglycemic state　[又称]高渗性高血糖状态△

糖尿病高渗性高血糖状态并昏迷　diabetes with hyperosmolar hyperglycemic state with coma

糖尿病高血糖状态昏迷　diabetic hyperglycemia coma　[又称]糖尿病性高血糖状态昏迷△

糖尿病泌尿生殖系统自主神经病变　diabetic genitourinary autonomic neuropathy

糖尿病牵拉性视网膜脱离　diabetic retinal traction detachment

糖尿病神经根病变　diabetes with radiculoplexus neuropathy

糖尿病神经性膀胱　diabetic nervous bladder

糖尿病酮症　diabetic ketosis

糖尿病酮症酸中毒　diabetic ketoacidosis

糖尿病痛性神经病变　painful diabetic polyneuropathy

糖尿病胃肠道自主神经病变　diabetic gastrointestinal autonomic neuropathy

糖尿病性便秘　diabetic constipation

糖尿病性大疱病　diabetic bullae

糖尿病性低血糖　diabetic hypoglycemia

糖尿病性低血糖昏迷　diabetic hypoglycemic coma

糖尿病性低血糖性癫痫发作　diabetic hypoglycemic epilepsy seizure　[又称]糖尿病低血糖性癫痫发作△

糖尿病性多发性微血管并发症　diabetic multiple microvascular complications

糖尿病性富尼埃(阴囊)坏疽　fournier's(scrotum)gangrene of diabetes

糖尿病性高渗性高血糖状态昏迷　diabetic hyperosmolar hyperglycemic coma

糖尿病性黑棘皮病或血脂异常或高胰岛素血症或肥胖症　diabetes with acanthosis nigricans or dyslipidemia or hyperinsulinemia or obesity　[又称]黑棘皮病 - 胰岛素抵抗 - 肌痉挛 - 肢端肥大综合征△

糖尿病性坏疽　diabetic gangrene

糖尿病性黄斑水肿　diabetic macular edema

糖尿病性急性皮肤坏疽　diabetic acute　gangrene of skin

糖尿病性溃疡　diabetic ulcer

糖尿病性曼莱尼坏疽　Manley diabetic gangrene

糖尿病性内脏脂肪沉积增加　diabetic increased visceral fat deposition

糖尿病性胚胎病　diabetic embryopathy

糖尿病性溶血性坏疽　diabetic hemolytic gangrene

糖尿病性乳酸性酸中毒和昏迷　diabetic lactic acidosis and coma　[又称]糖尿病性乳酸性酸中毒并昏迷△

糖尿病性神经性关节病　diabetic neuroarthropathy　[又称]沙尔科关节△

糖尿病性视网膜病变　diabetic retinopathy　[又称]糖尿病视网膜病△

糖尿病性酮症酸中毒和乳酸性酸中毒和昏迷　diabetic ketoacidosis and lactic acidosis and coma　[又称]糖尿病性酮症酸中毒和乳酸性酸中毒并昏迷△

糖尿病性细菌性坏疽　diabetic bacterial gangrene

糖尿病性下肢溃疡　diabetic lower limb ulcer

糖尿病性心血管自主神经病变　diabetic cardiac autonomic neuropathy

糖尿病性胰岛素抵抗　diabetic insulin resistance　[又称]胰岛素抵抗△

糖尿病性异常出汗　diabetic sudomotor dysfunction

糖尿病性自主神经病变　diabetic autonomic neuropathy

糖尿病性足坏疽　diabetic foot gangrene

糖尿病性足溃疡和周围神经病　diabetic foot ulcer and peripheral neuropathy

糖尿病性足溃疡和周围血管病　diabetic foot ulcer and peripheral vascular disease

糖皮质激素不敏感综合征　glucocorticoid insensitivity syndrome

糖皮质激素撤退综合征　glucocorticoid withdrawal syndrome

糖皮质激素过度敏感综合征　glucocorticoid overly sensitive syndrome

糖皮质激素可抑制醛固酮增多症　glucocorticoid-remediable aldosteronism

糖皮质激素受体缺陷症　glucocorticoid receptor deficiency

糖原贮积症　glycogen storage disease　［又称］糖原贮积病△,糖原累积病△

糖原贮积症Ⅰa型　glycogen storage disease type Ⅰa, von Gierke disease

糖原贮积症Ⅱ型　glycogen storage disease type Ⅱ, acid maltase deficiency, Pompe disease　［又称］糖原累积病Ⅱ型△

糖原贮积症Ⅲ型　glycogen storage disease type Ⅲ, Forbes disease

特发性1型糖尿病　idiopathic type 1 diabetes

特发性低促性腺激素性性腺功能减退症　idiopathic hypogonadotropic hypogonadism

特发性肺含铁血黄素沉着症　idiopathic pulmonary hemosiderosis　［又称］特发性肺含铁血黄素沉着症△

特发性高催乳素血症　idiopathic hyperprolactinemia

特发性高尿酸血症　idiopathic hyperuricemia

特发性甲状旁腺功能减退症　idiopathic hypoparathyroidism　［又称］特发性甲状旁腺功能减退△

特发性男性乳房发育症　idiopathic gynecomastia

特发性醛固酮增多症　idiopathic hyperaldosteronism, IHA

特发性先天甲状腺功能减退症　idiopathic congenital hypothyroidism

特发性中枢性性早熟　idiopathic central precocious puberty

特殊类型糖尿病　specific type of diabetes

体质性巨人症　constitutional giant　［又称］巨人症△

体质性青春发育延迟　constitutional delay of growth and puberty

体质性身材矮小症　constitutional short stature

条纹状骨症　osteopathia striata

痛性肥胖病　adiposis dolorosa, Dercum disease　［又称］痛性肥胖症△,痛性脂肪病△,德尔肯病△

臀部脂肪增多症　hip lipomatosis

外胚层发育不良-关节挛缩-糖尿病　ectodermal dysplasia-arthrogryposis-diabetes mellitus

外源性物质引起的甲状腺功能减退症　hypothyroidism due to exogenous substance

完全性中枢性尿崩症　complete central diabetes insipidus

维生素A缺乏病　vitamin A deficiency　［又称］维生素A缺乏后遗症△

维生素C缺乏症　vitamin C deficiency, scurvy　［又称］坏血病△

维生素D过多症　hypervitaminosis D

维生素D缺乏　vitamin D deficiency

维生素D缺乏性佝偻病　vitamin D deficienct rickets

维生素D缺乏性骨软化症　vitamin D deficienct osteomalacia

维生素D依赖性佝偻病Ⅰ型　vitamin D dependent rickets type Ⅰ, pseudo vitamin D deficiency rickets

维生素D依赖性佝偻病Ⅱ型　vitamin D dependent rickets type Ⅱ

无β脂蛋白血症　abetalipoproteinemia　［又称］β-脂蛋白缺乏症△,先天性β-脂蛋白缺乏症△

无功能性胰岛细胞瘤　nonfunctional islet cell tumor

无甲状腺肿性先天性甲状腺功能减退症　congenital hypothyroidism without goiter

无脉络膜-垂体功能减退症　choroideremia-hypopituitarism

无症状性高尿酸血症　asymptomatic hyperuricemia

希恩综合征　Sheehan syndrome　［又称］席汉氏综合征△

细胞色素b5（CYB5A）缺陷症　cytochrome b5（CYB5A）deficiency

下颌骨囊性纤维性骨炎　mandibular cystic fibrous osteitis

下丘脑性肥胖　hypothalamic obesity

下丘脑综合征　hypothalamic syndrome

下肢骨囊性纤维性骨炎　lower limb bone cystic fibrous osteitis

先天性垂体发育异常　congenital anomaly of pituitary

先天性垂体异位　congenital ectopic pituitary　［又称］垂体异位△

先天性碘缺乏性甲状腺功能减退症　congenital iodine deficiency hypothyroidism

先天性碘缺乏综合征　congenital iodine deficiency syndrome

先天性碘缺乏综合征（黏液水肿型）　congenital iodine deficiency syndrome（myxoedematous type）

先天性碘缺乏综合征（神经病型）　congenital iodine deficiency syndrome（neuropathic type）

先天性非毒性甲状腺肿　congenital non-toxic goiter

先天性甲状腺功能减退症　congenital hypoparathyroidism　［又称］先天性甲状旁腺功能减退△

先天性甲状舌管瘘　congenital thyroglossal duct fistula

先天性甲状腺错构瘤　congenital thyroid hamartoma　［又称］甲状腺错构瘤△

先天性甲状腺功能减退症　congenital hypothyroidism

先天性甲状腺功能减退症伴弥漫性甲状腺肿　congenital hypothyroidism associated with diffuse goiter　［又称］先天性甲状腺功能减退症伴有弥漫性甲状腺肿△

先天性甲状腺功能减退症不伴甲状腺肿　congenital hypothyroidism without goiter

先天性甲状腺功能亢进症　congenital hyperthyroidism

先天性甲状腺萎缩　congenital atrophy of thyroid gland

先天性甲状腺异位　congenital ectopic thyroid gland　［又称］甲状腺异位△

先天性甲状腺肿　congenital goiter

先天性肾上腺发育不良　congenital adrenal dysplasia　［又称］肾上腺发育不良△

先天性肾上腺发育不全　adrenal hypoplasia congenita, AHC

先天性肾上腺皮质增生症　congenital adrenal cortical hyperplasia

先天性肾上腺异位　congenital ectopic adrenal gland　［又称］肾上腺异位△

先天性实质的甲状腺肿　congenital parenchymal goiter

先天性胸腺发育不全　congenital thymic dysplasia

先天性胸腺异位　congenital ectopic thymus　［又称］胸腺异位△

先天性遗传代谢病　congenital genetic metabolic disease, congenital metabolic defect　［又称］先天性代谢缺陷△

先天性阴茎畸形　congenital malformation of penis

嫌色细胞腺瘤　chromophobe adenoma

线粒体DNA缺失　mitochondrial DNA deletion　［又称］线粒体DNA缺失综合征△,肾小管病△

线粒体糖尿病　chondriosome diabetes

消耗性甲状腺功能减退症　consumptive hypothyroidism

消瘦性恶性营养不良病　wasting malignant malnutrition

小脑性共济失调-性腺功能减退　cerebellar ataxia-hypogonadism

小腿局限性肥胖　leg limitation obesity

小腿脂肪增多症　calf lipomatosis

心脏副神经节瘤　cardiac paraganglioma

新生儿短暂性糖尿病　transient neonatal diabetes mellitus

新生儿甲状腺毒症　neonatal thyrotoxicosis

新生儿甲状腺肿　neonatal goitre

新生儿乳房发育　neonatal gynecomastia

新生儿糖尿病　neonatal diabetes mellitus　［又称］自身免疫性低血糖症△

新生儿永久性糖尿病　permanent neonatal diabetes mellitus　［又称］永久性新生儿糖尿病△

新生儿暂时性低血糖症　transient neonatal hypoglycemia

新生儿重症甲状旁腺功能亢进症　neonatal severe hyperparathyroidism

性发育迟缓　sexual developmental delay　［又称］性发育障碍△

性染色体性发育障碍　sex chromosome dysplasia

性染色体异常疾病　sex chromosomal abnormality

性早熟　sexual precocity　［又称］儿童性早熟△

胸骨后碘缺乏相关性多结节性甲状腺肿　multiple nodular substernal goiter associated with iodine deficiency　［又称］碘缺乏相关性多结节性胸骨后甲状腺肿△

胸骨后碘缺乏相关性弥漫性甲状腺肿　diffuse substernal goiter associated with iodine deficiency　［又称］碘缺乏相关性弥漫性胸骨后甲状腺肿△

胸骨后甲状腺恶性肿瘤　substernal thyroid malignant neoplasm

胸骨后甲状腺良性肿瘤　benign tumor of substernal thyroid

胸骨后甲状腺囊肿　substernal thyroid cyst

胸骨后甲状腺肿　substernal goiter

胸骨后结节性甲状腺肿　substernal nodular goiter

雄激素不敏感综合征　androgen insensitivity symdrome

嗅觉减退 - 鼻眼发育不全 - 低促性腺激素性腺功能减退综合征　hyposmia-nasal and ocular hypoplasia-hypogonadotropic hypogonadism symdrome

嗅觉缺失 - 性腺功能减退征　olfactory deficiency and gonadal dysfunction syndrome,Calman's syndrome　［又称］卡尔曼综合征△

许特莱细胞甲状腺瘤　Hurthle cell tumor of thyroid

许特莱细胞腺瘤　Hurthle cell adenoma

选择性垂体甲状腺激素抵抗综合征　selective pituitary resistance to thyroid hormone symdrome

血管活性肠肽瘤　vasoactive intestinal peptide tumor

亚急性非化脓性甲状腺炎　subacute non-suppurative thyroiditis

亚急性甲状腺炎　subacute thyroiditis　［又称］德奎尔万甲状腺炎△

亚急性巨细胞型甲状腺炎　subacute giant cell thyroiditis　［又称］亚急性巨细胞性甲状腺炎△

亚急性肉芽肿型甲状腺炎　subacute granulomatous thyroiditis　［又称］亚急性肉芽肿性甲状腺炎△

亚临床甲状腺功能减退症　subclinical hypothyroidism

亚临床甲状腺功能亢进症　subclinical hyperthyroidism

亚临床库欣综合征　subclinical Cushing syndrome

亚硫酸盐氧化酶缺乏症　sulfite oxidase deficiency　［又称］亚硫酸盐氧化酶缺乏△

严重骨质疏松症　severe osteoporosis

严重营养不良　severe malnutrition

岩藻糖苷贮积症　fucosidosis　［又称］岩藻糖苷沉积症△

盐皮质激素抵抗综合征　mineralocorticoid resistance syndrome

眼白化病　ocular albinism

眼睑眶隔脂肪增多症　orbital septal lipomatosis

眼睑蜀黍红斑　pellagra eyelid　［又称］睑糙皮病△

眼 - 脑 - 肾综合征　eye-brain-renal syndrome　［又称］Lowe综合征△,洛氏综合征△

腰部脂肪增多症　waist lipomatosis

药物导致的高尿酸血症　drug-induced hyperuricemia

药物或化学制剂所致的糖尿病　drug or chemical induced diabetes mellitus

药物所致低血磷性骨软化症　drug-induced hypophosphatemic osteomalacia

药物所致佝偻病　drug-induced rickets

药物相关性高钙血症　drug-associated hypercalcemia

药物性垂体功能减退症　drug-induced hypopituitarism

药物性肥胖　drug-induced obesity

药物性和化学品性甲状腺毒症　drug and chemical induced thyrotoxicosis

药物性和化学品性甲状腺功能亢进　drug and chemical induced hyperthyroidism

药物性甲状腺功能减退　drug-induced hypothyroidism　［又称］药性甲状腺功能减退症△

药物性甲状腺功能亢进　drug-induced hyperthyroidism　［又称］药性甲状腺功能亢进症△

药物性甲状腺炎　drug-induced thyroiditis

药物性库欣综合征　drug-induced Cushing syndrome　［又称］药物性柯兴综合征△

药物性痛风　drug-induced gout

药源性低血糖症　drug-induced hypoglycemia

药源性高催乳素血症　drug-induced hyperprolactinemia

药源性甲状腺炎　drug-induced thyroiditis

药源性醛固酮减少症　drug-induced hypoaldosteronism

药源性醛固酮增多症　drug-induced aldosteronism

药源性肾上腺皮质功能减退症　drug-induced adrenocortical hypofunction

腋部脂肪增多症　axillary lipomatosis

医源性垂体功能减退症　iatrogenic hypopituitarism

医源性高胰岛素血症　iatrogenic hyperinsulinism

医源性甲状腺功能减退　iatrogenic hypothyroidism　［又称］医源性甲状腺功能减退症△

医源性甲状腺功能亢进症　iatrogenic hyperthyroidism

医源性甲状腺炎　iatrogenic thyroiditis

医源性类固醇性糖尿病　iatrogenic steroid diabetes mellitus　［又称］类固醇性糖尿病△

医源性糖尿病　iatrogenic diabetes mellitus

胰岛 β 细胞增生　islet β cell hyperplasia

胰岛良性肿瘤　islet benign tumor

胰岛素抵抗综合征 A 型　insulin resistance syndrome type A

胰岛素抵抗综合征 B 型　insulin resistance syndrome type B

胰岛素瘤　insulinoma

胰岛素启动子 -1 基因突变导致的糖尿病　diabetes mellitus caused by insulin promotor-1 genetic mutation

胰岛素受体突变所致的高胰岛素血症　hyperinsulinism caused by insulin receptor(INSR)mutation

胰岛素样生长因子 1 抵抗导致的生长延迟　growth delay due to insulin-like growth factor 1 resistance

胰岛素样生长因子 1 缺乏导致的生长延迟　growth delay due to insulin-like growth factor 1 deficiency

胰岛素自身免疫综合征　insulin autoimmune syndrome

胰岛细胞瘤　islet cell tumor

胰岛细胞增生症　nesidioblastosis

胰多肽瘤　pancreatic polypeptide-producing tumor

胰升糖素分泌过多　excessive secretion of glucagon

胰腺内分泌细胞增生　pancreatic endocrine cell hyperplasia

胰腺内分泌细胞增生伴胰升糖素过多　pancreatic endocrine cell hyperplasia with glucagon excess

胰腺神经内分泌肿瘤　pancreatic neuroendocrine tumor

胰腺生长激素释放激素分泌过多　excessive secretion of pancreatic growth hormone releasing hormone

胰腺生长抑素分泌过多　excessive secretion of pancreatic somatostatin

胰腺外分泌疾病导致的糖尿病　diabetes induced by disease of exocrine pancreas

胰腺无功能性神经内分泌肿瘤　nonfunctional pancreatic neuroendocrine tumor

胰腺血管活性肠肽分泌过多　excessive secretion of pancreatic vasoactive intestinal peptide

胰腺胰多肽分泌过多　pancreatic polypeptide secretion excess

遗传性低血磷性佝偻病　hereditary hypophosphatemic rickets

遗传性低血磷性骨软化　hereditary hypophosphatemic osteomalacia

遗传性高磷酸酶症　hereditary hyperphosphatasia

遗传性甲状腺素结合球蛋白异常　hereditary abnormality of thyroxine binding globulin

遗传性卵巢癌综合征　hereditary ovarian cancer syndrome

遗传性毛细血管脆性　hereditary capillary fragility

遗传性暂时性先天性甲状腺功能减退症　hereditary transient congenital hypothyroidism

遗传综合征相关糖尿病　hereditary syndrome associated diabetes

异位 ACTH 综合征　ectopic ACTH syndrome

异位 CRH 综合征　ectopic CRH syndrome

异位垂体腺瘤　ectopic pituitary adenoma

异位促甲状腺激素分泌瘤　ectopic thyroid stimulating hormone secreting tumor

异位促肾上腺皮质激素分泌腺瘤　ectopic adrenocorticotropic hormone secreting adenoma

异位促肾上腺皮质激素释放激素综合征　ectopic corticotropin releasing hormone syndrome

异位促肾上腺皮质激素综合征　ectopic adrenocorticotropin syndrome ［又称］ACTH 综合征△

异位促性腺激素腺瘤　ectopic gonadotropic adenoma

异位催乳素综合征　ectopic prolactin syndrome

异位钙化　ectopic calcification

异位激素分泌综合征　ectopic hormone secretion syndrome

异位甲状旁腺功能亢进症　ectopic hyperparathyroidism

异位甲状腺良性肿瘤　ectopic parathyroid benign tumor

异位甲状腺恶性肿瘤　ectopic thyroid malignant neoplasm

异位甲状腺功能亢进症　ectopic hyperthyroidism

异位甲状腺良性肿瘤　ectopic thyroid benign tumor

异位甲状腺组织的甲状腺毒症　thyroid toxicity in ectopic thyroid tissue ［又称］异位甲状腺组织致甲状腺毒症△

异位结节性甲状腺肿　ectopic nontoxic nodular goiter

异位醛固酮分泌癌　ectopic aldosterone producing adenocarcinoma

异位醛固酮分泌瘤　ectopic aldosterone producing adenoma

异位人绒毛膜促性腺激素分泌肿瘤　ectopic human chorionic gonado-tropin（HCG）secreting tumor

异位人绒毛膜促性腺激素综合征　ectopic human chorionic gonado-tropin（HCG）syndrome

异位肾上腺皮质腺癌　ectopic adrenal cortical adenocarcinoma

异位肾上腺皮质腺瘤　ectopic adrenal cortical adenoma

异位生长素分泌瘤　ectopic growth hormone secreting tumor

异位生长激素释放激素分泌瘤　ectopic growth hormone releasing hormone secreting tumor

异位生长激素释放激素综合征　ectopic growth hormone releasing hormone syndrome

异位生长激素综合征　ectopic growth hormone syndrome

异位生长抑素瘤　ectopic somatostatinoma

异性性早熟　heterosexual precocious puberty

溢乳 - 闭经综合征　galactorrhea-amenorrhea syndrome

应激性血糖升高　stress hyperglycemia

婴儿低血糖症　infant hypoglycemia

营养不良　malnutrition

营养不良性发育缓慢　slow development of malnutrition

营养不良性身材矮小　malnutrition short stature

营养过度　excessive nutrition

营养过度后遗症　sequelae of hyperalimentation

营养缺乏　nutritional deficiency

营养缺乏后遗症　nutritional deficiency sequelae

营养性水肿　nutritional edema

营养性消瘦　nutritional marasmus

永久性新生儿糖尿病伴胰腺、小脑发育不全　permanent neonatal dia-betes mellitus with pancreatic and cerebellar agenesis

幼年期缺碘性甲状腺肿　childhood iodine deficiency goiter

原发性高尿酸血症　primary hyperuricemia

原发性家族性黄瘤病　primary familial xanthomatosis

原发性甲状旁腺功能亢进症　primary hyperparathyroidism

原发性甲状旁腺功能亢进症伴高钙危象　primary hyperparathyroid-ism with hypercalcemia crisis

原发性甲状旁腺功能亢进症伴骨软化　primary hyperparathyroidism with osteomalacia

原发性甲状旁腺功能亢进症伴骨折　primary hyperparathyroidism with fracture

原发性甲状旁腺功能亢进症伴骨质疏松　primary hyperparathyroid-ism with osteoporosis

原发性甲状旁腺功能亢进症伴肾结石　primary hyperparathyroidism with nephrolithiasis

原发性甲状旁腺功能亢进症伴纤维囊性骨炎　primary hyperparathy-roidism with osteitis fibrosa cystica

原发性甲状旁腺功能亢进症伴消化性溃疡　primary hyperparathy-roidism with peptic ulcer

原发性甲状旁腺功能亢进症术后一过性甲状旁腺功能减退症　tran-sient hypoparathyroidism after operation of primary hyperparathyroidism

原发性甲状腺功能减退　primary hypothyroidism ［又称］原发性甲状腺功能减退症△

原发性甲状腺功能亢进　primary hyperthyroidism ［又称］原发性甲状腺功能亢进症△

原发性醛固酮增多症　primary aldosteronism ［又称］低肾素性醛固酮增多症△

原发性醛固酮增多症　primary aldosteronism,PA,Conn syndrome［又称］康恩综合征△

原发性醛固酮增多症伴多种并发症　primary aldosteronism associated with multiple complications

原发性醛固酮增多症伴慢性肾病　primary aldosteronism with chronic kidney disease

原发性醛固酮增多症伴脑出血　primary aldosteronism with cerebral hemorrhage

原发性醛固酮增多症伴脑梗死　primary aldosteronism with cerebral infarction

原发性醛固酮增多症伴肾结石　primary aldosteronism with nephro-lithiasis

原发性醛固酮增多症伴视网膜病变　primary aldosteronism with reti-nopathy

原发性醛固酮增多症伴糖代谢异常　primary aldosteronism with dys-glycaemia

原发性醛固酮增多症合并心肌肥大　primary aldosteronism with myo-cardial hypertrophy

原发性肉碱缺乏症　primary carnitine deficiency

原发性色素结节性肾上腺病　primary pigmentary nodular adrenal disease

原发性肾上腺皮质功能减退症　primary adrenocortical insufficiency, Addison's disease ［又称］艾迪生病△

原发性戊糖尿症　primary pentosuria ［又称］戊糖尿△

原发性血脂异常　primary dyslipidemia

原发性侏儒　primary dwarf ［又称］原基性侏儒△

远端指骨过短 - 发育畸形　brachytelephalangy-dysmorphism

运动诱发性高胰岛素血症　exercise-induced hyperinsulinism

早发性月经　early menstruation ［又称］月经早初潮△

早老症　progeria

早熟性巨睾症　premature macroorchidism disease ［又称］巨睾症△

真性性早熟　true precocious puberty

正常血钠性体液容量过多　humoral excess with normal serum sodium level

正确用药所致类固醇性糖尿病　steroid induced diabetes due to correct use of drug ［又称］类固醇性糖尿病△

正确用药所致药物性皮质醇增多症　drug-induced hypercortisolism due to correct use of drug

肢端肥大症　acromegaly

肢端肥大症伴高血压　acromegaly associated with hypertension

肢端肥大症伴骨质疏松　acromegaly associated with osteoporosis

肢端肥大症伴糖耐量异常　acromegaly associated with impaired glucose tolerance

肢端肥大症伴糖尿病　acromegaly associated with diabetes

肢端肥大症伴心肌病变　acromegaly associated with cardiomyopathy

肢端肥大症伴心脏病　acromegaly associated with heart disease

肢端肥大症和垂体性巨人症　acromegaly and pituitary gigantism

脂沉积症　lipid storage disease

脂蛋白缺乏　lipoprotein deficiency

脂肪堆积　fat accumulation

脂肪过多症　lipomatosis

脂肪肉芽肿病　lipogranulomatosis

脂肪增多症　increased fat disease ［又称］盆腔脂肪综合征△

脂酰辅酶 A 脱氢酶 9 缺陷症　Acyl-CoA dehydrogenase 9 deficiency

致密性成骨不全症　pyknodysostosis

致死性软骨发育不良　thanatophoric cartilaginous dysplasia

中度营养不良　moderate malnutrition ［又称］营养不良（中度）△

中间型 DEND 综合征　intermediate developmental delay epilepsy and neonatal diabetes（DEND）syndrome

中枢神经病变引起性早熟　precocious puberty due to central nervous system lesion

中枢神经系统神经胶质瘤　central nervous system glioma

中枢性尿崩症　central diabetes insipidus

中枢性性早熟　central precocious puberty

中心型肥胖　central obesity

肿瘤溶解综合征　tumor lysis syndrome

肿瘤性骨软化症　tumor-induced osteomalacia

肿瘤性骨软化症伴骨折　tumor-induced osteomalacia with fracture

重度蛋白质 - 热能营养不良　severe protein-energy malnutrition

重度肥胖症　severe obesity

重度肥胖症手术治疗后　postoperative status of severe obesity surgery

重度马罗托 - 拉米综合征　severe Maroteau-Lamy syndrome

重度营养不良伴消瘦　severe malnutrition with weight loss

周期性库欣综合征　periodic Cushing syndrome

周围性性早熟　peripheral sexual precocity

周围性性早熟继发中枢性性早熟　peripheral sexual precocity secondary to central sexual precocity

侏儒　dwarfism　［又称］侏儒综合征△

转移性甲状腺乳头状癌　metastatic papillary thyroid carcinoma

转移性甲状腺乳头状癌（滤泡性变异）　metastatic papillary thyroid carcinoma（follicular variant）

自身免疫性多内分泌腺综合征　autoimmune polyendocrine gland syndrome

自身免疫性多内分泌腺综合征（Ⅰ型）　autoimmune polyendocrine gland syndrome（type Ⅰ），APS- Ⅰ

自身免疫性多内分泌腺综合征（Ⅱ型）　autoimmune polyendocrine gland syndrome（type Ⅱ），APS- Ⅱ，Schmidt syndrome　［又称］施密特综合征△

自身免疫性多内分泌腺综合征（Ⅲ型）　autoimmune polyendocrine gland syndrome（type Ⅲ），APS- Ⅲ

自身免疫性多内分泌腺综合征（Ⅳ型）　autoimmune polyendocrine gland syndrome（type Ⅳ），APS-Ⅳ

自身免疫性多腺体衰竭　autoimmune polyglandular failure

自身免疫性甲状旁腺功能减退症　autoimmune hypoparathyroidism

自身免疫性甲状腺炎　autoimmune thyroiditis，Hashimoto thyroiditis，HT　［又称］桥本甲状腺炎△，自身免疫性甲状腺病△

自身免疫性甲状腺炎相关性激素反应性脑病　autoimmune thyroiditis associated with steroid-reactive encephalopathy　［又称］激素反应性脑病伴自身免疫甲状腺炎△

自身免疫性肾上腺炎　autoimmune epinephritis　［又称］自身免疫性肾上腺炎致肾上腺皮质功能减退症△

自主性卵巢滤泡囊肿　autonomous ovarian follicular cyst

# 10.2　症状体征名词

病态性肥胖　morbid obesity　［又称］病态性肥胖症△

播散性黄色瘤　xanthoma disseminatum

低钙抽搐　hypocalcemia tetany

肝糖原贮积症　glycogen storage disease

激素生成障碍性甲状腺肿　dyshormogenetic goiter

甲状旁腺性手足搐搦　parathyroid tetany

拉伦型身材矮小症　McClaren type short stature

糖尿病性酮症酸中毒和昏迷　diabetic ketoacidosis and coma　［又称］糖尿病性酮症酸中毒并昏迷△

脱水　dehydration

# 10.3　手术操作名词

碘 -131 治疗　radioiodine therapy

甲状腺切除　thyroidectomy

双侧肾上腺静脉采血　adrenal venous sampling，AVS

胰岛素泵持续皮下注射胰岛素　continuous subcutaneous insulin infusion，CSII

# 10.4　临床检查名词

1 型糖尿病乳酸性酸中毒　type 1 diabetic lactic acidosis

1 型糖尿病酮症酸中毒和乳酸性酸中毒　type 1 diabetic ketoacidosis and lactic acidosis

1 型糖尿病性低血糖症　type 1 diabetic hypoglycemia

2 型糖尿病性低血糖症　type 2 diabetic hypoglycemia

2 型糖尿病性乳酸性酸中毒　type 2 diabetic lactic acidosis

2 型糖尿病性酮症酸中毒和乳酸性酸中毒　type 2 diabetic ketoacidosis and lactic acidosis

5 α 还原酶缺乏（伴男性假两性畸形）　5 α reductase deficiency（with male pseudohermaphroditism）

A 族高脂血症　A group hyperlipidemia

B 族高脂血症　B group hyperlipidemia

C 族高脂血症　C group hyperlipidemia

D 族高脂血症　D group hyperlipidemia

α₁- 抗胰蛋白酶缺乏症　α₁-antitrypsin deficiency　［又称］α₁- 抗胰蛋白酶缺乏△

β 氨基酸代谢紊乱　β amino acid metabolism disorder

β 葡萄糖醛酸酶缺乏　β glucuronic acid enzyme deficiency

γ 氨基酸代谢紊乱　γ amino acid metabolism disorder

氨基葡聚糖代谢紊乱　amino dextran metabolic disorder

氨基酸代谢紊乱　disorder of amino-acid metabolism

氨基酸尿　amino acid urine

氨基酸转移紊乱　disorder of amino-acid transport

鞍区病变　lesion in the saddle area　［又称］鞍区及鞍上占位△，鞍上区占位△

半乳糖代谢紊乱　disorder of galactose metabolism

半乳糖激酶缺乏　galactose kinase deficiency

半乳糖血症　galactosemia

苯丙酮尿症　phenylketonuria

苯丙酮酸性精神幼稚病　phenylpyruvic oligophrenia

吡哆醇缺乏　pyridoxine deficiency

丙酸血症　propionic acidemia

丙酮尿　acetonuria

丙酮酸缺乏　pyruvate deficiency

丙酮酸脱羧酶缺乏　pyruvate decarboxylase deficiency

丙酮酸盐代谢和糖原异生紊乱　pyruvate metabolism and gluconeogenesis

草酸尿　oxaluria

草酸盐沉积症　oxalosis

肠激素分泌过多　excessive secretion of intestinal hormone

垂体促肾上腺皮质激素分泌过多　pituitary adrenocorticotropic hormone hypersecretion

垂体催乳素瘤　pituitary prolactinoma

垂体钙化　pituitary calcification

纯高胆固醇血症　pure hypercholesterolaemia

促肾上腺皮质激素生成过多　excessive production of corticotropin

代谢紊乱　metabolic disorder

代谢性碱中毒　metabolic alkalosis

代谢性酸中毒　metabolic acidosis

单纯性高甘油三酯血症　pure hypertriglyceridemia

蛋白缺乏　protein deficiency

蛋白质 - 能量失衡　protein energy imbalance

低氨基酸尿症　low amino acid urine

低氨基酸血症　hypoaminoacidemia

低蛋白性营养不良　low protein malnutrition

低蛋白血症　hypoproteinemia

低钙血性惊厥　hypocalcemia convulsion

低钙血症　hypocalcemia

低钾钠氯综合征　low potassium, sodium, chlorine syndrome

低钾性抽搐　low potassium tic

低钾性碱中毒　hypokalemic alkalosis

低钾血症　hypokalaemia

低磷抗 D 性软骨病　anti D low phosphorus rickets

低磷酸酶症　low phosphatase

低磷血症　hypophosphatemia

低氯血症　hypochloraemia

低镁血症　hypomagnesemia

低密度脂蛋白型高脂蛋白血症　low density lipoprotein type（LDL）hyperlipoproteinemia

低钠血症　hyponatremia

低血容量　hypovolemia

低血糖性昏迷　hypoglycemic coma

电解质紊乱　electrolyte disorder

蝶鞍扩大　enlargement of the butterfly saddle

儿茶酚胺分泌过多　excessive catecholamine secretion

钒缺乏　vanadium deficiency

反应性低血糖症　reactive hypoglycemia, postprandial hypoglycemia　［又称］餐后低血糖症△

泛酸缺乏　pantothenic acid deficiency

非酮病性高甘氨酸血症　nonketotic hyperglycinemia

弗雷德里克森高脂蛋白血症 I 型　Frederickson type I hyperlipoproteinemia

弗雷德里克森高脂蛋白血症 II a 型　Frederickson type II a hyperlipoproteinemia

弗雷德里克森高脂蛋白血症 II b 型　Frederickson type II b hyperlipoproteinemia

弗雷德里克森高脂蛋白血症 III 型　Frederickson type III hyperlipoproteinemia

弗雷德里克森高脂蛋白血症 IV 型　Frederickson type IV hyperlipoproteinemia

弗雷德里克森高脂蛋白血症 V 型　Frederickson type V hyperlipoproteinemia

复合维生素 B 缺乏　complex vitamin B deficiency

复合性高脂血症　complex hyperlipidemia

副甲状腺　accessory thyroid gland

钙代谢紊乱　disorder of calcium metabolism

甘油酸代谢紊乱　disorder of glyceric acid metabolism

肝磷酸化酶缺乏　liver phosphorylase deficiency

高 β 脂蛋白血症　high β lipoprotein

高 β 脂蛋白血症伴高前 β 脂蛋白　high β lipoprotein associated with high pre- β lipoprotein

高氨基酸尿症　high amino acid urine

高氨血症　hyperammonemia

高苯丙氨酸血症　hyperphenylalaninemia

高催乳素血症　hyperprolactinemia

高胆固醇血症　hypercholesteremia

高胆固醇血症伴内源性高甘油三酯血症　hypercholesteremia with endogenous hypertriglyceridemia

高蛋白血症　hyperproteinemia

高钙血症　hypercalcemia

高胱氨酸尿症　hypercystinuria

高胡萝卜素血症　hypercarotenemia

高钾血症　hyperkalemia

高降钙素血症　hypercalcitoninemia

高赖氨酸血症　hyperlysinemia

高酪氨酸血症　hypertyrosinemia

高磷酸盐尿症　hyperphosphaturia

高磷酸盐血症　hyperphosphatemia

高氯性酸中毒　hyperchloremia acidosis　［又称］高血氯性酸中毒△

高氯血症　hyperchloremia

高镁血症　hypermagnesemia

高密度脂蛋白缺乏　high density lipoprotein deficiency

高钠血症　hypernatremia

高尿酸血症　hyperuricemia

高脯氨酸血症 I 型　hyperprolinemia type I

高脯氨酸血症 II 型　hyperprolinemia type II

高前 β 脂蛋白血症　hyperprebetalipoproteinemia

高羟脯氨酸血症　hyperhydroxyprolinemia

高乳糜微粒血症　hyperchylomicronaemia

高肾素性醛固酮增多症　high renin hyperaldosteronism

高同型半胱氨酸血症　hyperhomocysteinemia

高缬氨酸血症　hypervalinemia

高锌血症　hyperzincemia

高胰岛素血症　hyperinsulinism

高脂血症　hyperlipidemia

睾酮分泌过多　excessive testosterone secretion

铬缺乏　chromium deficiency

功能性胰岛素分泌过多　functional insulin hypersecretion

孤立性促性腺激素缺乏　isolated gonadotropin deficiency

瓜氨酸血症　citrullinaemia

胱氨酸尿症　cystinuria

胱硫醚血症　cystathioninemia

过氧化氢酶缺乏　acatalasia

核黄素缺乏　ariboflavinosis

亨特综合征　Hunter syndrome　[又称]拉姆齐 - 亨特综合征△，Ramsy-Hunt 综合征△

呼吸性碱中毒　respiratory alkalosis

呼吸性酸中毒　respiratory acidosis

混合型高酯血症　mixed type hyperlipidemia

混合性酸碱平衡失调　mixed disorder of acid-base balance

混合性酸中毒　mixed acidosis

饥饿性酮症　starvation ketosis

肌酸酸血症　sarcosinemia

肌肉肉毒碱棕榈酰转移酶缺乏　carnitine palmitoyltransferase deficiency of muscle

极低密度脂蛋白型高脂蛋白血症　very low density lipoprotein type（VLDL）hyperlipoproteinemia

家族性低钙尿性高钙血症　familial hypocalciuric hypercalcemia

家族性低磷酸盐血症　familial hypophosphatemia

家族性混合性高脂血症　familial and mixed hyperlipidemia

甲基丙二酸血症　methylmalonic acidemia

甲硫氨酸血症　methioninemia

甲状腺穿刺检查　thyroid biopsy

甲状腺功能检查　thyroid function tests

甲状腺降钙素分泌过多　excessive secretion of thyroid calcitonin

甲状腺结合球蛋白异常　abnormal thyroid binding globulin

甲状腺细针穿刺活检　thyroid fine needle aspiration biopsy

甲状腺细针穿刺细胞学检查　thyroid fine needle aspiration cytology test

钾缺乏　potassium deficiency

碱中毒　alkalosis

经典的苯丙酮尿症　classic phenylketonuria

精氨基琥珀酸尿症　arginosuccinic aciduria

精氨酸血症　argininemia

矿物质代谢紊乱　disorder of mineral metabolism

赖氨酸和羟赖氨酸代谢紊乱　disorder of lysine and hydroxylysine metabolism

酪氨酸代谢紊乱症　tyrosinosis

酪氨酸尿症　tyrosinuria

磷代谢紊乱　disorder of phosphorus metabolism

磷酸烯醇丙酮酸羧激酶缺乏症　phosphoenolpyruvate carboxykinase deficiency

硫酸酯酶缺乏症　sulfatase deficiency

卵磷脂胆固醇酰基转移酶缺乏　lecithin cholesterol acyltransferase deficiency

镁代谢紊乱　disorder of magnesium metabolism

镁缺乏　magnesium deficiency

锰缺乏　manganese deficiency

钼缺乏　molybdenum deficiency

男性假两性畸形伴雄激素抵抗　male pseudohermaphroditism with androgen resistance

内源性高甘油三酯血症　endogenous hyperglyceridemia

黏糖贮积症　mucopolysaccharidosis

黏多糖贮积症Ⅰ型　mucopolysaccharidosis type Ⅰ　[又称]黏多糖贮积病Ⅰ型△，Hurler 综合征△

黏多糖贮积症Ⅱ型　mucopolysaccharidosis type Ⅱ

黏多糖贮积症Ⅲ型　mucopolysaccharidosis type Ⅲ

黏多糖贮积症Ⅳ型　mucopolysaccharidosis type Ⅳ

黏多糖贮积症Ⅵ型　mucopolysaccharidosis type Ⅵ

黏多糖贮积症Ⅶ型　mucopolysaccharidosis type Ⅶ

黏脂贮积症Ⅱ型（Ⅰ细胞病）　sticky lipid storage disease type Ⅱ（Ⅰ cell of disease）

黏脂贮积症Ⅲ型　sticky lipid storage disease type Ⅲ，false huylerpolydystrophy

鸟氨酸代谢紊乱　disorder of ornithine metabolism

鸟氨酸血症Ⅰ型　type Ⅰ ornithinemia

鸟氨酸血症Ⅱ型　type Ⅱ ornithinemia

尿素循环代谢紊乱　disorder of urea cycle metabolism

皮质醇结合球蛋白异常　abnormality of cortisol binding globulin

嘌呤和嘧啶代谢紊乱　disorder of purine and pyrimidine metabolism

嘌呤核苷磷酸化验酶缺乏　purine nucleoside phosphate（PNP）assay enzyme deficiency　[又称]嘌呤核苷磷酸化验酶缺乏△

羟赖氨酸血症　hydroxylysinemia

轻度蛋白质 - 能量营养不良　mild protein energy malnutrition

轻度营养不良　mild malnutrition

氰钴胺素缺乏　cyanocobalamin deficiency

全身性脂肪营养不良　general lipodystrophy

热能过度性肥胖　thermal excess obesity

乳酸性酸中毒　lactic acidosis

三甲胺尿症　trimethylaminuria

色氨酸代谢紊乱　tryptophan metabolic disorder

上浮 β 脂蛋白血症　floating β lipoprotein

生物素缺乏　biotin deficiency

生长激素生成过多　excessive growth hormone production

双白蛋白血症　bisalbuminemia

水中毒　water intoxication

酸性磷酸酯酶缺乏　acid phosphatase deficiency　[又称]酸性磷酸脂酶缺乏△

酸中毒　acidosis

碳水化合物代谢紊乱　carbohydrate metabolism disorder

糖蛋白代谢紊乱　disorder of glycoprotein metabolism

糖蛋白递降分解缺陷　defect in glycoprotein degradation

糖耐量异常　impaired glucose tolerance

糖尿病性低血糖症　diabetic hypoglycemia

糖尿病性乳酸性酸中毒　diabetic lactic acidosis

糖尿病性酮症　diabetic ketosis

糖尿病性酮症酸中毒　diabetic ketoacidosis

糖尿病性酮症酸中毒和乳酸性酸中毒　diabetic ketoacidosis and lactic acidosis

特发性高钙尿症　idiopathic hypercalciuria

天冬氨酰葡萄糖胺尿症　aspartylglucosaminuria

铁缺乏　iron deficiency

铜代谢紊乱　disorder of copper metabolism

铜蓝蛋白降低　ceruloplasmin decreased

铜缺乏　copper deficiency

酮尿　ketonuria

酮症　ketosis

维生素 A 过多症　hypervitaminosis A

维生素 A 缺乏　vitamin A deficiency

维生素 B 缺乏　vitamin B deficiency

维生素 $B_1$ 缺乏　vitamin $B_1$ deficiency，thiamine deficiency　[又称]硫胺素缺乏△

维生素 $B_6$ 缺乏　vitamin $B_6$ deficiency

维生素 $B_6$ 综合征　vitamin $B_6$ syndrome

维生素 $B_{12}$ 缺乏　vitamin $B_{12}$ deficiency

维生素 C 缺乏　vitamin C deficiency，ascorbic acid deficiency　[又称]抗坏血酸缺乏△

维生素 D 抵抗性骨软化　vitamin D resistant osteomalacia

维生素 D 缺乏性手足搐搦症　tetany of vitamin D deficiency

维生素 D 依赖性佝偻病　vitamin D dependent rickets

维生素 E 缺乏　vitamin E deficiency

维生素 K 缺乏　vitamin K deficiency

维生素 P 缺乏　vitamin P deficiency

维生素缺乏　vitamin deficiency

戊二酸尿症　glutaric aciduria

戊二酸血症　glutaric acidemia

硒缺乏　selenium deficiency

细胞外液缺失　extracellular fluid loss

腺苷脱氨酶缺乏症　adenosine deaminase deficiency
锌代谢紊乱　disorder of zinc metabolism
锌缺乏　zinc deficiency
血浆容量缺失　loss of plasma volume
血容量减少　hypovolemia
血容量缺失　loss of blood volume
血糖水平升高　elevated blood glucose level　［又称］血糖升高△
血透后失衡综合征　post hemodialysis imbalance syndrome
药物性低血糖　drug induced hypoglycemia
叶酸缺乏　folic acid deficiency
叶酸盐缺乏　folate deficiency
一过性高氨血症　transient hyperammonemia
胰岛素分泌过多伴低血糖性昏迷　excessive insulin secretion with hypoglycemic coma
胰升糖素瘤　glucagonoma

遗传性黄嘌呤尿　hereditary xanthinuria
异位激素分泌　ectopic hormone secretion
异缬氨酸血症　isovalthinemia
饮食性钙缺乏　dietary calcium deficiency
隐性糖尿病　latent diabetes mellitus
营养元素缺乏　nutrient deficiency
幼年性黄色瘤　juvenile xanthoma
幼稚型睾丸　immature testis
幼稚型子宫　infantile uterus
载硫氨基酸代谢紊乱　disorder of sulfur-bearing amino acid metabolism
支链氨基酸代谢紊乱　disorder of branched chain amino acid metabolism
脂肪酸代谢紊乱　disorder of fatty-acid metabolism
直链氨基酸代谢障碍　straight chain amino acid metabolism disorder
中度蛋白质 - 能量营养不良　moderate protein-energy malnutrition
组氨酸血症　histidinemia

# 11. 血液科

## 11.1　疾病诊断名词

ALK 阳性大 B 细胞淋巴瘤　ALK-positive large B cell lymphoma

ALK 阳性间变大细胞淋巴瘤　anaplastic large cell lymphoma, ALK positive

ALK 阴性间变大细胞淋巴瘤　anaplastic large cell lymphoma, ALK negative

Bing-Neel 综合征　Bing-Neel syndrome

B 淋巴母细胞白血病 / 淋巴瘤　B-lymphoblastic leukemia/lymphoma

B 淋巴母细胞白血病 / 淋巴瘤, BCR-ABL1 样的　B-lymphoblastic leukemia/lymphoma, BCR-ABL1-like

B 淋巴母细胞白血病 / 淋巴瘤伴 iAMP21　B-lymphoblastic leukemia/lymphoma with iAMP21

B 淋巴母细胞白血病 / 淋巴瘤伴 t(1；19)(q23；p13.3)；E2A-PBX1(TCF3-PBX1)　B-lymphoblastic leukemia/lymphoma with t(1；19)(q23；pl3.3)；E2A-PBX1(TCF3-PBX1)

B 淋巴母细胞白血病 / 淋巴瘤伴 t(12；21)(p13 q22)；TEL-AML1(ETV6-RUNX1)　B-lymphoblastic leukemia/lymphoma with t(12；21)(p13；q22)；TEL-AML1(ETV6-RUNX1)

B 淋巴母细胞白血病 / 淋巴瘤伴 t(5；14)(q31 q32)；IL3-IGH　B-lymphoblastic leukemia/lymphoma with t(5；14)(q31；q32)；IL3-IGH

B 淋巴母细胞白血病 / 淋巴瘤伴 t(9；22)(q34 q11.2)；BCR-ABL1　B-lymphoblastic leukemia/lymphoma with t(9；22)(q34；q11.2)；BCR-ABL1

B 淋巴母细胞白血病 / 淋巴瘤伴 t(v；11q23)；KMT2A 重排　B-lymphoblasticleukaemia/lymphoma witht(v；11q23.3)；KMT2A-rearranged　［又称］B 淋巴母细胞白血病 / 淋巴瘤伴 t(v；11q23)；MLL 重排△

B 淋巴母细胞白血病 / 淋巴瘤伴超二倍体　B-lymphoblastic leukemia/lymphoma with hyperdiploidy

B 淋巴母细胞白血病 / 淋巴瘤伴重现遗传学异常　B-lymphoblastic leukemia/lymphoma with recurrent genetic abnormality

B 淋巴母细胞白血病 / 淋巴瘤伴亚二倍体　B-lymphoblastic leukemia/lymphoma with hypodiploidy

B 细胞淋巴瘤, 特征介于 DLBCL 和伯基特淋巴瘤之间, 不能分类　B cell lymphoma, unclassifiable, with features intermediate between DLBCL and Burkitt lymphoma

B 细胞幼淋细胞白血病　B cell prolymphocytic leukemia　［曾称］B 细胞幼稚淋巴细胞白血病*

Diamond-Blackfan 综合征　Diamond-Blackfan syndrome

EBV 阳性黏膜皮肤溃疡　EBV-positive mucocutaneous ulcer

EB 病毒阳性弥漫大 B 细胞淋巴瘤, 非特指型　EBV-positive diffuse large B cell lymphoma, not otherwise specified　［曾称］EB 病毒阳性老年弥漫大 B 细胞淋巴瘤*

Erdheim-Chester 病　Erdheim-Chester disease, ECD

HHV8 相关淋巴增殖性疾病　HHV8-associated lymphoproliferative disorder

HHV8 阳性弥漫大 B 细胞淋巴瘤, 非特指型　HHV8-positive diffuse large B cell lymphoma(DLBCL), not otherwise specified(NOS)　［曾称］起源于 HHV8 相关多中心卡斯尔曼病相关的大 B 细胞淋巴瘤*

HHV8 阳性生发中心淋巴增殖性疾病　HHV8-positive germinotropic lymphoproliferative disorder

HIV 感染相关淋巴瘤　lymphoma associated with HIV infection

NK 淋巴母细胞白血病 / 淋巴瘤　NK-lymphoblastic leukemia/lymphoma

Ph 阳性急性淋巴细胞白血病　Ph-positive acute lymphoblastic leukemia

PNH 阵发性睡眠性血红蛋白尿症 - 再生障碍性贫血综合征　paroxysmal nocturnal hemoglobinuria(PNH)-aplastic anemia syndrome　［曾称］再生障碍性贫血 - 阵发性睡眠性血红蛋白尿综合征*

POEMS 综合征　POEMS syndrome

Rhnull 病　Rhnull disease

Rh 缺乏综合征　Rh deficiency syndrome

Richter 综合征　Richter syndrome

Sézary 综合征　Sézary syndrome

TAFRO 综合征　TAFRO syndrome

TEMPI 综合征　TEMPI syndrome

T 和 NK 细胞型慢性活动性 EBV 感染, 系统型　chronic active EB infection of T and NK cell type, systemic form

T 淋巴母细胞白血病 / 淋巴瘤　T-lymphoblastic leukemia/lymphoma

T 细胞 / 组织细胞富集大 B 细胞淋巴瘤　T cell/histiocyte-rich large B cell lymphoma

T 细胞大颗粒淋巴细胞白血病　T cell large granular lymphocytic leukemia

T 细胞幼淋细胞白血病　T cell prolymphocytic leukemia　［曾称］T 幼淋巴细胞白血病*

X 连锁淋巴细胞增殖综合征　X-linked lymphoproliferative syndrome

X 连锁无丙种球蛋白血症　X-linked agammaglobulinemia

α 重链病　α heavy chain disease

α - 珠蛋白生成障碍性贫血　α -thalassemia　［又称］α - 地中海贫血△

γ 重链病　γ heavy chain disease

δβ - 珠蛋白生成障碍性贫血　δβ -thalassemia　［又称］δβ - 地中海贫血△

δ - 珠蛋白生成障碍性贫血　δ -thalassemia　［又称］δ - 地中海贫血△

εγδ - 珠蛋白生成障碍性贫血　εγδ -thalassemia　［又称］εγδ - 地中海贫血△

μ 重链病　μ heavy chain disease

白细胞不增多性白血病　aleukemic leukemia

白细胞缺乏症　aleukemia

白细胞淤滞症　leukostasis　［又称］白细胞瘀滞△

白细胞增多　leukocytosis

白血病性非结性套细胞淋巴瘤　leukaemic non-nodal mantle cell lymphoma

白血病性网状内皮组织增殖　leukemicreticuloendotheliosis

伴 TFH 表型的结性外周 T 细胞淋巴瘤　nodal peripheral T cell lymphoma with T follicular helper phenotype

伴唐氏综合征的一过性髓系增生异常　transient abnormal myelopoiesis associated with Down syndrome

伴相关血液系统肿瘤的系统性肥大细胞增多症 systemicmastocytosis with an associated haematological neoplasm

丙酮酸激酶缺陷症 pyruvate kinase deficiency ［又称］丙酮酸激酶缺乏症△

丙酮酸脱氢酶复合物缺陷症 pyruvate dehydrogenase complex deficiency disease ［又称］丙酮酸脱氢酶复合物缺乏症△

病毒相关噬血细胞综合征 virus-associated hemophagocytic syndrome（HPS）

播散性幼年黄色肉芽肿 disseminated juvenile xanthogranuloma

伯基特淋巴瘤 Burkitt lymphoma

伯基特样淋巴瘤伴 11q 异常 Burkitt-like lymphoma with 11q aberration

不典型慢性髓系白血病,BCR-ABL1 阴性 atypical chronic myelogenous leukemia,BCR-ABL1-negative

不分泌型骨髓瘤 non-secretory myeloma

不确定的树突细胞肿瘤 indeterminate dendritic cell tumour

不完全血液学反应 incomplete hematologic response

部分缓解 partial remission

部分细胞遗传学反应 partial cytogenetic response

蚕豆病 favism

肠病相关 T 细胞淋巴瘤 enteropathy-associated T cell lymphoma

肠道 T 细胞淋巴瘤 intestinal T cell lymphoma

肠道 T 细胞淋巴瘤,非特指型 intestinal T cell lymphoma,not otherwise specified（NOS）

成人 T 淋巴细胞白血病 adult T cell leukemia

成熟 B 细胞肿瘤 mature B cell neoplasm

成熟 T 和 NK 细胞肿瘤 mature T and NK cell neoplasm

成纤维细胞网状细胞瘤 fibroblastic reticular cell tumor

持续完全缓解 continued complete remission

持续性原发免疫性血小板减少症 persistent primary immune thrombocytopenia

纯红细胞再生障碍性贫血 pure red cell aplastic anemia,PRCA

大 B 细胞淋巴瘤伴 IRF4 重排 large B cell lymphoma with IRF4 rearrangement

大颗粒淋巴细胞白血病 large granular lymphocytic leukemia

大细胞性贫血 macrocytic anemia

单克隆 B 淋巴细胞增多症 monoclonal B cell lymphocytosis

单克隆免疫球蛋白沉积病 monoclonal immunoglobulin deposition disease

单形性 B 细胞移植后淋巴增殖性疾病 monomorphic B cellpost transplant lymphoproliferative disorder（PTLD）

单形性 T/NK 细胞移植后淋巴增殖性疾病 monomorphic T/NK cellpost transplant lymphoproliferative disorder（PTLD）

单形性嗜上皮性肠道 T 细胞淋巴瘤 monomorphic epitheliotropic intestinal T cell lymphoma

单形性移植后淋巴增殖性疾病（B 和 T/NK 细胞型） monomorphic post-transplant lymphoproliferative disorder（B and T/NK cell type）

单中心卡斯尔曼病 unicentric Castleman disease

蛋白 C 缺陷症 protein C deficiency ［又称］蛋白 C 缺乏症△

蛋白 S 缺陷症 protein S deficiency ［又称］蛋白 S 缺乏症△

低免疫球蛋白血症 hypoimmunoglobulinemia

低凝血酶原血症 hypoprothrombinemia

低纤维蛋白原血症 hypofibrinogenemia

低增生性白血病 hypocellular leukemia

低增生性贫血 hypoplastic anemia

窦性组织细胞增生伴巨大淋巴结病 sinus histiocytosis with massive lymphadenopathy

短暂髓系造血异常 transient abnormal myelopoiesis

多形性套细胞淋巴瘤 pleomorphic mantle cell lymphoma

多形性移植后淋巴增殖性疾病 polymorphic post-transplant lymphoproliferative disorder

多中心卡斯尔曼病 multicentric Castleman disease

惰性淋巴瘤 indolent lymphoma

惰性系统性肥大细胞增多症 indolent systemic mastocytosis

恶性组织细胞增多症 malignant histiocytosis

儿童 EBV 阳性 T 细胞和 NK 细胞淋巴增殖性疾病 EBV-positive T cell and NK cell lymphoproliferative disease of childhood

儿童骨髓增生异常综合征 childhood myelodysplastic syndrome

儿童淋巴结边缘区淋巴瘤 paediatric nodal marginal zone lymphoma

儿童难治性血细胞减少 refractory cytopenia of childhood

儿童系统性 EBV 阳性 T 细胞淋巴瘤 systemic EBV-positive T cell lymphoma of childhood

儿童型滤泡淋巴瘤 pediatric follicular lymphoma

二磷酸甘油酸变位酶缺陷症 diphosphoglycerate mutase deficiency ［又称］二磷酸甘油酸变位酶缺乏症△

反甲 koilonychia

反应性浆细胞增多症 reactive plasmacytosis

反应性血小板增多症 reactive thrombocytosis ［又称］反应性血小板增多△

反应性组织细胞增多 reactivehistocytosis

范科尼贫血 Fanconi anemia

非霍奇金淋巴瘤 non-Hodgkin lymphoma

非破坏性移植后淋巴增殖性疾病 non-destructive post-transplant lymphoproliferative disorder

非清髓异基因造血干细胞移植 non-myeloablative allogeneic blood stem cell transplantation

非清髓造血干细胞移植 non-myeloablativeblood stem cell transplantation

非重型再生障碍性贫血 nonsevere aplastic anemia

肥大细胞白血病 mast cell leukemia

肥大细胞肉瘤 mast cell sarcoma

肥大细胞增多症 mastocytosis

肺孢子菌肺炎 pneumocystis carinii pneumonia,PCP ［又称］肺孢子虫病△［曾称］卡氏肺囊虫肺炎*

肺栓塞 pulmonary embolism

复发 relapse

富含淋巴细胞型经典霍奇金淋巴瘤 lymphocyte-rich classic Hodgkin lymphoma

甘油醛 -3- 磷酸脱氢酶缺陷症 glyceraldehyde-3-phosphate dehydrogenase deficiency ［又称］甘油醛 -3- 磷酸脱氢酶缺乏症△

肝脾 T 细胞淋巴瘤 hepatosplenicT cell lymphoma

肝素诱发的血小板减少症 heparin-induced thrombocytopenia ［又称］肝素诱导的血小板减少症△

肝炎相关再生障碍性贫血 hepatitis associated aplastic anemia

感染相关噬血细胞综合征 infection-associated hemophagocytic syndrome

高白细胞白血病 hyperleukocytic leukemia

高半胱氨酸血症 hyperhomocysteinemia

高丙种球蛋白血症 hypergammaglobulinaemia

高胆红素血症 hyperbilirubinemia

高度侵袭性淋巴瘤 highly aggressive lymphoma

高级别 B 细胞淋巴瘤 high-grade B cell lymphoma

高级别 B 细胞淋巴瘤,非特指型 high-grade B cell lymphoma,not otherwise specified（NOS）

高级别 B 细胞淋巴瘤伴 MYC、BCL2 和 / 或 BCL6 重排 high-grade B cell lymphoma with MYC and BCL2 and/or BCL6 rearrangement

高磷脂酰胆碱溶血性贫血 high phosphatidylcholine hemolytic anemia

睾丸滤泡淋巴瘤 testicular follicular lymphoma

格里赛利综合征 Griscelli's syndrome

梗死 infarction

孤立性骨浆细胞瘤 solitary plasmacytoma of bone

孤立性浆细胞瘤 solitary plasmacytoma

谷氨酰半胱氨酸合成酶缺陷症 glutamylcysteinesynthetase deficiency ［又称］谷氨酰半胱氨酸合成酶缺乏症△

谷胱甘肽 S 转移酶缺陷症 glutathione S transferase deficiency ［又称］谷胱甘肽 S 转移酶缺乏症△

谷胱甘肽过氧化物酶缺陷症 glutathione peroxidase deficiency ［又称］谷胱甘肽过氧化物酶缺乏症△

谷胱甘肽还原酶缺陷症 glutathione reductase deficiency ［又称］谷胱甘肽还原酶缺乏症△

谷胱甘肽合成酶缺陷症 glutathione synthetase deficiency ［又称］谷胱甘肽合成酶缺乏症△

骨髓病性贫血 myelopathic anemia

骨髓发育异常 myelodysplasia

骨髓肥大细胞增多症 bone marrow mastocytosis

骨髓纤维化 myelofibrosis

骨髓移植供者 donor for bone marrow transplantation

骨髓抑制 myelosuppression

骨髓增生异常综合征 myelodysplastic syndrome

骨髓增生异常综合征，未分类的 myelodysplasticsyndrome，unclassifiable

骨髓增生异常综合征 / 骨髓增殖性肿瘤 myelodysplastic syndrome/myeloproliferative neoplasm ［曾称］骨髓增生异常综合征 / 骨髓增殖性疾病 *

骨髓增生异常综合征 / 骨髓增殖性肿瘤，不能分类 myelodysplastic syndrome/myeloproliferative neoplasm，unclassifiable

骨髓增生异常综合征 / 骨髓增殖性肿瘤伴环形铁粒幼及血小板增多 myelodysplastic/myeloproliferative neoplasm（MDS/MPN）with ring sideroblast and thrombocytosis（MDS/MPN-RS-T）

骨髓增生异常综合征伴单系发育异常 myelodysplastic syndrome with single lineage dysplasia ［曾称］难治性血细胞减少伴单系发育异常 *，难治性贫血 *，难治性血小板减少 *，难治性中性粒细胞减少 *

骨髓增生异常综合征伴多系发育异常 myelodysplastic syndrome with multilineage dysplasia ［又称］骨髓增生异常综合征伴多系病态造血△ ［曾称］难治性血细胞减少伴多系发育不良 *，伴有多系病态造血 *，难治性血细胞减少症 *

骨髓增生异常综合征伴孤立性 5q 缺失 myelodysplastic syndrome with isolated del（5q）［曾称］5q- 综合征 *

骨髓增生异常综合征伴环形铁粒幼 myelodysplastic syndrome with ring sideroblast ［曾称］难治性贫血伴多系增生异常及环形铁粒幼细胞增多 *，难治性贫血伴有环状铁粒幼细胞 *，环形铁粒幼细胞增多性难治性贫血 *

骨髓增生异常综合征伴原始细胞增多 myelodysplastic syndrome with excess blast ［曾称］原始细胞增多性难治性贫血 *，难治性贫血伴原始细胞增多 *

骨髓增殖性肿瘤 myeloproliferative neoplasm ［曾称］骨髓增殖性疾病 *，慢性骨髓增殖性疾病 *

骨髓增殖性肿瘤，不能分类 myeloproliferative neoplasm，unclassifiable

骨外浆细胞瘤 extraosseous plasmacytoma

果糖二磷酸醛缩酶缺陷症 fructose-diphosphatealdolase deficiency ［又称］果糖二磷酸醛缩酶缺乏症△

过敏性紫癜 Henoch-Schönlein purpura

含铁血黄素沉着症 hemosiderosis

含铁血黄素尿 hemosiderinuria

汉 - 许 - 克病 Hand-Schüller-Christian disease

核黄疸 kernicterus

红细胞无效性生成 ineffective erythropoiesis

红细胞增多症 polycythemia

华氏巨球蛋白血症 Waldenström macroglobulinemia

化疗导致骨髓抑制 chemotherapy-induced myelosuppression

化疗后白细胞减少症 chemotherapy-induced leukopenia

化疗相关血小板减少症 chemotherapy-induced thrombocytopenia

缓解 remission

灰区淋巴瘤 grey zone lymphoma

灰色血小板综合征 grey platelet syndrome

混合表型急性白血病 mixed-phenotype acute leukemia

混合淋巴细胞培养 mixed lymphocyte culture

混合细胞型经典霍奇金淋巴瘤 mixed cellularity classic Hodgkin lymphoma

混合型卟啉病 variegated porphyria

活化蛋白 C 抵抗 activated protein C resistance

获得性免疫缺陷综合征 acquired immune deficiency syndrome，acquired immunodeficiency syndrome，AIDS

获得性凝血抑制物 acquired coagulant inhibitor

获得性血友病 acquired hemophilia

获得性易栓症 acquired thrombophilia

机会致病菌感染 opportunistic pathogen infection ［又称］条件致病菌感染△

极重型再生障碍性贫血 very severe aplastic anemia

急变期 blast crisis

急性白血病 acute leukemia

急性单核细胞白血病 acute monocytic leukemia

急性非淋巴细胞白血病 acute nonlymphocytic leukemia

急性红白血病 acute erythroid leukemia

急性混合表型白血病，B 细胞 / 髓系，非特指型 mixed-phenotype acute leukemia，B cell/myeloid，not otherwise specified

急性混合表型白血病，T 细胞 / 髓系，非特指型 mixed-phenotype acute leukemia，T cell/myeloid，not otherwise specified

急性混合表型白血病，非特指，罕见类型 mixed-phenotype acute leukemia，not otherwise specified，rare type

急性混合细胞白血病伴 t（9；22）（q34；q11.2）；BCR-ABL1 mixed-phenotype acute leukemia with t（9；22）（q34；q11.2）；BCR-ABL1

急性混合细胞白血病伴 t（v；11q23）；KMT2A 重排 mixed-phenotype acute leukemia with t（v；11q23）；KMT2A-rearranged ［又称］急性混合细胞白血病伴 t（v；11q23）；MLL 重排△

急性巨核细胞白血病 acutemegakaryocytic leukemia

急性粒 - 单核细胞白血病 acutemyelo-monocytic leukemia

急性淋巴细胞白血病 acute lymphoblastic leukemia ［曾称］急性淋巴细胞性白血病 *

急性淋巴细胞白血病 L1 型 acute lymphoblastic leukemia L1

急性淋巴细胞白血病 L2 型 acute lymphoblastic leukemia L2

急性淋巴细胞白血病 L3 型 acute lymphoblastic leukemia L3

急性淋巴细胞白血病伴髓系抗原表达 acute lymphoblastic leukemia with myeloid surface antigen expression

急性全髓增殖症伴骨髓纤维化 acute panmyelosis with myelofibrosis

急性嗜碱性粒细胞白血病 acute basophilic leukemia

急性嗜酸性粒细胞白血病 acute eosinophilic leukemia

急性双表型白血病 biphenotypic acute leukemia

急性双系列白血病 acute bilineal leukemia

急性髓系白血病 acute myeloid leukemia ［又称］急性髓细胞白血病 *

急性髓系白血病，非特指型 acute myeloid leukemia，not otherwise specified

急性髓系白血病伴 BCR-ABL1 acute myeloid leukemia with BCR-ABL1

急性髓系白血病伴 CEBPA 双等位基因突变 acute myeloid leukemia with biallelic mutation of CEBPA ［又称］急性髓系白血病伴 CEBPA 基因突变△

急性髓系白血病伴 inv（16）（p13；1q22）或 t（16；16）（p13.1；q22）；CBFB-MYH11 acute myeloid leukemia with inv（16）（p13；1q22）or t（16；16）（p13.1；q22）；CBFB-MYH11

急性髓系白血病伴 inv（3）（q21；q26.2）或 t（3；3）（q21；q26.2）；RPN1-EV11 acute myeloid leukemia with inv（3）（q2l；q26.2）or t（3；3）（q21；q26.2）；RPN1-EV11

急性髓系白血病伴 NPM1 突变 acute myeloid leukemia with mutated NPM1

急性髓系白血病伴 RUNX1 突变 acute myeloid leukemia with mutated RUNX1

急性髓系白血病伴 t（1；22）（p13；q13）；RBM15-MKL1 acute myeloid leukemia with t（1；22）（p13；q13）；RBM15-MKL1

急性髓系白血病伴 t（6；9）（p23；q34）；DEK-NUP214 acute myeloid leukemia with t（6；9）（p23；q34）；DEK-NUP214

急性髓系白血病伴 t（8；21）（q22；q22）；RUNX1-RUNX1T1 acute myeloid leukemia with t（8；21）（q22；q22）；RUNX1-RUNX1T1

急性髓系白血病伴 t(9；11)(p22；q23);MLLT3-MLL　acute myeloid leukemia with t(9；11)(p22；q23);MLLT3-MLL

急性髓系白血病伴重现遗传学异常　acute myeloid leukemia with recurrent genetic abnormality

急性髓系白血病伴多系病态造血　acute myeloid leukemia with multi-lineage dysplasia

急性髓系白血病伴骨髓增生异常相关变化　acute myeloid leukemia with myelodysplasia-related change

急性髓系白血病部分分化型　acute myeloid leukemia with partial differentiation

急性髓系白血病微分化型　acute myeloid leukemia with minimal differentiation

急性髓系白血病未分化型　acute myeloid leukemia without differentiation

急性未分化白血病　acute undifferentiated leukemia

急性未明系列白血病　acuteleukemia of ambiguous lineage

急性移植物抗宿主病　acute graft versus host disease

急性再生障碍性贫血　acute aplastic anemia

急性早幼粒细胞白血病　acute promyelocytic leukemia

急性早幼粒细胞白血病伴 PML-RARA　acute promyelocytic leuke-mia with PML-RARA　［又称］急性早幼粒细胞白血病伴 t(15；17)(q22；q12);PML-RARA△

棘形红细胞增多症　acanthocytosis

己糖激酶缺陷症　hexokinase deficiency　［又称］己糖激酶缺乏症△

继发骨髓纤维化　secondary myelofibrosis

继发免疫性血小板减少症　secondary immune thrombocytopenia

继发性噬血细胞综合征　secondary hemophagocytic syndrome

继发性血色病　secondaryhemochromatosis

继发性中枢神经系统淋巴瘤　secondary central nervous system lymphoma

加速期　accelerated phase

家族性卵磷脂胆固醇酰基转移酶缺陷症　familial lecithin cholesterol acyltransferase deficiency　［又称］家族性卵磷脂胆固醇酰基转移酶缺乏症△

家族性血小板综合征　familial platelet syndrome

甲基丙二酸尿症合并高同型半胱氨酸血症　methylmalonic aciduria with hyperhomocysteinemia　［又称］甲基丙二酸尿症伴高同型半胱氨酸血症△

甲基丙二酸血症合并高同型半胱氨酸血症　methylmalonic acidemia with hyperhomocysteinemia

假性血小板减少症　pseudothrombocytopenia

浆母细胞淋巴瘤　plasmablastic lymphoma

浆细胞白血病　plasma cell leukemia

浆细胞肿瘤　plasma cell neoplasm

浆细胞肿瘤伴副肿瘤综合征　plasma cell neoplasm with paraneoplastic syndrome

结节性淋巴细胞为主型霍奇金淋巴瘤　nodular lymphocyte predominant Hodgkin lymphoma

结节硬化型经典霍奇金淋巴瘤　nodular sclerosis classic Hodgkin lymphoma

结外 NK/T 细胞淋巴瘤,鼻型　extranodal NK/T cell lymphoma,nasal type

结外黏膜相关淋巴组织边缘区淋巴瘤　extranodal marginal zone lymphoma of mucosa-associated lymphoid

经典霍奇金淋巴瘤　classic Hodgkin lymphoma

经典霍奇金淋巴瘤移植后淋巴增殖性疾病　classic Hodgkin lym-phoma post-transplant lymphoproliferative disorder

静脉血栓栓塞　venous thromboembolism

巨红细胞症　macrocythemia

巨血小板综合征　Bernard-Soulier syndrome

巨幼细胞贫血　megaloblastic anemia

卡斯尔曼病　Castleman disease　［又称］Castleman 病△

抗凝血酶缺陷症　antithrombin deficiency　［又称］抗凝血酶缺乏症△

抗凝治疗　anticoagulation therapy

抗血栓治疗　antithrombotic therapy

克隆性髓系疾病　clonal myeloid disease

莱特勒 - 西韦病　Letterer-Siwe disease

朗格汉斯细胞肉瘤　Langerhans cell sarcoma

朗格汉斯细胞组织细胞增多症　Langerhans cell histocytosis

冷抗体型自身免疫性溶血性贫血　cold-autoantibody type autoimmune hemolytic anemia

粒细胞减少伴发热　febrile neutropenia

粒细胞生成障碍　dysgranulopoiesis

镰状细胞贫血　sickle cell anemia

淋巴浆细胞淋巴瘤　lymphoplasmacyticlymphoma,LPL

淋巴结边缘区淋巴瘤　nodal marginal zone lymphoma

淋巴瘤相关噬血细胞综合征　lymphoma-associated hemophagocytic syndrome(HPS)

淋巴瘤样丘疹病　lymphomatoid papulosis

淋巴瘤样肉芽肿病　lymphomatoid granulomatosis

淋巴细胞减少　lymphocytopenia

淋巴细胞消减型经典霍奇金淋巴瘤　lymphocyte-depleted classic Hodgkin lymphoma

淋巴细胞增多　lymphocytosis

磷酸丙糖异构酶缺陷症　triose phosphate isomerase deficiency　［又称］磷酸丙糖异构酶缺乏症△

磷酸甘油酸激酶缺陷症　phosphoglycerate kinase deficiency　［又称］磷酸甘油酸激酶缺乏症△

磷酸果糖激酶缺陷症　phosphofructokinase deficiency　［又称］磷酸果糖激酶缺乏症△

磷酸己糖激酶缺陷症　phosphohexokinase deficiency　［又称］磷酸己糖激酶缺乏症△

磷酸葡糖异构酶缺陷症　phosphoglucoisomerase deficiency　［又称］磷酸葡糖异构酶缺乏症△

颅内压升高　increased intracranial pressure

卵圆形红细胞症　ovalocytosis

绿色瘤　chloroma

滤泡淋巴瘤　follicular lymphoma

滤泡树突细胞肉瘤　follicular dendritic cell sarcoma

滤泡性 T 细胞淋巴瘤　follicular T cell lymphoma

慢性 NK 细胞淋巴增殖性疾病　chronic lymphoproliferative disorder of NK cell

慢性病贫血　anemia of chronic disease　［又称］炎症性贫血△

慢性非特异性骨髓纤维化　chronic nonspecific myelofibrosis

慢性粒 - 单核细胞白血病　chronicmyelo-monocytic leukemia

慢性淋巴细胞白血病　chronic lymphocytic leukemia

慢性淋巴细胞白血病 / 小淋巴细胞淋巴瘤　chronic lymphocytic leukemia/small lymphocytic lymphoma

慢性淋巴细胞增殖性疾病　chronic lymphocytic proliferative disease

慢性期　chronic phase

慢性嗜酸性粒细胞白血病,非特指型　chronic eosinophilic leukemia,not otherwise specified

慢性髓系白血病,BCR-ABL1 阳性　chronic myelogenous leukemia,BCR-ABL1 positive　［又称］慢性髓系白血病△　［曾称］慢性髓细胞白血病*

慢性特发性骨髓纤维化　chronic idiopathic myelofibrosis

慢性炎症相关弥漫大 B 细胞淋巴瘤　diffuse large B cell lymphoma associated with chronic inflammation

慢性原发免疫性血小板减少症　chronic primary immune thrombocy-topenia

慢性再生障碍性贫血　chronic aplastic anemia

慢性中性粒细胞白血病　chronic neutrophilic leukemia　［曾称］慢性嗜酸性粒细胞白血病*

毛细胞白血病　hairy cell leukemia

毛细胞白血病变异型　hairy cell leukemia variant

冒烟性浆细胞骨髓瘤　smouldering plasma cell myeloma

冒烟性系统性肥大细胞增多症　smouldering systemic mastocytosis

弥漫大 B 细胞淋巴瘤,非特指型　diffuse large B cell lymphoma,not otherwise specified

弥散性血管内凝血　disseminated intravascular coagulation

嘧啶 5'- 核苷酸酶缺陷症　pyrimidine 5'-nucleotide enzyme deficiency ［又称］嘧啶 5'- 核苷酸酶缺乏症△

免疫接种　immunization

免疫耐受　immunologic tolerance

免疫球蛋白轻链淀粉样变性　immunoglobulin light chain amyloidosis

免疫缺陷　immunedeficiency，immunodeficiency

免疫缺陷相关淋巴增殖性疾病　immunodeficiency associated lymphoproliferative disease

免疫相关不良事件　immune-related adverse event

免疫性溶血性贫血　immune hemolytic anemia

免疫性血细胞减少症　immune cytopenia

免疫性血小板减少症　immune thrombocytopenia

免疫抑制　immunosuppression

免疫治疗　immunotherapy

母细胞型套细胞淋巴瘤　blastoid mantle cell lymphoma

母细胞性浆细胞样树突细胞肿瘤　blastic plasmacytoid dendritic cell neoplasm

难治性白血病　refractory leukemia

难治性原发免疫性血小板减少症　refractory primary immune thrombocytopenia

凝血酶原缺陷［症］　prothrombin deficiency［syndrome］

排斥反应　reject reaction

皮肤肥大细胞增多症　cutaneousmastocytosis

皮下脂膜炎样 T 细胞淋巴瘤　subcutaneous panniculitis-like T cell lymphoma

脾边缘区淋巴瘤　splenic marginal zone lymphoma ［曾称］脾脏 B 细胞边缘区淋巴瘤*

脾大　splenomegaly

脾隔离症　splenic sequestration

脾功能减退症　hyposplenism

脾脏 B 细胞淋巴瘤 / 白血病，不能分类　splenic B cell lymphoma/leukemia，unclassifiable

脾脏弥漫性红髓小 B 细胞淋巴瘤　splenic diffuse red pulp small B cell lymphoma

贫血　anemia

贫血及血小板减少　anemia and thrombocytopenia

葡萄糖 -6- 磷酸脱氢酶缺乏症　glucose-6-phosphate dehydrogenase deficiency ［又称］葡萄糖 -6- 磷酸脱氢酶缺陷症△

葡萄糖磷酸异构酶缺陷症　glucose phosphate isomerase deficiency ［又称］葡萄糖磷酸异构酶缺乏症△

普卢默 - 文森综合征　Plummer-Vinson syndrome ［又称］缺铁性咽下困难△

普通变异型免疫缺陷病　common variable immunodeficiency disease

其他系别不明白血病　other ambiguous lineage leukemia

其他医源性免疫缺陷相关淋巴增殖性疾病　other iatrogenic immunodeficiency-associated lymphoproliferative disorders

脐带血造血干细胞移植　umbilical cord blood hematopoietic stem cell transplantation

侵袭性 NK 细胞白血病　aggressive NK cell leukemia

侵袭性淋巴瘤　aggressive lymphoma

侵袭性系统性肥大细胞增多症　aggressive systemic mastocytosis

轻链和重链沉积病　light chain and heavy chain deposition disease

清髓性造血干细胞移植　myeloablative hematopoietic stem cell transplantation

球形［红］细胞增多症　spherocytosis

全血细胞减少症　pancytopenia

醛缩酶缺陷症　aldolase deficiency ［又称］醛缩酶缺乏症△

缺铁性红细胞生成　iron deficient erythropoiesis

缺铁性贫血　iron deficiency anemia，IDA

溶血　hematolysis

溶血危象　hemolytic crisis

溶血性尿毒综合征　hemolytic uremic syndrome

溶血性贫血　haemolytic anemia

乳房植入物相关间变性大细胞淋巴瘤　breast implant-associated anaplastic large cell lymphoma

深静脉血栓形成　deep venous thrombosis

肾脏意义的单克隆丙球蛋白病　monoclonal gammopathy of renal significance

十二指肠型滤泡淋巴瘤　duodenal-type follicular lymphoma

嗜酸性粒细胞肉芽肿　eosinophilic granuloma

嗜酸性粒细胞增多综合征　hypereosinophilic syndrome

噬血细胞性淋巴组织细胞增生症　hemophagocytic lymphohistiocytosis

噬血细胞综合征　hemophagocytic syndrome ［又称］巨噬细胞活化综合征△

输血后紫癜　post-transfusion purpura

输血相关移植物抗宿主病　transfusion-associated graftversushost disease

双 / 三打击淋巴瘤　double/triple hit lymphoma

双表达淋巴瘤　double-expressor lymphoma

水痘疫苗样淋巴增殖性疾病　hydroavacciniforme-like lymphoproliferative disorder

髓外白血病　extramedullary leukemia

髓外复发　extramedullary relapse

髓外浆细胞瘤　extramedullary plasmacytoma

髓系或淋巴组织肿瘤伴 FGFR1 基因重排　myeloid/lymphoid neoplasm with rearrangement of FGFR1

髓系或淋巴组织肿瘤伴 PCM1-JAK2 异常　myeloid/lymphoid neoplasm with PCM1-JAK2

髓系或淋巴组织肿瘤伴 PDGFRA 基因重排　myeloid/lymphoid neoplasm with rearrangement of PDGFRA

髓系或淋巴组织肿瘤伴 PDGFRB 基因重排　myeloid/lymphoid neoplasm with rearrangement of PDGFRB

髓系或淋巴组织肿瘤伴嗜酸性粒细胞增多和 PDGFRA、PDGFRB、FGFR1 或 PCM1-JAK2 基因异常　myeloid/lymphoid neoplasm with eosinophilia and rearrangement of PDGFRA，PDGFRB，FGFR1，or with PCM1-JAK2

髓系肉瘤　myeloid sarcoma ［又称］粒细胞肉瘤△

唐氏综合征相关髓系白血病　myeloid leukemia associated with Down syndrome

唐氏综合征相关髓系增殖症　myeloid proliferation associated with Down syndrome

糖原贮积症XI型　glycogen storage disease type XI ［又称］乳酸脱氢酶缺乏症△

套细胞淋巴瘤　mantle cell lymphoma

特发性高嗜酸性粒细胞综合征　idiopathichypereosinophilic syndrome

特发性骨髓纤维化　idiopathic myelofibrosis

铁负荷过多性贫血　iron overload anemia

铁粒幼细胞贫血　sideroblastic anemia

铁缺乏　iron deficiency

同胞全相合异基因造血干细胞移植　HLA-identical sibling allogeneic hematopoietic stem cell transplantation

同种异体移植物　allograft

椭圆形红细胞性贫血　elliptocytosis anemia

外周 T 细胞淋巴瘤，非特指型　peripheral T cell lymphoma，not otherwise specified

外周血造血干细胞移植　peripheral blood hematopoietic stemcell transplantation

完全供者细胞嵌合体　complete donor cell chimerism

完全缓解　complete remission

完全细胞遗传学反应　complete cytogenetic response

完全细胞遗传学缓解　complete cytogenetic remission

完全血液学反应　complete hematologic response

威斯科特 - 奥尔德里奇综合征　Wiskott-Aldrich syndrome，WAS ［又称］湿疹 - 血小板减少 - 免疫缺陷综合征△

微小残留病变　minimal residual disease

微小细胞遗传学反应　minor cytogenetic response

微血栓形成　microthrombosis

维生素 K 依赖性凝血因子缺陷症　vitamin K-dependent coagulation factor deficiency　［又称］维生素 K 依赖性凝血因子缺乏症△

未分化干细胞白血病　undifferentiated stem cell leukemia

胃肠道惰性 T 细胞淋巴增殖性疾病　indolent T cell lymphoproliferative disorder of the gastrointestinal tract

温抗体型自身免疫性溶血性贫血　warm-autoantibody type autoimmune hemolytic anemia

无关供者　unrelated donor

无纤维蛋白原血症　afibrinogenemia

烯醇酶缺陷症　enolase deficiency　［又称］烯醇酶缺乏症△

系统性淀粉样变性　systemic amyloidosis

系统性肥大细胞增多症　systemicmastocytosis

细胞遗传学复发　cytogenetic relapse

细胞因子释放综合征　cytokine release syndrome

先天性 β - 脂蛋白缺乏症　congenital abetalipoproteinemia

先天性非球形红细胞性溶血性贫血　congenital non-spherocytic hemolytic anemia

先天性红细胞生成异常性贫血　congenital dyserythropoietic anemia

先天性中性粒细胞减少症　congenital neutropenia

先天性转铁蛋白缺乏症　congenital atransferrinemia

纤维蛋白相关弥漫大 B 细胞淋巴瘤　fibrin-associated diffuse large B cell lymphoma

腺苷三磷酸酶缺陷症　adenosine triphosphatase deficiency　［又称］腺苷三磷酸酶缺乏症△

腺苷酸激酶缺陷症　adenylate kinase deficiency　［又称］腺苷酸激酶缺乏症△

相合无关供者　matched unrelated donor

小淋巴细胞淋巴瘤　small lymphocytic lymphoma

小细胞低色素性贫血　microcytic hypochromic anemia

新生儿溶血病　neonatal hemolytic disease

新生儿同种免疫溶血病　alloimmune hemolytic disease of newborn

新生儿同种免疫性血小板减少　neonatal alloimmune thrombocytopenia

新诊断的原发免疫性血小板减少症　newly diagnosed primary immune thrombocytopenia

行军性血红蛋白尿　march hemoglobinuria

胸腺发育不全　thymic dysgenesis

选择性免疫球蛋白缺陷　selective immunoglobulin deficiency

血管免疫母细胞性 T 细胞淋巴瘤　angioimmunoblastic T celllymphoma, AITL

血管免疫母细胞性 T 细胞淋巴瘤和其他 T 滤泡辅助细胞来源的淋巴结淋巴瘤　angioimmunoblastic T cell lymphoma and other nodal lymphoma of T follicular helper（TFH）cell origin

血管内大 B 细胞淋巴瘤　intravascular large B cell lymphoma

血管内溶血　intravascular hemolysis

血管外溶血　extravascular hemolysis

血管性血友病　vascularhaemophilia

血红蛋白 C 病　haemoglobin C disease

血红蛋白 D 病　haemoglobin D disease

血红蛋白 E 病　hemoglobin E disease

血红蛋白 H 病　hemoglobin H disease

血红蛋白 Lepore 综合征　hemoglobin Lepore syndrome

血红蛋白 M 病　hemoglobin M disease　［又称］镰状细胞疾病△

血红蛋白 S-β 珠蛋白生成障碍性贫血　hemoglobin S-beta thalassemia

血红蛋白病　hemoglobinopathy　［又称］异常血红蛋白病△

血浆置换　plasma exchange

血色病　hemochromatosis

血栓　thrombus

血栓溶解　thrombolysis

血栓栓塞　thromboembolism

血栓性血小板减少性紫癜　thrombotic thrombocytopenic purpura

血栓预防　thrombosis prevention

血小板高聚集状态　platelethyperaggregability

血小板减少症　thrombocytopenia　［又称］血小板减少△

血小板聚集　platelet aggregation

血小板输注无效　platelet transfusion refractoriness

血小板无力症　thrombocytasthenia

血小板延迟植入　prolonged isolated thrombocytopenia

血小板增多症　thrombocytosis, thrombocythemia　［又称］血小板增多△

血友病　haemophilia

血友病 A　haemophilia A　［又称］血友病甲△，A 型血友病△

血友病 B　haemophilia B　［又称］血友病乙△，B 型血友病△

蕈样霉菌病　mycosis fungoides

严重 ALA 脱水酶缺陷症　severe deficiency of ALA dehydratase　［又称］严重 ALA 脱水酶缺乏症△

严重蚊叮咬过敏症　severe mosquito bite allergy

炎性假瘤样滤泡 / 成纤维细胞树突细胞肉瘤　inflammatory pseudotumor-like follicular/fibroblastic dendritic cell sarcoma

药物相关白细胞减少症　drug-induced leukopenia

药物性紫癜　drug-induced purpura

移动性血栓静脉炎　thrombophlebitismigrans

移植后淋巴增殖性疾病　post-transplant lymphoproliferative disorder

移植物抗白血病　graft versus leukemia

移植物抗肿瘤　graft versus tumor

移植物排斥　graft rejection

移植相关血栓性微血管病　transplantation-associated thrombotic microangiopathy

遗传性出血性毛细血管扩张症　hereditary hemorrhagic telangiectasia

遗传性蛋白 C 缺陷症　hereditary protein C deficiency, inherited protein C deficiency　［又称］遗传性蛋白 C 缺乏症△

遗传性蛋白 S 缺陷症　hereditary protein S deficiency, inherited protein S deficiency　［又称］遗传性蛋白 S 缺乏症△

遗传性干瘪红细胞增多症　hereditary xerocytosis

遗传性抗凝血酶缺陷症　hereditary antithrombin deficiency, inherited antithrombin deficiency　［又称］遗传性抗凝血酶缺乏症△

遗传性口形红细胞增多症　hereditary stomatocytosis

遗传性联合凝血因子缺陷症　hereditary multiple coagulation factor deficiency　［又称］遗传性联合凝血因子缺乏症△

遗传性凝血酶原缺陷症　inherited prothrombin deficiency　［又称］遗传性凝血酶原缺乏症△

遗传性凝血因子 Ⅴ 缺陷症　inherited coagulation factor Ⅴ deficiency　［又称］遗传性凝血因子 Ⅴ 缺乏症△

遗传性凝血因子 Ⅶ 缺陷症　inherited coagulation factor Ⅶ deficiency　［又称］遗传性凝血因子 Ⅶ 缺乏症△

遗传性凝血因子 Ⅹ 缺陷症　inherited coagulation factor Ⅹ deficiency　［又称］遗传性凝血因子 Ⅹ 缺乏症△

遗传性凝血因子 Ⅺ 缺陷症　inherited coagulation factor Ⅺ deficiency　［又称］遗传性凝血因子 Ⅺ 缺乏症△

遗传性凝血因子 Ⅻ 缺陷症　inherited coagulation factor Ⅻ deficiency　［又称］遗传性凝血因子 Ⅻ 缺乏症△

遗传性凝血因子 ⅩⅢ 缺陷症　inherited coagulation factor ⅩⅢ deficiency　［又称］遗传性凝血因子 ⅩⅢ 缺乏症△

遗传性球形红细胞增多症　hereditary spherocytosis, HS　［又称］遗传性球形细胞增多症△

遗传性热异形红细胞增多症　hereditary pyropoikilocytosis

遗传性胎儿血红蛋白持续存在　hereditary persistence of fetal hemoglobin

遗传性椭圆形红细胞增多症　hereditaryelliptocytosis, HE　［又称］遗传性椭圆形细胞增多症△

遗传性纤维蛋白原缺陷症　inherited fibrinogen deficiency　［又称］遗传性纤维蛋白原缺乏症△

遗传性血色病　hereditary hemochromatosis

遗传性血栓性血小板减少性紫癜　Upshaw-Schulman syndrome　［又称］Upshaw-Schulman 综合征△

遗传性血小板减少症　hereditary thrombocytopenia, inherited thrombocytopenia　［又称］遗传性血小板减少△

遗传性易栓症　hereditary thrombophilia, inherited thrombophilia

遗传易感性髓系肿瘤　myeloidneoplasm with germline predisposition

异常红系造血　dyserythropoiesis

异常纤维蛋白原血症　dysfibrinogenemia

异基因外周血造血干细胞移植　allogeneic peripheral blood hematopoietic stem cell transplantation

易栓症　thrombophilia　［又称］易栓倾向△，血栓形成倾向△

意义未明的 IgM 型单克隆丙种球蛋白病　IgM monoclonal gammopathy of undetermined significance

意义未明的单克隆丙种球蛋白病　monoclonal gammopathy of undetermined significance

意义未明的非 IgM 型单克隆丙种球蛋白病　non-IgM monoclonal gammopathy of undetermined significance

意义未明的特发性血细胞减少症　idiopathic cytopenia of undeterminedsignificance

因子 V 和Ⅷ联合缺陷症　combined deficiency of factor V and Ⅷ　［又称］因子 V 和Ⅷ联合缺乏症△

幼淋细胞白血病　prolymphocytic leukemia

幼年型粒 - 单核细胞白血病　juvenile myelomonocytic leukemia　［曾称］幼年型慢性粒 - 单核细胞白血病*

原卟啉病　protoporphyria

原发免疫性血小板减少症　primary immune thrombocytopenia

原发性淀粉样变性　primary amyloidosis

原发性骨髓纤维化　primary myelofibrosis

原发性免疫缺陷病　primary immunodeficiency disease

原发性皮肤 CD30 阳性 T 细胞淋巴增殖性疾病　primary cutaneous CD30+ T cell lymphoproliferative disorder

原发性皮肤 CD4 阳性小 / 中等大小 T 细胞淋巴增殖性疾病　primary cutaneous CD4+small/medium T cell lymphoproliferative disorder

原发性皮肤 CD8 阳性亲表皮细胞毒性 T 细胞淋巴瘤　primary cutaneous CD8+ aggressive epidermotropic cytotoxic T cell lymphoma

原发性皮肤 γδT 细胞淋巴瘤　primary cutaneous gamma delta T cell lymphoma

原发性皮肤间变性大细胞淋巴瘤　primary cutaneous anaplastic large cell lymphoma

原发性皮肤滤泡中心淋巴瘤　primarycutaneous follicle center lymphoma

原发性皮肤弥漫大 B 细胞淋巴瘤，腿型　primary cutaneous diffuse large B celllymphoma, leg type

原发性皮肤外周 T 细胞淋巴瘤，罕见类型　primary cutaneous peripheral T celllymphoma, rare subtype

原发性皮肤肢端 CD8 阳性 T 细胞淋巴瘤　primary cutaneous acral CD8+ T cell lymphoma

原发性渗出性淋巴瘤　primary effusion lymphoma

原发性噬血细胞综合征　primary hemophagocytic syndrome

原发性血小板增多症　essential thrombocytosis

原发性中枢神经系统淋巴瘤　primary central nervous system lymphoma

原发性中枢神经系统弥漫大 B 细胞淋巴瘤　primary central nervous system diffuse large B cell lymphoma

原发性纵隔(胸腺)大 B 细胞淋巴瘤　primary mediastinal(thymic) large B cell lymphoma

原位溶血　hemolysis in situ

原位套细胞淋巴瘤　in situ mantle cell neoplasia

再生障碍危象　aplastic crisis

再生障碍性贫血　aplasticanemia, AA

早期前体 B 淋巴细胞白血病　early precursor B cell acute lymphoblastic leukemia

早期前体 T 淋巴细胞白血病　early precursor T cell acute lymphoblastic leukemia

增生不良性贫血　dysplastic anemia

增生性贫血　hyperplastic anemia

阵发性冷性血红蛋白尿症　paroxysmal cold hemoglobinuria

阵发性睡眠性血红蛋白尿症　paroxysmal nocturnal hemoglobinuria

正细胞性贫血　normocytic anemia

正细胞正色素性贫血　normocytic and normochromic anemia

植入功能不良　poor graft function

指突状树突细胞肉瘤　interdigitating dendritic cell sarcoma

治疗相关骨髓增生异常综合征　therapy-related myelodysplastic syndrome, t-MDS

治疗相关急性髓系白血病　therapy-related acute myeloid leukemia

治疗相关髓系肿瘤　therapy-related myeloid neoplasm

治疗性血小板单采　therapeutic plateletpheresis

中枢神经系统白血病　central nervous system leukemia

中性粒细胞减少　neutropenia　［又称］中性粒细胞减少症△，粒细胞缺乏症△

中性粒细胞增多症　neutrophilia

肿瘤溶解综合征　tumor lysis syndrome

肿瘤相关噬血细胞综合征　tumor-associated hemophagocytic syndrome (HPS)

重度血小板减少症　severe thrombocytopenia

重度原发免疫性血小板减少症　severe primary immune thrombocytopenia

重链病　heavy chain disease

重型再生障碍性贫血　severe aplastic anemia

重型再生障碍性贫血Ⅰ型　severe aplastic anemia type Ⅰ

重型再生障碍性贫血Ⅱ型　severe aplastic anemia type Ⅱ　［曾称］慢性重型再生障碍性贫血*

周期性中性粒细胞减少症　cyclic neutropenia

珠蛋白生成障碍性贫血　thalassemia　［又称］地中海贫血△

自身免疫性疾病　autoimmune disease

自身免疫性溶血性贫血　autoimmune hemolytic anemia, AIHA

自身免疫性血小板减少性紫癜　autoimmune thrombocytopenic purpura

自体骨髓移植　autologous bone marrow transplantation

自体外周血造血干细胞移植　autologousperipheral hematopoieticstem celltransplantation

自体移植物　autogenous graft

自体造血干细胞移植　autologous hematopoietic stem cell transplantation

组织细胞和树突状细胞肿瘤　histiocytic and dendritic cell neoplasm

组织细胞肉瘤　histiocyticsarcoma

组织细胞增生症 X　histiocytosis X

组织学转化　histologic transformation

# 11.2　症状体征名词

鼻出血　epistaxis

出血　haemorrhage

出血点　hemorrhagic spot

发育不良　maldevelopment

肝大　hepatomegaly

口角干裂　angular cheilosis

皮下血肿　ecchymoma

食欲减退　anorexia

消瘦　marasmus

血疱　bloody bulla

牙龈出血　gingival bleeding

# 11.3 手术操作名词

T 细胞去除 T cell depletion
白细胞单采术 leukapheresis
成分输血 blood component transfusion
干细胞移植 stem cell transplantation
供者淋巴细胞输注 donor lymphocyte infusion
骨髓采集术 bone marrow collection
骨髓穿刺 bone marrow aspiration
骨髓干细胞采集 bone marrow stem cell harvest
骨髓活检术 bone marrow biopsy ［又称］骨髓活检△
骨髓移植 bone marrow transplantation
光疗 phototherapy
静脉输注免疫球蛋白 intravenous immune globulin
抗血小板治疗 antiplatelet therapy
凝血因子输注 infusion of coagulation factors
脐血移植 cord blood transplantation
溶栓疗法 thrombolytic therapy

输注去白红细胞 leukocyte-depleted erythrocyte transfusion
无效造血 ineffective hematopoiesis
细胞治疗 cell therapy
细针穿刺 fine needle aspiration, FNA
血小板单采术 plateletpheresis
血小板输注 platelet transfusion ［又称］血小板输注治疗△
腰椎穿刺 lumbar puncture
异基因骨髓移植 allogenic bone marrow transplantation
异基因造血干细胞移植 allogeneic hematopoietic stem cell transplantation
造血干细胞采集 hematopoietic stem cell harvest
造血干细胞移植 hematopoietic stem cell transplantation, stem cell transplantation
止血 hemostasis
自体造血干细胞采集 autologous hematopoieticstem cellharvest

# 11.4 临床检查名词

Perls 染色 Perls stain
补体溶血敏感试验 complement lysis sensitivity test
单克隆抗体特异性捕获血小板抗原试验 monoclonal antibody-specific immobilization of platelet antigen, MAIPA
蛋白电泳 proteinelectrophoresis
高效液相色谱法 high performance liquid chromatography, HPLC
过碘酸希夫染色 periodic acid Schiff stain, PAS stain ［又称］糖原染色
过氧化物酶染色 peroxidase stain
过氧化物免疫酶标法 immunoperoxidase technique
基因组测序 genome sequencing
吉姆萨染色 Giemsa stain
甲苯胺蓝纠正试验 toluidine blue correction test
间接抗人球蛋白试验 indirect Coombs test
交叉配血 crossmatching
聚合酶链反应 polymerase chain reaction, PCR
抗人球蛋白试验 Coombs test
狼疮抗凝物测定 lupus anticoagulant assay
流式细胞术 flow cytometry
罗氏染液 Romanowsky stain
毛细血管脆性试验 capillary fragility test, CFT ［又称］束臂试验△
免疫分型 immunophenotype
免疫固定电泳 immuno-fixed electrophoresis
免疫细胞化学染色 immunocytochemical stain
免疫组织化学染色 immunohistochemistry stain
凝血酶激活的纤溶抑制物活性测定 activity of thrombin activated fibrinolysis inhibitor assay
凝血因子Ⅷ抑制物试验 coagulation factor Ⅷ inhibitor assay
凝血因子ⅩⅢ定性试验 qualitative test of coagulation factor ⅩⅢ
凝血因子ⅩⅢ亚基抗原测定 coagulation factor ⅩⅢ subunit antigen test

染色体核型分析 chromosome karyotyping
染色体显带 chromosome banding
瑞斯托菌素辅因子测定 ristocetin cofactor assay
瑞斯托霉素诱发血小板凝集反应 ristocetin-induced platelet aggregation, RIPA
蛇毒因子溶血试验 cobra venom factor（CoF）hemolysis test
苏木精 - 伊红染色 haematoxylin and eosin staining ［又称］HE 染色△
酸化血清溶血试验 Ham test ［又称］Ham 试验△
酸性磷酸酶染色 acid phosphatase stain
糖水溶血试验 sucrose solution hemolysis test
外周血涂片 peripheral blood smear
希林试验 Schilling test
细胞化学染色 cytochemical stain
细胞遗传学分析 cytogenetic analysis
血 / 尿游离轻链定量 serum/urinefree-light chain assay
血红蛋白电泳测定 haemoglobin electrophoresis
血浆 6- 酮 - 前列腺素 F1α plasma 6-keto-prostaglandin F1α（6-keto-PGF1α）test
血浆 D- 二聚体测定 plasma D-dimer test
血浆蛋白 C 活性测定 plasma protein C activity test
血浆抗凝血酶活性测定 plasma antithrombin activity test
血浆硫酸鱼精蛋白副凝固试验 plasma protamine sulfate paracoagulation test
血浆内皮素 -1 测定 plasma endothelin-1（ET-1）test
血浆凝血酶调节蛋白抗原测定 plasma thrombomodulin antigen test
血浆凝血酶 - 抗凝血酶复合物测定 complex of plasma thrombin-antithrombin test
血浆普通肝素和低分子肝素定量测定 quantitative measurement of plasma heparin and low molecular weight heparin

血浆纤溶酶原活性测定　plasma plasminogen activity test

血浆纤维蛋白原降解产物测定　plasma fibrinogen degradation product test

血浆因子Ⅱ、Ⅴ、Ⅶ、Ⅹ促凝活性测定　plasma factor Ⅱ、Ⅴ、Ⅶ、Ⅹ coagulant activity test

血浆因子Ⅷ、Ⅸ、Ⅺ、Ⅻ促凝活性测定　plasma factor Ⅷ、Ⅸ、Ⅺ、Ⅻ coagulant activity test

血浆因子Ⅹa抑制试验　plasma factor Ⅹa inhibition test

血浆组织因子活性测定　plasma tissue factor activity test

血块收缩　clot retraction test, CRT

血清免疫球蛋白定量　serum immunoglobulin quantitative assay

血小板聚集试验　platelet agglutination test

血小板黏附试验　platelet adhesion test

血小板相关抗体特性检测技术　platelet-associated antibody characterization assay

血小板相关免疫球蛋白测定　platelet-associated immunoglobulin test

血小板荧光免疫检验法　platelet immunofluorescence test, PIFT

荧光原位杂交　fluorescence in situ hybridization, FISH

原位杂交　in situ hybridization

直接抗人球蛋白实验　direct Coombs test

组织因子途径抑制物活性测定　tissue factor pathway inhibitor activity assay

# 12. 普通外科

## 12.1 疾病诊断名词

2型糖尿病性乳腺纤维化病变 type 2 diabetic fibrous mastopathy ［又称］2型糖尿病伴乳腺纤维化病变△

Ⅰ度压疮 first-degree pressure sore ［又称］Ⅰ度褥疮△

Ⅱ度压疮 second-degree pressure sore ［又称］Ⅱ度褥疮△

Ⅲ度压疮 third-degree pressure sore ［又称］Ⅲ度褥疮△

Ⅳ度压疮 fourth-degree pressure sore ［又称］Ⅳ度褥疮△

白线疝 hernia of linea alba

保留盆腔自主神经 pelvic autonomic nerve preservation,PANP

背部蜂窝织炎 back cellulitis

不可吸收性手术材料引起的机械性并发症 mechanical complication induced by non-absorbable surgical materials

操作后窦道 sinus after operation

操作后瘘 fistula after operation

操作后皮下气肿 aerodermectasia after operation ［又称］手术后皮下气肿△

操作时意外穿透或撕裂 accidental penetration or tear during operation

操作中肠损伤 intestinal injury during operation

操作中胆管损伤 bile duct injury during operation

操作中腹壁血管破裂 abdominal wall vascular rupture during operation

操作中器官损伤 organ injury during operation

操作中血管损伤 vessel injury during operation ［又称］血管破裂(操作中)△

插管困难 difficult tracheal intubation

插管失败 failure of tracheal intubation

肠壁疝 Richter hernia

肠吻合口瘘 intestinal anastomotic leakage

肠系膜上动脉损伤 superior mesenteric artery injury

肠系膜上静脉损伤 superior mesenteric vein injury

肠系膜撕裂 mesenteric laceration ［又称］肠系膜裂伤△

肠系膜损伤 mesenteric injury

肠移植排斥 intestinal graft rejection

肠移植失败 intestinal graft failure

肠源性感染 enterogenous infection

持续性全身淋巴结病 persistent generalized lymphadenopathy

冲击伤综合征 blast injury syndrome ［又称］冲击伤△

创伤后复发性出血 recurrent hemorrhage after trauma ［又称］创伤性复发性出血△

创伤后继发性出血 secondary hemorrhage after trauma ［又称］创伤性继发性出血△

创伤性肠系膜血管损伤 traumatic mesenteric vessel injury

创伤性腹膜后血肿 traumatic retroperitoneal hematoma

创伤性腹主动脉瘤 traumatic abdominal aortic aneurysm

创伤性肝血肿 traumatic hepatic hematoma

创伤性胃破裂 traumatic gastrorrhexis

创伤性休克 traumatic shock

创伤性血管痉挛综合征 traumatic vasospastic syndrome

丹毒 erysipelas

胆管假体引起的机械性并发症 mechanical complication caused by bile duct prosthesis

胆管损伤 bile duct injury

动静脉瘘破裂出血 rupture and hemorrhage of arteriovenous fistula

多部位继发恶性肿瘤 multi-sites secondary malignancy

多部位淋巴结继发恶性肿瘤 secondary malignant of lymph node of multiple sites ［又称］多处淋巴结继发恶性肿瘤△

分叶脾 lobulated spleen

蜂窝织炎 cellulitis

复杂性腹腔感染 complicated intra-abdominal infection

副脾 accessory spleen

副乳腺恶性肿瘤 malignant neoplasm of accessory breast

副乳腺囊性增生 cystic hyperplasia of accessory breast

副乳腺腺病 adenosis of accessory breast

腹壁挫伤 contusion of abdominal wall

腹壁蜂窝织炎 cellulitis of abdominal wall

腹壁开放性损伤 open injury of abdominal wall ［又称］腹壁开放性伤口△

腹壁溃疡 abdominal ulcer

腹壁浅表异物 superficial foreign body of abdominal wall

腹壁切口疝 abdominal incisional hernia

腹部创伤性横切 abdominal traumatic transection

腹部和下背及骨盆多发性血管损伤 injury of multiple blood vessels at abdomen,lower back and pelvis ［又称］在腹、下背和骨盆水平的多处血管损伤△

腹部挤压伤 crush injury of abdomen

腹部开放性损伤 open abdominal injury ［又称］开放性腹部损伤△

腹部开放性损伤伴腹内器官损伤 open wound of abdomen with injury of intra-abdominal organ

腹部血管损伤 injury of blood vessel at abdomen ［又称］腹部多处血管损伤△

腹股沟蜂窝织炎 inguinal cellulitis

腹股沟复发疝 recurrent inguinal hernia

腹股沟滑动性疝 sliding inguinal hernia

腹股沟嵌顿疝 inguinal incarcerated hernia

腹膜后畸胎瘤 retroperitoneal teratoma

腹膜后巨大脂肪肉瘤 retroperitoneal giant liposarcoma

腹膜假黏液瘤 pseudomyxoma peritonei

腹膜内透析导管引起的机械性并发症 mechanical complication caused by peritoneal dialysis catheter

腹膜损伤 peritoneal injury

腹腔动脉损伤 coeliac artery injury

腹腔化疗泵外露 intraperitoneal chemotherapy pump exposure

腹腔间室综合征 abdominal compartment syndrome,ACS ［又称］腹腔间隙综合征△

腹腔内多器官损伤 multiple injuries of intra-abdominal organs ［又称］腹腔脏器损伤△

腹腔内器官伴盆腔器官损伤 injury of intra-abdominal and pelvic organ

腹腔内器官损伤　injury of intra-abdominal organ　［又称］闭合性腹部损伤△

肝挫伤　liver contusion

肝动脉损伤　hepatic artery injury

肝静脉损伤　hepatic vein injury

肝撕裂伤　liver laceration

肝损伤　liver injury

肝移植供体　liver donor for liver transplantation

肝移植术后肠穿孔　intestinal perforation after liver transplantation

肝移植术后胆管吻合口狭窄　biliary anastomotic stricture after liver transplantation

肝移植术后胆管炎　cholangitis after liver transplantation

肝移植术后腹泻　diarrhea after liver transplantation

肝移植术后肝功能不全　hepatic insufficiency after liver transplantation

肝移植术后肝功能衰竭　hepatic failure after liver transplantation

肝移植术后梗阻性黄疸　obstructive jaundice after liver transplantation

肝移植术后黄疸　jaundice after liver transplantation

肝移植术后切口感染　surgical site infection after liver transplantation

肝移植术后乙型肝炎复发　hepatitis B recurrence after liver transplantation

肝移植术后预防乙型肝炎　prevention of hepatitis B after liver transplantation

肛管赘生物　anal neoplasm

肛门括约肌裂伤　anal sphincter laceration　［又称］创伤性肛括约肌裂伤△

颌部蜂窝织炎　jaw cellulitis

颌下蜂窝织炎　submandibular cellulitis

横结肠损伤　transverse colon injury

喉上神经损伤　superior laryngeal nerve injury

坏疽性脓皮病　gangrenous pyoderma

回肠损伤　ileum injury

急性蜂窝织炎　acute cellulitis

急性化脓性阑尾炎　acute suppurative appendicitis

急性化脓性阑尾炎伴穿孔　acute suppurative appendicitis complicated with perforation

急性化脓性阑尾炎伴腹膜炎　acute suppurative appendicitis complicated with peritonitis

急性化脓性阑尾炎伴阑尾周围炎　acute suppurative appendicitis complicated with periappendicitis

急性化脓性阑尾炎伴周围脓肿　acute suppurative appendicitis complicated with periappendiceal abscess

急性坏疽性阑尾炎　acute gangrenous appendicitis

急性阑尾炎　acute appendicitis

急性阑尾炎伴穿孔　acute perforated appendicitis　［又称］急性穿孔性阑尾炎△

急性乳腺炎　acute mastitis

加速康复外科　enhanced recovery after surgery, ERAS

甲亢性男性乳腺发育　hyperthyroid gynecomastia　［又称］病理性男性乳房发育症△

健侧剩余肝脏体积　future liver reserve, FLR

浆细胞性乳腺炎　plasma cell mastitis

降结肠损伤　descending colon injury

疖　furuncle

结肠多处损伤　multiple injuries of colon

结肠损伤　colon injury

静脉导管感染　venous catheter infection　［又称］透析导管感染△

菌血症　bacteremia

开放性大网膜破裂　open omental rupture

开放性胆囊损伤　open cystic lesion

开放性胆总管损伤　open common bile duct lesion

空肠破裂　jejunal rupture　［又称］创伤性空肠破裂△

空肠损伤　jejunal injury

空盆腔综合征　empty pelvic syndrome

扩张器感染　dilator infection

扩张器破裂　dilator rupture

扩张器渗液　dilator exudate

扩张器外露　dilator reveal

扩张器植入术后皮瓣破裂　flap rupture after dilator implantation

阑尾杯状细胞癌　appendiceal goblet cell adenocarcinoma　［又称］阑尾杯状细胞类癌△

阑尾恶性肿瘤　appendiceal malignant tumor

阑尾假黏液瘤　appendiceal pseudomyxoma

阑尾黏液囊肿　appendiceal mucocele

阑尾嵌顿疝　Amyand's hernia

阑尾神经内分泌肿瘤　appendiceal neuroendocrine tumor　［又称］阑尾类癌△

阑尾周围脓肿　periappendiceal abscess

流行性腮腺炎并发乳腺炎　epidemic parotitis complicated with mastitis

慢性囊性乳腺病　chronic cystic breast disease

慢性乳腺炎　chronic mastitis

盲肠脓肿　typhloempyema

盲肠损伤　cecum injury

毛囊炎　folliculitis

门静脉损伤　portal vein injury

面部蜂窝织炎　facial cellulitis

男性乳腺癌　male breast cancer

男性乳腺发育　gynecomastia

男性乳腺囊性增生病　male breast cystic hyperplasia

男性乳腺增生　male hyperplasia of mammary glands

难复性疝　irreducible hernia

逆行性嵌顿疝　retrograde incarcerated hernia

皮肤溃疡　skin ulcer

脾包虫病　splenic hydatidosis

脾被膜撕裂　laceration of splenic capsule

脾穿透伤　penetrating splenic injury

脾大　splenomegaly　［又称］脾肿大△,巨脾△

脾动脉瘤　splenic artery aneurysm

脾动脉损伤　splenic artery injury

脾膈韧带　phrenicolienal ligament

脾梗死　infarction of spleen

脾功能亢进　hypersplenism

脾结肠韧带　lienocolic ligament

脾静脉损伤　splenic vein injury

脾囊肿　splenic cyst

脾脓肿　splenic abscess

脾破裂　splenic rupture

脾切除术后凶险性感染　overwhelming postsplenectomy infection, OPSI

脾损伤　splenic injury

脾血肿　splenic hematoma　［又称］创伤性脾血肿△

脾脏窦岸细胞血管瘤　littoral cell angioma, LCA

脾脏硬化性血管瘤样结节性转化　sclerosing angiomatoid nodular transformation of spleen

脾肿瘤　tumor of spleen

破伤风　tetanus

气性坏疽　gas gangrene

憩室疝　littre hernia

髂动脉损伤　iliac artery injury

髂静脉损伤　iliac vein injury

髂血管损伤　iliac vascular injury

青春期巨大乳房　adolescent macromastia　［又称］青春期乳房肥大△

躯干部蜂窝织炎　cellulitis of the trunk

乳房错构瘤　breast hamartoma　［又称］乳腺错构瘤△

乳房肥大　hypertrophy of breast

乳房复旧不全（哺乳期）　subinvolution of breast（lactation）　［又称］乳房复旧不全△

乳房后天性缺失　acquired absence of breast　［又称］乳房缺损△

乳房交界性肿瘤　borderline tumor of breast

乳房皮肤良性肿瘤　benign tumor of breast skin

乳房皮肤原位黑色素瘤　melanoma in situ of breast skin　［又称］乳房原位黑素瘤△

乳房软组织原位黑色素瘤　melanoma in situ of breast soft tissue

乳房萎缩　atrophy of breast

乳房下垂　breast ptosis　［又称］乳房松弛症△

乳房先天性畸形　congenital malformation of breast

乳房纤维硬化症　fibrosclerosis of breast　［又称］乳腺硬化性腺病△

乳房小叶原位癌　lobular carcinoma in situ of breast　［又称］乳腺小叶原位癌△

乳房血管瘤　breast hemangioma

乳房血肿　breast hematoma

乳房炎性肿物　inflammatory breast mass

乳房脂肪坏死　fat necrosis of breast

乳房肿物　breast lump　［又称］乳腺肿物△

乳漏　mammary fistula　［又称］乳腺瘘△

乳头肥大　hypertrophy of nipple

乳头皲裂　cracked nipple

乳头瘘　fistula of nipple

乳头缺失　absence of nipple　［又称］乳头缺损△

乳头乳晕恶性肿瘤　malignant neoplasm of nipple and areola

乳头炎　papillitis

乳腺癌　breast cancer

乳腺单发囊肿　solitary breast cyst

乳腺导管扩张症　mammary duct ectasia

乳腺导管瘘　mammary duct fistula

乳腺导管原位癌　ductal carcinoma in situ（DCIS）of breast

乳腺多发囊肿　mutiple breast cysts

乳腺恶性肿瘤　malignant neoplasm of breast

乳腺放线菌病　mammary actinomycosis

乳腺钙化　breast calcification

乳腺继发恶性肿瘤　secondary malignant neoplasm of breast

乳腺结核　breast tuberculosis

乳腺良性肿瘤　benign breast tumor

乳腺囊性增生病　breast cystic hyperplasia　［又称］纤维囊性乳腺病△

乳腺囊肿　breast cyst

乳腺脓肿　breast abscess　［又称］乳房脓肿△

乳腺佩吉特病　Paget's disease of breast

乳腺佩吉特病伴浸润性导管癌　Paget's disease associated with invasive ductal carcinoma of breast

乳腺皮肤继发恶性肿瘤　secondary malignant neoplasm of skin of breast

乳腺乳导管内乳头状瘤　intraductal papilloma of breast

乳腺纤维腺病　fibroadenosis of breast

乳腺纤维腺瘤　fibroadenoma of breast

乳腺血栓性静脉炎　breast thrombophlebitis

乳腺炎　mastitis

乳腺炎性肉芽肿　mammary inflammatory granuloma　［又称］乳腺肉芽肿性炎△

乳腺原位癌　carcinoma in situ of breast

乳腺增生　hyperplasia of mammary gland

乳腺脂肪瘤　lipoma of the breast

上臂蜂窝织炎　cellulitis of upper arm

升结肠损伤　ascending colon injury

十二指肠破裂　duodenal rupture　［又称］创伤性十二指肠破裂△

十二指肠损伤　duodenal injury

嗜酸细胞性蜂窝织炎　eosinophilic cellulitis

手蜂窝织炎　cellulitis of hand

手溃疡　ulcer of hand

手术部位感染　surgical site infection　［又称］手术后切口感染△

手术后残留异物　postoperative residual foreign body　［又称］手术后腹内异物遗留△

手术后肠出血　postoperative intestinal hemorrhage

手术后出血　postoperative hemorrhage，hemorrhage after operation

手术后腹壁血管破裂出血　postoperative rupture of blood vessel in abdominal wall

手术后腹腔出血　postoperative intra-abdominal hemorrhage

手术后腹腔内血肿　postoperative intra-abdominal hematoma

手术后肛门出血　postoperative anal hemorrhage

手术后切口出血　postoperative incision hemorrhage

手术后切口血肿　postoperative incision hematoma

手术后伤口裂开　postoperative wound dehiscence

手术后伤口异物　postoperative wound foreign body　［又称］手术切口异物遗留△

手术后休克　postoperative shock

手术伤口肉芽肿　surgical wound granuloma　［又称］手术后伤口肉芽肿△

术后早期炎性肠梗阻　early postoperative inflammatory small bowel obstruction，EPISBO

糖尿病性乳腺纤维化病变　diabetic fibrous mastopathy

头皮蜂窝织炎　cellulitis of scalp

腿蜂窝织炎　cellulitis of leg

臀部蜂窝织炎　cellulitis of gluteal region

腕部蜂窝织炎　cellulitis of wrist

胃肠道植入物引起的机械性并发症　mechanical complication caused by gastrointestinal implant

胃肠间质瘤　gastrointestinal stromal tumor，GIST

胃动脉损伤　gastric artery injury

胃脾韧带　gastrolienal ligament

胃十二指肠动脉损伤　gastroduodenal artery injury

胃食管结合部肿瘤　gastroesophageal junctional cancer

胃损伤　injury of stomach

下腹动脉损伤　hypogastric artery injury

下腹静脉损伤　hypogastric vein injury

下腔静脉损伤　inferior vena cava injury

先天性乳房发育不良　congenital breast dysplasia

先天性乳房过小　congenital micromastia

先天性乳房异位　congenital ectopic of breast

先天性乳头肥大　congenital nipple hypertrophy

先天性乳头内陷　congenital nipple retraction

小肠多处损伤　multiple small intestinal injuries

小肠破裂　small intestinal rupture

小肠损伤　small intestinal injury

小肠套叠　small intestinal intussusception

胸壁蜂窝织炎　cellulitis of chest wall

压疮　pressure sore　［又称］褥疮△

炎性肠梗阻　inflammatory small bowel obstruction

炎性乳腺癌　inflammatory breast cancer

胰管损伤　pancreatic duct injury

胰体损伤　pancreatic body injury

胰头损伤　pancreatic head injury

胰尾损伤　pancreatic tail injury

胰腺导管内乳头状黏液性肿瘤　intraductal papillary mucinous neoplasm of the pancreas

胰腺和胰管损伤　pancreatic injury and pancreatic duct injury

胰腺浆液性囊性肿瘤　pancreatic serous cystic neoplasm

胰腺黏液性囊性肿瘤　pancreatic mucinous cystic neoplasm

胰腺破裂　pancreatic rupture

胰腺实性假乳头状瘤　solid pseudopapillary neoplasm of the pancreas

胰腺损伤　pancreatic injury

乙状结肠损伤　sigmoid colon injury

营养风险　nutrition risk

痈　carbuncle

永久性缝线引起的机械性并发症　mechanical complication caused by permanent suture

游走脾　wandering spleen

早期胃癌　early gastric carcinoma

直肠多处损伤　multiple injuries of rectum

直肠损伤　rectal injury
重度脓毒症　severe sepsis

主胰管型导管内乳头状黏液瘤　main duct papillary mucinous neoplasm of the pancreas

# 12.2　症状体征名词

乳房结节　nodule in breast
乳房痛　mastodynia
乳头内陷　nipple retraction

乳头血性溢液　nipple bloody discharge
乳头溢液　nipple discharge

# 12.3　手术操作名词

奥迪括约肌扩张术　dilation of Oddi sphincter
奥迪括约肌切开术　incision of Oddi sphincter
拔甲术　nail extraction
半肝切除术　hemihepatectomy
保留脾血管的保脾胰体尾切除术　spleen-preserving distal pancreatectomy with splenic vessel preservation
保留脾脏的胰体尾切除术　spleen-preserving distal pancreatectomy
保留乳房的乳腺切除术　breast-conservative mastectomy
保留十二指肠的胰头切除术　duodenum-preserving pancreatic head resection，DPPHR
保留幽门的胃切除术　pylorus-preserving gastrectomy，PPG
保留中段的胰腺切除术　middle-preserving pancreatectomy，MPP
背阔肌移植术　transplantation of latissimus dorsi muscle
背驮式原位肝移植术　piggyback orthotopic liver transplantation
贲门病损切除术　excision of lesion of cardia
贲门部分切除伴食管胃吻合术　partial cardiectomy with esophago-gastrostomy
贲门周围血管离断术　pericardial devascularization
闭孔疝修补术　repair of obturator hernia
部分供肝原位肝移植术　partial othotopic liver transplantation
残胃次全切除术　subtotal resection of remnant stomach
残胃切除术　remnant gastrectomy
残胃全切除术　remnant completion gastrectomy
残余胆囊切除术　remnant cholecystectomy
藏毛窦切除术　pilonidal sinus excision
藏毛囊肿切开术　pilonidal sinus incision
侧颈区淋巴结清扫术　lateral neck dissection
查尔斯手术　Charles procedure
肠淋巴干 - 小静脉吻合术　intestinal lymphaticovenular anastomosis
肠切除术　enterectomy
肠外置段的切除术　resection of exteriorized segment of intestine
肠外置术　intestinal exteriorization　[ 又称 ]Mikulicz 手术△
肠系膜病损切除术　excision of lesion of mesentery
肠系膜动脉结扎术　mesenteric artery ligation
肠系膜固定术　mesenteric fixation
肠系膜静脉 - 下腔静脉分流术　mesenteric vein-inferior vena cava shunt
肠系膜淋巴管瘤（囊肿）切除术　excision of mesenteric lymphangioma（lymphocyst）
肠系膜淋巴结根治性切除术　radical excision of mesenteric lymph node
肠系膜淋巴结切除术　excision of mesenteric lymph node

肠系膜修补术　surgical repair of mesentery
肠系膜肿物切除术　mesenteric mass resection
肠造口还纳　enterostomy reversal
肠粘连松解术　enterolysis
常温下肝血管隔离无血肝切除术　normothermic hepatic vascular exclusion for bloodless hepatectomy
常温下全肝入肝血流阻断法　normothermic total hepatic vascular inflow exclusion
常温下全肝血流阻断法　normothermic total hepatic vascular exclusion
超声 /CT 引导下肝病损冷冻治疗术　ultrasound/CT guided cryotherapy of liver lesion
超声 /CT 引导下肝病损射频消融术　ultrasound/CT guided hepatic radiofrequency ablation of liver lesion
超声 /CT 引导下肝病损微波固化术　ultrasound/CT guided hepatic microwave coagulation of liver lesion
超声 /CT 引导下肝病损无水乙醇注射术　ultrasound/CT guided ethanol injection of liver lesion
超声引导下经皮经肝胆管引流术　ultrasound-guided percutaneous transhepatic biliary drainage
超声引导下经皮经肝胆囊穿刺引流术　ultrasound-guided percutane-ous transhepatic gallbladder drainage（PTGBD）
超声引导下痔结扎术　ultrasound-guided ligation of hemorrhoid
耻骨直肠肌部分切除术　partial resection of the puborectalis muscle
次全结肠切除术　subtotal colectomy
大网膜病损切除术　excision of lesion of great omentum
大网膜部分切除术　partial omentectomy
大网膜动脉结扎术　ligation of great omentum artery
大网膜还纳术　apothesis of great omentum
大网膜内移植术　great omentum grafting
大网膜切除术　omentectomy
大网膜修补术　repair of great omentum
带蒂肠片肝管成形术　intestinal pedicled flap hepaticoplasty
单侧 / 双侧乳腺癌根治术　unilateral/bilateral radical mastectomy
单侧腹股沟疝无张力修补术　tension-free repair of unilateral inguinal hernia
单侧腹股沟疝修补术　repair of unilateral inguinal hernia
单侧腹股沟斜疝囊高位结扎术　high ligation of hernial sac of unilateral indirect inguinal hernia
单侧腹股沟斜疝无张力修补术　tension-free repair of unilateral indirect inguinal hernia
单侧腹股沟斜疝修补术　repair of unilateral indirect inguinal hernia

单侧腹股沟直疝合并斜疝无张力修补术　tension-free repair of unilateral direct inguinal hernia with indirect inguinal hernia

单侧腹股沟直疝无张力修补术　tension-free repair of unilateral direct inguinal hernia

单侧腹股沟直疝修补术　repair of unilateral direct inguinal hernia

单侧腹疝无张力修补术　tension-free repair of unilateral ventral hernia

单侧根治性颈清扫术　unilateral radical neck dissection

单侧股疝无张力修补术　tension-free repair of unilateral femoral hernia

单侧股疝修补术　repair of unilateral femoral hernia

单侧颈淋巴结改良根治性清扫术　unilateral modified radical neck dissection（MRND）

单侧颈淋巴结扩大根治性清扫术　unilateral extended radical neck dissection

单侧皮下乳房切除术　unilateral subcutaneous mammectomy

单侧乳房改良根治术　unilateral modified radical mastectomy

单侧乳房根治性切除术　unilateral radical mastectomy

单侧乳房假体置入术　unilateral breast implant

单侧乳房扩大根治性切除术　unilateral extended radical mastectomy

单侧乳房切除伴假体置入术　unilateral breast implant after mastectomy

单侧乳房切除伴同侧腋窝淋巴结活检术　unilateral mastectomy accompanied by homolateral axillary lymph node biopsy

单侧乳房切除伴同侧腋窝前哨淋巴结活检术　unilateral mastectomy accompanied by homolateral axillary sentinel lymph node biopsy

单侧乳房切除术　unilateral mastectomy

单侧乳房缩小成形术　unilateral reduction mammoplasty

单侧乳房注射隆胸术　unilateral injection into breast for augmentation

单纯淋巴结切除术　simple lymphadenectomy

胆肠吻合口狭窄扩张术　dilation of biliary enteric anastomotic stricture

胆道镜下胆管碎石取石术　choledochoscopic lithoclasty and cholelithotomy　［又称］胆道镜下碎石取石术△

胆道探查术　biliary tract exploration　［又称］胆道切开探查术△

胆管成形术　cholangioplasty

胆管端端吻合术　end-to-end anastomosis of bile duct

胆管 - 空肠 Roux-en-Y 吻合术　Roux-en-Y choledochojejunostomy

胆管囊肿切除术　resection of bile duct cyst

胆管损伤自体组织补片修复术　repair of biliary injury using autologous graft

胆管探查术　bile duct exploration

胆管引流术　biliary drainage

胆管支架置入术　biliary stent placement

胆囊癌根治切除术　radical cholecystectomy　［又称］胆囊根治性切除术△，胆囊癌根治术△

胆囊癌扩大根治术　extended radical cholecystectomy

胆囊部分切除术　partial cholecystectomy

胆囊 - 空肠吻合术　cholecystojejunostomy

胆囊切除术　cholecystectomy

胆囊 - 十二指肠吻合术　cholecystoduodenostomy

胆囊造口术　cholecystostomy

胆总管 - 空肠吻合术　choledochojejunostomy

胆总管瘘修补术　repair of choledochal fistula

胆总管切开取石术　choledocholithotomy

胆总管切开引流术　choledochotomy and drainage

胆总管球囊扩张术　balloon dilation for common bile duct

胆总管 - 十二指肠吻合术　choledochoduodenostomy

胆总管探查术　common bile duct exploration

胆总管修复术　common bile duct repair　［又称］胆总管修补术△

低温下肝血管隔离无血肝切除术　hypothermic hepatic vascular exclusion for bloodless hepatectomy

低温下全肝血流阻断法　hypothermic total hepatic vascular exclusion

骶部脓肿切开引流术　incision and drainage of sacral abscess

骶神经刺激　sacral nerve stimulation

骶神经调节　sacral neuromodulation

多普勒超声引导下经肛痔动脉结扎术　ultrasonic Doppler-guided transanal hemorrhoidal dearterialization

二期肠外置术　second-stage exteriorization of intestine，Mikulicz procedure　［又称］Mikulicz 手术△

法特壶腹切除术　Vater's ampullary resection

非解剖性肝切除术　nonanatomic liver resection

副脾切除术　resection of accessory spleen

副乳切除术　excision of accessory breast

副乳头切除术　excision of accessory nipple

腹白线疝补片修补术　patch repair of abdominal linea alba hernia

腹壁白线疝修补术　linea alba hernia repair of abdominal wall

腹壁病损切除术　excision of lesion of abdominal wall

腹壁补片修补术　patch repair of abdominal wall

腹壁窦道切开引流术　incision and drainage of sinus of abdominal wall

腹壁窦道清创术 / 扩创术　debridement and epluchage of sinus of abdominal wall

腹壁裂伤缝合修补术　suture of laceration of abdominal wall

腹壁淋巴管瘤（囊肿）切除术　excision of lymphangioma（lymphocyst）of abdominal wall

腹壁脓肿切开引流术　incision and drainage of abdominal wall abscess

腹壁切开引流术　incision and drainage of abdominal wall

腹壁切口裂开缝合术　suture of abdominal wall dehiscence

腹壁切口疝补片修补术　patch repair of incisional hernia of abdominal wall

腹壁切口疝修补术　repair of incisional hernia of abdominal wall

腹壁疝修补术　abdominal wall hernia repair

腹壁伤口扩创术　epluchage of abdominal wall wound

腹壁伤口清创术　debridement of abdominal wall wound

腹壁血管结扎术　ligation of abdominal wall vessel

腹壁血肿清除术　evacuation of abdominal wall hematoma

腹壁异物取出术　removal of foreign body from abdominal wall

腹壁造口术　abdominalstoma

腹壁肿瘤切除术　excision of tumor of abdominal wall

腹壁组织结构分离修补术　repair of abdominal wall using component separation technique　［又称］CST 方法修补术△

腹部静脉部分切除伴吻合术　partial excision of abdominal vein with anastomosis

腹部静脉结扎术　ligation of abdominal vein

腹部血肿去除术　evacuation of abdominal hematoma

腹股沟病损切除术　excision of lesion of groin

腹股沟淋巴结根治性切除术　radical excision of inguinal lymph node

腹股沟淋巴结切除术　excision of inguinal lymph node

腹股沟脓肿切开引流术　incision and drainage of groin abscess

腹股沟疝补片修补术后感染补片取出、清创、修补术　infection patch removal，debridement，repair after repair of inguinal hernia

腹股沟疝修补术后感染清创、修补术　infection debridement and repair after repair of inguinal hernia

腹股沟探查术　exploration of groin

腹裂修补术　gastroschisis repair

腹膜病损切除术　excision of peritoneal lesion

腹膜缝合术　suture of peritoneum

腹膜后病损切除术　excision of lesion of retroperitoneum

腹膜后淋巴管横断结扎术　ligation of retroperitoneal lymph vessel

腹膜后淋巴管瘤（囊肿）切除术　excision of retroperitoneal lymphangioma（lymphocyst）

腹膜后淋巴结根治性切除术　radical excision of retroperitoneal lymph node

腹膜后脓肿切开引流术　incision and drainage of retroperitoneal abscess

腹膜切开术　peritoneotomy

腹膜外病损切除术　excision of lesion of extraperitoneum

腹膜外脓肿切开引流术　incision and drainage of extraperitoneal abscess

腹膜外血肿清除术　evacuation of extraperitoneal hematoma

腹膜下血肿切除术　excision of subperitoneal hematoma

腹膜血管结扎术　ligation of peritoneal vessel

腹膜血肿清除术　evacuation of peritoneal hematoma

腹膜粘连松解术　lysis of adhesion of peritoneum

腹膜组织修补术　repair of peritoneal tissue

腹内疝嵌顿松解回纳(复位)加修补术　lysis(reduction) and repair of incarcerated abdominal internal hernia

腹腔病损氩氦刀靶向冷冻治疗术　targeted cryocare knife cryotherapy of abdominal lesion

腹腔冲洗引流术　irrigation and drainage of peritoneal cavity

腹腔-颈静脉分流术　peritoneojugular shunt

腹腔-静脉分流术　peritoneovenous shunt, PVS　[又称]腹腔-静脉转流术△

腹腔-静脉转流泵管置入术　denver peritoneovenous shunt insertion

腹腔镜腹膜后淋巴结切除术　laparoscopic excision of retroperitoneal lymph node

腹腔镜下保留幽门的胰十二指肠切除术　laparoscopic pylorus preserving pancreaticoduodenectomy

腹腔镜下贲门肌层切开术　laparoscopic cardiomyotomy

腹腔镜下贲门周围血管离断术　laparoscopic pericardial devascularization

腹腔镜下闭孔疝无张力修补术　laparoscopic tension-free repair of obturator hernia

腹腔镜下肠系膜病损切除术　laparoscopic excision of mesenteric lesion

腹腔镜下肠粘连松解术　laparoscopic enterolysis

腹腔镜下耻骨上疝无张力修补术　laparoscopic tension-free repair of suprapubic hernia

腹腔镜下次全结肠切除术　laparoscopic subtotal colectomy

腹腔镜下大网膜切除术　laparoscopic omentectomy

腹腔镜下单侧腹股沟疝修补术　laparoscopic repair of unilateral inguinal hernia

腹腔镜下胆管病损切除术　laparoscopic excision of bile duct lesion

腹腔镜下胆管空肠吻合术　laparoscopic choledochojejunostomy

腹腔镜下胆囊癌根治术　laparoscopic radical cholecystectomy

腹腔镜下胆囊部分切除术　laparoscopic partial cholecystectomy

腹腔镜下胆囊空肠吻合术　laparoscopic cholecystojejunostomy

腹腔镜下胆囊切除术　laparoscopic cholecystectomy

腹腔镜下胆囊取石术　laparoscopic cholelithotomy

腹腔镜下胆囊造口术　laparoscopic cholecystostomy

腹腔镜下胆总管病损切除术　laparoscopic resection of choledochus lesion, laparoscopic resection of common bile duct lesion

腹腔镜下胆总管囊肿切除伴胆管空肠吻合术　laparoscopic choledochal cyst excision with choledochojejunostomy

腹腔镜下胆总管取石术　laparoscopic choledocholithotomy

腹腔镜下腹壁病损切除术　laparoscopic excision of lesion of abdominal wall

腹腔镜下腹壁切口疝无张力修补术　tension-free repair of laparoscopic abdominal incisional hernia

腹腔镜下腹股沟疝无张力修补术(腹腔内补片疝修补术)(含单/双侧,直疝/斜疝)　laparoscopic intraperitoneal onlay mesh inguinal hernia repair

腹腔镜下腹股沟疝无张力修补术(经腹腹膜前补片疝修补术)(含单/双侧,直疝/斜疝)　laparoscopic transabdominal preperitoneal inguinal hernia repair

腹腔镜下腹股沟疝无张力修补术(全腹膜外腹膜前补片疝修补术)(含单/双侧,直疝/斜疝)　laparoscopic total extraperitoneal inguinal hernia repair

腹腔镜下腹会阴联合直肠癌根治术　laparoscopic abdominoperineal resection of the rectum

腹腔镜下腹膜病损切除术　laparoscopic excision of peritoneal lesion

腹腔镜下腹膜后病损切除术　laparoscopic excision of retroperitoneal lesion

腹腔镜下腹膜后囊肿切除术　laparoscopic excision of retroperitoneal cyst

腹腔镜下腹膜后肿物切除术　laparoscopic excision of retroperitoneal mass

腹腔镜下腹膜前疝修补术　laparoscopic transabdominal preperitoneal hernia repair (TAPP)

腹腔镜下腹膜粘连松解术　laparoscopic lysis of peritoneal adhesion

腹腔镜下腹腔病损切除术　laparoscopic excision of coeliac lesion

腹腔镜下腹腔积血清除术　laparoscopic evacuation of hemoperitoneum

腹腔镜下腹腔局部注射　laparoscopic celiac local injection

腹腔镜下腹腔粘连松解术　laparoscopic celiac adhesiolysis

腹腔镜下肝Ⅱ段切除术　laparoscopic resection of segment Ⅱ of liver

腹腔镜下肝Ⅲ段切除术　laparoscopic resection of segment Ⅲ of liver

腹腔镜下肝Ⅳ段切除术　laparoscopic resection of segment Ⅳ of liver

腹腔镜下肝Ⅴ段切除术　laparoscopic resection of segment Ⅴ of liver

腹腔镜下肝Ⅵ段切除术　laparoscopic resection of segment Ⅵ of liver

腹腔镜下肝被膜下血肿清除术　laparoscopic removal of hepatic subcapsular hematoma

腹腔镜下肝病损冷冻治疗术　laparoscopic cryotherapy of liver lesion

腹腔镜下肝病损切除术　laparoscopic excision of liver lesion

腹腔镜下肝病损射频消融术　laparoscopic hepatic radiofrequency ablation, laparoscopic radiofrequency ablation of liver lesion

腹腔镜下肝病损微波固化术　laparoscopic hepatic microwave coagulation

腹腔镜下肝部分切除术　laparoscopic partial hepatectomy

腹腔镜下肝动脉结扎术　laparoscopic hepatic artery ligation

腹腔镜下肝段切除术　laparoscopic segmental hepatectomy

腹腔镜下肝活检术　laparoscopic liver biopsy

腹腔镜下肝门肠吻合术　laparoscopic portoenterostomy

腹腔镜下肝囊肿开窗引流术　laparoscopic fenestration and drainage of hepatic cyst

腹腔镜下肝囊肿切开引流术　laparoscopic incision and drainage of hepatic cyst

腹腔镜下肝内无水乙醇注射术　laparoscopic intrahepatic anhydrous ethanol injection therapy, LEIT

腹腔镜下肝脓肿切开引流术　laparoscopic incision and drainage for liver abscess

腹腔镜下肝血管瘤切除术　laparoscopic resection of hepatic hemangioma

腹腔镜下肝右后叶切除术　laparoscopic right posterior hepatic sectionectomy

腹腔镜下肝右前叶切除术　laparoscopic right anterior hepatic sectionectomy

腹腔镜下肝右三叶切除术　laparoscopic right hepatic trisegmentectomy

腹腔镜下肝左三叶切除术　laparoscopic left hepatic trisegmentectomy

腹腔镜下肝左外叶切除术　laparoscopic left lateral hepatic sectionectomy

腹腔镜下膈疝修补术　laparoscopic repair of diaphragmatic hernia

腹腔镜下根治性直肠前切除术　laparoscopic radical anterior resection of rectum

腹腔镜下供肝切除术　laparoscopic excision of donor liver

腹腔镜下股疝无张力修补术　tension-free repair of laparoscopic femoral hernia

腹腔镜下横结肠根治性切除术　laparoscopic radical transverse colectomy

腹腔镜下回盲部切除术　laparoscopic ileocecal resection

腹腔镜下结肠病损切除术　laparoscopic resection of colonic lesion

腹腔镜下结肠部分切除术　laparoscopic hemicolectomy

腹腔镜下结肠-结肠旁路术　laparoscopic colon-colon bypass

腹腔镜下结肠造口术　laparoscopic colostomy

腹腔镜下近端胃切除伴食管空肠吻合术　laparoscopic proximal gastrectomy with esophagojejunostomy

腹腔镜下巨结肠根治术　laparoscopic definitive operation for Hirschsprung disease

腹腔镜下可调节胃束带去除术　laparoscopic adjustable gastric band removal

腹腔镜下可调节胃束带术　laparoscopic adjustable gastric banding, LAGB

腹腔镜下空肠造口术　laparoscopic jejunostomy

腹腔镜下阑尾切除术　laparoscopic appendectomy

腹腔镜下盲肠部分切除术　laparoscopic partial cecal resection

腹腔镜下盆腔病损切除术　laparoscopic excision of pelvic lesion

腹腔镜下盆腔腹膜粘连松解术　laparoscopic lysis of adhesion of pelvic peritoneum

腹腔镜下盆腔淋巴结根治性切除术　laparoscopic radical excision of pelvic lymph node

腹腔镜下盆腔内膜病损电凝术　laparoscopic electrocoagulation of pelvic endometriosis lesion

腹腔镜下盆腔脓肿切开引流术　laparoscopic incision and drainage of pelvic abscess

腹腔镜下盆腔粘连松解术　laparoscopic pelvic adhesiolysis

腹腔镜下脾部分切除术　laparoscopic partial splenectomy

腹腔镜下脾缝合修补术　laparoscopic splenic suture and repair

腹腔镜下脾囊肿开窗术　laparoscopic fenestration of splenic cyst

腹腔镜下脾切除术　laparoscopic splenectomy

腹腔镜下脐疝无张力修补术　laparoscopic tension-free repair of umbilical hernia

腹腔镜下脐疝修补术　laparoscopic repair of umbilical hernia

腹腔镜下全腹膜外疝修补术　laparoscopic total extraperitoneal hernia repair

腹腔镜下全结肠切除术　laparoscopic total colectomy

腹腔镜下全结直肠切除术　laparoscopic total coloproctectomy

腹腔镜下全胃切除伴食管空肠吻合术　laparoscopic total gastrectomy with esophagojejunostomy

腹腔镜下十二指肠成形术　laparoscopic duodenal plasty

腹腔镜下十二指肠穿孔修补术　laparoscopic repair of duodenal perforation

腹腔镜下十二指肠溃疡穿孔修补术　laparoscopic repair of duodenal ulcer perforation

腹腔镜下十二指肠造口术　laparoscopic duodenostomy

腹腔镜下食管裂孔疝修补术　laparoscopic hiatal hernia repair

腹腔镜下双侧腹股沟淋巴结清扫术　laparoscopic radical dissection of bilateral inguinal lymph node

腹腔镜下双侧腹股沟疝无张力修补术（一侧直疝一侧斜疝）　laparoscopic tension-free repair of bilateral inguinal hernia（one direct and one indirect）

腹腔镜下双侧腹股沟斜疝无张力修补术　laparoscopic tension-free repair of bilateral indirect inguinal hernia

腹腔镜下特殊肝段切除术　laparoscopic special segmental hepatectomy

腹腔镜下网膜病损切除术　laparoscopic resection of omentum lesion

腹腔镜下网膜部分切除术　laparoscopic partial resection of omentum

腹腔镜下网膜粘连松解术　laparoscopic omental adhesiolysis

腹腔镜下胃病损切除术　laparoscopic resection of gastric lesion

腹腔镜下胃部分切除术　laparoscopic partial gastrectomy

腹腔镜下胃穿孔修补术　laparoscopic repair of gastric perforation

腹腔镜下胃底折叠术　laparoscopic fundoplication

腹腔镜下胃窦切除伴胃十二指肠吻合术　laparoscopic antrectomy with gastroduodenostomy，Billroth Ⅰ operation

腹腔镜下胃减容术　laparoscopic gastroplasty

腹腔镜下胃空肠吻合术　laparoscopic gastrojejunostomy

腹腔镜下胃溃疡穿孔修补术　laparoscopic repair of gastric ulcer perforation

腹腔镜下胃旁路手术　laparoscopic gastric bypass

腹腔镜下胃旁路术　laparoscopic gastric bypass，LGB

腹腔镜下胃束带术　laparoscopic adjustable gastric banding

腹腔镜下小肠病损切除术　laparoscopic excision of small intestinal lesion

腹腔镜下小肠肠段切除术　laparoscopic segmental resection of small intestine

腹腔镜下小肠 - 结肠旁路术　laparoscopic small intestinal-colon bypass

腹腔镜下小肠憩室切除术　laparoscopic resection of small intestinal diverticulum

腹腔镜下小肠 - 小肠旁路术　laparoscopic small-to-small intestinal bypass

腹腔镜下小肠造口术　laparoscopic enterostomy

腹腔镜下小肠肿瘤切除术　laparoscopic resection of small intestinal tumor

腹腔镜下袖状胃切除术　laparoscopic sleeve gastrectomy，LSG

腹腔镜下腰疝无张力修补术　laparoscopic tension-free repair of lumbar hernia

腹腔镜下胰十二指肠切除术　laparoscopic pancreaticoduodenectomy

腹腔镜下胰体尾切除术　laparoscopic distal pancreatectomy

腹腔镜下胰腺病损切除术　laparoscopic resection of pancreatic lesion

腹腔镜下胰腺部分切除术　laparoscopic partial pancreatectomy

腹腔镜下胰腺囊肿空肠吻合术　laparoscopic cystojejunostomy for pancreatic pseudocyst

腹腔镜下胰腺囊肿引流术　laparoscopic drainage of pancreatic cyst

腹腔镜下胰腺中段切除术　laparoscopic medial pancreatectomy

腹腔镜下乙状结肠病损切除术　laparoscopic resection of sigmoid lesion

腹腔镜下乙状结肠根治性切除术　laparoscopic radical resection of sigmoid colon

腹腔镜下幽门肌切开术　laparoscopic pyloromyotomy

腹腔镜下右半肝切除术　right hemihepatectomy

腹腔镜下右半结肠根治性切除术　laparoscopic radical right hemicolectomy

腹腔镜下右半结肠切除术　laparoscopic right hemicolectomy

腹腔镜下远端胃大部切除伴胃空肠 Roux-en-Y 吻合术　laparoscopic distal gastrectomy with Roux-en-Y gastrojejunostomy

腹腔镜下远端胃大部切除伴胃空肠吻合术（Billroth Ⅱ式）　laparoscopic distal gastrectomy with gastrojejunostomy（Billroth Ⅱ operation）

腹腔镜下远端胃大部切除伴胃十二指肠吻合术（Billroth Ⅰ式）　laparoscopic distal gastrectomy with gastroduodenostomy（Billroth Ⅰ operation）

腹腔镜下造口旁疝无张力修补术　laparoscopic tension-free repair of parastomal hernia

腹腔镜下造口旁疝修补术　laparoscopic parastomal hernia repair

腹腔镜下直肠癌根治术　laparoscopic radical proctectomy

腹腔镜下直肠病损切除术　laparoscopic resection of rectal lesion

腹腔镜下直肠经括约肌间切除术　laparoscopic intersphincteric resection of rectum ［又称］ISR 术△

腹腔镜下直肠前切除伴结肠造口术　laparoscopic anterior resection of rectum with colostomy

腹腔镜下直肠前切除术　laparoscopic anterior resection of rectum

腹腔镜下直肠脱垂悬吊术　laparoscopic rectopexy for rectal prolapse

腹腔镜下直肠阴道隔切除术　laparoscopic resection of rectovaginal septum

腹腔镜下直肠子宫陷凹病损切除术　laparoscopic excision of lesion of rectouterine pouch，laparoscopic excision of lesion of Douglas pouch

腹腔镜下左半肝切除术　laparoscopic left hemihepatectomy

腹腔镜下左半结肠根治性切除术　laparoscopic radical resection of left colon

腹腔镜下左半结肠切除术　laparoscopic left hemicolectomy

腹腔镜中转开腹胆囊切除术　conversion from laparoscopic to open cholecystectomy

腹腔扩容术　intra-abdominal volume increment，IAVI

腹腔淋巴结根治性切除术　radical resection of abdominal lymph node

腹腔淋巴结切除术　excision of celiac lymph node

腹腔内补片植入术　intraperitoneal onlay mesh technique

腹腔内出血止血术　hemostasis of intraperitoneal hemorrhage

腹腔脓肿切开引流术　incision and drainage of abdominal abscess

腹腔热灌注化疗　hyperthermic intraperitoneal chemotherapy，HIPEC

腹腔血肿清除术　evacuation of hematoma of abdominal cavity

腹腔异物去除术　removal of foreign body from abdominal cavity

腹腔粘连松解术　lysis of adhesion of abdominal cavity

肝Ⅱ段（尾状叶）切除术　resection of segment Ⅱ（caudate lobe）of liver

肝Ⅶ段切除术　resection of segment Ⅶ of liver

肝Ⅷ段切除术　resection of segment Ⅷ of liver

肝包虫内囊摘除术　excision of hepatic hydatid internal capsule

肝病损高强度聚焦超声（海扶）消融术　high-intensity focused ultrasound（HIFU）ablation of liver lesion

肝病损冷冻治疗术　cryoablation for liver lesion
肝病损离体切除术　extracorporeal excision of liver lesion
肝病损切除术　excision of liver lesion
肝病损射频消融术　radiofrequency catheter ablation for liver disease
肝部分切除术　partial hepatectomy
肝动脉插管术　hepatic artery intubation
肝动脉化疗栓塞术　transcatheter hepatic arterial chemoembolization，TACE
肝动脉造影　hepatic arteriography
肝段切除术　segmental hepatectomy，hepatic segmentecomy
肝管成形术　hepatic ductoplasty
肝管 - 空肠吻合术　hepatocholangioenterostomy　[又称]肝管 - 小肠吻合术△
肝管切开取石术　hepaticolithotomy
肝管切开引流术　incision and drainage of hepatic duct
肝管支架置入术　hepatic duct stent placement
肝活检术　liver biopsy
肝静脉成形术　hepatic venous angioplasty
肝静脉球囊扩张成形术　hepatic venous angioplasty of balloon dilatation
肝局部切除术　local hepatectomy
肝门部胆管癌根治切除术　radical resection of hilar cholangiocarcinoma
肝门部胆管癌扩大根治切除术　extended radical resection of hilar cholangiocarcinoma
肝门静脉造影　liver portal venography
肝内胆管引流术　intrahepatic biliary drainage
肝脓肿切开引流术　incision and drainage for liver abscess
肝破裂修补术　repair of liver rupture
肝三叶切除术　hepatic trisegmentectomy
肝肾联合移植术　combined liver and kidney transplantation
肝十二指肠韧带淋巴结清扫　dissection of lymph node of hepatoduodenal ligament
肝外胆管切除术　resection of extrahepatic bile duct
肝楔形切除术　wedge hepatectomy
肝血管瘤缝扎术　suture and ligation of hepatic hemangioma
肝血管瘤切除术　resection of hepatic hemangioma
肝血管瘤栓塞术　embolization of hepatic hemangioma
肝叶切除术　hepatic lobectomy
肝脏胆管胰十二指肠切除术　hepatopancreatoduodenectomy
肝脏移植　liver transplantation
肝转移瘤切除术　dissection of liver metastasis
肝总管 - 空肠吻合术　anastomosis of common hepatic duct to jejunum
肝左内叶切除术　left medial hepatic sectionectomy
肛窦切除术　anal sinus resection
肛管括约肌成形术　anal sphincteroplasty
肛管括约肌切除术　anal sphincter resection
肛管括约肌切断术　anal sphincterotomy
肛管内括约肌切开术　incision of internal anal sphincter
肛管皮肤移植术　anal skin transplantation
肛裂切除术　anal fissure excision
肛裂切开挂线术　anal fissure incision and seton placement
肛瘘闭合术　anal fistula closure
肛瘘挂线疗法　anal fistula seton therapy
肛瘘结扎术　anal fistula ligation
肛瘘切除术　anal fistulectomy
肛门闭锁减压术　decompression of imperforate anus
肛门病损激光切除术　laser excision of anal lesion
肛门隔膜切开术　anal septum incision
肛门后侧括约肌切开术　anal posterior sphincter incision
肛门后切术　posterior resection of anus
肛门环扎术　anal cerclage
肛门扩张术　dilation of anus
肛门括约肌切开术　anal sphincterotomy
肛门括约肌修补术　anal sphincter repair
肛门裂伤缝合术　suture of laceration of anus

肛门切除术　excision of anus
肛门切开异物取出术　anal foreign body extraction
肛门清创术　anal debridement
肛门直肠肌部分切除术　partial excision of rectal muscle
肛门周围组织切除术　anal surrounding tissue excision
肛乳头切除术　anal papilla excision
肛周脓肿穿刺抽吸术　perianal abscess aspiration
肛周脓肿切除术　perianal abscess resection
肛周脓肿切开引流术　incision and drainage of perianal abscess
肛周皮赘切除术　perianal skin tag resection
高选择性迷走神经切断术　highly selective vagotomy
膈疝修补术　repair of diaphragmatic hernia
膈下脓肿切开引流术　incision and drainage of subphrenic abscess
根治性顺行模块化胰脾切除术　radical antegrade modular pancreatosplenectomy，RAMPS
根治性胃切除术　radical gastrectomy
根治性胰十二指肠切除术　radical resection of pancreas and duodenum，Whipple operation　[又称]Whipple 手术△
根治性乙状结肠切除术　radical sigmoidectomy
股薄肌成形术　graciloplasty
横膈裂伤缝合术　suture of laceration of diaphragm
横结肠 - 降结肠吻合术　transverse colonic-descending colonic anastomosis
横结肠破裂修补术　repair of transverse colonic rupture
横结肠切除术　transverse colectomy
横结肠 - 乙状结肠吻合术　transverse-sigmoid colonic anastomosis
横结肠造口闭合术　closure of transverse colostomy
横结肠造口重建术　reconstruction of transverse colostomy
横结肠造口还纳术　reversal/takedown of transverse colostomy
横结肠造口术　transverse colostomy
横结肠造口修正术　revision of stoma of transverse colostomy
横结肠 - 直肠吻合术　transverse colonic-rectal anastomosis
后盆腔脏器切除术　posterior pelvic exenteration
回肠部分切除术　partial excision of ileum
回肠代膀胱术　ileal conduit，Bricker operation
回肠代输尿管术　ileal ureteric replacement
回肠肛管吻合术　ileoanal anastomosis
回肠横结肠吻合术　ileotransversostomy
回肠降结肠吻合术　ileum-descending colon anastomosis
回肠结肠切除术　ileocolectomy
回肠空肠吻合术　jejunoileostomy
回肠盲肠吻合术　ileocecostomy
回肠破裂修补术　repair of rupture of ileum
回肠切除术　ileectomy
回肠升结肠吻合术　ileum-ascending colon anastomosis
回肠外置术　exteriorization of ileum
回肠乙状结肠吻合术　ileosigmoidostomy
回肠永久性造口术　permanent ileostomy
回肠暂时性造口术　temporary ileostomy
回肠造口闭合术　closure of ileostomy
回肠直肠吻合术　ileorectal anastomosis
回肠贮袋肛管吻合术　ileal pouch-anal anastomosis
回盲部切除术　ileocecal resection
会阴直肠瘘闭合术　closure of perineorectal fistula
会阴直肠瘘修补术　repair of perineorectal fistula
会阴直肠拖出术　perineal rectosigmoidectomy，Altemeier operation　[又称]Altemeier 手术△
活体供肝肝移植术　living donor liver transplantation
霍曼手术　Homans-Macey procedure
机器人辅助腹腔镜下肝切除术　robot-assisted laparoscopic hepatectomy
机器人辅助肝切除术　robotic-assisted hepatectomy
机器人辅助结肠癌根治术　robotic-assisted radical resection of colonic cancer
机器人辅助胃癌根治术　robotic-assisted radical gastrectomy
机器人辅助直肠癌根治术　robot-assisted radical proctectomy

机器人胰十二指肠切除术　robotic-assisted pancreaticoduodenectomy

奇静脉封堵术　azygos vein closure

奇静脉结扎术　azygos vein ligation

计划性腹疝修补术　planned repair of abdominal hernia

甲床清创术　debridement of nail bed

甲床去除术　removal of nail bed

甲根部分去除术　partial removal of nail root

甲下脓肿抽吸术　aspiration of subungual abscess

甲状旁腺切除术　parathyroidectomy

甲状旁腺探查术　parathyroid exploration

甲状旁腺移植术　parathyroid transplantation

甲状舌管囊肿切除术　excision of thyroglossal duct cyst

甲状腺部分切除术　partial thyroidectomy

甲状腺次全切除术　subtotal thyroidectomy

甲状腺近全切除术　near total thyroidectomy

甲状腺切开探查术　incision and exploration of thyroid

甲状腺术后探查止血术　postoperative exploratory hemostasis of thyroid

甲状腺叶切除术　thyroid lobectomy

减体积肝移植术　reduced-size liver transplantation

降结肠 - 肛门吻合术　descending colonic-anal anastomosis

降结肠破裂修补术　repair of descending colonic rupture

降结肠 - 乙状结肠吻合术　descending colonic-sigmoid colonic anastomosis

降结肠 - 直肠吻合术　descending colonic-rectal anastomosis

结肠病损高频电凝术　high frequency electrocoagulation of colonic lesion

结肠病损激光烧灼术　laser ablation of colonic lesion

结肠动脉栓塞术　colic artery embolization

结肠多节段切除术　multiple segmental resection of colon

结肠隔膜切开术　colonic septum incision

结肠固定术　colon fixation

结肠肌切开术　colomyotomy

结肠瘘修补术　repair of colonic fistula

结肠扭转复位术　colonic volvulus reduction

结肠破裂修补术　colonic rupture repair

结肠切开异物取出术　colonic foreign body extraction

结肠套叠复位术　colonic intussusception reduction

结肠 - 阴道瘘修补术　colovaginal fistula repair

结肠永久性造口术　permanent colostomy

结肠暂时性造口术　transient colostomy

结肠造口闭合术　closure of colostomy

结肠造口扩大术　expansion of colostomy

结肠造口旁疝修补术　repair of paracolostomy hernia

结肠贮袋肛管吻合术　colonic pouch-anal anastomosis

解剖性肝切除术　anatomic liver resection

近端胃切除术伴双通道吻合术　proximal gastrectomy with double tract method

近期剖腹术后腹腔止血术　abdominal hemostasis after laparotomy in the near future

经 T 管胆道支架置入术　biliary stent placement via T-tube

经腹会阴联合直肠切除术　abdominoperineal resection of the rectum, Miles operation　［又称］迈尔斯手术△

经腹盆腔穿刺引流术　transabdominal puncture and drainage of pelvic cavity

经腹食管裂孔疝修补术　transabdominal repair of hiatal hernia

经腹直肠癌切除、近端造口、远端封闭术　resection of rectosigmoid colon with closure of rectal stump and colostomy, Hartmann operation

经肛门内镜下微创手术　transanal endoscopic microsurgery, TEM procedure　［又称］TEM 手术△

经肛门微创手术　transanal minimally invasive surgery, TAMIS procedure ［又称］TAMIS 手术△

经肛门吻合器直肠切除术　stapled transanal rectal resection, STARR procedure　［又称］STARR 手术△

经肛门直肠黏膜环切术　transanal rectal mucosal circumcision

经肛提肌外腹会阴联合直肠癌根治术　extralevator abdominoperineal excision, ELAPE procedure　［又称］ELAPE 手术△

经肛直肠全系膜切除术　transanal total mesorectal excision, TaTME

经颈静脉肝穿刺活检术　transjugular liver biopsy

经口内镜下肌切开术　peroral endoscopic myotomy, POEM

经括约肌间瘘管结扎术　intersphincteric fistula ligation, LIFT operation ［又称］LIFT 手术△

经括约肌间切除术　intersphincteric resection, ISR procedure　［又称］ISR 手术△

经皮胆道镜下取石术　percutaneous choledochoscopic lithotomy

经皮胆道扩张术　percutaneous biliary tract dilation

经皮胆管球囊扩张术　percutaneous biliary balloon dilatation

经皮胆总管结石取出术　percutaneous extraction of common bile duct stone

经皮腹膜后穿刺引流术　percutaneous retroperitoneal puncture and drainage

经皮腹腔穿刺引流术　percutaneous abdominal puncture and drainage

经皮肝穿刺胆管引流术　percutaneous transhepatic biliary drainage, PTBD

经皮肝穿刺胃冠状静脉栓塞术　percutaneous transhepatic varices embolization, PTVE

经皮肝囊肿穿刺引流术　puncture and drainage for hepatic cyst

经皮肝脓肿穿刺引流术　puncture and drainage for liver abscess

经皮经肝穿刺胆道支架置入术　percutaneous transhepatic biliary stent placement

经皮经肝食管胃底静脉栓塞术　percutaneous transhepatic obliteration of gastroesophageal varices

经皮脾病损射频消融术　percutaneous radiofrequency ablation of spleen lesion

经十二指肠括约肌切开术　transduodenal sphincterotomy

经胰管切开取石术　transpancreatic duct lithotomy

经直肠肌鞘结肠拖出术　Soave pull-through operation, Soave operation ［又称］Soave 手术△

经自然腔道取标本术　natural orifice specimen extraction surgery, NOSES

局部切除术　local resection

开放腹腔手术　open abdomen

空肠病损切除术　excision of lesion of jejunum

空肠部分切除术　partial excision of jejunum

空肠 - 横结肠吻合术　jejuno-transversostomy

空肠间置术　jejunal interposition

空肠瘘修补术　repair of fistula of jejunum

空肠破裂修补术　repair of rupture of jejunum

空肠切除术　jejunectomy

空肠 - 乙状结肠吻合术　jejuno-sigmoidostomy

空肠造口闭合术　closure of jejunostomy

空肠造口术　jejunostomy

空芯针穿刺活检术　core needle biopsy, CNB

扩大右半肝切除术　extended right hemihepatectomy

阑尾残端内翻包埋术　invagination and purse-string of appendiceal stump

阑尾残端切除术　appendiceal stump excision

阑尾瘘闭合术　appendiceal fistula closure

阑尾脓肿引流术　appendix abscess drainage

阑尾切除术　appendectomy

阑尾造口术　appendicostomy

朗格汉斯胰岛细胞(同种)异体移植术　allotransplantation of cells of islet of Langerhans

朗格汉斯胰岛细胞自体移植术　autotransplantation of cells of islet of Langerhans

离体肝切除术　extracorporeal hepatectomy

联合肝脏分割和门静脉结扎的分阶段肝切除术　associating liver partition and portal vein ligation for staged hepatectomy, ALPPS

联合肝脏离断和门静脉结扎的二步肝切除术　associating liver partition and portal vein ligation for staged hepatectomy, ALPPS

淋巴干 - 小静脉吻合术　lymphatico-venular anastomosis, anastomosis of lymphatic trunk to venular

淋巴管 - 静脉吻合术　lymphatico-venous anastomosis

淋巴管瘤切除术　resection of lymphangioma

淋巴管瘤注射术　injection of lymphangioma

淋巴管瘘结扎术　ligation of lymphatic fistula

淋巴管瘘切除术　resection of lymphatic fistula

淋巴管瘘粘连术　adhesion of lymphatic fistula

淋巴管探查术　lymphatic exploration

淋巴结扩大性区域性切除术　extended regional lymphadenectomy

淋巴结区域性切除术　regional lymphadenectomy

瘘管切开术　fistulotomy

盲肠固定术　cecopexy

盲肠瘘修补术　repair of cecal fistula

盲肠破裂修补术　repair of cecal rupture

盲肠切除术　cecectomy

盲肠外置术　exteriorization of cecum

盲肠 - 乙状结肠吻合术　cecal-sigmoid anastomosis

盲肠造口闭合术　closure of cecostomy

门静脉部分切除术　partial portal vein resection

门静脉结扎术　portal vein ligation

门静脉探查术　portal vein exploration

门静脉血栓取出术　portal vein thrombectomy

门静脉阻断术　portal vein occlusion

门 - 腔分流术　portacaval shunt　［又称］门静脉 - 腔静脉分流术△

迷走神经干切断术　truncal vagotomy

迷走神经干吻合术　vagus nerve trunk anastomosis

迷走神经减压术　decompression of vagus nerve

内镜下奥迪括约肌成形术　endoscopic Oddi's sphincteroplasty

内镜下奥迪括约肌扩张术　endoscopic dilation of Oddi's sphincter

内镜下奥迪括约肌切开术　endoscopic Oddi's sphincterotomy

内镜下鼻胆管引流术　endoscopic nasobiliary drainage, ENBD

内镜下胆道异物去除术　endoscopic removal of biliary foreign body

内镜下胆管支架置入术　endoscopic biliary stent placement

内镜下胆管置管引流术　endoscopic drainage of biliary duct

内镜下胆总管病损切除术　endoscopic resection of choledochus/common bile duct lesion

内镜下胆总管支架取出术　endoscopic removal of biliary stent

内镜下经隧道黏膜下肿块切除术　submucosal tunneling endoscopic resection, STER

内镜下逆行胰胆管造影术　endoscopic retrograde cholangiopancreatography, ERCP　［又称］胆道镜逆行腹管造影△

内镜下黏膜切除术　endoscopic mucosal resection, EMR

内镜下黏膜下剥离术　endoscopic submucosal dissection, ESD

内镜下胰管支架置入术　endoscopic pancreatic duct stent placement

内镜下胰管置管引流术　endoscopic drainage of pancreatic duct

内乳淋巴结切除术　excision of internal mammary lymph node

内乳淋巴结清扫术　radical dissection of internal mammary lymph node

盆底疝修补术　repair of pelvic floor hernia

盆腔壁病损切除术　excision of lesion of pelvic wall

盆腔病损冷冻治疗术　cryotherapy for pelvic lesion

盆腔侧方淋巴结清扫术　lateral lymph node dissection

盆腔腹膜切除术　excision of pelvic peritoneum

盆腔腹膜粘连松解术　pelvic cavity peritoneum adhesion lysis

盆腔廓清术　pelvic exenteration

盆腔淋巴结根治性切除术　radical pelvic lymphadenectomy

盆腔粘连松解术　pelvic adhesiolysis

皮瓣坏死修复术　repair of flap necrosis

皮肤缝合术　suture of skin

皮肤和皮下坏死组织切除清创术　excisional debridement of skin and subcutaneous necrotic tissue

皮肤和皮下组织脓肿抽吸术　abscess aspiration of skin and subcutaneous tissue

皮肤和皮下组织切开探查术　incisional exploration of skin and subcutaneous tissue

皮肤和皮下组织切开异物取出术　foreign body removal of skin and subcutaneous tissue

皮肤和皮下组织切开引流术　incisional drainage of skin and subcutaneous tissue

皮肤和皮下组织清创术　debridement of skin and subcutaneous tissue

皮肤和皮下组织血肿抽吸术　hematoma aspiration of skin and subcutaneous tissue

脾病损切除术　resection of splenic lesion

脾部分切除术　partial splenectomy

脾动脉结扎术　splenic artery ligation

脾动脉栓塞术　splenic artery embolization

脾 - 肺固定术　splenopneumopexy

脾静脉 - 肾静脉分流术　spleno-renal shunt surgery

脾静脉 - 下腔静脉分流术　spleno-caval shunt surgery

脾切除术　splenectomy

脾修补术　splenorrhaphy

脾移植术　splenic transplantation

剖腹探查术　exploratory laparotomy

脐病损切除术　excision of lesion of umbilicus

脐活组织检查术　biopsy of umbilicus

脐脓肿切开引流术　incision and drainage of umbilical abscess

脐膨出修补术　repair of omphalocele

脐切除术　omphalectomy

脐疝补片修补术　patch repair of umbilical hernia

脐疝修补术　repair of umbilical hernia

脐整形术　plasty of umbilicus

髂淋巴结根治性切除术　radical excision of iliac lymph node

前入路肝切除术　anterior approach for hepatectomy

前哨淋巴结活检术　sentinel lymph node biopsy, SLNB

嵌顿疝松解回纳术　lysis and turn back of incarcerated hernia

腔镜下单侧副乳切除术　endoscopic unilateral excision of accessory breast

腔镜下单侧乳房根治性切除术　endoscopic unilateral radical mastectomy

腔镜下单侧乳房切除伴同侧腋窝前哨淋巴结活检术　endoscopic unilateral mastectomy accompanied by lateral axillary sentinel lymph node biopsy

腔镜下甲状腺癌改良根治术　endoscopic modified radical thyroidectomy

腔镜下甲状腺部分切除术　endoscopic partial thyroidectomy

腔镜下甲状腺次全切除术　endoscopic subtotal thyroidectomy

腔镜下甲状腺全切除术　endoscopic total thyroidectomy

腔镜下乳房病损切除术　endoscopic excision of breast lesion

腔镜下乳房肿物切除术　endoscopic excision of breast lump

腔镜下双侧副乳切除术　endoscopic excision of bilateral accessory breast

腔镜下双侧乳房切除术　endoscopic bilateral mastectomy

腔镜下腋窝淋巴结根治性切除术　endoscopic radical excision of axillary lymph node

腔镜下腋窝淋巴结清扫术　endoscopic dissection of axillary lymph node

腔镜下腋窝淋巴结区域性切除术　endoscopic regional axillary lymph node excision

切除脾血管的保脾胰体尾切除术　spleen-preserving distal pancreatectomy without splenic vessel preservation

清创性肝切除　debridement hepatectomy

躯干异物去除　removal of foreign body from trunk

全肝切除术　total hepatectomy

全甲状腺切除术　total thyroidectomy

全结肠切除术　total colectomy

全结直肠切除术　total proctocolectomy

全盆腔脏器切除术　total pelvic exenteration, TPE

全胃切除伴食管 - 空肠吻合术　total gastrectomy with esophagojejunostomy

全胃切除伴食管 - 十二指肠吻合术　total gastrectomy with esophago-duodenostomy

全胃切除术伴空肠间置术　total gastrectomy with jejunum interposition

人工肛门括约肌去除术　artificial anal sphincter removal

人工肛门括约肌修正术　artificial anal sphincter modification

人工肛门括约肌植入术　artificial anal sphincter implantation

乳房病损切除术　excision of breast lesion

乳房病损微创旋切术　mammotome excision

乳房成形术　mammoplasty

乳房重建术应用背阔肌肌皮瓣　breast reconstruction with latissimus dorsi myocutaneous flap

乳房重建术应用带蒂横向腹直肌肌皮瓣　breast reconstruction with pedicled transverse rectus abdominis myocutaneous (TRAM) flap

乳房重建术应用游离腹壁下浅动脉皮瓣　breast reconstruction with free superficial inferior epigastric artery (SIEA) flap

乳房重建术应用游离腹壁下深动脉穿支皮瓣　breast reconstruction with free deep inferior epigastric artery perforator (DIEP) flap

乳房重建术应用游离横向腹直肌肌皮瓣　breast reconstruction with free transverse rectus abdominis myocutaneous (TRAM) flap

乳房重建术应用游离臀动脉穿支皮瓣　breast reconstruction with free gluteal artery perforator (GAP) flap

乳房重建术应用游离胸大肌　breast reconstruction with free pectoralis major

乳房抽吸术　aspiration of breast

乳房裂伤缝合术　suture of breast laceration

乳房脓肿切开引流术　incision and drainage of breast abscess

乳房切开引流术　incision and drainage of breast

乳房区段切除术　segmental mastectomy　［又称］乳房部分切除术△

乳房缩小术　reduction mammoplasty

乳房下垂矫正术　correction of breast ptosis

乳房象限切除术　quadrantectomy of breast

乳房移植组织扩张器取出术　removal of breast transplant tissue expander

乳房移植组织扩张器置入术　insertion of breast tissue expander

乳房异物取出术　removal of foreign matter of breast

乳房植入物取出术　removal of implant of breast

乳房植入物修整术　revision of implant of breast

乳房肿物切除术　lumpectomy

乳房组织穿刺活检术　breast tissue biopsy

乳管镜检查　breast ductoscopy

乳管镜下活检术　breast ductoscopic biopsy

乳头成形术　nipple reconstruction

乳头切除术　excision of nipple

乳头缩小术　nipple reduction

乳头移位术　transposition of nipple

乳腺癌改良根治术后即刻单囊假体乳房重建　immediate breast reconstruction with single-lumen implant after modified radical mastectomy

乳腺癌改良根治术后即刻腹壁浅动脉皮瓣乳房重建　immediate breast reconstruction with superficial inferior epigastric artery (SIEA) flap after modified radical mastectomy

乳腺癌改良根治术后即刻腹壁下动脉穿支皮瓣乳房重建　immediate breast reconstruction with deep inferior epigastric artery perforator (DIEP) flap after modified radical mastectomy

乳腺癌改良根治术后即刻横行腹直肌肌皮瓣乳房重建　immediate breast reconstruction with transverse rectus abdominis myocutaneous (TRAM) flap after modified radical mastectomy

乳腺癌改良根治术后即刻双囊假体乳房重建　immediate breast reconstruction with double-lumen implants after modified radical mastectomy

乳腺癌改良根治术后即刻臀动脉穿支乳房重建　immediate breast reconstruction with gluteal artery perforator (GAP) flap after modified radical mastectomy

乳腺癌局部扩大切除加带蒂胸背动脉穿支皮瓣成形　breast reconstruction with pedicled thoracodorsal artery perforator (TDAP) flap after lumpectomy

乳腺癌局部扩大切除加游离腺体成形　breast reconstruction with free gland after lumpectomy

乳腺癌局部扩大切除术　wide local excision of breast cancer, lumpectomy procedure　［又称］lumpectomy 手术△

乳腺纤维腺瘤切除术　resection of breast fibroadenoma

乳腺肿物局部扩大切除术　wide local excision of breast lump

乳腺组织切除活检术　excisional breast biopsy

乳晕缩小术　areolar reduction

乳晕再造术　areolar reconstruction

软组织切开异物取出术　incisional removal of foreign body of soft tissue

软组织探查术　soft tissue exploration

软组织治疗性药物局部注射　therapeutic drug injection of soft tissue

疝囊高位结扎术　high ligation of hernial sac

伤口止血术　wound hemostasis

升结肠 - 横结肠吻合术　ascending-transverse colonic anastomosis

升结肠 - 降结肠吻合术　ascending-descending colonic anastomosis

升结肠破裂修补术　ascending colonic rupture repair

升结肠切除术　ascending colon resection

升结肠 - 乙状结肠吻合术　ascending-sigmoid colonic anastomosis

生物大网膜移植术　biological great omentum grafting

生物反馈疗法　biofeedback therapy

十二指肠病损破坏术　destruction of lesion of duodenum

十二指肠病损切除术　excision of lesion of duodenum

十二指肠部分切除术　partial duodenectomy

十二指肠成形术　duodenoplasty

十二指肠动脉栓塞术　duodenal artery embolization

十二指肠 - 空肠吻合术　duodenojejunostomy

十二指肠溃疡穿孔修补术　repair of duodenal ulcer perforation

十二指肠括约肌成形术　duodenal sphincteroplasty

十二指肠瘘闭合术　closure of duodenal fistula

十二指肠内异物去除　removal of foreign body in duodenum

十二指肠破裂修补术　repair of duodenal rupture

十二指肠憩室化手术　diverticulectomy of duodenum

十二指肠切除术　duodenectomy

十二指肠切开探查术　incision and exploration of duodenum

十二指肠外置术　exteriorization of duodenum

十二指肠造口术　duodenostomy

食管 - 贲门成形术　cardioplasty of esophagus

食管曲张静脉套扎术　esophageal variceal ligation

手术后肛门出血缝扎止血术　suture ligation of postoperative anal bleeding

手术后伤口止血术　postoperative wound hemostasis

手异物去除　removal of foreign body from hand

术前胆道引流　preoperative biliary drainage, PBD

双侧腹股沟疝无张力修补术　tension-free repair of bilateral inguinal hernia

双侧腹股沟疝无张力修补术（一侧直疝一侧斜疝）　tension-free repair of bilateral inguinal hernia (one direct and another indirect)

双侧腹股沟疝修补术　repair of bilateral inguinal hernia

双侧腹股沟斜疝疝囊高位结扎术　high ligation of hernial sac of bilateral oblique inguinal hernia

双侧腹股沟斜疝无张力修补术　tension-free repair of bilateral oblique inguinal hernia

双侧腹股沟斜疝修补术　repair of bilateral oblique inguinal hernia

双侧腹股沟直疝无张力修补术　tension-free repair of bilateral direct inguinal hernia

双侧腹股沟直疝 - 斜疝修补术　repair of bilateral direct inguinal hernia and oblique inguinal hernia

双侧腹股沟直疝修补术　repair of bilateral direct inguinal hernia

双侧股疝无张力修补术　tension-free repair of bilateral femoral hernia

双侧颈淋巴结根治性清扫术　radical dissection of bilateral cervical lymph node

双侧皮下乳房切除伴假体置入术　bilateral subcutaneous mastectomy with immediate prosthesis implantation

双侧皮下乳房切除术　bilateral subcutaneous mastectomy

双侧乳房改良根治术　bilateral modified radical mastectomy
双侧乳房根治性切除术　bilateral radical mastectomy
双侧乳房假体置入术　bilateral breast prosthesis implantation
双侧乳房扩大根治性切除术　bilateral extended radical mastectomy
双侧乳房切除术　bilateral mastectomy
双侧乳房缩小成形术　bilateral breast reduction
双侧乳房注射隆胸术　bilateral injection into breast for augmentation
双侧乳腺切除术伴假体植入　bilateral breast implant after mastectomy
双囊假体重建后注射泵取出术　removal of injection pump after reconstruction using double-capsule implant
汤普森手术　Thompson procedure
头静脉缝合术　suture of cephalic vein
头皮异物去除　removal of foreign body from scalp
完整结肠系膜切除术　complete mesocolic excision, CME
网膜病损切除术　excision of lesion of omentum
网膜部分切除术　partial resection of omentum
网膜囊切除术　bursectomy
网膜扭转复位术　reduction of derotation of omental torsion
网膜切除术　omentectomy
网膜疝修补术　repair of omental hernia
网膜粘连松解术　lysis of omental adhesion
胃癌标准根治术　standard radical gastrectomy
胃癌改良根治术　modified radical gastrectomy
胃 - 贲门成形术　cardioplasty of stomach
胃病损切除术　excision of lesion of stomach
胃部分切除伴伴空肠转位术　partial gastrectomy with duodenal switch
胃部分切除伴食管 - 胃吻合术　partial gastrectomy with esophagogastrostomy
胃部分切除术　partial gastrectomy
胃 - 肠吻合术　gastroenterostomy
胃大部切除伴胃 - 空肠吻合术（Billroth Ⅱ式）　subtotal gastrectomy with gastrojejunostomy（Billroth Ⅱ operation）
胃大部切除伴胃 - 十二指肠吻合术（Billroth Ⅰ式）　subtotal gastrectomy with gastroduodenostomy（Billroth Ⅰ operation）
胃大部切除术伴 Roux-en-Y 型吻合术　subtotal gastrectomy with Roux-en-Y anastomosis
胃底折叠术　fundoplication, Nissen operation　［又称］Nissen 手术△
胃动脉结扎术　ligation of gastric artery
胃动脉栓塞术　gastric artery embolization
胃分段切除术　segmental gastrectomy
胃固定术　gastropexy
胃 - 结肠瘘闭合术　closure of gastrocolic fistula
胃近端切除术　proximal gastrectomy
胃镜下食管、胃底静脉曲张组织液注射术　tissue fluid injection of esophageal and gastric varices under endoscope
胃镜下食管出血止血术　endoscopic hemostasis of esophageal hemorrhage
胃镜下食管静脉曲张结扎术　endoscopic ligation of esophageal varices
胃镜下胃静脉曲张结扎术　endoscopic ligation of gastric varices
胃镜下胃静脉曲张硬化术　endoscopic sclerosis of gastric varices
胃镜下胃造口术　endoscopic gastrostomy
胃 - 空肠吻合口闭合术　closure of gastrojejunostomy
胃溃疡穿孔修补术　repair of gastric ulcer perforation
胃内异物去除　removal of foreign body in stomach
胃扭转复位术　reduction of volvulus of stomach
胃旁路术　gastric bypass
胃破裂修补术　repair of gastric rupture
胃切开探查术　incision and exploration of stomach
胃切开异物取出术　removal of foreign body from stomach by incision
胃切开止血术　incision and hemostasis of stomach
胃十二指肠动脉栓塞术　gastric and duodenal artery embolization
胃十二指肠镜下十二指肠病损切除术　gastroduodenoscopic excision of lesion of duodenum
胃 - 十二指肠吻合口闭合术　closure of gastroduodenostomy
胃 - 十二指肠吻合口修补术　repair of gastroduodenostomy
胃 - 十二指肠吻合术　gastroduodenostomy

胃袖状切除术　sleeve resection of stomach
胃幽门切除术　gastropylorectomy
胃远端切除术　distal gastrectomy
胃造口闭合术　closure of gastrostomy
胃造瘘术　gastrostomy
喂养性空肠造口术　feeding jejunostomy
吻合器痔上黏膜环切术　procedure for prolapse and hemorrhoid, PPH procedure
小肠病损切除术　excision of small intestinal lesion
小肠部分切除术　partial resection of small intestine
小肠部分切除用于间置术　partial resection of small intestine for interposition
小肠 - 大肠吻合术　anastomosis of small-to-large intestine
小肠多节段部分切除术　segmental resection of small intestine
小肠 - 结肠切除术　enterocolectomy
小肠 - 结肠吻合术　enterocolostomy
小肠瘘管切除缝合术　resection and suturation of fistula of small intestine
小肠瘘修补术　repair of fistula of small intestine
小肠扭转复位术　reduction of torsion of small intestine
小肠排列术　plication of small intestine
小肠破裂修补术　repair of small intestine rupture
小肠憩室切除术　diverticulectomy of small intestine
小肠切开减压术　decompression of intestine by small incision
小肠切开异物取出术　removal of foreign body in small intestine
小肠全部切除术　total resection of small intestine
小肠 - 升结肠吻合术　small intestine-ascending colon anastomosis
小肠套叠复位术　reduction of intussusception of small intestine
小肠外置术　exteriorization of small intestine
小肠吻合术　small intestinal anastomosis
小肠吻合修正术　revision of anastomosis of small intestine
小肠 - 小肠端侧吻合术　end to side anastomosis of small intestine
小肠 - 阴道瘘修补术　small intestinal vaginal fistula repair
小肠造口闭合术　closure of stoma of small intestine
小肠造口术　enterostomy
小肠造口修正术　revision of stoma of small intestine
小肠折叠术　plication of small intestine　［又称］Noble 手术△
小肠 - 直肠吻合术　anastomosis of small intestine to rectum
选择性迷走神经切断术　selective vagotomy
选择性乳腺导管切除术　selective excision of selective mammary duct
血栓外痔剥离术　excision of external thrombosed hemorrhoid
腰骶丛神经缝合术　suture of lumbosacral plexus
腰骶丛神经探查术　exploration of lumbosacral plexus
腰疝、白线疝、半月线疝修补术　repair of lumbar hernia, epigastric hernia, spigelian hernia
腋淋巴结切除术　excision of axillary lymph node
腋下淋巴结根治性切除术　radical excision of axillary lymph node
腋下淋巴结清扫术　dissection of axillary lymph node
胰管 - 空肠吻合术　pancreaticojejunostomy
胰管括约肌切开取石术　pancreatic sphincterotomy and stone removal
胰管支架置入术　pancreatic duct stent placement
胰瘘管切除术　pancreatic fistulectomy
胰切开引流术　drainage after pancreatotomy
胰体尾切除联合脾脏切除术　distal pancreatectomy with splenectomy
胰体尾切除术　distal pancreatectomy
胰头伴部分胰体切除术　resection of pancreatic head and partial pancreatic body
胰头伴十二指肠切除术　pancreatic head resection with duodenectomy
胰头部分切除术　partial resection of pancreatic head
胰头切除术　excision of head of pancreas
胰尾伴部分胰体切除术　excision of tail and part of body of pancreas
胰尾部分切除术　excision of part of tail of pancreas
胰尾切除术　excision of tail of pancreas
胰尾修补术　repair of tail of pancreas
胰腺病损切除术　excision of lesion of pancreas

胰腺病损射频消融术　radiofrequency ablation of lesion of pancreas
胰腺部分切除术　partial pancreatectomy
胰腺次全切除术　subtotal pancreatectomy
胰腺根治性切除术　radical pancreatectomy
胰腺 - 空肠吻合术　pancreaticojejunostomy
胰腺囊肿 - 空肠吻合术　pancreatic cystojejunostomy
胰腺囊肿 - 胃吻合术　pancreatic cystogastrostomy
胰腺囊肿引流术　drainage of pancreatic cyst
胰腺囊肿造袋术　marsupialization of pancreatic cyst
胰腺破裂修补术　repair operation of pancreatic rupture
胰腺全部切除术　total pancreatectomy
胰腺 - 十二指肠切除术　pancreaticoduodenectomy
胰腺同种移植术　pancreatic allotransplantation
胰腺 - 胃吻合术　pancreaticogastrostomy
胰腺修补术　surgical repair of pancreas
胰腺异体移植术　pancreatic allotransplantation
胰腺中段切除术　central pancreatectomy，CP
胰腺组织再植入术　pancreatic retransplantation
乙状结肠代膀胱术　replacement of bladder with sigmoid
乙状结肠 - 腹壁固定术　fixation of sigmoid colon to abdominal wall
乙状结肠 - 肛门吻合术　sigmoid colonic-anal anastomosis
乙状结肠瘘修补术　repair of sigmoid colonic fistula
乙状结肠破裂修补术　repair of sigmoid colonic rupture
乙状结肠切除术　sigmoidectomy
乙状结肠切开术　incision of sigmoid colon
乙状结肠造口闭合术　closure of sigmoidostomy
乙状结肠造口术　sigmoidostomy
乙状结肠 - 直肠吻合术　sigmoid colon-rectum anastomosis
异位胰腺切除术　excision of ectopic pancreas
幽门成形术　pyloroplasty
幽门肌切开术　pyloromyotomy　［又称］幽门环肌切开术△
幽门切开扩张术　incision and dilation of pylorus
预防性侧颈区淋巴结清扫术　prophylactic lateral neck dissection
预防性中央区淋巴结清扫术　prophylactic central neck dissection
原位肝移植术　orthotopic liver transplantation
远端胰腺切除术　distal pancreatectomy
再剖腹探查术　relaparotomy and reexploration
暂时性胃造口术　temporary gastrostomy
造口旁疝修补术　repair of parastomal hernia
择区性颈淋巴结清扫术　selective neck dissection，SND
真空辅助乳腺活检术　vacuum-assisted breast biopsy，VABB
肢体淋巴管瘤（囊肿）切除术　excision of extremity lymphangioma（lymphocyst）
脂肪垫切除术　excision of fat pad
脂肪切除术　lipectomy
直肠癌根治术　radical proctectomy
直肠代膀胱术　replacement of bladder with rectum
直肠低位前切除术　rectal low anterior resection（LAR），Dixon operation　［又称］经腹直肠癌切除术△，Dixon 手术△
直肠骶骨上悬吊术　suspension of rectum to sacrum
直肠腹 - 会阴拖出切除术　abdominoperineal pull-through resection of rectum
直肠固定术　rectopexy，proctopexy

直肠后结肠拖出吻合术　Duhamel pull-through operation，Duhamel operation　［又称］Duhamel 手术△
直肠经骶尾切除术　rectal resection through sacrococcygeal approach　［又称］经骶尾入路直肠切除术△
直肠瘘修补术　rectal fistula repair
直肠内结肠拖出吻合术　Swenson pull-through operation，Swenson operation　［又称］Swenson 手术△
直肠内黏膜瓣前移术　endorectal mucosal flap advancement
直肠内拖出切除术　endorectal pull-through operation
直肠内异物取出术　removal of rectal foreign body
直肠黏膜环切术　rectal mucosal sleeve resection
直肠 - 膀胱 - 阴道瘘切除术　rectal-bladder-vaginal fistula resection
直肠破裂修补术　rectal rupture repair
直肠前突修补术　rectocele repair　［又称］直肠前膨出修补术△
直肠切除术　proctectomy
直肠切开引流术　rectal incision and drainage
直肠全系膜切除术　total mesorectal excision，TME
直肠脱垂德洛姆修补术　Delorme repair of rectal prolapse
直肠脱垂复位术　reduction of rectal prolapse
直肠脱垂里普斯坦修补术　Ripstein repair of rectal prolapsed
直肠脱垂注射术　injection treatment of rectal prolapse
直肠息肉切除术　polypectomy of rectum
直肠狭窄切开术　incision of rectal stricture
直肠修补术　repair of rectum
直肠悬吊术　rectal suspension
直肠阴道隔膜切开术　incision of rectovaginal septum
直肠阴道隔切除术　excision of rectovaginal septum
直肠阴道瘘修补术　repair of rectovaginal fistula
直肠造口　proctostomy
直肠造口闭合术　closure of proctostomy
直肠 - 直肠吻合术　rectal-rectal anastomosis
直肠周围瘘管修补术　repair of perirectal fistula
直视下脾组织活检术　orthoptic spleen biopsy
治疗性侧颈区淋巴结清扫术　therapeutic lateral neck dissection
治疗性中央区淋巴结清扫术　therapeutic central neck dissection
痔红外线凝固疗法　infrared coagulation for hemorrhoid
痔胶圈套扎疗法　rubber band ligation for hemorrhoid
痔冷冻疗法　cryosurgery for hemorrhoid
痔切除伴肛门成形术　hemorrhoidectomy and anoplasty
痔切除术　hemorrhoidectomy
痔注射疗法　injection of hemorrhoid
中肝叶（肝 4、5、8 段）切除术　mesohepatectomy（segments4，5，8）
中央区淋巴结清扫术　central lymph node dissection
主动脉旁淋巴结根治性切除术　radical excision of paraaortic lymph node
自体脂肪移植单侧乳癌术后乳房缺损填充术　unilateral autologous fat transplantation of breast defection after mastectomy
自体脂肪移植单侧乳房缺损填充术　unilateral autologous fat transplantation of breast defection
自体脂肪移植双侧乳癌术后乳房缺损填充术　bilateral autologous fat transplantation of breast defection after mastectomy
自体脂肪移植双侧乳房缺损填充术　bilateral autologous fat transplantation of breast defection

# 12.4　临床检查名词

肠系膜活组织检查　mesenteric biopsy
超声引导下肝穿刺活组织检查　ultrasound-guided liver biopsy
单侧高频乳腺钼靶检查　unilateral high frequency mammography

单侧乳腺及区域淋巴结超声检查　unilateral breast and regional lymph node ultrasonography
胆道镜下胆管活组织检查术　choledochoscopic biliary biopsy

胆道镜下胆囊活组织检查术　choledochoscopic cholecystic biopsy
腹壁活组织检查　biopsy of abdominal wall
腹膜后活组织检查　biopsy of retroperitoneum
腹膜活组织检查　biopsy of peritoneum
腹腔病损穿刺活组织检查　needle biopsy of abdominal lesion
腹腔镜检查　laparoscopy
腹腔镜下胆道探查术　laparoscopic bile duct exploration
腹腔镜下胆管造影术　laparoscopic cholangiography
腹腔镜下胆总管探查术　laparoscopic common bile duct exploration
腹腔镜下腹壁活组织检查术　laparoscopic biopsy of abdominal wall
腹腔镜下腹膜活组织检查术　laparoscopic peritoneal biopsy
腹腔镜下腹腔探查术　laparoscopic abdominal exploration
腹腔镜下肝活组织检查术　laparoscopic liver biopsy
腹腔镜下肝组织活检术　laparoscopic hepatic/liver biopsy
腹腔镜下淋巴结活组织检查术　laparoscopic lymph node biopsy
腹腔镜下网膜活组织检查术　laparoscopic omental biopsy
腹腔镜下胰腺探查术　laparoscopic pancreas exploration
腹腔内病损穿刺活组织检查　needle biopsy of intraabdominal lesion
肛门活组织检查　anus biopsy
甲状旁腺活组织检查　parathyroid gland biopsy
甲状腺穿刺活组织检查　needle biopsy of thyroid
经皮脾穿刺活组织检查　percutaneous splenic biopsy
淋巴结活组织检查　lymph node biopsy
内镜下奥迪括约肌活组织检查　endoscopic biopsy of Oddi's sphincter
内镜下胆管活组织检查术　endoscopic biopsy of bile duct
内镜下逆行胆管造影　endoscopic retrograde cholangiography, ERC
内镜下逆行胰 - 胆管造影术　endoscopic retrograde cholangiopancrea-
　　tography, ERCP

皮肤和皮下组织活组织检查　skin and subcutaneous tissue biopsy
脾活检　splenic biopsy
乳头溢液涂片　nipple discharge smear
乳腺粗针穿刺活检　core needle biopsy for breast
乳腺导管内镜检查术（单孔）　mammary ductoscopy（single hole）
乳腺导管内镜检查术（多孔）　mammary ductoscopy（cellular）
乳腺导管造影　galactography
乳腺核磁共振检查　breast magnetic resonance imaging
乳腺微创旋切活检术　Mammotome biopsy
十二指肠乳头括约肌切开术　endoscopic sphincterotomy, EPT
术中冰冻病理检查　intraoperative frozen section examination
术中结肠镜检查术　operative colonoscopy
双侧高频乳腺钼靶检查　bilateral high frequency mammography
双侧乳腺及区域淋巴结超声检查　bilateral breast and regional lymph
　　node ultrasonography
瞬时弹性成像技术　transient elastography, TE
网膜活组织检查　biopsy of omentum
胃镜下活组织检查　endoscopic biopsy of stomach
胃十二指肠镜下活组织检查　endoscopic biopsy of stomach and duodenum
胰腺超声内镜检查　endoscopic ultrasonography of pancreatic disease
胰腺穿刺活组织检查　needle biopsy of pancreas
吲哚氰绿清除试验　indocyanine green clearance test
诊断性腹腔穿刺　diagnostic abdominal puncture
直肠肿物穿刺活检术　puncture biopsy of rectal mass
直肠周围组织活组织检查　perirectal tissue biopsy
直视下胃活组织检查　biopsy of stomach under direct vision
直视下小肠活组织检查　biopsy of small intestine under direct vision
直视下胰腺活组织检查　biopsy of pancreas under direct vision

# 13. 神经外科

## 13.1 疾病诊断名词

鞍膈脑膜瘤　diaphragma sellae meningioma
鞍结节脑膜瘤　tuberculum sellae meningioma
鞍内及鞍上占位性病变　intrasellar and suprasellar space-occupying lesion
鞍旁恶性肿瘤　malignant parasellar tumor
鞍旁海绵状血管瘤　parasellar cavernous hemangioma
鞍旁良性肿瘤　benign parasellar tumor
鞍旁脑膜瘤　parasellar meningioma
鞍旁占位性病变　parasellar space-occupying lesion
鞍区脑膜瘤　sellar region meningioma
鞍区脂肪瘤　sellar region lipoma
鞍区肿瘤　sellar region tumor
鞍上池囊肿　suprasellar cistern cyst
鞍上恶性肿瘤　malignant suprasellar tumor
鞍上脑膜瘤　suprasellar meningioma
鞍上占位性病变　suprasellar space-occupying lesion
伴腺状分化型恶性外周神经鞘膜瘤　malignant peripheral nerve sheath tumor with glandular differentiation
伴有间叶分化型恶性外周神经鞘膜瘤　malignant peripheral nerve sheath tumor with mesenchymal differentiation
闭合性颅骨骨折　closed fracture of skull
闭合性颅脑损伤　closed craniocerebral injury
闭锁综合征　locked-in syndrome
臂丛神经损伤　brachial plexus injury
表皮样瘤　epidermoidoma
部分性空蝶鞍　partial empty sella
操作中神经损伤　nerve injury during operation　［又称］神经损伤(操作中)△
侧脑室黄色肉芽肿　lateral ventricular xanthogranuloma
侧脑室囊肿　lateral ventricular cyst
侧脑室脑膜瘤　lateral ventricular meningioma
成熟性畸胎瘤　mature teratoma　［又称］良性畸胎瘤△
创伤后昏迷　post-traumatic coma
创伤后脑综合征　post-traumatic brain syndrome
创伤性脊髓后索综合征　traumatic posterior cord syndrome
创伤性脊髓前索综合征　traumatic anterior cord syndrome
创伤性截瘫　traumatic paraplegia
创伤性颅内出血　traumatic intracranial hemorrhage
创伤性颅内血肿　traumatic intracranial hematoma
创伤性脑出血　traumatic cerebral hemorrhage
创伤性脑干出血　traumatic brainstem hemorrhage
创伤性脑积水　traumatic hydrocephalus
创伤性脑内血肿　traumatic intracerebral hematoma
创伤性脑疝　traumatic brain hernia
创伤性脑水肿　traumatic brain edema
创伤性脑损伤　traumatic brain injury
创伤性小脑出血　traumatic cerebellar hemorrhage

创伤性小脑挫伤　traumatic cerebellar contusion
创伤性小脑血肿　traumatic cerebellar hematoma
创伤性硬膜外出血　traumatic epidural hemorrhage
创伤性硬膜下出血　traumatic subdural hemorrhage
创伤性硬膜下积液　traumatic subdural effusion
创伤性硬膜下血肿　traumatic subdural hematoma
创伤性硬脑膜动静脉瘘　traumatic dural arteriovenous fistula
创伤性蛛网膜下腔出血　traumatic subarachnoid hemorrhage，tSAH
垂体上动脉　superior hypophyseal artery
垂体细胞瘤　pituicytoma
垂体腺癌　pituitary carcinoma
垂体腺瘤　pituitary adenoma
丛集性头痛　cluster headache
丛状型神经纤维瘤　plexiform neurofibroma
促肾上腺皮质激素腺瘤　adrenocorticotropic hormone adenoma
促纤维增生／结节型髓母细胞瘤　desmoplastic/nodular medulloblastoma
促纤维增生性婴儿型星形细胞瘤／神经节胶质细胞瘤　desmoplastic infantile astrocytoma/ganglioglioma
催乳素瘤　prolactinoma　［又称］泌乳素瘤△
错构瘤　hamartoma
大脑大静脉动脉瘤样畸形　vein of Galen aneurysmal malformation
大脑后动脉出血　posterior cerebral artery hemorrhage
大脑后动脉夹层　posterior cerebral artery dissection
大脑后动脉瘤　posterior cerebral artery aneurysm
大脑交界性肿瘤　borderline cerebral tumor
大脑胶质瘤病　gliomatosis cerebri
大脑镰钙化　falx cerebri calcification
大脑镰旁脑膜瘤　cerebral parafalx meningioma
大脑镰旁占位性病变　cerebral parafalx space-occupying lesion
大脑镰下疝　subfalcine herniation　［又称］扣带回疝△
大脑良性肿瘤　benign cerebral tumor
大脑前动脉夹层　anterior cerebral artery dissection
大脑前动脉近侧段($A_1$)动脉瘤　precommunicating part of anterior cerebral artery($A_1$)aneurysm
大脑前动脉-前交通动脉瘤　anterior cerebral artery-anterior communicating artery aneurysm
大脑前动脉-前交通动脉瘤破裂　anterior cerebral artery-anterior communicating artery aneurysm rupture
大脑前动脉远侧段($A_2$~$A_5$)动脉瘤　postcommunicating part of anterior cerebral artery($A_2$~$A_5$)aneurysm
大脑凸面多部位脑膜瘤　multiple cerebral convexity meningiomas
大脑凸面脑膜瘤　cerebral convexity meningioma
大脑中动脉出血　middle cerebral artery hemorrhage
大脑中动脉夹层　middle cerebral artery dissection
大脑中动脉瘤　middle cerebral artery aneurysm
大细胞型髓母细胞瘤　large cell medulloblastoma
大枕大池　enlarged cisterna magna
带状疱疹后神经痛　postherpetic neuralgia

单发性纤维性肿瘤　solitary fibrous tumor
胆脂瘤术后复发　postoperative recurrence of cholesteatoma
导水管狭窄　aqueduct stenosis
岛叶恶性肿瘤　malignant insular tumor
骶椎神经根袖囊肿　sacral nerve root cyst，Tarlov cyst
第三脑室的脊索瘤样胶质瘤　chordoid glioma of third ventricle
第三脑室囊肿　third ventricular cyst
第三脑室占位性病变　third ventricular space-occupying lesion
第四脑室交界性肿瘤　fourth ventricle borderline neoplasm
第四脑室菊形团形成型胶质神经元肿瘤　rosette-forming glioneuronal tumor of fourth ventricle
第四脑室良性肿瘤　benign fourth ventricular tumor
第四脑室脉络丛乳头状瘤　fourth ventricular choroid plexus papilloma
第四脑室囊肿　fourth ventricle cyst
第四脑室室管膜瘤　fourth ventricular ependymoma
第四脑室髓母细胞瘤　fourth ventricular medulloblastoma
第四脑室占位性病变　fourth ventricular space-occupying lesion
癫痫　epilepsy
癫痫综合征　epileptic syndrome
蝶骨嵴脑膜瘤　sphenoid ridge meningioma
蝶骨脑膜瘤　sphenoid bone meningioma
蝶骨平台脑膜瘤　planum sphenoidale meningioma
顶骨骨折　fracture of parietal bone
顶骨良性肿瘤　benign parietal bone tumor
顶叶出血　parietal lobe hemorrhage
顶叶恶性肿瘤　malignant parietal tumor
顶叶继发恶性肿瘤　secondary malignant parietal tumor
顶叶交界性肿瘤　borderline parietal tumor
顶叶良性肿瘤　benign parietal tumor
顶叶脑膜瘤　parietal meningioma
顶枕叶恶性肿瘤　malignant parietal-occipital tumor
冬眠瘤　hibernoma
对冲性损伤　contrecoup injury
多发颅底骨折　multiple fractures of skull base
多发性大脑挫裂伤　multiple cerebral contusions and lacerations
多发性颅骨骨折　multiple fractures of skull
多发性面骨骨折　multiple fractures of facial bone
多发性脑出血　multiple cerebral hemorrhage
多发性神经纤维瘤　multiple neurofibroma
多发性小脑挫裂伤　multiple cerebellar contusions and lacerations
多发性小脑血肿　multiple cerebellar hematomas
多形性黄色瘤型星形细胞瘤　pleomorphic xanthoastrocytoma
多形性胶质母细胞瘤　glioblastoma multiforme
额顶骨骨折　fracture of frontal and parietal
额顶叶恶性肿瘤　malignant frontal-parietal tumor
额骨恶性肿瘤　frontal bone malignant tumor
额骨骨折　fracture of frontal bone
额骨良性肿瘤　frontal bone benign tumor
额颞岛叶恶性肿瘤　malignant frontal-temporal-insular tumor
额颞顶叶恶性肿瘤　malignant frontal-temporal-parietal tumor
额颞叶恶性肿瘤　malignant frontal-temporal tumor
额叶恶性肿瘤　malignant frontal tumor
额叶继发恶性肿瘤　secondary malignant frontal tumor
额叶交界性肿瘤　borderline frontal tumor
额叶良性肿瘤　benign frontal tumor
额叶脑膜瘤　frontal meningioma
恶性黑素瘤　malignant melanoma　［又称]恶性黑色素瘤△
恶性淋巴瘤　malignant lymphoma
恶性颅咽管瘤　malignant craniopharyngioma
恶性脑膜瘤　malignant meningioma
恶性神经束膜瘤　malignant perineurioma
恶性外周神经鞘膜瘤　malignant peripheral nerve sheath tumor，MPNST
恶性纤维组织细胞瘤　malignant fibrous histiocytoma
发作　seizure

非创伤性脑内出血　nontraumatic intracerebral hemorrhage
非创伤性硬膜外血肿　nontraumatic epidural hematoma
非典型脉络丛乳头状瘤　atypical choroid plexus papilloma
非典型性畸胎瘤/横纹肌样瘤　atypical teratoid/rhabdoid tumor，AT/RT
非典型性脉络丛乳头状瘤　atypical choroid plexus papilloma
非典型性脑膜瘤　atypical meningioma
非破裂性脑动脉夹层　unruptured cerebral artery dissection
肥胖细胞型星形细胞瘤　gemistocytic astrocytoma
分泌型脑膜瘤　secretory meningioma
副神经节交界性肿瘤　borderline paraganglioma
副神经节瘤　paraganglioma
富于淋巴细胞浆细胞型脑膜瘤　lymphoplasma cyte-rich meningioma
高级别胶质瘤　high-grade glioma
高血压脑出血　hypertensive intracerebral hemorrhage
梗阻性脑积水　obstructive hydrocephalus　［又称]非交通性脑积水△
功能性脑病　functional encephalopathy
骨瘤　osteoma，stony tumor sticking to bone
骨肉瘤　osteosarcoma
骨软骨瘤　osteochondroma
广泛性脑挫裂伤　diffuse brain contusion and laceration
广泛硬膜下血肿　diffuse subdural hematoma
过渡型/混合性脑膜瘤　transitional/mixed meningioma
海绵窦脑膜瘤　cavernous sinus meningioma　［又称]海绵窦区脑膜瘤△
海绵窦区硬脑膜动静脉瘘　cavernous sinus dural arteriovenous fistula
黑色素细胞瘤　melanocytoma
黑色素型神经鞘瘤　melanotic schwannoma
横窦脑膜瘤　transverse sinus meningioma
横纹肌瘤　rhabdomyoma
横纹肌肉瘤　rhabdomyosarcoma
横纹肌样型脑膜瘤　rhabdoid meningioma
红斑性肢痛症　erythromelalgia
后交通动脉瘤　posterior communicating artery aneurysm
后交通动脉瘤破裂　posterior communicating artery aneurysm rupture
后循环动脉瘤　posterior circulation aneurysm
化生型脑膜瘤　metaplastic meningioma
幻肢痛　phantom limb pain
混合性生殖细胞肿瘤　mixed germ cell tumor
肌张力障碍　dystonia
积水性无脑畸形　hydranencephaly　［又称]水脑畸形△
基底动脉顶端动脉瘤　basilar artery apex aneurysm
基底动脉夹层　basilar artery dissection
基底动脉瘤　basilar artery aneurysm
基底节恶性肿瘤　malignant basal ganglia tumor
基底节区生殖细胞瘤　germinoma of basal ganglia
畸胎瘤　teratoma
畸胎瘤恶性转化　teratoma with malignant transformation
极性胶质母细胞瘤　spongioblastoma polare
急性颅脑损伤　acute craniocerebral injury
急性脑肿胀　acute brain swelling
急性轻型颅脑损伤　acute mild craniocerebral injury
急性特重型颅脑损伤　acute critical craniocerebral injury
急性外伤后头痛　acute post-traumatic headache
急性硬膜外血肿　acute epidural hematoma
急性硬膜下出血　acute subdural hemorrhage
急性硬膜下血肿　acute subdural hematoma
急性中型颅脑损伤　acute moderate craniocerebral injury
急性重型颅脑损伤　acute severe craniocerebral injury
脊膜恶性肿瘤　malignant spinal meningeal tumor
脊膜脊髓膨出　meningomyelocele
脊膜继发恶性肿瘤　secondary malignant spinal meningeal tumor
脊膜交界性肿瘤　borderline spinal meningeal tumor
脊膜瘤　spinal meningioma

脊神经良性肿瘤　benign spinal nerve tumor
脊髓出血　hematomyelia
脊髓挫裂伤　spinal cord contusion and laceration
脊髓挫伤　contusion of spinal cord
脊髓恶性肿瘤　malignant spinal cord tumor
脊髓疾病　disease of spinal cord
脊髓继发恶性肿瘤　secondary malignant spinal cord tumor
脊髓交界性肿瘤　borderline spinal cord tumor
脊髓胶质瘤　spinal cord glioma
脊髓结核瘤　spinal cord tuberculoma
脊髓良性肿瘤　spinal benign neoplasm
脊髓裂伤　laceration of spinal cord
脊髓梅毒瘤　spinal cord syphiloma
脊髓脓肿　spinal cord abscess
脊髓神经鞘瘤　spinal neurilemmoma
脊髓室管膜瘤　spinal cord ependymoma
脊髓栓系综合征　tethered cord syndrome
脊髓髓内脂肪瘤　intramedullary lipoma
脊髓休克　spinal shock
脊髓血管病变综合征　syndrome of vascular spinal cord lesion
脊髓圆锥恶性肿瘤　malignant conus medullaris tumor
脊髓圆锥脂肪瘤　conus medullaris lipoma
脊髓占位性病变　space-occupying lesion of spinal cord
脊髓真菌性肉芽肿　spinal cord mycotic granuloma
脊髓震荡　concussion of spinal cord
脊髓脂肪瘤　spinal cord lipoma
脊髓蛛网膜炎　spinal arachnoiditis
脊索瘤　chordoma
脊索样胶质瘤　chordoid glioma
脊索样脑膜瘤　chordoid meningioma
脊柱皮毛窦　spinal dermal sinus
继发性脑干损伤　secondary brainstem injury
尖头　acrocephaly　［又称］尖头畸形△
间变性/恶性脑膜瘤　anaplastic/malignant meningioma
间变性少突胶质细胞瘤　anaplastic oligodendroglioma
间变性少突星形细胞瘤　anaplastic oligoastrocytoma
间变性神经节细胞胶质瘤　anaplastic ganglioglioma
间变性室管膜瘤　anaplastic ependymoma
间变性髓母细胞瘤　anaplastic medulloblastoma
间变性星形细胞瘤　anaplastic astrocytoma
间变性血管外皮细胞瘤　anaplastic hemangiopericytoma
间质性脑水肿　interstitial cerebral edema
浆细胞瘤　plasmocytoma
交界性颅咽管瘤　borderline craniopharyngioma
交通性脑积水　communicating hydrocephalus　［又称］非梗阻性脑积水△
胶样囊肿　colloid cyst
胶质瘤　glioma　［又称］脑胶质瘤△
胶质瘤4级　glioma grade 4
胶质瘤化疗　chemotherapy for glioma
胶质母细胞瘤　glioblastoma
胶质肉瘤　gliosarcoma
焦虑性障碍　anxiety disorder
截肢痛　stump pain
紧张性疼痛　tension headache
颈动脉海绵窦瘘　carotid-cavernous fistula
颈段脊髓病变　cervical spinal cord lesion
颈肩痛　neck and shoulder pain
颈静脉孔区副神经节瘤　jugular foramen paraganglioma
颈静脉孔区脑膜瘤　jugular foramen meningioma
颈静脉孔区神经鞘瘤　jugular foramen schwannoma
颈静脉孔区占位性病变　jugular foramen space-occupying lesion
颈静脉球交界性肿瘤　borderline glomus jugular tumor
颈内动脉床突段动脉瘤　clinoid segment of internal carotid artery aneurysm

颈内动脉分叉段动脉瘤　bifurcation segment of internal carotid artery aneurysm
颈内动脉海绵窦段动脉瘤　cavernous segment of internal carotid artery aneurysm
颈内动脉海绵窦瘘　carotid-cavernous sinus fistula
颈内动脉损伤　internal carotid artery injury
颈内动脉眼动脉段动脉瘤　ophthalmic segment of internal carotid artery aneurysm
颈髓恶性肿瘤　malignant cervical spinal cord tumor
颈髓室管膜瘤　ependymoma of cervical spinal cord
颈外动脉损伤　external carotid artery injury
颈椎间盘疾患伴脊髓病　cervical intervertebral disc disease with myelopathy
颈椎间盘疾患伴神经根病　cervical intervertebral disc disease with radiculopathy
颈总动脉损伤　common carotid artery injury
静脉窦血栓形成　thrombosis of venous sinus
局限性发作　focal seizure
局灶性大脑挫伤　focal cerebral contusion
局灶性大脑挫伤伴出血　focal cerebral contusion with hemorrhage
局灶性大脑挫伤伴血肿　focal cerebral contusion with hematoma
局灶性大脑损伤　focal brain injury
局灶性小脑挫伤　focal cerebellar contusion
局灶性小脑挫伤伴出血　focal cerebellar contusion with hemorrhage
局灶性小脑挫伤伴血肿　focal cerebellar contusion with hematoma
局灶性小脑损伤　focal cerebellar injury
巨细胞型胶质母细胞瘤　giant cell glioblastoma
卡波西肉瘤　Kaposi sarcoma　［又称］卡波济肉瘤△
开放性凹陷性颅骨骨折　open depressed fracture of skull
开放性粉碎性颅骨骨折　open comminuted fracture of skull
开放性颅骨骨折　open fracture of skull
开放性颅脑损伤　open craniocerebral injury
开放性颅脑损伤伴骨折　open craniocerebral injury with skull fracture
开放性颅脑损伤伴颅内损伤　open craniocerebral injury with intracranial injury
开颅术后　postoperative status of craniotomy
科布综合征　Cobb syndrome
颗粒细胞瘤　granular cell tumor
颗粒细胞肉瘤　granulocytic sarcoma
壳核出血　putamen hemorrhage
空蝶鞍　empty sella　［又称］空泡蝶鞍△
空蝶鞍综合征　empty sella syndrome　［又称］空泡蝶鞍综合征△
眶内脑膜瘤　intra-orbital meningioma
淋巴和造血组织肿瘤　lymphoma and haematopoietic neoplasm
颅底凹陷　basilar invagination
颅底恶性肿瘤　malignant skull base tumor
颅底粉碎性骨折　comminuted fracture of skull base
颅底沟通恶性肿瘤　malignant skull base communicating tumor
颅底骨折　fracture of skull base
颅底骨折伴脑脊液漏　fracture of skull base with cerebrospinal fluid leakage
颅底外伤　trauma of skull base
颅骨凹陷性骨折　depressed fracture of skull　［曾称］颅骨凹陷*
颅骨表皮样囊肿　epidermoid cyst of skull
颅骨病变　skull lesion
颅骨促结缔组织增生性纤维瘤　desmoplastic fibroma of skull
颅骨动脉瘤样骨囊肿　aneurysmal bone cyst of skull
颅骨恶性肿瘤　malignant tumor of skull
颅骨粉碎骨折　comminuted fracture of skull
颅骨骨化性纤维瘤　ossifying fibroma of skull
颅骨骨巨细胞瘤　giant cell tumor of skull
颅骨骨瘤　osteoma of skull
颅骨骨膜下血肿　subperiosteal hematoma of skull
颅骨骨髓炎　osteomyelitis of skull
颅骨骨折　fracture of skull

颅骨海绵状血管瘤  cavernous hemangioma of skull
颅骨和面骨的多发性骨折  multiple fractures of skull and facial bone
颅骨挤压伤  crush injury of skull
颅骨继发恶性肿瘤  secondary malignant tumor of skull
颅骨交界性肿瘤  borderline tumor of skull
颅骨良性肿瘤  benign tumor of skull
颅骨缺损  defect of skull
颅骨生长性骨折  growing fracture of skull
颅骨嗜酸细胞肉芽肿  eosinophilic granuloma of skull
颅骨纤维性结构不良  fibrous dysplasia of skull
颅骨线形骨折  linear fracture of skull  ［又称］颅骨线性骨折△
颅骨修补术  cranioplasty
颅骨血管瘤  hemangioma of skull
颅骨脂肪瘤  lipoma of skull
颅骨肿物  skull mass
颅后窝底占位性病变  posterior cranial fossa space-occupying lesion
颅后窝骨折  fracture of posterior cranial fossa
颅后窝囊肿  posterior cranial fossa cyst
颅后窝脑膜瘤  posterior cranial fossa meningioma
颅后窝狭小  posterior cranial fossa narrowness
颅后窝占位性病变  posterior cranial fossa space-occupying lesion
颅颈交界处脑膜瘤  craniocervical junction meningioma
颅颈交界畸形  craniocervical junction malformation
颅颈交界区动静脉瘘  arteriovenous fistula in craniocervical junction
颅颈交界区神经鞘瘤  schwannoma in craniocervical junction
颅颈交界区硬脑膜动静脉瘘  dural arteriovenous fistula in craniocervical junction
颅眶沟通恶性肿瘤  malignant cranio-orbital communicating tumor
颅眶沟通良性肿瘤  benign cranio-orbital communicating tumor
颅裂  cranium bifidum, cranioschisis  ［又称］颅裂畸形△
颅面骨恶性肿瘤  craniofacial bone malignant neoplasm
颅面骨骨折  craniofacial fracture
颅脑损伤  craniocerebral injury
颅脑外伤  craniocerebral trauma
颅脑先天性畸形  congenital craniocerebral malformation
颅内出血  intracranial hemorrhage
颅内创伤性动脉瘤  intracranial traumatic aneurysm  ［又称］创伤性颅内假性动脉瘤△
颅内胆脂瘤  intracranial cholesteatoma
颅内动静脉畸形  intracranial arteriovenous malformation
颅内动脉瘤  intracranial aneurysm
颅内动脉硬化性动脉瘤  intracranial arteriosclerotic aneurysm
颅内动脉粥样硬化  intracranial atherosclerosis
颅内多发动脉瘤  multiple intracranial aneurysms
颅内恶性肿瘤  malignant intracranial tumor
颅内感染  intracranial infection
颅内感染性动脉瘤  intracranial infected aneurysm
颅内海绵状血管瘤  intracranial cavernous hemangioma
颅内继发恶性肿瘤  secondary malignant intracranial tumor
颅内寄生虫病  intracranial parasitosis  ［又称］脑寄生虫病△
颅内夹层动脉瘤  intracranial dissecting aneurysm
颅内假性动脉瘤  intracranial pseudoaneurysm
颅内颈内动脉夹层  intracranial internal carotid artery dissection
颅内静脉窦继发恶性肿瘤  secondary malignant intracranial venous sinus tumor
颅内静脉畸形  intracranial venous malformation
颅内镜像动脉瘤  intracranial mirror aneurysm
颅内巨大动脉瘤  intracranial giant aneurysm
颅内良性肿瘤  benign intracranial tumor
颅内淋巴瘤  intracranial lymphoma
颅内毛细管扩张症  intracranial capillary telangiectasia
颅内损伤  intracranial injury
颅内外沟通脑膜瘤  intracranial and extracranial communicating meningioma

颅内微小动脉瘤  intracranial microaneurysm
颅内先天性动脉瘤  congenital intracranial aneurysm
颅内血管畸形  intracranial vascular malformation
颅内血肿  intracranial hematoma
颅内异物  intracranial foreign body
颅内转移瘤  metastatic intracranial tumor
颅内椎动脉夹层  intracranial vertebral artery dissection
颅前窝底恶性肿瘤  malignant anterior cranial fossa tumor
颅前窝底占位性病变  anterior cranial fossa space-occupying lesion
颅前窝骨折  fracture of anterior cranial fossa
颅前窝脑膜瘤  anterior cranial fossa meningioma
颅窝继发恶性肿瘤  secondary malignant cranial fossa tumor
颅咽管瘤  craniopharyngioma
颅中窝底占位性病变  middle cranial fossa space-occupying lesion
颅中窝骨折  fracture of middle cranial fossa
颅中窝脑膜瘤  middle cranial fossa meningioma
麻痹性步态  paralytic gait
马尾恶性肿瘤  malignant cauda equina tumor
马尾损伤  cauda equina injury
马尾圆锥良性肿瘤  benign cauda equina and conus medullaris tumor
脉络丛癌  choroid plexus carcinoma
脉络丛出血  choroid plexus hemorrhage
脉络丛恶性肿瘤  malignant choroid plexus tumor
脉络丛乳头状瘤  choroid plexus papilloma
脉络丛肿瘤  choroid plexus tumor
脉络膜前动脉夹层  anterior choroidal artery dissection
脉络膜前动脉瘤  anterior choroidal artery aneurysm
脉络膜前动脉瘤破裂  anterior choroidal artery aneurysm rupture
慢性创伤性脑病  chronic traumatic encephalopathy
慢性疼痛  chronic pain
慢性意识障碍  chronic consciousness disorder
慢性硬膜下出血  chronic subdural hemorrhage
毛细胞黏液型星形细胞瘤  pilomyxoid astrocytoma
毛细胞型星形细胞瘤  pilocytic astrocytoma
弥漫性黑色素细胞增生症  diffuse melanocytosis
弥漫性胶质瘤  diffuse glioma  ［又称］弥漫性脑胶质细胞瘤△
弥漫性脑损伤  diffuse brain injury
弥漫性脑组织肿胀  diffuse brain swelling
弥漫性星形细胞瘤  diffuse astrocytoma
弥散性大脑损伤  diffuse cerebral injury
弥散性大脑损伤伴出血  diffuse cerebral injury with hemorrhage
弥散性小脑损伤  diffuse cerebellar injury
弥散性小脑损伤伴出血  diffuse cerebellar injury with hemorrhage
弥散性轴索损伤  diffuse axonal injury
面部挤压伤  facial crush injury
面肌痉挛  facial spasm
面神经损伤  facial nerve injury
幕上脑积水  supratentorial hydrocephalus
囊性松果体  cystic pineal gland
囊性星形细胞瘤  cystic astrocytoma
脑白质恶性肿瘤  malignant cerebral white matter tumor
脑白质继发恶性肿瘤  secondary malignant cerebral white matter tumor
脑白质损伤  white matter injury
脑瘢痕  brain cicatrix
脑出血脑室铸型  hemorrhagic intraventricular cast
脑穿通畸形  porencephaly  ［又称］脑室穿通畸形△
脑挫裂伤  cerebral contusion and laceration
脑挫伤  contusion of brain
脑动静脉畸形破裂  cerebral arteriovenous malformation rupture
脑动静脉瘘  cerebral arteriovenous fistula
脑动脉夹层  cerebral artery dissection
脑动脉瘤  cerebral aneurysm
脑动脉瘤破裂  cerebral aneurysm rupture
脑恶性肿瘤  malignant brain tumor

脑干继发恶性肿瘤　secondary malignant brain stem tumor
脑干交界性肿瘤　borderline brainstem tumor
脑干良性肿瘤　benign brainstem tumor
脑干受压　compression of brain stem
脑干损伤　brain stem injury
脑干星形细胞瘤　brain stem astrocytoma
脑干占位性病变　brain stem space-occupying lesion
脑梗死　cerebral infarction
脑和脑膜继发恶性肿瘤　secondary malignant brain and meningeal tumor
脑脊膜恶性肿瘤　malignant meningeal tumor
脑脊膜交界性肿瘤　borderline meningeal tumor
脑脊膜膨出　meningocele
脑脊液鼻漏　cerebrospinal fluid rhinorrhea
脑脊液耳漏　cerebrospinal otorrhea, cerebrospinal fluid otorrhea
脑脊液切口漏　incisional cerebrospinal fluid leakage
脑脊液眼漏　cerebrospinal fluid orbitorrhea
脑继发恶性肿瘤　secondary malignant brain tumor
脑寄生虫病　cerebral parasitosis
脑交界性肿瘤　borderline brain tumor
脑结核瘤　cerebral tuberculoma
脑静脉畸形破裂出血　cerebral venous malformation rupture
脑良性肿瘤　benign brain tumor
脑裂伤　laceration of brain
脑梅毒瘤　cerebral syphiloma
脑膜恶性肿瘤　malignant meningeal tumor
脑膜黑色素瘤病　meningeal melanomatosis
脑膜继发恶性肿瘤　secondary malignant meningeal tumor
脑膜交界性肿瘤　borderline meningeal tumor
脑膜良性肿瘤　benign meningeal tumor
脑膜瘤　meningioma
脑膜脑膨出　meningoencephalocele
脑膜上皮细胞型脑膜瘤　meningothelial meningioma
脑膜上皮细胞肿瘤　tumor of meningothelial cell
脑幕上的良性肿瘤　benign supratentorial tumor
脑幕下的良性肿瘤　benign infratentorial tumor
脑内血肿　intracerebral hematoma
脑脓肿　brain abscess
脑桥出血　pons hemorrhage
脑桥恶性肿瘤　malignant pons tumor
脑桥良性肿瘤　benign pons tumor
脑桥脑膜瘤　pons meningioma
脑桥小脑角表皮样囊肿　cerebellopontine angle epidermoid cyst
脑桥小脑角脑膜瘤　cerebellopontine angle meningioma
脑桥小脑角神经鞘瘤　cerebellopontine angle schwannoma
脑桥小脑角血管母细胞瘤　cerebellopontine angle hemangioblastoma
脑桥小脑角占位性病变　cerebellopontine angle space-occupying lesion
脑桥小脑角脂肪瘤　cerebellopontine angle lipoma
脑桥脂肪瘤　pons lipoma
脑疝　brain hernia
脑神经恶性肿瘤　malignant cranial nerve tumor
脑神经和脊旁神经肿瘤　tumor of cranial and paraspinal nerve
脑神经继发恶性肿瘤　secondary malignant cranial nerve tumor
脑神经交界性肿瘤　borderline cranial nerve tumor
脑神经良性肿瘤　benign cranial nerve tumor
脑神经损伤　cranial nerve injury
脑室恶性肿瘤　malignant intraventricular tumor
脑室腹腔分流术后过度引流　excessive drainage of ventriculo-perito-neal (V-P) shunt
脑室交界性肿瘤　borderline intraventricular tumor
脑室扩大　ventricular enlargement
脑室良性肿瘤　benign intraventricular tumor
脑室内分流的机械性并发症　ventricular intracranial shunt mechanical complication
脑室囊肿　ventricular cyst

脑室内出血　intraventricular hemorrhage　[又称]脑室积血△,脑室内积血△,脑室系统积血△,脑室血肿△
脑室内脑膜瘤　intraventricular meningioma
脑室内占位性病变　intraventricular space-occupying lesion
脑室外神经细胞瘤　extraventricular neurocytoma
脑受压　compression of brain
脑水肿　cerebral edema
脑损伤恢复期　convalescence following brain injury
脑瘫　cerebral palsy
脑外伤术后恢复期　postoperative convalescence after traumatic brain injury
脑外伤综合征　post-concussion syndrome
脑萎缩　brain atrophy
脑心共患疾病　brain and heart diseases
脑心同治　comprehensive treatment of cerebro-cardiac disease
脑血管交界性肿瘤　borderline cerebrovascular tumor
脑与脊髓交界性肿瘤　borderline brain and spinal cord tumor
脑真菌性肉芽肿　mycotic cerebral granuloma
脑震荡　concussion of brain
脑震荡后综合征　postconcussional syndrome
脑蛛网膜炎　cerebral arachnoiditis
脑卒中　stroke
内囊出血　internal capsule hemorrhage
内胚窦瘤　endodermal sinus tumor　[又称]卵黄囊瘤△
黏液乳头状型室管膜瘤　myxopapillary ependymoma
颞部结缔组织恶性肿瘤　malignant neoplasm of temporal connective tissue
颞部良性肿瘤　temporal benign tumor
颞顶枕叶恶性肿瘤　malignant temporal-parietal-occipital tumor
颞骨恶性肿瘤　malignant tumor of temporal bone
颞骨骨折　fracture of temporal bone
颞骨良性肿瘤　benign tumor of temporal bone
颞骨鳞部骨折　fracture of temporal squama
颞下窝占位性病变　infratemporal fossa space-occupying lesion
颞叶病变　temporal lesion
颞叶出血　temporal hemorrhage
颞叶癫痫　temporal lobe epilepsy
颞叶恶性肿瘤　malignant temporal tumor
颞叶继发恶性肿瘤　secondary malignant temporal tumor
颞叶交界性肿瘤　borderline temporal tumor
颞叶良性肿瘤　benign temporal tumor
颞叶脑膜瘤　temporal meningioma
颞叶外癫痫　extra-temporal lobe epilepsy
帕金森病　Parkinson disease
胚胎发育不良性神经上皮肿瘤　dysembryoplastic neuroepithelial tumor
胚胎型横纹肌肉瘤　embryonal rhabdomyosarcoma
胚胎性癌　embryonal carcinoma
胚胎性肿瘤　embryonal tumor
皮样囊肿　dermoid cyst
皮质下出血　subcortical hemorrhage
偏头痛　migraine
胼胝体恶性肿瘤　malignant corpus callosum tumor
胼周动脉瘤　pericallosal artery aneurysm
胼周动脉瘤破裂　pericallosal artery aneurysm rupture
平滑肌瘤　leiomyoma
平滑肌肉瘤　leiomyosarcoma
前床突脑膜瘤　anterior clinoidal meningioma
前斜角肌综合征　scalenus anticus syndrome
前循环动脉瘤　anterior circulation aneurysm
强迫症　obsessive-compulsive disorder
轻度疼痛　mild pain
轻型颅脑损伤　mild craniocerebral injury
丘脑出血　thalamic hemorrhage
丘脑恶性肿瘤　malignant thalamus tumor

去传入性疼痛　deafferentation pain
全面性癫痫发作　generalized epileptic seizure
认知功能障碍　cognitive dysfunction
绒毛膜癌　choriocarcinoma
乳头状胶质神经元瘤　papillary glioneuronal tumor
乳头状室管膜瘤　papillary ependymoma
软骨瘤　chondroma
软骨肉瘤　chondrosarcoma
三叉神经痛　trigeminal neuralgia
三角区脑膜瘤　trigonal meningioma
砂粒体型脑膜瘤　psammomatous meningioma
伤害性疼痛　nociceptive pain
上皮样恶性外周神经鞘膜瘤　epithelioid malignant peripheral nerve sheath tumor
上皮样血管内皮瘤　epithelioid hemangioendothelioma
少突胶质细胞肿瘤　oligodendroglial tumor
少突神经胶质瘤　oligodendroglioma
少突星形细胞瘤　oligoastrocytoma　［又称］少枝星形细胞瘤△
舌下神经鞘瘤　hypoglossal schwannoma
舌咽神经痛　glossopharyngeal neuralgia
伸长细胞型室管膜瘤　tanycytic ependymoma
神经丛损伤　injury of nerve plexus
神经丛损伤性疼痛　pain in plexus injury
神经挫伤　nerve contusion
神经根痛　radiculalgia　［又称］神经根疼痛△
神经根综合征　syndrome of nerve root
神经节瘤　ganglioneuroma
神经节细胞胶质瘤　ganglioglioma
神经内分泌肿瘤　neuroendocrine tumor
神经牵拉伤　nerve stretch injury
神经鞘瘤　schwannoma　［又称］许旺细胞瘤△
神经鞘瘤伴囊性变　neurinoma with cystic degeneration
神经上皮瘤　neuroepithelioma
神经上皮组织肿瘤　tumor of neuroepithelial tissue
神经束膜瘤　perineurioma
神经束膜囊肿　perineural cyst
神经损伤　nerve injury
神经痛　neuralgia
神经外科术后癫痫　postneurosurgical seizure
神经外科后感染　postneurosurgical infection
神经网络外科　neural network surgery
神经纤维瘤　neurofibroma
神经纤维瘤病　neurofibromatosis　［又称］von Recklinghausen 病△
神经纤维瘤病 1 型　neurofibromatosis type 1
神经纤维瘤病 2 型　neurofibromatosis type 2
神经纤维肉瘤　neurofibrosarcoma
神经信息学　neuroinformatics
神经性疼痛　neuropathic pain
神经元及混合性神经元 - 胶质肿瘤　neuronal and mixed neuronal-glial tumor
渗透性脑水肿　osmotic cerebral edema
生长激素腺瘤　growth hormone adenoma
生殖细胞瘤　germinoma
生殖细胞肿瘤　germ cell tumor
失神发作　absence seizure
失张力发作　atonic seizure
矢状窦良性肿瘤　benign sagittal sinus tumor
矢状窦脑膜瘤　sagittal sinus meningioma
矢状窦旁脑膜瘤　parasagittal meningioma　［又称］上矢状窦旁脑膜瘤△
视神经恶性肿瘤　optic nerve malignant neoplasm
视神经胶质瘤　optic glioma
室管膜瘤　ependymoma
室管膜母细胞瘤　ependymoblastoma

室管膜下出血　subependymal hemorrhage
室管膜下巨细胞型星形细胞瘤　subependymal giant cell astrocytoma
室管膜下瘤　subependymoma
室管膜肿瘤　ependymal tumor
手术后颅内积气　postoperative pneumocephalus
手术后颅内血肿　postoperative intracranial hematoma
手术后马尾神经损伤　postoperative cauda equina injury
手术后脑积水　postoperative hydrocephalus
手术后脑脊液漏　postoperative cerebrospinal fluid leakage
手术后脑膜膨出　postoperative meningocele
手术后脑水肿　postoperative brain edema
手术后瘫痪　postoperative paralysis
手术后疼痛　postoperative pain
手术后硬膜外血肿　postoperative epidural hematoma
手术后硬膜下积液　postoperative subdural effusion
手术后肢体功能障碍　postoperative limb dysfunction
书写痉挛　graphospasm
双干脊髓　diplomyelia　［又称］双脊髓畸形△
斯德奇 - 韦伯综合征　encephalofacial angiomatosis, Sturge-Weber syndrome　［曾称］脑面血管瘤病*
松果体恶性肿瘤　malignant pineal gland tumor
松果体继发恶性肿瘤　secondary malignant pineal gland tumor
松果体交界性肿瘤　borderline pineal gland tumor
松果体良性肿瘤　benign pineal gland tumor
松果体瘤　pinealoma
松果体母细胞瘤　pinealoblastoma
松果体囊肿　pineal cyst
松果体区交界性肿瘤　borderline pineal region tumor
松果体区乳头状肿瘤　pineal region papillary tumor
松果体区生殖细胞瘤　pineal region germinoma
松果体区占位性病变　pineal region space-occupying lesion
松果体区肿瘤　pineal region tumor
松果体细胞瘤　pinealocytoma
髓母细胞瘤　medulloblastoma
髓母细胞瘤伴广泛结节形成　medulloblastoma with extensive nodularity
髓内动静脉畸形　intramedullary arteriovenous malformation
髓内黑色素瘤　intramedullary melanoma
髓上皮瘤　medulloepithelioma
髓外硬膜外囊肿　extramedullary extradural cyst
髓周动静脉瘘　perimedullary arteriovenous fistula
特发性震颤　essential tremor　［又称］原发性震颤△
特重型颅脑损伤　critical craniocerebral injury
听神经恶性肿瘤　malignant acoustic nerve tumor
听神经良性肿瘤　benign acoustic nerve tumor
听神经瘤　acoustic neuroma
头皮挫裂伤　scalp contusion and laceration
头皮挫伤　scalp contusion
头皮裂伤　scalp laceration
头皮撕脱伤　scalp avulsion
头皮血肿　scalp hematoma
透明隔间腔　cavum septum pellucidum　［又称］第五脑室△
透明细胞型脑膜瘤　clear cell meningioma
透明细胞型室管膜瘤　clear cell ependymoma
外囊出血　external capsule hemorrhage
外伤性脊髓空洞症　post-traumatic syringomyelia
外周动脉粥样硬化　peripheral atherosclerosis
外周神经病理性疼痛　peripheral neuropathic pain
顽固性疼痛　intractable pain
微囊型脑膜瘤　microcystic meningioma
微意识状态　minimally conscious state
未成熟性畸胎瘤　immature teratoma
无脑畸形　anencephaly　［又称］无脑△
细胞毒性脑水肿　cytotoxic cerebral edema
细胞型室管膜瘤　cellular ependymoma

细菌性颅内动脉瘤　bacterial intracranial aneurysm
狭颅症　craniostenosis
下丘脑错构瘤　hypothalamic hamartoma
先天性脑穿通畸形　congenital porencephaly
先天性脑积水　congenital hydrocephalus
先天性脑膜脑膨出　congenital meningoencephalocele
先天性肿瘤　congenital tumor
纤维肉瘤　fibrosarcoma
纤维型/纤维母细胞型脑膜瘤　fibrous/fibroblastic meningioma
纤维型星形细胞瘤　fibrillary astrocytoma
腺垂体梭形细胞嗜酸细胞瘤　adenohypophysis spindle cell oncocytoma
小脑扁桃体下疝畸形　Arnold-Chiari malformation
小脑出血　cerebellar hemorrhage
小脑动脉瘤　cerebellar aneurysm
小脑恶性肿瘤　malignant cerebellar tumor
小脑发育不良性神经节细胞瘤　dysplastic cerebellar gangliocytoma, Lhermitte-duclos disease
小脑后下动脉瘤　posterior inferior cerebellar artery aneurysm
小脑继发恶性肿瘤　secondary malignant cerebellar tumor
小脑缄默综合症　cerebellar mutism syndrome
小脑交界性肿瘤　borderline cerebellar tumor
小脑良性肿瘤　benign cerebellar tumor
小脑幕孔上升疝　ascending transtentorial herniation
小脑幕孔下降疝　descending transtentorial herniation
小脑幕裂孔疝　tentorial herniation
小脑幕脑膜瘤　tentorial meningioma
小脑脑膜瘤　cerebellar meningioma
小脑前下动脉瘤　anterior inferior cerebellar artery aneurysm
小脑上动脉瘤　superior cerebellar artery aneurysm
小脑髓母细胞瘤　cerebellar medulloblastoma
小脑星形细胞瘤　cerebellar astrocytoma
小脑蚓部恶性肿瘤　malignant cerebellar vermis tumor
小脑蚓部占位性病变　cerebellar vermis space-occupying lesion
小脑占位性病变　cerebellar space-occupying lesion
小脑脂肪神经细胞瘤　cerebellar liponeurocytoma
斜坡恶性肿瘤　malignant clivus tumor
斜坡继发恶性肿瘤　secondary malignant clivus tumor
斜坡脑膜瘤　clivus meningioma
心肺复苏后脑损伤　post-resuscitation brain injury
星形母细胞瘤　astroblastoma
星形细胞肿瘤　astrocytoma　［又称]星形细胞瘤△
嗅沟脑膜瘤　olfactory groove meningioma
嗅球恶性肿瘤　malignant olfactory bulb tumor
嗅神经恶性肿瘤　malignant olfactory nerve tumor
嗅神经上皮瘤　olfactory neuroepithelioma
血管构筑　angioarchitecture
血管瘤　hemangioma
血管瘤型脑膜瘤　angiomatous meningioma
血管母细胞瘤　hemangioblastoma
血管肉瘤　angiosarcoma
血管外皮细胞瘤　hemangiopericytoma
血管网状细胞瘤　angioreticuloma　［又称]血管网织细胞瘤△
血管源性脑水肿　vasogenic cerebral edema
血管脂肪瘤　angiolipoma
血管中心型胶质瘤　angiocentric glioma
烟雾病　moyamoya disease　［又称]脑底异常血管网病△
延髓出血　medulla oblongata hemorrhage
延髓恶性肿瘤　malignant medulla oblongata tumor
延髓交界性肿瘤　borderline medulla oblongata tumor
岩骨脑膜瘤　petrosal meningioma
岩斜脑膜瘤　petroclival meningioma
意识障碍　disorder of consciousness
隐匿性脑血管畸形　occult cerebral vascular malformation
隐形脊柱裂　occult rachischisis

硬脊膜动静脉瘘　spinal dural arteriovenous fistula
硬脊膜囊肿　spinal dural cyst
硬脊膜内囊肿　spinal intradural cyst
硬脊膜外恶性肿瘤　malignant spinal epidural tumor
硬脊膜外继发恶性肿瘤　secondary malignant spinal epidural tumor
硬脊膜外良性肿瘤　benign spinal epidural tumor
硬脊膜外囊肿　spinal epidural cyst
硬脊膜外脓肿　spinal epidural abscess
硬脊膜外肉芽肿　spinal epidural granuloma
硬脊膜外血肿　spinal epidural hematoma
硬脊膜下良性肿瘤　benign spinal subdural tumor
硬脊膜下脓肿　spinal subdural abscess
硬脊膜下肉芽肿　spinal subdural granuloma
硬脊膜下血肿　spinal subdural hematoma
硬膜良性肿瘤　benign meningeal tumor
硬膜内外良性肿瘤　benign intradural and epidural tumor
硬膜内脂肪瘤　intradural lipoma
硬膜外恶性肿瘤　malignant epidural tumor
硬膜外和硬膜下输注导管引起的机械性并发症　mechanical complication caused by epidural and subdural infusion catheter
硬膜外积液　epidural effusion
硬膜外继发恶性肿瘤　secondary malignant epidural tumor
硬膜外交界性肿瘤　borderline epidural tumor
硬膜外血管瘤　epidural hemangioma
硬膜外血肿　epidural hematoma
硬膜外粘连　epidural adhesion
硬膜外脂肪瘤　epidural lipoma
硬膜下恶性肿瘤　malignant subdural tumor
硬膜下囊肿　subdural cyst
硬脑膜动静脉瘘　dural arteriovenous fistula
硬脑膜受累　dural involvement
硬脑膜下继发恶性肿瘤　secondary malignant subdural tumor
硬脑膜下水瘤　subdural hydroma
硬脑膜下血肿　subdural hematoma
尤因肉瘤　Ewing sarcoma
原发性黑色素细胞病变　primary melanocytic lesion
原发性脑干损伤　primary brainstem injury
原浆型星形细胞瘤　protoplasmic astrocytoma
原始三叉动脉海绵窦瘘　primitive trigeminal artery cavernous sinus fistula
运动障碍　movement disorder
造釉细胞型颅咽管瘤　adamantinomatous-craniopharyngioma
枕大神经痛　greater occipital neuralgia
枕骨　occipital bone
枕骨大孔脑膜瘤　foramen magnum meningioma
枕骨大孔疝　cerebellar tonsillar hernia　［又称]小脑扁桃体疝△
枕骨良性肿瘤　benign tumor of occipital bone
枕骨占位性病变　occipital bone space-occupying lesion
枕小神经痛　lesser occipital neuralgia
枕叶恶性肿瘤　malignant occipital tumor
枕叶继发恶性肿瘤　secondary malignant occipital tumor
枕叶交界性肿瘤　borderline occipital tumor
枕叶良性肿瘤　benign occipital tumor
枕叶脑膜瘤　occipital meningioma
正常灌注压突破　normal perfusion pressure breakthrough
正常压力脑积水　normal pressure hydrocephalus　［又称]正常颅压性脑积水△
脂肪瘤　lipoma
脂肪肉瘤　liposarcoma
植物状态　vegetative state
中等分化的松果体细胞肿瘤　pineal parenchymal tumor of intermediate differentiation
中颅窝底海绵状血管瘤　middle cranial fossa cavernous angioma
中脑出血　midbrain hemorrhage
中脑恶性肿瘤　malignant midbrain tumor

中枢敏化综合征　central sensitivity syndrome
中枢神经系统恶性肿瘤　malignant central nervous system tumor
中枢神经系统继发恶性肿瘤　secondary malignant tumor of central nervous system
中枢神经系统神经节神经母细胞瘤　central nervous system ganglio-neuroblastoma
中枢神经系统神经母细胞瘤　central nervous system neuroblastoma
中枢神经系统原始神经外胚层肿瘤　central nervous system primitive neuroectodermal tumor，CNS PNET　［又称］原始神经外胚层瘤△
中枢神经细胞瘤　central neurocytoma
中枢性神经病理性疼痛　central neuropathic pain
中枢性疼痛　central pain
中型颅脑损伤　moderate craniocerebral injury
中央型小脑幕裂孔疝　central type of transtentorial herniation　［又称］中心疝△

肿瘤引起的脑积水　secondary hydrocephalus caused by tumor
重度疼痛　severe pain
重型开放性颅脑损伤　severe open craniocerebral injury
重型颅脑损伤　severe craniocerebral injury
舟状头　scaphocephaly
蛛网膜下腔出血　subarachnoid hemorrhage
转移性肿瘤　metastatic tumor
椎动脉夹层　vertebral artery dissection
椎动脉瘤　vertebral artery aneurysm
椎动脉颅内段粥样硬化　intracranial vertebral artery atherosclerosis
椎动脉与基底动脉结合部动脉瘤　basilar-vertebral artery junction aneurysm
椎管硬膜外血肿　spinal epidural hematoma
椎间盘源性神经根炎　discogenic radiculitis
锥体束损害　pyramidal tract injury

# 13.2　症状体征名词

颈疼痛　neck pain
痉挛性疼痛　spasmodic pain
局部疼痛　local pain
剧烈疼痛　severe pain
库欣现象　Cushing phenomenon
颅内压增高　increased intracranial pressure，intracranial hypertension
视［神经］盘水肿　papilledema

头痛　headache
头晕　dizziness
中度疼痛　moderate pain
中重度疼痛　moderate to severe pain
重度昏迷　severe coma
重度慢性疼痛　severe chronic pain

# 13.3　手术操作名词

L 形切口　L-shaped incision
S 形切口　S-shaped incision
T 形切口　T-shaped incision
X 刀放射治疗　X-knife radiotherapy
鞍结节脑膜瘤切除术　resection of tuberculum sellae meningioma
鞍旁病灶切除术　resection of parasellar region lesion
鞍区病灶切除术　resection of sellar region lesion
鞍上病灶切除术　resection of suprasellar region lesion
半月神经节切除术　gasserian ganglionectomy
半月神经节射频毁损术　radiofrequency ablation of gasserian ganglion
闭合性脑神经活组织检查　closed biopsy of cranial nerve
闭合性周围神经活组织检查　closed biopsy of peripheral nerve　［又称］周围神经活组织检查△
苍白球切开术　pallidotomy
苍白球射频毁损术　pallidotomy with radiofrequency
侧脑室病灶切除术　resection of lateral ventricular lesion
侧脑室造瘘术　lateral ventriculostomy
侧脑室枕大池分流术　lateral ventriculo-cisterna magna shunt
垂体病灶切除术　resection of pituitary gland lesion
垂体活组织检查　biopsy of pituitary
垂体切除术　hypophysectomy
垂体窝探查术　exploration of hypophyseal fossa
大脑半球病灶切除术　resection of cerebral hemisphere lesion
大脑半球皮质切除术　cerebral hemicorticectomy

大脑半球切除术　cerebral hemispherectomy
大脑病灶切除术　resection of cerebral lesion
大脑镰脑膜病灶切除术　resection of cerebral falx meningeal lesion
大脑皮质粘连松解术　adhesiolysis of cerebral cortex
大脑清创术　debridement of brain
大脑深部病灶切除术　resection of deep brain lesion
导水管扩张术　dilatation of aqueduct
导水管粘连松解术　adhesiolysis of cerebral aqueduct
岛叶病灶切除术　resection of insular lesion
倒钩形切口　reverse hook incision
骶前神经切断术　presacral neurectomy
骶神经刺激术　stimulation of sacral nerve
骶神经电刺激器取出术　removal of sacral nerve electronic stimulator
骶神经电刺激器植入术　implantation of sacral nerve electronic stimulator
骶神经电刺激术　neurostimulation of sacral nerve
第三脑室病灶切除术　resection of third ventricular lesion
第三脑室造瘘术　thrid ventriculostomy
第四脑室病灶切除术　resection of fourth ventricular lesion
癫痫病灶切除术　resection of epileptic focus
电刺激术　electrostimulation
电凝术　electrocoagulation　［又称］电凝固术△
蝶骨电极植入术　insertion of sphenoidal electrode
顶部入路　parietal approach
顶叶病灶切除术　resection of parietal lobe lesion

顶枕入路　parieto-occipital approach
顶枕入路脑病灶切除术　resection of cerebral lesion via parieto-occipital approach
动静脉瘘夹闭术　clipping of arteriovenous fistula
动静脉瘘结扎术　ligation of arteriovenous fistula
动静脉瘘切断术　amputation of arteriovenous fistula
动脉瘤孤立术　isolation of aneurysm
动脉瘤夹闭术　clipping of aneurysm
动脉瘤破裂夹闭术　clipping of ruptured aneurysm
动脉内化疗　intra-arterial chemotherapy
动脉旁路术　arterial bypass
动脉周围交感神经切除术　periarterial sympathectomy
多个脑室病灶切除术　resection of multiple ventricular lesions
额部入路　frontal approach
额部入路脑病灶切除术　resection of cerebral lesion via frontal approach
额顶入路　fronto-parietal approach
额骨重建术　reconstruction of frontal bone
额颞岛叶病灶切除术　resection of frontal-temporal-insular lesion
额颞入路　fronto-temporal approach
额下入路　subfrontal approach
额叶病灶切除术　resection of frontal lesion
额叶切除术　frontal lobectomy
腹腔内脊膜膨出修补术　repair of intra-abdominal ［spinal］meningocele
弓形切口　crossbow incision
钩形切口　hook incision
骨骼肌电刺激器取出术　removal of skeletal muscle electrical stimulator
骨骼肌电刺激器植入术　implantation of skeletal muscle electrical stimulator
骨骼肌电刺激器置换术　skeletal muscle stimulator replacement
钴 -60 放射治疗　$^{60}$Co radiation therapy
冠状切口　coronal incision
光动力学疗法　photodynamic therapy
横窦分流术　transverse sinus shunt
弧形切口　curved incision
滑车神经撕脱术　avulsion of trochlear nerve
化疗泵植入　implantation of chemotherapy pump
寰枕畸形减压术　decompression of atlanto-occipital malformation
火器性脑损伤清创术　debridement of brain firearm wound
基底动脉造影　angiography of basilar artery
激光射频手术　laser and radiofrequency surgery
激光手术　laser surgery
脊膜病灶电凝破坏术　electrocoagulation of spinal meningeal lesion
脊膜松解术　adhesiolysis of spinal meninges
脊神经根切断术　spinal rhizotomy
脊神经根射频消融术　radiofrequency ablation of spinal nerve root
脊神经破坏术　destruction of spinal nerve
脊髓背根入髓区切开术　myelotomy of dorsal root entry zone
脊髓病灶切除术　resection of spinal lesion
脊髓病灶栓塞术　embolization of spinal lesion
脊髓电刺激器植入术　implantation of spinal electronic stimulator
脊髓电刺激术　spinal cord stimulation
脊髓 - 腹腔分流术　spinal-peritoneal shunt
脊髓后正中点状切开术　punctate midline myelotomy
脊髓活组织检查　biopsy of spinal cord
脊髓畸形血管切除术　resection of spinal vascular malformation
脊髓脊膜膨出修补术　repair of myelomeningocele
脊髓减压术　decompression of spinal cord
脊髓空洞分流术　syringo shunt
脊髓空洞填塞术　syringo packing
脊髓空洞 - 蛛网膜下腔分流术　syringo-subarachnoid shunt
脊髓膜分流修正术　revision of spinal thecal shunt
脊髓内脓肿切开引流术　incision and drainage of intramedullary abscess
脊髓膨出复位术　reposition of myelocele
脊髓前连合切断术　anterior commissurotomy of spinal cord

脊髓前外侧束切断术　anterolateral cordotomy
脊髓神经根探查术　exploration of spinal nerve root
脊髓栓系松解术　adhesiolysis of tethered spinal cord
脊髓髓内病灶切除术　resection of intramedullary lesion
脊髓探查术　exploration of spinal cord
脊髓外露修补术　repair of exposed spinal cord
脊髓 - 硬膜外分流术　spinal-epidural shunt
脊髓硬膜下腹腔分流术　spinal intradural-peritoneal shunt
脊髓圆锥造瘘术　ostomy of conus medullaris
脊髓造瘘术　spinal ostomy
脊髓粘连松解术　adhesiolysis of spinal cord
脊髓终丝切断术　neurotomy of filum terminale
脊髓 - 蛛网膜下腔分流术　spinal-subarachnoid shunt
脊髓蛛网膜下腔 - 腹腔分流管取出术　removal of spinal subarachnoid-peritoneal shunt catheter
脊髓蛛网膜下腔 - 腹腔分流术　spinal subarachnoid-peritoneal shunt
脊髓蛛网膜下腔 - 输尿管分流术　spinal subarachnoid-ureteral shunt
脊髓蛛网膜粘连松解术　adhesiolysis of spinal arachnoid
脊髓纵裂修补术　neoplasty of diastematomyelia
脊柱裂修补术　repair of rachischisis
间质内照射　interstitial irradiation
交感神经手术　operation on sympathetic nervous system
介入治疗　interventional therapy
经鼻入路　transnasal approach
经侧裂入路　transsylvian approach
经大脑半球间入路　interhemispheric approach
经蝶垂体病灶切除术　transsphenoidal resection of pituitary lesion
经蝶垂体部分切除术　transsphenoidal partial hypophysectomy
经蝶垂体活组织检查　transsphenoidal biopsy of pituitary
经蝶垂体全部切除术　transsphenoidal total hypophysectomy
经蝶垂体探查术　transsphenoidal exploration of pituitary
经蝶窦入路　transsphenoidal approach
经蝶脑病灶切除术　transsphenoidal resection of cerebral lesion
经顶脑病灶切除术　transparietal resection of cerebral lesion
经额垂体病灶切除术　transfrontal resection of pituitary lesion
经额垂体部分切除术　transfrontal partial hypophysectomy
经额垂体活组织检查　transfrontal biopsy of pituitary
经额垂体全部切除术　transfrontal total hypophysectomy
经额脑病灶切除术　transfrontal resection of cerebral lesion
经额叶侧脑室入路　transfrontal lateral ventricle approach
经口鼻蝶窦入路　transoro-naso-sphenoidal approach
经口入路　transoral approach
经眶入路　transorbital approach
经颅后窝面神经减压术　decompression of facial nerve via posterior cranial fossa approach
经颅后窝三叉神经感觉根切断术　sensory rhizotomy of trigeminal nerve via posterior cranial fossa approach
经迷路入路　translabyrinthine approach
经脑室分流导管穿刺术　paracentesis from ventricle shunt catheter
经内听道入路　transmeatal approach
经颞脑病灶切除术　transtemporal resection of cerebral lesion
经颞下三叉神经根切断术　trigeminal rhizotomy via subtemporal approach
经颞叶脑内血肿清除术　transtemporal evacuation of intracerebral hematoma
经皮大脑中动脉球囊扩张血管成形术　percutaneous balloon angioplasty of middle cerebral artery
经皮大脑中动脉支架置入术　percutaneous middle cerebral artery stenting
经皮腹腔神经丛射频消融术　percutaneous radiofrequency ablation of celiac plexus
经皮基底动脉血管成形术　percutaneous basilar artery angioplasty
经皮基底动脉支架置入术　percutaneous basilar artery stenting
经皮脊髓切断术　percutaneous cordotomy
经皮交通动脉血管成形术　percutaneous communicating artery angioplasty
经皮颈动脉支架置入术　percutaneous carotid artery stenting

经皮扣带回切断术　percutaneous cingulotomy

经皮颅内动脉支架置入术　percutaneous intracranial artery stenting

经皮颅内血管成形术　percutaneous intracranial angioplasty

经皮颅内血管支架置入术　percutaneous intracranial vascular stenting

经皮颅内血管粥样斑块切除术　percutaneous intracranial atherosclerotic plaque resection

经皮颅外血管成形术　percutaneous extracranial angioplasty

经皮颅外血管粥样斑块切除术　percutaneous extracranial atherosclerotic plaque resection

经皮脑活组织检查　percutaneous biopsy of brain tissue ［又称］脑闭合性活组织检查△

经皮脑膜活组织检查　percutaneous biopsy of meninges

经皮椎动脉支架置入术　percutaneous vertebral artery stenting

经胼胝体入路　transcallosal approach

经颧颞入路　transzygomatic temporal approach

经筛蝶窦入路　transethmoid sphenoidal approach

经外侧裂脑内血肿清除术　evacuation of intracerebral hematoma through sylvian fissure

经小脑幕入路　transtentorial approach

经翼点脑病灶切除术　resection of cerebral lesion via pterional approach

经枕脑病灶切除术　transoccipital resection of cerebral lesion

颈动脉部分切除伴吻合术　partial excision of carotid artery with anastomosis

颈动脉结扎术　ligation of carotid artery

颈动脉瘤夹闭术　clipping of carotid aneurysm

颈动脉瘤切除术　resection of carotid aneurysm

颈动脉内膜切除术　carotid endarterectomy

颈动脉球切除术　resection of carotid glomus

颈动脉栓塞术　embolization of carotid artery

颈动脉探查术　exploration of carotid artery

颈动脉体瘤切除术　resection of carotid body tumor

颈动脉血栓切除术　thrombectomy of carotid artery

颈动脉造影　angiography of carotid artery

颈动脉植片修补术　patch grafting of carotid artery

颈交感神经节切除术　superior cervical ganglionectomy

颈交感神经切除术　cervical sympathectomy

颈静脉结扎术　ligation of jugular vein

颈静脉孔病灶切除术　resection of jugular foramen lesion

颈静脉扩张切除术　resection of jugular phlebectasia

颈静脉球瘤切除术　resection of glomus jugular tumor

颈内动脉结扎术　ligation of internal carotid artery

颈内动脉瘤破裂止血术　hemostasis of ruptured internal carotid artery aneurysm

颈内动脉瘤切除伴吻合术　resection of internal carotid artery aneurysm with anastomosis

颈内动脉栓塞术　embolization of internal carotid artery

颈内静脉结扎术　ligation of internal jugular vein

颈内静脉血栓切除术　thrombectomy of internal jugular vein

颈前静脉结扎术　ligation of anterior jugular vein

颈神经后根切断术　cervical posterior rhizotomy

颈外动脉结扎术　ligation of external carotid artery

颈外动脉结扎止血术　hemostasis of external carotid artery by ligation

颈外动脉-颈内动脉人工血管搭桥术　external carotid artery-internal carotid artery bypass grafting

颈总动脉部分切除伴颈总-颈内动脉人工血管搭桥　partial resection of common carotid artery with common carotid-internal carotid artery bypass grafting

颈总动脉结扎术　ligation of common carotid artery

静脉窦脑膜病灶切除术　resection of meningeal lesion in venous sinus

开放性脑创伤清创术　debridement of open craniocerebral injury

开放性脑神经活组织检查　open biopsy of cranial nerve

开颅和介入复合手术　combination of craniotomy and endovascular procedure

开颅减压术　decompressive craniectomy

开颅三叉神经痛微血管减压术　microvascular decompression for trigeminal neuralgia by craniotomy

开颅术　craniotomy

开颅探查术　exploratory craniotomy

开颅蛛网膜剥离术　cerebral arachnoid dissection with craniotomy

可充电单列神经刺激脉冲发生器植入术　implantation of uniserial rechargeable neurostimulator pulse generator

可充电单列神经刺激脉冲发生器置换术　replacement of uniserial rechargeable neurostimulator pulse generator

可充电双列神经刺激脉冲发生器植入术　implantation of biserial rechargeable neurostimulator pulse generator

可充电双列神经刺激脉冲发生器置换术　replacement of biserial rechargeable neurostimulator pulse generator

空蝶鞍填塞术　packing of empty sella

扣带回切开术　cingulotomy

拉特克囊肿切除术　resection of Rathke cyst

肋间神经冷冻镇痛术　intercostal nerve cryoanalgesia

肋间神经切除术　intercostal neurectomy

肋间神经射频消融术　radiofrequency ablation of intercostal nerve

肋间神经移位术　intercostal nerve transfer

肋间神经阻滞术　intercostal nerve block

立体定向 γ 射线放射治疗　gamma-ray stereotactic radiotherapy

立体定向放射外科　stereotactic radiosurgery

立体定向放射治疗　stereotactic radiotherapy

立体定向脊髓束切断术　stereotaxic cordotomy

立体定向扣带回切开术　stereotactic cingulotomy

立体定向颅内血肿穿刺引流术　stereotactic puncture and drainage of intracranial hematoma

立体定向颅内血肿清除术　stereotactic evacuation of intracranial hematoma

立体定向脑白质切开术　stereotactic leucotomy

立体定向脑病灶切除术　stereotactic resection of brain lesion

立体定向射频热凝术　stereotactic radiofrequency thermocoagulation

立体定向手术　stereotactic surgery

粒子放射治疗　particle beam radiotherapy

颅底病灶经颅底切除术　resection of skull base lesion via skull base

颅底病灶切除术　resection of skull base lesion

颅底骨病灶切除术　resection of skull base bone lesion

颅缝切开术　opening of cranial suture

颅缝再造术　reconstruction of cranial suture

颅骨凹陷骨折复位术　reduction of depressed skull fracture

颅骨凹陷骨折整复术　elevation of depressed skull fracture

颅骨病灶切除术　resection of skull lesion

颅骨部分切除术　partial resection of skull

颅骨成形术　cranioplasty

颅骨重建术　reconstruction of skull

颅骨骨瓣修补术　cranioplasty with skull bone flap

颅骨骨膜移植术　periosteal grafting of skull

颅骨骨移植术　bone grafting of skull

颅骨骨折复位术　reduction of skull fracture

颅骨骨折减压术　decompression of skull fracture

颅骨骨折清创术　debridement of skull fracture

颅骨硅钢修补术　cranioplasty with silicon steel

颅骨硅橡胶板植入术　implantation of skull silicone rubber plate

颅骨环钻术　trephination of skull

颅骨活组织检查　biopsy of skull

颅骨减压术　decompression of skull

颅骨金属板去除术　removal of skull metal plate

颅骨金属板植入术　implantation of skull metal plate

颅骨牵引钳插入术　installation of Crutchfield tongs

颅骨牵引钳去除术　removal of Crutchfield tongs

颅骨牵引术　cranial traction

颅骨切除减压术　decompressive craniectomy ［又称］去颅骨骨瓣减压术△

颅骨切除术　craniectomy

颅骨切开异物取出术　craniotomy and foreign body removal

颅骨清创术　debridement of skull

颅骨肉芽肿切除术　resection of skull granuloma

颅骨手术　skull operation

颅骨死骨切除术　sequestrectomy of skull

颅骨钛板片修补术　cranioplasty with titanium plate

颅骨钛板植入术　installation of skull titanium plate

颅骨原切口再切开　reopening of primary skull incision

颅骨钻孔术　burr holes of skull, sphenotresia

颅骨钻孔探查术　exploratory burr hole

颅后窝病灶切除术　resection of posterior cranial fossa lesion

颅静脉窦切开修补术　incision and repair of cranial venous sinus

颅脑手术　craniocerebral operation

颅脑损伤手术　operation of craniocerebral injury

颅内动静脉畸形切除术　resection of intracranial AVM

颅内动脉瘤包裹术　wrapping of intracranial aneurysm

颅内动脉瘤孤立术　isolation of intracranial aneurysm

颅内动脉瘤合并颈动脉狭窄的复合手术　hybrid operation of intracranial aneurysm and carotid artery stenosis

颅内动脉瘤夹闭术　clipping of intracranial aneurysm

颅内动脉瘤结扎术　ligation of intracranial aneurysm

颅内动脉瘤切除术　resection of intracranial aneurysm

颅内动脉瘤球囊辅助栓塞术　balloon-assisted embolization of intracranial aneurysm

颅内动脉瘤栓塞术　embolization of intracranial aneurysm

颅内动脉瘤支架辅助栓塞术　stent-assisted embolization of intracranial aneurysm

颅内静脉血栓切除术　thrombectomy of intracranial venous

颅内脓肿引流术　drainage of intracranial abscess

颅内神经刺激器去除术　removal of intracranial neurostimulator

颅内神经刺激器植入术　implantation of intracranial neurostimulator

颅内神经刺激器置换术　replacement of intracranial neurostimulator

颅内填塞物取出术　removal of intracranial packing material

颅内血管畸形夹闭术　clipping of intracranial vascular malformation

颅内血管畸形切除术　resection of intracranial vascular malformation

颅内血管栓塞术　embolization of intracranial vessel

颅内血肿清除术　evacuation of intracranial hematoma

颅内血肿硬通道穿刺引流术　puncture and drainage of intracranial hematoma by hard tunnel

颅内压监护探头植入术　implantation of intracranial pressure monitor

颅内肿瘤手术　intracranial tumor surgery

颅钳置换术　replacement of crutchfield tongs

颅外 - 颅内动脉吻合术　extra-intracranial artery anastomosis

颅咽管瘤穿刺抽吸术　puncture and aspiration of craniopharyngioma

颅中窝底病灶切除术　resection of middle cranial fossa lesion

马蹄形切口　horseshoe incision

马尾神经切断术　cauda equina neurotomy

马尾神经松解术　cauda equina neurolysis

马尾神经修补术　cauda equina prosthetics

脉络丛切除术　resection of choroid plexus

脉络丛烧灼术　cauterization of choroid plexus

帽状腱膜下血肿穿刺引流术　puncture and drainage of subgaleal hematoma

迷走神经刺激器植入术　vagal nerve stimulator implantation

迷走神经干切断术　truncal vagotomy

迷走神经干吻合术　vagus nerve trunk anastomosis

迷走神经根微血管减压术　microvascular decompression of vagus nerve root

迷走神经根粘连松解术　adhesiolysis of vagus nerve root

迷走神经减压术　decompression of vagus nerve

面 - 副神经吻合术　facial-accessory nerve anastomosis

面 - 膈神经吻合术　facial-phrenic nerve anastomosis

面神经病损切除术　resection of facial nerve lesion

面神经根微血管减压术　microvascular decompression of facial nerve root

面神经根粘连松解术　adhesiolysis of facial nerve root

面神经切断术　facial nerve neurectomy

面神经探查术　exploration of facial nerve

面神经吻合术　facial nerve anastomosis

面神经移植术　facial nerve grafting

面瘫矫正术　surgical correction of facial paralysis

幕上入路　supratentorial approach

脑[脊]膜膨出修补术　repair of [spinal]meningocele

脑[脊]膜疝修补术　repair of [spinal]meningeal hernia

脑白质切开术　leucotomy

脑池穿刺术　cisternal puncture

脑动脉造影　cerebral arteriography

脑干病灶切除术　resection of brainstem lesion

脑活检　biopsy of brain

脑机接口　brain-computer interface

脑脊液鼻漏修补术　repair of cerebrospinal rhinorrhea

脑脊液耳漏修补术　repair of cerebrospinal otorrhea

脑脊液切口漏修补术　repair of cerebrospinal fluid incision leakage

脑脊液置换术　cerebrospinal fluid replacement

脑减压术　decompression of brain

脑开放性活组织检查　open biopsy of brain

脑立体定向活检　stereotactic biopsy of brain

脑立体定向术　brain stereotactic surgery

脑膜病灶切除术　resection of meningeal lesion

脑膜瘤切除术　resection of meningioma

脑膜脓肿切除术　resection of meningeal abscess

脑膜膨出修补术　repair of meningocele

脑膜切开伴硬脑膜下脓肿引流术　meningeal incision with drainage of subdural abscess

脑膜切开伴硬脑膜下腔血肿清除术　meningeal incision with evacuation of subdural hematoma

脑膜切开伴蛛网膜下腔脓肿引流术　meningeal incision with drainage of subarachnoid abscess

脑膜切开伴蛛网膜下腔血肿引流术　meningeal incision with drainage of subarachnoid hematoma

脑膜切开活组织检查　meningeal incision and biopsy

脑膜切开引流术　meningeal incision and drainage

脑膜血管结扎术　ligation of meningeal vessel

脑囊肿切开引流术　incision and drainage of cerebral cyst

脑囊肿造袋术　marsupialization of cerebral cyst　[又称]脑囊肿造瘘术△

脑囊肿 - 蛛网膜下腔分流术　cerebral cyst-subarachnoid shunt

脑内血肿清除术　evacuation of intracranial hematoma

脑内血肿钻孔引流术　burr-hole drainage of intracerebral hematoma

脑内异物取出术　removal of intracranial foreign body

脑脓肿穿刺引流术　puncture and drainage of brain abscess

脑脓肿切除术　resection of brain abscess

脑脓肿切开引流术　incision and drainage of brain abscess

脑脓肿手术　brain abscess operation

脑脓肿引流术　drainage of brain abscess

脑桥小脑角病灶切除术　resection of cerebello-pontine angle lesion

脑切开术　cerebrotomy

脑肉芽肿切除术　resection of cranial granuloma

脑神经病灶切除术　resection of cranial nerve lesion

脑神经缝合术　cranial neurorrhaphy

脑神经切除术　cranial neurectomy

脑神经切断术　cranial neurotomy

脑神经手术　operation of cranial nerve

脑神经束切断术　cranial tractotomy

脑神经探查术　exploration of cranial nerve

脑神经吻合术　cranial neuroanastomosis

脑神经修补术后神经调整术　cranial nerve adjustment after repair surgery

脑神经移位术　transposition of cranial nerve

脑神经移植术　cranial nerve grafting

脑室 - 鼻咽分流术　ventriculo-nasopharyngeal shunt

脑室穿刺术 ventriculopuncture

脑 - 胆囊分流术 ventriculo-cholecystic shunt

脑室导管置换术 replacement of ventricular catheter

脑室分流管冲洗术 irrigation of ventricular shunt catheter

脑室分流管去除术 removal of ventricular shunt catheter

脑室分流管探查术 exploration of ventricular shunt catheter

脑室分流管修正术 revision of ventricular shunt catheter

脑室分流管置换术 replacement of ventricular shunt catheter

脑室 - 腹腔分流管腹腔端调整术 adjustment of catheter peritoneal end of ventriculo-peritoneal shunt

脑室 - 腹腔分流管脑室端调整术 adjustment of catheter ventricular end of ventriculo-peritoneal shunt

脑 - 腹腔分流术 ventriculo-peritoneal shunt

脑 - 腹腔分流修正术 revision of ventriculo-peritoneal shunt

脑 - 颈静脉分流术 ventriculo-jugular shunt

脑 - 颈外静脉分流术 ventriculo-external jugular venous shunt

脑 - 静脉窦分流术 ventriculo-sinus shunt

脑 - 静脉分流术 ventriculo-venous shunt

脑 - 脑池分流术 ventriculo-cisternal shunt

脑 - 胼胝体周围池分流术 ventriculo-pericallosal cisterna shunt

脑 - 腔静脉分流术 ventriculo-caval shunt

脑室切开引流术 incision and drainage of ventricle

脑 - 乳突分流术 ventriculo-mastoidal shunt

脑 - 矢状窦分流术 ventriculo-sagittal sinus shunt

脑 - 输尿管分流术 ventriculo-ureteric shunt

脑室 - 小脑延髓池分流术 ventriculo-cerebellomedullary cisternal shunt ［又称］Torkildsen 手术△

脑 - 心房分流术 ventriculo-atrial shunt

脑 - 胸导管分流术 ventriculo-thoracic duct shunt

脑 - 胸腔分流术 ventriculo-pleural shunt

脑室引流术 ventricular drainage

脑室造瘘术 ventriculostomy

脑 - 蛛网膜下腔分流术 ventriculo-subarachnoid shunt

脑室钻孔引流术 burr-hole drainage of ventricle

脑损伤后康复 rehabilitation from brain injury

脑血管切除伴吻合术 resection of cerebral vessel with anastomosis

脑叶切除术 cerebral lobectomy

脑叶切开术 incision of brain lobe

脑蛛网膜病灶切除术 resection of arachnoid lesion

脑蛛网膜囊肿 - 腹腔分流术 arachnoid cyst-peritoneal shunt

脑蛛网膜下脓肿切开引流术 incision and drainage of subarachnoid abscess

脑蛛网膜下腔出血清除术 evacuation of subarachnoid hemorrhage

颞部入路 temporal approach

颞部入路脑病灶切除术 resection of brain lesion via temporal approach

颞部硬脑膜外三叉神经感觉根切断术 sensory rhizotomy of trigeminal nerve via extradural temporal approach ［又称］Frazier 手术△

颞骨部分切除术 partial resection of temporal bone

颞肌贴敷术 encephalo-myo-synangiosis, EMS

颞浅 - 大脑中动脉吻合术 superficial temporal artery-middle cerebral artery anastomosis

颞浅动脉贴敷术 encephalo-duro-arterio-synangiosis, EDAS

颞浅 - 小脑上动脉吻合术 superficial temporal artery-superior cerebellar artery anastomosis

颞下减压术 subtemporal decompression

颞下入路 subtemporal approach

颞下窝入路 infratemporal fossa approach

颞叶病灶切除术 resection of temporal lobe lesion

颞叶切除术 temporal lobectomy

皮质刺激 cortical stimulation

胼胝体病灶切除术 resection of corpus callosum lesion

胼胝体切开术 corpus callosotomy

前颞叶切除术 anterior temporal lobectomy

前囟门穿刺术 puncture of anterior fontanelle

鞘内药物输注系统植入术 implantation of intrathecal drug delivery system

丘脑病损切除术 resection of thalamic lesion

丘脑腹外侧核毁损术 ventrolateral thalamotomy

丘脑核破坏术 destruction of thalamic nuclei

丘脑核射频毁损术 radiofrequency derogation of thalamic nuclei

丘脑化学破坏术 chemothalamectomy

丘脑切开术 thalamotomy

丘脑射频治疗术 radiofrequency therapy of thalamic nuclei

去骨瓣颅内血肿清除术 evacuation of intracranial hematoma with decompressive craniectomy

人工硬脑膜补片修补术 dural repair with artificial dura mater patch

溶栓 thrombolysis

乳突后入路 retromastoid approach

三叉神经半月节甘油注射术 glycerol injection of trigeminal gasserian ganglion

三叉神经半月节射频热凝术 radiofrequency thermocoagulation of trigeminal gasserian ganglion

三叉神经感觉根部分切断术 partial sensory rhizotomy of trigeminal nerve

三叉神经感觉根切断术 sensory rhizotomy of trigeminal nerve

三叉神经根减压术 decompression of trigeminal nerve root

三叉神经根微血管减压术 microvacular decompression（MVD）of trigeminal nerve root

三叉神经根粘连松解术 adhesiolysis of trigeminal nerve root

三叉神经减压术 decompression of trigeminal nerve

三叉神经射频消融术 radiofrequency ablation of trigeminal nerve

三叉神经撕脱术 avulsion of trigeminal nerve

三叉神经松解术 trigeminal neurolysis

三叉神经眼支撕脱术 avulsion of ophthalmic branch of trigeminal nerve

三叉形切口 tripod incision

三角区脑膜瘤切除术 resection of trigonal meningioma

舌神经根松解术 lingual nerve neurolysis

舌咽神经根切断术 glossopharyngeal rhizotomy

舌咽神经根微血管减压术 microvascular decompression of glossopharyngeal nerve root

舌咽神经减压术 decompression of glossopharyngeal nerve

舌咽神经切断术 glossopharyngeal neurotomy

神经导航下深部脑病灶切除术 neuronavigation-assisted resection of deep brain lesion

神经缝合术 neurorrhaphy

神经感觉支酒精注射术 ethanol injection of sensory branch

神经内镜检查术 neuroendoscopic examination

神经内镜下第三脑室底造瘘术 neuroendoscopic third ventriculostomy

神经内镜下经鼻腔 - 蝶窦垂体病灶切除术 neuroendoscopic transnasal-sphenoidal resection of pituitary lesion

神经内镜下经鼻腔 - 蝶窦颅底肿瘤切除术 neuroendoscopic transnasal-sphenoidal resection of skull base tumor

神经内镜下经鼻腔脑脊液鼻漏修补术 neuroendoscopic transnasal repair of cerebrospinal rhinorrhea

神经内镜下经鼻腔视神经管减压术 neuroendoscopic transnasal decompression of optic nerve

神经内镜下经单侧鼻腔 - 蝶窦入路垂体病灶切除术 neuroendoscopic unilateral transnasal-sphenoidal resection of pituitary lesion

神经内镜下经蝶入路垂体部分切除术 neuroendoscopic transsphenoidal partial hypophysectomy

神经内镜下经蝶入路垂体全部切除术 neuroendoscopic transsphenoidal total hypophysectomy

神经内镜下脑动脉瘤夹闭术 neuroendoscopic clipping of intracranial aneurysm

神经内镜下脑内血肿引流术 neuroendoscopic drainage of intracranial hematoma

神经内镜下脑室内病灶切除术 neuroendoscopic resection of intra-ventricular lesion

神经内镜下椎管内病损切除术　neuroendoscopic resection of intraspinal lesion

神经切除术　neurectomy

神经束切断术　tractotomy

神经撕脱术　nerve avulsion

神经松解术　neurolysis

神经调控术　neuromodulation

神经吻合术　nerve anastomosis

神经修复术　neurorestorative procedure

神经血管造影　neuroangiography

神经移位术　nerve transposition

神经义肢技术　neuroprosthetics

神经植入术　nerve implantation

矢状窦分流术　sagittal sinus shunt

视频脑电图监测　video electroencephalography monitoring

视神经病损切除术　resection of optic nerve lesion

视神经管减压术　decompression of optic canal

视神经切除术　resection of optic nerve

视神经切开术　incision of optic nerve

视神经阻断术　block of optic nerve

手术入路　operative approach, operative route

术前栓塞术　preoperative embolization

栓塞　embolization

双额减压术　bifrontal decompression

双列神经刺激脉冲发生器植入术　implantation of bilateral nerve stimulating impulse generator

双列神经刺激脉冲发生器置换术　replacement of bilateral nerve stimulating impulse generator

斯托基 - 斯卡夫第三脑室造瘘术　Stookey-Scarff third ventriculostomy

松果体病灶切除术　resection of pineal lesion

松果体部分切除术　partial resection of pineal gland

松果体活组织检查　biopsy of pineal gland

松果体切开术　incision of pineal gland

松果体全部切除术　total resection of pineal gland

松果体探查术　exploration of pineal gland

梭形切口　fusiform incision

条带状颅骨切除术　strip craniectomy

听神经病灶切除术　resection of auditory nerve lesion

听神经根微血管减压术　microvascular decompression of auditory nerve root

听神经根粘连松解术　adhesiolysis of auditory nerve root

听神经减压术　decompression of auditory nerve

听神经瘤切除术　resection of acoustic neuroma

听神经切断术　neurotomy of auditory nerve

头皮切口　incision of scalp

头皮血肿抽吸术　aspiration of scalp hematoma

头皮异物去除　removal of foreign body from scalp

透明隔开窗术　fenestration of septum pellucidum

微创颅内血肿穿刺引流术　minimally invasive puncture and drainage of intracranial hematoma

小脑半球病病灶切除术　resection of cerebellar hemisphere lesion

小脑扁桃体部分切除术　partial resection of cerebellar tonsil

小脑病灶切除术　resection of cerebellar lesion

小脑幕脑膜病灶切除术　resection of tentorial meningeal lesion

[小脑]幕上下联合入路　combined supratentorial-infratentorial approach

[小脑]幕下入路　infratentorial approach

[小脑]幕下 - 小脑上入路　subtentorial-supracerebellar approach

小脑桥角病损切除术　resection of cerebello-pontine angle lesion

小脑延髓池穿刺术　cisterna magna puncture

小脑蚓部病灶切除术　resection of cerebellar vermian lesion

斜坡病损切除术　resection of clival lesion

星状神经节切除术　stellate ganglionectomy

星状神经节阻滞术　stellate ganglion block

杏仁核海马切除术　amygdalohippocampotomy

杏仁核毁损术　amygdalotomy

胸交感神经切除术　thoracic sympathectomy

胸腔内脊膜膨出修补术　repair of intrathoracic meningocele

选择性脊神经后根切断术　selective posterior rhizotomy

选择性杏仁核海马切除术　selective amygdalohippocampectomy

血管成形术　angioplasty

血管内神经外科　endovascular neurosurgery

血管内支架　endovascular stent

血管内治疗　endovascular treatment

延髓束切断术　medullary tractotomy

岩斜区病灶切除术　resection of petroclival lesion

腰大池引流术　lumbar cistern drainage

腰大池置管持续外引流术　contiuous drainage of lumbar cistern

腰骶神经后根切断术　lumbosacral posterior rhizotomy

腰交感神经节切除术　lumbar sympathetic ganglionectomy

腰交感神经切除术　lumbar sympathectomy

腰椎穿刺术　lumbar puncture

腰椎蛛网膜下腔 - 腹腔分流术　lumbar subarachnoid-peritoneal shunt

乙状窦后入路　retrosigmoid approach

乙状窦后入路听神经瘤切除术　resection of acoustic neuroma via retrosigmoid approach

乙状窦前入路　presigmoid approach

翼点入路　pterion approach

影像引导下脊柱内固定术　imaging-guided spinal internal fixation

硬脊膜活组织检查　biopsy of spinal dura mater

硬脊膜囊肿造袋术　marsupialization of spinal dural cyst

硬脊膜切除术　resection of spinal dura mater

硬脊膜外血肿清除术　evacuation of spinal epidural hematoma

硬脊膜下髓外病灶切除术　resection of spinal subdural-extramedullary lesion

硬脊膜修补术　repair of spinal dura mater

硬膜下血肿清除术　evacuation of subdural hematoma

硬膜下血肿钻孔引流术　burr-hole drainage of subdural hematoma

硬脑膜穿刺引流术　dural puncture and drainage

硬脑膜切开术　dural incision

硬脑膜外血肿清除术　evacuation of epidural hematoma

硬脑膜下脓肿切除术　resection of subdural abscess

硬脑膜下脓肿切开引流术　incision and drainage of subdural abscess

硬脑膜下血肿清除术　evacuation of subdural hematoma

硬脑膜下钻孔引流术　subdural burr-hole drainage

硬脑膜修补术　repair of dura mater

远外侧入路　far lateral approach

运动皮质刺激　motor cortex stimulation

枕部入路　occipital approach

枕大孔区病灶切除术　resection of foramen magnum lesion

枕下减压术　suboccipital decompression

枕下经小脑幕入路脑病灶切除术　resection of lesion via suboccipital transtentorial approach

枕下入路　suboccipital approach

枕下神经减压术　decompression of suboccipital nerve

枕下中线入路脑病灶切除术　resection of lesion via suboccipital midline approach

枕 - 小脑后下动脉吻合术　occipital artery-posterior inferior cerebellar artery anastomosis

枕叶病灶切除术　resection of occipital lobe lesion

枕叶切除术　occipital lobectomy

直视下脑活组织检查　biopsy of brain under direct vision

直视下脑膜活组织检查　biopsy of cerebral dura mater under direct vision

直视下脑神经活检术　biopsy of cranial nerve under direct vision

直线切口　linear incision

终板入路　lamina terminalis approach

终板造瘘术　fenestration of lamina terminalis

周围神经刺激器去除术　removal of peripheral nerve stimulator

周围神经刺激器植入术　implantation of peripheral nerve stimulator

周围神经刺激器置换术　replacement of peripheral nerve stimulator
周围神经麻醉　anesthesia of peripheral nerve
周围神经破坏术　destruction of peripheral nerve
周围神经切除术　peripheral neurectomy
周围神经烧灼术　cauterization of peripheral nerve
周围神经手术　operation of peripheral nerve
蛛网膜病灶切除术　resection of arachnoid lesion
蛛网膜下腔 - 腹腔分流管取出术　removal of subarachnoid-peritoneal shunt catheter
椎板切除术　laminectomy
椎动脉结扎术　ligation of vertebral artery
椎动脉造影　vertebral angiography
椎管成形术　laminoplasty
椎管穿刺注药术　drug injection via rachicentesis

椎管内病灶切除术　resection of intraspinal lesion
椎管内导管插入伴药物输注术　intraspinal catheterization with drug perfusion
椎管内畸形血管切除术　resection of intraspinal vascular malformation
椎管内脓肿切开引流术　incision and drainage of intraspinal abscess
椎管内脓肿清除术　evacuation of intraspinal abscess
椎管内神经根切断术　intraspinal rhizotomy
椎管内外病灶切除术　resection of intra-and extra-spinal lesion
椎管内异物去除术　intraspinal canal foreign body removal
椎管内硬脊膜外病灶切除术　resection of intraspinal epidural lesion
椎管内肿瘤切除术　resection of intraspinal tumor
椎管探查术　exploration of spinal canal
椎旁神经节阻滞术　paravertebral ganglion block

# 13.4　临床检查名词

靶点　target
参考点　reference point
导向系统　guidance system，navigation system
立体定向仪　stereotactic apparatus
连合间线　intercommissural line
模拟框架　phantom frame，simulation framework

幕上脑室扩张　supratentorial ventricle dilatation
幕上脑室轻度扩张　slightly dilated supratentorial ventricle
全脊髓造影术　myelography
威斯康星卡片分类测验　Wisconsin card sorting test
坐标　coordinate

# 14. 胸外科

## 14.1 疾病诊断名词

包裹性气胸　encapsulated pneumothorax
背部开放性外伤　open wound of back
贲门损伤　cardia injury
闭合性气胸　closed pneumothorax
创伤性膈肌破裂　traumatic rupture of diaphragm
创伤性膈疝　traumatic diaphragmatic hernia
创伤性肋间动脉破裂　traumatic rupture of intercostal artery
创伤性气胸　traumatic pneumothorax
创伤性食管炎　traumatic esophagitis
创伤性心包积血　traumatic hemopericardium
创伤性心脏破裂　traumatic cardiac rupture
创伤性心脏压塞　traumatic cardiac tamponade
创伤性胸腔积液　traumatic pleural effusion
创伤性血气胸　traumatic hemopneumothorax
创伤性血胸　traumatic hemothorax
第一肋骨骨折　the first rib fracture
反流性食管炎　reflux esophagitis
肺挫伤　pulmonary contusion
肺单发磨玻璃影病变　single ground-glass opacity lesion of lung
肺多发磨玻璃影病变　multiple ground-glass opacity lesions of lung
肺结核球　pulmonary tuberculoma ball, pulmonary tuberculoma ［又称］肺结核瘤△
肺内异物　foreign body in lung
肺破裂　lung rupture
肺血管损伤　injury of pulmonary blood vessel
肺血肿　hematoma of lung
膈神经损伤　phrenic nerve injury
奇静脉损伤　azygos vein injury
肋骨多发性骨折　multiple ribs fractures
肋骨多发性骨折伴第一肋骨骨折　multiple ribs fractures associated with the first rib fracture
肋骨骨折　rib fracture
肋骨关节脱位　rib joint dislocation
肋骨软骨脱位　rib cartilage dislocation
肋间血管损伤　injury of intercostal blood vessel
连枷胸　flail chest
两根肋骨骨折不伴第一肋骨骨折　two ribs fractures without the first rib fracture
腔静脉损伤　injury of vena cava
三根肋骨骨折不伴第一肋骨骨折　three ribs fractures without the first rib fracture
上肺团块影　mass shadow of upper lung
上肺纤维增殖灶　fibroproliferative foci of upper lung
上腔静脉损伤　injury of superior vena cava
上纵隔病变　upper mediastinal lesion
食管抗反流装置引起的机械性并发症　mechanical complication caused by esophageal anti-reflux device
食管裂孔　esophageal hiatus of diaphragm

食管脓肿　esophageal abscess
手术后食管炎　postoperative esophagitis
手术后胸腔出血　postoperative thoracic hemorrhage
四根以上肋骨骨折不伴第一肋骨骨折　four or more ribs fractures without the first rib fracture
无名动脉损伤　innominate artery injury
无名静脉损伤　innominate vein injury
胸壁多处开放损伤　multiple open injuries on the chest wall
胸壁结核　tuberculosis of chest wall
胸部刺伤　chest stab wound
胸部多处损伤　multiple injuries of thorax
胸部多处血管损伤　injury of multiple blood vessels of thorax
胸部挤压伤　crush injury of chest
胸部开放性损伤伴骨折　open chest injury associated with fracture
胸部开放性损伤伴脱位　open chest injury associated with dislocation
胸部开放性损伤伴胸内损伤　open chest injury associated with intra-thoracic injury
胸部开放性外伤　open chest trauma
胸部气管损伤　injury of thoracic trachea
胸部神经损伤　injury of thoracic nerve
胸部食管损伤　injury of thoracic part of esophagus
胸部血管损伤　injury of blood vessel of thorax
胸导管损伤　thoracic duct injury
胸骨的金属丝引起的机械性并发症　mechanical complication caused by metal wire of sternum
胸骨骨折　fracture of sternum
胸后壁开放性损伤　open injury of posterior chest wall
胸内器官多处损伤　multiple injuries of intrathoracic organs
胸内器官损伤　intrathoracic organ injury
胸前壁开放性损伤　open injury of anterior chest wall
胸锁关节脱位　dislocation of sternoclavicular joint
胸腺瘤　thymoma
胸腺损伤　thymus injury
胸腺增生　thymic hyperplasia
胸主动脉损伤　injury of thoracic aorta
液气胸　hydropneumothorax
原发性肺癌　primary lung cancer
原发性食管癌　primary esophageal cancer
张力性气胸　tension pneumothorax
支气管损伤　injury of bronchus
主支气管断裂　main bronchial rupture
自发性气胸　spontaneous pneumothorax
自发性张力性气胸　spontaneous tension pneumothorax
纵隔淋巴结结核　mediastinal lymphonode tuberculosis, tuberculosis of mediastinal lymph node
纵隔气肿　mediastinal emphysema
纵隔血肿　mediastinal hematoma

# 14.2　症状体征名词

白黏痰　white phlegm
杵状指　acropachy
喘鸣　stridor
单侧面部无汗　unilateral facial without sweat
单侧上肢肌肉萎缩　unilateral upper limb muscle atrophy
单侧上肢疼痛　unilateral upper limb pain
单侧上肢无力　unilateral upper limb weakness
呃逆　hiccup
恶心　nausea
发绀　cyanosis
发热　fever
反常呼吸　paradoxical respiration　［又称］反常呼吸运动△
反流　regurgitation
反酸　sour regurgitation
浮动胸壁　floating chest wall
复视　diplopia
干咳　dry cough
咯血　hemoptysis
构音障碍　dysarthria
咳嗽　cough
咳痰　expectoration
呼吸急促　tachypnea
呼吸困难　dyspnea
剑突下疼痛　pain below the xiphoid
进行性吞咽困难　progressive dysphagia
咀嚼无力　powerless chew
面颈部水肿　faciocervical edema
脓性痰　purulent sputum

呕吐　vomiting
呕血　hematemesis
泡沫样痰　frothy sputum
皮下气肿　subcutaneous emphysema
皮下淤血　subcutaneous ecchymosis
气短　shortness of breath
上眼睑下垂　ptosis
声音嘶哑　hoarseness
食物滞留感　food stranded feeling
撕裂样疼痛　tearing pain
四肢无力　weakness of limbs
锁骨上淋巴结肿大　supraclavicular lymph node enlargement
痰中带血　bloody sputum
瞳孔增大　mydriasis
吞咽哽噎感　feeling of choking when swallowing
吞咽困难　dysphagia
吞咽疼痛　swallow pain
吞咽异物感　swallowed foreign body sensation
误吸　aspiration
胸部饱满　plump chest
胸部局限性凹陷　chest localized sunken
胸部局限性隆起　chest localized swell
胸骨后灼烧感　burning sensation of retrosternal area
胸闷　chest distress
胸痛　chest pain
眼裂缩小　rima oculi shrink
咽喉部干燥紧缩感　drying and constriction of throat
饮水呛咳　choking cough when drinking water

# 14.3　手术操作名词

Carbol 手术　Carbol operation
CT 引导下肺穿刺术　CT guided pneumocentesis
CT 引导下胸腺肿物射频消融术　CT guided thymus neoplasm radiofrequency ablation
CT 引导下纵隔肿物活检术　CT guided mediastinal mass biopsy
贲门成形术　cardioplasty
贲门肿物切除术　cardiac neoplasm resection
贲门周围血管结扎术　cardiac peripheral vascular ligation
超声引导下胸腔穿刺术　ultrasound-guided thoracentesis
超声支气管镜气管旁淋巴结穿刺术　paratracheal lymph node centesis guided by ultrasonic bronchoscopy
持续气道正压通气　continuous positive airway pressure，CPAP
磁导航支气管镜检查术　magnetic navigation bronchoscopy
单侧颈淋巴结根治性清扫术　unilateral cervical lymph node radical resection
单纯淋巴结切除术　simple lymphadenectomy
第一肋骨部分切除术　partial resection of the first rib
多根肋骨切除术　multiple ribs resection

肺病损切除术　resection of lung lesion
肺穿刺活组织检查　puncture biopsy of lung
肺大疱缝扎术　pulmonary bulla sewing operation
肺大疱破裂　ruptured pulmonary bllua
肺大疱切除术　resection of pulmonary bulla
肺动静脉瘘栓塞术　pulmonary arteriovenous fistula embolization
肺动脉病损切除术　resection of pulmonary artery lesion
肺动脉部分切除伴吻合术　pulmonary artery partial resection with anastomosis
肺动脉成形术　pulmonary arterioplasty
肺动脉环缩术　pulmonary artery banding
肺动脉结扎术　pulmonary artery ligation
肺动脉内膜剥脱术　pulmonary endarterectomy
肺动脉球囊扩张成形术　pulmonary artery angioplasty balloon expansion
肺动脉栓塞术　pulmonary artery embolization
肺动脉探查术　pulmonary artery exploration
肺动脉修补术　pulmonary artery repair
肺动脉血栓切除术　pulmonary artery thrombectomy

肺段切除伴系统性纵隔淋巴结清扫术　segmental resection of lung with systematic mediastinal lymphadenectomy

肺段切除术　pulmonary segmentectomy

肺减容术　lung volume reduction surgery

肺静脉成形术　pulmonary vein angioplasty

肺裂伤修补术　lung laceration repair

肺门淋巴结采样术　bronchopulmonary hilar lymph node sampling

肺门淋巴结根治性切除术　bronchopulmonary hilar lymph node radical resection

肺门淋巴结切除术　bronchopulmonary hilar lymph node resection

肺门胸膜剥除松解术　hilar pleural stripping release

肺内异物取出术　extraction of intrapulmonary foreign body

肺切除术后全余肺切除术　completion pneumonectomy after pulmonectomy

肺切除术后余肺肺叶切除术　completion lobectomy after pulmonectomy

肺切除术后余肺切除术　completion pulmonectomy after pulmonectomy

肺切除术后余肺楔形切除术　completion wedge resection after pulmonectomy

肺楔形切除伴淋巴结清扫术　pulmonary wedge resection with systematic mediastinal lymphadenectomy

肺楔形切除术　pulmonary wedge resection

肺修补术　lung repair

肺叶伴肺段切除术　pulmonary lobectomy with segmentectomy

肺叶部分切除术　partial pulmonary lobectomy

肺叶切除术　pulmonary lobectomy

肺叶切除术伴淋巴结清扫术　pulmonary lobectomy with systematic mediastinal lymphadenectomy resection

肺粘连松解术　lung adhesion release

肺肿瘤氩氦刀冷冻术　argon-helium knife cryotherapy of lung tumor

复合肺叶切除伴系统纵隔性淋巴结清扫术　composite lobectomy with systematic mediastinal lymphadenectomy

复合肺叶切除术　composite lobectomy

腹腔镜下膈疝修补术　laparoscopic repair of diaphragmatic hernia

腹腔镜下食管裂孔疝修补术　laparoscopic esophageal hiatal hernia repair

改良食管肌层切开术　modified esophageal muscular dissection

膈肌病损切除术　resection of diaphragmatic lesion

膈肌部分切除术　partial resection of diaphragm

膈肌缝合术　suture of diaphragm

膈肌活组织检查　biopsy of diaphragm

膈肌裂伤缝合术　suture of diaphragmatic rupture

膈肌脓肿引流术　diaphragmatic abscess drainage

膈肌修补术　diaphragmatic repair

膈肌折叠术　plication operation of diaphragm

膈神经破坏术　phrenic nerve damage

膈神经压榨术　phrenic nerve crush

关胸术　sternal closure

化疗泵置入　chemotherapy pump placement

化学胸膜固定术　chemical pleurodesis

机器人辅助胸腔镜手术　robot-assisted thoracoscope surgery

鸡胸反 NUSS 钢板取出术　pigeon breast contra-NUSS steel plate removal

鸡胸反 NUSS 手术　pigeon breast contra-NUSS surgery

鸡胸矫正术　diorthosis of pigeon chest

鸡胸胸腔镜反 NUSS 手术　thoracoscopic pigeon breast contra-NUSS surgery

奇静脉结扎术　azygos vein ligation

间歇正压治疗　intermittent positive pressure therapy, IPPB

剑突切除术　xiphoid process resection

近期开胸术后再开胸术　secondary thoracic surgery after recent thoracotomy

近期手术后胸腔内止血术　thoracotomy hemostasis after recent thoracotomy

经电磁导航支气管镜针吸活检术　needle aspiration biopsy via electromagnetic navigation bronchoscopy

经腹膈疝修补术　transperitoneal diaphragmatic hernia repair

经气管镜超声引导针吸活检术　endobronchial ultrasound-guided trans-bronchial needle aspiration, EBUS-TBNA

经胸膈疝修补术　transthoracic diaphragmatic hernia repair

经胸食管裂孔疝修补术　transthoracic esophageal hiatal hernia repair

经支气管超声内镜纵隔淋巴结穿刺活检术　bronchial endoscopic ultrasonography mediastinal lymph node biopsy

颈部食管造口术　cervical esophagostomy

颈肋切除术　resection of cervical rib, cervical rib resection

颈深部淋巴结切除术　lymph node resection of deep neck

局限性胸廓成形术　localized thoracoplasty

开胸肺活组织检查　thoracotomy lung biopsy

开胸探查术　exploratory thoracotomy

开胸心脏按压术　open chest cardiac compression

开胸引流术　open thoracic drainage

开胸止血术　thoracotomy hemostasis

空肠瘘修补术　repair of fistula of jejunum

肋骨病损切除术　resection of rib lesion

肋骨部分切除术　partial rib resection

肋骨钢板内固定术　rib steel plate internal fixation

肋骨钢针内固定术　rib steel needle internal fixation

肋骨骨折闭合复位内固定术　rib fracture closed reduction and internal fixation

肋骨骨折切开复位钢板内固定术　rib fracture open reduction and steel plate internal fixation

肋骨骨折切开复位钢针内固定术　rib fracture open reduction and steel needle internal fixation

肋骨骨折切开复位螺钉内固定术　rib fracture open reduction and screw internal fixation

肋骨活组织检查　rib biopsy

肋骨畸形矫治术　rib deformity correction

肋骨螺钉内固定术　rib screw internal fixation

肋骨切除术　costectomy

肋骨取骨术　bone harvesting of rib

肋骨死骨去除术　sequestrum removal of rib

肋骨髓内钉内固定术　rib intramedullary pin internal fixation

肋骨外固定术　rib external fixation

肋骨楔形截骨术　wedge osteotomy of rib

肋骨植骨术　bone graft of rib

肋间动脉缝合术　intercostal artery suture

肋间动脉结扎术　intercostal artery ligation

肋间神经节段切除术　intercostal nerve segment resection

肋间神经冷冻术　intercostal nerve cryoanalgesia

肋间神经切除术　intercostal neurectomy

淋巴干 - 小静脉吻合术　lymphaticovenular anastomosis, anastomosis of lymphatic trunk to venule

淋巴管瘤注射术　injection of lymphangioma

淋巴管瘘结扎术　ligation of lymphatic fistula

淋巴管瘘切除术　resection of lymphatic fistula

淋巴管瘘粘连术　adhesion of lymphatic fistula

淋巴结活组织检查　lymph node biopsy

淋巴结扩大性区域性切除术　extended regional lymphadenectomy

淋巴结区域性切除术　regional lymphadenectomy

隆突病损切除术　resection of carina lesion

隆突成形术　carinoplasty

漏斗胸 NUSS 钢板取出术　funnel chest NUSS steel plate removal

漏斗胸 NUSS 手术　funnel chest NUSS procedure

漏斗胸矫正术　corrective operation of pectus excavatum

气管病损激光烧灼术　laser electrocauterization of tracheal lesion

气管病损切除术　resection of tracheal lesion

气管部分切除术　resection of partial trachea

气管插管　tracheal intubation

气管成形术伴人工喉重建术　tracheoplasty and artificial larynx reconstruction

气管成形术　tracheoplasty

气管重建术　tracheal reconstruction

气管节段切除术　tracheal segmental resection

气管镜下气管病损切除术　resection of tracheal lesion under bronchoscope

气管镜下气管人工假体置入术　tracheal artificial implant surgery under bronchoscope

气管裂伤缝合术　suture of laceration of trachea

气管瘘闭合术　tracheal fistula closure

气管内异物去除　tracheal foreign body removal

气管切开闭合术　trachea incision and closure

气管切开异物取出术　tracheotomy for foreign body removal

气管人工假体置入术　artificial trachea implant

气管 - 食管瘘闭合术　tracheoesophageal fistula closure

气管狭窄松解术　tracheal stenosis release

气管悬吊术　tracheal suspension

气管造口修正术　revision of tracheostomy

气管造瘘　tracheostomy

气管支架置换术　tracheal stent replacement

气管支气管裂伤缝合术　tracheobronchial laceration suture

气管肿瘤切除术　resection of tracheal tumor

腔静脉结扎术　vena cava ligation

腔静脉折叠术　vena cava folding

清洁气管造口　clean tracheostomy

全肺切除术　pneumonectomy

全肺切除术伴纵隔淋巴结清扫术　pneumonectomy with mediastinal lymph node resection

全食管切除术　total esophagectomy

人工呼吸　artificial respiration

人工气管(自体 / 异体)重建术　artificial trachea(self/variant)reconstruction

人工食管建造术　construction of artificial esophagus

人工血管置换术　artificial vascular replacement

伤口止血术　wound hemostasis

上肺楔形切除　wedge resection of upper lung

上腔静脉部分切除伴人工血管置换术　superior vena cava partial resection with artificial vascular replacement

食管贲门肌层切开术　esophagocardiomyotomy

食管病损切除术　resection of esophageal lesion

食管病损氩气刀切除术　argon knife resection of esophageal lesion

食管部分切除术　partial esophagectomy

食管肌层切开术　Heller's esophagocardiomyotomy 〔又称〕Heller 手术△

食管静脉曲张结扎术　ligation of esophageal varice

食管 - 空肠弓上吻合术　esophageal-jejunum anastomosis above aortic arch

食管裂伤缝合术　suture of laceration of esophagus

食管瘘修补术　esophageal fistula repair

食管气管瘘修补　repair of esophago-tracheal fistula

食管憩室切除术　diverticulectomy of esophagus

食管憩室外置术　exteriorization of esophageal diverticulum

食管切开探查术　esophageal incision and surgical exploration

食管切开异物取出术　esophageal incision for foreign body removal

食管探条扩张　esophageal bougie dilatation

食管 - 胃成形术　esophagogastroplasty 〔又称〕Belsey 手术△

食管狭窄修补术　repair of esophageal stricture

食管永久性管置入术　esophageal permanent tube implant surgery

食管造口闭合术　closure of esophagostomy

食管支撑物置入术　esophageal stent implantation

食管 - 支气管瘘修补术　esophageal bronchial fistula repair

手术后伤口止血术　postoperative wound hemostasis

双侧颈淋巴结根治性清扫术　radical dissection of bilateral cervical lymph node

胃固定术　gastropexy

胃造口闭合术　closure of gastrostomy

系统性纵隔淋巴结清扫术　systematic mediastinal lymphadenectomy

小肠外置术　exteriorization of small intestine

心包病损切除术　resection of pericardial lesion

心包剥脱术　pericardial stripping

心包部分切除术　partial excision of pericardium

心包活组织检查　pericardium biopsy

心包开窗术　fenestration of pericardium

心包切开探查术　incision and exploration of pericardium

心包造口术　pericardiostomy

心包粘连松解术　lysis of adhesion of pericardium

心房部分切除术　atrial partial resection

胸壁病损切除术　resection of chest wall lesion

胸壁病损清创缝合术　debridement suture of chest wall lesion

胸壁裂伤缝合术　suture of laceration of chest wall

胸壁切开术　incision of chest wall

胸壁缺损肌皮瓣移植术　chest wall defect myocutaneous flap transplantation

胸壁缺损修补术(人工材料)　chest wall defect repair(artificial material)

胸壁缺损修补术(自体材料)　chest wall defect repair(self material)

胸壁修补术　repair of chest wall

胸壁血管结扎术　vascular ligation of chest wall

胸壁血肿清除术　removal of chest wall hematoma

胸壁异物取出术　chest wall foreign body extraction

胸部食管造口术　thoracic esophagostomy

胸 - 肠瘘管切除术　chest-intestinal fistula resection

胸导管成形术　thoracic duct plasty

胸导管结扎术　thoracic duct ligation

胸导管 - 颈内静脉吻合术　thoracic duct-internal jugular vein anastomosis

胸导管瘘闭合术　closure of fistula of thoracic duct

胸导管套管插入术　cannulation of thoracic duct

胸导管引流术　thoracic duct drainage

胸骨部分切除术　partial ostectomy of sternum

胸骨钢板内固定术　sternum internal fixation with steel plate

胸骨钢针内固定术　sternum internal fixation with steel needle

胸骨骨折切开复位钢板内固定术　sternal fracture open reduction and steel plate internal fixation

胸骨骨折切开复位螺钉内固定术　sternal fracture open reduction and screw internal fixation

胸骨螺钉内固定术　sternal fracture screw internal fixation

胸骨内固定物取出术　extraction of sternum fracture internal fixation

胸骨内固定装置再置入术　implantation of sternum fracture internal fixation

胸骨前食管吻合术伴结肠间置术　antesternal esophageal anastomosis with interposition of colon

胸骨切除术　resection of sternum

胸骨死骨去除术　removal of sternum sequestrum

胸骨外固定架去除术　sternum external fixator removal

胸骨外固定术　sternum external fixation

胸骨楔形截骨术　sternum wedge osteotomy

胸骨折骨术　sternum osteotomy

胸骨植骨术　sternum transplantation

胸廓成形术　thoracoplasty

胸廓出口综合征手术　thoracic outlet syndrome operation

胸廓改良成形术　chest wall improvement plasty

胸廓骨病损切除术　resection of chest wall bone lesion

胸廓畸形矫正术　thoracic deformity diorthosis

胸廓造口闭合术　closure of thoracostomy

胸膜病变切除术　pleural lesion resection

胸膜剥脱术　pleural decortication

胸膜部分切除术　partial pleurectomy

胸膜固定术　pleurodesis

胸膜划痕术　scarification of pleura

胸膜切开探查术　pleural incision and surgical exploration

胸膜硬化术　pleurosclerosis

胸膜粘连松解术　pleural adhesion release

胸内结肠代食管术　intrathoracic colon replacing the esophagus

胸内空肠代食管术　intrathoracic jejunum replacing the esophagus

胸内食管 - 食管吻合术　intrathoracic esophageal-esophageal anastomosis

胸内食管 - 胃弓上吻合术　intrathoracic esophageal-stomach anastomosis above aortic arch

胸内食管 - 胃弓下吻合术　intrathoracic esophageal-stomach anastomosis below aortic arch

胸内食管 - 胃颈部吻合术　intrathoracic esophageal-stomach anastomosis in neck

胸内食管 - 胃吻合术　intrathoracic esophageal-stomach anastomosis

胸腔闭式引流管调整术　closed thoracic cavity drainage tube adjusting

胸腔闭式引流术　thoracic cavity closed drainage

胸腔病损切除术　resection of thoracic lesion

胸腔穿刺术　thoracentesis

胸腔积液胸 - 腹腔引流术　pleural effusion chest-abdominal cavity drainage

胸腔镜检查　thoracoscopy

胸腔镜下肺病损切除术　thoracoscopic resection of lung lesion

胸腔镜下肺病损射频消融术　thoracoscopic radiofrequency ablation of lung lesion

胸腔镜下肺病损氩氦刀切除术　thoracoscopic argon-helium knife resection of lung lesion

胸腔镜下肺部分切除术　thoracoscopic partial pulmonary resection

胸腔镜下肺大疱缝扎术　thoracoscopic pulmonary bullae sewing operation

胸腔镜下肺大疱切除术　thoracoscopic resection of pulmonary bulla

胸腔镜下肺动脉病损切除术　thoracoscopic resection of pulmonary artery lesion

胸腔镜下肺动脉成形术　thoracoscopic pulmonary angioplasty

胸腔镜下肺段切除术　thoracoscopic segmental resection of lung

胸腔镜下肺活组织检查　thoracoscopic biopsy of lung

胸腔镜下肺减容术　thoracoscopic lung volume reduction

胸腔镜下肺内异物取出术　thoracoscopic lung foreign body extraction

胸腔镜下肺切开引流术　thoracoscopic lung incision and drainage

胸腔镜下肺楔形切除术　thoracoscopic wedge resection of lung

胸腔镜下肺修补术　thoracoscopic pulmonary neoplasty

胸腔镜下肺叶部分切除术　thoracoscopic partial resection of pulmonary lobe

胸腔镜下肺叶切除术　thoracoscopic pulmonary lobectomy

胸腔镜下肺肿瘤氩氦刀冷冻术　thoracoscopic ablation of lung tumor by argon-helium knife cryotherapy

胸腔镜下复合肺叶切除术　thoracoscopic composite lobectomy

胸腔镜下膈疝修补术　thoracoscopic diaphragmatic hernia repair

胸腔镜下肋骨切除术　thoracoscopic costectomy

胸腔镜下肋软骨切除术　thoracoscopic costochondrectomy

胸腔镜下淋巴瘘修补术　thoracoscopic lymphatic fistula repair

胸腔镜下漏斗胸 NUSS 手术　thoracoscopic funnel chest NUSS surgery

胸腔镜下脓胸清除术　thoracoscopic empyema cleaning

胸腔镜下全肺切除术　thoracoscopic pneumonectomy

胸腔镜下全肺切除术伴系统性纵隔淋巴结清扫术　thoracoscopic pneumonectomy with systematic mediastinal lymphadenectomy

胸腔镜下系统性纵隔淋巴结清扫术　thoracoscopic systematic mediastinal lymphadenectomy

胸腔镜下心包切开引流术　pericardial incision and drainage with thoracoscopic surgery

胸腔镜下心包组织活检术　biopsy of pericardium with thoracoscopic surgery

胸腔镜下胸壁病损切除术　thoracoscopic excision of lesion of chest wall

胸腔镜下胸导管瘘闭合术　thoracoscopic thoracic duct fistula closure

胸腔镜下胸交感神经部分切除术　thoracoscopic thoracic partial sympathectomy

胸腔镜下胸廓畸形矫正术　thoracoscopic thoracic deformity diorthosis

胸腔镜下胸膜病变切除术　thoracoscopic pleural lesion resection

胸腔镜下胸膜固定术　thoracoscopic pleurodesis

胸腔镜下胸膜活组织检查　thoracoscopic pleural biopsy

胸腔镜下胸腔探查术　thoracoscopic thoracic exploration

胸腔镜下胸腔粘连松解术　thoracoscopic pleural adhesion release

胸腔镜下胸腔注气术　thoracoscopic thoracic air injection

胸腔镜下胸腺病损切除术　thoracoscopic resection of thymus gland lesion

胸腔镜下胸腺部分切除术　thoracoscopic partial thymectomy

胸腔镜下胸腺扩大切除术　thoracoscopic extended thymectomy

胸腔镜下胸腺切除术　thoracoscopic thymectomy

胸腔镜下血管修补术　thoracoscopic angiorrhaphy

胸腔镜下支气管病损切除术　thoracoscopic excision of bronchus lesion

胸腔镜下支气管结扎术　thoracoscopic bronchus ligation

胸腔镜下支气管裂伤缝合术　thoracoscopic bronchus laceration suturing

胸腔镜下支气管切开异物取出术　thoracoscopic bronchial foreign body extraction

胸腔镜下支气管袖式切除术　thoracoscopic bronchus sleeve lobectomy

胸腔镜下支气管造口术　thoracoscopic bronchostomy

胸腔镜下止血术　thoracoscopic hemostasis

胸腔镜下纵隔病损切除术　thoracoscopic resection of mediastinal lesion

胸腔内异物取出术　intrathoracic foreign body removal

胸腔填充术　thoracic filling operation

胸腔粘连松解术　pleural adhesion release

胸腔注气术　thoracic air injection

胸腺病变切除术　resection of thymus lesion

胸腺部分切除术　partial thymectomy

胸腺固定术　thymus fixation

胸腺活组织检查　biopsy of thymus

胸腺扩大切除术　extended thymectomy

胸腺切除术　thymectomy

胸腺切开探查术　thymus incision and surgical exploration

胸腺区探查术　thymus area exploration

血管病损切除术　vascular lesion resection

血管修补术　angiorrhaphy

荧光支气管镜检查术　fluorescence bronchoscope examination

有创呼吸机治疗（<96 小时）　invasive ventilation（<96 hours）

有创性呼吸机治疗（≥ 96 小时）　invasive ventilation（≥ 96 hours）

暂时性气管切开术　temporary tracheostomy

脏层胸膜剥除术　visceral pleura decortication

造口腔内异物去除　foreign body removal of stoma cavity

支气管镜下支气管病损冷冻术　bronchus lesion cryotherapy under the bronchoscope

支架象鼻术　stented elephant trunk

支气管病损切除术　bronchus lesion resection

支气管成形术　bronchoplasty

支气管动脉栓塞术　bronchial artery embolization

支气管肺泡灌洗术　bronchoalveolar lavage，BAL

支气管镜下肺减容术　bronchoscopic lung volume reduction

支气管镜下肺组织活检术　lung biopsy under the bronchoscope

支气管镜下支气管病损切除术　bronchus lesion resection under the bronchoscope

支气管镜下支气管活组织检查　bronchial biopsy under the bronchoscope

支气管镜下支气管扩张术　bronchoscopic dilation of bronchus

支气管扩张术　dilation of bronchus

支气管裂伤缝合术　suture of laceration of bronchus

支气管内异物去除　bronchial foreign body removal

支气管切开异物取出术　bronchotomy and foreign body removal

支气管楔形切除术　wedge resection of bronchus

支气管 - 胸膜瘘闭合术　bronchial-pleural fistula closure

支气管胸膜瘘修复及大网膜填充术　bronchopleural fistula repair and greater omentum filling

支气管胸膜瘘修复及肌瓣填充术　bronchopleural fistula repair and muscle flap filling

支气管袖形切除术　bronchial sleeve resection

支气管造口术　bronchostomy

直视下肺肿瘤射频消融术　open lung tumor radiofrequency ablation

中、前斜角肌切断术　middle and former scalene amputation

主动脉旁淋巴结根治性切除术　radical excision of paraaortic lymph node

纵隔病损切除术　resection of mediastinal lesion

纵隔活检术　mediastinal biopsy

纵隔镜检查术　mediastinoscopy
纵隔镜下肺组织活检术　mediastinoscopic lung biopsy
纵隔镜下淋巴结活组织检查术　mediastinoscopic lymph node biopsy
纵隔镜下气管病损切除术　mediastinoscopic resection of tracheal lesion
纵隔镜下支气管病损切除术　mediastinoscopic resection of bronchial lesion

纵隔淋巴结采样术　mediastinal lymph node sampling
纵隔淋巴结核病灶清除术　mediastinal lymph node tuberculosis cleaning
纵隔切开探查术　mediastinal incision and surgical exploration
纵隔切开引流术　mediastinal incision drainage
纵隔血肿清除术　removal of mediastinal hematoma
纵隔异物取出术　removal of mediastinal foreign body

# 14.4　临床检查名词

24 小时食管内 pH 监测　intraesophageal 24h pH monitoring
腹部超声检查　abdominal ultrasonography
干啰音　rhonchi, dry rale
管性呼吸音　tubular breathing sound
呼吸音减弱　diminished breath sound
呼吸音增强　exaggerated breath sound
肌电图检查　electromyography
经皮肺穿刺　percutaneous needle lung biopsy
经食管腔内超声检查　transesophageal intraluminal ultrasonography
经支气管腔内超声检查　endobronchial ultrasonography
叩诊鼓音　percussive tympany
叩诊清音　percussive resonance
叩诊实音　percussive flatness
叩诊浊音　percussive dullness
全身骨核素显像　nuclide imaging of the whole body bone
上腹部 CT 平扫 + 增强　upper abdominal CT scan + enhancement
上消化道造影　upper gastrointestinal contrast
湿啰音　moist rale

食管拉网细胞学检查　cytologic examination by esophageal abrasive netting
痰脱落法细胞学检查　exfoliative cytologic examination of sputum
头颅 MRI 检查　brain MRI check
胃镜检查　gastroscopy
哮鸣音　wheezing rale
新斯的明试验　neostigmine test
胸部 CT 平扫 + 增强　chest CT scan + enhancement
胸部 X 线正侧位　front and lateral chest X-ray
胸廓挤压试验　thoracic compression test
胸腔穿刺　thoracentesis
乙酰胆碱受体抗体检查　acetylcholine receptor antibody test
正电子发射计算机体层显像仪　positron emission tomography and computed tomography, PET/CT
支气管镜　bronchoscope
支气管造影　bronchography
纵隔镜检查　mediastinoscopy

# 15. 心血管外科

## 15.1 疾病诊断名词

1 型糖尿病性多发性微血管并发症 type 1 diabetic multiple microvascular complication ［又称］1 型糖尿病性多种微血管并发症△

1 型糖尿病性周围血管病 type 1 diabetic peripheral angiopathy ［又称］1 型糖尿病伴周围血管病变△

1 型糖尿病性足坏疽 type 1 diabetic foot gangrene

2 型糖尿病性周围血管病 type 2 diabetic peripheral angiopathy ［又称］2 型糖尿病伴周围血管病变△

2 型糖尿病性足坏疽 type 2 diabetic foot gangrene

Stanford A 型主动脉夹层 Stanford type A aortic dissection

Stanford B 型主动脉夹层 Stanford type B aortic dissection

埃布斯坦综合征 Ebstein syndrome, Ebstein anomaly

闭塞性动脉炎 arteritis obliterans

闭塞性动脉硬化 arteriosclerosis obliterans ［又称］闭塞性动脉硬化症△

部分性房室隔缺损 partial atrioventricular septal defect ［又称］部分型心内膜垫缺损△

部分性肺静脉异常连接 partial anomalous pulmonary venous connection, partial anomalous pulmonary venou drainage ［又称］部分型肺静脉异位引流△

餐后低血压 postprandial hypotension

操作后血管内异物残留 endovascular retained foreign body after operation ［又称］在操作中对意外遗留异物的急性反应△

操作中休克 shock during or resulting from a procedure

肠系膜动脉夹层 mesenteric arterial dissection ［又称］肠系膜上动脉夹层动脉瘤△

肠系膜动脉瘤 mesenteric artery aneurysm

肠系膜上动脉闭塞 superior mesenteric artery occlusion

肠系膜上动脉分支动脉瘤 aneurysm of superior mesenteric artery branch

肠系膜上动脉瘤 superior mesenteric artery aneurysm

肠系膜上动脉栓塞 superior mesenteric artery embolization

肠系膜上动脉损伤 superior mesenteric artery injury

肠系膜上动脉狭窄 superior mesenteric artery stenosis

肠系膜上动脉血栓形成 superior mesenteric arterial thrombosis

肠系膜上动脉主干夹层 main superior mesenteric artery dissection

肠系膜上静脉损伤 superior mesenteric vein injury

肠系膜上静脉主干血栓形成 main mesenteric venous thrombosis

肠系膜下动脉闭塞 inferior mesenteric artery occlusion

肠系膜下动脉栓塞 inferior mesenteric artery embolization

肠系膜下动脉损伤 inferior mesenteric artery injury

肠系膜下动脉狭窄 inferior mesenteric artery stenosis

肠系膜下动脉血栓形成 inferior mesenteric arterial thrombosis

持续性胎儿循环 persistent fetal circulation

尺动脉闭塞 ulnar artery occlusion

充血性心力衰竭 congestive heart failure

创伤性肠系膜血管损伤 traumatic mesenteric vessel injury

创伤性骶前静脉丛破裂 traumatic anterior sacral venous plexus rupture

创伤性腹主动脉瘤 traumatic abdominal aortic aneurysm

创伤性膈肌破裂 traumatic diaphragmatic rupture ［又称］创伤性膈破裂△

创伤性股动静脉瘘 traumatic femoral arteriovenous fistula

创伤性股动脉假性动脉瘤 traumatic femoral artery pseudoaneurysm

创伤性股动脉瘤 traumatic femoral artery aneurysm

创伤性股动脉血栓形成 traumatic femoral artery thrombosis

创伤性颈动静脉瘘 traumatic carotid arteriovenous fistula

创伤性颈动脉海绵窦瘘 traumatic carotid-cavernous fistula

创伤性颈动脉假性动脉瘤 traumatic pseudoaneurysm of carotid artery

创伤性颈动脉瘤 traumatic carotid aneurysm

创伤性颈动脉瘘 traumatic carotid fistula

创伤性胫后动脉血栓形成 traumatic posterior tibial artery thrombosis

创伤性肋间动脉破裂 traumatic rupture of intercostal artery

创伤性脑脂肪栓塞 traumatic cerebral fat embolism ［又称］脂肪栓塞(创伤性)△

创伤性髂总动脉血栓形成 traumatic common iliac artery thrombosis

创伤性心包积血 traumatic hemopericardium

创伤性心脏破裂 traumatic cardiac rupture

创伤性心脏压塞 traumatic cardiac tamponade

创伤性胸主动脉瘤 traumatic thoracic aortic aneurysm

创伤性胸椎间盘破裂 traumatic thoracic intervertebral disc rupture ［又称］胸椎间盘创伤性破裂△

创伤性血气胸 traumatic haemopneumothorax

创伤性血胸 traumatic haemothorax

创伤性指动脉破裂 traumatic finger artery rupture

创伤性主动脉夹层 traumatic aortic dissection

创伤性主动脉瘤 traumatic aortic aneurysm

丛状血管瘤 plexiform hemangioma

大动脉炎 Takayasu arteritis

大动脉转位(室间隔缺损型) transposition of great arteries (ventricular septal defect), TGA (VSD)

大动脉转位(室间隔缺损 - 左室流出道狭窄型) transposition of great arteries (ventricular septal defect-left ventricular outflow tract obstruction), TGA (VSD-LVOTO)

大动脉转位(室间隔完整型) transposition of great arteries (interventricular septum), TGA (IVS)

大动脉转位(室间隔完整 - 左室流出道狭窄型) transposition of great arteries (intact ventricular septum-left ventricular outflow tract obstruction), TGA (IVS-LVOTO)

大腿大隐静脉损伤 injury of great saphenous vein in thigh

大腿多处血管损伤 multiple vascular injuries of thigh

大腿股静脉损伤 injury of femoral vein in thigh

大腿血管损伤 thigh vascular injury

大血管恶性肿瘤 malignant tumor of large vessel

大血管良性肿瘤 benign tumor of large vessel

大隐静脉瓣膜功能不全 great saphenous vein valve insufficiency

大隐静脉曲张 great saphenous varicose vein

大隐静脉血栓 great saphenous vein thrombosis

单发右位心　dextrocardia

单发左位心　levocardia

单心房　single atrium

单心室　single ventricle

导管内血栓形成　intraductal thrombosis

德戈病　Degos disease, malignant atrophic papulosis ［又称］恶性萎缩性丘疹病△

低心排血量综合征　low cardiac output syndrome

低血容量性休克　hypovolemic shock, hemorrhagic shock ［又称］失血性休克△

电极导线断裂　broken lead

电极导线绝缘层破裂　lead insulation break

电极导线脱位　lead dislocation

动静脉畸形　arteriovenous malformation

动静脉畸形并出血　arteriovenous malformation with hemorrhage

动静脉瘘闭塞　arteriovenous fistula occlusion

动静脉瘘狭窄　arteriovenous fistula stenosis

动脉导管未闭　patent ductus arteriosus

动脉坏死　necrosis of artery

动脉痉挛　arteriospasm

动脉溃疡　ulcer of artery

动脉瘤　aneurysm

动脉瘘　fistula of artery

动脉内膜炎　endarteritis

动脉破裂　arterial rupture

动脉栓塞　arterial embolism

动脉狭窄　arterial stenosis

动脉炎　arteritis

动脉移植物引起的机械性并发症　mechanical complication caused by arterial graft

动脉硬化　arteriosclerosis

动脉硬化闭塞症　arteriosclerosis obliterans, ASO

动脉硬化性溃疡　arteriosclerotic ulcer

动脉硬化性狭窄　arteriosclerotic stenosis

动脉支架内血栓形成　arterial in-stent thrombosis

动脉中层硬化症　Monckeberg's arteriosclerosis ［又称］蒙克贝格（中层）硬化症△

动脉粥样硬化　atherosclerosis

多发大动脉炎　multiple Takayasu arteritis

多发动脉瘤　multiple aneurysms

多发动脉栓塞　multiple artery embolism

多发动脉血栓形成　multiple artery thrombosis

多发动脉硬化　multiple arteriosclerosis

多发静脉血栓形成　multiple venous thrombosis

多发性动静脉瘘　multiple arteriovenous fistulas

多发性动脉栓塞　multiple arterial embolisms

多脉管炎重叠综合征　multiple vessel overlap syndrome

多神经病　polyneuropathy

多神经根炎　polyneuroradiculitis, polyradiculitis ［又称］急性多神经根性神经炎△

多肾动脉　mutiple renal arteries

二尖瓣瓣环钙化　mitral annulus calcification

二尖瓣瓣叶裂　mitral valve cleft

二尖瓣闭式扩张术后再狭窄　restenosis after closed mitral dilatation

二尖瓣反流　mitral regurgitation

二尖瓣关闭不全伴主动脉瓣狭窄　mitral incompetence with aortic stenosis

二尖瓣关闭不全伴主动脉瓣狭窄并关闭不全　mitral incompetence with aortic stenosis and incompetence

二尖瓣关闭不全并狭窄　mitral incompetence and mitral stenosis

二尖瓣后叶脱垂　posterior mitral valve prolapse

二尖瓣环钙化　mitral annulus calcification

二尖瓣机械瓣周漏　mechanical mitral perivalvular leakage

二尖瓣及主动脉瓣关闭不全　mitral and aortic incompetence

二尖瓣及主动脉瓣狭窄　mitral and aortic stenosis

二尖瓣及主动脉瓣狭窄伴关闭不全　mitral and aortic stenosis and incompetence

二尖瓣疾病　mitral valve disease

二尖瓣前叶脱垂　anterior mitral valve prolapse

二尖瓣生物瓣周漏　bioprosthetic mitral perivalvular leakage

二尖瓣术后狭窄　postoperative mitral stenosis

二尖瓣退行性变　mitral valve degeneration

二尖瓣脱垂　mitral valve prolapse

二尖瓣脱垂伴关闭不全　mitral valve prolapse with insufficiency

二尖瓣脱垂综合征　mitral valve prolapse syndrome ［又称］Barlow综合征△

二尖瓣狭窄（瓣下，降落伞型）　mitral stenosis (subvalvular, parachute type)

二尖瓣狭窄（瓣下型）　mitral stenosis (subvalvular)

二尖瓣狭窄（二尖瓣上环型）　mitral stenosis (supramitral ring)

二尖瓣狭窄伴主动脉瓣关闭不全　mitral stenosis with aortic incompetence

二尖瓣狭窄伴主动脉瓣狭窄关闭不全　mitral stenosis with aortic stenosis and incompetence

二尖瓣狭窄并关闭不全伴主动脉瓣并关闭不全　mitral stenosis and incompetence with aortic stenosis and incompetence

二尖瓣狭窄并关闭不全伴主动脉瓣狭窄　mitral stenosis and incompetence with aortic stenosis

二尖瓣赘生物　mitral valve excrescence

二叶主动脉瓣　bicuspid aortic valve ［又称］主动脉瓣二瓣化畸形△，先天性主动脉瓣二瓣化畸形△

发育性静脉畸形　developmental venous malformation

法洛三联症　trilogy of Fallot

法洛四联症　tetralogy of Fallot ［又称］法洛氏四联症△

房间隔缺损　atrial septal defect

房间隔缺损（单心房型）　atrial septal defect (single atrium)

房间隔缺损（冠状窦型）　atrial septal defect (coronary sinus)

房间隔缺损（继发孔型）　atrial septal defect (secundum)

房间隔缺损（静脉窦型）　atrial septal defect (sinus venosus)

房间隔缺损（卵圆孔型）　atrial septal defect (patent foramen ovale)

房室瓣　atrioventricular valve

房室瓣关闭不全　atrioventricular valve incompetence

房室瓣骑跨　overriding of atrioventricular valve

非风湿性二尖瓣伴主动脉瓣关闭不全　non-rheumatic mitral valve with aortic valve insufficiency

非风湿性二尖瓣关闭不全　non-rheumatic mitral insufficiency ［曾称］非风湿性二尖瓣反流*

非风湿性二尖瓣关闭不全（轻度）　non-rheumatic mitral insufficiency (mild)

非风湿性二尖瓣关闭不全（中度）　non-rheumatic mitral insufficiency (moderate)

非风湿性二尖瓣关闭不全（重度）　non-rheumatic mitral insufficiency (severe)

非风湿性二尖瓣关闭不全并主动脉瓣狭窄伴关闭不全　non-rheumatic mitral insufficiency and aortic stenosis with insufficiency

非风湿性二尖瓣疾患　non-rheumatic mitral valve disease

非风湿性二尖瓣狭窄　non-rheumatic mitral stenosis

非风湿性二尖瓣狭窄（轻度）　non-rheumatic mitral stenosis (mild)

非风湿性二尖瓣狭窄（中度）　non-rheumatic mitral stenosis (moderate)

非风湿性二尖瓣狭窄（重度）　non-rheumatic mitral stenosis (severe)

非风湿性二尖瓣狭窄伴关闭不全　non-rheumatic mitral stenosis with insufficiency

非风湿性三尖瓣关闭不全　non-rheumatic tricuspid insufficiency

非风湿性三尖瓣关闭不全（轻度）　non-rheumatic tricuspid insufficiency (mild)

非风湿性三尖瓣关闭不全（中度）　non-rheumatic tricuspid insufficiency (moderate)

非风湿性三尖瓣关闭不全（重度）　nonrheumatic tricuspid insufficiency (severe)

非风湿性三尖瓣狭窄　non-rheumatic tricuspid stenosis

非风湿性三尖瓣狭窄（轻度）　non-rheumatic tricuspid stenosis (mild)

非风湿性三尖瓣狭窄(中度)　non-rheumatic tricuspid stenosis(moderate)
非风湿性三尖瓣狭窄(重度)　non-rheumatic tricuspid stenosis(severe)
非风湿性三尖瓣狭窄伴关闭不全　non-rheumatic tricuspid stenosis with insufficiency
非风湿性主动脉瓣关闭不全　non-rheumatic aortic valve insufficiency
非风湿性主动脉瓣关闭不全(轻度)　non-rheumatic aortic valve insufficiency(mild)
非风湿性主动脉瓣关闭不全(中度)　non-rheumatic aortic valve insufficiency(moderate)
非风湿性主动脉瓣关闭不全(重度)　non-rheumatic aortic valve insufficiency(severe)
非风湿性主动脉瓣狭窄(轻度)　non-rheumatic aortic stenosis(mild)
非风湿性主动脉瓣狭窄(中度)　non-rheumatic aortic stenosis(moderate)
非风湿性主动脉瓣狭窄(重度)　non-rheumatic aortic stenosis(severe)
非风湿性主动脉瓣狭窄伴关闭不全　non-rheumatic aortic valve stenosis with insufficiency
非冠心病性心肌梗死　myocardial infarction with nonobstructive coronary artery　[又称]非冠心病心肌梗死△
非丝虫性乳糜胸　nonfilarial chylothorax
非特异性心包炎　nonspecific pericarditis
肥厚型非梗阻性心肌病　hypertrophic non-obstructive cardiomyopathy
肥厚型梗阻性心肌病　hypertrophic obstructive cardiomyopathy
肥厚型心肌病　hypertrophic cardiomyopathy
肥厚型主动脉瓣下狭窄　hypertrophic subaortic stenosis
腓动脉闭塞　peroneal artery occlusion
腓动脉夹层　peroneal artery dissection
腓动脉瘤　peroneal artery aneurysm
腓动脉损伤　injury of peroneal artery
腓动脉狭窄　peroneal artery stenosis
腓静脉栓塞　peroneal vein embolism
腓静脉血栓　peroneal vein thrombus
肺静脉瘘　pulmonary arteriovenous fistula　[又称]肺内静动脉血分流△
肺动脉瓣闭锁　pulmonary atresia
肺动脉瓣关闭不全　pulmonary valvular incompetence
肺动脉瓣疾患　pulmonary valve disorders
肺动脉瓣狭窄　pulmonary valvular stenosis
肺动脉瓣狭窄伴关闭不全　pulmonary stenosis with insufficiency　[又称]肺动脉瓣狭窄关闭不全△
肺动脉瓣狭窄并关闭不全　pulmonary stenosis with incompetence
肺动脉瓣赘生物　pulmonary valve vegetation
肺动脉闭锁　pulmonary artery atresia
肺动脉闭锁(室间隔缺损-体肺动脉侧支循环型)　pulmonary artery atresia(ventricular septal defect-main aorto-pulmonary collateral artery), pulmonary artery atresia(VSD-MAPCA)
肺动脉闭锁(室间隔缺损型)　pulmonary atresia(ventricular septal defect), pulmonary atresia(VSD)
肺动脉闭锁(室间隔完整型)　pulmonary atresia(intact ventricular septum), pulmonary atresia(IVS)　[又称]肺动脉闭锁-室间隔完整△
肺动脉吊带　pulmonary artery sling
肺动脉分支狭窄　pulmonary branch stenosis
肺动脉高压　pulmonary hypertension　[又称]肺高血压△
肺动脉扩张　pulmonary artery dilatation
肺动脉瘤　pulmonary artery aneurysm
肺动脉瘤栓　pulmonary artery tumorous embolus
肺动脉瘘　pulmonary artery fistula
肺动脉漏斗部狭窄　infundibular pulmonary stenosis
肺动脉起源于升主动脉　anomalous origin of pulmonary artery from ascending aorta　[又称]肺动脉起源异常△
肺动脉狭窄　pulmonary artery stenosis
肺动脉炎　pulmonary arteritis
肺动脉肿瘤　pulmonary artery tumor
肺静脉闭塞　pulmonary vein occlusion　[又称]肺静脉闭塞症△
肺静脉闭锁　pulmonary vein atresia

肺静脉狭窄　pulmonary vein stenosis
肺静脉血管畸形　anomaly of pulmonary vein
肺小静脉炎　pulmonary trichodophlebitis
肺血管畸形　pulmonary vascular malformation
肺血管瘤　pulmonary hemangioma
肺血管损伤　injury of pulmonary blood vessel
肺血管炎　pulmonary vasculitis
风湿性二尖瓣关闭不全　rheumatic mitral incompetence
风湿性二尖瓣关闭不全(轻度)　rheumatic mitral incompetence(mild)
风湿性二尖瓣关闭不全(中度)　rheumatic mitral incompetence(moderate)
风湿性二尖瓣关闭不全(重度)　rheumatic mitral incompetence(severe)
风湿性二尖瓣狭窄　rheumatic mitral stenosis
风湿性二尖瓣狭窄(轻度)　rheumatic mitral stenosis(mild)
风湿性二尖瓣狭窄(中度)　rheumatic mitral stenosis(moderate)
风湿性二尖瓣狭窄(重度)　rheumatic mitral stenosis(severe)
风湿性二尖瓣狭窄伴关闭不全　rheumatic mitral stenosis with insufficiency
风湿性肺动脉瓣关闭不全　rheumatic pulmonary incompetence
风湿性肺动脉瓣关闭不全(轻度)　rheumatic pulmonary incompetence(mild)
风湿性肺动脉瓣关闭不全(中度)　rheumatic pulmonary incompetence(moderate)
风湿性肺动脉瓣关闭不全(重度)　rheumatic pulmonary incompetence(severe)
风湿性肺动脉瓣狭窄　rheumatic pulmonary stenosis
风湿性肺动脉瓣狭窄(轻度)　rheumatic pulmonary stenosis(mild)
风湿性肺动脉瓣狭窄(中度)　rheumatic pulmonary stenosis(moderate)
风湿性肺动脉瓣狭窄(重度)　rheumatic pulmonary stenosis(severe)
风湿性联合瓣膜病　rheumatic combined valve disease
风湿性三尖瓣关闭不全　rheumatic tricuspid incompetence
风湿性三尖瓣狭窄　rheumatic tricuspid stenosis
风湿性三尖瓣狭窄(轻度)　rheumatic tricuspid stenosis(mild)
风湿性三尖瓣狭窄(中度)　rheumatic tricuspid stenosis(moderate)
风湿性三尖瓣狭窄(重度)　rheumatic tricuspid stenosis(severe)
风湿性三尖瓣狭窄伴关闭不全　rheumatic tricuspid stenosis with insufficiency
风湿性心脏瓣膜病　rheumatic valvular heart disease
风湿性主动脉瓣关闭不全　rheumatic aortic incompetence
风湿性主动脉瓣关闭不全(轻度)　rheumatic aortic incompetence(mild)
风湿性主动脉瓣关闭不全(中度)　rheumatic aortic incompetence(moderate)
风湿性主动脉瓣关闭不全(重度)　rheumatic aortic incompetence(severe)
风湿性主动脉瓣疾病　rheumatic aortic valve disease
风湿性主动脉瓣狭窄　rheumatic aortic stenosis
风湿性主动脉瓣狭窄(轻度)　rheumatic aortic stenosis(mild)
风湿性主动脉瓣狭窄(中度)　rheumatic aortic stenosis(moderate)
风湿性主动脉瓣狭窄(重度)　rheumatic aortic stenosis(severe)
风湿性主动脉瓣狭窄伴关闭不全　rheumatic aortic stenosis with incompetence
附壁血栓　mural thrombus
复发性动脉瘤　recurrent aneurysm
副肾动脉　accessory renal artery
腹壁静脉曲张　varicosity of abdominal wall
腹壁血栓性静脉炎　epigastric thrombophlebitis
腹部和下背及骨盆多处血管损伤　multiple vascular injuries of abdomen lower back and pelvis
腹部静脉曲张　abdominal varicosis
腹膜后静脉曲张　retroperitoneal varices
腹膜后血肿　retroperitoneal hematoma
腹腔动脉闭塞　celiac artery occlusion
腹腔动脉瘤　abdominal aneurysm
腹腔动脉损伤　celiac artery injury
腹腔动脉狭窄　celiac artery stenosis
腹腔动脉血栓形成　celiac artery thrombosis
腹腔干动脉闭塞　celiac trunk artery occlusion

腹腔干动脉夹层　celiac trunk artery dissection
腹腔干动脉夹层动脉瘤　celiac trunk artery dissecting aneurysm
腹腔干动脉假性动脉瘤　celiac trunk artery pseudoaneurysm
腹腔干动脉瘤　celiac trunk artery aneurysm
腹腔干动脉瘤破裂　celiac trunk artery aneurysm rupture
腹腔干动脉起始部狭窄　origin stenosis of celiac trunk artery
腹腔干动脉栓塞　celiac trunk artery embolization
腹腔干动脉狭窄　celiac trunk artery stenosis
腹腔干动脉血栓形成　celiac trunk artery thrombosis
腹腔干动脉压迫综合征　celiac trunk artery compression syndrome
腹腔内出血　intra-abdominal hemorrhage
腹主动脉闭塞　abdominal aortic occlusion
腹主动脉壁钙化　calcification of abdominal aortic wall
腹主动脉壁间血肿　abdominal aortic intramural hematoma ［又称］腹主动脉壁内血肿△
腹主动脉 - 肠瘘　abdominal aorto-enteric fistula
腹主动脉穿透性溃疡　penetrating ulcer of abdominal aorta
腹主动脉继发恶性肿瘤　secondary malignant tumor of abdominal aorta
腹主动脉夹层　abdominal aortic dissection
腹主动脉夹层动脉瘤破裂　ruptured abdominal aortic dissecting aneurysm
腹主动脉假性动脉瘤　abdominal aortic pseudoaneurysm
腹主动脉局限性夹层　localized dissection of abdominal aorta
腹主动脉空肠瘘　abdominal aorto-jejunal fistula ［又称］腹主动脉 - 空肠瘘△
腹主动脉溃疡　abdominal aortic ulcer
腹主动脉扩张　abdominal aortic dilatation
腹主动脉瘤　abdominal aortic aneurysm
腹主动脉瘤并附壁血栓　abdominal aortic aneurysm with mural thrombus
腹主动脉瘤破裂　abdominal aortic aneurysm rupture
腹主动脉瘤样扩张　abdominal aorta aneurysmal dilation
腹主动脉栓塞　abdominal aortic embolism
腹主动脉损伤　abdominal aorta injury
腹主动脉狭窄　abdominal aortic stenosis
腹主动脉血栓　thrombus of abdominal aorta
腹主动脉血栓形成　abdominal aortic thrombosis
腹主动脉血栓形成综合征　Leriche's syndrome
腹主动脉硬化　abdominal aortosclerosis
腹主动脉支架内血栓形成　stent thrombosis in the abdominal aorta
腹主动脉周围炎　abdominal aortic periarthritis
腹主动脉粥样硬化　atherosclerosis of abdominal aorta
腹主动脉粥样硬化斑块　abdominal aortic sclerotic plaque
肝动脉假性动脉瘤　hepatic artery pseudoaneurysm
肝动脉瘤　hepatic aneurysm
肝动脉 - 门静脉瘘　hepatic artery-portal venous fistula
肝动脉栓塞　hepatic artery embolization
肝动脉狭窄　hepatic artery stenosis
肝动脉血栓形成　hepatic artery thrombosis
肝静脉瘤　hepatic venous aneurysm
肝静脉下腔静脉阻塞　hepatic vein and inferior vena cava obstruction ［又称］肝静脉 - 下腔静脉阻塞△
肝总动脉狭窄　common hepatic artery stenosis
高血压性心力衰竭　hypertensive heart failure
肱动脉损伤　brachial artery injury
肱动脉狭窄　brachial artery stenosis
肱动脉迂曲　brachial artery tortuosity
肱静脉损伤　brachial vein injury，injury of brachial vein
共同动脉干　truncus arteriosus communis
共同动脉干瓣膜关闭不全　common truncal valve insufficiency
股动静脉瘘　femoral arteriovenous fistula
股动脉闭塞　femoral artery occlusion
股动脉夹层　femoral artery dissection
股动脉假性动脉瘤　femoral artery pseudoaneurysm
股动脉瘤　femoral artery aneurysm

股动脉瘤破裂　ruptured femoral aneurysm
股动脉栓塞　femoral artery embolism
股动脉损伤　femoral artery injury，injury of femoral artery
股动脉狭窄　femoral artery stenosis
股动脉血栓形成　femoral artery thrombosis
股动脉支架内再狭窄　femoral artery in-stent restenosis
股静脉瓣膜功能不全　femoral vein valve insufficiency
股静脉损伤　injury of femoral vein
股静脉狭窄　femoral vein stenosis
股静脉血栓形成　femoral vein thrombosis
股浅动脉闭塞　superficial femoral artery occlusion
股浅动脉夹层　superficial femoral artery dissection
股浅动脉瘤　superficial femoral artery aneurysm
股浅动脉损伤　injury of superficial femoral artery
股浅动脉狭窄　superficial femoral artery stenosis
股浅动脉支架术后再狭窄　superficial femoral artery in-stent restenosis
股深动脉闭塞　deep femoral artery occlusion
股深动脉夹层　deep femoral artery dissection
股深动脉瘤　deep femoral artery aneurysm
股深动脉栓塞　deep femoral artery embolism
股深动脉损伤　deep femoral artery injury，injury of deep femoral artery
股深动脉狭窄　deep femoral artery stenosis
股深动脉血栓形成　deep femoral artery thrombosis
股性动静脉瘘　femoral arteriovenous fistula
股总动脉粥样硬化斑块形成　common femoral artery atherosclerotic plaque formation
冠状动脉闭塞　coronary artery occlusion
冠状动脉壁内走形　intramural coronary artery
冠状动脉肌桥　coronary artery myocardial bridge
冠状动脉瘤　coronary artery aneurysm
冠状动脉瘘　coronary artery fistula ［又称］冠状动脉心腔瘘△
冠状动脉旁路移植术后　post-surgery of coronary artery bypass grafting
冠状动脉狭窄　coronary artery stenosis
冠状动脉异常起源于肺动脉　anomalous origin of coronary artery from pulmonary artery
冠状动脉右室瘘　coronary artery to right ventricle fistula
冠状动脉支架断裂　coronary artery stent fracture
冠状动脉支架移位　coronary artery stent migration
冠状动脉左房瘘　coronary artery to left atrium fistula
冠状血管畸形　malformation of coronary vessel ［又称］先天性冠状动脉畸形△
腘动静脉瘘　popliteal arteriovenous fistula
腘动脉闭塞　popliteal artery occlusion
腘动脉夹层　popliteal artery dissection
腘动脉瘤　popliteal artery aneurysm
腘动脉损伤　injury of popliteal artery
腘动脉狭窄　popliteal artery stenosis
腘动脉陷迫综合征　popliteal artery entrapment syndrome，PAES
腘静脉瓣膜功能不全　popliteal vein valvular insufficiency
腘静脉瘤　popliteal vein tumor
腘静脉松解术　popliteal vein lysis
腘静脉损伤　injury of popliteal vein
过渡型心内膜垫缺损　intermediate endocardial cushion defect
过渡性房室隔缺损　transitional atrioventricular septal defect
海绵状血管瘤　cavernous hemangioma
红斑性肢痛症　erythromelalgia ［又称］红斑性肢痛病△
后天性动静脉瘘　acquired arteriovenous fistula
后天性腹主动脉畸形　acquired abdominal aortic malformation
化学消融术后　post-chemical ablation
踝足多处血管损伤　injuries of multiple blood vessels at ankle foot ［又称］踝和足水平的多血管损伤△
踝足血管损伤　injury of blood vessel at ankle foot
坏疽　gangrene

机械瓣功能障碍　mechanical valve dysfunction

机械瓣膜置换术后瓣周漏　perivalvular leakage after mechanical valve replacement

肌间静脉扩张　intermuscular vein dilatation

肌间静脉血栓形成　intermuscular vein thrombosis

奇静脉损伤　azygos vein injury

急性ST段抬高心肌梗死　acute ST segment elevation myocardial infarction ［又称］急性ST段抬高型侧壁心肌梗死△

急性侧壁心肌梗死　acute lateral myocardial infarction

急性侧壁再发心肌梗死　acute and recurrent lateral myocardial infarction

急性侧壁正后壁心肌梗死　acute lateral and posterior myocardial infarction

急性非Q波型心肌梗死　acute non-Q-wave myocardial infarction ［又称］急性无Q波型心肌梗死△

急性非ST段抬高心肌梗死　acute non-ST segment elevation myocardial infarction

急性肺动脉栓塞　acute pulmonary embolism ［又称］肺动脉栓塞综合征△，Hughes-Stovin综合征△

急性肺水肿　acute pulmonary oedema

急性风湿性全心炎　acute rheumatic pancarditis

急性风湿性心肌炎　acute rheumatic myocarditis

急性风湿性心内膜炎　acute rheumatic endocarditis

急性高侧壁心肌梗死　acute high lateral myocardial infarction

急性高侧壁再发心肌梗死　acute and recurrent high lateral myocardial infarction

急性膈面心肌梗死　acute diaphragmatic myocardial infarction，acute inferior myocardial infarction

急性广泛前壁高侧壁心肌梗死　acute extensive anterior and high lateral myocardial infarction

急性广泛前壁心肌梗死　acute extensive anterior myocardial infarction

急性后壁心肌梗死　acute posterior myocardial infarction

急性后间壁再发心肌梗死　acute and recurrent posteroseptal myocardial infarction

急性间壁再发心肌梗死　acute and recurrent septal myocardial infarction

急性前壁侧壁心肌梗死　acute anterior and lateral myocardial infarction

急性前壁下壁心肌梗死　acute anterior and inferior myocardial infarction

急性前壁心肌梗死　acute anterior myocardial infarction

急性前壁再发心肌梗死　acute and recurrent anterior myocardial infarction

急性前间壁心肌梗死　acute anteroseptal myocardial infarction

急性下壁侧壁正后壁心肌梗死　acute inferior lateral and posterior myocardial infarction

急性下壁高侧壁心肌梗死　acute inferior and high lateral myocardial infarction

急性下壁高侧壁正后壁心肌梗死　acute inferior high lateral and posterior myocardial infarction

急性下壁右心室心肌梗死　acute inferior and right ventricular myocardial infarction

急性下壁再发心肌梗死　acute and recurrent posterior myocardial infarction

急性下壁正后壁心肌梗死　acute inferior and posterior myocardial infarction

急性下侧壁心肌梗死　acute inferolateral myocardial infarction

急性下侧壁再发心肌梗死　acute and recurrent inferolateral myocardial infarction

急性下后壁心肌梗死　acute inferoposterior myocardial infarction ［又称］急性下壁+后壁心肌梗死△

急性下后壁再发心肌梗死　acute and recurrent inferoposterior myocardial infarction

急性下肢动脉血栓形成　acute lower limb arterial thrombosis

急性下肢深静脉血栓形成　acute deep venous thrombosis in lower limb

急性小灶心肌梗死　acute small focal myocardial infarction

急性心房心肌梗死　acute atrium myocardial infarction

急性心肌梗死　acute myocardial infarction

急性心肌梗死后乳头肌断裂　rupture of papillary muscle post-acute myocardial infarction

急性心肌梗死后室间隔穿孔　perforation of ventricular septum post-acute myocardial infarction

急性心尖部心肌梗死　acute cardiac apex myocardial infarction

急性心尖侧壁心肌梗死　acute cardiac apex and lateral myocardial infarction

急性心力衰竭　acute heart failure

急性心内膜下心肌梗死　acute subendocardial myocardial infarction

急性右心室心肌梗死　acute right ventricular myocardial infarction

急性再发心肌梗死　acute and recurrent myocardial infarction

急性正后壁心肌梗死　acute posterior myocardial infarction

急性正后壁再发心肌梗死　acute and recurrent posterior myocardial infarction ［又称］急性后壁再发心肌梗死△

急性支架内血栓形成　acute in-stent thrombosis

急性主动脉壁内血肿　acute aortic intramural hematoma

急性主动脉夹层　acute aortic dissection

急性主动脉综合征　acute aortic syndromes

急性左心衰竭　acute left heart failure

家族性肺动脉高压　familial pulmonary hypertension ［又称］家族性动脉性肺动脉高压△

家族性胸主动脉瘤　familial thoracic aortic aneurysm

假腱索　false chordae tendineae

假性动脉瘤狭窄　stenosis of pseudoaneurysm

间歇性跛行　intermittent claudication

肩和上臂多处血管损伤　multiple vascular injuries of shoulder and upper extremity

肩和上臂浅表静脉损伤　superficial venous injury of shoulder and upper extremity ［又称］肩和上臂水平的浅表静脉损伤△

肩和上臂血管损伤　shoulder and upper arm vascular injury ［又称］肩和上臂水平的血管的损伤△

降主动脉壁间血肿　descending aorta intramural hematoma

降主动脉夹层　descending aortic dissection

降主动脉假性动脉瘤　descending aortic pseudoaneurysm

降主动脉溃疡　descending aortic ulcer

降主动脉瘤　descending aortic aneurysm

降主动脉狭窄　descending aortic stenosis ［又称］先天性胸部降主动脉狭窄△

交叉心脏　criss-cross heart ［又称］十字交叉心△

矫正型大动脉转位　corrected transposition of great artery ［又称］先天性纠正的大动脉转位△

结缔组织病相关性肺动脉高压　pulmonary hypertension associated with connective tissue disease

结核性腹主动脉炎　tuberculous abdominal aortitis

结核性乳糜胸　tuberculous chylothorax

结节性动脉炎　arteritis nodosa

经皮球囊主动脉瓣成形术后并发症：穿刺假性动脉瘤　complication of percutaneous balloon aortic valvuloplasty（PBAV）：post-puncture artery pseudoaneurysm

经皮球囊主动脉瓣成形术后并发症：穿刺血管血肿　complication of percutaneous balloon aortic valvuloplasty（PBAV）：post-puncture artery hematoma

经皮球囊主动脉瓣成形术后并发症：动静脉瘘　complication of percutaneous balloon aortic valvuloplasty（PBAV）：arteriovenous fistula

经皮球囊主动脉瓣成形术后并发症：腹膜后血肿　complication of percutaneous balloon aortic valvuloplasty（PBAV）：retroperitoneal hematoma

颈部血管损伤　injury of carotid blood vessel

颈静脉瘘　jugular arteriovenous fistula

颈动脉斑块形成　carotid plaque formation

颈动脉畸形　carotid artery malformation

颈动脉假性动脉瘤　carotid artery pseudoaneurysm

颈动脉假性动脉瘤破裂　ruptured carotid pseudoaneurysm

颈动脉扩张　carotid artery dilation

颈动脉瘤　aneurysm of carotid artery

颈动脉瘤破裂　ruptured carotid artery aneurysm
颈动脉内膜增厚　carotid intimal thickening
颈动脉内 - 中膜增厚　carotid intima-media thickening
颈动脉破裂出血　carotid artery rupture and hemorrhage
颈动脉球部狭窄　carotid bulb stenosis
颈动脉损伤　injury of carotid artery
颈动脉体交界性肿瘤　borderline tumor of carotid body
颈动脉体良性肿瘤　benign tumor of carotid body
颈动脉体肿瘤　carotid body tumor
颈动脉硬化　carotid atherosclerosis
颈动脉支架内再狭窄　carotid artery in-stent restenosis
颈动脉支架术后再闭塞　carotid artery in-stent reocclusion
颈静脉扩张　jugular vein dilation
颈静脉损伤　jugular vein injury
颈静脉体交界性肿瘤　glomus jugulare borderline tumor
颈静脉狭窄　jugular vein stenosis
颈静脉血管球瘤　glomus jugular tumor
颈静脉血栓形成　jugular vein thrombosis
颈静脉造影　jugular venography
颈内动脉闭塞　internal carotid artery occlusion
颈内动脉发育不良　internal carotid artery dysplasia
颈内动脉夹层　internal carotid artery dissection
颈内动脉瘤　internal carotid artery aneurysm
颈内动脉瘤破裂　internal carotid artery aneurysm rupture
颈内动脉起始部狭窄　stenosis at the beginning of internal carotid artery
颈内动脉起始段闭塞　occlusion at the beginning of internal carotid artery
颈内动脉栓塞　internal carotid artery embolism
颈内动脉损伤　internal carotid artery injury
颈内动脉狭窄　internal carotid artery stenosis
颈内动脉血栓形成　internal carotid artery thrombosis
颈内动脉硬化　internal carotid arteriosclerosis
颈内动脉支架植入后再狭窄　restenosis after carotid artery stenting
颈内静脉闭塞　internal jugular vein occlusion
颈内静脉扩张　internal jugular vein dilation
颈内静脉损伤　internal jugular vein injury
颈内静脉狭窄　internal jugular vein stenosis
颈内静脉血栓性静脉炎　internal jugular vein thrombophlebitis
颈内静脉置管处血栓形成　thrombosis at internal jugular vein catheterization
颈外动脉闭塞　external carotid artery occlusion
颈外动脉夹层　external carotid artery dissection
颈外动脉栓塞　external carotid artery embolism
颈外动脉狭窄　external carotid artery stenosis
颈外动脉血栓形成　external carotid artery thrombosis
颈外静脉扩张　external jugular vein dilation
颈外静脉瘤　external jugular venous aneurysm
颈外静脉损伤　external jugular vein injury
颈外静脉血栓　external jugular vein thrombosis
颈总动脉闭塞　common carotid artery occlusion
颈总动脉分叉部狭窄　stenosis of common carotid artery bifurcation
颈总动脉夹层动脉瘤　common carotid artery dissecting aneurysm
颈总动脉假性动脉瘤破裂　ruptured common carotid artery pseudoaneurysm
颈总动脉损伤　common carotid artery injury
颈总动脉狭窄　common carotid artery stenosis
颈总静脉瘤　common jugular phlebangioma
胫动脉夹层　tibial artery dissection
胫动脉瘤　tibial artery aneurysm
胫动脉损伤　injury of tibial artery
胫动脉狭窄　tibial artery stenosis
胫后动脉闭塞　posterior tibial artery occlusion
胫后动脉损伤　posterior tibial artery injury
胫后动脉狭窄　posterior tibial artery stenosis

胫后静脉血栓形成　posterior tibial vein thrombosis
胫后血管损伤　posterior tibial vascular injury　［又称］踝和足水平血管的损伤△
胫前动脉闭塞　anterior tibial artery occlusion
胫前动脉损伤　anterior tibial artery injury
胫前动脉狭窄　anterior tibial artery stenosis
静脉瓣膜功能不全　venous valvular insufficiency
静脉窦闭塞　venous sinus occlusion
静脉窦狭窄　venous sinus stenosis
静脉发育变异　venous developmental variation
静脉功能不全　venous insufficiency
静脉瘤血栓形成　venous tumor thrombosis
静脉瘤样扩张　phlebangioma-like venous dilation
静脉破裂　venous rupture
静脉曲张　varicose vein
静脉曲张破裂　variceal rupture
静脉输液港断裂　venous access port rupture
静脉栓塞　venous embolism
静脉性血管瘤　venous hemangioma
静脉血栓　venous thrombus
静脉血栓形成　venous thrombosis
静脉炎　phlebitis
镜面右位心　mirror dextrocardia
纠正性大动脉转位　corrected transposition of great artery
开放性心脏穿通伤　open penetrating cardiac injury
开放性心脏破裂　open heart rupture
科梅内尔憩室　Kommerell diverticulum
髋部多处血管损伤　multiple blood vessels at hip injuries
髋部股静脉损伤　hip femoral vein injury　［又称］髋和大腿水平的股静脉损伤△
髋部血管损伤　hip vascular injury　［又称］髋和大腿水平的多血管损伤△
蓝趾综合征　blue toe syndrome
老年钙化性二尖瓣狭窄　senile calcific mitral stenosis
老年钙化性主动脉瓣狭窄伴关闭不全　senile calcific aortic stenosis with insufficiency
老年性动脉炎　senile arteritis
肋骨多发性骨折　multiple rib fractures　［又称］多发性肋骨骨折△
肋骨多发性骨折伴第一肋骨骨折　multiple rib fractures associated with the first rib fracture
肋骨骨折　rib fracture
肋间动脉瘤　intercostal aneurysm
肋间血管损伤　intercostal blood vessel injury
类风湿性脉管炎　rheumatoid vasculitis
冷冻消融术后　post-cryoablation
连枷胸　fail chest
两根肋骨骨折不伴第一肋骨骨折　two ribs fracture without the first rib fracture
淋巴管闭塞　obliteration of lymphatic vessel
淋巴管肌瘤　lymphangiomyomatosis　［又称］淋巴管瘤(任何部位)△
淋巴管瘤　lymphangioma
淋巴管瘘　lymphatic fistula
淋巴回流障碍　lymphatic obstruction
淋巴水肿　lymphedema
卢滕巴赫综合征　Lutembacher syndrome
卵圆孔未闭　patent foramen ovale，patent oval foramen
脉管瘤　angioma
蔓状血管瘤　hemangioma racemosum
慢性动脉硬化闭塞症　chronic arteriosclerosis obliterans
慢性肺动脉栓塞　chronic pulmonary embolism　［又称］慢性肺血栓栓塞症△
慢性风湿性心包炎　chronic rheumatic pericarditis
慢性腹主动脉周围炎　chronic periaortic inflammation of abdominal aorta

慢性下肢动脉硬化闭塞症　chronic arteriosclerosis obliterans of lower extremity

慢性下肢静脉功能不全　chronic venous insufficiency of lower extremity

慢性心力衰竭　chronic heart failure

慢性血栓栓塞性肺动脉高压　chronic thromboembolic pulmonary hypertension

慢性主动脉夹层　chronic aortic dissection

慢性左心功能不全　chronic left ventricular dysfunction

毛细血管扩张症　telangiectasis

毛细血管渗漏综合征　capillary leak syndrome

毛细血管性血管瘤　capillary hemangioma

梅毒性主动脉瘤　syphilitic aortic aneurysm

梅毒性主动脉炎　syphilitic aortitis

门静脉及下腔静脉瘤栓　tumor embolus of portal vein and inferior vena cava

门静脉主干闭塞　main portal vein occlusion

门静脉主干瘤栓　tumor embolus of main portal vein

门静脉主干栓塞　main portal vein embolism

门静脉左支瘤栓　tumor embolus of left branch of portal vein

迷走右锁骨下动脉　aberrant right subclavian artery

拇指血管损伤　injury of blood vessel of thumb

脑血管纤维性肌发育不良　cerebrovascular fibromuscular dysplasia

内乳动脉损伤　internal mammary artery injury

内乳静脉损伤　internal mammary vein injury

内脏出血　visceral hemorrhage

内脏异位　splanchnodiastasis

颞静脉瘤　temporal venous aneurysm

颞静脉曲张　temporal vein varicosis

颞浅动脉假性动脉瘤　superficial temporal artery pseudoaneurysm

盆腔动静脉瘘　pelvic arteriovenous fistula

盆腔血管瘤　pelvic hemangioma

脾动脉假性动脉瘤　splenic artery pseudoaneurysm

脾动脉栓塞　splenic arterial embolization

脾静脉闭塞　splenic vein occlusion

平肾(近肾动脉)腹主动脉闭塞　juxtarenal abdominal aorta occlusion

脐动脉畸形　umbilical artery malformation　［又称］先天性脐动脉畸形△

脐静脉曲张　umbilical varicose vein

起搏器囊袋感染　pacemaker pocket infection

起搏器囊袋破溃　pacemaker pocket erosion

起搏器囊袋浅表皮肤与切口感染　pacemaker pocket superficial skin and wound infection

起搏器囊袋血肿　pacemaker pocket hematoma

髂动静脉瘘　iliac arteriovenous fistula

髂动脉闭塞　iliac artery occlusion　［又称］髂内动脉闭塞△

髂动脉畸形　iliac artery malformation

髂动脉夹层　iliac artery dissection

髂动脉假性动脉瘤　iliac artery pseudoaneurysm

髂动脉假性动脉瘤破裂　iliac artery pseudoaneurysm rupture

髂动脉扩张　iliac artery dilation

髂动脉瘤　iliac artery aneurysm

髂动脉瘤破裂　iliac artery aneurysm rupture

髂动脉瘤样扩张　iliac aneurysmal dilatation

髂动脉损伤　iliac artery injury

髂动脉狭窄　iliac artery stenosis

髂动脉硬化　iliac arteriosclerosis

髂动脉迂曲　iliac artery tortuosity

髂动脉支架闭塞　iliac artery stent occlusion

髂动脉支架内再狭窄　iliac artery in-stent restenosis

髂动脉粥样硬化　iliac artery atherosclerosis

髂股动脉支架内血栓形成　iliofemoral artery in-stent thrombosis

髂股静脉炎　iliac femoral phlebitis

髂静脉闭塞　iliac vein occlusion

髂静脉栓塞　iliac vein embolism

髂静脉损伤　iliac vein injury

髂静脉狭窄　iliac vein stenosis

髂内动脉瘤破裂　ruptured internal iliac artery aneurysm

髂内动脉狭窄　internal iliac artery stenosis

髂内动脉粥样硬化　internal iliac artery atherosclerosis

髂内静脉栓塞　internal iliac vein embolism

髂内静脉血栓形成　internal iliac vein thrombosis

髂外动脉闭塞　external iliac artery occlusion

髂外动脉夹层　external iliac artery dissection

髂外动脉假性动脉瘤　external iliac artery pseudoaneurysm

髂外动脉瘤　external iliac artery aneurysm

髂外动脉狭窄　external iliac artery stenosis

髂外动脉粥样硬化　external iliac artery atherosclerosis

髂外静脉栓塞　external iliac vein embolism

髂外静脉血栓形成　external iliac vein thrombosis

髂血管继发恶性肿瘤　secondary malignant tumor of iliac blood vessel

髂总动脉夹层动脉瘤　common iliac artery dissecting aneurysm

髂总动脉假性动脉瘤　common iliac artery pseudoaneurysm

髂总动脉瘤　common iliac artery aneurysm

髂总动脉栓塞　common iliac artery embolism

髂总动脉狭窄　common iliac artery stenosis

髂总动脉血栓形成　common iliac artery thrombosis

髂总静脉狭窄　common iliac vein stenosis

髂总静脉血栓形成　common iliac vein thrombosis

髂总静脉压迫综合征　Cockett syndrome　［又称］Cockett 综合征△，May-Thurner 综合征△，髂静脉压迫综合征△，左髂总静脉压迫综合征△

前臂尺动脉损伤　ulnar artery injury of forearm

前臂动静脉瘘栓塞　arteriovenous fistula embolism of forearm

前臂多处血管损伤　multiple vascular injuries of forearm

前臂静脉损伤　vein injury of forearm

前臂桡动脉损伤　radial artery of forearm injury

前臂血管瘤　hemangioma of forearm

前臂血管损伤　forearm vascular injury

前降支动脉粥样硬化　left anterior descending artery atherosclerosis

前降支 - 肺动脉瘘　left anterior descending artery-pulmonary artery fistula

前降支肌桥　left anterior descending artery bridge

前降支近段肌桥　proximal left anterior descending artery bridge

前降支中段肌桥　middle left anterior descending artery bridge

浅表型冠状动脉肌桥　superficial coronary artery bridge

浅静脉血栓形成　superficial vein thrombosis

腔静脉瘤栓　vena cava tumor embolus

腔静脉栓塞　vena cava embolism　［又称］腔静脉栓塞和血栓形成△

腔静脉损伤　vena cava injury

腔静脉异常　vena cava anomalies

腔静脉综合征　vena cava syndrome

腔静脉阻塞综合征　vena cava obsturction syndrome

桥血管闭塞　bridging vessel occlusion

曲张静脉出血　variceal bleeding

躯干血管畸形　trunk vascular malformation

全肺静脉异位引流(混合型)　total anomalous pulmonary venous drainage (TAPVD),mixed

全肺静脉异位引流(心内型)　total anomalous pulmonary venous drainage (TAPVD),cardiac

全肺静脉异位引流(心上型)　total anomalous pulmonary venous drainage (TAPVD),supracardiac

全肺静脉异位引流(心下型)　total anomalous pulmonary venous drainage (TAPVD),infracardiac

全心衰竭　whole heart failure

桡动脉栓塞　embolism of radial artery

桡动脉损伤　radial artery injury

人工瓣膜关闭不全　prosthetic valve insufficiency

人工瓣膜狭窄　prosthetic valve stenosis

人工瓣膜心内膜炎　prosthetic valve endocarditis

人工瓣膜置换术后感染　infection after prosthetic valve replacement

人工瓣膜置换术后三尖瓣重度关闭不全　severe tricuspid insufficiency after prosthetic valve replacement

人工动静脉瘘闭塞　artificial arteriovenous fistula occlusion ［又称］人工动静脉瘘闭塞△

人工动静脉瘘狭窄　artificial arteriovenous fistula stenosis

人工动静脉瘘血栓形成　artificial arteriovenous fistula thrombosis ［又称］人工动静脉瘘血栓形成△

人工血管闭塞　artificial vascular occlusion

人工血管动静脉瘘狭窄　artificial vascular arteriovenous fistula stenosis

人工血管动静脉内瘘术　artificial vascular arteriovenous fistula

人工血管破裂　artificial blood vessel rupture

人工血管吻合口狭窄　artificial blood vessel anastomotic stenosis

人工血管血栓形成　artificial vascular thrombosis

乳糜尿　chyluria

乳糜性腹水　chylous ascites ［又称］乳糜腹△,乳糜腹水△

乳糜性渗出　chylous effusion ［又称］乳糜漏△

乳糜胸　chylothorax ［又称］乳糜胸水△

三房心　cor triatriatum

三根肋骨骨折不伴第一肋骨骨折　three ribs fracture without the first rib fracture

三尖瓣闭锁　tricuspid atresia

三尖瓣发育异常　tricuspid valve dysplasia ［又称］三尖瓣疾病△

三尖瓣反流　tricuspid regurgitation

三尖瓣关闭不全(轻度)　tricuspid incompetence（mild）

三尖瓣关闭不全(中度)　tricuspid incompetence（moderate）

三尖瓣关闭不全(重度)　tricuspid incompetence（severe）

三尖瓣畸胎瘤　teratoma of tricuspid valve

三尖瓣腱索断裂　tricuspid chordae rupture

三尖瓣骑跨　tricuspid straddling

三尖瓣缺如　absence of tricuspid valve

三尖瓣乳头肌起源异常　anomalous origin of papillary muscle of tricuspid valve

三尖瓣狭窄　tricuspid stenosis

三尖瓣狭窄伴关闭不全　tricuspid stenosis with incompetence

三尖瓣赘生物　tricuspid vegetation

三型主动脉弓　type Ⅲ aortic arch

上腔静脉闭塞　superior vena cava occlusion

上腔静脉梗阻综合征　superior vena cava obstruction syndrome

上腔静脉损伤　superior vena cava injury

上腔静脉狭窄　stenosis of superior vena cava

上腔静脉压迫综合征　superior vena cava syndrome

上腔静脉阻塞综合征　superior vena caval obstruction syndrome

上下腔静脉回流障碍综合征　superior-inferior vena cava obstruction syndrome

上肢动静脉瘘　arteriovenous fistula of upper extremity

上肢动脉闭塞　upper extremity artery occlusion

上肢动脉穿刺后痉挛　spasm after upper extremity artery puncture

上肢动脉瘤　aneurysm of upper extremity

上肢动脉栓塞　artery embolism of upper extremity

上肢动脉狭窄　artery stenosis of upper extremity

上肢动脉血栓形成　artery thrombosis of upper extremity

上肢动脉炎　upper extremity arteritis

上肢坏疽　gangrene of upper extremity

上肢假性动脉瘤　pseudoaneurysm of upper extremity

上肢静脉闭塞　venous occlusion of upper extremity ［又称］上肢静脉阻塞△

上肢静脉瘤　venous aneurysm of upper extremity

上肢静脉血栓　venous thrombosis of upper extremity

上肢静脉炎　phlebitis of upper extremity

上肢脉管炎　angitis of upper extremity

上肢皮肤坏死　skin necrosis of upper extremity ［又称］手术后皮肤坏死△

上肢缺血　ischemia of upper extremity

上肢深静脉血栓形成　deep venous thrombosis of upper extremity

上肢血管畸形　vascular malformation of upper extremity ［又称］先天性上肢血管畸形△

上肢血管损伤　vascular injury of upper extremity

上肢血栓性静脉炎　thrombophlebitis of upper extremity

射频消融术后穿刺假性动脉瘤　puncture pseudoaneurysm after radiofrequency ablation

射频消融术后穿刺血管血肿　puncture vascular hematoma after radiofrequency ablation

射频消融术后动静脉瘘　arteriovenous fistula after radiofrequency ablation

射频消融术后腹膜后血肿　retroperitoneal hematoma after radiofrequency ablation

深静脉血栓形成后综合征　deep vein thrombosis syndrome

肾动脉闭塞　renal artery occlusion

肾动脉夹层　renal artery dissection

肾动脉假性动脉瘤　renal artery pseudoaneurysm

肾动脉瘤　renal artery aneurysm

肾动脉栓塞　thrombosis of renal artery

肾动脉损伤　renal artery injury

肾动脉狭窄　renal artery stenosis

肾动脉血栓形成　renal artery thrombosis

肾动脉硬化症　renal arteriosclerosis

肾动脉粥样硬化　renal artery atherosclerosis ［又称］肾动脉的动脉粥样硬化△

肾下腹主动脉闭塞　infrarenal abdominal aortic occlusion

肾下腹主动脉瘤　subrenal abdominal aortic aneurysm

升主动脉发育不良　ascending aorta dysplasia

升主动脉钙化　ascending aorta calcification

升主动脉假性动脉瘤　ascending aorta pseudoaneurysm

升主动脉溃疡　ascending aorta ulcer

升主动脉扩张　ascending aorta dilation ［又称］升主动脉增宽△

升主动脉瘤　ascending aorta aneurysm ［又称］升主动脉动脉瘤△

升主动脉瘤样扩张　ascending aorta aneurysmal dilation

升主动脉狭窄　ascending aorta stenosis

升主动脉狭窄后扩张　poststenotic dilatation of ascending aorta

升主动脉粥样硬化　ascending aorta atherosclerosis

生物瓣膜失功能　biological valve function loss

生物瓣置换术后瓣周漏　perivalvular leakage after biological valve replacement

室壁瘤　ventricular aneurysm

室间隔膜部瘤　aneurysm of membranous ventricular septum

室间隔膨出瘤　bulging aneurysm of membranous ventricular septum

室间隔缺损　ventricular septal defect

室间隔缺损合并主动脉弓离断　ventricular septal defect（VSD）with interruption of aortic arch（IAA）

室间隔缺损合并主动脉弓缩窄　ventricular septal defect（VSD）with coarctation of aortic arch

手尺动脉损伤　hand ulnar artery injury

手桡动脉损伤　hand radial artery injury

手术后二尖瓣狭窄伴关闭不全　postoperative mitral valve stenosis with insufficiency

手术后发热　postoperative fever

手术后腹主动脉阻塞　postoperative abdominal aortic occlusion

手术后淋巴水肿　postoperative lymphedema

手术后吻合口缝线残留　anastomotic residual suture after operation

手术后心力衰竭伴肺水肿　heart failure with pulmonary edema after surgery

输液泵植入疼痛　infusion pump related pain

输注后空气栓塞　air embolism after infusion

双腔右心室　double chamber right ventricle，DCRV

双腔左心室　double chamber of left ventricle

丝虫病性乳糜尿　filarial chyluria　［又称］丝虫性乳糜尿△

丝虫性外阴象皮肿　filarial elephantiasis of vulva

四根以上肋骨骨折不伴第一肋骨骨折　four or more ribs fracture without the first rib fracture

四肢动脉栓塞　artery embolism of extremity

四肢动脉粥样硬化伴间歇性跛行　atherosclerosis of extremity with intermittent claudication

四肢动脉粥样硬化伴溃疡　atherosclerosis of extremity with ulcer

四肢动脉粥样硬化伴疼痛　atherosclerosis of extremity with pain

四肢动脉粥样硬化性坏疽　atherosclerotic gangrene of extremity

四肢供血不足　blood deficiency of extremity

四肢肌间血管瘤　angioma between muscles of limbs

四肢静脉血栓形成　venous thrombosis of extremity

四肢淋巴水肿　lymphedema of extremity

四肢血管瘤　angioma of extremity

锁骨下动静脉瘘　subclavian arteriovenous fistula

锁骨下动脉闭塞　subclavian artery occlusion

锁骨下动脉畸形　deformity of subclavian artery

锁骨下动脉夹层　subclavian artery dissection

锁骨下动脉假性动脉瘤　subclavian artery pseudoaneurysm

锁骨下动脉瘤　subclavian artery aneurysm

锁骨下动脉栓塞　subclavian artery embolism

锁骨下动脉损伤　subclavian artery injury

锁骨下动脉狭窄　subclavian artery stenosis

锁骨下动脉血栓形成　subclavian artery thrombosis

锁骨下静脉损伤　subclavian vein injury

锁骨下静脉血栓形成　subclavian vein thrombosis

锁骨下静脉压迫综合征　subclavian vein compression syndrome

糖尿病性周围血管病　diabetic peripheral vascular disease　［又称］糖尿病伴周围血管病变△

糖尿病性足坏疽　diabetic foot gangrene

糖尿病足　diabetic foot

特发性肺动脉高压　idiopathic pulmonary arterial hypertension　［曾称］特发性动脉性肺动脉高压*，原发性肺动脉高压*

体肺侧支形成　aorto-pulmonary collateral artery formation

体肺动脉侧支循环　main aorto-pulmonary collateral artery，MAPCA

头臂动脉闭塞　brachiocephalic artery occlusion

头臂静脉狭窄　brachiocephalic vein stenosis

头静脉狭窄　cephalic vein stenosis

头静脉血栓　cephalic vein thrombosis

透析导管的机械性并发症　dialysis catheter mechanical complication

退行性心脏瓣膜病　degenerative heart valve disease

退行性主动脉瓣疾患　degenerative aortic valve disease

臀上动脉假性动脉瘤　pseudoaneurysm of superior gluteal artery

外管道失功　conduit failure

外周动脉硬化闭塞症　peripheral arterial disease

完全型大动脉转位　complete transposition of great artery

完全型肺静脉异位连接　complete anomalous pulmonary vein connection

完全型肺静脉异位引流　total anomalous pulmonary venous drainage

完全型心内膜垫缺损　complete endocardial cushion defect

完全性房室隔缺损　complete atrioventricular septum defect

腕尺动脉损伤　wrist ulnar artery injury

腕和手多处血管损伤　multiple vascular injuries of hand and wrist

腕和手血管损伤　vascular injuries of hand and wrist　［又称］腕和手水平的血管损伤△

腕桡动脉损伤　wrist radial artery injury

胃肠道毛细血管扩张症　gastrointestinal telangiectasis

无顶冠状静脉窦综合征　unroofed coronary sinus syndrome　［又称］先天性冠状窦缺损△

无名动脉夹层　dissection of innominate artery

无名动脉瘤　innominate artery aneurysm

无名动脉损伤　innominate artery injury

无名动脉狭窄　innominate artery stenosis

无名动脉迂曲　innominate artery tortuosity

无名静脉损伤　innominate vein injury

无名静脉异常走行　innominate vein with abnormal route

膝下动脉闭塞　occlusion of inferior genicular artery

系统性血管炎　systemic vasculitis

下肺动脉栓塞　embolism of inferior pulmonary artery

下腹动脉损伤　hypogastric artery injury

下腹静脉损伤　hypogastric vein injury

下腔静脉闭塞　occlusion of inferior vena cava

下腔静脉恶性肿瘤　malignant tumor of inferior vena cava

下腔静脉肝段缺如　absence of hepatic department of inferior vein cava

下腔静脉肝段重度狭窄　severe stenosis of hepatic segment of inferior vena cava

下腔静脉良性肿瘤　benign tumor of inferior vena cava

下腔静脉瘤栓形成　tumor thrombosis of inferior vena cava

下腔静脉缺如　absence of inferior vena cava

下腔静脉入左房　inferior vena cava into left atrium

下腔静脉栓塞　inferior vena cava thromboembolism

下腔静脉损伤　inferior vena cava injury

下腔静脉狭窄　inferior vena cava stenosis

下腔静脉血栓形成　inferior vena cava thrombosis

下腔静脉占位性病变　space-occupying lesion of inferior vena cava

下腔静脉阻塞综合征　inferior vena cava obstruction syndrome　［又称］下腔静脉阻塞△

下肢动静脉瘘　arteriovenous fistula of lower extremity

下肢动静脉血栓形成　arteriovenous thrombosis of lower extremity

下肢动脉瘤　lower extremity aneurysm

下肢动脉栓塞　arterial embolism of lower extremity

下肢动脉狭窄　arterial stenosis of lower extremity

下肢动脉血栓形成　arterial thrombosis of lower extremity

下肢动脉炎　arteritis of lower extremity

下肢动脉支架术后再狭窄　restenosis after lower extremity artery stenting

下肢动脉粥样硬化闭塞症　atherosclerotic occlusive disease of lower extremity　［又称］下肢动脉硬化闭塞症△

下肢干性坏疽　dry gangrene of lower extremity

下肢腘静脉血栓形成　thrombosis of popliteal vein of lower extremity

下肢海绵状血管瘤　cavernous hemangioma of lower extremity

下肢坏疽　gangrene of lower extremity

下肢假性动脉瘤　pseudoaneurysm of lower extremity

下肢静脉瓣膜功能不全　venous valvular insufficiency of lower extremity

下肢静脉闭塞　venous occlusion of lower limbs

下肢静脉功能不全　venous insufficiency of lower extremity　［又称］下肢静脉机能不全△

下肢静脉瘤　venous aneurysm of lower extremity

下肢静脉曲张　varix of lower extremity

下肢静脉曲张合并静脉炎　varix of lower extremity and phlebitis　［又称］下肢静脉曲张伴静脉炎△

下肢静脉曲张合并溃疡　varicose vein with ulcer of lower extremity

下肢静脉性溃疡　venous ulcer of lower extremity

下肢静脉血栓形成　venous thrombosis of lower extremity

下肢静脉炎　phlebitis of lower extremity

下肢静脉阻塞　vein occlusion of lower extremity

下肢脉管炎　angitis of lower extremity

下肢慢性深静脉炎　chronic deep phlebitis of lower extremity

下肢弥漫性血管瘤　diffuse hemangioma of lower extremity

下肢皮肤坏死　cutaneous necrosis of lower extremity

下肢浅静脉曲张　superficial varicose vein of lower extremity

下肢浅静脉曲张术后复发　recurrence of lower extremity superficial varicose vein

下肢浅静脉炎　superficial phlebitis of lower extremity

下肢缺血　ischemia of lower extremity

下肢上皮样血管内皮瘤　epithelioid hemangioendothelioma of lower extremity

下肢深部血栓性静脉炎　deep venous thrombophlebitis of lower extremity ［又称］下肢深静脉血栓性静脉炎△

下肢深静脉栓塞　deep venous embolism of lower extremity

下肢深静脉血栓形成　deep venous thrombosis in lower extremity

下肢深静脉血栓形成后综合征　post thrombosis syndrome of lower extremity

下肢深静脉炎　deep venous phlebitis of lower extremity

下肢湿性坏疽　humid gangrene of lower extremity

下肢血管畸形　vascular malformation of lower extremity ［又称］先天性下肢血管畸形△

下肢血管瘤　angioma of lower extremity

下肢血管损伤　vascular injury of lower extremity ［又称］血管损伤△

下肢血管炎　vasculitis of lower extremity

下肢血栓性静脉炎　thrombophlebitis of lower extremity

下肢血栓性浅静脉炎　superficial thrombophlebitis of lower extremity

先天性部分型肺静脉畸形引流　congenital partial anomalous pulmonary venous drainage（PAPVD），scimitar syndrome ［又称］弯刀综合征△，先天性部分型肺静脉异位引流△，部分型肺静脉异位引流△

先天性部分型心内膜垫缺损　congenital partial endocardial cushion defect ［又称］部分型心内膜垫缺损△

先天性长 Q-T 间期综合征　congenital long Q-T interval syndrome

先天性大动脉错位　congenital uncorrected transposition of great artery ［又称］先大性大动脉转位不当症△，大动脉转位△

先天性动静脉瘘　congenital arteriovenous fistula

先天性二尖瓣穿孔　congenital mitral valve perforation

先天性二尖瓣关闭不全　congenital mitral insufficiency

先天性二尖瓣畸形　congenital mitral valve anomaly

先天性二尖瓣腱索缺失　congenital absence of mitral chordae tendineae

先天性二尖瓣裂　congenital mitral valve cleft ［又称］二尖瓣腱索断裂△

先天性二尖瓣脱垂　congenital mitral valve prolapse

先天性二尖瓣狭窄　congenital mitral stenosis

先天性房间隔缺损（Ⅰ型）　congenital atrial septal defect（type I）［又称］原发孔房间隔缺损△

先天性肺动脉瓣关闭不全　congenital pulmonary valve insufficiency

先天性肺动脉瓣缺如　congenital absence of pulmonary valve

先天性肺动脉瓣上狭窄　congenital supravalvular pulmonary stenosis

先天性肺动脉瓣狭窄　congenital pulmonary valve stenosis

先天性肺动脉高压　congenital pulmonary hypertension

先天性肺动脉缺如　congenital absence of pulmonary artery

先天性高主动脉弓　congenital high aortic arch ［又称］先天性高主动脉弓（主动脉弓折曲）△

先天性骨血管肥大综合征　congenital osteovascular hypertrophy syndrome ［又称］K-T 综合征△

先天性冠状静脉瘘　congenital coronary arteriovenous fistula

先天性冠状动脉肺动脉瘘　congenital coronary artery-pulmonary artery fistula

先天性冠状动脉瘤　congenital coronary aneurysm

先天性冠状动脉异常（动 - 静脉瘘）　congenital coronary artery abnormality（arteriovenous fistulas）

先天性冠状动脉右房瘘　congenital coronary artery-right atrium fistula

先天性降主动脉狭窄　congenital descending aorta stenosis

先天性颈总动脉狭窄　congenital common carotid artery stenosis

先天性静脉窦变异　congenital venous sinus variation

先天性静脉扩张　congenital phlebectasia

先天性卵圆孔未闭　congenital patent foramen ovale

先天性门静脉肝动脉瘘　congenital portal vein-hepatic artery fistula ［又称］门静脉 - 肝动脉瘘△

先天性门静脉畸形　congenital portal vein malformation

先天性腔静脉狭窄　congenital stenosis of vena cava

先天性躯干动脉瘘　congenital body arteriovenous fistula

先天性三尖瓣关闭不全　congenital tricuspid insufficiency

先天性三尖瓣狭窄　congenital tricuspid stenosis

先天性上 / 下腔静脉狭窄　congenital stenosis of superior/inferior vena cava

先天性上肢动静脉瘘　congenital arteriovenous fistula of upper extremity

先天性肾动脉畸形　congenital malformation of renal artery ［又称］肾动脉畸形△

先天性肾动脉狭窄　congenital renal artery stenosis

先天性双入口心室　congenital double inlet ventricle

先天性双下腔静脉　congenital double inferior vena cava

先天性双主动脉弓　congenital double aortic arch

先天性体肺侧支形成　congenital major aortopulmonary collateral artery

先天性头臂动脉畸形　congenital brachiocephalic artery deformity

先天性下肢动静脉瘘　congenital arteriovenous fistula of lower extremity

先天性心包囊肿　congenital pericardial cyst

先天性心包缺损　congenital pericardial defect

先天性心耳畸形　congenital atrial appendage malformation

先天性心肌致密化不全　congenital non-compaction of myocardium

先天性心室肥大　congenital ventricular hypertrophy

先天性心脏病　congenital heart disease

先天性心脏传导阻滞　congenital heart block

先天性腋动静脉瘘　congenital axillary arteriovenous fistula

先天性右冠状动脉发育不良　congenital right coronary artery dysplasia ［又称］先天性冠状动脉发育不良△

先天性主动脉瓣瓣上隔膜　congenital supravalvular aortic membrane

先天性主动脉瓣关闭不全　congenital aortic insufficiency

先天性主动脉瓣上狭窄　congenital supravalvular aortic stenosis

先天性主动脉瓣脱垂　congenital aortic valve prolapse

先天性主动脉瓣狭窄　congenital aortic stenosis

先天性主动脉窦畸形　congenital aortic sinus malformation

先天性主动脉弓右位　congenital right-sided aortic arch ［又称］右位主动脉弓△

先天性主动脉扩张　congenital aortic dilation

先天性主动脉骑跨　congenital aortic ride across

先天性主动脉右转位　congenital dextro-transposition of aorta

先天性左锁骨下动脉畸形　congenital left subclavian artery deformity

先天性左心室瘘　congenital left ventricle fistula

纤维血管瘤　fibroangioma

象皮肿　elephantiasis ［又称］象皮病△

小腿大隐静脉损伤　lower leg great saphenous vein injury ［又称］小腿水平的大隐静脉损伤△

小腿多处血管损伤　multiple blood vessels injuries at lower leg level ［又称］小腿水平的多处血管损伤△

小腿肌间静脉血栓　thrombosis of calf intermuscular vein

小腿静脉曲张　calf varicose vein

小腿深静脉血栓形成　deep vein thrombosis of lower leg

小腿血管损伤　calf vascular injury，injury of unspecified blood vessel at lower leg level

小心脏　microcardia

小隐静脉曲张　small saphenous varicose vein

小隐静脉损伤　lesser saphenous vein injury ［又称］小腿水平的小隐静脉损伤△

心瓣膜病　valvular heart disease

心瓣膜钙化　heart valve calcification

心瓣膜破裂　heart valve rupture

心瓣膜炎（慢性）　valvulitis（chronic）

心包恶性肿瘤　malignant tumor of pericardium

心包继发恶性肿瘤　secondary malignant tumor of pericardium

心包间皮瘤　pericardial mesothelioma

心包良性肿瘤　benign tumor of pericardium

心包囊肿　pericardial cyst

心包切开术后综合征　postpericardiotomy syndrome

心导管造影后并发症　complication of cardiac angiography

心导管造影后穿刺假性动脉瘤　puncture pseudoaneurysm after cardiac angiography

心导管造影术后穿刺血管血肿 puncture hematoma after cardiac angiography

心导管造影术后动静脉瘘 arteriovenous fistula after cardiac angiography

心导管造影术后腹膜后血肿 retroperitoneal hematoma after cardiac angiography

心导管治疗术后并发症 complication of cardiac interventional therapy

心房壁瘤 atrial aneurysm

心房恶性肿瘤 malignant atrial tumor

心房附壁血栓 atrial mural thrombus

心房良性肿瘤 benign atrial tumor

心房憩室 atrial diverticulum

心房血栓 atrial thrombus

心房异构 atrial isomerism

心功能Ⅱ~Ⅲ级（NYHA 分级） heart function Ⅱ~Ⅲ level（NYHA classification）［又称］心功能Ⅱ~Ⅲ级△

心功能Ⅱ级（NYHA 分级） heart function Ⅱ level（NYHA classification）［又称］心功能Ⅱ级△

心功能Ⅲ级（NYHA 分级） heart function Ⅲ level（NYHA classification）［又称］心功能Ⅲ级△

心功能Ⅳ级（NYHA 分级） heart function Ⅳ level（NYHA classification）［又称］心功能Ⅳ级△

心功能不全 cardiac insufficiency

心肌良性肿瘤 benign tumor of myocardium

心肌脓肿 myocardial abscess

心力衰竭 heart failure

心内膜良性肿瘤 benign tumor of endocardium

心内膜炎伴主动脉瓣穿孔 endocarditis combined aortic valve perforation

心内膜炎伴主动脉瓣关闭不全 endocarditis combined aortic valve insufficiency

心内膜炎伴主动脉瓣脱垂 endocarditis combined aortic valve prolapse

心内膜炎并二尖瓣穿孔 endocarditis combined mitral valve perforation

心肾衰竭 heart and renal failure

心室反位 ventricular transposition, ventricular inversion

心室良性肿瘤 benign ventricular tumor

心室纤维化 ventricular fibrosis

心室异常肌束 anomalous muscle bundle of ventricle

心外膜良性肿瘤 benign tumor of epicardium

心源性哮喘 cardiac asthma

心源性休克 cardiogenic shock

心脏瓣膜穿孔 perforation of cardiac valve

心脏瓣膜假体引起的感染 infection caused by heart valve prostheses

心脏瓣膜置换术后瓣膜故障 valve failure after heart valve replacement

心脏瓣膜置换术后感染性心内膜炎 infective endocarditis after heart valve replacement

心脏穿孔（操作中） cardiac perforation（intraoperative）

心脏穿透性损伤 penetrating cardiac trauma

心脏挫伤 contusion of heart

心脏弹力纤维瘤 cardiac elastofibroma

心脏和血管假体装置植入物和移植物的并发症 complication caused by cardiac and vascular prosthesis and transplant

心脏和血管假体装置植入物和移植物引起的出血 hemorrhage caused by cardiac and vascular prosthesis and transplant

心脏和血管假体装置植入物和移植物引起的栓塞 embolism caused by cardiac and vascular prosthesis and transplant

心脏和血管假体装置植入物和移植物引起的疼痛 pain caused by cardiac and vascular prosthesis and transplant

心脏和血管假体装置植入物和移植物引起的纤维性变性 fibrous degeneration caused by cardiac and vascular prosthesis and transplant

心脏和血管假体装置植入物和移植物引起的血管狭窄 vascular stenosis caused by cardiac and vascular prosthesis and transplant

心脏横纹肌瘤 cardiac rhabdomyoma

心脏横纹肌肉瘤 cardiac rhabdomyosarcoma

心脏滑膜肉瘤 cardiac synoviosarcoma

心脏畸胎瘤 cardiac teratoma

心脏继发恶性肿瘤 secondary malignant tumor of heart

心脏间皮瘤 cardiac mesothelioma

心脏间叶瘤 cardiac mesenchymoma

心脏间叶肉瘤 cardiac mesenchymal sarcoma

心脏介入治疗术后穿刺假性动脉瘤 puncture pseudoaneurysm after cardiac interventional therapy

心脏介入治疗术后穿刺血管血肿 puncture hematoma postoperative after cardiac interventional therapy

心脏介入治疗术后动静脉瘘 arteriovenous fistula postoperative after cardiac interventional therapy

心脏介入治疗术后腹膜后血肿 retroperitoneal hematoma postoperative after cardiac interventional therapy

心脏淋巴管瘤 cardiac lymphangioma

心脏平滑肌瘤 cardiac leiomyoma

心脏平滑肌肉瘤 cardiac leiomyosarcoma

心脏破裂 heart rupture

心脏起搏器导线突出 pacemaker wire extrusion

心脏起搏器植入感染 pacemaker implantation infection ［又称］起搏器周围组织感染△

心脏神经丛损伤 cardiac ganglia plexus injury

心脏神经纤维瘤 cardiac neurofibroma

心脏神经源性肉瘤 cardiac neurogenic sarcoma

心脏嗜铬细胞瘤 cardiac pheochromocytoma

心脏手术后低心排血量综合征 low cardiac output syndrome after cardiac surgery

心脏手术后功能障碍 dysfunction after cardiac surgery

心脏手术后心力衰竭 heart failure after cardiac surgery

心脏术后 postcardiac surgery ［又称］心脏术后综合征△

心脏术后二尖瓣反流 mitral regurgitation after cardiac surgery

心脏术后肺动脉瓣反流 pulmonary regurgitation after cardiac surgery

心脏术后人工管道失功能 vascular prosthesis failure after cardiac surgery

心脏术后三尖瓣反流 tricuspid regurgitation after cardiac surgery

心脏术后右室流出道梗阻 right ventricular outflow tract obstruction after cardiac surgery

心脏术后主动脉瓣反流 aortic regurgitation after cardiac surgery

心脏术后左室流出道梗阻 left ventricular outflow tract obstruction after cardiac surgery

心脏撕裂伤 laceration of heart

心脏撕裂伤伴心室穿透性损伤 heart laceration and penetrating injury of ventricle ［又称］心脏撕裂伤伴心室穿透△

心脏损伤 injury of heart

心脏外伤 cardiac trauma

心脏微血管病变 cardiac microvascular disease

心脏纤维瘤 cardiac fibroma

心脏纤维肉瘤 cardiac fibrosarcoma

心脏血管瘤 cardiac hemangioma

心脏血管肉瘤 cardiac hemangiosarcoma

心脏血管狭窄 cardiovascular stenosis

心脏移植术后糖尿病 diabetes after heart transplantation

心脏异物 foreign body in heart

心脏脂肪瘤 cardiac lipoma

心脏脂肪肉瘤 cardiac liposarcoma

心脏肿瘤 cardiac tumor

新生儿皮下坏疽 neonatal subcutaneous gangrene

胸壁多处开放伤 multiple open injuries on the chest wall ［又称］胸壁损伤△

胸壁静脉曲张 chest wall varicose vein

胸壁浅表血栓性静脉炎 Mondor disease ［又称］蒙多病△

胸壁外部开放性损伤 open injury of exterior chest

胸部刺伤 stab wound of chest

胸部多处血管损伤 multiple blood vessels of thorax injury

胸部分创伤性切断 traumatic amputation of part of thorax

胸部挤压伤 crush injury of chest

胸部开放性损伤 open injury of chest ［又称］开放性胸部损伤△

胸部开放性损伤伴骨折　fracture associated with open chest injury

胸部开放性损伤伴脱位　dislocation associated with open chest injury

胸部开放性损伤伴胸内损伤　intrathoracic injury associated with open chest injury

胸部气管损伤　thoracic trachea injury

胸部神经损伤　thoracic nerve injury ［又称］胸部神经的损伤△

胸部食管损伤　chest esophageal injury

胸部血管多处损伤　injuries of multiple blood vessels of thorax

胸部血管损伤　blood vessel of thorax injury

胸导管断裂　thoracic duct rupture

胸导管梗阻　thoracic duct obstruction

胸导管损伤　thoracic duct injury

胸腹主动脉夹层动脉瘤　thoracoabdominal aortic dissecting aneurysm

胸腹主动脉瘤　thoracoabdominal aortic aneurysm

胸骨骨折　fracture of sternum

胸骨前区开放性损伤　open injury of regio presternalis

胸后壁开放性损伤　open injury of posterior chest wall

胸降主动脉壁间血肿　intramural hematoma of descending aorta

胸廓骨折　thoracic cage fracture ［又称］胸骨骨折△,肋骨骨折△

胸膜损伤　pleura injury

胸内器官多处损伤　multiple injuries of intrathoracic organ

胸内器官损伤　intrathoracic organ injury

胸前壁开放性损伤　open injury of anterior chest wall

胸腔损伤(操作中)　thoracic injury (intraoperative)

胸腺损伤　thymus injury

胸主动脉夹层　thoracic aortic dissection

胸主动脉假性动脉瘤　thoracic aortic pseudoaneurysm

胸主动脉瘤　thoracic aortic aneurysm

胸主动脉瘤破裂　ruptured thoracic aortic aneurysm

胸主动脉损伤　thoracic aorta injury

胸主动脉狭窄　thoracic aorta stenosis

休克　shock

血管环　vascular ring

血管继发恶性肿瘤　secondary vascular malignant tumor

血管痉挛　vasospasm

血管淋巴管瘤　vascular lymphangioma

血管瘤　hemangioma

血管瘤破裂出血　rupture and hemorrhage of hemangioma

血管内皮瘤　angioendothelioma

血管球瘤　glomus tumor

血管吻合术后血栓形成　thrombosis after vascular anastomosis

血管纤维瘤　angiofibroma

血管炎　vasculitis ［又称］脉管炎△

血管置换术后状态　post-operation of vascular replacement

血管周围炎　periangiitis

血栓闭塞性脉管炎　thromboangiitis obliterans ［又称］闭塞性血栓性脉管炎△,Buerger病△,血栓闭塞性血管炎△

血栓性静脉炎　thrombophlebitis

血栓性浅静脉炎　superficial thrombophlebitis

炎症性腹主动脉瘤　inflammatory abdominal aortic aneurysm

腋动脉夹层　axillary artery dissection ［又称］腋动脉狭窄△

腋动脉瘤　axillary artery aneurysm

腋动脉损伤　axillary artery injury

腋静脉损伤　axillary vein injury ［又称］创伤性腋静脉损伤△

腋静脉血栓形成　axillary vein thrombosis

依赖左向右分流的先天性心脏病　rely on the left to right shunt congenital heart disease

移植肝动脉假性动脉瘤破裂　ruptured transplanted hepatic artery pseudoaneurysm

移植肾动脉闭塞　artery occlusion of transplanted kidney

移植肾动脉栓塞　artery embolism of transplanted kidney

移植肾动脉血栓形成　artery thrombosis of transplanted kidney

遗传性出血性毛细血管扩张症　hereditary hemorrhagic telangiectasis

异位心脏移植术后　post transplantation of heterotopic heart

隐股静脉瓣膜功能不全　valvular insufficiency of saphenous femoral vein

隐匿性房室旁路　concealed accessory pathway

隐匿性心脏病　concealed heart disease

永存左上腔静脉　persistent left superior vena cava

游走性血栓性静脉炎　thrombophlebitis migrans

右房异构　right atrial isomerism

右房异构(无脾综合征)　right atrial isomerism (asplenia syndrome)

右上腔静脉缺如　congenital absent right superior vena cava

右室流出道异常肌束　anomalous muscle bundle of right ventricular outflow tract

右室室壁瘤　right ventricular aneurysm

右位心　dextrocardia

右心发育不良综合征　right heart hypoplastic syndrome ［又称］右心发育不全综合征△

右心房黏液瘤　right atrial myxoma

右心房憩室　diverticulum of right atrium

右心室瘘　right ventricle fistula ［又称］冠状动脉右心室瘘△

右心室黏液瘤　right ventricular myxoma

右心室憩室　right ventricle diverticulum

右心室衰竭(继发于左心衰竭)　right ventricular failure (secondary to left heart failure)

右心室双出口　double outlet of right ventricle

右心室双出口(大动脉转位型)　double outlet of right ventricle (DORV) ［transposition of great artery (TGA) type］

右心室双出口(法洛四联症型)　double outlet of right ventricle (DORV) ［tetralogy of Fallot (TOF) type］

右心室双出口(室间隔缺损型)　double outlet of right ventricle (DORV) ［ventricular septal defect (VSD) type］

右心室双出口(室间隔缺损远离大血管)　double outlet of right ventricle (DORV) ［remote ventricular septal defect (VSD)］

右心室双出口(室间隔完整型)　double outlet of right ventricle (DORV) ［intact ventricular septum (IVS) type］

右心衰竭　right heart failure

右旋心　dextroposition of heart

瘀斑　ecchymosis

原发性扩张型心脏病　primary dilated cardiomyopathy

支架植入术后状态　stent implantation post-operation

支架置入术后闭塞　occlusion after stenting

支气管动脉-肺动脉瘘　bronchial-pulmonary artery fistula

支气管损伤　bronchus injury

肢端血管功能失调　extremity vascular dysfunction

肢体闭塞性动脉硬化　occlusive arteriosclerosis of extremity, peripheral arteriosclerosis occlusive disease ［又称］肢体动脉硬化性闭塞症△,肢体动脉硬化△,肢体动脉硬化性闭塞症△

肢体动脉痉挛症　artery spasm symptom of limb, Raynaud disease ［又称］雷诺病△

肢体血管瘤　extremity hemangioma

植入型心律转复除颤器植入术后　post implantable cardioverter defibrillator, ICD implantation

指动脉闭塞　digital artery occlusion

指坏疽　finger gangrene

趾动脉粥样硬化性坏疽　toe artery atherosclerotic gangrene

趾坏疽　toe gangrene ［又称］足趾坏疽△

中位心　mesocardia

中心静脉置管感染　central venous catheter infection

中央型房间隔缺损　central atrial septal defect

肿瘤破裂伴出血　tumor rupture and hemorrhage

周围动脉栓塞　peripheral arterial embolism

周围血管成形术后状态　peripheral angioplasty post-operation

周围血管疾病　peripheral vascular disease

周围血管炎　peripheral vasculitis

周围血管支架植入术后状态　peripheral vascular stent implantation post-operation

周围循环衰竭　peripheral circulation failure
主动脉瓣瓣周漏　perivalvular leakage of aortic valve
主动脉瓣穿孔　aortic valve perforation
主动脉瓣反流　aortic regurgitation
主动脉瓣肥厚　aortic valve hypertrophy
主动脉瓣钙化　aortic valve calcification
主动脉瓣功能不全　aortic insufficiency
主动脉瓣关闭不全并狭窄　aortic insufficiency and stenosis
主动脉瓣环钙化　calcification of aortic valve annulus
主动脉瓣畸形　aortic valve deformation ［又称]先天性主动脉瓣畸形△
主动脉瓣疾患　aortic valve disease
主动脉瓣膜病　aortic valvular disease
主动脉瓣轻度反流　mild aortic regurgitation
主动脉瓣上狭窄综合征　Williams syndrome
主动脉瓣生物瓣周漏　bioprosthetic aortic perivalvular leakage
主动脉瓣退行性变　aortic valve degeneration
主动脉瓣脱垂　aortic valve prolapse
主动脉瓣狭窄　aortic stenosis
主动脉瓣下狭窄　subaortic stenosis
主动脉瓣硬化　aortic valve sclerosis
主动脉瓣中度反流　moderate aortic valve regurgitation
主动脉瓣重度反流　severe aortic valve regurgitation
主动脉瓣周脓肿　aortic perivalvular abscess
主动脉瓣赘生物　aortic valve vegetation
主动脉闭锁　atresia of aorta
主动脉壁间血肿　aortic intramural hematoma
主动脉穿通性溃疡　penetrating aortic ulcer
主动脉窦部假性动脉瘤　pseudoaneurysm of aortic sinus
主动脉窦动脉瘤　aneurysm of aortic sinus
主动脉窦动脉瘤破裂　ruptured aortic sinus aneurysm
主动脉窦瘤　aneurysm of aortic sinus
主动脉多发溃疡形成　aortic multiple ulcerations
主动脉发育不良　aortic dysplasia
主动脉肺动脉间隔缺损　aorto-pulmonary septal defect ［又称]主肺动脉窗△
主动脉分叉综合征　aortic bifurcation syndrome
主动脉附壁血栓　aortic mural thrombus
主动脉钙化　aortic calcification ［又称]主动脉管壁钙化△,主动脉弥漫性钙化△
主动脉根部病变　lesion of aortic root
主动脉根部动脉瘤　aneurysm of aortic root ［又称]主动脉根部瘤△
主动脉根部假性动脉瘤　pseudoaneurysm of aortic root
主动脉根部假性动脉瘤(左室流出道假性动脉瘤)　pseudoaneurysm of aortic root (left ventricular outflow tract pseudoaneurysm)
主动脉弓部穿通性溃疡　penetrating aortic arch ulcer
主动脉弓动脉瘤　aneurysm of aortic arch ［曾称]主动脉弓真性动脉瘤*
主动脉弓动脉粥样硬化　aortic arch atherosclerosis
主动脉弓发育不良　hypoplastic aortic arch
主动脉弓钙化　aortic arch calcification
主动脉弓假性动脉瘤　pseudoaneurysm of aortic arch
主动脉弓离断　interrupted aortic arch,IAA ［又称]先天性主动脉弓断离△
主动脉弓破裂　aortic arch rupture
主动脉弓狭窄　aortic arch stenosis
主动脉管壁弥漫钙化　diffuse calcification of aortic wall
主动脉机械瓣瓣周漏　mechanical aortic valve perivalvular leakage
主动脉及冠状动脉钙化　calcification of aorta and coronary arteries
主动脉夹层(De Bakey Ⅰ型)　dissection of aorta (De Bakey type Ⅰ)
主动脉夹层(De Bakey Ⅱ型)　dissection of aorta (De Bakey type Ⅱ)
主动脉夹层(De Bakey Ⅲ型)　dissection of aorta (De Bakey type Ⅲ)
主动脉夹层 A 型　dissection of aorta type A ［又称]Stanford A 型夹层△ ［曾称]升主动脉夹层*

主动脉夹层 A 型(夹层起源于升主动脉)　dissection of aorta type A (dissection originates in the ascending aorta)
主动脉夹层 B 型　dissection of aorta type B ［又称]左锁骨下动脉开口远端降主动脉夹层△,Stanford B 型夹层△
主动脉夹层 B 型(夹层起源于左锁骨下动脉开口远端的降主动脉)　dissection of aorta type B (dissection originates in the descending aorta involved the distal opening of the left subclavian artery)
主动脉夹层破裂　ruptured aortic dissection
主动脉夹层形成　aortic dissection ［曾称]主动脉夹层动脉瘤形成*
主动脉溃疡　aortic ulcer
主动脉扩张　dilation of aorta ［又称]主动脉瘤样扩张△
主动脉瘤　aortic aneurysm
主动脉瘤破裂　aortic aneurysm rupture
主动脉脓肿　aortic abscess
主动脉旁淋巴结继发恶性肿瘤　secondary malignant tumor of para-aortic lymph node
主动脉破裂　aorta rupture
主动脉栓塞　aortic embolism
主动脉缩窄　coarctation of aorta
主动脉体瘤　aortic body aneurysm
主动脉血栓形成　aortic thrombosis
主动脉炎　aortitis
主动脉硬化　aortic induration
主动脉迂曲　aortic tortuosity
主动脉粥样硬化　aortic atherosclerosis ［又称]主动脉轻度粥样硬化△,主动脉粥样斑块形成△,主动脉粥样硬斑,主动脉粥样硬化斑块形成△,主动脉粥样硬化改变△,主动脉粥样硬化形成,主动脉粥样硬化症△
主动脉自发性血栓形成　spontaneous aortic thrombosis ［又称]勒里施氏综合征△
主动脉 - 左房通道　aortic-left atrium tunnel
主动脉 - 左室通道　aorto-left ventricular tunnel
主 - 肺动脉窗　aortic-pulmonary window
主 - 肺动脉狭窄　aortic pulmonary artery stenosis
注射后静脉炎　phlebitis after injection
注射后血栓性静脉炎　thrombophlebitis after injection
椎动脉瘘　vertebral arteriovenous fistula
椎动脉闭塞　vertebral artery occlusion
椎动脉发育不良　vertebral artery dysplasia
椎动脉梗死　vertebral artery infarction
椎动脉畸形　vertebral artery malformation
椎动脉夹层动脉瘤　dissecting aneurysm of vertebral artery
椎动脉夹层动脉瘤破裂　rupture of dissecting aneurysm of vertebral artery
椎动脉假性动脉瘤　vertebral artery pseudoaneurysm
椎动脉扩张　vertebral artery dilatation
椎动脉瘤　vertebral aneurysm
椎动脉起始段狭窄　initial segment stenosis of vertebral artery
椎动脉栓塞　vertebral artery embolism
椎动脉损伤　vertebral artery injury
椎动脉狭窄　vertebral artery stenosis
椎动脉血栓形成　vertebral artery thrombosis
椎动脉支架术后再狭窄　restenosis after vertebral artery stenting
椎动脉走行迂曲　tortuosity of vertebral artery
椎管内静脉曲张　intraspinal varicosity
子宫旁动静脉瘘　parauterine arteriovenous fistula
自体瓣膜心内膜炎　native valve endocarditis
纵隔血肿　mediastinal hematoma ［又称]纵隔肿物△
足背动脉损伤　dorsal artery of foot injury
足背静脉损伤　dorsal vein of foot injury
足底动脉损伤　plantar arteries injury
左房异构,多脾综合征　left atrial isomerism (polysplenia syndrome)
左上腔静脉入左房　left superior vena cava connected to the left atrium
左肾静脉压迫综合征　left renal vein entrapment syndrome,nutcracker syndrome ［又称]胡桃夹综合征△

左室发育不良综合征　left ventricular dysplasia syndrome
左室流出道狭窄　left ventricular outflow stenosis
左室憩室　left ventricular diverticulum
左室右房通道　left ventricular-right atrial communication，Gerbode defect
左位心　levocardia
左心发育不良综合征　hypoplastic left heart syndrome
左心房黏液瘤　left atrial myxoma

左心室黏液瘤　left ventricular myxoma
左心室憩室　left ventricle diverticulum
左心室双出口　double outlet of left ventricle
左心衰竭　left heart failure
左旋心　levoversion of heart
左异构　left atrial isomerism

# 15.2　症状体征名词

动脉钙化　arterial calcification
动脉硬化斑块　atherosclerotic plaque
肱静脉血栓　brachial vein thrombus
股动脉血栓　femoral arterial thrombus
股浅静脉血栓　superficial femoral vein thrombus
腘动脉血栓　popliteal artery thrombus
腘静脉血栓　popliteal vein thrombus
急性深静脉血栓　acute deep venous thrombus
降主动脉瘤样扩张　descending aorta aneurysmal dilation

颈静脉充盈　jugular vein turgidity
颈内静脉血栓　internal jugular vein thrombus
静脉导管血栓　venous catheter thrombus
门静脉主干血栓　main portal vein thrombus
锁骨下动脉窃血综合征　subclavian steal syndrome
下肢缺血坏死　ischemic necrosis of lower extremity
胸主动脉扩张　thoracic aorta dilation
主动脉窦部扩张　aortic sinus dilatation
主动脉根部瘤样扩张　aortic root aneurysmal dilatation

# 15.3　手术操作名词

Carbol 手术　Carbol operation
CT 引导下胸腺病损射频消融术　CT guided radiofrequency ablation of thymic lesion
DKS 手术　creation of aortic-pulmonary anastomosis without arch reconstruction，Damus-Kaye-Stansel procedure　［又称］Damus-Kaye-Stansel 手术△
Konno 手术　Konno operation
艾勃斯坦畸形矫治术　repair of Ebstein syndrome　［又称］Ebstein 畸形矫治术△，三尖瓣下移矫治术△
半丰唐手术　hemi-Fontan operation　［又称］半 Fontan 手术△
半马斯塔德手术　hemi-Mustard operation　［又称］半 Mustard 手术△
保留主动脉瓣的主动脉根部替换术　David procedure，valve-sparing aortic root replacement　［又称］保留主动脉瓣的主动脉根部置换术△
保留主动脉窦的主动脉瓣和升主动脉替换术　Wheat operation，aortic valve and ascending aorta replacement　［又称］主动脉瓣置换伴升主动脉置换术△
本托尔手术　Bentall operation　［又称］主动脉根部替换术△，带主动脉瓣人工血管升主动脉替换术△
部分型肺静脉异位引流矫治　partial anomalous pulmonary venous drainage（scimitar syndrome）correction　［又称］弯刀综合征矫治△
部分型肺静脉异位引流矫治术　partial anomalous pulmonary venous drainage repair
部分型心内膜垫缺损矫治术　partial repair of endocardial cushion defect with prosthesis
部分性脾动脉栓塞术　partial splenic embolization，PSE
部分主动脉弓人工血管置换术　partial aortic arch prosthetic graft replacement
肠系膜上动脉支架植入术　superior mesenteric artery stenting
超声引导下股静脉穿刺置管术　ultrasound-guided femoral vein puncture catheterization

超声引导下颈内静脉穿刺置管术　ultrasound-guided internal jugular vein puncture catheterization
超声引导下静脉穿刺置管术　ultrasound-guided venous puncture catheterization
超声引导下下腔静脉滤器植入术　ultrasound-guided inferior vena cava filter implantation
超声引导下中心静脉穿刺　ultrasound-guided central venous puncture
次全主动脉人工血管置换术　subtotal aortic replacement of artificial blood vessel
大动脉调转术　arterial switch operation，ASO
大动脉根部调转术　Nikaidoh procedure
大隐静脉高位结扎剥脱术　high ligation and stripping of great saphenous vein
大隐静脉高位结扎术　high ligation of great saphenous vein
大隐静脉射频消融术　radiofrequency ablation of great saphenous vein
单侧乳内动脉 - 冠状动脉搭桥术　coronary artery bypass surgery with single internal mammary artery graft
单心房矫治术　septation of common atrium
动静脉瘘成形术　arteriovenous fistuloplasty
动静脉瘘结扎术　ligation of arteriovenous fistula
动静脉瘘修补　repair of arteriovenous fistula
动脉穿刺置管术　arterial puncture catheterization
动脉导管结扎术　patent ductus arteriosus（PDA）ligation　［又称］动脉导管未闭结扎术△
动脉导管未闭切断缝合术　division and suture of patent ductus arteriosus
多发室间隔缺损修补术　multiple ventricular septal defect repair
二尖瓣瓣环成形术　mitral valve annuloplasty
二尖瓣瓣上环狭窄矫治术　rectifying of supravalvular mitral annulus stenosis

二尖瓣瓣周漏修补术　repair of perivalvular leakage of mitral valve

二尖瓣闭式扩张术　closed mitral dilatation

二尖瓣成形术　mitral valvoplasty　［又称］二尖瓣修复术△

二尖瓣机械瓣膜置换术　mitral valve replacement with mechanical prosthetic valve

二尖瓣上环切除术　supramitral ring resection

二尖瓣生物瓣膜置换术　mitral valve replacement with biological prosthetic valve

二尖瓣探查术　mitral valve exploration

二尖瓣下环切除术　subvalvular mitral ring resection

法洛四联症伴肺动脉瓣缺如矫治术　repair of tetralogy of Fallot with pulmonary valve absence

法洛四联症伴心内膜垫缺损矫治术　repair of tetralogy of Fallot with endocardial cushion defect

法洛四联症根治术(不切心室)　radical correction of tetralogy of Fallot (without ventriculotomy)

法洛四联症根治术(切心室,不跨环补片)　radical correction of tetralogy of Fallot (ventriculotomy, non-transanular patch)

法洛四联症根治术(切心室,跨环补片)　radical correction of tetralogy of Fallot (ventriculotomy, transanular patch)

法洛四联症根治术(切心室,未跨环补片术)　radical correction of tetralogy of Fallot (ventriculotomy, non-transannular patch repair)

法洛四联症根治术(右室 - 肺动脉外管道)　radical correction of tetralogy of Fallot (RV-PA conduit)

房间隔部分闭合术　closure of atrial septal section

房间隔穿刺术　atrial septal puncture

房间隔开窗闭合术　closure of atrial septum opening

房间隔开窗术　atrial septum opening

房间隔缺损补片修补术　atrial septal defect (ASD) repair with tissue patch

房间隔缺损缝合术　atrial septal defect (ASD) repair

房间隔缺损扩大术　atrial septal defect (ASD) enlargement procedure

房间隔缺损修补术　atrial septal defect (ASD) repair procedure

肺动静脉瘘栓塞术　pulmonary arteriovenous fistula embolization

肺动脉瓣瓣周漏修补术　correction of pulmonary perivalvular leakage

肺动脉瓣闭式扩张术　closed pulmonary valve commissurotomy

肺动脉瓣成形术　pulmonary valvuloplasty

肺动脉瓣机械瓣膜置换术　pulmonary valve replacement with mechanical prosthetic valve

肺动脉瓣生物瓣膜置换术　pulmonary valve replacement with biological prosthetic valve

肺动脉瓣探查术　pulmonary valve exploration

肺动脉闭锁 - 室间隔缺损矫治术　pulmonary artery atresia with ventricular septal defect correction

肺动脉闭锁 - 室间隔缺损 - 体肺动脉侧支循环矫治术　pulmonary artery atresia with ventricular septal defect and systemic-pulmonary artery collateral circulation correction

肺动脉部分切除伴吻合术　pulmonary artery partial resection with anastomosis

肺动脉吊带矫治术　correction of pulmonary artery sling

肺动脉环束去除术　removal of pulmonary artery banding

肺动脉环束术　pulmonary artery banding

肺动脉结扎术　ligation of pulmonary artery

肺动脉瘤包裹术　pulmonary artery aneurysm encapsulation

肺动脉瘤切除伴补片修补术　pulmonary artery aneurysm resection with patch repair

肺动脉瘤切除伴肺动脉成形术　pulmonary artery aneurysm resection with pulmonary artery angioplasty

肺动脉瘤切除伴人工血管置换术　pulmonary artery aneurysm resection with artificial blood vessel replacement

肺动脉内膜剥脱术　pulmonary endarterectomy

肺动脉起源于升主动脉矫治术　pulmonary artery originated from ascending aorta correction

肺动脉融合术　pulmonary artery fusion

肺动脉 - 上腔静脉分流术　pulmonary artery-superior vena cava shunt ［又称］Glenn 术△

肺动脉栓塞术　pulmonary artery embolization

肺动脉探查术　pulmonary artery surgical exploration

肺动脉外周分支成形术　pulmonary peripheral branch angioplasty

肺动脉修补术　pulmonary artery repair

肺动脉血栓切除术　pulmonary artery thromboembolectomy

肺动脉中心分支成形术　pulmonary central branch angioplasty

肺静脉成形术　pulmonary vein angioplasty

肺静脉狭窄矫治术　correction of pulmonary vein stenosis

丰唐手术　Fontan operation　［又称］Fontan 手术△,方坦手术△, Fontan 术△

丰唐手术(全腔静脉 - 肺动脉连接,内隧道,不打孔)　Fontan operation［total cavopulmonary connection (TCPC), lateral tunnel, non-fenestrated］

丰唐手术(全腔静脉 - 肺动脉连接,内隧道,打孔)　Fontan operation［total cavopulmonary connection (TCPC), lateral tunnel, fenestrated］

丰唐手术(全腔静脉 - 肺动脉连接,外管道,不打孔)　Fontan operation［total cavopulmonary connection (TCPC), external conduit, non-fenestrated］

丰唐手术(全腔静脉 - 肺动脉连接,外管道,打孔)　Fontan operation［total cavopulmonary connection (TCPC), external conduit, fenestrated］

丰唐手术(心房 - 肺动脉连接)　Fontan operation［atrio-pulmonary connection］

丰唐手术(心房 - 心室连接)　Fontan operation［atrio-ventricular connection］

封堵器取出术　removal of occluder

复合手术胸主动脉覆膜支架置入术(腋 - 腋、腋 - 颈、腋 - 腋 - 颈)　hybrid thoracic endovascular stent-graft repair (axillary-axillary artery, axillary-carotid artery, axillary-axillay-carotid artery)

腹腔干动脉造影　celiac artery angiography

腹腔干动脉瘤腔内修复术　endovascular repair of celiac trunk aneurysm

腹腔干动脉支架植入术　stent implantation of celiac trunk artery

腹腔 - 静脉分流术　peritoneovenous shunt

腹腔镜肝动脉结扎术　laparoscopic hepatic artery ligation

腹主动脉覆膜支架植入术　endovascular aortic stent-graft repair

腹主动脉夹层腔内修复术　endovascular repair of abdominal aortic dissection

腹主动脉结扎术　abdominal aortic ligation

腹主动脉瘤切除伴人工血管置换术　abdominal aortic aneurysm resection with artificial vascular replacement

腹主动脉瘤切除术　resection of abdominal aortic aneurysm

腹主动脉腔内修复术　endovascular repair of abdominal aorta

腹主动脉切开取栓术　embolectomy of abdominal aorta

腹主动脉血管成形术　abdominal aortic angioplasty

腹主动脉支架植入术　abdominal aortic stent implantation

改良 MORROW 手术　modified MORROW procedure

改良心室成形术　modified ventriculoplasty

肝动脉介入栓塞术　interventional hepatic arterial embolization

肝动脉重建术　hepatic artery revascularization

肝动脉支架植入术　hepatic artery stent implantation

肝左动脉栓塞术　interventional left hepatic arterial embolization

供瘤动脉栓塞术　tumor-feeding artery embolization

肱动脉切开取栓术　brachial artery embolectomy

共同动脉干矫治术　truncus arteriosus communis repair

股动脉穿刺术　femoral artery puncture

股动脉穿刺置管术　femoral artery puncture catheterization

股动脉 - 股动脉转流术　femoral-femoral artery bypass grafting

股动脉结扎术　ligation of femoral artery

股动脉内膜剥脱术　femoral artery endarterectomy

股动脉破裂修补术　repair of ruptured femoral artery

股动脉切开取栓术　femoral artery embolectomy

股动脉球囊扩张　balloon dilatation of femoral artery

股动脉人工血管转流术　femoral artery bypass with artificial graft

股动脉栓塞术　embolization of femoral artery

股动脉造影　femoral arteriography

股动脉支架植入术　femoral artery stent implantation

股腘动脉人工血管转流术　femoral-popliteal artery bypass with artificial graft

股静脉穿刺术　femoral vein puncture

股静脉穿刺置管术　femoral vein puncture catheterization

股静脉破裂修补术　ruptured femoral vein repair

股静脉置管术　femoral vein catheterization

股深动脉成形术　deep femoral artery angioplasty

冠状动脉成角迂曲病变非药物洗脱支架置入术　non drug eluting stent implantation for tortuous and angular coronary artery

冠状动脉成角迂曲病变药物洗脱支架置入术　drug eluting stent implantation for tortuous and angular coronary artery

冠状动脉搭桥术后动脉桥血管非药物洗脱支架置入术　non drug eluting stent implantation for arterial bridge after coronary artery bypass graft

冠状动脉搭桥术后动脉桥血管药物洗脱支架置入术　drug eluting stent implantation in arterial graft after coronary artery bypass graft

冠状动脉搭桥术后静脉桥血管非药物洗脱支架置入术　non drug eluting stent implantation in vein graft after coronary artery bypass graft

冠状动脉搭桥术后静脉桥血管药物洗脱支架置入术　drug eluting stent implantation in vein graft after coronary artery bypass graft

冠状动脉搭桥术后左主干桥血管非药物洗脱支架置入术　non drug eluting stent implantation in the left main coronary artery after coronary artery bypass graft

冠状动脉搭桥术后左主干桥血管药物洗脱支架置入术　drug eluting stent implantation in the left main coronary artery after coronary artery bypass graft

冠状动脉多支弥漫病变非药物洗脱支架置入术　multiple non drug eluting stents implantation for diffuse coronary artery disease

冠状动脉多支弥漫病变药物洗脱支架置入术　multiple drug eluting stents implantation for diffuse coronary artery disease

冠状动脉非药物洗脱支架置入术　intracoronary non drug eluting stent implantation

冠状动脉分叉病变单个非药物洗脱支架置入术　single non drug eluting stent implantation for bifurcation lesion of coronary artery

冠状动脉分叉病变单个药物洗脱支架置入术　single drug eluting stent implantation for bifurcation lesion of coronary artery

冠状动脉分叉病变两个非药物洗脱支架置入术　two non drug eluting stent implantation for bifurcation lesion of coronary artery

冠状动脉分叉病变两个药物洗脱支架置入术　two drug eluting stent implantation for bifurcation lesion of coronary artery

冠状动脉覆膜支架置入术　coated coronary artery stent implantation

冠状动脉钙化病变非药物洗脱支架置入术　non drug eluting stent implantation in coronary artery calcification

冠状动脉钙化病变药物洗脱支架置入术　drug eluting stent implantation in coronary artery calcification

冠状动脉肌桥切断术　amputation of coronary artery myocardial bridge

冠状动脉结扎术　ligation of coronary artery

冠状动脉开口成形术　angioplasty of coronary artery ostium

冠状动脉瘘修补术　repair of coronary artery fistula

冠状动脉慢性完全闭塞病变非药物洗脱支架置入术　non drug eluting stent implantation for chronic total occlusion of coronary artery disease

冠状动脉慢性完全闭塞病变药物洗脱支架置入术　drug eluting stent implantation for chronic total occlusion of coronary artery disease

冠状动脉内溶栓剂注射　intracoronary injection with thrombolytics

冠状动脉探查术　exploration of coronary artery

冠状动脉药物洗脱支架置入术　percutaneous coronary drug eluting stent implantation

冠状动脉异常起源于肺动脉矫治术　correction of anomalous origin of coronary artery from pulmonary artery

冠状动脉 - 右房瘘封堵术　coronary artery-right atrial fistula occlusion

冠状动脉支架置入术　percutaneous coronary stent implantation

冠状动脉左主干病变单个非药物洗脱支架置入术　single non drug eluting stent implantation with left main coronary artery disease

冠状动脉左主干病变单个药物洗脱支架置入术　single drug eluting stent implantation with left main coronary artery disease

冠状动脉左主干病变两个非药物洗脱支架置入术　two non drug eluting stent implantation with left main coronary artery disease

冠状动脉左主干病变两个药物洗脱支架置入术　two drug cluing stent implantation with left main coronary artery disease

冠状动脉左主干合并多支病变非药物洗脱支架置入术　non drug eluting stent implantation with left main coronary artery complicated with multi-vessel lesions

冠状动脉左主干合并多支病变药物洗脱支架置入术　drug eluting stent implantation in the left main coronary artery complicated with multi-vessel lesions

冠状血管动脉瘤修补术　repair of aneurysm of coronary artery

腘动脉内膜剥脱术　popliteal endarterectomy

腘动脉切开取栓术　popliteal artery embolectomy

腘动脉松解术　popliteal artery lysis

腘动脉支架植入术　popliteal artery stent implantation

过渡型心内膜垫缺损矫治术　repair of transitional endocardial cushion defect

急性缺血性脑卒中静脉溶栓　acute ischemic stroke intravenous thrombolysis

假性动脉瘤切除术　pseudoaneurysm resection

矫正型大动脉转位矫治(室间隔缺损闭合)　corrected transposition of great artery（closure of ventricular septal defect）

矫正型大动脉转位矫治(室间隔缺损闭合伴左室肺动脉外管道连接)　corrected transposition of great artery correction（closure of ventricular septal defect with left ventricular pulmonary artery external connection）

矫正型大动脉转位矫治(心房调转伴 Rastelli 手术)　corrected transposition of great artery correction（atrial switch operation with Rastelli operation）

矫正型大动脉转位矫治[心房调转术，大动脉调转(双调转术)]　corrected transposition of great artery correction［atrial switch operation，arterial switch（double switch operation）］

经导管二尖瓣钳夹术　transcatheter edge-to-edge mitral valve repair，TMVR

经颈静脉肝内门腔内分流术　transjugular intrahepatic portosystemic shunt，TIPS

经皮瓣周瘘封堵术　percutaneous perivalvular leakage closure

经皮肠系膜上动脉球囊扩张成形术　percutaneous balloon angioplasty of superior mesenteric artery

经皮肠系膜上动脉支架植入术　percutaneous superior mesenteric artery stenting

经皮大脑中动脉支架置入术　percutaneous middle cerebral artery stenting

经皮单一房间隔缺损封堵术　percutaneous occlusion of single atrial septal defect

经皮动脉导管未闭封堵术　percutaneous closure of patent doctus arteriosus

经皮二尖瓣钳夹术　percutaneous mitral valve clipping

经皮二尖瓣球囊扩张成形术　percutaneous mitral balloon dilatation

经皮二尖瓣植入术　percutaneous mitral valve implantation

经皮肺动脉瓣球囊扩张成形术　percutaneous pulmonary balloon dilatation

经皮肺动脉瓣植入术　percutaneous pulmonary valve implantation

经皮肺动脉球囊扩张成形术　percutaneous balloon pulmonary valvuloplasty，balloon dilatation of pulmonary artery

经皮腹腔干动脉球囊扩张成形术　percutaneous balloon angioplasty of celiac trunk

经皮腹腔干动脉支架植入术　percutaneous celiac trunk stenting

经皮肝动脉栓塞术　percutaneous hepatic artery embolization

经皮股静脉穿刺术　percutaneous femoral artery puncture

经皮股动脉球囊扩张成形术　percutaneous balloon angioplasty of femoral artery

经皮股动脉药物洗脱支架置入术　percutaneous femoral artery drug eluting stent implantation

经皮股动脉支架植入术　percutaneous femoral artery stenting

经皮股静脉穿刺术　percutaneous femoral vein puncture

经皮冠状动脉瘘封堵术　percutaneous coronary artery fistula occlusion

经皮冠状动脉球囊扩张成形术　percutaneous coronary artery balloon angioplasty

经皮冠状动脉旋磨术　percutaneous coronary artery rotational atherectomy

经皮冠状动脉血栓抽吸术　percutaneous coronary artery thrombus aspiration

经皮冠状动脉粥样斑块切除术　percutaneous coronary artery atherosclerotic plaque resection

经皮冠状血管成形术　percutaneous coronary angioplasty

经皮基底动脉血管成形术　percutaneous basilar artery angioplasty

经皮基底动脉支架置入术　percutaneous basilar artery stenting

经皮降主动脉药物洗脱支架置入术　percutaneous drug eluting stent implantation in descending aorta

经皮颈动脉球囊扩张成形术　percutaneous balloon angioplasty of carotid artery

经皮颈动脉支架植入术　percutaneous carotid artery stenting

经皮静脉内支架植入术　percutaneous intravenous stent implantation

经皮静脉球囊扩张术　percutaneous balloon venous dilatation

经皮脾动脉栓塞术　percutaneous splenic artery embolization

经皮三尖瓣植入术　percutaneous tricuspid valve implantation

经皮肾动脉成形术　percutaneous renal angioplasty

经皮肾动脉球囊扩张术　percutaneous renal artery balloon dilatation

经皮肾动脉栓塞术　percutaneous renal artery embolization

经皮肾动脉支架植入术　percutaneous renal artery stent implantation

经皮室间隔缺损封堵术　percutaneous occlusion of ventricular septal defect

经皮锁骨下动脉球囊扩张成形术　percutaneous balloon angioplasty of subclavian artery

经皮锁骨下动脉支架植入术　percutaneous subclavian artery stent implantation

经皮外周动脉球囊扩张成形术　percutaneous balloon angioplasty of peripheral artery

经皮外周动脉支架植入术　percutaneous peripheral artery stenting

经皮下腔静脉滤器置入术　percutaneous inferior vena cava filter implantation

经皮心脏瓣膜手术　percutaneous heart valve surgery

经皮心脏辅助装置去除术　percutaneous cardiac assist device removal

经皮心脏辅助装置置换术　percutaneous cardiac assist device replacement

经皮心脏辅助装置置入术　percutaneous cardiac assist device implantation

经皮心脏化学消融术　percutaneous cardiac chemical ablation

经皮心脏冷冻消融术　percutaneous cardiac cryosurgery

经皮心脏射频消融术　percutaneous cardiac radiofrequency ablation

经皮心脏微波消融术　percutaneous cardiac microwave ablation

经皮选择性血管造影　percutaneous selective angiography

经皮主动脉瓣球囊扩张成形术　percutaneous aortic balloon angioplasty

经皮主动脉瓣植入术　percutaneous aortic valve implantation　［又称］TAVI 手术△

经皮主动脉缩窄支架置入术　percutaneous stent implantation for aortic constriction

经皮左心耳封堵术　percutaneous left atrial appendage occlusion

经皮左心室减容重塑（伞样）装置置入术　percutaneous implantation of left ventricular volume reduction reshaping device（umbrella type）

经锁骨下静脉穿刺置管术　catheterization via subclavian vein puncture

经外周静脉穿刺中心静脉置管术　peripherally inserted central venous catheter,PICC

经心尖主动脉瓣生物瓣膜植入术　biological valve implantation for aortic valve through cardiac apex

经胸动脉导管封堵术　transthoracic closure of patent ductus arteriosus

经胸房间隔缺损闭式伞修补术　transthoracic closed umbrella closure of atrial septal defect repair

经胸肺动脉瓣球囊扩张成形术　transthoracic balloon dilatation of pulmonary artery

经胸肺动脉瓣支架置入术　transthoracic pulmonary artery stent implantation

经胸室间隔缺损闭式伞修补术　transthoracic closed umbrella closure of ventricular septal defect repair

经胸心脏辅助装置置换术　transthoracic replacement of heart assist device

经胸心脏射频消融改良迷宫术　transthoracic modified maze procedure with radiofrequency ablation

经胸心脏微波消融术　transthoracic heart microwave ablation

经胸主动脉瓣球囊扩张成形术　transthoracic balloon dilatation of thoracic aortic valve

经胸主动脉瓣支架置入术　transthoracic aortic valve stent implantation

经胸主动脉瓣植入术　transthoracic aortic valve implantation

颈动脉开窗术　carotid fenestration

颈动脉球囊扩张术　carotid artery balloon dilatation

颈动脉体瘤切除术　carotid body tumor resection

颈动脉造影　carotid artery angiography

颈动脉支架植入术　carotid artery stenting,CAS

颈内动脉海绵窦瘘栓塞术　internal carotid cavernous fistula embolization

颈内动脉支架植入术　internal carotid artery stent implantation

颈内静脉长期导管植入术　indwelling catheterization of internal jugular vein

颈内静脉穿刺术　internal jugular vein puncture

颈内静脉穿刺置管术　internal jugular vein catheterization

颈内静脉栓塞　internal jugular vein embolism

颈外动脉分支栓塞术　embolization of branch of external carotid artery

颈外动脉造影　external carotid arteriography

颈总动脉 - 锁骨下动脉搭桥术　common carotid artery-subclavian artery bypass grafting

颈总动脉造影　common carotid arteriography

静脉补片成形术　venous patch plasty

静脉穿刺置管术　venous catheterization

静脉港植入术　venous access port implantation

静脉滤器　venous filter

静脉切开置管术　venotomy catheterization

静脉球囊成形术　venous balloon angioplasty

静脉曲张硬化剂治疗　sclerotherapy of varicosities

静脉溶栓　intravenous thrombolysis

静脉支架植入术　venous stent implantation

拉斯泰利手术　Rastelli operation　［又称］Rastelli 手术

淋巴管 - 静脉吻合术　lymphatic-venous anastomosis

卵圆孔未闭闭式伞堵修补术　closed umbrella closure of patent foramen ovale

卵圆孔未闭封堵术　occlusion of patent foramen ovale

卵圆孔未闭修补术　repair of patent foramen ovale

卵圆孔未闭组织补片修补术　tissue patch repair of patent foramen ovale

滤器植入　venous filter implantation

马斯塔德手术　Mustard operation　［又称］Mustard 手术△,Mustard 术△

门静脉支架植入术　portal vein stenting

诺伍德手术　Norwood operation　［又称］Norwood 手术△

膀胱动脉栓塞术　bladder artery embolization

脾动脉瘤弹簧圈栓塞术　embolization of splenic aneurysm with coils

脾肾静脉吻合术　splenorenal vein anastomosis

脐动脉置管术　umbilical artery catheterization

脐静脉置管术　umbilical vein catheterization

髂动脉瘤腔内修复术　endovascular iliac aneurysm repair

髂动脉球囊扩张成形术　iliac artery balloon angioplasty

髂动脉栓塞术　iliac artery embolization

髂动脉造影　iliac arteriography

髂动脉支架植入术　iliac artery stenting

髂静脉球囊扩张成形术　iliac vein balloon angioplasty

髂静脉支架植入术　iliac vein stenting

髂内动脉栓塞术　embolization of internal iliac artery

髂外动脉支架植入术　external iliac artery stenting

髂总动脉支架置入术　common iliac artery stenting

腔静脉肺动脉吻合术　cavopulmonary anastomosis

腔静脉滤器植入术　vena cava filter insertion

腔静脉修补术　vena cava repair

腔静脉置管术　vena cava catheterization

全弓人工血管置换术　total aortic arch prosthetic graft replacement

全人工心脏　total artificial heart

全胸腹主动脉置换术　total thoracoabdominal aorta replacement

全主动脉弓人工血管置换并支架象鼻手术　total aortic arch artificial vessel replacement combined with stented elephant trunk implantation ［又称］孙氏手术△, Sun 手术△

全主动脉人工血管置换术　total aortic artificial blood vessel replacement

桡动脉支架置入术　radial artery stent implantation

人工动静脉瘘修补术　repair of artificial arteriovenous fistula

人工血管切开取栓术　embolectomy of artificial blood vessel

人工血管取出术　removal of artificial blood vessel

人工血管支架植入术　stenting of artificial blood vessel

人造心脏瓣膜重新缝合术　artificial heart valve resuture surgery

三房心矫正术　correction of cortriatriatum

三尖瓣瓣环成形术　tricuspid annuloplasty

三尖瓣瓣膜切除(非瓣膜置换)　tricuspid valve resection（non valve replacement）

三尖瓣瓣周漏修补术　repair of perivalvular leak of tricuspid valve

三尖瓣闭合(单心室)术　tricuspid valve closed（single ventricle）operation

三尖瓣闭式扩张术　closed tricuspid dilatation

三尖瓣成形术　tricuspid valvuloplasty

三尖瓣机械瓣膜置换术　mechanical tricuspid valve replacement

三尖瓣生物瓣膜置换术　biological tricuspid valve replacement

三尖瓣探查术　exploration for tricuspid valve

三尖瓣赘生物清除术　tricuspid vegetation removal

三腔永久起搏器置入术　three chamber pacemaker implantation

森宁手术　Senning operation　［又称］Senning 手术

上腔静脉成形术　superior vena cava angioplasty

上腔静脉人工血管置换　superior vena cava prosthesis replacement

上腔静脉支架植入术　stenting of superior vena cava

上腔静脉置换术　superior vena cava replacement

深静脉穿刺　deep vein puncture

深静脉穿刺置管术　catheterization by deep vein puncture

肾动脉介入栓塞术　interventional embolization of renal artery

肾动脉开窗术　fenestration of renal artery

肾动脉支架植入术　renal artery stenting

升主动脉部分切除伴人工血管置换术　partial resection of ascending aorta with artificial vascular replacement　［又称］升主动脉人工血管置换术△,升主动脉置换术△

升主动脉成形术　ascending aortic aortoplasty

升主动脉 - 肺动脉分流术　ascending aorta-pulmonary artery shunt

升主动脉 - 腹主动脉人工血管搭桥术　ascending aorta-abdominal artery artificial vessel bypass grafting

升主动脉 - 股动脉人工血管搭桥术　ascending aorta-femoral artery artificial vessel bypass

升主动脉 - 颈总动脉人工血管搭桥术　ascending aorta-carotid artery artificial vessel bypass

升主动脉 - 双股动脉人工血管搭桥术　ascending aorta-bilateral femoral artery artificial vessel bypass

升主动脉 - 锁骨下动脉人工血管搭桥术　ascending aorta-subclavian artery artificial vessel bypass

升主动脉 - 头臂动脉人工血管搭桥术　ascending aorta-brachiocephalic artery artificial vessel bypass

升主动脉 - 无名动脉人工血管搭桥术　ascending aorta-innominate artery artificial vessel bypass

升主动脉 - 腋动脉人工血管搭桥术　ascending aorta-axillary artery artificial vessel bypass

十二指肠动脉栓塞术　duodenal artery embolization

室壁瘤切除术　resection of ventricular aneurysm

室壁瘤折叠术　plication of ventricular aneurysm

室间隔开窗术　fenestration of ventricular septum

室间隔缺损补片修补术　artificial patch repairment of ventricular septal defect

室间隔缺损扩大术　enlargement of ventricular septal defect

室间隔缺损修补术　repair of ventricular septal defect

室间隔缺损组织补片修补术　tissue patch repairment of ventricular septal defect

双侧股动脉取栓　bilateral femoral embolectomy

双侧髂内动脉结扎术　bilateral internal iliac artery ligation

双侧髂内动脉栓塞术　bilateral internal iliac artery embolization

双侧双向腔静脉肺动脉吻合术　bilateral bidirectional vena cava-pulmonary artery anastomosis　［又称］双侧双向 Glenn 手术△

双带蒂皮瓣移植术　double pedicle skin flap transplantation

双动脉根部调转术　double arterial root switch operation　［又称］DRT 手术△

双腔永久起搏器置换术　dual chamber permanent pacemaker replacement

双腔永久起搏器置入术　dual chamber permanent pacemaker implantation

双腔右心室矫治术　double chambered right ventricle correction

双向腔静脉肺动脉吻合术　bidirectional anastomosis of vena cava-pulmonary artery　［又称］双向 Glenn 手术△

双心室起搏伴心内除颤器置入术　biventricular pacing with intracardiac defibrillator implantation

双心室起搏器置入术　biventricular pacemaker implantation

锁骨下动脉覆膜支架置入术　endovascular covered stent graft repair of subclavian artery

锁骨下动脉开窗术　fenestration of subclavian artery

锁骨下动脉人工血管搭桥术　subclavian artery bypass grafting

锁骨下动脉支架植入术　subclavian artery stenting

锁骨下静脉穿刺术　subclavian venipuncture

锁骨下静脉穿刺置管术　catheterization of subclavian vein

锁骨下静脉置管拔除　extubation of subclavian vein

体动脉 - 肺动脉分流术　systemic-pulmonary artery shunting

体 - 肺侧支汇聚术　systemic-pulmonary collateral aggregation operation　［又称］UF 手术△

体 - 肺动脉侧支封堵术　systemic-pulmonary collateral closure

体 - 肺动脉侧支结扎术　systemic-pulmonary collateral ligation

体 - 肺分流去除术　systemic-pulmonary shunt removal

体 - 肺分流再校正术　systemic-pulmonary shunt correction　［又称］体 - 肺分流再矫正术△

体静脉狭窄矫治术　correction of systemic venous stenosis

体静脉异位连接矫治术　correction of systemic venous ectopic connection

体外膜氧合　extracorporeal membrane oxygenation, ECMO

头臂干动脉开窗术　fenestration of brachiocephalic trunk

头静脉 - 桡动脉端侧吻合　cephalic vein-radial artery end-to-side anastomosis

外管道置入(右心室 - 肺动脉)　conduit placement（RV to PA）

外管道置入(左心室 - 肺动脉)　conduit placement（LV to PA）

外周动脉搭桥术　peripheral artery bypass grafting

完全型肺静脉异位引流矫治术　total anomalous pulmonary venous drainage repair

完全型心内膜垫缺损矫治术　repair of endocardial cushion defect with tissue patch

胃左动脉栓塞术　embolization of left gastric artery

无名动脉支架植入术　stenting of innominate artery

下腔静脉癌栓取出术　removal of tumor thrombus in inferior vena cava

下腔静脉成形术　angioplasty of inferior vena cava

下腔静脉隔膜切除术　diaphragm resection of inferior vena cava

下腔静脉滤器取出术　removal of inferior vena cava filter

下腔静脉滤器植入术　implantation of inferior vena cava filter

下腔静脉切开取栓术　embolectomy of inferior vena cava

下腔静脉支架植入术　stenting of inferior vena cava

下肢动脉取栓术　embolectomy of lower extremity artery

下肢动脉支架植入术　lower extremity artery stenting

下肢静脉曲张剥脱术　stripping of varicose vein of lower extremity

下肢静脉取栓术　venous embolectomy of lower extremity

下肢血管瘤切除术　excision of hemangioma of lower extremity

小隐静脉剥脱术　stripping of small saphenous vein

心包病损切除术　excision of lesion of pericardium

心包剥脱术　pericardial stripping

心包部分切除术　partial excision of pericardium

心包穿刺术　pericardiocentesis

心包开窗术　pericardial fenestration

心包囊肿切除术　pericardial cystectomy

心包切开探查术　incision and exploration of pericardium

心包切开引流术　incision and drainage，pericardiostomy　［又称］心包造口术△

心包修补术　pericardial repair

心包异物取出术　removal of foreign body from pericardium

心包粘连松解术　lysis of adhesion of pericardium

心耳结扎术　atrial appendage ligation

心房板障术　atrial diploic surgery　［又称］Mustard or Senning 手术△

心房病损切除术　excision of lesion of atrium

心房内板障手术(非 Mustard，非 Senning 手术)　intra-atrial baffle repair（non-Mustard，non-Senning operation）

心房切开血栓清除术　atrial incision and thrombus removal

心房折叠术　atrial folding

心房转位术　atrial switch procedure

心 - 肺联合移植术　simultaneous heart-lung transplantation

心肌部分切除术　partial resection of myocardium

心肌激光打孔术　laser myocardial perforation

心肌切开术　incision of myocardium

心肌细胞移植术　transplantation of cardiac muscle cell

心尖入路主动脉瓣植入术　transapical transcatheter aortic valve implantation，TA-TAVI

心内膜切开术　endocardium incision

心室病损切除术　excision of lesion of ventricle

心室部分切除术　partial ventricular resection

心室减容术　ventricular volume reduction，Batista procedure　［又称］Batista 手术△

心室内隧道修补术　repair of intraventricular tunnel

心室切开术　incision of ventricle

心室水平修复手术　REV procedure　［又称］REV 手术△

心室修补术　ventricular repair

心室异常肌束切除术　resection of ventricular muscle abnormality

心外膜电极置换术　epicardial electrode replacement

心脏瓣膜置换术　heart valve replacement

心脏泵置入术　cardiac pump implantation

心脏病损切除术　excision of lesion of heart

心脏除颤器导联置入术　cardiac defibrillator lead implantation

心脏除颤器置入伴心导管检查　cardiac defibrillator implantation and cardiac catheterization

心脏除颤器置入术　cardiac defibrillator implantation

心脏电复律　cardioversion

心脏动脉瘤切除术　aneurysm of heart excision

心脏动脉瘤修补术　cardiac aneurysm repair

心脏辅助装置去除术　removal of cardiac assist device

心脏间隔补片再缝合术　cardiac septal patch resuture

心脏破裂修补术　repair of cardiac rupture

心脏起搏器囊袋修补术　cardiac pacemaker pouch repair

心脏起搏器装置置换　cardiac pacemaker replacement

心脏切开术　incision of heart，cardiotomy

心脏乳头肌修补术　repair of papillary muscle of heart

心脏手术体外循环　cardiopulmonary bypass

心脏网膜固定术　fixation of cardiac membrane

心脏移植术　heart transplantation

心脏再同步除颤器脉冲发生器置换术　cardiac resynchronization defibrillator pulse generator replacement

心脏再同步除颤器脉冲发生器置入术　cardiac resynchronization defibrillator pulse generator implantation

心脏再同步起搏器脉冲发生器置换术　replacement of cardiac resynchronization pacemaker pulse generator

心脏再同步起搏器脉冲发生器置入术　implantation of cardiac resynchronization pacemaker pulse generator

心脏肿瘤切除术　cardiac tumor resection

心脏赘生物清除术　cardiac neoplasm removal

胸腹主动脉人工血管置换术　thoracoabdominal aortic prosthesis replacement

胸腔镜下部分型肺静脉畸形引流矫治术　thoracoscopic partial anomaly of pulmonary venous connection repair

胸腔镜下二尖瓣成形术　thoracoscopic mitral valvuloplasty

胸腔镜下二尖瓣机械瓣置换术　thoracoscopic mechanical mitral valve replacement

胸腔镜下二尖瓣生物瓣置换术　thoracoscopic biological mitral valve replacement

胸腔镜下房间隔缺损修补术　thoracoscopic atrial septal defect（ASD）repair

胸腔镜下肺动脉瓣成形术　thoracoscopic pulmonary valvuloplasty

胸腔镜下肺动脉瓣机械瓣置换术　thoracoscopic pulmonary mechanical valve replacement

胸腔镜下肺动脉瓣生物瓣置换术　thoracoscopic pulmonary biological valve replacement

胸腔镜下肺动脉修补术　thoracoscopic pulmonary artery repair

胸腔镜下开胸探查术　open chest exploration with thoracoscopic surgery

胸腔镜下肋间动脉结扎术　thoracoscopic intercostal artery ligation

胸腔镜下卵圆孔未闭修补术　thoracoscopic patent foramen ovale（PFO）repair

胸腔镜下三房心矫治术　thoracoscopic three-chamber heart correction surgery

胸腔镜下三尖瓣成形术　thoracoscopic tricuspid valvuloplasty

胸腔镜下三尖瓣机械瓣置换术　thoracoscopic mechanical tricuspid valve replacement

胸腔镜下三尖瓣生物瓣置换术　thoracoscopic biological tricuspid valve replacement

胸腔镜下升主动脉置换术　thoracoscopic ascending aorta replacement

胸腔镜下室间隔缺损修补术　thoracoscopic ventricular septal defect（VSD）repair

胸腔镜下心包活组织检查　thoracoscopic biopsy of pericardial sac

胸腔镜下心包开窗术　thoracoscopic fenestration of pericardium

胸腔镜下心包切开引流术　thoracoscopic pericardial incision and drainage

胸腔镜下心房病损切除术　thoracoscopic atrial lesion resection

胸腔镜下心内膜垫缺损修补术　thoracoscopic repair of endocardial cushion defect

胸腔镜下心脏病损切除术　thoracoscopic cardiac lesion resection

胸腔镜下心脏射频消融改良迷宫术　thoracoscopic cardiac radiofrequency ablation with modified maze procedure

胸腔镜下心脏射频消融术　thoracoscopic cardiac radiofrequency ablation

胸腔镜下支气管动脉结扎术　thoracoscopic bronchial artery ligation

胸腔镜下主动脉瓣成形术　thoracoscopic aortic valvuloplasty

胸腔镜下主动脉瓣机械瓣置换术　thoracoscopic mechanical aortic valve replacement

胸腔镜下主动脉瓣生物瓣置换术　thoracoscopic biological aortic valve replacement

胸腔镜下左心耳结扎术　thoracoscopic ligation of left atrial appendage

胸腔镜下左心耳切除术　thoracoscopic resection of left atrial appendage

胸腺全部切除术　total excision of thymus

胸主动脉部分切除伴人工血管置换术　partial resection of thoracic aorta with artificial blood vessel replacement

胸主动脉覆膜支架腔内隔绝术　endovascular exclusion of thoracic aortic covered stent graft　［又称］胸主动脉覆膜支架置入术△，胸主动脉夹层腔内隔绝术△，胸主动脉夹层腔内修复术△，胸主动脉腔内隔绝术△，胸主动脉支架植入术△，胸主动脉支架置入术△

胸主动脉夹层动脉瘤开窗术　thoracic aortic dissection aneurysm fenestration

胸主动脉血管内超声　intravascular ultrasound of thoracic aorta

胸主动脉支架置入术　thoracic aortic stent implantation

选择性肝动脉栓塞术　selective hepatic artery embolization

选择性脾动脉栓塞术　selective splenic artery embolization

血管环矫治术　vascular ring repair

血管探查　vascular exploration

血管吻合术　vascular anastomosis

血管移植术　vascular transplantation

血管造瘘术　angiostomy

延迟关胸术　delayed sternal closure

一个半心室矫治术　one and a half ventricle repair

移植肾动脉支架置入术　artery stenting of transplanted kidney

右室 - 肺动脉外管道更换　conduit replacement（RV to PA）

右室流出道疏通术　right ventricular outflow tract（RVOT）procedure

右室室壁瘤矫治术　right ventricular aneurysm correction

右室双出口矫治术（内隧道）　double outlet of right ventricle（DORV）correction（intraventricular tunnel）

原位心脏移植术　orthotopic heart transplantation

支架象鼻手术　stented elephant trunk implantation

直视下二尖瓣切开扩张术　mitral valve incision dilatation under direct vision

直视下二尖瓣修补术　repair of mitral valve under direct vision

直视下房间隔缺损人造补片修补术　atrial septal defect artificial patch repair under direct vision

直视下肺动脉瓣成形术　pulmonary valve operation under direct vision

直视下肺动脉瓣切开扩张术　incision and dilatation of pulmonary artery valve under direct vision

直视下冠状动脉内膜切除术　coronary artery intimal resection under direct vision

直视下冠状动脉内膜切除术伴补片移植术　coronary artery intimal resection with patch graft under direct vision

直视下三尖瓣修补术　repair of tricuspid valve under direct vision

直视下主动脉瓣修补术　repair of aortic valve under direct vision

中心静脉穿刺术　central venipuncture

中心静脉穿刺置管术　central venous catheterization

主动脉瓣瓣周漏修补术　repair of aortic valve with circumferential fistula

主动脉瓣闭式扩张术　closed aortic valve dilation

主动脉瓣成形术　aortic valvuloplasty

主动脉瓣机械瓣膜置换术　aortic valve replacement surgery with mechanical valve prosthesis

主动脉瓣膜下环切除术　loop excision under aortic valve

主动脉瓣上狭窄矫治术　correction of supravalvular aortic stenosis

主动脉瓣生物瓣置换术　bioprosthetic aortic valve replacement

主动脉瓣探查术　exploration of aortic valve

主动脉瓣下膈膜切除术　subaortic membrane dissection

主动脉瓣下狭窄矫治术　correction of subvalvular aortic stenosis

主动脉瓣置换术　aortic valve replacement surgery

主动脉补片修补术　aortic patch repair，patch repair of aorta

主动脉部分切除伴人工血管置换术　partial aortic resection with artificial blood vessel replacement

主动脉部分切除伴吻合术　partial excision of aorta with anastomosis

主动脉成形术　aortic angioplasty

主动脉窦瘤破裂修补术　repair of ruptured aortic sinus

主动脉窦瘤修补术　repair of aortic sinus aneurysm

主动脉窦修补术　repair of aortic sinus　［又称］Valsalva 手术△，主动脉窦瘤破裂修补术△

主动脉 - 多支冠状动脉搭桥术　aortic and multiple coronary arteries bypass graft

主动脉 - 二支冠状动脉搭桥术　aortic and two coronary arteries bypass graft

主动脉肺动脉分流术　aortic-pulmonary shunt surgery

主动脉 - 肺动脉间隔缺损修补术　repair of aortic and pulmonary septal defect

主动脉 - 肺动脉开窗术　aortic and pulmonary artery fenestration

主动脉覆膜支架腔内隔绝术　endovascular exclusion of aortic covered stent graft　［又称］主动脉夹层覆膜支架腔内隔绝术△，主动脉夹层覆膜支架植入术△，主动脉夹层覆膜支架置入术△

主动脉弓成形术　aortic arch angioplasty

主动脉弓中断矫治伴室间隔缺损修补术　interrupted aortic arch repair with repair of ventricular septal defect

主动脉弓中断矫治术　interrupted aortic arch repair

主动脉 - 冠状动脉搭桥术　aorta-coronary artery bypass graft

主动脉 - 颈动脉人工血管搭桥　aorta-carotid artery artificial vessel bypass graft

主动脉瘤包裹术（非体外）　wrapping of aorta aneurysm（not in vitro）

主动脉瘤切除伴人工血管置换术　excision of aortic aneurysm with artificial blood vessel replacement

主动脉瘤切除伴吻合术　excision of aortic aneurysm with anastomosis

主动脉瘤支架置入术　aortic aneurysm stent implantation

主动脉内膜剥脱术　aortic endarterectomy

主动脉内球囊反搏术　intra-aortic balloon pump，IABP

主动脉内球囊反搏装置置入术　intra-aortic ballon pump implantation　［又称］IABP 手术△，主动脉球囊反搏△，主动脉球囊反搏术△

主动脉球囊扩张成形术　intra-aortic balloon pump dilatation

主动脉球囊扩张成形术伴覆膜支架置入术　aortic ballon angioplasty with covered stent graft implantation

主动脉全弓置换术　total aortic arch prosthetic graft replacement

主动脉 - 三支冠状动脉搭桥术　aortic-triple coronary artery bypass graft

主动脉缩窄矫治（动脉补片成形术）　aortic coarctation repair（patch arterioplasty）　［曾称］主动脉缩窄矫治术*

主动脉缩窄矫治（端端吻合，延长术）　aortic coarctation repair（end-to-end，prolongation）

主动脉缩窄矫治（端端吻合术）　aortic coarctation repair（end-to-end anastomosis）

主动脉缩窄矫治（人工血管置换术）　aortic coarctation repair（artificial graft replacement）

主动脉缩窄矫治（锁骨下动脉翻转术）　aortic coarctation repair（subclavian artery inversion）

主动脉缩窄矫治伴室间隔缺损修补术　aortic coarctation repair with repair of ventricular septal defect

主动脉 - 锁骨下动脉 - 颈动脉搭桥术　aortic-subclavian-carotid artery bypass graft

主动脉 - 一支冠状动脉搭桥术　aortic-single coronary artery bypass graft

主肺动脉成形术　main pulmonary artery angioplasty

椎动脉瘤栓塞术　embolization of vertebral aneurysms

椎动脉支架植入术　vertebral artery stenting

自动心律转复除颤器置入术　automatic implantable cardioverter defibrillator implantation　［又称］AICD 置入术△

自体肺动脉瓣移植术　Ross procedure　［又称］Ross 手术△

自体肺动脉瓣移植术 + 主动脉 - 室间隔成形术　Ross-Konno operation

左室流出道疏通术　left ventricular outflow tract dredging operation　［又称］Morrow 手术△

左室室壁瘤矫治术　left ventricular aneurysm correction

左室 - 主动脉隧道修补术　left ventricle-aorta tunnel repair

左心室发育不全综合征双心室矫治术　hypoplastic left heart syndrome（HLHS）biventricular repair

左心室冠状静脉导联置入术　left ventricular coronary vein lead implantation

左心室冠状静脉电极置换术　left ventricular coronary vein electrode replacement

左心室冠状静脉电极置入术　left ventricular coronary vein electrode implantation

左心室尖 - 主动脉分流术　tip of left ventricle-aortic bypass surgery

左心室双出口矫治术　correction of double outlet of left ventricle

# 15.4　临床检查名词

肠系膜上动脉造影　superior mesenteric arteriography

超声心动图　echocardiogram

单根导管冠状动脉造影　single catheter coronary angiography

多根导管冠状动脉造影　multiple catheters coronary angiography

肺动脉造影　pulmonary angiography

腹腔干动脉造影　celiac trunk angiography

腹主动脉造影　abdominal aortography

冠状动脉搭桥术后桥血管造影　angiography after coronary artery bypass graft

冠状动脉血管内超声　intravascular ultrasonography of coronary artery

冠状动脉血流储备分数检查　coronary fraction flow reserve（FFR）examination

光学相干断层扫描　optical coherence tomography

急诊单根导管冠状动脉造影　emergency single catheter coronary angiography

急诊多根导管冠状动脉造影　emergency multiple catheters coronary angiography

急诊两根导管冠状动脉造影　emergency double catheters coronary angiography

降主动脉造影　descending aorta angiography

经皮血管镜检查　percutaneous angioscopy

两根导管冠状动脉造影　double catheter coronary angiography

漂浮导管检查　balloon tipped flow-directed catheter examination，Swan-Ganz catheter examination　［又称］斯旺 - 甘兹导管检查△

髂内动脉造影　internal iliac arteriography

髂外动脉造影　external iliac arteriography

髂总动脉造影　common iliac arteriography

人工血管造影　artificial vessel angiography

上腔静脉造影　superior vena cava angiography

上肢动脉造影　arteriography of upper extremity

上肢静脉造影　venography of upper extremity

肾动脉造影　renal arteriography

升主动脉造影　ascending aorta angiography　［又称］升主动脉造影术△

双侧肾动脉造影　bilateral renal arteriography

锁骨下动脉造影　subclavian arteriography

锁骨下静脉造影　subclavian venography

体 - 肺侧支造影　systemic-pulmonary collateral artery angiography

头颈部血管造影　angiography of head and neck

下腔静脉造影　inferior vena cavography

下肢动脉造影　arteriography of lower extremity

下肢静脉造影　venography of lower extremity

下肢淋巴管造影　lower limb lymphangiography

心包活组织检查　pericardium biopsy

心脏电生理　cardiac electrophysiology

胸内血管内超声　thoracic intravascular ultrasound

胸腔镜检查　thoracoscopy

胸腺活组织检查　thymus biopsy

胸主动脉造影　thoracic aortography

选择性肾动脉造影　selective renal arteriography

血管造影　angiogram

血管组织活检　vascular biopsy

腰动脉造影　lumbar arteriography

右心导管检查　right cardiac catheterization

右心房造影　right atrial angiography

右心室造影　right ventricular angiography

主动脉弓造影　aortic arch aortography，aortic arch angiography

椎动脉造影　vertebral arteriography

纵隔镜检查　mediastinoscopy

左心导管检查　left cardiac catheterization

左心房造影　left atrial angiography

左心室造影　left ventricular angiography

左右心联合导管检查　left and right cardiac catheterization

左右心联合造影　angiography of right and left heart

# 16. 泌尿外科

## 16.1　疾病诊断名词

2 型糖尿病伴勃起功能障碍　type 2 diabetes with erectile dysfunction　［又称］2 型糖尿病性勃起功能障碍△

2 型糖尿病性膀胱张力减弱　type 2 diabetic hypotonia of ladder

L 形肾　L-shaped kidney

S 形肾　S-shaped kidney

包茎　phimosis

包皮变应性水肿　allergic edema of prepuce

包皮过长　redundant prepuce

包皮结石　calculus of prepuce

包皮口狭窄　foreskin stenosis

包皮系带短　foreskin frenulum short

包皮系带断裂　foreskin frenulum fracture

包皮系带损伤　foreskin frenulum injury

包皮炎　acroposthitis

包皮阴茎头粘连　foreskin glans adhesion

逼尿肌反射亢进　detrusor hyperreflexia　［又称］逼尿肌过度活动△

逼尿肌功能受损　detrusor function impairment

逼尿肌无反射　detrusor areflexia　［又称］逼尿肌无收缩△

变应性膀胱炎　allergic cystitis

变应性前列腺病　allergic prostatosis

丙酮尿症　acetonuria

病理性肾结核　pathological renal tuberculosis

勃起功能障碍　erectile dysfunction　［又称］阳痿△

不射精症　anejaculation

不稳定性膀胱　unstable bladder

不育　sterility

操作后尿道狭窄　urethral stricture after operation

操作中膀胱撕裂　bladder rupture during operation

操作中膀胱损伤　bladder injury during operation

操作中输尿管损伤　ureteral injury during operation

草酸钙尿　calcium oxalate urinary

草酸尿　oxaluria　［又称］高草酸尿症△

充溢性尿失禁　overflow incontinence

重复尿道　duplication of urethra

重复膀胱　duplication of bladder

重复肾　renal duplication

重复肾盂　duplication of pelvis

重复输精管　duplication of vas deferens

重复输尿管　duplication of ureter　［又称］双输尿管△

初始血尿　initial hematuria

创伤后尿道狭窄　post-traumatic urethral stricture

创伤性无尿症　traumatic anuria

纯睾丸支持细胞综合征　Sertoli-cell-only syndrome　［又称］单纯塞托利细胞综合征△

单纯性肾囊肿　simple cyst of kidney

单睾症　monorchidism

单乳头肾　unipapillary kidney

低睾酮血症　hypotestosteronemia

低肾素型高血压　low renin hypertension

滴虫性包皮阴茎头炎　trichomonal balanoposthitis

滴虫性尿道膀胱炎　trichomonal urethro-cystitis　［又称］毛滴虫性尿道膀胱炎△

滴虫性前列腺炎　trichomonal prostatitis

迪特尔危象　Dietl crisis

动力性尿路梗阻　dynamic obstruction of urinary tract

多发性肾结石　multiple renal calculus

多发性肾囊肿　multiple renal cyst

多房性囊性肾瘤　multilocular cystic nephroma　［又称］多房性肾囊性变△，肾多房囊性病变△

多睾症　polyorchidism

多囊肾　polycystic kidney

多囊肾出血　polycystic kidney haemorrhage

多尿型肾衰竭　polyuric renal failure

额外肾　supernumerary kidney

发育不良性巨输尿管　dysplastic megaloureter　［又称］成年发病的原发性巨输尿管症△

反流性巨输尿管　reflux megaloureter

放线菌性前列腺炎　actinomycotic prostatitis

非创伤性肾破裂　nontraumatic renal rupture

非梗阻性无精子症　nonobstructive azoospermia

非精原细胞瘤　nonseminoma

非淋菌性尿道炎　nongonococcal urethritis　［又称］非淋球菌性尿道炎△

非肾上腺性女性假两性畸形　nonadrenal female pseudoherma-phroditism

非特异性睾丸炎　nonspecific orchitis

非特异性尿道炎　nonspecific urethritis

非特异性膀胱炎　nonspecific cystitis

非细菌性膀胱炎　nonbacterial cystitis

分叉型肾盂　bifid pelvis

分叉型输尿管　bifid ureter

分娩后尿道狭窄　post-childbirth urethral stricture

附睾恶性肿瘤　malignant tumor of epididymis

附睾睾丸炎　epididymo orchitis　［又称］睾丸附睾炎△

附睾继发性恶性肿瘤　secondary malignant tumor of epididymis

附睾交界性肿瘤　borderline tumor of epididymis

附睾结核　tuberculosis of epididymis

附睾结节　epididymal nodules

附睾类腺瘤　adenomatoid tumor of epididymis

附睾梅毒　syphilis of epididymis

附睾囊腺瘤　cystadenoma of epididymis

附睾肉瘤　sarcoma of epididymis

附睾头囊肿　epididymal head cyst

附睾腺瘤　adenoma of epididymis

附睾炎　epididymitis

复杂性尿路感染　complicated urinary tract infection

复杂性肾囊肿　complicated renal cyst

复杂性肾盂肾炎　complicated pyelonephritis

副肾动脉变异　accessory renal artery variation

副中肾管综合征　mullerian duct syndrome

腹膜后精原细胞瘤　retroperitoneal seminoma

腹膜后淋巴管囊肿　retroperitoneal lymphatic cyst

腹膜后淋巴囊肿　retroperitoneal lymphocele

腹膜内膀胱破裂　intraperitoneal rupture of bladder

腹膜外膀胱破裂　extraperitoneal rupture of bladder

腹腔镜睾丸下降固定术　laparoscopic orchidopexy

感染后尿道狭窄　post-infection urethral stricture

高钙尿症　hypercalciuria

高尿酸血症　hyperuricemia

高肾素型高血压　high renin hypertension

高肾素血症　hyperreninemia

睾酮升高　elevated testosterone

睾丸表皮样囊肿　epidermoid cyst of testis

睾丸不完全扭转　incomplete torsion of the testicles

睾丸挫伤　contusion of testis

睾丸恶性肿瘤　malignant tumor of testis

睾丸发育不全　hypoplasia of testis

睾丸非生殖细胞瘤　non-germinal cell tumor of testis　［又称］睾丸非精原细胞瘤△

睾丸附件扭转　torsion of testicular appendage

睾丸畸胎癌　teratocarcinoma of testis　［又称］睾丸畸胎瘤伴恶性转化△

睾丸畸胎瘤　teratoma of testis

睾丸畸形　deformity of testis

睾丸继发性恶性肿瘤　secondary malignant tumor of testis　［又称］睾丸继发性肿瘤△,睾丸转移瘤△

睾丸间质瘤　testicular stromal tumor

睾丸间质细胞瘤　testicular Leydig cell tumor

睾丸交界性肿瘤　borderline tumor of testis

睾丸结核　tuberculosis of testis

睾丸精母细胞瘤　spermatocytic seminoma of testis

睾丸精原细胞瘤　seminoma of testis

睾丸离断　testis amputation

睾丸卵黄囊瘤　testicular yolk sac tumor

睾丸梅毒　syphilis of testis　［又称］梅毒性睾丸炎△

睾丸母细胞瘤　orchioblastoma

睾丸旁横纹肌肉瘤　paratesticular rhabdomyosarcoma

睾丸胚胎癌　embryonal carcinoma of testis　［又称］睾丸胚胎性癌△

睾丸鞘膜积液　hydrocele of testis

睾丸鞘膜纤维瘤　fibroma of testicular tunica

睾丸缺如综合征　absent testis syndrome

睾丸绒毛膜癌　choriocarcinoma of testis

睾丸融合［症］　synorchidism

睾丸生殖细胞瘤　germinal cell tumor of testis

睾丸树胶样瘤　gumma of testis

睾丸损伤　injury of testis

睾丸探查术　testicular exploration

睾丸脱位　dislocation of testis

睾丸网乳头状腺癌　papillary adenocarcinoma of rete testis

睾丸微石症　testicular microlithiasis

睾丸萎缩　atrophy of testis

睾丸下降不全　incomplete orchiocatabasis

睾丸腺癌　adenocarcinoma of testis

睾丸血管瘤　testicular hemangioma

睾丸炎　orchitis

睾丸异位　ectopia of testis

睾丸真菌病　mycosis of testis

睾丸支持细胞瘤　Sertoli cell tumor

睾丸肿瘤　tumor of testis

梗阻性肾功能不全　obstructive renal dysfunction

梗阻性无精子症　obstructive azoospermia

梗阻性无尿　obstructive anuria

孤立肾　solitary kidney

海绵体恶性肿瘤　malignant tumor of cavernous

横纹肌溶解　rhabdomyolysis　［又称］横纹肌溶解综合征△

横纹肌样肾母细胞瘤　rhabdomyoid Wilms tumor

后尿道结石　posterior urethral calculus

后尿道损伤　posterior urethral injury

后尿道狭窄　posterior urethral stenosis

后纵隔精原细胞瘤　postmediastinal seminoma

化学性膀胱炎　chemical cystitis

坏疽性膀胱炎　gangrenous cystitis

坏死性肾乳头炎　necrotic renal papillitis

黄嘌呤尿　xanthinuria　［又称］黄嘌呤尿症△

黄色肉芽肿性肾盂肾炎　xanthogranulomatous pyelonephritis

回缩睾丸　retracted testis　［又称］可回缩睾丸△

会阴部恶性肿瘤　perineal malignant tumor

混合型尿失禁　mixed incontinence

混合型鞘膜积液　combination hydrocele

混合性膀胱破裂　mixed bladder rupture　［又称］混合型膀胱破裂△

机械性尿路梗阻　mechanical obstruction of urinary tract

畸形精子症　teratospermia

急迫性尿失禁　urgent urinary incontinence

急性出血性膀胱炎　acute hemorrhagic cystitis

急性尿酸盐肾病　acute urate nephropathy

急性肾梗死　acute renal infarction

急性细菌性前列腺炎　acute bacterial prostatitis

挤压后肾衰竭　kidney failure after compression

寄生虫性前列腺炎　parasitic prostatitis

假两性畸形　pseudohermaphroditism

假性尿失禁　false incontinence

间变性精原细胞瘤　anaplastic seminoma

间质性膀胱炎　interstitial cystitis

碱性痂块膀胱炎　alkaline incrusted cystitis

交通性鞘膜积液　communicating hydrocele

节段性肾发育不良　segmental renal dysplasia

结肠膀胱瘘　colovesical fistula

结晶尿　crystalluria

结石性肾盂肾炎　calculous pyelonephritis

经尿道前列腺切除综合征　transurethral prostatic resection syndrome

精阜炎　verumontanitis

精囊恶性肿瘤　malignant tumor of seminal vesicle

精囊放线菌病　actinomycosis of seminal vesicle

精囊继发性恶性肿瘤　secondary malignant tumor of seminal vesicle

精囊交界性肿瘤　borderline tumor of seminal vesicle

精囊结核　tuberculosis of seminal vesicle

精囊结石　calculus of seminal vesicle

精囊梅毒　syphilis of seminal vesicle

精囊囊肿　cyst of seminal vesicle

精囊损伤　seminal vesicle injure

精囊腺癌　adenocarcinoma of seminal vesicle

精囊腺发育不良　seminal vesicle dysplasia

精囊炎　seminal vesiculitis

精索恶性肿瘤　malignant tumor of spermatic cord　［又称］精索癌△

精索附睾丝虫病　filariasis of funiculo-epididymis

精索钙化　spermatic calcification

精索继发性恶性肿瘤　secondary malignant tumor of spermatic cord

精索静脉曲张　varicocele

精索扭转　torsion of spermatic cord

精索皮样囊肿　dermoid cyst of spermatic cord　［又称］精索囊肿△

精索肉瘤　sarcoma of spermatic cord

精索损伤　injury of spermatic cord

精索纤维瘤　fibroma of spermatic cord

精索炎　funiculitis

精索脂肪瘤　lipoma of spermatic cord

精索肿瘤  tumor of spermatic cord
精液囊肿  spermatocele
精液液化不良  poor semen liquefaction
精原细胞瘤  seminoma
静脉性勃起功能障碍  venous erectile dysfunction
镜下血尿  microscopic hematuria
巨大尖锐湿疣  giant condyloma acuminatum  ［又称］巨大型尖锐湿疣△
巨大肾积水  giant hydronephrosis
巨尿道  megalourethra
巨肾盏  megacalyx  ［又称］先天性巨肾盏△
巨输尿管  megaloureter
巨输尿管-巨膀胱综合征  megaloureter-megalocystis syndrome  ［又称］巨膀胱-巨输尿管综合征△
巨阴茎  megalopenis
颗粒性输尿管炎  ureteritis granulosa
克兰费尔特综合征  Klinefelter syndrome
莱特尔综合征  Reiter syndrome
狼疮性膀胱炎  lupus cystitis
类脂性肾上腺增生  lipoid adrenal hyperplasia
棱状巨尿道  fusiform megalourethra  ［又称］棱状巨尿道△
镰状细胞肾病  sickle cell nephropathy
两性畸形  hermaphroditism
临床肾结核  clinical renal tuberculosis  ［又称］肾结核△
淋巴滤泡性膀胱炎  lymphoid follicular cystitis
淋菌性尿道炎  gonococcal urethritis
淋菌性前列腺炎  gonococcal prostatitis
磷酸盐尿  phosphaturia
流行性腮腺炎性睾丸炎  mumps orchitis  ［又称］腮腺炎性睾丸炎△
滤泡性膀胱炎  follicular cystitis
马蹄肾  horseshoe kidney  ［又称］马蹄形肾△
慢性非细菌性前列腺炎  chronic nonbacterial prostatitis
慢性附睾炎  chronic epididymitis
慢性精囊炎  chronic seminal vesiculitis
慢性尿潴留  chronic urinary retention
慢性前列腺纤维化  chronic prostate fibrosis  ［又称］前列腺纤维化△
慢性细菌性前列腺炎  chronic bacterial prostatitis
盲端异位输尿管膨出  blind ectopic ureterocele  ［又称］输尿管膨出△
梅毒性下疳  syphilitic chancre
泌尿道出血  urinary tract hemorrhage
泌尿道损伤  urinary tract injury
泌尿器官恶性肿瘤  malignant tumor of urinary organ  ［又称］泌尿系统恶性肿瘤△
泌尿生殖窦  urogenital sinus
泌尿生殖器外伤  genitourinary trauma
泌尿生殖系变应性疾病  allergic disease of genitourinary system
泌尿生殖系滴虫病  trichomoniasis of genitourinary system  ［又称］泌尿生殖道滴虫病△
泌尿生殖系寄生虫病  parasitosis of genitourinary system
泌尿生殖系结核  genitourinary system tuberculosis
泌尿生殖系软斑病  malakoplakia of genitourinary system
泌尿生殖系统交界性肿瘤  borderline tumor of genitourinary system
泌尿系畸形  urinary system malformation
泌尿系结石  urinary calculus  ［又称］尿石症△
泌尿系结石合并感染  urinary calculus with infection  ［又称］尿路结石合并感染△
泌尿系损伤  urinary system injury
泌尿系统继发恶性肿瘤  secondary malignant tumor of urinary system  ［又称］泌尿系统继发性恶性肿瘤△
泌尿系异物  foreign body in urinary system
泌尿系子宫内膜异位症  endometriosis of urinary system
膜部尿道狭窄  membranous urethral stricture
纳尔逊综合征  Nelson syndrome
男假两性畸形  male pseudohermaphroditism  ［又称］男性假两性畸形△

男性不育症  male infertility
男性化综合征  virilizing syndrome  ［又称］肾上腺源性男性化综合征△
男性假两性畸形伴睾丸女性化  male pseudohermaphroditism with testicular feminization  ［又称］睾丸女性化综合征△，女性化综合征△
男性泌尿生殖系放线菌病  actinomycosis of male genitourinary system
男性泌尿生殖系结核  tuberculosis of male genitourinary system
男性泌尿生殖系梅毒  syphilis of male genitourinary system
男性生殖器官交界性肿瘤  borderline tumor of male reproductive organ
男性性功能障碍  male sexual dysfunction
囊性膀胱炎钙质沉着  cystitis cystic calcinosis
囊性肾盂炎  pyelitis cystica
囊性输尿管炎  ureteritis cystica
逆行射精  retrograde ejaculation  ［又称］逆向射精症△
念珠菌膀胱炎  candida cystitis
尿道闭锁  atresia of urethra
尿道部分断裂  urethral part fracture
尿道残端复发  urethral stump recurrence
尿道挫伤  urethral contusion
尿道断裂  urethral fracture
尿道恶性肿瘤  urethral malignant tumor  ［又称］尿道癌△
尿道发育不全  hypoplastic urethra
尿道海绵体部损伤  corpus spongiosum injure
尿道畸形  deformity of urethra  ［又称］先天性尿道畸形△
尿道继发恶性肿瘤  urethral secondary malignant tumor  ［又称］尿道继发性恶性肿瘤△
尿道尖锐湿疣  condylomata acuminata of urethra
尿道交界性肿瘤  urethral borderline tumor  ［又称］尿道性质未定肿瘤△
尿道结核  tuberculosis of urethra
尿道结石  calculus of urethra
尿道口尖锐湿疣  condyloma acuminata of urethral orifice
尿道口狭窄  meatal stenosis  ［又称］尿道外口狭窄△
尿道口血管瘤  angioma of urethral meatus
尿道扩张  urethral sounding
尿道瘘  urethral fistula
尿道膜部损伤  membranous urethral injury
尿道内口恶性肿瘤  malignant tumor of internal urethral orifice
尿道内口良性肿瘤  benign tumor of internal urethral orifice
尿道旁脓肿  paraurethral abscess
尿道旁腺恶性肿瘤  malignant tumor of paraurethral gland
尿道膨出  urethrocele  ［又称］女性尿道膨出△
尿道皮肤瘘  urethrocutaneous fistula
尿道骑跨伤  urethral straddle injury
尿道憩室  urethral diverticulum
尿道前列腺部损伤  prostatic urethra injury
尿道前列腺部狭窄  prostatic urethral stricture
尿道球部挫裂伤  urethral bulb contusion
尿道球部断裂  urethral bulb rupture
尿道球部损伤  urethral bulb injury
尿道球腺疾病  disease of Cowper gland
尿道球腺结核  tuberculosis of Cowper gland
尿道球腺囊肿  cyst of Cowper gland
尿道球腺脓肿  abscess of Cowper gland
尿道球腺腺癌  adenocarcinoma of bulbourethral gland
尿道球腺炎  cowperitis
尿道球腺肿瘤  tumor of cowper gland
尿道肉阜  urethral caruncle
尿道上裂  epispadias
尿道损伤  injury of urethra
尿道外口囊肿  external urethral orifice cyst
尿道完全断裂  urethral rupture completely
尿道息肉  polyp of urethra
尿道狭窄  urethral stricture
尿道下裂  hypospadias

尿道腺癌　adenocarcinoma of urethra
尿道腺瘤　adenoma of urethra
尿道血管瘤　hemangioma of urethra
尿道炎　urethritis
尿道异物　foreign body in urethra
尿道阴道瘘　urethrovaginal fistula
尿道直肠瘘　urethra-rectal fistula
尿道周围脓肿　periurethral abscess
尿道综合征　urethral syndrome
尿毒症　uremia
尿瘘　urinary fistula
尿路病变　uropathy
尿路感染　urinary tract infection　［又称］泌尿道感染△
尿路梗阻　urinary tract obstruction　［又称］泌尿道梗阻△
尿路畸形　urinary tract malformation
尿路软斑症　urinary tract soft spot disease　［又称］软斑症△
尿路上皮乳头状瘤　urothelial papilloma
尿路上皮肿瘤　urothelial tumor
尿潜血　urinary occult blood
尿失禁　urinary incontinence
尿外渗　urinary extravasation
尿性腹水　urinary ascites
尿性囊肿　urinoma
尿源性败血症　urogenic septicemia
脓性肾积水　pyohydronephrosis
女性后天性尿道黏膜包涵囊肿　female acquired urethral mucosa inclusion cysts
女性假两性畸形　female pseudohermaphroditism
女性尿道囊肿　female urethral cyst　［又称］尿道囊肿△
女性尿道下裂　female hypospadias
女性尿道纤维息肉　female urethral fibrous polyp
女性尿失禁　female incontinence
盘状肾　disk kidney
膀胱、尿道及前列腺恶性肿瘤　malignant tumor of bladder,urethra and prostate
膀胱白斑病　leukoplakia of bladder　［又称］膀胱黏膜白斑△
膀胱逼尿肌功能障碍　bladder detrusor dysfunction
膀胱闭锁　atresia of bladder
膀胱侧壁恶性肿瘤　malignant tumor of bladder lateral wall
膀胱肠瘘　vesicoenteric fistula
膀胱出口梗阻　bladder outlet obstruction
膀胱穿孔　bladder perforation
膀胱挫伤　bladder contusion
膀胱淀粉样变性　amyloidosis of bladder
膀胱顶恶性肿瘤　malignant tumor of bladder tip
膀胱多发结石　bladder complicated stone
膀胱多发憩室　multiple bladder diverticulum
膀胱恶性淋巴瘤　bladder malignant lymphoma
膀胱恶性肿瘤　malignant tumor of the bladder　［又称］膀胱癌△
膀胱过度活动综合征　overactive bladder syndrome
膀胱海绵状血管瘤　bladder cavernous hemangioma
膀胱横纹肌肉瘤　bladder rhabdomyosarcoma
膀胱后壁恶性肿瘤　malignant tumor of bladder posterior wall
膀胱坏疽　gangrene of bladder
膀胱肌瘤　myoma of bladder
膀胱畸形　deformity of bladder　［又称］膀胱先天畸形△
膀胱及输尿管恶性肿瘤　malignant tumor of bladder and ureter
膀胱继发恶性肿瘤　secondary malignant tumor of bladder　［又称］膀胱转移瘤△
膀胱假性憩室　false diverticulum of bladder
膀胱间质瘤　mesenchymal tumor of bladder
膀胱交界性肿瘤　borderline tumor of bladder
膀胱结核　bladder tuberculosis
膀胱结石　bladder calculus

膀胱颈恶性肿瘤　malignant tumor of bladder neck
膀胱颈纤维化　bladder neck fibrosis
膀胱颈硬化　bladder neck sclerosis
膀胱静脉曲张　varix of bladder
膀胱裂伤　bladder laceration
膀胱淋巴肉瘤　lymphosarcoma of bladder
膀胱鳞状细胞癌　squamous cell carcinoma of bladder
膀胱瘘　bladder fistula
膀胱挛缩　contracture of bladder
膀胱梅毒　syphilis of bladder
膀胱内翻性乳头状瘤　inverted papilloma of bladder
膀胱尿道吻合口狭窄　bladder urethral anastomosis stricture
膀胱尿路上皮乳头状瘤　bladder urothelial papilloma
膀胱疱疹　herpes of bladder
膀胱膨出　cystocele
膀胱平滑肌瘤　leiomyoma of bladder
膀胱平滑肌肉瘤　leiomyosarcoma of bladder
膀胱破裂　bladder rupture
膀胱葡萄状肉瘤　botryoid sarcoma of bladder
膀胱憩室　bladder diverticulum
膀胱憩室结石　calculus of bladder diverticulum
膀胱前壁恶性肿瘤　malignant tumor of bladder anterior wall
膀胱缺如　agenesis of bladder
膀胱肉瘤　sarcoma of bladder
膀胱乳头状癌　papillary carcinoma of bladder
膀胱乳头状瘤　papilloma of bladder
膀胱乳头状瘤病　papillomatosis of bladder
膀胱三角及输尿管间嵴肥大　hypertrophy of bladder trigone and interureteric ridge
膀胱三角区恶性肿瘤　malignant tumor of bladder trigone
膀胱三角区炎　trigonitis
膀胱嗜铬细胞瘤　pheochromocytoma of bladder
膀胱输尿管反流　vesicoureteral reflux
膀胱输尿管瘘　vesicoureteral fistula
膀胱损伤　injury of bladder
膀胱脱垂　prolapse of bladder
膀胱外翻　exstrophy of bladder
膀胱腺癌　adenocarcinoma of bladder
膀胱腺瘤　adenoma of bladder
膀胱小梁形成　trabeculation of bladder
膀胱血管瘤　hemangioma of bladder
膀胱血块填塞　bladder clot packing
膀胱移行细胞癌　transitional cell carcinoma of bladder
膀胱异物　foreign body of bladder
膀胱阴道瘘　vesicovaginal fistula
膀胱原位癌　carcinoma in situ of bladder
膀胱真菌病　mycosis of bladder
膀胱脂肪瘤　bladder lipoma
膀胱直肠瘘　vesicorectal fistula
膀胱子宫瘘　vesicouterine fistula
膀胱子宫内膜异位症　endometriosis vesicae
膀胱紫癜　purpura of bladder
盆腔包虫病　pelvic echinococcosis
盆腔横纹肌肉瘤　pelvic rhabdomyosarcoma
盆腔器官损伤　pelvic organ injure
盆腔肾　pelvic kidney　［又称］盆腔异位肾△
皮质醇增多症　hypercortisolism,Cushing syndrome　［又称］库欣综合征
葡萄状肉瘤　sarcoma botryoides
蹼状阴茎　webbed penis
脐尿管窦道　urachal sinus
脐尿管恶性肿瘤　urachal malignant tumor　［又称］脐尿管癌△
脐尿管放线菌病　actinomycosis of urachus
脐尿管疾病　urachal disease

脐尿管结核　urachal tuberculosis
脐尿管瘘　urachal fistula
脐尿管囊肿　urachal cyst
脐尿管囊肿伴感染　urachal cysts with infection
脐尿管脓肿　urachal abscess
脐尿管憩室　urachal diverticulum　［又称］膀胱脐尿管憩室△
脐尿管未闭　patent of urachus
脐尿管腺癌　urachal adenocarcinoma
脐尿管肿瘤　urachal tumor
气性膀胱炎　emphysematous cystitis
气性肾盂肾炎　emphysematous pyelonephritis
器质性勃起功能障碍　organic erectile dysfunction
髂动脉后输尿管　retroiliac ureter
前列腺癌肉瘤　carcinosarcoma of prostate
前列腺病　prostatosis
前列腺恶性肿瘤　malignant tumor of the prostate　［又称］前列腺癌△
前列腺高级别上皮内瘤变　high-grade intraepithelial neoplasia of the prostate
前列腺管内腺癌　intraductal adenocarcinoma of prostate
前列腺继发性恶性肿瘤　secondary malignant tumor of prostate
前列腺交界性肿瘤　borderline tumor of prostate　［又称］前列腺性质未定肿瘤△
前列腺结核　tuberculosis of prostate
前列腺结石　prostatic calculus
前列腺精囊包虫病　echinococcus disease of prostate and seminal vesicle
前列腺淋巴肉瘤　lymphosarcoma of prostate
前列腺梅毒　syphilis of prostate
前列腺苗勒氏管囊肿　Müllerian cyst
前列腺囊肿　prostatic cyst
前列腺脓肿　prostatic abscess
前列腺平滑肌瘤　prostatic leiomyoma
前列腺平滑肌肉瘤　prostatic leiomyosarcoma
前列腺肉瘤　sarcoma of prostate
前列腺神经内分泌肿瘤　prostate neuroendocrine tumor
前列腺损伤　prostatic injury
前列腺特异性抗原升高　elevated prostate specific antigen
前列腺痛症　prostatodynia　［又称］前列腺痛△
前列腺腺癌　prostatie adenocarcinoma
前列腺腺瘤　prostatic adenoma
前列腺泡腺癌　prostatic acinar adenocarcinoma
前列腺炎　prostatitis
前列腺移行细胞癌　transitional cell carcinoma of prostate
前列腺增生　hyperplasia of prostate　［又称］良性前列腺增生症△，良性前列腺增大△，良性前列腺增生△
前列腺增生伴尿潴留　hyperplasia of prostate with urinary retention
前列腺增生伴前列腺炎　hyperplasia of prostate with prostatitis
前列腺子宫内膜样癌　endometrioid carcinoma of prostate
前尿道结石　anterior urethral calculus
前尿道损伤　anterior urethral injury
前尿道狭窄　anterior urethral stricture
嵌顿包茎　paraphimosis
腔静脉后输尿管　retrocaval ureter
鞘膜恶性肿瘤　malignant tumor of tunica vaginalis
鞘膜积脓　pyocele
鞘膜积血　hematocele
穹窿静脉瘘　fornico-venous fistula
球部尿道狭窄　bulbar urethral stricture
去梗阻后利尿　postobstructive diuresis
去肾性高血压　renoprival hypertension
融合肾　fused kindey
肉芽肿性前列腺炎　granulomatous prostatitis
乳碱综合征　burnett syndrome

软下疳　chancroid
弱精子症　asthenospermia　［又称］精子活力低下△,弱精症△
少年胚胎性癌　juvenile embryonal carcinoma
少尿型肾衰竭　oliguric renal failure　［又称］急性肾功能衰竭△
少弱精子症　oligoasthenospermia　［又称］少弱畸形精子症△,少弱精症△
神经源性膀胱　neurogenic bladder　［又称］神经性膀胱△
肾包膜下积液　renal subcapsular effusion
肾包膜下血肿　subcapsular hematoma
肾出血性囊肿　hemorrhagic cyst of kidney
肾穿透伤　penetrating injury of kidney
肾挫伤　contusion of kidney
肾错构瘤　renal hamartoma　［又称］肾血管平滑肌脂肪瘤△
肾蒂断裂　rupture of renal pedicle　［又称］肾蒂伤△
肾淀粉样变性　renal amyloidosis　［又称］肾淀粉样变性病△
肾静脉瘘　renal arteriovenous fistula
肾动脉瘤　aneurysm of renal artery
肾动脉栓塞　thrombosis of renal artery
肾动脉损伤　injury of renal artery
肾动脉狭窄　stenosis of renal artery
肾动脉纤维增生病　fibroplasia of renal artery
肾窦脂肪瘤样病　renal sinus lipomatosis
肾恶性纤维组织细胞瘤　renal malignant fibrous histiocytoma
肾恶性肿瘤　malignant renal tumor　［又称］肾癌△
肾发育不良　renal dysplasia
肾粉碎伤　renal crush injury
肾钙斑　randall plaques
肾钙化囊肿　calcified cyst of kidney
肾梗死　renal infarction
肾和肾盂继发恶性肿瘤　secondary malignant tumor of kidney and kidney pelvis
肾后性肾功能不全　renal dysfunction after renal
肾后性肾衰竭　renal failure after renal
肾积脓　pyonephrosis
肾积水　hydronephrosis
肾积水伴肾和输尿管结石梗阻　hydronephrosis with renal and ureteral calculi obstruction　［又称］肾和输尿管结石梗阻伴肾积水△
肾积水伴肾结石　hydronephrosis with renal calculus　［又称］肾结石伴肾积水△
肾积水伴输尿管结石　hydronephrosis with ureteral calculus　［又称］肾输尿管结石伴肾积水△
肾积水伴输尿管肾盂连接部梗阻　hydronephrosis with ureteropelvic junction obstruction　［又称］肾盂输尿管连接部梗阻伴肾积水△
肾积水伴输尿管狭窄　hydronephrosis with ureteral stricture
肾畸形　deformity of kidney
肾及输尿管恶性肿瘤　renal and ureteral malignant tumor　［又称］肾输尿管恶性肿瘤△
肾继发恶性肿瘤　renal secondary malignant tumor　［又称］肾继发性恶性肿瘤△
肾假性瘤　pseudotumor of kidney
肾交界性肿瘤　renal borderline tumor
肾绞痛　renal colic
肾结核对侧肾积水　renal tuberculosis with contralateral hydronephrosis
肾结石　nephrolithiasis
肾静脉瘤栓形成　renal vein tumor thrombosis
肾静脉栓塞　thrombosis of renal vein　［又称］肾静脉栓塞和血栓形成△
肾静脉损伤　renal vein injury
肾静脉狭窄　renal vein stenosis
肾静脉血栓形成　renal venous thrombosis
肾颗粒细胞癌　granular cell carcinoma of kidney
肾良性肿瘤　benign renal tumor
肾裂伤　laceration of kidney　［又称］肾挫裂伤△

肾淋巴瘤　renal lymphoma

肾淋巴母细胞瘤　renal lymphoblastoma

肾淋巴肉瘤　lymphosarcoma of kidney

肾鹿角状结石　staghorn stone of kidney　［又称］鹿角形结石△

肾门淋巴结转移　renal hilar lymph node metastasis

肾门脂肪瘤样病　lipomatosis of renal hilus

肾母细胞瘤　nephroblastoma

肾囊肿　cyst of kidney

肾内反流　intrarenal reflux

肾脓肿　renal abscess

肾旁假囊肿　pararenal pseudocyst

肾皮质化脓性感染　renal cortical pyogenic infection

肾皮质坏死　cortical necrosis of kidney　［又称］急性肾皮质坏死△

肾皮质脓肿　cortical abscess of kidney

肾皮质腺瘤　renal cortical adenoma

肾平滑肌瘤　leiomyoma of kidney

肾平滑肌肉瘤　renal leiomyosarcoma

肾破裂　rupture of kidney　［又称］创伤性肾破裂△

肾球旁细胞瘤　juxtaglomerular cell tumor

肾缺如　anephrogenesis

肾肉瘤　sarcoma of kidney

肾乳头坏死　renal papillary necrosis

肾上腺非功能性皮质腺瘤　nonfunctional adrenocortical adenoma

肾上腺海绵状血管瘤　adrenal cavernous hemangioma

肾上腺节细胞神经瘤　adrenal ganglion cell neuroma

肾上腺脉管瘤　adrenal angioma

肾上腺剩余肿瘤　adrenal rest tumor

肾上腺嗜酸细胞瘤　adrenal oncocytoma

肾上腺髓质增生症　adrenal medulla hyperplasia　［又称］肾上腺髓质增生△

肾上腺髓质脂肪瘤　adrenal medullary lipoma

肾上腺损伤　adrenal injury

肾上腺性征综合征　adrenogenital syndrome

肾神经鞘瘤　schwannoma of kidney

肾失用性萎缩　disuse atrophy of kidney

肾实质癌　carcinoma of renal parenchyma

肾嗜酸细胞瘤　renal oncocytoma　［又称］肾嗜酸性细胞瘤△

肾输尿管结石　renal ureteral calculi

肾衰竭　renal failure

肾素瘤　reninoma

肾髓质管扩张　medullary ductal ectasia of kidney

肾髓质坏死　medullary necrosis of kidney

肾髓质囊性病　medullary cystic disease of kidney

肾损伤　injury of kidney

肾透明细胞癌　clear cell carcinoma of kidney

肾外型肾盂　extrarenal pelvis

肾完全性破裂　renal completeness fracture

肾萎缩　renal atrophy

肾细胞癌　renal cell carcinoma

肾下垂　nephroptosis

肾纤维瘤　renal fibroma

肾纤维脂肪瘤样病　renal fibrolipomatosis

肾腺癌　renal adenocarcinoma

肾腺瘤　renal adenoma

肾小管反流　renal tubular backflow

肾小管破裂　tubulorrhexis

肾小管性蛋白尿　tubular proteinuria

肾小管性酸中毒　renal tubular acidosis　［又称］肾小管酸中毒

肾小球囊肿病　glomerulocystic disease　［又称］肾小球囊性病△

肾小球性蛋白尿　glomerular proteinuria

肾小球性血尿　glomerular hematuria

肾旋转异常　renal malrotation

肾血管瘤　renal hemangioma

肾血管损伤　renal vessel injury

肾血管外皮细胞瘤　renal hemangiopericytoma　［又称］肾血管周细胞瘤△

肾血管性高血压　renal vascular hypertension

肾血肿　renal hematoma　［又称］创伤性肾血肿△

肾异位　renal ectopia

肾痈　renal carbuncle

肾盂白斑病　leukoplakia of renal pelvis

肾盂挫伤　contusion of renal pelvis

肾盂恶性肿瘤　renal pelvic malignant neoplasm　［又称］肾盂癌△

肾盂及膀胱恶性肿瘤　malignant tumor of renal pelvis and bladder　［又称］肾盂膀胱恶性肿瘤△

肾盂继发恶性肿瘤　secondary malignant tumor of renal pelvis　［又称］肾盂继发性恶性肿瘤△

肾盂间质反流　pyelointerstitial backflow

肾盂交界性肿瘤　borderline tumor of renal pelvis

肾盂静脉反流　pyelovenous backflow

肾盂静脉曲张　varix of pelvis

肾盂淋巴反流　pyelolymphatic backflow

肾盂鳞状细胞癌　squamous cell carcinoma of renal pelvis

肾盂毛细血管扩张症　telangiectasis of renal pelvis

肾盂旁囊肿　parapelvic cyst

肾盂乳头状癌　papillary carcinoma of renal pelvis

肾盂乳头状瘤　papilloma of renal pelvis

肾盂输尿管重复畸形　duplication of renal pelvis and ureter　［又称］重复肾盂输尿管畸形△

肾盂输尿管连接部恶性肿瘤　malignant tumor of ureteropelvic junction

肾盂输尿管连接部梗阻　ureteropelvic junction obstruction

肾盂输尿管连接部狭窄　ureteropelvic junction stricture　［又称］肾盂输尿管连接处狭窄△

肾盂血管瘤　hemangioma of renal pelvis

肾盂移行细胞癌　transitional cell carcinoma of renal pelvis

肾盂源性囊肿　pyelogenic cyst

肾脏畸胎瘤　kidney teratoma

肾脏转移瘤　kidney metastases

肾盏恶性肿瘤　malignant tumor of renal calice

肾盏积水　hydrocalycosis

肾盏结核　tuberculosis of renal calice

肾盏结石　calyceal calculi

肾盏静脉瘘　calyceal-venous fistula

肾盏囊肿　cyst of renal calice

肾盏憩室　calyceal diverticulum

肾盏憩室结石　calculi of calyceal diverticulum

肾脂肪瘤　lipoma of kidney

肾脂肪肉瘤　liposarcoma of kidney

肾周围囊肿　perinephric cyst　［又称］肾周囊肿△，肾囊性病变△

肾周血肿　perirenal hematoma

肾轴性旋转　axial rotation of kidney

肾铸型结石　kidney cast calculi

肾子宫内膜异位症　renal endometriosis

肾紫癜　purpura of kidney　［又称］肾型过敏性紫癜△

肾自发性破裂　kidney spontaneous rupture

肾自截　autonephrectomy　［又称］自截肾△

渗透性利尿　osmotic diuresis

生殖器官继发性恶性肿瘤　secondary malignant tumor of reproductive organ

生殖器畸形　genital malformations

生殖器溃疡　genital ulcer

生殖器疱疹　genital herpes

嗜铬细胞瘤　pheochromocytoma

手术后瘢痕性尿道闭锁　postoperative scar urethral atresia

手术后尿道出血　postoperative urethral hemorrhage

手术后尿道口畸形　postoperative urethral opening deformity

手术后尿道综合征　postoperative urethral syndrome

手术后膀胱出血　postoperative bladder hemorrhage
手术后前列腺出血　postoperative prostate hemorrhage
输精管畸形　deformity of vas deferens　［又称］输精管发育不良△
输精管结核　tuberculosis of vas deferens
输精管梅毒　syphilis of vas deferens
输精管缺如　absence of vas deferens
输精管损伤　injury of vas deferens
输精管炎　deferentitis
输尿管白斑病　leukoplakia of ureter
输尿管闭锁　atresia of ureter　［又称］输尿管闭锁和狭窄△
输尿管肠瘘　uretero enteric fistula　［又称］输尿管直肠瘘△
输尿管断裂　rupture of ureter
输尿管恶性肿瘤　malignant tumor of ureter
输尿管发育不良　ureteral dysplasia
输尿管发育不全　ureteral hypoplasia
输尿管放线菌病　actinomycosis of ureter
输尿管梗阻　ureteral obstruction
输尿管积水　hydroureter
输尿管畸形　deformity of ureter　［又称］先天性输尿管畸形△
输尿管继发恶性肿瘤　secondary malignant tumor of ureter　［又称］输尿管继发性恶性肿瘤△
输尿管交界性肿瘤　borderline tumor of ureter
输尿管结核　tuberculosis of ureter
输尿管结石　calculus of ureter
输尿管开口囊肿　ureteral orifice cyst
输尿管口恶性肿瘤　malignant tumor of ureteral orifice
输尿管口良性肿瘤　benign tumor of ureteral orifice
输尿管口狭窄　stricture of ureteral orifice
输尿管口异位　ectopia of ureteral orifice
输尿管扩张　ureterectasis
输尿管瘘　ureteral fistula
输尿管梅毒　ureteral syphilis
输尿管憩室　ureteric diverticulum
输尿管缺如　agenesis of ureter
输尿管乳头状癌　papillary carcinoma of ureter
输尿管乳头状瘤　papilloma of ureter
输尿管损伤　injury of ureter
输尿管套叠　ureteral intussusception
输尿管脱垂　prolapse of ureter
输尿管息肉　polyp of ureter
输尿管狭窄　stricture of ureter
输尿管下段结石　calculus of lower ureter
输尿管炎　ureteritis
输尿管移行细胞癌　ureteral transitional cell carcinoma
输尿管阴道瘘　ureterovaginal fistula
输尿管周围炎　periureteritis
输尿管子宫内膜异位症　endometriosis of ureter
双叶阴囊　bilobate scrotum
死精症　necrospermia
酸尿　aciduria
髓质海绵肾　medullary sponge kidney　［又称］海绵肾△
糖尿病性膀胱张力减弱　diabetic hypotonia of bladder
特发性逼尿肌协同失调　idiopathic detrusor dyssynergia
特发性不育症　idiopathic infertility　［又称］特发性不育△
特发性腹膜后纤维化　idiopathic retroperitoneal fibrosis
特发性鞘膜积液　idiopathic hydrocele　［又称］睾丸鞘膜积液△
特发性肾积水　idiopathic hydronephrosis
特发性阴囊坏疽　Fournier gangrene of scrotum
体外动静脉短路　external arterio-venous shunt
团块肾　lump kidney
外伤后阴茎勃起功能障碍　erectile dysfunction after trauma
外伤性尿道瘘　traumatic urethral fistula　［又称］创伤后尿道瘘△
外生殖器带状疱疹　herpes zoster of external genitalia
外生殖器毒物性皮炎　dermatitis venenata of external genitalia

外生殖器汗腺瘤　syringoma of external genitalia
外生殖器红癣　erythrasma of external genitalia
外生殖器挤压伤　crush injury of external genitalia
外生殖器疱疹样皮炎　dermatitis herpetiformis of external genitalia
外生殖器萎缩　atrophy of external genitalia
外生殖器血管角化瘤　angiokeratoma of external genitalia
外生殖器血管神经性水肿　angioneurotic edema of external genitalia
稳定性膀胱　stable bladder
无睾症　anorchidism
无精子症　azoospermia
无性细胞瘤　dysgerminoma
无性腺症　agonadism
无症状性细菌尿　asymptomatic bacteriuria　［又称］无症状菌尿△
细精管发育不全　hypoplasia of seminiferous tubule
细菌性尿道炎　bacterial urethritis
细菌性膀胱炎　bacterial cystitis
细菌性前列腺炎　bacterial prostatitis
细菌性肾盂肾炎　bacterial pyelonephritis
下疳　chancre
下尿道损伤　lower urethral injury
下尿路感染　lower urinary tract infection
下尿路梗阻　lower urinary tract obstruction
下尿路结石　lower urinary tract calculus
先天性睾丸附睾分离　congenital separation of the testicles and epididymis
先天性梗阻性肾病　congenital obstructive nephropathy
先天性巨输尿管　congenital megaloureter
先天性尿道下裂冠状沟型　congenital coronal sulcus hypospadias
先天性尿道下裂阴茎型　congenital penile hypospadias　［又称］阴茎型尿道下裂△
先天性尿道下裂阴囊型　congenital penoscrotal hypospadias　［又称］阴茎阴囊型尿道下裂△
先天性尿路梗阻　congenital urinary obstruction
先天性膀胱颈挛缩　congenital bladder neck contracture
先天性鞘膜积液　congenital hydrocele
先天性肾积水　congenital hydronephrosis
先天性肾囊性病　congenital renal cystic disease　［又称］囊性肾病△
先天性输尿管异位开口　congenital ectopic opening of ureter
先天性异位输尿管　congenital ectopic ureter　［又称］异位输尿管△
先天性阴茎缺如　congenital penile agenesis
先天性阴茎弯曲　congenital curvature of penis　［又称］阴茎弯曲△
先天性右肾缺如　congenital right kidney absent
先天性左肾缺如　congenital left kidney absent
腺棘皮瘤　adenoacanthoma
腺性膀胱炎　glandular cystitis
腺性肾盂炎　pyelitis glandularis
小阴茎　micropenis
性病性淋巴肉芽肿　venereal lymphogranuloma　［又称］衣原体(性病性)淋巴肉芽肿△
性功能低下　low sexual function
性索间质细胞瘤　sex cord mesenchymal tumor　［又称］睾丸支持-睾丸性间质细胞瘤△
性索-性腺间质瘤　sex cord-gonad stromal tumor
性腺发育不全　gonadal dysgenesis
性腺功能减退　hypogonadism　［又称］性腺功能减退症△
性腺基质细胞瘤　gonadal stromal tumor
性腺缺如　gonadal agenesis
胸内肾　thoracic kidney
血管梗塞性肾切除　angioinfarction-nephrectomy
血管性阳痿　vasculogenic impotence　［又称］静脉性阳痿△
血管运动性肾病　vasomotor nephropathy
血性精液　hemospermia　［又称］血精△
夜间遗尿症　nocturnal enuresis
衣原体性尿道炎　chlamydial urethritis

医源性勃起功能障碍　iatrogenic erectile dysfunction
移植肾穿刺活检术　renal graft biopsy
移植肾感染　renal graft infection
移植肾功能恢复延迟　delayed renal graft function recovery
移植肾积水　renal graft hydronephrosis
移植肾急性排斥反应　renal graft acute rejection
移植肾结石　renal graft calculus
移植肾脓肿　renal graft abscess
移植肾破裂出血　renal graft rupture hemorrhage
移植肾肾病　renal graft nephropathy
移植肾失功　renal graft failure
移植肾输尿管结石　renal graft ureteral calculus
移植肾输尿管扩张　renal graft ureterectasia
移植肾输尿管膀胱再植术　renal graft ureteral reimplantation
移植肾输尿管狭窄　renal graft ureteral stenosis
移植肾衰竭　renal graft failure
移植肾周感染　renal graft circumrenal infection
移植肾周积液　renal graft circumrenal hydrops
移植肾周血肿　renal graft circumrenal hematoma
遗传性黄嘌呤尿症　hereditary xanthinuria
遗精　spermatorrhea
遗尿症　enuresis
乙状结肠膀胱　sigmoid conduit
异位睾丸恶性肿瘤　malignant tumor of ectopic testis
异位肾切除术　ectopic nephrectomy
阴道损伤　vaginal injury
阴茎阿米巴　amoebiasis of penis
阴茎癌根治术　radical operation of penile cancer
阴茎白膜破裂　penile albuginea rupture
阴茎包涵囊肿　inclusion cyst of penis
阴茎勃起　erection of penis
阴茎侧弯　penile scoliosis
阴茎挫伤　contusion of penis
阴茎短小　short penis
阴茎断裂　penile fracture
阴茎恶性黑色素瘤　malignant penile melanoma
阴茎恶性肿瘤　malignant tumor of penis
阴茎发育不良　penile dysplasia
阴茎放线菌病　actinomycosis of penis
阴茎骨化　ossification of penis
阴茎海绵体白膜破裂　albuginea of penis cavernous body rupture
阴茎黑色素瘤　melanoma of penis
阴茎坏死　necrosis of penis
阴茎基底细胞癌　basal cell carcinoma of penis
阴茎畸形　deformity of penis
阴茎继发性恶性肿瘤　secondary malignant tumor of penis　［又称］阴茎继发肿瘤△
阴茎假瘤　penile pseudotumor
阴茎绞窄　strangulation of penis　［又称］阴茎绞窄伤△
阴茎结核　tuberculosis of penis
阴茎离断　penis amputation
阴茎淋巴网状组织恶性病　lymphoreticular malignancy of penis
阴茎鳞状细胞癌　squamous cell carcinoma of penis
阴茎鳞状细胞原位癌　squamous cell carcinoma of penis in situ
阴茎梅毒　syphilis of penis
阴茎囊肿　cyst of penis
阴茎黏液样囊肿　penile mucoid cyst
阴茎扭转　distortion of penis
阴茎皮肤撕脱伤　avulsion of penis
阴茎皮样囊肿　dermoid cyst of penis　［又称］阴茎表皮样囊肿△
阴茎皮脂腺囊肿　sebaceous cyst of penis
阴茎前阴囊　prepenile scrotum
阴茎缺失　absence of penis　［又称］阴茎缺如△
阴茎肉瘤　penis sarcoma

阴茎乳头状瘤　penis papilloma
阴茎损伤　injury of penis
阴茎体恶性肿瘤　malignant tumor of penile shaft
阴茎头白斑病　leukoplakia of glans penis　［又称］阴茎白斑△
阴茎头恶性肿瘤　malignant tumor of glans penis
阴茎头炎及阴茎头包皮炎　balanitis and balanoposthitis
阴茎脱位　dislocation of penis
阴茎下弯　chordee of penis　［又称］阴茎下弯畸形△
阴茎纤维性海绵体炎　fibrous cavernositis of penis　［又称］阴茎海绵体炎△
阴茎血管瘤　penile angioma
阴茎血肿　hematoma of penis
阴茎异常勃起　priapism
阴茎硬结　penile induration
阴茎折断　fracture of penis
阴茎肿瘤　tumor of penis
阴茎转位　translocation of penis
阴茎赘生物　phallic neoplasm
阴囊癌　carcinoma of scrotum
阴囊表皮样囊肿　scrotal epidermoid cyst
阴囊潮湿　scrotal moisture
阴囊挫伤　contusion of scrotum
阴囊发育不全　hypoplasia of scrotum
阴囊放线菌病　actinomycosis of scrotum
阴囊钙沉着症　scrotal calcinosis
阴囊钙化性皮脂腺囊肿　calcified sebaceous cyst of scrotum
阴囊横纹肌肉瘤　scrotal rhabdomyosarcoma
阴囊坏疽　gangrene of scrotum
阴囊畸形　deformity of scrotum
阴囊继发性恶性肿瘤　scrotal secondary malignant tumor
阴囊角化囊肿　keratomatous cyst of scrotum
阴囊结核　tuberculosis of scrotum
阴囊结石　calculus of scrotum
阴囊离断　scrotum amputation
阴囊蔓状血管瘤　scrotal racemose angioma
阴囊脓肿　abscess of scrotum
阴囊佩吉特病　Paget's disease of scrotum　［又称］阴囊湿疹样癌△
阴囊皮肤梅毒　syphilis of scrotal skin
阴囊皮炎　scrotal dermatitis
阴囊皮疹　scrotal skin rash
阴囊皮脂腺囊肿　sebaceous cyst of scrotum
阴囊缺如　agenesis of scrotum
阴囊肉瘤　scrotal sarcoma
阴囊丝虫病　filariasis of scrotum
阴囊损伤　injury of scrotum
阴囊象皮病　elephantiasis scroti　［又称］阴囊象皮肿△　［曾称］阴囊象皮肿 *
阴囊癣　scrotal ringworm
阴囊血管淋巴管瘤　scrotal hemolymphangioma
阴囊血管瘤　hemangioma of scrotum
阴囊血肿　hematoma of scrotum
阴囊异位　ectopia of scrotum　［又称］阴囊位置异常△
阴囊脂肪瘤　lipoma of scrotum
阴囊肿瘤　tumor of scrotum
阴囊转位　translocation of scrotum
阴囊赘生物　scrotal excrescence
隐睾　cryptorchidism　［又称］隐睾症△
隐睾恶性肿瘤　malignant tumor of undescended testis　［又称］睾丸癌△
隐匿精子症　cryptozoospermia
隐匿型无精子症　occult azoospermia
隐匿阴茎　concealed penis
婴儿肾　infantile kidney
硬水综合征　hard water syndrome
游走肾　movable kidney　［又称］游离肾△

原发性醛固酮增多症　primary aldosteronism　［又称］低肾素性醛固
　酮增多症△
圆饼形阴囊　circumcrescent cake-like scrotum
远段输尿管不发育　distal ureteral aplasia
早泄　premature ejaculation
真两性畸形　true hermaphroditism
真性尿失禁　genuine incontinence
正常位输尿管膨出　orthotopic ureterocele　［又称］输尿管膨出△
症状性精索静脉曲张　symptomatic varicocele　［又称］临床型精索

静脉曲张△
支原体尿道炎　mycoplasma urethritis
直肠膀胱瘘　rectovesical fistula
中胚叶肾瘤　mesoblastic nephroma
终末血尿　terminal hematuria
转移性精原细胞瘤　metastatic seminoma
纵隔精原细胞瘤　mediastinal seminoma
左肾静脉受压综合征　left renal vein entrapment syndrome　［又称］
　左肾静脉压迫综合征△

# 16.2　症状体征名词

包皮垢　smegma
睾丸痛　testicular pain
睾丸隐痛　testicular dull pain
睾丸胀痛　testicular swelling pain
睾丸肿胀　testicular swelling
睾丸坠胀　testicular tenesmus
滑精　spermatorrhea
漏尿　leakage of urine
尿道口红肿　urethral orifice swelling
尿道痒　urethral itch
尿道灼热　urethral burning
尿浑浊　cloudy urine
尿流分叉　bifurcation of urination　［又称］尿分叉△

尿流中断　interruption of urinary stream
尿末滴沥　terminal dribbling
排尿困难　dysuresia
排尿犹豫　hesitancy in urination
排尿中断　emiction interruption
泡沫尿　foamy urine
剩余尿　residual urine
输尿管绞痛　ureteral colic
阴囊肿胀　swollen scrotum
阴囊坠痛　scrotal falling pain
阴囊坠胀　scrotal swelling
针孔状尿道口　pinhole urethral orifice

# 16.3　手术操作名词

奥克斯福德尿失禁手术　Oxford operation　［又称］Oxford 手术△
包膜下肾切除术　subcapsular nephrectomy
包皮瘢痕切除术　prepuce cicatrix resection
包皮背侧切开术　dorsal prepucotomy
包皮病损切除术　prepuce lesion resection
包皮环切术　circumcision
包皮切开术　prepucotomy
变性手术　transsexual operation
残余肾切除术　nephrectomy of the remaining kidney
查尔斯手术　Charles procedure　［又称］淋巴水肿矫正 Charles 手术△
肠道新膀胱术　intestinal neobladder operation
肠管代输尿管术　intestinal replace ureter operation
肠扩大膀胱术　intestinal augmentation cystoplasty
肠系膜淋巴管瘤（囊肿）切除术　excision of mesenteric lymphangioma
　（lymphocyst）
肠系膜淋巴结切除术　excision of mesenteric lymph node
肠系膜淋巴结清扫术　mesenteric lymph node dissection
肠系膜上静脉血栓切除术　superior mesenteric vein thrombosis resection
超声碎石术　ultrasonic lithotripsy
超声引导下耻骨上膀胱造口导尿管插入术　ultrasound-guided supra-
　pubic cystostomy catheter catheterization
超声引导下经皮肾穿刺活检术　ultrasound-guided renal puncture biopsy
超声引导下经皮肾穿刺造瘘术　ultrasound-guided percutaneous neph-
　rostomy

超声引导下盆腔穿刺术　ultrasound-guided pelvic centesis
超声引导下前列腺穿刺　ultrasound-guided prostate centesis
超声引导下肾病损射频消融术　ultrasound-guided renal lesion radiofre-
　quency ablation
超声引导下移植肾穿刺活检　ultrasound-guided transplanted kidney
　puncture biopsy
耻骨后尿道悬吊术　retropubic urethral suspension
耻骨后膀胱尿道悬吊固定术　Marshall-Marchetti-Krantz procedure
耻骨后膀胱前前列腺切除术　retropubic prevesical prostatectomy
耻骨后前列腺切除术　retropubic prostatectomy
耻骨后探查术　retropubic exploration
耻骨上膀胱穿刺造瘘术　suprapubic bladder puncture ostomy
耻骨上膀胱切开取石术　suprapubic cystolithotomy
耻骨上膀胱造口术　suprapubic cystostomy
耻骨上膀胱针刺吸引术　suprapubic needle aspiration of bladder
耻骨上前列腺切除术　suprapubic prostatectomy
耻骨疏韧带悬吊术　pectineal ligament suspension
重复尿道切除术　duplication of urethra resection
重复肾切除术　resection of duplex kidney
重复肾重复输尿管切除术　duplex kidney and ureter resection
大网膜输尿管成形术　omentoureteroplasty
单侧睾丸部分切除术　unilateral partial orchiectomy
单侧睾丸 - 附睾切除术　unilateral orchidoepididymectomy
单侧睾丸切除术　unilateral orchidectomy

单侧根治性睾丸切除术　unilateral radical orchiectomy

单侧肾切除术　unilateral nephrectomy

单侧隐睾切除术　unilateral cryptorchidectomy

单纯淋巴结切除术　simple lymphadenectomy

单源光子放射治疗　single source radiation therapy

导尿管冲洗　urinary catheter irrigation

导尿术　catheterization

骶前病损切除术　presacral lesion resection

骶神经刺激电极取出术　sacral nerve stimulation electrode extraction

骶神经电刺激器置入术　sacral nerve stimulation device implantation

骶尾部病损切除术　excision of lesion of sacrococcygeal region

碘 -131 放射性核素注射治疗　iodine-131 radionuclide injection therapy

电切镜下经尿道输尿管囊肿切开术　transurethral resectoscope ureter cyst incision

电子膀胱刺激器置入术　electronic bladder stimulator implantation

电子输尿管刺激器去除术　electronic ureter stimulator device removal

电子输尿管刺激器置换术　electronic ureter stimulator device replacement

电子输尿管刺激器置入术　electronic ureter stimulator device implantation

电子输尿管镜下经尿道肿瘤激光切除术　transurethral electronic ureteroscope laser resection of tumor

电子远距离放射治疗　electron teleradiotherapy

断离性肾盂输尿管成形术　dismembered ureteropelvioplasty

多囊肾减压去顶术　polycystic kidney decortication

多源光子放射治疗　multi-source photons radio-therapy

放射性粒子置入　radioactive particle implantation

非可膨胀性阴茎假体置入术　nonexpansiveness penile prosthesis implantation

非萎缩性肾切开取石术　anatrophic nephrolithotomy

分钟间隔连续尿路造影　minute-sequence urography

附睾病损切除术　epididymis lesion resection

附睾裂伤缝合术　epididymis laceration suture

附睾囊肿切除术　epididymis cyst resection

附睾切除术　epididymectomy

附睾切开探查术　epididymis incision exploration

附睾 - 输精管吻合术　epididymisvasovasostomy

附睾造影　epididymography

副肾切除术　additional renal resection

副中肾管囊肿切除术　resection of Müllerian duct cyst　［又称］苗勒管囊肿切除术△

腹壁切口裂开缝合术　incision of abdominal wall dehiscence suture

腹壁造口术　abdominal wall colostomy

腹部血肿去除术　evacuation of abdominal hematoma

腹股沟淋巴结切除术　inguinal lymph node resection

腹股沟淋巴结清扫术　inguinal lymph node dissection

腹膜后淋巴管横断结扎术　ligation of retroperitoneal lymph vessel

腹膜后淋巴管瘤(囊肿)切除术　excision of retroperitoneal lymphangioma (lymphocyst)

腹膜后淋巴结切除术　retroperitoneal lymphadenectomy

腹膜后淋巴结清扫术　retroperitoneal lymph node dissection

腹膜后注气造影　retroperitoneal pneumography

腹膜切开术　peritoneotomy

腹膜透析　peritoneal dialysis

腹膜透析置管术　peritoneal dialysis catheterization

腹膜下血肿切除术　excision of subperitoneal hematoma

腹膜血肿清除术　evacuation of peritoneal hematoma

腹膜粘连松解术　lysis of adhesions of peritoneum

腹腔镜膀胱憩室切除术　laparoscopic vesical diverticulectomy

腹腔镜膀胱全切原位膀胱术　laparoscopic total cystectomy in situ cystectomy

腹腔镜下肠道新膀胱术　laparoscopic intestinal neobladder operation

腹腔镜下肠管代输尿管术　laparoscopic intestinal replace ureter operation

腹腔镜下重复肾切除术　laparoscopic duplication renal resection

腹腔镜下重复肾重复输尿管切除术　laparoscopic repetitive kidney ureteral resection

腹腔镜下单侧肾切除术　laparoscopic unilateral nephrectomy

腹腔镜下单侧隐睾切除术　laparoscopic unilateral cryptorchiectomy

腹腔镜下腹股沟淋巴结清扫术　laparoscopic inguinal lymph node dissection

腹腔镜下腹膜后淋巴结清扫术　laparoscopic retroperitoneal lymph node dissection

腹腔镜下腹膜粘连松解术　laparoscopic lysis of peritoneal adhesion

腹腔镜下腹腔积血清除术　laparoscopic hemoperitoneum removal

腹腔镜下根治性膀胱切除术　laparoscopic radical cystectomy

腹腔镜下根治性前列腺切除术　laparoscopic radical prostatectomy

腹腔镜下根治性肾切除术　laparoscopic radical nephrectomy

腹腔镜下根治性肾输尿管全长切除术　laparoscopic radical full-length nephroureterectomy

腹腔镜下回肠膀胱术　laparoscopic ileal conduit

腹腔镜下精索静脉高位结扎术　laparoscopic high ligation of spermatic vein

腹腔镜下可控性肠膀胱术　laparoscopic continent ileal reservoir

腹腔镜下淋巴结活组织检查　laparoscopic lymph node biopsy

腹腔镜下男性根治性膀胱全切除术　laparoscopic male radical cystectomy

腹腔镜下男性盆腔脓肿切开引流术　laparoscopic male pelvic abscess incision and drainage

腹腔镜下尿道瘘修补术　laparoscopic urethral fistula repair

腹腔镜下女性根治性膀胱全切除术　laparoscopic female radical cystectomy

腹腔镜下膀胱瓣代输尿管术　laparoscopic bladder flap replace ureter operation

腹腔镜下膀胱部分切除术　laparoscopic partial cystectomy

腹腔镜下膀胱颈悬吊术　laparoscopic bladder neck suspension

腹腔镜下膀胱全切除术　laparoscopic total cystectomy

腹腔镜下膀胱阴道瘘修补术　laparoscopic vesicovaginal fistula repair

腹腔镜下盆腔病损切除术　laparoscopic pelvic cavity lesion resection

腹腔镜下盆腔腹膜粘连松解术　laparoscopic pelvic cavity peritoneal adhesion lysis

腹腔镜下盆腔淋巴结清扫术　laparoscopic pelvic cavity lymph node dissection

腹腔镜下盆腔粘连松解术　laparoscopic pelvic cavity adhesion lysis

腹腔镜下剖腹探查术　laparoscopic exploratory laparotomy

腹腔镜下脐尿管病损切除术　laparoscopic urachal lesion resection

腹腔镜下前列腺病损切除术　laparoscopic prostate lesion resection

腹腔镜下前列腺射频消融术　laparoscopic prostate radiofrequency ablation

腹腔镜下腔静脉后输尿管整形术　laparoscopic postcaval ureter anaplasty

腹腔镜下鞘状突高位结扎术　laparoscopic processus vaginalis high ligation

腹腔镜下融合肾离断术　laparoscopic fused kidney amputation

腹腔镜下肾病损切除术　laparoscopic kidney lesion resection

腹腔镜下肾部分切除术　laparoscopic partial nephrectomy

腹腔镜下肾固定术　laparoscopic nephropexy

腹腔镜下肾囊肿去顶术　laparoscopic unroofing of renal cyst

腹腔镜下肾上腺肿瘤切除术　laparoscopic resection of adrenal tumor

腹腔镜下肾实质切开取石术　laparoscopic nephrolithotomy

腹腔镜下肾 - 输尿管切除术　laparoscopic renal-ureter resection

腹腔镜下肾输尿管全长切除术　laparoscopic nephroureterectomy

腹腔镜下肾探查术　laparoscopic renal exploration

腹腔镜下肾盂癌根治术　laparoscopic radical resection of renal pelvis cancer

腹腔镜下肾盂成形术　laparoscopic pyeloplasty

腹腔镜下肾盂切开取石术　laparoscopic pyelolithotomy

腹腔镜下肾盂 - 输尿管成形术　laparoscopic renal pelvis-ureter plasty

腹腔镜下肾盂 - 输尿管吻合术　laparoscopic renal pelvis-ureter anastomosis

腹腔镜下肾盏 - 输尿管吻合术　laparoscopic ureterocaliceal anastomosis

腹腔镜下肾折叠术　laparoscopic renal plication

腹腔镜下肾周围淋巴管剥脱术　laparoscopic perirenal lymphatic desquamation

腹腔镜下肾周围粘连松解术　laparoscopic perirenal adhesion lysis

腹腔镜下输尿管病损切除术　laparoscopic ureteral lesion resection

腹腔镜下输尿管部分切除术　laparoscopic partial ureterectomy

腹腔镜下输尿管残端切除术　laparoscopic ureteral stump resection

腹腔镜下输尿管成形术　laparoscopic ureteroplasty

腹腔镜下输尿管囊肿造口术　laparoscopic ureteral cyst colostomy

腹腔镜下输尿管 - 膀胱吻合术　laparoscopic ureteroneocystostomy

腹腔镜下输尿管膀胱再植术　laparoscopic ureterovesical replantation

腹腔镜下输尿管皮肤造口术　laparoscopic cutaneous ureterostomy

腹腔镜下输尿管切开取石术　laparoscope ureterolithotomy

腹腔镜下输尿管损伤修复术　laparoscopic ureteral injury repair

腹腔镜下输尿管狭窄段切除术　laparoscopic ureteral stricture resection

腹腔镜下输尿管狭窄松解术　laparoscopic ureteral stricture lysis

腹腔镜下输尿管乙状结肠吻合术　laparoscopic ureterosigmoidostomy

腹腔镜下双侧肾切除术　laparoscopic bilateral nephrectomy

腹腔镜下双侧隐睾切除术　laparoscopic bilateral cryptorchidectomy

腹腔镜下胃代膀胱术　laparoscopic gastrocystoplasty

腹腔镜下无功能肾切除术　laparoscopic non-functioning nephrectomy

腹腔镜下性腺探查　laparoscopic gonads exploration

腹腔镜下隐睾探查术　laparoscopic exploration of undescended testis

腹腔镜下直肠膀胱术　laparoscopic rectal bladder operation

腹腔镜原位膀胱术　laparoscopic in situ bladder

腹腔淋巴结切除术　excision of celiac lymph node

腹腔淋巴结清扫术　abdominal lymph node dissection

腹腔内出血止血术　hemostasis of intraperitoneal hemorrhage

腹腔脓肿切开引流术　incision and drainage of peritoneal abscess

腹腔血肿清除术　evacuation of hematoma of abdominal cavity

腹腔粘连松解术　lysis of adhesion of abdominal cavity

腹主 - 肾动脉造影　abdominal aorto-renal arteriography

伽马刀放射治疗　gamma knife radiation therapy

睾丸病损切除术　testicular lesion resection

睾丸抽吸术　testicular suction

睾丸穿刺活检术　testicular puncture biopsy

睾丸附件切除术　appendix testis resection

睾丸复位术　reduction of testis

睾丸固定术　orchidorrhaphy

睾丸活检　testicular biopsy

睾丸假体置入术　testicular prosthesis implantation

睾丸裂伤缝合术　testis laceration suture

睾丸鞘膜积液抽吸术　testicular hydrocele suction

睾丸鞘膜积液切除术　testicular hydrocele resection

睾丸鞘膜切开引流术　testicular hydrocele incision and drainage

睾丸切除术　orchiectomy

睾丸切开探查术　testis incision and exploration

睾丸下降固定术　testicular descent fixation

睾丸修补术　repair of testis

睾丸肿物切除术　testicular tumor resection

戈 - 弗 - 斯手术　Goebell-Frangenheim-Stoeckel operation

根治性膀胱切除术　radical cystectomy

根治性前列腺切除术　radical prostatectomy

根治性肾切除术　radical nephrectomy

供肾摘除　donor kidney extraction

供体肾修整术　donor kidney revision

孤立肾切除术　nephrectomy of solitary kidney

股淋巴结清扫术　femoral lymph node dissection

化学睾丸切除术　chemical orchiectomy

回肠代输尿管术　ileal ureteric replacement

回肠膀胱扩大术　ileum augmentation cystoplasty

回肠膀胱尿流改道术　ileal conduit diversion

回肠膀胱术　ileal conduit

回肠造口术　ileostomy

回盲肠皮肤尿流改道术　ileocecal cutaneous diversion

会阴病损切除术　excision of lesion of perineum

会阴裂伤缝合术　perineal laceration suture

会阴阴囊皮瓣尿道成形术　perineal scrotal flap urethroplasty

机器人辅助腹腔镜肾盂输尿管成形术　robot-assisted laparoscopic ureteropelvioplasty

机器人辅助腹腔镜下根治性前列腺切除术　robot-assisted laparoscopic radical prostatectomy

机器人辅助腹腔镜下膀胱部分切除术　robot-assisted laparoscopic partial cystectomy

机器人辅助腹腔镜下肾部分切除术　robot-assisted laparoscopic partial nephrectomy

机器人辅助腹腔镜下肾实质切开取石术　robot-assisted laparoscopic nephrolithotomy

机器人辅助腹腔镜下肾盂成形术　robot-assisted laparoscopic pyeloplasty

机器人辅助腹腔镜下肾盂切开取石术　robot-assisted laparoscopic pyelolithotomy

脊髓电刺激电极置入术　spinal stimulation electrode implantation

间歇性导尿术　intermittent catheterization

结肠膀胱术　colon conduit

近期剖腹术后腹腔止血术　abdominal hemostasis after laparotomy in the near future

经闭孔尿道悬吊术　trans-obturator urethral suspension

经腹盆腔穿刺引流术　transabdominal puncture and drainage of pelvic cavity

经股静脉插管　transfemoral catheterization of femoral vein

经回肠膀胱逆行输尿管造影　transileal cystic retrograde ureterography

经会阴活检　transperineal biopsy

经会阴前列腺穿刺活检术　transperineal prostate biopsy

经会阴前列腺冷冻治疗术　transperineal prostate cryotherapy

经会阴前列腺囊肿切除术　transperineal prostate cyst resection

经会阴前列腺切除术　perineal prostatectomy

经会阴前列腺全切除术　total perineal prostatectomy

经尿道等离子前列腺切除术　transurethral plasma kinetic prostatectomy

经尿道活检　transurethral biopsy

经尿道钬激光前列腺剜除术　transurethral holmium laser enucleation of prostate

经尿道激光碎石术　transurethral laser lithotripsy

经尿道男性尿道癌切除术　transurethral resection of male urethral carcinoma

经尿道尿道瓣膜切除术　transurethral resection of urethral valve

经尿道尿道狭窄切开术　transurethral urethral stricturotomy

经尿道膀胱病损电切术　transurethral bladder lesion electrotomy

经尿道膀胱病损冷刀切除术　transurethral bladder lesion cold knife resection

经尿道膀胱超声碎石术　transurethral bladder ultrasound lithotripsy

经尿道膀胱活组织检查　transurethral bladder biopsy

经尿道膀胱激光碎石术　transurethral bladder laser lithotripsy

经尿道膀胱结石钬激光碎石术　transurethral holmium laser lithotripsy of bladder stones

经尿道膀胱颈电切术　transurethral bladder neck electrotomy

经尿道膀胱颈扩张术　transurethral dilation of bladder neck

经尿道膀胱颈切开术　transurethral incision of bladder neck

经尿道膀胱气压弹道碎石术　transurethral ballistic lithotripsy of bladder calculus

经尿道膀胱腔内粘连松解术　transurethral bladder intracavity adhesion lysis

经尿道膀胱取石术　transurethral bladder lithotomy

经尿道膀胱碎石钳碎石术　transurethral bladder lithotrite lithotripsy

经尿道膀胱袖状切除术　transurethral bladder sleeve resection

经尿道膀胱血块清除术　transurethral evacuation of bladder hematoma

经尿道膀胱异物取出术　transurethral bladder foreign body removal

经尿道膀胱肿瘤电切治疗　transurethral electric resection of bladder tumor

经尿道膀胱肿瘤电灼治疗　transurethral fulgerize of bladder tumor

经尿道膀胱肿瘤激光切除术　transurethral laser resection of bladder tumor

经尿道膀胱肿瘤切除术　transurethral resection of bladder tumor

经尿道前列腺激光汽化术　transurethral laser vaporization of prostate

经尿道前列腺激光切除术　transurethral laser resection of prostate ［又称］ TULIP 手术△

经尿道前列腺激光剜除术　transurethral laser enucleation of prostate

经尿道前列腺冷冻治疗　transurethral prostate cryotherapy

经尿道前列腺绿激光汽化术　transurethral green laser vaporization of prostate　［又称］PVP 手术△

经尿道前列腺囊扩张术　transurethral prostate balloon dilatation

经尿道前列腺囊肿切除术　transurethral resection of prostate cyst

经尿道前列腺汽化电切术　transurethral electrovaporization of the prostate　［又称］TEVAP 手术△

经尿道前列腺切除术　transurethral prostatectomy

经尿道前列腺切开术　transurethral prostatomy

经尿道前列腺射频消融术　transurethral radiofrequency needle ablation of prostate

经尿道球囊前列腺尿道扩张术　transurethral balloon dilation of prostatic urethra

经尿道射精管区域囊肿切开术　transurethral ejaculatory duct area cyst incision

经尿道肾病损激光切除术　transurethral renal lesion laser resection

经尿道输尿管病损电切术　transurethral ureteral lesion electrotomy

经尿道输尿管取石术　transurethral ureteral lithotomy

经尿道输尿管软镜钬激光碎石术　transurethral flexible ureteroscopy holmium laser lithotripsy

经尿道输尿管盂镜检查术　transurethral ureteropyeloscopy

经尿道外括约肌切开术　transurethral external sphincterotomy

经尿道柱状水囊前列腺扩开术　transurethral columnar hydrosacral prostate expansion

经皮耻骨上膀胱造口导尿管插入术　percutaneous suprapubic cystotomy catheterization

经皮电子肾镜激光碎石术　percutaneous electronic nephroscope laser lithotripsy

经皮电子肾镜异物取出术　percutaneous electronic nephroscope foreign body removal

经皮腹膜后穿刺引流术　percutaneous retroperitoneal puncture and drainage

经皮腹腔穿刺引流术　percutaneous abdominal puncture and drainage

经皮精囊抽吸　percutaneous seminal vesicle suction

经皮膀胱造口术　percutaneous cystostomy

经皮肾病损冷冻治疗术　percutaneous renal lesion cryotherapy

经皮肾穿刺活组织检查　percutaneous renal puncture biopsy

经皮肾穿刺引流术　percutaneous renal puncture drainage

经皮肾穿刺造瘘术　percutaneous renal puncture ostomy

经皮肾穿刺造瘘引流术　percutaneous renal puncture ostomy and drainage

经皮肾动脉造影　percutaneous renal artery angiography

经皮肾镜超声气压弹道碎石术　percutaneous nephrolithotomy ultrasound pneumatic lithotripsy

经皮肾镜超声碎石术　percutaneous nephrolithotomy with ultrasonic lithotripsy

经皮肾镜激光碎石术　percutaneous nephrolithotomy with laser lithotripsy

经皮肾镜检查　percutaneous nephrolithotomy inspection

经皮肾镜取石术　percutaneous nephrolithotomy

经皮肾镜取石术（Ⅰ期）　percutaneous nephrolithotomy，Ⅰ period

经皮肾镜取石术（Ⅱ期）　percutaneous nephrolithotomy，Ⅱ period

经皮肾镜肾盂病损电切术　percutaneous nephroscope renal pelvis lesion electrotomy

经皮肾镜输尿管活组织检查　percutaneous nephroscope ureter biopsy

经皮肾镜输尿管结石激光碎石术　percutaneous nephroscope ureteral calculi laser lithotripsy

经皮肾镜输尿管内切开术　percutaneous nephroscope endoureterotomy

经皮肾镜压弹道碎石术　percutaneous nephroscope nephrolithotomy with pneumatic lithotripsy

经皮肾镜异物取出术　percutaneous nephroscope foreign body removal

经皮肾囊肿抽吸术　percutaneous aspiration of renal cyst

经皮肾脓肿抽吸术　percutaneous aspiration of renal abscess

经皮肾盂造口取石术　percutaneous renal pelvis colostomy lithotomy

经皮肾造瘘术　percutaneous nephrostomy

经皮纤维肾镜激光碎石术　percutaneous fiber nephroscope laser lithotripsy

经皮纤维肾镜异物取出术　percutaneous fiber nephroscope foreign body removal

经阴道闭孔无张力尿道中段悬吊术　transvaginal obturator tension-free mid-urethral suspension　［又称］TVT-O 手术△

经阴道尿道中段湿必克悬吊术　transvaginal middle urethra SPARC suspension　［又称］SPARC 手术△

经阴道膀胱阴道瘘修补术　transvaginal bladder vagina fistula neoplasty

经阴道无张力尿道悬吊术　transvaginal tension-free urethral suspension　［又称］TVT 手术△

经直肠超声引导下前列腺穿刺活检术　transrectal ultrasound-guided puncture biopsy of prostate

经直肠活检　transrectal biopsy

经直肠前列腺穿刺活检术　transrectal prostate biopsy

精囊镜下经尿道精囊结石碎石术　transurethral seminal vesicle scope seminal vesicular stone lithotripsy

精囊镜下经尿道输精管梗阻疏通术　transurethral seminal vesicle scope vas deferens obstruction dredge

精囊镜下经尿道探查术　transurethral seminal vesicle scope exploration

精囊囊肿切除术　seminal vesicle cyst resection

精囊切除术　seminal vesiculectomy

精囊切开术　seminal vesiculotomy

精囊造影　seminal vesiculography

精囊针吸活组织检查　seminal vesicle needle biopsy

精囊肿物切除术　seminal vesicle mass resection

精索病损切除术　excision of lesion of spermatic cord

精索 - 附睾裂伤缝合术　spermatic cord-epididymis laceration suture

精索活组织检查　spermatic cord biopsy

精索结扎术　spermatic cord ligation

精索静脉高位结扎术　high ligation of spermatic vein

精索静脉曲张切除术　varicocelectomy

精索鞘膜高位结扎术　spermatic cord tunica vaginalis high ligation

精索鞘膜积液切除术　spermatic cord hydrocele resection

精索切开术　spermatic cord incision

精索移植术　spermatic cord transplantation

精液囊肿抽吸术　spermatocele suction

精液囊肿切除术　spermatocelectomy

静脉尿路造影　intravenous urography　［又称］排泄性尿路造影△

巨输尿管切除术　megaloureter resection

可控性回肠膀胱术　continent ileal reservoir

可膨胀的尿道括约肌去除术　expandable urethral sphincter removal

快速连续尿路造影　rapid sequence urography

扩大的肾盂切开取石术　extended pyelolithotomy

阑尾输尿管成形术　appendix ureteroplasty

离体肾取石术　in vitro nephrolithotomy

粒子放射治疗　particle beam radiotherapy

联合经尿道电切肾盂癌根治术　combined transurethral renal pelvic carcinoma radical resection

淋巴结活组织检查　lymph node biopsy

淋巴结扩大性区域性切除术　extended regional lymphadenectomy

淋巴结区域性切除术　regional lymphadenectomy

淋巴系闪烁造影　lymphoscintigraphy

淋巴系造影　lymphography

马蹄形肾联合部切开术　horseshoe kidney symphysis incision

盲肠膀胱扩大术　cecal cystoplasty

泌尿生殖系 X 线照相术　roentgenography of genitourinary system

泌尿系结石体外超声碎石术　urinary calculi extracorporeal ultrasonic lithotripsy

泌尿系体外冲击波碎石术　urinary extracorporeal shock wave lithotripsy

男性绝育术　male sterilization

男性尿道悬吊术　male urethra suspension

男性膀胱根治性全切除术　male bladder radical resection

男性盆腔脓肿切开引流术　male pelvic abscess incision and drainage

男性盆腔血肿清除术　male pelvic hematoma removal
内镜下尿道结石取出术　endoscopic urethral stone removal
逆行尿道造影　retrograde urethrography
逆行膀胱造影　retrograde cystography
逆行肾盂造影　retrograde pyelography
逆引导尿管插入术　retrourethral catheterization
尿道瓣膜切除术　urethral valve resection
尿道病损切除术　urethral lesion resection
尿道部分切除术　partial urethrectomy
尿道成形术　urethroplasty
尿道会师手术　urethral joint surgery
尿道会阴造口术　perineal urethrostomy
尿道建术　urethral construction
尿道金属支架置入术　urethral metal stent implantation
尿道镜检查术　urethroscopy
尿道镜下尿道病损电切术　transurethral resection of urethral lesion
尿道镜下尿道狭窄电切术　transurethral resection of urethral stricture
尿道口病损切除术　urethral orifice lesion resection
尿道口成形术　urethral meatoplasty
尿道口紧缩术　urethral orifice tightening
尿道口前移阴茎头成形术　anterior urethral opening penile head plasty
尿道口切开术　urethral meatotomy
尿道扩张术　urethral dilation
尿道良性肿物电灼术　urethral benign tumor electrocautery
尿道良性肿物激光气化切除术　urethral benign tumor laser vaporization resection
尿道裂伤缝合术　repair of urethral laceration
尿道瘘修补术　urethral fistula repair
尿道内切开术　internal urethrotomy
尿道内异物取出　urethral foreign body removal
尿道旁病损切除术　paraurethral lesion resection
尿道旁脓肿切开引流术　paraurethral abscess incision and drainage
尿道旁腺病损切除术　paraurethral gland lesion resection
尿道旁悬吊术　paraurethral suspension
尿道 - 膀胱连接处扩张术　urethra-bladder joint dilatation
尿道 - 膀胱连接处折叠术　urethra-bladder joint plication
尿道膀胱吻合术　urethrovesical anastomosis
尿道膀胱悬吊术　urethrovesicopexy
尿道膀胱造影　urethrocystography
尿道憩室切除术　urethral diverticulectomy
尿道前移术　urethral advancement
尿道切除术　urethrectomy
尿道切开取石术　urethrolithotomy
尿道切开术　urethrotomy
尿道切开异物取出术　urethral incision foreign body removal
尿道取石术　urethral lithotomy
尿道全切术　total urethral resection
尿道肉阜切除术　urethral caruncle resection
尿道上裂修补术　epispadias neoplasty
尿道松解术　urethral release
尿道外口成形术　external urethral orifice plasty
尿道外口切开术　external urethral orifice incision
尿道外切开术　external urethrotomy
尿道吻合术　urethral anastomosis
尿道狭窄扩张术　dilatation of urethral stricture
尿道狭窄切除术　resection of urethral stricture
尿道狭窄松解术　release of urethral stricture
尿道下裂成形术　hypospadioplasty
尿道下裂矫正术　hypospadias correction
尿道下裂修补术　hypospadias repair
尿道修补术　urethral repair
尿道悬吊术　sling operation of the urethra
尿道 - 阴道瘘修补术　urethrovaginal fistula repair
尿道再吻合术　urethral reanastomosis

尿道造口闭合术　urethrostomy closure
尿道造影　urethrography
尿道折叠术　urethral plication
尿道支架取出　urethral stent removal
尿道 - 直肠瘘修补术　urethrorectal fistula repair
尿道肿物切除术　urethral tumor resection
尿流改道复原术　urinary undiversion
尿流改道术　urinary diversion
尿瘘修补术　urinary fistula repair
尿路造影　urography
尿失禁修补术　urinary incontinence neoplasty
凝血块肾盂切开取石术　coagulum pyelolithotomy
女性膀胱根治性全切除术　female bladder radical resection
排尿期膀胱尿道造影　voiding cystourethrography
排泄性尿道造影　excretory urethrography
排泄性膀胱造影　excretory cystography
膀胱 / 直肠 / 阴道人工补片置入　insertion of artificial patch of bladder/rectum/vaginal
膀胱 / 直肠 / 阴道同种异体补片植入　insertion of allograft of bladder/rectum/vaginal
膀胱 / 直肠 / 阴道异种补片植入　insertion of heterograft of bladder/rectum/vaginal
膀胱 / 直肠 / 阴道自体补片植入　insertion of autograft of bladder/rectum/vaginal
膀胱瓣代输尿管术　bladder flap replace ureter operation ［又称］膀胱瓣输尿管成形术△
膀胱病损激光切除术　laser surgery of bladder lesion
膀胱病损切除术　resection of bladder lesion
膀胱部分切除术　partial cystectomy
膀胱持续冲洗　continuous bladder irrigation
膀胱冲洗　bladder irrigation
膀胱充气造影　bladder pneumography
膀胱穿刺抽吸　bladder puncture and aspiration
膀胱灌注　bladder perfusion
膀胱 - 回肠瘘修补术　bladder-ileum fistula neoplasty
膀胱 - 结肠吻合术　bladder-colonic anastomosis
膀胱结石体外冲击波碎石术　bladder calculus extracorporeal shock wave lithotripsy
膀胱颈部 Y-V 成形术　bladder neck Y-V plasty
膀胱颈成形术　bladder neck plasty
膀胱颈重建术　bladder neck reconstruction
膀胱颈切除术　bladder neck resection
膀胱颈悬吊术　bladder neck suspension
膀胱镜检查　cystoscopy
膀胱镜下经尿道检查　transurethral cystoscopy
膀胱镜下经尿道尿失禁治疗　transurethral cystoscopic incontinence treatment
膀胱镜下经尿道膀胱病变切除术　transurethral cystoscopic resection of bladder lesion
膀胱镜下经尿道膀胱注射　transurethral cystoscopic bladder injection
膀胱镜下经尿道输尿管导管插入术　transurethral cystoscopic ureteral catheterization
膀胱镜下经尿道输尿管扩张术　transurethral cystoscopic ureteral dilatation
膀胱镜下经尿道输尿管肾结石激光碎石术　transurethral cystoscopic ureteral renal calculus laser lithotripsy
膀胱镜下经尿道输尿管支架取出术　transurethral cystoscopic ureteral stent extraction
膀胱镜下经尿道输尿管支架置入术　transurethral cystoscopic ureteral stent placement
膀胱镜下经尿道碎石术　transurethral cystoscopic lithotripsy
膀胱镜下经尿道异物取出术　transurethral cystoscopic foreign body removal
膀胱镜下膀胱病损切除术　cystoscopic resection of bladder lesion

膀胱镜下输尿管病损切除术　cystoscopic ureteral lesion resection
膀胱镜下输尿管口扩张术　cystoscopic ureteral orifice dilation
膀胱镜下输尿管扩张术　cystoscopic ureteral dilatation
膀胱扩大术　bladder enlargement
膀胱裂伤缝合术　suture of bladder laceration
膀胱瘘闭合术　closure of fistula of bladder
膀胱尿道全切除术　bladder urethra total resection
膀胱尿道提肌悬吊固定术　bladder urethra levator suspension fixation
膀胱尿道吻合术　vesicourethral anastomosis
膀胱尿道造影　cystourethrography
膀胱皮肤造口术　cutaneous vesicostomy
膀胱破裂修补术　bladder rupture repair
膀胱憩室切除术　vesical diverticulectomy
膀胱前列腺切除术　cystoprostatectomy
膀胱切除术　cystectomy
膀胱切开腔内粘连松解术　bladder incision intracavity adhesion lysis
膀胱切开取石术　cystolithectomy
膀胱切开探查术　explorative cystotomy
膀胱切开血块清除术　cystotomy evacuation of blood clot in bladder
膀胱切开异物取出术　cystotomy removal of intravesical foreign body
膀胱切开造瘘术　bladder incision and fistulation
膀胱区封闭术　bladder area block
膀胱全切除术　total cystectomy
膀胱全切回肠膀胱术　total cystectomy and ileal conduit
膀胱三对比造影　triple contrast cystography
膀胱三角区切除术　trigonectomy
膀胱三角区乙状结肠吻合术　trigonosigmoidostomy
膀胱术后出血止血术　bladder postoperative bleeding hemostatic
膀胱双对比造影　double contrast cystography
膀胱水扩张术　bladder hydrodistention
膀胱碎石洗出术　vesical litholapaxy
膀胱外翻成形术　bladder exstrophy plasty
膀胱外翻修补术　bladder exstrophy neoplasty
膀胱修补术　bladder neoplasty
膀胱袖状切除术　bladder cuff excision
膀胱悬吊术　bladder suspension
膀胱腰大肌悬吊术　bladder psoas suspension
膀胱-乙状结肠瘘修补术　bladder-sigmoid colon fistula neoplasty
膀胱-阴道瘘修补术　vesicovaginal fistula fistula neoplasty
膀胱造口闭合术　closure of cystostomy
膀胱造口导管取出　cystostomy catheter removal
膀胱造口导管置换　replacement of cystostomy tube
膀胱造影　cystography
膀胱支架取出　bladder stent removal
膀胱周围活组织检查　perivesical biopsy
膀胱周围粘连松解术　perivesical adhesion lysis
膀胱周围组织探查术　perivesical tissue exploration
膀胱-子宫瘘修补术　vesicouterine fistula neoplasty
盆骨活组织检查　pelvis biopsy
盆腔病损冷冻治疗术　cryotherapy for pelvic lesion
盆腔病损切除术　removal of pelvic lesion
盆腔补片术　pelvic cavity patch operation
盆腔腹膜切除术　excision of pelvic peritoneum
盆腔腹膜粘连松解术　pelvic peritoneum adhesion lysis
盆腔淋巴结清扫术　pelvic lymph node dissection
盆腔粘连松解术　pelvic cavity adhesion lysis
膨胀性阴茎假体置入术　expansibility penile prosthesis implantation
皮肤病损根治性切除术　radical excision of skin lesion
脾肾动脉吻合术　splenorenal arterial anastomosis
剖腹探查术　exploratory laparotomy
剖腰探查术　exploratory lumbotomy
脐尿管病损切除术　urachal lesion resection
脐尿管肿瘤切除术　urachal tumor resection
髂腹股沟淋巴结切除术　ilioinguinal lymphadenectomy

髂淋巴结清扫术　iliac lymph node dissection
前列腺按摩　prostate massage
前列腺被膜切开术　prostate capsule dissection　［又称］TUR-IP 手术△
前列腺病损切除术　excision of lesion of prostate
前列腺部分切除术　partial prostatectomy
前列腺根治性切除术　radical prostatectomy
前列腺结石切开术　prostate calculus lithotomy
前列腺冷冻术　cryosurgery of prostate
前列腺-尿道记忆金属支架置入术　implantation of prostate-urethral memory metal stent
前列腺脓肿引流术　prostatic abscess drainage
前列腺切除术　prostatectomy
前列腺术后止血术　prostate postoperative hemostasis
前列腺微波治疗　microwave therapy of prostate
前列腺修补术　prostate neoplasty
前列腺针刺活组织检查　prostate needle biopsy
前列腺支架取出　prostate stent removal
前列腺周围活组织检查　periprostatic biopsy
前列腺周围脓肿引流术　periprostatic abscess drainage
前列腺周围组织病损切除术　periprostatic tissue lesion resection
腔静脉后输尿管整形术　retrocaval ureter anaplasty
腔静脉结扎术　vena caval ligation
腔静脉折叠术　vena cava fundoplication
鞘膜部分切除术　partial vaginectomy
鞘膜翻转修补术　eversion of parietal tunica vaginalis
鞘膜高位结扎术　high ligation of tunica vaginalis
鞘膜囊肿切除术　resection of tunica vaginalis cyst
鞘膜切除术　resection of tunica vaginalis
鞘状突高位结扎术　high ligation of vaginal process
亲属活体肾移植术　relative living donor kidney transplantation
人工尿道括约肌置入术　implantation of artificial urethral sphincter
融合肾离断术　fused kidney dividing
肾包膜剥除术　renal capsular stripping
肾被膜下血肿清除术　clearance of renal subcapsular hematoma
肾病灶清除术　renal cavernostomy
肾部分切除术　partial nephrectomy
肾导管引流术　renal catheter drainage
肾蒂淋巴管剥脱术　stripping of renal lymphatic vessel
肾蒂淋巴管离断术　dividing of renal lymphatic vessel
肾动脉栓塞术　renal artery embolization
肾动脉造影　renal arteriography
肾断层造影　nephrotomography
肾断层造影洗出法　nephrotomography lavation
肾封闭术　renal block
肾固定术　nephropexy
肾结石体外超声碎石术　renal calculus extracorporeal ultrasonic lithotripsy
肾结石体外冲击波碎石　renal calculus extracorporeal shock wave lithotripsy
肾静脉-下腔静脉吻合术　renal vein-inferior vena cava anastomosis
肾静脉血栓切除术　renal vein thrombectomy
肾静脉造影　renal venography
肾局部灌注　renal local perfusion
肾离体术　renal separation
肾门上淋巴结切除术　suprahilar lymphadenectomy
肾囊肿切除术　renal cystectomy
肾囊肿去顶术　renal cyst unroofing
肾囊肿硬化剂注射　renal cyst sclerosing agent injection
肾-膀胱吻合术　renal-bladder anastomosis
肾破裂修补术　renal rupture neoplasty
肾切除术　nephrectomy
肾切开取石术　nephrolithotomy
肾切开术　nephrotomy
肾上腺动脉造影　adrenal arteriography
肾上腺切除术　adrenalectomy

肾上腺血管造影　adrenal angiography
肾 - 肾盂造瘘术　nephropyelostomy
肾实质切开取石术　nephrolithotomy
肾 - 输尿管切除术　nephro-ureterectomy
肾输尿管全长切除术　full length nephroureterectomy
肾透析　renal dialysis
肾楔形切除术　wedge resection of the kidney
肾修补术　renorrhaphy
肾血管重建术　reno-vascular reconstruction
肾血管造影　renal angiography
肾盂部分切除术　partial pelvectomy
肾盂成形术　pyeloplasty
肾盂镜检查术　pyeloscopy
肾盂囊肿切除术　renal pelvic cyst resection
肾盂内 T 管引流术　renal pelvic T tube drainage
肾盂旁囊肿切除术　resection of parapelvic cyst
肾盂切开取石术　pyelolithotomy
肾盂切开术　pyelotomy
肾盂 - 输尿管成形术　renal pelvis-ureter plasty
肾盂 - 输尿管 - 膀胱吻合术　renal pelvis-ureter-bladder anastomosis
肾盂输尿管松解术　pelvioureterolysis
肾盂 - 输尿管吻合术　renal pelvis-ureter anastomosis
肾盂输尿管造影　pyeloureterography
肾盂造口闭合术　pyelostomy closure
肾盂造口导管取出　pyelostomy catheter removal
肾盂造口取石术　pyelostomy lithotomy
肾盂造口术　pyelostomy
肾盂造瘘管置换术　renal pelvis fistula replacement
肾盂造瘘术　pyelostomy
肾造口闭合术　nephrostomy closure
肾造瘘管置换术　exchange of nephrostomy tube
肾造瘘术　nephrostomy
肾盏成形术　calicoplasty
肾盏切除术　calicectomy
肾盏 - 输尿管吻合术　renal calices-ureteric anastomosis
肾折叠术　renal plication
肾周病损切除术　perirenal lesion resection
肾周活组织检查　perirenal biopsy
肾周脓肿切开引流术　incisional drainage of perinephric abscess
肾周区域探查术　perirenal area exploration
肾周围淋巴管剥脱术　stripping of perirenal lymphatic vessel
肾周围粘连松解术　perirenal adhesion lysis
手术后伤口止血术　postoperative wound hemostasis
输精管瓣膜去除术　vas deferens valve removal
输精管病损切除术　vas deferens lesion resection
输精管部分切除术　partial vasectomy
输精管附睾吻合术　epididymovasostomy
输精管附睾造影　vasoepididymography
输精管和附睾裂伤缝合术　vas deferens and epididymis laceration suture
输精管结扎去除术　vasectomy removal
输精管结扎术　vasoligation
输精管结扎术后复通　reconstruction after vasoligation
输精管精囊造影　vaso-seminal vesiculography
输精管切除术　vasectomy
输精管切断术　vasosection
输精管探查术　deferent duct exploration
输精管吻合术　vasovasotomy
输精管造口术　vasostomy
输精管造影　vasography
输尿管病损切除术　ureteral lesion resection
输尿管部分切除术　partial ureterectomy
输尿管残端切除术　ureteral stump resection
输尿管 - 肠管吻合口修正术　ureter-intestine anastomotic stoma reconstruction

输尿管 - 肠 - 皮肤尿流改道术　ureter-entero-cutaneous diversion
输尿管成形术　ureteroplasty
输尿管导管取出　ureteral catheter removal
输尿管腹壁造口术　ureterostomy
输尿管腹膜包裹术　ureter-peritonization
输尿管固定术　ureteropexy
输尿管腔内粘连松解术　ureteral intraluminal adhesion lysis
输尿管回肠皮肤尿流改道术　ureteroileal cutaneous diversion
输尿管 - 回肠皮肤造口术　ureter-ileal skin ostomy
输尿管 - 回肠皮肤造口修正术　ureter-ileal skin ostomy correction
输尿管 - 回肠吻合术　ureter-ileal anastomosis
输尿管间嵴切除术　interureteric ridge resection
输尿管结肠吻合术　uretero-colic anastomosis
输尿管结石体外超声碎石术　ureteral calculus extracorporeal ultrasonic lithotripsy
输尿管结石体外冲击波碎石　ureteral calculus extracorporeal shock wave lithotripsy
输尿管结扎去除术　ureteral ligation removal
输尿管结扎术　ureteral ligation
输尿管镜检查伴活组织检查　ureteroscopy with biopsy
输尿管镜检查术　ureteroscopy
输尿管镜下弹道碎石术　ureteroscopic ballistic lithotripsy
输尿管镜下经尿道超声碎石术　transurethral ureteroscopic ultrasound lithotripsy
输尿管镜下经尿道激光碎石术　transurethral ureteroscopic laser lithotripsy
输尿管镜下经尿道检查　transurethral ureteroscopic examination
输尿管镜下经尿道膀胱超声碎石术　transurethral ureteroscopic bladder ultrasound lithotripsy
输尿管镜下经尿道膀胱激光碎石术　transurethral ureteroscopic bladder laser lithotripsy
输尿管镜下经尿道膀胱气压弹道碎石术　transurethral ureteroscopic bladder pneumatic lithotripsy
输尿管镜下经尿道气压弹道碎石术　transurethral ureteroscopic pneumatic lithotripsy
输尿管镜下经尿道肾结石超声碎石术　transurethral ureteroscopic renal calculus ultrasound lithotripsy
输尿管镜下经尿道肾结石气压弹道碎石术　transurethral ureteroscopic renal calculus pneumatic lithotripsy
输尿管镜下经尿道输尿管导管插入术　transurethral ureteroscopic ureteral catheterization
输尿管镜下经尿道输尿管活组织检查　transurethral ureteroscopic ureteral biopsy
输尿管镜下经尿道输尿管扩张术　transurethral ureteroscopic ureteral dilatation
输尿管镜下经尿道输尿管内切开术　transurethral ureteroscopic endoureterotomy
输尿管镜下经尿道输尿管取石术　transurethral ureteroscopic ureteral lithotomy
输尿管镜下经尿道输尿管支架取出术　transurethral ureteroscopic ureteral stent extraction
输尿管镜下经尿道输尿管支架置入术　transurethral ureteroscopic ureteral stent placement
输尿管镜下经尿道异物取出术　transurethral ureteroscopic foreign body removal
输尿管镜下经尿道肿瘤电切术　transurethral ureteroscopic tumor electrotomy
输尿管镜下经尿道肿瘤激光切除术　transurethral ureteroscopic laser resection of tumor
输尿管镜下息肉切除术　ureteroscopy polypectomy
输尿管空肠皮肤尿流改道术　ureterojejunal cutaneous diversion
输尿管口扩张术　ureteral orifice dilation
输尿管口切开术　ureteral meatotomy
输尿管裂伤缝合术　ureteral laceration suture
输尿管瘘修补术　ureteral fistula neoplasty

输尿管囊肿切除术　resection of ureteral cyst
输尿管逆行插管术　retrograde ureteral intubation
输尿管逆行造影　retrograde ureterography
输尿管袢造瘘术　loop ureterostomy
输尿管膀胱口扩张术　ureterovesical orifice dilation
输尿管膀胱吻合术　ureteroneocystostomy
输尿管膀胱再植　ureterovesical replantation
输尿管皮肤尿流改道术　ureter-cutaneous diversion
输尿管皮肤造瘘术　cutaneous ureterostomy
输尿管切除术　ureterectomy
输尿管切开导管引流术　ureteral incision and catheter drainage
输尿管切开取石术　ureterolithotomy
输尿管切开术　ureterotomy
输尿管切开异物取出术　ureteral incision and foreign body removal
输尿管球囊扩张术　ureteral balloon dilatation
输尿管全部切除术　total ureterectomy
输尿管软镜激光碎石术　flexible ureteroscope laser lithotripsy
输尿管软镜检查　flexible ureteroscopy
输尿管软镜碎石术　flexible ureteroscope lithotripsy
输尿管肾盂吻合术　ureteroneopyelostomy
输尿管肾盂造影　ureteropyelography
输尿管输尿管吻合术　ureteroureterostomy
输尿管松解术　ureterolysis
输尿管损伤修复术　ureteral injury mending
输尿管缩短伴再植术　ureteral shortening with replantation
输尿管狭窄段切除再吻合术　resection and anastomosis of ureteral stricture
输尿管狭窄扩张术　dilation of ureteral stricture
输尿管狭窄松解术　ureteral stricture release
输尿管移植术　transplantation of ureter
输尿管乙状结肠吻合术　ureterosigmoidostomy
输尿管 - 阴道瘘修补术　ureter-vaginal fistula neoplasty
输尿管再植术　ureteral replantation
输尿管造口闭合术　ureterostomy closure
输尿管造口导管取出　ureterostomy catheter removal
输尿管造口导管置换　ureterostomy catheter replacement
输尿管造瘘术　ureterostomy
输尿管整形术　ureteroplasty
输尿管支架取出术　ureteral stent extraction
输尿管支架引流术　ureteral stent drainage
输尿管支架置换术　ureteral stent replacement
输尿管 - 直肠吻合术　ureter-rectum anastomosis
输尿管周围粘连松解术　periureteral adhesion lysis
双侧睾丸 - 附睾切除术　bilateral testis-epididymis resection
双侧睾丸根治性切除术　bilateral testis radical resection
双侧睾丸固定术　bilateral orchiopexy
双侧睾丸活检术　bilateral testicular biopsy
双侧睾丸切除术　bilateral orchiectomy
双侧肾切除术　bilateral nephrectomy
双侧输尿管膀胱再植　bilateral ureteral reimplantation
双侧性腺切除术　bilateral gonadectomy
双侧隐睾切除术　bilateral cryptorchiectomy
顺行肾盂造影　antegrade pyelography
顺行输尿管软镜激光碎石术　antegrade flexible ureteroscope laser lithotripsy
斯塔米尿道悬吊术　Stamey procedure for stress urinary incontinence
斯塔米膀胱悬吊术　Stamey bladder suspension
碎石洗出术　litholapaxy
套入法尿道成形术　Badenoch urethroplasty
体外冲击波碎石术　extracorporeal shock wave lithotripsy
痛性阴茎勃起松解术　painful penis erection lysis
外尿流改道术　external urinary diversion
胃代膀胱术　gastrocystoplasty
下腔静脉血栓切除术　inferior vena cava thrombosis resection

纤维输尿管镜下经尿道肿瘤激光切除术　transurethral fiber ureteroscope laser resection of tumor
显微睾丸切开取精术　microscopic testicular incision
显微精索静脉曲张结扎术　microscopic varicocele ligation
显微输精管附睾吻合术　microsurgical vas deferens epididymis anastomosis
显微输精管交叉吻合术　microsurgical vas deferens cross anastomosis
显微输精管吻合术　microsurgical vas deferens anastomosis
性腺活检术　gonadal biopsy
性腺静脉造影　gonado-venography
选择性肾动脉造影　selected renal arteriography
血管活组织检查　vascular biopsy
血管内近距离放射治疗　intravascular brachytherapy
压力性尿失禁悬吊术　sling procedure for stress incontinence
延缓性排泄性尿路造影　delayed excretory urography
液电碎石术　electrohydraulic lithotripsy
移植肾囊肿抽吸术　transplanted kidney cyst suction
移植肾切除术　removal of transplanted kidney
移植肾肾周血肿清除术　transplanted kidney perirenal hematoma evacuation
移植肾 - 输尿管 - 膀胱吻合术　transplanted kidney-ureter-bladder anastomosis
移植肾探查术　exploration of transplanted kidney
移植肾周血肿清除术　transplant kidney hematoma removal
乙状结肠代膀胱　sigmoid colon replacement bladder
乙状结肠膀胱扩大术　sigmoid augmentation cystoplasty
乙状结肠膀胱术　sigmoid bladder
异体肾移植术　allograft renal transplantation
阴茎白膜修补术　penile albuginea repair
阴茎瘢痕切除术　excision of penis scar
阴茎瘢痕松解术　penis scar lysis
阴茎背静脉结扎术　penile dorsal vein ligation
阴茎病损切除术　excision of lesion on penis
阴茎部分切除术　partial peotomy
阴茎成形术　phalloplasty
阴茎重建术　penis reconstruction
阴茎海绵体断裂修补术　corpus cavernosum fracture neoplasty
阴茎海绵体分流术　corpus cavernosum bypass
阴茎海绵体尿道海绵体分流术　cavernospongiosal shunt
阴茎海绵体造影　cavernosography
阴茎活组织检查　penis biopsy
阴茎建造术　penis construction
阴茎矫直术　penis straightening operation
阴茎截断术　penis amputation
阴茎截断再接术　penis truncation reattachment
阴茎离断再植术　replantation of disconnected penis
阴茎裂伤缝合术　penis laceration suture
阴茎内部假体去除术　penis internal prosthesis removal
阴茎切除术　penectomy
阴茎切开术　penis incision
阴茎全部切除术　total peotomy
阴茎头阴茎海绵体分流术　head of penis and cavernous body shunt
阴茎外部假体安装术　penis external prosthesis installation
阴茎下弯矫正术　management of penile curvature
阴茎延长术　lengthening of penis
阴茎异物取出　penis foreign body removal
阴茎阴囊转位矫正术　correction of penile scrotum transposition
阴茎再造术　penis reconstruction
阴茎增粗术　penis augmentation
阴茎增粗延长术　penis enlargement surgery
阴茎粘连松解术　penis adhesion lysis
阴茎整形术　penis plastic surgery
阴茎肿物切除术　penile lump resection
阴囊病损切除术　excision of lesion of scrotum
阴囊部分切除术　partial scrotectomy

阴囊成形术　scrotoplasty
阴囊活组织检查　scrotum biopsy
阴囊裂伤缝合术　repair of scrotal laceration
阴囊切开探查术　incision and exploration of scrotum
阴囊切开引流术　incision and drainage of scrotum
阴囊输精管瘘切除术　resection of scrotum-deferens fistula
阴囊象皮病复位术　scrotum elephantiasis reduction
阴囊修补术　scrotum neoplasty
阴囊异物取出术　scrotum foreign body removal
阴囊肿物切除术　scrotal mass resection
隐匿性阴茎矫正术　concealed penis correction
原位新膀胱术　orthotopic neobladder
约翰松尿道成形术　Johanson urethroplasty
再剖腹探查术　relaparotomy and reexploration

造口腔内异物取出　intraoral cavity foreign body removal
正压尿道造影　positive pressure urethrography
直肠膀胱 - 结肠腹壁造口术　rectal bladder and abdominal colostomy
直肠膀胱术　rectal bladder
直肠 - 膀胱 - 阴道瘘切除术　repair of rectovesicovaginal fistula
直肠尿道瘘修补术　rectal urethral fistula repair
直视下睾丸活组织检查　under direct vision testis biopsy
直视下精囊活组织检查　under direct vision seminal vesicle biopsy
直视下膀胱活组织检查　under direct vision bladder biopsy
直视下前列腺活组织检查　under direct vision prostate biopsy
直视下肾活组织检查　under direct vision renal biopsy
直视下输尿管活组织检查　under direct vision ureter biopsy
治疗性物质注入睾丸　therapeutic substance injection into testis
自体肾移植术　renal autotransplantation

# 16.4　临床检查名词

充盈性膀胱测压　filling cystometry
放射线核素肾图　radionuclide renogram
放射性核素膀胱输尿管反流试验　radionuclide vesicoureteral reflux test
甲巯丙脯酸肾图　captopril renogram
静脉肾盂造影　intravenous pyelography
括约肌测压　sphincterometry
利尿肾图　diuretic renography
泌尿外科检查　urological examination
尿道闭合压力图　urethral closure pressure profile
尿道括约肌测压　urethro-sphincterometry
尿道括约肌肌电图　urethral sphincter electromyogram
尿道抬举试验　Marshall-Marchetti test
尿流动力学检查　urodynamic examination

尿流率测定　uroflowmetry
尿液分段检查　fractional examination of urine
排尿期膀胱测压　voiding cystometry
膀胱测压　bladder pressure
膀胱去神经超过敏试验　denervation supersensitivity test of bladder
前列腺造影　prostatography
三段排尿　triple voiding
肾静脉超声检查　renal vein ultrasound
肾内血管超声　intrarenal vascular ultrasound, IVUS
肾盂压测定　whitaker test
刷拭活检　brush biopsy
夜间阴茎勃起试验　nocturnal penile tumescence test
组织相容性试验　histocompatibility testing

# 17. 骨科

## 17.1　疾病诊断名词

1 型糖尿病性坏死性筋膜炎　type 1 diabetic necrotizing fasciitis ［又称］1 型糖尿病伴坏死性筋膜炎△

1 型糖尿病性肌坏死　type 1 diabetic muscle necrosis

1 型糖尿病性肌萎缩　type 1 diabetic muscular atrophy

1 型糖尿病性肩关节周围炎　type 1 diabetic periarthritis of shoulder ［又称］1 型糖尿病伴肩关节周围炎△

1 型糖尿病性缺血性肌坏死　type 1 diabetic ischemic muscle necrosis

1 型糖尿病性手掌筋膜纤维瘤病　type 1 diabetic fibromatosis（Dupuytren contracture）［又称］1 型糖尿病伴掌腱膜挛缩症（Dupuytren 挛缩症）△

1 型糖尿病性手综合征　type 1 diabetic hand syndrome

1 型糖尿病性无菌性肌坏死　type 1 diabetic aseptic muscle necrosis

1 型糖尿病性夏科氏关节病　type 1 diabetic Charcot joint（neuropathic arthropathy）［又称］1 型糖尿病性夏科氏关节病（神经病性关节病）△

21 三体综合征　trisomy 21 syndrome　［又称］唐恩综合征，唐氏综合征△

2 型糖尿病性坏死性筋膜炎　type 2 diabetic necrotizing fasciitis ［又称］2 型糖尿病伴坏死性筋膜炎△

2 型糖尿病性肌坏死　type 2 diabetic muscle necrosis

2 型糖尿病性肌萎缩　type 2 diabetic muscular atrophy

2 型糖尿病性肩关节周围炎　type 2 diabetic periarthritis of shoulder ［又称］2 型糖尿病伴肩关节周围炎△

2 型糖尿病性缺血性肌坏死　type 2 diabetic ischemic muscle necrosis

2 型糖尿病性手掌筋膜纤维瘤病　type 2 diabetic fibromatosis（Dupuytren contracture）［又称］2 型糖尿病伴掌腱膜挛缩症（Dupuytren 挛缩症）△

2 型糖尿病性手综合征　type 2 diabetic hand syndrome

2 型糖尿病性无菌性肌坏死　type 2 diabetic aseptic muscle necrosis

2 型糖尿病性夏科氏关节病　Charcot arthropathy of type 2 diabetes mellitus（neuropathic arthropathy）［又称］2 型糖尿病性夏科氏关节病（神经病性关节病）△

Ⅰ A 亚型　type Ⅰ A

Ⅰ B 亚型　type Ⅰ B

Ⅰ C 亚型　type Ⅰ C

Ⅰ级软骨肉瘤　chondrosarcoma grade Ⅰ

Ⅱ A 亚型　type Ⅱ A

Ⅱ B 亚型　type Ⅱ B

ANCA 相关性小血管炎　ANCA associated small vessel vasculitis ［又称］ANCA 相关性血管炎△

Bankart 损伤　Bankart injury

Chance 骨折　Chance fracture

Dandy-Walker 畸形　Dandy-Walker malformation

Dupuytren 骨折　Dupuytren fracture

Duverney 骨折　Duverney fracture

Erdheim-chester 病　Erdheim-Chester disease

Essex-Lopresti 骨折　Essex-Lopresti fracture

Essex-Lopresti 损伤　Essex-Lopresti injury

Freiberg 病　Freiberg disease ［又称］第二跖骨头无菌性坏死△,跖

骨头-骨软骨炎△,跖骨头坏死△

Friedreich 共济失调　Friedreich ataxia,FRDA

Gardner 纤维瘤　Gardner fibroma

Gillespie 骨折——胫骨远端骨干骨折　Gillespie fracture-distal tibial shaft fracture

Haglund 畸形　Haglund deformity

Hill-Sachs 损伤　Hill-Sachs injury

Hoffa 骨折　Hoffa fracture

Jones 骨折　Jones fracture

Kanavel 四联症　Kanavel tetralogy

kirner 畸形　Kirner deformity

Kniest's 发育不良　Kniest's dysplasia ［又称］假性后生营养性发育不良△

Kocher 骨折　Kocher fracture ［又称］科克尔骨折△

Kohler 病　Kohler disease

Linburg 综合征　Linburg syndrome

Maisonneuve 骨折　Maisonneuve fracture

Mallet 骨折　Mallet fracture

Meyer 综合征　Meyer syndrome

Morel Lavalle 损伤　Morel-Lavalle damage

Morton 神经瘤　Morton neuroma

Morton 趾　Morton toe

Morton 综合征　Morton syndrome

Mueller-Weiss 综合征　Mueller-Weiss syndrome

Müller-Weiss 病　Muller-Weiss disease

Ollier 氏病　Ollier disease

Pilon 骨折　Pilon fracture

Posadas 骨折　Posadas fracture

Pott 骨折　Pott fracture

Preiser 病　preiser disease

Rosai-Dorfman 病　Rosai-Dorfman disease

SAPHO 综合征　SAPHO syndrome

Segond 骨折　Segond fracture

Sinding Larison Johanesson 综合征　Sinding Larison Johanesson syndrome

Sudeck 骨萎缩　Sudeck atrophy ［又称］创伤后骨萎缩△

$T_1 \sim T_6$ 水平闭合性骨折伴不完全脊髓病损　closed fracture of $T_1 \sim T_6$ level with incomplete spinal cord lesion

$T_1 \sim T_6$ 水平闭合性骨折伴脊髓完全病损　closed fracture of $T_1 \sim T_6$ level with complete lesion of spinal cord

$T_1 \sim T_6$ 水平闭合性骨折伴其他特指的脊髓损伤　closed fracture of $T_1 \sim T_6$ level with other specified spinal cord injury

$T_1 \sim T_6$ 水平闭合性骨折伴未特指的脊髓损伤　closed fracture of $T_1 \sim T_6$ level with unspecified spinal cord injury

$T_7 \sim T_{12}$ 水平闭合性骨折伴不完全脊髓病损　closed fracture of $T_7 \sim T_{12}$ level with incomplete spinal cord lesion

$T_7 \sim T_{12}$ 水平闭合性骨折伴其他特指的脊髓损伤　closed fracture of $T_7 \sim T_{12}$ level with other specified spinal cord injury

T$_7$~T$_{12}$ 水平闭合性骨折伴完全脊髓病损　closed fracture of T$_7$~T$_{12}$ level with complete lesion of spinal cord

T$_7$~T$_{12}$ 水平闭合性骨折伴未特指的脊髓损伤　closed fracture of T$_7$~T$_{12}$ level with unspecified spinal cord injury

Tillaux 骨折　Tillaux fracture

T 形骨折　T-shaped fracture

Van Neck 病　Van Neck's disease

VATER 综合征　VATER syndrome

Wagstaffe（LeFort）骨折　Wagstaffe（LeFort）fracture

Walther 骨折　Walther fracture

Werdnig-Hoffmann 病　Werdnig-Hoffmann disease　［又称］韦德尼希 - 霍夫曼综合征$^\triangle$

阿佩尔综合征　Apert syndrome

埃勒斯 - 当洛斯综合征　Ehlers-Danlos syndrome　［又称］肌挛缩型 Ehlers-Danlos 综合征$^\triangle$，18- 三体综合征$^\triangle$

埃利伟综合征　Ellis-van Creveld syndrome　［又称］软骨外胚层发育不良$^\triangle$，Ellis-van Creveldr 综合征$^\triangle$

奥本海姆征　Oppenheim sign　［又称］Oppenheim 征$^\triangle$

奥尔波特综合征　Alport syndrome　［又称］Alport 综合征$^\triangle$，眼 - 耳 - 肾综合征$^\triangle$

奥尔布赖特［麦丘恩 - 施特恩贝格］综合征　Albright［Albright MacEwen's］syndrome　［又称］奥尔布赖特遗传性骨营养不良$^\triangle$，奥尔布赖特综合征$^\triangle$

奥托氏骨盆　Otto pelvis

巴顿骨折　Barton fracture　［又称］巴通骨折$^\triangle$

白塞综合征　Behcet syndrome　［又称］贝赫切特综合征$^\triangle$

扳机拇　trigger thumb

扳机指　trigger finger

斑状淀粉样变性　macular amyloidosis　［又称］斑疹性淀粉样变性$^\triangle$

半侧肢体发育不良　idiopathic hemiatrophy

半侧肢体肥大症　idiopathic hemihypertrophy

半腱肌断裂　rupture of semitendinosus

半膜肌断裂　rupture of semimembranosus

半月板变性　degeneration of meniscus

半月板成形术后　post meniscoplasty

半月板囊肿　meniscus cyst

半月板切除术后　post meniscectomy

半月板撕裂　meniscus tear

半月板损伤　injury of meniscus

半月板损伤术后　postoperative meniscus injury

半月板运动过度　overuse of meniscus

半肢骨骺异样增殖　dysplasia epiphysealis hemimelica

半椎体畸形　hemivertebrae deformity　［又称］腰椎半椎体畸形$^\triangle$

棒球肘　baseball elbow　［又称］肱骨外上髁炎$^\triangle$，网球肘$^\triangle$

包涵体肌炎　inclusion body myositis

包涵体性纤维瘤病　inclusion body fibromatosis

鲍恩病　Bowen disease　［又称］Bowen 病$^\triangle$

爆裂性骨折　burst fracture

贝内特骨折　Bennett fracture　［又称］Bennett 骨折$^\triangle$

贝 - 维综合征　Beckwith-Wiedemann syndrome, exomphalos macroglossia gigantism syndrome　［又称］脐疝 - 巨舌 - 巨人症综合征$^\triangle$

背部单纯脊膜膨出　simple posterior meningocele

背部开放性外伤　open wound of back　［又称］开放性腰背部损伤$^\triangle$

背部软组织损伤　back soft tissue injury

背部损伤　back injury

背侧半脱位　dorsal subluxation

背痛　backache

闭合性骨折　closed fracture　［又称］闭合骨折$^\triangle$

臂创伤性切断　traumatic amputation of arm

臂丛神经良性肿瘤　brachial plexus benign tumor

臂丛神经麻痹　brachial plexus paralysis

臂丛神经损伤　brachial plexus injury

扁平髋　coxa plana

扁平颅底　platybasia

扁平椎体　compressed vertebral bodies　［又称］Caluè 病$^\triangle$

扁平足　flat foot　［又称］平足$^\triangle$

变形性脊柱炎　poker back

表皮下脓肿　subepidermal abscess　［又称］皮肤脓肿$^\triangle$

表皮样囊肿　epidermoid cyst

髌股关节病　patellofemoral joint disease　［又称］髌股关节骨关节炎$^\triangle$

髌股关节不稳定　patellofemoral joint instability　［又称］人工膝关节置换术后髌股关节不稳定$^\triangle$

髌股关节外侧高压症　lateral patellofemoral joint hypertension

髌股疼痛综合征　patellofemoral pain syndrome　［又称］髌股关节骨关节炎$^\triangle$

髌骨半脱位　subluxation of patella

髌骨剥脱性骨软骨炎　osteochondritis dissecans of patella

髌骨不稳定　patella instability

髌骨初级骨化中心幼年型骨软骨病　juvenile osteochondrosis of primary ossification center of patella

髌骨次级骨化中心幼年型骨软骨病　juvenile osteochondrosis of secondary ossification center of patella

髌骨恶性骨肿瘤　malignant tumor of patella

髌骨骨折　patellar fracture

髌骨肌腱炎　patellar tendinitis　［又称］髌腱炎$^\triangle$

髌骨畸形　deformity of patella

髌骨疾患　disorder of patella

髌骨假体松动　aseptic loosening of patellar component

髌骨交界性骨肿瘤　borderline tumor of patella

髌骨良性骨肿瘤　benign tumor of patella

髌骨前滑囊炎　prepatellar bursitis　［又称］髌前滑囊炎$^\triangle$

髌骨前黏液囊炎　prepatellar bursal synovitis

髌骨缺血坏死　patellar avascular necrosis　［又称］髌骨缺血性坏死$^\triangle$

髌骨软骨骨折　fracture of patellar cartilage

髌骨软骨软化　chondromalacia patellae　［又称］髌骨软化症$^\triangle$，髌骨软化$^\triangle$

髌骨软骨损伤　injury of patellar cartilage

髌骨撕脱骨折　avulsion fracture of patella

髌骨脱位　patellar dislocation

髌骨外侧高压综合征　lateral patellar hypertension syndrome

髌骨袖套状骨折　patellar sleeve fracture

髌骨袖套状撕脱骨折　patellar sleeve avulsion fracture

髌骨幼年型骨软骨病　juvenile osteochondrosis of patella

髌后脂肪垫肥大　hypertrophy of post-patellar fat pad

髌腱陈旧性断裂　old rupture of patellar tendon

髌腱断裂　rupture of patellar tendon　［又称］髌韧带裂伤$^\triangle$

髌腱损伤　patellar tendon injury

髌前水囊瘤　prepatellar hydroma

髌前脂肪垫肥大　hypertrophy of prepatellar fat pad

髌韧带损伤　patellar ligament injury

髌韧带粘连　adhesion of patellar tendon

髌下脂肪垫肥大　hypertrophy of infrapatellar fat pad

髌下脂肪垫炎　infrapatellar fat pad inflammation

并指　syndactyly　［又称］并指畸形$^\triangle$

并趾　syndactyly　［又称］并趾畸形$^\triangle$

病毒感染　virus infection

病理性骨折　pathological fracture　［又称］伴有病理性骨折$^\triangle$

病理性脊椎滑脱　pathologic spondylolisthesis

病理性脱位　pathological dislocation

剥脱性骨软骨炎　osteochondritis dissecans　［又称］分离性骨软骨炎$^\triangle$

不全麻痹　paresis

不完全型海豹肢　incomplete phocomelia

不完全性骨折　incomplete fracture

不完全性脊髓损伤　imcomplete spinal cord injury　［又称］不完全脊髓损伤$^\triangle$

不完全性血管闭塞　incomplete vascular occlusion

布朗氏病　Blount's disease

布鲁氏菌脊椎炎　Brucella spondylitis　［又称］布氏菌脊柱炎$^\triangle$

布鲁氏菌性关节炎　Brucella arthritis　［又称］布氏杆菌关节炎△

布鲁氏菌性脊柱炎　Brucella spondylitis

布罗迪脓肿　Brodie's abscess　［又称］Brodie 脓肿△

布夏尔结节　Bouchard node

布夏尔结节伴关节病　Bouchard node with arthropathy

部分关节内骨折　partial intra-articular fracture

部分组织缺损　partial tissue defect

残端综合征　stump syndrome

操作中肌腱断裂　tendinous rupture during operation

侧副韧带断裂　rupture of collateral ligament

侧副韧带损伤　injury of collateral ligament

侧突型椎间盘突出　lateral protrusion lumbar disc herniation

侧隐窝狭窄症　lateral recess stenosis

查多克征　Chaddock sign　［又称］Chaddock 征△

产褥期骨软化　puerperal osteomalacia　［又称］产褥期骨软化症△

产伤骨折　birth fracture

产伤致厄尔布麻痹　Erb paralysis due to birth trauma

产伤致膈神经麻痹　phrenic nerve paralysis due to birth trauma

产伤致新生儿锁骨骨折　neonatal clavicle fracture due to birth trauma

长骨病理性骨折　pathological long bone fracture

长骨釉质瘤　adamantinoma of long bone　［又称］釉质瘤△,成釉细胞瘤△

肠病性关节炎　enteropathic arthritis　［又称］炎性肠病性关节炎△

陈旧孟氏骨折　chronic Monteggia fracture

陈旧性半月板柄柄状撕裂　chronic bucket-handle tear of meniscus of knee

陈旧性髌骨脱位　chronic dislocation of patella

陈旧性尺桡关节脱位　chronic dislocation of ulnoradial joint

陈旧性创伤性指骨坏死　chronic traumatic necrosis of phalanx bone

陈旧性肱骨近端骨折　chronic fracture of proximal humerus

陈旧性股骨颈骨折　chronic fracture of neck of femur

陈旧性骨和关节结核病　chronic bone and joint tuberculosis

陈旧性骨折　chronic fracture

陈旧性后交叉韧带损伤　chronic injury of posterior cruciate ligament

陈旧性踝外侧副韧带断裂　chronic rupture of the lateral collateral ligament of the ankle

陈旧性肩关节脱位　chronic dislocation of shoulder joint

陈旧性肩锁关节脱位　chronic acromioclavicular joint dislocation

陈旧性内侧半月板后角损伤　chronic injury of posterior horn of medial meniscus

陈旧性内侧半月板前角损伤　chronic injury of anterior horn of medial meniscus

陈旧性桡骨头骨折　chronic fracture of head of radius

陈旧性桡骨头脱位　chronic dislocation of head of radius

陈旧性桡神经损伤　chronic radial nerve injury

陈旧性腕骨骨折　chronic fracture of carpus

陈旧性腕关节脱位　chronic wrist joint dislocation

陈旧性膝半月板撕裂　chronic tear of meniscus of knee joint　［又称］陈旧性膝半月板撕裂△

陈旧性膝半月板损伤　chronic injury of meniscus of knee

陈旧性膝关节多发韧带损伤　chronic multi-injuries of ligament of knee joint

陈旧性膝关节囊外侧损伤　chronic injury of lateral capsular ligament

陈旧性膝关节韧带撕裂　chronic tear of knee joint ligament

陈旧性膝关节韧带损伤　chronic injury of knee joint ligament

陈旧性膝关节软骨损伤　chronic injury of cartilage of knee joint

陈旧性膝后交叉韧带断裂　chronic disruption of posterior cruciate ligament of knee

陈旧性膝内侧半月板损伤　chronic injury of medial meniscus of knee

陈旧性膝内侧副韧带断裂　chronic disruption of medial collateral ligament of knee

陈旧性膝内侧副韧带损伤　chronic injury of medial collateral ligament of knee

陈旧性膝前交叉韧带断裂　chronic disruption of anterior cruciate ligament

of knee

陈旧性膝外侧半月板后角损伤　chronic injury of posterior horn of lateral meniscus

陈旧性膝外侧半月板前角损伤　chronic injury of anterior horn of lateral meniscus

陈旧性膝外侧半月板损伤　chronic injury of lateral meniscus of knee

陈旧性膝外侧副韧带断裂　chronic disruption of lateral collateral ligament of knee

陈旧性膝外侧副韧带损伤　chronic injury of lateral collateral ligament of knee

陈旧性胸锁关节脱位　chronic sternoclavicular joint dislocation

陈旧性胸腰椎骨折　chronic thoracolumbar fracture

陈旧性掌骨骨折　chronic fracture of metacarpal bone

陈旧性指骨骨折　chronic fracture of phalanx

陈旧性指关节脱位　chronic dislocation of phalangeal joint

陈旧性肘部骨折　chronic fracture of elbow

陈旧性肘关节脱位　chronic elbow dislocation

成骨不全　osteogenesis imperfecta　［又称］成骨不全症△

成角畸形　angular deformity

成角移位　angular displacement　［又称］角位移△

成人手术后吸收障碍性骨软化　adult postoperative malabsorptive osteomalacia

成人特发性脊柱侧弯　adult idiopathic scoliosis

成人腕月骨骨软骨病　adult lunate osteochondrosis

成人型横纹肌瘤　adult rhabdomyoma

成人型纤维肉瘤　adult fibrosarcoma

迟发性尺神经麻痹　delayed ulnar nerve palsy

迟发性尺神经炎　delayed ulnar neuritis　［又称］尺管综合征△

尺侧半肢畸形　ulnar hemimelia

尺侧多指　ulnar polydactyly

尺侧副韧带断裂　rupture of ulnar collateral ligament　［又称］创伤性尺侧副韧带撕裂△

尺侧副韧带扭伤　sprain of ulnar collateral ligament

尺侧副韧带损伤　injury of ulnar collateral ligament

尺侧腕屈肌肌腱炎　tendonitis of flexor carpi ulnaris

尺侧腕伸肌肌腱炎　tendonitis of extensor carpi ulnaris

尺侧纵列缺如　congenital absence of ulna

尺骨变异　ulnar variance

尺骨短缩畸形　ulnar shortening deformity

尺骨恶性骨肿瘤　malignant tumor of ulna

尺骨干恶性骨肿瘤　malignant tumor of ulnar shaft

尺骨干骨折　fracture of ulnar shaft

尺骨干交界性骨肿瘤　borderline tumor of ulnar shaft

尺骨干良性骨肿瘤　benign tumor of ulnar shaft

尺骨骨髓炎　osteomyelitis of ulna

尺骨骨折　fracture of ulna

尺骨骨折不愈合　nonunion of ulnar fracture

尺骨骨折畸形愈合　malunion of ulnar fracture

尺骨冠状突骨折　fracture of ulnar coronoid process　［又称］冠状突骨折△

尺骨交界性骨肿瘤　borderline tumor of ulna

尺骨结核　tuberculosis of ulna

尺骨近端多发性骨折　multiple fractures of proximal ulna

尺骨近端恶性骨肿瘤　malignant tumor of proximal ulna

尺骨近端骨折　proximal ulna fracture

尺骨近端骺早闭　premature epiphyseal closure of proximal ulna

尺骨近端交界性骨肿瘤　borderline tumor of proximal ulna

尺骨近端良性骨肿瘤　benign tumor of proximal ulna

尺骨茎突伴桡骨远端骨折　fracture of distal radius and ulnar styloid

尺骨茎突骨折　ulnar styloid fracture

尺骨良性骨肿瘤　benign tumor of ulna

尺骨头脱位　dislocation of ulnar head

尺骨下端骨骺分离　epiphyseal separation of distal ulna

尺骨下段幼年型骨软骨病　juvenile osteochondrosis of distal ulna

尺骨鹰嘴骨骺分离　epiphysis separation of olecranon
尺骨鹰嘴骨折　fracture of olecranon process of ulna
尺骨远端恶性骨肿瘤　malignant tumor of distal ulna
尺骨远端骨折　distal ulna fracture
尺骨远端关节脱位　distal ulna joint dislocation
尺骨远端骺早闭　premature epiphyseal closure of distal ulna
尺骨远端交界性骨肿瘤　borderline tumor of distal ulna
尺骨远端良性骨肿瘤　benign tumor of distal ulna
尺骨撞击综合征　ulnar impaction syndrome
尺骨纵向短小缺陷　longitudinal reduction defect of ulna
尺桡骨骨干双骨折　fracture of both ulnar and radial shaft
尺桡骨骨折畸形愈合　malunion of radius and ulna fracture
尺桡骨融合　radioulnar synostosis
尺桡骨远端骨折　distal radius and ulna fracture
尺神经卡压综合征　ulnar nerve entrapment syndrome
尺神经良性肿瘤　benign tumor of ulnar nerve
尺神经粘连　adhesion of ulnar nerve
尺腕韧带断裂　rupture of ligament of ulnocarpal joint
齿状突不愈合　nonunion of odontoid process
齿状突发育不良　dysplasia of odontoid process　［又称］齿状突发育不全△
齿状突骨折　fracture of odontoid process
齿状突骨折不愈合　nonunion of odontoid fracture
耻骨恶性骨肿瘤　malignant tumor of pubis
耻骨软骨病　osteochondropathy of pubis
耻骨骨折　fracture of pubis
耻骨结核　pubic tuberculosis
耻骨联合分离　separation of pubic symphysis　［又称］耻骨联合分离征△
耻骨联合缺血坏死　osteonecrosis of symphysis pubis
重叠结缔组织病　overlapping connective tissue disease
重复拇畸形　thumb duplication　［又称］复拇畸形△
出血性痔　hemorrhagic hemorrhoid
创伤　trauma
创伤后单侧第一腕掌关节病　post-traumatic unilateral first carpometacarpal joint disease
创伤后单侧髋关节病　unilateral post-traumatic hip joint disease
创伤后单侧膝关节病　unilateral post-traumatic knee joint disease
创伤后多关节病　post-traumatic polyarticular disorder
创伤后感染性骨不连　infected nonunion after trauma
创伤后骨膜下骨化　post-traumatic periosteum ossification
创伤后骨质疏松　post-traumatic osteoporosis　［又称］骨质疏松△
创伤后关节病　post-traumatic joint disease
创伤后脊柱后凸　post-traumatic kyphosis
创伤后双侧第一腕掌关节病　bilateral post-traumatic first carpometacarpal disease
创伤后双侧髋关节病　post-traumatic coxarthrosis　［又称］髋关节创伤性关节炎△
创伤后双侧膝关节病　post-traumatic gonarthrosis　［又称］膝关节创伤性关节炎△
创伤后应激障碍　post-traumatic stress disorder
创伤后趾坏死　post-traumatic toe necrosis
创伤性胆总管破裂　traumatic bile duct rupture
创伤性腹内多器官破裂　traumatic multiple abdominal organ rupture
创伤性冈上肌断裂　traumatic rupture of supraspinatus
创伤性骨关节炎　traumatic osteoarthritis
创伤性骨髓炎　traumatic osteomyelitis
创伤性关节病　traumatic arthropathy
创伤性滑膜炎　traumatic synovitis　［又称］创伤后滑膜炎△
创伤性回肠破裂　traumatic ileum rupture
创伤性肌肉缺血　traumatic muscle ischaemia
创伤性脊髓后索综合征　traumatic posterior cord syndrome　［又称］脊髓后索综合征△
创伤性脊髓前索综合征　traumatic anterior cord syndrome　［又称］脊髓前索综合征△
创伤性脊髓缺血　traumatic spinal cord ischemia
创伤性脊椎病　traumatic vertebral lesion
创伤性脊椎滑脱　traumatic spondylolisthesis
创伤性肩关节炎　traumatic shoulder arthritis
创伤性截瘫　traumatic paraplegia
创伤性颈椎间盘破裂　traumatic cervical disc rupture　［又称］颈椎间盘创伤性破裂△
创伤性三角肌断裂　traumatic rupture of deltoid
创伤性上肢骨缺损　defect of traumatic upper limb
创伤性手指缺如　absence of traumatic finger
创伤性枢椎滑脱　traumatic spondylolisthesis of axis
创伤性腰椎滑脱骨折　traumatic lumbar spondylolisthesis fracture
创伤性肘关节炎　traumatic elbow arthritis　［又称］肘关节创伤性关节炎△
垂直不稳定骨盆骨折　vertical unstable pelvic fracture
槌状拇指　mallet thumb
锤状指　mallet finger　［又称］槌状指△
锤状趾　mallet toe
次发性骨骺骨软骨病　secondary epiphyseal osteochondrosis
次骰骨　os cuboideum secundarium
丛状神经纤维瘤　plexiform neurofibroma
丛状纤维组织细胞性肿瘤　plexiform fibrohisticytic tumor
促结缔组织增生性小圆细胞肿瘤　desmoplastic small round cell tumor
脆弱性骨硬化　osteopoikilosis　［又称］骨斑点症△
脆性骨折　fragility fracture
错构瘤　hamartoma
打击骨折　strike fracture
大动脉先天性畸形　congenital malformation of great artery
大多角骨骨折　trapezium fracture
大多角骨脱位　trapezium dislocation
大块骨溶解症　massive osteolysis
大腿骨折不愈合　nonunion of thigh fracture
大腿和小腿先天性缺如伴有足的存在　congenital absence of thigh and lower leg with foot present　［又称］先天性大小腿缺失伴足存在△
大腿后部肌腱损伤　injury of tendon of posterior aspect of thigh
大腿肌断裂　rupture of muscle of thigh
大腿肌腱损伤　injury of tendon of thigh
大腿挤压伤　crush injury of thigh
大腿离断伤　traumatic amputation of thigh
大腿内收肌和肌腱扭伤　thigh adductor muscle and tendon sprain
大腿切断　thigh cut
大腿神经损伤　thigh nerve injury
大腿撕脱伤　avulsion injury of thigh
大腿损伤　thigh injury
大腿疼痛　thigh pain
大腿血管损伤　thigh vascular injury
大腿血肿　haematoma of thigh
大腿坐骨神经损伤　injury of sciatic nerve of thigh
代谢性骨病　metabolic bone disease
代谢性骨病性脊柱侧凸　scoliosis caused by metabolic osteopathy
代谢性肌病　metabolic myopathy
单侧关节突脱位　unilateral facet dislocation
单侧上肢多发性骨折　multiple fractures of unilateral upper limb
单侧上肢多发性开放性骨折　multiple open fractures of unilateral upper limb
单侧下肢多发性骨折　multiple fractures of unilateral lower limb
单侧下肢多发性开放性骨折　multiple open fractures of unilateral lower limb
单侧下肢缺肢畸形　amelia of unilateral lower limb
单侧肢体肌萎缩　unilateral limb muscle atrophy
单纯尺骨脱位　simple ulnar dislocation
单纯腓肠肌挛缩　isolated gastrocnemius contracture

单纯劈裂关节内骨折　simple split joint fracture
单纯屈曲压缩型骨折　simple flexion compression fracture
单纯桡骨头脱位　simple dislocation of radial head
单纯性骨囊肿　simple bone cyst
单纯压缩关节内骨折　simple compression joint fracture
单房性骨囊肿　unicameral bone cyst
单个手指创伤性部分离断　traumatic amputation of single finger（partial）
单个手指创伤性完全离断　traumatic amputation of single finger（complete）
单个足趾的创伤性切断　traumatic amputation of single toe
单骨性骨纤维异样增殖症　single bone fibrous dysplasia
单关节炎　monoarthritis
单肢发育不良　congenital single limb deficiency
单指不全切断　partial amputation of single finger
单指完全切断　amputation of single finger
单趾切断　amputation of single toe
单足无趾畸形　adactyly of single foot
弹力纤维瘤　elastofibroma
弹响髋　snaping hip
弹响膝　snaping knee
道路交通伤　road traffic injury
低度恶性肌纤维母细胞肉瘤　low grade myofibroblastic sarcoma
低度恶性纤维黏液样肉瘤　low grade fibromyxoid sarcoma
低度恶性中心性骨肉瘤　low grade central osteosarcoma
低位髌骨　patella baja　［又称］髌骨低位△
低位横断骨折　low transverse fracture
低位神经根综合征　low radicular syndrome
骶部脊髓损伤　sacral spinal cord injury　［又称］骶部脊髓功能损伤△
骶骨恶性肿瘤　malignant neoplasm of sacrum bone
骶骨发育不全　sacral agenesis
骶骨骨折　sacral fracture
骶骨骨折Ⅰ型　sacral fracture type Ⅰ
骶骨骨折Ⅱ型　sacral fracture type Ⅱ
骶骨骨折Ⅲ型　sacral fracture type Ⅲ
骶骨及尾骨恶性骨肿瘤　malignant tumor of sacrum and coccyx
骶骨及尾骨交界性骨肿瘤　borderline tumor of sacrum and coccyx
骶骨及尾骨良性骨肿瘤　benign tumor of sacrum and coccyx
骶骨疾患　sacral disorder
骶骨结核　sacral tuberculosis
骶骨区开放性损伤　sacral region open injury　［又称］开放性骶骨骨折△
骶骨脱位　dislocation of sacrum
骶骨肿瘤　neoplasm of sacrum
骶管囊肿　sacral cyst
骶棘肌痉挛　musculus sacrospinalis spasm
骶脊神经根损伤　sacral spinal nerve root injury
骶内脊膜膨出　intrasacral meningocele
骶髂关节分离　rupture of sacroiliac joint
骶髂关节骨髓炎　sacroiliac joint osteomyelitis
骶髂关节结核　sacroiliac joint tuberculosis
骶髂关节扭伤　sprain of sacroiliac joint
骶髂关节融合　sacroiliac joint fusion
骶髂关节脱位　dislocation of sacroiliac joint
骶髂关节紊乱　sacroiliac joint disorder
骶髂关节炎　sacroiliitis
骶髂关节致密性骨炎　sacroiliac joint condensing osteitis
骶前脊膜膨出　anterior sacral meningocele
骶尾部疼痛　sacrococcygeal pain
骶尾部外伤　sacrococcygeal injury
骶尾关节脱位　dislocation of sacrococcygeal joint
骶尾椎脓肿　sacrococcygeal abscess
骶椎陈旧性骨折　old sacral fracture
骶椎发育不全　hypoplasia of sacrum
骶椎骨折脱位　sacral fracture and dislocation
第二颈椎椎弓骨折　Hangman fracture　［又称］Hangman 骨折△

第二跖骨头缺血性坏死　ischemic necrosis of the second metatarsal bone
第二跖骨幼年型骨软骨病　the second metatarsal juvenile osteochondrosis　［又称］特指骨软骨病△
第三楔骨结核　tuberculosis of the third cuneiform
第三腰椎横突综合征　the third lumbar transverse process syndrome
第五掌骨基底部骨折　fracture of base of the fifth metacarpal
第五掌骨颈骨折　the fifth metacarpal neck fracture
第五跖骨粗隆骨折　fracture of tuberosity of the fifth metatarsal
第五跖骨基底骨折　fracture of the fifth metatarsal base
第五跖骨基底牵拉性骨骺炎　Iselin disease　［又称］Iselin 病△
第一楔第二跖背侧骨　os cuneo Ⅰ metatarsale Ⅱ dorsale
第一楔第一跖跖侧骨　os cuneo Ⅰ metatarsale Ⅱ plantare
第一掌骨干骨折　the first metacarpal shaft fracture
第一掌骨骨折　the first metacarpal fracture
第一掌骨骨折不愈合　nonunion of the first metacarpal bone fracture
第一掌骨基底骨折　fracture of the first metacarpal base
第一掌骨颈骨折　the first metacarpal neck fracture
第一掌骨头骨折　the first metacarpal head fracture
第一跖骨籽骨骨折　fracture of sesamoid of the first metatarsal
点状软骨发育不良　chondrodysplasia punctata
淀粉样变关节炎　arthritis of amyloidosis　［又称］淀粉样变性关节病△
跌倒相关骨折　fall related fracture
叠趾畸形　overlapping toe deformity
蝶形骨折　butterfly fracture
动力源性肘关节功能障碍　power source elbow joint dysfunction
动脉瘤样骨囊肿　aneurysmal bone cyst
独眼征　single eye sign　［又称］膝 Cyclops 形成△
短颈畸形　brevicollis
短髋症　short hip　［又称］短髋畸形△
短肋综合征　short rib syndrome
短暂性低位桡神经麻痹　transient low radial nerve palsy
短暂性低位正中神经麻痹　transient low median nerve palsy
短暂性关节病　transient joint disease
短暂性滑膜炎　transient synovitis
短肢畸形　phocomelia
短指畸形　brachydactyly, brachydactylia　［又称］手指过短症△, 短趾△, 短指△, 短趾畸形△
钝挫伤　blunt injury
多病灶性纤维硬化病　multifocal fibrosclerosis
多部位陈旧性骨折　multiple old fractures
多部位骨折不愈合　nonunion of multiple fractures
多部位骨折畸形愈合　malunion of multiple fractures
多部位骨折延迟愈合　delayed union of multiple fractures
多部位关节钙化　multi-calcification of joints
多部位应力骨折　multiple stress fractures
多部位肿物　multiple site mass
多部位肿胀　multiple site swelling
多处穿刺伤口　multiple puncture wounds
多处创伤性切断　multiple traumatic amputation
多处挫裂伤　multiple contusion and laceration injuries
多处动物咬伤　multiple animal bite
多处骨折　multiple fractures　［又称］多块骨折△, 多发骨折△
多处肌肉和肌腱损伤　multiple muscle and tendon injuries
多处挤压伤　multiple crush injuries
多处开放性骨折　multiple open fractures
多处开放性损伤　multiple open injuries
多处扭伤　multiple sprain
多处切割伤　multiple cut injuries　［又称］多发性切割伤△
多处撕裂伤　multiple laceration　［又称］多发性撕裂伤△
多处损伤　multiple injuries
多处脱位　multiple dislocation
多处血管损伤　multiple vascular injuries
多发创伤　multiple trauma

多发关节挛缩　multiple arthrogryposis

多发性大动脉炎　Takayasu arteritis　［又称]高安病△

多发性骨骺发育异常　multiple epiphyseal dysplasia, MED/Fairbank disease　［又称]多发性骨骺发育不良△

多发性骨软骨瘤病　multiple osteochondromatosis　［又称]多发性骨软骨瘤△

多发性骨髓炎　multiple osteomyelitis　［又称]多部位骨髓炎△

多发性颈椎闭合性脱位　closed dislocation of multiple cervical vertebrae

多发性颈椎开放性脱位　open dislocation of multiple cervical vertebrae

多发性开放性骨折　multiple open fractures

多发性囊肿性骨结核　multiple cystic bone tuberculosis

多发性神经根病　polyradiculopathy　［又称]急性多神经根性神经炎△

多发性神经根脊髓病　polyradiculomyelopathy

多发性神经损伤　multiple nerve injuries

多发性手屈肌断裂　rupture of multiple flexor muscles of hand

多发肢体离断　traumatic amputation of upper and lower limbs

多骨性骨纤维结构不良　polyostotic fibrous dysplasia　［又称]多发性骨纤维发育不良△

多关节病　polyarthrosis

多关节炎　polyarthritis　［又称]幼年型多关节炎△

多脊椎畸形症　polydysspondylism

多形性玻璃样变血管扩张性肿瘤　pleomorphic hyalinizing angiectatic tumor

多形性脂肪瘤　pleomorphic lipoma

多形性脂肪肉瘤　pleomorphic liposarcoma

多指　polydactyly　［又称]多指和并指畸形△

多指/趾-锁肛-脊柱畸形综合征　polydactyly-imperforate anus-vertebral anomalies syndrome

多指不全切断　partial amputation of multiple fingers

多指和并指　polydactyly and syndactyly　［又称]多指和并指畸形△

多指完全切断　amputation of multiple fingers

多趾　polydactyly of foot, polydactyly　［又称]足六趾畸形△

多趾和并趾　polydactyly and syndactyly of foot

多趾切断　amputation of multiple toes

鹅足滑囊炎　anserine bursitis

鹅足损伤　pes anserinus injury

恶性高磷酸尿性间叶瘤　malignant phosphaturic mesenchymal tumor

恶性孤立性纤维性肿瘤　malignant solitary fibrous tumor

恶性骨化性纤维黏液样肿瘤　malignant ossifying fibromyxoid tumor

恶性骨巨细胞瘤　malignant giant cell tumor

恶性汗腺瘤　malignant hidradenoma

恶性黑素瘤　malignant melanoma　［又称]恶性黑色素瘤△

恶性混合瘤　malignant mixed tumor

恶性间叶瘤　malignant mesenchymoma　［又称]恶性叶状瘤△

恶性腱鞘巨细胞瘤　malignant tenosynovial giant cell tumor

恶性颗粒细胞瘤　malignant granular cell tumor

恶性蝾螈瘤　malignant triton tumor

恶性神经鞘瘤　malignant neurinoma

恶性神经束膜瘤　malignant perineurioma

恶性外周神经鞘膜瘤　malignant peripheral nerve sheath tumor, MPNST

恶性胃肠道间质瘤　malignant gastrointestinal stromal tumor

恶性纤维组织细胞瘤　malignant fibrous histiocytoma

恶性血管球瘤　malignant glomus tumor

恶性血管周上皮样细胞分化的肿瘤　malignant neoplasm with perivascular epithelioid cell differentiation

腭-心-面综合征　velo-cardio-facial syndrome

儿童股骨头特发性缺血性骨软骨病　Legg-Calvé-Perthes disease

儿童及青少年型腰椎间盘突出症　juvenile type lumbar disc herniation

儿童肩关节急性化脓性关节炎　acute suppurative arthritis of shoulder joint in children

儿童慢性关节炎　chronic arthritis in children

儿童慢性血源性骨髓炎　chronic hematogenous osteomyelitis in children

儿童特发性股骨头坏死　idiopathic femoral head necrosis in children

耳腭指综合征　otopalatodigital syndrome

耳痛风石　auricular tophus

二分第一楔骨　bipartite first cuneiform

二分或三分髌骨　bipartite or tripartite patella　［又称]二分髌骨或三分髌骨△

二分舟骨　bipartite scaphoid

二分籽骨　bipartite sesamoid

二期梅毒性骨膜炎　secondary syphilitic periostitis

二期梅毒性肌炎　secondary syphilitic myositis

二羟焦磷酸钙结晶沉积病　calcium pyrophosphate dehydrate crystal deposition disease　［又称]软骨钙质沉积病△

二头肌腱炎　bicipital tendinitis

发红　redness

发育性颈椎管狭窄症　developmental cervical spinal canal stenosis

发育性髋半脱位　developmental hip subluxation

发育性髋关节发育不良　developmental dysplasia of hip　［又称]髋关节发育不良△, 发育性髋关节脱位△

发育性髋内翻　developmental coxa vara

发育性髋脱位　developmental dislocation of hip

发育异常性单侧髋关节病　dysplastic unilateral hip joint disease

发育异常性双侧髋关节病　dysplastic bilateral hip joint disease　［又称]髋关节发育不良△

反射性交感神经萎缩症　reflex sympathetic dystrophy

反斜形粗隆间骨折　reverse obliquity intertrochanteric fracture

反应性关节炎　reactive arthritis

放疗后臂丛神经损伤　radiation-induced brachial plexopathy

放疗后脊柱畸形　spinal malformation after radiotherapy

放射后脊柱侧凸　post-irradiation scoliosis　［又称]放射后脊柱侧弯△

放射后脊柱后凸　post-irradiation kyphosis

放射线性骨坏死　osteoradionecrosis

放射性骨炎　radiation osteitis

放射性脊髓病　radiation myelopathy

放射学松动　radiological loosening

飞靶射击者肩　target shooter shoulder

非创伤性肌腱断裂　non-traumatic rupture of tendon

非创伤性肌腱连接点断裂　non-traumatic tear of tendon connection point

非典型分枝杆菌感染　atypical mycobacterial infection

非典型黑色素细胞增生　atypical melanoma cell proliferation

非典型纤维黄[色]瘤　atypical fibroxanthoma

非典型性软骨性肿瘤　atypical cartilaginous tumor

非典型性脂肪瘤性肿瘤　atypical lipomatous tumor

非骨化性纤维瘤　non-ossifying fibroma, non ossifying fibroma

非特异性关节炎　non-specific arthritis

非特异性下背痛　non-specific low back pain

非特异性脂肪肉瘤　non-specific liposarcoma

非外伤性寰枢椎脱位　non-traumatic atlantoaxial dislocation

非咬合性 Hill-Sachs 缺损　non-occlusive Hill-Sachs injury

非舟骨的腕骨骨折　carpal bone fracture except scaphoid

肥大性不愈合　hypertrophic nonunion

肥大性肺性骨关节病　hypertrophic pulmonary osteoarthropathy, Bamberger-Marie syndrome　［又称]马-班二氏综合征△

肥大性脊柱炎　hypertrophic spondylitis

肥大性间质性神经炎　hypertrophic interstitial neuritis, Dejerine-Sottas disease

腓侧肌腱炎　peroneal tendinitis　［又称]腓肠肌内外侧头肌腱炎△

腓侧肌群肌肉和肌腱损伤　injury of fibular muscle and tendon　［又称]腓骨肌腱损伤△

腓侧轴旁半肢　fibular paraxial phocomelia

腓骨长肌腱滑脱　slippage of peroneus longus tendon

腓骨长肌腱鞘炎　peroneus longus tenosynovitis

腓骨长肌撕裂　peroneus longus tendon tear

腓骨长肌损伤　peroneus longus tendon injury

腓肠肌断裂　rupture of gastrocnemius muscle　［又称]腓骨长肌断裂△

腓肠肌肥大　hypertrophy of gastrocnemius
腓肠神经卡压　sural nerve entrapment
腓肠神经损伤　injury of sural nerve
腓肠神经损伤后遗症　sequelae of injury of sural nerve
腓动脉损伤　injury of peroneal artery
腓骨短肌断裂　rupture of peroneal brevis muscle
腓骨短肌腱鞘炎　peroneus brevis tenosynovitis
腓骨短肌撕裂　peroneal brevis muscle tear
腓骨短肌损伤　peroneal brevis muscle injury
腓骨多发性骨折　multiple fractures of fibula
腓骨干恶性骨肿瘤　malignant tumor of fibular shaft
腓骨干骨折　fracture of fibular shaft　［又称]单纯腓骨骨折△
腓骨干交界性骨肿瘤　borderline tumor of fibular shaft
腓骨干良性骨肿瘤　benign tumor of fibular shaft
腓骨骨折　fracture of fibula　［又称]单纯腓骨骨折△
腓骨骨折伴踝骨折　fibula fracture with ankle fracture
腓骨骨折不愈合　nonunion of fibular fracture
腓骨骨折畸形愈合　malunion of fibular fracture
腓骨肌腱半脱位　peroneal tendon subluxation
腓骨肌腱不稳定　instability of peroneal tendon
腓骨肌腱疾病　peroneal tendon disease
腓骨肌腱腱鞘炎　peroneal tendon tenosynovitis
腓骨肌腱脱位　peroneal tendon dislocation
腓骨肌腱撞击综合征　peroneal tendon impingement syndrome
腓骨肌痉挛　peroneal muscle spasm
腓骨肌萎缩症　peroneal muscular atrophy
腓骨肌籽骨　fibular sesamoid
腓骨近端恶性骨肿瘤　malignant tumor of proximal fibula
腓骨近端骨折　proximal fibula fracture
腓骨近端骺损伤　proximal fibular epiphyseal fracture
腓骨近端骺早闭　premature epiphyseal closure of proximal fibular
腓骨近端交界性骨肿瘤　borderline tumor of proximal fibula
腓骨近端良性骨肿瘤　benign tumor of proximal fibula
腓骨颈骨折　fracture of neck of fibula
腓骨开放性损伤　open injury of fibula
腓骨上端骨折　fracture of proximal fibula
腓骨头骨折　fracture of fibula head
腓骨头撕脱骨折　fibular head avulsion fracture
腓骨脱位　dislocation of fibula　［又称]近端胫腓关节脱位△
腓骨移植术后　postoperative fibula transplantaion
腓骨远端恶性骨肿瘤　malignant tumor of distal fibular
腓骨远端骨骺分离　epiphyseal separation of distal end of fibular　［又称]腓骨远端骺损伤△
腓骨远端骨折　distal fibular fracture
腓骨远端骺早闭　premature epiphyseal closure of distal fibular
腓骨远端交界性骨肿瘤　borderline tumor of distal fibular
腓骨远端良性骨肿瘤　benign tumor of distal fibular
腓骨纵向短小缺陷　longitudinal reduction defect of fibula
腓浅神经卡压　superficial peroneal nerve entrapment
腓浅神经损伤　superficial peroneal nerve injury
腓深神经外侧支末端损伤　injury of distal end of lateral branch of deep peroneal nerve
腓神经麻痹　peroneal nerve palsy
腓神经损伤　lesion of peroneal nerve　［又称]腓神经损害△
腓下骨　os subfibulare
腓籽骨　os peroneum
腓总神经麻痹　common peroneal nerve palsy
腓总神经损伤　common peroneal nerve injury
腓总神经损伤后遗症　sequelae of injury of common peroneal nerve
腓总神经压迫综合征　common peroneal nerve compression syndrome　［又称]腓深神经卡压△
腓总神经综合征　common peroneal nerve syndrome
肺的异位组织　ectopic tissue of lung
肺炎球菌性多关节炎　pneumococcal multiple arthritis

肺炎球菌性关节炎　pneumococcal arthritis
废用性骨质疏松　disuse osteoporosis　［又称]废用性骨质疏松症△
废用性骨质疏松伴病理性骨折　disuse osteoporosis with pathological fracture
废用性萎缩　disuse atrophy　［又称]失用性萎缩△,Felty 综合征△
分离型腕关节不稳定　divergence wrist joint instability
分娩性臂丛神经损伤　obstetrical brachial plexus injury,birth palsy　［又称]产瘫△
粉碎性骨折　comminuted fracture　［又称]粉碎骨折△
风卷样骨盆　wind swept pelvic
风湿病　rheumatism
风湿活动　rheumatic activity
风湿热　rheumatic fever
风湿性多肌痛　polymyalgia rheumatica
风湿性关节炎　rheumatic arthritis
风湿性肌病　rheumatic myopathy　［又称]纤维肌痛综合征△
风湿性脊柱炎　rheumatic spondylitis
风疹性关节炎　rubella arthritis
蜂窝织炎　cellulitis
跗骨的肌腱端病　enthesopathy of tarsal bone　［又称]踝肌腱末端病△
跗骨窦综合征　sinus tarsi syndrome
跗骨恶性骨肿瘤　malignant neoplasm of tarsal bone
跗骨骨折　tarsal bone fracture
跗骨联合　tarsal coalition
跗骨韧带扭伤　tarsal ligament sprain
跗骨韧带损伤　tarsal ligament injury
跗骨脱位　tarsal dislocation　［又称]跖跗关节脱位△
跗管综合征　tarsal tunnel syndrome
跗间关节骨折　intertarsal joint fracture
跗跖关节骨折脱位　tarsometatarsal joint fracture and dislocation　［又称]Lisfranc 骨折脱位△
跗跖关节损伤　tarsometatarsal joint injury　［又称]Lisfranc 骨折脱位△
跗跖关节脱位　dislocation of tarsometatarsal joint　［又称]跖跗关节脱位△
跗跖韧带扭伤　tarsal metatarsal ligament sprain
跗跖韧带损伤　tarsal metatarsal ligament injury
氟骨症　fluorosis of bone　［又称]氟骨病△
浮肩损伤　floating shoulder injury　［又称]漂浮肩△
浮膝　floating knee
浮膝损伤　floating knee injury　［又称]漂浮膝△
复发性髌骨不完全脱位　recurrent subluxation of patella　［又称]复发性髌骨不全脱位△
复发性髌骨脱位　recurrent dislocation of patella
复发性多软骨炎　recurrent polychondritis,RP
复发性寰枢不完全性脱位　recurrent atlantoaxial subluxation　［又称]寰枢椎半脱位症△
复发性寰枢不完全性脱位伴脊髓病　recurrent atlantoaxial subluxation with myelopathy
复发性肩关节不全脱位　recurrent incomplete dislocation of shoulder
复发性肩关节前脱位　recurrent anterior dislocation of shoulder
复发性腰椎间盘突出症　recurrent lumbar disc herniation　［又称]腰椎间盘突出症△
复合型腕关节不稳定　composite unstable wrist joint　［又称]腕关节不稳定△
复杂骨折　complex fracture
复杂性局部疼痛综合征　complex regional pain syndrome
副腓骨骨折　accessory fibula fracture
副跟骨　accessory calcaneus
副脊索瘤　parachordoma
副拇指　accessory thumb
副指　accessory finger
副趾　accessory toe

腹部和下背及骨盆多处开放性损伤　open injury of abdomen and lower back and pelvis

腹部和下背及骨盆多处损伤　multiple injuries of abdomen and lower back and pelvis　［又称］腹部、下背和骨盆多处浅表损伤△

腹部和下背及骨盆软组织损伤　soft tissue injury of abdomen and lower back and pelvis　［又称］腹部、下背和骨盆多处浅表损伤△

腹部和下背及骨盆周围神经损伤　peripheral nerve injury of abdomen and lower back and pelvis　［又称］腹部、下背和骨盆周围神经损伤△

腹部肌腱损伤　injury of abdominal tendon　［又称］累及身体多个部位的肌肉和肌腱损伤△

腹部肌肉损伤　abdominal muscle injury

腹股沟挫伤　contusion of inguinal

腹直肌断裂　rectus abdominis rupture

钙化性肌腱炎　calcific tendinitis

钙化性肩袖肌腱炎　calcific tendinitis of rotator cuff　［又称］肩袖钙化性肌腱炎△

钙化性腱膜纤维瘤　calcifying aponeurotic fibroma

钙化性纤维性肿瘤　calcifying fibrous tumor

盖氏骨折脱位　Galeazzi fracture and dislocation

干骺端软骨发育不良　metaphyseal chondrodysplasia

干燥综合征性肌病　Sjögren syndrome with myopathy　［又称］干燥综合征伴肌病△

感觉过敏　hyperesthesia

感觉和运动缺失　anesthecinesia

感染性骨坏死　infectious bone necrosis

感染性关节炎　infectious arthritis

感染性滑囊炎　infective bursitis

感染性肌炎　infectious myositis

感染性脊柱侧凸　infectious scoliosis　［又称］脊柱侧弯△

冈上肌肌腱损伤　injury of supraspinatus tendon

冈上肌肌腱炎　supraspinatus tendinitis

冈上肌腱病　supraspinatus tendinopathy

冈上肌腱钙化　supraspinatus tendon calcification

冈上肌撕裂　laceration of supraspinatus

冈上肌综合征　supraspinatus syndrome

冈上盂窝囊肿　supraspinatus glenoid notch cyst

冈下肌肌腱损伤　injury of infraspinatus tendon　［又称］肩袖肌腱损伤△，肩胛下肌肌腱损伤△

冈下肌损伤　injury of infraspinatus

钢板断裂　break of plate

高度恶性表面型骨肉瘤　high-grade surface osteosarcoma

高分化脂肪肉瘤　well differentiated liposarcoma

高弓内翻足　pes cavovarus

高弓足　pes cavus　［又称］高弓足畸形△

高位髌骨　patella alta, high patella　［又称］髌骨高位△

高位横断骨折　high transverse fracture

高位踝扭伤　high ankle sprain

高位腰椎间盘突出症　upper lumbar disc herniation　［又称］胸腰椎间盘突出症△

戈谢氏病性骨坏死　osteonecrosis due to Gaucher's disease

歌舞伎面谱综合征　Kabuki syndrome　［又称］Kabuki 综合征△

跟部开放性损伤　open injury of heel

跟腓韧带损伤　injury of calcaneofibular ligament

跟骨陈旧性骨折　chronic fracture of calcaneus

跟骨恶性肿瘤　malignant tumor of calcaneus

跟骨骨骺软骨病　osteochondritis of calcaneal epiphysis

跟骨骨骺缺血性坏死　calcaneal epiphyseal ischemic necrosis

跟骨骨骺炎　calcaneal epiphysitis

跟骨骨髓炎　calcaneal osteomyelitis

跟骨骨突炎　calcaneal apophysitis　［又称］踝肌腱末端病△

跟骨骨折　calcaneal fracture, fracture of calcaneus

跟骨骨折不愈合　nonunion of calcaneal fracture　［又称］足骨折不愈合△

跟骨骨折畸形愈合　malunion of calcaneal fracture　［又称］足部骨折畸形愈合△

跟骨骨质增生　calcaneal spur　［又称］跟骨骨刺△

跟骨后滑囊炎　retrocalcaneal bursitis

跟骨滑囊炎　calcaneal bursitis

跟骨结核　calcaneal tuberculosis

跟骨结节骨软骨病　Sever's disease　［又称］Sever 病△

跟骨结节鸟嘴状骨折　calcaneal tuberosity beaklike fracture

跟骨结节纵形骨折　longitudinal fracture of calcaneal tuberosity

跟骨内翻　calcaneal varus

跟骨前端骨折　fracture of distal end of calcaneus

跟骨外翻　calcaneal valgus

跟骨下滑囊炎　subcalcaneal bursitis

跟骨应力反应　stress reaction of calcaneus

跟骨应力骨折　stress fracture of calcaneus

跟骨脂肪垫萎缩　heel fat pad atrophy

跟腱变性　Achilles tendinosis

跟腱病　Achilles tendon's disease

跟腱断裂　rupture of Achilles tendon

跟腱滑囊炎　achillobursitis

跟腱肌腱炎　myotenositis of Achilles tendon

跟腱挛缩　Achilles tendon contracture

跟腱损伤　injury of Achilles tendon

跟腱痛　pain of Achilles tendon

跟腱炎　Achilles tendinitis

跟腱止点炎　insertional Achilles tendinosis

跟腱周围炎　Achilles paratendonitis

跟距跗骨联合　talocalcaneal coalition

跟距骨间韧带损伤　injury of interosseous talocalcaneal ligament

跟距骨桥　talocalcaneal bridge

跟痛　heel pain　［又称］跟痛症△，足跟痛△

跟骰关节骨关节炎　osteoarthritis of calcaneocuboid joint

跟下骨　os subcalcis

跟舟联合　calcaneonavicular coalition

跟足　talipes calcaneus

更年期关节炎　menopausal arthritis

弓形虫肌炎　toxoplasma myositis

弓状韧带复合体损伤　arcuate ligament complex injury

肱尺骨性连接（单侧）　humeroulnar synostosis, unilateral

肱尺骨性连接（双侧）　humeroulnar synostosis, bilateral

肱尺关节扭伤　sprain of humeroulnar joint

肱尺关节脱位　dislocation of humeroulnar joint

肱动脉损伤　brachial artery injury　［曾用］肱血管损伤*

肱二头肌长头肌腱损伤　injury of long head of biceps tendon

肱二头肌长头肌腱炎　tendinitis of long head of biceps tendon, myotenositis of long head of biceps brachii

肱二头肌长头肌肉损伤　injury of long head of biceps brachii　［又称］肱二头肌长头肌肉和肌腱损伤△

肱二头肌长头腱止点损伤　long head of biceps tendon insertion injury

肱二头肌断裂　rupture of biceps brachii　［又称］创伤性肱二头肌断裂△

肱二头肌腱损伤　biceps tendon injury

肱二头肌腱炎　biceps tendonitis

肱骨大结节骨折　fracture of greater tuberosity of humerus　［又称］肱骨大结节撕脱骨折△

肱骨单髁骨折　fracture of single epicondyle of humerus

肱骨恶性骨肿瘤　malignant tumor of humerus　［又称］肱骨恶性肿瘤△

肱骨发育不全　humeral agenesis/hypoplasia

肱骨发育不全（单侧）　humeral agenesis/hypoplasia, unilateral

肱骨发育不全（双侧）　humeral agenesis/hypoplasia, bilateral

肱骨干多发性骨折　multiple fractures of humeral shaft

肱骨干恶性骨肿瘤　malignant tumor of humeral shaft

肱骨干骨折　humeral shaft fracture, fracture of shaft of humerus

肱骨干交界性骨肿瘤　borderline tumor of humeral shaft

肱骨干良性骨肿瘤　benign tumor of humeral shaft

肱骨骨折　humeral fracture

肱骨骨折不愈合　nonunion of humeral fracture

肱骨骨折畸形愈合　malunion of humeral fracture

肱骨骨折延迟愈合　delayed union of humeral fracture

肱骨后脱位　posterior dislocation of humerus

肱骨滑车骨折　fracture of trochlea of humerus

肱骨交界性骨肿瘤　borderline tumor of humerus

肱骨结核　tuberculosis of humerus

肱骨解剖颈骨折　fracture of anatomical neck of humerus

肱骨近端多发性骨折　multiple fractures of proximal humerus

肱骨近端恶性骨肿瘤　malignant tumor of proximal humerus

肱骨近端骨折　proximal humeral fracture

肱骨近端骺损伤　proximal humeral epiphyseal fracture

肱骨近端骺早闭　premature epiphyseal closure of proximal humerus

肱骨近端交界性骨肿瘤　borderline tumor of proximal humerus

肱骨近端良性骨肿瘤　benign tumor of proximal humerus

肱骨颈骨折　humeral neck fracture

肱骨髁骨折　humeral condylar fracture

肱骨髁间骨折　humeral intercondylar fracture

肱骨髁上骨折　humeral supracondylar facture　[又称]肱骨髁上突骨折

肱骨良性骨肿瘤　benign tumor of humerus

肱骨内髁骨折　fracture of medial humeral condyle

肱骨内上髁骨折　fracture of medial epicondyle of humerus

肱骨内上髁慢性牵拉伤　little league elbow syndrome　[又称]little league 肘综合征

肱骨内上髁炎　medial epicondylitis of humerus,golfer's elbow　[又称]高尔夫球肘

肱骨前脱位　anterior dislocation of humerus

肱骨上端骨骺分离　separation of upper epiphysis of humerus

肱骨头骨折　humeral head fracture

肱骨头劈裂骨折　humeral head split fracture

肱骨头劈裂塌陷骨折　depressed and split fracture of humeral head

肱骨头缺血性坏死　ischemic necrosis of humeral head　[又称]肱骨头缺血坏死

肱骨头塌陷骨折　depressed fracture of humeral head

肱骨头无菌性坏死　aseptic necrosis of humeral head　[又称]肱骨头坏死

肱骨外科颈骨折　fracture of surgical neck of humerus

肱骨外髁骨折　fracture of lateral humeral condyle　[又称]肱骨外侧髁骨折

肱骨外上髁骨折　fracture of lateral epicondyle of humerus

肱骨外上髁炎　lateral epicondylitis,tennis elbow,external humeral epicondylitis　[又称]网球肘

肱骨下端骨骺分离　separation of distal humeral epiphysis　[又称]肱骨远端全骺分离

肱骨下脱位　inferior dislocation of humerus　[又称]肱尺关节脱位

肱骨小结节骨折　lesser fracture of humerus　[又称]肱骨小结节撕脱骨折

肱骨小头骨折　fracture of humeral capitellum,capitellum fracture

肱骨小头幼年型骨软骨病　juvenile osteochondrosis of capitellum　[又称]肱骨小头骨软骨病

肱骨应力骨折　stress fracture of upper limb

肱骨幼年型骨软骨病　juvenile osteochondrosis of humerus

肱骨远端 T 型骨折　type T fracture of distal humerus

肱骨远端的关节面骨折　articular surface fracture of distal humerus

肱骨远端多发性骨折　multiple fractures of distal humerus

肱骨远端恶性骨肿瘤　malignant tumor of distal humerus

肱骨远端骨折　distal humeral fracture

肱骨远端骺早闭　premature epiphyseal closure of distal humerus

肱骨远端交界性骨肿瘤　borderline tumor of distal humerus

肱骨远端良性骨肿瘤　benign tumor of distal humerus

肱肩胛关节周炎　periarthritis of humero-scapular joint

肱静脉损伤　brachial vein injury,injury of brachial vein　[又称]前臂水平的多处血管损伤

肱内翻　humerus varus

肱桡尺骨性连接　humeroradioulnar synostosis

肱桡尺骨性连接(单侧)　humeroradioulnar synostosis,unilateral

肱桡尺骨性连接(双侧)　humeroradioulnar synostosis,bilateral

肱桡骨性连接　humeroradial synostosis

肱桡骨性连接(单侧)　humeroradial synostosis,unilateral

肱桡骨性连接(双侧)　humeroradial synostosis,bilateral

肱三头肌陈旧性断裂　chronic rupture of triceps brachii

肱三头肌断裂　rupture of triceps brachii

肱三头肌肌腱断裂　rupture of triceps tendon　[又称]创伤性肱三头肌断裂

肱三头肌肌腱损伤　injury of triceps tendon　[又称]肱三头肌肌肉和肌腱损伤

肱三头肌损伤　injury of triceps brachii　[又称]肱三头肌肌肉和肌腱损伤

共济失调　ataxia

共济失调步态　ataxic gait

佝偻病　rickets,rachitis

佝偻病晚期效应　late stage of rickets

钩骨骨折　hamate fracture　[又称]钩骨撕脱性骨折

孤立性局限性神经瘤　solitary circumscribed neuroma

孤立性纤维性肿瘤　solitary fibrous tumor

孤立性腰椎间盘吸收综合征　isolated disc resorption syndrome

股部开放性损伤伴骨折　open injury with fracture of femoral part　[又称]髋和大腿多处损伤

股部开放性损伤伴脱位　open injury with dislocation of femoral part　[又称]髋和大腿多处损伤

股动脉损伤　femoral artery injury,injury of femoral artery

股骨陈旧性骨折　delayed fracture of thigh

股骨粗隆间骨折　intertrochanteric fracture of femur　[又称]股骨转子间骨折

股骨粗隆下骨折　subtrochanteric fracture of femur　[又称]股骨转子下骨折

股骨大转子骨折　fracture of greater trochanter　[又称]股骨粗隆骨折

股骨单髁骨折　fracture of single femur condyle

股骨短缩畸形　shortening deformity of femur

股骨多发性骨折　multiple fractures of femur　[又称]股骨多处骨折

股骨恶性骨肿瘤　malignant tumor of femur

股骨 - 腓骨 - 尺骨综合征　femur-fibula-ulna complex

股骨干恶性骨肿瘤　malignant tumor of femoral shaft

股骨干骨折　femoral shaft fracture,fracture of shaft of femur

股骨干交界性骨肿瘤　borderline tumor of femoral shaft

股骨干良性骨肿瘤　benign tumor of femoral shaft

股骨骨骺损伤　femoral epiphysis injury

股骨骨髓炎　osteomyelitis of femur

股骨骨折　femoral fracture

股骨骨折不愈合　nonunion of femoral fracture

股骨骨折畸形愈合　malunion of fracture of femur

股骨骨折延迟愈合　delayed union of thigh fracture

股骨关节囊内骨折　intra capsular fracture of femur

股骨后倾　femoral retroversion

股骨滑车发育不良　femoral trochlear dysplasia

股骨交界性骨肿瘤　borderline tumor of femur

股骨结核　tuberculosis of femur

股骨近端恶性骨肿瘤　malignant tumor of proximal femur

股骨近端发育不全　proximal femoral dysplasia　[又称]股骨近端发育不良

股骨近端干骺端骨折　proximal femoral metaphyseal fracture

股骨近端骨骺骨折　proximal femoral epiphyseal fracture

股骨近端交界性骨肿瘤　borderline tumor of proximal femur

股骨近端良性骨肿瘤　benign tumor of proximal femur

股骨颈恶性骨肿瘤　malignant tumor of femoral neck

股骨颈骨折　femoral neck fracture,fracture of neck of femur

股骨颈骨折不愈合　nonunion of femoral neck fracture

股骨颈骨折畸形愈合　malunion of femur neck fracture

股骨颈基底骨折　femoral basal neck fracture

股骨颈交界性骨肿瘤　borderline bone tumor of femoral neck

股骨颈经颈骨折　transneck fracture of femoral neck

股骨颈良性骨肿瘤　benign tumor of femoral neck

股骨颈头下骨折　femoral neck subcapital fracture

股骨髁剥脱性骨软骨炎　osteochondritis dissecans of femoral condyle

股骨髁单髁骨折　condylar fracture of femur　［又称］股骨远端骨折△

股骨髁骨折　fracture of femoral condyle　［又称］股骨远端骨折△

股骨髁间骨折　intercondylar fracture of femur

股骨髁缺血坏死　osteonecrosis of femoral condyle　［又称］股骨髁坏死△

股骨髁上骨折　femoral supracondylar fracture, supracondylar fracture of femur　［又称］股骨远端骨折△

股骨髋部骨折　femoral hip fracture

股骨髋臼撞击综合征　femoroacetabular impingement syndrome

股骨良性骨肿瘤　benign tumor of femur

股骨内翻　femoral varus

股骨扭转畸形　torsional deformity of femur

股骨前倾　femoral anteversion

股骨上端骨骺分离　epiphysiolysis of proximal femur　［又称］股骨头骺分离△

股骨头恶性骨肿瘤　malignant tumor of femoral head

股骨头骨骺软骨病　Legg-Calvé-Perthes disease　［又称］莱格 - 卡尔夫 - 佩尔特斯病△

股骨头骨骺滑脱　slipped capital femoral epiphysis　［又称］股骨头骺分离△

股骨头骨折　femoral head fracture

股骨头骺早闭　premature epiphyseal closure of femoral head

股骨头坏死　osteonecrosis of femeral head

股骨头交界性骨肿瘤　borderline bone neoplasm of femoral head

股骨头良性骨肿瘤　benign tumor of femoral head

股骨头囊变　cystic degeneration of femoral head

股骨头缺血坏死　osteonecrosis of femoral head, ischemic necrosis of head of femur

股骨头缺血坏死(创伤性)　osteonecrosis of femoral head (traumatic)

股骨头缺血坏死(激素性)　osteonecrosis of femoral head (hormonal)

股骨头缺血坏死(酒精性)　osteonecrosis of femoral head (alcoholic)

股骨头死骨形成　formation of dead bone of femoral head

股骨头塌陷　collapse of femoral head

股骨头幼年型骨软骨病　juvenile osteochondrosis of femoral head　［又称］特指骨软骨病△

股骨外翻　femoral valgus

股骨外髁剥脱性骨软骨炎　osteochondritis dissecans of lateral condyle of femur

股骨外髁骨折　fracture of lateral condyle of femur

股骨下端骨骺分离　epiphysiolysis of distal femur　［又称］股骨远端骺损伤△

股骨下端骨折　fracture of lower end of femur　［又称］股骨远端骨折△

股骨纤维结构不良　fibrous dysplasia of femur

股骨小转子撕脱骨折　avulsion fracture of lesser trochanter　［又称］单纯股骨小粗隆撕脱骨折△

股骨旋后　femoral supination

股骨旋前　femoral pronation

股骨应力骨折　stress fracture of thigh

股骨远端恶性骨肿瘤　malignant tumor of distal femur

股骨远端骨梗死　bone infarction of distal femur

股骨远端骨软骨骨折　osteochondral fracture of distal femur

股骨远端骺早闭　premature epiphyseal closure of distal femur

股骨远端后脱位　posterior dislocation of distal femur

股骨远端交界性骨肿瘤　borderline tumor of distal femur

股骨远端良性骨肿瘤　benign tumor of distal femur

股骨纵向短小缺陷　longitudinal reduction defect of femur

股骨纵向发育不良　longitudinal femoral dysplasia

股静脉损伤　injury of femoral vein　［又称］髋和大腿水平的股静脉损伤△

股面综合征　femoral-facial syndrome

股浅动脉损伤　injury of superficial femoral artery

股深动脉损伤　injury of deep femoral artery

股神经损伤　injury of femoral nerve　［又称］髋和大腿水平的股神经损伤△

股四头肌陈旧性断裂　chronic rupture of quadriceps femoris

股四头肌挫伤　contusion of quadriceps femoris

股四头肌断裂　rupture of quadriceps femoris

股四头肌腱断裂　rupture of quadriceps tendon

股四头肌腱损伤　quadriceps tendon injury

股四头肌进行性纤维化　progressive fibrosis of quadriceps femoris

股四头肌内侧头囊肿　cyst of medial head of quadriceps femoris

股四头肌扭伤　sprain of quadriceps femoris

股四头肌损伤　injury of quadriceps femoris

股外侧皮神经损伤　lateral femoral cutaneous nerve injury　［又称］髋和大腿水平的股神经损伤△

股直肌损伤　injury of rectus femoris

骨病变　bone lesion

骨不明病变　unknown lesion of bone

骨刺　spur

骨促结缔组织增生性纤维瘤　desmoplastic fibroma of bone

骨挫伤　bone bruise

骨岛　bone island

骨的孤立性浆细胞瘤　solitary plasmacytoma of bone

骨丢失　bone loss

骨恶性高磷酸尿性间叶瘤　malignant phosphaturic mesenchymal tumor of bone

骨恶性黑色素瘤　malignant melanoma of bone

骨恶性淋巴瘤　malignant lymphoma of bone

骨恶性神经鞘瘤　malignant schwannoma of bone

骨恶性肿瘤(未分型)　malignant tumor of bone (unclassified)

骨放疗后肉瘤　radiation-induced sarcoma of bone

骨感染　infection of bone

骨干发育不良　diaphyseal dysplasia

骨干续连症　diaphyseal aclasis

骨干炎　diaphysitis

骨高磷酸尿性间叶瘤　phosphaturic mesenchymal tumor of bone

骨关节炎　osteoarthritis

骨骺分离　epiphyseal separation

骨骺骨折　epiphyseal fracture

骨骺损伤　epiphysis injury

骨骺炎　epiphysitis

骨化性肌炎　myositis ossificans

骨化性纤维黏液样肿瘤　ossifying fibromyxoid tumor

骨坏死　osteonecrosis　［又称］骨梗死△

骨畸形性发育不良　diastrophic dysplasia

骨间掌侧神经受压综合征　anterior interosseous nerve compression syndrome

骨结核　tuberculosis of bone

骨筋膜室内压　internal pressure of compartment

骨筋膜室综合征　osteofascial compartment syndrome

骨巨细胞瘤　giant cell tumor of bone

骨蜡油样病　bone wax like disease　［又称］蜡油样骨病△

骨良性纤维组织细胞瘤 / 非骨化性纤维瘤　benign fibrous histiocytoma of bone/non-ossifying fibroma of bone

骨良性肿瘤(未分型)　benign tumor of bone (unclassified)

骨量减少　osteopenia

骨瘤　osteoma

骨梅毒　osseous syphilis, bone syphilis

骨膜软骨瘤　periosteal chondroma

骨膜型骨肉瘤　periosteal osteosarcoma　［又称］骨膜骨肉瘤△

骨膜型软骨肉瘤　periosteal chondrosarcoma

骨母细胞瘤　osteoblastoma

骨囊虫病　cysticercosis of bone，bone cysticercosis

骨囊肿　bone cyst

骨内腱鞘囊肿　intraosseous ganglion cyst

骨脓肿　bone abscess

骨旁型骨肉瘤　parosteal osteosarcoma

骨盆侧方挤压骨折　pelvic lateral compression fracture

骨盆陈旧性骨折　chronic fracture of pelvis

骨盆垂直剪切骨折　vertical shear fracture of pelvis　［又称］骨盆应力骨折△

骨盆恶性骨肿瘤　malignant tumor of pelvis

骨盆骨髓炎　osteomyelitis of pelvic region

骨盆骨折　pelvic fracture　［又称］骨盆多处骨折△

骨盆骨折不稳定型　unstable pelvic fracture　［又称］骨盆多处骨折△

骨盆骨折不愈合　nonunion of pelvic fracture

骨盆骨折侧方挤压型　lateral compression type pelvic fracture

骨盆骨折垂直剪切型　vertical shear type pelvic fracture　［又称］骨盆多处骨折△

骨盆骨折畸形愈合　malunion of pelvic fracture

骨盆骨折联合损伤型　pelvic fracture combined injury　［又称］骨盆多处骨折△

骨盆骨折前后挤压型　anterior posterior compression pelvic fracture　［又称］骨盆多处骨折△

骨盆骨折延迟愈合　delayed union of pelvic fracture

骨盆环骨折　pelvic ring fracture　［又称］骨盆多处骨折△

骨盆肌腱损伤　pelvic tendon injury

骨盆肌肉损伤　pelvic muscle injury

骨盆挤压伤　crush injury of pelvis

骨盆交界性骨肿瘤　borderline tumor of pelvis

骨盆开放性损伤　open injury of pelvis

骨盆开放性损伤伴骨折　open pelvic injury with fracture　［又称］开放性骨盆骨折△

骨盆开放性损伤伴脱位　open pelvic injury with dislocation

骨盆开书样骨折　open book fracture of pelvis　［又称］骨盆多处骨折△

骨盆离断伤　traumatic amputation of pelvis

骨盆联合体骨折　fracture of pelvic complex　［又称］骨盆多处骨折△

骨盆良性骨肿瘤　benign tumor of pelvis

骨盆脓肿　pelvic abscess　［又称］腹盆腔脓肿△

骨盆疲劳骨折　pelvic fatigue fracture　［又称］骨盆应力骨折△

骨盆切断　pelvic cutoff

骨盆软组织损伤　pelvic soft tissue injury　［又称］骨盆肌肉和肌腱损伤△

骨盆撕脱骨折　avulsion fracture of pelvis

骨盆脱位　pelvic dislocation

骨盆血管损伤　pelvic vascular injury

骨盆幼年型骨软骨病　juvenile osteochondrosis of pelvis　［又称］特指骨软骨病△

骨皮质肥厚　cortical hypertrophy　［又称］发育不良性骨皮质肥厚△

骨平滑肌瘤　leiomyoma of bone

骨平滑肌肉瘤　leiomyosarcoma of bone

骨缺损　bone defect

骨缺血性坏死　ischemic necrosis of bone

骨肉瘤　osteosarcoma

骨肉芽肿　granuloma of bone

骨软骨病　osteochondrosis　［又称］特指骨软骨病△

骨-软骨分离骨折　separation fracture of bone and cartilage

骨软骨瘤　osteochondroma

骨软骨瘤病　osteochondromatosis

骨软骨黏液瘤　osteochondromyxoma

骨软骨炎　osteochondritis

骨软化　osteomalacia

骨神经鞘瘤　schwannoma of bone

骨水泥病　bone cement disease

骨髓炎　osteomyelitis

骨梭形细胞肉瘤　spindle cell sarcoma of bone

骨痛　osteodynia

骨透明细胞肉瘤　clear cell sarcoma of bone

骨外骨肉瘤　extraskeletal osteosarcoma

骨外露　bone exposure

骨外黏液样软骨肉瘤　extraskeletal myxoid chondrosarcoma

骨外尤文氏肉瘤　extraskeletal Ewing sarcoma

骨未分化肉瘤　undifferentiated sarcoma of bone

骨细粒棘球蚴病　osteohydatidosis，bone hydatid disease　［又称］骨包虫病△

骨纤维结构不良　fibrous dysplasia　［又称］骨性纤维结构不良△

骨纤维肉瘤　fibrosarcoma of bone

骨腺泡状肉瘤　alveolar sarcoma of bone

骨性 Bankart 损伤　skeletal Bankart damage

骨性斜颈　osseous torticollis

骨延迟愈合　delayed healing of bone

骨样骨瘤　osteoid osteoma

骨移植失败　bone graft failure

骨移植物排斥　bone graft rejection　［又称］移植骨排斥反应△

骨隐球菌病　osseous cryptococcosis

骨硬化病　osteopetrosis，marble bone disease，Albers-Schonberg disease　［又称］硬化性骨化病△，大理石骨病△

骨尤文氏肉瘤　Ewing's tumor，primitive neuroectodermal tumor，PNET　［又称］原始神经外胚瘤△

骨与关节结核　bone and joint tuberculosis，tuberculosis of bone and joint

骨愈合　bone union

骨圆细胞肉瘤　round cell sarcoma of bone

骨折　fracture　［又称］骨折病△

骨折伴骨缺损　fracture with bone defect

骨折闭合复位内固定术　close reduction and internal fixation

骨折不愈合　nonunion of bone　［又称］骨不连△

骨折畸形愈合　malunion of fracture

骨折内固定术后疼痛　postoperative pain after internal fixation of fracture

骨折内固定物置入感染　internal fixity infection

骨折延迟愈合　delayed union

骨脂肪瘤　lipoma of bone

骨脂肪肉瘤　liposarcoma of bone　［又称］骨质侵蚀△

骨质破坏　bone destruction　［又称］骨质侵蚀△

骨质疏松伴病理性骨折　osteoporosis with pathological fracture

骨质疏松伴脊柱骨折　osteoporosis with spinal fracture

骨质疏松相关骨折　osteoporotic fracture　［又称］骨质疏松性骨折△

骨质疏松性椎体压缩性骨折　osteoporosis vertebral body compression fracture，OVCF

骨质疏松症　osteoporosis

骨中间型肿瘤(未分型)　intermediate tumor of bone (unclassified)

骨肿物　bone mass

骨赘　osteophyte

关节病理性脱位　pathological dislocation of joint　［又称］病理性髋脱位△

关节不稳定　joint instability

关节成角强直　angular ankylosis

关节风湿病　rheumarthrosis

关节复发性不全脱位　recurrent subluxation of joint　［又称］关节习惯性脱位△

关节复发性脱位　recurrent dislocation of joint

关节感染　joint infection

关节感染后遗症　sequelae of joint infection

关节感染性滑膜炎　joint infective synovitis

关节固定术后假关节　false joint after fixation　［又称］融合或关节固定术后假关节△

关节寒性脓肿　tuberculous abscess of joint　［又称］关节结核脓肿△

关节活动性感染　active joint infection

关节积液　joint effusion

关节疾患　joint disease

关节假体引起的感染　infection due to joint prosthesis　［又称］人工关节置换术后假体周围感染△、膝关节术后感染△

关节腱鞘囊肿　joint ganglion

关节僵硬　joint stiffness

关节交锁　locked joint

关节结核　joint tuberculosis

关节痉挛　joint spasm

关节镜术后　post arthroscopy

关节挛缩　arthrogryposis

关节面骨折　articular surface fracture

关节囊炎　articular capsulitis

关节内多块压缩性骨折　multiple compression fracture in joint

关节内骨折　intra articular fracture

关节盘炎　discitis

关节旁黏液瘤　juxta-articular myxoma

关节强硬　joint stiffness

关节强直性脊椎骨肥厚　ankylosing spinal hyperostosis　［又称］强直性脊椎骨肥大(症)△

关节软骨损伤　articular cartilage injury

关节渗出　joint effusion

关节松弛　arthrochalasis　［又称］关节松弛症△

关节痛　joint pain, arthralgia

关节突滑膜囊肿　synovial cyst of articular process

关节脱位　dislocation of joint

关节外骨折　extra articular fracture

关节紊乱　joint disorder　［又称］关节习惯性脱位△

关节习惯性不全脱位　habitual incomplete dislocation of joint

关节血肿　joint hematoma

关节炎　arthritis

关节游离体　loose body of joint

关节盂唇的撕脱骨折　avulsion fracture of glenoid labrum

关节盂缘骨折　glenoid rim fracture

关节粘连　joint adhesion

关节肿瘤　neoplasm of joint

关节肿物　joint mass

关节肿胀　joint swelling

关节周围骨化　periarticular ossification

关节周围炎　periarthritis

关节自发性脱位　spontaneous dislocation of joint　［又称］关节习惯性脱位△

贯穿骨折　penetrating fracture

腘动脉损伤　injury of popliteal artery

腘腓韧带损伤　popliteofibular ligament injury

腘滑囊炎　bursitis of popliteal fossa

腘肌腱损伤　popliteal tendon injury

腘静脉损伤　injury of popliteal vein

腘囊肿破裂　popliteal cyst rupture　［又称］贝克囊肿△

腘绳肌紧张　tight hamstrings

腘窝滑膜囊肿　synovial cyst of popliteal fossa　［又称］贝克囊肿△

腘窝开放性损伤　popliteal open injury

腘窝囊肿　popliteal cyst

过度活动综合征　hypermobility syndrome

过度牵引　over traction

过度使用膝　overused knee joint

过敏性脉管炎　allergic vasculitis

过伸损伤　hyperextension injury　［又称］颈椎过伸性脊髓损伤△

哈勒曼 - 斯特雷夫综合征　Hallermann-Streiff syndrome　［又称］Hallermann-Streiff 综合征△、眼 - 下颌 - 面综合征△

海绵状血管瘤　cavernous hemangioma, cavernous angioma

海洋生物性指头炎　marine biological felon

含铁血黄素性纤维脂肪瘤　hemosiderin containing fibrolipoma

寒性脓疡　cold abscess

汗腺瘤　hidradenoma

汗腺腺癌　sweat gland adenocarcinoma

赫伯登结节伴关节病　Heberden nodule with joint disease　［又称］赫伯登结节△

黑色素型神经鞘瘤　melanotic schwannoma　［又称］黑色素神经鞘瘤△

恒定滑囊　constant bursae

横断伴后壁骨折　transverse and posterior wall fractrue　［又称］陈旧性髋白骨折△

横膈恶性肿瘤　malignant tumor of diaphragm　［又称］膈恶性肿瘤△

横韧带断裂　transverse ligament rupture

横突骨折　transverse process fracture

横纹肌溶解　rhabdomyolysis　［又称］横纹肌溶解综合征△

横纹肌肉瘤　rhabdomyosarcoma

横形骨折　transverse fracture　［又称］横断骨折△

红斑性肢痛症　erythromelalgia　［又称］红斑性肢痛病△

骺板损伤　epiphyseal plate injury

骺早闭　epiphyseal premature closure

后壁骨折　posterior wall fracture　［又称］陈旧性髋白骨折△

后踝骨折　posterior malleolar fracture

后脊髓损伤　posterior spinal cord injury

后脊髓综合征　posterior spinal cord syndrome

后交叉韧带撕脱骨折　posterior cruciate ligament avulsion fracture

后交叉韧带损伤　posterior cruciate ligament injury

后内复合体损伤　posteromedial complex injury

后十字韧带松弛　laxity of posterior cruciate ligament

后天踇内翻　acquired hallux varus

后天性扁平足　acquired pes planus

后天性锤状趾　acquired hammer toe

后天性短跟腱　acquired short Achilles tendon

后天性肱骨变形　acquired deformation of humerus

后天性股骨变形　acquired deformation of femur

后天性骨盆变形　acquired deformation of pelvis

后天性踝变形　acquired deformation of ankle

后天性踝内翻　acquired ankle inversion　［又称］踝内翻△

后天性脊柱变形　acquired spinal deformation

后天性脊柱侧凸　acquired scoliosis

后天性脊柱后凸　acquired kyphosis　［又称］获得性脊柱后凸△

后天性脊柱前凸　acquired lordosis　［又称］获得性脊柱前凸△

后天性脊椎滑脱　acquired spondylolisthesis　［又称］脊柱滑脱△、获得性脊椎前移△

后天性胫骨变形　acquired deformation of tibia　［又称］胫骨骨折畸形愈合△

后天性髋关节变形　acquired deformation of hip

后天性髋关节屈曲挛缩　acquired flexion contracture of hip joint　［又称］骨盆发育不良伴随下肢关节挛缩△

后天性髋内翻　acquired coxa vara

后天性髋外翻　acquired coxa valgus

后天性马蹄内翻足　acquired talipes equinovarus

后天性马蹄外翻足　acquired talipes equinovalgus　［又称］外翻足△

后天性踇外翻　acquired hallux valgus

后天性手畸形　acquired hand deformity

后天性四肢长度不等　acquired limb length discrepancy

后天性膝关节畸形　acquired knee deformity

后天性膝内翻　acquired genu varum

后天性膝外翻　acquired genu valgum

后天性下肢变形　acquired deformation of lower limb

后天性腰椎滑脱　acquired lumbar spondylolisthesis

后天性爪形手　acquired claw hand deformity　［又称］爪形手畸形△

后天性爪形趾　acquired claw toe deformity　［又称］爪形趾畸形△

后天性爪形足　acquired clawfoot deformity　［又称］足部爪样畸形△

后天性指畸形　acquired finger deformity

后天性趾畸形　acquired deformation of digit

后天性肘内翻　acquired cubitus varus

后天性肘外翻　acquired cubitus valgus

后天性足变形　acquired deformation of foot

后天性足畸形　acquired foot deformity

后天性足内翻　acquired pes varus, talipes varus　〔又称〕内翻足△,内翻足畸形△,足内翻△

后天性足外翻　acquired pes valgus, talipes valgus　〔又称〕后足外翻△

后外侧复合体损伤　injury of posterolateral complex

后外侧椎间盘突出症　posterolateral disc herniation　〔又称〕腰骶椎间盘突出症△

后柱伴后壁骨折　posterior column and posterior wall fracture　〔又称〕陈旧性髋臼骨折△

后柱骨折　posterior column fracture　〔又称〕陈旧性髋臼骨折△

后纵韧带骨化　ossification of posterior longitudinal ligament

后纵韧带撕裂　posterior longitudinal ligament tear　〔又称〕胸椎后方韧带复合体损伤△

后足底痛　posterior plantar pain

滑车内缘经软骨骨折　inner edge of trochlear cartilage fracture　〔又称〕肱骨远端骨软骨骨折△

滑车外缘经软骨骨折　outer edge of trochlear cartilage fracture　〔又称〕肱骨远端骨软骨骨折△

滑膜肥大　synovial hypertrophy

滑膜囊疝　synovial bursa hernia

滑膜囊肿　synovial cyst

滑膜囊肿破裂　rupture of synovial cyst

滑膜破裂　rupture of synovium

滑膜肉瘤　synovial sarcoma

滑膜软骨瘤病　synovial chondromatosis

滑膜水肿　synovial edema

滑膜血管瘤　synovial haemangioma

滑膜炎　synovitis

滑膜炎、痤疮、脓疱疹、骨肥厚、骨髓炎综合征　synovitis-acne-pustulosis-hyperostosis-osteomyelitis syndrome

滑膜增生　synovial hyperplasia

滑膜脂肪疝　synovial fat hernia　〔又称〕滑膜疝△

滑膜皱襞综合征　synovial plica syndrome

滑囊炎　bursitis

化脓性骨髓炎　suppurative osteomyelitis

化脓性滑囊炎　suppurative bursitis

化脓性脊柱炎　suppurative spondylitis　〔又称〕化脓性脊椎炎△

化脓性钮扣状畸形　suppurative boutonniere deformity

化脓性屈指肌腱腱鞘炎　suppurative flexor tenosynovitis

化脓性趾头炎　suppurative toe inflammation

化学髓核溶解后狭窄症　post-chemonucleolysis stenosis

踝部及足部交界性骨肿瘤　borderline tumor of ankle and foot

踝部及足部良性骨肿瘤　benign tumor of ankle and foot

踝部切断　cut off ankle

踝部损伤　ankle injury

踝陈旧性骨折　chronic fracture of ankle

踝多处开放性损伤　multiple open injuries of ankle

踝多处损伤　multiple injuries of ankle

踝分离　ankle separation

踝骨骨折　ankle fracture

踝骨关节病　ankle arthropathy

踝骨折不愈合　nonunion of ankle fracture

踝骨折延迟愈合　delayed union of ankle fracture

踝关节半脱位　subluxation of ankle

踝关节不稳定　ankle instability

踝关节创伤性关节炎　traumatic arthritis of ankle　〔又称〕创伤性踝关节炎△

踝关节骨关节炎　osteoarthritis of ankle

踝关节骨髓炎　osteomyelitis of ankle　〔又称〕踝骨髓炎△

踝关节骨折　ankle fracture

踝关节骨折畸形愈合　ankle fracture malunion　〔又称〕踝部骨折畸形愈合△

踝关节后方撞击综合征　posterior impingement syndrome of ankle

踝关节滑膜炎　synovitis of ankle

踝关节化脓性关节炎　pyogenic arthritis of ankle

踝关节积血　hematocele of ankle

踝关节畸形　ankle deformity

踝关节结核性关节炎　tuberculous arthritis of ankle

踝关节结核性滑膜炎　tuberculous synovitis of ankle

踝关节莱姆病性关节炎　arthritis of ankle due to Lyme disease

踝关节瘘　ankle fistula

踝关节梅毒性关节炎　syphilitic arthritis of ankle

踝关节囊肿　cyst of ankle

踝关节内游离体　loose body in ankle　〔又称〕关节内游离体△

踝关节内植物　ankle implant

踝关节扭伤　sprain of ankle

踝关节前方撞击综合征　anterior impingement syndrome of ankle

踝关节强硬　stiffness of ankle　〔又称〕踝关节僵硬△

踝关节软骨损伤　articular cartilage injury of ankle

踝关节软组织损伤　soft tissue injury of ankle

踝关节色素沉着绒毛结节性滑膜炎　pigmented villonodular synovitis of ankle

踝关节损伤　injury of ankle

踝关节痛　pain in ankle

踝关节痛风性关节炎　gouty arthritis of ankle

踝关节脱位　dislocation of ankle

踝关节外侧副韧带损伤　sprain of lateral ligaments of ankle

踝关节夏科氏关节炎　Charcot's arthropathy of ankle

踝关节血友病性关节炎　hemophilic arthropathy of ankle

踝关节真菌性关节炎　fungal arthritis of ankle

踝关节撞击综合征　ankle impingement syndrome

踝和足多处肌肉和肌腱损伤　multiple injuries of muscles and tendons of ankle and foot

踝和足多处开放性损伤　multiple open injuries of ankle and foot

踝和足多处神经损伤　multiple nerve injuries of ankle and foot　〔又称〕踝和足水平的多神经损伤△

踝和足多处血管损伤　multiple vascular injuries of ankle and foot　〔又称〕踝和足水平的多血管损伤△

踝和足腓深神经损伤　deep peroneal nerve injury of foot and ankle　〔又称〕踝和足水平的腓深神经损伤△

踝和足肌肉和肌腱扭伤　muscle and tendon sprain of ankle and foot

踝和足肌肉和肌腱损伤　muscle and tendon injury of ankle and foot

踝和足挤压伤　crush injury of ankle and foot

踝和足开放性损伤伴骨折　open injury of ankle and foot with fracture

踝和足开放性损伤伴脱位　open injury of ankle and foot with dislocation

踝和足内在肌和肌腱损伤　intrinsic muscle and tendon injury of ankle and foot

踝和足浅表损伤　superficial injury of ankle and foot

踝和足韧带断裂　ankle and foot ligament rupture　〔又称〕踝和足韧带破裂△

踝和足神经损伤　nerve injury of ankle and foot　〔又称〕踝和足水平的多神经损伤△

踝和足水平的皮感觉神经损伤　injury of cutaneous sensory nerve at ankle and foot level

踝和足血管损伤　ankle and foot vascular injury　〔又称〕踝和足水平血管的损伤△

踝滑囊炎　bursitis of ankle

踝肌腱末端病　enthesopathy of ankle　〔又称〕踝肌腱端病△

踝肌痛　myalgia of ankle

踝挤压伤　crush injury of ankle

踝胫骨软骨损伤　injury of articular cartilage of distal tibia

踝距骨剥脱性骨软骨炎　osteochondritis dissecans of talus　〔又称〕踝关节骨软骨损伤△,距骨剥脱性骨软骨炎△

踝距骨软骨损伤　injury of articular cartilage of talus

踝开放性损伤　open injury of ankle

踝开放性损伤伴骨折　open injury of ankle with fracture

踝开放性损伤伴脱位　open injury of ankle with dislocation

踝内侧副韧带扭伤　sprain of medial ligaments of ankle　〔又称〕踝内侧副韧带损伤△

踝屈肌腱自发性斯裂　spontaneous tear of flexor tendon of ankle

踝韧带断裂　rupture of ankle ligament　［又称］足踝韧带损伤△

踝三角韧带扭伤　sprain of deltoid ligament of ankle　［又称］踝关节三角韧带扭伤△

踝三角韧带损伤　injury of deltoid ligament of ankle　［又称］踝关节三角韧带损伤△

踝外翻　ankle valgus

踝应力骨折　stress fracture of ankle

踝足部溃疡　foot and ankle ulcer　［又称］足部溃疡△

坏疽性肉芽肿　gangrenous granuloma

坏死性呼吸道肉芽肿病　necrotizing granulomatous disease of respiratory tract

坏死性肌炎　necrotizing myositis　［又称］坏死性肌病△

坏死性筋膜炎　necrotizing fasciitis

坏死性脉管炎　necrotizing vasculitis

环形钢丝断裂　annular steel wire break

寰枢横韧带断裂　rupture of transverse ligament of atlas

寰枢椎半脱位　atlantoaxial subluxation, AAS

寰枢椎不稳定　atlantoaxial instability

寰枢椎骨折　atlantoaxial fracture

寰枢椎脱位　atlantoaxial dislocation　［又称］寰枢椎脱臼△

寰枢椎旋转半脱位　atlantoaxial rotary subluxation

寰枢椎旋转脱位　atlantoaxial rotary dislocation

寰枢椎自发性半脱位　atlantoaxial spontaneous subluxation

寰枕关节不稳定　atlantooccipital joint instability

寰枕关节脱位　atlantooccipital dislocation

寰枕畸形　atlantooccipital deformity

寰椎发育不良　atlas hypoplasia

寰椎骨折　atlas fracture

寰椎关节骨关节炎　osteoarthritis of atlantoaxial joint　［又称］寰枢椎不稳定△

寰椎横韧带损伤　atlas transverse ligament injury　［又称］寰枢椎旋转不稳定△

寰椎后弓缺如　congenital absence of posterior arch of atlas

寰椎破裂性骨折　Jeffson fracture

寰椎枕骨化　occipitalization　［又称］寰枕骨生结合△

幻肢痛　phantom limb pain

黄韧带肥厚　hypertrophy of ligament flava

黄韧带骨化　ossification of ligament flava, OLF

挥鞭伤　whiplash injury　［又称］颈椎过伸性损伤△, 颈椎挥鞭伤△

喙肱韧带扭伤　sprain of coracohumeral ligament

喙锁关节骨化　ossification of coracoclavicular joint

喙锁韧带重建术　coracoclavicular ligament reconstruction

喙锁韧带损伤　coracoclavicular ligament injury

喙突骨折　coracoid process fracture

喙突下滑囊炎　bursitis of subcoracoid

喙突下脱位　subcoracoid dislocation

喙突撞击综合征　coracoid impingement syndrome

混合型颈椎病　mixed cervical spondylosis

活动受限　limitation of activity　［又称］颈部活动受限△, 腰部活动受限△

活塞型松动　piston type loose

获得性脊柱弯曲　acquired curvature of spine

获得性痛觉缺失　acquired analgesia

获得性姿势性脊柱后凸　acquired postural kyphosis　［又称］姿势性脊柱后凸△

获得性姿势性脊柱前凸　acquired postural lordosis　［又称］姿势性脊柱前凸△

肌电图异常　abnormalities in EMG

肌间隙综合征　muscle gap syndrome

肌腱钙化　calcification of tendon

肌腱滑脱　slipped tendon

肌腱结核　tuberculosis of tendon

肌腱卡压　tendon entrapment

肌腱挛缩　tendon contracture

肌腱末端病　enthesopathy

肌腱损伤　tendon injury

肌腱炎　tendinitis

肌腱止点炎　insertional tendonitis

肌筋膜炎　myofascitis

肌磷酸化酶缺乏综合征　myophosphatase deficiency syndrome

肌内黏液瘤　intramuscular myxoma

肌内血管瘤　intramuscular angioma

肌肉瘢痕　muscle scar

肌肉病变　muscular lesion

肌肉发育不良　amyoplasia　［又称］肌肉发育不全△

肌肉分离　muscle separation

肌肉结核　muscular tuberculosis　［又称］肌结核△

肌肉劳损　muscle strain

肌肉挛缩　muscle contracture

肌肉麻痹性钙化　muscle paralytic calcification

肌肉麻痹性骨化　muscle paralytic ossification

肌肉囊虫病　muscular cysticercosis　［又称］肌肉囊尾蚴病△

肌肉脓肿　muscle abscess

肌肉缺血性梗死　muscular ischemic infarction

肌肉肉芽肿　muscle granuloma

肌肉损伤　muscular injury　［又称］肌肉挫伤△, 肌肉断裂△

肌肉萎缩　muscular atrophy

肌肉血肿机化　organization of muscle hematoma

肌肉脂肪浸润　muscle fatty infiltration

肌疝　muscle hernia

肌上皮癌　myoepithelial carcinoma

肌上皮瘤　myoepthelioma

肌痛　myosalgia

肌萎缩　amyotrophy

肌萎缩侧索硬化　amyotrophic lateral sclerosis　［又称］肌萎缩型脊髓侧索硬化症△

肌萎缩型颈椎病　amyotrophic cervical spondylosis

肌无力　myasthenia

肌纤维变性　muscle fiber degeneration

肌纤维瘤　myofibroma

肌纤维瘤病　myofibromatosis

肌纤维母细胞瘤　myofibroblastic tumor

肌性抖颈　myogenic torticollis

肌炎　myositis

肌营养不良　muscular dystrophy

肌源性斜颈　myogenic torticollis

肌运动迟缓　amyotonia

肌运动失调　amyotaxia

肌震颤　amyostasia　［又称］肢体震颤△

肌周细胞瘤　myopericytoma

鸡眼　helosis

基底细胞癌　basal cell carcinoma

畸胎瘤　teratoma

畸胎型髋脱位　teratologic dislocation of hip

畸形愈合　malunion

极外侧型椎间盘突出　far lateral type lumbar disc herniation　［又称］极外侧腰椎间盘突出症△

急性不完全性弛缓性瘫痪　acute incomplete flaccid paralysis

急性不完全性痉挛性瘫痪　acute incomplete spastic paralysis

急性弛缓性麻痹　acute flaccid palsy

急性弛缓性瘫痪　acute delay palsy

急性风湿热　acute rheumatic fever

急性风湿性关节炎　acute rheumatic arthritis

急性骨髓炎　acute osteomyelitis

急性挥鞭伤　acute whiplash injury

急性脊髓前部损伤　acute anterior spinal cord injury, ACASCI

急性脊髓损伤　acute spinal cord injury

急性脊柱关节炎　acute spinal arthritis

急性脊柱椎管狭窄　acute spinal stenosis

急性假痛风　acute pseudogout

急性颈部扭伤　acute cervical spine sprain　［又称］颈部扭伤△

急性颈肌僵硬　acute muscle stiffness of neck

急性颈痛　acute neckache

急性痉挛性瘫痪　acute spastic paralysis

急性前角脊髓灰质炎　acute anterior poliomyelitis

急性撕脱性骨折　acute avulsion fracture

急性痛风性关节炎　acute gouty arthritis

急性完全性弛缓性瘫痪　acute complete flaccid paralysis

急性膝关节软骨撕裂　acute tear of knee joint cartilage

急性腰扭伤　acute lumbar sprain

急性腰痛症　acute low back pain attack　［又称］急性下腰痛△

急性椎间盘突出　acute disc hernia

棘间韧带发育不良　dysplasia of interspinal ligament

棘间韧带损伤　interspinous ligament injury

棘间韧带炎　interspinous syndesmitis

棘上韧带损伤　supraspinous ligament injury

棘上韧带炎　supraspinal syndesmitis

棘突骨折　spinal process fracture

挤压性跖痛　compression metatarsalgia

挤压综合征　crush syndrome

脊管闭合不全　spinal dysraphism

脊神经根受压　compression of spinal nerve root

脊髓半切综合征　Brown-Sequard syndrome　［又称］不完全性脊髓损伤△，布朗 - 塞卡尔综合征△

脊髓病　myelopathy

脊髓挫伤　contusion of spinal cord　［又称］脊骶损伤△

脊髓挫伤与出血　spinal cord contusion and hemorrhage

脊髓动脉血栓形成　spinal artery thrombosis

脊髓断裂　transection of spinal cord

脊髓发育不良　atelomyelia

脊髓后动脉综合征　posterior spinal artery syndrome

脊髓灰质炎后脊柱侧凸　postpliomyelitis scoliosis　［又称］脊柱侧弯△

脊髓灰质炎后遗症　sequela of poliomyelitis

脊髓灰质炎后遗症挛缩　contracture sequela of poliomyelitis

脊髓火器伤　firearm injury of spinal cord

脊髓畸形　split cord malformation, congenital spinal cord deformity

脊髓脊膜膨出　myelomeningocele

脊髓空洞症　syringomyelia

脊髓痨性关节炎　tabetic arthropathy

脊髓裂　myeloschisis

脊髓前动脉综合征　anterior spinal artery syndrome

脊髓前角灰质炎　anterior poliomyelitis

脊髓缺血再灌注损伤　spinal cord ischemia reperfusion injury

脊髓锐器伤　stab injury of spinal cord

脊髓受压　spinal cord compression

脊髓栓系综合征　tethered cord syndrome

脊髓损伤　spinal cord injury　［又称］颈脊髓损伤△，颈椎脊髓损伤△，胸腰椎骨折伴脊髓损伤△

脊髓萎缩　amyelotrophy

脊髓型颈椎病　cervical spondylotic myelopathy　［又称］颈椎病脊髓型△

脊髓休克　spinal shock

脊髓压迫症　compressive myelopathy

脊髓震荡　concussion of spinal cord

脊髓中央损伤综合征　central spinal cord syndrome　［又称］中央脊髓综合征△

脊髓纵裂畸形　congenital diastematomyelia

脊索裂隙综合征　split notochord syndrome

脊索瘤　chordoma

脊柱闭合性骨折　closed fracture of vertebral column

脊柱闭合性脱位　closed dislocation of spine

脊柱不稳定　spinal instability

脊柱布鲁氏菌病　spinal brucellosis

脊柱侧凸　scoliosis　［又称］脊柱侧凸症△，脊柱侧弯△，退行性脊柱侧凸△，退行性脊柱侧弯△

脊柱侧弯伴 Chiari 畸形　scoliosis associated with Chiari deformity

脊柱侧弯伴马方综合征　scoliosis associated with Marfan's syndrome

脊柱侧弯矫形术后　post-scoliosis correction surgery

脊柱陈旧性骨折　old spinal fracture

脊柱陈旧性结核　old tuberculosis of spine

脊柱穿刺后头痛　headache after spinal puncture

脊柱多发性骨折　multiple fractures of spine　［又称］多发椎体骨折△

脊柱多节段恶性骨肿瘤　multi segments malignant tumor of spine

脊柱恶性肿瘤　malignant tumor of spine

脊柱发育不全　spinal hypoplasia

脊柱粉碎性骨折　comminuted fracture of spine

脊柱粉碎性骨折伴截瘫　comminuted fracture of spine with paraplegia

脊柱感染　spinal infection　［又称］颈椎感染△，脊柱术后感染△

脊柱骨关节病　joint disease of spine

脊柱骨骺发育不良　epiphyseal agenesis of spine

脊柱骨折　spinal fracture

脊柱骨折脱位　fracture and dislocation of spine

脊柱后侧凸　kyphoscoliosis　［又称］脊柱后侧凸型△，脊柱后凸侧弯△，脊柱后侧凸畸形△

脊柱后侧凸心脏病　kyphoscoliotic heart disease

脊柱后凸　kyphosis, ithyokyphosis　［又称］胸腰段后凸△

脊柱后凸成角　kyphotic angulation

脊柱后凸性骨盆　kyphotic pelvis　［又称］驼背性骨盆△

脊柱化脓性感染　pyogenic spinal infection

脊柱畸形　spinal deformity　［又称］颈椎畸形△，椎体畸形△

脊柱继发恶性肿瘤　secondary malignant tumor of spine

脊柱结核　spine tuberculosis　［又称］结核性脊椎炎△

脊柱结核感染　spinal tuberculosis infection

脊柱结核术后窦道　postoperative tuberculous sinus of spine

脊柱结核性窦道　spinal tuberculous sinus

脊柱结核性截瘫　Pott paraplegia　［又称］波特截瘫△

脊柱结核性脓肿　tuberculous abscess of spine　［又称］脊柱骨脓肿△，结核性脊柱脓肿△

脊柱开放性骨折　open fracture of vertebral column　［又称］脊柱开放骨折△

脊柱类风湿性脊椎炎　spinal rheumatoid spondylitis

脊柱裂　spina bifida, schistorachis

脊柱梅毒感染　spinal syphilis infection

脊柱末端病　spinal enthesopathy

脊柱囊虫病感染　spinal cysticercosis infection

脊柱内固定术后　post spinal internal fixation

脊柱内固定物排斥　spinal internal fixation rejection

脊柱内固定物失效　spinal internal fixation failure

脊柱内植物术后感染　spinal internal implant infection

脊柱脓肿　spinal abscess

脊柱旁脊膜膨出　lateral spinal meningocele

脊柱前凸　lordosis of spine

脊柱前凸性蛋白尿　lordotic albuminuria

脊柱前凸性骨盆　lordotic pelvis

脊柱强直　ankylosis of spine

脊柱软组织损伤　soft tissue injury of spine

脊柱伤寒感染　spinal typhoid infection

脊柱手术后脊椎滑脱　postsurgical spondylolisthesis　［又称］脊柱滑脱△

脊柱退行性变　spinal degenerative disease

脊柱完全强直　complete ankylosis of spine

脊柱胸廓发育不全症　Jarcho-Levin syndrome　［又称］亚 - 莱综合征△，Jarcho-Levin 综合征△

脊柱胸腰段　thoracolumbar spine

脊柱压缩性骨折　compression fracture of spine　［又称］压缩性骨折△

脊柱压缩性骨折伴截瘫　compression fracture with paraplegia

脊柱隐裂　occult cleft spine　［又称］隐性脊柱裂△

脊柱幼年型骨软骨病　juvenile osteochondrosis of spine　［又称］家族性脊椎骨骺骨软骨病△

脊柱真菌感染　spinal fungal infection

脊柱肿瘤　spinal tumor

脊椎关节突脱位　dislocation of spinal facet

脊椎骺板发育不良　spondyloepiphyseal dysplasia　［又称］家族性脊椎骨骺骨软骨病△

脊椎滑脱　spondylolisthesis

脊椎化脓性骨髓炎　pyogenic osteomyelitis of vertebra

脊椎棘突吻合　spinal spinous process anastomosis，kissing spine

脊椎交界性肿瘤　spinal borderline tumor

脊椎结核并椎旁脓肿　tuberculosis of spine and paravertebral abscess

脊椎良性肿瘤　spinal benign tumor

脊椎佩吉特病　Paget's disease of spine　［又称］畸形性骨炎△

脊椎疲劳性骨折　fatigue fracture of spine

脊椎前下滑脱　anterior inferior spondylolisthesis

脊椎前移　spondylolisthesis　［又称］脊柱滑脱△

脊椎退行性病变　spinal degeneration

脊椎萎陷　collapse of spine

脊椎楔入　spinal wedge

脊椎炎　spondylitis　［又称］炎性脊椎病△，强直性脊椎炎△

脊椎应力性骨折　stress fracture of spine

脊椎震荡　spinal concussion

继发性单侧第一腕掌关节病　secondary unilateral first carpometacarpal joint disease　［又称］第一腕掌关节关节炎△

继发性单侧髋关节病　secondary unilateral coxarthrosis　［又称］髋关节骨关节炎(继发性)△

继发性单侧膝关节病　secondary unilateral gonarthrosis

继发性干燥综合征　secondary Sjögren syndrome

继发性骨关节炎　secondary osteoarthritis

继发性骨坏死　secondary bone necrosis

继发性骨肉瘤　secondary osteosarcoma

继发性骨质疏松　secondary osteoporosis

继发性关节病　secondary arthrosis

继发性全身性淀粉样变性　secondary amyloidosis of whole body　［又称］系统性淀粉样变△

继发性软骨肉瘤　secondary chondrosarcoma

继发性双侧第一腕掌关节病　secondary bilateral first carpometacarpal joint disease　［又称］双侧第一腕掌关节创伤后关节炎△

继发性双侧髋关节病　secondary bilateral hip joint disease　［又称］髋关节骨关节炎(继发性)△

继发性双侧膝关节病　secondary bilateral gonarthrosis

继发性退变性脊柱侧凸　secondary degenerative scoliosis　［又称］退行性脊柱侧弯△

家族性韧带松弛　familial ligament relaxation

家族性软骨钙质沉着症　familial chondrocalcinosis

家族性自主神经功能失调　familial dysautonomia　［又称］家族性植物神经功能失调△，赖利 - 戴综合征△　［曾称］赖利 - 藏综合征*

家族遗传性淀粉样变性　familial hereditary amyloidosis　［又称］非神经病性家族遗传性淀粉样变性△

甲剥离　onycholysis

甲床炎　onychia

甲沟炎　paronychia

甲下脓肿　subungual abscess

甲下外生骨疣　subungual exostosis

甲周炎　perionychia

甲状软骨扭伤　sprain of thyroid cartilage

甲状软骨脱位　dislocation of thyroid cartilage

假 - 骨关节炎　pseudo osteoarthritis

假关节　pseudarthrosis

假肌源性血管内皮细胞瘤　pseudomyogenic haemangioendothelioma　［又称］上皮样肉瘤样血管内皮细胞瘤△

假 - 类风湿性关节炎　pseudo rheumatoid arthritis

假神经性关节病　pseudo neuroarthropathy

假体间脱位　intra-prosthetic dislocation

假体周围骨折　periprosthetic fracture

假痛风　pseudo gout　［又称］假性痛风△

假痛风性关节炎　pseudo gouty arthritis　［又称］其他创伤性关节炎△

假性动脉瘤　false aneurysm

假性肩锁关节脱位　false dislocation of shoulder joint

假性髋关节痛　pseudo coxarthropathy

假性肿瘤　pseudotumor

尖颅并指综合征　Apert syndrome，acrocephalosyndactyly

尖头多指畸形　acrocephalosyndactyly

间插型骨质缺损　interstitial bone defect

间皮瘤　mesothelioma

间向性侏儒症　metatropic dwarfism

间叶瘤　mesenchymoma

间叶性软骨肉瘤　mesenchymal chondrosarcoma

间叶组织疾病性侧凸　scoliosis caused by mesenchymal disorder

间质性肌炎　interstitial myositis

肩部骨折不愈合　nonunion of shoulder fracture

肩部骨折畸形愈合　malunion of shoulder fracture

肩部挤压伤　crush injury of shoulder

肩部开放性损伤　open injury of shoulder

肩部开放性损伤伴骨折　open injury of shoulder with fracture　［又称］开放性肩骨折△

肩部开放性损伤伴脱位　open injury and dislocation of shoulder

肩部纤维肌炎　fibromyositis of shoulder

肩陈旧性骨折　delayed fracture of shoulder

肩多发肌腱损伤　multi-injuries of shoulder tendon

肩峰骨折　acromion fracture

肩峰下滑囊炎　subacromial bursitis

肩峰下 - 三角肌下滑囊积液　subacromial-subdeltoid bursa effusion

肩峰撞击综合征　subacromial impingement syndrome　［又称］肩峰下撞击△，肩峰撞击△，肩峰下撞击综合征△

肩钙化性黏液囊　calcific bursa of shoulder

肩骨髓炎　osteomyelitis of shoulder region

肩骨折迟延愈合　delayed union of shoulder fracture

肩关节剥脱性骨软骨炎　osteochondritis dissecans of shoulder joint

肩关节不稳定　shoulder joint instability　［又称］肩关节多向不稳定△，肩关节不稳△

肩关节创伤性关节炎　traumatic arthritis of shoulder joint

肩关节恶性骨肿瘤　malignant tumor of shoulder joint

肩关节复发性脱位　recurrent dislocation of shoulder joint　［又称］复发性肩关节脱位△，肩关节习惯性脱位△

肩关节钙化　calcification of shoulder joint

肩关节钙化性肌腱炎　calcific tendinitis of shoulder joint

肩关节骨关节炎　osteoarthritis of shoulder joint

肩关节关节病　arthropathy of shoulder joint

肩关节后方不稳定　posterior instability of shoulder joint

肩关节后脱位　posterior dislocation of shoulder joint

肩关节滑膜软骨瘤病　shoulder synovial chondromatosis

肩关节滑膜炎　synovitis of shoulder joint

肩关节滑囊炎　bursitis of shoulder joint　［又称］肩部滑囊炎△

肩关节化脓性关节炎　pyogenic arthritis of shoulder joint

肩关节积血　hemarthrosis of shoulder joint

肩关节积液　effusion of shoulder joint

肩关节僵硬　stiffness of shoulder joint

肩关节交界性骨肿瘤　borderline tumor of shoulder joint

肩关节结核　tuberculosis of shoulder joint

肩关节劳损　strain of shoulder joint

肩关节良性骨肿瘤　benign tumor of shoulder joint

肩关节囊损伤　injury of capsule of shoulder joint

肩关节囊肿　cyst of shoulder joint

肩关节内游离体　loose body in shoulder joint

肩关节扭伤　sprain of shoulder joint　［又称］肩锁关节扭伤和劳损△

肩关节前脱位　anterior dislocation of shoulder joint

肩关节切断　shoulder joint cut　［又称］肩关节离断伤△

肩关节色素沉着绒毛结节性滑膜炎　pigmented villonodular synovitis of shoulder joint　［又称］肩关节绒毛结节性滑膜炎△

肩关节疼痛　shoulder pain

肩关节痛　pain in shoulder joint

肩关节脱位　dislocation of shoulder joint

肩关节游离体　loose body of shoulder joint

肩关节盂唇损伤　scapular superior labrum anterior and posterior lesion, SLAP lesion

肩关节盂骨折　glenoid fracture　［又称］肩盂骨折△

肩关节粘连　shoulder joint adhesion

肩关节置入物　shoulder joint implant

肩关节肿胀　swelling of shoulder joint

肩关节周围炎　periarthritis of shoulder joint, periarthritis humeroscapularis, frozen shoulder　［又称］冻结肩△

肩和上臂多处开放性损伤　multiple open injuries of shoulder and upper arm　［又称］开放性肩和上臂特指部位骨折△

肩和上臂多处血管损伤　multiple vascular injuries of shoulder and upper arm

肩和上臂多发性肌腱损伤　multiple tendon injuries of shoulder and upper arm　［又称］肩和上臂水平的多处肌肉和肌腱损伤△

肩和上臂多发性肌肉损伤　multiple muscle injuries of shoulder and upper arm　［又称］肩和上臂水平的多处肌肉和肌腱损伤△

肩和上臂多发性神经损伤　multiple nerves injuries of shoulder and upper arm　［又称］肩和上臂水平的多神经损伤△

肩和上臂多发性损伤　multiple injuries of shoulder and upper arm

肩和上臂肌腱损伤　tendon injury of shoulder and upper arm

肩和上臂肌肉损伤　muscle injury of shoulder and upper arm

肩和上臂浅表静脉损伤　superficial venous injury of shoulder and upper arm　［又称］肩和上臂水平的浅表静脉损伤△

肩和上臂神经损伤　shoulder and upper arm nerve injury　［又称］肩和上臂水平的多神经损伤△

肩和上臂水平的多发性肌肉和肌腱损伤　multiple injuries of muscle and tendon at shoulder and upper arm level

肩和上臂血管损伤　shoulder and upper arm vascular injury　［又称］肩和上臂水平的血管的损伤△

肩和肘之间水平的创伤性离断　traumatic amputation at level between shoulder and elbow

肩回旋肌腱损伤　injury of tendon of rotator cuff of shoulder

肩肌腱损伤　injury of shoulder tendon

肩胛带骨折　fracture of shoulder girdle

肩胛带开放性损伤　open injury of shoulder girdle　［又称］开放性肩部损伤△

肩胛带扭伤　sprain of shoulder girdle

肩胛带脱位　dislocation of shoulder girdle

肩胛弹响综合征　snapping scapula syndrome　［又称］弹响肩胛△

肩胛肱骨肌纤维变性　myofibrosis of humeral-scapular joint

肩胛肱骨肌纤维鞘炎　myofibrositis of humeral-scapular joint

肩胛骨多发性骨折　multiple fractures of shoulder girdle

肩胛骨恶性骨肿瘤　malignant tumor of scapula

肩胛骨骨折　fracture of scapula

肩胛骨和上肢长骨良性肿瘤　benign neoplasm of scapula and long bone of upper limb

肩胛骨交界性骨肿瘤　borderline tumor of scapula

肩胛骨颈和肩关节盂骨折　scapular neck and glenoid fracture

肩胛骨良性骨肿瘤　benign osteoma of scapula

肩胛骨良性肿瘤　benign tumor of scapula

肩胛骨体骨折　fracture of scapular body

肩胛骨脱位　dislocation of scapula

肩胛颈骨折　scapular neck fracture

肩胛区开放性损伤　open injury of shoulder region　［又称］开放性锁骨、肩胛骨和肱骨多处骨折△

肩胛痛　pain of scapula

肩胛下肌腱损伤　subscapularis tendon injury

肩胛盂骨折　glenoid fracture　［又称］肩盂骨折△

肩颈痛　shoulder and neck pain

肩黏性肌腱炎　adhesive myotenositis of shoulder

肩皮肤良性肿瘤　benign tumor of skin of shoulder

肩区坏死性筋膜炎　necrotizing fasciitis of shoulder

肩区肌肉挛缩　muscular contracture of shoulder

肩区肌痛　myalgia of shoulder

肩区结节性筋膜炎　nodular fasciitis of shoulder

肩区屈肌腱自发性撕裂　spontaneous tear of shoulder flexor tendon

肩损伤　injury of shoulder

肩锁关节陈旧性脱位　old dislocation of acromioclavicular joint

肩锁关节滑膜破裂　synovial rupture of acromioclavicular joint

肩锁关节内扰乱　acromioclavicular joint disturbance　［又称］肩关节紊乱

肩锁关节扭伤　sprain of acromioclavicular joint

肩锁关节韧带损伤　acromioclavicular joint ligament injury

肩锁关节损伤　acromioclavicular joint injury

肩锁关节脱位　dislocation of acromioclavicular joint

肩锁关节炎　acromioclavicular arthritis

肩锁韧带扭伤　sprain of acromioclavicular ligament　［又称］肩锁韧带损伤△

肩胸分离　shoulder and chest separation

肩袖重建术　rotator cuff reconstruction

肩袖关节囊扭伤　capsule of rotator cuff sprain

肩袖肌腱损伤　tendon of rotator cuff injury

肩袖撕裂　tear of rotator cuff

肩袖损伤　rotator cuff injury　［又称］肩袖撕裂伤△

肩袖损伤后肩关节病　arthropathy of post-injury of rotator cuff

肩以及上臂软组织损伤　soft tissue injury of shoulder and upper limb

肩应力骨折　stress fracture of shoulder

肩周围软组织炎　peripheral soft tissue inflammation of shoulder　［又称］肩周炎△

肩撞击综合征　shoulder impingement syndrome　［又称］肩关节撞击综合征△

减压性骨坏死　decompression osteonecrosis, dysbaric osteonecrosis

简单骨折　simple fracture

间歇性跛行　intermittent claudication　［又称］间歇性跛行症△, 肢间歇性跛行△

间歇性关节积液　intermittent hydrarthrosis

腱鞘感染　tendon sheath infection　［又称］化脓性腱鞘炎△

腱鞘滑膜结核　synovial tuberculosis　［又称］滑膜结核△

腱鞘巨细胞瘤　giant cell tumor of tendon sheath

腱鞘巨细胞肿瘤（局限型）　tenosynovial giant cell tumor（localized type）

腱鞘巨细胞肿瘤（弥漫型）　tenosynovial giant cell tumor（diffused type）

腱鞘良性肿瘤　benign neoplasm of tendon sheath

腱鞘囊肿　ganglion cyst

腱鞘脓肿　tendon sheath abscess

腱鞘纤维瘤　fibroma of tendon sheath

腱鞘炎　tenosynovitis　［又称］指腱鞘炎△

浆细胞骨髓瘤　plasma cell myeloma　［又称］浆细胞性骨髓瘤△

浆细胞肉瘤　plasma cell sarcoma

交叉韧带松弛　cruciate ligament lax

交叉性偏瘫　alternating paralysis

交叉综合征　intersection syndrome

交感神经型颈椎病　sympathetic type of cervical spondylosis

交感型颈椎病　sympathetic cervical spondylosis

交界性脊柱后凸　junctional kyphosis

交界痣　junctional nevus

胶原病　collagen disease

焦磷酸钙沉积症　calcium pyrophosphate deposition disease

焦磷酸结晶沉着病　pyrophosphate crystallization disease

焦磷酸性关节病　pyrophosphate arthropathy

角状脊柱后凸　angular kyphosis

绞刑骨折　hanging fracture

节段性不稳定　segmental instability

节段性功能障碍　segmental dysfunction

节段性骨折　segmental fracture　［又称］Jeffson 骨折△,杰弗逊(氏)骨折△,寰椎破裂性骨折△

结缔组织病　connective tissue disease

结缔组织结核　tuberculosis of connective tissue

结核性关节炎　tuberculous arthritis

结核性滑膜炎　tuberculous synovitis

结核性脊柱侧凸　tuberculous scoliosis

结核性脊柱后凸　tuberculous kyphosis

结核性脊柱前凸　tuberculous lordosis

结节病　sarcoidosis

结节病伴关节病　sarcoidosis with joint disease　［又称］结节病性关节病△

结节病伴肌炎　sarcoidosis with myositis　［又称］结节病性肌炎△

结节性多动脉炎　polyarteritis nodosa

结节性腱鞘病　nodular sheath disease

结节性筋膜炎　nodular fasciitis

结晶体性关节病　crystal arthropathy

截断术残端感染　infection of amputation stump, amputation stump infection

截断术残端坏死　amputation stump necrosis

截断术残端挛缩　amputation stump contracture

截断术残端水肿　amputation stump edema

截断术残端血肿　amputation stump hematoma

截骨不愈合　nonunion after osteotomy

截瘫性不动综合征　paraplegia without moving syndrome

截肢术后　after amputation

金属过敏　metal allergy

筋膜炎　fasciitis

仅两个或更多手指创伤性离断　traumatic amputation of two or more fingers alone

进行性骨干发育异常　progressive diaphyseal dysplasia　［又称］进行性骨干发育不良△

进行性骨化性肌炎　myositis ossificans progressiva

进行性骨化性纤维发育不良　fibrodysplasia ossificans progressiva

进行性肌萎缩　progressive muscular atrophy　［又称］进行性肌肉萎缩症△

进行性畸形　progressive deformity

进行性异位钙质沉积及骨化　progressive heterotopic calcification and ossification

近端跖筋膜炎　proximal plantar fasciitis

近节指骨骨折　proximal phalanx fracture

近指间关节脱位　dislocation of proximal interphalangeal joint

经骶孔骶骨骨折　sacral foramina of sacrum fracture

经典型骨肉瘤　conventional osteosarcoma

经顶型髋臼骨折　over-top acetabular fracture

经关节骨折　joint fracture

经舟骨、月骨周围脱位　trans-scaphoid perilunar dislocation　［又称］陈旧性舟骨月骨周围脱位△

晶体性关节炎　crystal-induced arthritis

颈背综合征　cervicodorsal syndrome, CDS　［又称］颈肩综合征△

颈部多处损伤　neck multiple injuries

颈部多发性开放性损伤　neck multiple open injury　［又称］开放性颈肩部损伤△

颈部肌腱扭伤　neck tendon strain　［又称］在颈水平的肌肉和肌腱扭伤△

颈部肌腱损伤　neck tendon injury　［又称］在颈水平的肌肉和肌腱损伤△

颈部肌肉损伤　neck muscle injury　［又称］颈肌劳损△,颈部肌肉扭伤△

颈部脊髓　cervical spinal cord

颈部脊髓不完全损伤　incomplete cervical spinal cord injury

颈部脊髓功能损伤　cervical spinal cord injury

颈部脊髓功能损伤 $C_1$　cervical spinal cord injury $C_1$

颈部脊髓功能损伤 $C_2$　cervical spinal cord injury $C_2$

颈部脊髓功能损伤 $C_3$　cervical spinal cord injury $C_3$

颈部脊髓功能损伤 $C_4$　cervical spinal cord injury $C_4$

颈部脊髓功能损伤 $C_5$　cervical spinal cord injury $C_5$

颈部脊髓功能损伤 $C_6$　cervical spinal cord injury $C_6$

颈部脊髓完全损伤　complete cervical spinal cord injury

颈部脊髓震荡　cervical spinal cord concussion

颈部脊髓中央损伤综合征(不完全的脊髓损伤)　central cervical spinal cord injury syndrome(incomplete spinal cord injury)　［又称］脊髓中央综合征△

颈部开放性损伤　cervical open injury

颈部开放性损伤伴颈椎骨折　cervical open injury with cervical fracture

颈部开放性损伤伴颈椎脱位　cervical open injury with cervical dislocation

颈部前纵韧带扭伤　cervical anterior longitudinal ligament sprain

颈部神经良性肿瘤　cervical nerve benign tumor

颈部水平的创伤性切断　traumatic amputation at neck level

颈部损伤　neck injury　［又称］颈部外伤△

颈部肿物　mass of neck

颈段脊髓损伤　cervical spinal cord injury

颈段椎间软骨或椎间盘钙化　calcification of intervertebral cartilage or disc of cervical region　［又称］颈椎间盘钙化△

颈后天性变形　cervical acquired distortion

颈后纵韧带骨化　cervical ossification of posterior longitudinal ligament, COPLL　［又称］颈后纵韧带骨化症△　［曾称］颈椎后纵韧带骨化症*

颈脊神经根损伤　cervical spinal nerve root injury　［又称］颈部脊髓损伤△

颈脊髓后索综合征　cervical spinal posterior cord syndrome

颈脊髓空洞症　cervical syringomyelia

颈脊髓前索综合征　cervical spinal anterior cord syndrome

颈脊髓受压　cervical spinal cord compression　［又称］颈部脊髓损伤△

颈肩部软组织挫伤　soft tissue contusion of neck and shoulder

颈牵引征　neck traction sign

颈前纵韧带骨化　cervical ossification of anterior longitudinal ligament, COALL

颈神经根受压　cervical nerve root compression

颈神经根痛　cervical nerve root pain

颈神经根压迫综合征　cervical nerve root compression syndrome

颈神经根炎　cervical radiculitis

颈髓症　cervical myelopathy

颈痛　neck pain

颈纤维瘤病　fibromatosis colli

颈胸段脊髓功能损伤　cervicothoracic spinal cord injury　［又称］颈部脊髓损伤△

颈胸间盘突出症　cervicothoracic disc herniation　［又称］颈胸椎间盘突出症△

颈胸椎半脱位 $C_7/T_1$　cervicothoracic subluxation $C_7/T_1$　［又称］颈椎脱位△

颈胸椎间盘脱出症　cervicothoracic disc prolapse

颈腰综合征　cervical lumbar syndrome

颈椎半脱位　subluxation of cervical vertebra

颈椎半脱位 $C_2/C_3$　subluxation of cervical vertebra $C_2/C_3$

颈椎半脱位 $C_3/C_4$　subluxation of cervical vertebra $C_3/C_4$

颈椎半脱位 $C_4/C_5$　subluxation of cervical vertebra $C_4/C_5$

颈椎半脱位 $C_5/C_6$　subluxation of cervical vertebra $C_5/C_6$

颈椎半脱位 $C_6/C_7$　subluxation of cervical vertebra $C_6/C_7$

颈椎半椎体畸形　cervical hemivertebra deformity　［又称］先天性颈椎半椎体畸形△

颈椎闭合性脱位　closed dislocation of cervical vertebra　［又称］颈椎脱位△

颈椎病　cervical spondylosis　［又称］颈椎综合征△,颈神经(根)综合征△

颈椎病的颈椎间盘病变期　disc disorder stage of cervical spondylosis

颈椎病性肌萎缩 cervical spondylotic amyotrophy
颈椎不稳定 cervical spine instability
颈椎侧块骨折 lateral mass facture of cervical spine
颈椎陈旧性骨折 old cervical fracture
颈椎多发性骨折 multiple cervical fractures ［又称］颈椎多发骨折△
颈椎多节段恶性骨肿瘤 multi segments malignant tumor of cervical spine
颈椎多节段交界性骨肿瘤 multi segments borderline tumor of cervical spine
颈椎发育不全 hypoplasia of cervical spine ［又称］颈椎发育不良△
颈椎附件恶性骨肿瘤 malignant tumor of cervical vertebral appendix
颈椎附件交界性骨肿瘤 borderline tumor of cervical vertebral appendix
颈椎附件良性骨肿瘤 benign tumor of cervical vertebral appendix
颈椎钩突骨折 uncinate process fracture of cervical spine ［又称］上颈椎骨折△
颈椎骨关节炎 cervical osteoarthritis
颈椎骨结合 cervical vertebrae synostosis
颈椎骨软骨病 cervical osteochondrosis
颈椎骨髓炎 cervical osteomyelitis
颈椎骨脱离 cervical spondylolysis
颈椎骨折 cervical spine fracture
颈椎骨折 $C_3$ cervical spine fracture $C_3$
颈椎骨折 $C_4$ cervical spine fracture $C_4$
颈椎骨折 $C_5$ cervical spine fracture $C_5$
颈椎骨折 $C_6$ cervical spine fracture $C_6$
颈椎骨折 $C_7$ cervical spine fracture $C_7$
颈椎骨折伴脊髓损伤 cervical spine fracture with spinal cord injury ［又称］颈椎骨折伴颈脊髓损伤△
颈椎骨折伴截瘫 cervical spine fracture combined with paraplegia
颈椎骨折完全性脱位伴短缩 cervical fracture complete dislocation with shortening
颈椎关节炎 cervical arthritis
颈椎管狭窄症 cervical spinal canal stenosis
颈椎横突骨折 cervical transverse process fracture
颈椎后方韧带复合体损伤 posterior ligamentous complex injury of cervical spine
颈椎后凸畸形 cervical spine kyphotic deformity ［又称］颈椎后凸△
颈椎后纵韧带骨化 ossification of cervical posterior longitudinal ligament ［又称］颈椎后纵韧带骨化症△,后纵韧带骨化△
颈椎滑脱 cervical spinal spondylolisthesis
颈椎黄韧带骨化 ossification of cervical ligamenta flava ［又称］颈椎黄韧带骨化症△
颈椎肌腱末端病 cervical enthesis ［又称］颈水平的肌肉和肌腱损伤△
颈椎棘突骨折 cervical spinous process fracture
颈椎棘突吻合 cervical vertebra kissing spine
颈椎间孔狭窄 cervical intervertebral foramen stenosis
颈椎间盘变性 degeneration of cervical intervertebral disc ［又称］颈椎间盘钙化△
颈椎间盘感染 infection of cervical intervertebral disc ［又称］化脓性颈椎间盘感染△
颈椎间盘囊肿 cervical disc cyst
颈椎间盘突出症 herniation of cervical disc ［又称］颈椎间盘突出△
颈椎间盘退行性病变 cervical disc degeneration
颈椎间盘综合征 cervical disc syndrome
颈椎结核 cervical tuberculosis
颈椎开放性脱位 open dislocation of cervical vertebrae
颈椎良性肿瘤 cervical benign tumor
颈椎扭伤和劳损 sprain and strain of cervical spine
颈椎脓肿 cervical abscess
颈椎韧带损伤 cervical ligament injury
颈椎退变性小关节炎 cervical degenerative facet arthritis
颈椎退行性病变 degenerative disease of cervical spine ［又称］颈椎病△,颈椎退行性疾病△

颈椎退行性滑脱 cervical degenerative spondylolisthesis ［又称］脊柱滑脱△
颈椎脱位 $C_2/C_3$ cervical dislocation $C_2/C_3$
颈椎脱位 $C_3/C_4$ cervical dislocation $C_3/C_4$
颈椎脱位 $C_4/C_5$ cervical dislocation $C_4/C_5$
颈椎脱位 $C_5/C_6$ cervical dislocation $C_5/C_6$
颈椎脱位 $C_6/C_7$ cervical dislocation $C_6/C_7$
颈椎峡部骨折 cervical spondylolysis fracture
颈椎小关节骨折脱位 cervical facet dislocation/fracture
颈椎椎板骨折 cervical laminar fracture
颈椎椎弓骨折 cervical vertebral arch fracture
颈椎椎弓裂 cervical spondyloschisis
颈椎椎管狭窄症 cervical spinal canal stenosis
颈椎椎间盘突出症 cervical intervertebral disc herniation
颈椎椎体和附件恶性骨肿瘤 malignant tumor of cervical vertebrae and adnexa
颈椎椎体和附件交界性骨肿瘤 borderline tumor of cervical vertebrae and adnexa
颈椎椎体和附件良性骨肿瘤 benign tumor of cervical vertebrae and adnexa
颈椎椎体爆裂骨折 cervical vertebral burst fracture
颈椎椎体恶性骨肿瘤 malignant tumor of cervical vertebral body
颈椎椎体交界性骨肿瘤 borderline tumor of cervical vertebral body
颈椎椎体良性骨肿瘤 benign tumor of cervical vertebral body
颈椎椎体压缩骨折 cervical vertebral compression fracture
胫部开放性损伤 open injury of tibia ［又称］膝和小腿开放性损伤△
胫侧轴旁半肢 tibial hemimelia
胫动脉损伤 injury of tibial artery ［又称］小腿水平的多处血管损伤△
胫腓骨陈旧性骨折 delayed fracture of lower leg
胫腓骨骨髓炎 osteomyelitis of lower leg
胫腓骨骨折 tibia and fibula fracture
胫腓骨骨折不愈合 nonunion of lower leg fracture
胫腓骨骨折畸形愈合 malunion of lower leg fracture
胫腓骨下端骨骺分离 separation of distal epiphysis of tibia and fibula
胫腓骨应力骨折 stress fracture of lower leg
胫腓骨远端骨折 distal tibia and fibula fracture
胫腓关节脱位 dislocation of tibiofibular joint ［又称］近端胫腓关节脱位△
胫腓肌腱断裂 rupture of tibialis and peroneus tendon
胫腓近端关节扭伤 sprain of proximal tibiofibular joint
胫腓近端关节损伤 injury of proximal tibiofibular joint
胫腓近端韧带扭伤 sprain of proximal tibiofibular joint ligament
胫腓近端韧带损伤 injury of proximal tibiofibular joint ligament
胫腓韧带上端撕裂 tear of upper end of tibiofibular ligament
胫腓远端关节脱位 dislocation of distal tibiofibular joint
胫腓远端韧带扭伤 sprain of distal tibiofibular joint ligament
胫腓远端韧带撕裂 tear of distal tibiofibular joint ligament
胫腓远端韧带损伤 injury of distal tibiofibular joint ligament
胫骨侧黏液囊炎 tibia side bursitis
胫骨粗隆骨软骨病 Osgood-Schlatter disease ［又称］Osgood-Schlatter 病△
胫骨短缩畸形 tibia shortening ［又称］胫骨纵向短小缺陷△
胫骨恶性骨肿瘤 malignant tumor of tibia
胫骨干恶性骨肿瘤 malignant tumor of tibial shaft
胫骨干骨折 tibial shaft fracture
胫骨干骨折伴腓骨骨折 tibial shaft fracture and fibula fracture ［又称］胫腓骨双骨折△
胫骨干交界性骨肿瘤 borderline tumor of tibial shaft
胫骨干良性骨肿瘤 benign tumor of tibial shaft
胫骨骨髓炎 tibial osteomyelitis
胫骨骨疣 tibial bone exostosis
胫骨骨折 fracture of tibia
胫骨骨折伴踝骨折 fracture of tibia and ankle fracture
胫骨骨折不愈合 nonunion of tibial fracture

胫骨滑囊炎　tibial bursitis

胫骨交界性骨肿瘤　borderline tumor of tibia

胫骨结节骨骺炎　apophysitis of tibial tubercle

胫骨结节骨软骨炎　osteochondrosis of tibial tubercle

胫骨结节骨折　tibial tubercle fracture

胫骨结节幼年型骨软骨病　juvenile osteochondrosis of tibial tubercle　［又称］特指骨软骨病△

胫骨近端恶性骨肿瘤　malignant tumor of proximal tibia

胫骨近端干骺端骨折　proximal tibial metaphyseal fracture

胫骨近端骨梗死　bone infarction of proximal tibia

胫骨近端骨折　proximal tibia fracture

胫骨近端骨折伴腓骨骨折　proximal tibia fracture and fibula fracture　［又称］胫腓骨双骨折△

胫骨近端骺早闭　premature epiphyseal closure of proximal tibia

胫骨近端后脱位　posterior dislocation of proximal tibia　［又称］近端胫腓关节脱位△

胫骨近端交界性骨肿瘤　borderline tumor of proximal tibia

胫骨近端良性骨肿瘤　benign tumor of proximal tibia

胫骨近端内侧脱位　medial dislocation of proximal tibia　［又称］近端胫腓关节脱位△

胫骨近端疲劳骨折　proximal tibia stress fracture

胫骨近端前脱位　anterior dislocation of proximal tibia　［又称］近端胫腓关节脱位△

胫骨近端外侧脱位　lateral dislocation of proximal tibia　［又称］近端胫腓关节脱位△

胫骨髁骨折　fracture of tibial condyle

胫骨髁间棘骨折　tibial eminence fracture　［又称］胫骨髁间嵴骨折

胫骨髁间嵴撕脱骨折　avulsion fracture of tibial intercondylar eminence

胫骨良性骨肿瘤　benign tumor of tibia

胫骨慢性骨髓炎　chronic osteomyelitis of tibia

胫骨内翻　tibia vara　［又称］胫内翻△

胫骨内踝缺血性坏死　ischemic necrosis of medial condyle of tibia　［又称］胫骨平台缺血坏死△

胫骨扭转　tibial torsion

胫骨平台伴腓骨骨折　tibial plateau and fibula fracture

胫骨平台伴髁间骨折　tibial plateau and condylar fracture

胫骨平台剥脱性骨软骨炎　osteochondritis dissecans of tibial plateau

胫骨平台骨折　fracture of tibial plateau, tibial plateau fracture

胫骨上端骨骺分离　separation of epiphysis of upper tibia　［又称］胫骨近端骺损伤△

胫骨头骨折　fracture of tibial head

胫骨外翻　tibia valga　［又称］胫外翻△

胫骨外髁骨折　fracture of lateral condyle of tibia

胫骨下端骨骺分离　separation of epiphysis of lower tibia　［又称］胫骨远端骺损伤△

胫骨远端恶性骨肿瘤　malignant tumor of distal tibia

胫骨远端骨骺分离骨折　diastatic fracture of distal tibial epiphysis

胫骨远端骨折伴腓骨骨折　distal tibia fracture with fibula fracture

胫骨远端关节内骨折　Pilon fracture

胫骨远端骺早闭　premature epiphyseal closure of distal tibia

胫骨远端后缘骨折　distal posterior tibial fracture

胫骨远端交界性骨肿瘤　borderline tumor of distal tibia

胫骨远端良性骨肿瘤　benign tumor of distal tibia

胫后动脉损伤　injury of posterior tibial artery

胫后肌腱半脱位　posterior tibial tendon subluxation

胫后肌腱变性　posterior tibial tendon tendonitis

胫后肌腱断裂　posterior tibial tendon rupture

胫后肌腱功能不全　posterior tibial tendon dysfunction

胫后肌腱腱鞘炎　posterior tibial tendon tenosynovitis

胫后肌腱损伤　posterior tibial tendon injury

胫后肌腱脱位　posterior tibial tendon dislocation

胫后肌腱炎　posterior tibial tendinitis

胫后神经损伤　posterior tibial nerve injury　［又称］踝和足水平的多神经损伤△

胫后血管损伤　posterior tibial vascular injury

胫距关节脱位　dislocation of tibiotalar joint

胫前动脉损伤　injury of anterior tibial artery

胫前肌腱断裂　anterior tibial tendon rupture

胫前肌腱腱鞘炎　anterior tibial tendon tenosynovitis

胫前肌腱撕裂　anterior tibial tendon tear

胫前肌腱损伤　anterior tibial tendon injury

胫前综合征　anterior tibial syndrome

胫神经损伤　injury of tibial nerve

胫下骨　os subtibiale

痉挛步态　spastic gait

痉挛性瘫痪　spastic paralysis　［又称］上运动神经元瘫痪△，中枢性瘫痪△

静脉曲张　varicosis

静脉性血管瘤　venous hemangioma

静态型不稳定　static instability

静止痛　rest pain　［又称］休息痛△

镜影手　mirror hand

酒精性骨坏死　alcoholic osteonecrosis

局限性肠炎性关节病　localized inflammatory bowel arthropathy

局限性骨脓肿　localiced bone abscess, Brodie abscess　［又称］Brodie脓肿△，布罗迪脓肿△

局限性骨质疏松　localized osteoporosis

局灶性纤维软骨发育不良　focal fibrocartilaginous dysplasia

巨细胞动脉炎伴风湿性多肌痛　giant cell arteritis and polymyalgia rheumatica　［又称］巨细胞动脉炎伴有风湿性多肌痛△

巨细胞纤维母细胞瘤　giant cell fibroblastoma

巨肢　macromelia

巨指　macrodactyly

巨趾　macrodactyly

巨指畸形　macrodactylia

巨趾畸形　macrodactylia

距腓前韧带损伤　injury of anterior talofibular ligament

距骨骨软骨损伤　osteochondral lesion of talus

距骨骨折　fracture of talus

距骨后突骨折　fracture of posterior process of talus

距骨坏死　osteonecrosis of talus

距骨颈骨折　talar neck fracture

距骨颈体间骨折　fracture between talar neck and body

距骨内翻　talar varus

距骨全脱位　total talar dislocation

距骨缺血性坏死　ischemic necrosis of talus

距骨软骨骨折　talar cartilage fracture

距骨体骨折　talar body fracture

距骨脱位　dislocation of talus

距骨外翻　talar valgus

距骨周围脱位　peritalus dislocation

距后三角骨损伤　injury of triquetral bone of talus

距上骨　os supratalare

距下关节骨性关节炎　osteoarthritis of subtalar joint　［又称］距下关节骨关节炎△

距下关节脱位　subtalar dislocation

距下关节炎　subtalar arthritis

距舟背侧骨　os talonaviculare dorsale

距舟关节骨关节炎　osteoarthritis of talonavicular joint

距舟关节脱位　dislocation of talonavicular joint

绝经后骨质疏松　postmenopausal osteoporosis　［又称］绝经后骨质疏松症△

绝经后骨质疏松伴病理性骨折　postmenopausal osteoporosis with pathological fracture

嚼肌肥大　masseteric hypertrophy　［又称］咬肌肥大△

军刀状胫骨　saber tibia

卡波西肉瘤　Kaposi sarcoma

卡波西型血管内皮细胞瘤　Kaposi form haemangioendothelioma

卡氏病　Calve disease

卡斯钦 - 贝克病　Kashin-Beck disease　［又称］大骨节病△

开放性骶尾部损伤　open sacral and coccyx injury

开放性第一掌骨骨折　open fracture of first metacarpal bone

开放性多发性掌骨骨折　open multiple fractures of metacarpal bone

开放性多发性指骨骨折　open multiple fractures of phalanges of fingers

开放性腹股沟损伤　open injury of groin

开放性腹内器官损伤　open intra-abdominal organ lesion

开放性肝破裂　open hepatic rupture

开放性骨折　open fracture　［又称］开放骨折△

开放性会阴损伤　open injury of perineum

开放性颈椎骨折　open cervical vertebra fracture

开放性空肠破裂　open jejunum rupture

开放性拇指骨折　open fracture of thumb　［又称］拇指开放性骨折△

开放性软组织损伤　open soft-tissue injury

开放性损伤伴异物　open injury with foreign body　［又称］开书型骨盆骨折△

开放性尾骨骨折　open fracture of coccyx

开放性胸骨骨折　open fracture of sternum

开放性腰骶部脊柱骨折　open fracture of lumbosacral spine

开放性腰椎骨折　open fracture of lumbar vertebra

开放性掌骨骨折　open fracture of metacarpal bone

开放性指骨骨折　open fracture of phalanges of finger

坎梅尔病　Kümmell's disease

科雷氏骨折　Colles fracture　［又称］科雷斯骨折△

颗粒细胞瘤　granular cell tumor

髁骨折　condylar fracture

髁间 T 形骨折　intercondylar T shaped fracture

髁间 Y 形骨折　intercondylar Y shaped fracture

髁上骨折　supracondylar fracture

克 - 特二氏综合征　Klippe-Trénaunay syndrome

克 - 特 - 韦三氏综合征　Klippel-Trénaunay-Weber syndrome

口服活脊髓灰质炎病毒疫苗　oral live poliovirus vaccine, OPV

扣拇畸形　flexion deformity of thumb　［又称］拇内翻△

髋部伴大腿挤压伤　hip and thigh crush injury

髋部大隐静脉损伤　hip great saphenous vein injury　［又称］髋和大腿水平的股静脉损伤△

髋部多神经损伤　multiple nerve injuries of hip　［又称］髋和大腿水平的多神经损伤△

髋部多血管损伤　multiple vascular injuries of hip　［又称］髋和大腿水平的多血管损伤△

髋部股静脉损伤　hip femoral vein injury　［又称］髋和大腿水平的股静脉损伤△

髋部股神经损伤　hip femoral nerve injury　［又称］髋和大腿水平的多神经损伤△，股神经损伤△

髋部骨折　hip fracture

髋部骨折不愈合　nonunion of hip fracture

髋部和大腿多处损伤　multiple injuries of hip and thigh　［又称］髋和大腿多处损伤△

髋部肌腱端病　enthesopathy of hip　［又称］髋部肌腱末端病△

髋部肌肉和肌腱扭伤　muscle and tendon sprain of hip

髋部肌肉和肌腱损伤　muscle and tendon injury of hip

髋部挤压伤　crush injury of hip

髋部开放性损伤　open injury of hip

髋部开放性损伤伴骨折　open injury of hip with fracture

髋部开放性损伤伴脱位　open injury and dislocation of hip joint

髋部脓肿　hip abscess

髋部切断　hip cut

髋部神经损伤　hip nerve injury　［又称］髋和大腿水平的多神经损伤△

髋部损伤　hip injury

髋部血管损伤　hip vascular injury　［又称］髋和大腿水平的多血管损伤△

髋部坐骨神经损伤　injury of sciatic nerve of hip　［又称］髋和大腿

水平的多神经损伤△

髋骨关节病　coxarthrosis

髋关节半脱位　subluxation of hip joint　［又称］病理性髋关节脱位△

髋关节病理性脱位　pathological dislocation of hip joint

髋关节不稳定　hip joint instability

髋关节创伤后骨性关节炎 Letournal 分期　Letournal staging of traumatic arthritis of hip joint

髋关节创伤性骨化性肌炎　hip joint traumatic myositis ossificans　［又称］创伤性骨化性肌炎△

髋关节恶性骨肿瘤　malignant tumor of hip joint

髋关节感染后遗症　previous infection of hip joint

髋关节骨髓炎　osteomyelitis of hip joint

髋关节和大腿多处肌肉和肌腱扭伤　multiple muscle and tendon sprain of hip joint and thigh

髋关节和大腿多处肌肉和肌腱损伤　multiple muscle and tendon injuries of hip joint and thigh

髋关节和大腿软组织损伤　soft tissue injury of hip joint and thigh

髋关节和在大腿水平多发性肌肉和肌腱损伤　multiple muscle and tendon injuries of hip joint and thigh level

髋关节后脱位　posterior dislocation of hip joint

髋关节滑膜炎　hip joint synovitis

髋关节化脓性关节炎　pyogenic arthritis of hip joint

髋关节活动性感染　active infection of hip joint

髋关节积血　hemarthrosis of hip joint

髋关节僵硬　stiffness of hip joint

髋关节交界性骨肿瘤　borderline tumor of hip joint

髋关节结核　coxotuberculosis

髋关节结核性滑膜炎　tuberculous synovitis of hip joint

髋关节莱姆病性关节炎　arthritis of hip joint due to Lyme disease

髋关节良性骨肿瘤　benign tumor of hip joint

髋关节瘘　hip joint fistula

髋关节梅毒性关节炎　syphilitic arthritis of hip joint

髋关节囊韧带扭伤　capsular ligament sprain of hip joint

髋关节囊肿　hip joint cyst

髋关节内游离体　loose body in hip joint　［又称］关节内游离体△

髋关节扭伤　hip joint sprain　［又称］髋扭伤△

髋关节前脱位　anterior dislocation of hip joint

髋关节强硬　tough hip joint

髋关节强直　hip joint ankylosis

髋关节融合术后　after arthrodesis of hip

髋关节软骨损伤　cartilage injury of hip joint　［又称］关节骨软骨损伤△

髋关节色素沉着绒毛结节性滑膜炎　pigmented villonodular synovitis of hip joint

髋关节痛　coxarthropathy

髋关节痛风性关节炎　gouty arthritis of hip joint

髋关节脱位　dislocation of hip joint

髋关节血友病性关节炎　hemophilic arthropathy of hip joint

髋关节一过性滑膜炎　transient synovitis of hip joint

髋关节异位骨化 Brooker 分型　Brooker typing of heterotopic ossification of hip joint　［又称］髋关节异位骨化△

髋关节异位骨化形成　heterotopic ossification of hip joint　［又称］髋关节异位骨化△

髋关节幼年型骨软骨病　juvenile osteochondrosis of hip joint

髋关节盂唇损伤　hip joint labrum injury

髋关节圆韧带损伤　injury of round ligament of hip joint　［又称］股骨头圆韧带损伤△

髋关节真菌性关节炎　mycotic arthritis of hip joint

髋关节置入物　hip joint implant

髋关节周围骨化　ossification around hip joint

髋关节撞击症　hip joint impingement　［又称］髋关节撞击综合征△

髋和大腿的浅表损伤　superficial injury of hip and thigh

髋和大腿多处开放性损伤　multiple open injuries of hip and thigh

髋和大腿多处浅表损伤　multiple superficial injuries of hip and thigh

髋臼单一骨折　single fracture of acetabulum

髋臼恶性骨肿瘤　malignant tumor of acetabulum
髋臼发育不良　acetabular dysplasia
髋臼复合骨折　complex acetabular fracture
髋臼股骨撞击症　femoral acetabular impingement　［又称］髋关节撞击综合征△
髋臼骨折　acetabular fracture
髋臼交界性骨肿瘤　borderline tumor of acetabulum
髋臼良性骨肿瘤　benign tumor of acetabulum
髋臼内陷症　protrusio acetabuli, Otto disease　［又称］髋关节陷入△, Otto 病△
髋臼脱位　dislocation of acetabulum
髋臼盂唇损伤　injury of acetabular labrum
髋离断伤　traumatic hip disarticulation
髋内翻　coxa vara
髋扭伤和劳损　sprain and strain of hip
髋外翻　coxa valga, coxa valgus
拉森综合征　Larson syndrome　［又称］扁脸关节脱位足异常综合征△
莱姆病性关节炎　Lyme disease
莱施 - 奈恩综合征　Lesch-Nyhan syndrome　［又称］Lesch-Nyhan 综合征△
赖特综合征　Reiter syndrome　［又称］赖特综合征△, 莱特尔综合征△
老年性骨软化症　senile osteomalacia
老年性骨质疏松　senile osteoporosis　［又称］老年性骨质疏松症△
老年性颈椎病　senile cervical spondylosis, SCS
老年性强直性脊柱骨增殖症　senile ankylosing hyperostosis
老年性驼背　senile kyphosis
老年腰椎间盘突出症　senile lumbar disc herniation　［又称］腰椎间盘突出症△
肋骨良性骨肿瘤　benign tumor of rib
肋软骨痛　costochondralgia
肋锁综合征　costoclavicular syndrome
泪滴骨折　teardrop fracture
类癌　carcinoid
类风湿性关节炎　rheumatoid arthritis　［又称］类风湿关节炎△
类风湿性关节炎伴寰枢椎不稳定　rheumatoid arthritis caused atlantoaxial instability
类风湿性关节炎伴颈椎不稳定　rheumatoid arthritis caused cervical spine instability
类风湿性滑囊炎　rheumatoid synovitis
类风湿性踝关节炎　rheumatoid arthritis of ankle　［又称］踝关节类风湿性关节炎△
类风湿性结节　rheumatoid nodule　［又称］类风湿结节△
类风湿性髋关节炎　rheumatoid arthritis of hip　［又称］髋关节类风湿性关节炎△, 类风湿髋关节炎△
类风湿性手关节炎　rheumatoid arthritis of hand
类风湿性腕关节炎　rheumatoid arthritis of wrist
类风湿性膝关节炎　rheumatoid arthritis of knee　［又称］膝关节类风湿性关节炎△, 类风湿膝关节炎△
类风湿性肘关节炎　rheumatoid arthritis of elbow　［又称］类风湿肘关节炎△
类风湿性足关节炎　rheumatoid arthritis of foot　［又称］踝关节类风湿性关节炎△
类风湿足　rheumatoid foot
类骨样钙化　calcific osteoid
类脊髓灰质炎　poliomyelitis like disease
累及内脏的类风湿性关节炎　rheumatoid arthritis involving viscera
累及全身的类风湿性关节炎　rheumatoid arthritis involving whole body
累及身体多个部位的神经损伤　injury of nerve involving multiple body regions
累及身体多个部位的血管损伤　injury of blood vessel involving multiple body regions
梨状肌出口综合征　musculi piriformis syndrome
梨状肌综合征　pyriformis syndrome

痢疾后关节病　postdysenteric arthropathy
连枷膝　flail knee
镰状细胞病性骨坏死　sickle cell disease osteonecrosis
镰状细胞性骨坏死　sickle cell osteonecrosis
链球菌性多关节炎　streptococcal polyarthritis
链球菌性关节炎　streptococcal arthritis
良性脊索细胞瘤　benign notochordal cell tumor
两个或更多足趾的创伤性切断　traumatic amputation of two or more toes
两个手指创伤性部分离断　traumatic amputation of two fingers (partial)
两个手指创伤性完全离断　traumatic amputation of two fingers (complete)
两趾切断　two toe amputation
裂足　cleft foot
邻关节性骨囊肿　adjacent joint bone cyst　［又称］邻关节骨囊肿△, 骨内腱鞘囊肿△
临床松动　clinical loosening
淋巴管瘤　lymphangioma
淋巴管肉瘤　lymphangiosarcoma
淋巴细胞浸润血管炎性损伤　lymphocytic vasculitis injury
淋球菌性关节炎　gonococcal arthritis
鳞状上皮瘤　squamous cell epithelioma
鳞状细胞癌　squamous cell carcinoma, epidermoid carcinoma
流行性肌痛　epidemic myalgia
流行性腮腺炎性关节炎　mumps arthritis
龙贝格征　Romberg sign
颅骨佩吉特病　Paget's disease of skull　［又称］变形性骨炎△
颅骨锁骨发育不全　cleidocranial dysostosis
颅脑神经损伤伴有颈水平的神经和脊髓损伤　injury of brain and cranial nerve with injury of nerve and spinal cord at neck level
颅腕跗发育不良　craniocarpotarsal dysplasia, Freeman-Sheldon syndrome, whistling face syndrome　［又称］弗 - 谢二氏综合征△, 吹口哨面容综合征△
鲁塞尔 - 西尔弗综合征　Roussel-Silver syndrome
挛缩性瘢痕　contracted scar　［又称］瘢痕挛缩△
卵巢切除术后骨质疏松　postovariectomy osteoporosis
卵巢切除术后骨质疏松伴病理性骨折　postovariectomy osteoporosis with pathological fracture
罗比诺 - 西尔弗曼 - 史密斯综合征　Robinow-Silverman-Smith syndrome
罗兰多骨折　Rolando fracture
罗索利莫征　Rossolimo sign　［又称］Rossolimo 征△
螺丝钉退出　screw exit
螺旋体感染性关节炎　spirochaeta infection caused arthritis
螺旋形骨折　spiral fracture
铝骨病　aluminium bone disease
屡发性肩关节不稳定　recurrent shoulder instability
屡发性髋关节脱位　recurrent dislocation of hip
麻痹性脊柱侧凸　paralytic scoliosis　［又称］脊柱侧弯△
麻痹性脊柱后突　paralytic kyphosis
麻痹性髋关节脱位　paralytic dislocation of hip joint
麻痹性髋脱位　paralytic dislocation of hip
马德隆畸形　Madelung deformity
马耳盖涅骨折　Malgaigne fracture　［又称］Malgaigne 骨折△
马蹄高弓内翻足　pes equinocavovarus
马蹄高弓足　equinocavus foot
马蹄内翻足　talipes equinovarus
马蹄外翻足　talipes equinovalgus
马蹄足　equinus
马尾神经损伤　cauda equina injury
马尾综合征　cauda equina syndrome
慢性弛缓性瘫痪　chronic flaccid paralysis
慢性多病灶性骨髓炎　chronic multifocal osteomyelitis
慢性风湿病后关节病　Jaccoud's syndrome　［又称］雅库综合征△
慢性复发性多灶性骨髓炎　chronic recurrent multifocal osteomyelitis
慢性骨筋膜室综合征　chronic osteofascial compartment syndrome
慢性骨髓炎　chronic osteomyelitis

慢性骨髓炎伴引流窦道　chronic osteomyelitis with draining sinus　［又称］慢性骨髓炎伴有引流窦道△

慢性化脓性骨髓炎　chronic suppurative osteomyelitis

慢性脊髓损伤　chronic spinal cord injury

慢性假痛风　chronic pseudo gout

慢性进行性肌营养不良　Emery-Dreifuss muscular dystrophy　［又称］埃 - 德型肌营养不良△

慢性痉挛性瘫痪　chronic spastic paralysis

慢性痛风性关节炎　chronic gouty arthritis

慢性细菌性感染　chronic bacterial infection

慢性幼年型多关节炎　chronic juvenile polyarthritis

毛细血管扩张型骨肉瘤　telangiectatic osteosarcoma

毛细血管性血管瘤　capillary haemangioma

梅毒性关节炎　syphilitic arthritis

梅毒性滑膜炎　syphilitic synovitis

梅毒性肌炎　syphilitic myositis

梅毒性脊椎炎　syphilitic spondylitis

梅毒性腱鞘炎　syphilitic tenosynovitis

梅克尔细胞癌　Merkel cell carcinoma　［又称］Merkel 细胞癌△

孟氏骨折　Monteggia fracture　［又称］Monteggia 骨折脱位△

弥漫性嗜酸性细胞性膜炎　diffuse eosinophilic fasciitis

弥漫性特发性骨肥厚症　diffuse idiopathic hyperostosis

弥漫性特发性骨质增生症　diffuse idiopathic skeletal hyperostosis

免疫后关节病　post immune joint disease

免疫性血管炎　immune vasculitis

面部改变肢端肥大综合征　facial change of acromegaly syndrome

面部挤压伤　facial crush injury

末端骶骨脊膜膨出　terminal sacral meningocele

末节指骨骨折　distal phalanx fracture

莫顿跖骨痛　Morton metatarsalgia　［又称］跖痛症△

拇长屈肌腱腱鞘炎　flexor pollicis longus stenosing tenosynovitis

拇长伸肌肌腱炎　tendonitis of extensor pollicis longus

拇囊炎　bunion　［又称］滑囊肿△

拇外翻术后　after hallux valgus correction

拇指不全离断　partial amputation of thumb　［又称］拇指创伤性不全离断△

拇指创伤性部分切断　traumatic amputation of thumb（partial）

拇指创伤性完全切断　traumatic amputation of thumb（complete）

拇指发育不良　thumb hypoplasia

拇指骨骺损伤　epiphysis injury of thumb

拇指骨折骨不愈合　nonunion of thumb fracture

拇指挤压伤　thumb crush injury

拇指近节骨折　proximal phalanx fracture of thumb　［又称］拇指骨折△

拇指开放性损伤　thumb open injury

拇指开放性损伤伴指甲损伤　thumb open injury and nail injury

拇指离断　amputated thumb，thumb amputation

拇指三关节　three joints thumb

拇指神经损伤　nerve injury of thumb，thumb nerve injury　［又称］拇指神经损伤△

拇指完全离断　complete amputation of thumb　［又称］拇指完全切断△

拇指腕掌关节脱位　dislocation of carpometacarpal joint of thumb　［又称］陈旧性腕掌关节脱位△

拇指远节骨折　distal phalanx fracture of thumb　［又称］拇指骨折△

拇指掌指关节侧副韧带损伤　rupture of collateral ligament of metacarpophalangeal joint of thumb　［又称］掌指和指间关节处的手指韧带创伤性断裂△

拇指掌指关节脱位　dislocation of metacarpophalangeal joint of thumb　［又称］陈旧性掌指关节脱位△

蹈僵直　hallux rigidus　［又称］蹈僵症△

蹈囊炎　bunion　［又称］滑囊肿△

蹈内翻　hallux varus

蹈外翻　hallux valgus

蹈趾长屈肌腱腱鞘炎　flexor hallucis longus tendon tenosynovitis

蹈趾间籽骨　interphalangeal sesamoid of hallux

蹈趾屈曲畸形　hallux flexion deformity

脑［脊］膜瘤　meningioma

脑脊髓膜炎　cerebrospinal meningitis

脑脊液漏　cerebrospinal fluid leakage

脑膜炎菌感染后关节炎　meningococcal polyarthritis

脑膜炎球菌性关节炎　meningococcal arthritis

脑瘫后遗症　sequela of cerebral palsy

脑性瘫痪　cerebral plasty　［又称］脑性瘫痪（截瘫）△

内侧半月板损伤　injury of medial meniscus

内侧副韧带断裂　medial collateral ligament rupture

内侧副韧带松弛　medial collateral ligament laxity

内侧副韧带损伤　medial collateral ligament injury

内侧滑膜皱襞综合征　medial synovial plica syndrome

内侧上髁炎　medial epicondylitis　［又称］内上髁炎△

内翻型后内侧旋转不稳定损伤　inversion type posterior medial rotation instability injury

内翻足　clubfoot，pes varus，talipes varus

内固定装置引起的感染　internal fixation associated infection　［又称］骨折内固定物植人感染△

内踝骨折　fracture of medial malleolus

内踝扭伤　medial ankle sprain

内生软骨瘤　enchondroma　［又称］内生软骨瘤病△

内生软骨瘤病　Ollier disease　［又称］奥利尔病△

内收足　pes adductus　［又称］跖内收△

黏液囊钙沉积　calcium deposit in bursa

黏液囊脓肿　bursa abscess

黏液囊肿　mucous cyst

黏液纤维肉瘤　myxofibrosarcoma

黏液炎症性纤维母细胞肉瘤　myxoinflammatory fibroblastic sarcoma

黏液样脂肪肉瘤　myxoid liposarcoma

念珠菌性甲沟炎　candidal paronychia

扭转畸形　torsional deformity

脓性指头炎　felon　［又称］化脓性指头炎△

努恩膝　Nunn knee

虐待骨折　abuse fracture

盘源性腰痛　discogenic low back pain

盘状半月板　discoid meniscus

盘状半月板术　discoid meniscus surgery

盘状半月板损伤　discoid meniscus injury

旁中央型椎间盘突出　paracentral disc herniation

疱疹性甲沟炎　herpetic paronychia

胚胎性横纹肌肉瘤　embryonal rhabdomyosarcoma

佩吉特病　Paget's disease　［又称］Paget's 病△

盆骨肿瘤　neoplasm of pelvic bone

盆骨周软组织挫伤　contusion of buttock and pelvis

蓬塞病　Pancet disease，tuberculous rheumatism　［又称］结核性风湿病△

劈裂压缩骨折　split compression fracture

劈裂压缩关节内骨折　split compression joint fracture

皮埃尔 - 罗宾综合征　Pierre-Robin syndrome　［又称］Pierre-Robin 综合征△，皮 - 罗综合征△

皮肤挫伤　skin contusion

皮肤特发性出血性肉瘤（Kaposi 肉瘤）　idiopathic hemorrhagic sarcoma（Kaposi sarcoma）of skin

皮肤脱套伤　avulsion injury of skin

皮肤纤维瘤　dermatofibroma

皮肌炎　dermatomyositis　［又称］皮多肌炎△

皮隆骨折　Pilon fracture

皮脂腺囊肿　sebaceous cyst

皮质空洞　cortical cavity

疲劳性骨折　fatigue fracture

漂浮指　floating finger

平背综合征　flat back syndrome

平滑肌肉瘤　leiomyosarcoma
平滑肌脂肪瘤　myolipoma
平足症　flatfoot deformity
葡萄球菌性多关节炎　staphylococcal polyarthritis　［又称］化脓性关节炎△
葡萄球菌性关节炎　staphylococcal arthritis　［又称］葡萄球菌关节炎△
普拉德-威利综合征　Prader-Wiley syndrome
蹼状指　webbing of digits　［又称］蹼指畸形△
蹼状趾　webbing of toes
其他恶性骨肿瘤　malignant neoplasm, unspecified
其他骨病变　other bone disease
其他骨肿瘤　bone neoplasm, unspecified
其他腕骨不愈合　nonunion of other carpal bone fracture
其他腕骨无菌性坏死　other carpal bone aseptic necrosis
其他腕关节韧带损伤　other injury of ligament of wrist joint
奇异性骨旁骨软骨瘤样增生　bizarre parosteal osteochondromatous proliferation
骑跨骨折　straddle fracture
气性坏疽　gas gangrene
髂股韧带扭伤　sprain of iliac femoral ligament
髂骨板穿孔　iliac perforation
髂骨恶性骨肿瘤　malignant tumor of ilium
髂骨交界性骨肿瘤　borderline tumor of ilium
髂骨良性骨肿瘤　benign tumor of ilium
髂骨翼骨折　fracture of iliac wing
髂骨致密性骨炎　osteitis condensans ilium　［又称］致密性骨炎△,髂骨致密性骨炎△
髂关节结核　tuberculosis of hip joint
髂肌腱炎　iliac tendinitis
髂嵴骨刺　spur of iliac crest
髂嵴幼年型骨软骨病　juvenile osteochondrosis of iliac crest
髂胫束挛缩　iliotibial tract contracture
髂胫束综合征　iliotibial tract syndrome
髂前上棘撕脱骨折　avulsion fracture of anterior superior iliac spine
髂前下棘撕脱骨折　avulsion fracture of anterior inferior iliac spine
髂区开放性损伤　open injury of iliac region
髂血管损伤　iliac vascular injury
髂腰肌腱炎　iliopsoas tendonitis
铅性痛风　lead gout　［又称］铅中毒性痛风△
前壁骨折　anterior wall fracture
前臂陈旧性骨折　delayed fracture of forearm
前臂尺动脉损伤　ulnar artery injury of forearm
前臂尺神经断裂　rupture of ulnar nerve in forearm
前臂尺神经损伤　ulnar nerve injury of forearm
前臂多处骨缺损　multiple bone defects of forearm
前臂多处肌肉缺损　multiple muscle defects of forearm
前臂多处皮肤缺损　multiple skin defects of forearm
前臂多处损伤　multiple forearm injuries
前臂多处血管损伤　multiple vascular injuries of forearm
前臂多发性骨折　multiple fractures of forearm　［又称］前臂多处骨折△
前臂多发性肌肉和肌腱扭伤　multiple sprain of muscle and tendon of forearm
前臂多发性肌肉和肌腱损伤　multiple muscle and tendon injuries of forearm
前臂多发性开放性损伤　multiple open injuries of forearm
前臂多神经损伤　multiple nerve injuries of forearm
前臂骨髓炎　osteomyelitis of forearm
前臂骨折　fracture of forearm　［又称］前臂多处骨折△
前臂和手的先天缺如　congenital absence of both forearm and hand　［又称］先天性前臂和手缺失△
前臂肌腱皮肤粘连　skin adhesion of tendon of forearm
前臂肌腱损伤　tendon injury of forearm
前臂肌肉和肌腱扭伤　sprain of muscle and tendon of forearm

前臂肌肉和肌腱损伤　injury of muscle and tendon of forearm
前臂挤压伤　crush injury of forearm
前臂静脉损伤　vein injury of forearm
前臂开放性损伤　open forearm injury
前臂开放性损伤伴骨折　open injury of forearm with fracture
前臂开放性损伤伴脱位　open injury of forearm with dislocation
前臂拇长屈肌腱损伤　injury of flexor pollicis longus tendon of forearm
前臂拇长屈肌扭伤　sprain of flexor pollicis longus muscle of forearm
前臂拇长伸肌扭伤　sprain of extensor pollicis longus muscle of forearm
前臂拇指外展肌扭伤　sprain of abductor pollicis muscle of forearm
前臂内侧皮神经麻痹　medial cutaneous nerve of forearm palsy
前臂切断　forearm cut
前臂屈肌腱断裂　forearm flexor tendon rupture
前臂屈肌扭伤　forearm flexor muscle sprain
前臂桡动脉损伤　injury of radial artery of forearm
前臂桡神经损伤　radial nerve injury of forearm　［又称］前臂水平的多神经损伤△
前臂软组织损伤　soft tissue injury of forearm
前臂伸肌扭伤　extensor muscle sprain of forearm
前臂神经损伤　forearm nerve injury
前臂水平的尺动脉损伤　injury of ulnar artery at forearm level
前臂水平的尺神经损伤　injury of ulnar nerve at forearm level
前臂水平的拇指骨缺损　bone defect of thumb at forearm level
前臂水平的拇指肌肉缺损　muscle defect of thumb at forearm level
前臂水平的拇指皮肤缺损　skin defect of thumb at forearm level
前臂水平的拇指伸肌或外展肌和肌腱损伤　injury of extensor and abductor muscle and tendon of thumb at forearm level
前臂水平的皮感觉神经损伤　injury of cutaneous sensory nerve at forearm level
前臂撕脱伤　avulsion injury of forearm
前臂损伤　forearm injury
前臂血管损伤　forearm vascular injury
前臂掌侧间隙感染　space of parona infection
前臂正中神经断裂　fracture of median nerve of forearm
前臂正中神经损伤　injury of median nerve of forearm
前臂指屈肌扭伤　finger flexor sprain of forearm
前方伴后方半横形骨折　anterior column (or wall) and posterior hemitransverse fracture
前跗管综合征　anterior tarsal tunnel syndrome
前后挤压型损伤　anterior posterior compression injury
前滑脱　anterolisthesis　［又称］椎体向前滑脱△
前脊髓损伤　anterior spinal injury
前脊髓综合征　anterior cord syndrome　［又称］脊髓中央综合征△
前脊椎裂　anterior spina bifida
前交叉韧带重建术后　post anterior cruciate ligament reconstruction
前交叉韧带撕裂　anterior cruciate ligament injury
前交叉韧带伤术后　post anterior cruciate ligament surgery
前路脊椎融合　anterior spinal fusion
前内侧骨关节炎　anteromedial osteoarthritis
前十字韧带松弛　laxity of anterior cruciate ligament
前斜角肌综合征　anterior scalene muscle syndrome
前跖痛　anterior plantar pain　［又称］跖痛症△
前柱骨折　anterior column fracture
前纵韧带骨化　ossification of anterior longitudinal ligament　［又称］颈椎前纵韧带骨化△　［曾称］脊柱前纵韧带骨化*
前足底痛　anterior plantar pain　［又称］跖痛症△
前足松弛症　anterior foot relaxation
潜伏骨折　latent fracture　［又称］潜在开放骨折△,隐伏骨折△
潜在开放性骨折　potentially open fracture　［又称］潜在开放骨折△
浅表纤维瘤病(掌/跖)　superficial palmar/plantar fibromatosis
嵌插骨折　insert fracture
强直膝　stiff knee
强直性肌营养不良　ankylosing myotonic dystrophy
强直性脊柱炎　ankylosing spondylitis

强直性脊柱炎伴后凸　ankylosing spondylitis with kyphosis

强直性脊椎骨肥厚　ankylosing spinal hyperostosis　［又称］关节强直性脊椎骨肥厚△

强直性椎管狭窄　ankylosing spinal stenosis

羟基磷灰石沉积病　hydroxyapatite deposition disease　［又称］羟磷灰石沉着病△

侵蚀性炎症性骨关节炎　erosive inflammatory bone arthritis

青少年骨软骨病　adolescent osteochondrosis　［又称］少年期椎体骺板骨软骨病△

青少年脊柱侧凸　adolescent scoliosis　［又称］青少年脊柱侧弯△

青少年脊柱后凸　adolescent kyphosis　［又称］青少年脊柱后弯△

青少年脊椎软骨炎　adolescent spinal osteochondritis　［又称］少年期椎体饭板骨软骨病△

青少年特发性脊柱侧凸　adolescent idiopathic scoliosis　［又称］青少年特发性脊柱侧弯△

青少年姿势性脊柱后凸　adolescent postural kyphosis　［又称］姿势性脊柱后凸△

青枝骨折　greenstick fracture

轻度屈膝畸形　mild flexion deformity

轻瘫试验（上肢／下肢）　(upper/lower) extremity paralysis test, Barre sign　［又称］Barre 征△

倾斜距骨　talar tilt

屈肌腱粘连后遗症　sequelae of adhesion of flexor tendon

屈肌腱自发性破裂　spontaneous rupture of flexor tendon

屈拇长肌腱损伤后遗症　sequelae of injury of flexor pollicis longus muscle tendon

屈曲指畸形　flexion deformity of finger　［又称］屈曲畸形△

屈指肌腱损伤后遗症　sequelae of injury of flexor tendon

躯干创伤性切断　traumatic amputation of trunk

躯干多发性骨折　multiple fractures of trunk　［又称］多发性骨折△

躯干多发性开放性骨折　multiple open fractures of trunk　［又称］多发性骨折△

躯干恶性肿瘤　malignant tumor of trunk

躯干关节和韧带扭伤　trunk joint and ligament strain

躯干关节和韧带损伤　trunk joint and ligament injury

躯干关节和韧带脱位　trunk joint and ligament dislocation

躯干肌肉和肌腱扭伤　trunk muscle and tendon sprain

躯干肌肉和肌腱损伤　trunk muscle and tendon injury

躯干肌肉扭伤　trunk muscle sprain

躯干挤压伤　body squeeze

躯干开放性伤口　open wound of trunk

躯干切断　trunk cutting

躯体性功能障碍　somatic dysfunction

去分化软骨肉瘤　dedifferentiated chondrosarcoma

去分化脂肪肉瘤　dedifferentiated liposarcoma

全动脉炎　panarteritis

全身性骨关节炎　systematic osteoarthritis, generalized osteoarthritis

全身性硬皮病　systemic scleroderma

全身性硬皮病性肌病　systemic scleroderma myopathy

拳击骨折　boxing fracture

蜷曲趾　curly toe　［又称］卷曲趾△

缺血性骨坏死　avascular necrosis

缺血性坏死　ischemic necrosis

缺血性肌挛缩　ischemic contracture, Volkmann contracture　［又称］福尔克曼挛缩△

缺血性筋膜炎　ischaemic fascitis

缺血性挛缩　ischemic contracture

缺指畸形　ectrodactyly

桡侧半肢畸形　radial hemimelia

桡侧副韧带断裂　radial collateral ligament rupture　［又称］创伤性侧副韧带撕裂△

桡侧副韧带扭伤　radial collateral ligament sprain　［又称］创伤性桡侧副韧带撕裂△

桡侧副韧带损伤　radial collateral ligament injury

桡侧腕屈肌肌腱炎　tendonitis of flexor carpi radialis

桡侧腕伸肌腱腱鞘炎　extensor carpi radialis tenosynovitis

桡侧纵列缺如　congenital absence of radius　［又称］桡侧发育不良△

桡尺骨干骨折　fracture of radius and ulna　［又称］尺桡骨双骨折△

桡尺骨骨折不愈合　nonunion of radius and ulna fracture

桡尺骨骨折畸形愈合　malunion of radius and ulna fracture

桡尺骨骨折延迟愈合　delayed union of radius and ulna fracture

桡尺骨应力骨折　radius and ulna stress fracture

桡尺骨远端骨折　fracture of distal radius and ulna　［又称］尺桡骨双骨折△

桡肱关节扭伤　brachioradialis joint sprain

桡肱关节脱位　dislocation of brachioradialis joint　［又称］肱桡关节脱位△

桡骨短缩畸形　shortening deformity of radius

桡骨恶性骨肿瘤　malignant tumor of radius

桡骨干恶性骨肿瘤　malignant tumor of radial shaft

桡骨干骨折　fracture of radial shaft

桡骨干交界性骨肿瘤　borderline tumor of radial shaft

桡骨干良性骨肿瘤　benign tumor of radial shaft

桡骨骨折　fracture of radius

桡骨骨折不愈合　nonunion of radius fracture

桡骨骨折畸形愈合　malunion of radius fracture

桡骨关节内骨折　intra-articular radius fracture

桡骨环状韧带扭伤　radius ring ligament sprain

桡骨近端多发性骨折　multiple fractures of proximal radius

桡骨近端恶性骨肿瘤　malignant tumor of proximal radius

桡骨近端骨折　proximal radius fracture

桡骨近端骺早闭　premature epiphyseal closure of proximal radius

桡骨近端交界性骨肿瘤　borderline tumor of proximal radius

桡骨近端良性骨肿瘤　benign tumor of proximal radius

桡骨茎突骨折　Hutchinson fracture

桡骨茎突狭窄性腱鞘炎　de quervain disease

桡骨颈骨折　fracture of neck of radius

桡骨良性骨肿瘤　benign tumor of radius

桡骨上端骨骺分离　separation of upper epiphysis of radius

桡骨头半脱位　subluxation of radial head

桡骨头骨骺损伤　radial head epiphysis injury　［又称］桡骨近端骺损伤△

桡骨头骨折　fracture of radial head

桡骨头脱位　dislocation of radial head

桡骨远端恶性骨肿瘤　malignant tumor of distal radius

桡骨远端骨折　fracture of distal radius

桡骨远端关节脱位　dislocation of distal radius

桡骨远端骺早闭　premature epiphyseal closure of distal radius

桡骨远端交界性骨肿瘤　borderline tumor of distal radius

桡骨远端良性骨肿瘤　benign tumor of distal radius

桡管综合征　radial tunnel syndrome

桡神经病变　radial neuropathy

桡神经挫伤　radial nerve contusion

桡神经良性肿瘤　benign neoplasm of radial nerve

桡神经浅支损伤　injury of superficial branch of radial nerve

桡神经浅支压迫　superficial radial nerve compression　［又称］腕和手水平的桡神经损伤△

桡神经损害　radial nerve injury

桡神经损伤后遗症　sequelae of injury of of radial nerve

桡神经炎　radial neuritis

桡腕关节扭伤　sprain of radiocarpal joint

桡腕关节脱位　dislocation of radiocarpal joint

桡腕合并腕中关节不稳定　radiocarpal and midcarpal joint instability　［又称］腕关节不稳定△

桡腕韧带断裂　rupture of ligament of radiocarpal joint　［又称］腕和腕关节韧带创伤性断裂△

热带化脓性肌炎　tropical pyomyositis

人工股骨头置换术后骨折 fracture after artificial femoral head replacement

人工股骨头置换术后假体松动 prosthetic loosening after artificial femoral head replacement ［又称］人工股骨头置换术后不稳定△

人工股骨头置换术后髋臼磨损 acetabular wear after artificial femoral head replacement

人工关节脱位 dislocation of artificial joint

人工关节置换术后 postoperation of artificial joint replacement

人工关节置换术后功能不良 disfunction after artificial joint replacement

人工关节置换术后关节松动 prosthetic loosening after artificial joint replacement ［又称］人工关节置换术后不稳定△

人工关节置换术后假体断裂 implant broken after artificial joint replacement

人工关节置换术后假体失效 implant failure after artificial joint replacement

人工关节置换术后疼痛 pain after artificial joint replacement

人工关节置换术后无菌性松动 aseptic loosening after artificial joint replacement

人工关节置换术后下肢不等长 limbs length discrepancy following artificial joint prosthesis replacement

人工踝关节置换术后 artificial ankle joint replacement

人工踝关节置换术后不稳定 instability after artificial ankle joint replacement

人工踝关节置换术后功能不良 disfunction after artificial ankle joint replacement

人工踝关节置换术后骨溶解 postoperative osteolysis after artificial ankle joint replacement

人工踝关节置换术后假体断裂 implant broken after artificial ankle joint replacement

人工踝关节置换术后假体失效 implant failure after artificial ankle joint replacement

人工踝关节置换术后假体周围骨折 periprosthetic fracture after ankle replacement

人工踝关节置换术后疼痛 pain after artificial ankle joint replacement

人工踝关节置换术后脱位 dislocation after artificial ankle joint replacement

人工踝关节置换术后无菌性松动 aseptic loosening after artificial ankle joint replacement

人工肩关节置换术 artificial shoulder joint replacement

人工肩关节置换术后不稳定 instability after artificial shoulder joint replacement

人工肩关节置换术后功能不良 disfunction after artificial shoulder joint replacement

人工肩关节置换术后骨溶解 postoperative osteolysis after artificial shoulder joint replacement

人工肩关节置换术后假体断裂 prosthetic broken after artificial shoulder joint replacement

人工肩关节置换术后假体功能障碍 prosthetic dysfunction after artificial shoulder joint replacement ［又称］人工肩关节置换术后假体失效△

人工肩关节置换术后假体松动 prosthetic loosening after artificial shoulder joint replacement ［又称］人工肩关节置换术后无菌性松动△

人工肩关节置换术后假体周围骨折 periprosthetic fracture after artificial shoulder replacement

人工肩关节置换术后疼痛 pain after artificial shoulder joint replacement

人工肩关节置换术后脱位 dislocation after artificial shoulder joint replacement

人工髋关节置换术后大腿痛 thigh pain after artificial hip joint replacement

人工髋关节置换术后功能不良 disfunction after artificial hip joint replacement

人工髋关节置换术后骨溶解 postoperative osteolysis after artificial hip joint replacement

人工髋关节置换术后假体功能障碍 prosthetic dysfunction after artificial hip joint replacement ［又称］人工髋关节置换术后假体失效△

人工髋关节置换术后假体周围骨折 periprosthetic fracture after artificial hip joint replacement

人工髋关节置换术后髋臼松动 acetabular prosthesis loosening after artificial hip joint replacement ［又称］人工髋关节置换术后不稳定△

人工髋关节置换术后内衬磨损 wearing after artificial hip joint replacement

人工髋关节置换术后疼痛 pain after artificial hip joint replacement

人工髋关节置换术后脱位 dislocation after artificial hip joint replacement ［又称］人工髋关节置换术后假体脱位△

人工髋关节置换术后无菌性松动 aseptic loosening after artificial hip joint replacement

人工髋关节置换术后异位骨化 heterotopic ossification after artificial hip joint replacement

人工髋关节置换术后异响 squeaking after artificial hip joint replacement

人工膝关节置换术 artificial knee joint replacement

人工膝关节置换术后髌骨弹响 patellar clunk after artificial knee joint replacement

人工膝关节置换术后髌骨骨折 patellar fracture after artificial knee joint replacement ［又称］膝关节置换术后髌骨骨折△

人工膝关节置换术后髌骨脱位 patellar dislocation after artificial knee joint replacement

人工膝关节置换术后不稳定 instability after artificial knee joint replacement

人工膝关节置换术后骨溶解 postoperative osteolysis after artificial knee joint replacement

人工膝关节置换术后假体断裂 prosthetic broken after artificial knee joint replacement

人工膝关节置换术后假体功能障碍 prosthetic dysfunction after artificial knee joint replacement ［又称］人工膝关节置换术后功能不良△

人工膝关节置换术后假体失效 prosthetic failure after artificial knee joint replacement

人工膝关节置换术后假体松动 prosthetic loosening after artificial knee joint replacement

人工膝关节置换术后假体周围骨折 periprosthetic fracture after artificial knee joint replacement

人工膝关节置换术后磨损 wearing after artificial knee joint replacement

人工膝关节置换术后疼痛 pain after artificial knee joint replacement

人工膝关节置换术后脱位 dislocation after artificial knee joint replacement

人工肘关节置换术 artificial elbow joint replacement

人工肘关节置换术后不稳定 instability after artificial elbow joint replacement

人工肘关节置换术后功能不良 disfunction after artificial elbow joint replacement

人工肘关节置换术后骨溶解 postoperative osteolysis after artificial elbow joint replacement

人工肘关节置换术后假体断裂 implant broken after artificial elbow joint replacement

人工肘关节置换术后假体失效 implant failure after artificial elbow joint replacement

人工肘关节置换术后假体周围骨折 periprosthetic fracture after artificial elbow joint replacement

人工肘关节置换术后疼痛 pain after artificial elbow joint replacement

人工肘关节置换术后脱位 dislocation after artificial elbow joint replacement

人工肘关节置换术后无菌性松动 aseptic loosening after artificial elbow joint replacement

韧带钙化 ligament calcification

韧带挛缩 ligament contracture

韧带内囊肿 intra-ligamentous cyst

韧带松弛　ligament laxity
韧带损伤　ligament injury
韧带损伤术后　postoperative ligament injury
韧带样纤维瘤病　desmoid-type fibromatosis　［又称］韧带样型纤维瘤病△
融合术后假关节　false joint after fusion
柔韧性扁平足　flexible flat foot　［又称］柔韧性平足△，先天性扁平足△
柔韧性外翻足　flexible valgus foot
软骨发生发育不全　achondroplasty
软骨发育不全　achondroplasia　［又称］软骨发育不良△
软骨钙质沉着　chondrocalcinosis
软骨骨折　cartilage fracture
软骨间叶性错构瘤　chondromesenchymal hamartoma
软骨母细胞瘤　chondroblastoma
软骨黏液样纤维瘤　chondromyxoid fibroma
软骨溶解　chondrolysis
软骨肉瘤　chondrosarcoma
软骨软化　cartilage softening
软骨生成不全　achondrogenesis
软骨退行性变　cartilaginous degeneration　［又称］关节软骨变性△
软骨样脂肪瘤　chondroid lipoma
软性扁平足　flexible pes planus　［又称］平足△
软组织恶性淋巴瘤　malignant lymphoma of soft tissue
软组织恶性纤维组织细胞瘤　malignant fibrous histiocytoma of soft tissue
软组织恶性肿瘤(未分型)　malignant tumor of soft tissue(uncertain type)
软组织放疗后肉瘤　radiation-induced sarcoma of soft tissue
软组织风湿　soft tissue rheumatism
软组织感染　soft tissue infection
软组织间叶性软骨肉瘤　soft tissue mesenchymal chondrosarcoma
软组织结核　soft tissue tuberculosis
软组织巨细胞肿瘤　giant cell tumor of soft tissue
软组织良性肿瘤(未分型)　benign neoplasm of soft tissue(uncertain type)
软组织内残留异物　residual foreign body in soft tissue
软组织嵌入　soft tissue embedding
软组织软骨瘤　soft tissue chondroma
软组织软骨肉瘤　soft tissue chondrosarcoma
软组织未分化多形性肉瘤　undifferentiated pleomorphic sarcoma of soft tissue
软组织未分化肉瘤　undifferentiated sarcoma of soft tissue
软组织未分化上皮样肉瘤　undifferentiated epithelioid sarcoma of soft tissue
软组织未分化梭形细胞肉瘤　undifferentiated spindle cell sarcoma of soft tissue
软组织未分化圆细胞肉瘤　undifferentiated round cell sarcoma of soft tissue
软组织腺泡状肉瘤　alveolar sarcoma of soft tissue
软组织血管肉瘤　angiosarcoma of soft tissue
软组织炎症　soft tissue inflammation
软组织中间型肿瘤(未分型)　intermediate tumor of soft tissue(uncertain type)
软组织转移性肿瘤　metastatic malignancy of soft tissue
塞克尔综合征　Seckel syndrome
三角骨　triquetral bone　［又称］距后三角骨△
三角骨钩骨分离　triquetral-hamate dislocation
三角骨骨折　triquetrum fracture
三角肌挛缩　deltoid contracture
三角肌下滑囊炎　bursitis of subdeltoid
三角韧带断裂　tear of deltoid ligament
三角韧带扭伤　sprain of deltoid ligament
三节拇畸形　congenital triphalangeal thumb　［又称］三节拇指△
三节指骨　triphalangeal thumb

三平面骨折　three planes fracture
散发性包涵体肌炎　sporadic inclusion body myositis
色素沉着绒毛结节性滑膜炎　pigmented villonodular synovitis
色素沉着性隆凸性皮肤纤维肉瘤　pigmented dermatofibrosarcoma protuberans　［又称］色素沉着的疾患△
沙门菌骨髓炎　salmonella osteomyelitis
沙门菌关节炎　salmonella arthritis
扇形足　splay foot
伤口裂开　wound rupture
上臂陈旧性骨折　delayed fracture of upper arm
上臂多发肌腱损伤　multi-injuries of upper arm tendon
上臂多发神经损伤　injury of multiple nerves at upper arm level
上臂骨髓炎　osteomyelitis of upper arm
上臂骨折　fracture of upper arm
上臂和前臂先天性缺如伴有手的存在　congenital absence of upper arm and forearm with hand present　［又称］先天性上臂和前臂缺失伴手存在△
上臂挤压伤　crush injury of upper arm
上臂离断伤　traumatic amputation of upper arm
上臂皮感觉神经损伤　injury of cutaneous sensory nerve at upper arm level
上臂神经损伤　injury of nerve at upper arm level
上臂水平的尺神经损伤　injury of ulnar nerve at upper arm level
上臂水平的桡神经损伤　injury of radial nerve at upper arm level
上臂水平的正中神经损伤　injury of median nerve at upper arm level
上尺桡关节融合　proximal radio-ulnar joint synostosis　［又称］先天性上尺桡融合△
上颈椎脊髓损伤　upper cervical spinal cord injury
上胫腓关节脱位　dislocation of proximal tibiofibular joint　［又称］近端胫腓关节脱位△
上运动元瘫痪　upper motor neuron paralysis
上肢(包括肩)恶性软组织肿瘤　malignant soft tissue tumor of upper limb(including shoulder)
上肢长骨良性肿瘤　benign neoplasm of long bone of upper limb
上肢创伤性切断　traumatic amputation of upper limb
上肢短骨良性肿瘤　benign neoplasm of short bone of upper limb
上肢短小缺陷　other reduction defect of upper limb
上肢恶性黑色素瘤　malignant melanoma of upper limb　［又称］上肢恶性黑素瘤△
上肢骨筋膜室综合征　compartment syndrome of upper limb
上肢骨炎　osteitis of upper limb
上肢骨折　fracture of upper limb
上肢骨肿瘤　neoplasm of bone of upper limb
上肢关节和韧带扭伤　joint and ligament sprain of upper limb
上肢关节和韧带损伤　joint and ligament injury of upper limb
上肢关节和韧带脱位　joint and ligament dislocation of upper limb
上肢关节良性肿瘤　benign neoplasm of upper limb joint
上肢和下肢多处挤压伤　multiple crush injury of upper limb and lower limb
上肢和下肢多处开放性损伤　open injury of upper limb and lower limb
上肢和下肢多处扭伤　multiple sprain of upper limb and lower limb
上肢和下肢多处损伤　multiple injuries of upper limb and lower limb
上肢和下肢多处脱位　multiple dislocation of upper limb and lower limb
上肢肌腱粘连后遗症　tendon adhesion sequelae of upper limb
上肢肌挛缩　muscle contracture of upper limb
上肢肌肉和肌腱扭伤　muscle and tendon sprain of upper limb
上肢肌肉和肌腱损伤　muscle and tendon injury of upper limb
上肢畸形　upper limb deformity
上肢挤压伤　crush injury of upper limb
上肢结缔组织恶性肿瘤　malignant neoplasm of connective and soft tissue of upper limb
上肢开放性骨折　open fracture of upper limb

上肢开放性损伤　open injury of upper limb

上肢神经损伤后遗症　nerve injury sequelae of upper limb

上肢撕脱伤　avulsion injury of upper limb

上肢损伤　injury of upper limb　［又称］上肢毁损伤△　［曾称］臂外伤*

上肢先天性完全缺如　congenital complete absence of upper limb

上肢血管损伤　vascular injury of upper extremity

上肢肿胀　upper limb swelling　［曾称］臂肿*

烧伤后肌肉钙化　muscle calcification after burn　［又称］烧伤后软组织钙化和骨化△

烧伤后肌肉骨化　muscle ossification after burn　［又称］烧伤后软组织骨化△

少儿特发性脊柱侧弯　juvenile idiopathic scoliosis　［又称］少儿型特发性脊柱侧凸△

少关节性幼年型关节炎　pauciarticular juvenile arthritis

少年遗传性脊柱性共济失调　juvenile hereditary spinal ataxia　［又称］遗传性脊柱小脑性共济失调△

涉及髂胫束弹响髋　iliotibial band related snapping hip

涉及髂胫束弹响膝　iliotibial band related snapping knee

伸肌腱断裂　rupture of extensor tendon

伸肌腱断裂后遗症　sequelae of rupture of extensor tendon

伸肌腱帽损伤　extensor tendon hood injury

伸肌腱自发性断裂　spontaneous rupture of extensor tendon

深部感染　deep infection

深间隙感染　deep-space infection

深静脉血栓　deep vein thrombosis　［又称］血栓栓塞性疾病(深静脉血栓)△

深静脉血栓形成　deep venous thrombosis

深在的侵袭性血管黏液瘤　deep aggressive angiomyxoma

深在性良性纤维组织细胞瘤　deep benign fibrous histiocytoma

深在性平滑肌瘤　deep leiomyoma

神经断裂　nervous rupture

神经根病变　radiculopathy

神经根刺激性侧凸　scoliosis caused by nerve root irritation

神经根管狭窄症　nerve root canal stenosis

神经根囊肿　nerve root cyst

神经根受压综合征　nerve root compression syndrome　［又称］神经根压迫症△

神经根痛　nerve root pain

神经根型颈椎病　cervical spondylotic radiculopathy　［又称］颈椎病神经根型△

神经根炎　radiculitis　［又称］神经根脊髓炎△

神经功能障碍　neurologic disorder

神经肌腱损伤　nerve and tendon injury

神经肌肉错构瘤　neuromuscular hamartoma, benign Triton tumor　［又称］良性蝾螈瘤△

神经肌肉损伤　nerve and muscle injury

神经肌肉型脊柱侧凸　neuromuscular scoliosis

神经肌肉性髋脱位　neuromuscular dislocation of hip

神经内分泌性肿瘤　neuroendocrine tumor

神经嵌压综合征　nerve entrapment syndrome

神经鞘瘤　neurilemmoma

神经束膜瘤　perineurioma

神经疼痛性脊柱侧弯　neuralgic scoliosis　［又称］脊柱侧弯△

神经痛性肌萎缩　neuralgic amyotrophy

神经纤维瘤　neurofibroma

神经纤维瘤病　neurofibromatosis　［又称］von Recklinghausen 病△

神经纤维瘤病脊柱侧凸　neurofibromatosis with scoliosis　［又称］脊柱侧弯伴神经纤维瘤病△

神经纤维肉瘤　neurofibrosarcoma

神经性跛行　neurogenic claudication

神经性关节病　neuroarthropathy, arthropathia neurotica　［又称］神经关节炎△

神经性马蹄高弓足　neurogenic equinocavus foot

神经性马蹄足内翻　neurogenic clubfoot　［又称］神经性马蹄内翻足△

神经性外翻足　neurogenic valgus

神经脂肪瘤病　lipomatosis of nerve

肾上腺外髓脂肪瘤　extra-adrenal myelolipoma

肾外横纹肌样瘤　extra renal rhabdoid tumor

肾外血管平滑肌脂肪瘤　extra renal angiomyolipoma　［又称］肾上皮样血管平滑肌脂肪瘤△

肾性骨软化　renal osteomalacia　［又称］肾性骨营养不良症△, 肾性骨软化症△

肾性骨萎缩　renal atrophy of bone

肾性骨营养不良症　renal osteodystrophy　［又称］肾性骨病△

生理性脊柱前凸　physiologic lordosis

生理性膝内翻　physiological genu varum

生理性膝外翻　physiological genu valgus

生物力学损害　biomechanical damage

史密斯骨折　Smith fracture　［又称］Smith 骨折△

示指完全离断　amputated index finger

适应性腕关节不稳定　adaptive carpal instability　［又称］腕关节不稳定△

手部瘢痕　hand scar

手部爆炸伤　hand explosive injury　［又称］爆炸伤△

手部尺动脉损伤　ulnar artery injury of hand　［又称］腕和手水平的尺动脉损伤△

手部尺神经损伤　ulnar nerve injury of hand　［又称］腕和手水平的尺神经损伤△

手部挫裂伤　contusion and laceration of hand

手部恶性肿瘤　malignant neoplasm of hand

手部感染　hand infection

手部骨折　hand fracture

手部贯通伤　hand penetrating trauma

手部滑膜肉瘤　hand synovial sarcoma

手部肌肉断裂　muscular rupture of hand

手部结核　tuberculosis of hand

手部开放性损伤　hand open injury

手部开放性损伤伴骨折　hand open injury with fracture

手部开放性损伤伴脱位　hand open injury with dislocation

手部碾挫伤　hand crush injury　［又称］手部挤压伤△

手部皮肤恶性肿瘤　malignant neoplasm of hand skin　［又称］手皮肤恶性肿瘤△

手部桡动脉损伤　radial artery injury of hand　［又称］腕和手水平的桡动脉损伤△

手部桡神经损伤　radial nerve injury of hand　［又称］腕和手水平的桡神经损伤△

手部脱套伤　hand degloving injury　［又称］手套撕脱伤△

手部正中神经损伤　median nerve injury of hand　［又称］腕和手水平的正中神经损伤△

手擦伤　abrasion of hand

手第 2 掌骨骨折　fracture of the second metacarpus

手多发浅表损伤　multiple superficial injuries of hand

手关节扭伤　injury of hand joint

手和对侧臂创伤性切断　traumatic amputation of hand and contralateral arm

手和腕开放性损伤　hand and wrist open injury　［又称］腕和手多处开放性伤口△

手和腕开放性损伤伴骨折　hand and wrist open injury with fracture

手和腕开放性损伤伴脱位　hand and wrist open injury with dislocation　［又称］腕和手多处开放性伤口△

手肌腱挛缩后遗症　sequelae of contracture of flexor tendon

手肌腱缺损后遗症　sequelae of defect of flexor tendon

手内在肌挛缩　intrinsic contracture of hand

手内在肌损伤后遗症　sequelae of injury of intrinsic muscle of hand

手浅表损伤　superficial injury of hand

手屈曲畸形　flexion deformity of hand　［又称］屈曲畸形△

手示指末节离断　amputated distal index finger

手术后败血症　postoperative sepsis

手术后脊柱前凸　postsurgical lordosis

手术后切口不愈合　postoperative poor wound healing

手术后吞咽困难　postoperative dysphagia

手术后吸收障碍性骨质疏松　postsurgical malabsorption osteoporosis

手术后吸收障碍性骨质疏松伴病理性骨折　postsurgical malabsorption osteoporosis with pathological fracture

手外伤　hand injury

手腕离断　amputation of wrist

手血管炎　vasculitis of hand

手幼年型骨软骨病　juvenile osteochondrosis of hand

手掌开放性损伤　palm open injury

手掌韧带断裂　ligament rupture of palm

手指挫伤不伴有指甲损害　contusion of finger without damage to nail

手指多处脱位　multiple dislocation of fingers

手指多发性骨折　multiple fractures of fingers

手指恶性黑色素瘤　malignant melanoma of finger

手指坏死　finger necrosis

手指肌肉断裂　muscular rupture of finger

手指开放性伤口不伴有指甲损害　open wound of finger without damage to nail

手指开放性损伤　finger open injury

手指开放性损伤伴指甲损伤　finger open injury with damage to nail

手指皮肤撕脱伤　lacerated wound of finger skin

手指偏斜畸形　finger deviation

手指蹼感染　infection of finger web

手指浅表异物　superficial foreign body of finger

手指屈肌肌腱粘连　flexor tendon adhesion of finger

手指缺损　finger defect

手指损伤　finger injury

手指纤维骨性假瘤　fibroosseous pseudotumour of finger

手指再造术后　after reconstruction of finger

手足徐动症　athetosis　［又称］指痉症（手足徐动型）△

守门员骨折　goalkeeper fracture

枢椎侧块骨折　lateral mass of axis fracture

枢椎齿状突畸形　anomaly of axis odontoid　［又称］齿状突发育不全△

枢椎骨折　axis francture

术后复发　postoperative recurrence

双臂创伤性离断　traumatic amputation of both arms

双侧关节突脱位　bifacetal dislocation

双侧髋关节骨性关节炎　bilateral hip osteoarthritis　［又称］髋关节骨关节炎（继发性）△

双侧上肢缺肢畸形　bilateral congenital absence of upper limb

双侧瘫痪　diplegia

双侧腕关节骨性关节炎　bilateral wrist osteoarthritis

双侧膝关节骨性关节炎　bilateral knee osteoarthritis　［又称］膝关节骨关节炎△

双侧下肢缺肢畸形　bilateral congenital absence of lower limb

双侧肢体多发骨折　bilateral multiple fractures of extremities

双踝骨折　double malleolus fracture　［又称］踝关节骨折△

双上肢不等长　unequal limb length

双上肢多发性骨折　multiple fractures of both upper limbs

双上肢多发性开放性骨折　multiple open fractures of both upper limbs

双手创伤性离断　traumatic amputation of both hands

双下肢多发性骨折　multiple fractures of both lower limbs

双下肢多发性开放性骨折　multiple open fracture of both lower limbs

双小腿创伤性离断（任何水平）　traumatic amputation of both shanks（any level）

双小腿创伤性切断　traumatic amputation of both shanks

双柱骨折　both-column fracture

双足部分创伤性切断　partial traumatic amputation of both feet

双足创伤性离断　traumatic amputation of both feet

双足无趾畸形　congenital absence of bilateral toes

撕裂伤　laceration, lacerated wound

撕脱骨折　avulsion fracture

四肢创伤性切断　traumatic amputation of all extremities

四肢后天性变形　acquired deformation of extremities

四肢末梢神经炎　peripheral neuritis of extremities

四肢屈曲变形　buckling deformation of extremities

四肢先天性缺如　congenital absence of extremities

松弛性跖痛症　lax plantar pain　［又称］跖痛症△

髓内钉插入时股骨干劈裂　femoral shaft fracture when insertion of intramedullary nail

髓内钉或锁钉断裂　intramedullary nail or locking screw break　［又称］骨折内固定术后失效△

髓系肉瘤　myeloid sarcoma　［又称］粒细胞肉瘤△

梭形细胞/硬化性横纹肌肉瘤　spindle cell/sclerosing rhabdomyosarcoma

梭形细胞脂肪瘤　spindle cell lipoma

锁定性肩关节脱位　locked dislocation of shoulder

锁骨多发性骨折　multiple fractures of clavicle

锁骨恶性骨肿瘤　malignant tumor of clavicle

锁骨干骨折　fracture of clavicular shaft

锁骨骨膜套袖骨折　periosteal sleeve fracture of clavicle

锁骨骨折　fracture of clavicle

锁骨肩峰端骨折　fracture of acromial of clavicle

锁骨肩胛骨和肱骨多处骨折　multi-fractures of clavicle, humerus and scapula　［又称］锁骨骨折△，锁骨和肩胛骨及肱骨多发性骨折△

锁骨交界性骨肿瘤　borderline tumor of clavicle

锁骨良性骨肿瘤　benign tumor of clavicle

锁骨内侧骨骺损伤　medial clavicular epiphysis injury

锁骨内侧骺分离　separation of medial clavicular epiphysis

锁骨上区开放性损伤　open injury of supraclavicular region

锁骨下脱位　dislocation of subclavicle

锁骨胸骨端骨折　fracture of sternal end of clavicle

锁骨远端骨溶解　osteolysis of distal clavicle

锁骨肿瘤　neoplasm of clavicle

瘫痪　paralysis

糖尿病性关节病　diabetic arthropathy

糖尿病性坏死性筋膜炎　diabetic necrotizing fascitis　［又称］糖尿病伴坏死性筋膜炎△

糖尿病性肌坏死　diabetic muscle necrosis

糖尿病性肌萎缩　diabetic muscular atrophy

糖尿病性肩关节周围炎　diabetic periarthritis of shoulder　［又称］糖尿病伴肩关节周围炎△

糖尿病性缺血性肌坏死　diabetic ischemic muscle necrosis

糖尿病性手关节综合征　diabetic joint of hand syndrome

糖尿病性手掌筋膜纤维瘤病　Dupuytren disease　［又称］糖尿病伴掌腱膜挛缩症△，Dupuytren 挛缩征△

糖尿病性无菌性肌坏死　diabetic aseptic muscle necrosis　［又称］糖尿病伴肌坏死△

糖尿病性夏科氏关节病　diabetic Charcot joint

糖尿病足　diabetic foot

糖皮质激素诱导的骨质疏松　glucocorticoid induced osteoporosis　［又称］糖皮质激素所致的骨质疏松症△

糖原贮积病肌病　glycogen storage disease myopathy

特发性骨坏死　idiopathic osteonecrosis

特发性骨溶解症　idiopathic osteolysis　［又称］骨溶解△

特发性骨质疏松　idiopathic osteoporosis　［又称］特发性骨质疏松症△

特发性骨质疏松伴病理性骨折　idiopathic osteoporosis with pathological fracture

特发性脊柱侧凸（弯）　idiopathic scoliosis

特发性痛风　idiopathic gout

特发性无菌性骨坏死　idiopathic aseptic necrosis of bone

特发性膝前疼痛　idiopathic anterior knee pain

疼痛　pain

跳线骨折　jumper fracture

跳跃者膝　jumper's knee　［又称］髌腱末端病△，髌腱炎△

通髁骨折　transepicondylar fracture

同侧肢体多发骨折　multiple fractures of ipsilateral limbs
桶柄样骨折　bucket handle fracture
痛风　gout
痛风结节　gout nodules
痛风石　tophus
痛风性关节炎　gouty arthritis
痛风性滑膜炎　gouty synovitis
痛风性滑囊炎　gouty bursitis
痛风性肾病　gouty nephropathy
痛觉缺失　analgesia　［又称］痛性感觉缺失△
头下型骨折　subcapital fracture
头月骨分离　capitolunate dissociation
头状骨骨折　capitate fracture
投掷肩　throwing shoulder
投掷肘　throwing elbow
骰骨骨折　fracture of cuboid　［又称］足骰骨骨折△
透明细胞肉瘤　clear cell sarcoma
透明细胞软骨肉瘤　clear cell chondrosarcoma
团块　lump
退变性颈椎管狭窄症　degenerative cervical spinal canal stenosis
退行性关节病　degenerative joint disease　［又称］退行性关节炎△
退行性脊柱后凸　degenerative kyphosis
退行性脊椎炎　retrograde spondylitis
退行性脊椎滑脱　degenerative spondylolysis　［又称］脊柱滑脱△
退行性椎管狭窄　degenerative spinal stenosis　［又称］腰椎退行性侧弯并椎管狭窄△
退行性椎间盘疾病　degenerative disc disease, DDD　［又称］腰椎椎间盘炎△
臀部开放性损伤　open injury of hip　［又称］骨盆以及臀部开放性伤口△
臀肌腱炎　gluteal tendinitis
臀肌筋膜挛缩　gluteus fascia contracture
臀肌挛缩　gluteus contracture　［又称］臀肌挛缩症△
臀上神经损伤　injury of superior gluteal nerve
臀上神经痛　superior gluteal neuralgia
脱出型椎间盘突出　prolapsed disc herniation
外侧半月板后角损伤　injury of posterior horn of lateral meniscus
外侧半月板前角损伤　injury of anterior horn of lateral meniscus
外侧半月板损伤　injury of lateral meniscus
外侧副韧带松弛　laxity of lateral collateral ligament
外侧副韧带损伤　lateral collateral ligament injury
外侧间室骨关节炎　lateral unicompartmental osteoarthritis
外侧盘状半月板　lateral discoid meniscus
外翻趾　toe valgus
外翻足　valgus foot
外固定架强度不足　external fixing frame strength deficiency　［又称］骨折外固定术后失效△
外固定失效　external fixation failure　［又称］骨折外固定术后失效△
外固定针松动　loosening of external fixation pin　［又称］骨折外固定术后失效△
外踝骨折　lateral malleolus fracture
外踝扭伤　lateral malleolus sprain
外伤后骨萎缩　post-traumatic bone atrophy
外伤性耻骨联合断裂　traumatic rupture of symphysis pubis
外伤性骨化性肌炎　traumatic myositis ossificans　［又称］创伤性骨化性肌炎△
外伤性滑膜炎　traumatic synovitis
外伤性脊柱侧凸　traumatic scoliosis　［又称］脊柱侧弯△
外伤性髋脱位　traumatic hip dislocation
外生骨疣　exostoses
外周原始神经外胚层肿瘤　peripheral primitive neuroectodermal tumor
豌豆骨骨折　pisiform fracture
完全关节内骨折　complete intra articular fracture
完全型海豹肢　complete phocomelia

完全性骨折　complete fracture
完全性脊髓伤　complete spinal cord injury
完全性脊柱裂　complete spinal rachischisis
晚发先天性骨梅毒　delayed backward congenital skeletal syphilis
腕背隆突综合征　carpal boss syndrome　［又称］第一腕掌关节关节炎△
腕背囊肿　benign neoplasm of dorsal aspect of wrist
腕部尺动脉损伤　ulnar artery injury of wrist　［又称］腕和手水平的尺动脉损伤△
腕部尺神经损伤　ulnar nerve injury of wrist　［又称］腕和手水平的尺神经损伤△
腕部挫伤　contusion of wrist
腕部骨折不愈合　nonunion of wrist fracture
腕部骨折畸形愈合　malunion of wrist fracture
腕部肌肉断裂　muscular rupture of wrist　［又称］腕和手水平的多处屈肌和肌腱断裂△
腕部及手部良性骨肿瘤　benign tumor of wrist and hand
腕部挤压伤　wrist crush injury
腕部开放性损伤　wrist open injury
腕部开放性损伤伴骨折　wrist open injury with fracture
腕部开放性损伤伴脱位　wrist open injury with dislocation
腕部扭伤　sprain of wrist　［又称］腕关节扭伤△
腕部桡动脉损伤　radial artery injury of wrist　［又称］腕和手水平的血管损伤△
腕部桡神经损伤　radial nerve injury of wrist　［又称］腕和手水平的桡神经损伤△
腕部正中神经损伤　median nerve injury of wrist　［又称］腕和手水平的正中神经损伤△
腕陈旧性骨折　delayed fracture of wrist
腕尺管综合征　ulnar tunnel syndrome, Guyon syndrome　［又称］盖恩综合征△
腕的肌腱末端病　enthesis of wrist　［又称］腕和手水平的拇指伸肌和肌腱损伤△
腕骨多发性骨折　multiple carpal bone fractures
腕骨恶性骨肿瘤　malignant neoplasm of carpal bone
腕骨骨髓炎　osteomyelitis of carpal bone
腕骨骨折　carpal bone fracture
腕骨关节病　osteoarthropathy of wrist
腕骨间关节脱位　dislocation of intercarpal joint
腕骨联合　carpal coalition
腕骨良性肿瘤　benign tumor of wrist bone
腕骨囊性变　cystic degeneration of carpal bone
腕骨缺损　carpal bone defect
腕骨缺血性坏死　avascular necrosis of carpal bone
腕骨脱位　dislocation of carpal bone
腕骨折不愈合　nonunion of carpal bone fracture
腕骨折延迟愈合　delayed union of carpal bone facture
腕关节尺侧偏移　ulnar translation of carpus
腕关节创伤性关节炎　traumatic wrist joint arthritis
腕关节创伤性离断　traumatic amputation of hand at wrist joint level
腕关节滑膜炎　synovitis of wrist joint
腕关节化脓性关节炎　pyogenic arthritis of wrist joint
腕关节积血　hematocele of wrist joint
腕关节腱鞘囊肿　ganglion of wrist joint
腕关节僵硬　stiff of wrist joint
腕关节结核　tuberculosis of wrist joint
腕关节瘘　fistula of wrist joint
腕关节内游离体　loose body of wrist joint
腕关节扭伤和劳损　sprain and strain of wrist joint
腕关节屈曲畸形　flexion deformity of wrist joint
腕关节桡侧偏移　radial translation of wrist joint
腕关节韧带断裂　rupture of ligament of wrist joint　［又称］腕关节韧带创伤性断裂△
腕关节韧带损伤　wrist joint ligament injury

腕关节三角纤维软骨复合体损伤　injury of triangular fibrocartilage complex of wrist joint

腕关节退行性变　degenerative changes of wrist joint

腕关节脱位　dislocation of wrist joint

腕关节置入物　wrist joint implant

腕关节肿物　tumor of wrist joint

腕关节周围炎　periarthritis of wrist joint

腕管综合征　carpal tunnel syndrome，carpal ulnar tunnel syndrome

腕和手多处开放性损伤　multiple open injuries of hand and wrist　［又称］腕和手多处开放性伤口△

腕和手多处浅表损伤　multiple superficial injuries of wrist and hand

腕和手多处损伤　multiple injuries of wrist and hand

腕和手多神经损伤　multiple nerve injuries of hand and wrist

腕和手多血管损伤　multiple vessels injuries of hand and wrist　［又称］腕和手水平的血管损伤△

腕和手神经损伤　nerve injury of hand and wrist

腕和手水平的多处屈肌和肌腱多发粘连　multiple adhesions of multiple flexor muscles and tendons at wrist and hand level

腕和手水平的多处屈肌和肌腱缺损　impairment of multiple flexor muscles and tendons at wrist and hand level

腕和手水平的多处屈肌和肌腱粘连　adhesion of multiple flexor muscles and tendons at wrist and hand level

腕和手水平的多处伸肌和肌腱断裂　rupture of multiple extensor muscles and tendons at wrist and hand level

腕和手水平的多处伸肌和肌腱多发粘连　multiple adhesions of multiple extensor muscles and tendons at wrist and hand level

腕和手水平的多处伸肌和肌腱缺损　impairment of multiple extensor muscles and tendons at wrist and hand level

腕和手水平的多处伸肌和肌腱粘连　adhesion of multiple extensor muscles and tendons at wrist and hand level

腕和手水平的拇指长屈肌和肌腱断裂　rupture of long flexor muscle and tendon of thumb at wrist and hand level

腕和手水平的拇指长屈肌和肌腱多发粘连　multiple adhesions of long flexor muscles and tendons of thumb at wrist and hand level

腕和手水平的拇指长屈肌和肌腱缺损　impairment of long flexor muscle and tendon of thumb at wrist and hand level

腕和手水平的拇指长屈肌和肌腱粘连　adhesion of long flexor muscle and tendon of thumb at wrist and hand level

腕和手水平的拇指内肌和肌腱断裂　rupture of adductor muscle and tendon of thumb at wrist and hand level

腕和手水平的拇指内肌和肌腱多发粘连　multiple adhesions of adductor muscles and tendons of thumb at wrist and hand level

腕和手水平的拇指内肌和肌腱缺损　impairment of adductor muscle and tendon of thumb at wrist and hand level

腕和手水平的拇指内肌和肌腱粘连　adhesion of adductor muscle and tendon of thumb at wrist and hand level

腕和手水平的拇指伸肌和肌腱断裂　rupture of extensor muscle and tendon of thumb at wrist and hand level

腕和手水平的拇指伸肌和肌腱多发粘连　multiple adhesions of extensor muscles and tendons of thumb at wrist and hand level

腕和手水平的拇指伸肌和肌腱缺损　impairment of extensor muscle and tendon of thumb at wrist and hand level

腕和手水平的拇指伸肌和肌腱粘连　adhesion of extensor muscle and tendon of thumb at wrist and hand level

腕和手血管损伤　vessel injury of hand and wrist，injury of unspecified blood vessel at wrist and hand level　［又称］腕和手水平的血管损伤△

腕腱鞘炎　wrist tenosynovitis

腕手部多处肌肉和肌腱扭伤　multiple muscles and tendons injuries of hand and wrist

腕手部多处屈肌和肌腱扭伤　multiple flexor muscles and tendons injuries of hand and wrist　［又称］腕和手水平的多处屈肌和肌腱损伤△

腕手部多处伸肌和肌腱扭伤　multiple extensor muscles and tendons injuries of hand and wrist　［又称］腕和手水平的多处伸肌和肌腱损伤△

腕手部拇指多处长屈肌和肌腱扭伤　multiple thumb flexor muscles and tendons injuries at hand and wrist level　［又称］腕和手水平的拇指长屈肌和肌腱损伤△

腕手部拇指多处内在肌和肌腱扭伤　multiple thumb intrinsic muscles and tendons injuries at hand and wrist level　［又称］腕和手水平的拇指内肌和肌腱损伤△

腕手部拇指多处伸肌和肌腱扭伤　multiple thumb extensor muscles and tendons injuries at hand and wrist level

腕手部指多处内在肌和肌腱扭伤　multiple finger intrinsic muscles and tendons injuries at hand and wrist level

腕手部指多处屈肌和肌腱扭伤　multiple finger flexor muscles and tendons injuries at hand and wrist level

腕手部指多处伸肌和肌腱扭伤　multiple finger extensor muscles and tendons injuries at hand and wrist level

腕应力骨折　stress fracture of wrist

腕掌关节扭伤　sprain of carpometacarpal joint　［又称］腕关节扭伤△

腕掌关节脱位　dislocation of carpometacarpal joint

腕掌关节脱位及骨折脱位　dislocation and fracture of carpometacarpal joint

腕掌关节炎　osteoarthritis of carpometacarpal joint

腕中关节不稳定　midcarpal instability

腕中关节后部不稳定　posterior instability of midcarpal joint

腕中关节前部不稳定　anterior instability of midcarpal joint

腕舟骨骨折畸形愈合　malunion of scaphoid

腕舟骨缺血性坏死　avascular necrosis of scaphoid　［又称］舟骨缺血坏死△

腕舟状骨脱位　dislocation of scaphoid

网球腿　tennis leg

网状血管内皮瘤　retiform haemangioendothelioma

微小骨折　minor fracture

韦萨留斯骨　os Vesalianum

尾骨恶性肿瘤　malignant neoplasm of coccyx

尾骨发育不全　coccygeal hypoplasia

尾骨骨折　coccygeal fracture　［又称］尾椎骨折△

尾骨痛　coccydynia　［又称］低尾痛△

尾骨脱位　dislocation of coccyx

尾痛症　coccygodynia

尾椎陈旧性骨折　old coccygeal fracture

尾椎骨折脱位　coccygeal fracture and dislocation

萎缩性不愈合　atrophic nonunion

纹形足　skew foot

无放射线检查异常的脊髓损伤　spinal cord injury without radiographic abnormality

无骨折脱位脊髓损伤　spinal cord injury without fracture or dislocation

无骨折脱位颈脊髓损伤　cervical spinal cord injury without fracture or dislocation

无甲症　anonychia

无菌性骨坏死　aseptic necrosis of bone

无脑 - 脊柱裂　anencephaly-spina bifida

无手畸形　acheiria

无指畸形　aphalangia　［又称］无指节畸形△

无足畸形　apodia

吸收障碍性成人骨软化　absorption impaired adult osteomalacia　［又称］吸收不良性成人骨软化症△

膝半月板囊肿　meniscal cyst of knee

膝半月板撕裂　tear of meniscus of knee　［又称］膝关节半月板损伤△

膝半月板损伤　knee meniscus injury

膝髌骨外侧过度挤压综合征　lateral patellar compression syndrome　［又称］髌骨外侧过度挤压综合征△

膝剥脱性骨软骨炎　osteochondritis dissecans of knee

膝部骨折畸形愈合　malunion of knee fracture

膝部囊肿　knee cyst

膝部切断　knee disarticulation　［又称］膝离断伤△

膝部血肿　hematoma of knee

膝陈旧性骨折　delayed fracture of knee
膝的肌腱末端病　enthesis of knee
膝反屈　genu recurvatum　［又称］膝反屈畸形△
膝股骨剥脱性骨软骨炎　osteochondritis dissecans of distal femur
膝股骨内侧骨疣　exostosis of medial distal femur
膝股骨软骨损伤　osteochondral damage of distal femur
膝骨关节病　knee osteoarthropathy　［又称］膝关节骨关节炎△
膝骨折延迟愈合　delayed union of knee fracture
膝关节半脱位　subluxation of knee joint
膝关节半月板撕裂　knee meniscus tear
膝关节半月板桶柄状撕裂　bucket handle tear of meniscus of knee
膝关节病理性脱位　pathological dislocation of knee
膝关节剥脱性骨软骨炎　osteochondritis dissecans of knee
膝关节不稳定　knee instability
膝关节侧副韧带损伤　knee collateral ligament injury
膝关节多处韧带损伤　multiple ligament injuries of knee　［又称］多发性膝关节损伤△
膝关节多发性损伤　multiple injuries of knee　［又称］多发性膝关节损伤△
膝关节恶性骨肿瘤　malignant tumor of knee
膝关节副韧带断裂　rupture of collateral ligament of knee
膝关节副韧带劳损　strain of collateral ligament of knee
膝关节副韧带扭伤　sprain of collateral ligament of knee
膝关节副韧带损伤　injury of collateral ligament of knee
膝关节感染后遗症　sequelae of knee joint infection
膝关节骨坏死　osteonecrosis of knee joint
膝关节骨软骨损伤　knee osteochondral injury
膝关节骨软骨炎　osteochondritis of knee
膝关节骨髓炎　osteomyelitis of knee
膝关节骨损伤　knee bone injury
膝关节骨性关节炎　osteoarthritis of knee
膝关节骨折　fracture of knee
膝关节后交叉韧带损伤　knee posterior cruciate ligament injury
膝关节后十字韧带部分断裂　partial rupture of posterior cruciate ligament of knee　［又称］膝关节后交叉韧带扭伤△
膝关节后十字韧带扭伤　sprain of posterior cruciate ligament of knee
膝关节后十字韧带损伤　injury of posterior cruciate ligament of knee　［又称］膝关节后交叉韧带完全断裂△
膝关节后十字韧带完全断裂　complete rupture of posterior cruciate ligament of knee　［又称］膝关节后交叉韧带部分断裂△
膝关节后外侧复合体损伤　posterolateral complex injury of knee
膝关节后外侧结构损伤　injury to posterolateral structure of knee
膝关节滑膜良性肿瘤　synovial benign tumor of knee
膝关节滑膜囊肿　synovial cyst of knee
膝关节滑膜嵌顿　synovial interposing of knee
膝关节滑膜软骨瘤病　knee synovial chondromatosis
膝关节滑膜疝　synovial hernia of knee　［又称］滑膜疝△
膝关节滑膜血管瘤　synovial hemangioma of knee
膝关节滑膜炎　synovitis of knee
膝关节滑膜皱襞综合征　Plica syndrome of knee
膝关节滑囊炎　knee bursitis　［又称］膝半膜肌腱滑囊炎△
膝关节化脓性关节炎　suppurative arthritis of knee
膝关节活动性感染　active infection of knee
膝关节积血　hemarthrosis of knee
膝关节急性损伤　acute injury of knee
膝关节假性滑囊炎　pseudo knee bursitis
膝关节僵硬　stiffness of knee
膝关节交界性骨肿瘤　borderline tumor of knee
膝关节交锁　trick knee
膝关节结核　tuberculosis of knee
膝关节结核性关节炎　tuberculous arthritis of knee
膝关节结核性滑膜炎　tuberculous synovitis of knee
膝关节镜半月板切除术　arthroscopic meniscectomy of knee
膝关节镜术后　post knee arthroscopy

膝关节髁间棘撕脱骨折　avulsion fracture of intercondylar eminence of knee
膝关节莱姆病性关节炎　arthritis of knee due to Lyme disease
膝关节良性肿瘤　benign tumor of knee　［又称］膝关节良性骨肿瘤△
膝关节瘘　knee fistula
膝关节梅毒性关节炎　syphilitic arthritis of knee
膝关节囊韧带松弛　laxity of capsular ligament of knee
膝关节囊肿　cyst of knee
膝关节内侧半月板损伤　medial meniscus injury of knee
膝关节内侧半月板退变　degeneration of medial meniscus of knee
膝关节内侧副韧带部分断裂　partial rupture of medial collateral ligament of knee
膝关节内侧副韧带扭伤　spain of medial collateral ligament of knee
膝关节内侧副韧带损伤　injury of medial collateral ligament of knee
膝关节内侧副韧带完全断裂　complete rupture of medial collateral ligament of knee
膝关节内外侧半月板损伤　meniscus injury of medial and lateral knee
膝关节内紊乱　internal derangement of knee
膝关节内游离体　loose body in knee
膝关节扭伤　knee joint sprain　［又称］膝关节前交叉韧带部分断裂△
膝关节前十字韧带部分断裂　partial rupture of anterior cruciate ligament of knee　［又称］膝关节前交叉韧带扭伤△
膝关节前十字韧带扭伤　sprain of anterior cruciate ligament of knee　［又称］膝关节前交叉韧带损伤△
膝关节前十字韧带损伤　injury of anterior cruciate ligament of knee　［又称］膝关节前交叉韧带完全断裂△
膝关节前十字韧带完全断裂　complete rupture of anterior cruciate ligament of knee
膝关节强直　ankylosed knee　［又称］膝关节前交叉韧带部分断裂△
膝关节屈曲畸形　flexion deformity of knee
膝关节屈曲挛缩畸形　flexion contracture deformity of knee　［又称］先天性膝关节屈曲畸形△,膝关节屈曲挛缩△
膝关节绒毛结节性滑膜炎　knee joint villous nodular synovitis
膝关节融合术后　after arthrodesis of knee
膝关节软骨撕裂　lesion of knee joint cartilage
膝关节软骨损伤　knee cartilage injury
膝关节软组织损伤　soft tissue injury of knee
膝关节色素沉着绒毛结节性滑膜炎　pigmented villonodular synovitis of knee
膝关节十字韧带断裂　rupture of cruciate ligament of knee
膝关节十字韧带劳损　strain of cruciate ligament of knee
膝关节十字韧带扭伤　sprain of cruciate ligament of knee　［又称］膝关节交叉韧带扭伤△
膝关节十字韧带损伤　injury of cruciate ligament of knee　［又称］膝关节交叉韧带损伤△
膝关节损伤　injury of knee　［又称］多发性膝关节损伤△
膝关节痛　knee joint pain
膝关节痛风性关节炎　gouty arthritis of knee
膝关节退行性病变　degeneration of knee
膝关节脱位　dislocation of knee
膝关节外侧副韧带部分断裂　partial rupture of lateral collateral ligament of knee
膝关节外侧副韧带扭伤　sprain of lateral collateral ligament of knee
膝关节外侧副韧带损伤　injury of lateral collateral ligament of knee
膝关节外侧副韧带完全断裂　complete rupture of lateral collateral ligament of knee
膝关节夏科氏关节　Charcot's arthropathy of knee
膝关节血友病性关节炎　hemophilic arthritis of knee
膝关节游离体　loose body in knee
膝关节增生性关节炎　hypertrophic arthritis of knee　［又称］膝骨关节炎△
膝关节粘连　adhesion of knee
膝关节真菌性关节炎　mycotic arthritis of knee

膝关节置入物　knee implant
膝关节肿物　knee mass
膝关节自发性骨坏死　spontaneous bone necrosis of knee
膝后交叉韧带损伤　knee posterior cruciate ligament injury
膝后外复合体损伤　injury of posterolateral comeplex of knee
膝肌腱末端病　enthesis of knee
膝挤压伤　crush injury of knee
膝开放性损伤　open injury of knee
膝内部紊乱　internal disorder of knee
膝内侧半月板伴副韧带损伤　injury of medial meniscus and collateral ligament of knee
膝内侧半月板伴十字韧带损伤　injury of medial meniscus and cruciate ligament of knee　［又称］膝内侧半月板伴交叉韧带损伤△
膝内侧半月板囊肿　medial meniscus cyst of knee
膝内侧半月板撕裂　tear of medial meniscus of knee
膝内侧半月板损伤　injury of medial meniscus of knee
膝内侧半月板桶柄状撕裂　bucket handle tear of medial meniscus of knee
膝内侧副韧带损伤　knee medial collateral ligament injury
膝内侧盘状半月板　medial discoid meniscus of knee
膝内侧盘状半月板损伤　injury of medial discoid meniscus of knee
膝内翻　genu varum
膝内翻畸形　genu varus deformity　［又称］膝关节内翻畸形△
膝扭伤　sprain of knee joint
膝前交叉韧带损伤　knee anterior cruciate ligament injury
膝前交叉韧带重建　anterior cruciate ligament reconstruction
膝前交叉韧带重建术后　post anterior cruciate ligament reconstruction
膝前内侧旋转不稳定　anteromedial rotatory instability of knee
膝前痛　anterior knee pain
膝韧带囊肿　cyst of knee ligament
膝韧带松弛　laxity of knee ligament
膝痛风性关节炎　knee gouty arthritis
膝外侧半月板伴副韧带损伤　injury of lateral meniscus and collateral ligament of knee　［又称］膝外侧半月板伴交叉韧带损伤△
膝外侧半月板伴十字韧带损伤　injury of lateral meniscus and cruciate ligament of knee　［又称］膝外侧半月板伴交叉韧带损伤△
膝外侧半月板囊肿　lateral meniscus cyst of knee
膝外侧半月板撕裂　lateral meniscus tear of knee
膝外侧半月板损伤　lateral meniscus injury of knee
膝外侧半月板桶柄状撕裂　bucket handle tear of lateral meniscus of knee
膝外侧半月板紊乱　lateral meniscus disorder of knee　［又称］复发性半月板紊乱△
膝外侧盘状半月板　lateral discoid meniscus of knee
膝外侧盘状半月板损伤　lateral discoid meniscus injury of knee
膝外翻畸形　genu valgum　［又称］膝外翻，膝关节外翻畸形△
膝应力骨折　stress fracture of knee
膝与小腿多处骨折　multiple fractures of lower leg and knee
膝与小腿多发损伤　multiple injuries of lower leg and knee
习惯性髌骨脱位　recurrent patellar dislocation
系统性红斑狼疮　systemic lupus erythematosus
系统性硬化病　systemic sclerosis　［又称］系统性硬化症△
细胞型血管纤维瘤　cellular angiofibroma
峡部裂性脊椎滑脱　spondylolysis spondylolishesis
峡部裂性腰椎滑脱症　isthmic lumbar spondylolisthesis
狭窄性腱鞘炎　stenosing tenosynovitis　［又称］腱鞘炎△
下尺桡关节融合　distal radioulnar joint synostosis
下尺桡关节损伤　injury of distal radioulnar joint　［又称］陈旧性下尺桡关节损伤△
下尺桡关节脱位　dislocation of distal radioulnar joint　［又称］尺桡关节脱位△
下颈椎不稳　lower cervical spine instability
下颈椎骨折　lower cervical spine fracture
下颈椎脊髓损伤　lower cervical spinal cord injury
下胫腓联合损伤　lower tibia-fibular syndesmosis injury

下腰椎不稳症　lower lumbar instability
下运动神经元瘫痪　lower motor neuronal paralysis
下肢创伤性切断　traumatic amputation of lower extremity
下肢短小缺陷　reduction defect of lower extremity
下肢多处挤压伤　multiple crush injuries of lower extremity
下肢多处开放性损伤　multiple open injuries of lower extremity
下肢多处扭伤　multiple sprain of lower extremity
下肢多处损伤　multiple injuries of lower extremity
下肢多处脱位　multiple dislocation of lower extremity
下肢骨筋膜室综合征　lower limb osteofascial compartment syndrome
下肢骨折　fracture of lower limb
下肢骨肿瘤　bone tumor of lower limbs
下肢关节和韧带扭伤　joint and ligament sprain of lower limb
下肢关节和韧带损伤　joint and ligament injury of lower limb
下肢关节和韧带脱位　dislocation of joint and ligament of lower limb
下肢肌肥厚　muscle hypertrophy of lower limb
下肢肌腱损伤后遗症　sequelae of injury of tendon of lower limb
下肢肌挛缩　lower limb muscle contracture
下肢肌肉和肌腱扭伤　sprain of muscle and tendon of lower limb
下肢肌肉和肌腱损伤　injury of muscle and tendon of lower limb
下肢肌肉损伤后遗症　sequelae of injury of muscle of lower limbs
下肢肌肉血肿　lower limb muscle hematoma
下肢挤压伤　crush injury of lower extremity
下肢开放性骨折　open fracture of lower limb
下肢开放性损伤　open injury of lower limb
下肢轻瘫　paraparesis　［又称］轻截瘫△
下肢缺如　lower limb absence
下肢神经损伤　lower extremity nerve injury
下肢神经损伤后遗症　sequelae of lower extremity nerve injury
下肢外生骨疣　epostoma of lower limb
下肢先天性完全缺如　congenital complete absence of lower limb
下肢肿胀　lower extremity swelling
夏科氏关节　Charcot's joint　［又称］夏科特关节△
夏科氏足　Charcot's foot
先天肌性斜颈　congenital muscular torticollis
先天性 / 发育性椎管狭窄　congenital/developmental spinal stenosis
先天性半脊椎畸形　congenital hemivertebra
先天性半面萎缩　congenital half-facial atrophy
先天性半椎体畸形　congenital half-vertebra deformity
先天性半椎体畸形　congenital malformation of half-vertebral body
先天性扁平足　congenital flatfoot
先天性髌骨半脱位　congenital patella subluxation
先天性髌骨脱位　congenital patella dislocation
先天性侧弯　congenital scoliosis　［又称］成骨不全△，先天性脊柱侧凸△，先天性脊柱侧弯△
先天性尺骨假关节　congenital pseudarthrosis of ulnar　［又称］先天性尺骨假性骨关节病△
先天性尺桡骨融合　congenital fusion of ulnar and radial
先天性耻骨分离　congenital separation of pubic bone
先天性杵状指　congenital acropachy
先天性垂直距骨　congenital vertical talus
先天性单侧髋关节脱位　congenital unilateral dislocation of hip
先天性单侧上肢肥大症　congenital hypertrophy of unilateral upper limb　［又称］上肢肥大综合征△
先天性单侧下肢肥大症　congenital hypertrophy of unilateral lower limb
先天性单侧下肢完全缺如　congenital complete absence of unilateral lower limb
先天性骶尾椎畸形　congenital sacrococcygeal deformity
先天性骶椎关节突畸形　congenital facet joint deformity of sacrum
先天性骶椎椎体畸形　congenital sacral vertebral deformity
先天性短股骨　congenital short femur
先天性短股骨综合征　congenital short femur syndrome

先天性短颈综合征　congenital short neck syndrome, Klippel-Feil syndrome　［又称］克利佩尔 - 费尔综合征△, Klippel-Feilr 综合征△

先天性短下肢　congenital short leg

先天性多发关节挛缩症　congenital multiple arthrogryposis　［又称］多发关节挛缩症△

先天性多发畸形　congenital multiple malformation

先天性多发性骨骺发育不良　congenital multiple epiphyseal dysplasia　［又称］多发性骨骺发育不良△

先天性多发性骨软骨瘤　congenital multiple osteochondroma　［又称］多发性骨软骨瘤△

先天性多发性关节挛缩　congenital multiple arthrogryposis

先天性多指　congenital polydactyly

先天性腓骨假关节　congenital pseudarthrosis of fibula　［又称］先天性腓骨假关节病△

先天性腓骨结构不良　congenital fibrous dysplasia of fibula

先天性腓骨缺失　congenital absence of fibula　［又称］先天性腓骨缺损症△

先天性分裂足　congenital cleft foot

先天性感觉神经病　congenial sensory neuropathy

先天性高位肩胛症　congenital high scapula, high scapula, congenital sprengel deformity　［又称］高位肩胛△, 高肩胛畸形△

先天性跟腱短缩　congenital short Achilles tendon

先天性弓形股骨　congenital bowing femur

先天性弓形腿　congenital bowing leg

先天性股骨短缩畸形　congenital shortening deformity of femur

先天性股骨发育不良　congenital dysplasia of femur

先天性股骨近端局灶性缺损　congenital focal defect of proximal femur

先天性股骨颈纤维结构不良　congenital fibrous dysplasia of femoral neck

先天性股骨头缺如　congenital absence of femoral head　［又称］骨形成不全症△, 脆骨病△, 先天性成骨不全△, 先天性骨脆症△

先天性关节畸形　congenital articular malformation

先天性和发育性髋关节发育不良　congenital and developmental dysplasia of hip　［又称］髋关节发育不良△

先天性和发育性髋内翻　congenital and developmental coxa vara

先天性踝关节畸形　congenital deformity of ankle

先天性踝关节球窝关节　congenital ball and socket ankle

先天性寰枢关节融合　congenital atlantoaxial joint fusion

先天性寰枢椎畸形　congenital atlantoaxial deformity

先天性寰枕关节融合　congenital atlantooccipital fusion

先天性寰枕关节脱位　congenital atlantooccipital dislocation

先天性寰枕畸形　congenital atlantooccipital deformity　［又称］先天性寰枕融合△

先天性肌强直　congenital myotonia

先天性肌萎缩　amyotrophia congenita

先天性鸡胸　congenital pigeon chest

先天性脊柱侧凸　congenital scoliosis　［又称］先天性侧弯△, 先天性脊柱侧弯△, 先天性脊柱侧凸畸形△

先天性脊柱后凸侧弯　congenital kyphoscoliosis　［又称］先天性脊柱侧后凸△

先天性脊柱后凸畸形　congenital kyphosis　［又称］先天性脊柱后凸△

先天性脊柱畸形　congenital spine malformation

先天性脊柱前凸　congenital lordosis

先天性脊柱融合　congenital fusion of spine

先天性脊柱异常　congenital anomaly of spine

先天性脊椎滑脱　congenital spondylolisthesis

先天性脊椎缺失　congenital absence of vertebra

先天性绞窄环综合征　congenital constriction band syndrome

先天性进行性骨化性肌炎　congenital progressive myositis ossificans

先天性颈肋畸形　congenital cervical rib deformity

先天性颈椎扁平椎畸形　congenital vertebra plana deformity of cervical spine

先天性颈椎蝶形椎畸形　congenital butterfly vertebral deformity of cervical spine

先天性颈椎关节突畸形　congenital facet joint deformity of cervical spine

先天性颈椎畸形　congenital cervical spine deformity

先天性颈椎椎板畸形　congenital lamina deformity of cervical spine

先天性颈椎椎体畸形　congenital vertebral deformity of cervical spine

先天性胫骨弓形弯曲　congenital bowing of tibia

先天性胫骨假关节　congenital pseudarthrosis of tibia

先天性胫骨缺失　congenital absence of tibia

先天性胫骨缺损症　congenital defect of tibia

先天性胫骨弯曲　congenital tibial flexure

先天性胫骨纤维结构不良　congenital fibrous dysplasia of tibia

先天性巨趾　congenital macrodactylia

先天性髋关节半脱位　congenital subluxation of hip, congenital subluxation of hip joint　［又称］先天性髋脱位△

先天性髋关节发育不良　congenital dysplasia of hip　［又称］髋关节发育不良△, 先天性髋关节发育不良△

先天性髋关节滑膜骨软骨瘤病　congenital synovial chondromatosis of hip joint

先天性髋关节脱位　congenital dislocation of hip, congenital dislocation of hip joint　［又称］先天性髋关节脱臼△　［曾称］先天性髋关节脱臼﹡

先天性髋内翻　congenital coxa vara

先天性髋外翻　congenital coxa valga

先天性漏斗胸　congenital funnel chest

先天性马蹄内翻足　congenital talipes equinovarus, congenital clubfoot varus　［又称］畸形足△, 内翻足△

先天性马蹄外翻足　congenital talipes equinovalgus

先天性马蹄足　congenital talipes equinus

先天性弥漫性纤维性骨炎　congenital diffuse fibrous osteitis

先天性踇内翻　congenital hallux varus

先天性踇外翻　congenital hallux valgus

先天性囊性肺　congenital cystic lung

先天性内翻足　congenital inversion foot　［又称］后足内翻△

先天性盘状半月板　congenital discoid meniscus　［又称］盘状软骨△

先天性桡骨假关节　congenital pseudarthrosis of radius

先天性桡骨头脱位　congenital dislocation of radial head　［又称］新生儿桡骨头脱位△

先天性上肢畸形　congenital upper limb/extremity deformity

先天性手畸形　congenital hand deformity

先天性束带综合征　congenital constricting band syndrome

先天性缩窄环综合征　congenital ring constriction syndrome

先天性锁骨假关节　congenital pseudoarthrosis of clavicle　［又称］先天性锁骨假性关节病△

先天性痛觉缺失　congenital insensitivity to pain

先天性外生骨疣　congenital exogenous bone warts

先天性尾椎畸形　congenital coccygeal spine deformity

先天性无痛症　congenital analgesia, congenital absence of pain

先天性无肢　congenital amelia

先天性无趾　congenital adactyly

先天性膝关节发育不良　congenital dysplasia of knee

先天性膝关节滑膜骨软骨瘤病　congenital synovial chondromatosis of knee

先天性膝关节畸形　congenital deformity of knee

先天性膝关节脱位　congenital dislocation of knee

先天性膝内翻　congenital genu varum

先天性膝外翻　congenital genu valgus

先天性狭窄性腱鞘炎　congenital stenosis tenosynovitis

先天性下肢骨假关节　congenital pseudo joint of lower limb bone

先天性下肢畸形　congenital deformity of lower limb

先天性小趾内翻　congenital digitus minimus varus, congenital varus fifth toe

先天性斜颈　congenital torticollis

先天性胸椎半椎体畸形　congenital hemivertebral deformity of thoracic spine

先天性胸椎扁平椎畸形　congenital vertebra plana deformity of thoracic spine

先天性胸椎蝶形椎畸形　congenital butterfly vertebral deformity of thoracic spine

先天性胸椎关节突畸形　congenital facet joint deformity of thoracic spine

先天性胸椎融合畸形　congenital fusion of thoracic spine

先天性胸椎椎板畸形　congenital lamina deformity of thoracic spine

先天性胸椎椎体畸形　congenital thoracic spine deformity

先天性仰趾足　congenital talipes calcaneus

先天性腰骶区椎骨脱离　congenital spondylolysis of lumbosacral region

先天性腰椎半椎体畸形　congenital hemivertebral deformity of lumbar spine

先天性腰椎蝶形椎畸形　congenital butterfly vertebral deformity of lumbar spine

先天性腰椎关节突畸形　congenital facet joint deformity of lumbar spine

先天性腰椎融合畸形　congenital fusion of lumbar spine

先天性腰椎椎板畸形　congenital lamina deformity of lumbar spine

先天性腰椎椎体畸形　congenital lumbar spine deformity

先天性肢体缺如　congenital limb deficiency　［又称］遗传性肢体缺损△

先天性跖内收　congenital metatarsus adductus

先天性趾缺失　congenital absence of toe

先天性趾融合　congenital fusion of toe

先天性肘关节脱位　congenital dislocation of elbow

先天性肘内翻　congenital cubitus varus

先天性肘外翻　congenital cubitus valgus

先天性椎体畸形　congenital vertebral deformity

先天性姿势性脊柱前凸　congenital postural lordosis

先天性籽骨缺如　congenital absence of sesamoid

先天性足副舟骨　congenital accessory navicular bone　［又称］副舟骨△

先天性足畸形　congenital deformity of foot

纤维肌痛症　fibromyalgia

纤维结缔组织炎　fibrous connective tissue inflammation

纤维瘤病　fibromatosis, fibrous tumor

纤维肉瘤　fibrosarcoma

纤维肉瘤样隆凸性皮肤纤维肉瘤　fibrosarcomatous dermatofibrosarcoma protuberans

纤维性班卡特损伤　fibrous Bankart lesion

纤维性强直　fibrous ankylosis

纤维织炎　fibrofascitis

显微镜下多脉管炎　microscopic multiple vasculitis　［又称］显性脊椎裂△

显性脊柱裂　spina bifida manifesta　［又称］颈部显性脊柱裂△

腺泡状横纹肌肉瘤　alveolar rhabdomyosarcoma

腺泡状肉瘤　alveolar sarcoma

项韧带肥厚　hypertrophy of nuchal ligament, nuchal ligament hypertrophy

项型纤维瘤　nuchal type fibroma　［又称］纤维瘤△

小粗隆骨折　fracture of lesser trochanter　［又称］股骨小转子骨折△

小多角骨骨折　trapezoid fracture

小多角骨脱位　trapezoid dislocation

小骨巨细胞病变　giant cell lesion of small bone

小球队员肘　little leaguer's elbow

小腿大隐静脉损伤　crus great saphenous vein injury　［又称］小腿水平的大隐静脉损伤△

小腿多处骨折　multiple fractures of calf

小腿多处肌肉和肌腱损伤　multiple muscle and tendon injuries of calf　［又称］小腿软组织损伤△

小腿多处开放性损伤　multiple open injuries of calf

小腿多处损伤　multiple injuries of calf

小腿多神经损伤　multiple nerve injuries of calf　［又称］小腿水平的多神经损伤△

小腿多血管损伤　multiple vascular injuries of calf　［又称］小腿水平的多处血管损伤△

小腿骨筋膜间室综合征　osteofascial compartment syndrome of calf

小腿骨折　fracture of calf

小腿骨折延迟愈合　delayed union of lower extremity fracture

小腿和足先天性缺如　congenital absence of both lower leg and foot　［又称］先天性小腿和足缺失△

小腿后部肌群肌肉和肌腱损伤　muscle groups and tendons injuries in posterior calf

小腿挤压伤　crush injury of calf

小腿开放性损伤　open injury of calf

小腿开放性损伤伴骨折　open injury of calf with fracture

小腿开放性损伤伴脱位　open injury of calf with dislocation

小腿前部肌群肌肉和肌腱损伤　muscle groups and tendosns injuries in anterior calf

小腿切断　calf cut　［又称］小腿离断伤△

小腿神经损伤　calf nerve injury

小腿水平的腓神经损伤　injury of peroneal nerve at lower leg level

小腿水平的胫神经损伤　injury of tibial nerve at lower leg level

小腿水平的皮感觉神经损伤　injury of cutaneous sensory nerve at lower leg level

小腿撕脱伤　avulsion injury of calf

小腿损伤　calf injury

小腿小隐静脉损伤　calf small saphenous vein injury　［又称］小腿水平的小隐静脉损伤△

小腿血管损伤　calf vascular injury, injury of unspecified blood vessel at lower leg level

小细胞骨肉瘤　small cell osteosarcoma

小指伸肌肌腱炎　tendonitis of extensor digiti minimi tendon

小趾囊炎　lesser toe bursitis

小趾内翻　bunionette

小趾骑跨　overlapping deformity of fifth toe

楔间骨　os intercuneiform

楔形骨折　wedge fracture

胁腹开放性损伤　open injury of flank

斜颈　torticollis, wryneck, wry neck　［又称］颈粘连△, 斜颈畸形△

斜形骨折　oblique fracture

心手综合征　Holt-Oram syndrome

新生儿骨折　fracture of newborn

新生儿急性化脓性骨髓炎　neonatal acute pyogenic osteomyelitis　［又称］新生儿急性骨髓炎△

新生儿急性化脓性关节炎　neonatal acute purulent arthritis

新生儿面神经麻痹　neonatal facial nerve paralysis

行走困难　ambulation difficulty

胸伴腹和下背及骨盆及四肢挤压伤　crush injury involving thorax with abdomen, lower back pelvis and limbs

胸伴腹和下背及骨盆开放性损伤　open injury involving thorax with abdomen, lower back and pelvis　［又称］腹部、下背和骨盆损伤△

胸伴下背及骨盆扭伤　sprain of thorax, lower back and pelvis

胸伴下背及骨盆损伤　injury of thorax, lower back and pelvis

胸伴下背及骨盆脱位　dislocation of thorax, lower back and pelvis

胸闭合性骨折伴脊髓损伤　closed fracture of thoracic region with spinal cord injury　［又称］胸椎骨折伴脊髓损伤△

胸部脊髓水肿　thoracic spinal cord edema

胸部脊髓震荡　concussion of thoracic spinal cord　［又称］胸部脊髓震荡和水肿△

胸部脊髓中央损伤综合征　thoracic central cord syndrome

胸部开放性骨折伴脊髓损伤　open fracture of thoracic region with spinal cord injury　［又称］胸椎开放骨折合并脊体损伤△

胸部周围神经损伤　chest peripheral nerve injury

胸大肌结核　tuberculosis of pectoralis major

胸大肌缺损并指综合征　Poland syndrome　［又称］波伦综合征△, Poland 综合征△

胸段背痛　back pain

胸骨和肋骨恶性骨肿瘤　malignant tumor of sternum and rib
胸骨和肋骨交界性骨肿瘤　borderline tumor of sternum and rib
胸骨和锁骨恶性骨肿瘤　malignant tumor of sternum and clavicle
胸骨和锁骨交界性骨肿瘤　borderline tumor of sternum and clavicle
胸骨交界性骨肿瘤　borderline tumor of sternum
胸骨良性骨肿瘤　benign tumor of sternum
胸后纵韧带骨化　thoracic ossification of posterior longitudinal ligament
胸脊神经根损伤　thoracic spinal nerve root injury
胸脊髓后柱综合征　thoracic spinal cord posterior column syndrome
胸脊髓前索综合征　thoracic spinal cord anterior cord syndrome
胸脊髓损伤　thoracic spinal cord injury
胸脊髓完全损伤　complete thoracic spinal cord injury
胸廓出口综合征　thoracic outlet syndrome
胸廓发育不良综合征　thoracic insufficiency syndrome, TIS　［又称］脑 - 面 - 胸廓发育不良△
胸膜异常　anomaly of pleura
胸内器官伴有腹内和盆腔内器官的损伤　injury of intrathoracic organ with intraabdominal and pelvic organ
胸腔脏器损伤　thoracic cavity viscera injury
胸锁关节滑膜破裂　synovial rupture of sternoclavicular joint
胸锁关节炎　arthritis of sternoclavicular joint
胸腰段骨折　thoracolumbar fracture
胸腰椎和骨盆及四肢骨折　fracture involving thoracolumbar spine and pelvis with limbs
胸腰椎间盘脱出症　thoracolumbar disc prolapse
胸腰椎脱位 $T_{12}/L_1$　thoracolumbar dislocation $T_{12}/L_1$
胸源性脊柱侧凸　thoracogenic scoliosis
胸椎 Chance 骨折　Chance fracture of thoracic spine
胸椎闭合性脱位　closed dislocation of dorsal vertebra, closed dislocation of thoracic vertebra
胸椎不稳定　thoracic instability
胸椎陈旧性骨折　old thoracic fracture
胸椎多发骨折　multiple fractures of thoracic spine
胸椎多节段恶性骨肿瘤　multi segments malignant tumor of thoracic spine
胸椎多节段交界性骨肿瘤　multi segments borderline tumor of thoracic spine
胸椎恶性肿瘤　malignant tumor of thoracic spine
胸椎附件恶性骨肿瘤　malignant tumor of thoracic vertebral appendix
胸椎附件交界性骨肿瘤　borderline tumor of thoracic vertebral appendix
胸椎附件良性骨肿瘤　benign tumor of thoracic vertebral appendix
胸椎感染　infection of thoracic vertebra
胸椎骨髓炎　thoracic osteomyelitis
胸椎骨折　fracture of thoracic vertebrae
胸椎骨折 $T_1/T_2$　fracture of thoracic vertebrae $T_1/T_2$
胸椎骨折 $T_3/T_4$　fracture of thoracic vertebrae $T_3/T_4$
胸椎骨折 $T_5/T_6$　fracture of thoracic vertebrae $T_5/T_6$
胸椎骨折 $T_7/T_8$　fracture of thoracic vertebrae $T_7/T_8$
胸椎骨折 $T_9/T_{10}$　fracture of thoracic vertebrae $T_9/T_{10}$
胸椎骨折 $T_{11}/T_{12}$　fracture of thoracic vertebrae $T_{11}/T_{12}$
胸椎关节强直　thoracic ankylosis
胸椎关节炎　thoracic arthritis
胸椎管狭窄症　thoracic spinal stenosis, TSS
胸椎横突骨折　thoracic vertebra transverse process fracture
胸椎后凸畸形　thoracic spine kyphotic deformity　［又称］先天性胸椎畸形△
胸椎后纵韧带骨化症　thoracic ossification of posterior longitudinal ligament, TOPLL
胸椎黄韧带骨化　thoracic ossification of ligamenta flava
胸椎肌腱末端病　thoracic enthesis
胸椎棘突骨折　thoracic spinous process fracture
胸椎棘突吻合　anastomosis of thoracic spinous process
胸椎间盘钙化　thoracic intervertebral disc calcification
胸椎间盘感染　thoracic intervertebral disc infection　［又称］化脓性胸椎间盘感染△

胸椎间盘囊肿　thoracic intervertebral disc cyst
胸椎间盘突出症　thoracic intervertebral disc herniation　［又称］胸椎椎间盘突出△
胸椎间盘脱出　thoracic intervertebral disc prolapse
胸椎结核　thoracic vertebra tuberculosis
胸椎开放骨折合并脊髓损伤　open fracture of thoracic region with spinal cord injury
胸椎开放性脱位　open dislocation of thoracic vertebra
胸椎良性肿瘤　thoracic vertebra benign tumor
胸椎脓肿　thoracic vertebral abscess
胸椎前移　thoracic vertebra spondylolisthesis　［又称］先天性脊椎前移症△
胸椎退行性病变　thoracic vertebra degenerative disease　［又称］胸椎退行性变△
胸椎脱位　dislocation of thoracic vertebra　［又称］胸椎骨折脱位△
胸椎脱位 $T_1/T_2$　dislocation of thoracic vertebra $T_1/T_2$
胸椎脱位 $T_2/T_3$　dislocation of thoracic vertebra $T_2/T_3$
胸椎脱位 $T_3/T_4$　dislocation of thoracic vertebra $T_3/T_4$
胸椎脱位 $T_4/T_5$　dislocation of thoracic vertebra $T_4/T_5$
胸椎脱位 $T_5/T_6$　dislocation of thoracic vertebra $T_5/T_6$
胸椎脱位 $T_6/T_7$　dislocation of thoracic vertebra $T_6/T_7$
胸椎脱位 $T_7/T_8$　dislocation of thoracic vertebra $T_7/T_8$
胸椎脱位 $T_8/T_9$　dislocation of thoracic vertebra $T_8/T_9$
胸椎脱位 $T_9/T_{10}$　dislocation of thoracic vertebra $T_9/T_{10}$
胸椎脱位 $T_{10}/T_{11}$　dislocation of thoracic vertebra $T_{10}/T_{11}$
胸椎脱位 $T_{11}/T_{12}$　dislocation of thoracic vertebra $T_{11}/T_{12}$
胸椎峡部骨折　pars interarticularis fracture of thoracic spine
胸椎压缩性骨折　vertebral compression fracture of thoracic spine　［又称］胸椎椎体压缩骨折△
胸椎椎板骨折　lamina fracture of thoracic spine
胸椎椎弓根骨折　fracture of thoracic vertebral pedicle
胸椎椎管狭窄症　thoracic spinal stenosis
胸椎椎间盘炎　thoracic discitis
胸椎椎体爆裂骨折　vertebral burst fracture of thoracic spine　［又称］胸椎爆裂性骨折△
胸椎椎体恶性骨肿瘤　malignant tumor of thoracic vertebral body
胸椎椎体和附件恶性骨肿瘤　malignant tumor of thoracic vertebrae
胸椎椎体和附件交界性骨肿瘤　borderline tumor of thoracic vertebrae
胸椎椎体和附件良性骨肿瘤　benign tumor of thoracic vertebrae
胸椎椎体后缘骨内软骨结节　thoracic posterior marginal cartilaginous node, TPMN
胸椎椎体交界性骨肿瘤　borderline tumor of thoracic vertebral body
胸椎椎体良性骨肿瘤　benign tumor of thoracic vertebral body
休门病　Scheuermann disease
袖管骨折　sleeve fracture
许莫结节　Schmorl's nodules
旋后肌综合征　supinator syndrome
血管性间歇性跛行　vascular intermittent claudication
血红蛋白病性骨坏死　osteonecrosis due to haemoglobinopathy
血清反应阳性的类风湿性关节炎　rheumatoid arthritis with positive serum reaction　［又称］血清阳性的类风湿关节炎△
血清反应阴性幼年型多关节炎　polyarticular juvenile arthritis with negative serum reaction
血清性关节炎　serum arthritis　［又称］血清反应阴性关节炎△, 血清阳性的类风湿性关节炎△
血清阴性脊柱关节病　seronegative spondyloanthropathy
血小板减少无桡骨综合征　thrombocytopenia and absent radius syndrome
血友病性关节病　hemophilic arthritis
血源性跟骨骨髓炎　hematogenous calcaneal osteomyelitis
血源性椎间隙感染　blood-derived infection of intervertebral space
压迫性脊髓症　compression myelopathy
压迫性跖痛症　compression plantar pain　［又称］跖痛症△
压缩骨折　compression fracture, crush fracture
亚急性骨髓炎　subacute osteomyelitis

亚急性脊髓损伤　subacute spinal cord injury

亚-莱综合征　Jarcho-Levin syndrome　［又称］Jarcho-Levin 综合征△,脊柱胸廓发育不全症△

严重骨质疏松伴骨痛　severe osteoporosis with ostealgia

炎性多关节病　inflammatory polyarthropathy

炎性关节病　inflammatory arthritis

炎性肌病　inflammatory myopathy

炎性肌成纤维细胞瘤　inflammatory myofibroblastic tumor　［又称］炎性肌纤维细胞瘤△

炎性脊柱关节病　inflammatory spondyloarthropathy　［又称］炎性肠病性脊柱关节病△

炎性肉芽肿　inflammatory granuloma

仰趾足　claw toe　［又称］外翻趾△,爪形趾△,仰趾畸形△

腰背部软组织挫伤　lumbar soft tissue contusion

腰背肌肉扭伤　lumbar muscle sprain

腰背筋膜炎　low back fasciitis

腰背痛　low back pain

腰部肌腱损伤　tendon injury of lower back

腰部肌肉损伤　muscle injury of lower back

腰部挤压伤　crush injury of lower back

腰部脊髓不完全性损伤　incomplete lumbar spinal cord injury

腰部脊髓功能损伤 $L_1$　lumbar spinal cord injury $L_1$

腰部脊髓功能损伤 $L_2$　lumbar spinal cord injury $L_2$

腰部脊髓功能损伤 $L_3$　lumbar spinal cord injury $L_3$

腰部脊髓功能损伤 $L_4$　lumbar spinal cord injury $L_4$

腰部脊髓功能损伤 $L_5$　lumbar spinal cord injury $L_5$

腰部脊髓水肿　lumbar spinal cord edema

腰部脊髓损伤　lumbar spinal cord injury　［又称］腰部脊髓功能损伤△

腰部脊髓完全性损伤　complete lumbar spinal cord injury

腰部脊髓震荡　concussion of lumbar spinal cord

腰部开放性损伤　open injury of lower back

腰部开放性损伤伴骨折　open injury with fracture of lower back

腰部开放性损伤伴脱位　open injury with dislocation of lower back

腰部扭伤　sprain of lumbar joint and ligament

腰部切断　lower back cut off

腰部痛　low back pain

腰部血管损伤　lower dorsal vascular injury

腰骶丛神经损伤　lumbosacral plexus injury

腰骶丛损伤　injury of lumbosacral plexus

腰骶发育不全　lumbosacral agenesis　［又称］腰骶椎发育不全△

腰骶关节炎　lumbar and sacral arthritis　［又称］腰骶关节炎△

腰骶神经根病　lumbosacral radiculopathy

腰骶神经根囊肿　lumbosacral nerve root cyst

腰骶神经根痛　lumbosacral nerve root pain

腰骶神经根炎　lumbosacral radiculitis

腰骶椎间盘脱出症　lumbosacral disc prolapse

腰骶椎隐裂　lumbosacral spina bifida occulta　［又称］腰段脊柱裂△,低段脊柱裂△,隐性脊柱裂△

腰和骶椎骨关节炎　lumbar and sacral osteoarthritis　［又称］腰椎关节突关节骨性关节炎△

腰肌劳损　lumbar muscle strain

腰肋椎综合征　lumbocostovertebral syndrome

腰扭伤　lumbar sprain

腰膨大　intumescentia lumbalis

腰三横突综合征　third lumbar transverse process syndrome

腰痛　osphyalgia

腰痛伴坐骨神经痛　low back pain with sciatica

腰腿痛　lumbago and scelalgia

腰椎 Chance 骨折　Chance fracture of lumbar spine

腰椎 Modic 改变　lumbar Modic change

腰椎爆裂性骨折　lumbar spine bursting fracture

腰椎闭合性脱位　closed dislocation of lumbar vertebra　［又称］腰椎和骨盆脱位△

腰椎不稳定　lumbar spinal instability

腰椎侧弯　lumbar scoliosis　［又称］脊柱侧弯△

腰椎陈旧性骨折　old lumbar fracture

腰椎创伤性滑脱　traumatic spondylolisthesis of lumbar spine　［又称］创伤性腰椎滑脱△

腰椎骶化　lumbar sacralization

腰椎多发性骨折　multiple lumbar fractures　［又称］腰椎多发骨折△

腰椎多节段恶性骨肿瘤　multi segments malignant tumor of lumbar spine

腰椎多节段交界性骨肿瘤　multi segments borderline tumor of lumbar spine

腰椎发育不全　hypoplasia of lumbar spine

腰椎附件恶性骨肿瘤　malignant tumor of lumbar vertebral appendix

腰椎附件交界性骨肿瘤　borderline tumor of lumbar vertebral appendix

腰椎附件良性骨肿瘤　benign tumor of lumbar vertebral appendix

腰椎骨关节炎　osteoarthrosis of lumber spine　［又称］腰椎关节突关节骨性关节炎△

腰椎骨髓炎　lumbar osteomyelitis

腰椎骨脱离　lumbar spondylolysis

腰椎骨折　lumbar fracture　［又称］腰椎椎体骨折△

腰椎骨折 $L_1$　lumbar fracture $L_1$

腰椎骨折 $L_2$　lumbar fracture $L_2$

腰椎骨折 $L_3$　lumbar fracture $L_3$

腰椎骨折 $L_4$　lumbar fracture $L_4$

腰椎骨折 $L_5$　lumbar fracture $L_5$

腰椎骨折伴脊髓损伤　lumbar spine fracture associated with spinal cord injury

腰椎骨折伴神经根损伤　lumbar spine fracture associated with nerve root injury

腰椎骨折伴圆锥损伤　lumbar spine fracture associated with conus medullaris injury

腰椎骨折完全性脱位伴短缩　complete dislocation and shortening of lumbar spine

腰椎关节强硬　lumbar spondylosis

腰椎关节突关节囊肿　lumbar facet joint cyst

腰椎关节突综合征　lumbar facet syndrome　［又称］腰椎关节突关节骨性关节炎△

腰椎管狭窄症　lumbar spinal stenosis　［又称］发育性腰椎管狭窄症△

腰椎和骨盆多发性骨折　lumbar and pelvis multiple fractures

腰椎横突骨折　transverse process fracture of lumbar spine

腰椎横突综合征　lumbar transverse process syndrome

腰椎后方韧带复合体损伤　posterior ligamentous complex injury of lumbar spine

腰椎后凸畸形　lumbar kyphosis　［又称］先天性腰椎畸形△

腰椎后纵韧带骨化　lumbar posterior longitudinal ligament ossification

腰椎滑脱症　lumbar spondylolisthesis　［又称］腰椎前移△

腰椎滑脱症Ⅰ度　grade Ⅰ lumbar spondylolisthesis

腰椎滑脱症Ⅱ度　grade Ⅱ lumbar spondylolisthesis

腰椎滑脱症Ⅲ度　grade Ⅲ lumbar spondylolisthesis

腰椎滑脱症Ⅳ度　grade Ⅳ lumbar spondylolisthesis

腰椎黄韧带骨化症　lumbar ligamentum flavum ossification

腰椎肌腱末端病　lumbar enthesis

腰椎棘突骨折　fracture of lumbar spinous process

腰椎棘突吻合　anastomosis of lumbar spinous process

腰椎间盘创伤性破裂　traumatic rupture of lumbar intervertebral disc

腰椎间盘创伤性退变　traumatic degeneration of lumbar intervertebral disc

腰椎间盘钙化　lumbar intervertebral disc calcification　［又称］腰椎间盘突出并钙化△

腰椎间盘感染　lumbar intervertebral disc infection　［又称］化脓性腰椎间盘感染△

腰椎间盘囊肿　lumbar intervertebral disc cyst

腰椎间盘突出　lumbar intervertebral disc herniation　［又称］急性腰椎间盘突出△

腰椎间盘脱出症　lumbar intervertebral disc prolapse

腰椎间盘炎　lumbar discitis

腰椎间盘移位　lumbar intervertebral disc displacement

腰椎间盘源性腰痛　discogenic low back pain
腰椎结核　lumbar spine tuberculosis
腰椎开放性脱位　open dislocation of lumbar spine　［又称］腰椎骨折脱位△
腰椎扭伤和劳损　sprain and strain of lumbar spine
腰椎脓肿　lumbar vertebral abscess
腰椎软骨板破裂症　lumbar cartilage plate rupture
腰椎手术失败综合征　failed back surgery syndrome，FBSS
腰椎体骨折　lumbar vertebral body fracture
腰椎体压缩性骨折　compressive fracture of lumbar vertebral body
腰椎退变性侧后凸畸形　degenerative kyphoscoliosis of lumbar spine
腰椎退变性侧凸　degenerative scoliosis of lumbar spine
腰椎退行性病变　degenerated lumbar disorder　［又称］退行性腰椎滑脱症△，腰椎退行性改变△
腰椎脱位　lumbar spondylolisthesis　［又称］腰椎骨折脱位△，腰椎滑脱症△
腰椎脱位 L₁/L₂　lumbar spondylolisthesis L₁/L₂
腰椎脱位 L₂/L₃　lumbar spondylolisthesis L₂/L₃
腰椎脱位 L₃/L₄　lumbar spondylolisthesis L₃/L₄
腰椎脱位 L₄/L₅　lumbar spondylolisthesis L₄/L₅
腰椎峡部骨折　pars interarticularis fracture of lumbar spine
腰椎峡部裂　lumbar spondylolysis
腰椎狭部裂　spondylysis isthmus of lumbar spine
腰椎先天性滑脱　congenital lumbar spondylolisthesis
腰椎先天性峡部裂　congenital lumbar spondylolysis
腰椎小关节紊乱　lumbar small joint disturbance　［又称］腰椎小关节紊乱综合征△
腰椎血管瘤　angioma of lumbar spine
腰椎压缩性骨折　compression fracture of lumbar vertebra　［又称］腰椎椎体压缩骨折△，腰椎椎体压缩性骨折△
腰椎占位性病变　lumbar mass
腰椎椎板骨折　lamina fracture of lumbar spine
腰椎椎体爆裂骨折　burst fracture of lumbar spine
腰椎椎体恶性骨肿瘤　malignant tumor of lumbar vertebrae
腰椎椎体和附件恶性骨肿瘤　malignant tumor of lumbar vertebrae and appendages
腰椎椎体和附件交界性骨肿瘤　borderline tumor of lumbar vertebrae and appendages
腰椎椎体和附件良性骨肿瘤　benign tumor of lumbar vertebrae and appendages
腰椎椎体后缘骺环离断症　posterior bony edge separation of lumbar vertebrae epiphysis　［又称］腰椎椎体后缘离断△
腰椎椎体交界性骨肿瘤　borderline tumor of lumbar vertebrae
腰椎椎体良性骨肿瘤　benign tumor of lumbar vertebrae
摇动婴儿综合征　shake baby syndrome
摇椅足　rocker-bottom foot
药物性成人骨软化症　adult drug-induced osteomalacia
药物性肱骨头坏死　drug-induced necrosis of humeral head
药物性股骨坏死　drug-induced femoral necrosis　［又称］药物性股骨头坏死△
药物性骨坏死　drug-induced bone necrosis
药物性骨质疏松伴病理性骨折　drug-induced osteoporosis with pathological fracture
药物诱发性骨质疏松　drug-induced osteoporosis　［又称］药物性骨质疏松症△
腋动脉损伤　axillary artery injury
腋或肱静脉损伤　injury of axillary or brachial vein
腋神经损伤　axillary nerve injury
腋神经损伤后遗症　sequelae of injury of axillary nerve
一过性滑膜炎　transient synovitis
医源性骨折　iatrogenic fracture
医源性颈椎管狭窄　iatrogenic spinal stenosis
移位　displacement
遗传性多发性骨软骨瘤　hereditary multiple exostoses　［又称］多发

性骨软骨瘤
遗传性多神经炎性运动失调　heredopathia atactica polyneuritiformis，Refsum disease
遗传性运动感觉神经病　hereditary motor-sensory neuropathy，HMSN　［又称］沙尔科 - 马里 - 图思病△
遗留的半月板　remnant of meniscus
异常神经支配　anomalous innervation
异位骨化　heterotopic ossification
异位脑膜瘤　ectopic meningioma
异位性错构瘤性胸腺瘤　ectopic hamartomatous thymoma
异物存留　foreign body
翼状韧带损伤　alar ligament injury
癔症性侧凸　hysterical scoliosis
银屑病性关节炎　psoriatic arthritis　［又称］银屑病关节炎△
银屑病性幼年型关节炎　psoriatic juvenile arthritis　［又称］幼年型银屑病性关节炎△
隐匿性骨折　occult fracture　［又称］隐形骨折△，不显骨折△
隐神经卡压　saphenous nerve entrapment
隐神经损伤　saphenous nerve injury
隐形脊柱裂　occult spinal bifida　［又称］隐性脊椎裂△
应激性髋　stress hip
应力性骨折　stress fracture
婴儿骨皮质增生症　infantile cortical hyperostosis，Caffey's disease
婴儿手指纤维瘤　infantile digital fibroma
婴儿纤维性错构瘤　fibrous hamartoma of infancy
婴儿型纤维肉瘤　infantile fibrosarcoma
婴幼儿特发性脊柱侧凸　infantile idiopathic scoliosis　［又称］婴幼儿特发性脊柱侧弯△
婴幼儿型骨髓炎　infantile osteomyelitis　［又称］婴幼儿上颌骨骨髓炎△
鹰嘴滑囊炎　olecranon bursitis　［又称］尺骨鹰嘴滑囊炎△
营养不良性成人骨软化　malnutritional adult osteomalacia　［又称］营养不良性成人骨软化症△
营养性佝偻病　nutritional rickets
硬化型骨髓炎　sclerotic osteomyelitis，Garré osteomyelitis　［又称］加雷骨髓炎△
硬化性筋膜炎　sclerotic fascitis
硬化性上皮样纤维肉瘤　sclerotic epithelioid fibrosarcoma
硬化性纤维母细胞瘤　desmoplastic fibroblastoma
硬鸡眼　hard clavus
硬脊膜破裂　rupture of spinal dura mater
硬膜内型腰椎间盘突出症　intradural lumbar disc herniation　［又称］腰椎间盘突出症△
硬膜外纤维化　epidural fibrosis
硬脑膜炎　pachymeningitis
硬性平足症　stiff pes planus　［又称］僵硬性平足△
尤文肉瘤　Ewing sarcoma
由于以前创伤引起的骨坏死　bone necrosis caused by previous trauma　［又称］创伤性骨坏死△
游离体　loose body
幼年期脊柱后凸　juvenile kyphosis　［又称］绍伊尔曼(氏)脊柱后凸△
幼年型玻璃样变纤维瘤病　juvenile hyaline fibromatosis
幼年型关节炎　juvenile arthritis
幼年型炎症性肠病性关节炎　juvenile arthritis in inflammatory bowel disease
瘀斑　ecchymosis
盂唇损伤　glenoid labrum lesion
盂肱关节滑膜破裂　synovial rupture of glenohumeral joint
盂肱关节脱位　dislocation of glenohumeral joint
鱼际间隙感染　thenar space infection
原发性单侧第一腕掌关节病　primary unilateral arthrosis of first carpometacarpal joint　［又称］第一腕掌关节关节炎△
原发性单侧髋关节病　primary unilateral arthrosis of hip joint
原发性单侧膝关节病　primary unilateral gonarthrosis

原发性肥大性骨关节病　primary hypertrophic osteoarthropathy
原发性跗骨间关节化脓性关节炎　primary intertarsal joint pyogenic arthritis
原发性骨关节炎　primary osteoarthritis
原发性骨质疏松症　primary osteoporosis
原发性关节病　primary arthrosis
原发性全身性骨关节病　primary systemic osteoarthropathy　［又称］原发性肥厚性骨关节病△
原发性软骨肉瘤　primary chondrosarcoma
原发性双侧第一腕掌关节病　primary bilateral arthrosis of first carpometacarpal joint　［又称］双侧第一腕掌原发性关节炎△
原发性双侧髋关节病　primary bilateral coxarthrosis　［又称］髋关节骨关节炎(原发性)△
原发性双侧膝关节病　primary bilateral arthrosis of knee joint
原发性特发性青少年骨质疏松　primary idiopathic juvenile osteoporosis
原发性痛风　primary gout
原发性阵发性肌红蛋白尿　primary paroxysmal myoglobinuria
圆形细胞脂肪肉瘤　round cell liposarcoma
远端趾间关节骨关节炎　osteoarthritis of distal interphalangeal joint
远节基底骨折　fracture of base of distal phalanx
远节指骨骨折　distal phalanx fracture
远指间关节脱位及拇指间关节脱位　dislocation of distal interphalangeal joint and thumb interphalangeal joint
月骨骨折　lunate fracture
月骨前脱位　anterior dislocation of lunate bone
月骨缺血性坏死　lunate ischemic necrosis
月骨脱位　lunate dislocation
月骨完全脱位　complete lunate dislocation
月骨无菌性坏死　lunate aseptic necrosis
月骨周围脱位　perilunate dislocation
月三角骨分离　triquetrolunate dissociation
月三角韧带损伤　triquetrohamate ligament injury
运动员骨筋膜室综合征　athlete osteofascial compartment syndrome
运动员足　athlete foot
再骨折　refracture
载距突　sustentaculum tali
载距突骨折　fracture of sustentaculum tali
早发先天性骨梅毒　precocious congenital skeletal syphilis
早发性脊柱侧凸　early onset scoliosis　［又称］早发性脊柱侧弯△
增生性脊柱炎　proliferative spondylitis
增生性筋膜炎　proliferative fasciitis
粘连性肌腱炎　adhesion of tendinitis
粘连性肩关节囊炎　adhesive capsulitis of shoulder
张力性水疱　tension blister
掌部离断　amputation of palm　［又称］掌指和指间关节处的手指韧带创伤性断裂
掌侧半脱位　palmar subluxation　［又称］陈旧性腕掌关节脱位△
掌骨多发性骨折　multiple metacarpal fractures
掌骨多发性骨折骨不愈合　nonunion of metacarpal bone multiple fractures
掌骨恶性骨肿瘤　malignant neoplasm of metacarpal bone
掌骨干骨折　metacarpal shaft fracture
掌骨骨骺损伤　epiphysis injury of metacarpal　［又称］掌骨骺损伤△
掌骨骨髓炎　osteomyelitis of metacarpal
掌骨骨折　metacarpal fracture
掌骨骨折不愈合　nonunion of metacarpal fracture
掌骨骨折术后　postoperative metacarpal fracture
掌骨骺早闭　premature epiphyseal closure of metacarpal
掌骨基底骨折　fracture of base of metacarpal
掌骨间融合　metacarpal synostosis
掌骨结核　tuberculosis of metacarpal
掌骨颈骨折　metacarpal neck fracture
掌骨良性肿瘤　metacarpal benign tumor
掌骨头骨折　metacarpal head fracture

掌骨头幼年型骨软骨病　juvenile osteochondrosis of metacarpal head
掌腱膜挛缩症　Dupuytren contracture
掌浅动静脉弓损伤　injury of superficial palmar artery and venous arch
掌深动静脉弓损伤　injury of deep palmar artery and venous arch
掌指关节半脱位　subluxation of metacarpophalangeal joint
掌指关节副韧带断裂　rupture of collateral ligament of metacarpophalangeal joint, metacarpophalangeal joint collateral ligament rupture
掌指关节绞锁　metacarpophalangeal joint locking
掌指关节扭伤　metacarpophalangeal joint sprain
掌指关节韧带断裂　metacarpophalangeal joint ligament rupture
掌指关节脱位　metacarpophalangeal joint dislocation　［又称］陈旧性掌指关节脱位△
掌指关节炎　arthritis of metacarpophalangeal joint
掌中间隙感染　midpalmar space infection
爪粗隆骨折　tuft facture　［又称］爪形趾畸形△，爪状趾△
爪形手　claw hand deformity
爪形趾　claw toe　［又称］仰趾畸形△
针道感染　pin tract infection
真菌性感染　fungal infection
真菌性关节炎　fungal arthritis
真皮神经鞘黏液瘤　dermal nerve sheath myxoma
枕骨寰椎融合症　assimilation of atlas
枕骨髁骨折　occipital condyle fracture
枕骨椎体化　vertebralization of occiput
枕颈部畸形　craniovertebral anomalies
枕髁发育不良　occipital condylar hypoplasia
正中神经良性肿瘤　benign neoplasm of median nerve
正中神经损害　median nerve injury
症状性炎性肌病　symptomatic inflammatory myopathy
支原体性关节炎　mycoplasma arthritis
肢端肥大症性关节病　acromegaly arthropathy　［又称］肢端肥大症伴关节病△
肢端缺损　terminal deficiency
肢端缺血坏死　avascular necrosis of extremity end
肢端纤维黏液瘤　acral fibromyxoma
肢毁损伤　destructive injury of limb
肢体部分缺如　meromelia
肢体骨结核　tuberculosis of limb bone
肢体僵硬　stiffness of limb
肢体疼痛　pain in limb
肢体弯曲　camptomelia
肢体异物存留　foreign body in limb
肢体肿物　limb mass
肢体肿胀　limb swelling
肢体纵向缺损　longitudinal deficiency
脂肪垫征　fat pad sign　［又称］膝脂肪垫肥大△
脂肪坏死　fat necrosis
脂肪脊膜膨出　lipomyelomeningocele
脂肪瘤　lipoma　［又称］脂肪瘤病△
脂肪母细胞瘤　lipoblastoma
脂肪母细胞瘤病　lipoblastomatosis
脂肪肉瘤　liposarcoma
脂肪疝　fat hernia
脂肪栓塞　fat embolism
脂肪栓塞综合征　fat embolism syndrome
脂肪萎缩　fat atrophy
脂肪纤维瘤病　lipofibromatosis　［又称］纤维瘤△
脂肪液化　fat liquefaction
脂肪淤血　fat blood stasis
跖跗关节骨关节炎　osteoarthritis of tarsometatarsal joint
跖跗关节骨折　tarsometatarsal joint fracture　［又称］跖跗关节骨折脱位△
跖骨恶性骨肿瘤　malignant neoplasm of metatarsal bone
跖骨骨骺损伤　metatarsal epiphysis injury　［又称］跖骨骺损伤△

跖骨骨髓炎　metatarsal bone osteomyelitis

跖骨骨折　metatarsal fracture

跖骨骨折不愈合　nonunion of metatarsal fracture　［又称］足骨折不愈合△

跖骨关节病　metatarsal arthropathy

跖骨骺早闭　premature epiphyseal closure of metatarsal

跖骨基底骨折　facture of metatarsal base

跖骨慢性骨折　chronic metatarsal fracture

跖骨痛　metatarsalgia　［又称］跖痛症△,跖头痛△

跖骨头无菌性坏死　aseptic necrosis of metatarsal head, osteochondritis of metatarsal head, Freiberg disease　［又称］跖骨头骨软骨炎△,Freiberg 病△,跖骨头坏死△

跖骨脱位　dislocation of metatarsal

跖骨幼年型骨软骨病　juvenile osteochondrosis of metatarsal

跖骨肿物　metatarsal bone mass

跖骨籽骨形成　metatarsal sesamoid formation

跖管综合征　metatarsal tunnel syndrome

跖肌腱断裂　plantaris tendon rupture

跖间骨　os intermetatarseum

跖筋膜骨　os aponcurosis plantaris

跖筋膜炎　plantar fascitis

跖楔关节骨关节炎　osteoarthritis of metatarsocuneiform joint

跖楔联合　metatarsocuneiform coalition

跖疣　plantar wart

跖趾关节半脱位　subluxation of metatarsophalangeal joint

跖趾关节不稳定　instability of metatarsophalangeal joint

跖趾关节骨性关节炎　metatarsophalangeal joint osteoarthritis　［又称］跖趾关节骨关节炎△

跖趾关节滑膜炎　metatarsophalangeal joint synovitis

跖趾关节结核　tuberculosis of metatarsophalangeal joint

跖趾关节扭伤　sprain of metatarsophalangeal joint

跖趾关节损伤　injury of metatarsophalangeal joint

跖趾关节脱位　dislocation of metatarsophalangeal joint

跖趾关节炎　metatarsophalangeal arthritis

跖籽关节骨关节炎　osteoarthritis of metatarsosesamoid joint

指／趾纤维骨性假瘤　fibroosseous pseudotumour of digits

指骨恶性骨肿瘤　malignant neoplasm of phalanx

指骨骺损伤　epiphysis injury of phalanx　［又称］指骨骺损伤△

指骨骨巨细胞瘤　giant cell tumor of phalanx

指骨骨髓炎　osteomyelitis of phalanx

指骨骨折　phalangeal fracture

指骨骨折不愈合　nonunion of phalangeal fracture

指骨骨折畸形愈合　malunion of phalangeal fracture

指骨关节病　osteoarthropathy of finger

指骨骺早闭　premature epiphyseal closure of phalanx

指骨基底骨折　fracture of base of phalanx

指骨结核　tuberculosis of phalanx

指骨良性肿瘤　benign tumor of phalanx

指骨内生软骨瘤　enchondroma of phalanx

指骨缺如　absence of phalanx

指骨缺损　defect of phalanx

指关节病　arthrosis of finger

指关节多处脱位　multiple dislocation of interphalangeal joint

指关节内游离体　loose body of finger joint

指关节扭伤　injury of finger joint

指关节强硬　stiff of finger joint　［又称］指关节僵硬△

指关节强直　finger joint anchylosis

指甲 - 髌骨综合征　nail-patella syndrome　［又称］骨指甲发育不全△,遗传性骨指甲发育异常△

指甲感染　nail infection

指甲下黑色素瘤　subungual melanoma

指间关节侧副韧带损伤　rupture of collateral ligament of interphalangeal joint

指间关节扭伤　sprain of interphalangeal joint

指间关节缺损　defect of interphalangeal joint

指间关节融合　fusion of interphalangeal joint

指间关节脱位　dislocation of interphalangeal joint

指间关节炎　arthritis of interphalangeal joint

指钮孔状畸形　boutonniere deformity of finger　［又称］手指钮孔畸形△

指融合　symphysodactyly

指伸肌腱粘连后遗症　sequelae of adhesion of extensor tendon

指神经损伤　digital nerve injury　［又称］指神经损伤后遗症△

指天鹅颈状变形　swan neck deformity of finger

指血管损伤　injury of digital blood vessel

指趾纤维黏液瘤　fibromyxoma of toe

指总伸肌腱炎　tendonitis of extensor digitorum communis

趾长屈肌腱腱断裂　flexor digitorum longus tendon rupture

趾长屈肌腱腱鞘炎　flexor digitorum longus tendon tenosynovitis

趾短伸肌腱损伤　extensor digitorum brevis tendon injury

趾骨恶性骨肿瘤　malignant neoplasm of toe bone

趾骨骨骺损伤　phalangeal epiphyseal injury　［又称］趾骨骺损伤△

趾骨骨骺纵向连接　longitudinal connection of phalangeal epiphysis

趾骨骨髓炎　osteomyelitis of phalanx

趾骨骨折　phalangeal fracture

趾骨关节病　osteoarthropathy of phalanx

趾骨骺早闭　premature epiphyseal closure of phalanx

趾骨结核　tuberculosis of phalanx

趾骨良性肿瘤　benign tumor of phalanx

趾骨脱位　dislocation of phalanx

趾骨肿物　phalanx mass

趾肌腱断裂　rupture of tendon of toe

趾挤压伤　toe crush injury　［又称］足趾挤压伤△

趾甲内嵌　embedded toenail

趾甲损伤　toenail injury

趾甲下黑色素瘤　subungual melanoma

趾间关节骨关节炎　osteoarthritis of interphalangeal joint

趾间关节扭伤　sprain of interphalangeal joint

趾间关节损伤　injury of interphalangeal joint

趾间关节脱位　dislocation of interphalangeal joint

趾间关节籽骨　sesamoid interphalangeal joint

趾间鸡眼　clavus between toes

趾间神经瘤　interdigital neuroma　［又称］莫顿综合征△

趾结缔组织良性肿瘤　benign neoplasm of connective tissue of toe

趾筋膜炎　toe fasciitis

趾开放性损伤　open injury of toe

趾开放性损伤伴趾甲损伤　nail injury and open injury of toe

趾伸肌腱断裂　extensor digitorum tendon rupture

致密性骨发育不全　pycnodysostosis

致密性骨炎　condensing osteitis

置入骨科内置物后骨折　fracture after orthopaedic implant insertion

中度屈膝畸形　moderate knee flexion deformity

中跗关节脱位　dislocation of midtarsal joint

中间体或嵌体背伸不稳定　intermediate or inlay dorsiflexion instability

中节指骨骨折　middle phalanx fracture

中颈椎脊髓损伤　middle cervical spinal cord injury

中立位骨折　fracture of neutral position

中位横断骨折　median transverse fracture

中心性脱位　central dislocation

中央管型椎管狭窄症　central spinal canal stenosis

中央型多指　central polydactyly

中央型颈髓损伤　central spinal cord lesion

中央型椎间盘突出　central herniation of intervertebral disc

中央纵列缺如(分裂手)　congenital absence of central column (cleft hand)

中央纵列停止(海豹手)　central column stopped (seal hand)　［又称］手和手指的先天性缺如△

中足骨关节炎　osteoarthritis of midfoot

终板溃烂　endplate fester
终丝综合征　filum syndrome
肿瘤相关低磷性佝偻病　tumor-related hypophosphatemic rickets
肿瘤性钙盐沉积　cancerous calcium deposit
肿瘤性脊柱侧凸　neoplastic scoliosis
肿胀　swelling
中毒性滑膜炎　poisoning synovitis
重度屈膝畸形　severe flexion deformity
舟大小多角骨间关节不稳定　instability of scaphoid-trapezium-trapezoid joint
舟骨背缘碎片骨折　dorsal margin fragmentary fracture of scaphoid bone
舟骨粗隆骨折　scaphoid tuberosity fracture
舟骨骨折　scaphoid fracture　［又称］腕部舟骨骨折△,舟状骨骨折△
舟骨骨折不愈合　nonunion of scaphoid fracture　［又称］陈旧性舟骨骨折△
舟骨横断骨折　transverse fracture of scaphoid bone
舟骨结核　scaphoid tuberculosis
舟骨无菌性坏死　aseptic necrosis of scaphoid
舟骨旋转半脱位　rotatory subluxation of scaphoid
舟楔关节骨关节炎　osteoarthritis of naviculocuneiform joint
舟楔关节脱位　cuneonavicular dislocation
舟月分离　scapholunate dissociation
舟月韧带损伤　injury of scapholunate ligament
周期性负荷导致螺丝钉断裂　periodic loading lead to screw fracture
周围神经炎　peripheral neuritis
轴向压缩屈曲损伤　axial compression flexion injury
轴向压缩损伤　axial compression injury
肘部骨化性肌炎　elbow myositis ossificans
肘部骨折畸形愈合　malunion of elbow fracture
肘部及前臂正中神经压迫　median nerve compression of elbow and forearm
肘部挤压伤　crush injury of elbow　［又称］肘挤压伤△
肘部切断　elbow cut　［又称］肘部离断伤△
肘陈旧性骨折　delayed fracture of elbow
肘的肌腱末端病　enthesopathy of elbow
肘骨关节病　osteoarthrosis of elbow　［又称］肘关节骨性关节炎△
肘骨折不愈合　nonunion of elbow fracture
肘骨折延迟愈合　delayed union of elbow fracture
肘关节爆裂型脱位　burst dislocation of elbow joint　［又称］肘关节骨性关节炎△
肘关节剥脱性骨软骨炎　osteochondritis dissecans of elbow joint　［又称］肱骨小头剥脱性骨软骨炎△
肘关节不稳　elbow joint instability
肘关节侧方脱位　lateral dislocation of elbow joint　［又称］肘关节脱位△
肘关节恶性骨肿瘤　malignant tumor of elbow joint
肘关节复合不稳定　compound instability of elbow joint
肘关节功能障碍　elbow joint dysfunction
肘关节骨化性肌炎　myositis ossificans of elbow joint　［又称］肘关节异位骨化△
肘关节骨髓炎　osteomyelitis of elbow joint　［又称］骨髓炎△,肘骨髓炎△
肘关节骨折　fracture of elbow joint
肘关节骨折脱位　fracture and dislocation of elbow joint
肘关节关节病　arthropathy of elbow joint
肘关节后脱位　posterior dislocation of elbow joint　［又称］肘关节脱位△
肘关节后外侧旋转不稳定　posterolateral rotational instability of elbow joint
肘关节滑囊炎　bursitis of elbow joint　［又称］肘关节滑膜炎△
肘关节化脓性关节炎　pyogenic arthritis of elbow joint
肘关节积血　hemarthrosis of elbow joint
肘关节积液　effusion of elbow joint
肘关节畸形　elbow joint deformity

肘关节交界性骨肿瘤　borderline tumor of elbow joint
肘关节良性骨肿瘤　benign tumor of elbow joint
肘关节瘘　elbow joint fistula
肘关节挛缩　arthrogryposis of elbow joint
肘关节囊肿　cyst of elbow joint
肘关节内脱位　dislocation of elbow joint　［又称］肘关节脱位△
肘关节内游离体　loose body in elbow joint,loose body of elbow joint　［又称］肘关节游离体△
肘关节扭伤　elbow joint sprain
肘关节扭伤和劳损　sprain and strain of elbow joint
肘关节前脱位　anterior dislocation of elbow joint　［又称］肘关节脱位△
肘关节强硬　stiff elbow joint　［又称］肘关节僵硬△
肘关节强直　elbow joint stiffness　［又称］肘关节僵直△
肘关节屈曲畸形　flexion deformity of elbow joint　［又称］肘关节僵硬△
肘关节绒毛结节性滑膜炎　villonodular synovitis of elbow joint
肘关节软骨损伤　injury of articular cartilage of elbow joint　［又称］屈曲畸形△
肘关节三联征　triad of elbow joint　［又称］肘关节三联症△,肘关节恐怖三联征△
肘关节色素沉着绒毛结节性滑膜炎　pigmented villonodular synovitis of elbow joint　［又称］色素沉着绒毛结节性滑膜炎△
肘关节损伤　elbow joint injury
肘关节痛　pain of elbow joint
肘关节外侧脱位　lateral dislocation of elbow joint
肘关节夏科关节炎　Charcot arthropathy of elbow
肘关节纤维僵直　fiber stiffness of elbow joint
肘关节置入物　elbow joint implant
肘关节肿痛　pain and swelling of elbow joint
肘关节肿胀　selling of elbow joint
肘关节周围骨化　myositis ossificans of elbow joint
肘管综合征　cubital tunnel syndrome　［又称］尺神经卡压征△
肘和前臂浅表损伤　superficial injury of forearm and elbow
肘和前臂软组织损伤　soft tissue injury of forearm and elbow
肘和腕关节创伤性切断　traumatic amputation of elbow and wrist　［又称］肘关节僵硬△
肘和腕之间水平的创伤性离断　traumatic amputation between elbow and wrist
肘开放性伤口　open wound of elbow
肘内翻　cubitus varus
肘外翻　cubitus valgus
肘窝囊肿　antecubital fossa cyst
肘应力骨折　stress fracture of elbow
竹节样脊柱　bamboo form spine
竹节状骨折　bamboo fracture
转移癌　metastatic carcinoma
转移性骨肿瘤　metastatic tumor of bone
转移性跖痛症　transfer metatarsalgia
转子滑囊炎　trochanteric bursitis
转子腱炎　trochanteric aponeurositis　［又称］大粗隆滑囊炎△
椎板骨折　fracture of vertebral lamina
椎板切除术后脊柱后凸　postlaminectomy kyphosis
椎板切除术后综合征　postlaminectomy syndrome
椎动脉损伤　vertebral artery injury
椎动脉型颈椎病　vertebral artery type of cervical spondylosis
椎弓根螺钉断裂　fracture of pedicle screw
椎弓根侵蚀　pedicle erosion
椎关节强硬　spondylosis
椎关节炎　spondylarthritis
椎管不完全脱位性狭窄　subluxation stenosis of neural canal　［又称］椎管不全脱位性狭窄△
椎管骨性狭窄　osteal spinal stenosis　［又称］骨性椎管狭窄△
椎管结缔组织性狭窄　connective tissue spinal stenosis

椎管囊肿　spinal canal cyst
椎管内骨性中隔　intraspinal bony septum
椎管内脓肿　intraspinal abscess
椎管内血肿　intraspinal hematoma
椎管内炎性肿物　intraspinal inflammatory mass
椎管内中隔　intraspinal septum
椎管内肿瘤　intraspinal tumor
椎管外脓肿　extraspinal abscess
椎管狭窄　spinal stenosis　[又称]颈椎间盘突出伴椎管狭窄△,发育
　　性椎管狭窄△,椎管狭窄症△
椎管椎间盘狭窄　discogenic spinal stenosis
椎间钙化症　calcinosis intervertebrails
椎间孔不完全脱位性狭窄　subluxation stenosis of intervertebral
　　foramen　[又称]椎间孔骨性和不全脱位性狭窄△
椎间孔骨性狭窄　osteal foraminal stenosis
椎间孔结缔组织性狭窄　connective tissue foraminal stenosis　[又称]
　　椎间孔结缔组织和椎间盘狭窄△
椎间孔狭窄　foraminal stenosis
椎间孔占位　foraminal mass
椎间孔椎间盘狭窄　discogenic foraminal stenosis
椎间盘病变　intervertebral disc disease
椎间盘钙化　calcification of intervertebral disc
椎间盘钙质沉着　calcinosis intervertebralis
椎间盘感染　intervertebral disc infection
椎间盘疾患　disease of intervertebral disc
椎间盘囊肿　intervertebral disc cyst
椎间盘内破裂症　internal disc disruption,IDD
椎间盘膨出　intervertebral disc bulge
椎间盘破裂　intervertebral disc rupture
椎间盘切除椎体间融合术　intervertebral discectomy and fusion
椎间盘突出伴椎管狭窄　intervertebral disc herniation and canal stenosis
椎间盘突出症　intervertebral disc herniation　[又称]椎间盘突出△
椎间盘退变　degeneration of intervertebral disc
椎间盘退行性疾病　intervertebral disc degenerative disease
椎间盘脱出　prolapse of intervertebral disc
椎间盘炎　discitis
椎间盘移位　intervertebral disk displacement
椎间盘游离型突出　sequestered disc herniation
椎间盘源性背痛　discogenic back pain
椎间盘源性腰痛　discogenic low back pain
椎间盘摘除术　discectomy
椎间软骨或椎间盘钙化　calcification of intervertebral cartilage or disc
椎间隙感染　intervertebral space infection
椎间隙狭窄　intervertebral space stenosis
椎旁脓肿　paravertebral abscess　[又称]腰椎结核并椎旁脓肿△
椎体爆裂性骨折　vertebral body burst fracture
椎体发育不良　vertebral dysplasia
椎体感染　vertebral infection
椎体骨折　vertebral body fracture
椎体前缘压缩性骨折　anterior vertebral compression fracture
椎体塌陷　collapsed vertebra
椎体形成缺陷　vertebral defect formation
椎体血管瘤　vertebral body hemangioma
椎体压缩骨折　vertebral body compressive fracture
椎体终板炎　vertebral endplate inflammation　[又称]腰椎终板炎△
姿势性背痛　postural back pain
籽骨半脱位　subluxation of sesamoid
籽骨骨软骨炎　osteochondritis of sesamoid
籽骨骨折　sesamoid fracture
籽骨脱位　sesamoid dislocation
籽骨炎　scsamoiditis
自发性骨溶解症　idiopathic osteolysis
自发性骨折　spontaneous fracture
自发性膝韧带撕裂　spontaneous tear of knee joint ligament

自杀者骨折　suicidal fracture
自身免疫病　autoimmune disease
纵隔先天性囊肿　congenital cyst of mediastinum
纵形骨折　longitudinal fracture
足背部疼痛　dorsalis pedis pain
足背动脉损伤　injury of dorsal artery of foot
足背静脉损伤　injury of dorsal vein of foot
足部多处开放性损伤　multiple open injuries of foot
足部多处损伤　multiple injuries of foot　[又称]足软组织损伤△
足部多发性骨折　multiple fractures of foot
足部感染　foot infection
足部骨髓炎　osteomyelitis of foot
足部骨折　fracture of foot　[又称]足多处骨折△
足部骨折脱位　fracture and dislocation of foot
足部腱鞘囊肿　ganglion cyst of foot
足部结核　tuberculosis of foot
足部皮肤撕裂伤　foot skin laceration
足部脱位　dislocation of foot
足陈旧性骨折　delayed fracture of foot
足底部疼痛　plantar pain
足底穿刺伤　plantar puncture wound
足底动脉损伤　injury of plantar artery of foot
足底外侧神经第一支卡压　entrapment of the first branch of lateral
　　plantar nerve
足底外侧神经损伤　injury of lateral plantar nerve
足多趾并趾畸形　polysyndactyly of toe
足副舟骨痛　accessory navicular bone pain
足跟后部疼痛　heel pain
足骨关节病　foot osteoarthropathy
足骨折延迟愈合　delayed union of foot fracture
足和对侧小腿创伤性切断　traumatic amputation of food and contralateral
　　calf
足和趾先天性缺如　congenital absence of foot and toes
足毁损　destructive injury of foot
足畸形　foot deformity
足挤压伤　crush injury of foot
足开放性损伤　open injury of foot
足开放性损伤伴骨折　open injury of foot with fracture
足开放性损伤伴脱位　open injury of foot with dislocation
足裂　split foot
足踇长伸肌腱断裂　rupture of extensor hallucis longus tendon
足内翻　strephenopodia
足屈肌腱自发性撕裂　spontaneous tear of flexor tendon of foot
足韧带断裂　rupture of ligament of foot
足软组织撕脱伤　avulsion injury of soft tissue of foot　[又称]足软
　　组织损伤△
足损伤　foot injury
足套脱伤　degloving injury of foot
足下垂　drop foot
足楔状骨骨折　fracture of cuneiform　[又称]足楔骨骨折△
足仰趾畸形　pes calcaneus
足应力骨折　stress fracture of foot
足跖腱膜挛缩　aponeurosis plantaris contracture
足趾长屈肌和肌腱损伤　injury of flexor digitorum longus muscle and
　　tendon of toes　[又称]趾长屈肌腱损伤△
足趾长伸肌和肌腱损伤　injury of extensor digitorum longus muscle
　　and tendon of toes　[又称]趾长伸肌腱损伤△
足趾扭伤　sprain of toe
足趾缺如　absence of toe
足趾损伤　toe injury　[又称]足舟状骨骨折△
足趾脱位　dislocation of toe
足趾肿物　tumor of toe
足舟骨骨软骨炎　osteochondritis of navicular bone
足舟骨骨折　navicular bone fracture

足舟骨坏死　navicular bone osteonecrosis
足舟骨畸形愈合　navicular bone malunion
足舟骨缺血性坏死　ischemic necrosis of navicular bone　［又称］足部骨折畸形愈合△
足舟状骨脱位　navicular bone dislocation
卒中及脑外伤后上肢功能障碍　upper limb dysfunction after stroke and traumatic brain injury
坐骨病性脊柱侧凸　ischiatic scoliosis
坐骨恶性骨肿瘤　malignant tumor of ischium
坐骨骨折　sciatic fracture，ischial fracture

坐骨滑囊炎　sciatic bursitis　［又称］坐骨结节滑囊炎△
坐骨交界性骨肿瘤　borderline tumor of ischium
坐骨结节撕脱骨折　avulsion fracture of ischial tuberosity
坐骨良性骨肿瘤　benign tumor of ischium
坐骨神经断裂　rupture of sciatic nerve
坐骨神经良性肿瘤　benign neoplasm of sciatic nerve
坐骨神经麻痹　sciatic nerve palsy
坐骨神经损伤　sciatic nerve injury
坐骨神经痛　sciatica

# 17.2　症状体征名词

4 字试验　Patrick sign
Adam 弯腰试验　Adam bending test
Amoss 征　Amoss sign
Anghelescu 征　Anghelescu sign
Barres 试验　Barres test
Beevor 试验　Beevor test
Bonnet 征　Bonnet sign
Brissaud 征　Brissaud sign
Campbell 征　Campbell sign
Colles 骨折的餐叉样畸形　fork deformity of Colles fracture
Ely 征　Ely sign
Erichsen 征　Erichsen sign
Fadir 试验　Fadir test
Fajerztain 征　Fajerztain sign
Fenz 试验　Fenz test
Freiberg 试验　Freiberg test
Goldthwait 试验　Goldthwait test
Jackson 试验　Jackson test
Kemp 试验　Kemp test
Kemp 征　Kemp sign
Kornev 征　Kornev sign
Larry 试验　Larry test
Lasegue 征　Lasegue sign
Linder 试验　Linder test
McBride 试验　McBride test
neck traction 征　neck traction sign
Neri 试验　Neri test
Risser 征　Risser sign
Romberg 征　Romberg sign
Schober 试验　Schober test
Thiele 试验　Thiele test
Vanjetti 征　Vanjetti sign
Villaret 征　Villaret sign
Wartenberg 征　Wartenberg sign
Wassermann 征　Wassermann sign
Wright 征　Wright sign
巴宾斯基征征　Babinski sign
半脱位　subluxation
半月板磨损　meniscus abrasion
半月板退变　meniscus degeneration
暴发痛　breakthrough pain
背疼　back pain
被动后伸试验　passive leg extension test
臂丛神经牵拉试验　Eaten test　［又称］伊坦恩试验△
髌股关节炎　patellofemoral arthritis

髌阵挛　patella clonus
病理反射　pathologic reflex
搏动感　throbbing
布鲁津斯基征　Brudzinski sign
步行负荷试验　gait load test
晨僵　morning stiffness
尺侧移位　ulnar displacement
床边试验　bedside test，signe de Gaenslen　［又称］骶髂关节扭转试验△
垂腕征　drop-wrist sign
打软腿　giving way
大腿痛　thigh pain
大腿肿痛　pain and selling of thigh
单腿上抬试验　single leg raise test
单足站立试验　Trendelenburg test
骶棘肌压痛 / 痉挛　musculus sacrospinalis tenderness/spasm
骶髂关节过伸试验　extension of sacroiliac joint test
短缩　shortening
短腿步态　short gait
鹅颈样畸形　swan-neck deformity
发汗试验　perspiration test
发僵　stiff
腓肠肌痉挛　gastrocnemius muscle spasm
腓肠肌瘫痪步态　gastrocnemius paralysis gait
腓肠肌疼痛　gastrocnemius muscle pain
费恩试验　Fanne test
俯卧屈膝激发试验　prone knee provocation test
腹壁反射　abdominal reflex
感觉（四肢、躯体）　sensation（limbs，body）
肛门反射　anal reflex
戈登征　Gordon sign
跟腱反射　Achilles tendon reflex
跟臀试验　Ely test
弓弦试验　Gaensken test
肱动脉搏动　brachial arterial pulse
肱二头肌反射　biceps reflex
肱三头肌反射　triceps reflex
股动脉搏动　femoral arterial pulse
股神经牵拉试验　femoral nerve stretch test，FNST
股神经痛　femoral neuralgia
股四头肌瘫痪步态　paralysis gait of quadriceps femoris
骨擦音　bony crepitus
关节畸形　joint deformity
腘动脉搏动　popliteal arterial pulse
红肿　redness

踝反射　ankle reflex
踝关节强直步态　rigid gait of ankle
踝阵挛　ankle clonus
霍夫曼征　Hoffmann sign
肌紧张　muscle tightness
肌钟摆试验　muscle pendulum test
棘突压痛　spinous process tenderness
脊柱后凸性骨盆　kyphotic pelvis　［又称］驼背性骨盆△
脊柱活动度　spinal mobility
脊椎叩击痛　percussion pain of spine
肩肱反射　scapulohumeral reflex
肩关节活动受限　limited shoulder mobility
肩关节肿痛　shoulder joint swelling and pain
肩锁关节疼痛　acromioclavicular joint pain
肩锁关节退变　acromioclavicular joint degeneration
肩肿胀　swollen shoulder
减痛步态　antalgic gait
健侧直腿抬高试验　Fajerszajn test　［又称］坐骨神经痛交叉征△
近侧不稳定　proximal instability
颈椎不稳　cervical instability
颈椎生理曲度变直　straight cervical curvature
胫后动脉搏动　posterior tibial arterial pulse
痉挛性步态　spastic gait
鞠躬试验　Neri test
军刀样胫骨　saber tibia
开放性伤口　open wound
克尼格征　Kernig sign
跨阈步态　steppage gait
髋部疼痛　hip pain
髋关节旋转试验　hip joint rotation test
髋内翻畸形　hip varus deformity
莱尔米特征　Lhermitte sign
力弱　weakness
两点辨别试验　two point discrimination test
两手同利　ambidexterity
鲁斯特征　Rust sign
迈纳征　Minor sign
毛细血管反应　capillary reaction
爬行步态　crawl gait
皮温高　hot warm skin
皮质环征　cortical rim sign
平移　translation
前臂疼痛　forearm pain
前臂肿痛　pain and selling of forearm
前臂肿胀　forearm swelling
前足痛　forefoot pain
琴键征　piano key sign
球海绵体反射　bulbocavernosus reflex
桡动脉搏动　radial arterial pulse
桡骨膜反射　radial periosteal reflex
上肢肿痛　pain and selling of upper limb
伸髋试验　hip extension test　［又称］髋关节过伸试验△
深反射　deep reflex
神经牵拉试验　nerve stretch test
神经走行压痛　nerve pathway tenderness
拾物试验　pick-up test
手指 10 秒屈伸试验　10 seconds finger flexion test
手足温度过低　acrohypothermy
双下肢不等长　inequality of lower extremities
四肢肌力　muscle strength

四肢挛缩　acrocontracture
疼痛拒动　move rejection due to pain
提睾反射　cremasteric reflex
体位改变试验　Amoss test
剃刀背畸形　razor back deformity
臀大肌瘫痪步态　paralysis gait of gluteus maximus
托马斯征　Thomas sign　［又称］髋关节屈曲挛缩试验△
弯腰试验　bending test
万捷特征　Vanjetti sign
腕掌屈试验　phalen test
膝关节活动受限　limited knee mobility
膝关节绞锁　knee hinge
膝腱反射　knee jerk reflex　［又称］膝反射△
膝疼　knee pain
下肢痉挛性步态　spastic gait of lower limb
小腿肿痛　pain and selling of calf
小腿肿胀　calf swelling
小指逃避征　finger escape sign
斜角肌压迫试验　Adson test
血管杂音　vascular murmur
压痛　tenderness
严重肿胀　severe swelling
仰卧挺腹试验　supinating and throwing out belly test
摇摆步态　swaying gait
异常活动　abnormal activity
硬币试验　coin test
硬膜囊受压　compression of dura sac
猿手畸形　ape-hand deformity
运动失调性步态　ataxic gait
掌压痛　palm tenderness
爪形手畸形　claw hand
肢端感觉过敏　acroesthesia
肢端感觉缺失　acroagnosis
肢端感觉异常　acroparesthesia
肢端麻木　acroanesthesia
肢体短缩　limb shortening
肢体感　acrognosis
肢体感觉减退　limb hypoesthesia
肢体活动受限　limb activity limitation
肢体畸形　limb deformity
肢体末端感觉　extremity sensation
肢体末端皮温　extremity temperature
直腿抬高加强试验　Bragard sign
直腿抬高试验　staight leg raise test, Lasegue test
直线连足行走　tandem gait
跖反射　plantar reflex
跖趾关节痛　metatarsophalangeal joint pain
指间关节疼痛　pain of interphalangeal joint
肿块　mass
踵步态　heel gait
肘关节腔积液　elbow cavity effusion
皱折征　fold sign
椎间孔分离试验　cervical separation test
椎间孔挤压试验　Spurling test
足背动脉搏动　dorsal arterial pulse
足跟行走　heel walking
足弓塌陷　foot arch collapse
足尖行走　toe walking
足胼胝　foot callus
坐位压膝试验　Bexmepeb sign

# 17.3　手术操作名词

Abbott、Fischer 和 Lucas 融合方法　Abbott,Fischer and Lucas's fusion method

Akin 截骨　Akin osteotomy

Amstutz 外展截骨术　Amstutz valgization osteotomy

Arafiles 肘关节融合术　Arafiles arthrodesis of elbow

Austin Moore 关节成形术　Austin Moore arthroplasty

Benaroch 融合术　Benaroch fusion

Blair 手术　Blair operation

Blatt 手术　Blatt operation

Brackett 球-臼截骨术　Brackett ball acetabular osteotomy

Bristow Helfet 式式　Bristow Helfet technique

Bristow 术　Bristow procedure

Brittain 肘关节融合术　Brittain arthrodesis of elbow

Brooks 固定术　Brooks fixation technique

Bryant 牵引　Bryant taction

Calandruccio Ⅱ 型外固定架的踝关节融合术　ankle arthrodesis with Calandruccio Ⅱ device

Canale 截骨术　Canale osteotomy

C-D 手术　Cotrel-Dubousset instrumentation

Chiari 手术　Chiari operation

Chopart 截肢　Chopart amputation

Clark 截骨术　Clark osteotomy

Clayton-Fowler 跖趾关节成形术　Clayton-Fowler metatarsophalangeal arthroplasty

Colonna 髋臼成形术　Colonna acetabuloplasty

Davis 带肌蒂肌瓣的髋关节融合术　Davis pedicled myocutaneous flap hip fusion procedure　［又称］Davis 手术△

Dilwyn-Evans 手术　Dilwyn-Evans procedure

Dimon/Mughton 粗隆间截骨术　Dimon/Mughton intertrochanteric osteotomy

Dunn-Brittan 三关节融合术　Dun-Brittan triple arthrodesis

Eden-Hybbinette 手术　Eden-Hybinette operation

Fenlin 降落伞手术　Fealin parachute operation

Fish 截骨术　Fish osteotomy

Funk-wells 截骨手术　Funk-wells osteotomy

Gallie 固定术　Gallie fixation technique

Ganz 截骨术　Ganz osteotomy

Girdlestone 成形术　Girdlestone procedure

Girdlestone 手术　Girdlestone operation

Grice-Green 手术　Grice-Green procedure

Gristena/Webb 单球面全肩关节成形术　Gristena/Webb single spherical total shoulder arthroplasty

Haddad 和 Riordan 侧方入路腕关节融合术　Haddad and Riordan lateral approach of wrist arthrodesis

Harmon 重建术　Harmon reconstruction

Harrington-Luque 联合手术　Harrington-Luque combined surgery

Harris-Beath 手术　Harris-Beath procedure

Henderson 髋关节融合术　Henderson hip arthrodesis

Hohmann 手术　Hohmann procedure

Hoke 融合手术　Hoke arthrodesis

Hoke 三关节融合术　Hoke triple arthrodesis

Japas 截骨术　Japas osteotomy

Johnson-Corless 截骨手术　Johnson-Corless osteotomy

Kates 跖趾关节成形术　Kates metatarsophalangealarthroplasty

Kelikian 手术　Kelikian procedure

Koitsoglannis 跟骨移位截骨术　Koitsoglannis calcaneal osteotomy

Kostuik 和 Alexander 融合方法　Kostuik and Alexander fusion method

Krukenberg 截肢　Krukenberg amputation

Lambrindi 三关节融合术　Lambrindi triple arthrodesis

Langenskiold 外展截骨术　Langenskiold valgization osteotomy

Leslie 关节切开术　Leslie joint incision

Lichtblau 手术　Lichtblau procedure

Lipscomb-McCaslin 手术　Lipscomb-McCaslin procedure

Lisfranc 截肢　Lisfranc amputation

Lorenz 截骨术　Lorenz osteotomy

Louis 方法腕关节融合术　Louis wrist arthrodesis

Ludloff 切口　Ludloff incision

Magerl 内固定术　Magerl internal fixation technique

Mann 融合术　Mann arthrodesis

Martin 股骨颈楔形截骨术　Martin wedge osteotomy of femoral neck

McKeever 融合术　McKeever arthrodesis

Meyer 植骨　Meyer bone graft

Micheal Reese 限制性全肩关节成形术　Micheal and Reese restricted total shoulder arthroplasty

Mitchell 截骨术　Mitchell osteotomy

Morscher 股骨颈截骨延长术　Morscher femoral neck osteotomy and lengthening

Muller 外翻截骨术　Muller valgus osteotomy

Muller 肘关节融合术　Muller elbow arthrodesis

Murrel 和 Fitch 法髋关节融合术　Murrel and Fitch hip arthrodesis

Neer 非限制性全肩关节成形术　Neer unrestricted total shoulder arthroplasty

Neer 人工肱骨头置换术　Neer humeral head replacement

Ober 后侧入路　Ober posterior approach

Papineau 方法　Papineau method

Pauwels 截骨术　Pauwels osteotomy

Pavlik 吊带　Pavlik harness

Pelet 截骨术　Pelet osteotomy

Phemister 植骨术　Phemister bone graft

Pilon 骨折切开复位内固定术　open reduction and internal fixation for Pilon fracture

Reverdin 截骨术　Reverdin osteotomy

Root/Siegal 截骨术　Root/Siegal osteotomy

Russe 植骨术　Russe bone graft

Ryerson 三关节融合术　Ryerson triple arthrodesis

Salter 截骨　Salter osteotomy

Salter 手术　Salter operation

Sarmiento 粗隆间截骨术　Sarmiento intertrochanteric osteotomy

Schanz 截骨术　Schanz osteotomy

Schneider 融合术　Schneider fusion

Siffer-Forester-Nachamie 三关节融合术　Siffer-Forester-Nachamie triple arthrodesis

Sky 骨膨胀器椎体后凸成形术　Sky bone expander kyphoplasty

Smith-Petersen 脊柱截骨术　Smith-Petersen spinal osteotomy

Southwick 截骨术　Southwick osteotomy

Spier 肘关节融合术　Spier elbow arthrodesis

Staheli 髋臼成形术　Staheli acetabuloplasty

Staples 肘关节融合术　Staples elbow arthrodesis

Steel 三处髋骨截骨　Steel triple innominate osteotomy

Steindler 肘关节融合术　Steindler elbow arthrodesis

Sugioka 截骨术　Sugioka osteotomy

Sutherland-Greenfield 截骨术　Sutherland-Greenfield osteotomy

Syme 截肢　Syme amputation

Tachdjian 外展截骨术　Tachdjian valgization osteotomy

V 形截骨术　V shape osteotomy

Wainwright 髋臼成形术　Wainwright acetabuloplasty

Watson 和 Vendor 方法腕关节融合术　Watson and vendor elbow arthrodesis

Weissman 手术　Weissman procedure

Whitman 股骨粗隆下楔形截骨术　Whitman subtrochanteric wedge osteotomy

Wilson 截骨手术　Wilson osteotomy

艾波特（氏）法　Abbott method

拔甲术　nail extraction

瘢痕松解术　relaxation of scar

半骨盆截肢术　hemipelvectomy

半髋关节表面置换　partial hip resurfacing arthroplasty

半髋关节置换　hemiarthroplasty of hip

半月板部分切除术　partial meniscectomy

半月板成形术　meniscal plasty

半月板切除术　meniscectomy

半月板切开术　meniscotomy

半月板修补术　meniscus repair

半月板修整　meniscus repair

半椎板切除术　hemilaminectomy

半椎体切除术　hemivertebrectomy

保残重建　preservation and reconstruction

保留长度开放截肢　open amputation for retention length

保留假体的关节切开清创引流术　prosthesis retained arthrotomy and debridement drainage

背部肌肉病损切除术　excision of lesion of back muscle

背侧入路腕关节融合术　wrist arthrodesis through dorsal approach

背阔肌移植术　transplantation of latissimus dorsi muscle

背阔肌游离移植术　free transplantation of latissimus dorsi muscle

闭合复位　close reduction

闭合性腱鞘引流　drainage of tendon sheath

闭合性周围神经活组织检查　closed peripheral nerve biopsy

闭孔神经缝合术　suture of obturator nerve

闭孔神经切断术　neurotomy of obturator nerve

闭孔神经吻合术　anastomosis of obturator nerve

闭孔神经移位术　transposition of obturator nerve

闭式冲洗负压吸引疗法　closed negative pressure suction therapy

闭式灌洗引流　closed irrigation and drainage

臂丛神经上、中、下干缝合术　suture of brachial plexus（upper trunk, middle trank, lower trunk）

臂丛神经松解术　neurolysis of brachial plexus

臂丛神经探查术　exploration of brachial plexus

臂丛神经吻合术　suture of brachial plexus

臂丛神经移植术　transplantation of brachial plexus

边缘切除术　marginal resection

编织袋椎体后凸成形术　catheter fabric kyphoplasty

髌股关节表面置换术　patellofemoral joint surface replacement

髌股关节置换　patellofemoral joint replacement

髌骨部分切除术　partial excision of patella

髌骨成形术　osteoplasty of patella

髌骨钢板内固定术　patella plate internal fixation

髌骨钢丝减张术　patella wire tension reduction

髌骨钢针内固定术　patella pin internal fixation

髌骨骨折闭合复位空心钉内固定术　close reduction and cannulated screw fixation for patellar fracture

髌骨骨折闭合复位术　close reduction of patella fracture

髌骨骨折内固定术　internal fixation of patella fracture

髌骨骨折切开复位聚髌器内固定术　open reduction and internal fixation of patellar concentrator

髌骨骨折切开复位螺钉内固定术　open reduction and screw fixation for patellar fracture

髌骨骨折切开复位内固定术　open reduction and internal fixation of patellar fracture

髌骨骨折切开复位术　open reduction of patella fracture

髌骨骨折切开复位张力带钢丝内固定术　open reduction and tension band internal fixation for patellar fracture

髌骨固定术　fixation of patella

髌骨开窗引流术　patella drainage fenestration

髌骨开放性骨折清创术　debridement of open patella fracture

髌骨螺钉内固定术　screw internal fixation of patella

髌骨内固定物取出术　removal of internal fixation of patella

髌骨牵引术　patellar traction

髌骨切除术　excision of patella

髌骨人工骨植骨术　patella artificial bone graft

髌骨死骨去除术　removal of dead bone of patella

髌骨外侧支持带松解　release of lateral patellar retinaculum

髌骨稳定术　patellar stabilization

髌骨置换　patellar replacement

髌韧带移位术　patellar ligament transposition

并指矫正术　correcting of syndactyly of fingers　［又称］并指分指术△

并趾矫正术　correcting of syndactyly of toes

病灶刮除术　lesion curettage

病灶内切除术　intralesional excision

部分表面置换　partial resurfacing arthroplasty

部分髌骨切除术　partial excision of patella

残端修整术　stump revision

残端修正术　residual correction

侧侧吻合术　side-to-side anastomosis

尺动脉结扎术　ligation of ulnar artery

尺动脉吻合术　anastomosis of ulnar artery

尺肱关节成形术　ulnohumeral arthroplasty

尺骨病损切除术　excision of lesion of ulna

尺骨部分切除术　partial excision of ulna

尺骨成形术　ulna plasty

尺骨短缩截骨　ulna shortening osteotomy　［又称］尺骨短缩术△

尺骨钢板内固定术　ulna plate internal fixation

尺骨钢针内固定术　ulna pin internal fixation

尺骨骨骺分离闭合复位术　close reduction of ulna epiphyseal separation

尺骨骨折闭合复位钢板内固定术　close reduction and plate internal fixation of ulna fracture

尺骨骨折闭合复位钢针内固定术　close reduction and pin internal fixation of ulna fracture

尺骨骨折闭合复位螺钉内固定术　close reduction and screw internal fixation of ulna fracture

尺骨骨折闭合复位术　close reduction of ulna fracture

尺骨骨折闭合复位髓内钉内固定术　close reduction and intramedullary nail fixation of ulna fracture

尺骨骨折切开复位钢板内固定术　open reduction and plate internal fixation of ulna fracture

尺骨骨折切开复位钢针内固定术　open reduction and pin internal fixation of ulna fracture

尺骨骨折切开复位螺钉内固定术　open reduction and screw internal fixation of ulna fracture

尺骨骨折切开复位内固定术　open reduction and internal fixation of ulna fracture

尺骨骨折切开复位术　open reduction of ulna fracture

尺骨骨折切开复位髓内钉内固定术　open reduction and intramedullary nail fixation of ulna fracture

尺骨截骨术　osteotomy of ulna　［又称］尺骨截骨矫形术△

尺骨开放性骨折清创术　debridement of open ulna fracture

尺骨螺钉内固定术　ulna screw internal fixation

尺骨内固定物取出术　removal of internal fixation
尺骨切除术　resection of ulna
尺骨取骨术　ulna bone harvesting
尺骨人工骨植骨术　artificial bone grafting in ulna bone
尺骨死骨去除术　removal of dead ulnar bone
尺骨髓内钉内固定术　ulnar intramedullary nail fixation
尺骨头切除　resection of ulnar head
尺骨头切除术　excision of ulnar head　［又称］尺骨远端切除术△
尺骨外固定架固定术　external fixation of ulna
尺骨外固定架去除术　external fixator removal of ulna
尺骨延长术　ulnar lengthening
尺骨鹰嘴∨形截骨术　∨ shape osteotomy of olecranon
尺骨鹰嘴骨折切开复位内固定术　open reduction and internal fixation of olecranon fracture
尺骨鹰嘴牵引术　olecranon traction
尺骨鹰嘴切除术　olecranon resection
尺骨折骨术　ulna osteoclasis
尺骨植骨术　ulna bone grafting
尺桡骨骨折切开复位钢板内固定术　open reduction and plate internal fixation of both-bone forearm fracture
尺桡关节脱位切开复位术　open reduction of dislocation of ulnoradial joint
尺神经部分神经束移位术　partial nerve bundle transposition of ulnar nerve
尺神经缝合术　suture of ulnar nerve　［又称］尺神经吻合术△　［曾称］尺神经修复术*
尺神经前置术　anterior transposition of ulnar nerve　［又称］尺神经松解前移术△
尺神经松解术　neurolysis of ulnar nerve
尺神经探查术　exploration of ulnar nerve
尺神经延迟修补术　delayed repair of ulnar nerve
尺神经移位术　transposition of ulnar nerve
尺神经移植术　transplantation of ulnar nerve
齿状突螺钉固定术　odotoidscrew fixation
齿状突切除　odontoid resection, odontoidectomy
重建钢板固定术　reconstruction plate fixation
川岛式持续冲洗　Kawashima continuous washing
穿刺活检术　puncture biopsy
穿刺注射术　puncture injection
创面负压封闭引流　wound vacuum sealing drainage（VSD）
槌状指矫正术　correction for mallet finger
槌状趾矫正术　correction for mallet toe
粗隆间截骨　intertrochanteric osteotomy
粗隆下杵臼截骨术　subtrochanteric dome osteotomy
打压植骨　impaction bone graft
大粗隆关节成形术　trochanteric arthroplasty
大粗隆前置术　lateral advancement of greater trochanter
大粗隆下移术　distal transfer of greater trochanter
大腿截肢术　thigh amputation, above knee amputation
大腿离断术　thigh amputation
大腿再植术　replantation of thigh
大转子前移法　greater trochanter anterior transposition
大转子延长截骨法　extended greater trochanteric osteotomy
带蒂骨移植　vascularized bone graft
带蒂肌瓣移植术　pedicled muscle flap transplantation
带蒂皮瓣断蒂术　pedicle amputation of pedicled skin flap
带蒂皮瓣迁徙术　advancement of pedicled skin flap
带蒂皮瓣去脂术　defatting of pedicled skin flap
带蒂皮瓣修整术　revision of pedicled skin flap
带蒂皮瓣延迟术　pedicled skin flap delay
带蒂皮瓣移植术　pedicled skin flap transfer
带肌蒂的骨移植　bone graft with muscle pedicle
带血管的游离腓骨移植　free fibula transplantation with vascular pedicle
带血管的游离骨移植术　free bone transplantation with vascular pedicle

带血管蒂的筋膜瓣或皮瓣移位术　transposition of fascia flap or skin flap with vascular pedicle　［又称］带蒂皮瓣转移术△
带血管蒂腓骨移植术　vascularized fibula graft
单侧开窗减压术　unilateral fenestration and decompression
单纯闭式引流　simple closed drainage
单纯骨病灶清除术　simple debridement of bone disease
单髁关节置换　unicompartmental knee arthroplasty
单髁关节置换术　unicompartmental knee replacement
蛋壳手术　eggshell operation
等离子消融髓核成形术　coblation nucleoplasty
骶丛神经缝合术　suture of lumbosacral plexus
骶丛神经探查术　exploration of lumbosacral plexus
骶骨部分切除术　partial sacrectomy
骶骨重建术　sacrum reconstruction
骶骨切除术　sacrum resection
骶骨肿瘤切开取活检术　open biopsy of sacrum tumor
骶管囊肿切除术　resection of Tarlov cysts
骶管注射疗法　sacral canal injection
骶神经松解术　neurolysis of sacral nerve
第一跖骨近端斜楔形截骨　proximal wedge osteotomy of first metatarsal
第一跖骨双截骨术　first metatarsal double osteotomy
第一跖楔关节融合术　first tarsometatarsal arthrodesis
第一跖趾关节融合术　first metatarsalphalangeal arthrodesis
点状接触钢板固定术　point contact plate fixation
电视辅助胸腔镜胸椎间盘摘除术　video assisted thoracoscopic thoracic intervertebral disc resection
碟形手术　saucerization
动静脉瘘夹闭术　clipping of arteriovenous fistula
动静脉瘘结扎术　ligation of arteriovenous fistula
动静脉瘘切除术　resection of arteriovenous fistula
动静脉瘘切断术　amputation of arteriovenous fistula
动力髁部拉力螺钉固定术　dynamic condylar screw fixation
动力髋部拉力螺钉固定术　dynamic hip screw fixation
动脉缝合术　arteriorrhaphy
动态椎间盘造影术　dynamic intervertebral disc contrast
窦道搔刮术　sinus curettage
断层植皮术　split thickness skin graft　［又称］游离皮片移植术△,植皮术△
多节段脊柱楔形截骨术　multi-segmental spinal wedge osteotomy
多指截指术　amputation of polydactyly
二期骨腔植骨术　secondary bone grafting
二期髋关节翻修术　two stage revision total hip arthroplasty
二期膝关节翻修术　two stage revision total knee arthroplasty
翻修术　revision arthroplasty
反式肩关节置换术　reverse shoulder arthroplasty
反置式全肩关节置换术　reverse total shoulder arthroplasty
非骨水泥固定　non cement fixation
腓肠肌退缩术　gastrocnemius recession
腓肠神经吻合术　suture of sural nerve
腓肠神经移植术　transplantation of sural nerve
腓骨病损切除术　excision of lesion of fibula
腓骨部分切除术　partial excision of fibula
腓骨长短肌腱延长术　peroneal tendon lengthening
腓骨段移植　fibula transplantation
腓骨钢板内固定术　plate internal fixation of fibula
腓骨钢针内固定术　pin internal fixation of fibula
腓骨骨折闭合复位钢板内固定术　close reduction and plate internal fixation of fibula fracture
腓骨骨折闭合复位钢针内固定术　close reduction and pin internal fixation of fibula fracture
腓骨骨折闭合复位螺钉内固定术　close reduction and screw internal fixation of fibula fracture
腓骨骨折闭合复位术　close reduction of fibula fracture

腓骨骨折闭合复位髓内钉内固定术　close reduction and intramedullary nail fixation of fibula fracture

腓骨骨折切开复位钢板内固定术　open reduction and plate internal fixation of fibula fracture

腓骨骨折切开复位钢针内固定术　open reduction and pin internal fixation of fibula fracture

腓骨骨折切开复位螺钉内固定术　open reduction and screw internal fixation of fibula fracture

腓骨骨折切开复位术　open reduction of fibula fracture

腓骨骨折切开复位髓内钉内固定术　open reduction and intramedullary nail fixation of fibula fracture

腓骨活检术　fibular biopsy

腓骨截骨术　fibular osteotomy

腓骨开放性骨折清创术　debridement of open fibula fracture

腓骨螺钉内固定术　screw internal fixation of fibula

腓骨内固定物取出术　removal of internal fixation of fibula

腓骨切除　removal of fibula

腓骨切除术　excision of fibula

腓骨取骨术　bone harvesting of fibula

腓骨人工骨植骨术　fibular artificial bone graft

腓骨死骨去除术　removal of dead bone of fibula

腓骨髓内钉内固定术　intramedullary nail fixation of fibula

腓骨外固定架固定术　external fixation of fibula

腓骨外固定架去除术　removal of external fixation of fibula

腓骨小头切除术　fibular head resection

腓骨延长术　fibular lengthening

腓骨折骨术　osteoclasis of fibula

腓骨支撑骨移植　fibular support bone graft

腓骨植骨术　fibula bone graft

腓浅神经松解术　neurolysis of superficial peroneal nerve

腓深神经松解术　neurolysis of deep peroneal nerve

腓神经缝合术　suture of peroneal nerve

腓神经松解术　neurolysis of peroneal nerve

腓神经吻合术　anastomosis of peroneal nerve

腓神经移植术　transplantation of peroneal nerve

腓总神经松解术　neurolysis of common peroneal nerve

腓总神经探查术　exploration of common peroneal nerve

腓总神经吻合术　anastomosis of common peroneal nerve

腓总神经移植术　transplantation of common peroneal nerve

分期膝关节置换　staged bilateral total knee arthroplasty

缝线编织技术　stitch knitting technology

缝扎止血术　hemostatic suture

跗骨病损切除术　excision of lesion of tarsus

跗骨成形术　tarsal plasty

跗骨钢板内固定术　plate internal fixation of tarsal

跗骨钢针内固定术　pin internal fixation of tarsal

跗骨骨折闭合复位钢针内固定术　tarsal fracture close reduction and internal fixation pin

跗骨骨折闭合复位螺钉内固定术　tarsal fracture close reduction and screw internal fixation

跗骨骨折闭合复位术　tarsal fracture close reduction

跗骨骨折切开复位钢针内固定术　open reduction and pin internal fixation of tarsal fracture

跗骨骨折切开复位内固定术　open reduction and internal fixation of tarsal fracture

跗骨骨折切开复位术　open reduction of tarsal bone fracture

跗骨骨折切开复位髓内钉内固定术　open reduction and intramedullary nail fixation of tarsal fracture

跗骨活组织检查　biopsy of tarsal

跗骨间关节背侧楔形截骨术　tarsal bone joint dorsal wedge osteotomy

跗骨间融合术　intertarsal fusion

跗骨截骨术　tarsal osteotomy

跗骨开放性骨折清创术　debridement of open tarsal bone fracture

跗骨螺钉内固定术　tarsal bone screw internal fixation

跗骨内固定物取出术　removal of tarsal internal fixation

跗骨切除术　tarsectomy

跗骨死骨去除术　tarsal dead bone removal

跗骨外固定架固定术　tarsal external fixation

跗骨外固定架去除术　tarsal external fixator removal

跗骨延长术　tarsal bone lengthening

跗骨移除　tarsal bone removal

跗骨折骨术　tarsal bone osteoclasia

跗管松解术　release of tarsal tunnel

跗跖关节融合术　tarsometatarsal arthrodesis

跗跖关节脱位切开复位术　open reduction of dislocation of tarsometatarsal joint

辅助放射疗法　adjuvant radiotherapy

辅助化学疗法　adjuvant chemotherapy

负压辅助创面关闭　vacuum assisted wound closure

复发性肩关节脱位修补术　repair of recurrent shoulder dislocation

复合重建　combined reconstruction

副韧带修补术　repair of collateral ligament

副神经探查术　accessory nerve exploration

副神经移位术　transposition of accessory nerve

腹部埋藏手取出术　extraction of hand from abdominal burying

腹部全厚皮片移植术　free transplantation of full thickness skin graft for abdomen

腹侧去旋转脊柱固定融合术　ventral derotation spondylodesis

腹膜后入路　retroperitoneal approach

腹腔镜下前路腰椎椎间融合术　laparoscopic anterior lumbar intervertebral fusion

腹直肌缝合术　rectus abdominis reparation

改良 McLaughlin 手术　improved McLaughlin operation

改良 Muller 内翻截骨术　modified Muller varization osteotomy

钢板固定膝关节融合术（Lucas 和 Murray 方法）　knee arthrodesis with plate fixation（Lucas and Murray method）

膈神经探查术　exploration of phrenic nerve

膈神经移位术　transposition of phrenic nerve

跟骨病损切除术　excision of calcaneus lesion

跟骨部分切除术　partial excision of calcaneus

跟骨成形术　calcaneoplasty

跟骨骨牵引　calcaneal skeletal traction

跟骨骨折闭合复位钢针内固定术　close reduction and pin internal fixation of calcaneal fracture

跟骨骨折闭合复位螺钉内固定术　close reduction and screw internal fixation of calcaneal fracture

跟骨骨折闭合复位术　close reduction of calcaneal fracture

跟骨骨折切开复位钢板内固定术　open reduction and plate internal fixation of calcaneal fracture

跟骨骨折切开复位钢针内固定术　open reduction and pin internal fixation for calcaneal fracture

跟骨骨折切开复位螺钉内固定术　open reduction and screw internal fixation of calcaneal fracture

跟骨骨折切开复位术　open reduction of calcaneal fracture

跟骨关节融合术　calcaneal joint fusion

跟骨截骨术　calcaneal osteotomy

跟骨内固定物取出术　removal of internal fixation of calcaneus

跟骨取骨术　calcaneal bone graft

跟骨修补术　calcaneal bone repair

跟骨植骨术　calcaneal bone grafting

跟腱病损切除术　excision of Achilles tendon lesion

跟腱缝合术　Achilles tendon suture

跟腱切断术　Achilles tenotomy

跟腱缩短术　Achilles tendon shortening

跟腱修补术　Achilles tendon repair

跟腱延长术　Achilles tendon lengthening

供体皮肤切除术　donor skin resection

肱动脉结扎术　ligation of brachial artery

肱动脉瘤切除伴自体血管移植术　brachial artery aneurysm resection with autologous blood vessel transplantation

肱动脉瘤切除术　brachial artery aneurysm resection

肱二头肌缝合术　biceps brachii suture

肱二头肌腱延长术　biceps brachii tendon lengthening

肱骨病损切除术　excision of lesion of humerus

肱骨部分切除术　partial resection of humerus

肱骨成形术　humerus angioplasty

肱骨干骨折逆行带锁髓内钉技术　retrograde locking intramedullary nail for humeral shaft fracture

肱骨钢板内固定术　humeral plate internal fixation

肱骨钢针内固定术　humeral pin internal fixation

肱骨骨骺分离闭合复位术　humeral epiphysiolysis close reduction

肱骨骨折合复位钢板内固定术　close reduction and plate internal fixation of humeral fracture

肱骨骨折合复位钢针内固定术　close reduction and pin internal fixation of humeral fracture

肱骨骨折闭合复位螺钉内固定术　close reduction and screw internal fixation of humeral fracture

肱骨骨折闭合复位术　close reduction of humeral fracture

肱骨骨折闭合复位髓内钉内固定术　close reduction and intramedullary nail fixation of humeral fracture

肱骨骨折切开复位 TiNi 环抱器内固定术　open reduction and TINi embracing fixator internal fixation of humeral fracture

肱骨骨折切开复位钢板内固定术　open reduction and plate internal fixation of humeral fracture

肱骨骨折切开复位钢针内固定术　open reduction and pin internal fixation of humeral fracture

肱骨骨折切开复位空心钉内固定术　open reduction and cannulated screw internal fixation of humeral fracture

肱骨骨折切开复位螺钉内固定术　open reduction and screw internal fixation of humeral fracture

肱骨骨折切开复位术　open reduction of humeral fracture

肱骨骨折切开复位髓内钉内固定术　open reduction and intramedullary nail internal fixation of humeral facture

肱骨活检术　humeral biopsy

肱骨活组织检查　biopsy of humerus

肱骨截骨术　osteotomy of humerus

肱骨近端骨折切开复位内固定术　open reduction and internal fixation of proximal humeral fracture

肱骨开窗引流术　humeral fenestration

肱骨开放性骨折清创术　debridement of open fracture of humerus

肱骨髁部分切除术　partial excision of humeral condyle

肱骨髁间骨折切开复位内固定术　open reduction and internal fixation of humeral intercondylar fracture

肱骨髁上截骨术　supracondylar osteotomy of humerus

肱骨螺钉内固定术　humeral screw internal fixation

肱骨内固定物取出术　removal of internal fixation of humerus

肱骨内上髁切除术　resection of medial epicondyle of humerus

肱骨取骨术　humeral bone graft

肱骨人工骨植骨术　humeral artificial bone graft

肱骨死骨去除术　removal of dead bone of humerus

肱骨髓内钉内固定术　humeral intramedullary nail fixation

肱骨头置换术　humeral head replacement

肱骨外固定架固定术　external fixation of humerus

肱骨外固定架去除术　removal of external fixation of humerus

肱骨延长术　humeral lengthening

肱骨折骨术　humeral osteoclasia

肱骨植骨术　humerus bone graft

肱三头肌缝合术　triceps brachii suture

肱三头肌支移位术　transposition of triceps brachii branches

股薄肌移植术　transplantation of gracilis

股二头肌缝合术　biceps femoris suture

股二头肌肌腱延长术　biceps femoris tendon lengthening

股骨 V 形截骨术　V shape femoral osteotomy

股骨病损切除术　excision of lesion of femur

股骨部分切除术　partial resection of femur

股骨成形术　femoral angioplasty

股骨粗隆间骨折闭合复位髓内钉内固定术　close reduction and internal fixation of femoral intertrochanteric fracture with intramedullary nail

股骨粗隆间骨折钢板固定术　plate fixation of intertrochanteric fracture

股骨粗隆间骨折内固定术　internal fixation of intertrochanteric femoral fracture

股骨粗隆间内移截骨术　medial displacement intertrochanteric osteotomy

股骨粗隆下外展截骨术　subtrochanteric valgization osteotomy

股骨短缩　shortening of femur

股骨钢板内固定术　femoral plate internal fixation

股骨钢针内固定术　femoral pin internal fixation

股骨骨骺分离闭合复位术　close reduction of femoral epiphysis separation

股骨骨折合复位钢针内固定术　close reduction and pin internal fixation of femoral fracture

股骨骨折闭合复位螺钉内固定术　close reduction and screw internal fixation of femoral fracture

股骨骨折闭合复位术　close reduction of femur fracture

股骨骨折闭合复位髓内钉内固定术　close reduction and intramedullary nail fixation of femoral fracture

股骨骨折切开复位钢板内固定术　open reduction and plate internal fixation of femoral fracture

股骨骨折切开复位钢丝内固定术　open reduction and wire internal fixation of femoral fracture

股骨骨折切开复位钢针内固定术　open reduction and pin internal fixation of femoral fracture

股骨骨折切开复位螺钉内固定术　open reduction and screw internal fixation of femoral fracture

股骨骨折切开复位内固定术　open reduction and internal fixation of femoralfracture

股骨骨折切开复位术　open reduction of fracture of femur

股骨骨折切开复位髓内钉内固定术　open reduction and intramedullary nail fixation of femoral fracture

股骨活检术　femoral biopsy

股骨活组织检查　femoral punch biopsy

股骨假体翻修术　femoral component revision

股骨截骨术　femoral osteotomy

股骨近端截骨术　proximal femoral osteotomy

股骨近端内翻、旋转截骨术　proximal hip varus and rotation osteotomy

股骨颈 U 形截骨　U shape femoral neck osteotomy

股骨颈骨折闭合复位内固定术　close reduction and internal fixation of femur neck fracture

股骨颈骨折空心钉内固定术　internal fixation of femur neck fracture with cannulated screws

股骨颈骨折内固定术　internal fixation of femur neck fracture

股骨颈开窗引流术　femoral neck fenestration

股骨颈髋臼成形术　femoral neck and acetabular arthroplasty

股骨胫骨双截骨　double osteotomies of femur and tibia

股骨开窗引流术　femoral fenestration

股骨开放性骨折清创术　debridement of open fracture of femur

股骨髁间骨折切开复位内固定术　open reduction and internal fixation of femoral intercondylar fracture

股骨髁开窗引流术　fenestration of femoral condyle

股骨髁上骨牵引术　femoral supracondylar traction

股骨髁上横行截骨术　femoral supracondylar transverse osteotomy

股骨髁上截骨术　femoral supracondylar osteotomy

股骨髁上楔形截骨术　femoral supracondylar wedge osteotomy

股骨髁上有控制的旋转截骨术　supracondylar femoral rotational osteotomy with control

股骨螺钉内固定术　screw internal fixation of femur

股骨内固定物取出术　removal of internal fixation of femur

股骨切除术　resection of femur

股骨切骨术　femoral osteotomy
股骨人工骨植骨术　femoral artificial bone graft
股骨上端内翻截骨术　proximal femoral varization osteotomy
股骨上端旋转截骨术　proximal femoral rotating osteotomy
股骨死骨去除术　removal of dead bone of femur
股骨髓内钉内固定术　intramedullary nail fixation of femoral fracture
股骨头边缘隆起截除术　marginal uplift of femoral head resection
股骨头表面置换术　surface replacement of femoral bead
股骨头重建棒置入术　femoral head reconstruction stick implantation
股骨头颈切除粗隆下截骨术　modified Batchelor procedure　［又称］改良 Batchelor 手术△
股骨头颈切除术　excision of neck and head of femur
股骨头开窗引流术　femoral head fenestration
股骨头切除及粗隆下外展截骨术　femoral head resection and subtrochanteric valgization osteotomy
股骨头钻孔减压术　core decompression of femoral head
股骨外固定架固定术　external fixation of femur
股骨外固定架去除术　removal of external fixation of femur
股骨下端截骨术　osteotomy of distal femur
股骨下端内翻截骨术　distal femoral varus osteotomy
股骨下端牵引　traction of lower femur
股骨延长术　femoral lengthening
股骨植骨术　bone grafting of femur
股骨钻孔减压术　drilling decompression of femur
股骨坐骨移植术　femoral sciatic transplantation
股静脉穿刺　femoral vein puncture
股静脉缝合术　femoral vein suture
股内收肌切断术　thigh adductor amputation
股神经切断术　transection of femoral nerve
股神经松解术　neurolysis of femoral nerve
股神经探查术　femoral nerve exploration
股神经吻合术　femoral nerve anastomosis
股神经移植术　femoral nerve transplantation
股四头肌成形术　quadricepsplasty
股四头肌缝合术　suture of quadriceps femoris
股直肌瓣转移术　rectus muscle flap transfer
股直肌松解术　rectus muscle relaxation
股直肌远侧前置术　distal anterior transposition of rectus muscle
股直肌远侧转移术　distal transfer of rectus muscle
骨穿刺术　osteostixis
骨骼肌刺激器去除术　removal of skeletal muscle stimulator
骨骼肌电刺激器置换术　skeletal muscle stimulator replacement
骨骼肌电刺激器置入术　skeletal muscle stimulator implantation
骨筋膜室减压术　fasciotomy for compartment syndrome
骨开窗术　fenestration of bone
骨空隙填补物置入术　bony space filling implantation
骨盆病损切除术　excision of lesion of pelvis
骨盆部分切除术　partial resection of pelvis
骨盆部位肿瘤病灶穿刺活检术　biopsy of pelvic tumor
骨盆重建术　pelvic reconstruction
骨盆钢板内固定术　pelvic plate internal fixation
骨盆钢针内固定术　pelvic pin internal fixation
骨盆骨折闭合复位术　close reduction of pelvic fracture
骨盆骨折切开复位钢板内固定术　open reduction and plate internal fixation of pelvic fracture
骨盆骨折切开复位钢针内固定术　open reduction and pin internal fixation of pelvic fracture
骨盆骨折切开复位螺钉内固定术　open reduction and screw internal fixation of pelvic fracture
骨盆骨折外固定架固定术　external fixation of pelvic fracture
骨盆活检术　pelvic biopsy
骨盆截骨术　pelvic osteotomy
骨盆螺钉内固定术　screw internal fixation of pelvic
骨盆内固定物取出术　removal of internal fixation of pelvic

骨盆内移截骨　Chiari osteotomy
骨盆牵引术　pelvic traction
骨盆切除术　pelvic resection
骨盆三联截骨术　triple pelvic osteotomy
骨盆髓内钉内固定术　pelvic intramedullary nail fixation
骨盆填塞　pelvic packing
骨盆外固定架固定术　external fixation of pelvic fixation
骨盆外固定架去除术　removal of external fixator
骨盆肿瘤切开取活检术　open biopsy of pelvic tumor
骨牵引术　bone traction
骨软骨移植　osteochondral transplantation
骨水泥固定　cement fixation
骨水泥固定型假体的翻修术　revision for cemented arthroplasty
骨水泥填充术　bone cement filling
骨外固定术　external fixation of bone　［又称］骨折外固定术△，骨折外固定支架固定术△
骨延长　bone lengthening
骨移植　bone transplantation
骨运输　bone transport
骨折内固定物取出术　removal of internal fixation of fracture
骨折切开复位内固定术　open reduction and internal fixation of fracture
骨折切开复位术　open reduction of fracture
骨折手法整复术　manipulative reduction of fracture
刮除术　curettage
刮除重建术　curettage and reconstruction
关节成形术　arthroplasty　［又称］成形术△
关节抽吸术　joint aspiration
关节穿刺术　arthrocentesis
关节固定术　joint fixation
关节矫形术　joint orthopedic surgery
关节镜检查术　arthroscopy
关节镜下半月板部分切除术　arthroscopic partial meniscectomy
关节镜下半月板缝合术　arthroscopic meniscus suture
关节镜下半月板切除术　arthroscopic meniscectomy
关节镜下半月板修补术　arthroscopic meniscus repair
关节镜下髌骨外侧支持带松解术　arthroscopic release of lateral patellar retinaculum
关节镜下冲洗清创术　arthroscopic debridement
关节镜下冈上肌腱缝合术　arthroscopic supraspinatus tendon suture
关节镜下关节囊松解　arthroscopic joint capsule release
关节镜下滑膜切除术　arthroscopic synovectomy
关节镜下滑膜皱襞切除术　arthroscopic synovial fold resection
关节镜下踝关节融合术　arthroscopic ankle arthrodesis
关节镜下肩峰成形术　arthroscopic acromioplasty
关节镜下肩关节囊松解术　arthroscopic capsule release of shoulder joint
关节镜下肩袖修补术　arthroscopic rotator cuff repair
关节镜下交叉韧带重建术　arthroscopic cruciate ligament reconstruction
关节镜下前交叉韧带重建术　arthroscopic anterior cruciate ligament reconstruction
关节镜下同种异体半月板移植术　arthroscopic allogeneic meniscus transplantation
关节镜下臀肌挛缩松解术　arthroscopic lysis of gluteus contracture
关节镜下腕管松解术　arthroscopic release of carpal tunnel
关节镜下膝关节滑膜切除术　arthroscopic synovectomy of knee joint
关节镜下膝关节清理术　arthroscopic knee joint debridement
关节镜下膝关节粘连松解术　arthroscopic knee joint adhesion lysis
关节镜下显微椎间盘切除术　arthroscopic microsurgical resection of intervertebral disc
关节镜下肘关节清理术　arthroscopic elbow joint debridement
关节镜下肘关节松解术　arthroscopic elbow release
关节离断术　joint amputation
关节面打磨成形术　joint surface grinding
关节囊固缩术　joint capsule reduction
关节囊盂唇重建　reconstruction of articular labrum

关节内截骨术　intra-articular osteotomy
关节切除成形术　resection arthroplasty
关节融合术　joint fusion
关节软骨修复术　repair of articular cartilage
关节松解术　arthrolysis
关节脱位手法整复术　manipulative reduction of joint dislocation
关节造影术　joint radiography
关节治疗性物质注射　joint therapeutic substance injection
关节置换术　joint replacement
管状皮瓣移植术　transplantation of tube flap
灌洗技术　irrigation technique
广泛切除术　wide resection
腘动脉瘤部分切除伴人工血管置换术　partial resection of popliteal artery aneurysm with artificial vascular replacement
腘动脉瘤切除伴人工血管置换术　resection of popliteal artery aneurysm with artificial vascular replacement
腘动脉瘤切除术　popliteal aneurysm resection
腘肌延长术　popliteal muscle lengthening
腘静脉修补术　repair of popliteal vein
腘绳肌切断术　hamstring amputation
腘绳肌松解术　hamstring muscle lysis
腘绳肌延长术　hamstring lengthening
腘绳肌远端松解术　hamstring distal lysis
腘窝囊肿切除术　popliteal cyst excision
海绵骨插入移植　cancellous insert graft
海绵骨骨片移植　cancellous strip graft
颌枕带牵引术　head halter traction
横突间融合术　intertransverse bone fusion
横行闭合楔形截骨术　transverse closing wedge osteotomy
横行张开楔形截骨术　transverse opening wedge osteotomy
骺板阻滞术　epiphysiodesis
后关节囊缝合术　posterior capsular suture
后交叉韧带保留型膝关节置换　posterior cruciate retained total knee arthroplasty
后交叉韧带重建术　posterior cruciate ligament reconstruction
后路寰枢椎经关节突关节螺钉内固定术　posterior atlantoaxial transarticular screw internal fixation/magerl method
后路寰枢椎椎板钩内固定术　posterior atlantoaxial hook internal fixation
后路间接减压术　posterior indirect decompression
后路经椎弓根入路胸椎间盘突出切除术　posterior transpedicle thoracic intervertebral disc resection
后路胸廓成形术　posterior thoracoplasty
后路腰和腰骶融合术　lumbar and lumbosacral fusion by posterior technique
后路腰椎椎间融合术　posterior lumbar interbody fusion
后路枕颈融合术　posterior occipital cervical fusion
后路枕融合术　posterior occipital fusion
后路椎间盘镜下腰椎间盘摘除术　posterior endoscopic lumbar discectomy
后入路寰枢椎翻修术　posterior atlanto-axial revision
后入路寰枢椎融合术　posterior atlanto-axial fusion
后入路颈椎翻修术　posterior approach cervical revision
后入路颈椎融合术　posterior approach cervical fusion
后入路胸腰椎翻修术　posterior approach thoracic lumbar revision
后入路胸腰椎融合术　posterior approach thoracic lumbar fusion
后入路胸椎翻修术　posterior approach thoracic revision
后入路胸椎间盘切除术　posterior approach thoracic discectomy
后入路胸椎融合术　posterior approach thoracic fusion
后入路腰骶翻修术　posterior approach lumbar sacral revision
后入路腰骶融合术　posterior approach lumbar sacral fusion
后入路腰椎翻修术　posterior approach lumbar revision
后入路腰椎间盘切除术　posterior lumbar intervertebral disc resection
后入路腰椎融合内固定术　posterior lumbar fusion and internal fixation
后入路腰椎融合术　posterior approach lumbar fusion
后入路枕颈翻修术　posterior occipital cervical revision
后入路枕颈融合术　posterior occipital cervical fusion

后外侧融合术　posterior lateral fusion
后外侧入路颈椎融合术　posterior lateral approach for cervical fusion
后外侧入路胸椎融合术　posterior lateral approach for thoracic fusion
后外侧入路腰骶椎融合术　posterior lateral approach for lumbar sacral fusion
后外侧入路腰椎融合术　posterior lateral approach for lumbar fusion
后稳定型膝关节置换　posterior stablized total knee arthroplasty
厚皮片移植术　thickness skin graft
滑动骨移植的胫距关节融合术（Blair方法）　Blair procedure
滑膜切除术　excision of synovial membrane
滑囊病损切除术　excision of bursa lesion
滑行皮瓣移植术　transplantation of sliding flap
踝关节病损切除术　excision of lesion of ankle
踝关节骨折闭合复位钢针内固定术　close reduction and pin internal fixation for fracture of ankle
踝关节骨折闭合复位螺钉内固定术　close reduction and screw internal fixation for fracture of ankle
踝关节骨折闭合复位髓内钉内固定术　close reduction and intramedullary nail fixation for fracture of ankle
踝关节骨折切开复位钢板内固定术　open reduction and plate internal fixation for fracture of ankle
踝关节骨折切开复位钢针内固定术　open reduction and pin internal fixation for fracture of ankle
踝关节骨折切开复位螺钉内固定术　open reduction and screw internal fixation for fracture of ankle
踝关节骨折切开复位术　open reduction for fracture of ankle
踝关节骨折切开复位髓内钉固定术　open reduction intramedullary nail fixation for fracture of ankle
踝关节滑膜切除术　ankle synovial resection
踝关节活组织检查　biopsy of ankle
踝关节假体取出术　ankle prosthesis removal
踝关节镜检查　arthroscopic exploration of ankle
踝关节镜清理术　ankle arthroscopic debridement
踝关节镜下病损切除术　ankle arthroscopic lesion resection
踝关节镜下跟腱病损切除术　arthroscopic excision of lesion of Achilles tendon
踝关节镜下骨赘切除术　arthroscopic resection of osteophyte of ankle
踝关节镜下关节清理术　arthroscopic debridement of ankle
踝关节镜下滑膜切除术　arthroscopic synovectomy of ankle
踝关节镜下踝关节融合术　arthroscopic ankle arthrodesis
踝关节镜下距下关节融合术　arthroscopic subtalar joint arthrodesis
踝关节镜下韧带重建术　arthroscopic reconstruction of ligament of ankle
踝关节镜下韧带修补术　arthroscopic ligament repair of ankle
踝关节镜下软骨成形术　arthroscopic chondroplasty of ankle
踝关节镜下软骨细胞移植术　arthroscopic-assisted chondrocytes transplantation of ankle
踝关节镜下软骨修复术　arthroscopic cartilage repair of ankle
踝关节镜下微骨折术　arthroscopic microfracture of ankle
踝关节镜下异体骨软骨移植术　arthroscopic-assisted osteochondral allograft transplantation of ankle
踝关节镜下游离体取出术　arthroscopic removal of loose body of ankle
踝关节镜下自体骨软骨移植术　arthroscopic-assisted osteochondral autograft transplantation of ankle
踝关节旷置术　ankle exclusion
踝关节离断术　ankle disarticulation
踝关节囊缝合术　suture of ankle capsule
踝关节囊松解术　ankle capsule lysis
踝关节内固定物取出术　removal of internal fixation of ankle
踝关节切开术　incision of ankle
踝关节切开引流术　incision and drainage of ankle
踝关节清理术　ankle debridement
踝关节韧带修补术　ankle ligament repair
踝关节融合术　arthrodesis of ankle
踝关节松解术　ankle lysis

踝关节脱位闭合复位术　close reduction of dislocation of ankle

踝关节脱位切开复位术　open reduction of dislocation of ankle

踝关节外固定架去除术　removal of external fixator of ankle

踝关节修补术　ankle repair

踝及距下关节后侧融合术（Campbell 方法）　Campbell procedure

踝韧带缝合术　suture of ankle ligament

环状韧带修复术　annular ligament reconstruction

寰枢椎内固定术　atlantoaxial internal fixation

寰枢椎融合术　atlantoaxial fusion

寰枢椎植骨融合术　atlantoaxial fusion

寰枢椎椎板钩固定术　atlantoaxial laminar hook screw fixation

寰椎侧块螺钉固定术　massa lateralis atlantis screw fixation

寰椎后弓切除术　removal of posterior arch of atlas

黄韧带部分切除术　partial excision of yellow ligament

喙肩韧带切断术　resection of coracoacromial ligament

喙突截骨术　coracoid osteotomy

喙突移位术　coracoid process translocation

混合型固定（髋关节）　mixed type fixation（hip joint）

混合型固定（膝关节）　mixed type fixation（knee joint）

活体组织检查　biopsy　［又称］活检△

肌瓣填塞　muscle flap packing

肌腱、血管神经探查术　exploration of tendon, vessel and nerve

肌腱病损切除术　excision of tendon lesion

肌腱成形术　tenoplasty

肌腱打孔术　tendon perforating

肌腱功能重建术　tendon reconstruction

肌腱固定术　tendon fixation

肌腱后徙术　tendon recession

肌腱滑车重建术　pulley reconstruction

肌腱紧缩术　tendon reefing

肌腱切除术　excision of tendon

肌腱探查术　exploration of tendon

肌腱延长术　tendon lengthening

肌腱延迟缝合术　delayed suture of tendon

肌腱移植术　tendon graft

肌腱再接术　tendon reoperation

肌腱转移术　tendon transfer

肌皮瓣移植术　transplantation of muscle flap　［又称］带蒂肌皮瓣移植术△

肌皮神经缝合术　suture of musculocutaneous nerve

肌皮神经探查术　exploration of musculocutaneous nerve

肌皮神经吻合术　musculocutaneous nerve anastomosis

肌切开术　myotomy

肌肉病损切除术　excision of muscle lesion

肌肉成形术　musculoplasty

肌肉切除术　myectomy

肌肉切断术　muscle cut

肌肉切开异物取出术　foreign body extraction through myotomy

肌肉切开引流术　incision and drainage of muscle

肌肉切取术　muscle dissection

肌肉清创术　debridement of muscle

肌肉松解术　muscle relaxation

肌肉移位术　transposition of muscle

肌肉移植术　transplantation of muscle

肌肉游离移植术　free transplantation of muscle

肌肉再接术　muscle restoration

畸形足松解术　release of foot deformity

极外侧腰椎椎间融合术　extremely lateral lumbar interbody fusion

脊髓空洞分流术　syringomyelia shunt

脊柱侧凸矫形术　scoliosis correction surgery

脊柱骨折开放复位术　open reduction of spinal fracture　［又称］胸腰椎骨折切开复位内固定术△

脊柱关节切除术　arthrectomy of spine

脊柱关节松解术　release of spinal joint

脊柱及骶骨肿瘤病灶穿刺活检术　biopsy of spine and sacrum tumor

脊柱结核病灶清除　surgical removal of spinal tuberculosis

脊柱截骨矫形术　spinal osteotomy and deformity correction

脊柱可调节装置调整术　adjustment of spinal adjustable device

脊柱可调节装置置入术（生长棒）　implantation of spinal adjustable device（growth rod）

脊柱内固定术　spinal internal fixation

脊柱牵引　spinal traction

脊柱融合术　spinal fusion

脊柱软骨切除术　chondrectomy of spine

脊柱肿瘤切开取活检术　open biopsy of spine tumor

脊椎骨折复位术　reduction of fracture of vertebra

脊椎棘突骨折闭合性复位术　close reduction of vertebral process fracture

计算机导航辅助下人工关节置换术　computer-assisted joint replacement

计算机导航辅助下人工踝关节置换术　computer-assisted total ankle replacement

计算机导航辅助下人工肩关节置换术　computer-assisted total shoulder replacement

计算机导航辅助下人工髋关节置换术　computer-assisted total hip replacement

计算机导航辅助下人工膝关节置换术　computer-assisted total knee replacement

计算机辅助骨科手术　computer-assisted orthopedic surgery

计算机辅助脊椎外科手术　computer-assisted spine surgery, CASS

计算机辅助手术导航技术　computer-assisted surgical navigation technology

加压螺钉固定髋关节融合术（Pagnano 和 Cabanela 方法）　compression screw fixation for hip arthrodesis（Pagnano and Cabanela method）

甲成形术　onychoplasty

甲床清创术　debridement of nail bed

甲床去除术　removal of nail bed

甲根部分去除术　partial removal of nail root

甲下脓肿抽吸术　aspiration of subungual abscess

甲褶去除术　nail fold removal

假关节切除术　excision of false joint

假体置换　prosthesis replacement

肩峰成形术　acromioplasty

肩峰下滑囊切除术　subacromial bursa excision

肩关节表面置换术　shoulder joint surface replacement

肩关节病损切除术　excision of lesion of shoulder joint

肩关节部分置换术　partial replacement of shoulder joint

肩关节成形的翻修术　revision of shoulder arthroplasty

肩关节成形术　shoulder arthroplasty

肩关节翻修术　revision of shoulder joint

肩关节固定术　fixation of shoulder joint

肩关节滑膜切除术　synovectomy of shoulder joint

肩关节喙突截骨移位固定术　osteotomy and transposition of coracoid, Latajet procedure　［又称］Latarjet 手术△

肩关节活组织检查　shoulder biopsy

肩关节肌肉成形术　myoplasty of shoulder joint

肩关节假体取出术　prosthesis removal of shoulder

肩关节肩盂植骨固定术　bone grafting and fixation of glenoid reconstruction

肩关节镜检查　arthroscopic exploration of shoulder

肩关节镜下病损切除术　arthroscopic excision of lesion of shoulder

肩关节镜下肱二头肌肌腱长头固定术　arthroscopic fixation of long bead of bicipital tendon

肩关节镜下骨折复位内固定术　arthroscopic-assisted reduction and internal fixation of fracture of shoulder

肩关节镜下关节囊热紧缩术　arthroscopic radiofrequency capsular shrinkage of shoulder

肩关节镜下关节清理术　arthroscopic debridement of shoulder

肩关节镜下关节松解术　arthroscopic release of shoulder

肩关节镜下滑膜切除术　arthroscopic synovectomy of shoulder

肩关节镜下喙锁韧带重建术　arthroscopic reconstruction of coracoclavicular ligament

肩关节镜下喙突移位术　arthroscopic coracoid transposition
肩关节镜下肩袖损伤修补术　shoulder arthroscopic rotator cuff injury repair
肩关节镜下肩袖修补术　arthroscopic repair of rotator cuff
肩关节镜下囊肿切除术　arthroscopic excision of cyst of shoulder
肩关节镜下游离体取出术　arthroscopic removal of loose body of shoulder
肩关节镜下盂唇固定术　arthroscopic fixation of glenoid labrum of shoulder
肩关节镜下盂唇修补术　arthroscopic repair of glenoid labrum of shoulder
肩关节旷置术　shoulder joint exclusion
肩关节离断　shoulder joint amputation
肩关节离断术　disarticulation of shoulder
肩关节囊修复重建术　shoulder joint capsule repair and reconstruction
肩关节切开术　incision of shoulder joint
肩关节全部置换术　total shoulder replacement
肩关节松解术　shoulder joint lysis
肩关节脱位闭合复位术　close reduction of dislocation of shoulder joint
肩关节脱位切开复位内固定术　open reduction and internal fixation of dislocation of shoulder joint
肩关节脱位切开复位术　open reduction of dislocation of shoulder joint
肩关节修补术　shoulder joint repair
肩关节盂唇固定术　fixation of glenoid labrum
肩关节盂截骨　shoulder glenoid osteotomy
肩关节置换术　shoulder replacement
肩胛带离断术　shoulder girdle amputation, interthoracoscapular amputation
肩胛骨病损切除术　excision of scapula lesion
肩胛骨部分切除术　partial resection of scapula
肩胛骨成形术　arthroplasty of scapula
肩胛骨钢板内固定术　plate internal fixation of scapula
肩胛骨钢针内固定术　pin internal fixation of scapula
肩胛骨骨折内固定术　internal fixation of scapula fracture
肩胛骨骨折切开复位钢板内固定术　open reduction and plate internal fixation of scapular fracture
肩胛骨骨折切开复位钢针内固定术　open reduction and pin internal fixation of scapular fracture
肩胛骨骨折切开复位螺钉内固定术　open reduction and screw internal fixation of scapular fracture
肩胛骨截骨术　scapular osteotomy
肩胛骨螺钉内固定术　screw internal fixation of scapula
肩胛骨内固定物取出术　removal of internal fixation of scapula
肩胛骨切除术　scapular excision
肩胛骨外固定架固定术　external fixator fixation of scapula
肩胛骨外固定架去除术　removal of external fixation frame of scapula
肩胛上神经探查术　exploration of suprascapular nerve
肩胛舌骨肌部分切除术　omohyoid muscle partial resection
肩胛下肌短缩术　Putti-Platt operation　［又称］Putti-Platt 术△
肩胛下肌止点外移术　inferior migration of end point of subscapularis muscle
肩胛下移术　subscapular transposition
肩锁关节内固定物取出术　removal of internal fixation of acromioclavicular joint
肩锁关节脱位切开复位内固定术　open reduction and internal fixation of dislocation of acromioclavicular joint
肩锁关节脱位切开复位术　open reduction of dislocation of acromioclavicular joint
肩袖损伤重建术　rotator cuff reconstruction
肩袖修补术　rotator cuff repair
减伤手术　injury reduction surgery, damage control surgery
健侧颈 7 神经移位术　contralateral $C_7$ spinal nerve root transposition
腱环法屈肌腱滑车重建术　tendon ring mothod for flexor tendon pulley reconstruction
腱膜切除术　aponeurectomy
腱鞘病损切除术　excision of lesion of tendon sheath
腱鞘缝合术　suture of tendon sheath
腱鞘切除术　tenosynovectomy
腱鞘切开术　tenovaginotomy
腱治疗性药物注射　therapeutic drug injection of tendon
铰链式人工膝关节置换术　hinge typed artificial knee joint replacement
接骨术　ostecosynthesis
结晶性沉着性关节炎滑膜切除　synovectomy of crystalline arthritis
截骨术　osteotomy
截肢术　amputation
截指术　finger amputation
截趾术　toe amputation
金属对金属大直径球头全髋置换　metal-on-metal large femoral head total hip arthroplasty
金属 - 金属髋关节置换　metal-on-metal hip replacements
筋膜病损切除术　excision of lesion of fascia
筋膜成形术　fascioplasty
筋膜断蒂术　fascia pedicle amputation
筋膜缝合术　fasciorrhaphy
筋膜间隙切开减压术　incision and decompression of fascia space
筋膜间置式关节成形术　fascia interpositional arthroplasty
筋膜皮瓣移植术　transplantation of fascia flap
筋膜切除术　fasciectomy
筋膜切除术用于移植　fasciectomy for grafting
筋膜切开术　fasciotomy
筋膜移植　fascia graft
筋膜移植术　transplantation of fascia
近节趾骨背伸截骨术　proximal phalangeal dorsi extension osteotomy
近排腕骨切除　proximal row carpectomy
经粗隆旋转截骨术　transtrochanteric rotating osteotomy
经关节的楔形截骨术　wedge osteotomy through joint
经关节镜踝关节融合术　arthroscopic ankle fusion
经胫骨和腓骨的小腿离断术　amputation of lower leg via tibia and fibula
经胫骨和腓骨踝部的踝离断术　amputation of ankle via tibia and fibula
经口齿状突切除术　transoral odontoidectomy
经口寰枢椎翻修术　transoral atlantoaxial revision
经口寰枢椎融合术　transoral atlantoaxial fusion
经口枕颈翻修术　transoral occipital-cervical revision
经口枕颈融合术　transoral occipital-cervical fusion
经皮耻骨联合螺钉内固定术　percutaneous screw internal fixation of pubic symphysis
经皮耻骨支螺钉内固定术　percutaneous screw fixation of pubic ramus
经皮穿刺臭氧髓核消融术　percutaneous ozone nucleus pulposus ablation
经皮穿刺椎间盘臭氧消融术　percutaneous ozone ablation of lumbar disc
经皮穿刺椎体成形术　percutaneous vertebroplasty
经皮穿刺椎体后凸成形术　percutaneous kyphoplasty, PKP
经皮穿自动腰椎间盘切除术　automated percutaneous lumber diskectomy, APLD
经皮骶髂关节螺钉内固定术　percutaneous screw internal fixation of sacroiliac joint
经皮后路椎间融合术　percutaneous posterior lumbar interbody fusion
经皮激光椎间盘减压术　percutaneous laser disk decompression
经皮内固定术　percutaneous internal fixation
经皮髂骨后部螺钉内固定术　percutaneous screw internal fixation of posterior iliac bone
经皮微创钢板固定技术　minimally invasive percutaneous plate fixation
经皮腰椎间盘髓核切吸术　percutaneous lumbar diskectomy
经皮椎弓根螺钉复位内固定术　percutaneous pedicle screw reduction and internal fixation
经皮椎间盘切除术　percutaneous discectomy, PD
经皮椎体后凸成形术　percutaneous kyphoplasty
经跖骨截肢术　transmetatarsal amputation
经椎弓根全椎板切除术　transpedicular total laminectomy
经椎间孔入路腰椎间盘切除术　transforaminal lumbar discectomy

经椎间孔腰椎椎间融合术　transforaminal lumbar interbody fusion

颈丛神经探查术　exploration of cervical plexus

颈丛神经移位术　transposition of cervical plexus

颈后路单开门椎管扩大成形术　posterior cervical single-door laminoplasty

颈后路减压融合内固定术　posterior cervical decompression and fusion with internal fixation

颈后路枕颈融合内固定术　posterior occipitocervical fusion and internal fixation

颈前入路椎体融合术　anterior cervical spinal fusion

颈人工椎间盘翻修术　artificial cervical disc revision

颈人工椎间盘假体置换术　artificial cervical disc replacement

颈神经病损切除术　cervical nerve lesion resection

颈神经后根切断术　cervical posterior rhizotomy

颈胸椎体切除术　cervicothoracic vertebrectomy

颈椎病损切除术　excision of cervical lesion

颈椎部分间盘假体置入术　cervical part artificial disc implantation

颈椎侧块螺钉固定术　cervical lateral mass screw fixation

颈椎后路 Z 字形椎管扩大成形术　posterior cervical Z-shape laminoplasty

颈椎后路半椎板切除减压术　posterior cervical hemilaminectomy decompression

颈椎后路单开门椎板成形术　posterior cervical single-door laminoplasty

颈椎后路单开门椎管减压术　posterior cervical single-door laminoplasty

颈椎后路单开门椎管扩大成形术　posterior cervical single-door expansive laminoplasty

颈椎后路全椎板切除减压术　posterior cervical laminectomy decompression

颈椎后路融合术　posterior cervical fusion

颈椎后路双开门减压术　posterior cervical double-door laminoplasty

颈椎后路双开门椎管扩大成形术　posterior cervical double-door expansive laminoplasty

颈椎后路双开椎管减压术　posterior double-door laminoplasty

颈椎后路髓核摘除术　posterior cervical discectomy

颈椎后路小关节切除术　posterior cervical facet joint excision

颈椎后路椎板扩大减压术　posterior cervical extensive laminectomy decompression

颈椎间盘切除伴半椎板切除术　cervical discectomy with hemilaminectomy

颈椎间盘切除伴椎板切除术　cervical discectomy with total laminectomy

颈椎间盘切除椎间植骨融合术　cervical discectomy and bone graft fusion

颈椎间盘髓核切除术　cervical intervertebral disc nucleus pulposus resection

颈椎旁神经封闭术　cervical paravertebral nerve block

颈椎前路侧前方减压术　anterior cervical anterolateral decompression

颈椎前路齿突螺钉内固定　anterior odontoid screw internal fixation

颈椎前路减压术　anterior cervical decompression

颈椎前路减压植骨融合内固定术　anterior cervical decompression and fusion

颈椎前路融合内固定术　anterior cervical fusion and internal fixation

颈椎前路椎管减压术　anterior cervical decompression

颈椎前路椎间盘切除减压融合术　anterior cervical discectomy and fusion

颈椎前路椎间盘切除术椎管减压植骨融合内固定　anterior cervical disectomy and spinal decompression and bone graft fusion with internal fixation

颈椎前路椎间融合术　anterior cervical intervertebral fusion

颈椎前路椎体次全切除减压融合术　anterior cervical corpectomy and fusion

颈椎全部间盘假体置入术　cervical total artificial disc implantation

颈椎人工骨植骨术　cervical spine bone graft with artificial bone

颈椎人工椎间盘置换术　artificial cervical disc replacement

颈椎融合术　cervical spinal fusion

颈椎神经根减压术　cervical nerve root decompression

颈椎脱位闭合复位术　close reduction of cervical spine dislocation

颈椎脱位切开复位内固定术　open reduction and internal fixation of cervical dislocation

颈椎脱位切开复位术　open reduction of cervical dislocation

颈椎植骨术　cervical vertebra bone graft

颈椎椎板夹固定术　cervical lamina clamp fixation

颈椎椎板切除术　cervical laminectomy

颈椎椎弓根螺钉内固定术　cervical pedicle screw internal fixation

颈椎椎弓根内固定术　cervical pedicle screw internal fixation

颈椎椎间盘 X 射线摄影［术］　X-ray radiography of cervical intervertebral disc

颈椎椎体次全切除术　cervical corpectomy

胫腓骨骺开放术　open epiphyseal bar of tibia and fibula

胫腓骨延长术　tibial-fibular lengthening

胫跟关节融合术（Graves 方法）　Graves procedure

胫骨病损切除术　excision of lesion of tibia

胫骨部分切除术　partial excision of tibia

胫骨成形术　tibial angioplasty

胫骨钢板内固定术　tibial plate internal fixation

胫骨钢针内固定术　tibial pin internal fixation

胫骨高位截骨术　high tibial osteotomy

胫骨骨骺分离闭合复位术　close reduction of tibial epiphyseal separation

胫骨骨折闭合复位钢板内固定术　close reduction and plate internal fixation of tibial fracture

胫骨骨折闭合复位螺钉内固定术　close reduction and screw internal fixation of tibia fracture

胫骨骨折闭合复位术　close reduction of fracture of tibia

胫骨骨折闭合复位髓内钉内固定术　close reduction and intramedullary nail fixation of tibial fracture

胫骨骨折内固定术　internal fixation of tibial fracture

胫骨骨折切开复位钢板内固定术　open reduction and plate internal fixation of tibial fracture

胫骨骨折切开复位钢针内固定术　open reduction and pin internal fixation of tibial fracture

胫骨骨折切开复位螺钉内固定术　open reduction and screw internal fixation of tibial fracture

胫骨骨折切开复位术　open reduction of fracture of tibia

胫骨骨折切开复位髓内钉内固定术　open reduction and intramedullary nail fixation of tibial fracture

胫骨活检术　tibial biopsy

胫骨结节截骨　tibial tubercle osteotomy

胫骨结节截骨移位术　transposition of tibial tuberosity

胫骨结节内下移位术　medioinferior transposition of tibial tuberosity ［又称］改良 Hauser 手术△

胫骨结节牵引术　tibial tubercle traction

胫骨截骨术　tibial osteotomy

胫骨开窗引流术　tibial fenestration

胫骨开放性骨折清创术　debridement of open fracture of tibia

胫骨螺钉内固定术　screw internal fixation of tibial

胫骨内固定物取出术　removal of internal fixation of tibia

胫骨平台骨折切开复位内固定术　open reduction and internal fixation of tibial plateau fracture

胫骨切除术　excision of tibia

胫骨取骨术　tibial osteotomy

胫骨人工骨植骨术　tibial artificial bone graft

胫骨死骨去除术　removal of dead bone of tibia

胫骨髓内钉内固定术　intramedullary nail internal fixation of tibia

胫骨外固定架固定术　external fixation of tibia

胫骨外固定架去除术　removal of external fixation of tibia

胫骨延长术　tibial lengthening

胫骨折骨术　tibial osteoclasia

胫骨植骨术　tibial bone grafting

胫后肌前移术　anterior tansposition of tibialis posterior muscle

胫后肌移植术　transplantation of tibialis posterior muscle

胫后神经松解术　neurolysis of posterior tibial nerve

胫距骨融合术　tibial talar fusion

胫前肌缝合术　tibialis anterior muscle suture
胫前肌腱移位术　transposition of tibialis anterior tendon
胫前肌外移术　lateral transposition of tibialis anterior muscle
胫神经缝合术　suture of tibial nerve
胫神经肌支切断术　resection of muscular branch of tibial nerve
胫神经松解术　neurolysis of tibial nerve
胫神经探查术　exploration of tibial nerve
胫神经吻合术　anastomosis of tibial nerve
静脉修补术　repair of vein
镜影手畸形矫正术　correction of mirror hand
局限性腕关节融合　partial arthrodesis of wrist
巨指矫正术　correction of macrodactyly
巨趾畸形矫正术　correction of deformity of great toe
距骨病损切除术　excision of talus lesion
距骨骨折闭合复位术　close reduction of fracture of talus
距骨骨折切开复位钢板内固定术　open reduction and plate internal fixation of talus fracture
距骨骨折切开复位钢针内固定术　open reduction and pin internal fixation of talus fracture
距骨骨折切开复位螺钉内固定术　open reduction and screw internal fixation of fracture of talus
距骨活组织检查　biopsy of talus
距骨下融合术　subtalar arthrodesis
距下关节囊松解术　capsular release of subtalar joint
距下关节融合术　subtalar joint arthrodesis, subtalar joint fusion
距下关节制动术　subtalar arthroereisis
卡洛(氏)疗法　Calot's treatment
卡洛(氏)手术　Calot's operation
开放性骨折清创术　debridement in open fracture
开放性网状骨移植术　open reticulated bone grafting
开放植骨　open bone graft
髁间窝成形术　plastic surgery of condylar fossa
髁切断术　condylar amputation
髁上截肢和髌骨移植术　supracondylar amputation and patella transplantation
髁上内翻截骨术　supracondylar varus osteotomy
可吸收钉固定术　absorbable pin fixation
可吸收螺钉固定术　absorbable screw fixation
克氏针固定术　K-wire fixation
跨关节外架固定术　trans-articular external fixator
髋骨骨折切开复位钢板内固定术　open reduction and plate internal fixation of hip fracture
髋骨骨折切开复位钢针内固定术　open reduction and pin internal fixation pin of hip fracture
髋骨骨折切开复位螺钉内固定术　open reduction and screw internal fixation of hip fracture
髋骨人工骨植骨术　artificial bone grafting of hip
髋骨植骨术　hip bone grafting
髋关节表面置换术　resurfacing hip arthroplasty
髋关节病损切除术　excision of lesion of hip joint
髋关节抽吸术　hip joint aspiration
髋关节股骨假体翻修术　revision of hip femoral prosthesis
髋关节固定术　fixation of hip joint
髋关节滑膜切除术　synovial resection of hip joint
髋关节活组织检查　hip biopsy
髋关节假体翻修术　revision hip arthroplasty
髋关节假体取出术　hip prosthesis removal
髋关节镜检查　arthroscopic exploration of hip joint
髋关节镜下病损切除术　arthroscopic resection of hip lesion
髋关节镜下骨赘切除术　arthroscopic resection of osteophyte of hip joint
髋关节镜下关节清理术　arthroscopic debridement of hip joint
髋关节镜下滑膜切除术　arthroscopic synovectomy of hip joint
髋关节镜下髋关节撞击综合征成形术　arthroscopic trimming of femoroacetabular impingement

髋关节镜下髂腰肌松解术　arthroscopic release of iliopsoas
髋关节镜下软骨成形术　arthroscopic chondroplasty of hip joint
髋关节镜下游离体取出术　arthroscopic removal of loose body of hip joint
髋关节镜下盂唇修补术　arthroscopic repair of acetabular labrum of hip joint
髋关节旷置术　hip joint exclusion
髋关节离断术　hip joint disarticulation
髋关节囊松解术　lysis of hip joint
髋关节囊周围髂骨截骨术　acetabloplsty　[又称]髋臼成形术△
髋关节内固定物取出术　removal of internal fixation of hip joint
髋关节切开术　hip joint arthrotomy
髋关节切开引流术　incision and drainage of hip joint
髋关节融合术　arthrodesis of hip joint
髋关节松解术　hip joint arthrolysis
髋关节脱位闭合复位术　close reduction for hip joint dislocation
髋关节脱位切开复位内固定术　open reduction and internal fixation for hip joint dislocation
髋关节脱位切开复位术　open reduction for hip joint dislocation
髋关节修补术　surgical repair of hip joint
髋关节修正术　revision of hip joint
髋臼表面置换术　acetabular surface replacement
髋臼成形术/加盖术　acetabuloplasty, acetabular arthroplasty
髋臼骨折切开复位内固定术　open reduction and internal fixation of acetabular fracture
髋臼假体翻修术　acetabulum prosthesis revision
髋臼假体内移　acetabular cup ingression
髋臼内移截骨　Chiari osteotomy
髋臼外侧造盖术　shelf procedure
髋臼旋转中心上移　acetabular rotating center upward moving
髋臼植骨　acetabular bone graft
髋臼置换术　acetabulum replacement
髋臼周围截骨术　periacetabular osteotomy
髋人字石膏　spica cast
扩大刮除术　extensive curettage
阔筋膜部分切除术　partial resection of fascia lata
肋骨椎骨横突切除术　costotransversectomy
肋横突切除术　costotransversectomy
肋间神经切除术　intercostal neurectomy
肋间神经探查术　exploration of intercostal nerve
肋间神经移位术　transposition of intercostal nerve
连续硬膜外阻滞术　continuous epidural block
连衣挽具　Pavlik harness
联合内外踝缩窄截骨的胫距关节融合术(Stewart 和 Harley 方法)　Stewart-Harley procedure
裂手矫正术　correction of cleft hand
瘤段截除人工假体置换术　tumor segment resection and prosthetic replacement
颅骨牵引术　head halter traction
螺钉胫距关节融合术　Mann procedure　[又称]Mann 方法△
马尾神经缝合术　suture of cauda equina
马尾神经松解术　cauda equina neurolysis
孟氏截骨术　Monteggia osteotomy
灭活再植术　devitalization and replantation
拇长伸肌腱缝合术　suture of extensor pollicis longus tendon
拇外翻矫形术　hallux valgus correction
拇外展功能重建术　thumb abduction reconstruction
拇指重建术　reconstruction of thumb
拇指对掌功能重建术　functional reconstruction of thumb opposition
拇指关节离断术　disarticulation of thumb
拇指畸形矫形术　corrective operation of thumb deformity
拇指离断术　amputation of thumb
拇指再植术　replantation of thumb
拇指整复术　reduction of thumb
踇长伸肌腱缝合术　suture of extensor tendon of great toe

苜蓿叶形钢板固定术　cloverleaf plate fixation

囊病损切除术　capsulectomy

囊缝合术　capsular suture

囊内切除术　intralesional resection

囊切除伴软组织矫正和第一跖骨截骨术　capsulectomy with soft tissue correction and first metatarsal osteotomy

囊切除伴软组织矫正和关节固定术　capsulectomy with soft tissue correction and joint fixation

囊切除术　capsulectomy

内半骨盆切除术　internal hemipelvectomy

内侧髌股韧带重建术　medial patellofemoral ligament reconstruction

内侧副韧带修补术　medial collateral ligament repair

内侧骺板钉合术　medial epiphyseal stapling technique

内侧松解术　medial release

内侧楔骨截骨术　medial wedge osteotomy

内固定　internal fixation

内踝固定　medial malleolus fixation

内镜经口齿状突切除术　endoscopic transoral odontoidectomy

内镜下椎间盘切除术　endoscopic resection of intervertebral disc

内收肌肌腱切断术　adductor tenotomy

内收肌切断术　adductor amputation

逆向全肩关节置换　reversal total shoulder arthroplasty

黏液囊抽吸　bursal aspiration

黏液囊缝合术　suture of bursa

黏液囊治疗性物质注射　injection of therapeutic substance into bursa

皮瓣清创术　debridement of skin flap

皮瓣修整术　skin flap repair

皮瓣移植　skin flap transplantation

皮瓣预制术　skin flap prefabrication

皮肤病损切除术　excision of lesion of skin

皮肤缝合术　suture of skin

皮肤和皮下坏死组织切除清创术　excisional debridement of skin and subcutaneous necrotic tissue

皮肤和皮下组织非切除性清创　non-excision debridement of skin and subcutaneous tissue

皮肤和皮下组织活检　biopsy of skin and subcutaneous tissue

皮肤和皮下组织脓肿抽吸术　abscess aspiration of skin and subcutaneous tissue

皮肤和皮下组织切开探查术　incisional exploration of skin and subcutaneous tissue

皮肤和皮下组织切开异物取出术　foreign body removal of skin and subcutaneous tissue

皮肤和皮下组织切开引流术　incisional drainage of skin and subcutaneous tissue

皮肤和皮下组织血肿抽吸术　hematoma aspiration of skin and subcutaneous tissue

皮肤扩张器置入术　subcutaneous tissue expander placement

皮肤蹼状松解术　lysis of web of skin

皮管成形术　plasty of tube flap

皮片取皮术　harvesting of skin grafts

皮片移植　skin grating

皮神经缝合术　suture of cutaneous nerve

皮神经延迟修补术　delayed repair of cutaneous nerve

皮下蒂皮瓣移植术　subcutaneous pedicled flap transplantation

皮下引流装置取出术　removal of subcutaneous drainage device

皮下脂肪移植术　subcutaneous fat transplantation

皮下组织病损切除术　excision of lesion of subcutaneous tissue

皮下组织扩张器取出术　removal of subcutaneous tissue expander

皮质剥离术　cortical stripping

恰克林脊柱截骨术　Chuck-Lin spinal osteotomy

髂骨病损切除术　excision of ilium lesion

髂骨部分切除术　partial excision of iliac bone

髂骨骨折切开复位钢板内固定术　open reduction and plate internal fixation of iliac fracture

髂骨骨折切开复位钢针内固定术　open reduction and pin internal fixation of iliac fracture

髂骨骨折切开复位螺钉内固定术　open reduction and screw internal fixation of iliac fracture

髂骨及肋骨移植　iliac bone and rib graft

髂骨截骨术　iliac bone osteotomy

髂骨切除术　iliac bone resection

髂骨取骨术　iliac bone harvesting

髂骨取骨植骨术　iliac bone harvesting and grafting

髂骨移植的胫距关节融合（Chuinard-Peterson 方法）　Chuinard-Peterson procedure

髂骨植骨术　iliac bone grafting

髂胫束切断术　amputation of iliotibial band

髂胫束移位术　transposition of iliotibial band

髂腰固定　iliolumbar fixation

髂腰肌腱切断术　amputation of iliopsoas tendon

髂腰肌切断术　amputation of iliopsoas

髂翼移除　removal of iliac wing

迁徙皮瓣移植术　transplantation of advanced flap

牵开式关节成形术　distraction arthroplasty

牵拉成骨术　distraction osteogenesis technique

前臂肌缝合术　suture of muscle of forearm

前臂肌腱缝合术　suture of tendon of upper arm

前臂肌腱松解术　flexor tendon of forearm release

前臂肌腱移位术　transposition of tendon of forearm

前臂假肢安装　forearm prosthesis installation

前臂截肢术　forearm amputation

前臂皮瓣修复术　forearm flap repair

前臂切开减压术　incision and decompression of forearm

前臂束带松解术　band lysis of forearm

前臂再植术　replantation of forearm

前侧肩峰成形术　anterior acromioplasty

前方钢板固定髋关节融合术　hip arthrodesis with anterior plate fixation ［又称］改良 Mattar 方法△

前方入路椎间盘切除术　anterior cervical discectomy

前方入路颈椎椎体间融合　anterior cervical interbody fusion

前交叉韧带重建术　anterior cruciate ligament reconstruction

前交叉韧带修补术　anterior cruciate ligament repair

前路齿状突螺钉固定术　anterior odontoid screw fixation

前路寰枢椎经关节螺钉内固定术　anterior atlantoaxial facet screw internal fixation

前路螺钉内固定术　anterior screw internal fixation

前路腰和腰骶融合术　lumbar and lumbosacral fusion by anterior approach

前路椎间盘切除融合术　anterior discectomy and fusion

前路椎间融合术　anterior interbody fusion

前入路寰枢椎翻修术　anterior atlanto-axis revision

前入路寰枢椎融合术　anterior atlanto-axis fusion

前入路颈椎翻修术　anterior cervical revision

前入路颈椎间盘切除术　anterior cervical discectomy

前入路颈椎融合术　anterior cervical vertebral fusion

前入路胸腰椎翻修术　anterior thoracic-lumber revision

前入路胸腰椎融合术　anterior thoracic-lumber fusion

前入路胸椎翻修术　anterior thoracic revision

前入路胸椎融合术　anterior thoracic fusion

前入路胸椎椎体切除术　anterior thoracic vertebral resection

前入路腰骶翻修术　anterior lumbosacral revision

前入路腰骶融合术　anterior lumbosacral fusion

前入路腰椎翻修术　anterior lumber revision

前入路腰椎融合术　anterior lumber fusion

前入路枕颈翻修术　anterior occipital-cervical revision

前外侧减压术　anterolateral decompression

前外侧入路颈椎融合术　anterior-lateral cervical spine fusion

前外侧入路胸腰椎融合术　anterior-lateral thoracic-lumber spine fusion

前外侧入路胸椎融合术　anterior-lateral thoracic spine fusion

前外侧入路腰骶椎融合术　anterior-lateral lumbosacral spine fusion

前外侧入路腰椎融合术　anterior-lateral lumber fusion

前外侧入路腰椎椎间融合术　antero-lateral lumbar interbody fusion

桥接钢板固定术　bridging plate fixation

切除重建术　resection and reconstruction

切开复位　open reduction

切开复位钢板内固定术　open reduction and plate internal fixation

切开复位内固定　open reduction and internal fixation ［又称］开放复位内固定术△

切开活检术　open biopsy

清除病灶　debridement

清创术　debridement operation

屈腕肌腱缝合术　suture of flexor tendon of wrist

屈指肌腱缝合术　suture of flexor tendon of finger

躯干肌肉病损切除术　excision of lesion of truncal muscle

取自体髂骨植骨术　autogenous iliac bone graft

去除用于肾透析的动静脉搭桥术　removal of arteriovenous bypass for renal dialysis

全髌骨切除术　total patellar resection

全骶骨切除术　total sacrum resection

全肱骨切除术　total humerus resection

全厚皮片移植术　full-thickness skin graft

全踝关节置换术　total ankle arthroplasty

全脊椎切除术　vertebrectomy, en bloc resection

全肩关节置换术　total shoulder replacement ［又称］人工全肩关节置换术△

全髋关节表面置换术　total hip surface replacement ［又称］人工髋关节表面置换术△

全髋关节翻修术　revision of total hip arthroplasty ［又称］人工全髋关节翻修术△

全髋关节置换术　total hip arthroplasty ［又称］人工全髋关节置换术△

全腕关节融合术　total fusion of wrist ［又称］腕关节融合术△

全膝关节表面置换术　total knee arthroplasty

全膝关节翻修术　revision total knee arthroplasty ［又称］膝关节翻修术△

全膝关节置换术　total knee arthroplasty

全椎板切除术　complete laminectomy

桡尺关节脱位闭合复位术　close reduction of dislocation of radioulnar joint

桡动脉部分切除伴桡尺动脉自体血管移植术　partial excision of radial artery with autologous transplantation of radial ulnar artery

桡动脉结扎术　ligation of radial artery

桡动脉修补术　repair of radial artery

桡骨病损切除术　excision of lesion of bone of radius

桡骨部分切除术　partial excision of radius

桡骨成形术　radial angioplasty

桡骨钢板内固定术　radius plate internal fixation

桡骨钢针内固定术　radial pin internal fixation

桡骨骺分离闭合复位术　radial epiphyseal separation of close reduction

桡骨骨折闭合复位钢板内固定术　close reduction and plate internal fixation of radius fracture

桡骨骨折闭合复位钢针内固定术　close reduction and pin internal fixation of radius fracture

桡骨骨折闭合复位螺钉内固定术　close reduction and screw internal fixation of radius fracture

桡骨骨折闭合复位术　close reduction of radius fracture

桡骨骨折闭合复位髓内钉内固定术　close reduction and intramedullary nail fixation of radius fracture

桡骨骨折切开复位钢板内固定术　open reduction and plate internal fixation of radius fracture

桡骨骨折切开复位钢针内固定术　open reduction and pin internal fixation of radius fracture

桡骨骨折切开复位螺钉内固定术　open reduction and screw internal fixation of radius fracture

桡骨骨折切开复位术　open reduction of radius fracture

桡骨骨折切开复位髓内钉内固定术　open reduction and intramedullary nail fixation of radius fracture

桡骨截骨术　radial osteotomy

桡骨茎突切除术　radial styloidectomy

桡骨开放性骨折清创术　debridement of open fracture of radius

桡骨螺钉内固定术　radius screw internal fixation

桡骨内固定物取出术　radial removal of internal fixation

桡骨切除术　excision of radius

桡骨人工骨植骨术　artificial bone grafting of radius

桡骨死骨去除术　removal of dead bone of radius

桡骨髓内钉内固定术　radial intramedullary nail internal fixation

桡骨头切除关节成形术　radial head resection arthroplasty

桡骨头切除术　radial head resection, excision of radial head

桡骨外固定架固定术　external fixation of radius

桡骨外固定架去除术　removal of external fixator of radius

桡骨延长术　radius lengthening

桡骨移植术　radius bone graft

桡骨远端骨折切开复位内固定术　open reduction and internal fixation of distal radius fractur

桡骨折骨术　radial osteoclasia

桡骨植骨术　bone grafting of radius

桡神经缝合术　suture of radial nerve

桡神经浅支移位术　transposition of superficial branch of radial nerve

桡神经松解术　neurolysis of radial nerve

桡神经探查术　exploration of radial nerve

桡神经探查松解术　radial nerve exploration and release

桡神经吻合术　radial nerve anastomosis

桡神经延迟修补术　delayed repair of radial nerve

桡神经移植术　transplantation of radial nerve

桡腕关节融合术　arthrodesis of radiocarpal joint

桡舟头韧带紧张术　radioscaphocapitate ligament reefing

人工半骨盆置换术　artificial hemipelvis replacement

人工肱骨头置换术　artificial humeral head replacement

人工股骨头置换术　artificial femoral head replacement

人工关节翻修手术　artificial revision arthroplasty

人工颈椎间盘置换术　cervical artifical disc replacement

人工皮片移植术　artificial skin graft

人工全膝关节置换术　artificial total knee arthroplasty ［又称］人工膝关节置换术△, 膝关节表面置换术△

人工全肘关节置换术　artificial total elbow replacement

人工桡骨头置换术　artificial radial head replacement ［又称］桡骨头置换术△

人工双动股骨头置换术　artificial bipolar femoral head replacement

人工腕关节置换术　artificial wrist joint replacement

人工膝关节置换　artificial total knee arthroplasty

人工指关节置换术（腕掌关节、掌指关节、指间关节）　artificial finger joint replacement（carpometacarpal joint, metacarpophalangeal joint and interphalangeal joint）

人工指间关节置换术　artificial interphalangeal arthroplasty

人工智能机器人辅助下人工关节置换术　robotic-assisted joint replacement

人工智能机器人辅助下人工髋关节置换术　robotic-assisted total hip replacement

人工智能机器人辅助下人工膝关节置换术　robotic-assisted total knee replacement

人工椎间盘置换术　artificial disc replacement ［又称］人工腰椎间盘置换术△

人工椎体取出术　artificial vertebral extraction

人工椎体置换矫正脊柱后凸术　kyphosis correction with artificial vertebral body replacement

人工椎体置换术　artificial vertebral body replacement

刃厚皮片移植术　razor graft, epidermal skin graft

韧带复位技术　ligament reduction technique

韧带修补术　ligament repair

软骨膜移植　perichondrium grafting
软骨细胞移植　chondrocyte transplantation
软骨移植　cartilage graft
软组织病损切除术　excision of lesion of soft tissue
软组织活检　biopsy of soft tissue　［又称］肌肉活检术△
软组织切开异物取出术　incisional removal of foreign body of soft tissue
软组织探查术　exploration of soft tissue
软组织治疗性药物局部注射　therapeutic drug injection of soft tissue
赛姆截肢术　Syme amputation
三角肌重建术　reconstruction of deltoid
三角肌缝合术　repair of deltoid
三期髋关节翻修术　three stage revision of total hip arthroplasty
伤口止血术　wound hemostasis
上臂和肩假肢安装　upper arm and shoulder prosthesis
上臂离断术　upper arm amputation
上臂再植术　upper arm replantation
上行性椎静脉造影［术］　ascending vertebral venography
上肢动静脉瘘结扎术　ligation of arteriovenous fistula of upper limb
上肢动静脉瘘栓塞术　embolization of arteriovenous fistula of upper limb
上肢关节囊缝合术　capsular suture of upper limb
上肢肌腱缝合术　tendon suture of upper limb
上肢肌腱粘连松解术　tenolysis of upper limb
上肢肌肉病损切除术　excision of lesion of upper limb muscle
上肢韧带缝合术　ligament suture of upper limb
上肢血管病损切除术　excision of lesion of blood vessel of upper limb
上肢血管结扎术　ligation of upper limb artery
上肢异物去除　removal of foreign body of upper limb
伸腕肌腱修复术　repair of extensor tendon
伸腕肌腱缝合术　suture of extensor carpal tendon
伸指功能重建术　reconstruction of extensor mechanism
伸指肌腱侧束缝合术　lateral band suture of extensor tendon
伸指肌腱缝合术　suture of extensor tendon of finger
伸指肌腱中央束重建术（Carroll 法）　central band reconstruction of extensor tendon（Carroll method）
伸指肌腱中央束重建术（Fowler 法）　central band reconstruction of extensor tendon（Fowler method）
伸指肌腱中央束重建术（Matev 法）　central band reconstruction of extensor tendon（Matev method）
伸指肌腱中央束缝合术　central band suture of extensor tendon
伸趾肌腱延长术　extensor tendon of toe lengthening
深层软组织肿物局部切除术　deep soft tissue tumor resection
神经根封闭术　nerve root block
神经根管松解术　neurolysis of spinal nerve root canal
神经根减压术　nerve root decompression
神经根松解术　nerve root release
神经修复术　nerve repair
神经移植　nerve graft
神经阻滞术　nerve block
生物接骨术　biological osteosynthesis
石膏固定术　plaster fixation
手部带腱帽异体肌腱移植术　tendon allograft with hood transplantation in hand
手部带鞘管异体肌腱移植术　tendon allograft with sheath transplantation in hand
手部肌腱成形术　tendon plasty of hand
手部肌腱缝合术　tendon suture of hand
手部肌腱固定术　tenodesis of hand
手部肌腱后移术　tendon posterior transposition of hand
手部肌腱前移术　tendon anterior transposition of hand
手部肌腱切断术　tenectomy of hand
手部肌腱延长术　tendon lengthening of hand
手部肌腱延迟性缝合术　delayed repair of tendon of hand
手部肌腱移位术　tendon transposition of hand

手部肌腱移植术　tendon transplantation of hand
手部肌腱止点重建术　tendon insertion reconstruction of hand
手部肌肉病损切除术　excision of lesion of hand muscle
手部肌肉缝合术　suture of muscle of hand
手部肌肉切除术　excision of muscle of hand
手部肌肉切开减压术　decompression of muscle of hand
手部肌肉松解术　muscle release of hand
手部肌肉移位术　muscle transposition of hand
手部清创术　debridement of hand injury
手残端修整术　stump revision of hand/finger
手外伤清创缝合术　debridement and suture of hand injury
手指再植术　replantation of finger
双动全髋关节置换术　dual mobility cup total hip arthroplasty
锁骨骨折切开复位钢板内固定术　open reduction and plate internal fixation of clavicle fracture
陶瓷 - 陶瓷髋关节置换　ceramic-on-ceramic hip replacement
同种异体骨移植术　allogenic bone grafting
外侧副韧带修补术　lateral collateral ligament repair
外固定架固定术　external fixation
腕骨切除术　carpectomy
腕关节成形术　arthroplasty of wrist
腕关节镜下滑膜切除术　arthroscopic synovectomy of wrist
腕关节置换术　wrist replacement
腕管切开减压术　carpal tunnel release
腕再植术　wrist replantation
腕掌关节成形术　arthroplasty of carpometacarpal joint
腕掌关节切开复位内固定术　open reduction and internal fixation of carpometacarpal joint
微骨折术　microfracture
膝关节穿刺术　knee puncture
膝关节单髁置换术　unicompartmental knee replacement
膝关节镜探查术　knee arthroscopy
膝关节镜下半月板成形　meniscus plasty under knee arthroscopy
膝关节镜下半月板成形缝合术　knee arthroscopic meniscus suture
膝关节镜下半月板切除术　knee arthroscopic meniscectomy of knee joint
膝关节镜下关节清理术　knee arthroscopic debridement of knee joint
膝关节镜下滑膜切除术　knee arthroscopy synovectomy
膝关节镜下滑膜清理术　knee arthroscopic clearance of synovium
膝关节镜下盘状半月板成形术　knee arthroscopic discoid meniscus plasty
膝关节镜下前交叉韧带重建术　knee arthroscopic anterior cruciate ligament reconstruction
膝关节双单髁置换术　bi-unicompartmental knee replacement
膝关节双间室置换术　bicompartmental knee replacement
膝关节外侧单髁置换术　lateral unicompartmental knee arthroplasty
膝关节游离体取出术　removal of free body from knee joint
膝关节自体软骨细胞移植术　knee joint autologous chondrocyte transplantation
膝内侧半月板切除术　knee medial meniscectomy
小腿截肢术　below knee amputation
斜外侧腰椎椎体间融合术　oblique lumbar interbody fusion
血管神经肌腱探查　exploration of blood vessels，nerves and tendons
血管神经肌腱探查修复术　exploration and repair of blood vessels，nerves and tendons
腰背痛康复治疗　rehabilitation treatment of low back pain
腰骶神经后根切断术　lumbosacral nerve posterior root resection
腰椎骨折切开复位内固定术　open reduction and internal fixation of lumbar fracture
腰椎管减压术　lumbar decompression
腰椎后路减压植骨融合内固定术　posterior lumbar decompression with bone graft fusion and internal fixation
腰椎后路全椎板切除术　posterior lumbar laminectomy
腰椎滑脱复位内固定术　reduction and internal fixation of lumbar spondylolisthesis
腰椎间盘臭氧注射　ozone injection of lumbar disc

腰椎间盘胶原酶溶解术　collagenase lysis of lumbar intervertebral disc
腰椎间盘髓核摘除术　lumbar discectomy
腰椎经皮椎体成形术　percutaneous lumbar vertebroplasty
腰椎前路内固定术　anterior lumbar internal fixation
腰椎椎弓根钉内固定术　pedicle screw internal fixation of lumbar spine
异体肌腱移植术　allogeneic tendon transplantation
异种骨移植术　bone xenograft
游离皮瓣修复术　free flap repair
游离体取出术　loose body removal
掌再植术　palm replantation
掌指关节成形术　arthroplasty of metacarpophalangeal joint
枕颈融合内固定术　occipital-cervical fusion and internal fixation
植骨融合内固定术　bone grafting fusion and internal fixation
植骨术　bone grafting
跖跗关节融合术　tarsometatarsal fusion
跖骨干截骨术　metatarsal shaft osteotomy
跖骨远端截骨术　distal metatarsal osteotomy
跖筋膜松解术　plantar fascia release
跖趾关节镜下病损切除术　metatarsophalangeal arthroscopic excision of lesion
跖趾关节镜下关节清理术　metatarsophalangeal arthroscopic debridement
跖趾关节镜下软骨成形术　metatarsophalangeal arthroscopic chondroplasty
跖趾关节镜下软骨修复术　metatarsophalangeal arthroscopic repair of cartilage
跖趾关节镜下游离体取出术　metatarsophalangeal arthroscopic removal of free body
跖趾关节切除术　metatarsophalangeal joint arthrectomy
跖趾关节切开术　incision of metatarsophalangeal joint
跖趾关节融合术　arthrodesis of metatarsophalangeal joint
跖趾关节置换术　replacement of metatarsophalangeal joint
指残端拇指化［术］　stump pollicization
指骨病损切除术　excision of lesion of phalanx bone
指骨部分切除术　partial excision of phalanx bone
指骨短缩术　phalangeal shortening
指骨钢板内固定术　plate internal fixation of phalanx bone
指骨骨牵引　bone traction of phalanx
指骨骨折闭合复位钢针内固定术　close reduction and k-wire internal fixation of phalanx fracture
指骨骨折闭合复位螺钉内固定术　close reduction and screw internal fixation of phalanx fracture
指骨骨折闭合复位术　close reduction of phalanx fracture
指骨骨折闭合复位髓内钉内固定术　close reduction and intramedullary nail fixation of phalanx fracture
指骨骨折切开复位钢板内固定术　open reduction and plate internal fixation of phalanx fracture
指骨骨折切开复位钢针内固定术　open reduction and k-wire internal fixation of phalanx fracture
指骨骨折切开复位螺钉内固定术　open reduction and screw internal fixation of phalanx fracture
指骨骨折切开复位术　open reduction of phalanx fracture
指骨骨折切开复位髓内针内固定术　open reduction and bone nail fixation of phalanx fracture
指骨活组织检查　biopsy of phalanx
指骨截骨术　osteotomy of phalanx bone
指骨开放性骨折清创术　debridement of open fracture of phalanx bone
指骨克氏针内固定术　Kirschner wire internal fixation of phalanx bone
指骨螺钉内固定术　screw internal fixation of phalanx fracture
指骨内固定物取出术　removal of internal fixation of phalanx
指骨切除术　phalangectomy
指骨人工骨植骨术　artificial phalangeal bone grafting
指骨死骨去除术　dead bone removal of phalanx
指骨髓内钉内固定术　intramedullary nail fixation of phalanx
指骨外固定架拆除术　external fixator removal of phalanx
指骨外固定架固定术　external fixator fixation of phalanx

指骨修补术　phalanx repair
指骨延长术　phalanx bone lengthening
指骨植骨术　phalanx bone grafting
指关节病损切除术　excision of phalangeal joint lesion
指关节成形术　arthroplasty of phalangeal joint
指关节骨折闭合复位外固定术（腕掌关节、掌指关节、指间关节）　close reduction and external fixation of phalangeal joint fracture （carpometacarpal joint，metacarpophalangeal and interphalangeal joint）
指关节骨折切开复位内固定术（腕掌关节、掌指关节、指间关节）　open reduction and internal fixation of phalangeal joint fracture （carpometacarpal joint，metacarpophalangeal and interphalangeal joint）
指关节骨折切开复位外固定术（腕掌关节、掌指关节、指间关节）　open reduction and external fixation of fracture （carpometacarpal joint，metacarpophalangeal and interphalangeal joint）
指关节滑膜切除术　synovectomy of interphalangeal joint
指关节活检　biopsy of interphalangeal joint
指关节假体取出术　removal of prosthesis of interphalangeal joint
指关节镜下病损切除术　arthroscopic excision of interphalangeal joint lesion
指关节镜下滑膜切除术　arthroscopic synovectomy of interphalangeal joint
指关节离断术　amputation of interphalangeal joint
指关节囊缝合术　capsulorrhaphy of interphalangeal joint
指关节囊松解术　arthrolysis of interphalangeal joint
指关节切除术　excision of interphalangeal joint
指关节切开术　incision of interphalangeal joint
指关节软骨重建术　cartilage reconstruction of interphalangeal joint
指关节松解术　arthrolysis of interphalangeal joint
指关节脱位闭合复位术　close reduction of interphalangeal joint dislocation
指关节脱位切开复位术　open reduction of interphalangeal joint dislocation
指关节置换术　replacement of interphalangeal joint
指间关节侧副韧带重建术　reconstruction of collateral ligament of interphalangeal joint
指间关节侧副韧带缝合术　suture of collateral ligament of interphalangeal joint
指间关节成形术　arthroplasty of interphalangeal joint
指间关节成形术伴植入　interphalangeal joint arthroplasty with implantation
指间关节复位　reduction of interphalangeal joint
指间关节融合术　interphalangeal joint fusion
指列截肢术　finger ray amputation
指皮肤游离移植术　free skin grafting to finger
指浅屈肌腱近间关节固定术　flexor digitorum superficialis tendon to fix proximal interphalangeal joint
指浅屈肌替代法屈肌腱滑车重建术　flexor digitorum superficialis tendon replace for pulley reconstruction
指深 - 浅屈肌腱交叉延长术　cross lengthening for flexor digitorum superficialis tendon and flexor digitorum profundus tendon
指神经切断术　digit nerve amputation
指神经松解术　neurolysis of digital nerve
指神经探查术　digit nerve exploration
指神经吻合术　digit nerve suture
指神经移位术　digit nerve transposition
指赘结扎术　ligation of wart of finger
指赘切除术　excision of wart of finger
指总伸肌腱缝合术　suture of extensor digitorum communis tendon
趾骨病损切除术　excision of phalanx lesion
趾骨部分切除成形术　Keller procedure　［又称］Keller 手术△
趾骨部分切除术　partial excision of phalanx bone
趾骨短缩术　phalangeal shortening
趾骨钢板内固定术　plate internal fixation of phalanx bone
趾骨骨折闭合复位钢针内固定术　close reduction and k-wire internal fixation of phalanx fracture
趾骨骨折闭合复位术　close reduction of phalanx fracture
趾骨骨折闭合复位髓内钉内固定术　close reduction and intramedullary nail fixation of phalanx fracture

趾骨骨折切开复位钢针内固定术　open reduction and k-wire internal fixation of phalanx fracture

趾骨骨折切开复位螺钉内固定术　open reduction and screw internal fixation of phalanx fracture

趾骨骨折切开复位术　open reduction of phalanx fracture

趾骨骨折切开复位髓内针内固定术　open reduction and bone nail fixation of phalanx fracture

趾骨活组织检查　biopsy of phalanx

趾骨矫正术　correction of phalanx bone

趾骨截骨术　osteotomy of phalanx bone

趾骨开放性骨折清创术　debridement of open fracture of phalanx bone

趾骨克氏针内固定术　Kirschner wire internal fixation of phalanx bone

趾骨螺钉内固定术　screw internal fixation of phalanx fracture

趾骨内固定物取出术　removal of internal fixation of phalanx

趾骨切除术　phalangectomy

趾骨人工骨植骨术　artificial phalangeal bone grafting

趾骨死骨去除术　dead bone removal of phalanx

趾骨髓内钉内固定术　intramedullary nail fixation of phalanx

趾骨外固定架拆除术　external fixator removal of phalanx

趾骨外固定架固定术　external fixator fixation of phalanx

趾骨植骨术　phalanx bone grafting

趾关节病损切除术　excision of phalangeal joint lesion

趾关节滑膜切除术　synovectomy of interphalangeal joint

趾关节假体取出术　removal of prosthesis of interphalangeal joint

趾关节镜下滑膜切除术　arthroscopic synovectomy of interphalangeal joint

趾关节离断术　amputation of interphalangeal joint

趾关节切开术　incision of interphalangeal joint

趾关节融合术　arthrodesis of interphalangeal joint

趾关节松解术　arthrolysis of interphalangeal joint

趾关节脱位闭合复位术　close reduction of interphalangeal joint dislocation

趾关节脱位切开复位术　open reduction of interphalangeal joint dislocation

趾关节置换术　replacement of interphalangeal joint

趾肌腱缝合术　suture of tendon of toe

趾甲皮瓣游离移植术　nail flap free transplantation

趾间关节融合术　interphalangeal joint fusion

趾间神经松解术　neurolysis of interphalangeal nerve

趾截肢术　toe amputation

趾列截肢术　toe ray amputation

趾神经切断术　digit nerve amputation

趾再植术　toe replantation

趾赘结扎术　ligation of wart of toe

趾赘切除术　excision of wart of toe

中斜角肌部分切除术　partial excision of middle oblique muscle

中指再植术　replantation of middle finger

肿瘤根治切除术　radical resection of tumor

肿瘤刮除术　tumorectomy

肿瘤栓塞术　tumor embolization

舟骨、大、小多角骨融合术　arthrodesis of scaphoid, trapezium and trapezoid

舟骨折螺钉固定　screw fixation of scaphoid fracture

舟骨切除术　resection of scaphoid bone

周围神经病损切除术　excision of lesion of peripheral nerve

周围神经部分神经束移位术　partial nerve bundle transposition of peripheral nerve

周围神经调整术　adjustment of peripheral nerve

周围神经端侧缝合术　end to side suture of peripheral nerve

周围神经缝合术　suture of peripheral nerve

周围神经肌支探查术　exploration of muscle branch of peripheral nerve

周围神经卡压症松解术　neurolysis of peripheral nerve entrapment syndrome

周围神经破坏术　destruction of peripheral nerve

周围神经切除术　excision of peripheral nerve

周围神经切断术　peripheral nerve amputation

周围神经切取术　peripheral nerve resection

周围神经烧灼术　cauterization of peripheral nerve

周围神经松解术　neurolysis of peripheral nerve

周围神经探查术　exploration of peripheral nerve　［又称］神经探查术△

周围神经外膜缝合术　peripheral nerve suture

周围神经修正术　correction of peripheral nerve

周围神经移位术　transposition of peripheral nerve

周围神经移植术　transplantation of peripheral nerve

周围神经移植通路制备术　preparation of peripheral nerve graft

肘关节病损切除术　excision of lesion of elbow

肘关节成形术　elbow arthroplasty

肘关节翻修术　revision of elbow

肘关节分叉成形术　elbow fork arthroplasty

肘关节固定术　arthrodesis of elbow

肘关节滑膜切除术　synovectomy of elbow

肘关节假体取出术　removal of elbow prosthesis

肘关节筋膜包裹成形术　elbow interpositional arthroplasty

肘关节镜下病损切除术　arthroscopic excision of lesion of elbow

肘关节镜下关节囊紧缩术　arthroscopic capsular plication of elbow

肘关节镜下关节松解术　arthroscopic release of elbow

肘关节镜下滑膜切除术　arthroscopic synovectomy of elbow

肘关节镜下韧带重建术　arthroscopic reconstruction of ligament of elbow

肘关节镜下韧带修补术　arthroscopic ligament repair of elbow

肘关节镜下软骨成形术　arthroscopic chondroplasty of elbow

肘关节镜下软骨细胞移植术　arthroscopic-assisted chondrocytes transplantation of elbow

肘关节镜下软骨修复术　arthroscopic cartilage repair of elbow

肘关节镜下微骨折术　arthroscopic microfracture of elbow

肘关节镜下异体骨软骨移植术　arthroscopic-assisted osteochondral allograft transplantation of elbow

肘关节镜下游离体取出术　arthroscopic removal of loose body of elbow

肘关节镜下自体骨软骨移植术　arthroscopic-assisted osteochondral autograft transplantation of elbow

肘关节旷置术　elbow exclusion

肘关节离断术　elbow disarticulation

肘关节切除成形术　elbow resection arthroplasty

肘关节切开术　arthrotomy of elbow

肘关节切开引流术　incision and drainage of elbow

肘关节清理术　elbow joint debridement

肘关节韧带修补术　ligament repair of elbow

肘关节融合术　arthrodesis of elbow

肘关节三联征切开复位内固定术　open reduction and internal fixation of triad of elbow

肘关节松解术　release of elbow

肘关节脱位闭合复位术　close reduction of dislocation of elbow

肘关节脱位切开复位内固定术　open reduction and internal fixation of dislocated elbow

肘关节脱位切开复位术　open reduction of dislocated elbow

肘关节外架固定术　external fixator of elbow

肘关节置换术　total elbow arthroplasty

肘管切开术　incision of cubital tunnel

转移皮瓣　transfer flap

椎板成形术　laminoplasty　［又称］椎管成形术△

椎板开窗减压术　lamina fenestration

椎板开窗术　laminectomy

椎板开窗腰椎间盘髓核摘除术　lamina fenestration and lumbar intervertebral discectomy

椎板开卷式成形术　open-book laminoplasty

椎板切除减压术　decompression laminectomy

椎板切除术　laminectomy　［又称］椎板减压术△

椎弓根钉内固定术　pedicle screw internal fixation

椎弓峡部植骨融合固定术　vertebral arch laminar isthmus bone grafting and fixation

椎弓楔形截骨术　vertebral wedge osteotomy

椎骨病损切除术　excision of vertebrae lesion

椎骨截骨术　vertebrae osteotomy
椎骨内固定物取出术　removal of vertebral internal fixator
椎骨内固定修正术　vertebral internal fixation revision
椎骨取骨术　vertebral graft removal
椎骨死骨去除术　sequestrum removal in spine
椎骨外固定架拆除术　vertebral external fixation removal
椎骨外固定术　vertebrae external fixation
椎骨折骨术　diaclasis of vertebra
椎骨植骨术　vertebral bone graft
椎管减压术　spinal canal decompression　［又称］椎管扩大减压△,椎管扩大减压术△,椎管扩大成形术△,椎管内扩大成形术△,胸椎管减压术△
椎管内异物去除术　intraspinal canal foreign body removal
椎管探查术　exploration of spinal canal
椎管造影术　myelography
椎管钻孔减压术　vertebral canal drilling decompression
椎间孔成形术　foraminoplasty
椎间孔镜下髓核摘除术　endoscopic lumbar discectomy
椎间孔镜下椎管减压术　endoscopic spinal canal decompression
椎间孔扩大术　foraminotomy
椎间盘激光减压术　laser decompression of intervertebral disc
椎间盘镜间盘摘除系统　arthroscopic microdiscectomy system
椎间盘镜下后入路颈椎间盘切除术　microendoscopic posterior cervical discectomy
椎间盘镜下后入路胸椎间盘切除术　microendoscopic posterior thoracic discectomy
椎间盘镜下后入路腰椎间盘切除术　microendoscopic posterior lumbar discectomy
椎间盘镜下前入路颈椎间盘切除术　microendoscopic anterior cervical discectomy
椎间盘镜下前入路胸椎间盘切除术　microendoscopic anterior thoracic discectomy
椎间盘镜下前入路腰椎间盘切除术　microendoscopic anterior lumbar discectomy
椎间盘镜下腰椎间盘切除术　microendoscopic lumbar discectomy
椎间盘内电热疗法　intradiscal electrothermal therapy
椎间盘射频消融术　intervertebral disc radio frequency catheter ablation
椎间盘髓核化学溶解术　intervertebral chemonucleolysis
椎间盘造影术　discography
椎间盘置换术　artificial disc replacement
椎间融合内固定术　intervertebral fusion and internal fixation
椎间融合器融合术　cage interbody fusion
椎间软骨切除术　chondrectomy of intervertebral cartilage
椎体部分切除术　partial excision of vertebral body
椎体成形术　vertebroplasty
椎体次全切　corpectomy

椎体切除术　spondylectomy
自控式经皮腰椎间盘切除术　self controlled percutaneous lumbar discectomy
自体骨移植术　autogenous bone graft
自体肌腱移植术　autogenous tendon allograft
自体皮质骨移植　autogenous cortical bone graft
自体软骨细胞移植　autologous chondrocyte transplantation
自体松质骨移植　autogenous cancellous bone graft
自体移植　autograft
综合功能训练　comprehensive function training
足背动脉修补术　repair of dorsal artery of foot
足背皮瓣游离移植术　free transplantation of dorsal foot flap
足部带蒂皮瓣转移术　pedicle flap transfer of foot
足部骨折闭合复位内固定术　close reduction and internal fixation of fracture of foot
足部骨折切开复位内固定术　open reduction and internal fixation of fracture of foot
足部骨折外架固定术　external fixation of fracture of foot
足部关节融合术　foot joint fusion
足长伸肌腱缝合术　extensor tendon suture of foot
足底皮肤重建　plantar skin reconstruction
足底神经探查术　exploration of plantar nerve
足关节囊缝合术　capsulorrhaphy of foot
足肌腱成形术　tendon plasty of foot
足筋膜切除术　fascia excision of foot
足离断术　amputation of foot
足屈肌腱延长术　flexor tendon lengthening of foot
足韧带缝合术　ligament suture of foot
足三关节融合术　triple arthrodesis of foot
足伸肌腱延长术　extensor tendon lengthening of foot
足神经松解术　neurolysis of plantar nerve
足外侧柱延长术　lateral column lengthening of foot
足血管神经、肌腱探查术　exploration of vessel, nerve and tendon of foot
足异物去除　removal of foreign body of foot
足再植术　foot replantation
足趾关节游离移植术　free toe joint transplantation
足趾肌腱移位术　tendon transposition of toe
足趾游离移植术　free toe transplantation
钻孔减压　drilling decompression
钻孔术　drilling
钻孔引流　trepanation and drainage
坐骨神经病损切除术　excision of lesion of sciatic nerve
坐骨神经切断术　sciatic nerve amputation
坐骨神经松解术　neurolysis of sciatic nerve
坐骨神经探查术　exploration of sciatic nerve
坐骨神经吻合术　suture of sciatic nerve
坐骨神经移植术　transplantation of sciatic nerve

# 17.4　临床检查名词

18F-FDG PET　[18]F-FDG PET
Cozen 试验　Cozen test
CT 关节造影　CT arthrography
Stagnara 投射法摄片　Stagnara projection radiography
X 射线电影摄影　X-ray film photography
X 射线电子计算机体层成像检查　X-ray computed tomographic imaging
X 射线体层摄影　X-ray tomography
病理活组织检查　pathology biopsy

尺骨活组织检查　biopsy of ulna
磁共振关节造影术　magnetic resonance imaging arthrography
磁共振血管成像　magnetic resonance angiography, MRA　［又称］MR 血管成像术△
锝 -99mHMPAO 标记的白细胞扫描　[99m]Tc HMPAO white blood cell scan
锝 -99mMDP 骨扫描　[99m]Tc MDP bone scan
锝 -99m 骨影像　[99m]Tc bone scintigraphy
定量 CT 测定法　quantitative CT scan

窦道造影　sinus tract radiography
分层穿刺　layering puncture
跟骨活组织检查　biopsy of calcaneus
骨矿物质含量　bone mineral content
骨密度扫描　bone density scan
骨扫描　bone scan
骨闪烁摄影　bone scintigraphy
骨髓成像　bone marrow imaging
关节穿刺　joint puncture
关节镜　arthroscopy
关节腔穿刺　joint puncture
关节液分析　synovial fluid analysis
核磁共振成像　magnetic resonance imaging　［又称］MRI<sup>△</sup>
滑膜活检术　synovial biopsy
脊髓 CT 造影　CT myelography
脊柱关节活组织检查　biopsy of spondyloarthropathy
计算机 X 射线摄影　computer X-ray photography
计算机断层扫描　computed tomography, CT
计 算 机 体 层 摄 影 血 管 造 影　computer tomographic angiography,
　　CTA　［又称］CT 血管造影术<sup>△</sup>
颈椎核磁共振成像　cervical magnetic resonance imaging
颈椎间盘造影　cervical discography
颈椎椎间盘 X 射线摄影［术］　radiography of cervical intervertebral
　　disc
静脉造影　venography
利多卡因注射试验　lidocaine injection test
临床步态分析　clinical gait analysis
免疫组化　immunohistochemistry
柠檬酸镓 -67 造影　radiography of gallium citrate-67
潘氏试验　Perthes test
前路椎动脉造影　anterior spinal artery angiography

屈肘试验　elbow flexion test
桡骨活组织检查　biopsy of radius
数字 X 射线摄影　digital radiography
双能 X 射线吸收测定术　dual energy X-ray absorptiometry
同位素全身骨扫描　isotope bone scan
透视　fluoroscopy
透视图像导航　fluoroscopic navigation
腕关节活组织检查　biopsy of wrist
腕关节镜检查　wrist arthroscopy
腕舟骨抬高试验　scaphoid shift test
膝关节超声检查　knee ultrasound examination
膝关节镜检查　knee arthroscopy
膝关节腔注射　knee cavity injection
膝关节注射　knee injection
斜角肌压迫试验　Adson test　［又称］爱德生试验<sup>△</sup>
选择性神经根封闭　selective nerve root block
腰椎穿刺　lumbar puncture
腰椎间盘造影　lumbar discography
铟 -111 标记的白细胞扫描　indium-111 white blood cell scan
掌骨活组织检查　biopsy of metacarpal
正电子发射计算机断层显像　positron emission tomography-computed
　　tomography, PET-CT
支撑相　supporting phase
直视下周围神经活组织检查　biopsy of nerve under direct vision
指关节活组织检查　biopsy of interphalangeal joint
指关节镜检查　interphalangeal joint arthroscopy
趾关节镜检查　interphalangeal joint of toe arthroscopy
肘关节活组织检查　biopsy of elbow
肘关节镜检查　elbow arthroscopy
椎骨活组织检查　spine biopsy
左右侧屈位片　bending radiograph

# 18. 整形外科

## 18.1 疾病诊断名词

18 三体综合征 trisomy 18 syndrome，Edward syndrome ［又称］Edwards 综合征△

背部皮下肿物 dorsal subcutaneous mass

鼻部表皮样囊肿 epidermoid cyst of nose

鼻部混合痣 compound nevus of nose

鼻部皮肤色素痣 pigmented nevus of nasal skin

鼻部皮脂腺痣 sebaceous nevus of nose

鼻缺如 absence of nose

部分唇缺损 partial lip defect

创伤后伤口感染 wound infection after trauma

槌状趾 mallet toe

唇贯通伤 perforating wound of lip

唇缺损 defect of lip

唇撕裂伤 laceration of lip

唇咬伤 bite wound of lip

大部分唇缺损 majority defect of lip

动脉断裂 artery rupture

多发挤压伤 crush injuries involving multiple body regions

多发开放伤口 open wound involving multiple body regions

多发离断伤 traumatic amputation involving multiple body regions

多发浅表伤损 superficial injuries involving multiple body regions

多发软组织损伤 soft tissue injuries involving multiple body regions

多乳房 polymastia

恶性外周神经鞘瘤 malignant peripheral nerve sheath tumor

耳表皮样囊肿 ear epidermoid cyst

耳部皮下肿物 ear subcutaneous mass

耳郭瘢痕疙瘩 auricular keloid

耳郭畸形 deformity of auricle

耳郭皮肤黑色素细胞痣 melanocytic nevus of auricular skin

耳郭皮肤疣状痣 verrucous nevus of auricular skin

耳郭缺如 absence of auricle

耳郭撕裂 auricle laceration

耳郭新生物 auricular neoplasm

耳郭血管畸形 auricular vascular malformation

耳前肿物伴溃疡 preauricular mass with ulcers

耳外伤 ear trauma

耳先天性畸形 congenital deformity of ear

反甲 koilonychia ［又称］匙状甲△

非横纹肌肉瘤型软组织肉瘤 non-rhabdomyosarcoma soft tissue sarcoma

复发色素痣 recurrent pigmented nevus

复合性霍奇金和非霍奇金淋巴瘤 compound Hodgkin lymphoma and non-Hodgkin lymphoma

副乳畸形 accessory breast malformation

腹壁恶性软组织肿瘤 malignant soft tissue tumor of abdominal wall

腹壁交界性软组织肿瘤 borderline soft tissue tumor of abdominal wall

腹壁良性软组织肿瘤 benign soft tissue tumor of abdominal wall

腹部切口裂开 incision dehiscence of abdominal wall

腹部切口愈合不良 poor wound healing of abdominal wall

感染性胸壁缺损 infectious chest wall defect

宫颈膀胱瘘 cervicovesical fistula

龟头感染性部分缺失 partial defect of balanus due to infection

龟头外伤性部分缺失 partial defect of balanus due to trauma

颌 - 颅底关系异常 anomalies of jaw-cranial base relationship

后天性颈畸形 acquired malformation of neck

滑膜良性肿瘤 benign tumor of synovial membrane

踝关节离断伤 traumatic amputation of ankle

会阴部感染 perineum infection

会阴部溃疡 perineal ulcer

会阴部伤口愈合不良 poor wound healing of perineum

会阴部肿物 perineal mass

会阴挫伤 perineal contusion

肌腱离断伤 traumatic amputation of tendon

肌腱撕裂 tendon laceration

肌肉离断伤 traumatic amputation of muscle

肌肉良性肿瘤 benign tumor of muscle

家族性多发性毛发上皮瘤 familial multiple trichoepithelioma

家族性多发性纤维毛囊瘤 familial multiple fibrofolliculoma

甲床角化 onychophosis

甲下骨疣 subungual exostosis

甲下鸡眼 subungual clavus

甲下神经鞘瘤 subungual neurilemmoma

甲下血管球瘤 subungual glomus tumor

甲下血肿 subungual hematoma ［又称］甲下积血△

甲下肿瘤 subungual tumor

甲下肿物 subungual mass

尖耳轮耳 satyr ear ［又称］类猩猩耳

间变性大细胞淋巴瘤 anaplastic large cell lymphoma

肩背部肿物 mass of shoulder and back

肩部瘢痕 scar of shoulder

腱膜纤维瘤 aponeurotic fibroma

仅两个或更多手指创伤性不全离断 partial traumatic amputation of two or more fingers

颈部脉管瘤 vascular tumor of neck

颈丛良性肿瘤 benign tumor of cervical plexus

颈后肿物 posterior neck mass

颈前肿物 anterior neck mass ［又称］颈前包块△，颈前区包块△

静脉断裂 vein rupture

巨大先天性色素痣 giant congenital pigmented nevus

开放性耳损伤伴异物 open ear injury with foreign body

眶底、壁缺损 orbital floor and wall defect

肋骨交界性骨肿瘤 borderline tumor of rib

良性乳腺发育不良 benign breast maldevelopment ［又称］乳腺发育不良

淋巴管畸形骨肥大综合征 lymphatic vessel malformation and hyperostosis syndrome

隆乳术后乳房畸形　breast malformation after mammaplasty
隆乳术后外形大小不满意　unsatisfied appearance after mammoplasty
泌尿生殖道瘘　urogenital fistula
拇长屈肌腱断裂　flexor pollicis longus tendon rupture
拇长屈肌腱损伤　flexor pollicis longus tendon injury
拇长伸肌腱损伤　extensor pollicis longus tendon injury
拇指部瘢痕　scar of thumb
拇指创伤性离断　traumatic amputation of thumb
男性生殖器官动态未定或动态未知的肿瘤　tumor of external genital organ of male with uncertain or unknown dynamic behavior
黏膜下肿物　submucosal mass
女性生殖道息肉　polyp of female genital tract
排异反应　rejection reaction
膀胱宫颈阴道瘘　vesico-cervical-vaginal fistula
膀胱尿道阴道瘘　vesico-urethro-vaginal fistula
盆腔恶性软组织肿瘤　malignant soft tissue tumor of pelvis
盆腔交界性软组织肿瘤　borderline soft tissue tumor of pelvis
盆腔良性软组织肿瘤　benign soft tissue tumor of pelvis
皮瓣修复术后　post-operation of flap repair
皮瓣移植术后　post-operation of flap transplantation
其他软组织肿瘤　other soft tissue tumor
前臂部瘢痕　scar of forearm
前臂溃疡(良性)　forearm ulcer(benign)
前臂离断伤　traumatic amputation of forearm
前庭大腺囊肿　Bartholin cyst
鞘良性肿瘤　benign tumor of sheath
切口裂开　incision dehiscence
切口愈合不良　poor wound healing
侵袭性纤维瘤病　aggressive fibromatosis
侵袭性纤维瘤病术后　post-operation of aggressive fibromatosis
侵袭性脂肪瘤病　aggressive lipomatosis
躯干恶性软组织肿瘤　malignant soft tissue tumor of trunk
躯干交界性软组织肿瘤　borderline soft tissue tumor of trunk
躯干良性软组织肿瘤　benign soft tissue tumor of trunk
全唇缺损　whole lip defect
全秃　alopecia totalis
全颜面骨骨折　panfacial fracture
颧骨颧弓粉碎性骨折　zygomatic and arch comminuted fracture
颧眶骨折　zygomatic-orbital fracture
人工踝关节置换术后假体周围感染　periprosthetic infection after artificial ankle joint replacement
人工踝关节置换术后浅层感染　superficial infection after artificial ankle joint replacement
人工肩关节置换术后假体周围感染　periprosthetic infection after artificial shoulder joint replacement
人工肩关节置换术后浅层感染　superficial infection after artificial shoulder joint replacement
人工髋关节置换术后假体周围感染　periprosthetic infection after artificial hip joint replacement
人工髋关节置换术后浅层感染　superficial infection after artificial hip joint replacement
人工膝关节置换术后假体周围感染　periprosthetic infection after artificial knee joint replacement
人工膝关节置换术后浅层感染　superficial infection after artificial knee joint replacement
人工肘关节置换术后假体周围感染　periprosthetic infection after artificial elbow joint replacement
人工肘关节置换术后浅层感染　superficial infection after artificial elbow joint replacement
乳房不对称　breast asymmetry
乳房部分缺损　partial defect of breast
乳房发育异常　breast dysplasia
乳房假体包膜挛缩　capsule contracture of breast implant
乳房假体覆盖不良　poor coverage of breast implant

乳房假体破裂　rupture of breast implant
乳房假体渗漏　leakage of breast implant
乳房假体外露　exposure of breast implant
乳房假体移位　translocation of breast implant
乳房假体置入术后　post-operation of breast implant implantation
乳房内人工材料填充后　post-operation of breast artificial material implantation
乳房下皱襞不对称　inframammary fold asymmetry
乳房下皱襞紧缩　inframammary fold contraction
乳房脂肪坏死　fat necrosis in the breast
乳头不对称　nipple asymmetry
乳晕过大　large areola of breast
软组织脓肿　soft tissue abscess
色素性梭形细胞痣　pigmented spindle cell nevus
上臂瘢痕　scar of upper arm
上臂溃疡(良性)　ulcer of upper arm(benign)
上臂撕脱伤　avulsion injury of upper arm
上唇系带撕裂伤　upper labial frenulum laceration
上颌骨外伤性缺损　traumatic defect of maxillary
上肢(包括肩)交界性软组织肿瘤　borderline soft tissue tumor of upper extremity(including shoulder)
上肢(包括肩)良性软组织肿瘤　benign soft tissue tumor of upper extremity(including shoulder)
上肢(包括肩)周围神经恶性肿瘤　malignant tumor of peripheral nerve of upper extremity(including shoulder)
上肢瘢痕　scar of upper extremity
上肢和肩良性肿瘤　benign tumor of upper extremity and shoulder
上肢黑素细胞痣　melanocytic nevus of upper extremity
上肢结缔组织良性肿瘤　connective tissue benign tumor of upper extremity
上肢皮肤良性肿瘤　benign skin tumor of upper extremity
上肢皮下肿物　subcutaneous mass of upper extremity
上肢性质未定肿瘤　tumor of uncertain or unknown behavior of upper extremity
上肢脂肪瘤　lipoma of upper extremity
上肢肿物　upper extremity mass　[又称]上臂包块△
舌缺损　defect of tongue
涉及乳房整形手术的随诊医疗　follow-up medical treatment involving breast plastic surgery
神经肉瘤　neurosarcoma
神经系统脂肪瘤　lipoma of nervous system
生殖道异物　foreign body in reproductive tract
施坦尔耳郭畸形　Stahl's deformity of auricle
手背部瘢痕　scar of back of hand
手部溃疡(良性)　hand ulcer(benign)
手部肿物　hand mass
手侵袭性纤维瘤　hand aggressive fibromatosis
手神经纤维瘤　hand neurofibroma
手术后膀胱阴道瘘　postoperative vesicovaginal fistula
手血管瘤　hand hemangioma
手脂肪瘤　hand lipoma
手指部瘢痕　scar of finger
手指肿物　finger mass
手舟骨骨折　fracture of navicular bone of hand
四肢多发性结缔组织良性肿瘤　multiple connective tissue benign tumor of limbs
锁骨下良性肿瘤　subclavius benign tumor
筒状乳房　cylindrical breast
头部开放性伤口　open wound of head
头面颈部溃疡(良性)　head and neck ulcers(benign)
头皮缺损颅骨外露　scalp defect with skull exposure
外伤后瘢痕　post-traumatic scar
外伤性颅骨缺损　traumatic skull defect
外伤性外耳道闭锁　traumatic external auditory canal atresia

外伤性外耳道闭锁（单侧）　traumatic external auditory canal atresia (unilateral)

外伤性牙槽骨缺损　traumatic alveolar bone defect

外阴大汗腺癌　vulval apocrine carcinoma

外阴黑色素瘤　vulval melanoma

外阴鳞状细胞癌　vulval squamous cell carcinoma

外阴脓肿　vulval abscess

外阴胚胎性横纹肌肉瘤　vulval embryonal rhabdomyosarcoma

外阴佩吉特病　vulval Paget's disease

外阴肉瘤　vulval sarcoma

外阴腺样囊性癌　vulval adenoid cystic carcinoma

顽固性足底胼胝　intractable plantar callus

腕部及手部交界性骨肿瘤　borderline tumor of wrist and hand

腕部溃疡（良性）　wrist ulcer（benign）

下颌骨粉碎性骨折　mandibular comminuted fracture

下颌骨冠突骨折　mandibular coronoid process fracture

下颌骨旁正中骨折　mandibular paramedian fracture

下颌骨外伤性缺损　traumatic defect of mandible

下颌骨正中联合骨折　mandibular median fracture

下肢（包括髋）恶性软组织肿瘤　malignant soft tissue tumor of lower extremity（including hip）

下肢（包括髋）交界性软组织肿瘤　borderline soft tissue tumor of lower extremity（including hip）

下肢（包括髋）良性软组织肿瘤　benign soft tissue tumor of lower extremity（including hip）

下肢毁损伤　damage injury of lower extremity

下肢撕脱伤　avulsion injury of lower extremity

下肢肿物　lower extremity mass　［又称］下肢包块△

先天性贝壳耳畸形　congenital shell ear malformation

先天性纤维肉瘤　congenital fibrosarcoma, infantile fibrosarcoma　［又称］婴儿期纤维肉瘤△

小耳再造术后皮肤破溃并感染　skin diabrosis and infection after microtia reconstruction

小趾外翻　valgus deformity of fifth toe

胸壁恶性软组织肿瘤　malignant soft tissue tumor of chest wall

胸壁交界性软组织肿瘤　borderline soft tissue tumor of chest wall

胸壁良性软组织肿瘤　benign soft tissue tumor of chest wall

胸壁缺损　chest wall defect

胸壁切口愈合不良　poor wound healing of chest wall

血管瘤　hemangioma

严重尿道下裂　severe hypospadias

眼睑皮肤裂伤　skin laceration of eyelid

眼睑全层裂　full-thickness laceration of eyelid

腋部瘢痕　scar of axillary

腋部肿物　axillary mass　［又称］腋窝肿物△，腋下包块△，腋下肿块△，腋下肿物△

腋窝溃疡（良性）　axillary ulcer（benign）

腋窝良性肿瘤　axillary benign tumor

移植脂肪坏死结节　necrotic nodule of grafted fat

阴茎癌　carcinoma of penis

阴茎包皮外伤部分缺失　partial defect of penile foreskin due to trauma

阴茎感染性部分缺失　partial defect of penis due to infection

阴茎感染性难愈合创面　infectious hard-to-healing wound of penis

阴茎基底样癌　basaloid carcinoma of penis

阴茎淋巴瘤　lymphoma of penis

阴茎皮角　cutaneous horn of glans penis

阴茎肉瘤样癌　sarcomatoid carcinoma of penis

阴茎乳头状癌　papillary carcinoma of penis

阴茎烧伤　burn of penis

阴茎湿疣样癌　condylomatous carcinoma of penis

阴茎外伤性部分缺失　partial defect of penis due to trauma

阴茎外伤性缺失　defect of penis due to trauma

阴茎腺鳞癌　adenosquamous carcinoma of penis

阴茎性质未定肿瘤　neoplasm of uncertain behavior of penis

阴茎阴囊外伤性缺失　defect of penis and scrotum due to trauma

阴茎疣状癌　verrucous carcinoma of penis

阴囊感染性难愈合创面　scrotal infectious hard-to-heal wound

阴囊皮肤恶性肿瘤　malignant tumor of scrotum skin

阴囊皮肤外伤部分缺失　partial defect of scrotal skin due to trauma

阴囊烧伤　burn of scrotum

阴囊性质未定肿瘤　tumor of uncertain behavior of scrotum

硬纤维瘤　desmoid

再造耳郭术后感染　postoperative infection of reconstructed auricle

增生性毛囊囊性肿瘤　proliferating follicular-cystic tumor

枕部皮下肿物　occipital subcutaneous mass

跖筋膜断裂　plantar fascia rupture

指创伤性神经瘤　traumatic neuroma of finger

指皮肤良性肿瘤　benign skin tumor of finger

指韧带损伤后遗症　sequelae of finger ligament injury

肘部瘢痕　scar of elbow

肘部溃疡　elbow ulcer

肘部溃疡（良性）　elbow ulcer（benign）

足部软组织感染　soft tissue infection of foot

足底胼胝　plantar callus

足底纤维瘤病　plantar fibromatosis

足底肿物　plantar mass

足踝多发损伤　multiple injuries of ankle

足离断伤　traumatic amputation of foot

足皮下肿物　foot ubcutaneous mass

足外伤　foot injury

足肿物　foot mass

# 18.2　手术操作名词

瘢痕松解术　relaxation of scar

包皮瘢痕切除术　prepuce cicatrectomy

包皮病损切除术　prepuce lesion resection

包皮环切术　redundant circumcision

杯状耳矫正术　correction of cupped ear

背部肌肉病损切除术　excision of lesion of back muscle

背阔肌移植术　transplantation of latissimus dorsi muscle

鼻重建术　reconstruction of nose

鼻唇沟成形术　plasty of nasolabial fold

鼻唇沟皮瓣鼻成形术　nasolabial flap rhinoplasty

鼻后孔成形术　plasty of choana

鼻尖成形术　plasty of nasal tip

鼻裂伤缝合术　suture of laceration of nose

鼻内镜下鼻甲成形术　plasty of nasal concha through endoscope

鼻内镜下鼻中隔成形术　plasty of nasal septum through endoscope

鼻皮肤病损切除术　excision of skin lesion of nose

鼻小柱成形术　plasty of nasal columella

鼻翼成形术　plasty of wing of nose

鼻植入物取出术　nasal implant removal
鼻中隔成形术　plasty of nasal septum
鼻中隔穿孔修补术　repair of nasal septal perforation
鼻中隔软骨移植术　nasal septal cartilage transplantation
臂部皮瓣鼻再造术　reconstruction of nose with arm flap
超声引导下血管瘤注射术　ultrasound-guided injection in treating hemangioma
重建眉修整术　repair of eyebrow
唇瘢痕松解术　relaxation of lip scar
唇病损广泛切除术　wide excision of lesion of lip
唇病损激光烧灼术　laser cauterization of lip lesion
唇病损切除术　excision of lip lesion
唇裂伤缝合术　suture of laceration of lip
唇裂术后继发鼻畸形矫正术　correction of secondary nasal deformity after cleft lip repair surgery
唇裂术后继发畸形矫正术　correction of secondary deformity after cleft lip repair surgery
唇裂修复术　repair of cleft lip
唇皮瓣移植术　transplantation of lip flap
大阴唇病损切除术　excision of labia majora lesion
带蒂皮瓣前徙术　advancement of pedicled skin flap
带蒂皮瓣去脂术　defatting of pedicled skin flap
带蒂皮瓣修整术　revision of pedicled skin flap
带蒂皮瓣延迟术　pedicled skin flap delay
带蒂皮瓣移植术　pedicled skin flap transfer
骶尾部病损切除术　excision of lesion of sacrococcygeal region
电解脱毛术　electrolytic depilation
断层皮片取皮术　split thickness skin harvest
断层皮片移植术　split thickness skin graft
多指截指术　amputation of polydactyly
额部皮瓣鼻再造术　reconstruction of nose with forehead flap
额部肿物切除术　excision of forehead mass
额骨重建术　reconstruction of frontal bone
额肌悬吊术　frontalis muscle suspension
腭裂术后继发畸形矫正术　correction of secondary deformity after cleft palate repair surgery
腭瘘管修补术　palatal fistula repair
腭舌弓延长成形术　extension of palatoglossal arch
腭 - 咽成形术　palate-pharyngeal plasty
腭咽弓延长成形术　palatopharyngeal arch lengthening
耳垂畸形矫正术　correction of deformity of ear lobule
耳郭成形术　plasty of auricle
耳郭重建术　reconstruction of auricle
耳郭缺损修补术　repair of auricle defect
耳郭支架取出术　removal of auricle stent
耳郭支架置入术　insertion of auricle stent
耳郭肿物切除术　excision of auricle mass
耳后病损切除术　excision of posterior auricular lesion
耳后扩张器置入术　posterior auricular insertion of expander
耳甲腔成形术　plasty of cavity of auricular concha
耳前病损切除术　excision of preauricular lesion
耳前窦道切除术　excision of preauricular sinus
耳前扩张器置入术　preauricular insertion of expander
耳前瘘管切除术　excision of preauricular fistula
副耳切除术　excision of accessory auricle
腹壁病损切除术　excision of abdominal wall lesion
腹壁补片修补术　patch repair of abdominal wall
腹壁窦道扩创术　debridement of abdominal wall sinus
腹壁活组织检查　biopsy of abdominal wall
腹壁裂伤缝合术　suture of laceration of abdominal wall
腹壁脓肿切开引流术　incision and drainage of abdominal wall abscess
腹壁伤口扩引流术　epluchage of abdominal wall wound
腹壁伤口清创术　debridement of abdominal wall wound
腹壁血肿清除术　evacuation of abdominal wall hematoma

腹壁异物取出术　removal of foreign body from abdominal wall
腹股沟病损切除术　excision of lesion of groin
腹股沟脓肿切开引流术　incision and drainage of groin abscess
腹腔镜下肛门成形术　plasty of anus through laparoscope
腹直肌缝合术　rectus abdominis suture
肛门括约肌成形术　plasty of anal sphincter
肛门裂伤缝合术　suture of laceration of anus
跟腱修补术　Achilles tendon repair
颌骨修整术　repair of jaw
颌下肿物切除术　excision of submandibular mass
滑行皮瓣移植术　transplantation of sliding flap
会阴病损切除术　excision of lesion of perineum
会阴裂伤缝合术　perineal laceration sutura
肌腱成形术　tenoplasty
肌腱固定术　tendon fixation
肌腱前徙术　advancement of tendon
肌肉病损切除术　excision of muscle lesion
肌肉成形术　musculoplasty
肌肉切除术　myectomy
肌肉切开异物取出术　foreign body extraction through myotomy
肌肉移植术　transplantation of muscle
颊部除皱术　cheek rhytidectomy
颊肌悬吊术　buccal muscle suspension
假体隆胸术　augmentation mammoplasty with prosthesis
睑板重建术　reconstruction of tarsal plate
睑裂增大术　enlargement of palpebral fissure
睑内翻矫正伴睑重建术　correction of entropion with eyelid reconstruction
睑退缩矫正术　eyelid retraction correction
睑缘缝合术　tarsorrhaphy
交叉唇瓣断蒂术　cutting of pedicle of cross lip flap
交叉唇瓣转移术　transplantation of cross lip flap
睫毛重建术　reconstruction of eyelashes
筋膜成形术　fascioplasty
筋膜缝合术　suture of fascia
筋膜皮瓣移植术　transplantation of fascia flap
筋膜切除术　fasciectomy
筋膜切开术　fasciotomy
筋膜移植术　transplantation of fascia
颈部皮肤部分切除整形术　plasty by partial cervical skin excision
颈部异物去除　removal of foreign body from neck
颈肌悬吊术　cervical muscle suspension
巨乳缩小术　reduction mammoplasty
颏成形术　genioplasty, mentoplasty
颏硅胶置入增大成形术　augmentation genioplasty with silicone prosthesis
颏缩小成形术　reduction enioplasty
颏增大成形术　augmentation genioplasty
口角缝合术　suture of angulus oris
口角开大术　commissurotomy
口轮匝肌功能重建术　functional reconstruction of orbicular muscle of mouth
口形矫正术　correction of mouth
口周瘢痕切除松解术　excision and relaxation of circumoral scar
眶壁骨折切开复位术　open reduction of orbital wall fracture
眶骨骨折闭合复位术　closed reduction of orbital bone fracture
眶骨骨折切开复位术　open reduction of orbital bone fracture
眶骨异质成形物置入术　insertion of alloplastic implant to orbital bone
眶外壁重建术　reconstruction of lateral orbital wall
扩张器调整术　adjustment of tissue expander
扩张器置入术　insertion of tissue expander
淋巴干 - 小静脉吻合术　lymphatico-venular anastomosis, anastomosis of lymphatic trunk to venule
淋巴管 - 静脉吻合术　lymphatico-venous anastomosis
淋巴管瘤注射术　injection of lymphangioma
淋巴管瘘结扎术　ligation of lymph vessels fistula

淋巴管瘘切除术　resection of lymph vessels fistula
淋巴管瘘粘连术　adhesion of lymph vessels fistula
淋巴结活组织检查　biopsy of lymph nodes
淋巴探查术　lymphatic exploration
隆鼻伴耳郭软骨移植术　augmentation rhinoplasty with ear cartilage graft
隆鼻伴人工假体置入术　augmentation rhinoplasty with prosthesis insertion　［又称］假体置入隆鼻术△
隆鼻伴自体鼻软骨移植术　augmentation rhinoplasty with autologous nasal cartilage graft
隆鼻伴自体甲状软骨移植术　augmentation rhinoplasty with autologous thyroid cartilage graft
隆鼻伴自体肋软骨移植术　augmentation rhinoplasty with autologous costal cartilage graft
隆鼻伴自体颅骨外板移植术　augmentation rhinoplasty with autologous skull external lamina graft
隆鼻伴自体髂骨移植术　augmentation rhinoplasty with autologous iliac bone graft
隆鼻伴自体组织移植术　augmentation rhinoplasty with autologous tissue graft
毛发种植术　hair graft
毛囊单位提取技术　follicular unit extraction
毛囊种植术　hair follicle graft
眉部瘢痕切除术　excision of eyebrow scar
眉部病损切除术　excision of eyebrow lesion
眉重建术　reconstruction of eyebrow
眉弓重建术　reconstruction of superciliary arch
眉裂伤缝合术　suture of laceration of eyebrow
面部病损切除术　excision of lesion of face
面部除皱术　facial rhytidectomy
面部皮肤部分切除整形术　plasty by partial facial skin excision
面部生物材料充填术　facial plombage with biomaterial
面骨表面植骨术　bone graft to facial bone
面骨成形术　osteoplasty of facial bone
面骨骨折切开复位内固定术　open reduction and internal fixation of facial bone fracture
面骨骨折切开复位术　open reduction of facial bone fracture
面骨硅胶假体置入术　insertion of silicone prosthesis to facial bone
面骨合成物置入术　insertion of composite to facial bone
面骨内固定物取出术　removal of internal fixation device from facial bone
面骨人工骨置入术　insertion of artificial bone to facial bone
面骨人工珊瑚置入术　insertion of artificial coral to facial bone
面骨钛网置入术　insertion of titanium mesh to facial bone
面骨自体骨植入术　graft of autologous bone to facial bone
面肌悬吊术　facial muscle suspension
面斜裂矫正术　correction of oblique facial cleft
拇指关节离断术　disarticulation of thumb
拇指截断术　amputation of thumb
内镜辅助下阴道重建术　vagina reconstruction through endoscope
内镜下额皮肤悬吊术　forehead skin suspension through endoscope
内镜下颊皮肤悬吊术　buccal skin suspension through endoscope
内镜下假体隆胸术　augmentation mammoplasty through endoscope
内镜下颈皮肤悬吊术　cervical skin suspension through endoscope
内镜下面部皮肤提升术　endoscopic facial lifting
内镜下颞皮肤悬吊术　temporal skin suspension through endoscope
内眦成形术　medial canthoplasty
内眦赘皮修补术　repair of epicanthus
黏膜瓣移植眼睑重建术　reconstruction of eyelid with mucous membrane flap transplantation
黏膜移植眼睑重建术　reconstruction of eyelid with mucous membrane graft
颞部肿物切除术　excision of temporal mass
颞肌悬吊术　temporal muscle suspension
女性会阴部瘢痕切除术　cicatrectomy of female perineum

女性去势术　female castration
膨胀性阴茎假体植入术　expandable penile prosthesis implantation
皮瓣断蒂术　skin flap pedicle division
皮瓣前徙移植术　transplantation of advanced flap
皮瓣清创术　debridement of flap
皮瓣修复术　flap repair
皮瓣修整术　revision of flap
皮瓣预制术　skin flap prefabrication
皮肤病损电灼治疗　electrocauterization of skin lesion
皮肤病损激光治疗　laser treatment of skin lesion
皮肤病损冷冻治疗　cryotherapy of skin lesion
皮肤病损切除术　excision of skin lesion
皮肤病损烧灼治疗　cauterization of skin lesion
皮肤病损显微外科手术　microsurgery of skin lesion, Mohs micrographic surgery
皮肤缝合术　suture of skin
皮肤附件结扎术　ligation of appendages of skin
皮肤和皮下坏死组织切除清创术　excisional debridement of skin and subcutaneous necrotic tissue
皮肤和皮下组织活组织检查　skin and subcutaneous tissue biopsy
皮肤和皮下组织脓肿抽吸术　abscess aspiration of skin and subcutaneous tissue
皮肤和皮下组织切开探查术　incisional exploration of skin and subcutaneous tissue
皮肤和皮下组织切开引流术　incisional drainage of skin and subcutaneous tissue
皮肤和皮下组织血肿抽吸术　hematoma aspiration of skin and subcutaneous tissue
皮肤和皮下组织异物切开取出术　incision and removal of foreign body in skin and subcutaneous tissue
皮肤磨削术　dermabrasion
皮肤蹼状松解术　lysis of web contracture of skin
皮肤着色　pigmenting of skin
皮管成形术　plasty of tubed flap
皮管移植术　transplantation of skin tube
皮下带蒂皮瓣移植术　subcutaneous pedicled flap transplantation
皮下脂肪注射填充术　subcutaneous injection of lipograft
皮下组织病损切除术　excision of subcutaneous tissue lesion
皮下组织扩张器取出术　removal of expander from subcutaneous tissue
脐整形术　plasty of umbilicus
前鼻孔成形术　plasty of anterior naris
前臂减张术　relieving incision of forearm
腔镜下皮下组织病损切除术　endoscopic excision of subcutaneous lesion
躯干肌肉病损切除术　excision of lesion of truncal muscle
躯干异物去除　removal of foreign body from trunk
全厚皮片移植术　full-thickness skin graft
颧弓降低术　reduction of zygomatic arch
颧骨成形术　zygomatic osteoplasty
颧骨重建术　reconstruction of zygomatic bone
颧骨骨折闭合复位术　closed reduction of fracture of zygoma
颧骨骨折切开复位内固定术　open reduction and internal fixation of fracture of zygoma
颧骨骨折切开复位术　open reduction of zygomatic facture
人工皮片移植术　artificial skin graft
乳房重建术　breast reconstruction
乳房带蒂皮瓣移植术　pedicled flap transplantation to breast
乳房断层皮片移植术　split thickness skin graft to breast
乳房假体置入术　breast prosthesis implantation
乳房全厚皮片移植术　full-thickness skin graft to breast
软腭成形术　soft palate plasty
软组织活组织检查　soft tissue biopsy
软组织切开异物取出术　incision of soft tissue and removal of foreign body

软组织探查术　exploration of soft tissue

伤口止血术　wound hemostasis

上颌骨部分骨成形术　segmental osteoplasty of maxilla

上颌骨重建术　reconstruction of maxilla

上颌骨骨折闭合复位术　closed reduction of maxillary fracture

上颌骨骨折切开复位固定术　open reduction and fixation of maxillary fracture

上颌骨骨折切开复位术　open reduction of maxillary facture

上颌骨全骨成形术　total osteoplasty of maxilla

上颌骨自体骨植入术　autogenous bone graft to maxilla

上颌勒福Ⅰ型分块截骨成形术　Le Fort Ⅰ segmental osteoplasty of maxilla

上颌勒福Ⅰ型截骨成形术　Le Fort Ⅰ osteoplasty of maxilla

上颌勒福Ⅱ型分块截骨成形术　Le Fort Ⅱ segmental osteoplasty of maxilla

上颌勒福Ⅱ型截骨成形术　Le Fort Ⅱ osteoplasty of maxilla

上睑下垂额肌瓣悬吊术　correction of blepharoptosis by frontalis muscle flap suspension operation

上睑下垂额肌悬吊术　correction of blepharoptosis by frontalis muscle flap suspension

上睑下垂缝线悬吊术　correction of blepharoptosis by suture suspension

上睑下垂提上睑肌缩短术　correction of blepharoptosis by shortening operation of musculus levator palpebrae superioris

上睑下垂异体组织额肌悬吊术　correction of blepharoptosis by frontalis muscle flap suspension with allogeneic tissue

上肢肌肉病损切除术　excision of lesion of upper limb muscle

上肢异物去除　removal of foreign body of upper limb

上肢肿物切除术　excision of upper limb mass

手部软组织病损切除术　excision of lesion of soft tissue of hand

手带蒂皮瓣移植术　pedicled flap transplantation to hand

手断层皮片移植术　split thickness skin graft to hand

手全厚皮片游离移植术　full-thickness skin free graft to hand

手术后伤口止血术　postoperative wound hemostasis

手异物去除　removal of foreign body from hand

手指关节离断术　disarticulation of finger

手指截断术　amputation of finger

双侧乳房硅凝胶假体置入隆乳术　bilateral augmentation mammoplasty with silicone gel filled breast implant

双侧乳房假体取出术　bilateral breast implant removal

双带蒂皮瓣移植术　transplantation of double pedicled flap

同种皮肤移植术　homograft of skin

头皮回植术　replantation of scalp

头皮条切取技术　scalp strip cutting technique

头皮异物去除　removal of foreign body from scalp

臀部肿物切除术　excision of hip mass

脱毛术　epilation

歪鼻鼻成形术　rhinoplasty of wry nose

外耳病损电凝术　electrocoagulation of external ear lesion

外耳病损刮除术　curettage of external ear lesion

外耳病损冷冻治疗术　cryosurgery of external ear lesion

外耳病损切除术　excision of external ear lesion

外耳病损烧灼术　cauterization for external ear lesion

外耳成形术　otoplasty of external ear

外耳道病损切除术　excision of lesion of external auditory canal

外耳道成形术　canaloplasty of external auditory canal

外耳道重建术　reconstruction of external auditory canal

外耳裂伤缝合术　suture of laceration of external ear

外阴病损切除术　excision of lesion of vulva

外阴病损烧灼术　cautery of lesion of vulva

外阴窦道切除术　excision of sinus tract of vulva

外阴活组织检查　biopsy of vulva

外阴裂伤缝合术　suture of laceration of vulva

外阴血肿清除术　removal of hematoma of vulva

外眦成形术　lateral canthoplasty

下唇肿物切除术　excision of lower lip mass

下颌部肿物切除术　excision of mandible mass

下颌骨成形术　mandibular osteoplasty

下颌骨重建术　reconstruction of mandible

下颌骨粉碎性骨折切开复位内固定术　open reduction and internal fixation of mandibular comminuted fracture

下颌骨骨折闭合复位术　closed reduction of mandibular fracture

下颌骨骨折切开复位内固定术　open reduction and internal fixation of mandibular fracture

下颌骨骨折切开复位术　open reduction of mandibular fracture

下颌骨内固定物取出术　removal of internal fixation of mandible

下颌骨缺损修复术　repair of mandibular defect

下颌骨人工假体置入术　insertion of artificial prosthesis to mandible

下颌骨钛板置入术　insertion of titanium plate to mandible

下颌骨体骨成形术　osteoplasty of mandibular body

下颌骨自体骨植入术　autogenous bone graft to mandible

下颌关节治疗性物质注射　injection of therapeutic substance into mandibular joint

下颌角成形术　plasty of mandibular angle

下颌下缘去骨成形术　osteoplasty of inferior margin of mandible

下眼睑皱纹切除术　lower eyelid rhytidectomy

下肢肌肉病损切除术　excision of lesion of lower limb muscle

下肢肌肉成形术　musculoplasty of lower limb

下肢皮肤肿物切除术　excision of skin mass of lower limb

下肢异物去除　removal of foreign body from lower limb

小腿减张术　relieving incision of leg

胸壁病损切除术　excision of lesion of chest wall

胸壁清创缝合术　debridement and suturing of chest wall

胸壁修补术　repair of chest wall

胸大肌成形术　musculoplasty of pectoralis major

胸锁乳突肌缝合术　suture of sternocleidomastoid muscle

悬雍垂 - 软腭 - 咽成形术　uvulopalatopharyngoplasty

旋转皮瓣移植术　transplantation of rotation flap

血管瘤注射术　injection for hemangioma

眼袋切除术　blepharoplasty of lower eyelid

眼睑瘢痕切除术　excision of eyelid scar

眼睑瘢痕松解术　relaxation of eyelid scar

眼睑板层重建术　reconstruction of eyelid plate

眼睑病损板层切除术　excision of eyelid plate lesion

眼睑病损切除术　excision of eyelid lesion

眼睑病损全层切除术　excision of full-thickness eyelid lesion

眼睑非全层伴睑缘重建术　reconstruction of partial-thickness eyelid involving palpebral margin

眼睑非全层裂伤修补术　repair of laceration of partial-thickness eyelid

眼睑缝合术　blepharorrhaphy

眼睑缝线去除　removal of eyelid suture

眼睑结膜睑板移植重建术　reconstruction of conjunctiva and tarsal plate through grafting technique

眼睑裂伤缝合术　suture of laceration of eyelid

眼睑内翻睑轮匝肌重叠修补术　correction of entropion by musculus dormitator overlapping

眼睑内翻矫正术　correction of entropion

眼睑全层伴睑缘重建术　reconstruction of full-thickness eyelid involving palpebral margin

眼睑全层重建术　reconstruction of full-thickness eyelid, full-thickness

眼睑全层及睑缘裂伤修补术　repair of laceration of full-thickness eyelid and palpebral margin

眼睑全层裂伤修补术　repair of laceration of full-thickness eyelid

眼睑外翻矫正伴睑重建术　reconstruction of eyelid with correction of ectropion

眼睑外翻矫正术　correction of ectropion

眼睑外翻楔形切除矫正术　correction of ectropion by wedge-shaped excision

眼睑小病损切除术　excision of micro eyelid lesion

腰部肿物切除术　excision of waist mass

腰骶病损切除术　excision of lumbosacral lesion

咬肌部分切除术　partial myectomy of masseter

腋窝肿物切除术　excision of axillary mass　［又称］腋下肿物切除术△

腋下汗腺切除术　excision of subaxillary sweat gland

异体睑板移植术　allograft of eyelid

异种皮肤移植术　heterograft of skin

阴道重建术　vagina reconstruction

阴茎瘢痕切除术　excision of penis scar

阴茎病损切除术　excision of penis lesion

阴茎重建术　penis reconstruction

阴茎假体植入术　insertion of artificial prosthesis to penis

阴茎矫直术　penis straightening operation

阴茎延长术　lengthening of penis

阴茎异物去除　removal of foreign body from penis

阴茎增粗术　penis augmentation

阴囊病损切除术　scrotum lesion resection

阴囊部分切除术　partial scrotectomy

阴囊裂伤缝合术　scrotum laceration sutura

阴囊异物去除　scrotum foreign body removal

引流管取出术　removal of drainage tube

隐耳矫正术　correction of cryptotia

硬腭成形术　plasty of hard palate

游离皮瓣移植术　free skin flap graft

游离皮瓣移植眼睑重建术　reconstruction of eyelid with free flap transplantation

再造鼻修整术　revision of reconstructed nose

掌指关节离断术　disarticulation of metacarpophalangeal joint

招风耳矫正术　correction of bat ear

脂肪抽吸术　liposuction

脂肪垫切除术　excision of fat pad

脂肪切除术　excision of fat

指皮肤游离移植术　free skin graft to finger

指赘结扎术　ligation of wart of finger

指赘切除术　excision of wart of finger

趾关节离断术　disarticulation of toe

趾赘结扎术　ligation of wart of toe

趾赘切除术　excision of wart of toe

肿物切除术　mass excision

周围淋巴管-小静脉吻合术　anastomosis of peripheral lymphatic vessel and venule

猪皮肤移植术　porcine skin graft

自体脂肪隆胸术　augmentation mammoplasty by autologous fat graft

眦缝合术　canthorrhaphy

眦移位矫正术　correction of canthus displacement

足异物去除　removal of foreign body of foot

# 19. 烧伤科

## 19.1 疾病诊断名词

Ⅰ度冻伤　first degree frostbite
Ⅰ度放射性烧伤　first degree radiation burn
Ⅰ度角膜烧伤　first degree burn of cornea
Ⅰ度烧伤　first degree burn
Ⅱ度冻伤　second degree frostbite
Ⅱ度放射性烧伤　second degree radiation burn
Ⅱ度角膜烧伤　second degree of cornea burn
Ⅱ度烧伤　second degree burn
Ⅲ度冻伤　third degree frostbite
Ⅲ度放射性烧伤　third degree radiation burn
Ⅲ度角膜烧伤　third degree burn of cornea
Ⅲ度烧伤　third degree burn
Ⅳ度冻伤　fourth degree frostbite
Ⅳ度放射性烧伤　fourth degree radiation burn
Ⅳ度烧伤　fourth degree burn
氨水烧伤　aqueous ammonia burn
凹陷瘢痕　depressed scar　［又称］凹陷性瘢痕△　［曾称］凹陷性疤痕*
瘢痕　scar　［曾称］疤痕*
瘢痕癌　carcinoma of scar
瘢痕感染　scar infection
瘢痕疙瘩　keloid　［曾称］疤痕疙瘩*
瘢痕溃疡　scar ulcer
瘢痕挛缩性足下垂　scar contracture foot drop
瘢痕瘙痒［症］　scar pruritus
瘢痕性睑内翻　cicatricial entropion
瘢痕性脱发　cicatricial alopecia　［又称］瘢痕性毛发缺失△
背部瘢痕　back scar
背部瘢痕疙瘩　back keloid
背部冻伤　back frostbite
背部冻伤伴组织坏死　back frostbite with tissue necrosis
背部浅表冻伤　superficial back frostbite
鼻部瘢痕　nasal scar
鼻尖缺损　nasal tip defect
鼻前孔狭窄　stricture of anterior naris　［又称］鼻孔狭窄△
鼻翼缺损　nasal ala defect
闭合性颅脑损伤　closed cranio-cerebral injury,closed traumatic brain　［又称］重型闭合性颅脑损伤△
闭合性气胸　closed pneumothorax
闭塞性细支气管炎　bronchiolitis obliterans　［又称］阻塞性细支气管炎△
臂部瘢痕　arm scar
臂冻伤伴组织坏死　arm frostbite with tissue necrosis　［又称］臂冻伤伴有组织坏死△
臂浅表冻伤　superficial arm frostbite
并指(趾)　syndactyly　［又称］并指(趾)畸形△
不全性并指(趾)　partial syndactyly
不稳定性瘢痕　unstable scar

菜花状耳　cauliflower ear
肠充血　congestion of intestine
肠出血　enterorrhagia
肠穿孔　intestinal perforation
肠道真菌感染　fungal enteritis　［又称］真菌性肠炎△
肠系膜上动脉综合征　superior mesenteric artery syndrome,superior mesentery artery syndrome
肠型放射病　radiation disease with intestinal manifestation
肠源性感染　enterogenous infection
陈旧性瘢痕　obsolete scar　［又称］陈旧性烧伤△
陈旧性耳化学烧伤　obsolete ear chemical burn
陈旧性躯干化学性烧伤　obsolete trunk chemical burn
陈旧性躯干烧伤　obsolete trunk burn
陈旧性上肢烧伤　obsolete upper limb burn
陈旧性食管烧伤　obsolete esophagus burn
陈旧性四肢烧伤　obsolete limbs burn
陈旧性外耳道化学烧伤　obsolete external auditory canal chemical burn
陈旧性下肢烧伤　obsolete lower limb burn
冲击波损伤综合征　blast injury syndrome　［又称］冲击伤△
充血区　zone of hyperemia
充血型喉烧伤　congestive laryngeal burn
创面病毒感染　virus wound infection
创面感染　wound infection
创面葡萄球菌感染　staphylococcal wound infection
创面铜绿假单胞菌感染　pseudomonas aeruginosa wound infection
创面细菌定植　wound bacterial colonization
创面厌氧菌感染　anaerobic wound infection
创面真菌感染　fungal wound infection
创伤感染　traumatic infection
创伤后应激障碍　post-traumatic stress disorder,PTSD
唇红缺损　vermilion defect
唇外翻　cheilectropion
大腿瘢痕　scar of thigh
大腿坏死性筋膜炎　necrotizing fasciitis of thigh
大腿溃疡(恶性)　ulcer of thigh(malignant)
大腿溃疡(良性)　ulcer of thigh(benign)
大腿皮肤软组织缺损并感染　skin and soft tissue defect of thigh complicated infection
代偿性抗炎症反应综合征　compensatory anti-inflammatory response syndrome
蛋白尿　proteinuria
氮质血症　azotemia
导管相关性感染　catheter-related infection　［又称］中心静脉导管出口感染△
低动力型休克　hypodynamic shock
低钙血症　hypocalcemia
低钾血症　hypopotassemia　［又称］低血钾症△
低磷血症　hypophosphatemia

低镁血症　hypomagnesemia

低钠血症　hyponatremia　［又称］低血钠症△

低热烧伤　low-grade hot burn

低血容量性休克　hypovolemic shock　［又称］失血性休克△

低压电烧伤　low voltage electrical burn

电光性眼炎　electric ophthalmia

电弧烧伤　electric arc burn

电击伤　electric shock injury　［又称］电损伤△,电接触烧伤△,电弧烧伤△

电接触烧伤　electric contact burn

电解质紊乱　electrolyte disturbance,electrolyte disorder　［曾称］水电解质紊乱*

电烧伤　electric burn

电休克　electric shock

冻疮　chilblain

冻僵　frozen stiff

冻结性损伤　freezing injury

冻伤　frostbite

窦道　sinus,sinus tract

毒血症　toxemia

多处冻伤伴组织坏死　multiple frostbite with tissue necrosis　［又称］累及身体多个部位的冻伤伴有组织坏死△

多处浅表冻伤　multiple superficial frostbite

多发性撕脱伤　avulsion injury of multiple regions

多个部位化学烧伤　chemical burn of multiple regions

多器官功能衰竭　multiple organs failure

多器官功能障碍综合征　multiple organs dysfunction syndrome,MODS

耳部瘢痕疙瘩　keloid of ear

耳垂缺损　defect of ear lobe　［又称］先天性耳垂缺如△

耳化学性烧伤　chemical burn of ear

耳廓缺损　auricular defect　［又称］烧伤后耳廓缺损△

耳缺损　ear defect　［又称］耳缺损畸形△

耳烧伤　auricular burn

二重感染　superinfection

反流性误吸　regurgitating aspiration

放射性核素沾染　radionuclide contamination

放射性溃疡　radiation ulcer　［又称］放射性皮肤溃疡△

放射性皮肤癌　radiation induced skin cancer

放射性烧伤　radiation burn

飞石伤　fly-rock injury

非冻结性损伤　non-freezing injury

非侵入性创面感染　non-invasive wound infection

腓骨骨髓炎　osteomyelitis of fibula

肺爆震伤　blast injury of lung

肺部气压伤　pulmonary hyperbaric injury

肺泡 - 动脉氧分压差　alveolar-arterial oxygen difference

肺气肿　emphysema

肺栓塞　pulmonary embolism

肺水肿　pulmonary edema

肺炎　pneumonia

跗骨骨髓炎　osteomyelitis of tarsal bone

复合伤　combined injury

复杂性感染　complicated infection

腹壁瘢痕　abdominal wall scar

腹壁冻伤伴组织坏死　abdominal wall frostbite with tissue necrosis　［又称］腹壁、下背和骨盆冻伤伴有组织坏死△

腹壁浅表冻伤　superficial abdominal wall frostbite

腹部瘢痕　abdominal wall scar

腹部冻伤　abdominal wall frostbite

腹股沟放射性溃疡　inguinal radiation ulcer

腹腔间室综合征　abdominal compartment syndrome　［又称］腹腔间隙综合征△

干性坏疽　dry gangrene

肝功能不全　hepatic insufficiency

肝功能衰竭　hepatic failure　［又称］肝衰竭△

肝功能障碍　hepatic dysfunction　［又称］肝功能损害△

感染性休克　infectious shock

肛周瘢痕挛缩　perianal scar contracture

高动力型休克　hyperdynamic shock

高钙血症　hypercalcemia

高钾血症　hyperpotassemia　［又称］高血钾症△

高磷血症　hyperphosphatemia

高镁血症　hypermagnesemia

高钠血症　hypernatremia　［又称］高血钠症△

高热惊厥　febrile seizure,febrile convulsion

高碳酸血症　hypercapnia

高压电烧伤　high voltage electrical burn

铬酸烧伤　chromic acid burn

肱骨骨髓炎　osteomyelitis of humerus

骨盆冻伤　frostbite in pelvis

骨盆冻伤伴组织坏死　frostbite in pelvis with tissue necrosis

骨盆浅表冻伤　frostbite in superficial pelvis

骨盆区坏死性筋膜炎　necrotizing fasciitis of pelvic region

骨烧伤　burn of bone

骨髓型放射病　radiation disease with bone marrow manifestation

关节僵硬　joint stiffness

关节挛缩　arthrogryposis

关节强直　ankylosis

关节烧伤　burn of joint

腘窝瘢痕　scar of popliteal fossa

腘窝溃疡(恶性)　ulcer of popliteal fossa(malignant)

腘窝溃疡(良性)　ulcer of popliteal fossa(benign)

腘窝皮肤软组织缺损并感染　skin and soft tissue defect of popliteal fossa complicated infection

壕沟足　trench foot　［又称］战壕足△

核爆炸复合伤　combined injuries from nuclear explosion

喉梗阻　laryngeal obstruction　［又称］喉阻塞△

喉和气管化学性烧伤　chemical burn of larynx and trachea

喉烧伤　laryngeal burn

呼吸道化学性烧伤　chemical burn of respiratory tract

呼吸功能紊乱　respiratory dysfunction

呼吸机相关性肺炎　ventilator-associated pneumonia

呼吸衰竭　respiratory failure

呼吸性碱中毒　respiratory alkalosis

呼吸性酸中毒　respiratory acidosis

呼吸暂停　apnea

虎口挛缩　first web contracture

化脓性耳软骨炎　purulent auricular chondritis

化学烧伤　chemical burn

化学性肺炎　chemical pneumonia

踝部瘢痕　scar of ankle

踝部溃疡(恶性)　ulcer of ankle(malignant)

踝部溃疡(良性)　ulcer of ankle(benign)

踝部皮肤软组织缺损并感染　skin and soft tissue defect of ankle complicated infection

踝和足Ⅳ度电烧伤合并足或足趾坏死　electric burn of fourth degree of ankle and foot with necrosis of foot or toes

踝和足Ⅳ度化学性烧伤合并足或足趾坏死　chemical burn of fourth degree of ankle and foot with necrosis of foot or toes

踝和足Ⅳ度烧伤合并足或足趾坏死　burn of fourth degree of ankle and foot with necrosis of foot or toes

踝和足电烧伤　electric burn of ankle and foot

踝和足冻伤伴组织坏死　frostbite with tissue necrosis of ankle and foot　［又称］踝和足冻伤伴有组织坏死△

踝和足化学性烧伤　chemical burn of ankle and foot

踝和足浅表冻伤　superficial frostbite of ankle and foot

踝和足烧伤　burn of ankle and foot

踝坏死性筋膜炎　necrotizing fasciitis of ankle
坏疽　gangrene
坏死　necrosis
环形深度烧伤　circumferential deep burn
环状瘢痕挛缩　circumferential scar contracture
换药热　dressing change fever
毁损性烧伤　devastating burn
会阴瘢痕挛缩　scar contracture of perineum
会阴部电烧伤　electric injury of perineum
会阴部化学性烧伤　chemical burn of perineum
会阴部溃疡　perineal ulcers
会阴部皮肤软组织缺损并感染　skin and soft tissue defect of perineum complicated infection
会阴部皮肤撕脱伤　avulsion injury of perineum
会阴部烧伤　perineal burn　［又称］会阴烧伤△
火焰烧伤　flame burn
机会性感染　opportunistic infection
机械通气相关性肺损伤　ventilation-associated lung injury,VALI　［又称］呼吸机相关性肺损伤△
肌红蛋白尿　myoglobinuria
基底细胞癌　basal cell carcinoma
极期　critical phase
急性放射病　acute radiation disease
急性肺损伤　acute lung injury
急性肝功能障碍　acute hepatic dysfunction　［又称］急性肝功能损害△,急性肝功能损伤△
急性呼吸窘迫综合征　acute respiratory distress syndrome　［曾称］急性呼吸功能衰竭*
急性凝血功能障碍　acute coagulation disorder
急性皮肤放射损伤　acute radiation injury of skin
急性上呼吸道梗阻　acute upper air-way obstruction
急性肾功能不全　acute renal insufficiency　［又称］急性肾功能衰竭△
急性肾小管坏死　acute tubular necrosis
继发型多器官功能障碍综合征　secondary multiple organs dysfunction syndrome,delayed two-phase MODS　［又称］双相迟发型多器官功能障碍综合征△
继发性瘢痕挛缩　extrinsic scar contracture
夹心坏死　sandwich like muscle necrosis
假愈期　latent phase
肩和上肢Ⅳ度电烧伤合并肢体坏死　electric burn of fourth degree of shoulder and upper limb with necrosis of limb
肩和上肢Ⅳ度化学性烧伤合并肢体坏死　chemical burn of fourth degree of shoulder and upper limb with necrosis of limb
肩和上肢Ⅳ度烧伤合并肢体坏死　burn of fourth degree of shoulder and upper limb with necrosis of limb
肩和上肢电烧伤(除外腕和手)　electric burn of shoulder and upper limb(except wrist and hand)
肩和上肢化学性烧伤(除外腕和手)　chemical burn of shoulder and upper limb(except wrist and hand)
肩和上肢烧伤(除外腕和手)　burn of shoulder and upper limb(except wrist and hand)
肩胛骨骨髓炎　osteomyelitis of scapula
睑球粘连　symblepharon
睑缘粘连　ankyloblepharon
碱伤　alkali burn
角膜伴结膜化学性烧伤　chemical burn of cornea and conjunctiva
结膜化学性烧伤　chemical burn of conjunctiva
芥子气烧伤　mustard gas burn
金黄色葡萄球菌肠炎　staphylococcus aureus enteritis
惊厥　convulsion
惊厥持续状态　status convulsion
颈部瘢痕　scar of neck
颈部瘢痕疙瘩　cervical keloid

颈部瘢痕挛缩　cervical scar contracture
颈部瘢痕挛缩畸形　neck scar contracture deformity
颈部瘢痕挛缩畸形Ⅰ期　neck scar contracture deformity,type Ⅰ
颈部瘢痕挛缩畸形Ⅱ期　neck scar contracture deformity,type Ⅱ
颈部瘢痕挛缩畸形Ⅲ期　neck scar contracture deformity,type Ⅲ
颈部瘢痕挛缩畸形Ⅳ期　neck scar contracture deformity,type Ⅳ
颈部冻伤伴有组织坏死　frostbite with tissue necrosis of neck　［又称］颈部冻伤伴组织坏死△
颈部浅表冻伤　superficial frostbite of neck
颈部烧伤　burn of neck
颈胸部瘢痕　neck-chest scar
颈胸粘连　cervical thoracic adhesion
菌群失调　dysbacteriosis
菌血症　bacteremia
开放性颅脑损伤　open craniocerebral injury
开放性气胸　open pneumothorax
苛性碱烧伤　caustic alkali burn
颏颈粘连　mental cervical adhesion　［又称］面颈部皮肤瘢痕颏颈粘连△
颏胸粘连　mental sternal adhesion
口部瘢痕　scar of oral area
口和咽化学性烧伤　chemical burn of mouth and pharynx
口角瘢痕挛缩　scar contracture of corner of mouth
口周瘢痕挛缩　perioral scar contracture
口周化学性烧伤　perioral chemical burn
口周烧伤　perioral burn
髋和大腿冻伤伴组织坏死　frostbite with tissue necrosis of hip and thigh　［又称］髋和大腿冻伤伴有组织坏死△
髋和大腿浅表冻伤　superficial frostbite of hip and thigh
髋和下肢电烧伤(除外踝和足)　electric burn of hip and lower limb(except ankle and foot)
髋和下肢化学性烧伤(除外踝和足)　chemical burn of hip and lower limb(except ankle and foot)
髋和下肢烧伤(除外踝和足)　burn of hip and lower limb(except ankle and foot)
髋和下肢Ⅳ度电烧伤合并肢体坏死　electric burn of fourth degree of hip and lower limb with necrosis of limb
髋和下肢Ⅳ度化学性烧伤合并肢体坏死　chemical burn of fourth degree of hip and lower limb with necrosis of limb
肋骨骨髓炎　osteomyelitis of rib
累及喉和气管及肺的化学性烧伤　chemical burn involving larynx,trachea and lung
累及身体多个部位的浅表冻伤　superficial frostbite involving multiple parts of body
沥青烧伤　bitumen burn
连指手套状并指　mitten deformity
临时性睑裂缝合　temporary lid occlusion suture
磷烧伤　phosphorus burn
鳞状上皮癌　squamous carcinoma
硫酸化学伤　chemical burn caused by sulfuric acid
瘘管　fistula
挛缩性瘢痕　contracted scar　［又称］瘢痕挛缩△
慢性辐射光敏性皮炎　chronic radiation photosensitive dermatitis
慢性皮肤放射损伤　chronic radiation injury of skin　［又称］放射性损伤△
眉缺损　defect of eyebrow
镁烧伤　magnesium burn
弥散性血管内凝血　disseminated intravascular coagulation　［又称］播散性血管内凝血△,弥漫性血管内凝血△,去纤维蛋白综合征△
泌尿生殖器官内部化学性烧伤　chemical burn of internal genitourinary organ
面部凹陷瘢痕　facial depressed scar
面部瘢痕　scar of face
面部电烧伤　electric burn of face

面部冻伤　facial frostbite

面部化学性烧伤　chemical burn of face

面部烧伤　burn of face

面颊部洞穿缺损　through and through cheek defect

面颈部瘢痕挛缩畸形　facial and cervical scar contracture and deformity

面颈部皮肤撕脱伤　avulsion injury of face and neck

男性生殖器瘢痕　scar of male genitalia

脑充血　encephalemia

脑出血　cerebral hemorrhage

脑脓肿　brain abscess

脑疝　brain hernia

脑水肿　cerebral edema

脑型放射病　radiation disease with brain manifestation

内部器官化学性烧伤　chemical burn of internal organ

内部器官烧伤　burn of internal organ

内源性感染　endogenous infection

内眦赘皮　epicanthus　[又称]先天性内眦赘皮△,倒向型内眦赘皮△

黏膜感染　mucosal infection

尿毒症　uremia

凝固性坏死区　zone of coagulation necrosis

脓毒症　sepsis

脓尿　pyuria

脓皮病　pyoderma

脓细胞　pus cell

脓肿　abscess

女性生殖器官瘢痕　scar of female genitalia

皮瓣移植感染　skin flap transplantation infection

皮肤擦伤　skin bruise

皮肤和皮下组织局部感染　local infection of skin and subcutaneous tissue

皮肤缺损　skin defect　[又称]皮肤破损△

皮肤软组织缺损　skin and soft tissue defect

皮肤烧伤　skin burn

皮肤撕脱伤　skin avulsion

皮肤损伤　skin injury

皮肤移植排斥　skin graft rejection

皮肤移植失败　skin graft failure

葡萄球菌性烫伤样皮肤综合征　staphylococcal scalded skin syndrome　[又称]新生儿剥脱性皮炎△,葡萄球菌型中毒性表皮坏死松解症△

蹼状瘢痕　webbed scar

气管狭窄　tracheal stenosis

气胸　pneumothorax

汽油烧伤　petrol burn

前臂瘢痕　scar of forearm

前臂坏死性筋膜炎　necrotizing fasciitis of forearm

前臂溃疡　ulcer of forearm

前臂皮肤软组织缺损并感染　skin and soft tissue defect of forearm complicated infection

浅Ⅱ度烧伤　superficial second degree burn

浅度烧伤　superficial burn

桥状瘢痕　bridged scar

侵入性创面感染　invasive wound infection

轻度烧伤　mild burn

轻度吸入性损伤　mild inhalation injury

轻度吸入性损伤(化学性)　mild chemical inhalation injury

氢氟酸烧伤　hydrofluoric acid burn

氢氰酸烧伤　hydrocyanic acid burn

氢氧化钠烧伤　sodium hydroxide burn

屈曲挛缩　flexion contracture

躯干瘢痕　scar of trunk

躯干部皮肤撕脱伤　skin avulsion injury of trunk

躯干电烧伤　electric burn of trunk

躯干冻伤　trunk frostbite

躯干冻伤伴组织坏死　trunk frostbite with tissue necrosis

躯干化学性烧伤　chemical burn of trunk

躯干坏死性筋膜炎　necrotizing fasciitis of trunk

躯干皮肤软组织缺损并感染　skin and soft tissue defect of trunk complicated infection

躯干浅表冻伤　superficial trunk frostbite

躯干烧伤　burn of trunk

躯干烧伤、化学性烧伤和冻伤后遗症　trunk sequela of burn,chemical burn and frostbite

全身多处瘢痕　scar of multiple regions

全身性磷中毒　systemic phosphorus poisoning　[又称]无机磷中毒△

桡骨骨髓炎　osteomyelitis of radius

热烧伤　thermal burn

热压伤　hot crush injury

日晒红斑　erythema solare　[又称]晒斑△

日晒伤　sunburn　[又称]晒斑△

乳房瘢痕　scar of breast

色素沉着　pigmentation

色素减退　hypopigmentation

色素脱失　depigmentation　[又称]口腔黏膜色素脱失△

伤口收缩　wound contraction

上臂瘢痕　scar of upper arm

上臂坏死性筋膜炎　necrotizing fasciitis of upper arm

上臂溃疡　ulcer of upper arm

上臂皮肤软组织缺损并感染　skin and soft tissue defect and infection of upper arm

上肢瘢痕　scar of upper limb

上肢残端　upper limb residual

上肢冻伤　upper limb frostbite　[又称]上肢的冻伤△

上肢烧伤、化学性烧伤和冻伤后遗症　upper limb sequela of burn,chemical burn and frostbite

烧伤　burn

烧伤、爆震复合伤　combined burn and blast injury　[又称]烧伤、冲击复合伤△

烧伤、放射、爆震复合伤　combined burn,radiation and blast injury　[又称]烧伤、放射、冲击复合伤△

烧伤、放射复合伤　radiation burn injury

烧伤、化学性烧伤和冻伤后遗症　sequela of burn,chemical burn and frostbite

烧伤瘢痕挛缩　burned scar contracture

烧伤创面感染　burn wound infection

烧伤创面脓毒症　burn wound sepsis

烧伤创面修复期　healing period of burn wound

烧伤复合伤　burn combined injury

烧伤后瘢痕　scar after burn injury

烧伤后骨赘病　postburn osteophytosis

烧伤后关节僵硬　postburn ankylosis

烧伤后获得性免疫功能低下　postburn hypoimmune response of adaptive immunity

烧伤后肌腱粘连　postburn adhesion of tendon

烧伤后肌肉萎缩　postburn muscle atrophy

烧伤后眉毛缺损　postburn eyebrow defection

烧伤后免疫功能紊乱　postburn immune dysfunction

烧伤后天然免疫功能亢进　postburn hyperimmune response of innate immunity

烧伤后休克心　postburn shock heart

烧伤后胰腺炎　postburn pancreatitis

烧伤急性感染期　burn acute infection period

烧伤康复期　burn rehabilitation period

烧伤内毒素血症　burn endotoxemia

烧伤水肿　burn edema

烧伤体液渗出期　burn humoral exudative period

烧伤外毒素血症　burn exotoxemia

烧伤休克　burn shock

烧伤休克期　burn shock stage
少尿　oliguria
深Ⅱ度烧伤　deep second degree burn
深度烧伤　deep burn
失代偿性炎症反应综合征　mixed antagonist response syndrome, MARS
湿性坏疽　moist gangrene
石灰烧伤　lime burn
石炭酸烧伤　carbolic acid burn
食管化学性烧伤　chemical burn of esophagus
食管黏膜出血　esophageal mucosa hemorrhage　[又称]食管出血△
食管黏膜角化　esophageal mucosa keratosis
食管炎　esophagitis
视网膜烧伤　retina burn　[又称]视网膜光损伤△,视网膜损伤△
手背瘢痕挛缩　scar contracture of dorsum of hand
手部溃疡　ulcer of hand
手部烧伤　hand burn injury　[又称]陈旧性手烧伤△
手部撕脱伤　avulsion injury of hand
手冻疮　hand frostbite
手坏死性筋膜炎　necrotizing fasciitis of hand
手皮肤撕脱伤　avulsion of hand skin
手烧伤后畸形　deformity after hand burn
手术后瘢痕　scar after operation
手掌瘢痕挛缩　scar contracture of palm
手指坏疽　gangrene of finger
瘢痕角化过度　scar hyperkeratosis
水浸手　soaking hand
水浸足　soaking foot
水泥烧伤　cement burn
水肿回吸收期　absorption period of burn edema
水肿型喉烧伤　edematous laryngeal burn
水中毒　water intoxication
酸碱平衡紊乱　acid base disturbance
酸烧伤　acid burn
索状瘢痕　cicatricial band
锁骨骨髓炎　osteomyelitis of clavicle
糖尿病足溃疡　diabetic foot ulcer
烫伤　scald
特重烧伤　extremely severe burn
痛性瘢痕　painful scar
头部瘢痕　scar of head
头部冻伤伴组织坏死　frostbite with tissue necrosis of head　[又称]头部冻伤伴有组织坏死△
头部浅表冻伤　superficial head frostbite
头和颈部冻伤　head and neck frostbite
头面颈部溃疡　ulcer of head,face and neck
头面颈部皮肤软组织缺损并感染　skin and soft tissue defect of head,face and neck complicated infection
头面颈电烧伤　electric burn of head,face and neck
头面颈化学烧伤　chemical burn of head,face and neck
头面颈烧伤　burn of head,face and neck
头皮烧伤　scalp burn injury
臀部瘢痕　hip scar
脱水　dehydration
瓦斯爆炸伤　gas explosion burn
外耳道瘢痕　scar of external auditory canal
外耳道闭锁　atresia of external auditory canal
外耳道狭窄　stricture of external auditory canal
外伤后瘢痕　scar after trauma
腕部瘢痕挛缩　scar contracture of wrist　[又称]腕部瘢痕△
腕部溃疡　ulcer of wrist
腕部皮肤软组织缺损并感染　skin and soft tissue defect of wrist complicated infection
腕和手Ⅳ度电烧伤合并手或手指坏死　fourth degree electric burn of

wrist and hand with necrosis of hand or finger
腕和手Ⅳ度化学性烧伤合并手或手指坏死　fourth degree chemical burn of wrist and hand with necrosis of hand or finger
腕和手Ⅳ度烧伤合并手或手指坏死　fourth degree burn of wrist and hand with necrosis of hand or finger
腕和手电烧伤　electric burn of wrist and hand
腕和手冻伤伴组织坏死　frostbite with tissue necrosis of wrist and hand　[又称]腕和手冻伤伴有组织坏死△
腕和手化学性烧伤　chemical burn of wrist and hand
腕和手浅表冻伤　superficial frostbite of wrist and hand
腕和手烧伤　burn of wrist and hand
微波烧伤　microwave burn
萎缩性瘢痕　atrophic scar
胃穿孔　gastric perforation
胃黏膜充血　gastric mucosal hyperaemia　[又称]胃黏膜病变△
胃黏膜出血　gastric mucosal hemorrhage　[又称]胃黏膜病变△
胃黏膜糜烂　gastric mucosal erosion　[又称]胃黏膜病变△
稳定性瘢痕　stable scar
无尿　anuria
吸入性肺炎　aspiration pneumonia
吸入性损伤　inhalation injury
膝部瘢痕　scar of knee
膝部溃疡　ulcer of knee
膝部皮肤软组织缺损并感染　skin and soft tissue defect of knee complicated infection
膝和小腿冻伤伴组织坏死　frostbite with tissue necrosis of knee and lower leg
膝和小腿浅表冻伤　superficial frostbite of knee and lower leg
下肢瘢痕　lower limb scar
下肢冻伤　lower limb frostbite
下肢皮肤套脱伤　degloving injury of lower limb
下肢烧伤、化学性烧伤和冻伤后遗症　lower limb sequela of burn,chemical burn and frostbite
硝酸烧伤　nitric acid burn
小儿轻度烧伤　pediatric mild burn
小儿烧伤脓毒血症　pediatric sepsis post burn
小儿烧伤休克　pediatric burn shock
小儿特重烧伤　pediatric extraordinarily severe burn
小儿中度烧伤　pediatric moderate burn
小儿重度烧伤　pediatric severe burn
小口畸形　microstomia
小腿瘢痕　scar of lower leg
小腿冻伤伴组织坏死　lower leg frostbite with tissue necrosis
小腿坏死性筋膜炎　necrotizing fasciitis of lower leg
小腿溃疡　lower leg ulcer
小腿皮肤软组织缺损并感染　skin and soft tissue defect of lower leg complicated infection
小腿浅表冻伤　superficial lower leg frostbite
心功能不全　cardiac insufficiency
心源性休克　cardiogenic shock
猩红热样葡萄球菌感染　scarlatiniform staphylococcal infection　[又称]金葡菌猩红热△
胸部瘢痕　chest scar
胸部瘢痕疙瘩　thoracic keloid
胸部瘢痕切除术　thoracic scar resection
胸部冻伤　thorax frostbite
胸部冻伤伴有组织坏死　frostbite with tissue necrosis of thorax
胸部硅胶板植入感染　infecting caused by thoracic silicone plate implant
胸部浅表冻伤　superficial frostbite of thorax
胸骨骨髓炎　osteomyelitis of sternum
胸腔积液　pleural effusion
休克　shock
血管电损伤　vascular electrical injury
血红蛋白尿　hemoglobinuria

血尿　hematuria
压力性损伤　pressure injury
延迟复苏　delayed resuscitation
严重烧伤　severe burn
盐酸烧伤　hydrochloric acid burn
颜面部瘢痕挛缩　scar contracture of face
眼化学性烧伤伴有眼球破裂和破坏　eye chemical burn with resulting rupture and destruction of eyeball
眼睑瘢痕　scar of eyelid
眼睑闭合不全　lagophthalmos　［又称］睑裂闭合不全△
眼睑睫毛缺损　loss of eyelashes　［又称］睫毛缺损△
眼睑缺损　blepharocoloboma　［又称］睑缺损△
眼睑烧伤　eyelid burn
氧中毒　oxygen intoxication　［又称］氧气中毒△
腰背部皮肤撕脱伤　skin avulsion injury of dorsum and waist
药物热　drug induced fever
腋挛缩　axillary contracture
腋窝瘢痕　scar of axilla
腋窝溃疡　ulcer of axilla
腋窝皮肤软组织缺损并感染　skin and soft tissue defect of axilla complicated infection
腋窝皮肤撕脱伤　skin avulsion injury of axilla
一氧化碳中毒　carbon monoxide poisoning
移植皮瓣坏死　skin flap transplantation necrosis
异体植皮失败　allo-skin grafted failure
阴阜瘢痕疙瘩　monsveneris keloid
阴茎缺损　penis defect　［又称］阴茎缺如△
隐性代偿性休克　covert compensated shock
应激性高血糖　stress hyperglycemia
应激性溃疡　stress ulcer
淤滞区　zone of stasis
原发型多器官功能障碍综合征　rapid single-phase multiple organ dysfunction syndrome　［又称］单相速发型多器官功能障碍综合征△
允许性高碳酸血症　permissive hypercapnia

增生性瘢痕　hyperplastic scar　［又称］瘢痕增生△
掌指关节过伸畸形　hyperextension deformity of metacarpophalangeal joint
爪形手　claw hand deformity
支气管扩张症　bronchiectasis　［又称］支气管扩张△
指间过伸畸形　hyperextension deformity of interphalangeal joint
指蹼粘连　finger web space adhesion　［又称］蹼状指（趾）△，蹼指（趾）畸形△
中度烧伤　moderate burn
中度吸入性损伤　moderate inhalation injury
中毒性脑病　toxic encephalopathy
重度烧伤　severe burn
重度吸入性损伤　severe inhalation injury
重度吸入性损伤（化学性）　severe chemical inhalation injury
肘部瘢痕挛缩　scar contracture of elbow
肘部溃疡　ulcer of elbow
肘部皮肤软组织缺损并感染　skin and soft tissue defect of elbow complicated infection
赘状瘢痕　pedunculated scar
自体植皮失败　autologous skin graft failure
足背瘢痕挛缩　scar contracture of dorsum of foot
足部瘢痕　foot scar
足部溃疡（恶性）　ulcer of foot（malignant）
足部溃疡（良性）　ulcer of foot（benign）
足部皮肤溃疡　skin ulcer of foot
足部皮肤软组织缺损并感染　skin and soft tissue defect of foot complicated infection
足部皮肤损伤　skin injury of foot
足部烧伤　burn of foot
足部烫伤　scald burn of foot
足冻疮　foot frostbite
足跟部皮肤缺损　skin defect of heel
足坏死性筋膜炎　necrotizing fasciitis of foot
足溃疡　ulcer of foot
阻塞性喉烧伤　obstructive laryngeal burn

# 19.2　症状体征名词

瘢痕疼痛　scar tissue pain
瘢痕形成　scar formation
超高热　ultra-hyperpyrexia
创面收缩　wound contraction
低热　low grade fever
高热　high grade fever
痂皮　crust　［又称］痂△
渐进性坏死　necrobiosis
焦痂　eschar
皮革样外观　leathery
气性坏疽　gas gangrene
溶痂　eschar dissolution

肉芽组织　granulation tissue
上腹部烧灼感　burning sensation of upper abdomen
声音嘶哑　hoarseness　［又称］声嘶△
失活组织　devitalized tissue
水疱　blister
跳跃式伤口　saltatory wound
脱痂　eschar separation
炎性水肿　inflammatory edema
液化性坏死　liquefactive necrosis
支气管袖口征　peribronchial cuff sign
脂肪坏死　fat necrosis
中等度热　intermediate-grade fever

# 19.3　手术操作名词

Meek 植皮术　Meek graft
W 成形术　W-plasty
Z 成形术　Z-plasty
瘢痕瓣术　scar flap
瘢痕疙瘩切除术　keloid resection
瘢痕切除缝合术　scar resection and suture
瘢痕切除术　cicatrectomy
瘢痕切除松解人工真皮移植术　scar lysis and resection, repaired with
　artificial dermis graft
瘢痕切除松解脱细胞真皮自体皮移植术　scar lysis and resection,
　repaired with acellular dermal matrix and autograft
瘢痕切除松解自体大张皮片移植术　scar lysis and resection, repaired
　with sheet autograft
瘢痕切除松解自体网状皮移植术　scar lysis and resection, repaired
　with mesh skin autograft
瘢痕切除松解自体邮票状皮片移植术　scar lysis and resection,
　repaired with stamp free skin autograft
瘢痕切除植皮术　skin graft after scar resection
瘢痕松解术　scar lysis
瘢痕秃发扩张皮瓣修复术　scar resection of bald scalp, repaired with
　expanded flap
瘢痕性拇指内收畸形第二掌骨骨间背侧动脉轴型皮瓣移植术　scar
　lysis of thumb adduction deformity, repaired with axial pattern flap by
　second dorsal interossei artery
瘢痕性拇指内收畸形前臂骨间背侧动脉岛状皮瓣移植术　scar lysis
　of thumb adduction deformity, repaired with island skin flap by dorsal
　interossei artery of forearm
瘢痕性拇指内收畸形前臂桡动脉岛状皮瓣移植术　scar lysis of
　thumb adduction deformity, repaired with radial artery island flap of
　forearm
瘢痕性拇指内收畸形示指背旗状皮瓣移植术　scar lysis of thumb
　adduction deformity, repaired with dorsal digital flag flap of index finger
瘢痕性拇指内收畸形游离皮瓣移植术　scar lysis of thumb adduction
　deformity, repaired with free flap
薄中厚皮片移植　thin split thickness skin graft
保留变性真皮的自体皮片移植术　split thickness skin autograft on
　reserved denatured dermis
背部切痂术　eschar excision of back
背部削痂术　eschar tangential excision of back
背阔肌肌皮瓣术　latissimus dorsi myocutaneous flap
鼻唇沟皮瓣术　nasolabial fold skin flap
比目鱼肌肌瓣术　soleus muscle flap
闭式引流　closed drainage
表皮细胞培养膜片制备　cultured epidermal cell membrane preparation
表皮细胞悬液制备　epidermal cell suspension preparation
剥痂术　denudation of eschar
侧胸壁游离肌皮瓣术　lateral thoracic free myocutaneous flap
侧胸皮瓣术　lateral thoracic skin flap
衬里皮瓣术　inner lining skin flap
尺动脉穿支皮瓣术　ulnar artery branch flap
唇交叉瓣术　cross lip flap
打包包扎 [ 法 ]　tie-over dressing
大网膜移植术　great omentum graft
带蒂皮瓣断蒂术　pedicle amputation of pedicled skin flap

带蒂皮瓣去脂术　defatting of pedicled skin flap
带蒂皮瓣术　pedicled skin flap
带蒂皮瓣徙前术　prorrhaphy of pedicled skin flap
带蒂皮瓣修整术　revision of pedicled skin flap
带蒂皮瓣延迟术　delayed operation of pedicled skin flap
带蒂皮瓣转移术　pedicled skin flap transfer
带毛发皮片移植术　hair-bearing free skin graft
带毛囊头皮取皮术　harvest scalp with hair follicle
岛状皮瓣术　island skin flap
第一掌骨拇指化　pollicization of thumb metacarpal
点状皮片移植术　pinch free skin graft
电动取皮机取皮术　skin harvesting with electric dermatome
额部皮瓣术　forehead skin flap
腓肠肌肌皮瓣术　gastrocnemius myocutaneous flap
腓骨短肌肌皮瓣术　peroneus brevis myocutaneous flap
肺表面活性物质的替代治疗　pulmonary surfactant replacement
分指植皮术　correction of syndactyly and skin graft
分指（趾）术　correction of syndactyly
缝匠肌肌皮瓣术　sartorius myocutaneous flap
缝线包压法　bolus tie-over dressing
辐照猪皮　irradiated porcine skin
负压创面治疗　negative pressure wound therapy
复合人工皮　composite artificial skin
复合组织移植　composite tissue graft
富血小板凝胶　platelet-rich gel
富血小板纤维蛋白　platelet-rich fibrin
富血小板血浆　platelet-rich plasma
腹壁切开减张术　laparotomy
腹部埋藏手取出术　extraction of hand from abdominal burying
腹股沟皮瓣术　groin skin flap
腹膜透析　peritoneal dialysis
腹直肌肌皮瓣术　rectus abdominis myocutaneous flap
肛门缩窄修复　repaired of stricture in anal region
肛周瘢痕切除局部成形术　scar resection of perianal region, repaired
　with local dermoplasty
功能训练　functional training
骨移植术　bone graft
鼓式取皮机取皮术　skin harvest with drum dermatome
关节成形术　arthroplasty
关节囊切除术　articular capsulectomy
管状皮瓣术　tubular skin flap
滚轴取皮刀取皮术　skin harvest with humby knife
腘窝瘢痕切除中厚植皮术　scar resection of popliteal fossa, repaired
　with split-thickness skin graft
厚中厚皮片移植术　thick split-thickness skin graft
虎口瘢痕松解切除术　first web space scar release
虎口成形术　first web space plasty
踝部瘢痕切除中厚植皮术　scar resection of ankle, repaired with
　split-thickness skin graft
环甲膜穿刺　thyrocricoid puncture
环甲膜切开术　cricothyroidotomy
换药术　wound dressing change
会阴瘢痕切除松解人工皮移植术　scar lysis and resection of perineum,
　repaired with artificial dermis graft

会阴瘢痕切除松解脱细胞真皮自体皮移植术　scar lysis and resection of perineum, repaired with acellular dermal matrix and autograft

会阴瘢痕切除松解自体大张皮片移植术　scar lysis and resection of perineum, repaired with sheet autograft

会阴瘢痕松解带蒂皮瓣转移术　scar lysis and resection of perineum, repaired with pedicled skin flap transfer

会阴瘢痕松解游离植皮术　scar lysis and resection of perineum, repaired with free skin graft

肌瓣术　muscle flap

肌腱延长术　tendon lengthening

肌腱移植术　tendon graft

肌腱粘连松解术　myotenolysis

肌腱转位术　tendon transfer

肌皮瓣术　myocutaneous flap

加压疗法　compression therapy

肩胛区皮瓣术　scapular skin flap

渐进抗阻训练　progressive resistance training

交错皮瓣术　overlap skin flap

焦痂切除术　escharotomy

焦痂切开减张术　escharectomy

筋膜皮瓣术　fasciocutaneous flap

筋膜皮瓣移植术　transplantation of fasciocutaneous flap

筋膜移植术　fascia graft

浸浴　immersion bath

颈部瘢痕切除局部皮瓣转移术　scar resection of neck, repaired with local flap

颈部瘢痕切除术　cervical scar resection

颈部瘢痕切除游离皮瓣移植术　scar resection of neck, repaired with free flap

颈部瘢痕切除植皮术　scar resection of neck, repaired with skin graft

颈部瘢痕切除轴型皮瓣转移修复术　scar resection of neck, repaired with axial pattern flap

颈部焦痂切开减张术　escharotomy of neck for tension reduce

颈肱皮瓣术　Cervico-humeral flap

颈浅动脉皮瓣术　superficial cervical artery flap

局部扩大切除术　local extended excision

局部皮瓣术　local skin flap

局部皮瓣头皮缺损修复术　scalp deformity repaired with local flap

局部皮瓣移植术　local flap transplantation　［又称］局部皮瓣转位△

口角开大术　commissurotomy

阔筋膜张肌肌皮瓣术　tensor fascia lata myocutaneous flap

连续 Z 成形术　continuous Z-plasty

连续缝合［法］　continuous suture

连续肾替代疗法　continuous renal replacement therapy

邻位皮瓣术　adjacent skin flap

邻指皮瓣术　cross finger flap

临时覆盖法　temporary covering

临时性睑裂缝合　temporary lid occlusion suture

毛发移植术　hair graft

面部凹陷瘢痕切除皮下组织瓣转移充填皮瓣转移改形术　pitting scar resection of face, filled with subcutancous tissue flap, repaired with local flap

面部瘢痕切除 Z 成形术　facial scar resection and Z-plasty

面部瘢痕切除缝合术　facial scar resection and suture

面部瘢痕切除局部皮瓣转移术　facial scar resection and local skin flap transplantation

面部瘢痕切除真皮下血管网皮片移植术　scar resection of face, repaired with subdermal vascular plexus free skin graft

面部瘢痕切除植皮术　facial scar resection and skin graft

面部洞穿性缺损修复术　repaired of perforating wound of face

面颈部切痂术　eschar excision of face and neck

面颈部削痂术　eschar tangential excision of face and neck

磨痂术　eschar grinding

踬甲游离皮瓣移植术　transplantation of free skin flap with big toe nail

内嵌植皮术　inlay skin graft

黏膜瓣术　mucosal flap

皮瓣断蒂术　skin flap pedicle division

皮瓣（管）训练［法］　conditioning of skin flap/tubular flap

皮瓣清创术　debridement of skin flap

皮瓣去脂术　thinning of skin flap

皮瓣试样法　planning of skin flap in reverse

皮瓣修整术　revision of skin flap

皮瓣延迟术　skin flap delay

皮瓣移植术　skin flap graft

皮瓣预制术　skin flap prelamination

皮肤移植术　skin graft

皮浆植皮术　skin pulp graft

皮内缝合［法］　intradermal suture

皮神经营养血管皮瓣术　neurocutaneous vascular flap

皮下组织蒂皮瓣术　subcutis pedicle skin flap

气动取皮机取皮术　skin harvest with air-driven dermatome

气管切开术　tracheotomy

前臂骨间背侧动脉皮腱术　forearm reverse interosseous posterior artery flap

前臂皮瓣术　forearm skin flap

前臂游离皮瓣术　forearm free skin flap

切痂异体皮移植术　excision of eschar and homograft

切痂植皮术　excision of eschar and skin graft

躯干瘢痕切除局部皮瓣移植术　scar resection of trunk, repaired with local flap

躯干瘢痕切除局部整形术　scar resection of trunk, repaired with local anaplasty

躯干瘢痕切除植皮术　scar resection of trunk, repaired with skin graft

躯干带蒂扩张皮瓣修复颈部瘢痕术　scar lysis and resection of neck, repaired with pedicled and expanded skin flap of trunk

躯干四肢凹陷瘢痕切除皮下组织瓣充填皮瓣转移术　pitting scar resection of trunk and extremities, filled with subcutaneous tissue flap, repaired with flap transplantation

取皮胶膜取皮术　skin harvest with dermatape

全鼻再造术　total nose reconstruction

全厚皮片移植术　full thickness skin graft

拳状手畸形矫正术　diorthosis of fist hand deformity

人工真皮移植术　artificial dermis graft

刃厚皮片移植术　epidermal skin graft, razor graft

认知疗法　cognitive therapy

褥式缝合［法］　mattress suture

软骨移植术　cartilage graft

软组织扩张器调整术　adjust operation of soft tissue expander

软组织扩张器取出术　extraction of soft tissue expander

软组织扩张器置入术　catheterization of soft tissue expander

软组织扩张术　soft tissue expansion

三角推进皮瓣术　triangle advance skin flap

纱布添加物　gauze additive

上臂内侧皮瓣　medial upper arm skin flap

上臂皮瓣术　upper arm skin flap

上唇缺损修复术　repaired of upper lip defect

上肢瘢痕切除局部改形术　scar resection of upper limb, repaired with local modification

上肢切痂术　eschar excision of upper limb

上肢削痂术　eschar tangential excision of upper limb

烧伤换药　burn dressing change

深度烧伤大关节扩创术　debridement of large joint after deep burn

深度烧伤小关节扩创术　debridement of small joint after deep burn

神经吻合术　nerve anastomosis

神经血管束岛状皮瓣术　neurovascular island skin flap

生物反馈疗法　biofeedback therapy

示指背侧皮瓣术　index finger dorsal skin flap

示指移植拇指再造术　reconstruction of thumb by index finger transfer

手背／掌瘢痕切除松解植皮术　scar lysis and resection of dorsal/palmar hand, repaired with skin graft

手背瘢痕切除植皮术　scar resection of dorsal hand, repaired with skin graft

手部瘢痕松解术　lysis of hand scar

手部皮肤瘢痕切除术　scar resection of hand, cicatrectomy of hand

手部皮肤瘢痕松解成形术　scar lysis of hand, repaired with dermoplasty

手部切痂术　eschar excision of hand

手部削痂术　eschar tangential excision of hand

手术清创　surgical debridement

手掌瘢痕切除植皮术　scar resection of palm, repaired with skin graft

手掌部分瘢痕切除植皮术　partial scar resection of palm, repaired with skin graft

手指瘢痕切除松解植皮术　scar lysis and resection of finger, repaired with skin graft

手指（多指）切痂术　eschar excision of finger（fingers）

手指（多指）削痂术　eschar tangential excision of finger（fingers）

双叶皮瓣术　bilobate skin flap

水疗法　hydrotherapy

随意型皮瓣术　random pattern skin flap

同种异体皮肤　allogenic skin

同种异体移植　allograft（homograft）

透析　dialysis

徒手取皮术　free hand excision of skin graft

推进耳轮瓣术　advanced helical flap

推进皮瓣术　advanced skin flap

臀大肌肌皮瓣术　gluteus maximus myocutaneous flap

脱细胞真皮基质　acellular dermal matrix

外耳道成形术　external auditory meatoplasty

外嵌植皮术　onlay skin graft

腕部瘢痕切除游离植皮术　scar resection of wrist, repaired with skin graft

网状皮片移植术　mesh free skin graft

网状皮制备　mesh skin preparation

微粒皮移植术　micro free skin graft

五瓣成形术　five-flap plasty

膝部瘢痕切除交腿皮瓣修复术　scar resection of knee, repaired with cross leg skin flap

下唇外翻修复术　repaired of lower lip ectropion

下肢切痂术　eschar excision of lower limb

下肢削痂术　eschar tangential excision of lower limb

小腿瘢痕切除交腿皮瓣修复术　scar resection of leg, repaired with cross leg skin flap

斜方肌肌皮瓣术　trapezius myocutaneous flap

胸部切痂术　eschar excision of chest

胸部削痂术　eschar tangential excision of chest

胸大肌肌皮瓣术　pectoralis major myocutaneous flap

胸腔闭式引流　closed thoracic drainage

胸三角皮瓣术　deltopectoral skin flap

胸锁乳突肌肌皮瓣术　sternocleidomastoid myocutaneous flap

旋转截骨术　rotary osteotomy

旋转皮瓣术　rotation skin flap

旋转推进皮瓣　slide-swing flap

削痂术　tangential excision of eschar

血液净化　hemopurification

血液透析　hemodialysis

颜面瘢痕切除松解人工真皮移植术　scar lysis and resection of face, repaired with artificial dermis graft

颜面瘢痕切除松解脱细胞真皮自体皮移植术　scar lysis and resection of face, repaired with acellular dermal matrix and autograft

颜面瘢痕切除松解自体大张皮片移植术　scar lysis and resection of face, repaired with sheet autograft

眼窝再造术　reconstruction of eye socket

羊膜　amniotic membrane

仰趾畸形矫正术　diorthosis of hyperextension of toe

药物浴　medicated bath

液氮冻存皮肤　liquid nitrogen preserved skin

腋窝瘢痕切除局部皮瓣移植术　scar resection of axilla, repaired with local flap transplantation

腋窝瘢痕切除游离植皮术　scar resection of axilla, repaired with skin graft

移位皮瓣术　transposition skin flap

异种皮肤移植　xeno-skin graft

异种移植　xenograft

阴囊再造术　reconstruction of scrotum

音乐疗法　music therapy

隐神经血管轴型皮瓣术　saphenous neurovascular axial pattern skin flap

邮票状皮片移植术　stamp free skin graft

游离耳廓复合组织移植术　auricular compound tissue free graft

游离肌皮瓣术　free myocutaneous flap

游离眉毛移植再造睫毛术　reconstruction of eyelashes with free eyebrow graft

游离皮瓣术　free skin flap

游离皮瓣移植术　free skin flap graft

游离神经移植术　free nerve graft

游离血管移植术　free vascular graft

远位皮瓣术　distant skin flap

运动疗法　exercise therapy

掌背动脉皮瓣术　dorsal metacarpal arterial skin flap

掌侧手部瘢痕挛缩整形术　anaplasty of scar contracture of palmar hand

爪形手畸形矫正术　diorthosis of claw hand deformity

真皮下血管网皮片移植术　subdermal vascular plexus free skin graft

真皮脂肪瓣术　dermis-fat flap

脂肪移植术　fat graft

直接皮瓣术　direct skin flap

跖内侧皮瓣术　metatarsal skin flap

指／趾瘢痕切除植皮术　scar resection of finger/toe, repaired with skin graft

指／趾蹼瘢痕分指（趾）术　division of cicatricial web

指／趾蹼瘢痕切除植皮术　scar resection of finger web/toe web, repaired with skin graft

指／趾蹼瘢痕松解植皮术　lysis of finger web/toe web adhesion, repaired with skin graft

指间关节融合术　arthrodesis of interphalangeal joint of hand

指蹼瘢痕切除局部皮瓣整形术　scar resection of finger web, repaired with local flap

指蹼加深术　web space release

指蹼粘连松解带蒂皮瓣转移术　lysis of finger web adhesion, repaired with pedicled skin flap

指蹼粘连松解局部改形术　lysis of finger web adhesion, repaired with local modification

指蹼粘连松解局部皮瓣转移术　lysis of finger web adhesion, repaired with local flap

指蹼粘连松解游离皮瓣移植血管吻合术　lysis of finger web adhesion, repaired with free flap and anastomosis of blood vessel

指蹼粘连松解游离植皮术　lysis of finger web adhesion, repaired with skin graft

中厚皮片移植术　split thickness skin graft

轴型皮瓣术　axial pattern skin flap

肘部瘢痕切除植皮术　scar resection of elbow, repaired with skin graft

猪皮移植法　pig skin graft

自体表皮与异体真皮混合植皮术　auto-epidermis and variant dermis graft

自体培养表皮细胞移植　cultured epidermal autograft

自身体混合植皮术　autos and variant skin graft

足背瘢痕切除中厚植皮术　scar resection of dorsum of foot, repaired with split-thickness skin graft

足背皮瓣术　dorsal pedis skin flap

足部切痂术　eschar excision of foot

足部削痂术　eschar tangential excision of foot

足底内侧皮瓣术 plantar medial skin flap

足踝部瘢痕切除交腿皮瓣修复术 scar resection of foot and ankle, repaired with cross leg flap

足趾切痂术 eschar excision of phalanges of foot

足趾削痂术 eschar tangential excision of phalanges of foot

作业疗法 occupational therapy

# 19.4 临床检查名词

拔毛试验 pluck out hair test

创面微循环检测 microcirculation assay of wound surface

创面温度测定 temperature test of wound surface

肺功能检查 pulmonary function test

红外摄影 infrared photography

基础代谢率 basal metabolic rate

间接测热法 indirect calorimetry

金霉素荧光法 chlortetracycline fluorescence assay

经皮到氧检测 percutaneous oxygen monitoring

每克组织菌量 colony forming unit(cfu)per gram tissue

烧伤痂下组织细菌定量检测 quantitative determination of bacterial under eschar tissue

烧伤康复评定 rehabilitation evaluation of burn

烧伤组织细菌定量检测 quantitative determination of bacterial of burned tissue

徒手肌力评定 manual muscle test

纤维支气管镜检查 bronchofibroscopy

氙 133($^{133}$Xe)连续闪烁摄影肺扫描 $^{133}$Xe consecutive pulmonary scintigraphy

溴酚蓝染色 bromophenol blue staining

血气分析 blood gas analysis

支气管肺泡灌洗 bronchoalveolar lavage

支气管镜检查 bronchoscopy

直接测热法 direct calorimetry

# 20 小儿外科

## 20.1 手术操作名词

Nikaidoh 手术 Nikaidoh procedure
闭式二尖瓣交界分离术 closed mitral commissurotomy
闭式三尖瓣交界分离术 closed tricuspid commissurotomy
布莱洛克-汉隆手术 Blalock-Hanlon operation ［又称］Blalock-Hanlon 手术△
部分肺静脉异位引流矫正术 correction of partial anomalous pulmonary venous connection
大血管转位矫正术 arterial switch operation, ASO
单侧腹股沟疝无张力修补术 tension-free repair of unilateral inguinal hernia
单侧腹股沟疝修补术 repair of unilateral inguinal hernia
单侧腹股沟斜疝修补术 repair of unilateral indirect inguinal hernia
单侧腹股直无张力修补术 tension-free herniorrhaphy for unilateral direct inguinal hernia
单心房矫治术 septation of common atrium
动脉导管封堵术 device closure of patent ductus arteriosus
动脉导管结扎术 patent ductus arteriosus ligation
动脉导管未闭切断缝合术 division and suturing of patent ductus arteriosus
二尖瓣瓣周漏修补术 repair of perivalvular leakage of mitral valve
二尖瓣环成形术 mitral annuloplasty
二尖瓣机械瓣膜置换术 mitral valve replacement with mechanical prosthetic valve
二尖瓣生物瓣膜置换术 mitral valve replacement with biological prosthetic valve
二尖瓣探查术 mitral valve exploration
法洛四联症根治术 radical operation of tetralogy of Fallot
方坦手术 Fontan operation ［又称］Fontan 手术△, 丰唐手术△
房间隔缺损闭式封堵修补术 device closure of atrial septal defect
房间隔缺损扩大术 atrial septal defect(ASD)enlargement procedure
房间隔缺损修补术 atrial septal defect(ASD)repair procedure
房间隔缺损组织补片修补术 atrial septal defect(ASD)repair with tissue patch
肺动脉瓣闭式扩张术 closed pulmonary valve dilatation
肺动脉瓣机械瓣膜置换术 pulmonary valve replacement with mechanical prosthetic valve
肺动脉瓣生物瓣膜置换术 pulmonary valve replacement with biological prosthetic valve
肺动脉瓣探查术 pulmonary valve exploration
肺动脉结扎术 ligation of pulmonary artery
腹腔镜下单侧腹股沟疝修补术 laparoscopic repair of unilateral inguinal hernia
腹腔镜下双侧腹股沟疝修补术 laparoscopic repair of bilateral inguinal hernia
腹腔镜下幽门环肌层切开术 laparoscopic pyloromyotomy
高频通气 high frequency ventilation, HFV
冠状动脉结扎术 ligation of coronary artery
冠状血管动脉瘤修补术 repair of aneurysm of coronary artery
奇静脉结扎术 azygos vein ligation

腱索切断术 amputation of chordae tendineae
腱索修补术 repair of chordae tendineae
经鼻持续气道正压通气 nasal continuous positive airway pressure, N-CPAP
经胸房间隔缺损闭式封堵修补术 transthoracic device closure of atrial septal defect
经胸室间隔缺损闭式封堵修补术 transthoracic device closure of ventricular septal defect
静脉-肺动脉分流术 cavopulmonary shunt
静脉封堵术 occlusion of azygos vein
开胸心脏按摩术 open cardiac massage
卵圆孔未闭闭式封堵修补术 device closure of patent foramen ovale
卵圆孔未闭修补术 repair of patent foramen ovale
卵圆孔未闭组织补片修补术 tissue patch repair of patent foramen ovale
罗斯手术 Ross operation ［又称］Ross 手术△
马斯塔德手术 Mustard operation ［又称］Mustard 手术△
气管插管 tracheal intubation
气管切开 tracheotomy
人造心脏瓣膜重新缝合术 artificial heart valve resuture surgery
三尖瓣瓣环成形术 tricuspid annuloplasty
三尖瓣机械瓣膜置换术 mechanical tricuspid valve replacement
三尖瓣生物瓣膜置换术 biological tricuspid valve replacement
三尖瓣探查术 tricuspid valve exploration
三尖瓣下移矫治术 correction of Ebstein anormaly ［又称］埃布斯坦畸形矫治术△
室间隔缺损闭式封堵修补术 device closure of ventricular septal defect
室间隔缺损人造补片修补术 repair of ventricular septal defect with artificial patch
室间隔缺损修补术 ventricular septal defect repair
室间隔缺损组织补片修补术 tissue patch repair of ventricular septal defect
双侧腹股沟疝无张力修补术 tension-free repair of bilateral inguinal hernia
双侧腹股沟疝无张力修补术（一侧直疝一侧斜疝） tension-free hernioplasty for bilateral inguinal hernia, one side is straight hernia and the other side is oblique hernia
双侧腹股沟疝修补术 bilateral inguinal hernia hernioplasty
双侧腹股沟斜疝囊高位结扎术 high ligation of hernial sac of bilateral oblique inguinal hernia
双侧腹股沟斜疝修补术 repair of bilateral oblique inguinal hernia
双侧腹股沟直疝无张力修补术 tension-free repair of bilateral direct inguinal hernia
双侧腹股沟直疝-斜疝修补术 repair of bilateral direct inguinal hernia-oblique inguinal hernia
双侧腹股沟直疝修补术 repair of bilateral direct inguinal hernia
双水平正压通气 bi-level positive airway pressure, Bi-PAP

体 - 肺动脉侧支封堵术　systemic-pulmonary lateral branch closure

体 - 肺动脉侧支结扎术　systemic-pulmonary lateral branch ligation

体外膜式氧合　extracorporeal membrane oxygenation，ECMO

完全动脉干矫正术　correction of persistent truncus arteriosus

完全肺静脉异位引流矫正术　correction of total anomalous pulmonary venous drainage

心包病损切除术　excision of pericardium lesion

心包部分切除术　partial pericardiectomy

心包开窗术　pericardial window operation

心包切开探查术　pericardiostomy with exploration

心包切开引流术　pericardiostomy

心包粘连松解术　lysis of adhesion of pericardium

心房内调转术　atrial switch operation

心肌切开术　myocardiotomy

心内膜垫缺损假体修补术　endocardial cushion defect prosthesis repair

心内膜垫缺损修补术　endocardial cushion defect repair

心内膜垫缺损组织补片修补术　endocardial cushion defect repair with prosthesis

心内膜切开术　endocardium incision

心室部分切除术　partial ventricular resection

心室内隧道修补术　repair of intraventricular tunnel

心室切开术　ventriculotomy

心室水平修复手术　reparationaletageventriculaire procedure　［又称］REV 手术△

心室异常肌束切除术　resection of ventricular muscle abnormality

心脏间隔补片重新缝合术　cardiac interval patch sewn back operation

心脏切开术　incision of heart，cardiotomy

心脏乳头肌修补术　repair of papillary muscle of heart

胸腔镜下心包切开引流术　thoracoscopic pericardiotomy with drainage

永存动脉干矫正伴室间隔缺损假体置入术　correction of persistent truncus arteriosus with patch repair of ventricular septal defect

幽门肌切开术　pyloromyotomy

右房右室异常通道修补术　surgical repair of right atrium and ventricular tunnel

右室流出道补片修补术　patch repair of right ventricular outflow tract

右室流出道重建术　right ventricular outflow tract reconstruction

右心室圆锥切除术　resection of infundibulum of right ventricle

右心室 - 肺动脉分流术　right ventricle-pulmonary artery shunt operation，Rastelli operation　［又称］拉斯泰利手术△

直视下二尖瓣切开扩张术　mitral valve incision and dilatation under direct vision

直视下二尖瓣修补术　repair of mitral valve under direct vision

直视下房间隔缺损人造补片修补术　atrial septal defect artificial patch repair under direct vision

直视下肺动脉瓣成形术　pulmonary valve operation under direct vision

直视下肺动脉瓣切开扩张术　incision and dilatation of pulmonary artery valve under direct vision

直视下冠状动脉内膜切除术　coronary artery intimal resection under direct vision

直视下冠状动脉内膜切除术伴补片移植术　coronary artery intimal resection with patch graft under direct vision

直视下三尖瓣修补术　repair of tricuspid valve under direct vision

直视下主动脉瓣修补术　repair of aortic valve under direct vision

主动脉瓣周漏修补术　repair of aortic valve with circumferential fistula

主动脉瓣闭式扩张术　closed aortic valve dilation

主动脉瓣膜下环切除术　loop excision under the aortic valve

主动脉瓣生物瓣膜置换术　aortic valve replacement with biovalve

主动脉瓣探查术　aortic valve exploration

主动脉窦修补术　repair of aortic sinus　［又称］Valsalva 手术△

主动脉 - 肺动脉间隔修补术　aorto-pulmonary septal defect repair

主动脉机械瓣置换术　mechanical aortic valve replacement

左室流出道重建术　left ventricular outflow tract reconstruction

左心耳切除术　resection of left auricular appendage

左心尖 - 主动脉旁路分流术　left ventricular apex-aorta bypass

# 21. 麻醉科

## 21.1 疾病诊断名词

癌性臂丛神经痛 cancerous brachial plexus neuralgia
癌性肠痛 cancerous bowel pain
癌性肝痛 cancerous liver pain
癌性骨痛 cancerous bone pain
癌性盆腔痛 cancerous pelvic pain
癌性头痛 cancer headache
癌性胸痛 cancerous chest pain
变态反应 allergic reaction
杓状软骨脱位 arytenoid dislocation
不良反应 adverse reaction
成瘾性 addiction
持续性植物状态 persistent vegetative state,PVS
代偿性抗炎反应综合征 compensatory anti-inflammatory response syndrome
代谢性损伤 metabolizability injury
低血容量性休克 hypovolemic shock
第3腰椎横突综合征 transverse process syndrome of third lumbar vertebra
毒性反应 toxic reaction
短暂性神经症状 transient neurological syndrome,TNS
多器官功能障碍综合征感染期 infection phase of multiple organ dysfunction syndrome
多器官功能障碍综合征急进期 acute phase of multiple organ dysfunction syndrome
多器官功能障碍综合征营养低下期 hyponutrition phase of multiple organ dysfunction syndrome
恶性高热 malignant hyperthermia
二氧化碳排出综合征 carbon dioxide discharge syndrome
反常栓塞 paradoxical embolism
反流 regurgitation
非创伤性急性脑功能障碍 non-traumatic acute brain dysfunction
非少尿型急性肾功能衰竭 non-oliguric acute renal failure
非心脏手术后心肌损伤 myocardial injury after noncardiac surgery,MINS
肺泡性肺水肿 alveolar pulmonary edema
肺上沟瘤 pulmonary sulcus tumor,Pancoast tumor
分布性休克 distributive shock
负压性肺水肿 negative pressure pulmonary edema,NPPE
复张性肺水肿 reexpansion pulmonary edema
感染性肺水肿 infectious pulmonary edema
感染性休克 septic shock
高灌注综合征 hyperperfusion syndrome,HS
高原肺水肿 high-altitude pulmonary edema
梗阻性休克 obstructive shock
股神经痛 femoral neuralgia
股外侧皮神经痛 lateral femoral cutaneous neuralgia
过敏反应 anaphylactic response
过敏性休克 anaphylactic shock

幻肢痛 phantom limb pain
昏睡 lethargy
霍纳综合征 Horner syndrome ［又称］颈交感神经麻痹综合征[△]
肌筋膜痛综合征 myofascial pain syndromes
肌无力危象 myasthenic crisis
急性(成人)呼吸窘迫综合征 acute(adult)respiratory distress syndrome,ARDS
急性毒性反应 acute toxicity
急性肾衰竭 acute renal failure,ARF
急性肾衰竭多尿期 diuresis stage of ARF
急性肾衰竭恢复期 recovery stage of ARF
急性肾衰竭起始期 initial stage of ARF
急性肾衰竭少尿期 oliguria stage of ARF
急性肾损伤 acute kidney injury,AKI
急性肾应激 acute kidney stress
急性疼痛 acute pain
急性意识障碍 acute disturbance of consciousness
既不能通气也不能氧合 cannot ventilate cannot oxygenate
寂静肺 silent chest
间质性肺水肿 interstitial pulmonary edema
肩关节周围炎 scapulohumeral periarthritis ［又称］肩周炎[△]
精神依赖性 psychic dependence
静脉淤血综合征 venous congestive syndrome
静息性误吸 silent aspiration
肋软骨炎 costal chondritis,costochondritis
类过敏反应 anaphylactoid reaction
冷休克 cold shock
麻醉后低体温 hypothermia following anesthesia
麻醉所致的休克 shock due to anesthesia
麻醉引起的恶性高热 malignant hyperthermia due to anesthesia
慢性毒性反应 chronic toxicity
脑死亡 brain death
暖休克 warm shock
偏头痛 migraine
气道急症 airway emergency
气体栓塞 gas embolism
屈指肌腱狭窄性腱鞘炎 stenosing tenosynovitis of flexor tendon ［又称］扳机指[△],弹响指[△]
全脊髓麻醉 total spinal blockade
缺血再灌注损伤 ischemia-reperfusion injury,IRI
三叉神经痛 trigeminal neuralgia
上腔静脉综合征 superior vena caval syndrome
上肢痛 upper limb pain
少尿型急性肾衰竭 oliguric acute renal failure
舌咽神经痛 glossopharyngsal neuralgia
神经源性休克 neurogenic shock
肾后性肾衰竭 postrenal renal failure
湿肺 wet lung

嗜睡　somnolence
术后认知功能障碍　postoperative cognitive dysfunction，POCD
术后疼痛综合征　postoperative pain syndrome
术后心肌损伤　myocardial injury after surgery，MIS
术后谵妄　postoperative delirium，POD
死腔样通气　dead cavity ventilation
停药反应　withdrawal reaction
通透性肺水肿　permeability pulmonary edema
痛觉敏化　pain sensitization
头面部疼痛　head and face pain
臀上皮神经痛　superior clunial cutaneous neuralgia
顽固性癌痛　intractable cancer pain
微循环衰竭　microcirculation failure
微循环障碍　microcirculation disturbance
围术期认知功能紊乱　perioperative cognitive disorder
围术期心肌损伤　perioperative myocardial injury，PMI
误吸　aspiration
吸入性肺炎　aspiration pneumonitis，Mendelson syndrome　［又称］ Mendelson 综合征△
稀释性凝血障碍　dilution coagulopathy
下颌关节脱位　mandibular dislocation
下肢疼痛　lower limb pain

心搏骤停后综合征　post-cardiac arrest syndrome
心因性疼痛　psychogenic pain
心源性休克　cardiogenic shock
胸背部疼痛　chest and back pain
胸背肌筋膜疼痛综合征　thoracic and dorsal myofascial pain syndrome
休克代偿期　compensatory stage of shock
休克进展期　progressive stage of shock
休克难治期　refractory stage of shock
血管麻痹综合征　vessel plegia syndrome，VS
血流动力性肺水肿　hemodynamic pulmonary edema
眼肌型重症肌无力　ocular myasthenia gravis
氧中毒性肺水肿　oxygen toxic pulmonary edema
腰臀部疼痛　waist and hip pain
医院获得性感染　hospital acquired infection
意识障碍　disturbance of consciousness，consciousness disturbance，consciousness disorder
谵妄　delirium
止血带反应　tourniquet reaction
中毒性肺水肿　toxic pulmonary edema
椎管内血肿　intraspinal hematoma
阻塞型睡眠呼吸暂停低通气综合征　obstructive sleep apnea hypopnea syndrome，OSAHS

# 21.2　症状体征名词

拔管后喉头水肿　post-extubation laryngeal edema
暴发痛　breakthrough pain
病理性疼痛　pathological pain
插管应激反应　intubation stress response
触诱发痛　allodynia
胆心反射　gallbllader-heart reflection，biliary-cardiac reflex
等血容量　euvolemia
低血容量　hypovolemia
低氧性肺血管收缩　hypoxic pulmonary vasoconstriction，HPV
第二产程痛　labor pain in second stage
第一产程痛　labor pain in first stage
对光反射　light reflex
二氧化碳潴留　carbon dioxide retention
肺内分流　intrapulmonary shunt
分娩痛　labor pain
高血容量　hypervolemia
骨水泥反应　bone cement reaction
骨水泥植入综合征　bone cement implantation syndrome，BCIS
冠状动脉窃血　coronary artery steal
喉反射　laryngeal reflex
肌力　muscle strength
肌松残余作用　residual neuromuscular blockade
肌张力　muscle tone
急性术后高血压　acute postoperative hypertension
挤压综合征　crush syndrome
脊髓横断　spinal cord transection
既不能插管也不能通气　can not intubation can not ventilation，CICV
继发性呼吸暂停　secondary apnea
继发性痛觉过敏　secondary hyperalgesia
颈动脉窦反射　carotid sinus reflex
局麻药毒性反应　local anesthetic toxicity
觉醒　wakefulness
库斯莫尔呼吸　Kussmaul breathing

快痛　acute pain
困难面罩通气　difficult mask ventilation，DMV
困难气道　difficult airway
困难气管内插管　difficult intubation，DI
困难声门上气道通气　difficult supraglottic airway ventilation
慢性疼痛　chronic pain
敏化　sensitization
内脏痛　visceral pain
气道高反应性　airway hyperresponsiveness
气道梗阻　airway obstruction
牵涉痛　referred pain
浅麻醉　light anesthesia
腔静脉压迫　vena caval compression
躯体痛　somatic pain
全身麻醉后苏醒延迟　delayed emergence after general anesthesia
全身麻醉中的意外知晓　accidental awareness during general anesthesia
伤害性疼痛　nociceptive pain
上腔静脉阻塞　superior vena caval obstruction
舌后坠　glossoptosis
深麻醉　deep anesthesia
神经病理性疼痛　neuropathic pain
生理性贫血　physiological anaemia
生理性疼痛　physiological pain
术后低氧血症　postoperative hypoxemia
术后恶心呕吐　postoperative nausea and vomiting，PONV
术后失明　postoperative visual loss，POLV
术中知晓　intraoperative awareness
瞬目反射　blink reflex，BR
苏醒期躁动　emergence agitation
苏醒期谵妄　emergence delirium
苏醒延迟　delayed recovery
痛觉过敏　hyperalgesia
吞咽反射　swallowing reflex

外周敏化　peripheral sensitization
无脉性心电活动　pulseless electric activity, PEA
无意识　unconsciousness
稀释性贫血　dilution anemia
心包积气　pneumopericardium
心搏骤停　cadiac arrest
心电 - 机械分离　electro-mechanical dissociation, EMD
心脏停搏　asystole
压力感受器反射　baroreceptor reflex
炎性疼痛　inflammation pain
眼胃反射　oculogastric reflex
眼心反射　oculocardiac reflex, OCR
咽反射　pharyngeal reflex
意识　consciousness
意识恢复　recovery of consciousness

意识降低　reduced consciousness
意识消失　loss of consciousness
意外低温　accidental hypothermia
应激反应　stress response
硬膜穿破后头痛　post-dural puncture headache, PDPH
原发性呼吸暂停　primary apnea
原发性痛觉过敏　primary hyperalgesia
止血带痛　tourniquet pain
中枢敏化　central sensitization
自发性疼痛　spontaneous pain
自主神经反射障碍　autonomic dysreflexia
纵隔摆动　mediastinal flutter
纵隔气肿　mediastinal emphysema, pneumomediastinum
纵隔移位　mediastinal shift

# 21.3　手术操作名词

CT、X 线、MRI 引导穿刺术　CT, X-ray, MRI guided puncture
鞍区麻醉与镇痛技术　saddle anesthesia and analgesia
靶控输注技术　target controlled infusion, TCI
保护性肺通气技术　lung protective ventilation
保留自主呼吸的全麻诱导术　general anesthetic induction with spontaneously breathing
鼻导管给氧法　nasal catheter oxygen inhalation
鼻鼻管灌食　nasogastric tube feeding
闭环靶控输注系统　closed-loop target-controlled infusion system
闭环麻醉输注系统　closed-loop anesthesia delivery system, CLADS
闭孔神经阻滞麻醉与镇痛术　obturator nerve block anesthesia and analgesia
臂丛喙突下入路阻滞麻醉与镇痛术　infracoracoid process approach of brachial plexus block anesthesia and analgesia
臂丛肌间沟入路阻滞麻醉与镇痛术　interscalene approach of brachial plexus block anesthesia and analgesia
臂丛上干阻滞麻醉与镇痛术　superior trunk approach of brachial plexus block anesthesia and analgesia
臂丛锁骨上入路阻滞麻醉与镇痛术　supraclavicular approach of brachial plexus block anesthesia and analgesia
臂丛腋入路阻滞麻醉与镇痛术　axillary approach of brachial plexus block anesthesia and analgesia
臂神经丛阻滞麻醉与镇痛术　brachial plexus block anesthesia and analgesia
变温毯降温 / 升温麻醉术　ectothermic tapetum cooling/warming anesthesia
表面麻醉术　topical anesthesia
冰袋降温麻醉术　ice bag hypothermia anesthesia
冰水浴降温麻醉术　ice water bath hypothermia anesthesia
搏动法颈内静脉穿刺置管术　pulsating method of internal jugular vein cannulation
补充性扩容　compensatory intravenous volume expansion, CVT
部分性体外循环　partial cardiopulmonary bypass
部分液体通气　partial liquid ventilation, PLV
肠内营养　enteral nutrition, EN
超声引导穿刺术　ultrasound-guided puncture
超声引导动脉穿刺置管术　ultrasound-guided arterial catheterization
超声引导颈内静脉穿刺置管术　ultrasound-guided internal jugular vein cannulation
超声引导神经阻滞技术　ultrasound-guided nerve block

超声引导中心静脉穿刺置管术　ultrasound-guided central venous catheterization
超声引导椎管内麻醉穿刺间隙定位技术　ultrasound-guided neuraxial anesthesia puncture space positioning
超声影像定位术　ultrasonic image localization
成比例辅助通气　proportional assist ventilation, PAV
成分输血术　component transfusion
程控硬膜外间歇脉冲注入技术　programmed intermittent epidural bolus technique, PIEB
持续气道内正压　continuous positive airway pressure, CPAP
持续硬膜外分娩镇痛　continuous epidural labor analgesia
尺动脉穿刺术　ulnar artery puncture
冲击波治疗　shockwave therapy
抽吸试验　aspiration test
臭氧疗法　ozone therapy
触发点注射　trigger point injection
伺服麻醉　servo-anesthesia
单侧支气管内插管术　unilateral bronchial intubation
单次骶管麻醉与镇痛技术　single sacral anesthesia and analgesia
单次呼吸法　single breath technique
单次区域阻滞麻醉与镇痛术　single regional block anesthesia and analgesia
单次神经丛阻滞麻醉与镇痛术　single nerve plexus block anesthesia and analgesia
单次腰麻　single spinal anesthesia
单点穿刺技术　single-point puncture technology
单肺通气术　one-lung ventilation, OLV
单心室辅助循环　single ventricular assisted circulation
等离子消融术　plasma ablation
低流量紧闭麻醉术　low-flow closed circuit anesthesia
低浓度氧疗　oxygen therapy of low concentration
低温技术　hypothermia
低温麻醉技术　hypothermia anesthesia
骶丛阻滞麻醉与镇痛术　sacral plexus nerve block anesthesia and analgesia
骶管疗法　sacral canal therapy
骶管麻醉与镇痛技术　sacral anesthesia and analgesia
骶管囊肿抽吸减压术　suction decompression of sacral canal cyst
骶后孔阻滞麻醉与镇痛术　posterior sacral foramen block anesthesia and analgesia

动脉插管术　arterial cannulation

动脉穿刺超声引导法　ultrasound-guided arterial puncture

动脉穿刺钢丝导入法　steel wire introduction arterial puncture

动脉穿刺术　arterial puncture

动脉穿刺直接穿刺法　direct arterial puncture

动脉穿刺置管术　artery catheterization

动脉 - 静脉低温麻醉术　arterial-venous hypothermia anesthesia

动脉输血术　arterial transfusion

多模式镇痛　multimodal analgesia，MMA

反比通气　inverse ratio ventilation，IRV

非气管插管全身麻醉术　non-endotracheal general anesthesia

腓深神经、腓浅神经、腓肠神经阻滞麻醉与镇痛术　deep peroneal nerve，superficial peroneal nerve，sural nerve block anesthesia and analgesia

腓总神经阻滞麻醉与镇痛术　common peroneal nerve block anesthesia and analgesia

肺动脉导管置管术　pulmonary artery catheter catheterization

肺复张方法　recruitment maneuver

肺隔离技术　lung isolation technique

肺灌洗麻醉术　lung lavage anesthesia

分离麻醉术　dissociation anesthesia

分娩镇痛技术　labor analgesia　［又称］无痛分娩术△

辅助 - 控制通气　assist-control ventilation，ACV

辅助通气　assist ventilation

辅助循环　assisted circulation

负压通气术　negative pressure ventilation

复合麻醉术　combined anesthesia

复温术　rewarming

腹横肌平面阻滞麻醉与镇痛术　transversus abdominal plane block anesthesia and analgesia

腹横筋膜平面阻滞麻醉与镇痛术　transverse fascia plane block anesthesia and analgesia

腹腔复温术　peritoneal rewarming

腹腔降温麻醉术　peritoneal hypothermia anesthesia

腹腔神经节阻滞麻醉与镇痛　celiac ganglion block anesthesia and analgesia

腹直肌鞘内阻滞麻醉与镇痛　posterior rectus sheath block anesthesia and analgesia

改良高容性血液稀释　improved hypervolemic hemodilution

高级心血管生命支持　advanced cardiovascular life support，ACLS

高浓度氧疗　oxygen therapy of high concentration

高频喷射通气　high frequency jet ventilation，HFJV

高频通气　high frequency ventilation，HFV

高频振荡通气　high frequency oscillation ventilation，HFOV

高频正压通气　high frequency positive pressure ventilation，HFPPV

高压氧　hyperbaric oxygenation

膈神经阻滞麻醉与镇痛术　phrenic nerve block anesthesia and analgesia

肱动脉穿刺术　brachial artery puncture

宫颈旁阻滞　paracervical block

股动脉穿刺术　femoral artery puncture

股动脉鞘内注药法闭孔神经阻滞麻醉与镇痛术　intrathecal injection of femoral artery approach of obturator nerve block anesthesia and analgesia

股骨大转子与坐骨粗隆间坐骨神经阻滞麻醉与镇痛术　greater trochanter of femur and tuberositas ischialica approach of sciatic nerve block anesthesia and analgesia

股静脉穿刺术　femoral venous cannulation

股神经阻滞麻醉与镇痛术　femoral nerve block anesthesia and analgesia

股外侧皮神经阻滞麻醉与镇痛术　lateral femoral cutaneous nerve block anesthesia and analgesia

光索引导气管插管术　tracheal intubation guided by light

腘窝部胫神经阻滞麻醉与镇痛术　popliteal fossa tibial nerve block anesthesia and analgesia

过度通气　hyperventilation

喉返神经阻滞麻醉与镇痛术　recurrent laryngeal nerve block anesthesia and analgesia

喉上神经阻滞麻醉与镇痛术　superior laryngeal nerve block anesthesia and analgesia

喉罩全身麻醉术　laryngeal mask airway anesthesia

喉罩引导气管插管术　tracheal intubation guided by laryngeal mask airway

喉罩引导纤维支气管镜插管术　fiber bronchoscope intubation guided by laryngeal mask airway

喉罩置入术　laryngeal mask airway intubation

呼气末正压通气术　positive end-expiratory pressure，PEEP

呼吸和气道管理术　respiration and airway management technique

滑车神经阻滞麻醉与镇痛术　trochlear nerve block anesthesia and analgesia

踝关节部胫神经阻滞麻醉与镇痛术　ankle joint approach of tibial nerve block anesthesia and analgesia

环甲膜穿刺术　cricothyroid membrane puncture，thyrocricoid puncture

环甲膜切开术　cricothyroidotomy

环状软骨压迫　cricoid pressure，Sellick's maneuver　［又称］Sellick 手法△

患者自控静脉镇痛　patient-controlled intravenous analgesia

患者自控硬膜外镇痛　patient-controlled epidural analgesia

回收式自体输血术　salvaged autotransfusion

会阴浸润阻滞　perineal infiltration block

机械通气　mechanical ventilation

肌内注射基础麻醉术　intramuscular basic anesthesia

基本生命支持　basic life support，BLS

基础麻醉术　basic anesthesia

激光椎间盘减压术　laser intervertebral disc decompression

急性等容性血液稀释　acute normovolemic hemodilution，ANH

急性高容性血液稀释　acute hypervolemic hemodilution，AHH

急性疼痛服务　acute pain service

急诊气道管理　emergency airway management

脊髓刺激术　spinal cord stimulation

脊髓电刺激技术　spinal cord electrical stimulation

脊髓 - 硬膜外联合麻醉与镇痛技术　combined spinal-epidural anesthesia，CESA　［又称］联合蛛网膜下腔与硬膜外腔阻滞△

脊柱内镜技术　spinal endoscopy

肩胛上神经阻滞麻醉与镇痛术　suprascapular nerve block anesthesia and analgesia

监护麻醉术　monitored anesthesia care，MAC

间歇性负压通气术　intermittent negative pressure ventilation

间歇性正压通气术　intermittent positive pressure ventilation

间歇指令通气　intermittent mandatory ventilation，IMV

胶原酶溶解术　collagenase discolysis

戒毒治疗　detoxification therapy

经鼻持续气道正压　nasal continuous positive airway pressure，N-CPAP

经鼻盲探气管插管术　blind nasotracheal intubation

经鼻腔气管插管术　nasotracheal intubation

经鼻湿化快速充气交换通气技术　transnasal humidified rapid-insufflation ventilatory exchange，THRIVE

经口气管插管术　orotracheal intubation

经皮扩张气管切开术　percutaneous dilational tracheostomy

经皮神经电刺激疗法　transcutaneous electrical nerve stimulation，TENS

经皮穴位电刺激疗法　transcutaneous electric acupoint stimulation

经皮椎间盘减压术　percutaneous intervertebral disc decompression

经皮椎间盘切吸术　percutaneous lumber discectomy

经气管造口插管术　transtracheostomy intubation

经锁骨上穿刺术　supraclavicular puncture

经锁骨下穿刺术　subclavian puncture

经外周静脉穿刺中心静脉置管术　peripherally inserted central venous catheters

精确麻醉　accuracy anesthesia

颈、胸、腰交感神经节阻滞麻醉与镇痛术　cervical, thoracic and lumbar sympathetic ganglia block anesthesia and analgesia

颈部硬膜外阻滞麻醉与镇痛技术　cervical epidural anesthesia and analgesia

颈丛神经阻滞麻醉与镇痛术　cervical plexus block anesthesia and analgesia

颈动脉窦按摩　carotid sinus massage

颈内静脉后侧入路置管术　posterior approach of internal jugular vein cannulation

颈内静脉前侧入路置管术　anterior approach of internal jugular vein cannulation

颈内静脉投影法置管术　projection approach of internal jugular vein cannulation

颈内静脉中间入路置管术　intermedial approach of internal jugular vein cannulation

颈浅丛神经阻滞麻醉与镇痛术　superficial cervical plexus block anesthesia and analgesia

颈深丛神经阻滞麻醉与镇痛术　deep cervical plexus block anesthesia and analgesia

颈外静脉置管　external jugular vein cannulation

静脉 - 动脉体外膜氧合　vein-artery extracorporeal membrane oxygenation

静脉 - 静脉体外膜氧合　vein-vein extracorporeal membrane oxygenation

静脉麻醉术　intravenous anesthesia

静脉输血术　intravenous transfusion

静脉输液低温麻醉术　intravenous infusion hypothermia anesthesia

静脉吸入复合麻醉术　intravenous and inhalational combined anesthesia

局部浸润麻醉术　local infiltration anesthesia

局部静脉内麻醉　intravenous regional anesthesia

局部麻醉术　local anesthesia, regional anesthesia

开放性输血策略　open blood transfusion strategy

开放性液体治疗　liberal fluid therapy

开环靶控输注系统　opened-loop controlled infusion device

开胸心脏按压　open chest cardiac compression

颏神经阻滞麻醉与镇痛术　mental nerve block anesthesia and analgesia

可视喉罩　video-capable laryngeal mask

可行走的分娩镇痛　ambulatory labor analgesia

控制通气　control ventilation, CV

控制性低中心静脉压　controlled low central venous pressure

控制性降压术　controlled hypotension

口服基础麻醉术　oral basic anesthesia

口咽部通气道置入术　oropharyngeal airway intubation

快速序贯诱导术　rapid sequence induction

眶上神经阻滞麻醉与镇痛术　supraorbital nerve block anesthesia and analgesia

眶下神经阻滞麻醉与镇痛术　infraorbital nerve block anesthesia and analgesia

肋间神经筋膜内阻滞麻醉与镇痛术　interfascial intercostal nerves block anesthesia and analgesia

肋间神经阻滞麻醉与镇痛术　intercostal nerve block anesthesia and analgesia

理想麻醉状态　ideal anesthesia state

立体定向颅内电极植入神经调控疼痛技术　stereotactic intracranial electrode implantation for nerve pain control

连续骶管麻醉与镇痛技术　continuous sacral anesthesia and analgesia

连续股神经阻滞　continuous femoral nerve block

连续脊髓麻醉与镇痛技术　continuous spinal anesthesia and analgesia ［又称］连续腰麻△

连续区域阻滞麻醉与镇痛术　continuous regional block anesthesia and analgesia

连续神经丛阻滞麻醉与镇痛术　continuous nerve plexus block anesthesia and analgesia

连续输注静脉麻醉术　continuous infusion intravenous anesthesia

连续硬膜外麻醉与镇痛技术　continuous epidural anesthesia and analgesia

联合降温麻醉术　combined hypothermia anesthesia

两点穿刺技术　two-point puncture technology

麻醉期间液体疗法　fluid therapy during anesthesia

麻醉维持术　anesthetic maintenance

麻醉诱导术　anesthetic induction

麻醉治疗　anesthesia therapy

慢速序贯诱导术　slower sequence induction

慢诱导麻醉　slow induction of anesthesia

盲探插管术　blind intubation

毛细管法　capillary method

帽状腱膜阻滞麻醉与镇痛术　galea aponeurotica block anesthesia and analgesia

面神经阻滞麻醉与镇痛术　facial nerve block anesthesia and analgesia

面罩给氧法　mask oxygenation

明视插管术　direct vision intubation

目标导向液体治疗技术　goal-directed fluid therapy

脑复苏　cerebral resuscitation

内脏神经丛阻滞麻醉与镇痛术　visceral nervous plexus block anesthesia and analgesia

逆行颈内静脉置管术　retrograde internal jugular vein catheterization

逆行引导气管内插管术　retrograde endotracheal intubation

平衡麻醉术　balanced anesthesia

气道压力释放通气　airway pressure release ventilation, APRV

气管插管全身麻醉　tracheal intubation general anesthesia

气管插管术　tracheal intubation

气管导管拔管术　tracheal extubation

气管内麻醉　endotracheal anesthesia

髂腹股沟神经阻滞麻醉与镇痛术　ilioinguinal nerve block anesthesia and analgesia

髂腹下神经阻滞麻醉与镇痛术　iliohypogastric nerve block anesthesia and analgesia

髂筋膜间隙阻滞麻醉与镇痛术　fascia iliaca compartment block anesthesia and analgesia

前锯肌平面阻滞麻醉与镇痛术　anterior serratus plane block anesthesia and analgesia

强化麻醉术　potential anesthesia

鞘内药物输注系统　intrathecal drug delivery system

鞘内注射疗法　intrathecal injection therapy

清醒插管术　conscious intubation, awake intubation

清醒气管导管拔管术　conscious extubation, awake extubation

清醒镇静术　conscious sedation

球后神经阻滞麻醉与镇痛术　retrobulbar nerve block anesthesia and analgesia

全凭静脉麻醉术　total intravenous anesthesia, TIVA

全身麻醉联合外周神经阻滞麻醉术　combined general-peripheral nerve block anesthesia

全身麻醉联合硬膜外麻醉术　combined general-epidural anesthesia

全身麻醉联合蛛网膜下腔麻醉术　combined general-spinal anesthesia

全身麻醉术　general anesthesia

桡动脉穿刺术　radial artery puncture

人工低温　artificial hypothermia

人工冬眠疗法　artificial hibernation

人工呼吸　artificial respiration

人工心脏　artificial heart

容量保障压力支持通气　volume assured pressure support ventilation, VAPSV

容量支持通气　volume support ventilation, VSV

三叉神经节阻滞麻醉与镇痛术　trigeminal ganglion block anesthesia and analgesia

"三阶梯"癌痛镇痛用药方案　the "Three Stage" cancer pain analgesia medicine employment programme

三氧注射术　ozone injection ［又称］臭氧注射术△

三氧自体血疗法　ozonated autohemotherapy ［又称］臭氧自体血疗法△

上颌神经阻滞麻醉与镇痛术　maxillary nerve block anesthesia and analgesia

上肢神经阻滞麻醉与镇痛术　upper extremity nerve block anesthesia and analgesia

少阿片麻醉　opioid sparing anesthesia，OSA

舌／下牙槽神经阻滞麻醉与镇痛术　lingual/inferior alveolar nerve anesthesia and analgesia

舌咽神经阻滞麻醉与镇痛术　glossopharyngeal nerve block anesthesia and analgesia

射频治疗术　radiofrequency therapy

深低温麻醉技术　deep hypothermia anesthesia

深静脉穿刺和导管留置术　deep vein puncture and catheter catheterization

深麻醉下气管导管拔管术　deep anesthesia extubation

神经安定镇痛术　neuroleptanalgesia，neuroleptanesthesia

神经刺激器定位术　nerve stimulator localization

神经刺激器引导神经阻滞技术　nerve stimulator guided nerve block

神经松解术　neurolysis

神经轴索麻醉术　neuraxial anesthesia

肾脏替代治疗　renal replacement therapy

生理性降压　physical hypotension

生殖股神经阻滞麻醉与镇痛术　genitofemoral nerve block anesthesia and analgesia

声门上气道管理术　supraglottic airway management

湿化高流量经鼻导管通气　humidified high flow nasal cannula，HHFNC

湿化疗法　humid therapy

适度开放液体治疗　moderately liberal fluid therapy

收肌管阻滞麻醉与镇痛术　adductor canal block anesthesia and analgesia

手法通气　manual ventilation

手指探触气管插管术　finger touch endotracheal intubation

术后疼痛治疗　postoperative pain management

术中唤醒技术　intraoperative wake-up technique

竖脊肌平面阻滞麻醉与镇痛术　erector spinae plane block anesthesia and analgesia

双腔导管插管术　double lumen catheter intubation

双相气道正压通气术　bi-phasic positive airway pressure，Bi-PAP

双心室辅助循环　double ventricular assisted circulation

睡眠疗法　sleep therapy

锁骨下静脉穿刺　subclavian vein puncture

体表复温术　body surface rewarming

体表降温麻醉术　body surface hypothermia anesthesia

体腔降温麻醉术　body cavity hypothermia anesthesia

体外膜氧合术　extracorporeal membrane oxygenation，ECMO

体外循环下血液复温术　blood rewarming with cardiopulmonary bypass

同步间歇指令通气　synchronized intermittent mandatory ventilation，SIMV

痛点阻滞技术　pain point block

外周神经化学性毁损术　peripheral neurochemical lesion

外周神经阻滞技术　peripheral nerve block technique

完全性体外循环　complete extracorporeal circulation

腕部尺神经阻滞麻醉与镇痛术　wrist approach of ulnar nerve block anesthesia and analgesia

腕部桡神经阻滞麻醉与镇痛术　wrist approach of radial nerve block anesthesia and analgesia

腕部正中神经阻滞麻醉与镇痛术　wrist approach of median nerve block anesthesia and analgesia

微创气管切开术　minimally invasive tracheostomy

胃内降温麻醉术　intragastric hypothermia anesthesia

无阿片麻醉　opioid free anesthesia，OFA

无创给氧法　non-invasive oxygen therapy

物理治疗　physical therapy

雾化吸入疗法　atomizing inhalation therapy

吸入麻醉术　inhalation anesthesia

吸入麻醉诱导术　inhalational anesthetic induction

稀释性自体输血术　hemodiluted autotransfusion

膝关节囊后间隙阻滞麻醉与镇痛术　infiltration between the popliteal artery and capsule of the knee block anesthesia and analgesia，iPACK

下颌神经阻滞麻醉与镇痛术　mandibular nerve block anesthesia and analgesia

纤支镜引导下气管内插管术　fiberoptic guided endotracheal intubation

限制性输血策略　restrictive blood transfusion strategy

限制性液体治疗　restrictive fluid therapy

心电图 P 波定位法颈内静脉置管　electrocardiogram P wave-guided internal jugular vein cannulation

心肺复苏　cardio-pulmonary resuscitation，CPR

心肺脑复苏　cardio-pulmonary-cerebral resuscitation，CPCR

心理动力学疗法　psychological dynamics therapy

心理支持疗法　psychological supporting treatment

心脏按压　cadiac compression

星状神经节阻滞麻醉与镇痛术　stellate ganglion block anesthesia and analgesia，SGB

行为疗法　behavior therapy

胸部硬膜外阻滞麻醉与镇痛技术　thoracic epidural anesthesia and analgesia

胸横肌平面阻滞麻醉与镇痛术　transversus thoracic muscle plane block anesthesia and analgesia

胸腔复温术　pleural rewarming

胸腔降温麻醉术　pleural hypothermia anesthesia

胸神经阻滞麻醉与镇痛术　thoracic nerve block anesthesia and analgesia

胸外心脏按压　external chest compression，ECC

胸主动脉腔内修复术　thoracic endovascular aortic repair

悬滴法　hanging drop method

血补丁疗法　bloody tap therapy

血流降温麻醉术　blood flow hypothermia anesthesia

血细胞分离技术　hemocytes separation technology

血液加温术　blood rewarming

血液稀释　hemodilution

压力调节容量控制　pressure regulated volume control，PRVC

压力支持通气　pressure support ventilation，PSV

氧化亚氮吸入分娩镇痛　$N_2O$ induced labor analgesia

氧疗　oxygen therapy

氧帐　oxygen tent

腰部硬膜外阻滞麻醉与镇痛技术　lumber epidural block anesthesia and analgesia

腰丛神经阻滞麻醉与镇痛术　lumbar plexus block anesthesia and analgesia

腰骶神经丛阻滞麻醉与镇痛术　lumbosacral plexus block anesthesia and analgesia

腰方肌阻滞麻醉与镇痛术　quadratus lumborum block anesthesia and analgesia

腰交感神经阻滞麻醉与镇痛术　lumbar sympathetic nerve block anesthesia and analgesia

药物控制性降压　drug controlled hypotension

药物输注系统体内取出术　removal of internal drug infusion system

药物输注系统植入术　drug infusion system implantation

液体管理与治疗技术　fluid management and treatment

腋动脉穿刺术　axillary artery puncture

腋静脉穿刺置管术　axillary vein cannulation

腋神经阻滞麻醉与镇痛术　axillary nerve block anesthesia and analgesia

阴部神经阻滞　pudendal nerve block

银质针治疗　silver needle therapy

隐神经阻滞麻醉与镇痛术　saphenous nerve block anesthesia and analgesia

硬膜外疗法　epidural therapy

硬膜外麻醉与镇痛技术　epidural anesthesia and analgesia

硬膜外腔镜术　epiduroscopy

硬膜外镇痛术　epidural analgesia

有创给氧法　invasive oxygen therapy

右心室辅助循环　right ventricular assisted circulation

预存式自体输血术　predeposited autotransfusion
预吸氧　preoxygenation
预先镇痛　preemptive analgesia
早期目标导向治疗　early goal-directed therapy，EGDT
针刺镇痛　acupuncture analgesia，acupuncture anesthesia
针刀疗法　acupotomy therapy
正压气囊试验　positive pressure balloon test
正压通气术　positive pressure ventilation
支气管插管术　bronchial intubation
支气管内麻醉术　endobronchial anesthesia
直肠灌注基础麻醉术　instilled rectum basic anesthesia
植入性鞘内药物输注系统　intrathecal drug delivery system，IDDS
指尖神经阻滞麻醉与镇痛　fingertip nerve nerve block anesthesia and analgesia
指神经阻滞麻醉与镇痛　digital nerve block anesthesia and analgesia
趾神经阻滞麻醉与镇痛　toe nerve block anesthesia and analgesia
窒息氧合术　apnoeic oxygenation
置管试验　tube indwelling test
中等浓度氧疗　oxygen therapy of moderate concentration
中心静脉置管术　central veins cannulation
肘部尺神经阻滞麻醉与镇痛术　elbow approach of ulnar nerve block anesthesia and analgesia

肘部桡神经阻滞麻醉与镇痛术　elbow approach of radial nerve block anesthesia and analgesia
肘部正中神经阻滞麻醉与镇痛术　elbow approach of median nerve block anesthesia and analgesia
蛛网膜下腔麻醉与镇痛技术　spinal anesthesia or subarachnoid anesthesia　［又称］腰麻△，脊髓麻醉△
主动脉内球囊反搏　intra-aortic balloon pump，IABP
主动脉球囊阻断　aoratic balloon occlusion
椎管内分娩镇痛技术　spinal epidural block for labor analgesia
椎管内麻醉　spinal and epidural anesthesia
椎管内神经化学性毁损术　neurochemical lesion of spinal canal
椎间盘化学溶解术　chemolysis of intervertebral disc
椎旁神经阻滞麻醉与镇痛术　paravertebral nerve block anesthesia and analgesia
椎体／骨成形术　vertebroplasty/osteoplasty
自身输血术　autologous transfusion
足背动脉穿刺术　dorsalis pedics artery puncture
左心室辅助循环　left ventricular assisted circulation
左心转流　left heart bypass
坐骨大孔处坐骨神经阻滞麻醉与镇痛术　greater sciatic formaen approach of sciatic nerve block anesthesia and analgesia
坐骨神经阻滞麻醉与镇痛术　sciatic nerve block anesthesia and analgesia

# 21.4　临床检查名词

101 点数字评分法　101-point numeric rating scale
11 点数字评分法　11-point numeric rating scale，NRS11
50% 有效剂量　effective dose 50，ED50，medium effective dose　［又称］半数有效量△
5 项改良衰弱指数量表　5-item modified frailty index，mFI-5
95% 有效剂量　effective dose 95，ED95
Apfel 评分表　Apfel score
Apgar 评分系统　Apgar scoring system
Arozullah 术后呼吸衰竭预测评分　Arozullah respiratory failure index
ASA 分级　ASA classification
a 波　a wave
A 线　A line
BODE 评分　BODE score
Bromage 分级　Bromage classification
B 线　B line
Caprini 评分　Caprini score
Child-Pugh 分级　Child-Pugh score
c 波　c wave
D- 二聚体　D-dimer，DD
Goldman 心脏危险指数　Goldman's index of cardiac risk
Kerley A 线　Kerley A line
Kerley B 线　Kerley B line
Kerley C 线　Kerley C line
Kerley 线　Kerley line
LEMON 法　LEMON criteria
Mallampati 分级　Mallampati score　［又称］马氏分级△
McCoy 喉镜　McCoy laryngoscope
McGill 疼痛问卷表　McGill pain questionnaire
NYHA 心功能分级　NYHA functional classification
pH 稳态法　pH steady-state method
Ramsay 镇静评分　Ramsay sedation scale
Richmond 躁动镇静量表　Richmond agitation and sedation scale，RASS

Roizen 呼吸困难分级　Roizen's dyspnea score
Sonoclot 凝血功能监测　Sonoclot coagulation analysis
STOP-BANG 量表　STOP-BANG questionnaire　［又称］睡眠呼吸暂停初筛量表△
Upsher 纤维光导喉镜　Upsher fiberoptic laryngoscope
v 波　v wave
Well 评分　Well score
x 波　x wave
y 波　y wave
α 波　alpha wave
α 稳态法　alpha steady-state method
β 波　beta wave
γ 波　gamma wave
δ 波　delta wave
θ 波　theta wave
艾伦试验　Allen's test
暴发性肌电活动　burst electromyogram activity
被动抬腿试验　passive leg raising test
比顺应性　specific compliance
闭合气量　closing volume，CV
闭合容量　closing capacity，CC
臂神经丛牵拉试验　brachial plexus traction test　［又称］颈脊神经根张力实验△
变异性　variability
标准碳酸氢盐　standard bicarbonate，SB
彩色多普勒　color Doppler
残气量　residual volume　［又称］余气量△
长潜伏期脑干听觉诱发电位　long latency brainstem auditory evoked potential
超强刺激　supramaximal stimulation.
超声波法无创血压测量　ultrasonic non-invasive blood pressure measurement
超声监测颅内压技术　intracranial pressure monitoring by ultrasound

超声心动图　echocardiography

持续气道正压　continue positive airway pressure，CPAP

持续性肌电活动　continue electromyogram activity

出血时间　bleeding time，BT

床旁即时超声　point of care ultrasound，POCUS

床旁试验　bedside test

催促戒断试验　precipitation withdrawal test

达峰时间　peak time，$T_{max}$

代谢当量评估　metabolic equivalent of task assessment

单刺激　single-twitch stimulation，SS

等渗性脱水　isotonic dehydration

等压点　isopressure point

低渗性脱水　hypotonic dehydration

骶髂关节分离试验　Patrick test　［又称］4 字试验△

骶髂关节压迫试验　sacroiliac joint compression test

第二秒最大呼气率　forced expiratory volume in two seconds，$FEV_2\%$

第三秒最大呼气率　forced expiratory volume in three seconds，$FEV_3\%$

第一秒最大呼气率　forced expiratory volume in one second，$FEV_1\%$

电刺激法　electric stimulating test

动脉瓣收缩峰值流速　peak systolic velocity of aortic valve

动脉血压　arterial blood pressure

动脉血氧饱和度　arterial oxygen saturation，$SaO_2$

动脉血氧分压　arterial oxygen pressure，$PO_2$

动脉血氧含量　oxygen content of arterial blood，$CaO_2$

短潜伏期脑干听觉诱发电位　short latency brainstem auditory evoked potentials

多普勒彩色显像　Doppler multicolor imaging

多普勒超声心动图　Doppler echocardiography

多器官功能不全评分　multiple organ dysfunction score

额肌肌电图　frontalis electromyography，FEMG

恶性高热临床评分　clinical grading scale for malignant hyperthermia

二尖瓣 A 峰　mitral A peak

二尖瓣 E 峰　mitral E peak

二维超声心动图　two-dimensional echocardiogram，2-D scan

二氧化碳结合力　carbon dioxide combining power，$CO_2CP$

二氧化碳图形　capnography　［又称］二氧化碳容积图△

肺搏动　lung pulse

肺超声技术　lung ultrasonography

肺点　lung point

肺阻抗断层成像技术　pulmonary electrical impedance tomography

肺动脉导管　pulmonary artery catheter，Swan-Ganz catheter　［又称］Swan-Ganz 导管△

肺动脉导管染料稀释法　pulmonary artery catheter dye dilution method

肺动脉导管温度稀释法　pulmonary artery catheter thermodilution method

肺动脉收缩压　pulmonary artery systolic pressure

肺动脉舒张压　pulmonary artery diastolic pressure

肺滑动征　sliding lung

肺活量　vital capacity，VC

肺毛细血管楔压　pulmonary capillary wedge pressure，PCWP

肺泡气浓度　alveolar concentration

肺实变征　alveolar consolidation

肺血管阻力　pulmonary vascular resistance，PVR

浮髌试验　floating patella test

改良 Aldrete 评分　modified Aldrete score

改良艾伦试验　modified Allen's test

改良警觉 - 镇静评分　modified observer's assessment of alertness and sedation，MOAAS

改良心脏风险指数　revised cardiac risk index，RCRI

改良早期预警评分系统　modified early warning score，MEWS

高渗性脱水　hypertonic dehydration

格拉斯哥昏迷评分　Glasgow coma scale，GCS

隔离前臂法　isolated forearm technique，IFT

工具性日常生活活动量表　instrumental activities of daily living scale

功能残气量　functional residual capacity，FRC　［又称］功能余气量△

功能性近红外光谱技术　functional near-infrared spectroscopy，fNIRS

灌注指数变异度　perfusion index variability

国际标准化比值　international normalized ratio，INR

海岸征　seashore sign　［又称］沙滩征△

核心温度　core temperature

后负荷　afterload

呼气末二氧化碳分压　partial pressure of end-tidal carbon dioxide

呼气末正压　end-expiration positive pressure

呼吸紊乱指数　respiratory disturbance index，RDI

恢复指数　recovery index，RI

混合静脉血氧饱和度　mixed venous oxygen saturation，$SvO_2$

活化部分凝血活酶时间　activated partial thromboplastin time，APTT

机械刺激法　mechanical stimulant test

肌电图　electromyography　［又称］肌电描记△

肌加速度图　acceleromyography，AMG　［又称］肌肉加速描记△

肌肉松弛程度　degree of muscle relaxation

肌械图　mechanomyography　［又称］肌机械描记△

肌压电图　piezoelectric-elechomyography，PZEMG

肌音描记　phonomyography

激发性肌电活动　evoked electromyogram activity

激活全血凝固时间　activated clotting time of whole blood

急性生理及慢性健康评估系统　acute physiology and chronic health evaluation，APACHE

脊髓体感诱发电位　spinal cord somatosensory evoked potential，SSEP

甲颏距离　thyromental distance

简明急性生理学评分方法　simplified acute physiology score，SAPS

简明疼痛问卷表　brief pain inventory，BPI

简易认知量表　Mini-Cog cognitive screening test，Mini-Cog

简易智力状态检查量表　mini-mental state examination，MMSE

降中峡　dicrotic notch，dicrotic incisure　［又称］重搏波切迹△

睫毛反射消失　loss of eyelash reflex

近红外光谱术　near-infrared spectroscopy，NIRS

经颅多普勒超声技术　transcranial Doppler

经皮二氧化碳监测　percutaneous carbon dioxide monitoring

经皮氧张力　percutaneous oxygen tension

经食管超声心动图　transesophageal echocardiography，TEE

经食管实时三维超声心动图　transesophageal real-time three-dimensional echocardiography

经胸超声心动图　transthoracic echocardiography，TTE

颈部后仰度　neck upward degree

颈静脉球部氧饱和度监测　jugular venous bulb oxygen saturation monitoring，$S_{jv2}$

警觉 - 镇静评分　observer's assessment of alertness/sedation，OAA/S

局部脑氧饱和度　regional brain oxygen saturation，$rSO_2$

咖啡因 - 氟烷体外挛缩实验　caffeine-halothane contracture test，CHCT

科罗特科夫音　Korotkoff sound　［又称］柯氏音△

可曲型光导纤维内镜　flexible fiberoptic endoscope

可弯曲喉镜　flexible laryngoscope　［又称］MaCoy 喉镜△

跨瓣反流　transvalvular regurgitation

跨瓣压差　transvalvular gradients

跨壁压　transmural pressure

跨膈肌压　transdiaphragmatic pressure

雷诺丁受体　ryanodine receptors 1，RyR

冷或热刺激试验　cold or hot stimulation test

连续波多普勒　continuous wave Doppler，CW

连续无创动脉压监测　continuous noninvasive arterial pressure monitoring，CNAP

连续心输出量热稀释法测定　continuous cardiac output thermodilution measurement

量 - 效曲线　dose-effect curve

临界闭合压　critical closing pressure

流量 - 容积环　flow-volume loop

六点行为评分法　6-point behavioral rating scale

颅内压　intracranial pressure，ICP

麻醉喉镜　anesthesia laryngoscope
麻醉门诊　anesthesia clinic
脉搏压　pulse pressure
脉搏氧饱和度监测　pulse oximetry
脉搏指示连续心输出量监测　pulse indicator continuous cardiac output monitoring
脉冲波多普勒　pulsed wave Doppler，PW
脉压　pulse pressure
脉压变异率　pulse pressure variation，PPV
每搏量　stroke volume，SV
每搏输出量变异度　stroke volume variation，SVV
每搏指数　stroke volume index，SI
蒙特利尔认知评估量表　Montreal Cognitive assessment，MoCA
密度谱阵列　density spectral array，DSA
末梢灌注指数　tip perfusion index，TPI
耐痛阈　pain tolerance
脑磁图　magnetoencephalography，MEG
脑电爆发抑制　electroencephalogram burst suppression
脑电功率谱　electroencephalogram power spectrum
脑电图　electroencephalogram，EEG
脑干听觉诱发电位　brain stem auditory evoked potential，BAEP
脑状态指数　cerebral state index，CSI
脑组织氧分压监测　brain tissue oxygen tension monitoring，$P_{ti}O_2$
内生肌酐清除率　endogenous creatinine clearance rate，Ccr
内源性呼气末正压　intrinsic positive end-expiratory pressure，intrinsic PEEP，PEEPi
内脏自主反应　visceral autonomic response
凝血酶时间　thrombin time，TT
凝血酶原时间　prothrombin time，PT
凝血时间　clotting time，CT
凝血因子　coagulation factor
旁流监测　bypass monitor
皮层感觉　cortical sensation
皮层体感诱发电位　cortical somatosensory evoked potential，CSEP
皮节体感诱发电位　dermatomal somatosensory evoked potential，DSEP
平均动脉压　mean arterial pressure
平均肺动脉压　mean pulmonary artery pressure，MPAP
平台压　plateau pressure
谱缘频率　spectral edge frequency，SEF
起效时间　onset time
气道峰压　peak airway pressure
气道压　airway pressure
前负荷　preload
浅感觉　superficial sensation
强直刺激　tetanic stimulation，TS
强直刺激后计数　post-tetanic count，PTC
轻度低体温　mild hypothermia
曲线下面积　area under the curve，AUC
驱动压　driving pressure
屈颈试验　Linder test，Soto-Hall sign
躯体感觉诱发电位　somatosensory evoked potential，SSEP
全身血管阻力　systemic vascular resistance，SVR
日常生活活动量表　activity of daily living scale，ADLs
容积二氧化碳图　volumetric capnography
容积描记变异指数　plethysmographic variability index
乳酸酸中毒　lactic acidosis，LA
三重指数　triple index
三尖瓣反流速度　tricuspid regurgitation velocity
三维超声心动图　three-dimensional echocardiography
熵指数　entropy index
舌下微循环　sublingual microcirculation
射血分数　ejection fraction
深感觉　deep sensation

神经肌肉功能监测　neuromuscular function monitoring
肾小球滤过率　glomerular filtration rate，GFR
生化指标测定法　biochemical index measurement
生理指标测定法　physiological index measurement
时间常数　time constant
时间肺活量　time vital capacity，TVC
时量相关半衰期　context-sensitive half-life，$t_{1/2cs}$
时效关系　time-effect relationship
食管压力　esophageal pressure
视觉模拟量表　visual analogue scale
视觉诱发电位　visual evoked potential，VEP
视频喉镜　video laryngoscope
视神经鞘直径测定　optic nerve sheath diameter measurement
收缩压　systolic pressure
收缩压变异度　systolic pressure variation，SPV
手术安全核查表　surgical safety checklist　［又称］三方核查△
手术伤害性刺激反应　nociceptive reaction for surgery
手术伤害性刺激指数　surgical nociception index
手术体积描记指数　surgical pleth index
舒张压　diastolic pressure
舒张压时间指数　diastolic pressure time index，DPTI
术后呼吸衰竭预测评分　multifactorial risk index for predicting postoperative respiratory failure，Arozullah score
术前麻醉评估　preoperative anesthesia assessment
术前内镜下气道评估　preoperative endoscopic airway examination，PEAE
数字疼痛评价量表　numerical rating scale
衰弱表型量表　frailty phenotype，FP
衰弱评分　FRAIL scale
衰弱指数　frailty index，FI
双短强直刺激　double-burst stimulation，DBS
双频谱指数　bispectral index，BIS
水中毒　water intoxication
顺应性　compliance，C
四个成串刺激　train of four stimulation，TOF
酸碱平衡　acid-base balance
酸碱平衡紊乱　acid-base disturbance
疼痛日记评分法　pain diary scale
体表温度　shell temperature
体动反应　body reactive movement
体温　body temperature
体温监测　temperature monitoring
体重指数　body mass index，BMI
条码征　bar code sign
酮症酸中毒　ketoacidosis
痛阈　pain threshold
微型营养评估量表　mini-nutritional assessment，MNA
围手术期低体温　perioperative hypothermia
胃部超声　gastric ultrasound
稳态浓度　steady state concentration
无创心输出量测定　noninvasive cardiac output measurement
无效腔　dead space
细胞色素 $P_{450}$　cytochrome $P_{450}$，$CYP_{450}$
纤维蛋白原降解产物　fibrinogen degradation product，FDP
相对生物利用度　relative bioavailability
消除半衰期　elimination half-life，$t_{1/2}$
心房压　atrial pressure
心肺运动试验　cardiopulmonary exercise test，CPET
心力储备　cardiac reserve
心率变异性　heart rate variability，HRV
心内膜下心肌存活率　subendocardial viability ratio，SEVR
心室功能曲线　ventricular function curve
心室舒张末压　ventricular end-diastolic pressure
心输出量　cardiac output

心血管反应　cardiovascular reaction
心指数　cardiac index，CI
胸膜腔负压　negative pressure in pleural cavity
序贯器官衰竭评分　sequential organ failure assessment，SOFA
血浆纤维蛋白原定量　plasma fibrinogen quantification
血浆鱼精蛋白副凝试验　plasma protamine paracoagulation test
血流动力学监测　hemodynamic monitoring
血流频谱　blood flow spectrum
血栓弹力图　thromboelastography，TEG
血小板计数　blood platelet count
血压　blood pressure
压顶试验　Jackson test
压力 - 容积环　pressure-volume loop
盐水抵抗性碱中毒　saline-resistant alkalosis
盐水反应性碱中毒　saline-responsive alkalosis
氧合指数　oxygenation index
氧离曲线　oxygen dissociation curve
药动学 / 药效学模型　pharmacokinetics/pharmacodynamics model，PK/PD
药物代谢动力学　pharmacokinetics
药物效应动力学　pharmacodynamics
液体反应　fluid responsiveness
易化　facilitation
阴离子间隙　anion gap，AG
硬质喉镜　rigid laryngoscope
用力肺活量　forced vital capacity，FVC
用力呼气量　forced expiratory volume，FEV
有创动脉血压　invasive arterial blood pressure，IABP
右房压　right atria pressure，RAP
右室舒张末容积　right ventricular end-diastolic volume，RVEDV
右室舒张末压　right ventricular end-diastolic pressure，RVEDP
右室做功指数　right ventricular stroke work index，RVSWI
右心房上下径　up and down of right atrial diameter
右心房左右径　left and right of right atrial diameter，RAd
右心射血分数　right ventricular ejection fraction，RVEF
右心室基底内径　right ventricular basal diameter
诱发电位　evoked potential
语言评价量表　verbal rating scale
阈上刺激　supraliminal stimulus

阈下刺激　subliminal stimulus
运动诱发电位　motor evoked potential，MEP
造影超声心动图　contrast echocardiogram，contrast echo-cardiograph
张口度　mouth opening
张力时间指数　tension time index，TTI
镇痛 / 伤害平衡指数　analgesia/nociception index，ANI
直接喉镜显露下声门分级　Cormack-Lehane classification
直腿抬高试验　straight leg raising test
指令反应消失　disappearance of instructive reaction
治疗干预评分系统　therapeutic intervention scoring system
中潜伏期脑干听觉诱发电位　middle latency brainstem auditory evoked potential
中心静脉压　central venous pressure，CVP
重症超声技术　critical care ultrasound
周围神经刺激器　peripheral nerve stimulator
主动脉瓣收缩峰值流速　peak systolic velocity of aortic valve
主肺动脉内径　main pulmonary artery diameter，MPAD
主流监测　mainstream monitor
椎间孔挤压试验　spurling test
自动化无创测压法　automated noninvasive blood pressure，NIBP
自发肌电图　spontaneous electromyogram
最大刺激强度　maximum stimulus
最大呼气流速　maximum expiratory flow rate，MEFR
最大呼气流速 - 容积曲线　maximum expiratory flow-volume curve，MEFVC
最大呼气中期流速　maximum mid-expiratory flow rate，MMFR
最大通气量　maximal ventilation volume，MVV
最大吸气流速　maximum inspiratory flow rate，MIFR
最低肺泡有效浓度　minimum alveolar concentration，MAC
左房压　left atrial pressure，LAP
左室舒张末容积　left ventricular end-diastolic volume，LVEDV
左室舒张末压　left ventricular end-diastolic pressure，LVEDP
左心房前后径　left atrial anteroposterior diameter，LAD
左心房上下径　up and down of left atrial diameter
左心房左右径　left and right of left atrial diameter
左心室收缩末内径　left ventricular end-systolic diameter，LVESD
左心室舒张末内径　left ventricular end-diastolic diameter，LVEDD
左心室做功指数　left ventricular stroke work index，LVSWI

# 22. 肿瘤科

## 22.1　疾病诊断名词

Galen 静脉动脉瘤　vein of Galen aneurysm

T 淋巴母细胞性淋巴瘤 / 急性淋巴细胞白血病　T-lymphoblastic lymphoma/acute lymphoblastic leukemia

癌胚抗原水平升高　carcinoembryonic antigen elevation

癌肉瘤　carcinosarcoma

癌痛　cancer pain

癌性肠梗阻　malignant bowel obstruction

癌性恶病质　cancer cachexia

癌性发热　cancerous fever

癌性腹膜炎　carcinomatous peritonitis

癌性骨痛　cancer-induced bone pain

癌性溃疡　cancerous ulcer

癌性贫血　cancer-related anemia

癌性神经痛　cancerous neuralgia

癌因性疲乏　cancer-related fatigue

癌症镇痛　cancer pain analgesia

癌症止痛　cancer pain release

鞍区恶性肿瘤　sellar malignant tumor

鞍上区恶性肿瘤　suprasellar region malignant tumor

白细胞减少　leukopenia

背部软组织肿瘤　soft tissue tumor of back

贲门癌　cardiac cancer

鼻窦癌　sinonasal carcinoma

鼻窦肿瘤　sinonasal neoplasm

鼻腔癌　nasal cavity cancer

鼻咽癌　nasopharyngeal carcinoma

鼻咽癌复发　recurrence of nasopharyngeal carcinoma

鼻咽癌骨转移　bone metastasis of nasopharyngeal carcinoma

鼻咽癌局部复发　local recurrence of nasopharyngeal carcinoma

鼻咽恶性肿瘤　malignant tumor of nasopharynx

臂丛神经恶性肿瘤　malignant tumor of brachial plexus

残胃癌　gastric stump carcinoma

肠癌肝转移　hepatic metastasis of colonic carcinoma

齿良性肿瘤　benign tumor of the teeth

耻骨及坐骨恶性骨肿瘤　pubis and ischium malignant bone tumor

耻骨及坐骨交界性骨肿瘤　pubis and ischium borderline bone tumor

耻骨及坐骨良性骨肿瘤　pubis and ischium benign bone tumor

耻骨肿瘤　pubic bone tumor

耻骨肿瘤切除术　pubic bone tumor resection

垂体癌　pituitary carcinoma

垂体促甲状腺激素分泌瘤　pituitary thyroid stimulating hormone-producing tumor

垂体促肾上腺皮质激素分泌腺癌　pituitary adrenocorticotropic hormone-producing adenocarcinoma

垂体催乳素 / 生长激素混合瘤　pituitary prolactin/growth hormone mixed tumor

垂体皮样和表皮样囊肿　pituitary dermoid and epidermoid cyst

促性腺激素腺瘤　gonadotroph adenoma

大腿软组织肿瘤　soft tissue tumor of the thigh

大网膜恶性肿瘤　malignant tumor of greater omentum

大涎腺交搭跨越恶性肿瘤　malignant neoplasm of overlapping site of the large salivary gland

胆道恶性肿瘤　malignant tumor of biliary tract

胆管癌肝转移　cholangiocarcinoma liver metastasis

胆管癌栓　bile duct tumor thrombus

胆管癌栓形成　bile duct tumor thrombosis

胆管内乳头状肿瘤　intraductal papillary neoplasm of the bile tract

胆管细胞癌　cholangiocellular carcinoma，CC

胆囊癌　carcinoma of the gallbladder

胆囊癌伴肝转移　gallbladder carcinoma liver metastasis

胆囊癌肉瘤　carcinosarcoma of gallbladder

胆囊恶性肿瘤　malignant tumor of gallbladder

胆总管癌　common bile duct carcinoma

胆总管癌栓　tumor thrombus in the common bile duct

胆总管下段癌　lower common bile duct cancer

岛叶恶性肿瘤　insular lobe malignant tumor

低位直肠癌　low rectal carcinoma

骶骨转移癌　metastatic carcinoma of sacrum

骶管肿瘤　sacral canal tumor

骶淋巴结继发恶性肿瘤　secondary malignancy of sacral lymph node

骶前恶性肿瘤　presacral malignant tumor

骶前肿瘤　presacral tumor

骶前肿瘤切除术　excision of presacral tumor

骶尾部表皮样囊肿　epidermoid cyst of sacrococcygeal region

骶尾部恶性肿瘤　sacrococcygeal malignancy

骶尾部肿瘤　sacrococcygeal tumor

骶尾区继发恶性肿瘤　secondary malignancy of sacrococcygeal region　［又称］骶尾部继发恶性肿瘤[△]

骶尾原位癌　sacrococcygeal carcinoma in situ

骶椎恶性肿瘤　malignant tumor of sacral vertebra

蝶鞍旁恶性肿瘤　malignant parasellar tumor

顶叶恶性肿瘤　malignant tumor of parietal lobe

顶叶继发恶性肿瘤　secondary malignancy of parietal lobe

顶枕叶恶性肿瘤　malignancy of parietal-occipital lobe

动静脉性血管瘤　arteriovenous haemangioma　［又称］动静脉血管瘤[△]

多部位继发恶性肿瘤　multi-sites secondary malignancy

多部位淋巴结继发恶性肿瘤　secondary malignant neoplasm of lymph nodes of multiple regions　［又称］多处淋巴继发恶性肿瘤[△]

多部位原发恶性肿瘤　multi-sites primary malignant tumor

多发性肝癌　multifocal hepatocellular carcinoma

多发性骨髓瘤　multiple myeloma

多发性骨转移癌　multiple bone metastasis

多内分泌腺瘤病 2A 型伴苔藓样皮肤淀粉样变　multiple endocrine neoplasia type 2A with cutaneous lichen amyloidosis

多内分泌腺瘤病 2A 型伴先天性巨结肠症　multiple endocrine neoplasia type 2A with Hirschsprung disease

额顶叶恶性肿瘤　malignant tumor of frontal and parietal lobe
额颞顶叶恶性肿瘤　malignant tumor of frontotemporoparietal lobe
额颞叶恶性肿瘤　frontotemporal lobe malignant tumor
额叶恶性肿瘤　malignant tumor of frontal lobe
额叶继发性肿瘤　secondary malignancy of frontal lobe
恶病质　cachexia
恶性肥大细胞瘤　malignant mastocytoma
恶性腹水　malignant ascites
恶性黑素瘤　malignant melanoma　［又称］恶性黑色素瘤△
恶性畸胎瘤　malignant teratoma
恶性间皮瘤　malignant mesothelioma
恶性软组织肿瘤　malignant soft tissue tumor
恶性胸腔积液　malignant pleural effusion
耳郭恶性肿瘤　malignant tumor of auricle
耳和外耳道黑素细胞　ear and external auditory canal melanocytic nevi
非卵巢特异性软组织瘤　non-ovarian specific soft tissue tumor
肥大细胞肉瘤　mast cell sarcoma
肺癌伴脾转移　lung cancer with splenic metastasis
肺癌进展　progressive disease of lung cancer
肺不典型类癌　lung atypical carcinoid
肺恶性肿瘤　malignant tumor of lung
肺继发恶性肿瘤　secondary malignat tumor of lung
肺转移　lung metastasis
附睾乳头状囊腺瘤　epididymal papillary cystadenoma
复发性肝内胆管细胞癌　recurrent intrahepatic cholangiocarcinoma
复发性肝细胞癌　recurrent hepatocellular carcinoma
复发性甲状腺癌　recurrent thyroid carcinoma
副肿瘤综合征　paraneoplastic syndrome
腹壁肿瘤　abdominal wall tumor
腹壁转移瘤　metastatic carcinoma of abdominal wall
腹股沟恶性肿瘤　malignant tumor of groin
腹股沟继发恶性肿瘤　groin secondary malignancy
腹股沟淋巴结继发恶性肿瘤　secondary malignancy of inguinal lymph node
腹股沟区肿瘤　inguinal tumor
腹股沟周围神经恶性肿瘤　malignancy of inguinal peripheral nerve　［又称］腹股沟神经恶性肿瘤△
腹膜高级别浆液性癌　high-grade serous carcinoma of peritoneum
腹膜后错构瘤　retroperitoneal hamartoma　［曾称］先天性腹膜后错构瘤*
腹膜后恶性肿瘤　malignant tumor of retroperitoneum
腹膜后淋巴结继发恶性肿瘤　secondary malignancy of retroperitoneal lymph node
腹膜转移性肿瘤　peritoneal metastatic tumor
腹腔转移瘤　abdominal metastasis
腹围神经恶性肿瘤　malignancy of ventral peripheral nerve　［又称］腹部周围神经恶性肿瘤△
肝癌　liver cancer
肝癌并门静脉癌栓　hepatic carcinoma with portal vein tumor thrombus
肝癌腹膜转移　peritoneal metastasis of hepatic carcinoma
肝癌腹腔转移　abdominal metastasis of hepatic carcinoma
肝癌肉瘤　hepatic carcinosarcoma
肝门部胆管癌　hilar cholangiocarcinoma, HCCA
肝门部胆管瘤　Klatskin tumor
肝门胆管肿瘤　hilar bile duct tumor
肝肉瘤样癌　sarcomatoid hepatocellular carcinoma, SHC
肝外胆管癌　extrahepatic cholangiocarcinoma
肝细胞癌　hepatocellular carcinoma
肝细胞癌伴胆管癌栓　hepatocellular carcinoma with cholangiocarcinoma thrombus
肝细胞癌伴门静脉癌栓　hepatocellular carcinoma with portal vein tumor thrombus
肝细胞癌复发　recurrence of hepatocellular carcinoma

肝右静脉癌栓　tumor thrombus of right hepatic vein
肝脏良性肿瘤　benign hepatic tumor
肝脏神经内分泌肿瘤　hepatic neuroendocrine neoplasm
肝脏原发性肿瘤　primary tumor of liver
肝脏转移瘤　liver metastasis
肛管癌　anal canal cancer
肛管直肠癌　anorectal cancer
肛门癌　anal carcinoma, carcinoma of anal canal
睾丸网状组织腺癌　rete testis adenocarcinoma
肱骨内上淋巴结继发恶性肿瘤　secondary malignant tumor of medial superior humeral lymph node
肱骨上段肿瘤　tumor of upper humerus
宫颈恶性肿瘤　cervical malignancy
宫颈鳞状上皮内瘤变（低级别）　cervical squamous intraepithelial neoplasia（low-grade）
宫颈鳞状上皮内瘤变（高级别，Ⅱ～Ⅲ级）　cervical squamous intraepithelial neoplasia（high-grade, grade Ⅱ and Ⅲ）
宫颈腺上皮内瘤变（高级别，Ⅱ～Ⅲ级）　cervical intraepithelial glandular neoplasia（high-grade, grade Ⅱ and Ⅲ）
股骨肿瘤　femoral neoplasm
股神经恶性肿瘤　malignancy of femoral nerve
骨恶性肿瘤　malignant tumor of bone
骨和关节软骨动态未定或动态未知的肿瘤　bone and articular cartilage tumor with undetermined or unknown dynamics
骨盆恶性肿瘤　pelvic malignant tumor
骨盆肿瘤　pelvic tumor
骨盆周围神经恶性肿瘤　malignancy of pelvic peripheral nerve
骨盆转移癌　metastatic carcinoma of pelvis
骨髓继发恶性肿瘤　secondary malignant neoplasm of bone marrow　［又称］骨髓转移癌△
骨髓增殖性肿瘤　myeloproliferative neoplasm
骨髓转移性肿瘤　bone marrow metastatic tumor
骨肿瘤　bone tumor　［又称］骨癌△
骨转移癌　metastatic tumor of bone
骨转移瘤　bone metastasis
管状癌　tubular carcinoma
贯声门癌　transglottic carcinoma of larynx
颌淋巴瘤　jaw lymphoma
颌下腺肿瘤　tumor of submaxillary gland
横结肠癌　transverse colon cancer
喉癌　laryngocarcinoma
喉癌复发　recurrence of laryngocarcinoma
喉癌术后复发　recurrence of laryngeal carcinoma after operation
喉癌术后喉狭窄　laryngeal stricture after laryngeal carcinoma operation
喉癌术后咽瘘　pharyngeal fistula after laryngectomy
喉部恶性肿瘤　malignant tumor of larynx
喉部肿瘤　laryngeal tumor
喉恶性肿瘤　malignant tumor of laryngeal
喉鳞状细胞癌复发　recurrence of laryngeal squamous cell carcinoma
喉鳞状细胞癌术后复发　recurrence of laryngeal squamous cell carcinoma after operation
后颅窝恶性肿瘤　malignant tumor of posterior fossa
呼吸系统不明确部位的恶性肿瘤　malignant tumor of ill-defined site within respiratory system
壶腹癌　ampullary carcinoma
回盲部癌　ileocecal carcinoma
会阴继发性肿瘤　secondary malignant tumor of perineum
混合型肝癌　mixed carcinoma of liver
肌细胞瘤　myocytoma
基底节恶性肿瘤　basal ganglia malignant tumor
基底细胞癌术后复发　recurrence of basal cell carcinoma after surgery
畸胎癌肉瘤　teratocarcinoma sarcoma
急性髓系白血病伴 CBFB-MYH 11　acute myeloid leukemia with CBFB-MYH 11

急性髓系白血病伴有 t(8 ;21)(q22 ;q22),(AML1/ETO)　acute myeloid leukemia accompanied with t(8 ;21)(q22 ;q22),(acute myeloid leukemia 1/ETO)
脊髓恶性肿瘤　malignancy of spinal cord, spinal cord malignancy
脊髓圆锥恶性肿瘤　malignancy of conus medullaris
脊柱转移性肿瘤　spinal metastatic tumor
继发性肝癌　secondary hepatic carcinoma
家族性甲状腺髓样癌伴先天性巨结肠症　familial medullary thyroid carcinoma with Hirschsprung disease
甲状旁腺交界恶性肿瘤　malignant neoplasm of parathyroid border
甲状腺癌术后复发　recurrence of thyroid cancer after operation
甲状腺恶性肿瘤　malignant tumor of thyroid gland
甲状腺切除术后甲状腺功能减退　hypothyroidism after thyroidectomy
甲状腺切除术后局部复发　local recurrence after thyroidectomy
甲状腺乳头状癌复发　recurrence of papillary thyroid carcinoma
甲状腺乳头状癌术后复发　recurrence of papillary thyroid carcinoma after surgery
甲状腺髓样癌伴有淀粉样间质　medullary thyroid carcinoma associated with amyloid mesenchyme
甲状腺髓样癌术后复发　recurrence of medullary thyroid carcinoma after surgery
甲状腺透明变梁状肿瘤　hyalinizing trabecular tumor of thyroid
甲状腺转移癌　thyroid metastatic carcinoma
间皮瘤　mesothelioma
间叶源性肿瘤　mesenchymal tumor
肩部肿瘤　shoulder tumor
浆液性癌　serous carcinoma
浆液性表面乳头状癌　serous surface papillary carcinoma
降结肠癌　carcinoma of descending colon
降结肠癌肝转移　liver metastasis of descending colon cancer
交感神经继发恶性肿瘤　secondary sympathetic malignancy
交界性卵巢肿瘤　borderline ovarian tumor
交界性肿瘤　borderline tumor
胶原瘤　collagenoma
结肠癌　carcinoma of colon
结肠癌伴肝转移　hepatic metastasis of colonic carcinoma
结肠癌腹膜转移　peritoneal metastasis of colonic carcinoma
结肠癌腹腔转移　abdominal cavity metastasis of colonic carcinoma
结肠癌术后肠梗阻　postoperative ileus of resection for colon cancer
结肠癌术后复发　postoperative recurrence of colon cancer
结肠癌术后肝转移　postoperative liver metastasis of colon cancer
结肠癌同时性肝转移　simultaneous liver metastasis of colon cancer
结肠恶性肿瘤　malignant tumor of colon
结肠肝曲癌　carcinoma of the hepatic flexure
结肠内分泌性癌　colon endocrine tumor
结肠脾曲癌　carcinoma of the splenic flexure
结肠神经内分泌肿瘤　neuroendocrine tumor of colon
结直肠癌　colorectal cancer
结直肠癌复发　colorectal cancer recurrence
结直肠癌肝转移　colorectal cancer liver metastasis, CRLM
结直肠恶性肿瘤　colorectal malignant tumor
睫状体黑色素细胞瘤　ciliary body melanocytoma
近端胃癌　proximal gastric cancer
精原细胞瘤　seminoma
颈部周围神经恶性肿瘤　malignancy of cervical peripheral nerve
颈动脉体恶性肿瘤　carotid body malignancy
颈静脉孔区恶性肿瘤　malignancy of jugular foramen
颈静脉孔区继发恶性肿瘤　secondary malignancy of jugular foramen
颈淋巴结继发恶性肿瘤　secondary malignancy of cervical lymph nodes
颈椎肿瘤　cervical vertebra tumor
颈椎椎管内肿瘤　cervical spinal canal tumor
胫骨肿瘤　tibial tumor
巨块型肝癌　giant liver cancer

卡波西肉瘤　Kaposi sarcoma　［又称］卡波济肉瘤△
口底癌　carcinoma of floor of mouth
口底恶性肿瘤　malignant tumor at the bottom of mouth
口腔癌术后复发　recurrence of oral cavity carcinoma after surgery
口腔恶性肿瘤　malignant tumor of oral cavity
口咽恶性肿瘤　oropharyngeal malignant tumor
眶内肿瘤切除术　resection of orbital tumor
阔韧带乳头状囊腺瘤　broad ligament papillary cystadenoma
拉特克囊继发恶性肿瘤　secondary malignant neoplasm of Rathke pouch
莱特勒 - 西韦病　Letterer-Siwe disease　［又称］Letterer-Siwe 病△
阑尾癌　appendiceal cancer
阑尾黏液肿瘤　mucinous tumor of appendix
朗格汉斯细胞组织细胞增生症　Langerhans cell histiocytosis
梨状窝良性肿瘤　benign tumor of pyriform fossa
淋巴管恶性肿瘤　malignant neoplasm of lymphatic vessel
淋巴管畸形　lymphatic malformation
淋巴结继发恶性肿瘤　secondary malignant tumor of lymph node
淋巴结卡波西肉瘤　Kaposi sarcoma of lymph node
淋巴结转移瘤　lymph node metastasis
淋巴瘤　lymphoma
淋巴上皮瘤　lymphoepithelioma
淋巴上皮瘤样癌　lymphoepithelioma-like carcinoma
淋巴造血系统肿瘤　tumor of the hematopoietic and lymphoid tissue
颅骨动态未定肿瘤　skull dynamic undetermined tumor
颅骨继发恶性肿瘤　secondary cranial malignancy
颅眶沟通恶性肿瘤　cranial-orbital communicating malignant tumor
颅眶沟通性肿瘤　cranioorbital communicating tumor
颅面良性肿瘤　craniofacial benign tumor
颅内恶性肿瘤　intracranial malignant tumor
颅内继发恶性肿瘤　secondary malignant intracranial tumor
颅内静脉窦继发恶性肿瘤　secondary malignant tumor of intracranial venous sinus
颅内胚胎性癌　intracranial embryonal carcinoma
颅神经恶性肿瘤　malignancy of cranial nerve
颅窝继发恶性肿瘤　secondary malignancy of cranial fossa
颅咽管恶性肿瘤　malignant neoplasm of craniopharyngeal duct
卵巢 Brenner 瘤　ovarian Brenner tumor
卵巢差分化浆液性癌　poorly differentiated serous carcinoma of the ovary
卵巢低级别浆液性癌　ovarian low grade serous carcinoma
卵巢高级别浆液性癌　ovarian high grade serous carcinoma
卵巢浆液性黏液性癌　ovarian serous and mucinous tumor
卵巢黏液性囊腺肿瘤　ovarian mucinous vesicle gland tumor
卵巢黏液性腺癌　ovarian mucinous adenocarcinoma
卵巢黏液性肿瘤　ovarian mucinous tumor
卵巢上皮性恶性肿瘤　ovarian epithelial malignant tumor
卵巢未分化癌　ovarian undifferentiated carcinoma
卵巢性索间质肿瘤　ovarian sex cord stromal tumor
卵巢支持细胞肿瘤　ovarian Sertoli cell tumor
卵巢转移性肿瘤　ovarian metastatic tumor
卵巢子宫内膜样腺癌　ovarian endometrioid adenocarcinoma
滤泡甲状腺腺癌(小梁性)　follicular thyroid adenocarcinoma, trabecular
滤泡性腺癌(高分化的)　follicular adenocarcinoma, well-differentiated
马尾恶性肿瘤　cauda equina malignancy
脉络丛恶性肿瘤　choroid plexus malignancy
脉络膜转移癌　metastatic carcinoma of choroid
慢性癌性疼痛　chronic cancer pain
门静脉癌栓　portal vein tumor thrombus
泌尿器官恶性肿瘤　urinary organ malignancy　［又称］泌尿系统恶性肿瘤△
泌尿生殖系统交界性肿瘤　urogenital system borderline tumor
泌尿系统继发恶性肿瘤　urinary system secondary malignant tumor　［又称］泌尿系统继发性恶性肿瘤△

泌尿系统良性肿瘤　benign neoplasm of urinary system
面部淋巴管瘤　facial lymphangioma
面部血管纤维瘤　facial angiofibroma
面部周围神经恶性肿瘤　malignancy of facial peripheral nerve
面骨动态未定肿瘤　facial bone dynamic undetermined tumor
面颈部淋巴管畸形　face and neck lymphatic malformation
磨牙后原位癌　retromolar carcinoma in situ
纳博特腺继发恶性肿瘤　secondary malignant neoplasm of Nabothian gland
脑白质恶性肿瘤　cerebral white matter malignant tumor
脑白质继发恶性肿瘤　cerebral white matter secondary malignant tumor
脑恶性肿瘤　brain malignancy
脑干恶性肿瘤　malignancy of brain stem
脑干继发恶性肿瘤　brain stem secondary malignant tumor
脑干血管母细胞瘤　hemangioblastoma of brain stem
脑和脑膜继发恶性肿瘤　brain and meninges secondary malignant tumor
脑脊膜恶性肿瘤　meninges tumor
脑脊膜继发恶性肿瘤　meningeal secondary malignant tumor
脑继发性肿瘤　secondary malignant brain tumor
脑膜恶性肿瘤　malignant neoplasm of cerebral meninges
脑膜继发恶性肿瘤　secondary malignancy of meninge
脑桥恶性肿瘤　pons malignant tumor
脑神经继发恶性肿瘤　secondary malignancy of cranial nerve
脑室恶性肿瘤　ventricle malignant tumor
内分泌肿瘤　endocrine tumor
尿道恶性肿瘤　urethral malignant tumor
尿道继发恶性肿瘤　urethral secondary malignant tumor　[又称]尿道继发性恶性肿瘤△
尿道交界性肿瘤　urethral borderline tumor
尿道良性肿瘤　benign tumor of urethra, BTU
尿道内口恶性肿瘤　internal urethral orifice malignancy
尿道旁腺恶性肿瘤　paraurethral gland malignant tumor
尿道旁腺良性肿瘤　benign neoplasm of paraurethral gland
尿道原位癌　urethral carcinoma in situ
颞顶枕叶恶性肿瘤　temporo-parieto-occipital malignancy
颞下窝结缔组织良性肿瘤　benign tumor of infratemporal fossa connective tissue
颞下窝良性肿瘤　benign tumor of infratemporal fossa
颞叶恶性肿瘤　temporal lobe malignancy
颞叶继发恶性肿瘤　temporal lobe secondary malignancy
膀胱侧壁恶性肿瘤　bladder lateral wall malignant tumor
膀胱顶部恶性肿瘤　malignancy of vertex vesicae
膀胱恶性肿瘤　bladder malignant tumor
膀胱副结节瘤　bladder deputy nodule tumor
膀胱后壁恶性肿瘤　bladder posterior wall malignant tumor
膀胱及输尿管恶性肿瘤　bladder and ureter malignant tumor
膀胱继发恶性肿瘤　bladder secondary malignant tumor
膀胱交界性肿瘤　bladder borderline tumor
膀胱颈恶性肿瘤　bladder neck malignant tumor
膀胱颈息肉　polypus of neck of bladder
膀胱良性肿瘤　benign tumor of bladder
膀胱前壁恶性肿瘤　bladder anterior wall malignant tumor
膀胱乳头状息肉　vesical papillary polypus
膀胱三角区恶性肿瘤　trigone malignant tumor
膀胱神经内分泌肿瘤　bladder neuroendocrine tumor
膀胱息肉　vesical polypus
膀胱移行上皮息肉　urinary bladder transitional epithelium polypus　[又称]膀胱纤维上皮息肉△
膀胱原位癌　bladder carcinoma in situ
胚胎癌　embryonal carcinoma
盆腹腔恶性肿瘤　malignant tumor of pelvic and abdominal cavity
盆腔癌　pelvic cancer

盆腔恶性肿瘤　pelvic malignancy
盆腔孤立性纤维性肿瘤　solitary fibrous tumor of pelvis
盆腔继发恶性肿瘤　secondary malignant tumor of pelvis
盆腔淋巴结继发恶性肿瘤　secondary malignant tumor of pelvic lymph node
皮肤恶性肿瘤　malignant tumor of skin
皮肤黏液瘤　skin myxoma
脾门淋巴结继发恶性肿瘤　secondary malignant tumor of splenic hilar lymph node
脾脏恶性肿瘤　splenic malignant tumor
脾脏良性肿瘤　splenic benign tumor
胼胝体恶性肿瘤　corpus callosum malignancy
脐尿管恶性肿瘤　urachal malignant tumor　[又称]脐尿管癌△
脐尿管鳞状细胞癌　urachal squamous cell carcinoma
气管良恶性瘤未定肿瘤　trachea tumor with uncertain malignant potential
气管支气管继发恶性肿瘤　secondary trachea and bronchus malignancy
髂淋巴结继发恶性肿瘤　secondary malignant tumor of iliac lymph node
前列腺恶性肿瘤　malignant tumor of prostate
前列腺间质瘤恶性潜能未定的间质增生　prostatic stromal proliferation of uncertain malignant potential
前列腺尿路上皮癌　prostatic urothelial carcinoma
前颅窝底恶性肿瘤　base of anterior cranial fossa malignant tumor
鞘膜继发恶性肿瘤　secondary malignant tumor of tunica vaginalis
丘脑恶性肿瘤　thalamus malignancy
球后淋巴瘤　retrobulbar lymphoma
球后炎性假瘤　retrobulbar inflammatory pseudotumor
躯干部血管瘤　trunk hemangioma
躯干恶性肿瘤　malignant tumor of trunk
躯干骨继发恶性肿瘤　secondary malignant neoplasm of trunk bone
躯干继发恶性肿瘤　secondary malignant tumor of trunk
躯干皮肤继发恶性肿瘤　secondary malignant neoplasm of trunk skin
躯干周围神经恶性肿瘤　malignancy of trunk peripheral nerve
去势抵抗性前列腺癌　castration-resistant prostate cancer, CRPC
妊娠相关乳腺癌　pregnancy associated breast cancer, PABC
肉瘤样肝细胞癌　sarcomatoid hepatocellular carcinoma
乳房腋尾部恶性肿瘤　malignant neoplasm of breast and axillary tail
乳头恶性肿瘤　malignant neoplasm of papilla
乳头状瘤　papilloma
乳腺癌（双侧）　breast carcinoma (bilateral)
乳腺导管腺瘤　breast ductal adenoma
乳腺导管原位癌（右侧）　breast ductal carcinoma in situ (right)
乳腺恶性肿瘤　malignant neoplasm of breast
乳腺叶状肿瘤　phyllodes tumor of breast
软组织卡波西肉瘤　Kaposi sarcoma of soft tissue
软组织肉瘤　soft tissue sarcoma
腮腺癌　parotid gland carcinoma
腮腺复发恶性肿瘤　recurrent malignant tumor of parotid gland
腮腺浅叶肿瘤切除术　resection of superficial parotid tumor
鳃裂良性肿瘤　benign neoplasm of branchial cleft
上颌窦癌　carcinoma of the maxillary sinus
上颌骨肿瘤　maxillary tumor
上肢骨继发恶性肿瘤　secondary malignant neoplasm of upper extremity bone　[又称]肱骨转移癌△
上肢周围神经恶性肿瘤　malignancy of peripheral nerve of upper extremity
舌癌复发　recurrence of tongue cancer
舌恶性肿瘤　malignant tumor of tongue
舌根良性肿瘤　benign tumor of tongue root
舌下腺癌　sublingual adenocarcinoma
神经母细胞瘤　neuroblastoma
神经内分泌癌　neuroendocrine carcinoma
肾错构瘤　renal hamartoma　[又称]先天性肾错构瘤△
肾恶性肿瘤　malignant renal tumor　[又称]肾肿瘤△
肾和肾盂继发恶性肿瘤　secondary renal and renal pelvis malignancy

肾及输尿管恶性肿瘤　malignant tumor of renal and ureteral
肾集合管癌　collecting duct carcinoma of kidney
肾继发恶性肿瘤　secondary renal malignancy　［又称］肾继发性恶性肿瘤△
肾交界性肿瘤　renal borderline tumor　［又称］肾肿瘤△
肾良性肿瘤　benign renal tumor
肾母细胞瘤　nephroblastoma
肾乳头状腺瘤　renal papillary adenoma
肾上腺癌　adrenal cancer
肾上腺雌激素分泌腺癌　adrenal estrogen-secreting adenocarcinoma
肾上腺多激素分泌腺癌　adrenal multi hormone-secreting adenocarcinoma
肾上腺恶性肿瘤　malignant neoplasm of adrenal gland
肾上腺皮质醇分泌腺癌　adrenocortical secretion adenocarcinoma　［又称］皮质醇分泌肾上腺皮质腺癌△
肾上腺皮质肿瘤　adrenocortical tumor
肾上腺醛固酮分泌腺癌　adrenal aldosterone-producing adenocarcinoma
肾上腺醛固酮分泌腺瘤　adrenal aldosterone-producing adenoma
肾上腺性激素分泌腺癌　adrenal gonadal hormone-secreting adenocarcinoma
肾上腺性激素分泌腺瘤　adrenal gonadal hormone-secreting adenoma
肾上腺雄激素分泌腺癌　adrenal androgen-secreting adenocarcinoma
肾上腺雄激素分泌腺瘤　adrenal androgen-secreting adenoma
肾上腺肿瘤　adrenal tumor　［又称］肾上腺区肿瘤△
肾髓质癌　renal medullary carcinoma
肾盂癌肉瘤　carcinosarcoma of renal pelvis
肾盂恶性肿瘤　renal pelvic malignant neoplasm　［又称］肾盂癌△
肾盂及膀胱恶性肿瘤　renal pelvis and bladder malignancy　［又称］肾盂膀胱恶性肿瘤△
肾盂继发恶性肿瘤　secondary renal pelvic malignancy　［又称］肾盂继发性恶性肿瘤△
肾盂交界性肿瘤　borderline tumor of renal pelvis　［又称］肾盂肿瘤△
肾盂良性肿瘤　benign tumor of renal pelvis
肾盂输尿管连接处恶性肿瘤　malignancy of pelviureteric junction
肾盂原位癌　carcinoma in situ of renal pelvis
肾盏恶性肿瘤　renal calice malignancy
升结肠癌　ascending colon cancer
生殖器官血管瘤　hemangioma of reproductive organ
声门上型喉癌　supraglottic laryngeal cancer
湿疹样乳腺癌　eczematoid carcinoma of breast
十二指肠癌　carcinoma of duodenum
十二指肠壶腹部癌　ampullary carcinoma of duodenum
十二指肠乳头癌　carcinoma of duodenal papilla
十二指肠神经内分泌肿瘤　neuroendocrine neoplasm of duodenum
食管癌　esophageal cancer
食管癌前病变　esophageal precancerous lesion
食管癌肉瘤　carcinosarcoma of esophagus
食管癌术后吻合口瘘　postoperative anastomotic fistula of esophageal carcinoma
食管癌术后吻合口狭窄　postoperative anastomotic stricture of esophageal carcinoma
食管颈部恶性肿瘤　malignant tumor of cervical part of esophagus　［又称］颈段食管恶性肿瘤△
食管鳞状上皮细胞癌　esophageal squamous cell carcinoma
食管鳞状细胞癌术后复发　recurrence of post-operation of squamous cell carcinoma of esophagus
食管肿瘤　esophageal neoplasm
视盘良性肿瘤　benign tumor of optic disc　［又称］视神经乳头良性肿瘤△
视神经恶性肿瘤　optic nerve malignant neoplasm
视神经鞘膜瘤　optic nerve neurinoma
视网膜血管瘤样增生　retinal angiomatous proliferation
视网膜血管母细胞瘤　retinal hemangioblastoma
输卵管上皮内癌　oviduct intraepithelial carcinoma

输尿管癌肉瘤　ureteral carcinosarcoma
输尿管恶性肿瘤　malignant tumor of ureter
输尿管继发恶性肿瘤　secondary malignant tumor of ureter
输尿管交界性肿瘤　ureter borderline tumor
输尿管口恶性肿瘤　ureteral orifice malignancy
输尿管良性肿瘤　benign tumor of ureter
输尿管膀胱口恶性肿瘤　malignant tumor of ureteral bladder orifice
输尿管膀胱口良性肿瘤　benign tumor of ureteral bladder orifice
输尿管原位癌　carcinoma in situ of ureter
树突状细胞肉瘤　dendritic cell sarcoma
四肢皮肤继发恶性肿瘤　secondary malignant neoplasm of limbs skin
松果体恶性肿瘤　pineal gland malignancy
松果体继发恶性肿瘤　secondary pineal gland malignancy
松果体区胚胎癌　embryonic carcinoma of the pineal gland
髓母细胞瘤　medulloblastoma
听神经恶性肿瘤　acoustic nerve malignancy
头、面和颈部淋巴结继发性的恶性肿瘤　secondary malignant neoplasm of head,face and neck lymph node
头、面和颈部皮肤动态未定肿瘤　head,face and neck skin dynamic undetermined tumor
头、面和颈部皮肤肿瘤　head,face and neck skin tumor
头部周围神经恶性肿瘤　malignancy of cephalic peripheral nerve
头皮和颈部皮肤良性肿瘤　benign tumor of scalp and neck skin
头皮皮肤原位癌　scalp skin carcinoma in situ
臀部恶性肿瘤　malignant tumor of buttocks
臀部继发恶性肿瘤　secondary malignant tumor of buttocks
外耳道癌　carcinoma of external auditory canal
外耳道恶性肿瘤　malignancy of external auditory canal
外阴错构瘤　hamartoma of vulva　［又称］先天性外阴错构瘤△
外阴鳞状上皮内瘤变(高级别，Ⅱ～Ⅲ级)　vulvar squamous intraepithelial neoplasia(high grade,Ⅱ and Ⅲ)
外阴疣状癌　verrucous carcinoma of vulva
胃肠道间质肿瘤　gastrointestinal stromal tumor
胃恶性肿瘤　malignant tumor of stomach
胃神经内分泌肿瘤　gastric neuroendocrine tumor
胃腺癌术后复发　recurrence of post-operation of gastric adenocarcinoma
系膜淋巴结转移　mesenteric lymph node metastasis
下唇疣状癌　verrucous carcinoma of lower lip
下颌骨癌　cancer of mandible
下牙龈癌　lower gingival carcinoma
下咽癌复发　recurrence of hypopharyngeal carcinoma
下咽癌术后复发　recurrence of hypopharyngeal carcinoma after surgery
下咽恶性肿瘤　malignant tumor of hypopharynx
下肢骨继发恶性肿瘤　secondary malignant neoplasm of lower limb bone　［又称］股骨近端转移癌△,股骨远端转移癌△
下肢继发恶性肿瘤　secondary malignant tumor of lower extremity
下肢软组织肿瘤　soft tissue tumor of lower extremity
下肢周围神经恶性肿瘤　malignancy of peripheral nerve of lower extremity　［又称］下肢(包括髋)周围神经恶性肿瘤△
纤维肌瘤　fibromyoma
纤维母细胞性网状细胞瘤　fibroblastic reticular cell tumor
腺样囊性癌术后复发　postoperative recurrence of adenoid cystic carcinoma
小肠腺癌术后复发　recurrence of post-operation of small intestine adenocarcinoma
小脑恶性肿瘤　cerebellar malignancy
小脑继发恶性肿瘤　secondary cerebellar malignancy
小脑蚓部恶性肿瘤　cerebellar vermis malignancy
斜坡恶性肿瘤　clivus malignancy
斜坡继发恶性肿瘤　secondary clivus malignancy
心室交界性肿瘤　borderline neoplasm of ventricular
心脏恶性肿瘤　malignant neoplasm of heart
心脏交界性肿瘤　borderline neoplasm of heart
心脏良性肿瘤　benign tumor of heart
心脏黏液瘤　cardiac myxoma

心脏转移瘤　metastatic heart tumor

胸壁错构瘤　hamartoma of chest wall　［又称］先天性胸壁错构瘤△

胸部淋巴结继发恶性肿瘤　secondary malignant tumor of thoracic lymph node

胸导管继发恶性肿瘤　secondary malignant tumor of thoracic duct

胸结缔组织恶性肿瘤　malignant neoplasm of chest connective tissue

胸膜继发恶性肿瘤　secondary pleural malignancy　［又称］胸膜转移癌△

胸膜原发恶性肿瘤　primary pleural malignancy

胸上段食管恶性肿瘤　malignant tumor of upper thoracic esophagus

胸下段食管恶性肿瘤　malignant tumor of lower thoracic esophagus

胸腺恶性肿瘤　thymic malignant tumor

胸腺交界性肿瘤　thymic borderline tumor

胸中段食管恶性肿瘤　malignant tumor of middle thoracic esophagus

胸周围神经恶性肿瘤　malignancy of peripheral nerve of chest

胸椎管内肿瘤　intraspinal tumor of thoracic spine

胸椎肿瘤　thoracic vertebra tumor

胸椎转移癌　metastatic carcinoma of thoracic vertebrae

嗅球恶性肿瘤　olfactory bulb malignancy

嗅神经恶性肿瘤　olfactory nerve malignancy

血管源性肿瘤　angiogenic tumor

血小板减少症　thrombocytopenia

蕈样肉芽肿病肿瘤期　mycosis fungoides tumor stage

牙龈癌　carcinoma of gingiva

牙龈肿瘤　gingival neoplasm

牙源性癌　odontogenic carcinoma

牙源性良性肿瘤　benign odontogenic neoplasm

牙源性影细胞癌　ghost cell odontogenic carcinoma

延髓恶性肿瘤　medulla oblongata malignancy

眼部神经鞘瘤　schwannoma of eye

眼部肿瘤　ocular tumor

眼动脉动脉瘤　ophthalmic artery aneurysm

眼睑黄色瘤　xanthoma palpebrarum

眼睑原位癌　eyelid carcinoma in situ

眼球后良性肿瘤　retroocular benign tumor

咽喉癌　laryngeal carcinoma

咽喉肿瘤　laryngeal tumor

咽旁间隙恶性肿瘤　malignant tumor of parapharyngeal space

咽旁间隙肿瘤　parapharyngeal space tumor

腰大肌肿瘤　psoas major muscle tumor

腰骶椎肿瘤　lumbosacral tumor

腰椎管内良性肿瘤　benign tumor in the lumbar spinal canal

腰椎管内肿瘤　tumor in the lumbar spinal canal

腰椎肿瘤　lumbar tumor

腰椎转移癌　metastatic carcinoma of lumbar vertebra

药物性中性粒细胞减少症　drug-induced neutropenia

叶状囊肉瘤　phyllode cystosarcoma

腋窝淋巴结继发恶性肿瘤　secondary malignant tumor of axillary lymph node

腋下继发恶性肿瘤　secondary malignant tumor of armpit

腋下淋巴结继发恶性肿瘤　secondary malignant tumor of axillary lymph node

胰腺恶性肿瘤　pancreatic malignant tumor

胰腺钩突肿瘤　pancreatic uncinate tumor

胰腺浆液性囊肿　pancreatic serous cyst

胰腺囊性肿瘤　pancreatic cystic tumor

胰腺黏液性囊肿　pancreatic mucous cyst

胰腺神经内分泌微瘤　pancreatic neuroendocrine microadenoma

胰腺生长抑素瘤　pancreatic somatostatin tumor

胰腺胃泌素瘤　pancreatic gastrin tumor

胰腺血管活性肽瘤　pancreatic vasoactive peptide tumor

异位促肾上腺皮质激素分泌垂体腺瘤　ectopic adrenocorticotropic hormone-producing pituitary adenoma

异位甲状腺癌　ectopic thyroid carcinoma

异位皮质醇分泌肾上腺腺癌　ectopic cortisol-producing adrenal adenocarcinoma

异位皮质醇分泌肾上腺腺瘤　ectopic cortisol-producing adrenal adenoma

异位肾上腺雌激素分泌腺癌　ectopic adrenal estrogen secreting adenocarcinoma

异位肾上腺雌激素分泌腺瘤　ectopic adrenal estrogen secreting adenoma

异位肾上腺多激素分泌腺癌　ectopic adrenal polyhormone secreting adenocarcinoma

异位肾上腺多激素分泌腺瘤　ectopic adrenal multihormone secreting adenoma

异位无功能肾上腺皮质腺癌　ectopic nonfunctional adrenocortical carcinoma

异位无功能肾上腺皮质腺瘤　ectopic nonfunctional adrenocortical adenoma

异位性激素分泌腺癌　ectopic sex hormone secreting adenocarcinoma

异位性激素分泌腺瘤　ectopic sex hormone secreting adenoma

翼腭窝良性肿瘤　benign tumor of pterygopalatine fossa

阴道鳞状上皮内瘤变（低级别）　vagina squamous intraepithelial neoplasia （low-grade）

阴道鳞状上皮内瘤变（高级别，Ⅱ～Ⅲ级）　vagina squamous intraepithelial neoplasia（high-grade, grade Ⅱ and Ⅲ）

隐匿性甲状腺恶性肿瘤　latent thyroid malignant neoplasm

硬腭癌　carcinoma of hard palate

硬脊膜外恶性肿瘤　spinal epidural malignancy

硬脊膜外继发恶性肿瘤　secondary malignancy of spinal epidural

硬膜外恶性肿瘤　epidural malignancy

硬膜外继发恶性肿瘤　secondary epidural malignancy

硬膜下恶性肿瘤　subdural malignancy

硬膜下继发恶性肿瘤　secondary subdural malignancy

右侧乳腺恶性肿瘤　malignant neoplasm of right breast

原发部位不明恶性肿瘤　malignant tumor of unknown primary site

原发灶不明的淋巴结转移　lymphnode metastasis from an unknown primary site

原发灶不明颈部淋巴结转移癌　cervical lymph node metastasis with unknown primary site

原始神经外胚层肿瘤　primitive neuroectodermal tumor

原位癌　carcinoma in situ

早期结肠癌　early carcinoma of colon

枕骨恶性肿瘤　occipital malignancy

枕骨继发恶性肿瘤　secondary malignant tumor of occipital bone

支气管和肺良性肿瘤　benign neoplasm of bronchus and lung

支气管或肺恶性肿瘤　malignant neoplasm of bronchus or lung

支气管继发癌　secondary malignant neoplasm of bronchus

支气管良恶性未定肿瘤　bronchial borderline tumor　［又称］支气管交界性肿瘤△

直肠恶性肿瘤　rectal malignant tumor

直肠神经内分泌肿瘤　neuroendocrine tumor of rectum

指突状树突状细胞肉瘤　interdigitating dendritic cell sarcoma, IDCS

中脑恶性肿瘤　midbrain malignancy

中枢神经系统恶性肿瘤　central nervous system malignancy

中枢神经系统畸胎瘤　teratoma of central nervous system

中枢神经系统继发恶性肿瘤　secondary malignant tumor of central nervous system

中枢神经系统内胚窦瘤　endodermal sinus tumor of central nervous system

肿瘤性骨软化症合并骨折　neoplastic osteomalacia combined fracture

周围神经继发恶性肿瘤　secondary malignant tumor of peripheral nerve

主支气管恶性肿瘤　malignant neoplasm of main bronchus

转移性肿瘤　metastatic tumor

椎管内恶性肿瘤　intraspinal malignant tumor

椎管内继发恶性肿瘤　secondary intraspinal malignant tumor

椎体转移　vertebral metastasis

椎体转移性肿瘤　vertebral metastatic tumor

滋养细胞肿瘤　trophoblastic tumor

子宫内膜癌　endometrial cancer

子宫内膜恶性肿瘤　endometrial malignant tumor
子宫内膜间质肿瘤　endometrial stromal tumor
子宫内膜肿瘤　endometrial tumor
子宫平滑肌肿瘤　leiomyoma of uterus

子宫梭形细胞肿瘤　spindle cell tumor of the uterus
自主神经恶性肿瘤　autonomic nerve malignant tumor
眦部恶性肿瘤　malignant neoplasm of canthus
左侧乳腺恶性肿瘤　malignant neoplasm of left breast

# 22.2　症状体征名词

癌性腹痛　abdominal cancer pain

重度癌痛　severe cancer pain

# 22.3　手术操作名词

CT 引导下肝病损射频消融术　CT guided radiofrequency ablation of hepatic lesion
CT 引导下胸腺病损射频消融术　CT guided radiofrequency ablation of thymic lesion
X 刀放射治疗　X-knife radiotherapy
癌症高热治疗　hyperthermia treatment
安宁疗护　hospice care　［又称］临终关怀△
鞍区病损切除术　excision of lesion of saddle area
鞍区肿瘤切除术　sellar tumor resection
包皮病损切除术　excision of lesion of prepuce
背部肌肉病损切除术　back muscle lesion resection
贲门部分切除伴食管胃吻合术　partial cardiectomy with esophago-gastrostomy
鼻部分切除术　partial excision of nose
鼻唇病损切除术　nose and lip lesion resection
鼻窦肿瘤切除术　paranasal sinus neoplasm resection
鼻皮肤病损切除术　nose skin lesion resection
鼻腔鼻窦肿瘤切除术　resection of tumor in nasal cavity and paranasal sinus
鼻咽肿瘤切除术　resection of nasopharynx tumor
鼻中隔肿瘤切除术　resection of nasal septal tumor
扁桃体病损切除术　tonsil lesion resection
扁桃体病损射频消融术　tonsil lesion radiofrequency ablation
髌骨病损切除术　excision of lesion of patella
残留卵巢切除术　residual ovary resection
残留输卵管 - 卵巢切除术　residual salpingo-ovary resection
残胃切除术　remnant gastrectomy
残余胆囊切除术　remnant cholecystectomy
残余肾切除术　residual nephrectomy
残余子宫颈切除术　residual cervix resection
苍白球切开术　pallidotomy
苍白球射频毁损术　radiofrequency ablation of globus pallidus
侧脑室病损切除术　excision of lesion of lateral ventricle
查尔斯手术　Charles operation　［又称］淋巴水肿矫正 Charles 手术△
肠淋巴干 - 小静脉吻合术　intestinal lymphatico-venous anastomosis
肠外置段切除术　resection of exteriorized segment of intestine
肠外置术　intestinal exteriorization　［又称］Mikulicz 手术△
肠系膜病损切除术　excision of lesion of mesentery
肠系膜固定术　mesenteriopexy
肠系膜淋巴管瘤 / 囊肿切除术　mesenteric lymphangioma/lymphocyst resection

肠系膜淋巴结根治性切除术　radical excision of mesenteric lymph node
肠系膜淋巴结切除术　excision of mesenteric lymph node
肠系膜修补术　mesentery neoplasty
超声引导下耻骨上膀胱造口导尿管插入术　ultrasound-guided supra-pubic cystostomy catheterization
超声引导下胆管穿刺引流术　ultrasound guided bile duct puncture and drainage
超声引导下肝病损射频消融术　ultrasound-guided radiofrequency ablation of liver lesion
超声引导下经皮穿刺术　ultrasound-guided percutaneous puncture
超声引导下经皮肝穿刺胆管引流术　ultrasound-guided percutaneous transhepatic biliary drainage
超声引导下前列腺穿刺　ultrasound-guided prostate puncture
超声引导下肾病损射频消融术　ultrasound-guided radiofrequency ablation of renal lesion
超声引导下胸腔穿刺术　ultrasound-guided thoracentesis
耻骨病损切除术　excision of lesion of pubis
耻骨后膀胱前列腺切除术　retropubic prevesical prostatectomy
耻骨后前列腺切除术　retropubic prostatectomy
耻骨后探查术　posterior exploration of pubic bone
耻骨上经膀胱前列腺切除术　suprapubic transvesical prostatectomy
耻骨上膀胱造口导尿管插入术　suprapubic cystostomy catheter insertion
唇病损广泛切除术　wide excision of lesion of lip
唇病损激光烧灼术　laser ablation of lip lesion
唇病损切除术　excision of lip lesion
大肠病损破坏术　destruction of lesion of large intestine
大肠病损切除术　excision of lesion of large intestine
大肠多节段切除术　multiple segmental resection of large intestine
大肠扭转复位术　reduction of torsion of large intestine
大肠切开探查术　incision and exploration of large intestine
大肠套叠复位术　reduction of intussusception of large intestine
大肠外置段切除术　resection of exteriorized segment of large intestine
大肠外置术　exteriorization of large intestine
大脑半球切除术　cerebral hemispherectomy
大脑病损切除术　excision of lesion of brain
大脑皮质粘连松解术　cerebral cortical adhesiolysis
大脑清创术　debridement of brain
大网膜包肝术　greater omentum entrapment of liver
大网膜包肾术　omentorenopexy
大网膜病损切除术　great omentum lesion resection

大网膜部分切除术　partial excision of greater omentum

大网膜还纳术　greater omentum reposition

大网膜内移植术　great omentum grafting

大网膜切除术　great omentum excision

大网膜修补术　great omentum neoplasty

大阴唇病损切除术　excision of lesion of labia majora

单侧睾丸部分切除术　partial excision of unilateral testis

单侧睾丸 - 附睾切除术　unilateral orchidoepididymectomy

单侧睾丸切除术　unilateral orchidectomy, UO

单侧颈淋巴结根治性清扫术　radical dissection of unilateral cervical lymph node

单侧卵巢切除术　unilateral ovariectomy, ULO

单侧肾切除术　unilateral nephrectomy

单侧输卵管 - 卵巢切除术　unilateral salpingo-ovariectomy

单侧外阴切除术　unilateral vulvectomy

单纯淋巴结切除术　simple lymphadenectomy

单源光子放射治疗　single source photon radiation therapy

胆道内假体置换术　prosthesis replacement in bile duct

胆道切开探查术　bile duct incision and exploration

胆道吻合修正术　modified biliary anastomosis

胆管假体装置去除术　removal of prosthesis device of bile duct

胆管 - 空肠 Roux-en-Y 吻合术　choledochojejunostomy Roux-en-Y ［又称］胆管空肠吻合术△

胆管十二指肠吻合术　cholangioduodenostomy

胆管探查术　bile duct exploration

胆管胃吻合术　cholangiogastrostomy

胆管引流术　cholangiodrainage

胆管支架置入术　biliary stent implantation

胆囊部分切除术　partial cholecystectomy

胆囊 - 肝管吻合术　gallbladder-hepatic duct anastomosis

胆囊根治性切除术　radical resection of gallbladder

胆囊 - 空肠瘘切除术　excision of gallbladder-jejunum fistula

胆囊空肠吻合术　cholecystojejunostomy

胆囊扩大切除术　extensive cholecystectomy

胆囊瘘修补术　repair of gallbladder fistula

胆囊切除术　cholecystectomy, CC

胆囊 - 十二指肠吻合术　cholecystoduodenostomy

胆囊 - 胃瘘修补术　repair of gallbladder-gastric fistula

胆囊胃吻合术　cholecystogastrostomy

胆总管端端吻合术　choledochocholedochostomy ［又称］胆管吻合术△

胆总管 - 空肠吻合术　choledochojejunostomy

胆总管切开异物取出术　cholangiotomy with removal of foreign body

胆总管切开引流术　choledochotomy and drainage

胆总管 - 十二指肠吻合术　choledochoduodenostomy, CDD

胆总管探查术　common bile duct exploration, CBDE

胆总管 - 胃 - 空肠吻合术　choledochogastrojejunostomy

胆总管胃吻合术　choledochogastrostomy

骶部脓肿切开引流术　incision and drainage of sacral abscess

骶骨病损切除术　excision of lesion of sacrum

骶骨肿瘤切除重建术　resection and reconstruction of sacral tumor

骶骨肿瘤切除术　resection of sacral tumor

骶骨肿瘤术前栓塞　preoperative embolization of sacral tumor

骶髂关节病损切除术　excision of lesion of cacroiliac joint

骶前病损切除术　excision of presacral lesion

骶尾部病损切除术　excision of lesion of sacrococcygeal region

骶椎病损切除术　excision of lesion of sacral vertebrae

第三脑室病损切除术　excision of lesion of third ventricle

第四脑室病损切除术　excision of lesion of fourth ventricle

顶叶病损切除术　excision of parietal lobe lesion

额叶病损切除术　resection of frontal lobe lesion

额叶切除术　resection of frontal lobe

额叶肿瘤切除术　frontal lobe tumor resection

恶性腹腔积液灌注治疗　malignant seroperitoneum perfusion

恶性胸腔积液灌注治疗　malignant pleural effusion perfusion

恶性肿瘤的腹腔灌注治疗　intraperitoneal perfusion therapy for malignant tumor

恶性肿瘤的缓和医疗　palliative care of malignant tumor

恶性肿瘤的腔内灌注治疗　intracavitary infusion of malignant tumor

恶性肿瘤的热疗　thermotherapy of malignant tumor

恶性肿瘤的栓塞治疗　embolotherapy of malignant tumor

恶性肿瘤的心包灌注治疗　pericardium infusion of malignant tumor

恶性肿瘤的胸腔灌注治疗　thoracic cavity infusion of malignant tumor

恶性肿瘤的血管灌注治疗　blood vessel infusion of malignant tumor

恶性肿瘤的血管栓塞治疗　vascular embolotherapy of malignant tumor

恶性肿瘤的氩氦刀治疗　argon-helium surgical therapy of malignant tumor

恶性肿瘤的支持治疗　supportive care of malignant tumor

恶性肿瘤放射治疗　radiotherapy of malignant tumor

恶性肿瘤复发　malignant tumor recurrence

恶性肿瘤激光治疗　laser therapy of malignant tumor

恶性肿瘤介入治疗　interventional therapy of malignant tumor

恶性肿瘤临终关怀　hospice care of malignant tumor

恶性肿瘤免疫治疗　immunotherapy of malignant tumor

恶性肿瘤内分泌治疗　endocrine therapy of malignant tumor

恶性肿瘤射频治疗　radiofrequency of malignant tumor

恶性肿瘤生物治疗　biotherapy of malignant tumor

恶性肿瘤术后放疗　adjuvant radiotherapy of malignant tumor ［又称］恶性肿瘤辅助放疗△

恶性肿瘤术后分子靶向治疗　postoperative molecular targeted therapy of malignant tumor

恶性肿瘤术后化疗　adjuvant chemotherapy of malignant tumor ［又称］恶性肿瘤辅助化疗△

恶性肿瘤术后免疫治疗　postoperative immunotherapy of malignant tumor

恶性肿瘤术前分子靶向治疗　preoperative molecular targeted therapy of malignant tumor

恶性肿瘤术前化疗　neoadjuvant chemotherapy of malignant tumor ［又称］恶性肿瘤新辅助化疗△

恶性肿瘤术前免疫治疗　preoperative immunotherapy of malignant tumor

恶性肿瘤维持性化学治疗　maintenance chemotherapy of malignant tumor

恶性肿瘤中医治疗　traditional Chinese medicine treatment of malignant tumor

腭垂部分切除术　partial staphylectomy

耳郭切除术　excision of auricle

耳郭肿瘤切除术　resection of tumor of auricle

耳后病损切除术　excision of postauricular lesion

耳前病损切除术　excision of preauricular lesion

耳前肿瘤切除术　resection of preauricular tumor

二次肿瘤细胞减灭术　secondary cytoreductive surgery

二期肠外置术　two-stage exteriorization of intestine surgery

放射性粒子植入　radioactive seed implantation

放射治疗　radiotherapy

腓骨病损切除术　excision of fibula lesion

肺病损切除术　excision of lung lesion

肺病损氩氦刀冷冻术　treatment of lung lesion by argon-helium knife cryotherapy

肺节段切除术　segmental excision of lung

肺门淋巴结根治性清除术　radical resection of hilar lymph node

肺门淋巴结清除术　resection of hilar lymph node

肺楔形切除术　wedge resection of lung

肺叶伴邻近肺叶节段切除术　pulmonary lobectomy with adjacent segmental resection

肺叶部分切除术　partial lobectomy

肺叶切除术　pulmonary lobectomy

肺叶切除术伴淋巴结清扫术　pulmonary lobectomy with lymph node dissection

附睾病损切除术　excision of epididymis lesion

附睾切除术　epididymectomy

副脾切除术　excision of accessory spleen
副肾切除术　excision of accessory kidney
腹壁病损切除术　excision of abdominal wall lesion
腹壁补片修补术　patch repair of abdominal wall
腹壁窦道扩创术　abdominal wall sinus debridement
腹壁窦道切开流术　incision and drainage of abdominal wall fistula
腹壁裂伤缝合术　suture of abdominal wall laceration
腹壁淋巴管瘤／囊肿切除术　excision of lymphangioma/cyst of abdominal wall
腹壁脓肿切开引流术　incision and drainage of abdominal abscess
腹壁切开引流术　incision and drainage of abdominal wall
腹壁伤口清创术　abdominal wall wound debridement
腹壁血肿清创术　debridement of abdominal wall hematoma
腹壁异物取出术　removal of foreign body from abdominal wall
腹壁造口术　abdominal wall stomy
腹部血肿去除术　removal of abdominal hematoma
腹股沟病损切除术　groin lesion resection
腹股沟淋巴结根治性清除术　radical excision of inguinal lymph node
腹股沟淋巴结清除术　excision of inguinal lymph node
腹股沟脓肿切开引流术　incision and drainage of groin abscess
腹股沟探查术　inguinal exploration operation
腹 - 会阴拖出术　abdominal-perineal pull through operation
腹 - 会阴 - 直肠联合切除术　abdominoperineal resection ［又称］Miles 手术△
腹膜病损切除术　peritoneum lesion resection
腹膜缝合术　peritoneal suture
腹膜后病损切除术　excision of retroperitoneal lesion
腹膜后淋巴管横断结扎术　ligation of retroperitoneal lymph vessel
腹膜后淋巴管瘤／囊肿切除术　retroperitoneal lymphangioma/lymphocyst resection
腹膜后淋巴结根治性清除术　radical resection of retroperitoneal lymph node
腹膜后脓肿切开引流术　incision and drainage of retroperitoneal abscess
腹膜后清扫术　retroperitoneal dissection
腹膜后肿瘤切除术　retroperitoneal tumor resection
腹膜切开术　peritoneotomy
腹膜外病损切除术　excision of extraperitoneal lesion
腹膜外脓肿切开引流术　extraperitoneal abscess incision and drainage
腹膜外血肿清除术　evacuation of extraperitoneal hematoma
腹膜下血肿切除术　excision of subperitoneal hematoma
腹膜血肿清除术　evacuation of peritoneal hematoma
腹膜组织修补术　repair of peritoneal tissue
腹腔病损氩氦刀靶向冷冻治疗术　argon-helium targeted abdominal lesion cryoablation therapy
腹腔 - 颈静脉分流术　peritoneojugular shunt
腹腔 - 静脉分流术　peritoneovenous shunt
腹腔 - 静脉转流泵管置入术　abdominal venous bypass tube implantation
腹腔镜辅助经阴道筋膜内子宫切除术　laparoscopic-assisted transvaginal intrafascial hysterectomy
腹腔镜辅助经阴道始基子宫切除术　laparoscopic-assisted transvaginal rudimentary uterine lesion resection
腹腔镜辅助经阴道子宫病损切除术　laparoscopic-assisted transvaginal uterine lesion resection
腹腔镜辅助经阴道子宫次全切除术　laparoscopic-assisted transvaginal subtotal hysterectomy
腹腔镜辅助经阴道子宫根治性切除术　laparoscopic-assisted transvaginal radical hysterectomy
腹腔镜辅助经阴道子宫扩大切除术　laparoscopic-assisted transvaginal extended hysterectomy
腹腔镜辅助经阴道子宫全切术　laparoscopic-assisted transvaginal total hysterectomy ［又称］LAVH 手术△
腹腔镜辅助子宫颈上子宫切除术　laparoscopic-assisted supracervical hysterectomy ［又称］LASH 手术△
腹腔镜下残角子宫切除术　laparoscopic residual angular hysterectomy
腹腔镜下残留卵巢切除术　laparoscopic residual ovariectomy

腹腔镜下残留输卵管卵巢切除术　laparoscopic residual salpingo-ovariectomy
腹腔镜下肠系膜病损切除术　laparoscopic excision of mesentery lesion
腹腔镜下单侧卵巢切除术　laparoscopic unilateral ovariectomy
腹腔镜下单侧肾切除术　laparoscopic unilateral nephrectomy
腹腔镜下单侧输卵管 - 卵巢切除术　laparoscopic unilateral salpingo-ovariectomy
腹腔镜下胆道探查术　laparoscopic bile duct exploration
腹腔镜下胆道造影术　laparoscopic bile duct radiography
腹腔镜下胆囊部分切除术　laparoscopic partial cholecystectomy
腹腔镜下胆囊切除术　laparoscopic cholecystectomy
腹腔镜下腹壁病损切除术　laparoscopic abdominal wall lesion resection
腹腔镜下腹膜病损切除术　laparoscopic peritoneal lesion resection
腹腔镜下腹膜后病损切除术　laparoscopic retroperitoneal lesion resection
腹腔镜下腹膜后肿瘤切除术　laparoscopic retroperitoneal tumor resection
腹腔镜下腹腔病损切除术　laparoscopic celiac lesion resection
腹腔镜下腹腔积血清除术　laparoscopic removal of hemoperitoneum
腹腔镜下肝病损切除术　laparoscopic liver lesion excision
腹腔镜下肝病损射频消融术　laparoscopic radiofrequency ablation of hepatic lesion
腹腔镜下肝部分切除术　laparoscopic partial hepatectomy
腹腔镜下肝门肠吻合术　laparoscopic portoenterostomy, LapPE
腹腔镜下肝门空肠吻合术　laparoscopic hepatic portal-jejunum anastomosis
腹腔镜下宫颈上子宫切除术　laparoscopic supracervical hysterectomy ［又称］LSH 手术△
腹腔镜下结肠病损切除术　laparoscopic excision of colon lesion
腹腔镜下结肠部分切除术　laparoscopic partial resection of colon
腹腔镜下结肠造口术　laparoscopic colostomy
腹腔镜下筋膜外子宫切除术　laparoscopic extrafascial hysterectomy
腹腔镜下经腹会阴直肠切除术　laparoscopic combined resection of lower abdomen and perineal rectum
腹腔镜下经腹直肠乙状结肠切除术　laparoscopic transabdominal proctosigmoidectomy
腹腔镜下巨结肠根治术　laparoscopic radical megacolon operation
腹腔镜下空肠造口术　laparoscopic jejunostomy
腹腔镜下卵巢病损切除术　laparoscopic excision of ovary lesion
腹腔镜下卵巢部分切除术　laparoscopic partial excision of ovary
腹腔镜下卵巢肿瘤剥离术　laparoscopic ovarian tumor excision
腹腔镜下卵巢肿瘤切除术　laparoscopic resection of ovarian tumor
腹腔镜下盲肠部分切除术　laparoscopic partial excision of caecum
腹腔镜下尿道瘘修补术　laparoscopic urethral fistula repair
腹腔镜下膀胱部分切除术　laparoscopic partial resection of bladder
腹腔镜下膀胱根治性切除术　laparoscopic radical resection of bladder
腹腔镜下膀胱全部切除术　laparoscopic resection of whole bladder
腹腔镜下盆腔病损切除术　laparoscopic resection of pelvic lesion
腹腔镜下盆腔淋巴结根治性切除术　laparoscopic radical resection of pelvic lymph node
腹腔镜下盆腔内膜病损电凝术　laparoscopic pelvic endometrial lesion electrocoagulation
腹腔镜下脾切除术　laparoscopic splenectomy
腹腔镜下前列腺病损切除术　laparoscopic excision of prostate lesion
腹腔镜下前列腺根治性切除术　laparoscopic radical prostatectomy
腹腔镜下前列腺切除术　laparoscopic resection of prostate
腹腔镜下肾病损切除术　laparoscopic resection of renal lesion
腹腔镜下肾部分切除术　laparoscopic partial nephrectomy
腹腔镜下肾根治性切除术　laparoscopic radical nephrectomy
腹腔镜下肾 - 输尿管切除术　laparoscopic resection of kidney and ureter
腹腔镜下输尿管 - 膀胱吻合术　laparoscopic ureteroneocystostomy
腹腔镜下输尿管狭窄松解术　laparoscopic lysis of ureteral stricture
腹腔镜下双侧卵巢切除术　laparoscopic bilateral ovariectomy
腹腔镜下双侧肾切除术　laparoscopic bilateral nephrectomy
腹腔镜下双侧输卵管 - 卵巢切除术　laparoscopic bilateral salpingo-ovariectomy

腹腔镜下网膜病损切除术 laparoscopic excision of omentum lesion

腹腔镜下网膜部分切除术 laparoscopic partial resection of the lower part of omentum

腹腔镜下胃部分切除术 laparoscopic partial resection of stomach

腹腔镜下胃大部切除伴胃空肠吻合术 laparoscopic subtotal gastrectomy with gastric jejunum anastomosis ［又称］Billroth 手术△

腹腔镜下胃空肠吻合术 laparoscopic gastrojejunostomy

腹腔镜下胃切除术 laparoscopic gastrectomy

腹腔镜下小肠病损切除术 laparoscopic small intestinal lesion resection

腹腔镜下胰体尾部切除术 laparoscopic distal pancreatectomy

腹腔镜下胰腺病损切除术 laparoscopic resection of pancreatic lesion

腹腔镜下胰腺部分切除术 laparoscopic partial resection of pancreas

腹腔镜下乙状结肠病损切除术 laparoscopic resection of sigmoid lesion

腹腔镜下乙状结肠部分切除术 laparoscopic partial excision of sigmoid colon

腹腔镜下乙状结肠根治性切除术 laparoscopic radical resection of sigmoid colon

腹腔镜下乙状结肠永久性造口术 laparoscopic permanent sigmoid colon stoma

腹腔镜下右半结肠切除术 laparoscopic right hemicolectomy

腹腔镜下直肠部分切除术 laparoscopic partial resection of rectum

腹腔镜下直肠根治术 laparoscopic radical resection of rectum

腹腔镜下直肠黏膜下切除术 laparoscopic rectal submucosal resection

腹腔镜下直肠前切除术 laparoscopic anterior resection of rectum

腹腔镜下直肠全系膜切除术 laparoscopic rectum and total mesorectal excision

腹腔镜下直肠 - 乙状结肠部分切除术 laparoscopic partial resection of rectum and sigmoid colon

腹腔镜下直肠子宫陷凹病损切除术 laparoscopic pouch of Douglas lesion resection

腹腔镜下子宫病损切除术 laparoscopic uterine lesion resection

腹腔镜下子宫改良根治性切除术 laparoscopic modified radical hysterectomy

腹腔镜下子宫颈病损切除术 laparoscopic excision of cervix lesion

腹腔镜下子宫扩大切除术 laparoscopic enlarged hysterectomy ［又称］腹腔镜下子宫根治性切除术△

腹腔镜下子宫全切除术 laparoscopic total hysterectomy

腹腔镜下子宫全切术 laparoscopic complete hysterectomy

腹腔镜下子宫楔形切除术 laparoscopic uterine wedge resection

腹腔镜下左半结肠根治性切除术 laparoscopic radical resection of left colon

腹腔镜下左半结肠切除术 laparoscopic left hemicolectomy

腹腔镜中转开腹胆囊切除术 laparoscopic shift to open cholecystectomy

腹腔镜中转剖腹探查术 laparoscope shift to exploratory laparotomy

腹腔淋巴结根治性切除术 radical resection of abdominal lymph node

腹腔淋巴结切除术 abdominal lymph node resection

腹腔内出血止血术 hemostasis of intraperitoneal hemorrhage

腹腔脓肿切开引流术 incision and drainage of abdominal abscess

腹腔血肿清除术 abdominal cavity hematoma evacuation

改良食管肌层切开术 modified incision of esophageal muscle

肝Ⅱ段切除术 liver segment Ⅱ resection

肝Ⅲ段切除术 liver segment Ⅲ resection

肝Ⅳ段切除术 liver segment Ⅳ resection

肝Ⅴ段切除术 liver segment Ⅴ resection

肝Ⅵ段切除术 liver segment Ⅵ resection

肝Ⅶ段切除术 liver segment Ⅶ resection

肝Ⅷ段切除术 liver segment Ⅷ resection

肝癌肝移植 liver transplantation for hepatocellular carcinoma

肝病损冷冻消融治疗术 liver lesion cryoablation

肝病损破坏术 destruction of liver lesion

肝病损切除术 liver lesion resection

肝病损射频消融术 liver disease radiofrequency ablation

肝部分切除术 partial hepatectomy

肝胆管 - 空肠吻合术 cholangiojejunostomy

肝管 - 空肠吻合术 hepatic duct and jejunum anastomosis

肝管切开引流术 incision and drainage of hepatic duct

肝管 - 十二指肠吻合术 hepatic duct and duodenum anastomosis

肝管 - 胃吻合术 hepatic duct and stomach anastomosis

肝管支架置入术 hepatic duct stent implantation

肝门 - 空肠吻合术 portojejunostomy

肝内胆管空肠吻合术 intrahepatic cholangiojejunostomy

肝内胆管引流术 intrahepatic biliary drainage

肝楔形切除术 wedge resection of liver

肝叶部分切除术 partial resection of liver lobe

肝叶切除术 hepalobectomy

肝肿瘤活检术 liver tumor biopsy

肝肿瘤酒精注射 liver tumor alcohol injection

肝肿瘤微波消融术 microwave ablation of liver tumor

肝总管 - 空肠吻合术 common hepatic duct and jejunum anastomosis

睾丸病损切除术 excision of testis lesion

睾丸附件切除术 excision of appendix of testis

睾丸切开探查术 incision and exploration of testis

睾丸肿瘤切除术 testicular tumor resection

膈下脓肿切开引流术 subphrenic abscess incision and drainage

根治性胃切除术 radical gastrectomy

根治性胰十二指肠切除术 radical resection of pancreas and duodenum，Whipple operation ［又称］Whipple 手术△

跟骨病损切除术 calcaneus lesion resection

跟腱病损切除术 Achilles tendon lesion resection

供者骨髓采集术 donor bone marrow collection

宫腔镜下子宫病损切除术 hysteroscopic uterine lesion resection

宫腔镜下子宫颈病损切除术 hysteroscopic cervical lesion resection

宫腔镜下子宫颈切除术 hysteroscopic cervical resection

宫腔镜下子宫颈椎形切除术 hysteroscopic endocervicectomy

孤立肾切除术 solitary kidney excision

股骨病损切除术 excision of femur lesion

骨盆肿瘤切除术 pelvic tumor resection

骨肿瘤穿刺活检术 puncture biopsy of bone tumor

骨肿瘤切除重建术 resection and reconstruction of bone tumor

骨肿瘤切除术 bone tumor resection

骨肿瘤切开活检术 open biopsy of bone tumor

关节肿瘤切除术 excision of articular tumor

腘窝囊肿切除术 popliteal cyst resection

海绵窦病损切除术 excision of cavernous sinus lesion

颌骨肿瘤切除术 resection of jaw tumor

颌下淋巴结根治性切除术 submandibular lymph node radical resection

颌下淋巴结切除术 submandibular lymph node resection

颌下区病损切除术 excision of submandibular area lesion

颌下腺病损切除术 excision of submandibular gland lesion

颌下腺部分切除术 partial resection of submandibular gland

颌下腺切除术 excision of submandibular gland

横结肠病损切除术 excision of transverse colon lesion

横结肠部分切除术 partial resection of transverse colon

横结肠 - 降结肠吻合术 transverse-descending colonic anastomosis

横结肠切除术 transverse colon resection

横结肠 - 乙状结肠吻合术 colosigmoidostomy

横结肠 - 直肠吻合术 transverse colon-rectum anastomosis

喉部肿瘤切除术 resection of laryngeal tumor

喉镜下舌病损激光烧灼术 laryngoscopic laser ablation of tongue lesion

喉裂开肿瘤切除术 resection of laryngeal cleft tumor

喉肿瘤切除术 laryngeal tumor resection

滑囊病损切除术 excision of bursa lesion

化学治疗 chemotherapy

踝骨病损切除术 excision of ankle lesion

踝关节病损切除术 excision of ankle joint lesion

踝关节镜下病损切除术　ankle arthroscopic lesion resection

缓和医疗　palliative care　［又称］姑息治疗△

回肠部分切除术　partial ileectomy

回肠肛门吻合术　anastomosis of ileum-anus

回肠横结肠吻合术　anastomosis of ileum-transverse colon

回肠结肠切除术　excision of ileum-colon

回肠结肠吻合术　anastomosis of ileum-colon

回肠空肠吻合术　anastomosis of ileum-jejunum

回肠切除术　resection of ileum

回肠升结肠吻合术　anastomosis of ileum-ascending colon

回肠外置术　ileal exteriorization

回肠乙状结肠吻合术　anastomosis of ileum-sigmoid colon

回肠直肠吻合术　anastomosis of ileum-rectum

会阴病损切除术　excision of perineum lesion

会阴 - 直肠拖出术　perineal-rectal pull-through operation，Altemeier surgery　［又称］Altemeier 手术△

肌腱病损切除术　excision of tendon lesion

肌腱切除术　excision of tendon

肌肉病损切除术　excision of muscle lesion

激光光动力治疗　photodynamic therapy

脊髓病损栓塞术　embolization of spinal cord lesion

脊髓电刺激电极置入术　spinal cord electrical stimulation electrode placement

脊髓膜分流修正术　spinal membrane shunt revision

脊髓内神经根切断术　spinal nerve root amputation

脊髓前外侧束切断术　anterior lateral spinal cord transection

脊髓神经束切断术　spinal cord transection

脊髓 - 硬膜分流术　spinal-epidural shunt

脊髓造瘘术　spinal cord fistula

脊髓肿瘤切除术　spinal cord tumor resection

脊髓 - 蛛网膜下腔分流术　spinal-subarachnoid shunt

脊髓蛛网膜下腔 - 腹腔分流术　spinal subarachnoid-peritoneal shunt

脊髓蛛网膜下腔 - 输尿管分流术　spinal-subarachnoid ureteral shunt

脊柱肿瘤切除术　spinal tumor resection

脊椎骨折复位术　reduction of vertebral fracture

脊椎骨折修补术　vertebral fracture repair

颊部病损切除术　buccal lesion resection

颊内部病损切除术　excision of lesion of internal cheek

甲状旁腺肿瘤切除术　parathyroid tumor resection

肩关节病损切除术　excision of lesion of shoulder joint

肩关节镜下病损切除术　shoulder arthroscopic lesion excision

肩胛骨病损切除术　scapula lesion resection

肩肿瘤切除术　shoulder tumor resection

腱膜切除术　aponeurectomy

腱鞘切除术　tenosynovectomy

降结肠病损切除术　excision of lesion of descending colon

降结肠部分切除术　partial excision of descending colon

降结肠 - 肛门吻合术　descending colon-anal anastomosis

降结肠 - 乙状结肠吻合术　descending colon-sigmoid colon anastomosis

降结肠 - 直肠吻合术　descending colon-rectum anastomosis

结肠病损高频电凝术　high frequency electrocoagulation of colon lesion

结肠病损激光烧灼术　laser ablation of colon lesion

结肠病损切除术　excision of colon lesion

结肠部分切除术　partial resection of colon

结肠动脉栓塞术　colic artery embolization

结肠镜下结肠病损电凝术　colonoscopic electrocoagulation of colon lesion

结肠镜下结肠支架置入术　colonoscopic colon stent implantation

结肠镜下乙状结肠切除术　colonoscopic excision of sigmoid colon

结肠全部切除术　total resection of colon

结肠 - 阴道瘘修补术　repair of colon-vaginal fistula

结肠造口延迟切开术　delayed incision after colostomy

筋膜病损切除术　excision of fascia lesion

筋膜外子宫全切除术　extrafascial hysterectomy

近期剖腹术后腹腔止血术　abdominal hemostasis in short-term laparotomy

茎突截除术　styloidectomy

经 T 管胆道支架置入术　biliary stent implantation via T tube

经胆道镜胆管扩张术　choledochoscopic biliary dilatation

经导管动脉化疗栓塞［术］　transcatheter arterial chemoembolization，TACE

经骶尾直肠切除术　rectal resection via sacrococcygeal

经骶直肠 - 乙状结肠切除　transsacral excision of rectum and sigmoid colon

经蝶窦脑病损切除术　transsphenoidal resection of brain lesion

经顶脑病损切除术　transparietal resection of brain lesion

经额脑病损切除术　transfrontal resection of brain lesion

经腹盆腔穿刺引流术　transabdominal pelvic cavity aspiration and drainage

经肛门直肠病损根治术　transanal rectal lesion resection

经肛门直肠黏膜环切术　transanal circumcision of rectal mucosa

经肛直肠肿瘤切除术　transanal rectum tumor resection

经会阴前列腺冷冻消融术　transperineal cryosurgical ablation of prostate

经会阴前列腺切除术　transperineal prostatectomy

经尿道前列腺激光汽化术　transurethral laser vaporization of prostate

经尿道前列腺激光切除术　transurethral laser resection of prostate　［又称］TULIP 手术△

经尿道前列腺汽化电切术　transurethral electrovaporization of prostate，TEVAP　［又称］TEVAP 手术△

经尿道前列腺切除术　transurethral resection of prostate，TURP　［又称］TURP 手术△

经尿道肾病损激光烧灼术　transurethral laser cauterization of renal lesion

经颞脑病损切除术　trans temporal lobe excision of brain lesion

经皮耻骨上膀胱造口导尿管插入术　percutaneous suprapubic cystostomy catheter insertion operation

经皮胆道镜下取石术　percutaneous endoscopic biliary lithotripsy

经皮胆道扩张术　percutaneous biliary dilatation

经皮胆管球囊扩张术　percutaneous balloon dilatation of bile duct

经皮胆管引流术　percutaneous biliary drainage operation

经皮胆管支架置入术　percutaneous biliary stent implantation

经皮胆总管支架去除术　percutaneous removal of bile duct stent

经皮肺病损射频消融术　percutaneous radiofrequency ablation of pulmonary lesion

经皮腹膜后穿刺引流术　percutaneous retroperitoneal puncture and drainage

经皮腹腔穿刺引流术　percutaneous peritoneal puncture and drainage

经皮肝穿刺胆道支架置入术　percutaneous transhepatic biliary stent implantation

经皮肝穿刺胆管引流术　percutaneous transhepatic biliary drainage

经皮肝穿刺肝胆管引流术　percutaneous transhepatic cholangial drainage

经皮肝胆管支架置入术　percutaneous hepatobiliary duct stenting

经皮脊髓切断术　percutaneous cordotomy

经皮脾病损射频消融术　percutaneous radiofrequency ablation of spleen lesion

经翼点脑病损切除术　excision of lesion of brain via pterion

经阴道单侧输卵管卵巢切除术　transvaginal unilateral salpingo-ovariectomy

经阴道卵巢病损切除术　transvaginal ovarian lesion resection

经阴道双侧输卵管卵巢切除术　transvaginal bilateral salpingo-ovariectomy

经阴道子宫病损切除术　transvaginal uterine lesion resection

经阴道子宫次全切除术　transvaginal subtotal hysterectomy

经阴道子宫根治性切除术　transvaginal radical hysterectomy

经阴道子宫切除术　transvaginal hysterectomy

经枕脑病损切除术　excision of lesion of brain via occipital bone

精索病损切除术　spermatic cord lesion resection

颈部食管造口术　cervical esophagostomy

颈静脉孔病损切除术　jugular foramen lesion resection

颈深部淋巴结清扫术　dissection of deep cervical lymph node

颈椎病损切除术　cervical lesion resection

颈椎后路单开门椎管减压术　single door posterior cervical spinal canal decompression

颈椎后路双开门椎管减压术　double door posterior cervical spinal canal decompression

颈椎前路椎管减压术　anterior cervical spinal canal decompression

颈椎肿瘤切除术　cervical spine tumor resection

胫骨病损切除术　excision of tibia lesion

胫骨肿瘤切除术　tibial tumor resection

距骨病损切除术　talus lesion resection

开颅蛛网膜剥离术　craniotomy for arachnoid dissection

开胸探查术　open chest exploration

开胸心脏按摩术　heart massage via open chest

颏下病损切除术　submental lesion resection

空肠病损切除术　jejunum lesion resection

空肠部分切除术　partial jejunectomy

空肠 - 横结肠吻合术　jejunum-transverse colon anastomosis

空肠切除术　jejunectomy

空肠 - 乙状结肠吻合术　jejunum-sigmoid anastomosis

空肠造口术　jejunostomy

口底病损切除术　mouth floor lesion resection

髋关节病损切除术　hip joint lesion resection

髋关节镜下病损切除术　resection of hip arthroscopic lesion

拉德手术　Ladd surgery　［又称］Ladd 手术△

肋骨病损切除术　rib lesion resection

冷冻治疗　cryotherapy

立体定向脊髓切断术　stereotactic spinal cord transection

立体定向脑病损切除术　stereotactic resection of brain lesion

淋巴干 - 小静脉吻合术　lymphatic trunk-small vein anastomosis

淋巴管 - 静脉吻合术　lymphatic vessel-venous anastomosis

淋巴管瘤切除术　excision of lymphangioma

淋巴管瘤注射术　injection of lymphatic tumor

淋巴管瘘结扎术　ligation of lymphatic fistula

淋巴管瘘切除术　lymphatic fistula resection

淋巴管瘘粘连术　lymphatic fistula adhesion

淋巴管探查术　exploration of lymphatic vessel

淋巴结区域性扩大清扫术　expanded regional lymph node resection

淋巴结区域性清扫术　regional excision of lymph node

淋巴水肿矫正 Homans-Macey 手术　lymphedema correction Homans-Macey operation, Homan operation　［又称］Homan 手术△

淋巴水肿矫正 Thompson 手术　lymphedema correction Thompson operation, Thompson operation　［又称］Thompson 手术△

颅底病损切除术　excision of lesion of skull base

颅底肿瘤切除术　skull base tumor resection

颅骨病损切除术　excision of cranium lesion

颅骨部分切除术　partial resection of skull

颅骨清创术　skull debridement

颅骨死骨切除术　excision of dead bone of skull

颅后窝肿瘤切除术　posterior cranial fossa tumor resection

颅内镜下第三脑室造瘘术　intracranial scopic fistulation of the third ventriculostomy

颅内肉芽肿切除术　excision of intracranial granuloma

颅内神经刺激器置入术　intracranial nerve stimulator implantation

颅内肿瘤切除术　intracranial tumor resection

颅中窝底病损切除术　excision of lesion of base of middle cranial fossa

卵巢病损切除术　excision of lesion of ovary

卵巢部分切除术　partial excision of ovary

卵巢肿瘤剥除术　ovarian tumor excision

卵巢肿瘤切除术　resection of ovarian tumor

马尾神经切断术　cauda equina nerve transection

盲肠病损切除术　excision of lesion of cecum

盲肠外置术　exteriorization of cecum

盲肠 - 乙状结肠吻合术　cecal-sigmoid anastomosis

面部病损切除术　facial lesion resection

脑干病损切除术　excision of lesion of brain stem

脑干肿瘤切除术　brain stem tumor resection

脑膜病损切除术　meningeal lesion resection

脑室 - 鼻咽分流术　ventriculo-nasopharyngeal shunt

脑室 - 胆囊分流术　ventriculo-gallbladder shunt

脑室导管术　ventricular catheterization

脑室分流管去除术　ventricular shunt catheter removal

脑室分流管修正术　ventricular shunt catheter revision

脑室分流管置换术　ventricular shunt catheter replacement

脑室 - 腹膜分流管脑室端修正术　ventricular end revision of ventriculo-peritoneal shunt

脑室 - 腹腔分流术　ventricle-peritoneal shunt

脑室 - 腹腔分流修正术　ventricle-peritoneal shunt revision

脑室 - 骨髓分流术　ventricle-bone marrow shunt

脑室 - 颈外静脉分流术　ventricle-external jugular vein shunt

脑室 - 静脉窦分流术　ventricle-sinus shunt

脑室 - 脑池分流术　lateral ventricle-cisterna magna shunt

脑室内病损切除术　intraventricular lesion resection

脑室 - 腔静脉分流术　ventricle-caval shunt

脑室 - 乳突分流术　ventricle-mastoid shunt

脑室 - 输尿管分流术　ventricle-ureteral shunt

脑室 - 小脑延髓池分流术　ventricle-cisternal shunt, Torkildsen operation　［又称］Torkildsen 手术△

脑室 - 心房分流术　ventricle-atrial shunt

脑室 - 胸腔分流术　ventricle-pleural shunt

脑室 - 蛛网膜下腔分流术　ventricle-subarachnoid shunt

脑斜坡病损切除术　resection of brain slope lesion

内镜下奥迪括约肌切开术　endoscopic resection of Oddi sphincter

内镜下鼻胆管引流术　endoscopic nasobiliary drainage

内镜下胆道内支架成形术　endoscopic biliary stent angioplasty

内镜下胆道异物去除术　endoscopic removal of biliary foreign body

内镜下胆管支架置入术　endoscopic biliary stent implantation

内镜下十二指肠乳头肌切开取石术　endoscopic duodenal sphincterotomy and lithotomy

内镜下十二指肠乳头肌切开术　endoscopic duodenal papillotomy

内镜下胃 - 空肠吻合术　endoscopic gastrojejunostomy

内镜下胰管支架置入术　endoscopic pancreatic duct stent implantation

内镜下胰管置管引流术　endoscopic catheter drainage of pancreatic duct

内乳淋巴结清扫术　internal mammary lymph node dissection

尿道瘘修补术　repair of urethral fistula

尿道 - 阴道瘘修补术　repair of urethrovaginal fistula

尿道 - 直肠瘘修补术　repair of urethrorectal fistula

颞叶切除术　temporal lobectomy

颞叶肿瘤切除术　temporal lobe tumor resection

女性盆腔廓清术　female pelvic exenteration

女性去势术　female castration

膀胱病损激光切除术　laser excision of bladder lesion

膀胱病损切除术　excision of bladder lesion

膀胱部分切除术　partial cystectomy

膀胱根治性切除术　radical cystectomy

膀胱 - 回肠瘘修补术　repair of bladder and ileum fistula

膀胱 - 结肠吻合术　anastomosis of bladder and colon

膀胱颈切除术　bladder neck resection

膀胱瘘闭合术　closure of bladder fistula

膀胱憩室切除术　excision of bladder diverticulum

膀胱切除伴尿道切除术　bladder resection with urethral resection

膀胱切开探查术　incision and exploration of bladder

膀胱全部切除术　total resection of bladder

膀胱三角区切除术　excision of bladder triangle

膀胱袖状切除术　bladder cuff resection

膀胱 - 乙状结肠瘘修补术　repair of bladder and sigmoid fistula

膀胱 - 阴道瘘修补术　vesicovagina fistula repair

膀胱造口闭合术　closure of cystostomy
膀胱造口术　cystostomy
膀胱肿瘤电切术　electroresection of bladder tumor
膀胱肿瘤切除术　bladder tumor resection
膀胱周围组织探查术　exploration of peripheral tissue of bladder
膀胱 - 子宫瘘修补术　vesicouterine fistula repair
盆底重建术　pelvic floor reconstruction
盆骨病损切除术　excision of lesion of pelvis
盆腔壁病损切除术　excision of pelvic wall lesion
盆腔病损冷冻治疗术　cryotherapy for pelvic lesion
盆腔病损切除术　pelvic lesion resection
盆腔腹膜切除术　pelvic peritonectomy
盆腔淋巴结根治性清扫术　radical resection of pelvic lymph node
皮肤病损根治性切除术　radical excision of skin lesion
皮肤病损切除术　excision of skin lesion
皮肤和皮下坏死组织切除清创术　skin and subcutaneous necrotic tissue debridement
皮肤和皮下组织切开引流术　skin and subcutaneous tissue incision and drainage
皮肤和皮下组织异物切开取出术　incision and removal of foreign body in skin and subcutaneous tissue
皮肤及皮下组织清创术　skin and subcutaneous tissue debridement
皮下淋巴抽吸术　subcutaneous lymph aspiration
皮下组织病损切除术　excision of subcutaneous tissue lesion
脾病损切除术　splenic lesion resection
脾部分切除术　partial splenectomy
脾穿刺　splenic puncture
脾动脉结扎术　splenic artery ligation
脾动脉栓塞术　splenic artery embolization
脾动脉支架置入术　splenic artery stent placement
脾切除术　splenectomy
脾切开探查术　incision and exploration of spleen
脾修补术　repair of spleen
脾移植术　spleen transplantation
胼胝体病损切除术　excision of corpus callosum lesion
剖腹探查术　exploratory laparotomy
脐病损切除术　excision of lesion of umbilical cord
脐部脓肿切开引流术　incision and drainage of umbilical abscess
脐切除术　excision of umbilicus
髂骨病损切除术　excision of iliac bone lesion
髂淋巴干结扎术　ligation of iliac lymph trunk
髂淋巴干 - 小静脉吻合术　iliac lymph trunk-venule anastomosis
髂淋巴结根治性清扫术　radical excision of iliac lymph node
髂窝病损切除术　excision of iliac fossa lesion
髂窝积液清除术　removal of effusion of iliac fossa
髂窝脓肿切开引流术　incision and drainage of abscess of iliac fossa
髂窝血肿切开引流术　incision and drainage of hematoma of iliac fossa
前列腺病损切除术　prostate lesion resection
前列腺部分切除术　partial prostatectomy
前列腺根治切除术　radical prostatectomy
前列腺切除术　prostatectomy
前庭大腺病损切除术　greater vestibular gland lesion resection
前庭大腺切除术　resection of Bartholin's gland
腔静脉结扎术　ligation of vena cava
腔静脉折叠术　vena cava fundoplication
腔镜下区域性腋窝淋巴结切除术　endoscopic regional axillary lymph node resection
腔镜下胃 - 十二指肠吻合术　laparoscopic gastroduodenostomy
腔镜下腋窝淋巴结根治性切除术　endoscopic radical axillary lymph node resection
丘脑化学破坏术　chemothalamectomy
丘脑切开术　incision of thalamus
丘脑射频毁损术　radiofrequency ablation of thalamus
丘脑肿瘤切除术　thalamic tumor resection

躯干肌肉病损切除术　truncal muscle lesion resection
全肺切除术　total pneumonectomy
全肺切除术伴纵隔清扫术　total pneumonectomy with mediastinal dissection
全肝切除术　total hepatectomy
全食管切除术　total esophagectomy
全胃切除伴食管 - 空肠吻合术　total gastrectomy with esophagojejunostomy
全胃切除伴食管 - 十二指肠吻合术　total gastrectomy with esophago-duodenostomy
全胃切除术伴空肠间置术　total gastrectomy with jejunum interposition
全子宫切除术　total hysterectomy
桡骨病损切除术　excision of radius lesion
人工食管建造术　construction of artificial esophagus
腮腺病损切除术　excision of parotid gland lesion
腮腺部分切除术　partial parotidectomy
腮腺浅叶切除术　superficial parotidectomy
腮腺切除术　Parotid gland resection
腮腺深叶切除术　excision of deep lobe of parotid gland
腮腺肿瘤切除术　parotid tumor resection
三角骨病损切除术　triangular bone lesion resection
伤口止血术　wound hemostasis
上腔静脉滤器置入术　superior vena cava filter implantation
上肢肌肉病损切除术　upper extremity muscle lesion resection
舌病损切除术　excision of tongue lesion
舌部分切除术　partial glossectomy
舌根治性切除术　radical excision of tongue
舌骨上颈淋巴结清扫术　suprahyoid neck lymph node dissection
舌全切除术　total glossectomy
舌下腺病损切除术　sublingual gland lesion resection
舌下腺部分切除术　partial sublingual gland resection
舌下腺切除术　excision of sublingual gland
肾病损切除术　excision of renal lesion
肾部分切除术　partial nephrectomy
肾根治性切除术　radical nephrectomy
肾 - 膀胱吻合术　renal-bladder anastomosis
肾上腺肿瘤切除术　adrenal tumor resection
肾 - 输尿管切除术　excision of kidney and ureter
肾楔形切除术　renal wedge resection
肾盂部分切除术　partial excision of renal pelvis
肾盂切除术　excision of renal pelvis
肾盏切除术　calycectomy
肾周病损切除术　perirenal lesion resection
肾周区域探查术　exploration of perirenal area
升结肠病损切除术　excision of lesion of ascending colon
升结肠 - 横结肠吻合术　ascending-transverse colonic anastomosis
升结肠 - 降结肠吻合术　ascending-descending colonic anastomosis
升结肠切除术　ascending colon resection
升结肠 - 乙状结肠吻合术　ascending-sigmoid colonic anastomosis
生物大网膜移植术　biological omentum majus transplantation
十二指肠病损破坏术　destruction of lesion of duodenum
十二指肠病损切除术　excision of lesion of duodenum
十二指肠部分切除术　partial duodenectomy
十二指肠 - 空肠吻合术　duodenojejunostomy
十二指肠切除术　resection of duodenum
十二指肠外置术　duodenum exteriorization
十二指肠造口术　duodenal stoma operation
食管贲门肌层切开术　esophagocardiomyotomy
食管病损切除术　esophagus lesion resection
食管病损氩气刀治疗术　argon knife resection of esophageal lesion
食管部分切除术　partial resection of esophagus
食管肌层切开术　esophageal myotomy，Heller surgery　［又称］Heller 手术△
食管 - 空肠弓上吻合术　esophagojejunostomy above aorta arch
食管裂伤缝合术　esophageal laceration suture

食管瘘修补术　esophageal fistula neoplasty
食管憩室外置术　esophageal diverticulum exteriorization
食管狭窄修补术　repair of esophageal stricture
食管永久性管置入术　permanent esophageal tube implantation
食管造口闭合术　closure of esophagostomy
食管支撑物置入术　esophagus stent implantation
食管肿瘤切除术　resection of esophageal tumor
始基子宫切除术　primordial hysterectomy
手部肌肉病损切除术　hand muscle lesion resection
手部腱鞘病损切除术　excision of lesion of hand tendon sheath
手部软组织病损切除术　hand soft tissue lesion resection
手术后伤口止血术　postoperative wound hemostasis
输尿管 - 肠管吻合口修正术　ureteral-intestinal canal anastomotic revision
输尿管 - 腹壁造口术　ureteral-abdominal stoma
输尿管 - 回肠皮肤造口术　uretero-ileo-cutaneostomy
输尿管 - 回肠皮肤造口修正术　uretero-ileal skin stoma correction
输尿管 - 回肠吻合术　ureter-ileal anastomosis
输尿管瘘修补术　ureteral fistula neoplasty
输尿管 - 膀胱吻合术　ureteroneocystostomy
输尿管 - 输尿管吻合术　ureteroureterostomy
输尿管狭窄松解术　lysis of ureteral stricture
输尿管 - 乙状结肠吻合术　ureter-sigmoid colon anastomosis
输尿管 - 阴道瘘修补术　ureter-vaginal fistula repair
输尿管造口闭合术　closure of ureterostomy
输尿管造口术　ureterostomy
输尿管 - 直肠吻合术　ureterorectal anastomosis
输尿管周围粘连松解术　lysis of periureteral adhesion
术中胆道镜检查　intraoperative cholangioscopy
术中胆囊活组织检查　intraoperative biopsy of gallbladder
术中小肠内镜检查　intraoperative endoscopy of small intestine
双侧睾丸 - 附睾切除术　bilateral orchiectomy and epididymidectomy
双侧睾丸根治性切除术　bilateral radical orchiectomy
双侧颈淋巴结根治性清扫术　radical dissection of bilateral cervical lymph node
双侧卵巢切除术　bilateral ovariectomy
双侧肾切除术　bilateral nephrectomy
双侧输卵管 - 卵巢切除术　bilateral salpingo-ovariectomy
双侧外阴切除术　bilateral vulvectomy
松果体区肿瘤切除术　pineal tumor resection
索夫直肠黏膜下切除术　colorectal submucosal dissection　［又称］Soave 手术△
锁骨病损切除术　excision of clavicle lesion
锁骨上淋巴结清扫术　excision of supraclavicular lymph node
头皮肿瘤切除术　scalp tumor resection
外耳病损电凝术　electrocoagulation of external ear lesion
外耳病损刮除术　curettage of external ear lesion
外耳病损冷冻治疗术　external ear lesion cryotherapy
外耳病损烧灼术　external ear lesion cauterization
外耳道病损切除术　external auditory canal lesion resection
外耳切断术　external ear transection
外阴病损切除术　vulva lesion resection
外阴病损烧灼术　vulva lesion cauterization
外阴根治性切除术　radical vulvectomy
外阴肿瘤切除术　resection of vulvar tumor
晚期恶性肿瘤分子靶向治疗　molecular targeted therapy of advanced cancer
晚期恶性肿瘤化疗　chemotherapy of advanced and recurrent tumor
晚期恶性肿瘤免疫治疗　immunotherapy of advanced and recurrent tumor
腕骨病损切除术　excision of carpus lesion
腕关节病损切除术　excision of wrist joint lesion
腕关节镜下病损切除术　arthroscopic excision of wrist joint lesion
网膜病损切除术　excision of omentum lesion
网膜部分切除术　omentum partial resection

网膜裂伤缝合术　omental laceration suture
网膜扭转复位术　omental torsion reposition
网膜切除术　excision of omentum
胃病损氩气刀治疗术　argon knife treatment of gastric lesion
胃部分切除伴空肠转位术　partial gastrectomy with jejunum transposition
胃部分切除伴食管 - 胃吻合术　partial gastrectomy with esophagogastrostomy
胃部分切除术　partial gastrectomy
胃 - 肠搭桥吻合术　gastrointestinal bypass anastomosis
胃大部切除伴胃 - 空肠吻合术　partial gastrectomy with anastomosis to jejunum，Billroth Ⅱ anastomosis　［又称］比尔罗特Ⅱ式吻合术△
胃大部切除伴胃 - 十二指肠吻合术　partial gastrectomy with anastomosis to duodenum，Billroth Ⅰ anastomosis　［又称］比尔罗特Ⅰ式吻合术△
胃近端切除术　proximal gastrectomy
胃镜下贲门病损电切术　gastroscopic electrocision of gastric cardia lesion
胃镜下贲门病损切除术　gastroscopic excision of lesion of gastric cardia
胃镜下食管病损电灼术　gastroscopic electrocautery of esophagus lesion
胃镜下食管病损切除术　gastroscopic excision of esophagus lesion
胃镜下胃病损电切术　gastroscopic electrocision of gastric lesion
胃镜下胃病损切除术　gastroscopic resection of gastric lesion
胃镜下胃病损硬化术　gastroscopic sclerosis for gastric lesion
胃镜下胃造口术　endoscopic gastrostomy
胃切开探查术　incision and exploration of stomach
胃切开异物取出术　foreign body removal by gastrotomy
胃 - 十二指肠搭桥吻合术　gastroduodenal bypass anastomosis
胃十二指肠镜下十二指肠病损切除术　gastroduodenoscopic duodenum lesion resection
胃袖状切除术　sleeve gastrectomy
胃幽门切除术　pyloric gastrectomy
胃远端切除术　distal gastrectomy
喂养性空肠造口术　feeding jejunostomy
膝关节病损切除术　excision of lesion of knee joint
膝关节镜下病损切除术　arthroscopic knee lesion excision
下颌骨肿瘤切除术　resection of mandibular tumor
下腔静脉滤器置入术　inferior vena cava filter implantation
下肢动脉探查术　exploration of artery of lower extremity
下肢肌肉病损切除术　lower extremity muscle lesion resection
下肢静脉滤器置入术　lower extremity venous filter implantation
纤维结肠镜下结肠息肉切除术　fibrocolonoscopic excision of colon polyp
项韧带病损切除术　excision of lesion of ligamentum nuchae
小肠病损切除术　small intestinal lesion resection
小肠部分切除术　partial resection of small intestine
小肠 - 大肠吻合术　small intestine-large intestine anastomosis
小肠多节段部分切除术　multiple segmental resection of small intestine
小肠 - 结肠切除术　enterocolectomy
小肠 - 结肠吻合术　anastomosis of small intestine-colon
小肠扭转复位术　reduction of small intestine volvulus
小肠切开减压术　incision and decompression of small intestine
小肠全部切除术　total resection of small intestine
小肠 - 升结肠吻合术　small intestine-ascending colon anastomosis
小肠套叠复位术　small bowel intussusception reduction
小肠外置术　exteriorization of small intestine
小肠 - 小肠端侧吻合术　end to side anastomosis of small intestine
小肠 - 阴道瘘修补术　enterovaginal fistula repair
小肠造口术　small intestine enterostomy
小肠 - 直肠吻合术　enterorectal anastomosis
小肠肿瘤局部切除术　local resection of small intestinal tumor
小脑半球病损切除术　excision of lesion of cerebellar hemisphere
小脑蚓部病损切除术　excision of lesion of cerebellar vermis
小脑肿瘤切除术　cerebellar tumor resection
心包病损切除术　excision of pericardium lesion
心包剥脱术　pericardiectomy

心包部分切除术　partial pericardiectomy

心包开窗术　pericardial fenestration

心包切开探查术　pericardial incision and exploration

心包切开引流术　pericardial incision and drainage

心包粘连松解术　pericardial adhesiolysis

胸壁病损切除术　resection of chest wall lesion

胸壁活组织检查　biopsy of chest wall

胸壁肿瘤切除术　resection of chest wall tumor

胸部食管造口术　thoracic esophageal stoma

胸导管成形术　thoracic duct plasty

胸导管结扎术　ligation of thoracic duct

胸导管 - 颈内静脉吻合术　thoracic duct-internal jugular vein anastomosis

胸导管 - 颈外静脉吻合术　thoracic duct-external jugular vein anastomosis

胸导管瘘闭合术　closure of fistula of thoracic duct

胸导管套管插入术　thoracic duct cannulation

胸导管狭窄扩张术　thoracic duct stenosis dilatation

胸导管造瘘术　fistulization of thoracic duct

胸骨前食管 - 回肠吻合术　trans-sternal approach esophageal-ileum anastomosis

胸骨前食管 - 结肠吻合术　trans-sternal approach esophageal-colon anastomosis

胸骨前食管 - 空肠吻合术　trans-sternal approach esophagojejunostomy

胸骨前食管 - 食管吻合术　trans-sternal approach esophagoesophagostomy

胸骨前食管 - 胃吻合术　trans-sternal approach esophagogastroanastomosis

胸骨前食管吻合术伴结肠间置术　trans-sternal approach esophageal anastomosis with colonic interposition

胸骨前食管吻合术伴小肠间置术　trans-sternal approach esophageal anastomosis with small intestine interposition

胸骨前食管 - 小肠吻合术　trans-sternal approach esophageal-small intestine anastomosis

胸骨肿瘤切除术　sternal tumor resection

胸廓骨病损切除术　thoracic lesion resection

胸膜剥除术　pleural decortication

胸膜划痕术　pleural scarification

胸膜硬化术　pleural sclerosis

胸内结肠代食管术　intrathoracic esophagectomy with colon replacement of esophagus

胸内空肠代食管术　intrathoracic esophagectomy with jejunum replacement of esophagus

胸内食管 - 食管吻合术　intrathoracic esophagus anastomosis

胸内食管 - 胃弓上吻合术　intrathoracic esophagogastrostomy above aorta arch

胸内食管 - 胃弓下吻合术　intrathoracic esophagogastrostomy under aorta arch

胸内食管 - 胃颈部吻合术　intrathoracic cervical esophagogastrostomy

胸内食管 - 胃吻合术　intrathoracic esophagogastrostomy

胸腔闭式引流术　thoracic closed drainage

胸腔病损切除术　thoracic cavity lesion resection

胸腔穿刺术　thoracentesis

胸腔结构根治性清扫术　radical thoracic cavity dissection

胸腔镜下肺病损切除术　thoracoscopic lung lesion resection

胸腔镜下肺部分切除术　thoracoscopic partial pulmonary resection

胸腔镜下肺活组织检查　thoracoscopic lung biopsy

胸腔镜下肺内氩氦刀冷冻术　thoracoscopic pulmonary argon helium cryosurgery

胸腔镜下肺楔形切除术　thoracoscopic wedge resection of lung

胸腔镜下肺叶部分切除术　thoracoscopic partial lobectomy

胸腔镜下肺叶切除术　thoracoscopic lobectomy

胸腔镜下淋巴瘘修补术　thoracoscopic repair of lymphatic fistula

胸腔镜下全肺切除术　thoracoscopic pneumonectomy

胸腔镜下全肺切除术伴纵隔清扫术　thoracoscopic pneumonectomy with mediastinal dissection

胸腔镜下心包切开引流术　thoracoscopic pericardial incision and drainage

胸腔镜下胸壁病损切除术　thoracoscopic chest wall lesion resection

胸腔镜下胸腺病损切除术　thoracoscopic thymus lesion resection

胸腔镜下胸腺部分切除术　thoracoscopic partial thymectomy

胸腔镜下胸腺扩大切除术　thoracoscopic extended thymectomy

胸腔镜下胸腺全部切除术　thoracoscopic total thymectomy

胸腔镜下纵隔病损切除术　thoracoscopic resection of mediastinal lesion ［又称］胸腔镜前纵隔肿瘤切除术△，胸腔镜下后纵隔肿瘤切除术△，胸腔镜下纵隔肿瘤切除术△，胸腔镜纵隔肿瘤切除术△

胸腔镜中转开胸探查术　thoracoscope shift to exploratory thoracotomy

胸锁关节病损切除术　excision of sternoclavicular joint lesion

胸腺病损切除术　excision of thymus lesion ［又称］胸腺肿瘤切除术△

胸腺部分切除术　partial resection of thymus

胸腺固定术　fixation of thymus

胸腺扩大切除术　extended thymectomy

胸腺切开探查术　incision and exploration of thymus

胸腺区探查术　thymus area exploration

胸腺全部切除术　total thymectomy

胸腺修补术　repair of thymus

胸腺移植术　transplantation of thymus

胸椎病损切除术　excision of thoracic vertebrae lesion

胸椎椎板切除减压术　thoracic laminectomy decompression

悬雍垂切除术　staphylectomy

眼睑肿瘤切除术　excision of eyelid tumor

眼眶病损切除术　orbital lesion resection

眼眶肿瘤切除术　resection of orbital tumor

咽部肿瘤切除术　pharyngeal tumor resection

咽旁间隙肿瘤切除术　resection of parapharyngeal space tumor

咽旁肿瘤切除术　parapharyngeal tumor resection

咽肿瘤切除术　resection of pharyngeal tumor

腰骶病损切除术　excision of lumbosacral lesion

腰淋巴干 - 小静脉吻合术　lumbar lymphatic trunk-small vein anastomosis

腰椎病损切除术　excision of lumbar spine lesion

腰椎椎板切除减压术　lumbar laminectomy and decompression

腋淋巴结清扫术　excision of axillary lymph node

腋下淋巴结根治性清扫术　radical excision of axillary lymph node

胰管支架置入术　pancreatic duct stenting

胰近端切除伴十二指肠切除术　proximal pancreatic resection with duodenal resection

胰头伴部分胰体切除术　resection of pancreatic head with partial pancreas

胰头伴十二指肠切除术　pancreatoduodenectomy

胰头部分切除术　partial resection of pancreatic head

胰头切除术　pancreatic head resection

胰尾伴部分胰体切除术　partial distal and body pancreatectomy

胰尾部分切除术　partial distal pancreatectomy

胰尾切除术　distal pancreatectomy

胰腺部分切除术　partial pancreatectomy

胰腺次全切除术　subtotal pancreatectomy

胰腺根治性切除术　radical pancreatectomy

胰腺全部切除术　total pancreatectomy

胰腺 - 十二指肠切除术　pancreaticoduodenectomy

胰腺肿瘤切除术　pancreatic tumor resection

移植肾切除术　graft nephrectomy

乙状结肠病损切除术　excision of sigmoid colon lesion

乙状结肠部分切除术　partial resection of sigmoid colon

乙状结肠 - 肛门吻合术　sigmoid coloanal anastomosis

乙状结肠切除术　resection of sigmoid colon

乙状结肠 - 直肠吻合术　sigmoid colon-rectum anastomosis

阴道肿瘤切除术　resection of vaginal tumor

阴茎病损切除术　excision of penis lesion

阴茎部分切除术　partial penectomy

阴茎全部切除术　total penectomy

硬脊膜切除术　durectomy

永久性回肠造口术　permanent ileostomy

永久性结肠造口术　permanent colon stoma

永久性胃造口术　permanent gastrostomy

右半肝切除术　right hemihepatectomy
右半结肠根治性切除术　radical resection of right colon
右半结肠姑息性切除术　palliative resection of right colon
右半结肠切除术　right hemicolectomy
暂时性回肠造口术　transient ileostomy
暂时性结肠造口术　temporary colostomy
暂时性胃造口术　temporary gastrostomy
掌骨病损切除术　excision of metacarpal bone lesion
枕叶病损切除术　excision of occipital lobe lesion
正电压放射治疗　orthovoltage radiotherapy
支气管根治性清扫术　radical resection of bronchus　［又称］支气管肿瘤切除术△
肢体淋巴管瘤(囊肿)切除术　body lymphangioma(lymphocyst) resection
脂肪垫切除术　fat pad resection
脂肪切除术　lipectomy
直肠部分切除术　partial resection of rectum
直肠 - 腹 - 会阴拖出切除术　pull through resection of rectal-abdominal-perinea
直肠根治术　radical resection of rectum
直肠内拖出切除术　endorectal pull through resection
直肠黏膜下环切术　rectal submucosal circumcision
直肠 - 膀胱 - 阴道瘘切除术　rectal-bladder-vaginal fistula resection
直肠前切除伴结肠造口术　rectal anterior resection with colostomy
直肠前切除术　rectal anterior resection
直肠切除术　resection of rectum,Swenson surgery　［又称］Swenson 手术△
直肠全部切除术　total resection of rectum
直肠 - 乙状结肠部分切除术　partial excision of rectum and sigmoid colon
直肠 - 乙状结肠切除术　excision of rectum and sigmoid colon
直肠 - 阴道瘘修补术　repair of rectovaginal fistula
直肠肿瘤切除术　resection of rectal tumor
直肠子宫陷凹病损切除术　resection of recto-uterine pouch lesion
直视下肺病损射频消融术　euthyphoria radiofrequency ablation of lung lesion
跖趾关节病损切除术　metatarsophalangeal joint lesion resection
指关节病损切除术　finger joint lesion resection
指关节镜下病损切除术　arthroscopic finger joint lesion resection
趾骨病损切除术　phalanx lesion resection
周围淋巴管 - 小静脉吻合术　peripheral lymphatic vessel-small vein anastomosis
肘关节病损切除术　excision of elbow joint lesion

肘关节镜下肘关节病损切除术　elbow arthroscopic resection of elbow joint lesion
蛛网膜病损切除术　excision of arachnoid lesion
主动脉旁淋巴结根治性清扫术　radical resection of paraaortic lymph node
椎板切除术部位再切开　re-incision of laminectomy site
椎骨病损切除术　vertebrae lesion resection
椎管成形术　laminoplasty
椎管减压术　spinal canal decompression
椎管内病损切除术　intraspinal lesion resection
椎管内外肿瘤切除术　resection of tumor inside and outside the spinal canal
椎管探查术　exploration of spinal canal
椎管钻孔减压术　spinal canal drilling decompression
椎间孔切开术　laminoforaminotomy
椎体肿瘤切除术　vertebral body tumor resection
子宫病损切除术　excision of uterus lesion
子宫次广泛切除术　sub-extensive excision of uterine
子宫次全切除术　subtotal hysterectomy
子宫改良广泛性切除术　modified radical hysterectomy　［又称］子宫改良根治性切除术△
子宫广泛性切除术　radical hysterectomy　［又称］子宫根治性切除术△
子宫角部分切除术　partial excision of uterine horn
子宫角切除术　cornual resection
子宫筋膜切除术　excision of uterus fascia,CISH operation　［又称］CISH 手术△
子宫颈病损切除术　excision of lesion of cervix
子宫颈根治性切除术　radical trachelectomy
子宫颈切除术　excision of uterine cervix lesion
子宫颈上子宫切除术　supracervical hysterectomy
子宫颈锥形切除术　conization of cervix
子宫扩大切除术　extensive hysterectomy
子宫内膜病损切除术　excision of lesion of endometrium
子宫楔形切除术　wedge resection of uterus
纵隔病损切除术　mediastinal lesion resection
纵隔淋巴结根治性清扫术　radical resection of mediastinal lymph node
纵隔淋巴结清扫术　mediastinal lymph node dissection
足骨病损切除术　excision of foot bone lesion
左半肝切除术　left hemihepatectomy
左半结肠根治性切除术　radical resection of left colon
左半结肠切除术　left hemicolectomy

# 22.4　临床检查名词

鼻咽活组织检查　biopsy of nasopharynx
肠系膜活组织检查　biopsy of mesentery
超声引导下肝穿刺活组织检查　ultrasound-guided liver biopsy
超声引导下肾穿刺活组织检查　ultrasound-guided renal biopsy
胆道镜逆行胰管造影　endoscopic retrograde pancreatography,ERP
腓骨活组织检查　biopsy of fibula
肺穿刺活组织检查　lung biopsy
腹壁活组织检查　biopsy of abdominal wall
腹膜后活组织检查　retroperitoneal biopsy
腹膜活组织检查　peritoneal biopsy
腹内病损穿刺活组织检查　biopsy of intra-abdominal lesion
腹腔病损穿刺活组织检查　biopsy of abdominal lesion

腹腔灌洗　peritoneal lavage
腹腔镜下腹壁活组织检查　laparoscopic abdominal biopsy
腹腔镜下腹膜活组织检查　laparoscopic peritoneal biopsy
腹腔镜下肝活组织检查　laparoscopic liver biopsy
腹腔镜下淋巴结活组织检查　laparoscopic lymph node biopsy
腹腔镜下卵巢活组织检查　laparoscopic ovary biopsy
腹腔镜下网膜活组织检查　laparoscopic omentum biopsy
腹腔镜下胰腺探查　laparoscopic pancreatic exploration
腹腔镜下子宫活组织检查　laparoscopic biopsy of uterus
腹腔镜下子宫韧带活组织检查　laparoscopic biopsy of uterine ligament
腹腔游离癌细胞　free cancer cell in abdominal cavity
肱骨活组织检查　biopsy of humerus

宫腔镜下子宫活组织检查　hysteroscopic biopsy of uterus
股骨活组织检查　biopsy of femur
骨髓穿刺活组织检查　bone marrow biopsy
横膈活组织检查　diaphragm biopsy
脊髓活组织检查　biopsy of spinal cord
结肠镜下活组织检查　colonoscopic biopsy of colon
经尿道膀胱活组织检查　transurethral bladder biopsy
经尿道输尿管活组织检查　transurethral ureteral biopsy
经皮抽吸卵巢活组织检查　percutaneous aspiration biopsy of ovary
经皮肝穿刺活组织检查　percutaneous hepatic puncture biopsy
经皮睾丸活组织检查　percutaneous testis biopsy
经皮脾活组织检查　percutaneous biopsy of spleen
经皮肾穿刺活组织检查　percutaneous renal biopsy
经皮输尿管活组织检查　percutaneous ureteral biopsy
经皮针吸肺活组织检查　percutaneous needle aspiration biopsy of lung
精囊针吸活组织检查　needle biopsy of seminal vesicle
精索活组织检查　biopsy of spermatic cord
胫骨活组织检查　biopsy of tibia
肋骨活组织检查　biopsy of rib
淋巴结活组织检查　biopsy of lymph node
内镜下奥迪括约肌活组织检查　endoscopic biopsy of Oddi's sphincter
内镜下胆管活组织检查　endoscopic biliary biopsy
内镜下逆行胆管造影　endoscopic retrograde bile duct radiography
内镜下逆行胰胆管造影　endoscopic retrograde cholangiopancreatography，
　ERCP　［又称］ERCP 检查△
尿道镜检查　urethroscopic check
膀胱活组织检查　biopsy of bladder
盆骨活组织检查　biopsy of pelvis
盆腔病损穿刺活组织检查　puncture and biopsy of pelvic lesion
皮肤和皮下组织的活组织检查　biopsy of skin and subcutaneous tissue
脐活组织检查　biopsy of umbilicus
髂部病损穿刺活组织检查　iliac lesion biopsy
前列腺针刺活组织检查　needle biopsy of prostate
前列腺周围活组织检查　biopsy of prostate peripheral zone
桡骨活组织检查　biopsy of radius
软组织活组织检查　biopsy of soft tissue
肾周活组织检查　biopsy of perirenal tissue
声门上病损活组织检查　supraglottic lesion biopsy
食管镜下活组织检查　esophagoscopic biopsy
输尿管镜活组织检查　ureteroscopic biopsy
锁骨活组织检查　clavicle biopsy
外阴活组织检查　biopsy of vulva
网膜活组织检查　biopsy of omentum
胃镜下活组织检查　gastroscopic biopsy
胃十二指肠镜下活组织检查　gastroduodenoscopic biopsy
胃十二指肠镜下小肠刷洗活组织检查　gastroduodenoscopic brush
　biopsy of small intestinal
心包活组织检查　biopsy of pericardium
心肌活组织检查　myocardial biopsy

胸膜活组织检查　pleural biopsy
胸腔镜检查　thoracoscope check
胸腔镜下心包活组织检查　thoracoscopic pericardial biopsy
胸腔镜下胸膜活组织检查　thoracoscopic pleural biopsy
胸腺活组织检查　biopsy of thymus
血管活组织检查　biopsy of blood vessel
咽部活组织检查　biopsy of pharynx
胰腺超声内镜检查　pancreatic endoscopic ultrasonography
胰腺穿刺活组织检查　biopsy of pancreas
阴道活组织检查　vaginal biopsy
阴茎活组织检查　biopsy of penis
硬脊膜活组织检查　spinal dural biopsy
支气管闭合性活组织检查　bronchial closed biopsy
支气管镜下肺活组织检查　bronchoscopic lung biopsy
直肠活组织检查　rectal biopsy
直肠 - 乙状结肠镜下直肠活组织检查　proctosigmoidoscopy with biopsy
直肠 - 乙状结肠镜下直肠刷洗活组织检查　brushing or washing of
　proctosigmoidoscopy with biopsy
直肠周围组织活组织检查　biopsy of perirectal lesion
直肠子宫陷凹活组织检查　biopsy of recto-uterine pouch
直视下胆管活组织检查　open biopsy of bile duct
直视下胆囊活组织检查　open biopsy of gallbladder
直视下肺活组织检查　open biopsy of lung
直视下肝活组织检查　open biopsy of liver
直视下睾丸活组织检查　open biopsy of testicular
直视下精囊活组织检查　open biopsy of seminal vesicle
直视下卵巢活组织检查　open biopsy of ovarian
直视下脑活组织检查　open biopsy of brain
直视下脑膜活组织检查　open biopsy of cerebral meningeal
直视下膀胱活组织检查　open biopsy of bladder
直视下脾活组织检查　open biopsy of spleen
直视下前列腺活组织检查　open biopsy of prostate
直视下腮腺活组织检查　open biopsy of parotid gland
直视下舌活组织检查　open biopsy of tongue
直视下肾活组织检查　open biopsy of kidney
直视下食管活组织检查　open biopsy of esophagus
直视下唾液腺活组织检查　open biopsy of salivary
直视下胃活组织检查　open biopsy of stomach
直视下胰腺活组织检查　open biopsy of pancreas
直视下支气管活组织检查　open biopsy of bronchus
直视下子宫活组织检查　open biopsy of uterus
直视下子宫韧带活组织检查　open biopsy of uterine ligament
直视下纵隔活组织检查　open biopsy of mediastinum
指骨活组织检查　open biopsy of phalangeal
椎骨活组织检查　biopsy of vertebrae
子宫颈活组织检查　open biopsy of uterine cervix
纵隔闭合性活组织检查　closed biopsy of mediastinal
纵隔镜检查　mediastinoscopy

# 23. 放射治疗科

## 23.1 疾病诊断名词

放射肺纤维化　radiation induced pulmonary fibrosis
放射性白内障　radiation induced cataract
放射性胆囊炎　radiation induced cholecystitis
放射性肺炎　radiation induced pneumonitis
放射性骨坏死　radiation related osteonecrosis
放射性颌骨坏死　radiation induced maxilla necrosis
放射性喉炎　radiation induced laryngitis
放射性后遗症　radiation induced sequela
放射性脊髓病　radiation induced myelopathy
放射性结肠炎　radiation induced colitis
放射性口腔黏膜炎　radiation induced oral mucositis
放射性老化　radiation induced aging
放射性脑病　radiation related encephalopathy
放射性脑坏死　radiation induced brain necrosis
放射性脑脊髓病　radiation induced myeloen-cephalopathy
放射性黏膜炎　radiation induced mucositis

放射性膀胱炎　radiation induced cystitis
放射性皮肤烧伤　radiation induced skin burn
放射性皮肤炎　radiation induced dermatitis
放射性龋齿　radiation induced dental caries
放射性软组织纤维化　radiation induced soft tissue fibrosis
放射性神经炎　radiation induced neuritis
放射性肾病　radiation induced nephropathy
放射性视网膜病变　radiation related retinopathy
放射性嗜酸性粒细胞增多症　radiation induced eosinophilia
放射性纤维素性胸膜炎　radiation induced fibrinous pleurisy
放射性小动脉炎　radiation induced arteriolitis
放射性心包炎　radiation induced pericarditis
放射性咽喉炎　radiation induced pharyngitis
放射性中耳炎　radiation induced otitis media
急性放射性蜂窝织炎　acute radiation related cellulitis

## 23.2 手术操作名词

CT 扫描定位法　CT scanning localization
DNA 单链断裂　DNA single-strand breaks,SSB
DNA 单链断裂修复　DNA single-strand break repair,SSBR
DNA 双链断裂　DNA double-strand breaks,DSB
DNA 双链断裂修复　DNA double-strand break repair,DSBR
$G_2$ 期阻滞　$G_2$ phase block
X 射线　X-ray
X 射线管　X-ray tube
X 线摄片定位法　radiographic localization
X 线治疗机　X-ray therapy machine
α/β 比值　α/β ratio
α 射线　α-ray
β 射线　β-ray
γ 射线　γ-ray
巴黎剂量学系统　Paris dosimetry system
靶[区]剂量　target dose
靶区　target
靶区范围　target area
靶体积　target volume
靶外体积指数　external volume index
百分深度剂量　percent depth dose,PDD
半导体剂量仪　semiconductor dosimeter
半影　penumbra

表浅放射治疗　superficial radiation therapy
布拉格峰　Bragg peak
参考点　reference point
插植　implant
常规放射治疗　conventional radiotherapy
常规分次照射　routine fractionation radiation
超低剂量率　ultra-low dose rate
超分割放疗　hyperfraction radiotherapy
超高剂量率　ultra-high dose rate
初斜率　initial slope rate
穿射半影　penetration penumbra
大野照射及小野追加剂量照射　simultaneously integrated boosting
单靶多击模式　single target multi-hit model
挡铅托架　lead retaining bracket
倒 Y 照射　inverted Y field irradiation
等剂量分布　isodose distribution
等效　isoeffect
等效剂量　isoeffect dose
等效曲线　isoeffect curve
等中心技术　isocentral technique
低剂量率　low dose rate
低剂量率分次照射　low dose-rate fractionated irradiation
低剂量率照射　low dose-rate irradiation

碘 -125　$^{125}$I

电磁辐射　electromagnetic radiation

电离　ionizing

电离辐射　ionizing radiation

电离辐射剂量测量　ionizing dose measurement

电离室　ionization chamber

电子密度　electron density

电子束 X 射线污染　X-ray contamination of electron beam

电子束滤过　electron beam filtering

电子束外照射放射治疗　electronic external beam radiation therpay

电子束限光筒　electron beam limiting cylinder

电子直线加速器　electron linear accelerator

调强放疗　intensity-modulated radiation therapy，IMRT

斗篷照射　mantle field radiation

独立准直器　independent collimator

多分次照射　multiple fractionation radiotherapy

多叶准直器　multi-leaves collimator

乏氧　hypoxia

乏氧细胞　hypoxic cell

反向散射　back scattering

反向散射因子　back scattering factor，BSF

放疗去势　radiation castration

放射病理　radiation pathology

放射防护剂　radioprotector

放射防护系数　radiation protection factor

放射抗拒性　radiation resistance

放射敏感性　radiation sensitivity

放射耐受剂量　radiation tolerance dose

放射耐受性　radiation tolerance

放射生物效应　radiation biological effect

放射损伤　radiation damage

放射损伤修复　repair of radiation damage

放射性活度　radiation activity

放射性粒子植入治疗　implantation of radioactive seed

放射性粒子置入　radioactive particle implantation

放射性衰变　radioactive decay

放射诱导染色单体畸变　radiation-induced chromatid aberration

放射诱导染色体畸变　radiation-induced chromosome aberration

放射源　radioactive source

放射源活度　radioactive source activity

放射源强度　radiation source strength

放射源直径　radiation source diameter

放射增敏　radiosensitization

放射增敏剂　radiosensitizer

放射治疗反应　radiotherapy reaction

放射治疗方案　radiotherapy regimen

放射治疗机　radiotherapy machine

放射治疗计划　radiotherapy plan

放射致死剂量　radiation lethal dose

放射肿瘤物理学　radiation oncology physics

放射肿瘤学　radiation oncology

非电离辐射　non-ionizing radiation

非随机性效应　non-stochastic effect

分次剂量　fractional dose

分次剂量因子　fractionated dose factor

分次立体定向放射治疗　fractionated stereotactic radiotherapy

分次照射　fractionated radiation

分段放射治疗　split course radiotherapy

氟化锂剂量仪　lithium fluoride dosimeter

辐射剂量　radiation dose

伽马刀放射治疗　gamma knife radiation therapy

高剂量率　high dose rate

高剂量率近距离治疗　high dose rate brachytherapy

戈瑞　Gray/Gy

根治性放疗　radical radiotherapy

姑息性放疗　palliative radiotherapy

钴 -60　$^{60}$Co

钴 -60 治疗机　$^{60}$Co therapy unit

光子　photon

光子束　photon beam

光子外照射放射治疗　photon external beam radiotherapy

含氧细胞　oxygenated cell

化放疗　chemoradiotherapy

化学修饰剂　chemical modifier

回旋加速器　cyclotron

几何半影　geometric penumbra

计划靶区　planning target volume

剂量跌落区　dose fall-off region

剂量分布　dose distribution

剂量加权系数　dose weighting factor

剂量建成区　dose build-up region

剂量冷点　dose cold sport

剂量率　dose rate

剂量 - 效应关系　dose-effect relationship

剂量 - 效应曲线　dose-effect curve

剂量修饰因子　dose modifying factor，DMF

剂量学　dosimetry

加速超分割放疗　accelerated hyperfractionated radiation therapy

加速放疗　accelerated radiotherapy

加速再群体化　accelerated repopulation

间接作用　indirect action

建成效应　build up effect

胶片剂量仪　film dosimeter

近距离治疗　brachytherapy

近距离治疗机　brachytherapy machine

近距离治疗剂量学　brachytherapy dosimetry

精确放疗　precision radiotherapy

局部灌注加热疗法　local perfusion heating therapy

均匀性指数　uniformity index

康普顿效应　Compton effect

快中子　fast neutron

拉德　rad

拉德当量　rad-equivalent

镭 -226　radium-226

镭施源器　radium applicator

累积剂量　accumulated dose

立体定向放射外科治疗　stereotactic radiosurgery

立体定向放射治疗　stereotactic radiotherapy

粒子放射外科治疗　particle radiosurgery

临床靶区　clinical target volume

临床放射治疗学　clinical radiotherapy

临床热疗学　clinical thermatology

磷光剂量仪　phosphor dosimeter

硫酸钙剂量仪　calcium sulfate dosimeter

硫酸亚铁剂量仪　ferrous sulfate dosimeter

伦琴 - 拉德转换因子　roentgen to rad conversion factor

螺旋断层放射治疗　(spiral) tomography radiotherapy

滤过板　filter

脉冲剂量率近距离治疗　pulsed dose rate brachytherapy

曼彻斯特(P-P)剂量系统　Manchester(Patterson-Parker)system

慢中子　slow neutron

蒙特卡罗法　Monte Carlo method

模拟定位机　radiotherapy simulator

模拟机定位　simulator positioning

内照射　internal irradiation

纽约系统　New York system

硼酸锂剂量仪　lithium borate dosimeter

硼中子俘获放射治疗　boron neutron capture radiotherapy

潜在致死损伤　potential lethal damage，PLD
潜在致死损伤修复　potential lethal damage repair
腔内放［射治］疗　intracavitary radiotherapy
腔内热疗　intracavitary thermotherapy
切线照射　tangent irradiation
全腹照射　total abdominal irradiation
全肝照射　total liver irradiation
全淋巴结照射　total node irradiation，TNI
全脑全脊髓照射　craniospinal irradiation
全脑照射　total brain irradiation
全脾照射　total spleen irradiation
全身皮肤电子束照射　total skin electron irradiation，TSEI
全身热疗　whole body hyperthermia，WBH
全身照射　total-body irradiation
热剂量　thermal dose
热剂量当量　thermal dose equivalent
热疗　hyperthermia
热疗生物学　hyperthermia biology
热敏感性　thermal sensitization
热耐受　thermal tolerance
热释光剂量仪　thermoluminescent dosimeter
热休克蛋白　heat shock protein，HSP
热增强比　thermal enhancement ratio，TER
人体模型　human phantom
容积调强放疗　volumetric modulated radiotherapy
入射束　incident beam
三维放射治疗　three-dimensional radiotherapy
三维适形放射治疗　three-dimensional conformal radiotherapy，3D-CRT
散射半影　scattering penumbra
散射 - 空气比　scatter-air ratio，SAR
散射最大剂量　scatter-maximum dose
射波刀放（射治）疗　cyberknife radiotherapy
射野挡块切割机　radiation field block cutting machine
射野对称性　radiation field symmetry
射野离轴比　radiation field off-axis ratio，OAR
射野平坦度　radiation field flatness
射野验证片　radiation field port film
射野中心轴　radiation field central axis
生物靶区　biological target volume
生物等效剂量　biologically effective dose，BED
施源器　applicator
时间剂量分次　time-dose fractionation
时间剂量公式　time-dose formula
时间剂量关系　time-dose relationship
时间剂量因子　time-dose factor，TDF
时间因子　time factor
时间指数　time index
实体瘤控制　tumor control
适形放射治疗　conformation radiotherapy
输出量因子　output factor，OPF
术后放疗　postoperative radiotherapy
术前放疗　preoperative radiotherapy
术中放疗　intraoperative radiotherapy
水模体　water phantom
斯德哥尔摩系统　Stockholm system
随机性效应　stochastic effect
损伤的固定　damage fixation
缩野照射　shrinking field irradiation
碳核　carbon nucleus
碳重离子　carbon heavy ion
体表敷贴治疗　body surface application therapy
体表局部加热　superficial local thermotherapy
体部立体定向放射治疗　stereotactic body radiotherapy
体模　phantom

体模散射因子　phantom-scattering factor
填充块　bolus
图像引导放疗　image-guided radiation therapy，IGRT
外照射　external irradiation
晚反应组织　late response tissue
晚期反应　late response
晚期效应　late effect
吸收剂量　absorbed dose
细胞存活曲线　cell survival curve
细胞存活曲线参数　cell survival curve parameter
细胞周期　cell cycle
细胞周期时相　cell cycle phase
限束器　beam limiting device
限束筒　beam limiting cylinder
线性二次模式　linear-quadratic model
线性能量传递　linear energy transfer，LET
相对剂量梯度　relative dose gradient
相对生物效应　relative biological effect，RBE
校准点　calibration point
楔形角　wedge angle
楔形因素　wedge factor
修复因子　recovery factor
旋转治疗　rotation therapy
血管内近距离放射治疗　intravascular brachytherapy，IVBT
亚致死损伤　sublethal damage，SLD
亚致死损伤修复　sublethal damage repair，SLDR
氧固定假说　oxygen fixation hypothesis
氧合状态　oxygenated status
氧合作用　oxygenation
氧效应　oxygen effect
氧增强比　oxygen enhancement ratio，OER
医用加速器　medical accelerator
铱 -192　$^{192}$Ir
移动条照射　moving strip irradiation
源皮距　source skin distance，SSD
源 - 轴距　source-axis distance，SAD
源准直器距离　source-collimator distance，SCD
远距离放射治疗　teleradiotherapy
再分布　redistribution
再群体化　repopulation
再氧合　reoxygenation
早反应组织　early responding tissue
早期反应　early response
增敏比　sensitization enhancement ratio，SER
照射技术　irradiation technique
照射剂量　irradiation dose
照射体积　irradiated volume
照射野　radiation field
照射野内肿瘤复发　in-field tumor recurrence
正常组织放射效应　normal tissue radiation effect
正常组织耐受量　normal tissue tolerance dose
正电子发射断层显像　positron emission tomography
正交摄片法　orthogonal radiography
直接作用　direct action
直线加速器　linear accelerator
质量保证　quality assurance，QA
质量控制　quality control，QC
质子　proton
质子外照射放射治疗　proton external beam radiotherapy
治疗比　therapeutic ratio
治疗体积　treatment volume
治疗增益因子　therapeutic gain factor，TGF
治疗总时间　overall treatment time
致死 - 潜在致死模式　lethal-potential lethal model　［又称］LPL 模式

致死损伤　lethal damage, LD
中子　neutron
中子束　neutron beam
肿瘤放射生物学　tumor radiobiology
肿瘤深度　tumor depth
肿瘤效应　tumor effect
肿瘤组织放射效应　tumor tissue radiation effect
重离子　heavy ion
重离子直线加速器　heavy ion linear accelerator
准阈值剂量　quasi-threshold dose
准直器　collimator

准直器叶片　collimator leaf
总和指数　sum index
组织补偿板　tissue compensator
组织间[加]热疗法　interstitial thermotherapy
组织间插植放[射治]疗　interstitial implant irradiation
组织间插植近距离治疗　interstitial implant brachytherapy
组织-空气比　tissue-air ratio, TAR
组织体模比　tissue-phantom ratio, TPR
组织最大剂量比　tissue-maximum ratio, TMR
最佳剂量　optimum dose
最小靶剂量　minimum target dose

# 24. 妇科

## 24.1 疾病诊断名词

46,XX 单纯性腺发育不全  46,XX pure gonadal dysgenesis  ［又称］46,XX 单纯性腺功能不全△

白塞综合征  Behcet syndrome  ［又称］白塞病△,Behcet 病△

瘢痕子宫  scarred uterus

鼻腔子宫内膜异位症  endometriosis of nasal cavity

避孕  contraception

避孕指导  contraceptive guide

并发症淋病  complicated gonococcal infection

播散性淋病  disseminated gonococcal infection,DGI,disseminated gonococcal disease,DGD

不明原因性不孕症  unexplained infertili

不全流产  incomplete abortion

不完全医疗性流产并发出血  incomplete medical abortion complicated by haemorrhage

不完全医疗性流产并发弥散性血管内凝血  incomplete medical abortion complicated by disseminated intravascular coagulation

不完全医疗性流产并发盆腔感染  incomplete medical abortion complicated by pelvic infection

不完全医疗性流产并发生殖道感染  incomplete medical abortion complicated by genital tract infection

不完全医疗性流产并发栓塞  incomplete medical abortion complicated by embolism

不完全医疗性流产并发心动过缓  incomplete medical abortion complicated by bradycardia

不完全医疗性流产并发子宫感染  incomplete medical abortion complicated by uterus infection

不完全医疗性流产并发子宫颈裂伤  incomplete medical abortion complicated by laceration of cervical

不完全自然流产  incomplete spontaneous abortion

不完全自然流产并发出血  incomplete spontaneous abortion complicated by haemorrhage

不完全自然流产并发盆腔感染  incomplete spontaneous abortion complicated by pelvic infection

不完全自然流产并发盆腔器官损伤  incomplete spontaneous abortion complicated by damage of pelvic organ

不完全自然流产并发肾衰竭  incomplete spontaneous abortion complicated by renal failure

不完全自然流产并发生殖道感染  incomplete spontaneous abortion complicated by genital tract infection

不完全自然流产并发栓塞  incomplete spontaneous abortion complicated by embolism

不完全自然流产并发休克  incomplete spontaneous abortion complicated by shock

不孕症  infertility

部分性葡萄胎  partial hydatidiform mole

残角子宫  rudimentary uterine horn

残角子宫妊娠  rudimentary uterine horn in pregnancy

残余卵巢综合征  residual ovarian syndrome

操作后尿道狭窄  urethral stricture after operation

操作后肾衰竭  renal failure after operation

肠子宫瘘  intestinouterine fistula

陈旧性处女膜破裂  old rupture of hymen

陈旧性会阴Ⅰ度裂伤  old first-degree laceration of perineum

陈旧性会阴Ⅱ度裂伤  old second-degree laceration of perineum

陈旧性会阴Ⅲ度裂伤  old third-degree laceration of perineum

陈旧性会阴Ⅳ度裂伤  old fourth-degree laceration of perineum

陈旧性会阴裂伤  old perineal laceration

陈旧性输卵管妊娠  old tubal pregnancy

陈旧性异位妊娠  chronic ectopic pregnancy  ［又称］陈旧性宫外孕△

陈旧性阴道裂伤  old vaginal laceration

陈旧性子宫穿孔  old perforation of the uterus

出血性卵巢滤泡囊肿  hemorrhagic ovarian follicular cyst

出血性输卵管炎  hemorrhagic salpingitis

处女膜闭锁  imperforate hymen

处女膜环过紧  tight hymenal ring

处女膜损伤  hymen injury

处女膜息肉  hymenopolypus

垂体性闭经  pituitary amenorrhea

大阴唇恶性肿瘤  malignant neoplasm of labium majus

带器妊娠  pregnancy with IUD

单角子宫  unicornous uterus

低促性腺激素性闭经  hypogonadotropic amenorrhea

低级别子宫内膜间质肉瘤  low-grade endometrial stromal sarcoma

滴虫阴道炎  trichomonal vaginitis  ［又称］毛滴虫性阴道炎△,滴虫性阴道炎△,阴道毛滴虫病△,阴道滴虫感染△

抵抗性卵巢综合征  resistant ovary syndrome  ［又称］卵巢不敏感综合征△

骶前畸胎瘤  presacral teratoma

骶前子宫内膜异位症  presacral endometriosis

骶尾部卵黄囊瘤  sacrococcygeal yolk sac tumor  ［又称］骶尾部内胚窦瘤△

骶尾周围神经和自主神经交界性肿瘤  borderline tumor of sacrococcygeal peripheral nerve and autonomic nerve

骶周围神经和自主神经交界性肿瘤  borderline tumor of sacral peripheral nerve and autonomic nerve

多囊卵巢综合征  polycystic ovary syndrome

恶性葡萄胎  malignant hydatidiform mole

反复种植失败  repeated implantation failure

放置宫内节育器失败  failed insertion of intrauterine contraceptive devic（IUD）

非特异性外阴炎  non-specific vulvitis

非特异性阴道炎  non-specific vaginitis

肺子宫内膜异位症  pulmonary endometriosis

分化外生型外阴上皮内瘤变  differentiated exophytic vulvar intraepithelial neoplasia

分化型外阴上皮内瘤变　differentiated vulvar intraepithelial neoplasia, dVIN
辅助生殖技术后感染　infection after assisted reproductive technology
附件继发恶性肿瘤　secondary malignant tumor of adnexa
附件炎性包块　inflammatory adnexal mass
附件肿物　adnexal mass
复发性流产　recurrent spontaneous abortion
复发性卵巢癌　recurrent ovarian cancer
复发性盆底器官脱垂　recurrent pelvic organ prolapse
复发性外阴阴道假丝酵母菌病　recurrent vulvovaginal candidiasis
副卵巢　epoophoron
副输卵管　accessory fallopian tube
副输卵管扭转　torsion of accessory fallopian tube
腹壁子宫内膜异位症　endometriosis of abdominal wall
腹膜后畸胎瘤　retroperitoneal teratoma
腹膜后卵黄囊瘤　retroperitoneal yolk sac tumor ［又称］腹膜后内胚窦瘤△
腹膜后血管损伤　retroperitoneal vascular injury
腹膜后子宫内膜异位症　retroperitoneal endometriosis
腹膜子宫内膜异位症　endometriosis of peritoneum
腹腔妊娠　abdominal pregnancy
腹腔妊娠后胎盘残留　retained placenta following abdominal pregnancy
肝子宫内膜异位症　endometriosis of liver
高促性腺激素性闭经　hypergonadotropic amenorrhea
高催乳素血症　hyperprolactinemia
高级别子宫内膜间质肉瘤　high-grade endometrial stromal sarcoma
格拉夫卵泡囊肿　Graff follicular cyst
更年期月经过多　climacteric menorrhagia
更年期综合征　climacteric syndrome
弓形子宫　arcuate uterus
功能失调性子宫出血　dysfunctional uterine bleeding
功能性肿瘤　functioning tumor
宫颈发育不良　dysplasia of cervix uteri ［又称］子宫颈发育不全△
宫颈宫腔粘连　adhesion of cervical and uterine cavity ［又称］阿什曼综合征△
宫颈妊娠　cervical pregnancy ［又称］子宫颈妊娠△
宫颈绒毛管状腺癌　villous tubular adenocarcinoma of cervix
宫内宫外复合妊娠　intrauterine and extrauterine compound pregnancy ［又称］宫内外复合妊娠△
宫内节育器　intrauterine contraceptive device, IUD
宫内节育器残留　remain of IUD, residual of IUD
宫内节育器断裂　breakage of IUD
宫内节育器嵌顿　embedding of IUD, inlaid of IUD
宫内节育器脱落　expulsion of IUD
宫内节育器移位　displacement of IUD
宫内节育器异位　abnormal position of IUD
宫内妊娠　intrauterine pregnancy
宫旁良性肿瘤　benign tumor of parametrium
宫腔感染　intrauterine infection
宫腔积脓　pyometra
宫腔积血　hematocele of uterine cavity
宫腔内占位性病变　intrauterine space-occupying lesion
宫腔粘连　intrauterine adhesion
宫体良性肿瘤　benign tumor of corpus uteri
后天性阴道闭锁　acquired of vaginal atresia ［又称］阴道闭锁△
后天性子宫萎缩　acquired atrophy of uterus
黄体功能不足　corpus luteum insufficiency ［又称］黄体功能不全△
黄体囊肿　corpus luteum cyst of ovary
黄体囊肿破裂　rupture of corpus luteum cyst
黄体破裂　corpus luteum rupture
黄体血肿　corpus luteum haematoma ［又称］出血性黄体囊肿△
会阴瘢痕　scar of vulva
会阴陈旧性裂伤　old laceration of perineum
会阴蜂窝织炎　perineal cellulitis

会阴囊肿　perineal cyst
会阴切口疝　perineal incisional hernia
会阴撕裂伤　laceration of perineum
混合性瘘　combined fistula
混合性阴道炎　vaginal mixed infection
稽留流产　missed abortion ［又称］过期流产△
急性卵巢炎　acute oophoritis
急性女性盆腔蜂窝织炎　acute female pelvic cellulitis
急性女性盆腔炎　acute female pelvic inflammation ［又称］急性盆腔炎△
急性输卵管卵巢炎　acute salpingo-oophoritis
急性输卵管炎　acute salpingitis
急性外阴炎　acute vulvitis
急性外阴阴道炎　acute vulvovaginitis
急性异常子宫出血　acute abnormal uterine bleeding
急性阴道炎　acute vaginitis
急性子宫颈炎　acute cervicitis ［又称］急性宫颈炎△
急性子宫阔韧带囊肿　acute uterine broad ligament cyst
急性子宫内膜炎　acute endometritis
急性子宫旁脓肿　acute parametrial abscess
继发不孕　secondary infertility ［又称］继发性不孕症△
继发性闭经　secondary amenorrhoea ［又称］继发闭经△
继发性痛经　secondary dysmenorrhea
继发性月经稀发　secondary oligomenorrhea
加特纳囊肿　Gartner cyst
交通性腹膜鞘突管积液　communicating nuck effusion ［又称］交通性努克管积液△
结缔组织继发恶性肿瘤　secondary malignant tumor of connective tissue
结核性外阴溃疡　tuberculous vulval ulcer
结核性直肠阴道瘘　tuberculous rectovaginal fistula
紧急避孕　emergency contraception
经间期出血　intermenstrual bleeding
经前紧张征　premenstrual tension syndrome ［又称］经前期紧张综合征△
经前期综合征　premenstrual syndrome
精神应激性闭经　mental stress amenorrhea
静息型滋养细胞疾病　resting type trophoblastic disease
绝经后出血　postmenopausal bleeding
绝经后卵巢可打及综合征　postmenopausal ovarian palpable syndrome
绝经期　menopause
绝经期后萎缩性阴道炎　postmenopausal atrophic vaginitis
绝经期子宫不规则出血　menopausal metrorrhagia
绝经前期月经过多　premenopause menorrhagia
绝经生殖泌尿综合征　genitourinary syndrome of menopause
绝经综合征　menopausal syndrome
绝育后腹痛　abdominal pain after sterilization
口服避孕药后血栓形成　thrombosis after oral contraceptive
口服药避孕　contraception（oral contraceptive）
库肯勃瘤　Krukenberg's tumor
阔韧带恶性肿瘤　malignant neoplasm of broad ligament
阔韧带肌瘤　broad ligament myoma
阔韧带良性肿瘤　benign tumor of broad ligament
阔韧带囊肿　broad ligament cyst
阔韧带妊娠　broad ligament pregnancy
阔韧带撕裂综合征　Allen-Masters syndrome ［又称］艾伦-马斯特斯综合征△
阔韧带息肉　polyp of broad ligament
阔韧带血肿　hematoma of broad ligament
老年性阴道炎　senile vaginitis
淋巴管继发恶性肿瘤　secondary malignant tumor of lymphatic vessel
淋病　gonorrhea
淋菌性尿道炎　gonococcal urethritis
淋菌性输卵管炎　gonococcal salpingitis
流产　abortion

流产感染　septic abortion

流产后败血症　post-abortion septicemia

流产后肠穿孔　perforation of bowel following abortion

流产后出血　haemorrhage following abortion　［又称］药物流产并发出血△

流产后肺栓塞　pulmonary embolism following abortion

流产后腹痛　abdominal pain following abortion

流产后感染性休克　septic shock following abortion

流产后关爱　post-abortion care

流产后空气栓塞　air embolism following abortion

流产后阔韧带血肿　haematoma of broad ligament following abortion

流产后卵巢炎　oophoritis following abortion

流产后弥散性血管内凝血　disseminated intravascular coagulation following abortion　［又称］自然流产并发弥散性血管内凝血△

流产后脓毒性栓塞　septic embolism following abortion

流产后脓毒症　post-abortion sepsis

流产后盆腔感染　pelvic infection following abortion

流产后肾衰竭　renal failure following abortion

流产后肾小管坏死　tubular necrosis following abortion

流产后输卵管卵巢炎　salpingo-oophoritis following abortion

流产后输卵管炎　salpingitis following abortion

流产后循环性虚脱　circulatory collapse following abortion

流产后羊水栓塞　amniotic fluid embolism following abortion　［又称］人工流产并发羊水栓塞△

流产后子宫穿孔　perforation of uterus following abortion　［又称］子宫穿孔△

流产后子宫动静脉瘘　uterine arteriovenous fistula after abortion

流产后子宫颈裂伤　cervix laceration following abortion

流产后子宫颈粘连　cervix adhesion following abortion

流产后子宫内膜炎　endometritis following abortion

流产后子宫韧带血肿　haematoma of uterus ligament following abortion

流行性腮腺炎并发卵巢炎　mumps complicated by ovaritis

卵巢白体囊肿　corpus albicans cyst of ovary

卵巢包涵囊肿　ovarian inclusion cyst

卵巢成人型颗粒细胞瘤　adult granulosa cell tumor of ovary

卵巢成熟性畸胎瘤　maturecystteratomas

卵巢储备功能减退　diminished ovarian reserve capacity　［又称］卵巢储备功能低下△

卵巢单纯性囊肿　simple cyst of ovary　［又称］卵巢单纯囊肿△

卵巢低反应　poor ovarian response

卵巢多房囊肿　multilocular cyst of ovary

卵巢恶性淋巴瘤　ovarian malignant lymphoma

卵巢恶性米勒混合瘤　ovarian malignant mixed Müllerian tumor, carcinosarcoma of ovary　［又称］卵巢癌肉瘤△

卵巢恶性肿瘤　malignant tumor of ovary

卵巢反应不佳　suboptimal ovarian response

卵巢非特异性软组织瘤　non-specific ovarian soft tissue tumor

卵巢高反应　high ovarian response

卵巢冠恶性肿瘤　malignant neoplasm of epoophoron

卵巢冠良性肿瘤　benign tumor of epoophoron

卵巢冠囊肿　cyst of epoophoron

卵巢过度刺激综合征　ovarian hyperstimulation syndrome

卵巢坏死　necrosis of ovary

卵巢环管状性索瘤　sex cord tumor with annular tubule of ovary

卵巢黄素化囊肿　ovarian luteinizing cyst

卵巢混合型生殖细胞肿瘤　mixed germ cell tumor of ovary

卵巢混合性上皮瘤　mixed epithelial tumor of ovary

卵巢积水　hydrovarium

卵巢畸胎瘤　ovarian teratoma

卵巢继发性恶性肿瘤　secondary malignant tumor of ovary

卵巢甲状腺瘤　struma ovarii

卵巢浆液性囊腺瘤　ovarian serous cystadenoma

卵巢浆液性囊肿　ovarian serous cyst

卵巢浆液性腺癌　ovarian serous adenocarcinoma

卵巢交界性浆液性肿瘤　ovarian serous borderline tumor

卵巢交界性黏液性肿瘤　ovarian mucinous borderline tumor

卵巢交界性上皮性肿瘤　borderline ovarian epithelial tumor

卵巢交界性肿瘤　borderline ovarian tumor

卵巢交界性子宫内膜样瘤　borderline ovarian endometrioid tumor

卵巢结核　ovarian tuberculosis

卵巢颗粒细胞瘤　granulosa cell tumor of ovary

卵巢类固醇细胞瘤　ovarian steroid cell tumor

卵巢良性肿瘤　benign tumor of ovary

卵巢两性母细胞瘤　ovarian gynandroblastomal

卵巢淋巴瘤　ovarian lymphoma

卵巢瘤样病变　tumor-like lesion of ovary

卵巢卵黄囊瘤　ovarian yolk sac tumor, endodermal sinus tumor of the ovary　［又称］卵巢内胚窦瘤△

卵巢卵泡膜细胞瘤　ovarian theca cell tumor

卵巢滤泡囊肿　follicular cyst of ovary

卵巢囊肿　ovarian cyst

卵巢囊肿蒂扭转　torsion of the pedicle of ovarian cyst

卵巢囊状附件扭转　ovarian vesicular appendage torsion

卵巢黏液性囊腺瘤　ovarian mucinous cystadenoma

卵巢黏液性囊肿　ovarian mucinous cyst

卵巢黏液性肿瘤　mucinous tumor of ovary

卵巢扭转　torsion of ovary

卵巢胚胎性癌　ovarian embryonal carcinoma

卵巢破裂　ovariorrhexis　［又称］卵巢损伤△

卵巢妊娠　ovarian pregnancy

卵巢妊娠破裂　rupture of ovarian pregnancy

卵巢生殖细胞肿瘤　ovarian germ cell tumor

卵巢输卵管粘连　tubo-ovarian adhesion

卵巢透明细胞癌　ovarian clear cell carcinoma

卵巢未成熟畸胎瘤　ovarian immature teratoma

卵巢未发育　ovarian agenesis

卵巢未分类的上皮性肿瘤　unclassified epithelial tumor of ovary

卵巢未分类肿瘤　unclassified ovary tumor

卵巢无性细胞瘤　dysgerminoma of ovary

卵巢纤维瘤　fibroma of ovary

卵巢腺纤维瘤　adenofibroma of the ovary

卵巢小细胞癌　ovarian small cell carcinoma

卵巢性闭经　ovarian amenorrhea

卵巢性索间质肿瘤　ovarian sex cord stromal tumor

卵巢血管瘤　hemangioma of ovary

卵巢炎　oophoritis

卵巢炎性囊肿　inflammatory ovarian cyst

卵巢移行细胞瘤　ovarian transitional cell tumor

卵巢幼年型颗粒细胞瘤　juvenile granulosa cell tumor of ovary

卵巢早衰　premature ovarian failure

卵巢粘连　ovarian adhesion

卵巢肿瘤　tumor of ovary

卵巢肿物　ovarian mass

卵巢潴留囊肿　ovarian retention cyst

卵巢转移肿瘤　ovarian metastatic tumor

卵巢子宫内膜样肿瘤　ovarian endometrioid tumor

卵巢子宫内膜异位囊肿　ovarian endometriosis cyst　［又称］卵巢巧克力样囊肿△

卵巢子宫内膜异位囊肿伴扭转　torsion of ovarian endometriosis cyst

卵巢子宫内膜异位症　endometriosis of ovary

卵黄囊瘤　yolk sac tumor　［又称］内胚窦瘤△

卵母细胞成熟障碍　oocyte dysmaturity

卵母细胞透明带增厚　thick zona pellucida of oocyte

卵泡黄素化未破裂综合征　luteinized unruptured follicle syndrome

卵细胞浆内单精子注射受精低下　low fertilization rate after intracytoplasmic sperm injection (ICSI)

卵细胞浆内单精子注射受精失败　fertilization failure after intra cytoplasmic sperm injection (ICSI)

氯米芬抵抗　clomiphene citrate resistant

慢性卵巢炎　chronic oophoritis

慢性盆腔蜂窝织炎　chronic pelvic cellulitis

慢性盆腔疼痛　chronic pelvic pain

慢性输卵管卵巢炎　chronic salpingo-oophoritis

慢性输卵管炎　chronic salpingitis

慢性外阴阴道炎　chronic vulvovaginitis

慢性异常子宫出血　chronic abnormal uterine bleeding

慢性子宫复旧不全　chronic subinvolution of uterus　［又称］子宫复旧不良△

慢性子宫颈炎　chronic cervicitis　［又称］慢性宫颈炎△

慢性子宫阔韧带脓肿　chronic broad ligament abscess

慢性子宫内膜炎　chronic endometritis

米勒管发育不全综合征　Müllerian duct agenesis syndrome

米勒管囊肿　Müllerian duct cyst

泌尿道外口功能不良　external urethral orifice dysfunction

免疫性不孕　immune infertility

男方少精性不孕　oligospermia infertility

男方无精性不孕　azoospermatism infertility

难免流产　inevitable abortion　［又称］难免性流产△

黏液脓性宫颈炎　mucopurulent cervicitis，MPC

念珠菌性外阴炎　monilial vulvitis，candidal vulvitis

尿道裂伤　laceration of urethra

尿道膨出　urethrocele　［又称］女性尿道膨出△

尿道阴道隔肿瘤　urethrovaginal septum tumor

尿道阴道瘘　urethrovaginal fistula

凝血相关疾病所致子宫异常出血　abnormal uterine bleeding caused by coagulation related disease

女性骶前囊肿　female presacral cyst

女性急性盆腔腹膜炎　female acute pelvic peritonitis

女性淋菌性盆腔炎　female gonorrheal pelvic inflammation

女性慢性盆腔腹膜炎　female chronic pelvic peritonitis

女性盆腔感染　female pelvic infection

女性盆腔积液　female pelvic effusion

女性盆腔假囊肿　female pelvic pseudocyst　［又称］盆腔假囊肿△

女性盆腔结核　female pelvic tuberculosis

女性盆腔脓肿　female pelvic abscess　［又称］盆腔脓肿△

女性盆腔血肿　female pelvic hematoma　［又称］盆腔血肿△

女性盆腔炎　female pelvic inflammation　［又称］盆腔炎性疾病△，盆腔感染△，盆腔炎△

女性盆腔粘连　female pelvic adhesion　［又称］盆腔粘连△

女性生殖器官恶性肿瘤　malignant tumor of female genital organ

女性生殖器官交界性肿瘤　borderline tumor of female genital organ

女性生殖器官良性肿瘤　benign tumor of female genital organ

女性生殖器官肿瘤　tumor of female genital organ

女性生殖器皮脂腺囊肿　sebaceous cyst of female genitalia

女性生殖血管瘤　female genital organ angioma

女性衣原体性盆腔炎　female chlamydial pelvic inflammation　［又称］衣原体性女性盆腔炎性疾病△

女性中肾管恶性肿瘤　malignant tumor of female mesonephric duct，malignant tumor of female Wolffian duct　［又称］女性沃尔夫管恶性肿瘤△

排卵期出血　ovulation bleeding

排卵性异常子宫出血　ovulatory abnormal uterine bleeding

排卵障碍　ovulatory dysfunction

膀胱膨出　cystocele

膀胱膨出伴尿道膨出　urethrocele and cystocele

膀胱阴道瘘　vesicovaginal fistula

膀胱造瘘口狭窄　bladder stomal stricture

膀胱子宫内膜异位症　endometriosis of bladder

泡状附件　appendix vesiculosa

胚胎低质量　Low-quality embryo

盆底肌力障碍　pelvic floor muscle disorder

盆底肌肉陈旧性裂伤　old pelvic floor muscle laceration

盆腔包裹性积液　pelvic encapsulated effusion

盆腔恶性肿瘤　pelvic malignant neoplasm

盆腔腹膜结核　pelvic peritoneum tuberculosis

盆腔腹膜炎　pelvic peritonitis

盆腔腹膜子宫内膜异位症　endometriosis of pelvic peritoneum

盆腔感染综合征　pelvic infection syndrome

盆腔孤立性纤维瘤　solitary fibroma of pelvic cavity

盆腔继发恶性肿瘤　secondary malignant tumor of pelvis

盆腔结缔组织炎　pelvic cellulitis

盆腔结核　pelvic tuberculosis，tuberculous pelvitis　［又称］结核性盆腔炎△

盆腔静脉淤血综合征　pelvic venous congestion syndrome　［又称］盆腔淤血综合征△

盆腔淋巴囊肿　pelvic lymphatic cyst

盆腔囊肿　pelvic cyst

盆腔器官脱垂　pelvic organ prolapse

盆腔器官脱垂量化评分　pelvic organ prolapse quantitation

盆腔纤维瘤病　pelvic fibromatosis

盆腔纤维肉瘤　pelvic fibrosarcoma

盆腔炎后遗症合并肝周围炎　fitz-hugh-curtis syndrome

盆腔炎性疾病　pelvic inflammatory disease，PID

盆腔炎性疾病后遗症　sequelae of PID

盆腔炎性肿物　pelvic inflammatory mass　［又称］盆腔炎性包块△

盆腔异物　pelvic foreign body

盆腔子宫内膜异位症　endometriosis in pelvis cavity

皮肤瘢痕的子宫内膜异位症　endometriosis of cutaneous scar　［又称］皮肤瘢痕子宫内膜异位症△

皮肤子宫内膜异位症　cutaneous endometriosis

皮下埋植避孕　contraception（subdermal implant）

破坏性绒毛膜腺瘤　destructive chorionic adenoma

剖宫产瘢痕妊娠　cesarean scar pregnancy

剖宫产术后子宫瘢痕憩室　cesarean scar diverticulum

葡萄胎　hydatidiform mole

葡萄胎后宫内残留　intrauterine residue following hydatidiform mole

其他原因导致的下丘脑性闭经　other reason of hypothalamic amenorrhea

企图流产失败　failed attempted abortion

前庭大腺癌　carcinoma of Bartholin gland

前庭大腺恶性肿瘤　malignant neoplasm of Bartholin gland

前庭大腺继发恶性肿瘤　secondary malignant tumor of Bartholin gland

前庭大腺囊肿　Bartholin cyst　［又称］巴氏腺囊肿△

前庭大腺脓肿　abscess of Bartholin gland　［又称］巴氏腺脓肿△

前庭大腺炎　bartholinitis

强直性处女膜　rigid hymen

侵蚀性葡萄胎　invasive mole

青春期月经过多　pubertal menorrhagia

轻度宫颈发育不良　mild cervical dysplasia

轻度外阴发育不良　mild vulvar dysplasia

取出宫内节育器失败　failed removal of intrauterine contraceptive device

取卵术并发肠管损伤　intestinal tract injury complicated with oocyte retrieval

取卵术并发腹腔出血　intraperitoneal hemorrhage complicated with oocyte retrieval

取卵术并发膀胱损伤　bladder injury complicated with oocyte retrieval

取卵术并发阴道损伤　vagina injury complicated with oocyte retrieval

全盆腔器官脱垂　total pelvic organ prolapse　［又称］盆腔脏器脱垂△

人工绝经后综合征　post induced menopause syndrome

人工流产　induced abortion

人工流产后子宫穿孔　induced abortion complicated by perforation

人工流产漏吸　missed aspiration

人工流产其他并发症　induced abortion complicated by other complication

人工流产失败　failed artificial abortion

人工流产术后出血　bleeding after induced abortion

人工流产术后宫腔残留　uterine cavity residual after induced abortion　［又称］不全人工流产△

人工流产术中出血　intraoperative bleeding during induced abortion

人工流产综合征　induced abortion syndrome

人工授精妊娠　pregnancy after artificial insemination

人工阴道成形术后　post artificial vaginoplasty

人乳头瘤病毒感染　human papilloma virus infection

妊娠剧吐　hyperemesis gravidarum

妊娠中期胎盘前置状态　placenta preposition in second trimester of pregnancy

妊娠中期胎盘粘连　placental adherence in second trimester of pregnancy

妊娠中期胎盘植入　placental increta in second trimester of pregnancy

妊娠滋养细胞疾病　gestational trophoblast disease

绒毛膜癌　choriocarcinoma

绒毛膜血管瘤　chorion haemangioma　［又称］绒毛胶血管病△

弱精子症　asthenospermia　［又称］精子活力低下△,男方弱精子症△

上皮样滋养细胞肿瘤　epithelioid trophoblastic tumor

深部浸润型子宫内膜异位症　deep-infiltrating endometriosis

生殖道感染　genital tract infection

生殖道损伤　genital tract injury

生殖道衣原体感染　genital tract chlamydia infection

生殖器结核　genital tuberculosis

石胎　lithopedion　［又称］胎儿石化△

始基子宫　primordial uterus

手术后瘢痕性尿道闭锁　postoperative scar urethral atresia

手术后大网膜粘连　postoperative omentum majus adhesion

手术后腹膜粘连　postoperative peritoneal adhesion

手术后会阴瘘　postoperative perineal fistula　［又称］手术后尿道会阴瘘△

手术后尿道口畸形　postoperative urethral orifice deformity

手术后尿道瘘　postoperative urethral fistula

手术后尿道综合征　postoperative urethral syndrome

手术后尿潴留　postoperative urinary retention

手术后盆腔粘连　postoperative pelvic adhesion　［又称］盆腔粘连△

手术后阴道狭窄　postoperative vaginal stenosis

手术后阴道粘连　postoperative adhesion of vagina

受孕的异常产物　abnormal products of conception　［又称］异常妊娠产物△

输卵管包裹性积液　encapsulated fluid of fallopian tube

输卵管闭锁　atresia of fallopian tube

输卵管闭锁性不孕　fallopian tubal atresia infertility

输卵管出血　hematosalpinx

输卵管恶性肿瘤　malignant neoplasm of fallopian tube

输卵管发育不全　hypoplasia of fallopian tube

输卵管痕迹　rudimentary fallopian tube

输卵管壶腹部妊娠　tubal ampullary pregnancy

输卵管壶腹部妊娠流产　abortion of ampullary tubal pregnancy

输卵管壶腹部妊娠破裂　rupture of ampullary tubal pregnancy

输卵管坏死　tubal necrosis

输卵管积脓　pyosalpinx　［又称］输卵管脓肿△

输卵管积水　hydrosalpinx

输卵管胎瘤　teratoma of fallopian tube

输卵管畸形　fallopian tubal abnormality

输卵管及卵巢恶性肿瘤　malignant neoplasm of fallopian tube and ovary

输卵管继发恶性肿瘤　secondary malignant neoplasm of fallopian tube

输卵管间质部妊娠　interstitial tubal pregnancy

输卵管间质部妊娠流产　abortion of interstitial tubal pregnancy

输卵管间质部妊娠破裂　rupture of interstitial tubal pregnancy

输卵管交界性肿瘤　borderline neoplasm of fallopian tube

输卵管结核　tuberculosis of fallopian tube　［又称］结核性输卵管炎△

输卵管良性肿瘤　benign neoplasm of fallopian tube

输卵管卵巢囊肿　cyst of fallopian tube and ovary

输卵管卵巢脓肿　tuboovarian abscess

输卵管卵巢炎　salpingo-oophoritis

输卵管囊肿　cyst of fallopian tube

输卵管扭转　torsion of fallopian tube

输卵管平滑肌瘤　leiomyoma of fallopian tube

输卵管憩室　diverticulum of fallopian tube

输卵管嵌顿　fallopian tube incarceration

输卵管缺失　absence of fallopian tube

输卵管妊娠　tubal pregnancy

输卵管妊娠合并宫内孕　tubal pregnancy complicated with intrauterine pregnancy

输卵管妊娠流产　tubal pregnancy abortion

输卵管妊娠破裂　rupture of tubal pregnancy

输卵管乳头状瘤　papilloma neoplasm of fallopian tube

输卵管伞部妊娠　fimbrial tubal pregnancy

输卵管伞部妊娠流产　abortion of fimbrial tubal pregnancy

输卵管伞部妊娠破裂　rupture of fimbrial tubal pregnancy　［又称］卵管妊娠破裂△

输卵管上皮增生　epithelial hyperplasia of fallopian tube

输卵管损伤　injury of fallopian tube

输卵管脱垂　prolapse of fallopian tube

输卵管息肉　polyp of fallopian tube

输卵管系膜囊肿　mesosalpinx cyst

输卵管峡部妊娠　isthmic tubal pregnancy

输卵管峡部妊娠流产　abortion of isthmic tubal pregnancy

输卵管峡部妊娠破裂　rupture of isthmic tubal pregnancy

输卵管狭窄性不孕　infertility due to tubal stenosis

输卵管纤维肌瘤　inomyoma of fallopian tube

输卵管血管瘤　hemangioma of fallopian tube

输卵管血肿伴有子宫积血　hematosalpinx with hematometra

输卵管炎　salpingitis

输卵管粘连　fallopian tube adhesion

输卵管肿瘤　tumor of fallopian tube

输卵管周围炎　perisalpingitis

输卵管子宫内膜异位症　endometriosis of fallopian tube

输卵管阻塞性不孕　fallopian tube obstructive infertility

输尿管膀胱吻合口狭窄　ureter bladder anastomotic stenosis

输尿管阴道瘘　ureterovaginal fistula

输尿管造口狭窄　ureter stomal stricture

输尿管子宫内膜异位症　endometriosis of ureter

双侧卵巢恶性肿瘤　malignant neoplasm of bilateral ovaries

双侧输卵管不全梗阻　incomplete bilateral fallopian tubes obstruction

双侧输卵管恶性肿瘤　malignant neoplasm of bilateral fallopian tubes

双侧输卵管梗阻　bilateral fallopian tubes obstruction

双侧输卵管积水　bilateral hydrosalpinx

双角子宫　bicornuate uterus

双输卵管　duplication of fallopian tubes

双阴道　double vagina

双子宫　double uterus

双子宫颈　double cervix

胎盘交界性肿瘤　borderline tumor of placenta

胎盘良性肿瘤　benign tumor of placenta

胎停育　embryonic development stop

特殊部位子宫平滑肌瘤　special site of uterine leiomyoma

特殊类型子宫平滑肌瘤　special type of uterine leiomyoma

特异性阴道炎　specific vaginitis

体外受精低下　low fertilization rate after IVF

体外受精失败　fertilization failure after IVF

突破性出血　breakthrough bleeding

外生殖道性闭经　external genital amenorrhea

外阴瘢痕　scarring of vulva　［又称］会阴部瘢痕△

外阴低级别鳞状上皮内病变　low-grade squamous intraepithelial lesion of vulva,LSIL

外阴顿挫伤　contusion of vulva

外阴恶性肿瘤　malignant neoplasm of vulva

外阴发育不良　dysplasia of vulva

外阴肥大　hypertrophy of vulva

外阴蜂窝织炎　cellulitis of vulva
外阴干皱症　kraurosis of vulvae
外阴高级别鳞状上皮内病变　high-grade squamous intraepithelial lesion of vulva,HSIL
外阴汗腺瘤　vulvar hidradenoma
外阴继发恶性肿瘤　secondary malignant tumor of vulva
外阴假性湿疣　vulvar pseudocondyloma
外阴角化病　keratosis of vulva
外阴疖　furuncle of vulva
外阴结核　vulval tuberculosis
外阴溃疡　vulval ulcer
外阴良性肿瘤　benign tumor of vulva
外阴鳞状上皮内瘤变　squamous vulvar intraepithelial neoplasia
外阴鳞状上皮增生　squamous hyperplasia of vulva
外阴毛囊炎　vulvar folliculitis
外阴囊肿　vulvar cyst　［又称]先天性外阴囊肿△
外阴脓肿　abscess of vulva
外阴疱疹　vulval herpes
外阴皮赘　vulva skin tag
外阴平滑肌瘤　vulval leiomyoma
外阴侵袭性血管黏液瘤　invasive angiomyxoma of vulva
外阴乳头状瘤　vulvar papilloma
外阴上皮内瘤变1级　vulvar intraepithelial neoplasia,grade 1,VIN1
外阴上皮内瘤变2级　vulvar intraepithelial neoplasia,grade 2,VIN2
外阴上皮内瘤变3级　vulvar intraepithelial neoplasia,grade 3,VIN3
外阴神经纤维瘤　neurofibroma of vulva
外阴水肿　edema of vulva
外阴萎缩　atrophy of vulva
外阴息肉　polyp of vulva
外阴狭窄　stenosis of vulva
外阴纤维瘤　fibroma of vulva
外阴象皮病　elephantiasis of vulva
外阴血管肌纤维母细胞瘤　vulvar angiomyofibroblastoma
外阴血肿　episiohematoma
外阴炎　vulvitis
外阴异物　foreign body of vulva
外阴阴道假丝酵母菌病　vulvovaginal candidiasis　［又称]外阴和阴道念珠菌病△
外阴硬化性苔藓　vulvar lichen sclerosis
外阴硬化性苔藓合并鳞状上皮增生　vulvar lichen sclerosis associated with squamous cell hyperplasia
外阴粘连　adhesion of vulva
外阴肿瘤　tumor of vulva
外阴肿物　vulva mass
外阴周围神经和自主神经交界性肿瘤　borderline tumor of vulva peripheral nerve and autonomic nerve
外阴子宫内膜异位症　endometriosis of vulva
完全流产　complete abortion
完全性葡萄胎　complete hydatidiform mole
晚期难免流产　late inevitable abortion
晚期人工流产　late induced abortion　［又称]晚期流产△
晚期完全自然流产　late complete spontaneous abortion
晚期习惯性流产　late habitual abortion
晚期医疗性流产　late medical abortion
晚期自然流产　late spontaneous abortion
围绝经期综合征　perimenopausal syndrome
萎缩性阴道炎　atrophic vaginitis
无并发症淋病　uncomplicated gonococcal infection
无排卵性不孕　anovulatory infertility　［又称]排卵障碍性不孕△,不排卵性不孕△
无排卵性异常子宫出血　anovulatory abnormal uterine bleeding
习惯性流产　habitual abortion
细菌性阴道病　bacterial vaginosis

下丘脑性闭经　hypothalamic amenorrhea
先天性宫颈闭锁　congenital atresia of cervix
先天性无阴道　congenital absence of vagina
先天性无子宫　congenital absence of uterus
纤维卵泡膜细胞瘤　fibrotheca cell tumor
小肠阴道瘘　small intestine-vaginal fistula
小肠阴道疝　vaginal enterocele
小阴唇恶性肿瘤　malignant neoplasm of labia minora
小阴唇肥大　hypertrophic labia minora
小阴唇血管瘤　hemangioma of labia minora
小阴唇粘连　adhesion of labia minora
斜隔子宫　oblique septum uterus
新发尿失禁　de novo urinary incontinence
性别发育异常　disorder/difference of sex development,DSD
性唤起障碍　sexual arousal disorder
性交后出血　postcoital bleeding
性交困难　dyspareunia
需氧菌性阴道炎　aerobic vaginitis
血栓栓塞性疾病　thromboembolic disease
亚急性外阴炎　subacute vulvitis
亚急性外阴阴道炎　subacute vulvovaginitis
药物流产　medical abortion
药物流产并发感染　medical abortion complicated by infection
药物流产并发药物过敏　medical abortion complicated by drug allergy
药物流产后不全流产　incomplete medical abortion
药物流产失败　failed medical abortion　［又称]医疗性流产失败△
药物性闭经　drug-induced amenorrhea
一个或多个胎儿流产后的继续妊娠　pregnancy after one or more miscarriages
衣原体性宫颈炎　chlamydial cervicitis
衣原体性输卵管炎　chlamydial salpingitis
衣原体性子宫内膜炎　chlamydial endometritis
异常子宫出血　abnormal uterine bleeding　［又称]子宫不规则出血△
异位卵巢　ectopic ovary
异位葡萄胎　ectopic hydatidiform mole
异位妊娠　ectopic pregnancy
异位妊娠待排除　ectopic pregnancy to be excluded
异位妊娠合并宫内孕　ectopic pregnancy complicated with intrauterine pregnancy
异位妊娠后出血　haemorrhage following ectopic pregnancy
异位妊娠后腹腔内出血　intraperitoneal haemorrhage following ectopic pregnancy
异位妊娠后盆腔感染　pelvic infection following ectopic pregnancy
异位妊娠后休克　shock following ectopic pregnancy
异位妊娠后子宫颈粘连　cervical adhesion following ectopic pregnancy
异位妊娠后子宫破裂　rupture of uterus following ectopic pregnancy
阴唇肥大　labial hypertrophy
阴唇良性肿瘤　benign tumor of labium
阴唇息肉　polyp of labium
阴道瘢痕　vaginal scar
阴道闭锁　vaginal atresia
阴道壁囊肿　cyst of vaginal wall　［又称]阴道囊肿△
阴道壁脓肿　abscess of vaginal wall
阴道壁血管破裂　vaginal vascular wall rupture
阴道壁炎性肉芽肿　inflammatory granuloma of vaginal wall
阴道壁硬结　vaginal wall induration
阴道残端出血　vaginal stump bleeding
阴道残端恶性肿瘤　vaginal stump malignant tumor
阴道残端感染　vaginal stump infection
阴道残端囊肿　vaginal stump cyst
阴道成形术后　post vaginoplasty
阴道大肠瘘　large intestine-vaginal fistula

阴道低级别鳞状上皮内病变　low-grade squamous intraepithelial lesion of vagina, LSIL

阴道恶性黑色素瘤　vaginal malignant melanoma

阴道恶性肿瘤　malignant neoplasm of vagina

阴道发育不良　dysplasia of vagina　［又称］部分阴道发育不全△

阴道高级别鳞状上皮内病变　high-grade squamous intraepithelial lesion of vagina, HSIL

阴道黑色素瘤　vaginal melanoma

阴道横隔　transverse vaginal septum

阴道后壁脱垂　posterior vaginal wall prolapse

阴道后壁脱垂Ⅰ度　posterior vaginal wall prolapse, stage Ⅰ

阴道后壁脱垂Ⅰ期（POP-Q 分期）　posterior vaginal wall prolapse, stage Ⅰ (Pelvic Organ Prolapse Quantification System)

阴道后壁脱垂Ⅱ度　posterior vaginal wall prolapse, stage Ⅱ

阴道后壁脱垂Ⅱ期（POP-Q 分期）　posterior vaginal wall prolapse, stage Ⅱ (Pelvic Organ Prolapse Quantification System)

阴道后壁脱垂Ⅲ度　posterior vaginal wall prolapse, stage Ⅲ

阴道后壁脱垂Ⅲ期（POP-Q 分期）　posterior vaginal wall prolapse, stage Ⅲ (Pelvic Organ Prolapse Quantification System)

阴道后壁脱垂Ⅳ期（POP-Q 分期）　posterior vaginal wall prolapse, stage Ⅳ (Pelvic Organ Prolapse Quantification System)

阴道后疝　posterior vaginal hernia

阴道会阴瘘　vaginoperineal fistula

阴道积血　hematocolpos

阴道畸形性不孕　vaginal malformation infertility

阴道及外阴恶性肿瘤　malignant neoplasm of vulvar and vagina

阴道继发恶性肿瘤　secondary malignant tumor of vagina　［又称］阴道转移性恶性肿瘤△

阴道交界性肿瘤　borderline tumor of vagina

阴道菌群紊乱 / 失调　vaginal flora disturbance (disorder)

阴道溃疡　vaginal ulcer

阴道良性肿瘤　benign tumor of vagina

阴道鳞状细胞癌　vaginal squamous cell carcinoma

阴道瘘　vaginal fistula

阴道内胚窦瘤　vaginal endodermal sinus tumor　［又称］阴道卵黄囊瘤△

阴道内异物　vaginal foreign body

阴道脓肿　vaginal abscess

阴道平滑肌瘤　vaginal leiomyoma

阴道葡萄状肉瘤　vaginal sarcoma botryoides

阴道前壁脱垂　anterior vaginal wall prolapse

阴道前壁脱垂Ⅰ度　anterior vaginal wall prolapse, stage Ⅰ

阴道前壁脱垂Ⅰ期（POP-Q 分期）　anterior vaginal wall prolapse, stage Ⅰ (Pelvic Organ Prolapse Quantification System)

阴道前壁脱垂Ⅱ度　anterior vaginal wall prolapse, stage Ⅱ

阴道前壁脱垂Ⅱ期（POP-Q 分期）　anterior vaginal wall prolapse, stage Ⅱ (Pelvic Organ Prolapse Quantification System)

阴道前壁脱垂Ⅲ度　anterior vaginal wall prolapse, stage Ⅲ

阴道前壁脱垂Ⅲ期（POP-Q 分期）　anterior vaginal wall prolapse, stage Ⅲ (Pelvic Organ Prolapse Quantification System)

阴道前壁脱垂Ⅳ期（POP-Q 分期）　anterior vaginal wall prolapse, stage Ⅳ (Pelvic Organ Prolapse Quantification System)

阴道前后壁脱垂　anterior and posterior vaginal wall prolapse

阴道穹隆脱垂　vaginal fornix prolapse

阴道肉芽肿　vaginal granuloma

阴道入口过紧　tight introitus

阴道上皮内瘤变 1 级　vaginal intraepithelial neoplasia, grade 1, VaIN1

阴道上皮内瘤变 2 级　vaginal intraepithelial neoplasia, grade 2, VaIN2

阴道上皮内瘤变 3 级　vaginal intraepithelial neoplasia, grade 3, VaIN3

阴道神经纤维瘤　vaginal neurofibroma

阴道透明细胞癌　vaginal clear cell tumor

阴道脱垂　vaginal prolapse, vaginocele　［又称］阴道侧壁脱垂△, 阴道顶端脱垂△

阴道息肉　elytropolypus

阴道狭窄　stricture of vagina

阴道纤维肌瘤　vaginal fibromyoma

阴道腺癌　vaginal adenocarcinoma

阴道腺病　vaginal adenosis

阴道小肠膨出　vaginal enterocele

阴道斜隔　oblique vaginal septum

阴道斜隔综合征　oblique vaginal septum syndrome

阴道血管瘤　hemangioma of vagina

阴道血肿　vaginal hematoma

阴道炎　vaginitis

阴道原位癌　vaginal carcinoma in situ

阴道粘连　adhesion of vagina

阴道肿瘤　tumor of vagina

阴道肿物　vaginal mass

阴道赘生物　vaginal neoplasm

阴道子宫内膜异位症　endometriosis of vagina

阴道子宫托溃疡　pessary ulcer of vagina

阴道纵隔　longitudinal vaginal septum

阴蒂包皮过长　redundant clitoral prepuce

阴蒂恶性肿瘤　malignant neoplasm of clitoris

阴蒂肥大　hypertrophy of clitoris

阴蒂囊肿　cyst of clitoris

阴蒂血肿　hematoma of clitoris

引产　induced labor

婴幼儿外阴阴道炎　infantile vulvovaginitis

右侧输卵管不全梗阻　incomplete right fallopian tube obstruction

右侧输卵管梗阻　right fallopian tube obstruction

右侧输卵管积水　right hydrosalpinx

幼稚子宫　infantile uterus

原发不孕　primary infertility　［又称］原发性不孕症△

原发性闭经　primary amenorrhoea　［又称］原发闭经△

原发性卵巢功能不全　primary ovarian insufficiency

原发性痛经　primary dysmenorrhea

圆韧带恶性肿瘤　malignant neoplasm of round ligament

圆韧带良性肿瘤　benign tumor of round ligament

圆韧带囊肿　cyst of round ligament　［又称］子宫圆韧带囊肿△

月经过多　menorrhagia

月经紊乱　menstrual irregularity

运动性闭经　exercise associated amenorrhea

早发性卵巢功能不全　premature ovarian insufficiency

早期难免流产　early inevitable abortion

早期人工流产　early induced abortion

早期完全自然流产　early complete spontaneous abortion

早期习惯性流产　early habitual abortion

早期治疗性流产　early therapeutic abortion

早期自然流产　early spontaneous abortion

真菌性阴道炎　colpomycosis, colpitis mycotica, mycotic vaginitis

直肠膀胱阴道瘘　recto-vesico-vaginal fistula　［又称］膀胱、尿道直肠瘘△

直肠阴道隔恶性肿瘤　malignant neoplasm of rectovaginal septum

直肠阴道隔继发恶性肿瘤　secondary malignant tumor of rectovaginal septum

直肠阴道隔子宫内膜异位症　endometriosis of rectovaginal septum

直肠阴道瘘　rectovaginal fistula

直肠子宫内膜异位症　endometriosis of rectum

直肠子宫陷凹子宫内膜异位症　endometriosis of rectouterine pouch

植入物 / 缝线暴露　prosthesis/graft/suture exposure

植入物 / 缝线侵蚀　prosthesis/graft/suture erosion

植入物并发症　prosthesis/graft complication

植入物穿孔　prosthesis/graft perforation

植入物分离　prosthesis/graft separation

植入物裂开　prosthesis/graft dehiscence

植入物挛缩　prosthesis/graft contraction

植入物损伤　prosthesis/graft compromise

植入物突出　prosthesis/graft prominence

治疗性流产　therapeutic abortion

治疗性流产并发出血　therapeutic abortion complicated by haemorrhage　[又称]人工流产并发出血△

治疗性流产并发盆腔感染　therapeutic abortion complicated by pelvic infection

治疗性流产并发肾衰竭　therapeutic abortion complicated by renal failure

治疗性流产并发生殖道感染　therapeutic abortion complicated by genital tract infection

治疗性流产并发栓塞　therapeutic abortion complicated by embolism

治疗性流产并发子宫颈裂伤　therapeutic abortion complicated by cervix laceration

治疗性流产失败并发出血　failed therapeutic abortion complicated by haemorrhage

治疗性流产失败并发代谢紊乱　failed therapeutic abortion complicated by metabolic disorder

治疗性流产失败并发盆腔感染　failed therapeutic abortion complicated by pelvic infection

治疗性流产失败并发栓塞　failed therapeutic abortion complicated by embolism

治疗性流产失败并发休克　felled therapeutic abortion complicated by shock

中度宫颈发育不良　moderate cervical dysplasia

中度外阴发育不良　moderate vulvar dysplasia

中期妊娠引产　second trimester induced labor

中期妊娠引产并发出血　second trimester induced abortion complicated by hemorrhage

中期妊娠引产并发感染　second trimester induced abortion complicated by infection

中期妊娠引产并发感染性休克　second trimester induced abortion complicated by septic shock

中期妊娠引产并发后穹隆穿孔　second trimester induced abortion complicated by posterior fornix perforation

中期妊娠引产并发软产道损伤　second trimester induced abortion complicated by injury of soft birth canal

中期妊娠引产并发失血性休克　second trimester induced abortion complicated by hemorrhagic shock

中期妊娠引产并发完全子宫破裂　second trimester induced abortion complicated by complete rupture of uterus

中期妊娠引产并发羊水栓塞　second trimester induced abortion complicated by amniotic fluid embolism

中期妊娠引产并发子宫不全破裂　second trimester induced abortion complicated by incomplete rupture of uterus

中期妊娠引产并发子宫穿孔　second trimester induced abortion complicated by uterus perforation

中期妊娠引产其他并发症　second trimester induced abortion complicated by other complication

中期妊娠引产术后胎盘胎膜残留　placental membrane residue after second trimester induced abortion

中期妊娠终止妊娠　second trimester induced abortion　[又称]中期妊娠引产△

重度宫颈发育不良　severe cervical dysplasia

子宫癌肉瘤　carcinosarcoma of uterus

子宫不全破裂　incomplete uterine rupture

子宫不全纵隔　partial septate uterus

子宫骶骨韧带恶性肿瘤　malignant neoplasm of uterosacral ligament

子宫骶骨韧带继发恶性肿瘤　secondary malignant tumor of uterosacral ligament

子宫动静脉瘘　uterine arteriovenous fistula, UAVF

子宫多发性肌瘤　multiple uterine myoma

子宫恶性肿瘤　malignant neoplasm of uterus

子宫肥大　metrypertrophia, metrauxe

子宫附件恶性肿瘤　malignant neoplasm of uterine adnexa

子宫附件肿物　uterine adnexa mass

子宫腹壁瘘　uterine-abdominal wall fistula

子宫后倾　retro-version of uterus

子宫后屈　retro-flexion of uterus

子宫肌壁间肌瘤　intramural fibroid of uterus

子宫肌壁间妊娠　mural pregnancy

子宫肌层恶性肿瘤　malignant neoplasm of myometrium

子宫肌层继发恶性肿瘤　secondary malignant tumor of myometrium

子宫肌瘤　uterus myoma, hysteromyoma, uterine myoma

子宫肌炎　myometritis

子宫积脓　pyometra, pyometrium

子宫积血　hematometra

子宫畸形　uterine malformation

子宫及卵巢恶性肿瘤　malignant neoplasm of uterus and ovaries

子宫及输卵管恶性肿瘤　malignant neoplasm of uterus and fallopian tube

子宫继发恶性肿瘤　secondary malignant tumor of uterus

子宫浆膜下肌瘤　subserous myoma of uterus

子宫浆液性腺癌　uterine serous carcinoma

子宫交界性肿瘤　borderline tumor of uterus

子宫角继发恶性肿瘤　secondary malignant tumor of uterine horn

子宫角妊娠　angular pregnancy

子宫颈癌筛查　cervical cancer screening　[又称]宫颈癌筛查△

子宫颈白斑　leukoplakia of cervix uteri

子宫颈闭锁　atresia of cervix

子宫颈壁内肌瘤　intramural myoma of cervix

子宫颈残端恶性肿瘤　malignant neoplasm of cervical stump　[又称]宫颈残端恶性肿瘤△

子宫颈陈旧性裂伤　old laceration of cervix uteri　[又称]宫颈裂伤△

子宫颈低级别鳞状上皮内病变　low-grade squamous intraepithelial lesion of cervix, LSIL

子宫颈窦道　cervical sinus

子宫颈恶性黑色素瘤　cervical malignant melanoma

子宫颈恶性肿瘤　malignant neoplasm of cervix

子宫颈肥大　cervical hypertrophy　[又称]宫颈肥大△

子宫颈钙化　cervical calcification

子宫颈高级别鳞状上皮内病变　high-grade squamous intraepithelial lesion of cervix, HSIL

子宫颈功能不全　cervical insufficiency

子宫颈横纹肌肉瘤　rhabdomyosarcoma of cervix

子宫颈肌瘤　cervical myoma　[又称]宫颈平滑肌瘤△

子宫颈及阴道恶性肿瘤　malignant neoplasm of cervix and vagina

子宫颈继发恶性肿瘤　secondary malignant tumor of cervix

子宫颈结核　cervical tuberculosis　[又称]宫颈结核△

子宫颈溃疡　ulcer of cervix

子宫颈良性肿瘤　benign tumor of cervix　[又称]宫颈良性肿瘤△

子宫颈鳞状细胞癌　cervical squamous cell carcinoma

子宫颈糜烂　erosion of cervix

子宫颈内膜恶性肿瘤　malignant neoplasm of endocervix

子宫颈内膜炎　endocervicitis

子宫颈黏膜下肌瘤　submucous myoma of cervix

子宫颈黏液性息肉　cervical mucous polyp

子宫颈膀胱瘘　cervicovesical fistula

子宫颈肉瘤　sarcoma of cervix

子宫颈乳头状瘤　papilloma of cervix

子宫颈褥疮性溃疡　decubitus ulcer of cervix

子宫颈上皮内瘤变 1 级　cervical intraepithelial neoplasia, grade 1, CIN1

子宫颈上皮内瘤变 2 级　cervical intraepithelial neoplasia, grade 2, CIN2

子宫颈上皮内瘤变 3 级　cervical intraepithelial neoplasia, grade 3, CIN3

子宫颈神经内分泌癌　cervix neuroendocrine carcinoma

子宫颈神经纤维瘤　neurofibroma of cervix uteri

子宫颈水肿　cervical edema

子宫颈透明细胞腺癌　clear cell adenocarcinoma of cervix

子宫颈脱垂　cervix prolapse

子宫颈外翻　eversion of cervix

子宫颈未分化癌　cervical undifferentiated carcinoma

子宫颈息肉　cervical polyp　［又称］宫颈息肉△

子宫颈狭窄　cervical stenosis　［又称］宫颈狭窄△

子宫颈纤维瘤　cervical fibroma

子宫颈腺癌　adenocarcinoma of uterine cervix

子宫颈腺鳞癌　adenosquamous carcinoma of cervix

子宫颈腺囊肿　Naboth cyst

子宫颈腺肉瘤　adenosarcoma of cervix

子宫颈腺样基底细胞癌　basal cell carcinoma of cervix

子宫颈腺样囊性癌　adenoid cystic carcinoma of cervix

子宫颈小细胞癌　small cell carcinoma of cervix

子宫颈血管瘤　hemangioma of cervix

子宫颈延长　elongation of cervix

子宫颈炎　cervicitis

子宫颈阴道瘘　cervicovaginal fistula

子宫颈营养不良性溃疡　trophic ulcer of cervix

子宫颈原位腺癌　cervical adenocarcinoma in situ

子宫颈粘连　adhesion of cervix

子宫颈肿瘤　tumor of cervix

子宫颈潴留囊肿　retention cyst of cervix　［又称］宫颈腺囊肿△

子宫颈赘生物　cervical neoplasm

子宫颈子宫内膜异位症　endometriosis of cervix

子宫阔韧带继发恶性肿瘤　secondary malignant tumor of uterine broad ligament

子宫良性肿瘤　benign tumor of uterus

子宫瘘　uterus fistula

子宫卵巢韧带继发恶性肿瘤　secondary malignant tumor of uterus and ovary ligament

子宫囊性腺肌瘤　cystic uterine adenomyoma

子宫囊肿　uterine cyst

子宫内翻　inversion of uterus

子宫内膜单纯性增生　endometrial simple hyperplasia

子宫内膜恶性肿瘤　malignant neoplasm of endometrium

子宫内膜发育不全　dysplasia of endometrium

子宫内膜非典型性息肉样腺肌瘤　atypical polypoid adenomyoma of endometrium

子宫内膜非典型性增生　endometrial atypical hyperplasia

子宫内膜复杂性增生　endometrial complex hyperplasia

子宫内膜复杂性增生伴非典型增生　complicated endometrial hyperplasia with atypical hyperplasia

子宫内膜继发恶性肿瘤　secondary malignant tumor of endometrium

子宫内膜间质结节　endometrial stromal nodule

子宫内膜间质肉瘤　endometrial stromal sarcoma

子宫内膜交界性肿瘤　borderline tumor of endometrium

子宫内膜结核　endometrial tuberculosis　［又称］结核性子宫内膜炎△

子宫内膜良性增生　benign endometrial hyperplasia

子宫内膜鳞状细胞癌　endometrial squamous cell carcinoma

子宫内膜囊肿　endometrial cyst

子宫内膜黏液性腺癌　endometrial mucous adenocarcinoma

子宫内膜透明细胞癌　clear cell carcinoma of endometrium

子宫内膜萎缩　atrophy of endometrium.

子宫内膜未分化癌　endometrial undifferentiated carcinoma

子宫内膜息肉　endometrial polyp

子宫内膜息肉样增生　endometrial polypoid hyperplasia

子宫内膜腺鳞癌　adenosquamous carcinoma of endometrium

子宫内膜小细胞癌　small cell carcinoma of endometrium

子宫内膜炎　endometritis

子宫内膜样腺癌　endometrial adenocarcinoma

子宫内膜移行细胞癌　endometrial transitional cell carcinoma

子宫内膜异位症　endometriosis

子宫内膜异位症分期诊断　staging diagnosis of endometriosis

子宫内膜异位症性不孕症　endometriosis associated infertility

子宫内膜增生　endometrial hyperplasia　［又称］子宫内膜增生症△

子宫内异物　foreign body in uterus

子宫黏膜下肌瘤　submucous myoma of uterus

子宫脓肿　uterine abscess

子宫旁继发恶性肿瘤　secondary malignant tumor of parametrium

子宫旁组织恶性肿瘤　malignant neoplasm of parametrium

子宫膀胱瘘　uterovesical fistula

子宫平滑肌肉瘤　uterine leiomyosarcoma

子宫平滑肌脂肪瘤　uterine leiomyolipoma

子宫前倾　ante-version of uterus

子宫腔积液　uterine cavity effusion　［又称］宫腔积液△

子宫切除术后阴道穹隆脱垂　vaginal vault prolapse after hysterectomy

子宫韧带恶性肿瘤　malignant neoplasm of uterine ligament

子宫韧带继发恶性肿瘤　secondary malignant tumor of uterine ligament

子宫韧带良性肿瘤　benign tumor of uterine ligament

子宫韧带囊肿　cyst of uterine ligament

子宫韧带炎　inflammation of uterine ligament

子宫韧带子宫内膜异位症　endometriosis of uterine ligament

子宫绒毛管状腺癌　villous tubular adenocarcinoma of uterus

子宫肉瘤　uterine sarcoma

子宫上皮样平滑肌肉瘤　uterine epithelioid leiomyosarcoma

子宫输尿管瘘　uteroureteric fistula

子宫损伤　uterine trauma

子宫体恶性肿瘤　malignant neoplasm of corpus uteri

子宫体发育不全　hypoplasia of corpus uteri

子宫体横纹肌肉瘤　rhabdomyosarcoma of corpus uteri

子宫体继发恶性肿瘤　secondary malignant tumor of corpus uteri

子宫体良性肿瘤　benign tumor of corpus uteri

子宫体肿瘤　tumor of corpus uteri

子宫脱垂Ⅰ度　uterus prolapse, stage Ⅰ

子宫脱垂Ⅰ期（POP-Q 分期）　uterus prolapse, stage Ⅰ（Pelvic Organ Prolapse Quantification System）

子宫脱垂Ⅱ度　uterus prolapse, stage Ⅱ

子宫脱垂Ⅱ期（POP-Q 分期）　uterus prolapse, stage Ⅱ（Pelvic Organ Prolapse Quantification System）

子宫脱垂Ⅲ度　uterus prolapse, stage Ⅲ

子宫脱垂Ⅲ期（POP-Q 分期）　uterus prolapse, stage Ⅲ（Pelvic Organ Prolapse Quantification System）

子宫脱垂Ⅳ期（POP-Q 分期）　uterus prolapse, stage Ⅳ（Pelvic Organ Prolapse Quantification System）

子宫完全纵隔　complete septate uterus

子宫息肉　metropolypus

子宫峡部恶性肿瘤　uterine isthmus malignant neoplasm

子宫峡部妊娠　uterine isthmus pregnancy

子宫峡部子宫内膜癌　uterine isthmus endometrial carcinoma

子宫下段恶性肿瘤　malignant neoplasm of lower uterine segment

子宫下段继发恶性肿瘤　secondary malignant tumor of lower uterine segment

子宫下段妊娠　lower uterine segment pregnancy

子宫纤维化　fibrosis of uterus

子宫腺肌病　adenomyosis　［又称］子宫肌腺症△

子宫腺肌瘤　adenomyoma of uterus

子宫腺肉瘤　uterine adenosarcoma

子宫腺样囊性癌　adenoid cystic carcinoma of uteri

子宫性闭经　uterine amenorrhea

子宫阴道完全脱垂　complete uterovaginal prolapse

子宫圆韧带继发恶性肿瘤　secondary malignant tumor of uterine round ligament

子宫粘连　metrosynizesis

子宫粘连性不孕　uterus adhesion infertility　［又称］子宫性不孕症△

子宫直肠瘘　uterorectal fistula

子宫肿瘤　tumor of uterus

子宫周炎　parametritis

自然流产　spontaneous abortion

自然流产并发出血　spontaneous abortion complicated by haemorrhage

自然流产并发感染　spontaneous abortion complicated by infection

自然流产并发盆腔感染 spontaneous abortion complicated by pelvic infection

自然流产并发盆腔器官损伤 spontaneous abortion complicated by damage of pelvic organ

自然流产并发肾衰竭 spontaneous abortion complicated by renal failure

自然流产并发生殖道感染 spontaneous abortion complicated by genital tract infection

自然流产并发栓塞 spontaneous abortion complicated by embolism ［又称］自然流产并发羊水栓塞△

自然流产并发休克 spontaneous abortion complicated by shock ［又称］自然流产并发出血性休克△

纵隔子宫 septate uterus

左侧输卵管不全梗阻 incomplete left fallopian tube obstruction

左侧输卵管梗阻 fallopian tube obstruction

左侧输卵管积水 left hydrosalpinx

# 24.2 症状体征名词

闭经 amenorrhea

不规律月经 irregular menstruation

充盈型尿失禁 overflow urinary incontinence

腹盆腔积血 hemorrhage in abdomen and pelvic

腹盆腔积液 abdominal pelvic effusion

腹痛 abdominal pain, abdominalgia

宫颈鳞状上皮化生 cervical squamous metaplasia

规律月经 regular menstruation

混合性尿失禁 mixed urinary incontinence

急迫性尿失禁 urgency urinary incontinence

经期过短 short menstrual period

经期延长 menostaxis

卵巢血肿 ovarian hematomas

尿失禁 urinary incontinence

排卵期 ovulatory period

盆腔积脓 pelvic empyema

盆腔积血 pelvic hemorrhage

盆腔积液 pelvic effusion

特发性外阴疼 vulvodynia

停经 menolipsis

同房后阴道出血 vaginal bleeding after intercourse

痛经 dysmenorrhea

性交困难 dyspareunia

压力性尿失禁 stress urinary incontinence

阴道出血 colporrhagia, vaginal bleeding

阴道痉挛 vaginismus

阴道排液 vaginal discharge

阴道松弛 vaginal relaxation

月经过少 hypomenorrhea

月经频发 polymenorrhea

月经稀发 oligomenorrhea

# 24.3 手术操作名词

DSA 引导下髂内动脉栓塞术 internal iliac artery embolization guided by DSA (digital substraction angiography)

DSA 引导下选择性子宫动脉化疗术 selective uterine arterial chemotherapy guided by DSA (digital substraction angiography)

DSA 引导下选择性子宫动脉栓塞术 selective uterine arterial embolization guided by DSA (digital substraction angiography)

DSA 引导下选择性子宫动脉造影 selective uterine arteriography guided by DSA (digital substraction angiography)

vNOTES 髂耻韧带悬吊术 vNOTES pectopexy

vNOTES 阴道 - 骶骨固定术 vNOTES sacrocolpopexy

vNOTES 阴道 - 骶棘韧带固定术 vNOTES sacrospinous ligament colpopexy

vNOTES 阴道 - 骶韧带高位悬吊术 vNOTES high uterosacral ligament suspension

vNOTES 子宫 - 骶骨固定术 vNOTES sacrohysteropexy

vNOTE 子宫 - 骶韧带高位悬吊术 vNOTES high uterosacral ligament hysteropexy

避孕(经腹输卵管绝育术) contraception (transabdominal tubal sterilization)

避孕(经阴道输卵管绝育术) contraception (transvaginal tubal sterilization)

避孕药皮下埋植术 hypodermic implantation of contraceptive

避孕药皮下取出术 hypodermic extraction of contraceptive

残角子宫切除术 excision of rudimentary horn of uterus

残留卵巢切除术 residual oophorectomy

残留输卵管 - 卵巢切除术 residual salpingo-oophorectomy

残留输卵管切除术 residual salpingectomy

残余子宫颈切除术 excision of residual cervix

产后子宫次全切除术 postpartum subtotal hysterectomy

超声聚焦腹壁子宫内膜异位病灶消融术 high-intensive focused ultrasound ablation of abdominal wall endometriosis

超声聚焦子宫肌瘤消融术 high-intensive focused ultrasound ablation of uterus myoma

超声聚焦子宫腺肌瘤消融术 high-intensive focused ultrasound ablation of adenomyoma

超声引导下电吸人流术 electric suction induced abortion under ultrasonic guidance

超声引导下卵巢穿刺取卵术 ultrasound-guided follicular puncture

超声引导下输卵管通液术 ultrasound-guided hydrotubation

超声引导下子宫纵隔切除术 ultrasound-guided incision of uterine septum

陈旧性会阴Ⅲ - Ⅳ度裂伤修补术 repair of Ⅲ - Ⅳ degree old laceration of perineum

耻骨梳韧带悬吊术　pectineal ligament suspension　［又称］髂耻韧带悬吊术△

处女膜缝合术　hymenorrhaphy

处女膜切开成形术　plasty and hymenotomy

处女膜切开术　hymenotomy

处女膜修复术　hymen repair

大阴唇病损切除术　excision of labia majora lesion

单侧卵巢切除术　unilateral ovariectomy

单侧输卵管挤压术　unilateral tubal compression

单侧输卵管结扎术　unilateral tubal ligation

单侧输卵管 - 卵巢切除术　unilateral salpingo-oophorectomy

单侧输卵管切除术　unilateral salpingectomy

单侧外阴切除术　unilateral vulvectomy

单纯输卵管切除术　salpingectomy

骶前交感神经切除术　sacral sympathetic nerve transection

骶韧带缩短术　uterosacral ligament shortening

骶韧带悬吊术　uterosacral ligament suspension

电吸刮宫术　electric suction curettage

电吸人流术　electric suction induced abortion

分段诊刮术　fractional curettage

分娩后刮宫术　dilatation and curettage after delivery，D&C

腹壁子宫内膜异位病灶切除术　excision of endometriosis of abdominal wall

腹股沟淋巴结切除术　inguinal lymphadenectomy

腹腔镜辅助宫腔镜下子宫纵隔切除术　laparoscopic-assisted hysteroscopic incision of uterine septum

腹腔镜辅助经阴道筋膜内子宫切除术　laparoscopic-assisted transvaginal intrafascial hysterectomy

腹腔镜辅助经阴道全子宫切除术　laparoscopic-assisted transvaginal hysterectomy　［又称］LAVH 手术△

腹腔镜辅助经阴道始基子宫切除术　laparoscopic-assisted transvaginal hysterectomy of primordial uterus

腹腔镜辅助经阴道子宫病损切除术　laparoscopic-assisted transvaginal excision of uterine lesion　［又称］腹腔镜下辅助经阴道子宫病损切除术△

腹腔镜辅助经阴道子宫部分切除术　laparoscopic-assisted transvaginal partial hysterectomy

腹腔镜辅助经阴道子宫次全切除术　laparoscopic-assisted transvaginal subtotal hysterectomy

腹腔镜辅助经阴道子宫广泛性切除术　laparoscopic-assisted transvaginal radical hysterectomy

腹腔镜辅助经阴道子宫扩大切除术　laparoscopic-assisted transvaginal extensive hysterectomy

腹腔镜辅助人工阴道切除术　laparoscopic-assisted excision of artificial vagina

腹腔镜下残角子宫切除术　laparoscopic excision of rudimentary horn of uterus

腹腔镜下残留卵巢切除术　laparoscopic residual oophorectomy

腹腔镜下残留输卵管 - 卵巢切除术　laparoscopic residual salpingo-oophorectomy

腹腔镜下次广泛子宫切除术　laparoscopic modified radical hysterectomy

腹腔镜下耻骨后膀胱颈悬吊术（Burch 手术）　laparoscopic Burch procedure

腹腔镜下单侧卵巢切除术　laparoscopic unilateral ovariectomy

腹腔镜下单侧输卵管 - 卵巢切除术　laparoscopic unilateral salpingo oophorectomy

腹腔镜下单侧输卵管切除术　laparoscopic unilateral salpingectomy

腹腔镜下骶韧带部分切除术　laparoscopic excision of partial uterosacral ligament

腹腔镜下骶韧带切断术　laparoscopic uterosacral ligament transection

腹腔镜下骶韧带缩短术　laparoscopic uterosacral ligament shortening

腹腔镜下腹膜代阴道成形术　laparoscopic peritoneal vaginoplasty

腹腔镜下腹腔异位妊娠去除术　laparoscopic removal of abdominal ectopic pregnancy

腹腔镜下宫角切开取胚术　laparoscopic hysterotomy of cornual pregnancy

腹腔镜下宫颈肌瘤切除术　laparoscopic removal of cervical myoma

腹腔镜下广泛子宫切除术　laparoscopic radical hysterectomy

腹腔镜下回肠代阴道术　laparoscopic vaginoplasty with ileum

腹腔镜下筋膜外子宫切除术　laparoscopic extrafascial hysterectomy

腹腔镜下阔韧带病损切除术　laparoscopic removal of lesion in broad ligament

腹腔镜下阔韧带内肿瘤切除术　laparoscopic excision of intraligamentous tumor

腹腔镜下卵巢癌分期手术　laparoscopic staging surgery of ovarian cancer

腹腔镜下卵巢病损电凝术　laparoscopic electric coagulation of ovarian lesion

腹腔镜下卵巢病损切除术　laparoscopic resection of ovarian lesion

腹腔镜下卵巢病损烧灼术　laparoscopic cauterization of ovarian lesion

腹腔镜下卵巢部分切除术　laparoscopic partial ovariectomy

腹腔镜下卵巢抽吸术　laparoscopic ovarian suction

腹腔镜下卵巢穿刺取卵术　laparoscopic follicle puncture

腹腔镜下卵巢打孔术　laparoscopic ovarian drilling

腹腔镜下卵巢单纯缝合术　laparoscopic ovarian simple suture

腹腔镜下卵巢电凝术　laparoscopic ovarian electric coagulation

腹腔镜下卵巢固定术　laparoscopic oophoropexy

腹腔镜下卵巢黄体破裂修补术　laparoscopic repair of ovarian corpus luteum rupture

腹腔镜下卵巢黄体破裂止血术　laparoscopic ovarian corpus luteum rupture hemostasis

腹腔镜下卵巢黄体切除术　laparoscopic resection of ovarian corpus luteum

腹腔镜下卵巢黄体血肿清除术　laparoscopic evacuation of luteal hematoma

腹腔镜下卵巢活组织检查　laparoscopic ovarian biopsy　［又称］腹腔镜下卵巢活检术△

腹腔镜下卵巢囊肿穿刺术　laparoscopic ovarian cyst puncture

腹腔镜下卵巢囊肿开窗术　laparoscopic fenestration of ovarian cyst

腹腔镜下卵巢脓肿切开引流术　laparoscopic abscess incision and drainage of ovary

腹腔镜下卵巢切开胚胎清除术　laparoscopic removal of ovary embryo

腹腔镜下卵巢切开探查术　laparoscopic ovarian incision and exploration

腹腔镜下卵巢切开血肿清除术　laparoscopic cleaning operation of ovarian hematoma

腹腔镜下卵巢楔形切除术　laparoscopic ovarian wedge resection

腹腔镜下卵巢修补术　laparoscopic ovarian repairment

腹腔镜下卵巢悬吊术　laparoscopic ovarian suspension

腹腔镜下卵巢再植入　laparoscopic ovarian retransplantation

腹腔镜下卵巢造口术　laparoscopic oophorostomy

腹腔镜下卵巢粘连松解术　laparoscopic lysis of ovarian adhesion，laparoscopic adhesiolysis of ovary

腹腔镜下女性生殖系统肿瘤细胞减灭术　laparoscopic cytoreduction of female reproductive system tumor

腹腔镜下泡状附件电凝术　laparoscopic appendix vesiculosa electro-coagulation

腹腔镜下泡状附件切除术　laparoscopic appendix vesiculosa resection

腹腔镜下盆腹腔粘连松解术　laparoscopic lysis of celiac and pelvic adhesion

腹腔镜下盆腔病损切除术　laparoscopic excision of pelvic lesion

腹腔镜下全子宫切除术　laparoscopic total hysterectomy

腹腔镜下深部子宫内膜异位病灶切除术　laparoscopic excision of deep invasive endometriosis

腹腔镜下输卵管病损电凝术　laparoscopic electrocoagulation of fallopian tubal lesion

腹腔镜下输卵管病损切除术　laparoscopic excision of fallopian tubal lesion

腹腔镜下输卵管部分切除术　laparoscopic partial salpingectomy

腹腔镜下输卵管成形术　laparoscopic salpingoplasty

腹腔镜下输卵管抽吸术　laparoscopic aspiration of hydrosalpinx

腹腔镜下输卵管穿刺术　laparoscopic puncture of fallopian tube

腹腔镜下输卵管导丝复通术　laparoscopic tubal reversal with guide wire

腹腔镜下输卵管甲氨蝶呤注射术　laparoscopic tubal methotrexate injection ［又称］腹腔镜下输卵管 MTX 注射术△

腹腔镜下输卵管绝育术　laparoscopic tubal sterilization

腹腔镜下输卵管扩张术　laparoscopic dilatation of fallopian tube

腹腔镜下输卵管 - 卵巢成形术　laparoscopic salpingo-ovary plasty

腹腔镜下输卵管 - 卵巢粘连松解术　laparoscopic lysis of salpingo-ovary adhesion

腹腔镜下输卵管切除伴输卵管妊娠去除术　laparoscopic salpingectomy with removal of tubal pregnancy

腹腔镜下输卵管切除术　laparoscopic salpingectomy

腹腔镜下输卵管切开取胚术　laparoscopic fallopian tube incision for embryo extraction

腹腔镜下输卵管切开引流术　laparoscopic tubal incision drainage

腹腔镜下输卵管妊娠切开去除术　laparoscopic removal of tubal pregnancy tissue

腹腔镜下输卵管妊娠去除伴输卵管造口术　laparoscopic removal of tubal pregnancy tissue and salpingostomy

腹腔镜下输卵管伞端电凝术　laparoscopic tubal fimbria electrocoagulation

腹腔镜下输卵管通液术　laparoscopic hydrotubation

腹腔镜下输卵管吻合术　laparoscopic tubal anastomosis

腹腔镜下输卵管系膜病损切除术　laparoscopic excision of mesosalpinx lesion

腹腔镜下输卵管血肿清除术　laparoscopic evacuation of salpingian hematoma

腹腔镜下输卵管造口术　laparoscopic salpingostomy

腹腔镜下输卵管粘连松解术　laparoscopic salpingolysis

腹腔镜下输卵管注药术　laparoscopic tubal drug injection

腹腔镜下双侧卵巢切除术　laparoscopic bilateral oophorectomy

腹腔镜下双侧输卵管部分切除术　laparoscopic bilateral partial salpingectomy

腹腔镜下双侧输卵管电凝术　laparoscopic electrocoagulation of bilateral fallopian tubes

腹腔镜下双侧输卵管激光绝育术　laparoscopic bilateral tubal laser sterilization

腹腔镜下双侧输卵管挤压术　laparoscopic compression of bilateral fallopian tubes

腹腔镜下双侧输卵管结扎和挤压术　laparoscopic bilateral tubal ligation and compression

腹腔镜下双侧输卵管结扎和切断术　laparoscopic bilateral tubal ligation and amputation

腹腔镜下双侧输卵管结扎术　laparoscopic bilateral tubal ligation

腹腔镜下双侧输卵管 - 卵巢切除术　laparoscopic bilateral salpingo-oophorectomy

腹腔镜下双侧输卵管切除术　laparoscopic bilateral salpingectomy

腹腔镜下双角子宫畸形成形术　laparoscopic hysteroplasty of bicornute uterus

腹腔镜下系统性盆腔淋巴结切除术　laparoscopic systemic pelvic lymphadenectomy

腹腔镜下乙状结肠代阴道术　laparoscopic vaginoplasty with sigmoid colon

腹腔镜下异位宫内节育器取出术　laparoscopic removal of ectopic intrauterine device ［又称］腹腔镜下移位宫内节育器取出术△

腹腔镜下阴道重建术　laparoscopic vaginal reconstruction

腹腔镜下阴道 - 骶骨固定术　laparoscopic sacrocolpopexy

腹腔镜下阴道 - 骶棘韧带固定术　laparoscopic sacrospinous ligament colpopexy

腹腔镜下阴道 - 骶韧带高位悬吊术　laparoscopic uterosacral ligament high sacral colpopexy

腹腔镜下阴道后壁修补术　laparoscopic posterior vaginal wall repair

腹腔镜下阴道会阴成形术　laparoscopic colpoperineoplasty

腹腔镜下阴道前壁修补术　laparoscopic anterior colporrhaphy

腹腔镜下阴道前后壁修补术　laparoscopic anterior and posterior colporrhaphy

腹腔镜下圆韧带缩短术　laparoscopic round ligament shortening

腹腔镜下直肠阴道隔病损切除术　laparoscopic resection of rectovaginal septum lesion

腹腔镜下直肠子宫陷凹病损切除术　laparoscopic excision of lesion of cul-de-saclesion（the Douglas pounch）

腹腔镜下子宫病损电凝术　laparoscopic electrocoagulation of uterine lesion

腹腔镜下子宫病损激光切除术　laparoscopic laser resection of uterine lesion

腹腔镜下子宫病损切除术　laparoscopic excision of uterine lesion

腹腔镜下子宫病损射频消融术　laparoscopic radio-frequency ablation of uterine lesion

腹腔镜下子宫陈旧性产科裂伤修补术　laparoscopic repair of old obstetric laceration of uterus

腹腔镜下子宫次全切除术　laparoscopic subtotal hysterectomy

腹腔镜下子宫 - 骶骨固定术　laparoscopic sacrohysteropexy

腹腔镜下子宫 - 骶棘韧带固定术　laparoscopic sacrospinous ligament hysteropexy

腹腔镜下子宫 - 骶前固定术　laparoscopic sacrohysteropexy

腹腔镜下子宫 - 骶韧带高位悬吊术　laparoscopic high uterosacral ligament hysteropexy

腹腔镜下子宫动脉结扎术　laparoscopic ligation of uterine artery

腹腔镜下子宫动脉栓塞术　laparoscopic uterine artery embolization

腹腔镜下子宫断蒂止血术　laparoscopic control hemorrhage by pedicle division of uterine

腹腔镜下子宫改良广泛性切除术　laparoscopic modified radical hysterectomy

腹腔镜下子宫活组织检查　laparoscopic biopsy of uterus ［又称］腹腔镜下子宫活检术△

腹腔镜下子宫肌壁妊娠去除术　laparoscopic resection of myometrium pregnancy

腹腔镜下子宫肌瘤切除术　laparoscopic hysteromyomectomy

腹腔镜下子宫角部分切除术　laparoscopic partial excision of uterine corner

腹腔镜下子宫角切除术　laparoscopic resection of cornual

腹腔镜下子宫角楔形切除术　laparoscopic wedge angular intrauterine resection

腹腔镜下子宫颈广泛切除术　laparoscopic radical trachelectomy

腹腔镜下子宫颈环扎术　laparoscopic cervical cerclage

腹腔镜下子宫内膜异位病灶切除术　laparoscopic excision of endometriosis lesion

腹腔镜下子宫髂耻韧带悬吊术　laparoscopic iliopubic ligament hysteropexy

腹腔镜下子宫切开探查术　laparoscopic exploratory hysterectomy

腹腔镜下子宫切开异物取出术　laparoscopic hysterectomy for foreign body extraction

腹腔镜下子宫韧带病损激光烧灼术　laparoscopic ablation of lesion in

腹腔镜下子宫韧带病损切除术　laparoscopic removal of lesion in uterine ligament

腹腔镜下子宫韧带活组织检查　laparoscopic biopsy of uterine ligament ［又称］腹腔镜下子宫韧带活检术△

腹腔镜下子宫腺肌病灶切除术　laparoscopic excision of adenomyosis

腹腔镜下子宫楔形切除术　laparoscopic cuneihysterectomy

腹腔镜下子宫修补术　laparoscopic repair of uterus

腹腔镜下子宫悬吊术　laparoscopic uterine suspension

腹腔妊娠去除术　removal of abdominal pregnancy

宫颈闭锁切开术　incision of cervical atresia

宫颈病损烧灼术　cauterization of lesion of cervix

宫颈扩张术　dilatation of cervix

宫内残留妊娠物清除术　removal of intrauterine pregnancy residues

宫内节育器放置术　insertion of IUD　［又称］宫内避孕器植入术△

宫内节育器换置　replacement of IUD

宫内节育器取出术　removal of intrauterine contraceptive device

宫腔镜检查　hysteroscopy

宫腔镜取环术　hysteroscopic removal of intrauterine contraceptive device

宫腔镜下电凝子宫内膜去除术　hysteroscopic electrocoagulation endometrial ablation

宫腔镜下宫内节育器取出术　hysteroscopic removal of IUD

宫腔镜下宫腔粘连切开术　hysteroscopic adhesiolysis

宫腔镜下剖宫产瘢痕憩室修补术　hysteroscopic repair of cesarean scar diverticulum

宫腔镜下输卵管导丝复通术　hysteroscopic guide wire salpingostomy

宫腔镜下输卵管镜治疗　hysteroscopic falloposcope treatment

宫腔镜下输卵管栓塞术　hysteroscopic tube-plugged surgery

宫腔镜下输卵管通液术　hysteroscopic hydrotubation

宫腔镜下双侧输卵管插管通液术　hysteroscopic bilateral tubal catheterization hydrotubation

宫腔镜下微波子宫内膜去除术　hysteroscopic microwave endometrial ablation

宫腔镜下阴道横隔切开术　hysteroscopic excision of transverse vaginal septum

宫腔镜下阴道斜隔切开术　hysteroscopic excision of oblique vaginal septum

宫腔镜下阴道纵隔切开术　hysteroscopic exsection of longitudinal vaginal septum

宫腔镜下诊断性刮宫术　hysteroscopic diagnostic curettage surgery

宫腔镜下子宫病损切除术　hysteroscopic excision of uterine lesion ［又称］宫腔镜下子宫病损电切术△

宫腔镜下子宫病损射频消融术　hysteroscopic radiofrequency ablation of uterine lesion

宫腔镜下子宫不全纵隔切除术　hysteroscopic incision of incomplete uterine septum

宫腔镜下子宫陈旧性裂伤修补术　hysteroscopic repair of old laceration of uterus

宫腔镜下子宫电凝止血术　hysteroscopic uterine electrocoagulation for hemostasis

宫腔镜下子宫隔膜切除术　hysteroscopic uterine septum resection

宫腔镜下子宫活检　uterine biopsy by hysteroscopy

宫腔镜下子宫内膜病损切除术　hysteroscopic excision of endometrial lesions

宫腔镜下子宫内膜成形术　hysteroscopic plasty of endometrium

宫腔镜下子宫内膜电切术　hysteroscopic electrotomy of endometrium

宫腔镜下子宫内膜活检　hysteroscopic endometrial biopsy

宫腔镜下子宫内膜切除术　hysteroscopic endometrial ablation ［又称］宫腔镜下子宫内膜去除术△

宫腔镜下子宫内膜热球去除术　hysteroscopic removal of endometrial hot ball

宫腔镜下子宫内膜息肉切除术　hysteroscopic excision of endometrial polyp

宫腔镜下子宫内膜粘连松解术　hysteroscopic lysis of adhesion of endometrium

宫腔镜下子宫黏膜下肌瘤切除术　hysteroscopic resection of uterine submucous myoma

宫腔镜下子宫完全纵隔切除术　hysteroscopic incision of complete uterine septum

宫腔镜下子宫修补术　hysteroscopic uterine repair

宫腔引流术　uterine cavity of drainage

后盆腔重建术　posterior pelvic floor reconstruction

后穹隆穿刺术　culdocentesis

后穹隆穿刺引流术　puncture and drainage of culdoplasty

后穹隆切开引流术　incision and drainage of culdoplasty

后穹隆修补术　culdoplasty neoplasty

会阴Ⅲ-Ⅳ度裂伤缝合　repair of Ⅲ-Ⅳ degree laceration of perineum

会阴病损切除术　excision of lesion of perineum

会阴部扩创术　debridement of perineum

会阴陈旧性产科裂伤修补术　repair of old obstetric laceration of perineum

会阴成形术　perineoplasty

会阴冲洗　perineal flushing

会阴切开术　episiotomy

会阴切开异物取出术　removal of foreign body by perineum incision

会阴切开引流术　incision and drainage of perineum

机器人耻骨后膀胱颈悬吊术（Burch 手术）　robotic Burch procedure

机器人辅助经阴道子宫广泛性切除术　transvaginal robotic radical hysterectomy

机器人髂耻韧带悬吊术　robotic iliopubic ligament suspension

机器人阴道 - 骶骨固定术　robotic sacrocolpopexy

机器人阴道 - 骶棘韧带固定术　robotic sacrospinous ligament colpopexy

机器人阴道 - 骶韧带高位悬吊术　robotic high uterosacral ligament suspension

机器人子宫 - 骶骨固定术　robotic sacrohysteropexy

机器人子宫 - 骶韧带高位悬吊术　robotic high uterosacral ligament hysteropexy

机器人子宫改良广泛性切除术　robotic modified radical hysterectomy

机器人子宫广泛性切除术　robotic radical hysterectomy

机器人子宫髂耻韧带悬吊术　robotic iliopubic ligament hysteropexy

结肠 - 阴道瘘修补　colovaginal fistula repair

筋膜内子宫次全切除术　intrafascial subtotal hysterectomy

筋膜内子宫切除术　intrafascial hysterectomy ［又称］CISH 手术△

筋膜外全子宫切除术　extrafascial hysterectomy

经闭孔尿道中段悬吊术　transoburator tension-free midurethral sling

经耻骨后尿道中段悬吊术　retropubic tension-free midurethral sling

经腹部超声引导下卵巢穿刺取卵术　transabdominal ultrasound guided oocyte retrieved

经腹次广泛子宫切除术　laparotomy subradical hysterectomy

经腹腹膜代阴道成形术　transabdominal peritoneal vaginoplasty

经腹根治性宫旁组织切除术　transabdominal radical parametrectomy

经腹广泛性子宫切除术　transabdominal radical hysterectomy

经腹卵巢癌分期手术　transabdominal staging surgery of ovarian cancer

经腹黏膜下肌瘤切除术　transabdominal resection of submucous leiomyoma

经腹女性生殖系统肿瘤细胞减灭术　transabdominal cytoreduction of female reproductive system tumor

经腹取卵术　transabdominal follicle aspiration

经腹双角子宫畸形成形术　transabdominal metroplasty of bicornate uterus

经腹乙状结肠代阴道成形术　transabdominal sigmoid colon colpoplasty

经腹阴道穹隆悬吊术　transabdominal vaginal vault suspension

经腹子宫次全切除术　transabdominal subtotal hysterectomy

经腹子宫动脉结扎术　transabdominal ligation of uterine artery

经腹子宫颈广泛切除术　transabdominal radical trachelectomy

经腹子宫颈环扎术　transabdominal cervical cerclage

经腹子宫腺肌病灶切除术　transabdominal excision of adenomyosis

经腹子宫纵隔切除及子宫成形术　transabdominal incision of uterine septum and metroplasty

经皮抽吸卵巢活检　percutaneous suction and biopsy of ovary

经皮卵巢囊肿穿刺术　percutaneous puncture of ovarian cyst

经阴道残留卵巢切除术　transvaginal excision of residual ovary

经阴道残留输卵管 - 卵巢切除术　transvaginal residual salpingo-oophorectomy

经阴道超声引导下卵巢穿刺取卵术　transvaginal ultrasound guided follicular puncture

经阴道次广泛子宫切除术　transvaginal modified radical hysterectomy

经阴道单侧卵巢切除术　transvaginal unilateral oophorectomy

经阴道单侧输卵管 - 卵巢切除术　transvaginal unilateral salpingo-oophorectomy

经阴道宫颈管粘连分离术　transvaginal separation of cervical canal adhesion

经阴道宫颈广泛切除术　transvaginal radical trachelectomy

经阴道宫颈肌瘤剔除术　transvaginal removal of cervical myoma

经阴道宫颈囊肿造袋术　transvaginal cervical cyst pouch

经阴道后穹隆穿刺术　transvaginal puncture of posterior vaginal fornix

经阴道阔韧带内肿瘤切除术　transvaginal excision of intraligamentous tumor

经阴道卵巢病损切除术　transvaginal resection of ovarian lesion

经阴道卵巢囊肿穿刺术　transvaginal ovarian cyst puncture

经阴道全子宫及单附件切除术　transvaginal hysterectomy and unilateral adnexectomy

经阴道全子宫及双附件切除术　transvaginal hysterectomy and bilateral adnexectomy

经阴道双侧卵巢切除术　transvaginal bilateral oophorectomy

经阴道双侧输卵管 - 卵巢切除术　transvaginal bilateral salpingo-oophorectomy

经阴道无张力尿道悬吊术　tension-free vaginal tape，TVT

经阴道药物引产术　vaginal drug induction

经阴道阴道 - 骶骨固定术　transvaginal sacrocolpopexy

经阴道阴道 - 骶棘韧带固定术　transvaginal sacrospinous ligament colpopexy

经阴道阴道 - 骶韧带高位悬吊术　transvaginal high uterosacral ligament hysteropexy

经阴道子宫病损切除术　transvaginal excision of uterine lesion

经阴道子宫部分切除术　transvaginal partial hysterectomy

经阴道子宫次全切除术　transvaginal subtotal hysterectomy

经阴道子宫 - 骶骨固定术　transvaginal sacrohysteropexy

经阴道子宫 - 骶棘韧带固定术　transvaginal sacrospinous ligament hysteropexy

经阴道子宫 - 骶韧带高位悬吊术　transvaginal high uterosacral ligament sacral hysteropexy

经阴道子宫广泛性切除术　transvaginal radical hysterectomy　［又称］经阴道广泛子宫切除术△，经阴道子宫根治性切除术△

经阴道子宫肌瘤切除术　transvaginal hysteromyomectomy

经阴道子宫颈扎扎术　transvaginal cervical cerclage

经阴道子宫切除术　transvaginal hysterectomy

静脉药物引产术　intravenous drug induction

阔韧带病损切除术　removal of lesion in broad ligament

两性畸形剖腹探查术　laparotomy of hermaphroditism

流产刮宫术　curettage after abortion

流产后电吸刮宫术　electric suction curettage after abortion

卵巢病损电凝术　electric coagulation of ovarian lesion

卵巢病损切除术　resection of ovarian lesion

卵巢病损烧灼术　ablation of ovarian lesion

卵巢部分切除术　partial ovariectomy

卵巢成形术　oophoroplasty

卵巢抽吸术　ovarian suction

卵巢穿刺取卵术　ovarian puncture taking ovum

卵巢打孔术　ovarian drilling

卵巢单纯缝合术　ovarian simple suture

卵巢固定术　ovary fixation

卵巢黄体切除术　resection of ovarian corpus luteum

卵巢黄体血肿清除术　removal of ovarian corpus luteum hematoma

卵巢囊肿穿刺术　ovarian cyst puncture

卵巢囊肿切开引流术　abscess incision and drainage of ovary

卵巢囊肿造袋术　fistulization of ovarian cyst

卵巢扭转松解术　ovarian torsion release

卵巢切开胚胎清除术　removal of ovarian embryo

卵巢切开探查术　incision and exploration of ovary

卵巢切开血肿清除术　removal of ovarian hematoma

卵巢去神经术　ovary denervation

卵巢楔形切除术　ovarian wedge resection

卵巢修补术　repair of ovary

卵巢悬吊术　ovarian suspension

卵巢移植术　ovary transplantation

卵巢造口术　oophorostomy

卵巢粘连松解术　lysis of ovarian adhesion

麻醉镇痛下人工流产术　application of anesthetic analgesia for induced abortion

脉冲泵植入术　implantation of pulse pump

曼彻斯特手术　Manchester operation　［又称］曼氏手术△

男变女性阴道再造术　male to female vaginoplasty

内翻子宫手法复位术　manual replacement of inverted uterus

尿道中段悬吊术　mid-urethral sling procedure

女性会阴部瘢痕切除术　cicatrectomy of female perineum

女性会阴皮肤及皮下坏死组织切除清创术　debridement of excision of female skin of perineum and necrotic hypodermis

女性会阴皮肤和皮下组织非切除性清创术　debridement of non excision of female skin of perineum and hypodermis

女性盆腔廓清术　female pelvic exenteration

女性去势术　female castration

女性外阴皮肤和皮下坏死组织切除清创术　debridement of excision of female skin of vulva and necrotic hypodermis

女性外阴皮肤和皮下组织非切除性清创术　debridement of non excision of female skin of vulva and hypodermis

膀胱膨出修补术　cystocele repair

泡状附件电凝术　electrocoagulation of Vesicular appendix

泡状附件切除术　resection of Vesicular appendix

胚胎移植术　embryo transfer

盆底重建术　reconstruction of pelvic floor

盆腔病损切除术　removal of pelvic lesion

盆腔腹膜切除术　excision of pelvic peritoneum

盆腔淋巴结根治性切除术　radical pelvic lymphadenectomy

盆腔粘连松解术　lysis of pelvic adhesion

前盆底重建术　reconstruction of anterior pelvic floor

前盆腔重建术　reconstruction of anterior pelvic cavity

前庭大腺病损切除术　excision of lesion of Bartholin gland

前庭大腺瘘管切除术　fistulectomy of Bartholin gland

前庭大腺囊肿抽吸术　aspiration of Bartholin gland cyst

前庭大腺囊肿切除术　excision of Bartholin gland cyst

前庭大腺囊肿切开术　incision of Bartholin gland cyst

前庭大腺囊肿造口术　marsupialization of Bartholin gland cyst

前庭大腺脓肿切开引流术　incision and drainage of abscess of Bartholin gland

前庭大腺切除术　excision of Bartholin gland

前庭大腺造袋术　marsupialization of Bartholin gland

前庭大腺造口术　fistulation of Bartholin gland

钳夹术　clamping and curettage

全盆底重建术　total pelvic floor reconstruction　［又称］全盆底重建修补△

全阴道切除术　total vaginectomy

全子宫切除术　total hysterectomy

人工流产负压吸引术　artificial abortion vacuum aspiration

人工流产钳刮术　artificial abortion forcep curettage

人工授精　artificial insemination

人工阴道成形术　artificial vaginoplasty

妊娠中期选择性减胎术　second trimester selective fetal pregnancy reduction

生物补片阴道成形术　vaginoplasty with biological patcn

始基子宫切除术　hysterectomy of primordial uterus

输卵管病损电凝术　tubal lesion electrocoagulation

输卵管病损切除术　tubal lesion excision

输卵管病损烧灼术　tubal lesion ablation

输卵管部分切除术　partial tubectomy

输卵管成形术　salpingoplasty
输卵管抽吸术　tubal aspiration
输卵管穿刺术　tubal centesis
输卵管单纯缝合术　simple suture of fallopian tube
输卵管活组织检查　tubal biopsy　［又称］输卵管活检术△
输卵管甲氨蝶呤注射术　tubal methotrexate injection　［又称］输卵管 MTX 注射术△
输卵管假体去除术　tubal prosthesis ablation
输卵管假体置换术　tubal prosthesis replacement
输卵管假体置入术　tubal prosthesis implantation　［又称］输卵管假体植入术△
输卵管镜检查　salpingoscopy
输卵管绝育后再通术　tubal recanalization after tubal sterilization
输卵管绝育术　tubal sterilization
输卵管扩张术　tubal dilation
输卵管 - 卵巢成形术　salpingo-ovary plasty
输卵管切除伴输卵管妊娠去除术　salpingectomy with removal of tubal pregnancy
输卵管切开妊娠物去除术　removal of tubal pregnancy tissue
输卵管切开探查术　incision and exploration of fallopian tube
输卵管切开引流术　tubal incision drainage
输卵管妊娠去除伴输卵管开窗术　removal of tubal pregnancy and tubal fenestration
输卵管妊娠物去除伴输卵管造口术　removal of tubal pregnancy tissue and salpingostomy
输卵管通液术　hydrotubation
输卵管吻合术　tubal anastomosis　［又称］输卵管 - 输卵管吻合术△
输卵管系膜病损切除术　excision of mesosalpinx lesion
输卵管选择性插管术　selective tubal catheterization
输卵管血肿清除术　removal of tubal hematoma
输卵管移植术　implantation of tube
输卵管造口术　salpingostomy
输卵管粘连分离术　salpingolysis
输卵管注气术　gas injection of fallopian tube
输卵管注药术　tubal drug injection
输卵管 - 子宫吻合术　salpingo-uterus anastomosis
双侧卵巢切除术　bilateral oophorectomy
双侧输卵管部分切除术　bilateral partial tubectomy　［又称］双侧部分输卵管切除△
双侧输卵管抽芯包埋术　bilateral modified uchida operation
双侧输卵管挤压术　bilateral tubal compression
双侧输卵管结扎和挤压术　bilateral tubal ligation and compression
双侧输卵管结扎和切断术　bilateral tubal ligation and amputation
双侧输卵管结扎术　bilateral tubal ligation
双侧输卵管 - 卵巢切除术　bilateral salpingo-oophorectomy
双侧输卵管切除术　bilateral salpingectomy
双侧输卵管套环绝育术　bilateral tubal silicone ring sterilization
双侧输卵管粘堵术　bilateral tube-plugged surgery
双侧外阴切除术　bilateral vulvectomy
双子宫单个切除术　single hysterectomy of duplex uterus
胎盘植入子宫楔形切除术　wedge resection of uterine placenta increta
体外受精早期胚胎辅助孵化透明带化学削薄术　in vitro fertilization early embryonic assisted hatching zona pellucid chemical thinning
体外受精早期胚胎辅助孵化透明带激光打孔术　in vitro fertilization early embryonic assisted hatching zona pellucid laser drilling
体外受精早期胚胎辅助孵化透明带激光削薄术　in vitro fertilization early embryonic assisted hatching zona pellucid laser thinning
体外受精早期胚胎辅助孵化透明带切割术　in vitro fertilization early embryonic assisted hatching zona pellucid cutting
外阴病损电凝术　electrocoagulation of lesion of vulva
外阴病损切除术　excision of lesion of vulva
外阴病损烧灼术　cautery of lesion of vulva
外阴部分切除术　partial excision of vulva
外阴陈旧性产科裂伤修补术　repair of old obstetric laceration of vulva

外阴成形术　episioplasty
外阴窦道切除术　excision of sinus tract of vulva
外阴缝合术　episiorrhaphy
外阴根治性局部扩大切除术　radical expansion local excision of vulva
外阴根治性局部切除术　radical local excision of vulva
外阴根治性切除术　radical resection of vulva
外阴广泛切除成形术　extensive vulvectomy
外阴广泛性切除术　extensive excision of vulva　［又称］外阴广泛切除术△
外阴活组织检查　biopsy of vulva
外阴激光治疗　laser therapy of vulva
外阴冷冻治疗　vulvar cryotherapy
外阴裂伤缝合术　suture of laceration of vulva
外阴裂伤清创缝合术　vulvar laceration debridement and suture
外阴脓肿穿刺术　centesis of vulva abscess
外阴脓肿切开术　incision of vulvar abscess
外阴切开引流术　incision and drainage of vulva
外阴微波治疗　vulvar microwave therapy
外阴血肿切开术　incision of hematoma of vulva
外阴血肿清除术　removal of hematoma of vulva
外阴阴道瘢痕切除术　resection of vulval and vaginal scar
外阴粘连分离术　separation of vulvar adhesion
外阴粘连松解术　lysis of vulvar adhesion
小肠 - 阴道瘘修补术　small intestinal vaginal fistula repair
小阴唇成形术　plasty of labia minora
小阴唇粘连分离术　separation of labia minus adhesion
小阴唇粘连松解术　lysis of labia minus adhesion
小阴唇整形术　labiaplasty
性腺切除术　gonadectomy
阴唇成形术　plasty of labia
阴唇黏膜游离移植术　labia mucous transplantation
阴唇粘连松解术　lysis of adhesion of labial
阴道闭合术　colpocleisis
阴道闭锁切开术　section of vaginal atresia
阴道壁缝合术　colporrhaphy
阴道壁血肿切开术　incision of vaginal wall hematoma
阴道病损电切术　electrotomy of vaginal lesion
阴道病损切除术　excision of lesion of vagina
阴道部分闭合术　partial vaginal obliteration
阴道部分切除术　partial colpectomy
阴道残端缝合术　suture of vaginal stump
阴道成形术　vaginoplasty
阴道成形术 - 压顶法　vaginoplasty-coping
阴道重建术　vaginal reconstructive surgery
阴道骶棘韧带固定术　vaginal vault sacrospinous ligament suspension
阴道 - 骶前固定术　vaginal sacrocolpopexy
阴道 - 骶韧带高位悬吊术　high uterosacral ligament suspension
阴道断蒂缝合术　suture of pedicle division of vagina
阴道断蒂止血术　control hemorrhage by pedicle division of vagina
阴道断端骶韧带悬吊术　sacrospinous ligament suspension of vaginal cuff
阴道隔切除术　vaginal septum incision
阴道后壁修补术　posterior vaginal wall repair
阴道后穹隆切开引流术　incision and drainage of posterior vaginal fornix
阴道会阴成形术　colpoperineoplasty
阴道紧缩术　vaginal tightening
阴道局部黏膜瓣转移及阴道直肠瘘修补术　vaginal local mucosal flap transfer and vaginal rectum fistula repair
阴道扩张术　vaginal dilation
阴道裂伤缝合术　suture of vaginal laceration
阴道内镜　vaginoscopy
阴道黏膜剥脱术　vaginal mucosal stripping
阴道旁修补术　paravaginal repair
阴道前壁 / 后壁补片置入术　anterior/posterior transvaginal mesh implantation

阴道前壁 / 后壁同种异体补片置入术　anterior/posterior transvaginal allograft implantation

阴道前壁 / 后壁异种补片置入术　anterior/posterior transvaginal heterograft implantation

阴道前壁 / 后壁自体补片置入术　anterior/posterior transvaginal autograft implantation

阴道前壁修补术　anterior vaginal wall repair

阴道前后壁修补术　anterior and posterior colporrhaphy

阴道切除术　vaginectomy

阴道切开术　vaginotomy

阴道切开异物取出术　removal of foreign body by vaginal incision

阴道切开引流术　incision and drainage of vagina

阴道穹隆修补术　repair of vaginal vault

阴道探查　vagina exploration

阴道完全闭合术　complete colpocleisis

阴道狭窄扩张术　vaginal stenosis dilatation

阴道狭窄切开术　colpostenotormy

阴道悬吊术　vaginal suspension

阴道血肿切开引流术　incision and drainage of vaginal hematoma

阴道延长术　vaginal lengthening　［又称］阴道加长术△

阴道粘连松解术　lysis of adhesion of vagina

阴道粘黏膜瓣移植术　transplantation of vaginal mucosa flap

阴道直肠瘘修补术　rectovaginal fistula repair

阴道纵隔切除术　exsection of longitudinal vaginal septa

阴蒂包皮整形术　clitoral hood reduction

阴蒂成形术　clitoroplasty

阴蒂缩小术　clitoral reduction surgery

阴蒂再造术　clitoris reconstruction surgery

圆韧带病损切除术　removal of lesion in round ligament

圆韧带缩短术　round ligament shortening

圆韧带悬吊术　round ligament suspension

月经抽吸术　menstrual extraction

早孕减胎术　early pregnancy reduction

诊断性刮宫手术　diagnostic curettage

直肠膨出修补术　rectocele repair

直肠瘘修补术　rectovaginal fistula repair

直肠子宫陷凹病损切除术　excision of lesion of rectouterine pouch

直肠子宫陷凹封闭术　occlusion of rectouterine pouch

直视下卵巢活组织检查　ovarian biopsy under direct vision　［又称］直视下卵粱活检术△

直视下子宫活组织检查　biopsy of uterus under direct vision　［又称］直视下子宫活检术△

直视下子宫韧带活组织检查　biopsy of uterine ligament under vision

终止妊娠刮宫术　curettage for termination pregnancy

主韧带缩短术　cardinal ligament shortening

主韧带悬吊术　cardinal ligament suspension

子宫瘢痕妊娠去除术　removal of uterine scar pregnancy

子宫病损电凝术　electrocoagulation of uterine lesion

子宫病损切除术　excision of uterine lesion

子宫病损烧灼术　cauterization of uterine lesion

子宫病损射频消融术　radiofrequency ablation of uterine lesion

子宫陈旧性裂伤修补术　repair of old laceration of uterus

子宫次全切除术　subtotal hysterectomy

子宫 - 骶棘韧带固定术　sacrospinous ligament hysteropexy

子宫 - 骶前固定术　sacral hysteropexy

子宫 - 骶韧带电凝术　electrocoagulation of uterosacral ligament

子宫 - 骶韧带高位悬吊术　high uterosacral ligament hysteropexy

子宫 - 骶韧带切除术　excision of uterosacral ligament

子宫 - 骶韧带切断术　amputation of uterosacral ligament

子宫 - 骶韧带烧灼术　ablation of uterosacral ligament.

子宫动脉弹簧圈栓塞术　uterine artery embolization with spring coil

子宫动脉栓塞术　uterine artery embolization

子宫改良广泛性切除术　modified radical hysterectomy　［又称］子宫改良根治性切除术△

子宫隔膜切除术　uterine septum resection

子宫广泛性切除术　radical hysterectomy　［又称］子宫根治性切除术△

子宫肌瘤切除术　hysteromyomectomy

子宫角部分切除术　partial excision of uterine horn

子宫角切除术　resection of horn of uterus

子宫角妊娠切除术　removal of uterine cornual pregnancy

子宫角楔形切除术　wedge resection of uterine horn

子宫颈病损电凝术　electrocoagulation of lesion of cervix

子宫颈病损切除术　excision of lesion of cervix

子宫颈部分切除术　partial excision of cervix

子宫颈陈旧性产科裂伤修补术　repair of cervical old laceration

子宫颈成形术　cervicoplasty

子宫颈电凝止血术　control of hemorrhage by electric coagulation of cervix　［又称］宫颈电凝止血术△

子宫颈电熨治疗　electrocautery of cervix uteri

子宫颈根治性切除术　radical resection of cervix

子宫颈管扩张术　cervical dilatation

子宫颈广泛性切除术　extensive excision of cervix

子宫颈环形电切术　loop electrosurgical excision procedure　［又称］LEEP 手术△

子宫颈环扎物去除术　removal of cervical cerclage material

子宫颈活检　biopsy of cervix

子宫颈激光治疗　laser therapy of cervix uteri

子宫颈冷刀锥形切除术　code knife conization of cervix

子宫颈冷冻治疗　cryosurgery of cervix uteri

子宫颈冷冻锥形电切术　cryoconization of cervix

子宫颈裂伤缝合术　repair of cervical laceration

子宫颈瘘管造袋术　repair of fistula of cervix

子宫颈囊肿造袋术　marsupialization of cervical cyst

子宫颈内膜活检　endometrial biopsy

子宫颈内膜旋切术　rotary excision of endometrium

子宫颈切除伴阴道缝合术　cervicectomy with synchronous colporrhaphy

子宫颈切除术　trachelectomy

子宫颈妊娠去除术　removal of cervical pregnancy

子宫颈上子宫切除术　supracervical hysterectomy

子宫颈微波治疗　microwave therapy of cervix

子宫颈息肉切除术　excision of cervical polyp

子宫颈悬吊术　cervix suspension

子宫颈粘连松解术　lysis of adhesion of cervix

子宫颈周围去神经术　cervical denervation

子宫颈锥切术　cervical Cold-Knife conization

子宫捆绑术　uterine banding

子宫扩大切除术　extensive hysterectomy

子宫裂伤缝合术　repair of laceration of uterus

子宫瘘管闭合术　closure of fistula of uterus

子宫内膜病损电凝术　electrocoagulation of lesion of endometrium

子宫内膜病损切除术　excision of lesion of endometrium

子宫内膜病损烧灼术　cautery of lesion of endometrium

子宫内膜去除术　endometrial ablation

子宫内膜热球去除术　thermal balloon endometrial ablation

子宫内膜射频消融术　radiofrequency ablation of endometrium

子宫内膜粘连松解术　lysis of adhesion of endometrium

子宫切开探查术　incision and exploration of uterus

子宫切开异物取出术　removal of foreign body by uterine incision

子宫切开终止妊娠术　hysterotomy for termination of pregnancy

子宫 - 韧带病损切除　removal of lesion in uterosacral ligament

子宫韧带妊娠去除术　removal of uterine ligament pregnancy

子宫韧带修补术　repair of uterine ligament

子宫输卵管造影术　hysterosalpingography

子宫楔形切除术　cuneihysterectomy

子宫修补术　uterine repair

# 24.4　临床检查名词

HPV 检测　human papillomavirus test
妇科腹部超声检查　gynaecological transabdominal sonography
妇科检查　gynecological examination
妇科内分泌检查　gynaecological endocrine examination
妇科阴道超声检查　gynaecological transvaginal sonography
肛诊　anal digital examination
宫颈细胞学检查　cervical cytological examination
后穹隆镜检查　culdoscopy
监测排卵　monitoring ovulation

三合诊检查　vagino-recto-abdominal examination
双合诊检查　bimanual examination
细菌性阴道病检查　bacterial vaginal disease examination
阴道分泌物检查(滴虫、真菌、支原体等)　vaginal secretion examination
　(trichomonas, fungus, mycoplasma, etc.)
阴道活检　vaginal biopsy
阴道镜检查　colposcopy
直肠子宫陷凹活检　rectouterine pouch biopsy

# 25. 产科

## 25.1 疾病诊断名词

ABO 血型不合　ABO incompatibility
HELLP 综合征　HELLP syndrome
Rh 血型不合　Rh incompatibility
Rh 阴性抗 D 抗体异常　Rh negative resistance D antibody abnormality
边缘性前置胎盘　marginal placenta praevia　［又称］前置胎盘（边缘性）△
边缘性前置胎盘伴出血　marginal placenta praevia with bleeding
扁平骨盆　flat pelvis
变形骨盆　pelvic distortion
病理性缩复环　pathological retraction ring
不良孕产史　abnormal pregnancy and negative reproductive history
不完全臀先露　incomplete breech presentation　［又称］臀位（不完全臀）△
不完全性子宫破裂　incomplete uterine rupture　［曾称］不全子宫破裂 *
不稳定产式　unstable lie
不协调性宫缩乏力　incoordinate uterine inertia
不协调性子宫收缩过强　incoordinate excessive uterine activity
部分性葡萄胎和胎儿共存　partial hydatidiform mole coexisting fetus，PHMCF　［又称］妊娠合并部分葡萄胎△
部分性前置胎盘　partial placenta praevia　［又称］前置胎盘（部分性）△
部分性前置胎盘伴出血　partial placenta praevia with bleeding
残角子宫妊娠破裂　rupture of rudimentary horn of uterus pregnancy
产程和分娩的并发症　complication of labor and delivery
产程停滞　labor arrested
产道裂伤　laceration of birth canal
产道血肿　birth canal hematoma
产后并发急性肺水肿　postpartum acute pulmonary edema
产后出血　postpartum hemorrhage
产后即时出血　postpartum instant hemorrhage
产后弥散性血管内凝血　postpartum disseminated intravascular coagulation
产后纤维蛋白溶解亢进　postpartum hyperfibrinolysis
产后纤维蛋白原缺乏血症　postpartum afibrinogenemia
产后抑郁　postpartum depression　［又称］产褥期抑郁△，产褥期抑郁症△，产后抑郁症△
产科肺栓塞　obstetric pulmonary embolism
产科空气栓塞　obstetric air embolism
产科脓毒性栓塞　obstetric septic embolism
产科手术或操作后心力衰竭　heart failure after obstetric surgery or operation
产科手术或操作后心脏停搏　cardiac arrest after obstetric surgery or operation
产科休克　obstetric shock
产科脂肪栓塞　obstetric fat embolism
产力异常　abnormal uterine action
产前出血　antepartum hemorrhage

产前出血伴低纤维蛋白原血症　antepartum hemorrhage with low fibrinogenemia
产前出血伴弥散性血管内凝血　antepartum hemorrhage with disseminated intravascular coagulation
产前出血伴纤维蛋白原缺乏血症　antepartum hemorrhage with afibrinogenemia
产前筛查　prenatal screening
产前筛查异常　abnormal finding in prenatal screening
产前子痫　antepartum eclampsia
产钳应用失败　failed trial of forceps
产褥病率　puerperal morbidity
产褥感染　puerperal infection　［又称］产褥期感染△
产褥期　puerperium
产褥期病毒性肝炎　puerperal viral hepatitis
产褥期不完全性肠梗阻　incomplete intestinal obstruction in puerperium
产褥期肠梗阻　intestinal obstruction in puerperium
产褥期猝死　puerperal sudden death
产褥期低蛋白血症　hypoproteinemia in puerperium
产褥期发热　puerperal fever
产褥期肺动脉高压　pulmonary hypertension in puerperium
产褥期肺栓塞　puerperal pulmonary embolism
产褥期肝肾综合征　puerperal hepatorenal syndrome
产褥期股内收肌腱炎　myotenositis of adductor of femur in puerperium
产褥期合并精神障碍　mental disorder in puerperium
产褥期肌肉骨骼系统和结缔组织疾病　disease of the musculoskeletal system and connective tissue in puerperium
产褥期急性肾衰竭　puerperal acute renal failure
产褥期寄生虫病　puerperal parasitic disease
产褥期甲状腺炎　puerperal thyroiditis
产褥期交界性肿瘤　borderline tumor in puerperium
产褥期结核病　puerperal tuberculosis
产褥期静脉炎　puerperal phlebitis
产褥期淋病　puerperal gonorrhea
产褥期颅内静脉窦血栓形成　puerperal cerebral venous sinus thrombosis
产褥期麻醉并发症　puerperal complication of anesthesia
产褥期梅毒　puerperal syphilis
产褥期脑静脉血栓形成　puerperal cerebral venous thrombosis
产褥期脑血管病　puerperal cerebrovascular disease
产褥期尿路感染　puerperal urinary tract infection
产褥期脓毒症　puerperal sepsis　［又称］产褥期败血症△
产褥期膀胱炎　puerperal cystitis
产褥期盆腔腹膜炎　puerperal peritonitis
产褥期盆腔血栓性静脉炎　puerperal pelvic thrombophlebitis
产褥期贫血　puerperal anemia
产褥期轻度贫血　puerperal mild anemia
产褥期乳头感染　puerperal infection of nipple
产褥期乳头感染哺乳困难　puerperal infection of nipple breast feeding difficulty

产褥期乳头皲裂　puerperal cracked nipple

产褥期乳头皲裂哺乳困难　puerperal cracked nipple breast feeding difficulty

产褥期乳腺囊肿　puerperal breast cyst

产褥期乳腺囊肿哺乳困难　puerperal breast cyst breast feeding difficulty

产褥期乳腺脓肿　puerperal breast abscess

产褥期乳腺脓肿哺乳困难　puerperal breast abscess breast feeding difficulty

产褥期乳腺炎　puerperal mastitis

产褥期乳腺炎哺乳困难　puerperal mastitis breast feeding difficulty

产褥期乳汁淤积　puerperal galactostasis

产褥期深静脉血栓形成　puerperal deep venous thrombosis

产褥期神经系统病变　puerperal neurologic disorder

产褥期输卵管卵巢炎　puerperal salpingo-oophoritis

产褥期胎盘息肉　puerperal placental polyp

产褥期外阴静脉曲张　vulvar varices in puerperium

产褥期下肢静脉曲张　varicose vein of lower extremity in puerperium

产褥期心功能不全　cardiac insufficiency in puerperium

产褥期心肌病　puerperal cardiomyopathy

产褥期性传播疾病　sexually transmitted disease in puerperium ［又称］产褥期性传播模式感染△

产褥期血栓形成　puerperal thrombosis

产褥期血栓性静脉炎　thrombophlebitis in puerperium

产褥期血栓性浅静脉炎　superficial thrombophlebitis in puerperium

产褥期阴道炎　puerperal vaginitis

产褥期原虫病　puerperal protozoiasis

产褥期痔　puerperal hemorrhoid

产褥期重度贫血　puerperal severe anemia

产褥期子宫颈炎　puerperal cervicitis

产褥期子宫内翻　puerperal inversion of uterus

产褥期子宫内膜炎　puerperal endometritis

产褥期子痫　puerperal eclampsia

产伤性阴道裂伤　vaginal laceration caused by birth trauma

产时出血　intrapartum hemorrhage

产时子痫　intrapartum eclampsia

迟延性产后出血　delayed postpartum hemorrhage

持续性异位妊娠　persistent ectopic pregnancy

持续性枕横位　persistent occipitotransverse position

持续性枕后位　persistent occipitoposterior position

耻骨联合分离　pubic symphysis separation ［又称］耻骨联合分离征△

初产头浮　floating head in primipara

初产臀位　breech presentation in primipara

穿透性胎盘　placenta percreta ［又称］胎盘植入(穿透型)△,穿透性胎盘植入△

带器妊娠　pregnancy with IUD in situ

单卵双胎　monozygotic twins

单脐动脉　single umbilical artery ［又称］胎儿单脐动脉△

单绒毛膜单羊膜囊双胎　monochorionic monoamniotic twins

单绒毛膜双羊膜囊双胎　monochorionic diamniotic twins

单胎死产　single stillbirth

单胎头阴道分娩　single cephalic vaginal delivery

单臀先露　frank breech presentation

单羊膜囊双胎脐带缠绕　cord entanglement of monoamniotic twin pregnancy

低置胎盘　low-lying placenta

第二产程停滞　arrested second stage of labor

第三产程延长　prolonged third stage of labor

第一产程延长　prolonged first stage of labor

多胎分娩　multiple delivery

多胎剖宫产分娩　multiple cesarean delivery

多胎妊娠　multiple pregnancy

多胎顺产　natural birth of multiple pregnancy

多胎助产分娩　assisted delivery of multiple pregnancy ［又称］多胎胎吸助产△

多叶胎盘　multilobate placenta

额先露　brow presentation

二次剖宫产　repeated cesarean section

帆状胎盘　velamentous placenta

非免疫性胎儿水肿　non-immunological fetal hydrops

分娩伴耻骨联合分离　delivery accompanied by separation of pubis symphysis

分娩伴耻骨联合软骨撕脱　delivery accompanied by avulsion of pubic symphysis cartilage

分娩伴腹直肌分离　delivery accompanied by diastasis recti abdominis ［又称］腹直肌分离征△

分娩伴会阴血肿　delivery accompanied by perineal hematoma

分娩伴阔韧带血肿　delivery accompanied by hematoma of broad ligament

分娩伴泌尿道损伤　delivery accompanied by urinary tract injury

分娩伴尿道损伤　delivery accompanied by urethral injury

分娩伴膀胱损伤　delivery accompanied by bladder injury

分娩伴盆腔器官损伤　delivery accompanied by pelvic organs injury

分娩伴胎儿酸碱平衡紊乱　delivery accompanied by fetal acid-base disturbance

分娩伴外阴血肿　delivery accompanied by episiohematoma

分娩伴尾骨损伤　delivery accompanied by coccyx injury

分娩伴阴道血肿　delivery accompanied by vaginal hematoma

分娩伴子宫壁血肿　delivery accompanied by uterine wall hematom

分娩伴子宫颈裂伤　delivery accompanied by cervix laceration

分娩合并病毒性肝炎　delivery combined with viral hepatitis

分娩合并肌肉骨骼系统和结缔组织疾病　delivery combined with musculoskeletal system and connective tissue disease

分娩合并寄生虫病　delivery combined with parasitic disease

分娩合并交界性肿瘤　delivery combined with borderline tumor

分娩合并结核病　delivery combined with tuberculosis

分娩合并淋病　delivery combined with gonorrhea

分娩合并梅毒　delivery combined with syphilis

分娩合并贫血　delivery combined with anemia

分娩合并神经系统病变　delivery combined with neurological disorder

分娩合并性传播感染性疾病　delivery combined with sexually transmitted disease ［又称］分娩合并性传播模式感染△

分娩合并原虫病　delivery combined with protozoiasis

分娩期败血症　septicemia during delivery ［又称］分娩期败血病△

分娩期发热　fever during delivery

分娩期宫内感染　intrauterine infection during delivery

分娩期麻醉并发症　anesthesia complication during delivery

分娩期弥散性血管内凝血　disseminated intravascular coagulation during delivery

分娩期血尿　hematuria during delivery

分娩期子宫颈水肿　cervical edema during delivery

辐射后的孕产妇医疗　medical care for pregnant woman undergoing radiation

辅助生殖技术后多胎妊娠　multiple pregnancy after assisted reproductive technology

复合先露　compound presentation

副胎盘　succenturiate placenta

腹腔妊娠存活胎儿的单胎分娩　the singleton live birth of the abdominal pregnancy

腹腔妊娠活胎　abdominal pregnancy with live birth

高龄初产妇　elderly primipara ［又称］高龄初产△

高龄经产妇　elderly multipara

高危妊娠　high risk pregnancy

高直后位　posterior sincipital presentation

高直前位　anterior sincipital presentation

梗阻性分娩　obstructed labor

宫内妊娠　intrauterine pregnancy

宫缩乏力　uterine inertia ［又称］子宫收缩乏力△

骨盆畸形　pelvic deformity
骨盆前倾　anterior pelvic tilt
骨盆入口狭窄　contracted pelvic inlet　［又称］骨盆入口平面狭窄△
骨盆异常　abnormal pelvis
骨性骨盆　bony pelvis
过期妊娠　postdate pregnancy
过熟儿　postmaturity
横径狭窄型骨盆　transversely contracted pelvis
横位　transverse position
后不均倾位　posterior asynclitism　［又称］后不均倾△
忽略性横位　neglected transverse lie
环状胎盘　ring-shaped placenta
毁胎手术的单胎分娩　singleton delivery by destructive operation
会阴Ⅰ度裂伤　perineal laceration grade 1
会阴Ⅱ度裂伤　perineal laceration grade 2
会阴Ⅲ度裂伤　perineal laceration grade 3
会阴Ⅳ度裂伤　perineal laceration grade 4
会阴侧切伤口感染　lateral episiotomy wound infection　［又称］会阴切口感染△
会阴侧切伤口愈合不良　poor wound healing of lateral episiotomy　［又称］会阴伤口愈合不良△,会阴切口愈合不良△
会阴裂伤　perineal laceration
会阴裂伤累及肛门括约肌　perineal laceration involving the anal sphincter
会阴裂伤累及肛门黏膜　perineal laceration involving the anal mucosa
会阴裂伤累及会阴肌肉　perineal laceration involving perineal muscle
会阴裂伤累及盆底　perineal laceration involving pelvic floor
会阴裂伤累及皮肤　perineal laceration involving the skin
会阴裂伤累及阴唇系带　perineal laceration involving the frenulum of pudendal labia
会阴裂伤累及阴道　perineal laceration involving vagina
会阴裂伤累及阴道肌肉　perineal laceration involving vaginal muscle
会阴裂伤累及直肠黏膜　perineal laceration involving rectal mucosa
会阴裂伤累及直肠阴道隔　perineal laceration involving rectovaginal septum
会阴裂伤伤口感染　wound infection of perineal laceration
会阴裂伤伤口愈合不良　poor wound healing of perineal laceration
会阴黏膜擦伤　perineal mucosal abrasion
会阴阴道复杂裂伤　complex colpoperineal laceration
混合型胎盘早剥　mixed type of placental abruption
活跃期停滞　protracted active phase
活跃期延长　prolonged active phase
活组织检查后的孕产妇医疗　medical care for pregnant woman undergoing biopsy
机械引产失败　failure of induction of labor by mechanical method
急产　precipitate labor
急性胎儿窘迫　acute fetal distress　［又称］急性胎儿宫内窘迫△
急性羊水过多　acute polyhydramnios
急症剖宫产术的单胎分娩　singleton delivery of emergency cesarean section
继发性无乳　secondary no milk
继发性子宫收缩乏力　secondary uterine inertia
肩难产　shoulder dystocia
肩先露　shoulder presentation
经剖宫产术的单胎分娩　singleton delivery by cesarean section
镜像综合征　mirror syndrome
巨大胎儿　fetal macrosomia　［又称］妊娠合并巨大儿△
巨大胎儿伴头盆不称　fetal macrosomia with cephalopelvic disproportion
具有新生儿死亡史的妊娠管理或监测　pregnancy surveillance with history of neonatal death
均小骨盆　generally contracted pelvis
颏先露　chin presentation
类人猿型骨盆　anthropoid type pelvis
连体双胎　conjoined twins　［又称］连体婴△,连体儿△

两次剖宫产史　two cesarean sections
临产　in labor
六胎妊娠　sextuplet pregnancy
漏斗骨盆　funnel shaped pelvis　［又称］骨盆出口平面狭窄△
轮状胎盘　placenta circumvallata　［又称］轮廓状胎盘△
慢性高血压并发子痫前期　chronic hypertension with superimposed preeclampsia
慢性胎儿窘迫　chronic fetal distress　［又称］慢性胎儿宫内窘迫△
慢性羊水过多　chronic polyhydramnios
免疫性胎儿水肿　immunological fetal hydrops
面先露　face presentation
面先露梗阻性分娩　face presentation obstructed labor
膜状胎盘　membranaceous placenta
母儿血型不合　maternal fetal blood group incompatibility
难产　dystocia
难治性产后出血　intractable postpartum hemorrhage
脑膨出　encephalocele
尿潴留　urine retention
尿潴留(产后)　postpartum urinary retention　［又称］产后尿潴留△
尿潴留(产前)　antepartum urinary retention
尿潴留(产时)　intrapartum urinary retention
胚胎减灭术并发出血　hemorrhage with fetal reduction
胚胎减灭术并发感染　infection with fetal reduction
胚胎减灭术并发流产　abortion with fetal reduction
胚胎减灭术急性盆腔炎　acute pelvic inflammatory disease with fetal reduction
贫血并发于妊娠、分娩及产褥期　anaemia during pregnancy, delivery and puerperium
剖宫产单胎分娩伴子宫切除术　singleton delivery by cesarean section with hysterectomy
剖宫产后腹壁切口感染　abdominal incision infection after cesarean section
剖宫产后腹壁切口愈合不良　poor wound healing of abdominal wall after cesarean section
剖宫产后腹腔内感染　intra-abdominal infection after cesarean section　［又称］剖宫产后腹内感染△
剖宫产后阴道分娩　vaginal birth after cesarean section, VBAC　［又称］前次剖宫后阴道分娩△
剖宫产后子宫切口感染　infection of uterine incision after cesarean section　［又称］剖宫产后切口感染△
剖宫产后子宫切口愈合不良　poor healing of uterine incision after cesarean section
剖宫产术后　after cesarean delivery
其他多胎分娩　other multiple delivery
脐带并发症　complication of umbilical cord
脐带缠绕　cord entanglement
脐带过度螺旋　excessive umbilical cord coiling
脐带过短　short cord　［又称］新生儿脐带过短△
脐带过长　long cord
脐带假结　false knot of cord
脐带静脉曲张　cord varicose vein
脐带囊肿　cyst of cord
脐带扭转　torsion of cord
脐带绕颈两周　double nuchal cord
脐带绕颈一周　single nuchal cord
脐带水肿　edema of cord
脐带脱垂　prolapse of cord
脐带狭窄　stricture of cord
脐带先露　cord presentation
脐带血栓形成　cord thrombosis
脐带血肿　hematoma of cord
脐带真结　true knot of cord
脐动脉血流比值升高　increased ratio of umbilical artery doppler flow
脐血流异常　abnormal umbilical blood flow

前不均倾位　anterior asynclitism　［又称］前不均倾△

前列腺素引产失败　failure of induction of labor by prostaglandin

前置胎盘　placenta praevia

前置胎盘伴出血　placenta previa with bleeding

前置胎盘伴植入　placenta previa with placenta increta

前置血管破裂　abruption of vasa previa

潜伏期延长　prolonged latent phase

强直性子宫收缩　tetanic contraction of uterus

侵入性胎儿手术后的孕产妇医疗　medical care for pregnant woman undergoing invasive fetal surgery

青春期妊娠　teenage pregnancy

球拍状胎盘　battledore placenta

人工流产不全　incomplete induced abortion

人工授精　artificial insemination

人工授精单胎活产　singleton live birth, artificial insemination

人工授精多胎活产　multiple pregnancy live birth, artificial insemination

韧带内妊娠　ligament pregnancy

妊娠 37 整周以后的假临产　false labor after 37 weeks of pregnancy

妊娠 37 整周之前的假临产　false labor before 37 weeks of pregnancy

妊娠蛋白尿　gestational proteinuria

妊娠高血压　gestational hypertension　［又称］妊娠期高血压△

妊娠合并 1 型糖尿病　type 1 diabetes in pregnancy

妊娠合并 21- 羟化酶缺陷症　pregnancy complicated 21-hydroxylase deficiency

妊娠合并 2 型糖尿病　type 2 diabetes in pregnancy

妊娠合并 IgA 肾病　pregnancy combined with IgA nephropathy

妊娠合并艾滋病　pregnancy combined with acquired immune deficiency syndrome

妊娠合并白细胞减少　pregnancy complicated with leukopenia

妊娠合并白血病　pregnancy complicated with leukemia

妊娠合并白质脑病　pregnancy combined with leukoencephalopathy

妊娠合并瘢痕子宫　pregnancy combined with uterus scar　［又称］瘢痕子宫合并妊娠△

妊娠合并鼻出血　pregnancy combined with epistaxis

妊娠合并鼻炎　pregnancy combined with rhinitis

妊娠合并丙型病毒性肝炎　pregnancy complicated with viral hepatitis C　［又称］妊娠合并丙型肝炎△

妊娠合并病毒性肝炎　pregnancy combined with viral hepatitis

妊娠合并病毒性脑炎　pregnancy combined with viral encephalitis

妊娠合并残角子宫　pregnancy combined with rudimentary horn of uterus

妊娠合并肠梗阻　pregnancy combined with intestinal obstruction

妊娠合并肠炎　pregnancy combined with enteritis

妊娠合并耻骨联合分离　pregnancy combined with separation of the pubic symphysis

妊娠合并垂体瘤　pregnancy combined with pituitary tumor

妊娠合并垂体性侏儒症　pregnancy combined with pituitary dwarfism

妊娠合并大动脉炎　pregnancy combined with Takayasu arteritis

妊娠合并代谢性酸中毒　pregnancy combined with metabolic acidosis

妊娠合并代谢综合征　pregnancy combined with metabolic syndrom

妊娠合并单纯性肥胖　pregnancy combined with simple obesity

妊娠合并单角子宫　pregnancy combined with uterus unicornis

妊娠合并胆囊结石　pregnancy combined with gallstone

妊娠合并胆囊息肉　pregnancy combined with gallbladder polyp

妊娠合并胆囊炎　pregnancy combined with cholecystitis

妊娠合并地中海贫血　pregnancy combined with thalassaemia

妊娠合并低蛋白血症　pregnancy combined with hypoproteinemia

妊娠合并低钾血症　pregnancy combined with hypokalemia

妊娠合并低钠血症　pregnancy combined with hyponatremia

妊娠合并低血压　pregnancy combined with hypotension

妊娠合并滴虫阴道炎　pregnancy combined with trichomonal vaginitis

妊娠合并癫痫　pregnancy combined with epilepsy

妊娠合并窦性心动过速　pregnancy combined with sinus tachycardia

妊娠合并多发性硬化　pregnancy combined with multiple sclerosis

妊娠合并多囊卵巢综合征　pregnancy combined with polycystic ovary syndrome

妊娠合并耳鸣　pregnancy combined with tinnitus

妊娠合并二尖瓣反流　pregnancy combined with mitral regurgitation

妊娠合并二尖瓣脱垂　pregnancy combined with mitral valve prolapse

妊娠合并肥胖　pregnancy combined with obesity

妊娠合并肺不张　pregnancy combined with pulmonary atelectasis

妊娠合并肺部感染　pregnancy combined with pulmonary infection

妊娠合并肺动脉高压　pregnancy combined with pulmonary hypertension

妊娠合并肺恶性肿瘤　pregnancy combined with lung cancer

妊娠合并肺结核　pregnancy combined with pulmonary tuberculosis

妊娠合并肺毛霉菌病　pregnancy combined with pulmonary mucormycosis

妊娠合并肺栓塞　pregnancy combined with pulmonary embolism

妊娠合并肺水肿　pregnancy combined with pulmonary edema

妊娠合并风湿病　pregnancy combined with rheumatism

妊娠合并风湿性关节炎　pregnancy combined with rheumatic arthritis

妊娠合并风湿性心脏病　pregnancy combined with rheumatic heart disease

妊娠合并风疹　pregnancy combined with rubella

妊娠合并风疹病毒感染　pregnancy combined with rubella virus infection

妊娠合并附件肿物　pregnancy combined with adnexal mass

妊娠合并腹股沟疝　pregnancy combined with inguinal hernia

妊娠合并腹膜囊肿　pregnancy combined with peritoneal cyst

妊娠合并腹泻　pregnancy combined with diarrhea

妊娠合并肝豆状核变性　pregnancy combined with hepatolenticular degeneration

妊娠合并肝功能衰竭　pregnancy combined with hepatic failure

妊娠合并肝囊肿　pregnancy combined with hepatic cyst

妊娠合并肝脓肿　pregnancy combined with hepatic abscess

妊娠合并肝损伤　pregnancy combined with liver injury

妊娠合并肝炎　pregnancy combined with hepatitis

妊娠合并肝硬化　pregnancy combined with liver cirrhosis

妊娠合并感染性心包炎　pregnancy combined with infective pericarditis

妊娠合并感染性心内膜炎　pregnancy combined with infective endocarditis

妊娠合并感染性休克　pregnancy combined with septic shock

妊娠合并干燥综合征　pregnancy combined with Sjögren syndrome

妊娠合并肛瘘　pregnancy combined with anal fistula

妊娠合并高催乳素血症　pregnancy combined with hyperprolactinemia

妊娠合并高度近视　pregnancy combined with high myopia

妊娠合并高血压心脏病和肾病　pregnancy combined with hypertensive heart and renal disease

妊娠合并高血压性肾病　pregnancy combined with hypertensive renal disease

妊娠合并高血压性心脏病　pregnancy combined with hypertensive heart disease, pregnancy complicating hypertensive heart disease

妊娠合并高脂血症　pregnancy combined with hyperlipidemia

妊娠合并弓形虫病　pregnancy combined with toxoplasmosis

妊娠合并宫颈恶性肿瘤　pregnancy combined with cervical cancer

妊娠合并宫颈上皮内瘤变　pregnancy combined with cervical intraepithelial neoplasia

妊娠合并骨关节炎　pregnancy combined with osteoarthritis

妊娠合并骨髓增生异常综合征　pregnancy combined with myelodysplastic syndrome

妊娠合并冠状动脉供血不足　pregnancy combined with coronary artery insufficiency

妊娠合并过敏性皮炎　pregnancy combined with allergic dermatitis

妊娠合并过敏性紫癜　pregnancy combined with anaphylactoid purpura

妊娠合并红细胞增多症　pregnancy combined with polycythemia

妊娠合并呼吸衰竭　pregnancy combined with respiratory failure

妊娠合并黄斑水肿　pregnancy combined with macular edema

妊娠合并会阴瘢痕　pregnancy combined with perineal scar

妊娠合并饥饿性酮症酸中毒　pregnancy combined with starvation ketoacidosis

妊娠合并肌肉骨骼系统和结缔组织疾病　pregnancy combined with disease of musculoskeletal system and connective tissue　[又称]妊娠合并肌肉骨骼病△

妊娠合并急性病毒性肝炎　pregnancy combined with viral hepatitis

妊娠合并急性呼吸窘迫综合征　pregnancy combined with acute respiratory distress syndrome

妊娠合并急性阑尾炎　pregnancy combined with acute appendicitis

妊娠合并急性肾损伤　pregnancy combined with acute kidney injury　[又称]妊娠合并急性肾功能不全△

妊娠合并急性胃肠炎　pregnancy combined with acute gastroenteritis

妊娠合并急性心肌梗死　pregnancy combined with acute myocardial infarction

妊娠合并急性胰腺炎　pregnancy combined with acute pancreatitis

妊娠合并脊髓病　pregnancy combined with myelopathy

妊娠合并脊柱侧凸　pregnancy combined with scoliosis

妊娠合并继发性高血压　pregnancy combined with secondary hypertension

妊娠合并寄生虫病　pregnancy combined with parasitic disease

妊娠合并夹层动脉瘤　pregnancy combined with dissecting aneurysm

妊娠合并甲型病毒性肝炎　pregnancy combined with viral hepatitis A　[又称]妊娠合并甲型肝炎△

妊娠合并甲状旁腺功能减退症　pregnancy combined with hypoparathyroidism

妊娠合并甲状腺功能减退　pregnancy combined with hypothyroidism

妊娠合并甲状腺功能亢进症　pregnancy combined with hyperthyroidism

妊娠合并甲状腺功能障碍　pregnancy combined with thyroid dysfunction

妊娠合并甲状腺炎　pregnancy combined with thyroiditis

妊娠合并甲状腺肿　pregnancy combined with goiter

妊娠合并尖锐湿疣　pregnancy combined with condyloma acuminatum

妊娠合并交界性肿瘤　pregnancy combined with borderline tumor

妊娠合并焦虑障碍　pregnancy combined with anxiety disorder

妊娠合并结核病　pregnancy combined with tuberculosis

妊娠合并结节性红斑　pregnancy combined with erythema nodosum

妊娠合并截瘫　pregnancy combined with paraplegia

妊娠合并精神病　pregnancy combined with psychosis

妊娠合并精神障碍　pregnancy combined with mental disorder

妊娠合并颈部脓肿　pregnancy combined with neck abscess

妊娠合并颈动脉狭窄　pregnancy combined with carotid artery stenosis

妊娠合并静脉曲张　pregnancy combined with varicosis

妊娠合并静脉血栓形成　pregnancy combined with phlebothrombosis

妊娠合并巨细胞病毒感染　pregnancy combined with cytomegalovirus infection

妊娠合并巨幼细胞贫血　pregnancy combined with megaloblastic anemia

妊娠合并菌血症　pregnancy combined with bacteremia

妊娠合并抗磷脂综合征　pregnancy combined with antiphospholipid syndrome

妊娠合并库欣综合征　pregnancy combined with Cushing syndrome

妊娠合并阑尾炎　pregnancy combined with appendicitis

妊娠合并雷诺病　pregnancy combined with Raynaud disease

妊娠合并类白血病反应　pregnancy combined with leukemoid reaction

妊娠合并李斯特菌病　pregnancy combined with Listeriosis

妊娠合并淋巴瘤　pregnancy combined with lymphoma

妊娠合并淋病　pregnancy combined with gonorrhea　[又称]妊娠期淋病△

妊娠合并颅内动脉瘤　pregnancy combined with intracranial aneurysm

妊娠合并卵巢恶性肿瘤　pregnancy combined with malignant tumor of ovary

妊娠合并卵巢黄体囊肿破裂　pregnancy combined with rupture of corpus luteum cyst

妊娠合并卵巢畸胎瘤　pregnancy combined with ovarian teratoma

妊娠合并卵巢囊肿　pregnancy combined with ovarian cyst

妊娠合并卵巢囊肿蒂扭转　pregnancy combined with pedicle torsion of ovarian tumor

妊娠合并卵巢囊状附件扭转　pregnancy combined with ovarian cystic adnexal torsion

妊娠合并卵巢子宫内膜异位囊肿　pregnancy combined with ovarian endometriotic cyst　[又称]妊娠合并卵巢巧克力囊肿△

妊娠合并马方综合征　pregnancy combined with Marfan syndrome

妊娠合并慢性肾功能不全　pregnancy combined with chronic renal insufficiency　[又称]妊娠合并慢性肾衰竭△

妊娠合并慢性肾脏病　pregnancy combined with chronic kidney disease

妊娠合并慢性支气管炎　pregnancy combined with chronic bronchitis

妊娠合并梅毒　pregnancy combined with syphilis

妊娠合并门脉高压　pregnancy combined with portal hypertension

妊娠合并免疫性血小板减少症　pregnancy combined with immune thrombocytopenia　[又称]妊娠合并血小板减少症△

妊娠合并面神经麻痹　pregnancy combined with facial nerve palsy

妊娠合并面神经炎　pregnancy combined with facial neuritis

妊娠合并脑出血　pregnancy combined with cerebral hemorrhage

妊娠合并脑梗死　pregnancy combined with cerebral infarction

妊娠合并脑积水　pregnancy combined with hydrocephalus

妊娠合并脑性瘫痪　pregnancy combined with cerebral palsy　[又称]妊娠合并脑瘫△

妊娠合并脑血管病　pregnancy combined with cerebrovascular disease

妊娠合并脑血管栓塞　pregnancy combined with cerebrovascular embolism

妊娠合并尿崩症　pregnancy combined with diabetes insipidus

妊娠合并尿道结石　pregnancy combined with urethral calculus

妊娠合并尿路感染　pregnancy combined with urinary tract infection

妊娠合并凝血功能异常　pregnancy combined with abnormal coagulation function

妊娠合并脓毒血症　pregnancy combined with pyemia

妊娠合并脓毒症　pregnancy complicated with sepsis

妊娠合并膀胱膨出　pregnancy combined with cystocele

妊娠合并泡状附件　pregnancy combined with appendix vesiculosa

妊娠合并盆腔粘连　pregnancy combined with pelvic adhesion

妊娠合并盆腔子宫内膜异位症　pregnancy combined with pelvic endometriosis

妊娠合并脾功能亢进　pregnancy combined with hypersplenism

妊娠合并贫血　pregnancy combined with anemia

妊娠合并强迫症　pregnancy combined with obsessive-compulsive disorder

妊娠合并强直性脊柱炎　pregnancy combined with ankylosing spondylitis

妊娠合并轻度贫血　pregnancy combined with mild anemia

妊娠合并全血细胞减少症　pregnancy combined with pancytopenia

妊娠合并缺铁性贫血　pregnancy combined with iron deficiency anemia

妊娠合并染色体异常　pregnancy combined with chromosomal abnormality

妊娠合并人乳头瘤病毒感染　pregnancy combined with human papilloma virus（HPV）infection　[又称]妊娠合并人类乳头状瘤病毒感染△

妊娠合并溶血性链球菌感染　pregnancy combined with hemolytic streptococcus infection

妊娠合并溶血性贫血　pregnancy combined with hemolytic anemia

妊娠合并沙眼衣原体感染　pregnancy combined with chlamydia trachomatis infection

妊娠合并上呼吸道感染　pregnancy combined with upper respiratory tract infection

妊娠合并肾病综合征　pregnancy combined with nephrotic syndrome　[又称]妊娠合并肾病△

妊娠合并肾积水　pregnancy combined with hydronephrosis

妊娠合并肾畸形　pregnancy combined with renal malformation

妊娠合并肾结石　pregnancy combined with nephrolithiasis

妊娠合并肾上腺功能减退　pregnancy combined with adrenal dysfunction

妊娠合并肾上腺皮质功能减退　pregnancy combined with hypoadrenocorticism

妊娠合并肾上腺肿瘤　pregnancy combined with adrenal tumor

妊娠合并肾小管性酸中毒　pregnancy combined with renal tubular acidosis

妊娠合并肾小球肾炎　pregnancy combined with glomerulonephritis

妊娠合并肾性高血压　pregnancy combined with renal hypertension

妊娠合并生殖道畸形　pregnancy combined with genital tract malformation

妊娠合并生殖道沙眼衣原体感染　pregnancy combined with genital tract infection of chlamydia trachomatis

妊娠合并生殖器疱疹感染　pregnancy combined with herpes virus infection　［又称］妊娠疱疹△

妊娠合并湿疹　pregnancy combined with eczema

妊娠合并视网膜病　pregnancy combined with retinopathy

妊娠合并视野缺损　pregnancy combined with visual field defect

妊娠合并室上性心动过速　pregnancy combined with supraventricular tachycardia

妊娠合并室性期前收缩　pregnancy combined with premature ventricular beat

妊娠合并输卵管坏死　pregnancy combined with fallopian tube necrosis

妊娠合并输卵管积水　pregnancy combined with hydrosalpinx

妊娠合并输卵管卵巢囊肿　pregnancy combined with tubo-ovarian cyst

妊娠合并输卵管囊肿　pregnancy combined with tubal cyst

妊娠合并输卵管扭转　pregnancy combined with torsion of fallopian tube

妊娠合并输卵管系膜囊肿　pregnancy combined with mesosalpinx cyst

妊娠合并输卵管肿瘤　pregnancy combined with fallopian tube tumor

妊娠合并输尿管结石　pregnancy combined with calculus of ureter

妊娠合并双角子宫　pregnancy combined with uterus bicornis

妊娠合并双阴道　pregnancy combined with double vagina

妊娠合并双子宫　pregnancy combined with uterus didelphys

妊娠合并双子宫双宫颈单阴道　pregnancy combined with uterus didelphys bicollis and vagina simplex

妊娠合并双子宫双宫颈双阴道　pregnancy combined with uterus didelphys bicollis and vagina duplex

妊娠合并水痘　pregnancy combined with chickenpox

妊娠合并酸中毒　pregnancy combined with acidosis

妊娠合并糖尿病　pregnancy combined with diabetes mellitus

妊娠合并糖尿病高渗性高血糖状态　pregnancy combined with hyperosmolar hyperglycemic state

妊娠合并糖尿病性酮症　pregnancy combined with diabetic ketosis

妊娠合并特发性肺动脉高压　pregnancy combined with idiopathic pulmonary hypertension

妊娠合并特发性血小板减少性紫癜　idiopathic thrombocytopenic purpura with pregnancy

妊娠合并突发性耳聋　pregnancy combined with sudden deafness

妊娠合并外阴瘢痕　pregnancy combined with vulval scar

妊娠合并外阴畸形　pregnancy combined with vulval malformation

妊娠合并外阴水肿　pregnancy combined with vulval edema

妊娠合并外阴炎　pregnancy combined with vulvitis

妊娠合并腕管综合征　pregnancy combined with carpal tunnel syndrome

妊娠合并胃肠炎　pregnancy combined with gastroenteritis

妊娠合并胃穿孔　pregnancy combined with gastric perforation

妊娠合并胃恶性肿瘤　pregnancy combined with gastric cancer

妊娠合并胃痉挛　pregnancy combined with gastrospasm

妊娠合并胃炎　pregnancy combined with gastritis

妊娠合并戊型病毒性肝炎　pregnancy combined with viral hepatitis E　［又称］妊娠合并戊型肝炎△

妊娠合并系统性红斑狼疮　pregnancy combined with systemic lupus erythematosus

妊娠合并细菌性痢疾　pregnancy combined with bacillary dysentery

妊娠合并先天性房间隔缺损　pregnancy combined with congenital atrial septal defect

妊娠合并先天性脊柱畸形　pregnancy combined with congenital spinal deformity

妊娠合并先天性脑血管畸形　pregnancy combined with congenital cerebral vascular malformation

妊娠合并先天性肾上腺皮质增生症　pregnancy combined with congenital adrenal cortical hyperplasia

妊娠合并先天性心脏病　pregnancy combined with congenital heart disease

妊娠合并线状 IgM 皮病　pregnancy combined with linear IgM dermatosis　［又称］妊娠线状 IgM 皮病△

妊娠合并消化系统疾病　pregnancy combined with digestive system disease

妊娠合并消化性溃疡　pregnancy combined with peptic ulcer

妊娠合并心包积液　pregnancy combined with pericardial effusion

妊娠合并心房颤动　pregnancy combined with atrial fibrillation

妊娠合并心功能不全　pregnancy combined with cardiac insufficiency

妊娠合并心肌病　pregnancy combined with cardiomyopathy

妊娠合并心肌炎　pregnancy combined with myocarditis

妊娠合并心力衰竭　pregnancy combined with heart failure

妊娠合并心律失常　pregnancy combined with arrhythmia

妊娠合并心室肥大　pregnancy combined with ventricular hypertrophy

妊娠合并心源性猝死　pregnancy combined with sudden cardiac death

妊娠合并心脏病　pregnancy combined with heart disease

妊娠合并心脏扩大　pregnancy combined with cardiac dilatation

妊娠合并性传播疾病　pregnancy combined with sexual transmission disease　［又称］妊娠合并性传播模式的感染△

妊娠合并胸廓畸形　pregnancy combined with thoracic deformity

妊娠合并胸腔积液　pregnancy combined with pleural effusion

妊娠合并悬垂腹　pregnancy combined with pendulous abdomen

妊娠合并血管瘤　pregnancy combined with hemangioma

妊娠合并血小板减少症　pregnancy combined with thrombocytopenia　［又称］妊娠相关性血小板减少症△

妊娠合并血小板增多症　pregnancy combined with thrombocythemia

妊娠合并血友病　pregnancy combined with hemophilia

妊娠合并血友病基因携带者　pregnancy combined with hemophilia gene carrier

妊娠合并荨麻疹　pregnancy combined with urticaria

妊娠合并牙髓炎　pregnancy combined with pulpitis

妊娠合并亚临床甲状腺功能减退症　pregnancy combined with subclinical hypothyroidism

妊娠合并亚临床甲状腺功能亢进症　pregnancy combined with subclinical hyperthyroidism

妊娠合并烟雾病　pregnancy combined with moyamoya disease

妊娠合并咽喉炎　pregnancy combined with pharyngolaryngitis

妊娠合并腰椎间盘突出症　pregnancy combined with lumbar disc herniation

妊娠合并药物性肝炎　pregnancy combined with drug-induced hepatitis

妊娠合并遗传性肾病　pregnancy combined with hereditary renal disease

妊娠合并乙型病毒性肝炎　pregnancy combined with viral hepatitis B　［又称］妊娠合并乙型肝炎△

妊娠合并阴道壁囊肿　pregnancy combined with vaginal cyst

妊娠合并阴道横隔　pregnancy combined with transverse vaginal septum

妊娠合并阴道狭窄　pregnancy combined with vaginal stenosis

妊娠合并阴道斜隔　pregnancy combined with oblique vaginal septum

妊娠合并阴道肿瘤　pregnancy combined with vaginal tumor

妊娠合并阴道纵隔　pregnancy combined with longitudinal vaginal septum

妊娠合并阴虱　pregnancy combined with pediculosis pubis

妊娠合并银屑病　pregnancy combined with psoriasis

妊娠合并硬皮病　pregnancy combined with scleroderma

妊娠合并右束支传导阻滞　pregnancy combined with right bundle-branch block

妊娠合并预激综合征　pregnancy combined with preexcitation syndrome

妊娠合并原虫病　pregnancy combined with protozoiasis

妊娠合并原发性醛固酮增多症　pregnancy combined with primary aldosteronism

妊娠合并原发性血小板增多症　pregnancy combined with primary thrombocytosis

妊娠合并原位癌　pregnancy combined with carcinoma in situ

妊娠合并再生障碍性贫血　pregnancy combined with aplastic anemia

妊娠合并真菌性外阴炎　pregnancy combined with fungal vulvitis

妊娠合并真菌性阴道炎　pregnancy combined with fungal vaginitis

妊娠合并支气管扩张症　pregnancy combined with bronchiectasis

妊娠合并支气管哮喘　pregnancy combined with bronchial asthma

妊娠合并支气管炎　pregnancy combined with bronchitis

妊娠合并支原体感染　pregnancy combined with mycoplasma infection

妊娠合并脂肪肝　pregnancy combined with fatty liver

妊娠合并直肠膨出　pregnancy combined with rectocele

妊娠合并痔　pregnancy combined with hemorrhoid

妊娠合并智力低下　pregnancy combined with mental retardation　［又称］妊娠合并智力障碍△

妊娠合并中度贫血　pregnancy combined with moderate anemia

妊娠合并中耳炎　pregnancy combined with otitis media

妊娠合并重度贫血　pregnancy combined with severe anemia

妊娠合并重型肝炎　pregnancy combined with severe hepatitis

妊娠合并重症肌无力　pregnancy combined with myasthenia gravis

妊娠合并周围神经炎　pregnancy combined with peripheral neuritis

妊娠合并子宫不全纵隔　pregnancy combined with incomplete uterine mediastinum

妊娠合并子宫动静脉瘘　pregnancy combined with uterine arteriovenous fistula

妊娠合并子宫后倾　pregnancy combined with retro-version of uterus

妊娠合并子宫肌瘤　pregnancy combined with uterine myoma

妊娠合并子宫肌瘤红色变性　pregnancy combined with red degeneration of uterine myoma

妊娠合并子宫畸形　pregnancy combined with uterine malformation

妊娠合并子宫颈瘢痕　pregnancy combined with cervical cicatrix

妊娠合并子宫颈功能不全　pregnancy combined with cervical insufficiency

妊娠合并子宫颈环扎术后　pregnancy combined with cervical cerclage

妊娠合并子宫颈上皮内瘤样病变　pregnancy combined with cervical intraepithelial neoplasia

妊娠合并子宫颈术后　pregnancy after cervical surgery

妊娠合并子宫颈水肿　pregnancy combined with cervical edema

妊娠合并子宫颈息肉　pregnancy combined with cervical polyp

妊娠合并子宫颈狭窄　pregnancy combined with cervical stenosis

妊娠合并子宫颈肿瘤　pregnancy combined with cervical tumor

妊娠合并子宫内膜息肉　pregnancy combined with endometrial polyp

妊娠合并子宫内膜异位症　pregnancy combined with endometriosis

妊娠合并子宫扭转　pregnancy combined with torsion of uterus

妊娠合并子宫嵌顿　pregnancy combined with uterine incarceration

妊娠合并子宫韧带良性肿瘤　pregnancy combined with benign tumor of uterine ligament

妊娠合并子宫脱垂　pregnancy combined with uterine prolapse

妊娠合并子宫腺肌病　pregnancy combined with adenomyosis

妊娠合并子宫肿瘤　pregnancy combined with uterine tumor　［又称］妊娠合并子宫体肿瘤△

妊娠合并自身免疫性肝炎　pregnancy combined with autoimmune hepatitis

妊娠合并纵隔子宫　pregnancy combined with septate Uterus

妊娠合并左束支传导阻滞　pregnancy combined with left bundle-branch block

妊娠合并左心衰竭　pregnancy combined with left heart failure

妊娠急性脂肪肝　acute fatty liver of pregnancy　［又称］妊娠期急性脂肪肝△

妊娠剧吐　hyperemesis gravidarum

妊娠期出血性痔　hemorrhoid bleeding in pregnancy

妊娠期蛋白尿　proteinuria in pregnancy

妊娠期短暂性高血压　transient hypertension in pregnancy

妊娠期肝内胆汁淤积　intrahepatic cholestasis of pregnancy, ICP　［又称］妊娠期肝内胆汁淤积症△

妊娠期高血压疾病　hypertensive disorder of pregnancy

妊娠期宫内感染　intrauterine infection in pregnancy

妊娠期会阴静脉曲张　perineum varicosities in pregnancy

妊娠期静脉血栓形成　vein thrombosis in pregnancy

妊娠期静脉炎　phlebitis in pregnancy

妊娠期麻醉相关的门德尔松综合征　Mendelson's syndrome due to anesthesia in pregnancy

妊娠期麻醉相关的胃内容物吸入　inhalation of stomach contents due to anesthesia in pregnancy

妊娠期泌尿生殖道感染　urogenital tract infection in pregnancy

妊娠期脑静脉血栓形成　cerebral venous thrombosis in pregnancy

妊娠期尿道炎　urethral infection in pregnancy　［又称］妊娠合并尿道炎△

妊娠期尿路感染　urinary tract infection in pregnancy

妊娠期膀胱炎　cystitis in pregnancy　［又称］妊娠合并膀胱炎△

妊娠期疱疹　herpes in pregnancy　［又称］妊娠合并疱疹△

妊娠期盆腔炎　pelvic inflammatory disease in pregnancy　［又称］妊娠合并盆腔炎△

妊娠期贫血　anemia in pregnancy

妊娠期前庭大腺囊肿　Bartholin cyst in pregnancy　［又称］妊娠期巴氏腺囊肿△

妊娠期前庭大腺脓肿　abscess of Bartholin gland in pregnancy

妊娠期轻度贫血　mild anemia in pregnancy

妊娠期丘疹性皮炎　papular dermatitis of pregnancy　［又称］妊娠合并丘疹性皮炎△

妊娠期乳头感染　nipple infection in pregnancy

妊娠期乳腺脓肿　breast abscess in pregnancy

妊娠期乳腺炎　mastitis in pregnancy

妊娠期深静脉血栓形成　deep vein thrombosis in pregnancy

妊娠期肾盂肾炎　pyelonephritis in pregnancy　［又称］妊娠合并肾盂肾炎△

妊娠期生殖道感染　genital tract infection in pregnancy

妊娠期输卵管卵巢炎　salpingo-oophoritisin pregnancy

妊娠期输卵管炎　salpingitis in pregnancy

妊娠期糖尿病　gestational diabetes mellitus, GDM

妊娠期糖尿病酮症酸中毒　pregnancy combined with diabetic ketoacidosis

妊娠期特发性血小板减少　idiopathic thrombocytopenia in pregnancy

妊娠期体重增加过低　weight gain below recommendation in pregnancy

妊娠期体重增加过度　weight gain above recommendation in pregnancy

妊娠期外阴静脉曲张　vulvar varicosities in pregnancy

妊娠期外阴炎　vulvitis in pregnancy

妊娠期细菌性阴道病　bacterial vaginosis in pregnancy

妊娠期下肢静脉曲张　varix of lower extremity in pregnancy

妊娠期下肢血栓性静脉炎　thrombophlebitis of lower extremity in pregnancy

妊娠期血栓性浅静脉炎　superficial thrombophlebitis in pregnancy

妊娠期阴道静脉曲张　vaginal varicosities in pregnancy

妊娠期阴道炎　vaginitis in pregnancy　［又称］妊娠合并阴道炎△

妊娠期营养不良　malnutrition in pregnancy

妊娠期重度贫血　severe anemia during pregnancy

妊娠期子宫颈炎　cervicitis in pregnancy　［又称］妊娠合并宫颈炎△

妊娠瘙痒性毛囊炎　pregnancy combined with pruritic folliculitis　［又称］妊娠痒性毛囊炎△

妊娠瘙痒性荨麻疹性皮疹及斑块　pregnancy combined with pruritic urticarial papules and plaques

妊娠水肿　gestational edema

妊娠水肿伴蛋白尿　edema complicating proteinuria in pregnancy

妊娠痒疹　prurigo gestationis　［又称］妊娠合并痒疹△

妊娠中期　second trimester of pregnancy

妊娠状态　state of pregnancy

妊娠组织残留　residual pregnancy tissue

绒毛膜后血肿　chorionic hematoma

绒毛膜羊膜炎　chorioamnionitis

乳汁过少　too little milk

三次或以上剖宫产　three or more cesarean sections　［又称］多次剖宫产△

三胎妊娠　triplet pregnancy

生化妊娠　biochemical pregnancy

试产失败　failed trial of labor

输卵管残端妊娠破裂　rupture of remaining tubal pregnancy

输卵管伞端妊娠破裂　rupture of fimbrial tubal pregnancy

双卵双胎　dizygotic twins　［又称］双卵孪生△，二卵双生△

双绒毛膜双羊膜囊双胎　dichorionic diamniotic twins

双胎反向动脉灌注序列　twin reversed arterial perfusion sequence, TRAPS

双胎交锁　locked twins　［又称］双胎交锁难产△

双胎贫血-红细胞过多序列　twin anemia-polycythemia sequence, TAPS

双胎剖宫产分娩　twin cesarean delivery　［曾称］双胎剖宫产术*

双胎妊娠　twin pregnancy

双胎妊娠一胎胎死宫内　single fetal death in twin pregnancy　［又称］双胎之一胎死宫内△

双胎输血综合征　twin-twin transfusion syndrome, TTTS　［又称］胎-胎输血综合征△

双胎顺产（头-头位）　twin vaginal delivery (head-head position)

双胎顺产（头-臀位）　twin vaginal delivery (head-breech position)

双胎顺产（臀-头位）　twin vaginal delivery (breech-head position)

双胎死产　twins, both stillborn

双胎选择性生长不一致　growth discordant twins

双胎一胎葡萄胎　twin with a hydatidiform mole

双胎之一完全性葡萄胎　complete hydatidiform mole coexisting fetus, CHMCF

双胎之一畸形　malformation in one of the twins

双胎之一胚胎停育　vanishing twin/early death of one twin

双胎之一死产　twins, one liveborn and one stillborn

双胎之一延迟分娩　delayed-interval delivery of the second twin

死产　stillbirth

死胎　fetal death　［又称］胎死宫内△

四胎妊娠　quadruplet pregnancy

缩宫素引产失败　failure of labor induction by oxytocin

胎儿13-三体综合征　fetal trisomy 13 syndrome　［又称］Patau 综合征△

胎儿18-三体综合征　fetal trisomy 18 syndrome　［又称］Edwards 综合征△

胎儿21-三体综合征　fetal trisomy 21 syndrome　［又称］Down 综合征△

胎儿β-地中海贫血　fetal β-thalassemia

胎儿唇腭裂　fetal cheilopalatognathus

胎儿唇裂　fetal cleft lip

胎儿丹迪-沃克综合征　fetal Dandy-Walker syndrome

胎儿单基因病　fetal monogenic disease　［又称］胎儿基因异常△

胎儿多指　fetal polydactyly

胎儿多趾　fetal polydactyly

胎儿腭裂　fetal cleft palate

胎儿耳畸形　fetal ear malformation

胎儿肺畸形　fetal lung malformation

胎儿腹裂　fetal gastroschisis

胎儿腹腔囊肿　fetal abdominal cyst

胎儿腹水　fetal ascites

胎儿肝占位　fetal liver occupying

胎儿感染　fetal infection

胎儿肛门闭锁　fetal anal atresia

胎儿脊髓脊膜膨出　fetal meningomyelocele

胎儿脊柱裂　fetal spina bifida

胎儿结构畸形　fetal structural anomaly　［又称］胎儿畸形△

胎儿颈部囊性淋巴管瘤　cystic lymphangioma of the fetal neck

胎儿窘迫　fetal distress　［又称］胎儿宫内窘迫△

胎儿开放性神经管缺陷　fetal open neural tube defect

胎儿马蹄内翻足　fetal talipes equinovarus

胎儿脑发育异常　fetal encephalodysplasia

胎儿脑积水　fetal hydrocephalus

胎儿脑脊膜膨出　fetal meningocele

胎儿膀胱外翻　fetal extrophy of bladder

胎儿尿道下裂　fetal hypospadias

胎儿皮下组织增厚　fetal subcutaneous tissue thickening

胎儿脐膨出　fetal omphalocele

胎儿脐血流异常　abnormal fetal umbilical blood flow

胎儿缺趾　fetal ectrodactyly

胎儿染色体异常　fetal chromosomal abnormality

胎儿软骨畸形　fetal cartilage malformation

胎儿肾畸形　fetal renal malformation

胎儿肾盂积水　fetal hydronephrosis

胎儿肾盂积水（轻度）　fetal hydronephrosis (mild)

胎儿肾盂积水（重度）　fetal hydronephrosis (severe)

胎儿生长受限　fetal growth restriction

胎儿食管闭锁　fetal esophageal atresia

胎儿水肿　hydrops fetalis

胎儿先天性心脏病　fetal congenital heart disease

胎儿消化道闭锁　fetal digestive tract atresia

胎儿心律失常　fetal arrhythmia　［又称］胎儿心律异常△

胎儿心脏畸形　fetal heart deformity

胎儿胸腔积液　fetal pleural effusion

胎儿遗传代谢病　fetal inherited metabolic disorder

胎儿幽门梗阻　fetal pyloric obstruction

胎儿肢体畸形　fetal limb deformity

胎膜残留　fetal membrane residue

胎膜残留伴产后出血　postpartum hemorrhage caused by fetal membrane residue

胎膜早破　premature rupture of membrane

胎膜滞留　membrane retention

胎膜滞留伴产后出血　postpartum hemorrhage caused by retained fetal membrane

胎母输血综合征　fetal maternal blood transfusion syndrome　［又称］胎-母输血综合征△

胎盘边缘血窦破裂　rupture of placental marginal sinus

胎盘变性　placenta degeneration

胎盘部位滋养细胞肿瘤　placental site trophoblastic tumor

胎盘残留　residual placenta　［又称］产后胎盘残留△，宫腔胎盘残留△

胎盘残留伴出血　postpartum hemorrhage caused by residual placenta

胎盘低置状态　low placental status

胎盘梗死　placental infarction　［又称］胎盘局部梗死△

胎盘功能障碍　placenta dysfunction

胎盘老化　placental aging

胎盘囊肿　placental cyst

胎盘前置状态　second trimester placenta previa

胎盘嵌顿　placental incarceration

胎盘嵌顿伴出血　postpartum hemorrhage caused by placental incarceration

胎盘纤维化　placental fibrosis

胎盘血窦　placental sinus

胎盘血管瘤　placental angioma

胎盘血肿　placental hematoma　［又称］胎盘后血肿△

胎盘炎　placentitis
胎盘早剥　placental abruption
胎盘早剥伴出血　placental abruption with bleeding
胎盘早剥伴弥散性血管内凝血　placental abruption with disseminate intravascular coagulation
胎盘早剥伴纤维蛋白原缺乏症　placental abruption with afibrinogenemia　［又称］胎盘早剥伴低纤维蛋白原血症△
胎盘增厚　placenta thickening
胎盘粘连　placenta accreta　［又称］胎盘植入(粘连型)△
胎盘植入(穿透型)伴出血　placenta percreta with bleeding
胎盘植入(植入型)伴出血　placenta increta with bleeding
胎盘植入性疾病　placenta accreta spectrum disorder
胎盘滞留　retained placenta
胎盘滞留伴出血　postpartum hemorrhage caused by retained placenta
胎头下降停滞　arrested descent
胎头下降延缓　delayed descent
胎臀牵引术的单胎分娩　singleton delivery with the traction of the hip　［又称］单胎臀牵引助产△
胎心监护异常　abnormal fetal heart monitoring
唐氏高危　high risk for Down syndrome　［又称］唐氏筛查高风险△
特纳综合征　Turner syndrome　［又称］胎儿特纳综合征△
体外受精单胎活产　in vitro fertilization,single live birth
体外受精 - 胚胎移植妊娠　in vitro fertilization-embryo transfer pregnancy
体外受精双胎活产　in vitro fertilization,twins,both live birth
头盆不称　cephalopelvic disproportion
头位难产　head position dystocia
头位顺产　head position delivery　［又称］顺产△
臀位难产　breech dystocia
臀位助产　assisted breech delivery
臀位助产的单胎分娩　singleton delivery with breech midwifery　［又称］单胎臀位助产△
臀先露　breech presentation　［又称］臀位(完全臀)△,臀位(不完全臀)△
完全流产　complete abortion
完全臀先露　complete breech presentation　［又称］臀位(完全臀)△
完全性前置胎盘　total placenta previa　［又称］前置胎盘(完全性)△
完全性前置胎盘伴出血　total placenta previa with bleeding
晚期产后出血　late postpartum hemorrhage
围产期心肌病　peripartum cardiomyopathy
围产期抑郁　perinatal depression
未特指助产的单胎分娩　singleton delivery midwifery unspecified
未足月胎膜早破　preterm premature rupture of membrane
位置不明的妊娠　pregnancy of unknown location
无脑儿　anencephalus　［又称］胎儿无脑畸形△
无乳　no milk
无心双胎　acardiac twins
无羊水　anhydramnios
无张力性产后出血(特指子宫收缩乏力引起的产后出血)　tension-free postpartum hemorrhage(postpartum hemorrhage caused by uterine inertia)　［曾称］宫缩乏力产后出血*
无指征剖宫产的单胎分娩　singleton delivery without indication of cesarean section
五胎妊娠　quintuplet pregnancy
希恩综合征　Sheehan syndrome　［又称］席汉氏综合征△,垂体梗死△
膝先露　knee presentation
习惯性流产者的妊娠　pregnancy with habitual miscarriage history
狭窄骨盆　contracted pelvis
先兆临产　threatened labor
先兆流产　threatened miscarriage
先兆晚期流产　threatened late miscarriage
先兆早产　preterm labor
先兆子宫破裂　threatened uterine rupture
显性胎盘早剥　dominant placental abruption
相对头盆不称　relative cephalopelvic disproportion　［又称］相对性

头盆不称△
协调性宫缩乏力　coordinated uterine inertia
协调性子宫收缩过强　coordinate hypertonic uterus
斜位产式　oblique lie
凶险型前置胎盘　pernicious placenta previa
选择性宫内生长受限　selective intrauterine growth restriction,SIUGR
选择性剖宫产术的单胎分娩　singleton delivery by selective cesarean section
血管前置　vasa previa　［又称］前置血管△
严重性产后出血　severe postpartum hemorrhage　［又称］严重产后出血△
羊膜带综合征　amniotic band syndrome
羊膜囊肿　amniotic cyst
羊膜腔穿刺术后的孕产妇医疗　medical care for pregnant woman after amniocentesis
羊膜腔感染　amniotic cavity infection
羊膜下血肿　subamniotic hematoma
羊膜粘连　amniotic adhesion
羊水粪染　meconium stained amniotic fluid
羊水过多　polyhydramnios
羊水过少　oligohydramnios
羊水栓塞　amniotic fluid embolism
仰卧位低血压综合征　supine hypotension syndrome
异常胎盘　abnormal placenta
引产失败　failed induction of labor
隐性脐带脱垂　occult prolapse of cord
隐性胎盘早剥　recessive placental abruption
有剖宫产史的妊娠　pregnancy with history of cesarean section
幼女妊娠　precocious pregnancy
原虫病并发于妊娠、分娩及产褥期　protozoan disease complicating pregnancy,delivery and the puerperium
原发性宫缩乏力　primary uterine inertia
孕 <5 周　smaller than 5 gestational weeks
孕 5 周　5 gestational weeks
孕 6 周　6 gestational weeks
孕 7 周　7 gestational weeks
孕 8 周　8 gestational weeks
孕 9 周　9 gestational weeks
孕 10 周　10 gestational weeks
孕 11 周　11 gestational weeks
孕 12 周　12 gestational weeks
孕 13 周　13 gestational weeks
孕 14 周　14 gestational weeks
孕 15 周　15 gestational weeks
孕 16 周　16 gestational weeks
孕 17 周　17 gestational weeks
孕 18 周　18 gestational weeks
孕 19 周　19 gestational weeks
孕 20 周　20 gestational weeks
孕 21 周　21 gestational weeks
孕 22 周　22 gestational weeks
孕 23 周　23 gestational weeks
孕 24 周　24 gestational weeks
孕 25 周　25 gestational weeks
孕 26 周　26 gestational weeks
孕 27 周　27 gestational weeks
孕 28 周　28 gestational weeks
孕 29 周　29 gestational weeks
孕 30 周　30 gestational weeks
孕 31 周　31 gestational weeks
孕 32 周　32 gestational weeks
孕 33 周　33 gestational weeks
孕 34 周　34 gestational weeks
孕 35 周　35 gestational weeks

孕 36 周　36 gestational weeks
孕 37 周　37 gestational weeks
孕 38 周　38 gestational weeks
孕 39 周　39 gestational weeks
孕 40 周　40 gestational weeks
孕 41 周　41 gestational weeks
孕 42 周　42 gestational weeks
孕 >42 周　more than 42 gestational weeks
孕产妇低血压综合征　maternal hypotension syndrome
早产　premature delivery
早产伴分娩　premature birth with delivery
早产经剖宫产分娩　premature birth with cesarean delivery
早产经引产分娩　premature birth with odinopoeia
早产临产　preterm labor
早产胎膜早破　preterm premature rupture of membrane
早发型重度子痫前期　early-onset preeclampsia with severe character
早发型子痫前期　early-onset preeclampsia
早期妊娠　first trimester of pregnancy　［又称］妊娠早期△,孕早期△
真空吸引器应用失败　failed vacuum extraction
正常分娩　normal delivery
植入性胎盘　placenta increta　［又称］胎盘植入(植入型)△
纸样胎　fetus papyraceous　［又称］压扁胎△
治疗性无乳　therapeutic no milk
滞产　prolonged labor

中骨盆狭窄　contracted midpelvis　［又称］中骨盆平面狭窄△
中位产钳术伴旋转单胎助娩　singleton delivery by midforceps with rotation
中位产钳术单胎助娩　singleton delivery by midforceps
重度妊娠期肝内胆汁淤积　severe intrahepatic cholestasis of pregnancy
重度妊娠期高血压　severe gestational hypertension
重度子痫前期　preeclampsia with severe features　［又称］子痫前期(重度)△,子痫前期重度△
助产的单胎分娩　singleton delivery with midwifery
转胎位术伴牵引术的单胎分娩　singleton delivery by rotation with traction
子宫复旧不全　subinvolution　［又称］子宫复旧不良△
子宫颈难产　cervical dystocia
子宫痉挛性狭窄环　spastic stricture ring of the uterus
子宫破裂　rupture of uterus
子宫破裂(创伤性)　rupture of uterus (traumatic)
子宫破裂(分娩期)　rupture of uterus (intrapartum)
子宫破裂(妊娠期)　rupture of uterus (in pregnancy)
子宫胎盘卒中　uteroplacental apoplexy　［又称］库弗莱尔子宫△
子痫　eclampsia
子痫前期　preeclampsia　［曾称］先兆子痫*
自发性早产临产　spontaneous preterm labor
足先露　foot presentation
足月胎膜早破　mature rupture of membranes

# 25.2　症状体征名词

不规律腹痛　irregular abdominal pain
持续性腹痛　persistent abdominal pain
胎动减少　decreased fetal movement
胎动频繁　frequent fetal movement
胎动消失　fetal movement disappeared
胎儿肠管回声增强　fetus with echogenic bowel
胎儿颈部水囊瘤　fetus with cystic hygroma

胎儿颈项透明层增厚　fetus with enlarged nuchal translucency
胎盘钙化　placenta calcification
阴道出血　vaginal bleeding
阴道流水　vaginal flow
早孕反应　morning sickness
阵发性腹痛　paroxysmal abdominal pain

# 25.3　手术操作名词

阿普加评分　Apgar score
剥膜引产术　induction of labor by stripping membranes
产道血肿清除术　birth canal hematoma clearance
产后出血止血　hemostasis of postpartum hemorrhage
产后刮宫术　postpartum uterine curettage　［又称］产后刮宫△
产科会阴裂伤缝合术　suture of obstetric perineal laceration
产科会阴阴道裂伤修复术　repair of obstetric colpoperineal laceration
产科阴道裂伤缝合术　suture of obstetric vaginal laceration
产钳旋转胎头　rotated forceps
产钳助产术　forceps delivery
超声引导下胎儿腹水引流术　ultrasound-guided fetal ascites drainage
超声引导下胎儿胸腔积液引流术　ultrasound-guided fetal pleural effusion drainage
超声引导下羊水减量术　ultrasound-guided amnioreduction therapy
耻骨联合切开术　symphysiotomy

出口产钳术　outlet forceps delivery
除脏术　evisceration
穿颅术　craniotomy
促宫颈成熟术(机械性)　mechanical cervical ripening
促宫颈成熟术(药物性)　medical cervical ripening
导乐分娩　Doula labor
低位产钳术　low forceps delivery
断头术　decapitation
断臀术　hip amputation
分娩后刮宫术　curettage after delivery
分娩镇痛　labor analgesia
腹膜外剖宫产术　extraperitoneal cesarean section
腹主动脉球囊阻断术　abdominal aorta balloon block
高位产钳术　high forceps delivery
宫颈封闭术　cervical injection

宫颈环扎术　cervical cerclage
宫颈裂伤缝合术　repair of cervical laceration
宫颈切开术　hysterocervicotomy
宫内输血术　intrauterine transfusion
宫腔球囊填塞术　intrauterine balloon tamponade
宫腔纱条填塞术　intrauterine gauze packing
古典式剖宫产术　classical cesarean section
喉罩气道放置术　laryngeal mask airway placement
后出头产钳术　forceps to aftercoming head
毁胎术　destructive operations　［又称］碎胎术△
会阴切开缝合术　episiotomy and suture
会阴切开缝合术（会阴后侧切）　posterolateral episiotomy and suture
会阴切开缝合术（会阴正中切）　media episiotomy and suture
会阴阴道Ⅰ度裂伤修复术　repair of 1st degree perineal laceration
会阴阴道Ⅱ度裂伤修复术　repair of 2nd degree perineal laceration
会阴阴道Ⅲ度裂伤修复术　repair of 3rd degree perineal laceration
会阴阴道Ⅳ度裂伤修复术　repair of 4th degree perineal laceration
会阴阴道复杂裂伤修复术　repair of complex perineal laceration
会阴阴道伤口清创缝合术　debridement and suture of perineal vaginal wound
脊柱切断术　spinal amputation
肩难产助产术　shoulder dystocia midwifery
介入性盆腔血管栓塞术　interventional pelvic vascular embolization
紧急宫颈环扎术　emergency cervical cerclage
经腹部宫颈环扎术　transabdominal cervical cerclage
经腹经阴道联合子宫内翻复位术　combined transvaginal and transabdominal replacement of obstetrical inverted uterus
经腹子宫内翻复位术　transabdominal replacement of obstetrical inverted uterus
经皮脐带血采样术　percutaneous umbilical blood sampling
经阴道宫颈环扎术　transvaginal cervical cerclage
经阴道子宫内翻复位术　transvaginal replacement of obstetrical inverted uterus
内倒转术　internal conversion
剖宫产后阴道试产　trial of labor after cesarean
剖宫产术　cesarean section
剖宫产术后镇痛　post-cesarean delivery pain control
剖宫产子宫次全切除术　cesarean subtotal hysterectomy
剖宫产子宫全切术　cesarean hysterectomy，Porro operation
脐静脉导管置入术　umbilical vein catheterization
气管插管　tracheal intubation
髂内动脉结扎术　ligation of internal iliac artery
人工破膜术　artificial rupture of the membrane
妊娠组织清除术　residual pregnancy tissues clearance
绒毛活检术（经腹部）　chorionic villi sampling（transabdominal）
绒毛活检术（经阴道）　chorionic villi sampling（transvaginal）
手取胎膜术　manual removal of fetal membrane
手取胎盘术　manual removal of placenta
手转胎头术　manual rotation of fetal head　［又称］手法旋转胎头△
双胎产钳助产　twins forceps
水囊引产术　induction of labor with water sac
死胎引产　stillbirth induced labor
缩宫素点滴引产术　induction of labor with oxytocin
锁骨切断术　cleidotomy
胎儿镜下宫内治疗　fetoscopic intrauterine treatment
胎儿镜下胎儿后尿道瓣膜激光治疗　fetoscopic laser ablation of posterior urethral valve
胎儿镜下胎儿气管封堵术　fetoscopic occlusion of fetal tracheal tube
胎儿镜下胎盘血管非选择性激光电凝术　fetoscopic SOLOMON laser photocoagulation　［又称］胎儿镜下胎盘血管 SOLOMON 激光电凝术△
胎儿镜下胎盘血管序贯激光电凝术　fetoscopic sequential laser photocoagulation for placental vasculature
胎儿镜下胎盘血管选择性激光电凝术　fetoscopic selective laser photocoagulation for placental vasculature
胎吸助产术　vacuum-assisted delivery　［又称］胎头负压吸引术△，胎头吸引术△
头皮牵引术　scalp traction
臀位牵引术　breech traction
臀位助产术　assisted breech delivery
外转胎位术　external cephalic version
新生儿窒息复苏　neonatal resuscitation
胸外心脏按压　external chest compression
选择性减胎术（氯化钾等药物）　selective embryo reduction（medication such as KCl）
选择性减胎术（脐带结扎）　selective embryo reduction（cord ligation）
选择性减胎术（射频消融）　selective embryo reduction（radio-frequency ablation）
选择性减胎术（双极电凝）　selective embryo reduction（bipolar electrocoagulation）
选择性减胎术（微波消融）　selective embryo reduction（microwave ablation）
选择性剖宫产　elective cesarean section
羊膜镜检查　amnioscopy
羊膜腔穿刺术　amniocentesis
羊膜腔羊水灌注术　amnioinfusion
腰硬联合分娩镇痛　combined spinal epidural analgesia for labor
阴道分娩　vaginal delivery
阴道分娩（单胎）　vaginal delivery（singleton）　［又称］接生（单胎）△
阴道分娩（双胎）　vaginal delivery（twins）　［又称］接生（双胎）△
硬膜外分娩镇痛　epidural analgesia for labor
预防性宫颈环扎术　preventive cervical cerclage
正压通气　positive airway pressure ventilation
治疗性宫颈环扎术　therapeutic cervical cerclage
中位产钳术　mid forceps delivery
子宫按摩与压迫术　uterine massage and compression
子宫动脉结扎术　uterine artery ligation
子宫动脉栓塞术　uterine arterial embolization
子宫捆绑术　B-Lynch suture　［又称］B-Lynch 缝合术△
子宫内翻复位术　replacement of obstetrical inverted uterus
子宫破裂修补术　uterine rupture reparation
子宫体部横切口剖宫产术　cesarean section with transverse incision on uterine body
子宫体部其他切口剖宫产术　cesarean section with incision other than transverse on uterine body
子宫外产时处理　ex-utero intrapartum treatment，EXIT
子宫下段横切口剖宫产术　low-segment transverse cesarean section
子宫下段裂伤缝合术　suture of laceration of lower uterine segment
子宫下段剖宫产　low-segment cesarean section
子宫下段其他切口剖宫产术　low-segment cesarean section with incision other than transverse
子宫下段纵切口剖宫产术　low-segment longitudinal cesarean section
子宫压迫缝合术　uterine compression suture

# 25.4　临床检查名词

产程图　partogram

产钳和胎头吸引器联合助娩　combined forceps and vacuum aspirator monotocous

产钳术单胎助娩　the single birth delivery forceps

电子胎心监护　electronic fetal monitoring　［又称］胎心监测△

电子胎心监护（内监护）　internal electronic fetal monitoring

宫颈评分　Bishop score

宫缩应激试验　contraction stress test, CST

骨盆测量　pelvimetry

母儿心电监护　maternal fetal electronic cardiac monitoring

妊娠管理或监测　pregnancy management and surveillance

妊娠子宫超声检查　ultrasound of the pregnant uterus

四步触诊法　four maneuvers of Leopold

缩宫素激惹试验　oxytocin challenge test, OCT

胎儿活组织检查　fetal tissue biopsy

胎儿镜检查　fetoscopy

胎儿生物物理评分　fetal biophysical profile scoring

胎儿头皮血取样　fetal scalp blood sampling

胎儿心电图检查　fetus electrocardiographic examination

胎儿血氧饱和度测定　fetal oxygen saturation evaluation

无应激试验　non-stress test, NST

新生儿脐带血取样　neonatal umbilical cord blood sampling

# 26. 新生儿科

## 26.1 疾病诊断名词

13 三体综合征 trisomy 13 syndrome，Patau syndrome ［又称］Patau 综合征

18 三体综合征 trisomy 18 syndrome，Edward syndrome ［又称］爱德华综合征

21 三体综合征 trisomy 21 syndrome，Down syndrome ［又称］唐恩综合征△，唐氏综合征△

EB 病毒感染 Epstein-Barr virus infection

Gilbert 综合征 Gilbert syndrome ［又称］吉尔伯特综合征△

GM1 神经节苷脂贮积病 GM1 gangliosidosis ［又称］GM1 神经节苷脂贮积症△

Prader-Willi 综合征 Prader-Willi syndrome ［又称］普瑞德 - 威利综合征△

Rh 因子不相容反应 Rh incompatibility reaction

$\alpha_1$- 抗胰蛋白酶缺乏症 $\alpha_1$-antitrypsin deficiency

α 地中海性贫血 α -thalassemia

β 地中海性贫血 β -thalassemia

埃可病毒感染 ECHO virus infection

氨基酸代谢病 aminoacidopathy

白化病 albinism

白细胞增多 leukocytosis ［又称］白细胞增多症△

半乳糖代谢病 galactose metabolism disease

半乳糖血症 galactosemia

包裹性脓胸 encapsulated empyema

包裹性胸膜炎 encapsulated pleurisy

杯形耳 cup ear

苯丙酮尿症 phenylketonuria

变形杆菌败血症 bacillus proteus sepsis ［又称］变形杆菌脓毒血症△

变形杆菌性肺炎 proteus pneumonia ［又称］变形杆菌肺炎△

变应性荨麻疹 allergic urticaria

病毒性肝炎 viral hepatitis

病毒性肝炎伴肝昏迷 viral hepatitis with hepatic coma

病毒性肝炎乙型急性重型 severe acute hepatitis B

病毒性肝炎乙型亚急性重型 severe subacute hepatitis B

病毒性肝炎乙型淤胆型 hepatitis B with cholestasis

病毒性结膜炎 viral conjunctivitis

病毒性心肌炎 viral myocarditis

病毒性咽结膜炎 viral pharyngo-conjunctivitis

播散性球孢子菌病 disseminated coccidioidomycosis

播散性隐球菌病 disseminated cryptococcosis

不完全性肠梗阻 incomplete ileus

产气荚膜杆菌败血症 clostridium perfringens sepsis

产气荚膜杆菌性肺炎 clostridium perfringens pneumonia ［又称］产气杆菌性肺炎△

产伤 birth injury

肠重复畸形 duplication of intestine ［又称］肠重复△

肠出血 enterorrhagia

肠道病毒感染 enterovirus infection

肠道念珠菌病 enteric candidiasis

肠梗阻 ileus

肠坏疽 intestinal gangrene

肠坏死 intestinal necrosis

肠绞窄 intestinal strangulation

肠绞窄合并坏死 intestinal strangulation and necrosis

肠麻痹 enteroparalysis

肠破裂 enterorrhexis

肠球菌败血症 enterococcal sepsis ［又称］肠球菌脓毒血症△

肠系膜炎 mesenteritis

肠狭窄 intestinal stenosis

肠狭窄坏死 intestinal stenosis and necrosis

超低出生体重儿 extremely low birth weight infant

超未成熟儿 extremely preterm infant ［又称］超早产儿△

成骨不全 osteogenesis imperfecta

迟发型哮喘 late-onset asthma

重复肾 renal duplication ［又称］重复肾畸形△

重复输尿管 duplication of ureter ［又称］双输尿管△

出血 hemorrhage

出血性肠梗阻 hemorrhagic ileus

出血性腹膜炎 hemorrhagic peritonitis

出血性脑梗死 hemorrhagic cerebral infarction

出血性膀胱炎 hemorrhagic cystitis

穿孔性腹膜炎 perforated peritonitis

传染性单核细胞增多症 infectious mononucleosis ［又称］腺热△，传染性单核细胞增多综合征△，重症传染性单核细胞增多症△

喘息性支气管肺炎 asthmatic bronchopneumonia

创伤性硬膜外血肿 traumatic epidural hematoma

唇裂 cleft lip

脆性 X 染色体综合征 fragile X syndrome

错构瘤 hamartoma

大肠埃希菌败血症 Escherichia coli sepsis ［又称］大肠杆菌败血症△

大肠埃希菌脑膜炎 Escherichia coli meningitis ［又称］大脑杆菌脑膜炎△

大肠埃希菌性肺炎 Escherichia coli pneumonia ［又称］大脑杆菌肺炎△

大疱性表皮松解症 epidermolysis bullosa

大叶性肺炎 lobar pneumonia

大于胎龄儿 large for gestational age infant

代谢性碱中毒 metabolic alkalosis

代谢性酸中毒 metabolic acidosis

带状疱疹 herpes zoster

带状疱疹病毒感染 herpes zoster virus infection

单侧肾不发育 unilateral renal aplasia

单纯疱疹病毒感染 herpes simplex virus infection

胆管闭锁 biliary atresia

蛋白吸收障碍或不耐受 protein absorption disorder or intolerance ［又称］蛋白质吸收不良△

蛋白质能量营养不良 protein malnutrition ［又称］蛋白质营养不良△

地中海贫血伴其他血红蛋白病　thalassemia with other hemoglobin-opathy

低钾性碱中毒　hypokalemic alkalosis

低钾血症　hypopotassemia　［又称］低血钾症△

低磷酸酯酶症　hypophosphatasia

低氯血症　hypochloremia　［又称］低血氯症△

低钠血症　hyponatremia　［又称］低血钠症△

低顺应性膀胱　low compliant bladder

低体重儿　low birth weight infant

低血糖昏迷　hypoglycemic coma

骶部脊柱裂不伴脑积水　sacral spina bifida without hydrocephalus

骶椎椎板裂　sacral vertebral lamina bifida

电解质紊乱　electrolyte disorder

耵聍栓塞　ceruminal impaction　［又称］耵聍△,外耳道耵聍栓塞△

动脉导管未闭　patent ductus arteriosus　［又称］新生儿动脉导管未闭△

豆状核出血　lentiform nucleus hemorrhage

窦性心动过速　sinus tachycardia

窦性心律不齐　sinus arrhythmia　［又称］窦性心律失常△

短肠综合征　short-bowel syndrome　［又称］肠切除后综合征△

多尿　polyuria

腭裂　cleft palate　［又称］新生儿腭裂△

二甲-4-羟色胺中毒　4-psilocin poisoning

法洛四联症　tetralogy of Fallot　［又称］法洛氏四联症△

反流性胆管炎　reflux cholangitis

房间隔缺损　atrial septal defect

房室传导阻滞　atrioventricular block

放射性肠炎　radiation enteritis

放线菌病性败血症　actinomycotic sepsis　［又称］放线菌性败血症△

非创伤性硬膜外血肿　non-traumatic epidural hematoma　［又称］非创伤性硬膜外出血△

非典型性肺炎　atypical pneumonia

非反射性神经病性膀胱　non-reflex neuropathic bladder

非化脓性脑膜炎　non-purulent meningitis

非糖尿病低血糖性昏迷　nondiabetic hypoglycemic coma

非糖尿病引起的胰岛素性昏迷　nondiabetic insulin induced coma

非特异性反应性肝炎　nonspecific reactive hepatitis　［又称］非特异反应性肝炎△

非自身免疫性溶血性贫血　non-autoimmune haemolytic anemia

肥厚型心肌病　hypertrophic cardiomyopathy

肺孢子虫病　pneumocystosis

肺不发生　agenesis of lung

肺不张　atelectasis

肺出血　pulmonary hemorrhage

肺分离　sequestration of lung

肺副球孢子菌病　pulmonary paracoccidioidomycosis

肺隔离症　pulmonary sequestration

肺弓形虫病　pulmonary toxoplasmosis　［又称］弓形虫肺炎△

肺毛霉菌病　pulmonary mucormycosis

肺念珠菌病　pulmonary candidiasis

肺脓肿　lung abscess

肺泡性肺炎　alveolar pneumonia

肺球孢子菌病　pulmonary coccidioidomycosis

肺曲霉病　pulmonary aspergillosis　［又称］肺曲霉菌病△

肺栓塞　pulmonary embolism

肺透明膜病　pulmonary hyaline membrane disease

肺先天性畸形　congenital malformation of lung

肺血管损伤　injury of pulmonary blood vessel

肺血栓　pulmonary thrombosis　［又称］肺血栓形成△

肺芽生菌病　pulmonary blastomycosis

肺炎　pneumonia

肺炎克雷伯菌败血症　Klebsiella pneumoniae sepsis　［又称］克雷伯杆菌脓毒血症△

肺炎克雷伯菌肺炎　Klebsiella pneumoniae pneumonia

肺炎克雷伯菌脑膜炎　Klebsiella meningitis

肺炎链球菌肺炎　Streptococcal pneumoniae pneumonia

肺炎衣原体肺炎　chlamydia pneumoniae pneumonia

肺隐球菌病　pulmonary cryptococcosis

肺组织胞浆菌病　pulmonary histoplasmosis

风疹病毒感染　rubivirus infection　［又称］先天性风疹病毒感染△

风疹性肺炎　rubella pneumonia　［又称］风疹并发肺炎△

风疹性关节炎　rubella arthritis

风疹性脑膜脑炎　rubella meningoencephalitis

风疹性脑膜炎　rubella meningitis

枫糖尿病　maple syrup urine disease

蜂窝织炎　cellulitis

弗里德伦德尔杆菌脑膜炎　Friedlander bacillus meningitis

氟西汀中毒　fluoxetine poisoning

附加肾　additional kidney

复发性胆管炎　recurrent cholangitis

副球孢子菌病　paracoccidioidomycosis

富马酸喹硫平中毒　quetiapine fumarate poisoning

腹壁膀胱瘘　vesicoabdominal wall fistula　［又称］膀胱腹壁瘘△

腹腔积血　hemoperitoneum

腹主动脉损伤　injury of abdominal aorta

肝功能衰竭　hepatic failure　［又称］肝衰竭△

肝脓肿　liver abscess

肝肾功能衰竭　hepatic and renal failure

肝血管瘤　hepatic hemangioma　［又称］肝脏血管瘤△

肝炎　hepatitis

肝炎综合征　hepatitis syndrome

感染性腹泻　infectious diarrhea

感染性溶血性贫血　infective haemolytic anemia

感染性肾炎　infectious nephritis

感染性心肌炎　infectious myocarditis

感染性心内膜炎　infective endocarditis

感染性休克　infective shock

高氨血症　hyperammonemia

高钙血症　hypercalcemia

高钾血症　hyperpotassemia　［又称］高血钾症△

高氯性酸中毒　hyperchloric acidosis　［又称］高血氯性酸中毒△

高氯血症　hyperchloremia　［又称］高血氯症△

高镁血症　hypermagnesemia

高钠血症　hypernatremia　［又称］高血钠症△

高危儿　high-risk infant　［又称］高危新生儿△

高血压　hypertension

睾丸发育不全　hypoplasia of testis

戈谢病Ⅱ型　Gaucher disease type Ⅱ　［又称］戈谢病（Ⅱ型）△

革兰氏阳性杆菌性心内膜炎　Gram positive bacillus endocarditis

革兰氏阴性杆菌败血症　Gram negative bacillus sepsis

革兰氏阴性细菌性肺炎　Gram negative bacteria pneumonia

膈膨升　eventration of diaphragm

膈疝　diaphragmatic hernia

庚型病毒性肝炎　viral hepatitis G

梗阻性胆管炎　obstructive cholangitis

梗阻性化脓性胆管炎　obstructive suppurative cholangitis

弓形虫病　toxoplasmosis　［又称］弓形体病△

骨硬化症　osteopetrosis　［又称］骨质石化病△,石骨症△

鼓膜炎　myringitis

过期产儿　post-term infant

喉返神经麻痹　recurrent laryngeal nerve paralysis

喉痉挛　laryngospasm

喉囊肿　laryngocele

喉蹼　laryngeal web

后鼻孔闭锁　atresia of posterior naris　［又称］后孔闭锁△

后尿道瓣膜　posterior urethral valve　［又称］先天性后尿道瓣△

后天性溶血性贫血　acquired haemolytic anemia　［又称］获得性溶

血性贫血△
后天性纤维蛋白溶解性出血　acquired fibrinolytic hemorrhage
后天性纤维蛋白原缺乏血症　acquired afibrinogenemia
呼吸道合胞病毒肺炎　respiratory syncytial virus pneumonia
呼吸道念珠菌感染　respiratory tract candidiasis infection
呼吸心跳骤停　cardiopulmonary arrest
呼吸性碱中毒　respiratory alkalosis
呼吸性酸中毒　respiratory acidosis
呼吸暂停　apnea
化脓性胆管炎　purulent cholangitis
化脓性腹膜炎　purulent peritonitis
化脓性淋巴结炎　purulent lymphadenitis
化脓性脑膜脑炎　purulent meningoencephalitis
化脓性脑膜炎　purulent meningitis
化脓性胸膜炎　purulent pleurisy
化脓性胰腺炎　purulent pancreatitis
化学性脑膜炎　chemical meningitis
化学性膀胱炎　chemical cystitis
踝蜂窝织炎　ankle cellulitis
环形红斑　annular erythema
黄疸　jaundice
昏迷　coma
混合性酸碱平衡失调　mixed disorder of acid-base balance　［又称］混合性酸碱平衡紊乱△
混合性酸中毒　mixed acidosis
机械性肠梗阻　mechanical ileus
机械性溶血性贫血　mechanical haemolytic anemia
极低出生体重儿　very low birth weight infant
急进性肾小球病　rapidly progressive glomerular disorder
急进性肾小球肾炎　rapidly progressive glomerulonephritis
急进性肾炎　rapidly progressive nephritis
急进性新月体性肾小球肾炎　rapidly progressive crescentic glomerulonephritis
急性丙型病毒性肝炎　acute hepatitis C
急性病毒性肝炎　acute viral hepatitis
急性肠梗阻　acute ileus
急性出血坏死性胰腺炎　acute hemorrhagic necrotizing pancreatitis
急性出血性结膜炎　acute hemorrhagic conjunctivitis
急性出血性乳突炎　acute hemorrhagic mastoiditis
急性传染性间质肾炎　acute infectious interstitial nephritis
急性胆管炎　acute cholangitis
急性非化脓性中耳炎　acute non-suppurative otitis media
急性肺球孢子菌病　acute pulmonary coccidioidomycosis
急性肺栓塞　acute pulmonary embolism
急性肺芽生菌病　acute pulmonary blastomycosis
急性肺组织胞浆菌病　acute pulmonary histoplasmosis
急性腹膜炎　acute peritonitis
急性肝衰竭　acute hepatic failure
急性感染性心内膜炎　acute infective endocarditis　［又称］急性细菌性心内膜炎△
急性梗阻性胆管炎　acute obstructive cholangitis
急性颌下淋巴结炎　acute submaxillary lymphadenitis
急性化脓性胆管炎　acute purulent cholangitis
急性化脓性肝胆管炎　acute suppurative hepatocholangeitis
急性化脓性梗阻性胆管炎　acute suppurative obstructive cholangitis
急性化脓性弥漫性腹膜炎　acute suppurative diffuse peritonitis
急性化脓性中耳炎　acute suppurative otitis media
急性坏死性乳突炎　acute necrotizing mastoiditis
急性黄疸型乙型肝炎　acute icteric hepatitis B　［又称］病毒性肝炎乙型急性黄疸型△
急性颈淋巴结炎　acute lymphadenitis of neck
急性卡他性结膜炎　acute catarrhal conjunctivitis
急性阑尾炎　acute appendicitis
急性淋巴管炎　acute lymphangitis

急性淋巴结炎　acute lymphadenitis
急性弥漫性腹膜炎　acute general peritonitis
急性膀胱炎　acute cystitis
急性溶血性贫血　acute haemolytic anemia
急性乳突积脓　acute mastoid empyema　［又称］急性化脓性乳突炎△
急性乳突炎　acute mastoiditis
急性上消化道出血　acute upper gastrointestinal hemorrhage
急性肾病　acute nephropathy
急性肾衰竭　acute renal failure　［曾称］急性肾衰*
急性肾衰竭伴肾皮质坏死　acute renal failure with cortical necrosis
急性肾衰竭伴肾髓质坏死　acute renal failure with medullary necrosis
急性肾衰竭伴肾小管坏死　acute renal failure with tubular necrosis
急性肾损伤　acute kidney injury
急性肾小管坏死　acute tubular necrosis
急性肾小球病　acute glomerular disorder
急性肾小球肾炎　acute glomerulonephritis
急性肾小球肾炎伴急进型肾小球肾炎　acute glomerulonephritis with rapidly progressive glomerulonephritis
急性肾小球肾炎伴增生性肾小球肾炎　acute glomerulonephritis with proliferative glomerulonephritis
急性肾炎　acute nephritis
急性肾炎伴坏死性肾小球肾炎　acute nephritis with necrotic glomerulonephritis
急性肾炎综合征　acute nephritic syndrome
急性肾盂肾炎　acute pyelonephritis
急性肾盂炎　acute pyelitis
急性失血性贫血　acute hemorrhagic anemia
急性水肿性胰腺炎　acute edematous pancreatitis
急性髓质乳头状坏死　acute medullary papillary necrosis
急性胃扩张　acute gastric dilatation
急性无黄疸型乙型肝炎　acute hepatitis B without jaundice　［又称］病毒性肝炎乙型急性无黄疸型△
急性戊型病毒性肝炎　acute viral hepatitis E　［又称］急性戊型肝炎△
急性腺病毒性滤泡性结膜炎　acute adenoviral follicular conjunctivitis
急性心力衰竭　acute heart failure
急性心内膜炎　acute endocarditis
急性胰腺炎　acute pancreatitis
急性乙型病毒性肝炎　acute viral hepatitis B　［又称］急性乙型肝炎△
急性中毒性脑病　acute toxic encephalopathy
急性重型（暴发型）病毒性肝炎　acute severe（fulminant）viral hepatitis
急性左心室衰竭　acute left ventricular failure
脊髓灰质炎　poliomyelitis
脊髓栓系综合征　tethered cord syndrome
脊髓性肌萎缩　spinal muscular atrophy
继发性腹膜炎　secondary peritonitis
继发性甲状旁腺功能减退　secondary hypoparathyroidism
继发性溶血性贫血　secondary haemolytic anemia
家族性自主神经功能障碍　familial dysautonomia，Riley-Day syndrome　［又称］家族性植物神经功能障碍△，赖利-戴综合征△
甲丙氨酯中毒　meprobamate poisoning
甲基丙二酸尿症　methylmalonic aciduria
甲基丙二酸血症　methylmalonic acidemia
甲状旁腺功能减退症　hypoparathyroidism　［又称］甲状旁腺功能减退△
甲状旁腺激素中毒　parathyroid hormone poisoning　［又称］甲状旁腺激素类中毒△
甲状旁腺性手足搐搦　parathyroid tetany
假单胞菌败血症　pseudomonas sepsis
假单胞菌性心内膜炎　pseudomonas endocarditis
假月经　pseudomenstruation
间质性肺气肿　interstitial emphysema
间质性肾炎　interstitial nephritis　［又称］间质肾炎△

肩部脓肿　shoulder abscess
碱化剂中毒　poisoning by alkalinizing agent
碱中毒　alkalosis
间歇性预激综合征　intermittent preexcitation syndrome
浆液性胸膜炎　serous pleurisy
结肠重复畸形　duplication of colon
解脲脲原体感染　ureaplasma urealyticum infection
局灶坏死性肾小球肾炎　focal necrotizing glomerulonephritis
巨细胞病毒感染　cytomegalovirus infection
巨细胞病毒性单核细胞增多症　cytomegaloviral mononucleosis
巨细胞病毒性肺炎　cytomegaloviral pneumonia
巨细胞病毒性肝炎　cytomegaloviral hepatitis
巨细胞病毒性脑炎　cytomegaloviral encephalitis
巨细胞病毒性胰腺炎　cytomegaloviral pancreatitis
军团病　legionnaires disease
军团菌感染　legionella infection
卡波西水痘样疹　Kaposi varicelliform eruption
卡氏肺孢子虫肺炎　pneumocystis carinii pneumonia
抗生素相关性肠炎　antibiotic-associated enteritis
柯萨奇病毒感染　Coxsackie virus infection
口腔疱疹　oral herpes
枯草杆菌败血症　bacillus subtilis sepsis　［又称］枯草杆菌脓毒血症△
扩张型心肌病　dilated cardiomyopathy
类白血病反应　leukemoid reaction
联合免疫缺陷病　combined immunodeficiency disease
联体双胎　conjoined twins　［又称］连体婴△，连体儿△
链球菌败血症　streptococcal sepsis　［又称］链球菌脓毒血症△
链球菌感染后急性肾小球肾炎　post-streptococcal acute glomerulonephritis
链球菌感染后肾小球肾炎　post-streptococcal glomerulonephritis
链球菌性肺炎　streptococcal pneumonia
链球菌性脑膜炎　streptococcal meningitis　［又称］链球菌化脓性脑膜炎△
链球菌性心内膜炎　streptococcal endocarditis
良性惊厥　benign convulsion
良性新生儿家族性惊厥　benign familial neonatal convulsion　［又称］良性家族性新生儿惊厥△
良性新生儿惊厥　benign neonatal convulsion
淋巴管炎　lymphangitis
淋巴结坏死　lymph node necrosis
淋巴源性肝脓肿　lymphogenous liver abscess
淋球菌性结膜炎　gonococcal conjunctivitis
流感嗜血杆菌败血症　haemophilus influenzae sepsis　［又称］流感嗜血杆菌脓毒血症△
流感嗜血杆菌性肺炎　haemophilus influenzae pneumonia　［又称］流感嗜血杆菌化脓性肺炎△
流感嗜血杆菌性支气管肺炎　haemophilus influenzae bronchopneumonia
流行性出血性结膜炎　epidemic haemorrhagic conjunctivitis
流行性角膜结膜炎　epidemic keratoconjunctivitis
流行性腮腺炎并发甲状腺炎　mumps with thyroiditis
流行性腮腺炎并发乳腺炎　epidemic parotitis complicated with mastitis
流行性腮腺炎性睾丸炎　mumps orchitis　［又称］腮腺炎性睾丸炎△
流行性腮腺炎性脑脊髓炎　mumps encephalomyelitis
流行性腮腺炎性脑膜脑炎　mumps meningoencephalitis
流行性腮腺炎性脑膜炎　mumps meningitis
流行性腮腺炎性脑炎　mumps encephalitis
流行性腮腺炎性胰腺炎　mumps pancreatitis
颅底化脓性脑膜炎　purulent meningitis of skull base
颅内出血后脑积水　hydrocephalus after intracranial hemorrhage
颅内感染　intracranial infection
颅内念珠菌感染　intracranial candidiasis infection
卵黄管囊肿　vitelline cyst

滤泡性膀胱炎　follicular cystitis
麻黄碱中毒　ephedrine poisoning　［又称］麻黄中毒△
麻疹并发肺炎　measles complicated with pneumonia　［又称］麻疹肺炎△
麻疹并发肝炎　measles complicated with hepatitis　［又称］麻疹肝炎△
麻疹并发喉炎　measles complicated with laryngitis　［又称］麻疹喉炎△
麻疹并发角膜结膜炎　measles complicated with keratoconjunctivitis　［又称］麻疹合并角膜结膜炎△
麻疹并发脑膜炎　measles complicated with meningitis　［又称］麻疹脑膜炎△
麻疹并发脑炎　measles complicated with encephalitis　［又称］麻疹脑炎△
麻疹并发心肌炎　measles complicated with myocarditis　［又称］麻疹心肌炎△
麻疹并发支气管炎　measles complicated with bronchitis　［又称］麻疹支气管炎△
麻疹并发中耳炎　measles complicated with otitis media　［又称］麻疹中耳炎△
麦克尔憩室　Meckel diverticulum
慢性胆管炎　chronic cholangitis
慢性肺芽生菌病　chronic pulmonary blastomycosis
慢性肺组织胞浆菌病　chronic pulmonary histoplasmosis
慢性腹膜炎　chronic peritonitis
慢性间质性肾炎　chronic interstitial nephritis　［又称］慢性间质肾炎△
慢性肾小球肾炎伴急进型肾小球肾炎　chronic glomerulonephritis with rapidly progressive glomerulonephritis
慢性肾盂肾炎　chronic pyelonephritis
慢性肾盂炎　chronic pyelitis
慢性心力衰竭　chronic heart failure
慢性硬膜下血肿　chronic subdural hematoma
慢性左心室功能不全　chronic left ventricular dysfunction
毛霉菌病　mucormycosis
毛细血管扩张性共济失调综合征　ataxia telangiectasia　［又称］共济失调性毛细血管扩张症△
霉样真菌病　allescheriasis
门静脉炎　pylephlebitis
门静脉炎性肝脓肿　pylephlebitis liver abscess
弥漫性腹膜炎　diffuse peritonitis
弥散性血管内凝血　disseminated intravascular coagulation　［又称］播散性血管内凝血△，弥没性血管内凝血△，去纤维蛋白综合征△
免疫接种后感染　infection after immunization
免疫接种后脓毒症　septicemia after immunization　［又称］免疫接种后败血症△
免疫球蛋白中毒　immunoglobulin poisoning
免疫制剂中毒　immunologic agent poisoning
面部单纯疱疹　facial herpes simplex
膜增生性肾小球肾炎　membranoproliferative glomerulonephritis
南美仙人掌毒碱中毒　South American mescaline poisoning
囊性纤维瘤伴胎粪性肠梗阻　cystofibroma with meconium ileus
脑穿通畸形　porencephaly
脑脊膜膨出　meningocele
脑脊髓膜炎　cerebrospinal meningitis
脑膜脑膨出　meningoencephalocele
脑膜炎　meningitis
脑膜炎球菌性心包炎　meningococcal pericarditis
脑膜炎球菌性心肌炎　meningococcal myocarditis
脑膜炎球菌性心内膜炎　meningococcal endocarditis
内耳发育不全　inner ear dysplasia
尼曼 - 皮克病　Niemann-Pick disease
念珠菌性唇炎　candidal cheilitis
念珠菌性脑膜炎　candidal meningitis
念珠菌性心内膜炎　candidal endocarditis

尿道球腺脓肿　abscess of Cowper gland
尿道缺如　urethral absence
尿道下裂　hypospadias
尿路感染　urinary tract infection　［又称］泌尿道感染△
尿路梗阻　urinary tract obstruction　［又称］泌尿道梗阻△
尿素循环障碍　urea cycle disorder
尿潴留　urine retention
凝固酶阴性葡萄球菌败血症　coagulase-negative staphylococcus sepsis
　［又称］凝固酶阴性葡萄球菌脓毒血症△
脓毒症　sepsis　［又称］败血症△
脓气胸　pyopneumothorax
脓胸　empyema
膀胱输尿管反流　vesicoureteral reflux
膀胱外翻　exstrophy of bladder
膀胱炎　cystitis
疱疹性扁桃体炎　herpetic tonsillitis
疱疹性口炎　herpetic stomatitis
疱疹性湿疹　eczema herpeticum
疱疹性咽峡炎　herpangina
皮肤产伤　skin birth injury
皮 - 罗综合征　Pierre-Robin syndrome　［又称］皮埃尔 - 罗班综合征△
皮下气肿　subcutaneous emphysema
破伤风　tetanus
葡萄球菌败血症　staphylococcus sepsis　［又称］葡萄球菌脓毒血症△
葡萄球菌性肺炎　staphylococcus pneumonia　［又称］葡萄球菌肺炎△
葡萄球菌性脑膜炎　staphylococcal meningitis　［又称］葡萄球菌脑膜炎△
葡萄球菌性烫伤样皮肤综合征　staphylococcal scalded skin syndrome　［又称］葡萄球菌型中毒性表皮坏死松解症△
葡萄球菌性心内膜炎　staphylococcus endocarditis
葡萄糖 - 半乳糖不耐受　glucose-galactose intolerance
期前收缩　extrasystole
脐肠瘘　omphalo-enteric fistula，enteroumbilical fistula
脐窦　umbilical sinus
脐尿管瘘　urachal fistula　［又称］脐尿瘘△
脐尿管囊肿　urachal cyst
脐膨出　omphalocele
脐膨出 - 大舌 - 巨大儿综合征　omphalocele-macroglossia-macrosomia syndrome，Beckwith-Wiedemann syndrome　［又称］伯 - 韦综合征△
脐疝　umbilical hernia
脐疝伴梗阻　umbilical hernia with obstruction
脐息肉　umbilical polyp
气腹　pneumoperitoneum
气管插管后喉头水肿　laryngeal edema after endotracheal intubation
气胸　pneumothorax
前尿道瓣膜症　anterior urethral valve disease　［又称］前尿道瓣膜△
嵌顿性股疝　incarcerated femoral hernia
嵌顿性脐疝　incarcerated umbilical hernia
青霉病　penicilliosis
青铜症　bronze disease，bronze baby syndrome　［又称］新生儿青铜症△，婴儿青铜综合征△
轻度蛋白质 - 热能营养不良　mild protein energy malnutrition
轻型地中海贫血　mild thalassemia
球孢子菌病　coccidioidomycosis
球孢子菌脑膜炎　coccidioidomycosis meningitis
曲霉病　aspergillosis　［又称］曲霉菌病△，曲菌病△
全身麻醉药中毒　general anesthetic poisoning
缺血性肠坏死　ischemic intestinal necrosis
缺血性结肠炎　ischemic colitis
缺氧缺血性脊髓病　hypoxic ischemic myelopathy
缺氧性脑损伤　anoxic brain injury
染色体病　chromosomal disease
热性惊厥　febrile convulsion
人类免疫缺陷病毒感染　human immunodeficiency virus infection

溶血 - 尿毒综合征　haemolytic-uraemic syndrome　［又称］溶血尿毒综合征△
溶血性黄疸　haemolytic jaundice
融合肾　fused kidney
乳糜尿　chyluria
乳糜性腹水　chyloperitoneum　［又称］乳糜腹水△
乳糜性心包积液　chylopericardium
乳糜胸　chylothorax　［又称］乳糜胸水△
乳糖不耐受　lactose intolerance
乳汁吸入性肺炎　milk aspiration pneumonia
软骨发育不全　achondroplasia
软骨外胚层发育不良　chondroectodermal dysplasia　［又称］软骨外胚叶发育不良△
鳃瘘　branchial fistula　［又称］鳃裂瘘管△，先天性鳃裂瘘△，先天性鳃裂瘘管△
三胎儿　triplet infant
色素失禁症　incontinentia pigmenti　［又称］色素失调症△
沙门菌败血症　Salmonella sepsis　［又称］沙门菌脓毒血症△
上肢急性淋巴结炎　acute lymphadenitis of upper limb
神经皮肤综合征　neurocutaneous syndrome
肾发育不全　renal hypoplasia
肾积脓　pyonephrosis　［又称］肾盂积脓△
肾积水　hydronephrosis
肾静脉血栓　renal venous thrombosis
肾囊性病变　renal cystic lesion
肾胚胎瘤　renal embryoma　［又称］肾原始神经外胚叶瘤△
肾小管病变　renal tubular lesion
肾小管间质损害　renal tubulointerstitial lesion
肾小管酸中毒　renal tubular acidosis　［又称］肾小管酸中毒△
肾血管畸形　renal vascular malformation
肾盂脓肿　renal pelvis abscess
肾盂肾炎　pyelonephritis
肾盂炎　pyelitis
肾盏囊肿　pyelogenic cyst
肾周脓肿　perinephric abscess
渗出性胸膜炎　exudative pleurisy
声带麻痹　vocal cord paralysis
声门麻痹　paralysis of glottis
十二指肠重复畸形　duplication of duodenum
石胎　lithopedion
食道裂孔疝　esophageal hiatal hernia
食道念珠菌病　esophageal candidiasis
食道破裂　esophagus rupture
食管重复畸形　duplication of esophagus
食管穿孔　esophageal perforation　［又称］食道穿孔△
室管膜炎　ependymitis　［又称］脑室管膜炎△
室间隔动脉瘤　ventricular septum aneurysm
室间隔缺损　ventricular septal defect
室性心动过速　ventricular tachycardia
嗜酸细胞性蜂窝织炎　eosinophilic cellulitis　［又称］嗜酸性蜂窝织炎△
手足搐搦　tetany
手足口病　hand-foot-mouth disease
输尿管积水　hydroureter
输血传播病毒性肝炎　viral hepatitis transmitted by transfusion
输血反应　transfusion reaction
鼠伤寒沙门菌败血症　Salmonella typhimurium sepsis
双侧肾不发育　bilateral renal agenesis
双分支传导阻滞　bifascicular block　［又称］双束支传导阻滞△
双胎儿　twins
双胎输血综合征　twin-twin transfusion syndrome，TTTS　［又称］胎 - 胎输血综合征△
水痘　varicella
水痘并发肝炎　varicella hepatitis　［又称］水痘肝炎△
水痘并发肾炎　varicella nephritis　［又称］水痘肾炎△

水痘并发心肌炎 varicella myocarditis ［又称］水痘心肌炎△

水痘性肺炎 varicella pneumonia ［又称］水痘肺炎△

水痘性脑膜炎 varicella meningitis ［又称］水痘脑膜炎△

酸化剂中毒 acidifier poisoning

胎儿宫内生长迟缓 fetal intrauterine growth retardation

胎儿脑裂畸形 fetal schizencephaly

胎儿生长迟缓 fetal growth retardation

胎儿 - 胎盘输血综合征 fetal-placental transfusion syndrome

胎粪性便秘 meconium constipation ［又称］胎粪阻塞综合征△

胎粪性腹膜炎 meconium peritonitis

胎头水肿 caput succedaneum ［又称］产瘤△

糖尿病母亲婴儿 infant of a diabetic mother

糖原累积病 glycogen storage disease ［又称］糖原贮积病，糖原贮积症△

特发性脊髓疝 idiopathic spinal cord herniation

特发性甲状旁腺功能减退症 idiopathic hypoparathyroidism ［又称］特发性甲状旁腺功能减退△

同型半胱氨酸尿症 homocysteinuria

铜绿假单胞菌肺炎 Pseudomonas aeruginosa pneumonia ［又称］绿脓杆菌（性）肺炎△

铜缺乏症 copper deficiency ［又称］Menkes 病△

脱屑性红皮病 erythroderma desquamativum

外耳道炎 external otitis ［又称］外耳炎△

外耳湿疹 eczema of external ear

完全性房室传导阻滞 complete atrioventricular block ［又称］三度房室传导阻滞△

微量元素缺乏症 trace element deficiency

微小病毒 B19 感染 human parvovirus B19, HPV B19 ［又称］细小病毒 B19 感染△

微血管病性溶血性贫血 microangiopathic hemolytic anemia

围生期脑损伤 perinatal period brain injury

维生素 E 缺乏症 vitamin E deficiency ［又称］维生素 E 缺乏病△

未知出生地点的单胎活产婴儿 single live birth infant with unknown birth place

未知出生地点的多胎活产婴儿 multiplets live birth with unknown birth place

未知出生地点的双胎活产婴儿 twins live birth with unknown birth place

胃肠道出血 gastrointestinal bleeding

胃重复畸形 reduplication of stomach

胃穿孔 gastric perforation

沃 - 弗综合征 Waterhouse-Friderichsen syndrome ［又称］华 - 弗综合征△

乌头碱中毒 aconitine poisoning

无菌性脑膜炎 aseptic meningitis

无脑回 congenital agyria ［又称］先天性无脑回△

无脑畸形 anencephaly ［又称］无脑△

无症状性细菌尿 asymptomatic bacteriuria ［又称］无症状菌尿△

戊二酸血症 glutaric acidemia

吸入性肺炎 aspiration pneumonia

系膜增生性肾小球肾炎 mesangial proliferative glomerulonephritis

细菌性肺炎 bacterial pneumonia

细菌性腹膜炎 bacterial peritonitis

细菌性脑膜炎 bacterial meningitis

细菌性心肌炎 bacterial myocarditis

细菌性心内膜炎 bacterial endocarditis

细菌性支气管肺炎 bacterial bronchopneumonia

下颌瞬目综合征 Marcus Gunn's jaw winking syndrome ［又称］上睑下垂下颌瞬目综合征△，Marcus Gunn 综合征△

下消化道出血 lower gastrointestinal bleeding

下肢急性淋巴结炎 acute lymphadenitis of lower limb

先天性白内障 congenital cataract

先天性白血病 congenital leukemia

先天性鼻脑膜脑膨出 congenital intranasal meningoencephalocele

先天性臂丛神经移位 congenital brachial plexus displacement

先天性病毒性肝炎 congenital viral hepatitis

先天性肠旋转不良 congenital malrotation of intestine

先天性大脑囊肿 congenital cerebral cyst

先天性低脊髓畸形 congenital low spinal deformity

先天性第三脑室囊肿 congenital third ventricle cyst

先天性短暂性甲状腺肿 congenital transient goiter

先天性多关节挛缩症 congenital arthrogryposis multiplex ［又称］先天性多关节挛缩△

先天性多囊肾 congenital polycystic kidney

先天性额部脑膨出 congenital frontal encephalocele ［又称］额部脑膨出△

先天性恶性疟 congenital falciparum malaria

先天性耳畸形 congenital ear malformation

先天性耳聋 congenital deafness ［又称］先天性聋△

先天性反应低下 congenital decreased response

先天性肥厚性幽门狭窄 congenital hypertrophic pylorostenosis ［又称］先天性肥大性幽门狭窄△

先天性肺发育不良 congenital pulmonary hypoplasia

先天性肺囊肿 congenital pulmonary cyst

先天性风疹肺炎 congenital rubella pneumonia

先天性风疹综合征 congenital rubella syndrome

先天性腹壁肌肉发育不良综合征 congenital abdominal muscular dysplasia syndrome

先天性腹裂 congenital gastroschisis

先天性肛门狭窄 congenital anal stenosis

先天性高氨血症 congenital hyperammonemia

先天性高胰岛素血症 congenital hyperinsulinism

先天性睾丸鞘膜积液 congenital testicular hydrocele

先天性膈疝 congenital diaphragmatic hernia

先天性弓形虫病 congenital toxoplasmosis

先天性佝偻病 congenital rickets

先天性喉喘鸣 congenital laryngeal stridor

先天性喉软骨软化病 congenital laryngomalacia ［又称］喉软骨软化病△

先天性回肠闭锁 congenital ileal atresia

先天性回肠狭窄 congenital ileal stricture

先天性肌性斜颈 congenital myogenic torticollis

先天性肌张力低下 congenital hypotonia

先天性肌张力过高 congenital hypermyotonia

先天性积水性脑膨出 congenital meningohydroencephalocele

先天性积水性无脑畸形 congenital hydranencephaly

先天性脊膜脊髓膨出 congenital meningomyelocele

先天性脊髓低位 congenital low spinal cord

先天性脊髓发育不良 congenital myelodysplasia ［又称］脊髓发育不全和发育异常△

先天性脊髓积水 congenital hydromyelia

先天性脊髓畸形 congenital spinal cord deformity

先天性脊髓膨出伴脑积水 congenital meningomyelocele with hydrocephalus

先天性脊髓纵裂 congenital diastematomyelia

先天性脊柱裂 congenital spina bifida

先天性脊柱裂伴脊膜膨出 congenital spina bifida with meningocele

先天性甲状旁腺功能减退症 congenital hypoparathyroidism ［又称］先天性甲状旁腺功能减退△

先天性结肠闭锁 congenital atresia of colon

先天性结核病 congenital tuberculosis

先天性精索鞘膜积液 congenital funicular hydrocele

先天性颈部脊柱裂伴脑积水 congenital cervical spinal cleft with hydrocephalus

先天性颈部脊柱裂不伴脑积水 congenital cervical spinal cleft without hydrocephalus

先天性巨大色素痣 congenital giant pigmented nevus ［又称］先天性巨型色素痣△

先天性巨核细胞增生不良　congenital megakaryocyte dysplasia

先天性巨结肠　congenital megacolon

先天性巨脑回畸形　congenital pachygyria　[又称]先天巨脑回△

先天性巨细胞病毒感染　congenital cytomegalovirus infection

先天性空肠闭锁　congenital jejunal atresia

先天性空肠狭窄　congenital jejunum stenosis

先天性髋关节半脱位　congenital subluxation of hip

先天性髋关节脱位　congenital dislocation of hip　[又称]先天性髋关节脱臼△

先天性淋巴水肿　congenital lymphedema

先天性颅骨缺损　congenital defect of skull

先天性颅脊柱裂　congenital craniorachischisis

先天性卵巢发育不全　Turner syndrome　[又称]特纳综合征△

先天性马蹄内翻足　congenital talipes equinovarus

先天性梅毒　congenital syphilis　[又称]胎传梅毒△

先天性面瘫　congenital facial paralysis

先天性脑发育不良　congenital atelencephalia

先天性脑发育异常　congenital encephalodysplasia

先天性脑积水　congenital hydrocephalus

先天性脑囊肿　congenital perencephaly

先天性脑缺如　congenital brain absence

先天性脑疝　congenital cerebral hernia

先天性脑萎缩　congenital brain atrophy

先天性内耳畸形　congenital inner ear malformation

先天性尿道闭锁　congenital atresia of urethra

先天性疟疾　congenital malaria

先天性疱疹病毒感染　congenital herpes virus infection

先天性葡萄糖醛酸转移酶缺乏症　Crigler-Najjar syndrome　[又称]Crigler-Najjar 综合征△

先天性脐疝　congenital umbilical hernia

先天性气管软化　congenital tracheomalacia

先天性气管食管瘘　congenital tracheoesophageal fistula

先天性气管狭窄　congenital tracheal stenosis

先天性前脑无裂畸形　congenital holoprosencephaly

先天性青光眼　congenital glaucoma

先天性肾病综合征　congenital nephrotic syndrome

先天性肾上腺皮质增生症　congenital adrenal cortical hyperplasia

先天性肾衰竭　congenital renal failure

先天性肾盂积水　congenital hydronephrosis

先天性肾盂输尿管连接部狭窄　congenital narrowed ureteropelvic junction

先天性十二指肠闭锁　congenital duodenal atresia

先天性十二指肠狭窄　congenital duodenal stenosis

先天性食管闭锁　congenital esophageal atresia

先天性食管闭锁伴气管食管瘘　congenital esophageal atresia with tracheoesophageal fistula

先天性食管裂孔疝　congenital esophageal hiatal hernia

先天性水痘　congenital varicella,chickenpox

先天性头颅畸形伴脑积水　congenital brain malformation with hydrocephalus

先天性透明隔异常　congenital septum pellucidum abnormality　[又称]先天性脑透明隔异常△

先天性外耳畸形　congenital deformity of external car

先天性外胚层发育不良　congenital ectodermal dysplasia

先天性无虹膜　congenital aniridia　[又称]无虹膜畸形△

先天性无脊髓　congenital amyelia　[又称]无脊髓畸形△

先天性纤维蛋白原缺乏　congenital fibrinogenopenia

先天性纤维蛋白原缺乏症　congenital afibrinogenemia

先天性小肠闭锁　congenital small intestinal atresia

先天性小肠狭窄　congenital small intestinal stenosis

先天性胸部脊柱裂伴脑积水　congenital thoracic spine bifida with hydrocephalus

先天性血管病变　congenital vascular lesion

先天性腰部脊柱裂伴脑积水　congenial lumbar spine bifida with hydrocephalus

先天性腰部脊柱裂不伴脑积水　congenital lumbar spine bifida without hydrocephalus

先天性腰骶部脊柱裂　congenital lumbosacral spine bifida

先天性硬膜下囊肿　congenital subdural cyst

先天性鱼鳞病　congenital ichthyosis

先天性枕部脑膨出　congenital occipital encephalocele

先天性枕骨裂脑露畸形　congenital iniencephaly

先天性支气管肺发育不良　congenital bronchopulmonary dysplasia

先天性支气管憩室　congenital bronchial diverticulum

先天性支气管软化　congenital bronchomalacia

先天性直肠狭窄　congenital stricture of rectum

先天性智力低下　congenital mental retardation

先天性中胚叶肾瘤　congenital mesoblastic nephroma

先天性蛛网膜囊肿　congenital arachnoid cyst

先天性椎管积水　congenital hydrorachis

纤维蛋白溶解药中毒　fibrinolytic drug poisoning

纤维蛋白溶解症　fibrinolysis　[又称]纤维蛋白原溶解症△

限制型心肌病　restrictive cardiomyopathy

线粒体病　mitochondriopathy

线粒体肌病　mitochondrial myopathy

腺性膀胱炎　glandular cystitis

消耗性凝血障碍　consumption coagulation disorder

消化道出血　digestive tract hemorrhage

小肠重复畸形　duplication of small intestine

小肠炎　enteritis

小儿肠炎　infantile enteritis

小儿肺炎　infantile pneumonia

小耳畸形　microtia

小头畸形　microcephaly

小于胎龄儿　small for gestational age infant

哮喘　asthma　[又称]支气管哮喘△,运动性哮喘△

哮喘性支气管肺炎　asthmatic bronchial pneumonia

心包积气　pneumopericardium

心动过速　tachycardia

心功能不全　cardiac insufficiency

心肌炎　myocarditis

心力衰竭　heart failure

心内膜弹力纤维增生症　endocardial fibroelastosis

心内膜炎　endocarditis

心肾衰竭　cardiorenal failure

心室壁瘤　ventricular aneurysm

心脏瓣膜病　valvular heart disease

心脏呼吸衰竭　heart and respiratory failure

心脏停搏　cardiac arrest

锌缺乏症　zinc deficiency

新生儿 ABO 溶血性黄疸　neonatal ABO haemolytic jaundice　[又称]新生儿 ABO 血型不合溶血性黄疸△

新生儿 ABO 血型不合溶血病　neonatal ABO hemolytic disease

新生儿 B 族链球菌败血症　neonatal group B streptococcus sepsis　[又称]新生儿族 B 链球菌脓毒血症△

新生儿 B 族链球菌肺炎　neonatal group B streptococcus pneumonia

新生儿 RhD 血型不合溶血病　neonatal RhD hemolytic disease

新生儿 Rh 血型不合溶血病　neonatal Rh blood type incompatibility haemolysis

新生儿 Rh 血型不合溶血性贫血　neonatal Rh blood type incompatibility haemolytic anemia

新生儿埃尔布麻痹　neonatal Erb palsy　[又称]新生儿臂丛麻痹(埃尔布型)△

新生儿败血症　neonatal sepsis　[又称]新生儿脓毒血症△

新生儿贲门失弛缓　neonatal achalasia of cardia

新生儿贲门松弛　neonatal cardiochalasia

新生儿鼻出血　neonatal epistaxis

新生儿鼻塞　neonatal nasal obstruction

新生儿臂丛神经损伤　neonatal brachia plexus injury
新生儿病毒性肺炎　neonatal virus pneumonia
新生儿病理性黄疸　neonatal pathologic jaundice
新生儿剥脱性皮炎　neonatal exfoliative dermatitis
新生儿插管后声门下狭窄　neonatal subglottic stenosis after intubation
新生儿颤抖　neonatal jitter
新生儿肠穿孔　neonatal intestinal perforation
新生儿肠麻痹　neonatal enteroparalysis
新生儿肠炎　neonatal enteritis
新生儿持续性肺动脉高压　neonatal persistent pulmonary hypertension ［又称］新生儿持续肺动脉高压△
新生儿抽搐　neonatal convulsion
新生儿出生缺陷　neonatal birth defect
新生儿出血病　neonatal hemorrhagic disease
新生儿大肠埃希菌败血症　neonatal Escherichia coli sepsis ［又称］新生儿大肠杆菌脓毒症△
新生儿大肠埃希菌肺炎　neonatal Escherichia coli pneumonia ［又称］新生儿大肠杆菌肺炎△
新生儿大脑缺血　neonatal cerebral ischemia
新生儿大疱性脓疱病　neonatal impetigo bullosa
新生儿代谢性酸中毒　neonatal metabolic acidosis
新生儿胆红素脑病　neonatal bilirubin encephalopathy
新生儿胆汁浓缩综合征　neonatal inspissated bile syndrome
新生儿胆汁淤积症　neonatal cholestasis ［又称］新生儿胆汁淤积△，新生儿胆汁淤积病△
新生儿低蛋白血症　neonatal hypoproteinemia
新生儿低钙血症　neonatal hypocalcemia
新生儿低钾血症　neonatal hypokalemia
新生儿低镁血症　neonatal hypomagnesemia
新生儿低钠血症　neonatal hyponatremia
新生儿低糖血症　neonatal hypoglycemia ［又称］新生儿低血糖△
新生儿低体温　neonatal hypothermia
新生儿低血压　neonatal hypotension
新生儿低氧血症　neonatal hyoxemia
新生儿癫痫　neonatal epilepsy
新生儿癫痫综合征　neonatal epilepsy syndrome
新生儿电解质紊乱　neonatal electrolyte disturbance
新生儿短暂性肠梗阻　neonatal transient ileus
新生儿短暂性代谢紊乱　neonatal transient metabolic disturbance
新生儿短暂性低血糖症　neonatal transient hypoglycemia
新生儿短暂性高酪氨酸血症　neonatal transient hypertyrosinemia
新生儿短暂性呼吸过速　neonatal transient tachypnea ［又称］新生儿短暂性呼吸急促△
新生儿短暂性甲状腺功能减退症　neonatal transient hypothyroidism ［又称］新生儿短暂性甲状腺功能减退△
新生儿鹅口疮　neonatal thrush
新生儿非感染性腹泻　neonatal noninfectious diarrhea
新生儿肺不张　neonatal atelectasis
新生儿肺出血　neonatal pulmonary hemorrhage
新生儿肺气肿　neonatal emphysema
新生儿肺水肿　neonatal pulmonary oedema
新生儿肺透明膜病　neonatal hyaline membrane disease
新生儿肺炎　neonatal pneumonia
新生儿肺炎（产时感染）　neonatal pneumonia（during delivery infection）
新生儿肺炎（宫内感染）　neonatal pneumonia（intrauterine infection）
新生儿肺炎（生后感染）　neonatal pneumonia（postnatal infection）
新生儿肺炎克雷伯菌肺炎　neonatal Klebsiella pneumoniae pneumonia
新生儿腹泻　neonatal diarrhea ［又称］新生儿腹泻病△
新生儿肝破裂　neonatal hepatorrhexis
新生儿肝炎　neonatal hepatitis
新生儿肝炎综合征　neonatal hepatitis syndrome
新生儿感染　neonatal infection
新生儿感染性乳腺炎　neonatal infective mastitis
新生儿高胆红素血症　neonatal hyperbilirubinemia

新生儿高钾血症　neonatal hyperkalemia
新生儿高间接胆红素血症　neonatal indirect hyperbilirubinemia
新生儿高钠血症　neonatal hypernatremia
新生儿高糖血症　neonatal hyperglycemia ［又称］新生儿高血糖△
新生儿高铁血红蛋白血症　neonatal methemoglobinemia
新生儿高血压　neonatal hypertension
新生儿膈神经麻痹　neonatal diaphragmatic paralysis
新生儿梗阻性呼吸暂停　neonatal obstructive apnea
新生儿肱骨骨折　neonatal humeral fracture
新生儿宫内感染性肺炎　neonatal intrauterine pneumonia
新生儿佝偻病　neonatal rickets
新生儿股骨骨折　neonatal femoral fracture
新生儿寒冷损伤综合征　neonatal cold injure syndrome（scleredema nconatorum）［又称］新生儿硬肿症△
新生儿黑粪症　neonatal melaena
新生儿红斑　neonatal erythema
新生儿红细胞增多症　neonatal polycythemia
新生儿喉返神经麻痹　neonatal recurrent laryngeal nerve paralyses
新生儿后颅凹出血　neonatal posterior cranial fossa hemorrhage
新生儿后天性脑室囊肿　neonatal acquired cerebral ventricular cyst
新生儿后天性脑室周围囊肿　neonatal acquired periventricular cyst
新生儿后天性声门下狭窄　neonatal acquired subglottic stenosis
新生儿呼吸道感染　neonatal respiratory tract infection
新生儿呼吸窘迫综合征　respiratory distress syndrome of newborn
新生儿呼吸衰竭　neonatal respiratory failure
新生儿呼吸性酸中毒　neonatal respiratory acidosis
新生儿呼吸暂停　neonatal apnea
新生儿化脓性脑膜炎　neonatal purulent meningitis
新生儿坏死性小肠结肠炎　neonatal necrotizing enterocolitis
新生儿黄疸　neonatal jaundice
新生儿急性呼吸窘迫综合征　neonatal acute respiratory distress syndrome
新生儿挤压综合征　neonatal crush syndrome
新生儿脊髓损伤　neonatal spinal injury
新生儿脊柱骨折　neonatal spine fracture
新生儿脊柱损伤　neonatal spine injury
新生儿甲状旁腺功能减退　neonatal hypoparathyroidism
新生儿甲状腺功能减退　neonatal congenital hypothyroidism
新生儿甲状腺功能亢进症　neonatal hyperthyroidism
新生儿假单胞菌肺炎　neonatal pseudomonas pneumonia
新生儿结膜出血　neonatal conjunctival hemorrhage
新生儿结膜下出血　neonatal ophthalmecchymosis
新生儿结膜炎　neonatal conjunctivitis
新生儿金黄色葡萄球菌败血症　neonatal staphylococcus aureus sepsis ［又称］新生儿金黄色葡萄球菌脓毒症△
新生儿惊厥　neonatal convulsion
新生儿菌血症　neonatal bacteremia
新生儿克隆普克麻痹　neonatal Klumpke's palsy ［又称］产伤致克隆普克麻痹△
新生儿哭闹　neonatal crying
新生儿宽颅缝　neonatal wide cranial suture
新生儿溃疡性口炎　neonatal ulcerative stomatitis
新生儿阑尾炎　neonatal appendicitis
新生儿狼疮综合征　neonatal lupus syndrome
新生儿泪囊炎　neonatal dacryocystitis
新生儿李斯特菌败血症　neonatal listerial sepsis
新生儿链球菌败血症　neonatal streptococca sepsis
新生儿流感嗜血杆菌肺炎　neonatal Haemophilus influenzae pneumonia
新生儿颅骨骨折　neonatal fracture of skull
新生儿颅骨软化　neonatal craniotabes
新生儿颅内出血　intracranial hemorrhage of newborn
新生儿帽状腱膜下血肿　neonatal subgaleal hematoma
新生儿弥散性血管内凝血　neonatal disseminated intravascular coagulation

新生儿泌尿道感染　neonatal urinary tract infection　［又称］新生儿泌尿系统感染△,新生儿尿路感染△

新生儿面部损伤　neonatal facial injury

新生儿面神经损伤　neonatal facial nerve injury

新生儿母乳性黄疸　neonatal breast-feeding jaundice

新生儿脑白质软化　neonatal cerebral leukomalacia

新生儿脑白质损伤　neonatal white matter injury

新生儿脑病　neonatal encephalopathy

新生儿脑出血　neonatal cerebral hemorrhage

新生儿脑梗死　neonatal cerebral infarction

新生儿脑脊膜脊髓损伤　neonatal meninges spinal injury

新生儿脑脊膜脑损伤　neonatal meninges brain injury

新生儿脑室内出血　neonatal intraventricular hemorrhage

新生儿脑室内出血（Ⅰ级）　neonatal intraventricular hemorrhage, grade Ⅰ　［又称］新生儿脑室内出血Ⅰ度△

新生儿脑室内出血（Ⅱ级）　neonatal intraventricular hemorrhage, grade Ⅱ　［又称］新生儿脑室内出血Ⅱ度△

新生儿脑室内出血（Ⅲ级）　neonatal intraventricular hemorrhage, grade Ⅲ　［又称］新生儿脑室内出血Ⅲ度△

新生儿脑室内出血（Ⅳ级）　neonatal intraventricular hemorrhage, grade Ⅳ　［又称］新生儿脑室内出血Ⅳ度△

新生儿脑室周围-脑室内出血　neonatal periventricular-intraventricular hemorrhage

新生儿脑水肿　neonatal cerebral edema

新生儿念珠菌病　neonatal candidiasis

新生儿念珠菌脓毒症　neonatal candidiasis sepsis　［又称］新生儿念珠菌脓毒血症△

新生儿尿布皮炎　neonatal diaper dermatitis　［又称］新生儿臀部皮炎△,新生儿臀炎△

新生儿尿毒症　neonatal uremia

新生儿牛乳性低钙血症　neonatal cow's milk hypocalcemia

新生儿脓疱病　neonatal impetigo herpetifomis　［又称］新生儿脓疱疮△

新生儿脓皮病　neonatal pyoderma

新生儿皮肤出血　neonatal dermatorrhagia

新生儿皮肤感染　neonatal skin infection

新生儿皮肤念珠菌病　neonatal cutaneous candidiasis

新生儿皮肤真菌感染　neonatal fungal infection of skin

新生儿皮下坏疽　neonatal subcutaneous gangrene

新生儿皮下气肿　neonatal subcutaneous emphysema

新生儿皮下脂肪坏死　neonatal subcutaneous fat necrosis

新生儿脾破裂　neonatal splenic rupture

新生儿贫血　neonatal anemia

新生儿破伤风　neonatal tetanus, tetanus neonatorum

新生儿葡萄球菌败血症　neonatal staphylococcus sepsis　［又称］新生儿葡萄球菌脓毒血症△

新生儿葡萄球菌肺炎　neonatal staphylococcus pneumonia

新生儿脐带出血　neonatal umbilical hemorrhage

新生儿脐息肉　neonatal umbilical polyp

新生儿脐炎　neonatal omphalitis

新生儿脐周蜂窝织炎　neonatal periumbilical cellulitis

新生儿脐周脓肿　neonatal empyocele

新生儿气胸　neonatal pneumothorax

新生儿轻度低体温　neonatal mild hypothermia

新生儿轻度窒息　neonatal mild asphyxia

新生儿缺氧缺血性脑病　neonatal hypoxic ischemic encephalopathy

新生儿染色体畸变　neonatal chromosomal aberration

新生儿桡神经麻痹　neonatal radial nerve paralysis

新生儿溶血　neonatal hematolysis　［曾称］新生儿溶血症*

新生儿溶血性黄疸　neonatal hemolytic jaundice

新生儿溶血性贫血　neonatal hemolytic anemia

新生儿乳腺炎　neonatal mastitis

新生儿肾上腺出血　neonatal adrenal hemorrhage

新生儿肾上腺脑白质营养不良　neonatal adrenoleukodystrophy, Addison-Schilder disease

新生儿生理性腹泻　neonatal physiologic diarrhea

新生儿生理性黄疸　neonatal physiologic jaundice

新生儿失血性贫血　neonatal hemorrhagic anemia

新生儿湿肺　neonatal wet lung　［又称］新生儿暂时性呼吸增快△

新生儿室管膜下出血　neonatal subependymal hemorrhage

新生儿室上性心动过速　neonatal supraventricular tachycardia

新生儿室性心动过速　neonatal ventricular tachycardia

新生儿嗜酸性粒细胞增多症　neonatal eosinophilia

新生儿手足搐搦　neonatal tetany

新生儿水肿　edema neonatorum

新生儿死亡　neonatal death

新生儿粟粒疹　neonatal milia

新生儿锁骨骨折　neonatal clavicular fracture

新生儿胎粪吸入　neonatal meconium aspiration

新生儿胎粪吸入性肺炎　neonatal meconium aspiration pneumonia

新生儿胎粪吸入综合征　neonatal meconium aspiration syndrome

新生儿糖尿病　neonatal diabetes mellitus

新生儿铜绿假单胞菌败血症　neonatal Pseudomonas aeruginosa sepsis　［又称］新生儿铜绿假单胞菌脓毒血症△

新生儿头颅血肿　neonatal cephalohematoma

新生儿吞咽动作不协调　neonatal swallowing disharmony

新生儿脱水　neonatal dehydration

新生儿脱水热　neonatal dehydration fever

新生儿晚期代谢性酸中毒　neonatal late metabolic acidosis

新生儿维生素 K 缺乏性出血症　neonatal vitamin K deficiency hemorrhagic disease

新生儿胃肠道出血　neonatal gastrointestinal hemorrhage

新生儿胃肠气胀　neonatal flatulence

新生儿胃穿孔　neonatal gastric perforation

新生儿胃食管反流　neonatal gastroesophageal reflux

新生儿喂养不当　neonatal improper feeding

新生儿喂养不足　neonatal underfeeding

新生儿喂养过量　neonatal overfeeding

新生儿捂热综合征　neonatal muggy syndrome

新生儿吸入性肺炎　neonatal aspiration pneumonia

新生儿吸入综合征　neonatal aspiration syndrome

新生儿细菌性脑膜炎　neonatal bacterial meningitis

新生儿细菌性脓毒症　neonatal bacterial sepsis　［又称］新生儿细菌性脓毒血症△

新生儿消化不良　neonatal dyspepsia

新生儿消化性溃疡　neonatal peptic ulcer　［又称］新生儿消化道溃疡△

新生儿小脑出血　neonatal cerebellar hemorrhage

新生儿小脑幕撕裂　neonatal cerebellum tentorium laceration

新生儿小脑损伤　neonatal cerebellar damage

新生儿斜颈　neonatal torticollis

新生儿心包积气　neonatal pneumopericardium

新生儿心包积液　neonatal pericardial effusion

新生儿心肌损害　neonatal myocardial damage

新生儿心肌炎　neonatal myocarditis

新生儿心力衰竭　neonatal cardiac failure

新生儿心律失常　neonatal cardiac dysrhythmia

新生儿心脏生理性杂音　neonatal cardiac physiologic murmur

新生儿休克　neonatal shock

新生儿血小板减少　neonatal thrombocytopenia　［又称］新生儿血小板减少症△

新生儿血小板减少性紫癜　neonatal thrombocytopenic purpura

新生儿血型不合溶血病　neonatal ABO blood type incompatibility haemolysis

新生儿荨麻疹　neonatal urticaria

新生儿循环衰竭　neonatal circulatory failure

新生儿眼炎　neonatal ophthalmia

新生儿厌氧菌败血症　neonatal anaerobe sepsis　［又称］新生儿厌氧菌脓毒血症△

新生儿咽部损伤　neonatal pharynx injury

新生儿咽下综合征　neonatal swallowing syndrome

新生儿羊水吸入　neonatal amniotic fluid aspiration

新生儿羊水吸入性肺炎　neonatal amniotic fluid aspiration pneumonia

新生儿药物戒断综合征　neonatal drug withdrawal syndrome　［又称］新生儿撤药综合征△

新生儿一过性重症肌无力　neonatal transient myasthenia gravis　［又称］短暂性新生儿重症肌无力△

新生儿衣原体肺炎　neonatal chlamydia pneumonia

新生儿衣原体性结膜炎　neonatal chlamydia conjunctivitis

新生儿阴道出血　neonatal vaginal hemorrhage

新生儿硬膜下出血　neonatal subdural hemorrhage

新生儿硬皮病　neonatal scleroderma

新生儿幽门痉挛　neonatal pylorospasm

新生儿有机磷中毒(母体影响)　neonatal organophosphorus poisoning (affected by mother)

新生儿原发性肺不张　neonatal primary atelectasis

新生儿原发性呼吸暂停　primary apnea of newborn

新生儿暂时性甲状腺功能亢进症　neonatal transitory hyperthyroidism

新生儿暂时性心肌缺血　neonatal transient myocardial ischemia　［又称］新生儿短暂性心肌缺血△

新生儿早发败血症　neonatal early-onset sepsis

新生儿支气管肺发育不良　neonatal bronchopulmonary dysplasia

新生儿支气管肺炎　neonatal bronchopneumonia

新生儿支原体肺炎　neonatal mycoplasma pneumonia

新生儿支原体感染　neonatal mycoplasma infection

新生儿直肠出血　neonatal rectal hemorrhage

新生儿窒息　neonatal asphyxia

新生儿中毒性红斑　erythema neonatorum toxicum　［又称］新生儿毒性红斑△

新生儿中耳炎　neonatal otitis media

新生儿中枢神经系统损伤　neonatal central nervous system injury

新生儿中性粒细胞减少症　neonatal neutrophilic granulocytopenia

新生儿重度窒息　neonatal severe asphyxia

新生儿周期性呼吸　neonatal periodic breathing

新生儿蛛网膜下腔出血　neonatal subarachnoid hemorrhage

新生儿纵隔气肿　neonatal pneumomediastinum

新型隐球菌肺炎　cryptococcus neoformans pneumonia

新型隐球菌脑膜炎　cryptococcus neoformans meningitis

胸膜纤维样增生　pleural fibrous hyperplasia

胸膜炎伴积液　pleurisy with effusion

胸膜粘连　pleural adhesion

胸腔积液　pleural effusion

休克　shock

血管紧张素受体抑制剂中毒　angiotensin receptor inhibitor poisoning

血管瘤　hemangioma

血红蛋白病　hemoglobinopathy

血小板减少性紫癜　thrombocytopenic purpura

血性胸水　hemothorax

荨麻疹型药疹　urticarial drug eruption

循环衰竭　circulation failure

芽生菌病　blastomycosis

亚急性肝衰竭　subacute liver failure

亚急性肝炎　subacute hepatitis

亚急性感染性心内膜炎　subacute infective endocarditis

亚急性坏死性淋巴结炎　subacute necrotic lymphadenitis

亚急性细菌性心内膜炎　subacute bacterial endocarditis

亚急性硬化性全脑炎　subacute sclerosing panencephalitis

亚急性重型病毒性肝炎　subacute severe viral hepatitis

严重 β 型地中海贫血　severe β-thalassemia

严重脓毒症　severe sepsis

咽侧壁炎性肿物　pharynx lateral wall inflammatory mass　［又称］咽旁间隙肿物△

咽后和咽旁脓肿　retropharyngeal and parapharyngeal abscess

咽后脓肿　retropharyngeal abscess　［又称］咽后壁脓肿△

咽旁脓肿　parapharyngeal abscess

药物性非自身免疫性溶血性贫血　drug-induced non-autoimmune hemolytic anemia

药物性肝损害　drug-induced hepatic injury

药物性肝炎　drug-induced hepatitis

药物性肝炎伴胆汁淤积　drug-induced hepatitis with cholestasis

药物性肝硬化　drug-induced hepatic sclerosis

药物性红斑　drug-induced erythema

药物性急性肝衰竭　drug-induced acute hepatic failure　［又称］药物性肝损伤伴急性肝衰竭△

药物性急性胰腺炎　drug-induced acute pancreatitis　［又称］药源性急性胰腺炎△

药物性慢性肝衰竭　drug-induced chronic hepatic failure

药物性酶缺乏性贫血　drug-induced enzyme defect anemia　［又称］药物诱导性酶缺乏性贫血△

药物性贫血　drug-induced anemia

药物性亚急性肝衰竭　drug-induced subacute hepatic failure　［又称］药物性肝病伴亚急性肝衰竭△

药物中毒　drug poisoning

药疹　drug eruption　［又称］药物性皮炎△

叶性肺气肿　lobar emphysema

液气胸　hydropneumothorax

腋脓肿　axillary abscess　［又称］腋窝脓肿△

腋下急性淋巴结炎　axillary acute lymphadenitis

衣原体感染　chlamydia infection

衣原体性结膜炎　chlamydial conjunctivitis

医源性新生儿低血糖症　iatrogenic neonatal hypoglycemia

胰岛素分泌过多伴低血糖性昏迷　excessive insulin secretion with hypoglycemic coma

遗传性胎儿血红蛋白持续存在症　hereditary persistence of fetal haemoglobin　［又称］遗传性胎儿血红蛋白持续存在综合征△

已知病毒的伴胸腔积液性流行性感冒　influenza with pleural effusion caused by known virus

已知病毒的喉炎性流行性感冒　influenza with laryngitis caused by known virus

已知病毒的急性上呼吸道感染性流行性感冒　influenza with acute upper respiratory infection caused by known virus

已知病毒的流行性感冒　influenza caused by known virus

已知病毒的咽炎性流行性感冒　influenza with pharyngitis caused by known virus

异位肾　ectopic kidney

隐睾　cryptorchidism　［又称］隐睾症△

隐球菌病　cryptococcosis

隐球菌性脑炎　cryptococcal encephalitis　［又称］隐球菌脑炎△

应激性胃溃疡　stress gastric ulcer

婴儿肠炎　infantile enteritis

婴儿持续性高胰岛素血症性低血糖　infantile persistent hypoglycemia caused by hyperinsulinemia

婴儿喘息性支气管肺炎　infantile asthmatic bronchopneumonia

婴儿腹泻　infantile diarrhea

婴儿肝炎综合征　infantile hepatis syndrome

婴儿骨皮质增生症　infantile cortical hyperostosis　［又称］卡费综合征△

婴儿支气管肺炎　infantile bronchopneumonia

营养不良　malnutrition

蝇疫霉病　entomophthoromycosis　［又称］虫霉病△

硬化性胆管炎　sclerosing cholangitis

硬脊膜外脓肿　spinal epidural abscess

硬脊膜外肉芽肿　spinal epidural granuloma

硬脊膜下脓肿　spinal subdural abscess

硬脊膜下肉芽肿　spinal subdural granuloma

硬膜外脓肿　extradural abscess

硬膜下积脓　subdural abscess

硬膜下积液　subdural effusion　［又称］硬脑膜下积液△

硬膜下脓肿　subdural abscess

硬膜下炎性肉芽肿　subdural inflammatory granuloma　［又称］硬膜下肉芽肿△

幽门痉挛　pylorospasm

右室室性心动过速　right ventricular tachycardia

幼儿急疹　exanthema subitum　［又称］婴儿玫瑰疹△,Ⅵ型疱疹病毒疹△

淤积性胆管炎　cholestatic cholangitis

预激综合征　preexcitation syndrome　［又称］沃 - 帕 - 怀综合征△

原发性腹膜炎　primary peritonitis

原发性甲状旁腺功能减退　primary hypoparathyroidism

在医院内出生的单胎活产婴儿　single live birth infant born in hospital

在医院内出生的多胎活产婴儿　multiplets live birth infant born in hospital

在医院内出生的双胎活产婴儿　twins live birth infant born in hospital

在医院外出生的单胎活产婴儿　single live birth infant born outside hospital

在医院外出生的多胎活产婴儿　multiplets live birth infant born outside hospital

在医院外出生的双胎活产婴儿　twins live birth infant born outside hospital

早产儿　preterm infant

早产儿（孕期等于或大于 28 整周,但小于 32 整周）　28w ≤ preterm infant<32w

早产儿（孕期等于或大于 32 整周,但小于 37 整周）　32w ≤ preterm infant<37w

早产儿代谢性骨病　metabolic bone disease of preterm infant

早产儿呼吸暂停　apnea of prematurity

早产儿脑白质损伤　white matter damage of prematurity

早产儿脑病　encephalopathy of prematurity

早产儿脑损伤　brain injury in preterm infant

早产儿贫血　anemia of prematurity

早产儿视网膜病　retinopathy of prematurity

早产儿喂养不耐受　feeding intolerance in preterm infant

早发性肌阵挛性脑病　early myoclonic encephalopathy　［又称］早发性肌阵挛脑病△

早期婴儿癫痫性脑病伴暴发抑制　early infantile epileptic encephalopathy with suppression burst　［又称］大田原综合征△

增生性软骨营养障碍　hyperplastic chondrodystrophy

招风耳　lop ear　［又称］垂耳△

折返性室性心律失常　reentrant ventricular arrhythmia

阵发性寒冷性血红蛋白尿　paroxysmal cold hemoglobinuria

阵发性室上性心动过速　paroxysmal supraventricular tachycardia

阵发性室性心动过速　paroxysmal ventricular tachycardia

正常足月儿　normal term infant

支气管胆管瘘　bronchobiliary fistula

支气管肺发育不良　bronchopulmonary dysplasia　［又称］早产儿支气管肺发育不良△

支气管肺炎　bronchopneumonia

支气管瘘　bronchial fistula

支气管 - 胃 - 结肠瘘　bronchial-gastric-colon fistula

支气管胃瘘　bronchogastric fistula

支气管哮喘　bronchial asthma

支气管胸膜瘘　bronchopleural fistula

支原体肺炎　mycoplasma pneumonia　［又称］支原体性肺炎△,肺炎支原体肺炎△

支原体感染　mycoplasma infection

脂溢性皮炎　seborrheic dermatitis

蜘蛛指 / 趾样综合征　dolichostenomelia　［又称］先天性挛缩性蜘蛛样指综合征△

直肠重复畸形　duplication of rectum

直肠膀胱阴道瘘　recto-vesico-vaginal fistula　［又称］膀胱、尿道直肠瘘△

致死性侏儒症　thanatophoric dwarfism

中度蛋白质 - 能量营养不良　moderate protein-energy malnutrition　［又称］中度蛋白质 - 热能营养不良△

中度营养不良　moderate malnutrition　［又称］营养不良(中度)△

中耳畸形　congenital middle ear deformity　［又称］先天性中耳畸形△

中间型地中海贫血　thalassemia intermedia

中枢性尿崩症　central diabetes insipidus

中央轴空病　central core disease

肿瘤破裂出血　tumor rupture hemorrhage

中毒性腹泻　toxic diarrhea

中毒性肝病　toxic liver disease　［又称］中毒性肝损伤△

中毒性肝病伴胆汁淤积　toxic liver disease with cholestasis　［又称］中毒性肝损伤淤胆型△

中毒性肝病伴肝衰竭　toxic liver disease with hepatic failure　［又称］中毒性肝损伤伴肝衰竭△

中毒性肝炎　toxic hepatitis

中毒性红斑　toxic erythema　［又称］毒性红斑△

中毒性脑病　toxic encephalopathy

重度蛋白质 - 能量营养不良　severe protein-energy malnutrition

重型地中海贫血　thalassemia major

重型麻疹　severe measles

周围动脉栓塞　peripheral arterial embolism

珠蛋白生成障碍性贫血　thalassemia　［又称］地中海贫血△

主动脉缩窄　coarctation of aorta

纵隔脓肿　mediastinal abscess

纵隔气肿　mediastinal emphysema

纵隔炎　mediastinitis

足月小样儿　small for term infant　［又称］足月低体重儿△

左心衰竭　left ventricular failure　［又称］左心室衰竭△

左心衰竭合并急性肺水肿　left heart failure with acute pulmonary edema

# 26.2　症状体征名词

便血　hemafecia

蛋白尿　albuminuria

低体温　hypothermia

腹水　ascites

肝脾大　hepatosplenomegaly

黑便　melena　［又称］黑粪△

呼吸困难　dyspnea

肌张力低下　hypotonia

惊厥　convulsion

呕血　haematemesis

乳糜性渗出　chylous effusion

少尿　oliguria

水肿　edema

新生儿便秘　neonatal constipation

新生儿便血　neonatal hematochezia

新生儿发热　neonatal fever

新生儿腹胀　neonatal abdominal distention

新生儿呼吸窘迫　neonatal respiratory distress

新生儿昏迷　neonatal coma
新生儿进食缓慢　neonatal slow feeding
新生儿母乳喂养困难　neonatal difficulty in breast feeding
新生儿脓疱疹　impetigo neonatorum
新生儿呕吐　neonatal vomiting
新生儿青紫　neonatal cyanosis
新生儿头皮血肿　cephalohematoma

新生儿喂养困难　neonatal feeding difficulty
新生儿心脏杂音　neonatal cardiac murmur
新生儿足内翻　neonatal clubfoot
血尿　hematuria
意识障碍　consciousness disorder
瘀斑　ecchymosis

# 26.3　手术操作名词

侧脑室穿刺　lateral ventricle puncture
常频通气　normal frequency ventilation
导尿　catheterization
腹膜透析　peritoneal dialysis
腹腔穿刺　abdominocentesis
高频通气　high frequency ventilation
骨髓穿刺　bone marrow aspiration
灌肠　clyster
光照治疗　phototherapy　［又称］光疗法△
换血疗法　exchange transfusion
机械通气　mechanical ventilation
经外周中心静脉置管　peripherally inserted central venous catheter, PICC
脐动脉置管　umbilical artery catheterization
脐静脉置管　umbilical venous catheterization
气管插管　tracheal intubation
肾组织穿刺　kidney biopsy
输血　blood transfusion

体外膜肺　extracorporeal membrane oxygenation, ECMO
胃肠减压　gastrointestinal decompression
无创通气　noninvasive ventilation
洗胃　gastric lavage
消化道造影　digestive tract radiography
心包穿刺　pericardiocentesis
心肺复苏　cardio-pulmonary resuscitation, CPR
新生儿复苏　neonatal resuscitation
新生儿光疗　neonatal phototherapy
新生儿换血疗法　neonatal exchange transfusion
新生儿气管插管　neonatal tracheal intubation
胸腔闭式引流　closed thoracic drainage
胸腔穿刺　thoracentesis
血浆置换　plasmapheresis
血液滤过　hemofiltration
亚低温治疗　therapeutic hypothermia
腰椎穿刺　lumbar puncture
硬膜下穿刺　subdural puncture

# 26.4　临床检查名词

B 型超声　B-mode ultrasonography
超声心动图　ultrasonic cardiogram
磁共振成像　magnetic resonance imaging, MRI
计算机断层扫描　computed tomography scan, CT
螺旋 CT　spiral computed tomography scan
脑电图　electroencephalogram
脑干听觉诱发电位　brain stem auditory evoked potential, BAEP
听力筛查　hearing screening
胃食管 pH 监测　gastroesophageal pH monitoring
心电图　electrocardiogram

新生儿体检　physical assessment of newborn
新生儿听力筛查　newborn hearing screening
新生儿行为检查　neonatal behavioral examination
胸片　chest X-ray
眼底筛查　retinal screening
振幅整合脑电图　amplitude integration electroencephalogram
支气管镜检查　bronchoscopy
支气管三维重建　bronchial three-dimensional reconstruction, bronchial 3D reconstruction

# 27. 皮肤科

## 27.1 疾病诊断名词

13q 部分三体(q21-q)综合征　13q partial trisomy（q21-q）syndrome

13 三体综合征　trisomy 13 syndrome，Patau syndrome　［又称］帕托综合征△

17 环状染色体综合征　ring chromosome 17 syndrome　［又称］环状染色体 17△

18p 部分单体综合征　partial monosomy 18p syndrome

18 号染色体长臂缺失综合征　chromosome 18 long arm deletion syndrome

18 三体综合征　trisomy 18 syndrome　［又称］爱德华综合征△

1q 部分三体综合征　partial monosomy 1p syndrome

20 甲营养不良　20 nail dystrophy　［又称］甲营养不良△

21 三体综合征　trisomy 21 syndrome　［又称］唐恩综合征△，唐氏综合征△

22q 部分缺失综合征　partial monosomy 22q syndrome

22 三体综合征　trisomy 22 syndrome

47 XYY 核型综合征　47 XYY syndrome　［又称］47,XYY 综合征△

4p 部分单体综合征　partial monosomy 4p syndrome　［又称］沃尔夫 - 赫希霍恩综合征△

4p 综合征　4p syndrome，Wolfram syndrome　［又称］4p-Wolf-Hirschhorn 综合征△

Ⅰ度腐蚀伤　Ⅰ degree corrosive burn

Ⅰ度烧伤　Ⅰ degree bun

Ⅰ期压疮　stage Ⅰ pressure sore　［又称］Ⅰ度褥疮△，Ⅰ度压疮△

Ⅰ型麻风反应　type Ⅰ leprosy reaction

Ⅱ期压疮　stage Ⅱ pressure sore　［又称］Ⅱ度褥疮△，Ⅱ度压疮△

Ⅱ型麻风反应　type Ⅱ leprosy reaction

Ⅲ期压疮　stage Ⅲ pressure sore　［又称］Ⅲ度褥疮△，Ⅲ度压疮△

Ⅳ期压疮　stage Ⅳ pressure sore　［又称］Ⅳ度褥疮△，Ⅳ度压疮△

Ⅵ型疱疹病毒疹　type Ⅵ herpes virus eruption，type Ⅵ herpes simplex virus rash

Ⅶ型疱疹病毒疹　type Ⅶ herpes virus eruption，type Ⅶ herpes simplex virus rash

Ⅷ型疱疹病毒疹　type Ⅷ herpes virus eruption，type Ⅷ herpes simplex virus rash

ADULT 综合征　acro-dermato-ungual-lacrimal-tooth syndrome

B 病毒病　B virus disease

B 组链球菌感染　group B streptococcus infection

C2 缺陷　C2 deficiency

C3 缺陷　C3 deficiency

C4 缺陷　C4 deficiency

C5/C6/C7/C8/C9 缺陷　C5/C6/C7/C8/C9 deficiency

Carvajal-Huerta 综合征　Carvajal-Huerta syndrome

CHILD 痣　CHILD mole

Clutton 关节肿　Clutton arthrocele

CREST 综合征　CREST syndrome

DF-2 败血症皮肤表现　cutaneous manifestation of DF-2 septicemia

EB 病毒感染　Epstein-Barr virus infection

IgA 天疱疮　IgA pemphigus

JK 组棒状杆菌脓毒病　group JK corynebacteria sepsis

Kikuchi 坏死性组织细胞淋巴结炎　Kikuchi histiocytic necrotizing lymphadenitis　［又称］Kikuchi-Fujimoto 病△

LEOPARD 综合征　LEOPARD syndrome

Lucio 麻风　Lucio leprosy

Mary Joseph 小结节　sister Mary Joseph nodule

MIDAS 综合征　MIDAS syndrome

MULIBREY 综合征　MULIBREY syndrome

POEMS 综合征　POEMS syndrome

PUVA 黑子　PUVA lentigines

Q 热　Q fever

SAPHO 综合征　synovitis-acne-pustulosis-hyperostosis-osteomyelitis syndrome，SAPHO syndrome

TAR 综合征　TAR syndrome

X 连锁鱼鳞病　X-linked ichthyosis　［又称］X 连锁鱼鳞病综合征△

α$_1$- 抗胰蛋白酶缺陷性脂膜炎　α$_1$-antitrypsin-deficiency panniculitis

阿拉杰里综合征　Ala Jerry syndrome

阿米巴溃疡　amebic ulcer

阿米巴肉芽肿　amebic granuloma

阿米巴性龟头炎　amebic balanitis

阿米巴性阴道炎　amebic vaginitis

阿米斯脆发综合征　Amish's brittle-hair syndrome

阿萨希毛孢子菌感染　Trichosporon asahii infection

阿斯切尔综合征　Ascher syndrome

埃博拉病毒病　Ebola virus disease

埃可病毒疹　ECHO virus eruption

埃立克体病　ehrlichiosis　［又称］埃利希病△

埃利斯 - 范可勒韦德综合征　Ellis-van Creveld syndrome

矮妖精貌样综合征　leprechaunism　［又称］矮妖精貌综合征△

艾斯科格综合征　Aarskog syndrome

艾滋病　acquired immune deficiency syndrome，AIDS

艾滋病痴呆综合征　AIDS dementia syndrome　［又称］HIV 相关性痴呆△

艾滋病相关型卡波西肉瘤　AIDS associated Kaposi sarcoma　［又称］人类免疫缺陷病毒病引起的卡波西肉瘤△

安多格斯综合征　Andogsky syndrome

暗色丝孢霉病　phaeohyphomycosis

奥罗亚热　Oroya fever

奥姆斯特德综合征　Oimsted syndrome

巴尔通体病　bartonellosis

巴格克斯综合征　Bagex syndrome

巴拉那硬皮综合征　Parana hard-skin syndrome

巴西天疱疮　Brazilian pemphigus

白癜风　vitiligo

白痱　miliaria crystallina　［又称］晶形粟粒疹△

白喉疫苗接种反应　vaccine reaction of diphtheria vaccine

白化病　albinism

白甲　leukonychia

白睫毛　white eyelashes
白蛉叮咬　phlebotomus bite
白蛉热　sandfly fever
白眉毛　white eyebrows
白塞病　Behcet's disease　［又称］白塞综合征△，Behcet 病△
白色海绵状痣　white sponge nevus
白色糠疹　pityriasis alba，pityriasis simplex　［又称］单纯糠疹△
白色纤维性丘疹病　white fibrous papulosis
白细胞黏附分子缺乏症　leucocyte adhesion molecule deficiency
白癣　tinea alba
斑驳病　piebaldism
斑块型副银屑病　parapsoriasis en plaques　［又称］斑状副银屑病△，斑片型副银屑病△
斑块型银屑病　plaque psoriasis
斑块状硬斑病　plaque-like morphea
斑马样过度色素沉着　zebra-like hyperpigmentation
斑秃　alopecia areata
斑秃后白斑　alopecia areata leukoplakia
斑疹伤寒　typhus fever
斑痣　nevus spilus
斑痣性错构瘤病　phacomatosis
斑状淀粉样变性　macular amyloidosis
斑状萎缩　atrophia maculosa　［又称］皮肤痘疮样斑状萎缩△
瘢痕　scar
瘢痕疙瘩　keloid
瘢痕疙瘩性痤疮　acne keloidalis　［又称］瘢痕性痤疮△
瘢痕疙瘩性毛囊癌　folliculitis keloidalis
瘢痕性基底细胞癌　cicatricial basal cell carcinoma
瘢痕性交界型大疱性表皮松解　cicatricial junctional epidermolysis bullosa
瘢痕性类天疱疮　cicatricial pemphigoid　［又称］良性黏膜类天疱疮△
瘢痕性脱发　cicatricial alopecia　［又称］瘢痕性毛发缺失△
板层状鱼鳞病　lamella ichthyosis
半桥粒大疱性表皮松解症　hemidesmosome epidermolysis bullosa
包皮龟头炎　balanoposthitis　［又称］龟头包皮炎△
孢子丝菌病　sporotrichosis
薄甲　thin nail
豹斑状白癜风　leopard vitiligo
鲍恩病　Bowen disease　［又称］Bowen 病△，鲍文氏病△
鲍恩样丘疹病　bowenoid papulosis
暴发性痤疮　acne fulminans
暴发性紫癜　purpura fulminans
贝壳甲综合征　shell nail syndrome
贝 - 维综合征　Beckwith-Wiedemann syndrome　［又称］Beckwith-Wiedemann 综合征△
贝赞克斯综合征　Bazex syndrome
背部感染性窦道　back infective sinus
背部脓肿　back abscess
苯丙酮尿症　phenylketonuria
鼻、眼眶曲霉病　nasal and orbital aspergillosis
鼻孢子菌病　rhinosporidiosis
鼻横沟　transverse nasal groove
鼻红粒病　granulosis rubra nasi
鼻胶质瘤　nasal glioma
鼻疽　malleus
鼻毛假性毛囊炎　pseudofolliculitis vibrissa
鼻咽蝇蛆病　nasopharyngeal myiasis
鼻硬结病　rhinoscleroma
鼻赘　rhinophyma
必需脂肪酸缺乏症　essential fatty acid deficiency
闭塞性干燥性龟头炎　balanitis xerotic obliterans　［又称］干燥闭塞性龟头炎△
边缘性红斑　erythema marginatum
扁平黄瘤　xanthoma planum　［又称］扁平黄色瘤△

扁平甲　platonychia
扁平苔藓　lichen planus
扁平苔藓 - 红斑狼疮重叠综合征　lichen planus-lupus erythematosus overlap syndrome
扁平苔藓样角化病　lichen planus like keratosis　［又称］慢性苔藓样角化病△
扁平苔藓样皮肤念珠菌病　lichen planus like cutaneous candidiasis
扁平疣　verruca plana
变形综合征　Proteus syndrome　［又称］普罗蒂斯综合征△
变异性卟啉病　variegate porphyria　［又称］血紫质症△
变异性红斑角化病　variable erythrokeratoderma
变异性掌跖角化病　variable palmoplantar keratoderma
变应性接触性唇炎　allergic contact cheilitis　［又称］超敏反应性唇炎△
变应性皮肤血管炎　allergic cutaneous vasculitis　［又称］皮肤变应性血管炎△
变应性肉芽肿病　allergic granulomatosis　［又称］变应性肉芽肿△，CSS 综合征△
变应性血管炎　hypersensitivity angiitis
变应性荨麻疹　allergic urticaria
表皮剥脱性痤疮　excoriated acne
表皮囊肿　epidermal cyst　［又称］角质囊肿△
表皮内上皮瘤　intra-epidermal epithelioma
表皮内嗜中性 IgA 皮病　intra-epidermal neutrophilic IgA dermatosis
表皮松解性棘皮瘤　epidermolytic acanthoma
表皮松解性角化过度型鱼鳞病　epidermolytic hyperkeratotic ichthyosis　［又称］表皮溶解性鱼鳞病△
表皮松解性角化过度症　epidermolytic hyperkeratosis　［又称］大疱性鱼鳞病样红皮病△
表皮样囊肿　epidermoid cyst
表皮痣综合征　epidermal nevus syndrome
丙酮刺激性接触性皮炎　irritant contact dermatitis due to acetone　［又称］刺激性接触性皮炎（丙酮引起）△
病毒感染性皮肤病　virus infectious dermatosis
病毒性出血热　viral hemorrhagic fever
病毒性疣　viral wart
病毒疹　viral exanthem
病理性髓性多汗症　pathological myeloid hyperhidrosis
波士顿疹病　Boston exanthem disease
波伊茨 - 耶格综合征　Peutz-Jeghers syndrome
玻利维亚出血热　Bolivian hemorrhagic fever　［曾称］马丘波出血热*
剥脱性唇炎　exfoliative cheilitis
剥脱性角质松解症　exfoliative keratolysis
剥脱性皮炎　exfoliative dermatitis
播散性孢子丝菌病　disseminated sporotrichosis
播散性单纯疱疹　disseminated herpes simplex　［又称］系统性单纯疱疹△
播散性豆状皮肤纤维瘤病　dermatofibrosis lenticularis disseminata
播散性复发性漏斗部毛囊炎　disseminate and recurrent infundibulo-folliculitis，DRIF
播散性汗孔角化病　disseminated porokeratosis　［又称］播散性浅表性光化性汗孔角化症△
播散性淋球菌感染　disseminated gonococcal infection
播散性毛霉病　disseminated mucormycosis
播散性念珠菌病　disseminated candidiasis
播散性盘状红斑狼疮　disseminated discoid lupus erythematosus
播散性浅表光线性汗孔角化病　disseminated superficial actinic porokeratosis
播散性球孢子菌病　disseminated coccidioidomycosis
播散性粟粒性皮肤结核　tuberculosis cutis miliaris disseminata
播散性掌跖角化病伴角膜营养不良　disseminated palmoplantar keratoderma with corneal dystrophy
播散性脂质肉芽肿病　disseminated lipogranulomatosis

播散性组织胞浆菌病　disseminated histoplasmosis
伯雷奥 - 伯里尔综合征　Bureau-Barriere syndrome
伯特 - 霍格 - 杜布综合征　Birt-Hogg-Dube syndrome　〔又称〕Birt-Hogg-Dube 综合征△
博氏线　Beau lines
卟啉病　porphyria
补体缺陷综合征　complement deficiency syndrome
不典型细胞性蓝痣　atypical cellular blue nevus
不全性带状疱疹　incomplete herpes zoster　〔又称〕顿挫性带状疱疹△
布克综合征　Böök syndrome
布朗 - 法尔科 - 马杰斯库综合征　Braun-Falco-Margescu syndrome
布劳尔综合征　Brauer syndrome　〔又称〕Blauer 综合征△
布卢姆综合征　Bloom syndrome　〔又称〕Bloom 综合征△
布鲁顿无丙种球蛋白血症　Bruton's agammaglobulinemia　〔又称〕X 连锁无丙种球蛋白血症△
布鲁氏菌病　brucellosis
部分白化病　partial albinism
部分白化病免疫缺陷综合征　partial albinism immunodeficiency syndrome
擦烂红斑　erythema intertrigo　〔又称〕间擦疹△,摩擦红斑△
擦伤　abrasion
残毁型关节病型银屑病　mutilans arthritic psoriasis
藏毛囊肿　pilonidal cyst
藏毛性窦道　pilonidal sinus
糙皮病　pellagra　〔又称〕陪粒格病△,烟酸缺乏症△
茶毛虫皮炎　Euproctis pseudoconspersa dermatitis
肠病性肢端皮炎　acrodermatitis enteropathica
常染色体显性型少汗性外胚层发育不良　anhidrotic ectodermal dysplasia-autosomal dominant type
常染色体显性转移性角化病　autosomal dominant metastatic keratosis
常染色体隐性型少汗性外胚层发育不良　anhidrotic ectodermal dysplasia-autosomal recessive type
成骨不全　osteogenesis imperfecta
成人皮肌炎　adult dermatomyositis
成人水痘　adult varicella
成人斯蒂尔病　adult-onset Still disease　〔又称〕成人 Still 病△
成人型泛发性肥大细胞增多症　adult generalized mastocytosis
成人型线状 IgA 大疱性皮病　adult linear IgA bullous dermatosis
成人早老症　adult progeria
成纤维细胞性风湿病　fibroblastic rheumatism
迟发性皮肤卟啉病　porphyria cutanea tarda　〔又称〕迟发性皮肤型卟啉病△
持久性豆状角化过度病　hyperkeratosis lenticularis perstans　〔又称〕持久性豆状角化过度症△
持久性发疹性斑疹性毛细血管扩张症　persistent eruptive macular telangiectasia　〔又称〕持久性发疹性斑状毛细血管扩张症△
持久性光反应　persistent light reaction
持久性隆起红斑　erythema elevatum diutinum
持久性色素异常性红斑　erythema dyschromicum perstans
冲浪运动员结节　surfer's knot
虫蚀状痤疮　acne vermiculata
虫咬皮炎　insect bite dermatitis
重叠综合征　overlap syndrome
重叠综合征中的皮肌炎　dermatomyositis in overlap syndrome
臭虫叮咬　bedbug bite
臭汗恐怖　bromhidrosiphobia
臭汗症　bromhidrosis
出血性带状疱疹　zoster hemorrhagic herpes zoster
出血性水痘　hemorrhagic varicella
杵状甲　hippocratic nail
杵状指　acropachy,clubbing of the fingers and toes
穿通性环状肉芽肿　perforating granuloma annulare　〔又称〕穿通性环形肉芽肿△
穿通性毛囊炎　perforating folliculitis

传染性单核细胞增多症　infectious mononucleosis　〔又称〕腺性热△,传染性单核细胞增多综合征△
传染性红斑　erythema infectiosum
传染性毛囊角化病　keratosis follicularis contagiosa
传染性软疣　molluscum contagiosum
传染性湿疹样皮炎　infectious eczematoid dermatitis
传染性水疱病　infectious vesicular disease
创伤性神经瘤　traumatic neuroma
创伤性湿疹　traumatic eczema
创伤性窒息　traumatic asphyxia　〔又称〕外伤性窒息△
吹号手疣　trumpeter's wart
吹口哨面容综合征　whistling face syndrome　〔又称〕唇红口哨畸形△
垂体梅毒　pituitary syphilis
唇表皮化　epidermidalization of the lip
唇单纯疱疹　herpes simplex labialis
唇炎　cheilitis
醇类刺激性接触性皮炎　irritant contact dermatitis due to alcohols
刺胞皮炎　nematocyst dermatitis
刺激性接触性皮炎　irritant contact dermatitis　〔又称〕刺激性皮炎△
丛状神经瘤　plexiform neuroma
丛状神经纤维瘤　plexiform neurofibroma
丛状血管瘤　plexiform hemangioma
醋酸钙不动杆菌感染　acinetobacter calcoaceticus infection
脆发症　trichorrhexis
痤疮　acne
痤疮样皮疹　acneiform rash
痤疮样药疹　acneiform drug eruption
打猎反应　hunting reaction
大斑块副银屑病　large-plaque parapsoriasis
大汗腺癌　apocrine carcinoma
大汗腺汗孔瘤　apocrine poroma
大汗腺囊腺瘤　apocrine cystadenoma
大汗腺痣　apocrine nevus
大疱性扁平苔藓　bullous lichen planus　〔又称〕疱性扁平苔藓△
大疱性表皮松解坏死型药疹　epidermolysis bullosa type drug eruption
大疱性表皮松解症　epidermolysis bullosa
大疱性带状疱疹　bullous zoster
大疱性淀粉样变病　bullous amyloidosis
大疱性红斑狼疮　bullous lupus erythematosus,BLE
大疱性类天疱疮　bullous pemphigoid
大疱性水痘　bullous varicella
大疱性硬斑病　bullous morphea
大疱性鱼鳞病样红皮症　bullous ichthyosiform erythroderma　〔又称〕先天性大疱性鱼鳞病样红皮病△,表皮松解性角化过度症△
大细胞棘皮瘤　large cell acanthoma
呆小病　cretinism　〔又称〕克汀病△,呆小症△
代偿性多汗症　compensatory hyperhidrosis
带状疱疹　herpes zoster
带状疱疹后膝状神经节炎　postherpetic geniculate ganglionitis
带状疱疹后坐骨神经痛　postherpetic sciatica
带状疱疹性多发性颅神经麻痹　herpes zoster multiple cranial nerve palsy
带状疱疹性角膜结膜炎　herpes zoster keratoconjunctivitis
带状疱疹性角膜炎　herpes zoster keratitis
带状疱疹性脑膜脑炎　herpes zoster meningoencephalitis　〔又称〕带状疱疹脑膜炎△
带状疱疹性脑膜炎　herpes zoster meningitis
带状疱疹性神经根脊髓炎　herpes zoster nerve root myelitis　〔又称〕带状疱疹神经根脊髓炎△
带状疱疹性神经根炎　herpes zoster radiculitis
带状疱疹性运动性麻痹　herpes zoster motor paralysis
带状银屑病　psoriasis zosteriformis
丹毒　erysipelas

丹毒样癌　carcinoma erysipeloides
丹毒样红斑　erysipelas-like erythema
单侧痣样毛细血管扩张　unilateral nevoid telangiectasia
单纯疱疹　herpes simplex
单纯疱疹合并眼部并发症　herpes simplex associated with ocular complication
单纯疱疹性脑炎　herpes simplex encephalitis
单纯型大疱性表皮松解症　epidermolysis bullosa simplex
单纯型大疱性表皮松解症伴肌营养不良　epidermolysis bullosa simplex accompanied with muscular dystrophy
单纯型大疱性表皮松解症伴晚发肌营养不良　epidermolysis bullosa simplex accompanied with late-onset muscular dystrophy
单纯性汗腺棘皮瘤　hidroacanthoma simplex
单纯性回状红斑　erythema simplex gyratum
单纯性痒疹　prurigo simplex
单纯性原发性 IgM 缺陷病　isolated primary IgM deficiency
单纯性紫癜　purpura simplex
单发性神经纤维瘤　solitary neurofibroma
单发性外毛根鞘瘤　solitary tricholemmoma
单克隆丙球蛋白病　monoclonal gammopathy
胆碱能性荨麻疹　cholinergic urticaria　［又称］运动性荨麻疹△
胆汁淤积性瘙痒　pruritus of cholestasis
蛋白酶抑制剂相关性脂肪营养不良　lipodystrophy associated with protease inhibitor
蛋白质能量营养不良　protein malnutrition　［又称］蛋白质营养不良△
地方性斑疹伤寒　endemic typhus
地霉病　geotrichosis
地图舌　geographic tongue　［又称］地图样舌△
地图状银屑病　psoriasis geographica
地中海热　Mediterranean fever
灯芯绒样红斑角化病　corduroy like erythema keratosis
登革热　dengue fever
低钙血症　hypocalcemia
滴虫病　trichomoniasis　［又称］毛滴虫病△
滴虫性尿道炎　trichomonal urethritis　［又称］毛滴虫性尿道炎△
滴虫性前列腺炎　trichomonal prostatitis
滴状银屑病　psoriasis guttata　［又称］点滴型银屑病△
迪格奥尔格综合征　Di-George syndrome　［又称］Di-George 综合征△
第八脑神经内耳梅毒　eighth cranial nerve inner ear syphilis
蒂策综合征　Tietze syndrome　［又称］Tietze 综合征△
点状白甲　leukonychia punctata
点状汗孔角化病　punctate porokeratosis
点状掌跖角化病　keratosis punctata palmoplantaris　［又称］点状掌跖角皮病△
电击伤　electric injury　［又称］电损伤△，电接触烧伤△，电弧烧伤△
淀粉肉芽肿　starch granuloma
叠加发育畸形伴先天性皮肤缺乏　superimposable malformation combined with congenital skin defect
叠瓦癣　tinea imbricata
盯聍腺肿瘤　ceruminal gland neoplasm，cerumen gland tumor
顶孢霉病　acremonosis
顶泌汗腺痣　apocrine nevus
冬季瘙痒症　pruritus hiemalis
冬眠瘤　hibernoma
动静脉瘘　arteriovenous fistula
动物疥疮　animal scabies
动物型黑素瘤　animal-type melanoma
冻疮　chilblain
冻疮样狼疮　lupus pernio
痘样疱疹　acne varioliformis　［又称］痘疮样痤疮△
窦状血管瘤　sinusoidal hemangioma
窦组织细胞增生症伴巨大淋巴结病　sinus histiocytosis with massive lymphadenopathy　［又称］Rosai-Dorfman 病△，罗萨伊 - 多尔夫曼病△

毒马陆蜇伤　toxic millipede sting
毒蛇咬伤　venomous snake bite
毒鱼刺伤　venenous fishes sting
毒蛛中毒　latrodectism
杜克病　Dukes disease　［又称］杜氏病△
对半甲　half and half nail
对称性进行性白斑　symmetrical progressive leucopathy
对称性进行性红斑角化病　symmetrical progressive erythrokeratoderma　［又称］进行性系统性红斑角化症△
多 X 染色体综合征　poly X chromosomal syndrome　［又称］多 X 综合征△
多尔夫曼 - 钱纳林综合征　Dorfman-Chanarin syndrome
多发性骨髓瘤性紫癜　multiple myeloma purpura
多发性毛囊周围纤维瘤　multiple perifollicular fibroma
多发性梅毒性神经麻痹　multiple syphilitic nerve paralysis
多发性梅毒性硬化症　multiple syphilitic sclerosis
多发性内分泌腺瘤 Ⅱ a 型　multiple endocrine neoplasia- Ⅱ a，MEN- Ⅱ a，Sipple syndrome　［又称］西普勒综合征△
多发性黏膜神经瘤综合征　multiple mucosal neuroma syndrome
多发性脓肿　multiple abscess　［又称］腹腔内多发性脓肿△
多发性外毛根鞘瘤　multiple tricholemmoma
多发性微指状角化过度症　multiple minute digitate hyperkeratosis
多发性脂肪瘤　multiple lipoma
多发性脂肪瘤及血管瘤病　multiple lipoma and angiomatosis
多发性脂囊瘤　steatocystoma multiplex
多汗症　hyperhidrosis　［又称］多汗△
多甲　polyonychia
多毛症　hirsutism　［又称］毛发过多△，毛发增多△
多囊卵巢综合征　polycystic ovary syndrome
多形红斑　erythema multiforme　［又称］多形性红斑△
多形红斑型药疹　erythema multiforme drug eruption
多形性日光疹　polymorphic sun light eruption
多形性脂肪瘤　pleomorphic lipoma
多中心网状组织细胞增生症　multicentric reticulohistiocytosis　［又称］多中心网状组织细胞增多症△
鹅口疮　thrush
蛾茧皮炎　moth cocoon dermatitis
恶丝虫病　dirofilariasis
恶性黑素瘤　malignant melanoma　［又称］恶性黑色素瘤△
恶性肌上皮瘤　malignant myoepithelioma
恶性颗粒细胞瘤　malignant granular cell tumor
恶性蓝痣　malignant blue nevus
恶性梅毒　lues maligna
恶性脓皮病　malignant pyoderma
恶性皮肤混合瘤　cutaneous malignant mixed tumor
恶性雀斑样痣　lentigo maligna
恶性雀斑样痣黑素瘤　lentigo maligna melanoma
恶性神经鞘瘤　malignant neurinoma
恶性萎缩性丘疹病　malignant atrophic papulosis
恶性纤维组织细胞瘤　malignant fibrous histiocytoma
恶性血管内皮细胞瘤　malignant angioendothelioma
恶性圆柱瘤　malignant cylindroma
恶性增生性外毛根鞘瘤　malignant proliferative trichilemmoma
腭部黏膜下纤维化　submucous fibrosis of the palate
腭口线虫病　gnathostomiasis
儿童不对称性曲侧周围疹　asymmetric periflexual exanthem of childhood
儿童急性出血性水肿　acute hemorrhagic edema of childhood
儿童颅部筋膜炎　cranial fasciitis of childhood
儿童皮肌炎　dermatomyositis of childhood　［又称］少年型皮肌炎△
儿童丘疹性肢端皮炎　papular acrodermatitis of childhood
耳部湿疹　ear eczema
耳部弹性纤维性结节　elastotic nodule of ear
耳带状疱疹　zoster oticus
耳郭钙化　auricle calcification

耳郭软骨膜炎　perichondritis of auricle

耳后囊肿　posterior auricular cyst

耳 - 甲 - 腓骨综合征　oto-onycho-peroneal syndrome

耳聋、指甲发育不良、骨发育不良、神经发育迟缓、惊厥综合征　DOORS syndrome,deafness-onychodystrophy-osteodystrophy-mental retardation-seizures syndrome　［又称］DOORS 综合征△

耳聋伴白癜风及肌肉萎缩　deafness with vitiligo and muscle atrophy

耳梅毒　ear syphilis

耳霉虫霉病　entomophthoromycosis conidiobolae

耳蝇蛆病　aural myiasis

耳真菌病　otomycosis

二期骨梅毒　secondary osseous syphilis

二期梅毒　secondary syphilis

二期梅毒扁平疣　secondary syphilis condyloma latum

二期梅毒甲损害　secondary syphilis nail damage

二期梅毒黏膜损害　secondary syphilis mucosal damage　［又称］黏膜二期梅毒△

二期梅毒性扁桃体炎　secondary syphilitic tonsillitis

二期梅毒性骨膜炎　secondary syphilitic periostitis

二期梅毒性骨质疏松症　secondary syphilitic osteoporosis

二期梅毒性虹膜睫状体炎　secondary syphilitic iridocyclitis

二期梅毒性肌炎　secondary syphilitic myositis

二期梅毒性淋巴结肿大　secondary syphilitic lymphadenectasis

二期梅毒性脑膜炎　secondary syphilitic meningitis

二期梅毒性肾病综合征　secondary syphilitic nephrotic syndrome

二期梅毒疹　secondary syphilid

二期内脏梅毒　visceral secondary syphilis

二期眼梅毒　ocular secondary syphilis

发育不良痣　dysplastic nevus　［又称］发育不良黑素细胞痣△

发疹型汗管瘤　eruptive syringoma

发疹型药疹　exanthematic drug eruption

发疹性毳毛囊肿　eruptive vellus hair cyst

发疹性黑子病　eruptive lentiginosis

发疹性黄瘤　eruptive xanthoma

发疹性假性血管瘤病　eruptive pseudo angiomatosis

发疹性结核　eruptive tuberculosis

发疹性皮肤胶原瘤　eruptive cutaneous collagenoma

发作性手部血肿　paroxysmal hand hematoma

法韦尔 - 拉库科特综合征　Favne-Racouchot syndrome

发缠结及鸟巢状发　tangling and bird's nest hair

番茄红素血症　lycopenemia

钒及其化合物皮肤损伤　skin injury by vanadium and its compounds

反甲　koilonychia

反射性交感神经营养不良　reflex sympathetic dystrophy　［又称］交感反射性营养不良△

反向性银屑病　inverse psoriasis

反应性穿通性胶原病　reactive perforating collagenosis　［又称］反应性穿通性胶原纤维病△

反应性血管内皮瘤病　reactive angioendotheliomatosis

反转交界型大疱性表皮松解症　reversal of junctional epidermolysis bullosa

反转型营养不良型大疱性表皮松解症　reverse type of dystrophic epidermolysis bullosa

泛发性白化病　generalized albinism

泛发性扁平苔藓　generalized lichen planus

泛发性带状疱疹　generalized zoster　［又称］播散性带状疱疹△

泛发性多汗症　generalized hyperhidrosis

泛发性肥大细胞增多症　generalized mastocytosis

泛发性黑变病　generalized melanosis

泛发性黑子病　generalized lentiginosis　［又称］黑子病△

泛发性环状肉芽肿　generalized granuloma annulare

泛发性脓疱型药疹　generalized pustular drug eruption　［又称］大疱性药疹△

泛发性脓疱型银屑病　generalized pustular psoriasis

泛发性神经性皮炎　generalized neurodermatitis

泛发性湿疹　generalized eczema

泛发性萎缩性良性大疱松表皮松解症　generalized atrophic benign epidermolysis bullosa

泛发性硬斑病　generalized morphea

范·登博希综合征　Van Den Bosch syndrome

范科尼综合征　Fanconi syndrome　［又称］范可尼综合征△

放射性皮肤癌　radiation induced skin cancer

放射性皮炎　radiodermatitis

放射性纤维瘤病　radiatory fibromatosis

放线菌病　actinomycosis

放线菌病性败血症　actinomycotic septicemia　［又称］放线菌性败血症△

放线菌性足菌肿　actinomycotic mycetoma

非大疱型鱼鳞病样红皮病　nonbullous ichthyosiform erythroderma

非典型分枝杆菌皮肤病　atypical mycobacterium skin disease

非典型麻疹综合征　atypical measles syndrome

非典型息肉样皮肤纤维瘤　atypical polypoid dermatofibroma　［又称］复发性阿弗他口腔炎△,阿弗他口腔炎△

非典型纤维黄瘤　atypical fibroxanthoma

非对称性多汗症　asymmetric hyperhidrosis

非淋菌性尿道炎　nongonococcal urethritis　［又称］非淋球菌性尿道炎△

非神经性多汗症　non-neuronal hyperhidrosis

非遗传性锌缺乏　nonhereditary zinc deficiency

非洲型卡波西肉瘤　African Kaposi sarcoma

非洲锥虫病　African trypanosomiasis

肥大细胞瘤　mastocytoma　［又称］皮肤肥大细胞瘤△

肥大细胞增多症　mastocytosis　［又称］肥大细胞增生病△,肥大细胞增生症△

肥厚性瘢痕　hypertrophic scar

肥厚性扁平苔藓　hypertrophic lichen planus

肺毛霉菌病　pulmonary mucormycosis　［又称］肺毛霉病△

肺念珠菌病　pulmonary candidiasis

肺诺卡菌病　pulmonary nocardiosis　［又称］肺奴卡菌病△

肺吸虫病　paragonimiasis　［又称］并殖吸虫病△

肺炎球菌性蜂窝织炎　pneumococcus cellulitis

肺隐球菌病　pulmonary cryptococcosis

痱　miliaria

粉刺 - 白内障综合征　syndrome of acne and cataract

风湿热　rheumatic fever

风湿性环状红斑　erythema annulare rheumaticum　［又称］风湿性环形红斑△

风疹　rubella

蜂窝织炎　cellulitis

弗赖恩 - 埃尔德综合征　Flynn-Aird syndrome

弗朗西斯凯蒂综合征　Franceschetti syndrome

匐行性穿通性弹性纤维病　elastosis perforans serpiginosa

匐行性血管瘤　angioma serpiginosum

福格特 - 小柳 - 原田综合征　Vogt-Koyanagi-Harada syndrome　［又称］伏格特 - 小柳综合征△

福克斯 - 福代斯病　Fox-Fordyce disease

复发性单纯疱疹　recurrent herpes simplex

复发性多软骨炎　relapsing polychondritis

复发性二期梅毒　relapsing secondary syphilis

复发性发热性结节性脂膜炎　recurrent febrile nodular panniculitis　［又称］复发性脂膜炎△

复发性风湿病　palindromic rheumatism

复发性坏死性黏膜腺周围炎　periadenitis mucosa necrotica recurrens　［又称］复发性坏死性黏膜腺周炎△

复发性淋巴细胞性脑膜炎　recurrent lymphocytic meningitis

复发性皮肤坏死性嗜酸细胞性血管炎　recurrent cutaneous necrotizing eosinophilic vasculitis

复发性生殖器疱疹　recurrent genital herpes

复发性疼痛性红斑　recurrent painful erythema　［又称］疼痛性足底红斑△

复发性线状棘层松解皮病　recurrent linear acantholytic dermatosis　［又称］棘层松解性皮肤病△

复合型过敏性紫癜　complex anaphylactoid purpura　［又称］混合型过敏性紫癜△

副耳　accessory ear　［又称］副耳廓△

副球孢子菌病　paracoccidioidomycosis

副乳房　accessory breast　［又称］副乳△

副乳头　accessory nipple

副银屑病　parapsoriasis

副肿瘤型天疱疮　paraneoplastic pemphigus　［又称］副肿瘤性天疱疮△

富克斯综合征　Fuchs syndrome

腹壁溃疡　abdominal wall ulcer

腹壁脓肿　abdominal wall abscess

腹部放线菌病　abdominal actinomycosis　［又称］肠球菌性脓毒血症△

腹股沟脓肿　inguinal abscess

腹股沟肉芽肿　granuloma inguinale

钙化性腱膜纤维瘤　calcifying aponeurotic fibroma

钙化性纤维瘤　fibroma calcifying

干燥综合征　Sjögren syndrome　［又称］舍格伦综合征△

杆菌性血管瘤病　bacillary angiomatosis

肝动脉梅毒　syphilis of hepatic artery

肝豆状核变性　hepatolenticular degeneration　［又称］威尔逊病△

肝性红细胞生成性卟啉病　hepatoerythropoietic porphyria

肝炎皮肤表现　cutaneous manifestation of hepatitis

感觉过敏　hyperesthesia

感觉减退　hypesthesia

感觉异常　paraesthesia

感觉异常性背痛　notalgia paresthetica

冈比亚锥虫病　Gambian trypanosomiasis

肛门、骶骨部皮肤淀粉样变病　anosacral cutaneous amyloidosis

肛门鲍恩病　anal Bowen disease

肛门皮肤良性肿瘤　perianal cutaneous benign tumor

肛门瘙痒症　pruritus ani

肛周念珠菌病　perianal candidiasis

肛周皮肤恶性肿瘤　perianal cutaneous malignant tumor

肛周皮炎　perianal dermatitis

肛周湿疹　perianal eczema

高 IgD 综合征　high IgD syndrome　［又称］甲羟戊酸激酶相关的周期性发热综合征△

高 IgE 综合征　high IgE syndrome

高安动脉炎　Takayasu's arteritis　［又称］高安病△

高尿酸血症　hyperuricemia

高起鱼鳞病　ichthyosis hystrix

高血压缺血性溃疡　hypertensive ischemic ulcer

高脂蛋白血症　hyperlipoproteinemia

锆肉芽肿　zirconium granuloma

戈登分枝杆菌皮肤感染　Gordon mycobacterium skin infection

戈尔登哈尔综合征　Goldenhar syndrome

戈勒姆综合征　Gorham syndrome

戈特龙综合征　Gottron syndrome

戈谢病　Gaucher disease

革兰氏阴性菌毛囊炎　Gram negative folliculitis　［又称］革兰阴性菌性毛囊炎△

革螨皮炎　gamasid dermatitis

格雷塞尔综合征　Griscelli's syndrome　［又称］Griscelli 综合征△

铬及其化合物皮肤损伤　skin injury by chromium and its compounds

弓蛔虫病　toxocariasis

弓形虫病　toxoplasmosis　［又称］弓形体病△

弓形毛细血管扩张性紫癜　arcate purpura annularis telangiectodes

供皮者　skin donor

汞及其化合物皮肤损伤　skin injury by mercury and its compounds

汞接触性皮炎　contact dermatitis due to mercury

钩虫皮炎　ancylostomatic dermatitis

钩端螺旋体病　leptospirosis

狗咬伤　dog bite

孤立性扁平苔藓　solitary lichen planus

孤立性局限性神经瘤　solitary circumscribed neuroma

孤立性皮肤钙化　solitary calcification of the skin

股外侧皮神经炎　lateral femoral cutaneous neuritis

股癣　tinea cruris

骨骼念珠菌病　skeletal candidiasis

骨折性水疱　fracture blister

钴及其化合物皮肤损伤　skin injury by cobalt and its compounds

固定型皮肤孢子丝菌病　fixed skin sporotrichosis

固定性药疹　fixed drug eruption

瓜氨酸血症　citrullinemia

关节孢子丝菌病　joint sporotrichosis

关节病性银屑病　psoriasis arthropathica

关节活动受限和硬皮病样综合征　limited joint mobility and scleroderma-like syndrome

管状大汗腺腺瘤　tubular apocrine adenoma

光变应性接触性皮炎　photoallergic contact dermatitis

光毒性接触性皮炎　phototoxic contact dermatitis

光毒性药疹　phototoxic drug eruption　［又称］药物光毒性反应△

光面舌　smooth tongue

光敏性皮炎　photosensitive dermatitis

光敏性银屑病　photosensitive psoriasis

光线性扁平苔藓　lichen planus actinicus

光线性唇炎　actinic cheilitis　［又称］日光性唇炎△，光化性唇炎△

光线性角化病　actinic keratosis　［又称］日光性角化病△，老年性角化病△

光线性肉芽肿　actinic granuloma

光线性痒疹　actinic prurigo

光泽苔藓　lichen nitidus

龟分枝杆菌皮肤感染　skin infection due to Mycobacterium chelonei

硅及其化合物皮肤损伤　skin injury by silicon and its compounds

硅肉芽肿　silica granuloma　［又称］皮肤硅肉芽肿△

过敏性休克　anaphylactic shock

过敏性紫癜　anaphylactoid purpura

哈勒曼 - 斯特雷夫综合征　Hallermann-Streiff syndrome　［又称］Hallerman-Sreiff 综合征△，眼 - 下颌 - 面综合征△

哈钦森三征　Hutchinson triad

海贝皮炎　marine shell dermatitis

海贝咬伤　marine shell bite

海参皮炎　sea cucumber dermatitis

海胆刺伤　sea urchin sting

海胆刺伤及海胆肉芽肿　sea urchin sting and sea urchin granuloma

海蝶刺伤　sea butterfly sting

海葵刺伤　sea anemone sting

海绵采集者皮疹　sponge fisher's dermatitis

海绵刺伤　sponge sting

海绵状淋巴管瘤　cavernous lymphangioma　［又称］海绵状淋巴血管瘤△

海绵状血管瘤　cavernous angioma

海水浴者皮疹　seabather's eruption

海蟓皮炎　halecium dermatitis

海星皮炎　starfish dermatitis

海蜇皮炎　jellyfish dermatitis

含铁血黄素性过度色素沉着　hemosiderin hyperpigmentation

寒冷性红斑　cold erythema　［又称］寒冷性多形红斑△

寒冷性荨麻疹　cold urticaria

寒冷性脂膜炎　cold panniculitis

汗管瘤　syringoma

汗管样小汗腺癌　syringoid eccrine carcinoma
汗孔角化样小汗腺孔和真皮导管痣　porokeratotic eccrine ostial and dermal duct nevus
汗孔角化症　porokeratosis　［又称］汗孔角化病△
汗疱疹　pompholyx
汗腺囊腺瘤　eccrine cystadenoma
汗腺腺瘤　hidradenoma
汗腺炎　hidradenitis
核黄素缺乏症　ariboflavinosis
颌部蜂窝织炎　jaw cellulitis
赫克斯海默反应　Herxheimer's reaction
赫利茨交界型致死性大疱性表皮松解症　Herlitz lethal borderline epidermolysis bullosa
赫曼斯基 - 普德拉克综合征　Hermansky-Pudlak syndrome　［又称］Hermansky-Pudlak 综合征△
褐黄病　ochronosis
褐甲　brown nail
黑变病　melanosis　［又称］皮肤黑变病△
黑棘皮病　acanthosis nigricans
黑甲　melanonychia
黑甲和褐甲　melanonychia and brownonychia
黑毛舌　black hairy tongue
黑色萎缩　atrophie noire
黑素细胞基质瘤　melanocytic matricoma
黑素细胞痣　melanocytic nevus
黑头粉刺样痣　nevus comedonicus　［又称］粉刺样痣△
黑头粉刺痣　comedo nevus
黑癣　black dot ringworm
横纹肌间质错构瘤　rhabdomyomatous mesenchymal hamartoma
横纹肌瘤　rhabdomyoma
横纹肌肉瘤　rhabdomyosarcoma
红斑角化病　erythrokeratodermia
红斑角化病伴共济失调　erythrokeratodermia with ataxia
红斑狼疮与扁平苔藓重叠综合征　LE/LP overlap syndrome　［又称］LE/LP overlap 综合征△
红斑期蕈样肉芽肿　erythema stage granuloma fungoides
红斑型天疱疮　pemphigus erythematosus
红斑性扁平苔藓　lichen planus erythematosus
红斑性肢痛症　erythromelalgia　［又称］红斑性肢痛病△
红痱　miliaria rubra
红绀症　erythrocyanosis
红甲　red nail
红皮病　erythroderma　［又称］红人综合征△
红皮病型药疹　erythrodermic drug eruption
红皮病型银屑病　erythrodermic psoriasis
红皮病性毛囊黏蛋白病　erythrodermic follicular mucinosis
红色甲弧影　red lunula
红细胞生成性卟啉病　erythropoietic porphyria　［又称］先天性红细胞生成性卟啉症△
红细胞生成性原卟啉病　erythropoietic protoporphyria
红癣　erythrasma
喉 - 甲 - 皮肤综合征　laryngo-ungual-cutaneous syndrome
猴天花病毒病　monkey smallpox virus disease
后天性动静脉瘘　acquired arteriovenous fistula　［又称］获得性动静脉瘘△
后天性萎缩　acquired atrophy
呼吸道合胞病毒感染　respiratory syncytial virus infection
胡勒 - 沙伊综合征　Hurler-Scheie syndrome
胡萝卜素皮肤　carotene skin
胡萝卜素血症　carotenemia
花斑癣　pityriasis versicolor　［又称］花斑糠疹△
化脓性汗腺炎　hidradenitis suppurativa
化脓性甲沟炎　pyogenic paronychia
化脓性皮炎　suppurative dermatitis

化脓性肉芽肿　granuloma pyogenicum　［又称］脓性肉芽肿△
化脓性无菌性关节炎、坏疽性脓皮病、痤疮综合征　pyogenic arthritis-pyoderma gangrenosum-acne syndrome　［又称］PAPA 综合征△
化生性骨化　metaplastic ossification
化学品接触性皮炎　contact dermatitis due to cosmetic
化学烧伤　chemical bum
化学物质诱发的系统性硬皮病　systemic sclerosis induced by chemical substances
化学性变态反应性接触性皮炎　chemical allergic contact dermatitis
化妆品刺激性接触性皮炎　irritant contact dermatitis due to cosmetic
化妆品光感性皮炎　photosensitive dermatitis induced by cosmetic
化妆品甲损害　cosmetic nail damage
化妆品毛发损害　cosmetic hair damage
化妆品皮炎　cosmetic dermatitis
化妆品色素异常　cosmetic pigment abnormally
坏疽性带状疱疹　gangrenous zoster
坏疽性丹毒　gangrenous erysipelas
坏疽性蜂窝织炎　gangrenous cellulitis
坏疽性龟头炎　gangrenous balanitis
坏疽性口炎　gangrenous stomatitis
坏疽性脓皮病　gangrenous pyoderma
坏死杆菌病　necrobacillosis
坏死松解性游走性红斑　necrolytic migratory erythema
坏死性痤疮　acne necrotica　［又称］粟粒坏死性痤疮△
坏死性筋膜炎　necrotizing fasciitis
坏死增生性淋巴结病　necrotizing hyperplastic lymphadenopathy
环形红斑　annular erythema
环形染色体 7 综合征　ring chromosome 7 syndrome
环状扁平苔藓　lichen planus annularis
环状弹性组织溶解性巨细胞肉芽肿　annular elastolytic giant cell granuloma
环状肉芽肿　granuloma annulare
环状银屑病　psoriasis annulata
黄疸钩端螺旋体病　icteric leptospirosis　［又称］黄疸型钩端螺旋体病△
黄貂鱼咬伤　stingray bite
黄褐斑　chloasma
黄甲　xanthonychia
黄甲综合征　yellow nail syndrome
黄瘤性胆汁性肝硬化　xanthomatous biliary cirrhosis
黄热病　yellow fever
黄色瘤　xanthoma　［又称］黄瘤病△
黄癣　favus
蝗虫皮炎　locust dermatitis
灰发营养障碍症　trichopoliodystrophy　［又称］灰发△
灰甲　gray nail
灰泥角化病　stucco keratosis　［又称］灰泥角化症△
回肠造口术湿疹　circumileostomy eczema
回归热　relapsing fever
回旋形线状鱼鳞病　ichthyosis linearis circumflexa
回状颅皮　cutis vertices gyrate　［又称］回状头皮△
蛔虫病　ascariasis
会阴脓肿　perineal abscess
混合囊肿　compound cyst
混合型淀粉样变病　mixed amyloidosis
混合性结缔组织病　mixed connective tissue disease
混合性上皮样及梭形细胞黑素瘤　mixed epithelioid and spindle cell melanoma
混合痣　compound nevus
获得性 C1-INH 缺陷与血管性水肿　acquired C1-INH deficiency and angioedema
获得性毳毛增多症　acquired hypertrichosis lanuginosa
获得性大疱性表皮松解症　epidermolysis bullosa acquisita
获得性多发性血管瘤病　acquired multiple hemangiomatosis

获得性反应性穿通性胶原病　acquired reactive perforating collagenosis△
获得性特发性网状青斑　acquired idiopathic livedo reticularis
获得性血管性水肿　acquired angioedema
获得性鱼鳞病　acquired ichthyosis
霍纳综合征　Horner syndrome　［又称］Horner 综合征△
霍奇金淋巴瘤　Hodgkin lymphoma
机械性痤疮　acne mechanica
肌色珠菌病　muscle candidiasis
肌上皮瘤　myoepthelioma
鸡眼　helosis
基底鳞状细胞癌　basosquamous cell carcinoma
基底细胞癌　basal cell carcinoma　［又称］基底细胞上皮瘤△
基底细胞瘤　basalioma
基底细胞样毛囊错构瘤　basaloid follicular hamartoma
激光烧伤　laser burn
激光损伤　laser damage
激素依赖性皮炎　steroid-dependent dermatitis
急性 HIV 感染　acute HIV infection
急性刺激性接触性皮炎　acute irritant contact dermatitis
急性痘疮样苔藓样糠疹　pityriasis lichenoides et varioliformis acuta
急性发热性皮肤黏膜淋巴结综合征　acute febrile mucocutaneous lymph node syndrome, Kawasaki's disease　［又称］川崎病△
急性发热性嗜中性皮病　acute febrile neutrophilic dermatosis, Sweet syndrome　［又称］急性发热性嗜中性细胞皮肤病△
急性泛发性扁平苔藓　acute generalized lichen planus
急性泛发性发疹性脓疱病　acute generalized exanthematous pustulosis
急性泛发性脓疱型银屑病　acute generalized pustular psoriasis
急性放射性皮炎　acute radiodermatitis
急性肺组织胞质菌病　acute pulmonary histoplasmosis
急性间歇性卟啉病　acute intermittent porphyria
急性淋球菌性龟头包皮炎　acute gonococcal balanoposthitis
急性脑病及内脏脂肪变性　acute encephalopathy and fatty degeneration of viscera　［又称］瑞氏综合征△, 脑病合并内脏脂肪变性△
急性女阴溃疡　ulcer vulvae acutum
急性皮肤红斑狼疮　acute cutaneous lupus erythematosus
急性视网膜坏死综合征　acute retinal necrosis syndrome
急性荨麻疹　acute urticaria
棘唇虫病　acanthocheilonemiasis
棘皮瘤　acanthoma
棘球蚴病　hydatid disease
挤奶人结节　milker's nodule　［又称］副牛痘△, 假牛痘△
脊髓结核　spinal cord tuberculosis
脊髓空洞症　syringomyelia
脊髓痨型脑脊髓梅毒　tabetic form cerebrospinal syphilis
脊髓脑膜血管梅毒　spinal cord meningovascular syphilis
脊柱型关节病型银屑病　spinal arthritic psoriasis
季节性大疱性皮炎　seasonal bullosa dermatitis
季节性接触性皮炎　seasonal contact dermatitis
继发性斑状萎缩　secondary macular atrophy
继发性高脂蛋白血症　secondary hyperlipoproteinemia　［又称］高脂蛋白血症 I 型△
继发性或症状性血小板减少性紫癜　secondary or symptomatic thrombocytopenic purpura　［又称］继发性血小板减少性紫癜△
继发性淋巴水肿　secondary lymphedema
继发性免疫缺陷病　secondary immunodeficiency disease
继发性黏蛋白病　secondary mucinosis
继发性皮肤淀粉样变病　secondary cutaneous amyloidosis
继发性皮肤滤泡中心性淋巴瘤　secondary cutaneous follicular center lymphoma
继发性网状青斑　secondary livedo annularis
继发性系统性淀粉样变病　secondary systemic amyloidosis
寄生虫感染　parasitic infection
寄生虫恐怖　parasitophobia
加德纳 - 戴蒙德综合征　Gardner-Diamond syndrome

加德纳综合征　Gardner syndrome　［又称］Gardner 综合征△
家族性迟发性皮肤卟啉病　familial porphyria cutanea tarda
家族性地中海热　familial Mediterranean fever
家族性环状红斑　familial annular erythema
家族性混合性高胆固醇血症　familial mixed hypercholesterolemia
家族性进行性色素沉着症　familial progressive hyperpigmentation　［又称］家族性进行性色素沉着△
家族性眶周过度色素沉着　familial periorbital hyperpigmentation
家族性冷性荨麻疹　familial cold urticaria　［又称］家族性冷荨麻疹△
家族性黏液血管纤维瘤　familial myxo-vascular fibroma
家族性皮肤胶原瘤　familial cutaneous collagenoma
家族性色素性紫癜性疹　familial pigmented purpuric rash
家族性网状内皮细胞增生症伴嗜酸性粒细胞增多　familial reticulo-endotheliosis with eosinophilia
家族性羊毛状发　familial woolly hair
家族性异常 β 脂蛋白血症　familial dysbetalipoproteinemia
家族遗传性淀粉样多神经病　heredofamilial amyloid polyneuropathy　［又称］家族性淀粉样多神经病△
甲板染色　staining of the nail plate
甲苯基激性接触性皮炎　irritant contact dermatitis due to methylbenzene
甲扁平苔藓　lichen planus of nail
甲 - 髌骨 - 肘综合征　nail-paella-elbow syndrome
甲病　onychosis
甲层裂　spitting into layers, lamellar dystrophy of nail
甲虫皮炎　beetle dermatitis
甲床紫癜　hyponychium purpura
甲反向胬肉　pterygium inversum unguis
甲肥厚　pachyonychia
甲沟炎　paronychia
甲横沟　transverse furrow of nail
甲母痣　naevi of nail matrix
甲念珠菌病　nail candidiasis
甲胬肉　pterygium unguis
甲色素沉着　nail pigmentation
甲脱落　onychoptosis
甲萎缩　onychoatrophy
甲下出血　subungual hemorrhage　［又称］指甲下出血△, 甲下瘀斑△
甲下恶性黑素瘤　subungual malignant melanoma
甲下内生软骨瘤　subungual enchondroma
甲下外生骨疣　subungual exostosis
甲下疣　subungual wart
甲癣　tinea unguium
甲缘逆剥　hang nail
甲周纤维瘤　periungual fibroma, Koenen disease　［又称］克嫩瘤△
甲周疣　periungual wart
甲状旁腺功能减退症　hypoparathyroidism
甲状旁腺功能亢进症　hyperparathyroidism
甲状舌管瘘　thyroglossal fistula
甲状舌管囊肿　thyroglossal cyst
甲状腺功能亢进症　hyperthyroidism
甲状腺性杵状指　thyroid acropachy
甲纵沟　longitudinal furrow of nail
甲纵嵴　longitudinal crista of nail
甲纵裂　longitudinal split of nail
假黑棘皮病　pseudo-acanthosis nigricans　［又称］假性黑棘皮病△
假环纹发　pseudopili annulati
假梅毒性白斑　leucoderma pseudosyphiliticum
假念珠状发　pseudomonilethrix
假腺样鳞状细胞癌　pseudoglandular squamous cell carcinoma
假性卟啉病　pseudoporphyria
假性黑素瘤　pseudomelanoma
假性卡波西肉瘤　pseudo Kaposi sarcoma
假疣性结节　pseudoverrucous nodule

假疣性丘疹　pseudoverrucous papule

尖锐湿疣　condyloma acuminatum

尖头并指 / 趾综合征　acrocephalosyndactyly syndrome　［又称］尖头并指 / 趾畸形综合征△

尖头并指 / 趾综合征 Ⅰ 型　acrocephalosyndactyly syndrome Ⅰ

尖头并指 / 趾综合征 Ⅱ 型　acrocephalosyndactyly syndrome Ⅱ

尖头并指 / 趾综合征 Ⅲ 型　acrocephalosyndactyly syndrome Ⅲ

尖头并指 / 趾综合征Ⅳ型　acrocephalosyndactyly syndrome Ⅳ

尖头并指 / 趾综合征Ⅴ型　acrocephalosyndactyly syndrome Ⅴ

间歇性毛囊营养不良　intermittent hair follicle dystrophy

睑黄斑瘤　palpebral xanthelasma

睑内翻　entropion

睑缘炎　blepharitis

睑缘粘连、外胚层缺陷及唇腭裂综合征　ankyloblepharon, ectodermal defect, cleft of lip and palate syndrome　［又称］AEC 综合征△

碱烧伤　alkali burn

渐进坏死型黄色肉芽肿　necrobiotic xanthogranuloma　［又称］坏死性黄色肉芽肿△

腱黄瘤　xanthoma tendinosum

腱鞘巨细胞瘤　giant cell tumor of tendon sheath

腱鞘纤维瘤　fibroma of tendon sheath

浆细胞性唇炎　plasma-cell cheilitis

浆细胞性龟头炎　balanitis plasma cellularis

交叉偏侧萎缩　crossed hemiatrophy

交界型大疱性表皮松解症　junctional epidermolysis bullosa　［又称］交界性大疱性表皮松解△

交界型大疱性表皮松解症伴幽门闭锁　junctional epidermolysis bullosa with pyloric atresia

交界痣　junctional nevus

胶样粟丘疹　colloid milium

胶样婴儿　colloid baby

胶原纤维瘤　collagenous fibroma

焦油黑变病　tar melanosis　［又称］焦油性黑变病△

角化病伴听力损害　keratoderma with hearing impairment

角化棘皮瘤　keratoacanthoma

角化性传染性软疣　keratotic molluscum contagiosum

角化性基底细胞癌　keratotic basal cell carcinoma

角黄素沉着　canthaxanthin

角膜炎 - 鱼鳞病 - 耳聋综合征　keratitis-ichthyosis-deafness syndrome

角质增生性手部湿疹　hyperkeratotic hand eczema

疖　furuncle　［又称］疖病△，疖子△

接触性皮炎　contact dermatitis

接触性荨麻疹　contact urticaria

接种性单纯疱疹　inoculation herpes simplex

节段性神经纤维瘤病　segmental neurofibromatosis

节细胞神经瘤　ganglioneuroma

节肢动物蜇伤　arthropod sting　［又称］节肢动物的毒液的毒性效应△

结缔组织增生性和向神经性黑素瘤　desmoplastic and neurotropic melanoma

结缔组织增生性黑素瘤　desmoplastic melanoma

结缔组织增生性毛发上皮瘤　desmoplastic trichoepithelioma

结缔组织增生性毛鞘瘤　desmoplastic trichilemmoma

结缔组织痣　connective tissue nevus

结合膜痣　conjunctival nevi

结核性树胶肿　tuberculous gumma

结核样型麻风　tuberculoid leprosy

结节病　sarcoidosis

结节或肿胀型淀粉样变病　nodular or swelling type amyloidosis

结节溃疡型基底细胞癌　nodular ulcerative basal cell carcinoma

结节型基底细胞癌　nodular basal cell carcinoma

结节型结核疹　nodular tuberculid

结节性痤疮　acne nodosum

结节性多动脉炎　polyarteritis nodosa

结节性恶性黑素瘤　nodular malignant melanoma

结节性发疹性黄瘤　tuberoeruptive xanthomas

结节性非化脓性脂膜炎　nodular nonsuppurative panniculitis

结节性红斑　erythema nodosum

结节性黄瘤　xanthoma tuberosum

结节性疥疮　nodular scabies

结节性筋膜炎　nodular fasciitis

结节性类天疱疮　nodular pemphigoid

结节性囊性脂肪坏死　nodular cystic fat necrosis

结节性血管炎　nodular vasculitis

结节性痒疹　prutigo nodularis

结节性硬化症　tuberous sclerosis　［又称］结节性硬化△，先天性结节性（脑）硬化△

结节性脂肪坏死　nodular fat necrosis

结节样黏液变性　nodular mucinous degeneration

截肢性神经瘤　amputation neuroma　［又称］截断术残端神经瘤△

芥子气腐蚀伤　corrosive burn of mustard gas

疥疮　scabies

金黄色苔藓　lichen aureus

金属引起的口腔黏膜病变　oral mucomembranous lesion due to metal

津巴布韦锥虫病　Zimbabwe trypanosomiasis

筋膜炎　fasciitis

进行性结节性组织细胞增生病　progressive nodular histiocytoma

进行性麻痹性痴呆　progressive general paresis

进行性慢性盘状肉芽肿病　granulomatosis disciformia chronica et progression

进行性色素性紫癜性皮病　progressive pigmented purpuric dermatitis, schamberg disease

进行性特发性皮肤萎缩　progressive idiopathic atrophoderma　［又称］特发性皮肤萎缩△

进行性婴儿纤维瘤病　aggressive infantile fibromatosis　［又称］侵袭性婴儿纤维瘤病△

进行性掌跖角化病　progressive palmoplantar keratoderma　［又称］后天性掌跖角化病△

进行性肢端黑变病　progressive acromelanosis

进行性脂肪营养不良　progressive lipodystrophy

进行性指掌角化症　progressive palmoplantar keratoderma

近端甲下型甲真菌病　proximal subungual onychomycosis

浸渍足　immersion foot

经典型卡波西肉瘤　classic Kaposi sarcoma

经前期综合征　premenstrual syndrome　［又称］经前综合征△

精神性紫癜　psychogenic purpura

精液变态反应　semen allergy

颈部蜂窝织炎　cervical cellulitis　［又称］颈蜂窝织炎△

颈部假性皮萎缩　pseudoatrophoderma colli

颈部疖　cervical furuncle　［又称］颈部皮肤疖△

颈部脓肿　cervical abscess

颈部纤维瘤病　cervical fibromatosis

颈面部放线菌病　cervicofacial actinomycosis

胫前黏液性水肿　pretibial myxedema

静脉湖　venous lake

静脉曲张　varicosis

静脉曲张性溃疡　varicose ulcer

静脉曲张综合征　venous varicose syndrome

静脉性坏疽　venous gangrene

静脉血栓形成　venous thrombosis　［又称］静脉栓塞和血栓形成△

静脉注射药物血管外渗致皮肤坏死　intravenous drug extravasation induced skin necrosis

局部全层萎缩　local panatrophy

局限性多汗症　idiopathic hyperhidrosis

局限性多毛症　localized hypertrichosis

局限性钙沉着症　calcinosis circumscripta

局限性瘙痒症　localized pruritus

局限性神经性皮炎　localized neurodermatitis

局限性特发性脂肪萎缩　localized idiopathic lipoatrophy
局限性血管角化瘤　angiokeratoma circumscriptum
局限性营养不良型大疱型表皮松解症　localized dystrophic epidermolysis bullosa　[又称]营养不良性大疱性表皮松解症△,肢端背养不良型大疱性表皮松解症△
局限性硬皮病　localized scleroderma
局限性掌跖角化病　keratosis palmoplantaris circumscripta
局灶性面部皮肤发育不良　focal-facial-dermal dysplasia
巨大尖锐湿疣　giant condyloma acuminatum　[又称]巨大型尖锐湿疣△
巨大先天性黑素细胞痣　giant congenital melanocytic nevus
巨甲　macronychia
巨球蛋白血症　macroglobulinemia　[又称]Waldenstrtiom 巨球蛋白血症△
巨球蛋白血症性紫癜　macroglobulinemia purpura
巨细胞包涵体病　cytomegalic inclusion disease
巨细胞成纤维细胞瘤　cytomegalic fibroblastoma
巨细胞动脉炎　giant cell arteritis
巨细胞血管母细胞瘤　giant cell angioblastoma
巨细胞血管纤维瘤　giant cell angiofibroma
巨趾偏侧性肥大及结缔组织痣综合征　macrodactyly-hemihypertrophy-connective tissue nevi syndrome
具脂肪瘤样痣的褶皱皮肤　folded skin with lipomatous nevus
聚合性痤疮　acne conglobata　[又称]聚合样痤疮△
绝经期后前额纤维化性脱发　postmenopausal frontal fibrosing alopecia
鞭裂　rhagades
咖啡牛奶斑　café-au-lait-spot　[又称]皮肤牛奶咖啡斑△,咖啡斑△,牛奶咖啡斑△
卡波西肉瘤　Kaposi sarcoma　[又称]卡波济肉瘤△
卡波西水痘样疹　Kaposi varicelliform eruption
卡波西样血管内皮瘤　Kaposi form hemangioendothelioma
卡尼综合征　Carney syndrome　[又称]Carney 综合征△
卡塔格内综合征　Kartagener syndrome　[又称]卡特金纳综合征△
堪萨斯分枝杆菌皮肤感染　skin infection due to Mycobacteria kansasii
坎图综合征　Cantu syndrome
坎扎基病　Kanzaki's disease
抗磷脂综合征　antiphospholipid syndrome
柯冈病　Cogan disease　[又称]Cogan 病△,科根综合征△
柯萨奇病毒疹　Coxsackie virus eruption
柯萨奇湿疹　eczema coxsackium
可变性红斑角化病　erythrokeratodermia variabilis
口唇疱疹　herpes labialis　[又称]颜面疱疹△
口 - 面 - 指综合征　oral-facial-digital syndrome
口 - 面 - 指综合征Ⅰ型　oral-facial-digital syndrome type Ⅰ
口 - 面 - 指综合征Ⅱ型　oral-facial-digital syndrome type Ⅱ
口 - 面 - 指综合征Ⅲ型　oral-facial-digital syndrome type Ⅲ
口 - 面 - 指综合征Ⅳ型　oral-facial-digital syndrome type Ⅳ
口腔白斑　oral leukoplakia　[又称]口腔白斑症△,口腔黏膜白斑病△,口腔黏膜白病△
口腔扁平苔藓　oral lichen planus　[又称]口腔扁平苔癣△
口腔单纯疱疹　oral herpes simplex
口腔黑变病　oral melanosis
口腔黏膜黏液囊肿　mucous cyst of oral mucosa
口腔念珠菌病　oral candidiasis　[又称]口腔念珠菌感染△
口腔色素沉着　oral pigmentation　[又称]口腔黏膜外源性色素沉着异常△
口腔鲜红色乳头瘤病　oral florid papillomatosis
口腔灶性上皮增生　oral focal epithelial hyperplasia
口蹄病　foot and mouth disease
口周皮炎　perioral dermatitis
口灼痛综合征　burning mouth syndrome　[又称]舌痛症△
库欣综合征　Cushing syndrome　[又称]皮质醇增多症△
盔甲癌　cancer en cuirasse

溃疡残毁性血管瘤病　ulceromultilating hemangiomatosis
溃疡性扁平苔藓　ulcerative lichen planus
溃疡性狼疮　lupus exulcerans
溃疡性皮肤结核　tuberculosis cutis ulcerosa
扩张孔　dilated pore
扩张型心肌病伴羊毛状发及角化病　dilated cardiomyopathy with woolly hair and keratosis　[又称]皮肤脆弱 - 羊毛发 - 掌跖皮肤角化病综合征△
来自野生动物的副痘病毒感染　parapoxvirus infection from wild animals
莱姆病　Lyme disease
莱特尔综合征　Reiter syndrome
莱泽 - 特雷拉特征　Leser-Trélat sign
蓝甲　blue nail
蓝莓松饼状婴儿　blueberry muffin baby
蓝色白癜风　blue vitiligo
蓝色橡皮疱样痣　blue rubber bleb nevus　[又称]蓝色橡皮泡痣综合征△
蓝痣　blue nevus
朗格汉斯细胞组织细胞增生症　Langerhans cell histiocytosis
劳吉尔 - 亨齐克尔综合征　Laugier-Hunziker syndrome
劳伦斯 - 穆恩 - 比德综合征　Laurence-Moon-Biedl syndrome　[又称]劳伦斯 - 穆恩 - 别德尔综合征△
老年瘙痒症　pruritus senilis
老年性白斑　senile leukoderma
老年性女阴萎缩　senile atrophy of vulva
老年性皮肤萎缩　atrophia cutis senilis
老年性血管瘤　senile angioma　[又称]樱桃状血管瘤△
老年性紫癜　senile purpura
雷夫叙姆综合征　Refsum syndrome
雷诺病　Raynaud disease
泪腺 - 耳 - 牙 - 指综合征　lacrimo-auriculo-dental-digital syndrome
类癌综合征　carcinoid syndrome　[又称]类癌及类癌综合征△
类鼻疽　melioidosis
类丹毒　erysipeloid
类风湿嗜中性皮病　rheumatoid neutrophilic dermatitis
类风湿性血管炎　rheumatoid vasculitis
类热带溃疡　tropicaloid ulcer
类天疱疮　pemphigoid
类天疱疮样扁平苔藓　lichen planus pemphigoides
类圆线虫病　strongyloidiasis
类脂质渐进性坏死　necrobiosis lipoidica
累积性刺激性接触性皮炎　cumulative irritant contact dermatitis
冷超敏性皮肤病　dermatosis with cold hypersensitivity
冷凝集素综合征　cold agglutinin syndrome　[又称]冷凝集素病△
冷球蛋白血症　cryoglobulinemia
冷球蛋白血症性股臀部皮肤血管炎　cryoglobulinemia associated with femoro-gluteal cutaneous vasculitis
冷纤维蛋白原血症　cryofibrinogenaemia
离心性环状红斑　erythema annulare centrifugum　[又称]远心性环状红斑△
李斯特菌病　listeriosis
立克次体痘　rickettsial pox
利什曼病　Leishmaniasis
蛎壳状银屑病　psoriasis rupioides
连圈状秕糠疹　pityriasis circinata
连续性肢端皮炎　acrodermatitis continua
臁疮　ecthyma
镰刀菌病　fusaridiosis
镰刀细胞病　sickle cell disease
链格孢病　alternariosis
链尾丝虫病　filariasis due to mansonella streptocerca
良性对称型脂肪过多症　benign symmetrical lipomatosis
良性慢性家族性天疱疮　benign familial chronic pemphigus　[又称]

家族性慢性良性天疱疮△,慢性家族性良性天疱疮△

良性头部组织细胞增生症　benign cephalic histiocytosis

良性脂肪母细胞瘤　benign lipoblastoma

裂发症　trichaschisis

裂片形出血　splinter hemorrhage

裂头蚴病　sparganosis

裂纹性棘皮瘤　acanthoma fissuratum

裂纹状湿疹　eczema craquele　［又称］乏脂性湿疹△

裂隙性肉芽肿　granuloma fissuratum

淋巴管闭塞　obliteration of lymphatic vessel

淋巴管扩张　lymphangiectasis

淋巴管瘤　lymphangioma

淋巴管瘤病　lymphangiomatosis

淋巴管肉瘤　lymphangiosarcoma

淋巴管型孢子丝菌病　lymphocutaneous sporotrichosis

淋巴管炎　lymphangitis

淋巴瘤样丘疹病　lymphomatoid papulosis

淋巴水肿　lymphedema

淋巴水肿性角皮症　lymphoedematous keratoderma

淋病　gonorrhea

淋病病原携带者　neisseria gonorrhoeae carrier

淋病性淋巴结炎　gonorrheal lymphadenitis

淋球菌性肺炎　gonococcal pneumonitis　［又称］淋球菌肺炎△

淋球菌性附睾炎　gonococcal epididymitis

淋球菌性腹膜炎　gonococcal peritonitis

淋球菌性睾丸炎　gonococcal orchitis

淋球菌性宫颈炎　gonococcal cervicitis

淋球菌性骨髓炎　gonococcal osteomyelitis

淋球菌性关节炎　gonococcal arthritis

淋球菌性龟头炎　gonococcal balanitis

淋球菌性虹膜睫状体炎　gonococcal iridocyclitis

淋球菌性滑膜炎　gonococcal synovitis

淋球菌性腱鞘炎　gonococcal tenosynovitis

淋球菌性结膜炎　gonococcal conjunctivitis

淋球菌性脑膜炎　gonococcal meningitis

淋球菌性脑脓肿　gonococcal cerebral abscess

淋球菌性尿道炎　gonococcal urethritis

淋球菌性膀胱炎　gonococcal cystitis

淋球菌性盆腔炎　gonococcal pelvic inflammatory disease　［又称］淋球菌性盆腔腹膜炎△

淋球菌性皮肤感染　gonococcal skin infection

淋球菌性前庭大腺脓肿　gonococcal abscess of Bartholin gland

淋球菌性前庭大腺炎　gonococcal bartholinitis

淋球菌性心包炎　gonococcal pericarditis

淋球菌性心肌炎　gonococcal myocarditis

淋球菌性心内膜炎　gonococcal endocarditis

淋球菌性新生儿眼炎　gonococcal ophthalmia neonatorum　［又称］新生儿淋球菌性眼炎△

淋球菌性咽炎　gonococcal pharyngitis

淋球菌性阴道炎　gonococcal vaginitis

淋球菌性直肠炎　gonococcal proctitis

鳞状毛囊角化病　squamous follicular keratosis

鳞状细胞癌　squamous cell carcinoma

鳞状小汗腺导管癌　squamoid eccrine ductal carcinoma

流感嗜血杆菌性蜂窝织炎　haemophilus influenzae cellulitis

流行性斑疹伤寒　epidemic typhus

流行性出血热　epidemic hemorrhagic fever

流行性痤疮　epidemic acne

流行性水肿　epidemic dropsy

瘤型麻风　lepromatous leprosy

龙线虫病　dracunculiasis

隆突性皮肤纤维肉瘤　dermatofibrosarcoma protuberans

颅神经梅毒　cranial neurosyphilis

颅神经梅毒多发性麻痹　multiple paralysis of cranial neurosyphilis

鲁宾斯坦 - 泰比综合征　Rubinstein-Taybi syndrome　［又称］Rubinstein-Taybi 综合征△

鲁滨逊外胚层发育不良　Robinson ectodermal dysplasia

鲁塞尔 - 西尔弗综合征　Russell-Siver syndrome

罗阿丝虫病　loaiasis

螺旋状发　circle or spiral hair

瘰疬分枝杆菌皮肤感染　mycobacterium scrofulaceum skin infection

瘰疬性皮肤结核　scrofuloderma

瘰疬性苔藓　lichen scrofulosorum

落叶型天疱疮　pemphigus foliaceus

吕弗勒综合征　Loeffler's syndrome

绿甲综合征　green nail syndrome

绿色条纹甲　green striped nail

氯痤疮　chloracne

麻风　leprosy

麻风结节性红斑　erythema nodosum leprosum

麻风恐怖　leprophobia

麻疹　measles

马顿神经瘤　Marton neuroma

马尔堡病毒病　Marburg virus disease

马尔尼菲青霉病　penicilliosis marneffei　［又称］马尔尼菲青霉菌病△

马方综合征　Marfan syndrome　［又称］马凡综合征△

马克尔线　Muchrcke's lines

马拉色菌毛囊炎　Malassezia folliculitis　［又称］糠秕孢子菌性毛囊炎△

马来丝虫性象皮肿　Malayan filarial elephantiasis

马里内斯科 - 舍格伦综合征　Marinesco-Sjögren syndrome　［又称］原发性舍格伦综合征△

马歇尔 - 怀特综合征　Marshall-White syndrome

螨虫感染　mite infestation

螨恐怖　acarophobia

慢性单纯性苔藓　lichen simplex chronicus, neurodermatitis　［又称］神经性皮炎△

慢性儿童大疱病　chronic bullous disease of childhood　［又称］儿童慢性大疱性疾病△

慢性放射性皮炎　chronic radiodermatitis

慢性肺组织胞质菌病　chronic pulmonary histoplasmosis

慢性复发性水疱性手部湿疹　chronic relapsing vesicular hand eczema

慢性光化性皮炎　chronic actinic dermatitis

慢性局限性类天疱疮　chronic localized pemphigoid

慢性链球菌性溃疡　chronic streptococcic ulcer

慢性淋球菌性龟头包皮炎　chronic gonococcal balanoposthitis

慢性黏膜皮肤念珠菌病　chronic mucocutaneous candidiasis

慢性皮肤芽生菌病　chronic cutaneous blastomycosis

慢性潜行性隧道状溃疡　chronic undermining burrowing ulcers, Meleney's gangrene

慢性肉芽肿病　chronic granulomatous disease

慢性乳头状溃疡性脓皮病　pyodermia chronica papillaris et exulcerans

慢性肾上腺皮质功能减退　chronic adrenocortical hypofunction　［又称］肾上腺皮质功能减退症△

慢性荨麻疹　chronic urticaria

慢性痒疹　chronic prurigo

慢性移植物抗宿主病　chronic graft versus host disease

慢性游走性红斑　erythema chronicum migrans, erythema migrans　［又称］游走性红斑△

猫叫综合征　cri du chat syndrome

猫咬伤　cat bite

猫抓病　cat scratch disease

毛孢子菌病　trichosporosis

毛发 - 鼻 - 指／趾综合征Ⅰ型　tricho-rhino-phalangeal syndrome type Ⅰ

毛发 - 鼻 - 指／趾综合征Ⅱ型　tricho-rhino-phalangeal syndrome type Ⅱ

毛发 - 鼻 - 指／趾综合征Ⅲ型　tricho-rhino-phalangeal syndrome type Ⅲ

毛发扁平苔藓　lichen planopilaris

毛发低硫营养不良　trichothiodystrophy　［又称］毛发硫营养障碍症△

毛发管型　hair cast

毛发红糠疹　pityriasis rubra pilaris
毛发囊肿　pilar cyst
毛发肉芽肿　hair granuloma
毛发上皮瘤　trichoepithelioma
毛发苔藓　lichen pilaris
毛发腺瘤　trichoadenoma
毛发 - 牙 - 骨综合征　hair-teeth-bone syndrome
毛发移植　hair grafting，hair transplantation
毛发纵裂病　trichoptilosis
毛干分叉　pili bifurcate
毛根鞘瘤　trichilemmoma
毛根鞘囊肿　trichilemmal cyst　［又称］毛鞘囊肿△
毛结节菌病　piedra
毛母细胞瘤　trichoblastoma
毛母质瘤　pilomatrix carcinoma
毛母质瘤　pilomatrixoma　［又称］毛基质瘤△，钙化上皮瘤△
毛囊闭锁三联征　follicular occlusion triad　［又称］反常性痤疮△
毛囊和毛囊旁角化过度症　hyperkeratosis follicularis et parafollicularis　［又称］穿通性毛囊及毛囊周角化病△
毛囊角化病　keratosis follicularis，Darier's disease
毛囊瘤　trichofolliculoma
毛囊漏斗部肿瘤　follicular infundibulum tumor
毛囊黏蛋白病　follicular mucinosis　［又称］黏蛋白脱发
毛囊皮脂腺囊性错构瘤　folliculosebaceous cystic hamartoma
毛囊性扁平苔藓　lichen planus follicularis
毛囊性脓疱疮　follicular impetigo
毛囊性皮肤萎缩　follicular atrophoderma
毛囊性银屑病　psoriasis follicularis
毛囊炎　folliculitis
毛囊鱼鳞病伴秃发及畏光　ichthyosis follicularis with atrichia and photophobia syndrome　［又称］毛囊性鱼鳞病 - 脱发 - 畏光综合征△
毛囊痣　hair follicle nevus
毛盘瘤　trichodiscoma
毛鞘癌　trichilemmal carcinoma
毛鞘棘皮瘤　pilar sheath acanthoma
毛细血管动脉瘤　capillary aneurysm
毛细血管或静脉血栓形成　capillary or venous thrombosis
毛细血管扩张性环状紫癜　purpura annularis telangiectodes
毛细血管扩张性肉芽肿　granuloma telangiectaticum
毛细血管扩张症　telangiectasis
毛细血管瘤　capillary hemangioma
毛细血管渗漏综合征　capillary leakage syndrome
毛细血管炎　capillaritis
毛细血管增生症　capillary endothelial proliferation
毛痣　hairy nevus　［又称］毛表皮痣△
毛周角化症　keratosis pilaris
毛状白斑　hairy leukoplakia　［又称］口腔毛状白斑△
玫瑰痤疮　rosacea　［又称］酒渣鼻△
玫瑰糠疹　pityriasis rosea
梅毒　syphilis
梅毒复发　recurrent syphilis，relapsing syphilis
梅毒恐怖　syphilophobia
梅毒性鞍鼻　syphilitic saddle nose
梅毒性白斑　syphilitic leukoderma
梅毒性玻璃体炎　syphilitic vitreocapsulitis
梅毒性大脑动脉炎　syphilitic cerebral arteritis
梅毒性大脑血栓形成　syphilitic cerebral thrombosis
梅毒性单瘫　syphilitic monoplegia
梅毒性第八脑神经炎　syphilitic eighth nerve neuritis
梅毒性第七脑神经麻痹　syphilitic seventh nerve palsy
梅毒性动脉闭塞病　syphilitic arterial occlusive disease
梅毒性动脉中层炎　syphilitic mesarteritis
梅毒性多发性下疳　multiple syphilitic chancre
梅毒性肺动脉反流　syphilitic pulmonary regurgitation　［又称］梅毒

性肺动脉瓣反流△
梅毒性肝炎　syphilitic hepatitis
梅毒性感觉异常　syphilitic paraesthesia
梅毒性骨质疏松症　syphilitic osteoporosis　［又称］继发性骨质疏松症△
梅毒性冠状动脉口狭窄　syphilitic coronary ostial stenosis
梅毒性冠状动脉硬化　syphilitic coronary arteriosclerosis
梅毒性脊髓变性　syphilitic spinal degeneration
梅毒性脊髓病性膀胱　syphilitic cord bladder
梅毒性脊髓痨型麻痹性痴呆　syphilitic tabetic form paralytic dementia
梅毒性脊柱炎　syphilitic spondylitis
梅毒性痉挛性脊髓麻痹　syphilitic spasmodic spinal paralysis
梅毒性利绍尔麻痹　syphilitic Lissauer paralysis
梅毒性淋巴结炎　syphilitic lymphadenitis
梅毒性麻痹性痴呆　syphilitic general paresis of insane
梅毒性脉络膜视网膜炎　syphilitic chorioretinitis
梅毒性脑脊膜粘连　syphilitic meninges adhesion
梅毒性脑膜脑炎　syphilitic meningoencephalitis
梅毒性脑膜炎　syphilitic meningitis
梅毒性脑桥损害　syphilitic pons damage
梅毒性黏膜斑　syphilitic mucous patch
梅毒性偏侧感觉缺失　syphilitic hemianesthesia
梅毒性偏盲　syphilitic hemiscotosis
梅毒性青光眼　syphilitic glaucoma
梅毒性球后神经炎　syphilitic retrobulbar neuritis
梅毒性全身性麻痹　syphilitic generalized paralysis
梅毒性深层点状角膜炎　syphilitic deep punctate keratitis
梅毒性神经麻痹　syphilitic neural paralysis
梅毒性神经炎　syphilitic neuritis
梅毒性肾小球肾炎　syphilitic glomerulonephritis
梅毒性生殖器下疳　syphilitic genital chancre
梅毒性视神经视网膜炎　syphilitic neuroretinitis
梅毒性视神经萎缩　syphilitic optic atrophy
梅毒性输卵管炎　syphilitic salpingitis
梅毒性树胶肿　syphilitic gumma
梅毒性听神经炎　syphilitic acoustic neuritis
梅毒性脱发　syphilitic alopecia
梅毒性下疳　syphilitic chancre　［又称］梅毒硬下疳△
梅毒性心瓣膜炎　syphilitic valvulitis
梅毒性心包炎　syphilitic pericarditis
梅毒性心动过速　syphilitic tachycardia
梅毒性心房纤颤　syphilitic atrial fibrillation
梅毒性心肌树胶样肿　syphilitic gumma of myocardium
梅毒性心肌炎　syphilitic myocarditis
梅毒性心内膜炎　syphilitic endocarditis
梅毒性延髓麻痹　syphilitic bulbar paralysis
梅毒性运动性共济失调　syphilitic locomotor ataxia
梅毒性阵发性心动过速　syphilitic paroxysmal tachycardia
梅毒性蛛网膜粘连　syphilitic arachnoid adhesion
梅毒性主动脉瓣反流　syphilitic aortic regurgitation
梅毒性主动脉瓣关闭不全　syphilitic aortic insufficiency
梅毒性主动脉瓣狭窄　syphilitic aortic valve stenosis
梅毒性主动脉瓣狭窄伴关闭不全　syphilitic aortic stenosis with insufficiency　［又称］梅毒性主动脉瓣狭窄关闭不全△
梅毒性主动脉扩张　syphilitic aortectasia
梅毒性主动脉炎　syphilitic aortitis
梅毒性主动脉综合征　syphilitic aortic syndrome
梅尔克松 - 罗森塔尔综合征　Melkersson-Rosenthal syndrome
梅克尔细胞癌　Merkel cell carcinoma　［又称］Merkel 细胞癌△
美洲锥虫病　American trypanosomiasis
门静脉梅毒　syphilis of portal vein
门克斯卷发综合征　Menkes' kinky syndrome　［又称］卷发综合征△
虻叮咬　horse flies bite

蒙古斑　Mongolian spot

蠓虫叮咬　heleidae bite

弥漫性扁平黄瘤病　diffuse plane xanthomatosis

弥漫性表皮松解性掌跖角化病　diffuse epidermolytic palmoplantar keratosis

弥漫性胫前黏液性水肿　diffuse pretibial myxedema

弥漫性皮肤肥大细胞增生病　diffuse cutaneous mastocytosis　［又称］弥漫皮肤肥大细胞增生症

弥漫性躯体性血管角化瘤　angiokeratoma corporis diffusum

弥漫性神经纤维瘤　diffuse neurofibroma

弥漫性真性静脉扩张症　diffuse genuine phlebectasia

弥散性血管内凝血　disseminated intravascular coagulation　［又称］弥漫性血管内凝血△

糜烂性包皮龟头炎　erosive balanoposthitis

糜烂性扁平苔藓　erosive lichen planus

秘鲁疣　verruga peruana

绵羊疥疮　sheep scabies

免疫缺陷病　immunodeficiency disease

面鼻部纤维性丘疹　fibrous papule of the nose

面部蜂窝织炎　facial cellulitis

面部脓皮病　pyoderma faciale

面部皮肤良性肿瘤　facial skin benign tumor

面部皮肤痈　carbuncle of facial cutaneous　［又称］面部痈△

面部偏侧萎缩　facial hemiatrophy　［又称］面偏侧萎缩症△

面部肉芽肿　granuloma faciale

面部外胚层发育不良　facial ectodermal dysplasia

面部癣　tinea faciei

面颈部毛囊性红斑黑变病　erythromelanosis follicularis of face and neck　［又称］面部毛囊红斑黑变病△

面瘫、耳痛及外耳道疱疹三联征　Ramsay-Hunt syndrome　［又称］拉姆齐 - 亨特综合征△，带状疱疹膝状神经节综合征△

面正中黑子病　centrofacial lentiginosis

摩擦黑变病　friction melanosis

摩擦水疱　friction blister

摩擦性苔藓样疹　fictional lichenoid eruption

默尔 - 托尔综合征　Muir-Torre syndrome

母细胞性浆细胞样树突细胞肿瘤　blastic plasmacytoid dendritic cell neoplasm

母雅司　mother yaws

木村病　Kimura's disease

囊虫病　cysticercosis　［又称］囊尾蚴病△

囊性基底细胞癌　cystic basal cell carcinoma

囊性淋巴管瘤　cystic lymphangioma

蛲虫病　enterobiasis

脑腱黄瘤病　cerebrotendinous xanthomatosis

脑膜血管梅毒　meningovascular syphilis

脑膜珠菌感染　intracranial Candida infection

脑着色真菌病　cerebral chromomycosis

内源性非黑色素沉着　endogenous non hyperpigmentation　［又称］内源性非黑素色素沉着△

内脏带状疱疹　visceral zoster

内脏单纯疱疹　visceral herpes simplex

内脏危象　visceral crisis

尼尔森综合征　Nelson syndrome　［又称］Nelson 综合征△

尼格利综合征　Naegeli syndrome　［又称］Naegeli 综合征△

尼古丁口炎　nicotine stomatitis

尼龙刷斑状淀粉样变病　nylon brush macular amyloidosis

尼曼 - 皮克病　Niemann-Pick disease, sphingomyelinosis　［又称］鞘磷脂沉积病△

尼泽洛夫综合征　Nezelof syndrome　［又称］Nezelof 综合征△

泥螺 - 日光性皮炎　bullactophotodermatitis

鲶鱼刺伤　catfish sting

黏蛋白性汗管化生　mucinous syringometaplasia

黏多糖病 Ⅰ H 型　mucopolysaccharidoses Ⅰ H　［又称］Hurler 综合征（黏多糖贮积症 Ⅰ H 型）△

黏多糖病 Ⅰ S 型　mucopolysaccharidoses Ⅰ S

黏多糖病 Ⅱ 型　mucopolysaccharidoses Ⅱ　［又称］黏多糖贮积症 Ⅱ 型△

黏多糖病 Ⅲ A 型　mucopolysaccharidoses Ⅲ A

黏多糖病 Ⅲ B 型　mucopolysaccharidoses Ⅲ B

黏多糖病 Ⅲ C 型　mucopolysaccharidoses Ⅲ C

黏多糖病 Ⅲ D 型　mucopolysaccharidoses Ⅲ D

黏多糖病 Ⅲ 型　mucopolysaccharidoses Ⅲ　黏多塘贮积症 Ⅲ 型△

黏多糖病 Ⅳ A 型　mucopolysaccharidoses Ⅳ A

黏多糖病 Ⅳ B 型　mucopolysaccharidoses Ⅳ B

黏多糖病 Ⅵ 型　mucopolysaccharidoses Ⅵ

黏多糖病 Ⅶ 型　mucopolysaccharidoses Ⅶ　［又称］黏多糖贮积症 Ⅶ 型△

黏多糖病 Ⅰ H/S 型　mucopolysaccharidoses Ⅰ H/S　［又称］Hurler-Scheie 综合征（黏多糖贮积症 Ⅰ H-S 型）△

黏多糖贮积病　mucopolysaccharidoses

黏膜多发性神经瘤　multiple mucosal neuroma

黏膜黑素瘤　mucosal melanoma

黏膜类天疱疮　mucosal pemphigoid

黏膜类天疱疮性瘢痕性结膜炎　mucosal pemphigoid cicatricial conjunctivitis

黏膜皮肤利什曼病　mucocutaneous leishmaniasis

黏膜雅司　mucosal yaws

黏液瘤　myxoma

黏液肉瘤　myxosarcoma

黏液乳头状室管膜瘤　myxopapillary ependymoma

黏液水肿性苔藓　lichen myxedematosus　［又称］黏液水肿性苔藓△

黏液性黑素瘤　myxoid melanoma

黏液样囊肿　mucous cyst

黏脂质贮积病　mucolipidosis

黏脂质贮积病 Ⅰ 型　mucolipidosis Ⅰ

黏脂质贮积病 Ⅱ 型　mucolipidosis Ⅱ

黏脂质贮积病 Ⅲ 型　mucolipidosis Ⅲ

捻皮癖　dermatothlasia

念珠菌病　candidiasis　［又称］念珠菌感染△

念珠菌性败血症　candidal sepsis　［又称］念珠菌性脓毒血症△

念珠菌性痤疮　candidal acne

念珠菌性龟头包皮炎　candidal balanoposthitis　［又称］念珠菌性包皮龟头炎△

念珠菌性甲沟炎　candidal paronychia

念珠菌性间擦疹　candidal intertrigo　［又称］擦烂性念珠菌病△

念珠菌性角膜炎　candidal keratitis

念珠菌性泌尿系感染　candidal urinary infection

念珠菌性脑膜炎　candidal meningitis

念珠菌性肉芽肿　candidal granuloma

念珠菌性舌炎　candidal glossitis

念珠菌性视神经乳头炎　candidal optic papillitis

念珠菌性心内膜炎　candidal endocarditis

念珠菌性须疮　candidal sycosis

念珠菌疹　candidid

念珠状错构瘤　hamartoma moniliformis

念珠状发　monilethrix

念珠状红苔藓　lichen ruber moniliformis

念珠状链杆菌型鼠咬热　streptobacillus moniliformis rat bite fever

鸟分枝杆菌感染　Mycobacterium avium infection

尿布银屑病　diaper psoriasis, napkin psoriasis

尿毒症瘙痒　uremic pruritus　［又称］尿毒症性瘙痒△

尿汗症　uridrosis

啮齿动物咬伤　rodent bite wound

镍及其化合物皮肤损伤　skin injury by nickel and its compounds

柠檬色皮肤　citrine skin of Milian

牛痘　vaccinia, cowpox

牛痘样水疱病　hydroa vacciniforme　［又称］种痘样水疱病△

牛疥疮　cattle scabies

牛丘疹性口腔炎病毒感染　bovine papular stomatitis virus infection

脓疱性粟粒疹　pustular miliaria
脓疱病　impetigo　［又称］脓疱疮△
脓疱性痤疮　pustular acne
脓疱性细菌疹　pustular bacterid
脓疱性血管炎　pustular vasculitis
脓皮病　pyoderma
脓性肌炎　pyomyositis　［又称］化脓性肌炎△
脓癣　kerion
脓肿　abscess
努南综合征　Noonan syndrome
疟疾　malaria
诺卡菌病　nocardiosis
女阴干枯病　kraurosis vulvae
女阴假性湿疣　vulva pseudocondyloma
女阴瘙痒症　pruritus vulvae
女阴湿疹　pudendum eczema
女阴萎缩　primary vulvar atrophy　［又称］原发性女阴萎△
女阴硬化性苔藓　vulvar lichen sclerosus　［又称］外阴硬化△
帕皮永 - 勒菲弗综合征　Papillo-Lefevre syndrome
盘尾丝虫病　onchocerciasis
盘状红斑狼疮　discoid lupus erythematous
泡沫状发　bubble hair
泡疹性咽峡炎　herpangina
疱疹病毒性肝炎　herpes virus hepatitis　［又称］疱疹性肝炎△
疱疹病毒性角膜炎　herpes virus keratitis　［又称］疱疹性角膜炎△
疱疹病毒性结膜炎　herpes virus conjunctivitis
疱疹病毒性脑膜炎　herpes virus meningitis　［又称］疱疹性脑膜炎△
疱疹性败血症　herpetic septicemia　［又称］疱疹性脓毒血症△
疱疹性瘭疽　herpetic whitlow
疱疹性角膜结膜炎　herpetic keratoconjunctivitis
疱疹性脑炎　herpetic encephalitis
疱疹性神经根病　herpetic radiculopathy
疱疹性湿疹　herpetic eczema
疱疹性须疮　herpetic sycosis
疱疹性咽炎　herpetic pharyngitis
疱疹性直肠炎　herpetic rectitis
疱疹样脓疱病　impetigo herpetiformis
疱疹样皮炎　dermatitis herpetiformis
疱疹样天疱疮　pemphigus herpetiformis
佩吉特样网状细胞增生症　pagetoid reticulosis
蓬发综合征　uncombable hair syndrome
皮肤 γ / δ T 细胞淋巴瘤　cutaneous γ / δ T cell lymphoma　［又称］
　原发皮肤 γ / δ T 细胞淋巴瘤△
皮肤阿米巴病　amebiasis cutis
皮肤白喉　cutaneous diphtheria
皮肤白血病　leukemia cutis
皮肤擦伤　skin bruise
皮肤挫伤　skin contusion
皮肤淀粉样变性　amyloidosis cutis　［又称］皮肤淀粉样变△
皮肤恶性肿瘤　cutaneous malignant tumor
皮肤肥大细胞增多症　cutaneous mastocytosis
皮肤钙沉着症　cutaneous calcinosis
皮肤感觉过敏　cutaneous hypersensitivity
皮肤感觉减退　cutaneous hypoesthesia
皮肤感觉缺失　cutaneous anaesthesia
皮肤感觉异常　cutaneous paresthesia
皮肤感染　skin infection
皮肤感染性窦道　infective dermal sinus
皮肤干燥症　xeroderma
皮肤弓形虫病　cutaneous toxoplasmosis
皮肤垢着病　cutaneous dirtadherent disease
皮肤骨化　cutaneous ossification
皮肤骨瘤　osteoma cutis
皮肤骨外尤因肉瘤　cutaneous extraskeletal Ewing sarcoma

皮肤红斑狼疮　cutaneous lupus erythematosus　［又称］红斑狼疮△
皮肤划痕荨麻疹　dermographic urticaria　［又称］皮肤划痕症△
皮肤混合瘤　mixed tumor of skin
皮肤霍奇金淋巴瘤　cutaneous Hodgkin lymphoma
皮肤肌纤维瘤　dermatomyofibroma
皮肤继发恶性肿瘤　cutaneous secondary malignancy
皮肤假性淋巴瘤　cutaneous pseudolymphoma
皮肤疖肿　cutaneous furuncle
皮肤结核　cutaneous tuberculosis
皮肤克罗恩病　cutaneous Crohn disease
皮肤溃疡　skin ulcer
皮肤利什曼病　cutaneous leishmaniasis
皮肤淋巴管型孢子丝菌病　cutaneous lymphatic vessel type sporotrichosis
皮肤淋巴细胞浸润症　lymphocytic infiltration of skin
皮肤淋巴细胞瘤　lymphocytoma cutis
皮肤淋巴腺瘤　cutaneous lymphadenoma
皮肤鳞状黑素瘤　dermal squamomelanocytie tumor
皮肤瘘管　cutaneous fistula
皮肤毛霉病　cutaneous mucormycosis
皮肤脑脊髓膜血管瘤病　cutaneous meningospinal angiomatosis
皮肤脑膜瘤　cutaneous meningioma
皮肤黏蛋白沉积症　cutaneous mucinosis　［又称］皮肤黏蛋白病△
皮肤黏膜孢子丝菌病　mucocutaneous sporotrichosis
皮肤黏液样囊肿　cutaneous mucinous cyst
皮肤念珠菌病　cutaneous candidiasis
皮肤诺卡菌病　cutaneous nocardiosis　［曾称］皮肤奴卡菌病*
皮肤平滑肌瘤　leiomyoma cutis
皮肤球孢子菌病　cutaneous coccidioidomycosis
皮肤曲霉病　cutaneous aspergillosis
皮肤乳头瘤病　cutaneous papillomatosis
皮肤软骨瘤　cutaneous chondroma，cutaneous cartilaginous tumor
皮肤色素沉着　skin pigmentation
皮肤松弛症　cutis laxa　［又称］皮肤松垂症△
皮肤炭疽　cutaneous anthrax
皮肤铜绿假单胞菌感染　cutaneous pseudomonas aeruginosa infection
皮肤脱落　skin shedding
皮肤脱屑　desquamation of skin
皮肤纤毛性囊肿　cutaneous ciliated cyst　［又称］皮肤纤毛囊肿△
皮肤纤维瘤　dermatofibroma
皮肤小血管血管炎　cutaneous small vessel vasculitis
皮肤芽生菌病　cutaneous blastomycosis
皮肤移植状态　skin transplant status
皮肤异色病　poikiloderma　［又称］皮肤异色症△
皮肤异色病伴色素失调症　poikiloderma with incontinentia pigmenti
皮肤异色病样皮肤淀粉样变病　poikiloderma-like cutaneous amyloidosis
皮肤隐球菌病　cutaneous cryptococcosis
皮肤蝇蛆病　cutaneous myiasis
皮肤原位癌　cutaneous carcinoma in situ
皮肤脂肪瘤　cutaneous lipoma　［又称］皮下脂肪瘤△
皮肤转移癌　cutaneous metastasis
皮肌炎　dermatomyositis
皮肌炎伴发恶性肿瘤　dermatomyositis associated with malignancy　［又称］肿瘤相关性皮肌炎△
皮角　cutaneous horn
皮内痣　intradermal nevus
皮痛　dermatalgia
皮下 NK 细胞淋巴瘤　subcutaneous NK cell lymphoma
皮下结节　subcutaneous nodule
皮下囊肿　subcutaneous cyst
皮下气肿　subcutaneous emphysema
皮下型环状肉芽肿　subcutaneous granuloma annulare
皮下脂肪肉芽肿病　lipogranulomatosis subcutanea
皮下脂膜炎样 T 细胞淋巴瘤　subcutaneous panniculitis-like T cell lymphoma

皮下组织囊虫病　subcutaneous cysticercosis
皮 - 牙发育不良　cutis-dento dysplasia　［又称］皮肤 - 牙发育不良△
皮炎　dermatitis
皮样囊肿　dermoid cyst
皮脂缺乏症　asteatosis
皮脂腺癌　sebaceous gland carcinoma
皮脂腺瘤　sebaceoma
皮脂腺毛囊瘤　sebaceous trichofolliculoma
皮脂腺腺瘤　sebaceous adenoma
皮脂腺异位症　Fordyce's disease　［又称］福代斯病△, 异位皮脂腺△
皮脂腺增生　sebaceous gland hyperplasia
皮脂腺痣　sebaceous nevus
皮脂溢出　seborrhea　［又称］头皮皮脂溢△
铍及其化合物皮肤损伤　skin injury by beryllium and its compounds
铍肉芽肿　beryllium granuloma　［又称］皮肤铍肉芽肿△
脾梅毒　splenic syphilis
蜱叮咬　tick bite
偏瘤型界线类麻风　borderline lepromatous leprosy
胼胝　callus
嘌呤核苷磷酸化酶缺乏症　purine nucleoside phosphorylase deficiency
贫血痣　nevus anemicus　［又称］血量减少痣△
品他疹　pintid
平滑肌错构瘤　smooth muscle hamartoma
平滑肌肉瘤　leiomyosarcoma
蔔行疹　creeping eruption　［又称］蔔行性回状红斑△
葡萄酒色斑　port-wine stains
葡萄球菌性烫伤样皮肤综合征　staphylococcal scalded skin syndrome　［又称］新生儿剥脱性皮炎△, 葡萄球菌型中毒性表皮坏死松解症△
普拉德 - 威利综合征　Prader-Willi syndrome
普秃　alopecia universalis
脐部感染　umbilical infection
脐窝湿疹　umbilical fossa eczema
气球细胞痣　balloon cell nevus
气球状细胞黑素瘤　balloon cell melanoma
气性坏疽　gas gangrene
千足虫蜇伤　millepede sting
牵拉性脱发　traction alopecia　［又称］牵拉性秃发△
铅及其化合物皮肤损伤　skin injury by lead and its compounds
前庭大腺囊肿　Bartholin cyst
前庭大腺炎　bartholinitis
钱币状湿疹　nummular eczema　［又称］钱币状皮炎△
钱币状银屑病　psoriasis nummularis　［又称］斑块状银屑病△
钱币状掌跖角化病　keratosis palmoplantaris nummularis
钳甲　pincer nail　［又称］钳形甲△
潜伏梅毒　latent syphilis
潜蚤病　tungiasis　［曾称］沙蚤侵染*
浅表扩散性恶性黑素瘤　superficial spreading malignant melanoma
浅表扩散性原位恶性黑素瘤　superficial spreading malignant melanoma in situ
浅表型基底细胞癌　superficial basal cell carcinoma
浅表性单纯型大疱性表皮松解症　superficial simple epidermolysis bullosa　［又称］浅表型单纯性大疱性表皮松解症△
浅表血管黏液瘤　superficial angiomyxoma
浅表肢端纤维黏液瘤　superficial acral fibromyxoma
浅表脂肪瘤样痣　nevus lipomatosus superficialis
嵌甲　ingrown nail
腔口周围炎　periorificial dermatitis
切割伤　cutting injury
侵袭性恶性黑素瘤　invasive malignant melanoma
侵袭性曲霉病　invasive aspergillosis
侵袭性血管黏液瘤　aggressive angiomyxoma
侵袭性肢端乳头状腺瘤　invasive acral papillary adenoma
青斑样皮炎　livedoid dermatitis

青斑样血管病　livedoid vasculopathy　［又称］白色萎缩、青斑样血管炎△
青春期前痤疮　preadolescent acne
青少年春季疹　juvenile spring eruption
鲭亚目鱼中毒　scombroid poisoning
情绪性掌跖多汗症　emotional palmoplantar hyperhidrosis
丘疹坏死性结核疹　papulonecrotic tuberculid
丘疹型血管角化瘤　papular angiokeratoma
丘疹性血管增生　papular angioplasia
丘疹性荨麻疹　papular urticaria
丘疹紫癜性手套和短袜样综合征　papular purpuric gloves and socks syndrome
球孢子菌病　coccidioidomycosis
球孢子菌性脑膜炎　coccidioidal meningitis
球孢子菌性肉芽肿　coccidioidal granuloma
球拍状甲　racket nail
曲霉病　aspergillosis　［又称］曲霉菌病△　［曾称］曲菌病*
躯干疖　trunk furuncle
躯干皮肤恶性肿瘤　trunk cutaneous malignant tumor
躯干皮肤感染　trunk cutaneous infection
躯干皮肤良性肿瘤　trunk cutaneous benign tumor
躯干皮肤原位癌　trunk Bowen disease
躯干皮下囊肿　subcutaneous cyst of the trunk
去纤维蛋白综合征　defibrination syndrome
全白甲　leukonychia totalis
全垂体功能减退　total pituitary dysfunction　［又称］全垂体功能减退症△
全身偏侧萎缩　total hemiatrophy　［又称］偏侧萎缩 - 偏侧帕金森综合征△
全身性发疹性组织细胞瘤　generalized eruptive histiocytoma　［又称］泛发型发疹性组织细胞瘤△
全身性钙沉着症　calcinosis universalis
全身性瘙痒症　pruritus universalis
全身性血管瘤病　universal angiomatosis
全秃　alopecia totalis
颧部褐青色痣　nevus fusco-caeruleus zygomaticus
犬疥疮　canine scabies
缺铁性吞咽困难综合征　sideropenic dysphagia syndrome
缺血性筋膜炎　ischaemic fasciitis
雀斑　freckle
雀斑痣　lentigo
染发性皮炎　hair dye dermatitis　［又称］染发皮炎△
染料接触性皮炎　contact dermatitis due to dye
热带扁平苔藓　lichen planus tropicus
热带痤疮　tropical acne
热带减色斑　macular tropical hypochromia
热带溃疡　tropical ulcer
热性荨麻疹　heat urticaria
人工性痤疮　factitious acne
人工荨麻疹　urticaria factitia
人工银屑病　psoriasis factitia
人为皮炎　dermatitis factitia　［又称］人为性皮炎△
人为性脂膜炎　factitial panniculitis
人咬伤　human bite injury
韧带样瘤　ligament like tumor
妊娠合并滴虫性阴道炎　pregnancy combined with trichomonas vaginitis
妊娠合并干燥综合征　pregnancy combined with Sjögren syndrome
妊娠合并尖锐湿疣　pregnancy combined with condyloma acuminatum
妊娠合并淋病　pregnancy combined with gonorrhea
妊娠合并梅毒　pregnancy combined with syphilis
妊娠合并念珠菌性阴道炎　pregnancy complicated with candidal vaginitis
妊娠合并系统性红斑狼疮　pregnancy combined with systemic lupus

erythematosus

妊娠合并线状 IgM 皮病　pregnancy combined with linear IgM dermatosis　〔又称〕妊娠线状 IgM 皮病△

妊娠合并银屑病　pregnancy combined with psoriasis

妊娠期肝内胆汁淤积症　intrahepatic cholestasis of pregnancy, ICP

妊娠瘙痒性毛囊炎　pruritic folliculitis of pregnancy

妊娠瘙痒性荨麻疹性丘疹和斑块　pruritic urticarial papules and plaques of pregnancy

妊娠性类天疱疮　gestational pemphigoid　〔又称〕妊娠疱疹△

日光性皮炎　solar dermatitis　〔又称〕日光皮炎△

日光性弹性组织变性综合征　solar elastosis syndrome

日光性荨麻疹　solar urticaria

日晒伤　sunburn　〔又称〕晒斑△

溶剂类接触性皮炎　contact dermatitis due to solvent

溶血性分泌菌感染　hemolytic secreting bacteria infection

溶血性链球菌性坏疽　hemolytic streptococcal gangrene

融合性网状乳头瘤病　confluent and reticulate papillomatosis

肉芽肿　granuloma

肉芽肿性唇炎　granulomatous cheilitis, cheilitis granulomatosa

肉芽肿性酒渣鼻　granulomatous rosacea

肉芽肿性皮肤松弛症　granulomatous slack skin

肉芽肿性色素性紫癜性皮病　granulomatous pigmented purpuric dermatosis

肉样瘤样瘢痕　sarcoid scar　〔又称〕肉芽肿性瘢痕形成△

蠕形螨病　demodicidosis

乳房发育缺陷　breast developmental defect

乳房佩吉特病　mammary Paget disease　〔又称〕乳房 Paget 病△

乳房皮肤原位癌　breast Bowen disease　〔又称〕乳房原位癌△

乳房湿疹　breast eczema

乳房外佩吉特病　extramammary Paget disease　〔又称〕乳房外 Paget 病△

乳胶变态反应　latex allergy

乳头糜烂性腺瘤病　erosive adenomatosis

乳头乳晕角化过度病　hyperkeratosis of nipple and areola

乳头腺瘤　papillary adenoma

乳头状汗管囊腺癌　syringocystadenocarcinoma papilliferum

乳头状汗腺腺瘤　hidroadenoma papilliferum

乳头状小汗腺腺瘤　papillary eccrine adenomas

软骨外胚层发育不良　chondro ectodermal dysplasia　〔又称〕软骨外胚叶发育不良△

软骨脂肪瘤　chondroid lipoma, chondrolipoma

软化斑　malacoplakia

软甲　hapalonychia

软下疳　chancroid

软纤维瘤　soft fibroma　〔又称〕皮赘△

软组织感染　soft tissue infection

蚋叮咬　simulium bite

瑞尔黑变病　Riehl's melanosis　〔又称〕里尔黑变病△

塞扎里综合征　Sezary syndrome

三叉神经带状疱疹　trigeminal nerve herpes zoster

三叉神经营养性损害　trigeminal trophic lesion

三期鼻梅毒　tertiary nasal syphilis

三期扁桃体(舌)梅毒　tertiary amygdala (tongue) syphilis

三期肠梅毒　tertiary intestinal syphilis

三期胆囊梅毒　tertiary gallbladder syphilis

三期腭梅毒　tertiary palate syphilis

三期肺动脉梅毒　tertiary pulmonary artery syphilis

三期肝梅毒　tertiary liver syphilis

三期肛门梅毒　tertiary anal syphilis

三期睾丸梅毒　tertiary testicular syphilis

三期宫颈梅毒　tertiary cervical syphilis

三期巩膜梅毒　tertiary scleral syphilis

三期关节梅毒　tertiary joint syphilis

三期虹膜梅毒　tertiary iris syphilis

三期喉梅毒　tertiary laryngeal syphilis

三期呼吸道梅毒　tertiary respiratory syphilis

三期滑膜梅毒　tertiary synovial syphilis

三期会厌梅毒　tertiary epiglottis syphilis

三期肌梅毒　tertiary muscle syphilis

三期脊髓痨　tertiary tabes dorsalis

三期甲状腺梅毒　tertiary thyroid syphilis

三期腱鞘梅毒　tertiary tendon sheath syphilis

三期角膜梅毒　tertiary corneal syphilis

三期结肠梅毒　tertiary colon syphilis

三期结节性梅毒疹　tertiary nodular syphilid

三期结膜梅毒　tertiary conjunctivae syphilis

三期睫状体梅毒　tertiary ciliary body syphilis

三期晶状体梅毒　tertiary lens syphilis

三期精囊梅毒　tertiary seminal vesicle syphilis

三期精索梅毒　tertiary spermatic cord syphilis

三期口腔梅毒　tertiary oral syphilis

三期泪道梅毒　tertiary lacrimal duct syphilis

三期卵巢梅毒　tertiary ovarian syphilis

三期梅毒　tertiary syphilis

三期梅毒瘤　tertiary syphiloma

三期梅毒性白斑　tertiary syphilitic white spot

三期梅毒性玻璃体出血　tertiary syphilitic vitreous hemorrhage

三期梅毒性玻璃体混浊　tertiary syphilitic vitreous opacity

三期梅毒性动脉瘤　tertiary syphilitic aneurysm

三期梅毒性多神经病　tertiary syphilitic polyneuropathy

三期梅毒性二尖瓣狭窄　tertiary syphilitic mitral stenosis

三期梅毒性腹膜炎　tertiary syphilitic peritonitis

三期梅毒性巩膜外层炎　tertiary syphilitic episcleritis

三期梅毒性淋巴结炎　tertiary syphilitic lymphadenitis

三期梅毒性麻痹　tertiary syphilitic paralysis

三期梅毒性脉络膜视网膜炎　tertiary syphilitic chorioretinitis

三期梅毒性脑炎　tertiary syphilitic encephalitis　〔又称〕三期梅毒性脑膜炎△

三期梅毒性贫血　tertiary syphilitic anemia

三期梅毒性球后视神经炎　tertiary syphilitic retrobulbar optic neuritis

三期梅毒性肾盂肾炎　tertiary syphilitic pyelonephritis

三期内脏(腹部)梅毒　tertiary viscera (abdominal) syphilis

三期尿道梅毒　tertiary urethral syphilis

三期女阴梅毒　tertiary vulva syphilis

三期膀胱梅毒　tertiary bladder syphilis

三期气管梅毒　tertiary tracheal syphilis

三期前列腺梅毒　tertiary prostate syphilis

三期鞘膜梅毒　tertiary vaginalis syphilis

三期舌梅毒　tertiary tongue syphilis

三期神经梅毒　tertiary neurosyphilis

三期肾梅毒　tertiary renal syphilis

三期食管梅毒　tertiary esophageal syphilis

三期视网膜梅毒　tertiary retinal syphilis

三期输精管梅毒　tertiary vas deferens syphilis

三期输尿管梅毒　tertiary ureteral syphilis

三期胃梅毒　tertiary gastric syphilis

三期小肠梅毒　tertiary small intestine syphilis

三期胸膜梅毒　tertiary pleural syphilis

三期胸腺梅毒　tertiary thymic syphilis

三期悬雍垂穿孔性梅毒　tertiary uvula perforation syphilis

三期咽梅毒　tertiary pharyngeal syphilis

三期胰腺梅毒　tertiary pancreatic syphilis

三期阴茎梅毒　tertiary penis syphilis

三期阴囊梅毒　tertiary scrotum syphilis

三期支气管梅毒　tertiary bronchial syphilis

三期直肠梅毒　tertiary rectal syphilis

三期子宫梅毒　tertiary uterine syphilis

三期纵隔梅毒　tertiary mediastinal syphilis

桑毛虫皮炎　euproctis similis dermatitis

瘙痒症　pruritus

色氨酸代谢异常综合征　Hartnup syndrome

色汗症　chromhidrosis

色素分界线　pigment boundary

色素杆菌病　chromobacteriosis

色素失禁症　incontinentia pigmenti　[又称]色素失调症△

色素性扁平苔藓　lichen planus pigmentosus

色素性毛表皮痣　pigmented hairy epidermal nevus

色素性毛囊囊肿　pigmented follicular cyst

色素性玫瑰疹　roseola pigmentosa

色素性荨麻疹　uticaria pigmentosa

色素性痒疹　prurigo pigmentosa

色素性紫癜性皮病　pigmentary purpuric dermatosis　[又称]色素性紫癜性皮肤病△

色素性紫癜性苔藓样皮炎　pigmented purpuric lichenoid dermatitis

色素血管性斑痣性错构瘤病　phakomatosis pigmentovascularis

色素痣　pigmented nevus,nevocellular nevus　[又称]色痣△,痣细胞痣△,黑素细胞痣△

沙漠疮　desert sore

鲨鱼咬伤　shark bite

珊瑚割伤　coral cut

珊瑚皮炎　coral dermatitis

伤口蝇蛆病　wound myiasis

上皮样肉瘤　epithelioid sarcoma

上皮样细胞型恶性黑素瘤　epithelioid cell malignant melanoma

上皮样细胞组织细胞瘤　epithelioid cell histiocytoma

上皮样血管内皮瘤　epithelioid hemangioendothelioma

上皮样血管肉瘤　epithelioid angiosarcoma

上肢感染　upper extremity infection

上肢疖　upper limb furuncle

上肢痈　upper limb carbuncle

烧伤　burn

少汗症　hypohidrosis

少牙及甲发育不全　oligodontia with ungual dysplasia

舌炎　glossitis

蛇咬伤(无毒)　non-toxic snake bite

舍格伦-拉松综合征　Sjögren-Larsson syndrome

砷过敏性皮炎　allergic dermatitis by arsenic

砷及其化合物皮肤损伤　skin injury by arsenic and its compounds　[又称]砷及其化合物的毒性效应△

砷角化病　arsenical keratosis

砷中毒　arsenic poisoning

深部硬斑病　morphea profunda

深静脉血栓形成　deep venous thrombosis

深在性红斑狼疮　lupus erythematosus profundus

神经瘤　neuroma

神经毛囊错构瘤　nerve follicular hamartoma

神经梅毒　neurosyphilis　[又称]脑梅毒△

神经梅毒性动脉瘤　neurosyphilis aneurysm

神经皮肤黑变病　neurocutaneous melanosis

神经皮肤综合征　neurocutaneous syndrome

神经鞘瘤　neurilemmoma

神经鞘黏液瘤　nerve sheath myxoma

神经束膜瘤　perineurioma

神经肽性肢端感觉异常　neuropepidergic acral dysesthesia

神经痛性营养不良　algoneurodystrophy　[又称]痛性神经营养不良△

神经纤维瘤病　neurofibromatosis

神经纤维瘤病Ⅰ型　neurofibromatosis type Ⅰ

神经纤维瘤病Ⅱ型　neurofibromatosis type Ⅱ

神经性脱发　nerve alopecia

神经组织肿瘤　nervous tissue tumor

肾上腺梅毒合并皮质功能减退　adrenal syphilis with cortical dysfunction

肾上腺素能性荨麻疹　adrenergic urticaria

渗出性慢性单纯性糠疹　exudative chronic pityriasis simplex

生物素缺乏症　biotin deficiency　[又称]生物素与生物素酶缺乏症△

生长期头发松动　loose anagen hair

生长期脱发　anagen effluvium

生殖器疱疹　genital herpes

虱病　pediculosis

湿疹　eczema

湿疹样皮炎　eczematoid dermatitis

湿疹样紫癜　eczematoid purpura

石蜡瘤　paraffinoma

石棉状糠疹　pityriasis amiantacea

石油及其衍生物性皮病　dermatosis caused by petroleum and their derivatives

食物过敏反应　food-related allergic reaction　[又称]食物过敏症△

嗜毛囊性蕈样肉芽肿　folliculotropic mycosis fungoides,FMF　[又称]亲毛囊性蕈样肉芽肿△

嗜皮菌病　dermatophilosis

嗜酸细胞性蜂窝织炎　eosinophilic cellulitis

嗜酸性筋膜炎　eosinophilic fasciitis

嗜酸性粒细胞增多性皮炎　hypereosinophilic dermatitis　[又称]嗜酸性粒细胞增多性皮病△

嗜酸性粒细胞增多性血管淋巴样增生　angiolymphoid hyperplasia with eosinophilia　[又称]血管淋巴样增生伴嗜酸细胞增多△,伴嗜酸性粒细胞增多性血管淋巴样增生△

嗜酸性肉芽肿　eosinophilic granuloma　[又称]嗜酸细胞性淋巴肉芽肿△,嗜酸细胞肉芽肿△

嗜酸性血管炎　eosinophilic vasculitis

嗜酸性脂膜炎　eosinophilic panniculitis　[又称]嗜酸细胞性脂膜炎△

嗜血分枝杆菌皮肤感染　skin infection due to Mycobacterium haemophilum

嗜中性脂膜炎　neutrophilic panniculitis

手/足浅表性大疱性脓皮病　hand/foot superficial bullous pyoderma

手部疖　hand furuncle

手部痈　hand carbuncle

手皮肤感染　hand skin infection

手术后皮下瘘　postoperative subcutaneous fistula

手癣　tinea manum

手指挫伤伴指甲损伤　contusion of finger with damage to nail　[又称]手指挫伤伴有指甲损害△

手指感染　finger infection

手足皲裂　rhagadia manus and pedalis

手足口病　hand-foot-mouth disease

手足口病(重症)　hand-foot-mouth disease(severe)　[又称]重症手足口病△

输血反应　transfusion reaction

鼠咬热　rat-bite fever

鼠咬伤　rat-bite wound

鼠疫　plague

鼠疫菌病　plague disease　[又称]耶尔森菌病△

树胶肿性神经梅毒　gummatous neurosyphilis　[又称]梅毒性树胶样肿△

双行睫毛淋巴水肿综合征　distichiasis-lymphoedema syndrome

水痘　varicella

水痘性肺炎　varicella pneumonia　[又称]水痘肺炎△

水痘性脑膜炎　varicella meningitis　[又称]水痘脑膜炎△

水痘性脑炎　varicella encephalitis　[又称]水痘脑炎△

水疱性远端指炎　blistering distal dactylitis

水痛症　aquadynia

水源性瘙痒症　aquagenic pruritus

水源性水痛症　aquagenic aquadynia

水源性荨麻疹　aquagenic urticaria

水蛭咬伤　leech bite

丝虫病　filariasis

丝状疣　filiform wart

斯蒂克勒综合征　Stickler syndrome

斯帕拉格 - 塔佩纳综合征　Spanlang-Tappeiner syndrome

斯皮茨痣　Spitz nevus　［又称］Spitz 痣△,斯皮茨痣样黑素瘤△,良性幼年黑素瘤△

斯特赖克 - 哈尔贝森综合征　Stryker-Halbeisen syndrome

松毛虫皮炎　dendrolimus dermatitis

粟丘疹　milium

塑料变应性接触性皮炎　allergic contact dermatitis due to plastics

酸烧伤　acid burn

髓性多汗症　myeloid hyperhidrosis

梭形细胞型恶性黑素瘤　spindle cell type malignant melanoma

梭形细胞血管内皮瘤　spindle cell hemangioendothelioma

梭形细胞脂肪瘤　spindle cell lipoma

梭状芽孢杆菌厌氧性蜂窝织炎　clostridial anaerobic cellulitis

塔纳痘病毒病　Tanapox virus disease

胎传梅毒合并脊髓病　congenital syphilis complicated with tabes dorsalis

胎传梅毒瘤　congenital syphilitic gumma

胎传梅毒性麻痹　congenital syphilitic paralysis

胎传梅毒性黏膜斑　congenital syphilitic mucosa spot

胎传梅毒性树胶肿　congenital syphilitic gumma

胎传梅毒性天疱疮　congenital syphilitic pemphigus

胎传梅毒疹　congenital syphilis rash

胎传脑脊膜血管梅毒　congenital meningovascular syphilis

胎儿酒精综合征　fetal alcohol syndrome

胎毛存留　lanugo retention

苔藓淀粉样变性　lichenoid amyloidosis　［又称］苔藓样淀粉样变性△

苔藓样糠疹　pityriasis lichenoides

苔藓样念珠状疹　morbus moniliformis lichenoides

苔藓样疹型药疹　lichenoid drug eruption　［又称］苔藓样药物反应△

太田痣　nevus of Ota

弹性纤维瘤　elastofibroma

弹性痣　nevus elasticus

炭疽　anthrax

糖尿病性潮红　diabetic rubeosis

糖尿病性感染　diabetic infection

糖尿病性黄瘤　diabetic xanthoma

糖尿病性类脂质渐进性坏死　necrobiosis lipoidica diabeticorum

糖尿病性皮肤病　diabetic dermatopathy

糖尿病性皮肤增厚　diabetic thick skin

糖尿病性瘙痒　diabetic pruritus

糖尿病性神经病变　diabetic neuropathy　［又称］糖尿病神经病变△

糖尿病性手关节病　diabetic hand joint disease

糖尿病性微血管病　diabetic microangiopathy

糖尿病性血管病　diabetic vascular disease　［又称］糖尿病伴周围血管病变△

糖尿病性硬肿病　diabetic scleroderma

糖皮质激素后脂膜炎　poststeroid panniculitis

糖皮质激素局部注射引起的皮肤萎缩　skin atrophy caused by local injection of glucocorticoid

糖皮质激素依赖性皮炎　topical corticosteroid dependent dermatitis, corticosteroid addictive dermatitis　［又称］激素依赖性皮炎△

糖皮质激素紫癜　glucocorticoid purpura

套叠性脆发病　trichorrhexis invaginata　［又称］套叠性脆发症△

特发性 CD4+ 淋巴细胞减少症　idiopathic CD4+ lymphocytopenia

特发性迟发性免疫球蛋白缺乏症　idiopathic delayed immunoglobulin deficiency

特发性滴状色素减少症　idiopathic guttate hypomelanosis

特发性多发性斑状色素沉着症　pigmentation macularis multiplex idiophathia

特发性血小板减少性紫癜　idiopathic thrombocytopenic purpura

特发性荨麻疹　idiopathic urticaria

特发性阴囊钙沉着症　idiopathic scrotal calcinosis

特发性周期性水肿　idiopathic cyclic edema

特里甲　Terry's nail

特纳综合征　Turner syndrome

特应性皮炎　atopic dermatitis

特应性皮炎(轻度)　atopic dermatitis(mild)

特应性皮炎(中重度)　atopic dermatitis(moderate to severe)

疼痛性脂肪疝　painful fat herniation

剔甲癖　onychotillomania

体虱　body louse

体癣　tinea corporis

天冬氨酰葡萄糖胺尿症　aspartylglucosaminuria

天花　smallpox

天蓝甲半月　azure lunulae

天疱疮　pemphigus

天青杀素 -ANCA 阳性坏疽性脓皮病　pyoderma gangrenosum associated with novel antineutrophil cytoplasmic antibody(ANCA) to azurocidin

条纹状汗孔角化病　striate porokeratosis

条纹状掌跖角化病　striate palmoplantar keratoderma

铁缺乏症　iron deficiency

同型胱氨酸尿症　homocystinuria

同种异质移植型卡波西肉瘤　Kaposi sarcoma of allogeneic transplantation

铜绿假单胞菌感染　pseudomonas aeruginosa infection

铜绿假单胞菌毛囊炎　pseudomonas aeruginosa folliculitis

铜绿假单胞菌外耳道炎　pseudomonas aeruginosa external otitis

铜绿假单胞菌趾蹼感染　pseudomonas toe web infection

痛风　gout

痛风性脂膜炎　gouty panniculitis

痛觉过敏　hyperalgesia

痛性肥胖病　adiposis dolorosa,Dercum's disease　［又称］痛性肥胖症△,痛性脂肪病△,德尔肯病△

痛性脂肿综合征　painful lipedema syndrome

头部疖　head furuncle

头部毛囊周围炎　perifolliculitis of bead　［又称］脓肿性头部毛囊周围炎△

头部脓肿穿掘性毛囊周围炎　perifolliculitis capitis abscedens et suffodiens　［又称］脓肿性穿掘性头部毛囊周围炎△,脓肿性头部毛囊周围炎△

头部皮肤脓肿　head abscess

头部痈　head carbuncle

头部扁平苔藓　lichen planus of scalp

头皮糠疹　pityriasis capitis

头皮糜烂脓疱性皮病　erosive pustular dermatosis of scalp　［又称］头皮糜烂性脓疱性皮肤病△

头皮银屑病　scalp psoriasis

头虱　pediculosis capitis

头癣　tinea capitis

透明丝孢霉病　hyalohyphomycosis

透明细胞汗腺癌　clear cell sweat gland carcinoma

透明细胞汗腺瘤　clear cell hidradenoma　［又称］结节性汗腺瘤△

透明细胞黑素瘤　clear cell melanoma

透明细胞棘皮瘤　clear cell acanthoma

秃发伴丘疹性损害　alopecia with papular lesion　［又称］毛发缺乏伴丘疹性病损综合征△

秃发性棘状毛囊角化病　keratosis follicularis spinosa decalvans　［又称］脱发性小棘毛囊角化病△

秃发性毛囊炎　folliculitis decalvans　［又称］脱发性毛囊炎△

图雷恩多发角化病　polykeratosis of Touraine

腿部疖　leg furuncle

腿部痈　leg carbuncle

臀部蜂窝织炎　gluteal cellulitis

臀部脓肿　gluteal abscess

臀部皮肤恶性肿瘤　gluteal cutaneous malignant tumor

脱发　alopecia

脱屑性红皮病　erythroderma desquamativum

瓦特森综合征　Watson syndrome

外胚层发育不良伴白内障及听力缺陷　ectodermal dysplasia with cataract and hearing defect

外胚层发育不良伴扭发及并指　ectodermal dysplasia with twisted hair and syndactyl

外伤性表皮囊肿　traumatic epidermal cyst

外伤性皮下气肿　traumatic subcutaneous emphysema

外伤性脂肪坏死　traumatic fat necrosis

外阴瘢痕　scarring of vulva　［又称]会阴部瘢痕△

外阴黑色素痣　vulval pigmented nevus

外阴尖锐湿疣　vulval condyloma acuminatum

外阴湿疹　vulval eczema

外阴血管瘤　vulval hemangioma

外阴 - 阴道 - 牙龈综合征　vulvo-vaginal-gingival syndrome

外阴脂肪瘤　vulval lipoma

外源性光感性皮炎　exogenous photosensitizing dermatitis

外源性褐黄病　exogenous ochronosis

外源性色素沉着　exogenous pigmentation

晚期骨梅毒　late osseous syphilis

晚期骨膜梅毒　late periosteum syphilis

晚期皮肤梅毒　late cutaneous syphilis

晚期品他　late pinta　［又称]品他晚期损害△

晚期潜伏梅毒　late latent syphilis

晚期胎传梅毒性动脉瘤　late congenital syphilitic aneurysm

晚期胎传梅毒性多神经病　late congenital syphilitic polyneuropathy

晚期胎传梅毒性骨软骨病　late congenital syphilitic osteochondrosis

晚期胎传梅毒性关节病　late congenital syphilitic arthropathy

晚期胎传梅毒性间质性角膜炎　late congenital syphilitic interstitial keratitis

晚期胎传梅毒性脉络膜视网膜炎　late congenital syphilitic chorioretinitis

晚期胎传梅毒性脑膜炎　late congenital syphilitic meningitis

晚期胎传梅毒性脑炎　late congenital syphilitic encephalitis

晚期胎传潜伏梅毒　late congenital latent syphilis　［又称]晚期先天潜伏梅毒△

晚期胎传神经梅毒　late congenital neurosyphilis

晚期胎传心血管梅毒　late congenital cardiovascular syphilis

腕部蜂窝织炎　cellulitis of wrist　［又称]腕窝织炎△

网状红瘢性毛囊炎　folliculitis ulerythematosa reticulata

网状青斑　livedo reticularis

网状色素性皮病　dermatopathia pigmentosa reticularis

网状血管内皮瘤　retiform hemangioendothelioma

网状组织细胞瘤　reticulohistiocytoma

网状组织细胞肉芽肿　reticulohistiocytic granuloma

威斯科特 - 奥尔德里奇综合征　Wiskott-Aldrich syndrome

微波烧伤　microwave burn

微静脉血管瘤　microvenular hemangioma

微囊肿附属器癌　microcystic adnexal carcinoma

韦格纳肉芽肿病　Wegener granulomatosis　［又称]韦氏肉芽肿病△

围裙样湿疹　apron eczema

维生素 A 过多症　hypervitaminosis A

维生素 A 缺乏伴毛囊角化病　hypovitaminosis A with keratosis follicularis

维生素 A 缺乏伴皮肤干燥病　hypovitaminosis A with xeroderma　［又称]维生素 A 缺乏合并皮肤干燥病△

维生素 A 缺乏症　vitamin A deficiency

维生素 B₁ 缺乏症　vitamin B₁ deficiency

维生素 B₁₂ 缺乏症　vitamin B₁₂ deficiency

维生素 B₆ 过多症　hypervitaminosis B₆

维生素 B₆ 缺乏症　vitamin B₆ deficiency

维生素 C 缺乏症　vitamin C deficiency

维生素 D 过多症　hypervitaminosis D

维生素 D 缺乏症　vitamin D deficiency　［又称]维生素 D 不足△

维生素 E 缺乏症　vitamin E deficiency　［又称]维生素 E 缺乏病△

维生素 K 缺乏症　vitamin K deficiency

维生素缺乏症　vitamin deficiency

萎缩纹　striae atrophicae

萎缩性毛发角化病　keratosis pilaris atrophicans

未定类麻风　indeterminate leprosy

未定类细胞组织细胞增生症　indeterminate cell histiocytosis　［又称]未定类组织细胞增生症△

味觉性出汗综合征　gustatory sweating syndrome

味觉性流泪　gustatory lacrimation

胃肠型荨麻疹　gastrointestinal urticaria

文身　tattoo

纹眉　tattoo of eyebrow

蚊叮咬　mosquito bite

涡纹状神经纤维瘤　storiform neurofibroma

窝状角质松解症　pitted keratolysis

无毒昆虫咬伤　non-toxic insect bite

无汗性外胚层发育不良　anhidrotic ectodermal dysplasia

无汗性外胚层发育异常并发淋巴水肿及免疫缺陷病　anhidrotic ectodermal dysplasia accompanied with lymphedema and immunodeficiency disease

无汗症　anhidrosis

无肌病皮肌炎　amyopathic dermatomyositis　［又称]无肌病性皮肌炎△

无色素性痣　achromic naevus　［又称]无色素痣△

无萎缩脱毛性毛囊角化病　keratosis pilaris decalvans non-atrophicans

无疹性带状疱疹　zoster sine eruptione

无症状 HIV 感染状态　asymptomatic HIV carrier

无症状神经梅毒　asymptomatic neurosyphilis

蜈蚣蜇伤　centipede bite　［又称]蜈蚣咬伤△

五色白癜风　pentachrome vitiligo

西门子大疱性鱼鳞病　ichthyosis bullosa of Siemens

西尼罗热　West Nile fever

西瓦特皮肤异色病　Civatte poikiloderma

吸吮水疱　sucking blister

吸烟斑　smoker's patch

蜥蜴咬伤　lizard bite

习惯性抽动　habitual tic

席纹状胶原瘤　storiform collagenoma

系统性多中心成脂肪细胞增生病　systemic multicenter lipoblast proliferation

系统性红斑狼疮　systemic lupus erythematosus

系统性接触性皮炎　systemic contact dermatitis

系统性念珠菌病　systemic candidiasis

系统性轻链型淀粉样变性　systemic light chain amyloidosis

系统性弹性组织溶解性肉芽肿病　systemic elastolytic granulomatosis

系统性透明变性病　systemic hyalinosis

系统性芽生菌病　systemic blastomycosis

系统性硬皮病　systemic scleroderma

细胞内分枝杆菌皮肤感染　intracellular mycobacterium skin infection

细胞性血管纤维瘤　cellular angiofibroma

细菌性毛囊炎　bacterial folliculitis

细菌性协同性坏疽　bacterial synergetic gangrene　［又称]手术后进行性协同性坏疽△，Meleney 协同性坏疽△，慢性潜行性隧道性溃疡△，几何图形侵蚀溃疡△

细菌性阴道病　bacterial vaginosis　［又称]细菌性阴道炎△

下疳样脓皮病　chancriform pyoderma

下颌骨颜面发育不全　mandibulofacial dysostosis　［又称]下颌面骨发育不全△

下丘脑性多汗症　hypothalamic hyperhidrosis

下肢溃疡　lower limb ulcer

下肢皮肤感染　lower limb cutaneous infection

下肢软组织感染　lower limb soft tissue infection

夏季痤疮　acne aestivalis

夏季皮炎　dermatitis aestivalis

夏季瘙痒症　pruritus aestivalis

先天头皮缺乏伴表皮痣　congenital scalp defect with epidermal nevus

先天性白甲　congenital leukonychia

先天性杵状甲　congenital hippocratic nail

先天性脆甲　congenital onychorrhexis

先天性毳毛增多症　congenital hypertrichosis lanuginose ［又称］先天性毳毛性多毛症△，先天性毳毛过多△

先天性多发性血管瘤病　congenital multiple hemangiomatosis

先天性耳前瘘　congenital preauricular fistula ［又称］先天性耳前瘘管△，先天性耳瘘△

先天性反甲　congenital koilonychia

先天性泛发性纤维瘤病　congenital generalized fibromatosis ［又称］多发性神经纤维瘤病△

先天性非大疱性鱼鳞病样红皮病　non bullous congenital ichthyosiform erythroderma ［又称］先天性非大疱鱼鳞病样红皮病△

先天性风疹综合征　congenital rubella syndrome

先天性黑棘皮病　congenital acanthosis nigricans

先天性红细胞生成性卟啉病　congenital erythropoietic porphyria

先天性厚甲Ⅰ型　pachyonychia congenita type Ⅰ

先天性厚甲Ⅱ型　pachyonychia congenita type Ⅱ

先天性厚甲Ⅲ型　pachyonychia congenita type Ⅲ

先天性厚甲Ⅳ型　pachyonychia congenita type Ⅳ

先天性灰发　congenital grey hair

先天性甲肥厚　pachyonychia congenita

先天性角化不良　dyskeratosis congenita ［又称］先天性角化不良症△

先天性局限性多毛症　congenital localized hypertrichosis

先天性毛细血管扩张性大理石样皮肤　cutis marmorata telangiectatica congenita

先天性眉部瘢痕性红斑　congenital ulerythema ophryogenes

先天性梅毒牙　congenital syphilis teeth ［又称］桑套状磨牙△，桑裁齿△

先天性皮肤发育不全　congenital skin defect ［又称］先天性皮肤缺乏△

先天性皮肤念珠菌病　congenital cutaneous candidiasis

先天性皮肤异色病　poikiloderma congenitale

先天性偏侧发育不良伴鱼鳞病样红皮病及肢体缺陷综合征　CHILD syndrome ［又称］CHILD 综合征△

先天性少汗症伴神经性迷路炎　congenital hypohidrosis with neurogenic labyrinthitis

先天性少毛症　congenital hypotrichosis

先天性示指甲发育不良　congenital onychodysplasia of the index finger

先天性外胚层发育不良　congenital ectodermal dysplasia

先天性无丙种球蛋白血症　congenital agammaglobulinemia

先天性无痛症　congenital analgesia，congenital absence of pain

先天性下唇瘘　congenital fistula the lower lip

先天性痣　congenital nevus

先天性自愈性网状组织细胞增生症　congenital seif-healing reticulohistiocytosis

纤维瘤病　fibromatosis

纤维毛囊瘤　fibrous hair follicle tumor

纤维肉瘤　fibrosarcoma

纤维上皮瘤　fibroepithelioma

纤维组织细胞性脂肪瘤　fibrohistiocytic lipoma

鲜红斑痣　nevus flammeus

显微镜下多血管炎　microscopic polyangiitis

显性营养不良型大疱性表皮松解症　dominant dystrophic epidermolysis bullosa

显著性下唇动脉　prominent inferior labial artery

限制性皮病　limited skin disease ［又称］致死性限制性皮肤病△

线状 IgA 大疱性皮病　linear IgA bullous dermatosis ［又称］IgA 线状大疱病△

线状扁平苔藓　lichen planus linearis

线状和旋涡状痣样过度黑色素沉着病　linear and whorled nevoid hypermelanosis

线状苔藓　lichen striatus

线状硬皮病　linear scleroderma

腺苷酸脱氨酶缺乏症　adenosine deaminase deficiency ［又称］腺苷脱氨基酶缺陷△，腺苷脱氨酶缺陷△

腺性唇炎　cheilitis glandularis

腺样基底细胞癌　adenoid basal cell carcinoma

镶嵌疣　mosaic wart

向表皮转移性黑素瘤　epidermotropic metastatic melanoma

项部菱形皮肤　cutis rhomboidalis nuchae

小斑块型副银屑病　small plaque parapsoriasis ［又称］小斑块副银屑病△

小汗腺导管癌　eccrine ductal carcinoma

小汗腺汗孔癌　eccrine porocarcinoma

小汗腺汗孔瘤　eccrine poroma

小汗腺汗囊瘤　eccrine hidrocystoma

小汗腺螺旋腺癌　eccrine spiradenocarcinoma

小汗腺螺旋腺瘤　eccrine spiradenoma

小汗腺血管瘤样错构瘤　eccrine angiomatous hamartoma

小汗腺痣　eccrine nevus

小棘毛壅病　trichostasis spinulosa

小棘苔藓　lichen spinulosus

小甲　micronychia

小螺菌型鼠咬热　spirillum minus rat bite fever

小腿静脉性溃疡　venous ulceration of legs

小腿慢性毛囊炎　chronic folliculitis of legs

小腿湿疹　legs eczema

小细胞黑素瘤　small cell melanoma

心 - 面 - 皮肤综合征　cardiofaciocutaneous syndrome

心血管梅毒　cardiovascular syphilis

心血管梅毒瘤　cardiovascular gumma

心血管梅毒性树胶肿　cardiovascular syphilitic gumma

新生儿大疱性脓疱疮　bullous impetigo of newborn

新生儿附属器息肉　adnexal polyp of neonatal skin

新生儿红斑　neonatal erythema

新生儿红斑狼疮　neonatal lupus erythematosus ［又称］新生儿系统性红斑狼疮△

新生儿脓疱疮　impetigo neonatorum

新生儿疱疹　neonatal herpes

新生儿皮肤感染　neonatal skin infection

新生儿皮下坏疽　neonatal subcutaneous gangrene

新生儿皮下脂肪坏死　adiponecrosis subcutanea neonatorum

新生儿水痘　neonatal varicella

新生儿水肿　edema neonatorum

新生儿硬化病　sclerema neonatorum

新生儿暂时性大疱性表皮松解症　transient bullous dermolysis of newborn

新生儿暂时性低丙种球蛋白血症　transient hypogammaglobulinemia of infancy

新生儿暂时性脓疱性黑变病　transient neonatal pustular melanosis

新生儿暂时性萎缩性回状红斑　erythema gyratum atrophicans transiens neonatorum

新生儿紫癜　purpura of newborn

星状自发性假瘢　stellate spontaneous pseudoscars

猩红热　scarlet fever

猩红热样红斑　scarlatiniform erythema

性病性淋巴肉芽肿　venereal lymphogranuloma ［又称］衣原体(性病性)淋巴肉芽肿△

性连锁鱼鳞病　sex-linked ichthyosis

胸部放线菌病　thoracic actinomycosis

胸腹壁血栓性静脉炎　thoracoepigastric thrombophlebitis

胸腺囊肿　thymic cyst

雄激素性秃发　androgenetic alopecia

雄激素依赖综合征　androgen-dependent syndrome

休里茨综合征　Huriez syndrome

休止期脱发　telogen effluvium

须部假性毛囊炎　pseudofolliculitis barbae

须癣　tinea barbae

旋毛虫病　trichinelliasis

选择性 IgA 缺乏症　selective IgA deficiency　［又称］选择性 IgA 缺陷△

癣菌性肉芽肿　dermatophytic granuloma

癣菌疹　dermatophytids

血管骨肥大综合征　angio-osteohypertrophy syndrome

血管角化瘤　angiokeratoma

血管紧张素转换酶抑制剂所致血管性水肿　angioedema caused by ACEI　［又称］ACEI 所致血管性水肿△

血管瘤　hemangioma

血管瘤血小板减少综合征　hemangioma thrombocytopenia syndrome，Kasabach-Merritt syndrome，KMS

血管梅毒　vascular syphilis

血管内大 B 细胞淋巴瘤　intravascular large B cell lymphoma

血管内皮瘤病　angioendotheliomatosis

血管内乳头状血管内皮瘤　endovascular papillary angioendothelioma

血管内压增高性紫癜　purpura due to raised intravascular pressure

血管球瘤　glomus tumor

血管外皮细胞瘤　hemangiopericytoma

血管萎缩性皮肤异色病　poikiloderma vasculare atrophicans

血管性水肿　angioedema

血管性水肿型药疹　angioedema type drug eruption

血管脂肪瘤　angiolipoma

血汗症　hematidrosis

血栓闭塞性脉管炎　thromboangiitis obliterans，Buerger disease　［又称］闭塞性血栓性脉管炎△，Buerger 病△，血栓闭塞性血管炎△

血栓形成后综合征　post thrombotic syndrome

血栓性静脉炎　thrombophlebitis

血栓性血小板减少性紫癜　thrombotic thrombocytopenic purpura

血小板减少性紫癜　thrombocytopenic purpura

寻常痤疮　acne vulgaris

寻常狼疮　lupus vulgaris　［又称］寻常性狼疮△

寻常疣　verruca vulgaris

荨麻疹　urticaria

荨麻疹型药疹　urticarial drug eruption

荨麻疹性血管炎　urticarial vasculitis

压疮　pressure sore　［又称］褥疮△

压力性荨麻疹　pressure urticaria　［又称］压迫性荨麻疹△

压力性脂膜炎　pressure panniculitis

牙 - 甲发育不全伴秃发　odonto-ungual dysplasia with alopecia

牙 - 甲 - 皮肤发育不良　odonto-onycho-dermal dysplasia　［又称］毛 - 牙 - 甲 - 皮综合征△

牙 - 毛 - 甲 - 指 - 掌综合征　odonto-tricho-ungual-digital-palmar syndrome

牙龈瘤　epulis

牙龈纤维瘤病 - 多毛综合征　gingival fibromatosis and hypertrichosis syndrome　［又称］牙龈纤维瘤病 - 多毛症△

芽生菌病　blastomycosis

芽生菌病样脓皮病　blastomycosis-like pyoderma

亚急性泛发性扁平苔藓　subacute generalized lichen planus

亚急性结节性游走性脂膜炎　subacute nodular migratory panniculitis

亚急性皮肤红斑狼疮　subacute cutaneous lupus erythematosus

延迟性急性刺激性接触性皮炎　delayed acute irritant contact dermatitis

岩藻糖苷贮积病　fucosidosis　［又称］岩藻糖苷贮积症△，岩藻糖苷沉积症△

炎症线状疣状表皮痣　inflammatory linear verrucose epidermal nevus　［又称］线性炎症疣状表皮痣△

炎症后白斑症　postinflammatory leukoderma

炎症后色素沉着　postinflammatory hyperpigmentation

颜面粟粒性狼疮　lupus miliaris faciei　［又称］颜面播散性粟粒性狼疮△

颜面再发性皮炎　facial recurrent dermatitis

眼部真菌病　ocular fungal disease

眼带状疱疹　herpes zoster ophthalmicus

眼睑皮肤松弛症　blepharochalasis　［又称］眼睑松弛症△

眼梅毒　ocular syphilis

眼脑皮肤综合征　oculo-cerebro-cutaneous syndrome

眼皮肤白化病　oculocutaneous albinism

眼皮肤白化病Ⅰ型　oculocutaneous albinism type Ⅰ

眼皮肤白化病Ⅱ型　oculocutaneous albinism type Ⅱ

眼皮肤白化病Ⅲ型　oculocutaneous albinism type Ⅲ

眼皮肤白化病Ⅳ型　oculocutaneous albinism type Ⅳ

眼皮肤白化病Ⅴ型　oculocutaneous albinism type Ⅴ

眼 - 皮肤 - 耳综合征　Alezzandrini syndrome

眼皮痣　eyelid mole

眼蝇蛆病　ocular myiasis

咽鼓管梅毒　eustachian tube syphilis

咽喉疣　throat wart

羊痘　orf

羊毛状发　woolly hair

羊毛状发痣　woolly hair nevus

痒点　itchy points

痒疹　prurigo

痒疹型营养不良型大疱性表皮松解症　prurigo dystrophic epidermolysis bullosa

恙螨皮炎　trombiculosis

咬甲癖　onychophagia

药物超敏综合征　drug hypersensitivity syndrome　［又称］药物超敏反应综合征△

药物过敏　drug allergy

药物或化学物质诱发的色素沉着　drug or chemical substance-induced hyperpigmentation

药物热　drug fever

药物性红斑　drug-induced erythema

药物性假淋巴瘤　drug-induced pseudolymphoma

药物性天疱疮　drug-induced pemphigus

药物性血管炎　drug-induced vasculitis

药物性脂膜炎　drug-induced panniculitis

药物性紫癜　drug purpura

药疹　drug eruption　［又称］药物性皮炎△

叶酸缺乏症　folic acid deficiency

夜盲症　nyctalopia

液化性脂膜炎　liquefying panniculitis

腋毛癣　trichomycosis axillaris

腋窝颗粒状角化不全症　axillary granular parakeratosis

一期梅毒　primary syphilis

一期生殖器梅毒　primary genital syphilis

伊藤痣　nevus of Ito，Ito's nevus

衣原体性附睾炎　chlamydial epididymitis

衣原体性睾丸炎　chlamydial orchitis

衣原体性宫颈炎　chlamydial cervicitis

衣原体性膀胱炎　chlamydial cystitis

衣原体性盆腔炎　chlamydial pelvic inflammatory disease

衣原体性输卵管炎　chlamydial salpingitis

衣原体性咽炎　chlamydial pharyngitis

衣原体性阴道炎　chlamydial vaginitis

衣原体性直肠炎　chlamydial proctitis

医源性与创伤性皮肤钙沉着症　iatrogenic and traumatic calcinosis cutis

胰岛素性脂肪营养不良　insulin lipodystrophy　［又称］胰岛素性脂肪萎缩△

胰高血糖素瘤综合征　glucagonoma syndrome　［又称］高血糖素瘤△

移植物抗宿主病　graft versus-host disease

遗传性半透明丘疹性肢端角化病　hereditary papulatranslucent acrokeratoderma

遗传性出血性毛细血管扩张症　hereditary hemorrhagic telangiectasis

遗传性对称性色素异常症　dyschromatosis symmetrica hereditaria　［又称］Dohi 肢端色素沉着症△

遗传性多发性外生骨疣　hereditary multiple exostoses　［又称］爱唐综合征△,外耳道外生骨疣△

遗传性粪卟啉病　hereditary coproporphyria　［又称］遍性性粪卟啉症△

遗传性家族性荨麻疹综合征　hereditary familial urticaria syndrome

遗传性甲畸形　hereditary nail deformity

遗传性进行性黏蛋白性组织细胞增生症　hereditary progressive mucinous histiocytosis

遗传性局限性瘙痒症　hereditary localized pruritus

遗传性良性上皮内角化不良病　hereditary benign intraepithelial dyskeratosis

遗传性淋巴水肿　hereditary lymphedema

遗传性眉毛变异　hereditary variation of eyebrows

遗传性黏膜上皮发育不良　hereditary mucosal epithelial dysplasia

遗传性血管性水肿　hereditary angioedema

遗传性羊毛状发　hereditary woolly hair

遗传性硬化性皮肤异色病　hereditary sclerosing poikiloderma　［又称］遗传性硬化性皮肤异色症疲劳型△

遗传性掌跖角化病　hereditary palmoplantar keratoderma　［又称］遗传性掌跖角皮病△,Gamborg-Nielsen 型△

蚁蜇伤　ant sting

异色性皮肌炎　poikilodermatomyositis

异位促肾上腺皮质激素综合征　ectopic ACTH syndrome

异位甲　ectopic nail

异物反应　foreign body reaction

异物肉芽肿　foreign body granuloma

易挫伤综合征　easy bruising syndrome

意外粉粒沉着病　accidental tattoos

翼状胬肉综合征　pterygium syndrome

阴道和尿道蝇蛆病　urethral and vaginal myiasis

阴茎海绵体硬结症　plastic induration penis

阴茎结核疹　penis tuberculid

阴茎淋球菌性淋巴管炎　penis gonococcal lymphangitis

阴茎纤维瘤病　penile fibromatosis

阴茎硬化性淋巴管炎　sclerosing lymphangitis of the penis

阴茎中线囊肿　median raphe cyst of the penis

阴毛稀少综合征　sparse pubic syndrome

阴囊瘙痒症　pruritus scroti

阴囊湿疹　scrotal eczema

阴囊血管角化瘤　angiokeratoma of the scrotum

阴虱　crab louse

阴虱病　pediculosis pubis

银屑病　psoriasis　［又称］牛皮癣△

银屑病甲 - 皮肤肥厚 - 骨膜炎　psoriatic nail-skin hypertrophy periostitis

隐翅虫皮炎　paederus dermatitis

隐球菌病　cryptococcosis

隐性雅司　recessive yaws　［又称］潜伏性雅司△

隐性营养不良型大疱性表皮松解症　epidermolysis bullosa dystrophic recessive

印戒细胞黑素瘤　signet ring cell melanoma

婴儿痤疮　infantile acne

婴儿腹部远心性脂肪营养不良　lipodystrophia centrifugalis abdominalis infantilis

婴儿肛周锥状突起　infantile pyramidal perineal protrusion

婴儿坏疽性皮炎　dermatitis gangrenosa infantum

婴儿肌纤维瘤病　infantile myofibromatosis

婴儿急性出血性水肿　infantile acute hemorrhagic edema

婴儿僵直皮肤综合征　infantile stiff skin syndrome

婴儿皮肤黏蛋白病　cutaneous mucinosis of infancy

婴儿色素性神经外胚叶肿瘤　melanotic neuroectodermal tumor of infancy

婴儿湿疹　infantile eczema

婴儿苔藓　strophulus

婴儿臀部肉芽肿　granuloma gluteale infantum

婴儿纤维性错构瘤　fibrous hamartoma of infancy

婴儿血管瘤　infantile hemangioma

婴儿肢端脓疱病　acropustolosis of infancy

婴儿脂溢性皮炎　infantile seborrheic dermatitis

鹦鹉热　psittacosis　［又称］鹦鹉热衣原体感染△

营养不良型大疱性表皮松解症　dystrophic epidermolysis bullosa　［又称］营养不良性大疱性表皮松解症△

营养不良性钙沉着症　dystrophic calcinosis

蝇蛆病　myiasis

硬斑病样或纤维化型基底细胞癌　morphea-like or fibrosis type of basal cell carcinoma

硬红斑　erythema induratum

硬化萎缩性苔藓　lichen sclerosus et atrophicus,white spot disease　［曾称］白点病*

硬化性纤维瘤　sclerosing fibroma

硬化性血管瘤　sclerosing hemangiomas

硬化性脂肪肉芽肿　sclerosing lipogranuloma

硬化性脂膜炎　sclerosing panniculitis

硬结性痤疮　acne indurata

硬皮病　scleroderma

硬肿病　scleredema

痈　carbuncle

油痤疮　oil acne

疣　verruca

疣状癌　verrucous carcinoma

疣状表皮发育不良　epidermodysplasia verruciformis

疣状穿通性胶原瘤　collagenoma perforans verruciforme

疣状红斑狼疮　verucous lupus erythematosus　［又称］肥厚性或疣状红斑狼疮△

疣状黄瘤　verruciform xanthoma

疣状角化不良瘤　warty dyskeratoma

疣状皮肤结核　tuberculosis cutis verrucosa

疣状血管瘤　verrucous hemangioma

疣状银屑病　psoriasis verrucosa

疣状肢端角化病　acrokeratosis verruciformis　［又称］疣状肢端角化症△

疣状痣　warty mole　［又称］表皮痣△

蚰蜒皮炎　thereuonema tuberculata dermatitis

游泳池肉芽肿　swimming pool granuloma

游走性血栓性静脉炎　thrombophlebitis migrans

有汗性外胚层发育不良　hidrotic ectodermal dysplasia

幼儿急疹　exanthema subitum　［又称］婴儿玫瑰疹△,Ⅵ型疱疹病毒疹△,第六病

幼年黄色肉芽肿　juvenile xanthogranuloma　［又称］幼年性黄色肉芽肿△

幼年型类风湿关节炎　juvenile rheumatoid arthritis　［又称］幼年型类风湿性关节炎△,原发刺激接触性皮炎△

幼年性透明蛋白纤维瘤病　juvenile hyalin fibromatosis

幼年跖部皮病　juvenile plantar dermatosis　［又称］足前部湿疹△,干燥性足跖湿疹△,趾周围皮病△

淤积性皮炎　stasis dermatitis　［又称］淤滞性皮炎△

淤积性紫癜　stasis purpura

鱼鳞病　ichthyosis

鱼子酱舌　caviar tongue

原发刺激性接触性皮炎　primary irritant contact dermatitis　［又称］原发刺激接触性皮炎△

原发性单纯疱疹　primary herpes simplex

原发性淀粉样变紫癜与多发性骨髓瘤性紫癜　purpura of primary amyloidosis and purpura of myeloma

原发性肺芽生菌病　primary pulmonary blastomycosis

原发性干燥综合征　primary Sjögren syndrome

原发性黏液癌　primary mucous carcinoma

原发性皮肤 B 细胞淋巴瘤　primary cutaneous B cell lymphoma　［又称］皮肤 B 细胞淋巴瘤△

原发性皮肤 CD30⁺ 间变性大细胞淋巴瘤　primary cutaneous CD30 positive anaplastic large cell lymphoma

原发性皮肤 CD30⁺ 淋巴细胞增殖性疾病　primary cutaneous CD30 positive lymphoproliferative disease　［又称］原发性 CD30⁺ 淋巴增生性疾病△

原发性皮肤 CD4⁺ 小 / 中多形性 T 细胞淋巴瘤　primary cutaneous CD4 positive small/medium-sized pleomorphic T cell lymphoma

原发性皮肤 T 细胞淋巴瘤　primary cutaneous T cell lymphoma　［又称］蕈样样肉芽肿△，皮肤 T 细胞淋巴瘤△

原发性皮肤边缘区 B 细胞淋巴瘤　primary cutaneous marginal zone B cell lymphoma

原发性皮肤浆细胞瘤　primary cutaneous plasmacytoma

原发性皮肤结核　primary cutaneous tuberculosis

原发性皮肤滤泡中心细胞性淋巴瘤　primary cutaneous follicular center cell lymphoma

原发性皮肤弥漫性大 B 细胞淋巴瘤(其他型)　primary cutaneous diffuse large B cell lymphoma (other types)

原发性皮肤侵袭性嗜表皮 CD8⁺T 细胞淋巴瘤　primary cutaneous aggressive epidermotropic CD8 positive T cell lymphoma　［又称］原发性皮肤侵袭性亲表皮 CD8⁺ 细胞毒性 T 细胞淋巴瘤△

原发性皮肤外周 T 细胞淋巴瘤　primary cutaneous peripheral T cell lymphoma

原发性皮肤外周 T 细胞淋巴瘤(非特殊类型)　primary cutaneous peripheral T cell lymphoma (non special type)　［又称］原发性皮肤外周细胞淋巴瘤(未定类)△

原发性生殖器疱疹　primary genital herpes

原发性系统性淀粉样变病　primary systemic amyloidosis　［又称］原发性系统性淀粉样变性△

原发性腺样囊性癌　primary adenoid cystic carcinoma

原发性眼单纯疱疹　primary ocular herpes simplex

原发于眼睑的印戒细胞癌　primary signet ring cell carcinoma of eyelid

原田病　harada disease

原位黑素瘤　melanoma in situ　［又称］原位恶性黑色素瘤△

圆柱瘤　cylindroma

远端侧位型甲下甲真菌病　distal lateral subungual onychomycosis

远端指 / 趾节间型关节型银屑病　distal interphalangeal arthritic psoriasis　［又称］远端指 / 趾节间银屑病性关节病△

月经疹　menstrual exanthema

晕皮炎　halo dermatitis

晕痣　halo nevus

暂时性和持续性棘层松解性皮病　transient and persistent acantholytic dermatosis　［又称］暂时性棘层松解性皮病△

早年白发综合征　premature canities syndrome　［又称］Book 综合征△，遗传性过早白发综合征△

早期品他　early pinta　［又称］品他一期损害△

早期胎传骨膜梅毒　early congenital periosteum syphilis

早期胎传梅毒　early congenital syphilis

早期胎传梅毒性鼻炎　early congenital syphilitic rhinitis

早期胎传梅毒性肺炎　early congenital syphilitic pneumonia

早期胎传梅毒性骨骺炎　early congenital syphilitic epiphyseal inflammation

早期胎传梅毒性骨软骨炎　early congenital syphilitic osteochondritis

早期胎传梅毒性喉炎　early congenital syphilitic laryngitis

早期胎传梅毒性咽炎　early congenital syphilitic pharyngitis

早期胎传内脏梅毒　early congenital visceral syphilis

早期胎传眼梅毒　early congenital ocular syphilis

早熟性皮脂腺增生　premature sebaceous gland hyperplasia

蚤叮咬　flea bite, pulicosis

增生性表皮囊肿　hyperplastic epidermal cyst

增生性毛鞘囊肿　proliferating trichilemmal cyst

增生性脓皮病　hyperplastic pyoderma　［又称］增殖性脓皮病△

增殖型天疱疮　pemphigus vegetans

栅栏状包膜神经瘤　palisaded encapsulated neuroma

战壕热　trench fever

章鱼咬伤　octopus bite

掌(纹)黄瘤　palmar xanthoma

掌黑癣　tinea nigra palmaris

掌红斑　erythema palmare　［又称］遗传性掌红斑△

掌疣　palmar wart

掌跖扁平苔藓　lichen planus of palms and soles

掌跖角化病　palmoplantar keratoderma, keratosis palmaris et plantaris　［又称］掌跖角化症△

掌跖角化病伴食管癌　palmoplantar keratoderma with esophageal cancer

掌跖脓疱病　palmoplantar pustulosis

掌跖脓疱型银屑病　palmoplantar pustular psoriasis

掌跖纤维瘤病　palmoplantar fibromatosis

掌跖银屑病　palmoplantar psoriasis

掌跖疣　palmoplantar wart, inclusion wart, anthill wart　［又称］包涵疣△，蚁丘疣△

掌皱褶点状角化病　keratosis punctate of the palmar crease

珍珠状阴茎丘疹　pearly penile papule　［又称］阴茎珍珠状丘疹△

真菌性足菌肿　eumycotic mycetoma

真皮导管瘤　dermal duct tumor

真皮中层弹性组织溶解症　mid-dermal elastolysis, MDE　［又称］真皮中层弹性组织溶解△

真性红细胞增多症　polycythemia vera

阵发性睡眠性血红蛋白尿症　paroxysmal nocturnal hemoglobinuria

震颤性荨麻疹　vibratory urticaria　［又称］振动荨麻疹△

正中菱形舌炎　median rhomboid glossitis

症状性苔藓样疹　symptomatic lichenoid eruption　［又称］慢性苔藓样糠疹△

症状性血小板减少性紫癜　symptomatic thrombocytopenic purpura　［又称］继发性血小板减少性紫癜△

支气管及肺念珠菌病　bronchial and pulmonary candidiasis

支气管念珠菌感染病　bronchial candidiasis　［又称］支气管念珠菌病△

支原体所致的皮肤病　skin disease caused by mycoplasma

肢端持续性丘疹性黏蛋白沉积症　acral persistent papular mucinosis

肢端肥大症　acromegaly

肢端黑素瘤　acral melanoma

肢端角化弹性组织变性　acrokeratoelastosis

肢端纤维角化瘤　acral fibrokeratoma　［又称］获得性指状纤维角化瘤△

肢端小动脉扩张　acral arteriolar ectasia

肢端血管角化瘤　angiokeratoma acroasphyticum

肢端原位黑素瘤　acral melanoma in situ

肢端早老症　acrogeria

肢骨纹状肥厚症　melorheostosis　［又称］肢骨纹状肥大△

脂肪瘤　lipoma

脂肪膜性脂肪坏死　lipomembranous fat necrosis

脂肪皮肤硬化症　lipodermatosclerosis　［又称］局限性皮肤系统性硬化症△

脂肪肉瘤　liposarcoma

脂肪萎缩性脂膜炎　lipoatrophic panniculitis

脂肪营养不良　lipodystrophy

脂膜炎　panniculitis

脂溢性角化病　seborrheic keratosis

脂溢性皮炎　seborrheic dermatitis

蜘蛛咬伤　spider bite

蜘蛛状毛细血管扩张症　spider telangiectasia　［又称］蜘蛛痣△

职业感染性皮肤病　occupational infection dermatoses

职业性白斑　occupational leukoderma

职业性变应性接触性皮炎　occupational allergic contact dermatitis

职业性刺激性接触性皮炎　occupational irritant contact dermatitis

职业性痤疮　occupational acne

职业性电光性皮炎　occupational electroflash dermatitis

职业性黑变病　occupational melanosis

职业性浸渍及糜烂　occupational maceration and erosion

职业性毛发改变　occupational hair change

职业性皮肤溃疡  occupational skin ulcer
职业性皮炎  occupational dermatitis
职业性痒疹  occupational prurigo
职业性药疹样皮炎  occupational drug eruption-like dermatitis
职业性疣赘  occupational neoplasm
职业性指甲改变  occupational nail change
植物日光性皮炎  phytophotodermatitis
植物肉芽肿  plant granuloma
植物甾醇血症  phytosterolemia
跖疣  plantar wart
指/趾环层小体神经瘤  digital pacinian neuroma
指/趾甲银屑病  nail psoriasis  [又称]甲银屑病△
指/趾黏液样囊肿  digital mucous cyst, DMC
指厚皮症  pachydermodactyly
指甲沟炎  nail paronychia
指尖湿疹  fingertip eczema
指间念珠菌病  interdigital moniliasis
指节垫  knuckle pad
指节垫-白甲及耳聋  knuckle pads-leukonychia and hearing loss  [又称]指节垫-白指甲-感音神经性耳聋△
指状疣  verruca digitata
趾甲沟炎  toenail paronychia
致残性全硬化性硬斑病  disabling pansclerotic morphea
致死性常染色体隐性单纯型大疱性表皮松解症  lethal autosomal recessive epidermolysis bullosa simplex disease
痣样基底细胞癌综合征  nevoid basal cell carcinoma syndrome, NBCCS, nevoid basalioma syndrome
中耳梅毒  middle ear syphilis
中间界线类麻风  midborderline leprosy
中期品他  middle pinta
中性脂质贮积病  neutral lipid storage disease
肿瘤期蕈样肉芽肿  tumor stage mycosis fungoides
肿瘤性钙化  tumoral calcinosis
肿胀性(瘤样)狼疮  lupus erythematosus tumidus
中毒性表皮坏死松解症  toxic epidermal necrolysis
中毒性黑变病  toxic melanosis
中毒性红斑  toxic erythema  [又称]毒性红斑△
中毒性休克综合征  toxic shock syndrome
中毒性紫癜  toxic purpura
种痘反应  vaccination reaction
种痘性湿疹  eczema vaccinatum
种痘样水疱病样淋巴瘤  hydroa vacciniforme-like lymphoma
重症多形[性]红斑  Stevens-Johnson syndrome  [又称]史蒂文斯-

约翰逊综合征
重症联合型免疫缺陷病  severe combined immunodeficiency disease  [又称]重症联合免疫缺陷△
重症型多形红斑  severe erythema multiforme  [又称]重症多形红斑△
周围神经梅毒  peripheral nerve syphilis
帚霉病  scopulariopsosis
皱襞舌  lingua plicata, fissured tongue
皱皮综合征  wrinkly skin syndrome
猪疥疮  pig scabies
转变性综合征  transitional syndrome
转移性黑素瘤时全身黑变病  metastatic melanoma of systemic melanosis
椎猎蝽病  triatoma rubrofasciata dermatitis
锥形断发  tapered fracture
着色性干皮病  xeroderma pigmentosum, XP
着色性口周红斑  erythrose peribuccale pigmentaire
着色芽生菌病  chromoblastomycosis
着色真菌病  chromomycosis
灼痛  causalgia  [又称]灼性神经痛△
子宫内感染并发先天性皮肤缺乏  intrauterine infection combined with congenital skin defect
子宫念珠菌病  uterine candidiasis
紫癜  purpura
紫趾综合征  purpuric toe syndrome
自发性周期性低体温-多汗综合征  spontaneous periodic hypothermia-hyperhidrosis syndrome
自身免疫雌激素皮炎  autoimmune estrogen dermatitis
自身免疫性多内分泌腺综合征  autoimmune polyglandular syndrome
自身免疫性环状红斑  autoimmune annular erythema
自身免疫性黄体酮皮炎  autoimmune progesterone dermatitis
自身敏感性湿疹  autosensitization eczema  [又称]自身敏感性皮炎△
自愈型火棉胶婴儿  self-healing collodion baby
棕蛛中毒  brown recluse spider poisoning
足部疖  foot furuncle
足部湿疹  foot eczema
足部痈  foot carbuncle
足跟压力性疼痛性丘疹  painful piezogenic pedal papule
足菌肿  mycetoma
足癣  tinea pedis
组织胞浆菌病  histoplasmosis
组织细胞吞噬性脂膜炎  histiocytic phagocytic panniculitis
组织样麻风瘤  histoid leproma
坐骨神经损伤  sciatic nerve injury

# 27.2  症状体征名词

白头粉刺  closed comedone
斑块  plaque
斑丘疹  maculopapule
斑疹  macule
痤疮瘢痕  acne scarring
大疱  bulla
带状疱疹后遗神经痛  postherpetic neuralgia
风团  wheal
黑头粉刺  black comedo
痂皮  crust  [又称]痂△
角化过度  hyperkeratosis
结节  nodule

溃疡  ulcer
裂隙  fissure
鳞屑  scale
糜烂  erosion
囊肿  cyst
脓疱  pustule
脓丘疱疹  papulopustule
丘疱疹  papulovesicle
丘疹  papule
水疱  vesicle
苔藓样变  lichenification
萎缩  atrophy

血疱　blood blister
瘀斑　ecchymosis
瘀点　petechia

掌跖角化过度　hyperkeratosis of palms and soles
抓痕　excoriation

# 27.3　手术操作名词

Z 成形术　Z-plasty
拔甲术　nail extraction
白癜风皮肤移植术　vitiligo skin transplantation
瘢痕畸形纠正术　scar deformity correction technique
瘢痕激光治疗　scar laser therapy
包皮瘢痕切除术　resection of prepuce cicatrix
包皮病损切除术　resection of prepuce lesion
鼻部分切除术　partial excision of nose
鼻裂伤缝合术　suture of laceration of nose
鼻皮肤病损切除术　excision of skin lesion of nose
除毛术　hair removal
唇瘢痕松解术　relaxation of lip scar
唇病损广泛切除术　wide excision of lesion of lip
唇病损激光烧灼术　laser cauterization of lip lesion
唇病损切除术　lip lesion resection
大阴唇病损切除术　excision of labia majora lesion
带蒂皮瓣移植术　grafting of pedicled skin flap
带血管蒂皮瓣移位术　vascularized skin flap grafting
单侧外阴切除术　unilateral vulvectomy
岛状皮瓣移植术　island flap transplantation
骶部脓肿切开引流术　incision and drainage of sacral abscess
骶尾部病损切除术　excision of sacrococcygeal lesion
电解脱毛　electrolytic hair removal
电解治疗皮肤肿物　electrolytic treatment of skin lesion
窦道切开引流术　fistula incision and drainage
多源光子放射治疗　multi-source photons radiotherapy
耳郭切除术　excision of auricle
耳后病损切除术　excision of posterior auricular
耳前病损切除术　excision of preauricular lesion
耳前瘘管切除术　excision of preauricular fistula
粉刺挤压术　extrusion of acne
副耳切除术　excision of accessory auricle
腹壁病损切除术　abdominal wall lesion resection
腹壁脓肿切开引流术　incision and drainage of abdominal wall abscess
腹壁切开引流术　incision and drainage of abdominal wall
腹壁伤口扩创术　epluchage of abdominal wall wound
腹壁伤口清创术　debridement of abdominal wall wound
腹壁血肿清除术　evacuation of abdominal wall hematoma
腹壁异物取出术　removal of foreign body from abdominal wall
腹股沟病损切除术　excision of lesion of groin
腹股沟淋巴结切除术　excision of inguinal lymph node
腹股沟脓肿切开引流术　incision and drainage of groin abscess
刮疣治疗　curettage treatment for wart
光动力治疗　photodynamic therapy
光化学疗法　photochemical therapy
氦氖（He-Ne）激光照射治疗　Helium Neon（He-Ne）laser irradiation therapy
氦氖激光　Helium Neon laser
红光治疗　red light therapy
滑囊病损切除术　excision of bursa lesion
化学换肤术　chemical peeling
环钻皮肤活检术　skin biopsy by punch

会阴病损切除术　excision of perineum lesion
会阴裂伤缝合术　perineal laceration suture
会阴切开术　episiotomy
会阴切开异物取出术　removal of foreign body by perineum incision
会阴切开引流术　incision and drainage of perineum
机械磨削术　mechanical grinding
肌皮瓣游离移植术　free transplantation of muscle flap
肌切开术　myotomy
激光除腋臭术　laser therapy of osmidrosis
激光除皱术　laser rhytidectomy
激光抗皮肤老化治疗　laser anti skin aging treatment
激光磨削术　laser abrasion
激光烧灼术　laser electrocauterization
激光脱毛术　laser hair removal
甲成形术　onychoplasty
甲床清创术　nail bed debridement
甲床去除术　removal of nail bed
甲根部分去除术　partial removal of nail root
甲下脓肿抽吸术　aspiration of subungual abscess
甲癣封包治疗　onychomycosis packet
甲褶去除术　removal of nail fold
甲治疗　nail treatment
睑板腺病损切除术　excision of lesion on meibomian gland
疖肿切开引流术　furuncle swollen incision and drainage
筋膜病损切除术　fascia lesion excision
筋膜成形术　fascia plasty，fascioplasty
筋膜断蒂术　amputation of fascia pedicle
筋膜缝合术　fascia suture
筋膜间隙切开减压术　incision and decompression of fascia space
筋膜切除术　fascia resection
筋膜切开术　fasciotomy，incision of fascia
筋膜移植术　fascia graft
颈部异物去除术　neck foreign body removal
酒渣鼻切割术　rosacea cutting
局部封闭　local occlusive
局部湿敷　wet compress
蓝光治疗　blue light therapy
淋巴管瘤注射术　injection of lymphangioma
淋巴管瘘结扎术　ligation of lymphatic fistula
淋巴管瘘切除术　resection of lymphatic fistula
淋巴管瘘粘连术　adhesion of lymphatic fistula
淋巴管探查术　exploration of lymphatic vessel
毛发移植术　hair transplantation
面部病损切除术　excision of facial lesion
面部冷喷治疗　facial cold spray
面部熏蒸　facial fumigation
面部引流术　facial drainage
面膜综合治疗　facial complex treatment
黏液囊切除术　mucocele resection
颞筋膜移植术　transplantation of temporal fascia
女性会阴部瘢痕切除术　excision of female perineum scar
疱病创面清洁术　wound cleaning for bullous disease

疱液抽取术　blister fluid extraction

盆腔壁病损切除术　excision of lesion of pelvic wall

皮肤病损电灼治疗　electrocauterization of skin lesion

皮肤病损冷冻治疗　cryotherapy of skin lesion

皮肤病损切除术　excision of skin lesion

皮肤病损烧灼治疗　cauterization of skin lesion

皮肤电解除毛术　electrolytic removal of hair

皮肤恶性肿物莫氏手术治疗　Mohs micrographic surgery of skin malignant tumor ［又称］皮肤恶性肿物 Mohs 手术治疗△

皮肤恶性肿物切除术　skin malignant tumor resection

皮肤缝合术　suture of skin

皮肤附件结扎术　ligation of dermal appendage

皮肤和皮下组织脓肿抽吸术　abscess aspiration of skin and subcutaneous tissue

皮肤和皮下组织切开探查术　incisional exploration of skin and subcutaneous tissue

皮肤和皮下组织切开引流术　incision and drainage of skin and subcutaneous tissue

皮肤和皮下组织血肿抽吸术　aspiration of skin and subcutaneous tissue hematoma

皮肤和皮下组织血肿清除术　evacuation of skin and subcutaneous tissue hematoma

皮肤和皮下组织异物切开取出术　incision and removal of foreign body in skin and subcutaneous tissue

皮肤溃疡清创术　debridement of skin ulcer

皮肤扩张器置入术　insertion of tissue expander

皮肤磨削术　dermabrasion

皮肤清创术　debridement of skin

皮肤着色　skin staining

皮肤赘生物电烧治疗　electrocauterization of neoplasm of skin

皮管成形术　plasty of tube flap

皮损内注射　intralesional injection

皮下瘘管切除术　subcutaneous fistulectomy

皮下神经刺激器去除术　removal of subcutaneous nerve simulator

皮下组织病损切除术　excision of lesion of subcutaneous tissue

皮下组织扩张器取出术　removal of subcutaneous tissue expander

皮脂腺囊肿切除术　sebaceous gland cyst resection

脐病损切除术　resection of umbilicus lesion

脐部脓肿切开引流术　incision and drainage of umbilical abscess

脐切除术　omphalectomy

浅表良性肿物切除术　superficial benign neoplasm resection

强脉冲光治疗　intense pulsed light therapy

切除皮肤活检术　incision biopsy

躯干异物去除术　dislodgment of foreign body from trunk

全厚皮片移植术　grafting of pedicled skin flap

全厚游离片移植术　full-thickness skin graft

全身熏蒸治疗　whole-body fumigation therapy

刃厚游离皮片移植术　split-thickness grafting

任意皮瓣成形术　random flap reconstruction

肉毒杆菌毒素除皱　rhytidectomy by botulinum toxin

软组织切开异物取出术　incision and removal of foreign body from soft tissue

软组织探查术　exploratory operation for soft tissue

色素性疾患激光治疗　pigmentary disorder laser treatment

伤口止血术　wound hemostasis

手部软组织病损切除术　excision of the lesion of soft tissue of hand

手术后肛门出血缝扎止血术　suture ligation of postoperative anal bleeding

手术后伤口止血术　postoperative wound hemostasis

手异物去除术　dislodgment of foreign body from hand

双侧外阴切除术　bilateral vulvectomy

粟丘疹去除术　milia removal

锁骨上淋巴结切除术　excision of supraclavicular lymph node

填充剂注射　filling agent injection

头皮异物去除术　dislodgment of foreign body from scalp

外耳病损电凝术　electrocoagulation of external ear lesion

外耳病损根治性切除术　radical excision of lesion of external ear

外耳病损刮术　curettage of external ear lesion

外耳病损冷冻治疗术　cryotherapy of external ear lesion

外耳病损切除术　excision of lesion of external ear

外耳病损烧灼术　cauterization of external ear lesion

外耳道病损切除术　excision of external auditory canal lesion

外耳切断术　auricle lesion resection, amputation of external ear

外阴病损切除术　excision of vulva lesion

外阴病损烧灼术　cauterization of vulva lesion

外阴窦道切除术　excision of vulva sinus

外阴裂伤缝合术　suture of laceration of vulva

外阴脓肿穿刺术　centesis of vulva abscess

外阴切开引流术　incision and drainage of vulva

外阴血肿清除术　removal of vulva hematoma

微波治疗　microwave therapy

微晶磨削术　microcrystal grinding rejuvenation

微小切口腋臭手术　treatment for bromidrosis with a tiny incision

文身切除术　tattoo removal

下肢静脉剥脱术　venectomy of lower extremity

下肢静脉结扎术　lower extremity vein ligation

下肢异物去除术　lower extremity foreign body extraction

胸壁病损切除术　resection of chest wall lesion

胸壁清创缝合术　debridement and suturing of chest wall

血管瘤硬化剂注射治疗　hemangioma sclerosing agent injection treatment

血管性疾患激光治疗　laser therapy for vascular disease

眼睑病损切除术　excision of eyelid lesion

眼睑小病损切除术　excision of micro eyelid lesion

腰骶病损切除术　excision of lumbosacral lesion

液氮冷冻治疗　cryotherapy with liquid nitrogen

腋臭切除术（传统大切口）　armpit resection（traditional large incision）

腋淋巴结切除术　excision of axillary lymph node

腋下汗腺切除术　excision of subaxillary apocrine sweat gland

阴茎瘢痕切除术　excision of penis scar

阴茎病损切除术　resection of penile lesion

阴囊病损切除术　excision of scrotum lesion

阴囊部分切除术　partial scrotectomy

阴囊裂伤缝合术　suture of laceration of scrotum

阴囊异物去除术　scrotal foreign body extraction

引流管取出术　removal of drainage tube

浴疗　balneotherapy

窄谱中波紫外线治疗　narrow spectrum UVB treatment

脂肪抽吸术　suction lipectomy

脂肪瘤切除术　excision of lipoma

脂肪移植　fat transplantation

指赘结扎术　ligation of finger tag

指赘切除术　excision of finger tag

趾赘结扎术　ligation of toe tag

趾赘切除术　excision of toe tag

轴型皮瓣成形术　axis flap plasty

自体黑色素细胞移植治疗白癜风　treatment of vitiligo with autologous melanocytes

足筋膜切除术　excision of fascia of foot

足异物去除术　removal of foreign body of foot

组织工程皮肤移植术　tissue-engineered skin transplantation

# 27.4　临床检查名词

斑贴试验　patch test

变应原点刺试验　allergen prick test

变应原皮内试验　allergen skin test

卟啉检测　porphyrin detection

醋酸白试验　acetic acid test

腹壁活组织检查　abdominal wall biopsy

腹股沟探查术　exploration of groin

光斑贴试验　spot patch test

光敏试验　photosensitive test

激光共聚焦显微镜皮肤检查　laser confocal microscope inspection of skin

间接免疫荧光　indirect immunofluorescence

淋巴结活组织检查　lymph node biopsy

淋球菌镜检　Neisseria gonorrhoeae microscopy

淋球菌培养　Neisseria gonorrhoeae cultivation

螺旋体暗视野显微镜检测　treponema test from black-field microscope

毛发检查　hair examination

梅毒血清学固定　syphilis serofast reaction

皮肤 pH 检测分析　skin pH detection analysis

皮肤高频 B 超及多普勒超声检查　high frequency B ultrasound and Doppler ultrasound examination of skin

皮肤和皮下组织活组织检查　biopsy of skin and subcutaneous tissue

皮肤寄生虫取材检查　skin parasites examination

皮肤镜检查　dermatoscope examination

皮肤皮脂检测分析　skin sebum detection analysis

皮肤色素检测分析　skin color detection analysis

皮肤水分检测分析　skin moisture detection and analysis

皮肤纹理检测分析　skin texture detection and analysis

皮肤直接免疫荧光　direct immunofluorescence test

脐活组织检查　umbilicus biopsy

软组织活组织检查　biopsy of soft tissue

外阴活组织检查　vulvar biopsy

问卷皮肤类型诊断　skin type diagnostic questionnaire

伍德灯检查　Wood's lamp

性病检查　STD screening

阴茎活组织检查　penis biopsy

真菌镜检　microscope examination

真菌培养　fungus culture

自体血清内源性过敏原实验　autologous serum endogenous allergen test

# 28. 精神科

## 28.1 疾病诊断名词

阿尔茨海默病 Alzheimer's disease
阿片类物质使用障碍 opioid use disorder
阿片类药的有害使用 opioid harmful use ［又称］阿片类物质有害使用△
阿片类药急性中毒 acute intoxication in opioid ［又称］阿片类物质中毒△
阿片类药戒断状态 opioid withdrawal state ［又称］使用阿片类物质引起的戒断状态△
阿片类药所致的残留性和迟发性精神病性障碍 residual and late-onset psychotic disorder due to use of opioid ［又称］使用阿片类物质引起的残留性和迟发性精神病性障碍△
阿片类药所致的精神病性障碍 psychotic disorder due to use of opioid ［又称］使用阿片类物质引起的精神病性障碍△
阿片类药所致的精神和行为障碍 mental and behavioural disorder due to use of opioid ［又称］使用阿片类物质引起的精神和行为障碍△
阿片类药所致的遗忘综合征 amnesic syndrome due to use of opioid ［又称］使用阿片类物质引起的遗忘综合征△
阿片类药依赖综合征 opioid dependence syndrome ［又称］使用阿片类物质引起的依赖综合征△
阿斯佩格综合征 Asperger syndrome
巴比妥类药物成瘾 barbiturate addiction
拔毛狂 trichotillomania ［又称］拔毛癖△
伴有谵妄的阿片类药戒断状态 opioid withdrawal state with delirium ［又称］使用阿片类物质引起的戒断状态伴有谵妄△
伴有谵妄的苯丙胺类兴奋剂戒断状态 amphetamine withdrawal state with delirium
伴有谵妄的大麻类物质戒断状态 cannabinoids withdrawal state with delirium ［又称］使用大麻类物质引起的戒断状态伴有谵妄△
伴有谵妄的多种药物和其他精神活性物质戒断状态 use of multiple drugs and other psychoactive substance withdrawal state with delirium
伴有谵妄的挥发性溶剂戒断状态 volatile solvent withdrawal state with delirium ［又称］使用挥发性溶剂引起的戒断状态伴有谵妄△
伴有谵妄的酒精戒断状态 alcohol withdrawal state with delirium
伴有谵妄的可卡因戒断状态 cocaine withdrawal state with delirium ［又称］使用可卡因引起的戒断状态伴有谵妄△
伴有谵妄的氯胺酮戒断状态 ketamine withdrawal state with delirium
伴有谵妄的其他兴奋剂(包括咖啡因)戒断状态 other stimulant including caffeine withdrawal state with delirium
伴有谵妄的烟草戒断状态 tabacco withdrawal state with delirium ［又称］使用烟草引起的戒断状态伴有谵妄△
伴有谵妄的镇静剂或催眠剂戒断状态 sedative or hypnotic withdrawal state with delirium ［又称］使用镇静剂或催眠剂引起的戒断状态伴有谵妄△
伴有谵妄的致幻剂戒断状态 hallucinogen withdrawal state with delirium ［又称］使用致幻剂引起的戒断状态伴有谵妄△
被动攻击型人格障碍 passive-aggressive personality disorder
苯丙胺类兴奋剂的有害使用 amphetamine harmful use
苯丙胺类兴奋剂急性中毒 acute intoxication in amphetamine

苯丙胺类兴奋剂戒断状态 amphetamine withdrawal state
苯丙胺类兴奋剂所致的残留性和迟发性精神病性障碍 residual and late-onset psychotic disorder due to use of amphetamine ［又称］苯丙胺类兴奋剂引起的残留性和迟发性精神病性障碍△
苯丙胺类兴奋剂所致的精神病性障碍 psychotic disorder due to use of amphetamine ［又称］苯丙胺类中毒性精神病△
苯丙胺类兴奋剂所致的精神和行为障碍 mental and behavioural disorder due to use of amphetamine ［又称］苯丙胺类兴奋剂引起的精神和行为障碍△
苯丙胺类兴奋剂所致的遗忘综合征 amnesic syndrome due to use of amphetamine ［又称］苯丙胺类兴奋剂引起的遗忘综合征△
苯丙胺类兴奋剂依赖综合征 amphetamine dependence syndrome
边缘系统癫痫 limbic epilepsy
边缘系统脑炎 limbic encephalitis
边缘型人格障碍 borderline personality disorder
表达性语言障碍 expressive language disorder
病理性赌博 pathological gambling
病理性激情 pathological affect
病理性偷窃 pathological stealing ［又称］偷窃狂△
病理性心境恶劣 dysphoria
病理性赘述 circumstantiality
病理性纵火 pathological fire-setting ［又称］纵火狂△
病理性醉酒 pathological drunkenness
不伴有精神分裂症状的急性精神病性障碍 acute psychotic disorder without symptom of schizophrenia
不伴有精神分裂症状的急性精神病性障碍(伴有急性应激反应) acute psychotic disorder without symptom of schizophrenia (with acute stress reaction)
不伴有精神分裂症状的急性精神病性障碍(不伴急性应激反应) acute psychotic disorder without symptom of schizophrenia (without acute stress reaction)
不典型孤独症 atypical autism ［又称］非典型孤独症△
布里凯综合征 Briquet syndrome
残留型精神分裂症 residual schizophrenia
产褥期精神障碍 puerperal mental disorder
产褥期障碍 puerperal disorder
肠道感染所致精神障碍 mental disorder due to intestinal infection
肠伤寒所致精神障碍 mental disorder due to ileotyphus
成人人格和行为障碍 disorder of adult personality and behaviour
痴呆状态 dementia state
迟发性运动障碍 tardive dyskinesia
持久性妄想性障碍 persistent delusional disorder ［又称］精神偏执症△
持续性躯体形式疼痛障碍 persistent somatoform pain disorder ［又称］持久的躯体形式的疼痛障碍△
抽动 tic
抽动秽语综合征 Gilles de la Tourette syndrome
抽动障碍 tic disorder
出神和附体障碍 trance and possession disorder

出血性痴呆　hemorrhagic dementia

创伤后应激障碍　post-traumatic stress disorder

催眠药物成瘾　hypnotic addiction　［又称］安眠药物瘾△

大麻类物质的有害使用　cannabinoids harmful use

大麻类物质急性中毒　acute intoxication in cannabinoids

大麻类物质戒断状态　cannabinoids withdrawal state　［又称］大麻戒断△

大麻类物质滥用　cannabinoids abuse

大麻类物质所致的残留性和迟发性精神病性障碍　residual and late-onset psychotic disorder due to use of cannabinoids　［又称］使用大麻类物质引起的残留性和迟发性精神病性障碍△

大麻类物质所致的精神病性障碍　psychotic disorder due to use of cannabinoids　［又称］使用大麻类物质引起的精神病性障碍△

大麻类物质所致的精神和行为障碍　mental and behavioural disorder due to use of cannabinoids　［又称］使用大麻类物质引起的精神和行为障碍△

大麻类物质所致的遗忘综合征　amnesic syndrome due to use of cannabinoids　［又称］使用大麻类物质引起的遗忘综合征△

大麻类物质依赖综合征　cannabinoids dependence syndrome

单纯恐怖症　simple phobia　［又称］单纯恐怖△

单纯型精神分裂症　simple schizophrenia

单次发作的情感障碍　single episode affective disorder

胆道术后精神障碍　mental disorder due to postoperative bile duct

低血糖所致精神障碍　mental disorder due to hypoglycemia

癫痫性精神病　epileptic psychosis　［又称］癫痫所致精神病△

电话淫语症　telephone scatologia

动物恐怖　animal phobias

读心症　mind-reading　［又称］妄想性读心症△

对立违抗性障碍　oppositional defiant disorder　［又称］对立违抗障碍△

多动性品行障碍　hyperkinetic conduct disorder

多动性障碍　hyperkinetic disorder

多发脑梗死性痴呆　multi-infarct dementia　［又称］脑血管多发梗死性痴呆△

多种药物和其他精神活性物质的有害使用　harmful use of multiple drugs and other psychoactive substance

多种药物和其他精神活性物质急性中毒　acute intoxication in use of multiple drugs and other psychoactive substance

多种药物和其他精神活性物质戒断状态　use of multiple drugs and other psychoactive substance withdrawal state

多种药物和其他精神活性物质所致的残留性和迟发性精神病性障碍　residual and late-onset psychotic disorder due to use of multiple drugs and other psychoactive substance

多种药物和其他精神活性物质所致的精神病性障碍　psychotic disorder due to use of multiple drugs and other psychoactive substance

多种药物和其他精神活性物质所致的精神和行为障碍　mental and behavioural disorder due to use of multiple drugs and other psychoactive substance　［又称］由于多种病因所致的重度神经认知障碍伴行为异常△

多种药物和其他精神活性物质所致的遗忘综合征　amnesic syndrome due to use of multiple drugs and other psychoactive substance

多种药物和其他精神活性物质依赖综合征　use of multiple drugs and other psychoactive substance dependence syndrome

额颞痴呆　frontotemporal dementia

恶性综合征　malignant syndrome　［又称］恶性抗精神病药综合征△

儿童反应性依恋障碍　reactive attachment disorder of childhood

儿童和少年社交功能障碍　social functioning disorder of childhood and adolescence

儿童恐惧焦虑障碍　phobic anxiety disorder of childhood　［又称］童年恐怖性焦虑障碍△

儿童期进行性脑病　progressive encephalopathy of childhood

儿童情绪障碍　emotional disorder of childhood

儿童社会功能障碍　social functioning disorder of childhood

儿童社交焦虑障碍　social anxiety disorder of childhood　［又称］童年社交性焦虑障碍△

儿童脱抑制性依恋障碍　disinhibited attachment disorder of childhood

儿童住院症　hospitalism in children

发育性失认症　developmental agnosia

烦扰型人格障碍　troublesome personality disorder

反应性精神病　reactive psychosis

反应性依恋障碍　reactive attachment disorder

非典型神经性贪食　atypical bulimia nervosa

非典型神经性厌食　atypical anorexia nervosa　［又称］非典型性神经性厌食△

非附加于痴呆的谵妄　delirium not superimposed on dementia

非精神病性脑外伤后综合征　post-traumatic brain syndrome（non psychosis）

非器质性失眠症　nonorganic insomnia

非器质性嗜睡　nonorganic hypersomnia　［又称］非器质性睡眠过度△

非器质性睡眠 - 清醒时相障碍　nonorganic sleep-wake phase disorder　［又称］非器质性睡眠 - 觉醒节律障碍△

非器质性睡眠障碍　nonorganic sleep disorder

非器质性遗粪症　nonorganic encopresis

非器质性遗尿症　nonorganic enuresis

非器质性障碍或疾病引起的性功能障碍　sexual dysfunction（not caused by organic disorder or disease）

非心因性嗜睡　nopsychogenic hypersomnia

非药依赖性物质滥用　abuse of non-dependence-producing substance

肺结核所致精神障碍　mental disorder due to lung tuberculosis

肺气肿所致精神障碍　mental disorder due to emphysema

肺炎所致精神障碍　mental disorder due to pneumonia

分离［转换］性障碍　dissociation/conversion disorder

分离焦虑障碍　separation anxiety disorder

分离性运动障碍　dissociative motor disorder

分裂情感性障碍　schizoaffective disorder　［又称］分裂情感障碍△

分裂情感障碍混合发作　schizoaffective disorder, mixed type　［又称］混合型分裂情感障碍△

分裂情感障碍抑郁发作　schizoaffective disorder, depressive type　［又称］抑郁型分裂情感障碍△

分裂情感障碍躁狂发作　schizoaffective disorder, manic type　［又称］躁狂型分裂情感障碍△

分裂型障碍　schizotypal disorder

分裂样人格障碍　schizoid personality disorder

分娩恐惧　tocophobia

附加于痴呆的谵妄　delirium superimposed on dementia

复发心境情感障碍　recurrent mood affective disorder

复发性抑郁障碍　recurrent depressive disorder

复发性抑郁障碍（目前为伴有精神病性症状的重度发作）　recurrent depressive disorder（current episode severe with psychotic symptom）

复发性抑郁障碍（目前为伴有躯体症状的轻度发作）　recurrent depressive disorder（current episode mild with physical symptom）

复发性抑郁障碍（目前为伴有躯体症状的中度发作）　recurrent depressive disorder（current episode moderate with physical symptom）

复发性抑郁障碍（目前为不伴有精神病性症状的重度发作）　recurrent depressive disorder（current episode severe without psychotic symptom）

复发性抑郁障碍（目前为不伴有躯体症状的轻度发作）　recurrent depressive disorder（current episode mild without physical symptom）

复发性抑郁障碍（目前为不伴有躯体症状的中度发作）　recurrent depressive disorder（current episode moderate without physical symptom）

复发性抑郁障碍（目前为缓解状态）　recurrent depressive disorder（currently in remission）

复发性抑郁障碍（目前为轻度发作）　recurrent depressive disorder（current episode mild）

复发性抑郁障碍（目前为中度发作）　recurrent depressive disorder（current episode moderate）

复发性躁狂发作　recurrent manic episode

甘瑟综合征　Ganser syndrome　［又称］甘塞综合征△

肝硬化所致精神障碍　mental disorder due to cirrhosis

感觉性失语　Wernicke aphasia　［又称］韦尼克失语△

感冒所致精神障碍　mental disorder due to common cold

感受性语言障碍　receptive language disorder

感应性妄想障碍　induced delusional disorder　［又称］感应性妄想性障碍△

高催乳素血症　hyperprolactinemia

高热所致精神障碍　mental disorder due to hyperpyrexia

高血压所致精神障碍　mental disorder due to hypertension

更年期精神病　involutional psychosis

更年期偏执状态　involutional paranoid state

孤独攻击性品行障碍　conduct disorder（solitary aggressive type）　［又称］孤独攻击型品行障碍△

孤独症谱系障碍　autism spectrum disorder

广场恐怖症　agoraphobia

广泛性发育障碍　pervasive developmental disorder

广泛性焦虑障碍　generalized anxiety disorder

广泛性恐惧症　panphobia

过敏性紫癜所致精神障碍　mental disorder due to anaphylactoid purpura

海洛因依赖综合征　heroin dependence syndrome　［又称］海洛因药物瘾△

海绵状脑病　spongiform encephalopathy

海绵状脑病痴呆　dementia with spongiform encephalopathy

亨廷顿病性痴呆　dementia in Huntington disease　［又称］亨廷顿舞蹈病性痴呆△

秽语症　coprolalia

混合型和其他人格障碍　mixed and other personality disorder

混合型人格障碍　mixed personality disorder

混合性痴呆　mixed dementia　［又称］混合型皮层和皮层下血管性痴呆△

混合性分离性障碍　mixed dissociative disorder　［又称］混合性转换性障碍△

混合性焦虑与抑郁障碍　mixed anxiety and depressive disorder

混合性焦虑障碍　mixed anxiety disorder

混合性品行与情感障碍　mixed disorder of conduct and affective disorder

混合性强迫思维和动作　mixed obsessional thought and act

混合性情感发作　mixed affective episode

混合性特定发育障碍　mixed specific developmental disorder　［又称］混合性特定性发育障碍△

混合性学校技能障碍　mixed scholastic skill disorder　［又称］混合性学习技能障碍△

获得性癫痫性失语　acquired aphasia with epilepsy　［又称］获得性失语综合征△,Landau-Kleffner 综合征△

畸张症　catatonia　［又称］紧张症

激越　agitation

极重度精神发育迟滞　profound mental retardation

极重度精神发育迟滞无或轻微的行为缺陷　profound mental retardation with the statement of no or minimal impairment of behaviour　［又称］极重度精神发育迟滞（无或轻微行为缺陷的）△

极重度精神发育迟滞显著的行为缺陷（需要加以关注或治疗）　profound mental retardation（significant impairment of behaviour requiring attention or treatment）　［又称］极重度精神发育迟缓（需要加以关注或治疗的显著行为缺陷）△

急性多形性精神病性障碍　acute polymorphic psychotic disorder

急性分裂症样精神病　acute schizophrenia-like psychosis　［又称］急性精神分裂症样精神病性障碍△

急性精神分裂样精神病性障碍　acute schizophrenia-like psychotic disorder

急性精神分裂样精神病性障碍（伴有急性应激反应）　acute schizophrenia-like psychotic disorder（with acute stress reaction）

急性精神分裂样精神病性障碍（不伴急性应激反应）　acute schizophrenia-like psychotic disorder（without acute stress reaction）

急性精神分裂症性发作　acute schizophrenic episode

急性精神分裂症样精神病性障碍　acute schizophrenia-like psychotic disorder　［又称］伴有精神分裂症症状的急性精神病性障碍△

急性精神分裂症样精神病性障碍（伴有急性应激反应）　acute schizophrenia-like psychotic disorder（with acute stress reaction）　［又称］伴有精神分裂症症状的急性精神病性障碍（伴有急性应激反应）△

急性精神分裂症样精神病性障碍（不伴急性应激反应）　acute schizophrenia-like psychotic disorder（without acute stress reaction）　［又称］伴有精神分裂症症状的急性精神病性障碍（不伴急性应激反应）△

急性酒精中毒　acute alcoholism

急性脑器质性综合征　acute brain organic syndrome　［又称］急性脑病综合征△

急性起病的血管性痴呆　acute onset vascular dementia

急性一过性精神病性障碍　acute and transient psychotic disorder

急性应激反应　acute stress reaction

急性中毒所致精神障碍　mental disorder due to acute intoxication

疾病恐惧症　nosophobia　［又称］疾病焦虑障碍△,疾病恐饰△,癌症恐怖△

计算机成瘾　computer addiction

记忆障碍　dysmnesia

季节性情感障碍　seasonal affective disorder　［又称］忧郁症△,抑郁症△

甲状腺功能减退所致精神障碍　mental disorder due to hypothyroidism

甲状腺功能亢进所致精神障碍　mental disorder due to hyperthyroidism

假性神经症　pseudoneurosis

嫁接性精神病　grafted psychosis

监护室综合征　ICU syndrome

见于儿童和青少年的短暂分离性障碍　brief dissociative disorder with onset to childhood and adolescence

间发性酒狂　dipsomania

间歇性暴发性障碍　intermittent explosive disorder　［又称］间歇性暴怒障碍△

焦虑 - 回避型人格障碍　anxious-avoidant personality disorder

焦虑性障碍　anxiety disorder　［又称］焦虑症△

紧张型精神分裂症　catatonic schizophrenia

紧张性木僵　catatonic stupor

进食障碍　eating disorder

进行性多灶性白质脑病　progressive multifocal leukoencephalopathy

惊恐发作　panic attack　［又称］急性焦虑发作△

惊恐障碍　panic disorder　［又称］间歇发作性焦虑△

精神病　psychosis

精神病后抑郁　post-psychotic depression

精神病性抑郁症　psychotic depression

精神发育迟滞　mental retardation

精神发育迟滞无或轻微的行为缺陷　mental retardation with the statement of no or minimal impairment of behaviour

精神发育迟滞显著的行为缺陷（需要加以关注或治疗）　mental retardation（significant impairment of behaviour requiring attention or treatment）

精神分裂症　schizophrenia

精神分裂症后抑郁　post-schizophrenic depression

精神分裂症未分化型　undifferentiated schizophrenia　［又称］未分化型精神分裂症△

精神分裂症样精神病　schizophreniform psychosis　［又称］精神分裂症样障碍△

精神活性物质所致精神障碍　mental disorder due to psychoactive substance

精神障碍　mental disorder　［又称］心理障碍△

酒或药物所致的残留性和迟发性精神病性障碍　residual and late-onset psychotic disorder due to alcohol or drug

酒精的有害使用　alcohol harmful use

酒精戒断综合征　alcohol withdrawal state　［又称］使用酒精引起的戒断状态△

酒精滥用　alcohol abuse

酒精所致的残留性和迟发性精神病性障碍　residual and late-onset psychotic disorder due to use of alcohol　［又称］使用酒精引起的残留性和迟发性精神病性障碍△

酒精所致的精神病性障碍　psychotic disorder due to use of alcohol　［又称］使用酒精引起的精神病性障碍△

酒精所致的精神和行为障碍　mental and behavioural disorder due to use of alcohol　［又称］使用酒精引起的精神和行为障碍△

酒精性痴呆　alcohol dementia　［又称］酒精中毒性痴呆△

酒精中毒　alcoholism　［又称］使用酒精引起的依赖综合征△

酒精中毒性科尔萨科夫综合征　Korsakov's syndrome（alcohol-induced intoxication）［又称］酒精相关性遗忘综合征△

局限于家庭品行障碍　conduct disorder confined to family context　［又称］局限于家庭的品行障碍△

咖啡因的有害使用　caffeine harmful use

咖啡因戒断状态　caffeine withdrawal state

咖啡因所致的残留性和迟发性精神病性障碍　residual and late-onset psychotic disorder due to use of caffeine　［又称］咖啡因引起的残留性和迟发性精神病性障碍△

咖啡因所致的精神病性障碍　psychotic disorder due to use of caffeine　［又称］咖啡因引起的精神病性障碍△

咖啡因所致的精神和行为障碍　mental and behavioural disorder due to use of caffeine　［又称］咖啡因引起的精神和行为障碍△

咖啡因所致的遗忘综合征　amnesic syndrome due to use of caffeine　［又称］咖啡因引起的遗忘综合征△

咖啡因依赖综合征　caffeine dependence syndrome

咖啡因中毒　intoxication in caffeine

可的松中毒致精神障碍　mental disorder due to cortisone intoxication

可卡因的有害使用　cocaine harmful use

可卡因非成瘾性滥用　non-addictive cocaine abuse

可卡因急性中毒　acute intoxication in cocaine　［又称］可卡因中毒△

可卡因戒断状态　cocaine withdrawal state　［又称］使用可卡因引起的戒断状态△

可卡因所致的残留性和迟发性精神病性障碍　residual and late-onset psychotic disorder due to use of cocaine　［又称］使用可卡因引起的残留性和迟发性精神病性障碍△

可卡因所致的精神病性障碍　psychotic disorder due to use of cocaine　［又称］使用可卡因引起的精神病性障碍△

可卡因所致的精神和行为障碍　mental and behavioural disorder due to use of cocaine　［又称］使用可卡因引起的精神和行为障碍△

可卡因所致的遗忘综合征　amnesic syndrome due to use of cocaine　［又称］使用可卡因引起的遗忘综合征△

可卡因依赖综合征　cocaine dependence syndrome　［又称］使用可卡因引起的依赖综合征△

刻板型运动障碍　stereotyped movement disorder　［又称］刻板性运动障碍△

恐怖症　phobia

恐怖状态　phobic state

恐高症　acrophobia

快乐木偶综合征　angelman syndrome

快速循环型双相情感障碍　rapid cycling bipolar affective disorder　［又称］快速循环型障碍△

窥阴癖　voyeurism

扩大性自杀　expanded suicide

滥用草药或民间验方　herbal or folk remedy abuse

滥用抗酸药　antacid abuse

滥用抗抑郁药　antidepressant abuse

滥用类固醇或激素　steroid or hormone abuse

滥用轻泻药　laxative abuse

滥用维生素　vitamin abuse

雷特综合征　Rett syndrome　［又称］Rett综合征△,脑萎缩性高氨血症△

利他性杀人　altruistic homicide

恋尿症　urophilia

恋童癖　paedophilia

恋物癖　fetishism

路易体痴呆　dementia with Lewy body

露阴癖　exhibitionism

氯胺酮的有害使用　ketamine harmful use

氯胺酮急性中毒　acute intoxication in ketamine

氯胺酮戒断状态　ketamine withdrawal state

氯胺酮所致的残留性和迟发性精神病性障碍　residual and late-onset psychotic disorder due to use of ketamine　［又称］氯胺酮引起的残留性和迟发性精神病性障碍△

氯胺酮所致的精神病性障碍　psychotic disorder due to use of ketamine　［又称］氯胺酮引起的精神病性障碍△

氯胺酮所致的精神和行为障碍　mental and behavioural disorder due to use of ketamine　［又称］氯胺酮引起的精神和行为障碍△

氯胺酮所致的遗忘综合征　amnesic syndrome due to use of ketamine　［又称］氯胺酮引起的遗忘综合征△

氯胺酮依赖综合征　ketamine dependence syndrome

麻痹性痴呆　general paresis of insane

吗啡型药物依赖　morphine dependence　［又称］吗啡型药物瘾△

慢性酒精性脑综合征　chronic alcohol brain syndrome

慢性皮质下脑白质病　chronic subcortical leukoencephalopathy

慢性运动或发声抽动障碍　chronic motor or vocal tic disorder　［又称］慢性运动或发声性抽动障碍△

梅核气　globus hystericus

梅境焦虑障碍　dream anxiety disorder

梦魇　nightmare　［又称］梦魇障碍△,服梦之旅△

米帕林中毒致精神障碍　mental disorder due to intoxication in mepacrine　［又称］阿的平中毒引起的精神障碍△

面红恐惧症　erythrophobia

摩擦癖　frotteurism

男性勃起功能障碍　male erectile dysfunction

脑病　encephalopathy　［又称］器质性脑病△

脑功能轻微失调　minimal brain dysfunction

脑器质性伤后遗忘　post-traumatic brain organic amnesic syndrome

脑外伤所致精神障碍　mental disorder due to traumatic brain injury　［又称］颅脑外伤所致精神障碍△

脑血管病所致的人格和行为障碍　personality and behavioural disorder due to cerebral vascular disease

疟疾所致精神障碍　mental disorder due to malaria

女性性唤起障碍　female sexual arousal disorder

排泄障碍　elimination disorder

哌替啶药物依赖　pethidine dependence

赔偿神经症　compensation neurosis

皮质下血管性痴呆　subcortical vascular dementia

偏执狂　paranoia

偏执型精神分裂症　paranoid schizophrenia

偏执型人格障碍　paranoid personality disorder

偏执性反应　paranoid reaction

偏执性精神障碍　paranoid disorder　［又称］偏执性精神病△

品行情绪混合障碍　mixed conduct and emotion disorder　［又称］品行和情绪混合性障碍△

品行障碍　conduct disorder

屏气发作　breath holding spell

其他兴奋剂急性中毒　acute intoxication in other stimulant

器质性分离性障碍　organic dissociative disorder

器质性幻觉症　organic hallucinosis

器质性混合型情感障碍　organic mixed affective disorder

器质性焦虑性障碍　organic anxiety disorder

器质性紧张性障碍　organic catatonic disorder

器质性精神障碍　organic mental disorder

器质性情感障碍　organic affective disorder

器质性情绪不稳定障碍　organic emotionally labile disorder　［又称］器质性情绪虚弱障碍△,器质性情绪衰弱障碍△

器质性人格障碍　organic personality disorder　［又称］器质性人格改变△

器质性双相障碍　organic bipolar affective disorder

器质性妄想障碍　organic delusional disorder

器质性心境障碍　organic mood disorder

器质性抑郁障碍　organic depressive disorder

器质性躁狂障碍　organic manic disorder

铅中毒性脑病　lead encephalopathy

强迫型人格障碍　obsessive-compulsive personality disorder

强迫障碍　obsessive-compulsive disorder　［又称］强迫性障碍△

强迫状态　obsessive state

青春型精神分裂症　hebephrenic schizophrenia

轻度精神发育迟滞　mild mental retardation

轻度精神发育迟滞无或轻微的行为缺陷　mild mental retardation with the statement of no or minimal impairment of behavior

轻度精神发育迟滞显著的行为缺陷(需要加以关注或治疗)　mild mental retardation(significant impairment of behaviour requiring attention or treatment)

轻度抑郁发作　mild depressive episode

轻躁狂　hypomania

情感高涨　elation　［又称］情绪高涨△

情感性人格障碍　affective personality disorder　［又称］情感性人格△

情绪不稳型人格障碍　emotionally unstable personality disorder

情绪不稳型人格障碍(边缘型)　emotionally unstable personality disorder(borderline type)

情绪高涨人格　hyperthymic personality

躯体变形障碍　body dysmorphic disorder

躯体化的多种器官系统自主神经功能障碍　somatization autonomic dysfunction(multiple organ system)

躯体化的呼吸系统自主神经功能障碍　somatization autonomic dysfunction(respiratory system)

躯体化的泌尿生殖系统自主神经功能障碍　somatization autonomic dysfunction(urogenital system)

躯体化的上消化道自主神经功能障碍　somatization autonomic dysfunction(upper gastrointestinal tract)

躯体化的下消化道自主神经功能障碍　somatization autonomic dysfunction(lower gastrointestinal tract)

躯体化障碍　somatization disorder

躯体症状障碍　somatic symptom disorder

拳击性痴呆　dementia pugilistica

热射病伴有精神障碍　heat stroke associated mental disorder, sun stroke associated mental disorder　［又称］中暑伴发精神障碍△

人格障碍　personality disorder

认知障碍　cognitive disorder

色情杀人狂　lust murderer

社会化品行障碍　socialized conduct disorder　［又称］社会化的品行障碍△

社交不良型人格障碍　dissocial personality disorder　［又称］社交紊乱型人格障碍△

社交恐怖症　social phobia　［又称］社交恐怖△

身份障碍　identity disorder

身体觉察障碍　body awareness disorder

神经衰弱　neurasthenia

神经性贪食　bulimia nervosa

神经性厌食　anorexia nervosa　［又称］神经性厌食症△

神经症性障碍　neurotic disorder

肾炎所致精神障碍　mental disorder due to nephritis

施虐癖　sadism

施虐受虐症　sadomasochism

施虐型人格障碍　sadistic personality disorder

食粪症　scatophagy

食毛症　trichophagy

似曾相识感　deja vu

适应障碍　adjustment disorder

受虐症　masochism

衰弱型人格障碍　asthenic personality disorder

双重角色易装症　dual-role transvestism　［又称］双重异装症△

双重人格　double personality

双重抑郁症　double depression

双相情感障碍　bipolar affective disorder　［曾称］躁狂抑郁症△

双相情感障碍(目前为伴有精神病性症状的躁狂发作)　bipolar affective disorder(current manic episode with psychotic symptom)

双相情感障碍(目前为伴有精神病性症状的重度抑郁发作)　bipolar affective disorder(current episode severe depression episode with physical symptom)

双相情感障碍(目前为伴有躯体症状的轻度抑郁发作)　bipolar affective disorder(current episode mild depression episode with physical symptom)

双相情感障碍(目前为伴有躯体症状的中度抑郁发作)　bipolar affective disorder(current episode moderate depression episode with physical symptom)

双相情感障碍(目前为不伴有精神病性症状的躁狂发作)　bipolar affective disorder(current manic episode without psychotic symptom)

双相情感障碍(目前为不伴有精神病性症状的重度抑郁发作)　bipolar affective disorder(current episode severe depression episode without psychotic symptom)

双相情感障碍(目前为不伴有躯体症状的轻度抑郁发作)　bipolar affective disorder(current episode mild depression episode without physical symptom)

双相情感障碍(目前为不伴有躯体症状的中度抑郁发作)　bipolar affective disorder(current episode moderate depression episode without physical symptom)

双相情感障碍(目前为缓解状态)　bipolar affective disorder(currently in remission)

双相情感障碍(目前为混合性发作)　bipolar affective disorder(current episode mixed)

双相情感障碍(目前为轻度抑郁发作)　bipolar affective disorder(current episode mild depression)

双相情感障碍(目前为轻躁狂发作)　bipolar affective disorder(current hypomanic episode)

双相情感障碍(目前为中度抑郁发作)　bipolar affective disorder(current episode moderate depression)

双相型Ⅰ型障碍　bipolar Ⅰ disorder

双相型Ⅱ型障碍　bipolar Ⅱ disorder

睡惊症　sleep terror

睡眠时相前移综合征　advanced sleep-wake phase syndrome

睡眠时相延迟综合征　delayed sleep-wake phase syndrome

睡瘫症　sleep paralysis

睡行症　sleep walking　［又称］梦游△

诵读技能障碍　oral reading skill disorder

特定计算能力障碍　specific arithmetical skill disorder　［又称］特定性计算技能障碍△

特定恐惧症　specific phobia　［又称］孤立的恐怖△

特定拼写障碍　specific spelling disorder　［又称］特定性拼写障碍△

特定性运动功能发育障碍　specific developmental disorder of motor function

特定学校技能发育障碍　specific developmental disorder of scholastic skill　［又称］特定性学校技能发育障碍△

特定言语语音障碍　specific speech articulation disorder　［又称］特定性言语构音障碍△

通常起病于童年和少年期的行为与情绪障碍　behavioural and emotional disorder with onset usually occuring in childhood and adolescence　［又称］通常在童年和青少年期发病的行为和情绪障碍△

同胞竞争障碍　sibling rivalry disorder

同性恋恐惧症　homophobia

童年分裂样障碍　schizoid disorder of childhood

童年瓦解性障碍　childhood disintegrative disorder

童年性别认同障碍　gender identity disorder of childhood

网络成瘾　internet addiction disorder　［又称］网络成瘾障碍△,网瘾△

网络色情成瘾　cyber-sexual addiction

妄想性障碍　delusional disorder

妄想性知觉　delusional perception

韦尼克脑病　Wernicke encephalopathy　［又称］急性出血性脑灰质炎△，Wernicke 脑病△，威尔尼克脑病△，沃尼克脑病△

违拗症　negativism

未分化的躯体症状障碍　undifferentiated somatic symptom disorder

未社会化品行障碍　unsocialized conduct disorder　［又称］非社会化的品行障碍△

物质成瘾　substance addiction

物质所致精神病性障碍　substance-induced psychotic disorder

习惯与冲动障碍　habit and impulse disorder

系统性红斑狼疮所致的精神障碍　mental disorder due to systemic lupus erythematosus

细菌性痢疾所致精神障碍　mental disorder due to bacillary dysentery

心境恶劣　dysthymia

心境障碍　mood disorder, affective disorder　［又称］情感障碍△

心理发育障碍　psychological developmental disorder

心因性暴食　psychogenic overeating

心因性耳聋　psychogenic deafness

心因性肌无力　psychogenic amyosthenia

心因性皮肤感觉异常　psychogenic skin paraesthesia

心因性偏执性精神障碍　psychogenic paranoid psychosis

心因性生理功能障碍　psychogenic physiological dysfunction

心因性斜颈　psychogenic torticollis

心因性阳痿　psychogenic impotence

心因性遗忘　psychogenic amnesia

心因性自动症　psychogenic automatism　［又称］癔症△，癔症性精神病△

心脏病所致精神障碍　mental disorder due to cardiopathy

心脏神经症　cardiac neurosis　［又称］心脏神经官能症△

兴奋剂使用障碍　stimulant use disorder

兴奋状态　excitement state

兴趣缺失　anhedonia

性别认同障碍　gender identity disorder　［又称］性别不清△

性病神经症　venereal neurosis

性成熟障碍　sexual maturation disorder

性成瘾　sexual addiction

性高潮障碍　orgasmic dysfunction　［又称］性高潮功能障碍△

性功能障碍　sexual dysfunction

性关系障碍　sexual relationship disorder

性角色障碍　gender-role disorder　［又称］性身份障碍△

性乐缺乏　lack of sexual enjoyment

性偏好多相障碍　multiple disorder of sexual preference

性偏好障碍　sexual preference disorder

性心理障碍　psychosexual disorder

性厌恶及性乐缺失　sexual aversion and lack of sexual enjoyment

性欲亢进　hypersexuality

性欲障碍　sexual desire disorder

学习技能发育障碍　developmental disorder of scholastic skill

学校恐惧症　school phobia

血管性痴呆　dementia due to cerebrovascular disease

血管性认知障碍　vascular cognitive disorder

烟草急性中毒　acute intoxication in tabacco

烟草戒断状态　tabacco withdrawal state　［又称］使用烟草引起的戒断状态△

烟草使用障碍　tobacco use disorder

烟草所致的残留性和迟发性精神病性障碍　residual and late-onset psychotic disorder due to use of tabacco

烟草所致的精神病性障碍　psychotic disorder due to use of tabacco　［又称］使用烟草引起的精神病性障碍△

烟草所致的精神和行为障碍　mental and behavioural disorder due to use of tabacco　［又称］使用烟草引起的精神和行为障碍△

烟草所致的遗忘综合征　amnesic syndrome due to use of tabacco　［又称］使用烟草引起的遗忘综合征△

烟草依赖综合征　tabacco dependence syndrome

严重应激反应　severe stress reaction

言语重复　palilalia　［又称］重复言语△

咬指甲症　onychophagia　［又称］咬指甲△

药物源性精神障碍　drug-induced mental disorder　［又称］药源性精神障碍△

药源性帕金森综合征　drug-induced Parkinsonism　［又称］药物源性帕金森综合征△，药物继发性帕金森综合征△

夜磨牙症　bruxism

一过性抽动障碍　transient tic disorder　［又称］短暂性抽动障碍△

一氧化碳中毒所致精神障碍　mental disorder due to intoxication of carbon monoxide　［又称］一氧化碳所致精神障碍△

一氧化碳中毒致人格和行为障碍　personality and behavioural disorder due to intoxication of carbon monoxide　［又称］一氧化碳中毒所致人格和行为障碍△

依赖型人格障碍　dependent personality disorder

依恋障碍　attachment disorder

疑病障碍　hypochondriacal disorder

以妄想为主的急性精神病性障碍　acute predominantly delusional psychotic disorder

以妄想为主的急性精神病性障碍（伴急性应激反应）　acute predominantly delusional psychotic disorder（with acute stress reaction）

以妄想为主的急性精神病性障碍（不伴急性应激反应）　acute predominantly delusional psychotic disorder（without acute stress reaction）

异食症　pica

异装症　transvestism　［又称］恋物性异装症△　［曾称］异装癖*

抑郁发作　depressive episode

抑郁性品行障碍　depressive conduct disorder

抑郁性人格障碍　depressive personality disorder　［又称］抑郁性人格△

抑郁症　major depressive disorder

易性症　transsexualism　［又称］易性癖△

癔症性震颤　hysterical tremor

隐匿性抑郁　masked depression

婴幼儿和儿童进食障碍　feeding disorder of infancy and childhood　［又称］婴儿和儿童期的喂养障碍△

婴幼儿和儿童异食症　allotriophagia of infancy or childhood

营养不良所致精神障碍　mental disorder due to dystrophy

幽闭恐惧症　claustrophobia

由于脑部疾病、损害和功能障碍引起的器质性人格和行为障碍　organic personality and behavioural disorder due to brain disease, damage and dysfunction

由于脑损害和功能障碍及躯体疾病引起的精神障碍　mental disorder due to brain damage, dysfunction and physical disease

有害气体中毒后精神障碍　mental disorder due to intoxication of toxic gas

与产褥期有关的轻度精神和行为障碍　mild mental and behavioural disorder associated with the puerperium

与产褥期有关的重度精神和行为障碍　severe mental and behavioural disorder associated with the puerperium

与归类在他处的障碍或疾病有关的心理和行为因素　psychological and behavioural factor associated with disorder or disease classified elsewhere

与精神发育迟滞和刻板动作有关的多动障碍　hyperactivity disorder associated with mental retardation and stereotyped movement

语言发育障碍　developmental disorder of speech and language

语音障碍　phonological disorder

阅读障碍　reading disorder

躁狂症　mania

躁狂状态　mania state

躁郁环性气质　cyclothymia　［又称］环性心境障碍△

谵妄　delirium

战争神经症　war neurosis　［又称］与暴露于战争有关的问题△

针状物恐惧症　needle phobia
震颤性谵妄　delirium tremens
镇静剂或催眠剂的有害使用　sedative or hypnotic harmful use
镇静剂或催眠剂急性中毒　acute intoxication in sedative or hypnotic
镇静剂或催眠剂戒断状态　sedative or hypnotic withdrawal state　［又称］使用镇静剂或催眠剂引起的戒断状态△
镇静剂或催眠剂所致的残留性和迟发性精神障碍　residual and late-onset psychotic disorder due to use of sedative or hypnotic　［又称］使用镇静剂或催眠剂引起的残留性和迟发性精神病性障碍△
镇静剂或催眠剂所致的精神病性障碍　psychotic disorder due to use of sedative or hypnotic　［又称］使用镇静剂或催眠剂引起的精神病性障碍△
镇静剂或催眠剂所致的精神和行为障碍　mental and behavioural disorder due to use of sedative or hypnotic　［又称］使用镇静剂或催眠剂引起的精神和行为障碍△
镇静剂或催眠剂所致的遗忘综合征　amnesic syndrome due to use of sedative or hypnotic　［又称］使用镇静剂或催眠剂引起的遗忘综合征△
镇静剂或催眠剂依赖综合征　sedative or hypnotic dependence syndrome　［又称］使用镇静剂或催眠剂引起的依赖综合征△
镇痛药物成瘾　analgesic addiction
症状性精神障碍　symptomatic mental disorder
止痛剂滥用　analgesic abuse
致幻剂的有害使用　hallucinogen harmful use
致幻剂非成瘾性滥用　hallucinogen non-addictive abuse
致幻剂急性中毒　acute intoxication in hallucinogen　［又称］致幻药中毒△，致幻剂中毒△
致幻剂戒断状态　hallucinogen withdrawal state　［又称］使用致幻剂引起的戒断状态△
致幻剂使用障碍　hallucinogen use disorder
致幻剂所致的残留性和迟发性精神病性障碍　residual and late-onset psychotic disorder due to use of hallucinogen　［又称］使用致幻剂引起的残留性和迟发性精神病性障碍△
致幻剂所致的精神病性障碍　psychotic disorder due to use of halluci-nogen　［又称］使用致幻剂引起的精神病性障碍△
致幻剂所致的精神和行为障碍　mental and behavioural disorder due to use of hallucinogen　［又称］使用致幻剂引起的精神和行为障碍△

致幻剂所致的遗忘综合征　amnesic syndrome due to use of hallucinogen　［又称］使用致幻剂引起的遗忘综合征△
致幻剂依赖综合征　hallucinogen dependence syndrome　［又称］使用致幻剂引起的依赖综合征△
中度精神发育迟滞　moderate mental retardation
中度精神发育迟滞无或轻微的行为缺陷　moderate mental retardation with the statement of no or minimal impairment of behaviour　［又称］中度精神发育迟缓（未提及行为缺陷）△
中度精神发育迟滞显著的行为缺陷（需要加以关注或治疗）　moderate mental retardation（significant impairment of behaviour requiring attention or treatment）　［又称］中度精神发育迟缓（需要加以关注或治疗的显著行为缺陷）△
中度抑郁发作　moderate depressive episode
钟情妄想　delusion of being loved
重度精神发育迟滞　severe mental retardation
重度精神发育迟滞无或轻微的行为缺陷　severe mental retardation with the statement of no or minimal impairment of behaviour　［又称］重度精神发育迟缓（无或轻微行为缺陷的）△
重度精神发育迟滞显著的行为缺陷（需要加以关注或治疗）　severe mental retardation（significant impairment of behaviour requiring attention or treatment）　［又称］重度精神发育迟缓（需要加以关注或治疗的显著行为缺陷）△
周期性精神病性障碍　periodic psychosis disorder
注意缺陷多动障碍　attention deficit/hyperkinetic disorder　［又称］注意力缺乏多动症△
准自杀　parasuicide
自残　self mutilation
自动症　automatism
自恋型人格障碍　narcissistic personality disorder
自杀　suicide
自杀意念　suicidal ideation
自伤　self-injury
卒中后焦虑　post-stroke anxiety
卒中后抑郁　post-stroke depression
做作性障碍　factitious disorder

# 28.2　症状体征名词

5-羟色胺综合征　serotonin syndrome
伴有过度警觉的自主神经过度唤起　autonomic nerve hyperarousal with hypervigilance
暴食　binge eating
悲伤反应　grief reaction
被动服从　passive obedience
被动攻击性人格　passive aggressive personality
被动体验　passivity experience
被洞悉感　feeling of thought being known
被害妄想　delusion of persecution
被监视感　feeling of being watched
被控制感　feeling of being controlled
被控制妄想　delusion of control
表现焦虑　performance anxiety
表演型人格　histrionic personality
病理象征性思维　pathological symbolic thinking
病理性半醒状态　pathological semi-awakening state
病理性囤积　pathological hoarding

病理性上网　pathological internet use
病理性说谎　pathological lying
不成熟人格　immature personality
产后抑郁　postpartum depression
肠易激综合征　irritable bowel syndrome
超价观念　overvalued idea
痴呆　dementia
痴呆的精神行为症状　behavioral and psychological symptom of dementia
持久性人格改变　enduring personality change
持续言语　perseveration
冲动行为　impulsive behavior
抽象思维困难　difficulty in abstract thinking
词聋　word deafness
错觉　illusion
达科斯塔综合征　Da Costa syndrome
定向障碍　disorientation
动机缺失综合征　amotivational syndrome
短暂意识丧失　transient unconsciousness

对抗性强迫动作　oppositional compulsion act
多重人格　multiple personality
多形性妄想　delusion of polymorphic nature
额叶综合征　frontal lobe syndrome
儿童屏气发作　breath holding spell of children
发育延迟　developmental delay
反射性幻觉　reflex hallucination
非器质性性交疼痛　nonorganic dyspareunia
非器质性阴道痉挛　nonorganic vaginismus
非血统妄想　delusion of nonconsanguinity
非言语性听幻觉　nonverbal auditory hallucination
分离　dissociation
分离性抽搐　dissociative convulsion
分离性感觉缺失　dissociative anaesthesia
分离性幻觉　dissociative hallucination
分离性恍惚　dissociative trance
分离性漫游　dissociative fugue
分离性木僵　dissociative stupor
分离性妄想　dissociative delusion
分离性遗忘　dissociative amnesia
分离症状　dissociative symptom
弗雷戈利综合征　Fregoli syndrome
负幻觉　negative hallucination
附体　possession
附体妄想　delusion of possession
复杂性急性醉酒　complicated acute intoxication
感知综合障碍　psychosensory disturbance
格斯特曼综合征　Gerstmann syndrome
功能性幻觉　functional hallucination　［又称］机能性幻觉△
古怪人格　eccentric personality
诡辩性思维　sophistic thinking
过度警觉　hypervigilance
过度饮酒　excessive drinking
过分包涵　over-inclusiveness
幻触　tactile hallucination
幻觉　hallucination
幻视　visual hallucination
幻听　auditory hallucination
幻味　gustatory hallucination
幻想性妄想　fantastic delusion
幻嗅　olfactory hallucination
畸形恐惧　dysmorphophobia
激越　agitation
急性肌张力障碍　acute dystonia　［又称］急性肌张力反应△
嫉妒妄想　delusion of jealousy
记忆倒错　paramnesia　［又称］记忆错构△
记忆减退　hypomnesia
记忆增强　hypermnesia
继发性妄想　secondary delusion
假性痴呆　pseudodementia
假性幻觉　pseudo hallucination
僵住　catalepsy
焦虑　anxiety
焦虑状态　anxious state
接触性离题　tangentiality
解释性妄想　explanatory delusion
解体妄想　delusion of derealization
紧张性头痛　tension headache
进行性遗忘　progressive amnesia
经前紧张综合征　premenstrual tension syndrome
精神病态　psychopathy　［又称］心理病态△
精神分裂症性衰退　schizophrenic deterioration
精神科疾病后的持久人格改变　enduring personality change after psy-
　chiatric illness

精神衰弱型人格　psychasthenic personality
精神运动性迟滞　psychomotor inhibition
精神运动性兴奋　psychomotor excitement
静坐不能　akathisia
亢奋　exaltation
科塔尔综合征　Cotard syndrome
克莱恩 - 莱文综合征　Kleine-Levin syndrome
刻板言语　stereotype of speech
空间知觉异常　unusual spatial perception
恐惧　phobia
口吃　stuttering
夸大妄想　delusion of grandeur
快感缺失　anhedonia
狂信型人格　fanatic personality
狂饮　binge drinking
蜡样屈曲　waxy flexibility
联想松弛　loosening of association
逻辑倒错性思维　paralogic thinking
慢性疲劳综合征　chronic fatigue syndrome
矛盾意向　ambitendency
朦胧状态　twilight state
梦样状态　oneiroid state
敏感性关系妄想　sensitive delusion of reference　［又称］敏感的关
　系妄想△
模仿动作　echopraxia
模仿言语　echolalia　［又称］言语模仿△
漠然处之　belle indifference
木僵　stupor
脑外伤后精神障碍　cerebral trauma-related mental disorder
脑外伤后认知障碍　cerebral trauma-related cognitive disorder
脑炎后综合征　postencephalitic syndrome
脑震荡后综合征　postconcussional syndrome
内感性不适　senestopathia　［又称］体感异常△
内脏幻觉　visceral hallucination
逆行性遗忘　retrograde amnesia
破坏行为　disruptive behavior
器质性精神综合征　organic psycho syndrome
器质性遗忘综合征　organic amnesic syndrome
牵连观念　idea of reference
强迫思维　obsessional thought
强迫行为　compulsive behavior，anancasm
强迫型人格特点　obsessive-compulsive feature
强迫性上网　compulsive internet use
强制动作　forced act
强制性哭笑　forced laughing and crying
强制性思维　forced thought
轻度认知功能损害　mild cognitive impairment
轻微脑功能失调　minimal brain dysfunction
情感暴发　emotional outburst
情感不稳　liability of affect
情感不协调　incongruity of affect
情感迟钝　affective blunting
情感淡漠　apathy
情感倒错　parathymia
情感高涨　hyperthymia
情感平淡　affective flattening
情景性幻视　scenic visual hallucination
屈从性强迫动作　obedient compulsion act
躯体感觉上的错觉　somatosensory illusion
躯体化　somatization
躯体形式自主神经功能失调　somatoform autonomic dysfunction
拳击手脑病综合征　punch-drunk syndrome　［又称］拳击手酩酊样
　综合征△
人格解体　depersonalization

人格解体 - 现实解体综合征　depersonalization-derealization syndrome

妊娠妄想　delusion of pregnancy　［又称］受孕妄想△

入睡前幻觉　hypnogogic hallucination

闪回　flashback

深眠状态　parasomnia

神经发育不成熟　neurodevelopmental immaturity

神经症性人格　neurotic personality

神游状态　fugue state　［又称］漫游状态△

生殖器反应丧失　failure of genital response

嗜睡状态　somnolence

受虐儿童综合征　battered child syndrome

兽奸　bestiality

双重定向　double orientation

双重身份　double identity

睡眠感缺失　loss of sleepiness

睡眠失调　dyssomnias

顺行性遗忘　anterograde amnesia

思维被夺　thought withdrawal　［又称］思维被撤走△

思维奔逸　flight of thought

思维播散　thought broadcasting　［又称］思维被撤走△

思维插入　thought insertion　［又称］思维被插入△

思维迟缓　retardation of thought

思维鸣响　audible thought, voiced thought　［又称］思维化声△, 思维回声△

思维内容障碍　thought content disorder

思维贫乏　poverty of thought

思维破裂　splitting of thought

思维松散　looseness of thinking　［又称］思维散漫△, 思维松弛△

思维紊乱　derailment

思维形式障碍　thought form disorder

思维障碍　thought disorder

思维中断　thought blocking

思想被评论　thought commentary

思想被替代妄想　delusion of thought being replaced

宿醉　hangover

随境转移　distractibility

胎儿酒精综合征　fetal alcohol syndrome

替身综合征　Capgras syndrome　［又称］卡普格拉综合征△

脱离现实　dereism

脱抑制　disinhibition

脱抑制性人格　disinhibited personality

外貌变形妄想　delusion of appearance chance

网络关系成瘾　cyber-relational addiction

网络过度使用　internet overuse

网络强迫行为　cyber compulsion

妄想　delusion

妄想观念　delusional idea

妄想记忆　delusional memory

妄想逆行性扩张　retrospective expansion of delusion

妄想气氛　delusional atmosphere

妄想心境　delusional mood

妄想性超常解释　delusional paranormal explanation

妄想性曲解　delusional misinterpretation

妄想性误认　delusional misidentification

妄想性虚构　delusional confabulation

妄想阵发　delusional paroxysm

妄想知觉　delusional perception

物理影响妄想　delusion of physical explanation

习得性无助　learned helplessness

习惯性摩擦综合征　habitual rubbing syndrome

系统化妄想　systemized delusion

现实解体　derealization

现实歪曲　reality distortion

销魂状态　ecstasy state

心境低落　depressed mood

心境协调性幻听　mood-congruent auditory hallucination

心因性过量进食　psychogenic overeating

心因性呕吐　psychogenic vomiting

心因性瘙痒　psychogenic excoriation

心因性妄想　psychogenic delusion

心因性晕厥　psychogenic syncope

心因性周期性呕吐　psychogenic cyclical vomiting

欣快　euphoria

性别认同　gender identity

性冷淡　frigidity

性驱力过强　excessive sexual drive

性厌恶　sexual aversion

性欲减退或缺失　lack or loss of sexual desire

性窒息　autoerotic asphyxiation

虚构　confabulation

虚无妄想　nihilistic delusion

选择性缄默　selective mutism

选择性遗忘　selective amnesia

血管性认知损害　vascular cognitive impairment

言语急促杂乱　cluttering

言语贫乏　poverty of speech

言语迫促　pressure of speech

阳性症状　positive symptom

一过性黑矇　amaurosis fugax

遗忘　amnesia

疑病观念　hypochondriacal preoccupation

疑病妄想　hypochondriacal delusion

疑病症　hypochondria　［又称］疑病△

异常患病行为　abnormal illness behavior

抑郁　depression

抑郁性木僵　depressive stupor

易激惹　irritability

意联　punning

意识改变状态　altered state of consciousness

意识混浊　clouding of consciousness

意识模糊性觉醒　confusional arousal

意识障碍　disturbance of consciousness

意向倒错　parabulia

意志被替代妄想　delusion of replacement of will

意志减退　hypobulia

意志缺失　abulia

意志增强　hyperbulia

阴性症状　negative symptom

音联　clang association

应激状态　stressful state

语词新作　neologism

语义性痴呆　semantic dementia

预期焦虑　anticipatory anxiety

原发性妄想　primary delusion

原始性幻觉　elementary hallucination　［又称］不成形幻视△

运动性幻觉　motor hallucination

灾难经历后的持久人格改变　enduring personality change after catastrophic experience

早泄　premature ejaculation

躁狂性木僵　manic stupor

知觉减退　dulled perception

知觉增强　heightened perception

致幻剂闪回现象　hallucinogenic flashback

注意涣散　divergence of attention

注意减退　hypoprosexia

注意狭窄　narrowing of attention

注意增强　hyperprosexia

注意转移　transference of attention

转换症状　conversion symptom

装相　mannerism

锥体外系不良反应　extrapyramidal side effect

自视幻觉　autoscopia

自我排斥的性取向　egodystonic sexual orientation

自缢　hang-oneself

自罪妄想　delusion of sin

作态　mannerism

# 28.3　手术操作名词

冲击疗法　flooding therapy, implosive therapy　［又称］暴露疗法△, 满灌疗法△

重复经颅磁刺激治疗　repetitive transcranial magnetic stimulating therapy

催眠治疗　hypnotic therapy

电休克治疗　electronic convulsive therapy

改良电休克治疗　modified electronic convulsive therapy

光照疗法　light therapy

婚姻治疗　marital therapy

家庭治疗　family therapy

渐进性放松训练　progressive relaxation training

解释性心理治疗　interpretative psychotherapy

精神分析　psychoanalysis

精神分析性心理治疗　psychoanalytic psychotherapy

精神外科治疗　psychosurgery treatment

麻醉分析　narcoanalysis

迷走神经刺激治疗　vagus nerve stimulation treatment

冥想　meditation

内观疗法　Naikan therapy

人本主义疗法　humanistic therapy

认知疗法　cognitive therapy

认知行为疗法　cognitive-behavioral therapy

森田治疗　Morita therapy

深部脑刺激治疗　deep brain stimulation treatment

危机干预　crisis intervention

系统式治疗　systemic therapy

系统脱敏　systematic desensitization

小组治疗　group therapy　［又称］团体治疗△, 集体治疗△

心理治疗　psychotherapy

行为治疗　behavior therapy

厌恶疗法　aversion therapy

应用行为分析　applied behavior analysis

装扮游戏　make-believe play

自信训练　assertiveness training　［又称］决断力训练△

# 28.4　临床检查名词

90 条目症状检核表　symptom check-list-90

阿尔茨海默病认知评估量表　Alzheimer's disease assessment scale-cognitive

阿肯巴克儿童行为量表　Achenbach child behavior checklist

艾森贝格抗抑郁药不良反应量表　Asberg side-effect rating scale for antidepressant

艾森克人格问卷　Eysenck personality questionnaire

［奥尔森］婚姻质量问卷　enrich marital inventory, ENRICH

半定式精神检查　semi-structured interview　［又称］半结构式访谈△

贝克焦虑量表　Beck anxiety inventory

贝克忧郁量表　Beck depression inventory

本德视动作格式塔测验　Bender visual motor gestalt test, BVMGT

本顿视觉保持测验　Benton visual retention test

比奈 - 西蒙智力量表　Binet-Simon scale of intelligence　［又称］比奈智力测验△

标准化成就测验　standardized achievement test

不自主运动评定量表　abnormal involuntary movement scale

布雷德痴呆评定量表　Bleied dementia rating scale

成人创伤自评量表　trauma assessment for adults

痴呆简易筛查量表　brief screening scale for dementia

迟发运动障碍评定量表　tardive dyskinesia rating scale

创伤后诊断量表　posttraumatic diagnostic scale

创伤史问卷　trauma history questionnaire

创伤应激评估表　traumatic stress schedule, TSS　［又称］创伤应激清单△

大体评定量表　global assessment scale

丹佛儿童发展筛选测验　Denver development screen test　［又称］丹佛小儿智能发育筛查△

定式精神检查　structured interview　［又称］结构性访谈△, 结构式访谈△

儿童孤独量表　children's loneliness scale

儿童内外控量表　nowicki-strickland locus of control scale for children

儿童期创伤经历访谈　childhood trauma interview

儿童社交焦虑量表　social anxiety scale for child

父母养育方式评价量表　Egma Minnen av Bardndoms Uppforstran, EMBU

复合性国际诊断交谈检查表　composite international diagnostic interview

个人与社会表现量表　personal and social performance scale

功能大体评定量表　global assessment of function

孤独症诊断访谈量表　autism diagnostic interview scale

广泛性成就测验修正版　wide range achievement test-revised

汉密尔顿焦虑量表　Hamilton anxiety scale

汉密尔顿抑郁量表　Hamilton depression rating scale

绘人测验　draw a person test　［又称］绘人智力测验△

霍普金斯词语学习测验　Hopkins verbal learning test

基恩创伤后应激障碍量表　Keane posttraumatic stress disorder scale

家庭功能评定　family assessment device

家庭环境观察量表　home observation for measurement of environment scale

家庭环境量表　family environment scale

家庭环境筛查问卷　home screening questionnaire

家庭亲密度和适应性量表　family adaptability and cohesion evaluation scale

简明国际神经精神障碍交谈检查表　mini international neuropsychiatric interview

简明精神病评定量表　brief psychiatric rating scale

简明心理状况测测　mini-mental state examination

健康调查量表36　short form 36

焦虑自评量表　self-rating anxiety scale

惊恐相关症状量表　panic associated symptom scale

惊恐障碍严重度量表　panic disorder severity scale

精神检查　psychiatric examination

精神现状检查　present state examination

精神障碍诊断与统计手册定式临床检查　structured clinical interview for DSM, SCID

卡特尔16种人格问卷　Cattell 16 personality factors inventory

康氏儿童行为量表　Conners child behavior scale

科斯立方体组合测验　kohs block design test ［又称］科斯积木式设计测验△

空间广度测验　spatial span test

利博维茨社交焦虑量表　Liebowitz social anxiety scale

连续操作测验　continuous performance test, CPT

临床记忆量表　clinical memory scale

临床用创伤后应激障碍诊断盘表　clinician-administered PTSD scale

临床总体印象量表　clinical global impression scale

罗夏墨迹测验　Rorschach inkblot test ［又称］洛夏测验△

慢性精神受检者标准化精神病评定量表　a standard psychiatric assessment scale for rating chronic psychiatric patient

蒙哥马利-艾森贝格抑郁评定量表　Montgomery-Asberg depression rating scale

明尼苏达多相人格问卷　Minnesota multiphasic personality inventory

莫兹利强迫症状问卷　Maudsley obsessional-compulsive inventory

皮博迪图片词汇测验　Peabody picture vocabulary test

评价者信度　interrater reliability ［又称］评定者信度△

气质量表　trait scale

情感障碍和精神分裂检查提纲　schedule for affective disorders and schizophrenia ［又称］情感障碍和精神分裂症评分表△

人格测验　personality test

日常生活能力评定量表　activity of daily living scale

瑞文智力测验　Raven intelligence test

社会功能缺陷筛选量表　social disability screening schedule

社会再适应评定量表　social readjustment rating scale

神经精神量表　neuropsychiatric inventory ［又称］神经精神问卷△

神经精神医学临床评定量表　schedule for clinical assessment in neuropsychiatry

神经心理测验　neuropsychological test

生活质量综合评定问卷　generic quality of life inventory

世界卫生组织生活质量量表-100条目　WHO quality of life-100

事件影响量表　impact of event scale

斯坦福催眠感受性量表　Stanford hypnotic susceptibility scale

斯特鲁色词测验　Stroop color-word test

他评量表　examiner-rating scale

痛苦事件问卷　distressing event questionnaire

威斯康星卡片分类测验　Wisconsin card sorting test

韦克斯勒成人智力量表　Wechsler adult intelligence scale

韦克斯勒儿童智力量表　Wechsler intelligence scale for children

韦克斯勒记忆量表　Wechsler memory scale

韦克斯勒幼儿智力量表　Wechsler preschool and primary scale of intelligence

希恩残疾量表　Sheehan disability scale

现实检验　reality testing

心理教育量表　psychoeducational profile

阳性和阴性精神症状评定　positive and negative syndrome scale

阳性症状评定量表　scale for assessment of positive symptom

杨氏躁狂状态评定量表　Young mania rating scale

耶鲁-布朗强迫量表　Yale-brown obsessive-compulsive scale

耶鲁大体抽动严重程度量表　Yale global tic severity scale

一般健康问卷　general health questionnaire

医院焦虑抑郁量表　hospital anxiety and depression scale

抑郁自评量表　self-rating depression scale

阴性症状评定量表　scale for assessment of negative symptom

长谷川痴呆量表　Hasegawa dementia scale

诊断量表　diagnostic scale

症状量表　symptomatic scale

治疗伴发症状量表　treatment emergent symptom scale

智力测验　intelligence test

智力成就责任问卷　intellectual achievement responsibility questionnaire

终生应激源评估　evaluation of life-time stressors

主题统觉测验　thematic apperception test

住院病人护士观察量表　nurse observation scale for inpatient evaluation ［又称］护士用住院受检者观察量表△

锥体外系不良反应量表　rating scale for extrapyramidal side effect ［又称］锥体外系副作用量表△

自评量表　self-rating scale

自杀态度问卷　suicide attitude questionnaire

# 29. 康复科

## 29.1 疾病诊断名词

Ⅰ级压疮 pressure ulcer Ⅰ ［又称］Ⅰ度褥疮△
Ⅱ级压疮 pressure ulcer Ⅱ ［又称］Ⅱ度褥疮△
Ⅲ级压疮 pressure ulcer Ⅲ ［又称］Ⅲ度褥疮△
Ⅳ级压疮 pressure ulcer Ⅳ ［又称］Ⅳ度褥疮△
阿尔茨海默病 Alzheimer's disease
臂丛神经损伤 brachial plexus injury
臂丛神经损伤后遗症 sequelae of brachial plexus injury
髌韧带断裂 patellar ligament rupture
髌韧带损伤 patellar ligament injury
不典型孤独症 atypical autism ［又称］非典型孤独症△
不完全性单瘫 incomplete monoplegia
不完全性截瘫 incomplete paraplegia
不完全性上肢单瘫 incomplete monoplegia of upper extremity
不完全性双上肢瘫 incomplete paralysis of both upper extremities
不完全性四肢瘫 incomplete tetraplegia
不完全性瘫痪 incomplete paralysis
不完全性下肢单瘫 incomplete monoplegia of lower extremity
不完全性胸部脊髓损伤 incomplete thoracic spinal cord injury
布朗 - 塞卡综合征 Brown-Sequard syndrome ［又称］脊髓半切综
合征△
残端综合征 stump syndrome
痴呆状态 dementia state
弛缓性偏瘫 flaccid hemiplegia ［又称］周围性偏瘫△
弛缓性四肢瘫 flaccid tetraplegia ［又称］周围性四肢瘫△
弛缓性瘫痪 flaccid paralysis ［又称］迟缓性瘫痪△,周围性瘫痪△
尺神经损伤后遗症 sequelae of ulnar nerve injury
垂体术后 post-operation of pituitary tumor ［又称］垂体瘤术后△
单瘫 monoplegia
低顺应性膀胱 low compliant bladder
低氧血症 hypoxemia
骶部脊髓损伤 sacral spinal cord injury
骶丛神经损伤后遗症 sequelae of sacral plexus nerve injury
骶脊神经根损伤 sacral spinal nerve root injury
骶髂关节扭伤 sprain of sacroiliac joint
第二颈椎椎弓骨折 Hangman fracture ［又称］Hangman 骨折△
定向障碍 disorientation
独自生活 independent living
多发关节挛缩 multiple arthrogryposis
多发性肌炎 polymyositis ［又称］多肌炎△
多发性硬化 multiple sclerosis
多疑 suspicious
发育迟滞 developmental delay ［又称］生长发育迟缓△,发育迟缓△
放射治疗后恢复期 recovery phase after radiation therapy
膈神经损伤后遗症 sequelae of diaphragm nerve injury
共济失调型脑性瘫痪 ataxic cerebral palsy ［又称］共济失调性
脑瘫△
构音障碍 dysarthria
股骨假体周围骨折 periprosthetic femoral fracture

股静脉血栓形成 femoral vein thrombosis
股神经损伤后遗症 sequelae of femoral nerve injury
骨刺激器引起的机械性并发症 mechanical complication due to bone
stimulation device
骨固定装置植入术后 post-operation of bone fixation implantation
骨关节病 osteoarthrosis
关节假体引起的感染 infection due to joint prosthesis
后天性单侧手指缺失 acquired absence of unilateral finger
后天性额部缺损 acquired forehead defect
后天性肱骨缺失 acquired absence of humerus
后天性喉缺失 acquired absence of larynx
后天性颊缺损 acquired buccal defect
后天性拇指缺损 acquired thumb defect
后天性颞部缺损 acquired temporal defect
后天性双侧手指缺失 acquired absence of bilateral fingers ［又称］双
侧指后天性缺失△
后天性双上肢缺失 acquired absence of both upper extremities ［又
称］双上肢后天性缺失△
后天性双下肢缺失 acquired absence of both lower extremities ［又
称］双下肢后天性缺失△
后天性四肢缺失 acquired absence of all extremities ［又称］四肢后
天性缺失△
后天性头部器官缺失 acquired absence of head organ
后天性头骨缺损 acquired skull defect
后天性头皮缺失 acquired absence of scalp
后天性腕以下的上肢缺失 acquired absence of wrist and hand
后天性小腿缺失 acquired absence of leg
后天性指缺损 acquired finger defect
呼吸功能障碍 respiratory dysfunction
会阴损伤后遗症 sequelae of perineal injury
混合型脑性瘫痪 mixed cerebral palsy
混合性失语 mixed aphasia
活动过度 overactivity
肌病恢复期 recovery phase of myopathy
肌断裂吻合术后 post-operation of muscle rupture anastomosis
肌腱挛缩 tendon contracture
肌肉挛缩 muscle contracture
肌肉萎缩 muscular atrophy
肌炎 myositis
肌营养不良 muscular dystrophy ［又称］肌肉萎缩症△
肌张力低下型脑性瘫痪 hypotonic cerebral palsy ［又称］肌张力低
下型脑瘫△
肌张力障碍 dystonia
基底节性失语 basal ganglion aphasia
急性完全性痉挛性四肢瘫 acute complete spastic tetraplegia ［又称］
急性完全性痉挛性瘫痪△
急性完全性四肢瘫 acute complete tetraplegia
棘上韧带炎 supraspinal syndesmitis

447

脊髓灰质炎　poliomyelitis
脊髓灰质炎病史　history of poliomyelitis
脊髓灰质炎恢复期　recovery phase of poliomyelitis
脊髓栓系综合征　tethered cord syndrome
脊髓损伤后体温调节功能障碍　body temperature regulation dysfunction after spinal cord injury
脊髓损伤恢复期　recovery phase of spinal cord injury
脊髓型颈椎病　cervical spondylotic myelopathy
脊髓炎后遗症　sequelae of myelitis
脊髓炎恢复期　recovery phase of myelitis
脊髓纵裂　diastematomyelia
脊柱骨关节病　osteoarthrosis of spine
脊柱内固定术后疼痛　postoperative pain following spinal internal fixation
脊柱内固定装置障碍　dysfunction of spinal internal fixation device
假体周围骨折　periprosthetic fracture
肩骨关节病　shoulder osteoarthrosis
肩关节半脱位　shoulder subluxation
肩手综合征　shoulder hand syndrome
肩锁韧带扭伤　sprain of acromioclavicular ligament　［又称］肩锁韧带损伤△
肩痛　shoulder pain
腱鞘炎术后　post-operation of tenosynovitis
交叉性瘫痪　crossed paralysis
截肢残端感染　amputation stump infection
截肢残端坏死　amputation stump necrosis
截肢残端挛缩　amputation stump contracture
截肢残端神经瘤　amputation stump neuroma
截肢残端水肿　amputation stump edema
截肢残端修整　amputation stump repair
截肢残端血肿　amputation stump hematoma
进行性非流利性失语　progressive nonfluent aphasia
进行性肌营养不良症　progressive muscular dystrophy　［又称］进行性肌营养不良△
经皮质感觉性失语　transcortical sensory aphasia　［又称］经皮质性失语综合征△
经皮质混合性失语　transcortical mixed aphasia　［又称］经皮质性失语综合征△
经皮质运动性失语　transcortical motor aphasia　［又称］经皮质性失语综合征△
精神发育迟缓　mental retardation
精神发育迟缓（无或轻微的行为缺陷）　mental retardation with the statement of no or minimal impairment of behavior　［又称］轻度精神发育迟缓（无或轻微行为缺陷）△
精神发育迟缓（显著的行为缺陷，需要加以关注或治疗）　mental retardation with significant impairment of behavior, requiring attention or treatment　［又称］中度精神发育迟缓（需要加以关注或治疗的显著行为缺陷）△
颈部多发性脱位　multiple cervical dislocation
颈部脊髓不完全损伤　incomplete cervical spinal cord injury　［又称］颈部脊髓损伤△
颈部脊髓功能损伤　cervical spinal cord injury　［又称］颈部脊髓损伤△
颈部脊髓功能损伤 $C_1$　cervical spinal cord injury, $C_1$
颈部脊髓功能损伤 $C_2$　cervical spinal cord injury, $C_2$
颈部脊髓功能损伤 $C_3$　cervical spinal cord injury, $C_3$
颈部脊髓功能损伤 $C_4$　cervical spinal cord injury, $C_4$
颈部脊髓功能损伤 $C_5$　cervical spinal cord injury, $C_5$
颈部脊髓功能损伤 $C_6$　cervical spinal cord injury, $C_6$
颈部脊髓功能损伤 $C_7$　cervical spinal cord injury, $C_7$
颈部脊髓水肿　cervical spinal cord edema
颈部脊髓完全损伤　complete cervical spinal cord injury
颈部脊髓震荡　cervical spinal cord concussion
颈部脊髓中央损伤综合征　cervical spinal central cord syndrome　［又称］脊髓中央索综合征△
颈部交感神经损伤　cervical sympathetic nerve injury

颈部损伤后遗症　sequelae of neck injury
颈脊神经根损伤　cervical spinal nerve root injury
颈脊髓后索综合征　cervical spinal posterior cord syndrome
颈脊髓前索综合征　cervical spinal anterior cord syndrome
颈开放性损伤后遗症　sequelae of open neck injury
颈浅表损伤后遗症　sequelae of superficial neck injury
颈椎术后　post-operation of cervical vertebra
胫神经损伤后遗症　sequelae of tibial nerve injury
痉挛 0 级改良 Ashworth 分级　spasticity 0 degree of modified Ashworth scale
痉挛 1+ 级改良 Ashworth 分级　spasticity 1+ degree of modified Ashworth scale
痉挛 1 级改良 Ashworth 分级　spasticity 1 degree of modified Ashworth scale
痉挛 2 级改良 Ashworth 分级　spasticity 2 degree of modified Ashworth scale
痉挛 3 级改良 Ashworth 分级　spasticity 3 degree of modified Ashworth scale
痉挛 4 级改良 Ashworth 分级　spasticity 4 degree of modified Ashworth scale
痉挛步态　spastic gait
痉挛型脑性瘫痪　spastic cerebral palsy　［又称］痉挛性脑瘫△
痉挛型双瘫　spastic diplegia　［又称］痉挛性双侧脑瘫△
痉挛性截瘫　spastic paraplegia　［又称］中枢性截瘫△
静脉曲张术后　post-operation of varicosis
局部多汗症　localized hyperhidrosis
局限性水肿　local edema　［又称］局部水肿△
具有心脏和血管植入物和移植物　implant and transplant of heart and vessel
距下关节骨性关节炎　osteoarthritis of subtalar joint
开放性损伤延期愈合　delayed healing of open injury
开放性损伤延期治疗　delayed treatment of open injury
口吃　stuttering　［又称］讷吃△
髋骨关节病　coxarthrosis
髋关节脱位　dislocation of hip joint
髋关节置换术后　post-operation of hip arthroplasty　［又称］人工髋关节置换术后△
髋臼骨折　acetabular fracture
老年性无力　senile asthenia
老年性虚弱　senile weakness
老年性震颤　senile tremor　［又称］震颤△
雷特综合征　Rett syndrome　［又称］Rett 综合征△, 脑萎缩性高氨血症△
颅骨缺损　defect of skull, skull defect
马尔盖涅骨折　Malgaigne fracture　［又称］Malgaigne 骨折△
马尾损伤　cauda equina injury
马尾综合征　cauda equina syndrome
慢性不完全性弛缓性截瘫　chronic incomplete flaccid paraplegia　［又称］慢性不完全性弛缓性瘫痪△
慢性不完全性弛缓性四肢瘫　chronic incomplete flaccid tetraplegia
慢性不完全性痉挛性截瘫　chronic incomplete spastic paraplegia
慢性不完全性痉挛性四肢瘫　chronic incomplete spastic tetraplegia
慢性弛缓性截瘫　chronic flaccid paraplegia
慢性弛缓性四肢瘫　chronic flaccid tetraplegia
慢性截瘫　chronic paraplegia
慢性痉挛性截瘫　chronic spastic paraplegia
慢性痉挛性四肢瘫　chronic spastic tetraplegia
慢性四肢瘫　chronic tetraplegia
慢性完全性弛缓性截瘫　chronic complete flaccid paraplegia
慢性完全性弛缓性四肢瘫　chronic complete flaccid tetraplegia
慢性完全性截瘫　chronic complete paraplegia
慢性完全性痉挛性截瘫　chronic complete spastic paraplegia
慢性完全性痉挛性四肢瘫　chronic complete spastic tetraplegia
慢性完全性四肢瘫　chronic complete tetraplegia

慢性虚弱　chronic weakness

慢性炎性脱髓鞘性多发性神经根神经病　chronic inflammatory demyelinating polyradiculoneuropath，chronic Guillain Barré syndrome ［又称］慢性吉兰-巴雷综合征△

弥漫性发育障碍　diffuse developmental disorder ［又称］广泛性发育障碍

命名性失语　nominal aphasia

脑出血后遗症　sequelae of cerebral hemorrhage ［又称］脑内出血后遗症

脑出血恢复期　recovery phase of cerebral hemorrhage

脑梗死恢复期　recovery phase of cerebral infarction

脑积水　hydrocephalus

脑积水引流术后　post-operation of hydrocephalus drainage

脑脊膜膨出　meningocele ［又称］先天性脑膜膨出，先天性脑脊膜膨出，脑膜膨出

脑脊髓神经根炎　encephalomyeloradiculitis ［又称］脑脊髓神经根神经炎△

脑脊髓炎　encephalomyelitis

脑瘤术后　post operation of cerebral tumor

脑外伤后遗症　sequelae of cerebral trauma ［又称］脑外伤后综合征△，颅脑损伤后遗症△

脑外伤恢复期　recovery phase of cerebral trauma

脑性瘫痪　cerebral palsy

脑血管病后遗症　sequelae of cerebrovascular disease

脑血管病恢复期　convalescence of cerebrovascular disease

脑血肿清除术后　post-operation of intracerebral hematoma evacuation

脑炎后遗症　sequelae of encephalitis

脑炎恢复期　recovery phase of encephalitis

脑卒中恢复期　convalescence of stroke

脑卒中家族史　family history of stroke

尿道结石　calculus of urethra

帕金森病　Parkinson disease ［又称］震颤麻痹△

帕金森叠加综合征　Parkinsonism plus syndrome

帕金森综合征　Parkinson syndrome

皮肌炎　dermatomyositis

皮神经损伤后遗症　sequelae of cutaneous nerve injury

皮质下失语　subcortical aphasia

偏侧痉挛型脑性瘫痪　unilateral spastic cerebral palsy

偏瘫　hemiplegia

髂股静脉血栓形成　iliac femoral vein thrombosis

髂股韧带扭伤　sprain of iliac femoral ligament

髂骨骨折　ilium facture

髂关节囊韧带扭伤　capsular ligament sprain of iliac joint

髂胫束挛缩　iliotibial tract contracture

髂静脉血栓形成　iliac vein thrombosis

强直型脑性瘫痪　myotonic cerebral palsy ［又称］脑性瘫痪（强直型）△

强直性肌营养不良症　myotonic dystrophy ［又称］强直性肌营养不良

侵蚀性骨关节病　erosive osteoarthrosis

轻偏瘫　hemiparesis

丘脑性失语　thalamic aphasia

全面发育迟缓　global developmental delay ［又称］全面性发育迟缓△

全身性骨关节炎　generalized osteoarthritis

缺血缺氧性脑病恢复期　recovery phase of hypoxic ischemic encephalopathy

染色体异常　chromosome abnormality ［又称］胎儿染色体异常△，性染色体异常疾病△

人工臂安装和调整　installation and adjustment of artificial arm

人工腿安装和调整　installation and adjustment of artificial leg

认知障碍　cognitive disorder

韧带钙化　ligament calcification

韧带挛缩　ligament contracture

韧带松弛　ligament laxity

上肢单瘫　monoplegia of upper extremity

上肢和下肢后天性缺失　acquired absence of upper and lower extremities ［又称］上下肢缺肢畸形△

上肢肌挛缩　muscle contracture of upper extremity

上肢静脉血栓　venous thrombosis of upper extremity

上肢深静脉血栓形成　deep venous thrombosis of upper extremity

神经根型颈椎病　cervical spondylotic radiculopathy

神经痛　neuralgia

神经源性勃起功能障碍　neurogenic erectile dysfunction ［又称］神经性勃起功能障碍△

神经源性肠道功能障碍　neurogenic bowel dysfunction ［又称］神经源性肠梗阻△

神经源性膀胱　neurogenic bladder ［又称］神经性膀胱△

神经源性膀胱过度活动症　neurogenic bladder overactivity ［又称］膀胱过度活动症△

神经源性射精功能障碍　neurogenic ejaculation dysfunction ［又称］射精障碍△

神经源性生育功能障碍　neurogenic reproductive dysfunction

肾功能不全　renal insufficiency

肾积水　hydronephrosis ［又称］肾盂积水△

肾结石　nephrolithiasis

失读　alexia ［又称］失读症△

失写　agraphia ［又称］失写症△

失语症　aphasia

手烧伤后遗症　sequelae of hand burn

手植骨术后　post-operation of hand bone grafting

手指皮瓣术后　post-operation of finger flap

手足徐动症　athetosis

枢椎骨折　fracture of axis

输尿管结石　calculus of ureter

衰弱状态　feeble state

双侧痉挛型脑性瘫痪　bilateral spastic cerebral palsy ［又称］痉挛性瘫痪△

双上肢瘫　paralysis of both upper extremities

双下肢瘫　paralysis of both lower extremities

水肿　edema

四肢烧伤后遗症　sequelae of extremities burn

四肢瘫　tetraplegia ［又称］四肢瘫痪△

瘫痪　paralysis

体位性低血压　orthostatic hypotension

体重异常减轻　abnormal weight loss

体重异常增加　abnormal weight gain

童年瓦解性障碍　childhood disintegrative disorder

痛性痉挛　cramp ［又称］痛性肌痉挛△

头部浅表损伤后遗症　sequelae of superficial head injury

头部损伤后遗症　sequelae of head injury ［又称］头部损伤的后遗症△

头颈冻伤后遗症　sequelae of head and neck frostbite

头颈烧伤后遗症　sequelae of head and neck burn

吞咽和咀嚼问题个人史　personal history of swallowing and chewing problem

吞咽障碍　dysphagia

臀肌挛缩　gluteus contracture ［又称］臀肌挛缩症△

托德麻痹　Todd paralysis ［又称］Todd 麻痹△

完全性单瘫　complete monoplegia ［又称］脑性瘫痪（单瘫）△

完全性上肢单瘫　complete monoplegia of upper extremity

完全性失语　global aphasia ［又称］失语△

完全性双上肢瘫　complete paralysis of both upper extremities

完全性瘫痪　complete paralysis

完全性下肢单瘫　complete monoplegia of lower extremity

下肢单瘫　monoplegia of lower extremity

下肢肌挛缩　lower extremity muscle contracture

下肢静脉血栓　venous thrombosis of lower extremities

下肢深静脉血栓形成　deep venous thrombosis of lower extremity
先天性发育异常　congenital dysplasia
先天性肌营养不良症　congenital muscular dystrophy　［又称］先天性肌营养不良△
先天性脊膜脊髓膨出　congenital meningomyelocele
先天性脊髓低位症　congenital low spinal cord
先天性脊髓发育不良　congenital myelodysplasia　［又称］脊髓发育不全和发育异常△
先天性脊髓积水　congenital hydromyelia
先天性脊髓畸形　congenital spinal cord deformity
先天性脊髓膨出伴脑积水　congenital myelocele with hydrocephalus
先天性脊柱裂　congenital spina bifida
先天性脊柱裂伴脊膜膨出　congenital spina bifida with meningocele　［又称］脊柱裂伴有脊髓脊膜膨出△
先天性马蹄内翻足　congenital talipes equinovarus　［又称］畸形足△,内翻足△
先天性脑发育不全　congenital atelencephalia
先天性脑积水　congenital hydrocephalus
先天性脑萎缩　congenital brain atrophy　［又称］先天性脑细胞发育不全△
先天性小脑共济失调双侧瘫痪　congenital cerebellar ataxia diplegia
先天性椎管积水　congenital hydrorachis
线粒体脑肌病　mitochondrial encephalomyopathy,Luft disease　［又称］勒夫特病△,FASTKD2 相关小儿线粒体脑肌病△
项韧带肥厚　hypertrophy of nuchal ligament
小脑共济失调　cerebellar ataxia
小头畸形　microcephaly
心理上的创伤史　history of psychological trauma　［又称］心理创伤史△
心内膜垫缺损修补术后　post-operation of endocardial cushion defect repairment　［又称］部分型心内膜垫缺损修补术后△
心脏搭桥术后　post-operation of coronary artery bypass grafting
胸脊髓损伤后遗症　sequelae of thoracic spinal cord injury
胸腔闭式引流术后　post-operation of closed thoracic drainage
胸椎术后　post-operation of thoracic vertebra
虚弱　weakness
学步延迟　toddler delay
学语延迟　speech delay
压疮　pressure ulcer　［又称］褥疮△
言语困难　dyslalia
眼开放性损伤后遗症　sequelae of open eye injury
眼烧伤后遗症　sequelae of eye burn
眼损伤后遗症　sequelae of eye damage　［又称］眼和眶损伤后遗症△

腰丛神经损伤后遗症　sequelae of lumbar plexus injury
腰椎术后　post-operation of lumbar vertebra
药物过敏史　history of drug allergy
依赖轮椅　dependence on wheelchair
遗忘　amnesia
异常步态　abnormal gait　［又称］异常步态和移动△
异位骨化　heterotopic ossification
抑郁症　depression　［又称］抑郁状态△
易激惹婴儿　imitable baby
婴儿性偏瘫　baby hemiplegia
与精神发育迟滞和刻板动作有关的多动障碍　hyperactivity disorder associated with mental retardation and stereotyped action　［又称］与精神发育迟缓和刻板动作有关的多动障碍△
语言发育迟缓　delayed language development
原发性全身性骨关节病　primary systemic osteoarthropathy　［又称］原发性肥厚性骨关节病△
运动性失语　motor aphasia
掌侧副韧带损伤后遗症　sequelae of volar collateral ligament injury
掌腱膜挛缩　palmar fascia contracture　［又称］迪皮特朗挛缩△
掌指关节侧副韧带断裂　collateral ligament rupture of the metacarpophalangeal joint
掌指关节韧带断裂　rupture of ligament of metacarpophalangeal joint,metacarpophalangeal joint ligament rupture
震颤型脑性瘫痪　cerebral palsy(tremor type)　［又称］震颤型脑瘫△
正中神经损伤后遗症　sequelae of median nerve injury
肢体无力　limb weakness
中毒性脑病后遗症　sequelae of toxic encephalopathy
肘关节韧带损伤后遗症　sequelae of elbow joint ligament injury
蛛网膜下腔出血后遗症　sequelae of subarachnoid hemorrhage　［又称］蛛网膜下出血后遗症△
蛛网膜下腔出血恢复期　recovery phase of subarachnoid hemorrhage
椎间盘脱出伴脊髓病　intervertebral disc prolapse with myelopathy
自主神经功能紊乱　autonomic nervous system dysfunction
自主性神经病性膀胱　autonomic neurogenic bladder
足和踝后天性缺失　acquired absence of foot and ankle
足韧带断裂　rupture of the ligament of foot
足跖腱膜挛缩　plantaris aponeurosis contracture
卒中后焦虑　post-stroke anxiety
卒中后抑郁　post-stroke depression
坐骨骨折　sciatic fracture,ischial fracture
坐骨神经损伤后遗症　sequelae of sciatic nerve injury

# 29.2　症状体征名词

逼尿肌活动低下　underactive detrusor　［又称］膀胱逼尿肌无力△,逼尿肌收缩无力△
不适　discomfort　［又称］不适和疲劳△
迟钝　dullness

多饮　polydipsia
乏力　fatigue　［又称］无力△
消瘦　marasmus
言语失用　apraxia of speech

# 29.3　手术操作名词

冰敷　ice compress
超声波治疗　ultrasonic therapy
超声药物透入治疗　phonophoresis
冲击波治疗　shockwave therapy
磁疗　magnetotherapy
等速运动测定及训练　isokinetic exercise assessment and training
低频电疗　low frequency electrotherapy　［又称］低频电疗法△
短波疗法　short wave therapy
儿童监护　child custody
干扰电疗法　interferential electrotherapy
红外线疗法　infrared therapy
呼吸训练　breathing exercise
减重训练　partial weight bearing training　［又称］减重步行训练△
间歇充气加压疗法　intermittent pneumatic compression
矫形器　orthosis
经颅磁刺激　transcranial magnetic stimulation
颈椎牵引　cervical traction
酒精康复　alcohol dependence rehabilitation　［又称］戒酒康复△
康复机器人技术　rehabilitation robotics
康复踏车训练　cycle ergometry exercise
康复咨询　rehabilitation counseling
冷疗法　cold therapy
平衡训练　balance training
其他物理治疗　other physical therapy
起立床训练　tit table training
器械运动训练　instrument training
情景互动康复系统　scene interactive system
认知训练　cognitive training

日常生活活动训练　training of activities of daily living, ADL training
涉及使用其他康复操作的医疗　medical treatment involving other rehabilitation operation
涉及使用未特指康复操作的医疗　medical treatment involving unspecified rehabilitation operation
生物反馈治疗　biofeedback therapy
石蜡疗法　paraffin therapy
视觉生物反馈膀胱功能训练　bladder function training by visual biofeedback
手法治疗　manipulation　［又称］按摩手法△
手功能训练　hand function training
水疗法　hydrotherapy
吞咽治疗　swallowing treatment
微波疗法　microwave therapy
心理治疗　psychological therapy
悬吊训练　sling exercise training
言语治疗　speech therapy
腰椎牵引　lumbar traction
药物康复　drug abuse rehabilitation　［又称］戒毒康复△
一对一徒手运动功能训练　one-on-one manual motor function training
肢体功能训练　limb function training
肢体牵引　limb traction
中频电疗　medium frequency electrotherapy　［又称］中频电疗法△
紫外线疗法　ultraviolet therapy
作业职业功能训练　occupational and vocational training　［又称］职业训练△
作业治疗和职业性康复　occupational therapy and vocational rehabilitation

# 29.4　临床检查名词

步态检查　gait test
关节活动度检查　range of motion test
肌力检查　muscle strength test
肌肉关节疾病的特殊筛选检查　special screening examination of musculoskeletal disorder
尿动力学检查　urodynamic study
盆底电生理检查　electrophysiologic examination of pelvic floor
平衡检查　balance test
认知评定　cognitive assessment
日常生活活动能力评定　activity of daily living assessment
失用失认评定　apraxia and agnosia assessment　［又称］失用症和失

认症评估△
手功能评定　hand function assessment
疼痛评定　pain assessment
吞咽评定　swallowing assessment
吞咽障碍评估　dysphagia assessment
心理评定　psychological assessment
胸部Ｘ线检查　chest X-ray
抑郁症的特殊筛选检查　special screening examination of depression
语言能力评定　language assessment　［又称］失语症评估△
运动心肺功能评估　cardiopulmonary exercise test
直肠肛门测压　anorectal manometry　［又称］肛管直肠压力测定△

# 30. 职业病与中毒科

## 30.1　疾病诊断名词

3,5,6-三氯吡啶-2-醇钠中毒　3,5,6-trichloropyridin-2-ol sodium poisoning

α-肾上腺素受体激动药中毒　α-adrenoceptor agonist poisoning

α-肾上腺素受体拮抗药中毒　α-adrenoceptor antagonist poisoning

β-萘胺所致职业性膀胱癌　occupational bladder cancer caused by β-naphthylamine exposure

β-内酰胺类抗生素中毒　β-lactam antibiotics poisoning

β-肾上腺素受体激动药中毒　β-adrenoceptor agonist poisoning

β-肾上腺素受体拮抗药中毒　β-adrenoceptor antagonist poisoning

阿片受体拮抗剂中毒　opioid receptor antagonist poisoning

阿普唑仑中毒　alprazolam poisoning

阿糖胞苷中毒　cytarabine poisoning

阿托品中毒　atropism poisoning

艾司唑仑中毒　estazolam poisoning

安乃近中毒　analginum poisoning

氨茶碱中毒　aminophylline poisoning

氨基甲酸酯类农药中毒　carbamate pesticide poisoning　［又称］氨基甲酸酯杀虫剂中毒△

氨基糖苷类药物中毒　aminoglycosides drug poisoning　［又称］氨基糖苷类中毒△

氨中毒　ammonia poisoning

螯合剂中毒　chelating agent poisoning

白斑　leukoderma

百草枯中毒　paraquat poisoning

爆震聋　explosive deafness

钡及其化合物中毒　barium and its compound poisoning

苯胺中毒　aniline poisoning

苯巴比妥中毒　phenobarbital poisoning

苯的氨基、硝基化合物中毒　poisoning of amino and nitro compounds of benzene

苯的同系物中毒　benzene homologue poisoning

苯海索中毒　trihexyphenidyl poisoning　［又称］安坦中毒△

苯肼中毒　phenylhydrazine poisoning

苯所致白血病　benzene-induced leukemia

苯妥英钠药物反应/中毒　phenytoin sodium drug reaction/poisoning

苯中毒　benzene poisoning

鼻科药物和制剂中毒　drug and preparation of rhinology poisoning

吡唑啉酮衍生物中毒　pyrazolone derivative poisoning　［又称］吡唑酮类中毒△

蓖麻子中毒　castor seed poisoning

避孕药中毒　contraceptive poisoning　［又称］口服避孕药中毒△

扁豆中毒　hyacinth bean poisoning

变应性接触性皮炎　allergic contact dermatitis　［又称］过敏性接触性皮炎△

丙基醇中毒　propyl alcohol poisoning

丙戊酸钠中毒　sodium valproate poisoning

丙戊酸中毒　valproic acid poisoning

丙烯腈中毒　acrylonitrile poisoning

丙烯酸甲酯中毒　methyl acrylate poisoning

丙烯酰胺中毒　acrylamide poisoning

草甘膦中毒　glyphosate poisoning

尘肺病　pneumoconiosis　［又称］尘肺△

尘肺合并结核　pneumoconiosis with tuberculosis

重复冻伤　repeated frostbite

除草剂中毒　herbicide poisoning　［又称］除莠剂中毒△

垂体前叶激素类药物中毒　anterior pituitary hormone drug poisoning

雌激素和孕激素药物中毒　estrogen and progesterone drug poisoning　［又称］雌激素和孕激素中毒△

次声波眩晕　infrasonic wave vertigo　［又称］耳源性眩晕△

刺激性化学物所致慢性阻塞性肺疾病　irritant chemical-induced chronic obstructive pulmonary disease

刺激性气体中毒　irritant gas poisoning

刺激性轻泻药类药物中毒　irritant laxative drug poisoning　［又称］刺激性轻泻剂中毒△

醋硝香豆素中毒　acenocoumarol poisoning

催产剂药物中毒　ocyodinic poisoning　［又称］催产药中毒△

催泪性毒气中毒　lachrymator poisoning

催眠药中毒　hypnotic poisoning　［又称］镇静催眠药中毒△

催吐药中毒　emetic poisoning

大环内酯类中毒　macrolides poisoning

单纯尘肺　simple pneumoconiosis

氮氧化物中毒　nitrogen oxide poisoning

地高辛中毒　digoxin poisoning

地西泮中毒　diazepam poisoning

敌敌畏中毒　dichlorvos poisoning

碘甲烷中毒　iodomethane poisoning

碘中毒　iodine poisoning

电光性皮炎　electroflash dermatitis

电焊工尘肺　welders'pneumoconiosis

调脂类药物中毒　lipid regulating drug poisoning

丁醇中毒　Butanol poisoning

丁酰苯中毒　butyrophenone poisoning　［又称］丁酰苯和硫蒽精神安定剂中毒△

冻疮　chilblain，pernio

冻僵　frozen stiff

冻结性冷伤　freezing cold injury

冻伤　frostbite

冻伤伴组织坏死　frostbite with tissue necrosis

毒蕈中毒　mushroom poisoning　［又称］食入毒蘑菇中毒△

多处冻伤　multiple frostbite　［又称］身体多部位冻伤△

多塞平中毒　doxepin poisoning

噁唑烷衍生物类中毒　oxazolidine derivative poisoning

耳科药物和制剂中毒　drug and preparation of otology poisoning

二甲苯中毒　xylene poisoning

二甲基甲酰胺中毒　dimethyl formamide poisoning

二硫化碳中毒　carbon disulfide poisoning

二氯乙烷中毒　dichloroethane poisoning

二氧化硫中毒　sulfur dioxide poisoning

二氧化碳中毒　carbon dioxide poisoning

钒及其化合物中毒　vanadium and its compound poisoning

防腐剂中毒　preservative poisoning

放射性白内障　radiation cataract

放射性肿瘤（含矿工高氡暴露所致肺癌）　radiation-induced cancer（lung cancer in high-radon-exposed miner）

非冻结性冷伤　nonfreezing cold injury

非甾体抗炎药中毒　nonsteroidal anti-inflammatory drug poisoning

吩噻嗪镇静剂中毒　phenothiazine sedative poisoning ［又称］吩噻嗪抗精神病药和精神安定剂中毒△

酚及其同类物中毒　phenol and its congener poisoning ［又称］酚中毒△

奋乃静中毒　perphenazine poisoning

氟光气中毒　fluorophosgene poisoning

氟化氢化学灼伤　hydrogen fluoride chemical burn

氟化氢中毒　hydrogen fluoride poisoning, hydrofluoric acid poisoning ［又称］氢氟酸中毒

氟及其无机化合物中毒　fluorine and its inorganic compound poisoning

氟哌啶醇中毒　haloperidol poisoning

腐蚀性物质致化学损伤　chemical injury caused by corrosive substance

复方利血平片中毒　compound reserpine tablet poisoning

钙通道阻滞剂中毒　calciumchannel blocker poisoning

高锰酸钾中毒　potassium permanganate poisoning

高频听力损失　high-frequency hearing loss

高山病　mountain sickness ［又称］阿尔卑斯山病△

高铁血红蛋白血症　methemoglobinemia

高原病　high altitude disease

高原反应　high altitude response

高原肺水肿　high-altitude pulmonary edema, HAPE

高原脑水肿　high-altitude cerebral edema, HACE

高原心脏病　high-altitude heart disease, HAHD

高原性高血压　high-altitude hypertension

格鲁米特类中毒　glutethimide poisoning ［又称］导眠能中毒△

镉及其化合物中毒　cadmium and its compound poisoning

铬及其化合物中毒　chromium and its compound poisoning

铬致鼻中隔穿孔　chromium-induced perforation of nasal septum ［又称］铬鼻症△

汞及其化合物中毒　mercury and its compound poisoning

股静脉血栓综合征、股动脉闭塞症或淋巴管闭塞症（限于刮研作业人员）　femoral vein thrombosis syndrome, femoral artery occlusion or lymphatic vessel occlusion（limited to the worker with scraping）

骨骼肌松弛剂中毒　skeletal muscle relaxant poisoning, neuromuscular blocker poisoning ［又称］神经肌肉阻滞剂中毒△

胍乙啶中毒　guanethidine poisoning

冠状血管扩张药中毒　coronary vasodilator poisoning

光气中毒　phosgene poisoning

含氯氟烃类中毒　chlorofluorocarbons poisoning

航空病　aviation sickness, aerospace decompression illness

红霉素中毒　erythromycin poisoning

喉科药物和制剂中毒　drug and preparation of laryngology poisoning ［又称］耳鼻喉科药物和制剂中毒△

琥珀酰亚胺类中毒　succinimide poisoning ［又称］琥珀酰亚胺和噁唑烷二酮类中毒△

滑石尘肺　talc pneumoconiosis

化学性皮肤灼伤　chemical skin burn

化学性眼灼伤　chemical eye burn ［又称］眼和附器部位化学性烧伤△

环孢素中毒　cyclosporine poisoning

环氧乙烷中毒　ethylene oxide poisoning

黄曲霉毒素中毒　aflatoxin poisoning

磺胺类药物中毒　sulfa drug poisoning ［又称］磺胺类中毒△

挥发性溶剂所致的残留性和迟发性精神障碍　residual and delayed mental disorder caused by volatile solvent ［又称］使用挥发性溶剂引起的残留性精神病性障碍△

挥发性溶剂所致精神障碍　psychogenia caused by volatile solvent

挥发性溶剂中毒　volatile solvent poisoning

混合型抗癫痫药中毒　mixed antiepileptic drug poisoning ［又称］难以归类的混合型抗癫痫药中毒△

混合性尘肺　mixed pneumoconiosis

机械性窒息　mechanical asphyxia

激光所致眼损伤　eye injury induced by laser

激素类拮抗剂中毒　hormone antagonist poisoning

急性苯中毒　acute benzene poisoning

急性放射性皮肤损伤　acute radiation injury of skin

加湿器消毒剂中毒　disinfectant for humidifier poisoning

甲苯二异氰酸酯中毒　toluene diisocyanate poisoning

甲苯中毒　toluene poisoning

甲丙氨酯中毒　meprobamate poisoning

甲醇中毒　methanol poisoning

甲酚皂溶液中毒　saponated cresol solution poisoning ［又称］来苏水中毒△

甲酚中毒　cresol poisoning

甲基肼中毒　methylhydrazine poisoning

甲喹酮中毒　methaqualone poisoning ［又称］安眠酮中毒△

甲醛水溶液中毒　formaldehyde aqueous solution poisoning

甲醛中毒　formaldehyde poisoning

甲酸甲酯中毒　methyl formate poisoning

甲酸中毒　formic acid poisoning

甲烷中毒　methane poisoning

甲状腺激素及其衍生物药物中毒　thyroid hormone and derivative poisoning ［又称］甲状腺激素类及其代用品中毒△

间羟胺中毒　metaraminol poisoning

减压病　decompression sickness

浆果类中毒　berry poisoning

焦炉逸散物所致肺癌　coke oven emission induced lung cancer

角质软化剂中毒　cutaneous softener poisoning

接触海葵后中毒　poisoning after sea anemone exposure

接触海生动物后中毒　poisoning after sea animals exposure

接触海星后中毒　poisoning after starfish exposure

接触海蜇后中毒　poisoning after jellyfish exposure

接触水生贝壳类动物后中毒　poisoning after shell fish exposure

解毒药中毒　antidote poisoning

解酒药中毒　antialcoholism drug poisoning

金刚烷胺中毒　amantadine poisoning

金属及其化合物粉尘肺沉着病（锡、铁、锑、钡及其化合物等）　pulmonary thesaurosis induced by dust of metal and its compounds（tin, iron, antimony, barium and its compounds）

金属中毒　metal poisoning

精神药物中毒　psychoactive drug poisoning ［又称］抗精神病药和精神安定剂中毒△

肼中毒　hydrazine poisoning

静脉内麻醉药中毒　intravenous anesthetic poisoning

酒精中毒　alcoholism ［又称］乙醇中毒△

局部冷伤　localized cold injury

局部麻醉药中毒　local anesthetic poisoning

局部清洗剂中毒　local detergent poisoning ［又称］局部去污剂中毒△

局部收敛药中毒　local astringent poisoning ［又称］局部收敛药和局部去污剂中毒△

局部牙科用药中毒　local dental drug poisoning ［又称］牙科药物中毒△

卡马西平中毒　carbamazepine poisoning

抗病毒药中毒　antiviral drug poisoning

抗胆碱酯酶剂中毒　anticholinesterase agent poisoning

抗动脉硬化药中毒　anti-atherosclerosis drug poisoning

抗分枝杆菌药中毒　anti-mycobacterium drug poisoning

抗风湿药中毒　antirheumatic drug poisoning

抗感冒药中毒　anti-commoncold drug poisoning

抗过敏药和止吐药中毒　antiallergic and antiemetic drug poisoning

抗甲状腺药中毒　antithyroid drug poisoning

抗静脉曲张药中毒　antivaricose drug poisoning　［又称］抗静脉曲张药（包括硬化剂）中毒△

抗凝拮抗剂中毒　anticoagulant antagonist poisoning，coagulant poisoning　［又称］凝血药中毒△

抗凝血药中毒　anticoagulant poisoning　［又称］抗凝剂中毒△

抗生素中毒　antibiotic poisoning

抗酸药和抗胃分泌药类中毒　anti-acid and anti-gastric secretion drug poisoning　［又称］抗酸药和抗胃分泌药中毒△

抗心律失常药中毒　antiarrhythmics poisoning　［又称］抗心律障碍药中毒△

抗原虫药中毒　antiprotozoal drug poisoning　［又称］抗原生动物药中毒△

抗真菌药中毒　antifungal drug poisoning

抗震颤麻痹药中毒　aseismatic paralysis drug poisoning

抗肿瘤性抗生素中毒　antitumor antibiotic poisoning

苛性碱化学灼伤　chemical injury by caustic alkali

可乐定中毒　clonidine poisoning

口服再水化盐类中毒　oral rehydration salt poisoning

苦杏仁中毒　bitter almond poisoning

快进型矽肺　accelerated silicosis

莨菪碱类植物中毒　hyoscyamine（belladonna）plant poisoning

冷伤　cold injury　［又称］冷损伤△

利福霉素类中毒　rifamycins poisoning

利血平中毒　reserpine poisoning

联苯胺所致膀胱癌　benzidine-induced bladder cancer

链霉素中毒　streptomycin poisoning

两栖动物毒液中毒　amphibian venom poisoning

磷及其化合物中毒　phosphorus and its compound poisoning　［又称］磷化氢、磷化锌、磷化铝中毒△

蔺草尘肺　common rush pneumoconiosis

硫化氢中毒　hydrogen sulfide poisoning

硫酸二甲酯中毒　dimethyl sulfate poisoning

硫酸化学灼伤　chemical injury caused by sulfuric acid

硫杂蒽精神安定剂中毒　thioxantheneneuroplegic poisoning

六价铬化合物所致肺癌　lung cancer caused by hexavalent chromium

龙葵果中毒　solanum nigrum poisoning　［又称］野葡萄中毒△

芦荟中毒　aloe poisoning

卤水中毒　brine poisoning

萝芙木中毒　devilpepper poisoning

铝尘肺　aluminum pneumoconiosis

氯丙嗪中毒　chlorpromazine poisoning

氯丙烯中毒　chloropropene poisoning

氯痤疮　chloracne

氯氮䓬中毒　chlordiazepoxide poisoning

氯氮平中毒　clozapine poisoning

氯丁二烯中毒　chloroprene poisoning

氯化钾中毒　potassium chloride poisoning

氯磺酸中毒　chlorosulfonic acid poisoning

氯甲醚、双氯甲醚所致肺癌　lung cancer caused by chloromethyl ether or dichloromethyl ether

氯甲酸甲酯中毒　methyl chloroformate poisoning

氯甲酸乙酯中毒　ethyl chloroformate poisoning

氯甲烷中毒　chloromethane poisoning

氯霉素中毒　chloramphenicol poisoning

氯美扎酮中毒　chlormezanone poisoning

氯气中毒　chlorine poisoning

氯乙酸中毒　chloroacetic acid poisoning

氯乙烯所致肝血管肉瘤　hepatic angiosarcoma induced by vinyl chloride

麻醉药中毒　anesthetic poisoning

马兜铃中毒　dutohmanspipe fruit poisoning

麦角酸二乙基酰胺中毒　lysergic acid diethylamide poisoning　［又称］二乙麦角酰胺中毒△，LSD 中毒△，二乙麦角酰胺中毒△

曼陀罗中毒　stramonium poisoning

毛发治疗的药物和制剂中毒　poisoning caused by drug and preparation of hair treatment　［又称］角质层分离药、角质层增生药和其他毛发治疗的药物和制剂中毒△

毛沸石所致肺癌、胸膜间皮癌　erionite-induced lung cancer and pleural mesothelioma

煤工尘肺　coal worker's pneumoconiosis

煤焦油、煤焦油沥青、石油沥青所致皮肤癌　coal tar，coal tar pitch，petroleum asphalt induced skin cancer

煤油中毒　kerosene poisoning

酶类中毒　enzyme poisoning

锰及其化合物中毒　manganese and its compound poisoning

醚中毒　ether poisoning

棉尘病　byssinosis

灭蟑螂药中毒　cockroach killer poisoning

萘中毒　naphthalene poisoning

尼古丁中毒　nicotine poisoning

拟除虫菊酯类中毒　pyrethroid pesticide poisoning

拟胆碱能药物中毒　cholinergic agent poisoning

尿酸代谢药中毒　uric acid metabolic drug poisoning

农药中毒　pesticide poisoning

祥利尿剂中毒　loop diuretic poisoning

铍病　beryllium disease

铍及其化合物中毒　beryllium and its compound poisoning

偏二甲基肼中毒　unsym-dimethylhydrazine poisoning

漂白剂中毒　bleach poisoning

气动锤综合征　pneumatic hammer syndrome

气雾剂中毒　aerosol poisoning

气压伤　barotrauma

汽油中毒　gasoline poisoning

铅及其化合物中毒　lead and its compound poisoning

浅表性冻伤　superficial frostbite

羟基喹啉衍生物中毒　hydroxyquinoline derivative poisoning

青霉素类中毒　penicillins poisoning

氢氧化钾所致化学灼伤　chemical burn caused by potassium hydroxide

氢氧化钠化学灼伤　chemical burn caused by sodium hydroxide

清洁剂／洗涤剂中毒　cleaning agent/detergent poisoning

清漆中毒　varnish poisoning

氰化氢中毒　hydrogen cyanide poisoning

氰化物中毒　cyanide poisoning

氰及腈类化合物中毒　cyanide and nitrile poisoning

庆大霉素中毒　gentamicin poisoning

曲马多中毒　tramadol poisoning

驱蠕虫药中毒　anthelminthic poisoning

祛痰剂中毒　expectorant poisoning

去角质层药物中毒　cuticle removing drug poisoning

全身低体温　systemic hypothermia

全身性抗真菌性抗生素中毒　systemic antifungal antibiotic poisoning

染料中毒　dyestuff poisoning

热痉挛　heat cramp

热射病　thermoplegia

热衰竭　heat exhaustion

热晕厥　heat syncope

润滑剂中毒　lubricant poisoning

赛洛西宾中毒　psilocybine poisoning　［又称］西洛西宾中毒△

三苯氧胺中毒　tamoxifen poisoning

三环和四环抗抑郁药中毒　tricyclic and tetracyclic antidepressant poisoning

三甲基锡中毒　trimethyltin poisoning

三氯甲烷中毒　chloroform poisoning

三氯乙烷中毒　trichloroethane poisoning

三氯乙烯中毒　trichloroethylene poisoning

三硝基甲苯白内障　trinitrotoluene cataract

三硝基甲苯中毒　trinitrotuluene poisoning

杀虫剂中毒　insecticide poisoning

杀虫脒中毒　chlordimeform poisoning

杀精子药中毒　spermaticide poisoning

杀鼠剂中毒　rodenticide poisoning

沙丁胺醇中毒　salbutamol poisoning

蛇毒中毒　snake venom poisoning

砷化氢中毒　arsine poisoning

砷及其化合物中毒　arsenic and its compound poisoning

砷所致肺癌　arsenic-induced lung cancer

砷所致皮肤癌　arsenic-induced skin cancer

神经节阻滞药中毒　neuroganglion blockers poisoning

肾上腺皮质激素类及其拮抗剂中毒　adrenal cortex hormone and their antagonist poisoning

渗透性轻泻剂中毒　osmotic laxative poisoning　［又称］轻泻剂中毒△

失重效应　weightlessness effect

石棉肺　asbestosis

石棉所致肺癌　asbestos induced lung cancer

石棉所致间皮瘤　asbestos induced mesothelioma

石墨尘肺　graphite pneumoconiosis

石油醚中毒　petroleum ether poisoning

石油制品中毒　petroleum product poisoning

士的宁及其盐类中毒　strychnine and strychnine salt poisoning

事故性低体温　accidental hypothermia

手臂振动病　hand-arm vibration disease

双光气中毒　diphosgene poisoning

双嘧达莫中毒　dipyridamole poisoning

水泥尘肺　cement pneumoconiosis

水杨酸盐类中毒　salicylates poisoning　［又称］水杨酸盐中毒△

司可巴比妥钠中毒　secobarbital sodium poisoning

四环素类抗生素中毒　tetracycline antibiotic poisoning

四氯化碳中毒　carbon tetrachloride poisoning

四氯乙烯中毒　perchloroethylene poisoning

四乙铅中毒　tetraethyl lead poisoning

酸性物质致化学烧伤　chemical burns caused by acidic substances

铊中毒　thallium poisoning

炭黑尘肺　carbon pneumoconiosis

碳酸锂中毒　lithium carbonate poisoning

碳氧血红蛋白血症　carboxyhemoglobinemia

羰基镍中毒　nickel carbonyl poisoning

糖/肾上腺皮质激素类及其合成的类似物中毒　glucocorticoid/adrenocortical hormone and its synthetic analogue poisoning

陶工尘肺　ceramic workers' pneumoconiosis

天然气中毒　naturalgas poisoning

铁及其化合物中毒　iron and its compound poisoning

铜及其化合物中毒　copper and its compound poisoning

酮类中毒　ketone poisoning

头孢菌素中毒　cephalosporin poisoning　［又称］头孢类抗菌素中毒△

晚发型矽肺　delayed silicosis

维拉帕米中毒　verapamil poisoning

维生素 K 中毒　vitamin K poisoning

维生素类中毒　vitamins poisoning

胃黏膜保护剂中毒　gastric mucosal protective agent poisoning

戊醇中毒　amyl alcohol poisoning

吸入性麻醉药中毒　inhaled anesthetic poisoning

矽肺　silicosis　［又称］硅肺△

锡及其化合物中毒　tin and its compound poisoning

蜥蜴毒中毒　lizard venom poisoning

消毒剂中毒　disinfectant poisoning

硝酸甘油中毒　nitroglycerin poisoning

硝酸盐中毒　nitrate poisoning

硝西泮中毒　nitrazepam poisoning　［又称］硝基安定中毒△

蝎子毒中毒　scorpion venom poisoning

辛硫磷中毒　phoxim poisoning

锌及其化合物中毒　zine and is compound poisoning

兴奋剂中毒　stimulant poisoning

雄激素类及其合成的同类药中毒　androgens and anabolic congeners poisoning　［又称］雄激素类及其促组成代谢的同类药中毒△

溴吡斯的明中毒　pyridostigmine bromide poisoning　［又称］吡啶斯明中毒△

溴丙烷中毒　bromopropane poisoning

溴甲烷中毒　methyl bromide poisoning

血管紧张素转化酶抑制剂中毒　angiotensin-converting enzyme inhibitor poisoning

亚氨基二苯乙烯类中毒　iminostilbenes poisoning　［又称］二苯乙烯亚胺中毒△

亚冻伤　frostnip

亚硝酸化学烧伤　chemical injury caused by nitrous acid

亚硝酸盐中毒　nitrite poisoning

烟酸中毒　niacin poisoning

盐酸化学烧伤　hydrochloric acid induced chemical burn

眼科药物和化学制剂中毒　drug and chemical preparation of ophthalmology poisoning

洋地黄中毒　digitalis poisoning

液化石油气中毒　liquefied petroleum gas poisoning　［又称］液化气中毒△

一甲胺中毒　monomethylamine poisoning

一氧化碳中毒　carbon monoxide poisoning

胰岛素和抗糖尿病药中毒　poisoning by insulin and antidiabetic drug

乙二醇中毒　ethylene glycol poisoning

乙腈中毒　acetonitrile poisoning

乙内酰脲衍生物类中毒　hydantoin derivative poisoning

乙酸甲酯中毒　methyl acetate poisoning

乙酸乙酯中毒　ethyl acetate poisoning

乙酰胺中毒　acetamide poisoning　［又称］氟乙酰胺中毒△

异丙醇中毒　isopropanol poisoning

异烟肼中毒　isoniazid poisoning

铟及其化合物中毒　indium and its compound poisoning

硬金属肺病　hard mental lung disease

油痤疮　oil acne

油漆和染料中毒　oil paint and dye poisoning

铀及其化合物中毒　uranium and its compound poisoning

有毒昆虫蜇伤　sting by poisonous insect

有毒昆虫咬伤　bite by poisonous insect

有机粉尘毒性综合征　organic dust toxic syndrome, ODTS

有机氟化合物中毒　organic fluorine compound poisoning

有机氟聚合物单体及其热裂解物中毒　organic fluoropolymer monomers and their pyrolysates poisoning

有机汞化合物中毒　organic mercury compound poisoning

有机磷中毒　organophosphorus poisoning　［又称］有机磷农药中毒△

有机锡化合物中毒　organotin compound poisoning

云母尘肺　mica pneumoconiosis

杂醇油中毒　fusel oil poisoning

皂类中毒　soap poisoning

噪声引起的听力损失　noise induced hearing loss

诊断制剂中毒　diagnostic agent poisoning

振动性白指　vibration white finger, VWF, occupational Raynoud's phenomenon　［又称］职业性雷诺现象△

镇咳药中毒　antitussive poisoning

镇静剂中毒　sedatives poisoning

正己烷中毒　n-hexane poisoning

肢端溶骨症　acroosteolysis

脂肪族二元醇类中毒　aliphatic diol poisoning

蜘蛛毒中毒　spider venom poisoning

职业伤害　occupational injury

职业性艾滋病毒感染(限于医疗卫生人员及人民警察)　occupational

HIV infection（medical staff and policeman only）
职业性白内障　occupational cataract
职业性刺激性接触性皮炎　occupational irritant contact dermatitis
职业性电光性眼炎　occupational electric ophthalmia
职业性冻伤　occupational frostbite
职业性放射性疾病　occupational radiation-induced disease　［又称］放射性损伤△
职业性感染性皮肤病　occupational infectious dermatosis
职业性铬鼻病　occupational chromium induced nasal disease
职业性光接触性皮炎　occupational light contactdermatitis
职业性过敏性肺炎　occupational allergic pneumonia
职业性黑变病　occupational melanosis
职业性滑囊炎　occupational bursitis
职业性接触性皮炎　occupational contact dermatitis
职业性接触性荨麻疹　occupational contact urticaria
职业性慢性化学物中毒性周围神经病　occupational chronic toxic peripheral neuropathy caused by chemical　［又称］中毒性周围神经病△
职业性皮肤癌　occupational skin cancer
职业性皮肤病　occupational skin disease
职业性皮肤溃疡　occupational skin ulcer
职业性森林脑炎　occupational forest encephalitis
职业性炭疽　occupational anthrax
职业性哮喘　occupational asthma

职业性牙酸蚀病　occupational dental erosion，occupational acids fume-induced dental erosion　［又称］职业性牙酸蚀△
职业性药疹样皮炎　occupational medicamentosa-like dermatitis
职业性疣赘　occupational wart
职业性噪声聋　occupational noise-induced deafness　［又称］噪音性耳聋△
职业性中暑（包括热射病、热痉挛、热衰竭）　occupational heatstroke（including heat stroke，heat spasm and heat exhaustion）
止泻药中毒　antidiarrhoeal drug poisoning
止痒药中毒　antipruritic poisoning
治疗性二氧化碳中毒　iatrogenic carbon dioxide poisoning
治疗性气体中毒　therapeutic gas poisoning
治疗性氧气中毒　iatrogenic oxygen poisoning　［又称］氧气中毒△
窒息　asphyxia
中枢作用和肾上腺素能 - 神经元阻滞剂中毒　central-effect and adrenergic-neuron blocker poisoning
中暑先兆　premonitory heatstroke
周围血管扩张剂中毒　peripheral vasodilator poisoning
助消化药类中毒　digestant poisoning　［又称］助消化药中毒△
铸工尘肺　foundry worker's pneumoconiosis，founders' pneumoconiosis
总烃油蒸气中毒　total hydrocarbon oil vapor poisoning
组胺 $H_2$ 受体拮抗剂中毒　histamine $H_2$-receptor antagonist poisoning
组胺样综合征　histamine-like syndrome

# 30.2　症状体征名词

低氧习服　acclimatization to hypoxia，acclimatization to altitude　［又称］高海拔习服△
听觉适应　auditory adaptation

永久性听阈位移　permanent hearing threshold shift，PTS
暂时性听阈位移　temporary hearing threshold shift，TTS

# 30.3　手术操作名词

经支气管镜活检　transbronchial lung biopsy，TBLB

# 30.4　临床检查名词

尘斑　dust macula
大阴影　large opacity
进行性大块肺纤维化　progressive massive fibrosis，PMF
密集度　profusion
石棉小体　asbestos bodies
矽结节　silicotic nodule
小阴影　small opacity

小阴影聚集　aggregation of small opacity
胸膜斑　pleural plaque
支气管肺泡灌洗液　bronchoalveolar lavage fluid，BALF
职业接触　occupational exposure
职业接触防护　protection for occupational exposure
职业接触后预防　post-exposure prophylaxis
职业性针刺伤　occupational needle stick injury

# 31. 感染科

## 31.1 疾病诊断名词

Ⅰ型麻风反应  type Ⅰ leprosy reaction
Ⅱ型麻风反应  type Ⅱ leprosy reaction
A 族链球菌败血症  septicemia due to streptococcus, group A
B 族链球菌败血症  septicemia due to streptococcus, group B
D 族链球菌败血症  septicemia due to streptococcus, group D
EB 病毒感染  Epstein-Barr virus infection
EB 病毒性肠炎  Epstein-Barr virus enteritis
EB 病毒性肝炎  Epstein-Barr virus hepatitis
Q 热  Q fever
阿良良热  O'nyong-nyong fever
阿 - 罗瞳孔  Argyll Robertson pupil
阿米巴病  amoebiasis
阿米巴肠炎  amoebic colitis
阿米巴肺脓肿  amoebic pulmonary abscess
阿米巴肝脓肿  amoebic liver abscess
阿米巴感染  amoebic infection
阿米巴龟头炎  amoebic balanitis
阿米巴精囊炎  amoebic seminal vesiculitis
阿米巴阑尾炎  amoebic appendicitis
阿米巴脑脓肿  amoebic brain abscess
阿米巴膀胱炎  amoebic cystitis
阿米巴肉芽肿  amoebic granuloma
埃博拉病毒病  Ebola virus disease
埃博拉出血热  Ebola hemorrhagic fever
埃及血吸虫病  schistosomiasis haematobium
埃可病毒感染  ECHO virus infection
埃可病毒性脑膜炎  ECHO virus meningitis
埃立克体病  ehrlichiosis
艾滋病  acquired immunodeficiency syndrome, AIDS ［又称］获得性免疫缺陷综合征△
艾滋病伴病毒感染  AIDS with virus infection
艾滋病伴伯基特淋巴瘤  AIDS with Burkitt lymphoma
艾滋病伴多发性感染  AIDS with multiple infection
艾滋病伴非霍奇金淋巴瘤  AIDS with non-Hodgkin lymphoma
艾滋病伴分枝杆菌感染  AIDS with mycobacterial infection
艾滋病伴寄生虫病  AIDS with parasitic disease
艾滋病伴巨细胞病毒感染  AIDS with cytomegalovirus infection
艾滋病伴卡波西肉瘤  AIDS with Kaposi's sarcoma
艾滋病伴念珠菌病  AIDS with candidosis
艾滋病伴细菌感染  AIDS with bacterial infection
艾滋病伴真菌病  AIDS with mycosis
艾滋病痴呆综合征  AIDS dementia complex
暗色丝孢霉病  phaeohyphomycosis
奥罗普切病毒病  Oropouche virus disease
澳大利亚脑炎  Australian encephalitis
巴贝虫病  babesiasis
巴尔通体病  bartonellosis
巴斯德菌败血症  pasteurella septicemia

巴斯德菌病  pasteurellosis
巴西紫癜热  Brazilian purpuric fever
白喉  diphtheria
白喉性多神经炎  diphtheritic polyneuritis
白喉性喉气管炎  diphtheritic laryngotracheitis
白喉性结膜炎  diphtheric conjunctivitis, diphtheritic conjunctivitis
白喉性心肌炎  diphtheritic myocarditis
白蛉热  sandfly fever
白念珠菌感染  candida albicans infection
白癣  tinea alba
白质脑炎  leukoencephalitis
百日咳  pertussis
百日咳鲍特菌  Bordetella pertussis
百日咳肺炎  pertussis pneumonia
败血症  septicemia
斑点样麻风  spotted leprosy
斑氏丝虫病  bancroftian filariasis, filariasis bancrofti
斑疹麻木型麻风  maculoanesthetic leprosy
斑疹伤寒  typhus fever
瘢痕疙瘩性芽生菌病  lobomycosis
包裹性脓胸  encapsulated empyema
孢子丝菌病  sporotrichosis
鲍曼不动杆菌感染  Acinetobacter baumannii infection
鲍氏志贺菌细菌性痢疾  bacillary dysentery due to Shigella boydii
暴发型流行性脑脊髓膜炎  fulminant epidemic cerebrospinal meningitis
暴发型脑膜炎球菌败血症  fulminant meningococcemia
暴发型脑膜炎球菌脑膜脑炎  fulminant meningococcal meningoencephalitis
暴发性类鼻疽  fulminant melioidosis
北亚蜱传斑疹伤寒  North Asian tick-borne typhus
鼻病毒感染  rhinovirus infection
鼻窦炎  sinusitis
鼻疽  glanders
鼻脑毛霉病  accessory nasal cavity mucormycosis
鼻真菌病  rhinomycosis
比翼线虫病  syngamiasis
鞭虫病  trichuriasis
扁桃体周脓肿  peritonsillar abscess
变形杆菌败血症  bacillus proteus septicemia
变应性支气管肺曲霉病  allergic bronchopulmonary aspergillosis, ABPA
丙型病毒性肝炎  viral hepatitis C
丙型肝炎病毒抗体阳性  hepatitis C virus antibody positivity
丙型肝炎病毒相关性肾炎  hepatitis C virus associated nephritis
丙型流行性感冒  influenza C
病毒感染  virus infection
病毒肠道感染  viral intestinal infection
病毒性肠炎  viral enteritis
病毒性肺炎  viral pneumonia

病毒性腹泻　viral diarrhea
病毒性肝炎　viral hepatitis
病毒性脑脊髓炎　viral encephalomyelitis
病毒性脑膜脑炎　viral meningoencephalitis
病毒性脑膜炎　viral meningitis
病毒性脑炎　viral encephalitis
病毒性肾炎　viral nephritis
病毒性胃肠炎　viral gastroenteritis
病毒性心肌炎　viral myocarditis
病毒性疣　viral warts
波氏阿利什利霉病　allescheriasis boydii　［又称］波氏霉样真菌病△
玻利维亚出血热　Bolivian hemorrhagic fever　［又称］马丘波出血热△
播散性副球孢子菌病　disseminated paracoccidioidomycosis
播散性荚膜组织胞浆菌病　disseminated histoplasmosis capsulati
播散性毛霉病　disseminated mucormycosis
播散性念珠菌病　disseminated candidiasis
播散性诺卡菌病　disseminated nocardiosis
播散性青霉菌病　disseminated penicilliosis
播散性球孢子菌病　disseminated coccidioidomycosis
播散性曲霉病　disseminated aspergillosis
播散性水痘　disseminated varicella
播散性芽生菌病　disseminated blastomycosis
播散性隐球菌病　disseminated cryptococcosis
播散性真菌感染　disseminated fungal infection
博卡病毒感染　human bocavirus infection
不动杆菌败血症　acinetobacter septicemia
布鲁氏菌病　brucellosis
布鲁氏菌病关节炎　Brucella arthritis
布鲁氏菌病脊柱炎　Brucella spondylitis
布鲁氏菌脑膜炎　Brucella meningitis
布氏冈比亚锥虫病　trypanosoma brucei Gambiense trypanosomiasis
布氏姜片虫病　fasciolopsiasis buski
采胶工溃疡　chiclero ulcer
藏毛脓肿　pilonidal abscess
产毒性腹泻　toxigenic diarrhea
产科破伤风　obstetrical tetanus
长膜壳绦虫病　hymenolepiasis diminuta
长期不规则发热　long-term irregular fever
肠阿米巴病　intestinal amoebiasis
肠产毒性大肠埃希菌感染　enterotoxigenic Escherichia coli infection
肠出血性大肠埃希菌感染　enterohemorrhagic Escherichia coli infection
肠道病毒性脑膜炎　enterovirus meningitis
肠道病毒性脑炎　enterovirus encephalitis
肠道病原性大肠埃希菌感染　enteropathogenic Escherichia coli infection
肠道大肠埃希菌感染　enteric Escherichia coli infection
肠道钩虫病　intestinal ancylostomiasis
肠道管圆线虫病　intestinal angiostrongyliasis
肠道寄生虫病　intestinal parasitic disease
肠道毛细线虫病　intestinal capillariasis
肠道念珠菌病　enteric candidiasis
肠道球虫病　intestinal coccidiosis
肠道蠕虫病　intestinal helminthiasis
肠道原虫感染　protozoal intestinal infection
肠寄生虫性脓肿　intestinal parasitic abscess
肠侵袭性大肠埃希菌感染　enteroinvasive Escherichia coli infection
肠球菌败血症　enterococcal septicemia
肠外耶尔森菌病　extraintestinal Yersiniosis
肠吸虫病　intestinal trematodiasis
肠蝇蛆病　intestinal myiasis
常现曼森丝虫病　filariasis due to Mansonella perstans
城市型黄热病　urban yellow fever
虫媒寄生虫病　vector-borne parasitosis
出血性麻疹　hemorrhagic measles
出血性胃炎　hemorrhagic gastritis

出血性胰腺炎　hemorrhagic pancreatitis
初期沙眼　initial stage of trachoma
传染性单核细胞增多症　infectious mononucleosis
传染性红斑　erythema infectiosum
传染性软疣　molluscum contagiosum
创伤性蝇蛆病　traumatic myiasis
垂体霉菌感染　pituitary infection due to mold
纯神经炎麻风　pure neuritic leprosy
唇单纯疱疹　herpes simplex labialis
唇下疳　chancre of lip
唇炎　cheilitis
脆弱双核阿米巴病　dientamoebiasis fragilis
大肠埃希菌败血症　septicemia due to Escherichia coli
大肠埃希菌肠炎　Escherichia coli enteritis
大脑隐球菌病　cerebral cryptococcosis
大脑着色真菌病　cerebral chromomycosis
大叶性肺炎　lobar pneumonia
带状疱疹　herpes zoster
带状疱疹后遗症　sequelae of herpes zoster
带状疱疹性虹膜睫状体炎　herpes zoster iridocyclitis
带状疱疹性虹膜炎　herpes zoster iritis
带状疱疹性角膜结膜炎　herpes zoster keratoconjunctivitis
带状疱疹性角膜炎　herpes zoster keratitis
带状疱疹性结膜炎　herpes zoster conjunctivitis
带状疱疹性脑膜脑炎　herpes zoster meningoencephalitis
带状疱疹性脑膜炎　herpes zoster meningitis
带状疱疹性脑炎　herpes zoster encephalitis
带状疱疹性神经根炎　herpes zoster radiculitis
带状疱疹性坐骨神经痛　herpes zoster sciatica
丹毒　erysipelas
丹毒丝菌败血症　erysipelothrix septicemia
单纯疱疹　herpes simplex
单纯疱疹病毒性虹膜睫状体炎　herpes simplex virus iridocyclitis，herpetic simplex virus iridocyclitis
单纯疱疹病毒性脑膜炎　herpes simplex virus meningitis
单纯疱疹病毒性脑炎　herpes simplex virus encephalitis
单纯疱疹病毒性水疱皮炎　herpes simplex virus vesicular dermatitis
单纯疱疹病毒性眼炎　herpes simplex virus ophthalmia
单纯疱疹性病毒性角膜炎　herpes simplex virus keratitis
单核细胞增多性李斯特菌败血症　Listeria monocytogenes septicemia
胆道蛔虫病　biliary ascariasis
胆道贾第虫病　biliary giardiasis
胆囊周围脓肿　pericholecystic abscess
胆汁反流性胃炎　bile reflux gastritis
地方性斑疹伤寒　endemic typhus
地霉病　geotrichosis　［又称］地丝菌病△
登革出血热　dengue hemorrhagic fever
登革热　dengue fever
登革休克综合征　dengue shock syndrome
等孢球虫病　isosporiasis
帝汶丝虫病　filariasis due to brugia timori
叠瓦癣　tinea imbricata
丁型病毒性肝炎　viral hepatitis D
东方马脑炎　eastern equine encephalitis
杜波组织胞浆菌病　histoplasmosis duboisii
顿挫性鼠疫　abortive plague
多房棘球蚴病　echinococcosis multilocularis　［又称］泡型棘球蚴病△，泡球蚴病△，泡型包虫病△
鹅口疮　thrush
恶丝虫病　dirofilariasis
恶性梅毒　lues maligna
鄂木斯克出血热　Omsk hemorrhagic fever
腭口线虫病　gnathostomiasis
儿童多系统炎症综合征　multisystem inflammatory syndrome in chil-

dren，MIS-C

耳曲霉病　auricular aspergillosis

耳蝇蛆病　aural myiasis

耳真菌病　otomycosis

二期梅毒　secondary syphilis

发热伴血小板减少综合征　severe fever with thrombocytopenia syndrome

泛发性带状疱疹　generalized herpes zoster

放线菌病　actinomycosis

放线菌前列腺炎　actinomycotic prostatitis

非典型分枝杆菌病　atypical mycobacteriosis

非典型麻疹　atypical measles

非结核分枝杆菌病　nontuberculous mycobacterial disease

非结核分枝杆菌感染肺病　nontuberculous mycobacterial lung disease

非洲锥虫病　African trypanosomiasis

肺孢子菌肺炎　pneumocystis pneumonia

肺多房棘球蚴病　pulmonary echinococcosis multilocularis

肺放线菌病　pulmonary actinomycosis

肺副球孢子菌病　pulmonary paracoccidioidomycosis

肺弓形虫病　pulmonary toxoplasmosis

肺棘球蚴病　pulmonary echinococcosis ［又称］肺包虫病△

肺结核　pulmonary tuberculosis

肺毛霉菌病　pulmonary mucormycosis

肺梅毒　pulmonary syphilis

肺霉菌病　pulmonary mycosis

肺囊尾蚴病　pulmonary cysticercosis

肺念珠菌病　pulmonary candidiasis

肺脓肿　lung abscess

肺诺卡菌病　pulmonary nocardiosis

肺球孢子菌病　pulmonary coccidioidomycosis

肺曲菌病　pulmonary aspergillosis

肺鼠疫　pneumonic plague

肺炭疽　pulmonary anthrax

肺土拉菌病　pulmonary tularemia

肺外非结核分枝杆菌病　extrapulmonary nontuberculous mycobacterial disease

肺外堪萨斯分枝杆菌病　extrapulmonary mycobacterium kansasii disease

肺外鸟 - 胞内分枝杆菌病　extrapulmonary mycobacteria avium-intracellulare disease

肺外脓肿分枝杆菌病　extrapulmonary mycobacterium abscessus disease

肺型血吸虫病　pulmonary schistosomiasis ［又称］肺血吸虫病△

肺芽生菌病　pulmonary blastomycosis

肺炎克雷伯菌感染　Klebsiella pneumoniae infection

肺炎链球菌败血症　septicemia due to streptococcus pneumoniae

肺炎球菌感染　pneumococcal infection

肺炎衣原体肺炎　chlamydia pneumoniae pneumonia

肺隐球菌病　pulmonary cryptococcosis

肺真菌感染　pulmonary fungal infection

肺组织胞浆菌病　pulmonary histoplasmosis

风疹　rubella

风疹性肺炎　rubella pneumonia

风疹性脑膜脑炎　rubella meningoencephalitis

风疹性脑膜炎　rubella meningitis

风疹性脑炎　rubella encephalitis

蜂窝织皮下型鼠疫　cellulocutaneous plague

福氏志贺菌细菌性痢疾　bacillary dysentery due to Shigella flexneri

附红细胞体病　eperythrozoonosis

复发病例　recurrent case

复发性斑疹伤寒　Brill-Zinsser disease

复发性单纯疱疹　recurrent herpes simplex

复孔绦虫病　dipylidiasis

副百日咳鲍特菌百日咳　whooping cough due to Bordetella parapertussis

副痘　paravaccinia

副流感病毒感染　parainfluenza virus infection

副球孢子菌病　paracoccidioidomycosis

副伤寒　paratyphoid fever

副伤寒丙　paratyphoid C

副伤寒甲　paratyphoid A

副伤寒乙　paratyphoid B

腹部管圆线虫病　abdominal angiostrongyliasis

腹部土拉菌病　abdominal tularemia

腹放线菌病　abdominal actinomycosis

腹膜后脓肿　retroperitoneal abscess

腹腔棘球蚴病　intra-abdominal echinococcosis ［又称］腹腔包虫病△

腹腔脓肿　intra-abdominal abscess

腹水型血吸虫病　ascites typical schistosomiasis

腹泻　diarrhea

肝放线菌病　hepatic actinomycosis

肝棘球蚴病　hepatic echinococcosis ［又称］肝包虫病△

肝毛细线虫病　hepatic capillariasis

肝囊尾蚴病　hepatic cysticercosis

肝脓肿　hepatic abscess

肝片吸虫病　fascioliasis hepatica

肝曲霉病　hepatic aspergillosis

肝细粒棘球蚴病　hepatic echinococcosis granulosis

肝性脑病　hepatic encephalopathy

感染　infection

感染后脑脊髓炎　postinfectious encephalomyelitis

感染性腹泻　infectious diarrhea

感染性心内膜炎　infective endocarditis

肛门淋球菌感染　gonococcal infection of anus

肛门衣原体感染　chlamydial infection of anus

肛周念珠菌病　perianal candidiasis

肛周脓肿　perianal abscess

高效抗逆转录病毒治疗　highly active anti-retroviral therapy，HAART

睾丸真菌病　mycosis of testis

膈下脓肿　subphrenic abscess

弓形虫病　toxoplasmosis

弓形虫肌炎　toxoplasma myositis

弓形虫脉络膜视网膜炎　toxoplasma chorioretinitis

弓形虫脑膜脑炎　toxoplasma meningoencephalitis

弓形虫脑炎　toxoplasma encephalitis

弓形虫心肌炎　toxoplasma myocarditis

钩虫病　ancylostomiasis

钩虫皮炎　ancylostomatic dermatitis

钩端螺旋体病　leptospirosis

股癣　tinea cruris

骨多房棘球蚴病　echinococciasis multilocularis of bone

骨多房棘球蚴感染　echinococcus multilocularis infection of bone

骨棘球蚴病　skeleton echinococcosis

骨梅毒　osseous syphilis

骨囊尾蚴病　cysticercosis of bone

骨盆直肠窝脓肿　pelvirectal abscess

骨细粒棘球蚴病　echinococcosis granulosis of bone

骨细粒棘球蚴感染　metacestode of E.granulosus infection of bone

骨隐球菌病　osseous cryptococcosis

冠状病毒 -229E 肺炎　Coronavirus-229E pneumonia

冠状病毒 -HKU1 肺炎　Coronavirus-HKU1 pneumonia

冠状病毒 -NL63 肺炎　Coronavirus-NL63 pneumonia

冠状病毒 -OC43 肺炎　Coronavirus-OC43 pneumonia

冠状病毒感染　coronavirus infection

广州管圆线虫病　angiostrongyliasis cantonensis

广州管圆线虫病性脑炎　angiostrongyliasis cantonensis encephalitis

寒性脓肿　cold abscess

汉坦病毒肺综合征　Hantavirus pulmonary syndrome

黑点癣　black dot ringworm

黑尿热　blackwater fever

黑热病后皮肤利什曼病　post-kala-azar dermal leishmaniasis

黑色小孢子菌病　microsporosis nigra

横川后殖吸虫病　metagonimiasis yokogawai
后睾吸虫病　opisthorchiasis
后圆线虫病　metastrongylosis
后殖吸虫病　metagonimiasis
呼吸道合胞病毒感染　respiratory syncytial virus infection
呼吸道合胞病毒性肺炎　respiratory syncytial virus pneumonia
呼吸道合胞病毒性急性细支气管炎　acute bronchiolitis of respiratory syncytial virus
花斑癣　pityriasis versicolor
华支睾吸虫病　clonorchiasis sinensis　［又称］肝吸虫病△
化脓性鼻窦炎　purulent sinusitis
化脓性脑膜炎　purulent meningitis
坏死性淋巴结炎　necrotizing lymphadenitis
坏死性胰腺炎　necrotizing pancreatitis
黄热病　yellow fever
黄癣　favus
回归热　relapsing fever
蛔虫病　ascariasis
混合型肠道蠕虫病　mixed intestinal helminthiasis
混合型麻风　mixed leprosy
活动期沙眼　active stage of trachoma
霍乱　cholera
机会性寄生虫病　opportunistic parasitosis
肌肉骨骼系统淋球菌感染　gonococcal infection of musculoskeletal system
肌肉囊尾蚴病　muscular cysticercosis　［又称］肌肉囊虫病△
吉兰-巴雷综合征　Guillain-Barré syndrome
急性丙型肝炎　acute hepatitis C
急性病毒性肝炎　acute viral hepatitis
急性播散性脑脊髓炎　acute disseminated encephalomyelitis
急性肠系膜淋巴结炎　acute mesenteric lymphadenitis
急性出血性胰腺炎　acute hemorrhagic pancreatitis
急性肺荚膜组织胞浆菌病　acute pulmonary histoplasmosis capsulati
急性肺球孢子菌病　acute pulmonary coccidioidomycosis
急性肺芽生菌病　acute pulmonary blastomycosis
急性肝衰竭　acute liver failure
急性和暴发性类鼻疽　acute and fulminant melioidosis
急性坏死性肠炎　acute necrotizing enteritis
急性黄疸型丙型肝炎　acute icteric hepatitis C
急性黄疸型甲型肝炎　acute icteric hepatitis A
急性黄疸型乙型肝炎　acute icteric hepatitis B
急性蛔蚴性肺炎　acute ascaris lumbricoides pneumonia, acute ascaris pneumonia
急性脊髓灰质炎　acute poliomyelitis
急性甲型肝炎　acute hepatitis A
急性类鼻疽　acute melioidosis
急性链球菌龈口炎　acute streptococcal gingivostomatitis
急性麻痹性脊髓灰质炎　acute paralytic poliomyelitis
急性脑膜炎球菌败血症　acute meningococcal septicaemia
急性恰加斯病　acute Chagas' disease
急性人类免疫缺陷病毒感染　acute human immunodeficiency virus infection
急性水肿性胰腺炎　acute edematous pancreatitis
急性无黄疸型甲型肝炎　acute anicteric hepatitis A
急性无黄疸型乙型肝炎　acute anicteric hepatitis B
急性细菌性痢疾　acute bacillary dysentery
急性血吸虫病　acute schistosomiasis
急性乙型肝炎　acute hepatitis B
急性淤胆型甲型肝炎　acute cholestatic hepatitis A
急性淤胆型乙型肝炎　acute cholestatic hepatitis B
棘阿米巴病　acanthamebiasis
棘阿米巴角膜炎　acanthamoeba keratitis
棘阿米巴结膜炎　acanthamoeba conjunctivitis
棘阿米巴性角膜结膜炎　acanthamoeba keratoconjunctivitis

棘口吸虫病　echinostomiasis
棘球蚴病　echinococcosis, hydatid disease　［又称］包虫病△
棘球蚴病继发感染　secondary infection of echinococcosis
棘球蚴囊肿破裂　echinococcus cyst break
棘头虫病　acanthocephaliasis
脊髓灰质炎　poliomyelitis
脊髓痨　tabes dorsalis
脊髓梅毒瘤　spinal cord syphiloma
脊髓囊尾蚴病　spinal cord cysticercosis
脊髓脓肿　spinal cord abscess
继发性肺结核　secondary pulmonary tuberculosis
寄生虫病　parasitic disease
寄生虫病并发肌病　parasitic disease with myopathy　［又称］寄生虫性肌病△
寄生虫性虹膜囊肿　parasitic iris cyst
寄生虫性睫状体囊肿　parasitic ciliary body cyst
寄生虫性葡萄膜炎　parasitic uveitis
寄生虫性前房囊肿　parasitic anterior chamber cyst
寄生虫性视网膜囊肿　parasite retinal cyst
寄生虫性眼内炎　parasitic endophthalmitis
加利福尼亚脑炎　California encephalitis
荚膜组织胞浆菌病　histoplasmosis capsulati
甲型 $H_1N_1$ 流感　influenza A $(H_1N_1)$ flu
甲型 $H_3N_2$ 流感　influenza A $(H_3N_2)$ flu
甲型病毒性肝炎　viral hepatitis A
甲型流行性感冒　influenza A
甲癣　tinea unguium
甲状腺细粒棘球蚴病　thyroid echinococcosis granulosa
贾第虫病　giardiasis
间插血吸虫病　schistosomiasis intercalata
间日疟伴脾破裂　tertian malaria with rupture of spleen
间质性肺炎　interstitial pneumonia
艰难梭菌相关性结肠炎　clostridium difficile associated colitis, CDAC
姜片虫病　fasciolopsiasis
脚气病　beriberi
接合菌病　zygomycosis
结肠小袋纤毛虫病　balantidiasis coli
结肠增殖型血吸虫病　colonic granulomatous proliferation of schistosomiasis
结核病　tuberculosis
结核分枝杆菌潜伏感染　latent tuberculosis infection
结核性骶髂关节炎　tuberculous sacroiliitis
结核性多浆膜炎　tuberculous polyserositis
结核性腹膜炎　tuberculous peritonitis
结核性肛门周围脓肿　tuberculous perianal abscess
结核性宫颈炎　tuberculous cervicitis
结核性巩膜炎　tuberculous scleritis
结核性骨髓炎　tuberculous osteomyelitis
结核性骨炎　tuberculous osteitis
结核性关节炎　tuberculous arthritis
结核性滑膜炎　tuberculous synovitis
结核性脊椎炎　tuberculous spondylitis
结核性腱鞘炎　tuberculous tenosynovitis
结核性结节性红斑　tuberculous erythema nodosum
结核性髋关节炎　tuberculous coxitis
结核性泪囊炎　tuberculous dacryocystitis
结核性脉络膜视网膜炎　tuberculous chorioretinitis
结核性脑膜炎　tuberculous meningitis
结核性葡萄膜炎　tuberculous uveitis
结核性气管炎　tuberculous tracheitis
结核性乳突炎　tuberculous mastoiditis
结核性肾盂肾炎　tuberculous pyelonephritis
结核性肾盂炎　tuberculous pyelitis
结核性心包炎　tuberculous pericarditis

结核性胸膜炎　tuberculous pleuritis
结核性胸腔积液　tuberculous pleural effusion
结核性眼内炎　tuberculous endophthalmitis
结核性支气管扩张　tuberculous bronchiectasis
结核性支气管狭窄　tuberculous bronchostenosis
结核性指／趾炎　tuberculous dactilitis
结核样型麻风　tuberculoid leprosy
金黄色葡萄球菌败血症　Staphylococcus aureus septicemia
浸润型肺结核　infiltrative pulmonary tuberculosis
精囊放线菌病　actinomycosis of seminal vesicle
精索附睾丝虫病　filariasis of funiculo-epididymis
颈面部放线菌病　cervicofacial actinomycosis
酒精性肝炎　alcoholic hepatitis
巨脾型血吸虫病　advanced megalosplenia schistosomiasis
巨细胞病毒性肠炎　cytomegalovirus enteritis
巨细胞病毒性肺炎　cytomegalovirus pneumonia
巨细胞病毒性肝炎　cytomegalovirus hepatitis
巨细胞病毒性感染　cytomegalovirus infection
巨细胞病毒性脑炎　cytomegalovirus encephalitis
巨细胞病毒性食管炎　cytomegalovirus esophagitis
巨细胞病毒性视网膜炎　cytomegalovirnitis
巨细胞病毒性胰腺炎　cytomegalovirus pancreatitis
军团病　legionnaires disease
菌血症　bacteremia
卡波西水痘样疹　Kaposi varicelliform eruption
卡他莫拉菌感染　Moraxella catarrhalis infection
凯萨努森林病　Kyasanur forest disease
堪萨斯分枝杆菌肺病　pulmonary disease due to Mycobacterium kansasii
抗锑病例　antimony-resistant case
柯萨奇病毒感染　Coxsackie virus infection
柯萨奇病毒性肠炎　Coxsackie virus enteritis
柯萨奇病毒性脑膜炎　Coxsackie virus meningitis
科罗拉多蜱传热　Colorado tick fever
克雷伯菌败血症　Klebsiella septicemia
克里米亚出血热　Crimean hemorrhagic fever　［又称］克里米亚 - 新
　　疆出血热△
空洞性肺结核　cavitary pulmonary tuberculosis
口腔白斑　oral leukoplakia
口腔毛滴虫感染　oral trichomonas infection
口腔念珠菌病　oral candidiasis
口腔疱疹　oral herpes
口蹄疫　foot and mouth disease
枯草杆菌败血症　bacillus subtilis septicemia
库鲁病　Kuru disease
狂犬病　rabies
溃疡腺型土拉菌病　ulceroglandular tularemia
阔节裂头绦虫病　diphyllobothriasis latum
阔盘吸虫病　eurytremiasis
拉沙热　Lassa fever
莱姆病　Lyme disease
阑尾周围脓肿　periappendiceal abscess
蓝氏贾第鞭毛虫病　giardiasis lamblia
类百日咳综合征　pertussis-like syndrome
类鼻疽　melioidosis
类丹毒　erysipeloid
李斯特菌病　listeriosis
李斯特菌性败血症　Listerial septicemia
李斯特菌性脑动脉炎　Listerial cerebral arteritis
李斯特菌性脑膜脑炎　Listerial meningoencephalitis
李斯特菌性脑膜炎　Listerial meningitis
李斯特菌性心内膜炎　Listerial endocarditis
立克次体病　rickettsiosis
立克次体性葡萄膜炎　rickettsial uveitis
利什曼病　leishmaniasis

痢疾　dysentery
蠊缨滴虫病　lophomonas blattarum disease
链球菌败血症　streptococcal septicemia
链球菌病　streptococcicosis
链球菌感染　streptococcal infection
链尾曼森丝虫病　filariasis due to mansonella streptocerca
裂谷热　Rift valley fever
裂头绦虫病　diphyllobothriasis
裂头蚴病　sparganosis
淋巴结病　lymphadenopathy
淋巴结炎　lymphadenitis
淋巴皮肤的孢子丝菌病　lymphocutaneous sporotrichosis
淋巴丝虫病　lymphatic filariasis
淋巴细胞脉络丛脑膜炎　lymphocytic choriomeningitis
淋病　gonorrhea
淋球菌附睾炎　gonococcal epididymitis
淋球菌感染　gonococcal infection
淋球菌睾丸炎　gonococcal orchitis
淋球菌宫颈炎　gonococcal cervicitis
淋球菌骨髓炎　gonococcal osteomyelitis
淋球菌关节炎　gonococcal arthritis
淋球菌虹膜睫状体炎　gonococcal iridocyclitis
淋球菌滑膜炎　gonococcal synovitis
淋球菌滑囊炎　gonococcal bursitis
淋球菌腱鞘炎　gonococcal tenosynovitis
淋球菌结膜炎　gonococcal conjunctivitis
淋球菌尿道炎　gonococcal urethritis
淋球菌女性盆腔炎性疾病　gonococcal female pelvic inflammatory
　　disease
淋球菌膀胱炎　gonococcal cystitis
淋球菌皮炎　gonococcal dermatitis
淋球菌前列腺炎　gonococcal prostatitis
淋球菌前庭大腺脓肿　gonococcal Bartholin gland abscess
淋球菌外阴阴道炎　gonococcal vulvovaginitis
淋球菌新生儿眼炎　gonococcal ophthalmia neonatorum
淋球菌眼炎　gonococcal ophthalmia
淋球菌阴道炎　gonococcal vaginitis
流感嗜血杆菌败血症　Haemophilus influenzae septicemia
流感嗜血杆菌感染　Haemophilus influenzae infection
流行性斑疹伤寒　epidemic typhus
流行性感冒　influenza
流行性脑脊髓膜炎　epidemic cerebrospinal meningitis
流行性腮腺炎　mumps
流行性腮腺炎性肝炎　mumps hepatitis
流行性腮腺炎性睾丸炎　mumps orchitis
流行性腮腺炎性颌下腺炎　mumps submandibular gland inflammation
流行性腮腺炎性结膜炎　mumps conjunctivitis
流行性腮腺炎性脑脊髓　mumps encephalomyelitis
流行性腮腺炎性脑膜脑炎　mumps meningoencephalitis
流行性腮腺炎性脑膜炎　mumps meningitis
流行性腮腺炎性脑炎　mumps encephalitis
流行性腮腺炎性心肌炎　mumps myocarditis
流行性乙型脑炎　epidemic encephalitis type B
瘤型麻风　lepromatous leprosy
龙线虫病　dracunculiasis
颅内感染　intracranial infection
颅内寄生虫感染　intracranial parasitic infection
轮状病毒性肠炎　rotavirus enteritis
罗阿丝虫病　loaiasis
罗得西亚锥虫病　rhodesiense trypanosomiasis
罗西奥病毒　Rocio virus disease
麻痹性痴呆　general paresis of insane
麻风　leprosy
麻风后遗症　sequelae of leprosy

麻风性穿孔性足溃疡　leprotic perforating plantar ulcer
麻风性点状角膜炎　leprotic punctate keratitis
麻风性脉络膜炎　leprotic choroiditis
麻木型麻风　anesthetic leprosy
麻疹　measles
麻疹性肺炎　measles pneumonia
麻疹性角膜结膜炎　measles keratoconjunctivitis
麻疹性脑膜炎　measles meningitis
麻疹性脑炎　measles encephalitis
麻疹性心肌炎　measles myocarditis
麻疹性中耳炎　measles otitis media
马尔堡病毒病　Marburg virus disease
马尔尼菲青霉病　penicilliosis marneffei
马来丝虫病　filariasis malayi, malaysia filariasis
螨病　acariasis
曼森丝虫病　mansonelliasis
曼氏迭宫绦虫病　spirometriasis mansoni
曼氏裂头蚴病　sparganosis mansoni
曼氏血吸虫病　schistosomiasis mansoni
慢加急性肝衰竭　acute-on-chronic liver failure
慢性丙型肝炎　chronic hepatitis C
慢性病毒性肝炎　chronic viral hepatitis
慢性肺荚膜组织胞浆菌病　chronic pulmonary histoplasmosis capsulati
慢性肺球孢子菌病　chronic pulmonary coccidioidomycosis
慢性肺芽生菌病　chronic pulmonary blastomycosis
慢性肝衰竭　chronic liver failure
慢性黄疸型丙型肝炎　chronic icteric hepatitis C
慢性活动性 EB 病毒感染　chronic active Epstein-Bar virus infection
慢性活动性乙型肝炎　chronic active hepatitis B
慢性结肠血吸虫病　chronic colonic schistosomiasis
慢性类鼻疽　chronic melioidosis
慢性脑膜炎球菌败血症　chronic meningococcal septicaemia
慢性皮肤黏膜念珠菌病　chronic mucocutaneous candidiasis
慢性恰加斯病　chronic Chagas' disease
慢性恰加斯病伴脑膜炎　chronic Chagas' disease with meningitis
慢性恰加斯病伴脑炎　chronic Chagas' disease with encephalitis
慢性恰加斯病伴心肌炎　chronic Chagas' disease with myocarditis
慢性迁延型乙型肝炎　chronic persistent hepatitis B
慢性轻度丙型肝炎　chronic mild hepatitis C
慢性轻度乙型肝炎　chronic mild hepatitis B
慢性细菌性痢疾　chronic bacillary dysentery
慢性纤维空洞型肺结核　chronic fibro-cavernous pulmonary tuberculosis
慢性血吸虫病　chronic schistosomiasis
慢性血行播散型肺结核　chronic hematogenous disseminated pulmonary tuberculosis
慢性乙型肝炎　chronic hepatitis B
慢性中度丙型肝炎　chronic moderate hepatitis C
慢性中度乙型肝炎　chronic moderate hepatitis B
慢性重度丙型肝炎　chronic severe hepatitis C
慢性重度乙型肝炎　chronic severe hepatitis B
猫抓病　cat scratch disease
毛发真菌病　trichomycosis
毛霉病　mucormycosis
毛圆线虫病　trichostrongyliasis
梅毒　syphilis
梅毒性大脑动脉炎　syphilitic cerebral arteritis
梅毒性动脉瘤　syphilitic aneurysm
梅毒性肝硬化　syphilitic cirrhosis
梅毒性关节病　syphilitic arthropathy
梅毒性角膜炎　syphilitic keratitis
梅毒性脉络膜视网膜炎　syphilitic chorioretinitis
梅毒性脑膜脑炎　syphilitic meningoencephalitis

梅毒性脑膜炎　syphilitic meningitis
梅毒性葡萄膜炎　syphilitic uveitis
梅毒性肾炎　syphilitic nephritis
梅毒性心包炎　syphilitic pericarditis
梅毒性心肌炎　syphilitic myocarditis
梅毒性心内膜炎　syphilitic endocarditis
梅毒性心脏病　syphilitic heart disease
梅毒性硬下疳　syphilitic chancre
梅毒性主动脉瓣关闭不全　syphilitic aortic insufficiency
梅毒性主动脉动脉瘤　syphilitic aortic aneurysm
梅毒性主动脉炎　syphilitic aortitis
梅毒疹　syphilid
湄公血吸虫病　schistosomiasis mekongi
美洲钩虫病　necatoriasis americana
美洲锥虫肿　chagoma
糜烂性胃炎　erosive gastritis
泌尿生殖系统蝇蛆病　genitourinary myiasis
免疫重建炎症反应综合征　immune reconstitution inflammatory syndrome, IRIS
免疫治疗　immunotherapy
面部单纯疱疹　facial herpes simplex
膜壳绦虫病　hymenolepiasis
耐甲氧西林金黄色葡萄球菌感染　methicillin-resistant Staphylococcus aureus infection
耐甲氧西林凝固酶阴性葡萄球菌感染　methicillin-resistant coagulase-negative staphylococcus infection
男性泌尿生殖系梅毒　syphilis of male urogenital system
囊尾蚴病癫痫　cysticercosis epilepsy
蛲虫病　enterobiasis
脑多房棘球蚴病　cerebral echinococcosis multilocularis ［又称］脑泡型棘球蚴病△, 脑泡型包虫病△
脑弓形虫病　cerebral toxoplasmosis
脑棘球蚴病　cerebral echinococcosis ［又称］脑包虫病△
脑脊髓炎　encephalomyelitis
脑梅毒瘤　brain syphiloma
脑膜脑炎　meningoencephalitis
脑膜血管神经梅毒　meningovascular neurosyphilis
脑膜炎　meningitis
脑膜炎球菌败血症　meningococcal septicaemia
脑膜炎球菌脑膜炎　meningococcal meningitis
脑膜炎型鼠疫　meningitic plague
脑囊尾蚴病　cerebral cysticercosis
脑脓肿　brain abscess
脑诺卡菌病　cerebral nocardiosis
脑吸虫病　cerebral trematodiasis
脑型并殖吸虫病　cerebral paragonimiasis
脑型裂头蚴病　cerebral sparganosis
脑型疟疾　cerebral malaria
脑型血吸虫病　cerebral schistosomiasis
脑炎　encephalitis
内部水蛭病　internal hirudiniasis
内脏利什曼病　visceral leishmaniasis
尼帕病毒病　Nipah virus disease
黏膜皮肤的巴尔通体病　mucocutaneous bartonellosis
黏膜皮肤利什曼病　mucocutaneous leishmaniasis
念珠菌病　candidiasis
念珠菌龟头炎　candidal balanitis
念珠菌甲沟炎　candidal paronychia
念珠菌口角炎　candidal angular cheilitis
念珠菌脑膜炎　candidal meningitis
念珠菌尿道炎　candidal urethritis
念珠菌膀胱炎　candida cystitis
念珠菌外阴阴道炎　candidal vulvovaginitis
念珠菌心内膜炎　candidal endocarditis

念珠菌眼内炎　candidal endophthalmitis
念珠菌阴道炎　candidal vaginitis
念珠菌指甲炎　candidiasis of nail
念珠菌趾甲炎　candidiasis of toenail
念珠菌中耳炎　candidal otitis media
鸟胞内分枝杆菌肺病　Mycobacterium avium-intracellulare pulmonary disease
尿道周围脓肿　periurethral abscess
尿路念珠菌病　urinary moniliasis
凝固酶阴性葡萄球菌败血症　coagulase-negative staphylococcus septicemia
牛带绦虫病　taeniasis bovis
牛痘　cowpox
脓毒性关节炎　septic arthritis
脓毒症　sepsis
脓毒症休克　septic shock
脓气胸　pyopneumothorax
脓胸　empyema
脓癣　kerion
脓肿　abscess
脓肿分枝杆菌肺病　Mycobacterium abscessus pulmonary disease
疟疾　malaria
疟疾复发　malaria relapse
疟疾性肝炎　malarial hepatitis
诺卡菌病　nocardiosis
诺沃克组病毒性胃肠炎　Norwalk agents gastroenteritis
膀胱血吸虫病　vesical schistosomiasis
膀胱真菌病　mycosis of bladder
盘尾丝虫病　onchocerciasis
疱疹　herpes
疱疹病毒性扁桃体炎　herpes virus tonsillitis
疱疹病毒性肝炎　herpes virus hepatitis
疱疹病毒性虹膜炎　herpes virus iritis
疱疹病毒性睑皮炎　herpes virus dermatitis of eyelid
疱疹病毒性角膜结膜炎　herpes virus keratoconjunctivitis
疱疹病毒性结膜炎　herpes virus conjunctivitis
疱疹病毒性口炎　herpes virus stomatitis
疱疹病毒性脑膜脑炎　herpes virus meningoencephalitis
疱疹病毒性脑膜炎　herpes virus meningitis
疱疹病毒性脑炎　herpes virus encephalitis
疱疹病毒性眼葡萄膜炎　herpes virus uveitis
疱疹病毒性咽扁桃体炎　herpes virus pharyngotonsillitis
疱疹病毒性直肠炎　herpes virus proctitis
疱疹后三叉神经痛　postherpetic trigeminal neuralgia
疱疹性湿疹　eczema herpeticum
疱疹性咽峡炎　herpetic angina
盆腔放线菌病　pelvic cavity actinomycosis
皮肤阿米巴病　cutaneous amoebiasis
皮肤白喉　cutaneous diphtheria
皮肤卡波西肉瘤　cutaneous Kaposi sarcoma
皮肤类丹毒　cutaneous erysipeloid
皮肤李斯特菌病　cutaneous listeriosis
皮肤利什曼病　cutaneous leishmaniasis
皮肤毛霉病　cutaneous mucormycosis
皮肤囊尾蚴病　cutaneous cysticercosis ［又称］皮肤囊虫病△
皮肤念珠菌病　cutaneous candidiasis
皮肤诺卡菌病　cutaneous nocardiosis
皮肤球孢子菌　cutaneous coccidioidomycosis
皮肤鼠疫　cutaneous plague
皮肤炭疽　cutaneous anthrax
皮肤癣菌病　dermatophytosis
皮肤芽生菌病　cutaneous blastomycosis
皮肤隐球菌病　cutaneous cryptococcosis
皮肤蝇蛆病　cutaneous myiasis

皮肤着色真菌病　cutaneous chromomycosis
皮肤真菌病　dermatomycosis
皮下并殖吸虫病　subcutaneous paragonimiasis
皮下裂头蚴病　subcutaneous sparganosis
皮下囊尾蚴病　subcutaneous cysticercosis
皮下脓肿　subcutaneous abscess
蜱传斑疹伤寒　tick-borne typhus
蜱媒回归热　tickborne recurrens
偏结核样型界线类麻风　borderline tuberculoid leprosy
偏瘤型界线类麻风　borderline lepromatous leprosy
片形吸虫病　fascioliasis
品他病　pinta
品他病初期损害　primary lesion of pinta
品他病晚期损害　late lesion of pinta
品他病中期损害　intermediate lesion of pinta
破伤风　tetanus
葡萄球菌败血症　staphylococcus septicemia
葡萄球菌感染　staphylococcus infection
葡萄球菌食物中毒　staphylococcal food poisoning
普通型流行性脑脊髓膜炎　epidemic cerebrospinal meningitis,common type
奇昆古尼亚热　chikungunya fever
气球菌感染　aerococcus infection
气性坏疽　gas gangrene
恰加斯病　Chagas' disease
髂窝脓肿　iliac abscess
前庭大腺脓肿　abscess of Bartholin gland
钱癣　tinea glabrosa
潜伏性晚期先天性梅毒　latent late congenital syphilis
潜伏性雅司病　latent yaws
潜伏性早期先天性梅毒　latent early congenital syphilis
浅部真菌病　superficial mycosis
侵袭性肺曲霉病　invasive pulmonary aspergillosis
青霉菌病　penicilliosis
球孢子菌病　coccidioidomycosis
球孢子菌脑膜炎　coccidioidomycosis meningitis
曲霉病　aspergillosis
曲霉菌肺炎　aspergillus pneumonia
全结肠炎　pancolitis
全身性巴尔通体病　systemic bartonellosis
人单核细胞埃立克体病　human monocytotropic ehrlichiosis
人感染 $H_7N_9$ 禽流感　human infection with avian influenza $H_7N_9$
人感染高致病性禽流感 $H_5N_1$　human infection with the highly pathogenic avian influenza A/$H_5N_1$
人感染猴疱疹病毒 1 型　human infection with monkey herpes virus type 1
人感染禽流感　human infection with avian influenza
人类免疫缺陷病毒相关脑病　human immunodeficiency virus associated encephalopathy
人类免疫缺陷病毒相关消瘦综合征　human immunodeficiency virus associated wasting syndrome
人类免疫缺陷病毒阳性　human immunodeficiency virus positive
人类细小病毒 B19　human parvovirus B19
人类猪链球菌病　human Streptococcus suis infection
人粒细胞无形体病　human granulocytic anaplasmosis
人毛滴虫病　trichomoniasis hominis
人免疫缺陷病毒感染　human immunodeficiency virus infection,HIV infection
人乳头瘤病毒感染　human papilloma virus infection
人芽囊原虫病　blastocystis hominis disease
妊娠期疟疾　gestational malaria
日本海裂头绦虫病　diphyllobothriasis nihonkaiense
日本脑炎　Japanese encephalitis
日本血吸虫病　schistosomiasis Japanica

溶血性链球菌坏疽　hemolytic streptococcal gangrene

肉孢子虫病　sarcosporidiasis

肉毒中毒　botulism

肉芽肿性阿米巴脑炎　granulomatous amoebic encephalitis

蠕虫病　helminthiasis

乳腺放线菌病　mammary actinomycosis

乳腺脓肿　mammary abscess

软下疳　chancroid

瑞列绦虫病　raillietiniasis

三期梅毒　tertiary syphilis

三日疟伴肾病　quartan malaria with nephropathy

三日疟性肾小球肾炎　quartan malaria with glomerulonephritis

森林脑炎　forest encephalitis

森林型黄热病　sylvan yellow fever

沙尔科关节　Charcot joint　［又称］夏科特关节△

沙粒病毒性出血热　arenaviral hemorrhagic fever

沙门菌败血症　Salmonella septicemia

沙门菌肠炎　Salmonella enteritis

沙门菌肺炎　Salmonella pneumonia

沙门菌感染　Salmonella infection

沙门菌关节炎　Salmonella arthritis

沙门菌脑膜炎　Salmonella meningitis

沙门菌胃肠炎　Salmonella gastroenteritis

沙眼　trachoma

沙眼性角膜炎　trachomatous keratitis

伤寒　typhoid fever

伤寒杆菌败血症　typhoid septicemia

伤寒性肝炎　typhoid hepatitis

伤寒性脑膜炎　typhoid meningitis

伤口蝇蛆病　wound myiasis

上呼吸道感染　upper respiratory tract infection

舌形虫病　linguatulosis

深部真菌病　deep mycosis

神经梅毒　neurosyphilis

肾诺卡菌病　renal nocardiosis

肾膨结线虫病　dioctophymiasis renale

肾真菌病　renal fungous disease

肾综合征出血热　hemorrhagic fever with renal syndrome

生殖道沙眼衣原体感染　genital chlamydia trachomatis infection, genital tract infection with chlamydia trachomatis

声带曲霉病　vocal cord aspergillosis

圣路易脑炎　St. Louis encephalitis

虱病　pediculosis

虱媒介的回归热　louse-borne relapsing fever

十二指肠钩虫病　ancylostomiasis duodenale

食管念珠菌病　esophageal candidiasis

食源性寄生虫病　food-borne parasitic disease

视神经念珠菌病　candidiasis of optic nerve

视网膜下囊尾蚴病　subretinal cysticercosis

手癣　tinea of hands

手足口病　hand-foot-mouth disease

输尿管放线菌病　actinomycosis of ureter

输血性疟疾　transfusion malaria

鼠伤寒沙门菌肠炎　Salmonella typhimurium enteritis

鼠咬热　rat-bite fever

鼠疫　plague

鼠疫败血症　plague septicemia

术后脓胸　postoperative empyema

水痘　varicella

水痘性肺炎　varicella pneumonia　［又称］水痘肺炎△

水痘性脊髓炎　varicella myelitis

水痘性脑炎　varicella encephalitis　［又称］水痘脑炎△

水蛭咬伤　leech bite

丝虫病　filariasis

斯氏并殖吸虫病　paragonimiasis skriabini

宋氏志贺菌细菌性痢疾　bacillary dysentery due to Shigella sonnei

痰涂片阳性肺结核　smear-positive pulmonary tuberculosis

炭疽　anthrax

炭疽败血症　anthrax septicemia

炭疽脑膜炎　anthrax meningitis

体虱病　pediculosis corporis

体外膜肺氧合　extracorporeal membrane oxygenation, ECMO

体癣　tinea corporis

天花　smallpox

铜绿假单胞菌败血症　pseudomonas aeruginosa septicemia

铜绿假单胞菌感染　pseudomonas aeruginosa infection

筒线虫病　gongylonemiasis

头虱病　pediculosis capitis

头癣　tinea capitis

土源性寄生虫病　soil-transmitted parasitosis

兔热病　rabbit fever, tularemia　［又称］土拉菌病△

腿象皮肿　elephantiasis of leg　［又称］象皮腿△

外部水蛭病　external hirudiniasis

弯曲菌肠炎　campylobacter enteritis

晚期梅毒　late syphilis

晚期先天性梅毒　late congenital syphilis

晚期先天性神经梅毒　late congenital neurosyphilis

晚期血吸虫病　advanced stage of schistosomiasis

微孢子虫病　microsporidiosis

微球菌性败血症　micrococcus septicemia

微小膜壳绦虫病　hymenolepiasis nana　［又称］短膜壳绦虫病△

韦尼克脑病　Wernicke encephalopathy

尾蚴性皮炎　cercarial dermatitis

委内瑞拉马脑炎　Venezuelan equine encephalitis

卫氏并殖吸虫病　paragonimiasis westermani

未定类麻风　indeterminate leprosy

未明原因发热　fever of unknown origin

胃肠毛霉病　gastrointestinal mucormycosis

胃肠念珠菌病　gastrointestinal candidiasis

胃肠炭疽　gastrointestinal anthrax

胃肠土拉菌病　gastrointestinal tularemia

胃钩虫病　stomachic ancylostomiasis

胃炎　gastritis

沃 - 弗综合征　Waterhouse-Friderichsen syndrome

无症状鼠疫　asymptomatic plague

无症状新冠病毒感染者　Asymptomatic SARS-CoV-2 infection

戊型病毒性肝炎　viral hepatitis E

西方马脑炎　western equine encephalitis

吸吮线虫病　thelaziasis

细菌性败血症　bacterial septicemia

细菌性肠炎　bacterial enteritis

细菌性肺炎　bacterial pneumonia

细菌性腹泻　bacterial diarrhea

细菌性肝脓肿　bacterial liver abscess

细菌性疾病　bacteriosis

细菌性痢疾　bacillary dysentery

细菌性脑膜炎　bacterial meningitis

细菌性食物中毒　bacterial food poisoning

细菌性心肌炎　bacterial myocarditis

细菌性心内膜炎　bacterial endocarditis

细粒棘球蚴病　echinococcosis granulosa　［又称］囊型包虫病△, 囊型棘球蚴病△

先天性恶性疟　congenital falciparum malaria

先天性梅毒　congenital syphilis

先天性梅毒性脑膜炎　congenital syphilitic meningitis

先天性疟疾　congenital malaria

涎腺放线菌病　salivary gland actinomycosis

腺病毒感染　adenovirus infection

腺病毒性肠炎　adenovirus enteritis
腺病毒性肺炎　adenovirus pneumonia
腺病毒性脑膜炎　adenovirus meningitis
腺病毒性脑炎　adenovirus encephalitis
腺鼠疫　bubonic plague
象皮肿　elephantiasis
小儿蛔虫病　infantile ascariasis
心血管梅毒　cardiovascular syphilis
新生儿败血症　septicemia of newborn
新生儿肠出血性大肠埃希菌肠炎　neonatal enterohemorrhagic Escherichia coli enteritis
新生儿大肠埃希菌肠炎　neonatal Escherichia coli enteritis
新生儿单纯疱疹　neonatal herpes simplex
新生儿破伤风　neonatal tetanus
新型冠状病毒肺炎　Coronavirus disease-2019, COVID-19
新型冠状病毒感染(危重型)　SARS-CoV-2 infection, critical type
新型冠状病毒感染(中型)　SARS-CoV-2 infection, moderate type
新型冠状病毒感染(重型)　SARS-CoV-2 infection, severe type
新型冠状病毒感染　SARS-CoV-2 infection
新型冠状病毒感染(轻型)　SARS-CoV-2 infection, mild type
新型隐球菌败血症　cryptococcus neoformans septicemia
新型隐球菌脑膜脑炎　cryptococcus neoformans meningoencephalitis
新型隐球菌脑膜炎　cryptococcus neoformans meningitis
新型隐球菌脑炎　cryptococcus neoformans encephalitis
猩红热　scarlet fever
性病性淋巴肉芽肿　venereal lymphogranuloma　［又称］衣原体(性病性)淋巴肉芽肿△
胸膜棘球蚴病　pleural echinococcosis　［又称］胸膜包虫病△
须癣　tinea barbae
旋毛虫病　trichinelliasis
癣　tinea
血吸虫病　schistosomiasis
血吸虫病性肝硬化　schistosomiasis cirrhosis of liver
血吸虫卵肉芽肿　schistosome egg granuloma
血吸虫性肝纤维化　schistosomiasis hepatic fibrosis
血吸虫性肝炎　schistosomiasis hepatitis
血行播散型肺结核　hematogenous disseminated pulmonary tuberculosis
芽生菌病　blastomycosis
芽生菌性脓皮病　blastomycetic pyoderma
芽生菌性皮炎　blastomycetic dermatitis
雅司病　yaws
雅司病初发损害　initial lesion of yaws
雅司病角化过度　hyperkeratosis of yaws
亚急性包涵体脑炎　subacute inclusion body encephalitis
亚急性肝衰竭　subacute liver failure
亚急性和慢性类鼻疽　subacute and chronic melioidosis
亚急性类鼻疽　subacute melioidosis
亚急性血行播散型肺结核　subacute hematogenous disseminated pulmonary tuberculosis
亚急性硬化性全脑炎　subacute sclerosing panencephalitis
严重急性呼吸综合征　severe acute respiratory syndrome, SARS　［又称］传染性非典型肺炎△
严重慢性活动性 EB 病毒感染　severe chronic active Epstein-Barr virus infection
眼弓形虫病　ocular toxoplasmosis
眼睑丹毒　erysipelas palpebrae
眼睑脓肿　palpebral abscess
眼眶寄生虫病　orbital parasitic disease
眼眶脓肿　orbital abscess
眼裂头蚴病　ocular sparganosis
眼囊尾蚴病　ocular cysticercosis
眼鼠疫　ocular plague
眼腺李斯特菌病　oculoglandular listeriosis
眼腺型土拉菌病　oculoglandular tularemia

眼新型隐球菌病　ocular cryptococcosis
眼蝇蛆病　ocular myiasis
眼组织胞浆菌病　ocular histoplasmosis
厌氧菌性败血症　anaerobic septicemia
咽念珠菌感染　pharyngeal candidiasis infection
咽衣原体感染　pharyngeal chlamydial infection
咽真菌病　pharyngomycosis
恙虫病　tsutsugamushi disease
腰大肌脓肿　psoas abscess
一期梅毒　primary syphilis
衣原体病　chlamydiosis
衣原体盆腔腹膜感染　chlamydia pelvic peritoneum infection
衣原体性附睾炎　chlamydial epididymitis
衣原体性睾丸炎　chlamydial orchitis
衣原体性宫颈炎　chlamydial cervicitis
衣原体性结膜炎　chlamydial conjunctivitis
衣原体性尿道炎　chlamydial urethritis
衣原体性膀胱炎　chlamydial cystitis
衣原体性外阴阴道炎　chlamydial vulvovaginitis
衣原体性阴道炎　chlamydial vaginitis
胰腺脓肿　pancreatic abscess
胰腺炎　pancreatitis
乙型病毒性肝炎　viral hepatitis B
乙型肝炎病毒相关性肾炎　hepatitis B virus associated nephritis
乙型流行性感冒　influenza B
异尖线虫病　anisakiasis
异位血吸虫病　ectopic schistosomiasis
异形吸虫病　heterophyiasis
阴道放线菌病　vaginal actinomycosis
阴道毛滴虫病　trichomoniasis vaginalis
阴道毛滴虫感染　trichomonas vaginalis infection
阴沟肠杆菌败血症　enterobacter cloacae septicemia
阴茎放线菌病　actinomycosis of penis
阴茎下疳　chancre of penis
阴茎阴囊象皮肿　elephantiasis of penis and scrotum
阴囊放线菌病　actinomycosis of scrotum
阴囊丝虫病　filariasis of scrotum
阴虱病　pediculosis pubis
隐孢子虫病　cryptosporidiosis
隐球菌病　cryptococcosis
隐球菌性脑膜炎　cryptococcal meningitis
隐球菌性脑炎　cryptococcal encephalitis
隐性梅毒　latent syphilis
婴儿腹泻　infantile diarrhea
婴幼儿疟疾　infantile malaria
鹦鹉热　psittacosis
蝇蛆病　myiasis
蝇疫霉病　entomophthoromycosis
硬脊膜外脓肿　spinal epidural abscess
硬脊膜下脓肿　spinal subdural abscess
幽门螺杆菌感染　Helicobacter pylori infection
有症状的早期先天性梅毒　early congenital syphilis with symptom
幼儿急疹　exanthema subitum
淤胆型肝炎　cholestatic hepatitis
原虫病　protozoiasis
原虫性葡萄膜炎　protozoal uveitis
原发性阿米巴脑膜脑炎　primary amoebic meningoencephalitis
原发性单纯疱疹　primary herpes simplex
原发性肺结核　primary pulmonary tuberculosis
原发性皮肤结核　primary cutaneous tuberculosis
圆孢子虫病　cyclosporiasis
早期梅毒　early syphilis
藻菌病　phycomycosis
战壕热　trench fever

真菌病　mycosis
真菌性蝶窦炎　fungal sphenoiditis
真菌性额窦炎　fungal frontal sinusitis
真菌性腹膜炎　fungal peritonitis
真菌性角膜炎　fungal keratitis
真菌性结膜炎　fungal conjunctivitis
真菌性脑膜炎　fungal meningitis
真菌性尿路感染　fungal urinary tract infection
真菌性葡萄膜炎　mycotic uveitis
真菌性筛窦炎　fungal ethmoiditis
真菌性上颌窦炎　fungal maxillary sinusitis
真菌性食管炎　fungal esophagitis
真菌性外耳道炎　fungal external otitis
真菌性小肠炎　fungal enteritis
真菌性心包炎　fungal pericarditis
真菌性心肌炎　fungal myocarditis
支气管肺炎　bronchopneumonia
支气管炎　bronchitis
支气管真菌感染　bronchial fungal infection
支原体肺炎　mycoplasmal pneumonia
支原体感染　mycoplasma infection
支原体性尿道炎　mycoplasmal urethritis
直肠后脓肿　retrorectal abscess
直肠淋球菌感染　rectal gonococcal infection
直肠衣原体感染　rectal chlamydial infection
直肠周围脓肿　perirectal abscess
志贺痢疾杆菌细菌痢疾　bacillary dysentery due to Shigella dysenteriae
中东呼吸综合征　Middle East respiratory syndrome, MERS

中间界线类麻风　midborderline leprosy
中枢神经系统囊尾蚴病　neurocysticercosis
中毒性细菌性痢疾　toxic bacillary dysentery
中毒性心肌炎　toxic myocarditis
中毒性休克综合征　toxic shock syndrome
重型麻疹　severe measles
重症恶性疟　severe subtertian malaria
朱宁出血热　Junin hemorrhagic fever, Argentinian hemorrhagic fever　[又称]阿根廷出血热△
侏儒型血吸虫病　schistosomiasis dwarf
猪带绦虫病　taeniasis solium
猪霍乱沙门菌败血症　Salmonella choleraesuis septicemia
猪霍乱沙门菌感染　Salmonella choleraesuis infection
猪链球菌感染　Streptococcus suis infection
猪链球菌脑膜炎　Streptococcus suis meningitis
猪囊尾蚴病　cysticercosis celulosae　[又称]猪囊虫病△
蛛网膜炎　arachnoiditis
转移性脓肿　metastatic abscess
椎管内脓肿　intraspinal abscess
着色真菌病　chromomycosis
自溃性脓胸　empyema necessitatis
纵隔棘球蚴病　mediastinal echinococcosis　[又称]纵隔包虫病△
纵隔脓肿　mediastinal abscess
足癣　tinea pedis, tinea of feet
组织胞浆菌病　histoplasmosis
组织样麻风瘤　histoid leproma
坐骨直肠窝脓肿　ischiorectal abscess

# 31.2　症状体征名词

巴氏线　Pastia lines
草莓舌　strawberry tongue
恶性水肿　malignant edema
公牛颈　bull neck
霍乱面容　cholera face
假膜　pseudomembrane
焦痂　eschar
科氏斑　Koplik spot
口周苍白圈　circumoral pallor

苦笑面容　risus sardonicus
玫瑰疹　rose spot
米泔水样便　rice-water stool
犬吠样咳嗽　barking cough
三脚架征　tripod sign
无欲貌　torpid appearence
洗衣妇手　washerwoman hand
相对缓脉　relative infrequent pulse
杨梅舌　myrica tongue

# 32. 医学检验科

## 32.1 分子遗传专业名词

β 肾上腺素受体 -1(1165G>C) beta-adrenergic Receptor-1 ADRB1（1165G>C）

1p/19q 杂合性丢失检测 1p/19q loss of heterozygosity（LOH）detection

ABO 血型的基因测序分型 detection of ABO blood group by sequence-based typing（SBT）

ABO 血型基因分型 ABO blood group genotyping by DNA microarray

AGTR1 基因(1166A>C) AGTR1（1166A>C）

AKT 基因突变检测 AKT gene mutation detection

ALK-ROS1 融合基因检测 ALK-ROS1 fusion gene detection

ALK 基因融合检测 ALK gene fusion detection

ALK 融合基因检测 ALK fusion gene detection

AML1/ETO 融合基因 AML/ETO fusion gene detection

AML1/ETO 融合基因检测 AML1/ETO fusion gene detection

APC 基因突变检测 APC gene mutation detection

API2/MALT1 融合基因检测 API2/MALT1 fusion gene detection

ASPSCR1/TFE3 融合基因检测 ASPSCR1/TFE3 fusion gene detection

ATM 基因缺失检测 ATM gene deletion detection

BCL2 基因重排检测 BCL2 gene rearrangement detection

BCL6 基因重排检测 BCL6 gene rearrangement detection

BCR/ABL1 融合基因 BCR/ABL1 fusion gene detection

BCR/ABL 融合和 ASSI 缺失 BCR/ABL fusion gene and ASSI deletion detection

BCR-ABL 基因突变检测 BCR-ABL gene mutation detection

BK 病毒脱氧核糖核酸 BK virus deoxyribonucleic acid, BKV DNA

BRAC1/2 基因突变检测 BRAC1/2 gene mutation detection

BRAF V600E 基因突变检测 BRAF V600E gene mutation detection

BRCA1 基因表达水平检测 BRCA1 gene expression detection

CALR 基因突变检测 CALR gene mutation detection

CBFβ/MYH11 融合基因检测 CBFβ/MYH11 fusion gene detection

CBFβ 基因重排检测 CBFβ gene rearrangement detection

CCND1/IGH 基因融合检测 CCND1/IGH gene fusion detection

CCND1 基因重排检测 CCND1 gene amplification detection

CDH11/USP6 融合基因检测 CDH11/USP6 fusion gene detection

CEBPα 基因突变检测 CEBPα gene mutation detection

CEP12 基因扩增检测 CEP12 gene amplification detection

CEP8 基因扩增检测 CEP8 gene amplification detection

CEPY/CEPX 性别检测 CEPY/CEPX gender detection

Chido-Rodgers 血型的基因测序分型 detection of Chido-Rodgers blood group by sequence-based typing（SBT）

C-KIT 基因突变检测 C-KIT gene mutation detection

CKS1B 基因扩增与 /CDKN2C 缺失检测 CKS1B gene amplification detection and CDKN2C gene deletion detection

C-MET 基因扩增检测 C-MET gene amplification detection

CMV 原位杂交检测 CMV in situ hybridization（ISH）detection

C-MYC 基因重排检测 C-MYC gene rearrangement detection

COL1A1/PDGFB 融合基因检测 COL1A1/PDGFB fusion gene detection

Colton 血型的基因测序分型 detection of Colton blood group by sequence-based typing（SBT）

Colton 血型基因分型(基因芯片) Colton blood group genotyping by DNA microarray

Cromer 血型的基因测序分型 detection of Cromer blood group by sequence-based typing（SBT）

CSF3R 基因突变检测 CSF3R gene mutation detection

CTNNB1 基因突变检测 CTNNB1 gene mutation detection

CYP2C19 基因分型 cytochrome P450 2C19 genotype

CYP2C9*3 cytochrome P450 2C9*3

CYP2C9 基因分型 cytochrome P450 2C9 genotype

CYP2D6*10 cytochrome P450 2D6*10

D13S319/LAMP1 基因缺失检测 D13S319/LAMP1 gene deletion detection

D20S108 基因缺失检测 D20S108 gene deletion detection

D7S486/CEP7 基因缺失检测 D7S486/CEP7 gene deletion detection

DDIT3 基因重排检测 DDIT3 gene rearrangement detection

Diego 血型的基因测序分型 detection of Diego blood group by sequence-based typing（SBT）

Diego 血型基因分型(基因芯片) Diego blood group genotyping by DNA microarray

DNMT3A cDNA 突变检测 DNMT3A cDNA mutation detection

Dombrock 血型基因测序分型 detection of Dombrock blood group by sequence-based typing（SBT）

Dombrock 血型基因芯片分型 Dombrock blood group genotyping by DNA microarray

DPD 基因表达水平检测 DPD gene expression detection

DPYD 基因突变检测 DPYD gene mutation detection

Duffy 血型的基因测序分型 detection of Duffy blood group by sequence-based typing（SBT）

Duffy 血型基因分型(基因芯片) Duffy blood group genotyping by DNA microarray

E2A/PBX1 融合基因检测 E2A/PBX1 fusion gene detection

EBV 原位杂交检测 EBV in situ hybridization（ISH）detection

EB 病毒脱氧核糖核酸 Epstein-Barr virus desoxyribonucleic acid, EBV DNA

EGFR 基因突变检测 EGFR gene mutation detection

EGFR 基因扩增检测 EGFR gene amplification detection

EGR1/D5S721 基因缺失检测 EGR1/D5S721 gene deletion detection

EML4-ALK 融合基因检测 EML4-ALK fusion gene detection

ERCC1 基因表达水平检测 ERCC1 gene expression detection

ERCC1 基因扩增检测 ERCC1 gene amplification detection

ERG 基因重排检测 ERG gene rearrangement detection

ESR1 基因融合检测 ESR1 gene fusion detection

EVI1 基因表达检测 EVI1 gene expression detection

EVI1 基因重排检测 EVI1 gene rearrangement detection

EWSR1/ATF1 融合基因检测 EWSR1/ATF1 fusion gene detection

EWSR1/CREB1 融合基因检测 EWSR1/CREB1 fusion gene detection

EWSR1/FLI1 融合基因检测 EWSR1/FLI1 fusion gene detection

EWSR1/NR4A3 融合基因检测 EWSR1/NR4A3 fusion gene detection

EWSR1/WT1 融合基因检测　EWSR1/WT1 fusion gene detection

EWS 基因重排检测　EWS gene rearrangement detection

F1P1L1/PDGFRα 融合基因检测　F1P1L1/PDGFRα fusion gene detection

FGFR1 基因扩增检测　FGFR1 gene amplification detection

FGFR2 基因扩增检测　FGFR2 gene amplification detection

FKHR 基因重排检测　FKHR gene rearrangement detection

FLT3/ITD 基因突变检测　FLT3/ITD gene mutation detection

FLT3/TKD 基因突变检测　FLT3/TKD gene mutation detection

FOXO1 基因重排检测　FOXO1 gene rearrangement detection

FR1 基因表达水平检测　FR1 gene expression detection

FUS/ATF1 融合基因检测　FUS/ATF1 fusion gene detection

FUS/CREB3L2 融合基因检测　FUS/CREB3L2 fusion gene detection

FUS/DDIT3 融合基因检测　FUS/DDIT3 fusion gene detection

FUS 基因重排检测　FUS gene rearrangement detection

Gerbich 血型的基因测序分型　detection of Gerbich blood group by sequence-based typing（SBT）

Gil 血型的基因测序分型　detection of Gil blood group by sequence-based typing（SBT）

Her-2 基因扩增检测　Her-2 gene amplification detection

Her-2 基因扩增原位杂交检测　Her-2 gene amplification in situ hybridization（ISH）detection

HER2 基因突变检测　HER2 gene mutation detection

Hh 血型的基因测序分型　detection of Hh blood group by sequence-based typing（SBT）

HLA-A、B、DRB1 基因测序分型　HLA-A,B,DRB1 genotyping by sequence-based typing（SBT）

HLA-A、B、DRB1 基因特异引物扩增分型　HLA-A,B,DRB1 genotyping by polymerase chain reaction-sequence specific primer（PCR-SSP）

HLA-A、B、DRB1 基因芯片分型　HLA-A,B,C,DRB1,DQB1 genotyping by DNA microarray

HLA-DR15 基因检测　HLA-DR15 gene detection

HLA 低分辨基因分型　HLA low resolution typing

HLA 高分辨基因分型　HLA high resolution typing

HLA 中分辨基因分型　HLA medium resolution typing

HPV 原位杂交检测　HPV in situ hybridization（ISH）detection

IDH1 基因突变检测　IDH1 gene mutation detection

IDH2 基因突变检测　IDH2 gene mutation detection

IGH/BCL2 融合基因检测　IGH/BCL2 fusion gene detection

IGH/CCND1 融合基因检测　IGH/CCND1 gene fusion detection

IGH/C-MYC 基因融合检测　IGH/C-MYC gene fusion detection

IGH/FGFR3 融合基因检测　IGH/FGFR3 gene fusion detection

IGH/MAFB 融合基因检测　IGH/MAFB gene fusion detection

IGH/MAF 融合基因检测　IGH/MAF gene fusion detection

IGH 基因重排检测　IGH gene rearrangement detection

IgH 体细胞高频突变检测　IgH somatic hypermutation detection

IG 基因重排检测　IG gene rearrangement detection

Indian 血型的基因测序分型　detection of Indian blood group by sequence-based typing（SBT）

JAK2/V617F 基因突变检测　JAK2/V617F gene mutation detection

JAK2 基因突变检测　JAK2 gene mutation detection

JC 病毒脱氧核糖核酸　JC virus desoxyribonucleic acid,JCV DNA

Kell 血型基因测序分型　detection of Kell blood group by sequence-based typing（SBT）

Kell 血型基因芯片分型　Kell blood group genotyping by DNA microarray

Kidd 血型基因测序分型　detection of Kidd blood group by sequence-based typing（SBT）

Kidd 血型基因芯片分型　Kidd blood group genotyping by DNA microarray

Knops 血型基因测序分型　detection of Knops blood group by sequence-based typing（SBT）

K-ras 基因突变检测　K-ras gene mutation detection

Lewis 血型基因测序分型　detection of Lewis blood group by sequence-based typing（SBT）

Lutheran 血型基因测序分型　detection of Lutheran blood group by sequence-based typing（SBT）

LU 血型基因芯片分型　LU blood group genotyping by DNA microarray

LW 血型基因测序分型　detection of LW blood group by sequence-based typing（SBT）

LW 血型基因芯片分型　LW blood group genotyping by DNA microarray

MALT1 基因重排检测　MALT1 gene rearrangement detection

MDM2 基因扩增检测　MDM2 gene amplification detection

MDR-1 基因检测　MDR-1 gene detection

MEK1 基因突变检测　MEK1 gene mutation detection

MET 基因重排检测　MET gene rearrangement detection

MGMT 基因突变检测　MGMT gene mutation detection

MLH1 基因突变检测　MLH1 gene mutation detection

MLL 基因重排检测　MLL gene rearrangement detection

MLL/AF10 融合基因检测　MLL/AF10 fusion gene detection

MLL/AF4 融合基因检测　MLL/AF4 fusion gene detection

MLL/AF6 融合基因检测　MLL/AF6 fusion gene detection

MNS 血型基因测序分型　detection of MNS blood group by sequence-based typing（SBT）

MNS 血型基因芯片分型　MNS blood group genotyping by DNA microarray

MPL 基因突变检测　MPL gene mutation detection

MSH2 基因突变检测　MSH2 gene mutation detection

MSH6 基因突变检测　MSH6 gene mutation detection

MTHFR 基因（C677T）突变检测　methylene Tetrahydrofolate reductase（C677T）gene mutation detection

MYD88 基因突变检测　MYD88 gene mutation detection

NAB2/STAT6 融合基因检测　NAB2/STAT6 fusion gene detection

N-MYC 基因扩增检测　N-MYC gene amplification detection

NOTCH1 基因突变检测　NOTCH1 gene mutation detection

NPM1 基因突变检测　NPM1 gene mutation detection

NPM1 突变（A 型）定量检测　NPM1 mutation（A type）quantitation detection

NRAS 基因突变检测　NRAS gene mutation detection

OK 血型基因测序分型　detection of OK blood group by sequence-based typing（SBT）

P16 基因重排检测　P16 gene rearrangement detection

P53 基因缺失检测　P53 gene deletion detection

P53 基因突变检测　P53 gene mutation detection

PAX3/FOXO1 融合基因检测　PAX3/FOXO1 fusion gene detection

PAX7/FOXO1 融合基因检测　PAX7/FOXO1 fusion gene detection

PCR-SSP-ABO 血型 A 亚型基因分型　A subgroup of ABO blood group genotyping by polymerase chain reaction-sequence specific primer（PCR-SSP）

PCR-SSP-ABO 血型 B 亚型基因分型　B subgroup of ABO blood group genotyping by polymerase chain reaction-sequence specific primer（PCR-SSP）

PCR-SSP-ABO 血型 CisAB 与 B/A 基因分型　ABO CisAB and B/A blood group genotyping by polymerase chain reaction-sequence specific primer（PCR-SSP）

PCR-SSP-ABO 血型基因分型　ABO blood group genotyping by polymerase chain reaction-sequence specific primer（PCR-SSP）

PCR-SSP-Chido-Rodgers 血型基因分型　Chido-Rodgers blood group genotyping by polymerase chain reaction-sequence specific primer（PCR-SSP）

PCR-SSP-Colton 血型基因分型　Colton blood group genotyping by polymerase chain reaction-sequence specific primer（PCR-SSP）

PCR-SSP-Cromer 血型基因分型　Cromer blood group genotyping by polymerase chain reaction-sequence specific primer（PCR-SSP）

PCR-SSP-Diego 血型基因分型　Diego blood group genotyping by polymerase chain reaction-sequence specific primer（PCR-SSP）

PCR-SSP-Dombrock 血型基因分型　Dombrock blood group genotyping by polymerase chain reaction-sequence specific primer（PCR-SSP）

PCR-SSP-Duffy 血型基因分型　Duffy blood group genotyping by polymerase chain reaction-sequence specific primer（PCR-SSP）

PCR-SSP-Gerbich 血型基因分型　Gerbich blood group genotyping by polymerase chain reaction-sequence specific primer（PCR-SSP）

PCR-SSP-Gil 血型基因分型　Gil blood group genotyping by polymerase chain reaction-sequence specific primer（PCR-SSP）

PCR-SSP-Hh 血型基因分型　Hh blood group genotyping by polymerase chain reaction-sequence specific primer（PCR-SSP）

PCR-SSP-Indian 血型基因分型　Indian blood group genotyping by polymerase chain reaction-sequence specific primer（PCR-SSP）

PCR-SSP-Kell 血型基因分型　Kell blood group genotyping by polymerase chain reaction-sequence specific primer（PCR-SSP）

PCR-SSP-Kidd 血型基因分型　Kidd blood group genotyping by polymerase chain reaction-sequence specific primer（PCR-SSP）

PCR-SSP-Knops 血型基因分型　Knops blood group genotyping by polymerase chain reaction-sequence specific primer（PCR-SSP）

PCR-SSP-Lewis 血型基因分型　Lewis blood group genotyping by polymerase chain reaction-sequence specific primer（PCR-SSP）

PCR-SSP-Lutheran 血型基因分型　Lutheran blood group genotyping by polymerase chain reaction-sequence specific primer（PCR-SSP）

PCR-SSP-LW 血型基因分型　LW blood group genotyping by polymerase chain reaction-sequence specific primer（PCR-SSP）

PCR-SSP-MNS 血型基因分型　MNS blood group genotyping by polymerase chain reaction-sequence specific primer（PCR-SSP）

PCR-SSP-OK 血型基因分型　OK blood group genotyping by polymerase chain reaction-sequence specific primer（PCR-SSP）

PCR-SSP-P 血型基因分型　P blood group genotyping by polymerase chain reaction-sequence specific primer（PCR-SSP）

PCR-SSP-RHCE 基因检测　RHCE genotyping by polymerase chain reaction-sequence specific primer（PCR-SSP）

PCR-SSP-RHD 基因变异体检测　RHD gene variant genotyping by polymerase chain reaction-sequence specific primer（PCR-SSP）

PCR-SSP-RH 血型 DEL 基因检测　RH DEL blood group genotyping by polymerase chain reaction-sequence specific primer（PCR-SSP）

PCR-SSP-RH 血型部分 D 基因检测　RH partial D blood group genotyping by polymerase chain reaction-sequence specific primer（PCR-SSP）

PCR-SSP-RH 血型弱 D 基因检测　RH weak D blood group genotyping by polymerase chain reaction-sequence specific primer（PCR-SSP）

PCR-SSP-Scianna 血型基因分型　Scianna blood group genotyping by polymerase chain reaction-sequence specific primer（PCR-SSP）

PCR-SSP-Yt 血型基因分型　Yt blood group genotyping by polymerase chain reaction-sequence specific primer（PCR-SSP）

PDGFRA（4q12）基因重排检测　PDGFRA（4q12）gene rearrangement detection

PDGFRA 基因突变检测　PDGFRA gene mutation detection

PDGFRb 基因重排检测　PDGFRb gene rearrangement detection

PIK3CA 基因突变检测　PIK3CA gene mutation detection

PLZF/RARα 融合基因检测　PLZF/RARα fusion gene detection

PML/RARα 融合基因检测　PML/RARα fusion gene detection

PML/RARα 融合基因检测　PML/RARα fusion gene detection

PMS2 基因突变检测　PMS2 gene mutation detection

PTEN 基因缺失检测　PTEN gene deletion detection

PTEN 基因突变检测　PTEN gene mutation detection

P 血型的基因测序分型　detection of P blood group by sequence-based typing（SBT）

RARα 基因重排检测　RARα gene rearrangement detection

RB1 基因缺失检测　RB1 gene deletion detection

RB1 基因突变检测　RB1 gene mutation detection

RET 基因重排检测　RET gene rearrangement detection

RET 基因融合检测　RET gene fusion detection

RET 基因突变检测　RET gene mutation detection

RHCE 基因测序检测　detection of RHCE gene by sequence-based typing（SBT）

RHCE 血型基因分型（基因芯片）　RHCE blood group genotyping by DNA microarray

RHD 基因测序　detection of RHD gene by sequence-based typing（SBT）

RHD 基因合子型检测　detection of RHD gene zygosity

RHD 血型基因芯片分型　RHD blood group genotyping by DNA microarray

ROS1 基因重排检测　ROS1 gene rearrangement detection

ROS1 基因融合检测　ROS1 gene fusion detection

RRM1 基因表达水平检测　RRM1 gene expression detection

Scianna 血型基因测序分型　detection of Scianna blood group by sequence-based typing（SBT）

Scianna 血型基因芯片分型　Scianna blood group genotyping by DNA microarray

SETBP1-SKI 基因突变检测　SETBP1-SKI gene mutation detection

SF3B1 基因突变检测　SF3B1 gene mutation detection

SIL/TAL1 融合基因检测　SIL/TAL1 fusion gene detection

SRSF2 基因突变检测　SRSF2 gene mutation detection

SS18/SSX1 融合基因检测　SS18/SSX1 fusion gene detection

SS18/SSX2 融合基因检测　SS18/SSX2 fusion gene detection

STMN1 基因表达水平检测　STMN1 gene expression detection

SYT 基因重排检测　SYT gene rearrangement detection

TCR 基因重排检测　TCR gene rearrangement detection

TEL/AML1 融合基因检测　TEL/AML1 fusion gene detection

TEL/PDGFRβ 融合基因检测　TEL/PDGFRβ fusion gene detection

TFE3 基因重排检测　TFE3 gene rearrangement detection

TOP2A 基因表达水平检测　TOP2A gene expression detection

TOP2A 基因扩增或缺失检测　TOP2A gene amplification/deletion detection

TP53 基因突变检测　TP53 gene mutation detection

TPM3/ALK 融合基因检测　TPM3/ALK fusion gene detection

TPM4/ALK 融合基因检测　TPM4/ALK fusion gene detection

TUBB3 基因表达水平检测　TUBB3 gene expression detection

TYMP 基因表达水平检测　TYMP gene expression detection

U2AF1 基因突变检测　U2AF1 gene mutation detection

USP6 基因重排检测　USP6 gene rearrangement detection

VEGFR 基因表达水平检测　VEGFR gene expression detection

VKORC1 基因多态性　vitamin K 2,3-epoxide reductase complex subunit 1（VKORC1）genotype

Wiskot-Aldrich 综合征基因突变　Wiskot-Aldrich syndrome（WAS）gene mutation detection

WT1 基因表达检测　WT1 gene expression detection

WT1 基因突变检测　WT1 gene mutation detection

Yt 血型基因测序分型　detection of Yt blood group by sequence-based typing（SBT）

Y 染色体微缺失　Y chromosome microdeletion

Y 染色体性别区域分析　sex determining region Y（SRY）analysis

α 地中海贫血基因突变　α -thalassemia gene mutation

β 地中海贫血基因突变　β -thalassemia gene mutation

埃可病毒核糖核酸　Echovirus ribonucleic acid，ECHOV RNA

白血病融合基因筛查　fusion genes screening for leukemia

苯丙酮尿症基因突变　phenylketonuria（PKU）gene mutation

丙型肝炎病毒核糖核酸　hepatitis C virus ribonucleic acid，HCV RNA

丙型肝炎病毒基因分型　hepatitis C virus genotyping

布鲁氏菌核酸　Brucella nucleic acid

肠道病毒 71 型核糖核酸　enterovirus 71 ribonucleic acid，EV71 RNA

肠道病毒通用型核糖核酸　enterovirus universal ribonucleic acid，EU RNA

脆性 X 染色体核型分析　fragile X chromosome karyotype analysis

脆性 X 综合征基因分析　gene analysis of fragile X syndrome（FXS）

单纯疱疹病毒Ⅰ型脱氧核糖核酸  herpes simplex virus type Ⅰ desoxyribonucleic acid，HSV-1 DNA

单纯疱疹病毒Ⅱ型脱氧核糖核酸  herpes simplex virus type Ⅱ desoxyribonucleic acid，HSV-2 DNA

单纯疱疹病毒脱氧核糖核酸  herpes simplex virus desoxyribonucleic acid，HSV DNA

单基因遗传病基因突变  monogenic disease gene mutation

丁型肝炎病毒核糖核酸  hepatitis D virus ribonucleic acid，HDV RNA

多发性骨髓瘤基因突变筛查  multiple myeloma gene mutation screening

多瘤病毒脱氧核糖核酸  polyoma virus deoxyribonucleic acid，PYV DNA

范科尼贫血基因突变筛查  Fanconi anemia gene mutation screening

肺癌相关基因突变检测  lung carcinoma related gene mutation detection

肺炎衣原体核酸  chlamydia pneumonia nucleic acid，CPN

肺炎支原体核酸  mycoplasma pneumonia nucleic acid，MPN

分枝杆菌的种/群基因检测  genetic identification of mycobacterium species

风疹病毒核糖核酸  rubella virus ribonucleic acid，RV RNA

副流感病毒核糖核酸  parainfluenza virus ribonucleic acid，PIV RNA

肝豆状核变性基因分析  gene analysis of Wilson Disease（WD）

刚地弓形体核酸  toxoplasma gondii nucleic acid

高分辨染色体核型分析  high resolution chromosome karyotype analysis

庚型肝炎病毒核糖核酸  hepatitis G virus ribonucleic acid，HGV RNA

骨髓增生异常综合征基因突变筛查  myelodysplastic syndrome（MDS）gene mutation screening

骨髓增殖性肿瘤基因突变筛查  myeloproliferative neoplasm（MPN）gene mutation screening

冠状病毒核糖核酸  coronavirus ribonucleic acid

呼吸道合胞病毒核糖核酸  respiratory syncytial virus ribonucleic acid，RSV RNA

基因芯片分型检测 Kidd，Duffy，MNS，Kell，Colton 和 LU 血型  Kidd，Duffy，MNS，Kell，Colton and LU blood group genotyping by DNA microarray

急性淋巴细胞白血病基因突变筛查  acute lymphoblastic leukemia（ALL）gene mutation screening

急性髓系白血病基因突变筛查  acute myeloid leukemia（AML）gene mutation screening

脊髓灰质炎病毒核糖核酸  poliomyelitis virus ribonucleic acid

甲型肝炎病毒核糖核酸  hepatitis A virus ribonucleic acid，HAV RNA

甲型流感病毒核糖核酸  influenza A virus ribonucleic acid，Flu-AV RNA

结核/非结核分枝杆菌核酸  Mycobacterium tuberculosis/nontuberculosis nucleic acid，MT/NTM

结核分枝杆菌耐药基因  Mycobacterium tuberculosis resistance gene

姐妹染色体互换分析  sister chromatid exchange，SCE

解脲支原体基因型别鉴定  ureaplasma urealyticum（UU）genotyping

解脲支原体脱氧核糖核酸  ureaplasma urealyticum（UU）desoxyribonucleic acid

巨细胞病毒脱氧核糖核酸  cytomegalovirus desoxyribonucleic acid，CMV DNA

柯萨奇病毒 A10 型核糖核酸  Coxsackie virus A10 ribonucleic acid，CA10 RNA

柯萨奇病毒 A16 型核糖核酸  Coxsackie virus A16 ribonucleic acid，CA16 RNA

柯萨奇病毒 A6 型核糖核酸  Coxsackie virus A6 ribonucleic acid，CA6 RNA

柯萨奇病毒核糖核酸  Coxsackie virus ribonucleic acid

狂犬病毒核糖核酸  rabies virus ribonucleic acid，RV RNA

酪氨酸激酶 cDNA 突变检测  ABL cDNA mutation detection

立克次体核酸  rickettsia nucleic acid

淋巴瘤基因突变筛查  lymphoma gene mutation screening

淋球菌核酸  neisseria gonorrhoeae（NG）nucleic acid

流感病毒核糖核酸  influenza virus ribonucleic acid，IFV RNA

流行性出血热病毒核糖核酸  epizootic hemorrhagic fever virus ribo-

nucleic acid，EHFV RNA

流行性乙型脑炎病毒核糖核酸  epidemic encephalitis type B virus ribonucleic acid，JEV RNA

麻疹病毒核糖核酸  measles virus ribonucleic acid，MV RNA

慢性髓系白血病基因突变筛查  chronic myeloid leukemia（CML）gene mutation screening

梅毒螺旋体核酸  treponema pallidum（TP）nucleic acid

耐甲氧西林金黄色葡萄球菌耐药基因  methicillin-resistant Staphylococcus aureus（MRSA）resistance gene

脑膜炎球菌核酸  neisseria meningitides nucleic acid

尿脱落细胞染色体及基因检测  chromosome and gene detection of urine exfoliated cells

疟原虫核酸  plasmodium nucleic acid

蜱媒脑炎病毒核糖核酸  tick-borne encephalitis virus ribonucleic acid，TBEV RNA

禽流感病毒核糖核酸  avian influenza virus ribonucleic acid，AIV RNA

染色体非整倍体检测  chromosomal aneuploidy（DNA）detection

人类 Y 染色体性别决定区基因  human sex determining region Y（SRY）gene

人类免疫缺陷病毒核糖核酸  human immunodeficiency virus ribonucleic acid，HIV RNA

人类血小板抗原基因分型（PCR-SSP）  human platelet antigen（HPA）genotyping by polymerase chain reaction-sequence specific primer（PCR-SSP）

人类血小板抗原基因分型（基因芯片）  human platelet antigen（HPA）genotyping by DNA microarray

人轮状病毒核糖核酸  human rotavirus ribonucleic acid，HRV RNA

人乳头瘤病毒基因分型  human papilloma virus genotyping

人乳头瘤病毒脱氧核糖核酸  human papilloma virus desoxyribonucleic acid，HPV DNA

乳腺癌基因突变检测  breast carcinoma gene mutation detection

乳腺癌相关基因突变检测  breast carcinoma related gene mutation detection

腮腺炎病毒核糖核酸  mumps virus ribonucleic acid，MuV RNA

沙眼衣原体核酸  chlamydia trachomatis（CT）nucleic acid

生殖道支原体核酸  mycoplasma genitalium（MG）nucleic acid

实时定量 PCR-Duffy 血型基因分型  Duffy blood group genotyping by real time quantitative PCR（qPCR）

实时定量 PCR-Kell 血型基因分型  Kell blood group genotyping by real time quantitative PCR（qPCR）

实时定量 PCR-Kidd 血型基因分型  Kidd blood group genotyping by real time quantitative PCR（qPCR）

实时定量 PCR-RHCE 血型基因分型  RHCE blood group genotyping by real time quantitative PCR（qPCR）

实时定量 PCR-RHD 血型基因分型  RHD blood group genotyping by real time quantitative PCR（qPCR）

实体瘤相关基因检测  solid tumor related gene mutation detection

嗜肺军团菌核酸  legionella pneumophila（LP）nucleic acid

噬血细胞综合征基因突变筛查  hemophagocytic lymphohistiocytosis（HLH）gene mutation screening

水痘-带状疱疹病毒脱氧核糖核酸  varicella-zoster virus deoxyribonucleic acid，VZV DNA

万古霉素耐药基因  vancomycin resistant gene

微卫星不稳定性检测  microsatellite instability（MSI）detection

戊型肝炎病毒核糖核酸  hepatitis E virus ribonucleic acid，HEV RNA

西尼罗河病毒核糖核酸  West Nile virus ribonucleic acid，WNV RNA

细小病毒脱氧核糖核酸  parvovirus desoxyribonucleic acid，PV DNA

先天性铁粒幼细胞贫血基因突变检测  congenital sideroblastic anemia（CSA）gene mutation detection

线粒体乙醛氢酶 2 基因检测  mitochondrial aldehyde dehydrogenase 2 gene detection

腺病毒脱氧核糖核酸  adenovirus desoxyribonucleic acid，AdV DNA

新型布尼亚病毒核糖核酸  new Bunyavirus ribonucleic acid

血管紧张素转换酶（插入/缺失） angiotensin converting enzyme（ACE）insertion/deletion（I/D）
血栓性血小板性紫癜基因突变检测 thrombotic thrombocytopenic purpura（TTP）gene mutation detection
血液病基因突变筛查 hematologic disease gene mutation screening
血友病基因分析 gene analysis of hemophilia
亚甲基四氢叶酸还原酶基因 677C/T 检测 methylenetetrahydrofolate reductase gene 677C/T detection
严重急性呼吸综合征冠状病毒 2（SARS-CoV-2）核酸检测 severe acute respiratory syndrome-related coronavirus 2（SARS-CoV-2）nucleic acid detection
羊水细胞基因分析 gene analysis of amniotic fluid
恙虫病杆菌核酸 scrub typhus bacillus nucleic acid
遗传性出血性疾病基因突变筛查 inherited hemorrhagic disease gene mutation screening
遗传性耳聋相关基因突变 genetic deafness-related gene mutation
遗传性肌营养不良基因分析 gene analysis in family of Duchenne and

Becker muscular dystrophy（DMD and BMD）
乙型肝炎病毒 YMDD 变异 hepatitis B virus YMDD mutation
乙型肝炎病毒核心启动子变异 hepatitis B virus basic core promoter（BCP）mutation
乙型肝炎病毒基因变异 hepatitis B virus gene mutation
乙型肝炎病毒基因分型 hepatitis B virus genotyping
乙型肝炎病毒前 C 区变异 hepatitis B virus pre-C mutation
乙型肝炎病毒脱氧核糖核酸 hepatitis B virus desoxyribonucleic acid, HBV DNA
乙型肝炎耐药基因 hepatitis B resistance gene
乙型流感病毒核糖核酸 influenza B virus ribonucleic acid, Flu-BV RNA
鹦鹉热衣原体核酸 chlamydia psittaci（CP）nucleic acid
幽门螺杆菌核酸 helicobacter pylori（Hp）nucleic acid
载脂蛋白 E 基因分型 apolipoprotein E（ApoE）genotyping
子宫颈细胞 TERC 位点检测 detection of TERC in cervical epithelial cell

# 32.2  临床检验专业名词

12 小时尿沉渣计数 Addis count ［又称］Addis 计数
1 小时尿沉渣计数 one hour urine sediment count
ABO 血型核酸扩增定性检测 nucleic acid amplification and qualitative detection of ABO blood group
ABO 血型鉴定（反定型） determining ABO blood group of serum
ABO 血型鉴定（正定型） determining ABO blood group of red cell
ABO 血型系统抗体致新生儿溶血病检测 detection of hemolytic disease of fetus and newborn caused by ABO blood group system antibody
ABO 亚型鉴定（反定型） determining ABO subgroup of serum
ABO 亚型鉴定（正定型） determining ABO subgroup of red cell
B 淋巴细胞计数 B lymphocyte count
Diego 血型系统抗原鉴定 determining Diego blood group antigen
DNA 倍体分析 DNA ploidy analysis
Duffy 血型系统抗原鉴定 determining Duffy blood group antigen
D- 二聚体 D-dimer, DD
HLA 分型（低分辨） low resolution typing for HLA
HLA 分型（高分辨） high resolution typing for HLA
HLA 抗体特异性检测 HLA antibody identification
H 抗原鉴定 determining H antigen of red cell
IgG 血型抗 A 抗体效价测定 testing for antibody titration of IgG anti-A
IgG 血型抗 B 抗体效价测定 testing for antibody titration of IgG anti-B
IgG 血型抗 D 抗体效价测定 testing for antibody titration of IgG anti-D
IgG 血型抗 E、抗 e、抗 C 或抗 c 抗体效价测定 testing for antibody titration of IgG anti-E, anti-e, anti-C or anti-c
IgM 血型抗 A 抗体效价测定 testing for antibody titration of IgM anti-A
IgM 血型抗 B 抗体效价测定 testing for antibody titration of IgM anti-B
Kell 血型系统抗原鉴定 determining Kell blood group antigen
Kidd 血型系统抗原鉴定 determining Kidd blood group antigen
Lewis 血型系统抗原鉴定 determining Lewis blood group antigen
Lutheran 血型系统抗原鉴定 determining Lutheran blood group antigen
MNS 血型系统抗原鉴定 determining MNS blood group antigen
P- 选择素 P-selectin
P 血型系统抗原鉴定 determining P blood group antigen
RhD 血型鉴定 determining Rh（D）blood group antigen ［又称］Rh 血型 D 抗原鉴定△
Rh 血型 E 抗原鉴定 determining Rh（E）blood group antigen
Rh 血型其他抗原鉴定 determining other Rh blood group antigen
Rh 血型系统抗体致新生儿溶血病检测 detection of hemolytic disease of fetus and newborn caused by Rh blood group system antibody
Th1、Th2 细胞计数 Th1, Th2 count
T 淋巴细胞亚群 T lymphocyte subset
Xg 血型系统抗原鉴定 determining Xg Type blood group antigen
$\alpha_2$- 抗纤溶酶 $\alpha_2$-antiplasmin, $\alpha_2$-AP
$\alpha_2$- 纤溶酶抑制物 $\alpha_2$-plasmin inhibitor, $\alpha_2$-PI
$\beta_2$- 糖蛋白 I $\beta_2$-glycoprotein I, $\beta_2$-GP I
$\beta$- 血小板球蛋白 $\beta$-thromboglobulin, $\beta$-TG
阿司匹林耐量试验 aspirin tolerance test, ATT
白陶土部分凝血活酶时间 kaolin partial thromboplastin time, KPTT
白细胞分类计数 leukocyte differential count
白细胞管型 white blood cell cast, leukocyte cast
白细胞计数 white blood cellcount
白细胞酯酶 leukocyte esterase
白血病免疫分型 leukemia immunophenotyping
本周蛋白 Bence-Jones protein
本周蛋白定性试验 Bence-Jones protein qualitative test
苯丙酮尿症定性试验 phenylketonuria qualitative test
比重 specific gravity
变性珠蛋白小体 Heinz body
卟啉尿 porphyrinuria
不规则抗体鉴定 irregular antibody identification
不规则抗体筛查 irregular antibody screening
不稳定血红蛋白 unstable hemoglobin
部分凝血活酶时间 partial thromboplastin time, PTT
草酸钙结晶 calcium oxalate crystal
产板型巨核细胞 platelet producing megakaryocyte
尘细胞 dust cell
成骨细胞 osteoblast
出血时间 bleeding time, BT
大颗粒淋巴细胞计数 large granular lymphocyte count
单核细胞 monocyte
单核细胞计数 monocyte count
胆固醇结晶 cholesterol crystal
胆红素 bilirubin, BIL
胆红素结晶 bilirubin crystal
胆红素尿 bilirubinuria
胆绿素尿 biliverdinuria

蛋白 C　protein C, PC
蛋白 S　protein S, PS
蛋白质　protein, PRO
低分子肝素　low-molecular weight heparin, LMWH
淀粉颗粒　starch granule
淀粉样小体　starchy body
调节性 T 淋巴细胞　regulation T lymphocyte
多发性骨髓瘤　multiple myeloma
反应性淋巴细胞　reactive lymphocyte
非晶形磷酸盐结晶　amorphous phosphate crystal
非晶形尿酸盐结晶　amorphous urate crystal
非特异性酯酶染色　nonspecific esterase stain
粪便理学检查　fecal physical examination
粪便有形成分检查　fecal formed element examination
粪便脂肪定量检查　fecal fat quantification test
粪卟啉检查　fecal porphyrin assay
粪胆素检查　fecal urobilin assay
粪胆原检查　stercobilinogen assay
粪寄生虫虫卵计数　fecal parasite egg count
复钙交叉时间　cross-recalcification test
复钙时间　recalcification time, RT
肝素辅因子 Ⅱ　heparin cofactor Ⅱ
高分子量激肽原　high molecular weight kininogen, HMWK
高铁血红蛋白还原试验　methemoglobin reduction test, MHB-RT
骨髓巨核细胞计数　megakaryocyte count of bone marrow
骨髓涂片细胞学检查　cytology of bone marrow smear
骨髓有核细胞计数　nucleated cell count of bone marrow
骨髓增生异常综合征　myelodysplastic syndrome, MDS
关节腔积液白细胞分类计数　articular cavity effusion leukocyte differential count
关节腔积液白细胞计数　articular cavity effusion white blood cell count
关节腔积液红细胞计数　articular cavity effusion red blood cell count
关节腔积液结晶分析　articular cavity effusion crystal analysis
关节腔积液理学检查　articular cavity effusion physical examination
关节腔积液黏蛋白　articular cavity effusion mucoprotein
关节腔积液细胞学检查　articular cavity effusion cytology examination
胱氨酸结晶　cystine crystal
国际标准化比值　international normalized ratio, INR
过碘酸雪夫反应　periodic acid Schiff stain
还原型血红蛋白溶解度　lysis of reduced hemoglobin
含铁血黄素颗粒　hemosiderin granule
核糖核酸染色　RNA stain
红斑狼疮细胞检查　lupus erythematosus cell (LEC) examination
红细胞包涵体检查　erythrocyte inclusion body examination
红细胞沉降率　erythrocyte sedimentation rate, ESR
红细胞孵育渗透脆性试验　erythrocyte osmotic fragility after incubation
红细胞谷胱甘肽　glutathione of erythrocyte
红细胞管型　red cell cast, erythrocyte cast
红细胞计数　red blood cell count, RBC
红细胞镰变试验　sickle cell test
红细胞酶测定　determination of erythrocyte enzyme
红细胞酶缺陷　erythrocyte enzyme deficiency
红细胞渗透脆性试验　erythrocyte osmotic fragility test
红细胞体积分布宽度　red blood cell volume distribution width, RDW
红细胞位相检查　phase contrast microscopic examination of red blood cell ［又称］尿红细胞形态检查△
红细胞形态检查　red blood cell morphology examination
红细胞游离原卟啉　free erythrocyte protoporphyrin, FEP
红细胞自身溶血试验　erythrocyte autohemolysis test
磺胺药物结晶　sulfanilamide drug crystal
混合淋巴细胞培养　mixed lymphocyte culture, MLC
混合性血尿　mixture hematuria
活化部分凝血活酶时间　activated partial thromboplastin time, APTT
活化蛋白 C 抵抗　activated protein C (APC) resistance, APC-R

活化淋巴细胞　activated lymphocyte
活化凝血时间　activated coagulation time, ACT
肌红蛋白尿　myoglobinuria
肌纤维　muscle fiber
激肽释放酶原　prekallikrein, PK
计时尿　timed urine
计算机辅助精液分析　computer aided semen analysis, CASA
寄生虫虫卵检查　parasite egg test
寄生虫检查及鉴定　parasite test and identification
寄生虫卵孵化试验　parasite egg hatching test
寄生虫培养＋鉴定　parasite culture and identification
甲苯胺蓝纠正试验　toluidine blue correction test
间皮细胞　mesothelial cell
简易凝血活酶生成试验　simple thromboplastin generation test
间接抗球蛋白试验　indirect antiglobulin test
浆膜腔积液白细胞分类　serous cavity effusion leukocyte differential count
浆膜腔积液白细胞计数　serous cavity effusion white blood cell count
浆膜腔积液比重　serous cavity effusion specific gravity
浆膜腔积液红细胞计数　serous cavity effusion red blood cell count
浆膜腔积液理学检查　serous cavity effusion physical examination
浆膜腔积液黏蛋白定性试验　serous cavity effusion mucoprotein qualitative test
浆膜腔积液乳糜试验　serous cavity effusion chyle test
浆膜腔积液酸碱度　serous cavity effusion pH
浆膜腔积液细胞学检查　serous cavity effusion cytological examine
精浆果糖测定　seminal plasma fructose assay
精浆柠檬酸测定　seminal plasma citric acid assay
精浆酸性磷酸酶测定　seminal plasma acid phosphatase assay
精浆弹性蛋白酶测定　seminal plasma elastase quantification
精浆锌测定　seminal plasma zinc assay
精浆中性 $\alpha$-1,4- 葡萄糖苷酶活性测定　seminal plasma neutral $\alpha$-1, 4-glucosidase activity analysis
精液白细胞过氧化物染色检查　semen leucocytes peroxidase staining test
精液量　semen volume
精液黏度　semen viscosity
精液乳酸脱氢酶 X 测定　seminal lactate dehydrogenase (LDH)-X activity assay
精液渗透压测定　semen osmolality test
精液酸碱度　semen pH
精液图像分析　sperm image analysis
精液颜色　semen routine color
精液液化时间　semen liquefaction time
精子　sperm
精子低渗膨胀试验　sperm hypotonic expansion test
精子顶体酶测定　human spermatozoan acrosin activity assay
精子顶体完整率检测　acrosome intact rate test
精子核蛋白染色　spermnuclear protein staining
精子混合抗球蛋白反应试验　sperm mixed antiglobulin reaction (MAR) test
精子活动力测定　sperm motility test
精子活动率测定　sperm activity rate test
精子畸形率测定　sperm abnormality rate test
精子酪氨酸磷酸化测定　sperm tyrosine phosphorylation measurement
精子凝集试验　sperm agglutination test
精子爬高试验　sperm climbing test
精子受精能力检测　sperm fertility test
精子数量　sperm count
精子透明质酸结合试验　sperm-hyaluronan binding assay
精子尾部低渗肿胀试验　hypo-osmotic swelling test of sperm tail
精子形态检查　sperm morphologic examination
精子运动轨迹分析　sperm motility trajectoryanalysis
菌尿　bacteriuria

抗碱血红蛋白　alkali-resistant hemoglobin，HbF
抗酒石酸酸性磷酸酶染色　tartrate-resistant acid phosphatase stain，TRAP
抗凝血酶　antithrombin，AT
抗球蛋白介质交叉配血　crossmatching in antiglobulin
抗心磷脂抗体　anticardiolipin antibody，ACA
颗粒管型　granular cast
颗粒性巨核细胞　granular megakaryocyte
可溶性纤维蛋白　soluble fibrin，SF
可溶性纤维蛋白单体复合物　soluble fibrin monomer complex，sFMC
宽管型　broad cast
蝰蛇毒磷脂凝固时间　Russell's viper phospholipid coagulation time
蝰蛇毒时间　Russell's viper venom time，RVVT
蜡样管型　waxy cast
狼疮抗凝物　lupus anticoagulant，LA
酪氨酸结晶　tyrosine crystal
冷热溶血试验　Donath-Landsteiner test
李凡他试验　Rivalta test
利 - 杜氏体检查　blood smear microscopy for Leishmania donovani body
亮氨酸结晶　leucine crystal
淋巴瘤免疫表型　lymphoma immunophenotyping
淋巴细胞　lymphocyte
淋巴细胞毒试验　lymphocyte toxicity test
淋巴细胞分化抗原检测　lymphocyte differentiation antigen detection
淋巴细胞亚群相对计数　lymphocyte subset relative count
磷酸铵镁结晶　magnesium ammonium phosphate crystal ［又称］三联磷酸盐△
磷酸钙结晶　calcium phosphate crystal
鳞状上皮细胞　squamous epithelial cell
漏出液　transudate
卵磷脂小体　lecithin body
卵圆脂肪小体　oval fat body
裸核巨核细胞　naked megakaryocyte
毛细血管脆性试验　capillary fragility test，CFT
膜表面免疫球蛋白　surface membrane immunoglobulin，SmIg
脑脊液白细胞分类　cerebrospinal fluid（CSF）differential leukocyte count
脑脊液白细胞计数　cerebrospinal fluid（CSF）white blood cell count
脑脊液蛋白定性　cerebrospinal fluid（CSF）protein qualitative test
脑脊液红细胞计数　cerebrospinal fluid（CSF）red blood cell count
脑脊液理学检查　cerebrospinal fluid（CSF）physical examination
脑脊液氯化物测定　determination of chloride in cerebrospinal fluid
脑脊液酶类测定　determination of cerebrospinal fluid enzyme
脑脊液免疫球蛋白测定　determination of immunoglobulin in cerebrospinal fluid
脑脊液葡萄糖测定　determination of glucose in cerebrospinal fluid
脑脊液细胞学检查　cerebrospinal fluid（CSF）cytology examination
内皮素　endothelin，ET
黏蛋白定性试验　qualitative test of mucin
尿半乳糖定性试验　urine galactose qualitative test
尿卟啉定性试验　uroporphyrin qualitative test
尿沉渣镜检　urinary sediment microscopy
尿沉渣染色检查　urine sediment staining
尿胆原　urobilinogen，UBG
尿钙　urine calcium
尿含铁血黄素定性试验　urine hemosiderin qualitative test
尿肌酐　urine creatinine
尿激酶型纤溶酶原激活物　urokinase-type plasminogen activator，u-PA
尿结石分析　urinary calculus analysis
尿量　urine volume
尿路上皮细胞　urothelial cell
尿气味　urine odor

尿妊娠试验　urine pregnancy test
尿绒毛膜促性腺激素试验　urine chorionic gonadotropin test
尿渗透压测定　urine osmolality，Uosm
尿试带（干化学试带）　urine strip（dry chemistry strip）
尿酸铵结晶　uric acid ammonium crystal
尿酸结晶　uric acid crystal
尿酸钠结晶　sodium urate crystal
尿血红蛋白定性试验　urine hemoglobin qualitative test
尿亚硝酸盐试验　urine nitrite test，NIT
尿液沉渣分析仪　urine sediment analyzer
尿液分析仪　urine analyzer
尿液颜色　urine color
尿液有形成分分析仪　urine formed element analyzer
尿液浊度　urine turbidity
凝聚胺介质交叉配血　crossmatching in polybrene
凝血酶抗凝血酶复合物　thrombin-antithrombin complex，TAT
凝血酶时间　thrombin time，TT
凝血酶原片段 1+2　prothrombin fragment 1+2
凝血酶原时间　prothrombin time，PT
凝血酶原时间纠正试验　prothrombin time and correction test
凝血时间　clotting time，CT
凝血因子Ⅱ　coagulation factor Ⅱ
凝血因子Ⅴ　coagulation factor Ⅴ
凝血因子Ⅶ　coagulation factor Ⅶ
凝血因子Ⅷ　coagulation factor Ⅷ
凝血因子Ⅸ　coagulation factor Ⅸ
凝血因子Ⅹ　coagulation factor Ⅹ
凝血因子Ⅺ　coagulation factor Ⅺ
凝血因子Ⅻ　coagulation factor Ⅻ
凝血因子ⅩⅢ　coagulation factor ⅩⅢ
脓尿　pyuria
平均红细胞体积　mean corpuscular volume，MCV
平均红细胞血红蛋白量　mean corpuscular hemoglobin，MCH
平均红细胞血红蛋白浓度　mean corpuscular hemoglobin concentration，MCHC
平均血小板体积　mean platelet volume，MPV
破骨细胞　osteoclast
其他血型系统 IgG 型抗体效价测定　testing for IgG antibody titration of other blood group
前列腺颗粒细胞　prostatic granular cell
前列腺液理学检查　prostate fluid physical examination
前列腺液有形成分检查　prostate fluid formed element examination
潜血　occult blood
全血黏度　blood viscosity
全血细胞计数　complete blood cell count，CBC
群体反应抗体确定试验　panel reactive antibody identification
群体反应抗体筛查试验　panel reactive antibody screening
热盐水试验　heat saline test
人类白细胞抗原　human leukocyte antigen，HLA
人类白细胞抗原 B27　human leukocyte antigen（HLA）-B27
人类白细胞抗原 DR2　human leukocyte antigen（HLA）-DR2
乳糜尿　chyluria
乳糜尿试验　chyluria test
乳糖不耐受检查　lactose intolerance test
乳糖定性试验　urine lactose qualitative test
瑞斯托霉素辅因子测定　ristocetin cofactor assay
瑞斯托霉素诱导血小板凝集试验　ristocetin-induced platelet aggregation test，RIPA
闪光细胞　glitter cell
肾小管上皮细胞　renal tubular epithelium
渗出液　exudate
生精细胞　spermatogenic cell
生精细胞检查　spermatogenic cell examination
生理盐水介质交叉配血　crossmatching in saline

十二指肠引流液及胆汁理学检查　duodenal drainage and bile physical examination

十二指肠引流液及胆汁显微镜检查　duodenal drainage and bile microscopic examination

时段尿　period urine

嗜碱性点彩红细胞计数　basophilic stippling cell count

嗜碱性粒细胞直接计数　direct basophil count

嗜碱性中幼粒细胞　basophilic myelocyte

嗜酸性粒细胞直接计数　direct eosinophil count

嗜酸性中幼粒细胞　eosinophilic myelocyte

苏丹Ⅲ染色检查　fecal Sudan Ⅲ staining assay, Sudan Ⅲ

苏丹黑染色　Sudan black stain

酸化溶血试验　acidified-serum lysis test, Ham test

酸碱度　pondus hydrogenii, pH

酸性磷酸酶染色　acid phosphatase stain

随机尿　random urine

髓过氧化物酶染色　myeloperoxidase stain

髓系肿瘤实验诊断　laboratory diagnosis of myeloid neoplasm

胎儿血红蛋白酸洗脱试验　acid elution test for fetal hemoglobin

痰含铁血黄素细胞检查　sputum hemosiderin cell examination

痰液理学检查　sputum physical examination

痰液显微镜检查　sputum microscopic examination

特殊介质交叉配血　crossmatch in special medium

特异性酯酶染色　specific esterase stain

铁染色　iron stain

酮体　acetone body

透明管型　hyaline cast

脱氧核糖核酸染色　DNA stain

唾液 ABH 血型物质测定　determining saliva for ABH antigen

外周血细胞形态学分析　peripheral blood morphology analysis

晚幼红细胞　orthochromatic normoblast

晚幼粒细胞　metamyelocyte

网织红细胞分析　reticulocyte analysis

网织红细胞计数　reticulocyte count

网织红细胞血红蛋白含量　reticulocyte hemoglobin content, CHr

微量白蛋白尿　microalbuminuria

微小残留病检测　minimal residual disease detection

维生素 C　vitamin C

胃酸分析　gastric acid analysis

胃液理学检查　gastric juice physical examination

胃液乳酸测定　lactic acid in gastric juice measurement

胃液显微镜检查　gastric juice microscopic examination

细胞管型　cellular cast

细胞化学染色　cytochemical stain

夏科 - 莱登结晶　Charcot-Leyden crystal

纤溶酶 - 抗纤溶酶复合物　plasmin-antiplasmin complex, PAP

纤溶酶原激活物　plasminogen activator

纤溶酶原激活物抑制物　plasminogen activator inhibitor, PAI

纤维蛋白　fibrin, Fb

纤维蛋白单体　fibrin monomer, FM

纤维蛋白溶解　fibrinolysis

纤维蛋白肽 A　fibrinopeptide A, FPA

纤维蛋白肽 B　fibrinopeptide B, FPB

纤维蛋白肽 Bβ$_{1-42}$　fibrinopeptide Bβ$_{1-42}$, Bβ$_{1-42}$

纤维蛋白肽 Bβ$_{15-42}$　fibrinopeptide Bβ$_{15-42}$, Bβ$_{15-42}$

纤维蛋白（原）降解产物　fibrin（ogen）degradation product, FDP

纤维蛋白原　fibrinogen, Fg

线索细胞　clue cell

心力衰竭细胞　heart failure cell

新鲜尿　fresh urine

血管性血友病因子　von Willebrand factor, VWF

血红蛋白 C 试验　hemoglobin C test

血红蛋白 H 包涵体检查　examination of hemoglobin H inclusion body

血红蛋白 S 溶解度试验　Gel-lysis test for hemoglobin S

血红蛋白电泳　hemoglobin electrophoresis

血红蛋白量　hemoglobin, Hb

血红蛋白尿　hemoglobinuria

血红素结合蛋白　hemopexin

血浆黏度　plasma viscosity

血浆鱼精蛋白副凝试验　plasma protamine paracoagulation test ［又称］3P 试验△

血块收缩试验　clot retraction test, CRT

血尿　hematuria

血栓弹力图　thromboelastograph, TEG

血栓调节蛋白　thrombomodulin, TM

血栓烷 B$_2$　thromboxane B$_2$, TXB$_2$

血涂片弓形虫显微镜检查　blood smear microscopy for Toxoplasma gondii

血涂片疟原虫显微镜检查　blood smear microscopy for plasmodium

血涂片微丝蚴显微镜检查　blood smear microscopy for microfilaria

血细胞比容　hematocrit, Hct

血小板　platelet

血小板比容　plateletcrit, PCT

血小板第 3 因子有效性测定　platelet factor 3（PF3）availability test

血小板第 4 因子　platelet factor 4, PF4

血小板计数　platelet count, PLT

血小板交叉配血试验　platelet crossmatch

血小板聚集试验　platelet aggregation test, PAgT

血小板抗体检测　platelet antibody test

血小板抗原检测　platelet antigen test

血小板膜 α 颗粒膜蛋白 140　platelet alpha-granular membrane protein 140, GMP-140

血小板膜糖蛋白　platelet membrane glycoprotein

血小板黏附试验　platelet adhesion test, PAdT

血小板寿命　platelet life span

血小板特异性自身抗体　platelet specific autoantibody

血小板微粒　platelet microparticle, PMP

血小板自身抗体　platelet autoantibody

血液锌原卟啉　blood zinc protoporphyrin, ZPP

羊水胆红素定性试验　amniotic fluid bilirubin qualitative test

羊水结晶检查　amniotic fluid crystal examine

羊水快速贴壁细胞检查　amniotic fluid rapid adhering cell examination

羊水物理学检查　amniotic fluid physical examination

羊水细胞学检查　amniotic fluid cytology examination

羊水脂肪细胞计数　amniotic fluid fat cell examination

药物结晶　drug crystal

移行上皮细胞　transitional epithelium

遗传性球形红细胞增多症　hereditary spherocytosis, HS ［又称］遗传性球形细胞增多症△

疑难交叉配血　complicated crossmatching

乙醇胶试验　ethanol gelation test

异型淋巴细胞　variant lymphocyte

因子Ⅷ抑制物　factor Ⅷ inhibitor

因子ⅩⅢ缺乏筛查试验　actor ⅩⅢ deficiency screening test

阴道分泌物 N- 乙酰 -β-D- 氨基葡萄糖苷酶检测　N-acetyl-β-D-glucosaminidase detection of vaginal discharge

阴道分泌物胺测定　amino detection of vaginal discharge

阴道分泌物白细胞酯酶检测　leukocyte esterase detection of vaginal discharge

阴道分泌物过氧化氢检测　detection of hydrogen peroxide of vaginal secretion

阴道分泌物理学检查　vaginal secretion physical examination

阴道分泌物脯氨酸氨基肽酶检测　proline aminopeptidase detection of vaginal secretion

阴道分泌物细胞学检查　vaginal secretion cytological examination

阴道分泌物显微镜检查　vaginal secretion microscopic examination

阴道毛滴虫病　trichomoniasis vaginalis

隐血试验　occult blood test, OBT

优球蛋白溶解时间　euglobulin lysis time assay，ELT
游离蛋白 S　free protein S
有核红细胞绝对计数　nucleated red blood cell（NRBC）count
幼单核细胞　promonocyte
幼浆细胞　proplasmacyte
幼巨核细胞　promegakaryocyte
幼淋巴细胞　prolymphocyte
原单核细胞　monoblast
原红细胞　pronormoblast
原浆细胞　plasmablast
原巨核细胞　megakaryoblast
原粒细胞　myeloblast
原淋巴细胞　lymphoblast
早幼红细胞　basophilic normoblast
早幼粒细胞　promyelocyte
造血干细胞计数　hematopoietic stem cell count
造血祖细胞培养　culture of hematopoietic progenitor cell
蔗糖溶血试验　sucrose lysis test
阵发性睡眠性血红蛋白尿症　paroxysmal nocturnal hemoglobinuria，PNH
支气管肺泡灌洗液白细胞分类计数　bronchoalveolar lavage fluid leukocyte differential count
支气管肺泡灌洗液白细胞计数　bronchoalveolar lavage fluid white blood cell count

支气管肺泡灌洗液红细胞计数　bronchoalveolar lavage fluid red blood cell count
支气管肺泡灌洗液细胞学检查　bronchoalveolar lavage fluid cytology examination
脂肪管型　fatty cast
脂肪尿　fatty urine
脂肪小滴　fat droplet
脂类染色　fat stain
直接抗球蛋白试验　direct antiglobulin test，DAT
植物纤维　plant fiber
酯酶染色　esterase stain
中段尿　midstream urine
中性粒细胞计数　neutrophil count
中性粒细胞碱性磷酸酶染色　neutrophil alkaline phosphatase stain
中性脂肪　neutral fat
中幼红细胞　polychromatic normoblast
中幼粒细胞　myelocyte
转铁蛋白测定　transferrin assay
自然杀伤细胞计数　nature killer（NK）cell count
总 T 淋巴细胞计数　total T lymphocyte count，TLC
总蛋白 S　total protein S
组织型纤溶酶原激活物　tissue plasminogen activator，t-PA
组织因子　tissue factor，TF
组织因子途径抑制物　tissue factor pathway inhibitor，TFPI

# 32.3　免疫专业名词

14-3-3 η 蛋白　14-3-3 η protein
24 小时 IgG 鞘内合成率　24-hour intrathecal IgG synthesis rate
A 族链球菌抗原　group A streptococcus antigen
B 因子　B factor
EB 病毒 Rta 蛋白抗体　EB virus transcription activator antibody
EB 病毒核抗原　Epstein-Barr virus nuclear antigen
EB 病毒核抗原抗体 IgG　Epstein-Barr virus nuclear antigen antibody IgG，anti-EBNA IgG
EB 病毒核抗原抗体 IgM　Epstein-Barr virus nuclear antigen antibody IgM，anti-EBNA-IgM
EB 病毒抗体　Epstein-Barr virus antibody，EBV-Ab
EB 病毒抗体 IgA　Epstein-Barr virus antibody IgA，EBV-IgA
EB 病毒抗体 IgG　Epstein-Barr virus antibody IgG，EBV-IgG
EB 病毒抗体 IgM　Epstein-Barr virus antibody IgM，EBV-IgM
EB 病毒衣壳抗原　Epstein-Barr virus capsid antigen
EB 病毒衣壳抗原抗体　Epstein-Barr virus capsid antigen antibody，anti-VCA
EB 病毒衣壳抗原抗体 IgG　Epstein-Barr virus capsid antigen antibody IgG，anti-VCA-IgG
EB 病毒衣壳抗原抗体 IgM　Epstein-Barr virus capsid antigen antibody IgM，anti-VCA-IgM
EB 病毒早期抗原　Epstein-Barr virus early antigen
EB 病毒早期抗原抗体 IgG　Epstein-Barr virus early antigen antibody IgG，anti-EA-IgG
EB 病毒早期抗原抗体 IgM　Epstein-Barr virus early antigen antibody IgM，anti-EA-IgM
E- 选择素　E-selectin
Fc 受体　Fc receptor
IgA 免疫复合物　IgA immune complexe
IgG 免疫复合物　IgG immune complexe
IgM 免疫复合物　IgM immune complexe

L- 选择素　L-selectin
MERS 冠状病毒抗体　MERS coronavirus antibody
MERS 冠状病毒抗体 IgG　MERS coronavirus antibody IgG
MERS 冠状病毒抗体 IgM　MERS coronavirus antibody IgM
M 蛋白　monoclonal protein，MP
P- 选择素　P-selectin
P 因子　P factor
Q 热立克次体抗体　Q fever Rickettsia antibody
S-100 蛋白　S-100 protein
T 淋巴细胞花环试验　T lymphocyte rosette test
T 淋巴细胞转化试验　T lymphocyte transformation test
α-L- 岩藻糖苷酶　α -L-fucosidase，AFU
α 淀粉样蛋白　α amyloid protein，AAP　［又称］淀粉样蛋白 A△
埃可病毒抗体　ECHO virus antibody
埃可病毒抗体 IgG　ECHO virus antibody IgG
埃可病毒抗体 IgM　ECHO virus antibody IgM
癌胚抗原　carcinoembryonic antigen，CEA
白喉类毒素抗体　diphtheria toxoid antibody
白细胞介素　interleukin，IL
白细胞介素 1　interleukin 1，IL-1
白细胞介素 1α　interleukin 1 α ，IL-1 α
白细胞介素 1β　interleukin1 β ，IL-1 β
白细胞介素 2　interleukin 2，IL-2
白细胞介素 3　interleukin 3，IL-3
白细胞介素 4　interleukin 4，IL-4
白细胞介素 5　interleukin 5，IL-5
白细胞介素 6　interleukin 6，IL-6
白细胞介素 7　interleukin 7，IL-7
白细胞介素 8　interleukin 8，IL-8
白细胞介素 9　interleukin 9，IL-9
白细胞介素 10　interleukin 10，IL-10

白细胞介素 11　interleukin 11, IL-11

白细胞介素 12　interleukin 12, IL-12

白细胞介素 13　interleukin 13, IL-13

白细胞介素 14　interleukin 14, IL-14

白细胞介素 15　interleukin 15, IL-15

白细胞介素 16　interleukin 16, IL-16

白细胞介素 17　interleukin 17, IL-17

白细胞介素 18　interleukin 18, IL-18

白细胞介素 19　interleukin 19, IL-19

白细胞介素 20　interleukin 20, IL-20

白细胞介素 21　interleukin 21, IL-21

白细胞介素 22　interleukin 22, IL-22

白细胞介素 23　interleukin 23, IL-23

白细胞介素 24　interleukin 24, IL-24

白细胞介素 25　interleukin 25, IL-25

白细胞介素 26　interleukin 26, IL-26

白细胞介素 27　interleukin 27, IL-27

白细胞介素 28　interleukin 28, IL-28

白细胞介素 29　interleukin 29, IL-29

白细胞介素 31　interleukin 31, IL-31

白细胞介素 32　interleukin 32, IL-32

白细胞介素 33　interleukin 32, IL-33

白细胞介素 35　interleukin 35, IL-35

白细胞介素受体　interleukin receptor

白细胞黏附试验　leucocyte adherence assay

白细胞黏附抑制试验　leucocyte adherence inhibition assay

白细胞杀菌功能试验　leucocyte bactericidal function assay

白细胞吞噬功能试验　leucocyte phagocytosis function assay

白细胞组胺释放试验　leukocyte histamine release test

百日咳鲍特菌抗体　Bordetella pertussis antibody, anti-B.antibody

斑疹伤寒抗体　typhus antibody

鲍特菌属抗原　Bordetella antigen

变应原组分 IgE　allergen component IgE

表皮生长因子　epithelial growth factor, EGF

丙型肝炎病毒核心抗原　hepatitis C virus core antigen, HCV-Ag

丙型肝炎病毒抗体　hepatitis C virus antibody, HCV-Ab

丙型肝炎病毒抗原 / 抗体联合检测　combined detection of hepatitis C virus antigen/antibody, HCV-Ag/Ab

病毒中和试验　virus neutralization test

补体 1q　complement 1q, C1q

补体 1r　complement 1r, C1r

补体 1s　complement 1s, C1s

补体 1 抑制因子　complement 1 inhibitor, C1INH

补体 2　complement 2, C2

补体 3　complement 3, C3

补体 3a　complement 3a, C3a

补体 3a 裂解产物　complement 3a split product, C3aSP

补体 3b 受体花环试验　complement 3b receptor rosette(C3bRR)test

补体 3d　complement 3d, C3d

补体 3 裂解产物　complement 3 split product, C3SP

补体 4　complement 4, C4

补体 5　complement 5, C5

补体 5a 裂解产物　complement 5a split product, C5aSP

补体 6　complement 6, C6

补体 7　complement 7, C7

补体 8　complement 8, C8

补体 9　complement 9, C9

补体结合试验　complement fixation test, CFT

布鲁氏菌抗原　Brucella antigen

布氏杆菌凝集试验　Brucella agglutination test

肠道病毒 71 型 IgM 抗体　enterovirus type 71 antibody IgM, EV71-IgM

成纤维细胞生长因子　fibroblast growth factor, FGF

促甲状腺激素受体抗体　thyroid stimulating hormone receptor antibody, TRAb

促甲状腺素抗体　thyroid stimulating hormone antibody

单纯疱疹病毒Ⅰ型抗体　herpes simplex virus type Ⅰ antibody, HSV-1-Ab

单纯疱疹病毒Ⅰ型抗体 IgG　herpes simplex virus type Ⅰ antibody IgG, HSV-1-IgG

单纯疱疹病毒Ⅰ型抗体 IgM　herpes simplex virus type Ⅰ antibody IgM, HSV-1-IgM

单纯疱疹病毒Ⅱ型抗体　herpes simplex virus type Ⅱ antibody, HSV-2-Ab

单纯疱疹病毒Ⅱ型抗体 IgG　herpes simplex virus type Ⅱ antibody IgG, HSV-2-IgG

单纯疱疹病毒Ⅱ型抗体 IgM　herpes simplex virus type Ⅱ antibody IgM, HSV-2-IgM

单纯疱疹病毒抗体　herpes simplex virus antibody, HSV-Ab

单纯疱疹病毒抗体 IgG　herpes simplex virus antibody IgG, HSV-IgG

单纯疱疹病毒抗体 IgM　herpes simplex virus antibody IgM, HSV-IgM

单纯疱疹病毒抗原　herpes simplex virus antigen, HSV-Ag

单核细胞增多性李斯特菌抗体　Listeria monocytogenes antibody, anti-L.monocytogenes antibody

单项变应原特异性 IgA　allergen-specific IgA, single

单项变应原特异性 IgE　allergen-specific IgE, single

单项变应原特异性 IgG　allergen-specific IgG, single

单项变应原特异性 IgG4　allergen-specific IgG4, single

丁型肝炎病毒抗体　hepatitis D virus antibody, HDV-Ab

丁型肝炎病毒抗原　hepatitis D virus antigen, HDV-Ag

端粒酶活性　telomerase activity

非小细胞肺癌抗原　non-small cell lung carcinoma antigen, NSCLC-Ag

肥达反应　Widal reaction

肥大细胞脱颗粒试验　mast cell degranulation test, MCDT

肺吸虫抗体　paragonimus antibody

肺吸虫抗原　paragonimus antigen

肺炎克雷伯杆菌抗体　Klebsiella pneumoniae antibody, anti-K.pneumoniae antibody

肺炎链球菌抗原　streptococcus pneumoniae antigen

肺炎衣原体抗体　Chlamydia pneumoniae antibody

肺炎衣原体抗体 IgG　Chlamydia pneumoniae antibody IgG

肺炎衣原体抗体 IgM　Chlamydia pneumoniae antibody IgM

肺炎支原体抗体 IgG　Mycoplasma pneumoniae antibody IgG

肺炎支原体抗体 IgM　Mycoplasma pneumoniae antibody IgM

分泌型免疫球蛋白 A　secretory IgA, sIgA

风疹病毒抗体　rubella virus antibody, RV-Ab

风疹病毒抗体 IgG　rubella virus antibody IgG, RV-IgG

风疹病毒抗体 IgM　rubella virus antibody IgM, RV-IgM

复合前列腺特异性抗原　complexed prostate specific antigen, cPSA

副百日咳鲍特菌抗体　Bordetella parapertussis antibody, B.parapertussis antibody

副流感病毒抗体　parainfluenza virus antibody

副流感病毒抗体 IgG　parainfluenza virus antibody IgG

副流感病毒抗体 IgM　parainfluenza virus antibody IgM

副流感病毒抗原　parainfluenza virus antigen

干扰素　interferon, IFN

干扰素 α　interferon α, IFN-α

干扰素 β　interferon β, IFN-β

干扰素 γ　interferon γ, IFN-γ

干细胞因子　stem cell factor, SCF

高尔基体蛋白 73　golgi protein 73, GP73

庚型肝炎病毒抗体　hepatitis G virus antibody, HGV-Ab

弓形虫抗体　toxoplasma antibody

弓形虫抗体 IgG　toxoplasma antibody IgG

弓形虫抗体 IgG 亲合力　toxoplasma IgG antibody avidity

弓形虫抗体 IgM　toxoplasma antibody IgM

钩端螺旋体免疫学测定　leptospira immunology test

冠状病毒(变异株)抗体　coronavirus(variant)antibody

冠状病毒(变异株)抗体 IgG　coronavirus(variant)antibody IgG

冠状病毒(变异株)抗体 IgM　coronavirus(variant)antibody IgM

核基质蛋白 22　nuclear matrix protein 22,NMP22

红细胞花环试验　erythrocyte rosette test

红细胞生成素　erythropoietin,EPO

呼吸道合胞病毒抗体　respiratory syncytial virus antibody,RSV-Ab

呼吸道合胞病毒抗体 IgG　respiratory syncytial virus antibody IgG, RSV-IgG

呼吸道合胞病毒抗体 IgM　respiratory syncytial virus antibody IgM, RSV-IgM

呼吸道合胞病毒抗原　respiratory syncytial virus antigen,RSV-Ag

混合类变应原特异性 IgA　mixed allergen-specific IgA

混合类变应原特异性 IgE　mixed allergen-specific IgE

混合类变应原特异性 IgG　mixed allergen-specific IgG

肌凝蛋白轻链 1　myosin-light chain 1

肌炎特异性自身抗体　myositis-specific autoantibody

集落刺激因子　colony stimulating factor,CSF

脊髓灰质炎病毒抗体　poliovirus antibody

脊髓灰质炎病毒抗体 IgG　poliovirus antibody IgG

脊髓灰质炎病毒抗体 IgM　poliovirus antibody IgM

甲胎蛋白　alpha-fetoprotein,AFP

甲胎蛋白异质体　AFP variant

甲型肝炎病毒抗体　hepatitis A virus antibody,HAV-Ab

甲型肝炎病毒抗体 IgG　hepatitis A virus antibody IgG,HAV-IgG

甲型肝炎病毒抗体 IgM　hepatitis A virus antibody IgM,HAV-IgM

甲型肝炎病毒抗原　hepatitis A virus antigen,HAV-Ag

甲型流感病毒抗体　influenzavirus A antibody

甲型流感病毒抗体 IgG　influenzavirus A antibody IgG

甲型流感病毒抗体 IgM　influenzavirus A antibody IgM

甲型流感病毒抗原　influenza virus A antigen

艰难梭菌抗原　clostridium difficile antigen

碱性胎儿蛋白　basic fetoprotein,BFP

交叉反应性糖类决定簇 IgE　IgE to carbohydrate cross-reactive determinants,CCD-IgE

结肠弯曲菌抗体　Campylobacter coil antibody,C.coil antibody

结核分枝杆菌抗体　Mycobacterium tuberculosis antibody

结核感染 T 细胞斑点试验　tuberculosis infection T cell spot test, T-SPOT.TB

解脲脲原体抗体　ureaplasma urealyticum antibody,UU-Ab

解脲脲原体抗体 IgG　ureaplasma urealyticum antibody IgG,UU-IgG-Ab

解脲脲原体抗体 IgM　ureaplasma urealyticum antibody IgM,UU-IgM-Ab

金黄色葡萄球菌抗原　staphylococcus aureus antigen

经典途径的 50% 补体溶血实验　classical pathway 50% complement hemolysis,CP-CH50

巨噬细胞集落刺激因子　macrophage colony stimulating factor,M-CSF

巨噬细胞趋化功能试验　macrophage chemotaxis assay

巨噬细胞吞噬功能试验　macrophages phagocytosis function assay

巨细胞病毒 PP65 抗原　cytomegalovirus PP65 antigen,CMV PP65

巨细胞病毒抗体　cytomegalovirus antibody,CMV-Ab

巨细胞病毒抗体 IgG　cytomegalovirus antibody IgG,CMV-IgG

巨细胞病毒抗体 IgG 亲合力　cytomegalovirus IgG antibody avidity

巨细胞病毒抗体 IgM　cytomegalovirus antibody IgM,CMV-IgM

军团菌尿抗原　legionella urinary antigen

抗 3- 羟基 -3- 甲基戊二酰辅酶 A 还原酶抗体　anti-3-hydroxy-3-methylglutaryl coenzyme A reductase(HMGCR)antibody

抗 Ⅱ 型胶原抗体　anti-collagen type Ⅱ antibody

抗 BB 抗体　anti-B burgdorleri antibody,BB-Ab

抗 BP180 抗体　anti-bullous pemphigoid(BP)180 antibody,BP180-Ab

抗 BP230 抗体　anti-BP230 antibody

抗 C1q 抗体　anti-C1q antibody

抗 DNA 酶 B 抗体　anti-deoxyribonuclease-B antibody

抗 DNP 抗体　anti-deoxyribonucleic protein antibody,anti-DNP

抗 gp210 抗体　anti-gp-210 antibody

抗 Jo-1 抗体　anti-John-1 antibody,anti-Jo-1

抗 KS 抗体　anti-KS antibody

抗 Ku 抗体　anti-Ku antibody

抗 Mi-2 抗体　anti-Mi-2 antibody

抗 nRNP/Sm 抗体　anti-nuclear ribonucleoprotein/Smith antibody, anti-nRNP/Sm

抗 N- 甲基 -D- 天冬氨酸受体抗体　anti-N-methyl-D-aspartate(NMDA)receptor antibody

抗 OJ 抗体　anti-OJ antibody

抗 P80 螺旋蛋白抗体　anti-P80-collin antibody

抗 PL-12 抗体　anti-PL-12 antibody

抗 PL-7 抗体　anti-PL-7 antibody

抗 PM-Scl 抗体　anti-PM-Scl antibody,anti-PM-Scl

抗 RA33 抗体　anti-rheumatoid arthritis 33 antibody,anti-RA33

抗 Ri 抗体　anti-Ri antibody,anti-Ri,anti-neuronal nuclear antibody 2, ANNA-2 ［又称］抗神经元核抗体 2 型△

抗 RNA 聚合酶Ⅲ抗体　anti-RNA polymerase Ⅲ(RNAP3)antibody

抗 RNP 抗体　anti-ribonucleoprotein antibody,anti-RNP

抗 Sa 抗体　anti-Sa antibody,anti-Sa

抗 Scl-70 抗体　anti-scleroderma-70 antibody,anti-Scl-70

抗 Sm 抗体　anti-Smith antibody,anti-Sm

抗 Sp100 抗体　anti-Sp100 antibody

抗 SSA52 抗体　anti-Sjögren syndrome A 52 antibody,anti-SSA52

抗 SSA60 抗体　anti-Sjögren syndrome A 60 antibody,anti-SSA60

抗 SSA 抗体　anti-Sjögren syndrome A antibody

抗 SSB 抗体　anti-Sjögren syndrome B antibody

抗 Th/To(7-2RNP)抗体　anti-Th/To(7-2RNP)antibody

抗 Yo 抗体　anti-Yo antibody,anti-Yo,anti-Purkinje cell antibody, anti-PCA-1 ［又称］抗浦肯野细胞抗体△

抗 α 胞衬蛋白抗体　anti-α-fodrin antibody

抗 $\beta_2$- 糖蛋白 1 抗体　anti-$\beta_2$-glycoprotein Ⅰ antibody,anti-$\beta_2$GP1

抗 $\beta_2$- 糖蛋白 1 抗体 IgA　anti-$\beta_2$-glycoprotein Ⅰ antibody IgA, anti-$\beta_2$GP1 IgA

抗 $\beta_2$- 糖蛋白 1 抗体 IgG　anti-$\beta_2$-glycoprotein Ⅰ antibody IgG, anti-$\beta_2$GP1 IgG

抗 $\beta_2$- 糖蛋白 1 抗体 IgM　anti-$\beta_2$-glycoprotein Ⅰ antibody IgM, anti-$\beta_2$GP1 IgM

抗氨甲酰化蛋白抗体　anti-carbamylated protein(CarP)antibody

抗白蛋白抗体　anti-albumin antibody,AAA

抗胞质 5' 核苷酸酶 1A 抗体　anti-cytosolic-5'-nucleotidase 1A(cN1A)antibody

抗变异上皮抗体　anti-mutation epithelial antibody

抗表皮棘细胞颗粒连接抗体　anti-cuticular spines desmosome antibody

抗表皮细胞基底膜带抗体　anti-epidermal basement membrane zone antibody,anti-EBMZ,anti-pemphigoid antibody ［又称］抗类天疱疮抗体△

抗补体抗体　anti-complement antibody

抗单链 DNA 抗体　anti-single-stranded DNA,anti-ssDNA

抗电压门控钙通道抗体　anti-voltage-gated calcium channel(VGCC)antibody

抗电压门控钾通道抗体　anti-voltage-gated potassium channel(VGKC)antibody

抗肺泡基底膜抗体　anti-alveoli basement membrane zone antibody, anti-ABM-Ab

抗肺炎支原体抗体　Mycoplasma pneumoniae antibody,anti-M.pneumoniae antibody

抗钙通道抗体　anti-calcium channel antibody

抗肝 / 肾微粒体 1 型抗体　anti-liver/kidney microsomal type 1 antibody,anti-LKM-1

抗肝 / 肾微粒体抗体　anti-liver/kidney microsomal antibody,anti-LKM

抗肝 / 肾微粒体亚型抗体　anti-liver/kidney microsomal subtype antibody,anti-LKM subtype

抗肝细胞抗体　anti-liver cell antibody

抗肝细胞溶胶Ⅰ型抗原抗体　antiliver cytosol antigen type Ⅰ antibody,anti-LC-Ⅰ antibody

抗肝细胞特异性脂蛋白抗体　anti-liver specific lipoprotein antibody,anti-LSP

抗肝脏特异原抗体　anti-liver specific antigen antibody

抗干扰素 α 抗体　anti-interferon α antibody,anti-IFN-α antibody

抗睾丸间质细胞抗体　anti-leydig cell antibody

抗谷氨酸脱羧酶抗体　anti-glutamic acid decarboxylase antibody（GADA）

抗骨骼肌抗体　anti-skeletal muscle antibody,ASA

抗瓜氨酸化 α 烯醇化酶多肽 1 抗体　anti-citrullinated α-enolase peptide 1（CEP1）antibody

抗合成酶抗体　anti-synthetase antibody

抗核基质蛋白 2 抗体　anti-nuclear matrix protein 2（NXP2）antibody

抗核抗体　antinuclear antibody,ANA

抗核仁形成区抗体　anti-nucleolar organizing region 90（NOR-90）antibody

抗核糖核蛋白抗体　anti-ribonucleoprotein antibody,anti-RNP antibody

抗核糖体 P 蛋白抗体　anti-ribosome RNP antibody,anti-rRNP

抗核糖体抗体　anti-ribosomal antibody

抗核小体抗体　anti-nucleosome antibody,ANuA

抗核周因子抗体　antiperinuclear factor autoantibody,APF

抗黑色素瘤分化相关蛋白 5 抗体　anti-melanoma differentiation-associated protein 5（MDA5）antibody

抗滑膜抗体　anti-synovium antibody

抗环瓜氨酸肽抗体　anticyclic citrullinated peptide antibody,anti-CCP antibody

抗肌动蛋白抗体　anti-actin antibody

抗肌内膜抗体　anti-endomysial antibody,EMA

抗肌肉特异性酪氨酸激酶（MuSK）抗体　anti-muscle-specific tyrosine kinase（MuSK）antibody

抗甲状旁腺抗体　anti-parathyroid antibody

抗甲状腺过氧化物酶抗体　anti-thyroperoxidase antibody（TPOAb）

抗甲状腺球蛋白抗体　antithyroglobulin antibody,anti-TGAb

抗甲状腺微粒体抗体　anti-thyroid microsome antibody,anti-TMAb

抗胶原Ⅰ～Ⅵ抗体　anti-Collagen type Ⅰ～Ⅵ antibody

抗角蛋白抗体　antikeratin antibody,AKA

抗精子抗体　antisperm antibody,AsAb

抗酒石酸酸性磷酸酶 5b 抗体　anti-tartrateresistant acid phosphatase 5b antibody,anti-TRACP5b）

抗巨噬细胞抗体　anti-macrophage antibody

抗聚角蛋白微丝蛋白抗体　anti-filaggrin antibody,AFA

抗可溶性肝抗原 / 肝 - 胰抗原抗体　anti-soluble liver antigen/liver-pancreas antigen antibody,anti-SLA/LP antibody

抗酪氨酸磷酸酶抗体　anti-tyrosine phosphatase antibody,anti-IA2

抗类风湿关节炎核抗原抗体　anti rheumatoid arthritis associated nuclear antigen antibody,anti-RANA

抗粒细胞特异性抗核抗体　anti-granulocyte specific antinuclear antibody,GS-ANA

抗链激酶抗体　anti-streptokinase antibody

抗链球菌溶血素 O　antistreptolysin O,ASO

抗链球菌透明质酸酶　anti-streptococcus hyaluronidase

抗淋巴细胞抗体　anti-lymphocyte antibody

抗磷壁酸抗体　anti-teichoic acid（TA）antibody

抗磷脂酶 $A_2$ 受体抗体　anti-phospholipase $A_2$ recepter antibody,anti-PLA2R antibody

抗磷脂酰丝氨酸抗体　anti-phosphatidylserine antibody

抗卵巢抗体　anti ovary antibody

抗麦胶蛋白（麦醇溶蛋白）抗体　anti-gliadin antibody,AGA

抗脑垂体抗体　anti-pituitary gland antibody

抗脑膜炎球菌抗体　anti-neisseria meningitidis antibody

抗脑组织抗体　anti-brain tissue antibody,ABAb

抗内皮细胞抗体　anti-endothelial cell antibody,AECA

抗内因子抗体　anti-inner factor antibody（IFA）

抗酿酒酵母抗体　anti-saccharomyces cerevisiae antibody,ASCA

抗凝血酶原抗体　anti-prothrombin antibody

抗疟原虫抗体　anti-plasmodium antibody

抗平滑肌抗体　anti-smooth muscle antibody,anti-SMA

抗桥粒芯糖蛋白 -1 抗体　anti-desmoglein 1 antibody,anti-Dsg-1 antibody

抗鞘磷脂抗体　anti-sphingomyelin antibody

抗青霉素抗体　anti-penicillin antibody

抗染色体抗体　anti-chromosome antibody

抗人白细胞胞质弹性蛋白酶抗体　human leukocyte elastase-ANCA,HLE-ANCA

抗人绒毛膜促性腺激素抗体　anti-human chorionic gonadotropin antibody,AHCG-Ab

抗腮腺管抗体　anti-parotid duct antibody

抗神经节苷脂抗体　anti-ganglioside antibody

抗神经抗原抗体　anti-nerve antigen antibody

抗神经元核抗体 1 型　anti-Hu antibody,anti-Hu,anti-neuronal nuclear antibody 1,ANNA-1　［又称］抗 Hu 抗体△

抗肾上腺皮质抗体　anti-adrenocortical antibody,AAA

抗肾上腺细胞抗体　anti-adrenal cell antibody

抗肾小球基底膜抗体　anti-glomerular basement membrane antibody,anti-GBM

抗生长激素抗体　anti-growth hormone antibody,GHAb

抗双链 DNA 抗体　anti-double-stranded DNA antibody,anti-dsDNA

抗水通道蛋白 4 抗体　anti-aquaporin 4（AQP4）antibody

抗髓鞘少突胶质细胞糖蛋白抗体　anti-myelin oligodendrocyte glycoprotein（MOG）antibody

抗髓鞘相关糖蛋白抗体　anti-myelin associated glycoprotein antibody,MAG-Ab

抗胎盘合体滋养层细胞抗体　anti-placental syncytiotrophoblast cell antibody

抗胎盘抗原抗体　anti-placenta antigen antibody

抗肽基精氨酸脱亚胺酶 4 抗体　anti-peptidylarginine deiminase type 4（PAD4）autibody

抗体依赖性细胞毒试验　antibody dependent cell-mediated cytotoxicity test

抗透明带抗体　anti-zona pellucida antibody

抗突变型瓜氨酸波形蛋白抗体　anti-mutated citrullinated vimentin antibody,anti-MCV

抗脱氧核糖核酸酶抗体　anti-deoxyribonuclease antibody

抗网硬蛋白抗体　anti-reticulin antibody,ARA

抗胃 G 细胞抗体　anti-gastric G cell antibody

抗胃壁细胞抗体　anti-parietal cell antibody,PCA

抗无髓神经纤维抗体　anti-unmyelinated nerve fiber antibody

抗无唾液糖蛋白受体抗体　anti-asialoglycoprotein receptor（ASGPR）antibody

抗细胞浆抗体　anti-cytoplasmic antibody

抗细菌抗体　anti-bacterial antibody

抗下丘脑抗体　anti-hypothalamus antibody

抗纤维蛋白抗体　anti-fibrillarin antibody

抗涎 / 腮腺导管抗体　anti-salivary/parotid gland duct antibody

抗线粒体 M2 型抗体　anti-mitochondrial type 2 antibody,AMA-M2

抗线粒体 M4 型抗体　anti-mitochondrial type 4 antibody,AMA-M4

抗线粒体 M9 型抗体　anti-mitochondrial type 9 antibody,AMA-M9

抗线粒体抗体　anti-mitochondrial antibody,AMA

抗线粒体亚型抗体　anti-mitochondrial subtype antibody

抗小肠杯状细胞抗体　anti-intestinal goblet cell antibody（IGA）

抗小泛素样修饰物活化酶抗体　anti-small ubiquitin-like modifier activating enzyme（SAE）antibody

抗心肌抗体　anti-myocardial antibody

抗心磷脂抗体　anti-cardiolipin antibody,ACLA

抗心磷脂抗体 IgA　anti-cardiolipin antibody IgA,ACLA-IgA

抗心磷脂抗体 IgG　anti-cardiolipin antibody IgG，ACLA-IgG
抗心磷脂抗体 IgM　anti-cardiolipin antibody IgM，ACLA-IgM
抗锌转运蛋白 8 抗体　anti-zinc transporter protein 8（ZnT8）autoantibody
抗信号识别粒子抗体　anti-signal recognition particle（SRP）antibody
抗血小板表面相关抗体　anti-platelet-surface correlation antibody
抗血液细胞抗体　anti-blood cell antibody
抗眼部结构抗体　anti-eye structure antibody
抗眼肌抗体　anti-eye muscle antibody（EMAb）
抗胰岛素抗体　anti-insulin antibody，AIA
抗胰岛素受体抗体　anti-insulin receptor antibody
抗胰腺腺泡抗体　anti-pancreatic acini antibody（PAb）
抗乙酰胆碱受体抗体　anti-acetylcholine receptor antibody，AChRA
抗乙型肝炎病毒表面抗体 IgG　hepatitis B virus surface antibody IgG，HBsAb-IgG
抗硬皮病抗体　anti-scleroderma antibody
抗有髓神经纤维抗体　anti-myelinated nerve fiber antibody
抗载脂蛋白抗体　anti-apolipoprotein antibody
抗增殖细胞核抗原抗体　anti-proliferating cell nuclear antigen antibody，anti-PCNA
抗着丝点抗体　anti-centromere antibody，ACA
抗中心粒抗体　anti-centriole antibody
抗中性粒细胞胞浆蛋白酶 3 抗体　proteinase 3-ANCA，PR3-ANCA
抗中性粒细胞胞质抗体　antineutrophil cytoplasmic antibody，ANCA
抗中性粒细胞胞质溶菌酶抗体　lysozyme-ANCA，LYS-ANCA
抗中性粒细胞胞质乳铁蛋白抗体　lactoferrin-ANCA，LF-ANCA
抗中性粒细胞胞质杀菌通透性增高蛋白抗体　bactericidal/permeability increasing protein-ANCA，BPI-ANCA
抗中性粒细胞胞质髓过氧化物酶抗体　myeloperoxidase-ANCA，MPO-ANCA
抗中性粒细胞胞质组织蛋白酶 G 抗体　cathepsin G-ANCA，CG-ANCA
抗主动脉抗体　anti-aortic antibody
抗转录中介因子 1γ 抗体　anti-transcriptional intermediary factor 1γ（T1F1γ）antibody
抗滋养膜抗体　anti-trophoblast antibody，ATA
抗子宫内膜抗体　anti-endometrium antibody，EMAb
抗组蛋白抗体　anti-histone antibody，AHA
抗组织转谷氨酰胺酶抗体　anti-tissue transglutaminase antibody
柯萨奇病毒抗体　Coxsackie virus antibody
柯萨奇病毒抗体 IgG　Coxsackie virus antibody IgG
柯萨奇病毒抗体 IgM　Coxsackie virus antibody IgM
可溶性细胞间黏附分子 -1　soluble intercellular adhesion molecule-1，sICAM-1
可溶性脂肪因子受体　soluble adipokine receptor
空肠弯曲杆菌抗体　Campylobacter jejuni antibody，C.jejuni antibody
空肠弯曲菌抗原　Campylobacter jejuni antigen
狂犬病毒抗体　rabies virus antibody
狂犬病毒抗体 IgG　rabies virus antibody IgG
狂犬病毒抗体 IgM　rabies virus antibody IgM
莱姆螺旋体抗体　Lyme spirochetes antibody
莱姆螺旋体抗体 IgG　Lyme spirochetes antibody IgG
莱姆螺旋体抗体 IgM　Lyme spirochetes antibody IgM
类风湿因子　rheumatoid factor，RF
类风湿因子 IgA　rheumatoid factor IgA，RF-IgA
类风湿因子 IgG　rheumatoid factor IgG，RF-IgG
类风湿因子 IgM　rheumatoid factor IgM，RF-IgM
类胰蛋白酶　tryptase
冷凝集试验　cold agglutination test
冷球蛋白　cryoglobulin，CG
立克次体抗体　rickettsia antibody
粒细胞集落刺激因子　granulocyte colony stimulating factor，G-CSF
粒细胞 - 巨噬细胞集落刺激因子　granulocyte-macrophage colony stimulating factor，GM-CSF
淋巴因子激活的杀伤细胞抗肿瘤活性　antitumor activity of lympho-kine activated killer（LAK）
淋病奈瑟菌抗原　Neisseria gonorrhoeae antigen
磷酸葡萄糖异构酶　glucose-phosphate isomerase，GPI
鳞状细胞癌相关抗原　squamous cell carcinoma antigen，SCCA
流感嗜血杆菌抗体　Haemophilus influenzae antibody，H.influenzae antibody
流行性出血热病毒抗体　epidemic hemorrhagic fever virus antibody
流行性出血热病毒抗体 IgG　epidemic hemorrhagic fever virus antibody IgG
流行性出血热病毒抗体 IgM　epidemic hemorrhagic fever virus antibody IgM
流行性乙型脑炎病毒抗体　epidemic encephalitis type B virus antibody，Japanese B encephalitis antibody
流行性乙型脑炎病毒抗体 IgG　epidemic encephalitis type B virus IgG antibody，Japanese B encephalitis IgG antibody
流行性乙型脑炎病毒抗体 IgM　epidemic type encephalitis type B virus IgM antibody，Japanese B encephalitis IgM antibody
轮状病毒抗体　rotavirus antibody
轮状病毒抗体 IgG　rotavirus antibody IgG
轮状病毒抗体 IgM　rotavirus antibody IgM
轮状病毒抗原　rotavirus antigen
麻疹病毒抗体　measles virus antibody
麻疹病毒抗体 IgG　measles virus antibody IgG
麻疹病毒抗体 IgM　measles virus antibody IgM
梅毒螺旋体非特异性抗体　Treponema pallidum non-specific antibody
梅毒螺旋体抗体　Treponema pallidum antibody，T.pallidum antibody
梅毒螺旋体抗体 IgG　T.pallidum antibody IgG
梅毒螺旋体抗体 IgM　T.pallidum antibody IgM
免疫球蛋白 A　immunoglobulin A，IgA
免疫球蛋白 A1　immunoglobulin A1，IgA1
免疫球蛋白 A2　immunoglobulin A2，IgA2
免疫球蛋白 A 亚类　IgA subclass
免疫球蛋白 D　immunoglobulin D，IgD
免疫球蛋白 E　immunoglobulin E，IgE
免疫球蛋白 G　immunoglobulin G，IgG
免疫球蛋白 G1　immunoglobulin G1，IgG1
免疫球蛋白 G2　immunoglobulin G2，IgG2
免疫球蛋白 G3　immunoglobulin G3，IgG3
免疫球蛋白 G4　immunoglobulin G4，IgG4
免疫球蛋白 G 亚类　IgG subclass
免疫球蛋白 M　immunoglobulin M，IgM
脑膜炎球菌抗原　Neisseria meningitidis antigen
旁路途径 50% 补体溶血实验　alternate pathway 50% complement hemolysis，AP-CH50
破伤风类毒素抗体　tetanus toxoid antibody
迁移抑制因子试验　migration inhibitory factor test
前列腺酸性磷酸酶　prostatic acid phosphatase，PAP
前列腺特异性抗原同源异构体 2　isoform-2 prostate-specific antigen，p2PSA
桥粒芯糖蛋白 -3 抗体　anti-desmogleins 3 antibody，anti-Dsg-3
禽流感病毒抗体　avian influenza virus antibody
禽流感病毒抗体 IgG　avian influenza virus antibody IgG
禽流感病毒抗体 IgM　avian influenza virus antibody IgM
轻链　light chain
趋化因子　chemokine
趋化因子 CX3C 配体 1　chemokine CX3C ligand 1
趋化因子 CXC 配体 13　chemokine CXC ligand 13
人 T 淋巴细胞白血病病毒抗体　human T-cell leukaemia virus antibody，HTLV-Ab
人附睾分泌蛋白 4　human epididymis secretory protein 4，HE4
人类表皮生长因子受体 2　human epidermal growth factor receptor 2，HER-2
人类细小病毒 B19 抗体　human parvoviridae B19 antibody
人类细小病毒 B19 抗体 IgG　human parvoviridae B19 IgG antibody

人类细小病毒 B19 抗体 IgM　human parvoviridae B19 IgM antibody

人免疫缺陷病毒Ⅰ型抗体　human immunodeficiency virus type Ⅰ antibody，HIV-1-Ab

人免疫缺陷病毒 p24 抗原　human immunodeficiency virus p24 antigen，HIV p24

人免疫缺陷病毒抗体　human immunodeficiency virus antibody，HIV-Ab

人免疫缺陷病毒抗体 IgG 亲和力　avidity of human immunodeficiency virus antibody IgG

人免疫缺陷病毒抗原 / 抗体联合检测　combined detection of human immunodeficiency virus antigen/antibody，HIV-Ag/Ab

人型支原体抗体　Mycoplasma hominis antibody

人型支原体抗体 IgG　Mycoplasma hominis antibody IgG

人型支原体抗体 IgM　Mycoplasma hominis antibody IgM

妊娠相关血浆蛋白 A　pregnancy-associated plasma protein-A，PAPP-A

腮腺炎病毒抗体　mumps virus antibody

腮腺炎病毒抗体 IgG　mumps virus antibody IgG

腮腺炎病毒抗体 IgM　mumps virus antibody IgM

森林脑炎病毒抗体　tick borne encephalitis virus antibody，TBEV-Ab

森林脑炎病毒抗体 IgG　tick borne encephalitis virus antibody IgG，TBEV-IgG

森林脑炎病毒抗体 IgM　tick borne encephalitis virus antibody IgM，TBEV-IgM

沙眼衣原体抗体　Chlamydia trachomatis antibody

沙眼衣原体抗体 IgG　Chlamydia trachomatis antibody IgG

沙眼衣原体抗体 IgM　Chlamydia trachomatis antibody IgM

沙眼衣原体抗原　Chlamydia trachomatis antigen

神经生长因子　nerve growth factor，NGF

神经元特异烯醇化酶　neuron specific enolase，NSE

生长因子　growth factor，GF

生殖道支原体抗体　Mycoplasma genitalium antibody

生殖道支原体抗体 IgG　Mycoplasma genitalium antibody IgG

生殖道支原体抗体 IgM　Mycoplasma genitalium antibody IgM

食入性变应原 IgE　food allergen IgE

嗜肺军团菌抗体　Legionella pneumophila antibody

嗜肺军团菌抗体 IgA　Legionella pneumophila antibody IgA

嗜肺军团菌抗体 IgG　Legionella pneumophila antibody IgG

嗜肺军团菌抗体 IgM　Legionella pneumophila antibody IgM

嗜酸细胞阳离子蛋白　eosinophil cationic protein，ECP

嗜异性凝集试验　heterophile agglutination test

输血传播病毒抗体　transfusion transmitted virus antibody，TTV-Ab

鼠疫免疫学试验　plague immunology test

水痘 - 带状疱疹病毒抗体　varicella-zoster virus antibody，VZV-Ab

水痘 - 带状疱疹病毒抗体 IgG　varicella-zoster virus antibody IgG，VZV-IgG

水痘 - 带状疱疹病毒抗体 IgG 亲和力　avidity of varicella-zoster virus antibody IgG

水痘 - 带状疱疹病毒抗体 IgM　varicella-zoster virus antibody IgM，VZV-IgM

髓鞘碱性蛋白　myelin basic protein，MBP

碳 13 尿素呼气试验　$^{13}$C urea breath test，13C-UBT

碳 14 尿素呼气试验　$^{14}$C urea breath test，14C-UBT

糖类抗原 15-3　carbohydrate antigen 15-3，CA15-3

糖类抗原 549　carbohydrate antigen 549，CA549

糖链抗原 125　carbohydrate antigen 125，CA125

糖链抗原 19-9　carbohydrate antigen 19-9，CA19-9

糖链抗原 242　carbohydrate antigen 242，CA242

糖链抗原 50　carbohydrate antigen 50，CA50

糖链抗原 72-4　carbohydrate antigen 72-4，CA72-4

唾液酸化糖链抗原　krebs von den Lungen-6，KL-6

外斐反应　Weil-Felix reaction

胃蛋白酶原　pepsinogen，PG

胃蛋白酶原Ⅰ　pepsinogen Ⅰ，PG Ⅰ

胃蛋白酶原Ⅰ / 胃蛋白酶原Ⅱ比值　pepsinogen Ⅰ/pepsinogen Ⅱ，PG Ⅰ/PG Ⅱ

胃蛋白酶原Ⅱ　pepsinogen Ⅱ，PG Ⅱ

胃泌素 -17　gastrin-17，G-17

胃泌素释放肽前体　pro-gastrin-releasing peptide，Pro-GRP

戊型肝炎病毒抗体　hepatitis E virus antibody，HEV-Ab

戊型肝炎病毒抗体 IgG　hepatitis E virus antibody IgG，HEV-IgG

戊型肝炎病毒抗体 IgM　hepatitis E virus antibody IgM，HEV-IgM

西尼罗病毒抗体　West Nile virus antibody

西尼罗病毒抗体 IgG　West Nile virus IgG antibody

西尼罗病毒抗体 IgG 亲和力　West Nile virus antibody IgG avidity

西尼罗病毒抗体 IgM　West Nile virus IgM antibody

吸入性变应原 IgE　inhaled allergen IgE

细胞角蛋白 19 片段抗原 21-1　cyto-keratin 19 fragment antigen 21-1，CYFRA21-1

细胞黏附分子　cell adhesion molecule，CAM

细菌抗原　bacterial antigen

细粒棘球绦虫抗体　Echinococcus granulosus antibody

腺病毒抗体　adenovirus antibody

腺病毒抗体 IgG　adenovirus antibody IgG

腺病毒抗体 IgM　adenovirus antibody IgM

腺病毒抗原　adenovirus antigen

硝基四氮唑蓝还原试验　nitroblue tetrazolium reduction test，NBT

小肠结肠炎耶尔森菌抗体　Yersinia enterocolitica antibody

星形胶质蛋白　astrocyte protein，AP

选择性蛋白尿指数　selective proteinuria index，SPI

血管内皮细胞生长因子　vascular endothelial cell growth factor，VEGF

血小板生成素　thrombopoietin，TPO

血小板源性生长因子　platelet-derived growth factor，PDGF

循环免疫复合物　circulating immune complexe，CIC

耶尔森菌免疫学试验　Yersinia immunology test

野兔热土拉杆菌免疫学试验　tularemia immunology test

衣原体抗原　chlamydia antigen

胰岛细胞抗体　islet cell antibody，ICA

乙型肝炎 e 抗体　hepatitis B e antibody，HBeAb

乙型肝炎 e 抗原　hepatitis B e antigen，HBeAg

乙型肝炎表面抗体　hepatitis B surface antibody，HBsAb

乙型肝炎表面抗原　hepatitis B surface antigen，HBsAg

乙型肝炎病毒 e 抗体 IgG　hepatitis B virus e antibody IgG，HBeAb-IgG

乙型肝炎病毒核心抗体 IgG　hepatitis B virus core antibody IgG，HBcAb-IgG

乙型肝炎病毒核心抗体 IgM　hepatitis B virus core antibody IgM，HBcAb-IgM

乙型肝炎病毒前 S1 抗体　hepatitis B virus pre-S1 antibody，HBPre-S1Ab

乙型肝炎病毒前 S1 抗原　hepatitis B virus pre-S1 antigen，HBPre-S1Ag

乙型肝炎病毒前 S2 抗体　hepatitis B virus pre-S2 antibody，HBPre-S2Ab

乙型肝炎病毒前 S2 抗原　hepatitis B virus pre-S2 antigen，HBPre-S2Ag

乙型肝炎病毒外膜大蛋白抗原　hepatitis B virus large outer membrane protein antigen，HBV-LP

乙型肝炎核心抗体　hepatitis B core antibody，HBcAb

乙型肝炎核心抗原　hepatitis B core antigen，HBcAg

乙型流感病毒抗体　influenza virus B antibody

乙型流感病毒抗体 IgG　influenza virus B antibody IgG

乙型流感病毒抗体 IgM　influenza virus B antibody IgM

乙型流感病毒抗原　influenza virus B antigen

异常糖链糖蛋白　tumor abnormal protein，TAP

抑制素 A　inhibin A，INHA

鹦鹉热衣原体抗体　Chlamydia psittaci antibody

鹦鹉热衣原体抗体 IgG　Chlamydia psittaci antibody IgG

鹦鹉热衣原体抗体 IgM　Chlamydia psittaci antibody IgM
幽门螺杆菌多肽　Helicobacter pylori polypeptide
幽门螺杆菌粪便抗原　Helicobacter pylori stool antigen, HpSA
幽门螺杆菌抗体　Helicobacter pylori（H.pylori）antibody
幽门螺杆菌抗体 IgA　Helicobacter pylori antibody IgA
幽门螺杆菌抗体 IgG　Helicobacter pylori antibody IgG
幽门螺杆菌抗体 IgM　Helicobacter pylori antibody IgM
幽门螺杆菌抗原　Helicobacter pylori antigen
幽门螺杆菌尿素酶　Helicobacter pylori urease
游离前列腺特异性抗原　free prostate specific antigen, fPSA
游离前列腺特异性抗原 / 总前列腺特异性抗原比值　fPSA/tPSA
游离轻链　free light chain
脂多糖结合蛋白　lipopolysaccharide binding protein, LBP
中性粒细胞趋化功能试验　neutrophil chemotaxis assay
终末补体复合物　terminal complement complexe, TCC
肿瘤坏死因子　tumor necrosis factor, TNF

肿瘤坏死因子 α　tumor necrosis factor- α, TNF- α
肿瘤坏死因子 β　tumor necrosis factor- β, TNF- β
肿瘤坏死因子受体　tumor necrosis factor receptor
肿瘤特异性生长因子　tumor specific growth factor, TSGF
肿瘤细胞花环试验　tumor cell rosette test
肿瘤相关抗原　tumor-associated antigen, TAA
肿瘤相关物质　tumor associated material, TAM
猪囊尾蚴抗体　cysticercus cellulosae antibody
猪囊尾蚴抗原　cysticercus cellulosae antigen
转化生长因子 β　transforming growth factor- β, TGF- β
自然杀伤细胞功能试验　nature killer cell function assay
自然杀伤细胞抗肿瘤活性　anti-tumor activation with nature killer cell
总前列腺特异性抗原　total prostate specific antigen, tPSA
组织胞浆菌免疫学试验　histoplasma immunology test
组织多肽抗原　tissue polypeptide antigen, TPA
组织多肽特异抗原　tissue polypeptide specific antigen, TPS

# 32.4　生化专业名词

1,25- 双羟维生素 $D_3$　1,25-dihydroxy vitamin $D_3$
17 α - 羟孕酮　17 α -hydroxyprogesterone
17- 羟皮质类固醇　17-hydroxycorticosteroid
17- 酮类固醇　17-ketosteroid
24,25- 双羟维生素 $D_3$　24,25-dihydroxy vitamin $D_3$
25- 羟维生素 $D_3$　25-hydroxy vitamin $D_3$
3′5 环磷酸鸟苷　guanosine 3′5-cyclic monophosphate
3′5 环磷酸腺苷　adenosine 3′5-cyclic monophosphate
5′ - 核苷酸酶　5′-nucleotidase
5 α - 双氢睾酮　5 α -dihydrotestosterone, DHT
5- 羟吲哚乙酸　5-hydroxyindole acetic acid
6- 酮 - 前列腺素 $F_{1α}$　6-keto-prostaglandin $F_{1α}$
Ⅰ型胶原氨基端肽　type Ⅰ collagen amino terminal peptide
Ⅰ型胶原羧基端前肽　carboxyl-terminal propeptide of type Ⅰ collagen
Ⅰ型胶原羧基端肽　type Ⅰ collagen C-terminal peptide
C 反应蛋白　C-reactive protein, CRP
C 肽　C-peptide
L- 岩藻糖　L-fucose
N 端 -B 型钠尿肽前体　N-terminal pro-B-type natriuretic peptide
$T_3$ 摄取率　triiodothyronine uptake rate
$α_1$ - 酸性糖蛋白　$α_1$-acid glycoprotein, AAG
$α_1$ - 胰蛋白酶抑制剂　$α_1$-antitrypsin ［又称］$α_1$- 抗胰蛋白酶△
$α_2$ - 巨球蛋白　$α_2$-macroglobulin
α - 羟丁酸脱氢酶　α -hydroxybutyric dehydrogenase, HBDH
$β_2$ - 微球蛋白　$β_2$-microglobulin
β - 脂蛋白　beta-lipoprotein
γ - 氨基丁酸　γ -aminobutyric acid, GABA
γ - 谷氨酰转肽酶　gamma glutamyl transpeptidase, GGT
γ - 谷氨酰转肽酶同工酶　gamma glutamyl transpeptidase isoenzyme
氨　ammonia
氨基酸　amino acid
胺碘酮　amiodarone ［又称］乙胺碘呋酮△
白蛋白　albumin, ALB
白三烯 $B_4$　leukotriene $B_4$
半乳糖　galactose
苯巴比妥　phenobarbital
苯丙胺　amphetamine
苯妥英　phenytoin
苯妥英代谢物　phenytoin metabolite

吡啶酚　pyridinol, PYD
丙氨酸氨基转移酶　alanine aminotransferase, ALT
丙酮酸　pyruvic acid
丙酮酸激酶　pyruvate kinase
丙戊酸钠　sodium valproate
不饱和铁结合力　unsaturated iron binding capacity
茶碱　theophylline
长链脂肪酸　long-chain fatty acid
雌二醇　estradiol, $E_2$
雌激素受体　estrogen receptor
雌三醇　estriol, $E_3$
雌酮　estrone
促黄体素释放激素　luteinizing hormone releasing hormone, LH-RH
促甲状腺激素　thyroid-stimulating hormone, TSH
促甲状腺激素释放激素　thyrotropin releasing hormone, TRH
促肾上腺皮质激素　adrenocorticotropic hormone
促肾上腺皮质激素释放因子　corticotropin releasing factor, CRF
催产素　oxytocin
催乳素　prolactin
胆固醇酯转移蛋白　cholesterol ester transfer protein
胆碱酯酶　cholinesterase
胆囊收缩素　cholecystokinin
胆酰甘氨酸　cholylglycine
胆汁酸　bile acid
蛋白结合碘　protein bound iodine
地高辛　digoxin
低密度脂蛋白胆固醇　low density lipoprotein cholesterol, LDL-C
低密度脂蛋白受体　low density lipoprotein receptor
淀粉酶　amylase, AMS
淀粉酶同工酶　amylase isoenzyme
淀粉样蛋白　amyloid
动脉血 $CO_2$ 分压　arterial blood carbon dioxide partial pressure
动脉血酸碱度　arterial blood pH
多胺　polyamine
多巴胺　dopamine
儿茶酚胺　catecholamine
反式三碘甲状腺原氨酸　reverse triiodothyronine, $rT_3$
非酯化胆固醇　non-esterified cholesterol
非酯化脂肪酸　non-esterified fatty acid, NEFA

钙　calcium，Ca

甘油三酯　triglyceride，TG

肝脂肪酶　hepatic lipase

高密度脂蛋白胆固醇　high-density lipoprotein cholesterol，HDL-C

睾酮　testosterone，T

镉　cadmium，Cd

铬　chromium，Cr

汞　mercury，Hg

谷氨酸脱氢酶　glutamate dehydrogenase

骨钙素　osteocalcin

骨碱性磷酸酶　bone alkaline phosphatase，BALP

钴　cobalt，Co

果糖　fructose

果糖胺　fructosamine

核糖核酸酶　ribonuclease

红细胞生成素　erythropoietin，EPO

环孢素　ciclosporin，cyclosporine A

黄体生成素　luteinizing hormone，LH

肌钙蛋白Ⅰ　troponin I，TnI

肌钙蛋白T　troponin T，TnT

肌酐　creatinine，Cr

肌红蛋白　myoglobin

肌酸　creatine

肌酸激酶　creatine kinase，CK

肌酸激酶MB亚型　creatine kinase MB，CK-MB

肌酸激酶同工酶　creatine kinase isoenzyme

基质金属蛋白酶　matrix metalloproteinase，MMP

己糖胺　hexosamine

甲状旁腺素　parathyroid hormone，PTH

甲状腺球蛋白　thyroglobulin

甲状腺素　thyroxine，T₄

甲状腺素结合球蛋白　thyroxine-binding globulin

钾　potassium，K

碱性磷酸酶　alkaline phosphatase，ALP

碱性磷酸酶同工酶　alkaline phosphatase isoenzyme

降钙素　calcitonin，CT

降钙素基因相关肽　calcitonin gene-related peptide

降钙素原　procalcitonin，PCT

结合胆汁酸组分　conjugated bile acid fractionation

结合珠蛋白　haptoglobin，HP

金属蛋白酶　metalloproteinase

巨肌酸激酶　macrocreatine kinase

抗利尿激素　antidiuretic hormone，ADH

类胆固醇颗粒样残留物　remnant like particle-cholesterol

类甘油三酯颗粒样残留物　remnant like particle-triglyceride

离子钙　ionized calcium

锂　lithium，Li

磷脂酶A₂　phospholipase A₂

磷脂脂肪酸　fatty acid phospholipid

磷脂组分　phospholipid fractionation

卵磷脂/鞘磷脂比值　lecithin/sphingomyelin ratio

卵磷脂胆固醇酰基转移酶　lecithin cholesterol acyltransferase

卵泡刺激素　follicle-stimulating hormone，FSH

铝　aluminium，Al

氯　chlorine，Cl

镁　magnesium，Mg

锰　manganese，Mn

钠　sodium，Na

耐酒石酸盐酸性磷酸酶　tartrate resistant acid phosphatase

脑钠尿肽　brain natriuretic peptide，BNP

黏蛋白　mucoprotein

尿卟啉　uroporphyrin

尿素　urea

尿酸　uric acid，UA

镍　nickel，Ni

皮质醇　cortisol

葡萄糖　glucose，GLU

葡萄糖-6-磷酸脱氢酶　glucose-6-phosphate dehydrogenase，G6PD

葡萄糖苷酶　glucosidase

葡萄糖耐量　glucose tolerance

铅　lead，Ld

前白蛋白　prealbumin，PA

前激肽释放酶　prekallikrein

前列腺素　prostaglandin

球蛋白　globulin

去甲肾上腺素　norepinephrine

醛固酮　aldosterone

醛缩酶　aldolase

缺血修饰白蛋白　ischemia modified protein，IMA

人绒毛膜促性腺激素　human chorionic gonadotropin，HCG

人绒毛膜促性腺激素β亚基　human chorionic gonadotropin beta-subunit，β-HCG

溶菌酶　lysozyme

乳酸　lactic acid

乳酸脱氢酶　lactate dehydrogenase，LDH

乳酸脱氢酶同工酶　lactate dehydrogenase isoenzyme

三碘甲状腺原氨酸　triiodothyronine，T₃

三磷酸腺苷　adenosine triphosphate

山梨醇　sorbitol

砷　arsenic，As

神经降压素　neurotensin

肾素活性　renin activity

渗透压　osmotic pressure

生长激素　growth hormone

生长抑素　somatostatin

剩余碱　base excess，BE

视黄醇结合蛋白　retinol-binding protein，RBP

酸性磷酸酶　acid phosphatase，ACP

髓过氧化物酶　myeloperoxidase

他克莫司　tacrolimus，FK506

胎盘催乳素　placental lactogen，PRL

糖化白蛋白　glycosylated albumin

糖化血红蛋白　glycosylated hemoglobin

糖化血红蛋白A1c　glycosylated hemoglobin A1c，HbA1c

天门冬氨酸氨基转移酶　aspartate aminotransferase，AST

天门冬氨酸氨基转移酶同工酶　aspartate aminotransferase isoenzyme

铁　iron，Fe

同型半胱氨酸　homocysteine，HCY

铜　copper，Cu

铜蓝蛋白　ceruloplasmin

脱氧吡啶酚　deoxypyridinol，DPD

唾液淀粉酶　salivary amylase

晚期糖基化终末产物　advanced glycation end product，AGE

微量白蛋白　microalbumin，mALB

维生素A　vitamin A

维生素B₁　vitamin B₁

维生素B₁₂　vitamin B₁₂

维生素C　vitamin C，ascorbic acid　［又称］抗坏血酸△

胃泌素　gastrin

无机磷酸盐　inorganic phosphate

硒　selenium，Se

线粒体AST　mitochondrial-AST

腺苷脱氨酶　adenosine deaminase，ADA

香草扁桃酸　vanillylmandelic acid，VMA

心房钠尿肽　atrial natriuretic peptide，ANP

心型脂肪酸结合蛋白　heart fat acid binding protein，HFBP

锌　zinc，Zn

雄烯二酮　androstenedione

血管活性肽　vasoactive peptide
血管紧张素Ⅰ　angiotensin Ⅰ
血管紧张素Ⅰ转化酶　angiotensin- Ⅰ -converting enzyme
血管紧张素Ⅱ　angiotensin Ⅱ
血管内皮生长因子　vascular endothelial growth factor
血浆 $HCO_3$ 浓度　plasma bicarbonate concentration
血栓素 $B_2$　thromboxane $B_2$
氧饱和度　oxygen saturation
氧分压　oxygen partial pressure
叶酸　folic acid
一氧化氮　nitric oxide, NO
胰蛋白酶　trypsin
胰蛋白酶原　trypsinogen
胰岛素　insulin
胰岛素受体　insulin receptor
胰岛素样生长因子　insulin-like growth factor
胰岛素样生长因子结合蛋白 -3　insulin-like growth factor-binding protein-3
胰岛素原　proinsulin
胰淀粉酶　pancreatic amylase
胰多肽　pancreatic polypeptide
胰高血糖素　glucagon
乙琥胺　ethosuximide
乙基苯妥英　ethotoin
乙酰乙酸　acetoacetic acid
异柠檬酸脱氢酶　isocitrate dehydrogenase
游离丙戊酸　free valproic acid
游离睾酮　free testosterone
游离甲状腺素　free thyroxine, FT4
游离皮质醇　free cortisol
游离羟脯氨酸　free hydroxyproline
游离三碘甲状腺原氨酸　free triiodothyronine, FT3
游离血红蛋白　free hemoglobin
游离脂肪酸　free fatty acid
原卟啉　protoporphyrin
孕三醇　pregnanetriol
孕酮　progesterone, P
孕酮受体　progesterone receptor
载脂蛋白　apolipoprotein, Apo

载脂蛋白 A　apolipoprotein A, ApoA
载脂蛋白 A1　apolipoprotein A1, ApoA1
载脂蛋白 A2　apolipoprotein A2, ApoA2
载脂蛋白 B　apolipoprotein B, ApoB
载脂蛋白 C2　apolipoprotein C2
载脂蛋白 C3　apolipoprotein C3
载脂蛋白 E　apolipoprotein E, ApoE
载脂蛋白 E 同工酶　apolipoprotein E isoenzyme
载脂蛋白 H　apolipoprotein H
支链氨基酸　branched-chain amino acid
脂蛋白　lipoprotein
脂蛋白 a　lipoprotein a, Lp（a）
脂蛋白 a 表型　lipoprotein a phenotype
脂蛋白内胆固醇　cholesterol in lipoprotein
脂蛋白内甘油三酯　triglyceride in lipoprotein
脂蛋白内磷脂　phospholipid in lipoprotein
脂蛋白脂肪酶　lipoprotein lipase
脂蛋白脂质　lipid in lipoprotein
脂蛋白组分　lipoprotein fractionation
脂肪酶　lipase, LPS
脂质　lipid
脂质过氧化物　lipid peroxide
脂质转运抑制蛋白　lipid transfer inhibitor protein
直接胆红素　direct bilirubin, DBIL, conjugated bilirubin　［又称］结合胆红素△
酯化胆固醇　esterified cholesterol
转铁蛋白　transferrin, TRF
总胆固醇　total cholesterol, TC
总胆红素　total bilirubin, TBIL
总蛋白　total protein, TP
总氮　total nitrogen
总碘　total iodine
总磷脂　total phospholipid
总羟脯氨酸　total hydroxyproline
总铁结合力　total iron binding capacity, TIBC
总脂肪酸　total fatty acid
总脂质　total lipid
组织抑制物　tissue inhibitor

# 32.5　微生物专业名词

（1,3）-β-D- 葡聚糖试验（G 试验）　(1,3)-β-D-Glucan test, G test
B 群链球菌鉴定　identification of group B Streptococcus（GBS）
B 群链球菌培养　culture of group B Streptococcus（GBS）
B 群链球菌培养和鉴定　culture and identification of group B Streptococcus（GBS）
KOH 湿片找真菌　KOH wet mount for detecting of fungus
L 型细菌培养　L-form bacterial culture
O-157 大肠埃希菌鉴定　identification of Escherichia coli O157：H7
O-157 大肠埃希菌培养　culture of Escherichia coli O157：H7
O-157 大肠埃希菌培养和鉴定　culture and identification of Escherichia coli O157：H7
T 细胞免疫应答干扰素 γ 释放试验　T cell immune response to interferon γ release assay（IGRA）
氨基糖苷类高水平耐药　high-level aminoglycoside resistance, HLAR
半乳甘露聚糖试验（GM 试验）　galactomannan test, GM test
孢子丝菌免疫学方法检测　sporotrichum immunology assay test
病毒鉴定　viral identification

病毒培养　viral culture
病毒培养和鉴定　viral culture and identification
病原体显色培养及快速鉴定　chromogenic culture and rapid identification of pathogen
超广谱 β- 内酰胺酶　extended spectrum β-Lactamase, ESBL
肺炎链球菌鉴定　identification of Streptococcus pneumoniae
肺炎链球菌培养　culture of Streptococcus pneumoniae
肺炎链球菌培养和鉴定　culture and identification of Streptococcus pneumoniae
分枝杆菌鉴定　mycobacterial identification
分枝杆菌培养（固体法）　mycobacterial culture（solid culture）
分枝杆菌培养（液体法）　mycobacterial culture（liquid culture）
分枝杆菌培养和鉴定　mycobacterial culture and identification
钙荧光白染色找真菌　calcofluor white fluorescent stain detecting of fungus
化脓链球菌鉴定　identification of Streptococcus pyogenes
化脓链球菌培养　culture of Streptococcus pyogenes

化脓链球菌培养和鉴定　culture and identification of Streptococcus pyogenes

回归热螺旋体血涂片镜检　blood smear microscopy for Borrelia recurrentis

霍乱弧菌鉴定　identification of Vibrio cholerae

霍乱弧菌培养　culture of Vibrio cholerae

霍乱弧菌培养和鉴定　culture and identification of Vibrio cholerae

霍乱弧菌血清学分型　serotyping of Vibrio cholerae

霍乱弧菌直接涂片镜检　wet mount for detecting of Vibrio cholerae

艰难梭菌毒素测定　toxin detection of Clostridium difficile

艰难梭菌鉴定　identification of Clostridium difficile

艰难梭菌培养　Clostridium difficile culture

艰难梭菌培养和鉴定　culture and identification of Clostridium difficile

结核分枝杆菌 T-SPOT 或干扰素 γ 释放试验　T-SPOT tuberculosis (T-SPOT.TB) test or interferon-γ release test

结核分枝杆菌固体培养基药敏试验　antimicrobial susceptibility test for Mycobacterium tuberculosis on solid medium

结核分枝杆菌及利福平耐药基因检测　detecting of Mycobacterium tuberculosis and rifampicin resistant gene

结核分枝杆菌药敏定量试验　antimicrobial susceptibility quantitative test for Mycobacterium tuberculosis

结核分枝杆菌药敏定性试验　antimicrobial susceptibility qualitative test for Mycobacterium tuberculosis

结核分枝杆菌液体培养基药敏试验　antimicrobial susceptibility test for Mycobacterium tuberculosis in liquid medium

军团菌鉴定　identification of Legionella spp.

军团菌抗原检测　antigen detecting of Legionella spp.

军团菌培养　culture of Legionella spp.

军团菌培养和鉴定　culture and identification of Legionella spp.

军团菌血清学分型　serotyping of Legionella spp.

空肠弯曲菌鉴定　identification of Campylobacter jejuni

空肠弯曲菌培养　culture of Campylobacter jejuni

空肠弯曲菌培养和鉴定　culture and identification of Campylobacter jejuni

链球菌属血清学分型　serotyping of Streptococcus spp.

淋病奈瑟菌鉴定　identification of Neisseria gonorrhoeae

淋病奈瑟菌培养　culture of Neisseria gonorrhoeae

淋病奈瑟菌培养和鉴定　culture and identification of Neisseria gonorrhoeae

流感嗜血杆菌鉴定　identification of Haemophilus influenzae

流感嗜血杆菌培养　culture of Haemophilus influenzae

流感嗜血杆菌培养和鉴定　culture and identification of Haemophilus influenzae

流感嗜血杆菌血清学分型　serotyping of Haemophilus influenzae

梅毒螺旋体暗视野镜检　dark-field microscopy for Treponema pallidum

墨汁染色　ink stain

耐甲氧西林金黄色葡萄球菌　methicillin-resistant Staphylococcus aureus，MRSA

耐青霉素肺炎链球菌　penicillin-resistant Streptococcus pneumoniae，PRSP

耐碳青霉烯类鲍曼不动杆菌　carbapenems-resistant Acinetobacter baumanii，CRAB

耐碳青霉烯类肠杆菌目细菌　carbapenems-resistant Enterobacterales，CRE

耐万古霉素肠球菌　vancomycin-resistant enterococcus，VRE

脑膜炎球菌鉴定　identification of Neisseria meningitidis

脑膜炎球菌培养　culture of Neisseria meningitidis

脑膜炎球菌培养和鉴定　culture and identification of Neisseria meningitidis

内毒素鲎定量试验　endotoxin limulus amoebocyte lysate（LAL）quantitative test

内毒素鲎定性试验　endotoxin limulus amoebocyte lysate（LAL）qualitative test

念珠菌鉴定　candida identification

念珠菌免疫学方法检测　candida immunology assay

念珠菌培养　candida culture

浓缩标本涂片革兰染色镜检查真菌　smear and Gram stain detecting of fungus from concentrated specimen

浓缩标本涂片革兰染色镜检细菌　smear and Gram stain for detecting of bacteria from concentrated specimen

浓缩标本涂片抗酸染色镜检　smear and acid-fast stain microscopy of concentrated specimen

浓缩标本涂片荧光染色镜检抗酸杆菌　smear and fluorescent staining microscopy for acid-fast bacteria of concentrated specimen

普通需氧菌药敏定量试验　antimicrobial susceptibility quantitative test for aerobic bacteria

普通需氧菌药敏定性试验　antimicrobial susceptibility qualitative test for aerobic bacteria

其他细菌毒素测定　toxin detection of other bacteria

球孢子菌免疫学方法检测　Coccidioides immunology assay

曲霉菌免疫学方法检测　aspergillus immunology assay

弱抗酸染色镜检诺卡菌　modified acid-fast stain for detecting of Nocardia

沙门菌属培养　culture of Salmonella spp.

沙门菌属血清学分型　serotyping of Salmonella spp.

丝状真菌鉴定　filamentous fungal identification

丝状真菌培养　filamentous fungal culture

特殊细菌涂片染色镜检　smear and stain for detecting of special bacteria

涂片革兰染色镜检查真菌　smear and Gram stain detecting of fungus

涂片革兰染色镜检细菌　smear and Gram stain for detecting of bacteria

涂片抗酸染色镜检　smear and acid-fast stain for detecting

涂片荧光染色镜检抗酸杆菌　smear and fluorecent staining microscopy for acid-fast bacteria

细菌动力检查及制动试验　detecting of bacterial mobility and immobility test

细菌菌落计数　bacterial colony count

新型隐球菌荚膜抗原试验　Cryptococcus neoformans capsular antigen test

血培养　blood culture

血细菌培养　blood culture for bacteria

血厌氧菌培养　blood culture for anaerobic bacteria

血真菌培养　blood culture for fungus

芽生菌免疫学方法检测　Blastomyces immunology assay

厌氧菌培养　anaerobic bacterial culture

厌氧菌培养和鉴定　anaerobic bacterial culture and identification

厌氧菌药敏试验　antimicrobial susceptibility test for anaerobic bacteria

一般细菌鉴定　general bacterial identification

一般细菌培养　general bacterial culture

一般细菌培养和鉴定　general bacterial culture and identification

衣原体鉴定　chlamydia identification

衣原体培养　chlamydia culture

衣原体培养和鉴定　chlamydia culture and identification

衣原体涂片检测　smear and detecting of chlamydia

荧光染色找真菌　fluorecent staining detecting of fungus

幽门螺杆菌鉴定　identification of Helicobacter pylori

幽门螺杆菌培养　culture of Helicobacter pylori

幽门螺杆菌培养和鉴定　culture and identification of Helicobacter pylori

真菌鉴定　fungal identification

真菌培养　fungus culture

真菌培养和鉴定　fungal culture and identification

真菌药敏定量试验　antimicrobial susceptibility quantitative test of fungus

真菌药敏定性试验　antimicrobial susceptibility qualitative test of fungus

支原体鉴定　mycoplasma identification

支原体培养　mycoplasma culture

支原体培养和鉴定　mycoplasma culture and identification

支原体药敏试验　antimicrobial susceptibility test of mycoplasma

志贺菌属培养　culture Shigella spp.

志贺菌属血清学分型　serotyping of Shigella spp.

致病性大肠埃希菌血清学分型　serotyping of pathogenic Escherichia coli

# 中文索引

0.1 秒口腔闭合压　96
0.5 秒用力呼气容积　96
101 点数字评分法　343
111 标记的白细胞扫描　317
11 点数字评分法　343
11- 羟化酶缺陷症　157
1,25- 双羟维生素 D$_3$　481
12 小时尿沉渣计数　471
131 碘治疗后甲减$^\triangle$　161
$^{13}$C 或 $^{14}$C- 尿素酶呼气试验　118
(1,3)-β-D- 葡聚糖试验（G 试验）　483
13q 部分三体（q21-q）综合征　409
13 三体综合征　1,397,409
14-3-3 η 蛋白　475
17,20- 裂链酶缺陷症$^\triangle$　157
17,20- 裂解酶缺陷症　157
17 环状染色体综合征　409
17α- 羟化酶 /17,20- 裂解酶（CYP17）缺
　陷症　157
17α- 羟化酶缺乏症　157
17- 羟化酶缺陷症　157
17- 羟皮质类固醇　481
17α- 羟孕酮　481
17- 酮类固醇　481
18F-FDG PET　316
18p 部分单体综合征　409
18 号染色体长臂缺失综合征　409
18- 羟化酶缺陷症　157
18- 三体综合征$^\triangle$　119,257
18 三体综合征　318,397,409
18- 氧化酶缺陷症　157
1p/19q 杂合性丢失检测　467
1q 部分三体综合征　409
1 小时尿沉渣计数　471
1 型家族性糖皮质激素缺陷症　157
1 型糖尿病　157
1 型糖尿病伴勃起功能障碍　157
1 型糖尿病伴动脉粥样硬化　157
1 型糖尿病伴多并发症　157
1 型糖尿病伴反复低血糖发作　157
1 型糖尿病伴冠心病　157
1 型糖尿病伴红斑　157
1 型糖尿病伴红癣面容　157
1 型糖尿病伴虹膜红变　157
1 型糖尿病伴坏死性筋膜炎$^\triangle$　256
1 型糖尿病伴肌病　157
1 型糖尿病伴肌坏死　157
1 型糖尿病伴急性胰腺炎　157

1 型糖尿病伴脊髓病　157
1 型糖尿病伴甲周毛细血管扩张　157
1 型糖尿病伴肩关节周围炎$^\triangle$　256
1 型糖尿病伴脑血管疾病　157
1 型糖尿病伴逆行射精　157
1 型糖尿病伴女性性功能障碍　157
1 型糖尿病伴青光眼　157
1 型糖尿病伴缺血性心肌病　157
1 型糖尿病伴乳酸性酸中毒　157
1 型糖尿病伴乳酸性酸中毒并昏迷$^\triangle$　157
1 型糖尿病伴神经系统并发症　157
1 型糖尿病伴肾乳头坏死　157
1 型糖尿病伴食管功能障碍　157
1 型糖尿病伴糖尿病足　157
1 型糖尿病伴外周动脉闭塞症　157
1 型糖尿病伴腕管综合征　157
1 型糖尿病伴下肢动脉粥样硬化　157
1 型糖尿病伴新生血管性青光眼　157
1 型糖尿病伴血糖控制不佳　157
1 型糖尿病伴有眼的并发症　1
1 型糖尿病伴掌腱膜挛缩症（Dupuytren 挛
　缩症）$^\triangle$　256
1 型糖尿病伴直立性低血压　157
1 型糖尿病伴周围血管病变$^\triangle$　218
1 型糖尿病大血管并发症　157
1 型糖尿病单神经病变$^\triangle$　119
1 型糖尿病低血糖昏迷　157
1 型糖尿病低血糖性癫痫发作$^\triangle$　157
1 型糖尿病多发单神经病变$^\triangle$　119
1 型糖尿病多发性神经病变$^\triangle$　119
1 型糖尿病非增殖期糖尿病视网膜病变　157
1 型糖尿病高渗性高血糖状态　157
1 型糖尿病高渗性高血糖状态并昏迷$^\triangle$　157
1 型糖尿病高血糖状态昏迷　157
1 型糖尿病黄斑水肿　157
1 型糖尿病泌尿生殖系统自主神经病变　157
1 型糖尿病牵拉性视网膜脱离　157
1 型糖尿病乳酸性酸中毒　171
1 型糖尿病乳酸性中毒并昏迷　157
1 型糖尿病神经病变　157
1 型糖尿病神经根病变　157
1 型糖尿病神经根病变$^\triangle$　119
1 型糖尿病神经性膀胱　157
1 型糖尿病肾病　157
1 型糖尿病视网膜病变$^\triangle$　1
1 型糖尿病酮症$^\triangle$　158
1 型糖尿病酮症酸中毒$^\triangle$　158
1 型糖尿病酮症酸中毒并昏迷$^\triangle$　158

1 型糖尿病酮症酸中毒和乳酸性酸中毒　171
1 型糖尿病痛性神经病变　157
1 型糖尿病胃肠道自主神经病变　157
1 型糖尿病性白内障　1
1 型糖尿病性便秘　157
1 型糖尿病性出汗异常　119
1 型糖尿病性大疱症　157
1 型糖尿病性单神经病　119
1 型糖尿病性低血糖　157
1 型糖尿病性低血糖昏迷$^\triangle$　157
1 型糖尿病性低血糖性癫痫发作　157
1 型糖尿病性低血糖症　171
1 型糖尿病性动眼神经麻痹　119
1 型糖尿病性多发性单神经病　119
1 型糖尿病性多发性微血管并发症　218
1 型糖尿病性多种微血管并发症$^\triangle$　218
1 型糖尿病性富尼埃氏坏疽$^\triangle$　157
1 型糖尿病性富尼埃（阴囊）坏疽　157
1 型糖尿病性腹泻　101
1 型糖尿病性感觉运动性周围神经病　119
1 型糖尿病性肛门直肠功能障碍　101
1 型糖尿病性高渗性高血糖状态昏迷　157
1 型糖尿病性高血糖状态昏迷$^\triangle$　157
1 型糖尿病性虹膜炎　1
1 型糖尿病性坏疽　157
1 型糖尿病性坏死性筋膜炎　256
1 型糖尿病性肌坏死　256
1 型糖尿病性肌萎缩　157
1 型糖尿病性急性皮肤坏疽　157
1 型糖尿病性急性牙周脓肿　157
1 型糖尿病性肩关节周围炎　256
1 型糖尿病性溃疡　157
1 型糖尿病性颅神经麻痹　119
1 型糖尿病性曼莱尼坏疽　157
1 型糖尿病性曼莱尼氏坏疽$^\triangle$　157
1 型糖尿病性皮肤病　157
1 型糖尿病性皮肤增厚　157
1 型糖尿病性缺血性肌坏死　256
1 型糖尿病性溶血性坏疽　157
1 型糖尿病性神经根病　119
1 型糖尿病性神经性水肿　119
1 型糖尿病性食管功能障碍　101
1 型糖尿病性视神经病　1
1 型糖尿病性视神经病变　1
1 型糖尿病性视网膜病变　1
1 型糖尿病性手掌筋膜纤维瘤病　256
1 型糖尿病性手综合征　256

1 型糖尿病性酮症 158
1 型糖尿病性酮症酸中毒 158
1 型糖尿病性酮症酸中毒并昏迷 158
1 型糖尿病性酮症酸中毒和乳酸性酸中毒
并昏迷 158
1 型糖尿病性外展神经麻痹 119
1 型糖尿病性胃轻瘫 101
1 型糖尿病性无菌性肌坏死 256
1 型糖尿病性细菌性坏疽 158
1 型糖尿病性下肢溃疡 158
1 型糖尿病性夏科氏关节病 256
1 型糖尿病性夏科氏关节病(神经病性关
节病)△ 256
1 型糖尿病性小神经纤维神经病 119
1 型糖尿病性心肌病 158
1 型糖尿病性心血管自主神经病变 158
1 型糖尿病性牙周炎 42
1 型糖尿病性眼肌麻痹 119
1 型糖尿病性胰岛素相关性神经炎 119
1 型糖尿病性异常出汗 △ 119
1 型糖尿病性硬肿病 158
1 型糖尿病性远端对称性多发性神经病变 119
1 型糖尿病性增殖性视网膜病 1
1 型糖尿病性脂质渐进性坏死 158
1 型糖尿病性周围神经病 119
1 型糖尿病性周围血管病 218
1 型糖尿病性自主神经病 119
1 型糖尿病性足坏疽 158, 218
1 型糖尿病性足溃疡和周围神经病 158
1 型糖尿病性足溃疡和周围血管病 158
1 型糖尿病远端对称性多发性周围神经
病变△ 119
1 型糖尿病增殖期糖尿病视网膜病变△ 1
1 型糖尿病周围神经病变△ 119
2 : 1 房室传导阻滞 72
20,22- 碳链酶缺陷症 158
20 甲营养不良 409
21- 羟化酶缺陷症 158
21 三体综合征 256, 397, 409
22q 部分缺失综合征 409
22 号染色体长臂 11 位点缺失综合征 42
22 三体综合征 409
24,25- 双羟维生素 D₃ 481
24 小时 IgG 鞘内合成率 475
24 小时 pH 监测
24 小时动态心电图 81
24 小时免疫固定电泳 145
24 小时食管内 pH 监测 217
24 小时血压监测 81
25% 潮气容积呼气流量 96
25% 潮气容积呼气流量与潮气呼气峰流量
比值 96
25- 羟维生素 D₃ 481
2 秒用力呼气容积 96
2 型家族性糖皮质激素缺陷症 158
2 型糖尿病 158
2 型糖尿病伴勃起功能障碍 158, 239
2 型糖尿病伴动脉粥样硬化 158
2 型糖尿病伴多并发症 158
2 型糖尿病伴冠心病 158
2 型糖尿病伴红斑 158
2 型糖尿病伴虹膜红变症△ 1
2 型糖尿病伴坏死性筋膜炎 △ 256
2 型糖尿病伴肌病 158

2 型糖尿病伴肌坏死 158
2 型糖尿病伴急性胰腺炎 158
2 型糖尿病伴脊髓病 △ 119
2 型糖尿病伴甲周毛细血管扩张 158
2 型糖尿病伴肩关节周围炎△ 256
2 型糖尿病伴脑血管疾病 158
2 型糖尿病伴逆行射精 158
2 型糖尿病伴女性性功能障碍 158
2 型糖尿病伴青光眼 158
2 型糖尿病伴缺血性心肌病 158
2 型糖尿病伴乳酸性酸中毒 158
2 型糖尿病伴乳酸性酸中毒并昏迷 △ 158
2 型糖尿病伴乳腺纤维化病变 △ 184
2 型糖尿病伴肾乳头坏死 158
2 型糖尿病伴食管功能障碍 158
2 型糖尿病伴糖尿病足 158
2 型糖尿病伴外周动脉闭塞症 158
2 型糖尿病伴腕管综合征 158
2 型糖尿病伴下肢动脉粥样硬化 158
2 型糖尿病伴新生血管性青光眼 158
2 型糖尿病伴血糖控制不佳 158
2 型糖尿病伴掌腱膜挛缩症(Dupuytren 挛
缩症)△ 256
2 型糖尿病伴直立性低血压 158
2 型糖尿病伴周围血管病变△ 218
2 型糖尿病大血管并发症 158
2 型糖尿病单神经病变 158
2 型糖尿病低血糖昏迷 158
2 型糖尿病低血糖性癫痫发作 △ 158
2 型糖尿病多发单神经病变 △ 119
2 型糖尿病多发性神经病变 △ 119
2 型糖尿病多神经病变 158
2 型糖尿病非增殖期视网膜病变
158
2 型糖尿病高渗性高血糖状态 158
2 型糖尿病高渗性高血糖状态并昏迷△ 158
2 型糖尿病高血糖状态昏迷 158
2 型糖尿病黄斑水肿 158
2 型糖尿病泌尿生殖系统自主神经病变 158
2 型糖尿病牵拉性视网膜脱离 158
2 型糖尿病神经病变 158
2 型糖尿病神经根病变 158
2 型糖尿病神经根病变 △ 119
2 型糖尿病神经性膀胱 158
2 型糖尿病肾病 158
2 型糖尿病视网膜病变 △ 1
2 型糖尿病视网膜病变非增殖期 △ 158
2 型糖尿病酮症 △ 158
2 型糖尿病酮症酸中毒 158
2 型糖尿病酮症酸中毒并昏迷 △ 158
2 型糖尿病痛性神经病变 158
2 型糖尿病胃肠道自主神经病变 158
2 型糖尿病性白内障 1
2 型糖尿病性膀胱张力减弱 239
2 型糖尿病性便秘 158
2 型糖尿病性勃起功能障碍 △ 239
2 型糖尿病性出汗异常 119
2 型糖尿病性大疱症 158
2 型糖尿病性单神经病 119
2 型糖尿病性单神经病变 △ 119
2 型糖尿病性低血糖 158
2 型糖尿病性低血糖昏迷 △ 158
2 型糖尿病性低血糖性癫痫发作 158
2 型糖尿病性低血糖症 171

2 型糖尿病性动眼神经麻痹 119
2 型糖尿病性多发神经病变 119
2 型糖尿病性多发性单神经病 119
2 型糖尿病性多发性微血管并发症 158
2 型糖尿病性富尼埃氏坏疽△ 158
2 型糖尿病性富尼埃(阴囊)坏疽 158
2 型糖尿病性腹泻 101
2 型糖尿病性感觉运动性周围神经病 119
2 型糖尿病性肛门直肠功能障碍 101
2 型糖尿病性高渗性高血糖状态昏迷 158
2 型糖尿病性高血糖状态昏迷 158
2 型糖尿病性黑棘皮病或血脂异常或高胰
岛素血症或肥胖症 158
2 型糖尿病性虹膜炎 1
2 型糖尿病性坏疽 158
2 型糖尿病性坏死性筋膜炎 256
2 型糖尿病性肌坏死 256
2 型糖尿病性肌萎缩 256
2 型糖尿病性急性皮肤坏疽 158
2 型糖尿病性急性牙周脓肿 158
2 型糖尿病性脊髓病 119
2 型糖尿病性肩关节周围炎 256
2 型糖尿病性溃疡 158
2 型糖尿病性颅神经麻痹 119
2 型糖尿病性曼菲尼坏疽 158
2 型糖尿病性内脏脂肪沉积增加 158
2 型糖尿病性皮肤病 158
2 型糖尿病性皮肤增厚 158
2 型糖尿病性躯干神经根病 119
2 型糖尿病性缺血性肌坏死 256
2 型糖尿病性溶血性坏疽 158
2 型糖尿病性乳酸性酸中毒 171
2 型糖尿病性乳酸性酸中毒和昏迷 158
2 型糖尿病性乳腺纤维化病变 184
2 型糖尿病性神经根病 119
2 型糖尿病性神经病水肿 158
2 型糖尿病性食管功能障碍 101
2 型糖尿病性视神经病变 1
2 型糖尿病性视网膜病变 1
2 型糖尿病性手掌筋膜纤维瘤病 256
2 型糖尿病性手综合征 256
2 型糖尿病性酮症 158
2 型糖尿病性酮症酸中毒 158
2 型糖尿病性酮症酸中毒和昏迷 158
2 型糖尿病性酮症酸中毒和乳酸性酸中毒
171
2 型糖尿病性酮症酸中毒和乳酸性酸中毒
和昏迷 158
2 型糖尿病性外展神经麻痹 119
2 型糖尿病性胃轻瘫 101
2 型糖尿病性无菌性肌坏死 256
2 型糖尿病性细菌性坏疽 158
2 型糖尿病性下肢感染 158
2 型糖尿病性下肢溃疡 158
2 型糖尿病性夏科氏关节病 256
2 型糖尿病性夏科氏关节病(神经病性关节
病)△ 256
2 型糖尿病性纤维神经病 119
2 型糖尿病性心肌病 158
2 型糖尿病性心血管自主神经病变 158
2 型糖尿病性胸神经根病 119
2 型糖尿病性牙周炎 42
2 型糖尿病性眼肌麻痹 119
2 型糖尿病性胰岛素抵抗 158

2 型糖尿病性胰岛素相关性神经炎　119
2 型糖尿病性异常出汗△　119
2 型糖尿病性硬肿病　158
2 型糖尿病性远端对称性多发性神经病
　　变　119
2 型糖尿病性增殖性视网膜牵拉性视网膜
　　病△　1
2 型糖尿病性脂质渐进性坏死　158
2 型糖尿病性周围神经病　119
2 型糖尿病性周围血管病　218
2 型糖尿病性周围血管病变△　158
2 型糖尿病性自主神经病　119
2 型糖尿病性足坏疽　158,218
2 型糖尿病性足溃疡和周围神经病　158
2 型糖尿病性足溃疡和周围血管病　158
2 型糖尿病远端对称性多发性周围神经病
　　变△　119
2 型糖尿病增殖期糖尿病视网膜病变　159
2 型糖尿病周围神经病变△　119,158
2 型糖尿病周围血管病变△　158
2 型糖原累积病　135
2 型心肌梗死△　75
3,5,6-三氯吡啶 -2- 醇钠中毒　452
3′5 环磷酸鸟苷　481
3′5 环磷酸腺苷　481
3A 综合征　159
3Hz 棘慢复合波　145
3P 试验△　474
3- 甲基戊烯二酸尿症 2 型　159
3 秒用力呼气容积　96
3β- 羟类固醇脱氢酶缺陷症　159
3- 羟脂酰辅酶 A 脱氢酶缺陷所致的高胰岛
　　素血症　159
30Hz 闪烁光反应　22
4 型胶原蛋白 α1 相关综合征　119
4 字试验　298
4 字试验△　344
4p-Wolf-Hirschhorn 综合征△　409
4p 部分单体综合征　409
4p 综合征　409
45,XO/46,XY- 混合型性腺发育不良　159
45,XO- 特纳综合征　159
46,XX 单纯性性腺发育不全　368
46,XX 单纯性性腺功能不全△　368
46XY 型单纯性性腺发育障碍　159
47 XYY 核型综合征　409
47,XYY 综合征△　409
50% 潮气容积呼气流量　96
50% 有效剂量　343
5q- 综合征＊　177
5′- 核苷酸酶　481
5α - 还原酶 -2(SRD5A2)缺陷症　159
5α 还原酶缺乏(伴男性假两性畸形)　171
5- 羟色胺综合征　442
5- 羟吲哚乙酸　481
5α - 双氢睾酮　481
5 项改良衰弱指数量表　343
6Hz 和 14Hz 正性棘波　145
6Hz 良性棘慢复合波　145
6 分钟步行试验　81,96
6 秒用力呼气容积　96
6- 酮 - 前列腺素 $F_{1α}$　481
75% 潮气容积呼气流量　96
90 条目症状检核表　445

95% 有效剂量　343
AA 型肾淀粉样变性病△　152
Abbott、Fischer 和 Lucas 融合方法　300
ABO 血型不合　385
ABO 血型的基因测序分型　467
ABO 血型核酸扩增定性检测　471
ABO 血型基因分型　467
ABO 血型鉴定(反定型)　471
ABO 血型鉴定(正定型)　471
ABO 血型系统抗体致新生儿溶血病检测　471
ABO 亚型鉴定(反定型)　471
ABO 亚型鉴定(正定型)　471
AC/A 比值测定　22
ACEI 所致血管性水肿△　429
ACTH 非依赖性大结节增生　159
ACTH 非依赖性库欣综合征　159
ACTH 依赖性库欣综合征　159
ACTH 综合征△　170
Adam 弯腰试验　298
Addis 计数　471
ADULT 综合征　409
AEC 综合征△　417
AGTR1 基因(1166A>C)　467
AICD 置入术　237
AIDS 性视网膜病变　1
Akin 截骨　300
AKT 基因突变检测　467
ALK-ROS1 融合基因检测　467
ALK 基因融合检测　467
ALK 融合基因检测　467
ALK 阳性大 B 细胞淋巴瘤　175
ALK 阳性间变大细胞淋巴瘤　175
ALK 阴性间变大细胞淋巴瘤　175
Allgrove 综合征　159
Alport 综合征△　150,257
Alteimeier 手术　191,357
AL 型肾淀粉样变性病△　154
AML1/ETO 融合基因　467
AML1/ETO 融合基因检测　467
Amoss 征　298
Amsler 方格表　22
Amstutz 外展截骨术　300
ANCA 相关性小血管炎　256
ANCA 相关性血管炎　256
ANCA 相关性血管炎肾损害　150
Anghelescu 征　298
Ankyrin-B 综合征△　76
APC 基因突变检测　467
APE 手术△　192
Apfel 评分表　343
Apgar 评分系统　343
API2/MALT1 融合基因检测　467
Arafiles 肘关节融合术　300
Argyll-Robertson 瞳孔△　1
Arnold-Chiari 综合征△　137
Arozullah 术后呼吸衰竭预测评分　343
ASA 分级　343
ASPSCR1/TFE3 融合基因检测　467
ATM 基因缺失检测　467
Austin Flint 杂音△　79
Austin Moore 关节成形术　300
Axenfeld-Rieger 综合征△　1
a 波　343
A 线　343

A 型内斜视　1
A 型内斜综合征△　1
A 型首次使用综合征　150
A 型外斜视　1
A 型血友病　180
A 型预激综合征△　78
A 族高脂血症　171
A 族链球菌败血症　457
A 族链球菌抗原　475
Balo 病△　135
Bankart 损伤　256
Barlow 综合征△　219
Barres 试验　298
Barre 征　280
Bartter 综合征△　150
Batista 手术　236
BCL2 基因重排检测　467
BCL6 基因重排检测　467
BCR/ABL1 融合基因　467
BCR-ABL 基因突变检测　467
BCR/ABL 融合和 ASSI 缺失　467
Becker 型肌营养不良症　120
Beckwith-Wiedemann 综合征△　410
Beevor 试验　298
Behcet 病△　120,368,410
Bell 征　33
Belsey 手术△　215
Benaroch 融合术　300
Bennett 骨折△　257
Bickerstaff's 脑干脑炎　119
Bielschowsky 头位倾斜试验　22
Bietti 症△　6
Billroth 手术△　356
Bing-Neel 综合征　175
Birt-Hogg-Dube 综合征△　411
BK 病毒脱氧核糖核酸　467
Blair 手术　300
Blalock-Hanlon 手术△　335
Blatt 手术　300
Blauer 综合征△　411
Bloom 综合征△　411
B-Lynch 缝合术△　395
BMR 异常△　162
BODE 评分　343
Bonnet 征　298
Book 综合征△　431
Bowen 病△　257,410
BRAC1/2 基因突变检测　467
Brackett 球 - 臼截骨术△　300
BRAF V600E 基因突变检测　467
BRCA1 基因表达水平检测　467
Brissaud 征　298
Bristow Helfet 术式　300
Bristow 术　300
Brittain 肘关节融合术　300
Brodie 脓肿△　258,275
Bromage 分级　343
Brooks 固定术　300
Brown 综合征△　1
Brugada 综合征△　72
Bryant 牵引　300
Budd-Chiari 综合征△　101
Buerger 病△　229,429
B 病毒病　409

B 超引导下肾穿刺活检术 155
B 淋巴细胞白血病 / 淋巴瘤 175
B 淋巴母细胞白血病 / 淋巴瘤,BCR-ABL1 样的 175
B 淋巴母细胞白血病 / 淋巴瘤伴 iAMP21 175
B 淋巴母细胞白血病 / 淋巴瘤伴 t(1 ;19)(q23 ;p13.3);E2A-PBX1(TCF3-PBX1) 175
B 淋巴母细胞白血病 / 淋巴瘤伴 t(12 ;21)(p13 ;q22);TEL-AML1(ETV6-RUNX1) 175
B 淋巴母细胞白血病 / 淋巴瘤伴 t(5 ;14)(q31 ;q32);IL3-IGH 175
B 淋巴母细胞白血病 / 淋巴瘤伴 t(9 ;22)(q34 ;q11.2);BCR-ABL1 175
B 淋巴母细胞白血病 / 淋巴瘤伴 t(v;11q23);KMT2A 重排 175
B 淋巴母细胞白血病 / 淋巴瘤伴 t(v;11q23);MLL 重排 175
B 淋巴母细胞白血病 / 淋巴瘤伴超二倍体 175
B 淋巴母细胞白血病 / 淋巴瘤伴重现遗传学异常 175
B 淋巴母细胞白血病 / 淋巴瘤伴亚二倍体 175
B 淋巴细胞计数 471
B 群链球菌鉴定 483
B 群链球菌培养 483
B 群链球菌培养和鉴定 483
B 群沙门菌肠炎 101
B 细胞淋巴瘤,特征介于 DLBCL 和伯基特淋巴瘤之间,不能分类 175
B 细胞幼淋细胞白血病 175
B 细胞幼稚淋巴细胞白血病 * 175
B 线 343
B 型超声 408
B 型圣菲利浦综合征 159
B 型首次使用综合征 150
B 型血友病△ 180
B 型预激综合征△ 78
B 因子 475
B 族高脂血症 171
B 族链球菌败血症 457
B 组链球菌感染 409
C1q 肾病 150
C2 缺陷 409
C3 缺陷 409
C3 肾病 150
C3 肾小球肾炎△ 150
C4 缺陷 409
C5/C6/C7/C8/C9 缺陷 409
CABG 术后△ 74
Calandruccio Ⅱ型外固定架的踝关节融合术 300
Caldwell Luc 入路 35
Caldwell-Luc 手术△ 39
CALR 基因突变检测 467
Caluè 病△ 257
Campbell 征 298
Canale 截骨术 300
Canavan 病△ 124
Caprini 评分 343
Carbol 手术 213, 231
Carney 综合征 418
Carvajal-Huerta 综合征 409
Castleman 病 150

Castleman 病△ 178
CBF β /MYH11 融合基因检测 467
CBF β 基因重排检测 467
CCND1/IGH 基因融合检测 467
CCND1 基因重排检测 467
CDH11/USP6 融合基因检测 467
C-D 手术 300
CEBP α 基因突变检测 467
CEP12 基因扩增检测 467
CEP8 基因扩增检测 467
CEPY/CEPX 性别检测 467
Chaddock 征△ 258
Chance 骨折 256
Chiari 手术 300
Chido-Rodgers 血型的基因测序分型 467
Child-Pugh 分级 343
CHILD 痣 409
CHILD 综合征△ 428
Chopart 截肢 300
CISH 手术△ 362, 380
C-KIT 基因突变检测 467
CKS1B 基因扩增与 /CDKN2C 缺失检测 467
Clark 截骨术 300
Clayton-Fowler 跖趾关节成形术 300
CLIPPERS 综合征△ 129
Clutton 关节肿 409
C-MET 基因扩增检测 467
CMV 原位杂交检测 467
C-MYC 基因重排检测 467
Coats 病△ 14
Cockett 综合征△ 224
Cogan-Reese 综合征△ 1
Cogan 病△ 24
Cogan 综合征 1, 24
COL1A1/PDGFB 融合基因检测 467
Colles 骨折的餐叉样畸形 298
Colonna 髋臼成形术 300
Colton 血型的基因测序分型 467
Colton 血型基因分型(基因芯片) 467
Cozen 试验 316
CREST 综合征 409
Crigler-Najjar 综合征△ 403
Cromer 血型的基因测序分型 467
Cross 综合征△ 164
CRTD 置换术△ 81
CRTD 置入术△ 81
CRT-D 置入术后△ 78
CRT-P 置入术后△ 78
CRT 术后电池电量耗竭△ 78
CRT 术后电池电量下降△ 78
CRT 置换术△ 81
CRT 置入术△ 81
CSF3R 基因突变检测 467
CSS 综合征△ 410
CST 方法修补术△ 188
CTNNB1 基因突变检测 467
CT、X 线、MRI 引导穿刺术 339
CT 肺动脉造影 96
CT 关节造影 316
CT 扫描定位法 364
CT 血管造影 145
CT 血管造影术 317
CT 引导下肺穿刺术 213
CT 引导下肝病损射频消融术 353

CT 引导下肝脏病变射频消融术 117
CT 引导下肾穿刺活检术 155
CT 引导下胸腺病损射频消融术 231, 353
CT 引导下胸腺肿物射频消融术 213
CT 引导下纵隔肿物活检术 213
CT 值 145
CYP2C19 基因分型 467
CYP2C9*3 467
CYP2C9 基因分型 467
CYP2D6*10 467
c 波 343
C 反应蛋白 481
C 群沙门菌肠炎 101
C 肽 481
C 型圣菲利浦综合征 159
C 族高脂血症 172
D13S319/LAMP1 基因缺失检测 467
D-15(Famsworth)色相子试验 22
D20S108 基因缺失检测 467
D7S486/CEP7 基因缺失检测 467
Damus-Kaye-Stansel 手术 231
Dandy-Walker 畸形 256
Davis 带肌蒂肌瓣的髋关节融合术 300
Davis 手术△ 300
DDIT3 基因重排检测 467
DF-2 败血症皮肤表现 409
Diamond-Blackfan 综合征 175
Diego 血型的基因测序分型 467
Diego 血型基因分型(基因芯片) 467
Diego 血型系统抗原鉴定 471
Dieulafoy 病△ 112
Di-George 综合征△ 412
Dilwyn-Evans 手术 300
Dimon/Mughton 粗隆间截骨术 300
Dix-Hallpike 变位性眼震试验 40
Dixon 手术 196
DKS 手术 231
DNA 倍体分析 471
DNA 单链断裂 364
DNA 单链断裂修复 364
DNA 双链断裂 364
DNA 双链断裂修复 364
DNMT3A cDNA 突变检测 467
Dohi 肢端色素沉着症 429
Dombrock 血型基因测序分型 467
Dombrock 血型基因芯片分型 467
DOORS 综合征△ 413
Doose 综合征 125
Down 综合征 392
DPD 基因表达水平检测 467
DPYD 基因突变检测 467
Draf Ⅰ型手术 35
Draf Ⅱ a 型手术 35
Draf Ⅱ b 型手术 35
Draf Ⅲ型手术 35
Dravet 综合征△ 139
Dressler 综合征△ 77
DRT 手术 235
DSA 引导下髂内动脉栓塞术 377
DSA 引导下选择性子宫动脉化疗术 377
DSA 引导下选择性子宫动脉栓塞术 377
DSA 引导下选择性子宫动脉造影术 377
Duane 眼球后退综合征 1
Dubin-Johnson 综合征△ 104

Duffy 血型的基因测序分型　467
Duffy 血型基因分型（基因芯片）　467
Duffy 血型系统抗原鉴定　471
Duhamel 手术△　196
Dunn-Brittan 三关节融合术　300
Dupuytren 骨折　256
Dupuytren 挛缩征△　284
Duverney 骨折　256
D- 二聚体　343, 471
D 型圣菲利浦综合征　159
D 族高脂血症　172
D 族链球菌败血症　457
E2A/PBX1 融合基因检测　467
Ebstein 畸形矫治术△　231
EBV 阳性黏膜皮肤溃疡　175
EBV 原位杂交检测　467
EB 病毒 Rta 蛋白抗体　475
EB 病毒肠炎　101
EB 病毒感染　397, 409, 457
EB 病毒核抗原　475
EB 病毒核抗原抗体 IgG　475
EB 病毒核抗原抗体 IgM　475
EB 病毒抗体　475
EB 病毒抗体 IgA　475
EB 病毒抗体 IgG　475
EB 病毒抗体 IgM　475
EB 病毒脱氧核糖核酸　467
EB 病毒性肠炎　101, 457
EB 病毒性肝炎　101, 457
EB 病毒阳性老年弥漫大 B 细胞淋巴瘤 *　175
EB 病毒阳性弥漫大 B 细胞淋巴瘤，非特指型　175
EB 病毒衣壳抗原　475
EB 病毒衣壳抗原抗体　475
EB 病毒衣壳抗原抗体 IgG　475
EB 病毒衣壳抗原抗体 IgM　475
EB 病毒早期抗原　475
EB 病毒早期抗原抗体 IgG　475
EB 病毒早期抗原抗体 IgM　475
Eden-Hybbinette 手术　300
Edwards 综合征△　318, 392
EGFR 基因扩增检测　467
EGFR 基因突变检测　467
EGR1/D5S721 基因缺失检测　467
Ellis-van Creveldr 综合征△　257
Elschnig 斑点　18
Elschnig 珠　18
Ely 征△　298
EML4-ALK 融合基因检测　467
EPO 低反应性△　150
EPO 抵抗△　150
ERCC1 基因表达水平检测　467
ERCC1 基因扩增检测　467
ERCP 检查　363
ERCP 术后胰腺炎　101
Erdheim-Chester 病　175
Erdheim-chester 病　256
ERG 基因重排检测　467
Erichsen 征△　298
ESA 抵抗△　151
Escobar 综合征△　58
ESR1 基因融合检测　467
Essex-Lopresti 骨折　256
Essex-Lopresti 损伤　256

EVI1 基因表达检测　467
EVI1 基因重排检测　467
EWSR1/ATF1 融合基因检测　467
EWSR1/CREB1 融合基因检测　467
EWSR1/FLI1 融合基因检测　467
EWSR1/NR4A3 融合基因检测　467
EWSR1/WT1 融合基因检测　468
EWS 基因重排检测　468
E- 选择素　475
F1P1L1/PDGFRα 融合基因检测　468
Fabry 病△　123, 150
Fadir 试验　298
Fahr 病△　127
Fajerztain 征　298
Fanconi 综合征△　161
Farber 综合征△　161
FASTKD2 相关小儿线粒体脑肌病△　137, 450
Fc 受体　475
Felty 综合征△　262
Fenlin 降落伞手术　300
Fenz 试验　298
FGFR1 基因扩增检测　468
FGFR2 基因扩增检测　468
Fish 截骨术　300
FKHR 基因重排检测　468
Flouren 定律　24
FLT3/ITD 基因突变检测　468
FLT3/TKD 基因突变检测　468
FM-100 色相子试验　22
Fontan 手术△　232, 335
Fontan 术△　232
Fordyce 病△　58
FOXO1 基因重排检测　468
FR1 基因表达水平检测　468
Frazier 手术△　209
Freiberg 病　256
Freiberg 病△　295
Freiberg 试验　298
Friedreich 共济失调　256
Fuchs 角膜内皮营养不良　1
Fuchs 异色性虹膜睫状体炎　1
Fukuyama 型先天性肌营养不良△　123
Funk-wells 截骨手术　300
FUS/ATF1 融合基因检测　468
FUS/CREB3L2 融合基因检测　468
FUS/DDIT3 融合基因检测　468
FUS 基因重排检测　468
F 波　145
G2 期阻滞　364
Galen 静脉动脉瘤　347
Gallie 固定术　300
Gamborg-Nielsen 型△　430
Ganz 截骨术　300
Gardner 纤维瘤　256
Gardner 综合征△　416
GA Ⅱ（戊二酸尿症Ⅱ型）△　122
Gerbich 血型的基因测序分型　468
Gilbert 综合征　397
Gillespie 骨折——胫骨远端骨干骨折　256
Gil 血型的基因测序分型　468
Girdlestone 成形术　300
Girdlestone 手术　300
Gitelman 综合征△　151, 162
Glenn 术△　232

GM1 神经节苷脂沉积症△　119
GM1 神经节苷脂累积病△　119
GM1 神经节苷脂贮积病△　119, 397
GM1 神经节苷脂贮积症△　397
GM2 神经节苷脂沉积病△　119, 134
GM2 神经节苷脂贮积病　119
GM3 神经节苷脂沉积症△　119
GM3 神经节苷脂贮积病　119
Goldmann-Favre 玻璃体视网膜变性　1
Goldmann-Favre 症△　1
Goldmann 视野计　22
Goldmann 压平眼压计　22
Goldman 心脏危险指数　343
Goldthwait 试验　298
Goodpasture 综合征△　151
Gordon 综合征　159
Gorlin 综合征△　49
Graham Steel 杂音　79
Grice-Green 手术　300
Griscelli 综合征△　414
Gristena/Webb 单球面全肩关节成形术　300
Haddad 和 Riordan 侧方入路腕关节融合术　300
Haglund 畸形　256
Hallermann-Streiff 综合征△　267
Hallerman-Sreiff 综合征△　414
Ham 试验△　182
Hangman 骨折△　260, 447
Hardy-Rand-Rittler 表　22
Harmon 重建术　300
Harrington-Luque 联合手术　300
Harris-Beath 手术　300
Hass 分级Ⅰ型（轻微病变）　150
Hass 分级Ⅱ型（局灶节段性肾小球硬化样病变）　150
Hass 分级Ⅲ型（局灶增生性肾小球病变）　150
Hass 分级Ⅳ型（弥漫增生性肾小球病变）　150
Hass 分级Ⅴ型（晚期慢性肾小球病变）　150
HCG 相关性甲状腺功能亢进症　159
Heller 手术△　215, 359
HELLP 综合征　385
Helveston 综合征　1
Henderson 髋关节融合术　300
Her-2 基因扩增检测　468
Her-2 基因原位杂交检测　468
HER2 基因突变检测　468
Hermansky-Pudlak 综合征△　162, 415
HE 染色△　182
HHV8 相关淋巴增殖性疾病　175
HHV8 阳性弥漫大 B 细胞淋巴瘤，非特指型　175
HHV8 阳性生发中心淋巴增殖性疾病　175
Hh 血型的基因测序分型　468
Hill-Sachs 损伤　256
HIV 感染伴发葡萄膜炎　1
HIV 感染相关淋巴瘤　175
HIV 相关性痴呆　409
HIV 相关性肾病△　153
HIV 相关龈炎　42
HIV 眼病△　1
HLA-A、B、DRB1 基因测序分型　468
HLA-A、B、DRB1 基因特异引物扩增分型　468
HLA-A、B、DRB1 基因芯片分型　468
HLA-B27 相关葡萄膜炎　1

HLA-DR15 基因检测　468
HLA 低分辨基因分型　468
HLA 分型(低分辨)　471
HLA 分型(高分辨)　471
HLA 高分辨基因分型　468
HLA 抗体特异性检测　471
HLA 中分辨基因分型　468
Hoffa 骨折　256
Hoffa 综合征△　159
Hohmann 手术　300
Hoke 融合手术　300
Hoke 三关节融合术　300
Hollenhorst 斑　18
Homan 手术△　358
Horner 综合征△　5, 86, 416
HPV 检测　384
HPV 原位杂交检测　468
HTV 相关性痴呆△　120
Hughes-Stovin 综合征　222
Hurler-Scheie 综合征(黏多糖贮积症Ⅰ H-S型)△　
Hurler 综合征△　159, 173
Hurler 综合征(黏多糖贮积症Ⅰ H 型)△　421
H 波　145
H 抗原鉴定　471
IABP 手术△　237
ICD 电池电量耗竭△　78
ICD 电池电量下降△　79
ICD 感知功能不良△　79
ICD 起搏功能不良△　79
ICD 置换术△　81
ICD 置入术△　81
ICD 置入术后△　79
IDH1 基因突变检测　468
IDH2 基因突变检测　468
IgA 免疫复合物　475
IgA 肾病　150
IgA 肾病牛津分型　150
IgA 天疱疮　409
IgA 线状大疱病△　428
IgG4 相关甲状腺疾病　159
IgG4 相关肾病△　150
IgG4 相关性疾病　119
IgG4 相关性脑病　119
IgG4 相关性肾小管间质性肾炎△　150
IgG 免疫复合物　475
IgG 血型抗 A 抗体效价测定　471
IgG 血型抗 B 抗体效价测定　471
IgG 血型抗 D 抗体效价测定　471
IgG 血型抗 E、抗 e、抗 C 或抗 c 抗体效价测定　471
IGH/BCL2 融合基因检测　468
IGH/CCND1 融合基因检测　468
IGH/C-MYC 基因融合检测　468
IGH/FGFR3 融合基因检测　468
IGH/MAFB 融合基因检测　468
IGH/MAF 融合基因检测　468
IGH 基因重排检测　468
IgH 体细胞高频突变检测　468
IgM 免疫复合物　475
IgM 肾病　150
IgM 血型抗 A 抗体效价测定　471
IgM 血型抗 B 抗体效价测定　471
IG 基因重排检测　468

Indian 血型的基因测序分型　468
Iselin 病△　260
Ishihara 色板　22
ISR 手术　192
ISR 术△　190
Jackson 试验　298
JAK2/V617F 基因突变检测　468
JAK2 基因突变检测　468
Jansen 干骺软骨发育不良　159
Japas 截骨术　300
Jarcho-Levin 综合征△　270, 292
JC 病毒脱氧核糖核酸　468
Jeffson 骨折△　273
JK 组棒状杆菌脓毒病　409
Johnson-Corless 截骨手术　300
Jones 骨折　256
JTEVAP 手术△　357
Kabuki 综合征△　263
Kanavel 四联症　256
Kates 跖趾关节成形术　300
Kelikian 手术　300
Keller 手术　314
Kell 血型基因测序分型　468
Kell 血型基因芯片分型　468
Kell 血型系统抗原鉴定　471
Kemp 试验　298
Kemp 征　298
Kennedy 病△　126
Kerley 线　343
Kerley A 线　343
Kerley B 线　343
Kerley C 线　343
Kidd 血型基因测序分型　468
Kidd 血型基因芯片分型　468
Kidd 血型系统抗原鉴定　471
Kikuchi-Fujimoto 病△　409
Kikuchi 坏死性组织细胞淋巴结炎　409
Killip 心功能Ⅰ级　72
Killip 心功能Ⅱ级　72
Killip 心功能Ⅲ级　72
Killip 心功能Ⅳ级　72
Kir6.2 缺陷所致二氮嗪抵抗的局灶高胰岛素血症　159
kirner 畸形　256
Kleine-Levin 综合征△　128
Klippel-Feil 综合征△　289
Kniest's 发育不良　256
Knops 血型基因测序分型　468
Kocher 骨折　256
Kohler 病　256
KOH 湿片找真菌　483
Koitsoglannis 跟骨移位截骨术　300
Kojewnikow 综合征△　120
Konno 手术　231
Kornev 征　298
Kostuik 和 Alexander 融合方法　300
K-ras 基因突变检测　468
Krukenberg 截肢　300
K-T 综合征△　227
Kufs 病△　134
Kupffer 细胞肉瘤△　108
K 复合波　145
Ladd 手术△　358
Laennec 肝硬化△　108

Lafora 病△　129
Lambrindi 三关节融合术　300
Landau-Kleffner 综合征△　125, 438
Langenskiold 外展截骨术　300
Laron 综合征　159
Larry 试验　298
Lasegue 征　298
LASH 手术△　355
Latarjet 手术△　307
LAVH 手术△　355, 378
Leber 粟粒状血管瘤△　14
Leber 遗传性视神经病变　119
LEEP 手术△　383
Lee 分级Ⅰ级　150
Lee 分级Ⅱ级　150
Lee 分级Ⅲ级　150
Lee 分级Ⅳ级　150
Lee 分级Ⅴ级　150
Le Fort Ⅰ截骨术　35
Leigh 综合征△　138
LE/LP overlap 综合征△　415
Lemmel 综合征△　110
LEMON 法　343
Lennox-Gastaut 综合征△　129
LEOPARD 综合征　409
Lermoyez 发作　24
Lesch-Nyhan 综合征△　129, 159, 277
Leslie 关节切开术　300
Letterer-Siwe 病△　349
Lewis 血型基因测序分型　468
Lewis 血型系统抗原鉴定　471
lgG4 相关膜性肾病　150
lgG4 相关肾小管间质性肾炎　150
lgG4 相关性肾病　150
L-G-L 综合征△　75
Lichtblau 手术　300
Liddle 综合征△　164
LIFT 手术△　192
Linburg 综合征　256
Linder 试验　298
Lipscomb-McCaslin 手术　300
Lisfranc 骨折脱位△　262
Lisfranc 截肢　300
little league 肘综合征△　264
Lorenz 截骨术　300
Louis-Bar 综合征△　124
Louis 方法腕关节融合术　300
Lowe 综合征△　169
LPL 模式　366
LSD 中毒△　454
LSH 手术△　355
Lucio 麻风　409
Ludloff 切口　300
lumpectomy 手术△　194
Lutheran 血型基因测序分型　468
Lutheran 血型系统抗原鉴定　471
LU 血型基因芯片分型　468
LW 血型基因测序分型　468
LW 血型基因芯片分型　468
L 形切口　205
L 形肾　239
L 型细菌培养　483
L- 选择素　475
L- 岩藻糖　481

Mackler 三联征　33
MaCoy 喉镜△　344
Magerl 内固定术　300
Maisonneuve 骨折　256
Malgaigne 骨折△　277, 448
Mallampati 分级　343
Mallet 骨折　256
MALT1 基因重排检测　468
Mann 方法　310
Mann 融合术　300
Marcus Gunn 综合征△　14, 402
Marie 共济失调　139
Marinesco-Sjgren 综合征△　142
Martin 股骨颈楔形截骨术　300
Mary Joseph 小结节　409
May-Thurner 综合征△　224
Möbius 综合征 - 轴突性神经病 - 低促性腺
　素性功能减退症　159
McArdle 病△　135
McBride 试验　298
McCoy 喉镜　343
McCune-Albright 综合征　159
McGill 疼痛问卷表　343
McKeever 融合术　300
MDM2 基因扩增检测　468
MDR-1 基因检测　468
Meek 植皮术　331
MEK1 基因突变检测　468
MELAS 综合征　137
Meleney 协同性坏疽△　427
Mendelson 综合征△　338
Menkes 病△　402
Merkel 细胞癌△　278, 420
merosin 缺乏症△　120
MERRF 综合征　125
MERS 冠状病毒抗体　475
MERS 冠状病毒抗体 IgG　475
MERS 冠状病毒抗体 IgM　475
Messerklinger 技术　35
MET 基因重排检测　468
Meyer 植骨　300
Meyer 综合征　256
MGMT 基因突变检测　468
Micheal Reese 限制性全肩关节成形术　300
Michel 畸形△　29
MIDAS 综合征　409
Mikulicz 病△　49
Mikulicz 手术△　187, 188, 353
Miles 手术△　355
Miller-Fisher 综合征△　130
Mirrizi 综合征△　109
Mitchell 截骨术　300
MLH1 基因突变检测　468
MLL/AF10 融合基因检测　468
MLL/AF4 融合基因检测　468
MLL/AF6 融合基因检测　468
MLL 基因重排检测　468
MNS 血型基因测序分型　468
MNS 血型基因芯片分型　468
MNS 血型系统抗原鉴定　471
Moebius 综合征　1
Monteggia 骨折脱位△　278
Morel Lavalle 损伤　256
Morgagnian 白内障　1

Morgagnian 小体　18
Morrow 手术△　237
Morscher 股骨颈截骨延长术　300
Morton 病△　130
Morton 神经瘤　256
Morton 趾　256
Morton 综合征　256
Morvan 综合征　130
MPL 基因突变检测　468
MRI　317
MR 血管成像术△　316
MSH2 基因突变检测　468
MSH6 基因突变检测　468
MTHFR 基因（C677T）突变检测　468
Mueller-Weiss 综合征　256
MULIBREY 综合征　409
Muller-Weiss 病　256
Muller 外翻截骨术　300
Muller 肘关节融合术　300
Murrel 和 Fitch 法髋关节融合术　300
Mustard or Senning 手术△　236
Mustard 手术　234, 335
Mustard 术△　234
MYD88 基因突变检测　468
M 波　145
M 蛋白　475
NAB2/STAT6 融合基因检测　468
NADH- 辅酶 Q 还原酶缺陷　159
Naegeli 综合征　421
Neck traction 征　298
Neer 非限制性全肩关节成形术　300
Neer 人工肱骨头置换术　300
Nelson 综合征　421
Neri 试验　298
Nezelof 综合征△　421
Nikaidoh 手术　335
Nissen 手术△　195
NK 淋巴母细胞白血病 / 淋巴瘤　175
N-MYC 基因扩增检测　468
Noble 手术△　195
Norrie 综合征　24
Norwood 手术△　234
NOTCH1 基因突变检测　468
NPM1 基因突变检测　468
NPM1 突变（A 型）定量检测　468
NRAS 基因突变检测　468
NSAID 相关溃疡△　104
NYHA 心功能分级　343
NYHA 心功能 I 级　72
NYHA 心功能 II 级　72
NYHA 心功能 III 级　72
NYHA 心功能 IV 级　72
N 端 -B 型钠尿肽前体　481
N- 乙酰天冬氨酸磁共振波谱分析　145
O-157 大肠埃希菌鉴定　483
O-157 大肠埃希菌培养　483
O-157 大肠埃希菌培养和鉴定　483
Ober 后侧入路　300
Oddi 括约肌痉挛△　101
Ohtahara 综合征△　142
OK 血型基因测序分型　468
Ollier 氏病　256
Oppenheim 征△　257
Osgood-Schlatter 病△　274

Otto 病△　277
Oxford 手术△　247
P16 基因重排检测　468
P450scc 缺陷症 / 胆固醇侧链裂解酶缺乏
　症　159
P450 氧化还原酶（POR）缺陷症　159
P53 基因缺失检测　468
P53 基因突变检测　468
Paget's 病△　278
PAPA 综合征　415
Papineau 方法　300
Parks-Bielschowsky 三步法　22
Patau 综合征△　392, 397
Pauwels 截骨术　300
Pavlik 吊带　300
PAX3/FOXO1 融合基因检测　468
PAX7/FOXO1 融合基因检测　468
PCI 术后△　75
PCR-SSP-ABO 血型 A 亚型基因分型　468
PCR-SSP-ABO 血型 B 亚型基因分型　468
PCR-SSP-ABO 血型 CisAB 及 B/A 基因分型
　468
PCR-SSP-ABO 血型基因分型　468
PCR-SSP-Chido-Rodgers 血型基因分型　468
PCR-SSP-Colton 血型基因分型　468
PCR-SSP-Cromer 血型基因分型　468
PCR-SSP-Diego 血型基因分型　469
PCR-SSP-Dombrock 血型基因分型　469
PCR-SSP-Duffy 血型基因分型　469
PCR-SSP-Gerbich 血型基因分型　469
PCR-SSP-Gil 血型基因分型　469
PCR-SSP-Hh 血型基因分型　469
PCR-SSP-Indian 血型基因分型　469
PCR-SSP-Kell 血型基因分型　469
PCR-SSP-Kidd 血型基因分型　469
PCR-SSP-Knops 血型基因分型　469
PCR-SSP-Lewis 血型基因分型　469
PCR-SSP-Lutheran 血型基因分型　469
PCR-SSP-LW 血型基因分型　469
PCR-SSP-MNS 血型基因分型　469
PCR-SSP-OK 血型基因分型　469
PCR-SSP-P 血型基因分型　469
PCR-SSP-RHCE 基因检测　469
PCR-SSP-RHD 基因变异体检测　469
PCR-SSP-RH 血型 DEL 基因检测　469
PCR-SSP-RH 血型部分 D 基因检测　469
PCR-SSP-RH 血型弱 D 基因检测　469
PCR-SSP-Scianna 血型基因分型　469
PCR-SSP-Yt 血型基因分型　469
PDGFRA（4q12）基因重排检测　469
PDGFRA 基因突变检测　469
PDGFRb 基因重排检测　469
Pelet 截骨术　300
Pendred 综合征△　165
Perkins 眼压计　22
Perls 染色　182
PET-CT 检查　145
Peter 异常　1
Phemister 植骨术　300
pH 稳态法　343
Ph 阳性急性淋巴细胞白血病　175
Pickwichian 综合征△　161
Pierre-Robin 综合征△　278
PIK3CA 基因突变检测　469

Pilon 骨折　256
Pilon 骨折切开复位内固定术　300
Pindborg 瘤△　57
Piston 修正术　35
Piston 植入术　35
PLZF/RARα 融合基因检测　469
PML/RARα 融合基因检测　469
PML/RARα 融合基因检测　469
PMS2 基因突变检测　469
PNH 阵发性睡眠性血红蛋白尿症 - 再生障碍性贫血综合征　175
POEMS 综合征　175, 409
Poland 综合征△　290
Pompe 病△　135
Posadas 骨折　256
Pott 骨折　256
Prader-Willi 综合征　397
Preiser 病　256
PTCA 术后△　75
PTEN 基因缺失检测　469
PTEN 基因突变检测　469
Putti-Platt 术△　308
PUVA 黑子　409
PVP 手术△　250
P- 选择素　471, 475
P 血型的基因测序分型　469
P 血型系统抗原鉴定　471
P 因子　475
Q-T 间期缩短综合征△　73
Q-T 间期延长综合征△　72
Q 热　409, 457
Q 热立克次体抗体　475
Rabson-Mendenhall 综合征　159
Ramsay 镇静评分　343
Ramsy-Hunt 综合征△　173
RARα 基因重排检测　469
Rasmussen 综合征△　130
Rastelli 手术　234
RB1 基因缺失检测　469
RB1 基因突变检测　469
Refsum 病△　139
Rett 综合征△　129, 439, 448
RET 基因重排检测　469
RET 基因融合检测　469
RET 基因突变检测　469
Reverdin 截骨术　300
REV 手术△　236, 336
RHCE 基因测序检测　469
RHCE 血型基因分型（基因芯片）　469
RHD 基因测序　469
RHD 基因合子型检测　469
RHD 血型基因芯片分型　469
RhD 血型鉴定　471
Rhnull 病　175
Rh 缺乏综合征　175
Rh 血型 D 抗原鉴定△　471
Rh 血型 E 抗原鉴定　471
Rh 血型不合　385
Rh 血型其他抗原鉴定　471
Rh 血型系统抗体致新生儿溶血病检测　471
Rh 因子不相容反应　397
Rh 阴性抗 D 抗体异常　385
Richmond 躁动镇静量表　343
Richter 综合征　175

Rieger 异常　1
Riga-Fede 溃疡　42
Risser 征　298
Roizen 呼吸困难分级　343
Romberg 征　298
Root/Siegal 截骨术　300
ROS1 基因重排检测　469
ROS1 基因融合检测　469
Rosai-Dorfman 病　256
Rosai-Dorfman 病△　412
Rossolimo 征△　277
Ross 手术△　237, 335
RRM1 基因表达水平检测　469
R-R 长间歇△　72
Rubinstein-Taybi 综合征△　419
Russe 植骨术　300
Ryerson 三关节融合术　300
S-100 蛋白　475
Salter 截骨　300
Salter 手术　300
Salzmann 结节状角膜变性　1
SAPHO 综合征　256, 409
Sarmiento 粗隆间截骨术　300
Schanz 截骨术　300
Schilder 病△　130
Schitz 眼压计　22
Schneider 融合术　300
Schober 试验　298
Schwartze 症　33
Schwartz's 综合征　1
Scianna 血型基因测序分型　469
Scianna 血型基因芯片分型　469
Segond 骨折　256
Sellick 手法△　340
Senning 手术　235
SETBP1-SKI 基因突变检测　469
Sever 病△　263
SF3B1 基因突变检测　469
Shafer's 征　19
Shprintzen 综合征　42
SICD 置入术后△　76
Siegrist 条纹　18
Siffer-Forester-Nachamie 三关节融合术　300
SIL/TAL1 融合基因检测　469
Sinding Larison Johanesson 综合征　256
Sky 骨膨胀器椎体后凸成形术　300
Smith-Petersen 脊柱截骨术　300
Smith 骨折△　283
Soave 手术△　192, 360
Soemmerring 环△　1
Sonoclot 凝血功能监测　343
Southwick 截骨术　300
SPARC 手术△　250
Spier 肘关节融合术　300
Spitz 痣△　426
SRSF2 基因突变检测　469
SS18/SSX1 融合基因检测　469
SS18/SSX2 融合基因检测　469
Stagnara 投射法摄片　316
Staheli 髋臼成形术　300
Stanford A 型夹层△　230
Stanford A 型主动脉夹层　218
Stanford B 型夹层△　230
Stanford B 型主动脉夹层　218

Staples 肘关节融合术　300
Stargardt 病　1
STARR 手术△　192
Steel 三处髋骨截骨　301
Steindler 肘关节融合术　301
Stickler 玻璃体视网膜变性　1
Stickler 综合征△　1
STMN1 基因表达水平检测　469
STOP-BANG 量表　343
Strumpell-Lorrain 病　139
Sudeck 骨萎缩　256
Sudeck 骨萎缩△　121
Sugioka 截骨术　301
Sun 手术△　235
SUR1 缺陷所致二氮嗪抵抗的局灶高胰岛素血症　159
Sutherland-Greenfield 截骨术　301
Swan-Ganz 导管△　344
Swenson 手术△　196, 362
Syme 截肢　301
SYT 基因重排检测　469
Sézary 综合征　175
S 形切口　205
S 形肾　239
T₁~T₆ 水平闭合性骨折伴不完全脊髓病损　256
$T_1\sim T_6$ 水平闭合性骨折伴不完全脊髓病损　256
$T_1\sim T_6$ 水平闭合性骨折伴脊髓完全病损　256
$T_1\sim T_6$ 水平闭合性骨折伴其他特指的脊髓损伤　256
$T_1\sim T_6$ 水平闭合性骨折未特指的脊髓损伤　256
$T_3$ 摄取率　481
$T_4$ 抵抗综合征△　163
$T_7\sim T_{12}$ 水平闭合性骨折伴不完全脊髓病损　256
$T_7\sim T_{12}$ 水平闭合性骨折伴其他特指的脊髓损伤　256
$T_7\sim T_{12}$ 水平闭合性骨折伴完全脊髓病损　257
$T_7\sim T_{12}$ 水平闭合性骨折伴未特指的脊髓损伤　257
Tachdjian 外展截骨术　301
TAFRO 综合征　175
Tako-Tsubo 样心肌病△　79
TAMIS 手术△　192
Tarui 病△　135
TAR 综合征　409
TAVI 手术△　234
TCR 基因重排检测　469
TEL/AML1 融合基因检测　469
TEL/PDGFRβ 融合基因检测　469
TEMPI 综合征　175
TEM 手术△　192
Terrien 边缘性角膜变性△　2
TEVAP 手术△　250
TFE3 基因重排检测　469
Th1、Th2 细胞计数　471
Thiele 试验　298
Thompson 手术　358
Thygeson 点状角膜炎　1
Tietze 综合征△　412
Tillaux 骨折　257
Timothy 综合征△　73
TINU 综合征△　153

TMA 肾病△　154
TNM 分期　82
Todd 麻痹△　135, 449
Tolosa-Hunt 综合征　119
Tolosa-Hunt 综合征△　13
Tono-pen 眼压计　22
TOP2A 基因表达水平检测　469
TOP2A 基因扩增或缺失检测　469
Torkildsen 手术△　209, 358
TP53 基因突变检测　469
TPM3/ALK 融合基因检测　469
TPM4/ALK 融合基因检测　469
TSH 受体突变型家族性甲状腺功能亢进症　159
TSH 受体突变致甲状腺功能减退症　159
TSH 依赖型甲状腺功能亢进症　159
TUBB3 基因表达水平检测　469
TULIP 手术△　249, 357
Tumarkin 耳石危象　24
TUR-IP 手术△　252
TURP 手术△　357
TVT-O 手术△　250
TVT 手术△　250
TYMP 基因表达水平检测　469
T 波　145
T 管撤机法　93
T 和 NK 细胞型慢性活动性 EBV 感染，系统型　175
T 淋巴母细胞白血病 / 淋巴瘤　175
T 淋巴母细胞性淋巴瘤 / 急性淋巴细胞白血病　347
T 淋巴细胞花环试验　475
T 淋巴细胞亚群　471
T 淋巴细胞转化试验　475
T 细胞大颗粒淋巴细胞白血病　175
T 细胞免疫应答干扰素 γ 释放试验　483
T 细胞去除　182
T 细胞幼淋细胞白血病　175
T 细胞 / 组织细胞富集型大 B 细胞淋巴瘤　175
T 形骨折　257
T 形切口　205
T 形引流管置换　117
T 幼淋巴细胞白血病 *　175
U2AF1 基因突变检测　469
UF 手术△　235
Univerricht-Lundborg 病△　136
Upshaw-Schulman 综合征△　180
Upsher 纤维光导喉镜　343
Urrets-Zavalia 综合征　1
Usher 综合征△　30
USP6 基因重排检测　469
Valsalva 手术△　237, 336
Van Buchem 病　159
Vanjetti 征　298
Van Neck 病　257
VATER 综合征　257
VEGFR 基因表达水平检测　469
Villaret 征　298
Virchow 综合征△　48
VKORC1 基因多态性　469
vNOTES 髂耻韧带悬吊术　377
vNOTES 阴道 - 骶骨固定术　377
vNOTES 阴道 - 骶棘韧带固定术　377

vNOTES 阴道 - 骶韧带高位悬吊术　377
vNOTES 子宫 - 骶骨固定术　377
vNOTE 子宫 - 骶韧带高位悬吊术　377
von Hippel-Lindau 综合征△　131
von Recklinghausen 病△　11, 203, 283
v 波　343
V 形截骨术　301
V 型内斜视　1
V 型内斜综合征△　1
V 型外斜△　1
V 型外斜视　1
Waardenburg 综合征　24
Wagner 玻璃体视网膜变性　1
Wagner 症△　1
Wagstaffe（LeFort）骨折　257
Wainwright 髋臼成形术　301
Waldenstrm 巨球蛋白血症△　151
Waldenstrtiom 巨球蛋白血症△　418
Walther 骨折　257
Wartenberg 征　298
Warthin 瘤△　51
Wassermann 征　298
Watson 和 Vendor 方法腕关节融合术　301
Wegener 肉芽肿伴发葡萄膜炎　1
Weissman 手术　301
Weiss 环　18
Well 评分　343
Werdnig-Hoffmann 病　257
Wernicke 脑病△　136, 441
West 综合征△　139
Whipple 手术△　191, 356
Whitman 股骨粗隆下楔形截骨术　301
Wicket 节律　145
Wigand 技术　35
Wilson 截骨手术　301
Wiskot-Aldrich 综合征基因突变　469
Wolfram 综合征　119
Wolman 病△　167
Wright 征　298
WT1 基因表达检测　469
WT1 基因突变检测　469
W 成形术　331
Xg 血型系统抗原鉴定　471
x 波　343
X 刀放射治疗　205, 353
X 连锁低血磷性佝偻病　159
X 连锁低血磷性骨软化　159
X 连锁淋巴细胞增殖综合征　175
X 连锁青少年型视网膜劈裂症　1
X 连锁无丙种球蛋白血症　175
X 连锁无丙种球蛋白血症△　411
X 连锁隐性遗传性共济失调　119
X 连锁隐性遗传性肌张力障碍 - 帕金森综合征　119
X 连锁鱼鳞病　409
X 连锁鱼鳞病综合征△　409
X 射线　96, 364
X 射线电影摄影　316
X 射线电子计算机体层成像检查　316
X 射线管　364
X 射线体层摄影　316
X 线检查　22
X 线摄片定位法　364
X 线头影测量片　67

X 线治疗机　364
X 型内斜视　1
X 型内斜综合征△　1
X 型外斜视　1
X 性连锁肾上腺脑白质营养不良症　159
X 综合征　72
Yt 血型基因测序分型　469
y 波　343
Y 染色体微缺失　469
Y 染色体性别区域分析　469
Y 型内斜视　1
Y 型内斜综合征△　1
Y 型外斜视　1
Z 成形术　331, 433
Z 字成形术　59, 60
Ⅰ A 亚型　256
Ⅰ B 亚型　256
Ⅰ C 亚型　256
Ⅰ 度冻伤　325
Ⅰ 度放射性烧伤　325
Ⅰ 度角膜烧伤　325
Ⅰ 度褥疮△　184, 409, 447
Ⅰ 度烧伤　325
Ⅰ 度压疮　184
Ⅰ 度压疮△　409
Ⅰ 级软骨肉瘤　256
Ⅰ 期后囊切开术　19
Ⅰ 型呼吸衰竭　82
Ⅰ 型耳蜗分隔不全　24
Ⅰ 型胶原氨基端肽　481
Ⅰ 型胶原羧基端前肽　481
Ⅰ 型胶原羧基端肽　481
Ⅰ 型麻风反应　452, 457
Ⅱ A 亚型　256
Ⅱ B 亚型　256
Ⅱ 度冻伤　325
Ⅱ 度放射性烧伤　325
Ⅱ 度角膜烧伤　325
Ⅱ 度褥疮△　184, 409, 447
Ⅱ 度烧伤　325
Ⅱ 度压疮　184
Ⅱ 度压疮△　409
Ⅱ 期后房型人工晶状体睫状沟缝入术　19
Ⅱ 期后房型人工晶状体植入术　19
Ⅱ 期前房型人工晶状体植入术　19
Ⅱ 型耳蜗分隔不全　24
Ⅱ 型呼吸衰竭　82
Ⅱ 型麻风反应　457
Ⅲ 度冻伤　325
Ⅲ 度放射性烧伤　325
Ⅲ 度角膜烧伤　325
Ⅲ 度褥疮△　184, 409, 447
Ⅲ 度烧伤　325
Ⅲ 度压疮　184
Ⅲ 度压疮△　409
Ⅲ 型胶原肾小球病　150
Ⅳ 度冻伤　325
Ⅳ 度放射性烧伤　325
Ⅳ 度褥疮△　184, 409, 447
Ⅳ 度烧伤　325
Ⅳ 度压疮　184
Ⅳ 度压疮△　409
Ⅵ 型疱疹病毒疹△　407, 430
α-L- 岩藻糖苷酶　475

α/β 比值 364
α- 半乳糖苷酶 A 缺乏症△ 150
α- 地中海贫血△ 175
α- 羟丁酸脱氢酶 481
α- 肾上腺素受体激动药中毒 452
α- 肾上腺素受体拮抗药中毒 452
α- 珠蛋白生成障碍性贫血 175
α₁- 抗胰蛋白酶缺乏△ 172
α₁- 抗胰蛋白酶缺乏症 82,172
α₁- 抗胰蛋白酶缺陷性脂膜炎 409
α₁- 抗胰蛋白酶△ 481
α₁- 抗胰蛋白酶缺乏症 397
α₁- 酸性糖蛋白 481
α₁- 胰蛋白酶抑制剂 481
α₂- 抗纤溶酶 471
α₂- 纤溶酶抑制物 471
α₂- 巨球蛋白 481
α 波 343
α 地中海贫血基因突变 469
α 地中海性贫血 397
α 淀粉样蛋白 475
α 泛化 145
α 甘露糖贮积病△ 161
α 昏迷 145
α 节律 145
α 射线 364
α 稳态法 343
α 抑制 145
α 重链病 175
β-D- 葡聚糖检测 96
β- 萘胺所致职业性膀胱癌 452
β- 内酰胺类抗生素中毒 452
β- 肾上腺素受体激动药中毒 452
β- 肾上腺素受体拮抗药中毒 452
β- 血小板球蛋白 471
β- 脂蛋白 481
β- 脂蛋白缺乏症△ 168
β₂- 糖蛋白 I 471
β₂- 微球蛋白 481
β 氨基酸代谢紊乱 172
β 波 343
β 地中海贫血基因突变 469
β 地中海性贫血 397
β 昏迷 145
β 节律 145
β 葡萄糖醛酸酶缺乏 172
β 射线 364
β 肾上腺素受体 -1(1165G>C) 467
β 受体过敏综合征△ 119
β 受体亢进综合征 119
γ- 谷氨酰转肽酶 481
γ- 谷氨酰转肽酶同工酶 481
γ- 氨基丁酸 481
γ 氨基酸代谢紊乱 172
γ 波 343
γ 射线 364
γ 重链病 175
δ- 地中海贫血△ 175
δ- 珠蛋白生成障碍性贫血 175
δβ- 地中海贫血△ 175
δβ- 珠蛋白生成障碍性贫血 175
δ 波 343
δ 节律 145
δ 刷 145

εβγδ- 地中海贫血△ 175
εβγδ- 珠蛋白生成障碍性贫血 175
θ 波 343
θ 节律 145
κ 节律 145
λ 波 145
μ 重链病 175

A

阿的平中毒引起的精神障碍△ 439
阿尔卑斯山病△ 453
阿尔茨海默病 69,119,436,447
阿尔茨海默病认知评估量表 445
阿尔茨海默病型痴呆△ 119
阿尔茨海默病性痴呆△ 69
阿尔茨海默病源性△ 119
阿尔茨海默病早期△ 119
阿尔茨海默氏病△ 119
阿尔茨海默型痴呆△ 119
阿尔茨海默症△ 119
阿尔珀斯病△ 139
阿尔斯特雷姆综合征 159
阿弗他口腔炎△ 413
阿哥拉沙门菌肠炎 101
阿根廷出血热△ 466
阿肯巴克儿童行为量表 445
阿拉杰里综合征 101,409
阿良良热 457
阿 - 罗瞳孔 119,457
阿米巴病 457
阿米巴病带菌者 1
阿米巴肠溃疡 101
阿米巴肠炎 457
阿米巴非痢疾性结肠炎△ 104
阿米巴肺脓肿 82,457
阿米巴肝脓肿 457
阿米巴感染 457
阿米巴龟头炎 457
阿米巴结肠炎△ 101
阿米巴结肠炎 101
阿米巴精囊炎 457
阿米巴溃疡 409
阿米巴阑尾炎 101,457
阿米巴脑脓肿 457
阿米巴膀胱炎 457
阿米巴肉芽肿 409,457
阿米巴性肝脓肿 101
阿米巴性龟头炎 409
阿米巴性脑膜炎 119
阿米巴性脑脓肿 119
阿米巴性脑炎 119
阿米巴阴道炎 409
阿米卡星中毒 69
阿米斯脆发综合征 409
阿姆斯勒方格表 22
阿诺德·基亚里畸形△ 137
阿佩尔综合征 42,257
阿片类物质使用障碍 436
阿片类物质有害使用△ 436
阿片类物质中毒△ 436
阿片类药的有害使用 436
阿片类药急性中毒 436
阿片类药戒断状态 436

阿片类药所致的残留性和迟发性精神病性障碍 436
阿片类药所致的精神病性障碍 436
阿片类药所致的精神和行为障碍 436
阿片类药所致的遗忘综合征 436
阿片类药物过量性头痛 119
阿片类药物戒断性头痛 119
阿片类药依赖综合征 436
阿片类中毒 69
阿片受体拮抗剂中毒 452
阿普加评分 394
阿普唑仑中毒 452
阿萨希毛孢子菌感染 409
阿什曼综合征△ 369
阿司匹林耐量试验 471
阿司匹林三联症 24
阿司匹林哮喘 82
阿斯佩格综合征 436
阿斯切尔综合征 409
阿 - 斯综合征 72
阿糖胞苷中毒 452
阿托品中毒 452
阿韦利斯综合征△ 126
埃博拉病毒病 409,457
埃博拉出血热 457
埃布斯坦畸形△ 76
埃布斯坦畸形矫治术△ 335
埃布斯坦综合征 218
埃 - 德型肌营养不良△ 278
埃尔托生物型霍乱 101
埃及血吸虫病 457
埃可病毒感染 397,457
埃可病毒核糖核酸 469
埃可病毒抗体 475
埃可病毒抗体 IgG 475
埃可病毒抗体 IgM 475
埃可病毒性脑膜炎 119,457
埃可病毒性脑炎 119
埃可病毒疹 409
埃勒斯 - 当洛斯综合征 257
埃勒斯 - 当洛综合征△ 119
埃勒斯 - 当洛综合征 119
埃立克体病 409,457
埃利斯 - 范可勒韦德综合征 409
埃利伟综合征 257
埃利希病 409
埃默里 - 德赖弗斯肌营养不良 119
癌胚抗原 475
癌胚抗原水平升高 347
癌肉瘤 347
癌痛 347
癌相关性视网膜病变 1
癌性白质脑病 119
癌性臂丛神经痛 337
癌性肠梗阻 347
癌性肠痛 337
癌性恶病质 347
癌性发热 347
癌性腹膜炎 347
癌性腹痛 353
癌性肝痛 337
癌性骨痛 337,347
癌性溃疡 347
癌性脑病 119

癌性脑膜炎　119
癌性盆腔痛　337
癌性贫血　347
癌性神经痛　347
癌性头痛　337
癌性心包积液　72
癌性胸痛　337
癌因性疲乏　347
癌症高热治疗　353
癌症恐怖　438
癌症镇痛　347
癌症止痛　347
嗳气　92
矮妖精貌样综合征　409
矮妖精貌综合征△　409
艾波特(氏)法　301
艾勃斯坦畸形矫治术　231
艾迪生病△　170
艾迪生病危象　159
艾迪生 - 席尔德综合征△　134,166
艾伦 - 马斯特斯综合征△　369
艾伦试验　343
艾森贝格抗抑郁药不良反应量表　445
艾森克人格问卷　445
艾森曼格综合征△　72
艾森门格综合征　72
艾司唑仑中毒　452
艾斯科格综合征　409
艾滋病　120,409,457
艾滋病伴病毒感染　457
艾滋病伴伯基特淋巴瘤　457
艾滋病伴多发性感染　457
艾滋病伴非霍奇金淋巴瘤　457
艾滋病伴分枝杆菌感染　457
艾滋病伴寄生虫病　457
艾滋病伴巨细胞病毒感染　457
艾滋病伴卡波西肉瘤　457
艾滋病伴念珠菌病　457
艾滋病伴细菌感染　457
艾滋病伴真菌病　457
艾滋病痴呆综合征　120,409,457
艾滋病合并肺结核　82
艾滋病相关型卡波西肉瘤　409
艾滋病相关牙周炎　42
艾滋病性脑脊髓炎　120
艾滋病性脑膜炎　120
艾滋病性脑炎　120
艾滋病性视神经病变　1
爱德华综合征△　397,409
爱德生试验△　317
爱泼沃斯嗜睡量表　145
爱唐综合征△　430
安德森病　159
安德森 - 法布里病△　150
安德森 - 泰维勒综合征△　72
安多格斯综合征　409
安眠酮中毒△　453
安眠药物癖△　437
安乃近药物反应　69
安乃近中毒　452
安宁疗护　353
安氏错𬌗分类　42
安氏Ⅱ类 1 分类错𬌗　42
安氏Ⅱ类 1 分类亚类错𬌗　42

安氏Ⅱ类 2 分类错𬌗　42
安氏Ⅱ类 2 分类亚类错𬌗　42
安氏Ⅰ类错𬌗　42
安氏Ⅱ类错𬌗　42
安氏Ⅲ类错𬌗　42
安氏Ⅲ类亚类错𬌗　42
安坦中毒△　452
安痛定药物反应△　69
安装义眼　19
氨　481
氨苄西林过敏反应　69
氨茶碱药物反应　82
氨茶碱中毒　452
氨基比林药物反应　69
氨基比林中毒△　69
氨基己糖苷酶 A 和 B 缺乏症　120
氨基甲酸酯类农药中毒　452
氨基甲酸酯杀虫剂中毒△　452
氨基葡聚糖代谢紊乱　172
氨基酸　481
氨基酸代谢病　397
氨基酸代谢紊乱　172
氨基酸尿　172
氨基酸转移酶乱　172
氨基糖甙类中毒△　452
氨基糖苷类高水平耐药　483
氨基糖苷类抗生素药物反应　69
氨基糖苷类药物中毒　452
氨氯地平中毒　69
氨水烧伤　325
氨中毒　452
鞍鼻　24
鞍鼻畸形　24
鞍膈脑膜瘤　198
鞍结节脑膜瘤　198
鞍结节脑膜瘤切除术　205
鞍内及鞍上占位性病变　198
鞍内肿瘤　24
鞍旁病灶切除术　205
鞍旁恶性肿瘤　198
鞍旁海绵状血管瘤　198
鞍旁良性肿瘤　198
鞍旁脑膜瘤　198
鞍旁占位性病变　198
鞍旁肿瘤　24
鞍区病变　172
鞍区病损切除术　353
鞍区病灶切除术　205
鞍区错构瘤　159
鞍区动脉瘤　159
鞍区恶性肿瘤　347
鞍区及鞍上占位△　172
鞍区脊索瘤　159
鞍区结核　159
鞍区结节病　159
鞍区颗粒细胞瘤　159
鞍区毛细胞型星形细胞瘤　159
鞍区脑膜瘤　198
鞍区脓肿　159
鞍区神经胶质瘤　159
鞍区神经鞘瘤　159
鞍区占位△　159
鞍区占位性质不明　159

鞍区脂肪瘤　198
鞍区肿瘤　198
鞍区肿瘤切除术　353
鞍区转移性肿瘤　159
鞍上病灶切除术　205
鞍上池囊肿　198
鞍上恶性肿瘤　198
鞍上脑膜瘤　198
鞍上区恶性肿瘤　347
鞍上区占位△　172
鞍上占位性病变　198
鞍上肿瘤　24
鞍上蛛网膜囊肿　120
按扣式附着体　60
按摩手法△　451
按需阀送气　93
胺碘酮　481
暗色丝孢霉病　409,457
暗视视网膜电图　22
暗适应视网膜电图　22
凹陷瘢痕　325
凹陷性疤痕 *　325
凹陷性瘢痕　325
凹陷性水肿　92
螯合剂中毒　452
奥本海姆征　257
奥狄括约肌痉挛　101
奥狄括约肌狭窄　101
奥迪括约肌痉挛△　101
奥迪括约肌扩张术　187
奥迪括约肌切开术　187
奥迪括约肌狭窄△　101
奥尔波特综合征　150,257
奥尔布赖特[麦丘恩 - 施特恩贝格]综合征　257
奥尔布赖特遗传性骨营养不良△　257
奥尔布赖特综合征　42
奥尔布赖特综合征△　257
[奥尔森]婚姻质量问卷　445
奥克斯福德尿失禁手术　247
奥利尔病△　278
奥罗普病毒病　457
奥罗亚热　409
奥姆斯特德综合征　409
奥斯勒结　79
奥斯汀·弗林特杂音　79
奥托氏骨盆　257
澳大利亚脑炎　457

**B**

巴贝虫病　457
巴比妥类药物成瘾　436
巴比妥盐类中毒　69
巴比妥盐类药物成瘾△　69
巴宾斯基征征　298
巴德 - 基亚里综合征　82
巴德 - 吉亚利综合征　101
巴顿骨折　257
巴尔通体病　409,457
巴格克斯综合征　409
巴拉那硬皮综合征　409
巴雷特食管　101
巴黎剂量学系统　364

巴氏线　466
巴氏腺囊肿△　371
巴氏腺脓肿△　371
巴斯德菌败血症　457
巴斯德菌病　457
巴特尔综合征△　150
巴特综合征　150, 159
巴通骨折　257
巴西天疱疮　409
巴西紫癜热　457
疤痕 *　325
疤痕疙瘩 *　325
拔除引起的牙列缺损或缺失　42
拔管后喉头水肿　338
拔甲术　187, 301, 433
拔毛狂　436
拔毛癖△　436
拔毛试验　334
拔牙△　65
拔牙创出血　42
拔牙创骨组织出血　42
拔牙创软组织出血　42
拔牙手术△　65
拔牙术△　65
拔牙术后并发症　42
拔牙位点保存技术　60
靶点　211
靶控输注技术　339
靶区　364
靶区范围　364
靶[区]剂量　364
靶体积　364
靶外体积指数　364
靶向治疗　93
白斑　452
白大衣性高血压　72
白蛋白　481
白点病 *　430
白点状视网膜变性　1
白点状视网膜营养障碍　1
白癜风　409
白癜风皮肤移植术　433
白痱　409
白喉　457
白喉类毒素抗体　475
白喉性多神经炎　120, 457
白喉性虹膜麻痹　1
白喉性喉气管炎　457
白喉性结膜炎　1, 457
白喉性心肌炎　457
白喉疫苗接种反应　409
白化病　159, 397, 409
白甲　409
白睫毛　1, 410
白蛉叮咬　410
白蛉热　410, 457
白毛舌　42
白眉毛　1, 410
白内障　1
白内障超声乳化吸除术△　19
白内障超声乳化摘除术　19
白内障 - 耳聋 - 性腺功能减退　159
白内障合并房角狭窄△　1
白内障合并前房角狭窄　1

白内障截囊吸取术　19
白内障囊内摘除术　19
白内障囊外摘除术　19
白内障术后(大泡性无晶状体的)角膜病变　1
白内障术后低眼压　1
白内障术后房角粘连△　1
白内障术后虹膜损伤　1
白内障术后虹膜粘连　1
白内障术后后部玻璃体牵引综合征　1
白内障术后继发青光眼　1
白内障术后角膜病变　1
白内障术后晶状体核残留　1
白内障术后囊样黄斑水肿　1
白内障术后黏弹剂残留　1
白内障术后皮质残留　1
白内障术后前房角粘连　1
白内障术后屈光不正　1
白内障术后人工晶状体混浊　1
白内障术后人工晶状体异常　2
白内障术后人工晶状体植入　2
白内障术后渗出性反应　2
白内障术后瞳孔大小异常　2
白内障术后瞳孔位置异常　2
白内障术后瞳孔异常　2
白内障术后眼内炎　2
白内障术中后囊破裂　2
白内障 - 智力低下 - 性腺功能减退　159
白黏痰　213
白念珠菌感染　457
白塞病　410
白塞病△　368
白塞病肾损害　150
白塞病相关性视神经炎　2
白塞氏病相关性视神经病变△　2
白塞氏综合征　120
白塞综合征　42, 120, 257, 368
白塞综合征△　410
白三烯 $B_4$　481
白色海绵斑痣　42
白色海绵状痣　410
白色糠疹　410
白色美学评分　67
白色泡沫样痰　92
白色水肿　42
白色萎缩、青斑样血管炎△　423
白色纤维性丘疹病　410
白陶土部分凝血活酶时间　471
白头粉刺　432
白细胞不增多性白血病　175
白细胞单采术　182
白细胞分类计数　471
白细胞功能异常牙周病损　42
白细胞管型　471
白细胞计数　471
白细胞减少　347
白细胞介素　475
白细胞介素 1　475
白细胞介素 1α　475
白细胞介素 1β　475
白细胞介素 2　475
白细胞介素 3　475
白细胞介素 4　475
白细胞介素 5　475

白细胞介素 6　475
白细胞介素 7　475
白细胞介素 8　475
白细胞介素 9　475
白细胞介素 10　475
白细胞介素 11　476
白细胞介素 12　476
白细胞介素 13　476
白细胞介素 14　476
白细胞介素 15　476
白细胞介素 16　476
白细胞介素 17　476
白细胞介素 18　476
白细胞介素 19　476
白细胞介素 20　476
白细胞介素 21　476
白细胞介素 22　476
白细胞介素 23　476
白细胞介素 24　476
白细胞介素 25　476
白细胞介素 26　476
白细胞介素 27　476
白细胞介素 28　476
白细胞介素 29　476
白细胞介素 31　476
白细胞介素 32　476
白细胞介素 33　476
白细胞介素 35　476
白细胞介素受体　476
白细胞黏附分子缺乏症　410
白细胞黏附试验　476
白细胞黏附抑制试验　476
白细胞趋化因子 2 相关性肾淀粉样变性病　150
白细胞趋化因子 2 型肾淀粉样变性病△　150
白细胞缺乏症　175
白细胞杀菌功能试验　476
白细胞吞噬功能试验　476
白细胞淤滞症　175
白细胞瘀滞△　175
白细胞增多　175, 397
白细胞增多症△　397
白细胞酯酶　471
白细胞组胺释放试验　476
白线疝　184
白癣　410, 457
白血病　150
白血病的牙龈病损　42
白血病免疫表型　471
白血病融合基因筛查　469
白血病肾损害　150
白血病相关牙龈病损　42
白血病性非结构套细胞淋巴瘤　175
白血病性视神经病变　2
白血病性网状内皮组织增殖　175
白血病眼底改变　2
白质脑病　120
白质脑炎　457
白质消融性白质脑病　120
白皱褶病△　42
百草枯中毒　452
百分深度剂量　364
百日咳　457
百日咳鲍特菌　457

百日咳鲍特菌抗体　476
百日咳肺炎　457
摆式矫治器　60
败血症　457
败血症△　401
败血症肾损害　150
扳机拇　257
扳机指　257
扳机指△　337
斑替综合征　101
斑驳病　410
斑点样麻风　457
斑块　432
斑块型副银屑病　410
斑块型银屑病　410
斑块状角膜营养不良　2
斑块状银屑病△　423
斑块状硬斑病　410
斑马体肌病　120
斑马样过度色素沉着　410
斑片型副银屑病△　410
斑丘疹　432
斑氏丝虫病　457
斑贴试验　435
斑秃　410
斑秃后白斑　410
斑疹　432
斑疹麻木型麻风　457
斑疹伤寒　410, 457
斑疹伤寒抗体　476
斑疹性淀粉样变性△　257
斑痣　410
斑痣性错构瘤病　2, 410
斑状淀粉样变性　257, 410
斑状副银屑病　410
斑状萎缩　410
瘢痕　325, 410
瘢痕癌　325
瘢痕瓣术　331
瘢痕感染　325
瘢痕疙瘩　325, 410
瘢痕疙瘩切除术　331
瘢痕疙瘩性痤疮　410
瘢痕疙瘩性毛囊炎　410
瘢痕疙瘩性芽生菌病　457
瘢痕畸形纠正术　433
瘢痕激光治疗　433
瘢痕溃疡　325
瘢痕挛缩　277, 327
瘢痕挛缩性足下垂　325
瘢痕旁肺气肿　82
瘢痕切除缝合术　331
瘢痕切除术　331
瘢痕切除松解人工真皮移植术　331
瘢痕切除松解脱细胞真皮自体皮移植术　331
瘢痕切除松解自体大张皮片移植术　331
瘢痕切除松解自体网状皮移植术　331
瘢痕切除松解自体邮票状皮片移植术　331
瘢痕切除植皮术　331
瘢痕瘙痒［症］　325
瘢痕松解术　301, 320, 331
瘢痕疼痛　330
瘢痕秃发扩张皮瓣修复术　331
瘢痕形成　330

瘢痕性痤疮△　410
瘢痕性倒睫　2
瘢痕性肺气肿△　82
瘢痕性基底细胞癌　410
瘢痕性睑内翻　2, 325
瘢痕性睑内翻中厚皮片移植矫正术　19
瘢痕性睑外翻　2
瘢痕性睑外翻鼻唇沟皮瓣矫正术　19
瘢痕性睑外翻轮匝肌皮瓣矫正术　19
瘢痕性睑外翻中厚皮片移植矫正术　19
瘢痕性交界型大疱性表皮松解症　410
瘢痕性类天疱疮　410
瘢痕性毛发缺失△　325, 410
瘢痕性拇指内收畸形第二掌骨骨间背侧动
　脉轴型皮瓣移植术　331
瘢痕性拇指内收畸形前臂骨间背侧动脉岛
　状皮瓣移植术　331
瘢痕性拇指内收畸形前臂桡动脉岛状皮瓣
　移植术　331
瘢痕性拇指内收畸形示指背旗状皮瓣移植
　术　331
瘢痕性拇指内收畸形游离皮瓣移植术　331
瘢痕性脱发　325, 410
瘢痕性咽狭窄△　32
瘢痕增生△　330
瘢痕粘连　42
瘢痕子宫　368
瘢痕子宫合并妊娠△　388
板层角膜移植术　19
板层状鱼鳞病　410
半 Fontan 手术△　231
半 Mustard 手术　231
半侧颌骨肥大　42
半侧面部肢体发育不良　42
半侧下颌骨切除术　60
半侧小面畸形△　42
半侧颜面发育不全　42
半侧颜面萎缩　42
半侧颜面萎缩矫正术　60
半侧肢体发育不良　257
半侧肢体肥大症　257
半导体剂量仪　364
半定式精神检查　445
半丰唐手术　231
半肝切除术　187
半骨盆截肢术　301
半固定桥　60
半固定桥连接体　60
半规管开窗术　35
半规管轻瘫　24
半规管阻塞术　35
半喉切除术　35
半腱肌断裂　257
半结构式访谈　445
半髋关节表面置换　301
半髋关节置换　301
半卵圆中心脓肿　120
半马斯塔德手术　231
半膜肌断裂　257
半桥粒大疱性表皮松解症　410
半切牙术　60
半乳甘露聚糖抗原试验　96
半乳甘露聚糖试验（GM 试验）　483
半乳糖　481

半乳糖代谢紊乱　172
半乳糖代谢症　397
半乳糖激酶缺乏　172
半乳糖性白内障　2
半乳糖血症　172, 397
半舌切除术　60
半数有效量　343
半脱位　42, 298
半影　364
半永久血液净化用深（或中心）静脉拔管术
　155
半永久血液净化用深（或中心）静脉插管术
　155
半月板变性　257
半月板部分切除术　301
半月板成形术　301
半月板成形术后　257
半月板磨损　298
半月板囊肿　257
半月板切除术　301
半月板切除术后　257
半月板切开术　301
半月板撕裂　257
半月板损伤　257
半月板损伤后　257
半月板退变　298
半月板修补术　301
半月板修整　301
半月板运动过度　257
半月神经节切除术　205
半月神经节射频毁损术　205
半肢骨骺异样增殖　257
半椎板切除术　301
半椎体畸形　257
半椎体切除术　301
伴 1 型糖尿病型牙周炎△　42
伴 2 型糖尿病型牙周炎△　42
伴 TFH 表型的结性外周 T 细胞淋巴瘤　175
伴典型自动症的发作　120
伴孤立性的生长激素缺乏的 X 连锁的智力
　缺陷综合征　159
伴过度自噬的 X 连锁遗传性肌病　120
伴海马硬化性内侧颞叶癫痫　120
伴可变起源灶的家族性局灶性癫痫　120
伴可逆性胼胝体压部病变的轻度脑炎 / 脑
　病　120
伴颅周压痛的慢性紧张型头痛　120
伴颅周压痛的偶发性紧张型头痛　120
伴颅周压痛的频发性紧张型头痛　120
伴皮层下梗死和白质脑病的常染色体显性
　遗传性脑动脉病　120
伴皮层下梗死和白质脑病的常染色体隐性
　遗传性脑动脉病　120
伴皮层下囊肿的巨гантский性白质脑病　120
伴乳突开放术的鼓室成形术　35
伴生殖器异常的 X 连锁无脑回综合征　159
伴嗜酸性粒细胞增多性血管淋巴样增生△　425
伴唐氏综合征的一过性髓系增生异常　175
伴糖尿病的牙周炎　42
伴头部自主神经症状的持续短暂单侧神经
　痛样头痛发作　120
伴腺状分化型恶性外周神经鞘膜瘤　198
伴相关血液系统肿瘤的系统性肥大细胞增
　多症　176

伴有病理性骨折△ 257
伴有初级感觉症状的发作 120
伴有多系病态造血 * 177
伴有过度警觉的自主神经过度唤起 442
伴有间叶分化型恶性外周神经鞘膜瘤 198
伴有精神分裂症症状的急性精神病障碍
　（伴有急性应激反应）△ 438
伴有精神分裂症症状的急性精神病障碍
　（不伴急性应激反应）△ 438
伴有皮质下梗死和白质脑病的常染色体显
　性遗传性脑动脉病△ 120
伴有皮质下梗死和白质脑病的常染色体隐
　性遗传性脑动脉病△ 120
伴有胼胝体压部可逆性病灶的临床症状轻
　微的脑炎/脑病 120
伴有视网膜下膜的视网膜脱离复位术 19
伴有体验性感觉症状的发作 120
伴有听觉特点的常染色体显性遗传癫痫
　120
伴有意识模糊性自动症的睡眠相关性复杂
　部分性癫痫发作 120
伴有增生膜的视网膜脱离复位术 19
伴有谵妄的阿片类药戒断状态 436
伴有谵妄的苯丙胺类兴奋剂戒断状态 436
伴有谵妄的大麻类物质戒断状态 436
伴有谵妄的多种药物和其他精神活性物质
　戒断状态 436
伴有谵妄的挥发性溶剂戒断状态 436
伴有谵妄的酒精戒断状态 436
伴有谵妄的可卡因戒断状态 436
伴有谵妄的氯胺酮戒断状态 436
伴有谵妄的其他兴奋剂（包括咖啡因）戒断
　状态 436
伴有谵妄的烟草戒断状态 436
伴有谵妄的镇静剂或催眠剂戒断状态 436
伴有谵妄的致幻剂戒断状态 436
瓣膜性心肌病 72
棒球肘 257
包虫病△ 460
包裹性腹膜硬化 150
包裹性脓胸 397, 457
包裹性气胸 212
包裹性心包积液 72
包裹性胸膜炎 397
包裹性胸腔积液 82
包裹硬化性腹膜炎△ 150
包涵体肌病 120
包涵体肌炎 120, 257
包涵体性结膜炎 2
包涵体性纤维瘤病 257
包涵疣△ 431
包茎 239
包膜下肾切除术 247
包皮瘢痕切除术 247, 320, 433
包皮背侧切开术 247
包皮变应性水肿 239
包皮病损切除术 247, 320, 353, 433
包皮垢 247
包皮龟头炎 410
包皮过长 239
包皮环切术 247, 320
包皮结石 239
包皮口狭窄 239
包皮切开术 247

包皮系带短 239
包皮系带断裂 239
包皮系带损伤 239
包皮炎 239
包皮阴茎头粘连 239
孢子菌肺炎 83
孢子丝菌病 410, 457
孢子丝菌免疫学方法检测 483
胞浆体肌病 120
胞内分枝杆菌感染 82
保残重建 301
保护帽 60
保护性衬垫 60
保护性肺通气技术 339
保留变性真皮的自体皮片移植术 331
保留长度开放截肢 301
保留假体的关节切开清创引流术 301
保留脾血管的保脾胰体尾切除术 187
保留脾脏的胰体尾切除术 187
保留十二指肠的胰头切除术 187
保留乳房的乳腺切除术 187
保留龈乳头切口 60
保留幽门的胃切除术 187
保留中段的胰腺切除术 187
保留主动脉瓣的主动脉根部替换术 231
保留主动脉瓣的主动脉根部置换术△ 231
保留主动脉窦的主动脉瓣和升主动脉替换
　术 231
保留自主呼吸的全麻诱导术 339
豹斑状白癜风 410
鲍恩病 257, 410
鲍恩样丘疹病 410
鲍洛病△ 135
鲍曼不动杆菌肺炎 82
鲍曼不动杆菌感染 457
鲍氏志贺菌痢疾 101
鲍氏志贺菌细菌性痢疾 457
鲍特菌属抗原 476
鲍文氏病△ 410
暴发 145
暴发痛 298, 338
暴发型流行性脑脊髓膜炎 457
暴发型脑膜炎球菌败血症 457
暴发型脑膜炎球菌脑膜脑炎 457
暴发性 1 型糖尿病 159
暴发性痤疮 410
暴发性肌电活动 343
暴发性类丹毒 457
暴发性紫癜 410
暴发抑制 145
暴聋△ 24
暴露疗法△ 445
暴食 442
爆裂性骨折 42, 257
爆裂音 92
爆炸伤△ 283
爆震聋 452
爆震聋△ 24
爆震性聋 24
杯形耳 397
杯状耳 24
杯状耳矫正术 320
悲伤反应 442

北亚蜱传斑疹伤寒 457
贝尔麻痹△ 135
贝尔面瘫 42
贝赫切特综合征△ 120, 257
贝壳甲综合征 410
贝克焦虑量表 445
贝克囊肿 267
贝克型肌营养不良 120
贝克忧郁量表 445
贝类中毒△ 70
贝内迪克特综合征 120
贝内特骨折 257
贝氏肌营养不良症△ 120
贝-维综合征 257, 410
贝赞克斯综合征 410
背部瘢痕 325
背部瘢痕疙瘩 325
背部单纯脊膜膨出 257
背部冻伤 325
背部冻伤伴有组织坏死 325
背部蜂窝织炎 184
背部感染性窦道 410
背部肌肉病损切除术 301, 320, 353
背部开放性外伤 212, 257
背部脓肿 410
背部皮下肿物 318
背部浅表冻伤 325
背部切痂术 331
背部软组织损伤 257
背部软组织肿瘤 347
背部损伤 257
背部削痂术 331
背部脂肪增多症 159
背侧半脱位 257
背侧入路腕关节融合术 301
背景活动 145
背景型糖尿病视网膜病变 2
背景性视网膜病变和视网膜血管改变 2
背阔肌肌皮瓣术 331
背阔肌移植术 187, 301, 320
背阔肌游离移植术 301
背疼 298
背痛 257
背驮式原位肝移植术 187
钡及其化合物中毒 452
被动服从 442
被动攻击型人格障碍 436
被动攻击性人格 442
被动后伸试验 298
被动就位 67
被动牵拉试验（复视检查） 22
被动体验 442
被动抬腿试验 343
被动吸烟 82
被洞悉感 442
被害妄想 442
被监视感 442
被控制感 442
被控制妄想 442
被描述为非附加于痴呆的谵妄 120
奔马律 79
贲门癌 347
贲门病损切除术 187
贲门部分切除伴食管胃吻合术 187, 353

贲门成形术 213
贲门恶性肿瘤 101
贲门梗阻 101
贲门继发恶性肿瘤 101
贲门交界性肿瘤 101
贲门痉挛 101
贲门痉挛△ 112
贲门溃疡 101
贲门良性肿瘤 101
贲门淋巴结继发恶性肿瘤 101
贲门糜烂 101
贲门失弛缓 101
贲门食管连接处原位癌 101
贲门松弛 101
贲门损伤 101, 212
贲门狭窄 101
贲门血管瘤 101
贲门炎 101
贲门炎症△ 101
贲门脂肪瘤 101
贲门肿瘤△ 101
贲门肿物切除术 213
贲门周围血管结扎术 213
贲门周围血管离断术 187
本德视觉动作格式塔测验 445
本顿视觉保持测验 445
本体感觉诱发的反射性癫痫 120
本托尔手术 231
本周蛋白 471
本周蛋白定性试验 471
本周蛋白尿 156
苯胺中毒 452
苯巴比妥 481
苯巴比妥中毒 452
苯丙胺 481
苯丙胺类兴奋剂的有害使用 436
苯丙胺类兴奋剂急性中毒 436
苯丙胺类兴奋剂戒断状态 436
苯丙胺类兴奋剂所致的残留性和迟发性精
　神病性障碍 436
苯丙胺类兴奋剂所致的精神病性障碍 436
苯丙胺类兴奋剂所致的精神和行为障碍
　436
苯丙胺类兴奋剂所致的遗忘综合征 436
苯丙胺类兴奋剂依赖综合征 436
苯丙胺类兴奋剂引起的残留性和迟发性精
　神病性障碍△ 436
苯丙胺类兴奋剂引起的精神和行为障碍△
　436
苯丙胺类兴奋剂引起的遗忘综合征△ 436
苯丙胺类中毒性精神病△ 436
苯丙酮尿症 172, 397, 410
苯丙酮尿症定性试验 471
苯丙酮尿症基因突变 469
苯丙酮酸性精神幼稚病 172
苯的氨基、硝基化合物中毒 452
苯的毒性效应 69
苯的同系物中毒 452
苯海索中毒 452
苯肼中毒 452
苯所致白血病 452
苯同类物的毒性效应 69
苯妥英 481
苯妥英代谢物 481

苯妥英钠药物反应／中毒 452
苯中毒 452
泵衰竭 82
逼尿肌反射亢进 239
逼尿肌功能受损 239
逼尿肌过度活动△ 239
逼尿肌活动低下 450
逼尿肌收缩无力△ 450
逼尿肌无反射 239
逼尿肌无收缩△ 239
鼻白喉 24
鼻孢子菌病 24, 410
鼻背缺损 42
鼻背血管瘤 24
鼻背中线皮样囊肿及瘘管 24
鼻表皮开放性损伤 24
鼻病毒感染 457
鼻部瘢痕 325
鼻部表皮样囊肿 318
鼻部恶性肉芽肿 24
鼻部恶性肿瘤 24
鼻部分切除术 353, 433
鼻部分切术 35
鼻部感染 24
鼻部混合痣 318
鼻部囊肿 24
鼻部脑膜瘤 24
鼻部皮肤恶性肿瘤 24
鼻部皮肤交界性肿瘤 24
鼻部皮肤良性肿瘤 24
鼻部皮肤色素痣 318
鼻部皮脂腺痣 318
鼻部痈△ 25
鼻部肿物切除术 35
鼻侧切开术 35
鼻成形术 35
鼻重建术 35, 320
鼻重建修正术 35
鼻出血 24, 181
鼻唇病损切除术 60, 353
鼻唇沟不对称 33
鼻唇沟成形术 35, 320
鼻唇沟恶性肿瘤 24
鼻唇沟良性肿瘤 24
鼻唇沟皮瓣鼻成形术 320
鼻唇沟皮瓣术 331
鼻唇畸形 42
鼻-唇瘘管切除术 35
鼻唇囊肿 42
鼻唇皮瓣鼻成形术 35
鼻导管给氧法 339
鼻道狭窄 24
鼻底提升术 60
鼻电凝止血 35
鼻窦 MRI 检查 40
鼻窦癌 347
鼻窦病变 24
鼻窦冲洗 35
鼻窦滴漏综合征 24
鼻窦恶性肿瘤 24
鼻窦骨瘤 24
鼻窦骨折 24
鼻窦冠状位 CT 检查 40
鼻窦横纹肌肉瘤 24

鼻窦开放术 35
鼻窦开放术后 24
鼻窦梅毒 24
鼻窦脓肿 24
鼻窦胚胎型横纹肌肉瘤 24
鼻窦气囊肿 24
鼻窦切开异物取出术 35
鼻窦软骨肉瘤 24
鼻窦矢状位 CT 检查 40
鼻窦微创手术 35
鼻窦息肉 24
鼻窦炎 24, 457
鼻窦炎复发 24
鼻窦炎术后 24
鼻窦炎术后复发 24
鼻窦造口术 35
鼻窦肿瘤 347
鼻窦肿瘤切除术 353
鼻窦肿物切除术 35
鼻恶性黑色素瘤 24
鼻恶性肿瘤△ 24
鼻腭管囊肿 42
鼻腭囊肿 24
鼻蜂窝织炎 24
鼻根部外伤 24
鼻骨恶性肿瘤 24
鼻骨复位术后 24
鼻骨骨折 24
鼻骨骨折闭合复位术 35
鼻骨骨折切开复位术 35
鼻骨结核 24
鼻骨良性肿瘤 24
鼻骨缺失 33
鼻骨塌陷 24
鼻横沟 410
鼻红粒病 410
鼻后滴漏 33
鼻后孔成形术 320
鼻坏疽 24
鼻坏死 24
鼻畸形矫正术 35
鼻继发性畸形 42
鼻颊裂 24
鼻甲部分切除术 35
鼻甲成形术 35
鼻甲恶性肿瘤 24
鼻甲肥大 24
鼻甲激光消融术 35
鼻甲冷冻切除术 35
鼻甲良性肿瘤 24
鼻甲射频消融术 35
鼻甲微波烧灼术 35
鼻甲息肉 24
鼻甲消融术 35
鼻甲粘连 24
鼻尖成形术 35, 320
鼻尖低垂 33
鼻尖低平 33
鼻尖冻止血术 35
鼻尖肥大 33
鼻尖感染 24
鼻尖过低 24
鼻尖过高 24
鼻尖缺损 325

鼻胶质瘤 410
鼻疖 24
鼻结核 24
鼻睫神经痛 24
鼻疽 410, 457
鼻开放性损伤 24
鼻科药物和制剂中毒 452
鼻孔狭窄△ 325
鼻眶筛骨骨折 2
鼻眶筛骨折 24, 42
鼻溃疡 24
鼻泪管闭锁 2
鼻泪管恶性肿瘤 2
鼻泪管骨性狭窄 2
鼻泪管激光探通插管术 35
鼻泪管狭窄 2
鼻泪管再通术 19
鼻泪管阻塞 2
鼻良性肿瘤 24
鼻梁压迫感 33
鼻裂 24
鼻裂伤缝合术 320, 433
鼻瘘 24
鼻漏 33
鼻颅底沟通性脑膜瘤△ 24
鼻颅沟通性脑膜瘤△ 24
鼻麻风 24
鼻毛假性毛囊炎 410
鼻霉菌病△ 25
鼻囊肿△ 24
鼻脑毛霉病 457
鼻内病损激光烧灼术 35
鼻内病损切除术 35
鼻内镜鼻窦手术 35
鼻内镜筛窦纸板径路眶内壁整复术 19
鼻内镜视神经减压术 19
鼻内镜下鼻甲成形术 320
鼻内镜下鼻腔泪囊吻合术 35
鼻内镜下鼻腔探查术 35
鼻内镜下鼻息肉切除术△ 38
鼻内镜下鼻咽肿物切除术 35
鼻内镜下鼻中隔成形术 320
鼻内镜下鼻中隔穿孔修补术 35
鼻内镜下鼻中隔偏曲矫正术 35
鼻内镜下改良 Lothrop 术 35
鼻内镜下经鼻腺样体切除术 35
鼻内镜下脑脊液鼻漏修补术 35
鼻内镜下上颌窦根治术 35
鼻内镜下上颌窦开放术 35
鼻内镜下上颌骨部切除术 60
鼻内镜下腺样体切除术△ 38
鼻内镜下腺样体消融术 35
鼻内窥镜下鼻内病损切除术△ 38
鼻内异物△ 25
鼻黏膜糜烂 33
鼻黏膜切除止血术 35
鼻脓肿 24
鼻衄△ 24
鼻旁区植骨术 60
鼻疱疹 24
鼻皮肤病损切除术 35, 320, 353, 433
鼻皮样囊肿 24
鼻平滑肌瘤 24
鼻前孔闭锁 24

鼻前孔成形术 35
鼻前孔填塞止血 35
鼻前孔狭窄 24, 325
鼻前庭病损切除术 35
鼻前庭恶性肿瘤 24
鼻前庭疖肿 24
鼻前庭良性肿瘤 24
鼻前庭糜烂 33
鼻前庭囊肿 24
鼻前庭囊肿继发感染 24
鼻前庭囊肿切除术 35
鼻前庭湿疹 25
鼻前庭血管瘤 25
鼻浅表损伤 25
鼻腔癌 347
鼻腔鼻窦骨瘤△ 24
鼻腔鼻窦活组织检查术 40
鼻腔鼻窦继发性恶性肿瘤 25
鼻腔鼻窦瘘 25
鼻腔鼻窦脑膜瘤△ 24
鼻腔鼻窦内翻性乳头状瘤 25
鼻腔鼻窦肉芽肿 25
鼻腔鼻窦血管瘤 25
鼻腔鼻窦异物 25
鼻腔鼻窦原位癌 25
鼻腔鼻窦肿瘤切除术 353
鼻腔闭锁 25
鼻腔冲洗 35
鼻腔恶臭 33
鼻腔反流 33
鼻腔继发恶性肿瘤 25
鼻腔交界性肿瘤 25
鼻腔扩容术 35
鼻腔扩张术 35
鼻腔泪囊吻合术 35
鼻腔良性肿瘤 25
鼻腔囊肿 25
鼻腔内干痂 33
鼻腔损伤 25
鼻腔清理术 35
鼻腔缩窄术 35
鼻腔填塞术 35
鼻腔息肉 25
鼻腔息肉切除术 35
鼻腔新生物切除术 35
鼻腔血管瘤 25
鼻腔血管瘤切除术 35
鼻腔异味 33
鼻腔异物取出△ 35
鼻腔异物取出术 35
鼻腔原位癌 25
鼻腔粘连分离术△ 35
鼻腔粘连松解术 35
鼻腔肿物活检术 35
鼻腔肿物切除术 35
鼻腔肿物切除术后 25
鼻腔子宫内膜异位症 368
鼻切开探查术 35
鼻切开异物取出术 35
鼻切开引流术 35
鼻清创术 35
鼻缺如 318
鼻乳头状瘤 25

鼻软骨恶性肿瘤 25
鼻软骨切开术 35
鼻塞 33, 92
鼻神经官能症 25
鼻石 25
鼻死骨切除术 35
鼻损伤 25
鼻涕中带血 33
鼻痛 33
鼻外入路额窦开放术 35
鼻外伤 25
鼻外伤后 25
鼻胃管灌食 339
鼻息肉 25
鼻息肉病 25
鼻息肉切除术后 25
鼻息肉术后 25
鼻息肉术后复发 25
鼻小柱成形术 35, 320
鼻小柱过宽 33
鼻小柱缺损 25
鼻小柱塌陷 25
鼻性哮喘 25
鼻血肿 42
鼻咽癌 347
鼻咽癌复发 347
鼻咽癌骨转移 347
鼻咽癌局部复发 347
鼻咽闭锁 25
鼻咽闭锁矫正术 35
鼻咽壁增厚 33
鼻咽病损切除术 35
鼻咽部 CT 检查 40
鼻咽部 MRI 检查 40
鼻咽部病变 25
鼻咽部侧位片检查 40
鼻咽部恶性肿瘤 25
鼻咽部隆起 33
鼻咽部软组织增厚 33
鼻咽部异物 25
鼻咽部异物感 33
鼻咽电极 145
鼻咽淀粉样变△ 25
鼻咽淀粉样变性 25
鼻咽顶后壁软组织增厚 33
鼻咽顶后壁增厚 33
鼻咽恶性肿瘤 347
鼻咽后壁软组织增厚 33
鼻咽活组织检查 362
鼻咽交界性肿瘤 25
鼻咽扩张术 35
鼻咽瘘管切除术 35
鼻咽囊肿 25
鼻咽黏膜增厚 33
鼻咽息肉 25
鼻咽纤维瘤 25
鼻咽纤维血管瘤 25
鼻咽纤维血管瘤术后 25
鼻咽血管瘤 25
鼻咽炎 25
鼻咽异物△ 25
鼻咽蝇蛆病 25, 410
鼻咽原位癌 25
鼻咽粘连 25

鼻咽肿瘤切除术 353
鼻咽肿物活检术 35
鼻炎 25, 82
鼻、眼眶曲霉病 410
鼻痒 33
鼻异物 25
鼻翼成形术 35, 320
鼻翼恶性肿瘤 25
鼻翼肥厚 25
鼻翼缺损 25, 325
鼻翼塌陷 25
鼻翼下垂 25
鼻硬结病 25, 410
鼻痈 25
鼻源性头痛 25
鼻粘连 33
鼻真菌病 25, 457
鼻整形术后 25
鼻正中瘘切除术 35
鼻植皮术 36
鼻植入物取出术 36, 321
鼻中隔病损激光烧灼术 36
鼻中隔成形术 36, 60, 321
鼻中隔穿孔 36
鼻中隔穿孔修补术 36, 321
鼻中隔恶性肿瘤 25
鼻中隔骨折 25
鼻中隔坏死 25
鼻中隔矫正术后 25
鼻中隔开放性损伤 25
鼻中隔溃疡 25
鼻中隔良性肿瘤 25
鼻中隔毛细血管瘤 25
鼻中隔囊肿 25
鼻中隔黏膜下切除术 60
鼻中隔脓肿 25
鼻中隔偏曲 25
鼻中隔入路 36
鼻中隔软骨移植术 36, 321
鼻中隔脱位 25
鼻中隔息肉 25
鼻中隔血肿 25
鼻中隔粘连 25
鼻中隔肿瘤切除术 353
鼻肿物切除术 36
鼻赘 410
比奥呼吸△ 93
比尔罗特Ⅰ式吻合术△ 360
比尔罗特Ⅱ式吻合术△ 360
比目鱼肌肌瓣术 331
比奈 - 西蒙智力量表 445
比奈智力测验△ 445
比气道阻力 96
比顺应性 96, 343
比肖斯基征△ 22
比翼线虫病 457
比重 471
吡啶酚 481
吡啶斯的明中毒△ 455
吡哆醇缺乏 172
吡唑啉酮衍生物中毒 452
吡唑酮类中毒△ 452
必需脂肪酸缺乏症 410
闭合复位 301

闭合骨折△ 257
闭合气量 343
闭合容积 96
闭合容积曲线 96
闭合容量 96, 343
闭合伤 82
闭合式托盘印模帽 60
闭合式印模 60
闭合性腹部损伤△ 185
闭合性骨折 257
闭合性喉外伤 25
闭合性腱鞘引流 301
闭合性颅骨骨折 198
闭合性颅脑损伤 198, 325
闭合性脑神经组织检查 205
闭合性气胸 82, 212, 325
闭合性下颌支骨成形术 60
闭合性周围神经活组织检查 205, 301
闭殆反射 67
闭环靶控输注系统 339
闭环麻醉输注系统 339
闭环通气 93
闭经 377
闭孔疝 187
闭孔疝修补术 187
闭孔神经缝合术 301
闭孔神经切断术 301
闭孔神经损伤 120
闭孔神经吻合术 301
闭孔神经移位术 301
闭孔神经阻滞麻醉与镇痛术 339
闭塞性鼻音 33
闭塞性动脉炎 218
闭塞性动脉硬化 218
闭塞性动脉硬化症△ 218
闭塞性干燥性龟头炎 410
闭塞性细支气管炎 82, 325
闭塞性细支气管炎综合征 82
闭塞性血栓性脉管炎△ 229, 429
闭式冲洗负压吸引疗法 301
闭式二尖瓣交界分离术 335
闭式灌洗引流 301
闭式三尖瓣交界分离术 335
闭式引流 331
闭锁和狭窄△ 113
闭锁殆 42
闭锁性阑尾 101
闭锁综合征 198
蓖麻子中毒 452
壁层胸膜恶性肿瘤△ 90
壁冠状动脉* 78
避孕 368
避孕（经腹输卵管绝育术） 377
避孕（经阴道输卵管绝育术） 377
避孕药皮下埋植术 377
避孕药皮下取出术 377
避孕药中毒 452
避孕指导 368
臀部瘢痕 325
臀部皮瓣鼻再造术 321
臀创伤性切断 257
臀丛喙突下入路阻滞麻醉与镇痛术 339
臀丛肌间沟入路阻滞麻醉与镇痛术 339
臀丛上干阻滞麻醉与镇痛术 339

臀丛神经病变 120
臀丛神经恶性肿瘤 347
臀丛神经良性肿瘤 257
臀丛神经麻痹 120, 257
臀丛神经牵拉试验 298
臀丛神经上、中、下干缝合术 301
臀丛神经松解术 145, 301
臀丛神经损害 120
臀丛神经损伤 198, 257, 447
臀丛神经损伤后遗症 447
臀丛神经探查术 301
臀丛神经痛 144
臀丛神经吻合术 301
臀丛神经炎 120
臀丛神经移植术 301
臀丛神经阻滞 145
臀丛神经阻滞麻醉 145
臀丛锁骨上入路阻滞麻醉与镇痛术 339
臀丛腋入路阻滞麻醉与镇痛术 339
臀冻伤伴有组织坏死△ 325
臀冻伤伴组织坏死 325
臀浅表冻伤 325
臀神经丛牵拉试验 343
臀神经丛阻滞麻醉与镇痛术 339
臀外伤* 283
臀肿* 283
边缘切除术 301
边缘系统癫痫 120, 436
边缘系统脑炎 120, 436
边缘系统性癫痫持续状态 120
边缘型人格障碍 436
边缘性骨髓炎 42
边缘性红斑 410
边缘性角膜变性 2
边缘性角膜溃疡 2
边缘性前置胎盘 385
边缘性前置胎盘伴出血 385
边缘性龈炎 42
边缘叶性癫痫持续状态△ 120
编织袋椎体后凸成形术 301
鞭虫病 101, 457
扁豆中毒 452
扁脸△ 50
扁脸关节脱位足异常综合征△ 277
扁平骨盆 385
扁平黄瘤 410
扁平黄色瘤△ 410
扁平甲 410
扁平髋 257
扁平颅底 257
扁平前房 18
扁平苔藓 410
扁平苔藓 - 红斑狼疮重叠综合征 410
扁平苔藓样角化病 410
扁平苔藓样皮肤念珠菌病 410
扁平胸 92
扁平疣 410
扁平椎体 257
扁平足 257
扁桃残体切除术 36
扁桃体白喉 25
扁桃体瘢痕 25
扁桃体伴腺样体切除术 36
扁桃体病损切除术 36, 353

扁桃体病损射频消融术 36,353
扁桃体剥离法 36
扁桃体部分切除术 36
扁桃体恶性肿瘤 25
扁桃体发炎△ 25
扁桃体肥大 25,42
扁桃体肥大伴腺样体肥大 25
扁桃体肥大伴有腺样体肥大△ 28
扁桃体感染 33
扁桃体化脓 33
扁桃体活组织检查术 40
扁桃体激光切除术 36
扁桃体挤切法 36
扁桃体挤切术 36
扁桃体继发恶性肿瘤△ 32
扁桃体交界性肿瘤 25
扁桃体结核 25
扁桃体结石 25
扁桃体溃疡 25
扁桃体良性肿瘤 25
扁桃体囊肿 25
扁桃体脓肿引流术 36
扁桃体切除术 36
扁桃体切除术后 25
扁桃体切除术后出血 25
扁桃体手术后出血△ 30
扁桃体鼠疫 25
扁桃体术后出血 36
扁桃体息肉 25
扁桃体腺样体切除术 36
扁桃体腺样体切除术后 25
扁桃体消融术 36
扁桃体炎 25
扁桃体增生 25
扁桃体肿物 25
扁桃体周脓肿 457
扁桃体周围蜂窝织炎 25
扁桃体周围脓肿 25
扁桃体周围脓肿引流术 36
扁周脓肿△ 25
变色牙△ 56
变态反应 337
变态反应性虹膜睫状体炎 2
变态反应性接触性口炎 42
变态反应性接触性皮炎△ 2
变态反应性接触性皮炎(毛皮引起)△ 9
变态反应性接触性皮炎(镍引起)△ 9
变态反应性接触性皮炎(染料引起)△ 10
变态反应性接触性皮炎(杀虫剂引起)△ 11
变态反应性接触性皮炎(食物引起)△ 11
变态反应性接触性皮炎(塑料引起)△ 13
变态反应性接触性皮炎(粘贴剂引起)△ 18
变态反应性接触性皮炎(植物引起)△ 18
变态反应性脑炎 120
变态反应性气道炎症 82
变态反应性支气管肺曲霉菌病△ 82
变温毯降温/升温麻醉术 339
变形杆菌败血症 397,457
变形杆菌肠炎 101
变形杆菌肺炎△ 397
变形杆菌脓毒血症△ 397
变形杆菌性肺炎 397
变形杆菌性脑膜炎 120
变形骨盆 385

变形鼓膜 25
变形性骨炎△ 277
变形性骨炎伴骨关节炎 159
变形性骨炎伴骨肉瘤 159
变形性骨炎伴颅神经受压 159
变形性脊柱炎 257
变形综合征 410
变性病性痴呆 120
变性近视 2
变性手术 247
变性型唾液腺肿大症 42
变性珠蛋白小体 471
变异型儿童良性癫痫伴中央颞区棘波变异型 120
变异型吉兰-巴雷综合征△ 130
变异型心绞痛 72
变异性 343
变异性卟啉病 410
变异性红斑角化病 410
变异性心绞痛△ 72
变异性掌跖角化病 410
变应性鼻炎 82
变应性肠炎 101
变应性接触性唇炎 410
变应性接触性皮炎 2,452
变应性结膜炎 2
变应性咳嗽 82
变应性迷路炎 25
变应性皮肤血管炎 410
变应性膀胱炎 239
变应性前列腺病 239
变应性肉芽肿△ 410
变应性肉芽肿病 410
变应性肉芽肿性血管炎 120
变应性肉芽肿性血管炎肾损害△ 153
变应性湿疹 2
变应性胃炎 101
变应性血管炎 410
变应性荨麻疹 397,410
变应性支气管肺曲霉病 82,457
变应原点刺试验 435
变应原皮内试验 435
变应原组分IgE 476
便秘 101
便血 116,407
遍传性粪卟啉症△ 430
杓状软骨半脱位 36
杓状软骨次全切除术 36
杓状软骨内侧切除术 36
杓状软骨切除术 36
杓状软骨全切除术 36
杓状软骨脱位 36,337
标记钻 60
标准肺容积轨迹 96
标准化成就测验 445
标准缓冲碱 96
标准碱剩余 96
标准碳酸氢盐 343
标准碳酸盐 96
标准自动视野计 22
表层巩膜炎 2
表层角膜镜片镶嵌术 19
表达性语言障碍 436
表观扩散系数 145

表面活性物质吸入疗法 93
表面肌电描记术 40
表面麻醉 60
表面麻醉术 339
表面张力 96
表皮剥脱性痤疮 410
表皮囊肿 410
表皮内上皮瘤 410
表皮内嗜中性IgA皮病 410
表皮溶解性鱼鳞病△ 410
表皮生长因子 476
表皮松解性棘皮瘤 410
表皮松解性角化过度型鱼鳞病 410
表皮松解性角化过度症 410
表皮松解性角化过度症△ 411
表皮细胞培养膜片制备 331
表皮细胞悬液制备 331
表皮下脓肿 257
表皮样瘤 198
表皮样囊肿 42,257,410
表皮痣△ 430
表皮痣综合征 410
表浅放射治疗 364
表现焦虑 442
表象性盐皮质激素过多综合征 159
表演型人格 442
憋气 92
髋股关节表面置换术 301
髋股关节病 257
髋股关节不稳定 257
髋股关节骨关节炎△ 257
髋股关节外侧高压症 257
髋股关节炎 298
髋股关节置换 301
髋股疼痛综合征 257
髋骨半脱位 257
髋骨病损切除术 353
髋骨剥脱性骨软骨炎 257
髋骨不稳定 257
髋骨部分切除术 301
髋骨成形术 301
髋骨初级骨化中心幼年型骨软骨病 257
髋骨次级骨化中心幼年型骨软骨病 257
髋骨低位△ 260
髋骨恶性骨肿瘤 257
髋骨钢板内固定术 301
髋骨钢丝减张术 301
髋骨钢针内固定术 301
髋骨高位△ 263
髋骨骨折 257
髋骨骨折闭合复位空心钉内固定术 301
髋骨骨折闭合复位术 301
髋骨骨折内固定术 301
髋骨骨折切开复位聚髌器内固定术 301
髋骨骨折切开复位螺钉内固定术 301
髋骨骨折切开复位内固定术 301
髋骨骨折切开复位术 301
髋骨骨折切开复位张力带钢丝内固定术 301
髋骨固定术 301
髋骨后脂肪垫综合征 159
髋骨肌腱炎 257
髋骨畸形 257
髋骨疾患 257
髋骨假体松动 257

髌骨交界性骨肿瘤　257
髌骨开窗引流术　301
髌骨开放性骨折清创术　301
髌骨良性骨肿瘤　257
髌骨螺钉内固定术　301
髌骨内固定物取出术　301
髌骨牵引术　301
髌骨前滑囊炎　257
髌骨前黏液囊炎　257
髌骨切除术　301
髌骨缺血坏死　257
髌骨缺血性坏死△　257
髌骨人工骨植骨术　301
髌骨软骨骨折　257
髌骨软骨软化　257
髌骨软骨损伤　257
髌骨软化△　257
髌骨软化症△　257
髌骨撕脱骨折　257
髌骨死骨去除术　301
髌骨脱位　257
髌骨外侧高压综合征　257
髌骨外侧过度挤压综合征△　286
髌骨外侧支持带松解术　301
髌骨稳定术　301
髌骨袖套状骨折　257
髌骨袖套状撕脱骨折　257
髌骨幼年型骨软骨病　257
髌骨置换　301
髌后脂肪垫肥大　257
髌腱陈旧性断裂　257
髌腱断裂　257
髌腱末端病△　284
髌腱损伤　257
髌腱炎△　257,284
髌前滑囊炎△　257
髌前水囊瘤　257
髌前脂肪垫肥大　257
髌韧带断裂　447
髌韧带裂伤△　257
髌韧带损伤　257,447
髌韧带移位术　301
髌韧带粘连　257
髌下脂肪垫肥大　257
髌下脂肪垫炎　257
髌阵挛　298
冰袋降温麻醉术　339
冰敷　451
冰水浴降温麻醉术　339
丙氨酸氨基转移酶　481
丙基醇中毒　452
丙酸血症　172
丙酮刺激性接触性皮炎　2,410
丙酮尿　172
丙酮尿症　239
丙酮酸　481
丙酮酸激酶　481
丙酮酸激酶缺乏症△　176
丙酮酸激酶缺陷症　176
丙酮酸缺乏　172
丙酮酸羧化酶缺乏症　159
丙酮酸脱氢酶复合物缺乏症△　176
丙酮酸脱氢酶复合物缺陷症　176
丙酮酸脱羧酶缺乏　172

丙酮酸盐代谢和糖原异生紊乱　172
丙戊酸钠　481
丙戊酸钠中毒　452
丙戊酸中毒　452
丙烯腈中毒　452
丙烯酸甲酯中毒　452
丙烯酸树脂填塞　60
丙烯酸树酯牙　60
丙烯酸酯甲冠　60
丙烯酰胺中毒　452
丙型病毒性肝炎　457
丙型肝炎病毒感染　150
丙型肝炎病毒核糖核酸　469
丙型肝炎病毒核心抗原　476
丙型肝炎病毒基因分型　469
丙型肝炎病毒抗体　476
丙型肝炎病毒抗体阳性　457
丙型肝炎病毒抗原/抗体联合检测　476
丙型肝炎病毒相关肾小球肾炎　150
丙型肝炎病毒相关性肾炎　457
丙型肝炎病毒携带者　101
丙型肝炎肝硬化　69
丙型肝炎相关性肾炎　101
丙型流行性感冒　457
并发性白内障　2
并发症淋病　368
并殖吸虫病△　413
并指　257
并指分指术△　301
并指畸形△　257
并指矫正术　301
并指(趾)　325
并指(趾)畸形△　325
并趾　257
并趾畸形△　257
并趾矫正术　301
病毒感染　257,457
病毒感染性皮肤病　410
病毒鉴定　483
病毒培养　483
病毒培养和鉴定　483
病毒相关噬血细胞综合征　176
病毒性肠道感染　457
病毒性肠炎　101,457
病毒性出血热　410
病毒性肺炎　82,457
病毒性腹泻　458
病毒性肝炎　397,458
病毒性肝炎伴肝昏迷　397
病毒性肝炎丙型急性黄疸型△　107
病毒性肝炎丙型急性无黄疸型　101
病毒性肝炎丙型急性淤胆型　101
病毒性肝炎丙型急性重型　101
病毒性肝炎丙型慢性轻度　101
病毒性肝炎丙型慢性淤胆型　101
病毒性肝炎丙型慢性中度　101
病毒性肝炎丙型慢性重度　101
病毒性肝炎丙型亚急性重型　101
病毒性肝炎并发肝昏迷　101
病毒性肝炎后遗症　101
病毒性肝炎甲型急性黄疸型　101
病毒性肝炎甲型急性无黄疸型　101
病毒性肝炎甲型急性重型　101
病毒性肝炎甲型亚急性重型　101

病毒性肝炎甲型淤胆型　101
病毒性肝炎慢性轻度　101
病毒性肝炎慢性中度　101
病毒性肝炎慢性重度　101
病毒性肝炎未分型急性黄疸型　101
病毒性肝炎三重感染　101
病毒性肝炎三重感染(三重以上,慢性轻度)　101
病毒性肝炎三重感染(三重以上,慢性中度)　101
病毒性肝炎三重感染(三重以上,慢性重度)　101
病毒性肝炎三重感染(三重以上,慢性重型)　101
病毒性肝炎双重感染　101
病毒性肝炎未分型急性无黄疸型　101
病毒性肝炎未分型急性淤胆型　102
病毒性肝炎未分型急性重型(暴发型)　102
病毒性肝炎未分型慢性轻度　102
病毒性肝炎未分型慢性淤胆型　102
病毒性肝炎未分型慢性中度　102
病毒性肝炎未分型慢性重度　102
病毒性肝炎未分型慢性重型　102
病毒性肝炎未分型亚急性重型　102
病毒性肝炎乙型丁型(重叠感染)慢性轻度　102
病毒性肝炎乙型丁型(重叠感染)慢性中度　102
病毒性肝炎乙型丁型(重叠感染)慢性重度　102
病毒性肝炎乙型丁型(同时感染)急性黄疸型　102
病毒性肝炎乙型丁型(同时感染)急性无黄疸型　102
病毒性肝炎乙型丁型(同时感染)急性重型　102
病毒性肝炎乙型丁型(同时感染)亚急性重型　102
病毒性肝炎乙型丁型(同时感染)淤胆型　102
病毒性肝炎乙型急性黄疸型△　399
病毒性肝炎乙型急性无黄疸型△　399
病毒性肝炎乙型急性重型　397
病毒性肝炎乙型亚急性重型　397
病毒性肝炎乙型淤胆型　397
病毒性肝炎重叠感染　101
病毒性肌炎　120
病毒性脊髓炎　120
病毒性角膜炎　2
病毒性结膜炎　2,397
病毒性脑病*　120
病毒性脑干脑炎　120
病毒性脑脊髓炎　458
病毒性脑膜脑炎　120,458
病毒性脑膜炎　120,458
病毒性脑炎　120,458
病毒性脑炎后遗症　120
病毒性脑炎后自身免疫性脑炎　120
病毒性前葡萄膜炎　2
病毒性肾炎　458
病毒性胃肠炎　102,458
病毒性小肠炎　102
病毒性心包炎　72
病毒性心肌心包炎　72

病毒性心肌炎 72, 397, 458
病毒性心肌炎后遗症 72
病毒性咽结膜炎 2, 397
病毒性咽炎 25
病毒性疣 410, 458
病毒疹 410
病毒中和试验 476
病理反射 298
病理活组织检查 316
病理象征性思维 442
病理性半醒状态 442
病理性赌博 436
病理性囤积 442
病理性分流 82
病理性骨折 257
病理性激情 436
病理性脊椎滑脱 257
病理性近视 2
病理性髋关节脱位△ 276
病理性髋脱位△ 266
病理性男性乳房发育症△ 185
病理性上网 442
病理性肾结核 239
病理性说谎 442
病理性髓性多汗症 410
病理性缩复环 385
病理性疼痛 338
病理性偷窃 436
病理性脱位 257
病理性心境恶劣 436
病理性牙移位 59
病理性药物损害 69
病理性远视 2
病理性赘述 436
病理性纵火 436
病理性醉酒 436
病态窦房结综合征 72
病态肥胖症 159
病态性肥胖 171
病态性肥胖症△ 171
病席尔德病△ 130
病原体显色培养及快速鉴定 483
病灶刮除术 301
病灶内切除术 301
病灶性扁桃体炎 25
波幅 145
波间期 145
波利策法 40
波率 145
波伦综合征△ 290
波士顿疹病 410
波氏阿利什利霉病 458
波氏霉样真菌病△ 458
波特截瘫△ 270
波形 145
波形离散 145
波形衰减 145
波形图监测 96
波伊茨 - 耶格综合征 410
玻璃膜疣 2
玻璃体变性 2
玻璃体抽液术 19
玻璃体淀粉样变性 2
玻璃体后脱离 2

玻璃体后脱离合并玻璃体积血 2
玻璃体后脱离合并视网膜出血 2
玻璃体后脱离合并视网膜裂孔 2
玻璃体黄斑牵引△ 2
玻璃体黄斑牵引综合征 2
玻璃体混浊 2
玻璃体积血 2
玻璃体疾患 2
玻璃体囊肿 2
玻璃体内结晶沉积 2
玻璃体脓肿 2
玻璃体劈裂 2
玻璃体气体漏 2
玻璃体前界膜切开术 19
玻璃体腔穿刺术 19
玻璃体腔硅油取出术 19
玻璃体腔内猪囊尾蚴切除取出术 19
玻璃体腔注药术 19
玻璃体切除术 19
玻璃体切除术后白内障超声乳化摘除术 19
玻璃体切除术后视网膜脱离 2
玻璃体疝 2
玻璃体视网膜变性(星状体) 2
玻璃体视网膜机化 2
玻璃体视网膜手术后 2
玻璃体视网膜手术联合白内障超声乳化摘除(人工晶状体植入或不联合人工晶状体植入) 19
玻璃体视网膜手术联合晶体切除(人工晶状体植入或不联合人工晶状体植入) 19
玻璃体视网膜粘连 2
玻璃体脱出 2
玻璃体先天性畸形 2
玻璃体炎 2
玻璃体再积血 2
玻璃体增生 2
玻璃体注气术 19
玻利维亚出血热 410, 458
玻片离心法 145
剥痂术 331
剥膜引产术 394
剥脱性唇炎 410
剥脱性骨软骨炎 257
剥脱性角质松解症 410
剥脱性皮炎 410
剥脱性食管炎 25
剥脱性龈炎 42
播散型类圆线虫病 102
播散型孢子丝菌病 410
播散性带状疱疹 413
播散性单纯疱疹 410
播散性豆状皮肤纤维瘤病 410
播散性复发性漏斗部毛囊炎 410
播散性副球孢子菌病 458
播散性汗孔角化病 410
播散性坏死性白质脑病 120
播散性黄瘤 159
播散性黄色瘤 171
播散性荚膜组织胞浆菌病 458
播散性类圆线虫病△ 102
播散性淋病 368
播散性淋球菌感染 410
播散性脉络膜视网膜炎 2
播散性脉络膜炎 2

播散性毛霉病 410, 458
播散性念珠菌病 410, 458
播散性诺卡菌病 458
播散性盘状红斑狼疮 410
播散性浅表光线性汗孔角化病 410
播散性浅表性光化性汗孔角化症△ 410
播散性青霉菌病 458
播散性球孢子菌病 397, 410, 458
播散性曲霉病 458
播散性视网膜炎 2
播散性水痘 458
播散性粟粒性皮肤结核 410
播散性血管内凝血△ 327, 400
播散性芽生菌病 458
播散性隐球菌病 397, 458
播散性幼年黄色肉芽肿 176
播散性掌跖角化病伴角膜营养不良 410
播散性真菌感染 458
播散性脂质肉芽肿病 410
播散性组织胞浆菌病 411
伯基特淋巴瘤 176
伯基特样淋巴瘤伴 11q 异常 176
伯里奥 - 伯里尔综合征 411
伯特 - 霍格 - 杜布综合征 411
伯 - 韦综合征△ 401
勃起功能障碍 239
博格评分 96
博卡病毒感染 458
博氏线 411
搏动法颈内静脉穿刺置管术 339
搏动感 298
薄基底膜肾病 150
薄甲 410
薄中厚皮片移植 331
卟啉病△ 138
卟啉病 411
卟啉病脑病 120
卟啉病神经病 120
卟啉病性周围神经病△ 120
卟啉检测 435
卟啉尿 471
补偿曲线 67
补偿曲线曲度 67
补充性扩容 339
补呼气量 96
补体 1q 476
补体 1r 476
补体 1s 476
补体 1 抑制因子 476
补体 2 476
补体 3 476
补体 3a 476
补体 3a 裂解产物 476
补体 3b 受体花环试验 476
补体 3d 476
补体 3 裂解产物 476
补体 4 476
补体 5 476
补体 5a 裂解产物 476
补体 6 476
补体 7 476
补体 8 476
补体 9 476
补体结合试验 476

补体缺陷综合征　411
补体溶血敏感试验　182
补吸气量　96
不安腿综合征△　82, 120
不伴颅周压痛的慢性紧张型头痛　120
不伴颅周压痛的偶发性紧张型头痛　120
不伴颅周压痛的频发性紧张型头痛　120
不伴脑梗死的持续先兆　120
不伴乳突开放术的鼓室成形术　36
不伴有精神分裂症症状的急性精神病性障碍　436
不伴有精神分裂症症状的急性精神病性障碍（伴有急性应激反应）　436
不伴有精神分裂症症状的急性精神病性障碍（不伴急性应激反应）　436
不饱和铁结合力　481
不成熟人格　442
不成形幻视△　444
不典型孤独症　436, 447
不典型慢性髓系白血病, BCR-ABL1 阴性　176
不典型膜性肾病　150
不典型失神发作　120
不典型细胞性蓝痣　411
不典型心房扑动　72
不定型心肌病　72
不定型志贺菌痢疾　102
不动杆菌败血症　458
不动杆菌肺炎　82
不动杆菌性肺炎△　82
不对称鼻尖　25
不对称性强直性癫痫发作　120
不翻瓣种植手术　60
不分泌型骨髓瘤　176
不复位瓣　60
不规律腹痛　394
不规律睡眠觉醒节律紊乱　120
不规律月经　377
不规则的睡眠 - 觉醒型　120
不规则抗体鉴定　471
不规则抗体筛查　471
不规则散光　2
不规则眼运动　2
不可分类的幽门痉挛△　115
不可复性关节盘前移位　42
不可复性关节盘移位　42
不可吸收性手术材料引起的机械性并发症　184
不良反应　337
不良习惯性牙磨损　42
不良孕产史　385
不明原因性不孕症　368
不宁腿综合征　82, 120
不排卵性不孕△　373
不全流产　368
不全麻痹　257
不全人工流产△　371
不全性并指（趾）　325
不全性带状疱疹　411
不全子宫破裂 *　385
不确定的树突细胞肿瘤　176
不射精症　239
不适　450

不适和疲劳△　450
不随意运动型脑性瘫痪　144
不完全脊髓损伤△　257
不完全可逆性气流受限　82
不完全臀先露　385
不完全型海豹肢　257
不完全性肠梗阻　102, 397
不完全性唇腭裂　42
不完全性唇裂　42
不完全性单瘫　447
不完全性腭裂　42
不完全性骨折　257
不完全性脊髓损伤　257
不完全性脊髓损伤△　270
不完全性截瘫　447
不完全性上肢单瘫　447
不完全性双上肢瘫　447
不完全性四肢瘫　447
不完全性瘫痪　447
不完全性下肢单瘫　447
不完全性心内膜垫缺损　77
不完全性胸部脊髓损伤　447
不完全性血管闭塞　257
不完全性右束支传导阻滞　72
不完全性子宫破裂　385
不完全性左束支传导阻滞　72
不完全血液学反应　176
不完全医疗性流产并发出血　368
不完全医疗性流产并发弥散性血管内凝血　368
不完全医疗性流产并发盆腔感染　368
不完全医疗性流产并发生殖道感染　368
不完全医疗性流产并发栓塞　368
不完全医疗性流产并发心动过缓　368
不完全医疗性流产并发子宫感染　368
不完全医疗性流产并发子宫颈裂伤　368
不完全自然流产　368
不完全自然流产并发出血　368
不完全自然流产并发盆腔感染　368
不完全自然流产并发盆腔器官损伤　368
不完全自然流产并发肾衰竭　368
不完全自然流产并发生殖道感染　368
不完全自然流产并发栓塞　368
不完全自然流产并发休克　368
不完善牙髓治疗　42
不稳定产式　385
不稳定型心绞痛　69, 72
不稳定型瘢痕　325
不稳定性膀胱　239
不稳定血红蛋白　471
不吸收缝线并发症　2
不显骨折△　293
不协调性宫缩乏力　385
不协调性子宫收缩过强　385
不应期　145
不育　239
不孕症　368
不自主运动评定量表　445
布 - 加综合征△　82, 101
布克综合征　411
布拉格峰　364
布莱洛克 - 汉隆手术　335
布朗 - 法尔科 - 马杰斯库综合征　411
布朗 - 塞卡尔综合征△　270

布朗 - 塞卡综合征　120, 447
布朗氏病　257
布劳尔综合征　411
布雷德痴呆评定量表　445
布里凯综合征　436
布卢姆综合征　411
布鲁顿无丙种球蛋白血症　411
布鲁加达综合征　72
布鲁津斯基征　144, 298
布鲁氏菌病　2, 411, 458
布鲁氏菌病关节炎　458
布鲁氏菌病脊柱炎　458
布鲁氏菌病葡萄膜炎　2
布鲁氏菌核酸　469
布鲁氏菌脊椎炎　257
布鲁氏菌抗原　476
布鲁氏菌脑膜炎　458
布鲁氏菌关节炎　258
布鲁氏菌脊柱炎　258
布伦纳腺腺瘤△　110
布罗迪脓肿　258
布罗迪脓肿　275
布氏杆菌病△　2
布氏杆菌多发性神经根神经病　120
布氏杆菌关节炎△　258
布氏杆菌凝集试验　476
布氏杆菌脑膜炎△　120
布氏杆菌性脑炎　120
布氏冈比亚锥虫病　458
布氏姜片虫病　458
布氏菌脊柱炎△　257
布夏尔结节　258
布夏尔结节伴关节病　258
步态检查　451
步态障碍　144
步行负荷试验　298
部分白化病　411
部分白化病免疫缺陷综合征　411
部分表面置换　301
部分髌骨切除术　301
部分肠外营养　93
部分唇缺损　318
部分肺静脉异位引流矫正术　335
部分供肝原位肝移植术　187
部分关节内骨折　258
部分冠　60
部分缓解　176
部分凝血活酶时间　471
部分人工听骨植入术　36
部分调节性内斜视　2
部分脱出　42
部分细胞遗传学反应　176
部分型肺静脉异位引流△　218, 227
部分型肺静脉异位引流矫治　231
部分型肺静脉异位引流矫治术　231
部分型心内膜垫缺损　218, 227
部分型心内膜垫缺损矫治术　231
部分型心内膜垫缺损修补术后△　450
部分性持续癫痫状态　120
部分性癫痫发作　120
部分性发作 *　120
部分性发作继发全面强直阵挛发作 *　120
部分性发作继发全面性发作　120
部分性房室隔缺损　218

部分性肺静脉异常连接　218
部分性继发全身性发作*　120
部分性空蝶鞍　198
部分性脾动脉栓塞术　231
部分性葡萄胎　368
部分性葡萄胎和胎儿共存　385
部分性前置胎盘　385
部分性前置胎盘伴出血　385
部分性体外循环　339
部分性脂肪营养不良　159
部分性中枢性尿崩症　159
部分咽切除术　36
部分液体通气　93，339
部分阴道发育不全△　374
部分主动脉弓人工血管置换术　231
部分组织缺损　258

## C

擦烂红斑　411
擦烂性念珠菌病△　421
擦伤　42，411
采胶工溃疡　458
彩色多普勒　343
菜花状耳　325
菜施 - 尼汉综合征　159
参考点　211，364
参考电极　145
参与垂体功能与发育的转录因子缺陷所致
　的甲状腺功能减退症　159
餐后低血糖症△　172
餐后低血压　218
残窦综合征（胃切除术后）　102
残端修整术　301
残端修正术　301
残端综合征　258，447
残根　42
残根埋伏　42
残冠　42
残毁型关节病型银屑病　411
残角子宫　368
残角子宫切除术　377
残角子宫妊娠　368
残角子宫妊娠破裂　385
残留胆囊管炎　102
残留卵巢切除术　353，377
残留输卵管 - 卵巢切除术　353，377
残留输卵管切除术　377
残留型精神分裂症　436
残留牙根△　57
残气量　96，343
残髓炎　42
残胃癌　347
残胃次全切除术　187
残胃恶性肿瘤　102
残胃溃疡　102
残胃溃疡癌变伴出血　102
残胃溃疡伴出血　102
残胃切除术　187，353
残胃全切除术　187
残胃炎　102
残胃炎伴出血　102
残余胆囊结石　102
残余胆囊切除术　187，353

残余喉切除术　36
残余甲状腺切除术　36
残余近视　2
残余卵巢综合征　368
残余囊肿　42
残余屈光不正　2
残余散光　2
残余肾切除术　247，353
残余性内斜视　2
残余性青光眼　2
残余性外斜视　2
残余牙根囊肿△　42
残余牙根脓肿　42
残余远视　2
残余子宫颈切除术　353，377
残总气量百分比　96
蚕豆病　176
蚕蚀性角膜溃疡　2
苍白球钙化　144
△苍白球黑质红核色素变性　124
苍白球切开术　205，353
苍白球射频毁损术　205，353
藏毛窦切除术　187
藏毛囊肿　411
藏毛囊肿切开术　187
藏毛脓肿　458
藏毛性窦道　411
操作后窦道　184
操作后瘘　184
操作后尿道狭窄　239，368
操作后皮下气肿　184
操作后肾衰竭　368
操作后血管内异物残留　218
操作时意外穿透或撕裂　184
操作中肠损伤　184
操作中胆管损伤　184
操作中腹壁血管破裂　184
操作中肌腱断裂　258
操作中膀胱撕裂　239
操作中膀胱损伤　239
操作中器官损伤　184
操作中神经损伤　198
操作中输尿管损伤　239
操作中休克　218
操作中血管损伤　184
糙皮病　159，411
糙皮病性多神经病　120
草甘膦中毒　452
草莓舌　466
草莓状胆囊　102
草酸钙结晶　471
草酸钙尿　239
草酸尿　172，239
草酸盐沉积症　172
侧壁开窗上颌窦底提升术　60
侧壁开眶眶内肿物摘除术　19
侧侧吻合术　301
侧窦栓塞　120
侧窦周围脓肿　120
侧方𬌗　67
侧方𬌗平衡　67
侧方加压　60
侧方髁导斜度　67
侧方髁道斜度　67

侧方平衡𬌗　67
侧方移位　42
侧方运动　67
侧副韧带断裂　258
侧副韧带损伤　258
侧𬌗颌位　67
侧颈部穿刺　145
侧颈区淋巴结清扫术　187
侧颅底肿瘤切除术　36
侧貌描记器　67
侧脑室病损切除术　353
侧脑室病灶切除术　205
侧脑室穿刺　408
侧脑室黄色肉芽肿　198
侧脑室囊肿　198
侧脑室脑膜瘤　198
侧脑室造瘘术　205
侧脑室枕大池分流术　205
侧脑室蛛网膜囊肿　120
侧突型椎间盘突出　258
侧位肺功能　96
侧卧位通气　93
侧向滑动瓣　60
侧向转位瓣术　60
侧胸壁游离肌皮瓣术　331
侧胸皮瓣术　331
侧隐窝狭窄症　258
层间积液综合征　2
层粘连蛋白缺陷型先天性肌营养不良　120
插管困难　184
插管失败　184
插管应激反应　338
插入电位　145
插入性室性期前收缩△　75
插入性室性早搏*　75
插植　364
茶苯海明中毒　69
茶碱　481
茶毛虫皮炎　411
查多克征　258
查尔斯手术　36，187，247，353
差异性发绀　79
产板型巨核细胞　471
产程和分娩的并发症　385
产程停滞　385
产程图　396
产道裂伤　385
产道血肿　385
产道血肿清除术　394
产毒性腹泻　458
产后并发急性肺水肿　385
产后出血　385
产后出血止血　394
产后垂体功能不全综合征　159
产后垂体前叶功能减退危象　159
产后刮宫△　394
产后刮宫术　394
产后即时出血　385
产后弥散性血管内凝血　385
产后尿潴留△　387
产后溶血尿毒症综合征　150
产后胎盘残留△　392
产后纤维蛋白溶解亢进　385
产后纤维蛋白原缺乏血症　385

产后抑郁　385, 442
产后抑郁症△　385
产后子宫次全切除术　377
产科肺栓塞　385
产科会阴裂伤缝合术　394
产科会阴阴道裂伤修复术　394
产科空气栓塞　385
产科脓毒性栓塞　385
产科破伤风　458
产科手术或操作后心力衰竭　385
产科手术或操作后心脏停搏　385
产科休克　385
产科阴道裂伤缝合术　394
产科脂肪栓塞　385
产力异常　385
产瘤△　402
产气杆菌肠炎　102
产气杆菌性肺炎△　397
产气荚膜杆菌败血症　397
产气荚膜杆菌性肺炎　397
产前出血　385
产前出血伴低纤维蛋白原血症　385
产前出血伴弥散性血管内凝血　385
产前出血伴纤维蛋白原缺乏血症　385
产前良性低磷酸酶症　159
产前筛查　385
产前筛查异常　385
产前子痫　385
产钳和胎头吸引器联合助娩　396
产钳术单胎助娩　396
产钳旋转胎头　394
产钳应用失败　385
产钳助产术　394
产褥病率　385
产褥感染　385
产褥期　385
产褥期败血症△　385
产褥期病毒性肝炎　385
产褥期不完全性肠梗阻　385
产褥期肠梗阻　385
产褥期猝死　385
产褥期低蛋白血症　385
产褥期发热　385
产褥期肺动脉高压　385
产褥期肺栓塞　385
产褥期肝肾综合征　385
产褥期感染△　385
产褥期股内收肌腱炎　385
产褥期骨软化　258
产褥期骨软化症△　258
产褥期合并精神障碍　385
产褥期肌肉骨骼系统和结缔组织疾病　385
产褥期急性肾衰竭　385
产褥期寄生虫病　385
产褥期甲状腺炎　385
产褥期交界性肿瘤　385
产褥期结核病　385
产褥期精神障碍　436
产褥期静脉炎　385
产褥期淋病　385
产褥期颅内静脉窦血栓形成　385
产褥期麻醉并发症　385
产褥期梅毒　385
产褥期脑静脉血栓形成　385

产褥期脑血管病　385
产褥期尿路感染　385
产褥期脓毒症　385
产褥期膀胱炎　385
产褥期盆腔腹膜炎　385
产褥期盆腔血栓性静脉炎　385
产褥期贫血　385
产褥期轻度贫血　385
产褥期乳头感染　385
产褥期乳头感染哺乳困难　385
产褥期乳头皲裂　386
产褥期乳头皲裂哺乳困难　386
产褥期乳腺囊肿　386
产褥期乳腺囊肿哺乳困难　386
产褥期乳腺脓肿　386
产褥期乳腺脓肿哺乳困难　386
产褥期乳腺炎　386
产褥期乳腺炎哺乳困难　386
产褥期乳汁淤积　386
产褥期深静脉血栓形成　386
产褥期神经系统病变　386
产褥期输卵管卵巢炎　386
产褥期胎盘息肉　386
产褥期外阴静脉曲张　386
产褥期下肢静脉曲张　386
产褥期心功能不全　386
产褥期心肌病　386
产褥期性传播疾病　386
产褥期性传播模式感染△　386
产褥期血栓形成　386
产褥期血栓性静脉炎　386
产褥期血栓性浅静脉炎　386
产褥期抑郁　385
产褥期抑郁症△　385
产褥期阴道炎　386
产褥期原虫病　386
产褥期障碍　436
产褥期痔　386
产褥期重度贫血　386
产褥期子宫颈炎　386
产褥期子宫内翻　386
产褥期子宫内膜炎　386
产褥期子痫　386
产伤　397
产伤骨折　258
产伤性阴道裂伤　386
产伤致厄尔布麻痹　258
产伤致膈神经麻痹　258
产伤致克隆普克麻痹△　404
产伤致新生儿锁骨骨折　258
产时出血　386
产时子痫　386
产瘫△　262
颤抖　145
狷獗龋　42
长 Q-T 间期综合征　72
长 RR 间期　72
长程持续性房颤　72
长程氧疗　93
长谷川痴呆量表　446
长骨病理性骨折　258
长骨釉质瘤　258
长节段横贯性脊髓炎　120
长链脂肪酸　481

长面综合征　42
长膜壳绦虫病　458
长期不规则发热　458
长潜伏期脑干听觉诱发电位　343
长潜伏期躯体感觉诱发电位　145
长睡眠者　144
长头（畸形）　42
肠阿米巴病　102, 458
肠癌肝转移　347
肠壁疝　184
肠病毒感染△　102
肠病毒性脑膜炎△　121
肠病毒性脑炎　120
肠病相关 T 细胞淋巴瘤　176
肠病性关节炎　258
肠病性肢端皮炎　411
肠产毒性大肠埃希菌感染　458
肠弛缓药中毒　69
肠充血　325
肠重复△　102, 397
肠重复畸形　102, 397
肠出血　102, 325, 397
肠出血性大肠埃希菌肠炎　102
肠出血性大肠埃希菌感染　458
肠穿孔　325
肠道 T 细胞淋巴瘤　176
肠道 T 细胞淋巴瘤，非特指型　176
肠道病毒 71 型 IgM 抗体　476
肠道病毒 71 型核糖核酸　469
肠道病毒感染　102, 397
肠道病毒通用型核糖核酸　469
肠道病毒性脑膜炎　121, 458
肠道病毒性脑炎　458
肠道病原性大肠埃希菌感染　458
肠道大肠埃希菌感染　458
肠道滴虫病　102
肠道恶性肿瘤　102
肠道感染　102
肠道感染所致精神障碍　436
肠道钩虫病　102, 458
肠道管圆线虫病　458
肠道寄生虫病　102, 458
肠道菌群失调　102
肠道类圆线虫病　102
肠道慢性缺血性综合征　102
肠道毛滴虫病△　102
肠道毛细线虫病　102, 458
肠道念珠菌病　102, 397, 458
肠道球虫病　102, 458
肠道蠕虫病　102, 458
肠道新膀胱术　247
肠道血管圆线虫病　102
肠道厌氧菌感染　102
肠道原虫感染　458
肠道真菌感染　325
肠道真菌感染△　115
肠毒性大肠埃希菌肠炎　102
肠二糖酶缺乏及二糖吸收不良　102
肠梗阻　102, 397
肠梗阻伴粘连　102
肠功能紊乱
肠管代输尿管术　247
肠坏疽　102, 397
肠坏死　102, 397

肠蛔虫病 102
肠激素分泌过多 172
肠寄生虫性脓肿 458
肠交界性肿瘤 102
肠绞窄 102, 397
肠绞窄合并坏死 397
肠绞窄坏死 102
肠结核 102
肠结石 102
肠痉挛 102
肠扩大膀胱术 247
肠扩张 102
肠淋巴干 - 小静脉吻合术 187, 353
肠淋巴管扩张 102
肠瘘 102
肠麻痹 102, 397
肠鸣音亢进 116
肠鸣音消失 116
肠内营养 93, 339
肠黏附性大肠埃希菌肠炎 102
肠扭转 102
肠脓肿 102
肠破裂 102, 397
肠破裂△ 108
肠嵌塞 102
肠切除后综合征△ 104, 398
肠切除术 187
肠侵袭性大肠埃希菌肠炎 102
肠侵袭性大肠埃希菌感染 458
肠球菌败血症 397, 458
肠球菌脓毒血症△ 397
肠球菌性脓毒血症△ 414
肠缺血坏死 102
肠伤寒所致精神障碍 121, 436
肠上皮化生 102
肠神经元发育不良 121
肠神经元减少症 121
肠鼠疫 102
肠炭疽 102
肠绦虫病 102
肠套叠 102
肠外耶尔森菌病 458
肠外营养 93
肠外置段的切除术 187
肠外置段切除术 353
肠外置术 187, 353
肠吻合口瘘 184
肠吻合口狭窄 102
肠吸虫病 458
肠吸收不良 102
肠吸收障碍△ 102
肠系膜病损切除术 187, 353
肠系膜动脉供血不足 102
肠系膜动脉夹层 218
肠系膜动脉结扎术 187
肠系膜动脉瘤 218
肠系膜动脉栓塞 102
肠系膜动脉栓塞伴肠坏死 102
肠系膜动脉狭窄 102
肠系膜动脉血栓形成 102
肠系膜动脉炎 102
肠系膜动脉硬化 102
肠系膜恶性肿瘤 102
肠系膜钙化 102

肠系膜固定术 187, 353
肠系膜坏疽 102
肠系膜活组织检查 196, 362
肠系膜继发恶性肿瘤 102
肠系膜间皮瘤 102
肠系膜交界性肿瘤 102
肠系膜结核 102
肠系膜静脉畸形 102
肠系膜静脉 - 下腔静脉分流术 187
肠系膜静脉血栓形成 102
肠系膜静脉血栓形成伴肠坏死 102
肠系膜良性肿瘤 102
肠系膜裂孔疝 102
肠系膜裂伤△ 103, 184
肠系膜淋巴管瘤 102
肠系膜淋巴管瘤(囊肿)切除术 187, 247
肠系膜淋巴管瘤 / 囊肿切除术 353
肠系膜淋巴结根治性切除术 187, 353
肠系膜淋巴结继发恶性肿瘤 103
肠系膜淋巴结结核 103
肠系膜淋巴结切除术 187, 247, 353
肠系膜淋巴结清扫术 247
肠系膜淋巴结炎 109
肠系膜囊肿 103
肠系膜扭转 103
肠系膜脓肿 103
肠系膜乳糜囊肿 103
肠系膜上丛交感神经损伤 121
肠系膜上动脉闭塞 218
肠系膜上动脉分支动脉瘤 218
肠系膜上动脉夹层 103
肠系膜上动脉夹层动脉瘤△ 103, 218
肠系膜上动脉瘤 218
肠系膜上动脉栓塞 218
肠系膜上动脉损伤 184, 218
肠系膜上动脉狭窄 218
肠系膜上动脉血栓形成 218
肠系膜上动脉造影 238
肠系膜上动脉支架植入术 231
肠系膜上动脉主干夹层 218
肠系膜上动脉综合征 103, 325
肠系膜上静脉损伤 184, 218
肠系膜上静脉血栓 103
肠系膜上静脉血栓切除术 247
肠系膜上静脉主干血栓形成 218
肠系膜撕裂 103, 184
肠系膜损伤 103, 184
肠系膜下丛交感神经损伤 121
肠系膜下动脉闭塞 218
肠系膜下动脉栓塞 218
肠系膜下动脉损伤 218
肠系膜下动脉狭窄 218
肠系膜下动脉血栓形成 218
肠系膜修补术 187, 353
肠系膜血管瘤 103
肠系膜炎 103, 397
肠系膜粘连 103
肠系膜脂肪瘤 103
肠系膜肿物 103
肠系膜肿物切除术 187
肠狭窄 103, 397
肠狭窄坏死 103, 397
肠纤维脂肪瘤 103
肠消化不良 103

肠型放射病 325
肠旋转不良 103
肠血管畸形 103
肠血管扩张 103
肠血管瘤 103
肠血管增生 103
肠移植排斥 184
肠移植失败 184
肠易激综合征 103, 442
肠蝇蛆病 103, 458
肠源性感染 82, 184, 325
肠源性囊肿 82
肠源性脂肪代谢障碍 103
肠造口还纳 187
肠造瘘术后功能障碍 103
肠粘连 103
肠粘连松解术 187
肠粘连性狭窄 103
肠胀气 103
肠脂肪瘤 103
肠致病性大肠埃希菌肠炎 103
肠 - 子宫瘘 103
肠子宫瘘 368
常春藤征 146
常规潮气量 93
常规潮气容积△ 93
常规潮气容积机械通气 93
常规放射治疗 364
常规分次照射 364
常规负重 60
常规机械通气 93
常年性过敏性鼻炎 25
常年性过敏性结膜炎 2
常频通气 408
常染色体显性多囊肾病 150
常染色体显性发作性睡病、肥胖和 2 型糖尿病 121
常染色体显性骨硬化症 159
常染色体显性甲状旁腺功能亢进症 159
常染色体显性小脑共济失调、耳聋和发作性睡病 121
常染色体显性型少汗性外胚层发育不良 411
常染色体显性夜发性额叶癫痫 121
常染色体显性遗传的多囊肾病 121
常染色体显性遗传多囊肾病△ 121
常染色体显性遗传性 Kir6.2 突变所致高胰岛素血症 159
常染色体显性遗传性 SUR1 缺陷所致高胰岛素血症 159
常染色体显性遗传性低血磷性佝偻病 159
常染色体显性遗传性低血磷性骨软化 159
常染色体显性遗传性多囊肾△ 159
常染色体显性遗传性共济失调 121
常染色体显性遗传性朊粒蛋白病 121
常染色体显性遗传性视网膜血管病和白质脑病 121
常染色体显性遗传性牙龈纤维瘤病△ 57
常染色体显性转移性角化病 411
常染色体隐性多囊肾病 150
常染色体隐性骨硬化症 159
常染色体隐性型少汗性外胚层发育不良 411
常染色体隐性遗传性 Kir6.2 缺乏所致高胰岛素血症 159
常染色体隐性遗传性 SUR1 缺乏所致高胰

岛素血症　159
常染色体隐性遗传性低血磷性佝偻病　159
常染色体隐性遗传性低血磷性骨软化　159
常染色体隐性遗传性多囊肾△　150
常染色体隐性遗传性共济失调　121
常染色体隐性遗传性聋　25
常温下肝血管隔离无血肝切除术　187
常温下全肝入肝血流阻断法　187
常温下全肝血流阻断法　187
常现曼森丝虫病　458
超低出生体重儿　397
超低剂量率　364
超分割放疗　364
超高剂量率　364
超高热　330
超广谱 β - 内酰胺酶　483
超极化　146
超价观念　442
超敏反应性唇炎△　410
超强刺激　146,343
超声 /CT 引导下肝病损冷冻治疗术　187
超声 /CT 引导下肝病损射频消融术　187
超声 /CT 引导下肝病损微波固化术　187
超声 /CT 引导下肝病损无水乙醇注射术　187
超声波法无创血压测量　343
超声波 / 声像图检查　22
超声波治疗　451
超声监测颅内压技术　343
超声洁治术　60
超声聚焦腹壁子宫内膜异位病灶消融术　377
超声聚焦子宫肌瘤消融术　377
超声聚焦子宫腺肌病消融术　377
超声内镜检查　118
超声内镜检查术　117
超声内镜经支气管针吸活检　93
超声内镜引导下腹腔神经丛阻断术　117
超声内镜引导下囊肿引流术(经胃壁)　117
超声内镜引导下细针穿刺活检 / 抽吸术　117
超声内镜引导下胰腺囊肿抽液检查　117
超声内镜引导下胰腺针吸细胞学检查　117
超声生物显微镜　22
超声声门图检查　40
超声碎石术　247
超声心动图　81,238,344,408
超声药物透入治疗　451
超声引导穿刺术　339
超声引导动脉穿刺置管术　339
超声引导颈内静脉穿刺置管术　339
超声引导神经阻滞技术　339
超声引导下耻骨上膀胱造口导尿管插入术　247,353
超声引导下胆管穿刺引流术　117,353
超声引导下胆囊穿刺引流术　117
超声引导下电吸人流术　377
超声引导下肺穿刺活检△　94
超声引导下肝病损射频消融术　353
超声引导下肝穿刺活组织检查　196,362
超声引导下肝活检　117
超声引导下肝脏病变射频消融术　117
超声引导下股静脉穿刺置管术　231
超声引导下经皮穿刺术　353
超声引导下经皮肺穿刺　94
超声引导下经皮肝穿刺胆管引流术　353
超声引导下经皮经肝胆管引流术　117,187

超声引导下经皮经肝胆囊穿刺引流术　187
超声引导下经皮肾活检术　247
超声引导下经皮肾造瘘术　247
超声引导下颈内静脉穿刺置管术　231
超声引导下静脉穿刺置管术　231
超声引导下卵巢穿刺取卵术　377
超声引导下盆腔穿刺术　247
超声引导下前列腺穿刺　247,353
超声引导下肾病损射频消融术　247,353
超声引导下肾穿刺活组织检查　362
超声引导下输卵管通液术　377
超声引导下胎儿腹水引流术　394
超声引导下胎儿胸腔积液引流术　394
超声引导下下腔静脉滤器植入术　231
超声引导下胸腔穿刺　94
超声引导下胸腔穿刺术　70,213,353
超声引导下胸腔穿刺置管△　94
超声引导下胸腔穿刺置管术　94
超声引导下血管瘤注射术　321
超声引导下羊水减量术　394
超声引导下移植肾穿刺活检　247
超声引导下痔结扎术　187
超声引导下中心静脉穿刺　231
超声引导下子宫纵隔切除术　377
超声引导中心静脉穿刺置管术　339
超声引导椎管内麻醉穿刺间隙定位技术　339
超声影像定位术　339
超声支气管镜气管旁淋巴结穿刺术　213
超未成熟儿　397
超早产儿△　397
超重　159
潮气呼气峰流量　96
潮气呼吸流量 - 容积曲线　96
潮气气量　96
潮式腹膜透析　155
潮式呼吸　92
撤机　94
撤机方法　94
尘斑　456
尘肺△　83,452
尘肺伴结核△　85
尘肺病　452
尘肺合并结核　452
尘细胞　471
沉淀室法　146
陈旧孟氏骨折　258
陈旧性瘢痕　325
陈旧性半月板桶柄状撕裂　258
陈旧性髌骨脱位　258
陈旧性玻璃体磁性异物　2
陈旧性玻璃体非磁性异物　2
陈旧性侧壁和后壁肌梗死　72
陈旧性侧壁心肌梗死　72
陈旧性肠结核　103
陈旧性肠系膜淋巴结核　103
陈旧性尺桡关节脱位　258
陈旧性处女膜破裂　368
陈旧性创伤性指骨坏死　258
陈旧性耳化学烧伤　325
陈旧性非 ST 段抬高心肌梗死　72
陈旧性肺结核　82
陈旧性腹腔结核　103
陈旧性高侧壁心肌梗死　72

陈旧性肱骨近端骨折　258
陈旧性宫外孕△　368
陈旧性巩膜磁性异物　2
陈旧性巩膜非磁性异物　2
陈旧性股骨颈骨折　258
陈旧性骨和关节结核病　258
陈旧性骨折　258
陈旧性广泛前壁和高侧壁心肌梗死　72
陈旧性广泛前壁和下壁心肌梗死　72
陈旧性广泛前壁、下壁和高侧壁心肌梗死　72
陈旧性广泛前壁心肌梗死　72
陈旧性颌骨骨折　42
陈旧性虹膜磁性异物　2
陈旧性虹膜非磁性异物　2
陈旧性虹膜睫状体炎　2
陈旧性后壁心肌梗死　72
陈旧性后交叉韧带损伤　258
陈旧性踝外侧副韧带断裂　258
陈旧性会阴 I 度裂伤　368
陈旧性会阴 II 度裂伤　368
陈旧性会阴 III 度裂伤　368
陈旧性会阴 IV 度裂伤　368
陈旧性会阴 III - IV 度裂伤修补术　377
陈旧性会阴裂伤　368
陈旧性肩关节脱位　258
陈旧性肩锁关节脱位　258
陈旧性睫状体磁性异物　2
陈旧性睫状体非磁性异物　2
陈旧性晶状体磁性异物　2
陈旧性晶状体非磁性异物　2
陈旧性颈淋巴结核　25
陈旧性颈淋巴结结核　42
陈旧性颏部骨折　42
陈旧性髁突骨折　42
陈旧性髋臼骨折△　267
陈旧性髋臼骨折△　268
陈旧性眶骨骨折　2
陈旧性泪小管断裂　2
陈旧性颅骨骨折　42
陈旧性脉络膜视网膜炎　2
陈旧性面骨骨折　42
陈旧性面神经损伤　42
陈旧性脑梗死　121
陈旧性内侧半月板后角损伤　258
陈旧性内侧半月板前角损伤　258
陈旧性颞下颌关节脱位　42
陈旧性葡萄膜炎　2
陈旧性前壁和高侧壁心肌梗死　72
陈旧性前壁和下壁心肌梗死　72
陈旧性前壁、下壁和高侧壁心肌梗死　72
陈旧性前壁心肌梗死　72
陈旧性前侧壁心肌梗死　72
陈旧性前房磁性异物存留　2
陈旧性前间壁和高侧壁心肌梗死　72
陈旧性前间壁和下壁心肌梗死　72
陈旧性前间壁心肌梗死　72
陈旧性躯干化学性烧伤　325
陈旧性躯干烧伤　325
陈旧性颧弓颧骨骨折　42
陈旧性桡骨头骨折　258
陈旧性桡骨头脱位　258
陈旧性桡神经损伤　258
陈旧性上肢烧伤　325
陈旧性烧伤△　325

陈旧性食管烧伤 325
陈旧性视网膜脱离 2
陈旧性手烧伤△ 329
陈旧性输卵管妊娠 368
陈旧性四肢烧伤 325
陈旧性外耳道化学烧伤 325
陈旧性腕骨骨折 258
陈旧性腕关节脱位 258
陈旧性腕掌关节脱位△ 278,294
陈旧性膝半月板撕裂 258
陈旧性膝半月板撕裂△ 258
陈旧性膝半月板损伤 258
陈旧性膝关节多发韧带损伤 258
陈旧性膝关节囊外侧损伤 258
陈旧性膝关节韧带撕裂 258
陈旧性膝关节韧带损伤 258
陈旧性膝关节软骨损伤 258
陈旧性膝后交叉韧带断裂 258
陈旧性膝内侧半月板损伤 258
陈旧性膝内侧副韧带断裂 258
陈旧性膝内侧副韧带损伤 258
陈旧性膝前交叉韧带断裂 258
陈旧性膝外侧半月板后角损伤 258
陈旧性膝外侧半月板前角损伤 258
陈旧性膝外侧半月板损伤 258
陈旧性膝外侧副韧带断裂 258
陈旧性膝外侧副韧带损伤 258
陈旧性下壁、高侧壁和正后壁心肌梗死 72
陈旧性下壁和高侧壁心肌梗死 72
陈旧性下壁和后壁心肌梗死 72
陈旧性下壁和右心室壁心肌梗死 72
陈旧性下壁和正后壁心肌梗死 72
陈旧性下壁、后壁和右心室心肌梗死 72
陈旧性下壁心肌梗死 72
陈旧性下尺桡关节损伤△ 288
陈旧性下颌骨骨折 42
陈旧性下肢烧伤 325
陈旧性心肌梗死 72
陈旧性心内膜下心肌梗死 72
陈旧性胸膜结核 82
陈旧性胸锁关节脱位 258
陈旧性胸腰椎骨折 258
陈旧性眼睑损伤 2
陈旧性眼睑异物 2
陈旧性眼内磁性异物 2
陈旧性眼内非磁性异物 2
陈旧性眼前房非磁性异物 2
陈旧性眼球后壁磁性异物 2
陈旧性眼烧伤 3
陈旧性眼损伤 3
陈旧性异位妊娠 368
陈旧性阴道裂伤 368
陈旧性右心室心肌梗死 72
陈旧性掌骨骨折 258
陈旧性掌指关节脱位△ 278,294
陈旧性正后壁心肌梗死 72
陈旧性支气管淋巴结核 82
陈旧性指骨骨折 258
陈旧性指关节脱位 258
陈旧性舟骨骨折△ 296
陈旧性舟骨月骨周围脱位△ 273
陈旧性肘部骨折 258
陈旧性肘关节脱位 258
陈旧性子宫穿孔 368

陈 - 施式呼吸△ 92
晨僵 298
衬里皮瓣术 331
成比例辅助通气 339
成比例通气 94
成对刺激 146
成对放电 146
成分输血 182
成分输血术 339
成骨不全 258,397,411
成骨不全△ 288
成骨不全 1 型 159
成骨不全 2 型 159
成骨不全 3 型 159
成骨不全 4 型 160
成骨不全 5-15 型 160
成骨不全症△ 258
成骨细胞 471
成角畸形 258
成角移位 258
成年发病的原发性巨输尿管症△ 239
成年脑型肾上腺脑白质营养不良症 160
成年型脊髓性肌萎缩 121
成人 Still 病△ 411
成人 T 淋巴细胞白血病 176
成人迟发自身免疫糖尿病 160
成人创伤自评量表 445
成人低磷酸酶症 160
成人肥厚性幽门狭窄 103
成人肺透明膜病 82
成人临床下节律性脑电放电 146
成人皮肌炎 411
成人起病型非胰岛素瘤性持续性高胰岛素
　血症性低血糖症 160
成人人格和行为障碍 436
成人手术后吸收障碍性骨软化 258
成人水痘 411
成人斯蒂尔病 411
成人特发性脊柱侧弯 258
成人腕月骨软骨病 258
成人型泛发性肥大细胞增多症 411
成人型横纹肌瘤 258
成人型纤维肉瘤 258
成人型线状 IgA 大疱性皮病 411
成人龈囊肿 42
成人隐匿性自身免疫糖尿病 160
成人早老症 411
成熟 B 细胞肿瘤 176
成熟 T 和 NK 细胞肿瘤 176
成熟性畸胎瘤 198
成纤维细胞生长因子 476
成纤维细胞网状细胞瘤 176
成纤维细胞性风湿病 411
成形术△ 305
成牙本质细胞层空泡性变 43
成牙骨质细胞瘤 43
成瘾性 337
成釉细胞癌 43
成釉细胞瘤 43
成釉细胞瘤△ 258
成釉细胞肉瘤 43
成釉细胞纤维瘤 43
成釉细胞纤维肉瘤 43
成釉细胞纤维牙瘤 43

成釉细胞牙瘤 43
成釉细胞牙肉瘤 43
城市型黄热病 458
程控硬膜外间歇脉冲注入技术 339
痴呆 442
痴呆的精神行为症状 442
痴呆叠加谵妄 121
痴呆简易筛查量表 445
痴呆状态 436,447
痴笑性发作△ 123
弛缓性偏瘫 121,447
弛缓性四肢瘫 447
弛缓性瘫痪 121,447
迟钝 450
迟发反应 146
迟发相哮喘反应 82
迟发型倾倒综合征 103
迟发型先天性肾上腺皮质增生症△ 161
迟发型哮喘 397
迟发性尺神经麻痹 258
迟发性尺神经炎 258
迟发性儿童良性枕叶癫痫（Gastaut 型） 121
迟发性孤立型 ACTH 缺乏 160
迟发性孤立型 ACTH 缺乏症△ 160
迟发性近视 3
迟发性膜迷路积水 25
迟发性脑病 121
迟发性皮肤卟啉病 411
迟发性皮肤型卟啉病△ 411
迟发性小脑性共济失调 121
迟发性运动障碍 121,436
迟发运动障碍评定量表 445
迟缓性瘫痪△ 447
迟行性关节炎△ 285
迟延性产后出血 386
持久的躯体形式的疼痛障碍△ 436
持久性豆状角化过度病 411
持久性豆状角化过度症△ 411
持久性发疹性斑疹性毛细血管扩张症 411
持久性发疹性斑状毛细血管扩张症△ 411
持久性光反应 411
持久性隆起性红斑 411
持久性人格改变 442
持久性色素异常性红斑 411
持久性妄想性障碍 436
持续低流量氧疗 94
持续短暂单侧神经痛样头痛发作 121
持续短暂单侧神经痛样头痛发作伴结膜充
　血和流泪综合征 121
持续负压通气 94
持续气道内正压 339
持续气道正压 344
持续气道正压通气 94,213
持续气流送气 94
持续完全缓解 176
持续性不卧床腹膜透析 155
持续性房颤△ 72
持续性非节律性 δ 活动 146
持续性腹痛 394
持续性肌电活动 344
持续性角膜上皮缺损 3
持续性呕吐致牙酸蚀 43
持续性偏侧头痛 121
持续性偏侧头痛（非缓解亚型） 121

持续性偏侧头痛(缓解亚型)　121
持续性躯体形式疼痛障碍　436
持续性全身淋巴结病　184
持续性失眠　121
持续性室性心动过速　72
持续性胎儿循环　218
持续性特发性面痛　121
持续性先兆　121
持续性心房颤动　72
持续性心房颤动　72
持续性心房扑动　72
持续性血尿　156
持续性异位妊娠　386
持续性原发免疫性血小板减少症　176
持续性枕横位　386
持续性枕后位　386
持续性植物状态　337
持续性姿势感知性头晕　144
持续言语　442
持续硬膜外分娩镇痛　339
持续正压通气　94
持续植物状态　144
持续指令通气　94
尺侧半肢畸形　258
尺侧多指　258
尺侧副韧带断裂　258
尺侧副韧带扭伤　258
尺侧副韧带损伤　258
尺侧腕屈肌肌腱炎　258
尺侧腕伸肌肌腱炎　258
尺侧移位　298
尺侧纵列缺如　258
尺动脉闭塞　218
尺动脉穿刺术　339
尺动脉穿支皮瓣术　331
尺动脉结扎术　301
尺动脉吻合术　301
尺肱关节成形术　301
尺骨变异　258
尺骨病损切除术　301
尺骨部分切除术　301
尺骨成形术　301
尺骨短缩畸形　258
尺骨短缩截骨　301
尺骨短缩术△　301
尺骨恶性骨肿瘤　258
尺骨干恶性骨肿瘤　258
尺骨干骨折　258
尺骨干交界性骨肿瘤　258
尺骨干良性骨肿瘤　258
尺骨钢板内固定术　301
尺骨钢针内固定术　301
尺骨骨骺分离闭合复位术　301
尺骨骨髓炎　258
尺骨骨折　258
尺骨骨折闭合复位钢板内固定术　301
尺骨骨折闭合复位钢针内固定术　301
尺骨骨折闭合复位螺钉内固定术　301
尺骨骨折闭合复位术　301
尺骨骨折闭合复位髓内钉内固定术　301
尺骨骨折不愈合　258
尺骨骨折畸形愈合　258
尺骨骨折切开复位钢板内固定术　301
尺骨骨折切开复位钢针内固定术　301

尺骨骨折切开复位螺钉内固定术　301
尺骨骨折切开复位内固定术　301
尺骨骨折切开复位术　301
尺骨骨折切开复位髓内钉内固定术　301
尺骨冠状突骨折　258
尺骨活组织检查　316
尺骨交界性骨肿瘤　258
尺骨结核　258
尺骨截骨矫形术△　301
尺骨截骨术　301
尺骨近端多发性骨折　258
尺骨近端恶性骨肿瘤　258
尺骨近端骨折　258
尺骨近端骺早闭　258
尺骨近端交界性骨肿瘤　258
尺骨近端良性骨肿瘤　258
尺骨茎突伴桡骨远端骨折　258
尺骨茎突骨折　258
尺骨开放性骨折清创术　301
尺骨良性骨肿瘤　258
尺骨螺钉内固定术　301
尺骨内固定物取出术　302
尺骨切除术　302
尺骨取骨术　302
尺骨人工骨植骨术　302
尺骨死骨去除术　302
尺骨髓内钉内固定术　302
尺骨头切除　302
尺骨头切除术　302
尺骨头脱位　258
尺骨外固定架固定术　302
尺骨外固定架去除术　302
尺骨下端骨骺分离　258
尺骨下段幼年型骨软骨病　258
尺骨延长术　302
尺骨鹰嘴V形截骨术　302
尺骨鹰嘴骨骺分离　259
尺骨鹰嘴骨折　259
尺骨鹰嘴骨折切开复位内固定术　302
尺骨鹰嘴滑囊炎△　293
尺骨鹰嘴牵引术　302
尺骨鹰嘴切除术　302
尺骨远端恶性骨肿瘤　259
尺骨远端骨折　259
尺骨远端关节脱位　259
尺骨远端骺早闭　259
尺骨远端交界性骨肿瘤　259
尺骨远端良性骨肿瘤　259
尺骨远端切除术△　302
尺骨折骨术　302
尺骨植骨术　302
尺骨撞击综合征　259
尺骨纵向短小缺陷　259
尺管综合征△　258
尺桡骨骨干双骨折　259
尺桡骨骨折畸形愈合　259
尺桡骨骨折切开复位钢板内固定术　302
尺桡骨融合　259
尺桡骨双骨折△　280
尺桡骨远端骨折　259
尺桡关节脱位△　288
尺桡关节脱位切开复位术　302
尺神经部分神经束移位术　302
尺神经缝合术　302

尺神经卡压征△　143, 296
尺神经卡压综合征　259
尺神经良性肿瘤　259
尺神经麻痹　121
尺神经前置术　302
尺神经松解前移术△　302
尺神经松解术　302
尺神经损害　121
尺神经损伤　121
尺神经损伤后遗症　447
尺神经探查术　302
尺神经吻合术△　302
尺神经修复术＊　302
尺神经延迟修补术　302
尺神经炎　121
尺神经移位术　302
尺神经移植术　302
尺神经粘连　259
尺腕韧带断裂　259
齿痕舌　59
齿良性肿瘤　347
齿轮呼吸音　92
齿龈继发恶性肿瘤　25
齿龈交界性肿瘤　25
齿状核 - 红核 - 苍白球 - 路易体萎缩　121
齿状核红核苍白球路易体萎缩症△　121
齿状红核苍白球丘脑底核萎缩症△　121
齿状突不愈合　259
齿状突发育不良　259
齿状突发育不全△　259, 284
齿状突骨折　259
齿状突骨折不愈合　259
齿状突螺钉固定术　302
齿状突切除　302
耻骨病损切除术　353
耻骨恶性骨肿瘤　259
耻骨骨软骨病　259
耻骨骨折　259
耻骨后膀胱尿道悬吊固定术　247
耻骨后膀胱前前列腺切除术　247, 353
耻骨后尿道悬吊术　247
耻骨后前列腺切除术　247, 353
耻骨后探查术　247, 353
耻骨及坐骨恶性骨肿瘤　347
耻骨及坐骨交界性骨肿瘤　347
耻骨及坐骨良性骨肿瘤　347
耻骨结核　259
耻骨联合分离　259, 386
耻骨联合分离征△　259, 386
耻骨联合切开术　394
耻骨联合缺血坏死　259
耻骨上经膀胱前列腺切除术　353
耻骨上膀胱穿刺造瘘术　247
耻骨上膀胱切开取石术　247
耻骨上膀胱造口导尿管插入术　353
耻骨上膀胱造口术　247
耻骨上膀胱针刺吸引术　247
耻骨上前列腺切除术　247
耻骨梳韧带悬吊术　378
耻骨疏韧带悬吊术　247
耻骨直肠肌部分切除术　187
耻骨直肠肌肥厚症　103
耻骨肿瘤　347
耻骨肿瘤切除术　347

充气性视网膜复位术 19
充填体缺损(牙髓治疗后) 43
充血区 325
充血型喉烧伤 325
充血性心力衰竭 72, 218
充溢性尿失禁 239
充盈型尿失禁 377
充盈性膀胱测压 255
冲动行为 442
冲击波损伤综合征 325
冲击波治疗 339, 451
冲击疗法 445
冲击伤△ 82, 184, 325
冲击伤综合征 82, 184
冲浪运动员结节 411
虫媒病毒性脑炎 121
虫媒寄生虫病 458
虫霉病△ 406
虫蚀状痤疮 411
虫咬皮炎 411
重叠波 146
重叠结缔组织病 259
重叠综合征 82, 103, 411
重叠综合征中的皮肌炎 411
重复冻伤 452
重复放电 146
重复经颅磁刺激治疗 445
重复拇畸形 259
重复尿道 239
重复尿道切除术 247
重复膀胱 239
重复神经刺激 146
重复肾 239, 397
重复肾重复输尿管切除术 247
重复肾畸形△ 397
重复肾切除术 247
重复肾盂 239
重复肾盂输尿管畸形△ 244
重复输精管 239
重复输尿管 239, 397
重复言语△ 441
抽动 436
抽动秽语综合征 121, 436
抽动障碍 436
抽吸试验 339
抽象思维困难 442
臭鼻症 25
臭虫叮咬 411
臭汗恐怖 411
臭汗症 411
臭氧疗法 339
臭氧注射术△ 341
臭氧自体血疗法△ 341
出汗 79
出口部位感染 82
出口产钳术 394
出神和附体障碍 436
出血 181, 397
出血点 181
出血高危的非瓣膜性心房颤动 72
出血后脑积水 121
出血时间 344, 471
出血性肠梗阻 397
出血性痴呆 121, 437

出血性大疱性鼓膜炎 25
出血性带状疱疹 411
出血性腹膜炎 103, 397
出血性梗死 121
出血性黄体囊肿△ 369
出血性脊髓血管病 121
出血性结肠炎 103
出血性卵巢滤泡囊肿 368
出血性麻疹 458
出血性脉络膜脱离 3
出血性脑梗死 397
出血性脑炎 121
出血性内痔 103
出血性膀胱炎 397
出血性输卵管炎 368
出血性水痘 411
出血性外痔 103
出血性胃炎 458
出血性胰腺炎 458
出血性直肠炎 103
出血性痔 259
出血指数 67
初产头浮 386
初产臀位 386
初发房颤△ 76
初发劳力性心绞痛 72
初模型 60
初期沙眼 3, 458
初期稳定性 67
初始血尿 239
初斜率 364
初印模 60
除草剂中毒 452
除毛术 433
除莠剂中毒△ 452
除脏术 394
杵状甲 411
杵状指 79, 213, 411
处女膜闭锁 368
处女膜缝合术 378
处女膜环过紧 368
处女膜切开成形术 378
处女膜切开术 378
处女膜损伤 368
处女膜息肉 368
处女膜修复术 378
触发点注射 339
触发时间 96
触诱发痛 338
川岛式持续冲洗 302
川崎病 72
川崎病△ 416
穿刺活检术 302
穿刺注射术 302
穿孔性腹膜炎 397
穿颅术 394
穿黏膜基台 60
穿黏膜种植体 60
穿颧种植术 60
穿入伤 82
穿射半影 364
穿射半影 364
穿通伤性白内障 3
穿通性环状肉芽肿 411
穿通性环形肉芽肿△ 411

穿通性毛囊及毛囊周角化病△ 420
穿通性毛囊炎 411
穿透性角膜移植术 19
穿透性胎盘 386
穿透性胎盘植入△ 386
穿下颌种植体 60
穿牙槽嵴上颌窦底提升术 60
穿龈角度 67
穿龈轮廓 67
穿支动脉闭塞 121
穿支动脉狭窄 121
穿支皮瓣制备术 60
传导速度 146
传导性耳聋 25
传导性角膜成形术 19
传导阻滞 146
传染性单核细胞增多症 397, 411, 458
传染性单核细胞增多综合征△ 397, 411
传染性非典型肺炎△ 465
传染性红斑 411, 458
传染性毛囊角化病 411
传染性软疣 411, 458
传染性湿疹样皮炎 411
传染性水疱病 411
喘鸣 213
喘息 79
喘息性支气管肺炎 82, 397
喘息性支气管炎△ 87
创面病毒感染 325
创面负压封闭引流 302
创面感染 325
创面换药 60
创面葡萄球菌感染 325
创面收缩 330
创面铜绿假单胞菌感染 325
创面微循环检测 334
创面温度测定 334
创面细菌定植 325
创面厌氧菌感染 325
创面真菌感染 325
创伤 259
创伤感染 325
创伤痂 43
创伤后鼻畸形 43
创伤后鼻缺损 43
创伤后唇畸形 43
创伤后单侧第一腕掌关节病 259
创伤后单侧髋关节病 259
创伤后单侧膝关节病 259
创伤后多关节病 259
创伤后复发性出血 184
创伤后感染性骨不连 259
创伤后骨膜下骨化 259
创伤后骨萎缩 121
创伤后骨萎缩△ 256
创伤后骨质疏松 259
创伤后关节病 259
创伤后颌骨畸形 43
创伤后颌面部瘢痕 43
创伤后滑膜炎△ 259
创伤后昏迷 198
创伤后脊柱后凸 259
创伤后继发性出血 184
创伤后脑综合征 198

创伤后尿道瘘△　245
创伤后尿道狭窄　239
创伤后伤口感染　318
创伤后双侧第一腕掌关节病　259
创伤后双侧髋关节病　259
创伤后双侧膝关节病　259
创伤后睡眠增多　121
创伤后痛性三叉神经病　121
创伤后眼睑畸形　43
创伤后眼睑缺损　43
创伤后应激障碍　259, 325, 437
创伤后诊断量表　445
创伤后趾坏死　259
创伤史问卷　445
创伤性鼻切断　43
创伤性玻璃体疝　3
创伤性肠破裂△　108
创伤性肠系膜血管损伤　184, 218
创伤性尺侧副韧带撕裂△　258
创伤性胆总管破裂　259
创伤性骶前静脉丛破裂　218
创伤性腭裂　43
创伤性腭瘘　43
创伤性肺水肿　82
创伤性复发性出血△　184
创伤性腹膜后血肿　184
创伤性腹内多器官破裂　259
创伤性腹主动脉瘤　184, 218
创伤性肝血肿　103, 184
创伤性冈上肌断裂　259
创伤性肛括约肌裂伤△　185
创伤性膈肌破裂　212, 218
创伤性膈破裂△　218
创伤性膈疝　82, 212
创伤性肱二头肌断裂△　263
创伤性肱三头肌断裂△　264
创伤性股动静脉瘘　218
创伤性股动脉假性动脉瘤　218
创伤性股动脉瘤　218
创伤性股动脉血栓形成　218
创伤性骨关节炎　259
创伤性骨化性肌炎△　276, 285
创伤性骨坏死△　293
创伤性骨髓炎　259
创伤性鼓膜穿孔　25
创伤性关节病　259
创伤性虹膜睫状体炎　3
创伤性虹膜嵌顿　3
创伤性虹膜脱垂　3
创伤性喉蹼△　31
创伤性滑膜炎　259
创伤性踝关节炎△　268
创伤性回肠破裂　259
创伤性肌肉缺血　259
创伤性脊髓后索综合征　198, 259
创伤性脊髓前索综合征　198, 259
创伤性脊髓缺血　259
创伤性脊椎病　259
创伤性脊椎滑脱　259
创伤性继发性出血△　184
创伤性肩关节炎　259
创伤性睫状体脱垂　3
创伤性截瘫　198, 259
创伤性晶状体脱位　3

创伤性颈动静脉瘘　218
创伤性颈动脉海绵窦瘘　218
创伤性颈动脉假性动脉瘤　218
创伤性颈动脉瘤　218
创伤性颈动脉瘘　218
创伤性颈椎间盘破裂　259
创伤性胫后动脉血栓形成　218
创伤性空肠破裂　185
创伤性空气栓塞　82
创伤性口角炎　43
创伤性口腔溃疡△　43
创伤性口腔黏膜溃疡△　43
创伤性溃疡　43
创伤性肋间动脉破裂　212, 218
创伤性颅内出血　198
创伤性颅内假性动脉瘤△　201
创伤性颅内血肿　198
创伤性脉络膜视网膜病　3
创伤性面瘫　43
创伤性脑病综合征　121
创伤性脑出血　69, 198
创伤性脑干出血　198
创伤性脑积水　198
创伤性脑脊液鼻漏　25
创伤性脑内血肿　198
创伤性脑疝　198
创伤性脑水肿　198
创伤性脑损伤　198
创伤性脑脂肪栓塞　218
创伤性黏膜血疱　43
创伤性脾血肿△　185
创伤性气胸　82, 212
创伤性髂总动脉血栓形成　218
创伤性前房积血　3
创伤性颧眶畸形　43
创伤性桡侧副韧带撕裂△　280
创伤性三角肌断裂　259
创伤性上肢骨缺损　259
创伤性神经瘤　411
创伤性肾破裂△　244
创伤性肾血肿△　244
创伤性失明　3
创伤性湿肺　82
创伤性湿疹　411
创伤性十二指肠破裂△　186
创伤性食管狭窄　103
创伤性食管炎　103, 212
创伤性视网膜裂孔　3
创伤性手指缺如　259
创伤性枢椎滑脱　259
创伤性胃破裂　103, 184
创伤性无尿症　239
创伤性小脑出血　198
创伤性小脑挫伤　198
创伤性小脑血肿　198
创伤性心包积血　212, 218
创伤性心脏破裂　212, 218
创伤性心脏压塞　212, 218
创伤性胸腔积液　82, 212
创伤性胸主动脉瘤　218
创伤性胸椎间盘破裂　218
创伤性休克　184
创伤性血管痉挛综合征　184
创伤性血疱　43

创伤性血气胸　212, 218
创伤性血胸　82, 212, 218
创伤性腰椎滑脱△　292
创伤性腰椎滑脱骨折　259
创伤性腋静脉损伤△　229
创伤性蝇蛆病　458
创伤性硬膜外出血　198
创伤性硬膜外血肿　397
创伤性硬膜下出血　198
创伤性硬膜下积液　198
创伤性硬膜下血肿　198
创伤性硬脑膜动静脉瘘　198
创伤性脂肪栓塞　82
创伤性指动脉破裂　218
创伤性窒息　82, 411
创伤性肘关节炎　259
创伤性蛛网膜下腔出血　198
创伤性主动脉夹层　218
创伤性主动脉瘤　218
创伤性眦距过宽内眦韧带复位固定术　19
创伤应激评估表　445
创伤应激清单△　445
床边气管切开术　94
床边试验　298
床旁即时超声　344
床旁气管插管　94
床旁试验　344
床旁血液滤过　155
床旁血液透析滤过　155
吹号手疣　411
吹口哨面容综合征　411
吹口哨面容综合征△　277
垂耳△　407
垂体癌　347
垂体瘢痕形成　160
垂体柄阻断综合征　160
垂体病灶切除术　205
垂体出血　160
垂体促甲状腺激素分泌瘤　347
垂体促甲状腺激素腺瘤　160
垂体促肾上腺皮质激素分泌癌　160
垂体促肾上腺皮质激素分泌过多　172
垂体促肾上腺皮质激素分泌癌　347
垂体促肾上腺皮质激素分泌腺瘤　160
垂体促肾上腺皮质激素细胞增生　160
垂体促性腺激素腺瘤　160
垂体催乳素瘤　172
垂体催乳素 / 生长激素混合瘤　347
垂体大腺瘤　160
垂体多激素细胞腺瘤　160
垂体恶性肿瘤　160
垂体发育不全　160
垂体非朗格汉斯细胞组织细胞增生症　160
垂体钙化　172
垂体梗死　393
垂体功能不良　160
垂体功能减退 - 身材矮小 - 骨骼异常综合征　160
垂体功能减退症　160
垂体功能亢进　160
垂体管囊肿　160
垂体继发恶性肿瘤　160
垂体结核　160

垂体巨大腺瘤　160
垂体朗格汉斯细胞组织细胞增生症　160
垂体良性肿瘤　160
垂体零细胞腺瘤　160
垂体瘤　160
垂体瘤术后△　447
垂体梅毒　411
垂体霉菌感染　458
垂体囊肿　25, 160
垂体脓肿　160
垂体皮样和表皮样囊肿　347
垂体前叶功能减退　160
垂体前叶功能减退危象　160
垂体前叶功能减退症△　160
垂体前叶激素类药物中毒　452
垂体切除术　205
垂体肉芽肿　160
垂体上动脉　198
垂体生长激素瘤　160
垂体受累症状　33
垂体术后　447
垂体危象　160
垂体微腺瘤　160
垂体微小良性肿瘤　160
垂体萎缩　160
垂体窝探查术　205
垂体无功能腺瘤　160
垂体细胞瘤　198
垂体腺癌　160, 198
垂体腺恶性肿瘤△　160
垂体腺瘤　160, 198
垂体性闭经　368
垂体性肥胖　160
垂体性巨人症　160
垂体性库欣综合征　160
垂体性嗜碱细胞增生　160
垂体性侏儒症　160
垂体炎　160
垂体异位△　168
垂体增大　160
垂体增生　160
垂体占位　160
垂体真菌感染　160
垂体转移癌　160
垂体卒中　160
垂腕征　298
垂直不稳定骨盆骨折　259
垂直分离性斜视　3
垂直喉切除术　36
垂直截骨术　60
垂直距离　67
垂直向骨高度　67
垂直向骨缺损　67
垂直向骨丧失　67
垂直向骨增量技术　60
垂直向松弛切口翻瓣术　60
垂直斜视　3
垂直型吸收　59
垂直轴　67
垂直阻生　43
槌状拇指　259
槌状指△　259
槌状指矫正术　302
槌状趾　318

槌状趾矫正术　302
锤骨固定　25
锤造冠　60
锤造金属全冠　60
锤状指　259
锤状趾　259
春季卡他性角结膜炎　3
春季卡他性结膜炎　3
纯高胆固醇血症　172
纯睾丸支持细胞综合征　160, 239
纯红细胞再生障碍性贫血　176
纯神经炎麻风　458
纯音测听　40, 146
唇癌　43
唇瘢痕　43
唇瘢痕松解术　60, 321, 433
唇表皮化　411
唇病损广泛切除术　60, 321, 353, 433
唇病损激光烧灼术　60, 321, 353, 433
唇病损切除术　60, 321, 353, 433
唇部畸形△　43
唇部溃疡△　43
唇部淋巴管畸形　43
唇部淋巴管瘤　43
唇部肿物　43
唇成形术　60
唇挫裂伤　43
唇挫伤　43
唇单纯疱疹　411, 458
唇单纯疱疹△　43
唇窦△　43
唇读　33
唇恶性黑色素瘤　25, 43
唇恶性黑素瘤△　25
唇恶性肿瘤　25, 43
唇腭裂　55
唇腭裂术后颌骨发育不全　43
唇腭裂术后上颌骨发育不全　43
唇肥大△　43
唇肥厚　43
唇蜂窝织炎　43
唇贯通伤　318
唇过长　43
唇过短　43
唇和口腔开放性伤口△　48
唇和口腔浅表损伤　43
唇黑色素瘤　43
唇黑色素细胞痣　25, 43
唇黑素细胞痣　25, 43
唇红口哨畸形　411
唇红缺损　325
唇红缘交界性肿瘤　25, 43
唇红缘良性肿瘤　43
唇红缘原位癌　43
唇畸形　43
唇疾病　43
唇继发恶性肿瘤　25, 43
唇颊沟延伸术　60
唇颊系带修整术　60
唇交叉瓣术　331
唇交界性肿瘤　25, 43
唇结核　43
唇皲裂　43
唇开放性外伤　43

唇、口腔和咽生物学行为未定肿瘤　43
唇溃疡　43
唇连合恶性肿瘤　43
唇良性肿瘤　43
唇裂　397
唇裂继发鼻畸形　43
唇裂伤　43
唇裂伤缝合术　60, 321
唇裂术后鼻畸形　43
唇裂术后继发鼻畸形矫正术　321
唇裂术后继发畸形矫正术　321
唇裂术后继发性鼻唇畸形　43
唇裂术后继发性唇畸形　43
唇裂修复术　60, 321
唇裂再修复术　60
唇鳞状上皮增生　43
唇瘘　43
唇瘘管修补术　60
唇囊肿　43
唇内面恶性肿瘤　43
唇内面颊侧面恶性肿瘤　43
唇内面口腔面恶性肿瘤　43
唇内面良性肿瘤　43
唇内面黏膜恶性肿瘤　43
唇内面系带恶性肿瘤　43
唇黏膜良性肿瘤　43
唇黏液囊肿　43
唇疱疹　43
唇皮瓣移植术　60, 321
唇皮肤恶性肿瘤　26
唇皮肤良性肿瘤　43
唇皮肤原位癌　26, 43
唇全厚皮片移植术　60
唇缺损　318
唇缺损修复术　60
唇肉芽肿　43
唇舌水肿及面瘫综合征△　49
唇撕裂伤　318
唇损伤　43
唇疼　43
唇外翻　325
唇外伤　43
唇窝-唇裂与腭裂综合征△　44
唇息肉　43
唇系带附件异常　43
唇系带过短△　55
唇系带良性肿瘤　43
唇系带切断术　60
唇下疳　458
唇陷窝-唇裂△　44
唇腺自体移植术　60
唇血管畸形　43
唇血管瘤　43
唇炎　411, 458
唇咬伤　318
唇龈沟恶性肿瘤　43
唇原位癌　43
唇原位黑素瘤　43
唇中厚植皮术　60
醇的毒性效应　69
醇类刺激性接触性皮炎　3, 411
醇诱发的假库欣综合征　160
词聋　442
瓷牙　60

磁导航支气管镜检查术　213
磁共振波谱分析　146
磁共振成像　22, 96, 408
磁共振关节造影术　316
磁共振静脉造影　146
磁共振血管成像　316
磁共振血管造成像　22
磁共振血管造影　146
磁疗　451
磁性附着体　60
雌二醇　481
雌激素分泌肿瘤　160
雌激素和孕激素药物中毒　452
雌激素和孕激素中毒△　452
雌激素戒断性头痛　121
雌激素受体　481
雌三醇　481
雌酮　481
次大面积肺栓塞　82
次发性骨骺骨软骨病　259
次强刺激　146
次全结肠切除术　187
次全主动脉人工血管置换术　231
次声波眩晕　452
次骰骨　259
刺胞皮炎　411
刺激电极　146
刺激区　146
刺激性化学物所致慢性阻塞性肺疾病　452
刺激性接触性皮炎　3, 411
刺激性接触性皮炎(丙酮引起)△　2, 410
刺激性接触性皮炎(化妆品引起)△　5
刺激性接触性皮炎(尼龙引起)△　9
刺激性接触性皮炎(去污剂引起)△　10
刺激性接触性皮炎(食物引起)△　11
刺激性皮炎△　3, 411
刺激性气体中毒　452
刺激性轻泻剂中毒△　452
刺激性轻泻药类药物中毒　452
刺激序列　146
刺状红细胞增多　160
丛集性头痛　121, 198
丛状神经瘤　411
丛状神经纤维瘤　259, 411
丛状纤维组织细胞性肿瘤　259
丛状型成釉细胞瘤　43
丛状型神经纤维瘤　198
丛状血管瘤　218, 411
粗隆间截骨　302
粗隆下杵臼截骨术　302
粗湿啰音　92
促宫颈成熟术(机械性)　394
促宫颈成熟术(药物性)　394
促红细胞生成素抵抗　150
促黄体素释放激素　481
促甲状腺激素　481
促甲状腺激素不适当分泌　160
促甲状腺激素释放激素　481
促甲状腺激素受体抗体　476
促甲状腺激素腺瘤　160
促甲状腺素抗体　476
促结缔组织增生性小圆细胞肿瘤　259
促肾上腺皮质激素　481
促肾上腺皮质激素抵抗综合征　160

促肾上腺皮质激素非依赖性肾上腺皮质大
　结节样增生　160
促肾上腺皮质激素生成过多　172
促肾上腺皮质激素释放因子　481
促肾上腺皮质激素细胞腺瘤　160
促肾上腺皮质激素腺瘤　198
促胃液素分泌异常　103
促纤维增生 / 结节型髓母细胞瘤　198
促纤维增生性婴儿星形细胞瘤 / 神经节胶
　质细胞瘤　198
促性腺激素腺瘤　347
猝倒持续状态　144
猝倒发作性睡病但伴无下丘脑分泌素缺乏△
　83
猝倒发作性睡病但不伴下丘脑分泌素缺乏△
　121
猝死　79
醋酸白试验　435
醋酸钙不动杆菌感染　411
醋硝香豆素中毒　69, 452
催产剂药物中毒　452
催产素　481
催产药中毒△　452
催促戒断试验　344
催泪气体的毒性效应△　3
催泪性毒气中毒　3, 452
催眠性超同步化　146
催眠药物成瘾　437
催眠药物依赖性睡眠障碍　121
催眠药中毒　69, 452
催眠治疗　445
催乳素　481
催乳素瘤　160, 198
催乳素 - 生长激素混合瘤　160
催吐药中毒　452
脆发症　411
脆骨病△　289
脆弱双核阿米巴病　458
脆弱性骨硬化　259
脆性 X 染色体核型分析　469
脆性 X 染色体综合征　397
脆性 X 综合征基因分析　469
脆性骨折　259
脆性哮喘　82
寸移技术　146
痤疮　411
痤疮瘢痕　432
痤疮样疹　411
痤疮样药疹　411
挫裂伤　43
挫入　43
错构瘤　198, 259, 397
错骀　43
错骀畸形△　43
错觉　442
错听　26
错位牙　43

**D**

达峰容积　96
达峰容积比　96
达峰时间　96, 344
达峰时间比　96

达科斯塔综合征　442
达纳 - 普特南综合征△　126
打包包扎[法]　331
打鼾　33
打击骨折　259
打猎反应　411
打软腿　298
打压植骨　302
大 B 细胞淋巴瘤伴 IRF4 重排　176
大斑块副银屑病　411
大便失禁　103
大部分唇缺损　318
大肠埃希菌败血症　397, 458
大肠埃希菌肠炎　103, 458
大肠埃希菌肠膜炎　397
大肠埃希菌性肺炎　397
大肠埃希氏菌脑膜炎　121
大肠癌伴出血　103
大肠病损破坏术　353
大肠病损切除术　353
大肠多节段切除术　353
大肠杆菌败血症△　397
大肠杆菌脑膜炎△　121
大肠和小肠克罗恩病　103
大肠和直肠继发恶性肿瘤　103
大肠克罗恩病　103
大肠扭转复位术　353
大肠憩室病　103
大肠憩室病伴穿孔　103
大肠切开探查术　353
大肠套叠复位术　353
大肠外置段切除术　353
大肠外置术　353
大肠血管瘤　103
大潮气量　94
大潮气量机械通气　94
大粗隆关节成形术　302
大粗隆滑囊炎△　296
大粗隆前置术　302
大粗隆下移术　302
大动脉调转术　231
大动脉根部调转术　231
大动脉先天性畸形　259
大动脉炎　3, 72, 218
大动脉炎性肾动脉狭窄△　153
大动脉炎眼底改变　3
大动脉转位△　227
大动脉转位(室间隔缺损型)　218
大动脉转位(室间隔缺损 - 左室流出道狭窄
　型)　218
大动脉转位(室间隔完整型)　218
大动脉转位(室间隔完整 - 左室流出道狭窄
　型)　218
大多角骨骨折　259
大多角骨脱位　259
大发作△　133
大骨节病△　276
大汗腺癌　411
大汗腺汗孔瘤　411
大汗腺囊腺瘤　411
大汗腺痣　411
大环内酯类中毒　452
大颗粒淋巴细胞白血病　176
大颗粒淋巴细胞计数　471

大口畸形 43
大块骨溶解症 259
大理石骨病△ 266
大量白色泡沫样痰 92
大量粉红色泡沫样痰 92
大量咯血 92
大量稀水样痰 92
大乱睡眠觉醒节律 144
大麻尘肺 82
大麻肺△ 82
大麻戒断△ 437
大麻类物质的有害使用 437
大麻类物质急性中毒 437
大麻类物质戒断状态 437
大麻类物质滥用 437
大麻类物质所致的残留性和迟发性精神病性障碍 437
大麻类物质所致的精神病性障碍 437
大麻类物质所致的精神和行为障碍 437
大麻类物质所致的遗忘综合征 437
大麻类物质依赖综合征 437
大麻类(衍生物)中毒 69
大面积肺栓塞 72, 82
大脑半球病灶切除术 205
大脑半球皮质切除术 205
大脑半球切除术 205, 353
大脑病损切除术 353
大脑病灶切除术 205
大脑大静脉动脉瘤样畸形 198
大脑大静脉畸形 121
大脑动脉闭塞 121
大脑动脉闭塞脑梗死△ 131
大脑动脉夹层形成(未破裂)△ 131
大脑动脉狭窄 121
大脑动脉狭窄脑梗死△ 131
大脑动脉血栓性偏瘫 121
大脑动脉粥样硬化△ 131
大脑杆菌肺炎△ 397
大脑杆菌脑膜炎△ 397
大脑后部皮质萎缩△ 125
大脑后动脉斑块 146
大脑后动脉闭塞 121
大脑后动脉闭塞和狭窄△ 121
大脑后动脉闭塞和狭窄(未造成脑梗死) 121
大脑后动脉出血 198
大脑后动脉夹层 121, 198
大脑后动脉瘤 121, 198
大脑后动脉瘤破裂 121
大脑后动脉栓塞 121
大脑后动脉狭窄 121
大脑后动脉狭窄性脑梗死 121
大脑后动脉血栓形成 121
大脑后动脉综合征 121
大脑交界性肿瘤 198
大脑胶质瘤病 198
大脑脚综合征△ 70
大脑静脉非化脓性血栓形成△ 123
大脑镰钙化 198
大脑镰脑膜病灶切除术 205
大脑镰旁脑膜瘤 198
大脑镰旁占位性病变 198
大脑镰下疝 121, 198
大脑良性肿瘤 198

大脑囊肿△ 131
大脑皮质粘连松解术 205, 353
大脑前动脉斑块 146
大脑前动脉闭塞 121
大脑前动脉闭塞和狭窄(未造成脑梗死) 121
大脑前动脉闭塞综合征 121
大脑前动脉共干 146
大脑前动脉夹层 121, 198
大脑前动脉近侧段(A$_1$)动脉瘤 198
大脑前动脉瘤 121
大脑前动脉瘤破裂 121
大脑前动脉-前交通动脉瘤 198
大脑前动脉-前交通动脉瘤破裂 198
大脑前动脉狭窄 121
大脑前动脉血栓形成 121
大脑前动脉远侧段(A$_2$~A$_5$)动脉瘤 198
大脑清创术 205, 353
大脑深部病灶切除术 205
大脑凸面多部位脑膜瘤 198
大脑凸面脑膜瘤 198
大脑性脑室炎 121
大脑隐球菌病 458
大脑中动脉斑块 146
大脑中动脉闭塞 121
大脑中动脉闭塞和狭窄(未造成脑梗死) 121
大脑中动脉出血 198
大脑中动脉高密度征 146
大脑中动脉夹层 121, 198
大脑中动脉瘤 121, 198
大脑中动脉瘤破裂 121
大脑中动脉狭窄 121
大脑中动脉血栓形成 121
大脑中动脉支架术后 145
大脑着色真菌病 458
大炮音 79
大泡性肺气肿 82
大泡性视网膜脱离 3
大疱 432
大疱性扁平苔藓 411
大疱性表皮松解坏死型药疹 411
大疱性表皮松解 397, 411
大疱性带状疱疹 411
大疱性淀粉样变病 411
大疱性红斑狼疮 411
大疱性类天疱疮 411
大疱性水痘 411
大疱性药疹△ 413
大疱性硬斑病 411
大疱性鱼鳞病样红皮病△ 410
大疱性鱼鳞病样红皮症 411
大气道狭窄 82
大气道陷闭 82
大气二氧化碳分压 96
大气二氧化碳浓度 96
大气性缺氧 82
大前庭水管综合征 26
大体评定量表 445
大田原综合征△ 142, 407
大瞳孔 18
大头畸形 43
大腿瘢痕 325
大腿大隐静脉损伤 218

大腿多处血管损伤 218
大腿股静脉损伤 218
大腿骨折不愈合 259
大腿和小腿先天性缺如伴有足的存在 259
大腿后部肌腱损伤 259
大腿坏死性筋膜炎 325
大腿肌断裂 259
大腿肌腱损伤 259
大腿挤压伤 259
大腿截肢术 302
大腿溃疡(恶性) 325
大腿溃疡(良性) 325
大腿离断伤 259
大腿离断术 302
大腿内收肌和肌腱扭伤 259
大腿切断 259
大腿软组织肿瘤 347
大腿神经损伤 259
大腿撕脱伤 259
大腿损伤 259
大腿疼痛 259
大腿痛 298
大腿血管损伤 218, 259
大腿血肿 259
大腿再植术 302
大腿脂肪增多症 160
大腿肿痛 298
大腿坐骨神经损伤 259
大唾液腺恶性肿瘤 26, 43
大唾液腺交界性肿瘤 43
大唾液腺良性肿瘤 43
大网膜包肝术 353
大网膜包肾术 353
大网膜病损切除术 187, 353
大网膜部分切除术 187, 354
大网膜动脉结扎术 187
大网膜恶性肿瘤 347
大网膜坏死 103
大网膜还纳术 187, 354
大网膜继发恶性肿瘤 103
大网膜囊肿△ 111
大网膜内移植术 187, 354
大网膜切除术 187, 354
大网膜输尿管成形术 247
大网膜修补术 187, 354
大网膜移植术 331
大网膜粘连 103
大细胞癌 82
大细胞棘皮瘤 411
大细胞型髓母细胞瘤 198
大细胞性贫血 176
大涎腺恶性肿瘤△ 26, 43
大涎腺交搭跨越恶性肿瘤 347
大涎腺交界性肿瘤△ 43
大涎腺良性肿瘤△ 43
大血管恶性肿瘤 218
大血管良性肿瘤 218
大血管转位矫正术 335
大眼球 3
大野照射及小野追加剂量照射 364
大叶性肺炎 82, 397, 458
大阴唇病损切除术 321, 354, 378, 433
大阴唇恶性肿瘤 368

大阴影 456
大隐静脉瓣膜功能不全 218
大隐静脉高位结扎剥脱术 231
大隐静脉高位结扎术 231
大隐静脉曲张 218
大隐静脉射频消融术 231
大隐静脉血栓 218
大于胎龄儿 397
大枕大池 198
大直径种植体 60
大转子前移法 302
大转子延长截骨法 302
呆小病 411
呆小病△ 164
呆小症△ 164, 411
代偿性多汗症 411
代偿性肺过度充气 82
代偿性肺气肿 82
代偿性呼吸性酸中毒 82
代偿性碱中毒 82
代偿性炎炎反应综合征 337
代偿性抗炎症反应综合征 82, 325
代偿性酸中毒 82
代谢当量 96
代谢当量评估 344
代谢调理 94
代谢紊乱 172
代谢相关慢性间质性肾炎 150
代谢相关脂肪性肝病 103
代谢性白内障 3
代谢性骨病 259
代谢性骨病性脊柱侧凸 259
代谢性肌病 259
代谢性脊髓病 121
代谢性碱中毒 82, 156, 172, 397
代谢性碱中毒伴呼吸性碱中毒△ 85
代谢性碱中毒伴呼吸性酸中毒 160
代谢性老年性聋 26
代谢性脑病 121
代谢性酸中毒 82, 156, 172, 397
代谢性酸中毒伴呼吸性碱中毒 160
代谢性酸中毒伴呼吸性酸中毒△ 85
代谢性酸中毒合并呼吸性碱中毒 82
代谢性损伤 337
代谢性心肌病 72
代谢障碍 160
代谢支持 94
代谢综合征 160
带蒂肠片肝管成形术 187
带蒂骨移植 302
带蒂肌瓣移植术 302
带蒂肌皮瓣移植术△ 307
带蒂皮瓣断蒂术 36, 302, 331
带蒂皮瓣迁徙术 302
带蒂皮瓣前徙术 60, 321
带蒂皮瓣去脂术 60, 302, 321, 331
带蒂皮瓣术 331
带蒂皮瓣徙前术 36, 331
带蒂皮瓣修复术 36
带蒂皮瓣修整术 60, 302, 321, 331
带蒂皮瓣延迟术 302, 321, 331
带蒂皮瓣移植术 36, 60, 302, 321, 433
带蒂皮瓣转移术 331
带蒂皮瓣转移术△ 302

带肌蒂的骨移植 302
带毛发皮片移植术 331
带毛囊头皮取皮术 331
带器妊娠 368, 386
带血管的游离腓骨移植 302
带血管的游离骨移植术 302
带血管蒂的筋膜瓣或皮瓣移位术 302
带血管蒂腓骨移植术 302
带血管蒂皮瓣移位术 433
带主动脉瓣人工血管升主动脉替换术△ 231
带状角膜变性 3
带状疱疹 397, 411, 458
带状疱疹病毒感染 397
带状疱疹病毒性脑炎△ 121
带状疱疹后三叉神经痛△ 132
带状疱疹后神经痛 121, 198
带状疱疹后膝状神经节炎 411
带状疱疹后遗神经痛 432
带状疱疹后遗症 458
带状疱疹后坐骨神经痛 121, 411
带状疱疹脑膜炎 121, 411
带状疱疹神经根脊髓炎 121, 411
带状疱疹神经疼痛△ 121
带状疱疹膝状神经节综合征△ 421
带状疱疹性多发性颅神经病 411
带状疱疹性多颅神经麻痹 121
带状疱疹性多神经病 121
带状疱疹性虹膜睫状体炎 3, 458
带状疱疹性虹膜炎 3, 458
带状疱疹性角膜结膜炎 3, 411, 458
带状疱疹性角膜炎 3, 411, 458
带状疱疹性结膜炎 3, 458
带状疱疹性脑膜脑炎 121, 411, 458
带状疱疹性脑膜炎 121, 411, 458
带状疱疹性脑炎 121, 458
带状疱疹性神经根脊髓炎 121, 411
带状疱疹性神经根炎 121, 411, 458
带状疱疹性膝状神经节炎 121
带状疱疹性眼炎△ 15
带状疱疹性运动神经麻痹 411
带状疱疹性坐骨神经痛 458
带状疱疹眼病 3
带状银屑病 411
袋感染 82
袋状瓣 60
丹迪 - 沃克综合征 121
丹毒 184, 411, 458
丹毒丝菌败血症 458
丹毒样癌 412
丹毒样红斑 412
丹佛儿童发展筛选测验 445
丹佛小儿智能发育筛查△ 445
丹吉尔病△ 163
单靶多击模式 364
单鼻窦炎 26
单侧鼻唇畸形 43
单侧不完全唇裂 43
单侧不完全喉麻痹 26
单侧不完全声带麻痹 26
单侧不完全性牙槽突裂 43
单侧唇裂 43
单侧肺气肿 82
单侧腹股沟疝 103
单侧腹股沟疝伴梗阻△ 105

单侧腹股沟疝伴坏疽 103
单侧腹股沟疝无张力修补术 187, 335
单侧腹股沟疝修补术 187, 335
单侧腹股沟斜疝 103
单侧腹股沟斜疝伴坏疽 103
单侧腹股沟斜疝合并直疝△ 105
单侧腹股沟斜疝疝囊高位结扎术 187
单侧腹股沟斜疝无张力修补术 187
单侧腹股沟斜疝修补术 187, 335
单侧腹股沟直疝 103
单侧腹股沟直疝伴坏疽 103
单侧腹股沟直疝合并斜疝无张力修补术 188
单侧腹股沟直疝无张力修补术 188
单侧腹股沟直疝修补术 188
单侧腹股沟直疝无张力修补术 335
单侧腹疝无张力修补术 188
单侧高频乳腺钼靶检查 196
单侧睾丸部分切除术 247, 354
单侧睾丸 - 附睾切除术 247, 354
单侧睾丸切除术 247, 354
单侧膈肌麻痹 82
单侧根治性睾丸切除术 248
单侧根治性颈清扫术 188
单侧股疝 106
单侧股疝伴梗阻 103
单侧股疝伴坏疽 103
单侧股疝无张力修补术 188
单侧股疝修补术 188
单侧关节突脱位 259
单侧冠状缝早闭 43
单侧殆平衡 67
单侧甲状腺部分切除术 36
单侧甲状腺次全切除术 36
单侧甲状腺切除术 36
单侧绞窄性腹股沟疝 103
单侧绞窄性股疝 103
单侧颈淋巴结改良根治性清扫术 188
单侧颈淋巴结根治性清扫术 60, 213, 354
单侧颈淋巴结扩大根治性清扫术 188
单侧开窗减压术 302
单侧髁突发育不全 43
单侧髁突增生 43
单侧卵巢切除术 354, 378
单侧面部无汗 213
单侧面横裂 43
单侧面斜裂 43
单侧磨牙近中错殆△ 42
单侧磨牙远中错殆伴单侧上切牙舌倾△ 42
单侧磨牙远中错殆伴上切牙唇倾△ 42
单侧难复性腹股沟疝 103
单侧皮下乳腺切除术 188
单侧嵌顿性腹股沟疝 103
单侧嵌顿性腹股沟疝伴梗阻 103
单侧嵌顿性腹股沟斜疝 103
单侧乳房改良根治术 188
单侧乳房根治性切除术 188
单侧乳房假体置入术 188
单侧乳房扩大根治性切除术 188
单侧乳房切除伴假体置入术 188
单侧乳房切除伴同侧腋窝淋巴结活检术 188
单侧乳房切除伴同侧腋窝前哨淋巴结活检术 188
单侧乳房切除术 188

单侧乳房缩小成形术　188
单侧乳房注射隆胸术　188
单侧乳内动脉 - 冠状动脉搭桥术　231
单侧乳腺及区域淋巴结超声检查　196
单侧上肢多发性骨折　259
单侧上肢多发性开放性骨折　259
单侧上肢肌肉萎缩　213
单侧上肢疼痛　213
单侧上肢无力　213
单侧肾不发育　397
单侧肾切除术　248,354
单侧肾上腺增生△　166
单侧声带炎　26
单侧视网膜色素变性△　12
单侧输卵管挤压术　378
单侧输卵管结扎术　378
单侧输卵管 - 卵巢切除术　354,378
单侧输卵管切除术　378
单侧 / 双侧乳腺癌根治术　187
单侧透明肺△　82
单侧透明肺综合征　82
单侧外阴切除术　354,378,433
单侧完全唇裂　43
单侧完全腭裂　26
单侧完全喉麻痹　26
单侧完全性声带麻痹　26
单侧完全性腭裂△　26
单侧完全性牙槽突裂　43
单侧下肢多发性骨折　259
单侧下肢多发性开放性骨折　259
单侧下肢缺肢畸形　259
单侧小下颌畸形　43
单侧牙槽嵴裂　43
单侧牙槽突隐裂　43
单侧隐睾切除术　248
单侧隐形唇裂　43
单侧支气管内插管术　339
单侧肢体肌萎缩　259
单侧痣样毛细血管扩张　412
单纯闭式引流　302
单纯部分性运动性发作伴 Jackson 发作　121
单纯超滤　94
单纯尘肺　452
单纯尺骨脱位　259
单纯噩梦　144
单纯腓肠肌挛缩　259
单纯腓骨骨折△　262
单纯肺炎旁胸腔积液　82
单纯股骨小粗隆撕脱骨折△　265
单纯骨病灶清除术　302
单纯鼾症　82
单纯红细胞再生障碍性贫血　150
单纯糠疹△　410
单纯恐怖△　437
单纯恐怖症　437
单纯淋巴结切除术　36,60,188,213,248,
　354
单纯疱疹　43,412,458
单纯疱疹病毒肺炎　82
单纯疱疹病毒感染　397
单纯疱疹病毒抗体　476
单纯疱疹病毒抗体 IgG　476
单纯疱疹病毒抗体 IgM　476
单纯疱疹病毒抗原　476

单纯疱疹病毒脱氧核糖核酸　470
单纯疱疹病毒Ⅰ型抗体　476
单纯疱疹病毒Ⅱ型抗体　476
单纯疱疹病毒Ⅰ型抗体 IgG　476
单纯疱疹病毒Ⅱ型抗体 IgG　476
单纯疱疹病毒Ⅰ型抗体 IgM　476
单纯疱疹病毒Ⅱ型抗体 IgM　476
单纯疱疹病毒Ⅰ型脱氧核糖核酸　470
单纯疱疹病毒Ⅱ型脱氧核糖核酸　470
单纯疱疹病毒性虹膜睫状体炎　3,458
单纯疱疹病毒性脑膜炎　122,458
单纯疱疹病毒性脑炎　122,458
单纯疱疹病毒性水疱皮炎　458
单纯疱疹病毒性眼病　3
单纯疱疹病毒性眼炎　458
单纯疱疹合并眼部并发症　412
单纯疱疹性病毒性角膜炎　458
单纯疱疹性脑炎　412
单纯疱疹性眼炎　3
单纯劈裂关节内骨折　260
单纯屈曲压缩型骨折　260
单纯桡骨头脱位　260
单纯乳突开放术　36
单纯塞托利细胞综合征△　160,239
单纯收缩期高血压　72
单纯输卵管切除术　378
单纯相　146
单纯型大疱性表皮松解症　412
单纯型大疱性表皮松解症伴肌营养不良　
　412
单纯型大疱性表皮松解症伴晚发肌营养不
　良　412
单纯型精神分裂症　437
单纯性鼻炎　26
单纯性蛋白尿　156
单纯性肥胖症　160
单纯性高甘油三酯血症　172
单纯性巩膜外层炎　3
单纯性骨囊肿　260
单纯性汗腺棘皮瘤　412
单纯性回状红斑　412
单纯性甲状腺肿　160
单纯性近视　3
单纯性乳房早发育△　166
单纯性肾囊肿　150,239
单纯性肾上腺早发育　160
单纯性血尿　156
单纯性牙周炎　44
单纯性痒疹　412
单纯性阴毛早发育　160
单纯性原发性 IgM 缺陷病　412
单纯性脂肪肝△　115
单纯性紫癜　412
单纯压缩关节内骨折　260
单纯月经性无先兆偏头痛　122
单纯月经性有先兆偏头痛　122
单次骶管麻醉与镇痛技术　339
单次发作的情感障碍　437
单次呼吸法　339
单次区域阻滞麻醉与镇痛术　339
单次神经丛阻滞麻醉与镇痛术　339
单次腰麻　339
单刺激　344
单点穿刺技术　339

单端固定桥　60
单发性神经纤维瘤　412
单发性外毛根鞘瘤　412
单发性纤维性肿瘤　199
单发右位心　73,219
单发左位心　219
单房性骨囊肿　260
单肺通气术　339
单睾症　239
单个手指创伤性部分离断　260
单个手指创伤性完全离断　260
单个足趾的创伤性切断　260
单根导管冠状动脉造影　238
单骨性骨纤维异样增殖症　260
单关节炎　260
单光子发射计算机断层成像　122
单光子发射计算机体层摄影　146
单核细胞　471
单核细胞计数　471
单核细胞增多性李斯特菌败血症　458
单核细胞增多性李斯特菌抗体　476
单核细胞增生性李斯特菌脑膜脑炎　122
单核样细胞反应　146
单颌全口义齿　60
单基因遗传病基因突变　470
单极导联　146
单极记录针电极　146
单睑　3
单角子宫　368
单髁关节置换　302
单髁置换术　302
单克隆 B 淋巴细胞增多症　176
单克隆丙球蛋白病　412
单克隆抗体特异性捕获血小板抗原试验　
　182
单克隆免疫球蛋白沉积病　176
单卵双胎　386
单脐动脉　386
单腔永久起搏器置入术　80
单绒毛膜单羊膜囊双胎　386
单绒毛膜双羊膜囊双胎　386
单乳头肾　239
单神经炎　122
单胎死产　386
单胎头阴道分娩　386
单胎臀牵引助产△　393
单胎臀位助产△　393
单瘫　447
单腿上抬试验　298
单臀先露　386
单纤维肌电图　146
单纤维针电极　146
单相波　146
单相动作电位　146
单相速发型多器官功能障碍综合征△　330
单项变应原特异性 IgA　476
单项变应原特异性 IgE　476
单项变应原特异性 IgG　476
单项变应原特异性 IgG4　476
单硝酸异山梨酯中毒　69
单心房　73,219
单心房矫治术　231,335
单心室　219
单心室辅助循环　339

单形室性心动过速△ 73
单形性 B 细胞移植后淋巴增殖性疾病 176
单形性 T/NK 细胞移植后淋巴增殖性疾病 176
单形性室性心动过速 73
单形性嗜上皮性肠道 T 细胞淋巴瘤 176
单形性腺瘤 26,44
单形性移植后淋巴增殖性疾病（B 和 T/NK 细胞型） 176
单牙种植 60
单牙种植修复 60
单眼两条直肌移位联结术 20
单眼性复视 18
单羊膜囊双胎脐带缠绕 386
单一节律枕区 δ 活动 146
单源光子放射治疗 248,354
单肢发育不良 260
单肢肌萎缩 144
单肢瘫 122
单指不全切断 260
单指完全切断 260
单趾切断 260
单中心卡斯尔曼病 176
单足无趾畸形 260
单足站立试验 298
胆肠吻合口狭窄扩张术 188
胆道闭锁 103
胆道出血 103
胆道恶性肿瘤 347
胆道感染 103
胆道蛔虫病 103,458
胆道贾第虫病 458
胆道镜逆行腹管造影△ 193
胆道镜逆行胰管造影 362
胆道镜下胆管活组织检查术 196
胆道镜下胆管碎石取石术 188
胆道镜下胆囊活组织检查术 197
胆道镜下碎石取石术△ 188
胆道内假体置换术 354
胆道切开探查术 354
胆道切开探查术△ 188
胆道术后残留结石 103
胆道术后精神障碍 437
胆道探查术 188
胆道吻合修正术 354
胆道原位癌 103
胆道诊断性影像异常 103
胆固醇 7α- 羟化酶缺乏所致的高胆固醇血症 160
胆固醇结晶 471
胆固醇结晶栓塞性肾病 150
胆固醇性肺炎 82
胆固醇性肉芽肿 26
胆固醇性胸膜炎 82
胆固醇酯转移蛋白 481
胆固醇酯转运蛋白缺乏症 160
胆固醇综合征 160
胆管癌肝转移 347
胆管癌栓 347
胆管癌栓形成 347
胆管闭锁 397
胆管成形术 188
胆管穿孔 103
胆管端端吻合术 188

胆管恶性肿瘤 103
胆管梗阻 103
胆管继发恶性肿瘤 103
胆管假体引起的机械性并发症 184
胆管假体装置去除术 354
胆管结石 103
胆管结石△ 104
胆管结石伴胆管炎 103
胆管结石伴急性胆囊炎 103
胆管结石伴慢性胆囊炎 103
胆管 - 空肠 Roux-en-Y 吻合术 188,354
胆管空肠吻合术△ 354
胆管溃疡 103
胆管扩张 103
胆管良性肿瘤 103
胆管瘘 103
胆管囊肿切除术 188
胆管内乳头状肿瘤 347
胆管破裂 103
胆管十二指肠吻合口狭窄 103
胆管十二指肠吻合术 354
胆管损伤 103,184
胆管损伤自体组织补片修复术 188
胆管探查术 188,354
胆管胃吻合术 354
胆管吻合术△ 354
胆管细胞癌 347
胆管狭窄 103
胆管炎 103
胆管炎性肝脓肿 103
胆管引流术 188,354
胆管支架取出术 117
胆管支架置入术 188,354
胆管肿瘤 103
胆管周围炎 103
胆红素 471
胆红素结晶 471
胆红素脑病 122
胆红素尿 471
胆红素排泄障碍 103
胆碱磁共振波谱分析 146
胆碱能神经功能亢进 122
胆碱能危象 122
胆碱能性荨麻疹 412
胆碱酯酶 481
胆绞痛 103
胆结石△ 104
胆绿素尿 471
胆囊癌 347
胆囊癌伴肝转移 347
胆囊癌根治切除术 188
胆囊癌根治术△ 188
胆囊癌扩大根治术 188
胆囊癌肉瘤 347
胆囊病变 103
胆囊部分切除术 188,354
胆囊肠瘘 103
胆囊出血 103
胆囊穿孔 103
胆囊胆固醇沉着症 103
胆囊恶性肿瘤 103,347
胆囊肥大 103
胆囊分隔△ 112
胆囊钙化 103

胆囊 - 肝管吻合术 354
胆囊根治性切除术 354
胆囊根治性切除术△ 188
胆囊梗阻 103
胆囊功能紊乱△ 103
胆囊功能障碍 103
胆囊管恶性肿瘤 103
胆囊管梗阻 104
胆囊管结石 104
胆囊坏疽 104
胆囊积脓 104
胆囊积液 104
胆囊继发恶性肿瘤 104
胆囊交界性肿瘤 104
胆囊绞痛（复发性） 104
胆囊结肠瘘 104
胆囊结核 104
胆囊结石 104
胆囊结石伴胆囊炎 104
胆囊结石伴坏疽性胆囊炎 104
胆囊结石伴急性胆囊炎 104
胆囊结石伴急性化脓性胆囊炎 104
胆囊结石伴慢性胆囊炎 104
胆囊结石伴慢性胆囊炎急性发作 104
胆囊结石嵌顿 104
胆囊颈管结石△ 104
胆囊 - 空肠瘘切除术 354
胆囊 - 空肠吻合口狭窄 104
胆囊 - 空肠吻合术 188
胆囊空肠吻合术 354
胆囊扩大切除术 354
胆囊良性肿瘤 104
胆囊瘘 104
胆囊瘘修补术 354
胆囊黏液囊肿 104
胆囊扭转 104
胆囊破裂 104
胆囊切除术 188,354
胆囊切除术后粘连 104
胆囊切除术后综合征 104
胆囊肉芽肿 104
胆囊十二指肠瘘 104
胆囊 - 十二指肠吻合术 188,354
胆囊收缩素 481
胆囊损伤 104
胆囊胃瘘 104
胆囊 - 胃瘘修补术 354
胆囊胃吻合术 354
胆囊萎缩 104
胆囊息肉 104
胆囊腺肌症 104
胆囊血管畸形 104
胆囊炎 104
胆囊原位癌 104
胆囊造口术 188
胆囊增大△ 103
胆囊占位△ 104
胆囊占位性病变 104
胆囊肿物 104
胆囊周围脓肿 104,458
胆囊周围炎 104
胆囊周炎△ 104
胆囊转移△ 104
胆石性肠梗阻 104

胆石症　104
胆酰甘氨酸　481
胆小管炎性肝炎　104
胆心反射　338
胆源性胰腺炎　104
胆汁反流　104
胆汁反流性胃炎　458
胆汁酸　481
胆汁性腹膜炎　104
胆汁性肝硬化　104
胆汁性胸膜炎　82
胆汁淤胆　116
胆汁淤积　104
胆汁淤积性肝炎　104
胆汁淤积性瘙痒　412
胆脂瘤术后复发　199
胆脂瘤型中耳炎　26
胆总管癌　347
胆总管癌栓　347
胆总管残余结石　104
胆总管端端吻合术　354
胆总管恶性肿瘤　104
胆总管梗阻　104
胆总管结石　104
胆总管结石伴急性胆管炎　104
胆总管结石伴急性胆囊炎　104
胆总管结石伴急性化脓性胆管炎△　104
胆总管结石伴慢性胆囊炎　104
胆总管结石合并急性化脓性胆管炎　104
胆总管痉挛　104
胆总管空肠吻合口狭窄　104
胆总管 - 空肠吻合术　188, 354
胆总管扩张　104
胆总管瘘修补术　188
胆总管囊肿　104
胆总管切开取石术　188
胆总管切开异物取出术　354
胆总管切开引流术　188, 354
胆总管球囊扩张术　188
胆总管十二指肠瘘　104
胆总管 - 十二指肠吻合术　188, 354
胆总管探查术　188, 354
胆总管 - 胃 - 空肠吻合术　354
胆总管胃吻合术　354
胆总管狭窄△　112
胆总管下段癌　347
胆总管修补术△　188
胆总管修复术　188
胆总管炎　104
诞生牙△　53
蛋白 C　472
蛋白 C 缺乏△　176
蛋白 C 缺陷症　176
蛋白 S　472
蛋白 S 缺乏症△　176
蛋白 S 缺陷症　176
蛋白电泳　182
蛋白丢失性肠病　104
蛋白丢失性胃肠病△　104
蛋白结合碘　481
蛋白酶学检查　146
蛋白酶抑制剂相关性脂肪营养不良　412
蛋白尿　156, 325, 407
蛋白缺乏　172

蛋白吸收障碍或不耐受　397
蛋白细胞分离　146
蛋白质　472
蛋白质呼吸商　97
蛋白质 - 能量失衡　172
蛋白质能量营养不良　82, 150, 397, 412
蛋白质能量营养不良后遗症　160
蛋白质缺乏型营养不良　160
蛋白质吸收不良△　397
蛋白质营养不良△　82, 397, 412
蛋壳手术　302
氨胺酮引起的精神和行为障碍△　439
氨浓度Ⅲ相斜率　97
氨氧化物中毒　452
氮质血症　325
挡铅托架　364
导管定植　82
导管内乳头状瘤　44
导管内血栓形成　219
导管乳头状瘤　44
导管相关性败血症△　82
导管相关感染　325
导管相关性静脉血栓　82
导管相关性尿路感染　150
导管相关性血流感染　82
导管相关血流感染△　82
导管相关血行感染△　82
导乐分娩　394
导联　146
导眠能中毒△　453
导尿　408
导尿管冲洗　248
导尿术　248
导水管扩张术　205
导水管狭窄　199
导水管粘连松解术　205
导向系统　211
岛叶病灶切除术　205
岛叶癫痫　122
岛叶恶性肿瘤　199, 347
岛状瓣转移眼窝再造术　20
岛状皮瓣术　331
岛状皮瓣移植术　433
倒 Y 型内斜视　3
倒 Y 型内斜综合征　3
倒 Y 型外斜视　3
倒 Y 照射　364
倒钩形切口　205
倒睫拔除治疗　20
倒睫电解治疗　20
倒向型内眦赘皮　3
倒向型内眦赘皮△　328
倒置阻生　44
盗汗　92
道格拉斯气袋法　97
道路交通伤　260
锝 -99mHMPAO 标记的白细胞扫描　316
锝 -99mMDP 骨扫描　316
锝 -99m 骨影像　316
德尔肯病△　135, 168, 426
德戈病　219
德奎尔万甲状腺炎△　169
德雷斯勒综合征△　77
德热里纳 - 索塔病△　123

灯芯绒样红斑角化病　412
登革出血热　458
登革热　412, 458
登革休克综合征　458
等孢球虫病　104, 458
等孢子球虫病△　104
等二氧化碳过度通气激发试验　97
等剂量分布　364
等离子消融术　339
等离子消融髓核成形术　302
等容积压力 - 流量曲线　97
等容量性低钠血症　82
等渗性脱水　82, 344
等渗压　97
等速运动测定及训练　451
等效　364
等效剂量　364
等效曲线　364
等血容量　338
等压点　344
等中心技术　364
镫骨底板开窗术　36
镫骨撼动术　36
镫骨切除术　36
镫井喷　26
低氨基酸尿症　172
低氨基酸血症　172
低白蛋白血症　82
低比重尿　156
低波幅活动　146
低促性腺激素性闭经　368
低促性腺激素性功能减退△　160
低促性腺激素性功能减退症△　160
低促性腺激素性腺功能减退症　160
低蛋白性营养不良　172
低蛋白血症　82, 172
低电压　146
低调干啰音　92
低动力型休克　325
低度恶性肌纤维母细胞肉瘤　260
低度恶性纤维黏液样肉瘤　260
低度恶性中心性骨肉瘤　260
低段脊柱裂　292
低分子肝素　472
低钙抽搐　171
低钙化釉质生长不全△　58
低钙血性惊厥　172
低钙血症　82, 156, 172, 325, 412
低钙血症性脑病　122
低高密度脂蛋白血症　160
低睾酮血症　239
低灌注视网膜病变　3
低级别子宫内膜间质肉瘤　368
低剂量率　364
低剂量率分次照射　364
低剂量率照射　364
低甲状腺素血症　160
低钾钠氯综合征　172
低钾型周期性瘫痪　122
低钾性抽搐　172
低钾性碱中毒　82, 172, 398
低钾性周期性瘫痪△　122
低钾血症　83, 156, 172, 325, 398
低钾血症肾病　150

低磷抗 D 性软骨病　172
低磷酸酶症　172
低磷［酸盐］血性骨软化症　150
低磷酸酯酶症　398
低磷血症　83, 156, 172, 325
低龄儿童龋　44
低流量紧闭麻醉术　339
低流量氧疗　94
低颅压　144
低颅压性头痛　122
低氯性碱中毒　83
低氯血症　83, 172, 398
低镁血症　156, 172, 326
低镁血症△　87
低密度脂蛋白胆固醇　481
低密度脂蛋白受体　481
低密度脂蛋白型高脂蛋白血症　172
低免疫球蛋白血症　176
低钠低氯血症　83
低钠血症　83, 156, 172, 326, 398
低钠血症性脑病　122
低凝血酶原血症　176
低浓度氧疗　94, 339
低皮质醇血症　160
低频电疗　451
低频电疗法△　451
低频滤波　146
低频疲劳　83
低热　330
低热烧伤　326
低容量性低钠血症　83
低容量性高钠血症　83
低色素沉着 - 眼脑综合征△　128
低肾素型高血压　160
低肾素性醛固酮减少症　160
低肾素性醛固酮增多症△　78, 170, 247
低渗性脱水　83, 344
低渗压　97
低水平呼气末正压　94
低顺应性膀胱　398, 447
低碳酸血症　83
低体温　407
低体重儿　398
低危　73
低位髌骨　260
低位产钳术　394
低位肛瘘　104
低位拐点　97
低位拐点容积　97
低位拐点压力　97
低位横断骨折　260
低位平坦段　97
低位乳牙　44
低位神经根综合征　260
低位直肠癌　347
低尾痛△　286
低温技术　339
低温麻醉技术　339
低温下肝血管隔离无血肝切除术　188
低温下全肝血流阻断法　188
低纤维蛋白原血症　176
低心排血量综合征　219
低血钙△　156
低血钾△　156

低血钾性周期性麻痹△　122
低血钾症　325, 398
低血磷△　156
低血磷性佝偻病△　154
低血磷性骨软化症　160
低血氯症△　398
低血镁△　156
低血钠△　156
低血钠症　326, 398
低血容量　172, 338
低血容量性休克　73, 83, 219, 326, 337
低血糖发作　160
低血糖反应△　161
低血糖昏迷　122, 160, 398
低血糖昏迷性脑病　122
低血糖所致精神障碍　437
低血糖性昏迷　172
低血糖性晕厥　122
低血糖休克　160
低血糖症　160
低血压　73
低血压性晕厥　122
低压电烧伤　326
低压性缺氧　83
低眼压　18
低眼压性青光眼　3
低眼压症　3
低氧激发试验　97
低氧通气应答　97
低氧脱习服　83
低氧习服　456
低氧相关性肺动脉高压△　83
低氧性肺血管收缩　338
低氧血症　83, 447
低氧血症相关性肺动脉高压　83
低氧血症型呼吸衰竭　83
低增生性白血病　176
低增生性贫血　176
低张力胃　104
低张性缺氧　83
低 α 脂蛋白血症　160
低 β 脂蛋白血症　160
低置胎盘　386
低转运性骨病　150
滴虫病　412
滴虫性包皮阴茎头炎　239
滴虫性尿道膀胱炎　239
滴虫性尿道炎　412
滴虫性前列腺炎　239, 412
滴虫性阴道炎△　368
滴虫阴道炎　368
滴状银屑病　412
迪格奥尔格综合征　412
迪皮特朗挛缩△　450
迪特尔危象　239
迪谢内肌营养不良　122
敌敌畏中毒　452
抵抗性卵巢综合征　368
底向外三棱镜试验　22
骶部脊髓功能损伤△　260
骶部脊髓损伤　260, 447
骶部脊柱裂不伴脑积水　398
骶部脓肿切开引流术　188, 354, 433
骶丛神经缝合术　302

骶丛神经损伤后遗症　447
骶丛神经探查术　302
骶丛阻滞麻醉与镇痛术　339
骶骨病损切除术　354
骶骨部分切除术　302
骶骨重建术　302
骶骨恶性肿瘤　260
骶骨发育不全　260
骶骨骨折　260
骶骨骨折Ⅰ型　260
骶骨骨折Ⅱ型　260
骶骨骨折Ⅲ型　260
骶骨及尾骨恶性骨肿瘤　260
骶骨及尾骨交界性骨肿瘤　260
骶骨及尾骨良性骨肿瘤　260
骶骨疾患　260
骶骨结核　260
骶骨切除术　302
骶骨区开放性损伤　260
骶骨脱位　260
骶骨肿瘤　260
骶骨肿瘤切除术　354
骶骨肿瘤切除重建术　354
骶骨肿瘤切开取活检术　302
骶骨肿瘤术前栓塞　354
骶骨转移癌　347
骶管疗法　339
骶管麻醉与镇痛技术　339
骶管囊肿　260
骶管囊肿抽吸减压术　339
骶管囊肿切除术　302
骶管肿瘤　347
骶管注射疗法　302
骶后孔阻滞麻醉与镇痛术　339
骶棘肌痉挛　260
骶棘肌压痛 / 痉挛　298
骶脊神经根损伤　260, 447
骶淋巴结继发恶性肿瘤　347
骶内脊膜膨出　260
骶髂关节病损切除术　354
骶髂关节分离　260
骶髂关节分离试验　344
骶髂关节骨髓炎　260
骶髂关节过伸试验　298
骶髂关节结核　260
骶髂关节扭伤　260, 447
骶髂关节扭转试验△　298
骶髂关节融合　260
骶髂关节脱位　260
骶髂关节紊乱　260
骶髂关节压迫试验　344
骶髂关节炎　260
骶髂关节致密性骨炎　260
骶前病损切除术　248, 354
骶前恶性肿瘤　347
骶前畸胎瘤　368
骶前脊膜膨出　260
骶前交感神经切除术　378
骶前囊肿　104
骶前神经切断术　205
骶前肿瘤　347
骶前肿瘤切除术　347
骶前子宫内膜异位症　368
骶韧带缩短术　378

骶韧带悬吊术 378
骶神经病变 122
骶神经刺激 188
骶神经刺激电极取出术 248
骶神经刺激术 205
骶神经电刺激器取出术 205
骶神经电刺激器植入术 205
骶神经电刺激器置入术 248
骶神经电刺激术 205
骶神经根囊肿 122
骶神经松解术 302
骶神经调节 188
骶尾部表皮样囊肿 347
骶尾部病损切除术 248, 321, 354, 433
骶尾部恶性肿瘤 347
骶尾部继发恶性肿瘤△ 347
骶尾部卵黄囊瘤 368
骶尾部内胚窦瘤△ 368
骶尾部疼痛 260
骶尾部外伤 260
骶尾部肿瘤 347
骶尾关节脱位 260
骶尾区继发恶性肿瘤 347
骶尾原位癌 347
骶尾周围神经和自主神经交界性肿瘤 368
骶尾椎脓肿 260
骶周围神经和自主神经交界性肿瘤 368
骶椎病损切除术 354
骶椎陈旧性骨折 260
骶椎恶性肿瘤 347
骶椎发育不全 260
骶椎骨折脱位 260
骶椎神经根袖囊肿 199
骶椎椎板裂 398
地方性斑疹伤寒 412, 458
地方性甲状腺肿 26, 160
地方性克汀病 160
地高辛 481
地高辛中毒 452
地霉病 412, 458
地丝菌病△ 458
地丝菌口炎 44
地图舌 44, 412
地图样舌△ 44, 412
地图状银屑病 412
地西泮中毒 452
地中海贫血 181, 407
地中海贫血伴其他血红蛋白病 398
地中海热 412
帝汶丝虫病 458
递减反应 146
递增反应 146
第 1 秒用力呼气容积下降 20% 激发剂量 97
第 1 秒用力呼气容积下降 20% 激发浓度 97
第 1 秒用力呼气容积 97
第 3 腰椎横突综合征 337
第八脑神经内耳梅毒 412
第二产程停滞 386
第二产程痛 338
第二代测序技术 122
第二颈椎椎弓骨折 260, 447
第二秒最大呼气率 344
第二鳃弓综合征 44
第二心音 79

第二性征发育不全 160
第二跖骨头缺血性坏死 260
第二跖骨头无菌性坏死△ 256
第二跖骨幼年型骨软骨病 260
第六病△ 430
第三产程延长 386
第三颅神经麻痹 3
第三秒最大呼气率 344
第三脑室病损切除术 354
第三脑室病灶切除术 205
第三脑室的脊索瘤样胶质瘤 199
第三脑室囊肿 199
第三脑室造瘘术 205
第三脑室占位性病变 199
第三鳃裂囊肿 44
第三楔骨结核 260
第三心音 79
第三腰椎横突综合征 260
第四白齿△ 44
第四磨牙 44
第四脑室病损切除术 354
第四脑室病灶切除术 205
第四脑室交界性肿瘤 199
第四脑室菊形团形成型胶质神经元肿瘤 199
第四脑室良性肿瘤 199
第四脑室脉络丛乳头状瘤 199
第四脑室囊肿 199
第四脑室室管膜瘤 199
第四脑室髓母细胞瘤 199
第四脑室占位性病变 199
第四心音 79
第五脑室△ 203
第五掌骨基底部骨折 260
第五掌骨颈骨折 260
第五跖骨粗隆骨折 260
第五跖骨基底骨折 260
第五跖骨基底牵拉性骨骺炎 260
第一产程痛 338
第一产程延长 386
第一, 二鳃弓综合征 44
第一恒磨牙异位萌出 44
第一肋骨部分切除术 213
第一肋骨骨折 212
第一秒最大呼气率 344
第一鳃弓综合征 44
第一鳃裂瘘 44
第一腕掌关节半关节炎△ 271, 285, 293
第一楔第二跖背侧骨 260
第一楔第一跖跖侧骨 260
第一心音 79
第一掌骨干骨折 260
第一掌骨骨折 260
第一掌骨骨折骨不愈合 260
第一掌骨基底骨折 260
第一掌骨颈骨折 260
第一掌骨拇指化 331
第一掌骨头骨折 260
第一跖骨近端斜楔形截骨 302
第一跖骨双截骨术 302
第一跖骨籽骨骨折 260
第一跖楔关节融合术 302
第一跖趾关节融合术 302
蒂策病 87
蒂策综合征 412

蒂莫西综合征 73
癫痫 122, 199
癫痫伴肌阵挛失张力发作 122
癫痫伴慢波睡眠期持续棘慢波 146
癫痫病灶切除术 205
癫痫持续状态 122
癫痫电持续状态 122
癫痫发作 122
癫痫发作后头痛 122
癫痫发作性头痛 122
癫痫募集节律 146
癫痫 (全面性发作)△ 133
癫痫所致精神病△ 437
癫痫性精神病 437
癫痫性精神病△ 122
癫痫性精神障碍 122
癫痫性脑病 122
癫痫性脑病伴有慢波睡眠中癫痫放电持续状态△ 130
癫痫样放电 146
癫痫源病灶 146
癫痫综合征 199
典型莫基奥综合征 160
典型失神发作 122
典型先兆伴头痛 122
典型先兆不伴头痛 122
点滴型银屑病△ 412
点燃 146
点隙窝沟龋△ 54
点状白甲 412
点状汗孔角化病 412
点状接触钢板固定术 302
点状内层脉络膜病变 3
点状皮片移植术 331
点状软骨发育不良 260
点状掌跖角化病 412
点状掌跖皮病△ 412
碘 -125 365
碘 -131 放射性核素注射治疗 248
碘 -131 治疗 171
碘剂过敏 3
碘甲烷中毒 452
碘缺乏相关性 (地方性) 甲状腺肿 160
碘缺乏相关性多结节性甲状腺肿 160
碘缺乏相关性多结节性胸骨后甲状腺肿△ 168
碘缺乏相关性甲状腺肿△ 160
碘缺乏相关性弥漫性甲状腺肿 160
碘缺乏相关性弥漫性锁骨下甲状腺肿△ 167
碘缺乏相关性弥漫性胸骨后甲状腺肿△ 169
碘缺乏症△ 160
碘源性甲状腺功能减退 160
碘源性甲状腺功能亢进 160
碘源性甲状腺功能亢进症△ 160
碘中毒 452
电除颤术 80
电除颤后 73
电磁辐射 365
电刺激法 344
电刺激术 205
电刺激伪差 146
电动取皮机取皮术 331
电复律 80
电光性皮炎 452
电光性眼炎 326

电焊工尘肺　452
电弧烧伤　326
电弧烧伤△　326, 412
电话淫语症　437
电击伤　326, 412
电击性白内障　3
电极　146
电极导线断裂　219
电极导线绝缘层破裂　219
电极导线脱位　219
电接触烧伤　326
电接触烧伤△　326, 412
电解脱毛　433
电解脱毛术　321
电解质紊乱　172, 326, 398
电解治疗皮肤肿物　433
电静息　146
电离　365
电离辐射　365
电离辐射剂量测量　365
电离室　365
电凝固术△　205
电凝术　205
电切镜下经尿道输尿管囊肿切开术　248
电烧伤　326
电生理检测　22
电声门描记［法］　40
电视辅助胸腔镜胸椎间盘摘除术　302
电损伤△　326, 412
电味觉测定［法］　40
电吸刮宫术　378
电吸人流术　378
电休克　326
电休克疗法后头痛　122
电休克治疗　445
电诊断法　146
电诊断医学　146
电轴右偏　81
电轴左偏　81
电子鼻咽镜检查　40
电子密度　365
电子膀胱刺激器置入术　248
电子气管镜检查　94
电子输尿管刺激器去除术　248
电子输尿管刺激器置换术　248
电子输尿管刺激器置入术　248
电子输尿管镜下经尿道肿瘤激光切除术　248
电子束 X 射线污染　365
电子束滤过　365
电子束外照射放射放疗　365
电子束限光筒　365
电子胎心监护　396
电子胎心监护（内监护）　396
电子远距离放射治疗　248
电子支气管镜　97
电子直线加速器　365
垫底　60
淀粉颗粒　472
淀粉酶　481
淀粉酶同工酶　481
淀粉肉芽肿　412
淀粉样变△　83
淀粉样变肺损害△　83, 91
淀粉样变关节炎　260

淀粉样变性　83
淀粉样变性关节病　260
淀粉样蛋白　481
淀粉样蛋白 A△　475
淀粉样脑血管病△　131
淀粉样小体　472
跌倒相关骨折　260
叠加发育畸形伴先天性皮肤缺乏　412
叠瓦癣　412, 458
叠趾畸形　260
碟形手术　302
蝶鞍扩大　172
蝶鞍旁恶性肿瘤　347
蝶窦恶性肿瘤　44
蝶窦开放术　36
蝶窦囊肿　26
蝶窦脓肿　26
蝶窦息肉　26
蝶腭神经节切除术　36
蝶腭神经痛　33
蝶骨电极　146
蝶骨电极植入术　205
蝶骨恶性肿瘤　44
蝶骨骨折　44
蝶骨嵴脑膜瘤　199
蝶骨嵴疝　122
蝶骨良性肿瘤　26
蝶骨脑膜瘤　199
蝶骨平台脑膜瘤　199
蝶形骨折　260
丁醇中毒　452
丁酰苯和硫蒽精神安定剂中毒△　452
丁酰苯中毒　452
丁型病毒性肝炎　458
丁型肝炎病毒核糖核酸　470
丁型肝炎病毒抗体　476
丁型肝炎病毒抗原　476
钉板型种植体　60
钉嵌体　60
耵聍△　398
耵聍栓塞　398
耵聍腺肿瘤　412
顶孢霉病　412
顶部入路　205
顶部一过性尖波　146
顶盖 - 中脑麻痹综合征△　120
顶盖综合征△　120
顶骨恶性肿瘤　44
顶骨骨折　199
顶骨良性肿瘤　199
顶泌汗腺痣　412
顶叶病损切除术　354
顶叶病灶切除术　205
顶叶出血　122, 199
顶叶癫痫　122
顶叶恶性肿瘤　199, 347
顶叶继发恶性肿瘤　199, 347
顶叶交界性肿瘤　199
顶叶良性肿瘤　199
顶叶脑膜瘤　199
顶叶脓肿　122
顶枕入路　206
顶枕入路脑病灶切除术　206
顶枕叶恶性肿瘤　199, 347

定量 CT 测定法　316
定量感觉测定　146
定量脑电图　146
定容型反比通气　94
定容型模式　94
定时触发　94
定式精神检查　445
定位平面　67
定位平面斜度　67
定位钻　60
定向障碍　442, 447
定压通气　94
定压型持续指令通气　94
定压型反比通气　94
定压型模式　94
定压型同步持续指令通气　94
东部马脑炎△　122
东方马脑炎　122, 458
冬季瘙痒症　412
冬眠瘤　199, 412
动机缺失综合征　442
动静脉畸形　122, 219
动静脉畸形并出血　219
动静脉畸形（任何部位）△　131
动静脉瘤　152
动静脉瘘　412
动静脉瘘闭塞　219
动静脉瘘成熟不良　150
动静脉瘘成形术　231
动静脉瘘动脉瘤　150
动静脉瘘感染　150
动静脉瘘功能不良　150
动静脉瘘夹闭术　206, 302
动静脉瘘结扎术　206, 231, 302
动静脉瘘破裂出血　184
动静脉瘘切除术　302
动静脉瘘切断术　206, 302
动静脉瘘失功　150
动静脉瘘狭窄　150, 219
动静脉瘘修补　231
动静脉瘘血栓形成　150
动静脉性血管瘤　347
动静脉血管瘤△　347
动力髁部拉力螺钉固定术　302
动力髋部拉力螺钉固定术　302
动力性肠路梗阻　239
动力源性肘关节功能障碍　260
动力瓣收缩峰值流速　344
动脉插管术　340
动脉穿刺超声引导法　340
动脉穿刺钢丝导入法　340
动脉穿刺术　340
动脉穿刺直接穿刺法　340
动脉穿刺置管术　231, 340
动脉导管封堵术　80, 335
动脉导管封堵术后　73
动脉导管结扎术　231, 335
动脉导管未闭　73, 219, 398
动脉导管未闭结扎术△　231
动脉导管未闭切断缝合术　231, 335
动脉断裂　318
动脉缝合术　302
动脉钙化　231
动脉坏死　219

动脉 - 混合静脉血氧含量差 97
动脉痉挛 219
动脉 - 静脉低温麻醉术 340
动脉 - 静脉血氧含量差 97
动脉溃疡 219
动脉瘤 219
动脉瘤孤立术 206
动脉瘤夹闭术 206
动脉瘤破裂夹闭术 206
动脉瘤样骨囊肿 3, 260
动脉瘘 219
动脉内化疗 206
动脉内膜剥脱术后头痛 122
动脉内膜炎 219
动脉旁路术 206
动脉破裂 219
动脉输血术 340
动脉栓塞 219
动脉狭窄 219
动脉型肺动脉高压 83
动脉血 $CO_2$ 分压 481
动脉血二氧化碳分压 97
动脉血气 97
动脉血气分析 81, 97
动脉血气体总压 97
动脉血酸碱度 481
动脉血酮体比 97
动脉血压 344
动脉血氧饱和度 97, 344
动脉血氧分压 97, 344
动脉血氧含量 97, 344
动脉血氧运输量 97
动脉炎 73, 219
动脉炎性缺血性视神经病变△ 7
动脉移植物引起的机械性并发症 219
动脉硬化 219
动脉硬化斑块 231
动脉硬化闭塞症 219
动脉硬化性溃疡 219
动脉硬化性狭窄 219
动脉支架内血栓形成 219
动脉中层硬化症 219
动脉周围交感神经切除术 206
动脉粥样硬化 73, 219
动脉粥样硬化性脑病 122
动脉粥样硬化性肾动脉狭窄(左侧/右侧/
　双侧) 150
动脉粥样硬化性心血管病 73
动态肺过度充气 83
动态肺顺应性 97
动态负荷 60
动态呼吸环 97
动态呼吸系统顺应性 97
动态脑电图 146
动态声门图检查 40
动态顺应性 20　97
动态顺应性 40　97
动态顺应性 60　97
动态顺应性 97
动态心电图 81
动态胸廓顺应性 97
动态血压监测 81
动态椎间盘造影术 302
动物疗疮 412

动物恐怖 437
动物型黑素瘤 412
动眼神经不全麻痹 3
动眼神经恶性肿瘤 3
动眼神经良性肿瘤 3
动眼神经麻痹△ 3
动眼神经损伤 3
动眼神经炎 3
动眼神经异常再生 3
动作电位 146
冻疮 326, 412, 452
冻疮样狼疮 412
冻僵 326, 452
冻结肩△ 272
冻结性冷伤 452
冻结性损伤 326
冻伤 326, 452
冻伤伴组织坏死 452
斗篷照射 365
豆状核出血 122, 398
痘疮样痤疮△ 412
痘样痤疮 412
窦道 92, 326
窦道切开引流术 433
窦道搔刮术 302
窦道造影 317
窦房传导阻滞 73
窦房结变时功能不全 73
窦房结 - 房室结游走性节律 73
窦房结 - 心房内游走性心律 73
窦房结游走性心律 73
窦房折返性心动过速 73
窦性静止 73
窦性停搏 73
窦性心动过缓 73
窦性心动过速 73, 398
窦性心律 81
窦性心律不齐 73, 398
窦性心律失常△ 398
窦性组织细胞增生伴巨大淋巴结病 176
窦状血管瘤 412
窦组织细胞增生症伴巨大淋巴结病 412
毒马陆蜇伤 412
毒品／药物所致的睡眠障碍 122
毒蛇咬伤 412
毒素诱发的睡眠障碍 122
毒物筛查 122
毒性多结节性甲状腺肿△ 161
毒性反应 337
毒性红斑△ 407, 432
毒性甲状腺瘤 160
毒性结节性甲状腺肿 161
毒性弥漫性甲状腺肿 161
毒性眼前节综合征 3
毒血症 326
毒蕈中毒 452
毒鱼刺伤 412
毒蛛中毒 412
独立的颞区 α 样节律△ 148
独立支持式种植体 60
独立准直器 365
独眼征 437
独自生活 447
读心症 437

杜宾 - 约翰逊综合征 104
杜波组织胞浆菌病 458
杜克病 412
杜氏病△ 112, 412
端对端连接 60
端粒酶活性 476
端坐呼吸 79, 92
短 Q-T 间期综合征 73
短 Q-T 综合征△ 73
短波长自动视野检查 22
短波疗法 451
短肠综合征 104, 398
短程氧疗 94
短第五掌骨 - 胰岛素抵抗 161
短颌 44
短颈畸形 260
短髓畸形△ 260
短髓症 260
短肋综合征 260
短面综合征 44
短膜壳绦虫病△ 464
短潜伏期脑干听觉诱发电位 344
短潜伏期躯体感觉诱发电位 146
短睡眠者 144
短缩 298
短头畸形 44
短腿步态 298
短暂神经症状 337
短暂髓系造血异常 176
短暂性抽动障碍△ 441
短暂性低位桡神经麻痹 260
短暂性低位正中神经麻痹 260
短暂性关节病 260
短暂性滑膜炎 260
短暂性脑缺血发作 69, 122
短暂性桥本甲状腺毒症 161
短暂性全面遗忘 122
短暂性视力丧失 18
短暂性视网膜动脉阻塞 3
短暂性头痛和神经功能缺损伴脑脊液淋巴
　细胞增多综合征 122
短暂性完全性遗忘△ 122
短暂性先天性甲状腺功能减退症 161
短暂性新生儿重症肌无力△ 137, 406
短暂意识丧失 442
短阵房性心动过速 73
短阵室性心动过速 73
短肢畸形 260
短指 260
短指畸形 260
短趾△ 260
短趾畸形△ 260
短种植体 60
断层皮片取皮术 321
断层皮片移植术 321
断层植皮术 302
断耳再植术 36
断离性肾盂输尿管成形术 248
断头术 394
断臂术 394
对半甲 412
对比度增强 146
对比剂肾病△ 154
对侧纵隔淋巴结转移 83

对称性 146
对称性进行性白斑 412
对称性进行性红斑角化病 412
对冲 146
对冲性损伤 199
对光反射 338
对抗性强迫动作 443
对立违抗性障碍 437
对立违抗障碍△ 437
对刃疮 67
对肾素有反应的醛固酮分泌腺瘤 161
对乙酰氨基酚(扑热息痛)过量性头痛 122
钝挫伤 260
钝挫伤性白内障 3
钝性伤 83
顿挫性带状疱疹△ 411
顿挫性鼠疫 458
多X染色体综合征 412
多X综合征△ 412
多胺 481
多巴胺 481
多巴胺反应性肌张力障碍△ 122
多巴反应性肌张力障碍 122
多病灶性纤维硬化病 260
多部位陈旧性骨折 260
多部位骨髓炎△ 261
多部位骨折不愈合 260
多部位骨折畸形愈合 260
多部位骨折延迟愈合 260
多部位关节钙化 260
多部位继发恶性肿瘤 184,347
多部位淋巴结继发性肿瘤 184,347
多部位应力骨折 260
多部位原发恶性肿瘤 347
多部位肿物 260
多部位肿胀 260
多长链脂酰辅酶A脱氢酶缺陷病△ 122
多处穿刺伤口 260
多处创伤性切断 260
多处挫裂伤 260
多处动物咬伤 260
多处冻伤 452
多处冻伤伴组织坏死 326
多处骨折 260
多处肌肉和肌腱损伤 260
多处挤压伤 260
多处开放性骨折 260
多处开放性损伤 260
多处淋巴结继发恶性肿瘤△ 184,347
多处脑叶出血 122
多处扭伤 260
多处浅表冻伤 326
多处切割伤 260
多处撕裂伤 260
多处损伤 260
多处脱位 260
多处血管损伤 260
多次剖宫产△ 392
多次睡眠潜伏时间试验 146
多重放电 146
多重耐药鲍曼不动杆菌肺炎 83
多重耐药菌感染 83
多重人格 443
多重酰基辅酶A脱氢酶缺乏症 122

多导电极 146
多导睡眠监测 40,81
多导睡眠图 97,146
多动性品行障碍 437
多动性障碍 437
多尔夫曼-钱纳林综合征 412
多发创伤 260
多发大动脉炎 219
多发动脉瘤 219
多发动脉栓塞 219
多发动脉血栓形成 219
多发动脉硬化 219
多发腹膜转移△ 105
多发骨折△ 260
多发关节挛缩 261,447
多发关节挛缩症△ 289
多发挤压伤 318
多发静脉血栓形成 219
多发开放伤口 318
多发切离断伤 318
多发颅底骨折 199
多发颅内动脉狭窄 122
多发脑梗死性痴呆 122,437
多发浅表损伤 318
多发软组织损伤 318
多发室间隔缺损修补术 231
多发性大动脉炎 73,122,261
多发性大脑挫裂伤 199
多发性单神经病 122
多发性动静脉瘘 219
多发性动脉栓塞 219
多发性干骺-骨骺点状硬化症 161
多发性肝癌 347
多发性感觉运动性神经病 122
多发性骨骺发育不良 261,289
多发性骨骺发育异常 261
多发性骨软骨瘤△ 261,289,293
多发性骨软骨瘤病 261
多发性骨髓瘤 347,472
多发性骨髓瘤基因突变筛查 470
多发性骨髓瘤肾病 150
多发性骨髓瘤肾脏损害 150
多发性骨髓瘤性紫癜 412
多发性骨髓炎 261
多发性骨纤维发育不良△ 261
多发性骨折 280
多发性骨转移癌 347
多发性一过性视网膜白点综合征 3
多发性和双侧人脑前动脉综合征 122
多发性虹膜囊肿 3
多发性肌炎 122,447
多发性肌炎皮肌炎肾损害 150
多发性肌炎/皮肌炎肾损害△ 150
多发性肌炎相关的间质性肺病 83
多发性浆膜腔积液 104
多发性浆膜炎 104
多发性睫状体囊肿 3
多发性颈椎闭合性脱位 261
多发性颈椎开放性脱位 261
多发性开放性骨折 261
多发性溃疡 104
多发性溃疡伴出血 104
多发性肋骨骨折△ 223
多发性颅骨骨折 199

多发性颅神经麻痹 122
多发性颅神经损伤 122
多发性颅神经炎△ 122
多发性毛囊周围纤维瘤 412
多发性梅毒性神经麻痹 412
多发性梅毒性硬化症 412
多发性面骨骨折 199
多发性囊肿性骨结核 261
多发性脑出血 199
多发性脑动脉闭塞△ 122
多发性脑动脉狭窄△ 122
多发性脑梗死 122
多发性脑神经炎 122
多发性内分泌瘤病 161
多发性内分泌腺瘤Ⅱa型 412
多发性内分泌腺瘤病1型 161
多发性内分泌腺瘤病2型 161
多发性黏膜神经瘤综合征 412
多发性脓肿 412
多发性切割伤 260
多发性神经病 122
多发性神经病-智能障碍-肢端过小症-过早绝经综合征 161
多发性神经根病 261
多发性神经根脊髓病 261
多发性神经根神经病 122
多发性神经损伤 261
多发性神经纤维瘤 199
多发性神经纤维瘤病△ 137,428
多发性神经炎 122
多发性肾结石 239
多发性肾囊肿 239
多发性手屈肌断裂 261
多发性撕裂伤 260
多发性撕脱伤 326
多发性外毛根鞘瘤 412
多发性微指状角化过度症 412
多发性膝关节损伤 287
多发性纤维上皮增生 44
多发性小脑挫裂伤 199
多发性小脑血肿 199
多发性胸膜结节 83
多发性眼眶异物 3
多发性翼状胬肉综合征△ 58
多发性硬化 3,122,447
多发性硬化伴发葡萄膜炎 3
多发性硬化(复发缓解型) 122
多发性硬化(继发进展型) 122
多发性硬化(进展复发型) 122
多发性硬化相关性视神经炎 3
多发性硬化(原发进展型) 122
多发性脂肪瘤 412
多发性脂肪瘤及血管瘤病 412
多发性脂囊瘤 412
多发性周围神经病 122
多发性周围神经病变 144
多发性周围神经炎 122
多发肢体离断 261
多椎体骨折△ 270
多房棘球蚴病 458
多房性囊性肾瘤 239
多房性肾囊性变△ 239
多分次照射 365
多睾症 239

多个部位化学烧伤　326
多个大脑动脉闭塞和狭窄　122
多个和双侧脑动脉闭塞和狭窄(未造成脑梗死)　122
多个和双侧入脑前动脉的闭塞和狭窄△　122
多个和双侧入脑前动脉的闭塞和狭窄(未造成脑梗死)　122
多个脑室病灶切除术　206
多个营养元素缺乏　161
多根导管冠状动脉造影　238
多根肋骨切除术　213
多功能声门图　40
多骨性骨纤维结构不良　261
多关节病　261
多关节炎　261
多汗△　122, 412
多汗症　122, 412
多肌炎△　447
多肌炎伴肺间质纤维化　83
多基因性高胆固醇血症　161
多棘波　146
多棘慢复合波　146
多脊椎畸形症　261
多甲　412
多浆膜腔积液△　104
多浆膜炎△　104
多焦视网膜电图　22
多节段脊柱楔形截骨术　302
多结节甲状腺肿 - 囊性肾 - 多指 / 趾畸形　161
多结节性甲状腺肿伴有甲状腺毒症　161
多局灶性脉络膜视网膜炎　3
多颗种植体支持式固定修复　60
多块骨折△　260
多瘤病毒脱氧核糖核酸　470
多颅神经麻痹　122
多颅神经损害　144
多脉管炎重叠综合征　219
多毛症　412
多模式镇痛　340
多囊肝△　113
多囊卵巢综合征　368, 412
多囊卵巢综合征代谢性手术后　161
多囊肾　239
多囊肾出血　239
多囊肾减压去顶术　248
多内分泌腺瘤病 1 型　161
多内分泌腺瘤病 2A 型　161
多内分泌腺瘤病 2A 型伴苔藓样皮肤淀粉样变　347
多内分泌腺瘤病 2A 型伴先天性巨结肠症　347
多内分泌腺瘤病 2B 型　161
多内分泌腺瘤病 2 型　161
多内分泌腺瘤病 4 型　161
多尿　155, 398
多尿型肾衰竭　239
多普勒彩色显像　344
多普勒超声心动图　344
多普勒超声引导下经肛痔动脉结扎术　188
多普勒血流图　344
多器官功能不全评分　344
多器官功能衰竭　326
多器官功能障碍评分　97

多器官功能障碍综合征　83, 326
多器官功能障碍综合征感染期　337
多器官功能障碍综合征急进期　337
多器官功能障碍综合征营养低下期　337
多乳房　318
多塞平中毒　452
多神经病　122, 219
多神经根炎　219
多肾动脉　219
多生牙　44
多胎分娩　386
多胎剖宫产分娩　386
多胎妊娠　386
多胎顺产　386
多胎胎吸助产△　386
多胎助产分娩　386
多条眼球运动神经麻痹　3
多系统萎缩　122
多系统萎缩 C 型△　122
多系统萎缩 - 帕金森型　122
多系统萎缩 - 小脑型　122
多涎　44
多腺体功能亢进　161
多腺体功能障碍　161
多相波　146
多相动作电位　146
多小脑回畸形　122
多形红斑　44, 412
多形红斑型药疹　412
多形性波　146
多形性玻璃样变血管扩张性肿瘤　261
多形性低度恶性腺癌　44
多形性红斑△　412
多形性黄色瘤型星形细胞瘤　199
多形性胶质母细胞瘤　199
多形性日光疹　412
多形性室速△　73
多形性室性心动过速　73
多形性套细胞淋巴瘤　176
多形性妄想　443
多形性移植后淋巴增殖性疾病　176
多形性脂肪瘤　261, 412
多形性脂肪肉瘤　261
多叶胎盘　386
多叶准直器　365
多疑　447
多因素分级系统　83
多饮　450
多源光子放射治疗　248, 433
多源性房速△　73
多源性房性期前收缩　73
多源性房性心动过速　73
多源性室性期前收缩　73
多源性室性早搏△　73
多灶型肌张力障碍　122
多灶性　146
多灶性感觉运动神经病△　125
多灶性获得性髓鞘性感觉运动神经病　122
多灶性脉络膜炎　3
多灶性运动神经病　122
多指　261
多指不全切断　261
多指和并指　261
多指和并指畸形△　261

多指截指术　302, 321
多指完全切断　261
多指 / 趾 - 锁肛 - 脊柱畸形综合征　261
多趾　261
多趾和并趾　261
多趾切断　261
多中心卡斯尔曼病　176
多中心网状组织细胞增多症△　412
多中心网状组织细胞增生症　412
多种垂体激素缺乏症(基因型)　161
多种药物和其他精神活性物质的有害使用　437
多种药物和其他精神活性物质急性中毒　437
多种药物和其他精神活性物质戒断状态　437
多种药物和其他精神活性物质所致的残留性和迟发性精神病性障碍　437
多种药物和其他精神活性物质所致的精神病性障碍　437
多种药物和其他精神活性物质所致的精神和行为障碍　437
多种药物和其他精神活性物质所致的遗忘综合征　437
多种药物和其他精神活性物质依赖综合征　437
多轴空病　122
惰性淋巴瘤　176
惰性系统性肥大细胞增多症　176

**E**

鹅颈样畸形　298
鹅口疮　412, 458
鹅足滑囊炎　261
鹅足损伤　261
蛾茧皮炎　412
额部扩张皮瓣鼻再造术　36
额部脑膨出△　402
额部皮瓣鼻再造术　321
额部皮瓣鼻重建术　36
额部皮瓣术　331
额部皮肤恶性肿瘤　44
额部入路　206
额部入路脑病灶切除术　206
额部血肿　3
额部肿物切除术　321
额顶骨骨折　199
额顶入路　206
额顶叶恶性肿瘤　199, 348
额顶叶脑出血　122
额顶枕叶脑出血　122
额窦病损切除术　36
额窦恶性肿瘤　44
额窦骨折　44
额窦脓肿　26
额窦区痛　33
额窦炎　26
额缝早闭　44
额骨恶性肿瘤　26, 44, 199
额骨粉碎性骨折　44
额骨骨折　3, 199
额骨良性肿瘤　26, 199
额骨外伤性缺损　44

额骨重建术　60, 206, 321
额肌肌电图　344
额肌筋膜瓣悬吊上睑下垂矫正术　20
额肌悬吊术　321
额颞痴呆　437
额颞岛叶病灶切除术　206
额颞岛叶恶性肿瘤　199
额颞顶叶恶性肿瘤　199, 348
额颞顶叶脑出血　122
额颞顶枕叶脑出血　122
额颞 - 眶颧入路　36
额颞入路　206
额颞叶变性　122
额颞叶痴呆　122
额颞叶出血　122
额颞叶恶性肿瘤　199, 348
额区一过性尖波　146
额外鼻孔△　30
额外肾　239
额外心音　79
额外牙△　44
额下入路　206
额先露　386
额叶病损切除术　354
额叶病灶切除术　206
额叶癫痫　122
额叶恶性肿瘤　199, 348
额叶继发恶性肿瘤　199, 348
额叶交界性肿瘤　199
额叶良性肿瘤　199
额叶脑膜瘤　199
额叶脓肿　122
额叶切除术　206, 354
额叶肿瘤切除术　354
额叶综合征　443
额中线 θ 节律　146
恶心　79, 104, 213
恶心、呕吐　33
呃逆　213
噁唑烷衍生物类中毒　452
恶病质　348
恶化劳力性心绞痛　73
恶丝虫病　412, 458
恶性成釉细胞瘤　44
恶性多形性腺瘤△　44
恶性肥大细胞瘤　348
恶性副神经节瘤　26
恶性腹膜间皮瘤△　105
恶性腹腔积液灌注治疗　354
恶性腹水　104, 348
恶性高磷酸尿性间叶瘤　261
恶性高热　337
恶性高热临床评分　344
恶性高血压　73, 150
恶性高血压肾损害　150
恶性孤立性纤维性肿瘤　261
恶性骨化性纤维黏液样肿瘤　261
恶性骨巨细胞瘤　261
恶性汗腺瘤　261
恶性黑色素瘤△　199, 261, 348, 412
恶性黑色素瘤　44
恶性黑素瘤　199, 261, 348, 412
恶性混合瘤　44, 261
恶性肌上皮瘤　412

恶性畸胎瘤　348
恶性间皮瘤　348
恶性间叶瘤　261
恶性腱鞘巨细胞瘤　261
恶性抗精神病药综合征△　134, 437
恶性颗粒细胞瘤　261, 412
恶性蓝痣　412
恶性淋巴瘤　44, 199
恶性颅咽管瘤　199
恶性卵巢甲状腺肿　161
恶性梅毒　412, 458
恶性脑膜瘤　199
恶性脓皮病　412
恶性皮肤混合瘤　412
恶性葡萄胎　368
恶性雀斑样痣　412
恶性雀斑样痣黑素瘤　412
恶性蝾螈瘤　261
恶性软组织肿瘤　348
恶性神经鞘瘤　261, 412
恶性神经束膜瘤　199, 261
恶性肾小动脉硬化症　150
恶性室性快速型心律失常　73
恶性室性心律失常　73
恶性嗜铬细胞瘤　161
恶性嗜铬细胞瘤 / 副神经节瘤伴多发转移　161
恶性水肿　466
恶性外周神经鞘瘤　318
恶性外周神经鞘膜瘤　199, 261
恶性胃肠道间质瘤　261
恶性萎缩性丘疹病　412
恶性萎缩性丘疹病△　219
恶性纤维组织细胞瘤　199, 261, 412
恶性胸膜结节　83
恶性胸腔积液　83, 348
恶性胸腔积液灌注治疗　354
恶性血管内皮细胞瘤　412
恶性血管球瘤　261
恶性血管周上皮样细胞分化的肿瘤　261
恶性叶状瘤△　261
恶性圆柱瘤　412
恶性增生性外毛根鞘瘤　412
恶性肿瘤的腹腔灌注治疗　354
恶性肿瘤的缓和医疗　354
恶性肿瘤的腔内灌注治疗　354
恶性肿瘤的热疗　354
恶性肿瘤的栓塞治疗　354
恶性肿瘤的心包灌注治疗　354
恶性肿瘤的胸腔灌注治疗　354
恶性肿瘤的血管灌注治疗　354
恶性肿瘤的血管栓塞治疗　354
恶性肿瘤的氩氦刀治疗　354
恶性肿瘤的支持治疗　354
恶性肿瘤放射治疗　354
恶性肿瘤辅助放疗△　354
恶性肿瘤辅助化疗△　354
恶性肿瘤复发　354
恶性肿瘤激光治疗　354
恶性肿瘤介入治疗　354
恶性肿瘤临终关怀　354
恶性肿瘤免疫治疗　354
恶性肿瘤内分泌治疗　354
恶性肿瘤射频治疗　354

恶性肿瘤生物治疗　354
恶性肿瘤术后放疗　354
恶性肿瘤术后分子靶向治疗　354
恶性肿瘤术后化疗　354
恶性肿瘤术后免疫治疗　354
恶性肿瘤术前分子靶向治疗　354
恶性肿瘤术前化疗　354
恶性肿瘤术前免疫治疗　354
恶性肿瘤体液性高钙血症　161
恶性肿瘤（外下唇）△　54
恶性肿瘤维持性化学治疗　354
恶性肿瘤新辅助化疗△　354
恶性肿瘤支持治疗　69
恶性肿瘤中医治疗　354
恶性综合征　437
恶性组织细胞增多症　176
鄂木斯克出血热　458
腭白斑　44
腭扁桃体恶性肿瘤　44
腭部瘢痕组织　44
腭部恶性肿瘤　44
腭部骨折△　44
腭部活组织检查术　40
腭部溃疡　44
腭部黏膜下纤维化　412
腭部炎性假瘤　44
腭部肿物　44
腭垂病损切除术　60
腭垂部分切除术　60, 354
腭垂恶性肿瘤　26, 44
腭垂肥大　44
腭垂活组织检查　60
腭垂继发恶性肿瘤　26, 44
腭垂良性肿瘤　26, 44
腭垂裂△　56
腭垂裂修补术　60
腭垂囊肿　44
腭垂切除术　60
腭垂切开术　60
腭垂 - 软腭成形术　60
腭垂 - 软腭 - 咽成形术　60
腭垂息肉　44
腭大孔注射法　60
腭恶性肿瘤　44
腭骨骨折　44
腭骨结核　44
腭骨囊肿　44
腭后天畸形　44
腭继发恶性肿瘤　26, 44
腭交界性肿瘤　26, 44
腭卡波西肉瘤　44
腭开放性损伤　44
腭口线虫病　412, 458
腭溃疡穿孔　44
腭良性肿瘤　44
腭裂　44, 398
腭裂伤缝合术　60
腭裂术后腭瘘　44
腭裂术后腭咽闭合不全　44
腭裂术后继发畸形矫正术　321
腭裂术后语音障碍　44
腭裂系列治疗　60
腭裂修复术　60
腭裂修复术伴腭垂修复术　60

腭裂修复术后复裂　44
腭隆凸　44
腭瘘△　55
腭瘘管修补术　60,321
腭黏膜角化不良　44
腭黏膜息肉　44
腭黏膜炎　44
腭切开探查术　61
腭乳头囊肿　44
腭舌弓恶性肿瘤　26,44
腭舌弓延长成形术　321
腭生物学行为未定肿瘤　44
腭 - 心 - 面综合征　261
腭心面综合征　44
腭血肿　44
腭咽闭合不良　44
腭咽闭合不全△　44
腭 - 咽成形术　321
腭咽成形术　36
腭 - 咽成形术　61
腭咽弓延长成形术　36,321
腭咽手术　36
腭移植皮瓣坏死　44
腭隐裂　44
腭正中囊肿　44
鳄泪综合征　122
儿茶酚胺　481
儿茶酚胺分泌过多　172
儿茶酚胺敏感性多形性室性心动过速　73
儿茶酚胺心肌病　73
儿童 EBV 阳性 T 细胞和 NK 细胞淋巴增殖
　　性疾病　176
儿童不对称性曲侧周围疹　412
儿童单纯性肥胖　161
儿童多系统炎症综合征　458
儿童反应性依恋障碍　437
儿童肥胖症　161
儿童复发性腮腺炎　44
儿童高血压　73
儿童孤独量表　445
儿童股骨头特发性缺血性骨软骨病　261
儿童骨髓增生异常综合征　176
儿童和少年社交功能障碍　437
儿童后头部慢波　146
儿童及青少年型腰椎间盘突出症　261
儿童急性出血性水肿　412
儿童肩关节急性化脓性关节炎　261
儿童监护　451
儿童交替性偏瘫　122
儿童进行性延髓性麻痹　122
儿童恐惧焦虑障碍　437
儿童良性阵发性眩晕　122
儿童良性枕叶癫痫　122
儿童淋巴结边缘区淋巴瘤　176
儿童颅部筋膜炎　412
儿童慢性大疱性疾病△　419
儿童慢性关节炎　261
儿童慢性血源性骨髓炎　261
儿童难治性血细胞减少　176
儿童脑型肾上腺脑白质营养不良症　161
儿童内外控量表　445
儿童皮肌炎　412
儿童屏气发作　443
儿童期创伤经历访谈　445

儿童期进行性脑病　437
儿童期脑萎缩　123
儿童期哮喘　83
儿童情绪障碍　437
儿童丘疹性肢端皮炎　412
儿童社会功能障碍　437
儿童社交焦虑量表　445
儿童社交焦虑障碍　437
儿童失神癫痫　123
儿童视神经炎　3
儿童特发性股骨头坏死　261
儿童脱抑制性依恋障碍　437
儿童系统性 EBV 阳性 T 细胞淋巴瘤　176
儿童型滤泡淋巴瘤　176
儿童性早熟△　168
儿童周期性综合征　123
儿童住院症　437
儿鼻喉科药物和制剂中毒△　453
耳表皮样囊肿　318
耳部瘢痕疙瘩　326
耳部骨瘤　26
耳部结缔组织良性肿瘤　44
耳部皮肤交界性肿瘤　26
耳部皮下肿物　318
耳部湿疹　412
耳部弹性纤维性结节　412
耳部肿物　44
耳垂畸形矫正术　321
耳垂缺损　326
耳大神经吻合术　61
耳大神经移植术　36
耳带状疱疹　26,412
耳道闭锁　26
耳道出血　33
耳道感染　26
耳道痂皮　33
耳道疖肿　26
耳道狭窄　26
耳毒性聋　26
耳腭指综合征　261
耳郭瘢痕疙瘩　318
耳郭成形术　36,321
耳郭重建术　36,321
耳郭恶性肿瘤　348
耳郭发育不全　26
耳郭钙化　412
耳郭化脓性软骨膜炎　26
耳郭畸形　318
耳郭浆液性软骨膜炎　26
耳郭皮肤黑色素细胞痣　318
耳郭皮肤疣状痣　318
耳郭切除术　354,433
耳郭缺如　318
耳郭缺损修补术　321
耳郭软骨膜炎　413
耳郭撕裂　318
耳郭损伤　44
耳郭新生物　318
耳郭血管畸形　318
耳支架取出术　321
耳支架置入术　321
耳郭肿瘤　26
耳郭肿瘤切除术　354
耳郭肿物切除术　321

耳和外耳道黑素细胞　348
耳黑色素细胞痣　44
耳后病损切除术　321,354,433
耳后附骨瘤　26
耳后扩张器置入术　321
耳后瘘管　26
耳后囊肿　413
耳化学性烧伤　326
耳及前庭性眼球震颤　3
耳 - 甲 - 腓骨综合征　413
耳甲腔成形术　321
耳结缔组织恶性肿瘤　26
耳结缔组织生物学行为未定肿瘤　44
耳结缔组织肿瘤　44
耳镜检查　40
耳科药物和制剂中毒　452
耳廓缺损　326
耳淋巴结继发恶性肿瘤　44
耳聋　26
耳聋伴白癜风及肌肉萎缩　413
耳聋 - 蓝巩膜 - 骨脆性综合征　26
耳聋 - 心电图异常综合征　26
耳聋、指甲发育不良、骨发育不良、神经发育
　　迟缓、惊厥综合征　413
耳聋侏儒色素性视网膜炎综合征△　7
耳漏　33
耳轮结节性软骨皮炎　26
耳毛霉菌病　26
耳梅毒　413
耳霉虫霉病　413
耳闷　33
耳鸣　33
耳鸣习服疗法　40
耳颞神经综合征△　54
耳皮肤恶性肿瘤　26
耳皮肤原位癌　44
耳前病损切除术　321,354,433
耳前窦道切除术　321
耳前扩张器置入术　321
耳前瘘管切除术　321,433
耳前肿瘤切除术　354
耳前肿物　26
耳前肿物伴溃疡　318
耳浅表损伤　44
耳曲霉病　459
耳缺损　326
耳缺损畸形△　326
耳烧伤　326
耳痛　33
耳痛风石　261
耳外伤　318
耳蜗电图　40
耳蜗球囊切开术　36
耳蜗未发育　26
耳蜗性或迷路性耳硬化症　26
耳息肉　26
耳先天性畸形　318
耳痒　33
耳蝇蛆病　413,459
耳语音增强　92
耳源性脑积水　123
耳源性脑膜炎　123
耳源性脑脓肿　26,123
耳源性颞骨内并发症　26

耳源性眩晕△　452
耳真菌病　413,459
耳周痛　33
铒激光白内障摘除术　20
二苯乙烯亚胺中毒△　455
二重感染　326
二次剖宫产　386
二次肿瘤细胞减灭术　354
二度房室传导阻滞Ⅰ型△　73
二度房室传导阻滞Ⅱ型△　73
二度呼吸困难　33
二度Ⅰ型窦房传导阻滞　73
二度Ⅱ型窦房传导阻滞　73
二度Ⅰ型房室传导阻滞　73
二度Ⅱ型房室传导阻滞　73
二分髌骨或三分髌骨△　261
二分第一楔骨　261
二分或三分髌骨　261
二分舟骨　261
二分籽骨　261
二甲-4-羟色色胺中毒　398
二甲苯中毒　452
二甲基甲酰胺中毒　452
二尖瓣A峰　344
二尖瓣E峰　344
二尖瓣瓣环成形术　231
二尖瓣瓣环钙化　219
二尖瓣瓣上环狭窄矫治术　231
二尖瓣瓣叶裂　219
二尖瓣瓣周漏修补术　232,335
二尖瓣闭式扩张术　232
二尖瓣闭式扩张术后再狭窄　219
二尖瓣成形术　232
二尖瓣反流　219
二尖瓣关闭不全伴主动脉瓣狭窄　219
二尖瓣关闭不全伴主动脉瓣狭窄并关闭不
　全　219
二尖瓣关闭不全并狭窄　219
二尖瓣后叶脱垂　219
二尖瓣环成形术　335
二尖瓣环钙化　219
二尖瓣机械瓣膜置换术　232,335
二尖瓣机械瓣周漏　219
二尖瓣及主动脉瓣关闭不全　219
二尖瓣及主动脉瓣狭窄　219
二尖瓣及主动脉瓣狭窄伴关闭不全　219
二尖瓣疾病　219
二尖瓣腱索断裂△　227
二尖瓣面容　79
二尖瓣前叶脱垂　219
二尖瓣上隔膜△　77
二尖瓣上环△　77
二尖瓣上环切除术Ⅰ　232
二尖瓣上环形狭窄△　77
二尖瓣生物瓣膜置换术　232,335
二尖瓣生物瓣周漏　219
二尖瓣术后狭窄　219
二尖瓣探查术　232,335
二尖瓣退行性变　219
二尖瓣脱垂　219
二尖瓣脱垂伴关闭不全　219
二尖瓣脱垂综合征　219
二尖瓣狭窄伴主动脉瓣关闭不全　219
二尖瓣狭窄伴主动脉瓣狭窄关闭不全　219

二尖瓣狭窄(瓣下,降落伞型)　219
二尖瓣狭窄(瓣下型)　219
二尖瓣狭窄并关闭不全伴主动脉瓣并关闭
　不全　219
二尖瓣狭窄并关闭不全伴主动脉瓣狭窄
　219
二尖瓣狭窄(二尖瓣上环型)　219
二尖瓣下环切除术　232
二尖瓣修复术　232
二尖瓣赘生物　219
二联律　79
二磷酸甘油酸变位酶缺乏症△　176
二磷酸甘油酸变位酶缺陷症　176
二磷酸盐相关性肾脏病　150
二硫化碳刺激性接触性皮炎　3
二硫化碳中毒　452
二氯乙烷中毒　453
二卵双生△　392
二期鼻梅毒　26
二期肠外置术　188,354
二期耳郭成形术　36
二期骨梅毒　413
二期骨腔植骨术　302
二期关闭　61
二期髋关节翻修术　302
二期梅毒　413,459
二期梅毒扁平湿疣　413
二期梅毒甲损害　413
二期梅毒黏膜损害　413
二期梅毒性扁桃体炎　413
二期梅毒性肝炎　104
二期梅毒性骨膜炎　261,413
二期梅毒性骨质疏松症　413
二期梅毒性虹膜睫状体炎　3,413
二期梅毒性肌炎　261,413
二期梅毒性淋巴结肿大　413
二期梅毒性脑络膜视网膜炎　3
二期梅毒性脑膜炎　123,413
二期梅毒性葡萄膜炎　3
二期梅毒性肾病综合征　413
二期梅毒性眼病　3
二期梅毒疹　413
二期内脏梅毒　413
二期手术　61
二期膝关节翻修术　302
二期眼梅毒　413
二期愈合前庭成形术　61
二羟焦磷酸钙结晶沉积病　261
二头肌腱炎　261
二维超声心动图　344
二氧化硫中毒　453
二氧化硫中毒效应　69
二氧化碳波形图　97
二氧化碳产生量　97
二氧化碳结合力　344
二氧化碳解离曲线　97
二氧化碳排出量　97
二氧化碳排出综合征　337
二氧化碳容积图△　344
二氧化碳通气当量　97
二氧化碳图形　344
二氧化碳中毒　453
二氧化碳潴留　338
二叶主动脉瓣　73,219

二乙麦角酰胺中毒△　454

F

发放间隔　146
发放模式　146
发放频率　146
发绀　79,92,213
发汗试验　298
发红　261
发僵　298
发泡试验　146
发热　213
发热伴血小板减少综合征　459
发声过强　33
发声过弱　33
发声困难　33
发声无力　33
发笑性发作　123
发音重建术　36
发音含糊不清　33
发音困难　92
发音障碍　26
发音震颤　33
发育不良　181
发育不良黑素细胞痣△　413
发育不良性骨皮质肥厚△　266
发育不良性巨输尿管　239
发育不良痣　413
发育迟缓△　447
发育迟滞　447
发育性白内障　3
发育性根侧囊肿　44
发育性颌骨疾患　44
发育性颈椎管狭窄症　261
发育性静脉畸形　219
发育性髋半脱位　261
发育性髋关节发育不良　261
发育性髋关节脱位△　261
发育性髋内翻　261
发育性髋脱位　261
发育性失认症　437
发育性牙变色　44
发育性牙源性囊肿　44
发育性腰椎管狭窄症　292
发育性椎管狭窄△　297
发育延迟　443
发育异常性单侧髋关节病　261
发育异常性双侧髋关节病　261
发疹型汗管瘤　413
发疹型药疹　413
发疹性毳毛囊肿　413
发疹性黑子病　413
发疹性黄瘤　161,413
发疹性假性血管瘤病　413
发疹性结核　413
发疹性皮肤胶原瘤　413
发作　199
发作间期放电　146
发作期放电　146
发作起始区　146
发作性伴头部自主神经症状的持续短暂单
　侧神经痛样头痛发作　123
发作性持续短暂单侧神经痛样头痛发作伴

结膜充血和流泪综合征　123
发作性非运动诱发性肌张力障碍　123
发作性共济失调△　143
发作性肌张力障碍　123
发作性手部血肿　413
发作性睡病　83, 123
发作性睡病(无猝倒症但有下丘脑分泌素缺乏)△　136
发作性睡病(有猝倒症但无下丘脑分泌素缺乏)△　121
发作性舞蹈手足徐动症　123
发作性舞蹈-手足徐动症△　123
发作性行为异常　144
发作性眩晕　144
发作性运动诱发性运动障碍△　142
发作性肢体无力　144
乏力　79, 450
乏氧　365
乏氧细胞　365
乏脂性湿疹△　419
法伯综合征　161
法布里病　123, 150
法恩斯沃思色相配列试验△　22
法兰克福平面　67
法洛三联症　219
法洛氏四联症△　73, 219, 398
法洛四联症　73, 219, 398
法洛四联症伴肺动脉瓣缺如矫治术　232
法洛四联症伴心内膜垫缺损矫治术　232
法洛四联症根治术　335
法洛四联症根治术(不切心室)　232
法洛四联症根治术(切心室,不跨环补片)　232
法洛四联症根治术(切心室,跨环补片)　232
法洛四联症根治术(切心室,未跨环补片术)　232
法洛四联症根治术(右室-肺动脉外管道)　232
法特壶腹恶性肿瘤　104
法特壶腹交界性肿瘤　104
法特壶腹切除术　188
法特壶腹原位癌　104
法韦尔-拉库科特综合征　413
发缠结及鸟巢状发　413
帆状胎盘　386
番茄红素血症　413
翻瓣术　61
翻修术　302
钒及其化合物皮肤损伤　413
钒及其化合物中毒　453
钒缺乏　172
烦扰型人格障碍　437
樊尚咽峡炎　26
反比通气　94, 340
反常呼吸　92, 213
反常呼吸运动△　92, 213
反常栓塞　337
反常性痤疮△　420
反常性碱性尿　83
反常性酸性尿　83
反复发作的孤立性睡眠麻痹　123
反复发作性嗜睡　123
反复胃肠功能障碍　123
反复种植失败　368
反殆　44

反横殆曲线　67
反甲　176, 318, 413
反馈性垂体瘤综合征　161
反流　213, 337
反流性胆管炎　398
反流性喉炎　26
反流性巨输尿管　239
反流性肾病　150
反流性食管炎　104, 212
反流性胃炎　104
反流性误吸　326
反流性咽喉炎　26
反流性咽炎　26
反射性癫痫　123
反射性虹膜麻痹△　119
反射幻觉　443
反射性交感神经萎缩症　261
反射性交感神经营养不良　413
反射性交感神经营养不良综合征　123
反射性咳嗽　33
反射性膀胱　123
反射性晕厥　123
反式肩关置换术　302
反式三碘甲状腺原氨酸　481
反酸　104, 213
反向散射　365
反向散射因子　365
反向性银屑病　413
反斜形粗隆间骨折　261
反咬合△　44
反应　146
反应性穿通性胶原病　413
反应性穿通性胶原纤维病△　413
反应性低血糖症　161, 172
反应性关节炎　261
反应性浆细胞增多症　176
反应性精神病　437
反应性淋巴细胞　472
反应性气道功能障碍综合征　83
反应性血管内皮瘤病　413
反应性血小板增多△　176
反应性血小板增多症　176
反应性依恋障碍　437
反应性组织细胞增多　176
反映全身疾病的牙周炎　44
反置式全肩关节置换术　302
反转交界型大疱性表皮松解症　413
反转型营养不良型大疱性表皮松解症　413
泛发型发疹性组织细胞瘤△　423
泛发型白化病　413
泛发性白化病　413
泛发性扁平苔藓　413
泛发性带状疱疹　413, 459
泛发性多汗症　413
泛发性肥大细胞增多症　413
泛发性黑变病　413
泛发性黑子病　413
泛发性环状肉芽肿　413
泛发性脓疱型药疹　413
泛发性脓疱型银屑病　413
泛发性神经性皮炎　413
泛发性湿疹　413
泛发性萎缩性良性大疱性表皮松解症　413
泛发性硬斑病　413
泛酸激酶依赖型神经退行性疾病　123

泛酸缺乏　172
范德沃德综合征　44
范·登博希综合征　413
范科尼贫血　176
范科尼贫血基因突变筛查　470
范科尼综合征　26, 161, 413
范可尼综合征△　413
方颅畸形　44
方坦手术　335
方坦手术　232
方向指示杆　61
芳香酶过多综合征　161
芳香酶缺陷症　161
芳香烃的其他卤素衍生物的毒性效应　69
防腐剂中毒　453
房间隔部分闭合术　232
房间隔穿刺术　232
房间隔穿孔　73
房间隔开窗闭合术　232
房间隔开窗术　232
房间隔膨出瘤　81
房间隔缺损　219, 398
房间隔缺损闭式封堵修补术　335
房间隔缺损补片修补术　232
房间隔缺损(单心房型)　219
房间隔缺损封堵术　80
房间隔缺损封堵术后　73
房间隔缺损缝合术　232
房间隔缺损(冠状窦型)　219
房间隔缺损(继发孔型)　219
房间隔缺损(静脉窦型)　219
房间隔缺损扩大术　232, 335
房间隔缺损(卵圆孔型)　219
房间隔缺损(Ⅰ型)　73
房间隔缺损(Ⅱ型)　73
房间隔缺损修补术　232, 335
房间隔缺损组织补片修补术　335
房角分离术　20
房角后退性青光眼　3
房角新生血管△　10
房角粘连△　10
房室瓣　219
房室瓣关闭不全　219
房室瓣骑跨　219
房室传导阻滞　73, 398
房室交界性期前收缩　73
房室交界性心律　73
房室交界性逸搏　73
房室结内折返性心动过速　73
房室结三径路　73
房室结双径路　73
房室折返性心动过速　73
房水引流物置入术　20
房性期前收缩　69, 73
房性心动过速　73
房性心律失常　73
房性逸搏心律　73
房性早搏△　69, 73
纺锤波　146
纺锤波形昏迷　146
放电　146
放电频率　146
放疗后臂丛神经损伤　261
放疗后脊柱畸形　261

放疗后肾上腺皮质功能减退症 161
放疗去势 365
放射病理 365
放射碘治疗后甲状腺功能减退症 161
放射防护剂 365
放射防护系数 365
放射肺纤维化 364
放射后垂体功能减退症 161
放射后脊柱侧凸 261
放射后脊柱侧弯△ 261
放射后脊柱后凸 261
放射抗拒性 365
放射敏感性 365
放射耐受剂量 365
放射耐受性 365
放射生物效应 365
放射损伤 365
放射损伤修复 365
放射痛 92
放射线核素肾图 255
放射线性骨坏死 261
放射性白内障 364,453
放射性肠炎 104,398
放射性胆囊炎 364
放射性碘治疗后甲状腺功能减退症△ 161
放射性多发性周围神经病△ 123
放射性多神经病 123
放射性肺纤维化 83
放射性肺炎 83,364
放射性骨坏死 364
放射性骨炎 261
放射性核素膀胱输尿管反流试验 255
放射性核素沾染 326
放射性颌骨骨坏死△ 44
放射性颌骨骨髓炎 44
放射性颌骨坏死 44,364
放射性喉炎 364
放射性后遗症 364
放射性活度 365
放射性脊髓病 123,261,364
放射性甲状腺炎 161
放射性结肠炎 364
放射性口腔黏膜炎 44,364
放射性口炎 44
放射性溃疡 326
放射性老化 364
放射性泪道阻塞 3
放射性粒子植入 354
放射性粒子植入治疗 365
放射性粒子置入 61,248,365
放射性脑病 123,364
放射性脑坏死 364
放射性脑脊髓病 364
放射性黏膜反应 44
放射性黏膜炎 364
放射性膀胱炎 364
放射性皮肤癌 326,413
放射性皮肤反应 44
放射性皮肤溃疡△ 326
放射性皮肤烧伤 364
放射性皮肤炎 364
放射性皮炎 413
放射性龋齿 364
放射性软组织纤维化 364

放射性腮腺炎 44
放射性烧伤 326
放射性神经炎 364
放射性肾病 364
放射性肾炎 150
放射性食管炎 104
放射性视神经病变 3
放射性视网膜病变 364
放射性嗜酸性粒细胞增多症 364
放射性衰变 365
放射性损伤△ 327,456
放射性纤维瘤病 413
放射性纤维素性胸膜炎 364
放射性小动脉炎 364
放射性心包炎 73,364
放射性牙釉质病 44
放射性咽喉炎 364
放射性咽炎 26,44
放射性直肠炎 104
放射性中耳炎 364
放射性肿瘤(含矿工高氡暴露所致肺癌) 453
放射性周围神经病 123
放射学松动 261
放射诱导染色单体畸变 365
放射诱导染色体畸变 365
放射源 365
放射源活度 365
放射源强度 365
放射源直径 365
放射增敏 365
放射增敏剂 365
放射治疗 94,354
放射治疗反应 365
放射治疗后恢复期 447
放射治疗后甲状旁腺功能减退症 161
放射治疗后甲状腺功能减退 161
放射治疗机 365
放射治疗计划 365
放射治疗诱发性口腔黏膜炎△ 44
放射致死剂量 365
放射肿瘤物理学 365
放射肿瘤学 365
放线菌病 413,459
放线菌病性败血症 398,413
放线菌脑膜炎 123
放线菌前列腺炎 459
放线菌性败血症△ 398,413
放线菌性前列腺炎 239
放线菌性足菌肿 413
放置宫内节育器失败 368
飞靶射击者肩 261
飞秒激光辅助白内障超声乳化术 20
飞秒激光角膜切削术 20
飞秒激光术 20
飞石伤 326
飞蚊症 18
非 24 小时睡眠觉醒综合征 123
非阿片类止痛药过量性头痛 123
非阿片样镇痛药和解热药中毒 69
非阿片样镇痛药、解热药和抗风湿药中毒 69
非阿片样镇痛药中毒 69
非凹陷性水肿 92

非瘢痕性睑内翻缝线矫正术 20
非瘢痕性睑内翻矫正术 20
非瘢痕性睑外翻材料植入矫正术 20
非瓣膜性心房颤动 73
非变应性鼻炎 26
非变应性鼻炎伴嗜酸性粒细胞增多综合征 26
非变应性哮喘 83
非持续性室性心动过速 73
非穿透小梁手术 20
非创伤性肠穿孔 104
非创伤性肌腱断裂 261
非创伤性肌腱连接点断裂 261
非创伤性急性脑功能障碍 337
非创伤性脑内出血 199
非创伤性肾破裂 239
非创伤性硬膜外出血△ 398
非创伤性硬膜外血肿 199,398
非大疱型鱼鳞病样红皮症 413
非蛋白呼吸商 97
非癫痫性发作 123
非典型病原体肺炎 83
非典型分枝杆菌病 459
非典型分枝杆菌感染 261
非典型分枝杆菌皮肤病 413
非典型孤独症△ 436,447
非典型黑色素细胞增生 261
非典型麻疹 459
非典型麻疹综合征 413
非典型脉络丛乳头状瘤 199
非典型神经性贪食 437
非典型神经性厌食 437
非典型息肉样皮肤纤维瘤 413
非典型纤维黄瘤 413
非典型纤维黄［色］瘤 261
非典型性肺炎 398
非典型性畸胎瘤/横纹肌样肿瘤 199
非典型性脉络丛乳头状瘤 199
非典型性面部痛△ 121
非典型性面痛 44
非典型性脑膜瘤 199
非典型性软骨性肿瘤 261
非典型性神经性厌食△ 437
非典型性视网膜色素变性△ 12
非典型性脂肪瘤性肿瘤 261
非电离辐射 365
非动脉炎性前部缺血性视神经病变 3
非动脉炎性缺血性视神经病变 3
非冻结性冷伤 453
非冻结性损伤 326
非毒性单个甲状腺结节 161
非毒性单结节性甲状腺肿 161
非毒性多个甲状腺结节 161
非毒性多结节性甲状腺肿 161
非毒性弥漫性甲状腺肿 161
非对称性多汗症 413
非反射性神经病性膀胱 398
非肺炎的军团病 83
非风湿性二尖瓣伴主动脉瓣关闭不全 219
非风湿性二尖瓣反流* 219
非风湿性二尖瓣关闭不全 219
非风湿性二尖瓣关闭不全并主动脉瓣狭窄伴关闭不全 219
非风湿性二尖瓣关闭不全(轻度) 219

非风湿性二尖瓣关闭不全(中度) 219
非风湿性二尖瓣关闭不全(重度) 219
非风湿性二尖瓣疾患 219
非风湿性二尖瓣狭窄 219
非风湿性二尖瓣狭窄伴关闭不全 219
非风湿性二尖瓣狭窄(轻度) 219
非风湿性二尖瓣狭窄(中度) 219
非风湿性二尖瓣狭窄(重度) 219
非风湿性三尖瓣关闭不全 219
非风湿性三尖瓣关闭不全(轻度) 219
非风湿性三尖瓣关闭不全(中度) 219
非风湿性三尖瓣关闭不全(重度) 219
非风湿性三尖瓣狭窄 219
非风湿性三尖瓣狭窄伴关闭不全 220
非风湿性三尖瓣狭窄(轻度) 219
非风湿性三尖瓣狭窄(中度) 220
非风湿性三尖瓣狭窄(重度) 220
非风湿性主动脉瓣关闭不全 220
非风湿性主动脉瓣关闭不全(轻度) 220
非风湿性主动脉瓣关闭不全(中度) 220
非风湿性主动脉瓣关闭不全(重度) 220
非风湿性主动脉瓣狭窄伴关闭不全 220
非风湿性主动脉瓣狭窄(轻度) 220
非风湿性主动脉瓣狭窄(中度) 220
非风湿性主动脉瓣狭窄(重度) 220
非附加于痴呆的谵妄 437
非副肿瘤性边缘系统脑炎 123
非肝硬化性门静脉高压 104
非感染性腹泻 69, 104
非梗阻性肥厚型心肌病 73
非梗阻性脑积水△ 200
非梗阻性无精子症 239
非共同性内斜视 3
非骨化性纤维瘤 261
非骨水泥固定 302
非冠心病心肌梗死△ 220
非冠心病性心肌梗死 220
非冠状动脉阻塞性心肌梗死 73
非过敏性哮喘△ 83
非横纹肌肉瘤型软组织肉瘤 318
非化脓性海绵窦血栓形成 123
非化脓性横窦血栓形成 123
非化脓性颈静脉血栓形成 123
非化脓性颅内静脉窦非脓性血栓形成△ 129
非化脓性颅内静脉窦血栓形成 123
非化脓性颅内静脉血栓形成 123
非化脓性脑膜炎 123, 398
非化脓性矢状窦血栓形成 123
非化脓性乙状窦血栓形成 123
非化脓性直窦血栓形成 123
非霍奇金淋巴瘤 44, 176
非交通性脑积水△ 124, 199
非角度基台 61
非接触镜 22
非接触式扫描 61
非接触式扫描仪 61
非接触式眼压计 22
非结核分枝杆菌病 459
非结核分枝杆菌肺病 83
非结核分枝杆菌感染肺病 459
非解剖性肝切除术 188
非进行性脑病的肌阵挛持续病 123
非经典型先天性肾上腺皮质增生症 161
非惊厥持续状态 123

非晶形磷酸盐结晶 472
非晶形尿酸盐结晶 472
非精神病性脑外伤后综合征 437
非精原细胞瘤 239
非酒精性脂肪肝 115
非酒精性脂肪性肝纤维化和肝硬化△ 104
非酒精性脂肪性肝炎 104
非酒精性脂肪性肝炎相关肝硬化 104
非酒精性脂肪性胰病 104
非可膨胀性阴茎假体置入术 248
非快速眼动睡眠 146
非快速眼动睡眠觉醒障碍 123
非快速眼球运动睡眠相关睡眠异态 123
非痢疾性阿米巴结肠炎 104
非连续图形 146
非淋菌性尿道炎 239, 413
非淋球菌性尿道炎△ 239, 413
非流行性腮腺炎假暴 26, 44
非卵巢特异性软组织瘤 348
非埋入式愈合 61
非埋入式种植 61
非免疫性胎儿水肿 386
非频率依赖性动态顺应性 97
非破坏性移植后淋巴增殖性疾病 176
非破裂性脑动脉夹层 199
非气管插管全身麻醉术 340
非器质性失眠症 437
非器质性嗜睡 437
非器质性睡眠过度△ 437
非器质性睡眠-觉醒节律障碍 437
非器质性睡眠-清醒时相障碍 437
非器质性睡眠障碍 437
非器质性性交疼痛 443
非器质性遗粪症 437
非器质性遗尿症 437
非器质性阴道痉挛 443
非器质性障碍或疾病引起的性功能障碍 437
非侵入性创面感染 326
非侵袭性真菌性鼻窦炎 26
非清髓异基因造血干细胞移植 176
非清髓造血干细胞移植 176
非龋性牙体缺损 44
非热带性口炎性腹泻 104
非肉芽肿性葡萄膜炎 3
非少尿型急性肾功能衰竭 337
非社会化的品行障碍 441
非神经病性家族遗传性淀粉样变性△ 271
非神经性多汗症 413
非肾上腺性女性假两性畸形 239
非生理性视觉丧失 3
非水平肌加强术 20
非水平肌减弱术 20
非丝虫性乳糜胸 83, 220
非随机性效应 365
非碳酸盐缓冲碱 97
非糖尿病低血糖性昏迷 161, 398
非糖尿病引起的药物性胰岛素性昏迷 161
非糖尿病引起的胰岛素性昏迷 398
非特异反应性肝炎△ 398
非特异性低血压值 79
非特异性反应性肝炎 398
非特异性睾丸炎 239
非特异性关节炎 261

非特异性间质性肺炎 83
非特异性脑炎 123
非特异性尿道炎 239
非特异性膀胱炎 239
非特异性室内传导阻滞 73
非特异性外阴炎 368
非特异性下背痛 261
非特异性心包炎 73, 220
非特异性阴道炎 368
非特异性支气管激发试验 97
非特异性脂肪肉瘤 261
非特异性酯酶染色 472
非调节性内斜视 3
非同步电复律 80
非酮病性高甘氨酸血症 172
非酮症性高血糖伴偏侧舞蹈症 123
非外伤性寰枢椎脱位 261
非萎缩性肾切开取石术 248
非系统性血管炎性周围神经病 123
非细菌性膀胱炎 239
非小细胞肺癌 83
非小细胞肺癌抗原 476
非斜视性双眼视觉功能异常 3
非心因性嗜睡 437
非心源性肺水肿 83
非心源性胸痛 73
非心脏手术后心肌损伤 337
非新生儿高胆红素血症 104
非选择性冠状动脉造影 80
非血栓性肺栓塞 83
非血统妄想 443
非牙源性牙痛 44
非言语性听幻觉 443
非咬合性Hill-Sachs缺损 261
非胰岛素瘤性胰源性低血糖综合征 161
非胰岛素依赖型糖尿病伴有眼的并发症 3
非遗传性锌缺乏 413
非硬化性门静脉高压症△ 104
非诱导型睡眠觉醒综合征 123
非月经性无先兆偏头痛 123
非月经性有先兆偏头痛 123
非甾体抗炎药过量性头痛 123
非甾体抗炎药相关性溃疡 104
非甾体抗炎药中毒 453
非增殖期糖尿病视网膜病变 161
非阵发性房室交界性心动过速 73
非真性血管瘤△ 56
非正中关系 67
非正中殆 67
非正中殆位关系 67
非正中殆位记录 67
非酯化胆固醇 481
非酯化脂肪酸 481
非致依赖性物质滥用 437
非重型再生障碍性贫血 176
非舟骨的腕骨骨折 261
非洲型卡波西肉瘤 413
非洲锥虫病 413, 459
非自身免疫性溶血性贫血 398
非阻塞性冠状动脉疾病 73
肥达反应 476
肥大细胞白血病 176
肥大细胞瘤 413
肥大细胞肉瘤 176, 348

肥大细胞脱颗粒试验 476
肥大细胞增多症 176, 413
肥大细胞增生病△ 413
肥大细胞增生症△ 413
肥大性不愈合 261
肥大性肺性骨关节病 261
肥大性橄榄核变性 123
肥大性脊柱炎 261
肥大性间质性神经病 123
肥大性间质性神经炎 261
肥大性酒渣鼻 26
肥厚型非梗阻性心肌病 220
肥厚型梗阻性心肌病 220
肥厚型心肌病 73, 220, 398
肥厚型主动脉瓣下狭窄 220
肥厚性瘢痕 413
肥厚性鼻炎 26
肥厚性扁平苔藓 413
肥厚性非梗阻型心肌病△ 73
肥厚性梗阻型心肌病△ 74
肥厚性喉炎△ 28
肥厚性或疣状红斑狼疮△ 430
肥厚性脑膜炎 123
肥厚性硬脊膜炎 123
肥厚性硬脑膜炎 123
肥胖 161
肥胖低通气综合征 83, 161
肥胖生殖无能综合征 161
肥胖 - 生殖无能综合征△ 161
肥胖细胞型星形细胞瘤 199
肥胖相关性局灶节段性肾小球硬化症 150
肥胖相关性肾病△ 150
肥胖相关性肾小球病 150
肥胖相关性肾小球肥大症 150
肥胖相关遗传综合征 161
肥胖症△ 161, 164
肥胖症代谢性手术后 161
肥胖症手术治疗后 161
腓侧肌腱炎 261
腓侧肌群肌肉和肌腱损伤 261
腓侧轴旁半肢 261
腓长肌肌皮瓣术 331
腓肠肌断裂 261
腓肠肌肥大 262
腓肠肌痉挛 298
腓肠肌内外侧头肌腱炎△ 261
腓肠肌皮瓣修复术 61
腓肠肌瘫痪步态 298
腓肠肌疼痛 298
腓肠肌退缩术 302
腓肠神经卡压 262
腓肠神经损伤 123, 262
腓肠神经损伤后遗症 262
腓肠神经吻合术 302
腓肠神经移植术 302
腓动脉闭塞 220
腓动脉穿支皮瓣修复术 61
腓动脉夹层 220
腓动脉瘤 220
腓动脉损伤 220, 262
腓动脉狭窄 220
腓骨瓣修复术 61
腓骨病损切除术 302, 354
腓骨部分切除术 302

腓骨长短肌腱延长术 302
腓骨长肌断裂△ 261
腓骨长肌腱滑脱 261
腓骨长肌腱鞘炎 261
腓骨长肌撕裂 261
腓骨长肌损伤 261
腓骨短肌断裂 262
腓骨短肌肌皮瓣术 331
腓骨短肌腱鞘炎 262
腓骨短肌撕裂 262
腓骨短肌损伤 262
腓骨段移植 302
腓骨多发性骨折 262
腓骨干恶性骨肿瘤 262
腓骨干骨折 262
腓骨干交界性骨肿瘤 262
腓骨干良性骨肿瘤 262
腓骨钢板内固定术 302
腓骨钢针内固定术 302
腓骨骨髓炎 326
腓骨骨折 262
腓骨骨折伴踝骨折 262
腓骨骨折闭合复位钢板内固定术 302
腓骨骨折闭合复位钢针内固定术 302
腓骨骨折闭合复位螺钉内固定术 302
腓骨骨折闭合复位术 302
腓骨骨折闭合复位髓内钉内固定术 303
腓骨骨折不愈合 262
腓骨骨折畸形愈合 262
腓骨骨折切开复位钢板内固定术 303
腓骨骨折切开复位钢针内固定术 303
腓骨骨折切开复位螺钉内固定术 303
腓骨骨折切开复位术 303
腓骨骨折切开复位髓内钉内固定术 303
腓骨活检术 303
腓骨活组织检查 362
腓骨肌腱半脱位 262
腓骨肌腱不稳定 262
腓骨肌腱疾病 262
腓骨肌腱腱鞘炎 262
腓骨肌腱损伤△ 261
腓骨肌腱脱位 262
腓骨肌腱撞击综合征 262
腓骨肌痉挛 262
腓骨肌皮瓣制备术 61
腓骨肌萎缩症 262
腓骨肌萎缩症 139
腓骨肌萎缩症Ⅱ型△ 143
腓骨肌籽骨 262
腓骨截骨术 303
腓骨近端恶性骨肿瘤 262
腓骨近端骨折 262
腓骨近端骺损伤 262
腓骨近端骺早闭 262
腓骨近端交界性骨肿瘤 262
腓骨近端良性骨肿瘤 262
腓骨颈骨折 262
腓骨开放性骨折清创术 303
腓骨开放性损伤 262
腓骨螺钉内固定术 303
腓骨内固定物取出术 303
腓骨切除 303
腓骨切除术 303
腓骨取骨术 303

腓骨人工骨植骨术 303
腓骨上端骨折 262
腓骨死骨去除术 303
腓骨髓内钉内固定术 303
腓骨头骨折 262
腓骨头撕脱骨折 262
腓骨脱位 262
腓骨外固定架固定术 303
腓骨外固定架去除术 303
腓骨小头切除术 303
腓骨延长术 303
腓骨移植术后 262
腓骨远端恶性骨肿瘤 262
腓骨远端骨骺分离 262
腓骨远端骨折 262
腓骨远端骺损伤△ 262
腓骨远端骺早闭 262
腓骨远端交界性骨肿瘤 262
腓骨远端良性骨肿瘤 262
腓骨折骨术 303
腓骨支撑骨移植 303
腓骨植骨术 303
腓骨纵向短小缺陷 262
腓静脉栓塞 220
腓静脉血栓 220
腓浅神经卡压 262
腓浅神经松解术 303
腓浅神经损伤 262
腓深神经、腓浅神经、腓肠神经阻滞麻醉与
　镇痛术 340
腓深神经卡压△ 262
腓深神经麻痹 123
腓深神经松解术 303
腓深神经外侧支末端损伤 262
腓神经缝合术 303
腓神经麻痹 123, 262
腓神经松解术 303
腓神经损害△ 123, 262
腓神经损伤 123, 262
腓神经吻合术 303
腓神经移植术 303
腓下骨 262
腓籽骨 262
腓总神经麻痹 123, 262
腓总神经松解术 303
腓总神经损害△ 123, 262
腓总神经损伤 262
腓总神经损伤后遗症 262
腓总神经探查术 303
腓总神经吻合术 303
腓总神经压迫综合征 262
腓总神经移植术 303
腓总神经综合征 262
腓总神经阻滞麻醉与镇痛术 340
肺癌伴脾转移 348
肺癌的化学治疗 94
肺癌的治疗 94
肺癌介入化疗 83
肺癌介入治疗 83
肺癌进展 348
肺癌相关基因突变检测 470
肺瘢痕癌 83
肺包虫病△ 83, 459
肺孢子虫病 398

肺孢子虫病△ 83, 176
肺孢子菌肺炎 83, 176, 459
肺保护性通气策略 94
肺爆震伤 326
肺表面活性物质的替代治疗 331
肺并殖吸虫病△ 84
肺病 83
肺病损切除术 213, 354
肺病损氩氦刀冷冻术 354
肺搏动 344
肺不典型类癌 348
肺不发生 398
肺不张 83, 92, 398
肺部多重耐药菌感染 83
肺部感染 83
肺部感染伴肺不张 83
肺部感染伴咯血 83
肺部感染伴胸腔积液 83
肺部感染并呼吸衰竭△ 83
肺部感染并胸腔积液△ 83
肺部感染合并呼吸衰竭 83
肺部结节病 83
肺部空洞 83
肺部流感嗜血杆菌感染 83
肺部气压伤 326
肺部肉芽肿性病变 83
肺部炎性假瘤 83
肺部阴影 83
肺部真菌病 83
肺部肿物切除术 94
肺超声技术 344
肺尘埃沉着症 83
肺出血 83, 398
肺出血肾炎综合征 83, 151
肺出血型钩端螺旋体病 83
肺穿刺活组织检查 213, 362
肺丛神经损伤 123
肺挫伤 83, 212
肺错构瘤 83
肺大疱 69, 83
肺大疱缝扎术 213
肺大疱破裂 83, 213
肺大疱切除术 213
肺单发磨玻璃影病变 212
肺的异位组织 262
肺点 344
肺电阻抗断层成像技术 344
肺淀粉样变 83
肺动静脉分流△ 83
肺动静脉畸形△ 83
肺动静脉瘘 83, 220
肺动静脉瘘栓塞术 213, 232
肺动脉瓣瓣周漏修补术 232
肺动脉瓣闭式扩张术 232, 335
肺动脉瓣闭锁 220
肺动脉瓣成形术 232
肺动脉瓣关闭不全 73, 220
肺动脉瓣机械瓣膜置换术 232, 335
肺动脉瓣疾患 220
肺动脉瓣生物瓣膜置换术 232, 335
肺动脉瓣探查术 232, 335
肺动脉瓣狭窄 73, 220
肺动脉瓣狭窄伴关闭不全 220
肺动脉瓣狭窄并关闭不全 220

肺动脉瓣狭窄关闭不全△ 220
肺动脉瓣赘生物 220
肺动脉闭塞 83
肺动脉闭锁 220
肺动脉闭锁 - 室间隔缺损矫治术 232
肺动脉闭锁 - 室间隔缺损 - 体肺动脉侧支循环矫治术 232
肺动脉闭锁(室间隔缺损 - 体肺动脉侧支循环型) 220
肺动脉闭锁(室间隔缺损型) 220
肺动脉闭锁 - 室间隔完整△ 220
肺动脉闭锁(室间隔完整型) 220
肺动脉病损切除术 213
肺动脉不发育 83
肺动脉部分切除伴吻合术 213, 232
肺动脉成形术 213
肺动脉导管 344
肺动脉导管染料稀释法 344
肺动脉导管温度稀释法 344
肺动脉导管置管术 340
肺动脉吊带 73, 220
肺动脉吊带矫治术 232
肺动脉发育不全 83
肺动脉分支球囊扩张术 80
肺动脉分支狭窄 220
肺动脉高压 73, 83, 220
肺动脉高压危象 73
肺动脉高压中度△ 79
肺动脉高压重度△ 79
肺动脉环束去除术 232
肺动脉环束术 232
肺动脉环缩术 213
肺动脉夹层 73
肺动脉结扎术 213, 232, 335
肺动脉介入治疗术后 73
肺动脉扩张 73, 220
肺动脉瘤 83, 220
肺动脉瘤包裹术 232
肺动脉瘤切除伴补片修补术 232
肺动脉瘤切除伴肺动脉成形术 232
肺动脉瘤切除伴人工血管置换术 232
肺动脉瘤栓 220
肺动脉瘘 220
肺动脉漏斗部狭窄 220
肺动脉内膜剥脱术 213, 232
肺动脉平均压 97
肺动脉起源异常△ 77, 220
肺动脉起源于升主动脉 220
肺动脉起源于升主动脉矫治术 232
肺动脉球囊扩张成形术 213
肺动脉球囊扩张术 80
肺动脉融合术 232
肺动脉 - 上腔静脉分流术 232
肺动脉收缩压 97, 344
肺动脉舒张压 97, 344
肺动脉栓塞术 213, 232
肺动脉栓塞综合征△ 222
肺动脉探查术 213, 232
肺动脉外周分支成形术 232
肺动脉狭窄 73, 220
肺动脉楔压 97
肺动脉楔压监测 81
肺动脉修补术 213, 232
肺动脉血栓切除术 213, 232

肺动脉压 97
肺动脉压监测 81
肺动脉炎 220
肺动脉造影 80, 238
肺动脉中心分支成形术 232
肺动脉肿瘤 220
肺段切除伴系统性纵隔淋巴结清扫术 214
肺段切除术 214
肺多发磨玻璃影病变 212
肺恶性肿瘤 83, 348
肺二氧化碳弥散量 97
肺发育不良 83
肺发育不全和发育异常△ 83
肺发育未成熟 83
肺放线菌病 83, 459
肺分离 398
肺复张方法 94, 340
肺副球孢子菌病 83, 398, 459
肺高血压△ 83, 220
肺高压 73
肺隔离技术 340
肺隔离症 83, 398
肺梗死 73, 83
肺弓形虫病 83, 398, 459
肺功能 97
肺功能不全 83
肺功能检查 97, 334
肺功能检查仪 97
肺功能下降 97
肺功能障碍△ 97
肺钩虫病 83
肺孤立性纤维瘤 83
肺惯性阻力 97
肺灌洗麻醉术 340
肺灌注显像 97
肺过度充气 83
肺过度通气△ 83
肺含铁血黄素沉着症 83
肺厚壁空洞 83
肺滑动征 344
肺滑膜肉瘤 83
肺化学感受器瘤 83
肺坏疽△ 85
肺坏疽和坏死△ 85
肺坏死 83
肺换气功能减低△ 97
肺换气量减少 83
肺蛔虫病 83
肺活检 94
肺活量 97, 344
肺活量减少 83
肺疾病和 / 或低氧血症相关性肺动脉高压 83
肺棘球蚴病 83, 459
肺继发恶性肿瘤 83, 348
肺寄生虫病 83
肺假性淋巴瘤 83
肺间质病变△ 69
肺间质负压 97
肺间质疾病 83
肺间质纤维化 83
肺间质纤维化伴感染△ 83
肺间质纤维化并感染 83

肺间质纤维化合并肺气肿综合征　83
肺间质纤维化合并感染　83
肺间质纤维化(炎症后)　83
肺间质压　97
肺剪(切)应力伤　84
肺减容术　94, 214
肺交界性肿瘤　84
肺节段切除术　354
肺结核　459
肺结核伴胸腔积液　84
肺结核并咯血　84
肺结核病　84
肺结核初治涂阳　84
肺结核复燃　84
肺结核活动期　84
肺结核瘤△　84, 212
肺结核(培养证实)　84
肺结核球　84, 212
肺结核所致精神障碍　437
肺结核(涂片阳性)　84
肺结核(细菌学和组织学检查为阴性)　84
肺结核(显微镜检证实)　84
肺结核原发综合征△　84
肺结核(组织学证实)　84
肺静脉闭塞　84, 220
肺静脉闭塞症△　84, 220
肺静脉闭锁　220
肺静脉成形术　214, 232
肺静脉狭窄　73, 220
肺静脉狭窄矫治术　232
肺静脉血管畸形　220
肺静脉压　97
肺开放策略　94
肺康复　94
肺扩张力损伤　84
肺朗格汉斯组织细胞增多症△　84
肺朗格汉斯组织细胞增生症　84
肺类癌　84
肺良性肿瘤　84
肺量计法　97
肺裂伤　84
肺裂伤修补术　214
肺淋巴管平滑肌瘤病　84
肺淋巴瘤样肉芽肿病　84
肺铝土纤维化△　87
肺毛霉病△　84, 413
肺毛霉菌病　84, 398, 413, 459
肺毛细血管静水压　97
肺毛细血管跨壁压　97
肺毛细血管临界开放压　97
肺毛细血管瘤　73, 84
肺毛细血管瘤病△　84
肺毛细血管楔压　344
肺毛细血管血氧饱和度　97
肺毛细血管血氧分压　97
肺毛细血管血氧含量　97
肺梅毒　84, 459
肺霉菌病　459
肺恶性肿瘤　84
肺门淋巴结采样术　214
肺门淋巴结钙化　84
肺门淋巴结根治性切除术　214
肺门淋巴结根治性清除术　354
肺门淋巴结继发恶性肿瘤　84

肺门淋巴结结核　84
肺门淋巴结结核(细菌学和组织学证实)　84
肺门淋巴结切除术　214
肺门淋巴结清除术　354
肺门淋巴结炎　84
肺门淋巴结肿大　84
肺门胸膜剥除松解术　214
肺门增大　84
肺弥散功能降低　84
肺弥散量　97
肺囊虫病　84
肺囊尾蚴病　459
肺囊性病变　84
肺囊性疾病　84
肺囊性纤维化　84
肺囊肿　84
肺囊肿并感染　84
肺内分流　338
肺内静动脉血分流△　84, 220
肺内淋巴结转移　84
肺内磨玻璃结节　84
肺内异物　84, 212
肺内异物取出术　214
肺黏膜相关淋巴组织结外边缘区淋巴瘤　84
肺黏液瘤　84
肺念珠菌病　84, 398, 413, 459
肺脓肿　84, 398, 459
肺脓肿不伴有肺炎△　86
肺奴卡菌病△　84, 413
肺诺卡菌病　84, 413, 459
肺泡表面张力　97
肺泡出血△　84
肺泡出血综合征　84
肺泡蛋白沉积症　84
肺泡低通气综合征　84
肺泡 - 动脉血氧分压差　97
肺泡 - 动脉氧分压差　326
肺泡呼吸音　92
肺泡气二氧化碳分压　97
肺泡气二氧化碳浓度　97
肺泡气浓度　344
肺泡通量　97
肺泡通气量 - 动脉血二氧化碳分压关系曲线　97
肺泡微结石症　84
肺泡微石症△　84
肺泡性肺水肿　337
肺泡性肺炎　398
肺泡压　97
肺泡氧分压　97
肺泡氧浓度　97
肺泡引流　94
肺膨出　84
肺膨胀不良△　92
肺铍沉积症　84
肺破裂　212
肺气压伤　84
肺气肿　84, 326
肺气肿伴肺大疱形成　84
肺气肿所致精神障碍　437
肺切除术后全余肺切除术　214
肺切除术后余肺肺叶切除术　214

肺切除术后余肺切除术　214
肺切除术后余肺楔形切除术　214
肺球孢子菌病　398, 459
肺球形阴影　84
肺曲菌病　459
肺曲菌球△　84
肺曲霉病　84, 398
肺曲霉菌病　84, 398
肺曲霉球　84
肺缺如　84
肺容积伤　84
肺肉瘤　84
肺上沟瘤　84, 337
肺上皮样血管内皮瘤　84
肺上皮样血管内皮细胞瘤　84
肺生物伤　84
肺实变　84
肺实变征　344
肺嗜酸性粒细胞浸润症　84
肺嗜酸性粒细胞增多症△　84, 89
肺鼠疫　459
肺衰竭　84
肺栓塞　73, 84, 176, 326, 398
肺栓塞溶栓后　84
肺水肿　84, 326
肺顺应性　97
肺损伤△　83
肺弹性阻力　97
肺炭疽　459
肺铁末沉着病　84
肺通气功能障碍　84, 97
肺通气功能正常　84
肺通气显像　97
肺透明膜病　398
肺土拉菌病　459
肺外非结核分枝杆菌病　459
肺外堪萨斯分枝杆菌病　459
肺外鸟 - 胞内分枝杆菌病　459
肺外脓肿分枝杆菌病　459
肺萎陷伤　84
肺吸虫病　84, 413
肺吸虫病(脑型)△　130
肺吸虫抗体　476
肺吸虫抗原　476
肺下积液　84
肺先天性畸形　398
肺纤维化△　83
肺纤维瘤　84
肺小静脉炎　220
肺小气道病变△　89
肺小血管炎　220
肺楔形切除伴淋巴结清扫术　214
肺楔形切除术　214, 354
肺心病△　84
肺心病失代偿期△　84
肺型孢子丝菌病　84
肺型失衡综合征　151
肺型土拉菌病　84
肺型血吸虫病　84, 459
肺性发绀　92
肺性脑病　84, 123
肺修补术　214
肺血管病　73
肺血管畸形　220

肺血管瘤　220
肺血管内压　97
肺血管损伤　212, 220, 398
肺血管外压力　97
肺血管炎　84, 220
肺血管阻力　97, 344
肺血流量　97
肺血容积　97
肺血栓　398
肺血栓栓塞症　84
肺血栓形成△　398
肺血吸虫病△　459
肺血肿　84, 212
肺压力 - 容积曲线　97
肺芽生菌病　84, 398, 459
肺炎　84, 326, 398
肺炎并感染性休克　84
肺炎克雷伯杆菌抗体　476
肺炎克雷伯杆菌性肺炎△　84
肺炎克雷伯菌败血症　398
肺炎克雷伯菌肺炎　84, 398
肺炎克雷伯菌感染　459
肺炎克雷伯菌脑膜炎　123, 398
肺炎链球菌败血症　459
肺炎链球菌肺炎　84, 398
肺炎链球菌鉴定　483
肺炎链球菌抗原　476
肺炎链球菌培养　483
肺炎链球菌培养和鉴定　483
肺炎旁胸腔积液　84
肺炎球菌感染　459
肺炎球菌脑膜炎　123
肺炎球菌性多关节炎　262
肺炎球菌性蜂窝织炎　413
肺炎球菌性关节炎　262
肺炎球菌性脑膜炎△　123
肺炎所致精神障碍　437
肺炎性假瘤　84
肺炎衣原体肺炎　84, 398, 459
肺炎衣原体核酸　470
肺炎衣原体抗体　476
肺炎衣原体抗体 IgG　476
肺炎衣原体抗体 IgM　476
肺炎支原体肺炎　84
肺炎支原体肺炎△　407
肺炎支原体核酸　470
肺炎支原体抗体 IgG　476
肺炎支原体抗体 IgM　476
肺炎支原体性脑炎　123
肺氧弥散量　97
肺叶伴肺段切除术　214
肺叶伴邻近肺叶节段切除术　354
肺叶部切切除术　214, 354
肺叶切除术　214, 354
肺叶切除术伴淋巴结清扫术　214, 354
肺一氧化碳弥散量　97
肺移植　94
肺移植排斥　84
肺移植失败　84
肺隐球菌病　84, 398, 413, 459
肺硬化　84
肺原发性结核性综合征　84
肺原发性淋巴瘤　84
肺源性呼吸困难　33, 92

肺源性心脏病　73, 84
肺源性心脏病失代偿期　84
肺脏介入技术　97
肺粘连松解术　214
肺诊断性影像异常　84
肺真菌病　84
肺真菌感染　459
肺中叶综合征　84
肺肿瘤氩氦刀冷冻术　214
肺转移瘤　348
肺转移性恶性黑色素瘤　84
肺转移性肿瘤　85
肺子宫内膜异位症　368
肺总量　97
肺阻力　97
肺组织胞浆菌病　85, 398, 459
肺组织活检术　85
肺组织黏性阻力　97
废用性骨质疏松　161, 262
废用性骨质疏松伴病理性骨折　262
废用性骨质疏松症△　161, 262
废用性萎缩　262
费恩试验　298
痱　413
分布性休克　337
分侧肺功能　97
分侧肺通气　94
分层穿刺　317
分叉舌　44
分叉型肾盂　239
分叉型输尿管　239
分次肺活量　97
分次剂量　365
分次剂量因子　365
分次立体定向放射治疗　365
分次照射　365
分段放射治疗　365
分段截骨术　61
分段印模　67
分段诊刮术　378
分根术　61
分化外型性外阴上皮内瘤变　368
分化型外阴上皮内瘤变　369
分开不足　3
分开过强　3
分离　443
分离焦虑障碍　437
分离麻醉术　340
分离型腕关节不稳定　262
分离性抽搐　443
分离性垂直斜视　3
分离性垂直斜视合并分离性水平斜视　3
分离性感觉缺失　443
分离性骨软骨炎△　257
分离性幻觉　443
分离性恍惚　443
分离性漫游　443
分离性木僵　443
分离性水平斜视　3
分离性妄想　443
分离性眼球震颤　3
分离性遗忘　443
分离性运动障碍　437
分离症状　443

分离[转换]性障碍　437
分裂情感性障碍　437
分裂情感障碍混合发作　437
分裂情感障碍抑郁发作　437
分裂情感障碍躁狂发作　437
分裂型障碍　437
分裂样人格障碍　437
分流性肾炎　151
分泌睾酮的卵巢肿瘤　161
分泌睾酮的肾上腺皮质癌　161
分泌型免疫球蛋白 A　476
分泌型脑膜瘤　199
分娩伴膀胱损伤　386
分娩伴耻骨联合分离　386
分娩伴耻骨联合软骨撕脱　386
分娩伴腹直肌分离　386
分娩伴会阴血肿　386
分娩伴阔韧带血肿　386
分娩伴泌尿道损伤　386
分娩伴尿道损伤　386
分娩伴盆腔器官损伤　386
分娩伴胎儿酸碱平衡紊乱　386
分娩伴外阴血肿　386
分娩伴尾骨损伤　386
分娩伴阴道血肿　386
分娩伴子宫壁血肿　386
分娩伴子宫颈裂伤　386
分娩合并病毒性肝炎　386
分娩合并肌肉骨骼系统和结缔组织疾病　386
分娩合并寄生虫病　386
分娩合并交界性肿瘤　386
分娩合并结核病　386
分娩合并淋病　386
分娩合并梅毒　386
分娩合并贫血　386
分娩合并神经系统病变　386
分娩合并性传播感染性疾病　386
分娩合并性传播模式感染△　386
分娩合并原虫病　386
分娩后刮宫术　378, 394
分娩后尿道狭窄　239
分娩恐惧　437
分娩期败血病△　386
分娩期败血症　386
分娩期发热　386
分娩期宫内感染　386
分娩期麻醉并发症　386
分娩期弥散性血管内凝血　386
分娩期血尿　386
分娩期子宫颈水肿　386
分娩痛　338
分娩性臂丛神经损伤　262
分娩镇痛　394
分娩镇痛技术　340
分期膝关节置换　303
分期性手术　94
分水岭脑梗死　123
分牙术　61
分叶脾　184
分支型室速△　73
分支型室性心动过速　73
分枝杆菌的种 / 群基因检测　470
分枝杆菌鉴定　483
分枝杆菌培养(固体法)　483

分枝杆菌培养和鉴定　483
分枝杆菌培养（液体法）　483
分指植皮术　331
分指（趾）术　331
分钟间隔连续尿路造影　248
吩噻嗪抗精神病药和精神安定剂中毒△　453
吩噻嗪镇静剂中毒　453
酚及其同类物中毒　453
酚中毒△　453
粉尘螨过敏性鼻炎　26
粉刺 - 白内障综合征　413
粉刺挤压术　433
粉刺样痣△　415
粉红色泡沫样痰　92
粉碎骨折△　262
粉碎性骨折　262
奋乃静中毒　453
粪便理学检查　472
粪便嵌塞　104
粪便有形成分检查　472
粪便脂肪定量检查　472
粪便潴留　104
粪卟啉检查　472
粪胆素检查　472
粪胆原检查　472
粪寄生虫虫卵计数　472
粪类圆线虫病△　109
丰唐手术　232
丰唐手术△　335
丰唐手术（全腔静脉 - 肺动脉连接，内隧道，不打孔）　232
丰唐手术（全腔静脉 - 肺动脉连接，内隧道，打孔）　232
丰唐手术（全腔静脉 - 肺动脉连接，外管道，不打孔）　232
丰唐手术（全腔静脉 - 肺动脉连接，外管道，打孔）　232
丰唐手术（心房 - 肺动脉连接）　232
丰唐手术（心房 - 心室连接）　232
风卷样骨盆　262
风湿病　262
风湿活动　262
风湿免疫病合并肌病　123
风湿热　262, 413
风湿性多肌痛　262
风湿性二尖瓣关闭不全　220
风湿性二尖瓣关闭不全（轻度）　220
风湿性二尖瓣关闭不全（中度）　220
风湿性二尖瓣关闭不全（重度）220
风湿性二尖瓣狭窄　220
风湿性二尖瓣狭窄伴关闭不全　220
风湿性二尖瓣狭窄（轻度）　220
风湿性二尖瓣狭窄（中度）　220
风湿性二尖瓣狭窄（重度）　220
风湿性肺动脉瓣关闭不全　220
风湿性肺动脉瓣关闭不全（轻度）　220
风湿性肺动脉瓣关闭不全（中度）　220
风湿性肺动脉瓣关闭不全（重度）　220
风湿性肺动脉瓣狭窄　220
风湿性肺动脉瓣狭窄（轻度）　220
风湿性肺动脉瓣狭窄（中度）　220
风湿性肺动脉瓣狭窄（重度）　220
风湿性关节炎　262
风湿性关节炎合并肌病　123

风湿性环状红斑　413
风湿性环形红斑△　413
风湿性肌病　262
风湿性脊柱炎　262
风湿性联合瓣膜病　220
风湿性三尖瓣关闭不全　220
风湿性三尖瓣狭窄　220
风湿性三尖瓣狭窄伴关闭不全　220
风湿性三尖瓣狭窄（轻度）　220
风湿性三尖瓣狭窄（中度）220
风湿性三尖瓣狭窄（重度）　220
风湿性舞蹈病△　123
风湿性舞蹈症　123
风湿性心肌炎　73
风湿性心脏瓣膜病　220
风湿性心脏病　73
风湿性主动脉瓣关闭不全　220
风湿性主动脉瓣关闭不全（轻度）　220
风湿性主动脉瓣关闭不全（中度）　220
风湿性主动脉瓣关闭不全（重度）　220
风湿性主动脉瓣疾病　220
风湿性主动脉瓣狭窄　220
风湿性主动脉瓣狭窄伴关闭不全　220
风湿性主动脉瓣狭窄（轻度）　220
风湿性主动脉瓣狭窄（中度）　220
风湿性主动脉瓣狭窄（重度）　220
风团　432
风心病△　73
风疹　413, 459
风疹并发肺炎△　85, 398
风疹病毒感染　398
风疹病毒核糖核酸　470
风疹病毒抗体　476
风疹病毒抗体 IgG　476
风疹病毒抗体 IgM　476
风疹性肺炎　85, 398, 459
风疹性关节炎　262, 398
风疹性脑膜脑炎　123, 398, 459
风疹性脑膜炎　123, 398, 459
风疹性脑炎　459
枫糖尿病　161, 398
封闭螺丝　61
封堵器取出术　232
峰间期　146
峰潜伏期　146
蜂鸟征　146
蜂窝织皮下型鼠疫　459
蜂窝织炎　184, 262, 398, 413
冯希佩尔 - 林道综合征△　131
缝匠肌肌皮瓣术　331
缝线包压法　331
缝线编织技术　303
缝扎止血术　303
麸质敏感性肠病　104
跗骨病损切除术　303
跗骨成形术　303
跗骨的肌腱端病　262
跗骨窦综合征　262
跗骨恶性骨肿瘤　262
跗骨钢板内固定术　303
跗骨钢针内固定术　303
跗骨骨髓炎　326
跗骨骨折　262
跗骨骨折闭合复位钢针内固定术　303

跗骨骨折闭合复位螺钉内固定术　303
跗骨骨折闭合复位术　303
跗骨骨折切开复位钢针内固定术　303
跗骨骨折切开复位内固定术　303
跗骨骨折切开复位术　303
跗骨骨折切开复位髓内钉内固定术　303
跗骨活组织检查　303
跗骨间关节背侧楔形截骨术　303
跗骨间融合术　303
跗骨截骨术　303
跗骨开放性骨折清创术　303
跗骨联合　262
跗骨螺钉内固定术　303
跗骨内固定物取出术　303
跗骨切除术　303
跗骨韧带扭伤　262
跗骨韧带损伤　262
跗骨死骨去除术　303
跗骨脱位　262
跗骨外固定架固定术　303
跗骨外固定架去除术　303
跗骨延长术　303
跗骨移除　303
跗骨折骨术　303
跗管松解术　303
跗管综合征　123, 262
跗间关节骨折　262
跗跖关节骨折脱位　262
跗跖关节融合术　303
跗跖关节损伤　262
跗跖关节脱位　262
跗跖关节脱位切开复位术　303
跗跖韧带扭伤　262
跗跖韧带损伤　262
弗赖恩 - 埃尔德综合征　413
弗朗西斯凯蒂综合征　413
弗雷德里克森高脂蛋白血症Ⅰ型　172
弗雷德里克森高脂蛋白血症Ⅱa型　172
弗雷德里克森高脂蛋白血症Ⅱb型　172
弗雷德里克森高脂蛋白血症Ⅲ型　172
弗雷德里克森高脂蛋白血症Ⅳ型　172
弗雷德里克森高脂蛋白血症Ⅴ型　172
弗雷戈利综合征　443
弗雷综合征　26
弗雷综合征△　54
弗里德赖希共济失调　123
弗里德兰氏杆菌脑膜炎　123
弗里德伦德尔杆菌脑膜炎　398
弗洛因综合征　146
弗 - 谢二氏综合征△　277
伏格特 - 小柳综合征△　15, 413
服梦之旅△　439
氟斑牙△　44
氟骨病　262
氟骨症　262
氟光气中毒　453
氟化锂剂量仪　365
氟化氢化学灼伤　453
氟化氢中毒　453
氟及其无机化合物中毒　453
氟哌啶醇中毒　453
氟碳化合物　94
氟西汀中毒　398
氟牙症　44

氟乙酰胺中毒△ 455
浮髌试验 344
浮动胸壁 213
浮肩损伤 262
浮膝 262
浮膝损伤 262
浮游物 18
匍行性穿通性弹性纤维病 413
匍行性回状红斑△ 423
匍行性血管瘤 413
匍行疹 423
辐射后的孕产妇医疗 386
辐射剂量 365
辐照猪皮 331
福代斯斑△ 58
福代斯病△ 51, 423
福尔克曼挛缩△ 280
福格特 - 小柳 - 原田综合征 413
福克斯 - 福代斯病 413
福山型先天性肌营养不良 123
福氏志贺菌痢疾 104
福氏志贺菌细菌性痢疾 459
俯卧屈膝激发试验 298
俯卧位通气 94
辅助放射疗法 303
辅助化学疗法 303
辅助 - 控制通气 94, 340
辅助生殖技术后多胎妊娠 386
辅助生殖技术后感染 369
辅助通气 94, 340
辅助性化疗 94
辅助循环 340
腐蚀伤伴有(导致)眼球破裂和破坏 3
腐蚀性碱和碱样物质的毒性效应 69
腐蚀性食管炎 26
腐蚀性物质致化学损伤 453
腐蚀性有机化合物的毒性效应 69
父母养育方式评价量表 445
负幻觉 443
负性肌阵挛△ 128
负性肌阵挛发作 123
负性心尖搏动 79
负压创面治疗 331
负压辅助创面关闭 303
负压通气 94
负压通气术 340
负压性肺水肿 337
妇科腹部超声检查 384
妇科检查 384
妇科内分泌检查 384
妇科阴道超声检查 384
附壁血栓 220
附耳 44
附睾病损切除术 248, 354
附睾恶性肿瘤 239
附睾睾丸炎 239
附睾继发性恶性肿瘤 239
附睾交界性肿瘤 239
附睾结核 239
附睾结节 239
附睾类肿瘤 239
附睾裂伤缝合术 248
附睾梅毒 239
附睾囊腺瘤 239

附睾囊肿切除术 248
附睾切除术 248, 354
附睾切开探查术 248
附睾肉瘤 239
附睾乳头状囊腺瘤 348
附睾 - 输精管吻合术 248
附睾头囊肿 239
附睾腺瘤 239
附睾炎 239
附睾造影 248
附红细胞体病 459
附加肾 398
附加音 92
附加于痴呆的谵妄 437
附件继发恶性肿瘤 369
附件炎性包块 369
附件肿物 369
附体 443
附体妄想 443
附着丧失 59
附着水平 67
附着系统 61
复发 176
复发病例 459
复发色素痣 318
复发心境情感障碍 437
复发性阿弗他口腔炎△ 413
复发性阿弗他溃疡△ 44
复发性斑疹伤寒 459
复发性半月板紊乱△ 288
复发性鼻窦炎鼻息肉 26
复发性髌骨不全脱位△ 262
复发性髌骨不完全脱位 262
复发性髌骨脱位 262
复发性唇疱疹△ 43
复发性单纯疱疹 413, 459
复发性胆管绞痛 104
复发性胆管炎 104, 398
复发性动脉瘤 220
复发性多发性软骨炎伴发葡萄膜炎 3
复发性多软骨炎 26, 85, 123, 262, 413
复发性多软骨肾损害 151
复发性二期梅毒 413
复发性发热性结节性脂膜炎 413
复发性风湿病 413
复发性肝内胆管细胞癌 348
复发性肝细胞癌 348
复发性虹膜睫状体炎 3
复发性坏死性黏膜腺周围炎 44, 413
复发性坏死性黏膜腺炎△ 413
复发性寰枢不完全性脱位 262
复发性寰枢不完全性脱位伴脊髓病 262
复发性急性胰腺炎△ 104
复发性脊髓炎 123
复发性甲状腺癌 348
复发性肩关节不全脱位 262
复发性肩关节前脱位 262
复发性肩关节脱位△ 271
复发性肩关节脱位修补术 303
复发性角膜上皮糜烂 3
复发性颈淋巴结转移癌切除术 61
复发性口腔溃疡 44
复发性阑尾炎 104
复发性淋巴细胞性脑膜炎 123, 413

复发性流产 369
复发性卵巢癌 369
复发性脑膜炎 123
复发性脑血管病 123
复发性脑炎 123
复发性尿路感染 151
复发性疱疹性口炎 45
复发性疱疹性口炎△ 43
复发性盆底器官脱垂 369
复发性皮肤坏死性嗜酸细胞性血管炎 413
复发性前葡萄膜炎 3
复发性前庭病 26
复发性生殖器疱疹 414
复发性失眠 123
复发性视神经炎 3
复发性视网膜脱离 3
复发性疼痛性红斑 414
复发性痛性眼肌麻痹神经病 123
复发性外阴阴道假丝酵母菌病 369
复发性线状棘层松解皮病 414
复发性血尿 156
复发性腰椎间盘突出症 262
复发性胰腺炎 104
复发性抑郁障碍 437
复发性抑郁障碍(目前为伴有精神病性症状的重度发作) 437
复发性抑郁障碍(目前为伴有躯体症状的轻度发作) 437
复发性抑郁障碍(目前为伴有躯体症状的中度发作) 437
复发性抑郁障碍(目前为不伴有精神病性症状的重度发作) 437
复发性抑郁障碍(目前为不伴有躯体症状的轻度发作) 437
复发性抑郁障碍(目前为不伴有躯体症状的中度发作) 437
复发性抑郁障碍(目前为缓解状态) 437
复发性抑郁障碍(目前为轻度发作) 437
复发性抑郁障碍(目前为中度发作) 437
复发性翼状胬肉 3
复发性躁狂发作 437
复发性阵发性偏侧头痛 123
复发性脂膜炎△ 413
复方氨林巴妥药物反应 69
复方利血平片中毒 453
复方止痛药物过量性头痛 123
复钙交叉时间 472
复钙时间 472
复合波 146
复合重复放电 146
复合重建 303
复合肺叶切除伴系统纵隔性淋巴结清扫术 214
复合肺叶切除术 214
复合固定桥 61
复合混合神经动作电位 146
复合肌肉动作电位 146
复合麻醉术 340
复合前列腺特异性抗原 476
复合人工皮 331
复合伤 326
复合神经动作电位 146
复合手术胸主动脉覆膜支架置入术(腋 - 腋、腋 - 颈、腋 - 腋 - 颈) 232

复合维生素 B 缺乏 172
复合先露 386
复合型过敏性紫癜 414
复合型腕关节不稳定 262
复合性高脂血症 172
复合性国际诊断交谈检查表 445
复合性霍奇金和非霍奇金淋巴瘤 318
复合性溃疡 104
复合性溃疡伴出血 104
复合运动神经动作电位 146
复合转换 94
复合组织移植 331
复极化 146
复孔绦虫病 104,459
复拇畸形△ 259
复视 18,34,213
复听 34
复位固定 61
复温术 340
复杂肺炎旁胸腔积液 85
复杂骨折 262
复杂冠根折 45
复杂冠折 45
复杂性腹腔感染 184
复杂性感染 326
复杂性急性醉酒 443
复杂性局部疼痛综合征 262
复杂性尿路感染 239
复杂性区域疼痛综合征 123
复杂性区域疼痛综合征（Ⅰ型） 123
复杂性区域疼痛综合征（Ⅱ型） 123
复杂性肾囊肿 239
复杂性肾盂肾炎 239
复杂性遗传性视神经病变 3
复杂眼睑裂伤缝合术 20
复张性肺水肿 85,337
副百日咳鲍特菌百日咳 459
副百日咳鲍特菌抗体 476
副百日咳博德特杆菌性百日咳△ 85
副百日咳杆菌百日咳 85
副鼻窦肿瘤 45
副蛋白血症相关神经病 123
副痘 459
副耳 414
副耳郭 26
副耳廓△ 414
副耳切除术 321,433
副腓骨骨折 262
副跟骨 262
副脊索瘤 262
副甲状腺 172
副交感神经阻滞剂和解痉药中毒 69
副流感病毒肺炎△ 85
副流感病毒感染 459
副流感病毒核糖核酸 470
副流感病毒急性支气管炎△ 85
副流感病毒抗体 476
副流感病毒抗体 IgG 476
副流感病毒抗体 IgM 476
副流感病毒抗原 476
副流感病毒性肺炎 85
副流感病毒性急性支气管炎 85
副卵巢 369
副拇指 262

副牛痘△ 416
副脾 184
副脾切除术 188,355
副球孢子菌病 398,414,459
副韧带修补术 303
副溶血弧菌肠炎 104
副溶血性弧菌食物中毒 104
副乳△ 414
副乳房 414
副乳畸形 318
副乳切除术 188
副乳头 414
副乳头切除术 188
副乳腺恶性肿瘤 184
副乳腺囊性增生 184
副乳腺腺病 184
副腮腺病损切除术 61
副腮腺恶性肿瘤 45
副腮腺切除术 61
副伤寒 459
副伤寒丙 459
副伤寒甲 459
副伤寒乙 459
副神经疾病 123
副神经疾患△ 123
副神经节交界性肿瘤 199
副神经节瘤 26,199
副神经节瘤伴肠梗阻 161
副神经节瘤伴肠缺血 161
副神经节瘤伴多种并发症 161
副神经节瘤伴儿茶酚胺心肌病 161
副神经节瘤伴肺水肿 161
副神经节瘤伴冠心病 161
副神经节瘤伴慢性肾病 161
副神经节瘤伴脑病 161
副神经节瘤伴脑血管病 161
副神经节瘤伴皮肤溃疡 161
副神经节瘤伴视网膜病变 161
副神经节瘤伴糖尿病 161
副神经节瘤伴主动脉夹层 161
副神经麻痹 123
副神经 - 舌下神经吻合术 36,61
副神经损伤 123
副神经探查术 303
副神经移位术 145,303
副肾动脉 220
副肾动脉变异 240
副肾切除术 248,355
副输卵管 369
副输卵管扭转 369
副胎盘 386
副胰腺 161
副银屑病 414
副指 262
副趾 262
副中肾管囊肿切除术 248
副中肾管永存综合征 161
副中肾管综合征 240
副肿瘤神经综合征 123
副肿瘤相关的周围神经病 123
副肿瘤相关性边缘叶脑炎△ 123
副肿瘤型天疱疮 414
副肿瘤性边缘系统脑炎 123
副肿瘤性感觉神经病 124

副肿瘤性感觉运动性神经病 124
副肿瘤性脑干脑炎 124
副肿瘤性脑脊髓炎 124
副肿瘤性视网膜病变 3
副肿瘤性天疱疮△ 414
副肿瘤性相关抗体 146
副肿瘤性小脑变性 124
副肿瘤性小脑性共济失调 124
副肿瘤性周围神经病△ 123
副肿瘤综合征 85,124,348
副舟骨△ 290
富含淋巴细胞型经典霍奇金淋巴瘤 176
富含糖原腺癌△ 52
富克斯综合征 414
富马酸喹硫平中毒 398
富士山征 146
富血小板凝胶 331
富血小板纤维蛋白 61,331
富血小板血浆 61,331
富于淋巴细胞浆细胞型脑膜瘤 199
腹白线疝 104
腹白线疝补片修补术 188
腹壁白线疝修补术 188
腹壁瘢痕 326
腹壁膀胱瘘 398
腹壁病损切除术 188,321,355,433
腹壁补片修补术 188,321,355
腹壁肠瘘 105
腹壁挫伤 184
腹壁冻伤伴组织坏死 326
腹壁窦道扩创术 321,355
腹壁窦道切开引流术 355
腹壁窦道切开引流术 188
腹壁窦道清创术 / 扩创术 188
腹壁恶性软组织肿瘤 318
腹壁反射 298
腹壁蜂窝炎 184
腹壁活组织检查 197,321,362,435
腹壁交界性软组织肿瘤 318
腹壁静脉曲张 220
腹壁开放性伤口△ 184
腹壁开放性损伤 184
腹壁溃疡 184,414
腹壁良性软组织肿瘤 318
腹壁裂伤缝合术 321,355
腹壁裂伤缝合修补术 188
腹壁淋巴管瘤（囊肿）切除术 188
腹壁淋巴管瘤 / 囊肿切除术 355
腹壁瘘管 105
腹壁盲肠瘘△ 109
腹壁脓肿 414
腹壁脓肿切开引流术 188,321,355,433
腹壁浅表冻伤 326
腹壁浅表异物 184
腹壁嵌顿疝△ 105
腹壁切开减张术 331
腹壁切开引流术 188,355,433
腹壁切口裂开缝合术 188,248
腹壁切口疝 184
腹壁切口疝补片修补术 188
腹壁切口疝修补术 188
腹壁疝 104,105
腹壁疝（脐疝）伴有坏疽△ 107
腹壁疝修补术 188

腹壁伤口扩创术　188, 321, 433
腹壁伤口清创术　188, 321, 355, 433
腹壁、下背和骨盆冻伤伴有组织坏死△　326
腹壁血管结扎术　188
腹壁血栓性静脉炎　220
腹壁血肿清除术　188, 321, 433
腹壁血肿清创术　355
腹壁异物取出术　188, 321, 355, 433
腹壁造口术　188, 248, 355
腹壁粘连　105
腹壁肿瘤　348
腹壁肿瘤切除术　188
腹壁转移癌　348
腹壁子宫内膜异位病灶切除术　378
腹壁子宫内膜异位症　369
腹壁组织结构分离修补术　188
腹部瘢痕　326
腹部超声检查　71, 217
腹部创伤性横切　184
腹部冻伤　326
腹部多处血管损伤△　184
腹部放线菌病　459
腹部管圆线虫病　459
腹部和下背及骨盆多处开放性损伤　263
腹部和下背及骨盆多处损伤　263
腹部和下背及骨盆多处血管损伤　220
腹部和下背及骨盆多发性血管损伤　184
腹部和下背及骨盆软组织损伤　263
腹部和下背及骨盆周围神经损伤　263
腹部肌腱损伤　263
腹部肌肉损伤　263
腹部挤压伤　184
腹部静脉部分切除伴吻合术　188
腹部静脉结扎术　188
腹部静脉曲张　220
腹部开放性损伤　184
腹部开放性损伤伴腹内器官损伤　184
腹部埋藏手取出术　303, 331
腹部切口裂开　318
腹部切口愈合不良　318
腹部全厚皮片移植术　303
腹部土拉菌病　459
腹部、下背和骨盆多处浅表损伤△　263
腹部、下背和骨盆损伤△　290
腹部、下背和骨盆周围神经损伤△　263
腹部血管超声检查　71
腹部血管损伤　184
腹部血肿去除术　188, 248, 355
腹部占位△　105
腹部脂肪增多症　161
腹部肿物　105
腹部肿胀　105
腹部周闱神经恶性肿瘤△　348
腹侧去旋转脊柱固定融合术　303
腹放线菌病　105, 459
腹股沟病损切除术　188, 321, 355, 433
腹股沟挫伤　263
腹股沟恶性肿瘤　348
腹股沟放射性溃疡　326
腹股沟蜂窝织炎　184
腹股沟复发疝　184
腹股沟滑动性疝　184
腹股沟环松弛　105
腹股沟继发恶性肿瘤　348

腹股沟淋巴结根治性切除术　188
腹股沟淋巴结根治性清除术　355
腹股沟淋巴结继发恶性肿瘤　348
腹股沟淋巴结切除术　188, 248, 378, 433
腹股沟淋巴结清除术　355
腹股沟淋巴结清扫术　248
腹股沟内侧皮瓣修复术　61
腹股沟脓肿　414
腹股沟脓肿切开引流术　188, 321, 355, 433
腹股沟皮瓣　331
腹股沟嵌顿疝　184
腹股沟区肿瘤　348
腹股沟肉芽肿　414
腹股沟疝补片修补术后感染补片取出、清创、修补术　188
腹股沟疝修补术后感染清创、修补术　188
腹股沟神经恶性肿瘤△　348
腹股沟探查术　188, 355, 435
腹股沟斜疝△　113
腹股沟斜疝合并直疝　105
腹股沟周围神经恶性肿瘤　348
腹横肌平面阻滞麻醉与镇痛术　340
腹横筋膜平面阻滞麻醉与镇痛术　340
腹-会阴拖出术　355
腹-会阴-直肠联合切除术　355
腹茧症　105
腹裂修补术　188
腹膜壁层恶性肿瘤　105
腹膜壁层间皮瘤　105
腹膜病损切除术　188, 355
腹膜多发转移△　105
腹膜恶性肿瘤　105
腹膜缝合术　188, 355
腹膜高级别浆液性癌　348
腹膜骨盆恶性肿瘤　105
腹膜广泛转移△　105
腹膜后病损切除术　188, 355
腹膜后错构瘤　348
腹膜后恶性肿瘤　348
腹膜后感染　105
腹膜后和腹膜继发恶性肿瘤　105
腹膜后活组织检查　197, 362
腹膜后畸胎瘤　184, 369
腹膜后间皮瘤　105
腹膜后交界性肿瘤　105
腹膜后精原细胞瘤　240
腹膜后静脉曲张　220
腹膜后巨大脂肪肉瘤　184
腹膜后良性肿瘤　105
腹膜后淋巴管横断结扎术　188, 248, 355
腹膜后淋巴管（囊肿）切除术　188, 248
腹膜后淋巴管/囊肿切除术　355
腹膜后淋巴管囊肿　240
腹膜后淋巴结根治性切除术　188
腹膜后淋巴结根治性清除术　355
腹膜后淋巴结继发恶性肿瘤　348
腹膜后淋巴结结核　105
腹膜后淋巴结切除术　248
腹膜后淋巴结清扫术　248
腹膜后淋巴囊肿　240
腹膜后卵黄囊瘤　369
腹膜后囊肿　105
腹膜后内胚窦瘤△　369
腹膜后脓肿　459

腹膜后脓肿切开引流术　188, 355
腹膜后清扫术　355
腹膜后入路　303
腹膜后血管瘤　105
腹膜后血管损伤　369
腹膜后血肿　105, 220
腹膜后脂肪瘤　105
腹膜后肿瘤△　105
腹膜后肿瘤切除术　355
腹膜后肿物　105
腹膜后注气造影　248
腹膜后子宫内膜异位症　369
腹膜活组织检查　197, 362
腹膜继发恶性肿瘤　105
腹膜假黏液瘤　184
腹膜间皮瘤　105
腹膜交界性肿瘤　105
腹膜结核　105
腹膜良性肿瘤　105
腹膜内膀胱破裂　240
腹膜内透析导管引起的机械性并发症　184
腹膜脓肿　105
腹膜切开术　188, 248, 355
腹膜损伤　105, 184
腹膜透析　155, 248, 331, 408
腹膜透析超滤衰竭　151
腹膜透析导管腹腔镜法复位术　155
腹膜透析导管手术法复位术　155
腹膜透析导管隧道重建术　155
腹膜透析导管隧道感染　151
腹膜透析导管外口感染　151
腹膜透析导丝法置管术　155
腹膜透析腹膜炎　105
腹膜透析腹腔镜法置管术　155
腹膜透析手术法拔管术　155
腹膜透析手术法置管术　155
腹膜透析外接短管更换操作　155
腹膜透析相关涤纶套脱出　151
腹膜透析相关腹壁渗漏　151
腹膜透析相关腹疝　151
腹膜透析相关腹透导管移位　151
腹膜透析相关管周渗漏　151
腹膜透析相关隧道感染△　151
腹膜透析相关外口感染△　151
腹膜透析相关外生殖器水肿　151
腹膜透析相关网膜包裹　151
腹膜透析相关性腹膜炎　151
腹膜透析相关性真菌性腹膜炎　151
腹膜透析相关胸腹漏　151
腹膜透析相关引流不畅　151
腹膜透析置管导丝复位术　155
腹膜透析置管手术法复位术＋部分大网膜切除术　155
腹膜透析置管术　248
腹膜外病损切除术　188, 355
腹膜外脓肿切开引流术　188, 355
腹膜外膀胱破裂　240
腹膜外剖宫产术　394
腹膜外血肿清除术　188, 355
腹膜下血肿切除术　188, 248, 355
腹膜血管结扎术　188
腹膜血肿清除术　188, 248, 355
腹膜炎　105
腹膜粘连　105

腹膜粘连松解术 188, 248
腹膜转移性肿瘤 348
腹膜子宫内膜异位症 369
腹膜组织修补术 188, 355
腹内病损穿刺活组织检查 362
腹内多器官损伤 105
腹内淋巴结继发恶性肿瘤 105
腹内器官损伤 105
腹内疝伴肠梗阻 105
腹内疝伴坏疽 105
腹内疝嵌顿松解回纳(复位)加修补术 189
腹盆腔积血 377
腹盆腔积液 377
腹盆腔脓肿△ 266
腹嵌顿疝 105
腹腔包虫病△ 459
腹腔病损穿刺活组织检查 197, 362
腹腔病损氩氦刀靶向冷冻治疗术 189, 355
腹腔冲洗引流术 189
腹腔出血△ 105
腹腔穿刺 408
腹腔动脉闭塞 220
腹腔动脉畸形 105
腹腔动脉瘤 220
腹腔动脉损伤 184, 220
腹腔动脉狭窄 220
腹腔动脉血栓形成 220
腹腔动脉压迫综合征 105
腹腔动脉造影 232
腹腔恶性肿瘤 105
腹腔复温术 340
腹腔干动脉闭塞 220
腹腔干动脉夹层 221
腹腔干动脉夹层动脉瘤 221
腹腔干动脉假性动脉瘤 221
腹腔干动脉瘤 221
腹腔干动脉瘤破裂 221
腹腔干动脉瘤腔内修复术 232
腹腔干动脉起始部狭窄 221
腹腔干动脉栓塞 221
腹腔干动脉狭窄 221
腹腔干动脉血栓形成 221
腹腔干动脉压迫综合征 221
腹腔干动脉造影 238
腹腔干动脉支架植入术 232
腹腔感染 105
腹腔灌洗 362
腹腔广泛性肿块 105
腹腔广泛性肿胀 105
腹腔化疗泵外露 184
腹腔积血 105, 398
腹腔棘球蚴病 105, 459
腹腔继发恶性肿瘤 105
腹腔假性囊肿 105
腹腔间室综合征 184, 326
腹腔间隙综合征△ 184, 326
腹腔降温麻醉术 340
腹腔结核 105
腹腔 - 颈静脉分流术 189, 355
腹腔 - 静脉分流术 189, 232, 355
腹腔 - 静脉转流泵管置入术 189, 355
腹腔 - 静脉转流术△ 189
腹腔镜膀胱憩室切除术 248
腹腔镜膀胱全切原位膀胱术 248

腹腔镜辅助宫腔镜下子宫纵隔切除术 378
腹腔镜辅助经阴道筋膜内子宫切除术 355, 378
腹腔镜辅助经阴道全子宫切除术 378
腹腔镜辅助经阴道始基子宫切除术 355, 378
腹腔镜辅助经阴道子宫病损切除术 355, 378
腹腔镜辅助经阴道子宫部分切除术 378
腹腔镜辅助经阴道子宫次全切除术 355, 378
腹腔镜辅助经阴道子宫根治性切除术 355
腹腔镜辅助经阴道子宫广泛性切除术 378
腹腔镜辅助经阴道子宫扩大切除术 355, 378
腹腔镜辅助经阴道子宫全切术 355
腹腔镜辅助人工阴道切除术 378
腹腔镜辅助子宫颈上子宫切除术 355
腹腔镜腹膜后淋巴结切除术 189
腹腔镜肝动脉结扎术 232
腹腔镜睾丸下降固定术 240
腹腔镜检查 197
腹腔镜下保留幽门的胰十二指肠切除术 189
腹腔镜下贲门肌层切开术 189
腹腔镜下贲门周围血管离断术 189
腹腔镜下闭孔疝无张力修补术 189
腹腔镜下残角子宫切除术 355, 378
腹腔镜下残留卵巢切除术 355, 378
腹腔镜下残留输卵管卵巢切除术 355
腹腔镜下残留输卵管 - 卵巢切除术 378
腹腔镜下肠道新膀胱术 248
腹腔镜下肠管代输尿管术 248
腹腔镜下肠系膜病损切除术 189, 355
腹腔镜下肠粘连松解术 189
腹腔镜下耻骨后膀胱颈悬吊术(Burch 手术) 378
腹腔镜下耻骨上疝无张力修补术 189
腹腔镜下重复肾切除术 248
腹腔镜下重复肾重复输尿管切除术 248
腹腔镜下次广泛子宫切除术 378
腹腔镜下次全结肠切除术 189
腹腔镜下大网膜切除术 189
腹腔镜下单侧腹股沟疝修补术 189, 335
腹腔镜下单侧卵巢切除术 355, 378
腹腔镜下单侧肾切除术 248, 355
腹腔镜下单侧输卵管 - 卵巢切除术 355, 378
腹腔镜下单侧输卵管切除术 378
腹腔镜下单侧隐睾切除术 248
腹腔镜下胆道探查术 197, 355
腹腔镜下胆道造影术 197, 355
腹腔镜下胆管病损切除术 189
腹腔镜下胆管空肠吻合术 189
腹腔镜下胆囊癌根治术 189
腹腔镜下胆囊部分切除术 189, 355
腹腔镜下胆囊空肠吻合术 189
腹腔镜下胆囊切除术 189, 355
腹腔镜下胆囊取石术 189
腹腔镜下胆囊造口术 189
腹腔镜下胆总管病损切除术 189
腹腔镜下胆总管囊肿切除伴胆管空肠吻合术 189
腹腔镜下胆总管取石术 189
腹腔镜下胆总管探查术 197
腹腔镜下骶韧带部分切除术 378
腹腔镜下骶韧带切断术 378

腹腔镜下骶韧带缩短术 378
腹腔镜下辅助经阴道子宫病损切除术△ 378
腹腔镜下腹壁病损切除术 189, 355
腹腔镜下腹壁活组织检查 362
腹腔镜下腹壁活组织检查术 197
腹腔镜下腹壁切口疝无张力修补术 189
腹腔镜下腹股沟淋巴结清扫术 248
腹腔镜下腹股沟疝无张力修补术(腹腔内补片疝修补术)(含单 / 双侧, 直疝 / 斜疝) 189
腹腔镜下腹股沟疝无张力修补术(经腹腹膜前补片疝修补术)(含单 / 双侧, 直疝 / 斜疝) 189
腹腔镜下腹股沟疝无张力修补术(全腹膜外腹膜前补片疝修补术)(含单 / 双侧, 直疝 / 斜疝) 189
腹腔镜下腹会阴联合直肠癌根治术 189
腹腔镜下腹膜病损切除术 189, 355
腹腔镜下腹膜代阴道成形术 378
腹腔镜下腹膜后病损切除术 189, 355
腹腔镜下腹膜后淋巴结清扫术 248
腹腔镜下腹膜后囊肿切除术 189
腹腔镜下腹膜后肿瘤切除术 355
腹腔镜下腹膜后肿物切除术 189
腹腔镜下腹膜活组织检查 362
腹腔镜下腹膜活组织检查术 197
腹腔镜下腹膜前疝修补术 189
腹腔镜下腹膜粘连松解术 189, 248
腹腔镜下腹腔病损切除术 189, 355
腹腔镜下腹腔积血清除术 189, 248, 355
腹腔镜下腹腔局部注射 189
腹腔镜下腹腔探查术 197
腹腔镜下腹腔异位妊娠去除术 378
腹腔镜下腹腔粘连松解术 189
腹腔镜下肝被膜下血肿清除术 189
腹腔镜下肝病损冷冻治疗术 189
腹腔镜下肝病损切除术 189, 355
腹腔镜下肝病损射频消融术 189, 355
腹腔镜下肝病损微波固化术 189
腹腔镜下肝部分切除术 189, 355
腹腔镜下肝动脉结扎术 189
腹腔镜下肝Ⅱ段切除术 189
腹腔镜下肝Ⅲ段切除术 189
腹腔镜下肝Ⅳ段切除术 189
腹腔镜下肝Ⅴ段切除术 189
腹腔镜下肝Ⅵ段切除术 189
腹腔镜下肝段切除术 189
腹腔镜下肝活检术 189
腹腔镜下肝活组织检查 362
腹腔镜下肝活组织检查术 197
腹腔镜下肝门肠吻合术 189, 355
腹腔镜下肝门空肠吻合术 355
腹腔镜下肝囊肿开窗引流术 189
腹腔镜下肝囊肿切开引流术 189
腹腔镜下肝内无水乙醇注射术 189
腹腔镜下肝脓肿切开引流术 189
腹腔镜下肝血管瘤切除术 189
腹腔镜下肝右后叶切除术 189
腹腔镜下肝右前叶切除术 189
腹腔镜下肝右三叶切除术 189
腹腔镜下肝组织活检术 197
腹腔镜下肝左三叶切除术 189
腹腔镜下肝左外叶切除术 189
腹腔镜下肛门成形术 321

腹腔镜下膈疝修补术　189, 214
腹腔镜下根治性膀胱切除术　248
腹腔镜下根治性前列腺切除术　248
腹腔镜下根治性肾切除术　248
腹腔镜下根治性肾输尿管全长切除术　248
腹腔镜下根治性直肠前切除术　189
腹腔镜下供肝切除术　189
腹腔镜下宫角切开取胚术　378
腹腔镜下宫颈肌瘤切除术　378
腹腔镜下宫颈上子宫切除术　355
腹腔镜下股疝无张力修补术　189
腹腔镜下广泛子宫切除术　378
腹腔镜下横结肠根治性切除术　189
腹腔镜下回肠代阴道术　378
腹腔镜下回肠膀胱术　248
腹腔镜下回盲部切除术　189
腹腔镜下结肠病损切除术　189, 355
腹腔镜下结肠部分切除术　189, 355
腹腔镜下结肠 - 结肠旁路术　189
腹腔镜下结肠造口术　189, 355
腹腔镜下筋膜外子宫切除术　355, 378
腹腔镜下近端胃切除伴食管空肠吻合术
　　189
腹腔镜下经腹会阴直肠切除术　355
腹腔镜下经腹直肠乙状结肠切除术　355
腹腔镜下精索静脉高位结扎术　248
腹腔镜下巨结肠根治术　189, 355
腹腔镜下可控性肠膀胱术　248
腹腔镜下可调节胃束带去除术　189
腹腔镜下可调节胃束带术　189
腹腔镜下空肠造口术　189, 355
腹腔镜下阔韧带病损切除术　378
腹腔镜下阔韧带内肿瘤切除术　378
腹腔镜下阑尾切除术　189
腹腔镜下淋巴结活组织检查　248, 362
腹腔镜下淋巴结活组织检查术　197
腹腔镜下卵巢癌分期手术　378
腹腔镜下卵巢病损电凝术　378
腹腔镜下卵巢病损切除术　355, 378
腹腔镜下卵巢病损烧灼术　378
腹腔镜下卵巢部分切除术　355, 378
腹腔镜下卵巢抽吸术　378
腹腔镜下卵巢穿刺取卵术　378
腹腔镜下卵巢打孔术　378
腹腔镜下卵巢单纯缝合术　378
腹腔镜下卵巢电凝术　378
腹腔镜下卵巢固定术　378
腹腔镜下卵巢黄体破裂修补术　378
腹腔镜下卵巢黄体破裂止血术　378
腹腔镜下卵巢黄体切除术　378
腹腔镜下卵巢黄体血肿清除术　378
腹腔镜下卵巢活检术△　378
腹腔镜下卵巢活组织检查　362, 378
腹腔镜下卵巢囊肿穿刺术　378
腹腔镜下卵巢囊肿开窗术　378
腹腔镜下卵巢脓肿切开引流术　378
腹腔镜下卵巢切开胚胎清除术　378
腹腔镜下卵巢切开探查术　378
腹腔镜下卵巢切开血肿清除术　378
腹腔镜下卵巢楔形切除术　378
腹腔镜下卵巢修补术　378
腹腔镜下卵巢悬吊术　378
腹腔镜下卵巢再植入　378
腹腔镜下卵巢造口术　378

腹腔镜下卵巢粘连松解术　378
腹腔镜下卵巢肿瘤剥除术　355
腹腔镜下卵巢肿瘤切除术　355
腹腔镜下盲肠部分切除术　189, 355
腹腔镜下男性根治性膀胱全切除术　248
腹腔镜下男性盆腔脓肿切开引流术　248
腹腔镜下尿道瘘修补术　248, 355
腹腔镜下女性根治性膀胱全切除术　248
腹腔镜下女性生殖系统肿瘤细胞减灭术
　　378
腹腔镜下膀胱瓣代输尿管术　248
腹腔镜下膀胱部分切除术　248, 355
腹腔镜下膀胱根治性切除术　355
腹腔镜下膀胱颈悬吊术　248
腹腔镜下膀胱全部切除术　355
腹腔镜下膀胱全切除术　248
腹腔镜下膀胱阴道瘘修补术　248
腹腔镜下泡状附件电凝术　378
腹腔镜下泡状附件切除术　378
腹腔镜下盆腹腔粘连松解术　378
腹腔镜下盆腔病损切除术　189, 248, 355,
　　378
腹腔镜下盆腔腹膜粘连松解术　190, 248
腹腔镜下盆腔淋巴结根治性切除术　190,
　　355
腹腔镜下盆腔淋巴结清扫术　248
腹腔镜下盆腔内膜病损电凝术　190, 355
腹腔镜下盆腔脓肿切开引流术　190
腹腔镜下盆腔粘连松解术　190, 248
腹腔镜下脾部分切除术　190
腹腔镜下脾缝合修补术　190
腹腔镜下脾囊肿开窗术　190
腹腔镜下脾切除术　190, 355
腹腔镜下剖腹探查术　248
腹腔镜下脐尿管病损切除术　248
腹腔镜下脐疝无张力修补术　190
腹腔镜下脐疝修补术　190
腹腔镜下前列腺病损切除术　248, 355
腹腔镜下前列腺根治切除术　355
腹腔镜下前列腺切除术　355
腹腔镜下前列腺射频消融术　248
腹腔镜下前腰腰椎间融合术　303
腹腔镜下腔静脉后输尿管整形术　248
腹腔镜下鞘状突高位结扎术　248
腹腔镜下全腹膜外疝修补术　190
腹腔镜下全结肠切除术　190
腹腔镜下全结直肠切除术　190
腹腔镜下全胃切除伴食管空肠吻合术　190
腹腔镜下全子宫切除术　378
腹腔镜下融合肾离断术　248
腹腔镜下深部子宫内膜异位病灶切除术
　　378
腹腔镜下肾病损切除术　248, 355
腹腔镜下肾部分切除术　248, 355
腹腔镜下肾根治性切除术　355
腹腔镜下肾固定术　248
腹腔镜下肾囊肿去顶术　248
腹腔镜下肾上腺肿瘤切除术　248
腹腔镜下肾实质切开取石术　248
腹腔镜下肾 - 输尿管切除术　248, 355
腹腔镜下肾输尿管全长切除术　248
腹腔镜下肾探查术　248
腹腔镜下肾盂癌根治术　248
腹腔镜下肾盂成形术　248

腹腔镜下肾盂切开取石术　248
腹腔镜下肾盂 - 输尿管成形术　248
腹腔镜下肾盂 - 输尿管吻合术　248
腹腔镜下肾盏 - 输尿管吻合术　248
腹腔镜下肾折叠术　248
腹腔镜下肾周围淋巴管剥脱术　248
腹腔镜下肾周围粘连松解术　248
腹腔镜下十二指肠成形术　190
腹腔镜下十二指肠穿孔修补术　190
腹腔镜下十二指肠溃疡穿孔修补术　190
腹腔镜下十二指肠造口术　190
腹腔镜下食管裂孔疝修补术　190, 214
腹腔镜下输卵管 MTX 注射术△　379
腹腔镜下输卵管病损电凝术　378
腹腔镜下输卵管病损切除术　378
腹腔镜下输卵管部分切除术　379
腹腔镜下输卵管成形术　379
腹腔镜下输卵管抽吸术　379
腹腔镜下输卵管穿刺术　379
腹腔镜下输卵管导丝复通术　379
腹腔镜下输卵管甲氨蝶呤注射术　379
腹腔镜下输卵管绝育术　379
腹腔镜下输卵管 - 卵巢成形术　379
腹腔镜下输卵管 - 卵巢粘连松解术　379
腹腔镜下输卵管切除伴输卵管妊娠去除术
　　379
腹腔镜下输卵管切除术　379
腹腔镜下输卵管切开取胚术　379
腹腔镜下输卵管切开引流术　379
腹腔镜下输卵管妊娠切开去除术　379
腹腔镜下输卵管妊娠去除伴输卵管造口术
　　379
腹腔镜下输卵管伞端电凝术　379
腹腔镜下输卵管通液术　379
腹腔镜下输卵管吻合术　379
腹腔镜下输卵管系膜病损切除术　379
腹腔镜下输卵管血肿清除术　379
腹腔镜下输卵管造口术　379
腹腔镜下输卵管粘连松解术　379
腹腔镜下输卵管注药术　379
腹腔镜下输尿管 - 膀胱吻合术　249, 355
腹腔镜下输尿管膀胱再植术　249
腹腔镜下输尿管病损切除术　248
腹腔镜下输尿管部分切除术　248
腹腔镜下输尿管残端切除术　249
腹腔镜下输尿管成形术　249
腹腔镜下输尿管囊肿造口术　249
腹腔镜下输尿管皮肤造口术　249
腹腔镜下输尿管切开取石术　249
腹腔镜下输尿管损伤修复术　249
腹腔镜下输尿管狭窄段切除术　249
腹腔镜下输尿管狭窄松解术　249, 355
腹腔镜下输尿管乙状结肠吻合术　249
腹腔镜下双侧腹股沟淋巴结清扫术　190
腹腔镜下双侧腹股沟疝无张力修补术（一侧
　　直疝一侧斜疝）　190
腹腔镜下双侧腹股沟疝修补术　335
腹腔镜下双侧腹股沟斜疝无张力修补术
　　190
腹腔镜下双侧卵巢切除术　355, 379
腹腔镜下双侧肾切除术　249, 355
腹腔镜下双侧输卵管部分切除术　379
腹腔镜下双侧输卵管电凝术　379

腹腔镜下双侧输卵管激光绝育术 379
腹腔镜下双侧输卵管挤压术 379
腹腔镜下双侧输卵管结扎和挤压术 379
腹腔镜下双侧输卵管结扎和切断术 379
腹腔镜下双侧输卵管结扎术 379
腹腔镜下双侧输卵管-卵巢切除术 355,379
腹腔镜下双侧输卵管切除术 379
腹腔镜下双侧隐睾切除术 249
腹腔镜下双角子宫畸形成形术 379
腹腔镜下特殊肝段切除术 190
腹腔镜下网膜病损切除术 190,356
腹腔镜下网膜部分切除术 190,356
腹腔镜下网膜活组织检查 362
腹腔镜下网膜活组织检查术 197
腹腔镜下网膜粘连松解术 190
腹腔镜下胃病损切除术 190
腹腔镜下胃部分切除术 190,356
腹腔镜下胃穿孔修补术 190
腹腔镜下胃大部切除伴胃空肠吻合术 356
腹腔镜下胃代膀胱术 249
腹腔镜下胃底折叠术 190
腹腔镜下胃窦切除伴胃十二指肠吻合术 190
腹腔镜下胃减容术 190
腹腔镜下胃空肠吻合术 190,356
腹腔镜下胃溃疡穿孔修补术 190
腹腔镜下胃旁路手术 190
腹腔镜下胃旁路术 190
腹腔镜下胃切除术 356
腹腔镜下胃束带术 190
腹腔镜下无功能肾切除术 249
腹腔镜下系统性盆腔淋巴结切除术 379
腹腔镜下小肠病损切除术 190,356
腹腔镜下小肠肠段切除术 190
腹腔镜下小肠-结肠旁路术 190
腹腔镜下小肠憩室切除术 190
腹腔镜下小肠-小肠旁路术 190
腹腔镜下小肠造口术 190
腹腔镜下小肠肿瘤切除术 190
腹腔镜下性腺探查 249
腹腔镜下袖状胃切除术 190
腹腔镜下腰疝无张力修补术 190
腹腔镜下胰十二指肠切除术 190
腹腔镜下胰体尾部切除术 356
腹腔镜下胰体尾切除术 190
腹腔镜下胰腺病损切除术 190,356
腹腔镜下胰腺部分切除术 190,356
腹腔镜下胰腺囊肿空肠吻合术 190
腹腔镜下胰腺囊肿引流术 190
腹腔镜下胰腺探查 362
腹腔镜下胰腺探查术 197
腹腔镜下胰腺中段切除术 190
腹腔镜下移位宫内节育器取出术△ 379
腹腔镜下乙状结肠病损切除术 190,356
腹腔镜下乙状结肠部分切除术 356
腹腔镜下乙状结肠代阴道术 379
腹腔镜下乙状结肠根治性切除术 190,356
腹腔镜下乙状结肠永久性造口术 356
腹腔镜下异位宫内节育器取出术 379
腹腔镜下阴道重建术 379
腹腔镜下阴道-骶骨固定术 379
腹腔镜下阴道-骶棘韧带固定术 379
腹腔镜下阴道-骶韧带高位悬吊术 379

腹腔镜下阴道后壁修补术 379
腹腔镜下阴道会阴成形术 379
腹腔镜下阴道前壁修补术 379
腹腔镜下阴道前后壁修补术 379
腹腔镜下隐睾探查术 249
腹腔镜下幽门环肌层切开术 335
腹腔镜下幽门肌切开术 190
腹腔镜下右半肝切除术 190
腹腔镜下右半结肠根治性切除术 190
腹腔镜下右半结肠切除术 190,356
腹腔镜下圆韧带缩短术 379
腹腔镜下远端胃大部切除伴胃空肠Roux-en-Y吻合术 190
腹腔镜下远端胃大部切除伴胃空肠吻合术（Billroth Ⅱ式） 190
腹腔镜下远端胃大部切除伴胃十二指肠吻合术（Billroth Ⅰ式） 190
腹腔镜下造口旁疝无张力修补术 190
腹腔镜下造口旁疝修补术 190
腹腔镜下直肠癌根治术 190
腹腔镜下直肠病损切除术 190
腹腔镜下直肠部分切除术 356
腹腔镜下直肠根治术 356
腹腔镜下直肠经括约肌间切除术 190
腹腔镜下直肠黏膜下切除术 356
腹腔镜下直肠膀胱术 249
腹腔镜下直肠前切除伴结肠造口术 190
腹腔镜下直肠前切除术 190,356
腹腔镜下直肠全系膜切除术 356
腹腔镜下直肠脱垂悬吊术 190
腹腔镜下直肠-乙状结肠部分切除术 356
腹腔镜下直肠阴道隔病损切除术 379
腹腔镜下直肠阴道隔切除术 379
腹腔镜下直肠子宫陷凹病损切除术 190,356,379
腹腔镜下子宫病损电凝术 379
腹腔镜下子宫病损激光切除术 379
腹腔镜下子宫病损切除术 356,379
腹腔镜下子宫病损射频消融术 379
腹腔镜下子宫陈旧性产科裂伤修补术 379
腹腔镜下子宫次全切除术 379
腹腔镜下子宫-骶骨固定术 379
腹腔镜下子宫-骶韧带固定术 379
腹腔镜下子宫-骶前固定术 379
腹腔镜下子宫-骶韧带高位悬吊术 379
腹腔镜下子宫动脉结扎术 379
腹腔镜下子宫动脉栓塞术 379
腹腔镜下子宫断蒂止血术 379
腹腔镜下子宫改良根治性切除术 356
腹腔镜下子宫改良广泛性切除术 379
腹腔镜下子宫根治性切除术△ 356
腹腔镜下子宫活检术△ 379
腹腔镜下子宫活组织检查 362,379
腹腔镜下子宫肌壁妊娠去除术 379
腹腔镜下子宫肌瘤切除术 379
腹腔镜下子宫角部分切除术 379
腹腔镜下子宫角切除术 379
腹腔镜下子宫角楔形切除术 379
腹腔镜下子宫颈病损切除术 356
腹腔镜下子宫颈广泛切除术 379
腹腔镜下子宫颈环扎术 379
腹腔镜下子宫颈扩大切除术 356
腹腔镜下子宫内膜异位病灶切除术 379
腹腔镜下子宫髂耻韧带悬吊术 379

腹腔镜下子宫切开探查术 379
腹腔镜下子宫切开异物取出术 379
腹腔镜下子宫全切除术 356
腹腔镜下子宫全切术 356
腹腔镜下子宫韧带病损激光烧灼术 379
腹腔镜下子宫韧带病损切除术 379
腹腔镜下子宫韧带活检术△ 379
腹腔镜下子宫韧带活组织检查 362,379
腹腔镜下子宫腺肌病灶切除术 379
腹腔镜下子宫楔形切除术 356,379
腹腔镜下子宫修补术 379
腹腔镜下子宫悬吊术 379
腹腔镜下左半肝切除术 190
腹腔镜下左半结肠根治性切除术 190,356
腹腔镜下左半结肠切除术 190,356
腹腔镜原位膀胱术 249
腹腔镜中转开腹胆囊切除术 190,356
腹腔镜中转剖腹探查术 356
腹腔扩容术 190
腹腔良性肿瘤 105
腹腔淋巴管瘤 105
腹腔淋巴结根治性切除术 190,356
腹腔淋巴结继发恶性肿瘤 105
腹腔淋巴结结核 105
腹腔淋巴结切除术 190,249,356
腹腔淋巴结清扫术 249
腹腔囊肿 105
腹腔内病损穿刺活组织检查 197
腹腔内补片植入术 190
腹腔内出血 221
腹腔内出血止血术 190,249,356
腹腔内多发性脓肿△ 412
腹腔内多器官损伤 184
腹腔内脊膜膨出修补术 206
腹腔内淋巴结转移△ 105
腹腔内器官伴盆腔器官损伤 184
腹腔内器官良性脂肪瘤样肿瘤△ 105
腹腔内器官损伤 185
腹腔脓肿 105,459
腹腔脓肿切开引流术 190,249,356
腹腔热灌注化疗 190
腹腔妊娠 369
腹腔妊娠存活胎儿的单胎分娩 386
腹腔妊娠后胎盘残留 369
腹腔妊娠活胎 386
腹腔妊娠去除术 379
腹腔神经节阻滞麻醉与镇痛 340
腹腔血管瘤 105
腹腔血管清除术 190,249,356
腹腔异物去除术 190
腹腔游离癌细胞 362
腹腔脏器损伤△ 184
腹腔粘连 105
腹腔粘连松解术 190,249
腹腔脂肪瘤 105
腹腔转移△ 105
腹腔转移瘤 348
腹强直 116
腹疝 105
腹疝伴梗阻 105
腹式呼吸 92
腹水 407
腹水型血吸虫病 459
腹痛 116,377

腹透导管功能障碍 151
腹泻 459
腹型偏头痛 124
腹直肌断裂 263
腹直肌分离征△ 386
腹直肌缝合术 303, 321
腹直肌肌皮瓣术 331
腹直肌鞘内阻滞麻醉与镇痛 340
腹周围神经恶性肿瘤 348
腹主动脉闭塞 221
腹主动脉壁钙化 221
腹主动脉壁间血肿 221
腹主动脉壁内血肿△ 221
腹主动脉 - 肠瘘 221
腹主动脉穿透性溃疡 221
腹主动脉覆膜支架植入术 232
腹主动脉继发恶性肿瘤 221
腹主动脉夹层 221
腹主动脉夹层动脉瘤破裂 221
腹主动脉夹层腔内修复术 232
腹主动脉假性动脉瘤 221
腹主动脉结扎术 232
腹主动脉局限性夹层 221
腹主动脉空肠瘘 221
腹主动脉 - 空肠瘘△ 221
腹主动脉溃疡 221
腹主动脉扩张 221
腹主动脉瘤 221
腹主动脉瘤并附壁血栓 221
腹主动脉瘤破裂 221
腹主动脉瘤切除伴人工血管置换术 232
腹主动脉瘤切除术 232
腹主动脉瘤样扩张 221
腹主动脉旁良性肿瘤 105
腹主动脉腔内修复术 232
腹主动脉切开取栓术 232
腹主动脉球囊阻断术 394
腹主动脉栓塞 221
腹主动脉损伤 221, 398
腹主动脉狭窄 221
腹主动脉血管成形术 232
腹主动脉血栓 221
腹主动脉血栓形成 221
腹主动脉血栓形成综合征 221
腹主动脉硬化 221
腹主动脉造影 238
腹主动脉支架内血栓形成 221
腹主动脉支架植入术 232
腹主动脉周围炎 221
腹主动脉粥样硬化 221
腹主动脉粥样硬化斑块 221
腹主 - 肾动脉造影 249
覆盖 59
覆盖义齿 61
覆合覆盖关系异常 45
覆𬌗 59

**G**

钆对比剂 146
伽马刀放射治疗 249, 365
改良 Aldrete 评分 344
改良 Batchelor 手术△ 305
改良 Hauser 手术△ 309

改良 Mattar 方法△ 311
改良 McLaughlin 手术 303
改良 MORROW 手术 232
改良 Muller 内翻截骨术 303
改良艾伦试验 344
改良电休克治疗 445
改良高容性血液稀释 340
改良根治性颈淋巴结清扫术 61
改良警觉 - 镇静评分 344
改良乳突根治术 36
改良食管肌层切开术 214, 356
改良威德曼翻瓣术 61
改良心室成形术 232
改良心脏风险指数 344
改良早期预警评分系统 344
改善组织供氧 94
钙 482
钙代谢紊乱 172
钙代谢异常 124
钙化防御 151
钙化上皮瘤△ 420
钙化性肌腱炎 263
钙化性肩袖肌腱炎 263
钙化性腱膜纤维瘤 263, 414
钙化性尿毒症性小动脉病 151
钙化性纤维瘤 414
钙化性纤维性肿瘤 263
钙调磷酸酶抑制剂相关肾病 151
钙性尿毒症性小动脉病△ 151
钙荧光白染色找真菌 483
钙质沉着症 161
盖恩综合征△ 285
盖嵴式桥体 61
盖氏骨折脱位 263
盖髓 61
干槽症 45
干骺端发育不良 161
干骺端软骨发育不良 263
干脚气 161
干咳 213
干酪性鼻炎 26, 85
干酪性肺炎△ 86
干酪样肺炎 85
干啰音 79, 92, 217
干扰电疗法 451
干扰素 476
干扰素 α 476
干扰素 β 476
干扰素 γ 476
干扰相 146
干髓术 61
干髓术后牙 45
干细胞移植 182
干细胞因子 476
干性坏疽 326
干性咳嗽 92
干性年龄相关性黄斑变性△ 13
干眼 3
干眼症 4
干燥闭塞性龟头炎△ 410
干燥性鼻炎 85
干燥性喉炎 26
干燥性角膜结膜炎 4

干燥性咽炎 26
干燥性足跖湿疹△ 430
干燥综合征 4, 26, 45, 124, 414
干燥综合征伴肺间质纤维化△ 85
干燥综合征伴肌病△ 263
干燥综合征伴有肺部受累△ 85
干燥综合征合并肌病 124
干燥综合征相关性视神经炎 4
干燥综合征性肺病变 85
干燥综合征性肌病 263
干燥综合征性角膜结膜炎 4
干燥综合征性肾小管间质肾炎 151
干燥综合征周围神经病变 124
甘氨酸尿症 161
甘露糖苷过多症 161
甘塞综合征△ 437
甘瑟综合征 437
甘油醛 -3- 磷酸脱氢酶缺乏症△ 176
甘油醛 -3- 磷酸脱氢酶缺陷症 176
甘油三酯 482
甘油酸代谢紊乱 172
杆菌性血管病 414
杆卡式覆盖义齿 61
杆式附着体系统 61
杆状体肌病△ 137
肝阿米巴病△ 101
肝癌 348
肝癌并门静脉癌栓 348
肝癌腹膜转移 348
肝癌腹腔转移 348
肝癌肝移植 356
肝癌破裂出血 105
肝癌肉瘤 348
肝包虫病 105, 459
肝包虫内囊摘除术 190
肝病损高强度聚焦超声(海扶)消融术 190
肝病损冷冻消融治疗术 356
肝病损冷冻治疗术 191
肝病损离体切除术 191
肝病损破坏术 356
肝病损切除术 191, 356
肝病损射频消融术 191, 356
肝部分切除术 191, 356
肝出血 105
肝挫伤 105, 185
肝错构瘤△ 113
肝大 116, 181
肝胆管结石伴胆囊炎△ 105
肝胆管 - 空肠吻合术 356
肝胆管扩张△ 105
肝胆管狭窄△ 106
肝胆支气管瘘 85
肝动脉插管术 191
肝动脉重建术 232
肝动脉动脉瘤 105
肝动脉化疗栓塞术 191
肝动脉假性动脉瘤 221
肝动脉介入栓塞术 232
肝动脉瘤 221
肝动脉梅毒 414
肝动脉 - 门静脉瘘 221
肝动脉栓塞 221
肝动脉损伤 105, 185
肝动脉狭窄 221

肝动脉血栓形成　221
肝动脉造影　191
肝动脉支架植入术　232
肝豆状核变性　124, 161, 414
肝豆状核变性痴呆　124
肝豆状核变性基因分析　470
肝段切除术　191
肝Ⅱ段(尾状叶)切除术　190
肝Ⅱ段切除术　356
肝Ⅲ段切除术　356
肝Ⅳ段切除术　356
肝Ⅴ段切除术　356
肝Ⅵ段切除术　356
肝Ⅶ段切除术　190, 356
肝Ⅷ段切除术　190, 356
肝多发性再生肥大结节　105
肝恶性肿瘤　105
肝放线菌病　459
肝肺综合征　85, 105
肝钙化灶　105
肝梗塞△　105
肝梗死　105
肝功能不全　105, 326
肝功能衰竭　105, 326, 398
肝功能损害△　326
肝功能异常　105
肝功能障碍　326
肝管成形术　191
肝管出血　105
肝管恶性肿瘤　105
肝管结石　105
肝管结石伴慢性胆囊炎　105
肝管空肠吻合口狭窄　105
肝管 - 空肠吻合术　191, 356
肝管切开取石术　191
肝管切开引流术　191, 356
肝管 - 十二指肠吻合术　356
肝管 - 胃吻合术　356
肝管息肉　105
肝管狭窄　105
肝管 - 小肠吻合术△　191
肝管支架置入术　191, 356
肝含铁血黄素沉着症　105
肝坏死　105
肝昏迷△　106
肝活检术　191
肝棘球蚴病　105, 459
肝继发恶性肿瘤　105
肝交界性肿瘤　105
肝结核　105
肝 - 颈静脉回流征　79
肝静脉成形术　191
肝静脉瘤　221
肝静脉球囊扩张成形术　191
肝静脉损伤　105, 185
肝静脉狭窄　105
肝静脉下腔静脉阻塞　221
肝静脉 - 下腔静脉阻塞△　221
肝局部切除术　191
肝局灶性结节增生△　106
肝巨噬细胞肉瘤　105
肝良性肿瘤　105
肝磷酸化酶缺乏　172
肝毛细线虫病　105, 459

肝门部胆管癌　348
肝门部胆管癌根治切除术　191
肝门部胆管癌扩大根治切除术　191
肝门部胆管肿瘤　348
肝门胆管恶性肿瘤　105
肝门胆管肿瘤　348
肝门静脉造影　191
肝门 - 空肠吻合术　356
肝门淋巴结继发恶性肿瘤　105
肝门淋巴结结核　105
肝门淋巴结肿大　105
肝门区淋巴结转移△　105
肝门血管畸形　105
肝母细胞瘤　105
肝囊虫病　105
肝囊尾蚴病　459
肝囊肿　105
肝内胆管恶性肿瘤　105
肝内胆管蛔虫病　107
肝内胆管交界性肿瘤　105
肝内胆管结石　105
肝内胆管结石伴慢性胆囊炎　105
肝内胆管空肠吻合术　356
肝内胆管扩张　105
肝内胆管良性肿瘤　105
肝内胆管狭窄　106
肝内胆管炎　106
肝内胆管引流术　191, 356
肝内胆管肿瘤△　105
肝内胆汁淤积　106
肝内钙化灶　106
肝脓肿　106, 398, 459
肝脓肿切开引流术　191
肝泡状棘球蚴病　106
肝脾 T 细胞淋巴瘤　176
肝脾大　106, 407
肝脾异位△　113
肝脾肿大△　106
肝片吸虫病　106, 459
肝破裂出血△　105
肝破裂修补术　191
肝轻度撕裂伤　106
肝曲霉病　459
肝肉瘤样癌　348
肝肉芽肿　106
肝三叶切除术　191
肝肾功能衰竭　398
肝肾联合移植术　191
肝肾综合征　106, 151
肝肾综合征 1 型　151
肝肾综合征 2 型　151
肝十二指肠韧带淋巴结清扫　191
肝衰竭△　105, 326, 398
肝撕裂伤　106, 185
肝素辅因子Ⅱ　472
肝素诱导的血小板减少症△　176
肝素诱发的血小板减少症　176
肝损害△　107, 109
肝损伤　185
肝损伤△　105
肝糖原贮积症　171
肝外胆管癌　348
肝外胆管恶性肿瘤　106
肝外胆管良性肿瘤　106

肝外胆管切除术　191
肝萎缩　106
肝吸虫病△　460
肝细胞癌　106, 348
肝细胞癌伴胆管癌栓　348
肝细胞癌伴门静脉癌栓　348
肝细胞癌复发　348
肝细胞核因子 1Alpha(HNF1A)基因突变所
　致的糖尿病　161
肝细胞核因子 1Beta(HNF1B)基因突变所
　致的糖尿病　161
肝细胞核因子 4A(HNF4A)基因突变所致
　的高胰岛素血症　161
肝细胞性黄疸　106
肝细粒棘球蚴病　106, 459
肝细粒棘球蚴感染△　106
肝下垂　106
肝纤维化　106
肝小静脉闭塞病　106
肝楔形切除术　191, 356
肝性红细胞生成性卟啉病　414
肝性脊髓病　124
肝性脑病　106, 124, 459
肝性肾病　106
肝性肾小球硬化　151
肝性糖尿病　161
肝胸膜瘘　85
肝血管瘤　106, 398
肝血管瘤缝扎术　191
肝血管瘤切除术　191
肝血管瘤栓塞术　191
肝血管肉瘤　106
肝血肿　106
肝炎　106, 398
肝炎后肝硬化　106
肝炎后高胆红素血症　106
肝炎后黄疸　106
肝炎皮肤表现　414
肝炎相关再生障碍性贫血　176
肝炎性假瘤　106
肝炎性肿块　106
肝炎综合征　398
肝叶部分切除术　356
肝叶切除术　191, 356
肝移植供体　185
肝移植术后肠穿孔　185
肝移植术后胆管吻合口狭窄　185
肝移植术后胆管炎　185
肝移植术后腹泻　185
肝移植术后肝功能不全　185
肝移植术后肝功能衰竭　185
肝移植术后梗阻性黄疸　185
肝移植术后黄疸　185
肝移植术后切口感染　185
肝移植术后乙型肝炎复发　185
肝移植术后预防乙型肝炎　185
肝移植状态　106
肝硬化　106, 151
肝硬化伴食管静脉曲张　106
肝硬化伴食管静脉曲张破裂出血　106
肝硬化肾损害　151
肝硬化所致精神障碍　124, 438
肝右静脉癌栓　348
肝原位癌　106

肝脏病变射频消融术 117
肝脏胆管胰十二指肠切除术 191
肝脏良性肿瘤 348
肝脏神经内分泌肿瘤 348
肝脏纤维化 106
肝脏血管瘤△ 106, 398
肝脏移植 191
肝脏移植排斥 106
肝脏移植失败 106
肝脏原发性肿瘤 348
肝脏转移瘤 348
肝增生性结节 106
肝占位性病变 106
肝诊断性影像异常所见 106
肝脂肪瘤 106
肝脂肪酶 482
肝脂酶缺乏症 161
肝中度撕裂伤 106
肝中心出血性坏死 106
肝中心性出血性坏死△ 106
肝肿瘤活检术 356
肝肿瘤酒精注射 356
肝肿瘤微波消融术 356
肝肿物 106
肝重度撕裂伤 106
肝转移癌切除术 191
肝子宫内膜异位症 369
肝自发性破裂出血 106
肝总动脉狭窄 221
肝总管 - 空肠吻合术 191, 356
肝左动脉栓塞术 232
肝左内叶切除术 191
感觉过敏 263, 414
感觉和运动缺失 263
感觉减退 59, 414
感觉神经传导速度 146
感觉神经定量检测 146
感觉神经动作电位 146
感觉神经元病 124
感觉(四肢、躯体) 298
感觉性多发性神经病 124
感觉性共济失调 124
感觉性神经病 124
感觉性失语 438
感觉性睡眠惊跳 144
感觉异常 59, 414
感觉异常性背痛 414
感觉异常性股痛△ 124
感觉运动性周围神经病 124
感觉障碍性膀胱 124
感冒后咳嗽 85
感冒所致精神障碍 438
感染 459
感染导致的糖尿病 161
感染后闭塞性细支气管炎 85
感染后甲状腺功能减退症 161
感染后咳嗽 85
感染后脑脊髓炎 124, 459
感染后脑炎 124
感染后尿道狭窄 240
感染相关噬血细胞综合征 176
感染相关性急性间质性肾炎 151
感染相关性脑病 124
感染相关性脑炎 124

感染相关性视神经炎 4
感染性鼻窦炎 26
感染性鼻咽炎 26
感染性边缘叶脑炎△ 120
感染性肺水肿 337
感染性腹泻 106, 398, 459
感染性骨坏死 263
感染性关节炎 263
感染性喉炎 26
感染性滑囊炎 263
感染性黄疸 106
感染性肌炎 4, 263
感染性疾病合并肌病 124
感染性脊柱侧凸 263
感染性口角炎 45
感染性脑血管炎 124
感染性尿道综合征 151
感染性贫血 69
感染性溶血性贫血 398
感染性肾炎 151, 398
感染性心包炎 73
感染性心肌炎 398
感染性心内膜炎 73, 398, 459
感染性心内膜炎肾损害 151
感染性心内膜赘生物 73
感染性胸壁缺损 318
感染性休克 326, 337, 398
感染性眼内炎 4
感染性胰腺坏死 106
感染性胰腺炎 106
感染性周围神经病 124
感受性语言障碍 438
感音神经性聋 26
感应性妄想性障碍△ 438
感应性妄想障碍 438
感知综合障碍 443
橄榄桥脑小脑变性△ 124
橄榄桥脑小脑萎缩 124
橄榄桥脑小脑萎缩伴缓慢眼动 124
橄榄桥脑小脑萎缩伴失明 124
橄榄体脑桥小脑萎缩合并视网膜营养障碍 4
冈比亚锥虫病 414
冈上肌肌腱损伤 263
冈上肌肌腱炎 263
冈上肌肌腱病 263
冈上肌腱钙化 263
冈上撕裂 263
冈上肌综合征 263
冈上盂窝囊肿 263
冈下肌肌腱损伤 263
冈下肌损伤 263
刚地弓形体核酸 470
肛窦切除术 191
肛窦炎 106
肛管癌 348
肛管恶性肿瘤 106
肛管继发恶性肿瘤 106
肛管括约肌成形术 191
肛管括约肌切除术 191
肛管括约肌切断术 191
肛管良性肿瘤 106
肛管囊肿 106
肛管内括约肌切开术 191
肛管皮肤移植术 191

肛管息肉 106
肛管炎 106
肛管原位癌 106
肛管直肠癌 348
肛管直肠恶性肿瘤 106
肛管直肠压力测定△ 451
肛管肿物 106
肛管赘生物 185
肛裂 106
肛裂切除术 191
肛裂切开挂线术 191
肛瘘 106
肛瘘闭合术 191
肛瘘挂线疗法 191
肛瘘结扎术 191
肛瘘切除术 191
肛门癌 348
肛门鲍恩病 414
肛门闭锁 113
肛门闭锁并直肠尿道瘘△ 113
肛门闭锁会阴瘘 106
肛门闭锁减压术 191
肛门病损激光切除术 191
肛门测压 118
肛门、骶骨部皮肤淀粉样变病 414
肛门恶性黑色素瘤 106
肛门恶性肿瘤 106
肛门反射 298
肛门隔膜切开术 191
肛门和直肠出血 106
肛门和直肠内异物 106
肛门后侧括约肌切开术 191
肛门后切术 191
肛门环扎术 191
肛门活组织检查 197
肛门继发恶性肿瘤 106
肛门痉挛 106
肛门扩张术 191
肛门括约肌成形术 321
肛门括约肌裂伤 185
肛门括约肌切开术 191
肛门括约肌失弛缓症 106
肛门括约肌松弛 106
肛门括约肌修补术 191
肛门良性肿瘤 106
肛门裂伤缝合术 191, 321
肛门淋球菌感染 459
肛门瘘管 106
肛门梅毒 106
肛门囊肿 106
肛门内异物△ 106
肛门脓肿 106
肛门旁皮下脓肿 106
肛门皮肤良性肿瘤 414
肛门切除术 191
肛门切开异物取出术 191
肛门清创术 191
肛门瘙痒症 414
肛门缩窄修复 331
肛门脱垂 106
肛门息肉 106
肛门狭窄 106
肛门血管瘤 106
肛门衣原体感染 459

肛门异物　106
肛门原位癌　106
肛门直肠恶性肿瘤　106
肛门直肠肌部分切除术　191
肛门直肠连接处恶性肿瘤　106
肛门直肠瘘　106
肛门直肠脓肿　106
肛门周围溃疡△　106
肛门周围组织切除术　191
肛乳头肥大　106
肛乳头切除术　191
肛诊　384
肛周瘢痕挛缩　326
肛周瘢痕切除局部成形术　331
肛周感染　106
肛周溃疡　106
肛周念珠菌病　414,459
肛周脓肿　106,459
肛周脓肿穿刺抽吸术　191
肛周脓肿切除术　191
肛周脓肿切开引流术　191
肛周皮肤恶性肿瘤　414
肛周皮炎　414
肛周皮赘切除术　191
肛周湿疹　414
肛周肿物　106
钢板断裂　263
钢板固定膝关节融合术（Lucas 和 Murray
　方法）　303
钢发综合征△　165
高 AC/A 调节性内斜视　4
高 AG 型代谢性酸中毒　85
高 IgD 综合征　414
高 IgE 综合征　414
高 β 脂蛋白血症　172
高 β 脂蛋白血症伴高前 β 脂蛋白　172
高安病　261,414
高安动脉炎　414
高氨基酸尿症　172
高氨血症　172,398
高白细胞白血病　176
高半胱氨酸血症　176
高苯丙氨酸血症　172
高丙种球蛋白血症　176
高草酸尿症△　239
高侧壁再发心肌梗死　73
高促性腺激素性闭经　369
高促性腺激素性性功能减退症　161
高促性腺激素性性腺功能减退 - 白内障综
　合征　161
高催乳素血症　172,369,438
高胆固醇血症　172
高胆固醇血症伴内源性高甘油三酯血症
　172
高胆红素血症　176
高蛋白血症　172
高调干啰音　92
高动力型休克　326
高度恶性表面型骨肉瘤　263
高度房室传导阻滞　73
高度节律失调　146
高度近视　4
高度近视并发后巩膜葡萄肿　4
高度近视相关性内斜视　4

高度近视性脉络膜视网膜病变　4
高度近视性脉络膜视网膜病变（后巩膜葡萄
　肿）　4
高度侵袭性淋巴瘤　176
高度远视　4
高尔夫球肘△　264
高尔基体蛋白　73,476
高二氧化碳通气应答　97
高肺容积呼吸衰竭　85
高分辨染色体核型分析　470
高分化脂肪肉瘤　263
高分子量激肽原　472
高脯氨酸血症 I 型　172
高脯氨酸血症 II 型　172
高钙尿△　161
高钙尿症　161,240
高钙危象　162
高钙血症　85,156,172,326,398
高钙血症痴呆　124
高钙血症脑病　124
高钙血症肾病　151
高甘油三酯血症　162
高弓内翻足　263
高弓足　263
高弓足畸形△　263
高灌注综合征　337
高胱氨酸尿症　172
高海拔适应　85
高海拔习服△　456
高海拔性头痛　124
高胡萝卜素血症　172
高级别 B 细胞淋巴瘤　176
高级别 B 细胞淋巴瘤伴 MYC、BCL2 和 / 或
　BCL6 重排　176
高级别 B 细胞淋巴瘤，非特指型　176
高级别胶质瘤　199
高级别子宫内膜间质肉瘤　369
高级心血管生命支持　340
高剂量率　365
高剂量率近距离治疗　365
高钾性酸中毒　85
高钾血症　85,156,172,326,398
高肩胛畸形△　289
高降钙素血症　172
高赖氨酸血症　172
高酪氨酸血症　172
高磷酸酶症　162
高磷酸盐尿症　172
高磷酸盐血症　172
高磷血症　85,156,326
高磷脂酰胆碱溶血性贫血　176
高龄初产△　386
高龄初产妇　386
高龄经产妇　386
高流量氧疗　94
高颅压　144
高氯性酸中毒　85,172,398
高氯血症　85,172,398
高镁血症　85,156,172,326,398
高锰酸钾中毒　453
高密度脂蛋白胆固醇　482
高密度脂蛋白缺乏　172
高密度脂蛋白缺乏症　162
高钠血症　85,156,172,326,398

高钠血症性脑病　124
高尿酸血症　172,240,414
高尿酸血症肾病　151
高浓度氧疗　94,340
高频电疗法　94
高频呼吸机　94
高频滤波　146
高频喷射呼吸机　94
高频喷射通气　94,340
高频疲劳　85
高频气流阻断式高频振荡通气　94
高频听力损失　453
高频通气　94,335,340,408
高频腿部运动　144
高频胸壁振荡　94
高频振荡通气　94,340
高频正压通气　94,340
高起鱼鳞病　414
高前 β 脂蛋白血症　172
高嵌体　61
高羟脯氨酸血症　172
高热　330
高热惊厥　326
高热所致精神障碍　438
高容量性低钠血症　85
高容量性高钠血症　85
高乳糜微粒血症　172
高乳酸时间　97
高乳酸血症　85
高山病　453
高肾素型高血压　240
高肾素性醛固酮增多症　172
高肾素血症　240
高渗性高血糖状态△　167
高渗性昏迷　85
高渗性脱水　85,344
高渗盐水激发试验　97
高水平呼气末正压　94
高碳酸血症　85,326
高碳酸血症后碱中毒　85
高碳酸血症型呼吸衰竭　85
高铁血红蛋白还原试验　472
高铁血红蛋白血症　85,453
高通气综合征　85
高同型半胱氨酸血症　172
高危　73
高危儿　398
高危妊娠　386
高危新生儿△　398
高位髌骨　263
高位产钳术　394
高位肛瘘　106
高位拐点　97
高位拐点容积　97
高位拐点压力　97
高位横断骨折　263
高位踝损伤　263
高位肩胛△　289
高位埋伏阻生上颌第三磨牙　45
高位平坦段　97
高位腰椎间盘突出症　263
高胃泌素血症　106
高效抗逆转录病毒治疗　459
高效液相色谱法　182

高缬氨酸血症 172
高锌血症 172
高雄激素血症 162
高选择性迷走神经切断术 191
高血钙△ 156
高血钾△ 156
高血钾型肾小管酸中毒△ 153
高血钾型周期性瘫痪 124
高血钾性周期性麻痹 124
高血钾症△ 326,398
高血磷△ 156
高血氯性酸中毒△ 172,398
高血氯症△ 85,398
高血镁△ 156
高血钠△ 156
高血钠性体液容量过多 162
高血钠症△ 326,398
高血容量 338
高血糖素瘤△ 429
高血压 73,151,398
高血压 1 级 69,73
高血压 1 级(低危) 73
高血压 1 级(高危) 73
高血压 1 级(极高危) 73
高血压 1 级(中危) 73
高血压 2 级 69,73
高血压 2 级(高危) 73
高血压 2 级(极高危) 73
高血压 2 级(中危) 73
高血压 3 级 69,73
高血压 3 级(高危) 73
高血压 3 级(极高危) 73
高血压伴低血钾原因未明 162
高血压病 1 级△ 69,73
高血压病 2 级△ 69,73
高血压病 3 级△ 69,73
高血压次急症△ 74
高血压急症 74
高血压脑病 124
高血压脑出血 199
高血压缺血性溃疡 414
高血压肾病△ 151
高血压所致精神障碍 438
高血压危象 74
高血压性肾损害 151
高血压性视网膜病变 4
高血压性心力衰竭 221
高血压性心脏病 74
高血压亚急症 74
高血压原因未明 162
高压电烧伤 326
高压神经综合征 85
高压氧 94,340
高压氧疗 94
高眼压症 4
高胰岛素高血氨低血糖综合征 162
高胰岛素 - 高血氨综合征△ 162
高胰岛素血症 172
高原病 453
高原反应 453
高原肺水肿 85,337,453
高原脑水肿 453
高原心脏病 453
高原性肺动脉高压 74

高原性高血压 453
高原性缺氧 85
高原性失眠 124
高脂蛋白血Ⅱa型 162
高脂蛋白血Ⅱb型 162
高脂蛋白血Ⅲ型 162
高脂蛋白血Ⅴ型 162
高脂蛋白血Ⅳ型 162
高脂蛋白血a症 162
高脂蛋白血症 414
高脂蛋白血症Ⅰ型 416
高脂血症 74,172
高脂血症性胰腺炎 106
高直后位 386
高直前位 386
高转运性骨病 151
睾酮 482
睾酮分泌过多 172
睾酮升高 240
睾丸癌△ 246
睾丸表皮样囊肿 240
睾丸病损切除术 249,356
睾丸不完全扭转 240
睾丸抽吸术 249
睾丸穿刺活检术 249
睾丸挫伤 240
睾丸恶性肿瘤 240
睾丸发育不全 240,398
睾丸非精原细胞瘤△ 240
睾丸非生殖细胞瘤 240
睾丸附睾炎△ 239
睾丸附件扭转 240
睾丸附件切除术 249,356
睾丸复位术 249
睾丸功能减退症 162
睾丸功能障碍 162
睾丸固定术 249
睾丸活检 249
睾丸畸胎癌 240
睾丸畸胎瘤 240
睾丸畸胎瘤伴恶性转化△ 240
睾丸畸形 240
睾丸继发性恶性肿瘤 240
睾丸继发性肿瘤△ 240
睾丸假体置入术 249
睾丸间质瘤 240
睾丸间质细胞发育不全 162
睾丸间质细胞瘤 240
睾丸交界性肿瘤 240
睾丸结核 240
睾丸精母细胞瘤 240
睾丸精原细胞瘤 240
睾丸离断 240
睾丸裂伤缝合术 249
睾丸滤泡淋巴瘤 176
睾丸卵黄囊瘤 240
睾丸梅毒 240
睾丸母细胞瘤 240
睾丸女性化 162
睾丸女性化综合征△ 165,241
睾丸旁横纹肌肉瘤 240
睾丸胚胎瘤 240
睾丸胚胎癌△ 240
睾丸鞘膜积液 240

睾丸鞘膜积液△ 245
睾丸鞘膜积液抽吸术 249
睾丸鞘膜积液切除术 249
睾丸鞘膜切开引流术 249
睾丸鞘膜纤维瘤 240
睾丸切除术 249
睾丸切开探查术 249,356
睾丸缺如综合征 240
睾丸绒毛膜癌 240
睾丸融合[症] 240
睾丸生殖细胞瘤 240
睾丸树胶样瘤 240
睾丸损伤 240
睾丸探查术 240
睾丸痛 247
睾丸退变 162
睾丸脱位 240
睾丸网乳头状腺癌 240
睾丸网状组织腺癌 348
睾丸微石症 240
睾丸萎缩 240
睾丸下降不全 240
睾丸下降固定术 249
睾丸腺癌 240
睾丸消失综合征 162
睾丸性发育障碍 162
睾丸雄激素生物合成障碍 162
睾丸修补术 249
睾丸血管瘤 240
睾丸炎 240
睾丸异位 240
睾丸隐痛 247
睾丸胀痛 247
睾丸真菌病 240,459
睾丸支持 - 睾丸性间质细胞瘤△ 245
睾丸支持细胞瘤 240
睾丸肿瘤 240
睾丸肿瘤切除术 356
睾丸肿物切除术 249
睾丸肿胀 247
睾丸转移瘤△ 240
睾丸坠胀 247
锆肉芽肿 414
戈登分枝杆菌皮肤感染 414
戈登征 298
戈登综合征△ 159
戈尔登哈尔综合征 45,414
戈 - 弗 - 斯手术 249
戈勒姆综合征 414
戈瑞 365
戈特龙综合征 414
戈谢病 414
戈谢病Ⅱ型 398
戈谢病(Ⅱ型)△ 398
戈谢氏病性骨坏死 263
鸽子饲养员的肺部疾病△ 89
歌舞伎面谱综合征 263
歌舞伎综合征 45,124
革兰氏阳性杆菌性心内膜炎 398
革兰氏阴性杆菌败血症 398
革兰氏阴性菌毛囊炎 414
革兰氏阴性细菌性肺炎 398
革兰阴性菌性毛囊炎△ 414
革螨皮炎 414

格拉夫卵泡囊肿　369
格拉斯哥昏迷量表　97
格拉斯哥昏迷评分　344
格雷厄姆·斯蒂尔杂音　79
格雷夫斯病△　9,161
格雷夫斯病继发青光眼　4
格雷夫斯皮肤病　162
格雷夫斯眼病　162
格雷塞尔综合征　414
格里塞利综合征　176
格鲁米特类中毒　453
格 - 施综合征△　144
格斯特曼 - 施特劳斯勒尔 - 沙因克尔综合征　124
格斯特曼综合征　144,443
格子样变性　4
格子状角膜营养不良　4
隔离前臂法　344
膈恶性肿瘤△　267
膈肌病损切除术　214
膈肌部分切除术　214
膈肌缝合术　214
膈肌活组织检查　214
膈肌肌电图　97
膈肌裂伤缝合术　214
膈肌麻痹　85
膈肌耐受时间　97
膈肌脓肿引流术　214
膈肌膨出△　85
膈肌修补术　214
膈肌粘连　106
膈肌张力时间指数　97
膈肌折叠术　214
膈肌肿瘤　85
膈继发恶性肿瘤　85
膈膨升　85,398
膈膨升症△　85
膈缺如　85
膈疝　85,106,398
膈疝伴梗阻　106
膈疝修补术　191
膈上淋巴结继发恶性肿瘤　85
膈神经麻痹　124
膈神经破坏术　214
膈神经损伤　124,212
膈神经损伤后遗症　447
膈神经探查术　303
膈神经压榨术　214
膈神经移位术　303
膈神经阻滞麻醉与镇痛术　340
膈下感染　85
膈下结核性脓肿　106
膈下良性肿瘤　106
膈下脓肿　106,459
膈下脓肿切开引流术　191,356
膈下肿物　85
膈粘连　106
镉　482
镉及其化合物中毒　453
个别恒牙的釉质发育不全△　53
个别乳磨牙早失　45
个人与社会表现量表　445
个体化上皮角膜切割准分子激光矫正手术　20

个体化准分子激光屈光性角膜切削术　20
个体化准分子激光上皮瓣下角膜磨削术　20
个体化准分子激光原位角膜磨削术　20
个性化基台　61
个性化托盘　61
各类屈光手术后合并白内障　4
各频率音叉粗测听力检查　40
铬　482
铬鼻病△　453
铬变应性接触性皮炎　4
铬及其化合物皮肤损伤　414
铬及其化合物中毒　453
铬缺乏　172
铬酸烧伤　326
铬致鼻中隔穿孔　453
根侧牙周囊肿　45
根端囊肿　45
根分叉病变△　45
根分歧病变　45
根管闭塞　67
根管封闭　61
根管封药　61
根管预备　61
根管治疗术　61
根管治疗牙　45
根尖脓肿△　45
根尖片　67
根尖切除术　61
根尖肉芽肿△　45
根尖下截骨术　61
根尖诱导成形术　61
根尖周囊肿　45
根尖周脓肿　45
根尖周脓肿伴窦道　45
根尖周脓肿伴有窦道　45
根尖周脓肿伴有黏膜窦道　45
根尖周脓肿伴有皮肤窦道　45
根尖周脓肿不伴有窦道　45
根尖周肉芽肿　45
根尖周牙骨质结构不良△　45
根尖周牙骨质异常增生　45
根尖周炎　45
根尖周致密性骨炎　45
根间截骨术　61
根据特定病因确定的内侧颞叶癫痫　124
根裂△　45
根面平整术　61
根面龋△　45
根内固位体　61
根龋　45
根向复位瓣术　61
根形种植体　61
根折　45
根治性放疗　94,365
根治性化疗　94
根治性颈清扫术　36,61
根治性膀胱切除术　249
根治性前列腺切除术　249
根治性舌切除术　36
根治性肾切除术　249
根治性手术　36,94
根治性顺行模块化胰脾切除术　191
根治性胃切除术　191,356

根治性胰十二指肠切除术　191,356
根治性乙状结肠切除术　191
根纵裂　45
跟部开放性损伤　263
跟腓韧带损伤　263
跟骨病损切除术　303,356
跟骨部分切除术　303
跟骨陈旧性骨折　263
跟骨成形术　303
跟骨恶性肿瘤　263
跟骨骨刺△　263
跟骨骨骺软骨病　263
跟骨骨骺缺血性坏死　263
跟骨骨骺炎　263
跟骨骨牵引　303
跟骨骨髓炎　263
跟骨骨突炎　263
跟骨骨折　263
跟骨骨折闭合复位钢针内固定术　303
跟骨骨折闭合复位螺钉内固定术　303
跟骨骨折闭合复位术　303
跟骨骨折不愈合　263
跟骨骨折畸形愈合　263
跟骨骨折切开复位钢板内固定术　303
跟骨骨折切开复位钢针内固定术　303
跟骨骨折切开复位螺钉内固定术　303
跟骨骨折切开复位术　303
跟骨骨质增生　263
跟骨关节融合术　303
跟骨后滑囊炎　263
跟骨滑囊炎　263
跟骨活组织检查　317
跟骨结核　263
跟骨结节骨软骨病　263
跟骨结节鸟嘴状骨折　263
跟骨结节纵形骨折　263
跟骨截骨术　303
跟骨内翻　263
跟骨内固定物取出术　303
跟骨前端骨折　263
跟骨取骨术　303
跟骨外翻　263
跟骨下滑囊炎　263
跟骨修补术　303
跟骨应力反应　263
跟骨应力骨折　263
跟骨脂肪垫萎缩　263
跟骨植骨术　303
跟腱变性　263
跟腱病　263
跟腱病损切除术　303,356
跟腱断裂　263
跟腱反射　298
跟腱缝合术　303
跟腱滑囊炎　263
跟腱肌腱炎　263
跟腱挛缩　124,263
跟腱切断术　303
跟腱损伤　263
跟腱缩短术　303
跟腱痛　263
跟腱修补术　303,321
跟腱延长术　303
跟腱炎　263

跟腱止点炎　263
跟腱周围炎　263
跟距跗骨联合　263
跟距骨间韧带损伤　263
跟距骨桥　263
跟痛　263
跟痛症△　263
跟骰关节骨关节炎　263
跟臀试验　298
跟下骨　263
跟舟联合　263
跟足　263
更换气管插管　94
更换心脏起搏器　80
更换心脏起搏器脉冲发生器　80
更年期关节炎　263
更年期精神病　438
更年期男性乳房发育症　162
更年期偏执状态　438
更年期月经过多　369
更年期综合征　369
庚型病毒性肝炎　398
庚型肝炎病毒核糖核酸　470
庚型肝炎病毒抗体　476
梗死　176
梗死前综合征　74
梗阻性胆管炎　398
梗阻性肥厚型心肌病　74
梗阻性分娩　386
梗阻性化脓性胆管炎　106,398
梗阻性黄疸　106
梗阻性脑积水　124,199
梗阻性肾病　151
梗阻性肾功能不全　240
梗阻性睡眠呼吸暂停综合征△　59
梗阻性无精子症　240
梗阻性无尿　240
梗阻性休克　337
工具性日常生活活动量表　344
工作侧　67
弓蛔虫病　414
弓蛔虫病性葡萄膜炎　4
弓蛔虫眼病　4
弓弦试验　298
弓形波　146
弓形虫病　398,414,459
弓形虫病肝炎　106
弓形虫肺炎△　83,398
弓形虫肝炎　106
弓形虫肌炎　263,459
弓形虫抗体　476
弓形虫抗体 IgG　476
弓形虫抗体 IgG 亲合力　476
弓形虫抗体 IgM　476
弓形虫脉络膜视网膜炎　459
弓形虫脑病△　124
弓形虫脑膜脑炎　124,459
弓形虫脑炎　124,459
弓形虫心肌炎　459
弓形毛细血管扩张性紫癜　414
弓形切口　206
弓形体病　398,414
弓形体脉络膜视网膜炎　4
弓形体性虹膜睫状体炎　4

弓形子宫　369
弓状韧带复合体损伤　263
公牛颈　466
功能不应期　146
功能残气量　97,344
功能残气量肺总量百分比　97
功能大体评定量表　445
功能矫治器　61
功能失调性子宫出血　369
功能调节器　61
功能性鼻内镜鼻窦手术　36
功能性蛋白尿　156
功能性低促性腺激素性性腺功能减退症　162
功能性低血糖　162
功能性发声障碍　26
功能性发音障碍△　26
功能性非胰岛素性低血糖　162
功能性分流　85
功能性负重　61
功能性腹痛　106
功能性腹泻　106
功能性构音障碍　45
功能性殆平面　67
功能性幻觉　443
功能性近红外光谱技术　344
功能性颈淋巴结清扫术　61
功能性颈清扫术　61
功能性脑病　199
功能性视觉丧失△　3
功能性吞咽障碍　26
功能性心脏杂音　79
功能性血流动力学监测　97
功能性胰岛素分泌过多　172
功能性肿瘤　369
功能训练　331
功能余气量△　344
供肝脏者　106
供角膜者　4
供瘤动脉栓塞术　232
供皮者　414
供肾摘除　249
供体皮肤切除术　303
供体肾修整术　249
供者骨髓采集术　356
供者淋巴细胞输注　182
肱尺骨性连接（单侧）　263
肱尺骨性连接（双侧）　263
肱尺关节扭伤　263
肱尺关节脱位　263
肱尺关节脱位△　264
肱动脉搏动　298
肱动脉穿刺术　340
肱动脉结扎术　303
肱动脉瘤切除伴自体血管移植术　304
肱动脉瘤切除术　304
肱动脉切开取栓术　232
肱动脉损伤　221,263
肱动脉狭窄　221
肱动脉迂曲　221
肱二头肌长头肌腱损伤　263
肱二头肌长头肌腱炎　263
肱二头肌长头肌肉和肌腱损伤△　263
肱二头肌长头肌肉损伤　263

肱二头肌长头腱止点损伤　263
肱二头肌断裂　263
肱二头肌反射　298
肱二头肌缝合术　304
肱二头肌腱损伤　263
肱二头肌腱延长术　304
肱二头肌腱炎　263
肱骨病损切除术　304
肱骨部分切除术　304
肱骨成形术　304
肱骨大结节骨折　263
肱骨大结节撕脱骨折△　263
肱骨单髁骨折　263
肱骨恶性骨肿瘤　263
肱骨恶性肿瘤△　263
肱骨发育不全　263
肱骨发育不全（单侧）　263
肱骨发育不全（双侧）　263
肱骨干多发性骨折　263
肱骨干恶性骨肿瘤　263
肱骨干骨折　263
肱骨干骨折逆行带锁髓内钉技术　304
肱骨干交界性骨肿瘤　263
肱骨干良性骨肿瘤　263
肱骨钢板内固定术　304
肱骨钢针内固定术　304
肱骨骨骺分离闭合复位术　304
肱骨骨髓炎　326
肱骨骨折　263
肱骨骨折闭合复位钢板内固定术　304
肱骨骨折闭合复位钢针内固定术　304
肱骨骨折闭合复位螺钉内固定术　304
肱骨骨折闭合复位术　304
肱骨骨折闭合复位髓内钉内固定术　304
肱骨骨折不愈合　264
肱骨骨折畸形愈合　264
肱骨骨折切开复位 TiNi 环抱器内固定术　304
肱骨骨折切开复位钢板内固定术　304
肱骨骨折切开复位钢针内固定术　304
肱骨骨折切开复位空心钉内固定术　304
肱骨骨折切开复位螺钉内固定术　304
肱骨骨折切开复位术　304
肱骨骨折切开复位髓内钉内固定术　304
肱骨骨折延迟愈合　264
肱骨后脱位　264
肱骨滑车骨折　264
肱骨活检术　304
肱骨活组织检查　304,362
肱骨交界性骨肿瘤　264
肱骨结核　264
肱骨截骨术　304
肱骨解剖颈骨折　264
肱骨近端多发性骨折　264
肱骨近端恶性骨肿瘤　264
肱骨近端骨折　264
肱骨近端骨折切开复位内固定术　304
肱骨近端骺损伤　264
肱骨近端骺早闭　264
肱骨近端交界性骨肿瘤　264
肱骨近端良性骨肿瘤　264
肱骨颈骨折　264
肱骨开窗引流术　304
肱骨开放性骨折清创术　304

肱骨髁部分切除术　304
肱骨髁骨折　264
肱骨髁间骨折　264
肱骨髁间骨折切开复位内固定术　304
肱骨髁上骨折　264
肱骨髁上截骨术　304
肱骨髁上突骨折△　264
肱骨良性骨肿瘤　264
肱骨螺钉内固定术　304
肱骨内固定物取出术　304
肱骨内髁骨折　264
肱骨内上髁骨折　264
肱骨内上髁慢性牵拉伤　264
肱骨内上髁切除术　304
肱骨内上髁炎　264
肱骨内上淋巴结继发恶性肿瘤　348
肱骨前脱位　264
肱骨取骨术　304
肱骨人工骨植骨术　304
肱骨上端骨骺分离　264
肱骨上段肿瘤　348
肱骨死骨去除术　304
肱骨髓内钉内固定术　304
肱骨头骨折　264
肱骨头坏死△　264
肱骨头劈裂骨折　264
肱骨头劈裂塌陷骨折　264
肱骨头缺血性坏死△　264
肱骨头缺血性坏死　264
肱骨头塌陷骨折　264
肱骨头无菌性坏死　264
肱骨头置换术　304
肱骨外侧髁骨折△　264
肱骨外固定架固定术　304
肱骨外固定架去除术　304
肱骨外科颈骨折　264
肱骨外髁骨折　264
肱骨外上髁骨折　264
肱骨外上髁炎　264
肱骨外上髁炎△　257
肱骨下端骨骺分离　264
肱骨下脱位　264
肱骨小结节骨折　264
肱骨小结节撕脱骨折△　264
肱骨小头剥脱性骨软骨炎△　296
肱骨小头骨软骨病△　264
肱骨小头骨折　264
肱骨小头幼年型骨软骨病　264
肱骨延长术　304
肱骨应力骨折　264
肱骨幼年型骨软骨病　264
肱骨远端 T 型骨折　264
肱骨远端的关节面骨折　264
肱骨远端多发性骨折　264
肱骨远端恶性骨肿瘤　264
肱骨远端骨软骨骨折△　268
肱骨远端骨折　264
肱骨远端骺早闭　264
肱骨远端交界性骨肿瘤　264
肱骨远端良性骨肿瘤　264
肱骨远端全骺分离△　264
肱骨折骨术　304
肱骨植骨术　304
肱骨转移癌△　350

肱肩胛关节周炎　264
肱静脉损伤　221, 264
肱静脉血栓　231
肱内翻　264
肱桡尺骨性连接　264
肱桡尺骨性连接(单侧)　264
肱桡尺骨性连接(双侧)　264
肱桡骨性连接　264
肱桡骨性连接(单侧)　264
肱桡骨性连接(双侧)　264
肱桡关节脱位△　280
肱三头肌陈旧性断裂　264
肱三头肌断裂　264
肱三头肌反射　298
肱三头肌缝合术　304
肱三头肌肌腱断裂　264
肱三头肌肌腱损伤　264
肱三头肌肉和肌腱损伤△　264
肱三头肌损伤　264
肱三头肌支移位术　304
肱血管损伤 *　263
宫颈癌筛查　375
宫颈闭锁切开术　379
宫颈病损烧灼术　379
宫颈残端恶性肿瘤△　375
宫颈电凝止血术△　383
宫颈恶性肿瘤　348
宫颈发育不良　369
宫颈肥大△　375
宫颈封闭术　394
宫颈宫腔粘连　369
宫颈环扎术　395
宫颈结核　375
宫颈扩张术　380
宫颈良性肿瘤△　375
宫颈裂伤△　375
宫颈裂伤缝合术　395
宫颈鳞状上皮化生　377
宫颈鳞状上皮内瘤变(低级别)　348
宫颈鳞状上皮内瘤变(高级别,Ⅱ～Ⅲ级)　348
宫颈旁阻滞　340
宫颈膀胱瘘　318
宫颈平滑肌瘤△　375
宫颈评分　396
宫颈切开术　395
宫颈妊娠　369
宫颈绒毛管状腺癌　369
宫颈息肉△　376
宫颈细胞学检查　384
宫颈狭窄△　376
宫颈腺囊肿△　376
宫颈腺上皮内瘤变(高级别,Ⅱ～Ⅲ级)　348
宫内避孕器植入术△　380
宫内残留妊娠物清除术　380
宫内宫外复合妊娠　369
宫内节育器　369
宫内节育器残留　369
宫内节育器断裂　369
宫内节育器放置术　380
宫内节育器换置　380
宫内节育器嵌顿　369
宫内节育器取出术　380
宫内节育器脱落　369

宫内节育器移位　369
宫内节育器异位　369
宫内妊娠　369, 386
宫内输血术　395
宫内外复合妊娠△　369
宫旁良性肿瘤　369
宫腔感染　369
宫腔积脓　369
宫腔积血　369
宫腔积液△　376
宫腔镜检查　380
宫腔镜取环术　380
宫腔镜下电凝子宫内膜去除术　380
宫腔镜下宫内节育器取出术　380
宫腔镜下宫腔粘连切开术　380
宫腔镜下剖宫产瘢痕憩室修补术　380
宫腔镜下输卵管导丝复通术　380
宫腔镜下输卵管镜治疗　380
宫腔镜下输卵管栓塞术　380
宫腔镜下输卵管通液术　380
宫腔镜下双侧输卵管插管通液术　380
宫腔镜下微波子宫内膜去除术　380
宫腔镜下阴道横隔切开术　380
宫腔镜下阴道斜隔切开术　380
宫腔镜下阴道纵隔切开术　380
宫腔镜下诊断性刮宫术　380
宫腔镜下子宫病损电切术　380
宫腔镜下子宫病损切除术　356, 380
宫腔镜下子宫病损射频消融术　380
宫腔镜下子宫不全纵隔切除术　380
宫腔镜下子宫陈旧性裂伤修补术　380
宫腔镜下子宫电凝止血术　380
宫腔镜下子宫隔膜切除术　380
宫腔镜下子宫活检　380
宫腔镜下子宫活组织检查　363
宫腔镜下子宫颈病损切除术　356
宫腔镜下子宫颈切除术　356
宫腔镜下子宫颈椎形切除术　356
宫腔镜下子宫内膜病损切除术　380
宫腔镜下子宫内膜成形术　380
宫腔镜下子宫内膜电切术　380
宫腔镜下子宫内膜活检　380
宫腔镜下子宫内膜切除术　380
宫腔镜下子宫内膜去除术　380
宫腔镜下子宫内膜热球去除术　380
宫腔镜下子宫内膜息肉切除术　380
宫腔镜下子宫内膜粘连松解术　380
宫腔镜下子宫黏膜下肌瘤切除术　380
宫腔镜下子宫完全纵隔切除术　380
宫腔镜下子宫修补术　380
宫腔内占位性病变　369
宫腔球囊填塞术　395
宫腔纱条填塞术　395
宫腔胎盘残留　392
宫腔引流术　380
宫腔粘连　369
宫缩乏力　386
宫缩乏力产后出血 *　393
宫缩应激试验　396
宫体良性肿瘤　369
巩膜充血　18
巩膜穿通伤　4
巩膜挫伤　4
巩膜钙化　4

巩膜黑变病 4
巩膜后兜带术 20
巩膜坏死 4
巩膜环扎带障碍 4
巩膜环扎术 20
巩膜黄染 18
巩膜疾患 4
巩膜结核 4
巩膜扣带术 20
巩膜溃疡 4
巩膜裂伤 4
巩膜裂伤缝合术 20
巩膜瘘 4
巩膜囊肿 4
巩膜内加压术 20
巩膜脓肿 4
巩膜葡萄膜炎 4
巩膜葡萄肿 4
巩膜切除术 20
巩膜缺损 4
巩膜肉芽肿 4
巩膜烧伤 4
巩膜损伤 4
巩膜缩短术 20
巩膜外层炎 4
巩膜外加压术 20
巩膜外冷冻术 20
巩膜修补术 20
巩膜压痛 18
巩膜炎 4
巩膜炎继发葡萄膜炎△ 4
巩膜炎继发青光眼 4
巩膜移植术 20
巩膜异物 4
汞 482
汞及其化合物皮肤损伤 414
汞及其化合物中毒 453
汞接触性皮炎 414
汞中毒 151
汞中毒性肾病 151
共济失调 34, 264
共济失调伴有白内障 124
共济失调步态 124, 264
共济失调毛细血管扩张症 124
共济失调型脑性瘫痪 447
共济失调性毛细血管扩张症△ 400
共济失调性脑瘫△ 447
共济失调 - 性腺功能减退 - 脉络膜萎缩综合征 162
共济失调综合征 124
共焦激光扫描检眼镜 22
共焦生物显微镜 22
共同动脉干 74, 221
共同动脉干瓣膜关闭不全 221
共同动脉干矫治术 232
共同动脉干（Ⅰ型）△ 74
共同腔畸形 26
共同性内斜视 4
共同性外斜视 4
共同性斜视 4
佝偻病 264
佝偻病晚期效应 264
佝偻病胸 92
沟纹舌△ 49

钩虫病 106, 459
钩虫皮炎 414, 459
钩端螺旋体病 414, 459
钩端螺旋体病脑膜脑炎型 124
钩端螺旋体免疫学测定 476
钩端螺旋体脑动脉炎 124
钩骨骨折 264
钩骨撕脱性骨折△ 264
钩突切除术 36
钩形切口 206
狗咬伤 414
构音障碍 124, 213, 447
姑息性放疗 94, 365
姑息性化疗 94
姑息性手术 94
姑息治疗△ 357
孤独攻击型品行障碍△ 438
孤独攻击性品行障碍 438
孤独症谱系障碍 438
孤独症诊断访谈量表 445
孤独的恐怖△ 440
孤立肾 156, 240
孤立肾切除术 249, 356
孤立生长激素缺乏症性身材矮小伴 X 连锁低丙球蛋白血症 162
孤立性扁平苔藓 414
孤立性促甲状腺激素缺乏症 162
孤立性促甲状腺激素释放激素缺乏症 162
孤立性促肾上腺皮质激素缺乏症 162
孤立性促性腺激素缺乏 172
孤立性骨浆细胞瘤 176
孤立性骨囊肿 45
孤立性黄体生成素缺乏症 162
孤立性浆细胞瘤 176
孤立性局限性神经瘤 264, 414
孤立性卵泡刺激素缺乏症 162
孤立性皮肤钙化 414
孤立性气管结核 85
孤立性气管支气管结核 85
孤立性生长激素缺乏症Ⅰ A 型 162
孤立性生长激素缺乏症Ⅰ B 型 162
孤立性生长激素缺乏症Ⅱ型 162
孤立性生长激素缺乏症Ⅲ型 162
孤立性纤维性肿瘤 264
孤立性心室反位△ 77
孤立性血尿△ 156
孤立性腰椎间盘吸收综合征 264
孤立性月经早现 162
古德帕斯丘综合征△ 83
古典生物型霍乱 106
古典式剖宫产术 395
古怪人格 443
谷氨酸脱氢酶 482
谷氨酰半胱氨酸合成酶缺乏症△ 176
谷氨酰半胱氨酸合成酶缺陷症 176
谷固醇血症 162
谷胱甘肽 S 转移酶缺乏症△ 176
谷胱甘肽 S 转移酶缺陷症 176
谷胱甘肽过氧化物酶缺乏症△ 176
谷胱甘肽过氧化物酶缺陷症 176
谷胱甘肽合成酶缺乏症△ 177
谷胱甘肽合成酶缺陷症 177
谷胱甘肽还原酶缺乏症△ 177
谷胱甘肽还原酶缺陷症 177

股薄肌成形术 191
股薄肌移植术 304
股部开放性损伤伴骨折 264
股部开放性损伤伴脱位 264
股动静脉瘘 221
股动脉闭塞 221
股动脉搏动 298
股动脉穿刺术 232, 340
股动脉穿刺置管术 232
股动脉 - 股动脉转流术 232
股动脉夹层 221
股动脉假性动脉瘤 221
股动脉结扎术 232
股动脉瘤 221
股动脉瘤破裂 221
股动脉内膜剥脱术 232
股动脉破裂修补术 232
股动脉鞘内注药法闭孔神经阻滞麻醉与镇痛术 340
股动脉切开取栓术 232
股动脉球囊扩张 232
股动脉人工血管转流术 232
股动脉栓塞 221
股动脉栓塞术 233
股动脉损伤 221, 264
股动脉狭窄 221
股动脉血栓 231
股动脉血栓形成 221
股动脉造影 233
股动脉支架内再狭窄 221
股动脉支架植入术 233
股二头肌缝合术 304
股二头肌肌腱延长术 304
股骨 V 形截骨术 304
股骨病损切除术 304, 356
股骨部分切除术 304
股骨陈旧性骨折 264
股骨成形术 304
股骨粗隆骨折△ 264
股骨粗隆间骨折 264
股骨粗隆间骨折闭合复位髓内钉内固定术 304
股骨粗隆间骨折钢板固定术 304
股骨粗隆间骨折内固定术 304
股骨粗隆间内移截骨术 304
股骨粗隆下骨折 264
股骨粗隆下外展截骨术 304
股骨大转子骨折 264
股骨大转子与坐骨粗隆间坐骨神经阻滞麻醉与镇痛术 340
股骨单髁骨折 264
股骨短缩 304
股骨短缩畸形 264
股骨多处骨折△ 264
股骨多发性骨折 264
股骨恶性骨肿瘤 264
股骨 - 腓骨 - 尺骨综合征 264
股骨干恶性骨肿瘤 264
股骨干骨折 264
股骨干交界性骨肿瘤 264
股骨干良性骨肿瘤 264
股骨钢板内固定术 304
股骨钢针内固定术 304
股骨骨骺分离闭合复位术 304

股骨骨骺损伤　264
股骨骨髓炎　264
股骨骨折　264
股骨骨折闭合复位钢针内固定术　304
股骨骨折闭合复位螺钉内固定术　304
股骨骨折闭合复位术　304
股骨骨折闭合复位髓内钉内固定术　304
股骨骨折不愈合　264
股骨骨折畸形愈合　264
股骨骨折切开复位钢板内固定术　304
股骨骨折切开复位钢丝内固定术　304
股骨骨折切开复位钢针内固定术　304
股骨骨折切开复位螺钉内固定术　304
股骨骨折切开复位内固定术　304
股骨骨折切开复位术　304
股骨骨折切开复位髓内钉内固定术　304
股骨骨折延迟愈合　264
股骨关节囊内骨折　264
股骨后倾　264
股骨滑车发育不良　264
股骨活检术　304
股骨活组织检查　304,363
股骨假体翻修术　304
股骨假体周围骨折　447
股骨交界性骨肿瘤　264
股骨结核　264
股骨截骨术　304
股骨近端恶性骨肿瘤　264
股骨近端发育不良△　264
股骨近端发育不全　264
股骨近端干骺端骨折　264
股骨近端骨骺骨折　264
股骨近端交界性骨肿瘤　264
股骨近端截骨术　304
股骨近端良性骨肿瘤　264
股骨近端内翻、旋转截骨术　304
股骨近端转移癌△　351
股骨颈 U 形截骨　304
股骨颈恶性骨肿瘤　264
股骨颈骨折　264
股骨颈骨折闭合复位内固定术　304
股骨颈骨折不愈合　265
股骨颈骨折畸形愈合　265
股骨颈骨折空心钉内固定术　304
股骨颈骨折内固定术　304
股骨颈基底骨折　265
股骨颈交界性骨肿瘤　265
股骨颈经颈骨折　265
股骨颈开窗引流术　304
股骨颈髋臼成形术　304
股骨颈良性骨肿瘤　265
股骨颈头下骨折　265
股骨胫骨双截骨　304
股骨开窗引流术　304
股骨开放性骨折清创术　304
股骨髁剥脱性骨软骨炎　265
股骨髁单髁骨折　265
股骨髁骨折　265
股骨髁坏死△　265
股骨髁间骨折　265
股骨髁间骨折切开复位内固定术　304
股骨髁开窗引流术　304
股骨髁缺血坏死　265
股骨髁上骨牵引术　304

股骨髁上骨折　265
股骨髁上横行截骨术　304
股骨髁上截骨术　304
股骨髁上楔形截骨术　304
股骨髁上有控制的旋转截骨术　304
股骨髋部骨折　265
股骨髋臼撞击综合征　265
股骨良性骨肿瘤　265
股骨螺钉内固定术　304
股骨囊性纤维性骨炎　162
股骨内翻　265
股骨内固定物取出术　304
股骨扭转畸形　265
股骨前倾　265
股骨切除术　304
股骨切骨术　305
股骨人工骨植骨术　305
股骨上端骨骺分离　265
股骨上端内翻截骨术　305
股骨上端旋转截骨术　305
股骨死骨去除术　305
股骨髓内钉内固定术　305
股骨头边缘隆起截除术　305
股骨头表面置换术　305
股骨头重建棒置入术　305
股骨头恶性骨肿瘤　265
股骨头骨骺骨软骨病　265
股骨头骨骺滑脱　265
股骨头骨折　265
股骨头骺分离△　265
股骨头骺早闭　265
股骨头坏死　265
股骨头交界性骨肿瘤　265
股骨头颈切除粗隆下截骨术　305
股骨头颈切除术　305
股骨头开窗引流术　305
股骨头良性骨肿瘤　265
股骨头囊变　265
股骨头切除及粗隆下外展截骨术　305
股骨头缺血坏死　265
股骨头缺血坏死（创伤性）　265
股骨头缺血坏死（激素性）　265
股骨头缺血坏死（酒精性）　265
股骨头死骨形成　265
股骨头塌陷　265
股骨头幼年型骨软骨病　265
股骨头圆韧带损伤△　276
股骨头钻孔减压术　305
股骨外翻　265
股骨外固定架固定术　305
股骨外固定架去除术　305
股骨外髁剥脱性骨软骨炎　265
股骨外髁骨折　265
股骨下端骨骺分离　265
股骨下端骨折　265
股骨下端截骨术　305
股骨下端内翻截骨术　305
股骨下端牵引　305
股骨纤维结构不良　265
股骨小转子骨折△　290
股骨小转子撕脱骨折　265
股骨旋后　265
股骨旋前　265
股骨延长术　305

股骨应力骨折　265
股骨远端恶性骨肿瘤　265
股骨远端骨梗死　265
股骨远端骨软骨骨折　265
股骨远端骨折△　265
股骨远端骨骺损伤△　265
股骨远端骺早闭　265
股骨远端后脱位　265
股骨远端交界性骨肿瘤　265
股骨远端良性骨肿瘤　265
股骨远端转移癌△　351
股骨植骨术　305
股骨肿瘤　348
股骨转子间骨折△　264
股骨转子下骨折△　264
股骨纵向短小缺陷　265
股骨纵向发育不良　265
股骨钻孔减压术　305
股骨坐骨移植术　305
股腘动脉人工血管转流术　233
股静脉瓣膜功能不全　221
股静脉穿刺　305
股静脉穿刺术　233,340
股静脉穿刺置管术　70,233
股静脉缝合术　305
股静脉破裂修补术　233
股静脉损伤　221,265
股静脉狭窄　221
股静脉血栓形成　221,447
股静脉血栓综合征、股动脉闭塞症或淋巴管
　闭塞症（限于刮研作业人员）　453
股静脉置管术　233
股淋巴结清扫术　249
股面综合征　265
股内收肌切断术　305
股前外侧皮瓣制备术　61
股浅动脉闭塞　221
股浅动脉夹层　221
股浅动脉瘤　221
股浅动脉损伤　221,265
股浅动脉狭窄　221
股浅动脉支架术后再狭窄　221
股浅静脉血栓　231
股疝　106
股深动脉闭塞　221
股深动脉成形术　233
股深动脉夹层　221
股深动脉瘤　221
股深动脉栓塞　221
股深动脉损伤　221,265
股深动脉狭窄　221
股深动脉血栓形成　221
股神经恶性肿瘤　348
股神经麻痹　124
股神经牵拉试验　298
股神经切断术　305
股神经松解术　305
股神经损伤　124,265
股神经损伤△　129,276
股神经损伤后遗症　447
股神经探查术　305
股神经痛　298,337
股神经吻合术　305
股神经移植术　305

股神经阻滞麻醉与镇痛术 340
股四头肌陈旧性断裂 265
股四头肌成形术 305
股四头肌挫伤 265
股四头肌断裂 265
股四头肌缝合术 305
股四头肌腱断裂 265
股四头肌腱损伤 265
股四头肌进行性纤维化 265
股四头肌内侧头囊肿 265
股四头肌扭伤 265
股四头肌损伤 265
股四头肌瘫痪步态 298
股外侧皮神经卡压综合征 124
股外侧皮神经损伤 265
股外侧皮神经痛 337
股外侧皮神经炎 124, 414
股外侧皮神经阻滞麻醉与镇痛术 340
股性动静脉瘘 221
股癣 414, 459
股直肌瓣转移术 305
股直肌松解术 305
股直肌损伤 265
股直肌远侧前置术 305
股直肌远侧转移术 305
股总动脉粥样硬化斑块形成 221
骨癌△ 348
骨斑点症△ 259
骨包虫病△ 266
骨病变 265
骨不连△ 266
骨不明病变 265
骨擦音 298
骨成形瓣 61
骨成形钻 61
骨穿刺术 305
骨床预备 61
骨重建 59
骨刺 265
骨刺激器引起的机械性并发症 447
骨促结缔组织增生性纤维瘤 265
骨挫伤 265
骨岛 265
骨的孤立性浆细胞瘤 265
骨丢失 265
骨多房棘球蚴病 459
骨多房棘球蚴感染 459
骨恶性高磷酸尿性间叶瘤 265
骨恶性黑色素瘤 265
骨恶性淋巴瘤 265
骨恶性神经鞘瘤 265
骨恶性肿瘤 348
骨恶性肿瘤(未分型) 265
骨放疗后肉瘤 265
骨肥大△ 162
骨肥厚症 162
骨粉输送器 61
骨改建 59
骨钙素 482
骨干发育不良 265
骨干续连症 265
骨干炎 265
骨感染 265
骨高磷酸尿性间叶瘤 265

骨骼肌刺激器去除术 305
骨骼肌电刺激器取出术 206
骨骼肌电刺激器植入术 206
骨骼肌电刺激器置换术 206, 305
骨骼肌电刺激器置入术 305
骨骼肌松弛剂中毒 453
骨骼念珠菌病 414
骨骼石化症△ 162
骨梗死△ 265
骨固定装置植入术后 447
骨关节病 447
骨关节炎 265
骨和骨髓继发性恶性肿瘤 45
骨和关节软骨动态未定或动态未知的肿瘤 348
骨骺发育不良 162
骨骺分离 265
骨骺骨折 265
骨骺损伤 265
骨骺炎 265
骨化性肌炎 265
骨化性气管支气管气管病 85
骨化性纤维瘤 45
骨化性纤维黏液样肿瘤 265
骨坏死 59, 265
骨畸形 162
骨畸形性发育不良 265
骨棘球蚴病 459
骨挤压 61
骨挤压器 61
骨尖 45
骨间背侧神经嵌压综合征 124
骨间掌侧神经受压综合征 265
骨碱性磷酸酶 482
骨结合 59
骨结合丧失 59
骨结核 265
骨筋膜室减压术 305
骨筋膜室内压 265
骨筋膜室综合征 265
骨巨细胞瘤 45, 265
骨开窗 45
骨开窗术 305
骨开裂 45
骨空隙填补物置入术 305
骨矿物质含量 317
骨蜡油样病 265
骨良性纤维组织细胞瘤/非骨化纤维瘤 265
骨良性肿瘤(未分型) 265
骨量 67
骨量减少 265
骨裂隙 59
骨瘤 199, 265
骨隆突 45
骨隆突修整术 61
骨锚式助听器植入术 36
骨梅毒 265, 459
骨密度扫描 317
骨膜骨肉瘤△ 265
骨膜软骨瘤 265
骨膜上浸润麻醉 61
骨膜下浸润麻醉 61
骨膜下种植体 61
骨膜型骨肉瘤 265

骨膜型软骨肉瘤 265
骨磨 61
骨母细胞瘤 266
骨囊虫病 266
骨囊尾蚴病 459
骨囊肿 266
骨内袋 67
骨内固定器种植体 61
骨内腱鞘囊肿 266
骨内腱鞘囊肿△ 277
骨内叶状闭口种植体 61
骨内叶状开口种植体 61
骨内种植术 61
骨脓肿 266
骨旁型骨肉瘤 266
骨盆病损切除术 305
骨盆部分切除术 305
骨盆部位肿瘤病灶穿刺活检术 305
骨盆侧方挤压骨折 266
骨盆测量 396
骨盆陈旧性骨折 266
骨盆重建术 305
骨盆出口平面狭窄△ 387
骨盆垂直剪切骨折 266
骨盆冻伤 326
骨盆冻伤伴组织坏死 326
骨盆多处骨折△ 266
骨盆恶性骨肿瘤 266
骨盆恶性肿瘤 348
骨盆发育不良伴随下肢关节挛缩△ 267
骨盆钢板内固定术 305
骨盆钢针内固定术 305
骨盆骨髓炎 266
骨盆骨折 266
骨盆骨折闭合复位术 305
骨盆骨折不稳定型 266
骨盆骨折不愈合 266
骨盆骨折侧方挤压型 266
骨盆骨折垂直剪切型 266
骨盆骨折畸形愈合 266
骨盆骨折联合损伤型 266
骨盆骨折前后挤压型 266
骨盆骨折切开复位钢板内固定术 305
骨盆骨折切开复位钢针内固定术 305
骨盆骨折切开复位螺钉内固定术 305
骨盆骨折外固定架固定术 305
骨盆骨折延迟愈合 266
骨盆环骨折 266
骨盆活检术 305
骨盆肌腱损伤 266
骨盆肌肉和肌腱损伤△ 266
骨盆肌肉损伤 266
骨盆畸形 387
骨盆挤压伤 266
骨盆交界性骨肿瘤 266
骨盆截骨术 305
骨盆开放性损伤 266
骨盆开放性损伤伴骨折 266
骨盆开放性损伤伴脱位 266
骨盆开书样骨折 266
骨盆离断伤 266
骨盆联合体骨折 266
骨盆良性骨肿瘤 266
骨盆螺钉内固定术 305

骨盆内固定物取出术 305
骨盆内移截骨 305
骨盆脓肿 266
骨盆疲劳骨折 266
骨盆牵引术 305
骨盆前倾 387
骨盆浅表冻伤 326
骨盆切除术 305
骨盆切断 305
骨盆区坏死性筋膜炎 326
骨盆入口平面狭窄△ 387
骨盆入口狭窄 387
骨盆软组织损伤 266
骨盆三联截骨术 305
骨盆撕脱骨折 266
骨盆髓内钉内固定术 305
骨盆填塞 305
骨盆脱位 266
骨盆外固定架固定术 305
骨盆外固定架去除术 305
骨盆血管损伤 266
骨盆以及臀部开放性伤口△ 285
骨盆异常 387
骨盆应力骨折△ 266
骨盆幼年型骨软骨病 266
骨盆直肠窝脓肿 459
骨盆肿瘤 348
骨盆肿瘤切除术 356
骨盆肿瘤切开取活检术 305
骨盆周围神经恶性肿瘤 348
骨盆转移癌 348
骨皮质肥厚 266
骨皮质切开术辅助正畸 61
骨平滑肌瘤 266
骨平滑肌肉瘤 266
骨牵拉延长器置入术 61
骨牵引术 305
骨桥植入术 36
骨缺损 59, 266
骨缺血性坏死 266
骨溶解△ 284
骨肉瘤 199, 266
骨肉芽肿 266
骨软骨病 266
骨 - 软骨分离骨折 266
骨软骨瘤 199, 266
骨软骨瘤病 266
骨软骨黏液瘤 266
骨软骨炎 266
骨软骨移植 305
骨软化 266
骨丧失 59
骨扫描 317
骨闪烁摄影 317
骨上袋 59
骨烧伤 326
骨神经鞘瘤 266
骨收集器 61
骨水泥病 266
骨水泥反应 338
骨水泥固定 305
骨水泥固定型假体的翻修术 305
骨水泥填充术 305
骨水泥植入综合征 338

骨髓病性贫血 177
骨髓采集术 182
骨髓成像 317
骨髓穿刺 182, 408
骨髓穿刺活组织检查 363
骨髓发育不良 177
骨髓肥大细胞增多症 177
骨髓干细胞采集 182
骨髓活检△ 182
骨髓活检术 182
骨髓继发恶性肿瘤 348
骨髓巨核细胞计数 472
骨髓瘤管型肾病 151
骨髓涂片细胞学检查 472
骨髓纤维化 177
骨髓型放射病 326
骨髓炎 266
骨髓炎△ 296
骨髓移植 182
骨髓移植供者 177
骨髓移植后移植物抗宿主病 151
骨髓移植后移植物抗宿主病相关肾损害 151
骨髓抑制 177
骨髓有核细胞计数 472
骨髓增生异常综合征 177, 472
骨髓增生异常综合征伴单系发育异常 177
骨髓增生异常综合征伴多系病态造血△ 177
骨髓增生异常综合征伴多系发育异常 177
骨髓增生异常综合征伴孤立性 5q 缺失 177
骨髓增生异常综合征伴环形铁粒幼细胞 177
骨髓增生异常综合征伴原始细胞增多 177
骨髓增生异常综合征 / 骨髓增殖性疾病 * 177
骨髓增生异常综合征 / 骨髓增殖性肿瘤 177
骨髓增生异常综合征 / 骨髓增殖性肿瘤伴环形铁粒幼及血小板增多 177
骨髓增生异常综合征 / 骨髓增殖性肿瘤,不能分类 177
骨髓增生异常综合征基因突变筛查 470
骨髓增生异常综合征,未分类的 177
骨髓增殖性疾病 * 177
骨髓增殖性肿瘤 177, 348
骨髓增殖性肿瘤,不能分类 177
骨髓增殖性肿瘤基因突变筛查 470
骨髓转移癌△ 348
骨髓转移性肿瘤 348
骨梭形细胞肉瘤 266
骨痛 266
骨透明细胞肉瘤 266
骨外成釉细胞瘤 45
骨外骨肉瘤 266
骨外固定术 305
骨外浆细胞瘤 177
骨外露 266
骨外黏液样软骨肉瘤 266
骨外尤文氏肉瘤 266
骨未分化肉瘤 266
骨细粒棘球蚴病 266, 459
骨细粒棘球蚴感染 459

骨下袋 67
骨下袋植骨术 61
骨纤维结构不良 266
骨纤维肉瘤 266
骨纤维性结构不良△ 26
骨纤维异常增殖症 26
骨纤维异常增殖症(多骨型) 162
骨腺泡状肉瘤 266
骨形成不全症 289
骨性 Bankart 损伤 266
骨性骨盆 387
骨性 I 类错𬌗△ 45
骨性 II 类错𬌗△ 45
骨性 III 类错𬌗△ 45
骨性 I 类畸形 45
骨性 II 类畸形 45
骨性 III 类畸形 45
骨性颞下颌关节强直 45
骨性强直△ 45
骨性纤维结构不良△ 266
骨性斜颈 266
骨性椎管狭窄△ 296
骨牙粘连 45
骨延长 305
骨延迟愈合 266
骨样骨瘤 266
骨样牙本质 45
骨移植 61, 305
骨移植失败 266
骨移植术 331
骨移植物 61
骨移植物供区 67
骨移植物排斥 266
骨隐球菌病 266, 459
骨硬化病 266
骨硬化症 162, 398
骨尤文氏肉瘤 266
骨与关节结核 266
骨愈合 266
骨圆细胞肉瘤 266
骨源性恶性肿瘤 45
骨源性良性肿瘤 45
骨运输 305
骨再生不良 151
骨增量 61
骨折 266
骨折伴骨缺损 266
骨折闭合复位内固定术 266
骨折病△ 266
骨折不愈合 266
骨折错位愈合 45
骨折畸形愈合 266
骨折内固定术后失效△ 284
骨折内固定术后疼痛 266
骨折内固定物取出术 305
骨折内固定物植入感染△ 278
骨折内固定物置入感染 266
骨折切开复位内固定术 305
骨折切开复位术 305
骨折手法整复术 305
骨折外固定术△ 305
骨折外固定术后失效△ 285
骨折外固定支架固定术 305
骨折性水疱 414

骨折延迟愈合 266
骨脂肪瘤 266
骨脂肪肉瘤 266
骨指甲发育不全△ 295
骨质量 67
骨质破坏 266
骨质侵蚀△ 266
骨质石化病△ 398
骨质疏松△ 259
骨质疏松伴病理性骨折 266
骨质疏松伴脊柱骨折 266
骨质疏松相关骨折 266
骨质疏松性骨折△ 266
骨质疏松性椎体压缩性骨折 266
骨质疏松症 266
骨中间型肿瘤(未分型) 266
骨肿瘤 348
骨肿瘤穿刺活检术 356
骨肿瘤切除术 356
骨肿瘤切除重建术 356
骨肿瘤切开活检术 356
骨肿物 266
骨 - 种植体界面 67
骨 - 种植体界面纤维化 59
骨转移癌 348
骨转移瘤 348
骨赘 266
钴 482
钴 -60 365
钴 -60 放射治疗 206
钴 -60 治疗机 365
钴胺素缺乏肾病 151
钴及其化合物皮肤损伤 414
鼓膜不张 34
鼓膜成形术 36
鼓膜充血 34
鼓膜穿刺术 36
鼓膜穿孔 26
鼓膜钙化 26
鼓膜浑浊 34
鼓膜霉菌病 26
鼓膜内陷 34
鼓膜切除术 36
鼓膜切开术 36
鼓膜切开置管术 36
鼓膜外伤性破裂 26
鼓膜修补术 36
鼓膜炎 398
鼓膜造孔术 36
鼓膜增厚 34
鼓膜置管取出术 36
鼓式取皮机取皮术 331
鼓室成形术 36
鼓室副神经节瘤 26
鼓室积血 26
鼓室入路颈静脉球体瘤切除术 36
鼓室探查术 36
鼓室体瘤 26
鼓音 92
固定矫治器 61
固定连接体 61
固定桥 61
固定桥修复* 61
固定型皮肤孢子丝菌病 414

固定性大气道狭窄 85
固定性内斜视 4
固定性上斜视 4
固定性外斜视 4
固定性下斜视 4
固定性药疹 414
固定修复术 61
固连牙△ 45
固位螺丝 61
瓜氨酸血症 172, 414
刮除重建术 305
刮除术 305
刮疣治疗 433
胍乙啶中毒 453
寡克隆区带 146
寡免疫沉积型新月体性肾小球肾炎 151
关闭回肠造口 106
关闭结肠造口 106
关闭胃造口 106
关闭消化道人工造口 106
关岛型肌萎缩侧索硬化 - 帕金森综合征 - 痴
　　呆复合征 124
关节孢子丝菌病 414
关节病理性脱位 266
关节病性银屑病 414
关节不稳定 266
关节成角强直 266
关节成形术 305, 331
关节抽吸术 305
关节穿刺 317
关节穿刺术 305
关节风湿病 266
关节复发性不全脱位 266
关节复发性脱位 266
关节感染 266
关节感染后遗症 266
关节感染性滑膜炎 266
关节骨软骨损伤△ 276
关节固定术 305
关节固定术后假关节 266
关节寒性脓肿 266
关节活动度检查 451
关节活动受限 124
关节活动受限和硬皮病样综合征 414
关节活动性感染 266
关节积液 266
关节畸形 298
关节疾患 266
关节假体引起的感染 267, 447
关节腱鞘囊肿 267
关节僵硬 267, 326
关节交锁 267
关节矫形术 305
关节结核 266
关节结核脓肿△ 266
关节痉挛 267
关节镜 317
关节镜检查术 305
关节镜术后 267
关节镜下半月板部分切除术 305
关节镜下半月板缝合术 305
关节镜下半月板切除术 305
关节镜下半月板修补术 305
关节镜下髌骨外侧支持带松解术 305

关节镜下冲洗清创术 305
关节镜下冈上肌腱缝合术 305
关节镜下关节囊松解 305
关节镜下滑膜切除术 305
关节镜下滑膜皱襞切除术 305
关节镜下踝关节融合术 305
关节镜下肩峰成形术 305
关节镜下肩关节囊松解术 305
关节镜下肩袖修补术 305
关节镜下交叉韧带重建术 305
关节镜下前交叉韧带重建术 305
关节镜下同种异体半月板移植术 305
关节镜下臀肌挛缩松解术 305
关节镜下腕管松解术 305
关节镜下膝关节滑膜切除术 305
关节镜下膝关节清理术 305
关节镜下膝关节粘连松解术 305
关节镜下显微椎间盘切除术 305
关节镜下肘关节清理术 305
关节镜下肘关节松解术 305
关节离断术 305
关节挛缩 124, 267, 326
关节面打磨成形术 305
关节面部骨折 267
关节囊固缩术 305
关节囊扩张伴关节盘附着松弛 45
关节囊切除术 331
关节囊炎 267
关节盂唇重建 305
关节内多块压缩性骨折 267
关节内骨折 267
关节内截骨术 306
关节内游离体△ 268, 276
关节盘穿孔 45
关节盘穿孔、破裂 45
关节盘绞锁 45
关节盘炎 267
关节盘移位 45
关节旁黏液瘤 267
关节腔穿刺 317
关节腔积液白细胞分类计数 472
关节腔积液白细胞计数 472
关节腔积液红细胞计数 472
关节腔积液结晶分析 472
关节腔积液理学检查 472
关节腔积液黏蛋白 472
关节腔积液细胞学检查 472
关节强硬 267
关节强直 326
关节强直性脊椎骨肥厚 267
关节强直性脊椎骨肥厚△ 280
关节切除成形术 306
关节融合术 306
关节软骨变性△ 282
关节软骨损伤 267
关节软骨修复术 306
关节烧伤 326
关节渗出 267
关节松弛 267
关节松弛症△ 267
关节松解术 306
关节痛 267
关节突滑膜囊肿 267
关节脱位 267

关节脱位手法整复术　306
关节外骨折　267
关节紊乱　267
关节习惯性不全脱位　267
关节习惯性脱位△　266, 267
关节血肿　267
关节炎　267
关节液分析　317
关节游离体　267
关节盂唇的撕脱骨折　267
关节盂缘骨折　267
关节造影术　306
关节粘连　267
关节治疗性物质注射　306
关节置换术　306
关节肿瘤　267
关节肿瘤切除术　356
关节肿物　267
关节肿胀　267
关节周围骨化　267
关节周围炎　267
关节自发性脱位　267
关胸术　214
观测线　67
冠 - 根比例异常　45
冠脉支架再狭窄△　74
冠内固位体　61
冠向复位瓣　61
冠折　45
冠折露髓　45
冠 - 种植体比例　67
冠周脓肿　45
冠周炎　45
冠状病毒 -229E 肺炎　459
冠状病毒 -HKU1 肺炎　459
冠状病毒 -NL63 肺炎　459
冠状病毒 -OC43 肺炎　459
冠状病毒 ( 变异株 ) 抗体　476
冠状病毒 ( 变异株 ) 抗体 IgG　477
冠状病毒 ( 变异株 ) 抗体 IgM　477
冠状病毒感染　459
冠状病毒核糖核酸　470
冠状动脉 CT 显像　81
冠状动脉 CT 造影△　81
冠状动脉闭塞　74, 221
冠状动脉壁内走形　221
冠状动脉成角迂曲病变非药物洗脱支架置入术　233
冠状动脉成角迂曲病变药物洗脱支架置入术　233
冠状动脉成形术后再狭窄　74
冠状动脉穿孔　74
冠状动脉搭桥术后　74
冠状动脉搭桥术后动脉桥血管非药物洗脱支架置入术　233
冠状动脉搭桥术后动脉桥血管药物洗脱支架置入术　233
冠状动脉搭桥术后静脉桥血管非药物洗脱支架置入术　233
冠状动脉搭桥术后静脉桥血管药物洗脱支架置入术　233
冠状动脉搭桥术后桥血管造影　238
冠状动脉搭桥术后左主干桥血管非药物洗

脱支架置入术　233
冠状动脉搭桥术后左主干桥血管药物洗脱支架置入术　233
冠状动脉窦动脉瘤　74
冠状动脉多支弥漫病变非药物洗脱支架置入术　233
冠状动脉多支弥漫病变药物洗脱支架置入术　233
冠状动脉非药物洗脱支架置入术　233
冠状动脉分叉病变单个非药物洗脱支架置入术　233
冠状动脉分叉病变单个药物洗脱支架置入术　233
冠状动脉分叉病变两个非药物洗脱支架置入术　233
冠状动脉分叉病变两个药物洗脱支架置入术　233
冠状动脉覆膜支架置入术　233
冠状动脉钙化　81
冠状动脉钙化病变非药物洗脱支架置入术　233
冠状动脉钙化病变药物洗脱支架置入术　233
冠状动脉供血不足　74
冠状动脉光学相干断层成像　80
冠状动脉肌桥　221
冠状动脉肌桥切断术　233
冠状动脉夹层　74
冠状动脉结扎术　233, 335
冠状动脉介入治疗后△　75
冠状动脉痉挛　74
冠状动脉痉挛性心绞痛　74
冠状动脉开口成形术　233
冠状动脉扩张　74
冠状动脉瘤　74, 221
冠状动脉瘘　74
冠状动脉瘘修补术　233
冠状动脉慢性完全闭塞病变非药物洗脱支架置入术　233
冠状动脉慢性完全闭塞病变药物洗脱支架置入术　233
冠状动脉慢血流　74
冠状动脉内溶栓剂注射　233
冠状动脉旁路移植术　80
冠状动脉旁路移植术后　221
冠状动脉旁路移植术后心肌梗死　74
冠状动脉旁路移植术相关性心肌梗死　74
冠状动脉破裂　74
冠状动脉起源异常　74
冠状动脉腔内旋磨术　80
冠状动脉窃血　338
冠状动脉球囊扩张术后△　75
冠状动脉缺血　74
冠状动脉栓塞　74
冠状动脉探查术　233
冠状动脉微血管病变　74
冠状动脉狭窄　74, 221
冠状动脉心腔瘘△　221
冠状动脉性心脏病　74
冠状动脉旋磨术后△　75
冠状动脉血管内超声　80, 238
冠状动脉血流储备分数检查　238
冠状动脉血栓抽吸术　80

冠状动脉血栓抽吸术后△　75
冠状动脉血栓栓塞　74
冠状动脉血栓形成　74
冠状动脉炎　74
冠状动脉药物洗脱支架置入术　233
冠状动脉异常起源于肺动脉　221
冠状动脉异常起源于肺动脉矫治术　233
冠状动脉 - 右房瘘封堵术　233
冠状动脉右室瘘　221
冠状动脉 - 右心房瘘△　77
冠状动脉右心室瘘△　229
冠状动脉造影　80
冠状动脉支架断裂　221
冠状动脉支架内血栓形成　74
冠状动脉支架内再狭窄　74
冠状动脉支架移位　221
冠状动脉支架植入术后并发慢血流　74
冠状动脉支架植入术后并发无复流　74
冠状动脉支架植入术后再狭窄△　74
冠状动脉支架植入术后状态　69
冠状动脉支架置入术　233
冠状动脉粥样硬化　74
冠状动脉粥样硬化性心脏病　74
冠状动脉左房瘘　221
冠状动脉左室瘘△　77
冠状动脉左主干病变单个非药物洗脱支架置入术　233
冠状动脉左主干病变单个药物洗脱支架置入术　233
冠状动脉左主干病变两个非药物洗脱支架置入术　233
冠状动脉左主干病变两个药物洗脱支架置入术　233
冠状动脉左主干合并多支病变非药物洗脱支架置入术　233
冠状动脉左主干合并多支病变药物洗脱支架置入术　233
冠状切口　206
冠状突骨折△　258
冠状血管动脉瘤修补术　233, 335
冠状血管畸形　221
冠状血管扩张药中毒　453
管型肾病△　151
管性呼吸音　217
管状癌　348
管状鼻　26
管状大汗腺腺瘤　414
管状皮瓣术　331
管状皮瓣移植术　36, 61, 306
管状腺瘤　45
贯穿骨折　267
贯声门癌　26, 348
贯通伤　82
灌肠　408
灌洗技术　306
灌注加权成像　146
灌注指数变异度　344
光斑贴试验　435
光变应性接触性皮炎　414
光动力疗法　20
光动力学疗法　94, 206
光动力治疗　433
光毒性接触性皮炎　414
光毒性药疹　414

光滑舌△ 54
光化性唇炎△ 414
光化性唇炎 45
光化学疗法 433
光肌阵挛反应 146
光疗 182
光疗法△ 408
光面舌 414
光敏试验 435
光敏性癫痫△ 134
光敏性反应 146
光敏性皮炎 414
光敏性银屑病 414
光气中毒 453
光驱动 146
光声门图检查 40
光索引导气管插管术 340
光线性扁平苔藓 414
光线性唇炎 414
光线性角化病 414
光线性肉芽肿 414
光线性痒疹 414
光相干断层扫描 22
光学相干断层扫描 238
光泽苔藓 414
光照疗法 445
光照治疗 408
光子 365
光子束 365
光子外照射放射治疗 365
胱氨酸结晶 472
胱氨酸尿症 173
胱氨酸血症肾病 151
胱硫醚血症 173
广场恐怖症 438
广泛肺静脉或毛细血管受累疾病相关性肺
　动脉高压 85
广泛坏死性口底蜂窝织炎 45
广泛切除术 306
广泛性 147
广泛性成就测验修正版 445
广泛性发育障碍 438
广泛性发育障碍△ 449
广泛性焦虑障碍 438
广泛性恐惧症 438
广泛性脉络膜营养障碍 4
广泛性脑挫裂伤 199
广泛性翼状胬肉△ 58
广泛硬膜下血肿 199
广州管圆线虫病 124,459
广州管圆线虫病性脑炎 124,459
广州血管圆线虫病 124
龟分枝杆菌皮肤感染 414
龟头包皮炎△ 410
龟头感染性部分缺失 318
龟头外伤性部分缺失 318
规律月经 377
规则散光 4
硅沉着病 85
硅沉着病二期 85
硅沉着病结核 85
硅沉着病一期 85
硅沉着病三期 85
硅沉着病性肺纤维化 85

硅肺△ 455
硅肺病△ 85
硅肺病(硅肺)一期△ 85
硅肺病(硅肺)二期△ 85
硅肺病(硅肺)三期△ 85
硅及其化合物皮肤损伤 414
硅胶假体隆鼻术后 26
硅肉芽肿 414
硅油取出术 20
硅油入前房 4
硅油填充眼 4
硅油填充眼硅油乳化 4
硅油填充眼硅油入前房 4
硅油填充眼继发性青光眼 4
轨道征 147
诡辩性思维 443
滚轴取皮刀取皮术 331
国际标准化比值 344,472
腘动静脉瘘 221
腘动脉闭塞 221
腘动脉搏动 298
腘动脉夹层 221
腘动脉瘤 221
腘动脉瘤部分切除伴人工血管置换术 306
腘动脉瘤切除伴人工血管置换术 306
腘动脉瘤切除术 306
腘动脉内膜剥脱术 233
腘动脉切开取栓术 233
腘动脉松解术 233
腘动脉损伤 221,267
腘动脉狭窄 221
腘动脉陷迫综合征 221
腘动脉血栓 231
腘动脉支架植入术 233
腘腓韧带损伤 267
腘滑囊炎 267
腘肌腱损伤 267
腘肌腱延长术 306
腘静脉瓣膜功能不全 221
腘静脉瘤 221
腘静脉松解术 221
腘静脉损伤 221,267
腘静脉修补术 306
腘静脉血栓 231
腘囊肿破裂 267
腘绳肌紧张 267
腘绳肌切断术 306
腘绳肌松解术 306
腘绳肌延长术 306
腘绳肌远端松解术 306
腘窝瘢痕 326
腘窝瘢痕切除中厚植皮术 331
腘窝部胫神经阻滞麻醉与镇痛术 340
腘窝滑膜囊肿 267
腘窝开放性损伤 267
腘窝溃疡(恶性) 326
腘窝溃疡(良性) 326
腘窝囊肿 267
腘窝囊肿切除术 306,356
腘窝皮肤软组织缺损并感染 326
果糖-1,6-二磷酸酶缺乏 106
果糖-1,6-二磷酸酶缺乏症△ 106
果糖 482
果糖胺 482

果糖代谢紊乱 106
果糖二磷酸醛缩酶缺陷症 177
果糖二磷酸醛缩酶缺乏症△ 177
过长牙 45
过大牙 45
过碘酸希夫染色 182
过碘酸雪夫反应 472
过度不连续 147
过度负重 67
过度活动综合征 267
过度惊吓综合征 124
过度警觉 443
过度片段性肌阵挛 124
过度牵引 267
过度使用膝 267
过度通气 147,340
过度饮酒 443
过度运动性癫痫发作 124
过渡型/混合型脑膜瘤 199
过渡型心内膜垫缺损 221
过渡型心内膜垫缺损矫治术 233
过渡性房室隔缺损 221
过渡修复体 61
过渡义齿△ 66
过分包涵 443
过敏反应 337
过敏性鼻炎△ 82
过敏性鼻炎伴哮喘 25
过敏性鼻-支气管炎 26
过敏性肠炎 107
过敏性肺炎[外源性过敏性肺泡炎]△ 89
过敏性腹泻 107
过敏性接触性口炎 45
过敏性接触性皮炎△ 452
过敏性结肠炎△ 107
过敏性结膜炎 4
过敏性口炎 45
过敏性脉管炎 267
过敏性肉芽肿性血管炎肾损害△ 153
过敏性哮喘 85
过敏性休克 85,337,414
过敏性咽喉炎 26
过敏性咽炎 26
过敏性支气管肺曲霉病△ 82
过敏性紫癜 177,414
过敏性紫癜所致精神障碍 438
过敏性紫癜性肾炎 151
过敏性紫癜性肾炎Ⅲa型(局灶系膜增生伴
　节段性坏死、血栓、硬化及<50%新月体)
　151
过敏性紫癜性肾炎Ⅲb型(弥漫系膜增生伴
　节段性坏死、血栓、硬化及<50%新月体)
　151
过敏性紫癜性肾炎Ⅵ型(膜增生) 151
过敏性紫癜性肾炎Ⅰ型(轻微病变性) 151
过敏性紫癜性肾炎Ⅱ型(系膜增生性) 151
过敏性紫癜性肾炎Ⅳ型(系膜增生性伴
　50%~75%的新月体) 151
过敏性紫癜性肾炎Ⅴ型(系膜增生性伴>75%
　的新月体) 151
过期产儿 398
过期流产△ 369
过期妊娠 387
过清音 92

过伸损伤 267
过熟儿 387
过小牙△ 56
过氧化氢酶缺乏 173
过氧化物酶染色 182
过氧化物免疫酶标法 182

**H**

哈勒曼 - 斯特雷夫综合征 267, 414
哈勒沃登 - 施帕茨病 124
哈里森沟 93
哈钦森三征 414
哈特纳普病 162
海岸征 344
海贝皮炎 414
海贝咬伤 414
海产品的毒性效应△ 69
海产品中毒 69
海胆刺伤 414
海胆刺伤及海胆肉芽肿 414
海蝶刺伤 414
海葵刺伤 414
海蓝组织细胞增生症 162
海洛因肾病 151
海洛因药物瘾 438
海洛因依赖综合征 438
海洛因中毒 69
海马硬化 124
海绵采集者皮炎 414
海绵刺伤 414
海绵窦病损切除术 356
海绵窦动静脉瘘 124
海绵窦瘘 124
海绵窦脑膜瘤 199
海绵窦脑膜瘤切除术 36
海绵窦脓肿 124
海绵窦区脑膜瘤△ 199
海绵窦区硬脑膜动静脉瘘 199
海绵窦入路 36
海绵窦血栓形成 124
海绵窦血栓性静脉炎 124
海绵窦炎 124
海绵窦综合征 4, 124
海绵骨插入移植 306
海绵骨骨片移植 306
海绵肾△ 153, 245
海绵体恶性肿瘤 240
海绵状白质脑病 124
海绵状淋巴管瘤 414
海绵状淋巴血管瘤△ 414
海绵状脑病 438
海绵状脑病痴呆 438
海绵状血管瘤 4, 124, 221, 267, 414
海绵状血管瘤切除术 36
海参皮炎 414
海水浴者皮疹 414
海螅皮炎 414
海星皮炎 414
海洋生物性指头炎 267
海蜇皮炎 414
氦氖(He-Ne)激光照射治疗 433
氦氖激光 433
氦 - 氧混合通气 94

氦氧流量 - 容积曲线 97
鼾音△ 92
含氯氟烃类中毒 453
含铁血黄素沉着症 177
含铁血黄素颗粒 472
含铁血黄素尿 177
含铁血黄素吞噬细胞 147
含铁血黄素性过度色素沉着 414
含铁血黄素性纤维脂肪瘤 267
含牙囊肿 26, 45
含氧细胞 365
寒冷性多形红斑△ 414
寒冷性红斑 414
寒冷性荨麻疹 414
寒冷性脂膜炎 414
寒性脓疡 267
寒性脓肿 459
汉密尔顿焦虑量表 445
汉密尔顿抑郁量表 445
汉坦病毒肺综合征 459
汉 - 许 - 克病 177
汗管瘤 414
汗管样小汗腺癌 415
汗孔角化病△ 415
汗孔角化样小汗腺孔和真皮导管痣 415
汗孔角化症 415
汗疱疹 415
汗腺瘤 267
汗腺囊腺瘤 415
汗腺腺癌 267
汗腺腺瘤 415
汗腺炎 415
汗足综合征 124
航空病 453
航空性聋 26
壕沟足 326
好鸟者肺△ 89
合成的麻醉品中毒 69
河豚中毒 69
核爆炸复合伤 326
核磁共振成像 317
核黄疸 177
核黄素缺乏 173
核黄素缺乏症 415
核基质蛋白 22 477
核间性眼肌麻痹△ 4
核间性眼肌瘫痪 4
核间性眼外肌瘫痪 4
核素心肌灌注显像 81
核糖核酸酶 482
核糖核酸染色 472
核心温度 344
核性麻痹性斜视 4
核医学检查 22
核桩冠 61
颌部蜂窝织炎 185, 415
颌窦底提升术 36
颌骨闭合异常 45
颌骨病损刮治术 61
颌骨不对称 45
颌骨出血性囊肿 45
颌骨大小畸形 45
颌骨动脉瘤性骨囊肿△ 45
颌骨动脉瘤性囊肿 45

颌骨动脉瘤样骨囊肿 45
颌骨多发性骨髓瘤 45
颌骨恶性肿瘤 26
颌骨发育不足 45
颌骨放线菌病 45
颌骨骨坏死 45
颌骨骨髓炎 45
颌骨骨纤维异常增殖症修整术 61
颌骨骨炎 45
颌骨骨移植后组织瓣坏死 45
颌骨骨质增生 45
颌骨含牙囊肿 45
颌骨后天畸形 45
颌骨坏死 45
颌骨畸形 45
颌骨疾病 45
颌骨继发恶性肿瘤 26, 45
颌骨交界性肿瘤 26, 45
颌骨结缔组织恶性肿瘤 45
颌骨结缔组织继发性肿瘤 45
颌骨结核 26, 45
颌骨巨细胞肉芽肿△ 45
颌骨巨细胞修复性肉芽肿 45
颌骨瘤样纤维组织增生 45
颌骨囊肿 45
颌骨囊肿刮除术 61
颌骨囊肿开窗减压术 61
颌骨囊肿切除术 61
颌骨牵引器去除 61
颌骨潜伏性骨囊肿 45
颌骨缺损 45
颌骨肉芽肿 45
颌骨始基囊肿△ 53
颌骨死骨 45
颌骨外生骨疣 45
颌骨先天畸形 45
颌骨纤维结构不良△ 45
颌骨纤维性发育不良 45
颌骨纤维异常增殖症 45
颌骨修复术 61
颌骨修整术 321
颌骨血管畸形 45
颌骨血外渗性囊肿 45
颌骨牙源性角化囊肿 45
颌骨牙源性囊肿 45
颌骨炎性窦道 45
颌骨炎性增生 45
颌骨原发性鳞癌△ 45
颌骨中心性癌 45
颌骨中心性巨细胞病变 45
颌骨肿瘤切除术 356
颌骨肿物 46
颌间垂直关系 67
颌间固定 61
颌间间隙 61
颌间结扎 61
颌间距离 67
颌间挛缩 46
颌间牵引 61
颌间水平关系 67
颌结缔组织继发恶性肿瘤 26
颌开放性损伤 26
颌裂 46
颌淋巴瘤 348

颌 - 颅底关系异常　318
颌面部爆炸伤　46
颌面部多发伤　46
颌面部多间隙感染　46
颌面部恶性肿瘤　26
颌面部放线菌病△　45
颌面部骨动脉瘤样骨囊肿　46
颌面部骨恶性肿瘤　46
颌面部骨良性肿瘤　46
颌面部骨生物学行为未定肿瘤△　45
颌面部骨源性恶性肿瘤　46
颌面部核武器伤　46
颌面部化学武器伤　46
颌面部间隙感染　46
颌面部淋巴瘤　46
颌面部囊肿　46
颌面部脓肿切开引流术　61
颌面部枪弹伤　46
颌面部软组织恶性肿瘤　46
颌面部软组织缺损　46
颌面部软组织损伤　46
颌面部烧伤　46
颌面部外伤　46
颌面部血管瘤　46
颌面部异物　46
颌面部战伤　46
颌面部肿痛　46
颌面间隙引流术　61
颌面颈部血管瘤　46
颌面磨损　46
颌面缺损　46
颌肉芽肿△　45
颌位　67
颌位关系　67
颌位关系记录　67
颌下蜂窝织炎　185
颌下感染△　55
颌下良性肿瘤　26
颌下淋巴结根治性切除术　61,356
颌下淋巴结结核　26
颌下淋巴切除术　61,356
颌下淋巴结清扫术　36
颌下淋巴结肿大　46
颌下慢性淋巴结炎　27
颌下区病损切除术　356
颌下腺病损切除术　356
颌下腺部分切除术　356
颌下腺导管结石　27
颌下腺恶性肿瘤　27
颌下腺肥大　27
颌下腺混合瘤　27
颌下腺继发恶性肿瘤　27
颌下腺结核　27
颌下腺良性增生　27
颌下腺良性肿瘤　27
颌下腺淋巴管瘤　27
颌下腺瘘△　31
颌下腺囊肿△　31
颌下腺黏液囊肿△　31
颌下腺脓肿　46
颌下腺切除术　356
颌下腺炎　27
颌下腺造影侧位投影术　61
颌下腺肿瘤　348

颌下引流术　61
颌下肿物　27
颌下肿物切除术　321
颌枕带牵引术　306
𬌗重建　61
𬌗创伤　59
𬌗垫　61
𬌗垫治疗　61
𬌗干扰　45
𬌗片　67
𬌗平面　67
𬌗平面导板　67
𬌗平面规　67
𬌗紊乱　45
𬌗治疗　61
赫伯登结节　267
赫伯登结节伴关节病　267
赫尔病　162
赫克斯海默反应　415
赫利茨交界型致死性大疱性表皮松解症　415
赫鲁比前置镜　22
赫曼斯基 - 普德拉克综合征　162,415
赫日曼斯基 - 普德拉克综合征△　162
褐黄病　162,415
褐黄病引起的系统性结缔组织疾患△　162
褐甲　415
黑斑息肉综合征△　52
黑变病　415
黑便　107,407
黑点癣　459
黑粪△　407
黑福特△　58
黑棘皮病　415
黑棘皮病 - 胰岛素抵抗 - 肌痉挛 - 肢端肥大　167
黑棘皮病 - 胰岛素抵抗 - 肌痉挛 - 肢端肥大综合征△　167
黑甲　415
黑甲和褐甲　415
黑毛舌　46,415
黑矇　4
黑尿热　459
黑尿症　162
黑热病后皮肤利什曼病　459
黑色素瘤相关性视网膜病　124
黑色素神经鞘瘤△　267
黑色素神经外胚瘤　46
黑色素细胞瘤　199
黑色素型神经鞘瘤　199,267
黑色萎缩　415
黑色小孢子菌病　459
黑素细胞基质瘤　415
黑素细胞痣　415
黑素细胞痣△　425
黑头粉刺　432
黑头粉刺样痣　415
黑头粉刺痣　415
黑癣　415
黑子病△　413
很高危△　74
很可能的持续短暂单侧神经痛样头痛发作　124
很可能的持续性偏侧头痛　124

很可能的丛集性头痛　124
很可能的紧张型头痛　124
很可能的冷刺激性头痛　124
很可能的慢性紧张型头痛　124
很可能的偶发性紧张型头痛　124
很可能的偏头痛　124
很可能的频发性紧张型头痛　124
很可能的三叉神经自主神经性头痛　124
很可能的睡眠性头痛　124
很可能的外部牵拉性头痛　124
很可能的外部压力性头痛　124
很可能的外部压迫性头痛　124
很可能的无先兆偏头痛　124
很可能的新发每日持续头痛　124
很可能的硬币样头痛　124
很可能的有先兆偏头痛　124
很可能的原发性咳嗽性头痛　124
很可能的原发性劳力性头痛　124
很可能的原发性性活动相关性头痛　124
很可能的原发性针刺样头痛　125
很可能的缘于可逆性脑血管收缩综合征的急性头痛　125
很可能的缘于摄入或吸入冷刺激物的头痛　125
很可能的缘于外部冷刺激的头痛　125
很可能的阵发性偏侧头痛　125
亨特综合征　173
亨廷顿病　125,162
亨廷顿病性痴呆　125,438
亨廷顿舞蹈病△　125
亨廷顿舞蹈病性痴呆△　438
恒定滑囊　267
横川后殖吸虫病　460
横窦分流术　206
横窦脑膜瘤　199
横窦血栓形成△　125
横断伴后壁骨折　267
横断骨折　267
横膈恶性肿瘤　267
横膈活组织检查　363
横膈裂伤缝合术　191
横结肠癌　348
横结肠病损切除术　356
横结肠部分切除术　356
横结肠恶性肿瘤　107
横结肠 - 降结肠吻合术　191,356
横结肠良性占位　107
横结肠良性肿瘤　107
横结肠破裂修补术　191
横结肠切除术　191,356
横结肠损伤　107,185
横结肠 - 乙状结肠吻合术　191,356
横结肠造口闭合术　191
横结肠造口还纳术　191
横结肠造口术　191
横结肠造口修正术　191
横结肠造口重建术　191
横结肠 - 直肠吻合术　191,356
横径狭窄型骨盆　387
横韧带断裂　267
横突骨折　267
横突间融合术　306
横位　387
横纹肌间质错构瘤　415

横纹肌瘤　199, 415
横纹肌溶解　125, 240, 267
横纹肌溶解症　125
横纹肌溶解症△　125
横纹肌溶解综合征△　240, 267
横纹肌肉瘤　199, 267, 415
横纹肌样肾母细胞瘤　240
横纹肌样型脑膜瘤　199
横行闭合楔形截骨术　306
横行张开楔形截骨术　306
横形骨折　267
红斑痤疮性角膜炎　4
红斑角化病　415
红斑角化病伴共济失调　415
红斑狼疮△　422
红斑狼疮细胞检查　472
红斑狼疮相关性视神经病变△　4
红斑狼疮相关性视神经炎　4
红斑狼疮与扁平苔藓重叠综合征　415
红斑期蕈样肉芽肿　415
红斑型念珠菌病　46
红斑型天疱疮　415
红斑性扁平苔藓　415
红斑性面痛　125
红斑性肢痛病△　125, 221, 267, 415
红斑性肢痛症　125, 199, 221, 267, 415
红痱　415
红绀症　415
红光治疗　433
红核综合征△　120
红甲　415
红霉素中毒　453
红皮病　415
红皮病型药疹　415
红皮病型银屑病　415
红皮症性毛囊黏蛋白病　415
红人综合征△　415
红色甲弧影　415
红色盲　4
红色弱　4
红色增殖性病变△　48
红杉锯屑病　85
红外摄影　334
红外线疗法　451
红外线性白内障　4
红细胞包涵体检查　472
红细胞沉降率　147, 472
红细胞孵育渗透脆性试验　472
红细胞谷胱甘肽　472
红细胞管型　472
红细胞花环试验　477
红细胞计数　472
红细胞镰变试验　472
红细胞酶测定　472
红细胞酶缺陷　472
红细胞渗透脆性试验　472
红细胞生成刺激剂抵抗　151
红细胞生成素　477, 482
红细胞生成性卟啉病　415
红细胞生成性原卟啉病　415
红细胞体积分布宽度　472
红细胞吞噬现象　147
红细胞位相检查　472
红细胞无效性生成　177

红细胞形态检查　472
红细胞游离原卟啉　472
红细胞增多症　177
红细胞增多症眼底改变　4
红细胞自身溶血试验　472
红癣　415
红肿　298
宏基因组学第二代测序　125
虹膜变性　4
虹膜成形术　20
虹膜出血　4
虹膜穿通伤　4
虹膜错构瘤△　164
虹膜恶性肿瘤　4
虹膜根部断离　4
虹膜根部断离修复术　20
虹膜和睫状体变性　4
虹膜和睫状体疾患　4
虹膜红变　4
虹膜后粘连　4
虹膜激光切除术　20
虹膜睫状体和前房囊肿　4
虹膜睫状体炎　4
虹膜睫状体炎继发青光眼　4
虹膜良性肿瘤　4
虹膜裂伤　4
虹膜囊肿　4
虹膜囊肿切除术　20
虹膜脓肿　4
虹膜前增殖膜　4
虹膜前粘连　4
虹膜切除术　20
虹膜切开术　20
虹膜缺如　4
虹膜缺损　4
虹膜色素痣　4
虹膜损伤　4
虹膜铁质沉着症　4
虹膜脱出　4
虹膜萎缩　4
虹膜新生血管　18
虹膜异色性白内障　4
虹膜异色症　4
虹膜粘连　4
虹膜震颤　18
虹膜肿物　4
虹膜周边切除术　20
喉癌　348
喉癌复发　348
喉癌前病变　27
喉癌术后复发　348
喉癌术后喉狭窄　348
喉癌术后咽瘘　348
喉白斑病　27
喉白喉　27
喉瘢痕性狭窄　27
喉闭锁△　27
喉病损切除术　36
喉部 CT 检查　40
喉部 MRI 检查　40
喉部病变射频消融术　36
喉部不适　34
喉部刺痛、烧灼感　34
喉部恶性肿瘤　348

喉部分切除术　36
喉部分切除术后　36
喉部良性病变　27
喉部异物感　34
喉部占位　27
喉部肿瘤　348
喉部肿瘤切除术　356
喉插管术　36
喉插管损伤　27
喉成形术　36
喉喘鸣　34
喉垂直部分切除术　36
喉垂直切除术△　36
喉次全切除术　36
喉挫伤　27
喉单纯扩张术　36
喉电描记［法］　40
喉淀粉样变　27
喉动态镜 / 频闪喉镜检查　40
喉额侧部分切除术　36
喉恶性淋巴瘤　27
喉恶性肿瘤　348
喉发育不良　27
喉反射　338
喉返神经解剖术　36
喉返神经麻痹　27, 125, 398
喉返神经旁淋巴结转移　27
喉返神经切断术　36
喉返神经受侵　27
喉返神经受压　27
喉返神经松解术　36, 61
喉返神经损伤　27
喉返神经探查术　36
喉返神经炎　125
喉返神经阻滞麻醉与镇痛术　340
喉蜂窝织炎　27
喉腐蚀伤　27
喉感觉过敏　27
喉感觉麻痹　27
喉梗阻　34, 326
喉和气管化学性烧伤　326
喉和气管及肺烧伤　85
喉坏死　27
喉环状软骨上部分切除术　36
喉肌电图检查　40
喉肌肌张力障碍△　128
喉肌无力　27
喉挤压伤　27
喉 - 甲 - 皮肤综合征　415
喉甲状软骨修补术　36
喉交界性肿瘤　27
喉角化不全症　27
喉角化症　27
喉接触性肉芽肿　27
喉结核　27
喉结增大　27
喉近全切除术　36
喉痉挛　398
喉镜检查［法］　40
喉镜下活组织检查术　40
喉镜下舌病损激光烧灼术　356
喉开放性损伤　27
喉科药物和制剂中毒　453
喉扩大垂直部分切除术　36

喉扩大声门上水平切除术　36
喉裂开声带切除术　36
喉裂开术　36
喉裂开肿瘤切除术　356
喉淋巴管瘤　27
喉淋巴瘤　27
喉鳞状细胞癌　27
喉鳞状细胞癌复发　348
喉鳞状细胞癌术后复发　348
喉瘘闭合术　36
喉麻痹　27
喉面杓状会厌褶原位癌　27
喉描记［法］　41
喉囊肿　27, 398
喉囊肿造袋术　36
喉内异物取出术　36
喉黏液囊肿　27
喉蹼　27, 398
喉气管闭锁　27
喉气管成形术　36
喉气管挤压伤　27
喉 - 气管瘘管切除术　36
喉气管支气管炎　27
喉切除术　36
喉切开术　36
喉切开探查术　36
喉全切除伴根治性淋巴结清扫术　36
喉全切除术　36
喉肉芽肿　27
喉乳头状瘤　27
喉乳头状瘤术后　27
喉软骨恶性肿瘤　27
喉软骨骨折　27
喉软骨骨折修补术　37
喉软骨固定术　37
喉软骨瘤　27
喉软骨膜炎　27
喉软骨切除术　37
喉软骨软化病△　402
喉软化症　27
喉上神经麻痹　27
喉上神经损伤　185
喉上神经痛　34
喉上神经阻滞　41
喉上神经阻滞麻醉与镇痛术　340
喉烧伤　326
喉声门上水平部分切除术　37
喉食管全切除术　37
喉室肥厚　27
喉室囊肿　27
喉室脱垂　27
喉室小囊　27
喉水平部分切除术　37
喉水平垂直部分切除术　37
喉水肿　27
喉损伤　27
喉痛　34
喉外恶性肿瘤　27
喉外伤　27
喉息肉　27
喉狭窄　27
喉下垂　34
喉纤维瘤　27
喉腺瘤　27

喉小囊黏液囊肿　27
喉新生物　27
喉血管瘤　27
喉咽部狭窄△　31
喉咽恶性肿瘤　27
喉咽反流　107
喉咽切除术　37
喉咽血管瘤　27
喉咽异物　27
喉咽肿瘤　46
喉炎　85
喉炎性肿物　27
喉异感症　34
喉异物　27
喉异物感　34
喉蝇蛆病　27
喉晕厥　27
喉粘连　27
喉罩气道放置术　395
喉罩全身麻醉术　340
喉罩引导气管插管术　340
喉罩引导纤维支气管镜插管术　340
喉罩置入术　340
喉真菌病　27
喉支架取出术　37
喉支架调整术　37
喉支架置换术　37
喉支架置入术　37
喉支气管炎　27
喉肿瘤切除术　356
喉肿物　27
喉肿物切除术　37
喉阻塞△　34, 326
猴天花病毒病　415
骺板损伤　267
骺板阻滞术　306
骺早闭　267
后备通气　94
后鼻滴流综合征△　24
后鼻孔闭锁　27, 398
后鼻孔成形术　37
后鼻孔填塞止血　37
后鼻孔息肉　27
后壁骨折　267
后壁再发心肌梗死　74
后不均倾△　387
后不均倾位　387
后部白质脑病　125
后部皮质萎缩　125
后出头产钳术　395
后电位　147
后发性白内障　4
后负荷　344
后腹膜转移△　105
后睾吸虫病　460
后巩膜加固术　20
后巩膜葡萄肿　4
后巩膜炎　4
后鼓室切开术　37
后关节囊缝合术　306
后踝骨折　267
后极白内障　4
后脊髓损伤　267
后脊髓综合征　267

后间壁再发心肌梗死　74
后睑缘炎　4
后交叉韧带保留型膝关节置换　306
后交叉韧带撕脱骨折　267
后交叉韧带损伤　267
后交叉韧带重建术　306
后交通动脉闭塞　125
后交通动脉瘤　125, 199
后交通动脉瘤破裂　125, 199
后交通动脉狭窄　125
后睫状体炎　4
后颈交感神经综合征　125
后孔闭锁△　398
后颅窝恶性肿瘤　348
后颅窝蛛网膜囊肿　125
后路寰枢椎经关节突关节螺钉内固定术　306
后路寰枢椎椎板钩内固定术　306
后路间接减压术　306
后路经椎弓根入路胸椎间盘突出切除术　306
后路胸廓成形术　306
后路腰和腰骶融合术　306
后路腰椎椎间融合术　306
后路枕颈融合术　306
后路枕融合术　306
后路椎间盘镜下腰椎间盘摘除术　306
后内复合体损伤　267
后尿道瓣膜　398
后尿道结石　240
后尿道损伤　240
后尿道狭窄　240
后盆腔重建术　380
后盆腔脏器切除术　191
后葡萄膜炎　4
后穹隆穿刺术　380
后穹隆穿刺引流术　380
后穹隆镜检查　384
后穹隆切开引流术　380
后穹隆修补术　380
后入路寰枢椎翻修术　306
后入路寰枢椎融合术　306
后入路颈椎翻修术　306
后入路颈椎融合术　306
后入路胸腰椎翻修术　306
后入路胸腰椎融合术　306
后入路胸椎翻修术　306
后入路胸椎间盘切除术　306
后入路胸椎融合术　306
后入路腰骶翻修术　306
后入路腰骶融合术　306
后入路腰椎翻修术　306
后入路腰椎间盘切除术　306
后入路腰椎融合内固定术　306
后入路腰椎融合术　306
后入路枕颈翻修术　306
后入路枕颈融合术　306
后十字韧带松弛　267
后弹力层脱离　4
后天�内翻　267
后天性扁平足　267
后天性锤状趾　267
后天性单侧手指缺失　447
后天性碘缺乏性甲状腺功能减退症　162

后天性动静脉瘘 221, 415
后天性短跟腱 267
后天性额部缺损 447
后天性额骨畸形 46
后天性腹主动脉畸形 221
后天性肱骨变形 267
后天性肱骨缺失 447
后天性股骨变形 267
后天性骨盆变形 267
后天性冠状动静脉瘘 74
后天性冠状动脉动静脉瘘△ 74
后天性喉缺失 447
后天性踝变形 267
后天性踝内翻 267
后天性脊柱变形 267
后天性脊柱侧凸 267
后天性脊柱后凸 267
后天性脊柱前凸 267
后天性脊椎滑脱 267
后天性颊畸形 46
后天性颊缺损 447
后天性颈畸形 318
后天性胫骨变形 267
后天性颏畸形 46
后天性髋关节变形 267
后天性髋关节屈曲挛缩 267
后天性髋内翻 267
后天性髋外翻 267
后天性颅骨畸形 46
后天性麻痹性斜视 4
后天性马蹄内翻足 267
后天性马蹄外翻足 267
后天性梅毒性眼病 4
后天性面部畸形 46
后天性蹈外翻 267
后天性拇指缺损 447
后天性内眦畸形 4
后天性颞部缺损 447
后天性前额畸形 46
后天性溶血性贫血 398
后天性食管憩室 107
后天性食管狭窄 107
后天性手畸形 267
后天性双侧指缺失 447
后天性双上肢缺失 447
后天性双下肢缺失 447
后天性四肢长度不等 267
后天性四肢缺失 447
后天性头部器官缺失 447
后天性头骨缺损 447
后天性头皮缺失 447
后天性歪鼻畸形 27
后天性外耳道闭锁 27
后天性腕以下的上肢缺失 447
后天性萎缩 415
后天性膝关节畸形 267
后天性膝内翻 267
后天性膝外翻 267
后天性下肢变形 267
后天性纤维蛋白溶解性出血 399
后天性纤维蛋白原缺乏血症 399
后天性小口畸形 46
后天性小腿缺失 447
后天性眼睑大于 1/2 缺损 4

后天性眼睑后层缺损 4
后天性眼睑畸形 4
后天性眼睑前层缺损 5
后天性眼睑全层缺损 5
后天性眼睑缺损 5
后天性眼睑小于 1/2 缺损 5
后天性腰椎滑脱 267
后天性阴道闭锁 369
后天性掌跖角化病△ 417
后天性爪形手 267
后天性爪形趾 267
后天性爪形足 267
后天性支气管憩室 85
后天性指畸形 267
后天性指缺损 447
后天性趾畸形 267
后天性肘内翻 267
后天性肘外翻 267
后天性子宫萎缩 369
后天性足变形 267
后天性足畸形 267
后天性足内翻 267
后天性足外翻 268
后天牙列缺失 I 类 46
后天牙列缺失 II 类 46
后天牙列缺失 III 类 46
后天牙列缺失 IV 类 46
后天牙列缺损 I 类 46
后天牙列缺损 II 类 46
后天牙列缺损 III 类 46
后天牙列缺损 IV 类 46
后推术 61
后退接触位 67
后外侧复合体损伤 268
后外侧融合术 306
后外侧入路颈椎融合术 306
后外侧入路胸椎融合术 306
后外侧入路腰骶椎融合术 306
后外侧入路腰椎融合术 306
后外侧椎间盘突出症 268
后稳定型膝关节置换 306
后循环动脉瘤 199
后循环梗死 125
后循环缺血 125
后牙开𬌗 46
后牙锁𬌗 46
后圆线虫病 460
后殖吸虫病 460
后柱伴后壁骨折 268
后柱骨折 268
后纵隔精原细胞瘤 240
后纵韧带骨化 268
后纵韧带骨化△ 274
后纵韧带撕裂 268
后足底痛 268
后足内翻△ 289
后足外翻△ 268
后组颅神经麻痹 125
厚皮片移植术 306
厚中厚皮片移植术 331
呼气潮气容积 97
呼气负压技术 97
呼气过程同步 94
呼气流量 - 容积曲线 98

呼气末二氧化碳分压 98, 344
呼气末二氧化碳浓度 98
呼气末肺容量 98
呼气末负压 94
呼气末屏气 94
呼气末氧分压 98
呼气末氧浓度 98
呼气末正压 94, 344
呼气末正压通气术 340
呼气气流受限 85
呼气时间 98
呼气相间歇性分流 85
呼气相气道阻力 98
呼气相时间 98
呼气相压力 98
呼气性喘鸣 34
呼气性呼吸困难 34, 92
呼气压力坡度 98
呼气中期流量 98
呼吸波形 98
呼吸储备 98
呼吸道梗阻 85
呼吸道合胞病毒肺炎 85, 399
呼吸道合胞病毒感染 415, 460
呼吸道合胞病毒核糖核酸 470
呼吸道合胞病毒抗体 477
呼吸道合胞病毒抗体 IgG 477
呼吸道合胞病毒抗体 IgM 477
呼吸道合胞病毒抗原 477
呼吸道合胞病毒性肺炎 460
呼吸道合胞病毒性急性细支气管炎 460
呼吸道化学性烧伤 326
呼吸道内异物 85
呼吸道念珠菌感染 399
呼吸道烧伤 85
呼吸短促 92
呼吸功 98
呼吸功能紊乱 326
呼吸功能障碍 447
呼吸过缓 92
呼吸和气道管理术 340
呼吸机辅助通气治疗 85
呼吸机相关性肺损伤△ 327
呼吸机相关性肺炎 85, 326
呼吸机依赖 85
呼吸肌麻痹 85
呼吸肌疲劳 85
呼吸肌无力 85
呼吸急促 92, 213
呼吸减慢 92
呼吸节律 92
呼吸困难 34, 79, 92, 213, 407
呼吸困难指数 98
呼吸频率 92
呼吸气体交换率 98
呼吸商 98
呼吸时吹哨声 34
呼吸时胸痛 79
呼吸衰竭 85, 326
呼吸紊乱指数 344
呼吸系统不明确部位的恶性肿瘤 348
呼吸系统动态阻力 98
呼吸系统惯性阻力 98
呼吸系统静态阻力 98

呼吸系统黏性阻力　98
呼吸系统躯体化的自主神经功能障碍　85
呼吸系统顺应性　98
呼吸系统弹性阻力　98
呼吸系统压力 - 容积曲线　98
呼吸系统引流　94
呼吸心跳骤停　74, 399
呼吸形式　98
呼吸性合并代谢性酸碱失衡　85
呼吸性碱中毒　85, 173, 326, 399
呼吸性碱中毒伴代谢性酸中毒　162
呼吸性碱中毒合并代谢性碱中毒　85
呼吸性碱中毒合并代谢性酸中毒　85
呼吸性缺氧　85
呼吸性酸中毒　85, 173, 326, 399
呼吸性酸中毒伴代谢性碱中毒△　85
呼吸性酸中毒合并代谢性碱中毒　85
呼吸性酸中毒合并代谢性酸中毒　85
呼吸循环衰竭　74
呼吸训练　85, 451
呼吸音　92
呼吸音减弱　217
呼吸音增强　217
呼吸运动　92
呼吸暂停　85, 326, 399
呼吸增强　92
呼吸支持技术　94
呼吸指数　98
呼吸周期　98
呼吸骤停　85
呼吸总阻抗　98
忽略性横位　387
弧形切口　206
胡佛征　92
胡勒尔 - 沙伊综合征　415
胡勒 - 沙伊综合征　162
胡勒综合征　162
胡萝卜素皮肤　415
胡萝卜素血症　415
胡桃夹食管　107
胡桃夹综合征　156
胡桃夹综合征△　230
壶腹癌　348
壶腹交界性肿瘤　107
壶腹良性肿瘤　107
壶腹原位癌△　104
虎口瘢痕松解切除术　331
虎口成形术　331
虎口挛缩　326
虎眼征　147
琥珀酸 - 辅酶 Q 还原酶缺乏　162
琥珀酰亚胺和噁唑烷二酮类中毒△　453
琥珀酰亚胺类中毒　453
护理院获得性肺炎　85
护士用住院受检者观察量表△　446
花斑糠疹△　415
花斑癣　415, 460
花粉病△　27
花粉症　27
华 - 弗综合征△　402
华氏巨球蛋白肾病△　151
华氏巨球蛋白血症　151, 177
华氏巨球蛋白血症肾损害　151
华支睾吸虫病　460

滑车内缘经软骨骨折　268
滑车神经恶性肿瘤　5
滑车神经良性肿瘤　5
滑车神经麻痹　5
滑车神经撕脱术　206
滑车神经损伤　5, 125
滑车神经阻滞麻醉与镇痛术　340
滑车头痛　125
滑车外缘经软骨骨折　268
滑动骨移植的胫距关节融合术（Blair 方法）
　　306
滑精　247
滑膜肥大　268
滑膜活检术　317
滑膜结核△　272
滑膜良性肿瘤　318
滑膜囊疝　268
滑膜囊肿　268
滑膜囊肿破裂　268
滑膜破裂　268
滑膜切除术　306
滑膜肉瘤　268
滑膜软骨瘤病　268
滑膜疝△　268, 287
滑膜水肿　268
滑膜血管瘤　268
滑膜炎　268
滑膜炎、痤疮、脓疱疹、骨肥厚、骨髓炎综合
　　征　268
滑膜增生　268
滑膜脂肪疝　268
滑膜皱襞综合征　268
滑囊病损切除术　306, 356, 433
滑囊炎　268
滑囊肿　278
滑石尘肺　453
滑石粉尘肺　85
滑石粉引起的尘肺△　85
滑行截骨术　61
滑行皮瓣移植术　306, 321
化放疗　365
化疗泵植入　206
化疗泵置入　214
化疗导致骨髓抑制　177
化疗后白细胞减少症　177
化疗相关性血栓性微血管病肾损害　151
化疗相关血小板减少症　177
化疗药物导致的肾小管间质损伤　151
化脓链球菌鉴定　483
化脓链球菌培养与鉴定　484
化脓性鼻窦炎　460
化脓性鼻炎　27
化脓性胆管炎　107, 399
化脓性耳郭软骨膜炎△　26
化脓性耳软骨炎　326
化脓性腹膜炎　107, 399
化脓性骨髓炎　268
化脓性关节炎△　279
化脓性海绵窦血栓形成　125
化脓性汗腺炎　415
化脓性颌骨骨髓炎　46
化脓性横窦血栓形成　125
化脓性喉炎　27

化脓性滑囊炎　268
化脓性肌炎△　422
化脓性脊髓炎　125
化脓性脊柱炎　268
化脓性脊椎炎△　268
化脓性甲沟炎　415
化脓性甲状腺炎　162
化脓性腱鞘炎△　272
化脓性角膜炎　5
化脓性颈椎间盘感染△　274
化脓性淋巴结炎　399
化脓性颅内静脉窦血栓形成　125
化脓性脉络膜脱离　5
化脓性脑膜脑炎　125, 399
化脓性脑膜炎　125, 399, 460
化脓性脑室炎　125
化脓性颞下颌关节炎　46
化脓性钮扣状畸形　268
化脓性皮炎　415
化脓性屈指肌腱腱鞘炎　268
化脓性肉芽肿　415
化脓性腮腺炎　27, 46
化脓性矢状窦血栓形成　125
化脓性无菌性关节炎、坏疽性脓皮病、痤疮
　　综合征　415
化脓性心包炎　74
化脓性胸膜炎　85, 399
化脓性胸椎间盘感染△　291
化脓性牙龈炎　46
化脓性牙龈炎△　58
化脓性眼内炎　5
化脓性腰椎间盘感染△　292
化脓性胰腺炎　107, 399
化脓性乙状窦血栓形成　125
化脓性直窦血栓形成　125
化脓性指头炎△　278
化脓性趾头炎　268
化生型脑膜瘤　199
化生性骨化　415
化学毒物肝损害　107
化学睾丸切除术　249
化学换肤术　433
化学结合二氧化碳　98
化学品接触性皮炎　415
化学伤结膜囊冲洗　20
化学烧伤　326, 415
化学髓核溶解后狭窄症　268
化学位移　147
化学物质诱发的系统性硬皮病　415
化学消融术△　80
化学消融术后　221
化学性变态反应性接触性皮炎　415
化学性多神经病　125
化学性肺水肿　85
化学性肺炎　85, 326
化学性急性牙周损伤　46
化学性脑膜炎　125, 399
化学性膀胱炎　240, 399
化学性皮肤灼伤　453
化学性食管炎　107
化学性胸浆膜炎　85
化学性眼灼伤　453
化学性支气管炎△　86
化学胸膜固定术　214

化学修饰剂　365
化学制剂、气体、烟雾和蒸气引起的支气管炎和肺炎△　89
化学治疗　356
化学治疗诱发的口腔黏膜炎　46
化妆品刺激性接触性皮炎　415
化妆品光感性皮炎　415
化妆品甲损害　415
化妆品毛发损害　415
化妆品皮炎　415
化妆品色素异常　415
化妆品引起的变应性接触性皮炎　5
化妆品引起的刺激性接触性皮炎　5
化妆品引起的接触性皮炎　5
化妆品中毒　69
踝部瘢痕　326
踝部瘢痕切除中厚植皮术　331
踝部骨折畸形愈合△　268
踝部及足部交界性骨肿瘤　268
踝部及足部良性骨肿瘤　268
踝部溃疡（恶性）　326
踝部溃疡（良性）　326
踝部皮肤软组织缺损并感染　326
踝部切断　268
踝部损伤　268
踝陈旧性骨折　268
踝多处开放性损伤　268
踝多处损伤　268
踝反射　299
踝分离　268
踝蜂窝织炎　399
踝肱指数　81
踝骨病损切除术　356
踝骨骨折　268
踝骨关节病　268
踝骨髓炎△　268
踝骨折不愈合　268
踝骨折延迟愈合　268
踝关节半脱位　268
踝关节病损切除术　306, 356
踝关节不稳定　268
踝关节部胫神经阻滞麻醉与镇痛术　340
踝关节创伤性关节炎　268
踝关节骨关节炎　268
踝关节骨软骨损伤△　268
踝关节骨髓炎　268
踝关节骨折　268
踝关节骨折△　284
踝关节骨折闭合复位钢针内固定术　306
踝关节骨折闭合复位螺钉内固定术　306
踝关节骨折闭合复位髓内钉内固定术　306
踝关节骨折畸形愈合　268
踝关节骨折切开复位钢板内固定术　306
踝关节骨折切开复位钢针内固定术　306
踝关节骨折切开复位螺钉内固定术　306
踝关节骨折切开复位术　306
踝关节骨折切开复位髓内钉内固定术　306
踝关节后方撞击综合征　268
踝关节滑膜切除术　306
踝关节滑膜炎　268
踝关节化脓性关节炎　268
踝关节活组织检查　306
踝关节积血　268
踝关节畸形　268

踝关节假体取出术　306
踝关节僵硬△　268
踝关节结核性关节炎　268
踝关节结核性滑膜炎　268
踝关节镜检查　306
踝关节镜清理术　306
踝关节镜下病损切除术　306, 357
踝关节镜下跟腱病损切除术　306
踝关节镜下骨赘切除术　306
踝关节镜下关节清理术　306
踝关节镜下滑膜切除术　306
踝关节镜下踝关节融合术　306
踝关节镜下距下关节融合术　306
踝关节镜下韧带重建术　306
踝关节镜下韧带修补术　306
踝关节镜下软骨成形术　306
踝关节镜下软骨细胞移植术　306
踝关节镜下软骨修复术　306
踝关节镜下微骨折术　306
踝关节镜下异体骨软骨移植术　306
踝关节镜下游离体取出术　306
踝关节镜下自体骨软骨移植术　306
踝关节旷置术　306
踝关节莱姆病性关节炎　268
踝关节类风湿性关节炎△　277
踝关节离断伤　318
踝关节离断术　306
踝关节瘘　268
踝关节梅毒性关节炎　268
踝关节囊缝合术　306
踝关节囊松解术　306
踝关节囊肿　268
踝关节内固定物取出术　306
踝关节内游离体　268
踝关节内植物　268
踝关节扭伤　268
踝关节前方撞击综合征　268
踝关节强硬　268
踝关节切开术　306
踝关节切开引流术　306
踝关节清理术　306
踝关节韧带修补术　306
踝关节融合术　306
踝关节软骨损伤　268
踝关节软组织损伤　268
踝关节三角韧带扭伤△　269
踝关节三角韧带损伤△　269
踝关节色素沉着绒毛结节性滑膜炎　268
踝关节松解术　306
踝关节损伤　268
踝关节痛　268
踝关节痛风性关节炎　268
踝关节脱位　268
踝关节脱位闭合复位术　307
踝关节脱位切开复位术　307
踝关节外侧副韧带损伤　268
踝关节外固定架去除术　307
踝关节夏科氏关节炎　268
踝关节修补术　307
踝关节血友病性关节炎　268
踝关节真菌性关节炎　268
踝关节撞击综合征　268
踝和足电烧伤　326

踝和足冻伤伴有组织坏死△　326
踝和足冻伤伴组织坏死　326
踝和足Ⅳ度电烧伤合并足或足趾坏死　326
踝和足Ⅳ度化学性烧伤合并足或足趾坏死　326
踝和足Ⅳ度烧伤合并足或足趾坏死　326
踝和足多处肌肉和肌腱损伤　268
踝和足多处开放性损伤　268
踝和足多处神经损伤　268
踝和足多处血管损伤　268
踝和足腓深神经损伤　268
踝和足化学性烧伤　326
踝和足肌肉和肌腱扭伤　268
踝和足肌肉和肌腱损伤　268
踝和足挤压伤　268
踝和足开放性损伤伴骨折　268
踝和足开放性损伤伴脱位　268
踝和足内在肌和肌腱损伤　268
踝和足浅表冻伤　326
踝和足浅表损伤　268
踝和足韧带断裂　268
踝和足韧带破裂△　268
踝和足烧伤　326
踝和足神经损伤　268
踝和足水平的多神经损伤△　268, 275
踝和足水平的多血管损伤△　221, 268
踝和足水平的腓深神经损伤△　268
踝和足水平的皮感觉神经损伤　268
踝和足水平血管的损伤△　223, 268
踝和足血管损伤　268
踝滑囊炎　268
踝坏死性筋膜炎　327
踝肌腱端病△　268
踝肌腱末端病△　262, 263
踝肌腱末端病　268
踝肌痛　268
踝及距下关节后侧融合术（Campbell方法）　307
踝挤压伤　268
踝胫骨软骨损伤　268
踝距骨剥脱性骨软骨炎　268
踝距骨软骨损伤　268
踝开放性损伤　268
踝开放性损伤伴骨折　268
踝开放性损伤伴脱位　268
踝内侧副韧带扭伤　268
踝内侧副韧带损伤△　268
踝内翻△　267
踝屈肌腱自发性撕裂　269
踝韧带断裂　269
踝韧带缝合术　307
踝三角韧带扭伤　269
踝三角韧带损伤　269
踝外翻　269
踝应力骨折　269
踝阵挛　299
踝足部溃疡　269
踝足多处血管损伤　221
踝足血管损伤　221
坏疽　221, 327
坏疽性鼻炎　27
坏疽性带状疱疹　415
坏疽性丹毒　415
坏疽性肺炎　85

坏疽性蜂窝织炎 415
坏疽性腹疝 107
坏疽性膈疝 107
坏疽性龟头炎 415
坏疽性口炎 46,415
坏疽性脓皮病 185,415
坏疽性膀胱炎 240
坏疽性脐疝 107
坏疽性肉芽肿 269
坏死 327
坏死杆菌病 415
坏死溃疡性龈口炎 46
坏死松解性游走性红斑 415
坏死性痤疮 415
坏死性巩膜炎 5
坏死性呼吸道肉芽肿病 269
坏死性黄色肉芽肿 417
坏死性肌病 269
坏死性肌炎 269
坏死性结节病样肉芽肿病 85
坏死性筋膜炎 269,415
坏死性溃疡性口炎 46
坏死性淋巴结炎 460
坏死性脉管炎 5
坏死性迷路炎 27
坏死性肉芽肿性血管炎 85
坏死性肾乳头炎 240
坏死性肾小球肾炎 151
坏死性唾液腺化生 46
坏死性外耳道炎 27
坏死性涎腺化生△ 46
坏死性牙周病 46
坏死性胰腺炎 460
坏死性龈口炎△ 46
坏死增生性淋巴结病 415
坏血病△ 168
还原体肌病 124
还原型血红蛋白溶解度 472
还原型烟酰胺腺嘌呤二核苷酸 - 辅酶 Q 还
    原酶缺乏 162
环孢素 482
环孢素中毒 453
环后癌 27
环后区恶性肿瘤△ 27
环甲膜穿刺 94,331
环甲膜穿刺术 340
环甲膜切开术 37,94,331,340
环境性肾损伤 151
环境性睡眠障碍 125
环绕颧骨结扎术 61
环绕下颌结扎术 61
环形钢丝断裂 269
环形红斑 399,415
环形螨 46
环形染色体 7 综合征 415
环形深度烧伤 327
环形铁粒幼细胞增多性难治性贫血 * 177
环性心境障碍△ 441
环咽肌切开术 37
环咽肌失弛缓症 27
环咽憩室 27
环咽憩室切除术 37
环氧乙烷中毒 453
环状瘢痕牵缩 327

环状扁平苔藓 415
环状染色体 17△ 409
环状韧带修复术 307
环状肉芽肿 415
环状软骨断裂△ 46
环状软骨折 37,46
环状软骨上喉部分切除术 37
环状软骨舌骨固定术 37
环状软骨舌骨会厌固定术 37
环状软骨压迫 340
环状视网膜炎 5
环状胎盘 387
环状弹性组织溶解性巨细胞肉芽肿 415
环状胰腺 113
环状银屑病 415
环钻皮肤活检术 433
寰枢横韧带断裂 269
寰枢椎半脱位 269
寰枢椎半脱位症△ 262
寰枢椎不稳定△ 269
寰枢椎不稳定 269
寰枢椎骨折 269
寰枢椎内固定术 307
寰枢椎融合术 307
寰枢椎脱臼△ 269
寰枢椎脱位 269
寰枢椎旋转半脱位 269
寰枢椎旋转不稳定△ 269
寰枢椎旋转脱位 269
寰枢椎植骨融合术 307
寰枢椎椎板钩固定术 307
寰枢椎自发性半脱位 269
寰枕骨生结合△ 269
寰枕关节不稳定 269
寰枕关节脱位 269
寰枕畸形 269
寰枕畸形减压术 206
寰椎侧块螺钉固定术 307
寰椎发育不良 269
寰椎骨折 269
寰椎关节骨关节炎 269
寰椎横韧带损伤 269
寰椎后弓切除术 307
寰椎后弓缺如 269
寰椎破裂性骨折 269
寰椎破裂性骨折△ 273
寰椎枕骨化 269
缓冲碱 98
缓和医疗 357
缓解 177
缓慢连续性超滤 94
缓慢心室率房颤△ 77
幻触 443
幻觉 443
幻视 18,443
幻听 443
幻味 443
幻想性妄想 443
幻嗅 443
幻肢痛 199,269,337
换气功能障碍 86
换气过度 86
换血疗法 408
换药热 327

换药术 331
患者自控静脉镇痛 340
患者自控硬膜外镇痛 340
黄斑变性 5
黄斑部激光光凝术 20
黄斑出血 5
黄斑发育不良 5
黄斑和后极变性 5
黄斑孔视网膜脱离 5
黄斑裂孔 5
黄斑裂孔封闭术 20
黄斑裂孔视网膜脱离 5
黄斑裂孔视网膜脱离复位术 20
黄斑劈裂 5
黄斑起皱 5
黄斑前膜剥除术 20
黄斑视网膜前膜 5
黄斑水肿 5
黄斑下膜取出术 20
黄斑中心凹旁毛细血管扩张症 5
黄斑转位术 20
黄疸 107,399
黄疸钩端螺旋体病 415
黄疸型钩端螺旋体病△ 415
黄貂鱼咬伤 415
黄褐斑 415
黄甲 415
黄甲综合征 415
黄瘤 162
黄瘤病 415
黄瘤性胆汁性肝硬化 415
黄毛舌 46
黄嘌呤尿 240
黄嘌呤尿症△ 240
黄曲霉毒素中毒 453
黄热病 415,460
黄韧带部分切除术 307
黄韧带肥厚 5
黄韧带骨化 269
黄色瘤 79,162,415
黄色瘤性垂体炎 162
黄色肉芽肿性肾盂肾炎 240
黄体功能不全△ 369
黄体功能不足 369
黄体囊肿 369
黄体囊肿破裂 369
黄体破裂 369
黄体生成素 482
黄体生成素受体突变 162
黄体血肿 369
黄癣 415,460
蝗虫皮炎 415
磺胺类药物中毒 453
磺胺类中毒△ 453
磺胺药物结晶 472
灰发△ 415
灰发营养障碍症 415
灰甲 415
灰泥角化病 415
灰泥角化症△ 415
灰区淋巴瘤 177
灰色血小板综合征 177
挥鞭伤 269
挥发性溶剂所致的残留性和迟发性精神障

碘　453
挥发性溶剂所致精神障碍　453
挥发性溶剂中毒　453
恢复指数　344
回波时间　147
回肠部分切除术　191, 357
回肠代膀胱术　191
回肠代输尿管术　191, 249
回肠恶性肿瘤　107
回肠肛管吻合术　191
回肠肛门吻合术　357
回肠横结肠吻合术　191, 357
回肠降结肠吻合术　191
回肠结肠切除术　191, 357
回肠结肠吻合术　357
回肠克罗恩病　107
回肠空肠吻合术　191, 357
回肠良性肿瘤　107
回肠盲肠吻合术　191
回肠黏膜脱垂　107
回肠膀胱扩大术　249
回肠膀胱尿流改道术　249
回肠膀胱术　249
回肠破裂　107
回肠破裂修补术　191
回肠切除术　191, 357
回肠升结肠吻合术　191, 357
回肠损伤　107, 185
回肠外置术　191, 357
回肠乙状结肠吻合术　191, 357
回肠永久性造口术　191
回肠暂时性造口术　191
回肠造口闭合术　191
回肠造口术　249
回肠造口术的安装和调整　107
回肠造口术湿疹　415
回肠造口维护　107
回肠直肠吻合术　191, 357
回肠贮袋肛管吻合术　191
回返放电　147
回归热　415, 460
回归热螺旋体血涂片镜检　484
回盲瓣良性肿瘤　107
回盲部癌　348
回盲部恶性肿瘤　107
回盲部憩室　107
回盲部切除术　191
回盲部肉芽肿　107
回盲部肿物　107
回盲肠皮肤尿流改道术　249
回盲恶性肿瘤△　107
回收式自体输血术　340
回缩睾丸　240
回旋加速器　365
回旋形脉络膜萎缩　5
回旋形线状鱼鳞病　415
回旋状脉络膜视网膜萎缩　5
回状颅皮　415
回状头皮△　415
蛔虫病　107, 415, 460
毁损肺△　86
毁损性烧伤　327
毁胎手术的单胎分娩　387
毁胎术　395

会聚性共同性斜视　5
会厌病损切术　37
会厌分叉　34
会厌过长　34
会厌交界性肿瘤　27
会厌良性肿瘤　27
会厌囊肿　27
会厌脓肿　27
会厌切除术　37
会厌缺失　34
会厌肉芽肿　27
会厌乳头状瘤　27
会厌息肉　27
会厌血管瘤　27
会厌炎　27
会厌肿物　27
会阴瘢痕　369
会阴瘢痕挛缩　327
会阴瘢痕切除松解人工真皮移植术　331
会阴瘢痕切除松解脱细胞真皮自体皮移植术　332
会阴瘢痕切除松解自体大张皮片移植术　332
会阴瘢痕松解带蒂皮瓣转移术　332
会阴瘢痕松解游离植皮术　332
会阴病损切除术　249, 321, 357, 380, 433
会阴部瘢痕△　372, 427
会阴部电烧伤　327
会阴部恶性肿瘤　240
会阴部感染　318
会阴部化学性烧伤　327
会阴部溃疡　318, 327
会阴部扩创术　380
会阴部皮肤软组织缺损并感染　327
会阴部皮肤撕脱伤　327
会阴部切口疝　107
会阴部伤口愈合不良　318
会阴部烧伤　327
会阴部肿物　318
会阴侧切伤口感染　387
会阴侧切伤口愈合不良　387
会阴陈旧性产科裂伤修补术　380
会阴陈旧性裂伤　369
会阴成形术　380
会阴冲洗　380
会阴挫伤　318
会阴Ⅰ度裂伤　387
会阴Ⅱ度裂伤　387
会阴Ⅲ度裂伤　387
会阴Ⅳ度裂伤　387
会阴Ⅲ-Ⅳ度裂伤缝合　380
会阴蜂窝织炎　369
会阴继发恶性肿瘤　348
会阴浸润阻滞　340
会阴裂伤　387
会阴裂伤缝合术　249, 321, 433
会阴裂伤累及肛门括约肌　387
会阴裂伤累及肛门黏膜　387
会阴裂伤累及会阴肌肉　387
会阴裂伤累及盆底　387
会阴裂伤累及皮肤　387
会阴裂伤累及阴唇系带　387
会阴裂伤累及阴道　387
会阴裂伤累及阴道肌肉　387

会阴裂伤累及直肠黏膜　387
会阴裂伤累及直肠阴道隔　387
会阴裂伤伤口感染　387
会阴裂伤伤口愈合不良　387
会阴囊肿　369
会阴黏膜擦伤　387
会阴脓肿　415
会阴切开缝合术　395
会阴切开缝合术(会阴后侧切)　395
会阴切开缝合术(会阴正中切)　395
会阴切开术　380, 433
会阴切开异物取出术　380, 433
会阴切开引流术　380, 433
会阴切口感染△　387
会阴切口疝　369
会阴切口愈合不良△　387
会阴伤口愈合不良△　387
会阴烧伤△　327
会阴撕裂伤　369
会阴损伤后遗症　447
会阴阴道Ⅰ度裂伤修复术　395
会阴阴道Ⅱ度裂伤修复术　395
会阴阴道Ⅲ度裂伤修复术　395
会阴阴道Ⅳ度裂伤修复术　395
会阴阴道复杂伤　387
会阴阴道复杂裂伤修复术　395
会阴阴道伤口清创缝合术　395
会阴阴囊皮瓣尿道成形术　249
会阴直肠瘘闭合术　191
会阴直肠瘘修补术　191
会阴直肠拖出术　191
会阴-直肠拖出术　357
绘人测验　445
绘人智力测验△　445
秽语症　438
喙肱韧带扭伤　269
喙肩韧带切断术　307
喙锁关节骨化　269
喙锁韧带重建术　269
喙锁韧带损伤　269
喙突骨折　46, 269
喙突过长　46
喙突后注射法　61
喙突截骨术　307
喙突下滑囊炎　269
喙突下脱位　269
喙突移位术　307
喙突摘除术　61
喙突撞击综合征　269
昏迷　399
昏睡　337
婚姻治疗　445
混沌睡眠觉醒节律　144
混合表型急性白血病　177
混合充血　18
混合呼出气二氧化碳分压　98
混合呼出气二氧化碳浓度　98
混合呼出气氧分压　98
混合呼出气氧浓度　98
混合呼吸商　98
混合静脉血氧饱和度　98, 344
混合静脉血氧分压　98
混合静脉血氧含量　98
混合类变应原特异性IgA　477

混合类变应原特异性 IgE　477
混合类变应原特异性 IgG　477
混合淋巴细胞培养　177, 472
混合瘤　46
混合瘤多形性腺瘤△　46
混合囊肿　415
混合室法　98
混合细胞型经典霍奇金淋巴瘤　177
混合型阿尔茨海默病　125
混合型卟啉病　177
混合型肠道蠕虫病　107, 460
混合型地方性呆小病　162
混合型淀粉样变病　415
混合型分裂情感障碍△　437
混合型肝癌　348
混合型高脂血症　162
混合型高酯血症　173
混合型固定(髋关节)　307
混合型固定(膝关节)　307
混合型过敏性紫癜△　414
混合型和其他人格障碍　438
混合型颈椎病　269
混合型抗癫痫药中毒　453
混合型麻风　460
混合型脑膜瘤　125
混合型脑性瘫痪　447
混合型尿失禁　240
混合型膀胱破裂△　240
混合型皮层和皮层下血管性痴呆　125
混合型皮层和皮层下血管性痴呆△　438
混合型鞘膜积液　240
混合型人格障碍　438
混合型肾小管酸中毒△　153
混合型睡眠呼吸暂停低通气综合征　86
混合型胎盘早剥　387
混合型先天性碘缺乏综合征　162
混合型心绞痛　74
混合性白内障　5
混合性尘肺　453
混合性痴呆　438
混合性发绀　92
混合性分离性障碍　438
混合性骨病　151
混合性呼吸困难　34, 92
混合性呼吸睡眠暂停综合征　46
混合性焦虑与抑郁障碍　438
混合性焦虑障碍　438
混合性结缔组织病　415
混合性结缔组织病肾损害　151
混合性瘘　369
混合性尿失禁　377
混合性膀胱破裂　240
混合性品行与情感障碍　438
混合性强迫思维和动作　438
混合性青光眼　5
混合性情感发作　438
混合性上皮样及梭形细胞黑素瘤　415
混合性生殖细胞肿瘤　199
混合性失语　447
混合性嗜酸细胞 - 嗜碱细胞腺瘤△　167
混合性睡眠呼吸暂停　86
混合性睡眠呼吸暂停低通气综合征　125
混合性酸碱平衡失调　173, 399
混合性酸碱平衡紊乱△　88, 399

混合性酸中毒　173, 399
混合性特定发育障碍　438
混合性特定性发育障碍△　438
混合性调节性内斜视　5
混合性通气功能障碍　86
混合性细胞反应　147
混合性心绞痛△　74
混合性学习技能障碍△　438
混合性学校技能障碍　438
混合性血尿　472
混合性牙瘤　46
混合性阴道炎　369
混合性周围神经病　125
混合性转换性障碍△　438
混合痔　107
混合痣　415
活动过度　447
活动连接体　61
活动耐量下降　79
活动期沙眼　460
活动受限　269
活动性义眼台置入术　20
活化部分凝血活酶时间　344, 472
活化蛋白 C 抵抗　177, 472
活化淋巴细胞　472
活化凝血时间　472
活检△　307
活塞型松动　269
活体供肝肝移植术　191
活体组织检查　307
活跃期停滞　387
活跃期延长　387
活组织检查后的孕产妇医疗　387
火器性脑损伤清创术　206
火焰烧伤　327
火焰状出血　5
钬激光巩膜切除术　20
获得性 C1-INH 缺陷与血管性水肿　415
获得性长 Q-T 间期综合征　74
获得性毳毛增多症　415
获得性大疱性表皮松解症　415
获得性癫痫性失语　125, 438
获得性动静脉瘘△　415
获得性多发性血管瘤病　415
获得性多灶性感觉运动神经病　125
获得性反应性穿通性胶原病　416
获得性睾丸功能障碍　162
获得性脊柱后凸△　267
获得性脊柱前凸△　267
获得性脊柱弯曲　269
获得性脊椎前移△　267
获得性甲状旁腺功能减退症△　162
获得性甲状腺功能减退症　162
获得性结膜黑变病　5
获得性麻痹性斜视△　4
获得性免疫缺陷综合征　177
获得性免疫缺陷综合征△　457
获得性免疫缺陷综合征伴坏死性肾上腺炎　162
获得性囊性肾病　151
获得性脑弓形虫病　125
获得性凝血抑制物　177
获得性溶血性贫血△　398
获得性失语综合征△　125, 438

获得性特发性网状青斑　416
获得性痛觉缺失　269
获得性血管性水肿　416
获得性血友病　177
获得性牙列缺损　46
获得性易栓症　177
获得性鱼鳞病　416
获得性指状纤维角皮瘤　431
获得性周围神经病　125
获得性姿势性脊柱后凸　269
获得性姿势性脊柱前凸　269
霍法综合征△　159
霍夫曼征　299
霍乱　107, 460
霍乱暴发型　107
霍乱弧菌鉴定　484
霍乱弧菌培养　484
霍乱弧菌培养和鉴定　484
霍乱弧菌血清学分型　484
霍乱弧菌直接涂片镜检　484
霍乱面容　466
霍乱轻型　107
霍乱中型　107
霍乱重型　107
霍曼手术　191
霍纳综合征　5, 86, 337, 416
霍普金斯词语学习测验　445
霍奇金淋巴瘤　416

## J

击出性和击入性骨折△　42
饥饿性酮症　173
机化性肺炎　86
机会性感染　327
机会性寄生虫病　460
机会致病菌感染　177
机能性幻觉△　443
机器人耻骨后膀胱颈悬吊术(Burch 手术)　380
机器人辅助腹腔镜肾盂输尿管成形术　249
机器人辅助腹腔镜下肝切除术　191
机器人辅助腹腔镜下根治性前列腺切除术　249
机器人辅助腹腔镜下膀胱部分切除术　249
机器人辅助腹腔镜下肾部分切除术　249
机器人辅助腹腔镜下肾实质切开取石术　249
机器人辅助腹腔镜下肾盂成形术　249
机器人辅助腹腔镜下肾盂切开取石术　249
机器人辅助肝切除术　191
机器人辅助结肠癌根治术　191
机器人辅助经阴道子宫广泛性切除术　380
机器人辅助胃癌根治术　191
机器人辅助胸腔镜手术　214
机器人辅助直肠癌根治术　191
机器人髂耻韧带悬吊术　380
机器人胰十二指肠切除术　192
机器人阴道 - 骶骨固定术　380
机器人阴道 - 骶棘韧带固定术　380
机器人阴道 - 骶韧带高位悬吊术　380
机器人子宫 - 骶骨固定术　380
机器人子宫 - 骶韧带高位悬吊术　380
机器人子宫改良广泛性切除术　380
机器人子宫广泛性切除术　380

机器人子宫骶耻韧带悬吊术　380
机械瓣功能障碍　222
机械瓣膜置换术后瓣周漏　222
机械刺激法　344
机械磨削术　433
机械通气　94，340，408
机械通气监测　98
机械通气频率　98
机械通气相关性电解质紊乱　86
机械通气相关性肺水肿　86
机械通气相关性肺损伤　86，327
机械通气相关性膈肌功能障碍　86
机械通气相关性酸碱失衡　86
机械通气氧疗　94
机械稳定性　67
机械性肠梗阻　107，399
机械性痤疮　416
机械性尿路梗阻　240
机械性溶血性贫血　399
机械性上睑下垂　5
机械性窒息　453
机械引产失败　387
肌氨酸血症　173
肌瓣术　332
肌瓣填塞　307
肌病伴有镶边空泡　125
肌病伴有圆柱状螺旋体　125
肌病恢复期　447
肌病性呼吸困难　34
肌病性募集相　147
肌颤搐放电　147
肌电检查　41
肌电描记△　344
肌电图　147，344
肌电图检查　217
肌电图异常　269
肌断裂吻合术后　447
肌钙蛋白Ⅰ　482
肌钙蛋白T　482
肌酐　482
肌管肌病△　125
肌管性肌病　125
肌红蛋白　482
肌红蛋白尿　156，327，472
肌红蛋白血症　125
肌机械描记△　344
肌加速度图　344
肌间静脉扩张　222
肌间静脉血栓形成　222
肌间隙综合征　269
肌间血管畸形　46
肌腱病损切除术　307，357
肌腱成形术　307，321
肌腱打孔术　307
肌腱钙化　269
肌腱功能重建术　307
肌腱固定术　307，321
肌腱后徙术　307
肌腱滑车重建术　307
肌腱滑脱　269
肌腱结核　269
肌腱紧缩术　307
肌腱卡压　269
肌腱离断伤　318

肌腱挛缩　125，269，447
肌腱末端病　269
肌腱前徙术　321
肌腱切除术　307，357
肌腱撕裂　318
肌腱损伤　269
肌腱探查术　307
肌腱、血管神经探查术　307
肌腱延长术　307，332
肌腱延迟缝合术　307
肌腱炎　269
肌腱移植术　307，332
肌腱再接术　307
肌腱粘连松解术　332
肌腱止点炎　269
肌腱转位术　332
肌腱转移术　307
肌结核△　269
肌筋膜疼痛　46
肌筋膜痛△　46
肌筋膜痛综合征　337
肌筋膜炎　269
肌紧张　299
肌力　338
肌力检查　451
肌磷酸化酶缺乏综合征　269
肌挛缩型 Ehlers-Danlos 综合征△　119，257
肌内黏液瘤　269
肌内血管瘤　269
肌内注射基础麻醉术　340
肌念珠菌病　416
肌凝蛋白轻链1　477
肌皮瓣术　332
肌皮瓣移植术　307
肌皮瓣游离移植术　433
肌皮神经缝合术　307
肌皮神经损伤　125
肌皮神经探查术　307
肌皮神经吻合术　307
肌牵张反射　147
肌强直放电　147
肌强直性白内障　125
肌切开术　307，433
肌肉瘢痕　269
肌肉病变　269
肌肉病损切除术　307，321，357
肌肉超声　147
肌肉成形术　307，321
肌肉挫伤△　269
肌肉断裂△　269
肌肉发育不良　269
肌肉发育不全△　269
肌肉分离　269
肌肉骨骼系统淋球菌感染　460
肌肉关节疾病的特殊筛选检查　451
肌肉核磁检查　147
肌肉活检术△　313
肌肉活组织检查　125
肌肉加速描记△　344
肌肉结核　269
肌肉劳损　269
肌肉离断伤　318
肌肉良性肿瘤　318
肌肉挛缩　269，447

肌肉麻痹性钙化　269
肌肉麻痹性骨化　269
肌肉囊虫病　269
肌肉囊虫病△　460
肌肉囊尾蚴病　460
肌肉囊尾蚴病△　269
肌肉脓肿　269
肌肉切除术　307，321
肌肉切断术　307
肌肉切开异物取出术　307，321
肌肉切开引流术　307
肌肉切取术　307
肌肉清创术　307
肌肉缺血性梗死　269
肌肉肉毒碱棕榈酰转移酶缺乏　173
肌肉肉芽肿　269
肌肉松弛程度　344
肌肉松解术　307
肌肉损伤　269
肌肉位　67
肌肉萎缩　269，447
肌肉萎缩症△　447
肌肉血肿机化　269
肌肉移位术　307
肌肉移植术　307，321
肌肉游离移植术　307
肌肉再接术　307
肌肉脂肪浸润　269
肌疝　269
肌上皮癌　46，269
肌上皮岛　46
肌上皮瘤　46，269，416
肌神经疾患　125
肌松残余作用　338
肌酸　482
肌酸磁共振波谱分析　147
肌酸激酶　482
肌酸激酶 MB 亚型　482
肌酸激酶检查　147
肌酸激酶同工酶　482
肌痛　269
肌萎缩　269
肌萎缩侧索硬化　269
肌萎缩侧索硬化综合征　125
肌萎缩 - 共济失调 - 色素性视网膜炎 - 糖尿
　病综合征　162
肌萎缩型脊髓侧索硬化症△　269
肌萎缩型颈椎病　269
肌无力　269
肌无力危象　337
肌无力综合征△　129，132
肌细胞瘤　348
肌纤维　472
肌纤维变性　269
肌纤维传导速度　147
肌纤维动作电位　147
肌纤维瘤　269
肌纤维瘤病　269
肌纤维母细胞瘤　269
肌械图　344
肌性抖颈　269
肌压电图　344
肌炎　5，269，447
肌炎特异性自身抗体　477

肌、眼、脑病　125
肌 - 眼 - 脑病△　125
肌音描记　344
肌营养不良　5, 269, 447
肌营养不良症　125
肌源性斜颈　269
肌源性运动单位电位　147
肌运动迟缓　269
肌运动失调　269
肌张力　338
肌张力低下　407
肌张力低下型脑瘫△　447
肌张力低下型脑性瘫痪　447
肌张力过高　144
肌张力降低　144
肌张力障碍　125, 144, 199, 447
肌阵挛癫痫　125
肌阵挛癫痫伴破碎红纤维　125
肌阵挛失神△　125
肌阵挛失神癫痫　125
肌阵挛 - 失张力癫痫　125
肌阵挛小脑性共济失调　125
肌阵挛癫痫持续状态△　133
肌阵挛性发作　125
肌阵挛性肌张力障碍△　125
肌阵挛性肌张力障碍　125
肌阵挛性失神发作　125
肌阵挛性小脑协同失调　125
肌阵挛性小脑性协调障碍　125
肌震颤　269
肌钟摆试验　299
肌周细胞瘤　269
鸡胸　79, 92
鸡胸反 NUSS 钢板取出术　214
鸡胸反 NUSS 手术　214
鸡胸矫正术　214
鸡胸胸腔镜反 NUSS 手术　214
鸡眼　269, 416
奇静脉封堵术　80, 192
奇静脉结扎术　192, 214, 335
奇静脉损伤　212, 222
积水性无脑畸形　199
积水性无脑畸形△　136
积液　86
基本生命支持　340
基础代谢率　334
基础代谢率异常　162
基础肺容积　98
基础肺容量　98
基础麻醉术　340
基底动脉斑块　147
基底动脉闭塞　125
基底动脉闭塞和狭窄(未造成脑梗死)　125
基底动脉顶端动脉瘤　199
基底动脉顶端动脉瘤破裂△　125
基底动脉畸形　125
基底动脉夹层　125, 199
基底动脉尖综合征　125
基底动脉瘤　125, 199
基底动脉瘤破裂　125
基底动脉取栓术　145
基底动脉栓塞　125
基底动脉狭窄　125
基底动脉型偏头痛△　125

基底动脉血栓形成　125
基底动脉造影　206
基底动脉支架置入术　145
基底节病变　125
基底节出血　125
基底节恶性肿瘤　199, 348
基底节脑梗死　125
基底节脓肿　125
基底节区出血△　125
基底节区生殖细胞瘤　199
基底节性失语　125
基底鳞状细胞癌　416
基底细胞　46, 269, 327, 416
基底细胞癌术后复发　348
基底细胞瘤　416
基底细胞上皮瘤△　416
基底细胞腺癌　46
基底细胞腺瘤　46
基底细胞型成釉细胞瘤　46
基底细胞样毛囊错构瘤　416
基底型偏头痛　125
基恩创伤后应激障碍量表　445
基台把持器　61
基台扳手　62
基台连接　62
基台螺丝　62
基台水平印模　62
基台折断　46
基因筛查　147
基因芯片分型检测 Kidd, Duffy, MNS, Kell,
　Colton 和 LU 血型　470
基因组测序　182
基质层和深层角膜炎　5
基质金属蛋白酶　482
畸变耳声发射　41
畸胎癌肉瘤　348
畸胎瘤　125, 199, 269
畸胎瘤恶性转化　199
畸胎瘤型髋脱位　269
畸形精子症　240
畸形恐惧　443
畸形舌侧尖　46
畸形舌侧窝　46
畸形舌沟　58
畸形舌尖△　46
畸形性骨炎△　271
畸形愈合　269
畸形中央尖　46
畸形足△　289, 450
畸形足松解术　307
畸张症　438
稽留流产　369
激发性肌电活动　344
激光除腋臭术　433
激光除皱术　433
激光共聚焦显微镜皮肤检查　435
激光光动力治疗　357
激光虹膜成形术　20
激光抗皮肤老化治疗　433
激光泪道探通术　20
激光磨削术　433
激光烧伤　416
激光烧灼术　433
激光射频手术　206

激光手术　206
激光损伤　416
激光所致眼损伤　453
激光瞳孔成形术　20
激光脱毛术　433
激光周边虹膜成形术　20
激光周边虹膜切开术　20
激光椎间盘减压术　340
激活全血凝固时间　344
激活型单核样细胞　147
激素反应性脑病伴自身免疫甲状腺炎△　171
激素合成障碍不伴甲状腺肿　162
激素合成障碍性甲状腺肿　162
激素类及其合成代用品中毒　69
激素类拮抗剂中毒　453
激素生成障碍性甲状腺肿　171
激素失调　162
激素依赖性皮炎　416
激素依赖性皮炎△　426
激肽释放酶原　472
激越　438, 443
吉尔伯特综合征△　109, 397
吉兰 - 巴雷综合征　125, 460
吉兰 - 巴雷综合征变异型△　125
吉姆萨染色　182
吉特曼综合征　151, 162
级差备洞　62
极低出生体重儿　399
极低密度脂蛋白型高脂蛋白血症　173
极度纺锤波　147
极度肥胖症伴小泡性肺换气不足　162
极高危　74
极化　147
极期　327
极浅睡期　147
极外侧型椎间盘突出　269
极外侧型腰椎间盘突出症△　269
极外侧腰椎椎间融合术　307
极性胶质母细胞瘤　199
极重度感音神经性聋　27
极重度精神发育迟缓(无或轻微行为缺陷的)△
　438
极重度精神发育迟缓(需要加以关注或治疗
　的显著行为缺陷)△　438
极重度精神发育迟滞　438
极重度精神发育迟滞无或轻微的行为缺陷
　438
极重度精神发育迟滞显著的行为缺陷(需要
　加以关注或治疗)　438
极重型流行性乙型脑炎△　129
极重型再生障碍性贫血　177
即刻非功能性负重　62
即刻负重　62
即刻功能性负重　62
即刻义齿　62
即刻种植　62
即刻种植即刻负重　62
即刻种植即刻修复　62
急变期　177
急产　387
急腹症　107
急进性肾小球病　399
急进性肾小球肾炎　399
急进性肾小球肾炎Ⅰ型　151

急进性肾小球肾炎Ⅱ型 151
急进性肾小球肾炎Ⅲ型 151
急进性肾炎 399
急进性肾炎综合征 151
急进性新月体性肾小球肾炎 399
急迫性尿失禁 240, 377
急性 HIV 感染 416
急性 ST 段抬高心肌梗死 74, 222
急性 ST 段抬高型侧壁心肌梗死△ 222
急性 ST 段抬高型心肌梗死△ 74
急性阿米巴痢疾 107
急性白血病 177
急性暴发性心肌炎 74
急性苯中毒 453
急性鼻窦脓肿 27
急性鼻窦炎 86
急性鼻咽炎 86
急性扁桃体炎 27, 86
急性扁桃体周围炎 27
急性变应性结膜炎 5
急性丙型病毒性肝炎 107, 399
急性丙型肝炎 460
急性病毒性肝炎 399, 460
急性病毒性脑炎 125
急性播散性脑脊膜炎 5
急性播散性脑脊髓膜炎 125
急性播散性脑脊髓神经根神经炎 125
急性播散性脑脊髓炎 125, 460
急性播散性脑炎 125
急性播散性脱髓鞘病 125
急性不完全性弛缓性瘫痪 269
急性不完全性痉挛性瘫痪 269
急性侧壁和正后壁心肌梗死 74
急性侧壁和正后壁再发心肌梗死 74
急性侧壁心肌梗死 74, 222
急性侧壁再发心肌梗死 74, 222
急性侧壁正后壁心肌梗死 222
急性长节段横贯性脊髓炎 126
急性肠阿米巴病 107
急性肠梗阻 399
急性肠系膜淋巴结炎 107, 460
急性肠炎 107
急性（成人）呼吸窘迫综合征 337
急性弛缓性麻痹 269
急性弛缓性瘫痪 269
急性出血坏死性胰腺炎 107, 399
急性出血性白质脑病 125
急性出血性肠炎 107
急性出血性坏死性肠炎 107
急性出血性结膜炎 5, 399
急性出血性脑灰质炎△ 136, 441
急性出血性膀胱炎 240
急性出血性乳突炎 399
急性出血性胰腺炎 460
急性穿孔性阑尾炎 107, 185
急性传染性间质性肺炎 399
急性次大面积肺栓塞 86
急性刺激性接触性皮炎 416
急性大面积肺栓塞 74, 86
急性单核细胞白血病 177
急性胆管炎 107, 399
急性胆囊炎 107
急性胆囊炎伴胆囊结石△ 104
急性等容性血液稀释 340

急性低风险性肺栓塞 86
急性低容量性低钠血症 86
急性低容量性高钠血症 86
急性低氧通气反应 86
急性蝶窦炎 27
急性痘疮样苔藓样糠疹 416
急性毒性反应 337
急性多发性龈脓肿 46
急性多神经根性神经炎△ 219, 261
急性多形性精神病性障碍 438
急性发热性皮肤黏膜淋巴结综合征 416
急性发热性嗜中性皮病 416
急性发热性嗜中性细胞皮肤病△ 416
急性发作的血管性痴呆 125
急性泛发性扁平苔藓 416
急性泛发性发疹性脓疱病 416
急性泛发性脓疱型银屑病 416
急性泛自主神经病 125
急性放射病 327
急性放射性蜂窝织炎 364
急性放射性皮肤损伤 453
急性放射性皮炎 453
急性非 Q 波心肌梗死△ 74
急性非 Q 波型心肌梗死 74, 222
急性非 ST 段抬高心肌梗死 74, 222
急性非化脓性中耳炎 399
急性非淋巴细胞白血病 177
急性非特异性龈炎 46
急性肺动脉栓塞 222
急性肺荚膜组织胞菌病 460
急性肺球孢子菌病 399, 460
急性肺栓塞 74, 399
急性肺水肿 74, 222
急性肺损伤 327
急性肺血栓栓塞症 74
急性肺芽生菌病 86, 399, 460
急性肺源性心脏病 74, 86
急性肺组织胞浆菌病 86, 399
急性肺组织胞质菌病 416
急性分裂症样精神病 438
急性风湿热 269
急性风湿性关节炎 269
急性风湿性全心炎 222
急性风湿性心肌炎 222
急性风湿性心内膜炎 222
急性风湿性心脏病 74
急性蜂窝织炎 185
急性腹膜炎 107, 399
急性肝功能损害△ 327
急性肝功能损伤△ 327
急性肝功能障碍 327
急性肝衰竭 107, 399, 460
急性感觉神经病 125
急性感觉运动神经病 125
急性感染后肾小球肾炎 151
急性感染性多神经炎△ 125
急性感染性心内膜炎 74, 399
急性感染性咽炎 27
急性肛裂 107
急性高侧壁和正后壁心肌梗死 74
急性高侧壁心肌梗死 74, 222
急性高侧壁再发心肌梗死 222
急性高钾血症 86
急性高尿酸血症肾病 151

急性高容量性低钠血症 86
急性高容量性高钠血症 86
急性高容性血液稀释 340
急性高山病△ 86
急性高原病 86, 125
急性高原反应 86
急性膈面心肌梗死 222
急性根尖周炎 46
急性梗阻性胆管炎 399
急性梗阻性喉炎 27, 86
急性梗阻性化脓性胆管炎△ 106
急性梗阻性脑积水 125
急性宫颈炎△ 369
急性共同性内斜 5
急性骨髓炎 269
急性冠脉综合征 74
急性冠状动脉供血不足 74
急性冠状动脉支架内血栓形成 74
急性广泛前壁、高侧壁和下壁心肌梗死 74
急性广泛前壁高侧壁心肌梗死 222
急性广泛前壁和下壁心肌梗死 74
急性广泛前壁、下壁和高侧壁再发心肌梗死 74
急性广泛前壁心肌梗死 74, 222
急性广泛前壁再发心肌梗死 74
急性过敏性肺炎 86
急性过敏性间质性肾炎 151
急性海绵窦血栓性静脉炎 5
急性和暴发性类鼻疽 460
急性和亚急性出血性白质脑炎 125
急性和亚急性虹膜睫状体炎 5
急性颌下淋巴结炎 399
急性颌创伤 46
急性横贯性脊髓炎 125
急性红白血病 177
急性喉气管炎 27, 86
急性喉炎 27, 86
急性后壁心肌梗死 74, 222
急性后壁再发心肌梗死△ 222
急性后极部多发性鳞状色素上皮病变 5
急性后间壁再发心肌梗死 222
急性呼吸道感染 86
急性呼吸功能衰竭* 327
急性呼吸窘迫综合征 327
急性呼吸窘迫综合征△ 86
急性呼吸衰竭 86
急性呼吸性碱中毒 86
急性呼吸性酸中毒 86
急性化脓性边缘性颌骨骨髓炎 46
急性化脓性扁桃体炎 27
急性化脓性胆管炎 107, 399
急性化脓性胆囊炎 107
急性化脓性胆囊炎伴胆囊结石△ 104
急性化脓性腹膜炎△ 107
急性化脓性肝胆管炎 107, 399
急性化脓性根尖周炎 46
急性化脓性梗阻性胆管炎 107, 399
急性化脓性甲状腺炎 27
急性化脓性阑尾炎 107, 185
急性化脓性阑尾炎伴穿孔 107, 185
急性化脓性阑尾炎伴腹膜炎 107, 185
急性化脓性阑尾炎伴阑尾周围脓肿 107
急性化脓性阑尾炎伴阑尾周围炎 107, 185
急性化脓性阑尾炎伴周围脓肿 185

急性化脓性弥漫性腹膜炎　107,399
急性化脓性脑膜炎　125
急性化脓性乳突炎△　399
急性化脓性腮腺炎　27,46
急性化脓性牙髓炎　46
急性化脓性胰腺炎　107
急性化脓性中耳炎　28,399
急性化脓性中央性颌骨骨髓炎　46
急性化学性支气管炎　86
急性坏疽性胆囊炎　107
急性坏疽性阑尾炎　107,185
急性坏疽性阑尾炎伴穿孔　107
急性坏疽性阑尾炎伴穿孔伴弥漫性腹膜炎　107
急性坏死性肠炎　460
急性坏死性溃疡性龈口炎　46
急性坏死性溃疡性龈炎　46
急性坏死性脑病　126
急性坏死性乳突炎　399
急性坏死性中耳炎　28
急性黄疸型丙型肝炎　107,460
急性黄疸型甲型肝炎　460
急性黄疸型戊型肝炎　107
急性黄疸型乙型肝炎　107,399,460
急性黄色肝萎缩　107
急性挥鞭伤　269
急性蛔蚴性肺炎　460
急性会厌炎　86
急性混合表型白血病,B细胞/髓系,非特指型　177
急性混合表型白血病,T细胞/髓系,非特指型　177
急性混合表型白血病,非特指,罕见类型　177
急性混合细胞白血病伴t(9;22)(q34;q11.2);BCR-ABL1　177
急性混合细胞白血病伴t(v;11q23);KMT2A重排　177
急性混合细胞白血病伴t(v;11q23);MLL重排△　177
急性肌张力反应△　443
急性肌张力障碍　126,443
急性脊髓灰质炎　126,460
急性脊髓前部损伤　269
急性脊髓损伤　269
急性脊髓炎　126
急性脊柱关节炎　270
急性脊柱椎管狭窄　270
急性甲型肝炎　460
急性甲状腺炎　162
急性假痛风　270
急性间壁再发心肌梗死　222
急性间质性肺炎　86
急性间质性肾炎　151
急性睑腺炎　5
急性间歇性卟啉病　416
急性浆液性根尖周炎　46
急性浆液性牙髓炎　46
急性焦虑发作△　438
急性结肠炎　107
急性结膜炎　5
急性精神分裂样精神病性障碍　438
急性精神分裂样精神病性障碍(伴有急性应激反应)　438

急性精神分裂样精神病性障碍(不伴急性应激反应)　438
急性精神分裂症性发作　438
急性精神分裂症样精神病性障碍　438
急性精神分裂症样精神病性障碍△　438
急性精神分裂症样精神病性障碍(伴有急性应激反应)　438
急性精神分裂症样精神病性障碍(不伴急性应激反应)　438
急性颈部扭伤　270
急性颈肌僵硬　270
急性颈淋巴结炎　399
急性颈痛　270
急性痉挛性瘫痪　270
急性酒精性肝衰竭△　114
急性酒精性胰腺炎△　108
急性酒精中毒　438
急性局灶性细菌性肾炎　151
急性巨核细胞白血病　177
急性卡他性扁桃体炎　28
急性卡他性结膜炎　399
急性咳嗽　86
急性溃疡性扁桃体炎　28
急性阑尾炎　107,185,399
急性阑尾炎伴穿孔　107,185
急性阑尾炎伴腹膜脓肿△　107
急性阑尾炎伴腹膜炎　107
急性阑尾炎伴腹腔脓肿　107
急性阑尾炎伴弥漫性腹膜炎　107
急性阑尾炎穿孔伴腹膜炎　107
急性阑尾炎穿孔伴局限性腹膜炎△　107
急性阑尾炎及阑尾周围炎　107
急性泪囊炎　5
急性泪腺炎　5
急性泪小管炎　5
急性类鼻疽　460
急性粒-单核细胞白血病　177
急性链球菌感染后肾小球肾炎　151
急性链球菌感染后肾炎△　151
急性链球菌性龈炎　46
急性链球菌龈口炎　460
急性淋巴管炎　399
急性淋巴结炎　399
急性淋巴细胞白血病　177
急性淋巴细胞白血病L1型　177
急性淋巴细胞白血病L2型　177
急性淋巴细胞白血病L3型　177
急性淋巴细胞白血病伴髓系原表达　177
急性淋巴细胞白血病基因突变筛查　470
急性淋巴细胞性白血病*　177
急性淋球菌性龟头包皮炎　416
急性磷酸盐肾病　151
急性流行性腮腺炎　49
急性颅脑损伤　199
急性滤泡性扁桃体炎　28
急性卵巢炎　369
急性麻痹性脊髓灰质炎　460
急性弥漫性腹膜炎　107,399
急性糜烂性胃炎　107
急性脑病　126
急性脑病及内脏脂肪变性　416
急性脑病综合征△　438
急性脑干梗死　126
急性脑梗死　126

急性脑功能衰竭　144
急性脑积水　126
急性脑脊髓炎　126
急性脑膜脑炎　126
急性脑膜炎　126
急性脑膜炎球菌败血症　460
急性脑器质性综合征　438
急性脑疝形成　126
急性脑水肿　126
急性脑血管病　126
急性脑炎　126
急性脑肿胀　199
急性尿路感染　151
急性尿酸肾病　162
急性尿酸肾病△　151
急性尿酸盐肾病　240
急性凝血功能障碍　327
急性脓胸　86
急性女性盆腔蜂窝织炎　369
急性女性盆腔炎　369
急性女阴溃疡　416
急性膀胱炎　151,399
急性疱疹性龈口炎△　43,51
急性盆腔炎　369
急性皮肤放射损伤　327
急性皮肤红斑狼疮　416
急性气管炎　86
急性气管支气管炎△　86
急性气管-支气管炎　86
急性起病的血管性痴呆　438
急性恰加斯病　460
急性前壁侧壁心肌梗死　222
急性前壁、高侧壁和下壁心肌梗死　74
急性前壁和侧壁心肌梗死　74
急性前壁和高侧壁心肌梗死　74
急性前壁和高侧壁再发心肌梗死　74
急性前壁和下壁心肌梗死　74
急性前壁和下壁再发心肌梗死　74
急性前壁下壁心肌梗死　222
急性前壁心肌梗死　74,222
急性前壁再发心肌梗死　74,222
急性前侧壁和下壁心肌梗死　74
急性前侧壁心肌梗死　74
急性前间壁和高侧壁心肌梗死　74
急性前间壁和高侧壁再发心肌梗死　74
急性前间壁和下壁心肌梗死　74
急性前间壁和下壁再发心肌梗死　74
急性前间壁心肌梗死　74,222
急性前间壁再发心肌梗死　74
急性前角脊髓灰质炎　270
急性前葡萄膜炎　5
急性侵袭性真菌性鼻窦炎　28
急性轻型颅脑损伤　199
急性轻症胰腺炎　107
急性区域性隐匿性外层视网膜病变　5
急性全髓增殖症伴骨髓纤维化　177
急性全自主神经病△　135
急性全自主神经障碍　126
急性缺钾性低钾血症　86
急性缺血性低钾血症　86
急性缺血性脑卒中静脉溶栓　233
急性人类免疫缺陷病毒感染　460
急性溶血性贫血　399
急性乳突积脓　399
急性乳突炎　399

急性乳腺炎　185
急性腮腺炎　46
急性色素上皮炎　5
急性筛窦炎　28
急性上颌窦炎　28
急性上呼吸道感染　86
急性上呼吸道梗阻　327
急性上升性脊髓炎　126
急性上消化道出血　107, 399
急性上行性脊髓炎△　126
急性深静脉血栓　231
急性神经根脊髓炎　126
急性肾病　399
急性肾梗死　240
急性肾功能不全　327
急性肾功能衰竭△　243, 327
急性肾皮质坏死△　244
急性肾衰 *　399
急性肾衰竭　337, 399
急性肾衰竭伴肾皮质坏死　399
急性肾衰竭伴肾髓质坏死　399
急性肾衰竭伴肾小管坏死　399
急性肾衰竭多尿期　337
急性肾衰竭恢复期　337
急性肾衰竭起始期　337
急性肾衰竭少尿期　337
急性肾衰竭(肾前性/肾性/肾后性)　151
急性肾损伤　337, 399
急性肾损伤Ⅰ期　151
急性肾损伤Ⅱ期　151
急性肾损伤Ⅲ期　152
急性肾损伤(肾前性/肾性/肾后性)　151
急性肾小管坏死　152, 327, 399
急性肾小管间质炎　152
急性肾小管-间质肾炎△　152
急性肾小管损伤　152
急性肾小球病　399
急性肾小球肾炎　152, 399
急性肾小球肾炎伴急进型肾小球肾炎　399
急性肾小球肾炎伴增生性肾小球肾炎　399
急性肾炎　399
急性肾炎伴坏死性肾小球肾炎　399
急性肾炎综合征　152, 399
急性肾应激　337
急性肾盂肾炎　152, 399
急性肾盂肾炎　399
急性肾脏病　152
急性渗出性胸膜炎△　86
急性生理及慢性健康评估系统　344
急性生理学和慢性健康状况评价　98
急性生理学和慢性健康状况评价Ⅰ　98
急性生理学和慢性健康状况评价Ⅱ　98
急性生理学和慢性健康状况评价Ⅲ　98
急性生理学和慢性健康状况评价Ⅳ　98
急性声门下喉炎　28
急性失血性贫血　399
急性视网膜坏死　5
急性视网膜坏死综合征　416
急性嗜碱性粒细胞白血病　177
急性嗜酸性粒细胞白血病　177
急性嗜酸性粒细胞性肺炎　86
急性手术后胰腺炎△　101
急性输卵管卵巢炎　369
急性输卵管炎　369

急性术后高血压　338
急性双表型白血病　177
急性双系列白血病　177
急性水肿性喉炎△　30
急性水肿性咽炎　28
急性水肿性胰腺炎　399, 460
急性撕脱性骨折　270
急性髓系白血病伴CBFB-MYH11　348
急性髓系白血病　177
急性髓系白血病伴BCR-ABL1　177
急性髓系白血病伴CEBPA基因突变△　177
急性髓系白血病伴CEBPA双等位基因突变　177
急性髓系白血病伴inv(16)(p13;1q22)或t(16;16)(p13.1;q22);CBFB-MYH11　177
急性髓系白血病伴inv(3)(q21;q26.2)或t(3;3)(q21;q26.2);RPN1-EV11　177
急性髓系白血病伴NPM1突变　177
急性髓系白血病伴RUNX1突变　177
急性髓系白血病伴t(1;22)(p13;q13);RBM15-MKL1　177
急性髓系白血病伴t(6;9)(p23;q34);DEK-NUP214　177
急性髓系白血病伴t(8;21)(q22;q22);RUNX1-RUNX1T1　177
急性髓系白血病伴t(9;11)(p22;q23);MLLT3-MLL　178
急性髓系白血病伴重现遗传学异常　178
急性髓系白血病伴多系病态造血　178
急性髓系白血病伴骨髓增生异常相关变化　178
急性髓系白血病伴有t(8;21)(q22;q22),(AML1/ETO)　349
急性髓系白血病部分分化型　178
急性髓系白血病,非特指型　177
急性髓系白血病基因突变筛查　470
急性髓系白血病微分化型　178
急性髓系白血病未分化型　178
急性髓细胞白血病△　177
急性髓质乳头状坏死　399
急性胎儿宫内窘迫△　387
急性胎儿窘迫　387
急性特重型颅脑损伤　199
急性疼痛　337
急性疼痛服务　340
急性痛风性关节炎　270
急性透析性脑病　126
急性外耳道炎　46
急性外伤后头痛　126, 199
急性外阴炎　369
急性外阴阴道炎　369
急性完全性弛缓性瘫痪　270
急性完全性痉挛性四肢瘫　447
急性完全性痉挛性瘫痪△　447
急性完全性四肢瘫　447
急性未分化白血病　178
急性未明系列白血病　178
急性胃肠炎　69, 107
急性胃空肠溃疡　107
急性胃溃疡　107
急性胃扩张　107, 399
急性胃黏膜病变△　107
急性胃黏膜病变伴出血　107

急性胃十二指肠溃疡伴出血△　112
急性胃炎　107
急性无Q波型心肌梗死△　222
急性无黄疸型丙型肝炎△　101
急性无黄疸型甲型肝炎　460
急性无黄疸型乙型肝炎　399, 460
急性无黄疸性肝炎　107
急性无黄疸性乙型肝炎　107
急性戊型病毒性肝炎　107, 399
急性戊型肝炎△　107, 399
急性膝关节软骨撕裂　270
急性细菌性痢疾　107, 460
急性细菌性前列腺炎　240
急性细菌性心肌炎　74
急性细菌性心内膜炎△　399
急性细支气管炎　86
急性下壁、侧壁和正后壁心肌梗死　74
急性下壁、侧壁和正后壁再发心肌梗死　74
急性下壁、侧壁心肌梗死△　74
急性下壁侧壁正后壁心肌梗死　222
急性下壁、高侧壁和正后壁心肌梗死　74
急性下壁、高侧壁和正后壁再发心肌梗死　74
急性下壁高侧壁心肌梗死　222
急性下壁高侧壁正后壁心肌梗死　222
急性下壁和侧壁心肌梗死　75
急性下壁和高侧壁心肌梗死　75
急性下壁和高侧壁再发心肌梗死　75
急性下壁和右心室心肌梗死　75
急性下壁和右心室再发心肌梗死　75
急性下壁和正后壁心肌梗死　75
急性下壁和正后壁再发心肌梗死　75
急性下壁+后壁心肌梗死△　222
急性下壁心肌梗死　75
急性下壁右心室心肌梗死　222
急性下壁再发心肌梗死　222
急性下壁正后壁心肌梗死　222
急性下侧壁心肌梗死　75, 222
急性下侧壁再发心肌梗死　222
急性下颌下淋巴结炎　46
急性下后壁和右心室心肌梗死　75
急性下后壁心肌梗死　222
急性下后壁再发心肌梗死　222
急性下腰痛△　270
急性下肢动脉血栓形成　222
急性下肢深静脉血栓形成　222
急性腺病毒性滤泡性结膜炎　5, 399
急性腺样体炎　28
急性小脑共济失调　126
急性小脑性共济失调△　126
急性小脑炎　126
急性小灶心肌梗死　222
急性心包积液　75
急性心包炎　75
急性心房心肌梗死　75, 222
急性心肌梗死　75, 222
急性心肌梗死1型　75
急性心肌梗死2型　75
急性心肌梗死3型　75
急性心肌梗死4a型　75
急性心肌梗死4b型　75
急性心肌梗死4c型　75
急性心肌梗死5型　75
急性心肌梗死后腱索断裂　75

急性心肌梗死后乳头肌断裂　75, 222
急性心肌梗死后乳头肌功能失调　75
急性心肌梗死后室间隔穿孔　75, 222
急性心肌梗死后心室附壁血栓形成　75
急性心肌梗死后心脏破裂　75
急性心肌梗死后心脏破裂伴心包积血　75
急性心肌缺血　75
急性心肌心包炎　75
急性心肌炎　75
急性心尖部心肌梗死　75, 222
急性心尖侧壁心肌梗死　75, 222
急性心力衰竭　75, 222, 399
急性心内膜下心肌梗死　75, 222
急性心内膜炎　399
急性心衰△　75
急性血吸虫病　460
急性血行播散型肺结核　86
急性荨麻疹　416
急性牙髓炎　46
急性咽喉炎　86
急性咽炎　28, 86
急性炎症性脱髓鞘性多发性神经病△　125
急性炎症性脱髓鞘性多发性神经根神经病△　125
急性眼外肌炎　5
急性羊水过多　387
急性腰扭伤　270
急性腰痛症　270
急性腰椎间盘突出△　292
急性药物性肺病　86
急性药物性胰腺炎△　114
急性一过性精神病性障碍　438
急性一氧化碳中毒　86
急性胰腺炎　107, 399
急性胰腺炎轻度△　107
急性移植物抗宿主病　178
急性乙型病毒性肝炎　399
急性乙型肝炎　460
急性乙型肝炎△　399
急性异常子宫出血　369
急性意识障碍　337
急性阴道炎　369
急性龈乳头炎　46
急性应激反应　438
急性硬膜外血肿　199
急性硬膜下出血　126, 199
急性硬膜下血肿　199
急性右心室心肌梗死　75, 222
急性右心室再发心肌梗死　75
急性右心衰竭　75
急性淤胆型丙型肝炎△　101
急性淤胆型甲型肝炎　460
急性淤胆型乙型肝炎　107, 460
急性运动感觉轴索性神经病△　125, 126
急性运动轴索性神经病△　126
急性再发心肌梗死　75, 222
急性再生障碍性贫血　178
急性早幼粒细胞白血病　178
急性早幼粒细胞白血病伴 PML-RARA　178
急性早幼粒细胞白血病伴 t(15；17)(q22；q12)；PML-RARA△　178
急性正后壁心肌梗死　222
急性正后壁再发心肌梗死　75, 222

急性支架内血栓形成　222
急性支气管炎　86
急性中型颅脑损伤　199
急性肿瘤溶解综合征△　155
急性中毒所致精神障碍　438
急性中毒性脑病　126, 399
急性重型(暴发型)病毒性肝炎　107, 399
急性重型肝炎　107
急性重型颅脑损伤　199
急性重型戊型肝炎　107
急性重型乙型肝炎　107
急性重症胰腺炎　107
急性轴索性运动神经病　126
急性主动脉壁内血肿　222
急性主动脉夹层　222
急性主动脉综合征　222
急性转移性高钾血症　86
急性椎间盘突出　270
急性子宫颈炎　369
急性子宫阔韧带囊肿　369
急性子宫内膜炎　369
急性子宫旁脓肿　369
急性纵隔炎　86
急性左心室衰竭　399
急性左心衰竭　75, 222
急诊单根导管冠状动脉造影　238
急诊多根导管冠状动脉造影　238
急诊两根导管冠状动脉造影　238
急诊气道管理　340
急症剖宫产术的单胎分娩　387
疾病焦虑障碍　438
疾病恐惧症　438
疾病恐饰△　438
疾病相关睡眠增多　126
棘阿米巴病　460, 5
棘阿米巴角膜炎　460
棘阿米巴结膜炎　460
棘阿米巴性角结膜炎　5
棘阿米巴性角膜结膜炎　460
棘阿米巴性结膜炎　5
棘波　147
棘波地形图　147
棘波节律　147
棘层松解性皮肤病△　414
棘唇虫病　416
棘红细胞增多症△　160
棘间韧带发育不良　270
棘间韧带损伤　270
棘间韧带炎　270
棘口吸虫病　460
棘慢复合波　147
棘皮瘤　416
棘皮瘤型成釉细胞瘤　46
棘球蚴病　416, 460
棘球蚴病继发感染　460
棘球蚴囊肿破裂　460
棘上韧带损伤　270
棘上韧带炎　270, 447
棘头虫病　460
棘突骨折　270
棘突压痛　299
棘形红细胞增多症　178
集合不全和过强△　5
集合不足　5

集合不足和过强　5
集合分开功能异常　5
集合功能异常　5
集合过强　5
集合共同性斜视　5
集落刺激因子　477
集束性头痛　5
集体治疗△　445
嫉妒妄想　443
几何半影　365
几何图形侵蚀溃疡△　427
己糖胺　482
己糖激酶缺乏症△　178
己糖激酶缺陷症　178
己烯雌酚中毒　69
挤奶人结节　416
挤压后肾衰竭　240
挤压性跖痛　270
挤压综合征　152, 270, 338
脊管闭合不全　270
脊骶损伤△　270
脊髓中央索综合征△　448
脊膜病灶电凝破坏术　206
脊膜恶性肿瘤　199
脊膜脊髓膨出　199
脊膜继发恶性肿瘤　199
脊膜交界性肿瘤　199
脊膜瘤　199
脊膜膨出　144
脊膜松解术　206
脊神经根切断术　206
脊神经根射频消融术　206
脊神经根受压　270
脊神经根损伤　126
脊神经良性肿瘤　200
脊神经破坏术　206
脊髓恶性肿瘤　349
脊髓圆锥恶性肿瘤　349
脊髓 CT 造影　317
脊髓半切综合征　270
脊髓半切综合征△　120, 447
脊髓背根入髓区切开术　206
脊髓变性　126
脊髓病　270
脊髓病变　126
脊髓病损栓塞术　357
脊髓病灶切除术　206
脊髓病灶栓塞术　206
脊髓出血　200
脊髓刺激术　340
脊髓挫裂伤　200
脊髓挫伤　200, 270
脊髓挫伤与出血　270
脊髓电刺激电极置入术　249, 357
脊髓电刺激技术　340
脊髓电刺激器植入术　206
脊髓电刺激术　206
脊髓电子神经刺激器引起的机械性并发症　126
脊髓动静脉瘘　126
脊髓动脉血栓形成　270
脊髓动脉造影　145
脊髓断裂　270
脊髓多发性硬化　126

脊髓恶性肿瘤　200
脊髓发育不良　270
脊髓发育不全和发育异常△　136, 402, 450
脊髓 - 腹腔分流术　206
脊髓梗死　126
脊髓海绵状血管瘤　126
脊髓横断　338
脊髓后侧索硬化△　126
脊髓后侧索综合征　126
脊髓后动脉综合征　270
脊髓后索综合征△　259
脊髓后正中点状切开术　206
脊髓灰质炎　126, 399, 448, 460
脊髓灰质炎病毒核糖核酸　470
脊髓灰质炎病毒抗体　477
脊髓灰质炎病毒抗体 IgG　477
脊髓灰质炎病毒抗体 IgM　477
脊髓灰质炎病史　448
脊髓灰质炎顿挫型　126
脊髓灰质炎后脊柱侧凸　270
脊髓灰质炎后遗症　126, 270
脊髓灰质炎后遗症挛缩　270
脊髓灰质炎恢复期　448
脊髓灰质炎瘫痪型　126
脊髓灰质炎无瘫痪型　126
脊髓活组织检查　206, 363
脊髓火器伤　270
脊髓畸形　270
脊髓畸形血管切除术　206
脊髓疾病　200
脊髓脊膜膨出　270
脊髓脊膜膨出修补术　206
脊髓继发恶性肿瘤　200
脊髓减压术　206
脊髓交界性肿瘤　126, 200
脊髓胶质瘤　200
脊髓节段性肌阵挛　126
脊髓结核　416
脊髓结核瘤　126, 200
脊髓静脉造影　145
脊髓空洞分流术　206, 307
脊髓空洞填塞术　206
脊髓空洞症　126, 270, 416
脊髓空洞症和延髓空洞症△　138
脊髓空洞症术后　126
脊髓空洞 - 蛛网膜下腔分流术　206
脊髓痨　126, 460
脊髓痨型脑脊髓梅毒　416
脊髓痨性关节炎　270
脊髓良性肿瘤　200
脊髓裂　270
脊髓裂伤　200
脊髓麻醉△　343
脊髓梅毒瘤　200, 460
脊髓膜分流修正术　206, 357
脊髓囊虫病　126
脊髓囊尾蚴病　460
脊髓囊肿　126
脊髓脑膜血管梅毒　416
脊髓内病变　126
脊髓内脓肿切开引流术　206
脊髓内神经根切断术　357
脊髓脓肿　126, 200, 460
脊髓膨出　126

脊髓膨出复位术　206
脊髓前动脉瘤　126
脊髓前动脉瘤破裂　126
脊髓前动脉综合征　270
脊髓前角灰质炎　270
脊髓前连合切断术　206
脊髓前外侧束切断术　206, 357
脊髓丘脑束 - 疑核综合征　126
脊髓缺血再灌注损伤　270
脊髓肉芽肿　126
脊髓锐器伤　270
脊髓疝　126
脊髓神经根病　126
脊髓神经根探查术　206
脊髓神经根炎　126
脊髓神经鞘瘤　200
脊髓神经束切断术　357
脊髓室管膜瘤　200
脊髓受压　270
脊髓栓系松解术　206
脊髓栓系综合征　126, 200, 270, 399, 448
脊髓髓内病灶切除术　206
脊髓髓内脂肪瘤　200
脊髓损伤　270
脊髓损伤后体温调节功能障碍　448
脊髓损伤恢复期　448
脊髓探查术　206
脊髓体感诱发电位　344
脊髓外露修补术　206
脊髓萎缩　270
脊髓小脑变性　126
脊髓小脑共济失调△　126
脊髓小脑性共济失调　126
脊髓小脑性共济失调 3 型　126
脊髓小脑性共济失调 3 型△　130
脊髓型颈椎病　270, 448
脊髓性肌萎缩　126, 399
脊髓性肌萎缩症△　126
脊髓休克　200, 270
脊髓血管病变综合征　200
脊髓压迫症　270
脊髓延髓肌萎缩症　126
脊髓炎后遗症　126, 448
脊髓炎恢复期　448
脊髓 - 硬膜分流术　357
脊髓 - 硬膜外分流术　206
脊髓 - 硬膜外联合麻醉与镇痛技术　340
脊髓硬膜下腹腔分流术　206
脊髓圆锥恶性肿瘤　200
脊髓圆锥造瘘术　206
脊髓圆锥脂肪瘤　200
脊髓造瘘术　206, 357
脊髓造影　147
脊髓粘连　126
脊髓粘连松解术　206
脊髓占位性病变　200
脊髓真菌性肉芽肿　200
脊髓震荡　200, 270
脊髓脂肪瘤　200
脊髓中央损伤综合征　270
脊髓中央综合征△　273, 279
脊髓终丝切断术　206
脊髓肿瘤切除术　357

脊髓 - 蛛网膜下腔分流术　206, 357
脊髓蛛网膜下腔 - 腹腔分流管取出术　206
脊髓蛛网膜下腔 - 腹腔分流术　206, 357
脊髓蛛网膜下腔 - 输尿管分流术　206, 357
脊髓蛛网膜炎　126, 200
脊髓蛛网膜粘连△　126, 130, 143
脊髓蛛网膜粘连松解术　206
脊髓纵裂　448
脊髓纵裂畸形　270
脊髓纵裂修补术　206
脊索裂隙综合征　270
脊索瘤　28, 200, 270
脊索样胶质瘤　200
脊索样脑膜瘤　200
脊柱闭合性骨折　270
脊柱闭合性脱位　270
脊柱不稳定　270
脊柱布鲁氏菌病　270
脊柱侧凸　92, 270
脊柱侧凸矫形术　307
脊柱侧凸（弯）△　92
脊柱侧凸症△　270
脊柱侧弯△　263, 270, 277, 283, 285, 292
脊柱侧弯伴 Chiari 畸形　270
脊柱侧弯伴马方综合征　270
脊柱侧弯伴神经纤维瘤病△　283
脊柱侧弯矫形术后　270
脊柱陈旧性骨折　270
脊柱陈旧性结核　270
脊柱穿刺后头痛　270
脊柱多发性骨折　270
脊柱多节段恶性骨肿瘤　270
脊柱恶性肿瘤　270
脊柱发育不全　270
脊柱粉碎性骨折　270
脊柱粉碎性骨折伴截瘫　270
脊柱干骺端发育不良　162
脊柱感染　270
脊柱骨关节病　270, 448
脊柱骨骺发育不良　270
脊柱骨脓肿△　270
脊柱骨折　270
脊柱骨折开放复位术　307
脊柱骨折脱位　270
脊柱关节活组织检查　317
脊柱关节切除术　307
脊柱关节松解术　307
脊柱后侧凸　270
脊柱后侧凸畸形△　270
脊柱后侧凸型△　270
脊柱后侧凸性心脏病　270
脊柱后凸　93, 270
脊柱后凸侧弯△　270
脊柱后凸成角　270
脊柱后凸性骨盆　270, 299
脊柱后凸旋转△　93
脊柱后突△　93
脊柱滑脱△　267, 270, 271, 274, 285
脊柱化脓性感染　270
脊柱活动度　299
脊柱畸形　270
脊柱及骶骨肿瘤病灶穿刺活检术　307
脊柱继发恶性肿瘤　270
脊柱结核　126, 270

脊柱结核病灶清除 307
脊柱结核感染 270
脊柱结核术后窦道 270
脊柱结核性窦道 270
脊柱结核性截瘫 270
脊柱结核性脓肿 270
脊柱截骨矫形术 307
脊柱开放骨折△ 270
脊柱开放性骨折 270
脊柱可调节装置调整术 307
脊柱可调节装置置入术(生长棒) 307
脊柱类风湿性脊椎炎 270
脊柱裂 270
脊柱裂伴有脊髓脊膜膨出△ 450
脊柱裂修补术 206
脊柱梅毒感染 270
脊柱末端病 270
脊柱囊虫病感染 270
脊柱内固定术 307
脊柱内固定术后 270
脊柱内固定术后疼痛 448
脊柱内固定物排斥 270
脊柱内固定物失效 270
脊柱内固定装置障碍 448
脊柱内镜技术 340
脊柱内植物术后感染 270
脊柱脓肿 270
脊柱旁脊膜膨出 270
脊柱皮毛窦 200
脊柱牵引 307
脊柱前凸 93,270
脊柱前凸性蛋白尿 270
脊柱前凸性骨盆 270
脊柱前纵韧带骨化* 279
脊柱强直 270
脊柱切断术 395
脊柱融合术 307
脊柱软骨切除术 307
脊柱软组织损伤 270
脊柱伤寒感染 270
脊柱手术后脊椎滑脱 270
脊柱术后感染△ 270
脊柱退行性变 270
脊柱完全强直 270
脊柱型关节病型银屑病 416
脊柱胸廓发育不全症 270
脊柱胸廓发育不全症△ 292
脊柱胸腰段 270
脊柱压缩性骨折 270
脊柱压缩性骨折伴截瘫 270
脊柱隐裂 270
脊柱幼年型骨软骨病 271
脊柱真菌感染 271
脊柱肿瘤 271
脊柱肿瘤切除术 357
脊柱肿瘤切开取活检术 307
脊柱转移性肿瘤 349
脊椎骨折复位术 307,357
脊椎骨折修补术 357
脊椎关节突脱位 271
脊椎骺板发育不良 271
脊椎滑脱 271
脊椎化脓性骨髓炎 271
脊椎棘突骨折闭合性复位术 307

脊椎棘突吻合 271
脊椎交界性肿瘤 271
脊椎结核并椎旁脓肿 271
脊椎叩击痛 299
脊椎良性肿瘤 271
脊椎佩吉特病 271
脊椎疲劳性骨折 271
脊椎前下滑脱 271
脊椎前移 271
脊椎退行性病变 271
脊椎萎陷 271
脊椎楔入 271
脊椎炎 271
脊椎应力性骨折 271
脊椎震荡 271
计划靶区 365
计划性腹疝修补术 192
计时尿 472
计算机 X 射线摄影 317
计算机成瘾 438
计算机导航辅助下人工关节置换术 307
计算机导航辅助下人工踝关节置换术 307
计算机导航辅助下人工肩关节置换术 307
计算机导航辅助下人工髋关节置换术 307
计算机导航辅助下人工膝关节置换术 307
计算机断层扫描 317,408
计算机断层扫描术 23
计算机辅助骨科手术 307
计算机辅助脊椎外科手术 307
计算机辅助精液分析 472
计算机辅助内镜鼻窦手术 37
计算机辅助手术导航技术 307
计算机体层摄影 98
计算机体层摄影血管造影 317
记录电极 147
记忆错构△ 443
记忆倒错 443
记忆减退 443
记忆增强 443
记忆障碍 438
技工螺丝 62
季节性大疱性皮炎 416
季节性过敏性结膜炎 5
季节性接触性皮炎 416
季节性情感障碍 438
季肋不适 93
季肋区疼 93
剂量跌落区 365
剂量分布 365
剂量加权系数 365
剂量建成区 365
剂量冷点 365
剂量率 365
剂量 - 效应关系 365
剂量 - 效应曲线 365
剂量修饰因子 365
剂量学 365
既不能插管也不能通气 338
既不能通气也不能氧合 337
继发闭经△ 369
继发不孕 369
继发骨髓纤维化 178
继发孔型房间隔缺损△ 73
继发免疫性血小板减少症 178

继发龋 46
继发全面强直阵挛发作 126
继发型多器官功能障碍综合征 327
继发型肺结核 86
继发性 Fanconi 综合征△ 152
继发性 Q-T 间期延长 75
继发性斑状萎缩 416
继发性瘢痕挛缩 327
继发性闭经 369
继发性不宁腿综合征 126
继发性不孕症△ 369
继发性侧索硬化 126
继发性单侧第一腕掌关节病 271
继发性单侧髋关节病 271
继发性单侧膝关节病 271
继发性胆汁型肝硬化△ 107
继发性胆汁性肝硬化 107
继发性低钾型周期性瘫痪△ 126
继发性低钾性周期性麻痹 126
继发性癫痫 126
继发性短肠综合征△ 104
继发性范科尼综合征 152
继发性肥厚性骨关节病 162
继发性肥胖症 162
继发性肺动脉高压 75
继发性肺间质纤维化△ 83
继发性肺结核 460
继发性肺结核病 86
继发性肺结核[ 病理(+)]△ 84
继发性肺结核[ 培(-)和病理(-)]△ 84
继发性肺脓肿 86
继发性腹膜炎 107,399
继发性干燥综合征 271
继发性肝癌 349
继发性高尿酸血症 162
继发性高血压 75
继发性高脂蛋白血症 416
继发性骨关节炎 271
继发性骨坏死 271
继发性骨肉瘤 271
继发性骨质疏松 271
继发性骨质疏松症△ 420
继发性关节病 271
继发性呼吸暂停 338
继发性黄斑裂孔 5
继发性黄斑前膜 5
继发性或症状性血小板减少性紫癜 416
继发性肌张力障碍 126
继发性甲状旁腺功能减退 162,399
继发性甲状旁腺功能亢进症 162
继发性甲状腺功能减退 162
继发性甲状腺功能减退症 162
继发性角膜扩张 5
继发性快速眼动睡眠行为障碍 126
继发性淋巴水肿 416
继发性脉络膜新生物 5
继发性免疫缺陷病 416
继发性膜性肾病 152
继发性脑干损伤 200
继发性脑积水 126
继发性脑室出血 126
继发性内斜视 5
继发性黏蛋白病 416
继发性帕金森综合征 126

继发性皮肤淀粉样变病　416
继发性皮肤滤泡中心性淋巴瘤　416
继发性贫血　69
继发性葡萄膜炎　5
继发性气管肿瘤　28
继发性青光眼　5
继发性全身性淀粉样变性　271
继发性醛固酮症　162
继发性溶血性贫血　399
继发性肉碱缺乏症　162
继发性乳糖缺乏　107
继发性软骨肉瘤　271
继发性三叉神经痛　126
继发性舌咽神经痛　126
继发性肾病综合征　152
继发性肾淀粉样变性病　152
继发性肾上腺皮质功能减退症　162
继发性肾损害　152
继发性肾源性甲状旁腺功能亢进　162
继发性肾源性甲状旁腺机能亢进△　162
继发性失眠　86, 126
继发性视神经萎缩　5
继发性视网膜病变　5
继发性视网膜色素变性　5
继发性视网膜脱离　5
继发性噬血细胞综合征　178
继发性双侧第一腕掌关节病　271
继发性双侧髋关节病　271
继发性双侧膝关节病　271
继发性糖尿病　162
继发性痛风　162
继发性痛经　369
继发性痛觉过敏　338
继发性退变性脊柱侧凸　271
继发性网状青斑　416
继发性妄想　443
继发性无乳　387
继发性系统性淀粉样变病　416
继发性心肌病　75
继发性血色病　178
继发性血小板减少性紫癜△　416, 431
继发性血脂异常　162
继发性眼球震颤　5
继发性月经稀发　369
继发性中间神经痛　126
继发性中枢神经系统淋巴瘤　126, 178
继发性中枢性尿崩症△　165
继发性蛛网膜下腔出血　126
继发性子宫收缩乏力　387
继发于代谢性脑病的睡眠过度　126
继发于蛋白质 - 能量营养不良的发育迟缓
　162
继发于结缔组织病的周围神经病　126
继发于另一种躯体状况的发作性睡病　126
继发于脑肿瘤、感染或其他中枢神经系统病
　变的睡眠过度　126
继发于内分泌疾病的睡眠过度　126
继发于帕金森病的睡眠过度　126
继发于眼部炎症的青光眼　5
继发于眼外伤的青光眼　5
寄生虫病　460
寄生虫病并发肌病　126, 460
寄生虫虫卵检查　472

寄生虫感染　416
寄生虫疾病合并肌病△　126
寄生虫疾病相关肾损害　152
寄生虫检查及鉴定　472
寄生虫恐怖　5
寄生虫卵孵化试验　472
寄生虫培养 + 鉴定　472
寄生虫性虹膜囊肿　5, 460
寄生虫性肌炎△　126, 460
寄生虫性睫状体囊肿　5, 460
寄生虫性脑膜炎　126
寄生虫性葡萄膜炎　460
寄生虫性前房囊肿　460
寄生虫性前列腺炎　240
寄生虫性视网膜囊肿　460
寄生虫性眼内炎　5, 460
寄生物性耳炎　28
寂静肺　337
寂静性甲状腺炎　162
加德纳 - 戴蒙德综合征　416
加德纳综合征　416
加雷骨髓炎△　293
加利福尼亚脑炎　126, 460
加湿器肺　86
加湿器消毒剂中毒　453
加速超分割放疗　365
加速放疗　365
加速康复外科　185
加速期　178
加速性室性自主心律　75
加速再群体化　365
加特纳囊肿　369
加压疗法　332
加压螺钉固定髋关节融合术（Pagnano 和
　Cabanela 方法）　307
夹板固定　62
夹层动脉瘤　126
夹心坏死　327
痂△　330, 432
痂皮　330, 432
家庭功能评定　445
家庭环境观察量表　446
家庭环境量表　446
家庭环境筛查问卷　446
家庭亲密度和适应性量表　446
家庭睡眠呼吸监测　98
家庭氧疗　94
家庭治疗　445
家庭自测血压　81
家族性阿尔茨海默病性痴呆（晚发性）　126
家族性阿尔茨海默病性痴呆（早发性）　126
家族性矮小症　162
家族性白色皱襞黏膜增生△　42
家族性（常染色体显性遗传）局灶性癫痫　126
家族性迟发性皮肤卟啉病　416
家族性出血性肾炎　150
家族性呆小聋哑症△　165
家族性低钙尿性高钙血症　173
家族性低磷酸盐血症　173
家族性低磷酸血症佝偻病　162
家族性低尿钙性高钙血症　152
家族性低尿钙性高钙血症 1 型　163
家族性低尿钙性高钙血症 2 型　163
家族性低尿钙性高钙血症 3 型　163

家族性低血镁高尿钙肾钙质沉着症　163
家族性低脂 β 蛋白血症　163
家族性低脂 α 蛋白血症　163
家族性地中海热　416
家族性淀粉样变性心脏病　75
家族性淀粉样变性周围神经病　126
家族性淀粉样多神经病△　416
家族性动脉性肺动脉高压　75, 86, 222
家族性多发性毛发上皮瘤　318
家族性多发性纤维毛囊瘤　318
家族性肺动脉高压　75, 86, 222
家族性副神经节瘤　163
家族性高胆固醇血症　163
家族性高甘油三脂血症　163
家族性高密度脂蛋白缺乏症　163
家族性高脂血症　163
家族性睾丸毒症　163
家族性孤立性甲状旁腺功能亢进症　163
家族性骨质疏松症　163
家族性和周期性白细胞缺乏症牙周病损
　46
家族性环状红斑　416
家族性混合型高脂血症　163
家族性混合性高胆固醇血症　416
家族性混合性高脂血症　173
家族性激素生成障碍性甲状腺肿　163
家族性脊椎骨骺骨软骨病△　271
家族性甲状舌管囊肿　163
家族性甲状腺激素生成障碍　163
家族性甲状腺髓样癌　163
家族性甲状腺髓样癌伴先天性巨结肠症
　349
家族性结节性甲状腺肿　163
家族性进行性色素沉着△　416
家族性进行性色素沉着症　416
家族性局灶性癫痫△　126
家族性巨颌症　46
家族性眶周过度色素沉着　416
家族性扩张型心肌病△　78
家族性冷性荨麻疹　416
家族性冷荨麻疹△　416
家族性瘤样钙质沉着症　163
家族性卵巢雄性细胞瘤与甲状腺腺瘤　163
家族性卵磷脂胆固醇酰基转移酶缺乏症△
　178
家族性卵磷脂胆固醇酰基转移酶缺陷症
　178
家族性慢性良性天疱疮△　419
家族性黏液血管纤维瘤　416
家族性颞叶癫痫　126
家族性帕金森综合征伴周围神经病　126
家族性皮肤胶原瘤　416
家族性偏瘫型偏头痛　126
家族性偏瘫型偏头痛 1 型　127
家族性偏瘫型偏头痛 2 型　127
家族性偏瘫型偏头痛 3 型　127
家族性偏瘫型偏头痛, 其他基因位点　127
家族性韧带松弛　271
家族性妊娠期甲状腺毒症　163
家族性软骨钙质沉着症　271
家族性肮蛋白病△　133
家族性色素性紫癜性疹　416
家族性身材矮小症　163
家族性肾病伴高尿酸血症　163

家族性肾上腺发育不全伴性腺功能减退症 163
家族性渗出性玻璃体视网膜病△ 5
家族性渗出性玻璃体视网膜病变 5
家族性嗜铬细胞瘤 163
家族性嗜铬细胞细胞瘤△ 163
家族性糖皮质激素缺乏症△ 163
家族性糖皮质激素缺陷症 163
家族性特发性基底节钙化症 127
家族性网状内皮细胞增生症伴嗜酸性粒细胞增多 416
家族性息肉病 107
家族性胸主动脉瘤 222
家族性血小板综合征 178
家族性羊毛状发 416
家族性异常β脂蛋白血症 416
家族性原发性低镁血症 163
家族性原发性醛固酮增多症Ⅰ型 163
家族性原发性醛固酮增多症Ⅱ型 163
家族性原发性醛固酮增多症Ⅲ型 163
家族性载脂蛋白 B100 缺陷症 163
家族性震颤 127
家族性肢带肌无力 127
家族性植物神经功能失调△ 127, 271
家族性植物神经功能障碍△ 399
家族性致死性失眠△ 127
家族性致死性失眠症 127
家族性周期性瘫△ 122
家族性自主神经功能失调 127, 271
家族性自主神经功能障碍 399
家族遗传性淀粉样变性 271
家族遗传性淀粉样多神经病 416
家族遗传性视神经萎缩 5
荚膜组织胞浆菌病 460
颊白斑 46
颊部病损切除术 62, 357
颊部除皱术 321
颊部穿透伤 46
颊部恶性肿瘤 46
颊部交界性肿瘤 28, 46
颊部良性肿瘤 28, 46
颊部瘘管 46
颊部囊肿△ 47
颊部脓肿△ 47
颊部软组织缺损 46
颊部血管畸形 28
颊部血管瘤 28
颊部炎性假瘤 46
颊部肿物 46
颊侧牙龈恶性肿瘤 46
颊洞穿性缺损修复术 62
颊恶性肿瘤△ 46
颊沟后天畸形 46
颊和唇咬伤 46
颊和下颌区开放性损伤 28
颊肌悬吊术 321
颊间隙感染 47
颊间隙感染伴脓肿 47
颊开放性损伤 47
颊溃疡 47
颊瘘 47
颊囊肿 47
颊内部病损切除术 357
颊黏膜恶性肿瘤 28, 47

颊黏膜继发恶性肿瘤 28, 47
颊黏膜良性肿瘤 28, 47
颊黏膜脓肿 47
颊黏膜原位癌 47
颊系带附着异常 47
颊系带切开术 62
颊向阻生 47
颊咬伤△ 58
颊移植皮瓣坏死 47
颊龈沟恶性肿瘤 28
颊原位癌 47
颊脂垫修复术 62
颊组织部分缺损 47
颊组织洞穿性缺损 47
颊组织撕脱伤 47
甲板染色 416
甲苯胺蓝纠正试验 182, 472
甲苯刺激性接触性皮炎 416
甲苯二异氰酸酯中毒 453
甲苯中毒 453
甲扁平苔藓 416
甲 - 髌骨 - 肘综合征 416
甲丙氨酯中毒 399, 453
甲病 416
甲剥离 271
甲层裂 416
甲成形术 307, 433
甲虫皮炎 416
甲床角化 318
甲床清创术 192, 307, 433
甲床去除术 192, 307, 433
甲床炎 271
甲床紫癜 416
甲醇的毒性效应 69
甲醇中毒 453
甲醇中毒性视神经病变 5
甲反向胬肉 416
甲肥厚 416
甲酚皂溶液中毒 453
甲酚中毒 453
甲根部分去除术 192, 307, 433
甲沟炎 271, 416
甲冠 62
甲横沟 416
甲基丙二酸尿症 399
甲基丙二酸尿症伴高同型半胱氨酸血症△ 178
甲基丙二酸尿症合并高同型半胱氨酸血症 178
甲基丙二酸尿症肾病 152
甲基丙二酸血症 173, 399
甲基丙二酸血症合并高同型半胱氨酸血症 178
甲基肼中毒 453
甲亢性肝损害 107
甲亢性肌无力综合征 127
甲亢性男性乳腺发育 185
甲亢性周期性麻痹 127
甲颏距离 344
甲喹酮中毒 69, 453
甲硫氨酸血症 173
甲母痣 416
甲念珠菌病 416
甲胬肉 416

甲羟戊酸激酶相关的周期性发热综合征△ 414
甲巯丙脯酸肾图 255
甲醛的毒性效应 69
甲醛水溶液中毒 453
甲醛中毒 453
甲色素沉着 416
甲酸甲酯中毒 453
甲酸中毒 453
甲胎蛋白 477
甲胎蛋白异质体 477
甲脱落 416
甲烷中毒 453
甲萎缩 416
甲下出血 416
甲下恶性黑素瘤 416
甲下骨疣 318
甲下鸡眼 318
甲下积血△ 318
甲下内生软骨瘤 416
甲下脓肿 271
甲下脓肿抽吸术 192, 307, 433
甲下神经鞘瘤 318
甲下外生骨疣 271, 416
甲下血管球瘤 318
甲下血肿 318
甲下疣 416
甲下瘀斑△ 416
甲下肿瘤 318
甲下肿物 318
甲型 $H_1N_1$ 流感 86, 460
甲型 $H_3N_2$ 流感 460
甲型病毒性肝炎 108, 460
甲型肝炎病毒核糖核酸 470
甲型肝炎病毒抗体 477
甲型肝炎病毒抗体 IgG 477
甲型肝炎病毒抗体 IgM 477
甲型肝炎病毒抗原 477
甲型流感病毒核糖核酸 470
甲型流感病毒抗体 477
甲型流感病毒抗体 IgG 477
甲型流感病毒抗体 IgM 477
甲型流感病毒抗原 477
甲型流感病毒性肺炎 86
甲型流感肺炎△ 86
甲型流行性感冒 460
甲癣 416, 460
甲癣封包治疗 433
甲氧氯普胺中毒 69
甲银屑病 432
甲营养不良 409
甲缘逆剥 416
甲褶去除术 307, 433
甲治疗 433
甲周纤维瘤 416
甲周炎 271
甲周疣 416
甲状旁腺癌 163
甲状旁腺病损切除术 37
甲状旁腺部分切除术 37
甲状旁腺出血 163
甲状旁腺恶性肿瘤 163
甲状旁腺功能减退 163
甲状旁腺功能减退△ 399

甲状旁腺功能减退伴肌病　127
甲状旁腺功能减退 - 发育不良综合征　163
甲状旁腺功能减退脑病　127
甲状旁腺功能减退性肌病△　127
甲状旁腺功能减退症　399, 416
甲状旁腺功能减退症伴低血钙性白内障
　　163
甲状旁腺功能减退症伴颅内钙化　163
甲状旁腺功能亢进合并肌病　127
甲状旁腺功能亢进脑病　127
甲状旁腺功能亢进危象　163
甲状旁腺功能亢进症　163, 416
甲状旁腺功能亢进症 - 颌骨肿瘤综合征
　　163
甲状旁腺活组织检查　197
甲状旁腺激素类中毒△　399
甲状旁腺激素升高　163
甲状旁腺激素中毒　399
甲状旁腺交界恶性肿瘤　349
甲状旁腺交界性肿瘤　163
甲状旁腺良性肿瘤　163
甲状旁腺囊肿　28, 163
甲状旁腺切除术　192
甲状旁腺全部切除术　37
甲状旁腺缺失性手足搐搦　163
甲状旁腺素　482
甲状旁腺探查术　37, 192
甲状旁腺腺瘤　28
甲状旁腺手足搐搦　171, 399
甲状旁腺炎　163
甲状旁腺移植术　192
甲状旁腺增生　163
甲状旁腺肿瘤切除术　357
甲状旁腺自体移植术　37
甲状软骨成形术　37
甲状软骨断裂△　47
甲状软骨骨折　47
甲状软骨扭伤　271
甲状软骨脱位　271
甲状舌骨囊肿　163
甲状舌管病损切除术　62
甲状舌管良性肿瘤　163
甲状舌管瘘　416
甲状舌管瘘闭合术　62
甲状舌管瘘切除术　37
甲状舌管囊肿　47, 416
甲状舌管囊肿切除术　192
甲状舌管切除术　37, 62
甲状腺 C 细胞增生　163
甲状腺癌　163
甲状腺癌术后　163
甲状腺癌术后复发　349
甲状腺半叶发育不全　163
甲状腺病灶切除术　37
甲状腺部分切除术　192
甲状腺超声检查　41
甲状腺出血　163
甲状腺穿刺活组织检查　197
甲状腺穿刺检查　173
甲状腺次全切除术　192
甲状腺错构瘤△　168
甲状腺淀粉样变　163
甲状腺动脉结扎术　37
甲状腺毒性心肌病　75

甲状腺毒性心脏病　75
甲状腺毒症　163
甲状腺毒症伴肌病　163
甲状腺毒症伴周期性瘫痪　163
甲状腺毒症性关节病　163
甲状腺恶性肿瘤　349
甲状腺发育不全伴黏液性水肿　163
甲状腺发育不全伴黏液性水肿△　163
甲状腺复发性恶性肿瘤　163
甲状腺改良根治术　37
甲状腺钙化验　163
甲状腺高功能腺瘤　28
甲状腺根治术　37
甲状腺梗死　163
甲状腺功能　147
甲状腺功能检查　173
甲状腺功能检查结果异常△　163
甲状腺功能减退　163
甲状腺功能减退脑病　127
甲状腺功能减退所致精神障碍　127, 438
甲状腺功能减退心脏病　75
甲状腺功能减退型地方性呆小病　163
甲状腺功能减退性关节炎　163
甲状腺功能减退性肌病　127, 163
甲状腺功能减退症伴假性肌肥大　163
甲状腺功能减退症伴妊娠　163
甲状腺功能减退症伴心肌病　163
甲状腺功能减退症伴心脏病△　75
甲状腺功能亢进伴心脏病△　75
甲状腺功能亢进伴眼肌病　127
甲状腺功能亢进伴重症肌无力　163
甲状腺功能亢进所致精神障碍　127, 438
甲状腺功能亢进性肌病△　127
甲状腺功能亢进脑病　127
甲状腺功能亢进心脏病　163
甲状腺功能亢进症　163, 416
甲状腺功能亢进症伴妊娠　163
甲状腺功能亢进症合并周期性麻痹　163
甲状腺功能异常　163
甲状腺功能障碍性肌病　5
甲状腺功能障碍性眼病△　127
甲状腺功能障碍性眼肌麻痹　127
甲状腺功能正常的病态综合征　163
甲状腺功能正常性甲状腺肿　163
甲状腺机能减退伴肌病△　127, 163
甲状腺激素不敏感综合征　163
甲状腺激素抵抗综合征　163
甲状腺激素合成障碍　163
甲状腺激素及其衍生物药物中毒　453
甲状腺激素类及其代用品中毒△　453
甲状腺疾病　163
甲状腺继发性恶性肿瘤　163
甲状腺浆液性表面乳头状癌　163
甲状腺降钙素分泌过多　173
甲状腺交界性肿瘤　163
甲状腺结合球蛋白异常　173
甲状腺结核　163
甲状腺结节切除术　37
甲状腺近全切除术　192
甲状腺开放性损伤　163
甲状腺良性肿瘤　163
甲状腺良性肿瘤癌变　163
甲状腺淋巴瘤　163
甲状腺滤泡癌　163

甲状腺滤泡状癌　28
甲状腺囊实性结节　163
甲状腺囊性结节　163
甲状腺囊肿　28, 163
甲状腺囊肿出血　163
甲状腺脓肿　164
甲状腺切除　171
甲状腺切除术后甲状腺功能减退　349
甲状腺切除术后局部复发　349
甲状腺切开探查术　37, 192
甲状腺切开引流术　37
甲状腺球蛋白　482
甲状腺区损伤　164
甲状腺全切术　37
甲状腺缺如　164
甲状腺乳头癌复发　349
甲状腺乳头状癌(滤泡性变异)　164
甲状腺乳头状癌术后复发　349
甲状腺上动脉瓣修复术　62
甲状腺实性结节　164
甲状腺术后探查止血术　37, 192
甲状腺素　482
甲状腺素结合球蛋白　482
甲状腺素结合球蛋白异常　164
甲状腺髓样癌伴有淀粉样变　164
甲状腺髓样癌伴有淀粉样间质　349
甲状腺髓样癌术后复发　349
甲状腺透明变梁状肿瘤　349
甲状腺危象　164
甲状腺微小恶性肿瘤　164
甲状腺微小乳头状癌　164
甲状腺未分化癌　28
甲状腺萎缩　164
甲状腺无包膜硬化性癌　164
甲状腺细粒棘球蚴病　164, 460
甲状腺细针穿刺活检　173
甲状腺细针穿刺细胞学检查　173
甲状腺峡部横断术　37
甲状腺峡部切除术　37
甲状腺纤维化　164
甲状腺腺瘤　28
甲状腺腺叶次全切除术　37
甲状腺腺叶切除伴甲状腺峡部切除术　37
甲状腺腺叶切除术　37, 192
甲状腺相关性眼病　5
甲状腺性杵状指　416
甲状腺血管瘤　164
甲状腺炎　164
甲状腺炎性包块　164
甲状腺异位△　168
甲状腺原位癌　164
甲状腺肿　164
甲状腺肿物　164
甲状腺转移癌　349
甲状腺锥体叶　164
甲状腺锥体叶代偿性肿大　164
甲状腺自体移植术　37
甲纵沟　416
甲纵嵴　416
甲纵裂　416
贾第虫病　108, 460
钾　482
钾缺乏　173
假单胞菌败血症　399

假单胞菌性肺炎△ 89
假单胞菌性心内膜炎 399
假肥大型肌营养不良 127
假肛口瘢痕狭窄 108
假 - 骨关节炎 271
假关节 271
假关节切除术 307
假关节形成 47
假黑棘皮病 416
假环纹发 416
假肌源性血管内皮细胞瘤 271
假腱索 222
假晶体眼调节不足 5
假 - 类风湿性关节炎 271
假两性畸形 240
假梅毒性白斑 416
假膜 466
假膜型念珠菌病 47
假膜性肠炎 108
假念珠状发 416
假牛痘△ 416
假神经性关节病 271
假声带恶性肿瘤 28
假体间脱位 271
假体隆鼻术后 28
假体隆胸术 321
假体置换 307
假体置入隆鼻术△ 322
假体周围骨折 271, 448
假痛风 271
假痛风性关节炎 271
假腺样鳞状细胞癌 416
假性卟啉病 416
假性肠梗阻△ 108
假性痴呆 443
假性低钠血症 86
假性低醛固酮血症 164
假性低醛固酮血症Ⅰ型 164
假性低醛固酮血症Ⅱ型 164
假性低醛固酮血症Ⅲ型 164
假性动脉瘤 28, 152, 271
假性动脉瘤切除术 233
假性动脉瘤狭窄 222
假性动脉瘤影 147
假性高血压 75
假性黑棘皮病△ 416
假性黑素瘤 416
假性后生营养性发育不良△ 256
假性幻觉 443
假性肌张力障碍 127
假性集合不足 5
假性甲状旁腺功能减退症 152, 164
假性甲状旁腺功能减退症Ⅰa型 164
假性甲状旁腺功能减退症Ⅰb型 164
假性甲状旁腺功能减退症Ⅰc型 164
假性甲状旁腺功能减退症Ⅱ型 164
假性肩锁关节脱位 271
假性晶状体囊膜剥脱综合征 5
假性卡波西肉瘤 416
假性库欣综合征 164
假性髋关节痛 271
假性脑膜炎 127
假性尿失禁 240
假性醛固酮减少症△ 159, 164

假性软骨发育不良 164
假性软骨发育不全△ 164
假性神经症 438
假性视盘水肿 5
假性视乳头水肿△ 5
假性室壁瘤 79
假性痛风△ 271
假性性早熟 164
假性血小板减少症 178
假性翼状胬肉 5
假性肿瘤 271
假疣性结节 416
假疣性丘疹 417
假愈期 327
假月经 399
假周期性广泛性癫痫样放电 147
嫁接性精神病 438
尖波 147
尖端扭转型室性心动过速 75
尖耳轮耳 318
尖颅并指综合征 271
尖慢复合波 147
尖锐湿疣 417
尖头 200
尖头并指/趾畸形综合征 417
尖头并指/趾综合征 417
尖头并指/趾综合征Ⅰ型 417
尖头并指/趾综合征Ⅱ型 417
尖头并指/趾综合征Ⅲ型 417
尖头并指/趾综合征Ⅳ型 417
尖头并指/趾综合征Ⅴ型 417
尖头多指畸形 271
尖头多趾并趾畸形 47
尖头畸形△ 200
尖牙保护殆 67
尖牙窝入路 35
坚硬发型门克斯病 164
间壁再发心肌梗死 75
间变性大细胞淋巴瘤 318
间变性/恶性脑膜瘤 200
间变性精原细胞瘤 240
间变性少突胶质细胞瘤 200
间变性少突星形细胞瘤 200
间变性神经节细胞胶质瘤 200
间变性室管膜瘤 200
间变性髓母细胞瘤 200
间变性星形细胞瘤 200
间变性血管外皮细胞瘤 200
间擦疹△ 411
间插型骨质缺损 271
间插血吸虫病 460
间发性酒狂 438
间脑病 127
间脑炎 127
间脑综合征 164
间皮瘤 271, 349
间皮细胞 472
间羟胺中毒 453
间位性室性期前收缩 75
间向性侏儒症 271
间叶瘤 271
间叶性软骨肉瘤 271
间叶源性肿瘤 349
间叶组织疾病性侧凸 271

间杂型红斑 47
间质内照射 206
间质肾炎△ 399
间质性肺疾病 69
间质性肺疾病急性加重 86
间质性肺气肿 86, 399
间质性肺水肿 337
间质性肺炎 86, 460
间质性肌炎 271
间质性脑水肿 200
间质性膀胱炎 240
间质性肾炎 399
间质性肾炎葡萄膜炎综合征 5
肩背部肿物 318
肩部瘢痕 318
肩部骨折不愈合 271
肩部骨折畸形愈合 271
肩部滑囊炎△ 271
肩部挤压伤 271
肩部开放性损伤 271
肩部开放性损伤伴骨折 271
肩部开放性损伤伴脱位 271
肩部脓肿 400
肩部纤维肌炎 271
肩部脂肪增多症 164
肩部肿瘤 349
肩陈旧性骨折 271
肩多发肌腱损伤 271
肩腓型脊髓性肌萎缩 127
肩峰成形术 307
肩峰骨折 271
肩峰下滑囊切除术 307
肩峰下滑囊炎 271
肩峰下 - 三角肌下滑囊积液 271
肩峰下撞击△ 271
肩峰下撞击综合征 271
肩峰撞击△ 271
肩峰撞击综合征 271
肩钙化性黏液囊 271
肩肱反射 299
肩骨关节病 448
肩骨髓炎 271
肩骨折延迟愈合 271
肩关节半脱位 127, 448
肩关节表面置换术 307
肩关节病损切除术 307, 357
肩关节剥脱性骨软骨炎 271
肩关节不稳 271
肩关节不稳定 271
肩关节部分置换术 307
肩关节成形的翻修术 307
肩关节成形术 307
肩关节创伤性关节炎 271
肩关节多向不稳定△ 271
肩关节恶性骨肿瘤 271
肩关节翻修术 307
肩关节复发性脱位 271
肩关节钙化 271
肩关节钙化性肌腱炎 271
肩关节骨关节炎 271
肩关节固定术 307
肩关节关节病 271
肩关节后方不稳定 271
肩关节后脱位 271

肩关节滑膜切除术 307
肩关节滑膜软骨瘤病 271
肩关节滑膜炎 271
肩关节滑囊炎 271
肩关节化脓性关节炎 271
肩关节喙突截骨移位固定术 307
肩关节活动受限 299
肩关节活组织检查 307
肩关节肌肉成形术 307
肩关节积血 271
肩关节积液 271
肩关节假体取出术 307
肩关节肩盂植骨固定术 307
肩关节僵硬 271
肩关节交界性骨肿瘤 271
肩关节结核 271
肩关节镜检查 307
肩关节镜下病损切除术 307, 357
肩关节镜下肱二头肌肌腱长头固定术 307
肩关节镜下骨折复位内固定术 307
肩关节镜下关节囊热紧缩术 307
肩关节镜下关节清理术 307
肩关节镜下关节松解术 307
肩关节镜下滑膜切除术 307
肩关节镜下喙锁韧带重建术 307
肩关节镜下喙突移位术 307
肩关节镜下肩袖损伤修补术 308
肩关节镜下肩袖修补术 308
肩关节镜下囊肿切除术 308
肩关节镜下游离体取出术 308
肩关节镜下盂唇固定术 308
肩关节镜下盂唇修补术 308
肩关节旷置术 308
肩关节劳损 271
肩关节离断 308
肩关节离断伤△ 272
肩关节离断术 308
肩关节良性骨肿瘤 271
肩关节囊损伤 272
肩关节囊修复重建术 308
肩关节囊肿 271
肩关节内游离体 271
肩关节扭伤 271
肩关节前脱位 271
肩关节切断 272
肩关节切开术 308
肩关节全部置换术 308
肩关节绒毛结节性滑膜炎△ 272
肩关节色素沉着绒毛结节性滑膜炎 272
肩关节松解术 308
肩关节疼痛 272
肩关节痛 272
肩关节脱位 272
肩关节脱位闭合复位术 308
肩关节脱位切开复位内固定术 308
肩关节脱位切开复位术 308
肩关节紊乱△ 272
肩关节习惯性脱位△ 271
肩关节修补术 308
肩关节游离体 272
肩关节盂唇固定术 308
肩关节盂唇损伤 272
肩关节盂骨折 272
肩关节盂截骨 308

肩关节粘连 272
肩关节置换术 308
肩关节置入物 272
肩关节肿痛 299
肩关节肿胀 272
肩关节周围炎 272, 337
肩关节撞击综合征△ 272
肩和上臂多处开放性损伤 272
肩和上臂多处血管损伤 222, 272
肩和上臂多发性肌腱损伤 272
肩和上臂多发性肌肉损伤 272
肩和上臂多发性神经损伤 127, 272
肩和上臂多发性损伤 272
肩和上臂肌腱损伤 272
肩和上臂肌肉损伤 272
肩和上臂皮感觉神经损伤 127
肩和上臂浅表静脉损伤 222, 272
肩和上臂神经损伤 127, 272
肩和上臂水平的多处肌肉和肌腱损伤△ 272
肩和上臂水平的多发性肌肉和肌腱损伤 272
肩和上臂水平的多神经损伤△ 127, 272
肩和上臂水平的皮感觉神经损伤△ 127
肩和上臂水平的浅表静脉损伤△ 222, 272
肩和上臂水平的血管的损伤△ 222, 272
肩和上臂血管损伤 222, 272
肩和上肢电烧伤(除外腕和手) 327
肩和上肢Ⅳ度电烧伤合并肢体坏死 327
肩和上肢Ⅳ度化学性烧伤合并肢体坏死 327
肩和上肢Ⅳ度烧伤合并肢体坏死 327
肩和上肢化学性烧伤(除外腕和手) 327
肩和上肢烧伤(除外腕和手) 327
肩和肘之间水平的创伤性断离 272
肩回旋肌腱损伤 272
肩肌腱损伤 272
肩胛带骨折 272
肩胛带开放性损伤 272
肩胛带扭伤 272
肩胛带神经炎△ 134
肩胛带脱位 272
肩胛腓型脊髓性肌萎缩 127
肩胛肱骨肌纤维变性 272
肩胛肱骨肌纤维鞘炎 272
肩胛骨病损切除术 308, 357
肩胛骨部分切除术 308
肩胛骨成形术 308
肩胛骨多发性骨折 272
肩胛骨恶性骨肿瘤 272
肩胛骨钢板内固定术 308
肩胛骨钢针内固定术 308
肩胛骨骨髓炎 327
肩胛骨骨折 272
肩胛骨骨折内固定术 308
肩胛骨骨折切开复位钢板内固定术 308
肩胛骨骨折切开复位钢针内固定术 308
肩胛骨骨折切开复位螺钉内固定术 308
肩胛骨和上肢长骨良性肿瘤 272
肩胛骨交界性骨肿瘤 272
肩胛骨截骨术 308
肩胛骨颈和肩关节盂骨折 272
肩胛骨良性骨肿瘤 272

肩胛骨良性肿瘤 272
肩胛骨螺钉内固定术 308
肩胛骨内固定物取出术 308
肩胛骨切除术 308
肩胛骨体骨折 272
肩胛骨脱位 272
肩胛骨外固定架固定术 308
肩胛骨外固定架去除术 308
肩胛颈骨折 272
肩胛区开放性损伤 272
肩胛区皮瓣术 332
肩胛上神经卡压综合征 127
肩胛上神经探查术 308
肩胛上神经阻滞麻醉与镇痛术 340
肩胛舌骨肌部分切除术 308
肩胛舌骨肌上颈淋巴结清扫术 62
肩胛弹响综合征 272
肩胛痛 272
肩胛下肌短缩术 308
肩胛下肌肌腱损伤△ 263
肩胛下肌肌腱损伤 272
肩胛下肌止点外移术 308
肩胛下移术 308
肩胛盂骨折 272
肩颈痛 272
肩难产 387
肩难产助产术 395
肩黏性肌腱炎 272
肩皮肤良性肿瘤 272
肩区坏死性筋膜炎 272
肩区肌肉挛缩 272
肩区肌痛 272
肩区结节性筋膜炎 272
肩区屈肌腱自发性撕裂 272
肩手综合征 127, 448
肩损伤 272
肩锁关节陈旧性脱位 272
肩锁关节滑膜破裂 272
肩锁关节内固定物取出术 308
肩锁关节内扰乱 272
肩锁关节扭伤 272
肩锁关节扭伤和劳损△ 271
肩锁关节韧带损伤 272
肩锁关节损伤 272
肩锁关节疼痛 299
肩锁关节退变 299
肩锁关节脱位 272
肩锁关节脱位切开复位内固定术 308
肩锁关节脱位切开复位术 308
肩锁关节炎 272
肩锁韧带扭伤 272, 448
肩锁韧带损伤△ 272, 448
肩台成形 62
肩痛 448
肩先露 387
肩胸分离 272
肩袖重建术 272
肩袖钙化性肌腱炎△ 263
肩袖关节囊扭伤 272
肩袖肌腱损伤 272
肩袖肌腱损伤△ 263
肩袖撕裂 272
肩袖撕裂伤△ 272
肩袖损伤 272

肩袖损伤重建术 308
肩袖损伤后肩关节病 272
肩袖修补术 308
肩以及上臂软组织损伤 272
肩应力骨折 272
肩盂骨折△ 272
肩肿瘤切除术 357
肩肿胀 299
肩周围软组织炎 272
肩周炎△ 272, 337
肩撞击综合征 272
艰难梭菌毒素测定 484
艰难梭菌鉴定 484
艰难梭菌抗原 477
艰难梭菌培养 484
艰难梭菌培养和鉴定 484
艰难梭菌相关性结肠炎 460
监测潮气容积 98
监测排卵 384
监护麻醉术 340
监护室综合征 438
检眼镜检查 23
检影法 23
减伤手术 308
减体积肝移植术 192
减痛步态 299
减压病 86, 127, 453
减压性骨坏死 272
减重步行训练△ 451
减重训练 451
睑凹陷畸形假体置入矫正术 20
睑凹陷畸形矫正术 20
睑板重建术 321
睑板腺癌 5
睑板腺病损切除术 433
睑板腺恶性肿瘤 5
睑板腺功能障碍 5
睑板腺囊肿 5
睑板腺囊肿切除术 20
睑部泪腺切除术 20
睑糙皮病△ 169
睑和眼周区腐蚀伤 5
睑和眼周区化学性烧伤△ 5
睑黄斑瘤 417
睑黄瘤 164
睑结膜假膜去除冲洗 20
睑痉挛△ 138
睑痉挛 - 口下颌肌张力障碍 127
睑裂斑 5
睑裂闭合不全△ 330
睑裂狭小 5
睑裂增大术 321
睑内翻 5, 417
睑内翻倒睫 5
睑内翻和倒睫 5
睑内翻矫正伴睑重建术 321
睑球粘连 5, 327
睑球粘连松解术 20
睑缺损△ 330
睑退缩矫正术 20, 321
睑外翻 5
睑缘缝合术 20, 321
睑缘结膜炎 5
睑缘炎 5, 417

睑缘炎相关角结膜病变 5
睑缘粘连 5, 327
睑缘粘连分离术 20
睑缘粘连术 20
睑缘粘连、外胚层缺陷及唇腭裂综合征 417
睑脂肪变性 5
简单部分性癫痫持续状态 127
简单骨折 272
简单冠根折 47
简明国际神经精神障碍交谈检查表 446
简明急性生理学评分 98
简明急性生理学评分方法 344
简明精神病评定量表 446
简明疼痛问卷表 344
简明心理状况测验 446
简易凝血活酶生成试验 472
简易认知量表 344
简易智力状态检查量表 344
碱刺激性接触性皮炎 5
碱化剂中毒 400
碱烧伤 327, 417
碱剩余 86
碱性痂块膀胱炎 240
碱性磷酸酶 482
碱性磷酸酶同工酶 482
碱性尿 156
碱性胎儿蛋白 477
碱血症 86
碱中毒 86, 173, 400
见于儿童和青少年的短暂分离性障碍 438
间断停机法 94
间接测定肺容量 98
间接测热法 334
间接盖髓术 62
间接喉镜检查 41
间接检眼镜 23
间接抗球蛋白试验 472
间接抗人球蛋白试验 182
间接免疫荧光 435
间接设置潮气容积 94
间接牙髓治疗 62
间接眼底镜视网膜激光光凝术 20
间接印模法 62
间接作用 365
间日疟伴脾破裂 460
间停呼吸 93
间隙保持 62
间歇充气加压疗法 451
间歇发作性焦虑△ 438
间歇负压通气 94
间歇性暴发性障碍 438
间歇性暴怒障碍△ 438
间歇性跛行 222, 272
间歇性跛行症△ 272
间歇性导尿术 249
间歇性分流 86
间歇性负压通气术 340
间歇性腹膜透析 155
间歇性关节积液 272
间歇性喉部疼痛 34
间歇性节律性 δ 活动 147
间歇性库欣综合征 164
间歇性毛囊营养不良 417

间歇性内斜视 5
间歇性声嘶 34
间歇性失眠 127
间歇性外斜视 5
间歇性斜视 5
间歇性预激综合征 75, 400
间歇性正压通气术 340
间歇正压通气 94
间歇正压治疗 214
间歇指令通气 94, 340
建成效应 365
剑突切除术 214
剑突下疼痛 213
健侧颈 7 神经移位术 308
健侧剩余肝脏体积 185
健侧直腿抬高试验 299
健康调查量表 36 446
渐进坏死型黄色肉芽肿 417
渐进抗阻训练 332
渐进性放松训练 445
渐进性负重 62
渐进性坏死 330
腱环法屈肌腱滑车重建术 308
腱黄瘤 417
腱膜切除术 308, 357
腱膜纤维瘤 318
腱鞘病损切除术 308
腱鞘缝合术 308
腱鞘感染 272
腱鞘滑膜结核 272
腱鞘巨细胞瘤 272, 417
腱鞘巨细胞肿瘤（局限型） 272
腱鞘巨细胞肿瘤（弥漫型） 272
腱鞘良性肿瘤 272
腱鞘囊肿 272
腱鞘脓肿 272
腱鞘切除术 308, 357
腱鞘切开术 308
腱鞘纤维瘤 272, 417
腱鞘炎 272
腱鞘炎△ 288
腱鞘炎术后 448
腱索断裂 75
腱索切断术 335
腱索修补术 335
腱治疗性药物注射 308
姜片虫病 108, 460
浆果类中毒 453
浆膜腔积液白细胞分类 472
浆膜腔积液白细胞计数 472
浆膜腔积液比重 472
浆膜腔积液红细胞计数 472
浆膜腔积液理学检查 472
浆膜腔积液黏蛋白定性试验 472
浆膜腔积液乳糜试验 472
浆膜腔积液酸碱度 472
浆膜腔积液细胞学检查 472
浆母细胞淋巴瘤 178
浆细胞白血病 178
浆细胞骨髓瘤 272
浆细胞瘤 28, 200
浆细胞肉瘤 272
浆细胞性唇炎 417
浆细胞性骨髓瘤△ 272

浆细胞性龟头炎 417
浆细胞性乳腺炎 185
浆细胞性龈炎△ 47
浆细胞龈炎 47
浆细胞肿瘤 178
浆细胞肿瘤伴副肿瘤综合征 178
浆液纤维蛋白性胸膜炎 86
浆液性癌 349
浆液性表面乳头状癌 349
浆液性迷路炎 28
浆液性视网膜脱离 5
浆液性胸膜炎 400
僵人综合征 127
僵硬性平足△ 293
僵住 443
降钙素 482
降钙素分泌过多 164
降钙素基因相关肽 482
降钙素基因相关肽诱发的迟发型头痛 127
降钙素基因相关肽诱发的速发型头痛 127
降钙素基因相关肽诱发的头痛 127
降钙素原 482
降结肠癌 349
降结肠癌肝转移 349
降结肠病损切除术 357
降结肠部分切除术 357
降结肠恶性肿瘤 108
降结肠 - 肛门吻合术 192,357
降结肠良性肿瘤 108
降结肠破裂修补术 192
降结肠损伤 108,185
降结肠息肉 108
降结肠乙状结肠恶性肿瘤 108
降结肠 - 乙状结肠吻合术 192,357
降结肠 - 直肠吻合术 192,357
降中峡 344
降主动脉壁间血肿 222
降主动脉夹层 222
降主动脉假性动脉瘤 222
降主动脉溃疡 222
降主动脉瘤 222
降主动脉瘤样扩张 231
降主动脉狭窄 222
降主动脉造影 80,238
酱油色尿 155
交叉唇瓣断蒂术 62,321
交叉唇瓣转移术 62,321
交叉反应性糖类决定簇 IgE 477
交叉配血 182
交叉偏侧萎缩 417
交叉韧带松弛 272
交叉心脏 222
交叉性偏瘫 272
交叉性瘫痪 448
交叉综合征 272
交错皮瓣术 332
交感反射性营养不良 123,413
交感神经继发恶性肿瘤 349
交感神经节阻滞术 145
交感神经链综合征 127
交感神经手术 206
交感神经损伤△ 132
交感神经型颈椎病 272
交感神经炎 127

交感型颈椎病 272
交感性眼炎 6
交界区心动过速△ 73
交界区逸搏△ 75
交界型大疱性表皮松解症 417
交界型大疱性表皮松解症伴幽门闭锁 417
交界性大疱性表皮松解△ 417
交界性脊柱后凸 272
交界性颅咽管瘤 200
交界性卵巢肿瘤 349
交界性期前收缩△ 73
交界性心动过速△ 75
交界性逸搏心律 75
交界性早搏△ 73
交界性肿瘤 47,349
交界痣 272,417
交替性活动 147
交替性内斜视 6
交替性腿部肌肉运动 144
交替性外斜视 6
交通性腹膜鞘突管积液 369
交通性脑积水 127,200
交通性努克管积液 369
交通性气胸 86
交通性鞘膜积液 240
胶耳 28
胶囊内镜检查 118
胶囊内镜检查术 117
胶片剂量仪 365
胶体渗透压 98
胶性结节甲状腺肿 164
胶样囊肿 200
胶样粟丘疹 417
胶样婴儿 417
胶原病 272
胶原病性神经炎 127
胶原瘤 349
胶原酶溶解术 340
胶原膜 62
胶原Ⅲ肾病△ 150
胶原纤维瘤 417
胶质瘤 200
胶质瘤 4 级 200
胶质瘤化疗 200
胶质母细胞瘤 200
胶质肉瘤 200
焦痂 330,466
焦痂切除术 332
焦痂切开减张术 332
焦磷酸钙沉积症 272
焦磷酸结晶沉着病 272
焦磷酸性关节病 272
焦磷酸性关节病 272
焦炉逸散物所致肺癌 453
焦虑 443
焦虑 - 回避型人格障碍 438
焦虑性障碍 200,438
焦虑症△ 438
焦虑状态 443
焦虑自评量表 446
焦油黑变病 417
焦油性黑变病△ 417
角层下脓疱性皮肤病 127
角度基台 62
角巩膜囊肿 6

角巩膜葡萄肿 6
角化病伴听力损害 417
角化过度 432
角化棘皮瘤 417
角化性传染软疣 417
角化性基底细胞癌 417
角黄素沉着 417
角结膜干燥症 6
角结膜增生 6
角膜白斑 6
角膜白斑染色术 20
角膜斑翳 6
角膜瘢痕 6
角膜瘢痕和混浊 6
角膜伴结膜化学性烧伤 327
角膜伴结膜酸性烧伤 6
角膜瓣移位 6
角膜瓣异常 6
角膜变性 6
角膜擦伤 6
角膜层间积液 6
角膜沉着物 6
角膜穿孔 6
角膜穿孔伤 6
角膜穿孔伤伴玻璃体嵌顿 6
角膜穿通伤伴虹膜嵌顿 6
角膜穿通伤伴虹膜脱垂 6
角膜穿通伤伴晶状体嵌顿 6
角膜挫伤 6
角膜带状变性 6
角膜地形图 23
角膜碘沉着 6
角膜恶性肿瘤 6
角膜缝线外露 6
角膜弓 164
角膜和结合膜囊腐蚀伤 6
角膜和结合膜囊化学性烧伤△ 6
角膜和结合膜囊烧伤 6
角膜和结膜烧伤 6
角膜黑变病 6
角膜后沉着物 18
角膜后弹力层膨出 6
角膜后弹力层破裂 6
角膜化学性烧伤 6
角膜混浊 18
角膜基质环置入术 20
角膜疾患 6
角膜碱烧伤 6
角膜胶原交联术后 6
角膜胶原交联术后残余散光 6
角膜结核 6
角膜结膜炎 6
角膜捐献者△ 4
角膜溃疡 6
角膜溃疡性穿孔 6
角膜溃疡灼烙术 20
角膜老年环 6
角膜良性肿瘤 6
角膜裂伤 6
角膜裂伤缝合术 20
角膜鳞状细胞癌 6
角膜瘘 6
角膜囊肿 6
角膜内皮镜 23

角膜内皮细胞功能失代偿　6
角膜内皮炎　6
角膜内皮移植术　20
角膜脓肿　6
角膜皮样瘤　6
角膜葡萄膜炎　6
角膜葡萄肿　6
角膜浅层异物　6
角膜切口瘘　6
角膜曲率测量　23
角膜屈光手术后光学异常　6
角膜色素沉着和沉着物　6
角膜上皮剥脱　18
角膜上皮基底膜营养不良　6
角膜上皮缺损　6
角膜上皮植入　6
角膜烧伤　6
角膜深层异物　6
角膜水肿　18
角膜塑性后视觉异常　6
角膜酸烧伤　6
角膜损伤　6
角膜透镜残留　6
角膜透镜混浊　6
角膜透镜偏心　6
角膜雾样混浊△　6
角膜雾状混浊　6
角膜新血管形成　6
角膜血管翳　6
角膜炎　6
角膜炎 - 鱼鳞病 - 耳聋综合征　417
角膜移植片感染　6
角膜移植片移位　6
角膜移植术后　6
角膜移植后继发青光眼　6
角膜移植后免疫排斥　6
角膜移植后青光眼△　6
角膜移植状态　6
角膜异物　6
角膜营养不良　6
角膜原位癌　6
角膜缘干细胞功能障碍　6
角膜源性不规则散光　6
角膜源性规则散光　6
角膜源性屈光性近视　6
角膜云翳　6
角膜知觉检查　23
角膜知觉减退　6
角膜脂质变性　6
角膜肿物　6
角位移△　258
角质层分离药、角质层增生药和其他毛发治疗的药物和制剂中毒△　454
角质囊肿△　410
角质软化剂中毒　453
角质增生性手部湿疹　417
角状脊柱后凸　272
绞刑骨折　272
绞窄性肠疝△　108
绞窄性腹股沟疝△　108
绞窄性膈疝伴梗阻　108
绞窄性疝△　108
铰链式人工膝关节置换术　308
铰链位　67

铰链运动　67
铰链轴　67
铰链轴点　67
矫形力矫治器　62
矫形器　451
矫正型大动脉转位　222
矫正型大动脉转位矫治(室间隔缺损闭合)　233
矫正型大动脉转位矫治(室间隔缺损闭合伴左室肺动脉外管道连接)　233
矫正型大动脉转位矫治(心房调转伴Rastelli 手术)　233
矫正型大动脉转位矫治[心房调转术,大动脉调转(双调转术)]　233
脚气病　164,460
脚气病性多神经炎　127
阶梯试验　98
疖　47,185,417
疖病△　417
疖肿切开引流术　433
疖子△　417
接触海葵后中毒　453
接触海生动物后中毒　453
接触海星后中毒　453
接触海蜇后中毒　453
接触式扫描　62
接触式扫描仪　62
接触水生贝壳类动物后中毒　453
接触性变应性口炎　47
接触性口角炎　47
接触性口炎△　47
接触性离题　443
接触性皮炎　6,47,417
接触性皮炎(化妆品引起)△　5
接触性皮炎(食物引起)△　11
接触性皮炎(植物引起的,除外食物)△　18
接触性荨麻疹　417
接地极　147
接骨术　308
接合菌病　460
接生(单胎)△　395
接生(双胎)△　395
接种性单纯疱疹　417
节段型肌张力障碍△　127
节段性不稳定　273
节段性功能障碍　273
节段性骨折　273
节段性虹膜切除术　20
节段性肌张力障碍　127
节段性神经纤维瘤病　417
节段性肾发育不良　240
节段性肾小球硬化　152
节律　147
节律性爆发　147
节律性颞区 θ 活动　147
节律性运动障碍　127
节律性枕区 θ 活动　147
节细胞神经瘤　417
节肢动物的毒液的毒性效应△　417
节肢动物蜇伤　417
杰弗逊(氏)骨折△　273
杰克逊发作△　113
洁治术　62
结肠癌　349

结肠癌伴出血　108
结肠癌伴肝转移　349
结肠癌腹膜转移　349
结肠癌腹腔转移　349
结肠癌术后肠梗阻　349
结肠癌术后复发　349
结肠癌术后肝转移　349
结肠癌同时性肝转移　349
结肠病损高频电凝术　192,357
结肠病损激光烧灼术　192,357
结肠病损切除术　357
结肠部分切除术　357
结肠重复畸形　400
结肠动脉栓塞术　192,357
结肠多处损伤　108,185
结肠多节段切除术　192
结肠恶性肿瘤　108,349
结肠肝曲癌　349
结肠肝曲恶性肿瘤　108
结肠肝曲良性肿瘤　108
结肠隔膜切开术　192
结肠梗阻　108
结肠功能紊乱　108
结肠固定术　192
结肠肌切开术　192
结肠积气　108
结肠继发恶性肿瘤　108
结肠间皮瘤　108
结肠减压术　117
结肠交界性肿瘤　108
结肠镜检查　118
结肠镜下活检　117
结肠镜下活组织检查　363
结肠镜下结肠病变电凝术　117
结肠镜下结肠病损电凝术　357
结肠镜下结肠支架置入术　357
结肠镜下球囊扩张术　117
结肠镜下息肉切术　117
结肠镜下乙状结肠切除术　357
结肠镜下支架置入术　117
结肠克罗恩病　108
结肠溃疡　108
结肠良性肿瘤　108
结肠瘘　108
结肠瘘修补术　192
结肠内分泌性瘤　349
结肠内异物　108
结肠扭转　108
结肠扭转复位术　192
结肠膀胱瘘　240
结肠膀胱术　192
结肠脾曲癌　349
结肠脾曲恶性肿瘤　108
结肠脾曲良性肿瘤　108
结肠破裂　108
结肠破裂修补术　192
结肠憩室　108
结肠憩室炎　108
结肠切开异物取出术　192
结肠全部切除术　357
结肠神经内分泌肿瘤　349
结肠松弛　108
结肠损伤　108,185
结肠套叠复位术　192

结肠弯曲菌抗体　477
结肠息肉恶变　108
结肠系膜恶性肿瘤　108
结肠系膜间皮瘤　108
结肠下垂　108
结肠腺瘤恶变　108
结肠腺瘤样息肉病　108
结肠小袋纤毛虫病　460
结肠胸腔瘘　108
结肠血管扩张　108
结肠血管扩张症△　108
结肠 - 阴道瘘修补　380
结肠 - 阴道瘘修补术　192, 357
结肠永久性造口术　192
结肠原位癌　108
结肠暂时性造口术　192
结肠造口闭合术　192
结肠造口扩大术　192
结肠造口黏膜脱垂　108
结肠造口旁疝修补术　192
结肠造口术后狭窄　108
结肠造口脱垂△　108
结肠造口维护　108
结肠造口延迟切开术　357
结肠增殖型血吸虫病　460
结肠脂肪垂　108
结肠肿物　108
结肠贮袋肛管吻合术　192
结缔组织病　273
结缔组织病所致间质性肺病△　86
结缔组织病相关肺高压　86
结缔组织病相关间质性肺疾病　86
结缔组织病相关性肺动脉高压　222
结缔组织病弥漫性实质性肺疾病　86
结缔组织病胸膜炎　86
结缔组织继发恶性肿瘤　369
结缔组织结核　273
结缔组织移植　62
结缔组织增生性和向神经性黑素瘤　417
结缔组织增生性黑素瘤　417
结缔组织增生性毛发上皮瘤　417
结缔组织增生性毛鞘瘤　417
结缔组织痣　417
结构参数图　98
结构式访谈△　445
结构性访谈△　445
结合胆红素△　483
结合胆汁酸组分　482
结合膜痣　417
结合牙　47
结合氧　98
结合珠蛋白　482
结核病　47, 460
结核 / 非结核分枝杆菌核酸　470
结核分枝杆菌 T-SPOT 或干扰素　484
结核分枝杆菌固体培养基药敏试验　484
结核分枝杆菌及利福平耐药基因检测　484
结核分枝杆菌抗体　477
结核分枝杆菌耐药基因　470
结核分枝杆菌潜伏感染　460
结核分枝杆菌药敏定量试验　484
结核分枝杆菌药敏定性试验　484
结核分枝杆菌液体培养基药敏试验　484
结核感染 T 细胞斑点试验　477

结核后支气管扩张　86
结核结节　86
结核菌素皮内试验结果异常　98
结核菌素试验　98
结核菌素试验异常　86
结核性阿狄森病　164
结核性艾迪生病　164
结核性包裹性脓胸　86
结核性大咯血　86
结核性骶髂关节炎　460
结核性多浆膜炎　460
结核性肺瘘　86
结核性肺纤维变性　86
结核性肺炎　86
结核性风湿病△　278
结核性腹膜炎　108, 460
结核性腹水　108
结核性腹主动脉炎　222
结核性肛瘘　108
结核性肛门周围脓肿　460
结核性宫颈炎　460
结核性巩膜炎　460
结核性骨髓炎　460
结核性骨炎　460
结核性关节炎　273, 460
结核性虹膜睫状体炎　6
结核性滑膜炎　273, 460
结核性脊髓脊膜炎　127
结核性脊柱侧凸　273
结核性脊柱骨脓肿△　270
结核性脊柱后凸　273
结核性脊柱前凸　273
结核性脊柱炎△　270
结核性脊椎炎　460
结核性腱鞘炎　460
结核性结节性红斑　460
结核性髋关节炎　460
结核性泪囊炎　460
结核性脉络膜视网膜炎　460
结核性脑动脉炎　127
结核性脑膜脑炎　127
结核性脑膜炎　127, 460
结核性脑炎　127
结核性盆腔炎△　371
结核性葡萄膜炎　6, 460
结核性气管炎　460
结核性气胸　86
结核性肉芽肿△　86
结核性乳糜胸　86, 222
结核性乳突炎　460
结核性肾盂肾炎　460
结核性肾盂炎　460
结核性食管炎　108
结核性视神经脉络膜炎　6
结核性视网膜脉络膜炎　6
结核性输卵管炎△　372
结核性树胶肿　417
结核性损毁肺　86
结核性外阴溃疡　369
结核性胃结肠瘘　108
结核性心包炎　460
结核性胸膜炎　86, 461
结核性胸腔积液　461
结核性眼内炎　461

结核性支气管扩张　86, 461
结核性支气管淋巴瘘　86
结核性支气管狭窄　86, 461
结核性直肠瘘　108
结核性直肠阴道瘘　369
结核性指 / 趾炎　461
结核性子宫内膜炎△　376
结核样型麻风　417, 461
结节　432
结节病　47, 86, 273, 417
结节病伴多发性颅神经麻痹　127
结节病伴关节病　273
结节病伴肌炎　273
结节病伴心肌炎　75
结节病导致的高钙血症　164
结节病肾损害　152
结节病性多发脑神经麻痹△　127
结节病性关节炎△　273
结节病性肌炎△　273
结节病性葡萄膜炎　6
结节或肿胀型淀粉样变病　417
结节溃疡型基底细胞癌　417
结节线虫病　108
结节型基底细胞癌　417
结节型结核疹　417
结节性白斑　47
结节性痤疮　417
结节性动脉炎　222
结节性多动脉炎　127, 273, 417
结节性恶性黑素瘤　417
结节性发疹性黄瘤　417
结节性非化脓性脂膜炎　417
结节性肝硬化　108
结节性巩膜炎　6
结节性红斑　417
结节性黄瘤　164, 417
结节性黄色瘤△　164
结节性甲状腺肿　28, 164
结节性甲状腺肿伴甲状腺功能亢进　164
结节性甲状腺肿伴甲状腺功能亢进症△　164
结节性甲状腺肿累及气管　164
结节性腱鞘病　273
结节性疥疮　417
结节性筋膜炎　273, 417
结节性类天疱疮　417
结节性淋巴细胞为主型霍奇金淋巴瘤　178
结节性脉络膜炎　6
结节性囊性脂肪坏死　417
结节性血管炎　417
结节性痒疹　417
结节性硬化△　417
结节性硬化症　127, 417
结节性脂肪坏死　417
结节样黏液变性　417
结节硬化型经典霍奇金淋巴瘤　178
结晶尿　240
结晶体性关节病　273
结晶体沉着性关节炎滑膜切除　308
结晶样视网膜病变　6
结膜瘢痕　6
结膜变性　6
结膜变性和沉着物　6
结膜沉着物　6

结膜充血 18
结膜出血 6
结膜动脉瘤 6
结膜恶性肿瘤 6
结膜黑变病 6
结膜黑色素瘤 6
结膜化学性烧伤 327
结膜疾患 6
结膜结核 6
结膜结石取出治疗 20
结膜溃疡 6
结膜良性肿瘤 6
结膜裂伤 6
结膜淋巴管扩张 6
结膜淋巴管切除术 20
结膜淋巴瘤 6
结膜鳞状细胞癌 6
结膜滤泡 18
结膜囊瘢痕修复 6
结膜囊成形术 20
结膜囊冲洗 20
结膜囊畸形 6
结膜囊挛缩 7
结膜囊烧伤 7
结膜囊异物 7
结膜囊肿 7
结膜皮样瘤 7
结膜皮脂瘤 7
结膜缺损 7
结膜肉芽肿 7
结膜乳头状瘤 7
结膜入路下睑袋整形术 20
结膜色素痣 7
结膜水肿 7
结膜松弛症 7
结膜酸烧伤 7
结膜损伤和角膜擦伤 7
结膜损伤和角膜擦伤(未提及异物) 7
结膜天疱疮△ 7
结膜天疱疹 7
结膜铁质沉着症 7
结膜脱垂 7
结膜息肉 7
结膜下出血 7
结膜血管瘤 7
结膜血管增生 7
结膜移植术 20
结膜异物 7
结膜银质沉着症 7
结膜遮盖术 20
结膜肿物 7
结膜肿物切除联合组织移植术 20
结膜肿物切除术 20
结石残留△ 103
结石性肾盂肾炎 240
结外 NK/T 细胞淋巴瘤,鼻型 178
结外黏膜相关淋巴组织边缘区淋巴瘤 178
结性心动过速 75
结性心律 75
结性逸搏 75
结直肠癌 349
结直肠癌复发 349
结直肠癌肝转移 349
结直肠恶性肿瘤 349

结直肠黑变病 108
睫毛重建术 321
睫毛反射消失 344
睫毛缺损△ 330
睫状充血 18
睫状体变性 7
睫状体出血 7
睫状体断离复位术 20
睫状体恶性肿瘤 7
睫状体分离术 20
睫状体缝合术 20
睫状体复位术 20
睫状体光凝术 20
睫状体黑色素瘤 7
睫状体黑色素细胞瘤 349
睫状体冷冻术 20
睫状体冷凝术 20
睫状体离断 7
睫状体良性肿瘤 7
睫状体裂伤 7
睫状体脉络膜上腔放液术 20
睫状体囊肿 7
睫状体平滑肌瘤 7
睫状体神经鞘瘤 7
睫状体神经纤维瘤 7
睫状体髓上皮瘤 7
睫状体透热术 20
睫状体脱离 7
睫状体新生血管 7
截断术残端感染 273
截断术残端坏死 273
截断术残端挛缩 273
截断术残端神经瘤△ 417
截断术残端水肿 273
截断术残端血肿 273
截根术 62
截骨不愈合 273
截骨术 308
截瘫 127
截瘫性不动综合征 273
截肢残端感染 448
截肢残端坏死 448
截肢残端挛缩 448
截肢残端神经瘤 448
截肢残端水肿 448
截肢残端修整 448
截肢残端血肿 448
截肢术 308
截肢术后 273
截肢痛 200
截肢性神经瘤 417
截指术 308
截趾术 308
姐妹染色体互换分析 470
解毒药中毒 453
解酒药中毒 453
解脲脲原体感染 400
解脲脲原体抗体 477
解脲脲原体抗体 IgG 477
解脲脲原体抗体 IgM 477
解脲支原体基因型别鉴定 470
解脲支原体脱氧核糖核酸 470
解偶联蛋白 2 突变所致的高胰岛素血症 164

解剖分流 86
解剖型愈合基台 62
解剖性肝切除术 192
解热药中毒 69
解释性妄想 443
解释性心理治疗 445
解体妄想 443
介入性盆腔血管栓塞术 395
介入治疗 94, 206
介入治疗后出血 127
戒毒康复△ 451
戒毒治疗 340
戒酒康复△ 451
芥子气腐蚀伤 417
芥子气烧伤 327
疖疮 417
金刚烷胺中毒 453
金黄色葡萄球菌败血症 461
金黄色葡萄球菌肠炎 108, 327
金黄色葡萄球菌抗原 477
金黄色苔藓 417
金霉素荧光法 334
金葡菌猩红热 329
金属蛋白酶 482
金属对金属大直径球头全髋置换 308
金属过敏 273
金属及其化合物粉尘肺沉着病(锡、铁、锑、钡及其化合物等) 453
金属 - 金属髋关节置换 308
金属音调咳嗽 93
金属引起的变态反应性接触性皮炎△ 7
金属引起的变态性接触性皮炎 7
金属引起的口腔黏膜病变 417
金属预成冠修复 62
金属中毒 453
津巴布韦锥虫病 417
筋膜病损切除术 308, 357, 433
筋膜成形术 308, 321, 433
筋膜断蒂术 308, 433
筋膜缝合术 308, 321, 433
筋膜间隙切开减压术 308, 433
筋膜间置式关节成形术 308
筋膜内子宫次全切除术 380
筋膜内子宫切除术 380
筋膜皮瓣 332
筋膜皮瓣移植术 37, 62, 308, 321, 332
筋膜切除术 308, 321, 433
筋膜切除术用于移植 308
筋膜切开术 308, 321, 433
筋膜外全子宫切除术 380
筋膜外子宫全切除术 357
筋膜炎 273, 417
筋膜移植 308
筋膜移植术 308, 321, 332, 433
仅两个或更多手指创伤性不全离断 318
仅两个或更多手指创伤性离断 273
紧急避孕 369
紧急宫颈环扎术 395
紧急气管切开术 37
紧咬牙 59
紧张型精神分裂症 438
紧张型头痛 127
紧张性木僵 438
紧张性疼痛 200

紧张性头痛 443
进食诱发的反射性癫痫 127
进食障碍 438
进行性大块肺纤维化 456
进行性多灶性白质脑病 127,438
进行性多灶性白质脑病伴 AIDS 127
进行性非流利性失语 448
进行性风疹全脑炎 127
进行性骨干发育不良△ 273
进行性骨干发育异常 273
进行性骨化性肌炎 273
进行性骨化性纤维发育不良 273
进行性骨丧失 59
进行性核上性麻痹 7,127
进行性肌肉萎缩症△ 127,273
进行性肌萎缩 127,273
进行性肌营养不良△ 448
进行性肌营养不良症 7,448
进行性肌阵挛癫痫 127
进行性肌阵挛性癫痫△ 127
进行性畸形 273
进行性脊髓性肌萎缩 127
进行性结节性组织细胞增生病 417
进行性麻痹痴呆 127
进行性麻痹性痴呆 417
进行性慢性盘状肉芽肿病 417
进行性球麻痹△ 127
进行性色素性紫癜性皮病 417
进行性特发性皮肤萎缩 417
进行性吞咽困难 213
进行性系统性红斑角化症△ 412
进行性小脑共济失调 127
进行性心脏传导缺陷 75
进行性延髓麻痹 127
进行性眼眶萎缩 7
进行性眼外肌麻痹 7
进行性遗忘 443
进行性异位钙质沉积及骨化 273
进行性婴儿期灰质营养不良 127
进行性婴儿纤维瘤病 417
进行性掌跖角化病 417
进行性肢端黑变病 417
进行性脂肪营养不良 127,164,417
进行性指掌角皮症 417
近侧不稳定 299
近场电位 147
近端脊肌萎缩△ 126
近端甲下型甲真菌病 417
近端胫腓关节脱位△ 262,274,275,282
近端潜伏期 147
近端肾小管病 - 糖尿病 - 小脑性共济失调 164
近端胃癌 349
近端胃切除术伴双通道吻合术 192
近端小管酸中毒△ 153
近端跖筋膜炎 273
近红外光谱术 344
近节指骨骨折 273
近节趾骨背伸截骨术 308
近距离治疗 365
近距离治疗机 365
近距离治疗剂量学 365
近排腕骨切除 308
近期开胸术后再开胸术 214

近期剖腹术后腹腔止血术 192,249,357
近期手术后胸腔内止血术 214
近视 7
近指间关节脱位 273
近中错𬌗△ 42
近中埋伏下颌第三磨牙 47
近中向阻生 47
近中阻生智齿 47
浸润型肺结核 461
浸润性肺结核 86
浸润性突眼 18
浸润性心肌病 75
浸浴 332
浸渍足 417
茎突过长 34,47
茎突过长综合征 28
茎突截除术 62,357
经 T 管胆道支架置入术 192,357
经 T 管窦道胆管支架置入术 117
经鼻持续气道正压 340
经鼻持续气道正压通气 335
经鼻眶减压术 37
经鼻盲探气管插管术 340
经鼻内镜眶减压术 20
经鼻内镜筛窦纸板径路眶内异物取出术 20
经鼻内镜筛窦纸板径路眶内肿瘤切除术 20
经鼻气管插管机械通气 94
经鼻气管插管术 94
经鼻腔气管插管术 340
经鼻入路 206
经鼻入路垂体瘤切除术 37
经鼻湿化快速充气交换通气技术 340
经鼻罩无创正压通气 94
经闭孔尿道悬吊术 249
经闭孔尿道中段悬吊术 380
经侧裂入路 206
经耻骨后尿道中段悬吊术 380
经粗隆旋转截骨术 308
经大脑半球间入路 206
经胆道镜胆管扩张术 117,357
经导管动脉化疗栓塞［术］ 357
经导管二尖瓣钳夹术 233
经导管卵圆孔未闭封堵术 80
经导管心脏射频消融术 80
经骶孔骶骨骨折 273
经骶尾入路直肠切除术△ 196
经骶尾直肠切除术 357
经骶直肠 - 乙状结肠切除 357
经典单纯男性化型先天性肾上腺皮质增生症 164
经典的苯丙酮尿症 173
经典的舌咽神经痛 127
经典的中间神经痛 127
经典霍奇金淋巴瘤 178
经典霍奇金淋巴瘤移植后淋巴增殖性疾病 178
经典三叉神经痛 127
经典三叉神经痛伴持续性面痛 127
经典三叉神经痛,纯发作性 127
经典失盐型先天性肾上腺皮质增生症 164
经典途径的 50% 补体溶血实验 477
经典型骨肉瘤 273

经典型卡波西肉瘤 417
经电磁导航支气管镜针吸活检术 214
经蝶垂体病灶切除术 206
经蝶垂体部分切除术 206
经蝶垂体活组织检查 206
经蝶垂体全部切除术 206
经蝶垂体探查术 206
经蝶窦脑病损切除术 357
经蝶窦入路 37,206
经蝶脑病灶切除术 206
经顶脑病损切除术 357
经顶脑病灶切除术 206
经顶型髋臼骨折 273
经额垂体病灶切除术 206
经额垂体部分切除术 206
经额垂体活组织检查 206
经额垂体全部切除术 206
经额脑病损切除术 357
经额脑病灶切除术 206
经额叶侧脑室入路 206
经耳囊入路 37
经腹部超声引导下卵巢穿刺取卵术 380
经腹部宫颈环扎术 395
经腹次广泛子宫切除术 380
经腹腹膜代阴道成形术 380
经腹膈疝修补术 214
经腹根治性宫旁组织切除术 380
经腹广泛性子宫切除术 380
经腹会阴联合直肠切除术 192
经腹经阴道联合子宫内翻复位术 395
经腹卵巢癌分期手术 380
经腹黏膜下肌瘤切除术 380
经腹女性生殖系统肿瘤细胞减灭术 380
经腹盆腔穿刺引流术 192,249,357
经腹取卵术 380
经腹食管裂孔疝修补术 192
经腹双角子宫畸形成形术 380
经腹乙状结肠代阴道成形术 380
经腹阴道穹隆悬吊术 380
经腹直肠癌切除、近端造口、远端封闭术 192
经腹直肠癌切除术△
经腹子宫次全切除术 380
经腹子宫动脉结扎术 380
经腹子宫颈广泛切除术 380
经腹子宫颈环扎术 380
经腹子宫内翻复位术 395
经腹子宫腺肌病灶切除术 380
经腹子宫纵隔切除及子宫成形术 380
经肛门内镜下微创手术 192
经肛门微创手术 192
经肛门吻合器直肠切除术 192
经肛门直肠病损根治术 357
经肛门直肠黏膜环切术 192,357
经肛提肌外腹会阴联合直肠癌根治术 192
经肛直肠全系膜切除术 192
经肛直肠肿瘤切除术 357
经巩膜葡萄膜肿物切除术 20
经股静脉插管 249
经关节的楔形截骨术 308
经关节骨折 273
经关节镜踝关节融合术 308
经回肠膀胱逆行输尿管造影 249
经会阴活检 249

经会阴前列腺穿刺活检术 249
经会阴前列腺冷冻消融术 357
经会阴前列腺冷冻治疗术 249
经会阴前列腺囊肿切除术 249
经会阴前列腺切除术 249, 357
经会阴前列腺全切除术 249
经肌肉声带切除术 37
经间期出血 369
经结膜微创玻璃体切割术 20
经颈静脉肝穿刺活检术 192
经颈静脉肝内门腔内分流术 233
经胫骨和腓骨的小腿离断术 308
经胫骨和腓骨踝部的踝离断术 308
经口鼻蝶窦入路 206
经口齿状突切除术 308
经口寰枢椎翻修术 308
经口寰枢椎融合术 308
经口内镜下肌切断术 117
经口内镜下肌切开术 192
经口气管插管 94
经口气管插管机械通气 94
经口气管插管术 94, 340
经口腔入路 37
经口入路 206
经口枕颈翻修术 308
经口枕颈融合术 308
经眶入路 206
经括约肌间瘘管结扎术 192
经括约肌间切除术 192
经颅磁刺激 451
经颅多普勒超声 147
经颅多普勒超声技术 344
经颅多普勒超声异常 147
经颅多普勒检查 147
经颅后窝面神经减压术 206
经颅后窝三叉神经感觉根切断术 206
经颅视神经管减压术 20
经迷路入路 37, 206
经面入路 37
经面入路面中部揭翻术 37
经面罩无创正压通气 94
经脑室分流导管穿刺术 206
经内镜腔道的胆道镜检查 117
经内听道入路 206
经内眼葡萄膜肿物切除术 20
经尿道等离子前列腺切除术 249
经尿道活检 249
经尿道钬激光前列腺剜除术 249
经尿道激光碎石术 249
经尿道男性尿道癌切除术 249
经尿道尿道瓣膜切除术 249
经尿道尿道狭窄切开术 249
经尿道膀胱病损电切术 249
经尿道膀胱病损冷刀切除术 249
经尿道膀胱超声碎石术 249
经尿道膀胱活组织检查 249, 363
经尿道膀胱激光碎石术 249
经尿道膀胱结石钬激光碎石术 249
经尿道膀胱颈电切术 249
经尿道膀胱颈扩张术 249
经尿道膀胱颈切开术 249
经尿道膀胱气压弹道碎石术 249
经尿道膀胱腔内粘连松解术 249
经尿道膀胱取石术 249

经尿道膀胱碎石钳碎石术 249
经尿道膀胱袖状切除术 249
经尿道膀胱血块清除术 249
经尿道膀胱异物取出术 249
经尿道膀胱肿瘤电切治疗 249
经尿道膀胱肿瘤电灼治疗 249
经尿道膀胱肿瘤激光切除术 249
经尿道膀胱肿瘤切除术 249
经尿道前列腺激光汽化术 249, 357
经尿道前列腺激光切除术 249, 357
经尿道前列腺激光剜除术 250
经尿道前列腺冷冻治疗 250
经尿道前列腺绿激光汽化术 250
经尿道前列腺囊扩张术 250
经尿道前列腺囊肿切除术 250
经尿道前列腺汽化电切术 250, 357
经尿道前列腺切除术 250, 357
经尿道前列腺切除综合征 240
经尿道前列腺切开术 250
经尿道前列腺射频消融术 250
经尿道球囊前列腺尿道扩张术 250
经尿道射精管区域囊肿切开术 250
经尿道肾病损激光切除术 250
经尿道肾病损激光烧灼术 357
经尿道输尿管病损电切术 250
经尿道输尿管活组织检查 363
经尿道输尿管取石术 250
经尿道输尿管软镜钬激光碎石术 250
经尿道输尿管肾盂镜检查术 250
经尿道外括约肌切开术 250
经尿道柱状水囊前列腺扩开术 250
经颞脑病损切除术 357
经颞脑病灶切除术 206
经颞下三叉神经根切断术 206
经颞下窝入路颈静脉球体瘤切除术 37
经颞叶脑内血肿清除术 206
经皮瓣周瘘封堵术 233
经皮肠系膜上动脉球囊扩张成形术 233
经皮肠系膜上动脉支架植入术 233
经皮耻骨联合螺钉内固定术 308
经皮耻骨上膀胱造口导尿管插入术 250, 357
经皮耻骨支螺钉内固定术 308
经皮抽吸卵巢活检 380
经皮抽吸卵巢活组织检查 363
经皮穿刺臭氧髓核消融术 308
经皮穿刺肺活检术 94, 98
经皮穿刺椎间盘臭氧消融术 308
经皮穿刺椎体成形术 308
经皮穿刺椎体后凸成形术 308
经皮穿自动腰椎间盘切除术 308
经皮大脑中动脉球囊扩张血管成形术 206
经皮大脑中动脉支架置入术 206, 233
经皮单一房间隔缺损封堵术 233
经皮胆道镜下取石术 117, 192, 357
经皮胆管球囊扩张术 117, 192, 357
经皮胆管引流术 117, 357
经皮胆管支架置入术 117, 357
经皮胆总管结石取出术 117, 192
经皮胆总管支架去除术 117, 357
经皮到氧检测 334
经皮骶髂关节螺钉内固定术 308
经皮电子肾镜激光碎石术 250

经皮电子肾镜异物取出术 250
经皮动脉导管未闭封堵术 233
经皮动脉血氧饱和度 98
经皮动脉血氧分压 98
经皮二尖瓣钳夹术 233
经皮二尖瓣球囊扩张成形术 233
经皮二尖瓣植入术 233
经皮二氧化碳监测 344
经皮肺病损射频消融术 357
经皮肺穿刺 217
经皮肺静脉栓塞术后再通 75
经皮肺动脉瓣成形术△ 80
经皮肺动脉瓣球囊扩张成形术 233
经皮肺动脉瓣射频打孔术 80
经皮肺动脉瓣植入术 233
经皮肺动脉瓣置换术 80
经皮肺动脉介入治疗术后△ 73
经皮肺动脉球囊扩张成形术 233
经皮肺动脉支架置入术 80
经皮腹膜后穿刺引流术 192, 250, 357
经皮腹腔穿刺引流术 192, 250, 357
经皮腹腔干动脉球囊扩张成形术 233
经皮腹腔干动脉支架植入术 233
经皮腹腔神经丛射频消融术 206
经皮肝抽吸术 117
经皮肝穿刺胆道支架置入术 117, 357
经皮肝穿刺胆管引流术 117, 192, 357
经皮肝穿刺胆总管支架置入术 117
经皮肝穿刺肝胆管引流术 117, 357
经皮肝穿刺活组织检查 117, 363
经皮肝穿刺胃冠状静脉栓塞术 192
经皮肝胆管支架置入术 357
经皮肝动脉栓塞术 234
经皮肝囊肿穿刺引流术 192
经皮肝脓肿穿刺引流术 192
经皮睾丸活组织检查 363
经皮股动脉穿刺术 234
经皮股动脉球囊扩张成形术 234
经皮股动脉药物洗脱支架置入术 234
经皮股动脉支架植入术 234
经皮股静脉穿刺术 234
经皮冠脉介入术相关性心肌梗死 75
经皮冠状动脉介入术后 75
经皮冠状动脉介入治疗后并发症△ 127
经皮冠状动脉介入治疗术 80
经皮冠状动脉介入治疗术后心肌梗死 75
经皮冠状动脉瘘封堵术 234
经皮冠状动脉腔内成形术后 75
经皮冠状动脉腔内旋磨术后 75
经皮冠状动脉球囊成形术△ 80
经皮冠状动脉球囊扩张成形术 234
经皮冠状动脉旋磨术 234
经皮冠状动脉血栓抽吸术 234
经皮冠状动脉血栓抽吸术后 75
经皮冠状动脉药物洗脱支架置入术 80
经皮冠状动脉支架置入术 80
经皮冠状动脉粥样斑块切除术 234
经皮冠状血管成形术 234
经皮后路椎间融合术 308
经皮基底动脉血管成形术 206, 234
经皮基底动脉支架置入术 206, 234
经皮激光椎间盘减压术 308
经皮脊髓切断术 206, 357
经皮降主动脉药物洗脱支架置入术 234

经皮交通动脉血管成形术　206
经皮经肝穿刺胆道支架置入术　192
经皮经肝食管胃底静脉栓塞术　192
经皮经肝胰胆管造影术　117
经皮精囊抽吸　250
经皮颈动脉球囊扩张成形术　234
经皮颈动脉支架植入术　234
经皮颈动脉支架置入术　206
经皮静脉内支架植入术　234
经皮静脉球囊扩张术　234
经皮扣带回切断术　207
经皮扩张气管造口开术　340
经皮扩张气管造口术　94
经皮颅内动脉支架置入术　207
经皮颅内血管成形术　207
经皮颅内血管支架置入术　207
经皮颅内血管粥样斑块切除术　207
经皮颅外血管成形术　207
经皮颅外血管粥样斑块切除术　207
经皮卵巢囊肿穿刺术　380
经皮脑活组织检查　207
经皮脑膜活组织检查　207
经皮内固定术　308
经皮内镜下空肠造口术　117
经皮内镜下胃造口术　117
经皮膀胱造口术　250
经皮脾病损射频消融术　192, 357
经皮脾穿刺活组织检查　197
经皮脾动脉栓塞术　234
经皮脾活组织检查　363
经皮脐带血采样术　395
经皮气管切开术　94
经皮髂骨后部螺钉内固定术　308
经皮腔内冠状动脉成形术　80
经皮腔内冠状动脉金属裸支架置入术　80
经皮腔内冠状动脉内溶栓　80
经皮腔内冠状动脉生物可吸收支架置入术　80
经皮腔内间隔心肌消融术　80
经皮腔内球囊肺动脉瓣成形术　80
经皮腔内球囊肺动脉瓣成形术后　75
经皮腔内球囊主动脉瓣成形术　80
经皮腔内球囊主动脉瓣成形术后　75
经皮腔内药物洗脱球囊冠脉成形术　80
经皮球囊主动脉瓣成形术　80
经皮球囊主动脉瓣成形术后并发症：穿刺假性动脉瘤　222
经皮球囊主动脉瓣成形术后并发症：穿刺血管血肿　222
经皮球囊主动脉瓣成形术后并发症：动静脉瘘　222
经皮球囊主动脉瓣成形术后并发症：腹膜后血肿　222
经皮三尖瓣植入术　234
经皮射频消融术后并发症　75
经皮神经电刺激疗法　340
经皮肾病损冷冻治疗术　250
经皮肾穿刺活检术　155
经皮肾穿刺活组织检查　250, 363
经皮肾穿刺引流术　250
经皮肾穿刺造瘘术　250
经皮肾穿刺造瘘引流术　250
经皮肾动脉成形术　234
经皮肾动脉球囊扩张术　234

经皮肾动脉栓塞术　234
经皮肾动脉造影　250
经皮肾动脉支架植入术　234
经皮肾镜超声气压弹道碎石术　250
经皮肾镜超声碎石术　250
经皮肾镜激光碎石术　250
经皮肾镜检查　250
经皮肾镜取石术　250
经皮肾镜取石术（Ⅰ期）　250
经皮肾镜取石术（Ⅱ期）　250
经皮肾镜肾盂病损电切术　250
经皮肾镜输尿管活组织检查　250
经皮肾镜输尿管结石激光碎石术　250
经皮肾镜输尿管内切开术　250
经皮肾镜压弹道碎石术　250
经皮肾异物取出术　250
经皮肾囊肿抽吸术　250
经皮肾脓肿抽吸术　250
经皮肾盂造口取石术　250
经皮肾造瘘术　250
经皮室间隔缺损封堵术　234
经皮输尿管活组织检查　363
经皮锁骨下动脉球囊扩张成形术　234
经皮锁骨下动脉支架植入术　234
经皮外周动脉球囊扩张成形术　234
经皮外周动脉支架植入术　234
经皮微波凝固治疗法　94
经皮微创钢板固定技术　308
经皮下睑袋整形术　20
经皮下腔静脉滤器置入术　234
经皮纤维肾镜激光碎石术　250
经皮纤维肾镜异物取出术　250
经皮心脏瓣膜手术　234
经皮心脏辅助装置去除术　234
经皮心脏辅助装置置换术　234
经皮心脏辅助装置置入术　234
经皮心脏化学消融术　234
经皮心脏冷冻消融术　234
经皮心脏射频消融术　234
经皮心脏微波消融术　234
经皮选择性血管造影　234
经皮穴位电刺激疗法　340
经皮血管镜检查　238
经皮血管通路球囊成形术　155
经皮血管通路取栓术　155
经皮血管通路支架术　155
经皮血氧饱和度监测　81
经皮氧张力　344
经皮腰椎间盘髓核切吸术　308
经皮针吸肺活组织检查　363
经皮质感觉性失语　448
经皮质混合性失语　448
经皮质性失语综合征△　448
经皮质运动性失语　448
经皮主动脉瓣球囊扩张成形术　234
经皮主动脉瓣植入术　234
经皮主动脉缩窄支架置入术　234
经皮椎动脉支架置入术　207
经皮椎弓根螺钉复位内固定术　308
经皮椎间盘减压术　340
经皮椎间盘切除术　308
经皮椎间盘切吸术　340
经皮椎体后凸成形术　308
经皮左心耳封堵术　80, 234

经皮左心室减容重塑（伞样）装置置入术　234
经胼胝体入路　207
经剖宫产术的单胎分娩　387
经期过短　377
经期延长　377
经气管插管机械通气　94
经气管镜超声引导针吸活检术　214
经气管切开机械通气　94
经气管造口插管术　340
经前紧张征　369
经前紧张综合征　443
经前期紧张综合征△　369
经前期综合征　369, 417
经前综合征△　417
经颧颞入路　207
经筛蝶窦入路　207
经筛窦及扩大经筛窦　37
经十二指肠括约肌切开术　192
经食管超声心动图　81, 344
经食管腔内超声检查　217
经食管实时三维超声心动图　344
经食管心电图　81
经食管心房调搏　81
经食管心脏电生理检查　81
经锁骨上穿刺术　340
经锁骨下穿刺术　340
经锁骨下静脉穿刺置管术　234
经瞳孔视网膜光动力治疗术　20
经瞳孔视网膜激光光凝术　20
经瞳孔视网膜阈下光凝术　20
经外侧裂脑内血肿清除术　207
经外周静脉穿刺中心静脉置管术　234, 340
经外周中心静脉置管　408
经小脑幕入路　207
经心尖主动脉瓣生物瓣膜植入术　234
经胸壁针活检术　98
经胸超声心动图　344
经胸肺动脉导管封堵术　234
经胸房间隔缺损闭式封堵修补术　335
经胸房间隔缺损闭式伞堵修补术　234
经胸肺动脉瓣球囊扩张成形术　234
经胸肺动脉瓣支架置入术　234
经胸膈疝修补术　214
经胸食管裂孔疝修补术　214
经胸室间隔缺损闭式封堵修补术　335
经胸室间隔缺损闭式伞堵修补术　234
经胸心脏辅助装置置换术　234
经胸心脏射频消融改良迷宫术　234
经胸心脏微波消融术　234
经胸主动脉瓣球囊扩张成形术　234
经胸主动脉瓣支架置入术　234
经胸主动脉瓣植入术　234
经胰管切开取石术　192
经翼点脑病损切除术　357
经翼点脑病灶切除术　207
经阴道闭孔无张力尿道中段悬吊术　250
经阴道残留卵巢切除术　380
经阴道残留卵管 - 卵巢切除术　380
经阴道超声引导下卵巢穿刺取卵术　380
经阴道次广泛子宫切除术　380
经阴道单侧卵巢切除术　380
经阴道单侧输卵管卵巢切除术　357
经阴道单侧输卵管 - 卵巢切除术　381

经阴道宫颈管粘连分离术　381
经阴道宫颈广泛切除术　381
经阴道宫颈环扎术　395
经阴道宫颈肌瘤剔除术　381
经阴道宫颈囊肿造袋术　381
经阴道广泛子宫切除术△　381
经阴道后穹隆穿刺术　381
经阴道阔韧带内肿瘤切除术　381
经阴道卵巢病损切除术　357，381
经阴道卵巢囊肿穿刺术　381
经阴道尿道中段湿必克悬吊术　250
经阴道膀胱阴道瘘修补术　250
经阴道全子宫及单附件切除术　381
经阴道全子宫及双附件切除术　381
经阴道双侧卵巢切除术　381
经阴道双侧输卵管卵巢切除术　357
经阴道双侧输卵管-卵巢切除术　381
经阴道无张力尿道悬吊术　250，381
经阴道药物引产术　381
经阴道阴道-骶骨固定术　381
经阴道阴道-骶棘韧带固定术　381
经阴道阴道-骶韧带高位悬吊术　381
经阴道子宫病损切除术　357，381
经阴道子宫部分切除术　381
经阴道子宫次全切除术　357，381
经阴道子宫-骶骨固定术　381
经阴道子宫-骶棘韧带固定术　381
经阴道子宫-骶韧带高位悬吊术　381
经阴道子宫根治性切除术　357
经阴道子宫根治性切除术△　381
经阴道子宫广泛性切除术　381
经阴道子宫肌瘤切除术　381
经阴道子宫颈环扎术　381
经阴道子宫内翻复位术　395
经阴道子宫切除术　357，381
经枕脑病损切除术　357
经枕脑病灶切除术　207
经支气管超声内镜纵隔淋巴结穿刺活检术　214
经支气管肺活检　94
经支气管镜肺活检术　98
经支气管镜活检　456
经支气管镜活检术　98
经支气管镜腔内超声　98
经支气管镜腔内介入治疗术　94
经支气管镜针吸活检术　98
经支气管腔内超声检查　217
经支气管针吸活检　94
经直肠超声引导下前列腺穿刺活检术　250
经直肠活检　250
经直肠肌鞘结肠拖出术　192
经直肠前列腺穿刺活检术　250
经跗骨截肢术　308
经中鼻道上颌窦开放术　37
经舟骨-月骨周围脱位　273
经椎弓根全椎板切除术　308
经椎间孔入路腰椎间盘切除术　308
经椎间孔腰椎椎间融合术　309
经自然腔道取标本手术　192
惊厥　327，407
惊厥持续状态　327
惊厥性癫痫持续状态　127
惊恐发作　438
惊恐相关症状量表　446

惊恐障碍　438
惊恐障碍严重度量表　446
惊跳性癫痫　127
惊吓/跳诱发的反射性癫痫△　127
晶体渗透压　98
晶体性关节炎　273
晶形粟粒疹△　409
晶状体半脱位白内障超声乳化摘除术　20
晶状体病变　7
晶状体穿通伤　7
晶状体挫伤　7
晶状体过敏性青光眼　7
晶状体后囊膜破裂　7
晶状体混浊　18
晶状体疾患　7
晶状体囊袋张力环植入术　20
晶状体前囊破裂　7
晶状体全脱位　7
晶状体缺如　7
晶状体缺损　7
晶状体溶解性青光眼　7
晶状体损伤　7
晶状体铁锈沉着症　7
晶状体铜锈沉着症　7
晶状体脱位　7
晶状体脱位性继发性青光眼　7
晶状体脱位性青光眼△　7
晶状体相关性葡萄膜炎　7
晶状体异物　7
晶状体源性不规则散光　7
晶状体源性规则散光　7
晶状体源性屈光性近视　7
精氨基琥珀酸尿症　173
精氨酸血症　173
精阜炎　240
精浆果糖测定　472
精浆柠檬酸测定　472
精浆酸性磷酸酶测定　472
精浆弹性蛋白酶测定　472
精浆锌测定　472
精浆中性 α-1,4-葡萄糖苷酶活性测定　472
精囊恶性肿瘤　240
精囊放线菌病　240，461
精囊继发性恶性肿瘤　240
精囊交界性肿瘤　240
精囊结核　240
精囊结石　240
精囊镜下经尿道精囊结石碎石术　250
精囊镜下经尿道输精管梗阻疏通术　250
精囊镜下经尿道探查术　250
精囊梅毒　240
精囊囊肿　240
精囊囊肿切除术　250
精囊切除术　250
精囊切开术　250
精囊损伤　240
精囊腺癌　240
精囊腺发育不良　240
精囊炎　240
精囊造影　250
精囊针吸活组织检查　250，363
精囊肿物切除术　250
精确放疗　365

精确麻醉　341
精神病　438
精神病后抑郁　438
精神病态　443
精神病性抑郁症　438
精神发育迟缓　127，448
精神发育迟缓（无或轻微的行为缺陷）　448
精神发育迟缓（显著的行为缺陷，需要加以
　关注或治疗）　448
精神发育迟滞　438
精神发育迟滞无或轻微的行为缺陷　438
精神发育迟滞显著的行为缺陷（需要加以关
　注或治疗）　438
精神分裂症　438
精神分裂症后抑郁　438
精神分裂症未分化型　438
精神分裂症性衰退　443
精神分裂症样精神病　438
精神分裂症样障碍△　438
精神分析　445
精神分析性心理治疗　445
精神活性物质所致精神障碍　438
精神检查　446
精神科疾病后的持久人格改变　443
精神偏执症△　436
精神社会性矮小症△　166
精神衰弱型人格　443
精神外科治疗　445
精神现状检查　446
精神性多饮　164
精神性紫癜　417
精神药物中毒　453
精神依赖性　337
精神应激性闭经　369
精神运动性变异型波　147
精神运动性迟滞　443
精神运动性兴奋　443
精神障碍　438
精神障碍诊断与统计手册定式临床检查
　446
精索癌△　240
精索病损切除术　250，357
精索恶性肿瘤　240
精索-附睾裂伤缝合术　250
精索附睾丝虫病　240，461
精索钙化　240
精索活组织检查　250，363
精索继发性恶性肿瘤　240
精索结扎术　250
精索静脉高位结扎术　250
精索静脉曲张　240
精索静脉曲张切除术　250
精索囊肿△　240
精索扭转　240
精索皮样囊肿　240
精索鞘膜高位结扎术　250
精索鞘膜积液切除术　250
精索切开术　250
精索肉瘤　240
精索损伤　240
精索纤维瘤　240
精索炎　240
精索移植术　250
精索脂肪瘤　240

精索肿瘤 241
精液白细胞过氧化物染色检查 472
精液变态反应 417
精液量 472
精液囊肿 241
精液囊肿抽吸术 250
精液囊肿切除术 250
精液黏度 472
精液乳酸脱氢酶 X 测定 472
精液渗透压测定 472
精液酸碱度 472
精液图像分析 472
精液颜色 472
精液液化不良 241
精液液化时间 472
精原细胞瘤 241, 349
精子 472
精子低渗膨胀试验 472
精子顶体酶测定 472
精子顶体完整率检测 472
精子核蛋白染色 472
精子混合抗球蛋白反应试验 472
精子活动力测定 472
精子活动率测定 472
精子活力低下△ 243, 372
精子畸形率测定 472
精子酪氨酸磷酸化测定 472
精子凝集试验 472
精子爬高试验 472
精子受精能力检测 472
精子数量 472
精子透明质酸结合试验 472
精子尾部低渗肿胀试验 472
精子形态检查 472
精子运动轨迹分析 472
肼中毒 453
颈背综合征 273
颈部瘢痕 327
颈部瘢痕疙瘩 327
颈部瘢痕挛缩 327
颈部瘢痕挛缩畸形 327
颈部瘢痕挛缩畸形 I 期 327
颈部瘢痕挛缩畸形 II 期 327
颈部瘢痕挛缩畸形 III 期 327
颈部瘢痕挛缩畸形 IV 期 327
颈部瘢痕切除局部皮瓣转移术 332
颈部瘢痕切除术 332
颈部瘢痕切除游离皮瓣移植术 332
颈部瘢痕切除植皮术 332
颈部瘢痕切除轴型皮瓣转移修复术 332
颈部包块 34
颈部包块超声检查 41
颈部表皮样囊肿 47
颈部冻伤伴有组织坏死 327
颈部冻伤伴组织坏死△ 327
颈部多处浅表损伤 47
颈部多处损伤 273
颈部多发性开放性损伤 273
颈部多发性脱位 448
颈部多间隙感染 47
颈部恶性黑色素瘤 47
颈部恶性肿瘤 47
颈部蜂窝织炎 28, 417
颈部后仰度 344

颈部坏死性筋膜炎 47
颈部活动受限△ 269
颈部肌腱扭伤 273
颈部肌腱损伤 273
颈部肌肉扭伤△ 273
颈部肌肉损伤 273
颈部脊髓 273
颈部脊髓不完全损伤 273, 448
颈部脊髓功能损伤 273, 448
颈部脊髓功能损伤 $C_1$ 273, 448
颈部脊髓功能损伤 $C_2$ 273, 448
颈部脊髓功能损伤 $C_3$ 273, 448
颈部脊髓功能损伤 $C_4$ 273, 448
颈部脊髓功能损伤 $C_5$ 273, 448
颈部脊髓功能损伤 $C_6$ 273, 448
颈部脊髓功能损伤 $C_7$ 448
颈部脊髓水肿 448
颈部脊髓损伤△ 273, 448
颈部脊髓完全损伤 273, 448
颈部脊髓震荡 273, 448
颈部脊髓中央损伤综合征 448
颈部脊髓中央损伤综合征(不完全的脊髓损
伤) 273
颈部继发恶性肿瘤 47
颈部继发性恶性肿瘤△ 47
颈部假性皮萎缩 417
颈部间隙感染 47
颈部间隙感染伴脓肿 47
颈部交感神经损伤 448
颈部焦痂切开减张术 332
颈部疖 417
颈部结缔组织恶性肿瘤 47
颈部结缔组织良性肿瘤 47
颈部结缔组织生物学行为未定肿瘤 47
颈部结缔组织肿瘤 47
颈部局部肿物 47
颈部巨大淋巴管瘤 47
颈部开放性损伤 273
颈部开放性损伤伴颈椎骨折 273
颈部开放性损伤伴颈椎脱位 273
颈部良性肿瘤 28, 47
颈部淋巴多间隙感染 62
颈部淋巴管畸形 47
颈部淋巴管瘤 47
颈部淋巴结超声检查 41
颈部淋巴结多发转移 59
颈部淋巴结反应性增生 47
颈部淋巴结活检术 67
颈部淋巴结继发恶性肿瘤 28, 47
颈部淋巴结结核 28, 47
颈部淋巴结清扫术 67
颈部淋巴结细针穿刺细胞学检查 67
颈部淋巴结转移 47
颈部淋巴结转移复发 47
颈部淋巴瘤 47
颈部瘘管 59
颈部脉管瘤 318
颈部囊性水瘤 28
颈部扭伤△ 270
颈部脓肿 417
颈部脓肿切开引流术 62
颈部皮肤部分切除术 37
颈部皮肤部分切除整形术 62, 321
颈部皮肤恶性肿瘤 47

颈部皮肤疖△ 417
颈部皮肤脓肿 47
颈部皮肤原位癌△ 28, 47
颈部皮下气肿 28
颈部皮脂腺囊肿 47
颈部气管软骨骨折 28, 47
颈部前纵韧带扭伤 273
颈部浅表冻伤 327
颈部鳃裂囊肿△ 52
颈部烧伤 327
颈部神经良性肿瘤 273
颈部神经鞘膜瘤 28
颈部神经损伤 47
颈部食管挫伤 108
颈部食管开放性损伤 108
颈部食管造口术 37, 214, 357
颈部水平的创伤性切断 273
颈部损伤 273
颈部损伤后遗症 448
颈部探查术 37, 62
颈部外伤 273
颈部纤维瘤病 417
颈部显性脊柱裂△ 290
颈部血管畸形 47
颈部血管瘤 47
颈部血管损伤 222
颈部异物取出术 37
颈部异物去除 62, 321
颈部异物去除术 433
颈部硬膜外阻滞麻醉与镇痛技术 341
颈部原位黑(色)素瘤△ 58
颈部脂肪瘤 47
颈部脂肪增多症 164
颈部肿物 273
颈部肿物切除术 62
颈部周围神经恶性肿瘤 349
颈部转移癌 47
颈部纵隔镜术 37
颈丛良性肿瘤 318
颈丛神经探查术 309
颈丛神经移位术 309
颈丛神经阻滞麻醉与镇痛术 341
颈动静脉瘘 222
颈动脉斑块形成 222
颈动脉闭塞和狭窄△ 127
颈动脉闭塞和狭窄(未造成脑梗死) 127
颈动脉闭塞或狭窄性脑梗死 127
颈动脉闭塞性脑梗死△ 127
颈动脉部分切除伴吻合术 37, 62, 207
颈动脉彩色多普勒超声 147
颈动脉超声 23
颈动脉动脉硬化 127
颈动脉窦按摩 341
颈动脉窦反射 338
颈动脉窦性晕厥 75, 127
颈动脉窦压迫△ 147
颈动脉窦压迫试验 147
颈动脉窦综合征 127
颈动脉副神经节瘤△ 28
颈动脉梗死 127
颈动脉海绵窦瘘 7, 127, 200
颈动脉畸形 222
颈动脉夹层 127
颈动脉假性动脉瘤 222

颈动脉假性动脉瘤破裂　222
颈动脉结扎术　207
颈动脉开窗术　234
颈动脉扩张　222
颈动脉瘤　28, 222
颈动脉瘤夹闭术　207
颈动脉瘤破裂　223
颈动脉瘤切除术　207
颈动脉内膜剥脱术△　145
颈动脉内膜切除术　145, 207
颈动脉内膜增厚　223
颈动脉内 - 中膜增厚　223
颈动脉破裂出血　223
颈动脉球部狭窄　223
颈动脉球囊扩张术　234
颈动脉球切除术　207
颈动脉栓塞术　207
颈动脉损伤　47, 223
颈动脉探查术　62, 207
颈动脉体恶性肿瘤　349
颈动脉体副神经节瘤　28
颈动脉体交界性肿瘤　223
颈动脉体良性肿瘤　223
颈动脉体瘤切除术　207, 234
颈动脉体肿瘤　223
颈动脉狭窄　127
颈动脉血管内超声　62
颈动脉血栓切除术　62, 207
颈动脉血栓形成　127
颈动脉异常搏动　79
颈动脉硬化　69, 223
颈动脉造影　207, 234
颈动脉支架内再狭窄　223
颈动脉支架术后再闭塞　223
颈动脉支架植入术　234
颈动脉植片修补术　207
颈段脊髓病变　200
颈段脊髓损伤　273
颈段食管恶性肿瘤△　30, 111, 351
颈段食管憩室　28
颈段椎间软骨或椎间盘钙化　273
颈蜂窝织炎△　28, 417
颈改良性清扫术　37
颈功能型清扫术　37
颈肱皮瓣术　332
颈后路单开门椎管扩大成形术　309
颈后路减压融合内固定术　309
颈后路枕颈融合内固定术　309
颈后天性变形　273
颈后肿物　318
颈后纵韧带骨化　273
颈后纵韧带骨化症△　273
颈肌劳损△　273
颈肌悬吊术　321
颈脊神经根损伤　273, 448
颈脊神经根张力实验△　343
颈脊髓后索综合征　273, 448
颈脊髓空洞症　273
颈脊髓前索综合征　273, 448
颈脊髓受压　273
颈脊髓损伤△　270
颈肩部软组织挫伤　273
颈肩痛　200
颈肩综合征△　273

颈交感神经节切除术　207
颈交感神经麻痹综合征△　337
颈交感神经切除术　207
颈交感神经切断术　37
颈交界性肿瘤　28, 47
颈结缔组织良性肿瘤△　47
颈静脉充盈　79, 231
颈静脉交界性肿瘤　47
颈静脉结扎术　37, 207
颈静脉孔病损切除术　37, 357
颈静脉孔病灶切除术　207
颈静脉孔区恶性肿瘤　349
颈静脉孔区副神经节瘤　28, 200
颈静脉孔区继发恶性肿瘤　349
颈静脉孔区脑膜瘤　200
颈静脉孔区神经鞘瘤　200
颈静脉孔区占位性病变　200
颈静脉扩张　223
颈静脉扩张切除术　207
颈静脉瘤切除术　37
颈静脉怒张　79
颈静脉球部氧饱和度监测　344
颈静脉球副神经节瘤　28
颈静脉球交界性肿瘤　47, 200
颈静脉球瘤　28, 127
颈静脉球瘤切除术　207
颈静脉损伤　223
颈静脉体交界性肿瘤　223
颈静脉狭窄　223
颈静脉血管球瘤　223
颈静脉血栓形成　223
颈静脉压迫试验　147
颈静脉造影　223
颈开放性损伤后遗症　448
颈阔肌皮瓣修复术　62
颈肋切除术　214
颈肋综合征　127
颈淋巴结根治性清扫术　37
颈淋巴结继发恶性肿瘤　349
颈淋巴结结核△　28, 47
颈淋巴结转移　47
颈面部放线菌病　417, 461
颈囊性水瘤△　28
颈内动脉斑块　147
颈内动脉闭塞　127, 223
颈内动脉成形术　37
颈内动脉床突段动脉瘤　200
颈内动脉发育不良　223
颈内动脉分叉段动脉瘤　200
颈内动脉供血不足　7
颈内动脉海绵窦段动脉瘤　200
颈内动脉海绵窦瘘　200
颈内动脉海绵窦瘘栓塞术　234
颈内动脉夹层　127, 223
颈内动脉结扎术　37, 207
颈内动脉瘤　127, 223
颈内动脉瘤破裂　223
颈内动脉瘤破裂止血术　37, 207
颈内动脉瘤切除伴吻合术　207
颈内动脉起始部狭窄　223
颈内动脉起始段闭塞　223
颈内动脉缺血　127
颈内动脉栓塞　127, 223
颈内动脉栓塞术　207

颈内动脉损伤　200, 223
颈内动脉狭窄　127, 223
颈内动脉血栓形成　128, 223
颈内动脉眼动脉段动脉瘤　200
颈内动脉硬化　223
颈内动脉支架植入后再狭窄　223
颈内动脉支架植入术　234
颈内静脉闭塞　223
颈内静脉长期导管植入术　234
颈内静脉穿刺术　234
颈内静脉穿刺置管术　234
颈内静脉后侧入路置管术　341
颈内静脉结扎术　37, 207
颈内静脉扩张　223
颈内静脉前侧入路置管术　341
颈内静脉栓塞　234
颈内静脉损伤　223
颈内静脉投影法置管术　341
颈内静脉狭窄　223
颈内静脉血栓　231
颈内静脉血栓切除术　207
颈内静脉血栓性静脉炎　223
颈内静脉置管处血栓形成　223
颈内静脉中间入路置管术　341
颈皮肤原位癌　28, 47
颈蹼　47
颈牵引征　273
颈前包块△　318
颈前静脉结扎术　37, 207
颈前区包块△　318
颈前入路椎体融合术　309
颈前肿物　318
颈前纵韧带骨化　273
颈浅表损伤后遗症　448
颈浅丛神经阻滞麻醉与镇痛术　341
颈浅动脉皮瓣术　332
颈区域性清扫术　37
颈人工椎间盘翻修术　309
颈人工椎间盘假体置换术　309
颈 - 舌综合征　128
颈深部淋巴结切除术　37, 62, 214
颈深部淋巴结清扫术　358
颈深丛神经阻滞麻醉与镇痛术　341
颈神经病损切除术　37, 62, 309
颈神经根受压　273
颈神经根损害　128
颈神经根痛　273
颈神经根压迫综合征　273
颈神经根炎　128, 273
颈神经(根)综合征△　273
颈神经后根切断术　207, 309
颈水平的肌肉和肌腱损伤△　274
颈髓恶性肿瘤　200
颈髓室管膜瘤　200
颈髓症　273
颈疼痛　205
颈痛　273
颈外动脉闭塞　223
颈外动脉分支栓塞术　234
颈外动脉夹层　128, 223
颈外动脉结扎术　37, 207
颈外动脉结扎止血术　37, 62, 207
颈外动脉 - 颈内动脉人工血管搭桥术　207
颈外动脉栓塞　223

颈外动脉损伤　200
颈外动脉狭窄　223
颈外动脉血栓形成　223
颈外动脉造影　234
颈外静脉扩张　223
颈外静脉瘤　223
颈外静脉血栓　223
颈外静脉置管　341
颈纤维瘤病　273
颈心综合征　75
颈胸部瘢痕　327
颈胸段脊髓功能损伤　273
颈胸间盘突出症　273
颈、胸、腰交感神经节阻滞麻醉与镇痛术　341
颈胸粘连　327
颈胸椎半脱位 $C_7/T_1$　273
颈胸椎间盘突出症△　273
颈胸椎间盘脱出症　273
颈胸椎体切除术　309
颈 - 眼 - 耳三联征　28
颈 - 眼 - 听神经综合征　7
颈腰综合征　273
颈源性头痛　128
颈源性眩晕　28
颈粘连△　290
颈椎半脱位　273
颈椎半脱位 $C_2/C_3$　273
颈椎半脱位 $C_3/C_4$　273
颈椎半脱位 $C_4/C_5$　273
颈椎半脱位 $C_5/C_6$　273
颈椎半脱位 $C_6/C_7$　273
颈椎半椎体畸形　273
颈椎闭合性脱位　273
颈椎病　273
颈椎病△　274
颈椎病的颈椎间盘病变期　273
颈椎病脊髓型△　270
颈椎病神经根型△　283
颈椎病损切除术　309, 358
颈椎病性肌萎缩　274
颈椎不稳　299
颈椎不稳定△　274
颈椎部分间盘假体置入术　309
颈椎侧块骨折　274
颈椎侧块螺钉固定术　309
颈椎陈旧性骨折　274
颈椎多发骨折△　274
颈椎多发性骨折　274
颈椎多节段恶性骨肿瘤　274
颈椎多节段交界性骨肿瘤　274
颈椎发育不良△　274
颈椎发育不全　274
颈椎附件恶性骨肿瘤　274
颈椎附件交界性骨肿瘤　274
颈椎附件良性骨肿瘤　274
颈椎感染△　270
颈椎钩突骨折　274
颈椎骨关节炎　274
颈椎骨结合　274
颈椎骨软骨病　274
颈椎骨髓炎　274
颈椎骨脱离　274

颈椎骨折　274
颈椎骨折 $C_3$　274
颈椎骨折 $C_4$　274
颈椎骨折 $C_5$　274
颈椎骨折 $C_6$　274
颈椎骨折 $C_7$　274
颈椎骨折伴脊髓损伤　274
颈椎骨折伴截瘫　274
颈椎骨折伴颈脊髓损伤△　274
颈椎骨折完全性脱位伴短缩　274
颈椎关节炎　274
颈椎管狭窄症　274
颈椎过伸性脊髓损伤△　267
颈椎过伸性损伤△　269
颈椎核磁共振成像　317
颈椎横突骨折　274
颈椎后方韧带复合体损伤　274
颈椎后路 Z 字形椎管扩大成形术　309
颈椎后路半椎板切除减压术　309
颈椎后路单开门椎板成形术　309
颈椎后路单开门椎管减压术　309, 358
颈椎后路单开门椎管扩大成形术　309
颈椎后路全椎板切除减压术　309
颈椎后路融合术　309
颈椎后路双开门减压术　309
颈椎后路双开门椎管减压术　358
颈椎后路双开门椎管扩大成形术　309
颈椎后路双开椎管减压术　309
颈椎后路髓核摘除术　309
颈椎后路小关节切除术　309
颈椎后路椎板扩大减压术　309
颈椎后凸△　274
颈椎后凸畸形　274
颈椎后纵韧带骨化　274
颈椎后纵韧带骨化症＊　273
颈椎后纵韧带骨化症△　274
颈椎滑脱　274
颈椎黄韧带骨化　274
颈椎黄韧带骨化症△　274
颈椎挥鞭伤△　269
颈椎肌腱末端病　274
颈椎畸形△　270
颈椎棘突骨折　274
颈椎棘突吻合　274
颈椎脊髓损伤△　270
颈椎间孔狭窄　274
颈椎间盘变性　274
颈椎间盘创伤性破裂△　259
颈椎间盘钙化　273, 274
颈椎间盘感染　274
颈椎间盘疾患伴脊髓病　200
颈椎间盘疾患伴神经根病　200
颈椎间盘囊肿　274
颈椎间盘切除伴半椎板切除术　309
颈椎间盘切除伴椎板切除术　309
颈椎间盘切除伴椎间植骨融合术　309
颈椎间盘髓核切除术　309
颈椎间盘突出△　274
颈椎间盘突出伴椎管狭窄△　297
颈椎间盘突出症　274
颈椎间盘退行性病变　274
颈椎间盘造影　317
颈椎间盘综合征　274
颈椎结核　274

颈椎开放性脱位　274
颈椎良性肿瘤　274
颈椎扭伤和劳损　274
颈椎脓肿　274
颈椎旁神经封闭术　309
颈椎牵引　451
颈椎前路侧前方减压术　309
颈椎前路齿突螺钉内固定　309
颈椎前路减压术　309
颈椎前路减压植骨融合内固定术　309
颈椎前路融合内固定术　309
颈椎前路椎管减压术　309, 358
颈椎前路椎间盘切除减压融合术　309
颈椎前路椎间盘切除术椎管减压植骨融合内固定　309
颈椎前路椎间融合术　309
颈椎前路椎体次全切除减压融合术　309
颈椎前纵韧带骨化△　279
颈椎全部间盘假体置入术　309
颈椎人工骨植骨术　309
颈椎人工椎间盘置换术　309
颈椎韧带损伤　274
颈椎融合术　309
颈椎神经根减压术　309
颈椎生理曲度变直　299
颈椎术后　448
颈椎退变性小关节炎　274
颈椎退行性改变　274
颈椎退行性滑脱　274
颈椎退行性疾病△　274
颈椎脱位△　273
颈椎脱位 $C_2/C_3$　274
颈椎脱位 $C_3/C_4$　274
颈椎脱位 $C_4/C_5$　274
颈椎脱位 $C_5/C_6$　274
颈椎脱位 $C_6/C_7$　274
颈椎脱位闭合复位术　309
颈椎脱位切开复位内固定术　309
颈椎脱位切开复位术　309
颈椎峡部骨折　274
颈椎小关节骨折脱位　274
颈椎植骨术　309
颈椎肿瘤　349
颈椎肿瘤切除术　358
颈椎椎板骨折　274
颈椎椎板夹固定术　309
颈椎椎板切除术　309
颈椎椎弓根螺钉内固定术　309
颈椎椎弓根内固定术　309
颈椎椎弓骨折　274
颈椎椎弓裂　274
颈椎椎管内肿瘤　349
颈椎椎管狭窄症　274
颈椎椎间盘 X 射线摄影［术］　309, 317
颈椎椎间盘突出症△　274
颈椎椎体爆裂骨折　274
颈椎椎体次全切除术　309
颈椎椎体恶性骨肿瘤　274
颈椎椎体和附件恶性骨肿瘤　274
颈椎椎体和附件交界性骨肿瘤　274
颈椎椎体和附件良性骨肿瘤　274
颈椎椎体交界性骨肿瘤　274
颈椎椎体良性骨肿瘤　274
颈椎椎体压缩骨折　274

颈椎综合征△ 273
颈总动脉斑块 147
颈总动脉闭塞 128,223
颈总动脉部分切除伴颈总 - 颈内动脉人工
　血管搭桥 207
颈总动脉部分切除伴颈总 - 颈内动脉人工
　血管搭桥术 37
颈总动脉分叉部狭窄 223
颈总动脉夹层 128
颈总动脉夹层动脉瘤 223
颈总动脉假性动脉瘤破裂 223
颈总动脉结扎术 37,207
颈总动脉损伤 200,223
颈总动脉 - 锁骨下动脉搭桥术 234
颈总动脉狭窄 128,223
颈总动脉造影 234
颈总静脉瘤 223
警觉 - 镇静评分 344
净齿剂牙磨损 47
胫部开放性损伤 274
胫侧轴旁半肢 274
胫动脉夹层 223
胫动脉瘤 223
胫动脉损伤 223,274
胫动脉狭窄 223
胫腓骨陈旧性骨折 274
胫腓骨骨髓炎 274
胫腓骨骨折 274
胫腓骨骨折不愈合 274
胫腓骨骨折畸形愈合 274
胫腓骨骺开放术 309
胫腓骨双骨折△ 274,275
胫腓骨下端骨骺分离 274
胫腓骨延长术 309
胫腓骨应力骨折 274
胫腓骨远端骨折 274
胫腓关节脱位 274
胫腓肌腱断裂 274
胫腓近端关节扭伤 274
胫腓近端关节损伤 274
胫腓近端韧带扭伤 274
胫腓近端韧带损伤 274
胫腓韧带上端撕裂 274
胫腓远端关节脱位 274
胫腓远端韧带扭伤 274
胫腓远端韧带撕裂 274
胫腓远端韧带损伤 274
胫跟关节融合术（Graves 方法） 309
胫骨病损切除术 309,358
胫骨部分切除术 309
胫骨侧黏液囊炎 274
胫骨成形术 309
胫骨粗隆骨软骨病 274
胫骨短缩畸形 274
胫骨恶性骨肿瘤 274
胫骨干恶性骨肿瘤 274
胫骨干骨折 274
胫骨干骨折伴腓骨骨折 274
胫骨干交界性骨肿瘤 274
胫骨干良性骨肿瘤 274
胫骨钢板内固定术 309
胫骨钢针内固定术 309
胫骨高位截骨术 309
胫骨骨骺分离闭合复位术 309

胫骨骨髓炎 274
胫骨骨疣 274
胫骨骨折 274
胫骨骨折伴踝骨折 274
胫骨骨折闭合复位钢板内固定术 309
胫骨骨折闭合复位螺钉内固定术 309
胫骨骨折闭合复位术 309
胫骨骨折闭合复位髓内钉内固定术 309
胫骨骨折不愈合 274
胫骨骨折畸形愈合△ 267
胫骨骨折内固定术 309
胫骨骨折切开复位钢板内固定术 309
胫骨骨折切开复位钢针内固定术 309
胫骨骨折切开复位螺钉内固定术 309
胫骨骨折切开复位术 309
胫骨骨折切开复位髓内钉内固定术 309
胫骨滑囊炎 275
胫骨活检术 309
胫骨活组织检查 363
胫骨交界性骨肿瘤 275
胫骨结节骨骺炎 275
胫骨结节骨软骨炎 275
胫骨结节骨折 275
胫骨结节截骨 309
胫骨结节截骨移位术 309
胫骨结节内下移位术 309
胫骨结节牵引术 309
胫骨结节幼年型骨软骨病 275
胫骨截骨术 309
胫骨近端恶性骨肿瘤 275
胫骨近端干骺端骨折 275
胫骨近端骨梗死 275
胫骨近端骨折 275
胫骨近端骨折伴腓骨骨折 275
胫骨近端骺损伤△ 275
胫骨近端骺早闭 275
胫骨近端后脱位 275
胫骨近端交界性骨肿瘤 275
胫骨近端良性骨肿瘤 275
胫骨近端内侧脱位 275
胫骨近端疲劳骨折 275
胫骨近端前脱位 275
胫骨近端外侧脱位 275
胫骨开窗引流术 309
胫骨开放性骨折清创术 309
胫骨髁骨折 275
胫骨髁间棘骨折 275
胫骨髁间嵴骨折△ 275
胫骨髁间嵴撕脱骨折 275
胫骨良性骨肿瘤 275
胫骨螺钉内固定术 309
胫骨慢性骨髓炎 275
胫骨内翻 275
胫骨内固定物取出术 309
胫骨内踝缺血性坏死 275
胫骨扭转 275
胫骨平台伴腓骨骨折 275
胫骨平台伴髁间骨折 275
胫骨平台剥脱性骨软骨炎 275
胫骨平台骨折 275
胫骨平台骨折切开复位内固定术 309
胫骨平台缺血坏死△ 275
胫骨切除术 309
胫骨取骨术 309

胫骨人工骨植骨术 309
胫骨上端骨骺分离 275
胫骨死骨去除术 309
胫骨髓内钉内固定术 309
胫骨头骨折 275
胫骨外翻 275
胫骨外固定架固定术 309
胫骨外固定架去除术 309
胫骨外髁骨折 275
胫骨下端骨骺分离 275
胫骨延长术 309
胫骨远端恶性骨肿瘤 275
胫骨远端骨骺分离骨折 275
胫骨远端骨折伴腓骨骨折 275
胫骨远端关节内骨折 275
胫骨远端骺损伤△ 275
胫骨远端骺早闭 275
胫骨远端后缘骨折 275
胫骨远端交界性骨肿瘤 275
胫骨远端良性骨肿瘤 275
胫骨折骨术 309
胫骨植骨术 309
胫骨肿瘤 349
胫骨肿瘤切除术 358
胫骨纵向短小缺陷△ 274
胫后动脉闭塞 223
胫后动脉搏动 299
胫后动脉损伤 223,275
胫后动脉狭窄 223
胫后肌腱半脱位 275
胫后肌腱变性 275
胫后肌腱断裂 275
胫后肌腱功能不全 275
胫后肌腱腱鞘炎 275
胫后肌腱损伤 275
胫后肌腱脱位 275
胫后肌腱炎 275
胫后肌前移术 309
胫后肌移植术 309
胫后静脉血栓形成 223
胫后神经卡压综合征△ 128
胫后神经嵌压综合征 128
胫后神经松解术 309
胫后神经损伤 275
胫后血管损伤 223,275
胫距骨融合术 309
胫距关节脱位 275
胫内翻△ 275
胫前动脉闭塞 223
胫前动脉损伤 223,275
胫前动脉狭窄 223
胫前肌缝合术 310
胫前肌腱断裂 275
胫前肌腱腱鞘炎 275
胫前肌腱撕裂 275
胫前肌腱损伤 275
胫前肌腱移位术 310
胫前肌外移术 310
胫前黏液性水肿 417
胫前综合征 275
胫神经缝合术 310
胫神经肌支切断术 310
胫神经麻痹 128
胫神经松解术 310

胫神经损伤 275
胫神经损伤后遗症 448
胫神经探查术 310
胫神经吻合术 310
胫外翻△ 275
胫下骨 275
痉挛 128
痉挛 0 级改良 Ashworth 分级 448
痉挛 1+ 级改良 Ashworth 分级 448
痉挛 1 级改良 Ashworth 分级 448
痉挛 2 级改良 Ashworth 分级 448
痉挛 3 级改良 Ashworth 分级 448
痉挛 4 级改良 Ashworth 分级 448
痉挛步态 275,448
痉挛型脑性瘫痪 448
痉挛型双瘫 448
痉挛性步态 299
痉挛性肠梗阻 108
痉挛性发声困难 34
痉挛性发音 34
痉挛性放电 147
痉挛性共济失调 144
痉挛性构音障碍 128
痉挛性呼吸困难 34
痉挛性睑内翻 7
痉挛性结肠 108
痉挛性截瘫 448
痉挛性截瘫步态 128
痉挛性截瘫 - 性早熟 164
痉挛性脑瘫△ 448
痉挛性双侧脑瘫△ 448
痉挛性瘫痪 275
痉挛性瘫痪△ 449
痉挛性疼痛 205
痉挛性斜视 7
痉挛状态 144
静动脉血分流 86
静动脉血分流率 98
静脉瓣膜功能不全 223
静脉补片成形术 234
静脉穿刺术 70
静脉穿刺置管术 234
静脉导管感染 185
静脉导管血栓 231
静脉导管血栓形成 152
静脉 - 动脉体外膜氧合 341
静脉窦闭塞 223
静脉窦脑膜病灶切除术 207
静脉窦狭窄 223
静脉窦血栓形成 200,7
静脉窦造影 147
静脉断裂 318
静脉发育变异 223
静脉 - 肺动脉分流术 335
静脉封堵术 335
静脉港植入术 234
静脉功能不全 223
静脉湖 417
静脉畸形 47
静脉 - 静脉体外膜氧合 341
静脉瘤血栓形成 223
静脉瘤样扩张 223
静脉滤器 234
静脉麻醉术 341

静脉内麻醉药中毒 453
静脉尿路造影 250
静脉破裂 223
静脉切开置管术 234
静脉球囊成形术 234
静脉曲张 223,275,417
静脉曲张破裂 223
静脉曲张术后 448
静脉曲张性溃疡 417
静脉曲张硬化剂治疗 234
静脉曲张综合征 417
静脉溶栓 234
静脉肾盂造影 255
静脉输血术 341
静脉输液低温麻醉术 341
静脉输液港断裂 223
静脉输注免疫球蛋白 182
静脉栓塞 223
静脉栓塞和血栓形成△ 417
静脉吸入复合麻醉术 341
静脉性勃起功能障碍 241
静脉性梗死 128
静脉性坏疽 417
静脉性血管瘤 7,128,223,275
静脉性阳痿△ 245
静脉修补术 310
静脉血栓 223
静脉血栓栓塞 178
静脉血栓栓塞症 86
静脉血栓形成 223,417
静脉血氧饱和度 98
静脉血氧分压 98
静脉血氧含量 98
静脉炎 86,223
静脉药成瘾者心内膜炎 75
静脉药物引产术 381
静脉淤血综合征 337
静脉造影 317
静脉支架植入术 234
静脉置管术 70
静脉注射药物血管外渗致皮肤坏死 417
静态肺过度充气 86
静态肺顺应性 98
静态负荷 62
静态呼吸系统顺应性 98
静态顺应性 98
静态型不稳定 275
静态胸廓顺应性 98
静息肺血管张力 98
静息肺血管阻力 98
静息每分钟通气量 98
静息膜电位 147
静息型心绞痛 75
静息型滋养细胞疾病 369
静息性误吸 337
静息血管张力 98
静止齲 47
静止痛 275
静坐不能 443
镜面右位心 75,223
镜下血尿 156,241
镜像右位心△ 75
镜像灶 147
镜像综合征 387

镜影手 275
镜影手畸形矫正术 310
纠正性大动脉转位 223
酒或药物所致的残留性和迟发性精神病性
　障碍 438
酒精的有害使用 438
酒精戒断综合征 438
酒精康复 451
酒精滥用 438
酒精所致的残留性和迟发性精神病性障碍
　439
酒精所致的精神病性障碍 439
酒精所致的精神和行为障碍 439
酒精相关性遗忘综合征△ 128,439
酒精性痴呆 128,439
酒精性低血糖症 164
酒精性肝病 108
酒精性肝损伤△ 108
酒精性肝炎 108,461
酒精性肝硬化 108
酒精性肝硬化伴食管静脉曲张 108
酒精性肝硬化伴食管静脉曲张破裂出血
　108
酒精性肝硬化食管静脉曲张△ 108
酒精性骨坏死 275
酒精性肌病 128
酒精性急性胰腺炎 108
酒精性慢性胰腺炎 108
酒精性脑变性 128
酒精性脑病 128
酒精性神经系统变性 128
酒精性损害 128
酒精性胃炎 108
酒精性小脑变性 128
酒精性小脑共济失调 128
酒精性心肌病 75
酒精性脂肪肝 108
酒精性脂肪肝△ 115
酒精性周围神经病 128
酒精遗忘综合征 128
酒精（乙醇）戒断性发作 128
酒精诱发的迟发型头痛 128
酒精诱发的速发型头痛 128
酒精诱发的头痛 128
酒精中毒 69,439,453
酒精中毒性痴呆△ 128,439
酒精中毒性多神经病 128
酒精中毒性肌病△ 128
酒精中毒性科尔萨科夫综合征 128,439
酒精中毒性脑病 128
酒精中毒性胼胝体病变 128
酒精中毒性视神经病变 128
酒精中毒性小脑变性△ 128
酒精中毒性小脑共济失调△ 128
酒精中毒性周围神经病△ 128
酒糟鼻 28
酒渣鼻 420
酒渣鼻切割术 433
酒渣鼻性角膜炎 7
酒渣性痤疮△ 29
鞠躬试验 299
局部电压衰减 147
局部多汗症 448
局部封闭 433

局部灌注加热疗法 365
局部化疗 94
局部浸润麻醉术 341
局部静脉内麻醉 341
局部扩大切除术 332
局部冷伤 453
局部麻醉术 341
局部麻醉药中毒 453
局部脑氧饱和度 344
局部皮瓣术 332
局部皮瓣头皮缺损修复术 332
局部皮瓣移植术 332
局部皮瓣转位△ 332
局部皮瓣转移眼窝再造术 20
局部切除术 192
局部清洗剂中毒 453
局部去污剂中毒△ 453
局部全层萎缩 417
局部溶骨性高钙血症 164
局部湿敷 433
局部视网膜电图 23
局部视网膜激光光凝术 21
局部收敛药和局部去污剂中毒△ 453
局部收敛药中毒 453
局部水肿△ 448
局部疼痛 205
局部性肥胖症 164
局部牙科用药中毒 453
局部牙周引起的牙列缺损或缺失 47
局部制剂中毒 69
局麻药毒性反应 338
局限性肠炎性关节病 275
局限性多汗症 417
局限性多毛症 417
局限性发作 200
局限性腹膜炎 108
局限性钙沉着症 417
局限性骨脓肿 275
局限性骨质疏松 275
局限性淋巴结增大 47
局限性颅内压增高 128
局限性迷路炎 28
局限性脑膜炎 128
局限性脑炎 128
局限性脓胸 86
局限性皮肤系统性硬化症△ 431
局限性缺血性肠病 108
局限性瘙痒症 417
局限性神经性皮炎 417
局限性视网膜脱离 7
局限性水肿 93, 448
局限性特发性脂肪萎缩 418
局限性腕关节融合 310
局限性胸廓成形术 214
局限性胸膜间皮瘤 86
局限性血管角化瘤 418
局限性牙槽骨骨炎 47
局限性营养不良型大疱性表皮松解症 418
局限性硬皮病 418
局限性掌跖角化病 418
局限于家庭的品行障碍△ 439
局限于家庭品行障碍 439
局灶负性肌阵挛 128
局灶坏死性肾小球肾炎 152, 400

局灶节段性肾小球硬化 152
局灶节段性肾小球硬化(顶端型) 152
局灶节段性肾小球硬化(非特指型) 152
局灶节段性肾小球硬化(门周型) 152
局灶节段性肾小球硬化(塌陷型) 152
局灶节段性肾小球硬化(细胞型) 152
局灶型肌张力障碍 128
局灶性 147
局灶性大脑挫伤 200
局灶性大脑挫伤伴出血 200
局灶性大脑挫伤伴血肿 200
局灶性大脑损伤 200
局灶性癫痫发作△ 120
局灶性发作 128
局灶性发作伴意识保留 128
局灶性发作伴意识障碍 128
局灶性发作继发全面性发作 128
局灶性肌张力障碍 144
局灶性节段性肾小球肾炎 152
局灶性脉络膜视网膜炎 7
局灶性脉络膜炎 7
局灶性面部皮肤发育不良 418
局灶性皮质发育不良△ 132
局灶性上皮增生 47
局灶性肾小球肾炎 152
局灶性视网膜炎 7
局灶性纤维软骨发育不良 275
局灶性小脑挫伤 200
局灶性小脑挫伤伴出血 200
局灶性小脑挫伤伴血肿 200
局灶性小脑损伤 200
局灶性运动性发作 128
局灶硬化性肾小球肾炎 152
局灶增生坏死性肾小球肾炎 152
局灶增生性肾小球肾炎 152
局灶增生硬化性肾小球肾炎 152
局灶阵挛性发作 128
咀嚼肌结核 47
咀嚼肌痉挛 47
咀嚼肌群痉挛 47
咀嚼肌疼痛 47
咀嚼无力 213
巨鼻 28
巨唇 47
巨大尖锐湿疣 241, 418
巨大裂孔性视网膜脱离复位术 21
巨大淋巴结增生症 86
巨大肾积水 241
巨大视网膜裂孔 18
巨大胎儿 387
巨大胎儿伴头盆不称 387
巨大先天性黑素细胞痣 418
巨大先天性色素痣 318
巨大型肺动静脉畸形 86
巨大型尖锐湿疣△ 241, 418
巨大牙骨质瘤 47
巨睾症△ 170
巨颌 47
巨颌症 47
巨红细胞症 178
巨肌电图 147
巨肌电图针电极 147
巨肌酸激酶 482
巨甲 418

巨块型肝癌 349
巨脑△ 128
巨脑回畸形 128
巨脑畸形-颌骨囊肿△ 45
巨脑症 128
巨尿道 241
巨膀胱-巨输尿管综合征△ 241
巨脾△ 185
巨脾型血吸虫病 461
巨气管支气管症 86
巨球蛋白血症 418
巨球蛋白血症性紫癜 418
巨人症△ 160, 168
巨乳缩小术 321
巨乳头性角结膜炎 7
巨乳头性结膜炎 7
巨舌 47
巨舌畸形矫正术 62
巨舌症△ 47
巨肾盏 241
巨噬细胞活化综合征△ 179
巨噬细胞集落刺激因子 477
巨噬细胞趋化功能试验 477
巨噬细胞吞噬功能试验 477
巨输尿管 241
巨输尿管-巨膀胱综合征 241
巨输尿管切除术 250
巨头畸形△ 43
巨细胞包涵体病 418
巨细胞病毒 PP65 抗原 477
巨细胞病毒肺炎 86
巨细胞病毒感染 400
巨细胞病毒抗体 477
巨细胞病毒抗体 IgG 477
巨细胞病毒抗体 IgG 亲合力 477
巨细胞病毒抗体 IgM 477
巨细胞病毒脱氧核糖核酸 470
巨细胞病毒性肠炎 461
巨细胞病毒性单核细胞增多症 400
巨细胞病毒性肺炎 400, 461
巨细胞病毒性肝炎 108, 400, 461
巨细胞病毒性感染 461
巨细胞病毒性脑炎 128, 400, 461
巨细胞病毒性食管炎 461
巨细胞病毒性视网膜炎 7, 461
巨细胞病毒性视网膜眼病 7
巨细胞病毒性胰腺炎 108, 400, 461
巨细胞成纤维细胞瘤 418
巨细胞动脉炎 128, 418
巨细胞动脉炎伴风湿性多肌痛 275
巨细胞动脉炎伴有风湿性多肌痛△ 275
巨细胞动脉炎性前部缺血性视神经病变 7
巨细胞间质性肺炎 86
巨细胞肉芽肿 47
巨细胞透明血管病 47
巨细胞纤维母细胞瘤 275
巨细胞型胶质母细胞瘤 200
巨细胞性动脉炎△ 128
巨细胞性牙龈瘤 47
巨细胞性牙龈瘤△ 51
巨细胞血管母细胞瘤 418
巨细胞血管纤维瘤 418
巨型肌电图△ 147
巨型肌电图针电极△ 147

巨血小板综合征　178
巨牙症△　45
巨阴茎　241
巨幼细胞贫血　178
巨运动单位动作电位　147
巨肢　275
巨直肠　108
巨指　275
巨指畸形　275
巨指矫正术　310
巨趾畸形　275
巨趾畸形矫正术　310
巨趾偏侧肥大及结缔组织痣综合征　418
巨轴索神经病　128
具有人工眼　7
具有心脏和血管植入物和移植物　448
具有新生儿死亡史的妊娠管理或监测　387
具有眼镜和接触镜　7
具有自身免疫特征的间质性肺炎　86
具脂肪瘤样痣的褶皱皮肤　418
剧烈疼痛　205
距腓前韧带损伤　275
距骨病损切除术　310, 358
距骨剥脱性骨软骨炎△　268
距骨骨软骨损伤　275
距骨骨折　275
距骨骨折闭合复位术　310
距骨骨折切开复位钢板内固定术　310
距骨骨折切开复位钢针内固定术　310
距骨骨折切开复位螺钉内固定术　310
距骨后突骨折　275
距骨坏死　275
距骨活组织检查　310
距骨颈骨折　275
距骨颈体间骨折　275
距骨内翻　275
距骨全脱位　275
距骨缺血性坏死　275
距骨软骨骨折　275
距骨体骨折　275
距骨脱位　275
距骨外翻　275
距骨下融合术　310
距骨周围脱位　275
距后三角骨△　282
距后三角骨损伤　275
距上骨　275
距下关节骨关节炎△　275
距下关节骨性关节炎　275, 448
距下关节囊松解术　310
距下关节融合术　310
距下关节脱位　275
距下关节炎　275
距下关节制动术　310
距舟背侧骨　275
距舟关节骨性关节炎　275
距舟关节脱位　275
锯齿样动作电位　147
锯齿缘离断　7
锯齿缘囊肿　7
聚合酶链反应　182
聚合性痤疮　418
聚合样痤疮△　418
卷发综合征△　420

卷曲趾△　280
决断力训练△　445
觉醒　147, 338
觉醒不全综合征　128
觉醒反应　147
绝经后出血　369
绝经后骨质疏松　275
绝经后骨质疏松伴病理性骨折　275
绝经后骨质疏松症△　275
绝经后卵巢可扪及综合征　369
绝经期　369
绝经期后前额纤维化性脱发　418
绝经期后萎缩性阴道炎　369
绝经期子宫不规则出血　369
绝经前期月经过多　369
绝经生殖泌尿综合征　369
绝经综合征　369
绝育后腹痛　369
嚼肌肥大　47, 275
军刀样胫骨　299
军刀状胫骨　275
军团病　400, 461
军团菌肺炎　87
军团菌感染　87, 400
军团菌鉴定　484
军团菌抗原检测　484
军团菌尿抗原　477
军团菌培养　484
军团菌培养和鉴定　484
军团菌性脑炎　128
军团菌属血清学分型　484
均小骨盆　387
均匀性指数　365
均质性白斑　47
均质性红斑　47
菌斑检查　67
菌斑染色　67
菌斑性龈炎　47
菌斑指数　67
菌痢混合感染　108
菌尿　472
菌群失调　327
菌血症　87, 185, 327, 461
鞍裂　418

**K**

卡波济肉瘤△　200, 349, 418
卡波西肉瘤　200, 275, 349, 418
卡波西水痘样疹　400, 418, 461
卡波西型血管内皮细胞瘤　275
卡波西样血管内皮瘤　418
卡恩斯 - 塞尔综合征　128, 164
卡尔曼综合征△　169
卡费综合征△　406
卡哈切迹　34
卡洛(氏)疗法　310
卡洛(氏)手术　310
卡马西平中毒　453
卡纳达 - 克朗凯特综合征　108
卡纳万病△　124
卡尼综合征　418
卡普格拉综合征△　444
卡氏病　276

卡氏肺孢子虫肺炎　400
卡氏肺囊虫肺炎 *　176
卡斯尔曼病　178
卡斯尔曼病△　86
卡斯钦 - 贝克病　276
卡他莫拉菌感染　461
卡他性口炎　47
卡塔格纳三联征　116
卡塔格内综合征　87, 418
卡特尔 16 种人格问卷　446
卡特金纳综合征△　87, 418
咖啡斑　418
咖啡肺　87
咖啡牛奶斑　418
咖啡因的有害使用　439
咖啡因 - 氟烷体外挛缩实验　344
咖啡因戒断性头痛　128
咖啡因戒断状态　439
咖啡因所致的残留性和迟发性精神病性障
　碍　439
咖啡因所致的精神病性障碍　439
咖啡因所致的精神和行为障碍　439
咖啡因所致的遗忘综合征　439
咖啡因依赖综合征　439
咖啡因引起的残留性和迟发性精神病性障
　碍△　439
咖啡因引起的精神病性障碍△　439
咖啡因引起的精神和行为障碍△　439
咖啡因引起的遗忘综合征△　439
咖啡因中毒　439
开瓣音　79
开窗式印模　62
开放复位内固定术△　312
开放腹腔手术　192
开放骨折△　276
开放伤　87
开放式氦稀释法　98
开放式氦稀释法开重复呼吸法　98
开放式氦稀释法开单次呼吸法　98
开放式乳突改良根治术　37
开放性凹陷性颅骨骨折　200
开放性鼻部损伤△　24
开放性鼻音　34
开放性唇部损伤　47
开放性大网膜破裂　185
开放性胆囊损伤　185
开放性胆总管损伤　185
开放性骶骨骨折△　260
开放性骶尾部损伤　276
开放性第一掌骨骨折　276
开放性多发性掌骨骨折　276
开放性多发性指骨骨折　276
开放性额骨骨折　7
开放性耳后损伤伴异物　47
开放性耳损伤伴异物　318
开放性粉碎性颅骨骨折　200
开放性腹部损伤△　105, 184
开放性腹股沟损伤　276
开放性腹内器官损伤　276
开放性肝破裂　276
开放性骨盆骨折△　266
开放性骨折　276
开放性骨折清创术　310
开放性回肠破裂△　107

开放性会阴损伤　276
开放性甲状腺损伤△　163
开放性肩骨折△　271
开放性肩和上臂特指部位骨折△　272
开放性颈部食管损伤△　108
开放性颈肩部损伤△　272, 273
开放性颈椎骨折　276
开放性空肠破裂　276
开放性眶底骨折　7
开放性眶骨骨折　47
开放性颅骨骨折　200
开放性颅脑损伤　200, 327
开放性颅脑损伤伴骨折　200
开放性颅脑损伤伴颅内损伤　200
开放性面部损伤△　50
开放性拇指骨折　276
开放性脑创伤清创术　207
开放性脑神经活组织检查　207
开放性颞下颌损伤△　50
开放性气管软骨断裂△　47
开放性气管损伤△　29, 51
开放性气胸　327
开放性颧骨骨折　47
开放性软组织损伤　276
开放性腮腺管断裂　47
开放性伤口　299
开放性输血策略　341
开放性损伤伴异物　276
开放性损伤延期愈合　448
开放性损伤延期治疗　448
开放性锁骨、肩胛骨和肱骨多处骨折△　272
开放性网状骨移植术　310
开放性尾骨骨折　276
开放性下颌骨骨折△　55
开放性下颌支骨成形术　62
开放性心脏穿通伤　223
开放性心脏破裂　223
开放性胸部损伤△　228
开放性胸骨骨折　276
开放性血气胸　87
开放性血胸△　82
开放性牙槽骨骨折　47
开放性咽部损伤△　28, 32
开放性咽损伤　28
开放性眼睑异物　7
开放性腰背部损伤△　257
开放性腰骶部脊柱骨折　276
开放性腰椎骨折　276
开放性液体治疗　341
开放性掌骨骨折　276
开放性直肠破裂△　116
开放性指骨骨折　276
开放植骨　310
开殆畸形　47
开环靶控输注系统　341
开颅和介入复合手术　207
开颅减压术　207
开颅三叉神经痛微血管减压术　207
开颅术　207
开颅术后　200
开颅探查术　207
开颅蛛网膜剥离术　207, 358
开面冠　62

开书型骨盆骨折△　276
开胸肺活组织检查　214
开胸探查术　214, 358
开胸心脏按摩术　335, 358
开胸心脏按压　341
开胸心脏按压术　214
开胸引流术　214
开胸止血术　214
凯 - 弗环　128
凯萨努森林病　461
堪萨斯分枝杆菌肺病　461
堪萨斯分枝杆菌感染　87
堪萨斯分枝杆菌皮肤感染　418
坎梅尔病　276
坎图综合征　418
坎扎基病　418
康恩综合征△　170
康复机器人技术　451
康复踏车训练　451
康复咨询　451
康普顿效应　365
康氏儿童行为量表　446
糠秕孢子菌性毛囊炎△　419
亢奋　443
抗 3- 羟基 -3- 甲基戊二酰辅酶 A 还原酶抗体　477
抗 Ⅱ 型胶原抗体　477
抗 AMPA 受体脑炎　128
抗 amphiphysin 相关脑炎　128
抗 BB 抗体　477
抗 BP180 抗体　477
抗 BP230 抗体　477
抗 C1q 抗体　477
抗 CASPR2 脑炎　128
抗 CV2 抗体相关脑炎　128
抗 DNA 酶 B 抗体　477
抗 DNP 抗体　477
抗 DPPX 脑炎　128
抗 GABAa 受体脑炎　128
抗 GABAb 受体脑炎　128
抗 GAD 抗体相关脑炎　128
抗 GAD 抗体相关神经免疫综合征　128
抗 GAD 脑炎　128
抗 GBM 抗体型新月体性肾小球肾炎　152
抗 Gly 受体抗体脑炎　128
抗 gp210 抗体　477
抗 Hu 抗体　147
抗 Hu 抗体△　478
抗 IgLON5 病　128
抗 Jo-1 抗体　477
抗 KS 抗体　477
抗 Ku 抗体　477
抗 LGI1 脑炎　128
抗 Ma2 脑炎△　128
抗 Ma2 相关脑炎　128
抗 mGIuR 脑炎　128
抗 Mi-2 抗体　477
抗 MOG 抗体相关疾病　128
抗 nRNP/Sm 抗体　477
抗 N- 甲基 -D- 门冬氨酸受体脑炎　128
抗 N- 甲基 -D- 天冬氨酸受体抗体　477
抗 OJ 抗体　477
抗 P80 螺旋蛋白抗体　477
抗 PL-12 抗体　477

抗 PL-7 抗体　477
抗 PM-Scl 抗体　477
抗 RA33 抗体　477
抗 Ri 抗体　477
抗 Ri 相关脑炎　128
抗 RNA 聚合酶Ⅲ抗体　477
抗 RNP 抗体　477
抗 Sa 抗体　477
抗 Scl-70 抗体　477
抗 Sm 抗体　477
抗 SOX1 相关脑炎　128
抗 Sp100 抗体　477
抗 SSA52 抗体　477
抗 SSA60 抗体　477
抗 SSA 抗体　477
抗 SSB 抗体　477
抗 Th/To(7-2RNP)抗体　477
抗 Yo 抗体　477
抗 Yo 抗体相关脑炎　128
抗 α 胞衬蛋白抗体　477
抗 β$_2$- 糖蛋白 1 抗体　477
抗 β$_2$- 糖蛋白 1 抗体 IgA　477
抗 β$_2$- 糖蛋白 1 抗体 IgG　477
抗 β$_2$- 糖蛋白 1 抗体 IgM　477
抗氨甲酰化蛋白抗体　477
抗白蛋白抗体　477
抗胞质 5' 核苷酸酶 1A 抗体　477
抗变异上皮抗体　477
抗表皮棘细胞桥粒连接抗体　477
抗表皮细胞基底膜带抗体　477
抗病毒药中毒　453
抗补体抗体　477
抗促性腺激素类药、抗雌激素类药、抗雄激素类药中毒　69
抗单链 DNA 抗体　477
抗胆碱能药、抗毒蕈碱药和解痉药中毒△　69
抗胆碱酯酶剂中毒　453
抗癫痫药和镇静催眠药中毒　69
抗电压门控钙通道抗体　477
抗电压门控钾通道抗体　477
抗动脉硬化药中毒　453
抗动泡基底膜抗体　477
抗肺炎支原体抗体　477
抗分枝杆菌中毒　454
抗风湿药中毒　454
抗富亮氨酸胶质瘤胶失活 1 蛋白(LGI-1)相关自身免疫性脑炎　128
抗 - 伽玛 - 氨基丁酸 B(GABA-B)受体脑炎　128
抗钙通道抗体　477
抗干扰素 α 抗体　478
抗肝 / 肾微粒体 1 型抗体　477
抗肝 / 肾微粒体抗体　477
抗肝 / 肾微粒体亚型抗体　477
抗肝细胞抗体　478
抗肝细胞溶胶 I 型抗原抗体　478
抗肝细胞特异性脂蛋白抗体　478
抗肝脏特异抗原抗体　478
抗感冒药中毒　454
抗高血压药中毒　69
抗睾丸间质细胞抗体　478
抗谷氨酸脱羧酶抗体　478
抗骨骼肌抗体　478

抗瓜氨酸化 α 烯醇化酶多肽 1 抗体 478
抗过敏药和止吐药中毒 454
抗合成酶抗体 478
抗核基质蛋白 2 抗体 478
抗核抗体 478
抗核仁形成区抗体 478
抗核糖核蛋白抗体 478
抗核糖体 P 蛋白抗体 478
抗核糖体抗体 478
抗核小体抗体 478
抗核周因子抗体 478
抗黑色素瘤分化相关蛋白 5 抗体 478
抗滑膜抗体 478
抗坏血酸△ 482
抗坏血酸缺乏△ 173
抗环瓜氨酸肽抗体 478
抗肌动蛋白抗体 478
抗肌内膜抗体 478
抗肌肉特异性酪氨酸激酶（MuSK）抗体 478
抗甲状旁腺抗体 478
抗甲状腺过氧化物酶抗体 478
抗甲状腺球蛋白抗体 478
抗甲状腺微粒体抗体 478
抗甲状腺药物不良反应 164
抗甲状腺药中毒 454
抗碱血红蛋白 473
抗胶原 I ~ VI 抗体 478
抗角蛋白抗体 478
抗接触蛋白相关蛋白样 2（CASPR2）相关脑炎 128
抗精神病药和精神安定剂中毒△ 453
抗精神病药物恶性综合征△ 134
抗精子抗体 478
抗静脉曲张药（包括硬化剂）中毒△ 454
抗静脉曲张药中毒 454
抗酒石酸酸性磷酸酶 5b 抗体 478
抗酒石酸酸性磷酸酶染色 473
抗巨噬细胞抗体 478
抗聚角蛋白微丝蛋白抗体 478
抗可溶性肝抗原 / 肝 - 胰抗原抗体 478
抗酪氨酸磷酸酶抗体 478
抗类风湿关节炎核抗原抗体 478
抗类天疱疮抗体△ 477
抗利尿激素 482
抗利尿激素不适当分泌综合征 164
抗粒细胞特异性抗核抗体 478
抗链 O 147
抗链激酶抗体 478
抗链球菌溶血素 O 478
抗链球菌透明质酸酶 478
抗淋巴细胞抗体 478
抗磷壁酸抗体 478
抗磷脂酶 A₂ 受体抗体 478
抗磷脂酰丝氨酸抗体 478
抗磷脂综合征 418
抗磷脂综合征肾损害 152
抗卵巢抗体 478
抗麦胶蛋白（麦醇溶蛋白）抗体 478
抗脑垂体抗体 478
抗脑膜炎球菌抗体 478
抗脑组织抗体 478
抗内皮细胞抗体 478
抗内因子抗体 478

抗酿酒酵母抗体 478
抗凝剂中毒△ 454
抗凝拮抗剂中毒 454
抗凝血酶 473
抗凝血酶缺乏症△ 178
抗凝血酶缺陷症 178
抗凝血酶原抗体 478
抗凝血药中毒 454
抗凝治疗 178
抗疟疾药中毒 69
抗疟原虫抗体 478
抗帕金森病药中毒 69
抗平滑肌抗体 478
抗浦肯野细胞抗体△ 477
抗桥粒芯糖蛋白 -1 抗体 478
抗鞘磷脂抗体 478
抗青光眼术后 7
抗青光眼术后低眼压 7
抗青光眼术后虹膜异位 7
抗青光眼术后浅前房 7
抗青光眼术后下垂滤过泡 7
抗青霉素抗体 478
抗球蛋白介质交叉配血 473
抗染色体抗体 478
抗人白细胞质弹性蛋白酶抗体 478
抗人球蛋白试验 182
抗人绒毛膜促性腺激素抗体 478
抗腮腺管抗体 478
抗神经节苷脂抗体 478
抗神经抗原抗体 478
抗神经元核抗体 1 型 478
抗神经元核抗体 2 型△ 477
抗肾上腺皮质抗体 478
抗肾上腺细胞抗体 478
抗肾小球基底膜病 152
抗肾小球基底膜抗体 478
抗生长激素抗体 478
抗生素相关性肠炎 400
抗生素中毒 454
抗双链 DNA 抗体 478
抗水通道蛋白 4 抗体 147, 478
抗酸药和抗胃分泌药类中毒 454
抗酸药和抗胃分泌药中毒△ 454
抗髓鞘少突胶质细胞糖蛋白抗体 478
抗髓鞘相关糖蛋白抗体 478
抗胎盘合体滋养层细胞抗体 478
抗胎盘抗原抗体 478
抗肽基精氨酸脱亚胺酶 4 抗体 478
抗锑病例 461
抗体依赖性细胞毒试验 478
抗透明带抗体 478
抗突变型瓜氨酸波形蛋白抗体 478
抗脱氧核糖核酸酶抗体 478
抗网硬蛋白抗体 478
抗胃 G 细胞抗体 478
抗胃壁细胞抗体 478
抗无髓神经纤维抗体 478
抗无唾液糖蛋白受体抗体 478
抗细胞浆抗体 478
抗细菌抗体 478
抗下丘脑抗体 478
抗纤维蛋白抗体 478
抗涎 / 腮腺导管抗体 478
抗线粒体 M2 型抗体 478

抗线粒体 M4 型抗体 478
抗线粒体 M9 型抗体 478
抗线粒体抗体 478
抗线粒体亚型抗体 478
抗小肠杯状细胞抗体 478
抗小泛素样修饰物活化酶抗体 478
抗心肌抗体 478
抗心磷脂抗体 473, 478
抗心磷脂抗体 IgA 478
抗心磷脂抗体 IgG 479
抗心磷脂抗体 IgM 479
抗心律失常药中毒 454
抗心律障碍药中毒△ 454
抗锌转运蛋白 8 抗体 479
抗信号识别颗粒抗体肌病 128
抗信号识别粒子抗体 479
抗雄激素综合征 164
抗旋转 62
抗血栓治疗 178
抗血小板表面相关抗体 479
抗血小板治疗 182
抗血液细胞抗体 479
抗眼部结构抗体 479
抗眼肌抗体 479
抗胰岛素抗体 479
抗胰岛素受体抗体 479
抗胰腺腺泡细胞抗体 479
抗乙酰胆碱受体抗体 479
抗乙型肝炎病毒表面抗体 IgG 479
抗硬皮病抗体 479
抗有髓神经纤维抗体 479
抗原虫药中毒 454
抗原生动物药中毒△ 454
抗载脂蛋白抗体 479
抗增殖细胞核抗原抗体 479
抗真菌药中毒 454
抗震颤麻痹药中毒 454
抗中心粒抗体 479
抗中性粒细胞浆蛋白酶 3 抗体 479
抗中性粒细胞质抗体 147, 479
抗中性粒细胞质溶菌酶抗体 479
抗中性粒细胞质乳铁蛋白抗体 479
抗中性粒细胞质杀菌通透性增高蛋白抗体 479
抗中性粒细胞质髓过氧化物酶抗体 479
抗中性粒细胞质组织蛋白酶 G 抗体 479
抗肿瘤性抗生素中毒 454
抗主动脉抗体 479
抗转录中介因子 1γ 抗体 479
抗着丝点抗体 479
抗滋养膜抗体 479
抗子宫内膜抗体 479
抗组蛋白抗体 479
抗组织转谷氨酰胺酶抗体 479
烤瓷熔附金属修复体 62
苛性碱化学灼伤 454
苛性碱烧伤 327
柯冈病 418
柯 - 陆氏入路△ 35
柯萨奇病毒 A6 型核糖核酸 470
柯萨奇病毒 A10 型核糖核酸 470
柯萨奇病毒 A16 型核糖核酸 470
柯萨奇病毒感染 400, 461
柯萨奇病毒核糖核酸 470

柯萨奇病毒抗体　479
柯萨奇病毒抗体 IgG　479
柯萨奇病毒抗体 IgM　479
柯萨奇病毒性肠炎　108, 461
柯萨奇病毒性脑膜炎　128, 461
柯萨奇病毒性脑炎　128
柯萨奇病毒疹　418
柯萨奇湿疹　418
柯氏音△　344
柯兴反应　147
科布综合征　128, 200
科尔萨科夫综合征△　133
科根综合征△　418
科凯恩综合征　7
科克尔骨折△　256
科雷氏骨折　276
科雷斯骨折△　276
科里病　164
科罗拉多蜱传热　461
科罗特科夫音　344
科梅内尔憩室　223
科氏斑　466
科斯积术式设计测验△　446
科斯立方体组合测验　446
科塔尔综合征　443
颏部后缩畸形　47
颏部畸形　47
颏成形术　62, 321
颏垂直向发育不足　47
颏垂直向发育过度　47
颏硅胶置入增大成形术　62, 321
颏后缩　47
颏后缩畸形△　47
颏继发恶性肿瘤　28, 47
颏颈粘连　327
颏前后向发育不足　47
颏前后向发育过度　47
颏前突　47
颏前移术　62
颏神经阻滞麻醉与镇痛术　341
颏矢状向发育不足△　47
颏矢状向发育过度△　47
颏水平向发育不足　48
颏水平向发育过度　48
颏缩小成形术　62, 321
颏下病损切除术　62, 358
颏下恶性肿瘤　48
颏下间隙感染　48
颏下间隙感染伴脓肿　48
颏下淋巴结结核　28, 48
颏下慢性淋巴结炎　28, 48
颏下肿物　48
颏先露　387
颏胸粘连　327
颏增大成形术　62, 321
颗粒管型　473
颗粒细胞瘤　200, 276
颗粒细胞肉瘤　200
颗粒细胞型成釉细胞瘤　48
颗粒型红斑　48
颗粒性巨核细胞　473
颗粒性输尿管炎　241
颗粒性咽炎　28
颗粒状角膜营养不良　7

髁槽　67
髁导　67
髁导斜度　67
髁道　67
髁道斜度　67
髁骨折　276
髁间 T 形骨折　276
髁间 Y 形骨折　276
髁间窝成形术　310
髁切断术　310
髁上骨折　276
髁上截肢和髌骨移植术　310
髁上内翻截骨术　310
髁头骨折　48
髁突陈旧性骨折复位内固定术　62
髁突发育异常　48
髁突肥大　48
髁突粉碎性骨折　48
髁突高位切除术　62
髁突骨瘤△　48
髁突骨炎　48
髁突骨折　48
髁突基部骨折　48
髁突间距离　67
髁突颈部骨折　48
髁突良性肥大　48
髁突良性肿瘤　48
髁突囊内骨折　48
髁突囊肿　48
髁突下骨折　48
髁突下截骨术　62
髁突运动　67
髁突摘除术　62
壳核出血　200
壳状牙　48
咳嗽　79, 92, 213
咳嗽变异型哮喘　85
咳嗽变异性哮喘△　85
咳嗽激发试验　85
咳嗽性晕厥△　124
咳嗽晕厥　124
咳嗽 - 晕厥综合征　85
咳痰　92, 213
可变性红斑角化病　418
可充电单列神经刺激脉冲发生器植入术　207
可充电单列神经刺激脉冲发生器置换术　207
可充电双列神经刺激脉冲发生器植入术　207
可充电双列神经刺激脉冲发生器置换术　207
可传播海绵状脑病　128
可的松中毒致精神障碍　439
可复性关节盘前移位　48
可复性盘移位　48
可复性牙髓炎　48
可回缩睾丸△　240
可见肠蠕动　116
可卡因的有害使用　439
可卡因非成瘾性滥用　439
可卡因急性中毒　439
可卡因戒断状态　439
可卡因所致的残留性和迟发性精神病性障碍　439

可卡因所致的精神病性障碍　439
可卡因所致的精神和行为障碍　439
可卡因所致的遗忘综合征　439
可卡因依赖综合征　439
可卡因诱发的头痛　128
可卡因中毒△　439
可控性回肠膀胱术　250
可乐定中毒　454
可能与偏头痛相关的周期综合征　128
可逆性后部白质脑病综合征　128
可逆性后部脑白质脑病△　128
可逆性后部脑病　128
可逆性后部脑病综合征　128
可逆性脑血管收缩综合征　128
可逆性气流受限　98
可膨胀的尿道括约肌去除术　250
可曲型光导纤维内镜　344
可溶性细胞间黏附分子 -1　479
可溶性纤维蛋白　473
可溶性纤维蛋白单体复合物　473
可溶性脂肪因子受体　479
可食入性有毒物质　69
可视喉罩　341
可弯曲喉镜　344
可吸收钉固定术　310
可吸收螺钉固定术　310
可吸收性屏障膜　62
可行走的分娩镇痛　341
可疑青光眼　7
可疑青光眼观察　7
可用骨量　67
可预备式基台　62
可摘局部义齿　62
克莱恩 - 莱文综合征　128, 443
克莱恩 - 莱文综合征△　92, 123
克兰费尔特综合征　241
克兰费尔特综合征(核型 47, XXY)　7
克雷伯肺炎杆菌脑膜炎　128
克雷伯杆菌脓毒血症△　398
克雷伯菌败血症　461
克里米亚出血热　461
克里米亚 - 新疆出血热△　461
克利佩尔 - 费尔综合征△　289
克隆性髓系疾病　178
克鲁宗综合征　48
克罗斯综合征　128, 164
克罗伊茨费尔特 - 雅各布病△　128
克 - 纳综合征△　113
克嫩瘤△　416
克尼格征　144, 299
克山病　164
克氏针固定术　310
克 - 特二氏综合征　276
克 - 特 - 韦三氏综合征　276
克汀病　164
克汀病　411
克 - 雅病　128
克雅氏病△　133
刻板型运动障碍　439
刻板性运动障碍△　439
刻板言语　443
刻板症　128
客观性耳鸣　34
肯尼迪病△　126

空肠病损切除术　192, 358
空肠部分切除术　192, 358
空肠恶性肿瘤　108
空肠 - 横结肠吻合术　192, 358
空肠间置术　192
空肠克罗恩病　108
空肠溃疡伴出血　108
空肠溃疡伴出血和穿孔　108
空肠良性肿瘤　108
空肠瘘修补术　192, 214
空肠内异物　108
空肠破裂　108, 185
空肠破裂修补术　192
空肠憩室　108
空肠憩室炎　108
空肠切除术　192, 358
空肠损伤　108, 185
空肠弯曲杆菌抗体　479
空肠弯曲菌鉴定　484
空肠弯曲菌抗原　479
空肠弯曲菌培养　484
空肠弯曲菌培养和鉴定　484
空肠先天性缺如△　113
空肠 - 乙状结肠吻合术　192, 358
空肠造口闭合术　192
空肠造口术　192, 358
空蝶鞍　200
空蝶鞍填塞术　37, 207
空蝶鞍综合征　164, 200
空洞性肺结核　87, 461
空腹血糖受损　164
空间广度测验　446
空间知觉异常　443
空泡蝶鞍△　200
空泡蝶鞍综合征△　200
空泡样脊髓病　128
空盆腔综合征　185
空气栓塞　87
空三角征　147
空调肺　87
空瓮音　93
空芯针穿刺活检术　192
孔源性视网膜脱离　7
孔源性视网膜脱离(多发裂孔)　7
孔源性视网膜脱离(巨大裂孔)　7
孔源性视网膜脱离(锯齿缘离断)　7
恐怖症　439
恐怖状态　439
恐高症　439
恐惧　443
控制通气　94, 341
控制性低中心静脉压　341
控制性肺膨胀　94
控制性降压术　341
控制性氧疗　94
口 - 鼻瘘△　56
口 - 鼻瘘管切除术　62
口鼻腔瘘　48
口部瘢痕　327
口吃　34, 443, 448
口齿不清　34
口臭　48
口唇发紫　59
口唇疱疹　418

口底癌　349
口底病损切除术　62, 358
口底多间隙感染脓肿切开引流术　62
口底恶性肿瘤　48, 349
口底蜂窝织炎　48
口底交界性肿瘤　48
口底良性肿瘤　48
口底皮样囊肿　48
口底前部恶性肿瘤　48
口底炎性假瘤　48
口底移植皮瓣坏死　48
口底引流术　62
口底原位癌　48
口底肿物　48
口顶恶性肿瘤△　44
口恶性肿瘤△　28
口蜂窝织炎和脓肿　48
口服避孕药后血栓形成　369
口服避孕药中毒△　452
口服活脊髓灰质炎病毒疫苗　276
口服基础麻醉术　341
口服药避孕　369
口服再水化盐类中毒　454
口干　59
口干燥症　48
口和咽化学性烧伤　327
口呼吸不良习惯　48
口呼吸习惯　48
口角瘢痕挛缩　327
口角缝合术　62, 321
口角干裂　181
口角开大术　321, 332
口角炎　48
口轮匝肌功能重建术　62, 321
口面部肉芽肿病　48
口 - 面 - 指综合征　418
口 - 面 - 指综合征Ⅰ型　418
口 - 面 - 指综合征Ⅱ型　418
口 - 面 - 指综合征Ⅲ型　418
口 - 面 - 指综合征Ⅳ型　418
口内单纯疱疹　48
口内脓肿切开引流术　62
口内异物　48
口前庭恶性肿瘤　48
口腔癌术后复发　349
口腔白斑　418, 461
口腔白斑病　48
口腔白斑症△　418
口腔白角化病△　48
口腔白色角化症　48
口腔扁平苔藓　418
口腔扁平苔癣△　418
口腔表皮样囊肿　48
口腔病损激光烧灼术　62
口腔病灶感染　48
口腔不良习惯　48
口腔冲洗　62
口腔单纯疱疹　48, 418
口腔动静脉畸形　48
口腔恶性肿瘤　28, 48, 349
口腔发育性(非牙源性)囊肿　48
口腔干燥症　59
口腔感染　48
口腔颌面部蜂窝织炎和脓肿　48

口腔颌面部间隙感染　48
口腔颌面部损伤　48
口腔黑斑　48
口腔黑斑症△　48
口腔黑变病　418
口腔红斑　48
口腔继发恶性肿瘤　28, 48
口腔颊黏膜恶性肿瘤　48
口腔结核　48
口腔静脉畸形　48
口腔溃疡　48
口腔良性肿瘤　48
口腔淋巴管畸形△　48
口腔淋巴管瘤△　48
口腔淋巴上皮囊肿　48
口腔瘘管　48
口腔毛滴虫感染　461
口腔毛状白斑△　420
口腔囊肿　48
口腔内淋巴管畸形　48
口腔内淋巴管瘤　48
口腔内脓肿　48
口腔内血管增生　48
口腔黏膜白斑病　418
口腔黏膜白病△　418
口腔黏膜瓣移植术　62
口腔黏膜病损切除术　62
口腔黏膜出血　48
口腔黏膜恶性黑色素瘤　48
口腔黏膜恶性肿瘤　28, 48
口腔黏膜感觉异常△　59
口腔黏膜过度角化　48
口腔黏膜黑斑　48
口腔黏膜黑色素瘤　48
口腔黏膜化脓性肉芽肿　48
口腔黏膜浆细胞肉芽肿　48
口腔黏膜结节病　48
口腔黏膜开放性损伤　48
口腔黏膜溃疡　48
口腔黏膜黏液囊肿　48, 418
口腔黏膜肉芽肿和类肉芽肿损害　48
口腔黏膜色素脱失△　328
口腔黏膜色素异常　48
口腔黏膜色素痣　48
口腔黏膜嗜酸性肉芽肿　48
口腔黏膜外源性色素沉着异常　418
口腔黏膜下纤维化△　48
口腔黏膜下纤维性变　48
口腔黏膜炎　49
口腔黏膜炎(溃疡性)△　48
口腔黏膜炎性增生　48
口腔黏膜疣状黄瘤△　58
口腔黏膜游离移植术　62
口腔黏液囊肿△　48
口腔黏液腺囊肿　48
口腔念珠菌病　48, 418, 461
口腔念珠菌感染△　418
口腔脓肿△　48
口腔疱疹　400, 461
口腔皮肤瘘　48
口腔皮样囊肿△　48
口腔前庭恶性肿瘤△　48
口腔浅表损伤　48
口腔区囊肿△　48

口腔区域发育性(非牙源性)囊肿△ 48
口腔软组织移植皮瓣坏死 48
口腔软组织异物 48
口腔色素沉着 418
口腔上颌窦瘘 28,48
口腔生物学行为未定肿瘤 48
口腔卫生宣教 62
口腔鲜红色乳头瘤病 418
口腔修复体边缘不良 48
口腔修复体导致的过敏 48
口腔修复体美观缺陷 48
口腔修复体外形不良 48
口腔修复体悬突 48
口腔修复体折裂 48
口腔血管畸形 48
口腔血管瘤 48
口腔炎△ 49
口腔炎性肿块△ 48
口腔原位癌 48
口腔灶性上皮增生 418
口腔真菌感染△ 48
口腔肿物 49
口腔周围浆细胞增多综合征 49
口蹄病 418
口蹄疫 461
口外弓 62
口下颌肌张力障碍△ 135
口形矫正术 62,321
口咽癌 49
口咽部通气道置入术 341
口咽侧壁恶性肿瘤 49
口咽恶性肿瘤 49,349
口咽后壁恶性肿瘤 49
口咽连接部恶性肿瘤 49
口咽良性肿瘤 49
口、咽烧伤 48
口炎 49
口炎性腹泻 108
口周瘢痕挛缩 327
口周瘢痕切除松解术 321
口周苍白圈 466
口周化学性烧伤 327
口周皮炎 418
口周烧伤 327
口灼痛综合征 418
叩诊鼓音 217
叩诊清音 217
叩诊实音 217
叩诊浊音 217
扣带回切开术 207
扣带回疝△ 121,198
扣拇畸形 276
枯草杆菌败血症 400,461
枯草杆菌脓毒血症△ 400
苦笑面容 466
苦杏仁中毒 454
库弗莱尔子宫△ 394
库肯勃瘤 369
库鲁病 128,461
库普弗细胞肉瘤 108
库斯莫尔呼吸 338
库斯莫尔呼吸△ 93
库欣反应 147
库欣现象 205

库欣综合征 75,164,242,418
库欣综合征伴低钾血症 164
库欣综合征伴多种并发症 164
库欣综合征伴肺部感染 164
库欣综合征伴感染 164
库欣综合征伴高雄激素血症 164
库欣综合征伴高血压 164
库欣综合征伴骨折 164
库欣综合征伴骨质疏松 164
库欣综合征伴精神障碍 164
库欣综合征伴皮肤真菌感染 164
库欣综合征伴肾结石 164
库欣综合征伴糖尿病 164
库欣综合征伴糖调节受损 164
库欣综合征伴性腺功能减退症 164
库欣综合征伴血脂异常 164
库欣综合征肌病 7
夸大妄想 443
夸希奥科△ 160
跨瓣反流 344
跨瓣压差 344
跨壁压 98,344
跨肺压 98
跨膈肌压 344
跨膈压 98
跨关节外架固定术 310
跨气道压 98
跨胸壁压 98
跨胸压 98
跨阈步态 299
块状骨移植术 62
快波 147
快动眼睡眠行为障碍△ 128
快感缺失 443
快棘波样纺锤变异型 147
快进型矽肺 454
快乐木偶综合征 439
快慢综合征△ 77
快速连续尿路造影 250
快速序贯诱导术 341
快速循环型双相情感障碍 439
快速循环型障碍△ 439
快速眼动密度 147
快速眼动期次数 147
快速眼动睡眠 147
快速眼动睡眠期行为障碍△ 128
快速眼动睡眠潜伏期 147
快速眼动睡眠相关性窦性停搏 128
快速眼动睡眠行为障碍 87,128
快速眼动睡眠障碍△ 128
快速自旋回波序列 147
快痛 338
快中子 365
宽 QRS 心动过速 75
宽管型 473
髋部伴大腿挤压伤 276
髋部大隐静脉损伤 276
髋部多处血管损伤 223
髋部多神经损伤 128,276
髋部多血管损伤 276
髋部股静脉损伤 223,276
髋部股神经损伤 129,276
髋部骨折 276
髋部骨折不愈合 276

髋部和大腿多处损伤 276
髋部肌腱端病 276
髋部肌腱末端病△ 276
髋部肌肉和肌腱扭伤 276
髋部肌肉和肌腱损伤 276
髋部挤压伤 276
髋部开放性损伤 276
髋部开放性损伤伴骨折 276
髋部开放性损伤伴脱位 276
髋部脓肿 276
髋部皮感觉神经损伤 129
髋部切断 276
髋部神经损伤 129,276
髋部损伤 276
髋部疼痛 299
髋部血管损伤 223,276
髋部坐骨神经损伤 129,276
髋骨骨折切开复位钢板内固定术 310
髋骨骨折切开复位钢针内固定术 310
髋骨骨折切开复位螺钉内固定术 310
髋骨关节病 276,448
髋骨人工骨植骨术 310
髋骨植骨术 310
髋关节半脱位 276
髋关节表面置换术 310
髋关节病理性脱位 276
髋关节病损切除术 310,358
髋关节不稳定 276
髋关节抽吸术 310
髋关节创伤后骨性关节炎 Letournal 分期 276
髋关节创伤性骨化性肌炎 276
髋关节创伤性关节炎△ 259
髋关节恶性骨肿瘤 276
髋关节发育不良△ 261,289
髋关节感染后遗症 276
髋关节股骨假体翻修术 310
髋关节骨关节炎(继发性)△ 271,284
髋关节骨关节炎(原发性)△ 294
髋关节骨髓炎 276
髋关节固定术 310
髋关节过伸试验△ 299
髋关节和大腿多处肌肉和肌腱扭伤 276
髋关节和大腿多处肌肉和肌腱损伤 276
髋关节和大腿软组织损伤 276
髋关节和在大腿水平多发性肌肉和肌腱损伤 276
髋关节后脱位 276
髋关节滑膜切除术 310
髋关节滑膜炎 276
髋关节化脓性关节炎 276
髋关节活动性感染 276
髋关节活组织检查 310
髋关节积血 276
髋关节假体翻修术 310
髋关节假体取出术 310
髋关节僵硬 276
髋关节交界性骨肿瘤 276
髋关节结核 276
髋关节结核性滑膜炎 276
髋关节镜检查 310
髋关节镜下病损切除术 310,358
髋关节镜下骨赘切除术 310
髋关节镜下关节清理术 310

髋关节镜下滑膜切除术　310
髋关节镜下髋关节撞击综合征成形术　310
髋关节镜下髂腰肌松解术　310
髋关节镜下软骨成形术　310
髋关节镜下游离体取出术　310
髋关节镜下盂唇修补术　310
髋关节旷置术　310
髋关节莱姆病性关节炎　276
髋关节类风湿性关节炎△　277
髋关节离断术　276
髋关节良性骨肿瘤　276
髋关节瘘　276
髋关节梅毒性关节炎　276
髋关节囊韧带扭伤　276
髋关节囊松解术　310
髋关节囊肿　276
髋关节囊周围髂骨截骨术　310
髋关节内固定物取出术　310
髋关节内游离体　276
髋关节扭伤　276
髋关节前脱位　276
髋关节强硬　276
髋关节强直　276
髋关节切开术　310
髋关节切开引流术　310
髋关节屈曲挛缩试验△　299
髋关节融合术　310
髋关节融合术后　276
髋关节软骨损伤　276
髋关节色素沉着绒毛结节性滑膜炎　276
髋关节松解术　310
髋关节痛　276
髋关节痛风性关节炎　276
髋关节脱位　276, 448
髋关节脱位闭合复位术　310
髋关节脱位切开复位内固定术　310
髋关节脱位切开复位术　310
髋关节陷入　277
髋关节修补术　310
髋关节修正术　310
髋关节旋转试验　299
髋关节血友病性关节炎　276
髋关节一过性滑膜炎　276
髋关节异位骨化△　276
髋关节异位骨化 Brooker 分型　276
髋关节异位骨化形成　276
髋关节幼年型骨软骨病　276
髋关节盂唇损伤　276
髋关节圆韧带损伤　276
髋关节真菌性关节炎　276
髋关节置换术后　448
髋关节置入物　276
髋关节周围骨化　276
髋关节撞击症　276
髋关节撞击综合征△　276, 277
髋和大腿的浅表损伤　276
髋和大腿冻伤伴有组织坏死△　327
髋和大腿冻伤伴组织坏死　327
髋和大腿多处开放性损伤　276
髋和大腿多处浅表损伤　276
髋和大腿多处损伤△　264, 276
髋和大腿浅表冻伤　327
髋和大腿水平的多神经损伤△　129, 276
髋和大腿水平的多血管损伤△　223, 276

髋和大腿水平的股静脉损伤△　223, 265, 276
髋和大腿水平的股神经损伤△　265
髋和大腿水平的皮感觉神经损伤△　129
髋和下肢电烧伤(除外踝和足)　327
髋和下肢Ⅳ度电烧伤合并肢体坏死　327
髋和下肢Ⅳ度化学性烧伤合并肢体坏死　327
髋和下肢化学性烧伤(除外踝和足)　327
髋和下肢烧伤(除外踝和足)　327
髋臼表面置换术　310
髋臼成形术△　310
髋臼成形术 / 加盖术　310
髋臼单一骨折　276
髋臼恶性骨肿瘤　277
髋臼发育不良　277
髋臼复合骨折　277
髋臼股骨撞击症　277
髋臼骨折　277, 448
髋臼骨折切开复位内固定术　310
髋臼假体翻修术　310
髋臼假体内移　310
髋臼交界性骨肿瘤　277
髋臼良性骨肿瘤　277
髋臼内陷症　277
髋臼内移截骨　310
髋臼脱位　277
髋臼外侧造盖术　310
髋臼旋转中心上移　310
髋臼盂唇损伤　277
髋臼植骨　310
髋臼置换术　310
髋臼周围截骨术　310
髋离断伤　277
髋内翻　277
髋内翻畸形　299
髋扭伤　276
髋扭伤和劳损　277
髋人字形石膏　310
髋外翻　277
狂犬病　461
狂犬病毒核糖核酸　470
狂犬病毒抗体　479
狂犬病毒抗体 IgG　479
狂犬病毒抗体 IgM　479
狂信型人格　443
狂饮　443
矿物质代谢紊乱　173
眶壁爆裂性骨折　7
眶壁重建术　62
眶壁骨折　7
眶壁骨折切开复位术　321
眶部裂伤　7
眶穿通伤　7
眶创伤感染　7
眶底、壁缺损　318
眶底骨折　7
眶动静脉瘘　7
眶恶性神经鞘瘤　7
眶恶性肿瘤　7
眶蜂窝织炎　7
眶隔前蜂窝织炎　7
眶隔修补术　21
眶隔脂肪整形术　21

眶骨恶性肿瘤　28, 49, 8
眶骨骨折　8
眶骨骨折闭合复位术　321
眶骨骨折切开复位术　321
眶骨良性肿瘤　8
眶骨缺损修复人工材料植入术　21
眶骨异质成形物置入术　321
眶骨肿瘤　8
眶贯通伤伴有或不伴有异物　8
眶尖综合征　8
眶结缔组织恶性肿瘤　8
眶距过宽征　49
眶颅沟通性异物　8
眶颅沟通性肿物　8
眶颅联合伤　8
眶绿色瘤　8
眶面裂　8
眶内动脉瘤　8
眶内继发恶性肿瘤　8
眶内良性肿瘤△　16
眶内脑膜瘤　200
眶内黏液囊肿　8
眶内脓肿引流术　21
眶内皮样囊肿　8
眶内容剜除术　21
眶内容摘除术　21
眶内下壁骨折　8
眶内血栓性静脉炎　8
眶内血肿　8
眶内血肿穿刺引流术　21
眶内异物　8
眶内异物取出术　21
眶内肿瘤切除术　349
眶内肿物　8
眶内转移性肿瘤　8
眶气肿　8
眶切开术伴眶植入物植入术　37
眶区浅表损伤　8
眶颧骨折复位内固定术　21
眶软组织损伤　8
眶上裂综合征　8
眶上神经损伤　49
眶上神经痛　8, 34, 129
眶上神经阻滞麻醉与镇痛术　341
眶神经鞘瘤　8
眶神经纤维瘤　8
眶外壁重建术　321
眶外侧壁切开术　37
眶外下方骨折　8
眶下管注射法△　62
眶下间隙感染　49
眶下间隙感染伴脓肿　49
眶下孔注射法　62
眶下裂后方注射法　62
眶下神经损伤　8, 129
眶下神经阻滞麻醉与镇痛术　341
眶下淤血　34
眶炎性假瘤　8
眶缘骨折畸形　8
眶缘内上方骨折　8
眶缘外上方骨折　8
眶周多发骨折　8
眶周蜂窝织炎　8
眶周骨折修复术　21

眶周神经恶性肿瘤 8
眶周神经良性肿瘤 8
眶周神经肿瘤 8
眶周肿物 8
盔甲癌 418
窥阴癖 439
奎肯施泰特试验 147
奎肯斯提特试验△ 147
奎来特红斑 48
蝰蛇毒磷脂凝固时间 473
蝰蛇毒时间 473
溃疡 432
溃疡病穿孔 108
溃疡残毁性血管瘤病 418
溃疡腺型土拉菌病 461
溃疡性白斑 49
溃疡性扁平苔藓 418
溃疡性结肠炎△ 108
溃疡性结肠炎伴出血 108
溃疡性口炎 49
溃疡性狼疮 49
溃疡性皮肤结核 418
溃疡性外痔 108
溃疡性龈炎 49
溃疡性直肠炎 108
困难面罩通气 338
困难气道 338
困难气管内插管 338
困难声门上气道通气 338
扩大的肾盂切开取石术 250
扩大的血管周围间隙 129
扩大额下入路 37
扩大刮除术 310
扩大后鼓室切开术 37
扩大经蝶窦入路 37
扩大迷路后入路 37
扩大乳突根治术 37
扩大性自杀 439
扩大右半肝切除术 192
扩孔钻 62
扩张孔 418
扩张器感染 185
扩张器破裂 185
扩张器渗液 185
扩张器调整术 321
扩张器外露 185
扩张器植入术后皮瓣破裂 185
扩张器置入术 321
扩张型心肌病 75,400
扩张型心肌病伴羊毛状发及角化病 418
扩张性心肌病△ 75
括约肌测压 255
括约肌内脓肿 108
阔鼻 28
阔节裂头绦虫病 461
阔筋膜部分切除术 310
阔筋膜张肌肌皮瓣术 332
阔盘吸虫病 461
阔韧带病损切除术 381
阔韧带恶性肿瘤 369
阔韧带肌瘤 369
阔韧带良性肿瘤 369
阔韧带囊肿 369
阔韧带妊娠 369

阔韧带乳头状囊腺瘤 349
阔韧带撕裂综合征 369
阔韧带息肉 369
阔韧带血肿 369

**L**

拉埃内克肝硬化 108
拉德 365
拉德当量 365
拉德手术 358
拉福拉病 129
拉克囊肿 164
拉克氏囊肿△ 164
拉伦型身材矮小症 171
拉莫尔频率 147
拉姆齐 - 亨特综合征△ 173,421
拉森综合征 277
拉沙热 461
拉斯马森综合征△ 130
拉斯泰利手术 234
拉斯泰利手术△ 336
拉特克囊继发恶性肿瘤 349
拉特克囊肿 164
拉特克囊肿切除术 207
腊肠样神经病△ 139
蜡样管型 473
蜡样屈曲 443
蜡样芽孢杆菌食物中毒 108
蜡油样骨病△ 265
来苏水中毒△ 453
来自野生动物的副痘病毒感染 418
莱尔米特征 299
莱夫勒综合征 87
莱格 - 卡尔夫 - 佩尔特斯病△ 265
莱姆病 8,129,418,461
莱姆病性关节炎 277
莱姆螺旋体抗体 479
莱姆螺旋体抗体 IgG 479
莱姆螺旋体抗体 IgM 479
莱施 - 奈恩综合征 129,277
莱施 - 奈恩综合征△ 159
莱施 - 尼汉综合征△ 129
莱特尔综合征 241,418
莱特尔综合征△ 277
莱特勒 - 西韦病 178,349
莱特伍德 - 奥尔布赖特综合征 49
莱泽 - 特雷拉征△ 418
赖氨酸和羟赖氨酸代谢紊乱 173
赖芬斯坦综合征 164
赖分斯坦综合征△ 164
赖利 - 藏综合征 * 271
赖利 - 戴综合征△ 271,399
赖特综合征 277
赖特综合征△ 277
兰伯特 - 伊顿肌无力综合征 129
阑尾癌 349
阑尾包块 108
阑尾杯状细胞类癌△ 185
阑尾杯状细胞癌 185
阑尾闭锁△ 101
阑尾残端内翻包埋术 192
阑尾残端切除术 192
阑尾残端炎 108

阑尾恶性肿瘤 108,185
阑尾假黏液瘤 185
阑尾交界性肿瘤 108
阑尾结石 108
阑尾类癌△ 185
阑尾良性肿瘤 108
阑尾瘘 108
阑尾瘘闭合术 192
阑尾囊肿 108
阑尾黏液囊肿 108,185
阑尾黏液肿瘤 349
阑尾脓肿 108
阑尾脓肿引流术 192
阑尾破裂 108
阑尾憩室 108
阑尾嵌顿疝 185
阑尾切除术 192
阑尾神经内分泌肿瘤 185
阑尾输尿管成形术 250
阑尾损伤 108
阑尾套叠 108
阑尾炎△ 104
阑尾炎性假瘤 108
阑尾造口术 192
阑尾增生 108
阑尾周围脓肿 108,185,461
阑尾周围炎 108
蓝鼓膜 28
蓝鼓膜综合征△ 28
蓝光治疗 433
蓝甲 418
蓝莓松饼状婴儿 418
蓝色白癜风 418
蓝色巩膜 8
蓝色盲 8
蓝色弱 8
蓝色橡皮泡痣综合征△ 418
蓝色橡皮疱样痣 418
蓝氏贾第鞭毛虫病 461
蓝趾综合征 223
蓝痣 418
滥用草药或民间验方 439
滥用抗酸药 439
滥用抗抑郁药 439
滥用类固醇或激素 439
滥用轻泻药 439
滥用维生素 439
莨菪碱类植物中毒 454
狼疮抗凝物 473
狼疮抗凝物测定 182
狼疮脑病 129
狼疮性肺病变 87
狼疮性肺部疾病 87
狼疮性肺炎 87
狼疮性肝炎△ 108
狼疮性脊髓病变 129
狼疮性膀胱炎 241
狼疮性神经炎 129
狼疮性肾小管间质病变 152
狼疮性肾小管间质肾炎△ 152
狼疮性肾炎 152
狼疮性肾炎Ⅲ(A/C)型(局灶增生硬化性) 152
狼疮性肾炎Ⅲ(A)型(局灶增生性) 152

狼疮性肾炎Ⅲ（C）型（局灶硬化性） 152
狼疮性肾炎Ⅳ -G（A/C）型（弥漫性球性增生和硬化性） 152
狼疮性肾炎Ⅳ -G（A）型（弥漫性球性增生性） 152
狼疮性肾炎Ⅳ -G（C）型（弥漫性球性硬化性） 152
狼疮性肾炎Ⅳ -S（A/C）型（弥漫性节段性增生和硬化性） 152
狼疮性肾炎Ⅳ -S（A）型（弥漫性节段性增生性） 152
狼疮性肾炎Ⅳ -S（C）型（弥漫性节段性硬化性） 152
狼疮性肾炎Ⅰ型（轻微系膜性） 152
狼疮性肾炎Ⅱ型（系膜增生性） 152
狼疮性肾炎Ⅲ＋Ⅴ型 152
狼疮性肾炎Ⅲ型（局灶性） 152
狼疮性肾炎Ⅳ＋Ⅴ型 152
狼疮性肾炎Ⅳ型（弥漫性） 152
狼疮性肾炎Ⅴ型（膜性） 152
狼疮性肾炎Ⅵ型（硬化性） 152
狼疮性视网膜病变 8
狼疮性心包炎 75
狼疮性心肌病 75
狼疮性周围神经病 129
狼疮状肝炎 108
朗格汉斯细胞肉瘤 178
朗格汉斯细胞组织细胞增多症 178
朗格汉斯细胞组织细胞增生症 49, 87, 349, 418
朗格汉斯胰岛 164
朗格汉斯胰岛β细胞（同种）异体移植术 192
朗格汉斯胰岛β细胞自体移植术 192
劳恩 - 加农 - 莱文综合征 75
劳吉尔 - 亨齐克尔综合征 418
劳力型心绞痛△ 75
劳力性呼吸困难 79
劳力性心绞痛 75
劳伦斯 - 穆恩 - 比德综合征 418
劳伦斯 - 穆恩 - 别德尔综合征△ 418
老年痴呆抑郁型或妄想型 129
老年钙化性二尖瓣狭窄 223
老年钙化性主动脉瓣狭窄伴关闭不全 223
老年核性白内障 8
老年聋△ 28
老年人颞部一过性小尖波 147
老年瘙痒症 418
老年收缩期高血压△ 72
老年性白斑 418
老年性白内障（莫干尼型） 8
老年性白内障（皮质型） 8
老年性玻璃体劈裂 8
老年性动脉炎 223
老年性耳聋 28
老年性肺气肿 87
老年性骨软化症 277
老年性骨质疏松 277
老年性骨质疏松症△ 277
老年性睑内翻 8
老年性睑外翻 8
老年性角化病△ 414
老年性颈椎病 277
老年性脑改变 144
老年性女阴萎缩 418

老年性皮肤萎缩 418
老年性强直性脊柱骨质增殖症 277
老年性上睑下垂 8
老年性驼背 277
老年性无力 448
老年性舞蹈症 129
老年性虚弱 448
老年性血管瘤 418
老年性阴道炎 369
老年性震颤 448
老年性紫癜 418
老年腰椎间盘突出症 277
老视 8
酪氨酸代谢紊乱症 173
酪氨酸激酶 cDNA 突变检测 470
酪氨酸结晶 473
酪氨酸尿症 173
勒夫特病△ 137, 450
勒里施氏综合征△ 230
雷电休克 69
雷夫叙姆综合征 418
雷击伤 69
雷诺病△ 229
雷诺病 418
雷诺丁受体 344
雷诺现象 129
雷诺综合征 129
雷特综合征 129, 439, 448
镭 -226 365
镭施源器 365
肋膈沟 93
肋骨病损切除术 214, 358
肋骨部分切除术 214
肋骨串珠 93
肋骨多发性骨折 212, 223
肋骨多发性骨折伴第一肋骨骨折 212, 223
肋骨分叉 - 基底细胞痣 - 颌骨囊肿综合征 49
肋骨钢板内固定术 214
肋骨钢针内固定术 214
肋骨骨髓炎 327
肋骨骨折 212, 223
肋骨骨折△ 229
肋骨骨折 87
肋骨骨折闭合复位内固定术 214
肋骨骨折切开复位钢板内固定术 214
肋骨骨折切开复位钢针内固定术 214
肋骨骨折切开复位螺钉内固定术 214
肋骨关节脱位 212
肋骨活组织检查 214, 363
肋骨畸形矫治术 214
肋骨交界性骨肿瘤 318
肋骨良性骨肿瘤 277
肋骨良性肿瘤 87
肋骨螺钉内固定术 214
肋骨切除术 214
肋骨取骨术 214
肋骨软骨脱位 212
肋骨死骨去除术 214
肋骨髓内钉内固定术 214
肋骨外固定术 214
肋骨楔形截骨术 214
肋骨植骨术 214
肋骨椎骨横突切除术 310

肋横突切除术 310
肋间动脉缝合术 214
肋间动脉结扎术 214
肋间动脉瘤 223
肋间神经病 129
肋间神经节段切除术 214
肋间神经筋膜内阻滞麻醉与镇痛术 341
肋间神经冷冻术 214
肋间神经冷冻镇痛术 207
肋间神经切除术 207, 214, 310
肋间神经射频消融术 207
肋间神经损伤 129
肋间神经探查术 310
肋间神经痛 129
肋间神经炎△ 129
肋间神经移位术 207, 310
肋间神经阻滞 145
肋间神经阻滞麻醉与镇痛术 341
肋间神经阻滞术 207
肋间血管损伤 212, 223
肋软骨耳郭成形术 37
肋软骨痛 277
肋软骨炎 87, 337
肋锁综合征 277
泪道成形术 21
泪道冲洗 21
泪道重建术 21
泪道多形性腺瘤 8
泪道恶性肿瘤 8
泪道关闭不全 8
泪道肌细胞瘤 8
泪道急性炎症 8
泪道良性肿瘤 8
泪道鳞状细胞癌 8
泪道慢性炎症 8
泪道逆行置管术 21
泪道乳头状瘤 8
泪道嗜酸细胞瘤 8
泪道栓塞术 21
泪道损伤 8
泪道探通术 21
泪道狭窄和关闭不全 8
泪道腺癌 8
泪道腺样囊性癌 8
泪道炎症 8
泪道移行细胞癌 8
泪道异物 8
泪道阻塞 8
泪道阻塞术后复发 8
泪滴骨折 277
泪点闭塞 8
泪点封闭术 21
泪点内异物 8
泪点外翻 8
泪点息肉 8
泪点狭窄 8
泪阜肥大 18
泪阜肿瘤切除术 21
泪管肉芽肿 8
泪膜破裂时间 23
泪囊鼻腔吻合术 37
泪囊恶性肿瘤 8
泪囊结膜囊吻合术 21
泪囊良性肿瘤 8

泪囊瘘 8
泪囊瘘管切除术 21
泪囊囊肿 8
泪囊脓肿 8
泪囊破裂 8
泪囊憩室 8
泪囊切开术 21
泪囊造影 23
泪囊摘除术 21
泪囊肿物 8
泪器缺如或发育不全 8
泪器系疾患 8
泪腺多形性腺瘤 8
泪腺恶性混合瘤 8
泪腺恶性肿瘤 8
泪腺 - 耳 - 牙 - 指综合征 418
泪腺复位术 21
泪腺和泪道恶性肿瘤 8
泪腺和泪道良性肿瘤 8
泪腺和唾液腺发育不全症△ 56
泪腺肌上皮瘤 8
泪腺良性淋巴上皮病变 8
泪腺良性肿瘤 8
泪腺淋巴瘤 8
泪腺囊肿 8
泪腺黏液表皮样癌 8
泪腺脱垂矫正术 21
泪腺 - 唾液腺肥大综合征△ 9, 29, 49
泪腺萎缩 8
泪腺腺癌 8
泪腺腺样囊性癌△ 8
泪腺炎 8
泪腺炎性假瘤 8
泪腺肿大 18
泪腺肿瘤术后复发 8
泪小点成形术 21
泪小点扩张治疗 21
泪小点外翻矫正术 21
泪小点狭窄△ 8
泪小管断裂 8
泪小管瘘 8
泪小管撕裂 8
泪小管填塞术 21
泪小管吻合术 21
泪小管狭窄 8
泪小管阻塞 8
泪液分泌试验 23
泪溢 49
泪总管断裂 8
泪总管狭窄 8
泪总管阻塞 8
类癌 277
类癌及类癌综合征△ 164, 418
类癌综合征 164, 418
类白血病反应 400
类百日咳综合征 461
类鼻疽 418, 461
类鼻疽肺炎 87
类丹毒 418, 461
类胆固醇颗粒样残留物 482
类风湿关节炎△ 277
类风湿关节炎肾损害 152
类风湿结节△ 277
类风湿髋关节炎△ 277

类风湿嗜中性皮炎 418
类风湿膝关节炎△ 277
类风湿性多神经病 129
类风湿性肺病 87
类风湿性关节炎 277
类风湿性关节炎伴多神经病 129
类风湿性关节炎伴寰枢椎不稳定 277
类风湿性关节炎伴颈椎不稳定 277
类风湿性滑囊炎 277
类风湿性踝关节炎 277
类风湿性结节 277
类风湿性髋关节炎 277
类风湿性脉管炎 223
类风湿性手关节炎 277
类风湿性腕关节炎 277
类风湿性膝关节炎 277
类风湿性心包炎 75
类风湿性心肌病 75
类风湿性心肌炎 75
类风湿性心内膜炎 75
类风湿性血管炎 418
类风湿性肘关节炎 277
类风湿性足关节炎 277
类风湿因子 147, 479
类风湿因子 IgA 479
类风湿因子 IgG 479
类风湿因子 IgM 479
类风湿肘关节炎△ 277
类风湿足 277
类甘油三酯颗粒样残留物 482
类骨样钙化 277
类固醇激素反应性慢性淋巴细胞性炎症伴
    脑桥周围血管强化症 129
类固醇激素合成急性调节蛋白缺陷症 164
类固醇性糖尿病△ 169, 170
类过敏反应 337
类脊髓灰质炎 277
类热带溃疡 418
类人猿型骨盆 387
类似莫困综合征 164
类天疱疮 418
类天疱疮样扁平苔藓 418
类猩猩耳 318
类胰蛋白酶 479
类圆线虫病 109, 418
类脂性肺炎 87
类脂性肾上腺增生 241
类脂质渐进性坏死 418
累积剂量 365
累积性刺激性接触性皮炎 418
累及喉和气管及肺的化学性烧伤 327
累及内脏的类风湿性关节炎 277
累及全身的类风湿性关节炎 277
累及身体多个部位的冻伤伴有组织坏死△
    326
累及身体多个部位的肌肉和肌腱损伤△
    263
累及身体多个部位的浅表冻伤 327
累及身体多个部位的神经损伤 277
累及身体多个部位的血管损伤 277
棱状巨尿道 241
冷超敏感性皮肤病 418
冷刺激性头痛 129
冷冻疗法 94

冷冻消融术后 223
冷冻治疗 358
冷或热刺激试验 344
冷抗体型自身免疫性溶血性贫血 178
冷疗法 451
冷凝集试验 479
冷凝集素病△ 418
冷凝集素综合征 418
冷球蛋白 479
冷球蛋白血症 418
冷球蛋白血症肾损害 152
冷球蛋白血症性股臀部皮肤血管炎 418
冷球蛋白血症性肾小球肾炎 152
冷球蛋白血症性血管炎 152
冷热溶血试验 473
冷伤 454
冷损伤△ 454
冷纤维蛋白原血症 418
冷休克 337
离体肝切除术 192
离体肾取石术 250
离心性环状红斑 418
离子钙 482
梨状窦恶性肿瘤 49
梨状肌出口综合征 277
梨状肌综合征 129, 277
梨状窝癌△ 28
梨状窝恶性肿瘤 28
梨状窝良性肿瘤 349
犁骨瓣修复术 62
犁骨恶性肿瘤 49
李凡他试验 473
李弗特 I 型骨折 49
李弗特 II 型骨折 49
李弗特 III 型骨折 49
李斯特菌病 418, 461
李斯特菌脑炎 129
李斯特菌性败血症 461
李斯特菌性脑动脉炎 461
李斯特菌性脑膜脑炎 129, 461
李斯特菌性脑膜炎 129, 461
李斯特菌性心内膜炎 461
里德尔甲状腺炎△ 164
里尔德尔(木样)甲状腺炎 164
里尔黑变病△ 424
里格尔异常△ 1
理化损伤性白内障 8
理想麻醉状态 341
锂 482
锂相关肾病 152
锂盐中毒 164
力弱 299
立克次体病 461
立克次体痘 418
立克次体肺炎 87
立克次体核酸 470
立克次体抗体 479
立克次体脑炎 129
立克次体性葡萄膜炎 461
立舍氏瘤 164
立体定向 γ 射线放射治疗 207
立体定向放射外科 207
立体定向放射外科治疗 365
立体定向放射治疗 207, 365

立体定向脊髓切断术　358
立体定向脊髓束切断术　207
立体定向扣带回切开术　207
立体定向颅内电极植入神经调控疼痛技术　341
立体定向颅内血肿穿刺引流术　207
立体定向颅内血肿清除术　207
立体定向脑白质切开术　207
立体定向脑病损切除术　358
立体定向脑病灶切除术　207
立体定向射频热凝术　207
立体定向手术　207
立体定向仪　211
利博维茨社交焦虑量表　446
利德尔综合征　164
利 - 杜氏体检查　473
利多卡因注射试验　317
利福霉素类中毒　454
利尿肾图　255
利什曼病　418,461
利氏综合征△　138
利他性杀人　439
利血平中毒　454
沥青烧伤　327
蛎壳状银屑病　418
粒细胞集落刺激因子　479
粒细胞减少伴发热　178
粒细胞 - 巨噬细胞集落刺激因子　479
粒细胞缺乏症△　181
粒细胞缺乏症牙周病损　49
粒细胞肉瘤△　179,284
粒细胞生成障碍　178
粒子放射外科治疗　365
粒子放射治疗　62,207,250
痢疾　461
痢疾后关节病　277
痢疾志贺菌　109
连合间线　211
连枷膝　277
连枷胸　87,212,223
连圈状秕糠疹　418
连体儿△　387,400
连体双胎　387
连体婴△　387,400
连续 Z 成形术　332
连续波多普勒　344
连续操作测验　446
连续骶管麻醉与镇痛技术　341
连续缝合［法］　332
连续股神经阻滞　341
连续脊髓麻醉与镇痛技术　341
连续气流通气　94
连续区域阻滞麻醉与镇痛术　341
连续神经丛阻滞麻醉与镇痛术　341
连续肾替代疗法　332
连续输注静脉麻醉术　341
连续无创动脉压监测　344
连续小环结扎术　62
连续心输出量热稀释法测定　344
连续性动 - 静脉血液滤过　94
连续性动 - 静脉血液透析　94
连续性动 - 静脉血液透析滤过　94
连续性静脉 - 静脉血液滤过　95
连续性静脉 - 静脉血液透析　95

连续性内斜视　8
连续性肾脏替代治疗　155
连续性外斜视　8
连续性血液净化　95
连续性杂音　79
连续性肢端皮炎　418
连续血氧饱和度监测　81
连续循环腹膜透析　155
连续腰麻△　341
连续硬膜外麻醉与镇痛技术　341
连续硬膜外阻滞术　310
连衣挽具　310
连指手套状并指　327
联苯胺所致膀胱癌　454
联合肝脏分割和门静脉结扎的分阶段肝切除术　192
联合肝脏离断和门静脉结扎的二步肝切除术　192
联合降温麻醉术　341
联合经尿道电切肾盂癌根治术　250
联合免疫缺陷病　400
联合内外踝缩窄截骨的胫距关节融合术（Stewart 和 Harley 方法）　310
联合蛛网膜下腔与硬膜外腔阻滞△　340
联体双胎　400
联想松弛　443
膫疝　418
镰刀菌病　418
镰刀细胞病　418
镰刀综合征△　77
镰状细胞病　129
镰状细胞病性骨坏死　277
镰状细胞疾病　129,180
镰状细胞贫血　178
镰状细胞肾病　152,241
镰状细胞性骨坏死　277
镰状细胞血红蛋白异常眼底改变　8
蠊缨滴虫病　461
脸颊内部开放性损伤　28
脸腺炎　8
恋床症　129
恋尿症　439
恋童癖　439
恋物癖　439
恋物性异装症△　441
链格孢病　418
链霉素中毒　454
链球菌败血症　400,461
链球菌病　461
链球菌感染　461
链球菌感染后急性肾小球肾炎　400
链球菌感染后肾小球肾炎　400
链球菌化脓性脑膜炎△　400
链球菌脓毒血症△　400
链球菌性扁桃体炎　28
链球菌性多关节炎　277
链球菌性肺炎　400
链球菌性关节炎　277
链球菌性喉痛　28
链球菌性喉炎　28
链球菌性脑膜炎　129,400
链球菌性心内膜炎　400
链球菌性咽峡炎　28
链球菌性咽炎　28

链球菌属血清学分型　484
链尾曼森丝虫病　461
链尾丝虫病　418
良性成牙骨质细胞瘤　49
良性单肢肌萎缩　129
良性对称型脂肪过多症　418
良性发作性眩晕　129
良性非结合性胆红素血症　109
良性复发性脑膜炎　129
良性高血压　75
良性肌病性脑脊髓炎　129
良性畸胎瘤△　198
良性脊索细胞瘤　277
良性家族性舞蹈病△　129
良性家族性新生儿癫痫　129
良性家族性新生儿惊厥△　129,400
良性家族性婴儿癫痫　129
良性惊厥　400
良性淋巴上皮病变　49
良性淋巴组织增生性唇炎　49
良性颅内高压　128
良性颅内压增高　129
良性颅咽管瘤　164
良性慢性家族性天疱疮　418
良性黏膜类天疱疮△　410
良性前列腺增大△　243
良性前列腺增生△　243
良性前列腺增生症△　243
良性蝾螈瘤△　283
良性乳腺发育不良　318
良性散发睡眠期棘波△　149
良性肾小动脉硬化症　152
良性睡眠期一过性癫痫波△　149
良性特发性震颤　129
良性头部组织细胞增生症　419
良性新生儿家族性惊厥　400
良性新生儿惊厥　129,400
良性遗传舞蹈病△　129
良性遗传性舞蹈症　129
良性婴儿癫痫发作（非家族性）　129
良性婴儿肌阵挛癫痫△　139
良性幼年黑素瘤△　426
良性早发性儿童枕叶癫痫（Panayiotopoulos 型）△　142
良性阵发性位置性眩晕　28
良性阵发性斜颈　129
良性阵发性眩晕　129
良性脂肪瘤样肿瘤　49
良性脂肪母细胞瘤　419
两次剖宫产史　387
两点辨别试验　299
两点穿刺技术　341
两段式种植体　62
两个或更多足趾的创伤性切断　277
两个手指创伤性部分离断　277
两个手指创伤性完全离断　277
两根导管冠状动脉造影　238
两根肋骨骨折不伴第一肋骨骨折　212,223
两阶段式外科手术　62
两栖动物毒液中毒　454
两手同利　299
两性畸形　241
两性畸形剖腹探查术　381

两趾切断 277
亮氨酸结晶 473
量 - 效曲线 344
裂发症 419
裂缝桥脑征 147
裂谷热 461
裂片形出血 419
裂手矫正术 310
裂头绦虫病 109, 461
裂头蚴病 109, 419, 461
裂纹舌 49
裂纹性棘皮瘤 419
裂纹状湿疹 419
裂隙 432
裂隙性肉芽肿 419
裂足 277
邻单胞菌肠炎 109
邻关节骨囊肿△ 277
邻关节性骨囊肿 277
邻面磨损 49
邻位皮瓣术 332
邻位皮瓣修复术 62
邻指皮瓣术 332
临产 387
临床靶区 365
临床步态分析 317
临床放射治疗学 365
临床肺部感染评分 98
临床孤立综合征 8, 129
临床肌电图 147
临床记忆量表 446
临床热疗学 365
临床肾结核 241
临床松动 277
临床型精索静脉曲张△ 247
临床牙冠过短 49
临床用创伤后应激障碍诊断盘表 446
临床症状不明显[亚临床]的碘缺乏性甲状
　腺功能减退症 164
临床总体印象量表 446
临界闭合压 344
临界性高血压△ 78
临时覆盖法 332
临时冠修复 62
临时基台 62
临时起搏器置入术 80
临时心脏起搏器术后 70
临时性睑裂缝合 327, 332
临时修复体 62
临时血液净化用深(或中心)静脉拔管术
　155
临时血液净化用深(或中心)静脉插管术
　155
临时粘接剂 62
临终关怀△ 353
淋巴干 - 小静脉吻合术 37, 193, 214, 321,
　358
淋巴管闭塞 223, 419
淋巴管恶性肿瘤 349
淋巴管肌瘤 223
淋巴管畸形 349
淋巴管畸形骨肥大综合征 318
淋巴管继发恶性肿瘤 369
淋巴管 - 静脉吻合术 37, 193, 234, 321,
　358

358
淋巴管扩张 419
淋巴管瘤 28, 223, 277, 419
淋巴管瘤病 419
淋巴管瘤切除术 193, 358
淋巴管瘤(任何部位)△ 223
淋巴管瘤注射术 37, 62, 193, 214, 321,
　358, 433
淋巴管瘘 223
淋巴管瘘结扎术 37, 62, 193, 214, 321,
　358, 433
淋巴管瘘切除术 37, 62, 193, 214, 322,
　358, 433
淋巴管瘘粘连术 37, 62, 193, 214, 322,
　358, 433
淋巴管肉瘤 277, 419
淋巴管探查术 193, 358, 433
淋巴管型孢子丝菌病 419
淋巴管炎 400, 419
淋巴和造血组织肿瘤 200
淋巴回流障碍 223
淋巴浆细胞淋巴瘤 178
淋巴结病 461
淋巴结穿刺术 95
淋巴结多发转移 49
淋巴结坏死 400
淋巴结活组织检查 62, 197, 214, 250, 322,
　363, 435
淋巴结活组织检查术 41
淋巴结继发恶性肿瘤 349
淋巴结卡波西肉瘤 349
淋巴结扩大性区域性切除术 62, 193, 214,
　250
淋巴结清扫术后 37
淋巴结区域性扩大清扫术 358
淋巴结区域性切除术 62, 193, 214, 250
淋巴结区域性清扫术 358
淋巴结细针穿刺抽吸术 95
淋巴结炎 461
淋巴结转移瘤 349
淋巴瘤 349
淋巴瘤基因突变筛查 470
淋巴瘤免疫表型 473
淋巴瘤肾损害 152
淋巴瘤相关噬血细胞综合征 178
淋巴瘤性甲状腺肿 164
淋巴瘤眼底改变 8
淋巴瘤样丘疹病 178, 419
淋巴瘤样肉芽肿病 129, 178
淋巴滤泡性膀胱炎 241
淋巴皮肤的孢子丝菌病 461
淋巴上皮瘤 349
淋巴上皮瘤样癌 349
淋巴水肿 49, 223, 419
淋巴水肿矫正 Charles 手术△ 247, 353
淋巴水肿矫正 Homans-Macey 手术 358
淋巴水肿矫正 Thompson 手术 358
淋巴水肿矫正术△ 36
淋巴水肿性角皮症 419
淋巴丝虫病 461
淋巴探查术 322
淋巴系闪烁造影 250
淋巴系造影 250

淋巴细胞 473
淋巴细胞毒试验 473
淋巴细胞分化抗原检测 473
淋巴细胞减少 178
淋巴细胞浸润血管炎性损伤 277
淋巴细胞脉络丛脑膜炎 129, 461
淋巴细胞消减型经典型霍奇金淋巴瘤 178
淋巴细胞性垂体炎 164
淋巴细胞性甲状腺肿△ 164
淋巴细胞性间质性肺炎 87
淋巴细胞性脉络丛脑膜△ 129
淋巴细胞性脑膜炎 147
淋巴细胞亚群相对计数 473
淋巴细胞增多 178
淋巴胸管损伤 87
淋巴样细胞反应 147
淋巴因子激活的杀伤细胞抗肿瘤活性 479
淋巴源性肝脓肿 400
淋巴造血系统肿瘤 349
淋病 369, 419, 461
淋病病原携带者 419
淋病奈瑟菌鉴定 484
淋病奈瑟菌抗原 479
淋病奈瑟菌培养 484
淋病奈瑟菌培养和鉴定 484
淋病性淋巴结炎 419
淋菌性尿道炎 241, 369
淋菌性尿路感染 152
淋菌性前列腺炎 241
淋菌性输卵管炎 369
淋球菌肺炎△ 419
淋球菌附睾炎 461
淋球菌感染 461
淋球菌睾丸炎 461
淋球菌宫颈炎 461
淋球菌骨髓炎 461
淋球菌关节炎 461
淋球菌核酸 470
淋球菌虹膜睫状体炎 461
淋球菌滑膜炎 461
淋球菌滑囊炎 461
淋球菌腱鞘炎 461
淋球菌结膜炎 461
淋球菌镜检 435
淋球菌尿道炎 461
淋球菌女性盆腔炎性疾病 461
淋球菌膀胱炎 461
淋球菌培养 435
淋球菌皮炎 461
淋球菌前列腺炎 461
淋球菌前庭大腺脓肿 461
淋球菌外阴阴道炎 461
淋球菌新生儿眼炎 461
淋球菌性肺炎 419
淋球菌性附睾炎 419
淋球菌性腹膜炎 109, 419
淋球菌性睾丸炎 419
淋球菌性宫颈炎 419
淋球菌性骨髓炎 419
淋球菌性关节炎 277, 419
淋球菌性龟头炎 419
淋球菌性虹膜睫状体炎 8, 419
淋球菌性滑膜炎 419
淋球菌性腱鞘炎 419

淋球菌性结膜炎　8, 400, 419
淋球菌性脑膜炎　129, 419
淋球菌性脑脓肿　419
淋球菌性尿道炎　419
淋球菌性膀胱炎　419
淋球菌性盆腔腹膜炎△　419
淋球菌性盆腔炎　419
淋球菌性皮肤感染　419
淋球菌性前庭大腺脓肿　419
淋球菌性前庭大腺炎　419
淋球菌性心包炎　419
淋球菌性心肌炎　419
淋球菌性心内膜炎　419
淋球菌性新生儿眼炎　8, 419
淋球菌性咽炎　419
淋球菌性阴道炎　419
淋球菌性直肠炎　109, 419
淋球菌眼炎　461
淋球菌阴道炎　461
磷代谢紊乱　173
磷光剂量仪　365
磷化氢、磷化锌、磷化铝中毒△　454
磷及其化合物中毒　454
磷烧伤　327
磷酸铵镁结晶　473
磷酸丙糖异构酶缺乏症△　178
磷酸丙糖异构酶缺陷症　178
磷酸二酯酶抑制剂诱发的头痛　129
磷酸钙结晶　473
磷酸甘油激酶缺陷病　135
磷酸甘油酸激酶缺乏症△　178
磷酸甘油酸激酶缺陷症　178
磷酸果糖激酶缺乏症△　178
磷酸果糖激酶缺陷症　178
磷酸己糖激酶缺乏症△　178
磷酸己糖激酶缺陷症　178
磷酸葡糖异构酶缺乏症△　178
磷酸葡糖异构酶缺陷症　178
磷酸葡萄糖异构酶　479
磷酸烯醇丙酮酸羧激酶缺乏症　173
磷酸盐尿　241
磷脂酶 $A_2$　482
磷脂脂肪酸　482
磷脂组分　482
鳞屑　432
鳞状毛囊角化病　419
鳞状上皮癌　277, 327
鳞状上皮细胞　473
鳞状细胞癌　87, 277, 419
鳞状细胞癌相关抗原　479
鳞状细胞乳头状瘤　49
鳞状小汗腺导管癌　419
蔺草尘肺　454
刘易斯 - 萨姆纳综合征△　122
流产　369
流产感染　370
流产刮宫术　381
流产后败血症　370
流产后肠穿孔　370
流产后出血　370
流产后电吸刮宫术　381
流产后肺栓塞　370
流产后腹痛　370
流产后感染性休克　370

流产后关爱　370
流产后空气栓塞　370
流产后阔韧带血肿　370
流产后卵巢炎　370
流产后弥散性血管内凝血　370
流产后脓毒性栓塞　370
流产后脓毒症　370
流产后盆腔感染　370
流产后肾衰竭　370
流产后肾小管坏死　370
流产后输卵管卵巢炎　370
流产后输卵管炎　370
流产后循环性虚脱　370
流产后羊水栓塞　370
流产后子宫穿孔　370
流产后子宫动静脉瘘　370
流产后子宫颈裂伤　370
流产后子宫颈粘连　370
流产后子宫内膜炎　370
流产后子宫韧带血肿　370
流出道室性心动过速　75
流感　87
流感伴肺炎(病毒未明确)△　89
流感伴胸腔积液△　87
流感病毒肺炎　87
流感病毒核糖核酸　470
流感(病毒未明确)△　70
流感嗜血杆菌败血症　400, 461
流感嗜血杆菌肺炎　87
流感嗜血杆菌感染　461
流感嗜血杆菌化脓性肺炎△　87, 400
流感嗜血杆菌化脓性脑膜炎△　129
流感嗜血杆菌鉴定　484
流感嗜血杆菌抗体　479
流感嗜血杆菌脑膜炎　129
流感嗜血杆菌脓毒血症△　400
流感嗜血杆菌培养　484
流感嗜血杆菌培养和鉴定　484
流感嗜血杆菌性肺炎　400
流感嗜血杆菌性蜂窝织炎　419
流感嗜血杆菌性支气管肺炎　400
流感嗜血杆菌血清学分型　484
流感相关性脑病　129
流感性心肌炎　76
流泪　19
流量波形　98
流量触发　95
流量计法　98
流量监测　98
流量流容积波形　98
流量 - 容积环　344
流量 - 容积曲线　98
流量适应容积控制通气　95
流量受限指数　98
流量限制　95
流量限制时间转换　95
流量型体积描记仪　98
流量转换　95
流式细胞术　182
流涎　49
流涎症△　49
流行性斑疹伤寒　419, 461
流行性肠炎　109
流行性出血热　419

流行性出血热病毒核糖核酸　470
流行性出血热病毒抗体　479
流行性出血热病毒抗体 IgG　479
流行性出血热病毒抗体 IgM　479
流行性出血性结膜炎　9, 400
流行性痤疮　419
流行性感冒　87, 461
流行性感冒胸膜炎　87
流行性肌痛　277
流行性角结膜炎　9
流行性角膜结膜炎　400
流行性脑脊髓膜炎　461
流行性腮腺炎　49, 461
流行性腮腺炎并发甲状腺炎　164, 400
流行性腮腺炎并发卵巢炎　370
流行性腮腺炎并发乳腺炎　185, 400
流行性腮腺炎并发下颌下腺炎　49
流行性腮腺炎性病毒性脑炎　129
流行性腮腺炎性多神经病　129
流行性腮腺炎性肝炎　109, 461
流行性腮腺炎性睾丸炎　241, 400, 461
流行性腮腺炎性关节炎　277
流行性腮腺炎性颌下腺炎　461
流行性腮腺炎性结膜炎　9, 461
流行性腮腺炎性脑脊炎　129, 400, 461
流行性腮腺炎性脑膜脑炎　400, 461
流行性腮腺炎性脑膜炎　129, 400, 461
流行性腮腺炎性脑炎　400, 461
流行性腮腺炎性心肌炎　461
流行性腮腺炎性胰腺炎　109, 400
流行性水肿　419
流行性眩晕　129
流行性乙型脑炎　129, 461
流行性乙型脑炎病毒核糖核酸　470
流行性乙型脑炎病毒抗体　479
流行性乙型脑炎病毒抗体 IgG　479
流行性乙型脑炎病毒抗体 IgM　479
流行性乙型脑炎后遗症　129
流行性乙型脑炎极重型　129
流行性乙型脑炎普通型　129
流行性乙型脑炎轻型　129
流行性乙型脑炎重型　129
琉球型脊髓性肌萎缩脊髓炎　129
硫胺素缺乏△　173
硫化氢的毒性效应　69
硫化氢中毒　454
硫化血红蛋白血症　87
硫酸二甲酯中毒　454
硫酸钙剂量仪　365
硫酸化学伤　327
硫酸化学灼伤　454
硫酸亚铁剂量仪　365
硫酸酯酶缺乏症　173
硫杂蒽精神安定剂中毒　454
瘤段截除人工假体置换术　310
瘤型麻风　419, 461
瘤样钙质沉着症　164
六点行为评分法　344
六氟化硫稀释法　98
六价铬化合物所致肺癌　454
六胎妊娠　387
咯血　79, 92, 213
龙贝格征　277
龙葵果中毒　454

龙线虫病　419, 461
笼状种植体　62
隆鼻伴耳郭软骨移植术　62, 322
隆鼻伴人工假体置入术　63, 322
隆鼻伴自体鼻软骨移植术　63, 322
隆鼻伴自体甲状软骨移植术　322
隆鼻伴自体肋软骨移植术　322
隆鼻伴自体颅骨外板移植术　322
隆鼻伴自体髂骨移植术　322
隆鼻伴自体组织移植术　322
隆乳术后乳房畸形　319
隆乳术后外形大小不满意　319
隆突病损切除术　214
隆突成形术　214
隆突性皮肤纤维肉瘤　419
瘘管　327
瘘管切开术　193
瘘管试验　41
漏出性胸腔积液　93
漏出液　473
漏斗骨盆　387
漏斗胸　79, 93
漏斗胸 NUSS 钢板取出术　214
漏斗胸 NUSS 手术　214
漏斗胸矫正术　214
漏美蓝试验△　149
漏尿　247
卢滕巴赫综合征　223
芦荟中毒　454
颅底凹陷　200
颅底病损切除术　63, 358
颅底病灶经颅底切除术　207
颅底病灶切除术　207
颅底重建　37
颅底恶性肿瘤　200
颅底粉碎性骨折　200
颅底沟通恶性肿瘤　200
颅底骨病灶切除术　207
颅底骨折　200
颅底骨折伴脑脊液漏　200
颅底化脓性脑膜炎　129, 400
颅底脑脊液瘘　49
颅底外伤　200
颅底肿瘤切除术　358
颅底蛛网膜炎　129
颅缝切开术　207
颅缝再造术　207
颅缝早闭　49
颅高压综合征　129
颅骨凹陷＊　200
颅骨凹陷骨折复位术　207
颅骨凹陷骨折整复术　207
颅骨凹陷性骨折　200
颅骨板障内蛛网膜囊肿　129
颅骨表皮样囊肿　200
颅骨病变　200
颅骨病损切除术　358
颅骨病灶切除术　207
颅骨部分切除术　207, 358
颅骨成形术　207
颅骨重建术　207
颅骨促结缔组织增生性纤维瘤　200
颅骨动脉瘤样骨囊肿　200
颅骨动态未定肿瘤　349

颅骨恶性肿瘤　28, 49, 200
颅骨粉碎骨折　200
颅骨缝早闭△　49
颅骨骨瓣修补术　207
颅骨骨化性纤维瘤　200
颅骨巨细胞瘤　200
颅骨骨瘤　200
颅骨骨膜瓣移植术　63
颅骨骨膜下血肿　200
颅骨骨膜移植术　207
颅骨骨髓炎　200
颅骨骨移植术　207
颅骨骨折　200
颅骨骨折复位术　207
颅骨骨折减压术　207
颅骨骨折清创术　207
颅骨硅钢板修补术　207
颅骨硅橡胶板植入术　207
颅骨海绵状血管瘤　201
颅骨和颌面部骨恶性肿瘤　49
颅骨和面骨的多发性骨折　201
颅骨环钻术　207
颅骨活组织检查　207
颅骨挤压伤　201
颅骨继发恶性肿瘤　201, 349
颅骨减压术　207
颅骨交界性肿瘤　49, 201
颅骨金属板去除术　207
颅骨金属板植入术　207
颅骨良性肿瘤　28, 49, 201
颅骨佩吉特病　277
颅骨牵引钳插入术　207
颅骨牵引钳去除术　207
颅骨牵引术　207, 310
颅骨切除减压术　207
颅骨切除术　207
颅骨切开异物取出术　208
颅骨清创术　208, 358
颅骨缺损　201, 448
颅骨肉芽肿切除术　208
颅骨生长性骨折　201
颅骨嗜酸细胞肉芽肿　201
颅骨手术　208
颅骨死骨切除术　208, 358
颅骨锁骨发育不全　277
颅骨钛板片修补术　208
颅骨钛板植入术　208
颅骨纤维性结构不良　201
颅骨线形骨折　201
颅骨线性骨折△　201
颅骨修补术　201
颅骨血管畸形　49
颅骨血管瘤　28, 49, 201
颅骨脂肪瘤　28, 49, 201
颅骨肿物　201
颅骨钻孔术　208
颅骨钻孔探查术　208
颅颌面联合切除手术　37
颅颌牵引　63
颅后窝病灶切除术　208
颅后窝底占位性病变　201
颅后窝骨折　201
颅后窝囊肿　201

颅后窝脑膜瘤　201
颅后窝狭小　201
颅后窝占位性病变　201
颅后窝肿瘤切除术　358
颅颈交界处脑膜瘤　201
颅颈交界畸形　201
颅颈交界区动静脉瘘　201
颅颈交界区神经鞘瘤　201
颅颈交界区硬脑膜动静脉瘘　201
颅静脉窦切开修补术　201, 208
颅眶沟通恶性肿瘤　201, 349
颅眶沟通良性肿瘤　201
颅眶沟通性肿瘤　349
颅眶骨折　9
颅眶颧入路　37
颅裂　201
颅裂畸形△　201
颅面骨恶性肿瘤　49, 201
颅面骨发育不全　9
颅面骨骨折　201
颅面骨性结合发育不良△　9
颅面良性肿瘤　349
颅面囊肿　28
颅脑神经损伤伴有颈水平的神经和脊髓损伤　277
颅脑手术　208
颅脑损伤　201
颅脑损伤后遗症△　449
颅脑损伤手术　208
颅脑外伤　201
颅脑外伤所致精神障碍△　439
颅脑先天性畸形　201
颅内出血　201
颅内出血后脑积水　400
颅内出血后遗症　129
颅内创伤性动脉瘤　129, 201
颅内胆脂瘤　201
颅内电极埋置术　145
颅内动静脉畸形　129, 201
颅内动静脉畸形切除术　208
颅内动脉瘤　129, 201
颅内动脉瘤包裹术　208
颅内动脉瘤孤立术　208
颅内动脉瘤合并颈动脉狭窄的复合手术　208
颅内动脉瘤夹闭术　208
颅内动脉瘤结扎术　208
颅内动脉瘤切除术　208
颅内动脉瘤球囊辅助栓塞术　208
颅内动脉瘤栓塞术　208
颅内动脉瘤支架辅助栓塞术　208
颅内动脉硬化性动脉瘤　201
颅内动脉粥样硬化　201
颅内多发动脉瘤　129, 201
颅内恶性肿瘤　201, 349
颅内钙化　144
颅内感染　129, 201, 400, 461
颅内感染性动脉瘤　201
颅内高压　144
颅内海绵状血管瘤　129, 201
颅内积气　129
颅内继发恶性肿瘤　201, 349
颅内寄生虫病　201
颅内寄生虫感染　461

颅内夹层动脉瘤　201
颅内假性动脉瘤　201
颅内交界性肿瘤　129
颅内颈动脉支架植入　145
颅内颈内动脉夹层　201
颅内静脉窦继发恶性肿瘤　201, 349
颅内静脉窦静脉炎　129
颅内静脉窦血栓形成(非化脓性)△　123
颅内静脉窦血栓形成血管内治疗　145
颅内静脉窦支架植入　145
颅内静脉畸形　201
颅内静脉系统血栓形成△　129
颅内静脉血栓切除术　208
颅内镜下第三脑室造瘘术　358
颅内镜像动脉瘤　201
颅内巨大动脉瘤　201
颅内良性肿瘤　201
颅内淋巴瘤　201
颅内毛细管扩张症　201
颅内囊性病灶　144
颅内囊肿　129
颅内念珠菌感染　400
颅内脓肿　129
颅内脓肿引流术　208
颅内胚胎性癌　349
颅内肉芽肿切除术　358
颅内神经刺激器去除术　208
颅内神经刺激器植入术　208
颅内神经刺激器置换术　208
颅内神经刺激器置入术　358
颅内损伤　201
颅内填塞物取出术　208
颅内、外动脉夹层　129
颅内外沟通脑膜瘤　201
颅内微小动脉瘤　201
颅内细菌感染　129
颅内先天性动静脉瘤　201
颅内血管畸形　201
颅内血管畸形夹闭术　208
颅内血管畸形切除术　208
颅内血管瘤　129
颅内血管栓塞术　208
颅内血肿　201
颅内血肿清除术　208
颅内血肿硬通道穿刺引流术　208
颅内压　147, 344
颅内压监护探头植入术　208
颅内压升高　178
颅内压增高　129, 205
颅内炎性肉芽肿　129
颅内异物　201
颅内硬膜外脓肿　129
颅内硬膜外肉芽肿　129
颅内硬膜下积液　129
颅内硬膜下脓肿　129
颅内硬膜下肉芽肿　129
颅内占位　129
颅内脂肪瘤　129
颅内肿瘤切除术　358
颅内肿瘤手术　208
颅内转移瘤　201
颅内椎动脉夹层　201
颅前窝底恶性肿瘤　201

颅前窝底占位性病变　201
颅前窝骨折　201
颅前窝脑膜瘤　201
颅钳置换术　208
颅神经病变　129
颅神经恶性肿瘤　349
颅神经麻痹　129
颅神经梅毒　419
颅神经梅毒多发性麻痹　419
颅神经炎　129
颅外动脉夹层　129
颅外 - 颅内动脉吻合术　208
颅腕跗发育不良　277
颅窝继发恶性肿瘤　201, 349
颅咽管恶性肿瘤　349
颅咽管瘤　201
颅咽管瘤穿刺抽吸术　208
颅中窝底病损切除术　358
颅中窝底病灶切除术　208
颅中窝底占位性病变　201
颅中窝骨折　201
颅中窝脑膜瘤　201
颅中窝入路　37
颅中窝入路前庭神经支切断术　37
卤水中毒　454
鲁宾斯坦 - 泰比综合征　419
鲁滨逊外胚层发育不良　419
鲁塞尔 - 西尔弗综合征　277, 419
鲁斯特征　299
鲁西 - 莱维综合征△　139
录像脑电监测　147
鹿角形结石△　244
路易体痴呆　129, 439
滤过板　365
滤过泡漏　9
滤过泡下垂△　7
滤过泡相关性眼内炎　9
滤过泡炎　9
滤泡淋巴瘤　178
滤泡树突细胞肉瘤　178
滤泡型成釉细胞瘤　49
滤泡性 T 细胞淋巴瘤　178
滤泡性甲状腺腺癌　165
滤泡性甲状腺腺癌(小梁性)　349
滤泡性膀胱炎　241, 400
滤泡性腺癌(高分化的)　349
滤器植入　234
露阴癖　439
吕弗勒综合征　419
铝　482
铝尘肺　87, 454
铝骨病　277
铝相关贫血　152
铝中毒性骨病　152
屡发性肩关节不稳定　277
屡发性髋关节脱位　277
绿甲综合征　419
绿脓杆菌(性)肺炎△　89, 402
绿色瘤　178
绿色盲　9
绿色弱　9
绿色条纹甲　419
氯　482
氯胺酮的有害使用　439

氯胺酮急性中毒　439
氯胺酮戒断状态　439
氯胺酮所致的残留性和迟发性精神病性障碍　439
氯胺酮所致的精神病性障碍　439
氯胺酮所致的精神和行为障碍　439
氯胺酮所致的遗忘综合征　439
氯胺酮依赖综合征　439
氯胺酮引起的残留性和迟发性精神病性障碍△　439
氯胺酮引起的精神病性障碍△　439
氯胺酮引起的遗忘综合征△　439
氯丙嗪性白内障　9
氯丙嗪中毒　454
氯丙烯中毒　454
氯痤疮　419, 454
氯氮平中毒　454
氯氮䓬中毒　454
氯丁二烯中毒　454
氯仿的毒性效应　69
氯化钾中毒　454
氯化亚汞中毒　69
氯磺酸中毒　454
氯甲醚、双氯甲醚所致肺癌　454
氯甲酸甲酯中毒　454
氯甲酸乙酯中毒　454
氯甲烷中毒　454
氯霉素中毒　454
氯美扎酮中毒　69, 454
氯米芬抵抗　371
氯气的毒性效应　69
氯气中毒　454
氯乙酸中毒　454
氯乙烯所致肝血管肉瘤　454
挛缩性瘢痕　277, 327
卵巢 Brenner 瘤　349
卵巢癌肉瘤△　370
卵巢白体囊肿　370
卵巢包涵囊肿　370
卵巢病损电凝术　381
卵巢病损切除术　358, 381
卵巢病损烧灼术　381
卵巢不敏感综合征△　368
卵巢部分切除术　358, 381
卵巢差分化浆液性癌　349
卵巢成人型颗粒细胞瘤　370
卵巢成熟性畸胎瘤　370
卵巢成形术　381
卵巢抽吸术　381
卵巢储备功能低下△　370
卵巢储备功能减退　370
卵巢穿刺取卵术　381
卵巢打孔术　381
卵巢单纯缝合术　381
卵巢单纯囊肿△　370
卵巢单纯性囊肿　370
卵巢低反应　370
卵巢低级别浆液性癌　349
卵巢多房囊肿　370
卵巢恶性淋巴瘤　370
卵巢恶性米勒混合瘤　370
卵巢恶性肿瘤　370
卵巢发育不良　164
卵巢反应不佳　370

卵巢非特异性软组织瘤 370
卵巢高反应 370
卵巢高级别浆液性癌 349
卵巢功能衰竭 164
卵巢功能障碍 164
卵巢固定术 381
卵巢冠恶性肿瘤 370
卵巢冠良性肿瘤 370
卵巢冠囊肿 370
卵巢过度刺激综合征 370
卵巢坏死 370
卵巢环管状性索瘤 370
卵巢黄素化囊肿 370
卵巢黄体切除术 381
卵巢黄体血肿清除术 381
卵巢混合型生殖细胞肿瘤 370
卵巢混合性上皮肿瘤 370
卵巢积水 370
卵巢畸胎瘤 370
卵巢继发性恶性肿瘤 370
卵巢甲状腺肿 164,370
卵巢甲状腺肿类癌 164
卵巢浆液性囊腺瘤 370
卵巢浆液性囊肿 370
卵巢浆液性黏液性肿瘤 349
卵巢浆液性腺癌 370
卵巢交界性浆液性肿瘤 370
卵巢交界性黏液性肿瘤 370
卵巢交界性上皮性肿瘤 370
卵巢交界性肿瘤 370
卵巢交界性子宫内膜样肿瘤 370
卵巢结核 370
卵巢颗粒细胞瘤 370
卵巢类固醇细胞瘤 370
卵巢良性肿瘤 370
卵巢两性母细胞瘤 370
卵巢淋巴瘤 370
卵巢瘤样病变 370
卵巢滤泡囊肿 370
卵巢卵黄囊瘤 370
卵巢卵泡膜细胞瘤 370
卵巢门细胞瘤 165
卵巢囊肿 370
卵巢囊肿穿刺术 381
卵巢囊肿蒂扭转 370
卵巢囊肿切开引流术 381
卵巢囊肿造袋术 381
卵巢囊状附件扭转 370
卵巢内胚窦瘤△ 370
卵巢黏液性囊腺瘤 370
卵巢黏液性囊腺瘤 349
卵巢黏液性囊肿 370
卵巢黏液性腺癌 349
卵巢黏液性肿瘤 349,370
卵巢扭转 370
卵巢扭转松解术 381
卵巢胚胎性癌 370
卵巢破裂 370
卵巢巧克力样囊肿△ 370
卵巢切除术后骨质疏松 277
卵巢切除术后骨质疏松伴病理性骨折 277
卵巢切开胚胎清除术 381
卵巢切开探查术 381
卵巢切开血肿清除术 381

卵巢去神经术 381
卵巢妊娠 370
卵巢妊娠破裂 370
卵巢上皮性恶性肿瘤 349
卵巢生殖细胞肿瘤 370
卵巢输卵管粘连 370
卵巢损伤△ 370
卵巢透明细胞癌 370
卵巢未成熟畸胎瘤 370
卵巢未发育 370
卵巢未分化癌 349
卵巢未分类的上皮性肿瘤 370
卵巢未分类肿瘤 370
卵巢无性细胞瘤 370
卵巢纤维瘤 370
卵巢腺纤维瘤 370
卵巢小细胞癌 370
卵巢楔形切除术 381
卵巢性闭经 370
卵巢性索间质肿瘤 349,370
卵巢修补术 381
卵巢悬吊术 381
卵巢血管瘤 370
卵巢血肿 377
卵巢炎 370
卵巢炎性囊肿 370
卵巢移行细胞瘤 370
卵巢移植术 381
卵巢幼年型颗粒细胞瘤 370
卵巢早衰 370
卵巢造口术 381
卵巢粘连 370
卵巢粘连松解术 381
卵巢支持细胞肿瘤 349
卵巢肿瘤 370
卵巢肿瘤剥除术 358
卵巢肿瘤切除术 358
卵巢肿物 370
卵巢潴留囊肿 370
卵巢转移性肿瘤 349
卵巢转移肿瘤 370
卵巢子宫内膜样腺癌 349
卵巢子宫内膜样肿瘤 370
卵巢子宫内膜异位囊肿 370
卵巢子宫内膜异位囊肿伴扭转 370
卵巢子宫内膜异位症 370
卵睾型性发育异常 165
卵管妊娠破裂△ 372
卵黄管囊肿 400
卵黄囊瘤 202
卵黄囊瘤△ 202
卵黄性视网膜营养障碍 9
卵黄样黄斑营养不良症 9
卵磷脂胆固醇酰基转移酶 482
卵磷脂胆固醇酰基转移酶缺乏 173
卵磷脂胆固醇酰基转移酶缺乏肾病 152
卵磷脂胆固醇酰基转移酶缺乏症 165
卵磷脂/鞘磷脂比值 482
卵磷脂小体 473
卵母细胞成熟障碍 370
卵母细胞透明带增厚 370
卵泡刺激素 482
卵泡黄素化未破裂综合征 370
卵泡膜细胞瘤 165

卵泡膜细胞增殖症 165
卵细胞浆内单精子注射受精低下 370
卵细胞浆内单精子注射受精失败 370
卵圆孔电极 147
卵圆孔未闭 223
卵圆孔未闭闭式封堵修补术 335
卵圆孔未闭闭式伞堵修补术 234
卵圆孔未闭封堵术 234
卵圆孔未闭修补术 234,335
卵圆孔未闭组织补片修补术 234,335
卵圆孔注射法 63
卵圆形红细胞症 178
卵圆脂肪小体 473
伦诺克斯-加斯托综合征 129
伦琴-拉德转换因子 365
轮班工作睡眠障碍 129
轮廓状胎盘 387
轮状病毒抗体 479
轮状病毒抗体IgG 479
轮状病毒抗体IgM 479
轮状病毒抗原 479
轮状病毒性肠炎 109,461
轮状胎盘 387
罗阿丝虫病 419,461
罗比诺-西尔弗曼-史密斯综合征 277
罗得西亚锥虫病 461
罗兰多骨折 277
罗兰多区正相尖波 147
罗萨伊-多尔夫曼病△ 412
罗森米窝恶性肿瘤 49
罗森米窝恶性肿瘤△ 32
罗氏染液 182
罗斯手术 335
罗索利莫征 277
罗特尔综合征△ 109
罗西奥病毒 461
罗夏墨迹测验 446
萝芙木中毒 454
啰音 93
逻辑倒错性思维 443
螺钉胫距关节融合术 310
螺丝钉退出 277
螺丝固位 63
螺丝固位基台 63
螺丝加力 63
螺丝连接 63
螺丝松动 49
螺丝折断 49
螺纹成形钻 63
螺纹种植体 63
螺旋CT 408
螺旋断层放射治疗 365
螺旋体暗视野显微镜检测 435
螺旋体病相关肾损害 152
螺旋体感染性关节炎 277
螺旋形骨折 277
螺旋状发 419
螺旋状食管 109
裸核巨核细胞 473
瘰疬分枝杆菌皮肤感染 419
瘰疬性皮肤结核 419
瘰疬性苔藓 419
洛奴瓦-邦索德腺脂瘤病 165
洛氏综合征△ 169

洛夏测验△ 446
落日征 19
落叶型天疱疮 419

## M

麻痹性步态 201
麻痹性肠梗阻 109
麻痹性痴呆 129, 439, 461
麻痹性脊柱侧凸 277
麻痹性脊柱后突 277
麻痹性睑外翻 9
麻痹性髋关节脱位 277
麻痹性髋脱位 277
麻痹性斜视 9
麻风 419, 461
麻风病神经病 130
麻风后遗症 461
麻风结节性红斑 419
麻风恐怖 419
麻风性穿孔性足溃疡 462
麻风性点状角膜炎 462
麻风性脉络膜炎 462
麻黄碱中毒 400
麻黄中毒△ 400
麻木型麻风 462
麻疹 419, 462
麻疹并发肺炎 400
麻疹并发肝炎 109, 400
麻疹并发喉炎 400
麻疹并发角膜结膜炎 400
麻疹并发脑膜炎 130, 400
麻疹并发脑炎 130, 400
麻疹并发心肌炎 400
麻疹并发支气管炎 28, 400
麻疹并发中耳炎 400
麻疹病毒肺炎 87
麻疹病毒核糖核酸 470
麻疹病毒抗体 479
麻疹病毒抗体 IgG 479
麻疹病毒抗体 IgM 479
麻疹肺炎△ 87, 400
麻疹肝炎△ 109, 400
麻疹合并角膜结膜炎△ 400
麻疹喉炎△ 400
麻疹脑膜炎△ 130, 400
麻疹脑炎△ 130, 400
麻疹心肌炎△ 400
麻疹性肺炎 462
麻疹性角膜结膜炎 462
麻疹性脑膜炎 462
麻疹性脑炎 462
麻疹性心肌炎 462
麻疹性中耳炎 462
麻疹支气管炎△ 28, 400
麻疹中耳炎△ 400
麻醉分析 445
麻醉喉镜 345
麻醉后低体温 337
麻醉门诊 345
麻醉品中毒 69
麻醉期间液体疗法 341
麻醉所致的休克 337
麻醉维持术 341

麻醉药中毒 454
麻醉引起的恶性高热 337
麻醉诱导术 341
麻醉镇痛下人工流产术 381
麻醉治疗 341
马 - 班二氏综合征△ 261
马查多 - 约瑟夫病 130
马德拉斯型运动神经元病 130
马德拉斯运动神经元病△ 130
马德龙病 165
马德隆畸形 277
马兜铃酸肾病 152
马兜铃中毒 454
马顿神经瘤 419
马尔堡病毒病 419, 462
马尔盖涅骨折 448
马尔尼菲青霉病 419, 462
马尔尼菲青霉菌病△ 419
马尔尼菲青霉菌肺炎 87
马耳盖涅骨折 277
马凡综合征 76, 130, 419
马方样体型 165
马方综合征 76, 130, 419
马克线 419
马拉色菌毛囊炎 419
马来丝虫病 462
马来丝虫性象皮肿 419
马里兰桥 63
马里内斯科 - 舍格伦综合征 419
马洛里 - 魏斯综合征△ 110
马丘波出血热＊ 410
马丘波出血热 458
马氏分级△ 343
马氏杆试验 23
马斯塔德手术 234, 335
马蹄高弓内翻足 277
马蹄高弓足 277
马蹄内翻足 277
马蹄肾 156, 241
马蹄外翻足 277
马蹄形裂孔 19
马蹄形切口 208
马蹄形肾△ 241
马蹄形肾联合部切开术 250
马蹄足 277
马尾恶性肿瘤 201, 349
马尾囊虫病 130
马尾神经缝合术 310
马尾神经切断术 208, 358
马尾神经受压 130
马尾神经松解术 208, 310
马尾神经损伤 277
马尾神经修补术 208
马尾损伤 201, 448
马尾圆锥良性肿瘤 201
马尾粘连 130
马尾综合征 130, 277, 448
马歇尔 - 怀特综合征 419
吗啡型药物依赖 439
吗啡型药物瘾△ 439
吗啡中毒 69
埋伏多生牙 49
埋伏牙 49
埋入式愈合 59

埋入式种植体 63
迈尔斯手术△ 192
迈纳征 299
麦角胺过量性头痛 130
麦角酸二乙基酰胺中毒 454
麦卡德尔病 165
麦克尔憩室 109, 400
麦克尔憩室恶性肿瘤 109
麦克拉伦型身材矮小症 165
麦芽肺 87
麦芽工人肺△ 87
脉搏短绌 79
脉搏压 345
脉搏氧饱和度监测 345
脉搏指示连续心输出量监测 345
脉冲泵植入术 381
脉冲波多普勒 345
脉冲剂量率近距离治疗 365
脉冲振荡技术 98
脉管瘤 223
脉管炎△ 229
脉络丛癌 201
脉络丛出血 201
脉络丛恶性肿瘤 201, 349
脉络丛囊肿 130
脉络丛切除术 208
脉络丛乳头状瘤 201
脉络丛烧灼术 208
脉络丛肿瘤 201
脉络膜变性 9
脉络膜出血和破裂 9
脉络膜骨瘤 9
脉络膜黑色素瘤 9
脉络膜疾患 9
脉络膜结核 9
脉络膜结核瘤 9
脉络膜良性肿瘤 9
脉络膜裂囊肿 9
脉络膜淋巴瘤 9
脉络膜毛细血管萎缩 9
脉络膜平滑肌瘤 9
脉络膜破裂 9
脉络膜前动脉梗死 130
脉络膜前动脉夹层 130, 201
脉络膜前动脉瘤 130, 201
脉络膜前动脉瘤破裂 201
脉络膜前动脉瘤破裂蛛网膜下腔出血 130
脉络膜嵌顿 9
脉络膜缺损 9
脉络膜缺血 9
脉络膜上腔出血 9
脉络膜视网膜瘢痕 9
脉络膜视网膜变性 9
脉络膜视网膜炎 9
脉络膜水肿 9
脉络膜撕脱 9
脉络膜脱离 9
脉络膜萎缩 9
脉络膜先天性畸形 9
脉络膜新生血管 9
脉络膜血管瘤 9
脉络膜炎 9
脉络膜硬化 9
脉络膜占位性病变 9

脉络膜转移癌 349
脉压 345
脉压变异率 345
满灌疗法△ 445
螨病 462
螨虫感染 419
螨恐怖 419
曼彻斯特(P-P)剂量系统 365
曼彻斯特手术 381
曼森丝虫病 462
曼氏迭宫绦虫病 462
曼氏裂头蚴病 462
曼氏手术△ 381
曼氏血吸虫病 109,462
曼陀罗中毒 454
蔓状血管瘤 223
慢波 147
慢波睡眠中癫痫伴持续性棘 - 慢波 130
慢加急性肝衰竭 109,462
慢 - 快综合征△ 77
慢速序贯诱导术 341
慢性 NK 细胞淋巴增殖性疾病 178
慢性癌性疼痛 349
慢性伴头部自主神经症状的持续短暂单侧神经痛样头痛发作 130
慢性鼻 - 鼻窦炎△ 28
慢性鼻窦炎 28,87
慢性鼻窦炎急性发作 28
慢性鼻咽炎 87
慢性鼻炎 28,87
慢性闭角型青光眼 9
慢性闭锁性牙髓炎 49
慢性扁桃体炎 29
慢性扁桃体炎伴腺样体增生 28
慢性丙型病毒性肝炎 109
慢性丙型肝炎 109,462
慢性病毒性肝炎 109,462
慢性病毒性肝炎轻度△ 109
慢性病毒性肝炎(轻度) 109
慢性病毒性肝炎中度△ 109
慢性病毒性肝炎(中度) 109
慢性病毒性肝炎重度△ 109
慢性病毒性肝炎(重度) 109
慢性病贫血 178
慢性不完全性弛缓性截瘫 448
慢性不完全性弛缓性四肢瘫 448
慢性不完全性弛缓性瘫痪△ 448
慢性不完全性痉挛性截瘫 448
慢性不完全性痉挛性四肢瘫 448
慢性肠阿米巴病 109
慢性肠阿米巴痢疾△ 109
慢性肠道血管功能不全 109
慢性肠系膜淋巴结炎 109
慢性肠炎 109
慢性弛缓性截瘫 448
慢性弛缓性四肢瘫 448
慢性弛缓性瘫痪 277
慢性持续短暂单侧神经痛样头痛发作伴结膜充血和流泪综合征 130
慢性喘息性支气管炎 87
慢性创伤后头痛△ 130
慢性创伤性脑病 130,201
慢性唇炎 49
慢性丛集性头痛 130

慢性单纯性鼻炎 87
慢性单纯性苔藓 419
慢性单纯性咽炎 28
慢性胆管炎 109,400
慢性胆囊炎 109
慢性胆囊炎急性发作 109
慢性低血压 76
慢性动脉硬化闭塞症 223
慢性毒性反应 337
慢性多病灶性骨髓炎 277
慢性儿童大疱病 419
慢性放射性皮炎 419
慢性非化脓性胆管炎△ 109
慢性非特异性唇炎△ 49
慢性非特异性骨髓纤维化 178
慢性非细菌性前列腺炎 241
慢性肥厚性鼻炎 28,87
慢性肥厚性鼻炎术后 28
慢性肥厚性喉炎 28
慢性肥厚性咽炎 28
慢性肺动脉栓塞 223
慢性肺荚膜组织胞浆菌病 462
慢性肺脓肿 87
慢性肺球孢子菌病 462
慢性肺曲霉病 87
慢性肺栓塞 76
慢性肺血栓栓塞急性再发 76
慢性肺血栓栓塞△ 223
慢性肺芽生菌病 400,462
慢性肺源性心脏病 76,87
慢性肺组织胞浆菌病 400
慢性肺组织胞质菌病 419
慢性风湿病后关节病 277
慢性风湿性心包炎 223
慢性风湿性心脏病 76
慢性辐射光敏性皮炎 327
慢性附睾炎 241
慢性复发性多灶性骨髓炎 277
慢性复发性肝炎 109
慢性复发性腮腺炎 49
慢性复发性水疱性手部湿疹 419
慢性腹膜炎 109,400
慢性腹泻 109
慢性腹主动脉周围炎 223
慢性肝衰竭 109,462
慢性肝损害 109
慢性肝炎 109
慢性感染性胰腺炎△ 106
慢性肛管直肠炎 109
慢性肛裂 109
慢性高尿酸血症肾病 152
慢性高山病 109
慢性高血压并发子痫前期 387
慢性根尖周炎 49
慢性根尖周炎急性发作 49
慢性宫颈炎△ 371
慢性骨筋膜室综合征 277
慢性骨髓炎 277
慢性骨髓炎伴引流窦道 278
慢性骨髓炎伴有引流窦道△ 278
慢性骨髓增殖性疾病 * 177
慢性冠状动脉供血不足 76
慢性光化性皮炎 419
慢性过敏性鼻炎 28

慢性过敏性肺炎 87
慢性颌下腺炎△ 28
慢性虹膜睫状体炎 9
慢性喉气管支气管炎 28
慢性喉痛 28
慢性喉炎 28,87
慢性呼吸衰竭 69,87
慢性呼吸衰竭急性加重 87
慢性呼吸性碱中毒 87
慢性呼吸性酸中毒 87
慢性化脓性边缘性颌骨骨髓炎 49
慢性化脓性骨髓炎 278
慢性化脓性腮腺炎 49
慢性化脓性上颌窦炎 28
慢性化脓性缩窄性心包炎 76
慢性化脓性中耳炎 28
慢性化脓性中央性颌骨骨髓炎 49
慢性黄疸型丙型肝炎 462
慢性活动性 EB 病毒感染 462
慢性活动性肝炎 109
慢性活动性乙型肝炎 462
慢性吉兰 - 巴雷综合征 130,449
慢性脊髓损伤 278
慢性家族性非溶血性黄疸 109
慢性家族性良性天疱疮△ 419
慢性甲状腺毒症性肌病 165
慢性甲状腺炎 165
慢性甲状腺炎伴暂时性甲状腺毒症 165
慢性甲状腺炎伴有短暂性甲状腺毒症△ 165
慢性假痛风 278
慢性间质肾炎△ 400
慢性间质性肝炎 109
慢性间质性肾炎 152,400
慢性结肠血吸虫病 462
慢性结肠炎 109
慢性结核性脑膜炎 130
慢性结膜炎 9
慢性截瘫 448
慢性紧张型头痛 130
慢性紧张型头痛伴颅骨膜压痛 130
慢性紧张型头痛不伴颅骨膜压痛 130
慢性进行性部分癫痫持续状态 130
慢性进行性肌营养不良 278
慢性进行性外眼肌麻痹 130
慢性进行性舞蹈病△ 125
慢性进行性眼肌麻痹 128
慢性进行性眼外肌瘫痪 9
慢性精囊炎 241
慢性精神受检者标准化精神病评定量表 446
慢性颈淋巴结炎 28,49
慢性颈淋巴结炎急性发作 49
慢性颈淋巴结炎急性发作伴脓肿 49
慢性痉挛性截瘫 448
慢性痉挛性四肢瘫 448
慢性痉挛性瘫痪 278
慢性酒精性肝衰竭 109
慢性酒精性脑病 130
慢性酒精性脑综合征 439
慢性酒精中毒性神经病 130
慢性酒精中毒性神经肌病 130
慢性酒精中毒性神经系统损害 130
慢性局限性类天疱疮 419
慢性颌下淋巴结炎△ 28,48

慢性颏下淋巴结炎急性发作　49
慢性颏下淋巴结炎急性发作伴脓肿　49
慢性咳嗽　87
慢性溃疡性牙髓炎　49
慢性阑尾炎　109
慢性泪囊炎　9
慢性泪腺炎　9
慢性泪小管炎　9
慢性类鼻疽　462
慢性粒 - 单核细胞白血病　178
慢性链球菌性溃疡　419
慢性淋巴细胞白血病　178
慢性淋巴细胞白血病 / 小淋巴细胞淋巴瘤　178
慢性淋巴细胞性甲状腺炎　28, 165
慢性淋巴细胞增殖性疾病　178
慢性淋球菌性龟头包皮炎　419
慢性颅内压增高　144
慢性卵巢炎　371
慢性美洲锥虫病伴脑膜炎△　130
慢性美洲锥虫病伴脑炎△　130
慢性难治性鼻窦炎　28
慢性囊性乳腺病　185
慢性脑功能不全　144
慢性脑膜炎　130
慢性脑膜炎球菌败血症　462
慢性脑脓肿　130
慢性黏膜皮肤念珠菌病　49, 419
慢性尿路感染　152
慢性尿酸肾病　165
慢性尿酸肾病△　152
慢性尿潴留　241
慢性脓胸　87
慢性盆腔蜂窝织炎　371
慢性盆腔疼痛　371
慢性皮肤放射损伤　327
慢性皮肤黏膜念珠菌病　462
慢性皮肤芽生菌病　419
慢性皮质下脑白质病　439
慢性疲劳综合征　443
慢性葡萄膜炎　9
慢性期　178
慢性气道炎症　93
慢性恰加斯病　462
慢性恰加斯病伴脑膜炎　130, 462
慢性恰加斯病伴脑炎　130, 462
慢性恰加斯病伴心肌炎　462
慢性迁延型细菌性痢疾　109
慢性迁延型乙型肝炎　462
慢性迁延性肝炎　109
慢性前列腺纤维化　241
慢性前庭神经炎　28
慢性潜行性隧道性溃疡△　427
慢性潜行性隧道状溃疡　419
慢性浅表性胃炎　109
慢性侵袭性甲状腺炎　165
慢性侵袭性真菌性鼻窦炎　28
慢性轻度丙型肝炎　462
慢性轻度乙型肝炎　109, 462
慢性缺钾性低钾血症　87
慢性缺血性结肠炎　109
慢性缺血性小肠结肠炎　109
慢性缺血性小肠炎　109
慢性缺氧性脑病　144

慢性肉芽性鼓膜炎△　29
慢性肉芽肿病　419
慢性乳头状溃疡性脓皮病　419
慢性乳腺炎　185
慢性腮腺淋巴结炎　49
慢性腮腺淋巴结炎急性发作　49
慢性腮腺淋巴结炎急性发作伴脓肿　49
慢性腮腺炎　28, 49
慢性筛窦炎　28
慢性舌扁桃体炎　28
慢性舌下腺炎　28, 49
慢性神经病理性疼痛　130
慢性肾功能不全急性加重　152
慢性肾上腺皮质功能减退　419
慢性肾衰竭　152
慢性肾衰竭（代偿期）　152
慢性肾衰竭（氮质血症期）　152
慢性肾衰竭（尿毒症期）　152
慢性肾衰竭尿毒症期　69
慢性肾衰竭（失代偿期）　152
慢性肾小管 - 间质肾炎△　152
慢性肾小管间质肾炎 / 病　152
慢性肾小球肾炎　152
慢性肾小球肾炎伴急进型肾小球性肾炎　400
慢性肾炎综合征　152
慢性肾盂肾炎　152, 400
慢性肾盂肾炎急性发作　152
慢性肾盂炎　400
慢性肾脏病　152
慢性肾脏病 I 期　152
慢性肾脏病 II 期　152
慢性肾脏病 III a 期　152
慢性肾脏病 III b 期　152
慢性肾脏病 III 期　152
慢性肾脏病 IV 期　152
慢性肾脏病 V 期　152
慢性肾脏病 - 骨矿物质代谢异常△　152
慢性肾脏病基础上的急性肾损伤　152
慢性肾脏病 - 矿物质和骨异常　152
慢性肾脏病贫血△　153
慢性失眠　130
慢性食管炎　109
慢性嗜酸性粒细胞白血病 *　178
慢性嗜酸性粒细胞白血病, 非特指型　178
慢性嗜酸性粒细胞性肺炎　87
慢性输卵管卵巢炎　371
慢性输卵管炎　371
慢性四肢瘫　448
慢性髓系白血病△　178
慢性髓系白血病, BCR-ABL1 阳性　178
慢性髓系白血病基因突变筛查　470
慢性髓细胞白血病 *　178
慢性胎儿宫内窘迫△　387
慢性胎儿窘迫　387
慢性苔藓样角化病△　410
慢性苔藓样糠疹△　431
慢性特发性骨髓纤维化　178
慢性疼痛　201, 338
慢性疼痛综合征　144
慢性痛风性关节炎　278
慢性透析性脑病　130
慢性唾液腺炎　49
慢性外耳道炎　49
慢性外伤后头痛　130

慢性外阴阴道炎　371
慢性完全性弛缓性截瘫　448
慢性完全性弛缓性四肢瘫　448
慢性完全性截瘫　448
慢性完全性痉挛性截瘫　448
慢性完全性痉挛性四肢瘫　448
慢性完全性四肢瘫　448
慢性胃肠吻合口炎　109
慢性胃肠炎　109
慢性胃窦炎　109
慢性胃炎　109
慢性萎缩性喉炎　28
慢性萎缩性胃炎　109
慢性萎缩性咽炎　28
慢性细菌性感染　278
慢性细菌性痢疾　109, 462
慢性细菌性痢疾急性发作　109
慢性细菌性前列腺炎　241
慢性下颌下淋巴结炎△　55
慢性下颌下淋巴结炎急性发作　49
慢性下颌下淋巴结炎急性发作伴脓肿　49
慢性下颌下腺炎　28, 49
慢性下肢动脉硬化闭塞症　224
慢性下肢静脉功能不全　224
慢性纤维空洞型肺结核　87, 462
慢性纤维性扁桃体炎　28
慢性纤维性甲状腺炎　165
慢性涎腺炎△　49
慢性腺样体炎　28
慢性小脑刺激术　145
慢性小叶性肝炎　109
慢性心包炎　76
慢性心功能不全急性加重　76
慢性心肌缺血　76
慢性心力衰竭　76, 224, 400
慢性心力衰竭急性加重△　76
慢性胸膜炎　87
慢性虚弱　449
慢性血栓栓塞性肺动脉高压　76, 87, 224
慢性血吸虫病　462
慢性血行播散型肺结核　87, 462
慢性荨麻疹　419
慢性牙髓炎　49
慢性牙髓炎急性发作　49
慢性牙龈炎　49
慢性牙周炎　49
慢性咽喉炎　28, 87
慢性咽喉炎急性发作　28
慢性咽炎　28, 87
慢性咽炎急性发作　28
慢性炎性脱髓鞘性多发性神经根神经病　449
慢性炎症相关弥漫大 B 细胞淋巴瘤　178
慢性炎症性脱髓鞘性多发性神经病　130
慢性羊水过多　387
慢性痒疹　419
慢性药物性肺病　87
慢性胰腺炎　109
慢性胰腺炎急性发作　109
慢性移植物抗宿主病　419
慢性乙型病毒性肝炎△　109
慢性乙型丁型（重叠感染）病毒性肝炎　109
慢性乙型肝炎　109, 462
慢性异常子宫出血　371
慢性意识障碍　201

慢性龈炎　49
慢性隐匿型痢疾　109
慢性隐窝性扁桃体炎　29
慢性硬膜下出血　201
慢性硬膜下血肿　130, 400
慢性硬脑膜炎　130
慢性游走性红斑　419
慢性幼年型多关节炎　278
慢性淤胆型乙型肝炎　109
慢性原发免疫性血小板减少症　178
慢性原发性闭角型青光眼　9
慢性运动或发声抽动障碍　439
慢性运动或发声性抽动障碍△　439
慢性再生障碍性贫血　178
慢性增生性扁桃体炎　29
慢性增生性牙髓炎　49
慢性增殖性念珠菌病　49
慢性粘连性渗出性心包炎　76
慢性阵发性偏侧头痛　130
慢性支气管炎　69, 87
慢性支气管炎急性发作△　87
慢性支气管炎急性加重期　87
慢性支气管炎临床缓解期　87
慢性支气管炎慢性迁延期　87
慢性直肠炎　109
慢性痔疮*　116
慢性中毒性脑病　130
慢性中度丙型肝炎　462
慢性中度乙型肝炎　109, 462
慢性中耳炎　29
慢性中耳炎急性发作　29
慢性中耳炎术后　29
慢性中枢神经病理性疼痛　130
慢性中性粒细胞白血病　178
慢性重度丙型肝炎　462
慢性重度乙型肝炎　109, 462
慢性重型肝炎　109
慢性重型乙型肝炎△　109
慢性重型再生障碍性贫血*　181
慢性周围神经病理性疼痛　130
慢性主动脉夹层　224
慢性主观性头晕　130
慢性子宫复旧不全　371
慢性子宫颈炎　371
慢性子宫阔韧带脓肿　371
慢性子宫内膜炎　371
慢性纵隔炎　87
慢性阻塞性肺疾病　87
慢性阻塞性肺疾病合并下呼吸道感染　87
慢性阻塞性肺疾病Ⅰ级　87
慢性阻塞性肺疾病Ⅱ级　87
慢性阻塞性肺疾病Ⅲ级　87
慢性阻塞性肺疾病Ⅳ级　87
慢性阻塞性肺疾病急性加重期　69, 87
慢性阻塞性肺疾病稳定期　87
慢性阻塞性肺气肿　87
慢性阻塞性腮腺炎　49
慢性阻塞性腮腺炎 / 颌下腺炎　49
慢性左心功能不全　76, 224
慢性左心室功能不全　400
慢诱导麻醉　341
慢支△　69, 87
慢中子　365
漫游状态△　444

盲　9
盲肠病损切除术　358
盲肠恶性肿瘤　109
盲肠腹壁瘘　109
盲肠固定术　193
盲肠继发恶性肿瘤　109
盲肠溃疡　109
盲肠良性肿瘤　109
盲肠瘘修补术　193
盲肠脓肿　109, 185
盲肠膀胱扩大术　250
盲肠破裂修补术　193
盲肠憩室　109
盲肠憩室炎　109
盲肠切除术　193
盲肠升结肠恶性肿瘤　109
盲肠损伤　109, 185
盲肠外置术　193, 358
盲肠息肉　109
盲肠炎　109
盲肠 - 乙状结肠吻合术　193, 358
盲肠异位△　113
盲肠淤滞症　109
盲肠造口闭合术　193
盲端异位输尿管膨出　241
盲法气管插管　95
盲法线锯髁突截开术　63
盲管瘘　109
盲和视力丧失家族史　9
盲袢综合征△　109
盲袢综合征(非手术性)　109
盲(双眼)　9
盲探插管术　341
猫后睾吸虫病　109
猫叫综合征　419
猫咬伤　419
猫抓病　419, 462
猫抓性脑炎　130
毛孢子菌病　419
毛表皮痣△　420
毛滴虫病△　412
毛滴虫性尿道膀胱炎△　239
毛滴虫性尿道炎△　412
毛滴虫性阴道炎△　368
毛发 - 鼻 - 指 / 趾综合征Ⅰ型　419
毛发 - 鼻 - 指 / 趾综合征Ⅱ型　419
毛发 - 鼻 - 指 / 趾综合征Ⅲ型　419
毛发扁平苔藓　419
毛发低硫营养不良　419
毛发管型　419
毛发过多△　412
毛发红糠疹　420
毛发检查　435
毛发硫营养障碍症△　419
毛发囊肿　420
毛发纽结型门齿病　165
毛发缺乏伴丘疹性病损综合征△　426
毛发肉芽肿　420
毛发上皮瘤　420
毛发苔藓　420
毛发腺瘤　420
毛发 - 牙 - 骨综合征　420
毛发移植　420
毛发移植术　332, 433

毛发增多△　412
毛发真菌病　462
毛发治疗的药物和制剂中毒　454
毛发种植术　322
毛发纵裂病　420
毛沸石所致肺癌、胸膜间皮瘤　454
毛干分叉　420
毛根鞘瘤　420
毛根鞘囊肿　420
毛基质瘤△　420
毛结节菌病　420
毛霉病　462
毛霉菌病　400
毛母细胞瘤　420
毛母质癌　420
毛母质瘤　420
毛囊闭锁三联征　420
毛囊单位提取技术　322
毛囊和毛囊旁角化过度症　420
毛囊角化病　420
毛囊瘤　420
毛囊漏斗部肿瘤　420
毛囊黏蛋白病　420
毛囊皮脂腺囊性错构瘤　420
毛囊性扁平苔藓　420
毛囊性脓疱疮　420
毛囊性皮肤萎缩　420
毛囊性银屑病　420
毛囊性鱼鳞病 - 脱发 - 畏光综合征△　420
毛囊炎　185, 420
毛囊鱼鳞病伴秃发及畏光　420
毛囊痣　420
毛囊种植术　322
毛盘瘤　420
毛皮变应性接触性皮炎　9
毛鞘癌　420
毛鞘棘皮瘤　420
毛鞘囊肿△　420
毛舌　49
毛细胞白血病　178
毛细胞白血病变异型　178
毛细胞黏液型星形细胞瘤　201
毛细胞型星形细胞瘤　201
毛细管法　341
毛细血管脆性试验　182, 473
毛细血管动脉瘤　420
毛细血管反应　299
毛细血管或静脉血栓形成　420
毛细血管静水压　98
毛细血管跨壁压　98
毛细血管扩张　79
毛细血管扩张型骨肉瘤　278
毛细血管扩张性共济失调综合征　400
毛细血管扩张性环状紫癜　420
毛细血管扩张性肉芽肿　420
毛细血管扩张症　9, 49, 130, 224, 420
毛细血管瘤　49, 420
毛细血管内增生性肾小球肾炎　152
毛细血管内增生性紫癜性肾炎　152
毛细血管渗漏综合征　87, 224, 420
毛细血管性血管瘤　224, 278
毛细血管血氧饱和度　98
毛细血管血氧分压　98
毛细血管血氧含量　98

毛细血管炎　420
毛细血管增生症　420
毛-牙-甲-皮综合征△　429
毛圆线虫病　109，462
毛痣　420
毛周角化症　420
毛状白斑　49，420
矛盾意向　443
锚蛋白 B 综合征　76
锚状骨内种植体　63
冒烟性浆细胞骨髓瘤　178
冒烟性系统性肥大细胞增多症　178
帽状腱膜下血肿穿刺引流术　208
帽状腱膜阻滞麻醉与镇痛术　341
玫瑰痤疮　29，420
玫瑰糠疹　420
玫瑰疹　466
眉部瘢痕切除术　322
眉部病损切除术　322
眉部良性肿瘤　9
眉部损伤　9
眉重建术　322
眉弓重建术　322
眉弓挫伤　9
眉弓恶性肿瘤　9
眉弓裂伤　9
眉裂伤缝合术　322
眉毛缺损　9
眉缺损　327
梅毒　420，462
梅毒肺△　84
梅毒复发　420
梅毒恐怖　420
梅毒螺旋体暗视野镜检　484
梅毒螺旋体非特异性抗体　479
梅毒螺旋体核酸　470
梅毒螺旋体抗体　479
梅毒螺旋体抗体 IgG　479
梅毒螺旋体抗体 IgM　479
梅毒肉芽肿　130
梅毒性鞍鼻　420
梅毒性白斑　420
梅毒性玻璃体炎　420
梅毒性大脑动脉炎　420，462
梅毒性大脑血栓形成　420
梅毒性单瘫　420
梅毒性第八脑神经神经炎　420
梅毒性第七脑神经麻痹　420
梅毒性动脉闭塞病　420
梅毒性动脉瘤　462
梅毒性动脉中层炎　420
梅毒性多发性下疳　420
梅毒性多神经病　130
梅毒性肺动脉瓣反流△　420
梅毒性肺动脉反流△　420
梅毒性腹膜炎　109
梅毒性肝病　109
梅毒性肝炎　420
梅毒性肝硬化　462
梅毒性感觉性异常　420
梅毒性睾丸炎△　240
梅毒性骨质疏松症　420
梅毒性关节病　462
梅毒性关节炎　278

梅毒性冠状动脉口狭窄　420
梅毒性冠状动脉硬化　420
梅毒性滑膜炎　278
梅毒性肌炎　278
梅毒性脊膜炎　130
梅毒性脊髓变性　420
梅毒性脊髓病性膀胱　420
梅毒性脊髓痨型麻痹性痴呆　420
梅毒性脊柱炎　420
梅毒性脊椎炎　278
梅毒性腱鞘炎　278
梅毒性角膜炎　9，462
梅毒性痉挛性脊髓痨　420
梅毒性利绍尔麻痹　420
梅毒性淋巴结炎　420
梅毒性麻痹性痴呆　420
梅毒性脉络膜视网膜炎　420，462
梅毒性脑动脉炎　130
梅毒性脑脊膜粘连　420
梅毒性脑膜脑炎　130，420，462
梅毒性脑膜炎　130，420，462
梅毒性脑桥损害　420
梅毒性脑血管病　130
梅毒性脑炎　130
梅毒性黏膜斑　420
梅毒性偏侧感觉缺失　420
梅毒性偏盲　420
梅毒性葡萄膜炎　9，462
梅毒性青光眼　420
梅毒性球后神经炎　420
梅毒性全身性麻痹　420
梅毒性深层点状角膜炎　420
梅毒性神经麻痹　420
梅毒性神经炎　420
梅毒性肾小球肾炎　420
梅毒性肾炎　153，462
梅毒性生殖器下疳　420
梅毒性视神经视网膜炎　420
梅毒性视神经萎缩　130，420
梅毒性视神经炎　9
梅毒性输卵管炎　420
梅毒性树胶样肿△　425
梅毒性树胶肿　130，420
梅毒性听神经炎　420
梅毒性脱发　420
梅毒性下疳　241，420
梅毒性心瓣膜炎　420
梅毒性心包炎　420，462
梅毒性心动过速　420
梅毒性心房纤颤　420
梅毒性心肌树胶样肿　420
梅毒性心肌炎　76，420，462
梅毒性心内膜炎　420，462
梅毒性心脏病　462
梅毒性血管炎　130
梅毒性延髓麻痹　420
梅毒性眼病　9
梅毒性硬下疳　462
梅毒性运动性共济失调　420
梅毒性阵发性心动过速　420
梅毒性蛛网膜瓣粘连　420
梅毒性主动脉瓣反流　420
梅毒性主动脉瓣关闭不全　420，462
梅毒性主动脉瓣狭窄　420

梅毒性主动脉瓣狭窄伴关闭不全　420
梅毒性主动脉瓣狭窄关闭不全△　420
梅毒性主动脉动脉瘤　462
梅毒性主动脉扩张　420
梅毒性主动脉瘤　224
梅毒性主动脉炎　224，420，462
梅毒性主动脉综合征　420
梅毒血清学固定　435
梅毒硬下疳△　420
梅毒疹　462
梅尔克松-罗森塔尔综合征　420
梅腹综合征　109
梅格斯综合征　87
梅核气　29，439
梅克尔细胞癌　278，420
梅-罗综合征　49
梅尼埃病　29，69
梅热综合征△　127
湄公血吸虫病　462
煤工尘肺　87，454
煤焦油、煤焦油沥青、石油沥青所致皮肤癌　454
煤矽肺△　89
煤油中毒　454
酶类中毒　454
霉变甘蔗中毒　130
霉菌性鼻窦炎△　33
霉菌性食管炎△　115
霉样真菌病　400
每搏量　345
每搏输出量变异度　345
每搏氧耗量　98
每搏指数　345
每克组织菌量　334
每千克体重氧耗量　98
每升肺泡容积的一氧化碳弥散量　98
美尼尔综合征△　69
美沙酮中毒　69
美学并发症　59
美学区种植　63
美洲钩虫病　109，462
美洲锥虫病　420
美洲锥虫肿　462
镁　482
镁代谢紊乱　173
镁缺乏　87，173
镁烧伤　327
门静脉癌栓　349
门静脉部分切除术　193
门静脉附壁血栓△　109
门静脉-肝动脉瘘△　227
门静脉高压　109
门静脉高压性胃肠病　109
门静脉高压症△　109
门静脉海绵样变　109
门静脉及下腔静脉瘤栓　224
门静脉结扎术　193
门静脉瘤栓　109
门静脉梅毒　420
门静脉-腔静脉分流术△　193
门静脉损伤　109，185
门静脉探查术　193
门静脉狭窄　109
门静脉血栓取出术　193

门静脉血栓形成 109
门静脉炎 109, 400
门静脉炎性肝脓肿 109, 400
门静脉支架植入术 234
门静脉主干闭塞 224
门静脉主干瘤栓 224
门静脉主干栓塞 224
门静脉主干血栓 231
门静脉阻断术 193
门静脉左支血栓 224
门克斯病 165
门克斯卷发综合征 420
门脉性肝硬化 109
门内特里尔病 109
门 - 腔分流术 193
门状棘波 147
虻叮咬 420
萌出困难 49
萌出囊肿 49
萌出性龈炎 49
朦胧状态 443
蒙多病△ 228
蒙哥马利 - 艾森贝格抑郁评定量表 446
蒙古斑 421
蒙克贝格 ( 中层 ) 硬化症△ 219
蒙特卡罗法 365
蒙特利尔认知评估量表 345
锰 482
锰及其化合物的毒性效应 69
锰及其化合物中毒 454
锰缺乏 173
蠓虫叮咬 421
孟氏骨折 278
孟氏截骨术 310
梦境焦虑障碍 439
梦魇 130, 439
梦魇障碍 130, 439
梦样状态 443
梦游△ 135, 440
梦语症 130
梦中焦虑发作 144
弥漫大 B 细胞淋巴瘤, 非特指型 178
弥漫皮肤肥大细胞增生症△ 421
弥漫性扁平黄瘤病 421
弥漫性表皮松解性掌跖角化病 421
弥漫性层间角膜炎 9
弥漫性恶性胸膜间皮瘤 87
弥漫性发育障碍 449
弥漫性泛细支气管炎 87
弥漫性肺间质疾病 69
弥漫性肺间质纤维化 87
弥漫性肺泡出血综合征 87
弥漫性肺损伤 87
弥漫性腹膜炎 109, 400
弥漫性巩膜炎 9
弥漫性黑色素细胞增生症 201
弥漫性甲状腺肿伴甲状腺功能亢进 9
弥漫性胶质瘤 201
弥漫性胫前黏液性水肿 421
弥漫性脑病△ 130
弥漫性脑胶质细胞瘤△ 201
弥漫性脑损伤 201
弥漫性脑组织肿胀 201
弥漫性皮肤肥大细胞增生病 421

弥漫性躯体性血管角化瘤 421
弥漫性神经纤维瘤 421
弥漫性实质性肺疾病 87
弥漫性食管痉挛 109
弥漫性嗜酸细胞性筋膜炎 278
弥漫性特发性骨肥厚症 278
弥漫性特发性骨质增生症 278
弥漫性外耳道炎 29
弥漫性系膜增生性肾小球肾炎 153
弥漫性星形细胞瘤 201
弥漫性血管内凝血△ 327, 421
弥漫性硬化 130
弥漫性硬化性骨髓炎 49
弥漫性硬皮病△ 130
弥漫性真性静脉扩张症 421
弥漫性轴周性脑炎 * 130
弥漫增生性肾小球肾炎 153
弥没性血管内凝血△ 400
弥散加权成像 147
弥散系数 98
弥散性大脑损伤 201
弥散性大脑损伤伴出血 201
弥散性小脑损伤 201
弥散性小脑损伤伴出血 201
弥散性血管内凝血 178, 327, 400, 421
弥散性血管内凝血眼底改变 9
弥散性轴索损伤 201
弥散障碍 87
迷路窗膜破裂 29
迷路后入路 37
迷路后入路前庭神经支切断术 37
迷路后性聋 29
迷路瘘管 29
迷脂症△ 58
迷走神经刺激器植入术 208
迷走神经刺激治疗 445
迷走神经干切断术 193, 208
迷走神经干吻合术 193, 208
迷走神经根微血管减压术 208
迷走神经根粘连松解术 208
迷走神经核激惹症状 29
迷走神经疾病 130
迷走神经疾患△ 130
迷走神经减压术 193, 208
迷走神经亢进 130
迷走神经切断术后综合征 109
迷走神经损伤 130
迷走锁骨下动脉畸形 29
迷走右锁骨下动脉 224
醚中毒 454
糜烂 432
糜烂性包皮龟头炎 421
糜烂性扁平苔藓 421
糜烂性食管炎 109
糜烂性胃炎 109, 462
米泔水样便 466
米库利奇病 29
米库利奇病△ 9
米库利奇综合征△ 29
米库利兹综合征 49, 9
米勒 - 费希尔综合征 130
米勒管发育不全综合征 371
米勒管囊肿 371
米帕林中毒致精神障碍 439

米瑞兹综合征 109
米歇尔畸形 29
泌尿道出血 241
泌尿道感染△ 69, 153, 242, 401
泌尿道梗阻△ 242, 401
泌尿道损伤 241
泌尿道外口功能不良 371
泌尿器官恶性肿瘤 241, 349
泌尿生殖道滴虫病△ 241
泌尿生殖道瘘 319
泌尿生殖窦 241
泌尿生殖器官内部化学性烧伤 327
泌尿生殖器外伤 241
泌尿生殖系 X 线照相术 250
泌尿生殖系变应性疾病 241
泌尿生殖系滴虫病 241
泌尿生殖系寄生虫病 241
泌尿生殖系结核 241
泌尿生殖系软斑病 241
泌尿生殖系统交界性肿瘤 241, 349
泌尿生殖系统蝇蛆病 462
泌尿外科检查 255
泌尿系畸形 241
泌尿系结石 241
泌尿系结石合并感染 241
泌尿系结石体外超声碎石术 250
泌尿系损伤 241
泌尿系体外冲击波碎石术 250
泌尿系统恶性肿瘤△ 241, 349
泌尿系统继发恶性肿瘤 241, 349
泌尿系统继发性恶性肿瘤△ 241, 349
泌尿系统良性肿瘤 350
泌尿系异物 241
泌尿系子宫内膜异位症 241
泌乳素瘤 160, 198
秘鲁疣 421
密闭式氮稀释法 - 单次呼吸法 98
密闭式氮稀释法 98
密闭式氮稀释法 - 重复呼吸法 98
密闭式氦稀释法 99
密闭式氦稀释法 - 重复呼吸法 99
密闭式氦稀释法 - 单次呼吸法 99
密度谱阵列 345
密集度 456
嘧啶 5' - 核苷酸酶缺乏症△ 179
嘧啶 5' - 核苷酸酶缺陷症 179
绵羊疥疮 421
棉尘病 454
棉酚中毒 69
棉絮斑 19
免疫重建炎症反应综合征 462
免疫触须样肾小球病 153
免疫分型 182
免疫复合物型新月体性肾小球肾炎 153
免疫固定电泳 182
免疫后关节病 278
免疫检查点抑制剂相关肺炎 87
免疫接种 179
免疫接种后败血症△ 400
免疫接种后感染 400
免疫接种后脓毒症 400
免疫介导糖尿病 165
免疫耐受 179
免疫球蛋白 A 479

免疫球蛋白 A1　479
免疫球蛋白 A2　479
免疫球蛋白 A 亚类　479
免疫球蛋白 D　479
免疫球蛋白 E　479
免疫球蛋白 G　479
免疫球蛋白 G1　479
免疫球蛋白 G2　479
免疫球蛋白 G3　479
免疫球蛋白 G4　479
免疫球蛋白 G4 相关硬化性疾病△　119
免疫球蛋白 G 亚类　479
免疫球蛋白 M　479
免疫球蛋白合成率　147
免疫球蛋白轻链淀粉样变性　179
免疫球蛋白中毒　400
免疫缺陷　179
免疫缺陷病　421
免疫缺陷相关淋巴增殖性疾病　179
免疫吸附　95
免疫细胞化学染色　182
免疫相关不良事件　179
免疫相关慢性间质性肾炎　153
免疫相关性视神经炎　9
免疫相关性周围神经病　130
免疫性不孕　371
免疫性溶血性贫血　179
免疫性胎儿水肿　387
免疫性血管炎　278
免疫性血细胞减少症　179
免疫性血小板减少症　179
免疫抑制　179
免疫制剂中毒　400
免疫治疗　95, 179, 462
免疫组化　317
免疫组织化学染色　182
面鼻部纤维性丘疹　421
面部凹陷瘢痕　327
面部凹陷瘢痕切除皮下组织瓣转移充填皮
　　瓣转移改形术　332
面部瘢痕　327
面部瘢痕切除 Z 成形术　332
面部瘢痕切除缝合术　332
面部瘢痕切除局部皮瓣转移术　332
面部瘢痕切除真皮下血管网皮片移植术　332
面部瘢痕切除植皮术　332
面部病损切除术　63, 322, 358, 433
面部不对称畸形　49
面部除皱术　322
面部挫伤　49
面部单纯疱疹　400, 462
面部电烧伤　327
面部冻伤　328
面部洞穿性缺损修复术　332
面部恶性肿瘤　49
面部蜂窝织炎　185, 421
面部改变肢端肥大综合征　278
面部骨折切开复位内固定术　63
面部化学性烧伤　328
面部及外鼻畸形　29
面部挤压伤　201, 278
面部矫形术后畸形　49
面部结缔组织恶性肿瘤　50
面部结缔组织良性肿瘤　50

面部结缔组织生物学行为未定肿瘤　50
面部冷喷治疗　433
面部良性肿瘤　50
面部裂伤　50
面部淋巴管瘤　350
面部淋巴结继发恶性肿瘤　50
面部毛囊红斑黑变病△　421
面部脓皮病　421
面部皮肤部分切除整形术　63, 322
面部皮肤恶性黑色素瘤　29, 50
面部皮肤恶性肿瘤　29, 50
面部皮肤继发恶性肿瘤　50
面部皮肤疖　50
面部皮肤良性肿瘤　421
面部皮肤脓肿　50
面部皮肤痈　50, 421
面部皮样囊肿　50
面部偏侧萎缩　130, 421
面部浅表异物　50
面部清创缝合术　63
面部肉芽肿　421
面部软组织挫伤　50
面部烧伤　328
面部生物材料充填术　322
面部损伤　50
面部特指部位的原位黑色素瘤　50
面部外胚层发育不良　421
面部微整形　63
面部癣　421
面部血管瘤　50
面部血管纤维瘤　350
面部熏蒸　433
面部移位入路　37
面部引流术　63, 433
面部痈△　421
面部原位黑色素瘤　50
面部原位黑素瘤△　50
面部脂肪瘤　50
面部脂肪增多症　165
面部肿物　50
面部周围神经恶性肿瘤　350
面部自体脂肪填充　63
面 - 副神经吻合术　208
面 - 膈神经吻合术　208
面骨表面植骨术　322
面骨病损局部切除术　63
面骨部分切除术　63
面骨成形术　63, 322
面骨动态未定肿瘤　350
面骨骨全切除伴重建术　63
面骨骨全切除术　63
面骨骨折　50
面骨骨折切开复位内固定术　322
面骨骨折切开复位术　322
面骨骨质增生　50
面骨硅胶假体置入术　322
面骨合成物置入术　322
面骨活组织检查　63
面骨活组织检查术　41
面骨继发恶性肿瘤　50
面骨良性肿瘤　50
面骨内固定物取出术　322
面骨切开术　63
面骨人工骨置入术　322

面骨人工珊瑚置入术　322
面骨死骨切除术　63
面骨钛网置入术　322
面骨自体骨植入术　322
面和颈近中囊肿　50
面横裂　50
面横裂矫正术　63
面红恐惧症　439
面肌抽搐　59
面肌电图检查　41
面肌痉挛　59, 201
面肌萎缩△　138
面肌纤维颤搐　50
面肌悬吊术　63, 322
面睑发恶性肿瘤　50
面颊部洞穿缺损　328
面颊部恶性肿瘤△　51
面颊麻木、酸胀　34
面肩肱型肌营养不良　130
面肩肱型脊髓性肌萎缩　130
面交界性肿瘤　50
面结缔组织肿瘤　50
面颈部瘢痕挛缩伴鼻移位　50
面颈部瘢痕挛缩伴唇外翻　50
面颈部瘢痕挛缩伴唇移位　50
面颈部瘢痕挛缩伴睑外翻　50
面颈部瘢痕挛缩畸形　328
面颈部动静脉畸形　50
面颈部静脉畸形　50
面颈部淋巴管畸形　350
面颈部毛囊性红斑黑变病　421
面颈部皮肤瘢痕颏颈粘连△　327
面颈部皮肤瘢痕粘连　50
面颈部皮肤瘘　50
面颈部皮肤撕脱伤　328
面颈部皮样囊肿　50
面颈部切痂术　332
面颈部水肿　213
面颈部微血管畸形△　54
面颈部削痂术　332
面裂　50
面裂囊肿　29, 50
面淋巴结核　50
面膜综合治疗　433
面皮肤交界性肿瘤　50
面皮肤原位癌　50
面偏侧肥大　130
面偏侧肥大症△　130
面偏侧萎缩症△　421
面 - 舌下神经吻合术　37
面神经病损切除术　37, 63, 208
面神经低垂　29
面神经断裂　29
面神经恶性肿瘤　9
面神经发育不良　29
面神经 - 副神经吻合术　37, 63
面神经根微血管减压术　208
面神经根粘连松解术　208
面神经功能障碍　130
面神经减压术　38
面神经解剖术　63
面神经良性肿瘤　9
面神经麻痹　130
面神经切断术　38, 63, 208

面神经手术　38
面神经损伤　9, 29, 50, 201
面神经探查术　38, 63, 208
面神经吻合术　38, 63, 208
面神经纤维瘤　130
面神经血管瘤　130
面神经炎　130
面神经移位术　38
面神经移植术　38, 208
面神经阻滞麻醉与镇痛术　341
面受压　50
面瘫△　130
面瘫、耳痛及外耳道疱疹三联征　421
面瘫矫正术　63, 208
面先露　387
面先露梗阻性分娩　387
面斜裂　50
面斜裂矫正术　63, 322
面罩给氧法　341
面正中黑子病　421
面正中裂　50
面中部骨折　29
面中份发育不足　50
苗勒管囊肿切除术△　248
灭活再植术　310
灭蟑螂药中毒　454
敏感的关系妄想△　443
敏感性关系妄想　443
敏化　338
明尼苏达多相人格问卷　446
明视插管术　341
明适应视网膜电图　23
冥想　445
命名性失语　449
模仿动作　443
模仿言语　443
模拟定位机　365
模拟机定位　365
模拟框架　211
膜表面免疫球蛋白　473
膜部尿道狭窄　241
膜壳绦虫病　109, 462
膜迷路积水　34
膜迷路积水△　69
膜性白内障　9
膜性肾病　153
膜性肾病Ⅰ期　153
膜性肾病Ⅱ期　153
膜性肾病Ⅲ期　153
膜性肾病Ⅳ期　153
膜龈手术　63
膜龈异常　50
膜增生性肾小球肾炎　153, 400
膜增生性肾小球肾炎Ⅰ型　153
膜增生性肾小球肾炎Ⅱ型　153
膜增生性肾小球肾炎Ⅲ型　153
膜增殖性肾小球肾炎△　153
膜增殖性肾小球肾炎Ⅰ型△　153
膜增殖性肾小球肾炎Ⅱ型△　153
膜增殖性肾小球肾炎Ⅲ型△　153
膜状胎盘　387
摩擦黑变病　421
摩擦红斑△　411
摩擦癣　439

摩擦水疱　421
摩擦性苔藓样疹　421
摩擦阻力　99
磨耗　50
磨耗小平面　50
磨痂术　332
磨损　50
磨牙半切术　63
磨牙后区病损切除术　63
磨牙后区恶性肿瘤　50
磨牙后区继发恶性肿瘤　50
磨牙后区良性肿瘤　50
磨牙后原位癌　350
磨牙远中楔形瓣切除术　63
磨牙征　147
磨牙症　50, 87, 130
蘑菇肺　87
蘑菇工人肺△　87
末端骶骨脊膜膨出　278
末端性回肠炎　109
末端种植体　63
末节指骨骨折　278
末梢灌注指数　345
末梢神经退行性改变　130
莫顿跖骨痛　278
莫顿跖痛症　130
莫顿综合征　143, 295
莫氏Ⅰ型房室传导阻滞△　73
莫氏Ⅱ型房室传导阻滞△　73
莫旺综合征　130
莫兹利强迫症状问卷　446
漠然处之　443
墨汁染色　484
默尔 - 托尔综合征　421
母儿心电监护　396
母儿血型不合　387
母体促甲状腺激素结合抑制性抗体通过胎
　盘所致先天性甲状腺功能减退症　165
母体服用抗甲状腺药物所致的先天性甲状
　腺功能减退症　165
母体甲状腺功能减退症的婴儿　165
母体甲状腺功能亢进症的婴儿　165
母细胞型套细胞淋巴瘤　179
母细胞性浆细胞样树突细胞肿瘤　179, 421
母雅司　421
母源性先天性肾上腺发育不全　165
𧿹长伸肌腱缝合术　310
𧿹甲游离皮瓣移植术　332
𧿹僵症△　278
𧿹僵直　278
𧿹囊炎　278
𧿹内翻　278
𧿹外翻　278
跗趾长屈肌腱腱鞘炎　278
跗趾间籽骨　278
跗趾屈曲畸形　278
拇长屈肌腱断裂　319
拇长屈肌腱腱鞘炎　278
拇长屈肌腱损伤　319
拇长伸肌肌腱炎　278
拇长伸肌腱缝合术　310
拇长伸肌腱损伤　319
拇囊炎　278
拇内翻△　276

拇外翻矫形术　310
拇外翻术后　278
拇外展功能重建术　310
拇指不全离断　278
拇指部瘢痕　319
拇指重建术　310
拇指创伤性不全离断△　278
拇指创伤性部分切断　278
拇指创伤性离断　319
拇指创伤性完全切断　278
拇指对掌功能重建术　310
拇指发育不良　278
拇指骨骺损伤　278
拇指骨折△　278
拇指骨折骨不愈合　278
拇指关节离断术　310, 322
拇指畸形矫形术　310
拇指挤压伤　278
拇指截断术　322
拇指近节骨折　278
拇指开放性骨折△　276
拇指开放性损伤　278
拇指开放性损伤伴指甲损伤　278
拇指离断　278
拇指离断术　310
拇指三关节　278
拇指神经损伤　130, 278
拇指完全离断　278
拇指完全切断△　278
拇指腕掌关节脱位　278
拇指血管损伤　224
拇指远节骨折　278
拇指再植术　310
拇指掌指关节侧副韧带损伤　278
拇指掌指关节脱位　278
拇指整复术　310
拇指指神经损伤△　130, 278
木村病　421
木村病肾损害　153
木僵　443
木样甲状腺炎△　164
目标导向液体治疗技术　341
苜蓿叶形钢板固定术　311
钼缺乏　173
募集　147
募集间期　147
募集频率　147
募集相　147
幕上梗阻性脑积水△　124
幕上脑积水　201
幕上脑室扩张　211
幕上脑室轻度扩张　211
幕上入路　208

## N

纳博特腺继发恶性肿瘤　350
纳差　79
纳尔逊综合征　165, 241
钠　482
耐多药结核病　87
耐甲氧西林金黄色葡萄球菌　484
耐甲氧西林金黄色葡萄球菌感染　462
耐甲氧西林金黄色葡萄球菌耐药基因　470

耐甲氧西林凝固酶阴性葡萄球菌感染　462
耐酒石酸磷酸盐磷酸性磷酸酶　482
耐青霉素肺炎链球菌　484
耐碳青霉烯类鲍曼不动杆菌　484
耐碳青霉烯类肠杆菌目细菌　484
耐痛阈　345
耐万古霉素肠球菌　484
耐药性癫痫　130
萘中毒　454
男变女性阴道再造术　381
男方弱精子症△　372
男方少精性不孕　371
男方无精性不孕　371
男假两性畸形　241
男性勃起功能障碍　439
男性不育症　241
男性迟发性性腺功能减退症　165
男性骨质疏松症　165
男性化肾上腺肿瘤　165
男性化综合征　241
男性假两性畸形△　241
男性假两性畸形伴睾丸女性化　165, 241
男性假两性畸形伴雄激素抵抗　173
男性绝育术　250
男性泌尿生殖系放线菌病　241
男性泌尿生殖系结核　241
男性泌尿生殖系梅毒　241, 462
男性尿道悬吊术　250
男性女声　34
男性膀胱根治性全切除术　250
男性盆腔脓肿　109
男性盆腔脓肿切开引流术　250
男性盆腔血肿清除术　251
男性盆腔炎　109
男性盆腔炎性包块　109
男性乳腺癌　185
男性乳腺发育　185
男性乳腺囊性增生病　185
男性乳腺增生　185
男性肾上腺增生性性早熟　165
男性生殖器瘢痕　328
男性生殖器官动态未定或动态未知的肿瘤　319
男性生殖器官交界性肿瘤　241
男性同性性早熟　165
男性性功能障碍　241
男性性腺功能减退症　165
男性性腺功能亢进症　165
南美仙人掌毒碱中毒　400
难辨梭状芽孢杆菌肠炎△　108
难产　387
难复性疝　185
难免流产　371
难免性流产△　371
难以归类的混合型抗癫痫药中毒△　453
难治性白血病　179
难治性鼻窦炎　29
难治性产后出血　387
难治性高血压　76
难治性慢性鼻窦炎　29
难治性贫血*　177
难治性贫血伴多系增生异常及环形铁粒幼细胞增多*　177
难治性贫血伴有环状铁粒幼细胞*　177

难治性贫血伴原始细胞增多*　177
难治性青光眼　9
难治性青光眼滤过手术　21
难治性哮喘　87
难治性血细胞减少伴单系发育异常*　177
难治性血细胞减少伴多系发育不良*　177
难治性血小板减少　177
难治性牙周炎　50
难治性原发免疫性血小板减少症　179
难治性中性粒细胞减少*　177
囊病损切除术　311
囊虫　110, 421
囊虫感染　110
囊袋感染△　76
囊袋收缩综合征　9
囊袋阻滞继发青光眼　9
囊袋阻滞综合征　9
囊缝合术　311
囊内切除术　311
囊切除伴软组织矫正和第一跖骨截骨术　311
囊切除伴软组织矫正和关节固定术　311
囊切除术　311
囊尾蚴病　110, 421
囊尾蚴病癫痫　462
囊腺瘤　50
囊型包虫病△　464
囊型棘球蚴病△　464
囊性成釉细胞瘤　50
囊性肺纤维化△　84
囊性基底细胞癌　421
囊性甲状腺肿　165
囊性淋巴管瘤　421
囊性膀胱炎钙质沉着　241
囊性肾病△　245
囊性肾盂炎　241
囊性输尿管炎　241
囊性松果体　201
囊性纤维化　87
囊性纤维化伴肺部病变　87
囊性纤维瘤伴混合性病变　87
囊性纤维瘤伴胎粪性肠梗阻　400
囊性星形细胞瘤　201
囊性肿物　50
囊肿　87, 432
囊肿性肾发育不良　153
囊肿性肾脏病　153
囊状眼球　9
囊状支气管扩张　87
蛲虫病　110, 421, 462
脑白质变性△　120
脑白质病△　120
脑白质病变　120
脑白质恶性肿瘤　201, 350
脑白质发育不良△　120
脑白质高信号△　120
脑白质继发恶性肿瘤　201, 350
脑白质脑病△　130
脑白质切开术　208
脑白质轻度变性△　120
脑白质软化△　131
脑白质疏松△　120

脑白质疏松症△　120
脑白质损伤　201
脑白质脱髓鞘　130
脑白质萎缩　120
脑白质稀疏　120
脑白质营养不良　130
脑瘢痕　201
脑包虫病　131, 462
脑闭合性活组织检查△　207
脑病　130, 439
脑病并内脏脂肪变性综合征　130
脑病合并内脏脂肪变性△　416
脑病合并内脏脂肪变性综合征　130
脑部病变　130
脑池穿刺术　208
脑池显像　147
脑充血　328
脑出血　130, 328
脑出血后遗症　130, 449
脑出血恢复期　130, 449
脑出血脑室铸型　201
脑出血血肿扩大　130
脑穿通畸形　130, 201, 400
脑磁图　147, 345
脑挫裂伤　201
脑挫伤　131, 201
脑底异常血管网病　138, 204
脑底异常血管网病 - 身材矮小症 - 面部畸形 - 低促性腺素性功能减退症　165
脑电爆发抑制　345
脑电地形图　147
脑电功率谱　345
脑电活动　147
脑电静息　147
脑电图　147, 345, 408
脑电图轻度异常　147
脑电图伪差　147
脑电图仪灵敏度　147
脑电子神经刺激器引起的机械性并发症
脑电阻尼　147
脑淀粉样血管病　131
脑淀粉样血管病相关炎症　131
脑动静脉畸形△　129, 131
脑动静脉畸形破裂　201
脑动静脉畸形未破裂出血　131
脑动静脉瘘　201
脑动脉闭塞性脑梗死　131
脑动脉的闭塞或狭窄(未造成脑梗死)　131
脑动脉供血不足　131
脑动脉畸形破裂出血　131
脑动脉夹层　131, 201
脑动脉夹层伴出血　131
脑动脉夹层不伴出血　131
脑动脉夹层不伴梗死　131
脑动脉痉挛　131
脑动脉瘤　201
脑动脉瘤(非破裂性)　131
脑动脉瘤破裂　201
脑动脉瘤弹簧圈栓塞术后出血　131
脑动脉瘤(未破裂)△　131
脑动脉狭窄性脑梗死　131
脑动脉炎　131
脑动脉造影　208

脑动脉粥样硬化 131
脑动脉粥样硬化症△ 131
脑多房棘球蚴病 462
脑恶性肿瘤 201, 350
脑发育不良 131
脑发育迟缓 131
脑发育畸形 131
脑发育异常 131
脑 - 肺 - 甲状腺综合征 165
脑肺吸虫病△ 130
脑分水岭梗死 131
脑复苏 341
脑钙化 131
脑干病变 131
脑干病损切除术 358
脑干病灶切除术 208
脑干出血 131
脑干的脑内出血△ 131
脑干多发性硬化 131
脑干恶性肿瘤 350
脑干梗塞△ 131
脑干梗死 131
脑干功能衰竭 131
脑干继发恶性肿瘤 202, 350
脑干交界性肿瘤 202
脑干良性肿瘤 202
脑干脑炎 131
脑干受压 131, 202
脑干受压症状 34
脑干水肿 131
脑干损伤 202
脑干听觉诱发电位 147, 345, 408
脑干星形细胞瘤 202
脑干血管母细胞瘤 350
脑干异常信号 144
脑干占位 144
脑干占位性病变 202
脑干肿瘤切除术 358
脑梗死 131, 202
脑梗死合并出血转化 131
脑梗死后出血△ 131
脑梗死后继发出血 131
脑梗死后继发出血性渗出 131
脑梗死后继发血肿 131
脑梗死后认知障碍△ 138
脑梗死后遗症 131
脑梗死恢复期 131, 449
脑弓形虫病 131, 462
脑弓形虫感染 131
脑功能轻微失调 439
脑灌注显像 147
脑过度灌注综合征 131
脑过小 131
脑海绵状血管瘤 131
脑海绵状血管瘤破裂出血 131
脑耗盐综合征 131, 165
脑和脑膜继发恶性肿瘤 202, 350
脑核磁共振检查 147
脑灰质异位△ 131
脑灰质异位症 131
脑回舌△ 49
脑活检 208
脑机接口 208
脑积水 449

脑积水引流术后 449
脑基底动脉瘤 131
脑棘球蚴病 131, 462
脑脊膜恶性肿瘤 202, 350
脑脊膜继发恶性肿瘤 350
脑脊膜交界性肿瘤 202
脑[脊]膜瘤 278
脑脊膜膨出 131
脑(脊)膜膨出△ 131
脑脊膜膨出 202, 400, 449
脑[脊]膜膨出修补术 208
脑[脊]膜疝修补术 208
脑脊膜血管梅毒 131
脑脊髓病变 131
脑脊髓膜炎 278, 400
脑脊髓神经病 131
脑脊髓神经根病 131
脑脊髓神经根神经炎△ 449
脑脊髓神经根炎 131, 449
脑脊髓炎 131, 449, 462
脑脊液 147
脑脊液 β2 微球蛋白 147
脑脊液 C 反应蛋白 147
脑脊液白细胞分类 473
脑脊液白细胞计数 473
脑脊液白细胞增多 147
脑脊液鼻漏 29, 202
脑脊液鼻漏修补术 38, 208
脑脊液蛋白 147
脑脊液蛋白电泳 148
脑脊液蛋白定性 473
脑脊液蛋白定性检查 148
脑脊液蛋白商检测 148
脑脊液耳鼻漏 29
脑脊液耳漏 29, 202
脑脊液耳漏修补术 38, 208
脑脊液二代测序 131
脑脊液革兰氏染色法 148
脑脊液红细胞计数 473
脑脊液宏基因组学第二代测序 131
脑脊液化验 148
脑脊液黄变 148
脑脊液浆细胞 148
脑脊液抗酸杆菌染色法 148
脑脊液理学检查 473
脑脊液漏 278
脑脊液氯化物 148
脑脊液氯化物测定 473
脑脊液酶类测定 473
脑脊液免疫球蛋白测定 473
脑脊液葡萄糖测定 473
脑脊液切口漏 202
脑脊液切口漏修补术 208
脑脊液三管试验 148
脑脊液糖含量 148
脑脊液外观 148
脑脊液细胞学 148
脑脊液细胞学检查 473
脑脊液压力检测 148
脑脊液眼漏 202
脑脊液异常 131
脑脊液置换术 208
脑继发恶性肿瘤 202, 350
脑寄生虫病 202

脑寄生虫病△ 201
脑减压术 208
脑腱黄瘤病 421
脑交界性肿瘤 202
脑胶质瘤△ 200
脑结核瘤 131, 202
脑静脉闭塞后出血 131
脑静脉窦狭窄 131
脑静脉畸形 131
脑静脉畸形破裂出血 131, 202
脑静脉血栓形成 131
脑开放性活组织检查 208
脑立体定向活检 208
脑立体定向术 208
脑良性肿瘤 202
脑裂 144
脑裂伤 202
脑裂头蚴病△ 132
脑瘤术后 449
脑毛细血管扩张症 131
脑梅毒△ 425
脑梅毒瘤 202, 462
脑霉菌感染 131
脑 - 面 - 胸廓发育不良△ 291
脑 - 面血管瘤病 131
脑面血管瘤病* 203
脑膜癌病△ 119
脑膜病变 131
脑膜病损切除术 358
脑膜病灶切除术 208
脑膜动静脉瘘 131
脑膜恶性肿瘤 202, 350
脑膜黑色素瘤病 202
脑膜脊髓病 131
脑膜继发恶性肿瘤 202, 350
脑膜交界性肿瘤 202
脑膜良性肿瘤 202
脑膜瘤 29, 131, 202
脑膜瘤切除术 208
脑膜脑膨出 29, 131, 202, 400
脑膜脑炎 131, 462
脑膜脑炎型钩端螺旋体病△ 124
脑膜脓肿切除术 208
脑膜膨出△ 449
脑膜膨出修补术 208
脑膜切开伴硬脑膜下脓肿引流术 208
脑膜切开伴硬脑膜下腔血肿清除术 208
脑膜切开伴蛛网膜下腔脓肿引流术 208
脑膜切开伴蛛网膜下腔血肿引流术 208
脑膜切开活组织检查 208
脑膜切开引流术 208
脑膜肉瘤 131
脑膜上皮细胞型脑膜瘤 202
脑膜上皮细胞肿瘤 202
脑膜血管结扎术 208
脑膜血管梅毒 421
脑膜血管神经梅毒 462
脑膜炎 131, 400, 462
脑膜炎恢复期 131
脑膜炎奈瑟菌病△ 131
脑膜炎球菌败血症 462
脑膜炎球菌感染关节炎 131
脑膜炎球菌感染后关节炎 278
脑膜炎球菌核酸 470
脑膜炎球菌鉴定 484

脑膜炎球菌抗原　479
脑膜炎球菌脑膜炎　462
脑膜炎球菌培养　484
脑膜炎球菌培养和鉴定　484
脑膜炎球菌性关节炎　131, 278
脑膜炎球菌性结膜炎　9, 131
脑膜炎球菌性脑脊髓脊膜炎　131
脑膜炎球菌性脑脊膜炎　131
脑膜炎球菌性脑炎　131
脑膜炎球菌性心包炎　131, 400
脑膜炎球菌性心肌炎　131, 400
脑膜炎球菌性心内膜炎　131, 400
脑膜炎球菌性蛛网膜炎　131
脑膜炎型鼠疫　131, 462
脑幕上的良性肿瘤　202
脑幕下的良性肿瘤　202
脑钠尿肽　482
脑囊虫病　131
脑囊尾蚴病　462
脑囊肿　131
脑囊肿切开引流术　208
脑囊肿造袋术　208
脑囊肿造瘘术△　208
脑囊肿 - 蛛网膜下腔分流术　208
脑内出血后遗症△　130, 449
脑内动静脉瘘　131
脑内血肿　202
脑内血肿清除术　208
脑内血肿钻孔引流术　208
脑内异物取出术　208
脑念珠菌感染　421
脑脓肿　131, 202, 328, 462
脑脓肿穿刺引流术　208
脑脓肿切除术　208
脑脓肿切开引流术　208
脑脓肿手术　208
脑脓肿引流术　208
脑诺卡菌病　462
脑泡型包虫病△　462
脑泡型棘球蚴病△　462
脑膨出　387
脑皮质发育不良　131
脑皮层发育不良△　132
脑器质性创伤后遗忘　439
脑桥出血　131, 202
脑桥恶性肿瘤　202, 350
脑桥良性肿瘤　202
脑桥脑膜瘤　202
脑桥脓肿　131
脑桥外髓鞘溶解症　131
脑桥萎缩　131
脑桥小脑角表皮样囊肿　202
脑桥小脑角病灶切除术　208
脑桥小脑角脑膜瘤　202
脑桥小脑角神经鞘瘤　202
脑桥小脑角血管母细胞瘤　202
脑桥小脑角占位性病变　202
脑桥小脑角脂肪瘤　202
脑桥脂肪瘤　202
脑桥中央髓鞘溶解症　131
脑切开术　208
脑缺氧症　131
脑肉芽肿　131
脑肉芽肿切除术　208

脑软化　131
脑疝　131, 202, 328
脑疝形成△　131
脑深部电刺激术后　131
脑神经病灶切除术　208
脑神经恶性肿瘤　202
脑神经缝合术　208
脑神经和脊旁神经肿瘤　202
脑神经继发恶性肿瘤　202, 350
脑神经交界性肿瘤　202
脑神经良性肿瘤　202
脑神经切除术　208
脑神经切断术　208
脑神经手术　208
脑神经束切断术　208
脑神经损伤　202
脑神经探查术　208
脑神经吻合术　208
脑神经修补术后神经调整术　208
脑神经移位术　208
脑神经移植术　208
脑实质出血继发蛛网膜下腔出血　131
脑视网膜血管瘤病　131
脑室 - 鼻咽分流术　208, 358
脑室穿刺术　209
脑室穿通畸形△　201
脑室 - 胆囊分流术　209, 358
脑室导管术　358
脑室导管置换术　209
脑室恶性肿瘤　202, 350
脑室分流管冲洗术　209
脑室分流管去除术　209, 358
脑室分流管探查术　209
脑室分流管修正术　209, 358
脑室分流管置换术　209, 358
脑室分流后低颅压　131
脑室 - 腹膜分流管脑室端修正术　358
脑室 - 腹腔分流管腹腔端调整术　209
脑室 - 腹腔分流管脑室端调整术　209
脑室 - 腹腔分流术　209, 358
脑室腹腔分流术后过度引流　202
脑室 - 腹腔分流修正术　209, 358
脑室 - 骨髓分流术　358
脑室管膜炎△　134, 401
脑室积血△　202
脑室交界性肿瘤　202
脑室 - 颈静脉分流术　209
脑室 - 颈外静脉分流术　209, 358
脑室 - 静脉窦分流术　209, 358
脑室 - 静脉分流术　209
脑室扩大　202
脑室良性肿瘤　202
脑室颅内分流的机械性并发症　202
脑室囊肿　202
脑室 - 脑池分流术　209, 358
脑室内病损切除术　358
脑室内出血　132, 202
脑室内积血△　202
脑室内脑膜瘤　202
脑室内占位性病变　202
脑室 - 胼胝体周围池分流术　209
脑室 - 腔静脉分流术　209, 358
脑室切开引流术　209
脑室 - 乳突分流术　209, 358

脑室 - 矢状窦分流术　209
脑室 - 输尿管分流术　209, 358
脑室外神经细胞瘤　202
脑室系统积血△　202
脑室 - 小脑延髓池分流术　209, 358
脑室 - 心房分流术　209, 358
脑室 - 胸导管分流术　209
脑室 - 胸腔分流术　209, 358
脑室血肿△　202
脑室炎　132
脑室液　148
脑室引流术　209
脑室造瘘术　209
脑室造影　148
脑室周围白质软化△　131
脑室周围白质软化症△　131
脑室 - 蛛网膜下腔分流术　209, 358
脑室钻孔引流术　209
脑受压　202
脑栓塞　132
脑栓塞性偏瘫　132
脑水肿　202, 328
脑死亡　337
脑损伤后康复　209
脑损伤恢复期　202
脑瘫　202
脑瘫后遗症　278
脑外伤后精神障碍　443
脑外伤后尿崩症　165
脑外伤后认知障碍　443
脑外伤后遗症　449
脑外伤后综合征△　449
脑外伤恢复期　449
脑外伤术后恢复期　202
脑外伤所致精神障碍　439
脑外伤综合征　202
脑萎缩　202
脑萎缩性高氨血症△　439, 448
脑吸虫病　462
脑小血管病　132
脑斜坡病损切除术　358
脑心共患疾病　202
脑心同治　202
脑心综合征　132
脑型并殖吸虫病　462
脑型放射病　328
脑 [ 型 ] 肺吸虫病　130
脑型裂头蚴病　132, 462
脑型疟　132
脑型疟疾　462
脑型失衡综合征　153
脑型血吸虫病　462
脑性瘫痪　278, 449
脑性瘫痪（单瘫）△　449
脑性瘫痪（截瘫）△　278
脑性瘫痪（强直型）△　449
脑旋毛虫病　132
脑血管病　132
脑血管病后遗症　132, 449
脑血管病恢复期　132, 449
脑血管病所致的人格和行为障碍　439
脑血管病性偏瘫　132
脑血管多发梗死性痴呆△　122, 437
脑血管供血不足　132

脑血管畸形 132
脑血管交界性肿瘤 202
脑血管瘤 132, 9
脑血管破裂 132
脑血管切除伴吻合术 209
脑血管狭窄 132
脑血管纤维性肌发育不良 224
脑血管炎 132
脑血管炎性脑出血 132
脑血管造影后脑血管痉挛 132
脑血管造影术 148
脑血栓形成 132
脑血肿 132
脑血肿清除术后 449
脑炎 132, 462
脑炎后帕金森综合征 132
脑炎后遗症 132, 449
脑炎后综合征 443
脑炎恢复期 132, 449
脑炎性假瘤 132
脑炎性肿块 132
脑叶出血 132
脑叶切除术 209
脑叶切开术 209
脑诱发电位 148
脑与脊髓交界性肿瘤 202
脑源性晕厥 132
脑占位性病变 132
脑真菌性肉芽肿 202
脑震荡 202, 9
脑震荡后综合征 202, 443
脑肿瘤卒中 132
脑蛛网膜病灶切除术 209
脑蛛网膜囊肿 - 腹腔分流术 209
脑蛛网膜下脓肿切开引流术 209
脑蛛网膜下腔出血清除术 209
脑蛛网膜炎 202
脑状态指数 345
脑着色真菌病 421
脑卒中 202
脑卒中后遗症 132
脑卒中恢复期 449
脑卒中家族史 449
脑卒中（未特指为脑出血或脑梗死） 132
脑组织氧分压监测 345
讷吃△ 448
内半骨盆切除术 311
内部器官化学性烧伤 328
内部器官烧伤 328
内部水蛭病 462
内侧半月板损伤 278
内侧髌股韧带重建术 311
内侧副韧带断裂 278
内侧副韧带松弛 278
内侧副韧带损伤 278
内侧副韧带修补术 311
内侧髌板钉合术 311
内侧滑膜皱襞综合征 278
内侧上髁炎 278
内侧松解术 311
内侧楔骨截骨术 311
内倒转术 395
内毒素鲎定量试验 484
内毒素鲎定性试验 484

内耳磁共振水成像检查 41
内耳道肿瘤 29
内耳恶性肿瘤 29
内耳发育不全 400
内耳继发恶性肿瘤 29
内翻型后内侧旋转不稳定损伤 278
内翻性导管乳头状瘤 50
内翻子宫手法复位术 381
内翻足△ 268, 289, 450
内翻足畸形△ 268
内分泌 - 大脑 - 骨发育不良综合征 165
内分泌疾病相关肌无力综合征 132
内分泌失调 165
内分泌失调性鼻炎 29
内分泌腺恶性肿瘤 165
内分泌腺交界性肿瘤 165
内分泌腺良性肿瘤 165
内分泌性突眼 9
内分泌肿瘤 350
内感性不适 443
内固定 311
内固定装置引起的感染 278
内观疗法 445
内呼吸法 99
内踝骨折 278
内踝固定 311
内踝扭伤 278
内镜辅助的龈下刮治和根面平整术 63
内镜辅助下阴道重建术 322
内镜经口齿状突切除术 311
内镜下奥迪括约肌成形术 193
内镜下奥迪括约肌活组织检查 117, 197, 363
内镜下奥迪括约肌扩张术 193
内镜下奥迪括约肌切开术 117, 193, 358
内镜下贲门失弛缓气囊扩张术 117
内镜下贲门失弛缓肉毒碱注射术 117
内镜下贲门失弛缓探条扩张术 117
内镜下鼻胆管引流术 117, 193, 358
内镜下鼻窦活组织检查术 38
内镜下鼻甲部分切除术 38
内镜下鼻甲成形术 38
内镜下鼻甲切除术 38
内镜下鼻泪管吻合术 38
内镜下鼻内病损切除术 38
内镜下鼻腔鼻窦内翻性乳头状瘤切除术 38
内镜下鼻腔粘连松解术 38
内镜下鼻微波烧灼止血术 38
内镜下鼻息肉切除术 38
内镜下鼻咽血管纤维瘤切除术 38
内镜下鼻中隔鼻成形术 38
内镜下鼻中隔黏膜划痕术 38
内镜下鼻中隔黏膜下部分切除术 38
内镜下鼻中隔黏膜下切除术 38
内镜下扁桃体切除术 38
内镜下残余腺样体切除术 38
内镜下单侧甲状腺切除术 38
内镜下胆道扩张术 117
内镜下胆道内支架成形术 117, 358
内镜下胆道异物去除术 117, 193, 358
内镜下胆管活检 117
内镜下胆管活组织检查 363

内镜下胆管活组织检查术 197
内镜下胆管引流术 117
内镜下胆管支架置入术 117, 193, 358
内镜下胆管置管引流术 193
内镜下胆总管病变切除术 117
内镜下胆总管病损切除术 193
内镜下胆总管切开取石术 117
内镜下胆总管支架取出术 193
内镜下电凝止血术 38
内镜下蝶窦病损切除术 38
内镜下蝶窦开窗术 38
内镜下多个鼻窦开窗术 38
内镜下额窦病损切除术 38
内镜下额窦开放术 38
内镜下额皮肤悬吊术 322
内镜下肺减容术 95
内镜下钩突切除术 38
内镜下激光睫状体光凝术 21
内镜下颊皮肤悬吊术 322
内镜下甲状旁腺病损切除术 38
内镜下甲状腺病损切除术 38
内镜下甲状腺部分切除术 38
内镜下甲状腺次全切除术 38
内镜下假体隆胸术 322
内镜下经鼻额窦开放术 38
内镜下经鼻入路 38
内镜下经蝶窦翼管神经切断术 38
内镜下经隧道黏膜下肿块切除术 193
内镜下颈皮肤悬吊术 322
内镜下空肠减压管 / 营养管置入术 117
内镜下眶减压术 38
内镜下泪囊鼻腔吻合术 38
内镜下泪前隐窝入路上颌窦病损切除术 38
内镜下泪前隐窝入路上颌窦开放术 38
内镜下留置鼻胆引流管 117
内镜下面部皮肤提升术 322
内镜下逆行胆管造影 197, 363
内镜下逆行胆管造影术 117
内镜下逆行胰胆管造影 363
内镜下逆行胰胆管造影术 117, 193
内镜下逆行胰 - 胆管造影术 197
内镜下逆行胰管造影术 117
内镜下黏膜剥离术 117
内镜下黏膜切除术 117, 193
内镜下黏膜下剥离术 193
内镜下黏膜下挖除术 117
内镜下尿道结石取出术 251
内镜下颞皮肤悬吊术 322
内镜下气管支气管异物取出术 38
内镜下全组鼻窦开窗术 38
内镜下筛窦病损切除术 38
内镜下筛窦开放术 38
内镜下上颌窦病损切除术 38
内镜下上颌窦根治术 38
内镜下上颌窦开放术 38
内镜下上颌骨部分切除术 38
内镜下上颌骨骨折闭合复位术 38
内镜下声带切除术 38
内镜下十二指肠乳头肌切开取石术 358
内镜下十二指肠乳头肌切开术 117, 358
内镜下十二指肠乳头括约肌切开取石术 117
内镜下食管活组织检查 117

内镜下食管静脉曲张套扎术 117
内镜下食管静脉曲张硬化剂注射术 117
内镜下食管支架取出术 117
内镜下食管支架置入术 117
内镜下视神经管减压术 38
内镜下胃底静脉曲张组织胶注射术 117
内镜下胃静脉曲张硬化术 117
内镜下胃 - 空肠吻合术 358
内镜下腺样体切除术 38
内镜下腺样体消融术 38
内镜下胰管扩张术 117
内镜下胰管支架置入术 117, 193, 358
内镜下胰管置管引流术 117, 193, 358
内镜下异物取出术 117
内镜下支气管异物取出术 38
内镜下椎间盘切除术 311
内淋巴囊分流术 38
内淋巴囊减压术 38
内淋巴囊肿瘤 29
内囊出血 132, 202
内胚窦瘤 202
内胚窦瘤△ 370
内皮素 473
内皮细胞病 153
内嵌植皮术 332
内乳动脉损伤 224
内乳静脉损伤 224
内乳淋巴结切除术 193
内乳淋巴结清扫术 193, 358
内上髁炎△ 278
内生骨疣 50
内生肌酐清除率 345
内生软骨瘤 278
内生软骨瘤病 278
内生软骨瘤病△ 278
内收肌肌腱切断术 311
内收肌切断术 311
内收足 278
内陷囊袋 29
内斜视 9
内隐斜 9
内源性非黑色素沉着 421
内源性非黑色素沉着△ 421
内源性感染 328
内源性高甘油三酯血症 173
内源性呼气末正压 95, 345
内源性牙色异常△ 57
内脏出血 224
内脏带状疱疹 421
内脏单纯疱疹 421
内脏幻觉 443
内脏交感神经损伤 132
内脏利什曼病 462
内脏神经丛阻滞麻醉与镇痛术 341
内脏痛 338
内脏危象 421
内脏移位△ 110
内脏异位 110, 224
内脏自主反应 345
内照射 365
内痔 110
内眦成形术 21, 322
内眦韧带断裂 9
内眦韧带断裂修复术 21

内眦移位矫正局部整形术 21
内眦赘皮 328
内眦赘皮矫治术 21
内眦赘皮修补术 322
尼尔森综合征 421
尼格利综合征 421
尼古丁口炎 421
尼古丁替代疗法 95
尼古丁性白色角化病△ 58
尼古丁中毒 454
尼龙刺激性接触性皮炎 9
尼龙刷斑状淀粉样变病 421
尼曼 - 皮克病 400, 421
尼曼 - 皮克病△ 133
尼帕病毒病 462
尼泽洛夫综合征 421
泥螺 - 日光性皮炎 421
拟除虫菊酯类中毒 454
拟胆碱能药物中毒 454
逆白大衣性高血压 76
逆规性散光 9
逆向 148
逆向全肩关节置换 311
逆向射精症△ 241
逆行颈内静脉置管术 341
逆行尿道造影 251
逆行膀胱造影 251
逆行气管插管 95
逆行射精 241
逆行肾盂造影 251
逆行性嵌顿疝 185
逆行性牙髓炎 50
逆行性遗忘 443
逆行引导气管内插管术 341
逆引导尿管插入术 251
溺水 69
年龄相关性白内障 9
年龄相关性白内障(成熟期) 9
年龄相关性白内障(初发期) 9
年龄相关性白内障(过熟期) 9
年龄相关性白内障(后囊下型) 9
年龄相关性白内障(皮质型) 9
年龄相关性白内障(未成熟期) 9
年龄相关性核性白内障 9
年龄相关性黄斑变性 9
年龄相关性混合型白内障 9
鲶鱼刺伤 421
黏蛋白 482
黏蛋白定性试验 473
黏蛋白性汗管化生 421
黏多糖病 I H/S 型 421
黏多糖病 I H 型 421
黏多糖病 I S 型 421
黏多糖病 II 型 421
黏多糖病 III 型 421
黏多糖病 III A 型 421
黏多糖病 III B 型 421
黏多糖病 III C 型 421
黏多糖病 III D 型 421
黏多糖病 IV A 型 421
黏多糖病 IV B 型 421
黏多糖病 VI 型 421
黏多糖病 VII 型 421
黏多糖病性心肌病 165

黏多糖贮积病 421
黏多糖贮积病 I 型△ 173
黏多糖贮积性心脏病 165
黏多糖贮积症 173
黏多糖贮积症 I H 型△ 159
黏多糖贮积症 I S 型 165
黏多糖贮积症 I 型 165, 173
黏多糖贮积症 II 型 132, 173
黏多糖贮积症 II 型△ 421
黏多糖贮积症 III 型 173
黏多糖贮积症 III 型△ 421
黏多糖贮积症 IV 型 173
黏多糖贮积症 VI 型 173
黏多糖贮积症 VII 型 173
黏多糖贮积症 VII 型△ 421
黏附性大肠埃希菌肠炎△ 102
黏骨膜瓣 63
黏膜瓣 63
黏膜瓣术 332
黏膜瓣移植眼睑重建术 322
黏膜病毒性感染 50
黏膜多发性神经瘤 421
黏膜二期梅毒△ 413
黏膜感染 328
黏膜高反应性鼻病 29
黏膜黑斑 50
黏膜黑斑△ 48
黏膜黑素瘤 421
黏膜类天疱疮 421
黏膜类天疱疮性瘢痕性结膜炎 421
黏膜良性淋巴组织增生△ 50
黏膜良性淋巴组织增生病 50
黏膜囊肿 29
黏膜皮肤的巴尔通体病 462
黏膜皮肤利什曼病 421, 462
黏膜神经瘤 165
黏膜下腭裂△ 44
黏膜下浸润麻醉 63
黏膜下前庭成形术 63
黏膜下肿物 319
黏膜下种植体 63
黏膜型孢子丝菌病 50
黏膜雅司 421
黏膜移植眼睑重建术 322
黏液表皮癌 50
黏液瘤 421
黏液囊抽吸 311
黏液囊缝合术 311
黏液囊钙沉积 278
黏液囊脓肿 278
黏液囊切除术 433
黏液囊治疗性物质注射 311
黏液囊肿 50, 278
黏液脓性宫颈炎 371
黏液脓性结膜炎 9
黏液脓性痰 93
黏液肉瘤 421
黏液乳头状室管膜瘤 421
黏液乳头状型室管膜瘤 202
黏液水肿型地方性呆小病 165
黏液水肿型先天性碘缺乏综合征 165
黏液水肿性苔藓 421
黏液水肿性苔藓△ 421
黏液纤维肉瘤 278

黏液腺癌　50
黏液性黑素瘤　421
黏液性囊腺瘤　50
黏液性水肿　165
黏液性水肿昏迷　132, 165
黏液性痰　93
黏液炎症性纤维母细胞肉瘤　278
黏液样囊肿　421
黏液样脂肪肉瘤　278
黏脂质贮积病　421
黏脂质贮积病Ⅰ型　421
黏脂质贮积病Ⅱ型　421
黏脂质贮积病Ⅲ型　421
黏脂贮积病Ⅰ型△　165
黏脂贮积症Ⅱ型（Ⅰ细胞病）　173
黏脂贮积症Ⅲ型　173
捻发音　93
捻皮癣　421
念珠菌病　421, 462
念珠菌感染△　421
念珠菌龟头炎　462
念珠菌甲沟炎　462
念珠菌鉴定　484
念珠菌口角炎　462
念珠菌免疫学方法检测　484
念珠菌脑膜炎　462
念珠菌尿道炎　462
念珠菌膀胱炎　241, 462
念珠菌培养　484
念珠菌外阴阴道炎　462
念珠菌心内膜炎　462
念珠菌性白斑　50
念珠菌性败血症　421
念珠菌性包皮龟头炎△　421
念珠菌性唇炎　50, 400
念珠菌性痤疮　421
念珠菌性龟头包皮炎　421
念珠菌性甲沟炎　278, 421
念珠菌性间擦疹　421
念珠菌性角膜炎　421
念珠菌性泌尿系感染　421
念珠菌性脑膜炎　132, 400, 421
念珠菌性脓毒血症△　421
念珠菌性肉芽肿　421
念珠菌性舌炎　421
念珠菌性视神经乳头炎　421
念珠菌性外阴炎　371
念珠菌性心内膜炎　400, 421
念珠菌性须疮　421
念珠菌性眼内炎　9
念珠菌眼内炎　463
念珠菌阴道炎　463
念珠菌疹　421
念珠菌指甲炎　463
念珠菌趾甲炎　463
念珠菌中耳炎　463
念珠状错构瘤　421
念珠状发　421
念珠状红苔藓　421
念珠状链杆菌型鼠咬热　421
鸟氨酸代谢紊乱　173
鸟氨酸血症Ⅰ型　173
鸟氨酸血症Ⅱ型　173
鸟胞内分枝杆菌肺病　463

鸟胞内分枝杆菌复合菌组感染　87
鸟分枝杆菌感染　421
鸟枪弹样视网膜脉络膜病变　9
尿半乳糖定性试验　473
尿崩症　165
尿崩症 - 糖尿病 - 视神经萎缩 - 耳聋综合征　165
尿卟啉　482
尿卟啉定性试验　473
尿布银屑病　421
尿沉渣镜检　473
尿沉渣染色检查　473
尿胆原　473
尿道癌△　241
尿道瓣膜切除术　251
尿道闭合压力图　255
尿道闭锁　241
尿道病损切除术　251
尿道部分断裂　241
尿道部分切除术　251
尿道残端复发　241
尿道成形术　251
尿道挫伤　241
尿道断裂　241
尿道恶性肿瘤　241, 350
尿道发育不全　241
尿道海绵体部损伤　241
尿道会师手术　251
尿道会阴造口术　251
尿道畸形　241
尿道继发恶性肿瘤　241, 350
尿道继发性恶性肿瘤△　241, 350
尿道尖锐湿疣　241
尿道建造术　251
尿道交界性肿瘤　241, 350
尿道结核　241
尿道结石　241, 449
尿道金属支架置入术　251
尿道镜检查　363
尿道镜检查术　251
尿道镜下尿道病损电切术　251
尿道镜下尿道狭窄电切术　251
尿道口病损切除术　251
尿道口成形术　251
尿道口红肿　247
尿道口尖锐湿疣　241
尿道口紧缩术　251
尿道口前移茎头成形术　251
尿道口切开术　251
尿道口狭窄　241
尿道口血管瘤　241
尿道扩张　241
尿道扩张术　251
尿道括约肌测压　255
尿道括约肌肌电图　255
尿道良性肿瘤　350
尿道良性肿物电灼术　251
尿道良性肿物激光气化切除术　251
尿道裂伤　371
尿道裂伤缝合术　251
尿道瘘　241
尿道瘘修补术　251, 358
尿道膜部损伤　241
尿道囊肿△　242

尿道内口恶性肿瘤　241, 350
尿道内口良性肿瘤　241
尿道内切开术　251
尿道内异物取出　251
尿道旁病损切除术　251
尿道旁脓肿　241
尿道旁脓肿切开引流术　251
尿道旁腺病损切除术　251
尿道旁腺恶性肿瘤　241, 350
尿道旁腺良性肿瘤　350
尿道旁悬吊术　251
尿道 - 膀胱连接处扩张术　251
尿道 - 膀胱连接处折叠术　251
尿道膀胱吻合术　251
尿道膀胱悬吊术　251
尿道膀胱造影　251
尿道膨出　241, 371
尿道皮肤瘘　241
尿道骑跨伤　241
尿道憩室　241
尿道憩室切除术　251
尿道前列腺部损伤　241
尿道前列腺部狭窄　241
尿道前移术　251
尿道切除术　251
尿道切开取石术　251
尿道切开术　251
尿道切开异物取出术　251
尿道球部挫裂伤　241
尿道球部断裂　241
尿道球部损伤　241
尿道球腺疾病　241
尿道球腺结核　241
尿道球腺囊肿　241
尿道球腺脓肿　241, 401
尿道球腺腺癌　241
尿道球腺炎　241
尿道球腺肿瘤　241
尿道取石术　251
尿道全切术　251
尿道缺如　401
尿道肉阜　241
尿道肉阜切除术　251
尿道上裂　241
尿道上裂修补术　251
尿道松解术　251
尿道损伤　241
尿道抬举试验　255
尿道外口成形术　251
尿道外口囊肿　241
尿道外口切开术　251
尿道外口狭窄△　241
尿道外切开术　251
尿道完全断裂　241
尿道吻合术　251
尿道息肉　241
尿道狭窄　241
尿道狭窄扩张术　251
尿道狭窄切除术　251
尿道狭窄松解术　251
尿道下裂　241, 401
尿道下裂成形术　251
尿道下裂矫正术　251
尿道下裂修补术　251

尿道腺癌　242
尿道腺瘤　242
尿道性质未定肿瘤△　241
尿道修补术　251
尿道悬吊术　251
尿道血管瘤　242
尿道炎　242
尿道 - 眼 - 关节综合征　9
尿道痒　247
尿道异物　242
尿道阴道隔肿瘤　371
尿道阴道瘘　242, 371
尿道 - 阴道瘘修补术　251, 358
尿道原位癌　350
尿道再吻合术　251
尿道造口闭合术　251
尿道造影　251
尿道折叠术　251
尿道支架取出　251
尿道直肠瘘　242
尿道 - 直肠瘘修补术　251, 358
尿道中段悬吊术　381
尿道肿物切除术　251
尿道周围脓肿　242, 463
尿道灼热　247
尿道综合征　242
尿毒症　242, 328
尿毒症的软组织钙化　153
尿毒症肺病　153
尿毒症脑病　132
尿毒症瘙痒　421
尿毒症性肺病△　153
尿毒症性肌病　153
尿毒症性脑病　132, 153
尿毒症性瘙痒△　421
尿毒症性神经病变　153
尿毒症性心包炎　153
尿毒症性心肌病　76
尿毒症性心肌炎　76
尿毒症性自主神经病　153
尿毒症周围神经病变　132
尿分叉△　247
尿钙　473
尿含铁血黄素定性试验　473
尿汗症　421
尿红细胞形态检查△　472
尿浑浊　247
尿肌酐　473
尿激酶型纤溶酶原激活物　473
尿急　155
尿结石分析　473
尿量　473
尿流动力学检查　255, 451
尿流分叉　247
尿流改道复原术　251
尿流改道术　251
尿流率测定　255
尿流中断　247
尿瘘　242
尿瘘修补术　251
尿路病变　242
尿路刺激征　155
尿路感染　69, 153, 242, 401
尿路感染复发△　151

尿路梗阻　242, 401
尿路畸形　242
尿路结石合并感染△　241
尿路念珠菌病　463
尿路软斑症　242
尿路上皮乳头状瘤　242
尿路上皮细胞　473
尿路上皮肿瘤　242
尿路造影　251
尿末滴沥　247
尿频　155
尿气味　473
尿潜血　242
尿潜血阳性　156
尿妊娠试验　473
尿绒毛膜促性腺激素试验　473
尿渗透压测定　473
尿失禁　155, 242, 377
尿失禁修补术　251
尿石症△　241
尿试带（干化学试带）　473
尿素　482
尿素循环代谢紊乱　165, 173
尿素循环障碍　401
尿酸　482
尿酸铵结晶　473
尿酸代谢药中毒　454
尿酸结晶　473
尿酸钠结晶　473
尿酸肾病△　151
尿酸性肾病　165
尿酸性肾石病　165
尿痛　155
尿脱落细胞染色体及基因检测　470
尿外渗　242
尿性腹水　242
尿性囊肿　242
尿血红蛋白定性试验　473
尿亚硝酸盐试验　473
尿液沉渣分析仪　473
尿液分段检查　255
尿液分析仪　473
尿液颜色　473
尿液有形成分分析仪　473
尿液浊度　473
尿源性败血症　242
尿潴留　155, 387, 401
尿潴留（产后）　387
尿潴留（产前）　387
尿潴留（产时）　387
啮齿动物咬伤　421
镍　482
镍变应性接触性皮炎　9
镍及其化合物皮肤损伤　421
颞部横纹肌肉瘤　29
颞部结缔组织恶性肿瘤　29, 50, 202
颞部良性肿瘤　50, 202
颞部皮肤恶性肿瘤　29, 50
颞部入路　209
颞部入路脑病灶切除术　209
颞部软骨母细胞瘤　29
颞部硬膜外三叉神经感觉根切断术　209
颞部肿物切除术　322
颞顶枕叶恶性肿瘤　202, 350

颞骨 CT 检查　41
颞骨部分 / 次全 / 全切除术　38
颞骨部分切除术　209
颞骨恶性肿瘤　29, 50, 202
颞骨骨纤维异常增殖症　29
颞骨骨折　202
颞骨巨细胞瘤　29
颞骨良性肿瘤　50, 202
颞骨鳞部骨折　202
颞骨全切除术　38
颞骨岩部次全切除术　38
颞颌关节功能紊乱△　50
颞颌关节混合型强直　50
颞颌关节疼痛　50
颞颌关节脱位　50
颞颌关节紊乱△　50
颞肌瓣填塞术　38
颞肌筋膜瓣切取术　63
颞肌贴敷术　209
颞肌悬吊术　322
颞极蛛网膜囊肿　144
颞间隙感染　50
颞间隙感染伴脓肿　50
颞筋膜瓣转移眼睑闭合不全矫治术　21
颞筋膜悬吊上睑下垂矫正术　21
颞筋膜移植术　38, 433
颞静脉瘤　224
颞静脉曲张　224
颞浅 - 大脑中动脉吻合术　209
颞浅动脉岛状瓣转移睑外翻矫正术　21
颞浅动脉假性动脉瘤　224
颞浅动脉贴敷术　209
颞浅 - 小脑上动脉吻合术　209
颞区和中央区一过性负相尖波　148
颞下颌关节病损切除术　63
颞下颌关节侧位体层片　63
颞下颌关节成形术　63
颞下颌关节创伤性关节炎　50
颞下颌关节骨关节病　50
颞下颌关节滑膜软骨瘤病　50
颞下颌关节滑膜炎　50
颞下颌关节化脓性关节炎　50
颞下颌关节急性滑膜炎　50
颞下颌关节急性脱位　50
颞下颌关节疾患△　50
颞下颌关节镜手术治疗　63
颞下颌关节类风湿关节炎　50
颞下颌关节扭伤和劳损　50
颞下颌关节盘复位固定术　63
颞下颌关节盘摘除术　63
颞下颌关节前脱位　50
颞下颌关节腔内注射　50
颞下颌关节强直　50
颞下颌关节松解术　63
颞下颌关节损伤　50
颞下颌关节脱位　50
颞下颌关节脱位闭合复位术　63
颞下颌关节脱位切开复位术　63
颞下颌关节外耳道疝　50
颞下颌关节外强直　50
颞下颌关节外脱位　50
颞下颌关节紊乱△　50
颞下颌关节紊乱病　50
颞下颌关节紊乱症△　50

颞下颌关节紊乱综合征* 50
颞下颌关节习惯性脱位 50
颞下颌关节炎 50
颞下颌关节炎性疾病 51
颞下颌关节药物注射 63
颞下颌关节造影术 63
颞下颌关节置换术 63
颞下减压术 209
颞下间隙感染 51
颞下间隙感染伴脓肿 51
颞下入路 38, 209
颞下窝结缔组织良性肿瘤 350
颞下窝良性肿瘤 350
颞下窝入路 38, 209
颞下窝入路颈静脉球体瘤切除术 38
颞下窝占位性病变 202
颞叶病变 202
颞叶病灶切除术 209
颞叶出血 132, 202
颞叶癫痫 202
颞叶恶性肿瘤 202, 350
颞叶钩回疝△ 137
颞叶继发恶性肿瘤 202, 350
颞叶交界性肿瘤 202
颞叶良性肿瘤 202
颞叶脑膜瘤 202
颞叶脓肿 132
颞叶切除术 209, 358
颞叶外癫痫 202
颞叶新皮质癫痫 132
颞叶肿瘤切除术 358
颞叶蛛网膜囊肿 132
颞枕叶脑出血 132
柠檬色皮肤 421
柠檬酸镓 -67 造影 317
凝固酶阴性葡萄球菌败血症 401, 463
凝固酶阴性葡萄球菌脓毒血症△ 401
凝固性坏死区 328
凝聚胺介质交叉配血 473
凝血功能障碍性脑出血 132
凝血块肾盂切开取石术 251
凝血酶激活的纤溶抑制物活性测定 182
凝血酶抗凝血酶复合物 473
凝血酶时间 345, 473
凝血酶原片段 1+2 473
凝血酶原缺陷[症] 179
凝血酶原时间 345, 473
凝血酶原时间纠正试验 473
凝血时间 345, 473
凝血相关疾病所致子宫异常出血 371
凝血药中毒△ 454
凝血因子 345
凝血因子Ⅱ 473
凝血因子Ⅴ 473
凝血因子Ⅶ 473
凝血因子Ⅷ 473
凝血因子Ⅷ抑制物试验 182
凝血因子Ⅸ 473
凝血因子Ⅹ 473
凝血因子Ⅺ 473
凝血因子Ⅻ 473
凝血因子ⅩⅢ 473
凝血因子ⅩⅢ定性试验 182
凝血因子ⅩⅢ亚基抗原测定 182

凝血因子输注 182
牛带绦虫 110, 463
牛痘 421, 463
牛痘性角膜炎 9
牛痘样水疱病 421
牛肝菌中毒 69
牛疥疮 421
牛奶咖啡斑△ 418
牛皮癣△ 430
牛丘疹性口腔炎病毒感染 421
牛肉绦虫 110
牛牙样牙 51
扭矩 67
扭矩扳手 63
扭矩刻度指示器 63
扭矩控制器 63
扭矩指示器 63
扭转错位 51
扭转畸形 278
纽约系统 365
钮形鼻 29
农民肺 87
农药中毒 454
浓缩标本涂片革兰染色镜检查真菌 484
浓缩标本涂片革兰染色镜检细菌 484
浓缩标本涂片抗酸染色镜检 484
浓缩标本涂片荧光染色镜检抗酸杆菌 484
浓缩性高钾血症 87
脓疱性粟粒症 422
脓毒性肠炎 110
脓毒性关节炎 463
脓毒性休克 87
脓毒性咽峡炎 29
脓毒血症 87
脓毒症 70, 328, 401, 463
脓毒症复苏集束化策略 95
脓毒症集束化治疗策略 95
脓毒症相关脑病 132
脓毒症相关性器官功能衰竭评价 99
脓毒症休克 463
脓尿 156, 328, 473
脓疱 432
脓疱病 422
脓疱疮△ 422
脓疱性痤疮 422
脓疱性细菌疹 422
脓疱性血管炎 422
脓皮病 328, 422
脓气胸 401, 463
脓丘疱疹 432
脓痰 93
脓涕 34
脓细胞 328
脓性肌炎 422
脓性肉芽肿△ 415
脓性肾积水 242
脓性痰 213
脓性指头炎 278
脓胸 87, 401, 463
脓胸伴瘘 87
脓胸伴有瘘△ 87
脓癣 422, 463
脓肿 328, 422, 463

脓肿穿刺 67
脓肿分枝杆菌肺病 463
脓肿切开引流术 63
脓肿穿掘性头部毛囊周围炎△ 426
脓肿性头部毛囊周围炎△ 426
努恩膝 278
努南综合征 422
女性骶前囊肿 371
女性后天性尿道黏膜包涵囊肿 242
女性化综合征△ 165, 241
女性会阴部瘢痕切除术 322, 381, 433
女性会阴皮肤和皮下坏死组织切除清创术 381
女性会阴皮肤和皮下组织非切除性清创术 381
女性急性盆腔腹膜炎 371
女性假两性畸形 242
女性淋菌性盆腔炎 371
女性慢性盆腔腹膜炎 371
女性男声 34
女性尿道囊肿 242
女性尿道膨出△ 241, 371
女性尿道下裂 242
女性尿道纤维息肉 242
女性尿失禁 242
女性膀胱根治性全切除术 251
女性盆腔感染 371
女性盆腔积液 371
女性盆腔假囊肿 371
女性盆腔结核 371
女性盆腔廓清术 358, 381
女性盆腔脓肿 371
女性盆腔血肿 371
女性盆腔炎 371
女性盆腔粘连 371
女性去势术 322, 358, 381
女性肾上腺性假两性畸形 165
女性生殖道息肉 319
女性生殖器瘢痕 328
女性生殖器恶性肿瘤 371
女性生殖器交界性肿瘤 371
女性生殖器良性肿瘤 371
女性生殖器肿瘤 371
女性生殖器皮脂腺囊肿 371
女性生殖器血管瘤 371
女性同性性早熟 165
女性外阴皮肤和皮下坏死组织切除清创术 381
女性外阴皮肤和皮下组织非切除性清创术 381
女性沃尔夫管恶性肿瘤△ 371
女性性唤起障碍 439
女性性腺发育障碍综合征△ 159
女性衣原体性盆腔炎 371
女性中肾管恶性肿瘤 371
女阴干枯病 422
女阴假性湿疣 422
女阴瘙痒症 422
女阴湿疹 422
女阴萎缩 422
女阴硬化性苔藓 422
疟疾 422, 463
疟疾复发 463
疟疾所致精神障碍 439

疟疾性肝炎　110, 463
疟原虫核酸　470
虐待骨折　278
暖休克　337
诺卡菌病　422, 463
诺里病　132
诺如病毒性肠炎　110
诺沃克组病毒性胃肠炎　463
诺伍德手术　234

**O**

呕吐　79, 116, 213
呕血　116, 213, 407
偶发房性期前收缩　76
偶发房早△　76
偶发室性期前收缩　76
偶发性附着丧失　59
偶发性紧张型头痛　132
偶发性室性早搏△　76
偶极子　148
偶极子定位　148

**P**

爬行步态　299
帕金森病　70, 132, 202, 449
帕金森病相关痴呆　132
帕金森叠加综合征　449
帕金森综合征　132, 449
帕里 - 龙贝格综合征△　130
帕皮永 - 勒菲弗综合征　422
帕托综合征△　1, 409
排便性晕厥　132
排便障碍　132
排斥反应　179
排卵期　377
排卵期出血　371
排卵性异常子宫出血　371
排卵障碍　371
排卵障碍性不孕△　373
排尿困难　132, 155, 247
排尿期膀胱测压　255
排尿期膀胱尿道造影　251
排尿犹豫　247
排尿晕厥　132
排尿中断　247
排泄性尿道造影　251
排泄性尿路造影△　250
排泄性膀胱造影　251
排泄障碍　439
排异反应　319
哌替啶药物依赖　439
哌替啶中毒　70
潘迪试验　148
潘氏试验　317
盘尾丝虫病　422, 463
盘源性腰痛　278
盘状半月板　278
盘状半月板术　278
盘状半月板损伤　278
盘状红斑狼疮　422
盘状软骨△　289
盘状肾　242

祥利尿剂中毒　454
庞蒂亚克热　87
旁流监测　345
旁路途径 50% 补体溶血实验　479
旁中央型椎间盘突出　278
膀胱癌△　242
膀胱白斑病　242
膀胱瓣代输尿管术　251
膀胱瓣输尿管成形术△　251
膀胱逼尿肌功能障碍　242
膀胱逼尿肌无力△　450
膀胱闭锁　242
膀胱病损激光切除术　251, 358
膀胱病损切除术　251, 358
膀胱部分切除术　251, 358
膀胱侧壁恶性肿瘤　242, 350
膀胱测压　255
膀胱肠瘘　242
膀胱持续冲洗　251
膀胱充气造影　251
膀胱冲洗　251
膀胱出口梗阻　242
膀胱穿刺抽吸　251
膀胱穿孔　242
膀胱挫伤　242
膀胱淀粉样变性　242
膀胱顶部恶性肿瘤　350
膀胱顶恶性肿瘤　242
膀胱动脉栓塞术　234
膀胱多发结石　242
膀胱多发憩室　242
膀胱恶性淋巴瘤　242
膀胱恶性肿瘤　242, 350
膀胱副结节瘤　350
膀胱副神经节瘤　132
膀胱腹壁瘘△　398
膀胱根治性切除术　358
膀胱宫颈阴道瘘　319
膀胱灌注　251
膀胱过度活动症△　449
膀胱过度活动综合征　242
膀胱海绵状血管瘤　242
膀胱横纹肌肉瘤　242
膀胱后壁恶性肿瘤　242, 350
膀胱坏疽　242
膀胱 - 回肠瘘修补术　251, 358
膀胱活组织检查　363
膀胱肌瘤　242
膀胱畸形　242
膀胱及输尿管恶性肿瘤　242, 350
膀胱继发恶性肿瘤　242, 350
膀胱假性憩室　242
膀胱间质瘤　242
膀胱交界性肿瘤　242, 350
膀胱 - 结肠吻合术　251, 358
膀胱结核　242
膀胱结石　242
膀胱结石体外冲击波碎石术　251
膀胱颈部 Y-V 成形术　251
膀胱颈成形术　251
膀胱颈重建术　251
膀胱颈恶性肿瘤　242, 350
膀胱颈切除术　251, 358
膀胱颈息肉　350

膀胱颈纤维化　242
膀胱颈悬吊术　251
膀胱颈硬化　242
膀胱静脉曲张　242
膀胱镜检查　251
膀胱镜下经尿道检查　251
膀胱镜下经尿道尿失禁治疗　251
膀胱镜下经尿道膀胱病变切除术　251
膀胱镜下经尿道膀胱注射　251
膀胱镜下经尿道输尿管导管插入术　251
膀胱镜下经尿道输尿管扩张术　251
膀胱镜下经尿道输尿管肾结石激光碎石术　251
膀胱镜下经尿道输尿管支架取出术　251
膀胱镜下经尿道输尿管支架置入术　251
膀胱镜下经尿道碎石术　251
膀胱镜下经尿道异物取出术　251
膀胱镜下膀胱病损切除术　251
膀胱镜下输尿管病损切除术　252
膀胱镜下输尿管口扩张术　252
膀胱镜下输尿管扩张术　252
膀胱扩大术　252
膀胱良性肿瘤　350
膀胱裂伤　242
膀胱裂伤缝合术　252
膀胱淋巴肉瘤　242
膀胱鳞状细胞癌　242
膀胱瘘　242
膀胱瘘闭合术　252, 358
膀胱挛缩　242
膀胱梅毒　242
膀胱内翻性乳头状瘤　242
膀胱黏膜白斑△　242
膀胱、尿道及前列腺恶性肿瘤　242
膀胱尿道全切除术　252
膀胱尿道提肌悬吊固定术　252
膀胱尿道吻合口狭窄　242
膀胱尿道吻合术　252
膀胱尿道阴道瘘　319
膀胱尿道造影　252
膀胱、尿道直肠瘘△　116, 374, 407
膀胱尿路上皮乳头状瘤　242
膀胱疱疹　242
膀胱膨出　242, 371
膀胱膨出伴尿道膨出　371
膀胱膨出修补术　381
膀胱皮肤造口术　252
膀胱平滑肌瘤　242
膀胱平滑肌肉瘤　242
膀胱破裂　242
膀胱破裂修补术　252
膀胱葡萄状肉瘤　242
膀胱脐尿管憩室△　243
膀胱憩室　242
膀胱憩室结石　242
膀胱憩室切除术　252, 358
膀胱前壁恶性肿瘤　242, 350
膀胱前列腺切除术　252
膀胱切除伴尿道切除术　358
膀胱切除术　252
膀胱切开腔内粘连松解术　252
膀胱切开取石术　252
膀胱切开探查术　252, 358
膀胱切开血块清除术　252
膀胱切开异物取出术　252

膀胱切开造瘘术　252
膀胱区封闭术　252
膀胱去神经超过敏试验　255
膀胱全部切除术　358
膀胱全切除术　252
膀胱全切回肠膀胱术　252
膀胱缺如　242
膀胱肉瘤　242
膀胱乳头状癌　242
膀胱乳头状瘤　242
膀胱乳头状瘤病　242
膀胱乳头状息肉　350
膀胱三对比造影　252
膀胱三角及输尿管间嵴肥大　242
膀胱三角区恶性肿瘤　242, 350
膀胱三角区切除术　252, 358
膀胱三角区炎　242
膀胱三角区乙状结肠吻合术　252
膀胱神经内分泌肿瘤　350
膀胱嗜铬细胞瘤　242
膀胱输尿管反流　242, 401
膀胱输尿管瘘　242
膀胱术后出血止血术　252
膀胱双对比造影　252
膀胱水扩张术　252
膀胱碎石洗出术　252
膀胱损伤　242
膀胱脱垂　242
膀胱外翻　242, 401
膀胱外翻成形术　252
膀胱外翻修补术　252
膀胱息肉　350
膀胱先天畸形△　242
膀胱纤维上皮息肉△　350
膀胱腺癌　242
膀胱腺瘤　242
膀胱小梁形成　242
膀胱修补术　252
膀胱袖状切除术　252, 358
膀胱悬吊术　252
膀胱血管瘤　242
膀胱血块填塞　242
膀胱血吸虫病　463
膀胱炎　401
膀胱腰大肌悬吊术　252
膀胱移行上皮息肉　350
膀胱移行细胞癌　242
膀胱 - 乙状结肠瘘修补术　252, 358
膀胱异物　242
膀胱阴道瘘　242, 371
膀胱 - 阴道瘘修补术　252, 358
膀胱原位癌　242, 350
膀胱造口闭合术　252, 359
膀胱造口导管取出　252
膀胱造口导管置换　252
膀胱造口术　359
膀胱造瘘口狭窄　371
膀胱造影　252
膀胱真菌病　242, 463
膀胱支架取出　252
膀胱脂肪瘤　242
膀胱直肠瘘　242
膀胱 / 直肠 / 阴道人工补片置入　251
膀胱 / 直肠 / 阴道同种异体补片植入　251

膀胱 / 直肠 / 阴道异种补片植入　251
膀胱 / 直肠 / 阴道自体补片植入　251
膀胱肿瘤电切术　359
膀胱肿瘤切除术　359
膀胱周围活组织检查　252
膀胱周围粘连松解术　252
膀胱周围组织探查术　252, 359
膀胱转移瘤△　242
膀胱子宫瘘　242
膀胱 - 子宫瘘修补术　252, 359
膀胱子宫内膜异位症　242, 371
膀胱紫癜　242
泡沫尿　247
泡沫样痰　213
泡沫状发　422
泡球蚴病△　458
泡型包虫病△　458
泡型棘球蚴病△　458
泡性鼻甲　29
泡性角膜结膜炎　9
泡性结膜炎　9
泡疹性咽峡炎　422
泡状附件　371
泡状附件电凝术　381
泡状附件切除术　381
疱病创面清洁术　433
疱性扁平苔藓△　411
疱液抽取术　434
疱疹　463
疱疹病毒　9
疱疹病毒性扁桃体炎　463
疱疹病毒性肝炎　110, 422, 463
疱疹病毒性虹膜炎　9, 463
疱疹病毒性睑皮炎　463
疱疹病毒性角膜结膜炎　9, 463
疱疹病毒性角膜炎　9, 422
疱疹病毒性结膜炎　9, 422, 463
疱疹病毒性口炎　463
疱疹病毒性脑膜脑炎　463
疱疹病毒性脑膜炎　422, 463
疱疹病毒性脑炎　463
疱疹病毒性葡萄膜炎　10
疱疹病毒性咽扁桃体炎　463
疱疹病毒性眼睑皮炎　10
疱疹病毒性眼葡萄膜炎　463
疱疹病毒性直肠炎　463
疱疹后三叉神经痛　132, 463
疱疹后痛性中间神经病　132
疱疹性败血症　422
疱疹性扁桃体炎　401
疱疹性瘭疽　422
疱疹性肝炎△　422
疱疹性甲沟炎　278
疱疹性角膜结膜炎　422
疱疹性角膜炎△　422
疱疹性口腔炎△　51
疱疹性口炎　401
疱疹性脑膜炎△　422
疱疹性脑炎　422
疱疹性脓毒血症△　422
疱疹性神经根病　422
疱疹性湿疹　401, 422, 463
疱疹性须疮　422
疱疹性咽峡炎　51, 401, 463

疱疹性咽炎　29, 422
疱疹性眼炎　10
疱疹性龈口炎　51
疱疹性直肠炎　110, 422
疱疹样阿弗他口炎　51
疱疹样阿弗他溃疡　51
疱疹样口炎△　51
疱疹样脓疱病　422
疱疹样皮炎　422
疱疹样天疱疮　422
胚胎癌　350
胚胎低质量　371
胚胎发育不良性神经上皮肿瘤　202
胚胎减灭术并发出血　387
胚胎减灭术并发感染　387
胚胎减灭术并发流产　387
胚胎减灭术急性盆腔炎　387
胚胎型横纹肌肉瘤　202
胚胎性癌　202
胚胎性横纹肌肉瘤　51, 278
胚胎性肿瘤　202
胚胎移植术　381
陪粒格病△　411
赔偿神经症　439
赔偿性神经症　439
佩戴眼镜　10
佩戴眼镜或接触镜状态　10
佩吉特病　278
佩吉特样网状细胞增生症　422
喷嚏　34
盆底重建术　359, 381
盆底电生理检查　451
盆底肌力障碍　371
盆底肌肉陈旧性裂伤　371
盆底疝△　101
盆底疝修补术　193
盆腹腔恶性肿瘤　350
盆骨病损切除术　359
盆骨活组织检查　252, 363
盆骨肿瘤　278
盆骨周软组织挫伤　278
盆骨癌　350
盆腔包虫病　242
盆腔包裹性积液　371
盆腔壁病损切除术　193, 359, 434
盆腔病损穿刺活组织检查　363
盆腔病损冷冻治疗术　193, 252, 359
盆腔病损切除术　252, 359, 381
盆腔补片术　252
盆腔侧方淋巴结清扫术　193
盆腔动静脉瘘　224
盆腔恶性软组织肿瘤　319
盆腔恶性肿瘤　350, 371
盆腔放线菌病　463
盆腔腹壁瘘　110
盆腔腹膜结核　371
盆腔腹膜切除术　193, 252, 359, 381
盆腔腹膜炎　371
盆腔腹膜粘连松解术　193, 252
盆腔腹膜子宫内膜异位症　371
盆腔感染△　371
盆腔感染综合征　371
盆腔孤立性纤维瘤　371
盆腔孤立性纤维性肿瘤　350
盆腔横纹肌肉瘤　242

盆腔积脓　377
盆腔积血　377
盆腔积液　377
盆腔继发恶性肿瘤　350, 371
盆腔假囊肿△　371
盆腔交界性软组织肿瘤　319
盆腔结缔组织炎　371
盆腔结核　371
盆腔静脉淤血综合征　371
盆腔廓清术　193
盆腔良性软组织肿瘤　319
盆腔淋巴结根治性切除术　193, 381
盆腔淋巴结根治性清扫术　359
盆腔淋巴结继发恶性肿瘤　350
盆腔淋巴结清扫术　252
盆腔淋巴囊肿　371
盆腔囊肿　371
盆腔内广泛性肿块　110
盆腔脓肿△　371
盆腔器官损伤　242
盆腔器官脱垂　371
盆腔器官脱垂量化评分　371
盆腔肾　242
盆腔纤维瘤病　371
盆腔纤维肉瘤　371
盆腔血管瘤　224
盆腔血肿△　371
盆腔炎△　371
盆腔炎后遗症合并肝周围炎　371
盆腔炎性包块△　109, 371
盆腔炎性疾病　371
盆腔炎性疾病△　371
盆腔炎性疾病后遗症　371
盆腔炎性肿物　371
盆腔异位肾△　242
盆腔异物　371
盆腔淤血综合征△　371
盆腔脏器脱垂△　371
盆腔粘连△　111, 371, 372
盆腔粘连松解术　193, 252, 381
盆腔脂肪瘤　110
盆腔脂肪综合征△　170
盆腔肿物　110
盆腔子宫内膜异位症　371
彭德莱综合征　165
蓬发综合征　422
蓬塞病　278
硼酸锂剂量仪　365
硼中子俘获放射治疗　365
膨胀性阴茎假体植入术　322
膨胀性阴茎假体置入术　252
铍病　84, 454
铍及其化合物皮肤损伤　423
铍及其化合物中毒　454
铍肉芽肿　423
劈裂压缩骨折　278
劈裂压缩关节内骨折　278
皮埃尔 - 罗班综合征△　401
皮埃尔 - 罗宾综合征　278
皮瓣断蒂术　322, 332
皮瓣(管)训练[法]　332
皮瓣坏死修复术　193
皮瓣前徙移植术　322
皮瓣清创术　38, 63, 311, 322, 332

皮瓣去脂术　332
皮瓣试样法　332
皮瓣修复术　322
皮瓣修复术后　319
皮瓣修整术　63, 311, 322, 332
皮瓣血管危象　51
皮瓣延迟术　332
皮瓣移植　311
皮瓣移植感染　328
皮瓣移植术　332
皮瓣移植术后　319
皮瓣预制术　63, 311, 322, 332
皮瓣转移修复术　63
皮博迪图片词汇测验　446
皮层电极　148
皮层发育不良　132
皮层感觉　345
皮层体感诱发电位　345
皮层下动脉硬化性脑病　132
皮层下血管性痴呆　132
皮层性听力损失　29
皮多肌炎△　278
皮肤 γ/δ T 细胞淋巴瘤　422
皮肤 B 细胞淋巴瘤△　430
皮肤 pH 检测分析　435
皮肤 T 细胞淋巴瘤△　431
皮肤阿米巴病　422, 463
皮肤白喉　422, 463
皮肤白血病　422
皮肤瘢痕的子宫内膜异位症　371
皮肤瘢痕子宫内膜异位症△　371
皮肤变应性血管炎△　410
皮肤病损电灼治疗　322, 434
皮肤病损根治性切除术　63, 252, 359
皮肤病损激光治疗　322
皮肤病损冷冻治疗　322, 434
皮肤病损切除术　38, 63, 311, 322, 359, 434
皮肤病损烧灼治疗　322, 434
皮肤病损显微外科手术　322
皮肤擦伤　328, 422
皮肤产伤　401
皮肤脆弱 - 羊毛发 - 掌跖皮肤角化病综
　　合征△　418
皮肤挫伤　278, 422
皮肤点刺实验(变态反应)　41
皮肤电解除毛术　434
皮肤淀粉样变△　422
皮肤淀粉样变性　422
皮肤动态未定或动态未知的肿瘤△　50
皮肤痘疮样斑状萎缩△　410
皮肤恶性肿瘤　350, 422
皮肤恶性肿物 Mohs 手术治疗△　434
皮肤恶性肿物莫氏手术治疗　434
皮肤恶性肿物切除术　434
皮肤肥大细胞瘤△　413
皮肤肥大细胞增多症　179, 422
皮肤缝合术　38, 193, 311, 322, 434
皮肤附件结扎术　322, 434
皮肤钙沉着症　422
皮肤钙化防御△　151
皮肤干燥症　422
皮肤感觉过敏　422
皮肤感觉减退　422
皮肤感觉缺失　422

皮肤感觉异常　422
皮肤感染　422
皮肤感染性窦道　422
皮肤高频 B 超及多普勒超声检查　435
皮肤弓形虫病　422
皮肤垢着病　422
皮肤骨化　422
皮肤骨瘤　422
皮肤骨外尤因肉瘤　422
皮肤硅肉芽肿　414
皮肤和皮下坏死组织切除清创术　38, 193,
　　311, 322, 359
皮肤和皮下组织的活组织检查　363
皮肤和皮下组织的毛囊囊肿　51
皮肤和皮下组织非切除性清创　311
皮肤和皮下组织活检　311
皮肤和皮下组织活组织检查　197, 322, 435
皮肤和皮下组织局部感染　328
皮肤和皮下组织脓肿抽吸术　193, 311,
　　322, 434
皮肤和皮下组织切开探查术　193, 311,
　　322, 434
皮肤和皮下组织切开异物取出术　193, 311
皮肤和皮下组织切开引流术　38, 193, 311,
　　322, 359, 434
皮肤和皮下组织清创术　193
皮肤和皮下组织血肿抽吸术　193, 311,
　　322, 434
皮肤和皮下组织血肿清除术　434
皮肤和皮下组织异物切开取出术　38, 322,
　　359, 434
皮肤黑变病△　415
皮肤红斑狼疮　422
皮肤划痕荨麻疹　422
皮肤划痕症△　422
皮肤混合瘤　422
皮肤活组织检查　132
皮肤霍奇金淋巴瘤　422
皮肤肌纤维瘤　422
皮肤及皮下组织清创术　38, 359
皮肤继发恶性肿瘤　422
皮肤继发性恶性肿瘤　51
皮肤寄生虫取材检查　435
皮肤假性淋巴瘤　422
皮肤交感反应　148
皮肤疖肿　422
皮肤结核　422
皮肤镜检查　435
皮肤卡波西肉瘤　463
皮肤克罗恩病　422
皮肤溃疡　185, 422
皮肤溃疡清创术　434
皮肤扩张器调整术　38
皮肤扩张器置入术　38, 311, 434
皮肤类丹毒　463
皮肤李斯特菌病　463
皮肤利什曼病　422, 463
皮肤淋巴管型孢子丝菌病　422
皮肤淋巴细胞浸润症　422
皮肤淋巴细胞瘤　422
皮肤淋巴腺瘤　422
皮肤鳞状黑素瘤　422
皮肤瘘管　422
皮肤毛霉病　422, 463

皮肤磨削术　322, 434
皮肤囊虫病△　463
皮肤囊尾蚴病　463
皮肤脑脊髓膜血管瘤病　422
皮肤脑膜瘤　422
皮肤黏蛋白病△　422
皮肤黏蛋白沉积症　422
皮肤黏膜孢子丝菌病　422
皮肤黏膜淋巴结综合征△　72
皮肤黏液瘤　350
皮肤黏液样囊肿　422
皮肤念珠菌病　422, 463
皮肤牛奶咖啡斑△　418
皮肤脓肿△　257
皮肤奴卡菌病＊　422
皮肤诺卡菌病　422, 463
皮肤铍肉芽肿△　423
皮肤皮脂检测分析　435
皮肤平滑肌瘤　422
皮肤破损△　328
皮肤蹼状松解术　311, 322
皮肤清创术　434
皮肤球孢子菌病　422, 463
皮肤曲霉病　422
皮肤缺损　328
皮肤乳头瘤病　422
皮肤软骨瘤　422
皮肤软组织缺损　328
皮肤色素沉着　422
皮肤色素检测分析　435
皮肤烧伤　328
皮肤鼠疫　463
皮肤水分检测分析　435
皮肤撕脱伤　328
皮肤松弛症　422
皮肤松垂症△　422
皮肤损伤　328
皮肤炭疽　422, 463
皮肤特发性出血性肉瘤（Kaposi 肉瘤）　278
皮肤铜绿假单胞菌感染　422
皮肤脱落　422
皮肤脱套伤　278
皮肤脱屑　422
皮肤外伤　51
皮肤纹理检测分析　435
皮肤纤毛囊肿△　422
皮肤纤毛性囊肿　422
皮肤纤维瘤　278, 422
皮肤小血管血管炎　422
皮肤癣菌病　463
皮肤血管瘤　51
皮肤 - 牙发育不良△　423
皮肤芽生菌病　422, 463
皮肤移植排斥　328
皮肤移植失败　328
皮肤移植术　332
皮肤移植状态　422
皮肤异色病　422
皮肤异色病伴色素失调症　422
皮肤异色病样淀粉样变病　422
皮肤异色症△　422
皮肤隐球菌病　422, 463
皮肤蝇蛆病　422, 463
皮肤原位癌　422

皮肤真菌病　463
皮肤脂肪瘤　422
皮肤直接免疫荧光　435
皮肤转移癌　422
皮肤赘生物电烧治疗　434
皮肤着色　322, 434
皮肤着色真菌病　463
皮肤子宫内膜异位症　371
皮革样外观　330
皮管成形术　311, 322, 434
皮管移植术　322
皮肌炎　132, 278, 422, 449
皮肌炎伴发恶性肿瘤　422
皮肌炎并间质性肺病△　87
皮肌炎相关性间质性肺疾病　87
皮肌炎性周围神经病　132
皮浆植皮术　332
皮角　422
皮节体感诱发电位　345
皮隆骨折　278
皮 - 罗综合征　51, 401
皮 - 罗综合征△　278
皮毛肺　87
皮内缝合［法］　332
皮内痣　422
皮片取皮术　311
皮片移植　311
皮神经缝合术　311
皮神经损伤后遗症　449
皮神经延迟修补术　311
皮神经营养血管皮瓣术　332
皮损内注射　434
皮痛　422
皮温高　299
皮下 ICD 置入术后△　76
皮下 NK 细胞淋巴瘤　422
皮下并殖吸虫病　463
皮下带蒂皮瓣移植术　38, 63, 322
皮下蒂皮瓣移植术　311
皮下结节　422
皮下裂头蚴病　463
皮下淋巴抽吸术　359
皮下瘘管切除术　434
皮下埋植避孕　371
皮下囊尾蚴病　463
皮下囊肿　422
皮下脓肿　463
皮下气肿　93, 213, 401, 422
皮下神经刺激器去除术　434
皮下型环状肉芽肿　422
皮下血肿　181
皮下引流装置取出术　311
皮下淤血　213
皮下脂防瘤△　422
皮下脂肪肉芽肿病　422
皮下脂肪移植术　311
皮下脂肪注射填充术　63, 322
皮下脂膜炎样 T 细胞淋巴瘤　179, 422
皮下植入型心律转复颤器置入术后　76
皮下组织并血吸虫病　87
皮下组织病损切除术　63, 311, 322, 359, 434
皮下组织蒂皮瓣术　332
皮下组织扩张器取出术　311, 322, 434

皮下组织囊虫病　423
皮 - 牙发育不良　423
皮炎　51, 423
皮样囊肿　202, 423
皮脂淋巴腺瘤△　51
皮脂缺乏症　423
皮脂腺癌　423
皮脂腺淋巴腺瘤　51
皮脂腺瘤　423
皮脂腺毛囊瘤　423
皮脂腺囊肿　51, 278
皮脂腺囊肿切除术　434
皮脂腺腺瘤　423
皮脂腺异位症　51, 423
皮脂腺增生　423
皮脂腺痣　423
皮脂溢出　423
皮质剥离术　311
皮质层状坏死　132
皮质醇　482
皮质醇抵抗综合征　165
皮质醇分泌肾上腺皮质腺癌△　351
皮质醇结合球蛋白异常　173
皮质醇增多症　242
皮质醇增多症△　75, 164, 418
皮质刺激　209
皮质骨移植术　63
皮质环征　299
皮质基底节变性　132
皮质基底节综合征　132
皮质空洞　278
皮质类固醇肌病　10, 132
皮质类固醇性肌病△　10, 132
皮质盲　10, 132
皮质下出血　202
皮质下动脉硬化性脑病△　132
皮质下失语　449
皮质下血管性痴呆　439
皮赘　424
疲劳性骨折　278
脾包虫病　185
脾被膜撕裂　185
脾边缘区淋巴瘤　179
脾病损切除术　193, 359
脾部分切除术　193, 359
脾穿刺　359
脾穿透伤　185
脾大　179, 185
脾动脉假性动脉瘤　224
脾动脉结扎术　193, 359
脾动脉瘤　185
脾动脉瘤弹簧圈栓塞术　234
脾动脉栓塞　224
脾动脉栓塞术　193, 359
脾动脉损伤　185
脾动脉支架置入术　359
脾 - 肺固定术　193
脾隔离症　179
脾膈韧带　185
脾梗死　185
脾功能减退症　179
脾功能亢进　70, 185
脾活检　197
脾结肠韧带　185

脾静脉闭塞 224
脾静脉 - 肾静脉分流术 193
脾静脉损伤 185
脾静脉 - 下腔静脉分流术 193
脾梅毒 423
脾门淋巴结继发恶性肿瘤 350
脾囊肿 185
脾脓肿 185
脾破裂 185
脾切除术 193, 359
脾切除术后凶险性感染 185
脾切开探查术 359
脾曲综合征 110
脾肾动脉吻合术 252
脾肾静脉吻合术 234
脾损伤 185
脾修补术 193, 359
脾血肿 185
脾移植术 193, 359
脾脏 B 细胞边缘区淋巴瘤 * 179
脾脏 B 细胞淋巴瘤 / 白血病, 不能分类 179
脾脏窦岸细胞血管瘤 185
脾脏恶性肿瘤 350
脾脏良性肿瘤 350
脾脏弥漫性红髓小 B 细胞淋巴瘤 179
脾脏硬化性血管瘤样结节性转化 185
脾肿大△ 185
脾肿瘤 185
蜱传斑疹伤寒 463
蜱传病毒性脑炎 132
蜱传性脑炎△ 133
蜱叮咬 423
蜱媒回归热 463
蜱媒脑炎病毒核糖核酸 470
匹克威克综合征△ 83, 161
匹兹堡睡眠量表 148
片形吸虫病 463
偏侧抽搐偏瘫综合征△ 132
偏侧抽搐 - 偏瘫综合征 132
偏侧肥大 132
偏侧肌阵挛发作 132
偏侧痉挛型脑性瘫痪 449
偏侧咀嚼习惯 51
偏侧面肌痉挛 132
偏侧投掷症 132
偏侧萎缩 132
偏侧萎缩 - 偏侧帕金森综合征△ 423
偏侧舞蹈症 132
偏二甲基肼中毒 454
偏颌畸形 51
偏结核样型界线类麻风 463
偏瘤型界线类麻风 423, 463
偏盲 10
偏身感觉缺失 144
偏身感觉异常 132
偏身痛觉减退 144
偏身舞蹈病 132
偏身型肌张力障碍 132
偏身性肌张力障碍 144
偏瘫 449
偏瘫步态 144
偏瘫型偏头痛 132
偏头痛 10, 132, 202, 337

偏头痛并发症 132
偏头痛持续状态 132
偏头痛先兆诱发的癫痫发作 132
偏头痛先兆状态 132
偏头痛型梗死 132
偏头痛性脑梗死 132
偏头痛性先兆 132
偏头痛状态 132
偏心切削 10
偏执狂 439
偏执型精神分裂症 439
偏执型人格障碍 439
偏执性反应 439
偏执性精神病△ 439
偏执性精神障碍 439
胼胝 423
胼胝体变性△ 139
胼胝体病变 132
胼胝体病损切除术 359
胼胝体病灶切除术 209
胼胝体恶性肿瘤 202, 350
胼胝体发育不良△ 132
胼胝体发育不全 132
胼胝体脓肿 132
胼胝体切开术 209
胼胝体中枢性脱髓鞘△ 132
胼胝体中心性脱髓鞘 132
胼周动脉瘤 202
胼周动脉瘤破裂 202
漂白剂中毒 454
漂浮导管检查 81, 238
漂浮肩△ 262
漂浮膝△ 262
漂浮指 278
嘌呤和嘧啶代谢紊乱 173
嘌呤核苷磷酸化酶缺乏症 423
嘌呤核苷磷酸化验酶缺乏△ 173
嘌呤核苷磷酸化酶缺乏 173
贫血 179
贫血并发于妊娠、分娩及产褥期 387
贫血及血小板减少 179
贫血性缺氧 87
贫血眼底改变 10
贫血痣 423
频发房早△ 76
频发性房性期前收缩 76
频发性房性早搏△ 76
频发性紧张型头痛 132
频发性室性期前收缩 76
频发性室性早搏△ 76
频率分析 148
频率依赖性动态顺应性 99
频谱分析图 99
频谱微分均值图 99
品他病 463
品他病初期损害 463
品他病晚期损害 463
品他病中期损害 463
品他晚期损害△ 427
品他一期损害△ 431
品他疹 423
品行和情绪混合性障碍△ 439
品行情绪混合障碍 439
品行障碍 439

平凹镜 23
平板运动试验 81
平背综合征 278
平衡侧 67
平衡𬌗 67
平衡检查 451
平衡麻醉术 341
平衡训练 451
平衡障碍 132
平滑肌错构瘤 423
平滑肌瘤 202
平滑肌肉瘤 202, 279, 423
平滑肌脂肪瘤 279
平滑面龋 51
平均参考电极 148
平均动脉压 345
平均肺动脉压 345
平均红细胞体积 473
平均红细胞血红蛋白量 473
平均红细胞血红蛋白浓度 473
平均气道压 99
平均吸气流量 99
平均血小板体积 473
平面导板 67
平山病△ 133
平肾 (近肾动脉) 腹主动脉闭塞 224
平台压 99, 345
平台转移 63
平坦部睫状体炎 10
平头畸形△ 44
平行壁种植体 63
平移 299
平移壁种植体 63
平足△ 257, 282
平足症 279
评定者信度△ 446
评价者信度 446
苹果皮综合征 110
屏气发作 76, 439
屏气时间 99
屏气试验 99
屏障膜 63
破骨细胞 473
破坏行为 443
破坏性绒毛膜腺瘤 371
破伤风 185, 401, 463
破伤风类毒素抗体 479
破碎红纤维 132
剖腹探查术 193, 252, 359
剖宫产瘢痕妊娠 371
剖宫产单胎分娩伴子宫切除术 387
剖宫产后腹壁切口感染 387
剖宫产后腹壁切口愈合不良 387
剖宫产后腹内感染△ 387
剖宫产后腹腔内感染 387
剖宫产后切口感染 387
剖宫产后阴道分娩 387
剖宫产后阴道试产 395
剖宫产后子宫切口感染 387
剖宫产后子宫切口愈合不良 387
剖宫产术 395
剖宫产术后 387
剖宫产术后镇痛 395
剖宫产术后子宫瘢痕憩室 371
剖宫产子宫次全切除术 395

剖宫产子宫全切术 395
剖胸探查 99
剖腰探查术 252
葡萄酒色斑 423
葡萄膜恶性肿瘤 10
葡萄膜黑色素瘤 10
葡萄膜结核 10
葡萄膜良性肿瘤 10
葡萄膜脑膜炎 10
葡萄膜渗漏综合征 10
葡萄膜炎 - 青光眼 - 前房积血综合征 10
葡萄膜转移性肿瘤 10
葡萄球菌败血症 401, 463
葡萄球菌肺炎 87
葡萄球菌肺炎△ 401
葡萄球菌感染 463
葡萄球菌关节炎△ 279
葡萄球菌脑膜炎△ 132, 401
葡萄球菌脓毒血症△ 401
葡萄球菌食物中毒 110, 463
葡萄球菌型中毒性表皮坏死松解症△ 328,
401, 423
葡萄球菌性多关节炎 279
葡萄球菌性肺炎 401
葡萄球菌性关节炎 279
葡萄球菌性脑膜炎 132, 401
葡萄球菌性食物中毒△ 110
葡萄球菌性烫伤样皮肤综合征 328, 401,
423
葡萄球菌性心内膜炎 401
葡萄胎 371
葡萄胎后宫内残留 371
葡萄糖 482
葡萄糖 -6- 磷酸脱氢酶 482
葡萄糖 -6- 磷酸脱氢酶缺乏症 179
葡萄糖 -6- 磷酸脱氢酶缺陷症△ 179
葡萄糖 - 半乳糖不耐受 401
葡萄糖 - 半乳糖吸收不良△ 110
葡萄糖苷酶 482
葡萄糖激酶激活突变所致的高胰岛素血症
165
葡萄糖及半乳糖吸收不良 110
葡萄糖磷酸异构酶缺乏症△ 179
葡萄糖磷酸异构酶缺陷症 179
葡萄糖耐量 482
葡萄牙型淀粉样多发性神经病变 132
葡萄状肉瘤 242
普拉德 - 威利综合征 279, 423
普卢默 - 文森综合征 179
普罗蒂斯综合征△ 410
普瑞德 - 威利综合征△ 397
普通变异型免疫缺陷病 179
普通感冒 87
普通型间质性肺炎 87
普通型流行性脑脊髓膜炎 463
普通型流行性乙型脑炎△ 129
普通需氧菌药敏定量试验 484
普通需氧菌药敏定性试验 484
普秃 423
谱缘频率 345
蹼指畸形△ 279
蹼指(趾)畸形△ 330
蹼状瘢痕 328
蹼状阴茎 242

蹼状指 279
蹼状指(趾)△ 330
蹼状趾 279

Q

期后囊切开术 19
期前收缩 76, 401
其他创伤性关节炎△ 271
其他多胎分娩 387
其他恶性骨肿瘤 279
其他非阿片类止痛药过量性头痛 132
其他分离转换障碍 132
其他骨病变 279
其他骨肿瘤 279
其他类型头痛 132
其他脑动脉闭塞和狭窄(未造成脑梗死)
132
其他颞下颌关节炎 51
其他入脑前动脉的闭塞和狭窄(未造成脑梗
死) 132
其他软组织肿瘤 319
其他舌疾病 51
其他视觉刺激诱发的反射性癫痫 132
其他视觉敏感性癫痫 132
其他腕骨不愈合 279
其他腕骨无菌性坏死 279
其他腕关节韧带损伤 279
其他物理治疗 451
其他物质长期使用后戒断性头痛 133
其他系别不明白血病 179
其他细菌毒素测定 484
其他兴奋剂急性中毒 439
其他血管性痴呆 133
其他血型系统 IgG 血型抗体效价测定 473
其他医源性免疫缺陷相关淋巴增殖性疾病
179
其他原发性头痛 133
其他原因导致的下丘脑性闭经 371
其他原因所致蛛网膜下腔出血 133
其他谵妄(混合起因的谵妄) 133
奇昆古尼亚热 463
奇异性骨旁骨软骨瘤样增生 279
脐病损切除术 193, 359, 434
脐部感染 423
脐部脓肿切开引流术 359, 434
脐肠瘘 401
脐带并发症 387
脐带缠绕 387
脐带过长 387
脐带过度螺旋 387
脐带过短 387
脐带假结 387
脐带静脉曲张 387
脐带囊肿 387
脐带扭转 387
脐带绕颈两周 387
脐带绕颈一周 387
脐带水肿 387
脐带脱垂 387
脐带狭窄 387
脐带先露 387
脐带血栓形成 387
脐带血造血干细胞移植 179

脐带血肿 387
脐带真结 387
脐动脉畸形 224
脐动脉血流比值升高 387
脐动脉置管 408
脐动脉置管术 234
脐窦 401
脐广泛性肿块 110
脐活组织检查 363, 435
脐活组织检查术 193
脐静脉导管置入术 395
脐静脉曲张 224
脐静脉置管 408
脐静脉置管术 234
脐尿管癌 242, 350
脐尿管病损切除术 252
脐尿管窦道 242
脐尿管恶性肿瘤 242, 350
脐尿管放线菌病 242
脐尿管疾病 242
脐尿管结核 243
脐尿管鳞状细胞癌 350
脐尿管瘘 243, 401
脐尿管囊肿 243, 401
脐尿管囊肿伴感染 243
脐尿管脓肿 243
脐尿管憩室 243
脐尿管未闭 243
脐尿管腺癌 243
脐尿管肿瘤 243
脐尿管肿瘤切除术 252
脐尿瘘△ 401
脐脓肿切开引流术 193
脐旁疝 110
脐膨出 401
脐膨出 - 大舌 - 巨大儿综合征 401
脐膨出修补术 193
脐切除术 193, 359, 434
脐疝 110, 401
脐疝伴梗阻 110, 401
脐疝补片修补术 193
脐疝 - 巨舌 - 巨人症综合征△ 257
脐疝修补术 193
脐周湿疹 423
脐息肉 110, 401
脐血流异常 387
脐血移植 182
脐整形术 193, 322
脐肿物△ 110
骑跨骨折 279
气促 93
气道传导率 99
气道二氧化碳分压 99
气道二氧化碳浓度 99
气道反应性 99
气道峰压 99, 345
气道峰压与平台压差 99
气道高反应性 99, 338
气道梗阻 338
气道惯性阻力 99
气道急症 337
气道内支架植入术 95
气道顺应性 99
气道弹性阻力 99

气道狭窄 87
气道陷闭 87
气道新生物 87
气道压 99, 345
气道压力释放通气 95, 341
气道氧分压 99
气道氧浓度 99
气道异物 88, 99
气道阻力 99
气道阻塞 88
气动锤综合征 454
气动取皮机取皮术 332
气动眼压计 23
气短 79, 213
气腹 401
气管瘢痕 88
气管病损激光烧灼术 38, 214
气管病损切除术 38, 214
气管部分切除术 38, 214
气管插管 38, 63, 95, 214, 335, 395, 408
气管插管拔除 95
气管插管后喉水肿 29, 51
气管插管后喉头水肿 401
气管插管全身麻醉 341
气管插管术 95, 341
气管成形伴人工喉重建术 38, 214
气管成形术 38, 214
气管重建术 38, 214
气管出血 93
气管挫伤 88
气管导管拔管术 341
气管恶性肿瘤 88
气管梗阻 88
气管喉切开术 38
气管挤压伤 88
气管继发恶性肿瘤 88
气管假性淋巴瘤 88
气管交界性肿瘤 88
气管角化病 88
气管节段切除术 214
气管镜检查 95
气管镜下气管病切除术 38
气管镜下气管病损切除术 215
气管镜下气管人工假体置入术 215
气管镜下气管异物取出术 95
气管镜下吸痰 95
气管开放性损伤 29, 51
气管良恶性瘤未定肿瘤 350
气管良性肿瘤 88
气管裂开术 38
气管裂伤缝合术 215
气管裂伤修复术 38
气管瘘闭合术 215
气管瘘口狭窄 88
气管瘘修补术 38
气管内插管术△ 95
气管内吹气 95
气管内吹氧 95
气管内麻醉 341
气管内喷射 95
气管内氧疗 95
气管内异物去除 215
气管脓肿 88
气管憩室 88

气管切开 335
气管切开闭合术 215
气管切开窦道 88
气管切开呼吸机辅助通气 95
气管切开术 38, 95, 332
气管切开术后拔管困难 51
气管切开术后出血 29
气管切开术后气道阻塞 51
气管切开套管拔除术 38
气管切开异物取出术 38, 215
气管人工假体置入术 38, 215
气管肉芽肿 88
气管软化 88
气管软化症△ 88
气管 - 舌骨固定术 38
气管 - 舌骨 - 会厌固定术 38
气管食管瘘 88
气管 - 食管瘘△ 88
气管 - 食管瘘闭合术 38, 215
气管 - 食管造口术 38
气管受压 88
气管损伤 95
气管套管 95
气管痛 34
气管无名动脉瘘 88
气管息肉 88
气管狭窄 88, 328
气管狭窄松解术 38, 215
气管悬吊术 38, 215
气管炎 88
气管异物 88
气管引流 95
气管造口封闭术 38
气管造口术后气管食管瘘 29
气管造口修正术 215
气管造瘘 215
气管造瘘口狭窄 29
气管造瘘术后 29
气管支架置换术 215
气管支架置入术 39
气管支气管淀粉样变△ 90
气管支气管钙化 93
气管支气管继发恶性肿瘤 350
气管支气管裂伤缝合术 215
气管支气管囊肿 * 91
气管支气管软化症 88
气管支气管炎 88
气管 - 支气管炎 * 88
气管支气管异物取出术 39, 95
气管肿瘤切除术 215
气流传导比值 99
气流传导比值下降35% 激发剂量 99
气流传导比值下降35% 激发浓度 99
气流受限 88
气流阻力呈流量依赖性 99
气流阻力呈面积依赖性 99
气颅 133
气囊漏气试验 99
气球菌感染 463
气球细胞痣 423
气球状细胞黑素瘤 423
气速指数 99
气体分析法 99

气体弥散速率 99
气体栓塞 337
气体陷闭 88
气体陷闭容积 99
气体、烟雾和蒸气的毒性效应 70
气雾剂中毒 454
气性坏疽 185, 279, 330, 423, 463
气性膀胱炎 243
气性肾盂肾炎 243
气胸 88, 328, 401
气压伤 454
气压损伤性中耳炎 29
气质量表 446
企图流产失败 371
汽油烧伤 328
汽油中毒 454
起搏器程控 80
起搏器导线移位 76
起搏器感知功能不良 76
起搏器囊袋感染 76, 224
起搏器囊袋破溃 224
起搏器囊袋浅表皮肤与切口感染 224
起搏器囊袋清创 80
起搏器囊袋血肿 224
起搏器起搏功能不良 76
起搏器去除术 80
起搏器植入术后△ 78
起搏器周围组织感染△ 228
起搏心律 81
起立床训练 451
起效时间 345
起源于HHV8相关多中心卡斯尔曼病相关
  的大B细胞淋巴瘤 * 175
器官功能障碍逻辑性评分 99
器官性发声不良 34
器官移植性脑病 133
器械相关性心内膜炎 76
器械运动训练 451
器质性勃起功能障碍 243
器质性痴呆 133
器质性分离性障碍 439
器质性幻觉症 439
器质性混合型情感障碍 439
器质性焦虑障碍 439
器质性紧张性障碍 439
器质性精神障碍 439
器质性精神综合征 443
器质性脑病△ 439
器质性情感障碍 439
器质性情绪不稳定障碍 439
器质性情绪衰弱障碍△ 439
器质性情绪虚弱障碍△ 439
器质性人格改变△ 439
器质性人格障碍 439
器质性双相障碍 440
器质性睡眠障碍 133
器质性妄想障碍 440
器质性心境障碍 440
器质性遗忘综合征 443
器质性遗忘综合征,非由酒精和其他精神活
  性物质所致 133
器质性抑郁障碍 440
器质性躁狂障碍 440
憩室疝 185

恰加斯病　463
恰克林脊柱截骨术　311
髂部病损穿刺活组织检查　363
髂耻韧带悬吊术△　378
髂动静脉瘘　224
髂动脉闭塞　224
髂动脉后输尿管　243
髂动脉畸形　224
髂动脉夹层　224
髂动脉假性动脉瘤　224
髂动脉假性动脉瘤破裂　224
髂动脉扩张　224
髂动脉瘤　224
髂动脉瘤破裂　224
髂动脉瘤腔内修复术　234
髂动脉瘤样扩张　224
髂动脉球囊扩张成形术　235
髂动脉栓塞术　235
髂动脉损伤　185, 224
髂动脉狭窄　224
髂动脉硬化　224
髂动脉迂曲　224
髂动脉造影　235
髂动脉支架闭塞　224
髂动脉支架内再狭窄　224
髂动脉支架植入术　235
髂动脉粥样硬化　224
髂腹股沟淋巴结切除术　252
髂腹股沟神经阻滞麻醉与镇痛术　341
髂腹下神经阻滞麻醉与镇痛术　341
髂股动脉支架内血栓形成　224
髂股静脉血栓形成　449
髂股静脉炎　224
髂股韧带扭伤　279, 449
髂骨板穿孔　279
髂骨瓣修复术　63
髂骨瓣制备术　63
髂骨病损切除术　311, 359
髂骨部分切除术　311
髂骨恶性骨肿瘤　279
髂骨骨折　449
髂骨骨折切开复位钢板内固定术　311
髂骨骨折切开复位钢针内固定术　311
髂骨骨折切开复位螺钉内固定术　311
髂骨及肋骨移植　311
髂骨交界性骨肿瘤　279
髂骨截骨术　311
髂骨良性骨肿瘤　279
髂骨切除术　311
髂骨取骨术　311
髂骨取骨植骨术　311
髂骨移植　63
髂骨移植的胫距关节融合（Chuinard-Peterson
　方法）　311
髂骨翼骨折　279
髂骨植骨术　311
髂骨致密性骨炎　279
髂骨致密性骨炎△　279
髂关节结核　279
髂关节囊韧带扭伤　449
髂肌腱炎　279
髂嵴骨刺　279
髂嵴幼年型骨软骨病　279
髂筋膜间隙阻滞麻醉与镇痛术　341

髂胫束挛缩　279, 449
髂胫束切断术　311
髂胫束移位术　311
髂胫束综合征　279
髂静脉闭塞　224
髂静脉球囊扩张成形术　235
髂静脉栓塞　224
髂静脉损伤　185, 224
髂静脉狭窄　224
髂静脉血栓形成　449
髂静脉压迫综合征△　224
髂静脉支架植入术　235
髂淋巴干结扎术　359
髂淋巴干 - 小静脉吻合术　359
髂淋巴结根治性切除术　193
髂淋巴结根治性清扫术　359
髂淋巴结继发恶性肿瘤　350
髂淋巴结清扫术　252
髂内动脉闭塞△　224
髂内动脉结扎术　395
髂内动脉瘤破裂　224
髂内动脉栓塞术　235
髂内动脉狭窄　224
髂内动脉造影　238
髂内动脉粥样硬化　224
髂内静脉栓塞　224
髂内静脉血栓形成　224
髂前上棘撕脱骨折　279
髂前下棘撕脱骨折　279
髂区开放性损伤　279
髂外动脉闭塞　224
髂外动脉夹层　224
髂外动脉假性动脉瘤　224
髂外动脉瘤　224
髂外动脉狭窄　224
髂外动脉造影　238
髂外动脉支架植入术　235
髂外动脉粥样硬化　224
髂外静脉栓塞　224
髂外静脉血栓形成　224
髂窝病损切除术　359
髂窝恶性肿瘤　110
髂窝积液清除术　359
髂窝结核　110
髂窝淋巴结结核△　110
髂窝脓肿　463
髂窝脓肿切开引流术　359
髂窝血肿切开引流术　359
髂血管继发恶性肿瘤　224
髂血管损伤　185, 279
髂腰固定　311
髂腰肌腱切断术　311
髂腰肌腱炎　279
髂腰肌切断术　311
髂翼移除　311
髂总动脉夹层动脉瘤　224
髂总动脉假性动脉瘤　224
髂总动脉瘤　224
髂总动脉栓塞　224
髂总动脉狭窄　224
髂总动脉血栓形成　224
髂总动脉造影　238
髂总动脉支架置入术　235
髂总静脉狭窄　224

髂总静脉血栓形成　224
髂总静脉压迫综合征　224
千足虫蜇伤　423
迁徙皮瓣移植术　311
迁移抑制因子试验　479
牵开式关节成形术　311
牵拉成骨术　311
牵拉性秃发△　423
牵拉性脱发　423
牵拉性支气管扩张　93
牵连观念　443
牵牛花综合征　10, 148
牵涉痛　338
牵引种植体　63
铅　482
铅及其化合物的毒性效应　70
铅及其化合物皮肤损伤　423
铅及其化合物中毒　454
铅性痛风　165, 279
铅中毒性脑病　440
铅中毒性痛风△　165, 279
前白蛋白　482
前鼻孔成形术　63, 322
前壁骨折　279
前臂瘢痕　328
前臂部瘢痕　319
前臂陈旧性骨折　279
前臂尺动脉损伤　224, 279
前臂尺神经断裂　279
前臂尺神经损伤　279
前臂动静脉瘘栓塞　224
前臂多处骨缺损　279
前臂多处骨折△　279
前臂多处肌肉缺损　279
前臂多处皮肤缺损　279
前臂多处损伤　279
前臂多处血管损伤　224, 279
前臂多发性骨折　279
前臂多发性肌肉和肌腱扭伤　279
前臂多发性肌肉和肌腱损伤　279
前臂多发性开放性损伤　279
前臂多神经损伤　279
前臂骨间背侧动脉皮腱术　332
前臂骨髓炎　279
前臂骨折　279
前臂和手的先天缺如　279
前臂坏死性筋膜炎　328
前臂肌缝合术　311
前臂肌腱缝合术　311
前臂肌腱皮肤粘连　279
前臂肌腱松解术　311
前臂肌腱损伤　279
前臂肌腱移位术　311
前臂肌肉和肌腱扭伤　279
前臂肌肉和肌腱损伤　279
前臂挤压伤　279
前臂假肢安装　311
前臂减张术　322
前臂截肢术　311
前臂静脉损伤　224, 279
前臂开放性损伤　279
前臂开放性损伤伴骨折　279
前臂开放性损伤伴脱位　279
前臂溃疡　328

前臂溃疡(良性) 319
前臂离断伤 319
前臂拇长屈肌腱损伤 279
前臂拇长屈肌扭伤 279
前臂拇长伸肌扭伤 279
前臂拇指外展肌扭伤 279
前臂内侧皮神经麻痹 279
前臂皮瓣术 332
前臂皮瓣修复术 311
前臂皮瓣制备术(供区切取) 63
前臂皮肤软组织缺损并感染 328
前臂切断 279
前臂切开减压术 311
前臂屈肌腱断裂 279
前臂屈肌扭伤 279
前臂桡动脉损伤 224,279
前臂桡神经损伤 279
前臂软组织损伤 279
前臂伸肌扭伤 279
前臂神经损伤 279
前臂束带松解术 311
前臂水平的尺动脉损伤 279
前臂水平的尺神经损伤 279
前臂水平的多处血管损伤△ 264
前臂水平的多神经损伤△ 279
前臂水平的拇指骨缺损 279
前臂水平的拇指肌肉缺损 279
前臂水平的拇指皮肤缺损 279
前臂水平的拇指伸肌或外展肌和肌腱损伤 279
前臂水平的皮感觉神经损伤 279
前臂撕脱伤 279
前臂损伤 279
前臂疼痛 299
前臂血管瘤 224
前臂血管损伤 224,279
前臂游离皮瓣术 332
前臂再植术 311
前臂掌侧间隙感染 279
前臂正中神经断裂 279
前臂正中神经损伤 279
前臂指屈肌扭伤 279
前臂肿痛 299
前臂肿胀 299
前扁桃体柱恶性肿瘤 51
前不均倾△ 388
前不均倾位 388
前部缺血性视神经病变 10
前侧肩峰成形术 311
前床突脑膜瘤 202
前次剖宫后阴道分娩△ 387
前额面喉切除术 39
前方伴后方半横形骨折 279
前方钢板固定髋关节融合术 311
前方入路颈椎间盘切除术 311
前方入路颈椎椎体间融合 311
前房成形术 21
前房冲洗术 21
前房穿刺冲洗术 21
前房灌洗术 21
前房硅油取出术 21
前房积脓 10
前房积脓性虹膜睫状体炎 10
前房积脓性角膜溃疡 10

前房积血 10
前房角后退 10
前房角镜检查 23
前房角可疑关闭 10
前房角破裂 10
前房角狭窄 10
前房角新生血管 10
前房角粘连 10
前房囊肿 10
前房异物 19
前房异物取出 21
前房植入硅管阻塞 10
前房注气术 21
前跗管综合征 279
前负荷 345
前后挤压型损伤 279
前后牙反𬌗 51
前滑脱 279
前激肽释放酶 482
前极白内障 10
前脊髓损伤 279
前脊髓综合征 279
前脊椎裂 279
前睑缘炎 10
前降支动脉粥样硬化 224
前降支 - 肺动脉瘘 224
前降支肌桥 224
前降支近段肌桥 224
前降支中段肌桥 224
前交叉韧带重建术 311
前交叉韧带重建术后 279
前交叉韧带撕裂 279
前交叉韧带损伤术后 279
前交叉韧带修补术 311
前交通动脉闭塞 133
前交通动脉动脉瘤破裂△ 133
前交通动脉瘤 133
前交通动脉瘤破裂 133
前交通动脉狭窄 133
前锯肌平面阻滞麻醉与镇痛术 341
前连合喉切除术 39
前列腺癌△ 243
前列腺癌肉瘤 243
前列腺按摩 252
前列腺被膜切开术 252
前列腺病 243
前列腺病损切除术 252,359
前列腺部分切除术 252,359
前列腺恶性肿瘤 243,350
前列腺高级别上皮内瘤变 243
前列腺根治切除术 359
前列腺根治性切除术 252
前列腺管内腺癌 243
前列腺继发性恶性肿瘤 243
前列腺间质瘤恶性潜能未定的间质增生 350
前列腺交界性肿瘤 243
前列腺结核 243
前列腺结石 243
前列腺结石切除术 252
前列腺精囊包虫病 243
前列腺颗粒细胞 473
前列腺冷冻术 252
前列腺淋巴肉瘤 243

前列腺梅毒 243
前列腺苗勒氏管囊肿 243
前列腺囊肿 243
前列腺 - 尿道记忆金属支架置入术 252
前列腺尿路上皮癌 350
前列腺脓肿 243
前列腺脓肿引流术 252
前列腺平滑肌瘤 243
前列腺平滑肌肉瘤 243
前列腺切除术 252,359
前列腺切除术后 70
前列腺肉瘤 243
前列腺神经内分泌肿瘤 243
前列腺术后止血术 252
前列腺素 482
前列腺素引产失败 388
前列腺酸性磷酸酶 479
前列腺损伤 243
前列腺特异性抗原升高 243
前列腺特异性抗原同源异构体 2 479
前列腺痛△ 243
前列腺痛症 243
前列腺微波治疗 252
前列腺纤维化△ 241
前列腺腺癌 243
前列腺腺瘤 243
前列腺腺泡腺癌 243
前列腺性质未定肿瘤△ 243
前列腺修补术 252
前列腺炎 243
前列腺液理学检查 473
前列腺液有形成分检查 473
前列腺移行细胞癌 243
前列腺造影 255
前列腺增生 243
前列腺增生伴尿潴留 243
前列腺增生伴前列腺炎 243
前列腺针刺活组织检查 252,363
前列腺支架取出 252
前列腺周围活组织检查 252,363
前列腺周围脓肿引流术 252
前列腺周围组织病损切除术 252
前列腺子宫内膜样癌 243
前颅窝底恶性肿瘤 350
前路齿状突螺钉固定术 311
前路寰枢椎经关节螺钉内固定术 311
前路脊椎融合 279
前路眶内肿物摘除术 21
前路螺钉内固定术 311
前路腰和腰骶融合术 311
前路椎动脉造影 317
前路椎间盘切除融合术 311
前路椎间融合术 311
前囊膜混浊 10
前内侧骨关节炎 279
前尿道瓣膜△ 401
前尿道瓣膜症 401
前尿道结石 243
前尿道损伤 243
前尿道狭窄 243
前颞叶切除术 209
前盆底重建术 381
前盆腔重建术 381
前葡萄膜炎 10

前入路肝切除术 193
前入路寰枢椎翻修术 311
前入路寰枢椎融合术 311
前入路颈椎翻修术 311
前入路颈椎间盘切除术 311
前入路颈椎融合术 311
前入路胸腰椎翻修术 311
前入路胸腰椎融合术 311
前入路胸椎翻修术 311
前入路胸椎融合术 311
前入路胸椎椎体切除术 311
前入路腰骶翻修术 311
前入路腰骶融合术 311
前入路腰椎翻修术 311
前入路腰椎融合术 311
前入路枕颈翻修术 311
前哨淋巴结活检术 193
前伸𬌗 67
前伸𬌗颌位 67
前伸𬌗平衡 67
前伸髁导斜度 67
前伸平衡𬌗 67
前伸运动 67
前十字韧带松弛 279
前庭成形术 63
前庭窗闭锁 29
前庭窗畸形 29
前庭大腺癌 371
前庭大腺病损切除术 359, 381
前庭大腺恶性肿瘤 371
前庭大腺继发恶性肿瘤 371
前庭大腺瘘管切除术 381
前庭大腺囊肿 319, 371, 423
前庭大腺囊肿抽吸术 381
前庭大腺囊肿切除术 381
前庭大腺囊肿切开术 381
前庭大腺囊肿造口术 381
前庭大腺脓肿 371, 463
前庭大腺脓肿切开引流术 381
前庭大腺切除术 359, 381
前庭大腺炎 371, 423
前庭大腺造袋术 381
前庭大腺造口术 381
前庭导水管扩大 29
前庭功能检查 41
前庭功能紊乱 34
前庭功能异常 34
前庭沟过浅△ 55
前庭沟加深术 63
前庭沟扩展术 63
前庭神经切断术 39
前庭神经炎 29, 133
前庭神经元炎△ 29, 133
前庭水管扩大症△ 26
前庭 - 外半规管发育不全 29
前庭蜗神经神经损伤 133
前庭性偏头痛 133
前庭药物中毒 29
前庭中枢性眩晕 34
前庭周围性眩晕 34
前头部非节律性慢波 148
前头部慢节律 148
前外侧减压术 311
前外侧入路颈椎融合术 311

前外侧入路胸腰椎融合术 311
前外侧入路胸椎融合术 311
前外侧入路腰骶椎融合术 312
前外侧入路腰椎融合术 312
前外侧入路腰椎椎间融合术 312
前斜角肌综合征 133, 202, 279
前囟门穿刺术 209
前胸壁痛 79
前循环动脉瘤 202
前牙反𬌗 51
前牙开合 59
前牙开𬌗 51
前跖痛 279
前置胎盘 388
前置胎盘伴出血 388
前置胎盘伴植入 388
前置胎盘(边缘性)△ 385
前置胎盘(部分性)△ 385
前置胎盘(完全性)△ 393
前置血管△ 393
前置血管破裂 388
前柱骨折 279
前纵隔交界性肿瘤 88
前纵隔良性肿瘤 88
前纵韧带骨化 279
前足底痛 279
前足松弛症 279
前足痛 299
钱币状皮炎△ 423
钱币状湿疹 423
钱币状银屑病 423
钱币状掌跖角化病 423
钱癣 463
钳夹术 381
钳甲 423
钳形甲△ 423
潜伏骨折 279
潜伏梅毒 423
潜伏期 148
潜伏期延长 388
潜伏性晚期先天性梅毒 463
潜伏性雅司△ 430
潜伏性雅司病 463
潜伏性早期先天性梅毒 463
潜行性龋 51
潜血 473
潜在开放骨折△ 279
潜在开放性骨折 279
潜在致死损伤 366
潜在致死损伤修复 366
潜蚤病 423
浅Ⅱ度烧伤 328
浅表扩散性恶性黑素瘤 423
浅表扩散性原位恶性黑素瘤 423
浅表良性肿物切除术 434
浅表纤维病(掌 / 跖) 279
浅表型单纯性大疱性表皮松解症△ 423
浅表型冠状动脉肌桥 224
浅表型基底细胞癌 423
浅表性单纯型大疱性表皮松解症 423
浅表性冻伤 454
浅表血管黏液瘤 423
浅表肢端纤维黏液瘤 423
浅表脂肪瘤样痣 423

浅部真菌病 463
浅层点状角膜炎 10
浅层巩膜炎△ 2
浅层角膜结膜炎 10
浅层角膜异物剔除术 21
浅度烧伤 328
浅感觉 345
浅感觉减退 144
浅静脉血栓形成 224
浅麻醉 338
浅前房 19
浅龋 51
浅睡期 148
嵌插骨折 279
嵌顿包茎 243
嵌顿疝松解回纳术 193
嵌顿性股疝 110, 401
嵌顿性脐疝 110, 401
嵌甲 423
嵌体 63
呛咳 93
腔静脉肺动脉吻合术 235
腔静脉后输尿管 243
腔静脉后输尿管整形术 252
腔静脉结扎术 215, 252, 359
腔静脉瘤栓 224
腔静脉滤器植入术 235
腔静脉栓塞 224
腔静脉栓塞和血栓形成△ 224
腔静脉损伤 212, 224
腔静脉型房间隔缺损 76
腔静脉修补术 235
腔静脉压迫 338
腔静脉异常 224
腔静脉折叠术 215, 252, 359
腔静脉置管术 235
腔静脉综合征 224
腔静脉阻塞综合征 224
腔镜下单侧副乳切除术 193
腔镜下单侧乳房根治性切除术 193
腔镜下单侧乳房切除伴同侧腋窝前哨淋巴
  结活检术 193
腔镜下甲状腺癌改良根治术 193
腔镜下甲状腺部分切除术 193
腔镜下甲状腺次全切除术 193
腔镜下甲状腺全切除术 193
腔镜下皮下组织病损切除术 322
腔镜下区域性腋窝淋巴结切除术 359
腔镜下乳房病损切除术 193
腔镜下乳房肿物切除术 193
腔镜下双侧副乳切除术 193
腔镜下双侧乳房切除术 193
腔镜下胃 - 十二指肠吻合术 359
腔镜下腋淋巴结根治性切除术 193, 359
腔镜下腋窝淋巴结清扫术 193
腔镜下腋窝淋巴结区域性切除术 193
腔口周围炎 423
腔内放[射治]疗 366
腔内近距离治疗 95
腔内热疗 366
腔隙性脑梗死 133
强化麻醉术 341
强脉冲光治疗 21, 434
强迫思维 443

强迫行为 443
强迫型人格特点 443
强迫型人格障碍 440
强迫性上网 443
强迫性障碍△ 440
强迫障碍 440
强迫症 202
强迫状态 440
强直刺激 345
强直刺激后计数 345
强直膝 279
强直型脑性瘫痪 449
强直性背椎骨肥大(症)△ 267
强直性处女膜 371
强直性[癫痫]发作 133
强直性肌营养不良 133, 279
强直性肌营养不良△ 137, 449
强直性肌营养不良症 449
强直性脊柱炎 279
强直性脊柱炎伴发葡萄膜炎 10
强直性脊柱炎伴后凸 280
强直性脊柱炎肾损害 153
强直性脊椎骨肥厚 280
强直性脊椎炎△ 271
强直性收缩 148
强直性周期性麻痹△ 124
强直性椎管狭窄 280
强直性子宫收缩 388
强直-阵挛发作 133
强直-阵挛性发作△ 133
强制动作 443
强制入睡性睡眠障碍 133
强制性哭笑 443
强制性思维 443
羟基喹啉衍生物中毒 454
羟基磷灰石沉积病 280
羟赖氨酸血症 173
羟磷灰石沉着病△ 280
跷跷板型眼球震颤 10
桥本甲状腺炎 165
桥本甲状腺炎△ 171
桥本脑病 133
桥本氏脑病△ 133
桥接钢板固定术 312
桥粒芯糖蛋白-3抗体 479
桥小脑角蛛网膜囊肿 133
桥血管闭塞 224
桥状瘢痕 328
鞘良性肿瘤 319
鞘磷脂沉积病 133
鞘磷脂沉积病△ 421
鞘膜部分切除术 252
鞘膜恶性肿瘤 243
鞘膜翻转修补术 252
鞘膜高位结扎术 252
鞘膜积脓 243
鞘膜积血 243
鞘膜继发恶性肿瘤 350
鞘膜囊肿切除术 252
鞘膜切除术 252
鞘内药物输注系统 341
鞘内药物输注系统植入术 209
鞘内注射 148
鞘内注射疗法 341

鞘状突高位结扎术 252
切除重建术 312
切除皮肤活检术 434
切除脾血管的保脾胰体尾切除术 193
切除性骨手术 63
切除性牙周膜新附着术 63
切导 67
切导盘 67
切导斜度 67
切道 67
切道斜度 67
切割伤 423
切痂异体皮移植术 332
切痂植皮术 332
切开复位 312
切开复位钢板内固定术 312
切开复位内固定 312
切开活检术 312
切口感染 51
切口积液 51
切口裂开 319
切口愈合不良 319
切线照射 366
切牙管囊肿 51
切牙孔注射法 63
窃血综合征 153
侵入性创面感染 328
侵入性肺曲霉病 88
侵入性胎儿手术后的孕产妇医疗 388
侵蚀性骨关节病 449
侵蚀性葡萄胎 371
侵蚀性炎症性骨关节炎 280
侵袭性NK细胞白血病 179
侵袭性垂体腺瘤 165
侵袭性恶性黑素瘤 423
侵袭性肺曲霉病 463
侵袭性肺曲霉菌病△ 88
侵袭性淋巴瘤 179
侵袭性曲霉病 423
侵袭性系统性肥大细胞增多症 179
侵袭性纤维瘤 51
侵袭性纤维瘤病 88, 319
侵袭性纤维瘤病术后 319
侵袭性血管黏液瘤 423
侵袭性牙周炎 51
侵袭性婴儿纤维瘤病△ 417
侵袭性真菌性鼻窦炎 29
侵袭性肢端乳头状腺癌 423
侵袭性脂肪瘤病 319
亲毛囊性蕈样肉芽肿△ 425
亲属活体肾移植术 252
琴键征 299
禽流感病毒核糖核酸 470
禽流感病毒抗体 479
禽流感病毒抗体IgG 479
禽流感病毒抗体IgM 479
青斑样皮炎 423
青斑样血管病 423
青春期疾病 165
青春期甲状腺肿 165
青春期巨大乳房 185
青春期前痤疮 423
青春期妊娠 388
青春期乳房发育 165

青春期乳房肥大△ 185
青春期延迟 165
青春期龈炎 51
青春期月经过多 371
青春型精神分裂症 133, 440
青光眼 10
青光眼包裹性滤过泡修补术 21
青光眼阀植入术 21
青光眼合并先天异常 10
青光眼睫状体炎综合征 10
青光眼绝对期 10
青光眼滤过泡分离术 21
青光眼滤过泡修补术 21
青光眼术后滤过泡漏 10
青光眼术后浅前房 10
青光眼术后无前房 10
青光眼性白内障 10
青光眼引流物暴露 10
青睫综合征△ 10
青霉胺诱发重症肌无力 133
青霉病 401
青霉菌病 463
青霉素类中毒 454
青年发病型痴呆 133
青少年白内障-小角膜-肾性糖尿综合征 165
青少年春季疹 423
青少年高血压 76
青少年骨软骨病 280
青少年肌阵挛癫痫 133
青少年脊柱侧凸 280
青少年脊柱侧弯△ 280
青少年脊柱后凸 280
青少年脊柱后弯△ 280
青少年脊椎骨软骨炎 280
青少年近视 10
青少年脑型肾上腺脑白质营养不良症 165
青少年帕金森病△ 134
青少年上肢远端肌萎缩 133
青少年神经性梅毒 133
青少年失神癫痫 133
青少年特发性骨质疏松症 165
青少年特发性关节炎伴发葡萄膜炎 10
青少年特发性脊柱侧凸 280
青少年特发性脊柱侧弯△ 280
青少年型青光眼 10
青少年姿势性脊柱后凸 280
青铜症 401
青枝骨折 280
轻度蛋白质-能量营养不良 173
轻度蛋白质-热能营养不良 401
轻度低体温 345
轻度肺动脉高压 76
轻度高碳酸血症 88
轻度宫颈发育不良 371
轻度混合性通气功能障碍 88
轻度近视 10
轻度精神发育迟缓(无或轻微行为缺陷)△ 448
轻度精神发育迟滞 440
轻度精神发育迟滞无或轻微的行为缺陷 440
轻度精神发育迟滞显著的行为缺陷(需要加以关注或治疗) 440

轻度马罗托 - 拉米综合征 165
轻度脑白质疏松△ 120
轻度脑水肿 133
轻度屈膝畸形 280
轻度认知功能损害 443
轻度烧伤 328
轻度水肿 93
轻度睡眠呼吸暂停低通气综合征 88
轻度疼痛 202
轻度通气功能障碍 88
轻度外阴发育不良 371
轻度吸入性损伤 328
轻度吸入性损伤(化学性) 328
轻度吸烟 88
轻度系膜增生性肾小球肾炎 153
轻度限制性通气功能障碍 88
轻度抑郁发作 440
轻度营养不良 173
轻度远视 10
轻度阻塞性通气功能障碍 88
轻截瘫△ 288
轻链 479
轻链和重链沉积病 179
轻链近端肾小管病 153
轻链肾病△ 153
轻链 - 重链沉积病 153
轻偏瘫 449
轻瘫试验(上肢 / 下肢) 280
轻微脑功能失调 443
轻泻剂中毒△ 455
轻型阿弗他溃疡 51
轻型地中海贫血 401
轻型霍乱△ 107
轻型流行性乙型脑炎△ 129
轻型颅脑损伤 202
轻躁狂 440
轻症中暑 70
轻重链肾病△ 153
氢氟酸烧伤 328
氢氰酸烧伤 328
氢氧化钾所致化学灼伤 454
氢氧化钠化学灼伤 454
氢氧化钠烧伤 328
倾倒综合征 110
倾斜距骨 280
清除病灶 312
清创缝合术 63
清创术 312
清创性肝切除 193
清洁剂 / 洗涤剂中毒 454
清洁气管造口 215
清漆中毒 454
清髓性造血干细胞移植 179
清醒插管术 341
清醒气管导管拔管术 341
清醒镇静术 341
清音 93
鲭亚目鱼中毒 423
情感暴发 443
情感不稳 443
情感不协调 443
情感迟钝 443
情感淡漠 443
情感倒错 443

情感高涨 440, 443
情感平淡 443
情感性人格△ 440
情感性人格障碍 440
情感障碍 441
情感障碍和精神分裂症检查提纲 446
情感障碍和精神分裂症评分表△ 446
情景互动康复系统 451
情景性幻视 443
情绪不稳型人格障碍 440
情绪不稳型人格障碍(边缘型) 440
情绪高涨△ 440
情绪高涨人格 440
情绪性掌跖多汗症 423
氰钴胺素缺乏 173
氰化氢中毒 454
氰化物中毒 454
氰及腈类化合物中毒 454
庆大霉素中毒 454
穹窿静脉瘘 243
穹窿狭窄 10
丘脑病变 133
丘脑病损切除术 209
丘脑出血 133, 202
丘脑穿支动脉梗死 133
丘脑恶性肿瘤 202, 350
丘脑腹外侧核毁损术 209
丘脑梗死△ 133
丘脑核破坏术 209
丘脑核射频毁损术 209
丘脑化学破坏术 209, 359
丘脑脓肿 133
丘脑切开术 209, 359
丘脑射频毁损术 359
丘脑射频治疗术 209
丘脑痛 144
丘脑下部出血 133
丘脑性失语 449
丘脑异常信号 133
丘脑占位性病变 133
丘脑枕征 148
丘脑肿瘤切除术 359
丘疱疹 432
丘疹 432
丘疹坏死性结核疹 423
丘疹型血管角化瘤 423
丘疹性血管增生 423
丘疹性荨麻疹 423
丘疹紫癜性手套和短袜样综合征 423
球孢子菌病 401, 423, 463
球孢子菌病脑膜炎 133, 401, 463
球孢子菌免疫学方法检测 484
球孢子菌性脑膜炎 423
球孢子菌性肉芽肿 423
球壁异物取出术 21
球部尿道狭窄 243
球蛋白 482
球海绵体反射 299
球后恶性肿瘤 10
球后良性肿瘤 10
球后淋巴瘤 350
球后神经阻滞麻醉与镇痛术 341
球后视神经炎 10
球后炎性假瘤 350

球后注射 21
球结膜瓣覆盖术 21
球结膜放射状切开冲洗术 21
球结膜下注射 21
球菌性口炎 51
球帽附着体系统 63
球囊造瘘术 39
球内磁性异物取出术 21
球内非磁性异物取出术 21
球内贯通伤伴有异物 10
球拍状甲 423
球拍状胎盘 388
球旁注射 21
球上颌囊肿△ 51
球式附着体系统 63
球形[红]细胞增多症 179
球形角膜 10
球形晶状体 10
球形晶状体 - 短矮畸形综合征 10
球周注射△ 21
球状上颌囊肿 51
曲菌病△ 401
曲菌病 * 423
曲马多中毒 454
曲霉病 401, 423, 463
曲霉菌病 401, 423
曲霉菌肺炎 463
曲霉菌免疫学方法检测 484
曲面断层 X 射线片 67
曲坦类过量性头痛 133
曲线下面积 345
曲张静脉出血 224
曲张型支气管扩张 88
驱动压 99, 345
驱蛲虫药中毒 454
屈从性强迫动作 443
屈光不正 10
屈光不正合并白内障 10
屈光不正性弱视 10
屈光参差 10
屈光参差和不等像视△ 10
屈光参差和影像不等 10
屈光参差性弱视 10
屈光手术后光学异常 10
屈光手术术后 10
屈光调节性内斜视 10
屈光性近视 10
屈光指数性近视 10
屈肌腱粘连后遗症 280
屈肌腱自发性破裂 280
屈颈试验 345
屈拇长肌腱损伤后遗症 280
屈曲畸形 280, 283, 296
屈曲挛缩 328
屈曲指畸形 280
屈腕肌腱缝合术 312
屈指肌腱缝合术 312
屈指肌腱损伤后遗症 280
屈指肌腱狭窄性腱鞘炎 337
屈肘试验 317
祛痰剂中毒 454
躯干瘢痕 328
躯干瘢痕切除局部皮瓣移植术 332
躯干瘢痕切除局部整形术 332

躯干瘢痕切除植皮术　332
躯干部蜂窝织炎　185
躯干部皮肤撕脱伤　328
躯干部血管瘤　350
躯干创伤性切断　280
躯干带蒂扩张皮瓣修复颈部瘢痕术　332
躯干电烧伤　328
躯干冻伤　328
躯干冻伤伴组织坏死　328
躯干多发性骨折　280
躯干多发性开放性骨折　280
躯干恶性软组织肿瘤　319
躯干恶性肿瘤　280, 350
躯干骨继发恶性肿瘤　350
躯干关节和韧带扭伤　280
躯干关节和韧带损伤　280
躯干关节和韧带脱位　280
躯干化学性烧伤　328
躯干坏死性筋膜炎　328
躯干肌肉病损切除术　312, 322, 359
躯干肌肉和肌腱扭伤　280
躯干肌肉和肌腱损伤　280
躯干肌肉扭伤　280
躯干挤压伤　280
躯干继发恶性肿瘤　350
躯干交界性软组织肿瘤　319
躯干疖　423
躯干开放性伤口　280
躯干良性软组织肿瘤　319
躯干皮肤恶性肿瘤　423
躯干皮肤感染　423
躯干皮肤继发恶性肿瘤　350
躯干皮肤良性肿瘤　423
躯干皮肤软组织缺损并感染　328
躯干皮肤原位癌　423
躯干皮下囊肿　423
躯干浅表冻伤　328
躯干切断　280
躯干烧伤　328
躯干烧伤、化学性烧伤和冻伤后遗症　328
躯干四肢凹陷瘢痕切除皮下组织瓣充填皮瓣转移术　332
躯干血管畸形　224
躯干异物去除　193, 322
躯干异物去除术　434
躯干周围神经恶性肿瘤　350
躯体变形障碍　440
躯体感觉上的错觉　443
躯体感觉诱发的反射性癫痫　133
躯体感觉诱发电位　148, 345
躯体化　443
躯体化的多种器官系统自主神经功能障碍　440
躯体化的呼吸系统自主神经功能障碍　440
躯体化的泌尿生殖系统自主神经功能障碍　440
躯体化的上消化道自主神经功能障碍　440
躯体化的下消化道自主神经功能障碍　440
躯体化障碍　440
躯体痛　338
躯体形式自主神经功能失调　443
躯体性功能障碍　280
躯体症状障碍　440
趋化因子　479

趋化因子 CX3C 配体 1　479
趋化因子 CXC 配体 13　479
取出宫内节育器失败　371
取出神经系统治疗装置　145
取骨　63
取卵术并发肠管损伤　371
取卵术并发腹腔出血　371
取卵术并发膀胱损伤　371
取卵术并发阴道损伤　371
取皮胶膜取皮术　332
取自体髂骨植骨术　312
龋　51
龋失补　51
龋失补牙　51
龋失补牙面　51
龋源性露髓　51
去除 T 形引流管　117
去除气管套管　95
去除用于肾透析的动静脉搭桥术　312
去传入性疼痛　203
去大脑强直　133
去蛋白牛骨基质　63
去分化软骨肉瘤　280
去分化脂肪肉瘤　280
去梗阻后利尿　243
去骨瓣颅内血肿清除术　209
去极化　148
去极化阻滞　148
去甲肾上腺素　482
去角质层药物中毒　454
去颅骨骨瓣减压术△　207
去皮质综合征　133
去上皮结缔组织　63
去神经电位　148
去肾性高血压　243
去势抵抗性前列腺癌　350
去污剂引起的刺激性接触性皮炎　10
去纤维蛋白综合征　423
去纤维蛋白综合征△　327, 400
全白甲　423
全鼻窦炎　29
全鼻再造术　332
全髌骨切除术　312
全部人工听骨植入术　39
全部眼外肌麻痹　10
全程外科导板　63
全垂体功能减退　165, 423
全垂体功能减退症△　165, 423
全唇缺损　319
全瓷冠　63
全骶骨切除术　312
全动脉炎　280
全肺恶性肿瘤　88
全肺静脉异位引流(混合型)　224
全肺静脉异位引流(心内型)　224
全肺静脉异位引流(心上型)　224
全肺静脉异位引流(心下型)　224
全肺切除术　215, 359
全肺切除术伴纵隔淋巴结清扫术　215
全肺切除术伴纵隔清扫术　359
全腹照射　366
全肝切除术　193, 359
全肝照射　366
全弓人工血管置换术　235

全肱骨切除术　312
全冠　63
全颌种植体　63
全喉全下咽切除　39
全厚瓣　63
全厚皮片移植术　39, 63, 312, 322, 332, 434
全厚游离片移植术　434
全踝关节置换术　312
全脊髓麻醉　337
全脊髓血管造影　148
全脊髓造影术　211
全脊椎切除术　312
全甲状腺切除术　193
全肩关节置换术　312
全结肠切除术　193
全结肠炎　463
全结直肠切除术　193
全口义齿　63
全髋关节表面置换术　312
全髋关节翻修术　312
全髋关节置换术　312
全淋巴结照射　366
全面发育迟缓　449
全面强直阵挛性发作△　133
全面性癫痫　133
全面性癫痫伴热性惊厥附加征　133
全面性癫痫持续状态　133
全面性癫痫发作　133, 203
全面性发育迟缓△　449
全面性肌阵挛发作持续状态　133
全面性强直发作持续状态　133
全面性强直 - 阵挛持续状态　133
全面性强直阵挛癫痫持续状态△　133
全面性强直 - 阵挛性发作　133
全面性阵挛发作持续状态　133
全脑全脊髓照射　366
全脑萎缩　133
全脑照射　366
全脓胸　88
全盆底重建术　381
全盆底重建补△　381
全盆腔器官脱垂　371
全盆腔脏器切除术　193
全脾照射　366
全凭静脉麻醉术　341
全葡萄膜炎　10
全人工心脏　235
全色盲　10
全身低体温　454
全身多处瘢痕　328
全身骨核素显像　217
全身肌张力障碍△　125
全身麻醉后苏醒延迟　338
全身麻醉联合外周神经阻滞麻醉术　341
全身麻醉联合硬膜外麻醉术　341
全身麻醉联合蛛网膜下腔麻醉术　341
全身麻醉术　341
全身麻醉药中毒　401
全身麻醉中的意外知晓　338
全身皮肤电子束照射　366
全身偏侧萎缩　423
全身热疗　366
全身纤维囊性骨炎　165
全身型肌张力障碍　133

全身型重症肌无力 133
全身性巴尔通体病 463
全身性发疹性组织细胞瘤 423
全身性钙沉着症 423
全身性骨关节炎 280, 449
全身性及血液学药物中毒 70
全身性甲状腺激素抵抗综合征 165
全身性抗感染药和抗寄生虫药中毒 70
全身性抗生素中毒 70
全身性抗真菌性抗生素中毒 454
全身性磷中毒 328
全身性瘙痒症 423
全身性水肿 93
全身性血管瘤病 423
全身性硬皮病 280
全身性硬皮病伴有肺部受累△ 88
全身性硬皮病性肺病变 88
全身性硬皮病性肌病 280
全身性脂肪营养不良 173
全身血管阻力 345
全身熏蒸治疗 434
全身炎症反应综合征 88
全身照射 366
全食管切除术 39, 215, 359
全视网膜激光光凝术 21
全秃 319, 423
全腕关节融合术 312
全胃切除伴食管 - 空肠吻合术 193, 359
全胃切除伴食管 - 十二指肠吻合术 194, 359
全胃切除术伴空肠间置术 194, 359
全膝关节表面置换术 312
全膝关节翻修术 312
全膝关节置换术 312
全腺泡型肺气肿△ 88
全小叶肺气肿 88
全心扩大△ 80
全心衰竭 224
全心炎 76
全心增大△ 80
全胸腹主动脉置换术 235
全血碱剩余 99
全血黏度 473
全血细胞计数 473
全血细胞减少症 179
全颜面骨骨折 319
全眼球炎 10
全叶性肺气肿△ 88
全液体通气 95
全阴道切除术 381
全主动脉弓人工血管置换并支架象鼻手术 235
全主动脉人工血管置换术 235
全椎板切除术 312
全子宫切除术 359, 381
全自动腹膜透析 155
全自动视野计 23
全自主神经功能不全 133
全组鼻窦开放术 39
全组蝶窦筛窦开放术及相关步骤 39
拳击骨折 280
拳击手酪酊样综合征△ 443
拳击手脑病综合征 443
拳击性痴呆 440

拳状手畸形矫正术 332
蜷曲趾 280
醛固酮 482
醛固酮分泌肾上腺皮质腺癌 165
醛固酮分泌腺瘤 165
醛固酮合成酶缺陷症 165
醛固酮合成酶缺陷症 I 型 165
醛固酮合成酶缺陷症 II 型 165
醛固酮减少症 165
醛固酮增多症 165
醛固酮增多症性高血压 165
醛缩酶 482
醛缩酶缺乏△ 179
醛缩酶缺陷症 179
颧部褐青色痣 423
颧弓骨折 51
颧弓降低术 63, 322
颧弓位投照术 67
颧骨成形术 63, 322
颧骨重建术 63, 322
颧骨恶性肿瘤 51
颧骨肥大 51
颧骨骨折 10, 51
颧骨骨折闭合复位术 63, 322
颧骨骨折切开复位内固定术 63, 322
颧骨骨折切开复位术 322
颧骨过低 51
颧骨过宽 51
颧骨过窄 51
颧骨结核 51
颧骨良性肿瘤 29, 51
颧骨颧弓粉碎性骨折 319
颧骨颧弓骨折 51
颧骨三点骨折 10
颧骨上颌骨联合体骨折 51
颧骨种植体 63
颧眶复合体骨折 10
颧眶骨折 319
颧颞入路 39
颧上颌复合体骨折 51
犬吠样咳嗽 466
犬疥疮 423
缺钾性低钾血症 88
缺口节律 148
缺铁性红细胞生成 179
缺铁性贫血 179
缺铁性吞咽困难综合征 29, 423
缺铁性咽下困难△ 179
缺血缺氧性脑病恢复期 449
缺血性半暗带 148
缺血性肠病△ 110
缺血性肠病伴出血 110
缺血性肠坏死 110, 401
缺血性肠炎 110
缺血性骨坏死 280
缺血性坏死 280
缺血性肌挛缩 280
缺血性脊髓血管病 133
缺血性结肠炎 110, 401
缺血性筋膜炎 280, 423
缺血性挛缩 280
缺血性脑白质病△ 120
缺血性脑白质病变△ 120
缺血性脑白质脱髓鞘△ 120

缺血性脑水肿 133
缺血性脑血管病 133
缺血性脑卒中△ 133
缺血性缺氧 88
缺血性肾病 153
缺血性视神经病变 10
缺血性心肌病 76
缺血性心脏病 76
缺血性周围神经病 133
缺血性周围性发绀 93
缺血修饰白蛋白 482
缺血再灌注损伤 337
缺牙间隙 59
缺牙引起的颌骨牙槽嵴中度萎缩 51
缺氧 88
缺氧发作 79
缺氧缺血性脊髓病 401
缺氧缺血性脑病 133
缺氧缺血性脑病后遗症 133
缺氧性肺血管收缩 88
缺氧性脑损害 133
缺氧性脑损伤 401
缺指畸形 280
雀斑 423
雀斑痣 423
确认夹板 63
群体反应抗体确定试验 473
群体反应抗体筛查试验 473

R

染发皮炎△ 423
染发性皮炎 423
染料接触性皮炎 423
染料引起的变应性接触性皮炎 10
染料中毒 454
染色体病 401
染色体非整倍体检测 470
染色体核型分析 182
染色体显带 182
染色体异常 449
桡侧半肢畸形 280
桡侧发育不良△ 280
桡侧副韧带断裂 280
桡侧副韧带扭伤 280
桡侧副韧带损伤 280
桡侧腕屈肌肌腱炎 280
桡侧腕伸肌腱腱鞘炎 280
桡侧纵列缺如 280
桡尺骨骨干骨折 280
桡尺骨骨折不愈合 280
桡尺骨骨折畸形愈合 280
桡尺骨骨折延迟愈合 280
桡尺骨应力骨折 280
桡尺骨远端骨折 280
桡尺关节脱位闭合复位术 312
桡动脉搏动 299
桡动脉部分切除伴桡尺动脉自体血管移植术 312
桡动脉穿刺术 341
桡动脉结扎术 312
桡动脉栓塞 224
桡动脉损伤 224
桡动脉修补术 312

桡动脉支架置入术 235
桡肱关节扭伤 280
桡肱关节脱位 280
桡骨病损切除术 312, 359
桡骨部分切除术 312
桡骨成形术 312
桡骨短缩畸形 280
桡骨恶性骨肿瘤 280
桡骨干恶性骨肿瘤 280
桡骨干骨折 280
桡骨干交界性骨肿瘤 280
桡骨干良性骨肿瘤 280
桡骨钢板内固定术 312
桡骨钢针内固定术 312
桡骨骨骺分离闭合复位术 312
桡骨骨髓炎 328
桡骨骨折 280
桡骨骨折闭合复位钢板内固定 312
桡骨骨折闭合复位钢针内固定 312
桡骨骨折闭合复位螺钉内固定 312
桡骨骨折闭合复位术 312
桡骨骨折闭合复位髓内钉内固定术 312
桡骨骨折不愈合 280
桡骨骨折畸形愈合 280
桡骨骨折切开复位钢板内固定术 312
桡骨骨折切开复位钢针内固定术 312
桡骨骨折切开复位螺钉内固定术 312
桡骨骨折切开复位术 312
桡骨骨折切开复位髓内钉内固定术 312
桡骨关节内骨折 280
桡骨环状韧带扭伤 280
桡骨活组织检查 317, 363
桡骨交界性骨肿瘤 280
桡骨截骨术 312
桡骨近端多发性骨折 280
桡骨近端恶性骨肿瘤 280
桡骨近端骨折 280
桡骨近端骺损伤△ 280
桡骨近端骺早闭 280
桡骨近端交界性骨肿瘤 280
桡骨近端良性骨肿瘤 280
桡骨茎突骨折 280
桡骨茎突切除术 312
桡骨茎突狭窄性腱鞘炎 280
桡骨颈骨折 280
桡骨开放性骨折清创术 312
桡骨良性骨肿瘤 280
桡骨螺钉内固定术 312
桡骨膜反射 299
桡骨内固定物取出术 312
桡骨切除术 312
桡骨人工骨植骨术 312
桡骨上端骨骺分离 280
桡骨死骨去除术 312
桡骨髓内钉内固定术 312
桡骨头半脱位 280
桡骨头骨骺损伤 280
桡骨头骨折 280
桡骨头切除关节成形术 312
桡骨头切除术 312
桡骨头脱位 280
桡骨头置换术△ 312
桡骨外固定架固定术 312
桡骨外固定架去除术 312

桡骨延长术 312
桡骨移植术 312
桡骨远端恶性骨肿瘤 280
桡骨远端骨折 280
桡骨远端骨折切开复位内固定术 312
桡骨远端关节脱位 280
桡骨远端骺早闭 280
桡骨远端交界性骨肿瘤 280
桡骨远端良性骨肿瘤 280
桡骨折骨术 312
桡骨植骨术 312
桡管综合征 280
桡神经病变 280
桡神经挫伤 280
桡神经缝合术 312
桡神经良性肿瘤 280
桡神经麻痹 133
桡神经浅支损伤 280
桡神经浅支压迫 280
桡神经浅支移位术 312
桡神经松解术 312
桡神经损害 280
桡神经损伤后遗症 280
桡神经探查术 280
桡神经探查松解术 312
桡神经吻合术 312
桡神经延迟修补术 312
桡神经炎 280
桡神经移植术 312
桡腕关节扭伤 280
桡腕关节融合术 312
桡腕关节脱位 280
桡腕合并腕中关节不稳定 280
桡腕韧带断裂 280
桡舟头韧带紧张术 312
绕核性白内障 10
绕视盘型脉络膜萎缩 10
热带扁平苔藓 423
热带痤疮 423
热带化脓性肌炎 280
热带减色斑 423
热带痉挛性截瘫 133
热带口炎性腹泻 110
热带溃疡 423
热带性肺嗜酸粒细胞增多症△ 88
热带性肺嗜酸性粒细胞增多症 88
热带性脂肪泻 110
热剂量 366
热剂量当量 366
热痉挛 70, 454
热疗 366
热疗生物学 366
热敏感性 366
热耐受 366
热能过度性肥胖 173
热烧伤 328
热射病 70, 454
热射病伴发精神障碍 440
热释光剂量仪 366
热衰竭 70, 454
热水刺激诱发的反射性癫痫 133
热性惊厥 133, 401
热性惊厥附加征 133
热性荨麻疹 423

热休克蛋白 366
热压伤 328
热盐水试验 473
热晕厥 454
热增强比 366
人 T 淋巴细胞白血病病毒抗体 479
人本主义疗法 445
人单核细胞埃立克体病 463
人附睾分泌蛋白 4 479
人感染 $H_2N_9$ 禽流感 463
人感染高致病性禽流感 88
人感染高致病性禽流感 $H_5N_1$ 463
人感染猴疱疹病毒 1 型 463
人感染禽流感 463
人格测验 446
人格解体 443
人格解体 - 现实解体综合征 444
人格障碍 440
人工半骨盆置换术 312
人工瓣膜关闭不全 225
人工瓣膜狭窄 225
人工瓣膜心内膜炎 225
人工瓣膜置换术后感染 225
人工瓣膜置换术后三尖瓣重度关闭不全 225
人工鼻泪管植入术 39
人工臂安装和调整 449
人工玻璃体异常 10
人工材料植入眼球内陷矫正术 21
人工材料植入眼窝再造术 21
人工操作法腹膜透析 155
人工低温 341
人工冬眠疗法 341
人工动静脉瘘闭塞 225
人工动静脉瘘闭塞△ 225
人工动静脉瘘狭窄 225
人工动静脉瘘修补术 235
人工动静脉瘘血栓形成 225
人工动静脉瘘血栓形成△ 225
人工耳蜗植入感染 29
人工耳蜗植入术 39
人工耳蜗装置取出术 39
人工肛门括约肌去除术 194
人工肛门括约肌修正术 194
人工肛门括约肌植入术 194
人工肱骨头置换术 312
人工股骨头置换术 312
人工股骨头置换术后不稳定△ 281
人工股骨头置换术后骨折 281
人工股骨头置换术后假体松动 281
人工股骨头置换术后髋臼磨损 281
人工关节翻修手术 312
人工关节脱位 281
人工关节置换术后 281
人工关节置换术后不稳定△ 281
人工关节置换术后功能不良 281
人工关节置换术后关节松动 281
人工关节置换术后假体断裂 281
人工关节置换术后假体失效 281
人工关节置换术后假体周围感染△ 267
人工关节置换术后疼痛 281
人工关节置换术后无菌性松动 281
人工关节置换术后下肢不等长 281
人工虹膜隔植入术 21

人工呼吸 70, 95, 215, 341
人工踝关节置换术后 281
人工踝关节置换术后不稳定 281
人工踝关节置换术后功能不良 281
人工踝关节置换术后骨溶解 281
人工踝关节置换术后假体断裂 281
人工踝关节置换术后假体失效 281
人工踝关节置换术后假体周围感染 319
人工踝关节置换术后假体周围骨折 281
人工踝关节置换术后浅层感染 319
人工踝关节置换术后疼痛 281
人工踝关节置换术后脱位 281
人工踝关节置换术后无菌性松动 281
人工肩关节置换术 281
人工肩关节置换术后不稳定 281
人工肩关节置换术后功能不良 281
人工肩关节置换术后骨溶解 281
人工肩关节置换术后假体断裂 281
人工肩关节置换术后假体功能障碍 281
人工肩关节置换术后假体失效△ 281
人工肩关节置换术后假体松动 281
人工肩关节置换术后假体周围感染 319
人工肩关节置换术后假体周围骨折 281
人工肩关节置换术后浅层感染 319
人工肩关节置换术后疼痛 281
人工肩关节置换术后脱位 281
人工肩关节置换术后无菌性松动△ 281
人工晶体后高眼压 10
人工晶体后拱高异常 10
人工晶体后虹膜囊肿 10
人工晶体后瞳孔异常 10
人工晶体后透镜异位 10
人工晶状体部分脱位 10
人工晶状体毒性综合征 10
人工晶状体偏位 10
人工晶状体全脱位 10
人工晶状体术后青光眼 10
人工晶状体损伤 10
人工晶状体调位术 21
人工晶状体瞳孔夹持 10
人工晶状体脱位 10
人工晶状体眼 10
人工晶状体植入术 21
人工晶状体植入术后 10
人工晶状体置换术 21
人工颈椎间盘置换术 312
人工绝经后综合征 371
人工髋关节表面置换术△ 312
人工髋关节置换术后△ 448
人工髋关节置换术后不稳定△ 281
人工髋关节置换术后大腿痛 281
人工髋关节置换术后功能不良 281
人工髋关节置换术后骨溶解 281
人工髋关节置换术后假体功能障碍 281
人工髋关节置换术后假体失效△ 281
人工髋关节置换术后假体脱位△ 281
人工髋关节置换术后假体周围感染 319
人工髋关节置换术后假体周围骨折 281
人工髋关节置换术后髋臼松动 281
人工髋关节置换术后内衬磨损 281
人工髋关节置换术后浅层感染 319
人工髋关节置换术后疼痛 281
人工髋关节置换术后脱位 281
人工髋关节置换术后无菌性松动 281

人工髋关节置换术后异位骨化 281
人工髋关节置换术后异响 281
人工泪管取出术 21
人工泪管置入术 21
人工流产 371
人工流产并发出血△ 375
人工流产并发羊水栓塞△ 370
人工流产不全 388
人工流产负压吸引术 381
人工流产后子宫穿孔 371
人工流产漏吸 371
人工流产其他并发症 371
人工流产钳刮术 381
人工流产失败 371
人工流产术后出血 371
人工流产术后宫腔残留 371
人工流产术中出血 372
人工流产综合征 372
人工尿道括约肌置入术 252
人工皮片移植术 39, 64, 312, 322
人工破膜术 395
人工气道 95
人工气道机械通气 95
人工气管(自体/异体)重建术 215
人工气胸 88
人工全肩关节置换术△ 312
人工全髋关节翻修术△ 312
人工全髋关节置换术△ 312
人工全膝关节置换术 312
人工全肘关节置换术 312
人工桡骨头置换术 312
人工食管建造术 39, 215, 359
人工授精 381, 388
人工授精单胎活产 388
人工授精多胎活产 388
人工授精妊娠 372
人工双动股骨头置换术 312
人工腿安装和调整 449
人工腕关节置换术 312
人工膝关节置换 312
人工膝关节置换术 281
人工膝关节置换术△ 312
人工膝关节置换术后髌股关节不稳定△ 257
人工膝关节置换术后髌骨骨折 281
人工膝关节置换术后髌骨弹响 281
人工膝关节置换术后髌骨脱位 281
人工膝关节置换术后不稳定 281
人工膝关节置换术后功能不良△ 281
人工膝关节置换术后骨溶解 281
人工膝关节置换术后假体断裂 281
人工膝关节置换术后假体功能障碍 281
人工膝关节置换术后假体失效 281
人工膝关节置换术后假体松动 281
人工膝关节置换术后假体周围感染 319
人工膝关节置换术后假体周围骨折 281
人工膝关节置换术后磨损 281
人工膝关节置换术后浅层感染 319
人工膝关节置换术后疼痛 281
人工膝关节置换术后脱位 281
人工心脏 341
人工性痤疮 423
人工血管闭塞 225
人工血管动静脉瘘狭窄 225

人工血管动静脉内瘘成形术 155
人工血管动静脉内瘘 225
人工血管破裂 225
人工血管切开取栓术 235
人工血管取出术 235
人工血管吻合口狭窄 225
人工血管血栓形成 225
人工血管造影 238
人工血管支架植入术 235
人工血管置换术 215
人工荨麻疹 423
人工眼△ 7
人工眼的安装和调整 10
人工眼植入术后 10
人工腰椎间盘置换术△ 312
人工阴道成形术 381
人工阴道成形术后 372
人工银屑病 423
人工硬脑膜补片修补术 209
人工真皮移植术 332
人工指关节置换(腕掌关节、掌指关节、指间关节) 312
人工指间关节置换术 312
人工智能机器人辅助下人工关节置换术 312
人工智能机器人辅助下人工髋关节置换术 312
人工智能机器人辅助下人工膝关节置换术 312
人工肘关节置换术 281
人工肘关节置换术后不稳定 281
人工肘关节置换术后功能不良 281
人工肘关节置换术后骨溶解 281
人工肘关节置换术后假体断裂 281
人工肘关节置换术后假体失效 281
人工肘关节置换术后假体周围感染 319
人工肘关节置换术后假体周围骨折 281
人工肘关节置换术后浅层感染 319
人工肘关节置换术后疼痛 281
人工肘关节置换术后脱位 281
人工肘关节置换术后无菌性松动 281
人工椎间盘置换术 312
人工椎体取出术 312
人工椎体置换矫正脊柱后凸术 312
人工椎体置换术 312
人机对抗 95
人机同步 95
人类Y染色体性别决定区基因 470
人类白细胞抗原 473
人类白细胞抗原B27 473
人类白细胞抗原DR2 473
人类表皮生长因子受体2 479
人类免疫缺陷病毒引起的卡波西肉瘤△ 409
人类免疫缺陷病毒感染 401
人类免疫缺陷病毒核糖核酸 470
人类免疫缺陷病毒相关脑病 463
人类免疫缺陷病毒相关肾病 153
人类免疫缺陷病毒相关消瘦综合征 463
人类免疫缺陷病毒阳性 463
人类细小病毒B19 463
人类细小病毒B19抗体 479
人类细小病毒B19抗体IgG 479
人类细小病毒B19抗体IgM 480

人类血小板抗原基因分型（PCR-SSP）　470
人类血小板抗原基因分型（基因芯片）　470
人类猪链球菌病　463
人粒细胞无形体病　463
人轮状病毒核糖核酸　470
人毛滴虫病　463
人免疫缺陷病毒 p24 抗原　480
人免疫缺陷病毒感染　463
人免疫缺陷病毒抗体　480
人免疫缺陷病毒抗体 IgG 亲合力　480
人免疫缺陷病毒抗原 / 抗体联合检测　480
人免疫缺陷病毒 I 型抗体　480
人偏肺病毒感染　88
人绒毛膜促性腺激素　482
人绒毛膜促性腺激素 β 亚基　482
人乳头瘤病毒感染　372, 463
人乳头瘤病毒基因分型　470
人乳头瘤病毒脱氧核糖核酸　470
人体模型　366
人为皮炎　423
人为性皮炎△　423
人为性脂膜炎　423
人型支原体抗体　480
人型支原体抗体 IgG　480
人型支原体抗体 IgM　480
人芽囊原虫病　463
人咬伤　423
人造心脏瓣膜重新缝合术　235, 335
人造血管动静脉瘘修补术　155
人造血管内瘘动脉瘤　153
人造血管内瘘感染　153
人造血管内瘘狭窄　153
人造血管内瘘血栓形成　153
刃厚皮片移植术　312, 332
刃厚游离皮片移植术　434
认知功能障碍　203
认知疗法　332, 445
认知评定　451
认知行为疗法　445
认知训练　451
认知障碍　440, 449
任务特异性震颤　133
任意皮瓣成形术　434
韧带复位技术　312
韧带钙化　281, 449
韧带挛缩　281, 449
韧带内囊肿　281
韧带内妊娠　388
韧带松弛　282, 449
韧带损伤　282
韧带损伤术后　282
韧带修补术　312
韧带样瘤　423
韧带样纤维瘤病　282
韧带样型纤维瘤病△　282
妊娠 37 整周以后的假临产　388
妊娠 37 整周之前的假临产　388
妊娠伴甲状腺功能亢进症　165
妊娠伴甲状腺功能障碍　165
妊娠伴甲状腺肿　165
妊娠伴亚临床甲状腺功能减退症　165
妊娠伴亚临床甲状腺功能亢进症　165
妊娠哺乳相关骨质疏松症　165
妊娠蛋白尿　388

妊娠高血压　388
妊娠管理或监测　396
妊娠合并 1 型糖尿病　388
妊娠合并 21- 羟化酶缺陷症　388
妊娠合并 2 型糖尿病　388
妊娠合并 IgA 肾病　388
妊娠合并艾滋病　388
妊娠合并白细胞减少　388
妊娠合并白血病　388
妊娠合并白质病　388
妊娠合并瘢痕子宫　388
妊娠合并鼻出血　388
妊娠合并鼻炎　388
妊娠合并丙型病毒性肝炎　388
妊娠合并丙型肝炎△　388
妊娠合并病毒性肝炎　388
妊娠合并病毒性脑炎　388
妊娠合并部分葡萄胎△　385
妊娠合并残角子宫　388
妊娠合并肠梗阻　388
妊娠合并肠炎　388
妊娠合并耻骨联合分离　388
妊娠合并垂体瘤　388
妊娠合并垂体性侏儒症　388
妊娠合并大动脉炎　388
妊娠合并代谢性酸中毒　388
妊娠合并代谢综合征　388
妊娠合并单纯性肥胖　388
妊娠合并单角子宫　388
妊娠合并胆囊结石　388
妊娠合并胆囊息肉　388
妊娠合并胆囊炎　388
妊娠合并低蛋白血症　388
妊娠合并低钾血症　388
妊娠合并低钠血症　388
妊娠合并低血压　388
妊娠合并滴虫性阴道炎　423
妊娠合并滴虫阴道炎　388
妊娠合并地中海贫血　388
妊娠合并癫痫　388
妊娠合并窦性心动过速　388
妊娠合并多发性硬化　388
妊娠合并多囊卵巢综合征　388
妊娠合并耳鸣　388
妊娠合并二尖瓣反流　388
妊娠合并二尖瓣脱垂　388
妊娠合并肥胖　388
妊娠合并肺不张　388
妊娠合并肺部感染　388
妊娠合并肺动脉高压　388
妊娠合并肺恶性肿瘤　388
妊娠合并肺结核　388
妊娠合并肺毛霉菌病　388
妊娠合并肺栓塞　388
妊娠合并肺水肿　388
妊娠合并风湿病　388
妊娠合并风湿性关节炎　388
妊娠合并风湿性心脏病　388
妊娠合并风疹　388
妊娠合并风疹病毒感染　388
妊娠合并附件肿物　388
妊娠合并腹股沟疝　388
妊娠合并腹膜囊肿　388
妊娠合并腹泻　388

妊娠合并干燥综合征　388, 423
妊娠合并肝豆状核变性　388
妊娠合并肝功能衰竭　388
妊娠合并肝囊肿　388
妊娠合并肝脓肿　388
妊娠合并肝损伤　388
妊娠合并肝炎　388
妊娠合并肝硬化　388
妊娠合并感染性心包炎　388
妊娠合并感染性心内膜炎　388
妊娠合并感染性休克　388
妊娠合并肛瘘　388
妊娠合并高催乳素血症　388
妊娠合并高度近视　388
妊娠合并高血压心脏病和肾病　388
妊娠合并高血压性肾病　388
妊娠合并高血压性心脏病　388
妊娠合并高脂血症　388
妊娠合并弓形虫病　388
妊娠合并宫颈恶性肿瘤　388
妊娠合并宫颈上皮内瘤变　388
妊娠合并宫颈炎△　391
妊娠合并骨关节炎　388
妊娠合并骨髓增生异常综合征　388
妊娠合并冠状动脉供血不足　388
妊娠合并过敏性皮炎　388
妊娠合并过敏性紫癜　388
妊娠合并红细胞增多症　388
妊娠合并呼吸衰竭　388
妊娠合并黄斑水肿　388
妊娠合并会阴瘢痕　389
妊娠合并饥饿性酮症酸中毒　389
妊娠合并肌肉骨骼系统和结缔组织疾病
　389
妊娠合并肌肉骨疾病△　389
妊娠合并急性病毒性肝炎　389
妊娠合并急性呼吸窘迫综合征　389
妊娠合并急性阑尾炎　389
妊娠合并急性肾功能不全△　389
妊娠合并急性肾损伤　389
妊娠合并急性胃肠炎　389
妊娠合并急性心肌梗死　389
妊娠合并急性胰腺炎　389
妊娠合并脊髓病　389
妊娠合并脊柱侧凸　389
妊娠合并继发性高血压　389
妊娠合并寄生虫病　389
妊娠合并夹层动脉瘤　389
妊娠合并甲型病毒性肝炎　389
妊娠合并甲型肝炎△　389
妊娠合并甲状旁腺功能减退症　389
妊娠合并甲状腺功能减退　389
妊娠合并甲状腺功能亢进症　389
妊娠合并甲状腺功能障碍　389
妊娠合并甲状腺炎　389
妊娠合并甲状腺肿　389
妊娠合并尖锐湿疣　389, 423
妊娠合并交界性肿瘤　389
妊娠合并焦虑性障碍　389
妊娠合并结核病　389
妊娠合并结节性红斑　389
妊娠合并截瘫　389
妊娠合并精神病　389
妊娠合并精神障碍　389

妊娠合并颈部脓肿 389
妊娠合并颈动脉狭窄 389
妊娠合并静脉曲张 389
妊娠合并静脉血栓形成 389
妊娠合并巨大儿△ 387
妊娠合并巨细胞病毒感染 389
妊娠合并巨幼细胞贫血 389
妊娠合并菌血症 389
妊娠合并抗磷脂综合征 389
妊娠合并库欣综合征 389
妊娠合并阑尾炎 389
妊娠合并雷诺病 389
妊娠合并类白血病反应 389
妊娠合并李斯特菌病 389
妊娠合并淋巴瘤 389
妊娠合并淋病 389, 423
妊娠合并颅内动脉瘤 389
妊娠合并卵巢恶性肿瘤 389
妊娠合并卵巢黄体囊肿破裂 389
妊娠合并卵巢畸胎瘤 389
妊娠合并卵巢囊肿 389
妊娠合并卵巢囊肿蒂扭转 389
妊娠合并卵巢囊状附件扭转 389
妊娠合并卵巢巧克力囊肿△ 389
妊娠合并卵巢子宫内膜异位囊肿 389
妊娠合并马方综合征 389
妊娠合并慢性肾功能不全 389
妊娠合并慢性肾衰竭△ 389
妊娠合并慢性肾脏病 389
妊娠合并慢性支气管炎 389
妊娠合并梅毒 389, 423
妊娠合并门脉高压 389
妊娠合并免疫性血小板减少症 389
妊娠合并面神经麻痹 389
妊娠合并面神经炎 389
妊娠合并脑出血 389
妊娠合并脑梗死 389
妊娠合并脑积水 389
妊娠合并脑瘫△ 389
妊娠合并脑性瘫痪 389
妊娠合并脑血管病 389
妊娠合并脑血管栓塞 389
妊娠合并念珠菌性阴道炎 423
妊娠合并尿崩症 389
妊娠合并尿道结石 389
妊娠合并尿道炎△ 391
妊娠合并尿路感染 389
妊娠合并凝血功能异常 389
妊娠合并脓毒血症 389
妊娠合并脓毒症 389
妊娠合并膀胱膨出 389
妊娠合并膀胱炎△ 391
妊娠合并泡状附件 389
妊娠合并疱疹△ 391
妊娠合并盆腔炎△ 391
妊娠合并盆腔粘连 389
妊娠合并盆腔子宫内膜异位症 389
妊娠合并脾功能亢进 389
妊娠合并贫血 389
妊娠合并强迫症 389
妊娠合并强直性脊柱炎 389
妊娠合并轻度贫血 389
妊娠合并丘疹性皮炎△ 391
妊娠合并全血细胞减少症 389

妊娠合并缺铁性贫血 389
妊娠合并染色体异常 389
妊娠合并人类乳头状瘤病毒感染△ 389
妊娠合并人乳头瘤病毒感染 389
妊娠合并溶血性链球菌感染 389
妊娠合并溶血性贫血 389
妊娠合并沙眼衣原体感染 389
妊娠合并上呼吸道感染 389
妊娠合并肾病△ 389
妊娠合并肾病综合征 389
妊娠合并肾积水 389
妊娠合并肾畸形 390
妊娠合并肾结石 390
妊娠合并肾上腺功能减退 390
妊娠合并肾上腺皮质功能减退 390
妊娠合并肾上腺肿瘤 390
妊娠合并肾小管性酸中毒 390
妊娠合并肾小球肾炎 390
妊娠合并肾性高血压 390
妊娠合并肾盂肾炎△ 391
妊娠合并生殖道畸形 390
妊娠合并生殖道沙眼衣原体感染 390
妊娠合并生殖器疱疹感染 390
妊娠合并湿疹 390
妊娠合并视网膜病 390
妊娠合并视网膜剥离 10
妊娠合并视野缺损 390
妊娠合并室上性心动过速 390
妊娠合并室性期前收缩 390
妊娠合并输卵管坏死 390
妊娠合并输卵管积水 390
妊娠合并输卵管卵巢囊肿 390
妊娠合并输卵管囊肿 390
妊娠合并输卵管扭转 390
妊娠合并输卵管系膜囊肿 390
妊娠合并输卵管肿瘤 390
妊娠合并输尿管结石 390
妊娠合并双角子宫 390
妊娠合并双阴道 390
妊娠合并双子宫 390
妊娠合并双子宫双宫颈单阴道 390
妊娠合并双子宫双宫颈双阴道 390
妊娠合并水痘 390
妊娠合并酸中毒 390
妊娠合并糖尿病 390
妊娠合并糖尿病高渗性高血糖状态 390
妊娠合并糖尿病性酮症 390
妊娠合并特发性肺动脉高压 390
妊娠合并特发性血小板减少性紫癜 390
妊娠合并突发性耳聋 390
妊娠合并荨麻疹 390
妊娠合并外阴瘢痕 390
妊娠合并外阴畸形 390
妊娠合并外阴水肿 390
妊娠合并外阴炎 390
妊娠合并腕管综合征 390
妊娠合并胃肠炎 390
妊娠合并胃穿孔 390
妊娠合并胃恶性肿瘤 390
妊娠合并胃痉挛 390
妊娠合并胃炎 390
妊娠合并戊型病毒性肝炎 390
妊娠合并戊型肝炎△ 390
妊娠合并系统性红斑狼疮 390, 423

妊娠合并细菌性痢疾 390
妊娠合并先天性房间隔缺损 390
妊娠合并先天性脊柱畸形 390
妊娠合并先天性脑血管畸形 390
妊娠合并先天性肾上腺皮质增生症 390
妊娠合并先天性心脏病 390
妊娠合并线状 IgM 皮病 390, 424
妊娠合并消化系统疾病 390
妊娠合并消化性溃疡 390
妊娠合并心包积液 390
妊娠合并心房颤动 390
妊娠合并心功能不全 390
妊娠合并心肌病 390
妊娠合并心肌炎 390
妊娠合并心力衰竭 390
妊娠合并心律失常 390
妊娠合并心室肥大 390
妊娠合并心源性猝死 390
妊娠合并心脏病 390
妊娠合并心脏扩大 390
妊娠合并性传播疾病 390
妊娠合并性传播模式的感染△ 390
妊娠合并胸廓畸形 390
妊娠合并胸腔积液 390
妊娠合并悬垂腹 390
妊娠合并血管瘤 390
妊娠合并血小板减少症 390
妊娠合并血小板减少症△ 389
妊娠合并血小板增多症 390
妊娠合并血友病 390
妊娠合并血友病基因携带者 390
妊娠合并牙髓炎 390
妊娠合并亚临床甲状腺功能减退症 390
妊娠合并亚临床甲状腺功能亢进症 390
妊娠合并咽喉炎 390
妊娠合并烟雾病 390
妊娠合并眼部疾病△ 10
妊娠合并眼和附器疾病 10
妊娠合并痒疹△ 392
妊娠合并腰椎间盘突出症 390
妊娠合并药物性肝炎 390
妊娠合并遗传性肾病 390
妊娠合并乙型病毒性肝炎 390
妊娠合并乙型肝炎△ 390
妊娠合并阴道壁囊肿 390
妊娠合并阴道横隔 390
妊娠合并阴道狭窄 390
妊娠合并阴道斜隔 390
妊娠合并阴道炎△ 391
妊娠合并阴道肿瘤 390
妊娠合并阴道纵隔 390
妊娠合并阴虱 390
妊娠合并银屑病 391, 424
妊娠合并硬皮病 391
妊娠合并右束支传导阻滞 391
妊娠合并预激综合征 391
妊娠合并原虫病 391
妊娠合并原发性醛固酮增多症 391
妊娠合并原发性血小板增多症 391
妊娠合并原位癌 391
妊娠合并再生障碍性贫血 391
妊娠合并真菌性外阴炎 391
妊娠合并真菌性阴道炎 391
妊娠合并支气管扩张症 391

妊娠合并支气管哮喘 391
妊娠合并支气管炎 391
妊娠合并支原体感染 391
妊娠合并脂肪肝 391
妊娠合并直肠膨出 391
妊娠合并痔 391
妊娠合并智力低下 391
妊娠合并智力障碍△ 391
妊娠合并中度贫血 391
妊娠合并中耳炎 391
妊娠合并重度贫血 391
妊娠合并重型肝炎 391
妊娠合并重症肌无力 10, 391
妊娠合并周围神经炎 391
妊娠合并子宫不全纵隔 391
妊娠合并子宫动静脉瘘 391
妊娠合并子宫后倾 391
妊娠合并子宫肌瘤 391
妊娠合并子宫肌瘤红色变性 391
妊娠合并子宫畸形 391
妊娠合并子宫颈瘢痕 391
妊娠合并子宫颈功能不全 391
妊娠合并子宫颈环扎术后 391
妊娠合并子宫颈上皮内瘤样病变 391
妊娠合并子宫颈术后 391
妊娠合并子宫颈水肿 391
妊娠合并子宫颈息肉 391
妊娠合并子宫颈狭窄 391
妊娠合并子宫颈肿瘤 391
妊娠合并子宫内膜息肉 391
妊娠合并子宫内膜异位症 391
妊娠合并子宫扭转 391
妊娠合并子宫嵌顿 391
妊娠合并子宫韧带良性肿瘤 391
妊娠合并子宫体肿瘤△ 391
妊娠合并子宫脱垂 391
妊娠合并子宫腺肌病 391
妊娠合并子宫肿瘤 391
妊娠合并自身免疫性肝炎 391
妊娠合并纵隔子宫 391
妊娠合并左束支传导阻滞 391
妊娠合并左心衰竭 391
妊娠急性脂肪肝 391
妊娠剧吐 372, 391
妊娠疱疹△ 390, 424
妊娠期鼻肉芽肿 29
妊娠期鼻炎 29
妊娠期出血性痔 391
妊娠期蛋白尿 391
妊娠期短暂性高血压 391
妊娠期肝内胆汁淤积 391
妊娠期肝内胆汁淤积症 424
妊娠期肝内胆汁淤积症△ 391
妊娠期高血压 388
妊娠期高血压疾病 391
妊娠期宫内感染 391
妊娠期会阴静脉曲张 391
妊娠期急性脂肪肝△ 391
妊娠期静脉血栓形成 391
妊娠期静脉炎 391
妊娠期淋病△ 389
妊娠期麻醉相关的门德尔松综合征 391
妊娠期麻醉相关的胃内容物吸入 391
妊娠期泌尿生殖道感染 391

妊娠期脑静脉血栓形成 391
妊娠期尿道炎 391
妊娠期尿路感染 391
妊娠期疟疾 463
妊娠期膀胱炎 391
妊娠期疱疹 391
妊娠期盆腔炎 391
妊娠期贫血 391
妊娠期前庭大腺囊肿 391
妊娠期前庭大腺脓肿 391
妊娠期轻度贫血 391
妊娠期丘疹性皮炎 391
妊娠期乳头感染 391
妊娠期乳腺脓肿 391
妊娠期乳腺炎 391
妊娠期深静脉血栓形成 391
妊娠期肾盂肾炎 391
妊娠期生殖道感染 391
妊娠期输卵管卵巢炎 391
妊娠期输卵管炎 391
妊娠期糖尿病 391
妊娠期糖尿病酮症酸中毒 391
妊娠期特发性血小板减少 391
妊娠期体重增加过低 391
妊娠期体重增加过度 391
妊娠期外阴静脉曲张 391
妊娠期外阴炎 391
妊娠期吸烟 88
妊娠期细菌性阴道病 391
妊娠期下肢静脉曲张 391
妊娠期下肢血栓性静脉炎 391
妊娠期血栓性浅静脉炎 391
妊娠期阴道静脉曲张 391
妊娠期阴道炎 391
妊娠期龈炎 51
妊娠期营养不良 391
妊娠期重度贫血 391
妊娠期子宫颈炎 391
妊娠瘙痒性毛囊炎 391, 424
妊娠瘙痒性荨麻疹性皮疹及斑块 392
妊娠瘙痒性荨麻疹性丘疹和斑块 424
妊娠水肿 392
妊娠水肿伴蛋白尿 392
妊娠妄想 444
妊娠线状 IgM 皮病△ 390, 424
妊娠相关急性肾损伤 153
妊娠相关乳腺癌 350
妊娠相关性肾病 153
妊娠相关性血小板减少症△ 390
妊娠相关血浆蛋白 A 480
妊娠性类天疱疮 424
妊娠性舞蹈病 133
妊娠痒性毛囊炎△ 391
妊娠痒疹 392
妊娠早期 394
妊娠中期 392
妊娠中期胎盘前置状态 372
妊娠中期胎盘粘连 372
妊娠中期胎盘植入 372
妊娠中期选择性减胎术 381
妊娠状态 392
妊娠滋养细胞疾病 372
妊娠子宫超声检查 396
妊娠组织残留 392

妊娠组织清除术 395
日本海裂头绦虫病 463
日本脑炎 463
日本血吸虫病 110, 463
日常生活活动量表 345
日常生活活动能力评定 451
日常生活活动能力受限 133
日常生活活动训练 451
日常生活能力评定量表 446
日光皮炎△ 424
日光性唇炎△ 45, 414
日光性角化病△ 414
日光性皮炎 424
日光性视网膜病 10
日光性弹性组织变性综合征 424
日光性荨麻疹 424
日间不卧床腹膜透析 155
日间睡眠增多 144
日落综合征 144
日晒红斑 328
日晒伤 328, 424
绒毛活检术(经腹部) 395
绒毛活检术(经阴道) 395
绒毛胶血管病△ 372
绒毛膜癌 203, 372
绒毛膜促性腺激素分泌肿瘤 165
绒毛膜后血肿 392
绒毛膜血管瘤 372
绒毛膜羊膜炎 392
容积波形 99
容积触发 95
容积传导 148
容积二氧化碳图 345
容积辅助 - 控制通气 95
容积辅助通气 95
容积监测 99
容积控制间歇指令通气 95
容积控制通气 95
容积控制同步间歇指令通气 95
容积控制同步间歇指令通气加压力支持通气 95
容积描记变异指数 345
容积调强放疗 366
容积限制 95
容积限制容积转换 95
容积限制时间转换 95
容积支持通气 95
容积转换 95
容量保障压力支持通气 341
容量支持通气 341
溶剂类刺激性接触性皮炎 10
溶剂类接触性皮炎 424
溶痂 330
溶解二氧化碳 99
溶解系数 99
溶解氧 99
溶菌酶 482
溶瘤综合征△ 155
溶酶体酶变性导致的家族性肾淀粉样变△ 165
溶酶体酶翻译后变体缺陷 165
溶酶体酸性脂肪酶缺乏症 165
溶栓 209
溶栓疗法 182

溶血 179
溶血尿毒症综合征 153
溶血尿毒综合征△ 153, 401
溶血 - 尿毒综合征 401
溶血危象 179
溶血性分泌菌感染 424
溶血性黄疸 401
溶血性链球菌坏疽 464
溶血性链球菌性坏疽 424
溶血性尿毒综合征 179
溶血性贫血 179
溶血性青光眼 10
融合或关节固定术后假关节△ 266
融合肾 243, 401
融合肾离断术 252
融合术后假关节 282
融合性网状乳头瘤病 424
融合牙 51
柔韧性扁平足 282
柔韧性平足△ 282
柔韧性外翻足 282
肉孢子虫病 110, 464
肉毒毒素中毒 133
肉毒杆菌毒素除皱 434
肉毒杆菌素眼部注射 21
肉毒杆菌中毒△ 133
肉毒素注射 64
肉毒中毒 133, 464
肉碱缺乏病 133
肉瘤样肝细胞癌 350
肉芽性骨炎 51
肉芽性鼓膜炎 29
肉芽肿 424
肉芽肿疾病导致的高钙血症 165
肉芽肿所致弥漫性实质性肺疾病 88
肉芽肿性阿米巴脑炎 133, 464
肉芽肿性瘢痕形成△ 424
肉芽肿性垂体炎 165
肉芽肿性唇炎 51, 424
肉芽肿性多血管炎 88
肉芽肿性间质性肾炎 153
肉芽肿性酒渣鼻 424
肉芽肿性淋巴结炎△ 51
肉芽肿性皮肤松弛症 424
肉芽肿性葡萄膜炎 10
肉芽肿性前列腺炎 243
肉芽肿性色素性紫癜性皮病 424
肉芽肿性胃炎 110
肉芽肿性心肌炎 76
肉芽肿性血管炎 133
肉芽肿性血管炎肾损害 153
肉芽肿性牙龈瘤 51
肉芽肿性炎症 133
肉芽组织 330
肉眼血尿 155
肉样瘤样瘢痕 424
蠕虫病 464
蠕形螨病 424
乳齿过早脱落△ 51
乳房 Paget 病△ 424
乳房瘢痕 328
乳房病损切除术 194
乳房病损微创旋切术 194
乳房不对称 319

乳房部分切除术△ 194
乳房部分缺损 319
乳房成形术 194
乳房重建术 322
乳房重建术应用背阔肌肌皮瓣 194
乳房重建术应用带蒂横向腹直肌肌皮瓣 194
乳房重建术应用游离腹壁下浅动脉皮瓣 194
乳房重建术应用游离腹壁下深动脉穿支皮瓣 194
乳房重建术应用游离横向腹直肌肌皮瓣 194
乳房重建术应用游离臀动脉穿支皮瓣 194
乳房重建术应用游离胸大肌 194
乳房抽吸术 194
乳房错构瘤 185
乳房带蒂皮瓣移植术 322
乳房断层皮片移植术 322
乳房恶性肿瘤病史△ 70
乳房发育缺陷 424
乳房发育异常 319
乳房肥大 185
乳房复旧不全△ 185
乳房复旧不全(哺乳期) 185
乳房过早发育 166
乳房后天性缺失 185
乳房假体包膜挛缩 319
乳房假体覆盖不良 319
乳房假体破裂 319
乳房假体渗漏 319
乳房假体外露 319
乳房假体移位 319
乳房假体置入术 322
乳房假体置入术后 319
乳房交界性肿瘤 186
乳房结节 187
乳房裂伤缝合术 194
乳房内人工材料填充后 319
乳房脓肿△ 186
乳房脓肿切开引流术 194
乳房佩吉特病 424
乳房皮肤良性肿瘤 186
乳房皮肤原位癌 424
乳房皮肤原位黑色素瘤 186
乳房切开引流术 194
乳房区段切除术 194
乳房全厚皮片移植术 322
乳房缺损△ 185
乳房软组织原位黑色素瘤 186
乳房湿疹 186
乳房松弛症△ 186
乳房缩小术 194
乳房痛 187
乳房外 Paget 病△ 424
乳房外佩吉特病 424
乳房萎缩 186
乳房下垂 186
乳房下垂矫正术 194
乳房下皱襞不对称 319
乳房下皱襞紧缩 319
乳房先天性畸形 186
乳房纤维硬化症 186
乳房象限切除术 194

乳房小叶原位癌 186
乳房血管瘤 186
乳房血肿 186
乳房炎性肿物 186
乳房腋尾部恶性肿瘤 350
乳房移植组织扩张器取出术 194
乳房移植组织扩张器置入术 194
乳房异物取出术 194
乳房原位癌△ 186
乳房原位黑素瘤△ 186
乳房脂肪坏死 186, 319
乳房植入物取出术 194
乳房植入物相关间变性大细胞淋巴瘤 179
乳房植入物修整术 194
乳房肿物 186
乳房肿物切除术 194
乳房组织穿刺活检术 194
乳管镜检查 194
乳管镜下活检术 194
乳碱综合征 243
乳胶变态反应 424
乳漏 186
乳糜腹 110, 225
乳糜腹水 110, 225, 401
乳糜漏△ 225
乳糜尿 155, 225, 401, 473
乳糜尿试验 473
乳糜微粒贮积 - 遗传性共济失调 - 白内障 - 侏儒 - 智力缺陷综合征 166
乳糜泻 110
乳糜性腹水 110, 225, 401
乳糜性渗出 225, 407
乳糜性心包积液 401
乳糜性胸水 88
乳糜胸 88, 225, 401
乳糜胸水△ 88, 225, 401
乳酸 148, 482
乳酸磁共振波谱分析 148
乳酸清除率 99
乳酸酸中毒 345
乳酸脱氢酶 482
乳酸脱氢酶缺乏症△ 179
乳酸脱氢酶同工酶 482
乳酸性酸中毒 88, 173
乳糖不耐受 110, 401
乳糖不耐受检查 473
乳糖定性试验 473
乳头不对称 319
乳头成形术 194
乳头恶性肿瘤 350
乳头肥大 186
乳头肌功能不全 76
乳头皲裂 186
乳头瘘 186
乳头糜烂性腺瘤病 424
乳头内陷 187
乳头切除术 194
乳头缺失 186
乳头缺损△ 186
乳头乳晕恶性肿瘤 186
乳头乳晕角化过度病 424
乳头缩小术 194
乳头腺瘤 424
乳头血性溢液 187

软组织扩张器调整术　332
软组织扩张器置入术　332
软组织扩张术　332
软组织良性肿瘤（未分型）　282
软组织囊肿　51
软组织内残留异物　282
软组织脓肿　319
软组织嵌入　282
软组织切开异物取出术　194, 313, 322, 434
软组织肉瘤　51, 350
软组织软骨瘤　282
软组织软骨肉瘤　282
软组织水平种植体　64
软组织损伤　51
软组织探查术　194, 313, 323, 434
软组织未分化多形性肉瘤　282
软组织未分化肉瘤　282
软组织未分化上皮样肉瘤　282
软组织未分化梭形细胞肉瘤　282
软组织未分化圆细胞肉瘤　282
软组织腺泡状肉瘤　282
软组织血管肉瘤　282
软组织炎症　282
软组织增量术　64
软组织治疗性药物局部注射　194, 313
软组织中间型肿瘤（未分型）　282
软组织转移性肿瘤　282
朊病毒病△　133
朊蛋白病　133
蚋叮咬　424
瑞尔黑变病　424
瑞列绦虫病　464
瑞氏综合征△　130, 416
瑞斯托菌辅因子测定　182
瑞斯托霉素辅因子测定　473
瑞斯托霉素诱导血小板凝集试验　473
瑞斯托霉素诱发血小板凝集反应　182
瑞文智力测验　446
润滑剂、保护剂中毒　70
润滑剂中毒　454
弱精症△　243
弱精子症　243, 372
弱抗酸染色镜检诺卡菌　484
弱视　10

**S**

腮腺 CT　41
腮腺 MRI　41
腮腺癌　350
腮腺包块　34
腮腺病损切除术　39, 64, 359
腮腺部分切除术　39, 64, 359
腮腺超声检查　41
腮腺导管结石　29, 51
腮腺导管瘘　51
腮腺导管瘘修补术　64
腮腺导管损伤　51
腮腺导管探查　64
腮腺导管探查术　39
腮腺导管再通术　39, 64
腮腺多形性腺瘤　29
腮腺多形性腺瘤术后复发　51
腮腺恶性肿瘤　51

腮腺肥大　51
腮腺复发恶性肿瘤　350
腮腺管口移植术　64
腮腺管扩张　51
腮腺管吻合术　39, 64
腮腺混合瘤　29
腮腺混合瘤恶变　29
腮腺混合瘤术后　29
腮腺继发恶性肿瘤　29, 51
腮腺交界性肿瘤　29, 51
腮腺结核　51
腮腺结石　51
腮腺良性肿瘤　29, 51
腮腺淋巴管畸形　51
腮腺淋巴管瘤　51
腮腺淋巴继发恶性肿瘤　29, 51
腮腺淋巴结结核　29, 51
腮腺淋巴结转移　51
腮腺淋巴△　51
腮腺淋巴上皮囊肿　51
腮腺瘤　51
腮腺瘘　29, 51
腮腺囊肿　29, 51
腮腺脓肿　51
腮腺浅叶及肿物切除术　64
腮腺浅叶切除术　39, 64, 359
腮腺浅叶肿瘤切除术　350
腮腺切除术　39, 64, 359
腮腺切开引流术　39, 64
腮腺全切术　64
腮腺肉芽肿性淋巴结炎　29, 51
腮腺深叶切除术　39, 64, 359
腮腺生物学行为未定肿瘤△　51
腮腺损伤　52
腮腺/唾液腺潴留　29
腮腺唾液潴留　52
腮腺涎腺潴留△　52
腮腺腺体结石　52
腮腺腺体瘘　29, 51
腮腺腺样囊性癌　29
腮腺血管畸形　52
腮腺血管瘤　29, 52
腮腺炎　52
腮腺炎病毒核糖核酸　470
腮腺炎病毒抗体　480
腮腺炎病毒抗体 IgG　480
腮腺炎病毒抗体 IgM　480
腮腺炎性睾丸炎　241, 400
腮腺炎症△　52
腮腺原位癌　52
腮腺造影检查　68
腮腺脂肪浸润　29
腮腺脂肪瘤　29, 52
腮腺肿大　52
腮腺肿块△　52
腮腺肿瘤切除术　359
腮腺肿物　52
腮腺肿物切除术　39
塞克尔综合征　282
塞托利-莱迪希细胞瘤　166
塞扎里综合征　424
鳃耳肾综合征△　150
鳃弓综合征　52
鳃裂恶性肿瘤　29, 52

鳃裂良性肿瘤　350
鳃裂瘘　52
鳃裂瘘管△　52, 401
鳃裂瘘管切除术　39, 64
鳃裂囊肿　52
鳃裂囊肿伴感染　52
鳃裂囊肿切除术　39, 64
鳃瘘　52, 401
赛贝畸形　29
赛洛西宾中毒　454
赛姆截肢术　313
三凹征　34, 93
三苯氧胺中毒　454
三壁骨下袋　68
三叉神经半月节甘油注射术　209
三叉神经半月节射频热凝术　209
三叉神经病　133
三叉神经带状疱疹　424
三叉神经恶性肿瘤　10
三叉神经感觉根部分切断术　209
三叉神经感觉根切断术　209
三叉神经根减压术　209
三叉神经根微血管减压术　209
三叉神经根粘连松解术　209
三叉神经减压术　39, 145, 209
三叉神经交感-眼交感神经综合征（Raeder's 综合征）　133
三叉神经节阻滞麻醉与镇痛术　341
三叉神经良性肿瘤　11
三叉神经瘤　29
三叉神经鞘瘤　133
三叉神经射频消融术　39, 209
三叉神经撕脱术　209
三叉神经松解术　209
三叉神经损伤　11, 133
三叉神经痛　11, 133, 203, 337
三叉神经纤维瘤　29
三叉神经麻痹　133
三叉神经炎　133
三叉神经眼支撕脱术　209
三叉神经营养性损害　424
三叉神经自主神经性头痛　133
三叉形切口　209
三重放电　148
三重酸碱失衡　88
三重指数　345
三次或以上剖宫产　392
三碘甲状腺原氨酸　482
三度窦房传导阻滞△　76
三度窦房阻滞　76
三度房室传导阻滞　76
三度房室传导阻滞△　402
三度呼吸困难　34
三段排尿　255
三发性甲状腺功能减退症　166
三方核查△　345
三房心　76, 225
三房心矫正术　235
三分支传导阻滞△　76
三分支阻滞　76
三根肋骨骨折不伴第一肋骨骨折　212, 225
三合诊检查　384
三环和四环抗抑郁药中毒　454
三甲胺尿症　173

三甲基锡中毒 454
三尖瓣瓣环成形术 235, 335
三尖瓣瓣膜切除（非瓣膜置换） 235
三尖瓣瓣周漏修补术 235
三尖瓣闭合（单心室）术 235
三尖瓣闭式扩张术 235
三尖瓣闭锁 225
三尖瓣闭锁△ 77
三尖瓣成形术 235
三尖瓣发育异常 225
三尖瓣反流 225
三尖瓣反流速度 345
三尖瓣关闭不全（轻度） 225
三尖瓣关闭不全（中度） 225
三尖瓣关闭不全（重度） 225
三尖瓣机械瓣膜置换术 235, 335
三尖瓣畸胎瘤 225
三尖瓣疾病△ 225
三尖瓣腱索断裂 225
三尖瓣骑跨 225
三尖瓣缺如 225
三尖瓣乳头肌起源异常 225
三尖瓣生物瓣膜置换术 235, 335
三尖瓣探查术 235, 335
三尖瓣狭窄 225
三尖瓣狭窄伴关闭不全 225
三尖瓣下移 76
三尖瓣下移畸形△ 76
三尖瓣下移矫治术 335
三尖瓣下移矫治术△ 231
三尖瓣赘生物 225
三尖瓣赘生物清除术 235
三角骨 282
三角骨病损切除术 359
三角肌重建术 313
三角骨钩骨分离 282
三角骨骨折 282
三角肌缝合术 313
三角肌挛缩 313
三角肌下滑囊炎 282
三角区脑膜瘤 203
三角区脑膜瘤切除术 209
三角韧带断裂 282
三角韧带扭伤 282
三角头畸形 52
三角推进皮瓣术 332
三脚架征 466
三脚架种植体 64
"三阶梯" 癌痛镇痛用药方案 341
三节拇畸形 282
三节拇指△ 282
三节指骨 282
三联磷酸盐△ 473
三联律 79
三磷酸腺苷 482
三氯甲烷中毒 454
三氯乙烷中毒 454
三氯乙烯中毒 455
三平面骨折 282
三期鼻梅毒 29, 424
三期扁桃体（舌）梅毒 424
三期肠梅毒 424
三期胆囊梅毒 424
三期腭梅毒 424

三期肺动脉梅毒 424
三期肝梅毒 424
三期肛门梅毒 424
三期睾丸梅毒 424
三期宫颈梅毒 424
三期巩膜梅毒 424
三期关节梅毒 424
三期虹膜梅毒 424
三期喉梅毒 424
三期呼吸道梅毒 424
三期滑膜梅毒 424
三期会厌梅毒 424
三期肌梅毒 424
三期脊髓痨 424
三期甲状腺梅毒 424
三期腱鞘梅毒 424
三期角膜梅毒 424
三期结肠梅毒 424
三期结节性梅毒疹 424
三期结膜梅毒 424
三期腱状体梅毒 424
三期晶状体梅毒 424
三期精囊梅毒 424
三期精索梅毒 424
三期口腔梅毒 424
三期髋关节翻修术 313
三期泪道梅毒 424
三期卵巢梅毒 424
三期梅毒 424, 464
三期梅毒瘤 424
三期梅毒性白斑 424
三期梅毒性玻璃体出血 424
三期梅毒性玻璃体混浊 424
三期梅毒性动脉瘤 424
三期梅毒性多神经病 424
三期梅毒性二尖瓣狭窄 424
三期梅毒性腹膜炎 424
三期梅毒性巩膜外层炎 424
三期梅毒性淋巴结炎 424
三期梅毒性麻痹 424
三期梅毒性脉络膜视网膜炎 424
三期梅毒性脑膜炎△ 424
三期梅毒性脑炎 424
三期梅毒性贫血 424
三期梅毒性葡萄膜炎 11
三期梅毒性球后视神经炎 424
三期梅毒性肾盂肾炎 424
三期梅毒性视网膜炎 11
三期内脏（腹部）梅毒 424
三期尿道梅毒 424
三期女阴梅毒 424
三期膀胱梅毒 424
三期气管梅毒 424
三期前列腺梅毒 424
三期鞘膜梅毒 424
三期舌梅毒 424
三期神经梅毒 424
三期肾梅毒 424
三期食管梅毒 424
三期视网膜梅毒 424
三期输精管梅毒 424
三期输尿管梅毒 424
三期胃梅毒 424
三期小肠梅毒 424

三期胸膜梅毒 424
三期胸腺梅毒 424
三期悬雍垂穿孔性梅毒 424
三期咽梅毒 424
三期胰腺梅毒 424
三期阴茎梅毒 424
三期阴囊梅毒 424
三期支气管梅毒 424
三期直肠梅毒 424
三期子宫梅毒 424
三期纵隔梅毒 424
三腔起搏除颤器置换术△ 81
三腔起搏除颤器置入术△ 81
三腔永久起搏器置入术 80, 235
日疝伴肾病 464
日疝性肾小球肾炎 464
三胎儿 401
三胎妊娠 392
三维超声心动图 345
三维放射治疗 366
三维适形放射治疗 366
三相波 148
三相动作电位 148
三硝基甲苯白内障 455
三硝基甲苯中毒 455
三型主动脉弓 225
三氧注射术 341
三氧自体血疗法 341
三叶头畸形 52
三音律 79
散发 148
散发性包涵体肌炎 282
散发性脑炎 133
散发性偏瘫型偏头痛 133
散发性嗜铬细胞瘤 / 分泌型副神经节瘤 166
散光 11
散光性角膜切开术 21
散开性共同性斜视 11
散射半影 366
散射 - 空气比 366
散射最大剂量 366
散瞳验光△ 23
桑裁齿△ 428
桑德霍夫病△ 120
桑迪弗综合征 133
桑毛虫皮炎 425
桑葚齿 56
桑套状磨牙△ 428
噪音障碍指数 41
瘙痒症 425
色氨酸代谢紊乱 173
色氨酸代谢异常综合征 425
色汗症 425
色觉缺陷 11
色觉障碍△ 11
色盲 11
色情杀人狂 440
色视症 19
色素沉着 328
色素沉着的疾患△ 282
色素沉着绒毛结节性滑膜炎 282
色素沉着绒毛结节性滑膜炎△ 296
色素沉着、水肿、多发性神经病综合征 133
色素沉着息肉综合征 52

色素沉着性结肠息肉 110
色素沉着性隆凸性皮肤纤维肉瘤 282
色素分界线 425
色素杆菌病 425
色素减退 328
色素膜炎性白内障 11
色素失禁症 401, 425
色素失调症△ 401, 425
色素脱失 328
色素性扁平苔藓 425
色素性疾患激光治疗 434
色素性毛表皮痣 425
色素性毛囊囊肿 425
色素性玫瑰疹 425
色素性青光眼 11
色素性视网膜炎 - 垂体功能减退 - 肾结核 -
　轻度骨骼发育不良综合征 166
色素性视网膜营养障碍 11
色素性梭形细胞痣 319
色素性荨麻疹 425
色素性痒疹 425
色素性紫癜性皮病 425
色素性紫癜性皮肤病 425
色素性紫癜性苔藓样皮炎 425
色素血管性斑痣性错构瘤病 425
色素痣 52, 425
色痣△ 425
森林脑炎 133, 464
森林脑炎病毒抗体 480
森林脑炎病毒抗体 IgG 480
森林脑炎病毒抗体 IgM 480
森林型黄热病 464
森宁手术 235
森田治疗 445
杀虫剂变应性接触性皮炎 11
杀虫剂中毒 455
杀虫脒中毒 455
杀精子药中毒 455
杀鼠剂中毒 455
沙丁胺醇中毒 455
沙尔科关节 133, 464
沙尔科关节△ 167
沙尔科 - 马里 - 图思病△ 139, 293
沙粒病毒性出血热 464
沙门菌败血症 401, 464
沙门菌肠炎 110, 464
沙门菌肺炎 88, 464
沙门菌感染 464
沙门菌骨髓炎 282
沙门菌关节炎 282, 464
沙门伦敦血清型肠炎 110
沙门菌脑膜炎 134, 464
沙门菌脓毒血症△ 401
沙门菌食物中毒△ 110
沙门菌胃肠炎 110, 464
沙门菌性脑膜炎△ 134
沙门菌属培养 484
沙门菌属食物中毒 110
沙门菌属血清学分型 484
沙漠疮 425
沙滩征△ 344
沙眼 11, 464
沙眼后遗症 11
沙眼活动期 11

沙眼性角膜炎 11, 464
沙眼性结膜炎 11
沙眼性血管翳 11
沙眼衣原体核酸 470
沙眼衣原体抗体 480
沙眼衣原体抗体 IgG 480
沙眼衣原体抗体 IgM 480
沙眼衣原体抗原 480
沙蚤侵染 * 423
纱布添加物 332
砂粒体型脑膜瘤 203
鲨鱼咬伤 425
筛窦恶性肿瘤 29, 52
筛窦骨瘤 29
筛窦骨折 52
筛窦脑膜瘤 134
筛窦内异物 29, 52
筛窦炎 29
筛窦异物△ 29, 52
筛骨恶性肿瘤 52
筛骨良性肿瘤 29
筛前神经痛 34
晒斑△ 328
山豆根碱中毒 70
山梨醇 482
珊瑚割伤 425
珊瑚皮炎 425
闪光搐搦反应 148
闪光刺激 148
闪光刺激诱发的反射性癫痫 134
闪光感 19
闪光视网膜电图 23
闪光细胞 473
闪辉性玻璃体液化 11
闪回 444
疝囊高位结扎术 194
扇形足 282
伤害性疼痛 203, 338
伤寒 464
伤寒并发肠出血 110
伤寒并发肠穿孔 110
伤寒并发胆囊炎 110
伤寒并发肺炎 88
伤寒并发腹膜炎 110
伤寒并发脑膜炎 134
伤寒并发支气管炎 88
伤寒并发中毒性肝炎 110
伤寒杆菌败血症 464
伤寒性肺炎△ 88
伤寒性肝炎 464
伤寒性脑膜炎 464
伤口裂开 282
伤口收缩 328
伤口蝇蛆病 425, 464
伤口止血术 64, 194, 215, 313, 323, 359,
　434
熵指数 345
上臂瘢痕 319, 328
上臂包块△ 319
上臂陈旧性骨折 282
上臂多发肌腱损伤 282
上臂多发神经损伤 282
上臂蜂窝织炎 186
上臂骨髓炎 282

上臂骨折 282
上臂和肩假肢安装 313
上臂和前臂先天性缺如伴有手的存在 282
上臂坏死性筋膜炎 328
上臂挤压伤 282
上臂溃疡 328
上臂溃疡(良性) 319
上臂离断伤 282
上臂离断术 313
上臂内侧皮瓣 332
上臂皮瓣 332
上臂皮肤软组织缺损并感染 328
上臂皮感觉神经损伤 282
上臂神经损伤 282
上臂水平的尺神经损伤 282
上臂水平的桡神经损伤 282
上臂水平的正中神经损伤 282
上臂撕脱伤 319
上臂外侧皮瓣制备术 64
上臂再植术 313
上部结构螺丝 64
上尺桡关节融合 282
上唇唇红缘恶性肿瘤 52
上唇恶性肿瘤 52
上唇内面黏膜恶性肿瘤△ 52
上唇黏膜恶性肿瘤 52
上唇缺损修复术 332
上唇系带恶性肿瘤 52
上唇系带撕裂伤 319
上唇肿物 52
上段食管癌 110
上腭穿孔 52
上腭开放性损伤△ 44
上腭炎性肿物 52
上颚开放性损伤 29
上肺团块影 212
上肺纤维增殖灶 212
上肺楔形切除 215
上浮 β 脂蛋白血症 173
上腹部 CT 平扫 + 增强 217
上腹部烧灼感 330
上鼓室胆脂瘤 29
上鼓室切开术 39
上鼓室炎 29
上颌侧位体层片 68
上颌低位阻生第三磨牙 52
上颌动脉结扎术 39
上颌动脉结扎止血术 64
上颌窦癌 350
上颌窦病损切除术 39, 64
上颌窦穿刺冲洗术 39
上颌窦底提升术 64
上颌窦恶性肿瘤 52
上颌窦分隔 59
上颌窦根治术 39, 64
上颌窦骨折 282
上颌窦后鼻孔息肉 29
上颌窦继发恶性肿瘤 29, 52
上颌窦开放术 39
上颌窦良性肿瘤 29, 52
上颌窦瘘修补术 39
上颌窦囊肿 52
上颌窦囊肿摘除术 64
上颌窦内异物 29, 52

上颌窦黏膜 68
上颌窦黏膜穿孔 52
上颌窦黏膜穿孔修补术 64
上颌窦脓肿 52
上颌窦气化 59
上颌窦探查术 39, 64
上颌窦提升术 64
上颌窦痛 34
上颌窦息肉 52
上颌窦炎 29, 52
上颌窦异物△ 29, 52
上颌窦占位性病变 29
上颌窦肿物 29, 52
上颌恶性肿瘤 52
上颌高位阻生第三磨牙 52
上颌骨部分骨成形术 64, 323
上颌骨部分切除伴人工骨置入术 64
上颌骨部分切除伴植骨术 64
上颌骨部分切除术 39, 64
上颌骨重建 64, 323
上颌骨垂直向发育不足 52
上颌骨垂直向发育过度 52
上颌骨次全切除术 64
上颌骨恶性肿瘤 52
上颌骨发育不全△ 56
上颌骨发育不足△ 56
上颌骨发育过度 52
上颌骨粉碎性骨折 52
上颌骨高位横行骨折△ 49
上颌骨骨肉瘤 52
上颌骨骨髓炎 52
上颌骨骨纤维异常增殖症△ 52
上颌骨骨折 52
上颌骨骨折闭合复位术 39, 64, 323
上颌骨骨折切开复位固定术 64, 323
上颌骨骨折切开复位术 39, 323
上颌骨畸形 52
上颌骨继发恶性肿瘤 29, 52
上颌骨扩大切除术 39
上颌骨李弗特Ⅰ型骨折 52
上颌骨良性肿瘤 29, 52
上颌骨囊肿 52
上颌骨囊肿△ 45
上颌骨囊肿刮治术 64
上颌骨前后向发育不足 52
上颌骨前后向发育过度 52
上颌骨切除术 21, 39
上颌骨全部切除术 39, 64
上颌骨全骨成形术 64, 323
上颌骨人工假体移植术 64
上颌骨软骨肉瘤 52
上颌骨矢状骨折 52
上颌骨水平向发育不足 52
上颌骨水平向发育过度 52
上颌骨死骨切除术 64
上颌骨外伤性缺损 319
上颌骨纤维增生 52
上颌骨血管畸形 52
上颌骨血管瘤 29, 52
上颌骨牙槽突水平骨折△ 49
上颌骨肿瘤 350
上颌骨锥形骨折△ 49
上颌骨自体骨移植物 64
上颌骨自体骨植入术 323

上颌殆垫舌簧矫治器 64
上颌后前体层片 68
上颌后缩 52
上颌后缩伴下颌前突 52
上颌结节成形术 64
上颌结节肥大 52
上颌结节注射法 64
上颌巨颌症 52
上颌开放性损伤 52
上颌勒福Ⅰ型分块截骨成形术 323
上颌勒福Ⅱ型分块截骨成形术 323
上颌勒福Ⅰ型截骨成形术 323
上颌勒福Ⅱ型截骨成形术 323
上颌梨状孔发育不良 52
上颌李弗特Ⅰ型分块截骨成形术 64
上颌李弗特Ⅰ型截骨成形术 64
上颌李弗特Ⅱ型分块截骨成形术 64
上颌李弗特Ⅱ型截骨成形术 64
上颌李弗特Ⅲ型截骨术 64
上颌前部多生牙 52
上颌前部截骨术 64
上颌前部埋伏牙 52
上颌前部阻生牙 52
上颌前方牵引矫治 64
上颌前突 52
上颌前突伴下颌后缩 52
上颌前突伴下颌后缩畸形△ 52
上颌神经阻滞麻醉与镇痛术 342
上颌无牙区牙槽嵴轻度萎缩 52
上颌无牙区牙槽嵴中度萎缩 52
上颌无牙区牙槽嵴重度萎缩 52
上颌牙弓狭窄 52
上颌中位阻生第三磨牙 52
上呼吸道淀粉样变性 88
上呼吸道恶性肿瘤 29
上呼吸道感染 88, 464
上呼吸道消化道恶性肿瘤 52
上颊沟恶性肿瘤 29
上睑颗粒脂肪注射术 21
上睑皮肤松弛 11
上睑提肌缩短上睑下垂矫正术 21
上睑提肌缩短术 21
上睑退缩 11
上睑下垂 11
上睑下垂额肌瓣悬吊术 323
上睑下垂额肌悬吊术 323
上睑下垂缝线悬吊术 323
上睑下垂矫正联合眦整形术 21
上睑下垂术后过矫 11
上睑下垂术后欠矫 11
上睑下垂提上睑肌缩短术 323
上睑下垂下颌瞬目综合征 11
上睑下垂下颌瞬目综合征 14, 402
上睑下垂异体组织额肌悬吊术 323
上颈椎骨折△ 274
上颈椎脊髓损伤 282
上胫腓关节脱位 282
上尿路感染 153
上皮 - 肌上皮癌 52
上皮下结缔组织移植术 64
上皮性角膜营养不良 11
上皮样恶性外周神经鞘膜瘤 203
上皮样肉瘤 425
上皮样肉瘤样血管内皮细胞瘤△ 271

上皮样细胞型恶性黑素瘤 425
上皮样细胞组织细胞瘤 425
上皮样血管瘤 52
上皮样血管内皮瘤 203, 425
上皮样血管肉瘤 425
上皮样滋养细胞肿瘤 372
上气道咳嗽综合征 29, 88
上气道阻力综合征 29, 88
上腔静脉闭塞 225
上腔静脉部分切除伴人工血管置换术 215
上腔静脉成形术 235
上腔静脉梗阻综合征 225
上腔静脉滤器置入术 359
上腔静脉人工血管置换 235
上腔静脉损伤 212, 225
上腔静脉狭窄 225
上腔静脉压迫综合征 225
上腔静脉造影 80, 238
上腔静脉支架植入术 235
上腔静脉置换术 235
上腔静脉综合征 337
上腔静脉阻塞 338
上腔静脉阻塞综合征 88, 225
上升时间 148
上矢状窦旁脑膜瘤△ 203
上矢状窦血栓形成 134
上下颌齿槽前突畸形 52
上下颌前突畸形 52
上下颌牙列缺失△ 57
上下腔静脉回流障碍综合征 225
上下肢缺肢畸形△ 449
上消化道出血 110
上消化道穿孔 110
上消化道造影 217
上斜肌功能亢进 11
上斜肌麻痹△ 17
上斜肌缺如 11
上斜视 11
上行性脊髓炎 134
上行性椎静脉造影［术］ 313
上牙龈恶性肿瘤 52
上眼睑下垂 213
上隐斜 11
上运动神经元瘫痪△ 275
上运动元瘫痪 282
上肢瘢痕 319, 328
上肢瘢痕切除局部改形术 332
上肢(包括肩)恶性软组织肿瘤 282
上肢(包括肩)交界性软组织肿瘤 319
上肢(包括肩)良性软组织肿瘤 319
上肢(包括肩)周围神经恶性肿瘤 319
上肢残端 328
上肢长骨良性肿瘤 282
上肢创伤性切断 282
上肢单神经病 134
上肢单瘫 449
上肢的冻伤△ 328
上肢动静脉瘘 225
上肢动静脉瘘结扎术 313
上肢动静脉瘘栓塞术 313
上肢动脉闭塞 225
上肢动脉穿刺后痉挛 225
上肢动脉瘤 225
上肢动脉栓塞 225

上肢动脉狭窄　225
上肢动脉血栓形成　225
上肢动脉炎　225
上肢动脉造影　238
上肢冻伤　328
上肢短骨良性肿瘤　282
上肢短小缺陷　282
上肢恶性黑色素瘤　282
上肢恶性黑素瘤△　282
上肢肥大综合征△　288
上肢感染　425
上肢骨继发恶性肿瘤　350
上肢骨筋膜室综合征　282
上肢骨囊性纤维性骨炎　166
上肢骨炎　282
上肢骨折　282
上肢骨肿瘤　282
上肢关节和韧带扭伤　282
上肢关节和韧带损伤　282
上肢关节和韧带脱位　282
上肢关节良性肿瘤　282
上肢关节囊缝合术　313
上肢和肩良性肿瘤　319
上肢和下肢多处挤压伤　282
上肢和下肢多处开放性损伤　282
上肢和下肢多处扭伤　282
上肢和下肢多处损伤　282
上肢和下肢多处脱位　282
上肢和下肢后天性缺失　449
上肢黑素细胞痣　319
上肢坏疽　225
上肢毁损伤△　283
上肢肌腱缝合术　313
上肢肌腱粘连后遗症　282
上肢肌腱粘连松解术　313
上肢肌挛缩　282,449
上肢肌肉病损切除术　313,323,359
上肢肌肉和肌腱扭伤　282
上肢肌肉和肌腱损伤　282
上肢畸形　282
上肢急性淋巴结炎　401
上肢挤压伤　282
上肢假性动脉瘤　225
上肢疖　425
上肢结缔组织恶性肿瘤　282
上肢结缔组织良性肿瘤　319
上肢静脉闭塞　225
上肢静脉瘤　225
上肢静脉血栓　225,449
上肢静脉炎　225
上肢静脉造影　238
上肢静脉阻塞△　225
上肢开放性骨折　282
上肢开放性损伤　283
上肢脉管炎　225
上肢皮肤坏死　225
上肢皮肤良性肿瘤　319
上肢皮下肿物　319
上肢切痂术　332
上肢缺血　225
上肢韧带缝合术　313
上肢烧伤、化学性烧伤和冻伤后遗症　328
上肢深静脉血栓形成　225,449
上肢神经损伤后遗症　283

上肢神经阻滞麻醉与镇痛术　342
上肢撕脱伤　283
上肢损伤　283
上肢痛　337
上肢先天性完全缺如　283
上肢削痂术　332
上肢性质未定肿瘤　319
上肢血管病损切除术　313
上肢血管畸形　225
上肢血管结扎术　313
上肢血管损伤　225,283
上肢血栓性静脉炎　225
上肢异物去除　313,323
上肢痈　425
上肢脂肪瘤　319
上肢脂肪增多症　166
上肢肿痛　299
上肢肿物　319
上肢肿物切除术　323
上肢肿胀　283
上肢周围神经恶性肿瘤　350
上中段食管癌　110
上纵隔病变　212
烧伤　328,425
烧伤瘢痕挛缩　328
烧伤伴眼球破裂　11
烧伤伴有(导致)眼球破裂和破坏　11
烧伤、爆震复合伤　328
烧伤、冲击复合伤△　328
烧伤创面感染　328
烧伤创面脓毒症　328
烧伤创面修复期　328
烧伤、放射、爆震复合伤　328
烧伤、放射、冲击复合伤△　328
烧伤、放射复合伤　328
烧伤复合伤　328
烧伤后瘢痕　328
烧伤后唇畸形　52
烧伤后耳廓缺损△　326
烧伤后骨赘病　328
烧伤后关节僵硬　328
烧伤后获得性免疫功能低下　328
烧伤后肌腱粘连　328
烧伤后肌肉钙化　283
烧伤后肌肉骨化　283
烧伤后肌肉萎缩　328
烧伤后眉毛缺损　328
烧伤后免疫功能紊乱　328
烧伤后软组织钙化和骨化△　283
烧伤后软组织骨化△　283
烧伤后天然免疫功能亢进　328
烧伤后休克心　328
烧伤后胰腺炎　328
烧伤、化学性烧伤和冻伤后遗症　328
烧伤换药　332
烧伤急性感染期　328
烧伤痂下组织细菌定量检测　334
烧伤康复评定　334
烧伤康复期　328
烧伤内毒素血症　328
烧伤水肿　328
烧伤体液渗出期　328
烧伤外毒素血症　328
烧伤休克　328

烧伤休克期　329
烧伤组织细菌定量检测　334
烧心　110
少阿片麻醉　342
少儿特发性脊柱侧弯　283
少儿型特发性脊柱侧凸△　283
少关节性幼年型关节炎　283
少汗症　425
少年脊髓型遗传性共济失调△　123
少年胚胎性癌　243
少年期椎体饭板骨软骨病△　280
少年期椎体骺板骨软骨病△　280
少年型GM2神经节苷脂贮积症　134
少年型脊髓性肌萎缩　134
少年型脊髓性肌萎缩△　122,134
少年型帕金森综合征　134
少年型皮肌炎△　412
少年型Ⅱ型脊髓性肌肉萎缩　134
少年型Ⅱ型脊髓性肌萎缩△　134
少年型Ⅲ型脊髓性肌萎缩△　122
少年遗传性脊柱性共济失调　283
少尿　79,155,329,407
少尿型急性肾衰竭　337
少尿型肾衰竭　243
少弱畸形精子症△　243
少弱精症△　243
少弱精子症　243
少突胶质细胞瘤　203
少突神经胶质瘤　203
少突星形细胞瘤　203
少牙及甲发育不全　425
少枝星形细胞瘤△　203
绍伊尔曼(氏)脊柱后凸△　293
舌癌　52
舌癌复发　350
舌白斑　52
舌白色水肿　52
舌瘢痕　52
舌瓣修复术　64
舌背恶性肿瘤　52
舌扁桃体恶性肿瘤　29,52
舌扁桃体良性肿瘤　52
舌扁桃体切除术　39
舌扁桃体增生　29
舌病损切除术　64,359
舌部分切除术　64,359
舌部甲状腺切除术　64
舌部溃疡△　53
舌部肿瘤　52
舌部肿物　52
舌出血　52
舌创伤性溃疡　52
舌挫裂伤　52
舌淀粉样变　52
舌恶性淋巴瘤　52
舌恶性肿瘤　52,350
舌腭弓延长成形术　64
舌肥大　52
舌缝合术　64
舌腹恶性肿瘤　52
舌感觉异常△　59
舌根癌　52
舌根肥大　52
舌根交界性肿瘤　52

舌根良性肿瘤　350
舌根淋巴结肿大　52
舌根囊肿　53
舌根射频消融术　64
舌根腺瘤　29
舌根、咽部、喉部恶性肿瘤　52
舌根治性切除术　359
舌沟延伸术　64
舌骨上进路舌根部肿物切除术　64
舌骨上颈淋巴结清扫术　64, 359
舌骨上颈淋巴清扫术　53
舌贯通伤　53
舌后三分之一恶性肿瘤　53
舌后坠　338
舌会厌褶恶性肿瘤　53
舌会厌皱襞恶性肿瘤△　53
舌活动部分恶性肿瘤　53
舌畸形　53
舌及口底开放性损伤　53
舌继发恶性肿瘤　53
舌甲状腺切除术　39
舌尖恶性肿瘤　53
舌尖及侧缘的恶性肿瘤　53
舌尖瘘管　53
舌结核　53
舌筋膜悬吊术　64
舌、口底恶性肿瘤△　53
舌 - 口底恶性肿瘤　53
舌口涎腺血管瘤　29
舌溃疡　53
舌扩大性切除术　64
舌良性过度角化症　53
舌良性肿瘤　53
舌裂△　49, 56
舌淋巴管畸形　53
舌淋巴管瘤　53
舌淋巴组织增生　53
舌鳞状上皮增生　53
舌囊肿　53
舌脓肿　53
舌全部切除术　64
舌全切除术　359
舌缺损　319
舌肉芽肿　53
舌乳头肥大　53
舌乳头萎缩　53
舌乳头炎　53
舌神经断裂　53
舌神经根松解术　64, 209
舌损伤　53
舌体断裂伤　53
舌痛症　59, 418
舌系带成形术　64
舌系带过短　53
舌系带切除术　64
舌系带损伤　53
舌系带延长术　64
舌下间隙感染　53
舌下间隙感染伴脓肿　53
舌下静脉曲张　53
舌下神经断裂　53
舌下神经疾病　134
舌下神经麻痹　134
舌下神经 - 面神经吻合术　64

舌下神经鞘瘤　203
舌下神经损伤　53
舌下微循环　345
舌下腺癌　350
舌下腺病损切除术　64, 359
舌下腺部分切除术　64, 359
舌下腺恶性肿瘤　30, 53
舌下腺混合瘤　30
舌下腺继发恶性肿瘤　30, 53
舌下腺良性肿瘤　30
舌下腺囊肿　30, 53
舌下腺囊肿摘除术　64
舌下腺切除术　39, 64, 359
舌下腺切开引流术　39, 64
舌下腺炎　30
舌下腺原位癌　53
舌/下牙槽神经阻滞麻醉与镇痛术　342
舌向埋伏上颌第三磨牙　53
舌向阻生　53
舌形虫病　464
舌修补术　64
舌血管畸形　53
舌血管瘤　30, 53
舌咽神经根切断术　209
舌咽神经根微血管减压术　209
舌咽神经疾病　134
舌咽神经减压术　209
舌咽神经麻痹　11
舌咽神经鞘瘤　30
舌咽神经切断术　209
舌咽神经损伤　53
舌咽神经痛　134, 203, 337
舌咽神经痛性晕厥　134
舌咽神经阻滞麻醉与镇痛术　342
舌炎　425
舌炎性肿块　53
舌叶乳头增生　53
舌异物　53
舌原位癌　53
舌缘恶性肿瘤　53
舌缘溃疡△　53
舌再造术　53
舌粘连松解术　64
舌脂肪瘤　53
舌肿物　53
蛇毒因子溶血试验　182
蛇毒中毒　455
蛇咬伤(无毒)　425
舍格伦 - 拉松综合征　425
舍格伦综合征△　4, 26, 45, 124, 414
社会参与能力受损　134
社会功能缺陷筛选量表　446
社会化的品行障碍△　440
社会化品行障碍　440
社会心理性矮小症　166
社会再适应评定量表　446
社交不良型人格障碍　440
社交恐怖△　440
社交恐怖症　440
社交紊乱型人格障碍△　440
社区获得性肺炎　88
社区获得性支原体肺炎　88
社区牙周指数　68
射波刀放(射治)疗　366

射精障碍△　449
射频热凝术　64
射频消融术△　80
射频消融术后　76
射频消融术后穿刺假性动脉瘤　225
射频消融术后穿刺血管血肿　225
射频消融术后动静脉瘘　225
射频消融术后腹膜后血肿　225
射频治疗术　342
射血分数　345
射野挡块切割机　366
射野对称性　366
射野离轴比　366
射野平坦度　366
射野验证片　366
射野中心轴　366
涉及髂胫束弹响髋　283
涉及髂胫束弹响膝　283
涉及乳房整形手术的随诊医疗　319
涉及使用其他康复操作的医疗　451
涉及使用未特指康复操作的医疗　451
摄入食物结构失衡　166
摄氧量　99
伸长细胞型室管膜瘤　203
伸肌腱断裂　283
伸肌腱断裂后遗症　283
伸肌腱帽损伤　283
伸肌腱修复术　313
伸肌腱自发性断裂　283
伸髋试验　299
伸腕肌腱缝合术　313
伸指功能重建术　313
伸指肌腱侧束缝合术　313
伸指肌腱缝合术　313
伸指肌腱中央束重建术(Carroll 法)　313
伸指肌腱中央束重建术(Fowler 法)　313
伸指肌腱中央束重建术(Matev 法)　313
伸指肌腱中央束缝合术　313
伸趾肌腱延长术　313
身材矮小症　166
身份障碍　440
身体多部位冻伤△　452
身体觉察障碍　440
砷　482
砷过敏性皮炎　425
砷化氢中毒　455
砷及其化合物的毒性效应△　425
砷及其化合物皮肤损伤　425
砷及其化合物中毒　455
砷角化病　425
砷所致肺癌　455
砷所致皮肤癌　455
砷中毒　425
深Ⅱ度烧伤　329
深板层角膜移植术　21
深部电极　148
深部感染　283
深部浸润型子宫内膜异位症　372
深部脑刺激术　145
深部脑刺激治疗　445
深部硬膜病　425
深部真菌病　464
深层角膜炎　11
深层角膜异物取出术　21

深层软组织肿物局部切除术 313
深低温麻醉技术 342
深度测量尺 64
深度烧伤 329
深度烧伤大关节扩创术 332
深度烧伤小关节扩创术 332
深反射 299
深覆盖 53
深覆𬌗 53
深感觉 345
深感觉障碍 144
深昏迷 144
深间隙感染 283
深静脉穿刺 235
深静脉穿刺和导管留置术 342
深静脉穿刺置管术 235
深静脉血栓 283
深静脉血栓形成 88, 179, 283, 425
深静脉血栓形成后综合征 225
深麻醉 338
深麻醉下气管导管拔管术 342
深眠状态 134, 444
深𬌗 53
深睡期 148
深窝沟 53
深吸气量 99
深在的侵袭性血管黏液瘤 283
深在性红斑狼疮 425
深在性良性纤维组织细胞瘤 283
深在性平滑肌瘤 283
神经安定镇痛术 342
神经氨酸沉积症 134
神经白塞病 134
神经病伴副蛋白血症 134
神经病理性疼痛 134, 338
神经病型地方性呆小病 166
神经病型先天性碘缺乏综合征 166
神经布氏杆菌病 134
神经超声 148
神经传导 148
神经传导测定 148
神经传导速度 148
神经刺激器定位术 342
神经刺激器引导神经阻滞技术 342
神经丛损伤 203
神经丛损伤性疼痛 203
神经挫伤 203
神经导航下深部脑病灶切除术 209
神经电生理监测 148
神经电图学 148
神经动作电位 148
神经断裂 283
神经发育不成熟 444
神经缝合术 209
神经感觉支酒精注射术 209
神经根病变 283
神经根刺激性侧凸 283
神经根封闭术 313
神经根管松解术 313
神经根管狭窄症 283
神经根脊髓炎△ 134, 283
神经根减压术 313
神经根囊肿 283
神经根受压综合征 283

神经根松解术 313
神经根损伤 144
神经根疼痛△ 203
神经根痛 203, 283
神经根型颈椎病 283, 449
神经根压迫症△ 283
神经炎 134, 283
神经根综合征 203
神经功能评定 148
神经功能障碍 283
神经活组织检查 134
神经肌病 134
神经肌腱损伤 283
神经肌肉错构瘤 283
神经肌肉功能监测 345
神经肌肉损伤 283
神经肌肉型脊柱侧凸 283
神经肌肉性髋脱位 283
神经肌肉阻滞剂中毒△ 453
神经棘红细胞增多症 134
神经降压素 482
神经节苷脂沉积病△ 134
神经节苷脂贮积病 134
神经节瘤 203
神经节细胞减少 144
神经节细胞胶质瘤 203
神经节阻滞药中毒 455
神经结节病 134
神经介导的反射性晕厥综合征△ 123
神经精神量表 446
神经精神问卷△ 446
神经精神医学临床评定量表 446
神经莱姆病△ 134
神经瘤 425
神经麻痹 11, 134
神经麻痹性角膜炎 11
神经毛囊错构瘤 425
神经梅毒 11, 134, 425, 464
神经梅毒痴呆 134
神经梅毒性动脉瘤 425
神经免疫重叠综合征 134
神经母细胞瘤 350
神经内分泌癌 350
神经内分泌性肿瘤 283
神经内分泌肿瘤 203
神经内镜检查术 209
神经内镜下第三脑室底造瘘术 209
神经内镜下经鼻腔 - 蝶窦垂体病灶切除术 209
神经内镜下经鼻腔 - 蝶窦颅底肿瘤切除术 209
神经内镜下经鼻腔脑脊液鼻漏修补术 209
神经内镜下经鼻腔视神经管减压术 209
神经内镜下经单侧鼻腔 - 蝶窦入路垂体病灶切除术 209
神经内镜下经蝶入路垂体部分切除术 209
神经内镜下经蝶入路垂体全部切除术 209
神经内镜下脑动脉瘤夹闭术 209
神经内镜下脑室内血肿引流术 209
神经内镜下脑室内病灶切除术 209
神经内镜下椎管内病损切除术 210
神经皮肤黑变病 425
神经皮肤综合征 401, 425
神经牵拉伤 203

神经牵拉试验 299
神经嵌压综合征 283
神经鞘磷脂病* 133
神经鞘瘤 203, 283, 425
神经鞘瘤伴囊性变 203
神经鞘黏液瘤 425
神经鞘脂贮积症 166
神经切除术 210
神经肉瘤 319
神经山黧豆中毒 134
神经上皮瘤 203
神经上皮组织肿瘤 203
神经生长因子 480
神经束膜瘤 203, 283, 425
神经束膜囊肿 203
神经束切断术 210
神经衰弱 440
神经撕脱术 210
神经松解术 210, 342
神经损伤 203
神经损伤(操作中)△ 198
神经肽性肢端感觉异常 425
神经探查术△ 315
神经疼痛性脊柱侧弯 283
神经调节辅助通气 95
神经调控术 210
神经痛 134, 203, 449
神经痛性肌萎缩 134, 283
神经痛性营养不良 425
神经退行性病变伴有脑铁沉积 134
神经外科术后癫痫 203
神经外科术后感染 203
神经网络外科 203
神经吻合术 210, 332
神经系统变性病△ 134
神经系统变性疾病 134
神经系统病变 134
神经系统非洲锥虫病 134
神经系统副肿瘤综合征 134
神经系统钩端螺旋体病 134
神经系统贾第虫病 134
神经系统莱姆病 134
神经系统先天发育异常 134
神经系统血吸虫病 134
神经系统脂肪瘤 319
神经系统植入的电子刺激器的机械性并发症 134
神经纤维瘤 203, 283
神经纤维瘤病 11, 30, 203, 283, 425
神经纤维瘤病 1 型 203
神经纤维瘤病 2 型 203
神经纤维瘤病Ⅰ型 166, 425
神经纤维瘤病Ⅱ型 425
神经纤维瘤病脊柱侧凸 283
神经纤维肉瘤 203, 283
神经心理测验 446
神经信息学 203
神经行为异常 134
神经性勃起功能障碍△ 449
神经性跛行 283
神经性关节病 283
神经性关节炎△ 283
神经性呼吸困难 34, 93
神经性肌强直 134

神经性肌强直放电　148
神经性马蹄高弓足　283
神经性马蹄内翻足△　283
神经性马蹄足内翻　283
神经性膀胱　243, 449
神经性皮炎　419
神经性上睑下垂　11
神经性贪食　440
神经性疼痛　203
神经性脱发　425
神经性外翻足　283
神经性厌食　440
神经性厌食症△　440
神经修复术　210, 313
神经血管束岛状皮瓣术　332
神经血管造影　210
神经炎　134
神经移位术　210
神经移植　313
神经义肢技术　210
神经营养性角膜结膜炎　11
神经元及混合性神经元 - 胶质肿瘤　203
神经元腊样脂褐质沉积症　134
神经元特异烯醇化酶　480
神经元铁沉积　134
神经源性勃起功能障碍　449
神经源性肠道　134
神经源性肠功能障碍　449
神经源性肠梗阻△　449
神经源性肺水肿　88
神经源性膀胱　134, 243, 449
神经源性膀胱过度活动症　449
神经源性射精功能障碍　449
神经源性生育功能障碍　449
神经源性休克　337
神经源性直立性低血压　76
神经症性人格　444
神经症性障碍　440
神经脂肪瘤病　283
神经植入术　210
神经轴索麻醉术　342
神经轴索营养不良　134
神经走行压痛　299
神经阻滞剂恶性综合征　134
神经阻滞术　313
神经组织肿瘤　425
神游状态　444
哂斑△　424
肾癌△　243
肾包膜剥除术　252
肾包膜下积液　243
肾包膜下血肿　243
肾被膜下血肿清除术　252
肾病损切除术　359
肾病灶清除术　252
肾病综合征合并肾炎综合征　153
肾部分切除术　252, 359
肾出血性囊肿　243
肾穿刺活检术　155
肾穿透伤　243
肾挫裂伤△　243
肾挫伤　243
肾错构瘤　153, 243, 350
肾代偿性增大　156

肾单位稀少巨大症△　154
肾导管引流术　252
肾蒂断裂　243
肾蒂淋巴管剥脱术　252
肾蒂淋巴管离断术　252
肾蒂伤△　243
肾淀粉样变性　243
肾淀粉样变性病△　243
肾动静脉瘘　243
肾动脉闭塞　225
肾动脉大动脉炎(左侧 / 右侧 / 双侧)　153
肾动脉的动脉粥样硬化△　225
肾动脉畸形△　227
肾动脉夹层　156, 225
肾动脉假性动脉瘤　225
肾动脉介入栓塞术　235
肾动脉开窗术　235
肾动脉瘤　225, 243
肾动脉栓塞　225, 243
肾动脉栓塞术　252
肾动脉栓塞(左侧 / 右侧 / 双侧)　153
肾动脉损伤　225, 243
肾动脉狭窄　225, 243
肾动脉狭窄(左侧 / 右侧 / 双侧)　153
肾动脉纤维肌性发育不良(左侧 / 右侧 / 双
　　侧)　153
肾动脉纤维增生病　243
肾动脉血栓形成　225
肾动脉血栓形成(左侧 / 右侧 / 双侧)　153
肾动脉硬化　153
肾动脉硬化症　225
肾动脉造影　238, 252
肾动脉支架植入术　235
肾动脉粥样硬化　225
肾窦脂肪瘤样病　243
肾断层造影　252
肾断层造影洗出法　252
肾多房囊性病变△　239
肾恶性纤维组织细胞瘤　243
肾恶性肿瘤　243, 350
肾发育不良　243
肾发育不全　401
肾粉碎伤　243
肾封闭术　252
肾钙斑　243
肾钙化囊肿　243
肾根治性切除术　359
肾梗死　243
肾梗死(左侧 / 右侧 / 双侧)　156
肾功能不全　449
肾功能损害引起的痛风　166
肾固定术　252
肾和肾盂继发恶性肿瘤　243, 350
肾和输尿管结石梗阻伴肾积水△　243
肾后性肾功能不全　243
肾后性肾衰竭　243, 337
肾积脓　243, 401
肾积水　243, 401, 449
肾积水伴肾和输尿管结石梗阻　243
肾积水伴肾结石　243
肾积水伴输尿管结石　243
肾积水伴输尿管肾盂连接部梗阻　243
肾积水伴输尿狭窄　243
肾畸形　243

肾及输尿管恶性肿瘤　243, 351
肾集合管癌　351
肾继发恶性肿瘤　243, 351
肾继发性恶性肿瘤　243, 351
肾假性瘤　243
肾间质纤维化　153
肾交界性肿瘤　243, 351
肾绞痛　243
肾结核△　241
肾结核对侧肾积水　243
肾结石　243, 449
肾结石伴肾积水△　243
肾结石体外超声碎石术　252
肾结石体外冲击波碎石　252
肾静脉超声检查　255
肾静脉瘤栓形成　243
肾静脉栓塞　243
肾静脉栓塞和血栓形成△　243
肾静脉栓塞(左侧 / 右侧 / 双侧)　153
肾静脉损伤　243
肾静脉狭窄　243
肾静脉 - 下腔静脉吻合术　252
肾静脉血栓　156, 401
肾静脉血栓切除术　252
肾静脉血栓形成　243
肾静脉血栓形成(左侧 / 右侧 / 双侧)　153
肾静脉造影　252
肾局部灌注　252
肾颗粒细胞癌　243
肾离体术　252
肾良性肿瘤　243, 351
肾裂伤　243
肾淋巴瘤　244
肾淋巴母细胞瘤　244
肾淋巴肉瘤　244
肾鹿角状结石　244
肾门淋巴结转移　244
肾门上淋巴结切除术　252
肾门脂肪瘤样病　244
肾母细胞瘤　244, 351
肾囊性病变　401
肾囊性病变△　244
肾囊肿　244
肾囊肿切除术　252
肾囊肿去顶术　252
肾囊肿硬化剂注射　252
肾囊肿(左侧 / 右侧 / 双侧, 单发 / 多发)
　　156
肾内反流　244
肾内血管超声　255
肾脓肿　244
肾诺卡菌病　464
肾旁假囊肿　244
肾 - 膀胱吻合术　252, 359
肾胚胎瘤　401
肾膨结线虫病　464
肾皮质化脓性感染　244
肾皮质坏死　244
肾皮质脓肿　244
肾皮质腺瘤　244
肾平滑肌瘤　244
肾平滑肌肉瘤　244
肾破裂　244
肾破裂修补术　252

肾切除术 252
肾切开取石术 252
肾切开术 252
肾轻链沉积病 153
肾球旁细胞瘤 244
肾缺如 244
肾肉瘤 244
肾乳头坏死 244
肾乳头坏死(左侧/右侧/双侧) 156
肾乳头状腺瘤 351
肾软斑病 153
肾上皮样血管平滑肌脂肪瘤△ 283
肾上腺癌 351
肾上腺出血 166
肾上腺雌激素分泌腺癌 351
肾上腺错构瘤 166
肾上腺动脉造影 252
肾上腺多激素分泌腺癌 351
肾上腺恶性间质肿瘤 166
肾上腺恶性肿瘤 166, 351
肾上腺发育不良△ 168
肾上腺非功能性皮质腺瘤 244
肾上腺钙化 166
肾上腺感染 166
肾上腺海绵状血管瘤 244
肾上腺坏死 166
肾上腺继发恶性肿瘤 166
肾上腺假性囊肿 166
肾上腺交界恶性肿瘤△ 166
肾上腺交界性肿瘤 166
肾上腺节细胞神经瘤 244
肾上腺结核△ 166
肾上腺结核病 166
肾上腺结核致肾上腺皮质功能减退症 166
肾上腺结节性增生 166
肾上腺良性肿瘤 166
肾上腺脉管瘤 244
肾上腺梅毒合并皮质功能减退 425
肾上腺囊肿 166
肾上腺囊肿伴囊内出血 166
肾上腺脑白质营养不良 134, 166
肾上腺脓肿 166
肾上腺皮质癌 166
肾上腺皮质醇分泌腺癌 351
肾上腺皮质醇分泌腺瘤 166
肾上腺皮质醇增多症性高血压 76
肾上腺皮质恶性肿瘤 166
肾上腺皮质功能不全 166
肾上腺皮质功能减退症△ 166, 419
肾上腺皮质功能亢进 166
肾上腺皮质功能亢进症△ 166
肾上腺皮质激素类及其拮抗剂中毒 455
肾上腺皮质结节样增生△ 166
肾上腺皮质酮分泌腺癌 166
肾上腺皮质酮分泌腺瘤 166
肾上腺皮质危象 166
肾上腺皮质萎缩 166
肾上腺皮质腺瘤 166
肾上腺皮质增生 166
肾上腺皮质肿瘤 351
肾上腺平滑肌肉瘤 166
肾上腺切除术 252
肾上腺切除术后醛固酮减少症 166
肾上腺区肿瘤△ 351

肾上腺去氧皮质酮分泌腺癌 166
肾上腺去氧皮质酮分泌腺瘤 166
肾上腺醛固酮分泌腺癌 351
肾上腺醛固酮分泌腺瘤 351
肾上腺醛固酮瘤△ 165
肾上腺神经节神经母细胞瘤 166
肾上腺神经母细胞瘤 166
肾上腺神经鞘瘤 166
肾上腺神经纤维瘤 166
肾上腺剩余肿瘤 244
肾上腺嗜酸细胞瘤 244
肾上腺栓塞 166
肾上腺素能性荨麻疹 425
肾上腺髓样脂肪瘤 166
肾上腺髓质恶性肿瘤 166
肾上腺髓质功能亢进 166
肾上腺髓质神经病 166
肾上腺髓质增生△ 166, 244
肾上腺髓质增生性高血压 76
肾上腺髓质增生症 166, 244
肾上腺髓质脂肪瘤 244
肾上腺损伤 166, 244
肾上腺外髓脂肪瘤 283
肾上腺危象 166
肾上腺无功能皮质癌 166
肾上腺无功能皮质腺瘤 166
肾上腺性激素分泌腺癌 351
肾上腺性激素分泌腺瘤 351
肾上腺性征综合征 166, 244
肾上腺雄激素分泌腺癌 351
肾上腺雄激素分泌腺瘤 351
肾上腺血管瘤 166
肾上腺血管造影 253
肾上腺血肿 166
肾上腺炎 166
肾上腺异位△ 168
肾上腺源性男性化综合征△ 241
肾上腺早发育 166
肾上腺增生 166
肾上腺占位△ 166
肾上腺脂肪瘤 166
肾上腺肿瘤 351
肾上腺肿瘤切除术 359
肾上腺肿物 166
肾上腺转移癌 166
肾神经鞘瘤 244
肾-肾盂造瘘术 253
肾失用性萎缩 244
肾实质癌 244
肾实质切开取石术 253
肾实质性高血压 76, 153
肾嗜酸细胞瘤 244
肾嗜酸性细胞瘤△ 244
肾输尿管恶性肿瘤△ 243
肾输尿管结石 244
肾输尿管结石伴肾积水△ 243
肾-输尿管切除术 253, 359
肾输尿管全长切除术 253
肾衰竭 244
肾素活性 482
肾素瘤 244
肾髓质癌 351
肾髓质管扩张 244
肾髓质坏死 244

肾髓质囊性病 244
肾损伤 244
肾透明细胞瘤 244
肾透析 253
肾外横纹肌样瘤 283
肾外型肾盂 244
肾外血管平滑肌脂肪瘤 283
肾完全性破裂 244
肾萎缩 244
肾萎缩(左侧/右侧/双侧) 156
肾细胞癌 244
肾下垂 156, 244
肾下腹主动脉闭塞 225
肾下腹主动脉瘤 225
肾纤维瘤 244
肾纤维脂肪瘤样病 244
肾腺癌 244
肾腺瘤 244
肾小管病△ 168
肾小管病变 401
肾小管反流 244
肾小管间质损害 401
肾小管间质性肾炎-眼葡萄膜炎综合征△ 153
肾小管间质性肾炎-眼色素膜炎综合征 153
肾小管磷酸盐转运障碍 153
肾小管破裂 244
肾小管上皮细胞 473
肾小管酸中毒△ 153, 244, 401
肾小管酸中毒Ⅰ型 153
肾小管酸中毒Ⅱ型 153
肾小管酸中毒Ⅲ型 153
肾小管酸中毒Ⅳ型 153
肾小管酸中毒性骨病 166
肾小管损伤 153
肾小管萎缩 153
肾小管性蛋白尿 244
肾小管性碱中毒 159
肾小管性酸中毒 153, 244, 401
肾小球滤过率 345
肾小球囊性病△ 244
肾小球囊肿病 244
肾小球旁器增生症△ 159
肾小球轻微病变 153
肾小球微小病变 153
肾小球性蛋白尿 244
肾小球性血尿 244
肾楔形切除术 253, 359
肾型过敏性紫癜△ 244
肾性氨基酸尿 156
肾性高血压 76, 153
肾性骨病△ 283
肾性骨软化 283
肾性骨软化症△ 283
肾性骨萎缩 283
肾性骨营养不良症 283
肾性骨营养不良症△ 283
肾性尿崩症 153
肾性贫血 153
肾性视网膜病 11
肾性糖尿 156, 166
肾性系统性纤维化 153
肾修补术 253

肾旋转异常 244
肾血管重建术 253
肾血管畸形 401
肾血管瘤 244
肾血管平滑肌脂肪瘤△ 243
肾血管损伤 244
肾血管外皮细胞瘤 244
肾血管性高血压 76, 153, 244
肾血管造影 253
肾血管周细胞瘤△ 244
肾血肿 244
肾炎所致精神障碍 134, 440
肾炎综合征 153
肾移植后肾小球病变 153
肾异位 244
肾痈 244
肾盂癌△ 244, 351
肾盂癌肉瘤 351
肾盂白斑病 244
肾盂部分切除术 253, 359
肾盂成形术 253
肾盂挫伤 244
肾盂恶性肿瘤 244, 351
肾盂积脓△ 401
肾盂积水△ 449
肾盂及膀胱恶性肿瘤 244, 351
肾盂继发恶性肿瘤 244, 351
肾盂继发性恶性肿瘤△ 244, 351
肾盂间质反流 244
肾盂交界性肿瘤 244, 351
肾盂静脉反流 244
肾盂静脉曲张 244
肾盂镜检查术 253
肾盂良性肿瘤 351
肾盂淋巴反流 244
肾盂鳞状细胞癌 244
肾盂毛细血管扩张症 244
肾盂囊肿切除术 253
肾盂内 T 管引流术 253
肾盂脓肿 401
肾盂旁囊肿 244
肾盂旁囊肿切除术 253
肾盂膀胱恶性肿瘤△ 244, 351
肾盂切除术 359
肾盂切开取石术 253
肾盂切开术 253
肾盂乳头状癌 244
肾盂乳头状瘤 244
肾盂肾炎 401
肾盂 - 输尿管 - 膀胱吻合术 253
肾盂 - 输尿管成形术 253
肾盂输尿管连接部恶性肿瘤 244
肾盂输尿管连接部梗阻 244
肾盂输尿管连接部梗阻伴肾积水△ 243
肾盂输尿管连接部狭窄 244
肾盂输尿管连接处恶性肿瘤 351
肾盂输尿管连接处狭窄△ 244
肾盂输尿管松解术 253
肾盂 - 输尿管吻合术 253
肾盂输尿管造影 253
肾盂输尿管重复畸形 244
肾盂血管瘤 244
肾盂压测定 255
肾盂炎 401

肾盂移行细胞癌 244
肾盂原位癌 351
肾盂源性囊肿 244
肾盂造口闭合术 253
肾盂造口导管取出 253
肾盂造口取石术 253
肾盂造口术 253
肾盂造瘘管置换术 253
肾盂造瘘术 253
肾盂肿瘤△ 351
肾原始神经外胚叶瘤△ 401
肾脏畸胎瘤 244
肾脏替代治疗 155, 342
肾脏意义的单克隆丙球蛋白病 179
肾脏转移瘤 244
肾造口闭合术 253
肾造瘘管置换术 253
肾造瘘术 253
肾盏成形术 253
肾盏恶性肿瘤 244, 351
肾盏积水 244
肾盏结核 244
肾盏结石 244
肾盏静脉瘘 244
肾盏囊肿 244, 401
肾盏憩室 244
肾盏憩室结石 244
肾盏切除术 253, 359
肾盏 - 输尿管吻合术 253
肾折叠术 253
肾真菌病 464
肾脂肪瘤 244
肾脂肪肉瘤 244
肾肿瘤△ 350, 351
肾周病损切除术 253, 359
肾周活组织检查 253, 363
肾周积液 156
肾周囊肿 244
肾周脓肿 401
肾周脓肿切开引流术 253
肾周区域探查术 253, 359
肾周围淋巴管剥脱术 253
肾周围囊肿 244
肾周围粘连松解术 253
肾周血肿 156, 244
肾轴性旋转 244
肾铸型结石 244
肾子宫内膜异位症 244
肾紫癜 244
肾自发性破裂 244
肾自截 244
肾综合征出血热 153, 464
肾组织穿刺 408
渗出型(湿性)年龄相关性黄斑变性 11
渗出性扁桃体炎 30
渗出性虹膜囊肿 11
渗出性睫状体囊肿 11
渗出性脉络膜脱离 11
渗出性脉络膜炎 11
渗出性慢性单纯性糠疹 425
渗出性视网膜脱离 11
渗出性胸膜炎 401
渗出液 99, 473
渗透性利尿 244

渗透性脑病 134
渗透性脑水肿 203
渗透性轻泻剂中毒 455
渗透性肾病 153
渗透性脱髓鞘综合征 134
渗透压 99, 482
升结肠癌 351
升结肠病损切除术 359
升结肠恶性肿瘤 110
升结肠 - 横结肠吻合术 194, 359
升结肠 - 降结肠吻合术 194, 359
升结肠良性肿瘤 110
升结肠破裂修补术 194
升结肠切除术 194, 359
升结肠损伤 110, 186
升结肠 - 乙状结肠吻合术 194, 359
升主动脉部分切除伴人工血管置换术 235
升主动脉成形术 235
升主动脉动脉瘤△ 225
升主动脉发育不良 225
升主动脉 - 肺动脉分流术 235
升主动脉 - 腹主动脉人工血管搭桥术 235
升主动脉钙化 225
升主动脉 - 股动脉人工血管搭桥术 235
升主动脉夹层 * 230
升主动脉假性动脉瘤 225
升主动脉 - 颈总动脉人工血管搭桥术 235
升主动脉溃疡 225
升主动脉扩张 225
升主动脉瘤 225
升主动脉瘤样扩张 225
升主动脉人工血管置换术△ 235
升主动脉 - 双股动脉人工血管搭桥术 235
升主动脉 - 锁骨下动脉人工血管搭桥术 235
升主动脉 - 头臂动脉人工血管搭桥术 235
升主动脉 - 无名动脉人工血管搭桥术 235
升主动脉狭窄 225
升主动脉狭窄后扩张 225
升主动脉 - 腋动脉人工血管搭桥术 235
升主动脉造影 80, 238
升主动脉造影△ 238
升主动脉增宽△ 225
升主动脉置换术△ 235
升主动脉粥样硬化 225
生长发育迟缓 447
生长激素 482
生长激素不敏感综合征 166
生长激素缺乏性侏儒症 166
生长激素缺乏症 166
生长激素生成过多 173
生长激素释放激素瘤 166
生长激素释放因子瘤△ 166
生长激素腺瘤 203
生长激素异常致身材矮小△ 166
生长期头发松动 425
生长期脱发 425
生长抑素 482
生长抑素瘤 166
生长因子 480
生化妊娠 392
生化指标测定法 345
生活质量综合评定问卷 446
生精细胞 473

生精细胞检查 473
生理盲点扩大 11
生理性大视杯 11
生理性蛋白尿 156
生理性分流 88
生理性高催乳素血症 166
生理性脊柱前凸 283
生理性降压 342
生理性男性乳房发育症 166
生理性贫血 338
生理性睡眠期局部肌阵挛 144
生理性疼痛 338
生理性膝内翻 283
生理性膝外翻 283
生理盐水介质交叉配血 473
生理指标测定法 345
生物靶区 366
生物瓣膜失功能 225
生物瓣置换术后瓣周漏 225
生物补片阴道成形术 381
生物大网膜移植术 194,359
生物等效剂量 366
生物反馈疗法 194,332
生物反馈治疗 451
生物接骨术 313
生物可吸收性胶原屏障膜 64
生物力学损害 283
生物素缺乏 173
生物素缺乏症 425
生物素与生物素酶缺乏症△ 425
生物调节器 64
生物学并发症 59
生物学稳定性 68
生殖道感染 372
生殖道沙眼衣原体感染 464
生殖道损伤 372
生殖道衣原体感染 372
生殖道异物 319
生殖道支原体核酸 470
生殖道支原体抗体 480
生殖道支原体抗体 IgG 480
生殖道支原体抗体 IgM 480
生殖股神经阻滞麻醉与镇痛术 342
生殖器反应丧失 444
生殖器官继发性恶性肿瘤 244
生殖器官血管瘤 351
生殖器畸形 244
生殖器结核 372
生殖器溃疡 244
生殖器疱疹 244,425
生殖细胞瘤 203
生殖细胞肿瘤 203
声带癌 30
声带白斑 30
声带病损切除术 39
声带不典型增生病变 30
声带部分切除术 39
声带超窄缘显微外科技术 39
声带成形术 39
声带充血 34
声带重建术 39
声带出血 30
声带淀粉样变 30
声带恶性肿瘤 30

声带肥厚 30
声带蜂窝织炎 30
声带固定术 39
声带活动受限 34
声带继发恶性肿瘤 30
声带角化症 30
声带接触性肉芽肿 30
声带结节 30
声带溃疡 30
声带扩大切除术 39
声带良性肿瘤 30
声带鳞状上皮不典型性增生 30
声带麻痹 401
声带囊肿 30
声带内移术 39
声带黏膜白斑病 30
声带黏膜表皮剥脱术 39
声带黏膜下出血 30
声带黏膜下注射术 39
声带脓肿 30
声带切除术 39
声带曲霉病 464
声带任克氏水肿 30
声带肉芽肿 30
声带上皮下切除术 39
声带水肿 30
声带松弛 30
声带突撕脱 30
声带外移固定术 39
声带完全切除术 39
声带萎缩 34
声带息肉 30
声带息肉切除术 39
声带息肉术后 30
声带下憩室 30
声带小结 30
声带血管瘤 30
声带原位癌 30
声带粘连 30
声带粘连松解术 39
声带脂肪注射术 39
声带肿物切除术△ 39
声带肿胀 34
声带注射术 39
声带注射填充喉成形术 39
声带转位术 39
声导抗 41
声反射 41
声门闭合不全 34
声门恶性肿瘤 30
声门后部狭窄 30
声门扩大术 39
声门麻痹 30,401
声门描记［法］ 41
声门前部狭窄 30
声门区狭窄 30
声门上病损活组织检查 363
声门上喘鸣 30
声门上恶性肿瘤 30
声门上喉切除术 39
声门上气道管理术 342
声门上水平喉切除术 39
声门上水肿 30
声门上狭窄 30

声门上型喉癌 351
声门水肿 30
声门图 41
声门完全性狭窄 30
声门下病损烧灼术 39
声门下肉芽肿 30
声门下水肿 30
声门下狭窄 30
声门下血管瘤注药术 39
声门下肿物 30
声门性喘鸣 30
声门肿物 30
声谱描记［法］ 41
声谱图 41
声嘶△ 330
声损伤性聋 30
声图 41
声音嘶哑 213,330
圣路易脑炎 134,464
剩余碱 482
剩余尿 247
剩余牙槽嵴骨量 68
剩余牙槽嵴萎缩 53
失代偿性代谢性酸中毒 88
失代偿性代谢性碱中毒 88
失代偿性碱中毒 88
失代偿性酸中毒 88
失代偿性炎症反应综合征 329
失读 449
失读症△ 449
失活组织 330
失钾性肾病 153
失眠症 134
失神发作 203
失神发作癫痫持续状态 134
失神性癫痫持续状态△ 134
失声 34
失水引起的中暑 70
失髓牙△ 54
失写 449
失写症△ 449
失血性休克 83,219,326
失盐性肾炎 153
失盐性先天性肾上腺增生 166
失盐综合征△ 153
失用失认评定 451
失用性肌萎缩 134
失用性弱视 11
失用性萎缩 262
失用牙 59
失用症和失认症评估△ 451
失语△ 449
失语症 449
失语症评估△ 451
失张力发作 134,203
失重效应 455
虱病 425,464
虱媒介的回归热 464
施密特综合征△ 171
施虐癖 440
施虐受虐症 440
施虐型人格障碍 440
施坦尔耳郭畸形 319
施源器 366
湿肺 337

湿化高流量经鼻导管通气　342
湿化疗法　95, 342
湿脚气　166
湿啰音　79, 93, 217
湿型耵聍　30
湿性坏疽　329
湿性咳嗽　93
湿性年龄相关性黄斑变性△　11
湿疹　425
湿疹 - 血小板减少 - 免疫缺陷综合征△　179
湿疹样皮炎　425
湿疹样乳腺癌　351
湿疹样紫癜　425
十二指肠癌　351
十二指肠白点症　110
十二指肠病损破坏术　194, 359
十二指肠病损切除术　194, 359
十二指肠部分切除术　194, 359
十二指肠成形术　194
十二指肠出血△　110
十二指肠动脉破裂　110
十二指肠动脉栓塞术　194, 235
十二指肠动脉压迫综合征　110
十二指肠恶性肿瘤　110
十二指肠梗阻　110
十二指肠钩虫病　110, 464
十二指肠壶腹部癌　351
十二指肠继发恶性肿瘤　110
十二指肠交界性肿瘤　110
十二指肠静脉曲张伴出血　110
十二指肠镜检查　118
十二指肠克罗恩病　110
十二指肠空肠恶性肿瘤　110
十二指肠空肠连接处继发性肿瘤　110
十二指肠 - 空肠吻合术　194, 359
十二指肠溃疡　110
十二指肠溃疡伴出血　110
十二指肠溃疡伴穿孔　110
十二指肠溃疡伴穿孔和出血　110
十二指肠溃疡伴急性出血和穿孔　110
十二指肠溃疡伴急性穿孔　110
十二指肠溃疡并出血和穿孔△　110
十二指肠溃疡并发穿孔△　110
十二指肠溃疡穿孔修补术　194
十二指肠括约肌成形术　194
十二指肠良性肿瘤　110
十二指肠瘘　110
十二指肠瘘闭合术　194
十二指肠糜烂出血　110
十二指肠内异物　110
十二指肠内异物去除　194
十二指肠破裂　186
十二指肠破裂修补术　194
十二指肠憩室　110
十二指肠憩室穿孔　110
十二指肠憩室梗阻性黄疸综合征　110
十二指肠憩室化手术　194
十二指肠憩室炎　110
十二指肠切除术　194, 359
十二指肠切开探查术　194
十二指肠球变形　110
十二指肠球部溃疡伴穿孔　110
十二指肠球部溃疡伴急性出血　110

十二指肠球部息肉　110
十二指肠球囊扩张术　117
十二指肠球炎　110
十二指肠乳头癌　351
十二指肠乳头括约肌切开术　197
十二指肠乳头炎　110
十二指肠神经内分泌肿瘤　351
十二指肠受压　110
十二指肠损伤　110, 186
十二指肠外置术　194, 359
十二指肠息肉　110
十二指肠狭窄　110
十二指肠腺瘤　110
十二指肠型滤泡淋巴瘤　179
十二指肠炎　110
十二指肠引流液及胆汁理学检查　474
十二指肠引流液及胆汁显微镜检查　474
十二指肠淤积　110
十二指肠原位癌　110
十二指肠造口术　194, 359
十二指肠支架扩张术　117
十二指肠肿物　110
十二指肠重复畸形　401
十字交叉心△　222
十字交叉心脏　76
十字交叉征　148
石膏固定术　313
石骨症△　162, 398
石灰烧伤　329
石蜡疗法　451
石蜡瘤　425
石棉沉着病　88
石棉肺　455
石棉肺△　88
石棉所致肺癌　455
石棉所致间皮瘤　455
石棉小体　456
石棉状糠疹　425
石墨尘肺　88, 455
石胎　372, 401
石炭酸烧伤　329
石油及其衍生物性皮病　425
石油醚中毒　455
石油制品中毒　455
匙状甲△　318
时差变化综合征　134
时段尿　474
时间常数　148, 345
时间肺活量　345
时间剂量分次　366
时间剂量公式　366
时间剂量关系　366
时间剂量因子　366
时间限制　95
时间因子　366
时间用力呼气容积　99
时间指数　366
时间转换　95
时量相关半衰期　345
时限　148
时相　148
时效关系　345
实际呼吸频率　99
实际缓冲碱　99

实际碱剩余　99
实际碳酸氢盐　99
实际吸呼气时间比　99
实际吸气时间分数　99
实时定量 PCR-Duffy 血型基因分型　470
实时定量 PCR-Kell 血型基因分型　470
实时定量 PCR-Kidd 血型基因分型　470
实时定量 PCR-RHCE 血型基因分型　470
实时定量 PCR-RHD 血型基因分型　470
实体瘤控制　366
实体瘤相关基因检测　470
实体肿瘤肾损害　153
实音　93
拾物试验　299
食道穿孔△　401
食道裂孔疝　401
食道念珠菌病　401
食道破裂　401
食粪症　440
食管癌　351
食管癌前病变　351
食管癌肉瘤　351
食管癌术后吻合口瘘　351
食管癌术后吻合口狭窄　351
食管白斑　110
食管 - 贲门成形术　194
食管贲门肌层切开术　215, 359
食管贲门连接处恶性肿瘤　110
食管 - 贲门黏膜撕裂综合征　110
食管闭锁伴气管食管瘘　88
食管病损切除术　215, 359
食管病损氩气刀切除术　215
食管病损氩气刀治疗术　359
食管部分切除术　215, 359
食管测压　118
食管肠上皮化生　110
食管重复畸形　401
食管重建术　39
食管出血△　329
食管穿孔　110, 401
食管穿孔修补术　39
食管恶性肿瘤　110
食管反流　110
食管非典型增生△　111
食管腐蚀伤　30
食管腹部恶性肿瘤　110
食管梗阻　110
食管功能不全　110
食管喉切除术　39
食管化学性腐蚀伤△　30
食管化学性烧伤　329
食管化学性灼伤　30
食管肌层切开术　215, 359
食管肌性肥厚　110
食管继发恶性肿瘤　110
食管交界性肿瘤　110
食管结核　111
食管颈部恶性肿瘤　30, 111, 351
食管静脉瘤　111
食管静脉曲张　111
食管静脉曲张伴出血△　111
食管静脉曲张出血　111
食管静脉曲张的硬化剂注射或压迫止血法　41

食管静脉曲张结扎术 215
食管镜检查［法］ 41
食管镜下活组织检查 363
食管镜下食管探条扩张术 39
食管抗反流装置引起的机械性并发症 212
食管克隆氏病* 111
食管克罗恩病 111
食管 - 空肠弓上吻合术 215, 359
食管空肠吻合口狭窄 111
食管空肠吻合口炎 111
食管溃疡 111
食管扩张 111
食管扩张术 39
食管拉网细胞学检查 217
食管良性肿瘤 111
食管裂孔 212
食管裂孔疝 88, 111
食管裂伤缝合术 215, 359
食管鳞状上皮细胞癌 351
食管鳞状细胞癌术后复发 351
食管瘘 111
食管瘘修补术 215, 360
食管糜烂 111
食管囊肿 111
食管内压 99
食管内异物 111
食管内异物△ 30
食管逆行性循环扩张术 39
食管黏膜剥脱症 111
食管黏膜不典型增生 111
食管黏膜出血 329
食管黏膜角化 329
食管念珠菌病 111, 464
食管脓肿 111, 212
食管破裂 111
食管破裂出血 111
食管气管瘘 88
食管气管瘘修补 215
食管憩室 30
食管憩室冲洗术 41
食管憩室切除术 215
食管憩室外置术 215, 360
食管切开探查术 215
食管切开异物取出术 215
食管曲张静脉套扎术 194
食管烧伤 111
食管生物学行为不确定的肿瘤 110
食管受压 111
食管术后气管食管瘘△ 30
食管术后吻合口狭窄△ 111
食管探条扩张 215
食管 - 胃成形术 215
食管胃静脉曲张出血 111
食管胃连接处恶性肿瘤 111
食管胃黏膜异位△ 111
食管胃吻合口狭窄 111
食管胃吻合口炎 111
食管息肉 111
食管狭窄 111
食管狭窄修补术 215, 360
食管胸膜瘘 88
食管血管瘤 111
食管循环扩张术 39
食管压力 345

食管炎 111, 329
食管异位组织 111
食管异物△ 111
食管异物 30
食管永久性管置入术 215, 360
食管原位癌 111
食管运动障碍 111
食管造口闭合术 215, 360
食管支撑物置入术 215, 360
食管支架调整术 117
食管支气管瘘 88
食管 - 支气管瘘修补术 215
食管脂肪瘤 111
食管中三分之一的恶性肿瘤△ 116
食管中下段恶性肿瘤△ 116
食管肿瘤 111, 351
食管肿瘤破裂出血 111
食管肿瘤切除术 360
食管自发性破裂 111
食管纵隔瘘 88
食毛症 440
食入毒蘑菇中毒△ 452
食入性变应原 IgE 480
食物残渣 68
食物过敏反应 425
食物过敏性失眠 134
食物过敏症 425
食物接触皮肤引起的变应性接触性皮炎 11
食物接触皮肤引起的刺激性接触性皮炎 11
食物接触皮肤引起的接触性皮炎 11
食物嵌塞 59
食物滞留感 213
食物中毒 111
食欲减退 181
食源性寄生虫病 464
史蒂文斯 - 约翰逊综合征 11
史密斯骨折 283
史密斯 - 马盖尼斯综合征 134
史 - 约综合征△ 11
矢状窦分流术 210
矢状窦良性肿瘤 203
矢状窦脑膜瘤 203
矢状窦旁脑膜瘤 203
矢状缝早闭 53
矢状截骨术 64
矢状劈开截骨术 64
使用阿片类物质引起的残留性和迟发性精神病性障碍△ 436
使用阿片类物质引起的戒断状态△ 436
使用阿片类物质引起的戒断状态伴有谵妄△ 436
使用阿片类物质引起的精神病性障碍△ 436
使用阿片类物质引起的精神和行为障碍△ 436
使用阿片类物质引起的依赖综合征△ 436
使用阿片类物质引起的遗忘综合征△ 436
使用大麻类物质引起的残留性和迟发性精神病性障碍△ 437
使用大麻类物质引起的戒断状态伴有谵妄△ 436
使用大麻类物质引起的精神病性障碍△

437
使用大麻类物质引起的精神和行为障碍△ 437
使用大麻类物质引起的遗忘综合征△ 437
使用挥发性溶剂引起的残留性精神病性障碍△ 453
使用挥发性溶剂引起的戒断状态伴有谵妄△ 436
使用酒精引起的残留性和迟发性精神病性障碍△ 439
使用酒精引起的戒断状态 438
使用酒精引起的精神病性障碍△ 439
使用酒精引起的精神和行为障碍△ 439
使用酒精引起的依赖综合征△ 439
使用可卡因引起的残留性和迟发性精神病性障碍△ 439
使用可卡因引起的戒断状态 439
使用可卡因引起的戒断状态伴有谵妄△ 436
使用可卡因引起的精神病性障碍△ 439
使用可卡因引起的精神和行为障碍△ 439
使用可卡因引起的依赖综合征△ 439
使用可卡因引起的遗忘综合征△ 439
使用烟草引起的戒断状态 441
使用烟草引起的戒断状态伴有谵妄△ 436
使用烟草引起的精神病性障碍△ 441
使用烟草引起的精神和行为障碍△ 441
使用烟草引起的依赖综合征△ 90
使用烟草引起的遗忘综合征△ 441
使用镇静剂或催眠剂引起的残留性和迟发性精神病性障碍△ 442
使用镇静剂或催眠剂引起的戒断状态△ 442
使用镇静剂或催眠剂引起的戒断状态伴有谵妄△ 436
使用镇静剂或催眠剂引起的精神病性障碍△ 442
使用镇静剂或催眠剂引起的精神和行为障碍△ 442
使用镇静剂或催眠剂引起的依赖综合征△ 442
使用镇静剂或催眠剂引起的遗忘综合征△ 442
使用致幻剂引起的残留性和迟发性精神病性障碍△ 442
使用致幻剂引起的戒断状态△ 442
使用致幻剂引起的戒断状态伴有谵妄△ 436
使用致幻剂引起的精神病性障碍△ 442
使用致幻剂引起的精神和行为障碍△ 442
使用致幻剂引起的依赖综合征△ 442
使用致幻剂引起的遗忘综合征△ 442
始基囊肿 53
始基子宫 372
始基子宫切除术 360, 381
士的宁及其盐类中毒 455
示指背侧皮瓣术 332
示指完全离断 283
示指移植拇指再造术 332
世界卫生组织生活质量量表 -100 条目 446
事故性低体温 455
事件相关电位 148
事件影响量表 446
饰面崩瓷 53

试产失败　392
试戴　64
视 - 隔发育不良　166
视黄醇结合蛋白　482
视交叉疾患　11
视交叉综合征　11
视交叉综合征△　164
视觉刺激诱发的反射性癫痫　134
视觉代替装置　11
视觉激发电位异常　11
视觉检查　11
视觉敏感性癫痫　11
视觉模拟量表　345
视觉生物反馈膀胱功能训练　451
视觉性昏厥　11
视觉诱发电位　23, 148, 345
视觉障碍　11, 34
视力丧失　19, 34
视力下降　19
视路疾患　11
视能矫正训练△　12
视盘凹陷　19
视盘玻璃膜疣　11
视盘发育不良　11
视盘黑色素细胞瘤　11
视盘良性肿瘤　351
视盘前膜　11
视盘缺损　11
视盘水肿　11
视盘萎缩　19
视盘小凹　11
视盘新生血管　19
视盘星形细胞错构瘤　11
视盘血管瘤　11
视盘血管炎　11
视盘血管炎Ⅰ型　11
视盘血管炎Ⅱ型　11
视盘炎　11
视盘有髓神经纤维　11
视盘肿物　11
视盘周围葡萄肿　11
视皮层疾患　11
视疲劳　19
视频喉镜　345
视频脑电监测　148
视频脑电图监测　210
视丘反应综合征　11
视乳头炎△　11
视乳头肿物△　11
视神经病变△　10
视神经病损切除术　210
视神经挫伤　11
视神经恶性肿瘤　11, 203, 351
视神经发育不良　11
视神经发育不全　11
视神经管骨折　11
视神经管减压术　210
视神经和视路损伤　11
视神经脊髓炎　11, 134
视神经脊髓炎谱系病　11
视神经脊髓炎谱系疾病　134
视神经减压术　21, 39
视神经胶质瘤　11, 203
视神经结核　11

视神经良性肿瘤　11
视神经脑膜瘤　11
视神经念珠菌病　11, 464
视神经念珠菌感染△　11
视[神经]盘水肿　205
视神经盘先天性畸形　11
视神经鞘膜瘤　351
视神经鞘脑膜瘤　11
视神经鞘直径测定　345
视神经切除术　210
视神经切开术　210
视神经乳头良性肿瘤△　351
视神经视网膜炎　11
视神经受压　11
视神经撕脱伤　11
视神经损害△　18
视神经萎缩　11
视神经炎　11
视神经周围炎　11
视神经转移性恶性肿瘤　11
视神经转移性肿瘤　11
视神经阻断术　210
视网膜瘢痕　11
视网膜半侧静脉阻塞　11
视网膜变性(静脉旁色素型)　11
视网膜病　11
视网膜病变△　11
视网膜层分离　11
视网膜出血　11
视网膜电图异常　11
视网膜动脉闭塞　11
视网膜动脉大动脉瘤　11
视网膜动脉供血不足　11
视网膜动脉合并静脉阻塞　11
视网膜动脉炎　11
视网膜动脉炎伴多发性瘤样动脉扩张　12
视网膜动脉粥样硬化　12
视网膜恶性肿瘤　12
视网膜发育不良　12
视网膜分支动脉阻塞　12
视网膜分支静脉阻塞　12
视网膜分支静脉阻塞伴玻璃体积血　12
视网膜光损伤　12
视网膜光损伤△　329
视网膜海绵状血管瘤　12
视网膜黑变病　12
视网膜坏死　12
视网膜疾患　12
视网膜寄生虫性囊肿　12
视网膜结核　12
视网膜睫状动脉阻塞　12
视网膜静脉炎　12
视网膜静脉周围炎　12
视网膜静脉周围炎(非结核性)△　12
视网膜静脉周围炎(结核性)　12
视网膜静脉阻塞　12
视网膜静脉阻塞(黄斑分支)　12
视网膜孔　12
视网膜良性肿瘤　12
视网膜裂孔　12
视网膜裂孔不伴有脱离　12
视网膜裂孔(外伤性)　12
视网膜淋巴瘤　12
视网膜蔓状血管瘤　12

视网膜毛细血管瘤　12
视网膜毛细血管瘤样增生　12
视网膜母细胞瘤　12
视网膜囊肿　12
视网膜劈裂症　12
视网膜劈裂症及视网膜囊肿　12
视网膜牵拉　19
视网膜前出血　12
视网膜前膜　12
视网膜前膜剥除术　21
视网膜嵌顿　12
视网膜切开术　21
视网膜缺损　12
视网膜色素变性　12
视网膜色素变性(代谢异常性)　12
视网膜色素变性(单侧)　12
视网膜色素变性 - 多趾 - 肥胖 - 生殖器异常综合征　12
视网膜色素变性(非典型性)　12
视网膜色素变性 - 感音神经性耳聋综合征　12
视网膜色素变性 - 聋哑综合征　30
视网膜色素变性(扇形)　12
视网膜色素变性(无色素性)　12
视网膜色素变性(小动脉旁型)　12
视网膜色素变性(原发性)　12
视网膜色素变性(中心性)　12
视网膜色素上皮脱离　12
视网膜色素上皮脱离(出血性)　12
视网膜色素上皮脱离(浆液性)　12
视网膜烧伤　329
视网膜渗出　19
视网膜水肿　19
视网膜损伤　12
视网膜损伤△　329
视网膜铁质沉着病　12
视网膜脱离伴视网膜裂孔　12
视网膜脱离伴增生性玻璃体视网膜病　12
视网膜脱离(出血性)　12
视网膜脱离复位术　21
视网膜脱离合并脉络膜脱离　12
视网膜脱离(混合性)　12
视网膜脱离(渗出性)　12
视网膜脱离术后视网膜复位　12
视网膜脱离(无晶状体眼)　12
视网膜脱离修复术后　12
视网膜网状变性　12
视网膜微动脉瘤　12
视网膜微囊样变性　12
视网膜萎缩　12
视网膜下出血　12
视网膜下囊尾蚴病　464
视网膜先天性畸形　12
视网膜新生血管　12
视网膜星形细胞瘤　12
视网膜型偏头痛　134
视网膜性偏头痛　12
视网膜血管病变　12
视网膜血管痉挛　12
视网膜血管瘤　12
视网膜血管瘤样增生　351
视网膜血管母细胞瘤　351
视网膜血管曲张　12

视网膜血管炎 12
视网膜血管增生样瘤 12
视网膜血管阻塞 12
视网膜炎 12
视网膜营养障碍 12
视网膜再脱离 12
视网膜震荡 12
视网膜中央动脉血栓 12
视网膜中央动脉阻塞 12
视网膜中央静脉阻塞 12
视网膜周边变性 12
视网膜皱襞 12
视物变大 19
视物变形 19
视物模糊 19
视物显多症 19
视物显小症 19
视雪症 134
视野缺损 19
视轴矫正训练 12
视锥细胞营养障碍 12
适度开放液体治疗 342
适形放射治疗 366
适应性腕关节不稳定 283
适应性支持通气 95
适应障碍 440
室壁瘤 225
室壁瘤△ 79
室壁瘤切除术 235
室壁瘤折叠术 235
室颤△ 78
室管膜瘤 203
室管膜母细胞瘤 203
室管膜下出血 203
室管膜下巨细胞型星形细胞瘤 203
室管膜下瘤 203
室管膜炎 134, 401
室管膜肿瘤 203
室间隔穿孔 76
室间隔动脉瘤 401
室间隔肥厚 76
室间隔开窗术 235
室间隔膜部瘤 76, 225
室间隔膨出瘤 225
室间隔缺损 76, 225, 401
室间隔缺损闭式封堵修补术 335
室间隔缺损补片修补术 235
室间隔缺损封堵术 81
室间隔缺损封堵术后 76
室间隔缺损合并主动脉弓离断 225
室间隔缺损合并主动脉弓缩窄 225
室间隔缺损扩大术 235
室间隔缺损人造补片修补术 335
室间隔缺损修补术 235, 335
室间隔缺损组织补片修补术 235, 335
室内差异性传导 76
室内传导阻滞 76
室上性心动过速 76
室速△ 76
室性并行心律 76
室性并行心律性心动过速 76
室性期前收缩 76
室性心动过速 76, 401
室性心律失常 76

室性逸搏 76
室性早搏△ 76
室性自搏性心动过速 76
室早△ 76
释放试验 484
嗜肺军团菌肺炎 88
嗜肺军团菌核酸 470
嗜肺军团菌抗体 480
嗜肺军团菌抗体 IgA 480
嗜肺军团菌抗体 IgG 480
嗜肺军团菌抗体 IgM 480
嗜铬细胞瘤 76, 166, 244
嗜铬细胞瘤伴肠梗阻 166
嗜铬细胞瘤伴肠缺血 166
嗜铬细胞瘤伴多种并发症 166
嗜铬细胞瘤伴儿茶酚胺心肌病 166
嗜铬细胞瘤伴肺水肿 166
嗜铬细胞瘤伴冠心病 166
嗜铬细胞瘤伴慢性肾病 166
嗜铬细胞瘤伴脑病 166
嗜铬细胞瘤伴脑血管病 166
嗜铬细胞瘤伴皮肤溃疡 166
嗜铬细胞瘤伴视网膜病变 167
嗜铬细胞瘤伴糖尿病 167
嗜铬细胞瘤伴主动脉夹层 167
嗜铬细胞瘤危象 167
嗜碱性点彩红细胞计数 474
嗜碱性粒细胞直接计数 474
嗜碱性腺瘤 167
嗜碱性中幼粒细胞 474
嗜麦芽窄食单胞菌肺炎 88
嗜毛囊性蕈样肉芽肿 425
嗜皮菌病 425
嗜水气单胞菌肠炎 111
嗜睡 338
嗜睡状态 444
嗜酸 - 嗜碱性腺瘤 167
嗜酸细胞瘤 167
嗜酸细胞肉芽肿△ 425
嗜酸细胞性肺炎△ 87
嗜酸细胞性蜂窝织炎 186, 401, 425
嗜酸细胞性淋巴肉芽肿△ 425
嗜酸细胞性膀胱炎 153
嗜酸细胞性脂膜炎△ 425
嗜酸细胞阳离子蛋白 480
嗜酸性蜂窝织炎△ 401
嗜酸性筋膜炎 425
嗜酸性粒细胞肉芽肿 179
嗜酸性粒细胞肉芽肿△ 88
嗜酸性粒细胞浸润性小肠炎 111
嗜酸性粒细胞性淋巴肉芽肿△ 88
嗜酸性粒细胞性脑膜炎 148
嗜酸性粒细胞性胃肠炎 111
嗜酸性粒细胞性胃肠炎△ 111
嗜酸性粒细胞性支气管炎 88
嗜酸性粒细胞增多性非变应性鼻炎 88
嗜酸性粒细胞增多性皮病△ 425
嗜酸性粒细胞增多性皮炎 425
嗜酸性粒细胞增多性血管淋巴样增生 425
嗜酸性粒细胞增多症 88
嗜酸性粒细胞增多综合征 179
嗜酸性粒细胞直接计数 474
嗜酸性肉芽肿 88, 425
嗜酸性肉芽肿性多血管炎 88

嗜酸性肉芽肿性多血管炎肾损害 153
嗜酸性细胞脑膜炎 134
嗜酸性腺癌 53
嗜酸性腺瘤 30, 53, 167
嗜酸性血管炎 425
嗜酸性脂膜炎 425
嗜酸性中性粒细胞 474
嗜血分枝杆菌皮肤感染 425
嗜血杆菌性脑膜炎 134
嗜异性凝集试验 480
嗜中性脂膜炎 425
噬血细胞性淋巴组织细胞增生症 179
噬血细胞综合征 179
噬血细胞综合征基因突变筛查 470
收肌管阻滞麻醉与镇痛术 342
收缩鼻腔黏膜 41
收缩期杂音 79
收缩压 345
收缩压变异度 345
收缩早期喷射音 79
收缩中、晚期喀喇音 79
手背瘢痕挛缩 329
手背瘢痕切除植皮术 333
手背部瘢痕 319
手背/掌瘢痕切除松解植皮术 333
手臂振动病 455
手部瘢痕 283
手部瘢痕松解术 333
手部爆炸伤 283
手部尺动脉损伤 283
手部尺神经损伤 283
手部挫裂伤 283
手部带腱帽异体肌腱移植术 313
手部带鞘管异体肌腱移植术 313
手部恶性肿瘤 283
手部感染 283
手部骨折 283
手部贯通伤 283
手部滑膜肉瘤 283
手部肌腱成形术 313
手部肌腱缝合术 313
手部肌腱固定术 313
手部肌腱后移术 313
手部肌腱前移术 313
手部肌腱切断术 313
手部肌腱延长术 313
手部肌腱延迟性缝合术 313
手部肌腱移位术 313
手部肌腱移植术 313
手部肌腱止点重建 313
手部肌肉病损切除术 313, 360
手部肌肉断裂 283
手部肌肉缝合术 313
手部肌肉切除术 313
手部肌肉切开减术 313
手部肌肉松解术 313
手部肌肉移位术 313
手部挤压伤△ 283
手部腱鞘病损切除术 360
手部疖 425
手部结核 283
手部开放性损伤 283
手部开放性损伤伴骨折 283
手部开放性损伤伴脱位 283

手部溃疡　329
手部溃疡（良性）　319
手部碾挫伤　283
手部皮肤瘢痕切除术　333
手部皮肤瘢痕松解成形术　333
手部皮肤恶性肿瘤　283
手部切痂术　333
手部清创术　313
手部桡动脉损伤　283
手部桡神经损伤　283
手部软组织病损切除术　323, 360, 434
手部烧伤　329
手部撕脱伤　329
手部脱套伤　283
手部削痂术　333
手部痈　425
手部正中神经损伤　283
手部肿物　319
手擦伤　283
手残端修整术　313
手尺动脉损伤　225
手带蒂皮瓣移术　323
手第 2 掌骨骨折　283
手冻疮　329
手断层浅皮片移植术　323
手多发浅表损伤　283
手法通气　342
手法旋转胎头△　395
手法治疗　451
手蜂窝织炎　186
手功能评定　451
手功能训练　451
手关节扭伤　283
手和对侧臂创伤性切断　283
手和手指的先天性缺如△　295
手和腕开放性损伤　283
手和腕开放性损伤伴骨折　283
手和腕开放性损伤伴脱位　283
手坏死性筋膜炎　329
手肌腱挛缩后遗症　283
手肌腱缺损后遗症　283
手溃疡　186
手内在肌挛缩　283
手内在肌损伤后遗症　283
手皮肤恶性肿瘤△　283
手皮肤感染　425
手皮肤撕脱伤　329
手浅表损伤　283
手侵袭性纤维瘤　319
手屈曲畸形　283
手取胎膜术　395
手取胎盘术　395
手全厚皮片游离移植术　323
手桡动脉损伤　225
手烧伤后畸形　329
手烧伤后遗症　449
手神经纤维瘤　319
手示指末节离断　283
手术安全核查表　345
手术部位感染　186
手术导航　64
手术后败血症　284
手术后瘢痕　329
手术后瘢痕性尿道闭锁　244, 372

手术后扁桃体出血　30
手术后残留异物　186
手术后肠出血　186
手术后肠道狭窄　111
手术后肠腹壁瘘　111
手术后肠梗阻　111
手术后肠瘘　111
手术后肠粘连　111
手术后出血　186
手术后垂体功能减退症　167
手术后大网膜粘连　111, 372
手术后胆管闭锁　111
手术后胆管狭窄　111
手术后低胰岛素血症　167
手术后恶性肿瘤化学治疗　53
手术后二尖瓣狭窄伴关闭不全　225
手术后发热　225
手术后肺功能不全　88
手术后腹壁血管破裂出血　186
手术后腹膜粘连　111, 372
手术后腹内异物遗留△　186
手术后腹腔出血　186
手术后腹腔内血肿　186
手术后腹主动脉阻塞　225
手术后肝管狭窄　111
手术后肝外胆管狭窄　111
手术后肝总管小肠瘘　111
手术后肛门出血　186
手术后肛门出血缝扎止血术　194, 434
手术后巩膜坏死　12
手术后虹膜嵌顿　12
手术后虹膜脱垂　12
手术后喉粘连　30
手术后会阴瘘　372
手术后急性胃扩张　111
手术后脊柱前凸　284
手术后甲状旁腺功能减退症　167
手术后甲状腺出血　167
手术后甲状腺功能减退　167
手术后甲状腺功能减退症△　167
手术后甲状腺瘘　167
手术后结肠 - 直肠瘘　111
手术后结膜瘘　12
手术后进行性协同性坏疽△　427
手术后淋巴水肿　225
手术后颅内积气　203
手术后颅内血肿　203
手术后马尾神经损伤　203
手术后脉络膜视网膜瘢痕　12
手术后脉络膜脱离　12
手术后慢性肺功能不全　88
手术后慢性呼吸功能不全△　88
手术后脑积水　203
手术后脑脊液漏　203
手术后脑膜膨出　203
手术后脑水肿　203
手术后尿崩症　167
手术后尿道出血　244
手术后尿道会阴瘘△　372
手术后尿道口畸形　244, 372
手术后尿道瘘　372
手术后尿道综合征　244, 372
手术后尿潴留　372
手术后膀胱出血　245

手术后膀胱阴道瘘　319
手术后盆腔粘连　111, 372
手术后皮肤坏死△　225
手术后皮下瘘　425
手术后皮下气肿△　184
手术后葡萄膜炎　12
手术后气管瘘　30
手术后气管食管瘘　30
手术后气管狭窄　88
手术后气胸　88
手术后前列腺出血　245
手术后切口不愈合　284
手术后切口出血　186
手术后切口感染△　186
手术后切口血肿　186
手术后伤口裂开　186
手术后伤口肉芽肿△　186
手术后伤口异物　186
手术后伤口止血术　64, 194, 215, 253, 323, 360, 434
手术后肾上腺皮质功能减退　167
手术后肾上腺皮质功能减退症△　167
手术后声带麻痹　30
手术后声带粘连　30
手术后食管瘘　111
手术后食管破裂　111
手术后食管胃瘘　111
手术后食管狭窄　111
手术后食管炎　111, 212
手术后视网膜瘢痕　12
手术后视网膜出血　12
手术后瘫痪　203
手术后疼痛　203
手术后吞咽困难　284
手术后胃肠功能紊乱　111
手术后胃结肠瘘　111
手术后胃瘘　111
手术后胃缺血性坏死　111
手术后胃小肠瘘　111
手术后吻合口缝线残留　225
手术后吸收不良△　111
手术后吸收不良综合征　111
手术后吸收障碍性骨质疏松　284
手术后吸收障碍性骨质疏松伴病理性骨折　284
手术后小肠瘘　111
手术后心肌梗死　76
手术后心力衰竭伴肺水肿　225
手术后胸腔出血　212
手术后胸腔积液　88
手术后休克　186
手术后血内胰岛素不足　167
手术后咽瘘　30
手术后眼前房积血　12
手术后胰腺外分泌功能不全　167
手术后阴道狭窄　372
手术后阴道粘连　372
手术后硬膜外血肿　203
手术后硬膜下积液　203
手术后造瘘口旁疝　111
手术后造瘘口狭窄　111
手术后支气管胸膜瘘　88
手术后肢体功能障碍　203
手术前恶性肿瘤化学治疗　53

手术切口异物遗留△ 186
手术清创 333
手术入路 210
手术伤害性刺激反应 345
手术伤害性刺激指数 345
手术伤口肉芽肿 186
手术体积描记指数 345
手术治疗 95
手套撕脱伤△ 283
手套形波 148
手外伤 284
手外伤清创缝合术 313
手腕离断 284
手癣 425,464
手血管瘤 319
手血管炎 284
手异物去除 194,323
手异物去除术 434
手幼年型骨软骨病 284
手掌瘢痕挛缩 329
手掌瘢痕切除植皮术 333
手掌部分瘢痕切除植皮术 333
手掌开放性损伤 284
手掌韧带断裂 284
手脂肪瘤 319
手植骨术后 449
手指 10 秒屈伸试验 299
手指瘢痕切除松解植皮术 333
手指部瘢痕 319
手指挫伤伴有指甲损害△ 425
手指挫伤伴指甲损伤 425
手指挫伤不伴有指甲损害 284
手指多处脱位 284
手指多发性骨折 284
手指(多指)切疣术 333
手指(多指)削疣术 333
手指恶性黑色素瘤 284
手指感染 425
手指关节离断术 323
手指过短症△ 260
手指坏疽 329
手指坏死 284
手指肌肉断裂 284
手指截断术 323
手指开放性伤口不伴有指甲损害 284
手指开放性损伤 284
手指开放性损伤伴指甲损伤 284
手指钮孔畸形△ 295
手指皮瓣术后 449
手指皮肤撕脱伤 284
手指偏斜畸形 284
手指蹼感染 284
手指浅表异物 284
手指屈肌肌腱粘连 284
手指缺损 284
手指损伤 284
手指探触气管插管术 342
手指纤维骨性假瘤 284
手指再造术后 284
手指再植术 313
手指肿物 319
手舟骨骨折 319
手转胎头术 395
手足搐搦 167,401

手足皲裂 425
手足口病 53,401,425,464
手足口病(重症) 425
手/足浅表性大疱性脓皮病 425
手足温度过低 299
手足徐动症 134,284,449
守门员骨折 284
首次使用综合征 153
首诊房颤 76
受虐儿童综合征 444
受虐症 440
受孕的异常产物 372
受孕妄想△ 444
兽奸 444
瘢痕角化过度 329
书写痉挛 134,203
枢椎侧块骨折 284
枢椎齿状突畸形 284
枢椎骨折 284,449
舒张期杂音 79
舒张晚期奔马律 80
舒张性心力衰竭 76
舒张性心衰△ 76
舒张压 345
舒张压时间指数 345
舒张早期奔马律 80
输出潮气容积 99
输出量因子 366
输精管瓣膜去除术 253
输精管病损切除术 253
输精管部分切除术 253
输精管发育不良△ 245
输精管附睾吻合术 253
输精管附睾造影 253
输精管和附睾裂伤缝合术 253
输精管畸形 245
输精管结核 245
输精管结扎去除术 253
输精管结扎术 253
输精管结扎术后复通 253
输精管精囊造影 253
输精管梅毒 245
输精管切除术 253
输精管切断术 253
输精管缺如 245
输精管损伤 245
输精管探查术 253
输精管吻合术 253
输精管炎 245
输精管造口术 253
输精管造影 253
输卵管 MTX 注射术△ 382
输卵管包裹性积液 372
输卵管闭锁 372
输卵管闭锁性不孕 372
输卵管病损电凝术 381
输卵管病损切除术 381
输卵管病损烧灼术 381
输卵管部分切除术 381
输卵管残端妊娠破裂 392
输卵管成形术 382
输卵管抽吸术 382
输卵管出血 372
输卵管穿刺术 382

输卵管单纯缝合术 382
输卵管恶性肿瘤 372
输卵管发育不全 372
输卵管痕迹 372
输卵管壶腹部妊娠 372
输卵管壶腹部妊娠流产 372
输卵管壶腹部妊娠破裂 372
输卵管坏死 372
输卵管活检术△ 382
输卵管活组织检查 382
输卵管积脓 372
输卵管积水 372
输卵管畸胎瘤 372
输卵管畸形 372
输卵管及卵巢恶性肿瘤 372
输卵管继发恶性肿瘤 372
输卵管甲氨蝶呤注射术 382
输卵管假体去除术 382
输卵管假体植入术△ 382
输卵管假体置换术 382
输卵管假体置入术 382
输卵管间质部妊娠 372
输卵管间质部妊娠流产 372
输卵管间质部妊娠破裂 372
输卵管交界性肿瘤 372
输卵管结核 372
输卵管镜检查 382
输卵管绝育后再通术 382
输卵管绝育术 382
输卵管扩张术 382
输卵管良性肿瘤 372
输卵管-卵巢成形术 382
输卵管卵巢囊肿 372
输卵管卵巢脓肿 372
输卵管卵巢炎 372
输卵管囊肿 372
输卵管扭转 372
输卵管脓肿△ 372
输卵管平滑肌瘤 372
输卵管憩室 372
输卵管嵌顿 372
输卵管切除伴输卵管妊娠去除术 382
输卵管切开妊娠物去除术 382
输卵管切开探查术 382
输卵管切开引流术 382
输卵管缺失 372
输卵管妊娠 372
输卵管妊娠合并宫内孕 372
输卵管妊娠流产 372
输卵管妊娠破裂 372
输卵管妊娠去除伴输卵管开窗术 382
输卵管妊娠物去除伴输卵管造口术 382
输卵管乳头状瘤 372
输卵管伞部妊娠 372
输卵管伞部妊娠流产 372
输卵管伞部妊娠破裂 372
输卵管伞端妊娠破裂 392
输卵管上皮内癌 351
输卵管上皮增生 372
输卵管-输卵管吻合术△ 382
输卵管损伤 372
输卵管通液术 382
输卵管脱垂 372
输卵管吻合术 382

输卵管息肉　372
输卵管系膜病损切除术　382
输卵管系膜囊肿　372
输卵管峡部妊娠　372
输卵管峡部妊娠流产　372
输卵管峡部妊娠破裂　372
输卵管狭窄性不孕　372
输卵管纤维肌瘤　372
输卵管选择性插管术　382
输卵管血管瘤　372
输卵管血肿伴有子宫积血　372
输卵管血肿清除术　382
输卵管炎　372
输卵管移植术　382
输卵管造口术　382
输卵管粘连　372
输卵管粘连分离术　382
输卵管肿瘤　372
输卵管周围炎　372
输卵管注气术　382
输卵管注药术　382
输卵管子宫内膜异位症　372
输卵管 - 子宫吻合术　382
输卵管阻塞性不孕　372
输尿管癌肉瘤　351
输尿管白斑病　245
输尿管闭锁　245
输尿管闭锁和狭窄△　245
输尿管病损切除术　253
输尿管部分切除术　253
输尿管残端切除术　253
输尿管 - 肠管吻合口修正术　253, 360
输尿管肠瘘　245
输尿管 - 肠 - 皮肤尿流改道术　253
输尿管成形术　253
输尿管导管取出　253
输尿管断裂　245
输尿管恶性肿瘤　245, 351
输尿管发育不良　245
输尿管发育不全　245
输尿管放线菌病　245, 464
输尿管腹壁造口术　253
输尿管 - 腹壁造口术　360
输尿管腹膜包裹术　253
输尿管梗阻　245
输尿管固定术　253
输尿管管腔内粘连松解术　253
输尿管回肠皮肤尿流改道术　253
输尿管 - 回肠皮肤造口术　253, 360
输尿管 - 回肠皮肤造口修正术　253, 360
输尿管 - 回肠吻合术　253, 360
输尿管积水　245, 401
输尿管畸形　245
输尿管继发恶性肿瘤　245, 351
输尿管继发性恶性肿瘤△　245
输尿管间嵴切除术　253
输尿管交界性肿瘤　245, 351
输尿管绞痛　247
输尿管结肠吻合术　253
输尿管结核　245
输尿管结石　245, 449
输尿管结石体外超声碎石术　253
输尿管结石体外冲击波碎石　253
输尿管结扎去除术　253

输尿管结扎术　253
输尿管镜活组织检查　363
输尿管镜检查伴活组织检查　253
输尿管镜检查术　253
输尿管镜下弹道碎石术　253
输尿管镜下经尿道超声碎石术　253
输尿管镜下经尿道激光碎石术　253
输尿管镜下经尿道检查　253
输尿管镜下经尿道膀胱超声碎石术　253
输尿管镜下经尿道膀胱激光碎石术　253
输尿管镜下经尿道膀胱气压弹道碎石术　253
输尿管镜下经尿道气压弹道碎石术　253
输尿管镜下经尿道肾结石超声碎石术　253
输尿管镜下经尿道肾结石气压弹道碎石术　253
输尿管镜下经尿道输尿管导管插入术　253
输尿管镜下经尿道输尿管活组织检查　253
输尿管镜下经尿道输尿管扩张术　253
输尿管镜下经尿道输尿管内切开术　253
输尿管镜下经尿道输尿管取石术　253
输尿管镜下经尿道输尿管支架取出术　253
输尿管镜下经尿道输尿管支架置入术　253
输尿管镜下经尿道异物取出术　253
输尿管镜下经尿道肿瘤电切术　253
输尿管镜下经尿道肿瘤激光切除术　253
输尿管镜下息肉切除术　253
输尿管开口囊肿　245
输尿管空肠皮肤尿流改道术　253
输尿管口恶性肿瘤　245, 351
输尿管口扩张术　253
输尿管口良性肿瘤　245
输尿管口切开术　253
输尿管口狭窄　245
输尿管口异位　245
输尿管扩张　245
输尿管良性肿瘤　351
输尿管裂伤缝合术　253
输尿管瘘　245
输尿管瘘修补术　253, 360
输尿管梅毒　245
输尿管囊肿切除术　254
输尿管逆行插管术　254
输尿管逆行造影　254
输尿管祥造瘘术　254
输尿管膀胱口恶性肿瘤　351
输尿管膀胱口扩张术　254
输尿管膀胱口良性肿瘤　351
输尿管膀胱吻合口狭窄　372
输尿管膀胱吻合术　254
输尿管 - 膀胱吻合术　360
输尿管膀胱再植　254
输尿管膨出△　241, 247
输尿管皮肤尿流改道术　254
输尿管皮肤造瘘术　254
输尿管憩室　245
输尿管切除术　254
输尿管切开导管引流术　254
输尿管切开取石术　254
输尿管切开术　254
输尿管切开异物取出术　254
输尿管球囊扩张术　254
输尿管全部切除术　254
输尿管缺如　245

输尿管乳头状癌　245
输尿管乳头状癌　245
输尿管软镜激光碎石术　254
输尿管软镜检查　254
输尿管软镜碎石术　254
输尿管肾盂吻合术　254
输尿管肾盂造影　254
输尿管输尿管吻合术　254
输尿管 - 输尿管吻合术　360
输尿管松解术　254
输尿管损伤　245
输尿管损伤修复术　254
输尿管缩短伴再植术　254
输尿管套叠　245
输尿管脱垂　245
输尿管息肉　245
输尿管狭窄　245
输尿管狭窄段切除再吻合术　254
输尿管狭窄扩张术　254
输尿管狭窄松解术　254, 360
输尿管下段结石　245
输尿管炎　245
输尿管移行细胞癌　245
输尿管移植术　254
输尿管乙状结肠吻合术　254
输尿管 - 乙状结肠吻合术　360
输尿管阴道瘘　245, 372
输尿管 - 阴道瘘修补术　254, 360
输尿管原位癌　351
输尿管再植术　254
输尿管造口闭合术　254, 360
输尿管造口导管取出　254
输尿管造口导管置换　254
输尿管造口术　360
输尿管造口狭窄　372
输尿管造瘘术　254
输尿管整形术　254
输尿管支架取出术　254
输尿管支架引流术　254
输尿管支架置换术　254
输尿管直肠瘘△　245
输尿管 - 直肠吻合术　254, 360
输尿管周围炎　245
输尿管周围粘连松解术　254, 360
输尿管子宫内膜异位症　245, 372
输入祥内疝　111
输血　408
输血传播病毒抗体　480
输血传播病毒性肝炎　401
输血反应　401, 425
输血后紫癜　179
输血相关移植物抗宿主病　179
输血性疟疾　464
输液泵植入疼痛　225
输注后空气栓塞　225
输注去白红细胞　182
输注液相关血流感染　88
鼠伤寒沙门菌败血症　401
鼠伤寒沙门菌肠炎　111, 464
鼠咬热　425, 464
鼠咬伤　425
鼠疫　425, 464
鼠疫败血症　464
鼠疫菌病　425

鼠疫免疫学试验　480
术后低氧血症　338
术后恶心呕吐　338
术后放疗　366
术后复发　284
术后呼吸衰竭预测评分　345
术后脓胸　464
术后切口感染　53
术后切口裂开　53
术后认知功能障碍　338
术后伤口换药　53
术后失明　338
术后疼痛治疗　342
术后疼痛综合征　338
术后吻合口瘘　53
术后心肌损伤　338
术后早期炎性肠梗阻　186
术后谵妄　338
术前胆道引流　194
术前放疗　366
术前麻醉评估　345
术前内镜下气道评估　345
术前栓塞术　210
术中冰冻病理检查　197
术中胆道镜检查　360
术中胆囊活组织检查　360
术中放疗　366
术中唤醒技术　342
术中结肠镜检查术　197
术中小肠内镜检查　360
术中知晓　338
束臂试验△　182
束颤电位　148
束支传导阻滞　76
束支折返性室性心动过速　76
束状角膜炎　12
树胶肿性神经梅毒　425
树突状细胞肉瘤　351
树枝状角膜炎　12
竖脊肌平面阻滞麻醉与镇痛术　342
数字 X 射线摄影　317
数字化脑电图　148
数字化外科导板　64
数字化修复体　64
数字化印模　64
数字化种植外科导板　64
数字减影血管造影　148
数字疼痛评价量表　345
刷拭活检　255
刷牙磨损△　47
衰老　70
衰弱表型量表　345
衰弱评分　345
衰弱型人格障碍　440
衰弱指数　345
衰弱状态　449
栓塞　210
双白蛋白血症　173
双鼻畸形　30
双臂创伤性离断　284
双表达淋巴瘤　179
双侧鼻唇畸形　53
双侧不完全喉麻痹　30
双侧不完全声带麻痹　30

双侧不完全性牙槽突裂　53
双侧部分输卵管切除△　382
双侧部分硬腭裂　53
双侧唇裂　53
双侧大脑动脉闭塞　134
双侧大脑动脉狭窄　134
双侧第一腕掌关节创伤后关节炎△　271
双侧第一腕掌原发性关节炎△　294
双侧腹股沟疝　111
双侧腹股沟疝伴肠梗阻△　111
双侧腹股沟疝伴梗阻　111
双侧腹股沟疝伴坏疽　111
双侧腹股沟疝无张力修补术　194, 335
双侧腹股沟疝无张力修补术（一侧直疝一侧斜疝）　194, 335
双侧腹股沟疝修补术　194, 335
双侧腹股沟斜疝　111
双侧腹股沟斜疝伴梗阻　111
双侧腹股沟斜疝伴坏疽　111
双侧腹股沟斜疝疝囊高位结扎术　194, 335
双侧腹股沟斜疝无张力修补术　194
双侧腹股沟斜疝修补术　194, 335
双侧腹股沟直疝　111
双侧腹股沟直疝伴梗阻　111
双侧腹股沟直疝伴坏疽　111
双侧腹股沟直疝无张力修补术　194, 335
双侧腹股沟直疝 - 斜疝修补术　194, 335
双侧腹股沟直疝修补术　194, 335
双侧高频乳腺钼靶检查　197
双侧睾丸 - 附睾切除术　254, 360
双侧睾丸根治性切除术　254, 360
双侧睾丸固定术　254
双侧睾丸活检术　254
双侧睾丸切除术　254
双侧功能性颈淋巴清扫术　64
双侧股动脉取栓　235
双侧股疝　111
双侧股疝伴坏疽　111
双侧股疝无张力修补术　194
双侧关节突脱位　284
双侧冠状缝早闭　53
双侧粭平衡　68
双侧混合型唇裂　53
双侧甲状腺腺叶部分切除术　39
双侧颈淋巴结根治性清扫术　39, 64, 194, 215, 360
双侧颈淋巴结清扫术　64
双侧痉挛型脑性瘫痪　449
双侧髋关节骨性关节炎　284
双侧卵巢恶性肿瘤　372
双侧卵巢切除术　360, 382
双侧面横裂　53
双侧面斜裂　53
双侧颞下颌关节强直　53
双侧皮下乳房切除伴假体置入术　194
双侧皮下乳房切除术　194
双侧髂内动脉结扎术　235
双侧髂内动脉栓塞术　235
双侧乳房改良根治术　195
双侧乳房根治性切除术　195
双侧乳房硅凝胶假体置入隆乳术　323
双侧乳房假体取出术　323
双侧乳房假体置入术　195
双侧乳房扩大根治性切除术　195

双侧乳房切除术　195
双侧乳房缩小成形术　195
双侧乳房注射隆胸术　195
双侧乳腺及区域淋巴结超声检查　197
双侧乳腺切除术伴假体植入　195
双侧上肢缺肢畸形　284
双侧肾不发育　401
双侧肾动脉造影　238
双侧肾切除术　254, 360
双侧肾上腺静脉采血　171
双侧输卵管不全梗阻　372
双侧输卵管部分切除术　382
双侧输卵管抽芯包埋术　382
双侧输卵管恶性肿瘤　372
双侧输卵管梗阻　372
双侧输卵管积水　372
双侧输卵管挤压术　382
双侧输卵管结扎和挤压术　382
双侧输卵管结扎和切断术　382
双侧输卵管结扎术　382
双侧输卵管 - 卵巢切除术　360, 382
双侧输卵管切除术　382
双侧输卵管套环绝育术　382
双侧输卵管粘堵术　382
双侧输尿管膀胱再植　254
双侧双向 Glenn 手术△　235
双侧双向腔静脉肺动脉吻合术　235
双侧瘫痪　284
双侧外阴切除术　360, 382, 434
双侧完全腭裂　30
双侧完全性腭裂伴唇裂及牙槽嵴裂　53
双侧完全性牙槽突裂　53
双侧腕关节骨性关节炎　284
双侧膝关节骨性关节炎　284
双侧下肢缺肢畸形　284
双侧性腺切除术　254
双侧牙槽嵴裂　53
双侧牙槽突隐裂　53
双侧隐睾切除术　254
双侧肢体多发骨折　284
双侧指后天性缺失△　447
双重代谢性酸碱紊乱　88
双重定向　444
双重放电　148
双重角色易装症　440
双重控制模式　95
双重人格　440
双重身份　444
双重酸碱紊乱△　88
双重血浆置换　155
双重异装症△　440
双重抑郁症　440
双唇[ 症 ]
双带蒂皮瓣移植术　64, 235, 323
双 / 单气囊小肠镜检查　117
双动脉根部调转术　235
双动全髋关节置换术　313
双端固定桥　64
双短强直刺激　345
双额减压术　210
双分支传导阻滞　76, 401
双干脊髓　134, 203
双光气中毒　455
双合诊检查　384

双颌后缩畸形　53
双颌截骨术　64
双颌前突　53
双颌前突畸形　53
双𬌗垫矫治器　64
双踝骨折　284
双极刺激电极　148
双极导联　148
双极记录针电极　148
双脊髓畸形△　203
双角子宫　372
双列神经刺激脉冲发生器植入术　210
双列神经刺激脉冲发生器置换术　210
双硫仑样反应　70
双卵孪生△　392
双卵双胎　392
双嘧达莫中毒　455
双目间接检眼镜　23
双囊假体重建后注射泵取出术　195
双能 X 射线吸收测定术　317
双颞侧偏盲　12
双皮质骨固定技术　64
双频谱指数　345
双期杂音　80
双腔导管插管术　342
双腔永久起搏器置换术　235
双腔永久起搏器置入术　81, 235
双腔右心室　76, 226
双腔右心室矫治术　235
双腔左心室　226
双球菌性脑膜炎　134
双绒毛膜双羊膜囊双胎　392
双乳头瓣　64
双 / 三打击淋巴瘤　179
双上肢不等长　284
双上肢多发性骨折　284
双上肢多发性开放性骨折　284
双上肢后天性缺失△　447
双上肢瘫　449
双上转肌麻痹　12
双生牙　53
双手创伤性离断　284
双输卵管　372
双输尿管　239, 397
双束支传导阻滞△　401
双水平正压通气　335
双胎产钳助产△　395
双胎儿　401
双胎反向动脉灌注序列　392
双胎交锁　392
双胎交锁难产△　392
双胎贫血 - 红细胞过多序列　392
双胎剖宫产分娩　392
双胎剖宫产术 *　392
双胎妊娠　392
双胎妊娠一胎胎死宫内　392
双胎输血综合征　392, 401
双胎顺产（头 - 头位）　392
双胎顺产（头 - 臀位）　392
双胎顺产（臀 - 头位）　392
双胎死产　392
双胎选择性生长不一致　392
双胎一胎葡萄胎　392
双胎之一完全性葡萄胎　392

双胎之一畸形　392
双胎之一胚胎停育　392
双胎之一死产　392
双胎之一胎死宫内△　392
双胎之一延迟分娩　392
双凸间接镜　23
双突颌畸形　53
双吸气　93
双下肢不等长　299
双下肢多发性骨折　284
双下肢多发性开放性骨折　284
双下肢后天性缺失△　447
双下肢水肿　80
双下肢瘫　449
双下转肌麻痹　12
双相波　148
双相迟发型多器官功能障碍综合征△　327
双相动作电位　148
双相气道正压　95
双相气道正压通气术　342
双相情感障碍　440
双相情感障碍（目前为伴有精神病性症状的躁狂发作）　440
双相情感障碍（目前为伴有精神病性症状的重度抑郁发作）　440
双相情感障碍（目前为伴有躯体症状的轻度抑郁发作）　440
双相情感障碍（目前为伴有躯体症状的中度抑郁发作）　440
双相情感障碍（目前为不伴有精神病性症状的躁狂发作）　440
双相情感障碍（目前为不伴有精神病性症状的重度抑郁发作）　440
双相情感障碍（目前为不伴有躯体症状的轻度抑郁发作）　440
双相情感障碍（目前为不伴有躯体症状的中度抑郁发作）　440
双相情感障碍（目前为缓解状态）　440
双相情感障碍（目前为混合性发作）　440
双相情感障碍（目前为轻度抑郁发作）　440
双相情感障碍（目前为轻躁狂发作）　440
双相情感障碍（目前为中度抑郁发作）　440
双相型 I 型障碍　440
双相型 II 型障碍　440
双相性喘鸣　30
双向 Glenn 手术△　235
双向腔静脉肺动脉吻合术　235
双向性室性心动过速　76
双小腿创伤性离断（任何水平）　284
双小腿创伤性切断　284
双心室辅助循环　342
双心室起搏伴心内除颤器置入术　235
双心室起搏器置入术　235
双心室增大　80
双行睫　12
双行睫矫正术　21
双行睫毛淋巴水肿综合征　425
双牙弓前突　59
双眼视觉抑制　12
双眼水平垂直直肌后徙缩短术　21
双眼水平注视麻痹合并进行性脊柱侧弯　12
双眼运动功能障碍　12
双眼运动疾患　12

双叶皮瓣术　333
双叶阴囊　245
双叶状种植体　64
双阴道　372
双柱骨折　284
双子宫　372
双子宫单个切除术　382
双子宫颈　372
双足部分创伤性切断　284
双足创伤性离断　284
双足无趾畸形　284
霜样树枝状视网膜血管炎　12
水电解质紊乱 *　326
水痘　401, 425, 464
水痘并发肝炎　111, 401
水痘并发肾炎　401
水痘并发心肌炎　402
水痘 - 带状疱疹病毒肺炎　88
水痘 - 带状疱疹病毒抗体　480
水痘 - 带状疱疹病毒抗体 IgG　480
水痘 - 带状疱疹病毒抗体 IgG 亲和力　480
水痘 - 带状疱疹病毒抗体 IgM　480
水痘 - 带状疱疹病毒脱氧核糖核酸　470
水痘 - 带状疱疹病毒性脑膜炎　134
水痘 - 带状疱疹病毒性脑炎　134
水痘肺炎　88, 402, 425, 464
水痘肝炎　401
水痘脑膜炎△　134, 402, 425
水痘脑炎　134, 425, 464
水痘肾炎△　401
水痘心肌炎△　402
水痘性肺炎　88, 402, 425, 464
水痘性脊髓炎　464
水痘性脑膜炎　134, 402, 425
水痘性脑炎　134, 425, 464
水痘疫苗样淋巴增殖性疾病　179
水浸手　329
水浸足　329
水疗法　333, 451
水模体　366
水囊引产术　395
水脑畸形△　136, 199
水泥变应性接触性皮炎　12
水泥尘肺　455
水泥烧伤　329
水疱　330, 432
水疱性远端指炎　425
水平复位瓣　64
水平截骨术　64
水平向骨缺损　59
水平向骨丧失　59
水平向骨增量术　64
水平型吸收　59
水平直肌加强术　21
水平直肌减弱术　21
水平阻生牙　53
水痛症　425
水尾现象　19
水杨酸盐类中毒　455
水杨酸盐中毒△　455
水源性瘙痒症　425
水源性水痛症　425
水源性荨麻疹　425
水蛭咬伤　425, 464

水肿 53, 80, 93, 155, 407, 449
水肿回吸收期 329
水肿型喉烧伤 329
水肿型营养不良△ 160
水肿性喉炎 30
水中毒 88, 173, 329, 345
睡惊症 134, 440
睡眠剥夺 148
睡眠不足综合征 134
睡眠打鼾 34
睡眠低通气 88
睡眠低通气综合征 88
睡眠颠倒 144
睡眠癫痫 134
睡眠癫痫发作 88
睡眠改变 144
睡眠感缺失 444
睡眠关联性疼痛性阴茎勃起 134
睡眠呼吸暂停 88
睡眠呼吸暂停初筛量表△ 343
睡眠呼吸暂停低通气指数 88
睡眠呼吸暂停低通气综合征 53
睡眠呼吸暂停 - 低通气综合征△ 53
睡眠呼吸暂停低通气综合征 88
睡眠呼吸暂停 - 低通气综合征 88
睡眠呼吸暂停监测 148
睡眠呼吸暂停综合征 53, 134
睡眠呼吸暂停综合征继发性高血压 76
睡眠呼吸障碍 30, 88
睡眠呼吸障碍的睡眠增多 134
睡眠幻觉 144
睡眠阶段转换次数 148
睡眠节律紊乱 144
睡眠节律性运动异常 88
睡眠惊跳 144
睡眠 - 觉醒次数 148
睡眠 - 觉醒节律紊乱 134
睡眠 - 觉醒节律障碍△ 134
睡眠 - 觉醒障碍 134
睡眠 - 觉醒转换障碍 134
睡眠疗法 342
睡眠麻痹 145
睡眠期多汗症 134
睡眠期行为障碍重叠症 134
睡眠期一过性枕部正性尖波 148
睡眠期周期性肢体运动 134
睡眠起始脊髓固有肌阵挛 134
睡眠潜伏期△ 148
睡眠潜伏时间 148
睡眠失调 444
睡眠时相后移综合征 134
睡眠时相前移综合征 88, 440
睡眠时相提前综合征 134
睡眠时相延迟综合征 89, 440
睡眠时相延迟综合征△ 134
睡眠始发的快速眼动 148
睡眠瘫痪 145
睡眠腿部痉挛 134
睡眠卫生不良 134
睡眠相关节律性运动障碍 134
睡眠相关摄食障碍 134
睡眠相关性喉痉挛 134
睡眠相关性幻觉 145
睡眠相关性腿痉挛 145

睡眠相关性阴茎勃起障碍 134
睡眠相关性运动障碍 134
睡眠效率 148
睡眠行为障碍 134
睡眠性交病 134
睡眠性头痛 135
睡眠遗尿 135
睡眠异态 135
睡眠增多 145
睡眠增多症 135
睡眠障碍 13, 89
睡眠窒息综合征 135
睡眠中癫痫性电持续状态 135
睡前足震颤 145
睡瘫症 135, 440
睡瘫症△ 123
睡行症 135, 440
吮指习惯 53
顺产△ 393
顺规性散光 13
顺向 148
顺行肾盂造影 254
顺行输尿管软镜激光碎石术 254
顺行性遗忘 444
顺应性 99, 345
瞬目反射 148, 338
瞬时弹性成像技术 197
瞬态声诱发耳声发射 41
司可巴比妥钠中毒 455
司可巴比妥中毒 70
丝虫病 425, 464
丝虫病性乳糜尿 226
丝虫性乳糜尿△ 226
丝虫性外阴象皮肿 226
丝状角膜炎 13
丝状疣 426
丝状真菌鉴定 484
丝状真菌培养 484
思考诱发的反射性癫痫 135
思睡期 148
思睡期节律性中颞区 θ 爆发 148
思睡期慢波活动 148
思维被插入△ 444
思维被撤走△ 444
思维被夺 444
思维奔逸 444
思维播散 444
思维插入 444
思维迟缓 444
思维化声△ 444
思维回声△ 444
思维鸣响 444
思维内容障碍 444
思维贫乏 444
思维破裂 444
思维散漫△ 444
思维松弛△ 444
思维松散 444
思维紊乱 444
思维形式障碍 444
思维障碍 444
思想被评论 444
思想中断 444
思想被替代妄想 444

斯德哥尔摩系统 366
斯德奇 - 韦伯综合征 203
斯蒂尔 - 里查森 - 奥尔谢夫斯基综合征△ 7
斯蒂克勒综合征 53, 426
斯帕拉格 - 塔佩纳综合征 426
斯皮茨痣 426
斯皮茨痣样黑素瘤△ 426
斯氏并殖吸虫病 464
斯塔米尿道悬吊术 254
斯塔米膀胱悬吊术 254
斯坦福催眠感受性量表 446
斯特赖克 - 哈尔贝森综合征 426
斯特鲁色词测验 446
斯特奇 - 韦伯综合征 13
斯托基 - 斯卡夫第三脑室造瘘术 210
斯旺 - 甘兹导管检查△ 81, 238
撕裂伤 284
撕裂样疼痛 213
撕脱骨折 284
撕脱伤 53
死产 392
死精症 245
死腔样通气 338
死胎 392
死胎引产 395
四凹征 34
四步触诊法 396
四度呼吸困难 34
四分之三冠 64
四个成串刺激 345
四根以上肋骨骨折不伴第一肋骨骨折 212, 226
四环素类抗生素中毒 455
四环素牙 53
四氯化碳的毒性效应 70
四氯化碳中毒 455
四氯乙烯的毒性效应 70
四氯乙烯中毒 455
四胎妊娠 392
四乙铅中毒 455
四音律 80
四肢创伤性切断 284
四肢动脉栓塞 226
四肢动脉粥样硬化伴间歇性跛行 226
四肢动脉粥样硬化伴溃疡 226
四肢动脉粥样硬化伴疼痛 226
四肢动脉粥样硬化性坏疽 226
四肢多发性结缔组织良性肿瘤 319
四肢供血不足 226
四肢后天性变形 284
四肢后天性缺失△ 447
四肢肌间血管瘤 226
四肢肌力 299
四肢静脉血栓形成 226
四肢淋巴水肿 226
四肢挛缩 299
四肢末梢神经炎 284
四肢皮肤继发恶性肿瘤 351
四肢烧伤后遗症 449
四肢瘫 135, 449
四肢瘫痪△ 449
四肢无力 213
四肢先天性缺如 284

四肢血管瘤 226
似曾相识感 440
伺服阀送气 94
伺服麻醉 339
饲鸽者肺 89
饲鸟者肺 89
松弛嵴 53
松弛性跖痛症 284
松弛压 99
松动度检查 68
松动牙固定术 64
松果体病灶切除术 210
松果体部分切除术 210
松果体恶性肿瘤 203, 351
松果体功能障碍 135
松果体活组织检查 210
松果体继发恶性肿瘤 203, 351
松果体交界性肿瘤 203
松果体良性肿瘤 203
松果体瘤 203
松果体母细胞瘤 203
松果体囊肿 203
松果体切开术 210
松果体区交界性肿瘤 203
松果体区胚胎癌 351
松果体区乳头状瘤 203
松果体区生殖细胞瘤 203
松果体区占位性病变 203
松果体区肿瘤 203
松果体区肿瘤切除术 360
松果体全部切除术 210
松果体探查术 210
松果体细胞瘤 203
松毛虫皮炎 426
松牙固定术 64
松脂刺激性接触性皮炎 13
宋内志贺菌痢疾△ 111
宋氏志贺菌细菌性痢疾 111, 464
送气时间 99
诵读技能障碍 440
苏丹黑染色 474
苏丹Ⅲ染色检查 474
苏联春夏脑炎△ 133
苏木精 - 伊红染色 182
苏醒期躁动 338
苏醒期谵妄 338
苏醒延迟 338
速发相哮喘反应 89
速发性肌张力障碍 135
宿醉 444
粟粒坏死性痤疮△ 415
粟丘疹 426
粟丘疹去除术 434
塑化术后牙齿 53
塑料变应性接触性皮炎 13, 426
酸化剂中毒 402
酸化溶血试验 474
酸化血清溶血试验 182
酸碱度 474
酸碱平衡 345
酸碱平衡失调 89
酸碱平衡紊乱 89, 329, 345
酸类刺激性接触性皮炎 13
酸尿 245

酸烧伤 329, 426
酸蚀 64
酸性磷酸酶 482
酸性磷酸酶染色 182, 474
酸性磷酸酯酶缺乏 173
酸性磷酸脂酶缺乏△ 173
酸性尿 156
酸性物质致化学烧伤 455
酸性物质中毒 70
酸性脂酶缺乏症 167
酸血症 89
酸中毒 89, 173
酸中毒大呼吸 93
随机尿 474
随机性效应 366
随境转移 444
随意呼吸 93
随意型皮瓣术 333
髓过氧化物酶 482
髓过氧化物酶染色 474
髓母细胞瘤 203, 351
髓母细胞瘤伴广泛结节形成 203
髓内钉插入时股骨干劈裂 284
髓内钉或锁钉断裂 284
髓内动脉畸形 135, 203
髓内动静脉瘘△ 126
髓内黑色素瘤 203
髓内占位性病变 135
髓腔闭锁 53
髓腔狭窄 53
髓鞘碱性蛋白 148, 480
髓上皮瘤 203
髓石△ 57
髓外白血病 179
髓外复发 179
髓外浆细胞瘤 179
髓外硬膜外囊肿 203
髓系或淋巴组织肿瘤伴 FGFR1 基因重排 179
髓系或淋巴组织肿瘤伴 PCM1-JAK2 异常 179
髓系或淋巴组织肿瘤伴 PDGFRA 基因重排 179
髓系或淋巴组织肿瘤伴 PDGFRB 基因重排 179
髓系或淋巴组织肿瘤伴嗜酸性粒细胞增多和 PDGFRA、PDGFRB、FGFR1 或 PCM1-JAK2 基因异常 179
髓系肉瘤 179, 284
髓系肿瘤实验诊断 474
髓性多汗症 426
髓样肉瘤 13
髓质海绵肾 153, 245
髓周动静脉瘘 203
碎石洗出术 254
碎胎术△ 395
孙氏手术△ 235
损伤的固定 366
损伤电位 148
损伤性食管穿孔 30
梭菌螺旋体性咽炎 30
梭形切口 210
梭形细胞型恶性黑素瘤 426
梭形细胞血管内皮瘤 426
梭形细胞 / 硬化性横纹肌肉瘤 284

梭形细胞脂肪瘤 284, 426
梭状巨尿道△ 241
梭状芽孢杆菌厌氧性蜂窝织炎 426
缩唇呼气 93
缩宫素点滴引产术 395
缩宫素激惹试验 396
缩宫素引产失败 392
缩瞳剂性白内障 13
缩野照射 366
缩窄性法特乳头炎 111
缩窄性十二指肠乳头炎△ 111
缩窄性心包炎 76
索带征 148
索夫直肠黏膜下切除术 360
索状瘢痕 329
锁定性肩关节脱位 284
锁骨病损切除术 360
锁骨多发性骨折 284
锁骨恶性骨肿瘤 284
锁骨干骨折 284
锁骨骨膜套袖骨折 284
锁骨骨髓炎 329
锁骨骨折 284
锁骨骨折△ 284
锁骨骨折切开复位钢板内固定术 313
锁骨和肩胛骨及肱骨多发性骨折△ 284
锁骨活组织检查 363
锁骨肩峰端骨折 284
锁骨肩胛骨和肱骨多处骨折 284
锁骨交界性骨肿瘤 284
锁骨良性骨肿瘤 284
锁骨良性肿瘤 89
锁骨内侧骨骺损伤 284
锁骨内侧骺分离 284
锁骨切断术 395
锁骨上动脉瓣修复术 65
锁骨上继发恶性肿瘤△ 53
锁骨上继发恶性肿瘤 53
锁骨上淋巴结继发恶性肿瘤 53
锁骨上淋巴结切除术 65, 434
锁骨上淋巴结清扫术 360
锁骨上淋巴结肿大 213
锁骨上区开放性损伤 284
锁骨下盗血综合征△ 135
锁骨下盗血综合征伴锁骨下动脉狭窄 135
锁骨下碘缺乏相关性弥漫性甲状腺肿 167
锁骨下动静脉瘘 226
锁骨下动脉斑块 148
锁骨下动脉闭塞 135, 226
锁骨下动脉盗血综合征 135
锁骨下动脉覆膜支架置入术 235
锁骨下动脉畸形 226
锁骨下动脉夹层 226
锁骨下动脉假性动脉瘤 226
锁骨下动脉开窗术 235
锁骨下动脉瘤 226
锁骨下动脉窃血综合征 231
锁骨下动脉人工血管搭桥术 235
锁骨下动脉栓塞 226
锁骨下动脉损伤 226
锁骨下动脉狭窄 226
锁骨下动脉血栓形成 226
锁骨下动脉造影 238
锁骨下动脉支架植入术 235
锁骨下甲状腺肿 167

锁骨下静脉穿刺 342
锁骨下静脉穿刺术 235
锁骨下静脉穿刺置管术 235
锁骨下静脉损伤 226
锁骨下静脉血栓形成 226
锁骨下静脉压迫综合征 226
锁骨下静脉造影 238
锁骨下静脉置管拔除 235
锁骨下良性肿瘤 319
锁骨下脱位 284
锁骨胸骨端骨折 284
锁骨远端骨溶解 284
锁骨肿瘤 284
锁骼△ 42

**T**

他觉性耳鸣 30
他克莫司 482
他评量表 446
铊中毒 455
塔纳痘病毒病 426
胎传梅毒△ 403
胎传梅毒合并脊髓痨 426
胎传梅毒瘤 426
胎传梅毒性麻痹 426
胎传梅毒性黏膜斑 426
胎传梅毒性树胶肿 426
胎传梅毒性天疱疮 426
胎传梅毒疹 426
胎传脑脊膜血管梅毒 426
胎动减少 394
胎动频繁 394
胎动消失 394
胎儿 13- 三体综合征 392
胎儿 18- 三体综合征 392
胎儿 21- 三体综合征 392
胎儿 β- 地中海贫血 392
胎儿鼻骨发育异常 30
胎儿肠管回声增强 394
胎儿唇腭裂 392
胎儿唇裂 392
胎儿丹迪 - 沃克综合征 392
胎儿单基因病 392
胎儿单脐动脉△ 386
胎儿多指 392
胎儿多趾 392
胎儿腭裂 392
胎儿耳畸形 392
胎儿肺畸形 392
胎儿腹壁 392
胎儿腹腔囊肿 392
胎儿腹水 392
胎儿肝占位 392
胎儿感染 392
胎儿肛门闭锁 392
胎儿宫内窘迫△ 392
胎儿宫内生长迟缓 402
胎儿活组织检查 396
胎儿基因异常△ 392
胎儿畸形△ 392
胎儿脊髓脊膜膨出 392
胎儿脊柱裂 392
胎儿结构畸形 392

胎儿颈部囊性淋巴管瘤 392
胎儿颈部水囊瘤 394
胎儿颈项透明层增厚 394
胎儿镜检查 396
胎儿镜下宫内治疗 395
胎儿镜下胎儿后尿道瓣膜激光治疗 395
胎儿镜下胎儿气管封堵术 395
胎儿镜下胎盘血管 SOLOMON 激光电凝术△ 395
胎儿镜下胎盘血管非选择性激光电凝术 395
胎儿镜下胎盘血管序贯激光电凝术 395
胎儿镜下胎盘血管选择性激光电凝术 395
胎儿窘迫 392
胎儿酒精综合征 426, 444
胎儿开放性神经管缺陷 392
胎儿马蹄内翻足 392
胎儿脑发育异常 392
胎儿脑积水 392
胎儿脑脊膜膨出 392
胎儿脑裂畸形 402
胎儿尿道下裂 392
胎儿膀胱外翻 392
胎儿皮下组织增厚 392
胎儿脐膨出 392
胎儿脐血流异常 392
胎儿缺趾 392
胎儿染色体异常 392
胎儿染色体异常△ 449
胎儿软骨畸形 392
胎儿肾畸形 392
胎儿肾盂积水 392
胎儿肾盂积水(轻度) 392
胎儿肾盂积水(重度) 392
胎儿生长迟缓 402
胎儿生长受限 392
胎儿生物物理评分 396
胎儿石化 372
胎儿食管闭锁 392
胎儿水肿 392
胎儿 - 胎盘输血综合征 402
胎儿特纳综合征△ 393
胎儿头皮血取样 396
胎儿无脑畸形 393
胎儿先天性心脏病 392
胎儿消化道闭锁 392
胎儿心电图检查 396
胎儿心律失常 392
胎儿心律异常△ 392
胎儿心脏畸形 392
胎儿胸腔积液 392
胎儿血红蛋白酸洗脱试验 474
胎儿血氧饱和度测定 396
胎儿眼附器畸形 13
胎儿遗传代谢病 392
胎儿幽门梗阻 392
胎儿肢体畸形 392
胎粪性便秘 402
胎粪性腹膜炎 402
胎粪阻塞综合征△ 402
胎毛存留 426
胎膜残留 392
胎膜残留伴产后出血 392
胎膜早破 392

胎膜滞留 392
胎膜滞留伴产后出血 392
胎母输血综合征 392
胎 - 母输血综合征△ 392
胎盘边缘血窦破裂 392
胎盘变性 392
胎盘部位滋养细胞肿瘤 392
胎盘残留 392
胎盘残留伴出血 392
胎盘催乳素 482
胎盘低置状态 392
胎盘钙化 394
胎盘梗死 392
胎盘功能障碍 392
胎盘后血肿△ 392
胎盘交界性肿瘤 372
胎盘局部梗死△ 392
胎盘老化 392
胎盘良性肿瘤 372
胎盘囊肿 392
胎盘前置状态 392
胎盘嵌顿 392
胎盘嵌顿伴出血 392
胎盘纤维化 392
胎盘血窦 392
胎盘血管瘤 392
胎盘血肿 392
胎盘炎 393
胎盘早剥 393
胎盘早剥伴出血 393
胎盘早剥伴低纤维蛋白原血症 393
胎盘早剥伴弥散性血管内凝血 393
胎盘早剥伴纤维蛋白原缺乏血症 393
胎盘增厚 393
胎盘粘连 393
胎盘植入(穿透型)△ 386
胎盘植入(穿透型)伴出血 393
胎盘植入性疾病 393
胎盘植入(粘连型)△ 393
胎盘植入(植入型)△ 394
胎盘植入(植入型)伴出血 393
胎盘植入子宫楔形切除术 382
胎盘滞留 393
胎盘滞留伴出血 393
胎生牙 53
胎死宫内△ 392
胎 - 胎输血综合征△ 392, 401
胎停育 372
胎头负压吸引术△ 395
胎头水肿 402
胎头吸引术△ 395
胎头下降停滞 393
胎头下降延缓 393
胎臀牵引术的单胎分娩 393
胎吸助产术 395
胎心监测△ 396
胎心监护异常 393
苔藓淀粉样变性 426
苔藓样变 432
苔藓样淀粉样变性△ 426
苔藓样反应 53
苔藓样糠疹 426
苔藓样念珠状疹 426
苔藓样药物反应△ 426

苔藓样疹型药疹　426
太田痣　426
钛基底基台　65
瘫痪　284, 449
弹力纤维瘤　260
弹响肩胛△　272
弹响髋　260
弹响膝　260
弹响指△　337
弹性纤维瘤　426
弹性痣　426
弹性阻力　99
痰含铁血黄素细胞检查　474
痰涂片阳性肺结核　464
痰脱落法细胞学检查　217
痰液理学检查　474
痰液显微镜检查　474
痰中带血　213
毯样视网膜营养障碍　13
叹气　89
叹气样呼吸　93
叹气样通气　95
炭肺△　89
炭黑尘肺　455
炭疽　426, 464
炭疽败血症　464
炭疽肺炎　89
炭疽杆菌性脑膜炎　135
炭疽脑膜炎　464
探诊出血　59
碳 13 尿素呼气试验　480
碳 14 尿素呼气试验　480
碳核　366
碳末沉着病　89
碳水化合物代谢紊乱　173
碳水化合物呼吸商　99
碳酸酐酶Ⅱ缺乏　167
碳酸酐酶抑制剂、苯并噻二嗪类和其他利尿
　剂中毒　70
碳酸锂中毒　455
碳酸氢盐　99
碳酸盐　99
碳酸盐缓冲碱　99
碳矽末沉着症　89
碳氧血红蛋白血症　455
碳种植体　65
碳重离子　366
汤普森手术　195
羰基镍中毒　455
唐恩综合征△　256, 397, 409
唐氏高危　393
唐氏筛查高风险△　393
唐氏综合征△　256, 397, 409
唐氏综合征　89
唐氏综合征相关髓系白血病　179
唐氏综合征相关髓系增殖症　179
唐氏综合征牙周损　53
糖蛋白代谢紊乱　173
糖蛋白递降分解缺陷　173
糖化白蛋白　482
糖化血红蛋白　482
糖化血红蛋白 A1c　482
糖类抗原 15-3　480
糖链抗原 19-9　480

糖链抗原 50　480
糖链抗原 72-4　480
糖链抗原 125　480
糖链抗原 242　480
糖类抗原 549　480
糖耐量受损伴肥胖型高血压　167
糖耐量受损伴高血压　167
糖耐量受损伴黑棘皮病或血脂异常高胰岛
　素血症或肥胖症　167
糖耐量受损伴内脏脂肪沉积增加　167
糖耐量受损伴胰岛素抵抗　167
糖耐量受损伴周围血管病　167
糖耐量受损伴周围血管病及坏疽　167
糖耐量异常　173
糖尿　156
糖尿病　167
糖尿病伴勃起功能障碍　167
糖尿病伴动脉粥样硬化　167
糖尿病伴多并发症　167
糖尿病伴发葡萄膜炎　13
糖尿病伴反复低血糖发作　167
糖尿病伴冠心病　167
糖尿病伴坏死性筋膜炎△　284
糖尿病伴肌病　167
糖尿病伴肌坏死△　284
糖尿病伴急性胰腺炎　167
糖尿病伴脊髓病　167
糖尿病伴甲周毛细血管扩张　167
糖尿病伴肩关节周围炎△　284
糖尿病伴面部潮红　167
糖尿病伴脑血管疾病　167
糖尿病伴逆行射精　167
糖尿病伴女性性功能障碍　167
糖尿病伴青光眼　167
糖尿病伴缺血性心肌病　167
糖尿病伴乳酸性酸中毒　167
糖尿病伴肾乳头坏死　167
糖尿病伴食管功能障碍△　111
糖尿病伴外周动脉闭塞症　167
糖尿病伴腕管综合征　167
糖尿病伴下肢动脉粥样硬化　167
糖尿病伴新生血管性青光眼　167
糖尿病伴血糖控制不佳　167
糖尿病伴牙周炎△　53
糖尿病伴有神经的并发症　13
糖尿病伴有眼的并发症　13
糖尿病伴掌腱膜挛缩症△　284
糖尿病伴直立性低血压　167
糖尿病伴周围神经病变△　135
糖尿病伴周围血管病变　226, 426
糖尿病大血管并发症　167
糖尿病单神经病变△　135
糖尿病低血糖性癫痫发作△　167
糖尿病多发单神经病变　167
糖尿病多发性神经病变△　135
糖尿病非炎症高渗性昏迷　135
糖尿病高渗性高血糖状态　167
糖尿病高渗性高血糖状态并昏迷　167
糖尿病高血糖状态昏迷　167
糖尿病结节性肾小球硬化症　153
糖尿病弥漫性肾小球硬化症　153
糖尿病泌尿生殖系统自主神经病变　167
糖尿病母亲婴儿　402
糖尿病牵拉性视网膜脱离　167

糖尿病神经病变△　70, 426
糖尿病神经根病变△　135
糖尿病神经根病变　167
糖尿病神经性膀胱　167
糖尿病肾病　70, 153
糖尿病肾病大量蛋白尿期　154
糖尿病肾病Ⅰ期　153
糖尿病肾病Ⅱ期　153
糖尿病肾病Ⅲ期　153
糖尿病肾病Ⅳ期　153
糖尿病肾病Ⅴ期　153
糖尿病肾病肾衰竭期　154
糖尿病肾病微量白蛋白尿期△　154
糖尿病肾病微量蛋白尿期　154
糖尿病肾病早期　154
糖尿病肾小球硬化症　154
糖尿病肾脏病　154
糖尿病视神经病变　13
糖尿病视网膜病△　167
糖尿病视网膜病变合并局灶性黄斑水肿　13
糖尿病视网膜病变合并弥漫黄斑水肿　13
糖尿病视网膜病变合并缺血性黄斑病变　13
糖尿病酮症　167
糖尿病酮症酸中毒　167
糖尿病痛性神经病变　167
糖尿病胃肠道自主神经病变　167
糖尿病性白内障　13
糖尿病性便秘　167
糖尿病性膀胱张力减弱　245
糖尿病性潮红　426
糖尿病性出汗异常　135
糖尿病性大疱病　167
糖尿病性单神经病　135
糖尿病性低血糖　167
糖尿病性低血糖昏迷　167
糖尿病性低血糖性癫痫发作　167
糖尿病性低血糖症　173
糖尿病性动眼神经麻痹　135
糖尿病性多发性单神经病　135
糖尿病性多发性神经病　135
糖尿病性多发性微血管并发症　167
糖尿病性富尼埃（阴囊）坏疽　167
糖尿病性腹泻　111
糖尿病性感觉运动性多神经病　135
糖尿病性感染　426
糖尿病性肛门直肠功能障碍　111
糖尿病性高渗性高血糖状态昏迷　167
糖尿病性高血糖状态昏迷△　167
糖尿病性高血压　76
糖尿病性股神经病　135
糖尿病性关节病　284
糖尿病性黑棘皮病或血脂异常或高胰岛素
　血症或肥胖症　167
糖尿病性虹膜红变　13
糖尿病性坏疽　167
糖尿病性坏死性筋膜炎　284
糖尿病性黄斑水肿　167
糖尿病性黄瘤　426
糖尿病性肌坏死　284
糖尿病性肌萎缩　284
糖尿病性急性皮肤坏疽　167
糖尿病性急性牙周脓肿　53
糖尿病性肩关节周围炎　284
糖尿病性角膜病变　13

糖尿病性溃疡 167
糖尿病性类脂质渐进性坏死 426
糖尿病性颅神经病 135
糖尿病性曼莱尼坏疽 167
糖尿病性内脏脂肪沉积增加 167
糖尿病性胚胎病 167
糖尿病性皮肤病 426
糖尿病性皮肤增厚 426
糖尿病性躯干神经根病 135
糖尿病性缺血性肌坏死 284
糖尿病性溶血性坏疽 167
糖尿病性乳酸性酸中毒 173
糖尿病性乳酸性酸中毒并昏迷△ 167
糖尿病性乳酸性酸中毒和昏迷 167
糖尿病性乳腺纤维化病变 186
糖尿病性瘙痒 426
糖尿病性神经病 70
糖尿病性神经病变 135, 426
糖尿病性神经根病 135
糖尿病性神经性关节病 167
糖尿病性肾病△ 70
糖尿病性食管功能障碍 111
糖尿病性视神经病变△ 13
糖尿病性视网膜病变 167
糖尿病性手关节病 426
糖尿病性手关节综合征 284
糖尿病性手掌筋膜纤维瘤病 284
糖尿病性酮症 173
糖尿病性酮症酸中毒 173
糖尿病性酮症酸中毒并昏迷△ 171
糖尿病性酮症酸中毒和昏迷 171
糖尿病性酮症酸中毒和乳酸性酸中毒 173
糖尿病性酮症酸中毒和乳酸性酸中毒并昏迷 167
糖尿病性酮症酸中毒和乳酸性酸中毒和昏迷 167
糖尿病性外展神经麻痹 135
糖尿病性微血管病 426
糖尿病性胃轻瘫 111
糖尿病性无菌性肌坏死 284
糖尿病性细菌性坏疽 167
糖尿病性下肢溃疡 167
糖尿病性夏科氏关节病 284
糖尿病性小纤维神经病 135
糖尿病性心肌病 76
糖尿病性心肌病变△ 76
糖尿病性心血管自主神经病变 167
糖尿病性胸神经根病 135
糖尿病性血管病 426
糖尿病性血管源性水肿 135
糖尿病性牙周脓肿△ 53
糖尿病性牙周炎 53
糖尿病性眼肌麻痹 135
糖尿病性眼球运动障碍 13
糖尿病性腰骶神经根神经丛病变 135
糖尿病性胰岛素抵抗 167
糖尿病性胰岛素相关性神经炎 135
糖尿病性异常出汗 167
糖尿病性硬肿病 426
糖尿病性远端对称性周围神经病 135
糖尿病性周围神经病 135
糖尿病性周围血管病 226
糖尿病性自主神经病 135
糖尿病性自主神经病变 167

糖尿病性足坏疽 167, 226
糖尿病性足溃疡和周围神经病 167
糖尿病性足溃疡和周围血管病 168
糖尿病远端对称性多发性周围神经病△ 135
糖尿病周围神经病变△ 135
糖尿病足 226, 284
糖尿病足溃疡 329
糖皮质激素不敏感综合征 168
糖皮质激素撤退综合征 168
糖皮质激素过度敏感综合征 168
糖皮质激素后脂膜炎 426
糖皮质激素局部注射引起的皮肤萎缩 426
糖皮质激素可抑制性醛固酮增多症 168
糖皮质激素可治性醛固酮增多症△ 163
糖皮质激素受体缺陷症 168
糖皮质激素所致的骨质疏松症△ 284
糖皮质激素性白内障 13
糖皮质激素性青光眼 13
糖皮质激素依赖性皮炎 426
糖皮质激素诱导的骨质疏松 284
糖皮质激素紫癜 426
糖/肾上腺皮质激素类及其合成的类似物中毒 455
糖水溶血试验 182
糖原累积病 402
糖原累积病△ 168
糖原累积病Ⅱ型 168
糖原累积病Ⅴ型 135
糖原累积病Ⅶ型 135
糖原累积病Ⅸ型 135
糖原累积病Ⅺ型 135
糖原贮积病 135, 168, 402
糖原贮积病肌病 284
糖原贮积症 135, 168
糖原贮积症△ 402
糖原贮积症Ⅰa型 168
糖原贮积症Ⅱ型 135, 168
糖原贮积症Ⅲ型 135, 168
糖原贮积症Ⅴ型 135
糖原贮积症Ⅶ型 135
糖原贮积症Ⅸ型 135
糖原贮积症Ⅹ型 135
糖原贮积症Ⅺ型 135, 179
烫伤 329
绦虫病 111
陶瓷-陶瓷髋关节置换 313
陶瓷修复 65
陶工尘肺 455
套叠性脆发病 426
套叠性脆发症△ 426
套入法尿道成形术 254
套筒冠 65
套细胞淋巴瘤 179
特定呼吸频率顺应性 99
特定计算能力障碍 440
特定恐惧症 440
特定拼写障碍 440
特定性计算技能障碍△ 440
特定性拼写障碍△ 440
特定性学校技能发育障碍△ 440
特定性言语构音障碍△ 440
特定性运动功能发育障碍 440

特定学校技能发育障碍 440
特定言语构音障碍 440
特发黄斑前膜 13
特发性1型糖尿病 168
特发性CD4+淋巴细胞减少症 426
特发性Fanconi综合征 154
特发性逼尿肌协同失调 245
特发性鼻炎 30
特发性臂丛神经痛 135
特发性不育△ 245
特发性不育症 245
特发性迟发性免疫球蛋白缺乏症 426
特发性低促性腺激素性性腺功能减退症 168
特发性低颅压 135
特发性低血压 76
特发性滴状色素减少症 426
特发性癫痫 135
特发性动脉性肺动脉高压* 226
特发性动脉性肺动脉高压△ 89
特发性多发性斑状色素沉着症 426
特发性范科尼综合征 154
特发性非家族性肌张力障碍 135
特发性肥厚性脑膜炎△ 123
特发性肥厚性硬脑膜炎 123
特发性肺动脉高压 76, 89, 226
特发性肺含铁血黄素沉积症△ 168
特发性肺含铁血黄素沉着症 89, 168
特发性肺纤维化 89
特发性肺纤维化急性加重期 89
特发性肺炎综合征 89
特发性复发性横纹肌溶解症伴肌红蛋白尿症 135
特发性腹膜后纤维化 245
特发性感觉神经元神经病△ 124
特发性高催乳素血症 168
特发性高钙尿症 154, 173
特发性高颅压 135
特发性高尿酸血症 168
特发性高嗜酸性粒细胞综合征 179
特发性高血压 76
特发性骨坏死 284
特发性骨溶解症 284
特发性骨髓纤维化 179
特发性骨质疏松 284
特发性骨质疏松伴病理性骨折 284
特发性骨质疏松症△ 284
特发性鼓膜炎 30
特发性光敏性枕叶癫痫 135
特发性过度睡眠过度 135
特发性虹膜萎缩 13
特发性黄斑裂孔(Ⅰ期)孔前期 13
特发性黄斑裂孔(Ⅱ期) 13
特发性黄斑裂孔(Ⅲ期) 13
特发性黄斑裂孔(Ⅳ期) 13
特发性黄斑旁毛细血管扩张症 13
特发性黄斑前膜△ 13
特发性肌炎△ 14
特发性肌张力障碍 135
特发性急性间质性肾炎 154
特发性急性嗜酸性粒细胞性肺炎△ 86
特发性脊髓疝 402
特发性脊柱侧凸(弯) 284

特发性家族性肌张力障碍　135
特发性甲状旁腺功能减退△　168, 402
特发性甲状旁腺功能减退症　168, 402
特发性间质性肺炎　89
特发性局灶性癫痫　135
特发性口面肌张力障碍　135
特发性快速眼动睡眠行为障碍　135
特发性颅内压增高症△　135
特发性颅内压增高综合征△　129
特发性脉络膜出血　13
特发性毛细血管内皮病　154
特发性门静脉高压　111
特发性弥漫性肺间质纤维化△　89
特发性面神经麻痹　135
特发性面神经麻痹△　42
特发性男性乳房发育症　168
特发性扭转性肌张力不全△　135
特发性扭转性肌张力障碍　135
特发性皮肤萎缩△　417
特发性鞘膜积液　245
特发性全面性癫痫　135
特发性醛固酮增多症　168
特发性三叉神经痛　135
特发性三叉神经痛伴持续性面痛　135
特发性三叉神经痛,纯发作性　135
特发性舌咽神经痛　135
特发性身材矮小症△　165
特发性肾积水　245
特发性肾上腺萎缩△　166
特发性失眠　135
特发性室性心动过速　76
特发性嗜睡　89
特发性嗜酸性粒细胞性肺炎　89
特发性睡眠增多　145
特发性痛风　284
特发性痛性三叉神经病　135
特发性痛性舌咽神经病　135
特发性痛性中间神经病　135
特发性突聋　30
特发性脱髓鞘性视神经炎　13
特发性外阴疼　377
特发性无菌性骨坏死　284
特发性膝前疼痛　284
特发性先天甲状腺功能减退症　168
特发性心包炎　76
特发性心肌病　76
特发性心室颤动　76
特发性胸膜肺实质弹力纤维增生症　89
特发性胸腔积液　89
特发性血鼓室　30
特发性血小板减少性紫癜　426
特发性荨麻疹　426
特发性牙酸蚀　53
特发性炎性脱髓鞘病　135
特发性眼球钙震颤△　14
特发性阴囊钙沉着症　426
特发性阴囊坏疽　245
特发性婴儿和儿童局灶性癫痫　135
特发性震颤　203
特发性震颤△　129
特发性正常颅压脑积水　135
特发性中间神经痛　135
特发性中枢性性早熟　168
特发性周期性水肿　426

特发性自主神经病　135
特里甲　426
特纳牙　53
特纳综合征　13, 393, 426
特纳综合征△　403
特殊部位子宫平滑肌瘤　372
特殊介质交叉配血　474
特殊类型糖尿病　168
特殊类型子宫平滑肌瘤　372
特殊细菌涂片染色镜检　484
特异性寡克隆区带　148
特异性免疫治疗　89
特异性阴道炎　372
特异性支气管激发试验　99
特异性酯酶染色　474
特应性角膜结膜炎　13
特应性皮炎　426
特应性皮炎(轻度)　426
特应性皮炎(中重度)　426
特应性哮喘　89
特指骨软骨病△　260, 265, 266, 275
特指角膜水肿　13
特重烧伤　329
特重型颅脑损伤　203
疼痛　53, 284
疼痛拒动　299
疼痛评定　451
疼痛日记评分法　345
疼痛性脂肪疝　426
疼痛性足底红斑△　414
膝外侧半月板伴交叉韧带损伤△　288
剔甲癣　426
提睾反射　299
体表敷贴治疗　366
体表复温术　342
体表降温麻醉术　342
体表局部加热　366
体表温度　345
体部立体定向放射治疗　366
体动反应　345
体动脉 - 肺动脉分流术　235
体肺侧支封堵术　81
体 - 肺侧支汇聚术　235
体肺侧支形成　226
体 - 肺侧支造影　238
体肺侧支造影　81
体 - 肺动脉侧支封堵术　235, 336
体 - 肺动脉侧支结扎术　235, 336
体肺动脉侧支循环　226
体 - 肺分流去除术　235
体 - 肺分流再矫正术△　235
体 - 肺分流再校正术　235
体感异常△　443
体积描记法　99
体静脉狭窄矫治术　235
体静脉异位连接矫治术　235
体模　366
体模散射因子　366
体腔降温麻醉术　342
体虱　426
体虱病　464
体外冲击波碎石术　254
体外动静脉短路　245
体外二氧化碳去除　95

体外膜肺　408
体外膜肺氧合　464
体外膜式氧合　336
体外膜氧合　235
体外膜氧合术　342
体外受精单胎活产　393
体外受精低下　372
体外受精 - 胚胎移植妊娠　393
体外受精失败　372
体外受精双胎活产　393
体外受精早期胚胎辅助孵化透明带化学削薄术　382
体外受精早期胚胎辅助孵化透明带激光打孔术　382
体外受精早期胚胎辅助孵化透明带激光削薄术　382
体外受精早期胚胎辅助孵化透明带切割术　382
体外循环下血液复温术　342
体位改变试验　299
体位性蛋白尿　156
体位性低血压△　139
体位性低血压　449
体位性低血压性晕厥△　143
体位性头晕　34
体位性心动过速综合征　76
体位引流　95
体温　345
体温监测　345
体癣　426, 464
体循环压力　99
体质性高胆红素血症　111
体质性巨人症　168
体质性青春发育延迟　168
体质性身材矮小症　168
体重异常减轻　449
体重异常增加　449
体重指数　345
剃刀背畸形　299
替身综合征　444
天冬氨酰葡糖胺尿症　173, 426
天花　426, 464
天蓝甲半月　426
天门冬氨酸氨基转移酶　482
天门冬氨酸氨基转移酶同工酶　482
天疱疮　426
天青杀素 -ANCA 阳性坏疽性脓皮病　426
天然气中毒　455
填充剂注射　434
填充块　366
条带状颅骨切除术　210
条件致病菌感染△　177
条码征　345
条纹状骨病　168
条纹状汗孔角化病　426
条纹状掌跖角化病　426
调幅调制　148
调节　148
调节不足　13
调节疾患　13
调节痉挛　13
调节麻痹　13
调节性 T 淋巴细胞　472
调节性内斜视　13

调节性内斜视合并间歇性外斜视 13
调节滞后 13
调磨 65
调强放疗 365
调脂类药物中毒 452
跳线骨折 284
跳跃式伤口 330
跳跃者膝 284
铁 482
铁代谢紊乱 13
铁负荷过多性贫血 179
铁过载△ 13
铁及其化合物粉尘肺沉着病△ 84
铁及其化合物中毒 455
铁粒幼细胞贫血 179
铁缺乏 173, 179
铁缺乏症 426
铁染色 474
铁锈色痰 93
听骨链固定 30
听骨链重建术 39
听觉多频稳态诱发电位 41
听觉过敏 34
听觉适应 456
听觉诱发电位 148
听力评估 41
听力筛查 41, 408
听力下降 34
听力障碍 34
听神经病 / 听神经谱系障碍 30
听神经病灶切除术 210
听神经恶性肿瘤 203, 351
听神经根微血管减压术 210
听神经根粘连松解术 210
听神经减压术 210
听神经良性肿瘤 203
听神经瘤 30, 203
听神经瘤复发 30
听神经瘤伽马刀治疗后 30
听神经瘤切除术 39, 210
听神经瘤切除术后 30
听神经切断术 210
听性脑干反应 41
停经 377
停药反应 338
通常起病于童年和少年期的行为与情绪障碍 440
通常在童年和青少年期发病的行为和情绪障碍△ 440
通髁骨折 284
通气参数 95
通气储量 99
通气储量百分比 99
通气代偿 89
通气功能障碍 89
通气过度综合征 89, 135
通气模式 95
通气失代偿 89
通气失控 99
通气限制 99
通气血流比例 99
通气血流比例失调 89
通气应答 99
通透性肺水肿 338

通压力 95
同胞竞争障碍 440
同胞全相合异基因造血干细胞移植 179
同步 95
同步持续指令通气 95
同步电复律 81
同步间歇指令通气 95, 342
同步间歇指令通气撤机法 95
同步间歇指令通气加压力支持通气 95
同步间歇指令通气加压力支持通气撤机法 95
同步时间 95
同步性 148
同侧偏盲 13
同侧肢体多发骨折 285
同房后阴道出血 377
同期骨增量技术 65
同位素全身骨扫描 317
同向性偏盲△ 13
同向性注视麻痹 13
同心圆性硬化 135
同芯针电极 148
同型半胱氨酸 482
同型半胱氨酸尿症 402
同型胱氨酸尿症 426
同性恋恐惧症 440
同种皮肤移植术 323
同种牙移植术 65
同种异体骨移植术 65, 313
同种异体皮肤 333
同种异体脱矿冻干骨 65
同种异体移植 333
同种异体移植物 179
同种异质移植型卡波西肉瘤 426
铜 482
铜代谢紊乱 13, 173
铜及其化合物中毒 455
铜蓝蛋白 482
铜蓝蛋白降低 173
铜绿假单胞菌败血症 464
铜绿假单胞菌肠炎 111
铜绿假单胞菌肺炎 89, 402
铜绿假单胞菌感染 426, 464
铜绿假单胞菌毛囊炎 426
铜绿假单胞菌外耳道炎 426
铜绿假单胞菌趾蹼感染 426
铜缺乏 173
铜缺乏性脊髓病 135
铜缺乏症 402
铜缺乏症综合征 13
童年分裂样障碍 440
童年恐怖性焦虑障碍△ 437
童年社交性焦虑障碍△ 437
童年瓦解性障碍 440, 449
童年性别认同障碍 440
童样痴呆 135
酮类中毒 455
酮尿 173
酮体 474
酮症 173
酮症酸中毒 345
瞳孔闭锁 13
瞳孔不等 19
瞳孔残膜 19

瞳孔成形术 21
瞳孔功能异常 13
瞳孔后粘连 13
瞳孔开大 13
瞳孔膜 13
瞳孔移位 13
瞳孔异位 19
瞳孔缘变性 13
瞳孔缘撕裂 19
瞳孔增大 213
瞳孔直接对光反射 19
桶柄样骨折 285
桶状胸 93
筒线虫病 464
筒状乳房 319
痛点阻滞技术 342
痛风 285, 426
痛风结节 285
痛风石 285
痛风性关节炎 285
痛风性滑膜炎 285
痛风性滑囊炎 285
痛风性肾病 285
痛风性脂膜炎 426
痛经 377
痛觉过敏 338, 426
痛觉敏化 338
痛觉缺失 285
痛苦事件问卷 446
痛性瘢痕 329
痛性肥胖病 135, 168, 426
痛性肥胖症△ 135, 168, 426
痛性感觉缺失△ 285
痛性肌痉挛△ 449
痛性痉挛 449
痛性颅神经病变和其他面痛 135
痛性三叉神经病 135
痛性舌咽神经病 135
痛性神经营养不良△ 425
痛性视神经炎 135
痛性眼肌麻痹 13
痛性眼肌麻痹综合征△ 13
痛性阴茎勃起松解术 254
痛性晕厥 145
痛性脂肪病△ 135, 168, 426
痛性脂肿综合征 426
痛性趾指多动综合征 135
痛性中间神经病 135
痛性周围神经病 135
痛阈 345
偷窃狂△ 436
头孢菌素中毒 455
头孢类抗菌素中毒△ 455
头臂动脉闭塞 226
头臂干动脉开窗术 235
头臂静脉狭窄 226
头部瘢痕 329
头部爆震声综合征 135
头部冻伤伴有组织坏死△ 329
头部冻伤伴组织坏死 329
头部多处浅表损伤 53
头部多处软组织刺伤 53
头部多处软组织挫裂伤 53
头部多处软组织切割伤 53

头部多处软组织撕脱伤 53
头部多处软组织外伤性缺损 53
头部多处软组织异物嵌入 54
头部恶性肿瘤 30
头部继发恶性肿瘤 30, 54
头部疔 426
头部结缔组织恶性肿瘤 54
头部结缔组织生物学行为未定肿瘤 54
头部结缔组织肿瘤 54
头部局部肿物 30
头部开放性伤口 319
头部良性肿瘤 30
头部毛囊周围炎 426
头部脓肿性穿掘性毛囊周围炎 426
头部皮肤继发恶性肿瘤 54
头部皮肤脓肿 426
头部浅表冻伤 329
头部浅表损伤 54
头部浅表损伤后遗症 449
头部损伤的后遗症△ 449
头部损伤后遗症 449
头部血管瘤 13
头部血管治疗性超声 65
头部痈 426
头部脂肪瘤 30, 54
头部周围神经恶性肿瘤 351
头和颈部冻伤 329
头结缔组织良性肿瘤 30, 54
头颈部瘢痕 54
头颈部恶性淋巴瘤 30
头颈部恶性肿瘤 54
头颈部良性肿瘤 54
头颈部淋巴管瘤 30
头颈部囊肿 54
头颈部外伤 30
头颈部血管畸形 30, 54
头颈部血管造影 238
头颈冻伤后遗症 449
头颈皮肤恶性肿瘤 30, 54
头颈烧伤后遗症 449
头静脉动脉化术 155
头静脉缝合术 195
头静脉 - 桡动脉端侧吻合 235
头静脉狭窄 226
头静脉血栓 226
头颅 MRI 检查 217
头颅核磁 148
头面部结缔组织良性肿瘤 30
头面部皮肤擦伤 54
头面部皮肤色素沉着 54
头面部浅表血管损伤 54
头面部深部血管损伤 54
头面部深部组织异物嵌入 54
头面部疼痛 338
头、面和颈部淋巴结继发性的恶性肿瘤 351
头面部和颈部淋巴结继发性恶性肿瘤△ 30
头、面和颈部皮肤动态未定肿瘤 351
头、面和颈部皮肤肿瘤 351
头面颈部溃疡 329
头面颈部溃疡（良性） 319
头面颈部淋巴管畸形 54
头面颈部淋巴管瘤 54
头面颈部皮肤软组织缺损并感染 329

头面颈部血管瘤 30
头面颈部脂肪瘤 30
头面颈部周围神经生物学行为未定肿瘤 54
头面颈部自主神经生物学行为未定肿瘤 54
头面颈电烧伤 329
头面颈化学性烧伤 329
头面颈淋巴结继发恶性肿瘤 30
头面颈烧伤 329
头面血管畸形 54
头面血管瘤 30, 54
头盆不称 393
头皮部扁平苔藓 426
头皮擦伤 54
头皮挫裂伤 203
头皮挫伤 203
头皮恶性黑色素瘤 30, 54
头皮恶性肿瘤 30, 54
头皮蜂窝织炎 186
头皮和颈部皮肤良性肿瘤 351
头皮和颈部原位黑色素瘤 30
头皮和颈部原位黑素瘤△ 30
头皮黑色素痣 54
头皮回植术 323
头皮交界性肿瘤 30, 54
头皮开放性伤口 54
头皮糠疹 426
头皮良性肿瘤 54
头皮裂伤 203
头皮糜烂脓疱性皮病 426
头皮糜烂性脓疱性皮肤病△ 426
头皮皮肤原位癌 351
头皮皮脂溢△ 423
头皮牵引术 395
头皮浅表损伤 54
头皮切口 210
头皮缺损颅骨外露 319
头皮闪痛 135
头皮烧伤 329
头皮撕脱伤 203
头皮条切取技术 323
头皮血管畸形 30, 54
头皮血肿 203
头皮血肿抽吸术 210
头皮异物 54
头皮异物去除 195, 210, 323
头皮异物去除术 434
头皮银屑病 426
头皮游离移植睫毛再造术 21
头皮原位癌 30, 54
头皮原位黑色素瘤 30, 54
头皮原位黑（色素）瘤△ 54
头皮原位黑素瘤 30
头皮肿瘤切除术 360
头皮肿物 54
头虱 426
头虱病 464
头痛 80, 205
头位难产 393
头位顺产 393
头下型骨折 285
头癣 426, 464
头影描绘图 68

头月骨分离 285
头晕 34, 80, 205
头状骨骨折 285
投射性节律 148
投掷肩 285
投掷肘 285
骰骨骨折 285
透明隔间腔 203
透明隔开窗术 210
透明隔囊肿 135
透明管型 474
透明丝孢霉病 426
透明细胞汗腺癌 426
透明细胞汗腺瘤 426
透明细胞黑素瘤 426
透明细胞棘皮瘤 426
透明细胞肉瘤 285
透明细胞软骨肉瘤 285
透明细胞型脑膜瘤 203
透明细胞型室管膜瘤 203
透明样边缘性角膜变性 13
透视 317
透视图像导航 317
透析 333
透析导管的机械性并发症 226
透析导管感染△ 185
透析导管功能不良 154
透析导管纤维鞘形成 154
透析导管相关感染 154
透析导管血栓形成△ 152
透析器过敏 154
透析失衡综合征 154
透析相关性低血压 154
透析相关性高血压 154
透析相关性脑病△ 130, 154
透析性脑病 154
透照法 23
秃发伴丘疹性损害 426
秃发性棘状毛囊角化病 426
秃发性毛囊炎 426
突发性耳聋 31
突发性聋△ 30
突破性出血 372
突然视力丧失 13
突眼性情况 13
图雷恩多发角化病 426
图像引导放疗 366
图形视网膜电图 23
徒手肌力评定 334
徒手取精术 333
涂片革兰染色镜检查真菌 484
涂片革兰染色镜检细菌 484
涂片抗酸染色镜检 484
涂片荧光染色镜检抗酸杆菌 484
涂碳种植体 65
土拉菌△ 464
土拉菌病肺炎△ 84
土源性寄生虫病 464
吐舌习惯 54
兔热病 464
兔眼* 15
团块 285
团块肾 245
团体治疗△ 445

推进耳轮瓣术　333
推进皮瓣术　333
腿部疖　426
腿部痈　426
腿蜂窝织炎　186
腿象皮肿　464
退变性颈椎管狭窄症　285
退化棘慢复合波　148
退行性关节病　285
退行性脊柱侧凸△　270
退行性脊柱侧弯△　270, 271
退行性脊柱后凸　285
退行性脊柱炎　285
退行性脊椎滑脱　285
退行性心脏瓣膜病　226
退行性腰椎滑脱症△　293
退行性主动脉瓣疾患　226
退行性椎管狭窄　285
退行性椎间盘疾病　285
吞涎症　54
吞咽反射　338
吞咽哽噎感　213
吞咽功能紊乱　34
吞咽功能障碍　31
吞咽和咀嚼问题个人史　449
吞咽困难　34, 116, 213
吞咽评定　451
吞咽疼痛　213
吞咽性晕厥　135
吞咽异物感　213
吞咽障碍　135, 449
吞咽障碍评估　451
吞咽治疗　451
臀部瘢痕　329
臀部恶性肿瘤　351
臀部蜂窝织炎　186, 426
臀部继发恶性肿瘤　351
臀部开放性损伤　285
臀部脓肿　426
臀部皮肤恶性肿瘤　426
臀部脂肪增多症　168
臀部肿物切除术　323
臀大肌肌皮瓣术　333
臀大肌瘫痪步态　299
臀肌腱炎　285
臀肌筋膜挛缩　285
臀肌挛缩　285, 449
臀肌挛缩症△　285, 449
臀上动脉假性动脉瘤　226
臀上皮神经卡压综合征　135
臀上皮神经痛　338
臀上皮神经炎　135
臀上神经损伤　285
臀上神经痛　285
臀神经炎　135
臀位(不完全臀)△　385, 393
臀位难产　393
臀位牵引术　395
臀位(完全臀)△　393
臀位助产　393
臀位助产的单胎分娩　393
臀位助产术　395
臀先露　393

托德麻痹　449
托德瘫痪　135
托马斯征　299
脱出型椎间盘突出　285
脱垂性内痔　111
脱发　426
脱发性毛囊炎△　426
脱发性小棘毛囊角化病△　426
脱痂　330
脱矿骨基质　65
脱离现实　444
脱落脉　80
脱毛术　323
脱水　89, 171, 329
脱水试验　41
脱髓鞘性白质脑病　135
脱髓鞘性脊髓病△　135
脱髓鞘性脊髓炎　135
脱髓鞘性周围神经病　136
脱细胞真皮基质　333
脱屑型间质性肺炎　89
脱屑性红皮病　402, 427
脱氧吡啶酚　482
脱氧核糖核酸染色　474
脱抑制　444
脱抑制性人格　444
驼背性骨盆△　270, 299
椭圆形红细胞性贫血　179
唾液ABH血型物质测定　474
唾液淀粉酶　482
唾液分泌紊乱　54
唾液分泌障碍△　54
唾液酸化糖链抗原　480
唾液外溢症△　44
唾液腺病　31, 54
唾液腺导管病　54
唾液腺导管结石　54
唾液腺导管扩张　54
唾液腺导管瘘　54
唾液腺导管切开术　39, 65
唾液腺导管修补术　65
唾液腺导管炎　54
唾液腺导管阻塞　31, 54
唾液腺恶性肿瘤　31, 54
唾液腺肥大　54
唾液腺分泌功能减退　54
唾液腺分泌抑制　54
唾液腺缝合术　65
唾液腺管扩张△　54
唾液腺坏死性肉芽肿　31, 54
唾液腺活检　65
唾液腺交界性肿瘤　54
唾液腺结石病△　56
唾液腺良性淋巴上皮损害　54
唾液腺瘘　54
唾液腺瘘修补术　65
唾液腺囊肿　54
唾液腺内镜检查　68
唾液腺黏液囊肿　54
唾液腺脓肿　54
唾液腺切除术　65
唾液腺切开术　65
唾液腺切开引流术　65

唾液腺萎缩　31, 54
唾液腺下颌骨舌侧陷入　54
唾液腺炎　31, 54
唾液腺造袋术　39, 65
唾液腺造影术　65
唾液腺肿大症　54
唾液腺肿瘤△　54
唾液腺肿物　54

**W**

瓦达试验　148
瓦尔代尔扁桃体环恶性肿瘤　54
瓦尔萨尔瓦动作　80, 148
瓦尔萨尔瓦试验△　148
瓦伦贝格综合征　13, 145
瓦斯爆炸伤　329
瓦特森综合征　427
歪鼻　31
歪鼻鼻成形术　39, 323
歪鼻畸形　31
外半规管开窗术　39
外鼻鲍恩病　31
外鼻鲍文病　31
外鼻恶性肿瘤　31
外鼻畸形　34
外鼻缺损　31
外部牵拉性头痛　136
外部水蛭病　464
外部压力性头痛　136
外部压迫性头痛　136
外侧半月板后角损伤　285
外侧半月板前角损伤　285
外侧半月板损伤　285
外侧副韧带松弛　285
外侧副韧带损伤　285
外侧副韧带修补术　313
外侧间室骨关节炎　285
外侧裂蛛网膜囊肿　136
外侧颞骨切除　39
外侧盘状半月板　285
外侧型小脑幕裂孔疝　136
外耳病损电凝术　323, 360, 434
外耳病损根治性切除术　434
外耳病损刮除术　323, 360, 434
外耳病损冷冻治疗术　323, 360, 434
外耳病损切除术　323, 434
外耳病损烧灼术　323, 360, 434
外耳成形术　323
外耳挫伤　31
外耳带状疱疹　54
外耳丹毒　31
外耳道癌　351
外耳道瘢痕　329
外耳道闭锁　329
外耳道病损切除术　323, 360, 434
外耳道成形术　323, 333
外耳道冲洗　39
外耳道重建术　39, 323
外耳道胆脂瘤　31
外耳道耵聍栓塞△　398
外耳道恶性肿瘤　351
外耳道封闭术　39

外耳道蜂窝织炎　54
外耳道骨瘤　31
外耳道黑色素瘤　31
外耳道黑色素细胞痣　31
外耳道黑色素痣　54
外耳道黑素瘤△　31
外耳道后壁重建术　39
外耳道坏死　54
外耳道角化症△　54
外耳道疖　31
外耳道疖肿△　31
外耳道流脓　34
外耳道霉菌感染　31
外耳道脓肿　54
外耳道皮肤恶性肿瘤　31
外耳道皮肤破溃　34
外耳道皮肤原位癌　31
外耳道曲霉病　54
外耳道肉芽肿　54
外耳道乳头状瘤　31
外耳道乳头状瘤切除术　39
外耳道瘙痒　34
外耳道湿疹　31
外耳道探查术　39
外耳道外生骨疣　31
外耳道外生骨疣△　430
外耳道狭窄　31, 34, 329
外耳道腺瘤　31
外耳道腺样囊性癌　31
外耳道血性分泌物　34
外耳道炎　402
外耳道异物　31
外耳道痈　54
外耳道原位癌　31
外耳道原位黑色素瘤　31
外耳道原位黑素瘤△　31
外耳道占位△　31
外耳道肿物　31
外耳道肿物切除术　39
外耳(道)阻塞性角化病　54
外耳继发性感染　54
外耳裂伤缝合术　323
外耳切断术　360, 434
外耳湿疹　31, 402
外耳炎　402
外耳痈△　54
外翻趾　285
外翻足　285
外翻足△　267, 292
外斐反应　480
外固定架固定术　313
外固定架强度不足　285
外固定失效　285
外固定针松动　285
外管道失功　226
外管道置入(右心室-肺动脉)　235
外管道置入(左心室-肺动脉)　235
外踝骨折　285
外踝扭伤　285
外科导板　65
外淋巴瘘　31
外路经巩膜睫状体激光光凝术　21
外貌变形妄想　444
外囊出血　136, 203

外尿流改道术　254
外胚层发育不良伴白内障及听力缺陷　427
外胚层发育不良伴发及并指　427
外胚层发育不良-关节挛缩-糖尿病　168
外胚叶发育不全　54
外嵌植皮术　333
外伤　31
外伤后瘢痕　319, 329
外伤后癫痫　136
外伤后骨萎缩　285
外伤后帕金森综合征　136
外伤后阴茎勃起功能障碍　245
外伤性白内障　13
外伤性鼻出血　31
外伤性臂丛神经痛　136
外伤性表皮囊肿　427
外伤性玻璃体积血　13
外伤性玻璃体脱出　13
外伤性耻骨联合断裂　285
外伤性低眼压综合征　13
外伤性房角后退　13
外伤性骨化性肌炎　285
外伤性鼓膜穿孔　31
外伤性虹膜睫状体炎△　3
外伤性虹膜嵌顿△　3
外伤性虹膜疝　13
外伤性喉蹼　31
外伤性滑膜炎　285
外伤性黄斑裂孔　13
外伤性急性牙周损伤　54
外伤性脊髓空洞症　203
外伤性脊柱侧凸　285
外伤性睑裂闭合不全　13
外伤性晶状体离断　13
外伤性晶状体脱垂△　3
外伤性晶状体脱位△　3
外伤性髋脱位　285
外伤性颅骨缺损　319
外伤性脉络膜视网膜病　13
外伤性脉络膜视网膜病变△　13
外伤性脉络膜脱离　13
外伤性尿道瘘　245
外伤性帕金森综合征　136
外伤性皮下气肿　427
外伤性青光眼　13
外伤性上睑下垂　13
外伤性视神经病变　13
外伤性视神经损伤　13
外伤性视网膜病变　13
外伤性视网膜脱离　13
外伤性瞳孔散大　13
外伤性外耳道闭锁　319
外伤性外耳道闭锁(单侧)　320
外伤性无光感　13
外伤性牙槽骨缺损　320
外伤性牙齿缺失　54
外伤性牙齿折断　54
外伤性增殖性视网膜病变　13
外伤性展神经麻痹　13
外伤性脂肪坏死　427
外伤性窒息△　82, 411
外伤引起的牙列缺损或缺失△　54
外上唇唇红缘恶性肿瘤△　52
外上唇恶性肿瘤△　52

外生骨疣　285
外生殖道性闭经　372
外生殖器带状疱疹　245
外生殖器毒物性皮炎　245
外生殖器汗腺瘤　245
外生殖器红癣　245
外生殖器挤压伤　245
外生殖器疱疹样皮炎　245
外生殖器萎缩　245
外生殖器血管角化瘤　245
外生殖器血管神经性水肿　245
外下唇恶性肿瘤　54
外斜视　13
外因性哮喘　89
外阴瘢痕　372, 427
外阴病损电凝术　382
外阴病损切除术　323, 360, 382, 434
外阴病损烧灼术　323, 360, 382, 434
外阴部分切除术　382
外阴陈旧性产科裂伤修补术　382
外阴成形术　382
外阴错构瘤　351
外阴大汗腺癌　320
外阴低级别鳞状上皮内病变　372
外阴窦道切除术　323, 382, 434
外阴顿挫伤　372
外阴恶性肿瘤　372
外阴发育不良　372
外阴肥大　372
外阴蜂窝织炎　373
外阴缝合术　382
外阴干皱症　373
外阴高级别鳞状上皮内病变　373
外阴根治性局部扩大切除术　382
外阴根治性局部切除术　382
外阴根治性切除术　360, 382
外阴广泛切除成形术　382
外阴广泛切除术△　382
外阴广泛性切除术　382
外阴汗腺瘤　373
外阴和阴道念珠菌病△　373
外阴黑色素瘤　320
外阴黑色素痣　427
外阴活组织检查　323, 363, 382, 435
外阴激光治疗　382
外阴继发恶性肿瘤　373
外阴假性湿疣　373
外阴尖锐湿疣　427
外阴角化病　373
外阴疖　373
外阴结核　373
外阴溃疡　373
外阴冷冻治疗　382
外阴良性肿瘤　373
外阴裂伤缝合术　323, 382, 434
外阴裂伤清创缝合术　382
外阴鳞状上皮内瘤变　373
外阴鳞状上皮内瘤变(高级别,Ⅱ～Ⅲ级)　351
外阴鳞状上皮内增生　373
外阴鳞状细胞癌　320
外阴毛囊炎　373
外阴囊肿　373
外阴脓肿　320, 373

外阴脓肿穿刺术 382,434
外阴脓肿切开术 382
外阴疱疹 373
外阴胚胎性横纹肌肉瘤 320
外阴佩吉特病 320
外阴皮赘 373
外阴平滑肌瘤 373
外阴切开引流术 382,434
外阴侵袭性血管黏液瘤 373
外阴肉瘤 320
外阴乳头状瘤 373
外阴上皮内瘤变 1 级 373
外阴上皮内瘤变 2 级 373
外阴上皮内瘤变 3 级 373
外阴神经纤维瘤 373
外阴湿疹 427
外阴水肿 373
外阴微波治疗 382
外阴萎缩 373
外阴息肉 373
外阴狭窄 373
外阴纤维瘤 373
外阴腺样囊性癌 320
外阴象皮病 373
外阴血管肌纤维母细胞瘤 373
外阴血管瘤 427
外阴血肿 373
外阴血肿切开术 382
外阴血肿清除术 323,382,434
外阴炎 373
外阴异物 373
外阴阴道瘢痕切除术 382
外阴阴道假丝酵母菌病 373
外阴 - 阴道 - 牙龈综合征 427
外阴硬化△ 422
外阴硬化性苔藓 373
外阴硬化性苔藓合并鳞状上皮增生 373
外阴疣状癌 351
外阴粘连 373
外阴粘连分离术 382
外阴粘连松解术 382
外阴脂肪瘤 427
外阴肿瘤 373
外阴肿瘤切除术 360
外阴肿物 373
外阴周围神经和自主神经交界性肿瘤 373
外阴子宫内膜异位症 373
外隐斜 13
外源性肺泡炎 89
外源性光感性皮炎 427
外源性褐黄病 427
外源性色素沉着 427
外源性物质引起的甲状腺功能减退症 168
外源性哮喘 89
外源性釉质发育不全 54
外展神经不全麻痹 13
外展神经恶性肿瘤 13
外展神经良性肿瘤 13
外展神经麻痹△ 13
外展神经损伤 136
外展神经脱髓鞘性病变 13
外展神经炎 13
外照射 366
外痔 111

外置法植骨术 65
外周 T 细胞淋巴瘤,非特指型 179
外周动脉搭桥术 235
外周动脉硬化闭塞症 226
外周动脉粥样硬化 203
外周敏化 339
外周前庭性自发性眼震 31
外周神经病理性疼痛 203
外周神经化学性毁损术 342
外周神经阻滞技术 342
外周性成釉细胞瘤△ 45
外周性疲劳 89
外周血涂片 182
外周血细胞形态学分析 474
外周血造血干细胞移植 179
外周原始神经外胚层肿瘤 285
外周阻力 99
外转胎位术 395
外眦韧带断裂 13
外眦成形术 21,323
弯刀综合征△ 227
弯刀综合征矫治△ 231
弯曲菌肠炎 111,464
弯曲牙 54
弯腰试验 299
豌豆骨骨折 285
完壁式乳突改良根治术 39
完全肠外营养 95
完全动脉干矫正术 336
完全肺静脉异位引流矫正术 336
完全供者细胞嵌合体 179
完全关节内骨折 285
完全缓解 179
完全流产 373,393
完全臀先露 393
完全细胞遗传学反应 179
完全细胞遗传学缓解 179
完全型大动脉转位 226
完全型肺静脉异位连接 226
完全型肺静脉异位引流 226
完全型肺静脉异位引流矫治术 235
完全型海豹肢 285
完全型心内膜垫缺损 226
完全型心内膜垫缺损矫治术 235
完全性肠梗阻 111
完全性唇裂 54
完全性大动脉转位△ 77
完全性单瘫 449
完全性腭裂 54
完全性房室传导阻滞 76,402
完全性房室隔缺损 226
完全性肺静脉异位引流(混合型) 76
完全性肺静脉异位引流(心内型) 76
完全性肺静脉异位引流(心上型) 76
完全性肺静脉异位引流(心下型) 76
完全性骨折 285
完全性脊髓损伤 285
完全性脊柱裂 285
完全性颈瘘 31
完全性葡萄胎 373
完全性前置胎盘 393
完全性前置胎盘伴出血 393
完全性上肢单瘫 449
完全性失语 449

完全性双上肢瘫 449
完全性瘫痪 449
完全性体外循环 342
完全性下肢单瘫 449
完全性中枢性尿崩症 168
完全血液学反应 179
完全右束支传导阻滞 76
完全左束支传导阻滞 76
完整结肠系膜切除术 195
顽固性癌痛 338
顽固性鼻出血 31
顽固性癫痫 136
顽固性高血压 76
顽固性三叉神经痛 136
顽固性疼痛 203
顽固性足底胼胝 320
晚发先天性骨梅毒 285
晚发型阿尔茨海默病 136
晚发型家族性阿尔茨海默病△ 126
晚发型矽肺 455
晚反应组织 366
晚期产后出血 393
晚期恶性肿瘤分子靶向治疗 360
晚期恶性肿瘤化疗 360
晚期恶性肿瘤免疫治疗 360
晚期反应 366
晚期骨梅毒 427
晚期骨膜梅毒 427
晚期冠状动脉支架内血栓形成 76
晚期流产△ 373
晚期梅毒 464
晚期难免流产 373
晚期皮肤梅毒 427
晚期品他 427
晚期潜伏梅毒 427
晚期人工流产 373
晚期胎传梅毒性动脉瘤 427
晚期胎传梅毒性多神经病 427
晚期胎传梅毒性骨软骨病 427
晚期胎传梅毒性关节病 427
晚期胎传梅毒性间质性角膜炎 427
晚期胎传梅毒性脉络膜视网膜炎 427
晚期胎传梅毒性脑膜炎 427
晚期胎传梅毒性脑炎 427
晚期胎传潜伏梅毒 427
晚期胎传神经梅毒 427
晚期胎传心血管梅毒 427
晚期糖基化终末产物 482
晚期完全自然流产 373
晚期习惯性流产 373
晚期先天潜伏梅毒△ 427
晚期先天神经梅毒 136
晚期先天性梅毒 464
晚期先天性梅毒性多神经病 136
晚期先天性梅毒性脉络膜视网膜炎 13
晚期先天性梅毒性脑膜炎 136
晚期先天性梅毒性脑炎 136
晚期先天性梅毒性眼病 13
晚期先天性神经梅毒 464
晚期效应 366
晚期血吸虫病 464
晚期医疗性流产 373
晚期种植 65
晚期种植体失败 54

晚期自然流产 373
晚幼红细胞 474
晚幼粒细胞 474
万古霉素耐药基因 470
万捷特征 299
腕背隆突综合征 285
腕背囊肿 285
腕部瘢痕△ 329
腕部瘢痕挛缩 329
腕部瘢痕切除游离植皮术 333
腕部尺动脉损伤 285
腕部尺神经损伤 285
腕部尺神经阻滞麻醉与镇痛术 342
腕部挫伤 285
腕部蜂窝织炎 186, 427
腕部骨折不愈合 285
腕部骨折畸形愈合 285
腕部肌肉断裂 285
腕部及手部交界性骨肿瘤 320
腕部及手部良性骨肿瘤 285
腕部挤压伤 285
腕部开放性损伤 285
腕部开放性损伤伴骨折 285
腕部开放性损伤伴脱位 285
腕部溃疡 329
腕部溃疡(良性) 320
腕部扭伤 285
腕部皮肤软组织缺损并感染 329
腕部桡动脉损伤 285
腕部桡神经损伤 285
腕部桡神经阻滞麻醉与镇痛术 342
腕部正中神经损伤 285
腕部正中神经阻滞麻醉与镇痛术 342
腕部舟骨骨折△ 296
腕陈旧性骨折 285
腕尺动脉损伤 226
腕尺管综合征 285
腕的肌腱末端病 285
腕蜂窝织炎△ 427
腕骨病损切除术 360
腕骨多发性骨折 285
腕骨恶性骨肿瘤 285
腕骨骨髓炎 285
腕骨骨折 285
腕骨关节病 285
腕骨间关节脱位 285
腕骨联合 285
腕骨良性肿瘤 285
腕骨囊性变 285
腕骨切除术 313
腕骨缺损 285
腕骨缺血性坏死 285
腕骨脱位 285
腕骨折不愈合 285
腕骨折延迟愈合 285
腕关节病损切除术 360
腕关节不稳定△ 262, 280, 283
腕关节成形术 313
腕关节尺侧偏移 285
腕关节创伤性关节炎 285
腕关节创伤性离断 285
腕关节滑膜炎 285
腕关节化脓性关节炎 285
腕关节活组织检查 317

腕关节积血 285
腕关节腱鞘囊肿 285
腕关节僵硬 285
腕关节结核 285
腕关节镜检查 317
腕关节镜下病损切除术 360
腕关节镜下滑膜切除术 313
腕关节瘘 285
腕关节内游离体 285
腕关节扭伤 285, 286
腕关节扭伤和劳损 285
腕关节屈曲畸形 285
腕关节桡侧偏移 285
腕关节韧带创伤性断裂△ 285
腕关节韧带断裂 285
腕关节韧带损伤 285
腕关节融合术△ 312
腕关节三角纤维软骨复合体损伤 286
腕关节退行性变 286
腕关节脱位 286
腕关节置换术 313
腕关节置入物 286
腕关节肿物 286
腕关节周围炎 286
腕管切开减压术 313
腕管综合征 136, 286
腕和手Ⅳ度电烧伤合并手或手指坏死 329
腕和手Ⅳ度化学性烧伤合并手或手指坏死 329
腕和手Ⅳ度烧伤合并手或手指坏死 329
腕和手电烧伤 329
腕和手冻伤伴有组织坏死△ 329
腕和手冻伤伴组织坏死 329
腕和手多处开放性伤口△ 283, 286
腕和手多处开放性损伤 286
腕和手多处浅表损伤 286
腕和手多处损伤 286
腕和手多处血管损伤 226
腕和手多神经损伤 286
腕和手多血管损伤 286
腕和手化学性烧伤 329
腕和手浅表冻伤 329
腕和手烧伤 329
腕和手神经损伤 286
腕和手水平的尺动脉损伤△ 283, 285
腕和手水平的尺神经损伤△ 283, 285
腕和手水平的多处屈肌和肌腱断裂 285
腕和手水平的多处屈肌和肌腱多发粘连 286
腕和手水平的多处屈肌和肌腱缺损 286
腕和手水平的多处屈肌和肌腱损伤△ 286
腕和手水平的多处屈肌和肌腱粘连 286
腕和手水平的多处伸肌和肌腱断裂 286
腕和手水平的多处伸肌和肌腱多发粘连 286
腕和手水平的多处伸肌和肌腱缺损 286
腕和手水平的多处伸肌和肌腱损伤△ 286
腕和手水平的多处伸肌和肌腱粘连 286
腕和手水平的拇指长屈肌和肌腱断裂 286
腕和手水平的拇指长屈肌和肌腱多发粘连 286
腕和手水平的拇指长屈肌和肌腱缺损 286
腕和手水平的拇指长屈肌和肌腱损伤△ 286

腕和手水平的拇指长屈肌和肌腱粘连 286
腕和手水平的拇指内肌和肌腱断裂 286
腕和手水平的拇指内肌和肌腱多发粘连 286
腕和手水平的拇指内肌和肌腱缺损 286
腕和手水平的拇指内肌和肌腱损伤△ 286
腕和手水平的拇指内肌和肌腱粘连 286
腕和手水平的拇指伸肌和肌腱断裂 286
腕和手水平的拇指伸肌和肌腱多发粘连 286
腕和手水平的拇指伸肌和肌腱缺损 286
腕和手水平的拇指伸肌和肌腱损伤△ 285
腕和手水平的拇指伸肌和肌腱粘连 286
腕和手水平的桡动脉损伤△ 283
腕和手水平的桡神经损伤△ 280, 283, 285
腕和手水平的血管损伤△ 226, 285, 286
腕和手水平的正中神经损伤△ 283, 285
腕和手血管损伤 226, 286
腕和腕关节韧带创伤性断裂△ 280
腕腱鞘炎 286
腕桡动脉损伤 226
腕手部多处肌肉和肌腱扭伤 286
腕手部多处屈肌和肌腱扭伤 286
腕手部多处伸肌和肌腱扭伤 286
腕手部拇指多处长屈肌和肌腱扭伤 286
腕手部拇指多处内在肌和肌腱扭伤 286
腕手部拇指多处伸肌和肌腱扭伤 286
腕手部指多处内在肌和肌腱扭伤 286
腕手部指多处屈肌和肌腱扭伤 286
腕手部指多处伸肌和肌腱扭伤 286
腕应力骨折 286
腕再植术 313
腕掌关节成形术 313
腕掌关节扭伤 286
腕掌关节切开复位内固定术 313
腕掌关节脱位 286
腕掌关节脱位及骨折脱位 286
腕掌关节炎 286
腕掌屈试验 299
腕中关节不稳定 286
腕中关节后部不稳定 286
腕中关节前部不稳定 286
腕舟骨骨折畸形愈合 286
腕舟骨缺血性坏死 286
腕舟骨抬高试验 317
腕舟状骨脱位 286
网络成瘾 440
网络成瘾障碍△ 440
网络关系成瘾 444
网络过度使用 444
网络强迫行为 444
网络色情成瘾 441
网膜病损切除术 195, 360
网膜部分切除术 195, 360
网膜恶性肿瘤 111
网膜活组织检查 197, 363
网膜间皮瘤 111
网膜良性肿瘤 111
网膜裂孔疝 111
网膜裂伤缝合术 360
网膜囊切除术 195
网膜囊肿 111
网膜扭转复位术 195, 360
网膜切除术 195, 360

网膜疝修补术 195
网膜粘连松解术 195
网球腿 286
网球肘△ 257, 264
网瘾△ 440
网织红细胞分析 474
网织红细胞计数 474
网织红细胞血红蛋白含量 474
网状红癣性毛囊炎 427
网状皮片移植术 333
网状皮制备 333
网状青斑 145, 427
网状色素性皮病 427
网状血管内皮瘤 286, 427
网状组织细胞瘤 427
网状组织细胞肉芽肿 427
往返活塞泵式高频振荡通气 95
妄想 444
妄想观念 444
妄想记忆 444
妄想逆行性扩张 444
妄想气氛 444
妄想心境 444
妄想性超常解释 444
妄想性读心症△ 437
妄想性曲解 444
妄想性误认 444
妄想性虚构 444
妄想性障碍 441
妄想性知觉 441
妄想阵发 444
妄想知觉 444
危机干预 445
威尔尼克脑病△ 136, 441
威尔逊病△ 124, 161, 414
威尔逊 - 米基迪综合征 13
威斯康星卡片分类测验 211, 446
威斯科特 - 奥尔德里奇综合征 179, 427
微孢子虫病 464
微波疗法 451
微波烧伤 329, 427
微波性白内障 13
微波治疗 95, 434
微出血 136
微创颅内血肿穿刺引流术 210
微创气管切开术 342
微发育不良 136
微骨折术 313
微管聚集性肌病 136
微晶磨削术 434
微静脉畸形 54
微静脉血管瘤 427
微觉醒 148
微粒皮移植术 333
微量白蛋白 482
微量白蛋白尿 156, 474
微量元素缺乏症 402
微囊型脑膜瘤 203
微囊肿附属器癌 427
微气管造口术 95
微球菌性败血症 464
微神经电图 148
微渗漏 59
微生物学检查 68

微栓子监测 148
微卫星不稳定性检测 470
微小病变性肾小球病△ 153
微小病毒 B19 感染 402
微小残留病变 179
微小残留病检测 474
微小骨折 286
微小膜壳绦虫病 464
微小内斜视 13
微小切口腋臭手术 434
微小细胞遗传学反应 179
微小斜视 13
微小型肺动静脉畸形 89
微型混合室法 99
微型营养评估量表 345
微型种植体 65
微血管病性溶血性贫血 402
微血管畸形 54
微血栓形成 180
微循环衰竭 338
微循环障碍 338
微意识状态 203
韦伯综合征 70
韦德尼希 - 霍夫曼综合征△ 257
韦格纳肉芽肿伴肾受累△ 153
韦格纳肉芽肿病 136, 427
韦格纳肉芽肿肾损害△ 153
韦克斯勒成人智力量表 446
韦克斯勒儿童智力量表 446
韦克斯勒记忆量表 446
韦克斯勒幼儿智力量表 446
韦尼克脑病 136, 441, 464
韦尼克失语△ 438
韦萨留斯骨 286
韦氏肉芽肿病△ 136, 427
违拗症 441
围产期心肌病 393
围产期心肌病△ 76
围产期抑郁 393
围绝经期综合征 373
围裙样湿疹 427
围生期脑损伤 402
围生期心肌病 76
围手术期低体温 345
围手术期高血压 76
围手术期心肌梗死 76
围术期认知功能紊乱 338
围术期心肌损伤 338
维持性腹膜透析 155
维持性血液透析 155
维拉帕米中毒 455
维生素 A 482
维生素 A 过多症 173, 427
维生素 A 缺乏 173
维生素 A 缺乏伴毛囊角化病 427
维生素 A 缺乏伴皮肤干燥病 427
维生素 A 缺乏病 13, 168
维生素 A 缺乏病伴有比托斑及结膜干燥症 13
维生素 A 缺乏病伴有角膜干眼病瘢痕 13
维生素 A 缺乏病伴有角膜干燥症 13
维生素 A 缺乏病伴有角膜溃疡和干燥症 13
维生素 A 缺乏病伴有角膜软化症 13

维生素 A 缺乏病伴有结膜干燥症 13
维生素 A 缺乏病伴有夜盲症 13
维生素 A 缺乏合并皮肤干燥病△ 427
维生素 A 缺乏合并眼睑皮肤干燥病 13
维生素 A 缺乏后遗症△ 13, 168
维生素 A 缺乏症 427
维生素 B₁ 482
维生素 B₁ 缺乏 173
维生素 B₁ 缺乏症 427
维生素 B₂ 缺乏症 54
维生素 B₆ 过多症 173
维生素 B₆ 缺乏 173
维生素 B₆ 缺乏脑病 136
维生素 B₆ 缺乏症 427
维生素 B₆ 综合征 173
维生素 B₁₂ 482
维生素 B₁₂ 缺乏 173
维生素 B₁₂ 缺乏痴呆 136
维生素 B₁₂ 缺乏性贫血性脊髓后侧索硬化△ 136
维生素 B₁₂ 缺乏性贫血性脊髓后侧索硬化症 136
维生素 B₁₂ 缺乏性周围神经病 136
维生素 B₁₂ 缺乏症 427
维生素 B 缺乏 173
维生素 B 缺乏性周围神经病 136
维生素 C 474, 482
维生素 C 缺乏 173
维生素 C 缺乏症 168, 427
维生素 D 不足△ 427
维生素 D 抵抗性骨软化 173
维生素 D 过多症 168, 427
维生素 D 缺乏 168
维生素 D 缺乏性佝偻病 168
维生素 D 缺乏性骨软化症 168
维生素 D 缺乏性手足搐搦症 173
维生素 D 缺乏症 168
维生素 D 依赖性佝偻病 173
维生素 D 依赖性佝偻病 I 型 168
维生素 D 依赖性佝偻病 II 型 168
维生素 E 缺乏 173
维生素 E 缺乏病 402, 427
维生素 E 缺乏性脑病 136
维生素 E 缺乏症 402, 427
维生素 K 缺乏 173
维生素 K 缺乏症 427
维生素 K 依赖性凝血因子缺乏症△ 180
维生素 K 依赖性凝血因子缺陷症 180
维生素 K 中毒 455
维生素 P 缺乏 173
维生素类中毒 455
维生素缺乏 173
维生素缺乏性多神经炎 136
维生素缺乏性周围神经病 136
维生素缺乏症 427
卫生桥 65
卫氏并殖吸虫病 464
卫星电位 148
未测定阳离子 99
未测定阴离子 99
未成熟性畸胎瘤 203
未定类麻风 427, 464
未定类细胞组织细胞增生症 427
未定类组织细胞增生症△ 427

未分化的躯体症状障碍 441
未分化干细胞白血病 180
未分化型精神分裂症△ 438
未分类痴呆 136
未分类的头痛 136
未明原因发热 464
未破裂动脉瘤 136
未确定的三叉神经自主神经性头痛 136
未社会化品行障碍 441
未特定的昼夜节律障碍 136
未特指的中枢神经系统脱髓鞘病 136
未特指助产的单胎分娩 393
未知病毒的流感性感冒 70
未知病毒的流行性感冒伴肺炎 89
未知出生地点的单胎活产婴儿 402
未知出生地点的多胎活产婴儿 402
未知出生地点的双胎活产婴儿 402
未足月胎膜早破 393
伪差 148
伪聋 31
伪盲 13
伪膜性肠炎△ 108
位相倒置 148
位置不明的妊娠 393
位置性眩晕 31
位置性眼震检查 31
尾肠囊肿 111
尾骨恶性肿瘤 286
尾骨发育不全 286
尾骨骨折 286
尾骨痛 286
尾骨脱位 286
尾痛症 286
尾蚴性皮炎 464
尾状核出血 136
尾状核头出血△ 136
尾椎陈旧性骨折 286
尾椎骨折 286
尾椎骨折脱位 286
味觉检查 41
味觉性出汗综合征 54, 136, 427
味觉性流泪 427
味觉异常 34
委内瑞拉马脑炎 464
胃癌标准根治术 195
胃癌出血 111
胃癌改良根治术 195
胃 - 贲门成形术 195
胃病变氩气刀治疗术 117
胃病损切除术 195
胃病损氩气刀治疗术 360
胃部超声 345
胃部分切除伴空肠转位术 195, 360
胃部分切除伴食管 - 胃吻合术 195, 360
胃部分切除术 195, 360
胃 - 肠搭桥吻合术 360
胃肠道出血 111, 402
胃肠道惰性 T 细胞淋巴增殖性疾病 180
胃肠道恶性肿瘤 111
胃肠道过敏症 111
胃肠道继发恶性肿瘤 111
胃肠道间质瘤 111
胃肠道间质肿瘤 351
胃肠道毛细血管扩张症 226

胃肠道植入物引起的机械性并发症 186
胃肠动力障碍 112
胃肠功能衰竭 112
胃肠功能紊乱 112
胃肠间质瘤 186
胃肠减压 117, 408
胃肠菌群失调△ 102
胃肠毛霉病 464
胃肠念珠菌病 464
胃肠手术后呕吐 112
胃肠炭疽 464
胃肠土拉菌病 464
胃肠外营养 117
胃肠吻合口功能障碍 112
胃肠吻合口溃疡伴穿孔△ 112
胃肠吻合口溃疡出血 112
胃肠吻合口溃疡穿孔 112
胃肠吻合口水肿 112
胃肠吻合口狭窄 112
胃肠吻合口炎△ 109
胃 - 肠吻合术 195
胃肠吻合术后输出袢梗阻 112
胃肠吻合术后输入袢梗阻 112
胃肠型毛霉菌病 112
胃肠型土拉菌病 112
胃肠型荨麻疹 427
胃肠炎 112
胃超声检查 118
胃重复畸形 402
胃出血性吻合口炎 112
胃穿孔 112, 329, 402
胃大部切除伴胃 - 空肠吻合术 360
胃大部切除伴胃 - 空肠吻合术（Billroth Ⅱ式） 195
胃大部切除伴胃 - 十二指肠吻合术 360
胃大部切除伴胃 - 十二指肠吻合术（Billroth Ⅰ式） 195
胃大部切除术伴 Roux-en-Y 型吻合术 195
胃大弯恶性肿瘤 112
胃代膀胱术 254
胃蛋白酶原 480
胃蛋白酶原Ⅰ 480
胃蛋白酶原Ⅰ / 胃蛋白酶原Ⅱ比值 480
胃蛋白酶原Ⅱ 480
胃低级别上皮内瘤变 112
胃底贲门恶性肿瘤 112
胃底恶性肿瘤 112
胃底继发恶性肿瘤 112
胃底静脉曲张 112
胃底静脉曲张出血 112
胃底折叠术 195
胃动脉结扎术 195
胃动脉栓塞术 195
胃动脉损伤 112, 186
胃窦恶性肿瘤 112
胃窦溃疡伴出血 112
胃窦炎 112
胃恶性肿瘤 112, 351
胃分段切除术 195
胃钩虫病 464
胃固定术 195, 215
胃化学性烧伤△ 112
胃黄色斑 112
胃继发恶性肿瘤 112

胃假性淋巴瘤 112
胃间皮瘤 112
胃交界性肿瘤 112
胃结肠瘘 112
胃结肠瘘△ 91
胃 - 结肠瘘闭合术 195
胃结核 112
胃近端切除术 195, 360
胃痉挛 112
胃静脉曲张出血△ 111
胃镜检查 118, 217
胃镜下贲门病损电切术 360
胃镜下贲门病损切除术 360
胃镜下活组织检查 117, 197, 363
胃镜下十二指肠止血术 117
胃镜下食管病变电灼术 118
胃镜下食管病变切除术 118
胃镜下食管病损电灼术 360
胃镜下食管病损切除术 360
胃镜下食管出血止血术 118, 195
胃镜下食管静脉曲张结扎术 195
胃镜下食管扩张术 118
胃镜下食管、胃底静脉曲张组织液注射术 195
胃镜下胃病变电切术 118
胃镜下胃病变切除术 118
胃镜下胃病变硬化术 118
胃镜下胃病损电切术 360
胃镜下胃病损切除术 360
胃镜下胃病损硬化术 360
胃镜下胃 - 肠吻合口扩张术 118
胃镜下胃出血止血术 118
胃镜下胃静脉曲张结扎术 195
胃镜下胃静脉曲张硬化术 195
胃镜下胃造口术 195, 360
胃镜下幽门扩张术 118
胃巨皱襞症△ 109
胃空肠结肠瘘 112
胃空肠溃疡△ 107
胃空肠溃疡伴急性出血 112
胃空肠溃疡伴急性出血和穿孔 112
胃空肠溃疡并发出血△ 112
胃 - 空肠吻合口闭合术 195
胃溃疡 112
胃溃疡癌变△ 112
胃溃疡伴癌变 112
胃溃疡伴出血和急性穿孔△ 112
胃溃疡伴穿孔△ 112
胃溃疡伴急性出血 112
胃溃疡伴急性出血和穿孔 112
胃溃疡伴急性穿孔 112
胃溃疡伴慢性出血 112
胃溃疡穿孔修补术 195
胃溃疡型假性淋巴瘤 112
胃良性肿瘤 112
胃淋巴结继发恶性肿瘤 112
胃泌素 482
胃泌素 -17 480
胃泌素瘤 112
胃泌素释放肽前体 480
胃囊肿 112
胃内降温麻醉术 342
胃内球囊去除 118
胃内球囊置入 118

胃内异物 112
胃内异物去除 195
胃黏膜保护剂中毒 455
胃黏膜病变△ 329
胃黏膜病变伴急性出血 112
胃黏膜充血 329
胃黏膜出血 329
胃黏膜糜烂 329
胃黏膜脱垂 112
胃黏膜下恒径动脉破裂出血 112
胃扭转复位术 195
胃旁路术 195
胃脾韧带 186
胃破裂 112
胃破裂修补术 195
胃憩室 112
胃切除术后综合征△ 110
胃切开探查术 195, 360
胃切开异物取出术 195, 360
胃切开止血术 195
胃轻瘫 112
胃沙漏状挛缩 112
胃沙漏状狭窄及缩窄 112
胃烧伤 112
胃神经内分泌肿瘤 351
胃 - 十二指肠搭桥吻合术 360
胃十二指肠动脉栓塞术 195
胃十二指肠动脉损伤 112, 186
胃十二指肠镜下活组织检查 118, 197, 363
胃十二指肠镜下十二指肠病变切除术 118
胃十二指肠镜下十二指肠病损切除术 195, 360
胃十二指肠镜下小肠刷洗活组织检查 118, 363
胃十二指肠溃疡伴出血 112
胃十二指肠溃疡伴穿孔 112
胃十二指肠溃疡穿孔伴出血 112
胃 - 十二指肠吻合口闭合术 195
胃 - 十二指肠吻合口修补术 195
胃 - 十二指肠吻合术 195
胃十二指肠炎 112
胃石 112
胃石伴梗阻 112
胃石症 112
胃食管 pH 监测 408
胃食管反流 112
胃 - 食管反流病△ 112
胃食管反流性咳嗽 89
胃食管结合部肿瘤 186
胃食管连接处继发恶性肿瘤 112
胃食管癔球 31
胃手术后综合征 112
胃酸分泌过多 112
胃酸分析 474
胃酸过多△ 112
胃酸缺乏 112
胃损伤 112, 186
胃体恶性肿瘤 112
胃体、胃窦及胃大弯恶性肿瘤 112
胃下垂 112
胃腺癌术后复发 351
胃小弯恶性肿瘤 112
胃袖状切除术 195, 360
胃血管扩张 112

胃炎 112, 464
胃炎性假瘤 112
胃液理学检查 474
胃液乳酸测定 474
胃液显微镜检查 474
胃幽门切除术 195, 360
胃原位癌 112
胃远端切除术 195, 360
胃造口闭合术 195, 215
胃造口维护 112
胃造瘘术 195
胃粘连 112
胃占位性病变 112
胃支气管瘘△ 91
胃左动脉栓塞术 236
萎缩 432
萎缩纹 427
萎缩型( 干性)年龄相关性黄斑变性 13
萎缩性瘢痕 329
萎缩性鼻炎 31, 89
萎缩性不愈合 286
萎缩性喉炎 54
萎缩性毛发角化病 427
萎缩性舌炎 54
萎缩性咽炎 31
萎缩性阴道炎 373
喂养性空肠造口术 195, 360
温抗体型自身免疫性溶血性贫血 180
文身 427
文身切除术 434
文氏型房室传导阻滞 76
文氏阻滞△ 76
纹眉 427
纹形足 286
纹状体黑质变性 136
蚊叮咬 427
吻合口出血 54
吻合口溃疡 112
吻合口溃疡伴癌变 112
吻合口溃疡伴梗阻 112
吻合口瘘 54
吻合器痔上黏膜环切术 195
紊乱性房性心动过速 76
紊乱性房性心律 76
稳定型心绞痛 76
稳定性瘢痕 329
稳定性膀胱 245
稳态浓度 345
问卷皮肤类型诊断 435
翁韦里希特 - 伦德伯格病 136
涡纹状神经纤维瘤 427
窝沟封闭 65
窝沟龋 54
窝状角质松解症 427
蜗窗闭锁 31
蜗窗畸形 31
沃尔夫 - 赫希霍恩综合征△ 409
沃 - 弗综合征 402, 464
沃克斯综合征 54
沃尼克脑病△ 136, 441
沃 - 帕 - 怀综合征△ 78, 407
卧床时间 148
卧位型心绞痛 76
卧位性心绞痛△ 76

乌尔里希型先天性肌营养不良 136
乌头碱中毒 402
无阿片麻醉 342
无鼻畸形 31
无并发症淋病 373
无创持续气道正压 95
无创给氧法 342
无创呼吸机辅助通气 70, 95
无创机械通气 95
无创脉搏氧饱和度法 99
无创通气 408
无创心输出量测定 345
无创正压通气 95
无猝倒发作性睡病但伴下丘脑分泌素缺乏 136
无导线心脏起搏器置入术 81
无顶冠状静脉窦综合征 226
无动力型骨病△ 151
无毒昆虫咬伤 427
无对殆牙 59
无放射线检查异常的脊髓损伤 286
无缝壳冠 65
无肝素血液透析 155
无睾症 245
无功能性胰岛细胞瘤 168
无共病睡眠障碍的睡眠相关性进食障碍 136
无骨折脱位型脊髓损伤 286
无骨折脱位型颈脊髓损伤 286
无关供者 180
无汗性外胚层发育不良 427
无汗性外胚层发育异常并发淋巴水肿及免疫缺陷病 427
无汗症 145, 427
无虹膜畸形△ 403
无虹膜青光眼 14
无呼吸氧疗 95
无混合室法 99
无机骨基质 65
无机磷酸盐 482
无机磷中毒△ 328
无机物毒性效应 70
无肌病皮肌炎 427
无肌病性皮肌炎△ 427
无疾病体征的死亡 70
无脊髓畸形△ 403
无甲症 286
无甲状腺肿性先天性甲状腺功能减退症 168
无晶体△ 7
无晶状体性青光眼 14
无晶状体眼 14
无晶状体眼调节不足 14
无精子症 245
无菌性骨坏死 286
无菌性脑膜炎 136, 402
无菌性尿道综合征 154
无力△ 450
无脉络膜 14
无脉络膜 - 垂体功能减退症 168
无脉性心电活动 339
无名动脉斑块 148
无名动脉盗血综合征 136
无名动脉夹层 226

无名动脉瘤　226
无名动脉损伤　212, 226
无名动脉狭窄　226
无名动脉迂曲　226
无名动脉支架植入术　236
无名静脉损伤　212, 226
无名静脉异常走行　226
无脑△　203, 402
无脑儿　393
无脑回　136, 402
无脑畸形　203, 402
无脑 - 脊柱裂　286
无尿　80, 155, 329
无排卵性不孕　373
无排卵性异常子宫出血　373
无乳　393
无色素性痣　427
无色素痣△　427
无舌症△　56
无手畸形　286
无髓牙　54
无痛分娩术　340
无萎缩脱毛性毛囊角化病　427
无先兆偏头痛　136
无纤维蛋白原血症　180
无项冠状静脉窦综合征　77
无效腔　345
无效腔气量与潮气量比值　99
无效腔通气量　99
无效造血　182
无心双胎　393
无性细胞瘤　245
无性腺症　245
无牙颌△　57
无牙颌即刻种植即刻修复术　65
无牙颌种植修复　65
无牙区带蒂移植瓣　65
无羊水　393
无氧阈　99
无抑制性神经源性膀胱　136
无意识　339
无应激试验　396
无欲貌　466
无张力伤口缝合　65
无张力性产后出血（特指子宫收缩乏力引起
　的产后出血）　393
无疹性带状疱疹　427
无症状 HIV 感染状态　427
无症状菌尿　245, 402
无症状神经梅毒　136, 427
无症状鼠疫　464
无症状新冠病毒感染者　464
无症状性低钠血症　89
无症状性高尿酸血症　168
无症状性细菌尿　245, 402
无症状性心肌缺血　77
无 β 脂蛋白血症　168
无指畸形　286
无指节畸形△　286
无指剖宫产的单胎分娩　393
无昼夜节律　145
无足畸形　286
蜈蚣咬伤△　427
蜈蚣蜇伤　427

五瓣成形术　333
五色白癜风　427
五胎妊娠　393
伍德灯检查　435
舞蹈病△　136
舞蹈性棘红细胞增多症△　134
舞蹈样不自主运动　145
舞蹈症　136
戊醇中毒　455
戊二酸尿症　173
戊二酸血症　173, 402
戊糖尿△　170
戊型病毒性肝炎　464
戊型肝炎病毒核糖核酸　470
戊型肝炎病毒抗体　480
戊型肝炎病毒抗体 IgG　480
戊型肝炎病毒抗体 IgM　480
物理影响妄想　444
物理治疗　342
物质成瘾　441
物质毒性效应　70
物质戒断性头痛　136
物质所致精神病性障碍　441
误吸　213, 338
雾化吸入疗法　342
雾化治疗　95
雾视法　23

## X

西部马脑炎△　136
西尔维于斯导水管畸形△　137
西方马脑炎　136, 464
西格玛节律　148
西洛西宾中毒　454
西门子大疱性鱼鳞病　427
西尼罗病毒抗体　480
西尼罗病毒抗体 IgG　480
西尼罗病毒抗体 IgG 亲和力　480
西尼罗病毒抗体 IgM　480
西尼罗病毒性脑膜脑炎　136
西尼罗病毒性脑膜炎　136
西尼罗病毒性脑炎　136
西尼罗河病毒核糖核酸　470
西尼罗热　427
西普勒综合征△　412
西瓦特皮肤异色病　427
吸纯氧时的肺泡 - 动脉血氧分压差　99
吸呼气时间比　99
吸呼气转换　95
吸呼气转换同步　95
吸空气时的肺泡 - 动脉血氧分压差　99
吸气潮气容积　99
吸气触发　95
吸气触发同步　95
吸气肺活量　99
吸气峰流量　99
吸气过程同步　95
吸气流量　99
吸气末肺容量　99
吸气末屏气　95
吸气末正压　95
吸气气流受限　99
吸气时间　99

吸气时间分数　99
吸气相气道阻力　99
吸气相时间　99
吸气相压力　99
吸气性喘鸣　34, 93
吸气性呼吸困难　34, 93
吸气性软组织凹陷　34
吸气压力坡度　99
吸入麻醉术　342
吸入麻醉诱导术　342
吸入气二氧化碳分压　99
吸入气二氧化碳浓度　99
吸入气氧分压　99
吸入气氧流量　99
吸入气氧浓度　99
吸入性变应原 IgE　480
吸入性肺脓肿　89
吸入性肺炎　89, 329, 338, 402
吸入性麻醉药中毒　455
吸入性损伤　89, 329
吸入血引起的肺炎　89
吸入油引起的肺炎　89
吸入有毒气体性肺炎　89
吸收不良性成人骨软化症△　286
吸收剂量　366
吸收性肺不张　89
吸收障碍性成人骨软化　286
吸吮水疱　427
吸吮线虫病　464
吸痰术　95
吸烟　93
吸烟斑　427
吸烟指数　89
希恩残疾量表　446
希恩综合征　168, 393
希林试验　182
希氏束电图　81
矽肺　455
矽结节　456
息肉样鼻炎　31
息肉样脉络膜血管病变　14
硒　482
硒缺乏　173
烯醇酶缺乏症△　180
烯醇酶缺陷症　180
稀释性低钾血症　89
稀释性低钠血症　89
稀释性凝血障碍　338
稀释性贫血　339
稀释性自体输血术　342
锡尘肺　89
锡及其化合物粉尘肺沉着病△　89
锡及其化合物中毒　455
蜥蜴毒中毒　455
蜥蜴咬伤　427
膝 Cyclops 形成△　260
膝半膜肌腱滑囊炎△　287
膝半月板囊肿　286
膝半月板撕裂　286
膝半月板损伤　286
膝髌骨外侧过度挤压综合征　286
膝剥脱性骨软骨炎　286
膝部瘢痕　329
膝部瘢痕切除交腿皮瓣修复术　333

膝部骨折畸形愈合　286
膝部溃疡　329
膝部囊肿　286
膝部皮肤软组织缺损并感染　329
膝部切断　286
膝部血肿　286
膝陈旧性骨折　287
膝的肌腱末端病　287
膝反屈　287
膝反屈畸形△　287
膝反射△　299
膝股骨剥脱性骨软骨炎　287
膝股骨内侧骨疣　287
膝股骨软骨损伤　287
膝骨关节病　287
膝骨关节炎△　287
膝骨折延迟愈合　287
膝关节半脱位　287
膝关节半月板撕裂　287
膝关节半月板损伤△　286
膝关节半月板桶柄状撕裂　287
膝关节表面置换术△　312
膝关节病理性脱位　287
膝关节病损切除术　360
膝关节剥脱性骨软骨炎　287
膝关节不稳定　287
膝关节侧副韧带损伤　287
膝关节超声检查　317
膝关节穿刺术　313
膝关节创伤性关节炎△　259
膝关节单髁置换术　313
膝关节多处韧带损伤　287
膝关节多发性损伤　287
膝关节恶性骨肿瘤　287
膝关节翻修术△　312
膝关节副韧带断裂　287
膝关节副韧带劳损　287
膝关节副韧带扭伤　287
膝关节副韧带损伤　287
膝关节感染后遗症　287
膝关节骨关节炎△　284, 287
膝关节骨坏死　287
膝关节骨软骨损伤　287
膝关节骨软骨炎　287
膝关节骨髓炎　287
膝关节骨损伤　287
膝关节骨性关节炎　287
膝关节骨折　287
膝关节后交叉韧带部分断裂△　287
膝关节后交叉韧带损伤　287
膝关节后交叉韧带扭伤△　287
膝关节后交叉韧带完全断裂△　287
膝关节后十字韧带部分断裂　287
膝关节后十字韧带扭伤　287
膝关节后十字韧带损伤　287
膝关节后十字韧带完全断裂　287
膝关节后外侧复合体损伤　287
膝关节后外侧结构损伤　287
膝关节滑膜良性肿瘤　287
膝关节滑膜囊肿　287
膝关节滑膜嵌顿　287
膝关节滑膜软骨瘤病　287
膝关节滑膜疝　287
膝关节滑膜血管瘤　287

膝关节滑膜炎　287
膝关节滑膜皱襞综合征　287
膝关节滑囊炎　287
膝关节化脓性关节炎　287
膝关节活动受限　299
膝关节活动性感染　287
膝关节积血　287
膝关节急性损伤　287
膝关节假性滑囊炎　287
膝关节僵硬　287
膝关节交叉韧带扭伤△　287
膝关节交叉韧带损伤△　287
膝关节交界性骨肿瘤　287
膝关节交锁　287
膝关节绞锁　299
膝关节结核　287
膝关节结核性关节炎　287
膝关节结核性滑膜炎　287
膝关节镜半月板切除术　287
膝关节镜检查　317
膝关节镜术后　287
膝关节镜探查术　313
膝关节镜下半月板成形　313
膝关节镜下半月板成形缝合术　313
膝关节镜下半月板切除术　313
膝关节镜下病损切除术　360
膝关节镜下关节清理术　313
膝关节镜下滑膜切除术　313
膝关节镜下滑膜清理术　313
膝关节镜下盘状半月板成形术　313
膝关节镜下前交叉韧带重建术　313
膝关节髁间棘撕脱骨折　287
膝关节莱姆病性关节炎　287
膝关节类风湿性关节炎△　277
膝关节良性骨肿瘤△　287
膝关节良性肿瘤　287
膝关节瘘　287
膝关节梅毒性关节炎　287
膝关节囊后间隙阻滞麻醉与镇痛术　342
膝关节囊韧带松弛　287
膝关节囊肿　287
膝关节内侧半月板损伤　287
膝关节内侧半月板退变　287
膝关节内侧副韧带部分断裂　287
膝关节内侧副韧带扭伤　287
膝关节内侧副韧带损伤　287
膝关节内侧副韧带完全断裂　287
膝关节内翻畸形△　288
膝关节内外侧半月板损伤　287
膝关节内紊乱　287
膝关节内游离体　287
膝关节扭伤　287
膝关节前交叉韧带部分断裂△　287
膝关节前交叉韧带扭伤△　287
膝关节前交叉韧带损伤△　287
膝关节前交叉韧带完全断裂△　287
膝关节前十字韧带部分断裂　287
膝关节前十字韧带扭伤　287
膝关节前十字韧带损伤　287
膝关节前十字韧带完全断裂　287
膝关节腔注射　317
膝关节强直　287
膝关节屈曲畸形　287
膝关节屈曲挛缩△　287

膝关节屈曲挛缩畸形　287
膝关节绒毛结节性滑膜炎　287
膝关节融合术后　287
膝关节软骨撕裂　287
膝关节软骨损伤　287
膝关节软组织损伤　287
膝关节色素沉着绒毛结节性滑膜炎　287
膝关节十字韧带断裂　287
膝关节十字韧带劳损　287
膝关节十字韧带扭伤　287
膝关节十字韧带损伤　287
膝关节术后感染△　267
膝关节双单髁置换术　313
膝关节双间室置换术　313
膝关节损伤　287
膝关节痛　287
膝关节痛风性关节炎　287
膝关节退行性病变　287
膝关节脱位　287
膝关节外侧单髁置换术　313
膝关节外侧副韧带部分断裂　287
膝关节外侧副韧带扭伤　287
膝关节外侧副韧带损伤　287
膝关节外侧副韧带完全断裂　287
膝关节外翻畸形△　288
膝关节夏科氏关节　288
膝关节血友病性关节炎　287
膝关节游离体　287
膝关节游离体取出术　313
膝关节增生性关节炎　287
膝关节粘连　287
膝关节真菌性关节炎　287
膝关节置换术后髌骨骨折　281
膝关节置入物　288
膝关节肿物　288
膝关节注射　317
膝关节自发性骨坏死　288
膝关节自体软骨细胞移植术　313
膝和小腿冻伤伴组织坏死　329
膝和小腿开放性损伤△　274
膝和小腿浅表冻伤　329
膝后交叉韧带损伤　288
膝后外复合体损伤　288
膝肌腱末端病　288
膝挤压伤　288
膝腱反射　299
膝开放性损伤　288
膝离断伤△　286
膝内部紊乱　288
膝内侧半月板伴副韧带损伤　288
膝内侧半月板伴交叉韧带损伤△　288
膝内侧半月板伴十字韧带损伤　288
膝内侧半月板囊肿　288
膝内侧半月板切除术　313
膝内侧半月板撕裂　288
膝内侧半月板损伤　288
膝内侧半月板桶柄状撕裂　288
膝内侧副韧带损伤　288
膝内侧盘状半月板　288
膝内侧盘状半月板损伤　288
膝内翻　288
膝内翻畸形　288
膝扭伤　288
膝前交叉韧带重建　288

膝前交叉韧带重建术后 288
膝前交叉韧带损伤 288
膝前内侧旋转不稳定 288
膝前痛 288
膝韧带囊肿 288
膝韧带松弛 288
膝疼 299
膝痛风性关节炎 288
膝外侧半月板伴副韧带损伤 288
膝外侧半月板伴交叉韧带损伤△ 288
膝外侧半月板伴十字韧带损伤 288
膝外侧半月板囊肿 288
膝外侧半月板撕裂 288
膝外侧半月板损伤 288
膝外侧半月板桶柄状撕裂 288
膝外侧半月板紊乱 288
膝外侧盘状半月板 288
膝外侧盘状半月板损伤 288
膝外翻△ 288
膝外翻畸形 288
膝下动脉闭塞 226
膝先露 393
膝应力骨折 288
膝与小腿多处骨折 288
膝与小腿多发损伤 288
膝脂肪垫肥大△ 294
习得性无助 444
习惯性髌骨脱位 288
习惯性抽动 427
习惯性流产 373
习惯性流产者的妊娠 393
习惯性摩擦综合征 444
习惯性牙磨损 54
习惯与冲动障碍 441
席恩综合征△ 159
席尔德病△ 130
席汉氏综合征△ 168,393
席纹状胶原瘤 427
洗奶酪肺 89
洗胃 408
洗衣妇手 466
系带切断术 65
系带形态功能异常 54
系带修整术 65
系膜淋巴结转移 351
系膜毛细血管性肾小球肾炎△ 153
系膜毛细血管性肾小球肾炎Ⅰ型△ 153
系膜毛细血管性肾小球肾炎Ⅱ型△ 153
系膜毛细血管性肾小球肾炎Ⅲ型△ 153
系膜增生 154
系膜增生性肾小球肾炎 154,402
系统化妄想 444
系统式治疗 445
系统脱敏 445
系统性单纯疱疹 410
系统性淀粉样变△ 271
系统性淀粉样变性 180
系统性多中心成脂肪细胞增生病 427
系统性肥大细胞增多症 180
系统性红斑狼疮 14,288,427
系统性红斑狼疮伴发葡萄膜炎 14
系统性红斑狼疮合并肌病 136
系统性红斑狼疮所致的精神障碍 441
系统性接触性皮炎 427

系统性念珠菌病 427
系统性气栓塞 89
系统性轻链型淀粉样变性 427
系统性弹性组织溶解性肉芽肿病 427
系统性透明变性病 427
系统性血管炎 154,226
系统性血管炎性周围神经病 136
系统性芽生菌病 427
系统性硬化病 288
系统性硬化症△ 288
系统性硬皮病 427
系统性纵隔淋巴结清扫术 215
细胞存活曲线 366
细胞存活曲线参数 366
细胞毒性脑水肿 203
细胞管型 474
细胞化学染色 182,474
细胞角蛋白 19 片段抗原 21-1 480
细胞内分枝杆菌皮肤感染 427
细胞黏附分子 480
细胞色素 b5（CYB5A）缺陷症 168
细胞色素 P₄₅₀ 345
细胞损伤评分 99
细胞外液碱剩余 99
细胞外液缺失 173
细胞型室管膜瘤 203
细胞型血管纤维瘤 288
细胞性血管纤维瘤 427
细胞遗传学分析 182
细胞遗传学复发 180
细胞因子释放综合征 180
细胞治疗 182
细胞周期 366
细胞周期时相 366
细精管发育不全 245
细菌动力检查及制动试验 484
细菌菌落计数 484
细菌抗原 480
细菌性败血症 464
细菌性鼻炎 31
细菌性肠炎 112,464
细菌性肺炎 89,402,464
细菌性腹膜炎 112,402
细菌性腹泻 464
细菌性肝脓肿 464
细菌性肌炎 136
细菌性疾病 464
细菌性角膜溃疡 14
细菌性角膜炎 14
细菌性结肠炎 112
细菌性结膜炎 14
细菌性痢疾 464
细菌性痢疾所致精神障碍 441
细菌性颅内动脉瘤 204
细菌性毛囊炎 427
细菌性脑膜脑炎 136
细菌性脑膜炎 136,402,464
细菌性尿道炎 245
细菌性膀胱炎 245
细菌性前列腺炎 245
细菌性肾盂肾炎 245
细菌性食物中毒 112,464
细菌性小肠炎△ 112
细菌性协同性坏疽 427

细菌性心包炎 77
细菌性心肌炎 402,464
细菌性心内膜炎 77,402,464
细菌性眼内炎△ 16
细菌性阴道病 373,427
细菌性阴道病检查 384
细菌性阴道炎 427
细菌性支气管肺炎 89,402
细粒棘球绦虫幼体 480
细粒棘球蚴病 464
细湿啰音 93
细小病毒 B19 感染△ 402
细小病毒脱氧核糖核酸 470
细针穿刺 182
细支气管恶性肿瘤 89
细支气管肺泡癌 89
细支气管扩张症 89
细支气管内异物△ 89
细支气管异物 89
峡部裂性脊椎滑脱 288
峡部裂性腰椎滑脱症 288
狭颅症 204
狭颅综合征△ 48
狭窄骨盆 393
狭窄性腱鞘炎 288
下鼻甲肥大 34
下壁和侧壁再发心肌梗死 77
下壁和后壁再发心肌梗死 77
下壁再发心肌梗死 77
下沉牙 57
下尺桡关节融合 288
下尺桡关节损伤 288
下尺桡关节脱位 288
下垂牙 45
下唇癌 54
下唇瘘 59
下唇内面黏膜恶性肿瘤△ 54
下唇黏膜恶性肿瘤 54
下唇黏液囊肿 54
下唇外翻修复术 333
下唇疣状癌 351
下唇肿物 54
下唇肿物切除术 323
下段食管癌 112
下肺动脉栓塞 226
下腹动脉损伤 186,226
下腹静脉损伤 186,226
下疳 245
下疳样脓皮病 427
下颌部肿物切除术 323
下颌倒置埋伏第三磨牙 54
下颌发育不全 54
下颌高位阻生第三磨牙 54
下颌根尖下截骨成形术 65
下颌骨癌 351
下颌骨不对称畸形 54
下颌骨部分切除术 39,65
下颌骨侧位投照术 68
下颌骨成形术 65,323
下颌骨重建板修复术 65
下颌骨重建术 65,323
下颌骨垂直向发育不足 54
下颌骨垂直向发育过度 55
下颌骨多发骨折 55

下颌骨恶性肿瘤　31, 55
下颌骨发育不良　55
下颌骨发育不全　55
下颌骨发育过度　55
下颌骨方块截骨术　65
下颌骨肥大　55
下颌骨粉碎性骨折　320
下颌骨粉碎性骨折切开复位内固定术　323
下颌骨复合性骨折　55
下颌骨坏死　55
下颌骨骨肉瘤　55
下颌骨骨折　55
下颌骨骨折闭合复位术　39, 65, 323
下颌骨骨折切开复位内固定术　65, 323
下颌骨骨折切开复位术　323
下颌骨骨质增生△　55
下颌骨冠突骨折　320
下颌骨颌骨骨髓炎　55
下颌骨后前位投照术　68
下颌骨继发恶性肿瘤　31, 55
下颌骨结核　55
下颌骨局限坏死　55
下颌骨开放性骨折　55
下颌骨髁突骨折△　48
下颌骨髁突骨折切开复位内固定术　65
下颌骨良性肿瘤　31, 55
下颌骨囊性病变　55
下颌骨囊性纤维性骨炎　168
下颌骨囊肿　55
下颌骨囊肿△　45
下颌骨内固定物取出术　39, 65, 323
下颌骨旁正中骨折　320
下颌骨劈开术　65
下颌骨前后向发育不足　55
下颌骨前后向发育过度　55
下颌骨切除术　65
下颌骨全部切除伴骨重建术　65
下颌骨全部切除术　65
下颌骨缺损重建术　65
下颌骨缺损修复术　65, 323
下颌骨人工假体移植术　65
下颌骨人工假体置入术　323
下颌骨软骨肉瘤　55
下颌骨升支骨折切开复位内固定术　65
下颌骨矢状向发育不足△　55
下颌骨矢状向发育过度△　55
下颌骨水平向发育不足　55
下颌骨水平向发育过度　55
下颌骨死骨切除术　65
下颌骨钛板置入术　323
下颌骨体骨成形术　65, 323
下颌骨体骨折　55
下颌骨外伤性缺损　320
下颌骨牙釉质瘤　31
下颌骨颜面发育不全　55, 427
下颌骨增生　55
下颌骨正中联合骨折　320
下颌骨肿瘤切除术　360
下颌骨肿物　55
下颌骨自体骨移植术　65
下颌骨自体骨植入术　323
下颌关节脱位　338
下颌关节紊乱△　50
下颌关节治疗性物质注射　323

下颌后缩　55
下颌畸形　55
下颌角成形术　65, 323
下颌角肥大　55
下颌角肥大伴嚼肌肥大　55
下颌角肥大伴咬肌肥大　55
下颌角骨折　55
下颌结核　31
下颌开放性损伤　31
下颌髁突切除术　65
下颌联冠斜面导板　65
下颌隆凸　55
下颌面骨发育不全△　427
下颌偏斜　55
下颌偏斜畸形　55
下颌前庭沟过浅　55
下颌前突　55
下颌前突畸形　55
下颌神经吻合术　65
下颌神经阻滞麻醉　65
下颌神经阻滞麻醉与镇痛术　342
下颌升支侧位体层片　68
下颌升支垂直截骨术　65
下颌升支骨折　55
下颌升支切线位投照术　68
下颌升支矢状劈开截骨术　65
下颌瞬目综合征　14, 402
下颌无牙区牙槽嵴轻度萎缩　55
下颌无牙区牙槽嵴中度萎缩　55
下颌无牙区牙槽嵴重度萎缩　55
下颌下间隙感染　55
下颌下间隙感染伴脓肿　55
下颌下淋巴结结核　55
下颌下淋巴结炎　55
下颌下瘘管　55
下颌下慢性淋巴结炎　55
下颌下皮肤恶性肿瘤　55
下颌下区病损切除术　65
下颌下区恶性肿瘤　55
下颌下区肉芽肿　55
下颌下腺病损切除术　65
下颌下腺部分切除术　65
下颌下腺导管结石　55
下颌下腺导管结石取出术　65
下颌下腺导管口转位术　65
下颌下腺恶性肿瘤　55
下颌下腺肥大　55
下颌下腺继发恶性肿瘤　55
下颌下腺结核　55
下颌下腺结石　31, 55
下颌下腺良性增生△　27
下颌下腺良性肿瘤　55
下颌下腺淋巴管瘤　55
下颌下腺瘘　31, 55
下颌下腺囊肿　31, 55
下颌下腺黏液囊肿　31, 55
下颌下腺脓肿　55
下颌下腺切除术　65
下颌下腺腺体结石　55
下颌下腺炎　55
下颌下腺移植术后导管重建术　65
下颌下腺原位癌　55
下颌下腺脂肪瘤　55
下颌下腺自体移植术　65

下颌下腺自体移植腺体减量术　65
下颌下缘骨成形术　65
下颌下缘去骨成形术　323
下颌牙弓狭窄　55
下颌圆枕　55
下颌正中囊肿　55
下颌支截骨术　65
下颌支支架种植体　65
下颌中位阻生第三磨牙　55
下颌姿势位　68
下颌姿势位垂直距离　68
下颊沟恶性肿瘤　55
下睑袋△　15
下睑袋切除术后修整术　21
下睑皮肤松弛　14
下睑退缩　14
下颈椎不稳　288
下颈椎骨折　288
下颈椎脊髓损伤　288
下胫腓联合损伤　288
下尿道损伤　245
下尿路感染　154, 245
下尿路梗阻　245
下尿路结石　245
下腔静脉癌栓取出术　236
下腔静脉闭塞　226
下腔静脉成形术　236
下腔静脉恶性肿瘤　226
下腔静脉肝段缺如　226
下腔静脉肝段重度狭窄　226
下腔静脉隔膜切除术　236
下腔静脉良性肿瘤　226
下腔静脉瘤栓形成　226
下腔静脉滤器取出术　236
下腔静脉滤器植入术　236
下腔静脉滤器置入术　360
下腔静脉切开取栓术　236
下腔静脉缺如　226
下腔静脉入左房　226
下腔静脉栓塞　226
下腔静脉损伤　186, 226
下腔静脉狭窄　226
下腔静脉血栓切除术　254
下腔静脉血栓形成　226
下腔静脉造影　81, 238
下腔静脉占位性病变　226
下腔静脉支架植入术　236
下腔静脉阻塞△　226
下腔静脉阻塞综合征　226
下穹窿成形术　21
下丘脑出血　136
下丘脑错构瘤　204
下丘脑功能障碍　136
下丘脑脓肿　136
下丘脑性闭经　373
下丘脑性多汗症　427
下丘脑性肥胖　136, 168
下丘脑综合征　168
下消化道出血　112, 402
下斜肌功能亢进　14
下斜视　14
下牙槽神经阻滞麻醉　65
下牙龈癌　351
下牙龈恶性肿瘤　55

下咽癌 31
下咽癌复发 351
下咽癌术后复发 351
下咽病损切除术 39
下咽部分切除术 39
下咽部良性肿瘤 31
下咽部异物 31
下咽成形术 39
下咽恶性肿瘤 351
下咽后壁癌 31
下咽后壁恶性肿瘤 31
下咽后壁继发性恶性肿瘤 31
下咽继发恶性肿瘤 31
下咽良性肿瘤△ 31
下咽囊肿 31
下咽平滑肌肉瘤 31
下咽切除术 39
下咽狭窄 31
下咽原位癌 31
下咽肿物 31
下眼睑皱纹切除术 323
下腰椎不稳症 288
下运动神经元病△ 136
下运动神经元瘫痪 288
下运动神经元综合征 136
下肢瘢痕 329
下肢包块△ 320
下肢(包括髋)恶性软组织肿瘤 320
下肢(包括髋)交界性软组织肿瘤 320
下肢(包括髋)良性软组织肿瘤 320
下肢(包括髋)周围神经恶性肿瘤△ 351
下肢创伤性切断 288
下肢单神经炎 136
下肢单瘫 449
下肢动静脉瘘 226
下肢动静脉血栓形成 226
下肢动脉瘤 226
下肢动脉取栓术 236
下肢动脉栓塞 226
下肢动脉探查术 360
下肢动脉狭窄 226
下肢动脉血栓形成 226
下肢动脉炎 226
下肢动脉硬化闭塞症△ 226
下肢动脉造影 238
下肢动脉支架术后再狭窄 226
下肢动脉支架植入术 236
下肢动脉粥样硬化闭塞症 226
下肢冻伤 329
下肢短小缺陷 288
下肢多处挤压伤 288
下肢多处开放性损伤 288
下肢多处扭伤 288
下肢多处损伤 288
下肢多处脱位 288
下肢干性坏疽 226
下肢骨继发恶性肿瘤 351
下肢骨筋膜室综合征 288
下肢骨囊性纤维性骨炎 168
下肢骨折 288
下肢骨肿瘤 288
下肢关节和韧带扭伤 288
下肢关节和韧带损伤 288
下肢关节和韧带脱位 288

下肢腘静脉血栓形成 226
下肢海绵状血管瘤 226
下肢坏疽 226
下肢毁损伤 320
下肢肌肥厚 288
下肢肌腱损伤后遗症 288
下肢肌挛缩 288, 449
下肢肌肉病损切除术 323, 360
下肢肌肉成形术 323
下肢肌肉和肌腱扭伤 288
下肢肌肉和肌腱损伤 288
下肢肌肉损伤后遗症 288
下肢肌肉血肿 288
下肢急性淋巴结炎 402
下肢挤压伤 288
下肢继发恶性肿瘤 351
下肢假性动脉瘤 226
下肢静脉瓣膜功能不全 226
下肢静脉闭塞 226
下肢静脉剥脱术 434
下肢静脉功能不全 226
下肢静脉机能不全△ 226
下肢静脉结扎术 434
下肢静脉瘤 226
下肢静脉滤器置入术 360
下肢静脉曲张 226
下肢静脉曲张伴静脉炎△ 226
下肢静脉曲张剥脱术 236
下肢静脉曲张合并静脉炎 226
下肢静脉曲张合并溃疡 226
下肢静脉取栓术 236
下肢静脉性溃疡 226
下肢静脉血栓 449
下肢静脉血栓形成 226
下肢静脉炎 226
下肢静脉造影 238
下肢静脉阻塞 226
下肢开放性骨折 288
下肢开放性损伤 288
下肢溃疡 427
下肢淋巴管造影 238
下肢脉管炎 226
下肢慢性深静脉炎 226
下肢弥漫性血管瘤 226
下肢皮肤感染 427
下肢皮肤坏死 226
下肢皮肤套脱伤 329
下肢皮肤肿物切除术 323
下肢浅静脉曲张 226
下肢浅静脉曲张术后复发 226
下肢浅静脉炎 226
下肢切痂术 333
下肢轻瘫 288
下肢缺如 288
下肢缺血 226
下肢缺血坏死 231
下肢软组织感染 427
下肢软组织肿瘤 351
下肢上皮样血管内皮瘤 227
下肢烧伤、化学性烧伤和冻伤后遗症 329
下肢深部血栓性静脉炎 227
下肢深静脉栓塞 227
下肢深静脉血栓形成 227, 450

下肢深静脉血栓形成后综合征 227
下肢深静脉血栓性静脉炎△ 227
下肢深静脉炎 227
下肢神经损伤 136, 288
下肢神经损伤后遗症 288
下肢神经纤维瘤 136
下肢湿性坏疽 227
下肢水肿 80
下肢撕脱伤 320
下肢疼痛 338
下肢外生骨疣 288
下肢先天性完全缺如 288
下肢削痂术 333
下肢血管畸形 227
下肢血管瘤 227
下肢血管瘤切除术 236
下肢血管损伤 227
下肢血管炎 227
下肢血栓性静脉炎 227
下肢血栓性浅静脉炎 227
下肢异物去除 323
下肢异物去除术 434
下肢肿物 320
下肢肿胀 288
下肢周围神经恶性肿瘤 351
下直肌缺如 14
夏季痤疮 427
夏季皮炎 427
夏季瘙痒症 427
夏科-莱登结晶 474
夏科氏关节 288
夏科氏足 288
夏科特关节 133, 288, 464
先大性大动脉转位不当症△ 227
先锋钻 65
先天肌性斜颈 288
先天巨脑回△ 128, 403
先天髋关节发育不良△ 289
先天头皮缺乏伴表皮痣 428
先天性白甲 428
先天性白内障 14, 402
先天性白内障摘除术 21
先天性白内障摘除术伴人工晶状体植入术 21
先天性白血病 402
先天性半侧颜面发育不全畸形 55
先天性半侧颜面肥大畸形 55
先天性半脊椎畸形 288
先天性半面萎缩 288
先天性半肢体畸形 288
先天性杯盘比大 14
先天性贝壳耳畸形 320
先天性贲门失弛缓症 112
先天性鼻部错构瘤 31, 55
先天性鼻窦壁异常 31, 55
先天性鼻发育不良 31, 55
先天性鼻肥大 31, 55
先天性鼻畸形 31, 55
先天性鼻尖畸形 31
先天性鼻泪管缺如 14
先天性鼻脑膜脑膨出 402
先天性鼻切迹 31, 55
先天性鼻缺失 55
先天性鼻咽闭锁 89

先天性鼻翼畸形　55
先天性鼻赘　31
先天性闭合性(封闭性)枕骨裂脑露畸形△　137
先天性臂丛神经移位　402
先天性扁平角膜　14
先天性扁平足　288
先天性扁平足△　282
先天性髌骨半脱位　288
先天性髌骨脱位　288
先天性病毒性肝炎　402
先天性玻璃体发育异常　14
先天性玻璃体混浊　14
先天性薄唇　55
先天性部分型肺静脉畸形引流　77, 227
先天性部分型肺静脉异位引流△　77, 227
先天性部分型心内膜垫缺损　77, 227
先天性侧弯　288
先天性侧弯△　289
先天性叉状肋　89
先天性长 Q-T 间期综合征　77, 227
先天性长结肠　113
先天性肠错构瘤　112
先天性肠旋转不良　112, 402
先天性肠源性囊肿　112
先天性肠粘连　112
先天性成骨不全△　289
先天性尺骨假关节　288
先天性尺骨假性骨关节病△　288
先天性尺桡骨融合　288
先天性耻骨分离　288
先天性重唇　55
先天性杵状甲　428
先天性杵状指　288
先天性垂体发育异常　168
先天性垂体异位　168
先天性垂直距骨　288
先天性唇腭裂　55
先天性唇畸形　55
先天性唇裂　55
先天性唇裂继发畸形　55
先天性唇瘘　55
先天性唇系带缩短　55
先天性唇隐裂　55
先天性唇正中裂　55
先天性脆甲　428
先天性毳毛过多△　428
先天性毳毛性多毛症△　428
先天性毳毛增多症　428
先天性大动脉错位　227
先天性大角膜　14
先天性大脑囊肿　136, 402
先天性大疱性鱼鳞病样红皮病△　411
先天性大小腿缺失伴足存在△　259
先天性代谢缺陷△　168
先天性单侧唇裂　55
先天性单侧髋关节脱位　288
先天性单侧软腭裂　55
先天性单侧上肢肥大症　288
先天性单侧下肢肥大症　288
先天性单侧下肢完全缺如　288
先天性单心室　77
先天性胆管畸形　112
先天性胆管扩张　112

先天性胆管扩张症△　112
先天性胆管狭窄　112
先天性胆囊分隔畸形　112
先天性胆囊缺失　112
先天性胆囊血管畸形△　104
先天性胆脂瘤　31
先天性胆总管闭锁△　112
先天性胆总管畸形　112
先天性胆总管扩张　112
先天性胆总管囊肿　112
先天性胆总管囊肿扩张症△　112
先天性胆总管狭窄　112
先天性胆总管下端闭锁　112
先天性倒睫　14
先天性低脊髓畸形　402
先天性低钾血症△　159
先天性骶尾椎畸形　288
先天性骶椎关节突畸形　288
先天性骶椎体畸形　288
先天性第三脑室囊肿　402
先天性点状白内障　14
先天性碘缺乏性甲状腺功能减退症　168
先天性碘缺乏综合征　168
先天性碘缺乏综合征(黏液水肿型)　168
先天性碘缺乏综合征(神经病型)　168
先天性动静脉瘘　227
先天性短股骨　288
先天性短股骨综合征　288
先天性短颈综合征　289
先天性短食管　112
先天性短下肢　289
先天性短暂性甲状腺肿　402
先天性多发关节挛缩症　289
先天性多发畸形　289
先天性多发性骨骺发育不良　289
先天性多发性骨软骨瘤　289
先天性多发性关节挛缩　289
先天性多发性神经纤维瘤病　137
先天性多发性血管瘤病　428
先天性多关节挛缩△　402
先天性多关节挛缩症　402
先天性多囊肝　113
先天性多囊肾　402
先天性多囊胰　113
先天性多指　289
先天性额部脑膨出　402
先天性恶性疟　402, 464
先天性腭垂裂　55
先天性腭裂　55
先天性腭瘘　55
先天性腭咽闭合不全　55
先天性腭咽闭合功能不全△　55
先天性腭咽闭合过度　55
先天性腭隐裂　55
先天性耳垂缺如△　326
先天性耳郭瘘　55
先天性耳郭囊肿　55
先天性耳后瘘　55
先天性耳畸形　402
先天性耳聋　402
先天性耳瘘△　55, 428
先天性耳前瘘　55, 428
先天性耳前瘘管△　55
先天性耳前囊肿　55

先天性耳前瘘管△　428
先天性二度腭裂　55
先天性二尖瓣上狭窄　77
先天性二尖瓣闭锁　77
先天性二尖瓣穿孔　77, 227
先天性二尖瓣关闭不全　77, 227
先天性二尖瓣畸形　227
先天性二尖瓣腱索缺失　227
先天性二尖瓣裂　227
先天性二尖瓣脱垂　77, 227
先天性二尖瓣狭窄　77, 227
先天性/发育性椎管狭窄　288
先天性发育异常　450
先天性反甲　428
先天性反应低下　402
先天性泛发性纤维瘤病　428
先天性房间隔瘤　77
先天性房间隔缺损　77
先天性房间隔缺损(Ⅰ型)　227
先天性非大疱性鱼鳞病样红皮病　428
先天性非大疱鱼鳞病样红皮病△　428
先天性非毒性甲状腺肿　168
先天性非进行性共济失调　136
先天性非球形红细胞性溶血性贫血　180
先天性肥大性幽门狭窄△　402
先天性肥厚性幽门痉挛　113
先天性肥厚性幽门狭窄　113, 402
先天性腓骨假关节　289
先天性腓骨假性关节病△　289
先天性腓骨结构不良　289
先天性腓骨缺失　289
先天性腓骨缺损症△　289
先天性肺动静脉畸形　89
先天性肺动静脉瘘　77
先天性肺动脉瓣闭锁　77
先天性肺动脉瓣关闭不全　77, 227
先天性肺动脉瓣畸形　77
先天性肺动脉瓣缺如　77, 227
先天性肺动脉瓣上狭窄　77, 227
先天性肺动脉瓣狭窄　77, 227
先天性肺动脉瓣下狭窄　77
先天性肺动脉闭锁　77
先天性肺动脉发育不全　77
先天性肺动脉分支狭窄　77
先天性肺动脉高压　77, 227
先天性肺动脉扩张　77
先天性肺动脉起源于升主动脉　77
先天性肺动脉缺如　227
先天性肺动脉狭窄　77
先天性肺动脉异常起源　77
先天性肺动脉异常起源或发育异常　89
先天性肺发育不良　402
先天性肺发育异常△　83
先天性肺隔离症△　83
先天性肺囊肿　89, 402
先天性肺气道畸形△　89
先天性分裂足　289
先天性风疹病毒感染△　398
先天性风疹肺炎　402
先天性风疹综合征　14, 402, 428
先天性缝性白内障　14
先天性副鼻　31
先天性副耳垂　55
先天性副耳郭　56

先天性副肺叶　89
先天性副泪腺　14
先天性腹壁肌肉发育不良综合征　402
先天性腹股沟斜疝　113
先天性腹裂　113, 402
先天性腹膜后错构瘤 *　348
先天性腹腔动脉畸形△　105
先天性腹腔囊肿　113
先天性肝错构瘤　113
先天性肝囊肿　113
先天性肝内胆囊　113
先天性肝脾异位　113
先天性肝纤维化　113
先天性肝血管畸形△　105
先天性肝硬化　113
先天性感觉神经病　289
先天性肛门闭锁　113
先天性肛门闭锁伴有瘘　113
先天性肛门畸形　113
先天性肛门狭窄　402
先天性高氨血症　402
先天性高胆红素血症　113
先天性高位肩胛症　289
先天性高胰岛素血症　402
先天性高主动脉弓　227
先天性高主动脉弓(主动脉弓折曲)△　227
先天性睾丸附睾分离　245
先天性睾丸鞘膜积液　402
先天性膈畸形　89
先天性膈疝　89, 402
先天性跟腱短缩　289
先天性梗阻性肾病　245
先天性弓形虫病　402
先天性弓形股骨　289
先天性弓形腿　289
先天性宫颈闭锁　373
先天性共济失调(精神发育迟缓及部分无虹
　膜)　136
先天性佝偻病　402
先天性股骨短缩畸形　289
先天性股骨发育不良　289
先天性股骨近端局灶性缺损　289
先天性股骨颈纤维结构不良　289
先天性股骨头缺如　289
先天性骨脆症△　289
先天性骨血管肥大综合征　227
先天性关节畸形　289
先天性冠状白内障 *　14
先天性冠状动静脉瘘　227
先天性冠状动脉发育不良△　227
先天性冠状动脉肺动脉瘘　227
先天性冠状动脉畸形△　221
先天性冠状动脉瘤　227
先天性冠状动脉异常(动 - 静脉瘘)　227
先天性冠状动脉右房瘘　77, 227
先天性冠状动脉右室瘘　77
先天性冠状动脉左室瘘　77
先天性冠状窦缺损△　77, 226
先天性过渡型心内膜垫缺损　77
先天性和发育性髋关节发育不良　289
先天性和发育性髋内翻　289
先天性核性白内障　14
先天性黑棘皮病　428
先天性红唇缺失　56

先天性红细胞生成性卟啉病　428
先天性红细胞生成性卟啉症△　415
先天性红细胞生成异常性贫血　180
先天性虹膜缺如　14
先天性虹膜缺损　14
先天性喉闭锁　31
先天性喉喘鸣　402
先天性喉发育不全　56
先天性喉畸形　31
先天性喉角化症　31
先天性喉结突出　56
先天性喉裂　31
先天性喉鸣　31
先天性喉囊肿　31, 56
先天性喉软骨畸形　31
先天性喉软骨软化病　56, 402
先天性喉狭窄　31
先天性喉小囊囊肿　31
先天性后鼻孔闭锁　31
先天性后鼻孔狭窄　56
先天性后尿道瓣△　398
先天性厚唇　56
先天性厚甲Ⅰ型　428
先天性厚甲Ⅱ型　428
先天性厚甲Ⅲ型　428
先天性厚甲Ⅳ型　428
先天性花冠状白内障　14
先天性踝关节畸形　289
先天性踝关节球窝关节　289
先天性环形白内障　14
先天性环状软骨后裂　31
先天性环状胰腺　113
先天性寰枢关节融合　289
先天性寰枢椎畸形　289
先天性寰枕关节融合　289
先天性寰枕关节脱位　289
先天性寰枕畸形　289
先天性寰枕融合△　289
先天性灰发　428
先天性回肠闭锁　113, 402
先天性回肠缺如　113
先天性回肠狭窄　113, 402
先天性会厌裂　31
先天性肌病　136
先天性肌强直　14, 289
先天性肌强直△　136
先天性肌强直综合征　136
先天性肌萎缩　289
先天性肌无力　136
先天性肌无力综合征　136
先天性肌纤维比例失调　136
先天性肌纤维类型不均衡△　136
先天性肌性斜颈　136
先天性肌营养不良△　136, 450
先天性肌营养不良症　136, 450
先天性肌张力低下　402
先天性肌张力过高　402
先天性鸡胸　289
先天性积水性脑膨出　136, 402
先天性积水性无脑　136
先天性积水性无脑畸形　402
先天性极性白内障　14
先天性脊膜脊髓膨出　136, 402, 450
先天性脊髓低位　402

先天性脊髓低位症　136, 450
先天性脊髓发育不良　136, 402, 450
先天性脊髓积水　136, 402, 450
先天性脊髓畸形　136, 402, 450
先天性脊髓膨出伴脑积水　136, 402, 450
先天性脊髓纵裂　402
先天性脊髓纵裂畸形　136
先天性脊柱侧后凸△　289
先天性脊柱侧凸　289
先天性脊柱侧凸　288
先天性脊柱侧凸畸形△　289
先天性脊柱侧弯△　288, 289
先天性脊柱后凸△　289
先天性脊柱后凸侧弯　289
先天性脊柱后凸畸形　289
先天性脊柱畸形　289
先天性脊柱裂　136, 402, 450
先天性脊柱裂伴脊膜膨出　402, 450
先天性脊柱裂伴脊髓脊膜膨出　136
先天性脊柱前凸　289
先天性脊柱融合　289
先天性脊柱异常　289
先天性脊椎滑脱　289
先天性脊椎前移症△　291
先天性脊椎缺失　289
先天性甲肥厚　428
先天性甲状旁腺功能减退△　168, 402
先天性甲状旁腺功能减退症　168, 402
先天性甲状舌管瘘　168
先天性甲状腺错构瘤　168
先天性甲状腺功能减退症　168
先天性甲状腺功能减退症伴弥漫性甲状腺
　肿　168
先天性甲状腺功能减退症伴有弥漫性甲状
　腺肿△　168
先天性甲状腺功能减退症不伴甲状腺肿
　168
先天性甲状腺功能亢进症　168
先天性甲状腺萎缩　168
先天性甲状腺异位　168
先天性甲状腺肿　168
先天性尖头　56
先天性尖头并指 / 趾畸形综合征△　48
先天性睑裂狭小　14
先天性睑内翻　14
先天性睑外翻　14
先天性降主动脉狭窄　227
先天性角化不良　428
先天性角化不良症△　428
先天性角膜白斑　14
先天性角膜混浊　14
先天性角膜畸形　14
先天性角膜内皮营养不良　14
先天性角膜异常　14
先天性绞窄环综合征　289
先天性矫正型大动脉转位　77
先天性杰克逊膜　113
先天性结肠闭锁　113, 402
先天性结肠扩张　113
先天性结肠旋转异常　113
先天性结核病　402
先天性结节性(脑)硬化△　417
先天性进行性骨化性肌炎　289
先天性晶状体畸形　14

先天性晶状体脱位 14
先天性晶状体移位 14
先天性精索鞘膜积液 402
先天性颈部脊柱裂伴脑积水 136, 402
先天性颈部脊柱裂不伴脑积水 136, 402
先天性颈肋畸形 289
先天性颈瘘 31
先天性颈前瘘管 56
先天性颈椎半椎体畸形△ 273
先天性颈椎扁平椎畸形 289
先天性颈椎蝶形椎畸形 289
先天性颈椎关节突畸形 289
先天性颈椎畸形 289
先天性颈椎椎板畸形 289
先天性颈椎椎体畸形 289
先天性颈总动脉狭窄 227
先天性胫骨弓形弯曲 289
先天性胫骨假关节 289
先天性胫骨缺失 289
先天性胫骨缺损症 289
先天性胫骨弯曲 289
先天性胫骨纤维结构不良 289
先天性静脉窦变异 227
先天性静脉扩张 227
先天性静止性夜盲症 14
先天性纠正的大动脉转位△ 77, 222
先天性局限性多毛症 428
先天性巨唇 56
先天性巨大色素痣 402
先天性巨核细胞增生不良 403
先天性巨结肠 113, 403
先天性巨口畸形 56
先天性巨阑尾 113
先天性巨脑回△ 128
先天性巨脑回畸形 403
先天性巨肾盏△ 241
先天性巨十二指肠 113
先天性巨输尿管 245
先天性巨胃 113
先天性巨细胞病毒感染 403
先天性巨型色素痣△ 402
先天性巨趾 289
先天性开放性枕骨裂脑露畸形△ 137
先天性空肠闭锁 113, 403
先天性空肠不通 113
先天性空肠缺如 113
先天性空肠狭窄 113, 403
先天性空肠异位 113
先天性口鼻瘘 56
先天性髋关节半脱位 289, 403
先天性髋关节发育不良 289
先天性髋关节滑膜骨软骨瘤病 289
先天性髋关节脱臼△ 289, 403
先天性髋关节脱臼 * 289
先天性髋关节脱位 289, 403
先天性髋内翻 289
先天性髋脱位△ 289
先天性髋外翻 289
先天性肋骨畸形 89
先天性肋骨缺失 89
先天性肋骨融合 89
先天性肋骨外翻 89
先天性泪道发育不全 14
先天性泪道畸形 14

先天性泪点缺失 14
先天性泪管狭窄 14
先天性泪囊鼻管狭窄 14
先天性泪囊鼻泪管狭窄△ 14
先天性泪小点闭锁 14
先天性淋巴水肿 403
先天性淋球菌性角膜炎 14
先天性聋△ 402
先天性聋 31
先天性聋哑 31
先天性漏斗胸 289
先天性颅骨凹陷 56
先天性颅骨缺损 403
先天性颅脊柱裂 136, 403
先天性颅眶面骨发育畸形 14
先天性颅面畸形 56
先天性挛缩性蜘蛛样指综合征△ 407
先天性卵巢发育不全 403
先天性卵圆孔未闭 77, 227
先天性麻痹性斜视 14
先天性马蹄内翻足 289, 403, 450
先天性马蹄外翻足 289
先天性马蹄足 289
先天性脉络膜缺损 14
先天性脉络膜性缺损合并视网膜脱离 14
先天性慢通道综合征 136
先天性盲肠异位 113
先天性盲袢综合征 113
先天性毛细血管扩张性大理石样皮肤 428
先天性眉部瘢痕性红斑 428
先天性眉畸形 14
先天性梅毒 403, 464
先天性梅毒性脑膜炎 464
先天性梅毒牙 428
先天性梅毒牙△ 56
先天性门静脉肝动脉瘘 227
先天性门静脉畸形 227
先天性弥漫性纤维性骨炎 289
先天性面部错构瘤 31, 56
先天性面瘫 136, 403
先天性跗内翻 289
先天性跗外翻 289
先天性囊性白内障 14
先天性囊性肺 289
先天性囊性腺瘤样畸形 89
先天性囊肿眼 14
先天性脑穿通畸形 204
先天性脑动静脉畸形 136
先天性脑动静脉瘘 136
先天性脑发育不良 403
先天性脑发育不全 136, 450
先天性脑发育异常 136, 403
先天性脑积水 136, 204, 403, 450
先天性脑弓形虫病 136
先天性脑脊膜膨出△ 131
先天性脑(脊)膜膨出△ 131
先天性脑脊膜膨出△ 449
先天性脑膜脑膨出 204
先天性脑膜膨出△ 449
先天性脑囊肿 403
先天性脑缺如 403
先天性脑疝 137, 403
先天性脑透明隔异常 137, 403
先天性脑萎缩 137, 403, 450
先天性脑细胞发育不全△ 136, 450

先天性内耳畸形 31, 403
先天性内翻足 289
先天性内斜视 14
先天性内眦赘皮 14
先天性内眦赘皮△ 328
先天性黏膜下隐裂△ 55
先天性尿道闭锁 403
先天性尿道畸形 241
先天性尿道下裂冠状沟型 245
先天性尿道下裂阴茎型 245
先天性尿道下裂阴囊型 245
先天性尿路梗阻 245
先天性疟疾 403, 464
先天性盘状白内障 14
先天性盘状半月板 289
先天性膀胱颈挛缩 245
先天性疱疹病毒感染 403
先天性皮肤发育不全 428
先天性皮肤念珠菌病 428
先天性皮肤缺乏△ 428
先天性皮肤异色病 428
先天性皮样囊肿和瘘管 31
先天性偏侧发育不良伴鱼鳞病样红皮症及
　肢体缺陷综合征 428
先天性平衡失调综合征 137
先天性葡萄醛酸转移酶缺乏症 403
先天性脐动脉畸形△ 224
先天性脐瘘 113
先天性脐疝 113, 403
先天性气管闭锁 31
先天性气管发育异常 89
先天性气管畸形 31
先天性气管扩张 31
先天性气管软化 56, 403
先天性气管食管瘘 113, 403
先天性气管狭窄 31, 403
先天性气管支气管发育不全 89
先天性前臂和手缺失△ 279
先天性前脑无裂畸形 403
先天性腔静脉狭窄 227
先天性鞘膜积液 245
先天性青光眼 14, 403
先天性球形角膜伴青光眼 14
先天性躯干动静脉瘘 227
先天性全白内障 14
先天性醛固酮增多症△ 159
先天性缺牙 56
先天性桡骨假关节 289
先天性桡骨头脱位 289
先天性绕核性白内障 14
先天性乳房发育不良 186
先天性乳房过小 186
先天性乳房异位 186
先天性乳糖酶缺乏 113
先天性乳头肥大 186
先天性乳头内陷 186
先天性软腭穿孔 56
先天性软腭发育不全 56
先天性软腭裂 56
先天性软腭裂伴单侧唇裂 56
先天性软腭裂伴双侧唇裂 56
先天性软腭缺如 56
先天性弱视 14
先天性鳃裂窦 56

先天性鳃裂畸形　56
先天性鳃裂瘘△　52, 401
先天性鳃裂瘘管　31
先天性鳃裂瘘管△　52, 401
先天性鳃裂囊肿△　52
先天性三度腭裂　56
先天性三尖瓣闭锁　77
先天性三尖瓣关闭不全　77, 227
先天性三尖瓣骑跨　77
先天性三尖瓣狭窄　77, 227
先天性桑葚状磨牙　56
先天性沙漏状胃　113
先天性珊瑚状白内障　14
先天性上臂和前臂缺失伴手存在△　282
先天性上尺桡融合△　282
先天性上睑下垂　14
先天性上 / 下腔静脉狭窄　227
先天性上消化道畸形　113
先天性上肢动静脉瘘　227
先天性上肢畸形　289
先天性上肢血管畸形△　225
先天性少汗症伴神经性迷路炎　428
先天性少毛症　428
先天性舌发育不全　56
先天性舌根囊肿　31
先天性舌系带短缩△　53
先天性舌血管畸形△　53
先天性舌粘连　56
先天性神经梅毒　137
先天性神经纤维瘤病　137
先天性神经纤维瘤病（非恶性）△　136
先天性肾病综合征　154, 403
先天性肾错构瘤△　350
先天性肾单位减少伴代偿肥大　154
先天性肾动脉畸形　227
先天性肾动脉狭窄　227
先天性肾积水　245
先天性肾囊性病　245
先天性肾上腺发育不良　168
先天性肾上腺发育不全　168
先天性肾上腺皮质增生症　168, 403
先天性肾上腺异位　168
先天性肾上腺增生△　166
先天性肾衰竭　403
先天性肾盂积水　403
先天性肾盂输尿管连接部狭窄　403
先天性声门下狭窄　31, 56
先天性声门下血管瘤　31
先天性失牙△　56
先天性十二指肠闭锁　113, 403
先天性十二指肠缺如　113
先天性十二指肠狭窄　113, 403
先天性实质的甲状腺肿　168
先天性食管闭锁　113, 403
先天性食管闭锁伴气管和食管上部瘘　113
先天性食管闭锁伴气管和食管下部瘘　113
先天性食管闭锁伴气管食管瘘　113, 403
先天性食管闭锁或狭窄　31
先天性食管畸形　113
先天性食管假梗阻　113
先天性食管扩张　113
先天性食管裂孔疝　113, 403
先天性食管囊　113
先天性食管囊肿　113

先天性食管蹼　113
先天性食管憩室　113
先天性食管缺如　113
先天性食管狭窄　113
先天性食管移位　113
先天性示指甲发育不良　428
先天性视盘发育不全　14
先天性视盘倾斜综合征　14
先天性视盘缺损　14
先天性视盘小凹　14
先天性视网膜动脉瘤　14
先天性视网膜劈裂　14
先天性视网膜劈裂合并黄斑变性　14
先天性视网膜色素变性　14
先天性视网膜血管扩张症　14
先天性手畸形　289
先天性输尿管畸形△　245
先天性输尿管异位开口　245
先天性束带综合征　289
先天性双侧唇裂　56
先天性双侧唇隐裂　56
先天性双侧二度腭裂　56
先天性双侧三度唇裂　56
先天性双侧三度腭裂　56
先天性双重肠　113
先天性双重胆管　113
先天性双重胆囊　113
先天性双重食管　113
先天性双重胃　113
先天性双入口心室　227
先天性双上腔静脉　77
先天性双下腔静脉　227
先天性双行睫　14
先天性双主动脉弓　77, 227
先天性水痘　403
先天性缩窄环综合征　289
先天性锁骨假关节　289
先天性锁骨假性关节病△　289
先天性特发性眼球震颤　14
先天性体肺侧支形成　77, 227
先天性铁粒幼细胞贫血基因突变检测　470
先天性听力损害　31
先天性瞳孔闭锁　14
先天性瞳孔异位　14
先天性痛觉缺失　289
先天性头臂动脉畸形　227
先天性头颈部动静脉瘘　31, 56
先天性头颈部血管畸形△　54
先天性头颅畸形伴脑积水　137, 403
先天性透明隔异常　137, 403
先天性唾液腺畸形　56
先天性唾液腺缺失　56
先天性歪鼻　56
先天性外鼻畸形　31
先天性外鼻缺损　31
先天性外耳道闭锁　31
先天性外耳畸形　403
先天性外胚层发育不良　403, 428
先天性外生骨疣　289
先天性外斜视　14
先天性外阴错构瘤△　351
先天性外阴囊肿△　373
先天性外眦赘皮　14
先天性完全型大动脉转位　77

先天性完全型肺静脉畸形引流　77
先天性完全型肺静脉异位引流△　77
先天性完全型心内膜垫缺损　77
先天性尾椎畸形　289
先天性胃错位　113
先天性胃畸形　113
先天性胃扭转　113
先天性胃憩室　113
先天性胃移位△　113
先天性无丙种球蛋白血症　428
先天性无腭垂　56
先天性无肺叶　89
先天性无虹膜　403
先天性无脊髓　403
先天性无晶状体　14
先天性无脑回　136, 402
先天性无舌　56
先天性无痛症　289, 428
先天性无下颌并耳畸形　56
先天性无悬雍垂△　56
先天性无牙症　56
先天性无眼球　14
先天性无胰腺　113
先天性无阴道　373
先天性无肢　289
先天性无趾　289
先天性无子宫　373
先天性膝关节发育不良　289
先天性膝关节滑膜骨软骨瘤病　289
先天性膝关节畸形　289
先天性膝关节屈曲畸形△　287
先天性膝关节脱位　289
先天性膝内翻　289
先天性膝外翻　289
先天性狭窄性腱鞘炎　289
先天性下唇瘘　428
先天性下腔静脉肝段缺如　77
先天性下肢动静脉瘘　227
先天性下肢骨假关节　289
先天性下肢畸形　289
先天性下肢血管畸形△　227
先天性纤维蛋白原缺乏　403
先天性纤维蛋白原缺乏症　403
先天性纤维肉瘤　320
先天性腺瘤样肺囊肿　89
先天性消化道畸形　113
先天性小肠闭锁　113, 403
先天性小肠裂孔疝　113
先天性小肠黏膜异位　113
先天性小肠缺如　113
先天性小肠狭窄　113, 403
先天性小肠血管畸形△　114
先天性小唇　56
先天性小喉　31
先天性小睑裂综合征　14
先天性小结肠　113
先天性小口畸形　56
先天性小脑共济失调双侧瘫痪　137, 450
先天性小脑颗粒细胞发育不全　137
先天性小脑性共济失调　137
先天性小脑蚓部发育不全　137
先天性小舌　56
先天性小腿和足缺失△　290
先天性小胃　113

先天性小胃畸形△ 113
先天性小眼球 14
先天性小眼球合并眼眶囊肿 14
先天性小趾内翻 289
先天性斜颈 289
先天性泄殖腔存留 113
先天性心包囊肿 227
先天性心包缺损 227
先天性心耳畸形 227
先天性心房异构 77
先天性心肌病 77
先天性心肌致密化不全 77, 227
先天性心室反位 77
先天性心室肥大 227
先天性心脏病 77, 227
先天性心脏传导阻滞 227
先天性心脏憩室 77
先天性胸壁错构瘤△ 352
先天性胸部脊柱裂伴脑积水 137, 403
先天性胸部降主动脉狭窄△ 222
先天性胸骨畸形 89
先天性胸锁乳突肌性斜颈 56
先天性胸腺发育不全 168
先天性胸腺异位 168
先天性胸椎半椎体畸形 289
先天性胸椎扁平椎畸形 290
先天性胸椎蝶形椎畸形 290
先天性胸椎关节突畸形 290
先天性胸椎畸形△ 291
先天性胸椎融合畸形 290
先天性胸椎椎板畸形 290
先天性胸椎椎体畸形 290
先天性血管病变 403
先天性牙槽嵴裂 56
先天性牙列缺损 56
先天性牙龈畸形 56
先天性牙龈瘤 56
先天性咽囊 31
先天性眼睑畸形 14
先天性眼睑缺如 14
先天性眼睑缺损 14
先天性眼外肌缺如 14
先天性眼外肌纤维化 14
先天性眼眦畸形 14
先天性仰趾足 290
先天性腰部脊柱裂伴脑积水 137, 403
先天性腰部脊柱裂不伴脑积水 137, 403
先天性腰骶部脊柱裂 137, 403
先天性腰骶区椎骨脱离 290
先天性腰椎半椎体畸形 290
先天性腰椎蝶形椎畸形 290
先天性腰椎关节突畸形 290
先天性腰椎畸形△ 292
先天性腰椎融合畸形 290
先天性腰椎椎板畸形 290
先天性腰椎椎体畸形 290
先天性腋动静脉瘘 227
先天性一度腭裂 56
先天性胰腺囊肿 113
先天性胰腺异位 113
先天性遗传代谢病 168
先天性异位肛门 113
先天性异位输尿管 245
先天性阴茎畸形 168

先天性阴茎缺如 245
先天性阴茎弯曲 245
先天性龈瘤△ 56
先天性隐形脊柱裂 137
先天性隐眼综合征 14
先天性营养不良性肌强直 137
先天性硬腭裂伴软腭裂 56
先天性硬膜下囊肿 137, 403
先天性幽门痉挛△ 113
先天性游离盲肠 113
先天性右冠状动脉发育不良 227
先天性右肾缺如 245
先天性右位主动脉弓 77
先天性右心室双出口 77
先天性鱼鳞病 403
先天性圆锥晶状体 14
先天性蔗糖酶 - 异麦芽糖酶缺乏△ 115
先天性枕部脑膨出 137, 403
先天性枕骨裂脑露畸形 137, 403
先天性正中唇裂 56
先天性支气管错构瘤 89
先天性支气管肺发育不良 403
先天性支气管畸形 89
先天性支气管憩室 403
先天性支气管软化 403
先天性肢体缺如 290
先天性 β - 脂蛋白缺乏症 180
先天性 β - 脂蛋白缺乏△ 168
先天性直肠狭窄 403
先天性跖内收 290
先天性趾缺失 290
先天性趾融合 290
先天性智力低下 403
先天性痣 428
先天中耳畸形△ 407
先天性中耳缺失 56
先天性中脑导水管狭窄 137
先天性中胚叶肾瘤 403
先天性中枢性肺泡低通综合征 137
先天性中性粒细胞减少症 180
先天性中央粉尘状白内障 14
先天性终板胆碱脂酶受体缺乏 137
先天性终板胆碱脂酶抑制剂缺乏 137
先天性肿瘤 204
先天性重症肌无力△ 136
先天性舟状颅畸形 14
先天性肘关节脱位 290
先天性肘内翻 290
先天性肘外翻 290
先天性蛛网膜囊肿 137, 403
先天性主动脉瓣瓣上隔膜 77, 227
先天性主动脉瓣瓣闭锁 77
先天性主动脉瓣二瓣化畸形△ 73, 219
先天性主动脉瓣关闭不全 77, 227
先天性主动脉瓣畸形△ 230
先天性主动脉瓣上狭窄 77, 227
先天性主动脉瓣脱垂 77, 227
先天性主动脉瓣狭窄 77, 227
先天性主动脉瓣下隔膜 77
先天性主动脉瓣下狭窄 77
先天性主动脉窦畸形 227
先天性主动脉弓断离△ 77, 230
先天性主动脉弓发育不良 77
先天性主动脉弓离断 77

先天性主动脉弓右位 227
先天性主动脉扩张 227
先天性主动脉骑跨 77, 227
先天性主动脉憩室 77
先天性主动脉缩窄 77
先天性主动脉右转位 227
先天性主动脉左室通道 77
先天性转铁蛋白缺乏症 180
先天性椎管积水 137, 403, 450
先天性椎体畸形 290
先天性姿势性脊柱前凸 290
先天性籽骨缺如 290
先天性自愈性网状组织细胞增生症 428
先天性纵隔囊肿 89
先天性足副舟骨 290
先天性足畸形 290
先天性左冠状动脉异常起源于肺动脉 77
先天性左肾缺如 245
先天性左锁骨下动脉畸形 227
先天性左心室瘘 227
先天性左心室双出口 77
先兆临产 393
先兆流产 393
先兆偏头痛 139
先兆晚期流产 393
先兆早产 393
先兆中暑 70
先兆子宫破裂 393
先兆子痫 * 394
先兆子痫和子痫相关性肾病 154
纤颤电位 148
纤溶酶 - 抗纤溶酶复合物 474
纤溶酶原激活物 474
纤溶酶原激活物抑制物 474
纤维鼻咽喉镜下鼻咽部肿物活组织检查术 41
纤维鼻咽喉镜下咽喉部肿物活组织检查术 41
纤维鼻咽镜检查 41
纤维蛋白 474
纤维蛋白单体 474
纤维蛋白溶解 474
纤维蛋白溶解药中毒 403
纤维蛋白溶解症 403
纤维蛋白肽 A 474
纤维蛋白肽 B 474
纤维蛋白肽 Bβ$_{1-42}$ 474
纤维蛋白肽 Bβ$_{15-42}$ 474
纤维蛋白相关弥漫大 B 细胞淋巴瘤 180
纤维蛋白性胸膜炎 89
纤维蛋白性支气管炎 89
纤维蛋白原 474
纤维蛋白原降解产物 345
纤维蛋白(原)降解产物 474
纤维蛋白原溶解症△ 403
纤维喉镜检查 41
纤维肌发育不良 137
纤维肌瘤 351
纤维肌痛症 290
纤维肌痛综合征△ 262
纤维结肠镜下结肠息肉切除术 360
纤维结缔组织炎 290
纤维连接蛋白肾小球病 154
纤维瘤△ 290, 294

纤维瘤病 290,428
纤维卵泡膜细胞瘤 373
纤维毛囊瘤 428
纤维密度 148
纤维母细胞性网状细胞肿瘤 351
纤维囊性骨炎 154
纤维囊性乳腺病△ 186
纤维肉瘤 204,290,428
纤维肉瘤样隆凸性皮肤纤维肉瘤 290
纤维软骨性栓塞 137
纤维上皮瘤 428
纤维食管镜检查 41
纤维输尿管镜下经尿道肿瘤激光切除术 254
纤维型/纤维母细胞型脑膜瘤 204
纤维型星形细胞瘤 204
纤维性班卡特损伤 290
纤维性强直 56,290
纤维性牙龈瘤 56
纤维胸 89
纤维血管瘤 227
纤维样肾小球病 154
纤维支气管镜 99
纤维支气管镜检查 99,334
纤维织炎 290
纤维组织细胞性脂肪瘤 428
纤支镜引导气管插管 95
纤支镜引导下气管内插管术 342
氙133($^{133}$Xe)连续闪烁摄影肺扫描 334
鲜红斑痣 428
涎管成形术 65
涎瘘△ 54
涎石病 31,56
涎石摘除术 65
涎石症△ 31
涎腺病△ 31,54
涎腺导管癌 32
涎腺导管结石 32
涎腺导管瘘 32
涎腺导管阻塞△ 31,54
涎腺多形性腺瘤 56
涎腺恶性混合瘤 32
涎腺恶性淋巴上皮病变 32
涎腺恶性肿瘤△ 31
涎腺放线菌病 464
涎腺肥大△ 54
涎腺管扩张 32
涎腺管扩张△ 54
涎腺坏死性肉芽肿△ 31,54
涎腺混合瘤 32
涎腺交界性肿瘤 32
涎腺良性肥大 32
涎腺良性淋巴上皮损害△ 54
涎腺良性肿瘤 32
涎腺瘘△ 32,54
涎腺囊肿 32
涎腺黏液表皮样癌 32
涎腺黏液囊肿△ 54
涎腺脓肿△ 54
涎腺乳头状囊腺癌 32
涎腺上皮-肌上皮癌 32
涎腺萎缩△ 31,54
涎腺腺癌 32
涎腺腺泡细胞癌 32

涎腺腺样囊性癌 32
涎腺炎△ 31,54
涎腺肿物△ 54
涎液分泌过少 34
嫌色细胞腺瘤 168
显微睾丸切开取精术 254
显微喉镜下二氧化碳激光手术 39
显微精索静脉曲张结扎术 254
显微镜下多脉管炎 290
显微镜下多血管炎 89,428
显微镜下多血管炎肾损害 154
显微镜下角膜拆线 21
显微镜下经颅眶肿物切除术 21
显微输精管附睾吻合术 254
显微输精管交叉吻合术 254
显微输精管吻合术 254
显性脊柱裂 290
显性脊椎裂△ 290
显性胎盘早剥 393
显性眼球震颤 14
显性遗传性视神经病变△ 14
显性遗传性视神经萎缩 14
显性营养不良型大疱性表皮松解症 428
显性远视 14
显著性下唇动脉 428
现实检验 446
现实解体 444
现实歪曲 444
限定于器官的淀粉样变 14
限束器 366
限束筒 366
限制型心肌病 77,403
限制性垂直性斜视 14
限制性内斜视 14
限制性皮病 428
限制性输血策略 342
限制性通气功能障碍 89
限制性外斜视 14
限制性斜视 14
限制性液体治疗 342
线粒体AST 482
线粒体DNA缺失 168
线粒体DNA缺失综合征△ 168
线粒体病 403
线粒体肌病 137,403
线粒体肌病伴有辅酶Q缺乏 137
线粒体肌病伴有复合I缺乏 137
线粒体肌病伴有细胞色素C氧化酶缺乏 137
线粒体脑病 137
线粒体脑病伴有乳酸血症和卒中发作 137
线粒体脑肌病△ 137
线粒体脑肌病 450
线粒体脑肌病伴高乳酸血症和卒中样发作综合征 137
线粒体脑肌病伴乳酸血症和卒中样发作综合征△ 137
线粒体脑肌病癫痫△ 125
线粒体神经胃肠型脑肌病 137
线粒体糖尿病 168
线粒体眼外肌病 14
线粒体乙醛脱氢酶2基因检测 470
线索细胞 474

线性二次模式 366
线性功率递增试验 99
线性能量传递 366
线性牙龈红斑 59
线性炎症疣状表皮痣△ 429
线状IgA大疱性皮病 428
线状扁平苔藓 428
线状和旋涡状痣样过度黑色素沉着病 428
线状苔藓 428
线状体肌病 137
线状硬皮病 428
陷波滤波 148
腺癌 89
腺病毒肠炎△ 113
腺病毒感染 464
腺病毒抗体 480
腺病毒抗体IgG 480
腺病毒抗体IgM 480
腺病毒抗原 480
腺病毒脱氧核糖核酸 470
腺病毒性肠炎 113,465
腺病毒性肺炎 89,465
腺病毒性角膜结膜炎 14
腺病毒性结膜炎 14
腺病毒性脑膜炎 137,465
腺病毒性脑炎 137,465
腺垂体梭形细胞嗜酸细胞瘤 204
腺苷三磷酸酶缺乏症△ 180
腺苷三磷酸酶缺陷症 180
腺苷酸激酶缺乏症△ 180
腺苷酸激酶缺陷症 180
腺苷酸脱氨酶缺乏症△ 428
腺苷脱氨基酶缺陷△ 428
腺苷脱氨酶 482
腺苷脱氨酶缺乏症 174
腺苷脱氨酶缺陷△ 428
腺肌上皮瘤△ 52
腺棘皮瘤 245
腺淋巴瘤 56
腺淋巴瘤 51
腺鳞癌 89
腺泡细胞癌 56
腺泡周围型肺气肿 89
腺泡状横纹肌肉瘤 290
腺泡状肉瘤 290
腺热 397
腺鼠疫 465
腺体样增生 32
腺性唇炎 56,428
腺性膀胱炎 245,403
腺性热△ 411
腺性肾盂炎 245
腺样基底细胞癌 428
腺样囊性癌 56
腺样囊性癌术后复发 351
腺样体恶性肿瘤 32
腺样体肥大 32
腺样体和扁桃体切除术后 32
腺样体活组织检查术 41
腺样体面容 34
腺样体切除术 39
腺样体切除术后 32
腺样体切除术后复发 32
相对不应期 148

相对缓脉 466
相对剂量梯度 366
相对肾上腺皮质功能不全 89
相对生物利用度 345
相对生物效应 366
相对头盆不称 393
相对性瞳孔传入障碍 19
相对性头盆不称△ 393
相关因素所致肺动脉高压 89
相合无关供者 180
相位 149
香草扁桃酸 482
镶嵌疣 428
向表皮转移性黑素瘤 428
项部菱形皮肤 428
项韧带病损切除术 360
项韧带肥厚 290, 450
项型纤维瘤 290
象皮病△ 227
象皮腿△ 464
象皮肿 227, 465
象限盲 19
橡胶变应性接触性皮炎 14
橡皮鼻 32
橡皮膏变应性接触性皮炎 14
削痂术 333
消除半衰期 345
消毒剂中毒 455
消耗性甲状腺功能减退症 168
消耗性凝血障碍 403
消化不良 113
消化道出血 113, 403
消化道穿孔 113
消化道恶性肿瘤 113
消化道继发恶性肿瘤 113
消化道内异物 113
消化道烧伤 113
消化道异物△ 113
消化道造影 408
消化道诊断性影像异常 113
消化器官交界性肿瘤 113
消化器官肿瘤△ 113
消化性溃疡 113
消化性溃疡伴穿孔△ 113
消化性溃疡伴急性穿孔 113
消化性溃疡并出血△ 112
消化性溃疡穿孔△ 112
消瘦 181, 450
消瘦性恶性营养不良病 168
硝基安定中毒△ 455
硝基四氮唑蓝还原试验 480
硝酸甘油中毒 455
硝酸及酯类毒性效应 70
硝酸烧伤 329
硝酸盐中毒 455
硝西泮中毒 455
销魂状态 444
小斑块副银屑病△ 428
小斑块型副银屑病 428
小肠病损切除术 195, 360
小肠部分切除术 195, 360
小肠部分切除用于间置术 195
小肠重复畸形 403
小肠穿孔 113

小肠 - 大肠吻合术 195, 360
小肠多处损伤 113, 186
小肠多节段部分切除术 195, 360
小肠恶性肿瘤 113
小肠继发恶性肿瘤 113
小肠交界性肿瘤 113
小肠 - 结肠切除术 195, 360
小肠 - 结肠吻合术 195, 360
小肠结肠炎耶尔森菌抗体 480
小肠克罗恩病 113
小肠溃疡 113
小肠溃疡伴出血 113
小肠良性肿瘤 113
小肠淋巴瘤伴出血 113
小肠瘘管切除缝合术 195
小肠瘘修补术 195
小肠毛细血管扩张 113
小肠内异物 113
小肠黏膜糜烂 113
小肠扭转复位术 195, 360
小肠排列术 195
小肠破裂 113, 186
小肠破裂修补术 195
小肠憩室 114
小肠憩室切除术 195
小肠憩室炎 114
小肠切开减压术 195, 360
小肠切开异物取出术 195
小肠全部切除术 195, 360
小肠肉芽肿 114
小肠疝 114
小肠 - 升结肠吻合术 195, 360
小肠损伤 114, 186
小肠套叠 186
小肠套叠复位术 195, 360
小肠外置术 195, 215, 360
小肠吻合术 195
小肠吻合修正术 195
小肠吸收不良综合征（非手术性） 114
小肠息肉 114
小肠腺癌术后复发 351
小肠 - 小肠端侧吻合术 195, 360
小肠血管畸形 114
小肠血管瘤 114
小肠炎 114, 403
小肠阴道瘘 114, 373
小肠 - 阴道瘘修补术 195, 360, 382
小肠阴道疝 373
小肠造口闭合术 195
小肠造口术 195, 360
小肠造口修正术 195
小肠折叠术 195
小肠 - 直肠吻合术 195, 360
小肠肿瘤局部切除术 360
小潮气量 95
小潮气量机械通气 95
小唇△ 56
小粗隆骨折 290
小袋纤毛虫病 114
小多角骨骨折 290
小多角骨脱位 290
小儿肠炎 403
小儿肺炎 89, 403
小儿蛔虫病 465

小儿急性喉炎 32
小儿麻痹症△ 126
小儿轻度烧伤 329
小儿烧伤脓毒血症 329
小儿烧伤休克 329
小儿特重烧伤 329
小儿中度烧伤 329
小儿重度烧伤 329
小耳畸形 403
小耳再造术后皮肤破溃并感染 320
小骨巨细胞病变 290
小汗腺导管癌 428
小汗腺汗孔癌 428
小汗腺汗孔瘤 428
小汗腺汗囊瘤 428
小汗腺螺旋腺癌 428
小汗腺螺旋腺瘤 428
小汗腺血管瘤样错构瘤 428
小汗腺痣 428
小颌畸形 56
小环结扎术 65
小混合室法 99
小棘毛壅病 428
小棘苔藓 428
小甲 428
小尖棘波 149
小睑裂 15
小角膜 15
小颏畸形 56
小口畸形 329
小泪囊 15
小梁切除术 21
小梁切开术 21
小量咯血 93
小淋巴细胞淋巴瘤 180
小柳原田病 15
小螺菌型鼠咬热 428
小脑半球病病灶除术 210
小脑半球病灶损切除术 360
小脑扁桃体部分切除术 210
小脑扁桃体疝 137
小脑扁桃体疝△ 204
小脑扁桃体下疝△ 137
小脑扁桃体下疝畸形 137, 204
小脑扁桃体下疝畸形合并寰枢椎半脱位 137
小脑变性 137
小脑病灶除术 210
小脑出血 137, 204
小脑动脉闭塞 137
小脑动脉闭塞和狭窄（未造成脑梗死）137
小脑动脉瘤 137, 204
小脑动脉狭窄 137
小脑恶性肿瘤 204, 351
小脑发育不良 - 毯层视网膜变性△ 137
小脑发育不良性神经节细胞瘤 204
小脑发育异常 137
小脑梗死 137
小脑共济失调 137, 450
小脑后下动脉斑块 149
小脑后下动脉闭塞 137
小脑后下动脉瘤 137, 204
小脑后下动脉瘤破裂 137
小脑后下动脉瘤破裂蛛网膜下腔出血△

137
小脑后下动脉狭窄 137
小脑后下动脉血栓形成 137
小脑继发恶性肿瘤 204, 351
小脑缄默综合症 204
小脑交界性肿瘤 204
小脑良性肿瘤 204
小脑幕孔上升疝 137, 204
小脑幕孔下降疝 137, 204
小脑幕裂孔疝 137, 204
小脑幕脑膜病灶切除术 210
小脑幕脑膜瘤 204
小脑幕切迹疝△ 137
[小脑]幕上下联合入路 210
[小脑]幕下入路 210
[小脑]幕下 - 小脑上入路 210
小脑脑膜瘤 204
小脑脑桥角病损切除术 210
小脑脓肿 137
小脑前下动脉斑块 149
小脑前下动脉闭塞 137
小脑前下动脉瘤 137, 204
小脑前下动脉瘤破裂 137
小脑前下动脉瘤破裂蛛网膜下腔出血△ 137
小脑前下动脉狭窄 137
小脑上动脉斑块 149
小脑上动脉闭塞 137
小脑上动脉瘤 137, 204
小脑上动脉瘤破裂 137
小脑上动脉瘤破裂蛛网膜下腔出血△ 137
小脑上动脉狭窄 137
小脑髓母细胞瘤 204
小脑下后动脉瘤破裂△ 137
小脑下前动脉瘤△ 137
小脑下前动脉瘤破裂△ 137
小脑星形细胞瘤 204
小脑性步态 137
小脑性发育不良及发育不全 137
小脑性共济失调△ 137
小脑性共济失调 - 性腺功能减退 168
小脑性震颤 137
小脑延髓池穿刺 145, 149
小脑延髓池穿刺术 210
小脑炎 137
小脑异常信号 137
小脑蚓部病变 137
小脑蚓部病损切除术 360
小脑蚓部病灶切除术 210
小脑蚓部恶性肿瘤 204, 351
小脑蚓部占位性病变 204
小脑占位性病变 204
小脑脂肪神经细胞瘤 204
小脑肿瘤切除术 360
小气道病变 89
小气道功能障碍 89
小气道通气功能障碍△ 89
小气道陷闭 89
小切口白内障摘除术 21
小球队员肘 290
小上颌 56
小瞳孔 19
小瞳孔白内障超声乳化摘除术 21
小头畸形 137, 403, 450

小腿瘢痕 329
小腿瘢痕切除交腿皮瓣修复术 333
小腿大隐静脉损伤 227, 290
小腿冻伤伴组织坏死 329
小腿多处骨折 290
小腿多处肌肉和肌腱损伤 290
小腿多处开放性损伤 290
小腿多处损伤 290
小腿多处血管损伤 227
小腿多神经损伤 290
小腿多血管损伤 290
小腿骨筋膜间室综合征 290
小腿骨折 290
小腿骨折延迟愈合 290
小腿和足先天性缺如 290
小腿后部肌群肌肉和肌腱损伤 290
小腿坏死性筋膜炎 329
小腿肌间静脉血栓 227
小腿挤压伤 290
小腿减张术 323
小腿截肢术 313
小腿静脉曲张 227
小腿静脉性溃疡 428
小腿局限性肥胖 168
小腿开放性损伤 290
小腿开放性损伤伴骨折 290
小腿开放性损伤伴脱位 290
小腿溃疡 329
小腿离断伤△ 290
小腿慢性毛囊炎 428
小腿皮肤软组织缺损并感染 329
小腿前部肌群肌肉和肌腱损伤 290
小腿浅表冻伤 329
小腿切断 290
小腿软组织损伤△ 290
小腿深静脉血栓形成 227
小腿神经损伤 137, 290
小腿湿疹 428
小腿水平的大隐静脉损伤△ 227, 290
小腿水平的多处血管损伤△ 227, 274, 290
小腿水平的多神经损伤△ 290
小腿水平的腓神经损伤 290
小腿水平的胫神经损伤 290
小腿水平的皮感觉神经损伤 290
小腿水平的小隐静脉损伤△ 227, 290
小腿撕脱伤 290
小腿损伤 290
小腿外侧皮瓣修复术 65
小腿小隐静脉损伤 290
小腿血管损伤 227, 290
小腿脂肪增多症 168
小腿肿痛 299
小腿肿胀 299
小唾液腺恶性肿瘤 56
小唾液腺交界性肿瘤 56
小唾液腺生物学行为未定肿瘤 56
小唾液腺肿物 56
小舞蹈病* 123
小细胞低色素性贫血 180
小细胞肺癌 89
小细胞骨肉瘤 290
小细胞黑素瘤 428
小纤维神经病 137
小涎腺恶性肿瘤 32

小涎腺混合瘤 32
小涎腺交界性肿瘤 32
小心脏 227
小牙症 56
小眼畸形 15
小眼畸形矫正术 21
小叶癌△ 44
小叶性肺炎 89
小叶中央型肺气肿△ 91
小阴唇成形术 382
小阴唇恶性肿瘤 373
小阴唇肥大 373
小阴唇血管瘤 373
小阴唇粘连 373
小阴唇粘连分离术 382
小阴唇粘连松解术 382
小阴唇整形术 382
小阴茎 245
小阴影 456
小阴影聚集 456
小隐静脉剥脱术 236
小隐静脉曲张 227
小隐静脉损伤 227
小于胎龄儿 403
小直径种植体 65
小指伸肌肌腱炎 290
小指逃避征 299
小趾囊炎 290
小趾内翻 290
小趾骑跨 290
小趾外翻 320
小终板电位 149
小组治疗 445
校准点 366
哮喘 403
哮喘持续状态包括重症哮喘发作△ 91
哮喘 - 慢性阻塞性肺疾病重叠 89
哮喘完全控制 89
哮喘未控制 89
哮喘性肺嗜酸性粒细胞浸润症 89
哮喘性支气管肺炎 403
哮鸣 93
哮鸣音 217
笑气镇静 65
楔间骨 290
楔形骨折 290
楔形角 366
楔形因素 366
楔状缺损 56
蝎子毒中毒 455
协调性宫缩乏力 393
协调性子宫收缩过强 393
胁腹开放性损伤 290
斜方肌肌皮瓣术 333
斜隔子宫 373
斜角肌压迫试验 299, 317
斜颈 290
斜颈畸形△ 290
斜坡病损切除术 210
斜坡恶性肿瘤 204, 351
斜坡继发恶性肿瘤 204, 351
斜坡脑膜瘤 204
斜视 15
斜视矫正术 21

斜视性弱视 15
斜视眼阵挛 - 肌阵挛综合征 137
斜外侧腰椎椎体间融合术 313
斜位产式 393
斜行截骨术 65
斜形骨折 290
斜形头 56
斜轴散光 15
谐调频率同步化 149
心瓣膜病 227
心瓣膜钙化 227
心瓣膜破裂 227
心瓣膜炎（慢性） 227
心包病损切除术 215, 236, 336, 360
心包剥脱术 215, 236, 360
心包部分切除术 215, 236, 336, 361
心包穿刺 408
心包穿刺术 81, 236
心包恶性肿瘤 227
心包钙化 77
心包活组织检查 215, 238, 363
心包积气 339, 403
心包积血 77
心包积液 77
心包继发恶性肿瘤 227
心包间皮瘤 227
心包开窗术 215, 236, 336, 361
心包良性肿瘤 227
心包囊肿 89, 227
心包囊肿切除术 236
心包破裂 77
心包气肿 89
心包切开术后综合征 227
心包切开探查术 215, 236, 336, 361
心包切开引流术 236, 336, 361
心包填塞△ 78
心包修补术 236
心包压塞△ 78
心包炎 77
心包异物取出术 236
心包造口术 215
心包造口术△ 236
心包粘连 77
心包粘连松解术 215, 236, 336, 361
心搏骤停 339
心搏骤停后综合征 338
心丛神经损伤 137
心导管造影术后并发症 227
心导管造影术后穿刺假性动脉瘤 227
心导管造影术后穿刺血管血肿 228
心导管造影术后动静脉瘘 228
心导管造影术后腹膜后血肿 228
心导管治疗术后并发症 228
心电 - 机械分离 339
心电监测 81
心电图 81, 149, 408
心电图 P 波定位法颈内静脉置管 342
心向量图 81
心动过缓 80
心动过缓 - 心动过快综合征 77
心动过缓性心肌病 77
心动过速 80, 403
心动过速性心肌病 77
心耳结扎术 236

心耳异构 77
心房板障术 236
心房壁瘤 228
心房病损切除术 236
心房部分切除术 215
心房颤动 70, 77
心房颤动伴缓慢心室率 77
心房恶性肿瘤 228
心房肥大 77
心房附壁血栓 228
心房复律 81
心房静止 77
心房扩大△ 77
心房良性肿瘤 228
心房钠尿肽 482
心房内板障手术（非 Mustard，非 Senning 手术） 236
心房内调转术 336
心房内折返性心动过速 77
心房黏液瘤 77
心房扑动 77
心房憩室 228
心房切开血栓清除术 236
心房纤颤 70
心房心肌病 77
心房血栓 228
心房压 345
心房异构 228
心房折叠术 236
心房转位术 236
心肺复苏 81, 342, 408
心肺复苏后脑损伤 204
心 - 肺联合移植术 236
心肺脑复苏 342
心肺运动试验 345
心功能不全 77, 228, 329, 403
心功能Ⅰ级（NYHA 分级） 70
心功能Ⅰ级△ 70, 72
心功能Ⅱ ~ Ⅲ级 228
心功能Ⅱ ~ Ⅲ级（NYHA 分级） 228
心功能Ⅱ级△ 70, 72, 228
心功能Ⅱ级（NYHA 分级） 70, 228
心功能Ⅲ级△ 70, 72, 228
心功能Ⅲ级（NYHA 分级） 70, 228
心功能Ⅳ级△ 70, 72, 228
心功能Ⅳ级（NYHA 分级） 70, 228
心肌部分切除术 236
心肌淀粉样变 77
心肌淀粉样变性△ 77
心肌肥大 77
心肌梗死后心绞痛 77
心肌梗死后综合征 77, 89
心肌梗死恢复期 77
心肌功能不全 78
心肌供血不足 78
心肌核素显像△ 81
心肌活组织检查 363
心肌肌桥 78
心肌激光打孔术 236
心肌劳损 78
心肌良性肿瘤 228
心肌囊肿 78
心肌脓肿 228
心肌切开术 236, 336

心肌损害 78
心肌细胞移植术 236
心肌纤维化 81
心肌炎 78, 403
心肌炎后心肌病 78
心肌炎后遗症 78
心肌脂肪变性 78
心肌致密化不全△ 77
心悸 80
心尖部血栓 78
心尖肥厚型心肌病 78
心尖球形综合征△ 79
心尖入路主动脉瓣植入术 236
心绞痛 78
心境低落 444
心境恶劣 441
心境协调性幻听 444
心境障碍 441
心理病态△ 443
心理创伤史△ 450
心理动力学疗法 342
心理发育障碍 441
心理教育量表 446
心理评定 451
心理上的创伤史 450
心理生理性失眠 137
心理障碍△ 438
心理支持疗法 342
心理治疗 445, 451
心力储备 345
心力衰竭 78, 154, 228, 403
心力衰竭细胞 474
心律失常 78
心律失常电风暴 78
心率变异性 345
心 - 面 - 皮肤综合征 428
心内电生理检查△ 81
心内膜垫缺损 78
心内膜垫缺损假体修补术 336
心内膜垫缺损修补术 336
心内膜垫缺损修补术后 450
心内膜垫缺损组织补片修补术 336
心内膜良性肿瘤 228
心内膜切开术 236, 336
心内膜弹力纤维增生症 78, 403
心内膜下心肌存活率 345
心内膜心肌纤维化 78
心内膜炎 403
心内膜炎伴主动脉瓣穿孔 228
心内膜炎伴主动脉瓣关闭不全 228
心内膜炎伴主动脉瓣脱垂 228
心内膜炎并二尖瓣穿孔 228
心前区隆起 80
心前区疼痛 80
心前区震颤 80
心肾衰竭 228, 403
心肾综合征 154
心肾综合征Ⅰ型 154
心肾综合征Ⅱ型 154
心肾综合征Ⅲ型 154
心肾综合征Ⅳ型 154
心肾综合征Ⅴ型 154
心室壁瘤 403
心室病损切除术 236

心室部分切除术　236, 336
心室颤动　78
心室反位　228
心室肥大　78
心室肥厚△　78
心室辅助装置植入术　81
心室功能曲线　345
心室减容术　236
心室交界性肿瘤　351
心室扩大　78
心室良性肿瘤　228
心室内隧道修补术　236, 336
心室扑动　78
心室切开术　236, 336
心室舒张末压　345
心室水平修复手术　236, 336
心室纤维化　228
心室修补术　236
心室血栓　78
心室异常肌束　228
心室异常肌束切除术　236, 336
心室预激　78
心手综合征　290
心输出量　99, 345
心衰△　78
心跳过快　80
心跳过慢　80
心外按压△　81
心外膜电极置换术　236
心外膜良性肿瘤　228
心型脂肪酸结合蛋白　482
心血管磁共振成像　81
心血管反应　346
心血管封堵器移位　78
心血管梅毒　428, 465
心血管梅毒瘤　428
心血管梅毒性树胶肿　428
心血管硬化　78
心因性暴食　441
心因性耳聋　441
心因性过量进食　444
心因性肌无力　441
心因性咳嗽　93
心因性呕吐　444
心因性皮肤感觉异常　441
心因性偏执性精神障碍　441
心因性瘙痒　444
心因性生理功能障碍　441
心因性疼痛　338
心因性妄想　444
心因性斜颈　441
心因性阳痿　441
心因性遗忘　441
心因性晕厥　444
心因性周期性呕吐　444
心因性自动症　441
心音分裂　80
心源性猝死△　78
心源性发绀　93
心源性肺水肿　89
心源性肝硬化　114
心源性呼吸困难　34, 93
心源性脑栓塞　137
心源性栓塞　78

心源性水肿　80
心源性哮喘　78, 228
心源性休克　78, 228, 329, 338
心源性晕厥　137
心脏 CT 检查　81
心脏 PET△　81
心脏 X 线检查　81
心脏按压　81, 342
心脏瓣膜病　403
心脏瓣膜穿孔　228
心脏瓣膜假体引起的感染　228
心脏瓣膜置换术　236
心脏瓣膜置换术后瓣膜故障　228
心脏瓣膜置换术后感染性心内膜炎　228
心脏泵置入术　236
心脏病损切除术　236
心脏病所致精神障碍　441
心脏搏动异常　80
心脏除颤器导联置入术　236
心脏除颤器置入伴心导管检查　236
心脏除颤器置入术　236
心脏穿孔（操作中）　228
心脏穿透性损伤　228
心脏传导系统退行性变　78
心脏磁共振　81
心脏挫伤　228
心脏搭桥术后　450
心脏电复律　236
心脏电生理　238
心脏电生理检查　81
心脏动脉瘤切除术　236
心脏动脉瘤修补术　236
心脏恶性肿瘤　351
心脏肥大△　78
心脏辅助装置去除术　236
心脏复律除颤器置换术△　81
心脏复律除颤器置入术△　81
心脏副神经节瘤　168
心脏和血管假体装置植入物和移植物的并
　　发症　228
心脏和血管假体装置植入物和移植物引起
　　的出血　228
心脏和血管假体装置植入物和移植物引起
　　的栓塞　228
心脏和血管假体装置植入物和移植物引起
　　的疼痛　228
心脏和血管假体装置植入物和移植物引起
　　的纤维性变性　228
心脏和血管假体装置植入物和移植物引起
　　的血管狭窄　228
心脏横纹肌瘤　228
心脏横纹肌肉瘤　228
心脏呼吸衰竭　403
心脏滑膜肉瘤　228
心脏化学消融术△　80
心脏畸胎瘤　228
心脏继发恶性肿瘤　228
心脏间皮瘤　228
心脏间叶瘤　228
心脏间叶肉瘤　228
心脏间隔补片再缝合术　236
心脏间隔补片重新缝合术　336
心脏交界性肿瘤　351
心脏介入治疗术后穿刺假性动脉瘤　228

心脏介入治疗术后穿刺血管血肿　228
心脏介入治疗术后动静脉瘘　228
心脏介入治疗术后腹膜后血肿　228
心脏扩大　78
心脏扩大△　80
心脏离子通道病　78
心脏良性肿瘤　351
心脏淋巴管瘤　228
心脏黏液瘤　351
心脏排出量监测（用热稀释法）　81
心脏平滑肌瘤　228
心脏平滑肌肉瘤　228
心脏破裂　228
心脏破裂修补术　236
心脏起搏器导线突出　228
心脏起搏器电池电量耗竭　78
心脏起搏器电池电量下降　78
心脏起搏器电极导线拔出术　81
心脏起搏器电极功能异常　78
心脏起搏器电极移位　78
心脏起搏器功能检查　81
心脏起搏器囊袋修补术　81, 236
心脏起搏器植入感染　228
心脏起搏器装置置换　236
心脏起搏器状态　70
心脏切开术　236, 336
心脏乳头肌断裂　78
心脏乳头肌修补术　236, 336
心脏射频消融术△　80
心脏神经丛损伤　228
心脏神经官能症△　78, 441
心脏神经纤维瘤　228
心脏神经源性肉瘤　228
心脏神经症　78, 441
心脏嗜铬细胞瘤　228
心脏手术后低心排血量综合征　228
心脏手术后功能障碍　228
心脏手术后心力衰竭　228
心脏手术体外循环　236
心脏术后　228
心脏术后二尖瓣反流　228
心脏术后肺动脉瓣反流　228
心脏术后人工管道失功能　228
心脏术后三尖瓣反流　228
心脏术后右室流出道梗阻　228
心脏术后主动脉瓣反流　228
心脏术后综合征△　228
心脏术后左室流出道梗阻　228
心脏撕裂伤　228
心脏撕裂伤伴心室穿透△　228
心脏撕裂伤伴心室穿透性损伤　228
心脏损伤　228
心脏弹力纤维瘤　228
心脏停搏　78, 339, 403
心脏停搏复苏成功　78
心脏外伤　228
心脏网膜固定术　236
心脏微血管病变　228
心脏纤维瘤　228
心脏纤维肉瘤　228
心脏性猝死　78
心脏血管瘤　228
心脏血管肉瘤　228
心脏血管狭窄　228

心脏压塞 78
心脏移植术 236
心脏移植术后糖尿病 228
心脏异物 228
心脏源性头痛 137
心脏杂音 80
心脏再同步除颤器脉冲发生器置换术 236
心脏再同步除颤器脉冲发生器置入术 236
心脏再同步化起搏器置换术 81
心脏再同步化起搏器置入术△ 81
心脏再同步化治疗 81
心脏再同步化治疗除颤器置入术后 78
心脏再同步化治疗复律除颤器置换术 81
心脏再同步化治疗复律除颤器置入术 81
心脏再同步起搏器脉冲发生器置换术 236
心脏再同步起搏器脉冲发生器置入术 236
心脏再同步治疗后电池电量耗竭 78
心脏再同步治疗后电池电量下降 78
心脏再同步治疗起搏器置入术后 78
心脏增大 80
心脏正电子发射断层显像 81
心脏脂肪瘤 228
心脏脂肪肉瘤 228
心脏植物神经功能紊乱△ 78
心脏肿瘤 228
心脏肿瘤切除术 236
心脏转移瘤 352
心脏赘生物清除术 236
心指数 346
辛硫磷中毒 455
欣快 444
锌 482
锌代谢紊乱 174
锌及其化合物中毒 455
锌缺乏 174
锌缺乏症 403
新变异性克罗伊茨费尔特 - 雅各布病 137
新发每日持续性头痛 137
新发尿失禁 373
新生儿 ABO 溶血性黄疸 403
新生儿 ABO 血型不合溶血病 403
新生儿 ABO 血型不合溶血性黄疸△ 403
新生儿 Bartter 综合征△ 154
新生儿 B 族链球菌败血症 403
新生儿 B 族链球菌肺炎 403
新生儿 RhD 血型不合溶血病 403
新生儿 Rh 血型不合溶血病 403
新生儿 Rh 血型不合溶血性贫血 403
新生儿埃尔布麻痹 403
新生儿败血症 403, 465
新生儿贲门失弛缓 403
新生儿贲门松弛 403
新生儿鼻出血 403
新生儿鼻塞 403
新生儿臂丛麻痹(埃尔布型)△ 403
新生儿臂丛神经损伤 404
新生儿便秘 407

新生儿便血 407
新生儿病毒性肺炎 404
新生儿病理性黄疸 404
新生儿剥脱性皮炎 404
新生儿剥脱性皮炎△ 328, 423
新生儿插管后声门下狭窄 404
新生儿颤抖 404
新生儿肠出血性大肠埃希菌肠炎 465
新生儿肠穿孔 404
新生儿肠麻痹 404
新生儿肠炎 404
新生儿撤药综合征△ 406
新生儿持续肺动脉高压△ 404
新生儿持续性肺动脉高压 89, 404
新生儿抽搐 404
新生儿出生缺陷 404
新生儿出血病 404
新生儿大肠埃希菌败血症 404
新生儿大肠埃希菌肠炎 465
新生儿大肠埃希菌肺炎 404
新生儿大肠杆菌肺炎△ 404
新生儿大肠杆菌脓毒症△ 404
新生儿大脑缺血 404
新生儿大疱性脓疱病 404
新生儿大疱性脓疱疮 428
新生儿代谢性酸中毒 404
新生儿单纯疱疹 465
新生儿胆红素脑病 404
新生儿胆汁浓缩综合征 404
新生儿胆汁淤积△ 404
新生儿胆汁淤积病△ 404
新生儿胆汁淤积症 404
新生儿低蛋白血症 404
新生儿低钙血症 404
新生儿低钾血症 404
新生儿低镁血症 404
新生儿低钠血症 404
新生儿低糖血症 404
新生儿低体温 404
新生儿低血糖△ 404
新生儿低血压 404
新生儿低氧血症 404
新生儿癫痫 404
新生儿癫痫综合征 404
新生儿电解质紊乱 404
新生儿动脉导管未闭 398
新生儿毒性红斑△ 406
新生儿短暂性肠梗阻 404
新生儿短暂性代谢紊乱 404
新生儿短暂性低血糖症 404
新生儿短暂性高酪氨酸血症 404
新生儿短暂性呼吸过速 404
新生儿短暂性呼吸急促△ 404
新生儿短暂性甲状腺功能减退△ 404
新生儿短暂性甲状腺功能减退症 404
新生儿短暂性糖尿病 168
新生儿短暂性心肌缺血△ 406
新生儿鹅口疮 404
新生儿腭裂△ 398
新生儿发热 407
新生儿非感染性腹泻 404
新生儿肺不张 404
新生儿肺出血 404
新生儿肺气肿 404

新生儿肺水肿 404
新生儿肺透明膜病 404
新生儿肺炎 404
新生儿肺炎(产时感染) 404
新生儿肺炎(宫内感染) 404
新生儿肺炎克雷伯菌肺炎 404
新生儿肺炎(生后感染) 404
新生儿附属器息肉 428
新生儿复苏 408
新生儿腹泻 404
新生儿腹泻病△ 404
新生儿腹胀 407
新生儿肝破裂 404
新生儿肝炎 404
新生儿肝炎综合征 404
新生儿感染 404
新生儿感染性乳腺炎 404
新生儿高胆红素血症 404
新生儿高钾血症 404
新生儿高间接胆红素血症 404
新生儿高钠血症 404
新生儿高糖血症 404
新生儿高铁血红蛋白血症 404
新生儿高血糖 404
新生儿高血压 404
新生儿膈神经麻痹 404
新生儿梗阻性呼吸暂停 404
新生儿肱骨骨折 404
新生儿宫内感染性肺炎 404
新生儿佝偻病 404
新生儿股骨骨折 404
新生儿骨折 290
新生儿光疗 408
新生儿寒冷损伤综合征 404
新生儿颌骨骨髓炎 56
新生儿黑粪症 404
新生儿红斑 404, 428
新生儿红斑狼疮 428
新生儿红细胞增多症 404
新生儿喉返神经麻痹 404
新生儿后颅凹出血 404
新生儿后天性脑室囊肿 404
新生儿后天性脑室周围囊肿 404
新生儿后天性声门下狭窄 404
新生儿呼吸道感染 404
新生儿呼吸窘迫 407
新生儿呼吸窘迫综合征 404
新生儿呼吸衰竭 404
新生儿呼吸酸中毒 404
新生儿呼吸暂停 404
新生儿化脓性脑膜炎 137, 404
新生儿坏死性小肠结肠炎 404
新生儿换血疗法 408
新生儿黄疸 404
新生儿昏迷 408
新生儿急性骨髓炎△ 290
新生儿急性呼吸窘迫综合征 404
新生儿急性化脓性骨髓炎 290
新生儿急性化脓性关节炎 290
新生儿挤压综合征 404
新生儿脊髓损伤 404
新生儿脊柱骨折 404
新生儿脊柱损伤 404
新生儿甲状旁腺功能减退 404

新生儿甲状腺毒症　168
新生儿甲状腺功能减退　404
新生儿甲状腺功能亢进症　404
新生儿甲状腺肿　168
新生儿假单胞菌肺炎　404
新生儿睑缘炎　15
新生儿结膜出血　404
新生儿结膜下出血　404
新生儿结膜炎和泪囊炎　15
新生儿金黄色葡萄球菌败血症　404
新生儿金黄色葡萄球菌脓毒血症△　404
新生儿进食缓慢　408
新生儿惊厥　404
新生儿菌血症　404
新生儿克隆普克麻痹　404
新生儿哭闹　404
新生儿宽颅缝　404
新生儿溃疡性口炎　404
新生儿阑尾炎　404
新生儿狼疮综合征　404
新生儿泪囊炎　15,404
新生儿李斯特菌败血症　404
新生儿链球菌败血症　404
新生儿淋球菌性眼炎△　419
新生儿流感嗜血杆菌肺炎　404
新生儿颅骨骨折　404
新生儿颅骨软化　404
新生儿颅内出血　404
新生儿慢性肺疾病　89
新生儿帽状腱膜下血肿　404
新生儿弥散性血管内凝血　404
新生儿泌尿道感染　405
新生儿泌尿系统感染△　405
新生儿面部损伤　405
新生儿面神经麻痹　290
新生儿面神经损伤　405
新生儿母乳喂养困难　408
新生儿母乳性黄疸　405
新生儿脑白质软化　405
新生儿脑白质损伤　405
新生儿脑病　405
新生儿脑出血　405
新生儿脑梗死　405
新生儿脑脊膜脊髓损伤　405
新生儿脑脊膜脑损伤　405
新生儿脑室内出血　405
新生儿脑室内出血Ⅰ度△　405
新生儿脑室内出血Ⅱ度△　405
新生儿脑室内出血Ⅲ度△　405
新生儿脑室内出血Ⅳ度△　405
新生儿脑室内出血（Ⅰ级）　405
新生儿脑室内出血（Ⅱ级）　405
新生儿脑室内出血（Ⅲ级）　405
新生儿脑室内出血（Ⅳ级）　405
新生儿脑室周围-脑室内出血　405
新生儿脑水肿　405
新生儿念珠菌病　405
新生儿念珠菌脓毒血症△　405
新生儿念珠菌脓毒症　405
新生儿尿布皮炎　405
新生儿尿毒症　405
新生儿尿路感染△　405
新生儿牛乳性低钙血症　405

新生儿脓毒血症△　403
新生儿脓疱病　405
新生儿脓疱疮　428
新生儿脓疱疮△　405
新生儿脓疱疹　408
新生儿脓皮病　405
新生儿呕吐　408
新生儿疱疹　428
新生儿皮肤出血　405
新生儿皮肤感染　405,428
新生儿皮肤念珠菌病　405
新生儿皮肤真菌感染　405
新生儿皮下坏疽　228,405,428
新生儿皮下气肿　405
新生儿皮下脂肪坏死　405,428
新生儿脾破裂　405
新生儿贫血　405
新生儿破伤风　405,465
新生儿葡萄球菌败血症　405
新生儿葡萄球菌肺炎　405
新生儿葡萄球菌脓毒血症△　405
新生儿脐带出血　405
新生儿脐带过短△　387
新生儿脐带血取样　396
新生儿脐疝　113
新生儿脐息肉　405
新生儿脐炎　405
新生儿脐周蜂窝织炎　405
新生儿脐周脓肿　405
新生儿气管插管　408
新生儿气管炎　89
新生儿气胸　405
新生儿青光眼　15
新生儿青铜症△　401
新生儿青紫　408
新生儿轻度低体温　405
新生儿轻度窒息　405
新生儿缺氧缺血性脑病　405
新生儿染色体畸变　405
新生儿桡骨头脱位△　289
新生儿桡神经麻痹　405
新生儿溶血　405
新生儿溶血病　180
新生儿溶血性黄疸　405
新生儿溶血性贫血　405
新生儿溶血症 *　405
新生儿乳房发育　168
新生儿乳腺炎　405
新生儿肾上腺出血　405
新生儿肾上腺脑白质营养不良　405
新生儿生理性腹泻　405
新生儿生理性黄疸　405
新生儿失血性贫血　405
新生儿湿肺　405
新生儿视网膜出血　15
新生儿室管膜下出血　405
新生儿室上性心动过速　405
新生儿室性心动过速　405
新生儿嗜酸性粒细胞增多症　405
新生儿手足搐搦　405
新生儿水痘　428
新生儿水肿　405,428
新生儿死亡　405
新生儿粟粒疹　405

新生儿锁骨骨折　405
新生儿胎粪吸入　405
新生儿胎粪吸入性肺炎　405
新生儿胎粪吸入综合征　405
新生儿糖尿病　168,405
新生儿体检　408
新生儿听力筛查　408
新生儿通气机肺　89
新生儿同种免疫溶血病　180
新生儿同种免疫性血小板减少症　180
新生儿铜绿假单胞菌败血症　405
新生儿铜绿假单胞菌脓毒血症△　405
新生儿头颅血肿　405
新生儿头皮血肿　408
新生儿吞咽动作不协调　405
新生儿臀部皮炎△　405
新生儿臀炎△　405
新生儿脱水　405
新生儿脱水热　405
新生儿晚期代谢性酸中毒　405
新生儿维生素K缺乏性出血症　405
新生儿胃肠道出血　405
新生儿胃肠气胀　405
新生儿胃穿孔　405
新生儿胃食管反流　405
新生儿喂养不当　405
新生儿喂养不足　405
新生儿喂养过量　405
新生儿喂养困难　408
新生儿捂热综合征　405
新生儿吸入性肺炎　405
新生儿吸入综合征　405
新生儿系统性红斑狼疮△　428
新生儿细菌性脑膜炎　405
新生儿细菌性脓毒血症△　405
新生儿细菌性脓毒症　405
新生儿先天性肺纤维化　90
新生儿消化不良　405
新生儿消化道溃疡△　405
新生儿消化性溃疡　405
新生儿小脑出血　405
新生儿小脑幕撕裂　405
新生儿小脑损伤　405
新生儿斜颈　405
新生儿心包积气　405
新生儿心包积液　405
新生儿心肌损害　405
新生儿心肌炎　405
新生儿心力衰竭　405
新生儿心律失常　405
新生儿心脏生理性杂音　405
新生儿心脏杂音　405
新生儿行为检查　408
新生儿型巴特综合征　154
新生儿休克　405
新生儿血小板减少　405
新生儿血小板减少性紫癜　405
新生儿血小板减少症△　405
新生儿血型不合溶血病　405
新生儿荨麻疹　405
新生儿循环衰竭　405
新生儿咽部损伤　405
新生儿咽下综合征　406
新生儿眼炎　405

新生儿厌氧菌败血症 405
新生儿厌氧菌脓毒血症△ 405
新生儿羊水吸入 406
新生儿羊水吸入性肺炎 406
新生儿药物戒断综合征 406
新生儿一过性重症肌无力 137,406
新生儿衣原体肺炎 406
新生儿衣原体性结膜炎 15,406
新生儿阴道出血 406
新生儿硬化病 428
新生儿硬膜下出血 406
新生儿硬皮病 406
新生儿硬肿症△ 404
新生儿永久性糖尿病 168
新生儿幽门痉挛 406
新生儿有机磷中毒（母体影响） 406
新生儿原发性肺不张 406
新生儿原发性呼吸暂停 406
新生儿暂时性大疱性表皮松解症 428
新生儿暂时性低丙种球蛋白血症 428
新生儿暂时性低血糖症 168
新生儿暂时性呼吸增快△ 405
新生儿暂时性甲状腺功能亢进症 406
新生儿暂时性脓疱性黑变病 428
新生儿暂时性萎缩性回状红斑 428
新生儿暂时性心肌缺血 406
新生儿早发败血症 406
新生儿真菌性脑膜炎 138
新生儿支气管肺发育不良 90,406
新生儿支气管肺炎 90,406
新生儿支原体肺炎 406
新生儿支原体感染 406
新生儿直肠出血 406
新生儿窒息 406
新生儿窒息复苏 395
新生儿中毒性红斑 406
新生儿中耳炎 406
新生儿中枢神经系统损伤 406
新生儿中性粒细胞减少症 406
新生儿重度窒息 406
新生儿重症甲状旁腺功能亢进症 168
新生儿周期性呼吸 406
新生儿蛛网膜下腔出血 406
新生儿紫癜 428
新生儿纵隔气肿 406
新生儿足内翻 408
新生儿族 B 链球菌脓毒血症△ 403
新生物 15
新生血管性青光眼 15
新生牙 56
新斯的明试验 217
新鲜尿 474
新型布尼亚病毒核糖核酸 470
新型冠状病毒肺炎 465
新型冠状病毒感染 465
新型冠状病毒感染（轻型） 465
新型冠状病毒感染（危重型） 465
新型冠状病毒感染（中型） 465
新型冠状病毒感染（重型） 465
新型隐球菌败血症 465
新型隐球菌肺炎 90,406
新型隐球菌荚膜抗原试验 484
新型隐球菌脑膜脑炎 465
新型隐球菌脑膜炎 138,406,465

新型隐球菌脑炎 465
新月体型肾小球肾炎△ 154
新月体型肾小球肾炎Ⅰ型△ 154
新月体型肾小球肾炎Ⅱ型△ 154
新月体型肾小球肾炎Ⅲ型△ 154
新月体性肾小球肾炎 154
新月体性肾小球肾炎Ⅰ型 154
新月体性肾小球肾炎Ⅱ型 154
新月体性肾小球肾炎Ⅲ型 154
新诊断的原发免疫性血小板减少症 180
兴奋后衰竭 149
兴奋后抑制 149
兴奋后易化 149
兴奋后增强 149
兴奋剂使用障碍 441
兴奋剂依赖性睡眠障碍 138
兴奋剂中毒 455
兴奋性突触后电位 149
兴奋性药物撤除或戒断引起的睡眠增多 138
兴奋状态 441
兴趣缺失 441
星形胶质蛋白 480
星形母细胞瘤 204
星形细胞瘤△ 204
星形细胞肿瘤 204
星状神经节切除术 210
星状神经节阻滞麻醉与镇痛术 342
星状神经节阻滞术 210
星状自发性假瘤 428
猩红热 428,465
猩红热样红斑 428
猩红热样葡萄球菌感染 329
行军性血红蛋白尿 180
行军足△ 130
行为变异型额颞叶痴呆 138
行为测听 41
行为疗法 342
行为治疗 445
行走困难 290
形觉剥夺性弱视 15
杏仁核海马切除术 210
杏仁核毁损术 210
性别不清△ 441
性别发育异常 373
性别认同 444
性别认同障碍 441
性病检查 435
性病神经症 441
性病性淋巴肉芽肿 245,428,465
性成熟障碍 441
性成瘾 441
性发育迟缓 168
性发育障碍△ 168
性高潮功能障碍△ 441
性高潮障碍 441
性功能低下 245
性功能障碍 441
性关系障碍 441
性唤起障碍 373
性交后出血 373
性交困难 373,377
性角色障碍 441
性乐缺乏 441

性冷淡 444
性连锁鱼鳞病 428
性偏好多相障碍 441
性偏好障碍 441
性驱力过强 444
性染色体性发育障碍 168
性染色体异常疾病 168
性染色体异常疾病△ 449
性身份障碍 441
性索间质细胞瘤 245
性索 - 性腺间质瘤 245
性腺发育不全 245
性腺功能减退 245
性腺功能减退症△ 245
性腺活检术 254
性腺基质细胞瘤 245
性腺静脉造影 254
性腺切除术 382
性腺缺如 245
性心理障碍 441
性行为相关性头痛 138
性厌恶 444
性厌恶及性乐缺失 441
性欲减退△ 165
性欲减退或缺失 444
性欲亢进 441
性欲障碍 441
性早熟 168
性窒息 444
凶险型前置胎盘 393
胸伴腹和下背及骨盆及四肢挤压伤 290
胸伴腹和下背及骨盆开放性损伤 290
胸壁下背及骨盆扭伤 290
胸壁下背及骨盆损伤 290
胸壁下背及骨盆脱位 290
胸背部疼痛 338
胸背肌筋膜疼痛综合征 338
胸壁病损切除术 215,323,361,434
胸壁病损清创缝合术 215
胸壁错构瘤 352
胸壁窦道 90
胸壁多处开放伤 212,228
胸壁多发转移△ 90
胸壁恶性软组织肿瘤 320
胸壁恶性肿瘤 90
胸壁蜂窝织炎 186
胸壁活组织检查 361
胸壁继发恶性肿瘤 90
胸壁交界性软组织肿瘤 320
胸壁结核 90,212
胸壁静脉曲张 228
胸壁良性软组织肿瘤 320
胸壁良性肿瘤 90
胸壁裂伤缝合术 215
胸壁淋巴结结核 90
胸壁前凸畸形△ 79
胸壁浅表血栓性静脉炎 228
胸壁切开术 215
胸壁清创缝合术 323,434
胸壁缺损 320
胸壁缺损肌皮瓣移植术 215
胸壁缺损修补术（人工材料） 215
胸壁缺损修补术（自体材料） 215
胸壁术后软化 90

胸壁损伤△　228
胸壁外部开放性损伤　228
胸壁纤维肉瘤　90
胸壁修补术　215, 323
胸壁血管结扎术　215
胸壁血肿清除术　215
胸壁异物取出术　215
胸壁肿瘤切除术　361
胸壁转移△　90
胸部 CT 检查　81, 99
胸部 CT 平扫 + 增强　217
胸部 X 线检查　71, 81, 99, 451
胸部 X 线摄影△　81
胸部 X 线正侧位　217
胸部瘢痕　329
胸部瘢痕疙瘩　329
胸部瘢痕切除术　329
胸部饱满　213
胸部闭合伤△　82
胸部闭合性骨折伴脊髓损伤　290
胸部超声检查　100
胸部磁共振成像　100
胸部刺伤　212, 228
胸部冻伤　329
胸部冻伤伴有组织坏死　329
胸部多处损伤　212
胸部多处血管损伤　212, 228
胸部恶性肿瘤　90
胸部放线菌病　428
胸部分创伤性断　228
胸部硅胶板植入感染　329
胸部挤压伤　212, 228
胸部脊髓水肿　290
胸部脊髓震荡　290
胸部脊髓震荡和水肿△　290
胸部脊髓中央损伤综合征　290
胸部局限性凹陷　213
胸部局限性隆起　213
胸部开放性骨折伴脊髓损伤　290
胸部开放性损伤　228
胸部开放性损伤伴骨折　212, 229
胸部开放性损伤伴脱位　212, 229
胸部开放性损伤伴胸内损伤　212, 229
胸部开放性外伤　212
胸部淋巴管瘤　90
胸部淋巴管损伤△　87
胸部淋巴结继发恶性肿瘤　352
胸部气管损伤　212, 229
胸部浅表冻伤　329
胸部切痂术　333
胸部切口愈合不良　320
胸部神经的损伤△　229
胸部神经损伤　212, 229
胸部食管癌　114
胸部食管损伤　114, 212, 229
胸部食管造口术　215, 361
胸部损伤　90
胸部削痂术　333
胸部血管 CT 显像　81
胸部血管多处损伤　229
胸部血管损伤　212, 229
胸部硬膜外阻滞麻醉与镇痛技术　342
胸部周围神经损伤　138, 290
胸长神经麻痹　138

胸 - 肠瘘管切除术　215
胸大肌成形术　323
胸大肌肌皮瓣术　333
胸大肌结核　290
胸大肌缺损并指综合征　290
胸导管成形术　215, 361
胸导管断裂　229
胸导管梗阻　90, 229
胸导管继发恶性肿瘤　352
胸导管结扎术　215, 361
胸导管 - 颈内静脉吻合术　215, 361
胸导管 - 颈外静脉吻合术　361
胸导管瘘闭合术　215, 361
胸导管损伤　90, 212, 229
胸导管套管插入术　215, 361
胸导管狭窄扩张术　361
胸导管引流术　215
胸导管造瘘术　361
胸段背痛　290
胸腹壁血栓性静脉炎　428
胸腹矛盾呼吸　93
胸腹主动脉夹层动脉瘤　229
胸腹主动脉瘤　229
胸腹主动脉人工血管置换术　236
胸骨部分切除术　215
胸骨的金属丝引起的机械性并发症　212
胸骨钢板内固定术　215
胸骨钢针内固定术　215
胸骨骨髓炎　329
胸骨骨折　212, 229
胸骨骨折△　229
胸骨骨折切开复位钢板内固定术　215
胸骨骨折切开复位螺钉内固定术　215
胸骨和肋骨恶性骨肿瘤　291
胸骨和肋骨交界性骨肿瘤　291
胸骨和锁骨恶性骨肿瘤　291
胸骨和锁骨交界性骨肿瘤　291
胸骨后碘缺乏相关性多结节性甲状腺肿
　168
胸骨后碘缺乏相关性弥漫性甲状腺肿　169
胸骨后甲状腺恶性肿瘤　169
胸骨后甲状腺良性肿瘤　169
胸骨后甲状腺囊肿　169
胸骨后甲状腺肿　169
胸骨后结节性甲状腺肿　169
胸骨后灼烧感　213
胸骨交界性骨肿瘤　291
胸骨良性骨肿瘤　291
胸骨良性肿瘤　90
胸骨螺钉内固定术　215
胸骨内固定物取出术　215
胸骨内固定装置再置入术　215
胸骨旁膈疝　90
胸骨旁纵隔镜检查术　39
胸骨前区开放性损伤　229
胸骨前食管 - 回肠吻合术　361
胸骨前食管 - 结肠吻合术　361
胸骨前食管 - 空肠吻合术　361
胸骨前食管 - 食管吻合术　361
胸骨前食管 - 胃吻合术　361
胸骨前食管吻合术伴结肠间置术　39, 215, 361
胸骨前食管吻合术伴小肠间置术　361
胸骨前食管 - 小肠吻合术　361

胸骨切除术　215
胸骨死骨去除术　215
胸骨外固定架去除术　215
胸骨外固定术　215
胸骨楔形截骨术　215
胸骨折骨术　215
胸骨植骨术　215
胸骨肿瘤切除术　361
胸横肌平面阻滞麻醉与镇痛术　342
胸后壁开放性损伤　212, 229
胸后纵韧带骨化　291
胸脊神经根损伤　291
胸脊髓后柱综合征　291
胸脊髓前索综合征　291
胸脊髓损伤　291
胸脊髓损伤后遗症　450
胸脊髓完全损伤　291
胸降主动脉壁间血肿　229
胸交感神经切除术　210
胸结缔组织恶性肿瘤　352
胸廓成形术　215
胸廓出口综合征　138, 291
胸廓出口综合征手术　215
胸廓发育不良综合征　291
胸廓改良成形术　215
胸廓骨病损切除术　215, 361
胸廓骨折　229
胸廓惯性阻力　100
胸廓畸形　93
胸廓畸形矫正术　215
胸廓挤压试验　217
胸廓扩张度　93
胸廓内非固定性大气道阻塞　90
胸廓黏性阻力　100
胸廓顺应性　100
胸廓弹性阻力　100
胸廓外持续负压　95
胸廓外非固定性大气道阻塞　90
胸廓外伤　90
胸廓压力 - 容积曲线　100
胸廓造口闭合术　215
胸闷　80, 93, 213
胸闷变异性哮喘　90
胸膜斑　456
胸膜斑伴石棉沉着病　90
胸膜包虫病△　465
胸膜壁层恶性肿瘤　90
胸膜病变　90
胸膜病变切除术　215
胸膜剥除术　361
胸膜剥脱术　215
胸膜部分切除术　215
胸膜恶性间皮瘤△　90
胸膜肥厚△　90
胸膜钙化　90
胸膜固定术　215
胸膜划痕术　215, 361
胸膜活检术　100
胸膜活组织检查　363
胸膜疾病　90
胸膜棘球蚴病　90, 465
胸膜继发恶性肿瘤　352
胸膜间皮瘤　90
胸膜交界性肿瘤　90

胸膜结核瘤 90
胸膜良恶性未定肿瘤△ 90
胸膜良性肿瘤 90
胸膜摩擦感 93
胸膜摩擦音 93
胸膜腔穿刺术 100
胸膜腔负压 346
胸［膜］腔负压 99
胸膜腔积液△ 90
胸膜腔积液 90
胸膜腔内压 100
胸膜切开探查术 215
胸膜损伤 229
胸膜纤维样增生 90, 406
胸膜性肿瘤 90
胸膜炎 90
胸膜炎伴积液 90, 406
胸膜异常 291
胸膜硬化术 215, 361
胸膜原发恶性肿瘤 352
胸膜增厚 90
胸膜增厚粘连△ 90
胸膜粘连 90, 406
胸膜粘连术 95
胸膜粘连松解术 215
胸膜脂肪瘤 90
胸膜转移癌△ 352
胸内继发恶性肿瘤 90
胸内结肠代食管术 215, 361
胸内空肠代食管术 215, 361
胸内淋巴结继发恶性肿瘤 90
胸内淋巴结结核 90
胸内气体容量 100
胸内器官伴有腹内和盆腔内器官的损伤
291
胸内器官多处损伤 212, 229
胸内器官损伤 212, 229
胸内肾 245
胸内食管 - 食管吻合术 215, 361
胸内食管 - 胃弓上吻合术 215, 361
胸内食管 - 胃弓下吻合术 216, 361
胸内食管 - 胃颈部吻合术 216, 361
胸内食管 - 胃吻合术 216, 361
胸内血管内超声 238
胸片 408
胸前壁开放性损伤 212, 229
胸腔闭式引流 333, 408
胸腔闭式引流管调整术 216
胸腔闭式引流术 95, 216, 361
胸腔闭式引流术后 450
胸腔病损切除术 216, 361
胸腔穿刺 217, 408
胸腔穿刺△ 100
胸腔穿刺术 95, 216, 361
胸腔穿刺置管术 95
胸腔负压闭式引流 95
胸腔复温术 342
胸腔感染 90
胸腔鼓音 93
胸腔灌洗 95
胸腔积液 90, 329, 406
胸腔积液胸 - 腹腔引流术 216
胸腔降温麻醉术 342
胸腔交界性肿瘤 90

胸腔结构根治性清扫术 361
胸腔镜检查 100, 216, 238, 363
胸腔镜前纵隔肿瘤切除术△ 361
胸腔镜下部分型肺静脉畸形引流矫治术
236
胸腔镜下二尖瓣成形术 236
胸腔镜下二尖瓣机械瓣置换术 236
胸腔镜下二尖瓣生物瓣置换术 236
胸腔镜下房间隔缺损修补术 236
胸腔镜下肺病损切除术 216, 361
胸腔镜下肺病损射频消融术 216
胸腔镜下肺病损氩氦刀切除术 216
胸腔镜下肺部分切除术 216, 361
胸腔镜下肺大疱缝扎术 216
胸腔镜下肺大疱切除术 216
胸腔镜下肺动脉瓣成形术 236
胸腔镜下肺动脉瓣机械瓣置换术 236
胸腔镜下肺动脉瓣生物瓣置换术 236
胸腔镜下肺动脉病损切除术 216
胸腔镜下肺动脉成形术 216
胸腔镜下肺动脉修补术 236
胸腔镜下肺段切除术 216
胸腔镜下肺活组织检查 216, 361
胸腔镜下肺减容术 216
胸腔镜下肺内氩氦刀冷冻术 361
胸腔镜下肺内异物取出术 216
胸腔镜下肺切开引流术 216
胸腔镜下肺楔形切除术 216, 361
胸腔镜下肺修补术 216
胸腔镜下肺叶部分切除术 216, 361
胸腔镜下肺叶切除术 216, 361
胸腔镜下肺肿瘤氩氦刀冷冻术 216
胸腔镜下复合肺叶切除术 216
胸腔镜下膈疝修补术 216
胸腔镜下后纵隔肿瘤切除术△ 361
胸腔镜下开胸探查术 236
胸腔镜下肋骨切除术 216
胸腔镜下肋间动脉结扎术 236
胸腔镜下肋软骨切除术 216
胸腔镜下淋巴瘘修补术 216, 361
胸腔镜下漏斗胸 NUSS 手术 216
胸腔镜下脓胸清除术 216
胸腔镜下全肺切除术 216, 361
胸腔镜下全肺切除术伴系统性纵隔淋巴结
清扫术 216
胸腔镜下全肺切除术伴纵隔清扫术 361
胸腔镜下三房心矫治术 236
胸腔镜下三尖瓣成形术 236
胸腔镜下三尖瓣机械瓣置换术 236
胸腔镜下三尖瓣生物瓣置换术 236
胸腔镜下升主动脉置换术 236
胸腔镜下室间隔缺损修补术 236
胸腔镜下系统性纵隔淋巴结清扫术 216
胸腔镜下心包活组织检查 236, 363
胸腔镜下心包开窗术 236
胸腔镜下心包切开引流术 216, 236, 336,
361
胸腔镜下心包组织活检术 216
胸腔镜下心房病损切除术 236
胸腔镜下心内膜垫缺损修补术 236
胸腔镜下心脏病损切除术 236
胸腔镜下心脏射频消融改良迷宫术 236
胸腔镜下心脏射频消融术 236

胸腔镜下胸壁病损切除术 216, 361
胸腔镜下胸导管瘘闭合术 216
胸腔镜下胸交感神经部分切除术 216
胸腔镜下胸廓畸形矫正术 216
胸腔镜下胸膜病变切除术 216
胸腔镜下胸膜固定术 216
胸腔镜下胸膜活组织检查 216, 363
胸腔镜下胸膜腔探查术 216
胸腔镜下胸膜腔粘连松解术 216
胸腔镜下胸膜腔注气术 216
胸腔镜下胸腺病损切除术 216, 361
胸腔镜下胸腺部分切除术 216, 361
胸腔镜下胸腺扩大切除术 216, 361
胸腔镜下胸腺切除术 216
胸腔镜下胸腺全部切除术 361
胸腔镜下血管修补术 216
胸腔镜下支气管病损切除术 216
胸腔镜下支气管动脉结扎术 236
胸腔镜下支气管结扎术 216
胸腔镜下支气管裂伤缝合术 216
胸腔镜下支气管切开异物取出术 216
胸腔镜下支气管袖式切除术 216
胸腔镜下支气管造口术 216
胸腔镜下止血术 216
胸腔镜下主动脉瓣成形术 236
胸腔镜下主动脉瓣机械瓣置换术 236
胸腔镜下主动脉瓣生物瓣置换术 237
胸腔镜下纵隔病损切除术 216, 361
胸腔镜下纵隔肿瘤切除术△ 361
胸腔镜下左心耳结扎术 237
胸腔镜下左心耳切除术 237
胸腔中转开胸探查术 361
胸腔镜纵隔肿瘤切除术△ 361
胸腔淋巴管瘤△ 90
胸腔漏出液 90
胸腔内脊膜膨出修补术 210
胸腔内器官的良性肿瘤 90
胸腔内器官良性肿瘤△ 90
胸腔内异物取出术 216
胸腔烧伤 90
胸腔损伤（操作中） 229
胸腔填充术 216
胸腔异常敲击音 93
胸腔引流 95
胸腔脏器损伤 291
胸腔粘连松解术 216
胸占位性病变 90
胸脂肪瘤 90
胸置管术△ 95
胸置管引流术 95
胸腔注气术 216
胸三角皮瓣术 333
胸上段食管恶性肿瘤 352
胸神经炎 138
胸神经阻滞麻醉与镇痛术 342
胸式呼吸 93
胸髓病变性质待定 138
胸锁关节病损切除术 361
胸锁关节滑膜破裂 291
胸锁关节脱位 90, 212
胸锁关节炎 291
胸锁乳突肌缝合术 323
胸锁乳突肌肌皮瓣术 333
胸锁乳突肌先天性变形 56

胸痛 80, 93, 213
胸外心脏按压 342, 395
胸下段食管恶性肿瘤 352
胸腺癌 90
胸腺病变切除术 216
胸腺病损切除术 361
胸腺部分切除术 216, 361
胸腺恶性肿瘤 352
胸腺发育不全 180
胸腺固定术 216, 361
胸腺组织检查 216, 238, 363
胸腺交界性肿瘤 352
胸腺扩大切除术 216, 361
胸腺淋巴管瘤 90
胸腺瘤 90, 212
胸腺囊肿 90, 428
胸腺切除术 216
胸腺切开探查术 216, 361
胸腺区探查术 216, 361
胸腺全部切除术 237, 361
胸腺损伤 212, 229
胸腺修补术 361
胸腺移植术 361
胸腺异位 168
胸腺增生 212
胸腺肿瘤切除术 361
胸腰段骨折 291
胸腰段后凸△ 270
胸腰椎骨折伴脊髓损伤 270
胸腰椎骨折切开复位内固定术△ 307
胸腰椎和骨盆及四肢骨折 291
胸腰椎间盘突出症△ 263
胸腰椎间盘脱出症 291
胸腰椎脱位 T₁₂/L₁ 291
胸语音 93
胸源性脊柱侧凸 291
胸中段食管恶性肿瘤 352
胸周围神经恶性肿瘤 352
胸主动脉部分切除伴人工血管置换术 237
胸主动脉覆膜支架腔内隔绝术 237
胸主动脉覆膜支架置入术△ 237
胸主动脉夹层 229
胸主动脉夹层动脉瘤开窗术 237
胸主动脉夹层腔内隔绝术△ 237
胸主动脉夹层腔内修复术△ 237
胸主动脉假性动脉瘤 229
胸主动脉扩张 231
胸主动脉瘤 229
胸主动脉瘤破裂 229
胸主动脉腔内隔绝术△ 237
胸主动脉腔内修复术 342
胸主动脉损伤 212, 229
胸主动脉狭窄 229
胸主动脉血管内超声 237
胸主动脉造影 81, 238
胸主动脉支架植入术△ 237
胸主动脉支架置入术 237
胸主动脉支架置入术△ 237
胸椎 Chance 骨折 291
胸椎爆裂性骨折△ 291
胸椎闭合性脱位 291
胸椎病损切除术 361
胸椎不稳定 291
胸椎陈旧性骨折 291

胸椎多发骨折 291
胸椎多节段恶性骨肿瘤 291
胸椎多节段交界性骨肿瘤 291
胸椎恶性肿瘤 291
胸椎附件恶性骨肿瘤 291
胸椎附件交界性骨肿瘤 291
胸椎附件良性骨肿瘤 291
胸椎感染 291
胸椎骨髓炎 291
胸椎骨折 291
胸椎骨折 T₁/T₂ 291
胸椎骨折 T₃/T₄ 291
胸椎骨折 T₅/T₆ 291
胸椎骨折 T₇/T₈ 291
胸椎骨折 T₉/T₁₀ 291
胸椎骨折 T₁₁/T₁₂ 291
胸椎骨折伴脊髓损伤△ 290
胸椎骨折脱位△ 291
胸椎关节强直 291
胸椎关节炎 291
胸椎管减压术 316
胸椎管内肿瘤 352
胸椎管狭窄症 291
胸椎横突骨折 291
胸椎后方韧带复合体损伤△ 268
胸椎后凸畸形 291
胸椎后纵韧带骨化症 291
胸椎黄韧带骨化 291
胸椎肌腱末端病 291
胸椎棘突骨折 291
胸椎棘突吻合 291
胸椎间盘创伤性破裂△ 218
胸椎间盘钙化 291
胸椎间盘感染 291
胸椎间盘囊肿 291
胸椎间盘突出症 291
胸椎间盘脱出 291
胸椎结核 291
胸椎开放骨折合并脊髓损伤 291
胸椎开放骨折合并脊体损伤△ 290
胸椎开放性脱位 291
胸椎良性肿瘤 291
胸椎脓肿 291
胸椎前移 291
胸椎术后 450
胸椎退行性变△ 291
胸椎退行性病变 291
胸椎脱位 291
胸椎脱位 T₁/T₂ 291
胸椎脱位 T₂/T₃ 291
胸椎脱位 T₃/T₄ 291
胸椎脱位 T₄/T₅ 291
胸椎脱位 T₅/T₆ 291
胸椎脱位 T₆/T₇ 291
胸椎脱位 T₇/T₈ 291
胸椎脱位 T₈/T₉ 291
胸椎脱位 T₉/T₁₀ 291
胸椎脱位 T₁₀/T₁₁ 291
胸椎脱位 T₁₁/T₁₂ 291
胸椎峡部骨折 291
胸椎压缩性骨折 291
胸椎肿瘤 352
胸椎转移癌 352
胸椎椎板骨折 291

胸椎椎板切除减压术 361
胸椎椎弓根骨折 291
胸椎椎管狭窄症 291
胸椎椎间盘突出△ 291
胸椎椎间盘炎 291
胸椎椎体爆裂骨折 291
胸椎椎体恶性骨肿瘤 291
胸椎椎体和附件恶性骨肿瘤 291
胸椎椎体和附件交界性骨肿瘤 291
胸椎椎体和附件良性骨肿瘤 291
胸椎椎体后缘骨内软骨结节 291
胸椎椎体交界性骨肿瘤 291
胸椎椎体良性骨肿瘤 291
胸椎椎体压缩骨折△ 291
雄激素不敏感综合征 169
雄激素合成与作用障碍△ 162
雄激素类及其促组成代谢的同类药中毒△ 455
雄激素类及其合成的同类药中毒 455
雄激素性秃发 428
雄激素依赖综合征 428
雄烯二酮 482
休克 78, 229, 329, 406
休克代偿期 338
休克肺△ 86
休克进展期 338
休克难治期 338
休里茨综合征 428
休门病 291
休眠种植体 65
休息痛△ 275
休止期脱发 428
修复体崩瓷* 48
修复体固位螺丝 65
修复体脱落 56
修复因子 366
修正性内镜鼻窦手术 40
修正性人工耳蜗植入术 40
袖管骨折 291
溴吡斯的明中毒 455
溴丙烷中毒 455
溴酚蓝染色 334
溴甲烷中毒 455
溴氰菊酯中毒 70
须部假性毛囊炎 428
须癣 429, 465
虚构 444
虚弱 450
虚脱 80
虚无妄想 444
需氧菌性阴道炎 373
许尔许斯特劳斯综合征△ 120
许勒位 68
许莫结节 291
许特莱细胞甲状腺瘤 169
许特莱细胞腺瘤 169
许旺细胞瘤△ 203
序贯器官衰竭评分 346
序列拔牙 65
嗅沟脑膜瘤 204
嗅觉倒错 34
嗅觉过敏 34
嗅觉检查 41
嗅觉减退 34

嗅觉减退 - 鼻眼发育不全 - 低促性腺激素性腺功能减退综合征 169
嗅觉缺失 - 性腺功能减退征 169
嗅觉丧失 34
嗅球恶性肿瘤 204, 352
嗅神经恶性肿瘤 204, 352
嗅神经母细胞瘤 32
嗅神经上皮瘤 204
悬滴法 342
悬吊训练 451
悬雍垂恶性肿瘤△ 26, 44
悬雍垂腭咽成形术 40
悬雍垂肥大△ 44
悬雍垂缝合术 40
悬雍垂过长 34
悬雍垂继发恶性肿瘤 26, 44
悬雍垂良性肿瘤△ 26, 44
悬雍垂裂 34, 56
悬雍垂囊肿△ 44
悬雍垂切除术 40, 361
悬雍垂 - 软腭 - 咽成形术 323
悬雍垂水肿 34
悬雍垂息肉△ 44
悬雍垂下垂 34
旋后肌综合征 291
旋毛虫病 429, 465
旋前圆肌综合征 138
旋转截骨术 333
旋转皮瓣术 333
旋转皮瓣移植术 65, 323
旋转试验 41
旋转推进皮瓣 333
旋转斜视 15
旋转治疗 366
选色 65
选择性 IgA 缺乏症 429
选择性 IgA 缺陷△ 429
选择性垂体甲状腺激素抵抗综合征 169
选择性蛋白尿指数 480
选择性肝动脉栓塞术 237
选择性宫内生长受限 393
选择性激光小梁成形术 21
选择性脊神经后根切断术 210
选择性缄默 444
选择性减胎术（氯化钾等药物）395
选择性减胎术（脐带结扎）395
选择性减胎术（射频消融）395
选择性减胎术（双极电凝）395
选择性减胎术（微波消融）395
选择性迷走神经切断术 195
选择性免疫球蛋白缺陷 180
选择性脾动脉栓塞术 237
选择性剖宫产 395
选择性剖宫产术的单胎分娩 393
选择性乳腺导管切除术 195
选择性神经根封闭 317
选择性肾动脉造影 238, 254
选择性杏仁核海马切除术 210
选择性遗忘 444
癣 465
癣菌性肉芽肿 429
癣菌疹 429
眩晕 32, 80
学步延迟 450

学习技能发育障碍 441
学校恐惧症 441
学语延迟 450
血卟啉病 138
血补丁疗法 342
血沉△ 147
血鼓室 32
血管病损切除术 216
血管成形术 210
血管电损伤 329
血管梗塞性肾切除 245
血管构筑 204
血管骨肥大综合征 429
血管环 229
血管环矫治术 237
血管活性肠肽瘤 169
血管活性肽 483
血管活检组织检查 254, 363
血管畸形 56
血管继发恶性肿瘤 229
血管角化瘤 429
血管紧张素 I 483
血管紧张素 I 转化酶 483
血管紧张素 II 483
血管紧张素反应缺乏症△ 159
血管紧张素受体抑制剂中毒 406
血管紧张素转化酶抑制剂中毒 455
血管紧张素转换酶（插入 / 缺失）471
血管紧张素转换酶抑制剂所致血管性水肿 429
血管痉挛 229
血管淋巴管瘤 15, 229
血管淋巴样增生伴嗜酸细胞增多△ 425
血管瘤 32, 204, 229, 320, 406, 429
血管瘤破裂出血 229
血管瘤型脑膜瘤 204
血管瘤血小板减少综合征 429
血管瘤硬化剂注射治疗 434
血管瘤注射术 323
血管麻痹综合征 338
血管梅毒 429
血管迷走性晕厥 78, 138
血管免疫母细胞性 T 细胞淋巴瘤 180
血管免疫母细胞性 T 细胞淋巴瘤和其他 T 滤泡辅助细胞来源的淋巴结淋巴瘤 180
血管母细胞瘤 204
血管内大 B 细胞淋巴瘤 180, 429
血管内近距离放射治疗 254, 366
血管内皮瘤 229
血管内皮瘤病 429
血管内皮生长因子 483
血管内皮细胞生长因子 480
血管内溶血 180
血管内乳头状血管内皮瘤 429
血管内神经外科 210
血管内压增高性紫癜 429
血管内支架 210
血管内治疗 210
血管内中心性淋巴瘤 138
血管破裂（操作中）△ 184
血管前置 393
血管球瘤 229, 429
血管肉瘤 204
血管神经肌腱探查 313

血管神经肌腱探查修复术 313
血管神经性水肿 138
血管损伤△ 227
血管探查 237
血管通路感染 154
血管通路血栓形成 154
血管外皮细胞瘤 204, 429
血管外溶血 180
血管网织细胞瘤△ 204
血管网状细胞瘤 138, 204
血管萎缩性皮肤异色病 429
血管吻合术 237
血管吻合术后血栓形成 229
血管纤维瘤 229
血管性痴呆 138, 441
血管性耳鸣 32
血管性疾患激光治疗 434
血管性间歇性跛行 291
血管性帕金森综合征 138
血管性认知功能障碍△ 138
血管性认知损害 444
血管性认知障碍 138, 441
血管性声带炎 32
血管性水肿 429
血管性水肿型药疹 429
血管性血友病 180
血管性血友病因子 474
血管性阳痿 245
血管修补术 216
血管血压 100
血管炎 138, 229
血管炎肺损害 90
血管炎肾损害 154
血管炎性周围神经病 138
血管移植术 237
血管源性脑水肿 204
血管源性肿瘤 204
血管运动性鼻炎 90
血管运动性肾病 245
血管杂音 299
血管造瘘术 237
血管造影 238
血管造影线样征 149
血管张力 100
血管脂肪瘤 204, 429
血管置换术后状态 229
血管中心型胶质瘤 204
血管中心性 T 细胞淋巴瘤△ 138
血管周围炎 229
血管组织活检 238
血汗症 429
血红蛋白 C 病 180
血红蛋白 C 试验 474
血红蛋白 D 病 180
血红蛋白 E 病 180
血红蛋白 H 包涵体检查 474
血红蛋白 H 病 180
血红蛋白 Lepore 综合征 180
血红蛋白 M 病 180
血红蛋白 S 病△ 129
血红蛋白 S 溶解度试验 474
血红蛋白 S-β 珠蛋白生成障碍性贫血 180
血红蛋白病 90, 180, 406

血红蛋白电泳　474
血红蛋白电泳测定　182
血红蛋白量　474
血红蛋白尿　156, 329, 474
血红蛋白性骨坏死　291
血红蛋白氧饱和度　100
血红蛋白氧含量　100
血红素结合蛋白　474
血浆 6- 酮 - 前列腺素 F1α　182
血浆 D- 二聚体测定　182
血浆 $HCO_3$ 浓度　483
血浆代用品中毒　70
血浆蛋白 C 活性测定　182
血浆二氧化碳总量　100
血浆灌流　155
血浆抗凝血酶活性测定　182
血浆硫酸鱼精蛋白副凝固试验　182
血浆内皮素 -1 测定　182
血浆黏度　474
血浆凝血酶 - 抗凝血酶复合物测定　182
血浆凝血酶调节蛋白抗原测定　182
血浆普通肝素和低分子肝素定量测定　182
血浆容量缺失　174
血浆渗透压间隙　100
血浆吸附　155
血浆纤溶酶原活性测定　183
血浆纤维蛋白原定量　346
血浆纤维蛋白原降解产物测定　183
血浆因子 Ⅱ、Ⅴ、Ⅶ、Ⅹ 促凝活性测定　183
血浆因子 Ⅷ、Ⅸ、Ⅺ、Ⅻ 促凝活性测定　183
血浆因子 Ⅹa 抑制试验　183
血浆鱼精蛋白副凝试验　346, 474
血浆置换　95, 155, 180, 408
血浆组织因子活性测定　183
血精△　245
血块收缩　183
血块收缩试验　474
血量减少痣△　423
血流储备分数检查　81
血流动力性肺水肿　338
血流动力学监测　346
血流感染　90
血流降温麻醉术　342
血流量　100
血流频谱　346
血尿　156, 330, 408, 474
血尿代谢筛查　149
血 / 尿游离轻链定量　182
血疱　181, 433
血培养　484
血气　90
血气分析　100, 334
血气胸　90
血清病神经病　138
血清反应阳性的类风湿性关节炎　291
血清反应阴性关节炎△　291
血清反应阴性幼年型多关节炎　291
血清过敏性休克　70
血清免疫球蛋白定量　183
血清性关节炎　291
血清阳性的类风湿性关节炎△　291
血清阴性脊柱关节病　291
血容积　100
血容量减少　174

血容量缺失　174
血色病　180
血栓　180
血栓闭塞性脉管炎　229, 429
血栓闭塞性血管炎△　229, 429
血栓溶解　180
血栓栓塞　180
血栓栓塞性疾病　373
血栓栓塞性疾病 (深静脉血栓)△　283
血栓素 $B_2$　483
血栓弹力图　346, 474
血栓调节蛋白　474
血栓外痔剥离术　195
血栓烷 $B_2$　474
血栓形成　138
血栓形成后综合征　429
血栓形成倾向△　181
血栓性静脉炎　229, 429
血栓性内痔　114
血栓性浅静脉炎　229
血栓性外痔　114
血栓性微血管病肾损害　154
血栓性血小板减少性紫癜　180, 429
血栓性血小板减少性紫癜肾损害　154
血栓性血小板性紫癜基因突变检测　471
血栓性痔　114
血栓预防　180
血痰△　34
血糖升高△　174
血糖水平升高　174
血铁质沉着性青光眼　15
血透后失衡综合征　174
血涂片弓形虫显微镜检查　474
血涂片疟原虫显微镜检查　474
血涂片微丝蚴显微镜检查　474
血吸虫病　465
血吸虫病性肝硬化　114, 465
血吸虫卵肉芽肿　465
血吸虫性肝纤维化　465
血吸虫性肝炎　114, 465
血吸虫性肝硬化△　114
血吸虫性门静脉高压　114
血细胞比容　474
血细胞分离技术　342
血细菌培养　484
血小板　474
血小板比容　474
血小板单采术　182
血小板第 3 因子有效性测定　474
血小板第 4 因子　474
血小板高聚集状态　180
血小板计数　346, 474
血小板减少△　180
血小板减少及无桡骨综合征　291
血小板减少性紫癜　406, 429
血小板减少性紫癜眼底改变　15
血小板减少症　180, 352
血小板交叉配血试验　474
血小板聚集　180
血小板聚集试验　183, 474
血小板抗体检测　474
血小板抗原检测　474
血小板膜 α 颗粒膜蛋白 140　474
血小板膜糖蛋白　474

血小板黏附试验　183, 474
血小板生成素　480
血小板寿命　474
血小板输注　182
血小板输注无效　180
血小板输注治疗△　182
血小板特异性自身抗体　474
血小板微粒　474
血小板无力症　180
血小板相关抗体特性检测技术　183
血小板相关免疫球蛋白测定　183
血小板延迟植入　180
血小板衍生生长因子　65
血小板荧光免疫检验法　183
血小板源性生长因子　480
血小板增多△　180
血小板增多症　180
血小板自身抗体　474
血行播散型肺结核　90, 465
血行性迷路炎　32
血性精液　245
血性脑脊液　149
血性痰　34, 93
血性心包积液△　77
血性胸水　90, 406
血胸　90
血压　93, 346
血压晨峰现象　78
血压值上升　80
血厌氧菌培养　484
血氧饱和度　100
血氧饱和度 50% 时的氧分压　100
血氧含量　100
血氧容量　100
血液病基因突变筛查　471
血液灌流　95, 155
血液加温术　342
血液净化　95
血液滤过　95, 155, 408
血液透析　70, 95, 155, 333
血液透析滤过　156
血液透析滤过治疗△　156
血液透析治疗△　155
血液吸附　156
血液稀释　342
血液锌原卟啉　474
血液性缺氧　90
血液制品中毒　70
血友病　180
血友病 A　180
血友病 B　180
血友病基因分析　471
血友病甲△　180
血友病性关节病　291
血友病乙△　180
血源性肝脓肿　114
血源性跟骨骨髓炎　291
血源性呼吸困难　34
血源性椎间隙感染　291
血真菌培养　484
血紫质症△　138, 410
寻常痤疮　429
寻常狼疮　429
寻常性狼疮△　429

寻常疣 429
循环免疫复合物 480
循环衰竭 406
循环性缺氧 90
荨麻疹 429
荨麻疹型药疹 406, 429
荨麻疹性血管炎 429
蕈样霉菌病 180
蕈样肉芽肿病肿瘤期 352
蕈样样肉芽肿△ 431

**Y**

压扁鼻 56
压扁胎△ 394
压疮 186, 429, 450
压疮性溃疡 56
压顶试验 346
压腹试验 149
压颈试验 41
压力波形 100
压力触发 95
压力放大 95
压力辅助-控制通气 95
压力辅助通气 96
压力感受器反射 339
压力监测 100
压力就位 65
压力控制间歇指令通气 96
压力控制通气 96
压力控制同步间歇指令通气 96
压力控制同步间歇指令通气加压力支持通气 96
压力坡度 100
压力-容积波形 100
压力-容积环 346
压力限制 96
压力限制流量转换 96
压力限制时间转换 96
压力限制通气 96
压力限制压力转换 96
压力型体积描记仪 100
压力性尿失禁 377
压力性尿失禁悬吊术 254
压力性损伤 330
压力性荨麻疹 429
压力性脂膜炎 429
压力支持通气 96, 342
压力支持通气撤机法 96
压力转换 96
压迫性肺不张 90
压迫性脊髓病 138
压迫性脊髓症 291
压迫性跖痛症 291
压迫性荨麻疹△ 429
压迫易感性神经病△ 139
压缩骨折 291
压缩容积指数 100
压缩性骨折△ 270
压力调节容积控制通气 95
压力调节容量控制 342
压痛 299
牙拔除术 65
牙本质发育不良 56

牙本质发育不全 56
牙本质钙化不全 56
牙本质过敏症 56
牙本质过敏[症]△ 56
牙本质瘤 56
牙本质敏感症△ 56
牙本质龋 56
牙本质生成不全△ 56
牙变色 56
牙病理性吸收 56
牙病理性移位 56
牙残片 56
牙槽病损切除术 65
牙槽部分切除术 65
牙槽成形术 65
牙槽出血 56
牙槽骨骨尖 56
牙槽骨骨炎△ 56
牙槽骨骨疣 56
牙槽骨骨折闭合性复位固定术 65
牙槽骨骨折切开复位内固定术 65
牙槽骨切除术 65
牙槽骨缺损 56
牙槽骨突度缺损 56
牙槽骨萎缩 59
牙槽骨吸收 59
牙槽骨修整术 65
牙槽骨炎 56
牙槽骨中度缺损 56
牙槽骨重度缺损 56
牙槽嵴保存技术 65
牙槽嵴垂直向骨缺损 56
牙槽嵴顶骨劈开术 65
牙槽嵴顶切口 65
牙槽嵴裂△ 56
牙槽嵴缺损 59
牙槽嵴缺损形态 68
牙槽嵴上纤维环切术 65
牙槽嵴水平向骨缺损 56
牙槽嵴延展术 65
牙槽嵴增大 56
牙槽嵴增高术 65
牙槽良性肿瘤 56
牙槽裂 56
牙槽脓肿 56
牙槽切开术 65
牙槽神经探查术 65
牙槽神经吻合术 65
牙槽突不齐 56
牙槽突骨折 56
牙槽突切除术 65
牙槽突萎缩 56
牙槽突隐裂 56
牙槽窝出血 56
牙槽正中囊肿 56
牙槽植骨成形术 65
牙成釉细胞瘤 56
牙齿大小和形状异常 56
牙齿固连 56
牙齿松动 56
牙齿楔状缺损△ 56
牙齿异位萌出 57
牙齿早萌△ 58
牙齿折断△ 54

牙齿震荡△ 57
牙齿阻生△ 59
牙发育不全△ 56
牙根拔除术 65
牙根残留拔除术 65
牙根发育不良 57
牙根敏感 57, 59
牙根囊肿 32
牙根外吸收 57
牙根吸收 57
牙根滞留 57
牙弓关系异常 57
牙弓中线偏离 57
牙垢 57
牙骨质发育不全症 57
牙骨质-骨结构不良 57
牙骨质化纤维瘤 32
牙骨质化纤维瘤△ 57
牙骨质瘤 57
牙骨质龋 57
牙骨质撕裂 57
牙骨质增生 57
牙关紧闭 59
牙冠切除术 66
牙冠延长术 66
牙过度磨损 57
牙颌面畸形 57
牙-甲发育不全伴秃发 429
牙-甲-皮肤发育不良 429
牙尖高度 68
牙尖交错𬌗 68
牙尖交错位 68
牙尖斜度 68
牙颈部龋 57
牙菌斑 59
牙菌斑控制 66
牙科药物中毒△ 453
牙量骨量不调 59
牙列不齐 57
牙列间隙 57
牙列缺失 57
牙列缺损 57
牙列拥挤 57
牙邻面磨耗△ 49
牙瘤 57
牙-毛-甲-指-掌综合征 429
牙萌出前冠内病损 57
牙萌出障碍 57
牙面功能异常 57
牙面抛光 66
牙面上沉积物 57
牙磨损△ 50
牙内钉 66
牙内-骨内种植体 66
牙内吸收 57
牙内陷 57
牙内源性着色 57
牙旁囊肿 57
牙钳拔牙 66
牙生长不全 57
牙石 59
牙石指数 68
牙刷创伤 59
牙松动 59

牙酸蚀症　57
牙髓充血　57
牙髓钙化　57
牙髓和根尖周组织疾病　57
牙髓化生　57
牙髓坏疽　57
牙髓坏死　57
牙髓脓肿　57
牙髓腔异常　57
牙髓切断术　66
牙髓失活　66
牙髓石　57
牙髓塑化治疗　66
牙髓网状萎缩　57
牙髓息肉　59
牙髓血管再生术　66
牙髓炎△　49
牙髓摘除［术］　66
牙髓治疗并发症　57
牙碎片△　56
牙体缺损　57
牙痛　59
牙脱位　57
牙外吸收　57
牙外源性着色　57
牙完全脱位　57
牙下沉　57
牙形成障碍　57
牙移位　57
牙移位性软组织损害　57
牙异位　57
牙龈癌　352
牙龈按摩　66
牙龈白斑　57
牙龈病损切除术　66
牙龈成形术　66
牙龈充血　59
牙龈出血　59, 181
牙龈出血指数　68
牙龈恶性肿瘤　32, 57
牙龈翻瓣术　66
牙龈肥大　57
牙龈缝合术　66
牙龈和无牙区牙槽嵴疾患　57
牙龈黑斑　57
牙龈化脓性肉芽肿　57
牙龈继发恶性肿瘤　57
牙龈交界性肿瘤　57
牙龈结核　57
牙龈开放性损伤　57
牙龈溃疡　57
牙龈裂伤　57
牙龈瘤　57, 429
牙龈瘘管　57
牙龈囊肿　57
牙龈脓肿　57
牙龈脓肿切开术　66
牙龈切除术　66
牙龈退缩　57
牙龈外伤△　57
牙龈外伤性缺损△　57
牙龈息肉　57
牙龈纤维瘤病　57
牙龈纤维瘤病 - 多毛症△　58, 429

牙龈纤维瘤病 - 多毛综合征　429
牙龈颜色异常　57
牙龈增生　57
牙龈指数　68
牙龈肿瘤　352
牙龈肿物　57
牙龈肿胀　59
牙隐裂　57
牙硬组织萌出后颜色改变　57
牙釉质发育不全△　58
牙釉质龋　
牙源性癌　352
牙源性恶性肿瘤　57
牙源性钙化囊性瘤△　57
牙源性钙化囊肿　57
牙源性钙化上皮瘤　57
牙源性颌骨病损切除术　66
牙源性角化囊性瘤△　57
牙源性角化囊肿　57
牙源性良性肿瘤　57, 352
牙源性鳞状细胞瘤　57
牙源性面部皮肤瘘△　57
牙源性面部皮肤瘘管　57
牙源性囊肿　32, 57
牙源性黏液瘤　57
牙源性上皮性肿瘤　57
牙源性透明细胞瘤　57
牙源性纤维瘤　57
牙源性纤维肉瘤　57
牙源性腺样瘤　57
牙源性影细胞癌　352
牙源性肿瘤　57
牙再植术　66
牙粘连　57
牙折　57
牙折裂△　57
牙震荡　57
牙中牙　57
牙种植非特异性并发症　57
牙种植术　66
牙种植体骨结合丧失　57
牙种植体骨结合失败　57
牙种植体机械并发症　57
牙种植体上部结构的安装与调整　57
牙种植体植入术　66
牙种植体周围黏膜炎　57
牙种植体周围黏膜增生　57
牙种植修复后随访　57
牙种植修复体的安装与调整　57
牙周变性△　58
牙周病
牙周病拔牙后软硬组织损害　57
牙周病指数　68
牙周冲洗　66
牙周创伤　57
牙周袋　68
牙周袋内给药　66
牙周翻瓣术　66
牙周感染　57
牙周巨细胞肉芽肿　57
牙周膜浸润麻醉　66
牙周脓肿　57
牙周塞治　66
牙周塞治术　66

牙周探诊　68
牙周维护治疗　66
牙周萎缩　57
牙周牙髓联合病变　57
牙周牙髓联合治疗　66
牙周牙髓综合征　57
牙周炎　58
牙周再附着　66
牙周支持治疗　66
牙周指数　68
牙周治疗　66
芽生菌病　406, 429, 465
芽生菌病样脓皮病　429
芽生菌免疫学方法检测　484
芽生菌性脓皮病　465
芽生菌性皮炎　465
雅库综合征△　277
雅司病　465
雅司病初发损害　465
雅司病角化过度　465
亚氨基二苯乙烯类中毒　455
亚氨基甘氨酸尿症△　161
亚低温治疗　408
亚冻伤　455
亚急性包涵体脑炎　465
亚急性泛发性扁平苔藓　429
亚急性非化脓性甲状腺炎　169
亚急性肝衰竭　114, 406, 465
亚急性肝炎　406
亚急性感觉神经病△　138
亚急性感觉神经元病　138
亚急性感染性心内膜炎　78, 406
亚急性感染性心内膜炎肾损害　154
亚急性骨髓炎　291
亚急性冠状动脉支架内血栓形成　78
亚急性海绵状脑病　138
亚急性和慢性类鼻疽　465
亚急性虹膜睫状体炎　15
亚急性坏死性脊髓炎　138
亚急性坏死性淋巴结炎　406
亚急性坏死性脑病　138
亚急性坏死性脑脊髓病　138
亚急性或慢性感觉运动神经病　138
亚急性脊髓后侧索综合征　138
亚急性脊髓损伤　292
亚急性脊髓炎△　138
亚急性甲状腺炎　169
亚急性结节性游走性脂膜炎　429
亚急性酒精性肝衰竭　114
亚急性巨细胞型甲状腺炎　169
亚急性巨细胞性甲状腺炎△　169
亚急性咳嗽　90
亚急性阑尾炎　114
亚急性类鼻疽　465
亚急性皮肤红斑狼疮　429
亚急性肉芽肿型甲状腺炎　169
亚急性肉芽肿性甲状腺炎△　169
亚急性肾小管间质肾病　154
亚急性粟粒性肺结核　90
亚急性外阴炎　373
亚急性外阴阴道炎　373
亚急性细菌性心内膜炎　78, 406
亚急性细菌性心内膜炎肾损害　154
亚急性小脑变性　138

亚急性血行播散型肺结核　90,465
亚急性药物性肺疾病　90
亚急性胰腺炎　114
亚急性硬化性全脑炎　138,406,465
亚急性重型病毒性肝炎　114,406
亚急性重型肝炎　114
亚急性重型戊型肝炎　114
亚急性重型乙型病毒性肝炎△　114
亚急性重型乙型肝炎　114
亚甲基蓝试验　149
亚甲基四氢叶酸还原酶基因 677C/T 检测
　　471
亚 - 莱综合征　292
亚 - 莱综合征△　270
亚临床电发作发放　149
亚临床甲状腺功能减退症　169
亚临床甲状腺功能亢进症　169
亚临床库欣综合征　169
亚临床神经病变　145
亚临床卒中　138
亚硫酸盐氧化酶缺乏△　169
亚硫酸盐氧化酶缺乏症　169
亚麻肺　90
亚麻清铲工病△　90
亚硝酸化学烧伤　455
亚硝酸盐中毒　138,455
亚谐调频率同步化　149
亚致死损伤　366
亚致死损伤修复　366
氩等离子体凝固术　96
氩激光瞳孔成形术　21
氩气刀治疗△　96
咽白喉　32
咽瘢痕性狭窄　32
咽闭锁　32
咽扁桃体恶性肿瘤　32
咽扁桃体环恶性肿瘤△　54
咽扁桃体继发恶性肿瘤　32
咽部瘢痕　32
咽部病损激光烧灼术　40
咽部病损切除术　40
咽部不适　34
咽部充血　34
咽部出血　34
咽部淀粉样变　32
咽部感觉减退　34
咽部感染　32
咽部哽咽感　34
咽部活组织检查　363
咽部活组织检查术　40
咽部交界性肿瘤　32
咽部淋巴结肿大　32
咽部淋巴组织增生　32
咽部脓肿　32
咽部脓肿切开引流术　40
咽部切开探查术　40
咽部乳头状瘤　32
咽部新生物△　32
咽部血管瘤　32
咽部炎症　32
咽部异物　32
咽部异物感　34
咽部脂肪瘤　32
咽部肿瘤切除术　361

咽部肿痛　34
咽部肿物　32
咽部灼伤　32
咽侧壁炎性肿物　406
咽成形术　40,66
咽挫伤　32
咽恶性淋巴瘤　32
咽恶性肿瘤　32
咽腭弓延长成形术　66
咽反射　339
咽鼓管成形术　40
咽鼓管吹张法　41
咽鼓管吹张术△　41
咽鼓管恶性肿瘤　32,58
咽鼓管功能不良　32
咽鼓管继发恶性肿瘤　32
咽鼓管开放术△　32
咽鼓管开口恶性肿瘤　58
咽鼓管梅毒　429
咽鼓管球囊扩张术　40
咽鼓管探查术　40
咽鼓管异常开放　32
咽鼓管异常开放症　32
咽喉癌　352
咽、喉、鼻腔血管瘤　32
咽喉部干燥紧缩感　213
咽喉部结核　32
咽喉部淋巴瘤　32
咽喉部血管瘤　32
咽喉部异物　32
咽喉挫伤　32
咽喉反流△　107
咽喉反流性疾病　32
咽喉挤压伤△　27
咽喉继发恶性肿瘤　32
咽喉溃疡　32
咽喉食管全切除联合胃吻合术　40
咽喉炎　32
咽喉疣　429
咽喉肿瘤　352
咽喉肿痛　34
咽后壁瓣　66
咽后壁恶性肿瘤　32
咽后壁淋巴滤泡增生　34
咽后壁脓肿△　406
咽后壁修补术　40
咽后和咽旁脓肿　406
咽后继发恶性肿瘤　32
咽后间隙感染　58
咽后脓肿　406
咽化学性烧伤△　32
咽肌痉挛　32
咽肌麻痹　32
咽继发恶性肿瘤　32
咽角化症　32
咽结膜热　17,32
咽开放性损伤　32
咽扩张术　40
咽良性肿瘤　32
咽瘘缝合术　40
咽瘘切开引流术　40
咽瘘修补术　40
咽麻痹　32
咽门扁桃体恶性肿瘤　58

咽囊囊肿　32
咽囊肿　32
咽内异物　32
咽黏膜出血　34
咽念珠菌感染　465
咽脓肿　32
咽旁病损切除术　40
咽旁间隙病损切除术　40
咽旁间隙恶性肿瘤　352
咽旁间隙感染△　32,58
咽旁间隙感染伴脓肿　58
咽旁间隙结缔组织良性肿瘤　58
咽旁间隙脓肿　58
咽旁间隙受侵　32
咽旁间隙肿瘤　352
咽旁间隙肿瘤切除术　361
咽旁间隙肿物△　406
咽旁颞下良性肿瘤　32
咽旁脓肿　32,58,406
咽旁脓肿引流术　40
咽旁隙感染　32,58
咽旁肿瘤切除术　361
咽憩室　32
咽憩室切除术　40
咽腔狭窄　34
咽切开术　40
咽神经症　32
咽 - 食管瘘切除术　40
咽撕裂缝合术　40
咽痛　34,58
咽峡前间隙感染　58
咽峡炎　32
咽下部囊肿　32
咽下综合征　32
咽腺型土拉菌病　32
咽血管瘤　32
咽炎　32,90
咽衣原体感染　465
咽异感　34
咽异感症　114
咽异物感　34
咽隐窝恶性肿瘤　32
咽隐窝恶性肿瘤△　49
咽原位癌　32
咽真菌病　32,465
咽中线隐窝囊肿　32
咽肿瘤切除术　361
烟斑　58
烟草尘　19
烟草急性中毒　441
烟草戒断状态　441
烟草控制　96
烟草使用障碍　441
烟草所致的残留性和迟发性精神病性障碍
　　441
烟草所致的精神病性障碍　441
烟草所致的精神和行为障碍　441
烟草所致的遗忘综合征　441
烟草依赖　90
烟草依赖综合征　441
烟草中毒性弱视　15
烟碱性白色角化病　58
烟碱性口炎　58
烟酸缺乏△　159

烟酸缺乏性脑病 138
烟酸缺乏症△ 411
烟酸中毒 455
烟雾病 138, 204
淹死△ 69
延长杆 66
延迟 149
延迟复苏 330
延迟关胸术 237
延迟时间 96
延迟性急性刺激性接触性皮炎 429
延缓性排泄性尿路造影 254
延期负重 66
延期种植 66
延髓背外侧综合征△ 13, 145
延髓病变 138
延髓出血 138, 204
延髓恶性肿瘤 204, 352
延髓脊髓空洞症 138
延髓脊髓性肌萎缩 126
延髓交界性肿瘤 204
延髓空洞症 138
延髓脓肿 138
延髓束切断术 210
延髓外侧综合征 145
严重 ALA 脱水酶缺乏症△ 180
严重 ALA 脱水酶缺陷症 180
严重产后出血△ 393
严重腹痛伴腹部强直 114
严重骨质疏松伴骨痛 292
严重骨质疏松症 169
严重急性呼吸综合征 90, 465
严重急性呼吸综合征冠状病毒 2（SARS-
  CoV-2）核酸检测 471
严重慢性活动性 EB 病毒感染 465
严重尿道下裂 320
严重脓毒症 406
严重烧伤 330
严重失眠 138
严重睡眠障碍 138
严重蚊叮咬过敏症 180
严重 β 型地中海贫血 406
严重性产后出血 393
严重应激反应 441
严重营养不良 169
严重肿胀 299
言语重复 441
言语含糊不清 34
言语急促杂乱 444
言语困难 450
言语模仿△ 443
言语贫乏 444
言语迫促 444
言语失用 450
言语识别率 41
言语治疗 451
岩骨脑膜瘤 204
岩尖综合征 34
岩斜脑膜瘤 204
岩斜区病灶切除术 210
岩藻糖苷沉积症△ 169, 429
岩藻糖苷贮积病 429
岩藻糖苷贮积症 169
岩藻糖苷贮积症△ 429

岩锥炎 32
炎性肠病性关节炎 258
炎性肠病性脊柱关节病△ 292
炎性肠梗阻 186
炎性多关节病 292
炎性多神经病 138
炎性根旁囊肿 58
炎性关节病 292
炎性和中毒性神经病 138
炎性肌病 292
炎性肌成纤维细胞瘤 292
炎性肌纤维母细胞瘤△ 292
炎性脊柱关节病 292
炎性脊椎病△ 271
炎性假瘤 15
炎性假瘤样滤泡／成纤维细胞树突细胞肉
  瘤 180
炎性肉芽肿 292
炎性乳腺癌 186
炎性水肿 330
炎性疼痛 339
炎性线状疣状表皮痣 429
炎症后白斑症 429
炎症后肺间质纤维化△ 84
炎症后色素沉着 429
炎症性腹主动脉瘤 229
炎症性贫血△ 178
炎症性损毁肺 90
盐皮质激素抵抗综合征 169
盐水抵抗性碱中毒 346
盐水反应性碱中毒 346
盐水和渗透性轻泻剂中毒 70
盐酸化学烧伤 455
盐酸烧伤 330
颜面瘢痕切除松解人工真皮移植术 333
颜面瘢痕切除松解脱细胞真皮自体皮移植
  术 333
颜面瘢痕切除松解自体大张皮片移植术
  333
颜面播散性粟粒性狼疮△ 429
颜面不对称 58
颜面部瘢痕挛缩 330
颜面部疼痛 34
颜面部移植皮瓣坏死 58
颜面疱疹△ 418
颜面缺损△ 46
颜面粟粒性狼疮 429
颜面萎缩症 138
颜面再发性皮炎 429
眼阿米巴病 15
眼白化病 15, 169
眼爆炸伤 15
眼表重建术 21
眼表恶性新生物 15
眼表刮片细胞学检查 23
眼表良性肿瘤 15
眼表浅脓肿切开引流术 21
眼表印迹细胞学检查 23
眼表转移性肿瘤 15
眼部超声 23
眼部冷冻治疗 22
眼部伤口裂开 15
眼部神经鞘瘤 352
眼部手术后继发青光眼 15

眼部手术后青光眼△ 15
眼部胀痛 34
眼部照相 23
眼部真菌病 429
眼部肿瘤 352
眼部肿瘤继发青光眼 15
眼挫伤 15
眼带状疱疹 15, 429
眼袋 15
眼袋切除术 323
眼胆固醇结晶沉着症△ 2
眼的产伤 15
眼底出血 15
眼底缺损 15
眼底筛查 408
眼电图 23
眼电图异常 15
眼动脉动脉瘤 352
眼动脉瘤 15, 138
眼动脉瘤破裂 138
眼动脉缺血 15
眼动脉狭窄 15
眼动脉血流 23
眼恶性肿瘤 15
眼 - 耳郭发育不全 15
眼 - 耳 - 肾综合征△ 150, 257
眼发育不全 15
眼干 19
眼干燥症 15
眼弓形虫病 465
眼弓形体病 15
眼硅胶排斥反应 15
眼和耳疾患的特殊筛查 15
眼和耳疾患影像检查 15
眼和附器部位腐蚀伤 15
眼和附器部位化学性烧伤△ 453
眼和附器部位烧伤 15
眼和附器操作后疾患 15
眼和附器复合性恶性肿瘤的损害 15
眼和附器疾患 15
眼和附器交搭跨越恶性肿瘤的损害 15
眼和眶的损伤 15
眼和眶损伤后遗症 15
眼和眶损伤后遗症△ 450
眼和视力检查 15
眼红 19
眼化学性烧伤伴有眼球破裂和破坏 330
眼肌痉挛 19
眼肌麻痹伴房室阻滞△ 128
眼肌麻痹型偏头痛 138
眼肌麻痹综合征△ 128
眼肌纤维化 15
眼肌型重症肌无力 338
眼疾患特殊筛查 15
眼继发恶性肿瘤 15
眼检查 15
眼睑白斑 15
眼睑瘢痕 330
眼睑瘢痕畸形 15
眼睑瘢痕切除术 323
眼睑瘢痕松解术 323
眼睑板层重建术 323
眼睑（包括眦）恶性黑色素瘤 15
眼睑（包括眦）黑素细胞痣△ 15

眼睑(包括眦)皮肤恶性肿瘤 15
眼睑(包括眦)皮肤良性肿瘤 15
眼睑(包括眦)皮肤原位癌 15
眼睑(包括眦)色素痣 15
眼睑(包括眦)原位黑色素瘤 15
眼睑闭合不全 15, 330
眼睑闭锁 15
眼睑变应性皮炎 15
眼睑病损板层切除术 323
眼睑病损切除术 323, 434
眼睑病损全层切除术 323
眼睑成形术 22
眼睑充血 19
眼睑出血 15
眼睑挫伤 15
眼睑带状疱疹 15
眼睑丹毒 465
眼睑倒睫 15
眼睑的非感染性皮肤病 15
眼睑淀粉样变性 15
眼睑多毛症 15
眼睑恶性肿瘤 15
眼睑发育不全 15
眼睑非全层伴睑缘重建术 323
眼睑非全层裂伤修补术 323
眼睑分裂痣 15
眼睑分裂痣切除游离植皮术 22
眼睑缝合术 323
眼睑缝线去除 323
眼睑干皮病 15
眼睑和眼周区挫伤 15
眼睑和眼周区开放性伤口 15
眼睑黑变病 15
眼睑黑色素瘤 15
眼睑红斑狼疮 15
眼睑红肿 19
眼睑化学烧伤 15
眼睑坏死 15
眼睑黄褐斑 15
眼睑黄色瘤 15, 352
眼睑肌麻痹 15
眼睑肌阵挛△ 138
眼睑肌阵挛发作 138
眼睑基底细胞癌 15
眼睑疾患 15
眼睑角化病 15
眼睑角化棘皮瘤 15
眼睑疖肿 15
眼睑接触性皮炎 15
眼睑结膜睑板移植睑重建术 323
眼睑结膜裂伤缝合术 22
眼睑睫毛缺损 15, 330
眼睑痉挛 15, 138
眼睑眶隔脂肪增多症 169
眼睑良性肿瘤 15
眼睑裂伤 15
眼睑裂伤伴泪小管断裂 15
眼睑裂伤缝合术 22, 323
眼睑裂伤累及提上睑肌 15
眼睑裂伤累及眦角 15
眼睑鳞状细胞癌 15
眼睑瘘 15
眼睑囊肿 15
眼睑内翻睑轮匝肌重叠修补术 323

眼睑内翻矫正术 323
眼睑脓肿 15, 465
眼睑皮肤裂伤 320
眼睑皮肤裂伤清创缝合 22
眼睑皮肤松弛矫正术 22
眼睑皮肤松弛症 15, 429
眼睑皮下出血 15
眼睑皮下淤血 15
眼睑皮炎 15
眼睑皮脂腺癌 16
眼睑皮脂腺囊肿 16
眼睑全层伴睑缘重建术 323
眼睑全层重建术 323
眼睑全层及睑缘裂伤修补术 323
眼睑全层裂 320
眼睑全层裂伤修补术 323
眼睑缺损 16, 330
眼睑热烧伤 16
眼睑肉芽肿 16
眼睑乳头状瘤 16
眼睑色素痣 16
眼睑烧伤 16, 330
眼睑湿疹性皮炎 16
眼睑手术后畸形 58
眼睑蜀黍红斑 169
眼睑术后畸形 16
眼睑水肿 19
眼睑松弛症△ 429
眼睑退缩 16
眼睑外翻矫正伴睑重建术 323
眼睑外翻矫正术 22, 323
眼睑外翻楔形切除矫正术 323
眼睑萎缩 16
眼睑细胞组织增生症 16
眼睑小病损切除术 323, 434
眼睑新生物 16
眼睑血管畸形 16
眼睑血管瘤 16
眼睑血肿 16
眼睑炎性假瘤 16
眼睑炎症 16
眼睑异物 16
眼睑硬皮病 16
眼睑疣 16
眼睑淤血 16
眼睑原位癌 352
眼睑粘连性瘢痕 16
眼睑脂肪填充术 22
眼睑植入材料暴露 16
眼睑肿物切除术 361
眼睑肿物切除术 22
眼睑肿物切除整形术 22
眼睑碱烧伤 16
眼浆细胞瘤 16
眼结核 16
眼开放性损伤后遗症 450
眼科药物和化学制剂中毒 455
眼眶壁骨折 16
眼眶病损切除术 361
眼眶出血 16
眼眶淀粉样变性 16
眼眶动静脉畸形 16
眼眶动脉畸形 16
眼眶恶性骨肿瘤 16

眼眶恶性肿瘤△ 7
眼眶蜂窝组织炎 16
眼眶复合性骨折 16
眼眶骨膜炎 16
眼眶骨髓炎 16
眼眶骨折 16, 58
眼眶骨折术后感染 16
眼眶贯通伤后残留(陈旧性)异物 16
眼眶肌炎 16
眼眶畸胎瘤 16
眼眶畸形 16
眼眶急性炎症 16
眼眶疾患 16
眼眶寄生虫病 16, 465
眼眶减压术 22
眼眶浆液性囊肿 16
眼眶结核 16
眼眶结节病 16
眼眶静脉曲张 16
眼眶良性肿瘤 16
眼眶淋巴瘤 16
眼眶慢性炎性疾病 16
眼眶梅毒 16
眼眶囊肿 16
眼眶脑膜膨出 16
眼眶内海绵状血管瘤△ 4
眼眶内脓肿 16
眼眶内肉芽肿 16
眼眶内异物 16
眼眶内肿物切除术 22
眼眶脓肿 465
眼眶皮样囊肿 16
眼眶肉芽肿△ 16
眼眶软组织挫伤 16
眼眶神经鞘瘤 16
眼眶水肿 16
眼眶外伤 16
眼眶萎缩 16
眼眶先天性畸形 16
眼眶血管恶性肿瘤 16
眼眶血管良性肿瘤 16
眼眶血管瘤 16
眼眶血管炎 16
眼眶炎性假瘤 16
眼眶炎症 16
眼眶造影 23
眼眶脂肪脱垂 16
眼眶植入性囊肿 16
眼眶肿瘤切除术 361
眼眶肿物 16
眼睑和眼周区烧伤 16
眼睑撕裂伤累及泪道 16
眼裂伤不伴有眼内组织脱出或缺失 16
眼裂缩小 213
眼裂头蚴病 465
眼淋球菌感染 16
眼轮匝肌整形术 22
眼脉络膜恶性黑色素瘤△ 9
眼梅毒 429
眼囊尾蚴病 465
眼脑皮肤综合征 429
眼 - 脑 - 肾综合征 169
眼 - 脑综合征 16
眼内残留(陈旧性)磁性异物 16

眼内残留(陈旧性)非磁性异物　16
眼内出血　16
眼内出血继发青光眼　16
眼内孤立病灶冷凝术　22
眼内睫状体光凝术　22
眼内睫状体激光光凝术　22
眼内容摘除术　22
眼内视网膜激光治疗术　22
眼内填充术　22
眼内透镜的机械性并发症　16
眼内性假瘤　16
眼内炎　16
眼内炎(细菌性)　16
眼内炎性假瘤△　16
眼内异物磁吸术　22
眼内异物取出术　22
眼内蝇蛆病　16
眼内直肌麻痹　16
眼内植入物取出术　22
眼内肿物放射敷贴器取出术　22
眼内肿物放射敷贴器置入术　22
眼内转移性肿瘤　16
眼拟组织胞质菌病综合征　16
眼脓肿　16
眼皮肤白化病　16, 429
眼皮肤白化病Ⅰ型　429
眼皮肤白化病Ⅱ型　429
眼皮肤白化病Ⅲ型　429
眼皮肤白化病Ⅳ型　429
眼皮肤白化病Ⅴ型　429
眼 - 皮肤 - 耳综合征　429
眼皮痣　429
眼前段玻璃体切除术　22
眼前段先天性畸形　16
眼前房穿刺术　22
眼前房异物取出　22
眼前节毒性反应综合征　16
眼球变性性病变　16
眼球穿通伤　16
眼球穿通伤伴异物△　16
眼球钝挫伤　16
眼球贯通伤伴有异物　16
眼球贯通伤不伴有异物　16
眼球和眶组织挫伤　16
眼球后良性肿瘤　352
眼球后退综合征△　1
眼球疾患　16
眼球碱烧伤　16
眼球筋膜炎　16
眼球痨　16
眼球良性肿瘤　16
眼球裂伤　16
眼球裂伤伴眼内组织脱出　16
眼球裂伤和破裂伤伴有眼内组织脱出或缺
　失　16
眼球裂伤探查缝合术　22
眼球内陷　19, 34
眼球内陷矫正术　22
眼球内异物　16
眼球破裂伴有眼内组织缺失　16
眼球烧伤　16
眼球酸烧伤　16
眼球突出　19
眼球脱位　16

眼球萎缩　16
眼球原位癌　16
眼球运动障碍　17
眼球摘除术　22
眼球摘除术后状态　17
眼球摘除术后综合征　17
眼球粘连分离术　22
眼球震颤　17
眼球震颤阻滞综合征　17
眼球肿物　17
眼曲霉病　17
眼缺损种植体置入术　22
眼缺血综合征　17
眼色素层腮腺炎　58
眼上斜肌麻痹　17
眼上直肌麻痹　17
眼烧伤后遗症　450
眼深部脓肿切开引流术　22
眼视网膜激光光凝治疗　22
眼鼠疫　465
眼撕脱伤　17
眼损伤　17
眼损伤后遗症　450
眼天疱疮△　17
眼天疱疹　17
眼铁质沉着病　17
眼铜屑沉着病　17
眼痛　19
眼外肌恶性肿瘤　17
眼外肌发育不良　17
眼外肌发育不全　17
眼外肌继发恶性肿瘤　17
眼外肌良性肿瘤　17
眼外肌麻痹　17
眼外肌麻痹 - 色素性视网膜炎 - 心脏传导阻
　滞综合征△　128
眼外肌肉瘤　17
眼外肌探查术　22
眼外肌纤维变性　17
眼外肌炎　17
眼外肌异物　17
眼外肌营养不良　17
眼外肌肿瘤　17
眼外肌转移性肿瘤　17
眼外伤继发青光眼　17
眼外伤性前房积血　17
眼外直肌后徙　22
眼外直肌麻痹　17
眼微生物检查　23
眼胃反射　339
眼窝成形术　22
眼窝填充术　22
眼窝再造术　333
眼下颌发育不全　17
眼 - 下颌 - 面综合征△　267, 414
眼下斜肌麻痹　17
眼下直肌麻痹　17
眼先天性畸形　17
眼腺李斯特菌病　465
眼腺型土拉菌病　465
眼心反射　339
眼新型隐球菌病　465
眼压升高　19
眼咽型肌营养不良　17, 138

眼咽性肌营养不良△　17
眼炎后青光眼　17
眼痒　19
眼隐球菌病　17
眼蝇蛆病　429, 465
眼原位癌　17
眼震荡　17
眼植入物排斥反应　17
眼周脉络膜营养障碍　17
眼周区挫伤　17
眼周区烧伤　17
眼组织胞浆菌病　465
厌恶疗法　445
厌氧菌培养　484
厌氧菌培养和鉴定　484
厌氧菌性败血症　465
厌氧菌药敏试验　484
厌氧细菌性脑膜炎　138
羊痘　429
羊毛状发　429
羊毛状发痣　429
羊鸣音　93
羊膜　333
羊膜带综合征　393
羊膜镜检查　395
羊膜囊肿　393
羊膜腔穿刺术　395
羊膜腔穿刺术后的孕产妇医疗　393
羊膜腔感染　393
羊膜腔羊水灌注术　395
羊膜下血肿　393
羊膜移植术　22
羊膜粘连　393
羊水胆红素定性试验　474
羊水粪染　393
羊水过多　393
羊水过少　393
羊水结晶检查　474
羊水快速贴壁细胞检查　474
羊水栓塞　90, 393
羊水物理学检查　474
羊水细胞基因分析　471
羊水细胞学检查　474
羊水脂肪细胞计数　474
羊跳跃脑炎　138
阳极　149
阳极阻滞　149
阳痿△　239
阳性和阴性精神症状评定　446
阳性症状　444
阳性症状评定量表　446
杨梅舌　466
杨氏躁狂状态评定量表　446
杨氏综合征　90
洋地黄中毒　455
仰卧挺腹试验　299
仰卧位低血压综合征　393
仰趾畸形△　292, 294
仰趾畸形矫正术　333
仰趾足　292
氧饱和度　483
氧分压　100, 483
氧分压梯度分布　100
氧固定假说　366

氧耗量 100
氧合指数 100, 346
氧合状态 366
氧合作用 366
氧化氮类的毒性效应 70
氧化铝种植体 66
氧化亚氮吸入分娩镇痛 342
氧解离曲线 100
氧离曲线 346
氧疗 342
氧气疗法 96
氧气中毒△ 330, 456
氧通气当量 100
氧效应 366
氧增强比 366
氧帐 342
氧中毒 330
氧中毒性肺水肿 338
痒点 429
痒疹 429
痒疹型营养不良型大疱性表皮松解症 429
恙虫病 465
恙虫病杆菌核酸 471
恙螨皮炎 429
腰背部皮肤撕脱伤 330
腰背部软组织挫伤 292
腰背肌肉扭伤 292
腰背筋膜炎 292
腰背痛 292
腰背痛康复治疗 313
腰部、骶部和骨盆交感神经损伤△ 138
腰部和骶部及骨盆交感神经损伤 138
腰部活动受限△ 269
腰部肌腱损伤 292
腰部肌肉损伤 292
腰部挤压伤 292
腰部脊髓不完全性损伤 292
腰部脊髓功能损伤△ 292
腰部脊髓功能损伤 L₁ 292
腰部脊髓功能损伤 L₂ 292
腰部脊髓功能损伤 L₃ 292
腰部脊髓功能损伤 L₄ 292
腰部脊髓功能损伤 L₅ 292
腰部脊髓水肿 292
腰部脊髓损伤 292
腰部脊髓完全性损伤 292
腰部脊髓震荡 292
腰部开放性损伤 292
腰部开放性损伤伴骨折 292
腰部开放性损伤伴脱位 292
腰部扭伤 292
腰部切断 292
腰部痛 292
腰部血管损伤 292
腰部硬膜外阻滞麻醉与镇痛技术 342
腰部脂肪增多症 169
腰部肿物切除术 324
腰丛神经损伤后遗症 450
腰丛神经阻滞麻醉与镇痛术 342
腰大池引流术 210
腰大池置管持续外引流术 210
腰大肌脓肿 465
腰大肌肿瘤 352
腰骶病损切除术 324, 361, 434

腰骶丛神经缝合术 195
腰骶丛神经损伤 292
腰骶丛神经探查术 195
腰骶丛损害 138
腰骶丛损伤 138, 292
腰骶发育不全 292
腰骶关节炎 292
腰骶神经丛损伤△ 138
腰骶神经丛阻滞麻醉与镇痛术 342
腰骶神经根病 138
腰骶神经根囊肿 138, 292
腰骶神经根损伤△ 138
腰骶神经根痛 292
腰骶神经根炎 138, 292
腰骶神经后根切断术 210, 313
腰骶神经损伤 138
腰骶椎发育不全△ 292
腰骶椎关节炎△ 292
腰骶椎间盘突出症△ 268
腰骶椎间盘脱出症 292
腰骶椎隐裂 292
腰骶椎肿瘤 352
腰动脉造影 238
腰段脊柱裂△ 292
腰方肌阻滞麻醉与镇痛术 342
腰和骶椎骨关节炎 292
腰肌劳损 292
腰肌疝 114
腰交感神经节切除术 210
腰交感神经切除术 210
腰交感神经阻滞麻醉与镇痛术 342
腰肋椎综合征 292
腰淋巴干 - 小静脉吻合术 361
腰麻△ 343
腰扭伤 292
腰膨大 292
腰三横突综合征 292
腰疝 114
腰疝、白线疝、半月线疝修补术 195
腰神经根炎 138
腰神经炎 138
腰痛 292
腰痛伴坐骨神经痛 292
腰痛血尿综合征 154
腰腿痛 292
腰臀部疼痛 338
腰硬联合分娩镇痛 395
腰椎 Chance 骨折 292
腰椎 Modic 改变 292
腰椎半椎体畸形△ 257
腰椎爆裂性骨折 292
腰椎闭合性脱位 292
腰椎病损切除术 361
腰椎不稳定 292
腰椎侧弯 292
腰椎陈旧性骨折 292
腰椎穿刺 149, 182, 317, 408
腰椎穿刺后头痛 149
腰椎穿刺术 138, 210
腰椎穿刺术后感染 138
腰椎穿刺术后脑疝 138
腰椎穿刺术引起的脑脊液漏 138
腰椎穿刺引起的脑脊液漏△ 138
腰椎创伤性滑脱 292

腰椎骶化 292
腰椎多发骨折△ 292
腰椎多发性骨折 292
腰椎多节段恶性骨肿瘤 292
腰椎多节段交界性骨肿瘤 292
腰椎发育不全 292
腰椎附件恶性骨肿瘤 292
腰椎附件交界性骨肿瘤 292
腰椎附件良性骨肿瘤 292
腰椎骨关节炎 292
腰椎骨髓炎 292
腰椎骨脱离 292
腰椎骨折 292
腰椎骨折 L₁ 292
腰椎骨折 L₂ 292
腰椎骨折 L₃ 292
腰椎骨折 L₄ 292
腰椎骨折 L₅ 292
腰椎骨折伴脊髓损伤 292
腰椎骨折伴神经根损伤 292
腰椎骨折伴圆锥损伤 292
腰椎骨折切开复位内固定术 313
腰椎骨折脱位△ 293
腰椎骨折完全性脱位伴短缩 292
腰椎关节强硬 292
腰椎关节突关节骨性关节炎△ 292
腰椎关节突关节囊肿 292
腰椎关节突综合征 292
腰椎管减压术 313
腰椎管内良性肿瘤 352
腰椎管内肿瘤 352
腰椎管狭窄症 292
腰椎和骨盆多发性骨折 292
腰椎和骨盆脱位△ 292
腰椎横突骨折 292
腰椎横突综合征 292
腰椎后方韧带复合体损伤 292
腰椎后路减压植骨融合内固定术 313
腰椎后路全椎板切除术 313
腰椎后凸畸形 292
腰椎后纵韧带骨化 292
腰椎滑脱复位内固定术 313
腰椎滑脱症 292
腰椎滑脱症△ 293
腰椎滑脱症 I 度 292
腰椎滑脱症 II 度 292
腰椎滑脱症 III 度 292
腰椎滑脱症 IV 度 292
腰椎黄韧带骨化症 292
腰椎肌腱末端病 292
腰椎棘突骨折 292
腰椎棘突吻合 292
腰椎间盘臭氧注射 313
腰椎间盘创伤性破裂 292
腰椎间盘创伤性退变 292
腰椎间盘钙化 292
腰椎间盘感染 292
腰椎间盘胶原酶溶解术 314
腰椎间盘囊肿 292
腰椎间盘髓核摘除术 314
腰椎间盘突出 292
腰椎间盘突出并钙化△ 292
腰椎间盘突出症△ 262, 277, 293
腰椎间盘脱出症 292

腰椎间盘炎 292
腰椎间盘移位 292
腰椎间盘源性腰痛 293
腰椎间盘造影 317
腰椎结核 293
腰椎结核并椎旁脓肿△ 297
腰椎经皮椎体成形术 314
腰椎开放性脱位 293
腰椎扭伤和劳损 293
腰椎脓肿 293
腰椎牵引 451
腰椎前路内固定术 314
腰椎前移△ 292
腰椎软骨板破裂症 293
腰椎手术失败综合征 293
腰椎术后 450
腰椎体骨折 293
腰椎体压缩性骨折 293
腰椎退变性侧后凸畸形 293
腰椎退变性侧凸 293
腰椎退行性病变 293
腰椎退行性侧弯并椎管狭窄△ 285
腰椎退行性改变△ 293
腰椎脱位 293
腰椎脱位 L₁/L₂ 293
腰椎脱位 L₂/L₃ 293
腰椎脱位 L₃/L₄ 293
腰椎脱位 L₄/L₅ 293
腰椎峡部骨折 293
腰椎峡部裂 293
腰椎狭部裂 293
腰椎先天性滑脱 293
腰椎先天性峡部裂 293
腰椎小关节紊乱 293
腰椎小关节紊乱综合征△ 293
腰椎血管瘤 293
腰椎压缩性骨折 293
腰椎占位性病变 293
腰椎终板炎 297
腰椎肿瘤 352
腰椎蛛网膜下腔 - 腹腔分流术 210
腰转移癌 352
腰椎椎板骨折 293
腰椎椎板切除减压术 361
腰椎椎弓根钉内固定术 314
腰椎椎间盘炎△ 285
腰椎椎体爆裂骨折 293
腰椎椎体恶性骨肿瘤 293
腰椎椎体骨折 292
腰椎椎体和附件恶性骨肿瘤 293
腰椎椎体和附件交界性骨肿瘤 293
腰椎椎体和附件良性骨肿瘤 293
腰椎椎体后缘骺环离断症 293
腰椎椎体后缘离断△ 293
腰椎椎体交界性骨肿瘤 293
腰椎椎体良性骨肿瘤 293
腰椎椎体压缩骨折△ 293
腰椎椎体压缩性骨折△ 293
摇摆步态 299
摇动婴儿综合征 293
摇椅足 293
咬唇症 58
咬合创伤△ 58
咬合垂直距离 68

咬合检查 68
咬𬌗创伤 58
咬𬌗异常 58
咬肌部分切除术 324
咬肌肥大△ 47, 275
咬肌间隙感染 58
咬肌间隙感染伴脓肿 58
咬颊症 58
咬甲癖 429
咬牙习惯 58
咬指甲 441
咬指甲症 441
药动学 / 药效学模型 346
药品和生物制品中毒 70
药物不良反应 70
药物超敏反应综合征 429
药物超敏综合征 429
药物代谢动力学 346
药物导致的高尿酸血症 169
药物毒性眼底病变 17
药物度使用性头痛 138
药物负荷试验 81
药物光毒性反应△ 414
药物过量 70
药物过敏 429
药物过敏反应 70
药物过敏史 450
药物过敏性口炎 58
药物和毒物相关性肺动脉高压 90
药物或化学物质诱发的色素沉着 429
药物或化学制剂所致的糖尿病 169
药物或物质滥用所致睡眠增多 138
药物继发性帕金森综合征△ 138, 441
药物接触皮肤引起的变应性接触性皮炎 17
药物接触皮肤引起的刺激性接触性皮炎 17
药物接触皮肤引起的接触性皮炎△ 17
药物结晶 474
药物康复 451
药物控制性降压 342
药物流产 373
药物流产并发出血△ 370
药物流产并发感染 373
药物流产并发药物过敏 373
药物流产后不全流产 373
药物流产失败 373
药物难治性癫痫△ 130
药物热 330, 429
药物输注系统体内取出术 342
药物输注系统植入术 342
药物所致低血磷性骨软化症 169
药物所致佝偻病 169
药物所致尖端扭转型室速 78
药物相关白细胞减少症 180
药物相关的睡眠运动障碍 138
药物相关性高钙血症 169
药物相关性急性间质性肾炎 154
药物相关性慢性间质性肾炎 154
药物相关性血栓性微血管病肾损害 154
药物效应动力学 346
药物性白内障 17
药物性鼻炎 32, 90
药物性闭经 373

药物性肠炎 114
药物性成人骨软化症 293
药物性垂体功能减退症 169
药物性低血糖 174
药物性低血压 78
药物性动眼危象 138
药物性耳聋△ 26
药物性非自身免疫性溶血性贫血 406
药物性肥胖 169
药物性肺动脉高压△ 90
药物性肺疾病 90
药物性肺损伤 90
药物性肝病伴亚急性肝衰竭△ 114, 406
药物性肝损害 114, 406
药物性肝损伤伴急性肝衰竭△ 114, 406
药物性肝炎 114, 406
药物性肝炎伴胆汁淤积 114, 406
药物性肝硬化 114, 406
药物性高血压 78
药物性肱骨头坏死 293
药物性股骨头坏死 293
药物性股骨头坏死△ 293
药物性骨坏死 293
药物性骨质疏松伴病理性骨折 293
药物性骨质疏松症 293
药物性过敏性休克 70
药物性和化学品性甲状腺毒症 169
药物性和化学品性甲状腺功能亢进 169
药物性红斑 406, 429
药物性肌病△ 138
药物性肌强直 138
药物性肌张力障碍△ 138
药物性肌阵挛 138
药物性急性肝衰竭 114, 406
药物性急性胰腺炎 114, 406
药物性甲状腺功能减退 169
药物性甲状腺功能亢进 169
药物性甲状腺炎 169
药物性假淋巴瘤 429
药物性间质性肺疾病 90
药物性间质性肺炎 90
药物性角膜结膜炎 17
药物性精神障碍△ 70
药物性柯兴综合征△ 169
药物性库欣综合征 169
药物性慢性肝衰竭 114, 406
药物性酶缺乏性贫血 406
药物性皮炎 406, 429
药物性贫血 406
药物性葡萄膜炎 17
药物性青光眼 17
药物性肾损害 154
药物性视网膜病变 17
药物性天疱疮 429
药物性痛风 169
药物性头痛△ 138
药物性胃炎 114
药物性舞蹈病 138
药物性哮喘 90
药物性心肌病 78
药物性心肌炎 78
药物性血管炎 429
药物性牙酸蚀 58
药物性牙龈肥大 58

药物性牙龈增生　58
药物性亚急性肝衰竭　114, 406
药物性震颤　138
药物性支气管哮喘　90
药物性脂膜炎　429
药物性中性粒细胞减少症　352
药物性周围神经病△　138
药物性紫癜　180, 429
药物、药剂和生物制品诱发的肾损害　154
药物诱导性酶缺乏性贫血△　406
药物诱发性骨质疏松　293
药物浴　333
药物源性高血压△　78
药物源性精神障碍　441
药物源性帕金森综合征△　138, 441
药物源性舞蹈病△　138
药物中毒　154, 406
药物中毒性视神经病变　17
药性甲状腺功能减退症△　169
药性甲状腺功能亢进症△　169
药源性低血糖症　169
药源性高催乳素血症　169
药源性肌病　138
药源性肌张力障碍　138
药源性肌阵挛　138
药源性急性胰腺炎△　406
药源性甲状腺炎　169
药源性精神障碍　138
药源性精神障碍△　138, 441
药源性快速眼动睡眠行为障碍　138
药源性帕金森综合征　138, 441
药源性醛固酮减少症　169
药源性醛固酮增多症　169
药源性肾上腺皮质功能减退症　169
药源性头痛　138
药源性周围神经病　138
药疹　17, 406, 429
要素饮食　96
耶尔森菌病△　425
耶尔森菌肠炎　114
耶尔森菌免疫学试验　480
耶鲁 - 布朗强迫量表　446
耶鲁大体抽动严重程度量表　446
野葡萄中毒△　454
野兔热土拉杆菌免疫学试验　480
叶间积液　90
叶酸　483
叶酸缺乏　174
叶酸缺乏症　429
叶酸盐缺乏　174
叶性肺气肿　406
叶状囊肉瘤　352
叶状乳头肥大　58
叶状乳头炎　58
夜间发作性肌张力障碍张力失常　138
夜间间歇性腹膜透析　156
夜间进食障碍综合征　138
夜间惊恐发作　145
夜间遗尿症　245
夜间阴茎勃起试验　255
夜间阵发性呼吸困难　80, 93
夜盲　19
夜盲症　17, 429
夜磨牙△　50

夜磨牙习惯　58
夜磨牙症　441
夜磨牙症△　130
夜尿增多　155
夜尿症△　135
液氮冻存皮肤　333
液氮冷冻治疗　434
液电碎石术　254
液化气中毒△　455
液化石油气中毒　455
液化性坏死　429
液化性脂膜炎　429
液气胸　90, 212, 406
液体反应　346
液体复苏　96
液体管理与治疗技术　342
液体衰减反转恢复　149
液体通气　96
腋部瘢痕　320
腋部脂肪增多症　169
腋部肿物　320
腋臭切除术(传统大切口)　434
腋动脉穿刺术　342
腋动脉夹层　229
腋动脉瘤　229
腋动脉损伤　229, 293
腋动脉狭窄△　229
腋恶性肿瘤△　90
腋或肱静脉损伤　293
腋静脉穿刺置管术　342
腋静脉损伤　229
腋静脉血栓形成　229
腋淋巴结切除术　195, 434
腋淋巴结清扫术　361
腋挛缩　330
腋毛癣　429
腋脓肿　406
腋神经损伤　138, 293
腋神经损伤后遗症　293
腋神经阻滞麻醉与镇痛术　342
腋窝瘢痕　330
腋窝瘢痕切除局部皮瓣移植术　333
腋窝瘢痕切除游离植皮术　333
腋窝恶性肿瘤　90
腋窝颗粒状角化不全症　429
腋窝溃疡　330
腋窝溃疡(良性)　320
腋窝良性肿瘤　320
腋窝淋巴结穿刺活检　96
腋窝淋巴结继发恶性肿瘤　352
腋窝淋巴结细针穿刺　96
腋窝淋巴结炎　90
腋窝淋巴结肿大　93
腋窝脓肿　320
腋窝皮肤软组织缺损并感染　330
腋窝皮肤撕脱伤　330
腋窝前哨淋巴结活检　96
腋窝肿物△　320
腋窝肿物切除术　324
腋下包块△　320
腋下汗腺切除术　324, 434
腋下急性淋巴结炎　406
腋下继发恶性肿瘤　352
腋下淋巴结根治性切除术　195

腋下淋巴结根治性清扫术　361
腋下淋巴结继发恶性肿瘤　352
腋下淋巴结清扫术　195
腋下肿块△　320
腋下肿物△　320
腋下肿物切除术△　324
一般健康问卷　446
一般细菌鉴定　484
一般细菌培养　484
一般细菌培养和鉴定　484
一侧性　149
一度窦房传导阻滞　78
一度窦房阻滞△　78
一度房室传导阻滞　78
一度房室阻滞△　78
一度呼吸困难　34
一段式种植体　66
一对一徒手运动功能训练　451
一个半心室矫治术　237
一个或多个胎儿流产后的继续妊娠　373
一过性抽动障碍　441
一过性高氨血症　174
一过性黑矇　19, 444
一过性滑膜炎　293
一过性融合慢波　149
一过性视网膜动脉痉挛　17
一甲胺中毒　455
一阶段种植体植入　66
一口气接一口气法　100
一秒率　100
一期鼻梅毒　32
一期关闭　66
一期梅毒　429, 465
一期生殖器梅毒　429
一期手术　66
一期愈合　59
一体式基台　66
一氧化氮　483
一氧化氮供体诱发的迟发型头痛　138
一氧化氮供体诱发的速发型头痛　138
一氧化氮供体诱发的头痛　138
一氧化氮吸入疗法　96
一氧化碳弥散量测定　100
一氧化碳弥散量测定 - 单次呼吸法　100
一氧化碳弥散量测定 - 恒定状态法　100
一氧化碳弥散量测定 - 重复呼吸法　100
一氧化碳弥散量下降　90
一氧化碳所致精神障碍　138, 441
一氧化碳诱发的头痛　138
一氧化碳中毒　90, 330, 455
一氧化碳中毒迟发性脑病　138
一氧化碳中毒所致精神障碍　138, 441
一氧化碳中毒所致人格和行为障碍△　138, 441
一氧化碳中毒性脑病　138
一氧化碳中毒致人格和行为障碍　138, 441
伊坦恩试验△　298
伊藤痣　429
衣原体病　465
衣原体肺炎△　84
衣原体感染　406
衣原体感染肾损害　154
衣原体鉴定　484
衣原体抗原　480

衣原体尿路感染　154
衣原体培养　484
衣原体培养和鉴定　484
衣原体盆腔腹膜感染　465
衣原体涂片检测　484
衣原体(性病性)淋巴肉芽肿△　245, 428, 465
衣原体性附睾炎　429, 465
衣原体性睾丸炎　429, 465
衣原体性宫颈炎　373, 429, 465
衣原体性结膜炎　17, 406, 465
衣原体性尿道炎　245, 465
衣原体性女性盆腔炎性疾病△　371
衣原体性膀胱炎　429, 465
衣原体性盆腔炎　429
衣原体性输卵管炎　373, 429
衣原体性外阴阴道炎　465
衣原体性咽炎　429
衣原体性阴道炎　429, 465
衣原体性直肠炎　114, 429
衣原体性子宫内膜炎　373
医疗性流产失败△　373
医用加速器　366
医源性勃起功能障碍　246
医源性垂体功能减退症　169
医源性的声门下狭窄　32
医源性高血压　78
医源性高胰岛素血症　169
医源性骨折　293
医源性急性牙周损伤　58
医源性甲状腺功能减退　169
医源性甲状腺功能减退症△　169
医源性甲状腺功能亢进症　169
医源性甲状腺炎　169
医源性颈椎管狭窄　293
医源性类固醇性糖尿病　169
医源性气胸　90
医源性糖尿病　169
医源性新生儿低血糖症　406
医源性与创伤性皮肤钙沉着症　429
医院获得性肺炎　90
医院获得性感染　338
医院焦虑抑郁量表　446
依赖轮椅　450
依赖型人格障碍　441
依赖左向右分流的先天性心脏病　229
依恋障碍　441
铱-192　366
胰胆管扩张　114
胰蛋白酶　483
胰蛋白酶原　483
胰岛良性肿瘤　169
胰岛素　483
胰岛素泵持续皮下注射胰岛素　171
胰岛素抵抗△　167
胰岛素抵抗综合征A型　169
胰岛素抵抗综合征B型　169
胰岛素分泌过多伴低血糖性昏迷　174, 406
胰岛素和抗糖尿病药中毒　455
胰岛素和口服降糖(抗糖尿病)药中毒　70
胰岛素瘤　169
胰岛素启动子-1基因突变导致的糖尿病　169
胰岛素受体　483

胰岛素受体突变所致的高胰岛素血症　169
胰岛素性脂肪萎缩△　429
胰岛素性脂肪营养不良　429
胰岛素样生长因子1抵抗导致的生长延迟　169
胰岛素样生长因子1缺乏导致的生长延迟　169
胰岛素样生长因子　483
胰岛素样生长因子结合蛋白-3　483
胰岛素原　483
胰岛素中毒△　161
胰岛素自身免疫综合征　169
胰岛细胞抗体　480
胰岛细胞瘤　169
胰岛β细胞增生　169
胰岛细胞增生症　169
胰淀粉酶　483
胰多肽　483
胰多肽瘤　169
胰高血糖素　483
胰高血糖素瘤综合征　429
胰管恶性肿瘤　114
胰管梗阻　114
胰管结石△　114
胰管痉挛　114
胰管-空肠吻合术　195
胰管扩张　114
胰管括约肌切开取石术　195
胰管内乳头状黏液肿瘤　114
胰管损伤　114, 186
胰管狭窄　114
胰管支架置入术　195, 361
胰坏死　114
胰结石　114
胰近端切除伴十二指肠切除术　361
胰颈恶性肿瘤　114
胰瘘　114
胰瘘管切除术　195
胰切开引流术　195
胰母细胞瘤　114
胰升糖素分泌过多　169
胰升糖素瘤　174
胰十二指肠动静脉畸形　114
胰十二指肠动脉假性动脉瘤△　114
胰体恶性肿瘤　114
胰体损伤　114, 186
胰体尾切除联合脾脏切除术　195
胰体尾切除术　195
胰头伴部分胰体切除术　195, 361
胰头伴十二指肠切除术　195, 361
胰头部分切除术　195, 361
胰头恶性肿瘤　114
胰头继发恶性肿瘤　114
胰头切除术　195, 361
胰头损伤　114, 186
胰头炎　114
胰头占位性病变　114
胰尾伴部分胰体切除术　195, 361
胰尾部分切除术　195, 361
胰尾恶性肿瘤　114
胰尾结节　114
胰尾切除术　195, 361
胰尾损伤　114, 186
胰尾修补术　195

胰腺癌　114
胰腺癌伴急性胰腺炎　114
胰腺病变　114
胰腺病损切除术　195
胰腺病损射频消融术　196
胰腺部分切除术　196, 361
胰腺超声内镜检查　118, 197, 363
胰腺穿刺活组织检查　197, 363
胰腺次全切除术　196, 361
胰腺导管内乳头状黏液性肿瘤　186
胰腺低密度　118
胰腺断裂　114
胰腺多发囊性病变　114
胰腺多发占位　114
胰腺恶性肿瘤　352
胰腺分裂△　114
胰腺分裂症　114
胰腺钙化　114
胰腺根治性切除术　196, 361
胰腺钩突肿瘤　352
胰腺和胰管损伤　114, 186
胰腺坏死　114
胰腺继发恶性肿瘤　114
胰腺假囊肿△　114
胰腺假性囊肿　114
胰腺间质瘤　114
胰腺浆液性囊性肿瘤　186
胰腺浆液性囊肿　352
胰腺交界性肿瘤　114
胰腺结核　114
胰腺结节　114
胰腺-空肠吻合术　196
胰腺良性肿瘤　114
胰腺密度不均　118
胰腺囊腺瘤　114
胰腺囊性病变　114
胰腺囊性纤维变性△　114
胰腺囊性纤维性变　114
胰腺囊性肿瘤　352
胰腺囊肿△　113
胰腺囊肿-空肠吻合术　196
胰腺囊肿-胃吻合术　196
胰腺囊肿引流术　196
胰腺囊肿造袋术　196
胰腺内分泌细胞增生　169
胰腺内分泌细胞增生伴胰升糖素过多　169
胰腺黏液性囊腺瘤　114
胰腺黏液性囊性肿瘤　186
胰腺黏液性囊肿　352
胰腺脓肿　114, 465
胰腺破裂　114, 186
胰腺破裂修补术　196
胰腺全部切除术　196, 361
胰腺肉瘤　114
胰腺肉芽肿　114
胰腺上皮内瘤变　114
胰腺神经内分泌微腺瘤　352
胰腺神经内分泌肿瘤　169
胰腺生长激素释放激素分泌过多　169
胰腺生长抑素分泌过多　169
胰腺生长抑素瘤　352
胰腺-十二指肠切除术　196, 361
胰腺实性假乳头状瘤　114, 186
胰腺受累　114

胰腺受压　114
胰腺损伤　114, 186
胰腺探查　118
胰腺体积增大　114
胰腺同种移植术　196
胰腺外分泌功能不全　114
胰腺外分泌疾病导致的糖尿病　169
胰腺胃泌素瘤　352
胰腺 - 胃吻合术　196
胰腺萎缩　114
胰腺无功能性神经内分泌肿瘤　169
胰腺形态变异　114
胰腺性脂膜炎　114
胰腺修补术　196
胰腺血管活性肠肽分泌过多　169
胰腺血管活性肽瘤　352
胰腺血管瘤　114
胰腺血管平滑肌脂肪瘤　114
胰腺血肿　114
胰腺炎　465
胰腺炎伴假性囊肿　114
胰腺炎并假性囊肿△　114
胰腺炎肝损伤　114
胰腺炎恢复期　114
胰腺炎相关性肝损伤　114
胰腺胰多肽分泌过多　169
胰腺异体移植术　196
胰腺原位癌△　115
胰腺占位性病变△　115
胰腺脂肪变性　114
胰腺脂肪沉积　114
胰腺脂肪瘤　114
胰腺中段切除术　196
胰腺肿大　114
胰腺肿瘤△　114
胰腺肿瘤切除术　361
胰腺肿物　115
胰腺周围积液　115
胰腺组织再植入术　196
胰性腹水　115
胰性脑病　138
胰移植排斥　115
胰移植失败　115
胰原位癌　115
胰源性腹泻　115
胰源性门静脉高压症　115
胰占位性病变　115
胰周假性囊肿　115
胰周淋巴结转移性　115
胰周渗出　116
移动条照射　366
移动性血栓静脉炎　180
移位　293
移位耳　32
移位皮瓣术　333
移位牙　58
移行上皮细胞　474
移植肝穿刺活检　118
移植肝动脉假性动脉瘤破裂　229
移植骨排斥反应△　266
移植后淋巴增殖性疾病　180
移植角膜排斥反应　17
移植皮瓣坏死　330
移植肾穿刺活检术　246

移植肾动脉闭塞　229
移植肾动脉栓塞　229
移植肾动脉血栓形成　229
移植肾动脉支架置入术　237
移植肾感染　246
移植肾功能恢复延迟　246
移植肾积水　246
移植肾急性排斥反应　246
移植肾结石　246
移植肾囊肿抽吸术　254
移植肾脓肿　246
移植肾破裂出血　246
移植肾切除术　254, 361
移植肾肾病　246
移植肾肾周积肿清除术　254
移植肾失功　246
移植肾 - 输尿管 - 膀胱吻合术　254
移植肾输尿管膀胱再植术　246
移植肾输尿管结石　246
移植肾输尿管扩张　246
移植肾输尿管狭窄　246
移植肾衰竭　246
移植肾探查术　254
移植肾周感染　246
移植肾周积液　246
移植肾周血肿　246
移植肾周血肿清除术　254
移植物抗白血病　180
移植物抗宿主病　429
移植物抗宿主反应　17
移植物抗肿瘤　180
移植物内瘘动脉瘤△　154
移植物内瘘感染△　154
移植物内瘘狭窄△　154
移植物内瘘血栓形成△　154
移植物排斥　180
移植相关血栓性微血管病　180
移植血管动静脉瘘修补术　156
移植血管内瘘动脉瘤　154
移植血管内瘘感染　154
移植血管内瘘狭窄　154
移植血管内瘘血栓形成　154
移植血管造瘘术　156
移植脂肪坏死结节　320
遗传代谢性脑病　138
遗传性半透明丘疹性肢端角化病　429
遗传性玻璃体视网膜变性　17
遗传性玻璃体视网膜病变　17
遗传性出血性疾病基因突变筛查　471
遗传性出血性毛细血管扩张症　90, 180, 229, 429
遗传性蛋白 C 缺乏症△　180
遗传性蛋白 C 缺陷症　180
遗传性蛋白 S 缺乏症△　180
遗传性蛋白 S 缺陷症　180
遗传性低血磷性佝偻病　169
遗传性低血磷性骨软化　169
遗传性对称性色素异常症　429
遗传性多发性骨软骨瘤　293
遗传性多发性外生骨疣　430
遗传性多神经炎性运动失调　293
遗传性耳聋△　32
遗传性耳聋相关基因突变　471
遗传性肺动脉高压　90

遗传性粪卟啉病　430
遗传性干瘪红细胞增多症　180
遗传性感觉和自主神经病△　138
遗传性感觉性神经病　138
遗传性感觉自主神经病　138
遗传性橄榄体脑桥小脑萎缩　138
遗传性高磷酸酶症　169
遗传性共济失调伴肌萎缩　139
遗传性共济失调性多发性神经炎　139
遗传性骨指甲发育异常　295
遗传性骨 - 指 / 趾甲营养不良症△　154
遗传性果糖不耐受症　115
遗传性过早白发综合征△　431
遗传性后部多形性角膜营养不良　17
遗传性黄斑缺损综合征　17
遗传性黄斑营养不良　17
遗传性黄嘌呤尿　174
遗传性黄嘌呤尿症　246
遗传性肌病　139
遗传性肌营养不良基因分析　471
遗传性疾病所致的睡眠增多　139
遗传性脊髓小脑共济失调△　283
遗传性家族性荨麻疹综合征　430
遗传性甲畸形　430
遗传性甲状腺素结合球蛋白异常　169
遗传性角膜营养不良　17
遗传性进行性黏蛋白性组织细胞增生症　430
遗传性痉挛性截瘫　139
遗传性痉挛性截瘫单纯型　139
遗传性痉挛性截瘫复杂型　139
遗传性局限性瘙痒症　430
遗传性抗凝血酶缺乏症△　180
遗传性抗凝血酶缺陷症　180
遗传性口形红细胞增多症　180
遗传性联合凝血因子缺乏症△　180
遗传性联合凝血因子缺陷症　180
遗传性良性上皮内角化不良病　430
遗传性淋巴水肿　430
遗传性聋　32
遗传性卵巢癌综合征　169
遗传性脉络膜营养障碍　17
遗传性毛细血管脆性　169
遗传性眉毛变异　430
遗传性脑血管病　139
遗传性黏膜上皮发育不良　430
遗传性凝血酶原缺乏症△　180
遗传性凝血酶原缺陷症　180
遗传性凝血因子 V 缺乏症△　180
遗传性凝血因子 VII 缺乏症△　180
遗传性凝血因子 X 缺乏症△　180
遗传性凝血因子 XI 缺乏症△　180
遗传性凝血因子 XII 缺乏症△　180
遗传性凝血因子 XIII 缺乏症△　180
遗传性凝血因子 V 缺陷症　180
遗传性凝血因子 VII 缺陷症　180
遗传性凝血因子 X 缺陷症　180
遗传性凝血因子 XI 缺陷症　180
遗传性凝血因子 XII 缺陷症　180
遗传性凝血因子 XIII 缺陷症　180
遗传性帕金森病　139
遗传性帕金森综合征　139
遗传性青少年角膜上皮营养不良△　17
遗传性球形红细胞增多症　180, 474

遗传性球形细胞增多症△　180, 474
遗传性热异形细胞增多症　180
遗传性乳光牙本质　58
遗传性肾病　154
遗传性肾淀粉样变性病　154
遗传性肾小管疾病　154
遗传性肾炎△　150
遗传性视神经病△　17
遗传性视神经病变　17
遗传性视网膜变性　17
遗传性视网膜营养障碍　17
遗传性胎儿血红蛋白持续存在　180
遗传性胎儿血红蛋白持续存在症　406
遗传性胎儿血红蛋白持续存在综合征△　406
遗传性椭圆形红细胞增多症　180
遗传性椭圆形细胞增多症△　180
遗传性纤维蛋白原缺乏症△　180
遗传性纤维蛋白原缺陷症　180
遗传性小脑共济失调　139
遗传性心肌病　78
遗传性心律失常疾病　78
遗传性心脏离子通道疾病　78
遗传性血管性水肿　430
遗传性血色病　180
遗传性血栓性血小板减少性紫癜　180
遗传性血小板减少　180
遗传性血小板减少症　180
遗传性压力易感性周围神经病△　139
遗传性压迫易感性神经病　139
遗传性牙本质发育不良△　58
遗传性牙本质发育不全　58
遗传性牙龈纤维瘤病△　57, 58
遗传性烟酸缺乏症△　162
遗传性羊毛状发　430
遗传性叶酸吸收障碍　139
遗传性易栓症　180
遗传性龈纤维瘤病　58
遗传性硬化性皮肤异色病　430
遗传性硬化性皮肤异色症疲劳型△　430
遗传性釉质发育不全　58
遗传性远端型运动神经病　139
遗传性运动感觉神经病　139, 293
遗传性运动感觉神经病△　139
遗传性运动和感觉神经病　139
遗传性运动神经元病　139
遗传性暂时性先天性甲状腺功能减退症　169
遗传性掌红斑△　431
遗传性掌跖角化病　430
遗传性掌跖角皮病△　430
遗传性肢体缺损△　290
遗传性周围神经病　139
遗传易感性髓系肿瘤　180
遗传综合征相关糖尿病　169
遗精　246
遗留的半月板　293
遗尿症　246
遗尿症△　135
遗忘　444, 450
疑病△　444
疑病观念　444
疑病妄想　444
疑病障碍　441

疑病症　444
疑难交叉配血　474
乙胺碘呋酮△　481
乙胺丁醇中毒性视神经病变　17
乙醇胶试验　474
乙醇依赖性睡眠障碍　139
乙醇中毒　453
乙二醇中毒　455
乙肝病毒表面抗原阳性　118
乙肝病毒耐药　115
乙肝病毒阳性　115
乙肝复发　115
乙肝肝衰竭　115
乙肝肝纤维化　115
乙肝肝移植　115
乙肝肝硬化　115
乙肝肝硬化代偿期　115
乙肝肝硬化腹水　115
乙肝肝硬化门静脉高压　115
乙肝肝硬化失代偿期　115
乙肝肝硬化早期　115
乙肝临床治愈　115
乙肝慢加急性 / 亚急性肝衰竭　115
乙肝免疫球蛋白　115
乙琥胺　483
乙基妥英　483
乙腈中毒　455
乙内酰脲衍生物类中毒　455
乙酸甲酯中毒　455
乙酸乙酯中毒　455
乙酰胺中毒　455
乙酰胆碱受体抗体检查　217
乙酰胆碱受体抗体谱　149
乙酰水杨酸过量性头痛　139
乙酰乙酸　483
乙型病毒性肝炎　465
乙型病毒性肝炎病原携带者　115
乙型病毒性肝炎肝硬化　115
乙型肝炎 e 抗体　480
乙型肝炎 e 抗原　480
乙型肝炎表面抗体　480
乙型肝炎表面抗原　480
乙型肝炎病毒 e 抗体 IgG　480
乙型肝炎病毒 YMDD 变异　471
乙型肝炎病毒感染　154
乙型肝炎病毒核心抗体 IgG　480
乙型肝炎病毒核心抗体 IgM　480
乙型肝炎病毒核心启动子变异　471
乙型肝炎病毒基因变异　471
乙型肝炎病毒基因分型　471
乙型肝炎病毒前 C 区变异　471
乙型肝炎病毒前 S1 抗体　480
乙型肝炎病毒前 S1 抗原　480
乙型肝炎病毒前 S2 抗体　480
乙型肝炎病毒前 S2 抗原　480
乙型肝炎病毒脱氧核糖核酸　471
乙型肝炎病毒外膜大蛋白抗原　480
乙型肝炎病毒相关性肾炎　154, 465
乙型肝炎肝硬化门静脉高压　115
乙型肝炎核心抗体　118, 480
乙型肝炎核心抗原　480
乙型肝炎患者　115
乙型肝炎恢复期　115
乙型肝炎检测　115

乙型肝炎康复　115
乙型肝炎抗体　118
乙型肝炎临床治愈　115
乙型肝炎免疫　115
乙型肝炎母婴阻断　115
乙型肝炎耐药基因　471
乙型肝炎筛查　118
乙型肝炎相关肾炎　154
乙型流感病毒肺炎　90
乙型流感病毒核糖核酸　471
乙型流感病毒抗体　480
乙型流感病毒抗体 IgG　480
乙型流感病毒抗体 IgM　480
乙型流感病毒抗原　480
乙型流行性感冒　465
乙型脑炎＊　129
乙状窦骨壁缺损　32
乙状窦骨壁修补术　40
乙状窦后入路　40, 210
乙状窦后入路面神经 / 位听神经 / 舌咽神经减压术　40
乙状窦后入路听神经瘤切除术　210
乙状窦憩室　32
乙状窦憩室还纳术　40
乙状窦前入路　210
乙状窦血栓形成　139
乙状窦血栓性静脉炎　32
乙状窦血栓性静脉炎△　139
乙状结肠病损切除术　361
乙状结肠部分切除术　361
乙状结肠代膀胱　254
乙状结肠代膀胱术　196
乙状结肠恶性肿瘤　115
乙状结肠 - 腹壁固定术　196
乙状结肠 - 肛门吻合术　196, 361
乙状结肠继发恶性肿瘤　115
乙状结肠交界性肿瘤　115
乙状结肠镜检查　118
乙状结肠良性肿瘤　115
乙状结肠瘘修补术　196
乙状结肠膀胱　246
乙状结肠膀胱扩大术　254
乙状结肠膀胱术　254
乙状结肠破裂修补术　196
乙状结肠切除术　196, 361
乙状结肠切开术　196
乙状结肠冗长症　115
乙状结肠损伤　115, 186
乙状结肠息肉　115
乙状结肠腺瘤　115
乙状结肠造口闭合术　196
乙状结肠造口术　196
乙状结肠 - 直肠吻合术　196, 361
已知病毒的伴胸腔积液性流行性感冒　406
已知病毒的喉炎性流行性感冒　406
已知病毒的急性上呼吸道感染性流行性感冒　406
已知病毒的流行性感冒　406
已知病毒的咽炎性流行性感冒　406
以妄想为主的急性精神病性障碍　441
以妄想为主的急性精神病性障碍(伴急性应激反应)　441
以妄想为主的急性精神病性障碍(不伴急性应激反应)　441

钇铝石榴石激光晶状体后囊膜切开术 22
钇铝石榴石激光联合氩激光周边虹膜切除术 22
钇铝石榴石激光前节治疗 22
钇铝石榴石激光瞳孔括约肌切开术 22
钇铝石榴石激光周边虹膜切除术 22
蚁丘疣△ 431
蚁蜇伤 430
义齿的安装和调整 66
义齿性口腔痛 58
义齿性口炎 58
义齿性增生 58
义齿修理 66
义耳植入术 40
义眼 17
义眼眶治疗 22
义眼台植入术 22
义眼座暴露 17
义眼座外露△ 17
义眼座植入术后感染 17
异丙醇中毒 455
异常步态 450
异常步态和移动△ 450
异常唇习惯△ 58
异常蛋白血症伴发的脱髓鞘性周围神经病 139
异常肺泡呼吸音 93
异常颌闭合△ 45
异常红系造血 180
异常呼吸音 93
异常患病行为 444
异常活动 299
异常脑电图 149
异常妊娠产物△ 372
异常神经支配 293
异常神经支配眼球运动异常 17
异常视网膜对应 17
异常胎盘 393
异常糖链糖蛋白 480
异常吞咽习惯△ 54
异常纤维蛋白原血症 181
异常血红蛋白病△ 180
异常支气管肺泡呼吸音 93
异常支气管呼吸音 93
异常子宫出血 373
异基因骨髓移植 182
异基因外周血造血干细胞移植 181
异基因造血干细胞移植 182
异尖线虫病 115, 465
异柠檬酸脱氢酶 483
异染性脑白质营养不良 139
异色性皮肌炎 430
异食症 441
异态睡眠△ 135
异体巩膜移植术 22
异体肌腱移植术 314
异体睑板移植术 324
异体肾移植术 254
异体植皮失败 330
异位 ACTH 综合征 169
异位 CRH 综合征 169
异位垂体腺瘤 169
异位促甲状腺激素分泌瘤 169
异位促肾上腺皮质激素分泌垂体腺瘤 352

异位促肾上腺皮质激素分泌腺瘤 169
异位促肾上腺皮质激素释放激素综合征 169
异位促肾上腺皮质激素综合征 170, 430
异位促性腺激素腺瘤 170
异位催乳素综合征 170
异位钙化 170
异位睾丸恶性肿瘤 246
异位骨化 293, 450
异位激素分泌 174
异位激素分泌综合征 170
异位甲 174
异位甲状旁腺功能亢进症 170
异位甲状旁腺良性肿瘤 170
异位甲状旁腺切除术 40
异位甲状腺 32
异位甲状腺癌 352
异位甲状腺恶性肿瘤 170
异位甲状腺功能亢进症 170
异位甲状腺良性肿瘤 170
异位甲状腺切除术 40
异位甲状腺组织的甲状腺毒症 170
异位甲状腺组织致甲状腺毒症△ 170
异位结节性甲状腺肿 170
异位卵巢 373
异位埋伏牙 58
异位脑膜瘤 293
异位皮脂腺 58
异位皮脂腺 51, 423
异位皮质醇分泌肾上腺腺癌 352
异位皮质醇分泌肾上腺腺瘤 352
异位葡萄胎 373
异位醛固酮分泌腺癌 170
异位醛固酮分泌腺瘤 170
异位人绒毛膜促性腺激素分泌肿瘤 170
异位人绒毛膜促性腺激素综合征 170
异位妊娠 373
异位妊娠待排除 373
异位妊娠合并宫内孕 373
异位妊娠后出血 373
异位妊娠后腹腔内出血 373
异位妊娠后盆腔感染 373
异位妊娠后休克 373
异位妊娠后子宫颈粘连 373
异位妊娠后子宫破裂 373
异位肾 406
异位肾切除术 246
异位肾上腺雌激素分泌腺癌 352
异位肾上腺雌激素分泌腺瘤 352
异位肾上腺多激素分泌腺癌 352
异位肾上腺多激素分泌腺瘤 352
异位肾上腺皮质腺癌 170
异位肾上腺皮质腺瘤 170
异位生长激素分泌瘤 170
异位生长激素释放激素分泌瘤 170
异位生长激素释放激素综合征 170
异位生长激素综合征 170
异位生长抑素瘤 170
异位输尿管△ 245
异位唾液腺 58
异位无功能肾上腺皮质腺癌 352
异位无功能肾上腺皮质腺瘤 352
异位心律 81
异位心脏移植术后 229

异位性错构瘤性胸腺瘤 293
异位性激素分泌腺癌 352
异位性激素分泌腺瘤 352
异位血吸虫病 465
异位胰腺切除术 196
异位阻生牙 58
异物存留 293
异物反应 430
异物肉芽肿 430
异物性食管穿孔 32
异缬氨酸血症 174
异形吸虫病 465
异型淋巴细胞 474
异性性早熟 170
异烟肼中毒 455
异种骨移植术 314
异种皮肤移植 333
异种皮肤移植术 324
异种牙移植术 66
异种移植 333
异装癖* 441
异装症 441
抑郁 444
抑郁发作 441
抑郁型分裂情感障碍△ 437
抑郁性木僵 441
抑郁性品行障碍 441
抑郁性人格△ 441
抑郁性人格障碍 441
抑郁症 441, 450
抑郁症△ 438
抑郁症的特殊筛选检查 451
抑郁状态△ 450
抑郁自评量表 446
抑制素 A 480
抑制性呼吸 93
抑制性弱视 17
抑制性突触后电位 149
抑制性运动发作 139
易挫伤综合征 430
易化 149, 346
易激惹 444
易激惹婴儿 450
易栓倾向△ 181
易栓症 181
易性癖△ 441
易性症 441
疫苗接种后脑脊髓炎 139
疫苗接种后脑炎 139
意联 444
意识 339
意识改变状态 444
意识恢复 339
意识混浊 444
意识降低 339
意识模糊性觉醒 444
意识消失 339
意识障碍 80, 204, 338, 408, 444
意外低温 339
意外粉粒沉着病 430
意外氧中毒 70
意向倒错 444
意义未明的 IgM 型单克隆丙种球蛋白病 181

意义未明的单克隆丙种球蛋白病　181
意义未明的非 IgM 型单克隆丙种球蛋白病　181
意义未明的特发性血细胞减少症　181
意志被替代妄想　444
意志减退　444
意志缺失　444
意志增强　444
溢泪　17
溢乳 - 闭经综合征　170
翼点入路　210
翼腭管注射法　66
翼腭窝恶性肿瘤　32,58
翼腭窝结缔组织和软组织恶性肿瘤△　58
翼腭窝良性肿瘤　352
翼腭窝综合征　58
翼钩过长　58
翼管神经切除术　40
翼上颌延伸种植体　66
翼上颌种植　66
翼外肌功能亢进　58
翼外肌痉挛　58
翼下颌间隙感染　58
翼下颌间隙感染伴脓肿　58
翼下颌注射法　66
翼状颈皮综合征　58
翼状胬肉　17
翼状胬肉切除术　22
翼状胬肉切除组织移植术　22
翼状韧带损伤　293
翼状赘蹼综合征　430
癔症△　441
癔症性侧凸　293
癔症性呼吸困难　34
癔症性精神病△　441
癔症性失明　17
癔症性失声　34
癔症性失语　34
癔症性视物模糊　17
癔症性震颤　441
因子 V 和Ⅷ联合缺乏症△　181
因子 V 和Ⅷ联合缺陷症　181
因子ⅩⅢ缺乏筛查试验　474
因子Ⅷ抑制物　474
阴部神经阻滞　342
阴唇成形术　382
阴唇肥大　373
阴唇良性肿瘤　373
阴唇黏膜游离移植术　382
阴唇息肉　373
阴唇粘连松解术　382
阴道瘢痕　373
阴道闭合术　382
阴道闭锁　373
阴道闭锁△　369
阴道闭锁切开术　382
阴道壁缝合术　382
阴道壁囊肿　373
阴道壁脓肿　373
阴道壁血管破裂　373
阴道壁血肿切开术　382
阴道壁炎性肉芽肿　373
阴道壁硬结　373
阴道病损电切术　382

阴道病损切除术　382
阴道部分闭合术　382
阴道部分切除术　382
阴道残端出血　373
阴道残端恶性肿瘤　373
阴道残端缝合术　382
阴道残端感染　373
阴道残端囊肿　373
阴道侧壁脱垂△　374
阴道成形术　382
阴道成形术后　373
阴道成形术 - 压顶法　382
阴道重建术　324,382
阴道出血　377,394
阴道大肠瘘　115,373
阴道低级别鳞状上皮内病变　374
阴道滴虫感染△　368
阴道骶棘韧带固定术　382
阴道 - 骶前固定术　382
阴道 - 骶韧带高位悬吊术　382
阴道顶端脱垂△　374
阴道断蒂缝合术　382
阴道断蒂止血术　382
阴道断端骶韧带悬吊术　382
阴道恶性黑色素瘤　374
阴道恶性肿瘤　374
阴道发育不良　374
阴道放线菌病　465
阴道分泌物 N- 乙酰 -β-D- 氨基葡萄糖苷酶检测　474
阴道分泌物胺测定　474
阴道分泌物白细胞酯酶检测　474
阴道分泌物脯氨酸氨基肽酶检测　474
阴道分泌物过氧化氢检测　474
阴道分泌物检查(滴虫、真菌、支原体等)　384
阴道分泌物物理学检查　474
阴道分泌物细胞学检查　474
阴道分泌物显微镜检查　474
阴道分娩　395
阴道分娩(单胎)　395
阴道分娩(双胎)　395
阴道高级别鳞状上皮内病变　374
阴道隔切除术　382
阴道和尿道蝇蛆病　430
阴道黑色素瘤　374
阴道横隔　374
阴道后壁脱垂　374
阴道后壁脱垂Ⅰ度　374
阴道后壁脱垂Ⅱ度　374
阴道后壁脱垂Ⅲ度　374
阴道后壁脱垂Ⅰ期(POP-Q 分期)　374
阴道后壁脱垂Ⅱ期(POP-Q 分期)　374
阴道后壁脱垂Ⅲ期(POP-Q 分期)　374
阴道后壁脱垂Ⅳ期(POP-Q 分期)　374
阴道后壁修补术　382
阴道后穹隆切开引流术　382
阴道后疝　374
阴道会阴成形术　382
阴道会阴瘘　374
阴道活检　384
阴道活组织检查　363
阴道积血　374
阴道畸形性不孕　374

阴道及外阴恶性肿瘤　374
阴道继发恶性肿瘤　374
阴道加长术△　383
阴道交界性肿瘤　374
阴道紧缩术　382
阴道痉挛　377
阴道镜检查　384
阴道局部黏膜瓣转移及阴道直肠瘘修补术　382
阴道菌群紊乱 / 失调　374
阴道溃疡　374
阴道扩张术　382
阴道良性肿瘤　374
阴道裂伤缝合术　382
阴道鳞状上皮内瘤变(低级别)　352
阴道鳞状上皮内瘤变(高级别,Ⅱ～Ⅲ级)　352
阴道鳞状细胞癌　374
阴道流水　394
阴道瘘　374
阴道卵黄囊瘤△　374
阴道毛滴虫瘤　465,474
阴道毛滴虫病△　368
阴道毛滴虫感染　465
阴道囊肿△　373
阴道内镜　382
阴道内胚窦瘤　374
阴道内异物　374
阴道黏膜剥脱术　382
阴道脓肿　374
阴道排液　377
阴道旁修补术　382
阴道平滑肌瘤　374
阴道葡萄状肉瘤　374
阴道前壁 / 后壁补片置入术　382
阴道前壁 / 后壁同种异体补片置入术　383
阴道前壁 / 后壁异种补片置入术　383
阴道前壁 / 后壁自体补片置入术　383
阴道前壁脱垂　374
阴道前壁脱垂Ⅰ度　374
阴道前壁脱垂Ⅱ度　374
阴道前壁脱垂Ⅲ度　374
阴道前壁脱垂Ⅰ期(POP-Q 分期)　374
阴道前壁脱垂Ⅱ期(POP-Q 分期)　374
阴道前壁脱垂Ⅲ期(POP-Q 分期)　374
阴道前壁脱垂Ⅳ期(POP-Q 分期)　374
阴道前壁修补术　383
阴道前后壁脱垂　374
阴道前后壁修补术　383
阴道切除术　383
阴道切开术　383
阴道切开异物取出术　383
阴道切开引流术　383
阴道穹隆脱垂　374
阴道穹隆修补术　383
阴道肉芽肿　374
阴道入口过紧　374
阴道上皮内瘤变 1 级　374
阴道上皮内瘤变 2 级　374
阴道上皮内瘤变 3 级　374
阴道神经纤维瘤　374
阴道松弛　377
阴道损伤　246
阴道探查　383

阴道透明细胞癌　374
阴道脱垂　374
阴道完全闭合术　383
阴道息肉　374
阴道狭窄　374
阴道狭窄扩张术　383
阴道狭窄切开术　383
阴道纤维肌瘤　374
阴道腺癌　374
阴道腺病　374
阴道小肠膨出　374
阴道斜隔　374
阴道斜隔综合征　374
阴道悬吊术　383
阴道血管瘤　374
阴道血肿　374
阴道血肿切开引流术　383
阴道延长术　383
阴道炎　374
阴道原位癌　374
阴道粘连　374
阴道粘连松解术　383
阴道粘黏膜瓣移植术　383
阴道直肠瘘修补术　383
阴道肿瘤　374
阴道肿瘤切除术　361
阴道肿物　374
阴道转移性恶性肿瘤△　374
阴道赘生物　374
阴道子宫内膜异位症　374
阴道子宫托溃疡　374
阴道纵隔　374
阴道纵隔切除术　383
阴蒂包皮过长　374
阴蒂包皮整形术　383
阴蒂成形术　383
阴蒂恶性肿瘤　374
阴蒂肥大　374
阴蒂囊肿　374
阴蒂缩小术　383
阴蒂血肿　374
阴蒂再造术　383
阴阜瘢痕疙瘩　330
阴沟肠杆菌败血症　465
阴沟杆菌性肺炎　90
阴极　149
阴茎阿米巴病　246
阴茎癌　320
阴茎癌根治术　246
阴茎白斑△　246
阴茎白膜破裂　246
阴茎白膜修补术　254
阴茎瘢痕切除术　254, 324, 434
阴茎瘢痕松解术　254
阴茎包涵囊肿　246
阴茎包皮外伤部分缺失　320
阴茎背静脉结扎术　254
阴茎表皮样囊肿△　246
阴茎病损切除术　254, 324, 361, 434
阴茎勃起　246
阴茎部分切除术　254, 361
阴茎侧弯　246
阴茎成形术　254
阴茎重建术　254, 324

阴茎挫伤　246
阴茎短小　246
阴茎断裂　246
阴茎恶性黑色素瘤　246
阴茎恶性肿瘤　246
阴茎发育不良　246
阴茎放线菌病　246, 465
阴茎感染性部分缺失　320
阴茎感染性难愈合创面　320
阴茎骨化　246
阴茎海绵体白膜破裂　246
阴茎海绵体断裂修补术　254
阴茎海绵体分流术　254
阴茎海绵体尿道海绵体分流术　254
阴茎海绵体炎△　246
阴茎海绵体硬结症　430
阴茎海绵体造影　254
阴茎黑色素瘤　246
阴茎坏死　246
阴茎活组织检查　254, 363, 435
阴茎基底细胞癌　246
阴茎基底样癌　320
阴茎畸形　246
阴茎继发性恶性肿瘤　246
阴茎继发肿瘤△　246
阴茎假瘤　246
阴茎假体植入术　324
阴茎建造术　254
阴茎绞窄　246
阴茎绞窄伤△　246
阴茎矫直术　254, 324
阴茎结核　246
阴茎结核疹　430
阴茎截断术　254
阴茎截断再接术　254
阴茎离断　246
阴茎离断再植术　254
阴茎裂伤缝合术　254
阴茎淋巴瘤　320
阴茎淋巴网状组织恶性病　246
阴茎淋巴球菌性淋巴管炎　430
阴茎鳞状细胞癌　246
阴茎鳞状细胞原位癌　246
阴茎梅毒　246
阴茎囊肿　246
阴茎内部假体去除术　254
阴茎黏液样囊肿　246
阴茎扭转　246
阴茎皮肤撕脱伤　246
阴茎皮角　320
阴茎皮样囊肿　246
阴茎皮脂腺囊肿　246
阴茎前阴囊　246
阴茎切除术　254
阴茎切开术　254
阴茎全部切除术　254, 361
阴茎缺如△　246, 330
阴茎缺失　246
阴茎缺损　330
阴茎肉瘤　246
阴茎肉瘤样癌　320
阴茎乳头状癌　320
阴茎乳头状瘤　246
阴茎烧伤　320

阴茎湿疣样癌　320
阴茎损伤　246
阴茎体恶性肿瘤　246
阴茎头白斑病　246
阴茎头恶性肿瘤　246
阴茎头炎及阴茎头包皮炎　246
阴茎头阴茎海绵体分流术　254
阴茎脱位　246
阴茎外部假体安装术　254
阴茎外伤性部分缺失　320
阴茎外伤性缺失　320
阴茎弯曲△　245
阴茎下疳　465
阴茎下弯　246
阴茎下弯畸形△　246
阴茎下弯矫正术　254
阴茎纤维瘤病　430
阴茎纤维性海绵体炎　246
阴茎腺鳞癌　320
阴茎型尿道下裂△　245
阴茎性质未定肿瘤　320
阴茎血管瘤　246
阴茎血肿　246
阴茎延长术　254, 324
阴茎异常勃起　246
阴茎异物取出　254
阴茎异物去除　324
阴茎阴囊外伤性缺失　320
阴茎阴囊象皮肿　465
阴茎阴囊型尿道下裂△　245
阴茎阴囊转位矫正术　254
阴茎硬化性淋巴管炎　430
阴茎硬结　246
阴茎疣状癌　320
阴茎再造术　254
阴茎增粗术　254, 324
阴茎增粗延长术　254
阴茎粘连松解术　254
阴茎折断　246
阴茎珍珠状丘疹△　431
阴茎整形术　254
阴茎中线囊肿　430
阴茎肿瘤　246
阴茎肿物切除术　254
阴茎转位　246
阴茎赘生物　246
阴离子间隙　346
阴离子隙　100
阴毛稀少综合征　430
阴囊癌　246
阴囊表皮样囊肿　246
阴囊病损切除术　254, 324, 434
阴囊部分切除术　254, 324, 434
阴囊潮湿　246
阴囊成形术　255
阴囊挫伤　246
阴囊发育不全　246
阴囊放线菌病　246, 465
阴囊钙沉着症　246
阴囊钙化性皮脂腺囊肿　246
阴囊感染性难愈合创面　320
阴囊横纹肌肉瘤　246
阴囊坏疽　246
阴囊活组织检查　255

阴囊畸形　246
阴囊继发性恶性肿瘤　246
阴囊角化囊肿　246
阴囊结核　246
阴囊结石　246
阴囊离断　246
阴囊裂伤缝合术　255, 324, 434
阴囊蔓状血管瘤　246
阴囊脓肿　246
阴囊佩吉特病　246
阴囊皮肤恶性肿瘤　320
阴囊皮肤梅毒　246
阴囊皮肤外伤部分缺失　320
阴囊皮炎　246
阴囊皮疹　246
阴囊皮脂腺囊肿　246
阴囊切开探查术　255
阴囊切开引流术　255
阴囊缺如　246
阴囊肉瘤　246
阴囊瘙痒症　430
阴囊烧伤　320
阴囊湿疹　430
阴囊湿疹样癌△　246
阴囊输精管瘘切除术　255
阴囊丝虫病　246, 465
阴囊损伤　246
阴囊位置异常△　246
阴囊象皮病　246
阴囊象皮病复位术　255
阴囊象皮肿△　246
阴囊象皮肿*　246
阴囊性质未定肿瘤　320
阴囊修补术　255
阴囊癣　246
阴囊血管角化瘤　430
阴囊血管淋巴管瘤　246
阴囊血管瘤　246
阴囊血肿　246
阴囊异位　246
阴囊异物取出术　255
阴囊异物去除　324
阴囊异物去除术　434
阴囊再造术　333
阴囊脂肪瘤　246
阴囊肿瘤　246
阴囊肿物切除术　255
阴囊肿胀　247
阴囊转位　246
阴囊坠痛　247
阴囊坠胀　247
阴囊赘生物　246
阴虱　430
阴虱病　430, 465
阴性症状　444
阴性症状评定量表　446
音乐疗法　333
音乐诱发的反射性癫痫　139
音联　444
铟　317
铟及其化合物中毒　455
银汞沉着症　58
银汞文身　58
银屑病　430

银屑病关节炎△　293
银屑病肾损害　154
银屑病性关节炎　293
银屑病性甲 - 皮肤肥厚 - 骨膜炎　430
银屑病性幼年型关节炎　293
银质针治疗　342
龈瓣　66
龈袋　68
龈沟继发恶性肿瘤　32
龈沟液检查　68
龈沟赘生物　58
龈颊沟恶性肿瘤　58
龈颊沟继发恶性肿瘤　58
龈口炎△　51
龈切除术　66
龈上洁治术　66
龈上喷砂　66
龈上牙石　58
龈下刮治术　66
龈下喷砂　66
龈下牙石　58
龈纤维瘤病 - 低色素沉着 - 小眼 - 精神发育
　不全 - 手足徐动症综合征△　128
龈纤维瘤病多毛综合征　58
龈炎　58
引产　374
引产失败　393
引导骨组织再生术　66
引导性组织再生术　66
引流　96
引流管取出术　324, 434
吲哚菁绿血管造影术　23
吲哚氰绿清除试验　197
饮食性腹泻　115
饮食性钙缺乏　174
饮水呛咳　213
隐孢子虫病　115, 465
隐翅虫皮炎　430
隐耳　32
隐耳矫正术　324
隐伏骨折△　279
隐睾　246, 406
隐睾恶性肿瘤　246
隐睾症△　246, 406
隐股静脉瓣膜功能不全　229
隐匿精子症　246
隐匿型肾小球肾炎　154
隐匿型无精子症　246
隐匿性房室旁路　229
隐匿性肝性脑病　139
隐匿性高血压　78
隐匿性骨折　293
隐匿性冠状动脉粥样硬化性心脏病　78
隐匿性甲状腺恶性肿瘤　352
隐匿性迷路炎　32
隐匿性脑血管畸形　204
隐匿性乳突炎　33
隐匿性心脏病　229
隐匿性乙肝病毒感染　115
隐匿性抑郁　441
隐匿性阴茎矫正术　255
隐匿阴茎　246
隐球菌病　406, 430, 465
隐球菌肺炎　90

隐球菌抗原乳胶凝集试验　100
隐球菌脑膜炎　139
隐球菌脑膜炎△　139
隐球菌脑炎△　139, 406
隐球菌性脑膜炎　465
隐球菌性脑膜炎△　139
隐球菌性脑炎　139, 406, 465
隐神经卡压　293
隐神经损伤　293
隐神经血管轴型皮瓣术　333
隐神经阻滞麻醉与镇痛术　342
隐斜△　17
隐斜视　17
隐形骨折△　293
隐形脊柱裂　204, 293
隐形矫治器　66
隐性扁桃体结核　33
隐性唇裂　33
隐性代偿性休克　330
隐性脊柱裂△　137, 270, 292
隐性脊椎裂△　293
隐性梅毒　465
隐性脐带脱垂　393
隐性水肿　17
隐性胎盘早剥　393
隐性糖尿病　174
隐性雅司　430
隐性眼球震颤　17
隐性营养不良型大疱性表皮松解症　430
隐性远视　17
隐血试验　474
隐眼　17
隐源性癫痫　139
隐源性肝硬化　115
隐源性机化性肺炎　90
印戒细胞黑素瘤　430
印模托盘　66
印模转移杆　66
应激反应　339
应激性高血糖　90, 330
应激性髋　293
应激性溃疡　90, 115, 330
应激性溃疡伴出血　115
应激性胃溃疡　115, 406
应激性胃炎　115
应激性消化道出血　115
应激性心肌病　78
应激性心肌病△　79
应激性血糖升高　170
应激状态　444
应力副承托区　68
应力性骨折　293
应用行为分析　445
婴儿肠炎　406
婴儿持续性高胰岛素血症性低血糖　406
婴儿喘息性支气管肺炎　90, 406
婴儿猝死综合征　139
婴儿痤疮　430
婴儿低血糖症　170
婴儿肥大性神经根病　139
婴儿腹部远心性脂肪营养不良　430
婴儿腹泻　406, 465
婴儿肝炎综合征　406
婴儿肛周锥状突起　430

婴儿骨皮质增生症 293, 406
婴儿和儿童期的喂养障碍△ 441
婴儿喉痉挛 33
婴儿坏疽性皮炎 430
婴儿肌纤维瘤病 430
婴儿急性出血性水肿 430
婴儿僵直皮肤综合征 430
婴儿进行性大脑变性 139
婴儿进行性脑灰质营养不良 139
婴儿痉挛症 139
婴儿良性癫痫 139
婴儿良性肌阵挛 139
婴儿玫瑰疹△ 407, 430
婴儿皮肤黏蛋白病 430
婴儿期白内障 17
婴儿期纤维肉瘤△ 320
婴儿青铜综合征△ 401
婴儿色素性神经外胚叶肿瘤 430
婴儿神经轴索营养不良 139
婴儿肾 246
婴儿湿疹 430
婴儿手指纤维瘤 293
婴儿苔藓 430
婴儿臀部肉芽肿 430
婴儿纤维性错构瘤 293, 430
婴儿型会厌 34
婴儿型脊髓性肌萎缩 139
婴儿型内斜视 17
婴儿型外斜视△ 14
婴儿型纤维肉瘤 293
婴儿性偏瘫 139, 450
婴儿血管瘤 430
婴儿严重肌阵挛癫痫 139
婴儿游走性部分性发作△ 139
婴儿、幼年和老年前期白内障 17
婴儿早期癫痫性脑病△ 142
婴儿早期游走性部分性发作 139
婴儿支气管肺炎 90, 406
婴儿支气管炎 90
婴儿肢端脓疱病 430
婴儿脂溢性皮炎 430
婴幼儿的儿童进食障碍 441
婴幼儿和儿童异食症 441
婴幼儿喉喘鸣 34
婴幼儿疟疾 465
婴幼儿上颌骨骨髓炎△ 293
婴幼儿特发性脊柱侧凸 293
婴幼儿特发性脊柱侧弯△ 293
婴幼儿外阴阴道炎 374
婴幼儿型骨髓炎 293
婴幼儿型青光眼 17
樱桃红点 19
樱桃状血管瘤△ 418
鹦鹉热 430, 465
鹦鹉热肺炎 90
鹦鹉热衣原体感染△ 430
鹦鹉热衣原体核酸 471
鹦鹉热衣原体抗体 480
鹦鹉热衣原体抗体 IgG 480
鹦鹉热衣原体抗体 IgM 481
鹦鹉头综合征△ 48
鹰钩鼻 33
鹰嘴滑囊炎 293
荧光光度测定法 23

荧光染色找真菌 484
荧光素染色试验 23
荧光素眼底血管造影 23
荧光原位杂交 183
荧光支气管镜 100
荧光支气管镜检查术 216
营养不良 170, 406
营养不良所致精神障碍 139, 441
营养不良相关性糖尿病伴有眼的并发症 17
营养不良型大疱性表皮松解症 430
营养不良性成人骨软化 293
营养不良性成人骨软化症△ 293
营养不良性大疱性表皮松解症△ 418, 430
营养不良性发育缓慢 170
营养不良性钙沉着症 430
营养不良性口角炎 58
营养不良性身材矮小 170
营养不良性眼病 17
营养不良（中度）△ 170, 407
营养风险 186
营养过度 170
营养过度后遗症 170
营养缺乏 170
营养缺乏后遗症 170
营养缺乏性多神经炎 139
营养缺乏性脑病 139
营养神经病 139
营养性佝偻病 293
营养性水肿 170
营养性消瘦 170
营养性心肌病 78
营养性周围神经病 139
营养元素缺乏 174
蝇蛆病 430, 465
蝇疫霉病 406, 465
影响呼吸系统的物质中毒 70
影像引导下脊柱内固定术 210
硬斑病样或纤维化型基底细胞癌 430
硬币试验 299
硬币样头痛 139
硬币征 93
硬腭癌 352
硬腭病损广泛切除术 40
硬腭病损局部切除术 66
硬腭成形术 66, 324
硬腭穿孔 58
硬腭恶性肿瘤 33, 58
硬腭活组织检查 66
硬腭裂 58
硬腭囊肿△ 58
硬腭脓肿 58
硬腭原位癌 58
硬腭肿瘤 58
硬腭肿物 58
硬红斑 430
硬化萎缩性苔藓 430
硬化型骨髓炎 293
硬化性胆管炎 115, 406
硬化性骨化病△ 266
硬化性角膜炎 17
硬化性筋膜炎 293
硬化性上皮样纤维肉瘤 293
硬化性肾小球肾炎 154

硬化性唾液腺炎 58
硬化性纤维瘤 430
硬化性纤维母细胞瘤 293
硬化性血管瘤 430
硬化性脂肪肉芽肿 430
硬化性脂膜炎 430
硬鸡眼 293
硬脊膜穿刺术后头痛 139
硬脊膜动静脉瘘 204
硬脊膜动静脉瘘△ 139
硬脊膜动静脉瘘向脊髓静脉引流 139
硬脊膜活组织检查 210, 363
硬脊膜囊肿 204
硬脊膜囊肿造袋术 210
硬脊膜内囊肿 204
硬脊膜破裂 293
硬脊膜切除术 210, 361
硬脊膜外恶性肿瘤 204, 352
硬脊膜外继发恶性肿瘤 204, 352
硬脊膜外良性肿瘤 204
硬脊膜外囊肿 204
硬脊膜外脓肿 139, 204, 406, 465
硬脊膜外肉芽肿 139, 204, 406
硬脊膜外血肿 204
硬脊膜外血肿清除术 210
硬脊膜下良性肿瘤 204
硬脊膜下脑膜瘤 139
硬脊膜下脓肿 139, 204, 406, 465
硬脊膜下肉芽肿 139, 204, 406
硬脊膜下髓外病灶切除术 210
硬脊膜下髓周动静脉瘘 139
硬脊膜下血肿 204
硬脊膜修补术 210
硬结性痤疮 430
硬金属肺病 455
硬膜穿破后头痛 339
硬膜良性肿瘤 204
硬膜囊受压 299
硬膜内外良性肿瘤 204
硬膜内型腰椎间盘突出症 293
硬膜内脂肪瘤 204
硬膜外恶性肿瘤 204, 352
硬膜外分娩镇痛 395
硬膜外和硬膜下输注导管引起的机械性并发症 204
硬膜外积液 204
硬膜外继发恶性肿瘤 204, 352
硬膜外交界性肿瘤 204
硬膜外疗法 342
硬膜外麻醉与镇痛技术 342
硬膜外脓肿 139, 406
硬膜外腔镜术 342
硬膜外纤维化 293
硬膜外血管瘤 204
硬膜外血肿 139, 204
硬膜外粘连 204
硬膜外镇痛术 342
硬膜外脂肪瘤 204
硬膜尾征 149
硬膜下出血 139
硬膜下穿刺 408
硬膜下恶性肿瘤 204, 352
硬膜下积脓 406
硬膜下积液 139, 406

硬膜下继发恶性肿瘤 352
硬膜下囊肿 204
硬膜下脓肿 139, 406
硬膜下肉芽肿△ 129, 407
硬膜下血肿清除术 210
硬膜下血肿钻孔引流术 210
硬膜下炎性肉芽肿 139, 407
硬脑膜穿刺引流术 210
硬脑膜动静脉瘘 139, 204
硬脑膜动静脉瘘出血△ 139
硬脑膜动静脉瘘出血 139
硬脑膜横窦血栓形成 139
硬脑膜切开术 210
硬脑膜受累 204
硬脑膜外肉芽肿△ 129
硬脑膜外血肿△ 139
硬脑膜外血肿清除术 210
硬脑膜下出血△ 139
硬脑膜下积脓 139
硬脑膜下积液△ 139, 406
硬脑膜下继发恶性肿瘤 204
硬脑膜下脓肿 139
硬脑膜下脓肿切除术 210
硬脑膜下脓肿切开引流术 210
硬脑膜下水瘤 204
硬脑膜下血肿 204
硬脑膜下血肿清除术 210
硬脑膜下钻孔引流术 210
硬脑膜修补术 210
硬脑膜炎 139, 293
硬皮病 430
硬皮病合并肌病 139
硬皮病肾损害 154
硬皮病肾危象 154
硬水综合征 246
硬纤维瘤 320
硬性耳镜下外耳道、鼓膜检查 41
硬性平足症 293
硬性食管镜食管探查 / 异物取出术 40
硬质喉镜 346
硬质支气管镜 100
硬肿病 430
痈 186, 430
永存动脉干矫正伴室间隔缺损假体置入术 336
永存瞳孔膜 17
永存原始玻璃体增生症 17
永存左上腔静脉 78, 229
永久充填 66
永久起搏器置换术 81
永久起搏器置入术 81
永久起搏器置入术后 78
永久性房颤 78
永久性缝线引起的机械性并发症 186
永久性回肠造口术 361
永久性结肠造口术 361
永久性气管造口术 40
永久性听阈位移 456
永久性胃造口术 361
永久性心房颤动△ 78
永久性新生糖尿病△ 168
永久性新生儿糖尿病伴胰腺、小脑发育不全 170
永久性右脐静脉 115

永久性种植体 66
用力肺活量 100, 346
用力呼出 25% 肺活量的呼气流量 100
用力呼出 50% 肺活量的呼气流量 100
用力呼出 50% 肺活量的呼气流量与吸气流量比值 100
用力呼出 75% 肺活量的呼气流量 100
用力呼气量 346
用力吸气肺活量 100
用力依赖部分 100
优球蛋白溶解时间 475
忧郁症△ 438
幽闭恐惧症 441
幽门不全梗阻 115
幽门成形术 196
幽门穿孔△ 115
幽门恶性肿瘤 115
幽门肥大 115
幽门梗阻 115
幽门管恶性肿瘤 115
幽门管溃疡 115
幽门管溃疡(可并发幽门梗阻)△ 115
幽门环肌切开术△ 196
幽门肌切开术 196, 336
幽门痉挛 115, 407
幽门溃疡伴出血 115
幽门溃疡伴穿孔 115
幽门螺杆菌多肽 481
幽门螺杆菌粪便抗原 481
幽门螺杆菌感染 465
幽门螺杆菌核酸 471
幽门螺杆菌鉴定 484
幽门螺杆菌抗体 481
幽门螺杆菌抗体 IgA 481
幽门螺杆菌抗体 IgG 481
幽门螺杆菌抗体 IgM 481
幽门螺杆菌抗原 481
幽门螺杆菌尿素酶 481
幽门螺杆菌培养 484
幽门螺杆菌培养和鉴定 484
幽门前恶性肿瘤 115
幽门切开扩张术 196
幽门狭窄 115
尤文肉瘤 293
尤因肉瘤 204
由高度近视导致的脉络膜视网膜病变(黄斑出血) 17
由高度近视导致的脉络膜视网膜病变(继发脉络膜新生血管) 17
由高度近视导致的脉络膜视网膜病变(漆裂纹) 17
由于多种病因所致的重度神经认知障碍伴行为异常△ 437
由于脑部疾病、损害和功能障碍引起的器质性人格和行为障碍 441
由于脑损害和功能障碍及躯体疾病引起的精神障碍 441
由于入脑前动脉栓塞引起的脑梗死 139
由于以前创伤引起的骨坏死 293
邮票状皮片移植术 333
油痤疮 430, 455
油和植物精油引起的肺炎△ 89
油漆和染料中毒 455
疣 430

疣状癌 430
疣状白斑 58
疣状表皮发育不良 430
疣状穿通性胶原瘤 430
疣状红斑狼疮 430
疣状黄瘤 58, 430
疣状角化不良瘤 430
疣状皮肤结核 430
疣状胃炎 115
疣状血管瘤 430
疣状银屑病 430
疣状增生 58
疣状肢端角化病 430
疣状肢端角化症△ 430
疣状痣 430
铀及其化合物中毒 455
蚰蜒皮炎 430
游动盲肠△ 113
游离丙戊酸 483
游离蛋白 S 475
游离耳廓复合组织移植术 333
游离睾酮 483
游离肌皮瓣术 333
游离甲状腺素 483
游离眉毛移植再造睫毛术 333
游离皮瓣术 333
游离皮瓣修复术 314
游离皮瓣移植术 324, 333
游离皮瓣移植眼睑重建术 324
游离皮瓣移植眼窝再造术 22
游离皮片移植术△ 302
游离皮片移植眼窝再造术 22
游离皮质醇 483
游离前臂皮瓣鼻重建术 40
游离前列腺特异性抗原 481
游离前列腺特异性抗原 / 总前列腺特异性抗原比值 481
游离羟脯氨酸 483
游离轻链 481
游离三碘甲状腺原氨酸 483
游离神经移植术 333
游离肾△ 246
游离体 293
游离体取出术 314
游离血管移植术 333
游离血红蛋白 483
游离龈移植术 66
游离龈移植物 66
游离脂肪酸 483
游离植皮眼睑外翻矫正术 22
游泳池肉芽肿 430
游走脾 186
游走肾 246
游走性 149
游走性红斑△ 419
游走性舌炎 58
游走性舌炎△ 44
游走性血栓性静脉炎 229, 430
有创动脉血压 346
有创给氧法 342
有创呼吸机辅助呼吸△ 96
有创呼吸机辅助通气 96
有创呼吸机治疗(<96 小时) 216
有创呼吸机治疗(≥ 96 小时) 216

有创机械通气△ 96
有创通气大于等于96小时 70
有创通气小于96小时 70
有创无创序贯通气 96
有典型先兆的偏头痛 139
有毒昆虫咬伤 455
有毒昆虫蜇伤 455
有害气体中毒后精神障碍 441
有汗性外胚层发育不良 430
有核红细胞绝对计数 475
有机粉尘毒性综合征 455
有机氟化合物中毒 455
有机氟聚合物单体及其热裂解物中毒 455
有机汞化合物中毒 455
有机磷农药中毒△ 455
有机磷中毒 455
有机磷中毒迟发性神经病△ 139
有机磷中毒性周围神经病 139
有机溶剂中毒 154
有机锡化合物中毒 455
有晶状体眼人工晶状体植入术 22
有脑干先兆偏头痛 139
有剖宫产史的妊娠 393
有肾脏意义的单克隆免疫球蛋白病 154
有肾脏意义的单克隆免疫球蛋白血症 154
有无痛期的慢性偏头痛 139
有先兆偏头痛 139
有效咳嗽 93
有效顺应性 100
有症状的早期先天性梅毒 465
有症状性神经梅毒 17
右半肝切除术 362
右半结肠根治性切除术 362
右半结肠姑息性切除术 362
右半结肠切除术 362
右侧乳腺恶性肿瘤 352
右侧输卵管不全梗阻 374
右侧输卵管梗阻 374
右侧输卵管积水 374
右房舒张末压 100
右房压 346
右房异构 229
右房异构(无脾综合征) 229
右房右室异常通道修补术 336
右肺恶性肿瘤 90
右分支传导阻滞△ 78
右上腔静脉缺如 229
右室-肺动脉外管道更换 237
右室扩大 78
右室流出道补片修补术 336
右室流出道重建术 336
右室流出道室性心动过速△ 75
右室流出道疏通术 237
右室流出道狭窄 78
右室流出道异常肌束 229
右室室壁瘤 78, 229
右室室壁瘤矫治术 237
右室室性心动过速 78, 407
右室舒张末容积 346
右室舒张末压 346
右室双出口矫治术(内隧道) 237
右室做功指数 346
右束支传导阻滞 78
右位心 78, 229

右位主动脉弓△ 227
右心导管检查 81, 238
右心发育不良综合征 78, 229
右心发育不全综合征△ 78, 229
右心房黏液瘤 229
右心房憩室 229
右心房上下径 346
右心房造影 81, 238
右心房增大 80
右心房左右径 346
右心射血分数 346
右心室动脉圆锥切除术 336
右心室-肺动脉分流术 336
右心室辅助循环 342
右心室基底内径 346
右心室跨壁压 100
右心室瘘 229
右心室黏液瘤 229
右心室憩室 229
右心室衰竭(继发于左心衰竭) 229
右心室双出口 229
右心室双出口(大动脉转位型) 229
右心室双出口(法洛四联症型) 229
右心室双出口(室间隔缺损型) 229
右心室双出口(室间隔缺损远离大血管) 229
右心室双出口(室间隔完整型) 229
右心室造影 81, 238
右心室增大 80
右心衰竭 229
右旋心 229
右支阻滞△ 78
右主支气管恶性肿瘤 90
幼单核细胞 475
幼儿急疹 407, 430, 465
幼浆细胞 475
幼巨核细胞 475
幼淋巴细胞 475
幼淋细胞白血病 181
幼年黄色肉芽肿 430
幼年期白内障△ 17
幼年期脊柱后凸 293
幼年期缺碘性甲状腺肿 170
幼年肾单位肾痨-髓质囊肿病 154
幼年型玻璃样变纤维瘤病 293
幼年型多关节炎△ 261
幼年型关节炎 293
幼年型喉乳头状瘤 33
幼年型类风湿关节炎 430
幼年型类风湿性关节炎 430
幼年型粒-单核细胞白血病 181
幼年型麻痹性痴呆 139
幼年型慢性粒-单核细胞白血病* 181
幼年型炎症性肠病性关节炎 293
幼年型银屑病性关节炎△ 293
幼年性白内障 17
幼年性黄色瘤 174
幼年性黄色肉芽肿△ 430
幼年性透明蛋白纤维瘤病 430
幼年牙周变性 58
幼女妊娠 393
幼稚型睾丸 174
幼稚型子宫 174

幼稚子宫 374
诱发电位 149, 346
釉牙本质裂(非复杂牙冠裂) 58
釉质白垩斑 58
釉质发育不全 58
釉质钙化不全 58
釉质裂(非复杂牙冠裂)△ 48
釉质裂纹 58
釉质瘤 258
釉质脱矿 58
釉质-牙本质折断(简单冠折) 58
釉质早期龋△ 58
釉质折断(简单冠折) 58
釉珠 58
淤胆型肝炎 465
淤胆型戊型肝炎 115
淤胆型乙型肝炎 115
淤胆性肝病 115
淤积性胆管炎 115, 407
淤积性皮炎 430
淤积性紫癜 430
淤血性缺氧 90
淤血性周围性发绀 93
淤滞区 330
淤滞性皮炎 430
瘀斑 80, 229, 293, 408, 433
瘀点 80, 433
瘀血性肝损害 115
余留牙槽骨萎缩△ 53
余气量△ 343
盂唇损伤 293
盂肱关节滑膜破裂 293
盂肱关节脱位 293
鱼胆中毒 70
鱼和贝类中毒 70
鱼际间隙感染 293
鱼鳞病 430
鱼肉中毒 70
鱼食肺 90
鱼子酱舌 430
与暴露于战争有关的问题△ 441
与产褥期有关的轻度精神和行为障碍 441
与产褥期有关的重度精神和行为障碍 441
与创伤有关的牙龈和无牙区牙槽嵴损害 58
与多巴胺-β-羟化酶缺乏相关的交感神经功能障碍 139
与归类在他处的障碍或疾病有关的心理和行为因素 441
与精神发育迟缓和刻板动作有关的多动障碍△ 450
与精神发育迟滞和刻板动作有关的多动障碍 441, 450
与有毒动物接触的毒性效应 70
语词新作 444
语后聋 33
语声描记[法] 41
语声商数 41
语言发育迟缓 450
语言发育障碍 441
语言能力评定 451
语言评价量表 346
语义性痴呆 139, 444
语音改变 58
语音共振 93

语音障碍 58, 441
语音震颤 93
语音治疗 66
浴疗 434
预成冠 66
预成基台 66
预存式自体输血术 343
预防性侧颈区淋巴结清扫术 196
预防性宫颈环扎术 395
预防性气管切开术后 33
预防性中央区淋巴结清扫术 196
预激综合征 78, 407
预激综合征 A 型 78
预激综合征 B 型 78
预期焦虑 444
预设潮气容积 96
预设呼吸频率 96
预设吸呼气时间比 96
预设吸气时间分数 96
预吸氧 343
预先镇痛 343
阈刺激 149
阈上刺激 346
阈下刺激 149, 346
阈值 149
愈合基台 66
愈合期 68
原卟啉 483
原卟啉病 181
原虫病 465
原虫病并发于妊娠、分娩及产褥期 393
原虫性葡萄膜炎 465
原单核细胞 475
原发闭经△ 374
原发不孕 374
原发部位不明恶性肿瘤 352
原发刺激接触性皮炎△ 430
原发刺激性接触性皮炎 430
原发胆汁性肝硬化 115
原发进行性非流利失语 139
原发孔房间隔缺损△ 227
原发孔型间隔缺损△ 73
原发免疫性血小板减少症 181
原发皮肤 γ/δ T 细胞淋巴瘤△ 422
原发书写震颤 139
原发型多器官功能障碍综合征 330
原发型肺结核 90
原发性 CD30⁺ 淋巴增生性疾病△ 431
原发性 Fanconi 综合征△ 154
原发性阿米巴脑膜脑炎 139, 465
原发性鼻鼾 34
原发性闭角型青光眼 17
原发性闭经 374
原发性不安腿综合征 139
原发性不孕症△ 374
原发性侧索硬化 139
原发性侧索硬化症△ 139
原发性单侧第一腕掌关节病 293
原发性单侧髋关节病 293
原发性单侧膝关节病 293
原发性单纯疱疹 430, 465
原发性胆汁性胆管炎 115
原发性胆汁性肝硬化 115
原发性胆汁性肝硬化伴食管静脉曲张 115

原发性胆汁性肝硬化伴食管静脉曲张破裂
　出血 115
原发性胆汁性肝硬化伴食管胃静脉破裂出
　血△ 115
原发性胆汁性肝硬化伴食管胃静脉曲张△
　115
原发性胆汁性肝硬化失代偿期 115
原发性低颅压 144
原发性低血磷性佝偻病或骨软化症 154
原发性淀粉样变性 181
原发性淀粉样变性紫癜与多发性骨髓瘤性紫
　癜 430
原发性范科尼综合征△ 154
原发性肥大性骨关节病 294
原发性肥厚性骨关节病△ 294, 450
原发性肺癌 212
原发性肺动脉高压 * 226
原发性肺动脉高压 78
原发性肺结核 465
原发性肺淋巴瘤△ 84
原发性肺泡低通气综合征 90
原发性肺芽生菌病 430
原发性跗骨间关节化脓性关节炎 294
原发性腹膜炎 115, 407
原发性干燥综合征 430
原发性干燥综合征肾损害 154
原发性高钠血症 90
原发性高尿酸血症 170
原发性高血压 78
原发性宫缩乏力 393
原发性骨关节炎 294
原发性骨髓纤维化 181
原发性骨质疏松症 294
原发性关节病 294
原发性黑色素细胞病变 204
原发性呼吸暂停 339
原发性急性闭角型青光眼 17
原发性家族性黄瘤病 170
原发性甲状旁腺功能减退 407
原发性甲状旁腺功能亢进症 170
原发性甲状旁腺功能亢进症伴高钙危象
　170
原发性甲状旁腺功能亢进症伴骨软化 170
原发性甲状旁腺功能亢进症伴骨折 170
原发性甲状旁腺功能亢进症伴骨质疏松 170
原发性甲状旁腺功能亢进症伴肾结石 170
原发性甲状旁腺功能亢进伴纤维囊性骨
　炎 170
原发性甲状旁腺功能亢进症伴消化性溃疡
　170
原发性甲状旁腺功能亢进症术后一过性甲
　状旁腺功能减退症 170
原发性甲状腺功能减退 170
原发性甲状腺功能减退症△ 170
原发性甲状腺功能亢进 170
原发性甲状腺功能亢进症△ 170
原发性进行性失语 139
原发性颈部黑色素瘤 58
原发性开角型青光眼 17
原发性咳嗽性头痛 139
原发性扩张型心脏病 229
原发性劳力性头痛 139
原发性颅内高压 139
原发性卵巢功能不全 374

原发性慢性闭角型青光眼 9
原发性弥漫性食管痉挛△ 109
原发性免疫缺陷病 181
原发性脑干损伤 204
原发性脑室内出血 139
原发性黏液癌 430
原发性女阴萎 422
原发性帕金森病 132
原发性疱疹性口炎 43
原发性霹雳样头痛 139
原发性皮肤 B 细胞淋巴瘤 430
原发性皮肤 CD30⁺ 间变性大细胞淋巴瘤
　431
原发性皮肤 CD30⁺ 淋巴细胞增殖性疾病
　431
原发性皮肤 CD30 阳性 T 细胞淋巴瘤增殖性
　疾病 181
原发性皮肤 CD4⁺ 小 / 中多形性 T 细胞淋巴
　瘤 431
原发性皮肤 CD4 阳性小 / 中等大小 T 细胞
　淋巴增殖性疾病 181
原发性皮肤 CD8 阳性亲表皮细胞毒性 T 细
　胞淋巴瘤 181
原发性皮肤 γδ T 细胞淋巴瘤 181
原发性皮肤 T 细胞淋巴瘤 431
原发性皮肤边缘区 B 细胞淋巴瘤 431
原发性皮肤间变性大细胞淋巴瘤 181
原发性皮肤浆细胞瘤 431
原发性皮肤结核 431, 465
原发性皮肤滤泡中心淋巴瘤 181
原发性皮肤滤泡中心细胞性淋巴瘤 431
原发性皮肤弥漫大 B 细胞淋巴瘤, 腿型 181
原发性皮肤弥漫性大 B 细胞淋巴瘤(其他型)
　431
原发性皮肤侵袭性亲表皮 CD8⁺ 细胞毒性 T
　细胞淋巴瘤△ 431
原发性皮肤侵袭性嗜表皮 CD8⁺ T 细胞淋巴
　瘤 431
原发性皮肤外周 T 细胞淋巴瘤 431
原发性皮肤外周 T 细胞淋巴瘤(非特殊类型)
　431
原发性皮肤外周 T 细胞淋巴瘤, 罕见类型
　181
原发性皮肤外周细胞淋巴瘤(未定类)△
　431
原发性皮肤肢端 CD8 阳性 T 细胞淋巴瘤
　181
原发性胼胝体变性 139
原发性气管肿瘤 33
原发性全身性骨关节病 294, 450
原发性醛固酮增多症 78, 170, 247
原发性醛固酮增多症伴多种并发症 170
原发性醛固酮增多症伴慢性肾病 170
原发性醛固酮增多症伴脑出血 170
原发性醛固酮增多症伴脑梗死 170
原发性醛固酮增多症伴肾结石 170
原发性醛固酮增多症伴视网膜病变 170
原发性醛固酮增多症伴糖代谢异常 170
原发性醛固酮增多症合并心肌肥大 170
原发性肉碱缺乏症 170
原发性软骨肉瘤 294
原发性三叉神经痛 139
原发性色素结节性肾上腺病 170
原发性上斜肌功能亢进 17

原发性舌咽神经痛 139
原发性舍格伦综合征△ 419
原发性肾病综合征 154
原发性肾淀粉样变性病 154
原发性肾上腺皮质功能减退症 170
原发性肾上腺增生△ 166
原发性肾素增多症 154
原发性渗出性淋巴瘤 181
原发性生殖器疱疹 431
原发性食管癌 212
原发性视神经瘤 17
原发性视网膜色素变性△ 12
原发性视网膜脱离 17
原发性噬血细胞综合征 181
原发性双侧第一腕掌关节病 294
原发性双侧髋关节病 294
原发性双侧膝关节病 294
原发性特发性青少年骨质疏松 294
原发性痛风 294
原发性痛经 374
原发性痛觉过敏 339
原发性妄想 444
原发性戊糖尿症 170
原发性系统性淀粉样变病 431
原发性系统性淀粉样变性△ 431
原发性下斜肌功能亢进 17
原发性纤毛运动不良症 90
原发性腺样囊性癌 431
原发性小肠吸收不良综合征 115
原发性小血管炎肾损害 154
原发性性活动相关性头痛 139
原发性血小板增多症 181
原发性血脂异常 170
原发性眼单纯疱疹 431
原发性眼内淋巴瘤 17
原发性硬化性胆管炎 115
原发性阅读性癫痫 139
原发性阵发性肌红蛋白尿 294
原发性针刺样头痛 139
原发性震颤△ 203
原发性支气管淀粉样变 90
原发性支气管肺癌 91
原发性支气管肺淀粉样变 91
原发性直立性低血压 139
原发性中枢神经系统淋巴瘤 181
原发性中枢神经系统弥漫大 B 细胞淋巴瘤 181
原发性侏儒 170
原发性纵隔淋巴瘤 91
原发性纵隔（胸腺）大 B 细胞淋巴瘤 181
原发于眼睑的印戒细胞癌 431
原发灶不明的淋巴结转移癌 352
原发灶不明颈部淋巴结转移癌 352
原发中枢神经系统淋巴瘤 139
原发中枢神经系统血管炎△ 143
原红细胞 475
原基性侏儒△ 170
原浆细胞 475
原浆型星形细胞瘤 204
原巨核细胞 475
原粒细胞 475
原淋巴细胞 475
原始三叉动脉海绵窦瘘 204
原始神经外胚层瘤△ 205

原始神经外胚层肿瘤 352
原始神经外胚瘤△ 266
原始细胞增多性难治性贫血＊ 177
原田病 431
原位癌 352
原位恶性黑色素瘤△ 431
原位肝移植术 196
原位黑素瘤 431
原位溶血 181
原位套细胞淋巴瘤 181
原位心脏移植术 237
原位新膀胱术 255
原位杂交 183
圆孢子虫病 465
圆饼形阴囊 247
圆韧带病损切除术 383
圆韧带恶性肿瘤 374
圆韧带良性肿瘤 374
圆韧带囊肿 374
圆韧带缩短术 383
圆韧带悬吊术 383
圆形细胞脂肪肉瘤 294
圆柱瘤 33,431
圆柱状种植体 68
圆锥角膜 17
圆锥角膜视力矫正不佳 17
圆锥角膜术后 17
缘于Ⅰ型 Chiari 畸形的头痛（CM Ⅰ） 139
缘于 HIV 病毒感染的头痛 139
缘于癌性脑膜炎的头痛 139
缘于伴皮层下梗死和白质脑病的常染色体
　显性遗传脑动脉病的头痛 140
缘于伴有白质脑病和全身表现的视网膜血
　管病的头痛 140
缘于鼻或鼻窦疾病的头痛 140
缘于鼻黏膜、鼻甲、鼻中隔疾病的头痛 140
缘于病毒性脑膜炎的头痛 140
缘于病毒性脑膜炎或脑炎的头痛 140
缘于病毒性脑炎的头痛 140
缘于创伤后应激障碍的头痛 140
缘于垂体卒中的头痛 140
缘于代谢、中毒或激素所致颅内压增高的头
　痛 140
缘于带状疱疹的痛性三叉神经病 140
缘于带状疱疹的痛性中间神经病 140
缘于低氧血症和 / 或高碳酸血症的头痛
　140
缘于第三脑室胶样囊肿的头痛 140
缘于癫痫发作的头痛 140
缘于动脉炎的头痛 140
缘于短暂性脑缺血发作的头痛 140
缘于多发性硬化的三叉神经痛 140
缘于多发性硬化的中枢性神经病理性疼痛
　140
缘于多种而并非单一种类药物的药物过量
　性头痛 140
缘于耳部疾病的头痛 140
缘于飞机旅行的头痛 140
缘于非创伤性急性硬膜下出血的急性头痛
　140
缘于非创伤性颅内出血的头痛 140
缘于非创伤性脑出血的急性头痛 140
缘于非创伤性蛛网膜下腔出血的急性头痛

140
缘于非头痛治疗药物长期使用的头痛 140
缘于非头痛治疗药物偶尔使用的头痛 140
缘于分离性焦虑症的头痛 140
缘于感染的头痛 140
缘于高血压的头痛 140
缘于高血压脑病的头痛 140
缘于高血压危象而无高血压脑病的头痛 140
缘于广泛性焦虑症的头痛 140
缘于海绵状血管瘤的头痛 140
缘于挥鞭伤的持续性头痛 140
缘于挥鞭伤的急性头痛 140
缘于急性鼻窦炎的头痛 140
缘于急性闭角型青光眼的头痛 140
缘于既往非创伤性急性硬膜下出血的持续
　性头痛 140
缘于既往非创伤性颅内出血的持续性头痛
　140
缘于既往非创伤性脑出血的持续性头痛
　140
缘于既往非创伤蛛网膜下腔出血的持续
　性头痛 140
缘于既往颈段颈动脉或椎动脉夹层的持续
　性头痛、面痛或颈痛 140
缘于既往可逆性脑血管收缩综合征的持续
　性头痛 140
缘于既往颅内非血管性疾病的持续性头痛
　140
缘于既往颅内真菌或其他寄生虫感染的持
　续性头痛 140
缘于既往内环境紊乱的持续性头痛 140
缘于既往缺血性卒中（脑梗死）的持续性头
　痛 140
缘于既往头颈部血管性疾病的持续性头痛
　140
缘于既往细菌性脑膜炎或脑膜脑炎的持续
　性头痛 140
缘于继发性中枢神经系统血管炎的头痛
　140
缘于继发于染色体异常导致的颅内压增高
　的头痛 140
缘于甲状腺功能减低的头痛 140
缘于禁食的头痛 140
缘于茎突舌骨韧带钙化的头面痛 140
缘于惊恐障碍的头痛 140
缘于精神病性障碍的头痛 140
缘于精神障碍的头痛 140
缘于颈部疾病的头痛 140
缘于颈动脉或椎动脉血管成形术或支架术
　的头痛 140
缘于颈段颈动脉或椎动脉疾病的头痛 140
缘于颈段颈动脉或椎动脉夹层的急性头痛、
　面痛或颈痛 140
缘于颈段颈动脉或椎动脉夹层的头痛、面痛
　或颈痛 140
缘于颈肌筋膜疼痛的头痛 140
缘于局部脑组织感染的头痛 140
缘于巨细胞性动脉炎的头痛 140
缘于开颅术的持续性头痛 140
缘于开颅术的急性头痛 140
缘于可逆性脑血管收缩综合征的急性头痛
　140
缘于可逆性脑血管收缩综合征的头痛 140
缘于淋巴细胞性垂体炎的头痛 141

缘于颅骨疾病的头痛 141
缘于颅内动静脉畸形的头痛 141
缘于颅内动脉夹层的头痛 141
缘于颅内动脉内处理的头痛 141
缘于颅内非感染性炎性疾病的头痛 141
缘于颅内非血管性疾病的头痛 141
缘于颅内感染的头痛 141
缘于颅内真菌或其他寄生虫感染的急性头痛 141
缘于颅内真菌或其他寄生虫感染的慢性头痛 141
缘于颅内真菌或其他寄生虫感染的头痛 141
缘于颅内肿瘤病变的头痛 141
缘于颅内肿瘤的头痛 141
缘于慢性或复发性鼻窦炎的头痛 141
缘于慢性颅内血管病的头痛和/或偏头痛样先兆 141
缘于某种物质的或物质戒断性头痛 141
缘于某种物质使用或接触的头痛 141
缘于脑淀粉样血管病的偏头痛样先兆 141
缘于脑积水所致颅内压增高的头痛 141
缘于脑脊液瘘的头痛 141
缘于脑脊液压力减低的头痛 141
缘于脑脊液压力增高的头痛 141
缘于脑静脉窦支架植入术的头痛 141
缘于脑静脉系统疾病的头痛 141
缘于脑静脉系统血栓形成的头痛 141
缘于脑缺血事件的头痛 141
缘于脑三叉神经或软脑膜血管瘤病（Sturge-Weber 综合征）的头痛 141
缘于内环境紊乱的头痛 141
缘于颞下颌关节紊乱的头痛 141
缘于其他代谢性或系统性疾病的头痛 141
缘于其他非感染性炎性颅内疾病的头痛 141
缘于其他急性颅内动脉血管病的头痛 141
缘于其他疾病的痛性三叉神经病 141
缘于其他疾病的痛性中间神经病 141
缘于其他颅、颈、眼、耳、鼻、鼻窦、牙、口或其他面、颈部结构异常的头面痛 141
缘于其他颅内非血管性疾病的头痛 141
缘于其他慢性颅内血管病的头痛 141
缘于其他内环境紊乱的头痛 141
缘于其他全身性感染的慢性头痛 141
缘于其他全身性感染的头痛 141
缘于其他头颈部创伤的持续性头痛 141
缘于其他头颈部创伤的急性头痛 141
缘于其他物质使用或接触的头痛 141
缘于其他药物的药物过量性头痛 141
缘于其他原因的三叉神经痛 141
缘于鞘内注射的头痛 141
缘于屈光不正的头痛 141
缘于躯体化障碍的头痛 141
缘于全身性病毒感染的急性头痛 141
缘于全身性病毒感染的慢性头痛 141
缘于全身性病毒感染的头痛 141
缘于全身性感染的头痛 141
缘于全身性细菌感染的急性头痛 141
缘于全身性细菌感染的慢性头痛 141
缘于全身性细菌感染的头痛 141
缘于缺血性眼动神经麻痹的头痛 141
缘于缺血性卒中（脑梗死）的急性头痛 141
缘于缺血性卒中（脑梗死）的头痛 141
缘于三叉神经损伤或病变的疼痛 141

缘于上颈部神经根型颈椎病的头痛 141
缘于舌咽神经损伤或病变的疼痛 141
缘于社交焦虑症（社交恐惧症）的头痛 141
缘于摄入或吸入冷刺激物的头痛 141
缘于神经系统结节病的头痛 141
缘于嗜铬细胞瘤的头痛 141
缘于睡眠呼吸暂停的头痛 141
缘于太空旅行的头痛 141
缘于特定恐惧症的头痛 141
缘于特发性颅内压增高的头痛 141
缘于体位性低血压的头（颈）痛 141
缘于头部创伤的持续性头痛 141
缘于头部创伤的急性头痛 142
缘于头部放射治疗术的头痛 142
缘于头部轻度创伤的持续性头痛 142
缘于头部轻度创伤的急性头痛 142
缘于头部轻中度创伤的迟发性持续性头痛 142
缘于头部轻中度创伤的迟发性急性头痛 142
缘于头部中重度创伤的迟发性持续性头痛 142
缘于头部中重度创伤的迟发性急性头痛 142
缘于头部中重度创伤的持续性头痛 142
缘于头部中重度创伤的急性头痛 142
缘于头颈部创伤的头痛 142
缘于头颈部血管性疾病的头痛 142
缘于头颈肌张力障碍的头痛 142
缘于头颅、颈部、眼、耳、鼻、鼻窦、牙、口腔、或其他面部或颈部构造疾病的头痛或面痛 142
缘于透析的头痛 142
缘于外部冷刺激的头痛 142
缘于外源性急性升压药物的头痛 142
缘于未破裂囊状动脉瘤的头痛 142
缘于未破裂血管畸形的头痛 142
缘于未确定的或未经证实的多重药物种类的药物过量性头痛 142
缘于无菌性（非感染性）脑膜炎的头痛 142
缘于物质使用或暴露后的持续性头痛 142
缘于细菌性脑膜炎或脑膜脑炎的急性头痛 142
缘于细菌性脑膜炎或脑膜脑炎的慢性头痛 142
缘于细菌性脑膜炎或脑膜脑炎的头痛 142
缘于下丘脑或垂体分泌过多或不足的头痛 142
缘于线粒体脑病伴乳酸酸中毒和卒中样发作的头痛 142
缘于血管造影术的头痛 142
缘于牙齿疾病的头痛 142
缘于咽后肌腱炎的头痛 142
缘于烟雾病的头痛 142
缘于眼部疾病的头痛 142
缘于眼部炎性疾病的头痛 142
缘于已知病因的痛性舌咽神经病 142
缘于抑郁症的头痛 142
缘于隐性斜视或显性斜视的头痛 142
缘于硬脑膜动静脉瘘的头痛 142
缘于原发性中枢神经系统血管炎的头痛 142
缘于占位性损害的三叉神经痛 142
缘于中间神经损伤或疾病的疼痛 142
缘于子痫前期或子痫的头痛 142
缘于自发性低颅压的头痛 142

缘于自主神经反射障碍的头痛 142
猿耳 33
猿手畸形 299
源皮距 366
源-轴距 366
源准直器距离 366
远场电位 149
远达性视网膜病 17
远端侧位型甲下甲真菌病 431
远端潜伏期 149
远端小管酸中毒△ 153
远端型肌病△ 142
远端型肌营养不良△ 142
远端型肌营养不良症 142
远端型脊髓性肌萎缩 142
远端型脊髓性肌萎缩症△ 142
远端肌病 142
远端胰腺切除术 196
远端指骨过短-发育畸形 170
远端指/趾节间型关节型银屑病 431
远端指/趾节间银屑病性关节病△ 431
远端趾间关节骨关节炎 294
远段输尿管不发育 247
远节基底骨折 294
远节指骨骨折 294
远距离放射治疗 366
远视 17
远外侧入路 210
远位皮瓣术 333
远心性环状红斑△ 418
远指间关节脱位及拇指指间关节脱位 294
远中错𬌗 42
远中错𬌗伴上切牙唇倾△ 42
远中错𬌗伴上切牙舌倾△ 42
远中𬌗 58
远中埋伏下颌第三磨牙 58
远中楔形瓣 66
远中阻生 58
约翰松尿道成形术 255
月骨骨折 294
月骨前脱位 294
月骨缺血性坏死 294
月骨脱位 294
月骨完全脱位 294
月骨无菌性坏死 294
月骨周围脱位 294
月经抽吸术 383
月经过多 374
月经过少 377
月经频发 377
月经期支气管哮喘 91
月经紊乱 374
月经稀发 377
月经相关无先兆偏头痛 142
月经相关有先兆偏头痛 142
月经性气胸 91
月经早初潮△ 170
月经疹 431
月三角骨分离 294
月三角韧带损伤 294
阅读性癫痫△ 142
阅读诱发反射性癫痫 142
阅读障碍 441
云母尘肺 455

允许性低热量策略　96
允许性高碳酸血症　91,330
孕 <5 周　393
孕 5 周　393
孕 6 周　393
孕 7 周　393
孕 8 周　393
孕 9 周　393
孕 10 周　393
孕 11 周　393
孕 12 周　393
孕 13 周　393
孕 14 周　393
孕 15 周　393
孕 16 周　393
孕 17 周　393
孕 18 周　393
孕 19 周　393
孕 20 周　393
孕 21 周　393
孕 22 周　393
孕 23 周　393
孕 24 周　393
孕 25 周　393
孕 26 周　393
孕 27 周　393
孕 28 周　393
孕 29 周　393
孕 30 周　393
孕 31 周　393
孕 32 周　393
孕 33 周　393
孕 34 周　393
孕 35 周　393
孕 36 周　394
孕 37 周　394
孕 38 周　394
孕 39 周　394
孕 40 周　394
孕 41 周　394
孕 42 周　394
孕 >42 周　394
孕产妇低血压综合征　394
孕三醇　483
孕酮　483
孕酮受体　483
孕早期△　394
运动单位　149
运动单位动作电位　149
运动单位范围　149
运动单位数目估计　149
运动点　149
运动反应　149
运动负荷　100
运动负荷试验　81
运动后递增　149
运动激发试验　100
运动疗法　333
运动皮质刺激　210
运动潜伏期　149
运动神经病　142
运动神经传导速度　149
运动神经元变性病　142
运动神经元病　142

运动失调性步态　299
运动伪差　149
运动心肺功能测试　100
运动心肺功能评估　451
运动性闭经　374
运动性骨筋膜室综合征　294
运动性幻觉　444
运动性失语　450
运动性哮喘　91
运动性哮喘△　403
运动性血尿　156
运动性荨麻疹△　412
运动诱发电位　149,346
运动诱发性高胰岛素血症　170
运动诱发性肌张力障碍　142
运动员心脏综合征　78
运动员足　294
运动障碍　204
运动障碍性膀胱　142
晕动症　142
晕厥　80
晕厥和虚脱△　70
晕厥前期　80
晕厥前兆△　80
晕皮炎　431
晕痣　431

Z

杂醇油中毒　455
灾难经历后的持久人格改变　444
载距突　294
载距突骨折　294
载硫氨基酸代谢紊乱　174
载脂蛋白　483
载脂蛋白 A　483
载脂蛋白 A1　483
载脂蛋白 A2　483
载脂蛋白 B　483
载脂蛋白 C2　483
载脂蛋白 C3　483
载脂蛋白 E　483
载脂蛋白 E 基因分型　471
载脂蛋白 E 同工酶　483
载脂蛋白 H　483
再发龋　58
再分布　366
再骨折　294
再剖腹探查术　196,255
再群体化　366
再生障碍危象　181
再生障碍性贫血　181
再生障碍性贫血 - 阵发性睡眠性血红蛋白
　　尿综合征 *　175
再氧合　366
再造鼻修整术　324
再造耳郭术后感染　320
在操作中对意外遗留异物的急性反应△
　　218
在腹、下背和骨盆水平的多处血管损伤△
　　184
在颈水平的肌肉和肌腱扭伤△　273
在颈水平的肌肉和肌腱损伤△　273
在颈水平的血管损伤　58

在线血液滤过　156
在线血液透析滤过　156
在医院内出生的单胎活产婴儿　407
在医院内出生的多胎活产婴儿　407
在医院内出生的双胎活产婴儿　407
在医院外出生的单胎活产婴儿　407
在医院外出生的多胎活产婴儿　407
在医院外出生的双胎活产婴儿　407
暂时充填　66
暂时性和持久性棘层松解性皮病　431
暂时性回肠造口术　362
暂时性棘层松解性皮病△　431
暂时性结肠造口术　362
暂时性气管切开术　66,216
暂时性气管造口术　40
暂时性听阈位移　456
暂时性胃造口术　196,362
暂时性义齿　66
脏层胸膜剥除术　216
脏层胸膜恶性肿瘤△　91
脏胸膜恶性肿瘤　91
早搏△　76
早产　394
早产伴分娩　394
早产儿　407
早产儿代谢性骨病　407
早产儿呼吸暂停　407
早产儿脑白质损伤　407
早产儿脑病　407
早产儿脑损伤　407
早产儿贫血　407
早产儿视网膜病　407
早产儿视网膜病变　17
早产儿喂养不耐受　407
早产儿(孕期等于或大于 28 整周,但小于
　　32 整周)　407
早产儿(孕期等于或大于 32 整周,但小于
　　37 整周)　407
早产儿支气管肺发育不良△　407
早产经剖宫产分娩　394
早产经引产分娩　394
早产临产　394
早产胎膜早破　394
早发先天性骨梅毒　294
早发型阿尔茨海默病△　126
早发型阿尔茨海默病　142
早发型家族性阿尔茨海默病△　126,142
早发型炎症性肠病　115
早发型重度子痫前期　394
早发型子痫前期　394
早发性肌阵挛脑病△　142,407
早发性肌阵挛性脑病　142,407
早发性脊柱侧凸　294
早发性脊柱侧弯△　294
早发性近视　17
早发性良性儿童枕叶癫痫病　142
早发性卵巢功能不全　374
早发性小脑性共济失调　142
早发性月经　170
早反应组织　366
早复极综合征△　78
早接触　68
早老性白内障　17
早老性痴呆　142

早老症 170
早萌 58
早年白发综合征 431
早期反应 366
早期负重 66
早期复极综合征 78
早期肝硬化 115
早期结肠癌 352
早期梅毒 465
早期梅毒性视网膜炎 18
早期目标导向治疗 343
早期目标指导治疗 96
早期难免流产 374
早期品他 431
早期前体 B 淋巴细胞白血病 181
早期前体 T 淋巴细胞白血病 181
早期人工流产 374
早期妊娠 394
早期胎传骨膜梅毒 431
早期胎传梅毒 431
早期胎传梅毒性鼻炎 431
早期胎传梅毒性肺炎 431
早期胎传梅毒性骨髓炎 431
早期胎传梅毒性骨软骨炎 431
早期胎传梅毒性喉炎 431
早期胎传梅毒性咽炎 431
早期胎传内脏梅毒 431
早期胎传眼梅毒 431
早期完全自然流产 374
早期胃癌 115, 186
早期习惯性流产 374
早期先天性梅毒性肝炎 115
早期先天性梅毒性脉络膜视网膜炎 18
早期修复 66
早期婴儿癫痫性脑病伴暴发抑制 142, 407
早期治疗性流产 374
早期种植 66
早期种植体失败 58
早期自然流产 374
早熟性巨睾症 170
早熟性皮脂腺增生 431
早泄 247, 444
早幼红细胞 475
早幼粒细胞 475
早孕反应 394
早孕减胎术 383
蚤叮咬 431
藻菌病 465
皂类中毒 455
灶性肺气肿 91
造口旁疝修补术 196
造口腔内异物取出 255
造口腔内异物去除 216
造口疝绞窄 115
造瘘口旁疝 115
造血干细胞采集 182
造血干细胞计数 475
造血干细胞移植 182
造血干细胞移植相关性急性肾衰竭△ 154
造血干细胞移植相关性急性肾损伤 154
造血干细胞移植相关性慢性肾脏病 154
造血祖细胞培养 475
造影超声心动图 346
造影剂肾病 154

造釉细胞型颅咽管瘤 204
噪声性聋 33
噪声引起的听力损失 455
噪音 149
噪音性耳聋△ 30, 33, 456
躁狂型分裂情感障碍△ 437
躁狂性木僵 444
躁狂抑郁症 440
躁狂抑郁症△ 440
躁狂症 441
躁狂状态 441
躁郁环性气质 441
择区性颈淋巴结清扫术 196
增敏比 366
增生不良性贫血 181
增生坏死性肾小球肾炎 154
增生性瘢痕 330
增生性表皮囊肿 431
增生性玻璃体病变△ 18
增生性玻璃体视网膜病伴视网膜脱离 18
增生性玻璃体视网膜病变 18
增生性脊柱炎 294
增生性筋膜炎 294
增生性毛囊囊性肿瘤 320
增生性毛鞘囊肿 431
增生性脓皮病 431
增生性贫血 181
增生性软骨营养障碍 407
增生性肾小球肾炎 154
增生性牙龈炎△ 58
增生性龈炎 58
增生硬化性肾小球肾炎 154
增殖期糖尿病视网膜病变△ 18
增殖前期糖尿病视网膜病 18
增殖型糖尿病视网膜病 18
增殖型糖尿病视网膜病变合并玻璃体积血 18
增殖型糖尿病视网膜病变合并牵拉性视网膜脱离 18
增殖型糖尿病视网膜病变合并视网膜牵引 18
增殖型糖尿病视网膜病变合并视网膜前出血 18
增殖型天疱疮 431
增殖型玻璃体病变 18
增殖性玻璃体视网膜病变△ 18
增殖性肺结核 91
增殖性红斑△ 48
增殖性结核性肺纤维变性△ 86
增殖性脓皮病△ 431
增殖性脓性口炎 58
增殖性视网膜病 18
眨眼症 18
栅栏状包膜神经瘤 431
窄 QRS 心动过速 78
窄谱中波紫外线治疗 434
粘接固位 66
粘接固位基台 66
粘结固定桥 66
粘连性肠梗阻 115
粘连性肺不张 91
粘连性肌腱炎 294
粘连性脊髓蛛网膜炎 142
粘连性肩关节囊炎 294
粘连性角膜白斑 18
粘连性中耳炎 33
粘贴剂引起的变应性接触性皮炎 18

粘液水肿型地方性呆小病△ 165
詹韦损害 80
谵妄 142, 338, 441
展神经损伤 18
占位效应 149
战壕热 431, 465
战壕足△ 326
战争神经症 441
张口度 346
张口呼吸 35
张口、咀嚼时跳动性耳痛 35
张口困难 59
张口训练 58
张力时间指数 346
张力性气颅 142
张力性气胸 91, 212
张力性水疱 294
章鱼咬伤 431
掌背动脉皮瓣术 333
掌部离断 294
掌侧半脱位 294
掌侧副韧带损伤后遗症 450
掌侧手部瘢痕挛缩整形术 333
掌骨病损切除术 362
掌骨多发性骨折 294
掌骨多发性骨折骨不愈合 294
掌骨恶性骨肿瘤 294
掌骨干骨折 294
掌骨骨骺损伤 294
掌骨骨髓炎 294
掌骨骨折 294
掌骨骨折不愈合 294
掌骨骨折术后 294
掌骨骺损伤△ 294
掌骨骺早闭 294
掌骨活组织检查 317
掌骨基底骨折 294
掌骨间融合 294
掌骨结核 294
掌骨颈骨折 294
掌骨良性肿瘤 294
掌骨头骨折 294
掌骨头幼年型骨软骨病 294
掌黑癣 431
掌红斑 431
掌腱膜挛缩 450
掌腱膜挛缩症 294
掌浅动静脉弓损伤 294
掌深动静脉弓损伤 294
掌(纹)黄瘤 431
掌压痛 299
掌疣 431
掌再植术 314
掌跖扁平苔藓 431
掌跖角化病 431
掌跖角化病伴食管癌 431
掌跖角化过度 433
掌跖角化-牙周破坏综合征 58
掌跖角化症△ 431
掌跖脓疱病 431
掌跖脓疱型银屑病 431
掌跖纤维瘤病 431
掌跖银屑病 431
掌跖疣 431

掌指关节半脱位 294
掌指关节侧副韧带断裂 450
掌指关节成形术 314
掌指关节副韧带断裂 294
掌指关节过伸畸形 330
掌指关节绞锁 294
掌指关节离断术 324
掌指关节扭伤
掌指关节韧带断裂 294,450
掌指关节脱位 294
掌指关节炎 294
掌指和指间关节处的手指韧带创伤性断裂△ 278,294
掌中间隙感染 294
掌皱褶点状角化病 431
帐篷式植骨技术 66
招风耳 33,407
招风耳矫正术 40,324
照射技术 366
照射剂量 366
照射体积 366
照射野 366
照射野内肿瘤复发 366
爪粗隆骨折 294
爪形手 294,330
爪形手畸形△ 267
爪形手畸形 299
爪形手畸形矫正术 333
爪形趾 294
爪形趾△ 292
爪形趾畸形△ 267,294
爪状趾△ 294
折返性室性心律失常 407
蔗尘沉着病 91
蔗尘肺 91
蔗糖酶缺乏 115
蔗糖溶血试验 475
阵发 149
阵发性房颤 78
阵发性房扑△ 78
阵发性房室结内折返性心动过速 78
阵发性房室折返性心动过速 78
阵发性房速△ 78
阵发性房性心动过速 78
阵发性腹痛 394
阵发性寒冷性血红蛋白尿 407
阵发性交界性心动过速 78
阵发性冷性血红蛋白尿症 181
阵发性偏侧头痛 143
阵发性室上速△ 78
阵发性室上性心动过速 78,407
阵发性室速△ 78
阵发性室性心动过速 78,407
阵发性睡眠性血红蛋白尿症 181,431,475
阵发性位置性眩晕 33
阵发性心房颤动△ 78
阵发性心房扑动 78
阵挛性半面痉挛 33,143
阵挛性发作 143
针刺镇痛 343
针刀疗法 343
针道感染 294
针孔状尿道口 247
针状物恐惧症 442

诊断量表 446
诊断模型 66
诊断性腹腔穿刺 197
诊断性刮宫手术 383
诊断性手术 96
诊断性胸腔穿刺术 100
诊断制剂中毒 455
诊室血压 81
枕部、额部胀痛 35
枕部皮下肿物 320
枕部入路 210
枕大孔区病灶切除术 210
枕大神经痛 142,204
枕大神经炎 142
枕骨 204
枕骨大孔脑膜瘤 204
枕骨大孔疝 204
枕骨大孔疝△ 137
枕骨恶性肿瘤 58,352
枕骨寰椎融合症 294
枕骨继发恶性肿瘤 352
枕骨髁骨折 294
枕骨良性肿瘤 33,204
枕骨占位性病变 204
枕骨椎体化 294
枕颈部畸形 294
枕颈融合内固定术 314
枕髁发育不良 294
枕神经痛 142
枕下减压术 210
枕下经小脑幕入路脑病灶切除术 210
枕下入路 210
枕下神经减压术 210
枕下中线入路脑病灶切除术 210
枕-小脑后下动脉吻合术 210
枕小神经痛 142,204
枕叶白质病变 142
枕叶病损切除术 362
枕叶病灶切除术 210
枕叶出血 142
枕叶癫痫 143
枕叶恶性肿瘤 204
枕叶继发恶性肿瘤 204
枕叶交界性肿瘤 204
枕叶良性肿瘤 204
枕叶脑出血 143
枕叶脑膜瘤 204
枕叶脓肿 143
枕叶切除术 210
珍珠状阴茎丘疹 431
真菌病 466
真菌毒素污染食物毒性效应 70
真菌肺炎 91
真菌鉴定 484
真菌镜检 435
真菌培养 435,484
真菌培养和鉴定 484
真菌球 33
真菌性鼻-鼻窦炎△ 33
真菌性鼻窦炎 33
真菌性鼻窦炎术后 33
真菌性肠炎 115
真菌性肠炎△ 325
真菌性蝶窦炎 466

真菌性额窦炎 466
真菌性肺炎 91
真菌性腹膜炎 466
真菌性感染 294
真菌性关节炎 294
真菌性肌炎 142
真菌性角膜炎 18,466
真菌性结肠炎 115
真菌性结膜炎 466
真菌性脑膜炎 142,466
真菌性脑炎 142
真菌性尿路感染 154,466
真菌性葡萄膜炎 466
真菌性筛窦炎 466
真菌性上颌窦炎 466
真菌性食管炎 115,466
真菌性外耳道炎 466
真菌性小肠炎 466
真菌性心包炎 466
真菌性心肌炎 466
真菌性眼内炎 18
真菌性阴道炎 374
真菌性足菌肿 431
真菌药敏定量试验 484
真菌药敏定性试验 484
真空辅助乳腺活检术 196
真空吸引器应用失败 394
真两性畸形 247
真皮导管瘤 431
真皮神经鞘黏液瘤 294
真皮下血管网皮片移植术 333
真皮脂肪瓣术 333
真皮中层弹性组织溶解 431
真皮中层弹性组织溶解症 431
真性红细胞增多症 431
真性晶状体囊膜剥脱综合征 18
真性尿失禁 247
真性小眼球 18
真性性早熟 170
砧骨固定 33
砧骨畸形 33
振动声桥植入术 40
振动性白指 455
振动荨麻疹△ 431
振幅整合脑电图 408
震颤△ 448
震颤麻痹 70,132,449
震颤型脑瘫△ 450
震颤型脑性瘫痪 450
震颤性荨麻疹 431
震颤性谵妄 454
镇静催眠药中毒△ 452
镇静剂或催眠剂的有害使用 442
镇静剂或催眠剂急性中毒 442
镇静剂或催眠剂戒断状态 442
镇静剂或催眠剂所致的残留性和迟发性精神障碍 442
镇静剂或催眠剂所致的精神病性障碍 442
镇静剂或催眠剂所致的精神和行为障碍 442
镇静剂或催眠剂所致的遗忘综合征 442
镇静剂或催眠剂依赖综合征 442
镇静剂中毒 455
镇静药物引起的睡眠增多 143

镇咳药中毒　455
镇痛剂肾病　154
镇痛 / 伤害平衡指数　346
镇痛药物成瘾　442
镇痛与镇静　96
睁闭眼诱发试验　149
蒸馏水或高渗盐水激发试验　100
蒸馏水激发试验　100
正常肺容积呼吸衰竭　91
正常分娩　394
正常高值血压　78
正常灌注压突破　204
正常呼吸音　93
正常呼吸运动　93
正常甲状腺病态综合征△　163
正常钾型周期性瘫痪　143
正常颅压性脑积水△　204
正常容量性高钠血症　91
正常位输尿管膨出　247
正常血钾性周期性麻痹△　143
正常血钠性体液容量过多　170
正常压力脑积水　204
正常眼压性青光眼　18
正常足月儿　407
正常组织放射效应　366
正常组织耐受量　366
正电压放射治疗　362
正电子发射断层显像　149,366
正电子发射计算机断层显像　317
正电子发射计算机体层显像仪　217
正电子发射体层成像　100
正畸拔牙　66
正畸减数牙　58
正己烷中毒　455
正交摄片法　366
正角化牙源性囊肿　58
正确用药所致类固醇性糖尿病　170
正确用药所致药物性皮质醇增多症　170
正锐波　149
正细胞性贫血　181
正细胞正色素性贫血　181
正弦波　149
正压尿道造影　255
正压气囊试验　343
正压通气　96,395
正压通气连接　96
正压通气术　343
正中唇裂　58
正中挡　68
正中关系　68
正中关系骀　68
正中关系弧　68
正中关系位　68
正中颌位记录　68
正中骀　68
正中骀平衡　68
正中进路舌根部肿物切除术　66
正中菱形舌炎　58,431
正中神经良性肿瘤　294
正中神经麻痹　143
正中神经嵌压综合征　143
正中神经损害　143,294
正中神经损伤后遗症　450
正中锁　68

正中牙间隙　59
正中自由区　68
症状量表　446
症状性癫痫　143
症状性(或可能为症状性)局灶性癫痫　143
症状性精神病　143
症状性精神障碍　442
症状性精索静脉曲张　247
症状性局灶性癫痫△　143
症状性快速眼动睡眠行为障碍　143
症状性苔藓样疹　431
症状性血小板减少性紫癜　431
症状性炎性肌病　294
支撑喉镜检查法　41
支撑喉镜下喉病损切除术　40
支撑喉镜下喉成形术　40
支撑喉镜下喉扩张术　40
支撑喉镜下喉切开引流术　40
支撑喉镜下环杓关节复位术　40
支撑喉镜下会厌病损激光烧灼术　40
支撑喉镜下会厌病损切除术　40
支撑喉镜下舌带病损激光烧灼术　40
支撑喉镜下声带病损激光烧灼术　40
支撑喉镜下声带病损切除术　40
支撑喉镜下声带切除术　40
支撑喉镜下声带息肉切除术　40
支撑喉镜下声带粘连松解术　40
支撑喉镜下声门病损切除术　40
支撑喉镜下咽部病损切除术　40
支撑相　317
支管胆管瘘　91
支管镜下支气管病损冷冻术　216
支架内血栓相关性心肌梗死　78
支架象鼻手术　237
支架象鼻术　216
支架折断　58
支架植入后出血△　143
支架植入术　143
支架植入术后出血　143
支架植入术后状态　229
支架置入术后闭塞　229
支链氨基酸　483
支链氨基酸代谢紊乱　174
支气管败血性杆菌百日咳　91
支气管鼻窦炎　33
支气管闭合性活组织检查　363
支气管病损切除术　216
支气管插管术　343
支气管成形术　216
支气管胆管瘘　407
支气管淀粉样变　91
支气管动脉 - 肺动脉瘘　229
支气管动脉破裂　91
支气管动脉栓塞术　96,216
支气管肺发育不良　91,407
支气管肺淋巴结继发恶性肿瘤△　91
支气管肺泡灌洗　96,334
支气管肺泡灌洗术　100,216
支气管肺泡灌洗液　100,456
支气管肺泡灌洗液白细胞分类计数　475
支气管肺泡灌洗液白细胞计数　475
支气管肺泡灌洗液红细胞计数　475
支气管肺泡灌洗液细胞学检查　475
支气管肺泡呼吸音　93

支气管肺炎　91,407,466
支气管肺真菌病△　91
支气管 - 肺真菌病　91
支气管封堵　91
支气管钙化　91
支气管根治性清扫术　362
支气管灌洗　41
支气管和肺良性肿瘤　352
支气管呼吸音　93
支气管化脓性肉芽肿　91
支气管或肺恶性肿瘤　352
支气管激发试验　100
支气管及肺念珠菌病　431
支气管及肺脂肪瘤　91
支气管继发恶性肿瘤　91
支气管继发瘤　352
支气管交界性肿瘤　91
支气管交界性肿瘤△　352
支气管结石　91
支气管静脉曲张　33
支气管镜　217
支气管镜检查　96,408
支气管镜检查［法］　41
支气管镜检查　100
支气管镜检查　334
支气管镜下肺活组织检查　363
支气管镜下肺减容术　216
支气管镜下肺组织活检△　98
支气管镜下肺组织活检术　216
支气管镜下支气管病损切除术　216
支气管镜下支气管活组织检查　216
支气管镜下支气管扩张术　216
支气管溃疡　91
支气管扩张△　91,330
支气管扩张伴感染△　91
支气管扩张伴咯血△　91
支气管扩张合并咯血　91
支气管扩张术　216
支气管扩张症　91,330
支气管扩张症伴咯血　91
支气管扩张症合并感染　91
支气管良恶性未定肿瘤　352
支气管良性肿瘤　91
支气管裂伤缝合术　216
支气管淋巴结继发恶性肿瘤　91
支气管淋巴结结核　91
支气管瘘　91,407
支气管瘘△　91
支气管囊肿　91
支气管内出血　91
支气管内麻醉术　343
支气管内膜结核　91
支气管内异物去除　216
支气管内注药　96
支气管黏膜纤维组织增生　91
支气管黏液表皮样癌　91
支气管念珠菌病△　91,431
支气管念珠菌感染病　91,431
支气管平滑肌瘤　91
支气管憩室△　85
支气管切开异物取出术　216
支气管热成形术　96
支气管肉芽肿△　91
支气管乳头状瘤　91

支气管软骨继发恶性肿瘤 91
支气管软骨瘤 91
支气管软化△ 88
支气管三维重建 408
支气管食管瘘△ 88,113
支气管舒张试验 100
支气管损伤 212,229
支气管 - 胃 - 结肠瘘 407
支气管胃结肠瘘 91
支气管胃瘘 91,407
支气管息肉 91
支气管狭窄 91
支气管腺瘤 91
支气管腺样囊性癌 91
支气管哮喘 91,407
支气管哮喘△ 403
支气管哮喘(部分控制) 91
支气管哮喘急性发作期 91
支气管哮喘急性发作(轻度) 91
支气管哮喘急性发作(危重) 91
支气管哮喘急性发作(中度) 91
支气管哮喘急性发作(重度) 91
支气管哮喘(间歇发作) 91
支气管哮喘慢性持续期 91
支气管哮喘(慢性持续期) 91
支气管哮喘慢性阻塞性肺疾病重叠 91
支气管哮喘(轻度持续) 91
支气管哮喘(中度持续) 91
支气管哮喘(重度持续) 91
支气管楔形切除术 216
支气管新生物 91
支气管胸膜瘘 91,407
支气管 - 胸膜瘘闭合术 216
支气管胸膜瘘修复及大网膜填充术 216
支气管胸膜瘘修复及肌瓣填充术 216
支气管袖口征 330
支气管袖形切除术 216
支气管炎 91,466
支气管炎性肿物 91
支气管异物 91
支气管异物取出术 40
支气管语音 93
支气管原位癌 91
支气管造口术 216
支气管造影 217
支气管真菌感染 91,466
支气管脂肪瘤 91
支气管中心性肉芽肿病 91
支气管肿瘤切除术△ 362
支气管周围炎 91
支原体肺炎 91,407,466
支原体感染 407,466
支原体感染肾损害 154
支原体鉴定 484
支原体脑炎△ 123
支原体尿道炎 247
支原体尿路感染 154
支原体培养 484
支原体培养和鉴定 484
支原体所致的皮肤病 431
支原体性肺炎△ 91,407
支原体性关节炎 294
支原体性尿道炎 466
支原体药敏试验 484

知觉减退 444
知觉性内斜视 18
知觉性外斜视 18
知觉性眼球震颤 18
知觉增强 444
肢带型肌营养不良 143
肢带型肌营养不良△ 142
肢端背养不良型大疱性表皮松解症△ 418
肢端持续性丘疹性黏蛋白沉积症 431
肢端肥大症 170,431
肢端肥大症伴高血压 170
肢端肥大症伴骨质疏松 170
肢端肥大症伴关节病△ 294
肢端肥大症伴糖耐量异常 170
肢端肥大症伴糖尿病 170
肢端肥大症伴心肌病变 170
肢端肥大症伴心脏病 170
肢端肥大症和垂体性巨人症 170
肢端肥大症性关节病 294
肢端感觉过敏 299
肢端感觉缺失 299
肢端感觉异常 299
肢端黑素瘤 431
肢端角化弹性组织变性 431
肢端麻木 299
肢端缺损 294
肢端缺血坏死 294
肢端溶骨症 455
肢端纤维角皮瘤 431
肢端纤维黏液瘤 294
肢端小动脉扩张 431
肢端血管功能失调 229
肢端血管角化瘤 431
肢端原位黑素瘤 431
肢端早老症 431
肢骨纹状肥大△ 431
肢骨纹状肥厚症 431
肢毁损伤 294
肢间歇性跛行△ 272
肢体闭塞性动脉硬化 229
肢体部分缺如 294
肢体动脉痉挛症 229
肢体动脉硬化△ 229
肢体动脉硬化性闭塞症△ 229
肢体短缩 299
肢体感 299
肢体感觉减退 299
肢体功能训练 451
肢体骨结核 294
肢体活动受限 299
肢体畸形 299
肢体僵硬 294
肢体淋巴管瘤(囊肿)切除术 196,362
肢体麻木 143
肢体末端感觉 299
肢体末端皮温 299
肢体牵引 451
肢体疼痛 294
肢体弯曲 294
肢体无力 450
肢体血管瘤 229
肢体异物存留 294
肢体震颤△ 269
肢体肿物 294

肢体肿胀 294
肢体纵向缺损 294
脂沉积症 170
脂蛋白 483
脂蛋白 a 483
脂蛋白 a 表型 483
脂蛋白内胆固醇 483
脂蛋白内甘油三酯 483
脂蛋白内磷脂 483
脂蛋白缺乏 170
脂蛋白肾病 154
脂蛋白脂肪酶 483
脂蛋白脂质 483
脂蛋白组分 483
脂多糖结合蛋白 481
脂肪抽吸术 324,434
脂肪垫切除术 196,324,362
脂肪垫征 294
脂肪堆积 170
脂肪肝 115
脂肪管型 475
脂肪过多症 170
脂肪呼吸商 100
脂肪坏死 294,330
脂肪脊膜膨出 294
脂肪瘤 58,204,294,431
脂肪瘤病△ 294
脂肪瘤切除术 434
脂肪酶 483
脂肪膜性脂肪坏死 431
脂肪母细胞瘤 294
脂肪母细胞瘤病 294
脂肪尿 475
脂肪皮肤硬化症 431
脂肪切除术 196,324,362
脂肪肉瘤 204,294,431
脂肪肉芽肿病 170
脂肪疝 294
脂肪栓塞(创伤性)△ 82,218
脂肪栓塞综合征 91,294
脂肪酸代谢紊乱 174
脂肪吞噬现象 149
脂肪萎缩 294
脂肪萎缩性脂膜炎 431
脂肪吸收不良 115
脂肪纤维瘤病 294
脂肪小滴 475
脂肪泻 116
脂肪液化 294
脂肪移植 434
脂肪移植术 333
脂肪抑制序列 149
脂肪营养不良 431
脂肪淤血 294
脂肪增多症 170
脂肪族二元醇类中毒 455
脂环烃的其他卤素衍生物的毒性效应 70
脂环烃和芳香烃的卤素衍生物的毒性效应 70
脂类染色 475
脂膜炎 431
脂酰辅酶 A 脱氢酶 9 缺陷症 170
脂溢性角化病 431
脂溢性皮炎 407,431

脂质 483
脂质过氧化物 483
脂质转运抑制蛋白 483
蜘蛛毒中毒 455
蜘蛛样趾 80
蜘蛛咬伤 431
蜘蛛指 / 趾样综合征 407
蜘蛛痣△ 431
蜘蛛状毛细血管扩张症 431
直背综合征 80
直肠癌伴出血 115
直肠癌根治术 196
直肠病变电凝术 118
直肠病变电切术 118
直肠病变根治性电凝固术 118
直肠病变激光切除术 118
直肠部分切除术 362
直肠冲洗 118
直肠重复畸形 407
直肠穿孔 115
直肠代膀胱术 196
直肠低位前切除术 196
直肠骶骨上悬吊术 196
直肠多处损伤 115, 186
直肠恶性肿瘤 115, 352
直肠腹 - 会阴拖出切除术 196
直肠 - 腹 - 会阴拖出切除术 362
直肠肛管测压△ 118
直肠肛管恶性肿瘤△ 106
直肠肛门测压 451
直肠肛门恶性肿瘤△ 106
直肠根治术 362
直肠固定术 196
直肠灌注基础麻醉术 343
直肠和结肠恶性肿瘤 115
直肠后结肠拖出吻合术 196
直肠后脓肿 466
直肠壶腹部恶性肿瘤△ 115
直肠壶腹恶性肿瘤 115
直肠会阴瘘 115
直肠活组织检查 118, 363
直肠继发性肿瘤 115
直肠间皮瘤 115
直肠间质瘤 115
直肠交界性肿瘤 115
直肠结核 115
直肠经骶尾切除术 196
直肠静脉曲张破裂 115
直肠克罗恩病 116
直肠溃疡 116
直肠良性肿瘤 116
直肠淋球菌感染 466
直肠瘘 116
直肠瘘修补术 196
直肠囊肿 116
直肠内结肠拖出吻合术 196
直肠内黏膜瓣前移术 196
直肠内拖出切除术 196, 362
直肠内异物 116
直肠内异物取出术 196
直肠黏膜环切术 196
直肠黏膜松弛 116
直肠黏膜脱垂 116
直肠黏膜下环切术 362

直肠尿道瘘修补术 255
直肠脓肿 116
直肠膀胱 - 结肠腹壁造口术 255
直肠膀胱瘘 247
直肠膀胱术 255
直肠膀胱阴道瘘 116, 374, 407
直肠 - 膀胱 - 阴道瘘切除术 196, 255, 362
直肠膨出修补术 383
直肠皮肤瘘 116
直肠破裂 116
直肠破裂修补术 196
直肠憩室病 116
直肠前膨出修补术△ 196
直肠前切除伴结肠造口术 362
直肠前切除术 362
直肠前突 116
直肠前突修补术 196
直肠切除术 196, 362
直肠切开引流术 196
直肠全部切除术 362
直肠全系膜切除术 196
直肠肉芽肿 116
直肠神经内分泌肿瘤 352
直肠损伤 116, 187
直肠脱垂 116
直肠脱垂德洛姆修补术 196
直肠脱垂复位术 196
直肠脱垂里普斯坦修补术 196
直肠脱垂注射术 196
直肠吻合口瘢痕 116
直肠息肉 116
直肠息肉并出血 116
直肠息肉切除术 196
直肠狭窄 116
直肠狭窄切开术 196
直肠修补术 196
直肠悬吊术 196
直肠炎△ 109
直肠衣原体感染 466
直肠 - 乙状结肠部分切除术 362
直肠乙状结肠交界处继发恶性肿瘤 116
直肠乙状结肠交界处交界性肿瘤 116
直肠乙状结肠结合处异物 116
直肠 - 乙状结肠镜下直肠活组织检查 363
直肠 - 乙状结肠镜下直肠刷洗活组织检查 363
直肠乙状结肠连接处的良性肿瘤 116
直肠乙状结肠连接处恶性肿瘤 116
直肠乙状结肠连接处良性肿瘤△ 116
直肠乙状结肠连接处原位癌 116
直肠 - 乙状结肠切除术 362
直肠阴道隔恶性肿瘤 374
直肠阴道隔继发恶性肿瘤 374
直肠阴道隔膜切开术 196
直肠阴道隔切除术 196
直肠阴道隔子宫内膜异位症 374
直肠阴道瘘 116, 374
直肠 - 阴道瘘修补 383
直肠阴道瘘修补术 196
直肠 - 阴道瘘修补术 362
直肠阴囊皮肤瘘△ 116
直肠原位癌 116
直肠造口 196
直肠造口闭合术 196

直肠 - 直肠吻合术 196
直肠指检 118
直肠肿瘤△ 115
直肠肿瘤切除术 362
直肠肿物 116
直肠肿物穿刺活检术 197
直肠周围瘘管修补术 196
直肠周围脓肿 116, 466
直肠周围组织活组织检查 197, 363
直肠赘 116
直肠子宫内膜异位 116
直肠子宫内膜异位症 374
直肠子宫陷凹病损切除术 362, 383
直肠子宫陷凹封闭术 383
直肠子宫陷凹活检 384
直肠子宫陷凹活组织检查 363
直肠子宫陷凹继发恶性肿瘤 116
直肠子宫陷凹交界性肿瘤 116
直肠子宫陷凹子宫内膜异位症 374
直窦血栓形成 143
直肌缝线调整 22
直肌减弱联合眶壁固定术 22
直角脱髓鞘征 149
直接测定肺容量 100
直接测热法 334
直接胆红素 483
直接胆红素升高 116
直接肺泡通气 96
直接喉镜检查 41
直接喉镜显露下声门分级 346
直接检眼镜检查法 23
直接抗球蛋白试验 475
直接抗人球蛋白实验 183
直接皮瓣术 333
直接设置潮气容积 96
直接停机法 96
直接印模法 66
直接作用 366
直立倾斜实验 149
直立倾斜试验 81
直立性低血压 78
直立性低血压性晕厥 143
直立性心动过速综合征△ 76
直链氨基酸代谢障碍 174
直流电复律 81
直视下胆管活组织检查 363
直视下胆囊活组织检查 363
直视下二尖瓣切开扩张术 237, 336
直视下二尖瓣修补术 237, 336
直视下房间隔缺损人造补片修补术 237, 336
直视下肺病损射频消融术 362
直视下肺动脉瓣成形术 237, 336
直视下肺动脉瓣切开扩张术 237, 336
直视下肺活组织检查 363
直视下肺肿瘤射频消融术 216
直视下肝活组织检查 363
直视下睾丸活组织检查 255, 363
直视下冠状动脉内膜切除术 237, 336
直视下冠状动脉内膜切除术伴补片移植术 237, 336
直视下喉活组织检查术 41
直视下甲状腺活组织检查术 41
直视下精囊活组织检查 255, 363
直视下卵巢活组织检查 363, 383

直视下卵巢活检术△ 383
直视下脑活组织检查 210, 363
直视下脑膜活组织检查 210, 363
直视下脑神经活检术 210
直视下膀胱活组织检查 255, 363
直视下脾活组织检查 363
直视下脾组织活检术 196
直视下气管活组织检查术 41
直视下前列腺活组织检查 255, 363
直视下腮腺活组织检查 363
直视下腮腺活组织检查术 41
直视下三尖瓣修补术 237, 336
直视下舌活组织检查 66, 363
直视下肾活组织检查 255, 363
直视下食管活组织检查 363
直视下输尿管活组织检查 255
直视下唾液腺活组织检查 363
直视下唾液腺活组织检查术 41
直视下胃活组织检查 197, 363
直视下小肠活组织检查 197
直视下胰腺活组织检查 197, 363
直视下支气管活组织检查 363
直视下周围神经活组织检查 317
直视下主动脉瓣修补术 237, 336
直视下子宫活检术△ 383
直视下子宫活组织检查 363, 383
直视下子宫韧带活组织检查 363, 383
直视下纵隔活组织检查 363
直腿抬高加强试验 299
直腿抬高试验 299, 346
直线加速器 366
直线连足行走 299
直线切口 210
职业感染性皮肤病 431
职业接触 456
职业接触防护 456
职业接触后预防 456
职业伤害 455
职业性艾滋病毒感染(限于医疗卫生人员及
　人民警察) 455
职业性白斑 431
职业性白内障 456
职业性鼻炎 33
职业性变应性接触性皮炎 431
职业性刺激性接触性皮炎 431, 456
职业性痤疮 431
职业性电光性皮炎 431
职业性电光性眼炎 456
职业性冻伤 456
职业性放射性疾病 456
职业性感染性皮肤病 456
职业性铬鼻病 456
职业性光接触性皮炎 456
职业性过敏性肺炎 456
职业性黑变病 431, 456
职业性喉炎 33
职业性滑囊炎 456
职业性接触性皮炎 456
职业性接触性荨麻疹 456
职业性浸渍及糜烂 431
职业性雷诺现象△ 455
职业性慢性化学物中毒性周围神经病
　456
职业性毛发改变 431

职业性皮肤癌 456
职业性皮肤病 456
职业性皮肤溃疡 432, 456
职业性皮炎 432
职业性森林脑炎 456
职业性肾损伤 154
职业性炭疽 456
职业性哮喘 91, 456
职业性牙磨损 58
职业性牙酸蚀△ 456
职业性牙酸蚀病 456
职业性痒疹 432
职业性药疹样皮炎 432, 456
职业性疣赘 432, 456
职业性噪声聋 456
职业性针刺伤 456
职业性指甲改变 432
职业性中暑(包括热射病、热痉挛、热衰竭)
　456
职业训练△ 451
植骨融合内固定术 314
植骨术 66, 314
植皮术△ 302
植入功能不良 181
植入扭矩 68
植入式循环心电记录 81
植入物并发症 374
植入物穿孔 374
植入物分离 374
植入物/缝线暴露 374
植入物/缝线侵蚀 374
植入物裂开 374
植入物挛缩 374
植入物损伤 374
植入物突出 374
植入型心律转复除颤器电池电量耗竭 78
植入型心律转复除颤器电池电量下降 79
植入型心律复律除颤器感知功能不良 79
植入型心律复律除颤器起搏功能不良 79
植入型心律复律除颤器植入术后 229
植入型心律复律除颤器置入术后 79
植入型心脏复律除颤器置换术 81
植入型心脏复律除颤器置入术 81
植入性虹膜囊肿 18
植入性睫状体囊肿 18
植入性前房囊肿 18
植入性鞘内药物输注系统 343
植入性胎盘 394
植烷酸沉积病△ 139
植物日光性皮炎 432
植物肉芽肿 432
植物纤维 475
植物引起的变应性接触性皮炎(除外食物) 18
植物引起的刺激性接触性皮炎(除外食物) 18
植物引起的接触性皮炎(除外食物) 18
植物甾醇血症 432
植物状态 204
跖反射 299
跖跗关节骨关节炎 294
跖跗关节骨折 294
跖跗关节骨折脱位△ 294
跖跗关节融合术 314
跖跗关节脱位△ 262
跖骨恶性骨肿瘤 294

跖骨干截骨术 314
跖骨骨骺损伤 294
跖骨骨髓炎 295
跖骨骨折 295
跖骨骨折不愈合 295
跖骨关节病 295
跖骨骨骺损伤△ 294
跖骨骺早闭 295
跖骨基底骨折 295
跖骨慢性骨折 295
跖骨痛 295
跖骨头骨软骨炎△ 256, 295
跖骨头坏死△ 256, 295
跖骨头无菌性坏死 295
跖骨脱位 295
跖骨幼年型骨软骨病 295
跖骨远端截骨术 314
跖骨肿物 295
跖骨籽骨形成 295
跖管综合征 295
跖肌腱断裂 295
跖间骨 295
跖筋膜断裂 320
跖筋膜骨 295
跖筋膜松解术 314
跖筋膜炎 295
跖内侧皮瓣术 333
跖内收△ 278
跖痛症△ 278, 279, 284, 291, 295
跖头痛△ 295
跖楔关节骨关节炎 295
跖楔联合 295
跖疣 295, 432
跖趾关节半脱位 295
跖趾关节病损切除术 362
跖趾关节不稳定 295
跖趾关节骨关节炎△ 295
跖趾关节骨性关节炎 295
跖趾关节滑膜炎 295
跖趾关节结核 295
跖趾关节镜下病损切除术 314
跖趾关节镜下关节清理术 314
跖趾关节镜下软骨成形术 314
跖趾关节镜下软骨修复术 314
跖趾关节镜下游离体取出术 314
跖趾关节扭伤 295
跖趾关节切除术 314
跖趾关节切开术 314
跖趾关节融合术 314
跖趾关节损伤 295
跖趾关节痛 299
跖趾关节脱位 295
跖趾关节炎 295
跖趾关节置换术 314
跖趾神经炎 143
跖籽关节骨关节炎 295
止痛剂滥用 442
止泻药中毒 456
止血 182
止血带反应 338
止血带麻痹 143
止血带痛 339
止痒药中毒 456
纸样胎 394

指残端拇指化［术］　314
指触眼压测量　23
指创伤性神经瘤　320
指动脉闭塞　229
指骨病损切除术　314
指骨部分切除术　314
指骨短缩术　314
指骨恶性骨肿瘤　295
指骨钢板内固定术　314
指骨骨骺损伤　295
指骨骨巨细胞瘤　295
指骨骨牵引　314
指骨骨髓炎　295
指骨骨折　295
指骨骨折闭合复位钢针内固定术　314
指骨骨折闭合复位螺钉内固定术　314
指骨骨折闭合复位术　314
指骨骨折闭合复位髓内钉内固定术　314
指骨骨折不愈合　295
指骨骨折畸形愈合　295
指骨骨折切开复位钢板内固定术　314
指骨骨折切开复位钢针内固定术　314
指骨骨折切开复位螺钉内固定术　314
指骨骨折切开复位术　314
指骨骨折切开复位髓内针内固定术　314
指骨关节病　295
指骨骺损伤△　295
指骨骺早闭　295
指骨活组织检查　314，363
指骨基底骨折　295
指骨结核　295
指骨截骨术　314
指骨开放性骨折清创术　314
指骨克氏针内固定术　314
指骨良性肿瘤　295
指骨螺钉内固定术　314
指骨内固定物取出术　314
指骨内生软骨瘤　295
指骨切除术　314
指骨缺如　295
指骨缺损　295
指骨人工骨植骨术　314
指骨死骨去除术　314
指骨髓内钉内固定术　314
指骨外固定架拆除术　314
指骨外固定架固定术　314
指骨修补术　314
指骨延长术　314
指骨植骨术　314
指关节病　295
指关节病损切除术　314，362
指关节成形术　314
指关节多处脱位　295
指关节骨折闭合复位外固定术（腕掌关节、
　掌指关节、指间关节）　314
指关节骨折切开复位内固定术（腕掌关节、
　掌指关节、指间关节）　314
指关节骨折切开复位外固定术（腕掌关节、
　掌指关节、指间关节）　314
指关节滑膜切除术　314
指关节活检　314
指关节活组织检查　317
指关节假体取出术　314
指关节僵硬△　295

指关节镜检查　317
指关节镜下病损切除术　314，362
指关节镜下滑膜切除术　314
指关节离断术　314
指关节囊缝合术　314
指关节囊松解术　314
指关节内游离体　295
指关节扭伤　295
指关节强硬　295
指关节强直　295
指关节切除术　314
指关节切开术　314
指关节软骨重建术　314
指关节松解术　314
指关节脱位闭合复位术　314
指关节脱位切开复位术　314
指关节置换术　314
指厚皮症　432
指坏疽　229
指甲-髌骨综合征　154，295
指甲感染　295
指甲沟炎　432
指甲下出血　416
指甲下黑色素瘤　295
指尖神经阻滞麻醉与镇痛　343
指尖湿疹　432
指间关节成形术　314
指间关节侧副韧带缝合术　314
指间关节侧副韧带损伤　295
指间关节侧副韧带重建术　314
指间关节成形术伴植入　314
指间关节复位　314
指间关节扭伤　295
指间关节缺损　295
指间关节融合　295
指间关节融合术　314，333
指间关节疼痛　299
指间关节脱位　295
指间关节炎　295
指间过伸畸形　330
指间念珠菌病　432
指腱鞘炎△　272
指节垫　432
指节垫-白甲及耳聋　432
指节垫-白指甲-感音神经性耳聋△　432
指痉症（手足徐动型）△　284
指列截肢术　314
指令反应消失　346
指令分钟通气　96
指钮孔状畸形　295
指皮肤良性肿瘤　320
指皮肤游离移植术　314，324
指蹼瘢痕切除局部皮瓣整形术　333
指蹼加深术　333
指蹼粘连　330
指蹼粘连松解带蒂皮瓣转移术　333
指蹼粘连松解局部改形术　333
指蹼粘连松解局部皮瓣转移术　333
指蹼粘连松解游离皮瓣移植血管吻合术
　333
指蹼粘连松解游离植皮术　333
指浅屈肌腱近指间关节固定术　314
指浅屈肌腱替代法屈肌腱滑车重建术　314
指韧带损伤后遗症　320

指融合　295
指伸肌腱粘连后遗症　295
指深-浅屈肌腱交叉延长术　314
指神经切断术　314
指神经松解术　314
指神经损伤　295
指神经损伤后遗症△　295
指神经探查术　314
指神经吻合术　314
指神经移位术　314
指神经阻滞麻醉与镇痛　343
指天鹅颈状变形　295
指突状树突细胞肉瘤　181
指突状树突状细胞肉瘤　352
指纹状体肌病　143
指血管损伤　295
指印体肌病　143
指/趾瘢痕切除植皮术　333
指/趾环层小体神经瘤　432
指/趾甲银屑病　432
指/趾黏液样囊肿　432
指/趾蹼瘢痕分指（趾）术　333
指/趾蹼瘢痕切除植皮术　333
指/趾蹼瘢痕松解植皮术　333
指/趾纤维骨性假瘤　295
指趾纤维黏液瘤　295
指状疣　432
指赘结扎术　314，324，434
指赘切除术　314，324，434
指总伸肌肌腱炎　295
指总伸肌腱缝合术　314
趾长屈肌腱腱断裂　295
趾长屈肌腱腱鞘炎　295
趾长屈肌腱腱损伤△　297
趾长伸肌腱腱损伤△　297
趾动脉粥样硬化性坏疽　229
趾短伸肌腱腱损伤　295
趾骨病损切除术　314，362
趾骨部分切除成形术　314
趾骨部分切除术　314
趾骨短缩术　314
趾骨恶性骨肿瘤　295
趾骨钢板内固定术　314
趾骨骨骺损伤　295
趾骨骨骺纵向连接　295
趾骨骨髓炎　295
趾骨骨折　295
趾骨骨折闭合复位钢针内固定术　314
趾骨骨折闭合复位术　314
趾骨骨折闭合复位髓内钉内固定术　314
趾骨骨折切开复位钢针内固定术　315
趾骨骨折切开复位螺钉内固定术　315
趾骨骨折切开复位术　315
趾骨骨折切开复位髓内针内固定术　315
趾骨关节病　295
趾骨骺损伤△　295
趾骨骺早闭　295
趾骨活组织检查　315
趾骨矫正术　315
趾骨结核　295
趾骨截骨术　315
趾骨开放性骨折清创术　315
趾骨克氏针内固定术　315
趾骨良性肿瘤　295

趾骨螺钉内固定术 315
趾骨内固定物取出术 315
趾骨切除术 315
趾骨人工骨植骨术 315
趾骨死骨去除术 315
趾骨髓内钉内固定术 315
趾骨脱位 295
趾骨外固定架拆除术 315
趾骨外固定架固定术 315
趾骨植骨术 315
趾骨肿物 295
趾关节病损切除术 315
趾关节滑膜切除术 315
趾关节假体取出术 315
趾关节镜检查 317
趾关节镜下滑膜切除术 315
趾关节离断术 315, 324
趾关节切开术 315
趾关节融合术 315
趾关节松解术 315
趾关节脱位闭合复位术 315
趾关节脱位切开复位术 315
趾关节置换术 315
趾坏疽 229
趾肌腱断裂 295
趾肌腱缝合术 315
趾挤压伤 295
趾甲沟炎 432
趾甲内嵌 295
趾甲皮瓣游离移植术 315
趾甲损伤 295
趾甲下黑色素瘤 295
趾间关节骨关节炎 295
趾间关节扭伤 295
趾间关节融合术 315
趾间关节损伤 295
趾间关节脱位 295
趾间关节籽骨 295
趾间鸡眼 295
趾间神经瘤 143, 295
趾间神经松解术 315
趾结缔组织良性肿瘤 295
趾截肢术 315
趾筋膜炎 295
趾开放性损伤 295
趾开放性损伤伴趾甲损伤 295
趾列截肢术 315
趾伸肌腱断裂 295
趾神经切断术 315
趾神经阻滞麻醉与镇痛 343
趾再植术 315
趾周围皮病△ 430
趾赘结扎术 315, 324, 434
趾赘切除术 315, 324, 434
酯化胆固醇 483
酯酶染色 475
志贺菌属培养 484
志贺菌属血清学分型 484
志贺痢疾杆菌细菌痢疾 466
制取印模 66
质量保证 366
质量控制 366
质子 366
质子外照射放射治疗 366

治疗伴发症状量表 446
治疗比 366
治疗干预评分系统 346
治疗体积 366
治疗相关骨髓增生异常综合征 181
治疗相关急性髓系白血病 181
治疗相关髓系肿瘤 181
治疗性侧颈区淋巴结清扫术 196
治疗性二氧化碳中毒 456
治疗性宫颈环扎术 395
治疗性流产 375
治疗性流产并发症出血 375
治疗性流产并发盆腔感染 375
治疗性流产并发肾衰竭 375
治疗性流产并发生殖道感染 375
治疗性流产并发栓塞 375
治疗性流产并发子宫颈裂伤 375
治疗性流产失败并发出血 375
治疗性流产失败并发代谢紊乱 375
治疗性流产失败并发盆腔感染 375
治疗性流产失败并发栓塞 375
治疗性流产失败并发休克 375
治疗性气体中毒 456
治疗性无乳 394
治疗性物质注入睾丸 255
治疗性胸腔穿刺术 100
治疗性血小板单采 181
治疗性氧气中毒 456
治疗性中央区淋巴结清扫术 196
治疗增益因子 366
治疗总时间 366
致病性大肠埃希菌肠炎△ 103
致病性大肠埃希菌血清学分型 484
致残性全硬化性硬斑病 432
致幻剂的有害使用 442
致幻剂非成瘾性滥用 442
致幻剂急性中毒 442
致幻剂戒断状态 442
致幻剂闪回现象 444
致幻剂使用障碍 442
致幻剂所致的残留性和迟发性精神病性障碍 442
致幻剂所致的精神病性障碍 442
致幻剂所致的精神和行为障碍 442
致幻剂所致的遗忘综合征 442
致幻剂依赖综合征 442
致幻剂中毒△ 442
致幻药中毒 70
致幻药中毒△ 442
致密物沉积病 154
致密物沉积病△ 153
致密性成骨不全症 170
致密性骨发育不全 295
致密性骨炎 295
致密性骨炎△ 279
致死 - 潜在致死模式 366
致死损伤 367
致死性常染色体隐性单纯型大疱性表皮松解症 432
致死性软骨发育不良 170
致死性限制性皮肤病△ 428
致死性侏儒症 407
致纤维化肺泡炎 91
致心律失常性心肌病 79

致心律失常性右室心肌病 79
致心律失常性右心室发育不良 79
致心律失常性左心室心肌病 79
痔 116
痔红外线凝固疗法 196
痔胶圈套扎疗法 196
痔冷冻疗法 196
痔切除伴肛门成形术 196
痔切除术 196
痔注射疗法 196
窒息 456
窒息氧合术 343
智齿 59
智齿拔除 66
智力测验 446
智力成就责任问卷 446
痣细胞痣△ 425
痣样基底细胞癌综合征 432
痣样基底细胞癌综合征△ 49
滞产 394
置管试验 343
置管相关性感染 91
置入骨科内置物后骨折 295
中鼻道息肉 35
中等度热 330
中等分化的松果体细胞肿瘤 204
中等量咯血 93
中等浓度氧疗 343
中等水平呼气末正压 96
中东呼吸综合征 466
中度阿尔茨海默病△ 119
中度蛋白质 - 能量营养不良 174, 407
中度蛋白质 - 热能营养不良△ 407
中度肺动脉高压 79
中度高碳酸血症 91
中度宫颈发育不良 375
中度近视 18
中度精神发育迟缓(未提及行为缺陷的)△ 442
中度精神发育迟缓(需要加以关注或治疗的显著行为缺陷)△ 442, 448
中度精神发育迟滞 442
中度精神发育迟滞无或轻微的行为缺陷 442
中度精神发育迟滞显著的行为缺陷(需要加以关注或治疗) 442
中度贫血 70
中度屈膝畸形 295
中度烧伤 330
中度水肿 93
中度睡眠呼吸暂停低通气综合征 91
中度疼痛 205
中度通气功能障碍 91
中度外阴发育不良 375
中度吸入性损伤 330
中度吸烟 91
中度系膜增生性肾小球肾炎 154
中度限制性通气功能障碍 91
中度异常脑电图 149
中度抑郁发作 442
中度营养不良 170, 407
中度远视 18
中度重症急性胰腺炎 116
中度阻塞性通气功能障碍 91

中段尿　475
中段食管癌　116
中耳癌　33
中耳胆脂瘤△　26
中耳活组织检查术　41
中耳积液　35
中耳畸形　33, 407
中耳继发恶性肿瘤　33
中耳交界性肿瘤　33
中耳梅毒　432
中耳乳突炎　33
中耳息肉△　26
中耳腺瘤　33
中耳异物　59
中耳原位癌　33
中风后遗症△　132
中跗关节脱位　295
中肝叶(肝4、5、8段)切除术　196
中骨盆平面狭窄△　394
中骨盆狭窄　394
中厚皮片移植术　40, 66, 333
中间界线类麻风　432, 466
中间葡萄膜炎　18
中间神经痛　143
中间体或嵌体背伸不稳定　295
中间型DEND综合征　171
中间型地中海贫血　407
中间型葡萄膜炎△　18
中节指骨骨折　295
中颈椎脊髓损伤　295
中立位骨折　295
中颅窝底海绵状血管瘤　204
中脑出血　204
中脑导水管梗阻　143
中脑导水管畸形△　137
中脑导水管受压　145
中脑导水管狭窄　145
中脑恶性肿瘤　204, 352
中脑脓肿　143
中脑周围出血　143
中脑周围非动脉瘤性蛛网膜下腔出血△　143
中脑周围静脉性蛛网膜下腔出血　143
中浓度氧疗　96
中胚叶肾瘤　247
中频电疗　451
中频电疗法△　451
中期品他　432
中期妊娠引产　375
中期妊娠引产△　375
中期妊娠引产并发出血　375
中期妊娠引产并发感染　375
中期妊娠引产并发感染性休克　375
中期妊娠引产并发后穹隆穿孔　375
中期妊娠引产并发软产道损伤　375
中期妊娠引产并发失血性休克　375
中期妊娠引产并发完全子宫破裂　375
中期妊娠引产并发羊水栓塞　375
中期妊娠引产并发子宫不全破裂　375
中期妊娠引产并发子宫穿孔　375
中期妊娠引产其他并发症　375
中期妊娠引产术后胎盘胎膜残留　375
中期妊娠终止妊娠　375
中、前斜角肌切断术　216
中潜伏期脑干听觉诱发电位　346

中潜伏期躯体感觉诱发电位　149
中鼍　59
中湿啰音　93
中枢敏化　339
中枢敏化综合征　205
中枢神经病变引起性早熟　171
中枢神经系统白血病　143, 181
中枢神经系统表面铁沉积症　143
中枢神经系统并发症　143
中枢神经系统肠源性囊肿　91
中枢神经系统恶性肿瘤　205, 352
中枢神经系统干燥综合征　143
中枢神经系统感染　143
中枢神经系统功能检查异常△　143
中枢神经系统功能异常　143
中枢神经系统海绵样变性△　124
中枢神经系统畸胎瘤　352
中枢神经系统继发恶性肿瘤　205, 352
中枢神经系统淋巴瘤　143
中枢神经系统淋巴瘤样肉芽肿　143
中枢神经系统慢病毒感染　143
中枢神经系统毛霉病　143
中枢神经系统囊尾蚴病　466
中枢神经系统内胚窦瘤　352
中枢神经系统其他特指的脱髓鞘病　143
中枢神经系统曲霉病　143
中枢神经系统朊粒病　143
中枢神经系统神经胶质瘤　171
中枢神经系统神经节神经母细胞瘤　205
中枢神经系统神经母细胞瘤　205
中枢神经系统脱髓鞘　143
中枢神经系统脱髓鞘病△　136, 143
中枢神经系统血管内淋巴瘤　143
中枢神经系统炎性脱髓鞘　143
中枢神经系统隐球菌感染　143
中枢神经系统原发性血管炎　143
中枢神经系统原始神经外胚层肿瘤　205
中枢神经细胞瘤　205
中枢型睡眠呼吸暂停　59, 91, 143
中枢型睡眠呼吸暂停综合征　143
中枢性低通气综合征　91
中枢性发绀　80
中枢性肺泡低通气综合征　91, 143
中枢性骨髓炎　59
中枢性喉麻痹　33
中枢性呼吸衰竭　143
中枢性截瘫　448
中枢性面舌瘫　59
中枢性面瘫　33
中枢性尿崩症　171, 407
中枢性疲劳　91
中枢性神经病理性疼痛　143, 205
中枢性睡眠呼吸暂停综合征　59, 91
中枢性睡眠增多　145
中枢性瘫痪△　275
中枢性疼痛　205
中枢性协调障碍　143
中枢性性早熟　171
中枢性自发性眼震　33
中枢运动传导时间　149
中枢作用和肾上腺素-神经元阻滞剂中毒　456
中睡期　149
中危　79

中位产钳术　395
中位产钳术伴旋转单胎助娩　394
中位产钳术单胎助娩　394
中位横断骨折　295
中位心　79, 229
中位阻生异位埋伏牙　59
中下段食管癌　116
中线棘波　149
中线θ节律　149
中斜角肌部分切除术　315
中心凹视网膜电图　23
中心凹性脉络膜营养障碍　18
中心核肌病　143
中心静脉穿刺术　237
中心静脉穿刺置管术　237
中心静脉导管出口感染△　325
中心静脉导管隧道感染　154
中心静脉导管相关菌血症　155
中心静脉压　100, 346
中心静脉压监测　81
中心静脉置管感染　229
中心静脉置管术　343
中心疝△　205
中心型肥胖　171
中心性发绀　93
中心性浆液性脉络膜视网膜病变　18
中心性角膜溃疡　18
中心性巨细胞肉芽肿　59
中心性渗出性脉络膜视网膜病变　18
中心性渗出性视网膜脉络膜炎△　18
中心性视网膜色素变性△　12
中心性脱位　295
中心叶性肺气肿　91
中心阻力　100
中型霍乱　107
中型颅脑损伤　205
中性错牙合△　42
中性粒细胞计数　475
中性粒细胞减少　181
中性粒细胞减少症△　181
中性粒细胞碱性磷酸酶染色　475
中性粒细胞趋化功能试验　481
中性粒细胞增多症　181
中性区　68
中性脂肪　475
中性脂质贮积病　432
中央管型椎管狭窄症　295
中央脊髓综合征△　270
中央μ节律　149
中央颞区δ活动　149
中央区淋巴结清扫术　196
中央型多指　295
中央型房间隔缺损　229
中央型肺癌　91
中央型颈髓损伤　295
中央型小脑幕裂孔疝　205
中央型椎间盘突出　295
中央性颌骨癌　59
中央晕轮状脉络膜萎缩　18
中央轴空病　143, 407
中央纵列缺如(分裂手)　295
中央纵列停止(海豹手)　295
中幼红细胞　475
中幼粒细胞　475

中指再植术 315
中重度疼痛 205
中子 367
中子束 367
中足骨关节炎 295
终板电活动 149
终板溃烂 296
终板区 149
终板入路 210
终板造瘘术 210
终末补体复合物 481
终末导管癌△ 44
终末模型 66
终末期肾脏病 155
终末修复体 66
终末血尿 247
终生应激源评估 446
终丝综合征 296
终印模 66
终止妊娠刮宫术 383
钟情妄想 442
肿块 299
肿瘤标记物 149
肿瘤标记物升高 91
肿瘤放射生物学 367
肿瘤根治切除术 315
肿瘤刮除术 315
肿瘤坏死因子β 481
肿瘤坏死因子α 481
肿瘤坏死因子 481
肿瘤坏死因子受体 481
肿瘤破裂伴出血 229
肿瘤破裂出血 407
肿瘤期蕈样肉芽肿 432
肿瘤溶解综合征 155, 171, 181
肿瘤深度 367
肿瘤术后腭瘘 59
肿瘤术后腭咽闭合不全 59
肿瘤栓塞术 315
肿瘤特异生长因子 481
肿瘤细胞花环试验 481
肿瘤相关低磷性佝偻病 296
肿瘤相关抗原 481
肿瘤相关噬血细胞综合征 181
肿瘤相关物质 481
肿瘤相关性皮肌炎△ 422
肿瘤相关性肾小球病 155
肿瘤相关性视网膜病 143
肿瘤效应 367
肿瘤性病理性骨折 59
肿瘤性钙化 432
肿瘤性钙盐沉积 296
肿瘤性骨软化症 171
肿瘤性骨软化症伴骨折 171
肿瘤性骨软化症合并骨折 352
肿瘤性脊柱侧凸 296
肿瘤性脑出血 143
肿瘤性心包炎 79
肿瘤样炎性脱髓鞘 143
肿瘤引起的脑积水 205
肿瘤组织放射效应 367
肿物切除术 66, 324
肿胀 296
肿胀手综合征 155

肿胀性(瘤样)狼疮 432
中毒型细菌性痢疾 116
中毒型细菌性痢疾脑型 116
中毒性表皮坏死松解症 432
中毒性肺水肿 338
中毒性肺炎 91
中毒性腹泻 116, 407
中毒性肝病 116, 407
中毒性肝病伴胆汁淤积 116, 407
中毒性肝病伴肝衰竭 116, 407
中毒性肝病伴肝衰竭(慢性轻度) 116
中毒性肝病伴肝衰竭(慢性重度) 116
中毒性肝病伴急性肝炎 116
中毒性肝病伴狼疮状肝炎 116
中毒性肝病伴慢性活动性肝炎 116
中毒性肝病伴慢性小叶性肝炎 116
中毒性肝损伤△ 407
中毒性肝损伤伴肝衰竭△ 407
中毒性肝损伤伴有肝衰竭△ 116
中毒性肝损伤混合型△ 116
中毒性肝损伤淤胆型△ 116, 407
中毒性肝炎 116, 407
中毒性黑变病 432
中毒性红斑 407, 432
中毒性呼吸困难 35, 93
中毒性滑膜炎 296
中毒性黄斑病变 18
中毒性肌病 143
中毒性肌肉病△ 143
中毒性巨结肠 116
中毒性脑病 143, 330, 407
中毒性脑病后遗症 450
中毒性帕金森综合征 143
中毒性弱视 18
中毒性神经肌肉病 143
中毒性肾病 155
中毒性视神经病变△ 128
中毒性视神经损害 18
中毒性细菌性痢疾 466
中毒性心肌炎 466
中毒性休克综合征 432, 466
中毒性眩晕 33
中毒性周围神经病△ 456
中毒性紫癜 432
中暑 70
中暑伴发精神障碍△ 440
中暑脱水 70
中暑先兆 456
中暑虚脱 70
种痘反应 432
种痘性湿疹 432
种痘样水疱病△ 421
种痘样水疱病样淋巴瘤 432
种植覆盖义齿 66
种植即刻修复 66
种植美学标准 68
种植时机 66
种植手术 66
种植术后感染 59
种植术后随访 66
种植体暴露 59
种植体长度 68
种植体成功率 68
种植体存留率 68

种植体动度 68
种植体负荷 68
种植体骨结合失败 59
种植体-骨界面 68
种植体固位式修复体 66
种植体机械加工表面 66
种植体-基台界面 68
种植体-基台内连接 66
种植体-基台外连接 66
种植体夹持器 66
种植体角度 68
种植体颈部 68
种植体类型 68
种植体螺纹 68
种植体取出 66
种植体-软组织界面 68
种植体水平印模 66
种植体松动 59
种植体体部 68
种植体头部 68
种植体脱落 59
种植体微动 59
种植体稳定性 68
种植体稳定性指数 68
种植体纤维性结合 59
种植体折断 59
种植体支持的固定桥 66
种植体支持式覆盖义齿 66
种植体直径 68
种植体植入 66
种植体周黏膜炎治疗 66
种植体周软组织成形技术 66
种植体周围袋 68
种植体周围进行性骨吸收 59
种植体周围黏膜 68
种植体周围黏膜炎 59
种植体周围软组织处理 66
种植体周围组织退缩 59
种植体周炎 59
种植体周炎治疗 66
种植体轴向 68
种植体-组织支持式修复体 66
种植外科术后并发症 59
种植位点 68
种植位点重建 66
种植窝洞预备 66
种植系统 66
种植修复并发症 59
种植修复体 66
种植义齿 66
踵步态 299
重搏波切迹△ 344
重度阿尔茨海默病△ 119
重度癌痛 353
重度胆道感染 116
重度蛋白质-能量营养不良 407
重度蛋白质-热能营养不良 171
重度低白蛋白血症 91
重度低蛋白血症 91
重度低龄儿童龋 59
重度肥胖症 171
重度肥胖症手术治疗后 171
重度肺动脉高压 79
重度肝功能不全 116

重度高碳酸血症　91
重度宫颈发育不良　375
重度昏迷　205
重度急性呼吸窘迫综合征　91
重度精神发育迟缓(无或轻微行为缺陷的)△　442
重度精神发育迟缓(需要加以关注或治疗的显著行为缺陷)△　442
重度精神发育迟滞　442
重度精神发育迟滞无或轻微的行为缺陷　442
重度精神发育迟滞显著的行为缺陷(需要加以关注或治疗)　442
重度漏斗胸　93
重度马罗托-拉米综合征　171
重度慢性疼痛　205
重度慢性阻塞性肺疾病急性加重期　91
重度脑白质病△　120
重度脓毒症　91, 187
重度贫血　70
重度屈膝畸形　296
重度妊娠期肝内胆汁淤积　394
重度妊娠期高血压　394
重度烧伤　330
重度视力缺损(双眼)　18
重度水肿　93
重度睡眠呼吸暂停低通气综合征　91
重度疼痛　205
重度通气功能障碍　91
重度吸入性损伤　330
重度吸入性损伤(化学性)　330
重度吸烟　91
重度系膜增生性肾小球肾炎　155
重度限制性通气功能障碍　92
重度血小板减少症　181
重度营养不良伴消瘦　171
重度原发免疫性血小板减少症　181
重度子痫前期　394
重度阻塞型睡眠呼吸暂停低通气综合征　92
重度阻塞性通气功能障碍　92
重睑　59
重睑成形术-缝线法　19
重睑成形术-埋线法　19
重睑成形术-切开法　19
重睑术后修整术　19
重建钢板固定术　302
重建眉修整术　321
重金属诱发的肾病　155
重金属中毒　155
重离子　367
重离子直线加速器　367
重链病　181
重链沉积病　155
重链肾病△　155
重型阿弗他溃疡　59
重型闭合性颅脑损伤△　325
重型地中海贫血　407
重型霍乱△　107
重型开放性颅脑损伤　205
重型流行性乙型脑炎△　129
重型颅脑损伤　205
重型麻疹　407, 466
重型再生障碍性贫血　181
重型再生障碍性贫血Ⅱ型　181

重型再生障碍性贫血Ⅰ型　181
重型病毒性肺炎　92
重症超声技术　346
重症传染性单核细胞增多症　397
重症多形红斑　432
重症多形[性]红斑　432
重症多形[性]红斑△　11
重症恶性疟　466
重症肺孢子菌肺炎　92
重症肺炎　92
重症肌无力　18, 143
重症肌无力伴胸腺瘤　143
重症肌无力眼肌型　18
重症甲流肺炎　92
重症巨细胞病毒肺炎　92
重症联合免疫缺陷△　432
重症联合型免疫缺陷病　432
重症流感　92
重症流感肺炎　92
重症颅内感染　143
重症毛细支气管炎　92
重症社区获得性肺炎　92
重症手足口病　425
重症腺病毒肺炎　92
重症哮喘　92
重症哮喘急性发作△　92
重症心肌炎　79
重症型多形红斑　432
重症乙型流感　92
重症中暑　70
舟大小多角骨间关节不稳定　296
舟骨背缘碎片骨折　296
舟骨粗隆骨折　296
舟骨、大、小多角骨融合术　315
舟骨骨折　296
舟骨骨折不愈合　296
舟骨骨折螺钉固定　315
舟骨横断骨折　296
舟骨结核　296
舟骨切除术　315
舟骨缺血坏死△　286
舟骨无菌性坏死　296
舟骨旋转半脱位　296
舟楔关节骨关节炎　296
舟楔关节脱位　296
舟月分离　296
舟月韧带损伤　296
舟状骨骨折△　296
舟状头　205
周边脉络膜视网膜变性　18
周边疲劳　89
周边视网膜(非压迫白)　18
周边视网膜冷凝术　22
周期性单侧癫痫样放电　149
周期性低钾性麻痹△　122
周期性动眼神经麻痹　18
周期性放电　149
周期性负导致螺丝钉断裂　296
周期性共济失调　143
周期性精神病性障碍　442
周期性库欣综合征　171
周期性麻痹△　143
周期性内斜视　18
周期性呕吐综合征　143

重型再生障碍性贫血Ⅰ型　181
周期性嗜睡　92
周期性嗜睡与病理性饥饿综合征△　92, 128
周期性睡眠过度△　123
周期性瘫痪　143
周期性眼外肌麻痹　18
周期性肢体运动指数　149
周期性中性粒细胞减少症　181
周期动脉栓塞　229, 407
周围淋巴管-小静脉吻合术　324, 362
周围神经病　143
周围神经病损切除术　315
周围神经病性震颤　143
周围神经部分神经束移位术　315
周围神经刺激器　346
周围神经刺激器去除术　210
周围神经刺激器植入术　210
周围神经刺激器置换术　211
周围神经电子神经刺激器引起的机械性并发症　143
周围神经毒性　145
周围神经端侧缝合术　315
周围神经缝合术　315
周围神经和自主神经系统良性肿瘤　143
周围神经活组织检查△　205
周围神经肌支探查术　315
周围神经继发恶性肿瘤　352
周围神经卡压症松解术　315
周围神经麻醉　211
周围神经梅毒　432
周围神经破坏术　211, 315
周围神经切除术　211, 315
周围神经切断术　315
周围神经切取术　315
周围神经烧灼术　211, 315
周围神经手术　211
周围神经松解术　315
周围神经探查术　315
周围神经调整术　315
周围神经外膜缝合术　315
周围神经修正术　315
周围神经血管内淋巴瘤　143
周围神经炎　296
周围神经移位术　315
周围神经移植术　315
周围神经移植通路制备术　315
周围型肺癌　92
周围性发绀　80, 93
周围性喉麻痹　33
周围性面瘫　33
周围性偏瘫　121, 447
周围性舌瘫　59
周围性四肢瘫　447
周围性瘫痪△　121, 447
周围性性早熟　171
周围性性早熟继发中枢性性早熟　171
周围性眩晕　145
周围血管成形术后状态　229
周围血管疾病　229
周围血管扩张剂中毒　456
周围血管炎　229
周围血管支架植入术后状态　229
周围循环衰竭　79, 230
轴索断伤　149
轴索型腓骨肌萎缩　143

轴向负荷 66
轴向压缩屈曲损伤 296
轴向压缩损伤 296
轴型皮瓣成形术 434
轴型皮瓣 333
轴性近视 18
肘部瘢痕 320
肘部瘢痕挛缩 330
肘部瘢痕切除植皮术 333
肘部尺神经阻滞麻醉与镇痛术 343
肘部骨化性肌炎 296
肘部骨折畸形愈合 296
肘部及前臂正中神经压迫 296
肘部挤压伤 296
肘部溃疡 320, 330
肘部溃疡（良性） 320
肘部离断伤△ 296
肘部皮肤软组织缺损并感染 330
肘部切断 296
肘部桡神经阻滞麻醉与镇痛术 343
肘部正中神经阻滞麻醉与镇痛术 343
肘陈旧性骨折 296
肘的肌腱末端病 296
肘骨关节病 296
肘骨髓炎△ 296
肘骨折不愈合 296
肘骨折延迟愈合 296
肘关节爆裂型脱位 296
肘关节病损切除术 315, 362
肘关节剥脱性骨软骨炎 296
肘关节不稳 296
肘关节侧方脱位 296
肘关节成形术 315
肘关节创伤性关节炎△ 259
肘关节恶性骨肿瘤 296
肘关节翻修术 315
肘关节分叉成形术 315
肘关节复合不稳定 296
肘关节功能障碍 296
肘关节骨化性肌炎 296
肘关节骨髓炎 296
肘关节骨性关节炎△ 296
肘关节骨折 296
肘关节骨折脱位 296
肘关节固定术 315
肘关节关节病 296
肘关节后脱位 296
肘关节后外侧旋转不稳定 296
肘关节滑膜切除术 315
肘关节滑膜炎△ 296
肘关节滑囊炎 296
肘关节化脓性关节炎 296
肘关节活组织检查 317
肘关节积血 296
肘关节积液 296
肘关节畸形 296
肘关节假体取出术 315
肘关节僵硬△ 296
肘关节僵直△ 296
肘关节交界性骨肿瘤 296
肘关节筋膜包裹成形术 315
肘关节镜检查 317
肘关节镜下病损切除术 315
肘关节镜下关节囊紧缩术 315

肘关节镜下关节松解术 315
肘关节镜下滑膜切除术 315
肘关节镜下韧带修补术 315
肘关节镜下韧带重建术 315
肘关节镜下软骨成形术 315
肘关节镜下软骨细胞移植术 315
肘关节镜下软骨修复术 315
肘关节镜下微骨折术 315
肘关节镜下异体骨软骨移植术 315
肘关节镜下游离体取出术 315
肘关节镜下肘关节病损切除术 362
肘关节镜下自体骨软骨移植术 315
肘关节恐怖三联征△ 296
肘关节旷置术 315
肘关节离断术 315
肘关节良性骨肿瘤 296
肘关节瘘 296
肘关节挛缩 296
肘关节囊肿 296
肘关节内脱位 296
肘关节内游离体 296
肘关节扭伤 296
肘关节扭伤和劳损 296
肘关节前脱位 296
肘关节腔积液 299
肘关节强硬 296
肘关节强直 296
肘关节切除成形术 315
肘关节切开术 315
肘关节切开引流术 315
肘关节清理术 315
肘关节屈曲畸形 296
肘关节韧带损伤后遗症 450
肘关节韧带修补术 315
肘关节绒毛结节性滑膜炎 296
肘关节融合术 315
肘关节软骨损伤 296
肘关节三联征 296
肘关节三联征切开复位内固定术 315
肘关节三联症△ 296
肘关节色素沉着绒毛结节性滑膜炎 296
肘关节松解术 315
肘关节损伤 296
肘关节痛 296
肘关节脱位△ 296
肘关节脱位闭合复位术 315
肘关节脱位切开复位内固定术 315
肘关节脱位切开复位术 315
肘关节外侧脱位 296
肘关节外架固定术 315
肘关节夏科关节炎 296
肘关节纤维僵直 296
肘关节异位骨化△ 296
肘关节游离体△ 296
肘关节置换术 315
肘关节置入物 296
肘关节肿痛 296
肘关节肿胀 296
肘关节周围骨化 296
肘管切开术 315
肘管综合征 143, 296
肘和前臂浅表损伤 296
肘和前臂软组织损伤 296
肘和腕关节创伤性切断 296

肘和腕之间水平的创伤性离断 296
肘挤压伤△ 296
肘开放性伤口 296
肘内翻 296
肘外翻 296
肘窝囊肿 296
肘应力骨折 296
帚霉病 432
昼盲 19
昼夜节律失调性睡眠觉醒障碍 143
皱襞舌 432
皱襞舌△ 49
皱皮综合征 432
皱折征 299
朱宁出血热 466
侏儒 171
侏儒型血吸虫病 466
侏儒综合征△ 171
珠蛋白生成障碍性贫血 181, 407
猪带绦虫病 116, 466
猪霍乱沙门菌败血症 466
猪霍乱沙门菌肠炎 116
猪霍乱沙门菌感染 466
猪齐疮 432
猪链球菌感染 466
猪链球菌脑膜炎 466
猪囊虫病△ 466
猪囊尾蚴病 466
猪囊尾蚴抗体 481
猪囊尾蚴抗原 481
猪皮肤移植术 324
猪皮移植法 333
猪肉绦虫病△ 116
蛛网膜病损切除术 362
蛛网膜病灶切除术 211
蛛网膜颗粒压迹 145
蛛网膜囊肿 143
蛛网膜憩室 143
蛛网膜下出血后遗症△ 450
蛛网膜下腔出血 143, 205
蛛网膜下腔出血伴大脑中动脉动脉瘤破裂 143
蛛网膜下腔出血伴后交通动脉动脉瘤破裂 143
蛛网膜下腔出血伴基底动脉动脉瘤破裂 143
蛛网膜下腔出血伴颈内动脉动脉瘤破裂 143
蛛网膜下腔出血伴脑梗死 143
蛛网膜下腔出血伴前交通动脉动脉瘤破裂 143
蛛网膜下腔出血伴椎动脉动脉瘤破裂 143
蛛网膜下腔出血不伴脑梗死 143
蛛网膜下腔出血后脑积水 143
蛛网膜下腔出血后遗症 143, 450
蛛网膜下腔出血恢复期 450
蛛网膜下腔出血治疗后随诊检查 18
蛛网膜下腔 - 腹腔分流管取出术 211
蛛网膜下腔麻醉与镇痛技术 343
蛛网膜炎 143, 466
蛛网膜粘连 143
竹节样脊柱 296
竹节状骨折 296
逐级备洞 66

主动脉瓣瓣周漏　230
主动脉瓣瓣周漏修补术　237, 336
主动脉瓣闭式扩张术　237, 336
主动脉瓣成形术　237
主动脉瓣穿孔　230
主动脉瓣二瓣化畸形△　73, 219
主动脉瓣反流　230
主动脉瓣肥厚　230
主动脉瓣钙化　230
主动脉瓣功能不全　230
主动脉瓣关闭不全并狭窄　230
主动脉瓣环钙化　230
主动脉瓣机械瓣膜置换术　237
主动脉瓣畸形　230
主动脉瓣疾患　230
主动脉瓣膜病　230
主动脉瓣膜下切除术　237, 336
主动脉瓣轻度反流　230
主动脉瓣上狭窄矫治术　237
主动脉瓣上狭窄综合征　230
主动脉瓣生物瓣膜置换术　336
主动脉瓣生物瓣置换术　237
主动脉瓣生物瓣周漏　230
主动脉瓣收缩峰值流速　346
主动脉瓣探查术　237, 336
主动脉瓣退行性变　230
主动脉瓣脱垂　230
主动脉瓣狭窄　79, 230
主动脉瓣下膈膜切除术　237
主动脉瓣下狭窄　230
主动脉瓣下狭窄矫治术　237
主动脉瓣硬化　230
主动脉瓣置换伴升主动脉置换术△　231
主动脉瓣置换术　237
主动脉瓣中度反流　230
主动脉瓣重度反流　230
主动脉瓣周脓肿　230
主动脉瓣赘生物　230
主动脉闭锁　230
主动脉壁间血肿　230
主动脉补片修补术　237
主动脉部分切除伴人工血管置换术　237
主动脉部分切除伴吻合术　237
主动脉成形术　237
主动脉穿通性溃疡　230
主动脉窦部假性动脉瘤　230
主动脉窦部扩张　231
主动脉窦动脉瘤　230
主动脉窦动脉瘤破裂　230
主动脉窦瘤　230
主动脉窦瘤破裂修补术　237
主动脉窦瘤破裂修补术△　237
主动脉窦瘤修补术　237
主动脉窦修补术　237, 336
主动脉多发溃疡形成　230
主动脉 - 多支冠状动脉搭桥术　237
主动脉 - 二支冠状动脉搭桥术　237
主动脉发育不良　230
主动脉肺动脉分流术　237
主动脉肺动脉间隔缺损　230
主动脉 - 肺动脉间隔缺损修补术　237
主动脉 - 肺动脉间隔修补术　336
主动脉 - 肺动脉开窗术　237
主动脉分叉综合征　230

主动脉附壁血栓　230
主动脉覆膜支架腔内隔绝术　237
主动脉钙化　230
主动脉根部病变　230
主动脉根部动脉瘤　230
主动脉根部假性动脉瘤　230
主动脉根部假性动脉瘤(左室流出道假性动脉瘤)　230
主动脉根部瘤△　230
主动脉根部瘤样扩张　231
主动脉根部替换术△　231
主动脉弓部穿通性溃疡　230
主动脉弓成形术　237
主动脉弓动脉瘤　230
主动脉弓动脉粥样硬化　230
主动脉弓发育不良　230
主动脉弓钙化　230
主动脉弓假性动脉瘤　230
主动脉弓离断　230
主动脉弓破裂　230
主动脉弓狭窄　230
主动脉弓造影　81, 238
主动脉弓真性动脉瘤＊　230
主动脉弓中断矫治伴室间隔缺损修补术　237
主动脉弓中断矫治术　237
主动脉 - 冠状动脉搭桥术　237
主动脉管壁钙化△　230
主动脉管壁弥漫钙化　230
主动脉机械瓣置换术　336
主动脉机械瓣周漏　230
主动脉及冠状动脉钙化　230
主动脉夹层 A 型　230
主动脉夹层 A 型(夹层起源于升主动脉)　230
主动脉夹层 B 型　230
主动脉夹层 B 型(夹层起源于左锁骨下动脉开口远端的降主动脉)　230
主动脉夹层(De Bakey Ⅰ型)　230
主动脉夹层(De Bakey Ⅱ型)　230
主动脉夹层(De Bakey Ⅲ型)　230
主动脉夹层动脉瘤形成＊　230
主动脉夹层覆膜支架腔内隔绝术△　237
主动脉夹层覆膜支架植入术△　237
主动脉夹层覆膜支架置入术△　237
主动脉夹层破裂　230
主动脉夹层形成　230
主动脉 - 颈动脉人工血管搭桥　237
主动脉溃疡　230
主动脉扩张　230
主动脉瘤　230
主动脉瘤包裹术(非体外)　237
主动脉瘤破裂　230
主动脉瘤切除伴人工血管置换术　237
主动脉瘤切除伴吻合术　237
主动脉瘤样扩张△　230
主动脉瘤支架置入术　237
主动脉弥漫性钙化△　230
主动脉内膜剥脱术　237
主动脉内球囊反搏　81, 343
主动脉内球囊反搏术　237
主动脉内球囊反搏装置置入术　237
主动脉脓肿　230
主动脉旁淋巴结根治性切除术　196, 216
主动脉旁淋巴结根治性清扫术　362

主动脉旁淋巴结继发恶性肿瘤　230
主动脉破裂　230
主动脉轻度粥样硬化△　230
主动脉球囊反搏△　237
主动脉球囊反搏术　237
主动脉球囊扩张成形术　237
主动脉球囊扩张成形术伴覆膜支架置入术　237
主动脉球囊阻断　343
主动脉全弓置换术　237
主动脉 - 三支冠状动脉搭桥术　237
主动脉栓塞　230
主动脉缩窄　230, 407
主动脉缩窄矫治伴室间隔缺损修补术　237
主动脉缩窄矫治(动脉补片成形术)　237
主动脉缩窄矫治(端端吻合术)　237
主动脉缩窄矫治(端端吻合，延长术)　237
主动脉缩窄矫治(人工血管置换术)　237
主动脉缩窄矫治术＊　237
主动脉缩窄矫治(锁骨下动脉翻转术)　237
主动脉 - 锁骨下动脉 - 颈动脉搭桥术　237
主动脉体瘤　230
主动脉血栓形成　230
主动脉炎　230
主动脉 - 一支冠状动脉搭桥术　237
主动脉硬化　230
主动脉迂曲　230
主动脉支架植入术　81
主动脉粥样斑块形成△　230
主动脉粥样硬△　230
主动脉粥样硬化　230
主动脉粥样硬化斑块形成△　230
主动脉粥样硬化改变△　230
主动脉粥样硬化形成△　230
主动脉粥样硬化症△　230
主动脉自发性血栓形成　230
主动脉 - 左房通道　230
主动脉 - 左室通道　230
主动吸烟　92
主肺动脉成形术　237
主肺动脉窗△　230
主 - 肺动脉窗　79, 230
主肺动脉内径　346
主 - 肺动脉狭窄　230
主观视觉障碍　18
主观性耳鸣　35
主观性失眠　143
主流监测　346
主韧带缩短术　383
主韧带悬吊术　383
主题统觉测验　446
主要为全身性和血液学物质中毒　70
主要影响胃肠系统的其他制剂中毒　70
主要影响胃肠系统的物质中毒　70
主要影响心血管系统的物质中毒　70
主要影响自主神经系统药物中毒　70
主胰管型导管内乳头状黏液瘤　187
主支气管断裂　212
主支气管恶性肿瘤　352
主支气管良性肿瘤　92
主支气管旁良性肿瘤　92
助产的单胎分娩　394
助消化药类中毒　456
助消化药中毒△　456
住院病人护士观察量表　446

注射后静脉炎 230
注射后血栓性静脉炎 230
注射后胰腺炎 116
注视麻痹 19
注意涣散 444
注意减退 444
注意力缺乏多动症△ 442
注意缺陷多动障碍 442
注意狭窄 444
注意增强 444
注意转移 444
柱型支气管扩张 92
铸工尘肺 92,456
铸造冠 66
抓痕 433
转变性综合征 432
转化生长因子 β 481
转化型淋巴细胞 149
转换症状 445
转门法 40
转胎位术伴牵引术的单胎分娩 394
转铁蛋白 483
转铁蛋白测定 475
转移癌 296
转移皮瓣 315
转移性成釉细胞瘤 59
转移性低钾血症 92
转移性低钠血症 92
转移性钙化 155
转移性高钾血症 92
转移性骨肿瘤 296
转移性黑素瘤时全身黑变病 432
转移性甲状腺乳头状癌 171
转移性甲状腺乳头状癌(滤泡性变异) 171
转移性精原细胞瘤 247
转移性脓肿 466
转移性胃肠道间质瘤 116
转移性眼内炎 18
转移性跖痛症 296
转移性肿瘤 205,352
转折 149
转子滑囊炎 296
转子腱炎 296
桩冠 67
桩冠脱落 * 56
装扮游戏 445
装相 445
椎板成形术 315
椎板骨折 296
椎板减压术△ 315
椎板开窗减压术 315
椎板开窗术 315
椎板开窗腰椎间盘髓核摘除术 315
椎板开卷式成形术 315
椎板切除减压术 315
椎板切除术 211,315
椎板切除术部位再切开 362
椎板切除术后脊柱后凸 296
椎板切除术后综合征 296
椎动静脉瘘 230
椎动脉斑块 149
椎动脉闭塞 143,230
椎动脉闭塞和狭窄△ 143
椎动脉闭塞和狭窄(未造成脑梗死) 143

椎动脉闭塞或狭窄性脑梗死 143
椎动脉闭塞脑梗死△ 143
椎动脉发育不良 230
椎动脉梗死 143,230
椎动脉畸形 230
椎动脉夹层 144,205
椎动脉夹层动脉瘤 230
椎动脉夹层动脉瘤破裂 230
椎动脉假性动脉瘤 230
椎动脉结扎术 211
椎动脉扩张 230
椎动脉瘤 144,205,230
椎动脉瘤栓塞术 237
椎动脉颅内段粥样硬化 205
椎动脉起始段狭窄 230
椎动脉栓塞 144,230
椎动脉损伤 230,296
椎动脉狭窄 144,230
椎动脉型颈椎病 296
椎动脉血栓形成 144,230
椎动脉与基底动脉结合部动脉瘤 205
椎动脉造影 211,238
椎动脉支架术后再狭窄 230
椎动脉支架植入术 237
椎动脉走行迂曲 230
椎弓根钉内固定术 315
椎弓根螺钉断裂 296
椎弓根侵蚀 296
椎弓峡部植骨融合固定术 315
椎弓楔形截骨术 315
椎骨病损切除术 315,362
椎骨活组织检查 317,363
椎骨截骨术 316
椎骨内固定物取出术 316
椎骨内固定修正术 316
椎骨取骨术 316
椎骨死骨去除术 316
椎骨外固定架拆除术 316
椎骨外固定术 316
椎骨折骨术 316
椎骨植骨术 316
椎关节强硬 296
椎关节炎 296
椎管不全脱位性狭窄△ 296
椎管不完全脱位性狭窄 296
椎管成形术 211
椎管成形术△ 315
椎管成形术 362
椎管穿刺注药术 211
椎管骨性狭窄 296
椎管减压术 316,362
椎管结缔组织性狭窄 296
椎管扩大成形术△ 316
椎管扩大减压△ 316
椎管扩大减压术△ 316
椎管囊肿 297
椎管内病损切除术 362
椎管内病灶切除术 211
椎管内导管插入伴药物输注术 211
椎管内恶性肿瘤 352
椎管内分娩镇痛技术 343
椎管内骨性中隔 297
椎管内畸形血管切除术 211
椎管内继发恶性肿瘤 352

椎管内静脉曲张 230
椎管内扩大成形术△ 316
椎管内麻醉 343
椎管内脓肿 144,297,466
椎管内脓肿切开引流术 211
椎管内脓肿清除术 211
椎管内肉芽肿 144
椎管内神经根切断术 211
椎管内神经化学性毁损术 343
椎管内外病灶切除术 211
椎管内外肿瘤切除术 362
椎管内血肿 297,338
椎管内炎性肿物 297
椎管内异物去除术 211,316
椎管内硬脊膜外病灶切除术 211
椎管内中隔 297
椎管内肿瘤 297
椎管内肿瘤切除术 211
椎管探查术 211,316,362
椎管外脓肿 297
椎管狭窄 297
椎管狭窄症△ 297
椎管硬膜外血肿 205
椎管造影术 316
椎管椎间盘狭窄 297
椎管钻孔减压术 316,362
椎基底动脉供血不足 18
椎 - 基底动脉夹层 144
椎基底动脉扩张延长 144
椎基底动脉延长扩张 * 144
椎基底动脉延长扩张症△ 144
椎 - 基底动脉综合征 144
椎间钙化症 297
椎间孔不完全脱位性狭窄 297
椎间孔成形术 316
椎间孔分离试验 299
椎间孔骨性和不全脱位性狭窄△ 297
椎间孔骨性狭窄 297
椎间孔挤压试验 299,346
椎间孔结缔组织和椎间盘狭窄△ 297
椎间孔结缔组织性狭窄 297
椎间孔镜下髓核摘除术 316
椎间孔镜下椎管减压术 316
椎间孔扩大术 316
椎间孔切开术 362
椎间孔狭窄 297
椎间孔占位 297
椎间孔椎间盘狭窄 297
椎间盘病变 297
椎间盘钙化 297
椎间盘钙质沉着 297
椎间盘感染 297
椎间盘化学溶解术 343
椎间盘激光减压术 316
椎间盘疾患 297
椎间盘镜间盘摘除系统 316
椎间盘镜下后入路颈椎间盘切除术 316
椎间盘镜下后入路胸椎间盘切除术 316
椎间盘镜下后入路腰椎间盘切除术 316
椎间盘镜下前入路颈椎间盘切除术 316
椎间盘镜下前入路胸椎间盘切除术 316
椎间盘镜下前入路腰椎间盘切除术 316
椎间盘镜下腰椎间盘切除术 316
椎间盘囊肿 297

椎间盘内电热疗法 316
椎间盘内破裂症 297
椎间盘膨出 297
椎间盘破裂 297
椎间盘切除椎体间融合术 297
椎间盘射频消融术 316
椎间盘髓核化学溶解术 316
椎间盘突出△ 297
椎间盘突出伴椎管狭窄 297
椎间盘突出症 297
椎间盘退变 297
椎间盘退行性疾病 297
椎间盘脱出 297
椎间盘脱出伴脊髓病 450
椎间盘炎 297
椎间盘移位 297
椎间盘游离型突出 297
椎间盘源性背痛 297
椎间盘源性神经根炎 205
椎间盘源性腰痛 297
椎间盘造影术 316
椎间盘摘除术 297
椎间盘置换术 316
椎间融合内固定术 316
椎间融合器融合术 316
椎间软骨或椎间盘钙化 297
椎间软骨切除术 316
椎间隙感染 297
椎间隙狭窄 297
椎猎蜻病 432
椎脉狭窄脑梗死△ 143
椎旁脓肿 297
椎旁神经节阻滞术 211
椎旁神经阻滞麻醉与镇痛术 343
椎体爆裂性骨折 297
椎体部分切除术 316
椎体成形术 316
椎体次全切 316
椎体发育不良 297
椎体感染 297
椎体/骨成形术 343
椎体骨折 297
椎体海绵状血管畸形 144
椎体畸形△ 270
椎体前缘压缩性骨折 297
椎体切除术 316
椎体塌陷 297
椎体向前滑脱△ 279
椎体形成缺陷 297
椎体血管瘤 297
椎体压缩骨折 297
椎体终板炎 297
椎体肿瘤切除术 362
椎体转移癌 352
椎体转移性肿瘤 352
锥体束损害 205
锥体外系不良反应 445
锥体外系不良反应量表 446
锥体外系副作用量表△ 446
锥形断发 432
锥形牙 59
坠积性肺不张 92
坠积性肺炎 92
赘状瘢痕 330

准分子激光角膜切削术 22
准分子激光原位角膜磨削术 22
准分子激光治疗性角膜切削术 22
准阈值剂量 367
准直器 367
准直器叶片 367
准自杀 442
莘-艾综合征△ 112
灼口综合征 59, 144
灼痛 144, 432
灼性神经痛△ 144, 432
浊音 93
着色性干皮病 432
着色性口周红斑 432
着色芽生菌病 432
着色真菌病 432, 466
姿势性背痛 297
姿势性脊柱后凸△ 269, 280
姿势性脊柱前凸△ 269
滋养细胞肿瘤 352
子宫癌肉瘤 375
子宫按摩与压迫术 395
子宫瘢痕妊娠去除术 383
子宫病损电凝术 383
子宫病损切除术 362, 383
子宫病损烧灼术 383
子宫病损射频消融术 383
子宫不规则出血△ 373
子宫不全破裂 375
子宫不全纵隔 375
子宫陈旧性裂伤修补术 383
子宫穿孔△ 370
子宫次广泛切除术 362
子宫次全切除术 383
子宫次全切切除术 362
子宫骶骨韧带恶性肿瘤 375
子宫骶骨韧带继发恶性肿瘤 375
子宫-骶棘韧带固定术 383
子宫-骶前固定术 383
子宫-骶韧带电凝术 383
子宫-骶韧带高位悬吊术 383
子宫-骶韧带切除术 383
子宫-骶韧带切断术 383
子宫-骶韧带烧灼术 383
子宫动静脉瘘 375
子宫动脉结扎术 395
子宫动脉栓塞术 383, 395
子宫动脉弹簧圈栓塞术 383
子宫多发性肌瘤 375
子宫恶性肿瘤 375
子宫肥大 375
子宫附件恶性肿瘤 375
子宫附件肿物 375
子宫复旧不良△ 371, 394
子宫复旧不全 394
子宫腹壁瘘 375
子宫改良根治性切除术△ 362, 383
子宫改良广泛性切除术 362, 383
子宫隔膜切除术 383
子宫根治性切除术△ 362, 383
子宫广泛性切除术 362, 383
子宫后倾 375
子宫后屈 375
子宫肌壁间肌瘤 375

子宫肌壁间妊娠 375
子宫肌层恶性肿瘤 375
子宫肌层继发恶性肿瘤 375
子宫肌瘤 375
子宫肌瘤切除术 383
子宫肌腺症△ 376
子宫肌炎 375
子宫积脓 375
子宫积血 375
子宫畸形 375
子宫及卵巢恶性肿瘤 375
子宫及输卵管恶性肿瘤 375
子宫继发恶性肿瘤 375
子宫浆膜下肌瘤 375
子宫浆液性腺癌 375
子宫交界性肿瘤 375
子宫角部分切除术 362, 383
子宫角继发恶性肿瘤 375
子宫角切除术 362, 383
子宫角妊娠 375
子宫角妊娠切除术 383
子宫角楔形切除术 383
子宫筋膜切除术 362
子宫颈癌筛查 375
子宫颈白斑 375
子宫颈闭锁 375
子宫颈壁内肌瘤 375
子宫颈病损电凝术 383
子宫颈病损切除术 362, 383
子宫颈部分切除术 383
子宫颈残端恶性肿瘤 375
子宫颈陈旧性产科裂伤修补术 383
子宫颈陈旧性裂伤 375
子宫颈成形术 383
子宫颈低级别鳞状上皮内病变 375
子宫颈电凝止血术 383
子宫颈电熨治疗 383
子宫颈窦道 375
子宫颈恶性黑色素瘤 375
子宫颈恶性肿瘤 375
子宫颈发育不全△ 369
子宫颈肥大 375
子宫颈钙化 375
子宫颈高级别鳞状上皮内病变 375
子宫颈根治性切除术 362, 383
子宫颈功能不全 375
子宫颈管扩张术 383
子宫颈广泛性切除术 383
子宫颈横纹肌肉瘤 375
子宫颈环形电切术 383
子宫颈环扎物去除术 383
子宫颈活检 383
子宫颈活组织检查 363
子宫颈肌瘤 375
子宫颈激光治疗 383
子宫颈及阴道恶性肿瘤 375
子宫颈继发恶性肿瘤 375
子宫颈结核 375
子宫颈溃疡 375
子宫颈冷刀锥形切除术 383
子宫颈冷冻治疗 383
子宫颈冷冻锥形电切术 383
子宫颈良性肿瘤 375
子宫颈裂伤缝合术 383

子宫颈鳞状细胞癌 375
子宫颈瘘管修补术 383
子宫颈糜烂 375
子宫颈难产 394
子宫颈囊肿造袋术 383
子宫颈内膜恶性肿瘤 375
子宫颈内膜活检 383
子宫颈内膜旋切术 383
子宫颈内膜炎 375
子宫颈黏膜下肌瘤 375
子宫颈黏液性息肉 375
子宫颈膀胱瘘 375
子宫颈切除伴阴道缝合术 383
子宫颈切除术 362,383
子宫颈妊娠△ 369
子宫颈妊娠去除术 383
子宫颈肉瘤 375
子宫颈乳头状瘤 375
子宫颈褥疮性溃疡 375
子宫颈上皮内瘤变 1 级 375
子宫颈上皮内瘤变 2 级 375
子宫颈上皮内瘤变 3 级 375
子宫颈上子宫切除术 362,383
子宫颈神经内分泌癌 375
子宫颈神经纤维瘤 375
子宫颈水肿 375
子宫颈透明细胞腺癌 375
子宫颈脱垂 375
子宫颈外翻 375
子宫颈微波治疗 383
子宫颈未分化癌 376
子宫颈息肉 376
子宫颈息肉切除术 383
子宫颈细胞 TERC 位点检测 471
子宫颈狭窄
子宫颈纤维瘤 376
子宫颈腺癌 376
子宫颈腺鳞癌 376
子宫颈腺囊肿 376
子宫颈腺肉瘤 376
子宫颈腺样基底细胞癌 376
子宫颈腺样囊性癌 376
子宫颈小细胞癌 376
子宫颈悬吊术 383
子宫颈血管瘤 376
子宫颈延长 376
子宫颈炎 376
子宫颈阴道瘘 376
子宫颈营养不良性溃疡 376
子宫颈原位腺癌 376
子宫颈粘连 376
子宫颈粘连松解术 383
子宫颈肿瘤 376
子宫颈周围去神经术 383
子宫颈潴留囊肿 376
子宫颈锥切术 383
子宫颈锥形切除术 362
子宫颈赘生物 376
子宫颈子宫内膜异位症 376
子宫痉挛性狭窄环 394
子宫捆绑术 383,395
子宫扩大切除术 362,383
子宫阔韧带继发恶性肿瘤 376
子宫良性肿瘤 376

子宫裂伤缝合术 383
子宫瘘 376
子宫瘘管闭合术 383
子宫卵巢韧带继发恶性肿瘤 376
子宫囊性腺肌瘤 376
子宫囊肿 376
子宫内翻 376
子宫内翻复位术 395
子宫内感染并发先天性皮肤缺乏 432
子宫内膜癌 352
子宫内膜病损电凝术 383
子宫内膜病损切除术 362,383
子宫内膜病损烧灼术 383
子宫内膜单纯性增生 376
子宫内膜恶性肿瘤 353,376
子宫内膜发育不全 376
子宫内膜非典型性息肉样腺肌瘤 376
子宫内膜非典型性增生 376
子宫内膜复杂性增生 376
子宫内膜复杂性增生伴非典型增生 376
子宫内膜继发恶性肿瘤 376
子宫内膜间质结节 376
子宫内膜间质肉瘤 376
子宫内膜间质肿瘤 353
子宫内膜交界性肿瘤 376
子宫内膜结核 376
子宫内膜良性增生 376
子宫内膜鳞状细胞癌 376
子宫内膜囊肿 376
子宫内膜黏液性腺癌 376
子宫内膜去除术 383
子宫内膜热球去除术 383
子宫内膜射频消融术 383
子宫内膜透明细胞癌 376
子宫内膜未分化癌 376
子宫内膜萎缩 376
子宫内膜息肉 376
子宫内膜息肉样增生 376
子宫内膜腺鳞癌 376
子宫内膜小细胞癌 376
子宫内膜炎 376
子宫内膜样癌 376
子宫内膜移行细胞癌 376
子宫内膜异位症 376
子宫内膜异位症分期诊断 376
子宫内膜异位症性不孕症 376
子宫内膜增生 376
子宫内膜增生症△ 376
子宫内膜粘连松解术 383
子宫内膜肿瘤 353
子宫内异物 376
子宫黏膜下肌瘤 376
子宫念珠菌病 432
子宫脓肿 376
子宫旁动静脉瘘 230
子宫旁继发恶性肿瘤 376
子宫旁组织恶性肿瘤 376
子宫膀胱瘘 376
子宫平滑肌肉瘤 376
子宫平滑肌脂肪瘤 376
子宫平滑肌肿瘤 353
子宫破裂 394
子宫破裂（创伤性） 394
子宫破裂（分娩期） 394

子宫破裂（妊娠期） 394
子宫破裂修补术 395
子宫前倾 376
子宫腔积液 376
子宫切除术后阴道后穹隆脱垂 376
子宫切开探查术 383
子宫切开异物取出术 383
子宫切开终止妊娠术 383
子宫 - 韧带毁损切除 383
子宫韧带恶性肿瘤 376
子宫韧带继发恶性肿瘤 376
子宫韧带良性肿瘤 376
子宫韧带囊肿 376
子宫韧带妊娠去除术 383
子宫韧带修补术 383
子宫韧带炎 376
子宫韧带子宫内膜异位症 376
子宫绒毛管状腺癌 376
子宫肉瘤 376
子宫上皮样平滑肌肉瘤 376
子宫收缩乏力△ 386
子宫输卵管造影术 383
子宫输尿管瘘 376
子宫损伤 376
子宫梭形细胞肿瘤 353
子宫胎盘卒中 394
子宫体部横切口剖宫产术 395
子宫体部其他切口剖宫产术 395
子宫体恶性肿瘤 376
子宫体发育不全 376
子宫体横纹肌肉瘤 376
子宫体继发恶性肿瘤 376
子宫体良性肿瘤 376
子宫体肿瘤 376
子宫脱垂 I 度 376
子宫脱垂 II 度 376
子宫脱垂 III 度 376
子宫脱垂 I 期（POP-Q 分期） 376
子宫脱垂 II 期（POP-Q 分期） 376
子宫脱垂 III 期（POP-Q 分期） 376
子宫脱垂 IV 期（POP-Q 分期） 376
子宫外产时处理 395
子宫完全纵隔 376
子宫息肉 376
子宫峡部恶性肿瘤 376
子宫峡部妊娠 376
子宫峡部子宫内膜癌 376
子宫下段恶性肿瘤 376
子宫下段横切口剖宫产术 395
子宫下段继发恶性肿瘤 376
子宫下段裂伤缝合术 395
子宫下段剖宫产 395
子宫下段其他切口剖宫产术 395
子宫下段妊娠 376
子宫下段纵切口剖宫产术 395
子宫纤维化 376
子宫腺肌病 376
子宫腺肌瘤 376
子宫腺肉瘤 376
子宫腺样囊性癌 376
子宫楔形切除术 362,383
子宫性闭经 376
子宫性不孕症△ 376
子宫修补术 383

子宫压迫缝合术　395
子宫阴道完全脱垂　376
子宫圆韧带继发恶性肿瘤　376
子宫圆韧带囊肿△　374
子宫粘连　376
子宫粘连性不孕　376
子宫直肠瘘　116, 376
子宫肿瘤　376
子宫周炎　376
子痫　144, 394
子痫前期　394
子痫前期（重度）　394
子痫前期重度△　394
籽骨半脱位　297
籽骨骨软骨炎　297
籽骨骨折　297
籽骨脱位　297
籽骨炎　297
紫癜　80, 432
紫癜样肝病　116
紫绀△　79
紫外线疗法　451
紫趾综合征　432
自残　442
自动持续气道正压　96
自动导管补偿　96
自动化无创测压法　346
自动气流　96
自动心律转复除颤器置入术　237
自动心脏复律除颤器置入术△　81
自动验光仪　23
自动症　442
自发电位　149
自发肌电图　346
自发型心绞痛△　79
自发性低颅压综合征　144
自发性肝破裂出血△　106
自发性骨溶解症　297
自发性骨折　297
自发性脑出血*　130
自发性气胸　92, 212
自发性食管破裂△　111
自发性疼痛　339
自发性膝韧带撕裂　297
自发性心绞痛　79
自发性眼震　35
自发性早产临产　394
自发性张力性气胸　212
自发性周期性低体温 - 多汗综合征　432
自发性蛛网膜下腔出血　144
自攻　67
自截肾△　244
自觉鼻与鼻咽部干燥　35
自控式经皮腰椎间盘切除术　316
自溃性脓胸　466
自恋型人格障碍　442
自律性房性心动过速　79
自评量表　446
自然呼吸　96
自然流产　376
自然流产并发出血　376
自然流产并发出血性休克△　377
自然流产并发感染　376
自然流产并发弥散性血管内凝血△　370

自然流产并发盆腔感染　377
自然流产并发盆腔器官损伤　377
自然流产并发肾衰竭　377
自然流产并发生殖道感染　377
自然流产并发栓塞　377
自然流产并发休克　377
自然流产并发羊水栓塞△　377
自然杀伤细胞功能试验　481
自然杀伤细胞计数　475
自然杀伤细胞抗肿瘤活性　481
自杀　442
自杀态度问卷　446
自杀意念　442
自伤　442
自伤性溃疡　59
自身免疫病　297
自身免疫相关性脑病△　144
自身免疫相关性眼病　18
自身免疫性雌激素皮炎　432
自身免疫性低血糖症　168
自身免疫性多内分泌腺综合征　171, 432
自身免疫性多内分泌腺综合征（Ⅰ型）　171
自身免疫性多内分泌腺综合征（Ⅱ型）　171
自身免疫性多内分泌腺综合征（Ⅲ型）　171
自身免疫性多内分泌腺综合征（Ⅳ型）　171
自身免疫性多腺体衰竭　171
自身免疫性肝病　116
自身免疫性肝炎　116
自身免疫性肝炎肝硬化△　116
自身免疫性肝硬化　116
自身免疫性环状红斑　432
自身免疫性黄体酮皮炎　432
自身免疫性疾病　181
自身免疫性脊髓炎　144
自身免疫性甲状旁腺功能减退症　171
自身免疫性甲状腺病△　171
自身免疫性甲状腺炎　171
自身免疫性甲状腺炎相关性激素反应性脑
　病　171
自身免疫性聋　33
自身免疫性脑炎　144
自身免疫性内耳病　33
自身免疫性葡萄膜炎　18
自身免疫性溶血性贫血　181
自身免疫性肾上腺炎　171
自身免疫肾上腺炎致肾上腺皮质功能减
　退症△　171
自身免疫性小脑共济失调　144
自身免疫性小脑炎　144
自身免疫性心包炎　79
自身免疫性心肌炎　79
自身免疫性血小板减少性紫癜　181
自身免疫性胰腺炎　116
自身敏感性皮炎　432
自身敏感性湿疹　432
自身输血术　343
自身幻觉　445
自体瓣膜心内膜炎　230
自体表皮与异体真皮混合植皮术　333
自体动静脉瘘动脉瘤△　150
自体动静脉瘘感染△　150
自体动静脉瘘狭窄△　150
自体动静脉瘘血栓形成△　150

自体动静脉内瘘成形术　156
自体肺动脉瓣移植术　237
自体肺动脉瓣移植术 + 主动脉 - 室间隔成
　形术　237
自体骨　67
自体骨髓移植　181
自体骨移植　67
自体骨移植术　316
自体骨移植眼球内陷矫正术　22
自体黑色素细胞移植治疗白癜风　434
自体肌腱移植术　316
自体甲状旁腺移植术　40
自体培养表皮细胞移植　333
自体皮质骨移植　316
自体软骨细胞移植　316
自体肾移植术　255
自体松质骨移植　316
自体外周血造血干细胞移植　181
自体血管动静脉瘘修补术　156
自体血管动静脉造瘘术　156
自体血清内源性致敏原实验　435
自体牙根种植体　67
自体牙移植术　67
自体移植　67
自体移植物　67, 181
自体造血干细胞采集　182
自体造血干细胞移植　181
自体脂肪隆胸术　324
自体脂肪移植单侧乳癌术后乳房缺损填充
　术　196
自体脂肪移植单侧乳房缺损填充术　196
自体脂肪移植双侧乳癌术后乳房缺损填充
　术　196
自体脂肪移植双侧乳房缺损填充术　196
自体植皮失败　330
自听增强　35
自我排斥的性取向　445
自信训练　445
自旋回波脉冲序列　149
自异体混合植皮术　333
自缢　445
自由感应衰减　149
自由运转型节律障碍　144
自愈型火棉胶婴儿　432
自触发　96
自主呼吸　96
自主呼吸频率　93
自主呼吸试验　100
自主神经恶性肿瘤　353
自主神经反射障碍　339
自主神经功能紊乱　144, 450
自主神经系统疾患　144
自主神经系统良性肿瘤　144
自主神经性发作△　144
自限制　96
自主性卵巢滤泡囊肿　171
自主性膀胱　144
自主性神经病性膀胱　450
自主转换　96
自罪妄想　445
眦部恶性肿瘤　353
眦部睑裂缝合术　22
眦部原位癌　18
眦恶性黑色素瘤　18

眦恶性肿瘤 18
眦缝合术 324
眦皮肤良性肿瘤 18
眦移位矫正术 324
纵隔摆动 339
纵隔包虫病△ 466
纵隔闭合性活组织检查 363
纵隔病损切除术 216, 362
纵隔恶性肿瘤 92
纵隔活检术 216
纵隔畸胎瘤 92
纵隔棘球蚴病 466
纵隔继发恶性肿瘤 92
纵隔交界性肿瘤 92
纵隔结核瘤 92
纵隔精原细胞瘤 247
纵隔镜检查 100, 217, 238, 363
纵隔镜检查术 100, 217
纵隔镜下肺组织活检术 217
纵隔镜下淋巴结活组织检查术 217
纵隔镜下气管病损切除术 217
纵隔镜下支气管病损切除术 217
纵隔淋巴管瘤 92
纵隔淋巴结采样术 217
纵隔淋巴结根治性清扫术 362
纵隔淋巴结继发恶性肿瘤 92
纵隔淋巴结结核 92, 212
纵隔淋巴结结核病灶清除术 217
纵隔淋巴结清扫术 362
纵隔脓肿 407, 466
纵隔气肿 212, 339, 407
纵隔切开探查术 217
纵隔切开引流术 217
纵隔先天性囊肿 297
纵隔心包炎 79
纵隔血管瘤 92
纵隔血肿 212, 230
纵隔血肿清除术 217
纵隔炎 407
纵隔移位 339
纵隔异物取出术 217
纵隔阴影 92
纵隔脂肪瘤 92
纵隔肿物△ 230
纵隔子宫 377
纵火狂△ 436
纵形骨折 297
总 T 淋巴细胞计数 475
总胆固醇 483
总胆红素 483
总蛋白 483
总蛋白 S 475
总氮 483
总碘 483
总和指数 367
总呼气末压力 100
总呼吸频率 100
总磷脂 483
总前列腺特异性抗原 481
总羟脯氨酸 483
总睡眠时间 149
总铁结合力 483
总烃油蒸气中毒 456
总脂肪酸 483

总脂质 483
综合功能训练 316
综合征性聋 33
综合治疗 96
棕蛛中毒 432
走马疳 59
足背瘢痕牵缩 330
足背瘢痕切除中厚植皮术 333
足背部疼痛 297
足背动脉搏动 299
足背动脉穿刺术 343
足背动脉损伤 230, 297
足背动脉修补术 316
足背静脉损伤 230, 297
足背皮瓣术 333
足背皮瓣游离移植术 316
足瘢痕 330
足部带蒂皮瓣转移术 316
足部多处开放性损伤 297
足部多处损伤 297
足部多发性骨折 297
足部感染 297
足部骨髓炎 297
足部骨折 297
足部骨折闭合复位内固定术 316
足部骨折畸形愈合△ 263, 298
足部骨折切开复位内固定术 316
足部骨折脱位 297
足部骨折外架固定术 316
足部关节融合术 316
足部腱鞘囊肿 297
足部疖 432
足部结核 297
足部溃疡△ 269
足部溃疡（恶性） 330
足部溃疡（良性） 330
足部皮肤溃疡 330
足部皮肤软组织缺损并感染 330
足部皮肤撕裂伤 297
足部皮肤损伤 330
足部切痂术 333
足部软组织感染 320
足部烧伤 330
足部湿疹 432
足部烫伤 330
足部脱位 297
足部削痂术 333
足部痈 432
足部爪样畸形△ 267
足长伸肌腱缝合术 316
足陈旧性骨折 297
足底部疼痛 297
足底穿刺伤 297
足底动脉损伤 230, 297
足底内侧皮瓣术 334
足底内侧神经损伤 144
足底皮肤重建 316
足底胼胝 320
足底神经探查术 316
足底外侧神经第一支卡压 297
足底外侧神经损伤 297
足底纤维瘤病 320
足底肿物 320
足冻疮 330

足多处骨折△ 297
足多趾并趾畸形 297
足副舟骨痛 297
足跟部皮肤缺损 330
足跟后部疼痛 297
足跟痛△ 263
足跟行走 299
足跟压力性疼痛性丘疹 432
足弓塌陷 299
足骨病损切除术 362
足骨关节病 297
足骨折不愈合△ 263, 295
足骨折延迟愈合 297
足关节囊缝合术 316
足和对侧小腿创伤性切断 297
足和踝后天性缺失 450
足和趾先天性缺如 297
足踝部瘢痕切除交腿皮瓣修复术 334
足踝部水肿 80
足踝多发损伤 320
足踝韧带损伤△ 269
足坏死性筋膜炎 330
足毁损 297
足肌腱成形术 316
足畸形 297
足挤压伤 297
足尖行走 299
足筋膜切除术 316, 434
足菌肿 432
足开放性损伤 297
足开放性损伤伴骨折 297
足开放性损伤伴脱位 297
足溃疡 330
足离断伤 320
足离断术 316
足裂 297
足六趾畸形△ 261
足𫝶长伸肌腱断裂 297
足内翻 144, 297
足内翻△ 268
足皮下肿物 320
足胼胝 299
足前部湿疹△ 430
足屈肌腱延长术 316
足屈肌腱自发性撕裂 297
足韧带断裂 297, 450
足韧带缝合术 316
足软组织撕脱伤 297
足软组织损伤△ 297
足三关节融合术 316
足伸肌腱延长术 316
足神经松解术 316
足损伤 297
足套脱伤 297
足骰骨骨折△ 285
足外侧柱延长术 316
足外伤 320
足下垂 297
足先露 394
足楔骨骨折△ 297
足楔状骨骨折 297
足癣 432, 466
足血管神经、肌腱探查术 316
足仰趾畸形 297

足异物去除　316, 324
足异物去除术　434
足应力骨折　297
足月低体重儿△　407
足月胎膜早破　394
足月小样儿　407
足再植术　316
足跖腱膜挛缩　297, 450
足趾长屈肌和肌腱损伤　297
足趾长伸肌和肌腱损伤　297
足趾关节游离移植术　316
足趾坏疽　229
足趾肌腱移位术　316
足趾挤压伤△　295
足趾扭伤　297
足趾切痂术　334
足趾缺如　297
足趾损伤　297
足趾脱位　297
足趾削痂术　334
足趾游离移植术　316
足趾肿物　297
足肿物　320
足舟骨骨软骨炎　297
足舟骨骨折　297
足舟骨坏死　297
足舟骨畸形愈合　298
足舟骨缺血性坏死　298
足舟状骨骨折△　297
足舟状骨脱位　298
卒中后焦虑　442, 450
卒中后抑郁　442, 450
卒中后中枢性痛　144
卒中及脑外伤后上肢功能障碍　298
阻鼾器　67
阻抗潮气呼吸图　100
阻抗容积图　100
阻力时间　100
阻塞器缺损　59
阻塞型睡眠呼吸暂停低通气综合征　33, 144, 338
阻塞性鼻窦炎　33
阻塞性肺不张　92
阻塞性颌下腺炎　59
阻塞性喉烧伤　330
阻塞性气管支气管曲霉病　92
阻塞性气管支气管真菌病△　92
阻塞性腮腺炎　33
阻塞性睡眠呼吸暂停综合征　59
阻塞性通气功能障碍　92
阻塞性通气障碍△　92
阻塞性细支气管炎△　325
阻生齿△　59
阻生牙　59
阻生牙拔除术　67
阻生牙翻瓣拔除术　67
组氨酸血症　174
组胺H₂受体拮抗剂中毒　456
组胺样综合征　456
组胺诱发的迟发型头痛　144
组胺诱发的速发型头痛　144
组胺诱发的头痛　144
组合性牙瘤　59
组牙功能𬌗　68

组织胞浆菌病　18, 432, 466
组织胞浆菌免疫学试验　481
组织补偿板　367
组织多肽抗原　481
组织多肽特异抗原　481
组织工程皮肤移植术　434
组织间插植放[射治]疗　367
组织间插植近距离治疗　367
组织间[加]热疗法　367
组织-空气比　367
组织面　68
组织体模比　367
组织细胞和树突状细胞肿瘤　181
组织细胞肉瘤　181
组织细胞吞噬性脂膜炎　432
组织细胞增生症X　181
组织相容性试验　255
组织型纤溶酶原激活物　475
组织性缺氧　92
组织学转化　181
组织样麻风瘤　432, 466
组织抑制物　483
组织因子　475
组织因子途径抑制物　475
组织因子途径抑制物活性测定　183
组织最大剂量比　367
祖德克骨萎缩△　121
钻孔减压　316
钻孔术　316
钻孔引流　316
最大刺激　149
最大刺激强度　346
最大二氧化碳产生量　100
最大二氧化碳排出量　100
最大呼气流量　100
最大呼气流量-容积曲线　100
最大呼气流速　346
最大呼气流速-容积曲线　346
最大呼气压　100
最大呼气中期流速　346
最大咳嗽流量　100
最大跨膈压　100
最大流量-容积曲线　100
最大每千克体重氧耗量　100
最大平台压　100
最大通气量　346
最大通气量计算值　100
最大吸气流量　100
最大吸气流量-容积曲线　100
最大吸气流速　346
最大吸气压　100
最大心率储备　100
最大牙尖交错𬌗　68
最大氧耗量　100
最大运动通气量　100
最大自主通气量　100
最低肺泡有效浓度　346
最低平台压　100
最佳呼气末正压　96
最佳剂量　367
最快传导速度　149
最外囊出血　144
最小靶剂量　367
左半肝切除术　362

左半结肠根治性切除术　362
左半结肠切除术　362
左侧乳腺恶性肿瘤　353
左侧输卵管不全梗阻　377
左侧输卵管梗阻　377
左侧输卵管积水　377
左房舒张末压　100
左房压　346
左房异构,多脾综合征　230
左肺恶性肿瘤　92
左肺上叶恶性肿瘤　92
左肺下叶恶性肿瘤　92
左冠状动脉起源于肺动脉△　77
左后分支传导阻滞　79
左后分支阻滞△　79
左髂总静脉压迫综合征△　224
左前分支传导阻滞　79
左前分支阻滞△　79
左上腔静脉入左房　230
左肾静脉受压综合征　247
左肾静脉受压综合征△　156
左肾静脉压迫综合征　230
左肾静脉压迫综合征△　247
左室发育不良综合征　231
左室扩大　79
左室流出道重建术　336
左室流出道疏通术　237
左室流出道狭窄　79, 231
左室憩室　231
左室室壁瘤矫治术　237
左室室性心动过速　79
左室舒张功能减低　79
左室舒张末容积　346
左室舒张末压　346
左室心尖部气球样变　79
左室-主动脉隧道修补术　237
左束支传导阻滞　79
左束支阻滞△　79
左锁骨下动脉开口远端降主动脉夹层△　230
左位心　79, 231
左心导管检查　81, 238
左心耳封堵术△　80
左心耳封堵术后　79
左心耳切除术　336
左心发育不良综合征　79, 231
左心房黏液瘤　231
左心房前后径　346
左心房上下径　346
左心房造影　81, 238
左心房增大　80
左心房左右径　346
左心疾病相关性肺动脉高压　92
左心尖-主动脉旁路分流术　336
左心人工瓣膜心内膜炎　79
左心室发育不全综合征双心室矫治术　237
左心室辅助循环　343
左心室附壁血栓　79
左心室冠状静脉导联置入术　238
左心室冠状静脉电极置换术　238
左心室冠状静脉电极置入术　238
左心室假性室壁瘤形成　79
左心室尖-主动脉分流术　238

左心室跨壁压　100
左心室黏液瘤　231
左心室憩室　231
左心室室壁瘤形成　79
左心室收缩末内径　346
左心室舒张末内径　346
左心室衰竭△　407
左心室双出口　231
左心室双出口矫治术　238
左心室造影　81, 238
左心室增大　80
左心室做功指数　346
左心衰竭　79, 231, 407
左心衰竭合并急性肺水肿　407
左心转流　343
左心自体瓣膜性心内膜炎　79
左旋心　231
左异构　231
左右侧屈位片　317

左右心联合导管检查　238
左右心联合造影　81, 238
左主支气管恶性肿瘤　92
作态　445
作业疗法　334
作业职业功能训练　451
作业治疗和职业性康复　451
作用电极　149
作用于肌肉的物质中毒　70
坐标　211
坐骨病性脊柱侧凸　298
坐骨大孔处坐骨神经阻滞麻醉与镇痛术　343
坐骨恶性骨肿瘤　298
坐骨骨折　298, 450
坐骨滑囊炎　298
坐骨交界性骨肿瘤　298
坐骨结节滑囊炎△　298
坐骨结节撕脱骨折　298
坐骨良性骨肿瘤　298

坐骨神经病损切除术　316
坐骨神经断裂　298
坐骨神经良性肿瘤　298
坐骨神经麻痹　298
坐骨神经切断术　316
坐骨神经松解术　316
坐骨神经损害　144
坐骨神经损伤　144, 298, 432
坐骨神经损伤后遗症　450
坐骨神经探查术　316
坐骨神经痛　144, 298
坐骨神经痛交叉征△　299
坐骨神经吻合术　316
坐骨神经移植术　316
坐骨神经粘连　144
坐骨神经阻滞麻醉与镇痛术　343
坐骨直肠脓肿△　116
坐骨直肠窝脓肿　116, 466
坐位压膝试验　299
做作性障碍　442

# 英文索引

1,25-dihydroxy vitamin $D_3$　481

(1,3)-β-D-Glucan test,G test　483

10 gestational weeks　393

10 seconds finger flexion test　299

101-point numeric rating scale　343

11 gestational weeks　393

11-hydroxylase deficiency　157

11-point numeric rating scale　343

12 gestational weeks　393

$^{125}$I　365

13 gestational weeks　393

$^{133}$Xe consecutive pulmonary scintigraphy　334

$^{13}$C urea breath test,13C-UBT　480

$^{13}$C/$^{14}$C-urea breath test　118

13q partial trisomy(q21-q)syndrome　409

14 gestational weeks　393

14-3-3 η protein　475

$^{14}$C urea breath test,14C-UBT　480

15 gestational weeks　393

16 gestational weeks　393

17 gestational weeks　393

17,20-lyase deficiency　157

17-hydroxycorticosteroid　481

17-hydroxylase deficiency　157

17-ketosteroid　481

17α-hydroxylase deficiency　157

17α-hydroxylase deficiency/17,20-lyase(CYP17) deficiency　157

17α-hydroxyprogesterone　481

18 gestational weeks　393

$^{18}$F-FDG PET　316

18-hydroxylase deficiency　157

18-oxidase deficiency　157

19 gestational weeks　393

$^{192}$Ir　366

1p/19q loss of heterozygosity(LOH)detection　467

2-D scan　344

20 gestational weeks　393

20 nail dystrophy　409

20,22-desmolase deficiency　158

21-hydroxylase deficiency　158

21 gestational weeks　393

22 gestational weeks　393

23 gestational weeks　393

24 gestational weeks　393

24 hours ambulatory electrocardiogram　81

24 hours blood pressure monitoring　81

24 hours immunostaining electrophoresis　145

24,25-dihydroxy vitamin $D_3$　481

24-hour intrathecal IgG synthesis rate　475

24-hour pH monitoring　118

25 gestational weeks　393

25-hydroxy vitamin $D_3$　481

26 gestational weeks　393

27 gestational weeks　393

28 gestational weeks　393

28w ≤ preterm infant<32w　407

29 gestational weeks　393

3 Hz spike and slow wave complex,petit mal pattern　145

3,5,6-trichloropyridin-2-ol sodium poisoning　452

30 gestational weeks　393

30Hz flicker response　22

31 gestational weeks　393

32 gestational weeks　393

32w ≤ preterm infant<37w　407

33 gestational weeks　393

34 gestational weeks　393

35 gestational weeks　393

36 gestational weeks　394

37 gestational weeks　394

38 gestational weeks　394

39 gestational weeks　394

3A syndrome　159

3D-CRT　366

3-methyl glutaric aciduria type 2　159

3β-hydroxysteroid dehydrogenase deficiency　159

40 gestational weeks　394

41 gestational weeks　394

42 gestational weeks　394

45,XO/46,XY-mixed gonadal dysgenesis syndrome　159

45,XO-Turner syndrome　159

46,XX pure gonadal dysgenesis　368

46,XY gonadal dysgenesis　159

47 XYY syndrome　409

4p syndrome　409

4-psilocin poisoning　398

5 gestational weeks　393

5′-nucleotidase　481

5-hydroxyindole acetic acid　481

5-item modified frailty index　343

5α reductase deficiency(with male pseudo-hermaphroditism)　171

5α-dihydrotestosterone,DHT　481

5α-reductase-2(SRD5A2)deficiency　159

6 gestational weeks　393

6 Hz and 14 Hz positive spike　145

6 Hz benign spike and slow wave complex, phantom spike and wave　145

6 minutes walk test　81

$^{60}$Co　365

$^{60}$Co radiation therapy　206

$^{60}$Co therapy unit　365

6-keto-prostaglandin $F_1α$　481

6-point behavioral rating scale　344

7 gestational weeks　393

8 gestational weeks　393

9 gestational weeks　393

$^{99m}$Tc bone scintigraphy　316

$^{99m}$Tc HMPAO white blood cell scan　316

$^{99m}$Tc MDP bone scan　316

I degree bun　409

I degree corrosive burn　409

III -phase slope of nitrogen concentration　97

α amyloid protein　475

α heavy chain disease　175

α/β ratio　364

$α_1$-acid glycoprotein　481

$α_1$-antitrypsin deficiency　82, 172, 397

$α_1$-antitrypsin-deficiency panniculitis　409

$α_1$-antitrypsin　481

$α_2$-antiplasmin　471

$α_2$-AP　471

$α_2$-macroglobulin　481

$α_2$-PI　471

$α_2$-plasmin inhibitor　471

α-adrenoceptor agonist poisoning　452

α-adrenoceptor antagonist poisoning　452

α-hydroxybutyric dehydrogenase　481

α-L-fucosidase　475

α-ray　364

α-thalassemia gene mutation　469

α-thalassemia　175, 397

β amino acid metabolism disorder　172

β glucuronic acid enzyme deficiency　172

$β_2$-glycoprotein I　471

$β_2$-microglobulin　481

β-adrenoceptor agonist poisoning　452

β-adrenoceptor antagonist poisoning　452

β-D-glucan test　96

$β_2$-GP I　471

β-lactam antibiotics poisoning　452

β-ray　364

β-TG    471
β-thalassemia gene mutation    469
β-thalassemia    397
β-thromboglobulin    471
γ amino acid metabolism disorder    172
γ heavy chain disease    175
γ -aminobutyric acid    481
γ -ray    364
δ β-thalassemia    175
δ -thalassemia    175
εβγδ-thalassemia    175
μ heavy chain disease    175

**A**

AA type amyloidosis    152
AA    181
AAA    477, 478
AAG    481
AAP    475
Aarskog syndrome    409
AAS    269
AAT    79
ABAb    478
Abbott, Fischer and Lucas's fusion method    300
Abbott method    301
abdominal abscess    105
abdominal actinomycosis    105, 414, 459
abdominal adhesion    105
abdominal aneurysm    220
abdominal angiostrongyliasis    459
abdominal aorta aneurysmal dilation    221
abdominal aorta balloon block    394
abdominal aorta injury    221
abdominal aortic aneurysm    221
abdominal aortic aneurysm resection with artificial vascular replacement    232
abdominal aortic aneurysm rupture    221
abdominal aortic aneurysm with mural thrombus    221
abdominal aortic angioplasty    232
abdominal aortic dilatation    221
abdominal aortic dissection    221
abdominal aortic embolism    221
abdominal aortic intramural hematoma    221
abdominal aortic ligation    232
abdominal aortic occlusion    221
abdominal aortic periarthritis    221
abdominal aortic pseudoaneurysm    221
abdominal aortic sclerotic plaque    221
abdominal aortic stenosis    221
abdominal aortic stent implantation    232
abdominal aortic thrombosis    221
abdominal aortic ulcer    221
abdominal aorto-enteric fistula    221
abdominal aortography    238
abdominal aorto-jejunal fistula    221
abdominal aorto-renal arteriography    249
abdominal aortosclerosis    221
abdominal cancer pain    353
abdominal cavity hematoma evacuation    356
abdominal cavity metastasis of colonic carcinoma    349
abdominal cocoon    105

abdominal compartment syndrome    326
abdominal compartment syndrome, ACS    184
abdominal cyst    105
abdominal extensive mass    105
abdominal extensive swell    105
abdominal fistula    105
abdominal hemangioma    105
abdominal hemostasis after laparotomy in the near future    192, 249
abdominal hemostasis in short-term laparotomy    357
abdominal hernia    105
abdominal hernia with obstruction    105
abdominal incarcerated hernia    105
abdominal incisional hernia    184
abdominal incision infection after cesarean section    387
abdominal infection    105
abdominal internal hernia with gangrene    105
abdominal internal hernia with ileus    105
abdominal intestinal fistula    105
abdominal lipoma    105
abdominal lipomatosis    161
abdominal lymphangioma    105
abdominal lymph node dissection    249
abdominal lymph node resection    356
abdominal mass    105
abdominal metastasis    348
abdominal metastasis of hepatic carcinoma    348
abdominal migraine    124
abdominal muscle injury    263
abdominal pain    116
abdominal pain, abdominalgia    377
abdominal pain after sterilization    369
abdominal pain following abortion    370
abdominal pelvic effusion    377
abdominal-perineal pull through operation    355
abdominal pregnancy    369
abdominal pregnancy with live birth    386
abdominal pseudocyst    105
abdominal reflex    298
abdominalstoma    188
abdominal swelling    105
abdominal traumatic transection    184
abdominal tuberculosis    105
abdominal tularemia    459
abdominal ulcer    184
abdominal ultrasonography    71, 217
abdominal varicosis    220
abdominal vascular ultrasonography    71
abdominal venous bypass tube implantation    355
abdominal wall abscess    414
abdominal wall biopsy    435
abdominal wall colostomy    248
abdominal wall frostbite    326
abdominal wall frostbite with tissue necrosis    326
abdominal wall hernia repair    188
abdominal wall lesion resection    433
abdominal wall scar    326

abdominal wall sinus debridement    355
abdominal wall stomy    355
abdominal wall tumor    348
abdominal wall ulcer    414
abdominal wall vascular rupture during operation    184
abdominal wall wound debridement    355
abdominocentesis    408
abdominoperineal pull-through resection of rectum    196
abdominoperineal resection    355
abdominoperineal resection of the rectum    192
abducens nerve demyelinating lesion    13
abducens nerve incomplete palsy    13
abducens neuritis    13
abducent nerve injury    136
aberrant right subclavian artery    224
abetalipoproteinemia    168
ABI    81
ablation of ovarian lesion    381
ablation of uterosacral ligament.    383
ABL cDNA mutation detection    470
abnormal activity    299
abnormal attachment of labial frenum    43
abnormal brain stem signal    144
abnormal breath sound    93
abnormal bronchial breath sound    93
abnormal bronchovesicular breath sound    93
abnormal central cusp    46
abnormal cerebellum signals    137
abnormal chest percussion sound    93
abnormal electroencephalogram    149
abnormal electrooculogram    15
abnormal electroretinogram    11
abnormal fetal heart monitoring    393
abnormal fetal nasal bone development    30
abnormal fetal umbilical blood flow    392
abnormal finding in prenatal screening    385
abnormal finding on diagnostic imaging of bile duct    103
abnormal finding on diagnostic imaging of liver    106
abnormal gait    450
abnormal illness behavior    444
abnormal innervation of eye movement abnormality    17
abnormal involuntary movement scale    445
abnormalities in EMG    269
abnormality of basal metabolic rate    162
abnormality of cerebrospinal fluid    131
abnormality of cortisol binding globulin    173
abnormality of heart beat    80
abnormality of size and form of tooth    56
abnormality of thyroxine binding globulin    164
abnormal jaw closure    45
abnormal morphology and function of frenum    54
abnormal occlusion    58
abnormal oculomotor nerve regeneration    3
abnormal of artificial vitreous    10
abnormal patency of eustachian tube    32
abnormal pelvis    387
abnormal placenta    393
abnormal position of IUD    369

abnormal position of tooth　57
abnormal pregnancy and negative reproductive history　385
abnormal products of conception　372
abnormal pulmonary diagnostic imaging　84
abnormal pulsation of carotid artery　79
abnormal pupil position after cataract surgery　2
abnormal pupil size after cataract surgery　2
abnormal reaction to tuberculin test　86
abnormal result of Mantoux test　98
abnormal retinal correspondence　17
abnormal thyroid binding globulin　173
abnormal thyroid function　163
abnormal transcranial Doppler ultrasound　147
abnormal umbilical blood flow　387
abnormal uterine action　385
abnormal uterine bleeding　373
abnormal uterine bleeding caused by coagulation related disease　371
abnormal vesicular breath sound　93
abnormal vestibular function　34
abnormal weight gain　449
abnormal weight loss　449
ABO blood group genotyping by DNA microarray　467
ABO blood group genotyping by polymerase chain reaction-sequence specific primer （PCR-SSP）　468
ABO CisAB and B/A blood group genotyping by polymerase chain reaction-sequence specific primer（PCR-SSP）　468
ABO incompatibility　385
abortion　369
abortion of ampullary tubal pregnancy　372
abortion of fimbrial tubal pregnancy　372
abortion of interstitial tubal pregnancy　372
abortion of isthmic tubal pregnancy　372
abortion with fetal reduction　387
abortive plague　458
abortive type of poliomyelitis　126
above knee amputation　302
ABPA　82, 457
abrasion　411
abrasion of hand　283
abrasion of skin of head and face　54
abrasion of tooth　50
abruption of vasa previa　388
abscess　328, 422, 463
abscess aspiration of skin and subcutaneous tissue　193, 311, 322, 434
abscess incision and drainage of ovary　381
abscess in musculus sphincter　108
abscess of Bartholin gland　371, 463
abscess of Bartholin gland in pregnancy　391
abscess of Cowper gland　241, 401
abscess of epiglottis　27
abscess of facial cutaneous　50
abscess of intestine　102
abscess of maxillary sinus　52
abscess of mesentery　103
abscess of nasal septum　25
abscess of parotid gland　51
abscess of scrotum　246
abscess of skin of neck　47
abscess of submandibular gland　46

abscess of submaxillary gland　55
abscess of vaginal wall　373
abscess of vulva　373
abscess puncture　67
absence and agenesis of lacrimal apparatus　8
absence of auricle　318
absence of diaphragm　85
absence of fallopian tube　372
absence of hepatic department of inferior vein cava　226
absence of inferior vena cava　226
absence of iris　4
absence of nasal bone　33
absence of nipple　186
absence of nose　318
absence of penis　246
absence of phalanx　295
absence of superior oblique　11
absence of toe　297
absence of traumatic finger　259
absence of tricuspid valve　225
absence of vas deferens　245
absence seizure　203
absence status epilepticus　134
absent epiglottis　34
absent testis syndrome　240
absolute stage of glaucoma　10
absorbable pin fixation　310
absorbable screw fixation　310
absorbed dose　366
absorption impaired adult osteomalacia　286
absorption period of burn edema　329
abulia　444
abuse fracture　278
abuse of non-dependence-producing substance　437
abutment connection　62
abutment driver　62
abutment fracture　46
abutment holder　61
abutment-level impression　62
abutment screw　62
ACA　473, 479
acanthamebiasis　460
acanthamoeba conjunctivitis　5, 460
acanthamoeba keratitis　460
acanthamoeba keratoconjunctivitis　5, 460
acanthamoebiasis　5
acanthocephaliasis　460
acanthocheilonemiasis　416
acanthocytosis　160, 178
acanthoma　416
acanthoma fissuratum　419
acanthomatous ameloblastoma　46
acanthosis nigricans　415
acardiac twins　393
acariasis　462
acarophobia　419
ACASCI　269
acatalasia　173
acetabular arthroplasty　310
accelerated hyperfractionated radiation therapy　365
accelerated idioventricular rhythm　75
accelerated phase　178

accelerated radiotherapy　365
accelerated repopulation　365
accelerated silicosis　454
acceleromyography, AMG　344
accessory auricle　26
accessory breast　414
accessory breast malformation　318
accessory calcaneus　262
accessory ear　44, 414
accessory fallopian tube　369
accessory fibula fracture　262
accessory finger　262
accessory nasal cavity mucormycosis　457
accessory navicular bone pain　297
accessory nerve exploration　303
accessory nerve palsy　123
accessory nerve transfer surgery　145
accessory nipple　414
accessory pancreas　161
accessory renal artery　220
accessory renal artery variation　240
accessory spleen　184
accessory thumb　262
accessory thyroid gland　172
accessory toe　262
accidental awareness during general anesthesia　338
accidental hypothermia　339, 455
accidental penetration or tear during operation　184
accidental tattoos　430
acclimatization to hypoxia, acclimatization to altitude　456
accommodation insufficiency of aphakic eye　14
accommodative convergence/accommodation ratio　22
accommodative esotropia　13
accommodative esotropia associated with intermittent exotropia　13
accommodative lag　13
accumulated dose　365
accuracy anesthesia　341
acellular dermal matrix　333
acenocoumarol poisoning　69, 452
acetabloplsty　310
acetabular bone graft　310
acetabular cup ingression　310
acetabular dysplasia　277
acetabular fracture　277, 448
acetabular prosthesis loosening after artificial hip joint replacement　281
acetabular rotating center upward moving　310
acetabular surface replacement　310
acetabular wear after artificial femoral head replacement　281
acetabuloplasty　310
acetabulum prosthesis revision　310
acetabulum replacement　310
acetamide poisoning　455
acetaminophen（paracetamol）-overuse headache　122
acetic acid test　435
acetoacetic acid　483

acetone body 474
acetonitrile poisoning 455
acetonuria 172, 239
acetylcholine receptor antibody spectrum 149
acetylcholine receptor antibody test 217
acetylsalicylic acid-overuse headache 139
achalasia of cardia 101, 112
achalasia of cricopharyngeus muscl 27
achalasia of sphincter ani 106
acheiria 286
Achenbach child behavior checklist 445
Achilles paratendonitis 263
Achilles tendinitis 263
Achilles tendinosis 263
Achilles tendon contracture 263
Achilles tendon lengthening 303
Achilles tendon lesion resection 356
Achilles tendon reflex 298
Achilles tendon repair 303, 321
Achilles tendon's disease 263
Achilles tendon shortening 303
Achilles tendon suture 303
Achilles tenotomy 303
achillobursitis 263
achondrogenesis 282
achondroplasia 282, 401
achondroplasty 282
achromatopsia(rod monochromatism) 10
achromic naevus 427
acidaemia 89
acid-base balance 345
acid base disturbance 329
acid-base disturbance 89, 345
acid-base imbalance 89
acid burn 329, 426
acid burn of conjunctiva 7
acid burn of cornea 6
acid burn of eyeball 16
acid elution test for fetal hemoglobin 474
acid etching 64
acid maltase deficiency 168
acidic burn of corneal and conjunctiva 6
acidic urine 156
acidified-serum lysis test, Ham test 474
acidifier poisoning 402
acidoid poisoning 70
acidophil meningitis 134
acidosis 89, 173
acid phosphatase, ACP 482
acid phosphatase deficiency 173
acid phosphatase stain 182, 474
acid regurgitation 104
aciduria 245
acinar cell carcinoma of the salivary gland 32
Acinetobacter baumanii pneumonia 82
Acinetobacter baumannii infection 457
acinetobacter calcoaceticus infection 411
acinetobacter pneumonia 82
acinetobacter septicemia 458
acinic cell carcinoma 56
ACLA 478
ACLA-IgA 478
ACLA-IgG 479
ACLA-IgM 479

ACLS 340
acne 411
acne aestivalis 427
acne conglobata 418
acne fulminans 410
acneiform drug eruption 411
acneiform rash 411
acne indurata 430
acne keloidalis 410
acne mechanica 416
acne necrotica 415
acne nodosum 417
acne scarring 432
acne varioliformis 412
acne vermiculata 411
acne vulgaris 429
aconitine poisoning 402
acoustic immitance 41
acoustic nerve malignancy 351
acoustic neuroma 30, 203
acoustic neuroma after γ knife treatment 30
acoustic neuroma after resection 30
acoustic reflection 41
acquired abdominal aortic malformation 221
acquired absence of all extremities 447
acquired absence of bilateral fingers 447
acquired absence of both lower extremities 447
acquired absence of both upper extremities 447
acquired absence of breast 185
acquired absence of foot and ankle 450
acquired absence of head organ 447
acquired absence of humerus 447
acquired absence of larynx 447
acquired absence of leg 447
acquired absence of scalp 447
acquired absence of unilateral finger 447
acquired absence of upper and lower extremities 449
acquired absence of wrist and hand 447
acquired afibrinogenemia 399
acquired analgesia 269
acquired angioedema 416
acquired ankle inversion 267
acquired aphasia with epilepsy 438
acquired arteriovenous fistula 221, 415
acquired atresia of external auditory canal 27
acquired atrophy 415
acquired atrophy of uterus 369
acquired bronchial diverticulum 85
acquired buccal defect 447
acquired buccal deformity 46
acquired C1-INH deficiency and angioedema 415
acquired canthus deformity 4
acquired cerebral toxoplasmosis 125
acquired chin deformity 46
acquired clawfoot deformity 267
acquired claw hand deformity 267
acquired claw toe deformity 267
acquired coagulant inhibitor 177
acquired conjunctival melanosis 5
acquired coronary arteriovenous fistula 74

acquired coxa valgus 267
acquired coxa vara 267
acquired cubitus valgus 267
acquired cubitus varus 267
acquired curvature of spine 269
acquired cystic kidney disease 151
acquired defect of the anterior eyelid 5
acquired defect of the posterior eyelid 4
acquired deformation of ankle 267
acquired deformation of digit 267
acquired deformation of extremities 284
acquired deformation of femur 267
acquired deformation of foot 267
acquired deformation of hip 267
acquired deformation of humerus 267
acquired deformation of lower limb 267
acquired deformation of pelvis 267
acquired deformation of tibia 267
acquired deformity of buccal groove 46
acquired deformity of forehead 46
acquired deformity of jaw 45
acquired deformity of nose 42
acquired deformity of palate 44
acquired dentition defect 46
acquired edentulous jaw, class Ⅰ 46
acquired edentulous jaw, class Ⅱ 46
acquired edentulous jaw, class Ⅲ 46
acquired edentulous jaw, class Ⅳ 46
acquired epileptic aphasia 125
acquired esophagostenosis 107
acquired eyelid defect 5
acquired eyelid defect greater than 1/2 4
acquired eyelid deformity 4
acquired facial deformity 46
acquired fibrinolytic hemorrhage 399
acquired finger defect 447
acquired finger deformity 267
acquired flexion contracture of hip joint 267
acquired foot deformity 267
acquired forehead defect 447
acquired frontal bone deformity 46
acquired full-thickness eyelid defect 5
acquired genu valgum 267
acquired genu varum 267
acquired haemolytic anemia 398
acquired hallux valgus 267
acquired hallux varus 267
acquired hammer toe 267
acquired hand deformity 267
acquired hemophilia 177
acquired hypertrichosis lanuginosa 415
acquired hypothyroidism 162
acquired ichthyosis 416
acquired idiopathic livedo reticularis 416
acquired immune deficiency syndrome 120, 177, 409
acquired immunodeficiency syndrome associated with necrotic adrenalitis 162
acquired immunodeficiency syndrome 177, 457
acquired iodine deficiency hypothyroidism 162
acquired knee deformity 267
acquired kyphosis 267
acquired limb length discrepancy 267

acquired long Q-T syndrome　74
acquired lordosis　267
acquired lumbar spondylolisthesis　267
acquired malformation of neck　318
acquired microstomia　46
acquired multifocal sensory and motor neuropathy　125
acquired multiple hemangiomatosis　415
acquired oesophageal diverticula　107
acquired of vaginal atresia　369
acquired paralytic strabismus　4
acquired partial edentulous jaw, class Ⅰ　46
acquired partial edentulous jaw, class Ⅱ　46
acquired partial edentulous jaw, class Ⅲ　46
acquired partial edentulous jaw, class Ⅳ　46
acquired peripheral neuropathy　125
acquired pes planus　267
acquired pes valgus　268
acquired pes varus　268
acquired postural kyphosis　269
acquired postural lordosis　269
acquired reactive perforating collagenosis △ 416
acquired scoliosis　267
acquired short Achilles tendon　267
acquired skull defect　447
acquired skull deformity　46
acquired spinal deformation　267
acquired spondylolisthesis　267
acquired syphilis ocular disease　4
acquired talipes equinovalgus　267
acquired talipes equinovarus　267
acquired temporal defect　447
acquired testicular dysfunction　162
acquired thrombophilia　177
acquired thumb defect　447
acquired wry nose deformity　27
acral arteriolar ectasia　431
acral fibrokeratoma　431
acral fibromyxoma　294
acral melanoma　431
acral melanoma in situ　431
acral persistent papular mucinosis　431
acremonosis　412
acroagnosis　299
acroanesthesia　299
acrocephalosyndactyly　271
acrocephalosyndactyly syndrome　417
acrocephalosyndactyly syndrome Ⅰ　417
acrocephalosyndactyly syndrome Ⅱ　417
acrocephalosyndactyly syndrome Ⅲ　417
acrocephalosyndactyly syndrome Ⅳ　417
acrocephalosyndactyly syndrome Ⅴ　417
acrocephalosyndactyly　271
acrocephaly　200
acrocontracture　299
acrodermatitis continua　418
acrodermatitis enteropathica　411
acro-dermato-ungual-lacrimal-tooth syndrome 409
acroesthesia　299
acrogeria　431
acrognosis　299
acrohypothermy　299
acrokeratoelastosis　431

acrokeratosis verruciformis　430
acromegaly　170, 431
acromegaly and pituitary gigantism　170
acromegaly arthropathy　294
acromegaly associated with cardiomyopathy 170
acromegaly associated with diabetes　170
acromegaly associated with heart disease　170
acromegaly associated with hypertension　170
acromegaly associated with impaired glucose tolerance　170
acromegaly associated with osteoporosis　170
acromioclavicular arthritis　272
acromioclavicular joint degeneration　299
acromioclavicular joint disturbance　272
acromioclavicular joint injury　272
acromioclavicular joint ligament injury　272
acromioclavicular joint pain　299
acromion fracture　271
acromioplasty　307
acroosteolysis　455
acropachy　213
acropachy, clubbed finger　79
acropachy, clubbing of the fingers and toes 411
acroparesthesia　299
acrophobia　439
acroposthitis　239
acropustulosis of infancy　430
acrosome intact rate test　472
acrylamide poisoning　452
acrylic jacket crown　60
acrylic resin packing　60
acrylic tooth　60
acrylonitrile poisoning　452
ACTH-dependent Cushing syndrome　159
ACTH-independent Cushing syndrome　159
ACTH-independent macronodular hyperplasia 159
actinic cheilitis　45, 414
actinic granuloma　414
actinic keratosis　414
actinic prurigo　414
actinomycete meningitis　123
actinomycosis　413, 459
actinomycosis of male genitourinary system 241
actinomycosis of penis　246, 465
actinomycosis of scrotum　246, 465
actinomycosis of seminal vesicle　240, 461
actinomycosis of urachus　242
actinomycosis of ureter　245, 464
actinomycotic mycetoma　413
actinomycotic prostatitis　239, 459
actinomycotic sepsis　398
actinomycotic septicemia　413
action potential　146
activated clotting time of whole blood　344
activated coagulation time, ACT　472
activated lymphocyte　472
activated monocytoid cell　147
activated partial thromboplastin time, APTT 344, 472
activated protein C(APC) resistance, APC-R 472

activated protein C resistance　177
active electrode　149
active infection of hip joint　276
active infection of knee　287
active joint infection　266
active prosthesis implantation　20
active pulmonary tuberculosis　84
active smoking　92
active stage of trachoma　11, 460
activity of daily living assessment　451
activity of daily living scale　345, 446
activity of thrombin activated fibrinolysis inhibitor assay　182
actor ⅩⅢ deficiency screening test　474
actual base excess　99
actual bicarbonate　99
actual breathing frequency　99
actual buffer base　99
actual fractional inspiratory time　99
actual I/E ratio　99
acupotomy therapy　343
acupuncture analgesia　343
acupuncture anesthesia　343
acute abdomen　107
acute abnormal uterine bleeding　369
acute adenoiditis　28
acute adenoviral follicular conjunctivitis　5, 399
acute (adult) respiratory distress syndrome 337
acute alcoholism　438
acute allergic conjunctivitis　5
acute allergic interstitial nephritis　151
acute amebic dysentery　107
acute anal fissure　107
acute and fulminant melioidosis　460
acute and recurrent anterior myocardial infarction 222
acute and recurrent high lateral myocardial infarction　222
acute and recurrent inferolateral myocardial infarction　222
acute and recurrent inferoposterior myocardial infarction　222
acute and recurrent lateral myocardial infarction 222
acute and recurrent myocardial infarction　222
acute and recurrent posterior myocardial infarction　222
acute and recurrent posteroseptal myocardial infarction　222
acute and recurrent septal myocardial infarction 222
acute and subacute haemorrhagic leukoencephalitis 125
acute and subacute iridocyclitis　5
acute and transient psychotic disorder　438
acute anicteric hepatitis　107
acute anicteric hepatitis A　460
acute anicteric hepatitis B　107, 460
acute anicteric viral hepatitis B and D concurrent-infection　102
acute anicteric viral hepatitis C　101
acute anicteric viral hepatitis undetermined type　101
acute anterior and high lateral myocardial

infarction 74
acute anterior and inferior myocardial infarction 74, 222
acute anterior and lateral myocardial infarction 74, 222
acute anterior, high lateral and inferior myocardial infarction 74
acute anterior myocardial infarction 74, 222
acute anterior poliomyelitis 270
acute anterior spinal cord injury 269
acute anterior uveitis 5
acute anterolateral and inferior myocardial infarction 74
acute anterolateral myocardial infarction 74
acute anteroseptal and high lateral myocardial infarction 74
acute anteroseptal and inferior myocardial infarction 74
acute anteroseptal myocardial infarction 74, 222
acute aortic dissection 222
acute aortic intramural hematoma 222
acute aortic syndromes 222
acute apical periodontitis 46
acute aplastic anemia 178
acute appendicitis 107, 185, 399
acute appendicitis and periappendicitis 107
acute appendicitis perforation with peritonitis 107
acute appendicitis with diffuse peritonitis 107
acute appendicitis with intra-abdominal abscess 107
acute appendicitis with peritonitis 107
acute ascaris lumbricoides pneumonia 460
acute ascaris pneumonia 460
acute ascending myelitis 126
acute atrium myocardial infarction 75, 222
acute attack of chronic otitis media 29
acute attack of chronic pharyngitis 28
acute attack of chronic pharyngolaryngitis 28
acute attack of chronic pyelonephritis 152
acute attack of chronic sinusitis 28
acute avulsion fracture 270
acute bacillary dysentery 107, 460
acute bacterial myocarditis 74
acute bacterial prostatitis 240
acute basophilic leukemia 177
acute benzene poisoning 453
acute bilineal leukemia 177
acute brain herniation 126
acute brain organic syndrome 438
acute brain stem infarction 126
acute brain swelling 199
acute bronchiolitis 86
acute bronchiolitis of respiratory syncytial virus 460
acute bronchitis 86
acute broncho-bronchitis 86
acute canaliculitis 5
acute carbon monoxide poisoning 86
acute cardiac apex and lateral myocardial infarction 75, 222
acute cardiac apex myocardial infarction 75,

222
acute catarrhal conjunctivitis 399
acute catarrhal tonsillitis 28
acute cavernous sinus thrombophlebitis 5
acute cellulitis 185
acute cerebellar ataxia 126
acute cerebellitis 126
acute cerebral edema 126
acute cerebral function failure 144
acute cerebral infarction 126
acute cerebrovascular disease 126
acute cervical spine sprain 270
acute cervicitis 369
acute Chagas' disease 460
acute chemical bronchitis 86
acute cholangitis 107, 399
acute cholecystitis 107
acute cholestasis viral hepatitis C 101
acute cholestasis viral hepatitis undetermined type 102
acute cholestatic hepatitis A 460
acute cholestatic hepatitis B 107, 460
acute coagulation disorder 327
acute colitis 107
acute complete autonomic nerve disorder 126
acute complete flaccid paralysis 270
acute complete spastic tetraplegia 447
acute complete tetraplegia 447
acute concomitant esotropia 5
acute conjunctivitis 5
acute coronary insufficiency 74
acute coronary stent thrombosis 74
acute coronary syndrome 74
acute cor pulmonale 74, 86
acute cough 86
acute craniocerebral injury 199
acute critical craniocerebral injury 199
acute cutaneous lupus erythematosus 416
acute cystitis 151, 399
acute dacryoadenitis 5
acute dacryocystitis 5
acute deep venous thrombosis in lower limb 222
acute deep venous thrombus 231
acute delay palsy 269
acute dialysis encephalopathy 126
acute diaphragmatic myocardial infarction 222
acute diffuse peritonitis 107
acute disc hernia 270
acute dislocation of temporomandibular joint 50
acute disseminated cerebrospinal meningitis 125
acute disseminated cerebrospinal radiculoneuritis 125
acute disseminated demyelinating disease 125
acute disseminated encephalitis 125
acute disseminated encephalomyelitis 125, 460
acute disseminated meningitis 5
acute disturbance of consciousness 337
acute drug-induced pulmonary disease 86

acute duodenal bulbar ulcer with bleeding 110
acute dystonia 126, 443
acute edematous pancreatitis 399, 460
acute edematous pharyngitis 28
acute encephalitis 126
acute encephalomyelitis 126
acute encephalopathy 126
acute encephalopathy and fatty degeneration of viscera 416
acute endocarditis 399
acute endometritis 369
acute enteritis 107
acute eosinophilic leukemia 177
acute eosinophilic pneumonia 86
acute epidural hematoma 199
acute epiglottitis 86
acute episode of chronic bacillary dysentery 109
acute episode of chronic cholecystitis 109
acute episode of chronic pancreatitis 109
acute erosive gastritis 107
acute erythroid leukemia 177
acute ethmoiditis 28
acute exacerbation of asthma 91
acute exacerbation of chronic bronchitis 87
acute exacerbation of chronic cardiac insufficiency 76
acute exacerbation of chronic obstructive pulmonary disease 69, 87
acute exacerbation of chronic renal insufficiency 152
acute exacerbation of chronic respiratory failure 87
acute exacerbation of interstitial lung diseases 86
acute exacerbations of idiopathic pulmonary fibrosis 89
acute extensive anterior and high lateral myocardial infarction 222
acute extensive anterior and inferior myocardial infarction 74
acute extensive anterior, high lateral and inferior myocardial infarction 74
acute extensive anterior myocardial infarction 74, 222
acute external myositis 5
acute fatty liver of pregnancy 391
acute febrile mucocutaneous lymph node syndrome 416
acute febrile neutrophilic dermatosis, Sweet syndrome 416
acute female pelvic cellulitis 369
acute female pelvic inflammation 369
acute fetal distress 387
acute flaccid palsy 269
acute focal bacterial nephritis 151
acute follicular tonsillitis 28
acute fulminant myocarditis 74
acute gangrenous appendicitis 107, 185
acute gangrenous appendicitis with perforation 107
acute gangrenous appendicitis with perforation and diffuse peritonitis 107
acute gangrenous cholecystitis 107

acute gastric dilatation　107, 399

acute gastric mucosal lesion with hemorrhage　107

acute gastric ulcer　107

acute gastritis　107

acute gastroenteritis　69, 107

acute gastrojejunal ulcer　107

acute generalized exanthematous pustulosis　416

acute generalized lichen planus　416

acute generalized pustular psoriasis　416

acute general peritonitis　399

acute glomerular disorder　399

acute glomerulonephritis　152, 399

acute glomerulonephritis with proliferative glomerulonephritis　399

acute glomerulonephritis with rapidly progressive glomerulonephritis　399

acute gonococcal balanoposthitis　416

acute gouty arthritis　270

acute graft versus host disease　178

acute gravis hepatitis A　101

acute gravis viral hepatitis B and D concurrent-infection　102

acute gravis viral hepatitis undetermined type（fulminant）　102

acute haemolytic anemia　399

acute headache attributed to bacterial meningitis or meningoencephalitis　142

acute headache attributed to craniotomy　140

acute headache attributed to intracranial fungal or other parasitic infection　141

acute headache attributed to ischaemic stroke（cerebral infarction）　141

acute headache attributed to mild traumatic injury to head　142

acute headache attributed to moderate or severe traumatic injury to head　142

acute headache attributed to non-traumatic acute subdural haemorrhage（ASDH）　140

acute headache attributed to non-traumatic intracerebral haemorrhage　140

acute headache attributed to non-traumatic subarachnoid haemorrhage（SAH）　140

acute headache attributed to other trauma or injury to head and/or neck　141

acute headache attributed to reversible cerebral vasoconstriction syndrome（RCVS）　140

acute headache attributed to systemic bacterial infection　141

acute headache attributed to systemic viral infection　141

acute headache attributed to traumatic injury to head　142

acute headache attributed to whiplash　140

acute headache or facial or neck pain attributed to cervical carotid or vertebral artery dissection　140

acute headache probably attributed to reversible cerebral vasoconstriction syndrome（RCVS）　125

acute heart failure　75, 222, 399

acute hematogenous disseminated pulmonary tuberculosis　86

acute hemorrhagic anemia　399

acute hemorrhagic conjunctivitis　5, 399

acute hemorrhagic cystitis　240

acute hemorrhagic edema of childhood　412

acute hemorrhagic enteritis　107

acute hemorrhagic leukoencephalopathy　125

acute hemorrhagic mastoiditis　399

acute hemorrhagic necrotizing enteritis　107

acute hemorrhagic necrotizing pancreatitis　107, 399

acute hemorrhagic pancreatitis　460

acute hepatic dysfunction　327

acute hepatic failure　107, 399

acute hepatitis A　460

acute hepatitis B　460

acute hepatitis C　399, 460

acute hepatitis B without jaundice　399

acute high altitude reaction　86

acute high altitude sickness　86, 125

acute high lateral and posterior myocardial infarction　74

acute high lateral myocardial infarction　74, 222

acute HIV infection　416

acute hordeolum　5

acute human immunodeficiency virus infection　460

acute hydrocephalus　126

acute hyperkalemia　86

acute hypersensitivity pneumonitis　86

acute hyperuricemic nephropathy　151

acute hypervolemic hemodilution　340

acute hypervolemic hypernatremia　86

acute hypervolemic hyponatremia　86

acute hypovolemic hypernatremia　86

acute hypovolemic hyponatremia　86

acute hypoxic ventilatory response　86

acute icteric hepatitis A　460

acute icteric hepatitis B　107, 399, 460

acute icteric hepatitis C　460

acute icteric viral hepatitis A　101

acute icteric viral hepatitis B and D concurrent-infection　102

acute icteric viral hepatitis C　107

acute icteric viral hepatitis E　107

acute icteric viral hepatitis undetermined type　101

acute ileus　399

acute incomplete flaccid paralysis　269

acute incomplete spastic paralysis　269

acute infectious interstitial nephritis　399

acute infective endocarditis　74, 399

acute infective pharyngitis　27

acute inferior and high lateral myocardial infarction　75, 222

acute inferior and lateral myocardial infarction　75

acute inferior and posterior myocardial infarction　75, 222

acute inferior and right ventricular myocardial infarction　75, 222

acute inferior high lateral and posterior myocardial infarction　222

acute inferior lateral and posterior myocardial infarction　222

acute inferior, high lateral and posterior myocardial infarction　74

acute inferior, lateral and posterior myocardial infarction　74

acute inferior myocardial infarction　75, 222

acute inferolateral myocardial infarction　75, 222

acute inferoposterior and right ventricular myocardial infarction　75

acute inferoposterior myocardial infarction　222

acute inflammation of lacrimal duct　8

acute inflammatory demyelinating polyradiculoneuropathy　125

acute injury of knee　287

acute in-stent thrombosis　222

acute intermittent porphyria　416

acute interstitial nephritis　151

acute interstitial pneumonia　86

acute intestinal amebiasis　107

acute intoxication in amphetamine　436

acute intoxication in cannabinoids　437

acute intoxication in cocaine　439

acute intoxication in hallucinogen　442

acute intoxication in ketamine　439

acute intoxication in opioid　436

acute intoxication in other stimulant　439

acute intoxication in sedative or hypnotic　442

acute intoxication in tabacco　441

acute intoxication in use of multiple drugs and other psychoactive substance　437

acute invasive fungal sinusitis　28

acute irritant contact dermatitis　416

acute ischemic stroke intravenous thrombolysis　233

acute kidney disease　152

acute kidney injury　337, 399

acute kidney injury on chronic kidney disease　152

acute kidney injury（prerenal/renal/postrenal）　151

acute kidney injury stage Ⅰ　151

acute kidney injury stage Ⅱ　151

acute kidney injury stage Ⅲ　152

acute kidney stress　337

acute laryngitis　27, 86

acute laryngitis in children　32

acute laryngotracheitis　27, 86

acute lateral and posterior myocardial infarction　74, 222

acute lateral myocardial infarction　74, 222

acute left heart failure　75, 222

acute left ventricular failure　399

acute leukemia　177

acuteleukemia of ambiguous lineage　178

acute liver failure　460

acute longitudinally extensive transverse myelitis　126

acute low back pain attack　270

acute lower limb arterial thrombosis　222

acute lumbar sprain　270

acute lung injury　327

acute lymphadenitis　399

acute lymphadenitis of lower limb 402
acute lymphadenitis of neck 399
acute lymphadenitis of upper limb 401
acute lymphangitis 399
acute lymphoblastic leukemia 177
acute lymphoblastic leukemia (ALL) gene mutation screening 470
acute lymphoblastic leukemia L1 177
acute lymphoblastic leukemia L2 177
acute lymphoblastic leukemia L3 177
acute lymphoblastic leukemia with myeloid surface antigen expression 177
acute massive pulmonary embolism 74, 86
acute mastitis 185
acute mastoid empyema 399
acute mastoiditis 399
acute maxillary sinusitis 28
acute mediastinitis 86
acute medullary papillary necrosis 399
acutemegakaryocytic leukemia 177
acute melioidosis 460
acute meningitis 126
acute meningococcal septicaemia 460
acute meningoencephalitis 126
acute mesenteric lymphadenitis 107, 460
acute mild craniocerebral injury 199
acute mild pancreatitis 107
acute moderate craniocerebral injury 199
acute monocytic leukemia 177
acute motor axonal neuropathy 126
acute multiple gingival abscess 46
acute muscle stiffness of neck 270
acute myelitis 126
acute myeloid leukemia 177
acute myeloid leukemia 1/ETO 349
acute myeloid leukemia accompanied with t(8;21)(q22;q22) 349
acute myeloid leukemia (AML) gene mutation screening 470
acute myeloid leukemia, not otherwise specified 177
acute myeloid leukemia with BCR-ABL1 177
acute myeloid leukemia with biallelic mutation of CEBPA 177
acute myeloid leukemia with CBFB-MYH 11 348
acute myeloid leukemia with inv(16)(p13; 1q22) or t(16;16)(p13.1;q22);CBFB-MYH11 177
acute myeloid leukemia with inv(3)(q21; q26.2) or t(3;3)(q21;q26.2);RPN1-EV11 177
acute myeloid leukemia with minimal differentiation 178
acute myeloid leukemia with multilineage dysplasia 178
acute myeloid leukemia with mutated NPM1 177
acute myeloid leukemia with mutated RUNX1 177
acute myeloid leukemia with myelodysplasia-related change 178
acute myeloid leukemia without differentiation 178

acute myeloid leukemia with partial differentiation 178
acute myeloid leukemia with recurrent genetic abnormality 178
acute myeloid leukemia with t(1;22)(p13; q13);RBM15-MKL1 177
acute myeloid leukemia with t(6;9)(p23; q34);DEK-NUP214 177
acute myeloid leukemia with t(8;21)(q22; q22);RUNX1-RUNX1T1 177
acute myeloid leukemia with t(9;11)(p22; q23);MLLT3-MLL 178
acutemyelo-monocytic leukemia 177
acute myeloradiculitis 126
acute myocardial infarction 75, 222
acute myocardial infarction, type 1 75
acute myocardial infarction, type 2 75
acute myocardial infarction, type 3 75
acute myocardial infarction, type 4a 75
acute myocardial infarction, type 4b 75
acute myocardial infarction, type 4c 75
acute myocardial infarction, type 5 75
acute myocardial ischemia 75
acute myocardial pericarditis 75
acute myocarditis 75
acute nasopharyngitis 86
acute neckache 270
acute necrotizing encephalopathy 126
acute necrotizing enteritis 460
acute necrotizing mastoiditis 399
acute necrotizing otitis media 28
acute necrotizing ulcerative gingivitis 46
acute necrotizing ulcerative gingivostomatitis 46
acute nephritic syndrome 152, 399
acute nephritis 399
acute nephritis with necrotic glomerulonephritis 399
acute nephropathy 399
acute non-icteric viral hepatitis A 101
acute nonlymphocytic leukemia 177
acute non-Q-wave myocardial infarction 74, 222
acute non-specific gingivitis 46
acute non-ST segment elevation myocardial infarction 74, 222
acute non-suppurative otitis media 399
acute normovolemic hemodilution 340
acute obstructive cholangitis 399
acute obstructive hydrocephalus 125
acute obstructive laryngitis 27, 86
acute occlusal trauma 46
acute occurrence of chronic cervical lymphadenitis 49
acute occurrence of chronic cervical lymphadenitis with abscess 49
acute occurrence of chronic parotid gland lymphadenitis 49
acute occurrence of chronic parotid gland lymphadenitis with abscess 49
acute occurrence of chronic periapical periodontitis 49
acute occurrence of chronic pulpitis 49
acute occurrence of submandibular chronic lymphadenitis 49

acute occurrence of submandibular chronic lymphadenitis with abscess 49
acute occurrence of submental chronic lymphadenitis 49
acute occurrence of submental chronic lymphadenitis with abscess 49
acute-on-chronic liver failure 109, 462
acute onset vascular dementia 438
acute oophoritis 369
acute osteomyelitis 269
acute otitis externa 46
acute pain 337, 338
acute pain service 340
acute panautonomic neuropathy 125
acute pancreatitis 107, 399
acute panmyelosis with myelofibrosis 177
acute papillary gingivitis 46
acute paralytic poliomyelitis 460
acute parametrial abscess 369
acute parotitis 46
acute pelvic inflammatory disease with fetal reduction 387
acute perforated appendicitis 107, 185
acute pericardial effusion 75
acute pericarditis 75
acute peritonitis 107, 399
acute peritonsilitis 27
acute pharyngitis 28, 86
acute pharyngolaryngitis 86
acute phase of multiple organ dysfunction syndrome 337
acute phosphate nephropathy 151
acute physiology and chronic health evaluation 98
acute physiology and chronic health evaluation I 98
acute physiology and chronic health evaluation II 98
acute physiology and chronic health evaluation III 98
acute physiology and chronic health evaluation IV 98
acute physiology and chronic health evaluation 344
acute pigment epithelitis 5
acute poliomyelitis 126, 460
acute polyhydramnios 387
acute polymorphic psychotic disorder 438
acute posterior multifocal placoid pigment epitheliopathy 5
acute posterior myocardial infarction 74, 222
acute postinfectious glomerulonephritis 151
acute postoperative hypertension 338
acute poststreptococcal infectious glomerulonephritis 151
acute post-traumatic headache 126, 199
acute potassium-deficit hypokalemia 86
acute predominantly delusional psychotic disorder 441
acute predominantly delusional psychotic disorder (with acute stress reaction) 441
acute predominantly delusional psychotic disorder (without acute stress reaction) 441
acute promyelocytic leukemia 178

acute promyelocytic leukemia with PML-RARA 178
acute pseudogout 270
acute psychotic disorder without symptom of schizophrenia 436
acute psychotic disorder without symptom of schizophrenia (with acute stress reaction) 436
acute psychotic disorder without symptom of schizophrenia (without acute stress reaction) 436
acute pulmonary blastomycosis 86, 399, 460
acute pulmonary coccidioidomycosis 399, 460
acute pulmonary edema 74
acute pulmonary embolism 74, 222, 399
acute pulmonary embolism with low risk 86
acute pulmonary histoplasmosis 86, 399, 416
acute pulmonary histoplasmosis capsulati 460
acute pulmonary oedema 222
acute pulmonary thromboembolism 74
acute pulpitis 46
acute purulent cholangitis 399
acute purulent meningitis 125
acute pyelitis 399
acute pyelonephritis 152, 399
acute pyogenic parotitis 27, 46
acute pyothorax 86
acute radiation disease 327
acute radiation injury of skin 327, 453
acute radiation related cellulitis 364
acute radiodermatitis 416
acute recurrence of chronic pulmonary thromboembolism 76
acute recurrent lateral myocardial infarction 74
acute renal failure 399
acute renal failure, ARF 337
acute renal failure (prerenal/renal/postrenal) 151
acute renal failure with cortical necrosis 399
acute renal failure with medullary necrosis 399
acute renal failure with tubular necrosis 399
acute renal infarction 240
acute renal insufficiency 327
acute respiratory acidosis 86
acute respiratory alkalosis 86
acute respiratory distress syndrome 327
acute respiratory failure 86
acute respiratory tract infection 86
acute retinal necrosis 5
acute retinal necrosis syndrome 416
acute rheumatic arthritis 269
acute rheumatic endocarditis 222
acute rheumatic fever 269
acute rheumatic heart disease 74
acute rheumatic myocarditis 222
acute rheumatic pancarditis 222
acute rhinosinusitis 86
acute right heart failure 75
acute right ventricular myocardial infarction 75, 222
acute salpingitis 369
acute salpingo-oophoritis 369

acute schistosomiasis 460
acute schizophrenia-like psychosis 438
acute schizophrenia-like psychotic disorder 438
acute schizophrenia-like psychotic disorder (with acute stress reaction) 438
acute schizophrenia-like psychotic disorder (without acute stress reaction) 438
acute schizophrenic episode 438
acute sensorymotor neuropathy 125
acute sensory neuropathy 125
acute serous apical periodontitis 46
acute serous pulpitis 46
acute severe craniocerebral injury 199
acute severe (fulminant) viral hepatitis 107, 399
acute severe hepatitis 107
acute severe hepatitis B 107
acute severe hepatitis C 101
acute severe hepatitis E 107
acute severe pancreatitis 107
acute shifted hyperkalemia 86
acute sinus abscess 27
acute small focal myocardial infarction 222
acute spastic paralysis 270
acute sphenoid sinusitis 27
acute spinal arthritis 270
acute spinal cord injury 269
acute spinal stenosis 270
acute streptococcal gingivostomatitis 460
acute stress reaction 438
acute ST segment elevation myocardial infarction 222
acute ST segment elevation myocardial infarction, STEMI 74
acute/subacute-on-chronic hepatitis B virus related liver failure 115
acute subdural hematoma 199
acute subdural hemorrhage 126, 199
acute subendocardial myocardial infarction 75, 222
acute subglottic laryngitis 28
acute submassive pulmonary embolism 86
acute submaxillary lymphadenitis 46, 399
acute suppurative apical periodontitis 46
acute suppurative appendicitis 107, 185
acute suppurative appendicitis complicated with perforation 107, 185
acute suppurative appendicitis complicated with periappendiceal abscess 107, 185
acute suppurative appendicitis complicated with periappendicitis 107, 185
acute suppurative appendicitis complicated with peritonitis 107, 185
acute suppurative arthritis of shoulder joint in children 261
acute suppurative central osteomyelitis of jaw 46
acute suppurative cholangitis 107
acute suppurative cholecystitis 107
acute suppurative diffuse peritonitis 107, 399
acute suppurative hepatocholangeitis 399
acute suppurative hepatocholangitis 107
acute suppurative marginal osteomyelitis of

jaw 46
acute suppurative obstructive cholangitis 107, 399
acute suppurative otitis media 28, 399
acute suppurative pulpitis 46
acute suppurative thyroiditis 27
acute suppurative tonsillitis 27
acute synovitis of temporomandibular joint 50
acute tear of knee joint cartilage 270
acute thyroiditis 162
acute tonsillitis 27, 86
acute toxic encephalopathy 126, 399
acute toxicity 337
acute tracheitis 86
acute transverse myelitis 125
acute tubular injury 152
acute tubular necrosis 152, 327, 399
acute tubulointerstitial nephritis 152
acute ulcerative tonsillitis 28
acute undifferentiated leukemia 178
acute upper air-way obstruction 327
acute upper gastrointestinal hemorrhage 107, 399
acute upper respiratory infection 86
acute urate nephropathy 240
acute uric acid nephropathy 162
acute urinary tract infection 151
acute urticaria 416
acute uterine broad ligament cyst 369
acute vaginitis 369
acute viral encephalitis 125
acute viral hepatitis 399, 460
acute viral hepatitis B 399
acute viral hepatitis C 107
acute viral hepatitis E 107, 399
acute vulvitis 369
acute vulvovaginitis 369
acute whiplash injury 269
acute yellow atrophy of liver 107
acute zonal occult outer retinopathy 5
ACV 340
Acyl-CoA dehydrogenase 9 deficiency 170
ADA 482
adactyly of single foot 260
adamantinoma of long bone 258
adamantinomatous-craniopharyngioma 204
Adam bending test 298
Adams-Stokes syndrome 72
adaptive carpal instability 283
adaptive support ventilation 95
addiction 337
Addis count 471
Addison-Schilder disease 405
Addison's disease 170
Addisonian crisis 159
additional kidney 398
additional renal resection 248
adductor amputation 311
adductor canal block anesthesia and analgesia 342
adductor tenotomy 311
ADEAF 120
adenoacanthoma 245

adenocarcinoma  89, 243
adenocarcinoma of bladder  242
adenocarcinoma of bulbourethral gland  241
adenocarcinoma of lacrimal duct  8
adenocarcinoma of seminal vesicle  240
adenocarcinoma of testis  240
adenocarcinoma of urethra  242
adenocarcinoma of uterine cervix  376
adenofibroma of the ovary  370
adenohypophysis spindle cell oncocytoma  204
adenoid basal cell carcinoma  428
adenoid biopsy  41
adenoid cystic carcinoma  56
adenoid cystic carcinoma of cervix  376
adenoid cystic carcinoma of external auditory  canal  31
adenoid cystic carcinoma of lacrimal duct  8
adenoid cystic carcinoma of parotid  29
adenoid cystic carcinoma of the salivary gland  32
adenoid cystic carcinoma of uteri  376
adenoidectomy  39
adenoidectomy and tonsillectomy  32, 36
adenoid face  34
adenoid hyperplasia  32
adenoid hypertrophy  32
adenoid malignant tumor  32
adenoma canceration of colon  108
adenoma of bladder  242
adenoma of epididymis  239
adenoma of external auditory canal  31
adenoma of larynx  27
adenoma of middle ear  33
adenoma of parathyroid  28
adenoma of the sigmoid colon  115
adenoma of tongue root  29
adenoma of urethra  242
adenomatoid odontogenic tumor  57
adenomatoid tumor of epididymis  239
adenomatous polyp disease of colon  108
adenomyoma of uterus  376
adenomyomatosis of gallbladder  104
adenomyosis  376
adenosarcoma of cervix  376
adenosine 3′5-cyclic monophosphate  481
adenosine deaminase  482
adenosine deaminase deficiency  174, 428
adenosine triphosphatase deficiency  180
adenosine triphosphate  482
adenosis of accessory breast  184
adenosquamous carcinoma  89
adenosquamous carcinoma of cervix  376
adenosquamous carcinoma of endometrium  376
adenosquamous carcinoma of penis  320
adenotonsillectomy  36
adenoviral enteritis  113
adenoviral pneumonia  89
adenovirus antibody  480
adenovirus antibody IgG  480
adenovirus antibody IgM  480
adenovirus antigen  480
adenovirus desoxyribonucleic acid  470
adenovirus encephalitis  137, 465

adenovirus enteritis  465
adenovirus infection  464
adenovirus meningitis  137, 465
adenovirus pneumonia  465
adenylate kinase deficiency  180
ADH  482
adherent leukoma of cornea  18
adhesiolysis of auditory nerve root  210
adhesiolysis of cerebral aqueduct  205
adhesiolysis of cerebral cortex  205
adhesiolysis of facial nerve root  208
adhesiolysis of spinal arachnoid  206
adhesiolysis of spinal cord  206
adhesiolysis of spinal meninges  206
adhesiolysis of tethered spinal cord  206
adhesiolysis of trigeminal nerve root  209
adhesiolysis of vagus nerve root  208
adhesion fixed bridge  66
adhesion of abdominal wall  105
adhesion of adductor muscle and tendon of  thumb at wrist and hand level  286
adhesion of cervical and uterine cavity  369
adhesion of cervix  376
adhesion of diaphragma  106
adhesion of extensor muscle and tendon of  thumb at wrist and hand level  286
adhesion of eyelid scar  16
adhesion of great epiploon  103
adhesion of knee  287
adhesion of labia minora  373
adhesion of long flexor muscle and tendon of  thumb at wrist and hand level  286
adhesion of lymphatic fistula  37, 62, 193,  214, 433
adhesion of lymph vessels fistula  322
adhesion of multiple extensor muscles and  tendons at wrist and hand level  286
adhesion of multiple flexor muscles and  tendons at wrist and hand level  286
adhesion of musculus diaphragm  106
adhesion of nasal septum  25
adhesion of patellar tendon  257
adhesion of postcholecystectomy  104
adhesion of spinal cord  126
adhesion of tendinitis  294
adhesion of ulnar nerve  259
adhesion of vagina  374
adhesion of vulva  373
adhesions of cauda equina  130
adhesive atelectasis  91
adhesive capsulitis of shoulder  294
adhesive intestinal obstruction  115
adhesive myotenositis of shoulder  272
adhesive otitis media  33
adhesive stenosis of intestine  103
adiponecrosis subcutanea neonatorum  428
adiposis dolorosa, Dercum disease  168
adiposis dolorosa  135, 426
adjacent joint bone cyst  277
adjacent skin flap  332
adjustment disorder  440
adjustment of catheter peritoneal end of  ventriculo-peritoneal shunt  209
adjustment of catheter ventricular end of  ventriculo-peritoneal shunt  209

adjustment of peripheral nerve  315
adjustment of spinal adjustable device  307
adjustment of tissue expander  321
adjust operation of soft tissue expander  332
adjuvant chemotherapy  94, 303
adjuvant chemotherapy of malignant tumor  354
adjuvant radiotherapy  303
adjuvant radiotherapy of malignant tumor  354
ADL training  451
ADLs  345
adnexal mass  369
adnexal polyp of neonatal skin  428
ADNFLE  121
adolescent cerebral adrenoleukodystrophy  165
adolescent goiter  165
adolescent hypertension  76
adolescent idiopathic scoliosis  280
adolescent kyphosis  280
adolescent macromastia  185
adolescent mammoplasia  165
adolescent osteochondrosis  280
adolescent postural kyphosis  280
adolescent scoliosis  280
adolescent spinal osteochondritis  280
ADPKD  121
adrenal abscess  166
adrenal aldosterone-producing adenocarcinoma  351
adrenal aldosterone-producing adenoma  351
adrenal androgen-secreting adenocarcinoma  351
adrenal androgen-secreting adenoma  351
adrenal angiography  253
adrenal angioma  244
adrenal arteriography  252
adrenal calcification  166
adrenal cancer  351
adrenal cavernous hemangioma  244
adrenal cortex hormone and their antagonist  poisoning  455
adrenal cortical carcinoma  166
adrenal corticosterone adenocarcinoma  166
adrenal corticosterone adenoma  166
adrenal crisis  166
adrenal cyst  166
adrenal cyst with intracystic hemorrhage  166
adrenalectomy  252
adrenal embolism  166
adrenal estrogen-secreting adenocarcinoma  351
adrenal false cyst  166
adrenal ganglion cell neuroma  244
adrenal ganglion neuroblastoma  166
adrenal gland inflammation  166
adrenal gonadal hormone-secreting adenocar-  cinoma  351
adrenal gonadal hormone-secreting adenoma  351
adrenal hamartoma  166
adrenal hemangioma  166
adrenal hematoma  166
adrenal hemorrhage  166

adrenal hypercortisolism hypertension 76
adrenal hyperplasia 166
adrenal hypoplasia congenita 168
adrenal infection 166
adrenal injury 166, 244
adrenal insufficiency 166
adrenal leiomyosarcoma 166
adrenal lipoma 166
adrenal malignant stromal tumor 166
adrenal mass 166
adrenal medulla hyperplasia 166, 244
adrenal medulla hyperplasia hypertension 76
adrenal medullary lipoma 244
adrenal multi hormone-secreting adenocarcinoma 351
adrenal myelolipoma 166
adrenal necrosis 166
adrenal neurofibroma 166
adrenal oncocytoma 244
adrenal rest tumor 244
adrenal schwannoglioma 166
adrenal syphilis with cortical dysfunction 425
adrenal tuberculosis 166
adrenal tumor 351
adrenal tumor resection 359
adrenal venous sampling 171
adrenergic urticaria 425
adrenocortical adenoma 166
adrenocortical atrophy 166
adrenocortical carcinoma 166
adrenocortical crisis 166
adrenocortical hyperplasia 166
adrenocortical insufficiency due to radiotherapy 161
adrenocortical neuroblastoma 166
adrenocortical secretion adenocarcinoma 351
adrenocortical tumor 351
adrenocorticotropic cell adenoma 160
adrenocorticotropic hormone 481
adrenocorticotropic hormone adenoma 198
adrenocorticotropic hormone-independent macronodular adrenal hyperplasia 160
adrenocorticotropic hormone resistance syndrome 160
adrenocorticotropic hormone-secreting pituitary adenoma 160
adrenocorticotropic hormone-secreting pituitary carcinoma 160
adrenogenital syndrome 166, 244
adrenoleukodystrophy 134, 166
adrenomedullary carcinoma 166
adrenomedullary hyperfunction 166
adrenomyeloneuropathy 166
Adson test 299, 317
adult cerebral adrenoleukodystrophy 160
adult dermatomyositis 411
adult drug-induced osteomalacia 293
adult fibrosarcoma 258
adult generalized mastocytosis 411
adult granulosa cell tumor of ovary 370
adult hyaline membrane disease 82
adult hypertrophic pyloric stenosis 103
adult hypophosphatasia 160
adult idiopathic scoliosis 258

adult linear IgA bullous dermatosis 411
adult lunate osteochondrosis 258
adult-onset non-insulinoma persistent hyperinsulinemic hypoglycemia 160
adult onset spinal muscular atrophy 121
adult-onset Still disease 411
AdV DNA 470
adult postoperative malabsorptive osteomalacia 258
adult progeria 411
adult rhabdomyoma 258
adult subclinical rhythmic electrographic discharge 146
adult T cell leukemia 176
adult varicella 411
advanced cardiovascular life support 340
advanced glycation end product 482
advanced helical flap 333
advanced megalosplenia schistosomiasis 461
advanced skin flap 333
advanced sleep-phase syndrome 88, 134
advanced sleep-wake phase syndrome 440
advanced stage of schistosomiasis 464
advancement of pedicled skin flap 302, 321
advancement of tendon 321
adventitious sound 92
adverse drug reaction 70
adverse reaction 337
adynamic bone disease 151
AECA 478
AEEG 146
AEP 148
aerobic vaginitis 373
aerococcus infection 463
aerodermectasia after operation 184
aeromonas hydrophila enteritis 111
aerosol poisoning 454
aerospace decompression illness 453
aerotitis media 29
AFA 478
affective blunting 443
affective disorder 441
affective flattening 443
affective personality disorder 440
afferent loop internal hernia 111
afferent loop obstruction after gastrointestinal anastomosis 112
afibrinogenemia 180
aflatoxin poisoning 453
AFP 477
AFP variant 477
African Kaposi sarcoma 413
African trypanosomiasis 413, 459
African trypanosomiasis of nervous system 134
after amputation 273
after anti-glaucoma surgery 7
after arthrodesis of hip 276
after arthrodesis of knee 287
after artificial eye implantation 10
after-cataract 4
after cesarean delivery 387
after corneal collagen cross-linking 6
after corneal transplantation 6

after enucleation syndrome 17
after hallux valgus correction 278
afterload 344
AFU 475
AG 346
AGA 120, 478
after lymph node dissection 37
after partial laryngectomy 36
after potential 147
after reattachment surgery 12
after reconstruction of finger 284
after refractive surgery 10
after vitreoretinal surgery 2
AGE 482
agenesis of bladder 242
agenesis of lung 398
agenesis of pulmonary artery 83
agenesis of scrotum 246
agenesis of ureter 245
agent poisoning primarily acting on muscle 70
agent poisoning primarily acting on respiratory system 70
age-related cataract 9
age-related cataract（cortical type） 9
age-related cataract（hypermature stage） 9
age-related cataract（immature stage） 9
age-related cataract（incipient stage） 9
age-related cataract（mature stage） 9
age-related cataract（posterior capsule type） 9
age-related hearing loss 28
age-related macular degeneration 9
age-related mixed cataract 9
age-related nuclear cataract 9
aggregation of small opacity 456
aggressive angiomyxoma 423
aggressive fibroma 51
aggressive fibromatosis 88, 319
aggressive infantile fibromatosis 417
aggressive lipomatosis 319
aggressive lymphoma 179
aggressive NK cell leukemia 179
aggressive periodontitis 51
aggressive systemic mastocytosis 179
agitation 438, 443
agonadism 245
agoraphobia 438
agranulocytosis associated with periodontal damage 49
agraphia 449
A group hyperlipidemia 171
AGTR1（1166A>C） 467
AHA 479
AHC 122, 168
AHCG-Ab 478
AHH 340
AHS 84
AIA 479
AIDS 120, 409, 177, 457
AIDS associated Kaposi sarcoma 409
AIDS complicated with tuberculosis 82
AIDS dementia complex 457
AIDS dementia syndrome 120, 409
AIDS encephalitis 120
AIDS meningitis 120

AIDS meningoencephalitis 120
AIDS retinopathy 1
AIDS with bacterial infection 457
AIDS with Burkitt lymphoma 457
AIDS with candidosis 457
AIDS with cytomegalovirus infection 457
AIDS with Kaposi's sarcoma 457
AIDS with multiple infection 457
AIDS with mycobacterial infection 457
AIDS with mycosis 457
AIDS with non-Hodgkin lymphoma 457
AIDS with parasitic disease 457
AIDS with virus infection 457
AIHA 181
AIMAH 160
air-analysis method 99
air-conditioner lung 87
air craft deafness 26
air embolism 87
air embolism after infusion 225
air embolism following abortion 370
airflow limitation 88
air injection to anterior chamber 21
air-puff tonometer 22
airtight helium dilution method 99
airtight helium dilution-rebreathing method 99
airtight helium dilution-single breath method 99
airtight nitrogen dilution 98
airtight nitrogen dilution-rebreathing method 98
airtight nitrogen dilution-single breath method 98
air trapping 88
air trapping volume 99
air velocity index 99
airway compliance 99
airway conductance 99
airway elastance 99
airway emergency 337
airway foreign bodies 99
airway foreign body 88
airway hyperresponsiveness 99, 338
airway inertial resistance 99
airway neoplasm 87
airway obstruction 88, 338
airway obstruction after tracheotomy 51
airway pressure 99, 345
airway pressure release ventilation 95, 341
airway resistance 99
airway resistance at expiratory phase 98
airway resistance at inspiratory phase 99
airway responsiveness 99
airway stenosis 87
AITL 180
AIV RNA 470
AKA 478
akathisia 443
AKD 152
AKI 337
Akin osteotomy 300
AKT gene mutation detection 467
AL 59
Al 482

Ala Jerry syndrome 101, 409
alanine aminotransferase, ALT 481
alar ligament injury 293
Albers-Schonberg disease 266
albescent punctate degeneration of retina 1
albescent punctate retinal dystrophy 1
albinism 159, 397, 409
Albright[Albright MacEwen's]syndrome 257
Albright sydrome 42
albuginea of penis cavernous body rupture 246
albumin, ALB 481
albuminocytologic dissociation 146
albuminuria 407
alcohol abuse 438
alcohol dementia 439
alcohol dependence of sleep disorder 139
alcohol dependence rehabilitation 451
alcohol(ethanol)withdrawal seizure 128
alcohol harmful use 438
alcoholic acute pancreatitis 108
alcoholic amnestic syndrome 128
alcoholic cardiomyopathy 75
alcoholic cerebellar ataxia 128
alcoholic cerebellar degeneration 128
alcoholic cerebral degeneration 128
alcoholic chronic pancreatitis 108
alcoholic cirrhosis 108
alcoholic cirrhosis with esophageal varix 108
alcoholic cirrhosis with esophageal varix bleeding 108
alcoholic corpus callosum lesion 128
alcoholic dementia 128
alcoholic encephalopathy 128
alcoholic fatty liver 108
alcoholic gastritis 108
alcoholic hepatitis 108, 461
alcoholic hypoglycemia 164
alcoholic impairment 128
alcoholic liver disease 108
alcoholic myopathy 128
alcoholic neurodegenerative disease 128
alcoholic optic neuropathy 128
alcoholic osteonecrosis 275
alcoholic peripheral neuropathies 128
alcoholic polyneuropathy 128
alcohol-induced headache 128
alcohol induced pseudo Cushing syndrome 160
alcoholism 69, 439, 453
alcohol toxic effect 69
alcohol withdrawal state 438
alcohol withdrawal state with delirium 436
aldolase 482
aldolase deficiency 179
aldosterone 482
aldosterone-producing adenoma 165
aldosterone-producing adrenocortical carcinoma 165
aldosterone-producing renin-responsive adenoma 161
aldosterone synthase deficiency 165

aldosterone synthase deficiency type Ⅰ 165
aldosterone synthase deficiency type Ⅱ 165
aleukemia 175
aleukemic leukemia 175
alexia 449
Alezzandrini syndrome 429
algoneurodystrophy 425
A line 343
aliphatic diol poisoning 455
alkalemia 86
alkali burn 327, 417
alkali burn of cornea 6
alkali burn of eye ball 16
alkaline incrusted cystitis 240
alkaline phosphatase 482
alkaline phosphatase isoenzyme 482
alkaline urine 156
alkali-resistant hemoglobin, HbF 473
alkalosis 86, 173, 400
ALK fusion gene detection 467
ALK gene fusion detection 467
ALK-positive large B cell lymphoma 175
ALK-ROS1 fusion gene detection 467
all-ceramic crown 63
Allen-Masters syndrome 369
Allen's test 343
allergen component IgE 476
allergen prick test 435
allergen skin test 435
allergen-specific IgA, single 476
allergen-specific IgE, single 476
allergen-specific IgG, single 476
allergen-specific IgG4, single 476
allergic airway inflammation 82
allergic asthma 85
allergic bronchopulmonary aspergillosis 82, 457
allergic conjunctivitis 2, 4
allergic contact cheilitis 410
allergic contact dermatitis 2, 452
allergic contact dermatitis caused by drug 17
allergic contact dermatitis due to adhesive 18
allergic contact dermatitis due to adhesive plaster 14
allergic contact dermatitis due to cement 12
allergic contact dermatitis due to chromium 4
allergic contact dermatitis due to cosmetic 5
allergic contact dermatitis due to dyes 10
allergic contact dermatitis due to food in contact with skin 11
allergic contact dermatitis due to fur 9
allergic contact dermatitis due to insecticide 11
allergic contact dermatitis due to metal 7
allergic contact dermatitis due to nickel 9
allergic contact dermatitis due to plant(except food) 18
allergic contact dermatitis due to plastics 13, 426
allergic contact dermatitis due to rubber 14
allergic contacted stomatitis 45
allergic contact stomatitis 42
allergic cough, atopic cough 82
allergic cutaneous vasculitis 410

allergic cystitis   239
allergic dermatitis by arsenic   425
allergic diarrhea   107
allergic disease of genitourinary system   241
allergic eczema   2
allergic edema of prepuce   239
allergic encephalitis   120
allergic enteritis   101
allergic gastritis   101
allergic granulomatosis   410
allergic granulomatous angiitis   120
allergic iridocyclitis   2
allergic labyrinthitis   25
allergic medicamentosus stomatitis   58
allergic pharyngitis   26
allergic pharyngolaryngitis   26
allergic prostatosis   239
allergic reaction   337
allergic rhinitis   82
allergic rhinobronchitis   26
allergic stomatitis   45
allergic urticaria   397, 410
allergic vasculitis   267
allergy to dialyzer   154
allergy to existing dental restoration   48
allergy to iodine   3
allescheriasis   400
allescheriasisboydii   458
all kinds of refractive surgery with cataract   4
allodynia   338
allogeneic bone grafting   65
allogeneic hematopoietic stem cell transplan-
    tation   182
allogeneic peripheral blood hematopoietic
    stem cell transplantation   181
allogeneic tendon transplantation   314
allogenic bone grafting   313
allogenic bone marrow transplantation   182
allogenic scleral transplantation   22
allogenic skin   333
allograft   179
allograft（homograft）   333
allograft of eyelid   324
allograft renal transplantation   254
alloimmune hemolytic disease of newborn
    180
allo-skin grafted failure   330
allotransplantation of cells of islet of Langerhans
    192
allotriophagia of infancy or childhood   441
ALMA   144
aloe poisoning   454
alopecia   426
Alpers disease   139
alopecia areata   410
alopecia areata leukoplakia   410
alopecia totalis   319, 423
alopecia universalis   423
alopecia with papular lesion   426
ALP   482
alpha block   145
alpha coma   145
alpha-fetoprotein   477
alpha-galactosidase A deficiency   150
alpha generalization   145

alpha rhythm   145
alpha steady-state method   343
alpha wave   343
Alport syndrome   150, 257
ALPPS   192
alprazolam poisoning   452
Alström syndrome   159
Altemeier operation   191
Altemeier surgery   357
altered state of consciousness   444
alternariosis   418
alternate pathway 50% complement hemolysis,
    AP-CH50   479
alternating hemiplegia of childhood   122
alternating leg muscle activation   144
alternating paralysis   272
alternating trace   147
alternative esotropia   6
alternative exotropia   6
altitude insomnia   124
altruistic homicide   439
aluminium   482
aluminium bone disease   277
aluminium related anemia   152
aluminum oxide implant   66
aluminum pneumoconiosis   454
aluminum poisoning osteopathy   152
ALVC   79
alveolar abscess   56
alveolar-arterial oxygen difference   326
alveolar-artery oxygen partial pressure
    gradient   97
alveolar-artery oxygen partial pressure
    gradient when breathing air   99
alveolar-artery oxygen partial pressure
    gradient when breathing oxygen   99
alveolar atrophy   59
alveolar benign tumor   56
alveolar bone defect   56
alveolar bone graft   65
alveolar bone resorption   59
alveolar cleft   56
alveolar concentration   344
alveolar consolidation   344
alveolar exostosis   56
alveolar fracture   56
alveolar haemorrhage syndrome   84
alveolar hydatid disease of liver   106
alveolar hypoventilation syndrome   84
alveolar nerve anastomosis   65
alveolar nerve exploration   65
alveolar osteitis   56
alveolar oxygen partial pressure   97
alveolar pneumonia   398
alveolar pressure   97
alveolar process atrophy   56
alveolar proteinosis   84
alveolar pulmonary edema   337
alveolar rhabdomyosarcoma   290
alveolar ridge augmentation   65
alveolar ridge defect   59
alveolar ridge extension   65
alveolar ridge horizontal bone defect   56
alveolar ridge preservation   65
alveolar ridge vertical bone defect   56

alveolar sarcoma   290
alveolar sarcoma of bone   266
alveolar sarcoma of soft tissue   282
alveolar surface tension   97
alveolar tip   56
alveolar ventilation-partial pressure of carbon
    dioxide in arterial blood curve   97
alveolar ventilation volume   97
alveolectomy   65
alveoloplasty   65
alveolotomy   65
Alzheimer's disease assessment scale-cognitive
    445
Alzheimer's disease   69, 119, 436, 447
amalgam pigmentation   58
AMA-M2   478
AMA-M4   478
AMA-M9   478
amantadine poisoning   453
amaurosis   4
amaurosis fugax   19, 444
ambidexterity   299
ambitendency   443
amblyopia   10
ambulation difficulty   290
ambulatory blood pressure monitoring   81
ambulatory electrocardiogram   81
ambulatory electroencephalogram   146
ambulatory labor analgesia   341
amebiasis cutis   422
amebic abscess of lung   82
amebic appendicitis   101
amebic balanitis   409
amebic colitis   101
amebic granuloma   409
amebic intestinal ulcer   101
amebic liver abscess   101
amebic nondysenteric colitis   104
amebic ulcer   409
amebic vaginitis   409
amelia of unilateral lower limb   259
ameloblastic carcinoma   43
ameloblastic fibroma   43
ameloblastic fibro-odontoma   43
ameloblastic fibrosarcoma   43
ameloblastic odontoma   43
ameloblastic odontosarcoma   43
ameloblastic sarcoma   43
ameloblastoma   43
amenorrhea   377
amenorrhea-galactorrhea syndrome   166
American trypanosomiasis   420
ametropia after cataract surgery   1
ametropia combined with cataract   10
ametropia   10
ametropic amblyopia   10
amikacin poisoning   69
amino acid   481
aminoacidopathy   397
amino acid urine   172
amino detection of vaginal discharge   474
amino dextran metabolic disorder   172
aminoglycoside antibiotic drug reaction
    69
aminoglycosides drug poisoning   452

aminophylline drug reaction  82
aminophylline poisoning  452
aminopyrine drug reaction  69
amiodarone  481
Amish's brittle-hair syndrome  409
AML1/ETO fusion gene detection  467
AML/ETO fusion gene detection  467
amlodipine poisoning  69
ammonia  481
ammonia poisoning  452
AMN  166
amnesia  444, 450
amnesic syndrome due to use of amphetamine  436
amnesic syndrome due to use of caffeine  439
amnesic syndrome due to use of cannabinoids  437
amnesic syndrome due to use of cocaine  439
amnesic syndrome due to use of hallucinogen  442
amnesic syndrome due to use of ketamine  439
amnesic syndrome due to use of multiple drugs and other psychoactive substance  437
amnesic syndrome due to use of opioid  436
amnesic syndrome due to use of sedative or hypnotic  442
amnesic syndrome due to use of tabacco  441
amniocentesis  395
amnioinfusion  395
amnioscopy  395
amniotic adhesion  393
amniotic band syndrome  393
amniotic cavity infection  393
amniotic cyst  393
amniotic fluid bilirubin qualitative test  474
amniotic fluid crystal examine  474
amniotic fluid cytology examination  474
amniotic fluid embolism  90, 393
amniotic fluid embolism following abortion  370
amniotic fluid fat cell examination  474
amniotic fluid physical examination  474
amniotic fluid rapid adhering cell examination  474
amniotic membrane  333
amniotic membrane transplantation  22
amoebiasis  457
amoebiasis of penis  246
amoebic appendicitis  457
amoebic balanitis  457
amoebic brain abscess  119, 457
amoebic colitis  457
amoebic cystitis  457
amoebic encephalitis  119
amoebic granuloma  457
amoebic infection  457
amoebic liver abscess  457
amoebic meningitis  119
amoebic pulmonary abscess  457
amoebic seminal vesiculitis  457
amorphous phosphate crystal  472
amorphous urate crystal  472
Amoss sign  298

Amoss test  299
amotivational syndrome  442
amphetamine  481
amphetamine dependence syndrome  436
amphetamine harmful use  436
amphetamine withdrawal state  436
amphetamine withdrawal state with delirium  436
amphibian venom poisoning  454
amphorophony  93
ampicillin allergic reaction  69
amplitude  145
amplitude integration electroencephalogram  408
ampullary carcinoma  348
ampullary carcinoma of duodenum  351
amputated distal index finger  283
amputated index finger  283
amputated thumb, thumb amputation  278
amputation  308
amputation neuroma  417
amputation of ankle via tibia and fibula  308
amputation of arteriovenous fistula  206, 302
amputation of chordae tendineae  335
amputation of coronary artery myocardial bridge  233
amputation of fascia pedicle  433
amputation of finger  323
amputation of foot  316
amputation of iliopsoas  311
amputation of iliopsoas tendon  311
amputation of iliotibial band  311
amputation of interphalangeal joint  314, 315
amputation of lower leg via tibia and fibula  308
amputation of multiple fingers  261
amputation of multiple toes  261
amputation of palm  294
amputation of polydactyly  302, 321
amputation of single finger  260
amputation of single toe  260
amputation of thumb  310, 322
amputation of uterosacral ligament  383
amputation of wrist  284
amputation stump contracture  273, 448
amputation stump edema  273, 448
amputation stump hematoma  273, 448
amputation stump infection  273, 448
amputation stump necrosis  273, 448
amputation stump neuroma  448
amputation stump repair  448
AMS  481
Amsler grid  22
Amstutz valgization osteotomy  300
Amyand's hernia  185
amyelotrophy  270
amygdalohippocampotomy  210
amygdalotomy  210
amyl alcohol poisoning  455
amylase  481
amylase isoenzyme  481
amyloid  481
amyloid degeneration of eyelid  15
amyloidosis  83
amyloidosis cutis  422

amyloidosis of bladder  242
amyloidosis of larynx  27
amyloidosis of upper respiratory tract  88
amyopathic dermatomyositis  427
amyoplasia  269
amyostasia  269
amyotaxia  269
amyotonia  269
amyotrophia congenita  289
amyotrophic cervical spondylosis  269
amyotrophic lateral sclerosis  125, 269
amyotrophy  269
AN  128
ANA  478
anaemia during pregnancy, delivery and puerperium  387
anaemia related fundus change  10
anaerobic bacterial culture  484
anaerobic bacterial culture and identification  484
anaerobic bacterial meningitis  138
anaerobic septicemia  465
anaerobic threshold  99
anaerobic wound infection  325
anagen effluvium  425
anal abscess  106
anal atresia with perineal fistula  106
anal Bowen disease  414
anal canal cancer  348
anal carcinoma  348
anal cerclage  191
anal debridement  191
anal digital examination  384
anal fissure  106
anal fissure excision  191
anal fissure incision and seton placement  191
anal fistula  106
anal fistula closure  191
anal fistula ligation  191
anal fistula seton therapy  191
anal fistulectomy  191
anal foreign body extraction  191
analgesia  285
analgesia and sedation  96
analgesia/nociception index  346
analgesic abuse  442
analgesic addiction  442
analgesic nephropathy  154
analginum drug reaction  69
analginum poisoning  452
anal manometry  118
anal neoplasm  185
anal papilla excision  191
anal polyp  106
anal posterior sphincter incision  191
anal reflex  298
anal septum incision  191
anal sinusitis  106
anal sinus resection  191
anal skin transplantation  191
anal spasm  106
anal sphincter laceration  185
anal sphincteroplasty  191
anal sphincterotomy  191
anal sphincter repair  191

anal sphincter resection 191
anal surrounding tissue excision 191
anancasm 443
anaphylactic response 337
anaphylactic shock 85, 337, 414
anaphylactic shock due to serum 70
anaphylactoid purpura 414
anaphylactoid reaction 337
anaplastic astrocytoma 200
anaplastic ependymoma 200
anaplastic ganglioglioma 200
anaplastic hemangiopericytoma 200
anaplastic large cell lymphoma 318
anaplastic large cell lymphoma, ALK negative 175
anaplastic large cell lymphoma, ALK positive 175
anaplastic/malignant meningioma 200
anaplastic medulloblastoma 200
anaplastic oligoastrocytoma 200
anaplastic oligodendroglioma 200
anaplastic seminoma 240
anaplastic thyroid carcinoma 28
anaplasty of scar contracture of palmar hand 333
anastomosis of accessory nerve and hypoglossal nerve 36, 61
anastomosis of bladder and colon 358
anastomosis of common hepatic duct to jejunum 191
anastomosis of common peroneal nerve 303
anastomosis of facial nerve and accessory nerve 37, 63
anastomosis of hypoglossal nerve and facial nerve 64
anastomosis of ileum-anus 357
anastomosis of ileum-ascending colon 357
anastomosis of ileum-colon 357
anastomosis of ileum-jejunum 357
anastomosis of ileum-rectum 357
anastomosis of ileum-sigmoid colon 357
anastomosis of ileum-transverse colon 357
anastomosis of lacrimal sac and conjunctival sac 21
anastomosis of lumbar spinous process 292
anastomosis of obturator nerve 301
anastomosis of parotid duct 39, 64
anastomosis of peripheral lymphatic vessel and venule 324
anastomosis of peroneal nerve 303
anastomosis of small intestine-colon 360
anastomosis of small intestine to rectum 195
anastomosis of small-to-large intestine 195
anastomosis of thoracic spinous process 291
anastomosis of tibial nerve 310
anastomosis of ulnar artery 301
anastomotic bleeding 54
anastomotic leakage 54
anastomotic residual suture after operation 225
anastomotic ulcer 112
anastomotic ulcer with carcinogenesis 112
anastomotic ulcer with obstruction 112
anatomic healing abutment 62
anatomic liver resection 192

anatomic shunt 86
anatomic variation of pancreas 114
anatrophic nephrolithotomy 248
ANCA 147, 479
ANCA associated small vessel vasculitis 256
anchor endosteal implant 63
ancylostomatic dermatitis 414, 459
ancylostomiasis 106, 459
ancylostomiasis americanus 109
ancylostomiasis duodenale 110, 464
ancylostomiasis of lung 83
Andersen-Tawil syndrome 72
Anderson's disease 159
Andeson-Fabry disease 150
Andogsky syndrome 409
androgen-dependent syndrome 428
androgenetic alopecia 428
androgen insensitivity symdrome 169
androgen resistance syndrome 164
androgens and anabolic congeners poisoning 455
androglossia 34
androstenedione 482
anejaculation 239
anemia 179
anemia and thrombocytopenia 179
anemia in pregnancy 391
anemia of chronic disease 178
anemia of prematurity 407
anemic anoxia 87
anencephalus 393
anencephaly 203, 402
anencephaly-spina bifida 286
anephrogenesis 244
anesthecinesia 263
anesthesia clinic 345
anesthesia complication during delivery 386
anesthesia laryngoscope 345
anesthesia of peripheral nerve 211
anesthesia therapy 341
anesthetic induction 341
anesthetic leprosy 462
anesthetic maintenance 341
anesthetic poisoning 454
aneurysm 219
aneurysmal bone cyst 3, 260
aneurysmal bone cyst of jaw 45
aneurysmal bone cyst of maxillofacial bone 46
aneurysmal bone cyst of skull 200
aneurysmal cyst of jaw 45
aneurysm of aortic arch 230
aneurysm of aortic root 230
aneurysm of aortic sinus 230
aneurysm of carotid artery 28, 222
aneurysm of heart excision 236
aneurysm of hepatic artery 105
aneurysm of membranous ventricular septum 225
aneurysm of renal artery 243
aneurysm of superior mesenteric artery branch 218
aneurysm of upper extremity 225
angelman syndrome 439

Anghelescu sign 298
angina 32
angina decubitus 76
angina of gallbladder(recurrent) 104
angina pectoris 78
angina pectoris with coronary artery spasm 74
angioarchitecture 204
angiocentric glioma 204
angiocentric lymphoma 138
angioedema 429
angioedema caused by ACEI 429
angioedema type drug eruption 429
angioendothelioma 229
angioendotheliomatosis 429
angiofibroma 229
angiofollicular lymph node hyperplasia 86
angiogenic tumor 352
angiogram 238
angiographic string sign 149
angiography after coronary artery bypass graft 238
angiography headache 142
angiography of basilar artery 206
angiography of carotid artery 207
angiography of head and neck 238
angiography of right and left heart 81, 238
angiography of spinal cord 148
angioimmunoblastic T celllymphoma 180
angioimmunoblastic T cell lymphoma and other nodal lymphoma of T follicular helper (TFH) cell origin 180
angioinfarction-nephrectomy 245
angiokeratoma 429
angiokeratoma acroasphyticum 431
angiokeratoma circumscriptum 418
angiokeratoma corporis diffusum 421
angiokeratoma of external genitalia 245
angiokeratoma of the scrotum 430
angiolipoma 204, 429
angiolymphoid hyperplasia with eosinophilia 425
angioma 223
angioma between muscles of limbs 226
angioma of extremity 226
angioma of lower extremity 227
angioma of lumbar spine 293
angioma of urethral meatus 241
angioma serpiginosum 413
angiomatous meningioma 204
angioneurotic edema 138
angioneurotic edema of external genitalia 245
angio-osteohypertrophy syndrome 429
angioplasty 210
angioplasty of coronary artery ostium 233
angioplasty of inferior vena cava 236
angioreticuloma 138, 204
angiorrhaphy 216
angiosarcoma 204
angiosarcoma of soft tissue 282
angiostomy 237
angiostrongyliasis cantonensis 124, 459
angiostrongyliasis cantonensis encephalitis 124, 459

angiotensin Ⅰ 483

angiotensin Ⅱ 483

angiotensin-Ⅰ-converting enzyme 483

angiotensin converting enzyme (ACE) insertion/deletion (I/D) 471

angiotensin-converting enzyme inhibitor poisoning 455

angiotensin receptor inhibitor poisoning 406

angitis of lower extremity 226

angitis of upper extremity 225

Angle class Ⅱ division 1 malocclusion 42

Angle class Ⅱ division 2 malocclusion 42

Angle class Ⅱ division 2 subdivision malocclusion 42

Angle classification of malocclusion 42

Angle class Ⅰ malocclusion 42

Angle class Ⅱ malocclusion 42

Angle class Ⅲ malocclusion 42

Angle class Ⅲ subdivision malocclusion 42

angled abutment,angulated abutment 62

angle-recession glaucoma 3

angular ankylosis 266

angular cheilitis 48

angular cheilosis 181

angular deformity 258

angular displacement 258

angular kyphosis 272

angular pregnancy 375

ANH 340

anhedonia 441,443

anhidrosis 427

anhidrosis,adiaphoresis 145

anhidrotic ectodermal dysplasia 427

anhidrotic ectodermal dysplasia accompanied with lymphedema and immunodeficiency disease 427

anhidrotic ectodermal dysplasia-autosomal dominant type 411

anhidrotic ectodermal dysplasia-autosomal recessive type 411

anhydramnios 393

ANI 346

aniline poisoning 452

animal phobias 437

animal scabies 412

animal-type melanoma 412

anion gap 100,346

aniridia glaucoma 14

anisakiasis 115,465

anisocoria 19

anisometropia 10

anisometropia and aniseikonia 10

anisometropic amblyopia 10

ankle and foot ligament rupture 268

ankle and foot vascular injury 268

ankle arthrodesis with Calandruccio Ⅱ device 300

ankle arthropathy 268

ankle arthroscopic debridement 306

ankle arthroscopic lesion resection 306,357

ankle brachial index 81

ankle capsule lysis 306

ankle cellulitis 399

ankle clonus 299

ankle debridement 306

ankle deformity 268

ankle disarticulation 306

ankle exclusion 306

ankle fistula 268

ankle fracture 268

ankle fracture malunion 268

ankle impingement syndrome 268

ankle implant 268

ankle injury 268

ankle instability 268

ankle joint approach of tibial nerve block anesthesia and analgesia 340

ankle ligament repair 306

ankle lysis 306

ankle prosthesis removal 306

ankle reflex 299

ankle repair 307

ankle separation 268

ankle swelling 80

ankle synovial resection 306

ankle valgus 269

ankyloblepharon 5,327

ankyloblepharon,ectodermal defect,cleft of lip and palate syndrome 417

ankyloglossia 53

ankylosed knee 287

ankylosed tooth 45

ankylosing myotonic dystrophy 279

ankylosing spinal hyperostosis 267,280

ankylosing spinal stenosis 280

ankylosing spondylitis 279

ankylosing spondylitis associated with uveitis 10

ankylosing spondylitis kidney injury 153

ankylosing spondylitis with kyphosis 280

ankylosis 326

ankylosis of bilateral temporomandibular joint 53

ankylosis of spine 270

ankylosis of tooth 57

ankylotomy 64

ankyrin-B syndrome 76

ANNA-1 478

ANNA-2 477

annular elastolytic giant cell granuloma 415

annular erythema 399,415

annular ligament reconstruction 307

annular steel wire break 269

anodal block 149

anode 149

anomalies of jaw-cranial base relationship 318

anomalous innervation 293

anomalous muscle bundle of right ventricular outflow tract 229

anomalous muscle bundle of ventricle 228

anomalous origin of coronary artery from pulmonary artery 221

anomalous origin of papillary muscle of tricuspid valve 225

anomalous origin of pulmonary artery from ascending aorta 220

anomaly of axis odontoid 284

anomaly of crown-root ratio 45

anomaly of dental arch relationship 57

anomaly of jaw size 45

anomaly of mandibular 55

anomaly of overjet and overbite 45

anomaly of pleura 291

anomaly of pulmonary vein 220

anonychia 286

anonymous artery plaque 148

anophthalmic implant placement 22

anorchidism 245

anorectal abscess 106

anorectal cancer 348

anorectal dysfunction due to type 1 diabetes mellitus 101

anorectal dysfunction due to type 2 diabetes mellitus 101

anorectal fistula 106

anorectal manometry 451

anorexia 181

anorexia nervosa 440

anosacral cutaneous amyloidosis 414

anosmia 34

anovulatory abnormal uterine bleeding 373

anovulatory infertility 373

anoxic brain injury 133,401

anoxic spell 79

ANP 482

ANSD 30

anserine bursitis 261

antacid abuse 439

antalgic gait 299

antecubital fossa cyst 296

antegrade flexible ureteroscope laser lithotripsy 254

antegrade pyelography 254

antepartum eclampsia 385

antepartum hemorrhage 385

antepartum hemorrhage with afibrinogenemia 385

antepartum hemorrhage with disseminated intravascular coagulation 385

antepartum hemorrhage with low fibrinogenemia 385

antepartum urinary retention 387

anterior acromioplasty 311

anterior and posterior colporrhaphy 383

anterior and posterior deficiency of chin (sagittal deficiency of chin) 47

anterior and posterior hypergenesis of chin (saggital hypergenesis of chin) 47

anterior and posterior mandibular deficiency 55

anterior and posterior mandibular hypergenesis 55

anterior and posterior vaginal wall prolapse 374

anterior approach for hepatectomy 193

anterior approach of internal jugular vein cannulation 341

anterior asynclitism 388

anterior atlantoaxial facet screw internal fixation 311

anterior atlanto-axis fusion 311

anterior atlanto-axis revision 311

anterior blepharitis 10

anterior bradyrhythmia 148

anterior capsule opacification 10

anterior capsule rupture 7

anterior cerebral artery aneurysm 121

anterior cerebral artery aneurysm rupture 121

anterior cerebral artery-anterior communicating artery aneurysm 198

anterior cerebral artery-anterior communicating artery aneurysm rupture 198

anterior cerebral artery dissection 121, 198

anterior cerebral artery occlusion 121

anterior cerebral artery occlusion and stenosis, caused no cerebral infarction 121

anterior cerebral artery occlusive syndrome 121

anterior cerebral artery plaque 146

anterior cerebral artery stenosis 121

anterior cerebral artery thrombosis 121

anterior cervical anterolateral decompression 309

anterior cervical corpectomy and fusion 309

anterior cervical decompression 309

anterior cervical decompression and fusion 309

anterior cervical discectomy 311

anterior cervical discectomy and fusion 309

anterior cervical disectomy and spinal decompression and bone graft fusion with internal fixation 309

anterior cervical fusion and internal fixation 309

anterior cervical interbody fusion 311

anterior cervical intervertebral fusion 309

anterior cervical revision 311

anterior cervical spinal canal decompression 358

anterior cervical spinal fusion 309

anterior cervical vertebral fusion 311

anterior chamber angle narrowing 10

anterior chamber angle recession 10

anterior chamber angle suspicious closed 10

anterior chamber cyst 10

anterior chamber foreign body 19

anterior chamber foreign body extraction 22

anterior chamber lavage 21

anterior chamber plasty 21

anterior chest-wall pain 79

anterior choroidal artery aneurysm 130, 201

anterior choroidal artery aneurysm rupture 201

anterior choroidal artery aneurysm rupture subarachnoid hemorrhage 130

anterior choroidal artery dissection 130, 201

anterior choroidal artery infarction 130

anterior circulation aneurysm 202

anterior clinoidal meningioma 202

anterior column fracture 279

anterior column(or wall) and posterior hemi-transverse fracture 279

anterior commissure laryngectomy 39

anterior commissurotomy of spinal cord 206

anterior communicating aneurysm 133

anterior communicating aneurysm rupture 133

anterior communicating artery occlusion 133

anterior communicating artery stenosis 133

anterior cord syndrome 279

anterior cranial fossa meningioma 201

anterior cranial fossa space-occupying lesion 201

anterior cross bite 51

anterior cruciate ligament injury 279

anterior cruciate ligament reconstruction 288, 311

anterior cruciate ligament repair 311

anterior disc displacement without reduction 42

anterior disc displacement with reduction 48

anterior discectomy and fusion 311

anterior dislocation of elbow joint 296

anterior dislocation of hip joint 276

anterior dislocation of humerus 264

anterior dislocation of lunate bone 294

anterior dislocation of proximal tibia 275

anterior dislocation of shoulder joint 271

anterior dislocation of temporomandibular joint 50

anterior ethmoidal neuralgia 34

anterior foot relaxation 279

anterior frontal laryngectomy 39

anterior glottic stenosis 30

anterior hypopituitarism 160

anterior impingement syndrome of ankle 268

anterior inferior cerebellar artery aneurysm 137, 204

anterior inferior cerebellar artery aneurysm rupture 137

anterior inferior cerebellar artery occlusion 137

anterior inferior cerebellar artery plaque 149

anterior inferior cerebellar artery stenosis 137

anterior inferior spondylolisthesis 271

anterior instability of midcarpal joint 286

anterior interbody fusion 311

anteriorinterosseousnervecompression syndrome 265

anterior ischemic optic neuropathy 10

anterior knee pain 288

anterior-lateral cervical spine fusion 311

anterior-lateral lumber fusion 312

anterior-lateral lumbosacral spine fusion 312

anterior lateral spinal cord transection 357

anterior-lateral thoracic-lumber spine fusion 311

anterior-lateral thoracic spine fusion 311

anterior lumbar internal fixation 314

anterior lumber fusion 311

anterior lumber revision 311

anterior lumbosacral fusion 311

anterior lumbosacral revision 311

anterior mandibular subapical osteotomy 65

anterior maxillary osteotomy 64

anterior mediastinum benign tumour 88

anterior mediastinum borderline tumour 88

anterior membrane of optic disc 11

anterior mitral valve prolapse 219

anterior nasal packing hemostasis 35

anterior neck mass 318

anterior occipital-cervical revision 311

anterior odontoid screw fixation 311

anterior odontoid screw internal fixation 309

anterior open bite 51, 59

anterior orbital tumor removal 21

anterior pelvic tilt 387

anterior pituitary hormone drug poisoning 452

anterior pituitary hypofunction crisis 160

anterior plantar pain 279

anterior polar cataract 10

anterior poliomyelitis 270

anterior posterior compression injury 279

anterior posterior compression pelvic fracture 266

anterior/posterior crossbite 51

anterior/posterior transvaginal allograft implantation 383

anterior/posterior transvaginal autograft implantation 383

anterior/posterior transvaginal heterograft implantation 383

anterior/posterior transvaginal mesh implantation 382

anterior proliferative membrane of iris 4

anterior sacral meningocele 260

anterior scalene muscle syndrome 133, 279

anterior screw internal fixation 311

anterior segment congenital malformation 16

anterior segment toxicity syndrome 16

anterior serratus plane block anesthesia and analgesia 341

anterior sincipital presentation 386

anterior spina bifida 279

anterior spinal artery aneurysm 126

anterior spinal artery aneurysmrupture 126

anterior spinal artery angiography 317

anterior spinal artery syndrome 270

anterior spinal fusion 279

anterior spinal injury 279

anterior synechia 4

anterior tansposition of tibialis posterior muscle 309

anterior tarsal tunnel syndrome 279

anterior temporal lobectomy 209

anterior thoracic fusion 311

anterior thoracic-lumber fusion 311

anterior thoracic-lumber revision 311

anterior thoracic revision 311

anterior thoracic vertebral resection 311

anterior tibial artery injury 223

anterior tibial artery occlusion 223

anterior tibial artery stenosis 223

anterior tibial syndrome 275

anterior tibial tendon injury 275

anterior tibial tendon rupture 275

anterior tibial tendon tear 275

anterior tibial tendon tenosynovitis 275

anterior transposition of ulnar nerve 302

anterior urethral calculus 243

anterior urethral injury 243

anterior urethral opening penile head plasty 251

anterior urethral stricture 243

anterior urethral valve disease 401

anterior uveitis 10
anterior vaginal wall prolapse 374
anterior vaginal wall prolapse,stage Ⅰ 374
anterior vaginal wall prolapse,stage Ⅱ 374
anterior vaginal wall prolapse,stage Ⅲ 374
anterior vaginal wall prolapse,stage Ⅰ(Pelvic Organ Prolapse Quantification System) 374
anterior vaginal wall prolapse,stage Ⅱ(Pelvic Organ Prolapse Quantification System) 374
anterior vaginal wall prolapse,stage Ⅲ(Pelvic Organ Prolapse Quantification System) 374
anterior vaginal wall prolapse,stage Ⅳ(Pelvic Organ Prolapse Quantification System) 374
anterior vaginal wall repair 383
anterior vertebral compression fracture 297
anterior vitrectomy 22
anterior wall fracture 279
anterograde amnesia 444
anterolateral cordotomy 206
anterolateral decompression 311
antero-lateral lumbar interbody fusion 312
anterolishthesis 279
anteromedial osteoarthritis 279
anteromedial rotatory instability of knee 288
antesternal esophageal anastomosis with interposition of colon 215
antesternal esophageal anastomosis with interposition of colon interposition 39
ante-version of uterus 376
anthill wart 431
anthelminthic poisoning 454
anthracosilicosis 89
anthracosis 89
anthrax 426,464
anthrax bacillus meningitis 135
anthrax meningitis 464
anthrax pneumonia 89
anthrax septicemia 464
anthropoid type pelvis 387
anti-3-hydroxy-3-methylglutaryl coenzyme A reductase(HMGCR)antibody 477
anti-β₂-glycoprotein Ⅰ antibody 477
anti-β₂-glycoprotein Ⅰ antibody IgA 477
anti-β₂-glycoprotein Ⅰ antibody IgG 477
anti-β₂-glycoprotein Ⅰ antibody IgM 477
anti-β₂GP1 IgA 477
anti-β₂GP1 IgG 477
anti-β₂GP1 IgM 477
anti-β₂GP1 477
anti-acetylcholine receptor antibody,AChRA 479
anti-acid and anti-gastric secretion drug poisoning 454
anti-actin antibody 478
anti-adrenal cell antibody 478
anti-adrenocortical antibody 478
anti-albumin antibody 477
antialcoholismic drug poisoning 453
antiallergic and antiemetic drug poisoning 454
anti-alveoli basement membrane zone antibody,

anti-ABM-Ab 477
anti-AMPA receptor encephalitis 128
anti-amphiphysin related encephalitis 128
anti-aortic antibody 479
anti-apolipoprotein antibody 479
anti-aquaporin-4 antibody 147
anti-aquaporin 4(AQP4)antibody 478
antiarrhythmics poisoning 454
anti-asialoglycoprotein receptor(ASGPR)antibody 478
anti-atherosclerosis drug poisoning 453
anti-bacterial antibody 478
anti-B.antibody 476
anti-B burgdorleri antibody 477
antibiotic-associated enteritis 400
antibiotic poisoning 454
anti-blood cell antibody 479
antibody dependent cell-mediated cytotoxicity test 478
anti-BP230 antibody 477
anti-brain tissue antibody 478
anti-bullous pemphigoid(BP)180 antibody 477
anti-C1q antibody 477
anti-calcium channel antibody 477
anti-carbamylated protein(CarP)antibody 477
anticardiolipin antibody 473
anti-cardiolipin antibody 478
anti-cardiolipin antibody IgA 478
anti-cardiolipin antibody IgG 479
anti-cardiolipin antibody IgM 479
anti-CASPR2 encephalitis 128
anti-CASPR2 related encephalitis 128
anti-CCP antibody 478
anti-centriole antibody 479
anti-centromere antibody 479
anticholinesterase agent poisoning 453
anti-chromosome antibody 478
anticipatory anxiety 444
anti-citrullinated α-enolase peptide 1(CEP1) antibody 478
anticoagulant antagonist poisoning 454
anticoagulant poisoning 454
anticoagulation therapy 178
anti-collagen type Ⅱ antibody 477
anti-Collagen type Ⅰ~Ⅵ antibody 478
anti-commoncold drug poisoning 454
anti-complement antibody 477
anti-cuticular spines desmosome antibody 477
anti-CV2 antibody related encephalitis 128
anticyclic citrullinated peptide antibody 478
anti-cytoplasmic antibody 478
anti-cytosolic-5'-nucleotidase 1A(cN1A) antibody 477
anti-deoxyribonuclease antibody 478
anti-deoxyribonuclease-B antibody 477
anti-deoxyribonucleic protein antibody 477
antidepressant abuse 439
anti-desmoglein 1 antibody 478
anti-desmogleins 3 antibody 479
anti-DNP 477
antidiarrhoeal drug poisoning 456
antidiuretic hormone 482

anti D low phosphorus rickets 172
antidote poisoning 453
anti-double-stranded DNA antibody 478
anti-DPPX encephalitis 128
anti-dsDNA 478
anti-Dsg-1 antibody 478
anti-Dsg-3 479
anti-EA-IgG 475
anti-EA-IgM 475
anti-EBMZ 477
anti-EBNA IgG 475
anti-EBNA-IgM 475
antidromic 148
anti-endometrium antibody 479
anti-endomysial antibody 478
anti-endothelial cell antibody 478
anti-epidermal basement membrane zone antibody 477
antiepileptic and sedative hypnotic toxic 69
anti-eye muscle antibody(EMAb) 479
anti-eye structure antibody 479
anti-fibrillarin antibody 478
anti-filaggrin antibody 478
anti-α-fodrin antibody 477
antifungal drug poisoning 454
anti-GABAa receptor encephalitis 128
anti-GABAb receptor encephalitis 128
anti-GABA receptor encephalitis 128
anti-GAD antibody related encephalitis 128
anti-GAD antibody-related neuroimmune syndrome 128
anti-GAD encephalitis 128
anti-ganglioside antibody 478
anti-gastric G cell antibody 478
anti-GBM antibody mediated crescentic glomerulonephritis 152
antigen detecting of Legionella spp. 484
anti-gliadin antibody 478
anti-glomerular basement membrane antibody, anti-GBM 478
anti-glomerular basement membrane disease 152
anti-glutamic acid decarboxylase antibody (GADA) 478
anti-Gly receptor antibody encephalitis 128
antigonadotrophin,antiestrogen,antiandrogen poisoning 69
anti-gp-210 antibody 477
anti-granulocyte specific antinuclear antibody 478
anti-growth hormone antibody 478
anti-histone antibody 479
anti-Hu 478
anti-Hu antibody 147,478
anti-human chorionic gonadotropin antibody 478
antihypertensive drug poisoning 69
anti-hypothalamus antibody 478
anti-IA2 478
anti-IFN-α antibody 478
anti-IgLON5 disease 128
anti-inner factor antibody(IFA) 478
anti-insulin antibody 479
anti-insulin receptor antibody 479
anti-interferon α antibody 478

anti-intestinal goblet cell antibody（IGA）
478
anti-Jo-1 477
anti-John-1 antibody 477
antikeratin antibody 478
anti-K.pneumoniae antibody 476
anti-KS antibody 477
anti-Ku antibody 477
anti-LC- Ⅰ antibody 478
anti-leydig cell antibody 478
anti-LGI1 encephalitis 128
anti-LGI1 related autoimmune encephalitis
128
anti-liver cell antibody 478
antiliver cytosol antigen type Ⅰ antibody
478
anti-liver/kidney microsomal antibody 477
anti-liver/kidney microsomal subtype antibody
477
anti-liver/kidney microsomal type 1 antibody
477
anti-LKM 477
anti-LKM subtype 477
anti-LKM-1 477
anti-L.monocytogenes antibody 476
anti-LSP 478
anti-liver specific antigen antibody 478
anti-liver specific lipoprotein antibody 478
anti-lymphocyte antibody 478
anti-Ma2 related encephalitis 128
anti-macrophage antibody 478
anti-MCV 478
antimalarial drug poisoning 69
anti-melanoma differentiation-associated
protein 5（MDA5）antibody 478
anti-mGluR encephalitis 128
anti-Mi-2 antibody 477
antimicrobial susceptibility qualitative test for
aerobic bacteria 484
antimicrobial susceptibility qualitative test for
Mycobacterium tuberculosis 484
antimicrobial susceptibility qualitative test of
fungus 484
antimicrobial susceptibility quantitative test
for aerobic bacteria 484
antimicrobial susceptibility quantitative test
for Mycobacterium tuberculosis 484
antimicrobial susceptibility quantitative test of
fungus 484
antimicrobial susceptibility test for anaerobic
bacteria 484
antimicrobial susceptibility test for Mycobacterium
tuberculosis in liquid medium 484
antimicrobial susceptibility test for Mycobacterium
tuberculosis on solid medium 484
antimicrobial susceptibility test of mycoplasma
484
anti-mitochondrial antibody,AMA 478
anti-mitochondrial subtype antibody 478
anti-mitochondrial type 2 antibody 478
anti-mitochondrial type 4 antibody 478
anti-mitochondrial type 9 antibody 478
anti-MOG antibody related diseases 128
antimony-resistant case 461
anti-muscle-specific tyrosine kinase（MuSK）

antibody 478
anti-mutated citrullinated vimentin antibody
478
anti-mutation epithelial antibody 477
anti-mycobacterium drug poisoning 454
anti-myelin associated glycoprotein antibody
478
anti-myelinated nerve fiber antibody 479
anti-myelin oligodendrocyte glycoprotein
（MOG）antibody 478
anti-myocardial antibody 478
anti-neisseria meningitidis antibody 478
anti-nerve antigen antibody 478
anti-neuronal nuclear antibody 1 478
anti-neuronal nuclear antibody 2 477
antineutrophil cytoplasmic antibody 479
anti-neutrophilic cytoplasmic antibody 147
anti-NMDA receptor antibody encephalitis
128
anti-nRNP/Sm 477
anti-N-methyl-D-aspartate（NMDA）receptor
antibody 477
antinuclear antibody 478
anti-nuclear matrix protein 2（NXP2）antibody
478
anti-nuclear ribonucleoprotein/Smith antibody
477
anti-nucleolar organizing region 90（NOR-90）
antibody 478
anti-nucleosome antibody 478
anti-OJ antibody 477
anti ovary antibody 478
anti-P80-collin antibody 477
anti-pancreatic acini antibody（PAb）479
anti-parathyroid antibody 478
anti-parietal cell antibody 478
antiparkinsonism drug poisoning 69
anti-parotid duct antibody 478
anti-PCA-1 477
anti-PCNA 479
anti-pemphigoid antibody 477
anti-penicillin antibody 478
anti-peptidylarginine deiminase type 4（PAD4）
autibody 478
antiperinuclear factor autoantibody 478
anti-phosphatidylserine antibody 478
anti-phospholipase $A_2$ recepter antibody 478
antiphospholipid syndrome 418
anti-phospholipid syndrome kidney injury
152
anti-pituitary gland antibody 478
anti-PL-12 antibody 477
anti-PLA2R antibody 478
anti-PL-7 antibody 477
anti-placenta antigen antibody 478
anti-placental syncytiotrophoblast cell antibody
478
anti-plasmodium antibody 478
anti-platelet-surface correlation antibody 479
antiplatelet therapy 182
anti-PM-Scl 477
anti-PM-Scl antibody 477
anti-proliferating cell nuclear antigen antibody
479
anti-prothrombin antibody 478

anti-Purkinje cell antibody 477
anti-RA33 477
anti-RANA antibody 478
antiprotozoal drug poisoning 454
antipruritic poisoning 456
antipyretic poisoning 69
anti-reticulin antibody 478
antirheumatic drug poisoning 454
anti-rheumatoid arthritis 33 antibody 477
anti rheumatoid arthritis associated nuclear
antigen antibody 478
anti-Ri antibody 477
anti-ribonucleoprotein antibody 477, 478
anti-RNP antibody 478
anti-ribosomal antibody 478
anti-ribosome RNP antibody 478
anti-Ri related encephalitis 128
anti-RNA polymerase Ⅲ（RNAP3）antibody
477
antirotation 62
anti-RNP 477, 478
anti-rRNP 478
anti-Sa 477
anti-Sa antibody 477
anti-saccharomyces cerevisiae antibody 478
anti-salivary/parotid gland duct antibody
478
anti-Scl-70 477
anti-scleroderma-70 antibody 477
anti-scleroderma antibody 479
anti-signal recognition particle（SRP）antibody
479
anti-single-stranded DNA 477
anti-Sjgren syndrome A 52 antibody 477
anti-Sjgren syndrome A 60 antibody 477
anti-Sjgren syndrome A antibody 477
anti-Sjgren syndrome B antibody 477
anti-skeletal muscle antibody 478
anti-SLA/LP antibody 478
anti-Sm antibody 477
anti-SMA 478
anti-small ubiquitin-like modifier activating
enzyme（SAE）antibody 478
anti-Smith antibody 477
anti-smooth muscle antibody 478
anti-soluble liver antigen/liver-pancreas
antigen antibody 478
anti-SOX1 related encephalitis 128
anti-Sp100 antibody 477
antisperm antibody 478
anti-sphingomyelin antibody 478
anti-SSA52 477
anti-SSA60 477
anti-ssDNA 477
anti-streptococcus hyaluronidase 478
anti-streptokinase antibody 478
antistreptolysin O 478
anti-synovium antibody 478
anti-synthetase antibody 478
anti-tartrateresistant acid phosphatase 5b
antibody 478
anti-teichoic acid（TA）antibody 478
anti-TGAb 478
antithrombin 473
antithrombin deficiency 178

antithrombotic therapy 178
anti-Th/To(7-2RNP)antibody 477
antithyroglobulin antibody 478
antithyroid drug adverse reaction 164
antithyroid drug poisoning 454
anti-thyroid microsome antibody 478
anti-thyroperoxidase antibody(TPOAb) 478
anti-tissue transglutaminase antibody 479
anti-TMAb 478
anti-TRACP5b 478
anti-transcriptional intermediary factor 1 γ (T1F1γ)antibody 479
anti-trophoblast antibody 479
anti-tumor activation with nature killer cell 481
antitumor activity of lymphokine activated killer(LAK) 479
antitumor antibiotic poisoning 454
antitussive poisoning 455
anti-tyrosine phosphatase antibody 478
anti-unmyelinated nerve fiber antibody 478
antivaricose drug poisoning 454
anti-VCA 475
anti-VCA-IgG 475
anti-VCA-IgM 475
antiviral drug poisoning 453
anti-voltage-gated calcium channel(VGCC) antibody 477
anti-voltage-gated potassium channel(VGKC) antibody 477
anti-Yo 477
anti-Yo antibody 477
anti-Yo antibody related encephalitis 128
anti-zinc transporter protein 8(ZnT8)autoantibody 479
anti-zona pellucida antibody 478
antondine drug reaction 69
antral gastritis 112
antral malignant tumor 112
antral polyp 52
antral ulcer with bleeding 112
antrochoanal polyp 29
antrodynia 34
ANuA 478
ANUG 46
ant sting 430
anuria 80, 155, 329
anus biopsy 197
anxiety 443
anxiety disorder 200, 438
anxious-avoidant personality disorder 438
anxious state 443
aoratic balloon occlusion 343
aorta-carotid artery artificial vessel bypass graft 237
aorta-coronary artery bypass graft 237
aorta rupture 230
aortic abscess 230
aortic and multiple coronary arteries bypass graft 237
aortic and pulmonary artery fenestration 237
aortic and two coronary arteries bypass graft 237
aortic aneurysm 230
aortic aneurysm rupture 230

aortic aneurysm stent implantation 237
aortic angioplasty 237
aortic arch angiography 81, 237, 238
aortic arch aortography 238
aortic arch atherosclerosis 230
aortic arch calcification 230
aortic arch rupture 230
aortic arch stenosis 230
aortic arteritis fundus change 3
aortic atherosclerosis 230
aortic ballon angioplasty with covered stent graft implantation 237
aortic bifurcation syndrome 230
aortic body aneurysm 230
aortic calcification 230
aortic coarctation repair(artificial graft replacement) 237
aortic coarctation repair(end-to-end anastomosis) 237
aortic coarctation repair(end-to-end,prolongation) 237
aortic coarctation repair(patch arterioplasty) 237
aortic coarctation repair(subclavian artery inversion) 237
aortic coarctation repair with repair of ventricular septal defect 237
aortic dissection 230
aortic dysplasia 230
aortic embolism 230
aortic endarterectomy 237
aortic induration 230
aortic insufficiency 230
aortic insufficiency and stenosis 230
aortic intramural hematoma 230
aortic-left atrium tunnel 230
aortic multiple ulcerations 230
aortic mural thrombus 230
aortic patch repair 237
aortic perivalvular abscess 230
aortic pulmonary artery stenosis 230
aortic-pulmonary shunt surgery 237
aortic-pulmonary window 230
aortic regurgitation 230
aortic regurgitation after cardiac surgery 228
aortic root aneurysmal dilatation 231
aortic-single coronary artery bypass graft 237
aortic sinus dilatation 231
aortic stenosis 79, 230
aortic stent implantation 81
aortic-subclavian-carotid artery bypass graft 237
aortic thrombosis 230
aortic tortuosity 230
aortic-triple coronary artery bypass graft 237
aortic ulcer 230
aortic valve and ascending aorta replacement 231
aortic valve calcification 230
aortic valve deformation 230
aortic valve degeneration 230
aortic valve disease 230
aortic valve exploration 336
aortic valve hypertrophy 230
aortic valve perforation 230

aortic valve prolapse 230
aortic valve replacement surgery 237
aortic valve replacement surgery with mechanical valve prosthesis 237
aortic valve replacement with biovalve 336
aortic valve sclerosis 230
aortic valve stenosis 79
aortic valve vegetation 230
aortic valvular disease 230
aortic valvuloplasty 237
aortitis 230
aorto-left ventricular tunnel 230
aortopulmonary collateral artery angiography 81
aorto-pulmonary collateral artery formation 226
aortopulmonary collateral artery occlusion 81
APA 165
APACHE 344
aorto-pulmonary septal defect 230
aorto-pulmonary septal defect repair 336
aorto-pulmonary window 79
apathy 443
A-pattern esotropia 1
A-pattern exotropia 1
APC gene mutation detection 467
ape-hand deformity 299
Apert syndrome 42, 257, 271
apexification 61
APF 478
Apfel score 343
Apgar score 394
Apgar scoring system 343
aphakia 7, 14
aphakic glaucoma 14
aphalangia 286
aphasia 449
aphonia 34
API2/MALT1 fusion gene detection 467
apical hypertrophic cardiomyopathy 78
apically repositioned flap surgery 61
apical periodontitis 45
apicoectomy 61
aplasia of optic nerve 11
aplasticanemia 181
APLD 308
aplastic bone disease 151
aplastic crisis 181
apnea 85, 326, 399
apnea of prematurity 407
apnoeic oxygenation 343
ApoA 483
ApoA1 483
ApoA2 483
ApoB 483
apocrine carcinoma 411
apocrine cystadenoma 411
apocrine nevus 411, 412
apocrine poroma 411
apodia 286
Apo 483
ApoE 483
apolipoprotein 483
apolipoprotein A 483

apolipoprotein A1　483
apolipoprotein A2　483
apolipoprotein B　483
apolipoprotein C2　483
apolipoprotein C3　483
apolipoprotein E　483
apolipoprotein E（ApoE）genotyping　471
apolipoprotein E isoenzyme　483
apolipoprotein H　483
aponeurectomy　308, 357
aponeurosis plantaris contracture　297
aponeurotic fibroma　318
apophysitis of tibial tubercle　275
apothesis of great omentum　187
apparent diffusion coefficient　145
apparent mineralocorticoid excess syndrome
　159
appendectomy　192
appendiceal abscess　108
appendiceal atresia　101
appendiceal benign tumor　108
appendiceal borderline tumor　108
appendiceal cancer　349
appendiceal cyst　108
appendiceal diverticulum　108
appendiceal fistula　108
appendiceal fistula closure　192
appendiceal goblet cell adenocarcinoma　185
appendiceal hyperplasia　108
appendiceal inflammatory pseudotumor　108
appendiceal lithiasis　108
appendiceal malignant tumor　108, 185
appendiceal mass　108
appendiceal mucocele　108, 185
appendiceal neuroendocrine tumor　185
appendiceal pseudomyxoma　185
appendiceal stump excision　192
appendicostomy　192
appendix abscess drainage　192
appendix stump inflammation　108
appendix testis resection　249
appendix ureteroplasty　250
appendix vesiculosa　371
apple skin syndrome　110
application of anesthetic analgesia for induced
　abortion　381
applicator　366
applied behavior analysis　445
apraxia and agnosia assessment　451
apraxia of speech　450
apron eczema　427
APRV　341
APS-Ⅰ　171
APS-Ⅱ　171
APS-Ⅲ　171
APS-Ⅳ　171
aquadynia　425
aquagenic aquadynia　425
aquagenic pruritus　425
aquagenic urticaria　425
aqueduct stenosis　199
aqueous ammonia burn　325
aquiline nose　33
ARA　478
arachnodactyly　80

arachnoid cyst of cerebellopontine angle　133
arachnoid cyst　143
arachnoid cyst-peritoneal shunt　209
arachnoid diverticulum　143
arachnoid granulation pit　145
arachnoiditis　143, 466
arachnoid's adhesion　143
Arafiles arthrodesis of elbow　300
arboviral encephalitis　121
arcate purpura annularis telangiectodes
　414
arch abnormality after intraocular lens implan-
　tation　10
arch wave　146
arcuate ligament complex injury　263
arcuate uterus　369
arcus superciliaris contusion　9
arcus superciliaris defect　9
arcus superciliaris laceration　9
ARDS　337
area dependency of airflow resistance　99
area under the curve　345
arenaviral hemorrhagic fever　464
areolar reconstruction　194
areolar reduction　194
Argentinian hemorrhagic fever　466
argininemia　173
arginosuccinic aciduria　173
argon-helium knife cryotherapy of lung tumor
　214
argon-helium surgical therapy of malignant
　tumor　354
argon-helium targeted abdominal lesion
　cryoablation therapy　355
argon knife resection of esophageal lesion
　215, 359
argon knife treatment of gastric lesion　117,
　360
argon laser pupilloplasty　21
argon plasma coagulation　96
Argyll Robertson pupil　1, 119, 457
arhinia　31
ariboflavinosis　173, 415
aristolochic acid nephropathy　152
arm frostbite with tissue necrosis　325
armpit resection（traditional large incision）
　434
arm scar　325
Arnold-Chiari malformation　137, 204
Arnold-Chiari malformation merge atlantoaxial
　subluxation　137
aromatase deficiency　161
aromatase excess syndrome　161
around midbrain hemorrhage　143
arousal　147
arousal response　147
Arozullah respiratory failure index　343
Arozullah score　345
arrested caries　47
arrested descent　393
arrested second stage of labor　386
arrhythmia　78
arrhythmia electronic storm　78
arrhythmogenic cardiomyopathy　79
arrhythmogenic left ventricular cardiomyopathy

79
arrhythmogenic right ventricular cardiomyopathy
　79
arrhythmogenic right ventricular dysplasia
　79
arsenical keratosis　425
arsenic and its compound poisoning　455
arsenic　482
arsenic-induced lung cancer　455
arsenic-induced skin cancer　455
arsenic poisoning　425
arsine poisoning　455
arterial blood carbon dioxide partial pressure
　481
arterial blood gas　97
arterial blood gas analysis　81, 97
arterial blood pH　481
arterial blood pressure　344
arterial bypass　206
arterial calcification　231
arterial cannulation　340
arterial embolism　219
arterial embolism of lower extremity　226
arterial in-stent thrombosis　219
arterial ketone body ratio　97
arterial oxygen content　97
arterial oxygen pressure　344
arterial oxygen saturation　97, 344
arterial puncture　340
arterial puncture catheterization　231
arterial rupture　219
arterial rupture of duodenum　110
arterial stenosis　219
arterial stenosis of lower extremity　226
arterial switch operation　231, 335
arterial thrombosis of lower extremity　226
arterial transfusion　340
arterial-venous hypothermia anesthesia　340
arteriography of lower extremity　238
arteriography of upper extremity　238
arterio-mixed venous oxygen content difference
　97
arteriorrhaphy　302
arteriosclerosis　219
arteriosclerosis obliterans　218, 219
arteriosclerotic stenosis　219
arteriosclerotic ulcer　219
arteriospasm　219
arteriovenous fistula　412
arteriovenous fistula after cardiac angiography
　228
arteriovenous fistula after radiofrequency
　ablation　225
arteriovenous fistula aneurysm　150
arteriovenous fistula embolism of forearm
　224
arteriovenous fistula failure　150
arteriovenous fistula in craniocervical junction
　201
arteriovenous fistula infection　150
arteriovenous fistula occlusion　219
arteriovenous fistula of cavernous sinus　124
arteriovenous fistula of lower extremity　226
arteriovenous fistula of upper extremity　225
arteriovenous fistula postoperative after

cardiac interventional therapy 228
arteriovenous fistula stenosis 150, 219
arteriovenous fistula thrombosis 150
arteriovenous fistuloplasty 231
arteriovenous haemangioma 347
arteriovenous malformation 122, 219
arteriovenous malformation of face and neck 50
arteriovenous malformation of oral cavity 48
arteriovenous malformation with hemorrhage 219
arterio-venous oxygen content difference 97
arteriovenous thrombosis of lower extremity 226
arteritis 73, 219
arteritis nodosa 222
arteritis obliterans 218
arteritis of lower extremity 226
artery arteriosclerotic plaque 147
artery catheterization 340
artery embolism of extremity 226
artery embolism of transplanted kidney 229
artery embolism of upper extremity 225
artery occlusion of transplanted kidney 229
artery rupture 318
artery spasm symptom of limb 229
artery stenosis of upper extremity 225
artery stenting of transplanted kidney 237
artery thrombosis of transplanted kidney 229
artery thrombosis of upper extremity 225
arthrectomy of spine 307
arthritis 267
arthritis of amyloidosis 260
arthritis of ankle due to Lyme disease 268
arthritis of hip joint due to Lyme disease 276
arthritis of interphalangeal joint 295
arthritis of knee due to Lyme disease 287
arthritis of metacarpophalangeal joint 294
arthritis of sternoclavicular joint 291
arthrocentesis 305
arthrochalasis 267
arthrodesis of ankle 306
arthrodesis of elbow 315
arthrodesis of hip joint 310
arthrodesis of interphalangeal joint 315
arthrodesis of interphalangeal joint of hand 333
arthrodesis of metatarsophalangeal joint 314
arthrodesis of radiocarpal joint 312
arthrodesis of scaphoid, trapezium and trapezoid 315
arthrogryposis 267, 326
arthrogryposis of elbow joint 296
arthrolysis 306
arthrolysis of interphalangeal joint 314, 315
arthropathia neurotica 283
arthropathy of elbow joint 296
arthropathy of post-injury of rotator cuff 272
arthropathy of shoulder joint 271
arthroplasty 305, 331
arthroplasty of carpometacarpal joint 313
arthroplasty of interphalangeal joint 314
arthroplasty of metacarpophalangeal joint 314
arthroplasty of phalangeal joint 314

arthroplasty of scapula 308
arthroplasty of wrist 313
arthropod sting 417
arthroscopic acromioplasty 305
arthroscopic allogeneic meniscus transplantation 305
arthroscopic ankle arthrodesis 305, 306
arthroscopic ankle fusion 308
arthroscopic anterior cruciate ligament reconstruction 305
arthroscopic-assisted chondrocytes transplantation of ankle 306
arthroscopic-assisted chondrocytes transplantation of elbow 315
arthroscopic-assisted osteochondral allograft transplantation of ankle 306
arthroscopic-assisted osteochondral allograft transplantation of elbow 315
arthroscopic-assisted osteochondral autograft transplantation of ankle 306
arthroscopic-assisted osteochondral autograft transplantation of elbow 315
arthroscopic-assisted reduction and internal fixation of fracture of shoulder 307
arthroscopic capsular plication of elbow 315
arthroscopic capsule release of shoulder joint 305
arthroscopic cartilage repair of ankle 306
arthroscopic cartilage repair of elbow 315
arthroscopic chondroplasty of ankle 306
arthroscopic chondroplasty of elbow 315
arthroscopic chondroplasty of hip joint 310
arthroscopic coracoid transposition 308
arthroscopic cruciate ligament reconstruction 305
arthroscopic debridement 305
arthroscopic debridement of ankle 306
arthroscopic debridement of hip joint 310
arthroscopic debridement of shoulder 307
arthroscopic elbow joint debridement 305
arthroscopic elbow release 305
arthroscopic excision of cyst of shoulder 308
arthroscopic excision of interphalangeal joint lesion 314
arthroscopic excision of lesion of Achilles tendon 306
arthroscopic excision of lesion of elbow 315
arthroscopic excision of lesion of shoulder 307
arthroscopic excision of wrist joint lesion 360
arthroscopic exploration of ankle 306
arthroscopic exploration of hip joint 310
arthroscopic exploration of shoulder 307
arthroscopic finger joint lesion resection 362
arthroscopic fixation of glenoid labrum of shoulder 308
arthroscopic fixation of long bead of bicipital tendon 307
arthroscopic joint capsule release 305
arthroscopic knee joint adhesion lysis 305
arthroscopic knee joint debridement 305
arthroscopic knee lesion excision 360
arthroscopic ligament repair of ankle 306

arthroscopic ligament repair of elbow 315
arthroscopic lysis of gluteus contracture 305
arthroscopic meniscectomy 305
arthroscopic meniscectomy of knee 287
arthroscopic meniscus repair 305
arthroscopic meniscus suture 305
arthroscopic microdiscectomy system 316
arthroscopic microfracture of ankle 306
arthroscopic microfracture of elbow 315
arthroscopic microsurgical resection of intervertebral disc 305
arthroscopic partial meniscectomy 305
arthroscopic radiofrequency capsular shrinkage of shoulder 307
arthroscopic reconstruction of coracoclavicular ligament 307
arthroscopic reconstruction of ligament of ankle 306
arthroscopic reconstruction of ligament of elbow 315
arthroscopic release of carpal tunnel 305
arthroscopic release of elbow 315
arthroscopic release of iliopsoas 310
arthroscopic release of lateral patellar retinaculum 305
arthroscopic release of shoulder 307
arthroscopic removal of loose body of ankle 306
arthroscopic removal of loose body of elbow 315
arthroscopic removal of loose body of hip joint 310
arthroscopic removal of loose body of shoulder 308
arthroscopic repair of acetabular labrum of hip joint 310
arthroscopic repair of glenoid labrum of shoulder 308
arthroscopic repair of rotator cuff 308
arthroscopic resection of hip lesion 310
arthroscopic resection of osteophyte of ankle 306
arthroscopic resection of osteophyte of hip joint 310
arthroscopic rotator cuff repair 305
arthroscopic subtalar joint arthrodesis 306
arthroscopic supraspinatus tendon suture 305
arthroscopic surgery for treatment of temporomandibular joint 63
arthroscopic synovectomy 305
arthroscopic synovectomy of ankle 306
arthroscopic synovectomy of elbow 315
arthroscopic synovectomy of hip joint 310
arthroscopic synovectomy of interphalangeal joint 314, 315
arthroscopic synovectomy of knee joint 305
arthroscopic synovectomy of shoulder 307
arthroscopic synovectomy of wrist 313
arthroscopic synovial fold resection 305
arthroscopic trimming of femoroacetabular impingement 310
arthroscopy 305, 317
arthrosis of finger 295
arthrotomy of elbow 315

articular capsulectomy 331
articular capsulitis 267
articular cartilage injury 267
articular cartilage injury of ankle 268
articular cavity effusion crystal analysis 472
articular cavity effusion cytology examination 472
articular cavity effusion leukocyte differential count 472
articular cavity effusion mucoprotein 472
articular cavity effusion physical examination 472
articular cavity effusion red blood cell count 472
articular cavity effusion white blood cell count 472
articular disc perforation 45
articular disc perforation and rupture 45
articular disc with intermittent locking 45
articular surface fracture 267
articular surface fracture of distal humerus 264
artifact 148
artificial 281
artificial abortion forcep curettage 381
artificial abortion vacuum aspiration 381
artificial airway 95
artificial anal sphincter implantation 194
artificial anal sphincter modification 194
artificial anal sphincter removal 194
artificial ankle joint replacement 281
artificial arteriovenous fistula occlusion 225
artificial arteriovenous fistula repair 155
artificial arteriovenous fistula stenosis 225
artificial arteriovenous fistula thrombosis 225
artificial bipolar femoral head replacement 312
artificial blood vessel anastomotic stenosis 225
artificial blood vessel rupture 225
artificial bone grafting in ulna bone 302
artificial bone grafting of hip 310
artificial bone grafting of radius 312
artificial cervical disc replacement 309
artificial cervical disc revision 309
artificial dermis graft 332
artificial disc replacement 312, 316
artificial elbow joint replacement 281
artificial femoral head replacement 312
artificial finger joint replacement(carpometacarpal joint, metacarpophalangeal joint and interphalangeal joint) 312
artificial heart 341
artificial heart valve resuture surgery 235, 335
artificial hemipelvis replacement 312
artificial hibernation 341
artificial humeral head replacement 312
artificial hypothermia 341
artificial insemination 381, 388
artificial interphalangeal arthroplasty 312
artificial iris diaphragm implantation 21
artificial knee joint replacement 281
artificial lacrimal duct extraction 21

artificial lacrimal duct implantation 21
artificial material implantation and enophthalmos correction 21
artificial material implantation and orbital reconstruction 21
artificial nasolacrimal tube implantation 39
artificial patch repairment of ventricular septal defect 235
artificial phalangeal bone grafting 314, 315
artificial pneumothorax 88
artificial prosthesis implantation of maxilla 64
artificial radial head replacement 312
artificial respiration 70, 95, 215, 341
artificial revision arthroplasty 312
artificial rupture of the membrane 395
artificial skin graft 39, 64, 312, 322
artificial total elbow replacement 312
artificial total knee arthroplasty 312
artificial trachea implant 38, 215
artificial trachea(self/variant) reconstruction 215
artificial vaginoplasty 381
artificial vascular arteriovenous fistula 225
artificial vascular arteriovenous fistula stenosis 225
artificial vascular fistula aneurysm 153
artificial vascular fistula infection 153
artificial vascular fistula stenosis 153
artificial vascular fistula thrombosis 153
artificial vascular fistulation 155
artificial vascular occlusion 225
artificial vascular replacement 215
artificial vascular thrombosis 225
artificial vertebral body replacement 312
artificial vertebral extraction 312
artificial vessel angiography 238
artificial wrist joint replacement 312
ARVC 79
arytenoid cartilage subluxation 36
arytenoid dislocation 36, 337
arytenoidectomy 36
As 482
ASA classification 343
ASA 478
AsAb 478
Asberg side-effect rating scale for antidepressant 445
asbestos bodies 456
asbestos induced lung cancer 455
asbestos induced mesothelioma 455
asbestosis 88, 455
ASCA 478
ascariasis 107, 415, 460
ascending aorta-abdominal artery artificial vessel bypass grafting 235
ascending aorta aneurysm 225
ascending aorta aneurysmal dilation 225
ascending aorta angiography 80, 238
ascending aorta atherosclerosis 225
ascending aorta-axillary artery artificial vessel bypass 235
ascending aorta-bilateral femoral artery artificial vessel bypass 235
ascending aorta-brachiocephalic artery

artificial vessel bypass 235
ascending aorta calcification 225
ascending aorta-carotid artery artificial vessel bypass 235
ascending aorta dilation 225
ascending aorta dysplasia 225
ascending aorta-femoral artery artificial vessel bypass 235
ascending aorta-innominate artery artificial vessel bypass 235
ascending aorta pseudoaneurysm 225
ascending aorta-pulmonary artery shunt 235
ascending aorta stenosis 225
ascending aorta-subclavian artery artificial vessel bypass 235
ascending aorta ulcer 225
ascending aortic aortoplasty 235
ascending colon cancer 351
ascending colonic rupture repair 194
ascending colon injury 110, 186
ascending colon resection 194, 359
ascending-descending colonic anastomosis 194, 359
ascending myelitis 134
ascending-sigmoid colonic anastomosis 194, 359
ascending transtentorial herniation 137, 204
ascending-transverse colonic anastomosis 194, 359
ascending vertebral venography 313
Ascher syndrome 409
ascites 407
ascites in hepatitis B virus related cirrhosis 115
ascites typical schistosomiasis 459
ascorbic acid 482
ascorbic acid deficiency 173
aseismatic paralysis drug poisoning 454
aseptic loosening after artificial ankle joint replacement 281
aseptic loosening after artificial elbow joint replacement 281
aseptic loosening after artificial hip joint replacement 281
aseptic loosening after artificial joint replacement 281
aseptic loosening of patellar component 257
aseptic meningitis 136, 402
aseptic necrosis of bone 286
aseptic necrosis of humeral head 264
aseptic necrosis of metatarsal head 295
aseptic necrosis of scaphoid 296
aseptic urethral syndrome 154
ASO 219, 231, 335, 478
aspartate aminotransferase 482
aspartate aminotransferase isoenzyme 482
aspartylglucosaminuria 173, 426
Asperger syndrome 436
aspergilloma 84
aspergillosis 401, 423, 463
aspergillus immunology assay 484
aspergillus pneumonia 463
asphyxia 456
aspiration 213, 338
aspiration lung abscess 89

aspiration of Bartholin gland cyst 381

aspiration of breast 194

aspiration of scalp hematoma 210

aspiration of skin and subcutaneous tissue hematoma 434

aspiration of subungual abscess 192, 307, 433

aspiration pneumonia 89, 329, 402

aspiration pneumonitis 338

aspiration test 339

aspirin-induced asthma 82

aspirin tolerance test 471

aspirin triad 24

ASPSCR1/TFE3 fusion gene detection 467

assertiveness training 445

assimilation of atlas 294

assist-control ventilation 94, 340

assisted breech delivery 393, 395

assisted circulation 340

assisted delivery of multiple pregnancy 386

assisted ventilation 94

assist ventilation 340

associated pulmonary arterial hypertention 89

associating liver partition and portal vein ligation for staged hepatectomy 192

ASSR 41

AST 482

a standard psychiatric assessment scale for rating chronic psychiatric patient 446

asteatosis 423

asthenic personality disorder 440

asthenopia 19

asthenospermia 243, 372

asthma 403

asthma and chronic obstructive pulmonary disease overlap 91

asthma-COPD overlap 89

asthmatic bronchial pneumonia 403

asthmatic bronchopneumonia 82, 397

asthmatic pulmonary eosinophilia 89

astigmatic keratotomy 21

astigmatism 11

astigmatism against rule 9

astigmatism with rule 13

astroblastoma 204

astrocyte protein, AP 480

astrocytoma 204

A subgroup of ABO blood group genotyping by polymerase chain reaction-sequence specific primer(PCR-SSP) 468

asymmetrical nasal tip 25

asymmetrical tonic epileptic seizure 120

asymmetric hyperhidrosis 413

asymmetric periflexual exanthem of childhood 412

asymmetry of mandible 54

asymptomatic bacteriuria 245, 402

asymptomatic HIV carrier 427

asymptomatic hyperuricemia 168

asymptomatic hyponatremia 89

asymptomatic myocardial ischemia 77

asymptomatic neurosyphilis 136, 427

asymptomatic plague 464

Asymptomatic SARS-CoV-2 infection 464

asystole 339

AT 473

ATA 479

AT/RT 199

ataxia 34, 264

ataxia gait 124

ataxia-hypogonadism-choroidal dystrophy syndrome 162

ataxia syndrome 124

ataxia telangiectasia 124, 400

ataxia with cataract 124

ataxic cerebral palsy 447

ataxic gait 264, 299

atelectasis 83, 92, 398

atelencephalia 131

ateliotic macular 5

atelomyelia 270

atherosclerosis 73, 219

atherosclerosis encephalopathy 122

atherosclerosis of abdominal aorta 221

atherosclerosis of extremity with intermittent claudication 226

atherosclerosis of extremity with pain 226

atherosclerosis of extremity with ulcer 226

atherosclerotic cardiovascular disease 73

atherosclerotic gangrene of extremity 226

atherosclerotic occlusive disease of lower extremity 226

atherosclerotic plaque 231

atherosclerotic renal artery stenosis(left/right/bilateral) 150

athetosis 134, 284, 449

athlete foot 294

athlete osteofascial compartment syndrome 294

athlete's heart syndrome 78

atlantoaxial dislocation 269

atlantoaxial fracture 269

atlantoaxial fusion 307

atlantoaxial instability 269

atlantoaxial internal fixation 307

atlantoaxial laminar hook screw fixation 307

atlantoaxial rotary dislocation 269

atlantoaxial rotary subluxation 269

atlantoaxial spontaneous subluxation 269

atlantoaxial subluxation 269

atlantooccipital deformity 269

atlantooccipital dislocation 269

atlantooccipital joint instability 269

atlas fracture 269

atlas hypoplasia 269

atlas transverse ligament injury 269

ATM gene deletion detection 467

atmospheric hypoxia 82

atomizing inhalation therapy 342

atonic seizure 134, 203

atopic asthma 89

atopic dermatitis 426

atopic dermatitis(mild) 426

atopic dermatitis(moderate to severe) 426

atopic keratoconjunctivitis 13

atresia of anterior naris 24

atresia of aorta 230

atresia of bladder 242

atresia of cervix 375

atresia of external auditory canal 26, 329

atresia of fallopian tube 372

atresia of posterior naris 27, 398

atresia of pulp cavity 53

atresia of ureter 245

atresia of urethra 241

atrial aneurysm 228

atrial appendage ligation 236

atrial arrhythmia 73

atrial cardiomyopathy 77

atrial cardioversion 81

atrial diploic surgery 236

atrial diverticulum 228

atrial escape rhythm 73

atrial fibrillation 70

atrial fibrillation, AF 77

atrial fibrillation with slow ventricular rate 77

atrial flutter 77

atrial folding 236

atrial hypertrophy 77

atrial incision and thrombus removal 236

atrial isomerism 228

atrial mural thrombus 228

atrial myxoma 77

atrial natriuretic peptide 482

atrial partial resection 215

atrial pressure 345

atrial septal aneurysm 81

atrial septal defect 219, 398

atrial septal defect artificial patch repair under direct vision 237, 336

atrial septal defect(ASD)enlargement procedure 232

atrial septal defect(ASD)enlargement procedure 335

atrial septal defect(ASD)repair 232

atrial septal defect(ASD)repair procedure 232, 335

atrial septal defect(ASD)repair with tissue patch 232, 335

atrial septal defect(coronary sinus) 219

atrial septal defect(patent foramen ovale) 219

atrial septal defect(secundum) 219

atrial septal defect(single atrium) 219

atrial septal defect(sinus venosus) 219

atrial septal defect(type Ⅰ) 73

atrial septal defect(type Ⅱ) 73

atrial septal perforation 73

atrial septal puncture 232

atrial septum opening 232

atrial standstill 77

atrial switch operation 336

atrial switch procedure 236

atrial tachycardia 73

atrial thrombus 228

atrioventricular(A-V)nodal reentry tachycardia, AVNRT 73

atrioventricular block,2∶1 72

atrioventricular block 73, 398

atrioventricular block, first degree 78

atrioventricular block, second degree, type Ⅰ 73

atrioventricular block, second degree, type Ⅱ

73
atrioventricular block, third degree　76
atrioventricular junctional escape beat　73
atrioventricular junctional premature beat　73
atrioventricular junctional rhythm　73
atrioventricular reentry tachycardia　73
atrioventricular valve　219
atrioventricular valve incompetence　219
atrophia cutis senilis　418
atrophia maculosa　410
atrophic (dry) age-related macular degeneration
　13
atrophic glossitis　54
atrophic laryngitis　31
atrophic nonunion　286
atrophic pharyngitis　31
atrophic rhinitis　31, 89
atrophic scar　329
atrophic vaginitis　373
atrophie noire　415
atrophy　432
atrophy of breast　186
atrophy of endometrium.　376
atrophy of external genitalia　245
atrophy of eyeball　16
atrophy of gallbladder　104
atrophy of salivary gland　31
atrophy of testis　240
atrophy of tongue papillae　53
atrophy of vulva　373
atropism poisoning　452
ATT　471
attachment disorder　441
attachment level　67
attachment loss　59
attachment system　61
attention deficit/hyperkinetic disorder　442
attention to colostomy　108
attention to ileostomy　107
attic cholesteatoma　29
atticitis　29
A type first use syndrome　150
atypical absence seizure　120
atypical anorexia nervosa　437
atypical atrial flutter　72
atypical autism　436, 447
atypical bulimia nervosa　437
atypical cartilaginous tumor　261
atypical cellular blue nevus　411
atypical choroid plexus papilloma　199
atypical chronic myelogenous leukemia,
　BCR-ABL1-negative　176
atypical facial pain　44
atypical fibroxanthoma　261, 413
atypical hyperplasia of esophageal mucosa
　111
atypical hyperplasia of vocal cord　30
atypical hyperplasia of vocal cord squamous
　epithelium　30
atypical lipomatous tumor　261
atypical measles　459
atypical measles syndrome　413
atypical melanoma cell proliferation　261
atypical membranous nephropathy　150
atypical meningioma　199

atypical mycobacterial infection　261
atypical mycobacteriosis　459
atypical mycobacterium skin disease　413
atypical pneumonia　83, 398
atypical polypoid adenomyoma of endometrium
　376
atypical polypoid dermatofibroma　413
atypical teratoid/rhabdoid tumor　199
AUC　345
audible thought　444
auditory adaptation　456
auditory brainstem response　41
auditory evoked potential　148
auditory hallucination　443
auditory multiple frenquency steady state
　evoked potential response　41
auditory neuropathy spectrum disorder　30
augmentation genioplasty　321
augmentation genioplasty with silicone
　prosthesis　62, 321
augmentation mammoplasty by autologous fat
　graft　324
augmentation mammoplasty through
　endoscope　322
augmentation mammoplasty with prosthesis
　321
augmentation mentoplasty　62
augmentation rhinoplasty with autologous
　costal cartilage graft　322
augmentation rhinoplasty with autologous
　iliac bone graft　322
augmentation rhinoplasty with autologous
　nasal cartilage graft　322
augmentation rhinoplasty with autologous
　nasal cartilage grafting　63
augmentation rhinoplasty with autologous
　skull external lamina graft　322
augmentation rhinoplasty with autologous
　thyroid cartilage graft　322
augmentation rhinoplasty with autologous
　tissue graft　322
augmentation rhinoplasty with ear cartilage
　graft　322
augmentation rhinoplasty with ear cartilage
　grafting　62
augmentation rhinoplasty with prosthesis
　insertion　63, 322
aura continua　121
aural fullness　33
aural myiasis　413, 459
auricle calcification　412
auricle laceration　318
auricle lesion resection, amputation of external
　ear　434
auricular aspergillosis　459
auricular burn　326
auricular compound tissue free graft　333
auricular defect　326
auricular keloid　318
auricular neoplasm　318
auricular tophus　261
auricular vascular malformation　318
Austin Flint murmur　79
Austin Moore arthroplasty　300
Australian encephalitis　457

autism diagnostic interview scale　445
autism spectrum disorder　438
auto-continuous positive airway pressure　96
auto-epidermis and variant dermis graft　333
autoerotic asphyxiation　444
autoflow　96
autogenous arteriovenous fistula angioplasty
　156
autogenous arteriovenous fistula repair　156
autogenous arteriovenous fistulation　156
autogenous bone　67
autogenous bone graft　316
autogenous bone grafting　67
autogenous bone grafting for enophthalmos
　correction　22
autogenous bone graft of mandible　65
autogenous bone graft of maxilla　64
autogenous bone graft to mandible　323
autogenous bone graft to maxilla　323
autogenous cancellous bone graft　316
autogenous cortical bone graft　316
autogenous graft　181
autogenous iliac bone graft　312
autogenous lip gland　60
autogenous tendon allograft　316
autograft　67, 316
autoimmune annular erythema　432
autoimmune cerebellar ataxia　144
autoimmune cerebellitis　144
autoimmune cirrhosis　116
autoimmune deafness　33
autoimmune disease　181, 297
autoimmune encephalitis　144
autoimmune epinephritis　171
autoimmune estrogen dermatitis　432
autoimmune hemolytic anemia　181
autoimmune hepatitis　116
autoimmune hypoparathyroidism　171
autoimmune inner ear disease　33
autoimmune liver disease　116
autoimmune myelitis　144
autoimmune myocarditis　79
autoimmune pancreatitis　116
autoimmune pericarditis　79
autoimmune polyendocrine gland syndrome　171
autoimmune polyendocrine gland syndrome
　(type Ⅰ)　171
autoimmune polyendocrine gland syndrome
　(type Ⅱ)　171
autoimmune polyendocrine gland syndrome
　(type Ⅲ)　171
autoimmune polyendocrine gland syndrome
　(type Ⅳ)　171
autoimmune polyglandular failure　171
autoimmune polyglandular syndrome　432
autoimmune progesterone dermatitis　432
autoimmune related associated encephalopathy
　144
autoimmune-related eye disease　18
autoimmune thrombocytopenic purpura　181
autoimmune thyroiditis associated with
　steroid-reactive encephalopathy　171
autoimmune thyroiditis　171
autoimmune uveitis　18
autologous bone marrow transplantation　181

autologous chondrocyte transplantation 316

autologous hematopoieticstem cellharvest 182

autologous hematopoietic stem cell transplantation 181

autologousperipheral hematopoieticstem celltransplantation 181

autologous root implant 67

autologous serum endogenous allergen test 435

autologous skin graft failure 330

autologous transfusion 343

autologous transplantation of parathyroid 40

autologous transplantation of thyroid gland 37

automated noninvasive blood pressure, NIBP 346

automated percutaneous lumber diskectomy 308

automated perimetry 23

automated peritoneal dialysis 155

automatic atrial tachycardia 79

automatic implantable cardioverter defibrillator implantation 237

automatic tube compensation 96

automatism 442

autonephrectomy 244

autonomic bladder 144

autonomic dysreflexia 339

autonomic nerve hyperarousal with hypervigilance 442

autonomic nerve malignant tumor 353

autonomic nervous system benign tumor 144

autonomic nervous system disorder 144

autonomic nervous system dysfunction 144, 450

autonomic neurogenic bladder 450

autonomous ovarian follicular cyst 171

autonomous trigger 96

autophonia 35

auto-refractomer 23

autos and variant skin graft 333

autoscopia 445

autosensitization eczema 432

autosomal dominant cerebellar ataxia, deafness and narcolepsy 121

autosomal dominant epilepsy with auditory feature 120

autosomal dominant hereditary ataxia 121

autosomal dominant hereditary prion protein disease 121

autosomal dominant hereditary retinal vasculopathy with leucoencephalopathy 121

autosomal dominant hyperinsulinism due to Kir6.2 mutation 159

autosomal dominant hyperinsulinism due to SUR1 deficiency 159

autosomal dominant hyperparathyroidism 159

autosomal dominant hypophosphatemic osteomalacia 159

autosomal dominant hypophosphatemic rickets 159

autosomal dominant metastatic keratosis 411

autosomal dominant nocturnal frontal lobe epilepsy 121

autosomal dominant osteopetrosis 159

autosomal dominant polycystic kidney disease 121, 150

autosomal dominant sleep onset disease of obesity and type 2 diabetes 121

autosomal recessive hereditary ataxia 121

autosomal recessive hereditary deafness 25

autosomal recessive hyperinsulinism due to Kir6.2 deficiency 159

autosomal recessive hyperinsulinism due to SUR1 deficiency 159

autosomal recessive hypophosphatemic rickets 159

autosomal recessive osteopetrosis 159

autosomal recessive polycystic kidney disease 150

autotransplantation of cells of islet of Langerhans 192

autotransplantation of tooth 67

autotransplant of submandibular gland 65

available bone mass 67

avascular necrosis 280

avascular necrosis of carpal bone 285

avascular necrosis of extremity end 294

avascular necrosis of scaphoid 286

Avellis syndrome 126

average reference electrode 148

aversion therapy 445

avian influenza virus antibody 479

avian influenza virus antibody IgG 479

avian influenza virus antibody IgM 479

avian influenza virus ribonucleic acid 470

aviation sickness 453

avidity of human immunodeficiency virus antibody IgG 480

avidity of varicella-zoster virus antibody IgG 480

AVRT 73

AVS 171

avulsion 53

avulsion fracture 284

avulsion fracture of anterior inferior iliac spine 279

avulsion fracture of anterior superior iliac spine 279

avulsion fracture of glenoid labrum 267

avulsion fracture of intercondylar eminence of knee 287

avulsion fracture of ischial tuberosity 298

avulsion fracture of lesser trochanter 265

avulsion fracture of patella 257

avulsion fracture of pelvis 266

avulsionfractureoftibialintercondylareminence 275

avulsion injury of buccal tissue 47

avulsion injury of calf 290

avulsion injury of face and neck 328

avulsion injury of forearm 279

avulsion injury of hand 329

avulsion injury of lower extremity 320

avulsion injury of multiple regions 326

avulsion injury of perineum 327

avulsion injury of skin 278

avulsion injury of soft tissue of foot 297

avulsion injury of thigh 259

avulsion injury of upper arm 319

avulsion injury of upper limb 283

avulsion of eye 17

avulsion of hand skin 329

avulsion of ophthalmic branch of trigeminal nerve 209

avulsion of penis 246

avulsion of trigeminal nerve 209

avulsion of trochlear nerve 206

awake extubation 341

awake intubation 341

awakening insufficiency syndrome 128

a wave 343

Axenfeld-Rieger syndrome 1

axial compression flexion injury 296

axial compression injury 296

axial loading 66

axial myopia 18

axial pattern skin flap 333

axial rotation of kidney 244

axillary abscess 406

axillary acute lymphadenitis 406

axillary approach of brachial plexus block anesthesia and analgesia 339

axillary artery aneurysm 229

axillary artery dissection 229

axillary artery injury 229, 293

axillary artery puncture 342

axillary benign tumor 320

axillary contracture 330

axillary granular parakeratosis 429

axillary lipomatosis 169

axillary lymphadenitis 90

Axillary lymphadenopathy 93

axillary malignant tumor 90

axillary mass 320

axillary nerve block anesthesia and analgesia 342

axillary nerve injury 138, 293

axillary sentinel lymph node biopsy 96

axillary ulcer(benign) 320

axillary vein cannulation 342

axillary vein injury 229

axillary vein thrombosis 229

axis flap plasty 434

axis francture 284

axonal peroneal muscle atrophy 143

axonotmesis 149

azoospermatism infertility 371

azoospermia 245

azotemia 325

azure lunulae 426

azygos vein closure 80, 192

azygos vein injury 212, 222

azygos vein ligation 192, 214, 335

**B**

babesiasis 457

Babinski sign 298

baby hemiplegia 450

bacillary angiomatosis 414

bacillary dysentery　464

bacillary dysentery due to Shigella boydii
　　457

bacillary dysentery due to Shigella dysenteriae
　　466

bacillary dysentery due to Shigella flexneri
　　104, 459

bacillary dysentery due to Shigella sonnei
　　464

bacillus cereus food poisoning　108

bacillus parapertussis whooping cough　85

bacillus proteus sepsis　397

bacillus proteus septicemia　457

bacillus subtilis sepsis　400

bacillus subtilis septicemia　461

back abscess　410

backache　257

back cellulitis　184

back firing　147

back frostbite　325

back frostbite with tissue necrosis　325

background activity　145

background diabetic retinopathy　2

background retinopathy and retinal vascular
　　change　2

back infective sinus　410

back injury　257

back keloid　325

back lipomatosis　159

back muscle lesion resection　353

back pain　290, 298

back scar　325

back scattering　365

back scattering factor　365

back soft tissue injury　257

backup ventilation　94

bacteremia　87, 185, 327, 461

bacterial antigen　480

bacterial bronchopneumonia　89, 402

bacterial colitis　112

bacterial colony count　484

bacterial conjunctivitis　14

bacterial corneal ulcer　14

bacterial cystitis　245

bacterial diarrhea　464

bacterial endocarditis　77, 402, 464

bacterial enteritis　112, 464

bacterial folliculitis　427

bacterial food poisoning　112, 464

bacterial intracranial aneurysm　204

bacterial keratitis　14

bacterial liver abscess　464

bacterial meningitis　136, 402, 464

bacterial meningoencephalitis　136

bacterial myocarditis　402, 464

bacterial myositis　136

bacterial pericarditis　77

bacterial peritonitis　112, 402

bacterial pneumonia　89, 402, 464

bacterial prostatitis　245

bacterial pyelonephritis　245

bacterial rhinitis　31

bacterial septicemia　464

bacterial synergetic gangrene　427

bacterial urethritis　245

bacterial vaginal disease examination　384

bacterial vaginosis　373, 427

bacterial vaginosis in pregnancy　391

bactericidal/permeability increasing protein-
　　ANCA　479

bacteriosis　464

bacterium burgeri encephalitis　120

bacterium burgeri polyradiculoneuropathy
　　120

bacteriuria　472

Badenoch urethroplasty　254

BAEP　147, 345, 408

bagassosis　91

Bagex syndrome　409

baggy eyelid　15

BAL　96, 216

balanced anesthesia　341

balance disorder　132

balanced occlusion　67

balance test　451

balance training　451

balancing side　67

balanitis and balanoposthitis　246

balanitis plasma cellularis　417

balanitis xerotic obliterans　410

balanoposthitis　410

balantidiasis　114

balantidiasis coli　460

BALF　456

ball and socket/cap attachment system　63

ball attachment system　63

balloon-assisted embolization of intracranial
　　aneurysm　208

balloon cell melanoma　423

balloon cell nevus　423

balloon dilatation of femoral artery　232

balloon dilatation of pulmonary artery　80,
　　233

balloon dilatation of pulmonary artery branch
　　80

balloon dilation for common bile duct　188

balloon dilation of eustachian tube　40

balloon tipped flow-directed catheter examination
　　238

balneotherapy　434

BALP　482

Bamberge-Marie syndrome　261

bamboo form spine　296

bamboo fracture　296

bancroftian filariasis　457

band lysis of forearm　311

band-shaped degeneration of cornea　6

band-shaped keratopathy　3

Bankart injury　256

Banti's syndrome　101

bar and clip overdenture　61

bar attachment system　61

barbiturate addiction　436

barbiturates poisoning　69

bar code sign　345

barium and its compound poisoning　452

barking cough　466

baroreceptor reflex　339

barotrauma　454

Barre sign　280

barrel chest　93

Barres test　298

Barrett esophagus　101

barrier membrane　63

Barré-Liéou syndrome　125

Bartholin cyst　319, 371, 423

Bartholin cyst in pregnancy　391

bartholinitis　371, 423

bartonellosis　409, 457

Barton fracture　257

Bartter syndrome　150, 159

basal artery plaque　147

basal brain aneurysm　131

basal cell adenocarcinoma　46

basal cell adenoma　46

basal cell carcinoma　46, 269, 327, 416

basal cell carcinoma of cervix　376

basal cell carcinoma of eyelid　15

basal cell carcinoma of penis　246

basal cell type of ameloblastoma　46

basal ganglia abscess　125

basal ganglia cerebral infarction　125

basal ganglia hemorrhage　125

basal ganglia lesion　125

basal ganglia malignant tumor　348

basal ganglion aphasia　447

basalioma　416

basal lung capacity　98

basal lung volume　98

basal metabolic rate　334

basaloid carcinoma of penis　320

basaloid follicular hamartoma　416

baseball elbow　257

base excess　98, 482

base of anterior cranial fossa malignant tumor
　　350

base-out prism test　22

basic anesthesia　340

basic fetoprotein　477

basic life support　340

basilar arterial stenosis　125

basilar arterial thrombosis　125

basilar artery aneurysm　125, 199

basilar artery aneurysm rupture　125

basilar artery apex aneurysm　199

basilar artery dissection　125, 199

basilar artery embolectomy　145

basilar artery malformation　125

basilar artery occlusion　125

basilar artery occlusion and stenosis without
　　cerebral infarction　125

basilar artery stent placement　145

basilar invagination　200

basilar migraine　125

basilar-vertebral artery junction aneurysm
　　205

basophilic adenoma　167

basophilic myelocyte　474

basophilic normoblast　475

basophilic stippling cell count　474

basosquamous cell carcinoma　416

Batista procedure　236

battered child syndrome　444

battledore placenta　388

Bazex syndrome　410

BB-Ab 477

B cell lymphoma, unclassifiable, with features intermediate between DLBCL and Burkitt lymphoma 175

B cell prolymphocytic leukemia 175

BCIS 338

BCL2 gene rearrangement detection 467

BCL6 gene rearrangement detection 467

BCR/ABL1 fusion gene detection 467

BCR/ABL fusion gene and ASSI deletion detection 467

BCR-ABL gene mutation detection 467

BE 482

beam limiting cylinder 366

beam limiting device 366

beating ear pain when open mouth and chewing 35

Beau lines 411

Beck anxiety inventory 445

Beck depression inventory 445

Becker muscular dystrophy 120

Beckwith-Wiedemann syndrome 257, 401, 410

BED 366

bedbug bite 411

bedside endotracheal intubation 94

bedside hemodiafiltration 155

bedside hemofiltration 155

bedside test 344

bedside test, signe de Gaenslen 298

bedside tracheotomy 94

beetle dermatitis 416

Beevor test 298

behavioral and psychological symptom of dementia 442

behavior therapy 342, 445

behavioural and emotional disorder with onset usually occuring in childhood and adolescence 440

behavioural audiometry 41

behavioural variant frontotemporal dementia 138

Behcet disease kidney injury 150

Behcet's disease 410

Behcet's disease-related optic neuritis 2

Behcet's syndrome 42

Behcet syndrome 120, 257, 368

belching 92

belle indifference 443

Bell palsy 135

Bell's palsy 42

Bell's sign 33

below knee amputation 313

Benaroch fusion 300

Bence-Jones protein 471

Bence-Jones protein qualitative test 471

Bence Jones proteinuria 156

Bender visual motor gestalt test 445

bending radiograph 317

bending test 299

Benedikt syndrome 120

benign acoustic nerve tumor 203

benign atrial tumor 228

benign brainstem tumor 202

benign brain tumor 202

benign breast maldevelopment 318

benign breast tumor 186

benign cauda equina and conus medullaris tumor 201

benign cementoblastoma 49

benign cephalic histiocytosis 419

benign cerebellar tumor 204

benign cerebral tumor 198

benign childhood occipital epilepsy 122

benign convulsion 400

benign cranial nerve tumor 202

benign cranio-orbital communicating tumor 201

benign craniopharyngioma 164

benign endometrial hyperplasia 376

benign epileptiform transient of sleep 149

benign essential tremor 129

benign familial chronic pemphigus 418

benign familial infantile epilepsy 129

benign familial neonatal convulsion 400

benign familial neonatal epilepsy 129

benign fibrous histiocytoma of bone/non-ossifying fibroma of bone 265

benign fourth ventricular tumor 199

benign frontal tumor 199

benign hepatic tumor 348

benign hereditary chorea 129

benign hyperkeratosis of tongue 53

benign hypertension 75

benign hypertrophy of condyle 48

benign infantile epilepsy 139

benign infantile myoclonic epilepsy 139

benign infantile seizure (non-familial) 129

benign infratentorial tumor 202

benign intracranial hypertension 129

benign intracranial tumor 201

benign intradural and epidural tumor 204

benign intrathoracic tumor 90

benign intraventricular tumor 202

benign lesion of larynx 27

benign lipoblastoma 419

benign lipomatous tumor 49

benign lymphadenosis of mucosa 50

benign lymphoepithelial lesion 49

benign lymphoepithelial lesion of salivary gland 54

benign meningeal tumor 202, 204

benign monomelic amyotrophy 129

benign myalgic encephalomyelitis 129

benign neonatal convulsion 129, 400

benign neoplasm of branchial cleft 350

benign neoplasm of bronchus and lung 352

benign neoplasm of connective tissue of ear 44

benign neoplasm of connective tissue of head and face 30

benign neoplasm of connective tissue of parapharyngeal space 58

benign neoplasm of connective tissue of toe 295

benign neoplasm of dorsal aspect of wrist 285

benign neoplasm of fallopian tube 372

benign neoplasm of inner surface of lip 43

benign neoplasm of long bone of upper limb 282

benign neoplasm of maxillofacial bone 46

benign neoplasm of median nerve 294

benign neoplasm of palate 44

benign neoplasm of paraurethral gland 350

benign neoplasm of radial nerve 280

benign neoplasm of retina 12

benign neoplasm of retromolar area 50

benign neoplasm of scalp 54

benign neoplasm of scapula and long bone of upper limb 272

benign neoplasm of sciatic nerve 298

benign neoplasm of short bone of upper limb 282

benign neoplasm of soft tissue (uncertain type) 282

benign neoplasm of tendon sheath 272

benign neoplasm of upper limb joint 282

benign neoplasm of urinary system 350

benign notochordal cell tumor 277

benign occipital tumor 204

benign occupying lesion of transverse colon 107

benign odontogenic neoplasm 352

benign osteoma of scapula 272

benign parasellar tumor 198

benign parietal bone tumor 199

benign parietal tumor 199

benign paroxysmal positional vertigo 28

benign paroxysmal torticollis 129

benign paroxysmal vertigo 129

benign paroxysmal vertigo of childhood 122

benign pineal gland tumor 203

benign pons tumor 202

benign recurrent meningitis 129

benign renal arteriosclerosis 152

benign renal tumor 243, 351

benign sagittal sinus tumor 203

benign skin tumor of finger 320

benign skin tumor of upper extremity 319

benign soft tissue tumor of abdominal wall 318

benign soft tissue tumor of chest wall 320

benign soft tissue tumor of lower extremity (including hip) 320

benign soft tissue tumor of pelvis 319

benign soft tissue tumor of trunk 319

benign soft tissue tumor of upper extremity (including shoulder) 319

benign spinal epidural tumor 204

benign spinal nerve tumor 200

benign spinal subdural tumor 204

benign sporadic sleep spike 149

benign supratentorial tumor 202

benign symmetrical lipomatosis 418

benign temporal tumor 202

benign Triton tumor 283

benign tumor adjacent to the main bronchus 92

benign tumor in ascending colon 110

benign tumor in the lumbar spinal canal 352

benign tumor of abdominal cavity 105

benign tumor of abducens nerve 13

benign tumor of acetabulum 277

benign tumor of adrenal gland 166

benign tumor of ampulla 107

benign tumor of anal canal   106

benign tumor of ankle and foot   268

benign tumor of anus   106

benign tumor of bile duct   103

benign tumor of bladder   350

benign tumor of bone（unclassified）   265

benign tumor of breast skin   186

benign tumor of broad ligament   369

benign tumor of buccal mucosa   28, 47

benign tumor of cardia   101

benign tumor of carotid body   223

benign tumor of cecum   109

benign tumor of cervical plexus   318

benign tumor of cervical vertebrae and adnexa   274

benign tumor of cervical vertebral appendix   274

benign tumor of cervical vertebral body   274

benign tumor of cervix   375

benign tumor of chest wall   90

benign tumor of ciliary body   7

benign tumor of clavicle   284

benign tumor of colon   108

benign tumor of corpus uteri   369, 376

benign tumor of dacryocyst   8

benign tumor of descending colon   108

benign tumor of distal femur   265

benign tumor of distal fibular   262

benign tumor of distal humerus   264

benign tumor of distal radius   280

benign tumor of distal tibia   275

benign tumor of distal ulna   259

benign tumor of duodenum   110

benign tumor of elbow joint   296

benign tumor of endocardium   228

benign tumor of epicardium   228

benign tumor of epoophoron   370

benign tumor of esophagus   111

benign tumor of extrahepatic bile duct   106

benign tumor of eye ball   16

benign tumor of eyelid   15

benign tumor of facial bone   50

benign tumor of female genital organ   371

benign tumor of femoral head   265

benign tumor of femoral neck   265

benign tumor of femoral shaft   264

benign tumor of femur   265

benign tumor of fibular shaft   262

benign tumor of floor of mouth   48

benign tumor of gallbladder   104

benign tumor of head and neck   54

benign tumor of heart   351

benign tumor of hepatic flexure of colon   108

benign tumor of hip joint   276

benign tumor of humeral shaft   263

benign tumor of humerus   264

benign tumor of hypopharynx   31

benign tumor of ileocecal valve   107

benign tumor of ileum   107

benign tumor of ilium   279

benign tumor of inferior vena cava   226

benign tumor of infratemporal fossa   350

benign tumor of infratemporal fossa connective tissue   350

benign tumor of internal urethral orifice   241

benign tumor of intrahepatic bile duct   105

benign tumor of ischium   298

benign tumor of knee   287

benign tumor of labial mucosa   43

benign tumor of labium   373

benign tumor of lacrimal duct   8

benign tumor of lacrimal gland   8

benign tumor of lacrimal gland and lacrimal duct   8

benign tumor of large vessel   218

benign tumor of lingual tonsil   52

benign tumor of liver   105

benign tumor of lumbar vertebrae   293

benign tumor of lumbar vertebrae and appendages   293

benign tumor of lumbar vertebral appendix   292

benign tumor of lung   84

benign tumor of major salivary gland   43

benign tumor of mastoid process   51

benign tumor of maxilla   29, 52

benign tumor of mesentery   102

benign tumor of muscle   318

benign tumor of myocardium   228

benign tumor of nasal cavity   25

benign tumor of nasal septum   25

benign tumor of occipital bone   33, 204

benign tumor of oculomotor nerve   3

benign tumor of omentum   111

benign tumor of optic disc   351

benign tumor of oropharynx   49

benign tumor of ovary   370

benign tumor of pancreas   114

benign tumor of para-abdominal aorta   105

benign tumor of parametrium   369

benign tumor of parathyroid gland   163

benign tumor of patella   257

benign tumor of pelvis   266

benign tumor of pericardium   227

benign tumor of peripheral nerves and autonomic nervous system   143

benign tumor of peritoneum   105

benign tumor of phalanx   295

benign tumor of pharynx   32

benign tumor of placenta   372

benign tumor of pleural   90

benign tumor of proximal femur   264

benign tumor of proximal fibula   262

benign tumor of proximal humerus   264

benign tumor of proximal radius   280

benign tumor of proximal tibia   275

benign tumor of proximal ulna   258

benign tumor of pterygopalatine fossa   352

benign tumor of pyriform fossa   349

benign tumor of radial shaft   280

benign tumor of radius   280

benign tumor of rectosigmoid junction   116

benign tumor of rectum   116

benign tumor of renal pelvis   351

benign tumor of retroperitoneum   105

benign tumor of rib   87, 277

benign tumor of round ligament   374

benign tumor of sacrum and coccyx   260

benign tumor of salivary gland   32

benign tumor of scalp and neck skin   351

benign tumor of scapula   272

benign tumor of sheath   319

benign tumor of shoulder joint   271

benign tumor of sigmoid colon   115

benign tumor of skin of shoulder   272

benign tumor of skull   28, 49, 201

benign tumor of splenic flexure of colon   108

benign tumor of sternum   291

benign tumor of stomach   112

benign tumor of substernal thyroid   169

benign tumor of synovial membrane   318

benign tumor of temporal bone   202

benign tumor of the teeth   347

benign tumor of thoracic vertebrae   291

benign tumor of thoracic vertebral appendix   291

benign tumor of thoracic vertebral body   291

benign tumor of thyroglossal duct   163

benign tumor of thyroid gland   163

benign tumor of tibia   275

benign tumor of tibial shaft   274

benign tumor of tongue root   350

benign tumor of tonsil   25

benign tumor of transverse colon   107

benign tumor of ulna   258

benign tumor of ulnar nerve   259

benign tumor of ulnar shaft   258

benign tumor of upper extremity and shoulder   319

benign tumor of ureter   351

benign tumor of ureteral bladder orifice   351

benign tumor of ureteral orifice   245

benign tumor of urethra   350

benign tumor of uterine ligament   376

benign tumor of uterus   376

benign tumor of vagina   374

benign tumor of vermilion border   43

benign tumor of vocal cord   30

benign tumor of vulva   373

benign tumor of wrist and hand   285

benign tumor of wrist bone   285

benign unconjugated bilirubinemia syndrome   109

benign ventricular tumor   228

Bennett fracture   257

Bentall operation   231

Benton visual retention test   445

benzene homologue poisoning   452

benzene-induced leukemia   452

benzene poisoning   452

benzene toxic effect   69

benzidine-induced bladder cancer   454

beriberi   164, 460

beriberi polyneuritis   127

Bernard-Soulier syndrome   178

berry poisoning   453

beryllium and its compound poisoning   454

beryllium disease   454

beryllium granuloma   423

Best disease   9

bestiality   444

beta-adrenergic Receptor-1 ADRB1（1165G＞C）   467

beta coma   145

beta-lipoprotein   481

beta receptor hypersensitivity syndrome  119
beta rthyhm  145
beta wave  343
Bexmepeb sign  299
bezoar obstruction  112
B factor  475
BFP  477
B group hyperlipidemia  171
BI  67
bicarbonate  99
bicarbonate buffer base  99
biceps brachii suture  304
biceps brachii tendon lengthening  304
biceps femoris suture  304
biceps femoris tendon lengthening  304
biceps reflex  298
biceps tendon injury  263
biceps tendonitis  263
bicipital tendinitis  261
Bickerstaff's brain stem encephalitis  119
bicompartmental knee replacement  313
biconvex indirect lens  23
bicornuate uterus  372
bicortical stabilization  64
bicuspid aortic valve  73, 219
bicuspidization  61
bidirectional anastomosis of vena cava-pulmonary
  artery  235
bidirectional ventricular tachycardia  76
Bielschowsky sign  22
bifacetal dislocation  284
bifascicular block  76, 401
bifid epiglottis  34
bifid nose  24
bifid pelvis  239
bifid rib-basal cell nevus-jaw cyst syndrome
  49
bifid tongue  44
bifid ureter  239
bifilar needle recording electrode  148
bifrontal decompression  210
bifurcation of urination  247
bifurcation segment of internal carotid artery
  aneurysm  200
bigeminy  79
BIL  471
bilateral alveolar cleft  53
bilateral augmentation mammoplasty with
  silicone gel filled breast implant  323
bilateral autologous fat transplantation of
  breast defection  196
bilateral autologous fat transplantation of
  breast defection after mastectomy  196
bilateral bidirectional vena cava-pulmonary
  artery anastomosis  235
bilateral breast and regional lymph node
  ultrasonography  197
bilateral breast implant after mastectomy
  195
bilateral breast implant removal  323
bilateral breast prosthesis implantation  195
bilateral breast reduction  195
bilateral cerebral artery occlusion  134
bilateral cerebral artery stenosis  134
bilateral cleft lip  53

bilateral complete alveolar cleft  53
bilateral complete cleft of palate associated
  with cleft lip and alveolus  53
bilateral complete cleft palate  30
bilateral congenital absence of lower limb
  284
bilateral congenital absence of upper limb
  284
bilateral coronal synostosis  53
bilateral cryptorchiectomy  254
bilateral direct inguinal hernia  111
bilateral direct inguinal hernia with gangrene
  111
bilateral direct inguinal hernia with obstruction
  111
bilateral extended radical mastectomy  195
bilateral fallopian tubes obstruction  372
bilateral femoral embolectomy  235
bilateral femoral hernia  111
bilateral femoral hernia with gangrene  111
bilateral functional neck dissection  64
bilateral gonadectomy  254
bilateral high frequency mammography  197
bilateral hip osteoarthritis  284
bilateral hydrosalpinx  372
bilateral incomplete alveolar cleft  53
bilateral incomplete laryngeal paralysis  30
bilateral incomplete vocal cord paralysis  30
bilateral inguinal hernia  111
bilateral inguinal hernia hernioplasty  335
bilateral inguinal hernia with gangrene  111
bilateral inguinal hernia with obstruction
  111
bilateral injection into breast for augmentation
  195
bilateral internal iliac artery embolization
  235
bilateral internal iliac artery ligation  235
bilateral knee osteoarthritis  284
bilateral mastectomy  195
bilateral microform alveolar cleft  53
bilateral mixed cleft lip  53
bilateral modified radical mastectomy  195
bilateral modified uchida operation  382
bilateral multiple fractures of extremities
  284
bilateral nasolabial deformity  53
bilateralneck dissection  64
bilateral nephrectomy  254, 360
bilateral oblique facial cleft  53
bilateral oblique inguinal hernia  111
bilateral oblique inguinal hernia with gangrene
  111
bilateral oblique inguinal hernia with obstruction
  111
bilateral occlusion balance  68
bilateral oophorectomy  382
bilateral orchiectomy  254
bilateral orchiectomy and epididymidectomy
  360
bilateral orchiopexy  254
bilateral ovariectomy  360
bilateral part cleft of hard palate  53
bilateral partial tubectomy  382
bilateral post-traumatic first carpometacarpal

disease  259
bilateral radical mastectomy  195
bilateral radical orchiectomy  360
bilateral renal agenesis  401
bilateral renal arteriography  238
bilateral salpingectomy  382
bilateral salpingo-oophorectomy  382
bilateral salpingo-ovariectomy  360
bilateral spastic cerebral palsy  449
bilateral subcutaneous mastectomy  194
bilateral subcutaneous mastectomy with
  immediate prosthesis implantation  194
bilateral testicular biopsy  254
bilateral testis-epididymis resection  254
bilateral testis radical resection  254
bilateral transverse facial cleft  53
bilateral tubal compression  382
bilateral tubal ligation  382
bilateral tubal ligation and amputation  382
bilateral tubal ligation and compression  382
bilateral tubal silicone ring sterilization  382
bilateral tube-plugged surgery  382
bilateral ureteral reimplantation  254
bilateral vulvectomy  360, 382, 434
bilateral wrist osteoarthritis  284
bile acid  481
bile duct exploration  188, 354
bile duct incision and exploration  354
bile duct injury  103, 184
bile duct injury during operation  184
bile duct prosthetic device removal  117
bile duct stent placement through T-tube sinus
  tract  117
bile duct tumor  103
bile duct tumor thrombosis  347
bile duct tumor thrombus  347
bile pleuritis  82
bile reflux gastritis  458
bi-level positive airway pressure  335
biliary anastomotic stricture after liver
  transplantation  185
biliary ascariasis  103, 458
biliary atresia  103, 397
biliary-cardiac reflex  338
biliary cirrhosis  104
biliary drainage  188
biliary giardiasis  458
biliary pancreatitis  104
biliary peritonitis  104
biliary regurgitation  104
biliary stent implantation  354
biliary stent implantation via T tube  357
biliary stent placement  188
biliary stent placement via T-tube  192
biliary tract exploration  188
bilirubin acatharsia  103
bilirubin  471
bilirubin crystal  471
bilirubin encephalopathy  122
bilirubinuria  471
biliverdinuria  471
Billroth I anastomosis  360
Billroth I operation  190
Billroth II anastomosis  360
bilobate scrotum  245

bilobate skin flap 333
bimanual examination 384
bimaxillary dentoalveolar protrusion 52
bimaxillary osteotomy 64
bimaxillary protrusion 52, 53, 59
bimaxillary retrognathism 53
Binet-Simon scale of intelligence 445
binge drinking 443
binge eating 442
Bing-Neel syndrome 175
binocular horizontal gaze paralysis combined with progressive scoliosis 12
binocular horizontal vertical rectus retraction shortening surgery 21
binocular indirect ophthalmoscope 23
binocular vision inhibition 12
Binswanger disease 132
biochemical index measurement 345
biochemical pregnancy 392
biofeedback therapy 194, 332, 451
biological complication 59
biological great omentum grafting 194
biologically effective dose 366
biological omentum majus transplantation 359
biological osteosynthesis 313
biological stability 68
biological target volume 366
biological tricuspid valve replacement 235, 335
biological valve function loss 225
biological valve implantation for aortic valve through cardiac apex 234
biomechanical damage 283
bionator 64
bioprosthetic aortic perivalvular leakage 230
bioprosthetic aortic valve replacement 237
bioprosthetic mitral perivalvular leakage 219
biopsy 307
biopsy of abdominal lesion 362
biopsy of abdominal wall 197, 321, 362
biopsy of ankle 306
biopsy of bladder 363
biopsy of blood vessel 363
biopsy of brain 208
biopsy of brain under direct vision 210
biopsy of calcaneus 317
biopsy of cerebral dura mater under direct vision 210
biopsy of cervix 383
biopsy of chest wall 361
biopsy of cranial nerve under direct vision 210
biopsy of diaphragm 214
biopsy of elbow 317
biopsy of facial bone 41, 63
biopsy of femur 363
biopsy of fibula 362
biopsy of humerus 304, 362
biopsy of interphalangeal joint 314, 317
biopsy of intra-abdominal lesion 362
biopsy of laryngeal under direct vision 41
biopsy of laryngopharyngeal mass under fibro-nasopharyngeal laryngoscope 41

biopsy of lymph node 62, 363
biopsy of lymph nodes 322
biopsy of mesentery 362
biopsy of metacarpal 317
biopsy of nasal cavity mass 35
biopsy of nasal sinus 40
biopsy of nasopharyngeal mass 35
biopsy of nasopharyngeal mass under fibronasop-haryngeal laryngoscope 41
biopsy of nasopharynx 362
biopsy of nerve under direct vision 317
biopsy of omentum 197, 363
biopsy of palatine uvula 60
biopsy of pancreas 363
biopsy of pancreas under direct vision 197
biopsy of parotid gland under direct vision 41
biopsy of pelvic tumor 305
biopsy of pelvis 363
biopsy of penis 363
biopsy of pericardium 363
biopsy of pericardium with thoracoscopic surgery 216
biopsy of perirectal lesion 363
biopsy of perirenal tissue 363
biopsy of peritoneum 197
biopsy of phalanx 314, 315
biopsy of pharynx 363
biopsy of pineal gland 210
biopsy of pituitary 205
biopsy of prostate peripheral zone 363
biopsy of radius 317, 363
biopsy of recto-uterine pouch 363
biopsy of retroperitoneum 197
biopsy of rib 363
biopsy of salivary gland under direct vision 41
biopsy of skin and subcutaneous tissue 311, 363, 435
biopsy of skull 207
biopsy of small intestine under direct vision 197
biopsy of soft palate 41, 64
biopsy of soft tissue 313, 363, 435
biopsy of spermatic cord 363
biopsy of spinal cord 206, 363
biopsy of spinal dura mater 210
biopsy of spine and sacrum tumor 307
biopsy of spondyloarthropathy 317
biopsy of stomach under direct vision 197
biopsy of talus 310
biopsy of tarsal 303
biopsy of thymus 216, 363
biopsy of thyroid under direct vision 41
biopsy of tibia 363
biopsy of tongue under direct vision 66
biopsy of tracheal under direct vision 41
biopsy of ulna 316
biopsy of umbilicus 193, 363
biopsy of uterine ligament under vision 383
biopsy of uterus under direct vision 383
biopsy of vertebrae 363
biopsy of vulva 323, 363, 382
biopsy of wrist 317
biopsy under laryngoscope 40

bioresorbable collagen barrier membrane 64
Biot breathing 93
biotherapy of malignant tumor 354
biotin deficiency 173, 425
Bi-PAP 335, 342
bipartite first cuneiform 261
bipartite or tripartite patella 261
bipartite scaphoid 261
bipartite sesamoid 261
biphasic action potential 148
biphasic positive airway pressure 95
bi-phasic positive airway pressure 342
biphasic stridor 30
biphasic wave 148
biphenotypic acute leukemia 177
bipolar affective disorder 440
bipolar affective disorder (current episode mild depression) 440
bipolar affective disorder (current episode mild depression episode without physical symptom) 440
bipolar affective disorder (current episode mild depression episode with physical symptom) 440
bipolar affective disorder (current episode mixed) 440
bipolar affective disorder (current episode moderate depression) 440
bipolar affective disorder (current episode moderate depression episode without physical symptom) 440
bipolar affective disorder (current episode moderate depression episode with physical symptom) 440
bipolar affective disorder (current episode severe depression episode without psychotic symptom) 440
bipolar affective disorder (current episode severe depression episode with physical symptom) 440
bipolar affective disorder (current hypomanic episode) 440
bipolar affective disorder (currently in remission) 440
bipolar affective disorder (current manic episode without psychotic symptom) 440
bipolar affective disorder (current manic episode with psychotic symptom) 440
bipolar I disorder 440
bipolar II disorder 440
bipolar lead 148
bipolar stimulating electrode 148
bird fancier's lung 89
birdshot chorioretinopathy 9
birth canal hematoma 385
birth canal hematoma clearance 394
birth fracture 258
birth injury 397
birth injury to eye 15
birth palsy 262
Birt-Hogg-Dube syndrome 411
BIS 345
bisalbuminemia 173
Bishop score 396
bispectral index 345

bisphosphonate associated kidney disease 150

bite by poisonous insect 455

bitemporal hemianopsia 12

bite platetreatment 61

bite wound of lip 318

biting habit 58

bitter almond poisoning 454

bitumen burn 327

bi-unicompartmental knee replacement 313

biventricular enlargement 80

biventricular pacemaker implantation 235

biventricular pacing with intracardiac defibrillator implantation 235

bizarre parosteal osteochondromatous proliferation 279

Bk syndrome 411

BKV DNA 467

BK virus deoxyribonucleic acid 467

black comedo 432

black dot ringworm 415, 459

black hairy tongue 46, 415

black spots of oral mucosa 48

black urine disease 162

blackwater fever 459

bladder and ureter malignant tumor 350

bladder anterior wall malignant tumor 350

bladder area block 252

bladder artery embolization 234

bladder borderline tumor 350

bladder calculus 242

bladder calculus extracorporeal shock wave lithotripsy 251

bladder carcinoma in situ 350

bladder cavernous hemangioma 242

bladder clot packing 242

bladder-colonic anastomosis 251

bladder complicated stone 242

bladder contusion 242

bladder cuff excision 252

bladder cuff resection 358

bladder deputy nodule tumor 350

bladder detrusor dysfunction 242

bladder diverticulum 242

bladder enlargement 252

bladder exstrophy neoplasty 252

bladder exstrophy plasty 252

bladder fistula 242

bladder flap replace ureter operation 251

bladder function training by visual biofeedback 451

bladder hydrodistention 252

bladder-ileum fistula neoplasty 251

bladder incision and fistulation 252

bladder incision intracavity adhesion lysis 252

bladder injury complicated with oocyte retrieval 371

bladder injury during operation 239

bladder irrigation 251

bladder laceration 242

bladder lateral wall malignant tumor 350

bladder lipoma 242

bladder malignant lymphoma 242

bladder malignant tumor 350

bladder neck fibrosis 242

bladder neck malignant tumor 350

bladder neck plasty 251

bladder neck reconstruction 251

bladder neck resection 251, 358

bladder neck sclerosis 242

bladder neck suspension 251

bladder neck Y-V plasty 251

bladder neoplasty 252

bladder neuroendocrine tumor 350

bladder outlet obstruction 242

bladder perforation 242

bladder perfusion 251

bladder pneumography 251

bladder posterior wall malignant tumor 350

bladder postoperative bleeding hemostatic 252

bladder pressure 255

bladder psoas suspension 252

bladder puncture and aspiration 251

bladder resection with urethral resection 358

bladder rhabdomyosarcoma 242

bladder rupture 242

bladder rupture during operation 239

bladder rupture repair 252

bladder secondary malignant tumor 350

bladder-sigmoid colon fistula neoplasty 252

bladder stent removal 252

bladder stomal stricture 371

bladder stomach stricture ... 

bladder suspension 252

bladder tuberculosis 242

bladder tumor resection 359

bladder urethral anastomosis stricture 242

bladder urethra levator suspension fixation 252

bladder urethra total resection 252

bladder urothelial papilloma 242

Blair operation 300

Blair procedure 306

Blalock-Hanlon operation 335

blast crisis 177

blastic plasmacytoid dendritic cell neoplasm 179, 421

blast injury of lung 326

blast injury syndrome 82, 184, 325

blastocystis hominis disease 463

blastoid mantle cell lymphoma 179

Blastomyces immunology assay 484

blastomycetic dermatitis 465

blastomycetic pyoderma 465

blastomycosis 406, 429, 465

blastomycosis-like pyoderma 429

Blatt operation 300

BLE 411

bleach poisoning 454

bleeding after induced abortion 371

bleeding after tonsillectomy 36

bleeding index 67

bleeding of extraction wound 42

bleeding of ruptured hepatic carcinoma 105

bleeding on probing, BOP 59

bleeding time 344, 471

Bleied dementia rating scale 445

blepharal subcutaneous hemorrhage 15

blepharitis 5, 417

blepharitis associated keratoconjunctivitis 5

blepharochalasis 15, 429

blepharocoloboma 16, 330

blepharoconjunctivitis 5

blepharophimosis 5, 15

blepharoplasty 22

blepharoplasty of lower eyelid 323

blepharorrhaphy 323

blepharospasm 15, 138

blepharospasm oromandibular dystonia 127

blind ectopic ureterocele 241

blind endotracheal intubation 95

blind Gigli saw condylotomy 63

blind intubation 341

blind loop syndrome (non-surgical) 109

blind nasotracheal intubation 340

blindness 9

blindness (binocular) 9

B line 343

blink reflex 148, 338

blister 330

blister fluid extraction 434

blistering distal dactylitis 425

blockage of lacrimal point 21

block anesthesia of inferior alveolar nerve 65

block bone graft 62

block of optic nerve 210

blood aspiration pneumonia 89

blood base excess 99

blood blister 433

blood coagulation function obstacle cerebral hemorrhage 132

blood component transfusion 182

blood culture 484

blood culture for anaerobic bacteria 484

blood culture for bacteria 484

blood culture for fungus 484

blood deficiency of extremity 226

blood-derived infection of intervertebral space 291

blooded labyrinthitis 32

blood flow 100

blood flow hypothermia anesthesia 342

blood flow spectrum 346

blood gas 100

blood gas analysis 100, 334

blood oxygen capacity 100

blood oxygen content 100

blood oxygen saturation 100

blood platelet count 346

blood pressure 93, 346

blood pressure morning surge 78

blood pressure of blood vessel 100

blood products poisoning 70

blood purification 95

blood rewarming 342

blood rewarming with cardiopulmonary bypass 342

blood smear microscopy for Borrelia recurrentis 484

blood smear microscopy for Leishmania donovani body 473

blood smear microscopy for microfilaria 474

blood smear microscopy for plasmodium 474

blood smear microscopy for Toxoplasma gondii 474

bloodstream infection 90

blood transfusion 408

blood vessel infusion of malignant tumor 354

blood vessel of thorax injury 229

blood viscosity 473

blood volume 100

bloody bulla 181

bloody cerebrospinal fluid 149

bloody hydrothorax 90

bloody nasal discharge 33

bloody sputum 34, 93, 213

bloody tap therapy 342

blood zinc protoporphyrin 474

Bloom syndrome 411

Blount's disease 257

blow-out fracture 42

BLS 340

blueberry muffin baby 418

blue drum 28

blue light therapy 433

blue nail 418

blue nevus 418

blue rubber bleb nevus 418

blue sclera 8

blue toe syndrome 223

blue vitiligo 418

blunt injury 260

blunt trauma 83

blurred vision 19

B-lymphoblasticleukaemia/lymphoma witht (v;11q23.3);KMT2A-rearranged 175

B-lymphoblastic leukemia/lymphoma 175

B-lymphoblastic leukemia/lymphoma, BCR-ABL1-like 175

B-lymphoblastic leukemia/lymphoma with hyperdiploidy 175

B-lymphoblastic leukemia/lymphoma with hypodiploidy 175

B-lymphoblastic leukemia/lymphoma with iAMP21 175

B-lymphoblastic leukemia/lymphoma with recurrent genetic abnormality 175

B-lymphoblastic leukemia/lymphoma with t (1;19) (q23;p13.3);E2A-PBX1 (TCF3-PBX1) 175

B-lymphoblastic leukemia/lymphoma with t (12;21) (p13;q22);TEL-AML1 (ETV6-RUNX1) 175

B-lymphoblastic leukemia/lymphoma with t (5;14) (q31;q32);IL3-IGH 175

B-lymphoblastic leukemia/lymphoma with t (9;22) (q34;q11.2);BCR-ABL1 175

B lymphocyte count 471

B-Lynch suture 395

BMI 345

B-mode ultrasonography 408

BMS 144

BNP 482

BODE score 343

body awareness disorder 440

body cavity hypothermia anesthesia 342

body dysmorphic disorder 440

body louse 426

body lymphangioma (lymphocyst) resection 362

body mass index 345

body of tongue rupture 53

body plethysmography 99

body reactive movement 345

body squeeze 280

body surface application therapy 366

body surface hypothermia anesthesia 342

body surface rewarming 342

body temperature 345

body temperature regulation dysfunction after spinal cord injury 448

bolete poisoning 69

Bolivian hemorrhagic fever 410, 458

bolus 366

bolus tie-over dressing 331

bone abscess 266

bone alkaline phosphatase 482

bone anchored hearing aid implantation 36

bone and articular cartilage tumor with undetermined or unknown dynamics 348

bone and joint tuberculosis 266

bone augmentation 61

bone bridge implantation 36

bone bruise 265

bone carrier 61

bone cement disease 266

bone cement filling 305

bone cement implantation syndrome 338

bone cement reaction 338

bone condenser 61

bone condensing 61

bone cyst 266

bone defect 59, 266

bone defect of thumb at forearm level 279

bone dehiscence 59

bone density scan 317

bone destruction 266

bone exposure 266

bone graft 61, 331

bone graft failure 266

bone grafting 61, 66, 314

bone grafting and fixation of glenoid reconstruction 307

bone grafting for infrabony pocket 61

bone grafting fusion and internal fixation 314

bone grafting in paranasal region 60

bone grafting of femur 305

bone grafting of radius 312

bone grafting of skull 207

bone graft of rib 214

bone graft rejection 266

bone graft to facial bone 322

bone graft with muscle pedicle 302

bone harvest 63

bone harvesting of fibula 303

bone harvesting of rib 214

bone hydatid disease 266

bone-implant interface 67

bone infarction of distal femur 265

bone infarction of proximal tibia 275

bone island 265

bone island, enostosis 50

bone lengthening 305

bone lesion 265

bone loss 59, 265

bone marrow aspiration 182, 408

bone marrow biopsy 182, 363

bone marrow collection 182

bone marrow imaging 317

bone marrow mastocytosis 177

bone marrow metastatic tumor 348

bone marrow stem cell harvest 182

bone marrow transplantation 182

bone mass 67, 266

bone metastasis 348

bone metastasis of nasopharyngeal carcinoma 347

bone mill 61

bone mineral content 317

bone necrosis caused by previous trauma 293

bone neoplasm, unspecified 279

bone preparation 61

bone preparation for implant 66

bone quality 67

bone quantity 67

bone scan 317

bone scintigraphy 317

bone syphilis 265

bone tissue bleeding of extraction wound 42

bone traction 305

bone traction of phalanx 314

bone transplantation 305

bone transport 305

bone trap 61

bone trephine 61

bone tumor 348

bone tumor of lower limbs 288

bone tumor resection 356

bone union 266

bone wax like disease 265

bone xenograft 314

bong tip 45

Bonnet sign 298

bony abnormality 162

bony ankylosis oftemporomandibular joint 45

bony crepitus 298

bony pelvis 387

bony space filling implantation 305

bony stenosis of nasolacrimal duct 2

borderline bone neoplasm of femoral head 265

borderline bone tumor of femoral neck 265

borderline brain and spinal cord tumor 202

borderline brainstem tumor 202

borderline brain tumor 202

borderline cerebellar tumor 204

borderline cerebral tumor 198

borderline cerebrovascular tumor 202

borderline cranial nerve tumor 202

borderline craniopharyngioma 200

borderline epidural tumor 204

borderline frontal tumor 199

borderline glomus jugular tumor 47, 200
borderline intracranial tumor 129
borderline intraventricular tumor 202
borderline lepromatous leprosy 423, 463
borderline medulla oblongata tumor 204
borderline meningeal tumor 202
borderline neoplasm of fallopian tube 372
borderline neoplasm of heart 351
borderline neoplasm of ventricular 351
borderline occipital tumor 204
borderline ovarian endometrioid tumor 370
borderline ovarian epithelial tumor 370
borderline ovarian tumor 349, 370
borderline paraganglioma 199
borderline parietal tumor 199
borderline personality disorder 436
borderline pineal gland tumor 203
borderline pineal region tumor 203
borderline soft tissue tumor of abdominal wall 318
borderline soft tissue tumor of chest wall 320
borderline soft tissue tumor of lower extremity （including hip） 320
borderline soft tissue tumor of pelvis 319
borderline soft tissue tumor of trunk 319
borderline soft tissue tumor of upper extremity （including shoulder） 319
borderline spinal cord tumor 126, 200
borderline spinal meningeal tumor 199
borderline temporal tumor 202
borderline tuberculoid leprosy 463
borderline tumor 47, 349
borderline tumor in puerperium 385
borderline tumor of acetabulum 277
borderline tumor of adrenal gland 166
borderline tumor of ampulla 107
borderline tumor of ampulla of Vater 104
borderline tumor of ankle and foot 268
borderline tumor of bladder 242
borderline tumor of breast 186
borderline tumor of cardia 101
borderline tumor of carotid body 223
borderline tumor of cervical vertebrae and adnexa 274
borderline tumor of cervical vertebral appendix 274
borderline tumor of cervical vertebral body 274
borderline tumor of cheek 28, 46
borderline tumor of clavicle 284
borderline tumor of colon 108
borderline tumor of distal femur 265
borderline tumor of distal fibular 262
borderline tumor of distal humerus 264
borderline tumor of distal radius 280
borderline tumor of distal tibia 275
borderline tumor of distal ulna 259
borderline tumor of ear skin 26
borderline tumor of elbow joint 296
borderline tumor of endometrium 376
borderline tumor of epididymis 239
borderline tumor of face 50
borderline tumor of female genital organ 371

borderline tumor of femoral shaft 264
borderline tumor of femur 264
borderline tumor of fibular shaft 262
borderline tumor of gallbladder 104
borderline tumor of genitourinary system 241
borderline tumor of hip joint 276
borderline tumor of humeral shaft 263
borderline tumor of humerus 264
borderline tumor of ilium 279
borderline tumor of intestine 102
borderline tumor of intrahepatic bile duct 105
borderline tumor of ischium 298
borderline tumor of jaw 26, 45
borderline tumor of jugular 47
borderline tumor of knee 287
borderline tumor of larynx 27
borderline tumor of lip 25, 43
borderline tumor of liver 105
borderline tumor of lumbar vertebrae 293
borderline tumor of lumbar vertebrae and appendages 293
borderline tumor of lumbar vertebral appendix 292
borderline tumor of lung 84
borderline tumor of major salivary gland 43
borderline tumor of male reproductive organ 241
borderline tumor of mediastinum 92
borderline tumor of mesentery 102
borderline tumor of middle ear 33
borderline tumor of minor salivary gland 56
borderline tumor of mouth floor 48
borderline tumor of nasal cavity 25
borderline tumor of neck 28, 47
borderline tumor of palate 26, 44
borderline tumor of parathyroid gland 163
borderline tumor of parotid gland 29, 51
borderline tumor of patella 257
borderline tumor of pelvis 266
borderline tumor of peritoneum 105
borderline tumor of pharynx 32
borderline tumor of placenta 372
borderline tumor of prostate 243
borderline tumor of proximal femur 264
borderline tumor of proximal fibula 262
borderline tumor of proximal humerus 264
borderline tumor of proximal radius 280
borderline tumor of proximal tibia 275
borderline tumor of proximal ulna 258
borderline tumor of radial shaft 280
borderline tumor of radius 280
borderline tumor of rectosigmoid junction 116
borderline tumor of rectouterine pouch 116
borderline tumor of rectum 115
borderline tumor of renal pelvis 244, 351
borderline tumor of retroperitoneum 105
borderline tumor of rib 318
borderline tumor of sacral peripheral nerve and autonomic nerve 368
borderline tumor of sacrococcygeal peripheral nerve and autonomic nerve 368
borderline tumor of sacrum and coccyx 260

borderline tumor of salivary gland 32, 54
borderline tumor of scapula 272
borderline tumor of seminal vesicle 240
borderline tumor of shoulder joint 271
borderline tumor of sigmoid colon 115
borderline tumor of skull 49, 201
borderline tumor of sternum 291
borderline tumor of sternum and clavicle 291
borderline tumor of sternum and rib 291
borderline tumor of testis 240
borderline tumor of thoracic vertebrae 291
borderline tumor of thoracic vertebral appendix 291
borderline tumor of thoracic vertebral body 291
borderline tumor of thyroid gland 163
borderline tumor of tibia 275
borderline tumor of tibial shaft 274
borderline tumor of tongue root 52
borderline tumor of ulna 258
borderline tumor of ulnar shaft 258
borderline tumor of ureter 245
borderline tumor of uterus 375
borderline tumor of vagina 374
borderline tumor of vermilion border 25, 43
borderline tumor of vulva peripheral nerve and autonomic nerve 373
borderline tumor of wrist and hand 320
Bordetella antigen 476
Bordetella parapertussis antibody 476
Bordetella pertussis 457
Bordetella pertussis antibody 476
Borg scale 96
boron neutron capture radiotherapy 365
Boston exanthem disease 410
both-column fracture 284
botryoid sarcoma of bladder 242
botulinum toxin injection 64
botulinum toxin ocular injection 21
botulinum toxin poisoning 133
botulism 133, 464
Bouchard node 258
Bouchard node with arthropathy 258
bougienage under esophagoscope 39
bound carbon dioxide 98
boutonniere deformity of finger 295
bovine papular stomatitis virus infection 421
bowel sound absence 116
Bowen disease 257, 410
Bowen disease of external nose 31
bowenoid papulosis 410
boxing fracture 280
BP180-Ab 477
B.parapertussis antibody 476
BPI 344
BPI-ANCA 479
BPVC 122
BR 338
BRAC1/2 gene mutation detection 467
brachial arterial pulse 298
brachial artery aneurysm resection 304
brachial artery aneurysm resection with autologous blood vessel transplantation 304

brachial artery embolectomy　232
brachial artery injury　221, 263
brachial artery puncture　340
brachial artery stenosis　221
brachial artery tortuosity　221
brachial plexopathy　120
brachial plexus benign tumor　257
brachial plexus block　145
brachial plexus block anesthesia　145
brachial plexus block anesthesia and analgesia
　339
brachial plexus injury　198, 257, 447
brachial plexus lesion　120
brachial plexus lysis　145
brachial plexus neuralgia　144
brachial plexus neuritis　120
brachial plexus paralysis　120, 257
brachial plexus traction test　343
brachial vein injury　221, 264
brachial vein thrombus　231
brachiocephalic artery occlusion　226
brachiocephalic vein stenosis　226
brachioradialis joint sprain　280
brachycephaly　44
brachydactylia　260
brachydactyly　260
brachygnathia　44
brachytelephalangy-dysmorphism　170
brachytherapy　365
brachytherapy dosimetry　365
brachytherapy machine　365
Brackett ball acetabular osteotomy　300
bradycardia　80
bradycardia-induced cardiomyopathy　77
bradycardia-tachycardia syndrome　77
bradypnea　92
BRAF V600E gene mutation detection　467
Bragard sign　299
Bragg peak　364
brain abscess　131, 202, 328, 462
brain abscess operation　208
brain and heart diseases　202
brain and meninges secondary malignant
　tumor　350
brain aneurysm (unruptured)　131
brain atrophy　133, 202
brain capillary expansion　131
brain cicatrix　201
brain-computer interface　208
brain death　337
brain derived syncope　132
brain electrical activity mapping　147
brain fissure　144
brain hernia　131, 202, 328
brain injury in preterm infant　407
brain lesion　130
brain-lung-thyroid syndrome　165
brain magnetic resonance imaging　147
brain malignancy　350
brain MRI check　217
brain mycotic infection　131
brain natriuretic peptide　482
brain nuclear magnetic examination　148
brain pool imaging　147
brain stem astrocytoma　202

brain stem auditory evoked potential　147,
　345, 408
brain stem edema　131
brain stem encephalitis　131
brain stem infarction　131
brain stem injury　202
brain stem lesion　131
brain stem multiple sclerosis　131
brain stem occupying lesion　144
brainstem pressing symptom　34
brain stem secondary malignant tumor　350
brain stem space-occupying lesion　202
brain stem tumor resection　358
brain stereotactic surgery　208
brain syphiloma　462
brain tissue oxygen tension monitoring, $P_{ti}O_2$
　345
brain tuberculoma　131
brain tumor stroke　132
branched-chain amino acid　483
branchial arch syndrome　52
branchial cleft cyst　52
branchial cleft cyst with infection　52
branchial cleft fistula　52
branchial fistula　52, 401
branchial fistula resection　39, 64
branch retinal artery occlusion　12
branch retinal vein occlusion　12
branch retinal vein occlusion with vitreous
　hemorrhage　12
brassy cough　93
Brauer syndrome　411
Braun-Falco-Margescu syndrome　411
Brazilian pemphigus　409
Brazilian purpuric fever　457
BRCA1 gene expression detection　467
breach rhythm, independent temporal alphoid
　rhythm　148
breakage of IUD　369
break of plate　263
breakthrough bleeding　372
breakthrough pain　298, 338
breast abscess　186
breast abscess in pregnancy　391
breast asymmetry　319
breast Bowen disease　424
breast calcification　186
breast cancer　186
breast carcinoma (bilateral)　350
breast carcinoma gene mutation detection
　470
breast carcinoma related gene mutation
　detection　470
breast-conservative mastectomy　187
breast cyst　186
breast cystic hyperplasia　186
breast developmental defect　424
breast ductal adenoma　350
breast ductal carcinoma in situ (right)　350
breast ductoscopic biopsy　194
breast ductoscopy　194
breast dysplasia　319
breast eczema　424
breast hamartoma　185
breast hemangioma　186

breast hematoma　186
breast implant-associated anaplastic large cell
　lymphoma　179
breast lump　186
breast magnetic resonance imaging　197
breast malformation after mammaplasty　319
breast prosthesis implantation　322
breast ptosis　186
breast reconstruction　322
breast reconstruction with free deep inferior
　epigastric artery perforator (DIEP) flap
　194
breast reconstruction with free gland after
　lumpectomy　194
breast reconstruction with free gluteal artery
　perforator (GAP) flap　194
breast reconstruction with free pectoralis
　major　194
breast reconstruction with free superficial
　inferior epigastric artery (SIEA) flap　194
breast reconstruction with free transverse
　rectus abdominis myocutaneous (TRAM)
　flap　194
breast reconstruction with latissimus dorsi
　myocutaneous flap　194
breast reconstruction with pedicled thoracodorsal
　artery perforator (TDAP) flap after lumpectomy
　194
breast reconstruction with pedicled transverse
　rectus abdominis myocutaneous (TRAM)
　flap　194
breast thrombophlebitis　186
breast tissue biopsy　194
breast tuberculosis　186
breath by breath method　100
breath holding spell　76, 439
breath holding spell of children　443
breath holding test　99
breath holding time　99
breathing exercise　92, 451
breathing pattern　98
breathing reserve　98
breathing support technique　94
breath sound　92
breech dystocia　393
breech presentation　393
breech presentation in primipara　386
breech traction　395
brevicollis　260
Bricker operation　191
bridged scar　328
bridging plate fixation　312
bridging vessel occlusion　224
brief dissociative disorder with onset to
　childhood and adolescence　438
brief pain inventory　344
brief psychiatric rating scale　446
brief screening scale for dementia　445
bright-flash electroretinogram　23
Brill-Zinsser disease　459
brine poisoning　454
Briquet syndrome　436
Brissaud sign　298
Bristow Helfet technique　300
Bristow procedure　300

Brittain arthrodesis of elbow 300

brittle asthma 82

broad cast 473

broad ligament cyst 369

broad ligament myoma 369

broad ligament papillary cystadenoma 349

broad ligament pregnancy 369

broad zygomatic bone 51

Brodie's abscess 258

broken lead 219

Bromage classification 343

bromhidrosiphobia 411

bromhidrosis 411

bromophenol blue staining 334

bromopropane poisoning 455

bronchial adenoid cystic carcinoma 91

bronchial adenoma 91

bronchial amyloidosis 91

bronchial and pulmonary candidiasis 431

bronchial artery embolization 96, 216

bronchial artery rupture 91

bronchial asthma 91, 407

bronchial asthma（chronic duration） 91

bronchial asthma exacerbation（critical） 91

bronchial asthma exacerbation（mild） 91

bronchial asthma exacerbation（moderate） 91

bronchial asthma exacerbation（severe） 91

bronchial asthma（intermittent episodes） 91

bronchial asthma menstrual period 91

bronchial asthma（mild persistent） 91

bronchial asthma（moderate persistent） 91

bronchial asthma（partial control） 91

bronchial asthma（severe persistent） 91

bronchial benign tumor 91

bronchial biopsy under the bronchoscope 216

bronchial borderline tumor 91, 352

bronchial breath sound 93

bronchial calcification 91

bronchial candidiasis 91, 431

bronchial carcinoma in situ 91

bronchial cartilage secondary malignant tumor 91

bronchial chondroma 91

bronchial closed biopsy 363

bronchial endoscopic ultrasonography mediastinal lymph node biopsy 214

bronchial fistula 91, 407

bronchial foreign body removal 216

bronchial fungal infection 91, 466

bronchial-gastric-colon fistula 407

bronchial intubation 343

bronchial lavage 41

bronchial leiomyoma 91

bronchial lipoma 91

bronchial lymph node secondary malignant tumor 91

bronchial lymph node tuberculosis 91

bronchial mucosa fibrosis 91

bronchial neoplasm 91

bronchial occlusion 91

bronchial papilloma 91

bronchial-pleural fistula closure 216

bronchial polyp 91

bronchial-pulmonary artery fistula 229

bronchial-pulmonary mycosis 91

bronchial pyogenic granuloma 91

bronchial septic bacillus pertussis 91

bronchial sleeve resection 216

bronchial stenosis 91

bronchial thermoplasty 96

bronchial three-dimensional reconstruction, bronchial 3D reconstruction 408

bronchial ulceration 91

bronchial venous varix 33

bronchiectasis 91, 330

bronchiectasis with hemoptysis 91

bronchiectasis with infection 91

bronchiolectasis 89

bronchiole malignant tumor 89

bronchiolitis obliterans 82, 325

bronchioloalveolar carcinoma 89

bronchitis 91, 466

bronchitis of mass 91

bronchoalveolar lavage 96, 100, 216, 334

bronchoalveolar lavage fluid 100, 456

bronchoalveolar lavage fluid cytology examination 475

bronchoalveolar lavage fluid leukocyte differential count 475

bronchoalveolar lavage fluid red blood cell count 475

bronchoalveolar lavage fluid white blood cell count 475

bronchobiliary fistula 91, 407

bronchocentric granulomatosis 91

bronchodilation testing 100

bronchofibroscopy 334

bronchogastric fistula 91, 407

bronchography 217

broncholithiasis 91

bronchophony 93

bronchoplasty 216

bronchopleural fistula 91, 407

bronchopleural fistula repair and greater omentum filling 216

bronchopleural fistula repair and muscle flap filling 216

bronchopneumonia 91, 407, 466

bronchoprovocation testing 100

bronchopulmonary dysplasia 407

broncho-pulmonary dysplasia,BPD 91

bronchopulmonary hilar lymph node radical resection 214

bronchopulmonary hilar lymph node resection 214

bronchopulmonary hilar lymph node sampling 214

bronchoscope 217

bronchoscopic dilation of bronchus 216

bronchoscopic lung biopsy 363

bronchoscopic lung volume reduction 216

bronchoscopy 41, 96, 100, 334, 408

bronchosinusitis 33

bronchostomy 216

bronchotomy and foreign body removal 216

bronchovesicular breath sound 93

bronchus injury 229

bronchus lesion cryotherapy under the bronchoscope 216

bronchus lesion resection 216

bronchus lesion resection under the bronchoscope 216

bronchus secondary malignant tumor 91

bronze baby syndrome 401

bronze disease 401

Brooker typing of heterotopic ossification of hip joint 276

Brooks fixation technique 300

brown nail 415

brown recluse spider poisoning 432

Brown-Sequard syndrome 120, 270, 447

Brown syndrome 1

brow presentation 386

Brucella agglutination test 476

Brucella antigen 476

Brucella arthritis 258, 458

Brucella meningitis 458

Brucella nucleic acid 469

Brucella spondylitis 258, 458

brucellosis 2, 411, 458

brucellosis uveitis 2

Brudzinski sign 144, 298

Brugada syndrome 72

Brunner gland adenomas 110

brush biopsy 255

brushing or washing of proctosigmoidoscopy with biopsy 363

Bruton'sagammaglobulinemia 411

bruxism 50, 87, 130, 441

bruxism habit 58

Bryant taction 300

BSF 365

BT 344, 471

BTS 77

BTU 350

B Saint Philip syndrome 159

B subgroup of ABO blood group genotyping by polymerase chain reaction-sequence specific primer（PCR-SSP） 468

B type first use syndrome 150

bubble hair 422

bubble nasal concha 29

bubonic plague 465

buccal benign tumor 28, 46

buccal cyst 47

buccal fistula 46, 47

buccal frenum attachment abnormality 47

buccal gingival malignant neoplasm 46

buccal impaction 47

buccal lesion resection 62, 357

buccal malignant neoplasm 46

buccal mucosa abscess 47

buccal mucosa malignant neoplasm 28, 47

buccal muscle suspension 321

buccal open injury 47

buccal skin suspension through endoscope 322

buccal soft tissue defect 46

buccal space infection 47

buccal space infection with abscess 47

buccal tissue perforating defect 47

buccal vascular malformation 46

bucket handle fracture 285
bucket handle tear of lateral meniscus of knee 288
bucket handle tear of medial meniscus of knee 288
bucket handle tear of meniscus of knee 287
bucking 93
buckling deformation of extremities 284
Budd-Chiari syndrome 82, 101
Buerger disease 429
buffer base 98
buffer base except bicarbonate 97
build up effect 365
bulbar urethral stricture 243
bulbocavernosus reflex 299
bulging aneurysm of membranous ventricular septum 225
bulimia nervosa 440
bulla 432
bullactophotodermatitis 421
bullae 83
bullae of lung 69
bullae rupture 83
bull neck 466
bullous amyloidosis 411
bullous emphysema 82
bullous ichthyosiform erythroderma 411
bullous impetigo of newborn 428
bullous lichen planus 411
bullous lupus erythematosus 411
bullous morphea 411
bullous pemphigoid 411
bullous retinal detachment 3
bullous varicella 411
bullous zoster 411
bundle branch block 76
bundle branch reentrant ventricular tachycardia 76
bunion 278
bunionette 290
Bureau-Barriere syndrome 411
Burkitt-like lymphoma with 11q aberration 176
Burkitt lymphoma 176
burn 328, 425
burn acute infection period 328
burn combined injury 328
burn dressing change 332
burn edema 328
burned scar contracture 328
burn endotoxemia 328
burnett syndrome 243
burn exotoxemia 328
burn humoral exudative period 328
burning mouth syndrome 144, 418
burning mouth syndrome, glossodynia 59
burning sensation of retrosternal area 213
burning sensation of upper abdomen 330
burn involving larynx and trachea with lung 85
burn of ankle and foot 326
burn of bone 326
burn of cornea and conjunctival sac 6
burn of corneal and conjunctival 6
burn of eye and adnexa 15

burn of eyelid and periocular area 16
burn of face 328
burn of foot 330
burn of fourth degree of ankle and foot with necrosis of foot or toes 326
burn of fourth degree of shoulder and upper limb with necrosis of limb 327
burn of head, face and neck 329
burn of hip and lower limb (except ankle and foot) 327
burn of internal organ 328
burn of joint 326
burn of mouth and pharynx 48
burn of neck 327
burn of penis 320
burn of pharynx 32
burn of scrotum 320
burn of shoulder and upper limb (except wrist and hand) 327
burn of trunk 328
burn of wrist and hand 329
burn rehabilitation period 328
burn shock 328
burn shock stage 329
burn with eyeball rupture 11
burn with/induce rupture and destruction of eyeball 11
burn wound infection 328
burn wound sepsis 328
burr-hole drainage of intracerebral hematoma 208
burr-hole drainage of subdural hematoma 210
burr-hole drainage of ventricle 209
burr holes of skull 208
bursa abscess 278
bursal aspiration 311
bursectomy 195
bursitis 268
bursitis of ankle 268
bursitis of elbow joint 296
bursitis of popliteal fossa 267
bursitis of shoulder joint 271
bursitis of subcoracoid 269
bursitis of subdeltoid 282
burst 145
burst dislocation of elbow joint 296
burst electromyogram activity 343
burst fracture 257
burst fracture of lumbar spine 293
burst suppression 145
Butanol poisoning 452
butterfly fracture 260
butt joint 60
button-like nose 29
butyrophenone poisoning 452
BVMGT 445
B virus disease 409
bypass monitor 345
byssinosis 454

**C**

C 345
C1INH 476

C1q nephropathy 150
C1q 476
C1r 476
C1s 476
C2 476
C2 deficiency 409
C3 476
C3a 476
C3aSP 476
C3d 476
C3 deficiency 409
C3 glomerulonephritis 150
C3 nephropathy 150
C3SP 476
C4 476
C4 deficiency 409
C5 476
C5aSP 476
C5/C6/C7/C8/C9 deficiency 409
C6 476
C7 476
C8 476
C9 476
Ca 482
CA6 RNA 470
CA10 RNA 470
CA15-3 480
CA16 RNA 470
CA19-9 480
CA50 480
CA72-4 480
CA125 480
CA242 480
CA549 480
cachexia 348
CADASIL 120
cadiac arrest 339
cadiac compression 342
cadmium and its compound poisoning 453
cadmium 482
café-au-lait-spot 418
caffeine dependence syndrome 439
caffeine-halothane contracture test 344
caffeine harmful use 439
caffeine-withdrawal headache 128
caffeine withdrawal state 439
Caffey's disease 293
cage implant 62
cage interbody fusion 316
calcaneal apophysitis 263
calcaneal bone graft 303
calcaneal bone grafting 303
calcaneal bone repair 303
calcaneal bursitis 263
calcaneal epiphyseal ischemic necrosis 263
calcaneal epiphysitis 263
calcaneal fracture 263
calcaneal joint fusion 303
calcaneal osteomyelitis 263
calcaneal osteotomy 303
calcaneal skeletal traction 303
calcaneal spur 263
calcaneal tuberculosis 263
calcaneal tuberosity beaklike fracture 263
calcaneal valgus 263

calcaneal varus 263
calcaneonavicular coalition 263
calcaneoplasty 303
calcaneus lesion resection 356
calcification focus of liver 105
calcification of abdominal aortic wall 221
calcification of aorta and coronary arteries 230
calcification of aortic valve annulus 230
calcification of gallbladder 103
calcification of hilar lymph node 84
calcification of intervertebral cartilage or disc 297
calcification of intervertebral cartilage or disc of cervical region 273
calcification of intervertebral disc 297
calcification of pancreas 114
calcification of shoulder joint 271
calcification of tendon 269
calcification of tympanic membrane 26
calcific bursa of shoulder 271
calcific osteoid 277
calcific tendinitis 263
calcific tendinitis of rotator cuff 263
calcific tendinitis of shoulder joint 271
calcific uremic arteriolopathy 151
calcified cyst of kidney 243
calcified sebaceous cyst of scrotum 246
calcifying aponeurotic fibroma 263, 414
calcifying epithelial odontogenic tumor 57
calcifying fibrous tumor 263
calcifying odontogenic cyst 57
calcify of mesentery 102
calcineurin inhibitor related kidney disease 151
calcinosis 161
calcinosis circumscripta 417
calcinosis intervertebrails 297
calcinosis intervertebralis 297
calcinosis universalis 423
calciphylaxis 151
calcitonin 482
calcitonin gene-related peptide 482
calcitonin gene-related peptide (CGRP) - calcium 482
calciumchannel blocker poisoning 453
calcium deposit in bursa 278
calcium oxalate crystal 471
calcium oxalate urinary 239
calcium phosphate crystal 473
calcium pyrophosphate dehydrate crystal deposition disease 261
calcium pyrophosphate deposition disease 272
calcium sulfate dosimeter 365
calcofluor white fluorescent stain detecting of fungus 483
calculated value of maximal voluntary ventilation 100
calculi of calyceal diverticulum 244
calculous pyelonephritis 240
calculus incarceration of gallbladder 104
calculus index 68
calculus of bile duct 103
calculus of bile duct with acute cholecystitis 103

calculus of bile duct with cholangitis 103
calculus of bile duct with chronic cholecystitis 103
calculus of bladder diverticulum 242
calculus of cystic duct 104
calculus of gallbladder 104
calculus of gallbladder with acute cholecystitis 104
calculus of gallbladder with acute suppurative cholecystitis 104
calculus of gallbladder with cholecystitis 104
calculus of gallbladder with chronic cholecystitis 104
calculus of gallbladder with chronic cholecystitis acute attack 104
calculus of gallbladder with gangrenous cholecystitis 104
calculus of hepatic duct 105
calculus of hepatic duct with chronic cholecystitis 105
calculus of intrahepatic bile duct 105
calculus of intrahepatic bile duct with chronic cholecystitis 105
calculus of lower ureter 245
calculus of prepuce 239
calculus of scrotum 246
calculus of seminal vesicle 240
calculus of ureter 245, 449
calculus of urethra 241, 449
Caldwell-Luc operation 35
calf cut 290
calf injury 290
calf lipomatosis 168
calf nerve injury 137, 290
calf small saphenous vein injury 290
calf swelling 299
calf varicose vein 227
calf vascular injury 227, 290
calibration point 366
calicectomy 253
calicoplasty 253
California encephalitis 126, 460
callosal agenesis 132
callus 423
Calman's syndrome 169
Calot's operation 310
Calot's treatment 310
CALR gene mutation detection 467
Calve disease 276
calyceal calculi 244
calyceal diverticulum 244
calyceal-venous fistula 244
calycectomy 359
CAM 480
Campbell procedure 307
Campbell sign 298
camptomelia 294
Campylobacter coil antibody 477
campylobacter enteritis 111, 464
Campylobacter jejuni antibody 479
Campylobacter jejuni antigen 479
Canale osteotomy 300
canalicular adenoma 45
canalicular fistula 8

canaloplasty of external auditory canal 323
canal paresis 24
Canavan disease 124
cancellous insert graft 306
cancellous strip graft 306
cancer-associated retinopathy 1
canceration of ulcer of remanet stomach with hemorrhage 102
cancer cachexia 347
cancer en cuirasse 418
cancer headache 337
cancer-induced bone pain 347
cancer of mandible 351
cancerous bone pain 337
cancerous bowel pain 337
cancerous brachial plexus neuralgia 337
cancerous calcium deposit 296
cancerous chest pain 337
cancerous fever 347
cancerous liver pain 337
cancerous neuralgia 347
cancerous pelvic pain 337
cancerous pericardial effusion 72
cancerous ulcer 347
cancer pain 347
cancer pain analgesia 347
cancer pain release 347
cancer-related anemia 347
cancer-related fatigue 347
cancrum nasi 24
cancrum oris 59
candida albicans infection 457
candida culture 484
candida cystitis 241, 462
candida identification 484
candida immunology assay 484
candidal acne 421
candidal angular cheilitis 462
candidal balanitis 462
candidal balanoposthitis 421
candidal cheilitis 50, 400
candidal endocarditis 400, 421, 462
candidal endophthalmitis 9, 463
candidal glossitis 421
candidal granuloma 421
candidal intertrigo 421
candidal keratitis 421
candidal leukoplakia 50
candidal meningitis 132, 400, 421, 462
candidal optic papillitis 421
candidal otitis media 463
candidal paronychia 278, 421, 462
candidal sepsis 421
candidal sycosis 421
candidal urethritis 462
candidal urinary infection 421
candidal vaginitis 463
candidal vulvitis 371
candidal vulvovaginitis 462
candidiasis 421, 462
candidiasis of nail 463
candidiasis of optic nerve 11, 464
candidiasis of toenail 463
candidid 421
canine scabies 423

cannabinoids abuse 437
cannabinoids dependence syndrome 437
cannabinoids harmful use 437
cannabinoids withdrawal state 437
cannabinoids withdrawal state with delirium 436
cannabinosis 82
cannabis(derivatives)poisoning 69
cannon sound 79
can not intubation can not ventilation 338
cannot ventilate cannot oxygenate 337
cannulation of thoracic duct 215
canthal palpebral fissure suture 22
canthaxanthin 417
canthorrhaphy 324
canthus skin benign tumor 18
cantilever fixed bridge 60
Cantu syndrome 418
CaO₂ 344
CAOA 74
CAPD 155
Capgras syndrome 444
capillariasis hepatica 105
capillaritis 420
capillary aneurysm 420
capillary endothelial proliferation 420
capillary fragility test 182, 473
capillary haemangioma 278
capillary hemangioma 49, 224, 420
capillary hemangioma of nasal septum 25
capillary hydrostatic pressure 98
capillary leakage syndrome 87, 420
capillary leak syndrome 224
capillary method 341
capillary or venous thrombosis 420
capillary reaction 299
capitate fracture 285
capitellum fracture 264
capitolunate dissociation 285
capnogram 97
capnography 344
Caprini score 343
capsular block syndrome 9
capsular ligament sprain of hip joint 276
capsular ligament sprain of iliac joint 449
capsular release of subtalar joint 310
capsular suture 311
capsular suture of upper limb 313
capsular systolic syndrome 9
capsule contracture of breast implant 319
capsulectomy 311
capsulectomy with soft tissue correction and first metatarsal osteotomy 311
capsulectomy with soft tissue correction and joint fixation 311
capsule endoscopy 117, 118
capsule of rotator cuff sprain 272
capsulorrhaphy of foot 316
capsulorrhaphy of interphalangeal joint 314
captopril renogram 255
caput succedaneum 402
CARASIL 120
carbamate pesticide poisoning 452
carbamazepine poisoning 453
carbapenems-resistant Acinetobacter baumanii

484
carbapenems-resistant Enterobacterales 484
carbohydrate antigen 125 480
carbohydrate antigen 15-3 480
carbohydrate antigen 19-9 480
carbohydrate antigen 242 480
carbohydrate antigen 50 480
carbohydrate antigen 549 480
carbohydrate antigen 72-4 480
carbohydrate metabolism disorder 173
carbolic acid burn 329
Carbol operation 213, 231
carbonate 99
carbon coated implant 65
carbon dioxide combining power 344
carbon dioxide discharge 97
carbon dioxide discharge syndrome 337
carbon dioxide dissociation curve 97
carbon dioxide laser surgery under microsurgical laryngoscope 39
carbon dioxide output 97
carbon dioxide poisoning 453
carbon dioxide retention 338
carbon disulfide poisoning 452
carbon heavy ion 366
carbonic anhydrase Ⅱ deficiency 167
carbon implant 65
carbon monoxide(CO)-induced headache 138
carbon monoxide(CO) toxic encephalopathy 138
carbon monoxide poisoning 90, 330, 455
carbon nucleus 366
carbon pneumoconiosis 455
carbon tetrachloride poisoning 455
carbon tetrachloride toxic effect 70
carboxyhemoglobinemia 455
carboxyl-terminal propeptide of type Ⅰ collagen 481
carbuncle 186, 430
carbuncle of facial cutaneous 50, 421
carcinoembryonic antigen 475
carcinoembryonic antigen elevation 347
carcinogenesis of benign thyroid tumor 163
carcinoid 277
carcinoid syndrome 164, 418
carcinoma erysipeloides 412
carcinoma in situ 352
carcinoma in situ of ampulla of Vater 104
carcinoma in situ of anal canal 106
carcinoma in situ of anus 106
carcinoma in situ of bile duct 103
carcinoma in situ of bladder 242
carcinoma in situ of breast 186
carcinoma in situ of canthus 18
carcinoma in situ of cheek 47
carcinoma in situ of cheek mucosa 47
carcinoma in situ of colon 108
carcinoma in situ of esophagus cardia junction 101
carcinoma in situ of eye 17
carcinoma in situ of eyeball 16
carcinoma in situ of eyelid(including canthus) 15
carcinoma in situ of floor of mouth 48

carcinoma in situ of gallbladder 104
carcinoma in situ of hard palate 58
carcinoma in situ of lip 43
carcinoma in situ of middle ear 33
carcinoma in situ of nasal cavity 25
carcinoma in situ of pancreas 115
carcinoma in situ of parotid 29
carcinoma in situ of rectosigmoid junction 116
carcinoma in situ of rectum 116
carcinoma in situ of renal pelvis 351
carcinoma in situ of skin of ear 44
carcinoma in situ of sublingual gland 53
carcinoma in situ of submandibular gland 55
carcinoma in situ of tongue 53
carcinoma in situ of ureter 351
carcinoma in situ of vermilion border 43
carcinoma of anal canal 348
carcinoma of Bartholin gland 371
carcinoma of colon 349
carcinoma of colon with hemorrhage 108
carcinoma of descending colon 349
carcinoma of duodenal papilla 351
carcinoma of duodenum 351
carcinoma of external auditory canal 351
carcinoma of floor of mouth 349
carcinoma of gingiva 352
carcinoma of hard palate 352
carcinoma of meibomian gland 5
carcinoma of penis 320
carcinoma of renal parenchyma 244
carcinoma of scar 325
carcinoma of scrotum 246
carcinoma of the gallbladder 347
carcinoma of the hepatic flexure 349
carcinoma of the maxillary sinus 350
carcinoma of the splenic flexure 349
carcinoma of tongue root 52
carcinomatous brain white matter disease 119
carcinomatous encephalopathy 119
carcinomatousmeningitis 119
carcinomatous peritonitis 347
carcinosarcoma 347
carcinosarcoma of esophagus 351
carcinosarcoma of gallbladder 347
carcinosarcoma of ovary 370
carcinosarcoma of prostate 243
carcinosarcoma of renal pelvis 351
carcinosarcoma of uterus 375
cardiac amyloidosis 77
cardiac aneurysm repair 236
cardiac apical thrombus 78
cardiac arrest 78, 403
cardiac arrest after obstetric surgery or operation 385
cardiac arrest with successful resuscitation 78
cardiac asthma 78, 228
cardiac cancer 347
cardiac cephalalgia 137
cardiac cirrhosis 114
cardiac compression 81
cardiac computed tomography 81
cardiac conduction system degeneration 78

cardiac defibrillator implantation 236
cardiac defibrillator implantation and cardiac catheterization 236
cardiac defibrillator lead implantation 236
cardiac dilatation 78
cardiac dyspnea 34, 93
cardiac edema 80
cardiac elastofibroma 228
cardiac electrophysiology 238
cardiac electrophysiology examination 81
cardiac enlargement 80
cardiac fibroma 228
cardiac fibrosarcoma 228
cardiac function, Killip class Ⅰ 72
cardiac function, Killip class Ⅱ 72
cardiac function, Killip class Ⅲ 72
cardiac function, Killip class Ⅳ 72
cardiac function, NYHA class Ⅰ 72
cardiac function, NYHA class Ⅱ 72
cardiac function, NYHA class Ⅲ 72
cardiac function, NYHA class Ⅳ 72
cardiac ganglia plexus injury 228
cardiac hemangioma 228
cardiac hemangiosarcoma 228
cardiac index 346
cardiac insufficiency 77, 228, 329, 403
cardiac insufficiency in puerperium 386
cardiac interval patch sewn back operation 336
cardiac leiomyoma 228
cardiac leiomyosarcoma 228
cardiac lipoma 228
cardiac liposarcoma 228
cardiac lymphangioma 228
cardiac magnetic resonance 81
cardiac mesenchymal sarcoma 228
cardiac mesenchymoma 228
cardiac mesothelioma 228
cardiac microvascular disease 228
cardiac myxoma 351
cardiac neoplasm removal 236
cardiac neoplasm resection 213
cardiac neurofibroma 228
cardiac neurogenic sarcoma 228
cardiac neurosis 78, 441
cardiac output 99, 345
cardiac output monitoring(by thermodilution) 81
cardiac pacemaker battery depletion 78
cardiac pacemaker generator replacement 80
cardiac pacemaker lead disfunction 78
cardiac pacemaker lead dislocation 78
cardiac pacemaker lead extraction 81
cardiac pacemaker pouch repair 81, 236
cardiac pacemaker replacement 80, 236
cardiac pacemaker status 70
cardiac paraganglioma 168
cardiac perforation(intraoperative) 228
cardiac peripheral vascular ligation 213
cardiac pheochromocytoma 228
cardiac positron emission tomography 81
cardiac pump implantation 236
cardiac reserve 345
cardiac resynchronization defibrillator pulse generator implantation 236

cardiac resynchronization defibrillator pulse generator replacement 236
cardiac resynchronization therapy 81
cardiac rhabdomyoma 228
cardiac rhabdomyosarcoma 228
cardiac rupture post-acute myocardial infraction 75
cardiac rupture with hemopericardium post-acute myocardial infarction 75
cardiac septal patch resuture 236
cardiac synoviosarcoma 228
cardiac tamponade 78
cardiac teratoma 228
cardiac trauma 228
cardiac tumor 228
cardiac tumor resection 236
cardiac X-ray 81
cardia inflammation 101
cardia injury 101, 212
cardinal ligament shortening 383
cardinal ligament suspension 383
cardiochalasia 101
cardiofaciocutaneous syndrome 428
cardiogenic cerebral embolism 137
cardiogenic cyanosis 93
cardiogenic embolism 78
cardiogenic pulmonary edema 89
cardiogenic shock 78, 228, 329, 338
cardiogenic syncope 137
cardioplasty 213
cardioplasty of esophagus 194
cardioplasty of stomach 195
cardiopulmonary arrest 74, 399
cardiopulmonary bypass 236
cardio-pulmonary-cerebral resuscitation 342
cardiopulmonary exercise test 100, 345, 451
cardio-pulmonary resuscitation 81, 342, 408
cardiorenal failure 403
cardiorenal syndrome 154
cardiorenal syndrome type Ⅰ 154
cardiorenal syndrome type Ⅱ 154
cardiorenal syndrome type Ⅲ 154
cardiorenal syndrome type Ⅳ 154
cardiorenal syndrome type Ⅴ 154
cardiotomy 236, 336
cardiovascular gumma 428
cardiovascular magnetic resonance imaging 81
cardiovascular occluder displacement 78
cardiovascular reaction 346
cardiovascular sclerosis 78
cardiovascular stenosis 228
cardiovascular syphilis 428, 465
cardiovascular syphilitic gumma 428
cardioversion 236
Carhart notch 34
caries 51
caries with pulp exposure 51
carinoplasty 214
Carney syndrome 418
carnitine deficiency 133
carnitine palmitoyltransferase deficiency of muscle 173
carotenemia 415
carotene skin 415

carotid artery angiography 234
carotid artery atherosclerosis 127
carotid artery balloon dilatation 234
carotid artery color Doppler flow imaging 147
carotid artery dilation 222
carotid artery infarction 127
carotid artery in-stent reocclusion 223
carotid artery in-stent restenosis 223
carotid artery intravascular ultrasound 62
carotid artery malformation 222
carotid artery occlusion and stenosis, caused no cerebral infarction 127
carotid artery occlusion or stenosis cerebral infarction 127
carotid artery plaque 147
carotid artery pseudoaneurysm 222
carotid artery rupture and hemorrhage 223
carotid artery stenosis 127
carotid artery stenting 234
carotid artery thrombosis 127
carotid atherosclerosis 69, 223
carotid body malignancy 349
carotid body paraganglioma 28
carotid body tumor 223
carotid body tumor resection 234
carotid bulb stenosis 223
carotid-cavernous fistula 7, 200
carotid-cavernous sinus fistula 127, 200
carotid dissection 127
carotid endarterectomy 145, 207
carotid fenestration 234
carotid intimal thickening 223
carotid intima-media thickening 223
carotid plaque formation 222
carotid sinus compression test 147
carotid sinus massage 341
carotid sinus reflex 338
carotid sinus syncope 75, 127
carotid sinus syndrome 127
carotid ultrasound 23
carpal bone defect 285
carpal bone fracture 285
carpal bone fracture except scaphoid 261
carpal boss syndrome 285
carpal coalition 285
carpal tunnel release 313
carpal tunnel syndrome 136, 286
carpal ulnar tunnel syndrome 286
carpectomy 313
carpenter syndrome 47
carrier of Amebiasis 1
cartilage fracture 282
cartilage graft 313, 332
cartilage injury of hip joint 276
cartilage reconstruction of interphalangeal joint 314
cartilage softening 282
cartilage tumor 10
cartilaginous degeneration 282
Carvajal-Huerta syndrome 409
CAS 234
CASA 472
caseous pneumonia 85
caseous rhinitis 26, 85

caseous tuberculosis  85
CASS  307
cast crown  66
Castleman disease  86, 150, 178
castor seed poisoning  452
castration-resistant prostate cancer  350
catalepsy  443
catamenial pneumothorax  91
cataract  1
cataract combined with anterior chamber angle stenosis  1
cataract-deafness-hypogonadism  159
cataract-intellectual deficit-hypogonadism  159
catarrhal stomatitis  47
catatonia  438
catatonic schizophrenia  438
catatonic stupor  438
cat bite  419
catecholamine  481
catecholamine cardiomyopathy  73
catecholaminergic polymorphic ventricular tachycardia  73
catfish sting  421
cathepsin G-ANCA  479
catheter-associated urinary tract infection  150
catheter colonization  82
catheter fabric kyphoplasty  301
catheterization  248, 408
catheterization by deep vein puncture  235
catheterization of soft tissue expander  332
catheterization of subclavian vein  235
catheterization via subclavian vein puncture  234
catheter-related bloodstream infection  82
catheter-related infection  91, 325
catheter-related venous thrombosis  82
cathode  149
cat scratch disease  419, 462
cat scratch encephalitis  130
Cattell 16 personality factors inventory  446
cattle scabies  421
cauda equina injury  130, 201, 277, 448
cauda equina malignancy  349
cauda equina nerve transection  358
cauda equina neurolysis  208, 310
cauda equina neurotomy  208
cauda equina prosthetics  208
cauda equina syndrome  130, 277, 448
cauliflower ear  325
causalgia  144, 432
caustic alkali burn  327
cauterization for external ear lesion  323
cauterization of choroid plexus  208
cauterization of external ear lesion  434
cauterization of lesion of cervix  379
cauterization of peripheral nerve  211, 315
cauterization of skin lesion  322, 434
cauterization of uterine lesion  383
cauterization of vulva lesion  434
cautery of lesion of endometrium  383
cautery of lesion of vulva  323, 382
cavernosography  254
cavernospongiosal shunt  254

cavernous angioma  4, 124, 267, 414
cavernous fistula  124
cavernous hemangioma  4, 124, 221, 267
cavernous hemangioma of lower extremity  226
cavernous hemangioma of retina  12
cavernous hemangioma of skull  201
cavernous lymphangioma  414
cavernous segment of internal carotid artery aneurysm  200
cavernous sinus abscess  124
cavernous sinus approach  36
cavernous sinus dural arteriovenous fistula  199
cavernous sinusitis  124
cavernous sinus meningioma  199
cavernous sinus syndrome  4, 124
cavernous sinus thrombophlebitis  124
cavernous sinus thrombosis  124
cavernous transformation of portal vein  109
caviar tongue  430
cavitary pulmonary tuberculosis  87, 461
cavopulmonary anastomosis  235
cavopulmonary shunt  335
cavum septum pellucidum  203
CB  146
CBC  473
CBDE  354
CBFβ gene rearrangement detection  467
CBFβ/MYH11 fusion gene detection  467
CC  343, 347, 354
CCD-IgE  477
CCND1 gene amplification detection  467
CCND1/IGH gene fusion detection  467
CCPD  155
C.coil antibody  477
Ccr  345
Cd  482
CDAC  460
CDD  354
CDH11/USP6 fusion gene detection  467
CDS  273
CEA  475
CEBPα gene mutation detection  467
cecal cystoplasty  250
cecal diverticulitis  109
cecal diverticulum  109
cecal fistula  109
cecal-sigmoid anastomosis  193, 358
cecal stasis syndrome  109
cecectomy  193
cecopexy  193
cecum abdominal fistula  109
cecum injury  109, 185
cecum polyp  109
cecum ulcer  109
celiac artery angiography  232
celiac artery compression syndrome  105
celiac artery injury  220
celiac artery occlusion  220
celiac artery stenosis  220
celiac artery thrombosis  220
celiac disease  110
celiac ganglion block anesthesia and analgesia  340

celiac sprue  108
celiac trunk angiography  238
celiac trunk artery aneurysm  221
celiac trunk artery aneurysm rupture  221
celiac trunk artery compression syndrome  221
celiac trunk artery dissecting aneurysm  221
celiac trunk artery dissection  221
celiac trunk artery embolization  221
celiac trunk artery occlusion  220
celiac trunk artery pseudoaneurysm  221
celiac trunk artery stenosis  221
celiac trunk artery thrombosis  221
cell adhesion molecule  480
cell cycle  366
cell cycle phase  366
cell survival curve  366
cell survival curve parameter  366
cell therapy  182
cellular angiofibroma  288, 427
cellular cast  474
cellular ependymoma  203
cellular injury score  99
cellulitis  184, 262, 398, 413
cellulitis of abdominal wall  184
cellulitis of chest wall  186
cellulitis of floor of mouth  48
cellulitis of gluteal region  186
cellulitis of hand  186
cellulitis of larynx  27
cellulitis of leg  186
cellulitis of scalp  186
cellulitis of the trunk  185
cellulitis of upper arm  186
cellulitis of vulva  373
cellulitis of wrist  186, 427
cellulocutaneous plague  459
cemental hypoplasia  57
cemental tear  57
cement burn  329
cement fixation  305
cementifying fibroma  32
cementoblastoma  43
cementoma  57
cement pneumoconiosis  455
cement-retained abutment  66
cement retention  66
cementum bone dysplasia  57
cementum caries  57
centesis of vulva abscess  382, 434
centipede bite  427
central alveolar hypoventilation syndrome  91, 143
central areolar choroidal atrophy  18
central atrial septal defect  229
central band reconstruction of extensor tendon (Carroll method)  313
central band reconstruction of extensor tendon (Fowler method)  313
central band reconstruction of extensor tendon (Matev method)  313
central band suture of extensor tendon  313
central bronchogenic carcinoma  91
central carcinoma of jaw  45, 59
central cervical spinal cord injury syndrome

（incomplete spinal cord injury） 273
central column stopped（seal hand） 295
central coordination disturbance 143
central core disease 143, 407
central corneal ulcer 18
central cyanosis 80, 93
central demyelination of corpus callosum 132
central diabetes insipidus 171, 407
central dislocation 295
central disorder of hypersomnolence 145
central-effect and adrenergic-neuron blocker poisoning 456
central exudative chorioretinopathy 18
central facial and lingual paralysis 59
central facial paralysis 33
central fatigue 91
central fovea choroidal dystrophy 18
central giant cell granuloma 59
central giant cell lesion of jaw 45
central herniation of intervertebral disc 295
central hypoventilation syndrome 91
central laryngeal paralysis 33
central lobe emphysema 91
central lymph node dissection 196
central motor conduction time 149
central mu rhythm 149
central nervous system aspergillosis 143
central nervous system complication 143
central nervous system demyelination 143
central nervous system ganglioneuroblastoma 205
central nervous system glioma 171
central nervous system infection 143
central nervous system inflammatory demye-lination 143
central nervous system leukemia 143, 181
central nervous system lymphoma 143
central nervous system malignancy 352
central nervous system mucormycosis 143
central nervous system neuroblastoma 205
central nervous system primitive neuroectodermal tumor 205
central nervous system prion disease 143
central neurocytoma 205
central neuropathic pain 143, 205
central neuropathic pain attributed to multiple sclerosis（MS） 140
central obesity 171
central occlusion 68
central osteomyelitis 59
central pain 205
central pancreatectomy, CP 196
central polydactyly 295
central pontine myelinolysis 131
central post-stroke pain 144
central precocious puberty 171
central resistance 100
central respiratory failure 143
central retinal artery occlusion 12
central retinal vein occlusion 12
central sensitivity syndrome 205
central sensitization 339
central serous chorioretinopathy 18
central sleep apnea syndrome 59, 91, 143

central spinal canal stenosis 295
central spinal cord lesion 295
central spinal cord syndrome 270
central spontaneous nystagmus 33
central type of transtentorial herniation 205
central veins cannulation 343
central venipuncture 237
central venous catheter infection 229
central venous catheterization 237
central venous catheter related bacteriemia 155
central venous pressure 100, 346
central venous pressure monitoring 81
central vestibular vertigo 34
centric freed area 68
centric lock 68
centric occlusion 68
centric occlusion balance 68
centric relation 68
centric relation arc 68
centric relation occlusion 68
centric relation position 68
centric stop 68
centrilobular hemorrhagic necrosis of liver 106
centrofacial lentiginosis 421
centronuclear myopathy 143
centrotemporal delta activity 149
CEP8 gene amplification detection 467
CEP12 gene amplification detection 467
cephalic vein arterialization 155
cephalic vein-radial artery end-to-side anastomosis 235
cephalic vein stenosis 226
cephalic vein thrombosis 226
cephalohematoma 408
cephalometric roentgenogram 67
cephalometric tracing 68
cephalopelvic disproportion 393
cephalophyma 132
cephalosporin poisoning 455
CEPY/CEPX gender detection 467
ceramic-on-ceramic hip replacement 313
ceramic restoration 65
ceramic workers'pneumoconiosis 455
cercarial dermatitis 464
cerclage of sclera 20
cerebellar abscess 137
cerebellar aneurysm 137, 204
cerebellar artery occlusion 137
cerebellar artery occlusion and stenosis, caused no cerebral infarction 137
cerebellar artery stenosis 137
cerebellar astrocytoma 204
cerebellar ataxia 137, 450
cerebellar ataxia-hypogonadism 168
cerebellar degeneration 137
cerebellar dysplasia 137
cerebellar gait 137
cerebellar hemorrhage 137, 204
cerebellar infarction 137
cerebellar liponeurocytoma 204
cerebellar malignancy 351
cerebellar medulloblastoma 204
cerebellar meningioma 204

cerebellar mutism syndrome 204
cerebellar space-occupying lesion 204
cerebellar tonsillar hernia 204
cerebellar tonsillar herniation 137
cerebellar tremor 137
cerebellar tumor resection 360
cerebellar vermis lesion 137
cerebellar vermis malignancy 351
cerebellar vermis space-occupying lesion 204
cerebellopontine angle arachnoid cyst 133
cerebellopontine angle epidermoid cyst 202
cerebellopontine angle hemangioblastoma 202
cerebellopontine angle lipoma 202
cerebellopontine angle meningioma 202
cerebellopontine angle schwannoma 202
cerebellopontine angle space-occupying lesion 202
cerebellum cacoepy and hypoplasia 137
cerebral amyloid angiopathy 131
cerebral amyloid angiopathy related inflammation 131
cerebral aneurysm 201
cerebral aneurysm rupture 201
cerebral angiography 148
cerebral anoxia 131
cerebral arachnoid dissection with craniotomy 207
cerebral arachnoiditis 202
cerebral arterial insufficiency 131
cerebral arterial occlusive cerebral infarction 131
cerebral arterial spasm 131
cerebral arteriography 208
cerebral arteriovenous fistula 201
cerebral arteriovenous malformation rupture 201
cerebral arteriovenous malformation without ruptured hemorrhage 131
cerebral arteritis 131
cerebral artery dissection 131, 201
cerebral artery dissection associated with bleeding 131
cerebral artery dissection which is not associated with bleeding 131
cerebral artery dissection without causing infarction 131
cerebral artery malformation rupture hemorrhage 131
cerebral artery occlusion 121
cerebral artery occlusion or stenosis, caused no cerebral infarction 131
cerebral artery stenosis 121
cerebral artery thrombosis hemiplegia 121
cerebral atherosclerosis 131
cerebral autosomal dominant arteriopathy with subcortical infarct and leukoencephalopathy 120
cerebral autosomal recessive arteriopathy with subcortical infarct and leukoencephalopathy 120
cerebral blood supply insufficient 132
cerebral calcification 131
cerebral cavernoma 131

cerebral cavernous hemangioma rupture hemorr- hage 131
cerebral chromomycosis 421, 458
cerebral contusion and laceration 201
cerebral convexity meningioma 198
cerebral cortical adhesiolysis 353
cerebral cryptococcosis 458
cerebral cysticercosis 462
cerebral cyst-subarachnoid shunt 208
cerebral developmental malformation 131
cerebral developmental retardation 131
cerebral echinococcosis 131, 462
cerebral echinococcosis multilocularis 462
cerebral edema 202, 328
cerebral electrical activity 147
cerebral embolism 132
cerebral embolism hemiplegia 132
cerebral evoked potential 148
cerebral fluid fistular after lumbar puncture 138
cerebral granuloma 131
cerebral hemicorticectomy 205
cerebral hemispherectomy 205, 353
cerebral hemorrhage 130, 328
cerebral hemorrhage hematoma expansion 130
cerebral hernia after lumbar puncture 138
cerebral hyperperfusion syndrome 131
cerebral infarction 131, 202
cerebral infarction caused by after the stenosis of posterior cerebral artery 121
cerebral infarction caused by precerebral arterial occlusion 133
cerebral infarction caused by precerebral artery stenosis 133
cerebral infarction due to precerebral artery embolism 139
cerebral infarction of cerebral artery stenosis 131
cerebral infarction sequela 131
cerebral lobectomy 209
cerebral malaria 132, 462
cerebral multi-infarct dementia 122
cerebral nocardiosis 462
cerebral palsy 202, 449
cerebral palsy (tremor type) 450
cerebral parafalx meningioma 198
cerebral parafalx space-occupying lesion 198
cerebral paragonimiasis 130, 462
cerebral parasitosis 202
cerebral perfusion imaging 147
cerebral plasty 278
cerebral resuscitation 341
cerebral salt wasting syndrome 131, 165
cerebral schistosomiasis 462
cerebral small vessel disease 132
cerebral sparganosis 132, 462
cerebral state index, CSI 345
cerebral syphiloma 202
cerebral thrombosis 132
cerebral Toxoplasma gondii infection 131
cerebral toxoplasmosis 131, 462
cerebral trauma-related cognitive disorder 443

cerebral trauma-related mental disorder 443
cerebral trematodiasis 462
cerebral trichinosis 132
cerebral tuberculoma 202
cerebral type disequilibrium syndrome 153
cerebral-type of toxic bacillary dysentery 116
cerebral vascular malformation 132
cerebral vascular rupture 132
cerebral vasculitis 132
cerebral vasospasm after cerebral angiogram 132
cerebral venous malformation 131
cerebral venous malformation rupture 202
cerebral venous malformation rupture hemorrhage 131
cerebral venous sinus stenosis 131
cerebral venous thrombosis 131
cerebral venous thrombosis in pregnancy 391
cerebralventriculitis 121
cerebral ventriculitis 132
cerebral watershed infarction 123, 131
cerebral white matter malignant tumor 350
cerebral white matter secondary malignant tumor 350
cerebrocardiac syndrome 132
cerebroretinal angiomatosis 131
cerebrospinal fluid 147
cerebrospinal fluid β2 microglobulin 147
cerebrospinal fluid acid-fast bacilli stain 148
cerebrospinal fluid analysis 148
cerebrospinal fluid chloride 148
cerebrospinal fluid C-reactive protein 147
cerebrospinal fluid (CSF) cytology examination 473
cerebrospinal fluid (CSF) differential leukocyte count 473
cerebrospinal fluid (CSF) fistula headache 141
cerebrospinal fluid (CSF) physical examination 473
cerebrospinal fluid (CSF) protein qualitative test 473
cerebrospinal fluid (CSF) red blood cell count 473
cerebrospinal fluid (CSF) white blood cell count 473
cerebrospinal fluid cytology 148
cerebrospinal fluid glucose 148
cerebrospinal fluid Gram staining 148
cerebrospinal fluid leakage 278
cerebrospinal fluid leak of base of skull 49
cerebrospinal fluid leukocytosis 147
cerebrospinal fluid manometry 148
cerebrospinal fluid metagenomics next-generation sequencing 131
cerebrospinal fluid next-generation sequencing 131
cerebrospinal fluid orbitorrhea 202
cerebrospinal fluid otorrhea 29, 202
cerebrospinal fluid plasma cell 148
cerebrospinal fluid protein 147
cerebrospinal fluid protein electrophoresis

148
cerebrospinal fluid replacement 208
cerebrospinal fluid rhinorrhea 202
cerebrospinal fluid triple tube test 148
cerebrospinal fluid xanthochromia 148
cerebrospinal meningitis 278, 400
cerebrospinal oto-rhinorrhea 29
cerebrospinal otorrhea 29, 202
cerebrospinal rhinorrhea 29
cerebrotendinous xanthomatosis 421
cerebrotomy 208
cerebrovascular disease 132
cerebrovascular disease hemiplegia 132
cerebrovascular fibromuscular dysplasia 224
cerebrovascular inflammatory bleeding in brain 132
cerebrovascular stenosis 132
cerneal dystrophy 6
ceruloplasmin 482
ceruloplasmin decreased 173
cerumen gland tumor 412
ceruminal gland neoplasm 412
ceruminal impaction 398
cervical abscess 274, 417
cervical acquired distortion 273
cervical adenocarcinoma in situ 376
cervical adhesion following ectopic pregnancy 373
cervical anterior longitudinal ligament sprain 273
cervical arthritis 274
cervical artifical disc replacement 312
cervical benign tumor 28, 47, 274
cervical calcification 375
cervical cancer screening 375
cervical cardiac syndrome 75
cervical caries 57
cervical cellulitis 28, 417
cervical cerclage 395
cervical Cold-Knife conization 383
cervical corpectomy 309
cervical cystic hydroma 28
cervical cytological examination 384
cervical degenerative facet arthritis 274
cervical degenerative spondylolisthesis 274
cervical denervation 383
cervical dilatation 383
cervical disc cyst 274
cervical disc degeneration 274
cervical discectomy and bone graft fusion 309
cervical discectomy with hemilaminectomy 309
cervical discectomy with total laminectomy 309
cervical discography 317
cervical disc syndrome 274
cervical dislocation $C_2/C_3$ 274
cervical dislocation $C_3/C_4$ 274
cervical dislocation $C_4/C_5$ 274
cervical dislocation $C_5/C_6$ 274
cervical dislocation $C_6/C_7$ 274
cervical dystocia 394
cervical edema 375

cervical edema during delivery　386
cervical enthesis　274
cervical epidural anesthesia and analgesia　341
cervical esophagostomy　37, 214, 357
cervical exploration　37, 62
cervical facet dislocation/fracture　274
cervical fibroma　376
cervical fibromatosis　417
cervical fracture complete dislocation with shortening　274
cervical furuncle　417
cervical hemangioma　47
cervical hemivertebra deformity　273
cervical hypertrophy　375
cervical injection　394
cervical instability　299
cervical insufficiency　375
cervical intervertebral disc disease with myelopathy　200
cervical intervertebral disc disease with radiculopathy　200
cervical intervertebral disc herniation　274
cervical intervertebral disc nucleus pulposus resection　309
cervical intervertebral foramen stenosis　274
cervical intraepithelial glandular neoplasia（high-grade, grade Ⅱ and Ⅲ）　348
cervical intraepithelial neoplasia, grade 1, CIN1　375
cervical intraepithelial neoplasia, grade 2, CIN2　375
cervical intraepithelial neoplasia, grade 3, CIN3　375
cervical keloid　327
cervical lamina clamp fixation　309
cervical laminar fracture　274
cervical laminectomy　309
cervical lateral mass screw fixation　309
cervical lesion resection　358
cervical ligament injury　274
cervical lumbar syndrome　273
cervical lymphangioma　47
cervical lymphatic multiple space infection　62
cervical lymph node biopsy　67
cervical lymph node metastasis　47
cervical lymph node metastasis recurrence　47
cervical lymph node metastasis with unknown primary site　352
cervical lymph node ultrasonic inspection　41
cervical magnetic resonance imaging　317
cervical malignancy　348
cervical malignant melanoma　375
cervical mass　34
cervical mass ultrasonic inspection　41
cervical mediastinoscopy　37
cervical metastasis　47
cervical mucous polyp　375
cervical muscle suspension　321
cervical myelopathy　273
cervical myoma　375
cervical neoplasm　376
cervical nerve benign tumor　273

cervical nerve injury　47
cervical nerve lesion resection　37, 62, 309
cervical nerve root compression　273
cervical nerve root compression syndrome　273
cervical nerve root decompression　309
cervical nerve root pain　273
cervical neurilemmoma　28
cervical open injury　273
cervical open injury with cervical dislocation　273
cervical open injury with cervical fracture　273
cervical-ophthalmic-acoustic nerve syndrome　7
cervical ossification of anterior longitudinal ligament　273
cervical ossification of posterior longitudinal ligament　273
cervical osteoarthritis　274
cervical osteochondrosis　274
cervical osteomyelitis　274
cervical paravertebral nerve block　309
cervical part artificial disc implantation　309
cervical pedicle screw internal fixation　309
cervical plexus block anesthesia and analgesia　341
cervical polyp　376
cervical posterior rhizotomy　207, 309
cervical pregnancy　369
cervical radiculitis　128, 273
cervical rib resection　214
cervical rib syndrome　127
cervical scar contracture　327
cervical scar resection　332
cervical separation test　299
cervical sinus　375
cervical skin suspension through endoscope　322
cervical spinal anterior cord syndrome　273, 448
cervical spinal canal stenosis　274
cervical spinal canal tumor　349
cervical spinal central cord syndrome　448
cervical spinal cord　273
cervical spinal cord compression　273
cervical spinal cord concussion　273, 448
cervical spinal cord edema　448
cervical spinal cord injury　273, 448
cervical spinal cord injury $C_1$　273, 448
cervical spinal cord injury $C_2$　273, 448
cervical spinal cord injury $C_3$　273, 448
cervical spinal cord injury $C_4$　273, 448
cervical spinal cord injury $C_5$　273, 448
cervical spinal cord injury $C_6$　273, 448
cervical spinal cord injury, $C_7$　448
cervical spinal cord injury without fracture or dislocation　286
cervical spinal cord lesion　200
cervical spinal fusion　309
cervical spinal nerve root injury　273, 448
cervical spinal posterior cord syndrome　273, 448
cervical spinal spondylolisthesis　274
cervical spine bone graft with artificial bone　309

cervical spine fracture　274
cervical spine fracture $C_3$　274
cervical spine fracture $C_4$　274
cervical spine fracture $C_5$　274
cervical spine fracture $C_6$　274
cervical spine fracture $C_7$　274
cervical spine fracture combined with paraplegia　274
cervical spine fracture with spinal cord injury　274
cervical spine instability　274
cervical spine kyphotic deformity　274
cervical spine tumor resection　358
cervical spinous process fracture　274
cervical spondylolysis　274
cervical spondylolysis fracture　274
cervical spondyloschisis　274
cervical spondylosis　273
cervical spondylotic amyotrophy　274
cervical spondylotic myelopathy　270, 448
cervical spondylotic radiculopathy　283, 449
cervical squamous cell carcinoma　375
cervical squamous intraepithelial neoplasia（high-grade, grade Ⅱ and Ⅲ）　348
cervical squamous intraepithelial neoplasia（low-grade）　348
cervical squamous metaplasia　377
cervical stenosis　376
cervical subcutaneous emphysema　28
cervical sympathectomy　207
cervical sympathetic nerve injury　448
cervical syringomyelia　273
cervical thoracic adhesion　327
cervical, thoracic and lumbar sympathetic ganglia block anesthesia and analgesia　341
cervical total artificial disc implantation　309
cervical tracheal cartilage fracture　28, 47
cervical traction　451
cervical transverse process fracture　274
cervical tuberculosis　274, 375
cervical undifferentiated carcinoma　376
cervical vertebra bone graft　309
cervical vertebrae synostosis　274
cervical vertebra kissing spine　274
cervical vertebral arch fracture　274
cervical vertebral burst fracture　274
cervical vertebral compression fracture　274
cervical vertebra tumor　349
cervical vertigo　28
cervicectomy with synchronous colporrhaphy　383
cervicitis　376
cervicitis in pregnancy　391
cervicodorsal syndrome　273
cervicofacial actinomycosis　417, 461
cervicogenic headache　128
Cervico-humeral flap　332
cervico-oculo-acoustic triad　28
cervicobrachial syndrome　127
cervicoplasty　383
cervicothoracic disc herniation　273
cervicothoracic disc prolapse　273
cervicothoracic spinal cord injury　273
cervicothoracic subluxation $C_7/T_1$　273
cervicothoracic vertebrectomy　309

cervicovaginal fistula 376
cervicovesical fistula 318, 375
cervix adhesion following abortion 370
cervix laceration following abortion 370
cervix neuroendocrine carcinoma 375
cervix prolapse 375
cervix suspension 383
CESA 340
cesarean hysterectomy 395
cesarean scar diverticulum 371
cesarean scar pregnancy 371
cesarean section 395
cesarean section with incision other than transverse on uterine body 395
cesarean section with transverse incision on uterine body 395
cesarean subtotal hysterectomy 395
CFT 182, 473, 476
CG 479
CG-ANCA 479
C group hyperlipidemia 172
Chaddock sign 258
Chagas' disease 463
chagoma 462
chalazion 5
chalcosis of lens 7
Chance fracture 256
Chance fracture of lumbar spine 292
Chance fracture of thoracic spine 291
chancre 245
chancre of lip 458
chancre of penis 465
chancriform pyoderma 427
chancroid 243, 424, 464
change of peritoneal dialysis transfer/extension set 155
chaotic atrial rhythm 76
chaotic atrial tachycardia 76
chaotic sleep-wake rhythm 144
Charcot arthropathy of elbow 296
Charcot arthropathy of type 2 diabetes mellitus (neuropathic arthropathy) 256
Charcot joint 133, 464
Charcot-Leyden crystal 474
Charcot-Marie-Toothdisease 139
Charcot's arthropathy of ankle 268
Charcot's arthropathy of knee 287
Charcot's foot 288
Charcot's joint 288
Charles operation 353
Charles procedure 36, 187, 247
CHCT 344
checkpoint inhibitor pneumonitis 87
cheek biting 58
cheek internal open injury 28
cheek numbness and swelling 34
cheek rhytidectomy 321
cheese-washer's lung 89
cheilectropion 325
cheilitis 411, 458
cheilitis glandularis 56, 428
cheilitis of benign lymphadenosis 49
cheilorrhaphy 60
chelating agent poisoning 452
chemical acute periodontal disease 46

chemical allergic contact dermatitis 415
chemical bum 415
chemical burn 326
chemical burn and frostbite 328
chemical burn caused by potassium hydroxide 454
chemical burn caused by sodium hydroxide 454
chemical burn caused by sulfuric acid 327
chemical burn involving larynx, trachea and lung 327
chemical burn of ankle and foot 326
chemical burn of conjunctiva 327
chemical burn of cornea 6
chemical burn of cornea and conjunctiva 327
chemical burn of ear 326
chemical burn of esophagus 30, 329
chemical burn of eyelid 15
chemical burn of face 326
chemical burn of fourth degree of ankle and foot with necrosis of foot or toes 326
chemical burn of fourth degree of hip and lower limb with necrosis of limb 327
chemical burn of fourth degree of shoulder and upper limb with necrosis of limb 327
chemical burn of head, face and neck 329
chemical burn of hip and lower limb (except ankle and foot) 327
chemical burn of internal genitourinary organ 327
chemical burn of internal organ 328
chemical burn of larynx and trachea 326
chemical burn of mouth and pharynx 327
chemical burn of multiple regions 326
chemical burn of perineum 327
chemical burn of respiratory tract 326
chemical burn of shoulder and upper limb (except wrist and hand) 327
chemical burn of trunk 328
chemical burn of wrist and hand 329
chemical burns caused by acidic substances 455
chemical cystitis 240, 399
chemical esophagitis 107
chemical eye burn 453
chemical injury by caustic alkali 454
chemical injury caused by corrosive substance 453
chemical injury caused by nitrous acid 455
chemical injury caused by sulfuric acid 454
chemical injury conjunctival sac irrigation 20
chemical meningitis 125, 399
chemical modifier 365
chemical orchiectomy 249
chemical peeling 433
chemical pleural serositis 85
chemical pleurodesis 214
chemical pneumonia 326
Chemical pneumonitis 85
chemical polyneuropathy 125
chemical pulmonary edema 85
chemical shift 147
chemical skin burn 453

chemical treatment of lung cancer 94
chemical weapon injury of maxillofacial region 46
chemokine 479
chemokine CX3C ligand 1 479
chemokine CXC ligand 13 479
chemolysis of intervertebral disc 343
chemoradiotherapy 365
chemothalamectomy 209, 359
chemotherapy 356
chemotherapy for glioma 200
chemotherapy-induced leukopenia 177
chemotherapy-induced myelosuppression 177
chemotherapy-induced oral mucositis 46
chemotherapy-induced thrombocytopenia 177
chemotherapy of advanced and recurrent tumor 360
chemotherapy pump placement 214
chemotherapy-related thrombotic microangiopathy kidney injury 151
chemotherapy-related tubulointerstitial injury 151
cherry-red spot 19
cherubism 46, 47
chest and back pain 338
chest burn 90
chest computed tomographic angiography 81
chest computed tomography 81, 99
chest CT scan + enhancement 217
chest distress 80, 213
chest drainage 95
chest esophageal injury 114, 229
chest infection 90
chest-intestinal fistula resection 215
chest localized sunken 213
chest localized swell 213
chest magnetic resonance imaging 100
chest pain 80, 93, 213
chest peripheral nerve injury 138, 290
chest radiography 81
chest scar 329
chest stab wound 212
chest tightness variant asthma 90
chest tube or small-bore catheter drainage 95
chest ultrasound 100
chest wall compliance 100
chest wall defect 320
chest wall defect myocutaneous flap transplantation 215
chest wall defect repair (artificial material) 215
chest wall defect repair (self material) 215
chest wall elastance 100
chest wall foreign body extraction 215
chest wall improvement plasty 215
chest wall inertial resistance 100
chest wall malignancy 90
chest wall varicose vein 228
chest wall viscous resistance 100
chest X-ray 71, 81, 99, 408, 451
Chiari operation 300

Chiari osteotomy 305, 310

chiclero ulcer 458

Chido-Rodgers blood group genotyping by polymerase chain reaction-sequence specific primer(PCR-SSP) 468

chikungunya fever 463

chilblain 326, 412, 452

child custody 451

childhood absence epilepsy 123

childhood asthma 83

childhood brain atrophy 123

childhood cerebral adrenoleukodystrophy 161

childhood disintegrative disorder 440, 449

childhood iodine deficiency goiter 170

childhood myelodysplastic syndrome 176

childhood obesity 161

childhood periodic syndrome 123

childhood simple obesity 161

childhood trauma interview 445

CHILD mole 409

Child-Pugh score 343

children optic neuritis 3

children's loneliness scale 445

CHILD syndrome 428

chin advancement 62

chin malformation 47

chin presentation 387

chin protrusion 48

chin retrusion 47

chin secondary malignant neoplasm 28, 47

chlamydia antigen 480

chlamydia culture 484

chlamydia culture and identification 484

chlamydia identification 484

chlamydia infection 406

chlamydia infection kidney injury 154

chlamydial cervicitis 373, 429, 465

chlamydial conjunctivitis 17, 406, 465

chlamydial cystitis 429, 465

chlamydial endometritis 373

chlamydial epididymitis 429, 465

chlamydial infection of anus 459

chlamydial orchitis 429, 465

chlamydial pelvic inflammatory disease 429

chlamydial pharyngitis 429

chlamydial proctitis 114, 429

chlamydial salpingitis 373, 429

chlamydial urethritis 245, 465

chlamydial vaginitis 429, 465

chlamydial vulvovaginitis 465

chlamydia pelvic peritoneum infection 465

Chlamydia pneumoniae antibody 476

Chlamydia pneumoniae antibody IgG 476

Chlamydia pneumoniae antibody IgM 476

chlamydia pneumoniae pneumonia 84, 398, 459

chlamydia pneumonia nucleic acid, CPN 470

Chlamydia psittaci antibody 480

Chlamydia psittaci antibody IgG 480

Chlamydia psittaci antibody IgM 481

chlamydia psittaci(CP)nucleic acid 471

Chlamydia trachomatis antibody 480

Chlamydia trachomatis antibody IgG 480

Chlamydia trachomatis antibody IgM 480

Chlamydia trachomatis antigen 480

chlamydia trachomatis(CT)nucleic acid 470

chlamydia urinary tract infection 154

chlamydiosis 465

chloasma 415

chloasma of eyelid 15

chloracne 419, 454

chloramphenicol poisoning 454

chlordiazepoxide poisoning 454

chlordimeform poisoning 455

chlorine 482

chlorine gas toxic effect 69

chlorine poisoning 454

chlormezanone poisoning 69, 454

chloroacetic acid poisoning 454

chlorofluorocarbons poisoning 453

chloroform poisoning 454

chloroform toxic effect 69

chloroma 178

chloromethane poisoning 454

chloroprene poisoning 454

chloropropene poisoning 454

chlorosulfonic acid poisoning 454

chlorpromazine cataract 9

chlorpromazine poisoning 454

chlortetracycline fluorescence assay 334

CHMCF 392

choanal polyp 27

choking cough when drinking water 213

cholangiectasis 103

cholangiocarcinoma liver metastasis 347

cholangiocellular carcinoma 347

cholangiodrainage 354

cholangioduodenostomy 354

cholangiogastrostomy 354

cholangiojejunostomy 356

cholangiolitic hepatitis 104

cholangioplasty 188

cholangiotomy with removal of foreign body 354

cholangitic hepatapostema 103

cholangitis 103

cholangitis after liver transplantation 185

cholecystalgia 103

cholecystectomy 188, 354

cholecystic tuberculosis 104

cholecystitis 104

cholecystoduodenal fistula 104

cholecystoduodenostomy 188, 354

cholecystoenteric fistula 103

cholecystogastric fistula 104

cholecystogastrostomy 354

cholecystojejunostomy 188, 354

cholecystokinin 481

cholecystostomy 188

choledochal cyst 104

choledochectasia 104

choledochitis 104

choledoch obstruction 104

choledochocholedochostomy 354

choledochoduodenal fistula 104

choledochoduodenostomy 188, 354

choledochogastrojejunostomy 354

choledochogastrostomy 354

choledochojejunostomy 188, 354

choledochojejunostomy Roux-en-Y 354

choledocholithiasis 104

choledocholithiasis with acute cholangitis 104

choledocholithiasis with acute cholecystitis 104

choledocholithiasis with acute suppurative cholangitis 104

choledocholithiasis with chronic cholecystitis 104

choledocholithotomy 188

choledochoscopic biliary biopsy 196

choledochoscopic biliary dilatation 357

choledochoscopic cholecystic biopsy 197

choledochoscopic lithoclasty and cholelithotomy 188

choledochoscopy through endoscopic channel 117

choledochotomy and drainage 188, 354

cholelithiasis 104

cholera 107, 460

cholera due to Vibrio cholerae, El Tor biotype 101

cholera due to Vibrio cholerae of classic biotype 106

cholera explosive type 107

cholera face 466

cholera mild type 107

cholera moderate type 107

cholera severe type 107

cholestasis 104, 116

cholestasis hepatitis 104

cholestasis viral hepatitis A 101

cholestasis viral hepatitis B 115

cholestasis viral hepatitis B and D concurrent-infection 102

cholestasis viral hepatitis E 115

cholestatic cholangitis 115, 407

cholestatic hepatitis 465

cholestatic liver disease 115

cholesteatoma of external auditory canal 31

cholesteatoma of middle ear 26

cholesterin granuloma 26

cholesterol crystal 471

cholesterol crystal embolism kidney disease 150

cholesterol ester transfer protein 481

cholesterol in lipoprotein 483

cholesterolosis of gallbladder 103

cholesterol pleurisy 82

cholesterol pneumonia 82

cholesterol syndrome 160

cholesteryl ester transfer protein deficiency 160

choline MRS 146

cholinergic agent poisoning 454

cholinergic crisis 122

cholinergic nerve hyperfunction 122

cholinergic urticaria 412

cholinesterase 481

cholylglycine 481

chondrectomy of intervertebral cartilage 316

chondrectomy of spine 307

chondriosome diabetes 168
chondroblastoma 282
chondrocalcinosis 282
chondrocyte transplantation 313
chondrodermatitis nodularis helicis 26
chondro dysplasia-disorder of sex development 166
chondrodysplasia punctata 260
chondrodystrophic myotonia 133
chondroectodermal dysplasia 401, 424
chondroid lipoma 282, 424
chondrolipoma 424
chondrolysis 282
chondroma 203
chondromalacia patellae 257
chondroma of laryngeal cartilage 27
chondromesenchymal hamartoma 282
chondromyxoid fibroma 282
chondrosarcoma 10, 203, 282
chondrosarcoma grade I 256
chondrosarcoma of maxilla 52
chondrosarcoma of nasal sinus 24
Chopart amputation 300
chordee of penis 246
chordoid glioma 200
chordoid glioma of third ventricle 199
chordoid meningioma 200
chordoma 28, 200, 270
chorea 136
chorea dimidiata 132
chorea gravidarum 133
choreic involuntary movement 145
chorioamnionitis 392
choriocarcinoma 203, 372
choriocarcinoma of testis 240
chorion haemangioma 372
chorionic hematoma 392
chorionic villi sampling (transabdominal) 395
chorionic villi sampling (transvaginal) 395
chorioretinal degeneration 9
chorioretinal scar 9
chorioretinitis 9
chorioretinopathy due to high myopia (lacquer crack) 17
chorioretinopathy due to high myopia (macular hemorrhage) 17
chorioretinopathy due to high myopia (secondary choroidal neovascularization) 17
choroidal angioma 9
choroidal atrophy 9
choroidal avulsion 9
choroidal benign tumor 9
choroidal capillary atrophy 9
choroidal degeneration 9
choroidal disease 9
choroidal edema 9
choroidal fissure cyst 9
choroidal hemorrhage and rupture 9
choroidal incarceration 9
choroidal ischemia 9
choroidal leiomyoma 9
choroidal lymphoma 9
choroidal melanoma 9
choroidal neovascularization 9

choroidal occupying lesion 9
choroidal osteoma 9
choroidal rupture 9
choroidal sclerosis 9
choroidal tuberculoma 9
choroidal tuberculosis 9
choroideremia 14
choroideremia-hypopituitarism 168
choroiditis 9
choroid plexus carcinoma 201
choroid plexus cyst 130
choroid plexus hemorrhage 201
choroid plexus malignancy 349
choroid plexus papilloma 201
choroid plexus tumor 201
CHr 474
chromatopsia 19
chromhidrosis 425
chromic acid burn 326
chromium 482
chromium and its compound poisoning 453
chromium deficiency 172
chromium-induced perforation of nasal septum 453
chromobacteriosis 425
chromoblastomycosis 432
chromogenic culture and rapid identification of pathogen 483
chromomycosis 432, 466
chromophobe adenoma 168
chromosomal aneuploidy (DNA) detection 470
chromosomal disease 401
chromosome 18 long arm deletion syndrome 409
chromosome 22q11 deletion syndrome 42
chromosome abnormality 449
chromosome and gene detection of urine exfoliated cells 470
chromosome banding 182
chromosome karyotyping 182
chronic abnormal uterine bleeding 371
chronic acromioclavicular joint dislocation 258
chronic actinic dermatitis 419
chronic active EB infection of T and NK cell type, systemic form 175
chronic active Epstein-Bar virus infection 462
chronic active hepatitis 109
chronic active hepatitis B 462
chronic adenoiditis 28
chronic adhesive exudative pericarditis 76
chronic adrenocortical hypofunction 419
chronic airway inflammation 93
chronic alcohol brain syndrome 439
chronic alcoholic encephalopathy 130
chronic alcoholic hepatic failure 109
chronic alcoholic neurological damage 130
chronic alcoholic neuromyopathy 130
chronic alcoholic neuropathy, chronic alcoholic peripheral neuropathy 130
chronic allergic rhinitis 28
chronic anal fissure 109
chronic anal proctitis 109

chronic angle-closure glaucoma 9
chronic antral gastritis 109
chronic aortic dissection 224
chronic aplastic anemia 178
chronic appendicitis 109
chronic arteriosclerosis obliterans 223
chronic arteriosclerosis obliterans of lower extremity 224
chronic arthritis in children 261
chronic asthmatic bronchitis 87
chronic atrophic gastritis 109
chronic atrophic laryngitis 28
chronic atrophic pharyngitis 28
chronic bacillary dysentery 109, 462
chronic bacterial infection 278
chronic bacterial prostatitis 241
chronic bone and joint tuberculosis 258
chronic brain abscess 130
chronic brain dysfunction 144
chronic broad ligament abscess 371
chronic bronchitis 69, 87
chronic bucket-handle tear of meniscus of knee 258
chronic bullous disease of childhood 419
chronic canaliculitis 9
chronic cancer pain 349
chronic central neuropathic pain 130
chronic cerebellar stimulation 145
chronic cerebral infarction 121
chronic cervical lymphadenitis 28, 49
chronic cervicitis 371
chronic Chagas' disease 462
chronic Chagas's disease with encephalitis 130
chronic Chagas' disease with encephalitis 462
chronic Chagas's disease with meningitis 130
chronic Chagas' disease with meningitis 462
chronic Chagas' disease with myocarditis 462
chronic cheilitis 49
chronic cholangitis 109, 400
chronic cholecystitis 109
chronic cholestasis viral hepatitis C 101
chronic cholestasis viral hepatitis undetermined type 102
chronic cholestatic viral hepatitis B 109
chronic closed pulpitis 49
chronic cluster headache 130
chronic colitis 109
chronic colonic schistosomiasis 462
chronic complete flaccid paraplegia 448
chronic complete flaccid tetraplegia 448
chronic complete paraplegia 448
chronic complete spastic paraplegia 448
chronic complete spastic tetraplegia 448
chronic complete tetraplegia 448
chronic conjunctivitis 9
chronic consciousness disorder 201
chronic coronary insufficiency 76
chronic cough 87
chronic cutaneous blastomycosis 419
chronic cystic breast disease 185
chronic dacryoadenitis 9

chronic dacryocystitis 9
chronic deep phlebitis of lower extremity 226
chronic dialysis encephalopathy 130
chronic diarrhea 109
chronic dislocation of head of radius 258
chronic dislocation of patella 258
chronic dislocation of phalangeal joint 258
chronic dislocation of shoulder joint 258
chronic dislocation of ulnoradial joint 258
chronic disruption of anterior cruciate ligament of knee 258
chronic disruption of lateral collateral ligament of knee 258
chronic disruption of medial collateral ligament of knee 258
chronic disruption of posterior cruciate ligament of knee 258
chronic drug-induced pulmonary disease 87
chronic ectopic pregnancy 368
chronic elbow dislocation 258
chronic empyema 87
chronic endometritis 371
chronic enteritis 109
chronic eosinophilic leukemia, not otherwise specified 178
chronic eosinophilic pneumonia 87
chronic epididymitis 241
chronic esophagitis 109
chronic ethmoidal sinusitis 28
chronic extension of chronic bronchitis 87
chronic external otitis 49
chronic familial non-hemolytic jaundice 109
chronic fatigue syndrome 443
chronic fetal distress 387
chronic fibro-cavernous pulmonary tuberculosis 87, 462
chronic fibrous thyroiditis 165
chronic fibrous tonsillitis 28
chronic flaccid paralysis 277
chronic flaccid paraplegia 448
chronic flaccid tetraplegia 448
chronic folliculitis of legs 428
chronic fracture 258
chronic fracture of ankle 268
chronic fracture of calcaneus 263
chronic fracture of carpus 258
chronic fracture of elbow 258
chronic fracture of head of radius 258
chronic fracture of metacarpal bone 258
chronic fracture of neck of femur 258
chronic fracture of pelvis 266
chronic fracture of phalanx 258
chronic fracture of proximal humerus 258
chronic gastritis 109
chronic gastroenteritis 109
chronic gastrointestinal anastomositis 109
chronic gingivitis 49
chronic glomerulonephritis 152
chronic glomerulonephritis with rapidly progressive glomerulonephritis 400
chronic gonococcal balanoposthitis 419
chronic gouty arthritis 278
chronic graft versus host disease 419
chronic granulomatous disease 419

chronic gravis viral hepatitis B and D superinfection 102
chronic gravis viral hepatitis due to triple infection 101
chronic gravis viral hepatitis undetermined type 102
chronic Guillain Barré syndrome 449
chronic headache attributed to bacterial meningitis or meningoencephalitis 142
chronic headache attributed to intracranial fungal or other parasitic infection 141
chronic headache attributed to other systemic infection 141
chronic headache attributed to systemic bacterial infection 141
chronic headache attributed to systemic viral infection 141
chronic heart failure 76, 224, 400
chronic hematogenous disseminated pulmonary tuberculosis 87, 462
chronic hematogenous osteomyelitis in children 261
chronic hepatitis 109
chronic hepatitis B 462
chronic hepatitis C 462
chronic hyperplastic candidosis 49
chronic hyperplastic pulpitis 49
chronic hyperplastic tonsillitis 29
chronic hypersensitivity pneumonitis(HP) 87
chronic hypertension with superimposed preeclampsia 387
chronic hypertrophic laryngitis 28
chronic hypertrophic pharyngitis 28
chronic hypertrophic rhinitis 28, 87
chronic hyperuricemic nephropathy 152
chronic hypotension 76
chronic hypoxic encephalopathy 144
chronic icteric hepatitis C 462
chronic idiopathic myelofibrosis 178
chronic incomplete flaccid paraplegia 448
chronic incomplete flaccid tetraplegia 448
chronic incomplete spastic paraplegia 448
chronic incomplete spastic tetraplegia 448
chronic inflammation of lacrimal duct 8
chronic inflammatory demyelinating polyneuropathy 130
chronic inflammatory demyelinating polyradiculoneuropath 449
chronic inflammatory disease of orbital 16
chronic injury of anterior horn of lateral meniscus 258
chronic injury of anterior horn of medial meniscus 258
chronic injury of cartilage of knee joint 258
chronic injury of knee joint ligament 258
chronic injury of lateral capsular ligament 258
chronic injury of lateral collateral ligament of knee 258
chronic injury of lateral meniscus of knee 258
chronic injury of medial collateral ligament of knee 258
chronic injury of medial meniscus of knee 258

chronic injury of meniscus of knee 258
chronic injury of posterior cruciate ligament 258
chronic injury of posterior horn of lateral meniscus 258
chronic injury of posterior horn of medial meniscus 258
chronic insomnia 130
chronic interstitial hepatitis 109
chronic interstitial nephritis 152, 400
chronic intestinal amebiasis 109
chronic intestinal vascular insufficiency 109
chronic intracranial hypertension 144
chronic invasive fungal sinusitis 28
chronic invasive thyroiditis 165
chronic iridocyclitis 9
chronic ischaemia syndrome of intestine 102
chronic ischaemic colitis 109
chronic ischaemic enteritis 109
chronic ischaemic enterocolitis 109
chronic juvenile polyarthritis 278
chronic kidney disease 152
chronic kidney disease-mineral and bone disorder 152
chronic kidney disease(stage Ⅰ) 152
chronic kidney disease(stage Ⅱ) 152
chronic kidney disease(stage Ⅲ) 152
chronic kidney disease(stage Ⅲ a) 152
chronic kidney disease(stage Ⅲ b) 152
chronic kidney disease(stage Ⅳ) 152
chronic kidney disease(stage Ⅴ) 152
chronic lacunar tonsillitis 29
chronic laryngalgia 28
chronic laryngitis 28, 87
chronic laryngotracheobronchitis 28
chronic latent dysentery 109
chronic left ventricular dysfunction 76, 224, 400
chronic lingual tonsillitis 28
chronic liver damage 109
chronic liver failure 109, 462
chronic lobular hepatitis 109
chronic localized pemphigoid 419
chronic lung abscess 87
chronic lung disease of newborn 89
chronic lymphocytic inflammation with pontine perivascular enhancement responsive to steroid 129
chronic lymphocytic leukemia 178
chronic lymphocytic leukemia/small lymphocytic lymphoma 178
chronic lymphocytic proliferative disease 178
chronic lymphocytic thyroiditis 28, 165
chronic lymphoproliferative disorder of NK cell 178
chronic mastitis 185
chronic mediastinitis 87
chronic melioidosis 462
chronic meningitis 130
chronic meningococcal septicaemia 462
chronic mesenteric lymphadenitis 109
chronic metatarsal fracture 295
chronic migraine with pain-free period 139
chronic mild hepatitis B 109, 462

chronic mild hepatitis C 101, 462

chronic mild hepatitis due to triple infection 101

chronic mild viral hepatitis 101

chronic mild viral hepatitis B and D superinfection 102

chronic mild viral hepatitis undetermined type 102

chronic moderate hepatitis B 109, 462

chronic moderate hepatitis C 101, 462

chronic moderate hepatitis due to triple infection 101

chronic moderate viral hepatitis 101

chronic moderate viral hepatitis B and D superinfection 102

chronic moderate viral hepatitis undetermined type 102

chronic Monteggia fracture 258

chronic motor or vocal tic disorder 439

chronic mountain sickness 87

chronic mucocutaneous candidiasis 419, 462

chronic mucocutaneous candidosis 49

chronic multifocal osteomyelitis 277

chronic multi-injuries of ligament of knee joint 258

chronic myelogenous leukemia, BCR-ABL1 positive 178

chronic myeloid leukemia (CML) gene mutation screening 470

chronicmyelo-monocytic leukemia 178

chronic myocardial ischemia 76

chronic nasopharyngitis 87

chronic nephritic syndrome 152

chronic neuropathic pain 130

chronic neutrophilic leukemia 178

chronic nonbacterial prostatitis 241

chronic nonspecific myelofibrosis 178

chronic obstructive parotitis 49

chronic obstructive parotitis/submandibular sialadenitis 49

chronic obstructive pulmonary disease 87

chronic obstructive pulmonary disease grade I 87

chronic obstructive pulmonary disease grade II 87

chronic obstructive pulmonary disease grade III 87

chronic obstructive pulmonary disease grade IV 87

chronic obstructive pulmonary disease with lower respiratory tract infection 87

chronic obstructive pulmonary emphysema 87

chronic oophoritis 371

chronic osteofascial compartment syndrome 277

chronic osteomyelitis 277

chronic osteomyelitis of tibia 275

chronic osteomyelitis with draining sinus 278

chronic otitis media 29

chronic otitis media post-operation 29

chronic pachymeningitis 130

chronic pain 201, 338

chronic pain syndrome 144

chronic pancreatitis 109

chronic paraplegia 448

chronic parotid gland lymphadenitis 49

chronic parotitis 28, 49

chronic paroxysmal hemicrania 130

chronic pelvic cellulitis 371

chronic pelvic pain 371

chronic periaortic inflammation of abdominal aorta 223

chronic periapical periodontitis 49

chronic pericarditis 76

chronic periodontitis 49

chronic peripheral neuropathic pain 130

chronic peritonitis 109, 400

chronic persistent bacillary dysentery 109

chronic persistent hepatitis 109

chronic persistent hepatitis B 462

chronic persistent of asthma 91

chronic pharyngitis 28, 87

chronic pharyngolaryngitis 28, 87

chronic phase 178

chronic pleurisy 87

chronic polyhydramnios 387

chronic post-traumatic headache 130

chronic potassium-deficit hypokalemia 87

chronic primary angle-closure glaucoma 9

chronic primary immune thrombocytopenia 178

chronic proctitis 109

chronic progressive epilepsia partialis continua 130

chronic progressive external ophthalmoplegia 130, 9

chronic prostate fibrosis 241

chronic prurigo 419

chronic pseudo gout 278

chronic pulmonary aspergillosis 87

chronic pulmonary blastomycosis 400, 462

chronic pulmonary coccidioidomycosis 462

chronic pulmonary embolism 76, 223

chronic pulmonary heart disease 76, 87

chronic pulmonary histoplasmosis 400, 419

chronic pulmonary histoplasmosis capsulati 462

chronic pulpitis 49

chronic pyelitis 400

chronic pyelonephritis 152, 400

chronic pyogenic central osteomyelitis of jaw 49

chronic pyogenic marginal osteomyelitis of jaw 49

chronic radial nerve injury 258

chronic radiation injury of skin 327

chronic radiation photosensitive dermatitis 327

chronic radiodermatitis 419

chronic recurrent hepatitis 109

chronic recurrent multifocal osteomyelitis 277

chronic recurrent parotitis 49

chronic refractory sinusitis 28

chronic relapsing vesicular hand eczema 419

chronic renal failure 152

chronic renal failure (azotemia) 152

chronic renal failure (compensation) 152

chronic renal failure (decompensation) 152

chronic renal failure (uremia) 152

chronic renal failure with uremia 69

chronic respiratory acidosis 87

chronic respiratory alkalosis 87

chronic respiratory failure 69, 87

chronic rheumatic heart disease 76

chronic rheumatic pericarditis 223

chronic rhinitis 28, 87

chronic rupture of quadriceps femoris 265

chronic rupture of the lateral collateral ligament of the ankle 258

chronic rupture of triceps brachii 264

chronic salpingitis 371

chronic salpingo-oophoritis 371

chronic schistosomiasis 462

chronic seminal vesiculitis 241

chronic severe hepatitis 109

chronic severe hepatitis B 109, 462

chronic severe hepatitis C 101, 462

chronic severe viral hepatitis 101

chronic severe viral hepatitis B and D super-infection 102

chronic severe viral hepatitis due to triple infection 101

chronic severe viral hepatitis undetermined type 102

chronic short-lasting unilateral neuralgiform headache attacks with conjunctival injection and tearing 130

chronic short-lasting unilateral neuralgiform headache attacks with cranial autonomic symptoms 130

chronic sialadenitis 49

chronic simple pharyngitis 28

chronic simple rhinitis 87

chronicsinusitis 28

chronic sinusitis 87

chronic spastic paralysis 278

chronic spastic paraplegia 448

chronic spastic tetraplegia 448

chronic spinal cord injury 278

chronic sternoclavicular joint dislocation 258

chronic streptococcic ulcer 419

chronic subcortical leukoencephalopathy 439

chronic subdural hematoma 130, 400

chronic subdural hemorrhage 201

chronic subinvolution of uterus 371

chronic subjective dizziness 130

chronic sublingual gland inflammation 28, 49

chronic submaxillaritis 28, 49

chronic SUNA 130

chronic SUNCT 130

chronic superficial gastritis 109

chronic suppurative constrictive pericarditis 76

chronic suppurative maxillary sinusitis 28

chronic suppurative osteomyelitis 278

chronic suppurative otitis media 28

chronic suppurative parotitis 49

chronic tear of knee joint ligament 258

chronic tear of meniscus of knee joint 258

chronic tension-type headache 130

chronic tension-type headache associated with pericranial tenderness 120

chronic tension-type headache not associated with pericranial tenderness 120

chronic tension-type headache without pericranium tenderness 130

chronic tension-type headache with pericranium tenderness 130

chronic tetraplegia 448

chronic thoracolumbar fracture 258

chronic thromboembolic pulmonary hypertension 76, 87, 224

chronic thyroiditis 165

chronic thyroiditis with transient thyrotoxicosis 165

chronic thyrotoxic myopathy 165

chronic tonsillitis and adenoid hyperplasia 28

chronic toxic encephalopathy 130

chronic toxicity 337

chronic traumatic encephalopathy 130, 201

chronic traumatic necrosis of phalanx bone 258

chronic tuberculous meningitis 130

chronic tubulointerstitial nephritis/nephropathy 152

chronic ulcerative pulpitis 49

chronic undermining burrowing ulcers 419

chronic urate nephropathy 165

chronic urinary retention 241

chronic urinary tract infection 152

chronic urticaria 419

chronic uveitis 9

chronic venous insufficiency of lower extremity 224

chronic vestibular neuritis 28

chronic viral hepatitis 109, 462

chronic viral hepatitis B 109

chronic viral hepatitis B overlapping hepatitis D 109

chronic viral hepatitis C 109

chronic viral hepatitis (mild) 109

chronic viral hepatitis (moderate) 109

chronic viral hepatitis (severe) 109

chronic vulvovaginitis 371

chronic weakness 449

chronic wrist joint dislocation 258

Chuck-Lin spinal osteotomy 311

Chuinard-Peterson procedure 311

Churg-Strauss syndrome kidney injury 153

Churg-Strauss syndrome 120

chylopericardium 401

chyloperitoneum 401

chylothorax 88, 225, 401

chylous accumulation-hereditary ataxia-cataract-dwarfism-mental deficiency syndrome 166

chylous ascites 110, 225

chylous effusion 225, 407

chylous hydrothorax 88

chyluria 155, 225, 401, 473

chyluria test 473

CI 68, 346

CIC 480

cicatrectomy 331

cicatrectomy of female perineum 322, 381

cicatrectomy of hand 333

cicatricial adhesion 42

cicatricial adhesion of skin of facial and neck 50

cicatricial alopecia 325, 410

cicatricial band 329

cicatricial basal cell carcinoma 410

cicatricial ectropion 2

cicatricial entropion 2, 325

cicatricial junctional epidermolysis bullosa 410

cicatricial pemphigoid 410

cicatricial stricture of false anus opening 108

cicatricial stricture of larynx 27

cicatricial stricture of pharynx 32

cicatricial trichiasis 2

cicatrix of tonsil 25

ciclosporin 482

CICV 338

cigarette smoking index 89

ciliary body cyst 7

ciliary body detachment 7

ciliary body laceration 7

ciliary body leiomyoma 7

ciliary body melanocytoma 349

ciliary body melanoma 7

ciliary body neurofibroma 7

ciliary body schwannoma 7

ciliary congestion 18

ciliochoroidal cavity fluid drainage 20

cingulotomy 207

circadian rhythm sleep-wake disorder 143

circadian sleep-wake disorder not otherwise specified 136

circle or spiral hair 419

circulating immune complexe 480

circulation failure 406

circulatory collapse following abortion 370

circulatory hypoxia 90

circumcision 247

circumcrescent cake-like scrotum 247

circumferential deep burn 327

circumferential scar contracture 327

circumferential supracrestalfiberotomy 65

circumileostomy eczema 415

circummandibular wiring 61

circumoral pallor 466

circumscribed labyrinthitis 28

circumstantiality 436

circumzygomatic wiring 61

cirrhosis kidney injury 151

cirrhosis of liver with hepatitis B virus 115

cisternal puncture 145, 149, 208

cirrhosis of liver 106, 151

CISH operation 362

cisterna magna puncture 210

citrine skin of Milian 421

citrullinaemia 172

citrullinemia 414

Civatte poikiloderma 427

C.jejuni antibody 479

CK 482

CK-MB 482

C-KIT gene mutation detection 467

CKS1B gene amplification detection and CDKN2C gene deletion detection 467

Cl 482

CLADS 339

clamping and curettage 381

clang association 444

Clark osteotomy 300

classical cesarean section 395

classical glossopharyngeal neuralgia 127

classical nervus intermedius neuralgia 127

classical pathway 50% complement hemolysis 477

classical trigeminal neuralgia 127

classical trigeminal neuralgia, purely paroxysmal 127

classical trigeminal neuralgia with concomitant continuous pain 127

classic Hodgkin lymphoma 178

classic Hodgkin lymphoma post-transplant lymphoproliferative disorder 178

classic Kaposi sarcoma 417

classic phenylketonuria 173

classic simple masculine congenital adrenal cortical hyperplasia 164

classis salt-losing congenital adrenal cortical hyperplasia 164

class I skeletal deformity 45

class II skeletal deformity 45

class III skeletal deformity 45

claustrophobia 441

clavicle biopsy 363

clavus between toes 295

claw hand 299

claw hand deformity 294, 330

claw toe 292, 294

Clayton-Fowler metatarsophalangeal arthroplasty 300

cleaning agent/detergent poisoning 454

clean tracheostomy 215

clearance of lactic acid 99

clearance of renal subcapsular hematoma 252

clear cell acanthoma 426

clear cell adenocarcinoma of cervix 375

clear cell carcinoma of endometrium 376

clear cell carcinoma of kidney 244

clear cell chondrosarcoma 285

clear cell ependymoma 203

clear cell hidradenoma 426

clear cell melanoma 426

clear cell meningioma 203

clear cell odontogenic tumor 57

clear cell sarcoma 285

clear cell sarcoma of bone 266

clear cell sweat gland carcinoma 426

clectric shock 326

cleft foot 277

cleft hard palate 58

cleft jaw 46

cleft lip 397

cleft palate 44, 398

cleft palate team approach 60

cleft relapse after cleft palate repair operation 44

cleft uvula 56

cleidocranial dysostosis　277

cleidotomy　395

climacteric menorrhagia　369

climacteric syndrome　369

clinical blood pressure　81

clinical gait analysis　317

clinical global impression scale　446

clinical grading scale for malignant hyperthermia　344

clinical hepatitis B virus cure　115

clinical isolated syndrome　8, 129

clinical loosening　277

clinically mild encephalitis/encephalopathy with a reversible splenial lesion　120

clinical memory scale　446

clinical pulmonary infection score　98

clinical radiotherapy　365

clinical remission of chronic bronchitis　87

clinical renal tuberculosis　241

clinical target volume　365

clinical thermatology　365

clinician-administered PTSD scale　446

clinoid segment of internal carotid artery aneurysm　200

clinophilia　129

clipping of aneurysm　206

clipping of arteriovenous fistula　206, 302

clipping of carotid aneurysm　207

clipping of intracranial aneurysm　208

clipping of intracranial vascular malformation　208

clipping of ruptured aneurysm　206

clitoral hood reduction　383

clitoral reduction surgery　383

clitoris reconstruction surgery　383

clitoroplasty　383

clivus malignancy　351

clivus meningioma　204

clomiphene citrate resistant　371

clonal myeloid disease　178

clonicity hemi-facial spasm　143

clonic seizure　143

clonidine poisoning　454

clonorchiasis sinensis　460

close bite　42

close colonic stoma　106

closed aortic valve dilation　237, 336

closed biopsy of cranial nerve　205

closed biopsy of mediastinal　363

closed biopsy of peripheral nerve　205

closed comedone　432

closed craniocerebral injury　198

closed cranio-cerebral injury, closed traumatic brain　325

closed dislocation of cervical vertebra　273

closed dislocation of dorsal vertebra, closed dislocation of thoracic vertebra　291

closed dislocation of lumbar vertebra　292

closed dislocation of multiple cervical vertebrae　261

closed dislocation of spine　270

closed drainage　331

closed fracture　257

closed fracture of skull　198

closed fracture of $T_1$~$T_6$ level with complete

lesion of spinal cord　256

closed fracture of $T_1$~$T_6$ level with incomplete spinal cord lesion　256

closed fracture of $T_1$~$T_6$ level with other specified spinal cord injury　256

closed fracture of $T_1$~$T_6$ level with unspecified spinal cord injury　256

closed fracture of $T_7$~$T_{12}$ level with complete lesion of spinal cord　257

closed fracture of $T_7$~$T_{12}$ level with incomplete spinal cord lesion　256

closed fracture of $T_7$~$T_{12}$ level with other specified spinal cord injury　256

closed fracture of $T_7$~$T_{12}$ level with unspecified spinal cord injury　257

closed fracture of thoracic region with spinal cord injury　290

closed fracture of vertebral column　270

closed injury　82

closed irrigation and drainage　301

closed-loop anesthesia delivery system　339

closed-loop target-controlled infusion system　339

closed loop ventilation　93

closed mitral commissurotomy　335

closed mitral dilatation　232

closed modified radical mastoidectomy　39

closed negative pressure suction therapy　301

closed occlusal reflex　67

closed osteoplasty of mandibular ramus　60

closed peripheral nerve biopsy　301

closed pneumothorax　82, 212, 325

closed pulmonary valvecommissurotomy　232

closed pulmonary valve dilatation　335

closed reduction and fixation of alveolar bone fracture　65

closed reduction of dislocation of temporo-mandibular joint　63

closed reduction of fracture of zygoma　63, 322

closed reduction of jaw fracture　65

closed reduction of mandibular fracture　39, 65, 323

closed reduction of maxillary fracture　39, 64, 323

closed reduction of orbital bone fracture　321

closed reduction surgery of nasal bone fracture　35

closed rhinolalia　33

closed thoracic cavity drainage tube adjusting　216

closed thoracic drainage　95, 333, 408

closed trauma of larynx　25

closed tray impression　60

closed tray impression transfer coping　60

closed tricuspid commissurotomy　335

closed tricuspid dilatation　235

closed umbrella closure of patent foramen ovale　234

close gastric stoma　106

close gastrointestinal artificial stoma　106

close iliac stoma　106

close reduction　301

close reduction and cannulated screw fixation

for patellar fracture　301

close reduction and external fixation of phalangeal joint fracture (carpometacarpal joint, metacarpophalangeal and interphalangeal joint)　314

close reduction and internal fixation　266

close reduction and internal fixation of femoral intertrochanteric fracture with intramedullary nail　304

close reduction and internal fixation of femur neck fracture　304

close reduction and internal fixation of fracture of foot　316

close reduction and intramedullary nail fixation for fracture of ankle　306

close reduction and intramedullary nail fixation of femoral fracture　304

close reduction and intramedullary nail fixation of fibula fracture　303

close reduction and intramedullary nail fixation of humeral fracture　304

close reduction and intramedullary nail fixation of phalanx fracture　314

close reduction and intramedullary nail fixation of radius fracture　312

close reduction and intramedullary nail fixation of tibial fracture　309

close reduction and intramedullary nail fixation of ulna fracture　301

close reduction and k-wire internal fixation of phalanx fracture　314

close reduction and pin internal fixation for fracture of ankle　306

close reduction and pin internal fixation of calcaneal fracture　303

close reduction and pin internal fixation of femoral fracture　304

close reduction and pin internal fixation of fibula fracture　302

close reduction and pin internal fixation of humeral fracture　304

close reduction and pin internal fixation of radius fracture　312

close reduction and pin internal fixation of ulna fracture　301

close reduction and plate internal fixation of fibula fracture　302

close reduction and plate internal fixation of humeral fracture　304

close reduction and plate internal fixation of radius fracture　312

close reduction and plate internal fixation of tibial fracture　309

close reduction and plate internal fixation of ulna fracture　301

close reduction and screw internal fixation for fracture of ankle　306

close reduction and screw internal fixation of calcaneal fracture　303

close reduction and screw internal fixation of femoral fracture　304

close reduction and screw internal fixation of fibula fracture　302

close reduction and screw internal fixation of humeral fracture　304

close reduction and screw internal fixation of phalanx fracture 314

close reduction and screw internal fixation of radius fracture 312

close reduction and screw internal fixation of tibia fracture 309

close reduction and screw internal fixation of ulna fracture 301

close reduction for hip joint dislocation 310

close reduction of calcaneal fracture 303

close reduction of cervical spine dislocation 309

close reduction of dislocation of ankle 307

close reduction of dislocation of elbow 315

close reduction of dislocation of radioulnar joint 312

close reduction of dislocation of shoulder joint 308

close reduction of femoral epiphysis separation 304

close reduction of femur fracture 304

close reduction of fibula fracture 302

close reduction of fracture of talus 310

close reduction of fracture of tibia 309

close reduction of humeral fracture 304

close reduction of interphalangeal joint dislocation 314, 315

close reduction of patella fracture 301

close reduction of pelvic fracture 305

close reduction of phalanx fracture 314

close reduction of radius fracture 312

close reduction of tibial epiphyseal separation 309

close reduction of ulna epiphyseal separation 301

close reduction of ulna fracture 301

close reduction of vertebral process fracture 307

closing capacity 96, 343

closing volume 96, 343

closing volume curve 96

clostridial anaerobic cellulitis 426

clostridium difficile antigen 477

clostridium difficile associated colitis 460

Clostridium difficile culture 484

clostridium perfringens pneumonia 397

clostridium perfringens sepsis 397

clostridium spiral pharyngitis 30

closure of atrial septal section 232

closure of atrial septum opening 232

closure of bladder fistula 358

closure of cecostomy 193

closure of colostomy 192

closure of cystostomy 252, 359

closure of duodenal fistula 194

closure of esophagostomy 215, 360

closure of fistula of bladder 252

closure of fistula of larynx 36

closure of fistula of thoracic duct 215, 361

closure of fistula of uterus 383

closure of gastrocolic fistula 195

closure of gastroduodenostomy 195

closure of gastrojejunostomy 195

closure of gastrostomy 195, 215

closure of ileostomy 191

closure of jejunostomy 192

closure of perineorectal fistula 191

closure of proctostomy 196

closure of sigmoidostomy 196

closure of stoma of small intestine 195

closure of thoracostomy 215

closure of thyroglossal fistula 62

closure of transverse colostomy 191

closure of ureterostomy 360

clot retraction test 183, 474

clotting time 345, 473

clouding of consciousness 444

cloudy tympanic membrane 34

cloudy urine 247

cloverleaf plate fixation 311

cloverleaf skull deformity 52

clozapine poisoning 454

clubfoot 278

clue cell 474

clunial nerve entrapment syndrome 135

cluster headache 5, 121, 198

cluttering 444

Clutton arthrocele 409

clyster 408

CMAP 146

CME 195

C-MET gene amplification detection 467

CMS 136

CMV-Ab 477

CMV DNA 470

CMV-IgG 477

CMV-IgM 477

CMV in situ hybridization (ISH) detection 467

CMV PP65 477

C-MYC gene rearrangement detection 467

CNAP 344

CNB 192

CNP 130

CNS PNET 205

Co 482

$CO_2CP$ 344

coagulase-negative staphylococcus sepsis 401

coagulase-negative staphylococcus septicemia 463

coagulation factor 345

coagulation factor II 473

coagulation factor V 473

coagulation factor VII 473

coagulation factor VIII 473

coagulation factor IX 473

coagulation factor X 473

coagulation factor XI 473

coagulation factor XII 473

coagulation factor XIII 473

coagulation factor VIII inhibitor assay 182

coagulation factor XIII subunit antigen test 182

coagulum pyelolithotomy 251

coal tar, coal tar pitch, petroleum asphalt induced skin cancer 454

coal worker's pneumoconiosis 87, 454

COALL 273

coarctation of aorta 230, 407

coarse moist rale 92

coated coronary artery stent implantation 233

cobalamin deficiency nephropathy 151

cobalt 482

Cobb syndrome 128, 200

coblation nucleoplasty 302

cobra venom factor (CoF) hemolysis test 182

cocaine dependence syndrome 439

cocaine harmful use 439

cocaine-induced headache 128

cocaine withdrawal state 439

cocaine withdrawal state with delirium 436

coccidioidal granuloma 423

coccidioidal meningitis 423

Coccidioides immunology assay 484

coccidioidomycosis 401, 423, 463

coccidioidomycosis meningitis 133, 401, 463

coccigenic stomatitis 51

coccydynia 286

coccygeal fracture 286

coccygeal fracture and dislocation 286

coccygeal hypoplasia 286

coccygodynia 286

cochlea incomplete partition type I 24

cochlea incomplete partition type II 24

cochlear aplasia 26

cochlear implantation 39

cochlear or labyrinthine otosclerosis 26

cochlear remove 39

cochleosacculotomy 36

Cockayne syndrome 7

Cockett syndrome 224

cockroach killer poisoning 454

code knife conizatiton of cervix 383

CO diffusion capacity test 100

CO diffusion capacity test-rebreathing method 100

CO diffusion capacity test-single breath method 100

CO diffusion capacity test-steady state method 100

coagulant poisoning 454

coeliac artery injury 184

coffee-worker's lung 87

Cogan disease 418

Cogan syndrome 1, 24

cognitive assessment 451

cognitive-behavioral therapy 445

cognitive disorder 440, 449

cognitive dysfunction 203

cognitive therapy 332, 445

cognitive training 451

cogwheel breath sound 92

coin lesion of lung 84

coin sign 93

coin test 299

coke oven emission induced lung cancer 453

COL1A1/PDGFB fusion gene detection 467

cold abscess 267, 459

cold agglutination test 479

cold agglutinin syndrome 418

cold-autoantibody type autoimmune hemolytic anemia 178

cold erythema 414
cold injury 454
cold or hot stimulation test 344
cold panniculitis 414
cold shock 337
cold-stimulus headache 129
cold therapy 451
cold urticaria 414
colic artery embolization 192, 357
collagenase discolysis 340
collagenase lysis of lumbar intervertebral disc 314
collagen disease 272
collagen Ⅲ glomerulopathy 150
collagen membrane 62
collagenoma 349
collagenoma perforans verruciforme 430
collagenous fibroma 417
collagenous neuritis 127
collagen type Ⅳ alpha 1-associated syndrome 119
collapse 80
collapsed vertebra 297
collapse of airway 87
collapse of femoral head 265
collapse of large airway 82
collapse of nasal ala 25
collapse of nasal columella 25
collapse of small airway 89
collapse of spine 271
collar bone benign tumor 89
collateral ligament rupture of the metacarpophalangeal joint 450
collecting duct carcinoma of kidney 351
Colles fracture 276
collimator 367
collimator leaf 367
collision 146
colloidal nodular goiter 164
colloid baby 417
colloid cyst 200
colloid milium 417
colloid osmotic pressure 98
coloboma iridis 4
coloboma of choroid 9
coloboma of fundus 15
coloboma of lens 7
coloboma of optic disc 11
colomyotomy 192
colon conduit 249
colon endocrine tumor 349
colon fixation 192
colonic decompression 117
colonic diverticula 108
colonic foreign body extraction 192
colonic granulomatous proliferation of schistosomiasis 460
colonic intussusception reduction 192
colonic pouch-anal anastomosis 192
colonic rupture repair 192
colonic septum incision 192
colonic ulcer 108
colonic volvulus reduction 192
colon injury 108, 185
Colonna acetabuloplasty 300

colonoscopic balloon dilatation 117
colonoscopic biopsy of colon 363
colonoscopic colon stent implantation 357
colonoscopic electrocoagulation of colonic lesion 117
colonoscopic electrocoagulation of colon lesion 357
colonoscopic excision of sigmoid colon 357
colonoscopic polypectomy 117
colonoscopic stent placement 117
colonoscopy 118
colonoscopy biopsy 117
colony forming unit (cfu) per gram tissue 334
colony stimulating factor 477
coloptosis 108
Colorado tick fever 461
color blindness 11
color Doppler 343
colorectal cancer 349
colorectal cancer liver metastasis 349
colorectal cancer recurrence 349
colorectal carcinoma with hemorrhage 103
colorectal malignant tumor 349
colorectal melanosis coli 108
colorectal submucosal dissection 360
color vision defect 11
colosigmoidostomy 356
colour change during tooth formation 44
colovaginal fistula repair 192, 380
colovesical fistula 240
colpitis mycotica 374
colpocleisis 382
colpomycosis 374
colpoperineoplasty 382
colporrhagia 377
colporrhaphy 382
colposcopy 384
colpostenotormy 383
Colton blood group genotyping by DNA microarray 467
Colton blood group genotyping by polymerase chain reaction-sequence specific primer (PCR-SSP) 468
coma 399
combination-analgesic-overuse headache 123
combination hydrocele 240
combination of craniotomy and endovascular procedure 207
combined anesthesia 340
combined burn and blast injury 328
combined burn, radiation and blast injury 328
combined craniomaxillofacial resection 37
combined cycling 94
combined deficiency of factor Ⅴ and Ⅷ 181
combined detection of hepatitis C virus antigen/antibody 476
combined detection of human immunodeficiency virus antigen/antibody 480
combined fistula 369
combined forceps and vacuum aspirator monotocous 396

combined general-epidural anesthesia 341
combined general-peripheral nerve block anesthesia 341
combined general-spinal anesthesia 341
combined hyperlipidemia 162
combined hypothermia anesthesia 341
combined immunodeficiency disease 400
combined injuries from nuclear explosion 326
combined injury 326
combined liver and kidney transplantation 191
combined oxygen 98
combined periodonto-endodontic therapy 66
combined pulmonary fibrosis and emphysema 83
combined reconstruction 303
combined spinal epidural analgesia for labor 395
combined spinal-epidural anesthesia 340
combined supratentorial-infratentorial approach 210
combined transurethral renal pelvic carcinoma radical resection 250
combined transvaginal and transabdominal replacement of obstetrical inverted uterus 395
comedo nevus 415
comfort cap 60
comminuted condylar fracture 48
comminuted fracture 262
comminuted fracture of frontal bone 44
comminuted fracture of skull 200
comminuted fracture of skull base 200
comminuted fracture of spine 270
comminuted fracture of spine with paraplegia 270
commissurotomy 321, 332
common bile duct carcinoma 347
common bile duct exploration 188, 354
common bile duct repair 188
common carotid arteriography 234
common carotid artery dissecting aneurysm 223
common carotid artery dissection 128
common carotid artery injury 200, 223
common carotid artery ligation 37
common carotid artery occlusion 128, 223
common carotid artery stenosis 128, 223
common carotid artery-subclavian artery bypass grafting 234
common cavity deformity 26
common cold 87
common femoral artery atherosclerotic plaque formation 221
common hepatic artery stenosis 221
common hepatic duct and jejunum anastomosis 356
common iliac arteriography 238
common iliac artery aneurysm 224
common iliac artery dissecting aneurysm 224
common iliac artery embolism 224
common iliac artery pseudoaneurysm 224
common iliac artery stenosis 224

common iliac artery stenting 235
common iliac artery thrombosis 224
common iliac vein stenosis 224
common iliac vein thrombosis 224
common jugular phlebangioma 223
common peroneal nerve block anesthesia and analgesia 340
common peroneal nerve compression syndrome 262
common peroneal nerve injury 262
common peroneal nerve palsy 123, 262
common peroneal nerve syndrome 262
common rush pneumoconiosis 454
common truncal valve insufficiency 221
common trunk of anterior cerebral artery 146
common variable immunodeficiency disease 179
commotio retinae 12
communicating hydrocele 240
communicating hydrocephalus 127, 200
communicating nuck effusion 369
community acquired mycoplasmal pneumonia 88
community acquired pneumonia 88
community periodontal index 68
compartment syndrome of upper limb 282
compensated ventilation 89
compensating curve 67
compensating pulmonary hyperinflation 82
compensation neurosis 439
compensatory acidosis 82
compensatory alkalosis 82
compensatory anti-inflammatory response syndrome 82, 325, 337
compensatory emphysema 82
compensatory enlargement of thyroid gland pyramidal lobe 164
compensatory hyperhidrosis 411
compensatory intravenous volume expansion 339
compensatory nephromegaly 156
compensatory period of hepatitis B virus related cirrhosis 115
compensatory respiratory acidosis 82
compensatory stage of shock 338
complement 1 inhibitor 476
complement 1q 476
complement 1r 476
complement 1s 476
complement 2 476
complement 3a 476
complement 3a split product 476
complement 3b receptor rosette (C3bRR) test 476
complement 3 476
complement 3d 476
complement 3 split product 476
complement 4 476
complement 5a split product 476
complement 5 476
complement 6 476
complement 7 476
complement 8 476
complement 9 476

complement deficiency syndrome 411
complement fixation test 476
complement lysis sensitivity test 182
complete abortion 373, 393
complete amputation of thumb 278
complete ankylosis of spine 270
complete anomalous pulmonary vein connection 226
complete atrioventricular block 76, 402
complete atrioventricular septum defect 226
complete blood cell count 473
complete breech presentation 393
complete central diabetes insipidus 168
complete cervical spinal cord injury 273, 448
complete cleft lip 54
complete cleft of palate 54
complete colpocleisis 383
complete control of asthma 89
complete cytogenetic remission 179
complete cytogenetic response 179
complete denture, full denture 63
complete dislocation and shortening of lumbar spine 292
complete dislocation of tooth 57
complete donor cell chimerism 179
complete endocardial cushion defect 226
complete extracorporeal circulation 342
complete fistula cervicalis 31
complete fracture 285
complete glottic stenosis 30
complete hematologic response 179
complete hydatidiform mole 373
complete hydatidiform mole coexisting fetus 392
complete implant 63
complete intestinal obstruction 111
complete intra articular fracture 285
complete laminectomy 312
complete left bundle branch block 76
complete lumbar spinal cord injury 292
complete lunate dislocation 294
complete luxation of lens 7
complete mesocolic excision 195
complete monoplegia 449
complete monoplegia of lower extremity 449
complete monoplegia of upper extremity 449
complete paralysis 449
complete paralysis of both upper extremities 449
complete parathyroidectomy 37
complete phocomelia 285
complete remission 179
complete right bundle branch block 76
complete rupture of anterior cruciate ligament of knee 287
complete rupture of lateral collateral ligament of knee 287
complete rupture of medial collateral ligament of knee 287
complete rupture of posterior cruciate ligament of knee 287
complete septate uterus 376

complete spinal cord injury 285
complete spinal rachischisis 285
complete thoracic spinal cord injury 291
complete transposition of great artery 226
complete uterovaginal prolapse 376
completion lobectomy after pulmonectomy 214
completion pneumonectomy after pulmonectomy 214
completion pulmonectomy after pulmonectomy 214
completion wedge resection after pulmonectomy 214
complex acetabular fracture 277
complex anaphylactoid purpura 414
complex colpoperineal laceration 387
complexed prostate specific antigen 476
complex eyelid suturing 20
complex fracture 262
complex hereditary optic neuropathy 3
complex hyperlipidemia 172
complex odontoma 46
complex of plasma thrombin-antithrombin test 182
complex regional pain syndrome 123, 262
complex regional pain syndrome (type I) 123
complex regional pain syndrome (type II) 123
complex repetitive discharge 146
complex vitamin B deficiency 172
complex wave 146
compliance 99, 345
complicated acute intoxication 443
complicated cataract 2
complicated crossmatching 474
complicated crown fracture 45
complicated crown-root fracture 45
complicated endometrial hyperplasia with atypical hyperplasia 376
complicated gonococcal infection 368
complicated infection 326
complicated intra-abdominal infection 184
complicated parapneumonic effusion 85
complicated pyelonephritis 239
complicated renal cyst 239
complicated urinary tract infection 239
complication caused by cardiac and vascular prosthesis and transplant 228
complication of cardiac angiography 227
complication of cardiac interventional therapy 228
complication of endodontic treatment 57
complication of labor and delivery 385
complication of nonabsorbable suture 2
complication of percutaneous balloon aortic valvuloplasty (PBAV): arteriovenous fistula 222
complication of percutaneous balloon aortic valvuloplasty (PBAV): post-puncture artery hematoma 222
complication of percutaneous balloon aortic valvuloplasty (PBAV): post-puncture artery pseudoaneurysm 222
complication of percutaneous balloon aortic valvuloplasty (PBAV): retroperitoneal hematoma 222

complication of post-extraction　42
complication of umbilical cord　387
complications of migraine　132
component transfusion　339
composite artificial skin　331
composite international diagnostic interview　445
composite lobectomy　214
composite lobectomy with systematic mediastinal lymphadenectomy　214
composite tissue graft　331
composite unstable wrist joint　262
compound cyst　415
compound fixed bridge　61
compound Hodgkin lymphoma and non-Hodgkin lymphoma　318
compound instability of elbow joint　296
compound mixed nerve action potential　146
compound motor nerve action potential　146
compound muscle action potential　146
compound nerve action potential　146
compound nevus　415
compound nevus of nose　318
compound odontoma　59
compound presentation　386
compound reserpine tablet poisoning　453
compound ulcer　104
compound ulcer with hemorrhage　104
comprehensive function training　316
comprehensive treatment　96
comprehensive treatment of cerebro-cardiac disease　202
compressed vertebral bodies　257
compressible volume factor　100
compression atelectasis　90
compression facies　50
compression fracture,crush fracture　291
compression fracture of lumbar vertebra　293
compression fracture of spine　270
compression fracture with paraplegia　270
compression metatarsalgia　270
compression myelopathy　138, 291
compression of brain　202
compression of brain stem　131, 202
compression of duodenum　110
compression of dura sac　299
compression of esophagus　111
compression of optic nerve　11
compression of recurrent laryngeal nerve　27
compression of spinal nerve root　270
compression plantar pain　291
compression screw fixation for hip arthrodesis (Pagnano and Cabanela method)　307
compression therapy　332
compressive fracture of lumbar vertebral body　293
compressive myelopathy　270
Compton effect　365
compulsive behavior　443
compulsive internet use　443
computed tomographic pulmonary angiography　96
computed tomography　98, 317
computed tomography guided radiofrequency ablation of hepatic lesion　117

computed tomography scan　408
computer addiction　438
computer-aided endoscopic sinus surgery　37
computer aided semen analysis　472
computer-assisted joint replacement　307
computer-assisted orthopedic surgery　307
computer-assisted spine surgery　307
computer-assisted surgical navigation technology　307
computer-assisted total ankle replacement　307
computer-assisted total hip replacement　307
computer-assisted total knee replacement　307
computer-assisted total shoulder replacement　307
computer tomographic angiography　317
computer tomography　23
computer X-ray photography　317
concealed accessory pathway　229
concealed coronary atherosclerotic heart disease　78
concealed heart disease　229
concealed penis　246
concealed penis correction　255
concentrated hyperkalemia　87
concentric needle electrode　148
concentric sclerosis　135
concomitant convergent strabismus　5
concomitant esotropia　4
concomitant exotropia　4
concomitant strabismus　4
concrescence of tooth　47
concussion of brain　9, 202
concussion of eye　17
concussion of lumbar spinal cord　292
concussion of spinal cord　200, 270
concussion of thoracic spinal cord　290
condensing osteitis　295
conditioning of skin flap/tubular flap　332
conduct disorder　439
conduct disorder confined to family context　439
conduct disorder(solitary aggressive type)　438
conduction block　146
conduction velocity　146
conductive deafness　25
conductive keratoplasty　19
conduit failure　226
conduit placement(LV to PA)　235
conduit placement(RV to PA)　235
conduit replacement(RV to PA)　237
condylar amputation　310
condylar axis　67
condylar base fracture　48
condylar cyst　48
condylar fracture　276
condylar fracture of femur　265
condylar guidance　67
condylar guidance inclination　67
condylar head fracture　48
condylar hypertrophy　48
condylar neck fracture　48
condylar slot　67

condyle benign tumor　48
condylectomy　62
condyle fracture　48
condyle movement　67
condyle path　67
condyle path inclination　67
condyloma acuminata of urethral orifice　241
condyloma acuminatum　417
condylomata acuminata of urethra　241
condylomatous carcinoma of penis　320
cone cell dystrophy　12
cone-shaped tooth　59
confabulation　444
confluent and reticulate papillomatosis　424
confocal biological microscope　22
confocal laser scanning ophthalmoscope　22
conformation radiotherapy　366
confusional arousal　444
congenial lamina deformity of lumbar spine　290
congenial lumbar spine bifida with hydrocephalus　403
congenial sensory neuropathy　289
congenital abdominal cyst　113
congenital abdominal muscular dysplasia syndrome　402
congenital abetalipoproteinemia　180
congenital abnormal origin of pulmonary artery　77
congenital abnormal origin or developmental abnormaly of pulmonary artery　89
congenital abnormal sinus wall　31, 55
congenital absence of bilateral toes　284
congenital absence of both forearm and hand　279
congenital absence of both lower leg and foot　290
congenital absence of central column(cleft hand)　295
congenital absence of extraocular muscle　14
congenital absence of extremities　284
congenital absence of eyelid　14
congenital absence of femoral head　289
congenital absence of fibula　289
congenital absence of foot and toes　297
congenital absence of gallbladder　112
congenital absence of hepatic department of inferior vein cava　77
congenital absence of iris　14
congenital absence of jejunum　113
congenital absence of lung lobe　89
congenital absence of mandible with synotia　56
congenital absence of middle ear　56
congenital absence of mitral chordae tendineae　227
congenital absence of nasolacrimal duct　14
congenital absence of pain　289, 428
congenital absence of posterior arch of atlas　269
congenital absence of pulmonary artery　227
congenital absence of pulmonary valve　77, 227
congenital absence of radius　280
congenital absence of rib　89

congenital absence of salivary gland 56
congenital absence of sesamoid 290
congenital absence of small intestine 113
congenital absence of soft palate 56
congenital absence of thigh and lower leg with foot present 259
congenital absence of tibia 289
congenital absence of toe 290
congenital absence of tongue 56
congenital absence of ulna 258
congenital absence of upper arm and forearm with hand present 282
congenital absence of uterus 373
congenital absence of uvula 56
congenital absence of vagina 373
congenital absence of vermilion 56
congenital absence of vertebra 289
congenital absent pancreas 113
congenital absent right superior vena cava 229
congenital acanthosis nigricans 428
congenital accessory auricle 56
congenital accessory earlobe 55
congenital accessory lacrimal gland 14
congenital accessory lobe of lung 89
congenital accessory nasal 31
congenital accessory navicular bone 290
congenital acrocephalia 56
congenital acropachy 288
congenital adactyly 289
congenital adrenal cortical hyperplasia 168, 403
congenital adrenal dysplasia 168
congenital adrenal hypoplasia of maternal cause 165
congenital afibrinogenemia 403
congenital agammaglobulinemia 428
congenital agyria 136, 402
congenital alveolar cleft 56
congenital amblyopia 14
congenital amelia 289
congenital amyelia 403
congenital anal atresia 113
congenital anal atresia with fistula 113
congenital anal deformity 113
congenital analgesia 289, 428
congenital anal stenosis 402
congenital and developmental coxa vara 289
congenital and developmental dysplasia of hip 289
congenital aniridia 403
congenital annular cataract 14
congenital annular pancreas 113
congenital anodontia 56
congenital anomalous origin of left coronary artery from pulmonary artery 77
congenital anomalous origin of pulmonary artery from ascending aorta 77
congenital anomaly of pituitary 168
congenital anomaly of spine 289
congenital anophthalmia 14
congenital anterior cervical fistula 56
congenital anus praeternaturalis 113
congenital aortic atresia 77
congenital aortic dilation 227

congenital aortic diverticulum 77
congenital aortic insufficiency 77, 227
congenital aortic ride across 77, 227
congenital aortic sinus malformation 227
congenital aortic stenosis 227
congenital aortic valve prolapse 77, 227
congenital aortic valve stenosis 77
congenital aorto-left ventricular tunnel 77
congenital aphakia 14
congenital appendage of nose 31
congenital arachnoid cyst 137, 403
congenital arteriovenous fistula 227
congenital arteriovenous fistula of lower extremity 227
congenital arteriovenous fistula of upper extremity 227
congenital arteriovenous fistul of head and neck 31
congenital arteriovenous malformation of brain 136
congenital arthrogryposis multiplex 402
congenital articular malformation 289
congenital ataxia, mental retardation and partial aniridia 136
congenital atelencephalia 136, 403, 450
congenital atlantoaxial deformity 289
congenital atlantoaxial joint fusion 289
congenital atlantooccipital deformity 289
congenital atlantooccipital dislocation 289
congenital atlantooccipital fusion 289
congenital atransferrinemia 180
congenital atresia at the end of common bill duct 112
congenital atresia of cervix 373
congenital atresia of colon 402
congenital atresia of esophagus 31
congenital atresia of external auditory canal 31
congenital atresia of jejunum 113
congenital atresia of larynx 31
congenital atresia of posterior naris 31
congenital atresia of trachea 31
congenital atresia of urethra 403
congenital atrial appendage malformation 227
congenital atrial isomerism 77
congenital atrial septal aneurysm 77
congenital atrial septal defect 77
congenital atrial septal defect (type I) 227
congenital atrophy of thyroid gland 168
congenital axillary arteriovenous fistula 227
congenital ball and socket ankle 289
congenital barrier of jejunum 113
congenital bilateral cleft lip 56
congenital bilateral subcutaneous cleft lip 56
congenital bile duct abnormality 112
congenital bile duct stenosis 112
congenital bladder neck contracture 245
congenital blepharocoloboma 14
congenital blepharophimosis 14
congenital blepharophimosis syndrome 14
congenital blind loop syndrome 113
congenital body arteriovenous fistula 227
congenital bowing femur 289
congenital bowing leg 289

congenital bowing of tibia 289
congenital brachial plexus displacement 402
congenital brachiocephalic artery deformity 227
congenital brain absence 403
congenital brain atrophy 137, 403, 450
congenital brain malformation with hydrocephalus 137, 403
congenital branchial cleft 56
congenital branchial cleft sinus 56
congenital branchial fistula 31
congenital breast dysplasia 186
congenital bronchial diverticulum 403
congenital bronchial hamartoma 89
congenital bronchomalacia 403
congenital bronchopulmonary dysplasia 403
congenital brow deformity 14
congenital butterfly vertebral deformity of cervical spine 289
congenital butterfly vertebral deformity of lumbar spine 290
congenital butterfly vertebral deformity of thoracic spine 290
congenital canthus deformity 14
congenital capsular cataract 14
congenital cardial diverticulum 77
congenital cardiomyopathy 77
congenital cataract 14, 402
congenital cataract extraction 21
congenital cataract extraction and intraocular lens implantation 21
congenital central alveolar hypoventilation syndrome 137
congenital central dust-like cataract 14
congenital cerebellar ataxia 137
congenital cerebellar ataxia diplegia 137, 450
congenital cerebellar vermis agenesis 137
congenital cerebellum granulosa cell hypoplasia 137
congenital cerebral arteriovenous fistula 136
congenital cerebral cyst 136, 402
congenital cerebral hernia 137, 403
congenital cerebral toxoplasmosis 136
congenital cervical fistula 31
congenital cervical rib deformity 289
congenital cervical spina bifida with hydrocephalus 136
congenital cervical spinal bifida without hydrocephalus 136
congenital cervical spinal cleft with hydrocephalus 402
congenital cervical spinal cleft without hydrocephalus 402
congenital cervical spine deformity 289
congenital cholangiectasis 112
congenital choledochal cyst 112
congenital cholesteatoma 31
congenital cirrhosis 113
congenital cleft foot 289
congenital cleft larynx 31
congenital cleft lip 55
congenital cleft lip and palate 55
congenital cleft palate 55
congenital clubfoot varus 289

congenital coarctation of aorta  77
congenital coccygeal spine deformity  289
congenital coloboma of choroid  14
congenital coloboma of choroid with retinal detachment  14
congenital coloboma of iris  14
congenital coloboma of optic disc  14
congenital colon abnormal rotation  113
congenital colonic atresia  113
congenital colonic dilation  113
congenital common bile duct abnormality  112
congenital common bile duct dilatation  112
congenital common bile duct stenosis  112
congenital common carotid artery stenosis  227
congenital complete absence of lower limb  288
congenital complete absence of unilateral lower limb  288
congenital complete absence of upper limb  283
congenital complete anomalous pulmonary venous drainage  77
congenital complete cataract  14
congenital complete endocardial cushion defect  77
congenital complete transposition of great arteries  77
congenital conical lens  14
congenital constricting band syndrome  289
congenital constriction band syndrome  289
congenital coralliform cataract  14
congenital corectopia  14
congenital cornea applanation  14
congenital corneal abnormality  14
congenital corneal endothelial dystrophy  14
congenital corneal leukoma  14
congenital corneal malformation  14
congenital corneal opacity  14
congenital coronal sulcus hypospadias  245
congenital coronary aneurysm  227
congenital coronary arteriovenous fistula  227
congenital coronary artery abnormality (arteriovenous fistulas)  227
congenital coronary artery-left ventricle fistula  77
congenital coronary artery-pulmonary artery fistula  227
congenital coronary artery-right atrial fistula  77
congenital coronary artery-right atrium fistula  227
congenital coronary artery-right ventricle fistula  77
congenital coronary cataract  14
congenital corrected transposition of great artery  77
congenital coxa valga  289
congenital coxa vara  289
congenital craniocerebral malformation  201
congenital craniofacial deformity  56
congenital cranio-orbital-surface bone deformity  14

congenital craniorachischisis  136, 403
congenital cryptophthalmos syndrome  14
congenital cubitus valgus  290
congenital cubitus varus  290
congenital curvature of penis  245
congenital cutaneous candidiasis  428
congenital cystic eye  14
congenital cystic lung  289
congenital cyst of auricle  55
congenital cyst of laryngeal saccule  31
congenital cyst of mediastinum  89, 297
congenital cytomegalovirus infection  403
congenital deaf-mutism  31
congenital deafness  402
congenital decreased response  402
congenital defect of external nose  31
congenital defect of skull  403
congenital defect of tibia  289
congenital deformity of ankle  289
congenital deformity of ear  318
congenital deformity of external car  403
congenital deformity of foot  290
congenital deformity of knee  289
congenital deformity of lower limb  289
congenital deformity of sternocleidomastoid muscle  56
congenital deformity of trachea  31
congenital dentition defect  56
congenital depression in skull  56
congenital dermoid cyst and fistula  31
congenital descending aorta stenosis  227
congenital/developmental spinal stenosis  288
congenital dextroposition of aortic arch  77
congenital dextro-transposition of aorta  227
congenital diaphragmatic hernia  89, 402
congenital diastematomyelia  136, 270, 402
congenital diffuse fibrous osteitis  289
congenital digitus minimus varus  289
congenital dilatation of trachea  31
congenital discoid cataract  14
congenital discoid meniscus  289
congenital disequilibrium syndrome  137
congenital dislocation of elbow  290
congenital dislocation of hip joint  289
congenital dislocation of hip  289, 403
congenital dislocation of knee  289
congenital dislocation of radial head  289
congenital displacement of lens  14
congenital dissociative cecum  113
congenital distichiasis  14
congenital dolichocolon  113
congenital double aortic arch  77, 227
congenital double inferior vena cava  227
congenital double inlet ventricle  227
congenital double lip  55
congenital double outlet of left ventricle  77
congenital double outlet of right ventricle  77
congenital double superior vena cava  77
congenital dual bile tract  113
congenital dual bowel  113
congenital dual esophagus  113
congenital dual gallbladder  113
congenital dual stomach  113
congenital duodenal absence  113

congenital duodenal atresia  113, 403
congenital duodenal stenosis  113, 403
congenital dyserythropoietic anemia  180
congenital dysplasia  450
congenital dysplasia of femur  289
congenital dysplasia of hip  289
congenital dysplasia of knee  289
congenital ear malformation  402
congenital ectodermal dysplasia  403, 428
congenital ectopic adrenal gland  168
congenital ectopic cecum  113
congenital ectopic jejunum  113
congenital ectopic liver and spleen  113
congenital ectopic of breast  186
congenital ectopic opening of ureter  245
congenital ectopic pituitary  168
congenital ectopic thymus  168
congenital ectopic thyroid gland  168
congenital ectopic ureter  245
congenital ectropion  14
congenital encephalodysplasia  136, 403
congenital endplate acetylchloresterase inhibitors deficiency  137
congenital endplate acetylocholinesterase receptor deficiency  137
congenital enterogenous cyst  112
congenital entropion  14
congenital epicanthus  14
congenital epulis  56
congenital erythropoietic porphyria  428
congenital esophageal absence  113
congenital esophageal atresia  113, 403
congenital esophageal atresia with trachea-lower esophageal fistula  113
congenital esophageal atresia with trachea-upper esophageal fistula  113
congenital esophageal atresia with tracheoesophageal fistula  403
congenital esophageal cyst  113
congenital esophageal dilation  113
congenital esophageal displacement  113
congenital esophageal diverticula  113
congenital esophageal hiatal hernia  113, 403
congenital esophageal malformation  113
congenital esophageal pseudo-obstruction  113
congenital esophageal sac  113
congenital esophageal stenosis  113
congenital esophageal tracheoesophageal fistula  113
congenital esophageal web  113
congenital esotropia  14
congenital excessive velopharyngeal closure  55
congenital exogenous bone warts  289
congenital exotropia  14
congenital extraocular muscle fibrosis  14
congenital eyelid deformity  14
congenital facet joint deformity of cervical spine  289
congenital facet joint deformity of lumbar spine  290
congenital facet joint deformity of sacrum  288
congenital facet joint deformity of thoracic

spine 290
congenital facial hamartoma 31, 56
congenital facial paralysis 136, 403
congenital falciparum malaria 402, 464
congenital fiber type disproportion 136
congenital fibrinogenopenia 403
congenital fibrosarcoma 320
congenital fibrous dysplasia of femoral neck 289
congenital fibrous dysplasia of fibula 289
congenital fibrous dysplasia of tibia 289
congenital fissure of epiglottis 31
congenital fistula of auricle 55
congenital fistula the lower lip 428
congenital flatfoot 288
congenital focal defect of proximal femur 289
congenital frontal encephalocele 402
congenital funicular hydrocele 402
congenital funnel chest 289
congenital fusion of lumbar spine 290
congenital fusion of spine 289
congenital fusion of thoracic spine 290
congenital fusion of toe 290
congenital fusion of ulnar and radial 288
congenital gallbladder deformity 112
congenital gastric diverticulum 113
congenital gastric malformation 113
congenital gastric malposition 113
congenital gastric volvulus 113
congenital gastrointestinal tract malformation 113
congenital gastromegaly 113
congenital gastroschisis 113, 402
congenital generalized fibromatosis 428
congenital genetic metabolic disease 168
congenital genu valgus 289
congenital genu varum 289
congenital giant appendix 113
congenital giant duodenum 113
congenital giant pigmented nevus 402
congenital glaucoma 14, 403
congenital goiter 168
congenital gonococcal keratitis 14
congenital grey hair 428
congenital gum deformity 56
congenital half-facial atrophy 288
congenital half-vertebra deformity 288
congenital hallux valgus 289
congenital hallux varus 289
congenital hand deformity 289
congenital hard palate cleft with soft palate cleft 56
congenital head-neck arteriovenous fistula 56
congenital hearing impairment 31
congenital heart block 227
congenital heart disease 77, 227
congenital hemifacial macrognathia 55
congenital hemifacial microsomia 55
congenital hemivertebra 288
congenital hemivertebral deformity of lumbar spine 290
congenital hemivertebral deformity of thoracic spine 289

congenital hepatic cyst 113
congenital hepatic fibrosis 113
congenital herniation of laryngeal prominence 56
congenital herpes virus infection 403
congenital high aortic arch 227
congenital high scapula 289
congenital hippocratic nail 428
congenital holoprosencephaly 403
congenital hourglass-like stomach 113
congenital hydranencephaly 136, 402
congenital hydrocele 245
congenital hydrocephalus 136, 204, 403, 450
congenital hydromyelia 136, 402, 450
congenital hydronephrosis 245, 403
congenital hydrops cephalocele 136
congenital hydrorachis 137, 403, 450
congenital hyperammonemia 402
congenital hyperbilirubinemia 113
congenital hyperinsulinism 402
congenital hypermyotonia 402
congenital hyperthyroidism 168
congenital hypertrichosis lanuginose 428
congenital hypertrophic pyloric stenosis 113
congenital hypertrophic pylorospasm 113
congenital hypertrophic pylorostenosis 402
congenital hypertrophy of nose 31, 55
congenital hypertrophy of unilateral lower limb 288
congenital hypertrophy of unilateral upper limb 288
congenital hypohidrosis with neurogenic labyrinthitis 428
congenital hypoparathyroidism 168, 402
congenital hypoplastic aortic arch 77
congenital hypothyroidism 168
congenital hypothyroidism associated with diffuse goiter 168
congenital hypothyroidism due to maternal intake of antithyroid drug 165
congenital hypothyroidism due to transplacental passage of maternal TSH-binding inhibitory antibody 165
congenital hypothyroidism without goiter 168
congenital hypotonia 402
congenital hypotrichosis 428
congenital ichthyosis 403
congenital idiopathic nystagmus 14
congenital ileal absence 113
congenital ileal atresia 113, 402
congenital ileal stricture 113, 402
congenital indirect inguinal hernia 113
congenital iniencephaly 137, 403
congenital inner ear malformation 31, 403
congenital insensitivity to pain 289
congenital intermediate endocardial cushion defect 77
congenital interrupted aortic arch (IAA) 77
congenital intestinal adhesion 112
congenital intestinal atresia 113
congenital intestinal hamartoma 112
congenital intestinal narrowing 113
congenital intracranial aneurysm 201
congenital intrahepatic gallbladder 113

congenital intranasal meningoencephalocele 402
congenital inversion foot 289
congenital inverted transposition 77
congenital iodine deficiency hypothyroidism 168
congenital iodine deficiency syndrome 168
congenital iodine-deficiency syndrome, myxedematous type 165
congenital iodine deficiency syndrome (neuropathic type) 168
congenital Jackson membrane 113
congenital jaw malformation 45
congenital jejunal atresia 403
congenital jejunum stenosis 113, 403
congenital keratoglobus with glaucoma 14
congenital koilonychia 428
congenital kyphoscoliosis 289
congenital kyphosis 289
congenital labial frenum with shortened 55
congenital lacrimal duct deformity 14
congenital lacrimal duct hypoplasia 14
congenital lacrimal duct stenosis 14
congenital lacrimal puncta absence 14
congenital lacrimal puncta atresia 14
congenital lacrimal sac and nasolacrimal duct stenosis 14
congenital lactase deficiency 113
congenital lamina deformity of cervical spine 289
congenital lamina deformity of thoracic spine 290
congenital large cup-disc ratio 14
congenital laryngeal cartilage softening disease 56
congenital laryngeal cyst 31, 56
congenital laryngeal deformity 31
congenital laryngeal dysplasia 56
congenital laryngeal keratosis 31
congenital laryngeal stridor 31, 402
congenital laryngomalacia 402
congenital lateral canthus epicanthus 14
congenital left kidney absent 245
congenital left subclavian artery deformity 227
congenital left ventricle fistula 227
congenital lens dislocation 14
congenital lens malformation 14
congenital leukemia 402
congenital leukonychia 428
congenital limb deficiency 290
congenital lingual cyst 31
congenital lip deformity 55
congenital lip fistula 55
congenital liver hamartoma 113
congenital localized hypertrichosis 428
congenital long Q-T interval syndrome 227
congenital long Q-T syndrome 77
congenital lordosis 289
congenital low spinal cord 402, 450
congenital low spinal deformity 402
congenital low spinal disease 136
congenital lumbar spine bifida with hydrocephalus 137
congenital lumbar spine bifida without hydrocephalus 137, 403

congenital lumbar spine deformity 290
congenital lumbar spondylolisthesis 293
congenital lumbar spondylolysis 293
congenital lumbosacral spine bifida 137, 403
congenitally absence of nose 55
congenitally missing tooth 56
congenital lymphedema 403
congenital macrocheilia 56
congenital macrodactylia 289
congenital macrostomia deformity 56
congenital major aortopulmonary collateral artery 77, 227
congenital malaria 403, 464
congenital malformation of apex nasi 31
congenital malformation of breast 186
congenital malformation of bronchial 89
congenital malformation of choroid 9
congenital malformation of diaphragm 89
congenital malformation of external nose 31
congenital malformation of great artery 259
congenital malformation of half-vertebral body 288
congenital malformation of laryngeal cartilage 31
congenital malformation of lung 398
congenital malformation of nose 55
congenital malformation of optic disc 11
congenital malformation of orbit 16
congenital malformation of penis 168
congenital malformation of renal artery 227
congenital malformation of retina 12
congenital malformation of rib 89
congenital malformation of salivary gland 56
congenital malformation of sternum 89
congenital malformation of vitreous 2
congenital malrotation of intestine 112, 402
congenital median cleft lip 56
congenital megacolon 113, 403
congenital megakaryocyte dysplasia 403
congenital megalocornea 14
congenital megaloureter 245
congenital meningoencephalocele 204
congenital meningohydroencephalocele 402
congenital meningomyelocele 136, 402, 450
congenital meningomyelocele with hydrocephalus 402
congenital meningovascular syphilis 426
congenital mental retardation 403
congenital mesencephalic aqueduct stenosis 137
congenital mesoblastic nephroma 403
congenital metabolic defect 168
congenital metatarsus adductus 290
congenital microcheilia 56
congenital microcolon 113
congenital microgastria 113
congenital microglossia 56
congenital micromastia 186
congenital microphthalmia 14
congenital microphthalmos with orbital cyst 14
congenital microstomia 56
congenital middle ear deformity 407
congenital midline cleft lip 55

congenital mitral atresia 77
congenital mitral insufficiency 77, 227
congenital mitral stenosis 77, 227
congenital mitral valve anomaly 227
congenital mitral valve cleft 227
congenital mitral valve perforation 77, 227
congenital mitral valve prolapse 77, 227
congenital mulberry molar 56
congenital multiple arthrogryposis 289
congenital multiple epiphyseal dysplasia 289
congenital multiple hemangiomatosis 428
congenital multiple malformation 289
congenital multiple osteochondroma 289
congenital muscular dystrophy 136, 450
congenital muscular torticollis 288
congenital myasthenia gravis 136
congenital myasthenia syndrome 136
congenital myelocele with hydrocephalus 136, 450
congenital myelodysplasia 136, 402, 450
congenital myogenic torticollis 402
congenital myopathy 136
congenital myotonia 289
congenital myotonia syndrome 136
congenital myotonic dystrophy 137
congenital narrowed ureteropelvic junction 403
congenital nasal dysplasia 31, 55
congenital nasal hamartoma 31, 55
congenital nasal incisure 31, 55
congenital nasopharynx atresia 89
congenital nephrotic syndrome 154, 403
congenital neurofibromatosis 137
congenital neurosyphilis 137
congenital neutropenia 180
congenital nevus 428
congenital nipple hypertrophy 186
congenital nipple retraction 186
congenital non-compaction of myocardium 77, 227
congenital non-progressive ataxia 136
congenital non-spherocytic hemolytic anemia 180
congenital non-toxic goiter 168
congenital nose deformity 31, 55
congenital nuclear cataract 14
congenital obstructive nephropathy 245
congenital occipital encephalocele 137, 403
congenital onychodysplasia of the index finger 428
congenital onychorrhexis 428
congenital optic disc hypoplasia 14
congenital optic disc pit 14
congenital oronasal fistula 56
congenital osteovascular hypertrophy syndrome 227
congenital pachygyria 403
congenital palatal fistula 55
congenital pancreatic cyst 113
congenital pancreatic ectopia 113
congenital paralytic strabismus 14
congenital parenchymal goiter 168
congenital partial anomalous pulmonary venous drainage (PAPVD), scimitar syndrome 77,

227
congenital partial endocardial cushion defect 77, 227
congenital patella dislocation 288
congenital patella subluxation 288
congenital patent foramen ovale 77, 227
congenital penile agenesis 245
congenital penile hypospadias 245
congenital penoscrotal hypospadias 245
congenital perencephaly 403
congenital pericardial cyst 227
congenital pericardial defect 227
congenital perinuclear cataract 14
congenital persistent cloaca 113
congenital pharyngeal pouch 31
congenital phlebectasia 227
congenital pigeon chest 289
congenital polar cataract 14
congenital polycystic kidney 402
congenital polycystic liver disease 113
congenital polycystic pancreas 113
congenital polydactyly 289
congenital porencephaly 204
congenital portal vein-hepatic artery fistula 227
congenital portal vein malformation 227
congenital posterior cleft of cricoid cartilage 31
congenital postural lordosis 290
congenital preauricular cyst 55
congenital preauricular fistula 55, 428
congenital progressive myositis ossificans 289
congenital pseudarthrosis of fibula 289
congenital pseudarthrosis of radius 289
congenital pseudarthrosis of tibia 289
congenital pseudarthrosis of ulnar 288
congenital pseudoarthrosis of clavicle 289
congenital pseudo joint of lower limb bone 289
congenital ptosis 14
congenital pulmonary adenomatoid cyst 89
congenital pulmonary anomaly 77
congenital pulmonary arterial dilation 77
congenital pulmonary arteriovenous fistula 77
congenital pulmonary arteriovenous malformation 89
congenital pulmonary artery atresia 77
congenital pulmonary artery branch stenosis 77
congenital pulmonary artery hypoplasia 77
congenital pulmonary artery stenosis 77
congenital pulmonary atresia 77
congenital pulmonary cyst 89, 402
congenital pulmonary hamartoma 83
congenital pulmonary hypertension 77, 227
congenital pulmonary hypoplasia 402
congenital pulmonary insufficiency 77
congenital pulmonary stenosis 77
congenital pulmonary valve insufficiency 227
congenital pulmonary valve stenosis 227
congenital punctate cataract 14
congenital pupil atresia 14

congenital renal artery stenosis 227
congenital renal cystic disease 245
congenital renal failure 403
congenital retinal aneurysm 14
congenital retinal telangiectasia 14
congenital retinitis pigmentosa 14
congenital retinoschisis 14
congenital retinoschisis with macular
degeneration 14
congenital retroauricular fistula 55
congenital rhinophyma 31
congenital rib bifurcation 89
congenital rib eversion 89
congenital rib fusion 89
congenital rickets 402
congenital right coronary artery dysplasia 227
congenital right kidney absent 245
congenital right-sided aortic arch 227
congenital ring constriction syndrome 289
congenital rubella pneumonia 402
congenital rubella syndrome 14, 402, 428
congenital sacral vertebral deformity 288
congenital sacrococcygeal deformity 288
congenital scalp defect with epidermal nevus
428
congenital scaphocephaly 14
congenital scoliosis 288, 289
congenital second-degree cleft palate 55
congenital seif-healing reticulohistiocytosis
428
congenital separation of pubic bone 288
congenital separation of the testicles and
epididymis 245
congenital septum pellucidum abnormality
137, 403
congenital shell ear malformation 320
congenital short Achilles tendon 289
congenital shortening deformity of femur
289
congenital short esophagus 112
congenital short femur 288
congenital short femur syndrome 288
congenital short leg 289
congenital short neck syndrome 289
congenital sideroblastic anemia(CSA) gene
mutation detection 470
congenital single limb deficiency 260
congenital single ventricle 77
congenital skin defect 428
congenital slow channel syndrome 136
congenital small intestinal atresia 403
congenital small intestinal hiatus hernia 113
congenital small intestinal mucosa ectopia
113
congenital small intestinal stenosis 403
congenital small larynx 31
congenital soft palate cleft 56
congenital soft palate cleft with bilateral cleft
lip 56
congenital soft palate cleft with unilateral cleft
lip 56
congenital soft palate hypoplasia 56
congenital soft palate perforation 56
congenital spina bifida 136, 402, 450
congenital spina bifida with meningocele

402, 450
congenital spina bifida with myelomeningocele
136
congenital spinal bifida occulta 137
congenital spinal cord deformity 136, 270,
402, 450
congenital spine malformation 289
congenital spondylolisthesis 289
congenital spondylolysis of lumbosacral
region 290
congenital sprengel deformity 289
congenital stationary night blindness 14
congenital stenosis of esophagus 31
congenital stenosis of larynx 31
congenital stenosis of superior/inferior vena
cava 227
congenital stenosis of trachea 31
congenital stenosis of vena cava 227
congenital stenosis tenosynovitis 289
congenital sternomastoid torticollis 56
congenital stricture of posterior naris 56
congenital stricture of rectum 403
congenital subcutaneous cleft lip 55
congenital subdural cyst 137, 403
congenital subglottic hemangioma 31
congenital subglottic stenosis 31, 56
congenital subluxation of hip joint 289
congenital subluxation of hip 289, 403
congenital submucous cleft palate 55
congenital subvalvular aortic membrane 77
congenital subvalvular aortic stenosis 77
congenital subvalvular pulmonary stenosis
77
congenital supravalvular aortic membrane
77, 227
congenital supravalvular aortic stenosis 77,
227
congenital supravalvular mitral stenosing
ring, supravalvular ring mitral stenosis 77
congenital supravalvular pulmonary stenosis
77, 227
congenital sutural cataract 14
congenital synovial chondromatosis of hip
joint 289
congenital synovial chondromatosis of knee
289
congenital syphilis 403, 464
congenital syphilis complicated with tabes
dorsalis 426
congenital syphilis rash 426
congenital syphilis teeth 428
congenital syphilitic gumma 426
congenital syphilitic meningitis 464
congenital syphilitic mucosa spot 426
congenital syphilitic paralysis 426
congenital syphilitic pemphigus 426
congenital talipes calcaneus 290
congenital talipes equinovalgus 289
congenital talipes equinovarus 289, 403, 450
congenital talipes equinus 289
congenital testicular hydrocele 402
congenital thick lip 56
congenital thin lip 55
congenital third ventricle cyst 402
congenital thoracic spinal bifida with hydrocephalus

137
congenital thoracic spine bifida with hydrocephalus
403
congenital thoracic spine deformity 290
congenital thymic dysplasia 168
congenital thyroglossal duct fistula 168
congenital thyroid hamartoma 168
congenital tibial flexure 289
congenital tilted optic disc syndrome 14
congenital tongue adhesion 56
congenital tongue hypoplasia 56
congenital torticollis 289
congenital total cataract 14
congenital toxoplasmosis 402
congenital tracheal stenosis 403
congenital tracheobronchial hypoplasia 89
congenital tracheoesophageal fistula 113,
403
congenital tracheomalacia 56, 403
congenital transient goiter 402
congenital trichiasis 14
congenital tricuspid atresia 77
congenital tricuspid insufficiency 77, 227
congenital tricuspid stenosis 77, 227
congenital tricuspid straddling 77
congenital triphalangeal thumb 282
congenital tuberculosis 402
congenital tumor 204
congenital ulerythema ophryogenes 428
congenital umbilical fistula 113
congenital umbilical hernia 113, 403
congenital uncorrected transposition of great
artery 227
congenital unilateral cleft lip 55
congenital unilateral dislocation of hip 288
congenital unlilateral cleft soft palate 55
congenital upper gastrointestinal tract
malformation 113
congenital upper limb/extremity deformity
289
congenital urinary obstruction 245
congenital uvula crack 55
congenital varicella, chickenpox 403
congenital varus fifth toe 289
congenital vascular lesion 403
congenital velopharyngeal incompetence 55
congenital venous sinus variation 227
congenital ventricular hypertrophy 227
congenital vertebral deformity 290
congenital vertebral deformity of cervical
spine 289
congenital vertebra plana deformity of
cervical spine 289
congenital vertebra plana deformity of
thoracic spine 290
congenital vertical talus 288
congenital viral hepatitis 402
congenital vitreous dysplasia 14
congenital vitreous opacity 14
congenital wry nose 56
congestion of eyelid 16
congestion of intestine 325
congestive heart failure 72, 218
congestive hepatic injury 115
congestive hypoxia 90

congestive laryngeal burn　325
congestive peripheral cyanosis　93
conization of cervix　362
conjoined twins　387, 400
conjugated bile acid fractionation　482
conjugated bilirubin　483
conjunctival aneurysm　6
conjunctival angioma　7
conjunctival approach lower eyelid blepharo-
　plasty　20
conjunctival benign tumor　6
conjunctival congestion　18
conjunctival cyst　7
conjunctival defect　7
conjunctival degeneration　6
conjunctival degeneration and deposit　6
conjunctival deposit　6
conjunctival dermoid tumor　7
conjunctival disorder　6
conjunctival edema　7
conjunctival flap cover surgery　21
conjunctival follicles　18
conjunctival granuloma　7
conjunctival hemorrhage　6
conjunctival injury and corneal abrasion　7
conjunctival injury and corneal abrasion
　without mention of foreign body　7
conjunctival laceration　6
conjunctival lymphangiectasis　6
conjunctival lymphangiectomy　20
conjunctival malignant neoplasm　6
conjunctival mass　7
conjunctival melanoma　6
conjunctival nevi　417
conjunctival polyp　7
conjunctival prolapse　7
conjunctival radial section and lavage　21
conjunctival sac burn　7
conjunctival sac contracture　7
conjunctival sac deformity　6
conjunctival sac scar repair　6
conjunctival scar　6
conjunctival siderosis　7
conjunctival squamous cell carcinoma　6
conjunctival tumor resection　20
conjunctival tumor resection combined with
　tissue transplantation　20
conjunctival ulcer　6
conjunctival vascular proliferation　7
conjunctivitis due to adenovirus　14
conjunctivochalasis　7
Conn syndrome　170
connection of positive pressure ventilation
　96
connective tissue benign tumor of neck　47
connective tissue benign tumor of upper
　extremity　319
connective tissue disease　273
connective tissue disease associated interstitial
　lung disease　86
connective tissue disease associated pulmonary
　hypertension　86
connective tissue foraminal stenosis　297
connective tissue grafting　62
connective tissue malignant neoplasm of jaw　45

connective tissue nevus　417
connective tissue spinal stenosis　296
Conners child behavior scale　446
conscious extubation　341
conscious intubation　341
consciously dry nose and nasopharynx　35
consciousness disorder　338
consciousness　339
consciousness disorder　408
consciousness disturbance　338
conscious sedation　341
consolidation of lung　84
consolidation period　68
constant bursae　267
constant flow ventilation　94
constipation　101
constitutional delay of growth and puberty
　168
constitutional giant　168
constitutional hyperbilirubinemia　111
constitutional short stature　168
constriction surgery of nasal cavity　35
constrictive mandibular arch　55
constrictive maxillary arch　52
constrictive pericarditis　76
constrict the nasal cavity mucosa　41
construction of artificial esophagus　39, 215,
　359
consumption coagulation disorder　403
consumptive hypothyroidism　168
contact allergic stomatitis　47
contact angular cheilitis　47
contact dermatitis caused by drug　17
contact dermatitis　6, 47, 417
contact dermatitis due to cosmetic　415, 5
contact dermatitis due to dye　423
contact dermatitis due to food in contact with
　skin　11
contact dermatitis due to mercury　414
contact dermatitis due to plant (except food)
　18
contact dermatitis due to solvent　424
contact granuloma of vocal cord　30
contact scanner　62
contact scanning　62
contact urticaria　417
context-sensitive half-life　345
continent ileal reservoir　250
continued complete remission　176
continue electromyogram activity　344
continue positive airway pressure　344
continuous ambulatory peritoneal dialysis
　155
continuous arterio-venous hemodiafiltration
　94
continuous arterio-venous hemodialysis　94
continuous arterio-venous hemofiltration　94
continuous bladder irrigation　251
continuous blood oxygen saturation monitoring
　81
continuous blood purification　95
continuous cardiac output thermodilution
　measurement　344
continuous cycling peritoneal dialysis　155
continuous epidural anesthesia and analgesia

341
continuous epidural block　310
continuous epidural labor analgesia　339
continuous esotropia　8
continuous exotropia　8
continuous femoral nerve block　341
continuous flow air feed　94
continuous hematuria　156
continuous infusion intravenous anesthesia
　341
continuous loop wiring　62
continuous low-flow oxygen therapy　94
continuous mandatory ventilation　94
continuous murmur　79
continuous negative external pressure　95
continuous negative pressure ventilation　94
continuous nerve plexus block anesthesia and
　analgesia　341
continuous noninvasive arterial pressure moni-
　toring　344
continuous performance test　446
continuous positive airway pressure　94, 213,
　339
continuous positive pressure ventilation　94
continuous regional block anesthesia and
　analgesia　341
continuous renal replacement therapy　155,
　332
continuous sacral anesthesia and analgesia
　341
continuous spinal anesthesia and analgesia
　341
continuous subcutaneous insulin infusion
　171
continuous suture　332
continuous veno-venous hemodialysis　95
continuous veno-venous hemofiltration　95
continuous wave Doppler　344
continuous Z-plasty　332
contiuous drainage of lumbar cistern　210
contraception　368
contraception (oral contraceptive)　369
contraception (subdermal implant)　371
contraception (transabdominal tubal sterili-
　zation)　377
contraception (transvaginal tubal sterilization)
　377
contraceptive guide　368
contraceptive poisoning　452
contracted midpelvis　394
contracted pelvic inlet　387
contracted pelvis　393
contracted scar　277, 327
contraction stress test　396
contracture of Achilles tendon　124
contracture of bladder　242
contracture sequela of poliomyelitis　270
contralateral C$_7$ spinal nerve root transposition
　308
contralateral mediastinal lymph node metastasis
　83
contrast echo-cardiograph　346
contrast echocardiogram　346
contrast enhancements　146
contrast-induced nephropathy　154

contrecoup injury 199

control hemorrhage by pedicle division of vagina 382

controlled hypotension 341

controlled low central venous pressure 341

controlled oxygen therapy 94

control of hemorrhage by electric coagulation of cervix 383

control ventilation 94, 341

contused laceration 43

contusion and laceration of hand 283

contusion and laceration of tongue 52

contusion cataract 3

contusion of abdominal wall 184

contusion of brain 131, 201

contusion of buttock and pelvis 278

contusion of cervical esophagus 108

contusion of external ear 31

contusion of eyeball 16

contusion of eyeball and orbital tissue 16

contusion of eyelid and periocular area 15

contusion of face 49

contusion of finger with damage to nail 425

contusion of finger without damage to nail 284

contusion of heart 228

contusion of inguinal 263

contusion of kidney 243

contusion of laryngopharynx 32

contusion of larynx 27

contusion of orbital soft tissue 16

contusion of penis 246

contusion of pharynx 32

contusion of quadriceps femoris 265

contusion of renal pelvis 244

contusion of scrotum 246

contusion of soft tissue of face 50

contusion of spinal cord 200, 270

contusion of testis 240

contusion of vulva 372

contusion of wrist 285

conus medullaris lipoma 200

convalescence following brain injury 202

convalescence from hepatitis B virus 115

convalescence of cerebrovascular disease 132, 449

convalescence of stroke 449

conventional loading 60

conventional mechanical ventilation 93

conventional osteosarcoma 273

conventional radiotherapy 364

conventional tidal volume mechanical ventilation 93

convergence excess 5

convergence function exception 5

convergence insufficiency 5

convergence insufficiency and excess 5

convergence separation function exception 5

convergent concomitant strabismus 5

conversion from laparoscopic to open cholecystectomy 190

conversion symptom 445

convulsion 327, 407

convulsive status epilepticus 127

Coombs test 182

coordinate 211

coordinated uterine inertia 393

coordinate hypertonic uterus 393

COPD 87

coping screw 64

COPLL 273

copper 482

copper and its compound poisoning 455

copper deficiency 173, 402

copper deficiency myelopathy 135

copper deficiency syndrome 13

coprolalia 438

coracoclavicular ligament injury 269

coracoclavicular ligament reconstruction 269

coracoid impingement syndrome 269

coracoid osteotomy 307

coracoid process fracture 46, 269

coracoid process translocation 307

coral cut 425

coral dermatitis 425

cord blood transplantation 182

cordectomy 39

cordectomy via laryngofissure 36

cord entanglement 387

cord entanglement of monoamniotic twin pregnancy 386

cord presentation 387

cord sign 148

cord thrombosis 387

corduroy like erythema keratosis 412

cord varicose vein 387

corectopia 19

core decompression of femoral head 305

core needle biopsy 192

core needle biopsy for breast 197

core needle biopsy of axillary lymph nodes 96

core temperature 344

Cori disease 164

corkscrew esophagus 109

Cormack-Lehane classification 346

cornea arcus senilis 6

cornea donor 4

corneal abrasion 6

corneal abscess 6

corneal arcus 164

corneal benign tumor 6

corneal burn 6

corneal carcinoma in situ 6

corneal contusion 6

corneal cyst 6

corneal degeneration 6

corneal deposit 6

corneal dermoid tumor 6

corneal disease 6

corneal edema 18

corneal elastic layer bulging 6

corneal elastic layer rupture 6

corneal endothelial cell function decompensation 6

corneal endotheliitis 6

corneal epithelial basement membrane malnutrition 6

corneal epithelial defect 6

corneal epithelium implantation 6

corneal fistula 6

corneal flap abnormality 6

corneal flap shift 6

corneal foreign body 6

corneal graft displacement 6

corneal haze 6

corneal hypoesthesia 6

corneal incision fistula 6

corneal injury 6

corneal interstitial fluid 6

corneal iodine deposition 6

corneal laceration 6

corneal lens eccentricity 6

corneal lens opacity 6

corneal lens residue 6

corneal lesion after cataract surgery (bullous aphakic) 1

corneal leukoma 6

corneal leukoma staining 20

corneal limbal stem cell dysfunction 6

corneal lipid degeneration 6

corneal macula 6

corneal mass 6

corneal melanosis 6

corneal nebula 6

corneal neovascularization 6

corneal opacity 18

corneal pannus 6

corneal penetrating injury with iris incarceration 6

corneal penetrating injury with iris prolapse 6

corneal penetrating injury with lens incarceration 6

corneal penetrating injury with vitreous incarceration 6

corneal pigmentation and deposit 6

corneal refractive myopia 6

corneal scar 6

corneal scarring and opacity 6

corneal sensitivity examination 23

corneal squamous cell carcinoma 6

corneal staphyloma 6

corneal stromal ring implantation 20

corneal topography 23

corneal transplant status 6

corneal ulcer 6

corneal ulcer burning radical surgery 20

corneal ulcer perforation 6

corneal uveitis 6

cornea suture extraction under microscope 21

corneoscleral cyst 6

corneoscleral staphyloma 6

cornual resection 362

coronal incision 206

coronally repositioned flap 61

coronal nasal sinus CT examination 40

coronal resection 66

coronary aneurysm 74

coronary angiography 80

coronary arteritis 74

coronary artery aneurysm 221

coronary artery bypass grafting 80

coronary artery bypass grafting related myocardial infarction  74

coronary artery bypass surgery with single internal mammary artery graft  231

coronary artery calcification  81

coronary artery dissection  74

coronary artery ectasia  74

coronary artery fistula  221

coronary artery heart disease  74

coronary artery intimal resection under direct vision  237, 336

coronary artery intimal resection with patch graft under direct vision  237, 336

coronary artery myocardial bridge  221

coronary artery occlusion  221

coronary artery origin anomaly  74

coronary artery perforation  74

coronary artery-right atrial fistula occlusion  233

coronary artery spasm  74

coronary artery steal  338

coronary artery stenosis  74, 221

coronary artery stent fracture  221

coronary artery stent implantation state  69

coronary artery stent migration  221

coronary artery thromboembolism  74

coronary artery to left atrium fistula  221

coronary artery to right ventricle fistula  221

coronary atherosclerosis  74

coronary atherosclerotic heart disease  74

coronary computed tomographic angiography  81

coronary embolism  74

coronary fraction flow reserve (FFR) examination  238

coronary in-stent restenosis  74

coronary insufficiency  74

coronary intravascular ultrasound  80

coronary ischemia  74

coronary microvascular disease  74

coronary no reflow after stent implantation  74

coronary occlusion  74

coronary rotational atherectomy  80

coronary sinus aneurysm  74

coronary slow flow  74

coronary slow flow after stent implantation  74

coronary stent thrombosis  74

coronary thrombosis  74

coronary vasodilator poisoning  453

Coronavirus-229E pneumonia  459

Coronavirus disease-2019  465

Coronavirus-HKU1 pneumonia  459

coronavirus infection  459

Coronavirus-NL63 pneumonia  459

Coronavirus-OC43 pneumonia  459

coronavirus ribonucleic acid  470

coronavirus (variant) antibody  476

coronavirus (variant) antibody IgG  477

coronavirus (variant) antibody IgM  477

coronoidectomy  61

coronoid process hyperplasia  46

corpectomy  316

cor pulmonale  73, 84

corpus albicans cyst of ovary  370

corpus callosotomy  209

corpus callosum abscess  132

corpus callosum malignancy  350

corpus cavernosum bypass  254

corpus cavernosum fracture neoplasty  254

corpus luteum cyst of ovary  369

corpus luteum haematoma  369

corpus luteum insufficiency  369

corpus luteum rupture  369

corpus spongiosum injure  241

corrected transposition of great artery  222, 223

corrected transposition of great artery (closure of ventricular septal defect)  233

corrected transposition of great artery correction [atrial switch operation, arterial switch (double switch operation)]  233

corrected transposition of great artery correction (atrial switch operation with Rastelli operation)  233

corrected transposition of great artery correction (closure of ventricular septal defect with left ventricular pulmonary artery external connection)  233

correcting of syndactyly of fingers  301

correcting of syndactyly of toes  301

correction for mallet finger  302

correction for mallet toe  302

correction for microphthalmia  21

correction of anomalous origin of coronary artery from pulmonary artery  233

correction of bat ear  324

correction of blepharoptosis by frontalis muscle flap suspension  323

correction of blepharoptosis by frontalis muscle flap suspension operation  323

correction of blepharoptosis by frontalis muscle flap suspension with allogeneic tissue  323

correction of blepharoptosis by shortening operation of musculus levator palpebrae superioris  323

correction of blepharoptosis by suture suspension  323

correction of breast ptosis  194

correction of canthus displacement  324

correction of cicatricial ectropion with nasolabial flap  19

correction of cicatricial ectropion with orbicularis oculi skin flap  19

correction of cicatricial ectropion with split-thickness skin graft  19

correction of cicatricial entropion with split-thickness skin graft  19

correction of cleft hand  310

correction of cortriatriatum  235

correction of cryptotia  324

correction of cupped ear  320

correction of deformity of ear lobule  321

correction of deformity of great toe  310

correction of double outlet of left ventricle  238

correction of Ebstein anormaly  335

correction of ectropion  22, 323

correction of ectropion by wedge-shaped excision  323

correction of ectropion with free skin graft  22

correction of enophthalmos  22

correction of entropion  323

correction of entropion by musculus dormitator overlapping  323

correction of entropion with eyelid reconstruction  321

correction of hemifacial atrophy  60

correction of levator palpebrae shortening for blepharoptosis  21

correction of local canthal shift  21

correction of lop ear  40

correction of macrodactyly  310

correction of macroglossia  62

correction of mirror hand  310

correction of mouth  62, 321

correction of nasal deformity  35

correction of nasopharyngeal atresia  35

correction of oblique facial cleft  63, 322

correction of partial anomalous pulmonary venous connection  335

correction of penile scrotum transposition  254

correction of peripheral nerve  315

correction of persistent truncus arteriosus  336

correction of persistent truncus arteriosus with patch repair of ventricular septal defect  336

correction of phalanx bone  315

correction of ptosis combined with canthal plastic surgery  21

correction of pulmonary artery sling  232

correction of pulmonary perivalvular leakage  232

correction of pulmonary vein stenosis  232

correction of secondary deformity after cleft lip repair surgery  321

correction of secondary deformity after cleft palate repair surgery  321

correction of secondary nasal deformity after cleft lip repair surgery  321

correction of skin expander  38

correction of subvalvular aortic stenosis  237

correction of sunken eyelid  20

correction of supravalvular aortic stenosis  237

correction of syndactyly  331

correction of syndactyly and skin graft  331

correction of systemic venous ectopic connection  235

correction of systemic venous stenosis  235

correction of total anomalous pulmonary venous drainage  336

correction of transverse facial cleft  63

corrective operation of pectus excavatum  214

corrective operation of thumb deformity  310

corrective soft tissue surgery  64

corrosion of cornea and conjunctival sac  6

corrosion of eye and adnexa  15

corrosion of eyelid and periocular area  5

corrosive alkali and alkali-like substance toxic

effect 69
corrosive burn of esophagus 30
corrosive burn of mustard gas 417
corrosive esophagitis 26
corrosive injury associated with/induce eye rupture and destruction 3
corrosive injury of larynx 27
corrosive organic compounds poisoning 69
cortical abscess of kidney 244
cortical blindness 10, 132
cortical bone graft 63
cortical cavity 278
cortical dysplasia 131
cortical dysplasia, malformation of cortical development 132
cortical electrode 148
cortical hearing loss 29
cortical hypertrophy 266
cortical laminar necrosis 132
cortical necrosis of kidney 244
cortical rim sign 299
cortical sensation 345
cortical somatosensory evoked potential 345
cortical stimulation 209
cortical stripping 311
corticobasal degeneration 132
corticobasal syndrome 132
corticosteroid addictive dermatitis 426
corticosteroid myopathy 10,132
corticotomy assisted orthodontics 61
corticotropin releasing factor 481
cortisol 482
cortisol-producing adrenocortical adenoma 166
cor triatriatum 76, 225
cosmetic dermatitis 415
cosmetic hair damage 415
cosmetic nail damage 415
cosmetic pigment abnormally 415
cosmetic poisoning 69
costal cartilage auricle plasty 37
costal chondritis 87, 337
costectomy 214
costochondralgia 277
costochondritis 87, 337
costoclavicular syndrome 277
costophrenic groove 93
costotransversectomy 310
Cotard syndrome 443
Cotrel-Dubousset instrumentation 300
cotton-wool spot 19
cough 79, 92, 213
counter bite 44
cough provocative test 85
cough syncope 124
cough-syncope syndrome 85
cough variant asthma 85
countersinking 62
cover/closure screw 61
covert compensated shock 330
covert hepatic encephalopathy 139
COVID-19 465
cowperitis 241
cowpox 421, 463
coxa plana 257

coxarthropathy 276
coxarthrosis 276, 448
coxa valga 277
coxa valgus 277
coxa vara 277
coxotuberculosis 276
Coxsackie virus A10 ribonucleic acid 470
Coxsackie virus A16 ribonucleic acid 470
Coxsackie virus A6 ribonucleic acid 470
coxsackie virus antibody 479
coxsackie virus antibody IgG 479
coxsackie virus antibody IgM 479
Coxsackie virus encephalitis 128
Coxsackie virus enteritis 108, 461
Coxsackie virus eruption 418
Coxsackie virus infection 400, 461
Coxsackie virus meningitis 128, 461
coxsackie virus ribonucleic acid 470
Cozen test 316
CP-CH50 477
CPA 166
CPAP 213, 339, 344
CPCR 342
CPET 345
CPI 68
CPR 81, 342, 408
cPSA 476
CPSP 144
CPT 446
C-peptide 481
cquired eyelid defect less than 1/2 5
Cr 482
CRA 80
CRAB 484
crab louse 430
cracked nipple 186
cracked tooth 57
cramp 449
cramp discharge 147
cranial fasciitis of childhood 412
cranial nerve adjustment after repair surgery 208
cranial nerve disease 129
cranial nerve grafting 208
cranial nerve injury 202
cranial nerve palsy 129
cranial neurectomy 208
cranial neuritis 129
cranial neuroanastomosis 208
cranial neurorrhaphy 208
cranial neurosyphilis 419
cranial neurotomy 208
cranial-orbital communicating malignant tumor 349
cranial traction 207
cranial tractotomy 208
craniectomy 207
craniocarpotarsal dysplasia 277
craniocerebral injury 201
craniocerebral operation 208
craniocerebral trauma 201
craniocervical junction malformation 201
craniocervical junction meningioma 201
craniofacial benign tumor 349
craniofacial bone malignant neoplasm 49,

201
craniofacial cyst 28
craniofacial dysostosis 9
craniofacial fracture 201
craniomandibular traction 63
cranioorbital communicating tumor 349
cranio-orbital fracture 9
cranio-orbito-zygomatic approach 37
craniopharyngioma 201
cranioplasty 201, 207
cranioplasty with silicon steel 207
cranioplasty with skull bone flap 207
cranioplasty with titanium plate 208
cranioschisis 201
craniospinal irradiation 366
craniostenosis 204
craniosynostosis 49
craniotomy 207, 394
craniotomy and foreign body removal 208
craniotomy for arachnoid dissection 358
craniovertebral anomalies 294
cranium bifidum 201
crawl gait 299
CRBSI 82
CRD 146
CRE 484
C-reactive protein 481
creatine 482
creatine kinase 482
creatine kinase isoenzyme 482
creatine kinase MB 482
creatine kinase test 147
creatine MRS 147
creatinine 482
creation of aortic-pulmonary anastomosis without arch reconstruction 231
creeping eruption 423
cremasteric reflex 299
crepitus 93
crescentic glomerulonephritis 154
crescentic glomerulonephritis type I 154
crescentic glomerulonephritis type II 154
crescentic glomerulonephritis type III 154
cresol poisoning 453
crestal incision of alveolar ridge 65
CREST syndrome 409
cretinism 164, 411
Creutzfeldt-Jakob disease 128
CRF 481
cricoarytenoid joint reposition under suspension laryngoscope 40
cricoid cartilage hyoepiglottic fixation 37
cricoid cartilage hyoid bone fixation 37
cricoid pressure 340
cricopharyngeal diverticulectomy 37
cricopharyngeal diverticulum 27
cricopharyngeal myotomy 37
cricothyroid laryngotomy 37
cricothyroid membrane puncture 340
cricothyroidotomy 94, 331, 340
Crigler-Najjar syndrome 113
cri du chat syndrome 419
Crigler-Najjar syndrome 403
Crimean hemorrhagic fever 461
crisis intervention 445

criss-cross heart 76, 222
crista sphenoidalis hernia 122
critical care ultrasound 346
critical closing pressure 344
critical craniocerebral injury 203
critical phase 327
CRLM 349
crocodile tear syndrome 122
Crohn disease of colon 108
Crohn disease of esophagus 111
Crohn disease of ileum 107
Crohn disease of large intestine 103
Crohn disease of large intestine and small intestine 103
Crohn disease of rectum 116
Cromer blood group genotyping by polymerase chain reaction-sequence specific primer (PCR-SSP) 468
Cronkhite-Canada syndrome 108
cross bite 44
crossbow incision 206
crossed hemiatrophy 417
crossed paralysis 448
cross finger flap 332
cross lengthening for flexor digitorum superficialis tendon and flexor digitorum profundus tendon 314
cross lip flap 331
crossmatching 182
crossmatching in antiglobulin 473
crossmatching in polybrene 473
crossmatching in saline 473
crossmatch in special medium 474
cross-recalcification test 472
Cross syndrome 128, 164
Crouzon's syndrome 48
crowding of dentition 57
crown fracture 45
crown fracture with pulp exposure 45
crown-implant ratio 67
crown lengthening surgery 66
crown-root fracture 45
CRP 481
CRPC 350
CRT 183, 474
CRT implantation 81
CRT replacement 81
CRTD implantation 81
CRTD replacement 81
cruciate ligament lax 272
crus great saphenous vein injury 290
crush injuries involving multiple body regions 318
crush injury involving thorax with abdomen, lower back pelvis and limbs 290
crush injury of abdomen 184
crush injury of ankle 268
crush injury of ankle and foot 268
crush injury of calf 290
crush injury of chest 212, 228
crush injury of elbow 296
crush injury of external genitalia 245
crush injury of foot 297
crush injury of forearm 279
crush injury of hip 276

crush injury of knee 288
crush injury of larynx 27
crush injury of lower back 292
crush injury of lower extremity 288
crush injury of pelvis 266
crush injury of shoulder 271
crush injury of skull 201
crush injury of thigh 259
crush injury of upper arm 282
crush injury of upper limb 282
crush syndrome 152, 270, 338
crust 330, 432
cryoablation for liver lesion 191
cryoconization of cervix 383
cryofibrinogenaemia 418
cryoglobulin 479
cryoglobulinemia 418
cryoglobulinemia associated with femoro-gluteal cutaneous vasculitis 418
cryoglobulinemia kidney injury 152
cryoglobulinemic glomerulonephritis 152
cryoglobulinemic vasculitis 152
cryosurgery for hemorrhoid 196
cryosurgery of cervix uteri 383
cryosurgery of external ear lesion 323
cryosurgery of prostate 252
cryotherapy 94, 358
cryotherapy for pelvic lesion 193, 252, 359
cryotherapy of external ear lesion 434
cryotherapy of eye 22
cryotherapy of skin lesion 322, 434
cryotherapy with liquid nitrogen 434
cryptococcal antigen latex agglutination test 100
cryptococcal encephalitis 139, 406, 465
cryptococcal infections of central nervous system 143
cryptococcal meningitis 139, 465
cryptococcal pneumonia 90
cryptococcosis 406, 430, 465
Cryptococcus neoformans capsular antigen test 484
cryptococcus neoformans encephalitis 465
cryptococcus neoformans meningitis 138, 406, 465
cryptococcus neoformans meningoencephalitis 465
cryptococcus neoformans pneumonia 90, 406
cryptococcus neoformans septicemia 465
cryptogenic cirrhosis 115
cryptogenic epilepsy 139
cryptogenic organizing pneumonia 90
cryptophthalmos 17
cryptorchidism 246, 406
cryptosporidiosis 115, 465
cryptotia 32
cryptozoospermia 246
crystal arthropathy 273
crystal-induced arthritis 273
crystalline retinal degeneration 6
crystalluria 240
crystal osmotic pressure 98
CSEP 345
CSF 477

C Saint Philip syndrome 159
CSF3R gene mutation detection 467
CSII 171
CST 396
CT 317, 345, 473, 408, 482
CT angiography, CTA 145
CT arthrography 316
CTA 317
CTD-ILD 86
CT density 145
CT guided mediastinal mass biopsy 213
CT guided percutaneous renal biopsy 155
CT guided pneumocentesis 213
CT guided radiofrequency ablation of hepatic lesion 353
CT guided radiofrequency ablation of thymic lesion 231, 353
CT guided thymus neoplasm radiofrequency ablation 213
CT myelography 317
CTNNB1 gene mutation detection 467
CT scanning localization 364
CT, X-ray, MRI guided puncture 339
Cu 482
cubital tunnel syndrome 143, 296
cubitus valgus 296
cubitus varus 296
cuff leak trial 99
culdocentesis 380
culdoplasty neoplasty 380
culdoscopy 384
culture and identification of Campylobacter jejuni 484
culture and identification of Clostridium difficile 484
culture and identification of Escherichia coli O157:H7 483
culture and identification of group B Streptococcus (GBS) 483
culture and identification of Haemophilus influenzae 484
culture and identification of Helicobacter pylori 484
culture and identification of Legionella spp. 484
culture and identification of Neisseria gonorrhoeae 484
culture and identification of Neisseria meningitidis 484
culture and identification of Streptococcus pneumoniae 483
culture and identification of Streptococcus pyogenes 484
culture and identification of Vibrio cholerae 484
cultured epidermal autograft 333
cultured epidermal cell membrane preparation 331
culture of Campylobacter jejuni 484
culture of Escherichia coli O157:H7 483
culture of group B Streptococcus (GBS) 483
culture of Haemophilus influenzae 484
culture of Helicobacter pylori 484
culture of hematopoietic progenitor cell 475
culture of Legionella spp. 484

culture of Neisseria gonorrhoeae 484
culture of Neisseria meningitidis 484
culture of Salmonella spp. 484
culture of Streptococcus pneumoniae 483
culture of Streptococcus pyogenes 483
culture of Vibrio cholerae 484
culture Shigella spp. 484
cumulative irritant contact dermatitis 418
cuneihysterectomy 383
cuneonavicular dislocation 296
cup ear 24, 397
curettage 305
curettage after abortion 381
curettage after delivery 394
curettage and reconstruction 305
curettage for termination pregnancy 383
curettage of external ear lesion 323, 360, 434
curettage of jaw cyst 61
curettage of jaw lesion 61
curettage of maxillary cyst 64
curettage treatment for wart 433
curly toe 280
curved incision 206
Cushing phenomenon 205
Cushing response 147
Cushing syndrome 75, 164, 242, 418
Cushing syndrome myopathy 7
Cushing syndrome with cutaneous fungi infection 164
Cushing syndrome with diabetes mellitus 164
Cushing syndrome with dyslipidemia 164
Cushing syndrome with fracture 164
Cushing syndrome with hyperandrogenism 164
Cushing syndrome with hypertension 164
Cushing syndrome with hypogonadism 164
Cushing syndrome with hypokalemia 164
Cushing syndrome with impaired glucose regulation 164
Cushing syndrome with infection 164
Cushing syndrome with kidney stone 164
Cushing syndrome with mental disorder 164
Cushing syndrome with multiple complications 164
Cushing syndrome with osteoporosis 164
Cushing syndrome with pulmonary infection 164
cuspid-protected occlusion 67
custom/customized abutment 61
custom/customized tray 61
cutaneous amoebiasis 463
cutaneous anaesthesia 422
cutaneous anthrax 422, 463
cutaneous aspergillosis 422
cutaneous blastomycosis 422, 463
cutaneous calcinosis 422
cutaneous candidiasis 422, 463
cutaneous carcinoma in situ 422
cutaneous cartilaginous tumor 422
cutaneous chondroma 422
cutaneous chromomycosis 463
cutaneous ciliated cyst 422
cutaneous coccidioidomycosis 422, 463

cutaneous Crohn disease 422
cutaneous cryptococcosis 422, 463
cutaneous cysticercosis 463
cutaneous diphtheria 422, 463
cutaneous dirtadherent disease 422
cutaneous endometriosis 371
cutaneous erysipeloid 463
cutaneous extraskeletal Ewing sarcoma 422
cutaneous fistula 422
cutaneous furuncle 422
cutaneous Hodgkin lymphoma 422
cutaneous horn 422
cutaneous horn of glans penis 320
cutaneous hypersensitivity 422
cutaneous hypoesthesia 422
cutaneous Kaposi sarcoma 463
cutaneous leishmaniasis 422, 463
cutaneous lipoma 422
cutaneous listeriosis 463
cutaneous lupus erythematosus 422
cutaneous lymphadenoma 422
cutaneous lymphatic vessel type sporotrichosis 422
cutaneous malignant mixed tumor 412
cutaneous malignant neoplasm of external auditory canal 31
cutaneous malignant tumor 422
cutaneous manifestation of DF-2 septicemia 409
cutaneous manifestation of hepatitis 414
cutaneousmastocytosis 179
cutaneous mastocytosis 422
cutaneous meningioma 422
cutaneous meningospinal angiomatosis 422
cutaneous metastasis 422
cutaneous mucinosis 422
cutaneous mucinosis of infancy 430
cutaneous mucinous cyst 422
cutaneous mucormycosis 422, 463
cutaneous myiasis 422, 463
cutaneous necrosis of lower extremity 226
cutaneous nocardiosis 422, 463
cutaneous ossification 422
cutaneous papillomatosis 422
cutaneous paresthesia 422
cutaneous plague 463
cutaneous pseudolymphoma 422
cutaneous pseudomonas aeruginosa infection 422
cutaneous secondary malignancy 422
cutaneous sensory nerve injury of hip 129
cutaneous sensory nerve injury of shoulder and uper arm 127
cutaneous small vessel vasculitis 422
cutaneous softener poisoning 453
cutaneous γ/δ T cell lymphoma 422
cutaneous toxoplasmosis 422
cutaneous tuberculosis 422
cutaneous ureterostomy 254
cutaneous vesicostomy 252
cuticle removing drug poisoning 454
cutis-dento dysplasia 423
cutis laxa 422
cutis laxa diorthosis 22
cutis marmorata telangiectatica congenita

428
cutis rhomboidalis nuchae 428
cutis vertices gyrate 415
cut off ankle 268
cutting injury 423
cutting of pedicle of cross lip flap 62, 321
CV 146, 341, 343
CVP 346
CVT 339
CW 344
c wave 343
CWP 87
cyanide and nitrile poisoning 454
cyanide poisoning 454
cyanocobalamin deficiency 173
cyanosis 79, 92, 213
cyanotic lips 59
cyber compulsion 444
cyberknife radiotherapy 366
cyber-relational addiction 444
cyber-sexual addiction 441
cycle ergometry exercise 451
cyclical esotropia 18
cyclical vomiting syndrome 143
cyclic neutropenia 181
cyclocryosurgery of ciliary body 20
cyclocryotherapy 20
cyclodialysis 20, 7
cyclodiathermy 20
cyclophotocoagulation 20
cyclosporiasis 465
cyclosporine A 482
cyclosporine poisoning 453
cyclothymia 441
cyclotron 365
cyclotropia 15
CYFRA21-1 480
cylinder implant 68
cylindrical breast 319
cylindrical bronchiectasis 92
cylindroma 33, 431
cyst 87, 432
cystadenoma 50
cystadenoma of epididymis 239
cystathioninemia 173
cystectomy 252
cystic ameloblastoma 50
cystic astrocytoma 201
cystic basal cell carcinoma 421
cystic bronchiectasis 87
cystic degeneration of carpal bone 285
cystic degeneration of femoral head 265
cysticerciasis infection 110
cysticercosis 110, 421
cysticercosis celulosae 466
cysticercosis epilepsy 462
cysticercosis of bone 459
cysticercosis of bone, bone cysticercosis 266
cysticercus cellulosae antibody 481
cysticercus cellulosae antigen 481
cystic eyeball 9
cystic fibrosis 87
cystic fibrosis of pancreas 114
cystic fibrosis with combined manifestation 87

cystic fibrosis with pulmonary manifestation 87
cystic goiter 165
cystic hyperplasia of accessory breast 184
cystic kidney disease 153
cystic lesions of mandible 55
cystic lung disease 84
cystic lung diseases 84
cystic lymphangioma 421
cystic lymphangioma of the fetal neck 392
cystic mass 50
cysticocolic fistula 104
cystic pineal gland 201
cystic renal dysplasia 153
cystic uterine adenomyoma 376
cystine crystal 472
cystinosis nephropathy 151
cystinuria 173
cystitis 401
cystitis cystic calcinosis 241
cystitis in pregnancy 391
cystocele 242, 371
cystocele repair 381
cyst of anal canal 106
cyst of ankle 268
cyst of anterior chamber with alloplastic implant 18
cyst of anus 106
cyst of ciliary body with alloplastic implant 18
cyst of clitoris 374
cyst of cord 387
cyst of Cowper gland 241
cyst of elbow joint 296
cyst of epiglottis 27
cyst of epoophoron 370
cyst of fallopian tube 372
cyst of fallopian tube and ovary 372
cyst of head and neck 54
cystofibroma with meconium ileus 400
cyst of iridociliary and anterior chamber 4
cyst of jaw 45
cyst of kidney 244
cyst of knee 287
cyst of knee ligament 288
cyst of lacrimal gland 8
cyst of medial head of quadriceps femoris 265
cyst of nasal cavity 25
cyst of nasal septum 25
cyst of ora serrata 7
cyst of penis 246
cyst of pharyngeal median line recess 32
cyst of renal calice 244
cyst of round ligament 374
cyst of seminal vesicle 240
cyst of septum pellucidum 135
cyst of shoulder joint 271
cyst of uterine ligament 376
cyst of uvula 44
cyst of vaginal wall 373
cystography 252
cystoid degeneration of retina 12
cystoid macular edema 9
cystolithectomy 252

cystoprostatectomy 252
cystoscopic resection of bladder lesion 251
cystoscopic ureteral dilatation 252
cystoscopic ureteral lesion resection 252
cystoscopic ureteral orifice dilation 252
cystoscopy 251
cystostomy 359
cystostomy catheter removal 252
cystotomy evacuation of blood clot in bladder 252
cystotomy removal of intravesical foreign body 252
cystourethrography 252
cytarabine poisoning 452
cytochemical stain 182, 474
cytochrome b5 (CYB5A) deficiency 168
cytochrome P4502C19 genotype 467
cytochrome P4502C9*3 467
cytochrome P4502C9 genotype 467
cytochrome P4502D6*10 467
cytochrome $P_{450}$, $CYP_{450}$ 345
cytogenetic analysis 182
cytogenetic relapse 180
cyto-keratin 19 fragment antigen 21-1 480
cytokine release syndrome 180
cytologic examination by esophageal abrasive netting 217
cytology of bone marrow smear 472
cytomegalic fibroblastoma 418
cytomegalic inclusion disease 418
cytomegaloviral encephalitis 400
cytomegaloviral hepatitis 400
cytomegaloviral mononucleosis 400
cytomegaloviral pancreatitis 400
cytomegaloviral pneumonia 400
cytomegaloviral retinitis 7
cytomegaloviral retinopathy 7
cytomegalovirnitis 461
cytomegalovirus antibody 477
cytomegalovirus antibody IgG 477
cytomegalovirus antibody IgM 477
cytomegalovirus desoxyribonucleic acid 470
cytomegalovirus encephalitis 128, 461
cytomegalovirus enteritis 461
cytomegalovirus esophagitis 461
cytomegalovirus hepatitis 108, 461
cytomegalovirus IgG antibody avidity 477
cytomegalovirus infection 400, 461
cytomegalovirus pancreatitis 108, 461
cytomegalovirus pneumonia 461
cytomegalovirus pneumonitis 86
cytomegalovirus PP65 antigen 477
cytoplasmic body myopathy 120
cytotoxic cerebral edema 203

**D**

D&C 378
D13S319/LAMP1 gene deletion detection 467
D20S108 gene deletion detection 467
D7S486/CEP7 gene deletion detection 467
Da Costa syndrome 442
dacryoadenitis 8
dacryoadenitis pseudotumor 8

dacryocystography 23
dacryocystorhinostomy 35, 37
dacryocystotomy 21
Dagalas bag method 97
damage control surgery 308
damage fixation 366
damage injury of lower extremity 320
Damus-Kaye-Stansel procedure 231
Dandy-Walker malformation 256
Dandy-Walker syndrome 121
DAPD 155
Darier's disease 420
dark-adapted electroretinogram 22
dark brown colored urine 155
dark-field microscopy for Treponema pallidum 484
DAT 475
dauricine poisoning 70
David procedure, valve-sparing aortic root replacement 231
Davis pedicled myocutaneous flap hip fusion procedure 300
Dawson finger sign 149
daytime ambulatory peritoneal dialysis 155
DBIL 483
DBS 345
DCRV 226
DD 343, 471
DDD 285
D-dimer 343, 471
DDIT3 gene rearrangement detection 467
dead bone removal of phalanx 314, 315
dead cavity ventilation 338
dead space 345
dead space ventilation 99
deafferentation pain 203
deafness 26
deafness-onychodystrophy-osteodystrophy-mental retardation-seizures syndrome 413
deafness and electrocardiogram abnormal syndrome 26
deafness with vitiligo and muscle atrophy 413
death without sign of disease 70
debridement 312
debridement and epluchage of sinus of abdominal wall 188
debridement and suture of face 63
debridement and suture of hand injury 313
debridement and suture of laceration of skin of eyelid 22
debridement and suture of perineal vaginal wound 395
debridement and suturing 63
debridement and suturing of chest wall 323, 434
debridement hepatectomy 193
debridement in open fracture 310
debridement of abdominal wall hematoma 355
debridement of abdominal wall sinus 321
debridement of abdominal wall wound 188, 321, 433
debridement of brain 205, 353
debridement of brain firearm wound 206

debridement of excision of female skin of perineum and necrotic hypodermis 381

debridement of excision of female skin of vulva and necrotic hypodermis 381

debridement of flap 63, 322

debridement of hand injury 313

debridement of large joint after deep burn 332

debridement of muscle 307

debridement of nail bed 192, 307

debridement of non excision of female skin of perineum and hypodermis 381

debridement of non excision of female skin of vulva and hypodermis 381

debridement of nose 35

debridement of open craniocerebral injury 207

debridement of open fibula fracture 303

debridement of open fracture of femur 304

debridement of open fracture of humerus 304

debridement of open fracture of phalanx bone 314, 315

debridement of open fracture of radius 312

debridement of open fracture of tibia 309

debridement of open patella fracture 301

debridement of open tarsal bone fracture 303

debridement of open ulna fracture 301

debridement of perineum 380

debridement of skin 434

debridement of skin and subcutaneous tissue 193

debridement of skin flap 311, 332

debridement of skin ulcer 434

debridement of skull 208

debridement of skull fracture 207

debridement of small joint after deep burn 332

debridement operation 312

debridement suture of chest wall lesion 215

debris index 67

decapitation 394

decay missing and filled 51

decay missing and filled surface 51

decay missing and filled tooth 51

decerebrate rigidity 133

decompensated acidosis 88

decompensated alkalosis 88

decompensated metabolic acidosis 88

decompensated primary biliary cirrhosis 115

decompensated ventilation 89

decompensatory period of hepatitis B virus related cirrhosis 115

decompression laminectomy 315

decompression of atlanto-occipital malformation 206

decompression of auditory nerve 210

decompression of brain 208

decompression of facial nerve/vestibulocochlear nerve/glossopharyngeal nerve by retrosigmoid approach 40

decompression of facial nerve via posterior cranial fossa approach 206

decompression of glossopharyngeal nerve 209

decompression of imperforate anus 191

decompression of intestine by small incision 195

decompression of muscle of hand 313

decompression of optic canal 210

decompression of optic nerve canal 21

decompression of orbit 22

decompression of skull 207

decompression of skull fracture 207

decompression of spinal cord 206

decompression of suboccipital nerve 210

decompression of trigeminal nerve 39, 209

decompression of trigeminal nerve root 209

decompression of vagus nerve 193, 208

decompression osteonecrosis 272

decompression sickness 86, 127, 453

decompressive craniectomy 207

decorticate syndrome 133

decreased diffusion capacity of carbon monoxide 90

decreased diffusion function 84

decreased fetal movement 394

decreased pulmonary ventilation capacity 83

decreased vital capacity 83

decrementing response 146

decubital ulcer 51, 56

decubitus ulcer of cervix 375

dedifferentiated chondrosarcoma 280

dedifferentiated liposarcoma 280

deep aggressive angiomyxoma 283

deep anesthesia 338

deep anesthesia extubation 342

deep benign fibrous histiocytoma 283

deep brain stimulation 145

deep brain stimulation treatment 445

deep burn 329

deep caries 53

deep cervical plexus block anesthesia and analgesia 341

deep coma 144

deep corneal foreign body removal 21

deepening of buccolabial groove 60

deep femoral artery aneurysm 221

deep femoral artery angioplasty 233

deep femoral artery dissection 221

deep femoral artery embolism 221

deep femoral artery injury 221

deep femoral artery occlusion 221

deep femoral artery stenosis 221

deep femoral artery thrombosis 221

deep fibular nerve palsy 123

deep hypothermia anesthesia 342

deep infection 283

deep-infiltrating endometriosis 372

de-epithelialized connective tissue 63

deep keratitis 11

deep lamellar keratoplasty 21

deep leiomyoma 283

deep mycosis 464

deep (or central) vein catheterization for blood purification 155

deep (or central) vein catheterization of tunneled cuffed catheter for blood purification 155

deep (or central) vein catheter removal 155

deep (or central) vein tunneled cuffed catheter removal 155

deep overbite 53

deep overjet 53

deep peroneal nerve injury of foot and ankle 268

deep peroneal nerve, superficial peroneal nerve, sural nerve block anesthesia and analgesia 340

deep pit and fissure 53

deep reflex 299

deep second degree burn 329

deep sensation 345

deep sensation disturbance 144

deep sleep 148

deep soft tissue tumor resection 313

deep-space infection 283

deep vein puncture 235

deep vein puncture and catheter catheterization 342

deep vein thrombosis 283

deep vein thrombosis in pregnancy 391

deep vein thrombosis of lower leg 227

deep vein thrombosis syndrome 225

deep venous embolism of lower extremity 227

deep venous phlebitis of lower extremity 227

deep venous thrombophlebitis of lower extremity 227

deep venous thrombosis 88, 179, 283, 425

deep venous thrombosis in lower extremity 227

deep venous thrombosis of lower extremity 450

deep venous thrombosis of upper extremity 225, 449

deep vessel injury of head and face 54

defatting of pedicled flap 60

defatting of pedicled skin flap 302, 321, 331

defecate syncope 132

defect in glycoprotein degradation 173

defect of ear lobe 326

defect of external nose 31

defect of eyebrow 327

defect of filling (after endodontic treatment) 43

defect of interphalangeal joint 295

defect of lip 318

defect of nasal ala 25

defect of obturator 59

defect of penis and scrotum due to trauma 320

defect of penis due to trauma 320

defect of phalanx 295

defect of skull 201

defect of skull, skull defect 448

defect of tongue 319

defect of traumatic upper limb 259

defect or loss of dentition due to extraction 42

defect or loss of denture due to local periodontal disease 47

deferent duct exploration 253

deferentitis 245

defibrination syndrome 423

deficiency of fructose-1,6-diphosphate 106
definitive cast 66
definitive prosthesis 66
deflection of nasal septum 25
deformation of duodenal bulb 110
deformity after eyelid surgery 16
deformity after hand burn 329
deformity of auricle 318
deformity of bladder 242
deformity of kidney 243
deformity of orbit 16
deformity of patella 257
deformity of penis 246
deformity of scrotum 246
deformity of subclavian artery 226
deformity of testis 240
deformity of ureter 245
deformity of urethra 241
deformity of vas deferens 245
deformity secondary to congenital cleft lip 55
degenerated lumbar disorder 293
degeneration of cervical intervertebral disc 274
degeneration of ciliary body 7
degeneration of intervertebral disc 297
degeneration of iris and ciliary body 4
degeneration of knee 287
degeneration of macula 5
degeneration of macula and posterior pole 5
degeneration of medial meniscus of knee 287
degeneration of meniscus 257
degeneration of pupil 13
degenerative aortic valve disease 226
degenerative cervical spinal canal stenosis 285
degenerative changes of wrist joint 286
degenerative dementia 120
degenerative disc disease 285
degenerative disease of cervical spine 274
degenerative disease of nervous system 134
degenerative heart valve disease 226
degenerative joint disease 285
degenerative kyphoscoliosis of lumbar spine 293
degenerative kyphosis 285
degenerative myopia 2
degenerative scoliosis of lumbar spine 293
degenerative sialosis 42
degenerative spinal stenosis 285
degenerative spondylolysis 285
degloving injury of foot 297
degloving injury of lower limb 329
Degos disease 219
degree I dyspnea 34
degree II dyspnea 33
degree III dyspnea 34
degree IV dyspnea 34
degree of muscle relaxation 344
dehiscence 45
dehydration 89, 171, 329
dehydration test 41
deja vu 440
Dejerine-Sottas disease 261
delay 149

delayed acute irritant contact dermatitis 429
delayed alcohol-induced headache 128
delayed backward congenital skeletal syphilis 285
delayed calcitonin gene-related peptide (CGRP)-induced headache 127
delayed carbon monoxide encephalopathy 138
delayed descent 393
delayed dumping syndrome 103
delayed emergence after general anesthesia 338
delayed encephalopathy 121
delayed encephalopathy of carbon monoxide (CO)poisoning 138
delayed excretory urography 254
delayed fracture of elbow 296
delayed fracture of foot 297
delayed fracture of forearm 279
delayed fracture of knee 287
delayed fracture of lower leg 274
delayed fracture of shoulder 271
delayed fracture of thigh 264
delayed fracture of upper arm 282
delayed fracture of wrist 285
delayed healing of bone 266
delayed healing of open injury 448
delayed histamine-induced headache 144
delayed hydrolabyrinth 25
delayed implant placement 66
delayed incision after colostomy 357
delayed-interval delivery of the second twin 392
delayed language development 450
delayed loading 66
delayed myopia 3
delayed nitric oxide(NO) donor-induced headache 138
delayed-onset acute headache attributed to mild traumatic injury to head 142
delayed-onset acute headache attributed to moderate or severe traumatic injury to head 142
delayed-onset persistent headache attributed to mild traumatic injury to head 142
delayed-onset persistent headache attributed to moderate or severe traumatic injury to head 142
delayed operation of pedicled skin flap 331
delayed postpartum hemorrhage 386
delayed puberty 165
delayed recovery 338
delayed renal graft function recovery 246
delayed repair of cutaneous nerve 311
delayed repair of radial nerve 312
delayed repair of tendon of hand 313
delayed repair of ulnar nerve 302
delayed resuscitation 330
delayed silicosis 455
delayed sleep-phase syndrome 89, 134
delayed sleep-wake phase syndrome 440
delayed sternal closure 237
delayed suture of tendon 307
delayed treatment of open injury 448
delayed two-phase MODS 327

delayed ulnar nerve palsy 258
delayed ulnar neuritis 258
delayed union 266
delayed union of ankle fracture 268
delayed union of carpal bone facture 285
delayed union of elbow fracture 296
delayed union of foot fracture 297
delayed union of humeral fracture 264
delayed union of knee fracture 287
delayed union of lower extremity fracture 290
delayed union of multiple fractures 260
delayed union of pelvic fracture 266
delayed union of radius and ulna fracture 280
delayed union of shoulder fracture 271
delayed union of thigh fracture 264
delay time 96
deleterious oral habit 48
delirium 142, 338, 441
delirium not superimposed on dementia 437
delirium not superimposed on dementia,so described 120
delirium superimposed on dementia 121, 437
delirium tremens 442
delivery accompanied by avulsion of pubic symphysis cartilage 386
delivery accompanied by bladder injury 386
delivery accompanied by cervix laceration 386
delivery accompanied by coccyx injury 386
delivery accompanied by diastasis recti abdominis 386
delivery accompanied by episiohematoma 386
delivery accompanied by fetal acid-base disturbance 386
delivery accompanied by hematoma of broad ligament 386
delivery accompanied by pelvic organs injury 386
delivery accompanied by perineal hematoma 386
delivery accompanied by separation of pubis symphysis 386
delivery accompanied by urethral injury 386
delivery accompanied by urinary tract injury 386
delivery accompanied by uterine wall hematom 386
delivery accompanied by vaginal hematoma 386
delivery combined with anemia 386
delivery combined with borderline tumor 386
delivery combined with gonorrhea 386
delivery combined with musculoskeletal system and connective tissue disease 386
delivery combined with neurological disorder 386
delivery combined with parasitic disease 386
delivery combined with protozoiasis 386
delivery combined with sexually transmitted

disease 386
delivery combined with syphilis 386
delivery combined with tuberculosis 386
delivery combined with viral hepatitis 386
Delorme repair of rectal prolapse 196
delta brush 145
deltamethrin poisoning 70
delta rhythm 145
delta wave 343
deltoid contracture 282
deltopectoral skin flap 333
delusion 444
delusional atmosphere 444
delusional confabulation 444
delusional disorder 441
delusional idea 444
delusional memory 444
delusional misidentification 444
delusional misinterpretation 444
delusional mood 444
delusional paranormal explanation 444
delusional paroxysm 444
delusional perception 441, 444
delusion of appearance chance 444
delusion of being loved 442
delusion of control 442
delusion of derealization 443
delusion of grandeur 443
delusion of jealousy 443
delusion of nonconsanguinity 443
delusion of persecution 442
delusion of physical explanation 444
delusion of polymorphic nature 443
delusion of possession 443
delusion of pregnancy 444
delusion of replacement of will 444
delusion of sin 445
delusion of thought being replaced 444
demand valve air feed 93
dementia 442
dementia due to cerebrovascular disease 441
dementia in Huntington disease 125, 438
dementia pugilistica 440
dementia state 436, 447
dementia with Lewy body 129, 439
dementia with spongiform encephalopathy 438
demineralized and freeze-dried allogenic bone 65
demineralized bone matrix 65
demodicidosis 424
demyelinating disease of central nervous system, unspecified 136
demyelinating leucoencephalopathy 135
demyelinating myelitis 135
demyelinating peripheral neuropathy 136
demyelinating peripheral neuropathy associated with abnormal proteinemia 139
dendritic cell sarcoma 351
dendritic keratitis 12
dendrolimus dermatitis 426
denervation potential 148
denervation supersensitivity test of bladder 255
dengue fever 412, 458

dengue hemorrhagic fever 458
dengue shock syndrome 458
den invaginatus 57
de novo urinary incontinence 373
dense deposit disease 154
dens in dente 57
dense deposit disease 153
density spectral array 345
dental abrasion due to bad habit 42
dental abrasion due to dentifrice 47
dental apraxia 59
dental calculus 59
dental debris 57
dental defect 57
dental exogenous coloring 57
dental extraction 65
dental fluorosis 44
dental hypersensitiveness 56
dental implant placement 66
dental plaque 59
dental plaque control 66
dental restoration failure of margin 48
dentatorubral-pallidoluysian atrophy 121
dentigerous cyst 26, 45
dentigerous cyst of jaw 45
dentin caries 56
dentin hypocalcification 56
dentinogenesis imperfecta 56
dentinoma 56
dentition defect 57
dentition loss 57
dentofacial deformity 57
dentofacial functional abnormality 57
denture hyperplasia 58
denture sore mouth 58
denture stomatitis 58
denudation of eschar 331
Denver development screen test 445
denver peritoneovenous shunt insertion 189
deosseointegration 59
deoxycorticosterone-producing adrenocortical adenocarcinoma 166
deoxycorticosterone-producing adrenocortical adenoma 166
deoxypyridinol 482
dependence on wheelchair 450
dependent personality disorder 441
depersonalization 443
depersonalization-derealization syndrome 444
depigmentation 328
depolarization 148
depolarization block 148
deposit on tooth 57
depressed and split fracture of humeral head 264
depressed fracture of humeral head 264
depressed fracture of skull 200
depressed mood 444
depressed scar 325
depression 444, 450
depressive conduct disorder 441
depressive episode 441
depressive or paranoid variant of senile dementia 129

depressive personality disorder 441
depressive stupor 444
deproteinized bovine bone material 63
depth electrode 148
depth gauge 64
de quervain disease 280
derailment 444
Dercum's disease 135, 426
derealization 444
dereism 444
dermabrasion 322, 434
dermal duct tumor 431
dermal nerve sheath myxoma 294
dermal squamomelanocytie tumor 422
dermatalgia 422
dermatitis 51, 423
dermatitis aestivalis 427
dermatitis factitia 423
dermatitis gangrenosa infantum 430
dermatitis herpetiformis 422
dermatitis herpetiformis of external genitalia 245
dermatitis venenata of external genitalia 245
dermatofibroma 278, 422
dermatofibrosarcoma protuberans 419
dermatofibrosis lenticularis disseminata 410
dermatomal somatosensory evoked potential 345
dermatomycosis 463
dermatomyofibroma 422
dermatomyositis 132, 278, 422, 449
dermatomyositis associated with malignancy 422
dermatomyositis in overlap syndrome 411
dermatomyositis of childhood 412
dermatomyositis peripheral neuropathy 132
dermatopathia pigmentosa reticularis 427
dermatophilosis 425
dermatophytic granuloma 429
dermatophytids 429
dermatophytosis 463
dermatoscope examination 435
dermatosis caused by petroleum and their derivatives 425
dermatosis with cold hypersensitivity 418
dermatothlasia 421
dermis-fat flap 333
dermographic urticaria 422
dermoid cyst 202, 423
dermoid cyst of facial and neck 50
dermoid cyst of floor of mouth 48
dermoid cyst of penis 246
dermoid cyst of spermatic cord 240
dermolipoma of conjunctiva 7
descemet membrane detachment 4
descending aorta aneurysmal dilation 231
descending aorta angiography 238
descending aorta intramural hematoma 222
descending aortic aneurysm 222
descending aortic dissection 222
descending aortic pseudoaneurysm 222
descending aortic stenosis 222
descending aortic ulcer 222
descending aortography 80
descending colon-anal anastomosis 357

descending colonic-anal anastomosis　192

descending colonic-rectal anastomosis　192

descending colonic-sigmoid colonic anastomosis　192

descending colon injury　108, 185

descending colon-rectum anastomosis　357

descending colon-sigmoid colon anastomosis　357

descending transtentorial herniation　137, 204

desert sore　425

desmoid　320

desmoid-type fibromatosis　282

desmoplastic and neurotropic melanoma　417

desmoplastic fibroblastoma　293

desmoplastic fibroma of bone　265

desmoplastic fibroma of skull　200

desmoplastic infantile astrocytoma/ganglioglioma　198

desmoplastic melanoma　417

desmoplastic/nodular medulloblastoma　198

desmoplastic small round cell tumor　259

desmoplastic trichilemmoma　417

desmoplastic trichoepithelioma　417

desquamation of skin　422

desquamative gingivitis　42

desquamative interstitial pneumonia　89

destruction of lesion of duodenum　194, 359

destruction of lesion of large intestine　353

destruction of liver lesion　356

destruction of peripheral nerve　211, 315

destruction of spinal nerve　206

destruction of thalamic nuclei　209

destructive chorionic adenoma　371

destructive injury of foot　297

destructive injury of limb　294

destructive operations　395

detachment of choroid　9

detecting of bacterial mobility and immobility test　484

detecting of Mycobacterium tuberculosis and rifampicin resistant gene　484

detection of ABO blood group by sequence-based typing(SBT)　467

detection of cerebrospinal fluid G/A　148

detection of Chido-Rodgers blood group by sequence-based typing(SBT)　467

detection of Colton blood group by sequence-based typing(SBT)　467

detection of Cromer blood group by sequence-based typing(SBT)　467

detection of Diego blood group by sequence-based typing(SBT)　467

detection of Dombrock blood group by sequence-based typing(SBT)　467

detection of Duffy blood group by sequence-based typing(SBT)　467

detection of Gerbich blood group by sequence-based typing(SBT)　468

detection of Gil blood group by sequence-based typing(SBT)　468

detection of hemolytic disease of fetus and newborn caused by ABO blood group system antibody　471

detection of hemolytic disease of fetus and newborn caused by Rh blood group system antibody　471

detection of Hh blood group by sequence-based typing(SBT)　468

detection of hydrogen peroxide of vaginal secretion　474

detection of Indian blood group by sequence-based typing(SBT)　468

detection of Kell blood group by sequence-based typing(SBT)　468

detection of Kidd blood group by sequence-based typing(SBT)　468

detection of Knops blood group by sequence-based typing(SBT)　468

detection of Lewis blood group by sequence-based typing(SBT)　468

detection of Lutheran blood group by sequence-based typing(SBT)　468

detection of LW blood group by sequence-based typing(SBT)　468

detection of MNS blood group by sequence-based typing(SBT)　468

detection of OK blood group by sequence-based typing(SBT)　468

detection of P blood group by sequence-based typing(SBT)　469

detection of RHCE gene by sequence-based typing(SBT)　469

detection of RHD gene by sequence-based typing(SBT)　469

detection of RHD gene zygosity　469

detection of Scianna blood group by sequence-based typing(SBT)　469

detection of TERC in cervical epithelial cell　471

detection of Yt blood group by sequence-based typing(SBT)　469

determination of cerebrospinal fluid enzyme　473

determination of chloride in cerebrospinal fluid　473

determination of erythrocyte enzyme　472

determination of glucose in cerebrospinal fluid　473

determination of immunoglobulin in cerebrospinal fluid　473

determining ABO blood group of red cell　471

determining ABO blood group of serum　471

determining ABO subgroup of red cell　471

determining ABO subgroup of serum　471

determining Diego blood group antigen　471

determining Duffy blood group antigen　471

determining H antigen of red cell　471

determining Kell blood group antigen　471

determining Kidd blood group antigen　471

determining Lewis blood group antigen　471

determining Lutheran blood group antigen　471

determining MNS blood group antigen　471

determining other Rh blood group antigen　471

determining P blood group antigen　471

determining Rh(D) blood group antigen　471

determining Rh(E) blood group antigen　471

determining saliva for ABH antigen　474

determining Xg Type blood group antigen　471

detoxification therapy　340

detrusor areflexia　239

detrusor function impairment　239

detrusor hyperreflexia　239

deuteranomalia　9

deuteranopia　9

devastating burn　327

developmental agnosia　437

developmental anomaly of condyle　48

developmental cataract　3

developmental cervical spinal canal stenosis　261

developmental coxa vara　261

developmental delay　443, 447

developmental delay secondary to protein energy malnutrition　162

developmental dislocation of hip　261

developmental disorder of jaw　44

developmental disorder of scholastic skill　441

developmental disorder of speech and language　441

developmental dysplasia of hip　261

developmental hip subluxation　261

developmental lateral periodontal cyst　44

developmental odontogenic cyst　44

developmental venous malformation　219

device closure of atrial septal defect　335

device closure of patent ductus arteriosus　80, 335

device closure of patent foramen ovale　335

device closure of ventricular septal defect　335

device-related endocarditis　76

devilpepper poisoning　454

devitalization and replantation　310

devitalization of dental pulp　66

devitalized tissue　330

dextrocardia　78, 219, 229

dextroposition of heart　229

DGD　368

DGI,　368

D group hyperlipidemia　172

DH　56

DI　67, 338

diabetes after heart transplantation　228

diabetes associated with eye complication　13

diabetes associated with neurological complication　13

diabetes associated with uveitis　13

diabetes induced by disease of exocrine pancreas　169

diabetes insipidus　165

diabetes insipidus after cerebral trauma　165

diabetes insipidus-diabetes mellitus-optic atrophy-deafness syndrome　165

diabetes mellitus　167

diabetes mellitus cardiomyopathy　76

diabetes mellitus caused by hepatocyte nuclear factor-1Alpha(HNF1A) gene mutation

161

diabetes mellitus caused by hepatocyte nuclear factor-1Beta（HNF1B）gene mutation 161

diabetes mellitus caused by insulin promotor-1 genetic mutation 169

diabetes mellitus hypertension 76

diabetes with acanthosis nigricans or dyslipidemia or hyperinsulinemia or obesity 167

diabetes with acute pancreatitis 167

diabetes with atherosclerosis 167

diabetes with carpal tunnel syndrome 167

diabetes with cerebrovascular disease 167

diabetes with coronary heart disease 167

diabetes with erectile dysfunction 167

diabetes with female sexual dysfunction 167

diabetes with glaucoma 167

diabetes with hyperosmolar hyperglycemic state 167

diabetes with hyperosmolar hyperglycemic state with coma 167

diabetes with ischemic cardiomyopathy 167

diabetes with lactic acidosis 167

diabetes with lower extremity atherosclerosis 167

diabetes with macrovascular complication 167

diabetes with multiple complications 167

diabetes with myelopathy 167

diabetes with myopathy 167

diabetes with neovascular glaucoma 167

diabetes with orthostatic hypotension 167

diabetes with peripheral arterial occlusive disease 167

diabetes with periungual telangiectasia 167

diabetes with poor glycemic control 167

diabetes with radiculoplexus neuropathy 167

diabetes with recurrent hypoglycemia 167

diabetes with renal papillary necrosis 167

diabetes with retrograde ejaculation 167

diabetes with rubeosis face 167

diabetic abducens nerve paralysis 135

diabetic acute 167

diabetic acute periodontal abscess 53

diabetic angioedema 135

diabetic anorectal dysfunction 111

diabetic arthropathy 284

diabetic aseptic muscle necrosis 284

diabetic autonomic neuropathy 135, 167

diabetic bacterial gangrene 167

diabetic bullae 167

diabetic cardiac autonomic neuropathy 167

diabetic cataract 13

diabetic Charcot joint 284

diabetic constipation 167

diabetic cranial neuropathy 135

diabetic dermatopathy 426

diabetic diarrhea 111

diabetic diffuse glomerular sclerosis 153

diabetic distal symmetrical peripheral neuropathy 135

diabetic dyshidrosis 135

diabetic embryopathy 167

diabetic esophageal dysfunction 111

diabetic eye movement disorder 13

diabetic femoral neuropathy 135

diabetic fibrous mastopathy 186

diabetic foot 226, 284

diabetic foot gangrene 167, 226

diabetic foot ulcer 329

diabetic foot ulcer and peripheral neuropathy 167

diabetic foot ulcer and peripheral vascular disease 168

diabetic gangrene 167

diabetic gastrointestinal autonomic neuropathy 167

diabetic gastroparesis 111

diabetic genitourinary autonomic neuropathy 167

diabetic glomerulosclerosis 154

diabetic hand joint disease 426

diabetic hemolytic gangrene 167

diabetic hyperglycemia coma 167

diabetic hyperosmolar hyperglycemic coma 167

diabetic hypoglycemia 167, 173

diabetic hypoglycemic coma 167

diabetic hypoglycemic epilepsy seizure 167

diabetic hypotonia of bladder 245

diabetic increased visceral fat deposition 167

diabetic infection 426

diabetic insulin induced neuritis 135

diabetic insulin resistance 167

diabetic ischemic muscle necrosis 284

diabetic joint of hand syndrome 284

diabetic keratopathy 13

diabetic ketoacidosis 167, 173

diabetic ketoacidosis and coma 171

diabetic ketoacidosis and lactic acidosis 173

diabetic ketoacidosis and lactic acidosis and coma 167

diabetic ketosis 167, 173

diabetic kidney disease 154

diabetic lactic acidosis 173

diabetic lactic acidosis and coma 167

diabetic lower limb ulcer 167

diabetic lumbosacral radiculoplexus neuropathy 135

diabetic macular edema 167

diabetic microangiopathy 426

diabetic mononeuropathy 135

diabetic mononeuropathy multiplex 167

diabetic multiple microvascular complications 167

diabetic multiple mononeuropathy 135

diabetic muscle necrosis 284

diabetic muscular atrophy 284

diabetic necrotizing fascitis 284

diabetic nephropathy 70, 153

diabetic nephropathy early stage 154

diabetic nephropathy kidney failure stage 154

diabetic nephropathy microalbuminuria stage 154

diabetic nephropathy overt proteinuria stage 154

diabetic nephropathy stage Ⅰ 153

diabetic nephropathy stage Ⅱ 153

diabetic nephropathy stage Ⅲ 153

diabetic nephropathy stage Ⅳ 153

diabetic nephropathy stage Ⅴ 153

diabetic nervous bladder 167

diabetic neuroarthropathy 167

diabetic neuropathy 70, 135, 426

diabetic nodular glomerular sclerosis 153

diabetic oculomotor paralysis 135

diabetic ophthalmoplegia 135

diabetic optic neuropathy 13

diabetic pectoral radiculopathy 135

diabetic periarthritis of shoulder 284

diabetic periodontitis 53

diabetic peripheral neuropathy 135

diabetic peripheral vascular disease 226

diabetic polyneuropathy 135

diabetic pruritus 426

diabetic radiculopathy 135

diabetic retinal traction detachment 167

diabetic retinopathy 167

diabetic retinopathy with diffuse macular edema 13

diabetic retinopathy with focal macular edema 13

diabetic retinopathy with ischemic maculopathy 13

diabetic rubeosis 426

diabetic rubeosis iridis 13

diabetic scleroderma 426

diabetic sensory motor polyneuropathy 135

diabetic small fiber neuropathy 135

diabetic sudomotor dysfunction 167

diabetic thick skin 426

diabetic truncal radiculopathy 135

diabetic ulcer 167

diabetic vascular disease 426

diabetic xanthoma 426

diaclasis of vertebra 316

diagnostic abdominal puncture 197

diagnostic agent poisoning 455

diagnostic cast 66

diagnostic curettage 383

diagnostic scale 446

diagnostic surgery 96

diagnostic thoracentesis 100

dialysis 333

dialysis catheter dysfunction 154

dialysis catheter mechanical complication 226

dialysis catheter related infections 154

dialysis disequilibrium syndrome 154

dialysis encephalopathy 154

dialysis headache 142

dialysis of ora serrata 7

dialysis related hypertension 154

dialysis related hypotensi on 154

Diamond-Blackfan syndrome 175

diaper psoriasis, napkin psoriasis 421

diaphoresis, perspiration, sweating 79

diaphragma sellae meningioma 198

diaphragmatic abscess drainage 214

Diaphragmatic breathing 92

diaphragmatic electromyogram 97

diaphragmatic EMG 97

diaphragmatic hernia 85, 106, 398

diaphragmatic hernia with obstruction 106

diaphragmatic muscle endurance time　97
diaphragmatic paralysis　85
diaphragmatic repair　214
diaphragmatic tension-time index　97
diaphragm biopsy　363
diaphragm resection of inferior vena cava　236
diaphyseal aclasis　265
diaphyseal dysplasia　265
diaphysitis　265
diarrhea　459
diarrhea after liver transplantation　185
diarrhea due to type 1 diabetes mellitus　101
diarrhea due to type 2 diabetes mellitus　101
diastatic fracture of distal tibial epiphysis　275
diastema of tooth　57
diastematomyelia　448
diastolic heart failure　76
diastolic murmur　79
diastolic pressure　345
diastolic pressure time index　345
diastrophic dysplasia　265
diazepam poisoning　452
diazoxide-resistant focal hyperinsulinism due to Kir6.2 deficiency　159
diazoxide-resistant focal hyperinsulinism due to SUR1 deficiency　159
dichloroethane poisoning　453
dichlorvos poisoning　452
dichorionic diamniotic twins　392
dicrotic notch, dicrotic incisure　344
Diego blood group genotyping by DNA microarray　467
Diego blood group genotyping by polymerase chain reaction-sequence specific primer (PCR-SSP)　469
diencephalic syndrome　164
diencephalitis　127
diencephalosis　127
dientamoebiasis fragilis　458
dietary calcium deficiency　174
dietetic diarrhea　115
diethylstilbestrol poisoning　69
Dietl crisis　239
Dieulafoy disease　112
difference between peak airway pressure and plateau pressure　99
differential cyanosis　79
differentiated exophytic vulvar intraepithelial neoplasia　368
differentiated vulvar intraepithelial neoplasia　369
difficult airway　338
difficult decannulation after tracheotomy　51
difficult intubation　338
difficult mask ventilation　338
difficult supraglottic airway ventilation　338
difficult tracheal intubation　184
difficulty in abstract thinking　442
difficulty in opening mouth　59
diffuse alveolar hemorrhage syndrome　87
diffuse astrocytoma　201
diffuse axonal injury　201

diffuse brain contusion and laceration　199
diffuse brain injury　201
diffuse brain swelling　201
diffuse calcification of aortic wall　230
diffuse cerebellar injury　201
diffuse cerebellar injury with hemorrhage　201
diffuse cerebral injury　201
diffuse cerebral injury with hemorrhage　201
diffuse cutaneous mastocytosis　421
diffuse developmental disorder　449
diffuse eosinophilic fasciitis　278
diffuse epidermolytic palmoplantar keratosis　421
diffuse esophagismus　109
diffuse genuine phlebectasia　421
diffuse glioma　201
diffuse goiter associated with subclavian iodine deficiency　167
diffuse hemangioma of lower extremity　226
diffuse idiopathetic hyperostosis　278
diffuse idiopathic skeletal hyperostosis　278
diffuse interstitial lung disease　69
diffuse interstitial pulmonary fibrosis　87
diffuse lamellar keratitis　9
diffuse large B cell lymphoma associated with chronic inflammation　178
diffuse large B cell lymphoma, not otherwise specified　178
diffuse lung injury　87
diffuse malignant pleural mesothelioma　87
diffuse melanocytosis　201
diffuse mesangial proliferative glomerulonephritis　153
diffuse neurofibroma　421
diffuse panbronchiolitis　87
diffuse parenchymal lung disease association with connective tissue disease　86
diffuse parenchymal lung disease　87
diffuse parenchymal lung disease due to granuloma　88
diffuse peritonitis　109, 400
diffuse plane xanthomatosis　421
diffuse pretibial myxedema　421
diffuse proliferative glomerulonephritis　153
diffuse scleritis　9
diffuse sclerosing osteomyelitis　49
diffuse sclerosis　130
diffuse sclerosis, Schilder disease　130
diffuse subdural hematoma　199
diffuse substernal goiter associated with iodine deficiency　169
diffusion capacity for carbon monoxide per liter of alveolar volume　98
diffusion capacity of carbon dioxide of lung　97
diffusion capacity of carbon monoxide of lung　97
diffusion capacity of lung　97
diffusion capacity of oxygen of lung　97
diffusion coefficient　98
diffusion disorder　87
diffusion weighted imaging　147
Di-George syndrome　412
digestant poisoning　456

digestive organ borderline tumor　113
digestive tract hemorrhage　403
digestive tract radiography　408
digital artery occlusion　229
digital electroencephalogram　148
digital implant surgical guide　64
digitalis poisoning　455
digital mucous cyst　432
digital nerve block anesthesia and analgesia　343
digital nerve injury　295
digital pacinian neuroma　432
digital prosthesis　64
digital radiography　317
digital rectal examination　118
digital substraction angiography　148
digital surgical guide　64
digital tonometry　23
digit nerve amputation　314, 315
digit nerve exploration　314
digit nerve suture　314
digit nerve transposition　314
digoxin　481
digoxin poisoning　452
dilaceration of tooth　54
dilatation and curettage after delivery　378
dilatation of aqueduct　205
dilatation of cervix　380
dilatation of intestine　102
dilatation of joint capsule with laxity of attachment of articular disc　45
dilatation of nasal cavity　35
dilatation of urethral stricture　251
dilated cardiomyopathy　75, 400
dilated cardiomyopathy with woolly hair and keratosis　418
dilated perivascular space　129
dilated pore　418
dilation of anus　191
dilation of aorta　230
dilation of bile duct with choledochoscopy　117
dilation of biliary enteric anastomotic stricture　188
dilation of bronchus　216
dilation of esophagus　39
dilation of intrahepatic bile duct　105
dilation of Oddi sphincter　187
dilation of pharynx　40
dilation of salivary gland duct　54
dilation of ureteral stricture　254
dilator exudate　185
dilator infection　185
dilator reveal　185
dilator rupture　185
Dillwyn-Evans procedure　300
dilutional hypokalemia　89
dilutional hyponatremia　89
dilution anemia　339
dilution coagulopathy　338
dimenhydrinate poisoning　69
dimethyl formamide poisoning　452
dimethyl sulfate poisoning　454
diminished breath sound　217
diminished ovarian reserve capacity　370

Dimon/Mughton intertrochanteric osteotomy 300
dioctophymiasis renale 464
diorthosis of claw hand deformity 333
diorthosis of fist hand deformity 332
diorthosis of hyperextension of toe 333
diorthosis of pigeon chest 214
diphosgene poisoning 455
diphosphoglycerate mutase deficiency 176
diphtheria 457
diphtheria of tonsil 25
diphtheria toxoid antibody 475
diphtheric conjunctivitis 1
diphtheric conjunctivitis, diphtheritic conjunctivitis 457
diphtheric iris paralysis 1
diphtheritic laryngotracheitis 457
diphtheritic myocarditis 457
diphtheritic polyneuritis 120, 457
diphyllobothriasis 109, 461
diphyllobothriasis latum 461
diphyllobothriasis nihonkaiense 463
diplacusia 34
diplegia 284
diplococcus of meningitis 134
diplomyelia 134, 203
diplopia 18, 34, 213
dipole 148
dipole localization method 148
dipsomania 438
dipylidiasis 104, 459
dipyridamole poisoning 455
direct action 366
direct alveolar ventilation 96
direct antiglobulin test 475
direct arterial puncture 340
direct basophil count 474
direct bilirubin 483
direct calorimetry 334
direct Coombs test 183
direct current electrical cardioversion 81
direct discontinuing ventilatory support 96
direct eosinophil count 474
direct immunofluorescence test 435
direct impression 66
direction pin 61
direct laryngoscopy 41
direct light pupillary reflex 19
directly measured lung volume 100
direct ophthalmoscopic examination 23
direct preset tidal volume 96
direct skin flap 333
direct vision intubation 341
dirhinus 30
dirofilariasis 412, 458
disabling pansclerotic morphea 432
disappearance of instructive reaction 346
disarticulation of finger 323
disarticulation of metacarpophalangeal joint 324
disarticulation of shoulder 308
disarticulation of thumb 310, 322
disarticulation of toe 324
disc disorder stage of cervical spondylosis 273
disc displacement 45

discectomy 297
discharge 146
discharge frequency 146
discission and aspiration of cataract 19
discitis 267, 297
discogenic back pain 297
discogenic foraminal stenosis 297
discogenic low back pain 278, 293, 297
discogenic radiculitis 205
discogenic spinal stenosis 297
discography 316
discoid lupus erythematous 422
discoid meniscus 278
discoid meniscus injury 278
discoid meniscus surgery 278
discomfort 450
discrepency of dental quantity and osseous volume 59
disease of accessory nerve 123
disease of Cowper gland 241
disease of eyeball degeneration 16
disease of intervertebral disc 297
disease of lacrimal system 8
disease of lip 43
disease of nervous system 134
disease of pulp and periapical tissue 57
disease of spinal cord 200
disease of the musculoskeletal system and connective tissue in puerperium 385
disfunction after artificial ankle joint replacement 281
disfunction after artificial elbow joint replacement 281
disfunction after artificial hip joint replacement 281
disfunction after artificial joint replacement 281
disfunction after artificial shoulder joint replacement 281
disinfectant for humidifier poisoning 453
disinfectant poisoning 455
disinhibited attachment disorder of childhood 437
disinhibited personality 444
disinhibition 444
disk kidney 242
dislocation after artificial ankle joint replacement 281
dislocation after artificial elbow joint replacement 281
dislocation after artificial hip joint replacement 281
dislocation after artificial knee joint replacement 281
dislocation after artificial shoulder joint replacement 281
dislocation and fracture of carpometacarpal joint 286
dislocation associated with open chest injury 229
dislocation of acetabulum 277
dislocation of acromioclavicular joint 272
dislocation of ankle 268
dislocation of artificial joint 281
dislocation of brachioradialis joint 280

dislocation of carpal bone 285
dislocation of carpometacarpal joint 286
dislocation of carpometacarpal joint of thumb 278
dislocation of coccyx 286
dislocation of distal interphalangeal joint and thumb interphalangeal joint 294
dislocation of distal radioulnar joint 288
dislocation of distal radius 280
dislocation of distal tibiofibular joint 274
dislocation of elbow joint 296
dislocation of fibula 262
dislocation of foot 297
dislocation of glenohumeral joint 293
dislocation of hip joint 276, 448
dislocation of humeroulnar joint 263
dislocation of intercarpal joint 285
dislocation of interphalangeal joint 295
dislocation of joint 267
dislocation of joint and ligament of lower limb 288
dislocation of knee 287
dislocation of metacarpophalangeal joint of thumb 278
dislocation of metatarsal 295
dislocation of metatarsophalangeal joint 295
dislocation of midtarsal joint 295
dislocation of nasal septum 25
dislocation of penis 246
dislocation of phalanx 295
dislocation of proximal interphalangeal joint 273
dislocation of proximal tibiofibular joint 282
dislocation of radial head 280
dislocation of radiocarpal joint 280
dislocation of restoration 56
dislocation of sacrococcygeal joint 260
dislocation of sacroiliac joint 260
dislocation of sacrum 260
dislocation of scaphoid 286
dislocation of scapula 272
dislocation of shoulder girdle 272
dislocation of shoulder joint 272
dislocation of spinal facet 271
dislocation of sternoclavicular joint 212
dislocation of subclavicle 284
dislocation of talonavicular joint 275
dislocation of talus 275
dislocation of tarsometatarsal joint 262
dislocation of temporomandibular joint 50
dislocation of testis 240
dislocation of thoracic vertebra 291
dislocation of thoracic vertebra $T_1/T_2$ 291
dislocation of thoracic vertebra $T_2/T_3$ 291
dislocation of thoracic vertebra $T_3/T_4$ 291
dislocation of thoracic vertebra $T_4/T_5$ 291
dislocation of thoracic vertebra $T_5/T_6$ 291
dislocation of thoracic vertebra $T_6/T_7$ 291
dislocation of thoracic vertebra $T_7/T_8$ 291
dislocation of thoracic vertebra $T_8/T_9$ 291
dislocation of thoracic vertebra $T_9/T_{10}$ 291
dislocation of thoracic vertebra $T_{10}/T_{11}$ 291
dislocation of thoracic vertebra $T_{11}/T_{12}$ 291
dislocation of thorax, lower back and pelvis 290

dislocation of thyroid cartilage 271
dislocation of tibiofibular joint 274
dislocation of tibiotalar joint 275
dislocation of toe 297
dislocation of tooth 57
dislocation of ulnar head 258
dislocation of wrist joint 286
dislodgment of foreign body from hand 434
dislodgment of foreign body from scalp 434
dislodgment of foreign body from trunk 434
dismembered ureteropelvioplasty 248
disorder associated with hypersomnia due to medical condition 126
disorder/difference of sex development 373
disorder of accommodation 13
disorder of adult personality and behaviour 436
disorder of amino-acid metabolism 172
disorder of amino-acid transport 172
disorder of binocular movement 12
disorder of branched chain amino acid metabolism 174
disorder of calcium metabolism 124, 172
disorder of consciousness 204
disorder of copper metabolism 13, 173
disorder of eye and adnexa after treatment 15
disorder of eye ball 16
disorder of eyelid 15
disorder of fatty-acid metabolism 174
disorder of fructose metabolism 106
disorder of galactose metabolism 172
disorder of gingiva and edentulous alveolar ridge 57
disorder of glyceric acid metabolism 172
disorder of glycoprotein metabolism 173
disorder of iris and ciliary body 4
disorder of iron metabolism 13
disorder of lysine and hydroxylysine metabolism 173
disorder of magnesium metabolism 173
disorder of mineral metabolism 173
disorder of orbit 16
disorder of ornithine metabolism 173
disorder of patella 257
disorder of phosphorus metabolism 173
disorder of puberty 165
disorder of purine and pyrimidine metabolism 173
disorder of sclera 4
disorder of scleral encircling band 4
disorder of sleep-wake schedule 134
disorder of sulfur-bearing amino acid metabolism 174
disorder of testicular origin sex development 162
disorder of urea cycle metabolism 173
disorder of visual cortex 11
disorder of visual pathway 11
disorder of zinc metabolism 174
disorientation 442, 447
displaced ear 32
displaced tooth 58
displacement 293
displacement of IUD 369

disruptive behavior 443
dissecting aneurysm 126
dissecting aneurysm of vertebral artery 230
dissection of aorta（De Bakey type Ⅰ） 230
dissection of aorta（De Bakey type Ⅱ） 230
dissection of aorta（De Bakey type Ⅲ） 230
dissection of aorta type A 230
dissection of aorta type A（dissection originates in the ascending aorta） 230
dissection of aorta type B 230
dissection of aorta type B（dissection originates in the descending aorta involved the distal opening of the left subclavian artery） 230
dissection of axillary lymph node 195
dissection of deep cervical lymph node 358
dissection of innominate artery 226
dissection of liver metastasis 191
dissection of lymph node of hepatoduodenal ligament 191
dissection of superior mesenteric artery 103
disseminate and recurrent infundibulo-folliculitis 410
disseminated aspergillosis 458
disseminated blastomycosis 458
disseminated candidiasis 410, 458
disseminated chorioretinitis 2
disseminated choroiditis 2
disseminated coccidioidomycosis 397, 410, 458
disseminated cryptococcosis 397, 458
disseminated discoid lupus erythematosus 410
disseminated fungal infection 458
disseminated gonococcal disease 368
disseminated gonococcal infection 368, 410
disseminated herpes simplex 410
disseminated histoplasmosis 411
disseminated histoplasmosis capsulati 458
disseminated intravascular coagulation 178, 327, 400, 421
disseminated intravascular coagulation during delivery 386
disseminated intravascular coagulation following abortion 370
disseminated juvenile xanthogranuloma 176
disseminated lipogranulomatosis 410
disseminated mucormycosis 410, 458
disseminated necrotizing leucoencephalopathy 120
disseminated nocardiosis 458
disseminated palmoplantar keratoderma with corneal dystrophy 410
disseminated paracoccidioidomycosis 458
disseminated penicilliosis 458
disseminated porokeratosis 410
disseminated retinitis 2
disseminated sporotrichosis 410
disseminated strongyloidiasis 102
disseminated superficial actinic porokeratosis 410
disseminated varicella 458
dissocial personality disorder 440
dissociated horizontal deviation 3
dissociated nystagmus 3

dissociated vertical deviation 3
dissociated vertical deviation with dissociated horizontal deviation 3
dissociation 443
dissociation anesthesia 340
dissociation/conversion disorder 437
dissociative amnesia 443
dissociative anaesthesia 443
dissociative convulsion 443
dissociative delusion 443
dissociative fugue 443
dissociative hallucination 443
dissociative motor disorder 437
dissociative stupor 443
dissociative symptom 443
dissociative trance 443
dissolved carbon dioxide 99
dissolved oxygen 99
distal anterior transposition of rectus muscle 305
distal femoral varus osteotomy 305
distal fibular fracture 262
distal gastrectomy 195, 360
distal humeral fracture 264
distal ileitis 109
distal interphalangeal arthritic psoriasis 431
distal latency 149
distal lateral subungual onychomycosis 431
distal metatarsal osteotomy 314
distal muscular dystrophy 142
distal myopathy 142
distal pancreatectomy 195, 196, 361
distal pancreatectomy with splenectomy 195
distal phalanx fracture 278, 294
distal phalanx fracture of thumb 278
distal posterior tibial fracture 275
distal radioulnar joint synostosis 288
distal radius and ulna fracture 259
distal spinal muscular atrophy 142
distal tibia and fibula fracture 274
distal tibia fracture with fibula fracture 275
distal transfer of greater trochanter 302
distal transfer of rectus muscle 305
distal tubular acidosis 153
distal ulna fracture 259
distal ulna joint dislocation 259
distal ureteral aplasia 247
distal wedge flap 66
distal wedge procedure 63
distant retinopathy 17
distant skin flap 333
distending pain in occipital and frontal areas 35
distichiasis 12
distichiasis correction 21
distichiasis-lymphoedema syndrome 425
distilled water or hypertonic saline provocation test 100
distilled water provocation test 100
distoangular embedded mandibular third molar 58
distoangular impaction 58
distoclusion 58
distorted otoacoustic emission 41
distorted tympanic membrane 25

distortion of penis 246
distractibility 444
distraction arthroplasty 311
distraction implant 63
distraction osteogenesis technique 311
distressing event questionnaire 446
distributive shock 337
disturbance in tooth eruption 57
disturbance in tooth formation 57
disturbance of consciousness 80, 338, 444
disulfiram-like reaction 70
disuse amblyopia 11
disuse atrophy 134, 262
disuse atrophy of kidney 244
disuse osteoporosis 161, 262
disuse osteoporosis with pathological fracture 262
diuresis stage of ARF 337
diuretic renography 255
divergence excess 3
divergence insufficiency 3
divergence of attention 444
divergence wrist joint instability 262
divergent concomitant strabismus 11
diverticular disease of large intestine 103
diverticular disease of large intestine with perforation 103
diverticular disease of rectum 116
diverticulectomy of duodenum 194
diverticulectomy of esophagus 215
diverticulectomy of small intestine 195
diverticulitis of colon 108
diverticulum below vocal cord 30
diverticulum of cervical esophagus 28
diverticulum of esophagus 30
diverticulum of fallopian tube 372
diverticulum of ileocecus 107
diverticulum of right atrium 229
divided eyelid nevus excision and skin graft 22
divided nevus of eyelid 15
dividing of renal lymphatic vessel 252
division and suture of patent ductus arteriosus 231
division and suturing of patent ductus arteriosus 335
division of cicatricial web 333
Dix-Hallpike maneuver 40
Dixon operation 196
dizygotic twins 392
dizziness 34, 80, 205
DLRPN 135
DMC 432
DMF 365
DMV 338
DNA double-strand break repair 364
DNA double-strand breaks 364
DNA ploidy analysis 471
DNA single-strand break repair 364
DNA single-strand breaks 364
DNA stain 474
DNMT3A cDNA mutation detection 467
dog bite 414
dolichostenomelia 407
Dombrock blood group genotyping by DNA

microarray 467
Dombrock blood group genotyping by polymerase chain reaction-sequence specific primer (PCR-SSP) 469
dominant dystrophic epidermolysis bullosa 428
dominant hereditary optic atrophy 14
dominant nystagmus 14
dominant placental abruption 393
Donath-Landsteiner test 473
donor bone marrow collection 356
donor for bone marrow transplantation 177
donor kidney extraction 249
donor kidney revision 249
donor lymphocyte infusion 182
donor site for bone graft 67
donor skin resection 303
DOORS syndrome 413
dopamine 481
dopa-responsive dystonia 122
Doppler blood flow 146
Doppler echocardiography 344
Doppler multicolor imaging 344
Dorfman-Chanarin syndrome 412
dorsal arterial pulse 299
dorsal artery of foot injury 230
dorsalis pedics artery puncture 343
dorsalis pedis pain 297
dorsal margin fragmentary fracture of scaphoid bone 296
dorsal metacarpal arterial skin flap 333
dorsal pedis skin flap 333
dorsal prepucotomy 247
dorsal subcutaneous mass 318
dorsal subluxation 257
dorsal vein of foot injury 230
dorsolateral medullary syndrome 145
dose build-up region 365
dose cold sport 365
dose distribution 365
dose-effect curve 344, 365
dose-effect relationship 365
dose fall-off region 365
dose modifying factor 365
dose rate 365
dose weighting factor 365
dosimetry 365
double arterial root switch operation 235
double blade implant 64
double-burst stimulation 345
double catheter coronary angiography 238
double cervix 372
double chambered right ventricule correction 235
double chamber of left ventricle 226
double chamber of right ventricle 76
double chamber right ventricle 226
double contrast cystography 252
double depression 440
double depressor paralysis 12
double discharge 148
double door posterior cervical spinal canal decompression 358
double elevator paralysis 12
double-expressor lymphoma 179

double eyelid 59
double eyelid plasty-embedding method 19
double eyelid plasty-incision method 19
double eyelid plasty-suture method 19
double filtration plasmapheresis 155
double-fold eyelid 59
double identity 444
double inspiration 93
double lip 53
double lumen catheter intubation 342
double malleolus fracture 284
double metabolic acid-base disorder 88
double nuchal cord 387
double orientation 444
double osteotomies of femur and tibia 304
double outlet of left ventricle 231
double outlet of right ventricle 229
double outlet of right ventricle (DORV) correction (intraventricular tunnel) 237
double outlet of right ventricle (DORV) [intact ventricular septum (IVS) type] 229
double outlet of right ventricle (DORV) [remote ventricular septal defect (VSD)] 229
double outlet of right ventricle (DORV) [tetralogy of Fallot (TOF) type] 229
double outlet of right ventricle (DORV) [transposition of great artery (TGA) type] 229
double outlet of right ventricle (DORV) [ventricular septal defect (VSD) type] 229
double papillae flap 64
double pedicle skin flap transplantation 64, 235
double personality 440
double phase murmur 80
double/single-balloon enteroscopy 117
double/triple hit lymphoma 179
double uterus 372
double vagina 372
double ventricular assisted circulation 342
Doula labor 394
Down syndrome 89, 397
Down syndrome with periodontal lesion 53
downward displacement of tricuspid 76
doxepin poisoning 452
DPD 482
DPD gene expression detection 467
DPLD 87
DPPHR 187
DPTI 345
DPYD gene mutation detection 467
dracunculiasis 419, 461
Draf Ⅰ surgery 35
Draf Ⅱ a surgery 35
Draf Ⅱ b surgery 35
Draf Ⅲ surgery 35
drainage 96
drainage after pancreatotomy 195
drainage of abscess of orbit 21
drainage of abscess of tonsil 36
drainage of alveolus 94
drainage of brain abscess 208
drainage of floor of mouth 62

drainage of intracranial abscess　208
drainage of maxillofacial space　61
drainage of pancreatic cyst　196
drainage of parapharyngeal abscess　40
drainage of peritonsillar abscess　36
drainage of respiratory system　94
drainage of tendon sheath　301
drainage of trachea　95
draw a person test　445
dream anxiety attack　144
dream anxiety disorder　439
dressing change after operation　53
dressing change fever　327
Dressler syndrome　77
DRIF　410
drill extender　66
drilling　316
drilling decompression　316
drilling decompression of femur　305
driving pressure　99, 345
drooping of nasal tip　33
drop foot　297
dropped pulse　80
drop-wrist sign　298
drowning　69
drowsing slow activity　148
DRPLA　121
drug abuse rehabilitation　451
drug allergy　429
drug anaphylaxis　70
drug and biological substance poisoning　70
drug and chemical induced hyperthyroidism　169
drug and chemical induced thyrotoxicosis　169
drug and chemical preparation of ophthalmology poisoning　455
drug and preparation of laryngology poisoning　453
drug and preparation of otology poisoning　452
drug and preparation of rhinology poisoning　452
drug and toxin associated pulmonary hypertension　90
drug-associated hypercalcemia　169
drug controlled hypotension　342
drug crystal　474
drug eluting stent implantation for chronic total occlusion of coronary artery disease　233
drug eluting stent implantation for tortuous and angular coronary artery　233
drug eluting stent implantation in arterial graft after coronary artery bypass graft　233
drug eluting stent implantation in coronary artery calcification　233
drug eluting stent implantation in the left main coronary artery after coronary artery bypass graft　233
drug eluting stent implantation in the left main coronary artery complicated with multi-vessel lesions　233
drug eluting stent implantation in vein graft after coronary artery bypass graft　233

drug eruption　17, 406, 429
drug fever　429
drug hypersensitivity syndrome　429
drug-induced acute hepatic failure　114, 406
drug-induced acute pancreatitis　114, 406
drug-induced adrenocortical hypofunction　169
drug-induced aldosteronism　169
drug-induced amenorrhea　373
drug-induced anemia　406
drug-induced asthma　90
drug-induced bone necrosis　293
drug-induced bronchial asthma　90
drug-induced cardiomyopathy　78
drug-induced cataract　17
drug-induced chorea　138
drug-induced chronic hepatic failure　114, 406
drug-induced Cushing syndrome　169
drug-induced dystonia　138
drug-induced enteritis　114
drug-induced enzyme defect anemia　406
drug-induced erythema　406, 429
drug-induced femoral necrosis　293
drug induced fever　330
drug-induced gastritis　114
drug-induced gingival enlargement　58
drug-induced gingival hyperplasia　58
drug-induced glaucoma　17
drug-induced gout　169
drug-induced headache　138
drug-induced hepatic injury　406
drug-induced hepatic injury, medicamentous liver impairment　114
drug-induced hepatic sclerosis　114, 406
drug-induced hepatitis　114, 406
drug-induced hepatitis with cholestasis　114, 406
drug-induced hypercortisolism due to correct use of drug　170
drug-induced hyperprolactinemia　169
drug-induced hypertension　78
drug-induced hyperthyroidism　169
drug-induced hyperuricemia　169
drug-induced hypoaldosteronism　169
drug-induced hypoglycemia　169
drug induced hypoglycemia　174
drug-induced hypophosphatemic osteomalacia　169
drug-induced hypopituitarism　169
drug-induced hypotension　78
drug-induced hypothyroidism　169
drug-induced insulin coma due to non-diabetes　161
drug-induced interstitial lung disease　90
drug-induced interstitial pneumonia　90
drug-induced keratoconjunctivitis　17
drug-induced kidney injury　154
drug-induced leukopenia　180
drug-induced lung damage　90
drug-induced lung disease　90
drug-induced mental disorder　138, 441
drug-induced myocarditis　78
drug-induced myoclonus　138
drug-induced myopathy　138
drug-induced myotonia　138

drug-induced necrosis of humeral head　293
drug-induced neutropenia　352
drug-induced non-autoimmune hemolytic anemia　406
drug-induced obesity　169
drug-induced oculogyric crisis　138
drug-induced osteoporosis　293
drug-induced osteoporosis with pathological fracture　293
drug-induced panniculitis　429
drug-induced Parkinsonism　441
drug-induced pemphigus　429
drug-induced peripheral neuropathy　138
drug-induced pseudolymphoma　429
drug-induced purpura　180
drug-induced rapid eye movement sleep behavior disorder　138
drug-induced retinopathy　17
drug-induced rickets　169
drug-induced secondary Parkinsonism　138
drug-induced subacute hepatic failure　114, 406
drug-induced thyroiditis　169
drug-induced torsade de pointes　78
drug-induced toxic optic neuropathy　17
drug-induced tremor　138
drug-induced uveitis　17
drug-induced vasculitis　429
drug infusion system implantation　342
drug injection of temporomandibular joint　63
drug injection via rachicentesis　211
drug or chemical induced diabetes mellitus　169
drug or chemical substance-induced hyperpigmentation　429
drug overdose　70
drug poisoning　154, 406
drug purpura　429
drug-related acute interstitial nephritis　154
drug-related chronic interstitial nephritis　154
drug related movement disorder of sleep　138
drug-related thrombotic microangiopathy kidney injury　154
drug resistant epilepsy　130
drug stress test　81
drug toxic retinopathy　17
drusen　2
drusen of optic disc　11
dry beriberi　161
dry cough　92, 213
dry eye　3, 19
dry eye syndrome　4
dry gangrene　326
dry gangrene of lower extremity　226
drying and constriction of throat　213
DSA　148, 345
DSB　364
DSBR　364
DSD　373
DSEP　345
dry mouth　59
dry rale　79
dry scab in the nasal cavity　33
dry socket　45

D Saint Philip syndrome 159
dual atrioventricular nodal pathway 73
dual chamber permanent pacemaker implantation 235
dual chamber permanent pacemaker replacement 235
dual control mode 95
dual energy X-ray absorptiometry 317
dual mobility cup total hip arthroplasty 313
dual-role transvestism 440
Duane retraction syndrome 1
Dubin-Johnson syndrome 104
Duchenne muscular dystrophy 122
ductal carcinoma in situ (DCIS) of breast 186
ductal ectasia of salivary DCM 75
duct papilloma 44
Duffy blood group genotyping by DNA microarray 467
Duffy blood group genotyping by polymerase chain reaction-sequence specific primer (PCR-SSP) 469
Duffy blood group genotyping by real time quantitative PCR (qPCR) 470
Duhamel operation 196
Duhamel pull-through operation 196
Dukes disease 412
dulled perception 444
dullness 93, 450
dumping syndrome 110
Dun-Brittan triple arthrodesis 300
duodenal artery compression syndrome 110
duodenal artery embolization 194, 235
duodenal balloon dilatation 117
duodenal borderline tumor 110
duodenal bulbar polyp 110
duodenal bulbar ulcer with perforation 110
duodenal bulb inflammation 110
duodenal carcinoma in situ 110
duodenal Crohn disease 110
duodenal diverticulitis 110
duodenal diverticulum 110
duodenal diverticulum obstructive jaundice syndrome 110
duodenal drainage and bile microscopic examination 474
duodenal drainage and bile physical examination 474
duodenal fistula 110
duodenal gland adenomas 110
duodenal ileus 110
duodenal injury 110, 186
duodenal papilla inflammation 110
duodenal polyp 110
duodenal rupture 186
duodenal sphincteroplasty 194
duodenal stasis 110
duodenal stenosis 110
duodenal stent dilatation 117
duodenal stoma operation 359
duodenal tumor 110
duodenal-type follicular lymphoma 179
duodenal ulcer 110
duodenal ulcer with acute hemorrhage and perforation 110

duodenal ulcer with acute perforation 110
duodenal ulcer with hemorrhage 110
duodenal ulcer with perforation 110
duodenal ulcer with perforation and hemorrhage 110
duodenal varix with bleeding 110
duodenal white spot syndrome 110
duodenectomy 194
duodenitis 110
duodenojejunostomy 194, 359
duodenoplasty 194
duodenoscopy 118
duodenostomy 194
duodenum exteriorization 359
duodenum-preserving pancreatic head resection 187
duplex kidney and ureter resection 247
duplication of bladder 239
duplication of colon 400
duplication of duodenum 401
duplication of esophagus 401
duplication of fallopian tubes 372
duplication of intestine 102, 397
duplication of pelvis 239
duplication of rectum 407
duplication of renal pelvis and ureter 244
duplication of small intestine 403
duplication of ureter 239, 397
duplication of urethra 239
duplication of urethra resection 247
duplication of vas deferens 239
Dupuytren contracture 294
Dupuytren disease 284
Dupuytren fracture 256
dural arteriovenous fistula 139, 204
dural arteriovenous fistula bleeding 139
dural arteriovenous fistula in craniocervical junction 201
dural incision 210
dural involvement 204
dural puncture and drainage 210
dural repair with artificial dura mater patch 209
dural tail sign 149
dural transverse sinus thrombosis 139
duration 148
durectomy 361
dust cell 471
dust macula 456
dust mite-allergic rhinitis 26
dutohmanspipe fruit poisoning 454
Duverney fracture 256
dVIN 369
dwarfism 171
DWI 147
dyestuff poisoning 454
dynamic chest wall compliance 97
dynamic compliance 97
dynamic compliance of respiratory system 97
dynamic condylar screw fixation 302
dynamic glottography 40
dynamic hip screw fixation 302
dynamic intervertebral disc contrast 302
dynamic loading 60

dynamic lung compliance 97
dynamic lung compliance at 20 times per minute of respiratory frequency 97
dynamic lung compliance at 40 times per minute of respiratory frequency 97
dynamic lung compliance at 60 times per minute of respiratory frequency 97
dynamic lung compliance at certain respiratory frequency 99
dynamic obstruction of urinary tract 239
dynamic pulmonary hyperinflation 83
dynamic respiratory loop 97
dysarthria 124, 213, 447
dysbacteriosis 327
dysbaric osteonecrosis 272
dyschromatosis symmetrica hereditaria 429
dyscrinic rhinitis 29
dysembryoplastic neuroepithelial tumor 202
dysentery 461
dyserythropoiesis 180
dysfibrinogenemia 181
dysfunction after cardiac surgery 228
dysfunctional uterine bleeding 369
dysfunction of arteriovenous fistula 150
dysfunction of binocular movement 12
dysfunction of central nervous system 143
dysfunction of colon 108
dysfunction of cor pulmonale 84
dysfunction of eustachian tube 32
dysfunction of gallbladder 103
dysfunction of gastrointestinal anastomosis 112
dysfunction of meibomian gland 5
dysfunction of papillary muscle post-acute myocardial infarction 75
dysfunction of pituitary function 160
dysfunction of spinal internal fixation device 448
dysgerminoma 245
dysgerminoma of ovary 370
dysgranulopoiesis 178
dyshormogenetic goiter 171
dyshormonogenesis 163
dyshormonogenetic goiter 162
dyskeratosis congenita 428
dyskeratosis of palatine mucosa 44
dyskinetic cerebral plasy 144
dyslalia 450
dysmenorrhea 377
dysmnesia 438
dysmorphophobia 443
dyspareunia 373, 377
dyspepsia 113
dysphagia 34, 116, 135, 213, 449
dysphagia assessment 451
dysphonia 26, 33, 92
dysphoria 436
dysplasia epiphysealis hemimelica 257
dysplasia of auricle 26
dysplasia of cervix uteri 369
dysplasia of endometrium 376
dysplasia of enteric neurons 121
dysplasia of interspinal ligament 270
dysplasia of odontoid process 259
dysplasia of vagina 374

dysplasia of vulva　372
dysplastic anemia　181
dysplastic bilateral hip joint disease　261
dysplastic cerebellar gangliocytoma　204
dysplastic megaloureter　239
dysplastic nevus　413
dysplastic unilateral hip joint disease　261
dyspnea　34, 79, 92, 213, 407
dyspnea index　98
dyspneoneurosis　34, 93
dysporia　132
dyssomnias　444
dyssynergia cerebellaris myoclonica　125
dysthymia　441
dysthyroid ophthalmopathy　127
dysthyroid ophthalmoplegia　127
dystocia　387
dystonia　125, 144, 199, 447
dystrophic calcinosis　430
dystrophic encephalopathy　139
dystrophic epidermolysis bullosa　430
dystrophic peripheral neuropathy　139
dystrophic polyneuritis　139
dysuresia　132, 247
dysuria　155

**E**

$E_2$　481
E2A/PBX1 fusion gene detection　467
$E_3$　481
ear and external auditory canal melanocytic
　nevi　348
ear and vestibular nystagmus　3
ear defect　326
ear eczema　412
ear epidermoid cyst　318
ear itching　33
early carcinoma of colon　352
early childhood caries　44
early complete spontaneous abortion　374
early congenital ocular syphilis　431
early congenital periosteum syphilis　431
early congenital syphilis　431
early congenital syphilis with symptom　465
early congenital syphilitic chorioretinitis　18
early congenital syphilitic epiphyseal inflammation
　431
early congenital syphilitic hepatitis　115
early congenital syphilitic laryngitis　431
early congenital syphilitic osteochondritis
　431
early congenital syphilitic pharyngitis　431
early congenital syphilitic pneumonia　431
early congenital syphilitic rhinitis　431
early congenital visceral syphilis　431
early drowsiness　148
early gastric carcinoma　115, 186
early goal-directed therapy　96, 343
early habitual abortion　374
early implant placement　66
early induced abortion　374
early inevitable abortion　374
early infantile epileptic encephalopathy with
　suppression burst　142, 407

early loading　66
early loss of individual primary tooth　45
early loss of primary tooth　51
early menstruation　170
early myoclonic encephalopathy　142, 407
early onset Alzheimer disease　142
early onset benign childhood occipital
　epilepsy（Panayiotopoulos type）　142
early onset cerebellar ataxia　142
early-onset familial Alzheimer disease　126
early onset infantile migrating partial epilepsy
　139
early onset inflammatory bowel disease　115
early onset myopia　17
early-onset preeclampsia　394
early-onset preeclampsia with severe character
　394
early onset scoliosis　294
early pinta　431
early postoperative inflammatory small bowel
　obstruction　186
early precursor B cell acute lymphoblastic
　leukemia　181
early precursor T cell acute lymphoblastic
　leukemia　181
early pregnancy reduction　383
early repolarization syndrome　78
early responding tissue　366
early response　366
early restoration　66
early spontaneous abortion　374
early-stage cirrhosis　115
early-stage hepatitis B virus related cirrhosis
　115
early syphilis　465
early syphilitic retinitis　18
early systolic ejection sound　79
early therapeutic abortion　374
ear subcutaneous mass　318
ear syphilis　413
earth electrode, ground electrode　147
ear trauma　318
eastern equine encephalitis　122, 458
easy bruising syndrome　430
Eaten test　298
eating disorder　438
eating induced reflex epilepsy　127
Ebola hemorrhagic fever　457
Ebola virus disease　409, 457
Ebstein syndrome, Ebstein anomaly　218
EBUS-TBNA　93, 214
EBV-Ab　475
EBV DNA　467
EBV-IgA　475
EBV-IgG　475
EBV-IgM　475
EBV in situ hybridization（ISH）detection
　467
EB virus transcription activator antibody
　475
EBV-positive diffuse large B cell lymphoma,
　not otherwise specified　175
EBV-positive mucocutaneous ulcer　175
EBV-positive T cell and NK cell lymphopro-
　liferative disease of childhood　176

ECC　44, 342
eccentric cutting　10
eccentric occlusion　67
eccentric personality　443
eccentric relation　67
ecchymoma　181
ecchymosis　80, 229, 293, 408, 433
ecchymosis of eyelid　15
eccrine angiomatous hamartoma　428
eccrine cystadenoma　415
eccrine ductal carcinoma　428
eccrine hidrocystoma　428
eccrine nevus　428
eccrine porocarcinoma　428
eccrine poroma　428
eccrine spiradenocarcinoma　428
eccrine spiradenoma　428
ECD　175
echinococciasis multilocularis of bone　459
echinococcosis　460
echinococcosis granulosa　464
echinococcosis granulosis of bone　459
echinococcosis multilocularis　458
echinococcosis of liver　105
echinococcus cyst break　460
echinococcus disease of prostate and seminal
　vesicle　243
Echinococcus granulosus antibody　480
echinococcus multiloucaris infection of bone
　459
echinostomiasis　460
echocardiogram　238
echocardiography　81, 344
echolalia　443
echopraxia　443
echo time　147
ECHO virus antibody　475
ECHO virus antibody IgG　475
ECHO virus antibody IgM　475
ECHO virus encephalitis　119
ECHO virus eruption　409
ECHO virus infection　397, 457
ECHO virus meningitis　119, 457
Echovirus ribonucleic acid　469
ECHOV RNA　469
ECI　147
eclampsia　144, 394
ECMO　235, 336, 342, 408, 464
ECP　480
ecstasy state　444
ecthyma　418
ectodermal dysplasia　54
ectodermal dysplasia-arthrogryposis-diabetes
　mellitus　168
ectodermal dysplasia with cataract and hearing
　defect　427
ectodermal dysplasia with twisted hair and
　syndactyl　427
ectopia of scrotum　246
ectopia of testis　240
ectopia of ureteral orifice　245
ectopic ACTH syndrome　169, 430
ectopic adrenal cortical adenocarcinoma　170
ectopic adrenal cortical adenoma　170
ectopic adrenal estrogen secreting adenocarcinoma

electric burn of trunk 328
electric burn of wrist and hand 329
electric cataract 3
electric coagulation for nasal hemostasis 35
electric coagulation of ovarian lesion 381
electric contact burn 326
electric injury 412
electric injury of perineum 327
electric ophthalmia 326
electric shock injury 326
electric silence 146
electric stimulating test 344
electric suction curettage 378
electric suction curettage after abortion 381
electric suction induced abortion 378
electric suction induced abortion under
　ultrasonic guidance 377
electrocardiogram 81, 149, 408
electrocardiogram P wave-guided internal
　jugular vein cannulation 342
electrocardiographic monitoring 81
electrocauterization of neoplasm of skin 434
electrocauterization of skin lesion 322, 434
electrocautery of cervix uteri 383
electrocerebral inactivity 147
electrocision of rectal lesion 118
electrocoagulation 205
electrocoagulation of external ear lesion
　323, 360, 434
electrocoagulation of lesion of cervix 383
electrocoagulation of lesion of endometrium
　383
electrocoagulation of lesion of vulva 382
electrocoagulation of rectal lesion 118
electrocoagulation of spinal meningeal lesion
　206
electrocoagulation of uterine lesion 383
electrocoagulation of uterosacral ligament
　383
electrocoagulation of Vesicular appendix
　381
electrocochleogram 40
electrode 146
electrodiagnosis 146
electrodiagnostic medicine 146
electroencephalogram 345, 408
electroencephalogram brain map 147
electroencephalogram burst suppression 345
electroencephalogram damping 147
electroencephalogram power spectrum 345
electroencephalography 147
electroencephalography artifact 147
electroencephalography sensitivity 147
electroflash dermatitis 452
electroglottography 40
electrogustometry 40
electrohydraulic lithotripsy 254
electrolaryngography 40
electrolyte disorder 172, 398, 326
electrolyte disturbance 326
electrolytic depilation 321
electrolytic hair removal 433
electrolytic removal of hair 434
electrolytic treatment of skin lesion 433
electromagnetic radiation 365

electro-mechanical dissociation 339
electromyogram 147
electromyography 217, 344
electron beam filtering 365
electron beam limiting cylinder 365
electron density 365
electroneurography 148
electronic bladder stimulator implantation
　248
electronic bronchoscope 97
electronic convulsive therapy 445
electronic external beam radiation therpay
　365
electronic fetal monitoring 396
electronic pharyngorhinoscopy 40
electronic tracheoscopy 94
electronic ureter stimulator device implan-
　tation 248
electronic ureter stimulator device removal
　248
electronic ureter stimulator device replacement
　248
electron linear accelerator 365
electron teleradiotherapy 248
electrooculogram 23
electrophysiologic examination of pelvic floor
　451
electrophysiologic testing 22
electroresection of bladder tumor 359
electrostimulation 205
electrotomy of vaginal lesion 382
elemental diet 96
elementary hallucination 444
elephantiasis 227, 465
elephantiasis of leg 464
elephantiasis of penis and scrotum 465
elephantiasis of vulva 373
elephantiasis scroti 246
elevated blood glucose level 174
elevated blood-pressure value 80
elevated intraocular pressure 19
elevated plasma lipoprotein (a) 162
elevated prostate specific antigen 243
elevated testosterone 240
elevated tumor marker 91
elevation of depressed skull fracture 207
elimination disorder 439
elimination half-life, $t_{1/2}$ 345
elinical electromyography 147
elliptocytosis anemia 179
Ellis-van Creveld syndrome 257, 409
elongated styloid process 34, 47
elongated styloid process syndrome 28
elongated uvula 34
elongation of cervix 376
Elschnig's pearl 18
Elschnig's spot 18
ELT 475
Ely sign 298
Ely test 298
elytropolypus 374
EMA 478
EMAb 479
embedded maxillary third molar of high site
　45

embedded residual root 42
embedded supernumerary teeth 49
embedded toenail 295
embedded tooth 49
embedded tooth of maxillary anterior site 52
embedding of IUD 369
embolectomy of abdominal aorta 232
embolectomy of artificial blood vessel 235
embolectomy of inferior vena cava 236
embolectomy of lower extremity artery 236
embolism caused by cardiac and vascular
　prosthesis and transplant 228
embolism of inferior pulmonary artery 226
embolism of radial artery 224
embolization 210
embolization of arteriovenous fistula of upper
　limb 313
embolization of branch of external carotid
　artery 234
embolization of carotid artery 207
embolization of femoral artery 233
embolization of hepatic hemangioma 191
embolization of internal carotid artery 207
embolization of internal iliac artery 235
embolization of intracranial aneurysm 208
embolization of intracranial vessel 208
embolization of left gastric artery 236
embolization of spinal cord lesion 357
embolization of spinal lesion 206
embolization of splenic aneurysm with coils
　234
embolization of vertebral aneurysms 237
embolotherapy of malignant tumor 354
embryonal carcinoma 202, 350
embryonal carcinoma of testis 240
embryonal rhabdomyosarcoma 51, 202, 278
embryonal rhabdomyosarcoma of the nasal
　sinus 24
embryonal tumor 202
embryonic carcinoma of the pineal gland
　351
embryonic development stop 372
EMBU 445
EMD 339
embryo transfer 381
emergence agitation 338
emergence angle 67
emergence delirium 338
emergence profile 67
emergency airway management 340
emergency cervical cerclage 395
emergency contraception 369
emergency double catheters coronary angio-
　graphy 238
emergency multiple catheters coronary angio-
　graphy 238
emergency single catheter coronary angiography
　238
emergency tracheotomy 37
Emery-Dreifuss muscular dystrophy 119,
　278
emetic poisoning 452
emiction interruption 247
EML4-ALK fusion gene detection 467
emollient and protectant poisoning 70

emotional disorder of childhood 437

emotionally unstable personality disorder 440

emotionally unstable personality disorder （borderline type） 440

emotional outburst 443

emotional palmoplantar hyperhidrosis 423

emphysema 84, 326

emphysematous cystitis 243

emphysematous pyelonephritis 243

emphysema with bullae 84

empty delta sign 147

empty pelvic syndrome 185

empty sella 200

empty sella syndrome 164, 200

empyema 87, 401, 463

empyema necessitatis 466

empyema of gallbladder 104

EMR 193

EMS 209

EN 339

en bloc resection 312

enamel caries 57

enamel crack 58

enamel demineralization 58

enamel-dentin fracture（uncomplicated crown fracture） 58

ENAP 63

ENBD 117, 193

enamel fracture（uncomplicated crown fracture） 58

enamel hypocalcification 58

enamel hypoplasia 58

enamel opaque spot 58

enamel pearl 58

encapsulated empyema 397, 457

encapsulated fluid of fallopian tube 372

encapsulated pericardial effusion 72

encapsulated pleural effusion 82

encapsulated pleurisy 397

encapsulated pneumothorax 212

encapsulating peritoneal sclerosis 150

encephalemia 328

encephalic angioma 9, 132

encephalitis 132, 462

encephalitis mass 132

encephalocele 387

encephalo-duro-arterio-synangiosis 209

encephalodysplasia 131

encephalofacial angiomatosis 131, 203

encephalomalacia 131

encephalomyelitis 131, 449, 462

encephalomyeloneuropathy 131

encephalomyelopathy 131

encephalomyeloradiculitis 131, 449

encephalo-myo-synangiosis 209

encephalopathy 130, 439

encephalopathy of prematurity 407

encephalopaty with visceral fat degeneration syndrome 130

enchondroma 278

enchondroma of phalanx 295

encysted rectum 116

endarteritis 219

endemic cretinism 160

endemic goiter 26, 160

endemic typhus 412, 458

end-expiration positive pressure 344

end-expiratory hold 94

end-expiratory lung volume 98

end-inspiratory hold 95

end-inspiratory volume 99

endobronchial anesthesia 343

endobronchial hemorrhage 91

endobronchial injection 96

endobronchial tuberculosis 91

endobronchial ultrasonography 98, 217

endobronchial ultrasound-guided trans-bronchial needle aspiration 93, 214

endobronchoscopic interventional therapy 94

endocapillary proliferative glomerulonephritis 152

endocapillary proliferative purpura nephritis 152

endocardial cushion defect 78

endocardial cushion defect prosthesis repair 336

endocardial cushion defect repair 336

endocardial cushion defect repair with prosthesis 336

endocardial fibroelastosis 78, 403

endocarditis 403

endocarditis combined aortic valve insufficiency 228

endocarditis combined aortic valve perforation 228

endocarditis combined aortic valve prolapse 228

endocarditis combined mitral valve perforation 228

endocarditis in intravenous drug abuser 75

endocardium incision 236, 336

endocervicitis 375

endocrine-cerebro-osteodysplasia syndrome 165

endocrine disease associated myasthenic syndrome 132

endocrine disorder 165

endocrine exophthalmos 9

endocrine gland benign tumor 165

endocrine gland borderline tumor 165

endocrine gland malignant tumor 165

endocrine therapy of malignant tumor 354

endocrine tumor 350

endodermal sinus tumor 202

endodermal sinus tumor of central nervous system 352

endodermal sinus tumor of the ovary 370

endodontic endosseous implant 66

endodontic pin 66

endogenous creatinine clearance rate 345

endogenous hyperglyceridemia 173

endogenous infection 328

endogenous non hyperpigmentation 421

endolymphatic sac decompression 38

endolymphatic sac drainage 38

endolymphatic sac tumor 29

endometrial ablation 383

endometrial adenocarcinoma 376

endometrial atypical hyperplasia 376

endometrial biopsy 383

endometrial cancer 352

endometrial complex hyperplasia 376

endometrial cyst 376

endometrial hyperplasia 376

endometrial malignant tumor 353

endometrial mucous adenocarcinoma 376

endometrial polyp 376

endometrial polypoid hyperplasia 376

endometrial simple hyperplasia 376

endometrial squamous cell carcinoma 376

endometrial stromal nodule 376

endometrial stromal sarcoma 376

endometrial stromal tumor 353

endometrial transitional cell carcinoma 376

endometrial tuberculosis 376

endometrial tumor 353

endometrial undifferentiated carcinoma 376

endometrioid carcinoma of prostate 243

endometriosis 376

endometriosis associated infertility 376

endometriosis in pelvis cavity 371

endometriosis of abdominal wall 369

endometriosis of bladder 371

endometriosis of cervix 376

endometriosis of cutaneous scar 371

endometriosis of fallopian tube 372

endometriosis of liver 369

endometriosis of nasal cavity 368

endometriosis of ovary 370

endometriosis of pelvic peritoneum 371

endometriosis of peritoneum 369

endometriosis of rectouterine pouch 374

endometriosis of rectovaginal septum 374

endometriosis of rectum 116, 374

endometriosis of ureter 245, 372

endometriosis of urinary system 241

endometriosis of uterine ligament 376

endometriosis of vagina 374

endometriosis of vulva 373

endometriosis vesicae 242

endometritis 376

endometritis following abortion 370

endomyocardial fibrosis 78

endophthalmitis 16

endophthalmitis after cataract surgery 2

endophthalmitis（bacterial） 16

endophytic pseudotumor 16

endorectal mucosal flap advancement 196

endorectal pull-through operation 196

endorectal pull through resection 362

endoscopic adenoid ablation 35, 38

endoscopic adenoidectomy 38

endoscopic anastomosis of nasolacrimal duct 38

endoscopic bilateral mastectomy 193

endoscopic bile duct biopsy 117

endoscopic bile duct dilation 117

endoscopic bile duct drainage 117

endoscopic biliary biopsy 363

endoscopic biliary stent angioplasty 117, 358

endoscopic biliary stent implantation 358

endoscopic biliary stent placement 117, 193

endoscopic biopsy in gastroscope or duodenoscope 118

endoscopic biopsy of bile duct 197

endoscopic biopsy of Oddi's sphincter 117, 197, 363

endoscopic biopsy of stomach 117, 197

endoscopic biopsy of stomach and duodenum 197

endoscopic bronchial foreign body removal 38

endoscopic cardia achalasia balloon dilation 117

endoscopic cardia achalasia bouginage 117

endoscopic cardia achalasia carnitine injection 117

endoscopic catheter drainage of pancreatic duct 117, 358

endoscopic choledocholithotomy 117

endoscopic closed reduction of maxillary bone fracture 38

endoscopic cordectomy 38

endoscopic cyclophotocoagulation 21

endoscopic dacryocystorhinostomy 35, 38

endoscopic decompression of optic canal 38

endoscopic dilation of Oddi's sphincter 193

endoscopic dissection of axillary lymph node 193

endoscopic drainage of biliary duct 193

endoscopic drainage of pancreatic duct 193

endoscopic duodenal papillotomy 358

endoscopic duodenal sphincteropapillotomy 117

endoscopic duodenal sphincterotomy and lithotomy 358

endoscopic electric coagulation hemostasis surgery 38

endoscopic esophageal biopsy 117

endoscopic esophageal stent placement 117

endoscopic esophageal stent removal surgery 117

endoscopic esophageal variceal injection sclerotherapy 117

endoscopic esophageal variceal ligation 117

endoscopic ethmoidal sinus lesion resection surgery 38

endoscopic ethmoidotomy 38

endoscopic excision of bilateral accessory breast 193

endoscopic excision of breast lesion 193

endoscopic excision of breast lump 193

endoscopic excision of lesion of parathyroid gland 38

endoscopic excision of lesion of thyroid gland 38

endoscopic excision of residual adenoid 38

endoscopic excision of subcutaneous lesion 322

endoscopic exploratory operation of nasal cavity 35

endoscopic facial lifting 322

endoscopic frontal sinus fenestration surgery 38

endoscopic frontal sinus lesion resection surgery 38

endoscopic gastric fundal varix tissue glue injection 117

endoscopic gastrojejunostomy 358

endoscopic gastrostomy 195, 360

endoscopic hemostasis of esophageal hemorrhage 195

endoscopic injection sclerotherapy of gastric fundal varix 117

endoscopic jejunal decompression/feeding tube placement 117

endoscopic ligation of esophageal varices 195

endoscopic ligation of gastric varices 195

endoscopic lumbar discectomy 316

endoscopic lung volume reduction 95

endoscopic maxillary sinostomy 35

endoscopic maxillary sinus lesion resection surgery 38

endoscopic maxillary sinus lesion resection via anterior lacrimal crypt approach 38

endoscopic maxillary sinusotomy 38

endoscopic maxillary sinusotomy via anterior lacrimal crypt approach 38

endoscopic maxillary sinus radical operation 35

endoscopic microwave nasal burning hemostasis 38

endoscopic modified Lothrop procedure 35

endoscopic modified radical thyroidectomy 193

endoscopic mucosal resection 117, 193

endoscopic mucosal scratch surgery of nasal septum 38

endoscopic multiple sinuses fenestration surgery 38

endoscopic nasal adhesiolysis 38

endoscopic nasal polypectomy 38

endoscopic nasobiliary drainage 117, 193, 358

endoscopic nasobiliary drainage placement 117

endoscopic Oddi's sphincteroplasty 193

endoscopic Oddi's sphincterotomy 117, 193

endoscopic orbital decompression 38

endoscopic pancreatic duct dilatation 117

endoscopic pancreatic duct stent implantation 358

endoscopic pancreatic duct stent placement 117, 193

endoscopic pansinuses fenestration 38

endoscopic partial resection of maxilla 38

endoscopic partial resection of turbinate 38

endoscopic partial thyroidectomy 38, 193

endoscopic plasty of nasal septum 38

endoscopic plasty of turbinate 38

endoscopic radical axillary lymph node resection 359

endoscopic radical excision of axillary lymph node 193

endoscopic radical maxillary sinusectomy 38

endoscopic regional axillary lymph node excision 193

endoscopic regional axillary lymph node resection 359

endoscopic removal of biliary foreign body 117, 193, 358

endoscopic removal of biliary stent 193

endoscopic removal of foreign body 117

endoscopic removal of foreign body in trachea and bronchus 38

endoscopic repairation of cerebrospinal fluid rhinorrhea 35

endoscopic repair of septal perforation 35

endoscopic resection of choledochus/common bile duct lesion 193

endoscopic resection of common bile duct lesion 117

endoscopic resection of intervertebral disc 311

endoscopic resection of nasal lesion 38

endoscopic resection of nasopharyngeal angiofibroma 38

endoscopic resection of nasopharyngeal tumor 35

endoscopic resection of Oddi sphincter 358

endoscopic resection of turbinate 38

endoscopic retrograde bile duct radiography 363

endoscopic retrograde cholangiography 117, 197

endoscopic retrograde cholangiopancreatography 117, 193, 197, 363

endoscopic retrograde pancreatography 117, 362

endoscopic sclerosis of gastric varices 195

endoscopic septoplasty 35

endoscopic septorhinoplasty surgery 38

endoscopic sinus biopsy 38

endoscopic sinus surgery 35

endoscopic sphenoid sinus fenestration 38

endoscopic sphenoid sinus lesion resection surgery 38

endoscopic sphincterotomy 197

endoscopic sphincterotomy lithotomy 117

endoscopic spinal canal decompression 316

endoscopic submucosal dissection 117, 193

endoscopic submucosal excavation 117

endoscopic submucosal partial resection of nasal septum 38

endoscopic submucosal resection surgery of nasal septum 38

endoscopic subtotal thyroidectomy 38, 193

endoscopic surgery of nasal and paranasal sinus inverted papilloma 38

endoscopic tonsillectomy 38

endoscopic total thyroidectomy 193

endoscopic transnasal adenoidectomy 35

endoscopic transnasal approach 38

endoscopic transoral odontoidectomy 311

endoscopic transsphenoidal vidian neurectomy 38

endoscopic turbinoplasty 38

endoscopic ultrasonography 117, 118

endoscopic ultrasonography guided celiac plexus neurolysis 117

endoscopic ultrasonography guided cyst drainage (through gastric wall) 117

endoscopic ultrasonography guided fine-needle biopsy/aspiration 117

endoscopic ultrasonography guided pancreatic cyst aspiration 117

endoscopic ultrasonography guided pancreatic fine-needle aspiration cytology 117

endoscopic ultrasonography of pancreatic disease 118, 197

endoscopic uncinate resection surgery 38

endoscopic unilateral excision of accessory breast 193

endoscopic unilateral mastectomy accompanied by lateral axillary sentinel lymph node biopsy 193

endoscopic unilateral radical mastectomy 193

endoscopic unilateral thyroidectomy 38

endoscopic urethral stone removal 251

endoscopy-aided scaling and root planing 63

endoscopy of salivary gland 68

endosseous implantation 61

endosseous stabilizer implant 61

endosteal blade-close implant 61

endosteal blade-vent implant 61

endosteal implant 61

endothelial cell disease 153

endothelial keratoplasty 20

endothelin 473

endotoxin limulus amoebocyte lysate (LAL) qualitative test 484

endotoxin limulus amoebocyte lysate (LAL) quantitative test 484

endotracheal anesthesia 341

endotracheal extubation 95

endotracheal intubation 95

endotracheal stent implantation 95

endovascular aortic stent-graft repair 232

endovascular covered stent graft repair of subclavian artery 235

endovascular exclusion of aortic covered stent graft 237

endovascular exclusion of thoracic aortic covered stent graft 237

endovascular iliac aneurysm repair 234

endovascular neurosurgery 210

endovascular papillary angioendothelioma 429

endovascular repair of abdominal aorta 232

endovascular repair of abdominal aortic dissection 232

endovascular repair of celiac trunk aneurysm 232

endovascular retained foreign body after operation 218

endovascular stent 210

endovascular treatment 210

endovascular treatment of cerebral venous sinus thrombosis 145

end-plate activity 149

endplate fester 296

end-plate zone 149

end-stage renal disease 155

end-to-end anastomosis of bile duct 188

end-to-end occlusion 67

end to side anastomosis of small intestine 195, 360

end to side suture of peripheral nerve 315

enduring personality change 442

enduring personality change after catastrophic

experience 444

enduring personality change after psychiatric illness 443

enestration of semicircular canal 35

enhanced recovery after surgery 185

enlarged cisterna magna 198

enlarged laryngeal prominence 27

enlarged lymph node of base of submandibular 46

enlarged vestibular aqueduct 29

enlargement of alveolar ridge 56

enlargement of lacrimal gland 18

enlargement of palpebral fissure 321

enlargement of the butterfly saddle 172

enlargement of ventricular septal defect 235

enolase deficiency 180

enophthalmos 19, 34

enrich marital inventory 445

ENRICH 445

enteral nutrition 93, 339

enterectomy 187

enteric candidiasis 102, 397, 458

enteric Escherichia coli infection 458

enteric neuronopenia 121

enteric viral encephalitis 121

enteritis 114, 403

enteritis anaphylactica 107

enteritis caused by Pseudomonas aeruginosa 111

enteritis due to bacillus proteus 101

enteritis due to Enterobacter aerogenes 102

enteritis due to Epstein-Barr virus 101

enteritis due to group B Salmonella 101

enteritis due to group C Salmonella 101

enteritis due to Salmonella agona 101

enteritis due to single cell bacteria 109

enteritis due to Vibrio parahaemolyticus 104

enteroadherent Escherichia coli enteritis 102

enterobacter cloacae pneumonia 90

enterobacter cloacae septicemia 465

enterobiasis 110, 421, 462

enterococcal sepsis 397

enterococcal septicemia 458

enterocolectomy 195, 360

enterocolostomy 195

enterogenic infection 82

enterogenic lipodystrophia 103

enterogenous cyst 82

enterogenous cyst of central nervous system 91

enterogenous infection 184, 325

enterohemorrhagic Escherichia coli enteritis 102

enterohemorrhagic Escherichia coli infection 458

enteroinvasive Escherichia coli enteritis 102

enteroinvasive Escherichia coli infection 458

enterolysis 187

enteroparalysis 102, 397

enteropathic arthritis 258

enteropathogenic Escherichia coli enteritis 103

enteropathogenic Escherichia coli infection 458

enteropathy-associated T cell lymphoma 176

enterorectal anastomosis 360

enterorrhagia 102, 325, 397

enterorrhexis 102, 397

enterostomy 195

enterostomy malfunction 103

enterostomy reversal 187

enterotoxigenic Escherichia coli enteritis 102

enterotoxigenic Escherichia coli infection 458

enteroumbilical fistula 401

enterovaginal fistula repair 360

enteroviral infection 102

enterovirus 71 ribonucleic acid 469

enterovirus encephalitis 458

enterovirus infection 397

enterovirus meningitis 121, 458

enterovirus type 71 antibody IgM 476

enterovirus universal ribonucleic acid 469

enthesis of knee 287, 288

enthesis of wrist 285

enthesopathy 269

enthesopathy of ankle 268

enthesopathy of elbow 296

enthesopathy of hip 276

enthesopathy of tarsal bone 262

entomophthoromycosis 406, 465

entomophthoromycosis conidiobolae 413

entrapment of the first branch of lateral plantar nerve 297

entropion 5, 417

entropion and trichiasis 5

entropy index 345

enucleation 22

enucleation of ranula 64

enuresis 246

envelope flap 60

environmental kidney injury 151

environmental sleep disorder 125

enzyme poisoning 454

eosinophic meningitis 148

eosinophil cationic protein 480

eosinophilia 88

eosinophilic adenoma 30, 167

eosinophilic and basophilic adenoma 167

eosinophilic bronchitis 88

eosinophilic cellulitis 186, 401, 425

eosinophilic cystitis 153

eosinophilic fasciitis 425

eosinophilic gastroenteritis 111

eosinophilic granuloma 179, 425

eosinophilic granuloma of oral mucosa 48

eosinophilic granuloma of skull 201

eosinophilic granulomatosis 88

eosinophilic granulomatosis with polyangiitis 88

eosinophilic granulomatosis with polyangiitis kidney injury 153

eosinophilic infiltration enteritis 111

eosinophilic myelocyte 474

eosinophilic nonallergic rhinitis 26, 88

eosinophilic panniculitis 425

eosinophilic vasculitis 425

ependymal tumor 203

ependymitis 134, 401

ependymoblastoma 203

ependymoma 203

ependymoma of cervical spinal cord 200

eperythrozoonosis 459

EPH 123

ephedrine poisoning 400

epicanthus 328

epicanthus correction 21

epicardial electrode replacement 236

epicrania fugax 135

epidemic acne 419

epidemic cerebrospinal meningitis 461

epidemic cerebrospinal meningitis, common type 463

epidemic dropsy 419

epidemic encephalitis type B 129, 461

epidemic encephalitis type B sequelae 129

epidemic encephalitis type B virus antibody 479

epidemic encephalitis type B virus IgG antibody 479

epidemic encephalitis type B virus ribonucleic acid 470

epidemic enteritis 109

epidemic haemorrhagic conjunctivitis 400

epidemic hemorrhagic conjunctivitis 9

epidemic hemorrhagic fever 419

epidemic hemorrhagic fever virus antibody 479

epidemic hemorrhagic fever virus antibody IgG 479

epidemic hemorrhagic fever virus antibody IgM 479

epidemic keratoconjunctivitis 400, 9

epidemic myalgia 277

epidemic parotitis 49

epidemic parotitis and submandibular sialadenitis 49

epidemic parotitis complicated with mastitis 185, 400

epidemic type encephalitis type B virus IgM antibody 479

epidemic typhus 419, 461

epidemic vertigo 129

epidermal cell suspension preparation 331

epidermal cyst 410

epidermal nevus syndrome 410

epidermal skin graft, razor graft 332

epidermidalization of the lip 411

epidermodysplasia verruciformis 430

epidermoid carcinoma 87, 277

epidermoid cyst 42, 257, 410

epidermoid cyst of neck 47

epidermoid cyst of nose 318

epidermoid cyst of sacrococcygeal region 347

epidermoid cyst of skull 200

epidermoid cyst of testis 240

epidermoidoma 198

epidermolysis bullosa 397, 411

epidermolysis bullosa acquisita 415

epidermolysis bullosa dystrophic recessive 430

epidermolysis bullosa simplex 412

epidermolysis bullosa simplex accompanied with late-onset muscular dystrophy 412

epidermolysis bullosa simplex accompanied with muscular dystrophy 412

epidermolysis bullosa type drug eruption 411

epidermolytic acanthoma 410

epidermolytic hyperkeratosis 410

epidermolytic hyperkeratotic ichthyosis 410

epidermotropic metastatic melanoma 428

epididymal head cyst 239

epididymal nodules 239

epididymal papillary cystadenoma 348

epididymectomy 248, 354

epididymis cyst resection 248

epididymis incision exploration 248

epididymis laceration suture 248

epididymis lesion resection 248

epididymisvasovasostomy 248

epididymitis 239

epididymography 248

epididymo orchitis 239

epididymovasostomy 253

epidural adhesion 204

epidural analgesia 342

epidural analgesia for labor 395

epidural anesthesia and analgesia 342

epidural effusion 204

epidural fibrosis 293

epidural hemangioma 204

epidural hematoma 139, 204

epidural lipoma 204

epidural malignancy 352

epidural therapy 342

epiduroscopy 342

epigastric thrombophlebitis 220

epiglottic benign tumor 27

epiglottidectomy 37

epiglottis borderline tumor 27

epiglottis granuloma 27

epiglottis hemangioma 27

epiglottis mass 27

epiglottis mecism 34

epiglottis papilloma 27

epiglottis polyp 27

epiglottitis 27

epilation 323

epilepsy 122, 199

epilepsy with continuous spike wave during slow wave sleep 130

epilepsy with myoclonic absence 125

epilepsy with myoclonic atonic seizure 122

epilepsy with slow wave sleep phase for spine slow wave 146

epileptic encephalopathy 122

epileptic encephalopathy with electrical status epilepticus during slow wave sleep 130

epileptic psychosis 437

epileptic recruiting rhythm 146

epileptic seizure 122

epileptic seizure during sleep 134

epileptic syndrome 199

epileptiform discharge 146

epileptogenic focus, spike focus, sharp wave focus 146

epiphora 17, 49

epiphyseal agenesis of spine 270

epiphyseal dysplasia 162

epiphyseal fracture 265

epiphyseal plate injury 267

epiphyseal premature closure 267

epiphyseal separation 265

epiphyseal separation of distal end of fibular 262

epiphyseal separation of distal ulna 258

epiphysiodesis 306

epiphysiolysis of distal femur 265

epiphysiolysis of proximal femur 265

epiphysis injury 265

epiphysis injury of metacarpal 294

epiphysis injury of phalanx 295

epiphysis injury of thumb 278

epiphysis separation of olecranon 259

epiphysitis 265

epiretinal membrane 12

EPISBO 186

episcleritis 2, 4

episclero-cryocoagulation 20

episclero-cryotherapy 20

episiohematoma 373

episioplasty 382

episiorrhaphy 382

episiotomy 380, 433

episiotomy and suture 395

episode of hypoglycemia 160

episodic paroxysmal hemicrania 123

episodic short-lasting unilateral neuralgiform headache attacks with conjunctival injection and tearing 123

episodic short-lasting unilateral neuralgiform headache attacks with cranial autonomic symptoms 123

episodic SUNA 123

episodic SUNCT 123

episodic syndrome that may be associated with migraine 128

episodic tension-type headache 132

epispadias 241

epispadias neoplasty 251

epistaxis 24, 181

epithelial growth factor 476

epithelial hyperplasia of fallopian tube 372

epithelial kerato dystrophy 11

epithelial-myoepithelial carcinoma 52

epithelial myoepithelial carcinoma of the salivary gland 32

epithelial odontogenic tumor 57

epithelioid angiosarcoma 425

epithelioid cell histiocytoma 425

epithelioid cell malignant melanoma 425

epithelioid haemangioma 52

epithelioid hemangioendothelioma 203, 425

epithelioid hemangioendothelioma of lower extremity 227

epithelioid malignant peripheral nerve sheath tumor 203

epithelioid sarcoma 425

epithelioid trophoblastic tumor 372

epitympanotomy 39

epizootic hemorrhagic fever virus ribonucleic acid 470

epluchage of abdominal wall wound 188, 321, 433
EPO 477, 482
epoophoron 369
epostoma of lower limb 288
EPSP 149
Epstein-Barr virus antibody 475
Epstein-Barr virus antibody IgA 475
Epstein-Barr virus antibody IgG 475
Epstein-Barr virus antibody IgM 475
Epstein-Barr virus capsid antigen 475
Epstein-Barr virus capsid antigen antibody 475
Epstein-Barr virus capsid antigen antibody IgG 475
Epstein-Barr virus capsid antigen antibody IgM 475
Epstein-Barr virus desoxyribonucleic acid 467
Epstein-Barr virus early antigen 475
Epstein-Barr virus early antigen antibody IgG 475
Epstein-Barr virus early antigen antibody IgM 475
Epstein-Barr virus enteritis 457
Epstein-Barr virus hepatitis 101, 457
Epstein-Barr virus infection 397, 409, 457
Epstein-Barr virus nuclear antigen 475
EPT 197
Epstein-Barr virus nuclear antigen antibody IgG 475
Epstein-Barr virus nuclear antigen antibody IgM 475
epulis 57, 429
epulis fibromatosa 56
epulis granulomatosa 51
Epworth sleepiness scale 145
equinocavus foot 277
equinus 277
ERAS 185
erbium laser cataract extraction 20
ERC 117, 197
Erb paralysis due to birth trauma 258
ERCC1 gene amplification detection 467
ERCC1 gene expression detection 467
ERCP 117, 193, 197, 363
Erdheim-Chester disease 175, 256
erectile dysfunction 239
erectile dysfunction after trauma 245
erection of penis 246
erector spinae plane block anesthesia and analgesia 342
ERG gene rearrangement detection 467
ergotamine-overuse headache 130
Erichsen sign 298
erionite-induced lung cancer and pleural mesothelioma 454
erosion 432
erosion and bleeding of duodenum 110
erosion of cardia 101
erosion of cervix 375
erosion of tooth 57
erosion of tooth due to drug 58
erosive adenomatosis 424

erosive balanoposthitis 421
erosive esophagitis 109
erosive gastritis 109, 462
erosive inflammatory bone arthritis 280
erosive lichen planus 421
erosive osteoarthrosis 449
erosive pustular dermatosis of scalp 426
ERP 117, 362
eruption cyst 49
eruption gingivitis 49
eruptive cutaneous collagenoma 413
eruptive lentiginosis 413
eruptive pseudo angiomatosis 413
eruptive syringoma 413
eruptive tuberculosis 413
eruptive vellus hair cyst 413
eruptive xanthoma 161, 413
erysipelas 184, 411, 458
erysipelas-like erythema 412
erysipelas of auricle 31
erysipelas palpebrae 465
erysipeloid 418, 461
erysipelothrix septicemia 458
erythema acne keratitis 4
erythema annulare centrifugum 418
erythema annulare rheumaticum 413
erythema chronicum migrans 419
erythema dyschromicum perstans 411
erythema elevatum diutinum 411
erythema gyratum atrophicans transiens neonatorum 428
erythema induratum 430
erythema infectiosum 411, 458
erythema intertrigo 411
erythema marginatum 410
erythema migrans 419
erythema multiforme 44, 412
erythema multiforme drug eruption 412
erythema neonatorum toxicum 406
erythema nodosum 417
erythema nodosum leprosum 419
erythema palmare 431
erythema simplex gyratum 412
erythema solare 328
erythema stage granuloma fungoides 415
erythematous candidosis 46
erythrasma 415
erythrasma of external genitalia 245
erythrocyanosis 415
erythrocyte autohemolysis test 472
erythrocyte cast 472
erythrocyte enzyme deficiency 472
erythrocyte inclusion body examination 472
erythrocyte osmotic fragility after incubation 472
erythrocyte osmotic fragility test 472
erythrocyte rosette test 477
erythrocyte sedimentation rate, ESR 147, 472
erythrocytosis fundus change 4
erythroderma 415
erythroderma desquamativum 402, 427
erythrodermic drug eruption 415
erythrodermic follicular mucinosis 415
erythrodermic psoriasis 415

erythrokeratodermia 415
erythrokeratodermia variabilis 418
erythrokeratodermia with ataxia 415
erythromelalgia 125, 199, 221, 267, 415
erythromelanosis follicularis of face and neck 421
erythromycin poisoning 453
erythrophagocytosis 147
erythrophobia 439
erythropoiesis stimulating agent resistance 151
erythropoietic porphyria 415
erythropoietic protoporphyria 415
erythropoietin 477, 482
erythropoietin resistance 150
erythroprosopalgia 125
erythrose peribuccale pigmentaire 432
ESBL 483
eschar 330, 466
eschar dissolution 330
escharectomy 332
eschar excision of back 331
eschar excision of chest 333
eschar excision of face and neck 332
eschar excision of finger(fingers) 333
eschar excision of foot 333
eschar excision of hand 333
eschar excision of lower limb 333
eschar excision of phalanges of foot 334
eschar excision of upper limb 332
eschar grinding 332
eschar of external auditory canal 33
escharotomy 332
escharotomy of neck for tension reduce 332
eschar separation 330
eschar tangential excision of back 331
eschar tangential excision of chest 333
eschar tangential excision of face and neck 332
eschar tangential excision of finger(fingers) 333
eschar tangential excision of foot 333
eschar tangential excision of hand 333
eschar tangential excision of lower limb 333
eschar tangential excision of phalanges of foot 334
eschar tangential excision of upper limb 332
Escherichia coil enteritis 103
Escherichia coli enteritis 458
Escherichia coli meningitis 121, 397
Escherichia coli pneumonia 397
Escherichia coli sepsis 397
ESD 117, 193
E-selectin 475
esophageal abscess 111, 212
esophageal and gastric varix bleeding 111
esophageal atresia with esophago tracheal fistula 88
esophageal borderline tumor 110
esophageal bougie dilatation 215
esophageal bronchial fistula repair 215
esophageal burn 111
esophageal cancer 351
esophageal candidiasis 111, 401, 464
esophageal carcinoma in situ 111
esophageal/cardiac mucosa laceration

syndrome 110
esophageal cyclic dilatation 39
esophageal diverticulum exteriorization 360
esophageal dysfunction 110
esophageal dysfunction due to type 1 diabetes
    mellitus 101
esophageal dysfunction due to type 2 diabetes
    mellitus 101
esophageal dyskinesia 111
esophageal erosion 111
esophageal fistula 111
esophageal fistula neoplasty 360
esophageal fistula repair 215
esophageal foreign body 30, 111
esophageal hemangioma 111
esophageal heterotopic tissue 111
esophageal hiatal hernia 401
esophageal hiatus of diaphragm 212
esophageal incision and surgical exploration
    215
esophageal incision for foreign body removal
    215
esophageal-jejunum anastomosis above aortic
    arch 215
esophageal laceration suture 359
esophageal lipoma 111
esophageal malignant tumor 110
esophageal manometry 118
esophageal mucosa hemorrhage 329
esophageal mucosa keratosis 329
esophageal mucosal stripping 111
esophageal muscular hypertrophy 110
esophageal myotomy 359
esophageal neoplasm 351
esophageal obstruction 110
esophageal perforation 110, 401
esophageal perforation by foreign body 32
esophageal permanent tube implant surgery
    215
esophageal polyp 111
esophageal precancerous lesion 351
esophageal pressure 99, 345
esophageal reconstruction 39
esophageal retrogressive cyclic dilatation 39
esophageal rupture bleeding 111
esophageal squamous cell carcinoma 351
esophageal stenosis 111
esophageal stent adjust surgery 117
esophageal stent implantation 215
esophageal tuberculosis 111
esophageal tumor 111
esophageal tumor rupture and bleeding 111
esophageal ulcer 111
esophageal variceal ligation 194
esophageal varix 111
esophageal varix bleeding 111
esophageal venous dilatation 111
esophagectasis 111
esophagitis 111, 329
esophagobronchial fistula 88
esophagocardiomyotomy 215, 359
esophagogastric anastomotic stenosis 111
esophagogastroplasty 215
esophagojejunal anastomotic stenosis 111
esophagojejunostomy above aorta arch 359

esophagojejunostomy anastomositis 111
esophagolaryngectomy 39
esophagomediastinal fistula 88
esophagopleural fistula 88
esophagoscopic biopsy 363
esophagoscopy 41
esophagostomiasis 108
esophago-tracheal fistula 88
esophagus cyst 111
esophagus intestinal metaplasia 110
esophagus lesion resection 359
esophagus rupture 111, 401
esophagus stent implantation 360
esophoria 9
esotropia 9
ESR1 gene fusion detection 467
ESS 145
essential fatty acid deficiency 410
essential hypertension 78
essential thrombocytosis 181
essential tremor 203
Essex-Lopresti fracture 256
Essex-Lopresti injury 256
estazolam poisoning 452
esterase stain 475
esterified cholesterol 483
esthetic complication 59
estradiol 481
estriol 481
estrogen and progesterone drug poisoning
    452
estrogen-producing tumor 160
estrogen receptor 481
estrone 481
ET 473
ethambutol toxic optic neuropathy 17
ethanol gelation test 474
ethanol injection of sensory branch 209
ether poisoning 454
ethmoid bone benign neoplasm 29
ethmoid bone malignant neoplasm 52
ethmoiditis 29
ethmoid sinus meningioma 134
ethosuximide 483
ethotoin 483
ethyl acetate poisoning 455
ethyl chloroformate poisoning 454
ethylene glycol poisoning 455
ethylene oxide poisoning 453
euchromosome recessive hypophosphatemic
    osteomalacia 159
euglobulin lysis time assay 475
eumycotic mycetoma 431
euphoria 444
Euproctis pseudoconspersa dermatitis 411
euproctis similis dermatitis 425
EU RNA 469
eurytremiasis 461
eustachian tube cancer 58
eustachian tube carcinoma 32
eustachian tube insufflation 41
eustachian tube opening malignancy 58
eustachian tube syphilis 429
eustachian tuboplasty 40
euthyphoria radiofrequency ablation of lung

lesion 362
euthyroid goiter 163
euthyroid sick syndrome 163
euvolemia 338
EV71-IgM 476
EV71 RNA 469
evacuation of abdominal hematoma 188,
    248
evacuation of abdominal wall hematoma
    188, 321, 433
evacuation of epidural hematoma 210
evacuation of extraperitoneal hematoma
    188, 355
evacuation of hematoma of abdominal cavity
    190, 249
evacuation of intracerebral hematoma through
    sylvian fissure 207
evacuation of intracranial hematoma 208
evacuation of intracranial hematoma with
    decompressive craniectomy 209
evacuation of intraspinal abscess 211
evacuation of peritoneal hematoma 188,
    248, 355
evacuation of skin and subcutaneous tissue
    hematoma 434
evacuation of spinal epidural hematoma 210
evacuation of subarachnoid hemorrhage 209
evacuation of subdural hematoma 210
evaluation of life-time stressors 446
eventration of diaphragm 85, 398
event-related potential 148
eversion of cervix 375
eversion of lacrimal puncture 8
eversion of parietal tunica vaginalis 252
EVI1 gene expression detection 467
EVI1 gene rearrangement detection 467
evisceration 394
evisceration of eye ball 22
evisceration of orbit 21
evoked electromyogram activity 344
evoked potential 149, 346
Ewing sarcoma 204, 293
Ewing's tumor 266
EWS gene rearrangement detection 468
EWSR1/ATF1 fusion gene detection 467
EWSR1/CREB1 fusion gene detection 467
EWSR1/FLI1 fusion gene detection 467
EWSR1/NR4A3 fusion gene detection 467
EWSR1/WT1 fusion gene detection 468
exacerbated exertional angina pectoris 73
exaggerated breath sound 217
exaltation 443
examination of external auditory canal and
    tympanic membrane by rigid otic endoscope
    41
examination of eye and visual acuity 15
examination of hemoglobin H inclusion body
    474
examiner-rating scale 446
exanthema subitum 407, 430, 465
exanthematic drug eruption 413
excavation of optic disc 19
excessive catecholamine secretion 172
excessive daytime sleepiness 144
excessive discontinuity 147

excessive drainage of ventriculo-peritoneal（V-P）shunt　202

excessive drinking　443

excessive fragmentary myoclonus　124

excessive growth hormone production　173

excessive insulin secretion with hypoglycemic coma　174, 406

excessive nutrition　170

excessive production of corticotropin　172

excessive secretion of glucagon　169

excessive secretion of intestinal hormone　172

excessive secretion of pancreatic growth hormone releasing hormone　169

excessive secretion of pancreatic somatostatin　169

excessive secretion of pancreatic vasoactive intestinal peptide　169

excessive secretion of thyroid calcitonin　173

excessive sexual drive　444

excessive testosterone secretion　172

excessive umbilical cord coiling　387

excess of mannose　161

exchange of nephrostomy tube　253

exchange transfusion　408

exchanging the endotracheal tube　94

excisional breast biopsy　194

excisional debridement of skin and subcutaneous necrotic tissue　38, 193, 311, 322

excisional new attachment of periodontium　63

excisional osseous surgery　63

excision and relaxation of circumoral scar　321

excision of abdominal wall lesion　321, 355

excision of accessory auricle　321, 433

excision of accessory breast　188

excision of accessory kidney　355

excision of accessory nipple　188

excision of accessory parotid gland　61

excision of accessory spleen　355

excision of Achilles tendon lesion　303

excision of alveolar process　65

excision of ankle joint lesion　356

excision of ankle lesion　356

excision of anus　191

excision of aortic aneurysm with anastomosis　237

excision of aortic aneurysm with artificial blood vessel replacement　237

excision of appendix of testis　356

excision of arachnoid lesion　362

excision of articular tumor　356

excision of auricle　354, 433

excision of auricle mass　321

excision of axillary lymph node　195, 361, 434

excision of axillary mass　324

excision of Bartholin gland　381

excision of Bartholin gland cyst　381

excision of bladder diverticulum　358

excision of bladder lesion　358

excision of bladder triangle　358

excision of branchial cleft cyst　39, 64

excision of breast lesion　194

excision of bursa lesion　306, 356, 433

excision of calcaneus lesion　303

excision of carpus lesion　360

excision of cavernous hemangioma　36

excision of cavernous sinus lesion　356

excision of celiac lymph node　190, 249

excision of cervical lesion　309

excision of cervical polyp　383

excision of clavicle lesion　360

excision of colon lesion　357

excision of corpus callosum lesion　359

excision of cranium lesion　358

excision of dead bone of skull　358

excision of deep lobe of parotid gland　39, 64, 359

excision of duodenal lesion in gastroscope or duodenoscope　118

excision of ectopic pancreas　196

excision of elbow joint lesion　362

excision of endometriosis of abdominal wall　378

excision of epididymis lesion　354

excision of eschar and homograft　332

excision of eschar and skin graft　332

excision of external auditory canal lesion　434

excision of external ear lesion　323

excision of external thrombosed hemorrhoid　195

excision of extraperitoneal lesion　355

excision of extremity lymphangioma（lymphocyst）　196

excision of eyebrow lesion　322

excision of eyebrow scar　322

excision of eyelid lesion　323, 434

excision of eyelid plate lesion　323

excision of eyelid scar　323

excision of eyelid tumor　361

excision of facial lesion　63, 433

excision of false joint　307

excision of fascia lesion　357

excision of fascia of foot　434

excision of fat　324

excision of fat pad　196, 324

excision of female perineum scar　433

excision of femur lesion　356

excision of fibula　303

excision of fibula lesion　354

excision of finger tag　434

excision of foot bone lesion　362

excision of forehead mass　321

excision of full-thickness eyelid lesion　323

excision of gallbladder-jejunum fistula　354

excision of glomus jugular tumor via infratemporal fossa approach　38

excision of hard palatal lesion　66

excision of head of pancreas　195

excision of hemangioma of lower extremity　236

excision of hepatic hydatid internal capsule　190

excision of hip mass　323

excision of hypopharynx　39

excision of ileum-colon　357

excision of iliac bone lesion　359

excision of iliac fossa lesion　359

excision of ilium lesion　311

excision of inactivity nasal bone　35

excision of inguinal lymph node　188, 355, 433

excision of internal mammary lymph node　193

excision of interphalangeal joint　314

excision of intracranial granuloma　358

excision of iris cyst　20

excision of isthmus of thyroid gland　37

excision of jugular foramen lesion　37

excision of kidney and ureter　359

excision of labial and nasal lesion　60

excision of labia majora lesion　321, 378, 433

excision of lacrimal sac　21

excision of laryngeal cartilage　37

excision of lesion of abdominal wall　188

excision of lesion of accessory parotid gland　61

excision of lesion of alveolar　65

excision of lesion of ankle　306

excision of lesion of ascending colon　359

excision of lesion of atrium　236

excision of lesion of back muscle　301, 320

excision of lesion of Bartholin gland　381

excision of lesion of base of middle cranial fossa　358

excision of lesion of blood vessel of upper limb　313

excision of lesion of bone of radius　312

excision of lesion of brain　353

excision of lesion of brain stem　358

excision of lesion of brain via occipital bone　357

excision of lesion of brain via pterion　357

excision of lesion of cacroiliac joint　354

excision of lesion of cardia　187

excision of lesion of cecum　358

excision of lesion of cerebellar hemisphere　360

excision of lesion of cerebellar vermis　360

excision of lesion of cervix　362, 383

excision of lesion of chest wall　323

excision of lesion of cranial base　63

excision of lesion of descending colon　357

excision of lesion of duodenum　194, 359

excision of lesion of elbow　315

excision of lesion of endometrium　362, 383

excision of lesion of epiglottis　37

excision of lesion of epiglottis under suspension laryngoscope　40

excision of lesion of external auditory canal　323

excision of lesion of external ear　434

excision of lesion of extraperitoneum　188

excision of lesion of face　322

excision of lesion of fascia　308

excision of lesion of femur　304

excision of lesion of fibula　302

excision of lesion of floor of mouth　62

excision of lesion of fourth ventricle　354

excision of lesion of frontal sinus　36

excision of lesion of gingiva　66

excision of lesion of glottis under suspension

laryngoscope　40
excision of lesion of great omentum　187
excision of lesion of groin　188, 321, 433
excision of lesion of hand muscle　313
excision of lesion of hand tendon sheath　360
excision of lesion of heart　236
excision of lesion of hip joint　310
excision of lesion of humerus　304
excision of lesion of internal cheek　357
excision of lesion of jejunum　192
excision of lesion of knee joint　360
excision of lesion of labia majora　354
excision of lesion of large intestine　353
excision of lesion of larynx　36
excision of lesion of lateral ventricle　353
excision of lesion of ligamentum nuchae　360
excision of lesion of lip　60
excision of lesion of lip by wide excision　60
excision of lesion of lower limb muscle　323
excision of lesion of mesentery　187, 353
excision of lesion of odontogenic jaw　66
excision of lesion of omentum　195
excision of lesion of oral mucosa　62
excision of lesion of ovary　358
excision of lesion of pancreas　195
excision of lesion of parapharyngeal space　40
excision of lesion of parathyroid　37
excision of lesion of parotid gland　39, 64
excision of lesion of patella　353
excision of lesion of pelvic wall　193, 434
excision of lesion of pelvis　305, 359
excision of lesion of pericardium　236
excision of lesion of perineum　249, 321, 380
excision of lesion of peripheral nerve　315
excision of lesion of phalanx bone　314
excision of lesion of pharynx under suspension laryngoscope　40
excision of lesion of prepuce　353
excision of lesion of prostate　252
excision of lesion of pubis　353
excision of lesion of rectouterine pouch　383
excision of lesion of retromolar area　63
excision of lesion of retroperitoneum　188
excision of lesion of sacral vertebrae　354
excision of lesion of sacrococcygeal region　248, 321, 354
excision of lesion of sacrum　354
excision of lesion of saddle area　353
excision of lesion of sciatic nerve　316
excision of lesion of scrotum　254
excision of lesion of shoulder joint　307, 357
excision of lesion of skin　63, 311
excision of lesion of skull base　358
excision of lesion of soft palate　64
excision of lesion of soft tissue　313
excision of lesion of soft tissue of hand　323
excision of lesion of spermatic cord　250
excision of lesion of stomach　195
excision of lesion of subcutaneous tissue　63, 311, 434
excision of lesion of sublingual gland　64
excision of lesion of submandibular gland　65
excision of lesion of submandibular region

65
excision of lesion of tarsus　303
excision of lesion of temporomandibular joint　63
excision of lesion of tendon sheath　308
excision of lesion of third ventricle　354
excision of lesion of tibia　309
excision of lesion of tongue　64
excision of lesion of trachea　38
excision of lesion of trachea under bronchoscope　38
excision of lesion of truncal muscle　312, 322
excision of lesion of ulna　301
excision of lesion of umbilical cord　359
excision of lesion of umbilicus　193
excision of lesion of upper limb muscle　313, 323
excision of lesion of uvula　60
excision of lesion of vagina　382
excision of lesion of ventricle　236
excision of lesion of vocal cord under suspension laryngoscope　40
excision of lesion of vulva　323, 382
excision of lesion on meibomian gland　433
excision of lesion on penis　254
excision of lingual thyroid　39
excision of lip lesion　321, 353
excision of lipoma　434
excision of liver lesion　191
excision of lower lip mass　323
excision of lumbar spine lesion　361
excision of lumbosacral lesion　324, 361, 434
excision of lung lesion　354
excision of lymphangioma　358
excision of lymphangioma/cyst of abdominal wall　355
excision of lymphangioma (lymphocyst)of abdominal wall　188
excision of mandible mass　323
excision of mesenteric lymphangioma (lymphocyst)　187, 247
excision of mesenteric lymph node　187, 247, 353
excision of mesosalpinx lesion　382
excision of metacarpal bone lesion　362
excision of micro eyelid lesion　323, 434
excision of muscle lesion　307, 321, 357
excision of muscle of hand　313
excision of neck and head of femur　305
excision of nipple　194
excision of occipital lobe lesion　362
excision of omentum　360
excision of omentum lesion　360
excision of palatine uvula　60
excision of parietal lobe lesion　354
excision of parotid gland lesion　359
excision of part of tail of pancreas　195
excision of patella　301
excision of pelvic peritoneum　193, 252, 381
excision of pelvic wall lesion　359
excision of penis lesion　324, 361
excision of penis scar　254, 324, 434
excision of pericardium lesion　336, 360
excision of perineum lesion　357, 433

excision of peripheral nerve　315
excision of peritoneal lesion　188
excision of phalangeal joint lesion　314, 315
excision of phalanx lesion　314
excision of pharyngeal esophageal fistula　40
excision of pharyngeal lesion　40
excision of postauricular lesion　354
excision of posterior auricular　433
excision of posterior auricular lesion　321
excision of preauricular fistula　321, 433
excision of preauricular lesion　321, 354, 433
excision of preauricular sinus　321
excision of presacral lesion　354
excision of presacral tumor　347
excision of radial head　312
excision of radius　312
excision of radius lesion　359
excision of rectovaginal septum　196
excision of rectum and sigmoid colon　362
excision of recurrent cervical lymph node metastasis　61
excision of renal lesion　359
excision of renal pelvis　359
excision of residual cervix　377
excision of retroperitoneal lesion　355
excision of retroperitoneal lymphangioma （lymphocyst）　188, 248
excision of rudimentary horn of uterus　377
excision of sacrococcygeal lesion　433
excision of scapula lesion　308
excision of scrotum lesion　434
excision of sequestrum of mandible　65
excision of sigmoid colon lesion　361
excision of sinus tract of vulva　323, 382
excision of skin lesion　322, 359, 434
excision of skin lesion of nose　35, 320, 433
excision of skin mass of lower limb　323
excision of small intestinal lesion　195
excision of sternoclavicular joint lesion　361
excision of subaxillary apocrine sweat gland　434
excision of subaxillary sweat gland　324
excision of subcutaneous tissue lesion　322, 359
excision of sublingual gland　64, 359
excision of submandibular area lesion　356
excision of submandibular gland　65, 356
excision of submandibular gland lesion　356
excision of submandibular lymph node　61
excision of submandibular mass　321
excision of subperitoneal hematoma　188, 248, 355
excision of supraclavicular lymph node　65, 360, 434
excision of synovial membrane　306
excision of tail and part of body of pancreas　195
excision of tail of pancreas　195
excision of talus lesion　310
excision of temporal bone part/subtotal/total　38
excision of temporal mass　322
excision of temporal muscle fascia flap　63
excision of tendon　307, 357
excision of tendon lesion　307, 357

excision of testis lesion 356
excision of the lesion of soft tissue of hand 434
excision of thoracic vertebrae lesion 361
excision of thymus lesion 361
excision of thyroglossal duct 37, 62
excision of thyroglossal duct cyst 192
excision of tibia 309
excision of tibia lesion 358
excision of toe tag 434
excision of tongue lesion 359
excision of tonsil lesion 36
excision of tonsil stump 36
excision of torus 61
excision of transverse colon lesion 356
excision of tumor of abdominal wall 188
excision of ulnar head 302
excision of umbilicus 359
excision of upper limb mass 323
excision of uterine cervix lesion 362
excision of uterine lesion 383
excision of uterosacral ligament 383
excision of uterus fascia 362
excision of uterus lesion 362
excision of vertebrae lesion 315
excision of vocal cord lesion 39
excision of vocal cord under suspension laryngoscope 40
excision of vulva lesion 434
excision of vulva sinus 434
excision of waist mass 324
excision of wart of finger 314, 324
excision of wart of toe 315, 324
excision of wrist joint lesion 360
excitatory postsynaptic potential 149
excitement state 441
excoriated acne 410
excoriation 433
excretory cystography 251
excretory urethrography 251
exercise associated amenorrhea 374
exercise-induced asthma 91
exercise-induced hyperinsulinism 170
exercise load 100
exercise stress test 81
exercise therapy 333
exercising provocation test 100
exertional angina pectoris 75
exertional dyspnea 79
exertional hematuria 156
exfoliation of corneal epithelium 18
exfoliative cheilitis 410
exfoliative cytologic examination of sputum 217
exfoliative dermatitis 410
exfoliative esophagitis 25
exfoliative keratolysis 410
exhibitionism 439
EXIT 395
exit-site infection 82
exodontia with tooth forcep 66
exogenous enamel hypoplasia 54
exogenous ochronosis 427
exogenous photosensitizing dermatitis 427
exogenous pigmentation 427

exomphalos macroglossia gigantism syndrome 257
exophoria 13
exophthalmic condition 13
exophthalmos 19
exorbitant nasal apex 24
exostoses 285
exostosis of external auditory canal 31
exostosis of jaw 45
exostosis of medial distal femur 287
exotropia 13
expandable penile prosthesis implantation 322
expandable urethral sphincter removal 250
expanded regional lymph node resection 358
expanded suicide 439
expansibility penile prosthesis implantation 252
expansion of colostomy 192
expansion of glottis 39
expectorant poisoning 454
expectoration 92, 213
expiratory dyspnea 34, 92
expiratory flow limitation 85
expiratory flow-volume curve 98
expiratory phase intermittent shunt 85
expiratory phase time 98
expiratory positive airway pressure 98
expiratory pressure slope 98
expiratory reserve volume 96
expiratory stridor 34
expiratory synchrony 94
expiratory tidal volume 97
expiratory time 98
explanatory delusion 443
exploding head syndrome 135
exploration and repair of blood vessels, nerves and tendons 313
exploration for tricuspid valve 235
exploration of aortic valve 237
exploration of artery of lower extremity 360
exploration of blood vessels, nerves and tendons 313
exploration of brachial plexus 301
exploration of carotid artery 62, 207
exploration of cervical plexus 309
exploration of common peroneal nerve 303
exploration of coronary artery 233
exploration of cranial nerve 208
exploration of eustachian tube 40
exploration of facial nerve 38, 63, 208
exploration of groin 188, 435
exploration of hypophyseal fossa 205
exploration of intercostal nerve 310
exploration of lumbosacral plexus 195, 302
exploration of lymphatic vessel 358, 433
exploration of muscle branch of peripheral nerve 315
exploration of musculocutaneous nerve 307
exploration of pancreas 118
exploration of peripheral nerve 315
exploration of peripheral tissue of bladder 359
exploration of perirenal area 359
exploration of phrenic nerve 303

exploration of pineal gland 210
exploration of plantar nerve 316
exploration of radial nerve 312
exploration of sciatic nerve 316
exploration of soft tissue 313, 323
exploration of spinal canal 211, 316, 362
exploration of spinal cord 206
exploration of spinal nerve root 206
exploration of suprascapular nerve 308
exploration of tendon 307
exploration of tendon, vessel and nerve 307
exploration of tibial nerve 310
exploration of transplanted kidney 254
exploration of ulnar nerve 302
exploration of ventricular shunt catheter 209
exploration of vessel, nerve and tendon of foot 316
explorative cystotomy 252
exploratory burr hole 208
exploratory craniotomy 207
exploratory laparotomy 193, 252, 359
exploratory lumbotomy 252
exploratory operation for soft tissue 434
exploratory suture of eyeball laceration 22
exploratory thoracotomy 214
exploratory tympanotomy 36
explosive deafness 24, 452
exposure of breast implant 319
exposure of corneal suture 6
exposure of ocular prosthesis 17
expressive language disorder 436
expulsion of IUD 369
exsection of longitudinal vaginal septa 383
exstrophy of bladder 242, 401
extended cordectomy 39
extended greater trochanteric osteotomy 302
extended maxillectomy 39
extended posterior tympanotomy 37
extended pyelolithotomy 250
extended radical cholecystectomy 188
extended radical mastoidectomy 37
extended radical resection of hilar cholangio-carcinoma 191
extended regional lymphadenectomy 62, 193, 214, 250
extended resection of tongue 64
extended retrolabyrinthine approach 37
extended right hemihepatectomy 192
extended spectrum β-Lactamase 483
extended subfrontal approach 37
extended supraglottic-honizontal laryngectomy 36
extended thymectomy 216, 361
extended transsphenoidal approach 37
extended vertical partial laryngectomy 36
extension of lingual groove 64
extension of palatoglossal arch 64, 321
extension of sacroiliac joint test 298
extensive cholecystectomy 354
extensive choroidal dystrophy 4
extensive curettage 310
extensive excision of cervix 383
extensive excision of lesion of hard palate 40
extensive excision of vulva 382

extensive hysterectomy　362, 383
extensive vulvectomy　382
extensor carpi radialis tenosynovitis　280
extensor digitorum brevis tendon injury　295
extensor digitorum tendon rupture　295
extensor muscle sprain of forearm　279
extensor pollicis longus tendon injury　319
extensor tendon hood injury　283
extensor tendon lengthening of foot　316
extensor tendon of toe lengthening　313
extensor tendon suture of foot　316
exteriorization of cecum　193, 358
exteriorization of duodenum　194
exteriorization of esophageal diverticulum　215
exteriorization of ileum　191
exteriorization of large intestine　353
exteriorization of small intestine　195, 215, 360
external abutment connection　66
external arterio-venous shunt　245
external auditory canal bleeding　33
external auditory canal carcinoma in situ　31
external auditory canal exploratory　39
external auditory canal hernia of temporoman-dibular joint　50
external auditory canal infection　26
external auditory canal irrigation　39
external auditory canal itch　34
external auditory canal lesion resection　360
external auditory canal mass　31
external auditory canal mass resection　39
external auditory canal melanoma in situ　31
external auditory canal skin carcinoma in situ　31
external auditory canal skin ulceration　34
external auditory canal with bloody discharge　34
external auditory canal with pus　34
external auditory herpes zoster　54
external auditory meatoplasty　333
external auditory meatus abscess　54
external auditory meatus aspergillosis　54
external auditory meatus carbuncle　54
external auditory meatus cellulitis　54
external auditory meatus granuloma　54
external auditory meatus necrosis　54
external auditory meatus obstructive keratosis　54
external auditory secondary infection　54
external canthus ligament rupture　13
external capsule hemorrhage　136, 203
external carotid arteriography　234
external carotid artery dissection　128, 223
external carotid artery embolism　223
external carotid artery injury　200
external carotid artery-internal carotid artery bypass grafting　207
external carotid artery ligation　37
external carotid artery occlusion　223
external carotid artery stenosis　223
external carotid artery thrombosis　223
external cephalic version　395
external chest compression　342, 395
external-compression headache　136
external dislocation of temporomandibular

joint　50
external ear lesion cauterization　360
external ear lesion cryotherapy　360
external ear transection　360
external fixation　313
external fixation failure　285
external fixation of bone　305
external fixation of femur　305
external fixation of fibula　303
external fixation of fracture of foot　316
external fixation of humerus　304
external fixation of pelvic fixation　305
external fixation of pelvic fracture　305
external fixation of radius　312
external fixation of tibia　309
external fixation of ulna　302
external fixator fixation of phalanx　314, 315
external fixator fixation of scapula　308
external fixator fixation of elbow　315
external fixator removal of phalanx　314, 315
external fixator removal of ulna　302
external fixing frame strength deficiency　285
external genital amenorrhea　372
external hemorrhoid　111
external hirudiniasis　464
external humeral epicondylitis　264
external iliac arteriography　238
external iliac artery aneurysm　224
external iliac artery atherosclerosis　224
external iliac artery dissection　224
external iliac artery occlusion　224
external iliac artery pseudoaneurysm　224
external iliac artery stenosis　224
external iliac artery stenting　235
external iliac vein embolism　224
external iliac vein thrombosis　224
external irradiation　366
external jugular vein cannulation　341
external jugular vein dilation　223
external jugular vein injury　223
external jugular vein thrombosis　223
external jugular venous aneurysm　223
external laryngeal malignant tumor　27
external nasal approach frontal sinusotomy　35
external ophthalmoplegia　17
external otitis　402
external-pressure headache　136
external rectus muscle paralysis　17
external root resorption of tooth　57
external-traction headache　136
external transscleral laser photocoagulation of ciliary body　21
external urethral orifice cyst　241
external urethral orifice dysfunction　371
external urethral orifice incision　251
external urethral orifice plasty　251
external urethrotomy　251
external urinary diversion　254
external volume index　364
extra-adrenal myelolipoma　283
extra articular fracture　267
extracapsular ankylosis of temporomandibular

joint　50
extracapsular cataract extraction　19
extracellular fluid base excess　99
extracellular fluid loss　173
extracorporeal carbon dioxide removal　95
extracorporeal excision of liver lesion　191
extracorporeal hepatectomy　192
extracorporeal membrane oxygenation　235, 336, 342, 408, 464
extracorporeal shock wave lithotripsy　254
extracranial artery dissection　129
extraction of deciduous tooth　64
extraction of dental root　65
extraction of hand from abdominal burying　303, 331
extraction of impacted tooth　67
extraction of impacted tooth flap　67
extraction of intraocular foreign body　22
extraction of intrapulmonary foreign body　214
extraction of nasal foreign body　35
extraction of soft tissue expander　332
extraction of sternum fracture internal fixation　215
extraction of tracheostomy cannula　38
extraction site preservation　60
extractus dentalis　65
extradural abscess　139, 406
extrafascial hysterectomy　357, 380
extra heart sound　79
extrahepatic cholangiocarcinoma　348
extraintestinal Yersiniosis　458
extra-intracranial artery anastomosis　208
extralevator abdominoperineal excision　192
extramammary Paget disease　424
extramedullary extradural cyst　203
extramedullary leukemia　179
extramedullary plasmacytoma　179
extramedullary relapse　179
extranodal marginal zone cell lymphoma of lung mucosa-associated lymphoid tissue　84
extranodal marginal zone lymphoma of mucosa-associated lymphoid　178
extranodal NK/T cell lymphoma, nasal type　178
extraocular muscle benign tumor　17
extraocular muscle dysplasia　17
extraocular muscle dystrophy　17
extraocular muscle exploration　22
extraocular muscle fibrosis　17
extraocular muscle foreign body　17
extraocular muscle hypoplasia　17
extraocular muscle malignant tumor　17
extraocular muscle metastatic tumor　17
extraocular muscle sarcoma　17
extraocular muscle secondary malignant tumor　17
extraocular muscle tumor　17
extraocular myositis　17
extraosseous ameloblastoma　45
extraosseous plasmacytoma　177
extraperitoneal abscess incision and drainage　355
extraperitoneal cesarean section　394

extraperitoneal rupture of bladder 240
extrapontine myelinolysis 131
extrapulmonary mycobacteria avium-intracellulare disease 459
extrapulmonary mycobacterium abscessus disease 459
extrapulmonary mycobacterium kansasii disease 459
extrapulmonary nontuberculous mycobacterial disease 459
extrapyramidal side effect 445
extra renal angiomyolipoma 283
extrarenal pelvis 244
extra renal rhabdoid tumor 283
extraskeletal Ewing sarcoma 266
extraskeletal myxoid chondrosarcoma 266
extraskeletal osteosarcoma 266
extraspinal abscess 297
extrasystole 76, 401
extra-temporal lobe epilepsy 202
extra-thoracic nonfixed obstruction of large airway 90
extravascular hemolysis 180
extraventricular neurocytoma 202
extremely heavy epidemic encephalitis type B 129
extremely lateral lumbar interbody fusion 307
extremely low birth weight infant 397
extremely preterm infant 397
extremely severe burn 329
extreme obesity with alveolar hypoventilation 162
extreme spindle 147
extremity hemangioma 229
extremity sensation 299
extremity temperature 299
extremity vascular dysfunction 229
extrinsic alveolitis 89
extrinsic asthma 89
extrinsic scar contracture 327
extrinsic stain of tooth 57
extrusion of acne 433
extubation of subclavian vein 235
exudate 99, 473
exudative choroidal detachment 11
exudative choroiditis 11
exudative chronic pityriasis simplex 425
exudative ciliary body cyst 11
exudative iris cyst 11
exudative pleurisy 401
exudative response after cataract surgery 2
exudative retinal detachment 11
exudative tonsillitis 30
exudative (wet) age-related macular degeneration 11
ex-utero intrapartum treatment 395
eye abscess 16
eye alkali burn 16
eye amebiasis 15
eye and adnexa disorder 15
eye arterial blood flow 23
eye-auricular hypoplasia 15
eye-brain-renal syndrome 169
eye-brain syndrome 16

eyebrow benign tumor 9
eyebrow injury 9
eye burn 16
eye chemical burn with resulting rupture and destruction of eyeball 330
eye congenital malformation 17
eye examination 15
eye hypoplasia 15
eye injury 17
eye injury induced by laser 453
eyelet wiring 65
eyelid adhesion 20
eyelid allergic dermatitis 15
eyelid atrophy 16
eyelid bleed 15
eyelid burn 16, 330
eyelid carcinoma in situ 352
eyelid congestion 19
eyelid contact dermatitis 15
eyelid contusion 15
eyelid cyst 15
eyelid dermatitis 16
eyelid dry skin disease 15
eyelid eczema dermatitis 16
eyelid edema 19
eyelid eyelash defect 15
eyelid fat filling 22
eyelid fistula 15
eyelid furuncle 15
eyelid granuloma 16
eyelid hematoma 16
eyelid hirsutism 15
eyelid hypoplasia 15
eyelid implant exposed 16
eyelid keratoacanthoma 15
eyelid keratosis 15
eyelid laceration 15
eyelid laceration involved canthus 15
eyelid laceration involving lacrimal duct 16
eyelid laceration involving levator palpebrae superioris 15
eyelid laceration with lacrimal canalicular rupture 15
eyelid lupus erythematosus 15
eyelid mass resection 22
eyelid melanosis 15
eyelid mole 429
eyelid muscle paralysis 15
eyelid myoclonic seizure 138
eyelid necrosis 15
eyelid neoplasm 16
eyelid non-infectious skin disease 15
eyelid retraction 16
eyelid retraction correction 20, 321
eyelid scar deformity 15
eyelid scleroderma 16
eyelid trichiasis 15
eyelid vascular malformation 16
eyelid white spot 15
eye mass 17
eye microbiological examination 23
eye movement disorder 17
eye muscle fibrosis 15
eye-of-the-tiger sign 147
eye pain 19

eye photography 23
eye secondary malignant tumor 15
eye socket filling 22
eye socket reconstruction with free flap 22
eye socket reconstruction with free skin graft 22
eyes-open and eyes-closed test 149
eye swelling pain 34
eye ultrasound 23
eye wound dehiscence 15
Eysenck personality questionnaire 445

F

F1P1L1/PDGFRα fusion gene detection 468
Fabry disease 123, 150
face and neck lymphatic malformation 350
facebow 62
face presentation 387
face presentation obstructed labor 387
facet in dental wear 50
facial-accessory nerve anastomosis 208
facial and cervical scar contracture and deformity 328
facial angiofibroma 350
facial asymmetry 58
facial asymmetry deformity 49
facial atrophy 138
facial autologous fat granules filling 63
facial benign tumor 50
facial bone dynamic undetermined tumor 350
facial bone fracture 50
facial cellulitis 185, 421
facial change of acromegaly syndrome 278
facial cleft 50
facial cleft cyst 29, 50
facial cold spray 433
facial complex treatment 433
facial connective tissue benign tumor 50
facial connective tissue malignant neoplasm 50
facial crush injury 201, 278
facial cutaneous malignant melanoma 29, 50
facial cutaneous malignant neoplasm 29, 50
facial depressed scar 327
facial dermoid cyst 50
facial drainage 63, 433
facial ectodermal dysplasia 421
facial electromyography 41
facial frostbite 328
facial fumigation 433
facial hemiatrophy 421
facial hemihypertrophy 130
facial herpes simplex 400, 462
facial-hypoglossal nerve anastomosis 37
facial injury 50
facial laceration 50
facial lesion resection 358
facial lipoma 50
facial lipomatosis 165
facial lymphangioma 350
facial malignant neoplasm 49
facial melanoma in situ 50
facial micro-plastic surgery 63

facial muscle suspension 63, 322
facial myokymia 50
facial nerve anastomosis 38, 63, 208
facial nerve benign tumor 9
facial nerve block anesthesia and analgesia 341
facial nerve decompression 38
facial nerve dissection 63
facial nerve dysfunction 130
facial nerve dysplasia 29
facial nerve fracture 9
facial nerve grafting 38, 208
facial nerve hemangioma 130
facial nerve injury 9, 29, 50, 201
facial nerve malignant tumor 9
facial nerve neurectomy 38, 63, 208
facial nerve paralysis 130
facial nerve surgery 38
facial neuritis 130
facial neurofibroma 130
facial-phrenic nerve anastomosis 208
facial plastic surgery 63
facial plombage with biomaterial 322
facial recurrent dermatitis 429
facial rhytidectomy 322
facial scar resection and local skin flap transplantation 332
facial scar resection and skin graft 332
facial scar resection and suture 332
facial scar resection and Z-plasty 332
facial scrofula 50
facial skin benign tumor 421
facial skin borderline tumor 50
facial skin carcinoma in situ 50
facial spasm 59, 201
facial tic 59
facial translocation approach 37
facial transplantation flap necrosis 58
facilitation 149, 346
faciocervical edema 213
facio-scapulo-humeral form of spinal muscular atrophy 130
facio-scapulo-humeral muscular dystrophy 130
factitial panniculitis 423
factitial ulcer 59
factitious acne 423
factitious disorder 442
factor Ⅷ inhibitor 474
facture of metatarsal base 295
Fadir test 298
fail chest 223
failed artificial abortion 371
failed attempted abortion 371
failed back surgery syndrome 293
failed induction of labor 393
failed insertion of intrauterine contraceptive devic (IUD) 368
failed medical abortion 373
failed removal of intrauterine contraceptive device 371
failed therapeutic abortion complicated by embolism 375
failed therapeutic abortion complicated by haemorrhage 375

failed therapeutic abortion complicated by metabolic disorder 375
failed therapeutic abortion complicated by pelvic infection 375
failed trial of forceps 385
failed trial of labor 392
failed vacuum extraction 394
failure of brain stem function 131
failure of genital response 444
failure of induction of labor by mechanical method 387
failure of induction of labor by prostaglandin 388
failure of labor induction by oxytocin 392
failure of osseointegration 59
failure of osseointegration of dental implant 57
failure of tracheal intubation 184
Fajerszajn test 299
Fajerztain sign 298
fallopian tubal abnormality 372
fallopian tubal atresia infertility 372
fallopian tube adhesion 372
fallopian tube incarceration 372
fallopian tube obstruction 377
fallopian tube obstructive infertility 372
fall related fracture 260
false aneurysm 28, 271
false aneurysm shadow 147
false chordae tendineae 222
false dislocation of shoulder joint 271
false diverticulum of bladder 242
false huylerpolydystrophy 173
false incontinence 240
false joint after fixation 266
false joint after fusion 282
false knot of cord 387
false labor after 37 weeks of pregnancy 388
false labor before 37 weeks of pregnancy 388
falsetto 34
false vocal cord malignant neoplasm 28
falx cerebri calcification 198
familial adrenal hypoplasia with hypogonadism 163
familial amyloid heart disease 75
familial amyloidosis peripheral neuropathy 126
familial and mixed hyperlipidemia 173
familial annular erythema 416
familial arrhenoblastoma and thyroid adenoma 163
familial (autosomal dominant) focal epilepsy 126
familial chondrocalcinosis 271
familial cold urticaria 416
familial combined hyperlipidemia 163
familial cutaneous collagenoma 416
familial defective apolipoprotein B100 163
familial dysautonomia 127, 271, 399
familial dysbetalipoproteinemia 416
familial exudative vitreoretinopathy 5
familial fatal insomnia 127
familial focal epilepsy with variable origin 120

familial gestational thyrotoxicosis 163
familial glucocorticoid deficiency 163
familial hemiplegic migraine 126
familial hemiplegic migraine, other loci 127
familial hemiplegic migraine type 1 127
familial hemiplegic migraine type 2 127
familial hemiplegic migraine type 3 127
familial hereditary amyloidosis 271
familial hormone production disorder goiter 163
familial hypercholesterolemia 163
familial hyperlipidemia 163
familial hyperthyroidism due to mutation of TSH receptor 159
familial hypertriglyceridemia 163
familial hypoalphalipoproteinemia 163
familial hypobetalipoproteinemia 163
familial hypocalciuric hypercalcemia 152, 173
familial hypokalemic periodic paralysis 122
familial hypocalciuric hypercalcemia type 1 163
familial hypocalciuric hypercalcemia type 2 163
familial hypocalciuric hypercalcemia type 3 163
familial hypomagnesemia with hypercalciuria and nephrocalcinosis 163
familial hypophosphatemia 173
familial idiopathic basal ganglia calcification 127
familial isolated hyperparathyroidism 163
familial lecithin cholesterol acyltransferase deficiency 178
familial ligament relaxation 271
familial limb-girdle myasthenia 127
familial Mediterranean fever 416
familial medullary thyroid carcinoma 163
familial medullary thyroid carcinoma with Hirschsprung disease 349
familial mixed hypercholesterolemia 416
familial multinodular goiter 163
familial multiple fibrofolliculoma 318
familial multiple trichoepithelioma 318
familial myxo-vascular fibroma 416
familial nephropathy associated with hyperuricemia 163
familial osteoporosis 163
familial paraganglioma 163
familial Parkinsonism with peripheral neuropathy 126
familial periorbital hyperpigmentation 416
familial pheochromocytoma 163
familial pigmented purpuric rash 416
familial platelet syndrome 178
familial polyposis 107
familial porphyria cutanea tarda 416
familial primary hyperaldosteronism type Ⅰ 163
familial primary hyperaldosteronism type Ⅱ 163
familial primary hyperaldosteronism type Ⅲ 163
familial primary hypomagnesemia 163
familial progressive hyperpigmentation 416

familial pulmonary hypertension 75, 86, 222
familial reticulo-endotheliosis with eosinophilia 416
familial short stature 162, 163
familial tangier disease 163
familial temporal lobe epilepsy 126
familial testotoxicosis 163
familial thoracic aortic aneurysm 222
familial thyroglossal duct cyst 163
familial thyroid dyshormonogenesis 163
familial tremor 127
familial tumoral calcinosis 163
familial woolly hair 416
family adaptability and cohesion evaluation scale 446
family and periodic leukocyte deficiency associated with periodontal damage 46
family assessment device 445
family environment scale 446
family hereditary optic atrophy 5
family history of blindness and visual loss 9
family history of eye and ear disorder 15
family history of stroke 449
family therapy 445
fanatic personality 443
Fanconi anemia 176
Fanconi anemia gene mutation screening 470
Fanconi syndrome 161, 413
Fanconni syndrome 161
Fanne test 298
fantastic delusion 443
Farber syndrome 161
far-field potential 149
far lateral approach 210
far lateral type lumbar disc herniation 269
farmer lung 87
Farnsworth dichotomous test 22
Farnsworth-Munsell 1000-hue test 22
fascia excision of foot 316
fascia graft 308, 332, 433
fascia iliaca compartment block anesthesia and analgesia 341
fascia interpositional arthroplasty 308
fascia lesion excision 433
fascia pedicle amputation 308
fascia plasty, fascioplasty 433
fascia resection 433
fascia suture 433
fascicular ventricular tachycardia 73
fasciculation potential 148
fasciectomy 308, 321
fasciectomy for grafting 308
fasciitis 273, 417
fasciocutaneous flap 332
fascioliasis 463
fascioliasis hepatica 106, 459
fasciolopsiasis 108, 460
fasciolopsiasis buski 458
fascioplasty 308, 321
fasciorrhaphy 308
fasciotomy 308, 321, 433
fasciotomy for compartment syndrome 305
fasicular keratitis 12
fast activity 147

fast neutron 365
fast rhythm 147
fast spiky spindle variant 147
fast spin-echo 147
fast wave 147
fat accumulation 170
fat atrophy 294
fat blood stasis 294
fat droplet 475
fat embolism 294
fat embolism syndrome 91, 294
fat graft 333
fat hernia 294
fatigue 79, 450
fatigue fracture 278
fatigue fracture of spine 271
fat liquefaction 294
fat malabsorption 115
fat necrosis 294, 330
fat necrosis in the breast 319
fat necrosis of breast 186
fat pad resection 362
fat pad sign 294
fat sag of colon 108
fat stain 475
fat suppression 149
fat transplantation 434
fatty acid phospholipid 482
fatty cast 475
fatty infiltration of parotid 29
fatty liver 115
fatty urine 475
fauces tonsil cancer 58
favism 176
Favne-Racouchot syndrome 413
favus 415, 460
Fb 474
FBSS 293
FC 133
Fc receptor 475
FCMD 123
FD 148
FDP 345, 474
Fealin parachute operation 300
febrile convulsion 133, 326, 401
febrile neutropenia 178
febrile seizure 326
febrile seizures plus 133
fecal fat quantification test 472
fecal formed element examination 472
fecal impaction 104
fecal incontinence 103
fecal parasite egg count 472
fecal physical examination 472
fecal porphyrin assay 472
fecal retention 104
fecal Sudan Ⅲ staining assay 474
fecal urobilin assay 472
feeble state 449
feedback pituitary tumor syndrome 161
feeding disorder of infancy and childhood 441
feeding intolerance in preterm infant 407
feeding jejunostomy 195, 360
feeling of being controlled 442

feeling of being watched 442
feeling of choking when swallowing 213
feeling of thought being known 442
felled therapeutic abortion complicated by shock 375
felon 278
female acquired urethral mucosa inclusion cysts 242
female acute pelvic peritonitis 371
female adrenal pseudohermaphroditism 165
female bladder radical resection 251
female castration 322, 358, 381
female chlamydial pelvic inflammation 371
female chronic pelvic peritonitis 371
female genital organ angioma 371
female gonorrheal pelvic inflammation 371
female hypospadias 242
female incontinence 242
female pelvic abscess 371
female pelvic adhesion 371
female pelvic effusion 371
female pelvic exenteration 358, 381
female pelvic hematoma 371
female pelvic infection 371
female pelvic inflammation 371
female pelvic pseudocyst 371
female pelvic tuberculosis 371
female presacral cyst 371
female pseudohermaphroditism 242
female sexual arousal disorder 439
female urethral cyst 242
female urethral fibrous polyp 242
FEMG 344
femoral acetabular impingement 277
femoral angioplasty 304
femoral anteversion 265
femoral arterial pulse 298
femoral arterial thrombus 231
femoral arteriography 233
femoral arteriovenous fistula 221
femoral artery aneurysm 221
femoral artery bypass with artificial graft 232
femoral artery dissection 221
femoral artery embolectomy 232
femoral artery embolism 221
femoral artery endarterectomy 232
femoral artery injury 221, 264
femoral artery in-stent restenosis 221
femoral artery occlusion 221
femoral artery occlusion or lymphatic vessel occlusion (limited to the worker with scraping) 453
femoral artery pseudoaneurysm 221
femoral artery puncture 232, 340
femoral artery puncture catheterization 232
femoral artery stenosis 221
femoral artery stent implantation 233
femoral artery thrombosis 221
femoral artificial bone graft 305
femoral basal neck fracture 265
femoral biopsy 304
femoral component revision 304
femoral cystic fibrous osteitis 162
femoral epiphysis injury 264
femoral-facial syndrome 265

femoral-femoral artery bypass grafting 232
femoral fenestration 304
femoral fracture 264
femoral head fenestration 305
femoral head fracture 265
femoral head reconstruction stick implantation 305
femoral head resection and subtrochanteric valgization osteotomy 305
femoral hernia 106
femoral hip fracture 265
femoral lengthening 305
femoral lymph node dissection 249
femoral neck and acetabular arthroplasty 304
femoral neck fenestration 304
femoral neck fracture 264
femoral neck subcapital fracture 265
femoral neoplasm 348
femoral nerve anastomosis 305
femoral nerve block anesthesia and analgesia 340
femoral nerve exploration 305
femoral nerve injury 124
femoral nerve palsy 124
femoral nerve stretch test 298
femoral nerve transplantation 305
femoral neuralgia 298, 337
femoral osteotomy 304, 305
femoral pin internal fixation 304
femoral plate internal fixation 304
femoral-popliteal artery bypass with artificial graft 233
femoral pronation 265
femoral punch biopsy 304
femoral retroversion 264
femoral sciatic transplantation 305
femoral shaft fracture, fracture of shaft of femur 264
femoral shaft fracture when insertion of intramedullary nail 284
femoral supination 265
femoral supracondylar fracture 265
femoral supracondylar osteotomy 304
femoral supracondylar traction 304
femoral supracondylar transverse osteotomy 304
femoral supracondylar wedge osteotomy 304
femoral trochlear dysplasia 264
femoral valgus 265
femoral varus 265
femoral vein catheterization 233
femoral vein puncture 233, 305
femoral vein puncture catheterization 70, 233
femoral vein stenosis 221
femoral vein suture 305
femoral vein thrombosis 221, 447
femoral vein thrombosis syndrome 453
femoral vein valve insufficiency 221
femoral venous cannulation 340
femoroacetabular impingement syndrome 265
femtosecond laser-assisted phacoemulsification 20
femtosecond laser keratectomy 20
femtosecond laser surgery 20
femur-fibula-ulna complex 264
fenestra cochleae atresia 31
fenestra cochleae deformity/malformation 31
fenestration 45
fenestration of bone 305
fenestration of brachiocephalic trunk 235
fenestration of external semicircular canal 39
fenestration of femoral condyle 304
fenestration of lamina terminalis 210
fenestration of pericardium 215
fenestration of renal artery 235
fenestration of septum pellucidum 210
fenestration of stapes footplate 36
fenestration of subclavian artery 235
fenestration of ventricular septum 235
fenestration surgery of maxillary sinus 39
fenestra vestibuli atresia 29
fenestra vestibuli malformation 29
Fenz test 298
FEP 472
ferrous sulfate dosimeter 365
fertilization failure after intra cytoplasmic sperm injection(ICSI) 370
fertilization failure after IVF 372
FESS 36
fetal abdominal cyst 392
fetal alcohol syndrome 426, 444
fetal anal atresia 392
fetal arrhythmia 392
fetal ascites 392
fetal biophysical profile scoring 396
fetal cartilage malformation 392
fetal cheilopalatognathus 392
fetal chromosomal abnormality 392
fetal cleft lip 392
fetal cleft palate 392
fetal congenital heart disease 392
fetal Dandy-Walker syndrome 392
fetal death 392
fetal digestive tract atresia 392
fetal distress 392
fetal ear malformation 392
fetal ectrodactyly 392
fetal encephalodysplasia 392
fetal esophageal atresia 392
fetal extrophy of bladder 392
fetal gastroschisis 392
fetal growth restriction 392
fetal growth retardation 402
fetal heart deformity 392
fetal hydrocephalus 392
fetal hydronephrosis 392
fetal hydronephrosis(mild) 392
fetal hydronephrosis(severe) 392
fetal hypospadias 392
fetal infection 392
fetal inherited metabolic disorder 392
fetal intrauterine growth retardation 402
fetal limb deformity 392
fetal liver occupying 392
fetal lung malformation 392
fetal macrosomia 387
fetal macrosomia with cephalopelvic disproportion 387
fetal maternal blood transfusion syndrome 392
fetal membrane residue 392
fetal meningocele 392
fetal meningomyelocele 392
fetal monogenic disease 392
fetal movement disappeared 394
fetal ocular adnexa anomaly 13
fetal omphalocele 392
fetal open neural tube defect 392
fetal oxygen saturation evaluation 396
fetal-placental transfusion syndrome 402
fetal pleural effusion 392
fetal polydactyly 392
fetal pyloric obstruction 392
fetal renal malformation 392
fetal scalp blood sampling 396
fetal schizencephaly 402
fetal spina bifida 392
fetal structural anomaly 392
fetal subcutaneous tissue thickening 392
fetal talipes equinovarus 392
fetal β-thalassemia 392
fetal tissue biopsy 396
fetal trisomy 13 syndrome 392
fetal trisomy 18 syndrome 392
fetal trisomy 21 syndrome 392
fetishism 439
fetor oris 48
fetoscopic intrauterine treatment 395
fetoscopic laser ablation of posterior urethral valve 395
fetoscopic occlusion of fetal tracheal tube 395
fetoscopic selective laser photocoagulation for placental vasculature 395
fetoscopic sequential laser photocoagulation for placental vasculature 395
fetoscopic SOLOMON laser photocoagulation 395
fetoscopy 396
fetus electrocardiographic examination 396
fetus papyraceous 394
fetus with cystic hygroma 394
fetus with echogenic bowel 394
fetus with enlarged nuchal translucency 394
FEV 346
$FEV_1\%$ 344
$FEV_2\%$ 344
$FEV_3\%$ 344
fever 213
fever during delivery 386
fever of unknown origin 464
FGD type 1 157
FGD type 2 158
FGF 476
FGFR1 gene amplification detection 468
FGFR2 gene amplification detection 468
FHM1 127
FHM2 127
FHM3 127

FI 345
fiber bronchoscope intubation guided by laryngeal mask airway 340
fiber density 148
fiberoptic bronchoscopy 99
fiberoptic bronchoscopy guided endotracheal intubation 95
fiberoptic guided endotracheal intubation 342
fiber stiffness of elbow joint 296
fibrillary astrocytoma 204
fibrillary glomerulopathy 154
fibrillation potential 148
fibrin-associated diffuse large B cell lymphoma 180
fibrin 474
fibrin monomer 474
fibrinogen degradation product 345
fibrin(ogen)degradation product 474
fibrinogen,Fg 474
fibrinolysis 403, 474
fibrinolytic drug poisoning 403
fibrinopeptide A 474
fibrinopeptide B 474
fibrinopeptide B$\beta_{1-42}$,B$\beta_{1-42}$ 474
fibrinopeptide B$\beta_{15-42}$,B$\beta_{15-42}$ 474
fibrinous bronchitis 89
fibrinous pleurisy 89
fibroadenoma of breast 186
fibroadenosis of breast 186
fibroangioma 227
fibroblast growth factor 476
fibroblastic reticular cell tumor 176, 351
fibroblastic rheumatism 411
fibrocartilage embolism 137
fibrocolonoscopic excision of colon polyp 360
fibrodysplasia ossificans progressiva 273
fibroepithelioma 428
fibroesophagoscopy 41
fibrofascitis 290
fibrohistiocytic lipoma 428
fibrolaryngoscopy 41
fibrolipoma of intestine 103
fibroma calcifying 414
fibroma of larynx 27
fibroma of lung 84
fibroma of ovary 370
fibroma of spermatic cord 240
fibroma of tendon sheath 272, 417
fibroma of testicular tunica 240
fibroma of vulva 373
fibromatosis 428
fibromatosis colli 273
fibromatosis,fibrous tumor 290
fibromatosis gingivae hypertrichosis syndrome 58
fibromuscular dysplasia 137
fibromyalgia 290
fibromyoma 351
fibromyositis of shoulder 271
fibromyxoma of toe 295
fibronasopharyngoscopy 41
fibronectin glomerulopathy 154
fibroosseous pseudotumour of digits 295

fibroosseous pseudotumour of finger 284
fibroplasia of renal artery 243
fibroproliferative foci of upper lung 212
fibrosarcoma 204, 290, 428
fibrosarcoma of bone 266
fibrosarcoma of chest wall 90
fibrosarcomatous dermatofibrosarcoma protuberans 290
fibrosclerosis of breast 186
fibrosing alveolitis 91
fibrosis of bone-implant interface 59
fibrosis of uterus 376
fibrotheca cell tumor 373
fibrothorax 89
fibrous ankylosis 56, 290
fibrous Bankart lesion 290
fibrous cavernositis of penis 246
fibrous connective tissue inflammation 290
fibrous degeneration caused by cardiac and vascular prosthesis and transplant 228
fibrous dysplasia 266
fibrous dysplasia of bone 26
fibrous dysplasia of bone(polyostotic) 162
fibrous dysplasia of femur 265
fibrous dysplasia of jaw 45
fibrous dysplasia of maxilla 52
fibrous dysplasia of skull 201
fibrous/fibroblastic meningioma 204
fibrous hair follicle tumor 428
fibrous hamartoma of infancy 293, 430
fibrous hypogenesis of jaw 45
fibrous integration of implant 59
fibrous papule of the nose 421
fibrous sheath formation of dialysis catheter 154
fibula bone graft 303
fibula fracture with ankle fracture 262
fibular artificial bone graft 303
fibular biopsy 303
fibular head avulsion fracture 262
fibular head resection 303
fibular lengthening 303
fibular osteotomy 303
fibular paraxial phocomelia 261
fibular sesamoid 262
fibular support bone graft 303
fibula transplantation 302
fictional lichenoid eruption 421
FID 149
filamentous fungal culture 484
filamentous fungal identification 484
filamentous keratitis 13
filarial chyluria 226
filarial elephantiasis of vulva 226
filariasis bancrofti 457
filariasis 425, 464
filariasis due to brugia timori 458
filariasis due to Mansonella perstans 458
filariasis due to mansonella streptocerca 418, 461
filariasis malayi,malaysia filariasis 462
filariasis of funiculo-epididymis 240, 461
filariasis of scrotum 246, 465
filiform wart 426
filling agent injection 434

filling cystometry 255
film dosimeter 365
filter 365
filtration bleb inflammation 9
filtration bleb leak after glaucoma surgery 10
filtration bleb leakage 9
filtration bleb-related endophthalmitis 9
filum syndrome 296
fimbrial tubal pregnancy 372
fine moist rale 93
fine needle aspiration 182
fine needle aspiration cytology of cervical lymph nodes 67
fine needle aspiration of axillary lymph nodes 96
fine needle aspiration of lymph node 95
finger amputation 308
finger and thumb sucking habit 53
finger defect 284
finger deviation 284
finger escape sign 299
finger flexor sprain of forearm 279
finger gangrene 229
finger infection 425
finger injury 284
finger joint anchylosis 295
finger joint lesion resection 362
finger mass 319
finger necrosis 284
finger open injury 284
finger open injury with damage to nail 284
fingerprint body myopathy 143
finger-print myopathy 143
finger ray amputation 314
fingertip eczema 432
fingertip nerve nerve block anesthesia and analgesia 343
finger touch endotracheal intubation 342
finger web space adhesion 330
firearm injury of spinal cord 270
firing pattern 146
firing rate 146
first and second branchial arch syndrome 44
first branchial arch syndrome 44
first branchial cleft fistula 44
first degree burn 325
first degree burn of cornea 325
first degree frostbite 325
first-degree of congenital cleft palate 56
first-degree pressure sore 184
first degree radiation burn 325
first diagnosed atrial fibrillation(AF) 76
first heart sound,S$_1$ 79
first metatarsal double osteotomy 302
first metatarsalphalangeal arthrodesis 302
first-stage surgery 66
first tarsometatarsal arthrodesis 302
first trimester of pregnancy 394
first use syndrome 153
first web contracture 326
first web space plasty 331
first web space scar release 331
FISH 183
fish and shellfish poisoning 70

fish bile poisoning 70
fishmeal-worker's lung 90
Fish osteotomy 300
fissure 432
fissured tongue 49, 432
fistula 327
fistula after operation 184
fistula between colon and thorax 108
fistula from oral cavity to skin 48
fistula incision and drainage 433
fistula labialis 43
fistula of artery 219
fistula of bile duct 103
fistula of colon 108
fistula of gallbladder 104
fistula of jaw inflammation 45
fistula of nipple 186
fistula of parotid gland 29, 51
fistula of salivary duct 32
fistula of salivary gland duct 54
fistula of skin of facial and neck 50
fistula of tip of tongue 53
fistula of wrist joint 285
fistulas of the lower lip 59
fistula test 41
fistulation of Bartholin gland 381
fistulectomy of Bartholin gland 381
fistulization of ovarian cyst 381
fistulization of thoracic duct 361
fistulotomy 193
fitting and adjustment of artificial eye 10
fitting and adjustment of dental implant 57
fitting and adjustment of ileostomy 107
fitting and adjustment of upper structure of
    dental implant 57
fitting of artificial eye 19
fitz-hugh-curtis syndrome 371
five-flap plasty 333
fixation of cardiac membrane 236
fixation of glenoid labrum 308
fixation of hip joint 310
fixation of incus 33
fixation of laryngeal cartilage 37
fixation of loosened tooth 64
fixation of malleus 25
fixation of ossicular chain 30
fixation of patella 301
fixation of shoulder joint 307
fixation of sigmoid colon to abdominal wall
    196
fixation of thymus 361
fixation of vocal cord 39
fixed appliance 61
fixed bridge 61
fixed drug eruption 414
fixed esotropia 4
fixed exotropia 4
fixed hypertropia 4
fixed hypotropia 4
fixed obstruction of large airway 85
fixed prothesis 61
fixed skin sporotrichosis 414
FK506 482
FKHR gene rearrangement detection 468
flabby ridge 53

flaccid hemiplegia 121, 447
flaccid paralysis 121, 447
flaccid tetraplegia 447
flail chest 87, 212
flail knee 277
flame burn 327
flame hemorrhage 18
flap debridement 38
flapless implant surgery 60
flap repair 63, 322
flap rupture after dilator implantation 185
flap surgery 61
flap with vertical releasing incision 60
flashback 444
flash evoked reflex epilepsy 134
flashing light 19
flat anterior chamber 18
flat back syndrome 278
flat bite plate 67
flat chest 92
flat foot 257
flatfoot deformity 279
flatness 93
flat pelvis 385
flax-dresser's disease 90
flea bite 431
flexible bronchoscope 99
flexible fiberoptic endoscope 344
flexible flat foot 282
flexible laryngoscope 344
flexible pes planus 282
flexible ureteroscope laser lithotripsy 254
flexible ureteroscope lithotripsy 254
flexible ureteroscopy 254
flexible valgus foot 282
flexion contracture 328
flexion contracture deformity of knee 287
flexion deformity of elbow joint 296
flexion deformity of finger 280
flexion deformity of hand 283
flexion deformity of knee 287
flexion deformity of thumb 276
flexion deformity of wrist joint 285
flexor digitorum longus tendon rupture 295
flexor digitorum longus tendon tenosynovitis
    295
flexor digitorum superficialis tendon replace
    for pulley reconstruction 314
flexor digitorum superficialis tendon to fix
    proximal interphalangeal joint 314
flexor hallucis longus tendon tenosynovitis
    278
flexor pollicis longus stenosing tenosynovitis
    278
flexor pollicis longus tendon injury 319
flexor pollicis longus tendon rupture 319
flexor tendon adhesion of finger 284
flexor tendon lengthening of foot 316
flexor tendon of forearm release 311
flight of thought 444
floater 18
floating chest wall 213
floating finger 278
floating head in primipara 386
floating knee 262

floating knee injury 262
floating β lipoprotein 173
floating patella test 344
floating shoulder injury 262
flooding therapy, implosive therapy 445
Flouren law 24
flow-adapted volume control ventilation 95
flow cycling 95
flow cytometry 182
flow dependency of airflow resistance 99
flow-limited 95
flow-limited time cycling 95
flowmetery 98
flow trigger 95
flow-volume curve 98
flow-volume loop 344
flow-volume waveform 98
FLR 185
flow waveform 98
FLT3/ITD gene mutation detection 468
FLT3/TKD gene mutation detection 468
Flu-AV RNA 470
Flu-BV RNA 471
fluid attented inversion recovery 149
fluid management and treatment 342
fluid responsiveness 346
fluid resuscitation 96
fluid therapy during anesthesia 341
fluorecent staining detecting of fungus 484
fluorescein staining test 23
fluorescence bronchoscope examination 216
fluorescence bronchoscopy 100
fluorescence in situ hybridization 183
fluorine and its inorganic compound poisoning
    453
fluorocarbon 94
fluorophosgene poisoning 453
fluorophotometry 23
fluoroscopic navigation 317
fluoroscopy 317
fluorosis of bone 262
fluoxetine poisoning 398
flu-related encephalopathy 129
Flynn-Aird syndrome 413
fly-rock injury 326
FM 474
Fm θ 146
FMF 425
FN 130
FNA 182
fNIRS 344
FNST 298
foaming experiment 146
foamy urine 247
focal brain injury 200
focal cerebellar contusion 200
focal cerebellar contusion with hematoma
    200
focal cerebellar contusion with hemorrhage
    200
focal cerebellar injury 200
focal cerebral contusion 200
focal cerebral contusion with hematoma 200
focal cerebral contusion with hemorrhage
    200

focal chorioretinitis 7
focal choroiditis 7
focal dystonia 128, 144
focal electroretinogram 23
focal emphysema 91
focal epithelial hyperplasia 47
focal-facial-dermal dysplasia 418
focal fibrocartilaginous dysplasia 275
focal glomerulonephritis 152
focal motor seizure 128
focal myoclonic seizure 128
focal necrotizing glomerulonephritis 152, 400
focal negative myoclonic seizure 128
focal proliferative glomerulonephritis 152
focal proliferative necrotizing glomerulonephritis 152
focal proliferative sclerosing glomerulonephritis 152
focal retinal detachment 7
focal retinitis 7
focal sclerotic glomerulonephritis 152
focal segmental glomerulonephritis 152
focal segmental glomerulosclerosis 152
focal segmental glomerulosclerosis (cellular) 152
focal segmental glomerulosclerosis (collapsing) 152
focal segmental glomerulosclerosis (not otherwise specified) 152
focal segmental glomerulosclerosis (perihilar) 152
focal segmental glomerulosclerosis (tip lesion) 152
focal seizure 128, 200
focal seizure with awareness 128
focal seizure with impaired awareness 128
focal seizure with secondary generalization 128
focal seizure 120
focal voltage attenuation 147
focus, location 147
focus tonsillitis 25
fogging test 23
folate deficiency 174
folded skin with lipomatous nevus 418
foldless eyelid 3
fold sign 299
foliate papillae hypertrophy 58
foliate papillitis 58
folic acid 483
folic acid deficiency 174, 429
folicullar carcinoma of the thyroid 163
follicle-stimulating hormone 482
follicular adenocarcinoma, well-differentiated 349
follicular ameloblastoma 49
follicular atrophoderma 420
follicular carcinoma of thyroid 28
follicular cystitis 241, 400
follicular cyst of ovary 370
follicular cyst of skin and subcutaneous tissue 51
follicular dendritic cell sarcoma 178
follicular impetigo 420
follicular infundibulum tumor 420

follicular lymphoma 178
follicular mucinosis 420
follicular occlusion triad 420
follicular T cell lymphoma 178
follicular thyroid adenocarcinoma 165
follicular thyroid adenocarcinoma, trabecular 349
follicular unit extraction 322
folliculitis 185, 420
folliculitis decalvans 426
folliculitis keloidalis 410
folliculitis ulerythematosa reticulata 427
folliculosebaceous cystic hamartoma 420
folliculotropic mycosis fungoides 425
follow-up examination after subarachnoid hemorrhage treatment 18
follow-up examination after tooth implantation 57
follow-up medical treatment involving breast plastic surgery 319
Fontan operation 232, 335
Fontan operation〔atrio-pulmonary connection〕 232
Fontan operation〔atrio-ventricular connection〕 232
Fontan operation〔total cavopulmonary connection(TCPC), external conduit, fenestrated〕 232
Fontan operation〔total cavopulmonary connection(TCPC), external conduit, non-fenestrated〕 232
Fontan operation〔total cavopulmonary connection(TCPC), lateral tunnel, fenestrated〕 232
Fontan operation〔total cavopulmonary connection(TCPC), lateral tunnel, non-fenestrated〕 232
food allergen IgE 480
food-borne parasitic disease 464
food debris 68
food impaction 59
food intake imbalance 166
food poisoning 111
food poisoning due to Vibrio parahaemolyticus 104
food-related allergic reaction 425
food stranded feeling 213
foot and ankle ulcer 269
foot and mouth disease 418, 461
foot arch collapse 299
foot callus 299
foot carbuncle 432
foot deformity 297
foot eczema 432
foot frostbite 330
foot furuncle 432
foot infection 297
foot injury 297, 320
foot joint fusion 316
foot mass 320
foot osteoarthropathy 297
foot presentation 394
foot replantation 316
foot scar 330
foot skin laceration 297

foot ubcutaneous mass 320
FOP 67
foramen magnum meningioma 204
foramen ovale electrode 147
foraminal hernia 111
foraminal mass 297
foraminal stenosis 297
foraminoplasty 316
foraminotomy 316
Forbes disease 168
forced act 443
forced duction test(diplopia examination) 22
forced expiratory flow at 25% of FVC exhaled 100
forced expiratory flow at 50% of FVC exhaled 100
forced expiratory flow at 75% of FVC exhaled 100
forced expiratory flow to forced inspiratory flow at 50 percent vital capacity 100
forced expiratory volume 346
forced expiratory volume in certain second 99
forced expiratory volume in half second 96
forced expiratory volume in one second 97, 344
forced expiratory volume in one second/forced vital capacity 100
forced expiratory volume in six seconds 96
forced expiratory volume in three seconds 96, 344
forced expiratory volume in two seconds 96, 344
forced inspiratory vital capacity 100
forced laughing and crying 443
forced sleep disorder 133
forced thought 443
forced vital capacity 100, 346
forceps delivery 394
forceps to aftercoming head 395
Fordyce's disease 51, 423
Fordyce's spot 58
forearm amputation 311
forearm cut 279
forearm flap repair 311
forearm flexor muscle sprain 279
forearm flexor tendon rupture 279
forearm free skin flap 332
forearm injury 279
forearm nerve injury 279
forearm pain 299
forearm prosthesis installation 311
forearm reverse interosseous posterior artery flap 332
forearm skin flap 332
forearm swelling 299
forearm ulcer(benign) 319
forearm vascular injury 224, 279
forefoot pain 299
forehead flap nasal reconstruction 36
forehead skin flap 331
forehead skin malignant neoplasm 44
forehead skin suspension through endoscope 322

foreign body 293
foreign body embedded in multiple soft tissues of head 54
foreign body entering nose 25
foreign body extraction of eye wall 21
foreign body extraction through myotomy 307, 321
foreign body feeling in nasopharynx 33
foreign body granuloma 430
foreign body in anus 106
foreign body in anus and rectum 106
foreign body in bronchiole 89
foreign body in bronchus 91
foreign body in colon 108
foreign body in conjunctival sac 7
foreign body in deep cornea 6
foreign body in deep head and facial tissue 54
foreign body in duodenum 110
foreign body in ethmoid sinus 29, 52
foreign body in external auditory canal 31
foreign body in eyelid 16
foreign body in gastrointestinal tract 113
foreign body in heart 228
foreign body in hypopharynx 31
foreign body in jejunum 108
foreign body in lacrimal duct 8
foreign body in larynx 27
foreign body in limb 294
foreign body in lung 84, 212
foreign body in maxillary sinus 29, 52
foreign body in maxillofacial region 46
foreign body in nasal cavity and nasal sinus 25
foreign body in pharynx 32
foreign body in rectosigmoid junction 116
foreign body in rectum 116
foreign body in reproductive tract 319
foreign body in respiratory tract 85
foreign body in small intestine 113
foreign body in superficial cornea 6
foreign body in trachea 88
foreign body in urethra 242
foreign body in urinary system 241
foreign body in uterus 376
foreign body of bladder 242
foreign body of conjunctival 7
foreign body of nasopharynx 25
foreign body of soft tissue of oral cavity 48
foreign body of tongue 53
foreign body of vulva 373
foreign body reaction 430
foreign body removal by gastrotomy 360
foreign body removal of skin and subcutaneous tissue 193, 311
foreign body removal of stoma cavity 216
foreign body sensation of larynx 34
foreign body sensation of the pharynx 34
foreign body within lacrimal punctum 8
foreskin frenulum fracture 239
foreskin frenulum injury 239
foreskin frenulum short 239
foreskin glans adhesion 239
foreskin stenosis 239
forest encephalitis 133, 464
fork deformity of Colles fracture 298

formaldehyde aqueous solution poisoning 453
formaldehyde poisoning 453
formaldehyde toxic effect 69
formation of dead bone of femoral head 265
form deprivation amblyopia 15
formic acid poisoning 453
fornical conjunctiva narrow 10
fornico-venous fistula 243
founders' pneumoconiosis 456
foundry worker's pneumoconiosis 456
four depressions sign 34
four maneuvers of Leopold 396
Fournier gangrene of scrotum 245
fournier's (scrotum) gangrene of diabetes 167
four or more ribs fractures without the first rib fracture 212
four or more ribs fracture without the first rib fracture 226
fourth degree burn 325
fourth degree burn of wrist and hand with necrosis of hand or finger 329
fourth degree chemical burn of wrist and hand with necrosis of hand or finger 329
fourth degree electric burn of wrist and hand with necrosis of hand or finger 329
fourth degree frostbite 325
fourth-degree pressure sore 184
fourth degree radiation burn 325
fourth heart sound, $S_4$ 79
fourth molar 44
fourth ventricle borderline neoplasm 199
fourth ventricle cyst 199
fourth ventricular choroid plexus papilloma 199
fourth ventricular ependymoma 199
fourth ventricular medulloblastoma 199
fourth ventricular space-occupying lesion 199
foveal electroretinogram 23
Fox-Fordyce disease 413
FOXO1 gene rearrangement detection 468
FP 345
FPA 474
FPB 474
fPSA 481
fPSA/tPSA 481
FR1 gene expression detection 468
fractional concentration of alveolar oxygen 97
fractional concentration of carbon dioxide in airway 99
fractional concentration of carbon dioxide in alveolar gas 97
fractional concentration of carbon dioxide in atmosphere 96
fractional concentration of carbon dioxide in inspired gas 99
fractional concentration of carbon dioxide in mixed expired gas 98
fractional concentration of end-tidal carbon dioxide 98
fractional concentration of inspired oxygen 99

fractional concentration of oxygen in airway 99
fractional concentration of oxygen in end-tidal gas 98
fractional concentration of oxygen in mixed expired gas 98
fractional curettage 378
fractional dose 365
fractional examination of urine 255
fractional flow reserve (FFR) examination 81
fractional inspiratory time 99
fractional vital capacity 97
fractionated dose factor 365
fractionated radiation 365
fractionated stereotactic radiotherapy 365
fracture 266
fracture after artificial femoral head replacement 281
fracture after orthopaedic implant insertion 295
fracture and dislocation of elbow joint 296
fracture and dislocation of foot 297
fracture and dislocation of spine 270
fracture associated with open chest injury 229
fracture between talar neck and body 275
fracture blister 414
fractured dental restoration 48
fracture involving thoracolumbar spine and pelvis with limbs 291
fracture of acromial of clavicle 284
fracture of alveolar process 56
fracture of anatomical neck of humerus 264
fracture of anterior cranial fossa 201
fracture of axis 449
fracture of base of distal phalanx 294
fracture of base of metacarpal 294
fracture of base of phalanx 295
fracture of base of the fifth metacarpal 260
fracture of both ulnar and radial shaft 259
fracture of calcaneus 263
fracture of calf 290
fracture of clavicle 284
fracture of clavicular shaft 284
fracture of cricoid cartilage 37, 46
fracture of cuboid 285
fracture of cuneiform 297
fracture of distal end of calcaneus 263
fracture of distal radius 280
fracture of distal radius and ulna 280
fracture of distal radius and ulnar styloid 258
fracture of elbow joint 296
fracture of ethmoid sinus 52
fracture of femoral condyle 265
fracture of fibula 262
fracture of fibula head 262
fracture of fibular shaft 262
fracture of foot 297
fracture of forearm 279
fracture of frontal and parietal 199
fracture of frontal bone 199
fracture of greater trochanter 264
fracture of greater tuberosity of humerus 263
fracture of humeral capitellum 264

fracture of iliac wing　279
fracture of infraorbital wall　8
fracture of knee　287
fracture of lateral condyle of femur　265
fracture of lateral condyle of tibia　275
fracture of lateral epicondyle of humerus　264
fracture of lateral humeral condyle　264
fracture of lesser trochanter　290
fracture of lower end of femur　265
fracture of lower limb　288
fracture of lumbar spinous process　292
fracture of maxilla　52
fracture of medial epicondyle of humerus　264
fracture of medial humeral condyle　264
fracture of medial malleolus　278
fracture of median nerve of forearm　279
fracture of middle cranial fossa　201
fracture of nasal septum　25
fracture of nasal sinus　24
fracture of navicular bone of hand　319
fracture of neck of femur　264
fracture of neck of fibula　262
fracture of neck of radius　280
fracture of neutral position　295
fracture of newborn　290
fracture of odontoid process　259
fracture of olecranon process of ulna　259
fracture of orbital wall　16
fracture of parietal bone　199
fracture of patellar cartilage　257
fracture of pedicle screw　296
fracture of pelvic complex　266
fracture of penis　246
fracture of posterior cranial fossa　201
fracture of posterior process of talus　275
fracture of proximal fibula　262
fracture of pubis　259
fracture of radial head　280
fracture of radial shaft　280
fracture of radius　280
fracture of radius and ulna　280
fracture of scapula　272
fracture of scapular body　272
fracture of sesamoid of the first metatarsal　260
fracture of shaft of humerus　263
fracture of shoulder girdle　272
fracture of single epicondyle of humerus　263
fracture of single femur condyle　264
fracture of skull　200
fracture of skull base　200
fracture of skull base with cerebrospinal fluid leakage　200
fracture of sternal end of clavicle　284
fracture of sternum　212, 229
fracture of surgical neck of humerus　264
fracture of sustentaculum tali　294
fracture of talus　275
fracture of temporal bone　202
fracture of temporal squama　202
fracture of the fifth metatarsal base　260
fracture of the first metacarpal base　260

fracture of the second metacarpus　283
fracture of thoracic vertebrae　291
fracture of thoracic vertebrae $T_1/T_2$　291
fracture of thoracic vertebrae $T_3/T_4$　291
fracture of thoracic vertebrae $T_5/T_6$　291
fracture of thoracic vertebrae $T_7/T_8$　291
fracture of thoracic vertebrae $T_9/T_{10}$　291
fracture of thoracic vertebrae $T_{11}/T_{12}$　291
fracture of thoracic vertebral pedicle　291
fracture of thyroid cartilage　47
fracture of tibia　274
fracture of tibia and ankle fracture　274
fracture of tibial condyle　275
fracture of tibial head　275
fracture of tibial plateau, tibial plateau fracture　275
fracture of trochlea of humerus　264
fracture of tuberosity of the fifth metatarsal　260
fracture of ulna　258
fracture of ulnar coronoid process　258
fracture of ulnar shaft　258
fracture of upper arm　282
fracture of upper limb　282
fracture of vertebral lamina　296
fracture of zygoma and zygomatic arch　51
fracture of zygomatic maxillary complex　51
fracture with bone defect　266
fragile X chromosome karyotype analysis　469
fragile X syndrome　397
fragility fracture　259
FRAIL scale　345
frailty index　345
frailty phenotype　345
framework fracture　58
Franceschetti syndrome　413
Franconi syndrome　26
frank breech presentation　386
Frankfurt plane　67
FRC　344
FRDA　256
freckle　423
Frederickson type Ⅰ hyperlipoproteinemia　172
Frederickson type Ⅱa hyperlipoproteinemia　172
Frederickson type Ⅱb hyperlipoproteinemia　172
Frederickson type Ⅲ hyperlipoproteinemia　172
Frederickson type Ⅳ hyperlipoproteinemia　172
Frederickson type Ⅴ hyperlipoproteinemia　172
free bone transplantation with vascular pedicle　302
free cancer cell in abdominal cavity　362
free cortisol　483
free erythrocyte protoporphyrin　472
free fatty acid　483
free fibula transplantation with vascular pedicle　302
free flap repair　314
free gingival graft　66

free gingival grafting　66
free hand excision of skin graft　333
free hemoglobin　483
free hydroxyproline　483
free induction decay　149
free light chain　481
Freeman-Sheldon syndrome　277
free myocutaneous flap　333
free nerve graft　333
free prostate specific antigen　481
free protein S　475
free-running type circadian disorder　144
free skin flap　333
free skin flap graft　324, 333
free skin grafting to finger　314
free skin graft to finger　324
free-standing implant　60
free testosterone　483
free thyroxine　483
free toe joint transplantation　316
free toe transplantation　316
free transplantation of dorsal foot flap　316
free transplantation of full thickness skin graft for abdomen　303
free transplantation of latissimus dorsi muscle　301
free transplantation of muscle　307
free transplantation of muscle flap　433
free transplantation of oral mucosa　62
free triiodothyronine　483
free valproic acid　483
free vascular graft　333
freezing cold injury　452
freezing injury　326
Fregoli syndrome　443
Freiberg disease　256, 295
Freiberg test　298
frenectomy　65
frenoplasty　65
frequency　145, 155
frequency analysis　148
frequency dependence of dynamic compliance　99
frequent episodic tension-type headache　132
frequent episodic tension-type headache associated with pericranial tenderness　120
frequent episodic tension-type headache not associated with pericranial tenderness　120
frequent fetal movement　394
frequent premature atrial beat　76
frequent premature ventricular beat　76
fresh urine　474
Frey's syndrome　26, 54
frictional resistance　99
friction blister　421
friction melanosis　421
Friedlander bacillus meningitis　398
Friedreich ataxia　123, 256
frightening dream　144
frigidity　444
Froin syndrome　146
frontal and parietal lobe cerebral hemorrhage　122
frontal approach　206
frontal bone benign tumor　26, 199

frontal bone fracture 3
frontal bone malignant neoplasm 44
frontal bone malignant tumor 26, 199
frontal hematoma 3
frontalis electromyography 344
frontalis muscle suspension 321
frontalis myofascial flap suspension ptosis correction 20
frontal lobe abscess 122
frontal lobectomy 206
frontal lobe epilepsy 122
frontal lobe syndrome 443
frontal lobe tumor resection 354
frontal meningioma 199
frontal midline theta rhythm 146
frontal occipital lobe cerebral hemorrhage 122
frontal sharp transients 146
frontal sinus abscess 26
frontal sinus fracture 44
frontal sinusitis 26
frontal sinus malignant neoplasm 44
front and lateral chest X-ray 217
fronto-parietal approach 206
frontotemporal and parietal lobe cerebral hemorrhage 122
fronto-temporal approach 206
frontotemporal dementia 437
frontotemporal lobar degeneration 122
frontotemporal lobar dementia 122
frontotemporal lobe hemorrhage 122
frontotemporal lobe malignant tumor 348
frontotemporal occipital lobe cerebral hemorrhage 122
frontotemporal-orbitozygomatic approach 36
frostbite 326, 452
frostbite in pelvis 326
frostbite in pelvis with tissue necrosis 326
frostbite in superficial pelvis 326
frostbite with tissue necrosis 452
frostbite with tissue necrosis of ankle and foot 326
frostbite with tissue necrosis of head 329
frostbite with tissue necrosis of hip and thigh 327
frostbite with tissue necrosis of knee and lower leg 329
frostbite with tissue necrosis of neck 327
frostbite with tissue necrosis of thorax 329
frostbite with tissue necrosis of wrist and hand 329
frosted branch angiitis 12
frostnip 455
frothy sputum 213
frotteurism 439
frozen shoulder 272
frozen stiff 326, 452
fructosamine 482
fructose 482
fructose-diphosphatealdolase deficiency 177
FSE 147
FSGS（NOS）152
FSH 482Sudan Ⅲ 474
FT3 483
FT4 483

Fuchs endothelial corneal dystrophy 1
Fuchs heterochromic iridocyclitis syndrome 1
Fuchs syndrome 414
fucosidosis 169, 429
fugue state 444
fugu poisoning 124
Fukuyama congenital muscular dystrophy 123
full crown 63
full length nephroureterectomy 253
full thickness flap 63
full thickness free skin graft 39
full-thickness laceration of eyelid 320
full-thickness skin free graft to hand 323
full-thickness skin graft 312, 322
full thickness skin graft 332
full-thickness skin graft 434
full thickness skin graft 63
full-thickness skin graft to breast 322
fully guided surgical guide 63
fulminant epidemic cerebrospinal meningitis 457
fulminant melioidosis 457
fulminant meningococcal meningoencephalitis 457
fulminant meningococcemia 457
fulminant type 1 diabetes 159
functional abdominal pain 106
functional appliance 61
functional articulation disorder 45
functional cervical lymph node dissection 61
functional cure for hepatitis B virus 115
functional diarrhea 106
functional dysphagia 26
functional encephalopathy 199
functional endoscopic sinus surgery 36
functional form neck dissection 37
functional hallucination 443
functional heart murmur 79
functional hemodynamic monitoring 97
functional hypoglycemia 162
functional hypogonadotropic hypogonadism 162
functional insulin hypersecretion 172
functional loading 61
functional near-infrared spectroscopy 344
functional neck dissection 61
functional non-insulin hypoglycemia 162
functional occlusal plane 67
functional proteinuria 156
functional reconstruction of orbicular muscle of mouth 62, 321
functional reconstruction of thumb opposition 310
functional refractory period 146
functional regulator 61
functional residual capacity 97, 344
functional shunt 85
functional test of cardiac pacemaker 81
functional training 331
functional vision loss 3
functional voice disorder 26
functioning tumor 369
fundoplication 195
fundus change due to lymphoma 8

fundus fluorescein angiography 23
fundus hemorrhage 15
fungal arthritis 294
fungal arthritis of ankle 268
fungal ball 33
fungal colitis 115
fungal conjunctivitis 466
fungal culture and identification 484
fungal encephalitis 142
fungal endophthalmitis 18
fungal enteritis 115, 325, 466
fungal esophagitis 115, 466
fungal ethmoiditis 466
fungal external otitis 466
fungal frontal sinusitis 466
fungal identification 484
fungal infection 294
fungal infection of external auditory canal 31
fungal infection of pituitary 160
fungal keratitis 18, 466
fungal maxillary sinusitis 466
fungal meningitis 142, 466
fungal myocarditis 466
fungal myositis 142
fungal pericarditis 466
fungal peritonitis 466
fungal pneumonia 91
fungal sinusitis 33
fungal sphenoiditis 466
fungal toxin contaminated food toxic effect 70
fungal urinary tract infection 154, 466
fungal wound infection 325
fungus culture 435, 484
funiculitis 240
Funk-wells osteotomy 300
funnel chest 79, 93
funnel chest NUSS procedure 214
funnel chest NUSS steel plate removal 214
funnel shaped pelvis 387
furcation involvement 45
furrier's lung 87
furuncle 47, 185, 417
furuncle of external auditory canal 31
furuncle of external auditory meatus 26
furuncle of facial cutaneous 50
furuncle of nose 24
furuncle of vulva 373
furuncle swollen incision and drainage 433
fusaridiosis 418
FUS/ATF1 fusion gene detection 468
FUS/CREB3L2 fusion gene detection 468
FUS/DDIT3 fusion gene detection 468
fused kidney 401
fused kidney dividing 252
fused kindey 243
fused tooth 51
fusel oil poisoning 455
FUS gene rearrangement detection 468
fusiform incision 210
fusiform megalourethra 241
fusion genes screening for leukemia 469
fusion of interphalangeal joint 295
future liver reserve 185

FVC 346
F wave 145

**G**

G-17 480
$G_2$ phase block 364
G6PD 482
GABA 481
gadolinium contrast agent 146
Gaensken test 298
gait disorder 144
gait load test 298
gait test 451
galactography 197
galactomannan antigen test 96
galactomannan test 483
galactorrhea-amenorrhea syndrome 170
galactose 481
galactose cataract 2
galactose kinase deficiency 172
galactose metabolism disease 397
galactosemia 172, 397
galea aponeurotica block anesthesia and analgesia 341
Galeazzi fracture and dislocation 263
gallbladder carcinoma liver metastasis 347
gallbladder-hepatic duct anastomosis 354
gallbladder lesion 103
gallbladder mass 104
gallbladder polyp 104
gallbllader-heart reflection 338
Gallie fixation technique 300
gallop rhythm 79
gallstone ileus 104
gamasid dermatitis 414
Gambian trypanosomiasis 414
gamma glutamyl transpeptidase 481
gamma glutamyl transpeptidase isoenzyme 481
gamma knife radiation therapy 249, 365
gamma-ray stereotactic radiotherapy 207
gamma wave 343
ganglioglioma 203
ganglion cyst 272
ganglion cyst of foot 297
ganglioneuroma 203, 417
ganglion of wrist joint 285
gangliosidosis 134
gangrene 221, 327
gangrene of bladder 242
gangrene of finger 329
gangrene of gallbladder 104
gangrene of lower extremity 226
gangrene of mesentery 102
gangrene of scrotum 246
gangrene of skin 167
gangrene of upper extremity 225
gangrenous abdominal hernia 107
gangrenous balanitis 415
gangrenous cellulitis 415
gangrenous cystitis 240
gangrenous diaphragmatic hernia 107
gangrenous erysipelas 415
gangrenous granuloma 269

gangrenous pneumonia 85
gangrenous pyoderma 185, 415
gangrenous rhinitis 27
gangrenous stomatitis 415
gangrenous stomatitis, noma 46
gangrenous umbilical hernia 107
gangrenous zoster 415
Ganser syndrome 437
Ganz osteotomy 300
Gardner-Diamond syndrome 416
Garré osteomyelitis 293
Gardner fibroma 256
Gardner syndrome 416
Gartner cyst 369
gas diffusion rate 99
gas embolism 337
gas exchange defect 86
gas explosion burn 329
gas, fume and vapour toxic effect 70
gas gangrene 185, 279, 330, 423, 463
gas injection of fallopian tube 382
gasoline poisoning 454
gasping 79
gasserian ganglionectomy 205
gastric acid analysis 474
gastric adhesion 112
gastric anastomotic inflammation with bleeding 112
gastric and duodenal artery embolization 195
gastric artery embolization 195
gastric artery injury 112, 186
gastric balloon placement 118
gastric balloon removal 118
gastric bezoar 112
gastric body malignant tumor 112
gastric borderline tumor 112
gastric burn 112
gastric bypass 195
gastric carcinoma in situ 112
gastric carcinoma with hemorrhage 111
gastric cyst 112
gastric diverticula 112
gastric foreign body 112
gastric fundus varix 112
gastric fundus varix bleeding 112
gastric injury 112
gastric juice microscopic examination 474
gastric juice physical examination 474
gastric lavage 408
gastric low-grade intraepithelial neoplasia 112
gastric malignant tumor 112
gastric malignant tumor located in lesser curvature 112
gastric mesothelioma 112
gastric mucosal erosion 329
gastric mucosa lesion with acute bleeding 112
gastric mucosal hemorrhage 329
gastric mucosal hyperaemia 329
gastric mucosal protective agent poisoning 455
gastric neuroendocrine tumor 351
gastric perforation 112, 329, 402

gastric pseudolymphoma 112
gastric sonography 118
gastric stump carcinoma 347
gastric tuberculosis 112
gastric ulcer 112
gastric ulcerative pseudolymphoma 112
gastric ulcer with acute bleeding 112
gastric ulcer with acute bleeding and perforation 112
gastric ulcer with acute perforation 112
gastric ulcer with chronic hemorrhage 112
gastric ultrasound 345
gastric vascular ectasia 112
gastric xanthelasma 112
gastrin-17 480
gastrin 482
gastrinoma 112
gastrin parasecretion 103
gastritis 112, 464
gastritis pseudotumor 112
gastrocnemius muscle pain 298
gastrocnemius muscle spasm 298
gastrocnemius myocutaneous flap 331
gastrocnemius paralysis gait 298
gastrocnemius recession 302
gastrocolic bronchial fistula 91
gastrocolic fistula 112
gastrocystoplasty 254
gastroduodenal artery injury 112, 186
gastroduodenal bypass anastomosis 360
gastroduodenal ulcer with hemorrhage 112
gastroduodenitis 112
gastroduodenoscopic biopsy 363
gastroduodenoscopic brush biopsy of small intestinal 363
gastroduodenoscopic duodenum lesion resection 360
gastroduodenoscopic excision of lesion of duodenum 195
gastroduodenostomy 195
gastroenteritis 112
gastroenterostomy 195
gastroesophageal globus hystericus 31
gastroesophageal junctional cancer 186
gastroesophageal pH monitoring 408
gastroesophageal reflux 112
gastroesophageal reflux cough 89
gastrointestinal allergy 111
gastrointestinal anastomosis edema 112
gastrointestinal anastomotic stenosis 112
gastrointestinal anastomotic ulcer with hemorrhage 112
gastrointestinal anastomotic ulcer with perforation 112
gastrointestinal anthrax 464
gastrointestinal bleeding 111, 402
gastrointestinal bypass anastomosis 360
gastrointestinal candidiasis 464
gastrointestinal decompression 117, 408
gastrointestinal dysfunction 112
gastrointestinal failure 112
gastrointestinal motility disorder 112
gastrointestinal mucormycosis 112, 464
gastrointestinal stromal tumor 111, 186, 351
gastrointestinal telangiectasis 226

gastrointestinal tract burn 113
gastrointestinal tract diagnostic imaging abnormality 113
gastrointestinal tract malignant tumor 113
gastrointestinal tract perforation 113
gastrointestinal tularemia 112, 464
gastrointestinal urticaria 427
gastrojejunocolic fistula 112
gastrolienal ligament 186
gastrolith 112
gastroparesis due to type 1 diabetes mellitus 101
gastroparesis due to type 2 diabetes mellitus 101
gastropexy 195, 215
gastroplegia 112
gastroptosis 112
gastropylorectomy 195
gastroschisis repair 188
gastroscopic biopsy 363
gastroscopic duodenal hemostasis 117
gastroscopic electrocautery of esophagus lesion 360
gastroscopic electrocision of gastric cardia lesion 360
gastroscopic electrocision of gastric lesion 360
gastroscopic esophageal dilatation 118
gastroscopic excision of esophagus lesion 360
gastroscopic excision of lesion of gastric cardia 360
gastroscopic fulguration of esophageal lesion 118
gastroscopic gastric bleeding hemostasis 118
gastroscopic gastric lesion electrocision 118
gastroscopic gastric lesion resection 118
gastroscopic gastro-intestinal anastomotic dilatation 118
gastroscopic hemostasis of esophageal hemorrhage 118
gastroscopic pylorodiosis 118
gastroscopic resection of esophageal lesion 118
gastroscopic resection of gastric lesion 360
gastroscopic sclerosis for gastric lesion 360
gastroscopic sclerotherapy of gastric lesion 118
gastroscopy 118, 217
gastrostomy 195
Gaucher disease 414
Gaucher disease type Ⅱ 398
gauze additive 332
gaze palsy 19
GBI 68
GCS 344
GCSE 133
G-CSF 479
GDM 391
gelastic seizure 123
Gel-lysis test for hemoglobin S 474
geminated tooth 53
gemistocytic astrocytoma 199
gender identity 444
gender identity disorder 441

gender identity disorder of childhood 440
gender-role disorder 441
gene analysis in family of Duchenne and Becker muscular dystrophy（DMD and BMD）471
gene analysis of amniotic fluid 471
gene analysis of fragile X syndrome（FXS）469
gene analysis of hemophilia 471
gene analysis of Wilson Disease（WD）470
general anesthesia 341
general anesthetic induction with spontaneously breathing 339
general anesthetic poisoning 401
general autonomic dysfunction 133
general bacterial culture 484
general bacterial culture and identification 484
general bacterial identification 484
general breathing 96
general health questionnaire 446
generalization 147
generalized albinism 413
generalized anxiety disorder 438
generalized atrophic benign epidermolysis bullosa 413
generalized clonic status epilepticus 133
generalized dystonia 133
generalized eczema 413
generalized edema 93
generalized epilepsy 133
generalized epilepsy with febrile seizure plus 133
generalized epileptic seizure 203
generalized eruptive histiocytoma 423
generalized granuloma annulare 413
generalized herpes zoster 459
generalized hyperhidrosis 413
generalized lentiginosis 413
generalized lichen planus 413
generalized mastocytosis 413
generalized melanosis 413
generalized morphea 413
generalized myasthenia gravis 133
generalized myoclonus status epilepticus 133
generalized neurodermatitis 413
generalized osteoarthritis 449
generalized pustular drug eruption 413
generalized pustular psoriasis 413
generalized resistance to thyroid hormone 165
generalized seizure 133
generalized seizure secondary to partial seizure 120
generalized status epilepticus 133
generalized tonic-clonic seizure 133
generalized tonic-clonic status epilepticus, GTCSE 133
generalized tonic status epilepticus 133
generalized zoster 413
general lacrimal duct laceration 8
general lacrimal duct obstruction 8
general lacrimal duct stenosis 8
general lipodystrophy 173

generally contracted pelvis 387
general paresis of insane 129, 439, 461
generic quality of life inventory 446
gene screening 147
genetic deafness-related gene mutation 471
genetic identification of mycobacterium species 470
genetic syndrome associated with obesity 161
genioplasty 62, 321
genital chlamydia trachomatis infection, genital tract infection with chlamydia trachomatis 464
genital herpes 244, 425
genital malformations 244
genital tract chlamydia infection 372
genital tract infection 372
genital tract infection in pregnancy 391
genital tract injury 372
genital tuberculosis 372
genital ulcer 244
genitofemoral nerve block anesthesia and analgesia 342
genitourinary myiasis 462
genitourinary syndrome of menopause 369
genitourinary system tuberculosis 241
genitourinary trauma 241
genome sequencing 182
gentamicin poisoning 454
genuine incontinence 247
genu recurvatum 287
genu valgum 288
genu varum 288
genu varus deformity 288
geographic tongue 44, 412
geometric penumbra 365
geotrichosis 412, 458
geotrichosis stomatitis 44
Gerbich blood group genotyping by polymerase chain reaction-sequence specific primer（PCR-SSP）469
germ cell tumor 203
germinal cell tumor of testis 240
germinoma 203
germinoma of basal ganglia 199
Gerstmann-Straussler-Scheinkersyndrome 124
Gerstmann-Strussler syndrome 144
Gerstmann syndrome 144, 443
gestational diabetes mellitus 391
gestational edema 392
gestational hypertension 388
gestational malaria 463
gestational pemphigoid 424
gestational proteinuria 388
gestational trophoblast disease 372
GF 480
GFR 345
GGT 481
GHAb 478
ghost cell odontogenic carcinoma 352
GI 68
giant axonal neuropathy 128
giant cell angioblastoma 418
giant cell angiofibroma 418

giant cell arteritis　128, 418

giant cell arteritis and polymyalgia rheumatica　275

giant cell arteritis anterior ischemic optic neuropathy　7

giant cell epulis　47

giant cell fibroblastoma　275

giant cell glioblastoma　200

giant cell granuloma　47

giant cell hyaline angiopathy　47

giant cell interstitial pneumonia　86

giant cell lesion of small bone　290

giant cell reparative granuloma of jaw　45

giant cell tumor　45

giant cell tumor of bone　265

giant cell tumor of phalanx　295

giant cell tumor of skull　200

giant cell tumor of soft tissue　282

giant cell tumor of temporal bone　29

giant cell tumor of tendon sheath　272, 417

giant condyloma acuminatum　241, 418

giant congenital melanocytic nevus　418

giant congenital pigmented nevus　318

giant hydronephrosis　241

giant liver cancer　349

giant lymphangioma of neck　47

giant papillary conjunctivitis　7

giant papillary keratoconjunctivitis　7

giant pulmonary arteriovenous malformation　86

giant retinal tear　18

giardiasis　108, 460

giardiasis lamblia　461

giardiasis of nervous system　134

Giemsa stain　182

gigantiform cementoma　47

Gilbert syndrome　397

Gil blood group genotyping by polymerase chain reaction-sequence specific primer （PCR-SSP）　469

Gilbert syndrome　109

Gilles de la Tourette syndrome　121, 436

Gillespie fracture-distal tibial shaft fracture　256

gingiva index　68

gingival abscess　57

gingival and edentulous alveolar ridge lesion associated with trauma　58

gingival black spot　57

gingival bleeding　59, 181

gingival bleeding index　68

gingival borderline tumor　57

gingival color abnormal　57

gingival crevicular fluid examination　68

gingival cyst　57

gingival cyst of adult　42

gingival fibromatosis　57

gingival enlargement　57

gingival fibromatosis and hypertrichosis syndrome　429

gingival fistula　57

gingival flap　66

gingival hyperaemia　59

gingival hyperplasia　57

gingival hypertrophy　57

gingival lesion of leukemia　42

gingival massage　66

gingival neoplasm　352

gingival pocket　68

gingival polyp　57

gingival pyogenic granuloma　57

gingival recession　57

gingival secondary malignant neoplasm　57

gingival sulcus neoplasm　58

gingival swelling　59

gingival tuberculosis　57

gingival ulceration　57

gingivectomy　66

gingivitis　58

gingivoplasty　66

GIP　86

Girdlestone operation　300

Girdlestone procedure　300

GIST　186

Gitelman syndrome　151, 162

giving way　298

gland　10

glanders　457

glandulae salivariae minores borderline tumor　32

glandulae salivariae minores malignant neoplasm　32

glandulae salivariae minores mixed tumor　32

glandular cystitis　245, 403

Glasgow coma scale　97, 344

glass slide centrifugation　145

glaucoma　10

glaucoma after IOL surgery　10

glaucoma after ophthalmia　17

glaucoma drainage exposed　10

glaucoma drainage implant　21

glaucoma drainage valve implantation　21

glaucoma encapsulated filtering bleb neoplasty　21

glaucoma filtering bleb commissurotomy　21

glaucoma filtering bleb repair　21

glaucoma secondary to capsular block　9

glaucoma secondary to eye surgery　15

glaucoma secondary to eye tumor　15

glaucoma secondary to Graves disease　4

glaucoma secondary to intraocular hemorrhage　16

glaucoma secondary to iridocyclitis　4

glaucoma secondary to ocular trauma　5, 17

glaucoma secondary to scleritis　4

glaucoma valve implantation　21

glaucomato-cyclitic syndrome　10

glaucomatous cataract　10

glaucoma with congenital anomaly　10

glenoid fracture　272

glenoid labrum lesion　293

glenoid rim fracture　267

glioblastoma　200

glioblastoma multiforme　199

glioma　200

glioma grade 4　200

gliomatosis cerebri　198

gliosarcoma　200

glitter cell　473

global aphasia　449

global assessment of function　445

global assessment scale　445

global developmental delay　449

globulin　482

globulomaxillary cyst　51

globus hystericus　29, 439

globus pallidus calcification　144

globus pharyngeus　34

glomerular filtration rate　345

glomerular hematuria　244

glomerular lesion after kidney transplant　153

glomerular proteinuria　244

glomerulocystic disease　244

glomus jugulare borderline tumor　223

glomus jugulare paraganglioma　28

glomus jugular tumor　28, 127, 223

glomus jugular tumor resection via infratemporal fossa approach　37

glomus jugular tumour resection via tympanum approach　36

glomus tumor　229, 429

glossal benign neoplasm　53

glossal hemangioma　30, 53

glossal inflammatory mass　53

glossal lipoma　53

glossal lymphangioma　53

glossal lymphatic malformation　53

glossal mass　53

glossal vascular malformation　53

glossitis　425

glossohypertrophia　52

glossopharyngeal nerve block anesthesia and analgesia　342

glossopharyngeal nerve disease　134

glossopharyngeal nerve injury　53

glossopharyngeal nerve schwannoma　30

glossopharyngeal neuralgia　134, 203

glossopharyngeal neuralgia syncope　134

glossopharyngeal neurotomy　209

glossopharyngeal rhizotomy　209

glossopharyngsal neuralgia　337

glossoptosis　338

glossorrhagia　52

glossorrhaphy　64

glottic edema　30

glottic insufficiency　34

glotticmass　30

glottic stenosis　30

glottic stridor　30

glottogram　41

glottography　41

GLU　482

glucagon　483

glucagonoma　174

glucagonoma syndrome　429

glucocorticoid/adrenocortical hormone and its synthetic analogue poisoning　455

glucocorticoid cataract　13

glucocorticoid induced glaucoma　13

glucocorticoid induced osteoporosis　284

glucocorticoid insensitivity syndrome　168

glucocorticoid overly sensitive syndrome 168

glucocorticoid purpura 426

glucocorticoid receptor deficiency 168

glucocorticoid-remediable aldosteronism 168

glucocorticoid resistance syndrome 165

glucocorticoid withdrawal syndrome 168

glucogen storage disease type Ⅱ , acid maltase deficiency,Pompe disease 135

glucose 482

glucose-6-phosphate dehydrogenase deficiency 179

glucose-6-phosphate dehydrogenase 482

glucose and galactose malabsorption 110

glucose-galactose intolerance 401

glucose phosphate isomerase deficiency 179

glucose-phosphate isomerase 479

glucose tolerance 482

glucosidase 482

glucosuria 156

glue ear 28

glutamate dehydrogenase 482

glutamylcysteinesynthetase deficiency 176

glutaric acidemia 173, 402

glutaric aciduria 173

glutathione of erythrocyte 472

glutathione peroxidase deficiency 176

glutathione reductase deficiency 177

glutathione S transferase deficiency 176

glutathione synthetase deficiency 177

gluteal abscess 426

gluteal cellulitis 426

gluteal cutaneous malignant tumor 426

gluteal tendinitis 285

gluten-sensitive enteropathy 104

glutethimide poisoning 453

gluteus contracture 285, 449

gluteus fascia contracture 285

gluteus maximus myocutaneous flap 333

glyceraldehyde-3-phosphate dehydrogenase deficiency 176

glycerol injection of trigeminal gasserian ganglion 209

glycinuria 161

glycogen storage disease 135, 168, 171, 402

glycogen storage disease myopathy 284

glycogen storage disease type Ⅰa 168

glycogen storage disease type Ⅱ 168

glycogen storage disease type Ⅲ 135, 168

glycogen storage disease type Ⅴ 135

glycogen storage disease type Ⅶ 135

glycogen storage disease type Ⅸ 135

glycogen storage disease type Ⅹ 135

glycogen storage disease type Ⅺ 135, 179

glycosaminoglycan disease cardiomyopathy 165

glycosylated albumin 482

glycosylated hemoglobin 482

glycosylated hemoglobin A1c 482

glyphosate poisoning 452

GM test 483

GM1 gangliosidosis 119, 397

GM2 gangliosidosis 119

GM3 gangliosidosis 119

GM-CSF 479

GMG 133

GMP-140 474

gnathostomiasis 412, 458

goal-directed fluid therapy 341

goalkeeper fracture 284

Goebell-Frangenheim-Stoeckel operation 249

goiter 164

goitre of anal canal 106

goitre of colon 108

goitre of gallbladder 104

goitre of ileocecus 107

goitre of mesentery 103

Goldenhar syndrome 45, 414

Goldmann applanation tonometer 22

Goldmann-Favre disease 1

Goldmann perimetry 22

Goldman's index of cardiac risk 343

Goldthwait test 298

golfer's elbow 264

golgi protein 73 476

gonadal agenesis 245

gonadal biopsy 254

gonadal dysgenesis 245

gonadal stromal tumor 245

gonadectomy 382

gonado-venography 254

gongylonemiasis 464

gonioscopy 23

goniosynechia 10

goniosynechia after cataract surgery 1

goniosynechialysis 20

gonococcal abscess of Bartholin gland 419

gonococcal arthritis 277, 419, 461

gonococcal balanitis 419

gonococcal Bartholin gland abscess 461

gonococcal bartholinitis 419

gonococcal bursitis 461

gonococcal cerebral abscess 419

gonococcal cervicitis 419, 461

gonococcal conjunctivitis 8, 400, 419, 461

gonococcal cystitis 419, 461

gonococcal dermatitis 461

gonococcal endocarditis 419

gonococcal epididymitis 419, 461

gonococcal female pelvic inflammatory disease 461

gonococcal infection 461

gonococcal infection of anus 459

gonococcal infection of eye 16

gonococcal infection of musculoskeletal system 460

gonococcal iridocyclitis 8, 419, 461

gonococcal meningitis 129, 419

gonococcal myocarditis 419

gonococcal ophthalmia 461

gonococcal ophthalmia neonatorum 8, 419, 461

gonococcal orchitis 419, 461

gonococcal osteomyelitis 419, 461

gonococcal pelvic inflammatory disease 419

gonococcal pericarditis 419

gonococcal peritonitis 109, 419

gonococcal pharyngitis 419

gonococcal pneumonitis 419

gonococcal proctitis 109, 419

gonococcal prostatitis 241, 461

gonococcal salpingitis 369

gonococcal skin infection 419

gonococcal synovitis 419, 461

gonococcal tenosynovitis 419, 461

gonococcal urethritis 241, 369, 419, 461

gonococcal urinary tract infection 152

gonococcal vaginitis 419, 461

gonococcal vulvovaginitis 461

gonorrhea 369, 419, 461

gonorrheal lymphadenitis 419

Goodpasture syndrome 83, 151

Gordon mycobacterium skin infection 414

Gordon sign 298

Gordon syndrome 159

Gorham syndrome 414

gossypol poisoning 69

Gottron syndrome 414

gout 285, 426

gout due to impairment of renal function 166

gout nodules 285

gouty arthritis 285

gouty arthritis of ankle 268

gouty arthritis of hip joint 276

gouty arthritis of knee 287

gouty bursitis 285

gouty nephropathy 285

gouty panniculitis 426

gouty synovitis 285

GP73 476

GPA 88

GPI 479

graciloplasty 191

grade Ⅰ lumbar spondylolisthesis 292

grade Ⅱ lumbar spondylolisthesis 292

grade Ⅲ lumbar spondylolisthesis 292

grade Ⅳ lumbar spondylolisthesis 292

Graff follicular cyst 369

graft arteriovenous fistula repair 156

grafted psychosis 438

graft fistula arterial aneurysm 154

graft fistula stenosis 154

graft fistulation 156

graft infection 154

grafting of pedicled skin flap 433, 434

graft nephrectomy 361

graft of autologous bone to facial bone 322

graft rejection 180

graft thrombosis 154

graft versus-host disease 429

graft versus-host reaction 17

graft versus leukemia 180

graft versus tumor 180

Graham Steell murmur 79

Gram negative bacillus sepsis 398

Gram negative bacteria pneumonia 398

Gram negative folliculitis 414

Gram positive bacillus endocarditis 398

grand mal 133

granular cast 473

granular cell carcinoma of kidney 243

granular cell tumor 200, 276
granular cell type ameloblastoma 48
granular corneal dystrophy 7
granular erythroplakia 48
granular megakaryocyte 473
granular myringitis 29
granular pharyngitis 28
granulating osteitis 51
granulation tissue 330
granulocyte colony stimulating factor 479
granulocyte-macrophage colony stimulating factor 479
granulocytic sarcoma 200
granuloma 424
granuloma annulare 415
granuloma faciale 421
granuloma fissuratum 419
granuloma gluteale infantum 430
granuloma-induced hypercalcemia 165
granuloma inguinale 414
granuloma of bone 266
granuloma of gallbladder 104
granuloma of ileocecus 107
granuloma of jaw 45
granuloma of lip 43
granuloma of oral mucosa and granuloma-like lesion 48
granuloma of pancreas 114
granuloma of rectum 116
granuloma of submandibular region 55
granuloma of vocal cord 30
granuloma pyogenicum 415
granuloma telangiectaticum 420
granulomatosis disciformia chronica et progression 417
granulomatosis with polyangiitis 88
granulomatous amoebic encephalitis 133, 464
granulomatous angiitis 133
granulomatous cheilitis, cheilitis granulomatosa 51, 424
granulomatous gastritis 110
granulomatous hypophysitis 165
granulomatous inflammation 133
granulomatous inflammation of parotid lymph node 29, 51
granulomatous interstitial nephritis 153
granulomatous lesion of the lung 83
granulomatous myocarditis 76
granulomatous pigmented purpuric dermatosis 424
granulomatous prostatitis 243
granulomatous rosacea 424
granulomatous slack skin 424
granulomatous uveitis 10
granulomatous vasculitis kidney injury 153
granulosa cell tumor of ovary 370
granulosis rubra nasi 410
graphite pneumoconiosis 88, 455
graphospasm 203
Graves' dermopathy 162
Graves' disease 9, 161
Graves' ophthalmopathy 162
Graves procedure 309
gravis viral hepatitis due to dual infection 101

Gray/Gy 365
gray matter heterotopia 131
gray nail 415
great auricular nerve anastomosis 61
great auricular nerve transplantation 36
greater gastric curvature malignant tumor 112
greater occipital neuralgia 142, 204
greater occipital neuritis 142
greater omentum entrapment of liver 353
greater omentum reposition 354
greater palatine foramen injection 60
greater sciatic formaen approach of sciatic nerve block anesthesia and analgesia 343
greater trochanter anterior transposition 302
greater trochanter of femur and tuberositas ischialica approach of sciatic nerve block anesthesia and analgesia 340
greater vestibular gland lesion resection 359
great omentum excision 354
great omentum graft 331
great omentum grafting 187, 354
great omentum lesion resection 353
great omentum neoplasty 354
great saphenous varicose vein 218
great saphenous vein thrombosis 218
great saphenous vein valve insufficiency 218
green nail syndrome 419
greenstick fracture 280
green striped nail 419
grey platelet syndrome 177
grey zone lymphoma 177
Grice-Green procedure 300
grief reaction 442
grinding 65
Griscelli's syndrome 176, 414
Gristena/Webb single spherical total shoulder arthroplasty 300
groin lesion resection 355
groin secondary malignancy 348
groin skin flap 331
gross appearance of cerebrospinal fluid 148
gross hematuria 155
grossly disturbed sleep-wake rhythm 144
group A streptococcus antigen 475
group B streptococcus infection 409
group functional occlusion 68
group JK corynebacteria sepsis 409
group therapy 445
growing fracture of skull 201
growth delay due to insulin-like growth factor 1 deficiency 169
growth delay due to insulin-like growth factor 1 resistance 169
growth discordant twins 392
growth factor 480
growth hormone 482
growth hormone adenoma 203
growth hormone deficiency 166
growth hormone deficiency dwarfism 166
growth hormone insensitivity syndrome 166
growth hormone releasing hormone adenoma 166

GS-ANA 478
GSD 135
GSE 133
GSS 144
GTSE 133
Guam-ALS-PDC 124
Guamanian amyotrophic lateral sclerosis Parkinsonism dementia complex 124
guanethidine poisoning 453
guanosine 3′5-cyclic monophosphate 481
guidance system 211
guided bone regeneration 66
guide drill 60
guided tissue regeneration 66
Guillain-Barré syndrome 125, 460
gum borderline tumor 25
gumma of testis 240
gummatous neurosyphilis 425
gum suture 45
gustatory hallucination 443
gustatory lacrimation 427
gustatory sweating syndrome 54, 136, 427
Guyon syndrome 285
gynaecological endocrine examination 384
gynaecological transabdominal sonography 384
gynaecological transvaginal sonography 384
gynecological examination 384
gynecomastia 185
gyrate atrophy of choroid and retina 5
gyratory choroidal atrophy 5

**H**

HAART 459
habit and impulse disorder 441
habitual abortion 373
habitual abrasion of tooth 54
habitual dislocation of temporomandibular joint 50
habitual incomplete dislocation of joint 267
habitual rubbing syndrome 444
habitual tic 427
HACE 453
Haddad and Riordan lateral approach of wrist arthrodesis 300
haemangioma of face 50
haematemesis 116, 407
haematogenous hepatapostema 114
haematoma of broad ligament following abortion 370
haematoma of nose 42
haematoma of thigh 259
haematoma of uterus ligament following abortion 370
haematoxylin and eosin staining 182
haemoglobin C disease 180
haemoglobin D disease 180
haemoglobin electrophoresis 182
haemolytic anemia 179
haemolytic jaundice 401
haemolytic-uraemic syndrome 401
haemophilia 180
haemophilia A 180
haemophilia B 180

Haemophilus influenzae antibody, H.influenzae antibody 479
haemophilus influenzae bronchopneumonia 400
Haemophilus influenzae cellulitis 419
Haemophilus influenzae infection 461
haemophilus influenzae infection in the lung 83
haemophilus influenzae meningitis 129
haemophilus influenzae pneumonia 400
Haemophilus influenzae pneumonia 87
haemophilus influenzae sepsis 400
Haemophilus influenzae septicemia 461
haemophilus meningitis 134
haemorrhage 181
haemorrhage after cerebral venous occlusion 131
haemorrhage after interventional therapy 127
haemorrhage after stent implantation 143
haemorrhage following abortion 370
haemorrhage following ectopic pregnancy 373
haemorrhagic cyst of jaw 45
haemorrhoid 116
Haglund deformity 256
HAHD 453
hair-bearing free skin graft 331
hair cast 419
hair dye dermatitis 423
hair examination 435
hair follicle graft 322
hair follicle nevus 420
hair graft 322, 332
hair grafting 420
hair granuloma 420
hair knot type Menkes disease 165
hair removal 433
hair transplantation 420
hair-teeth-bone syndrome 420
hair transplantation 433
hairy cell leukemia 178
hairy cell leukemia variant 178
hairy leukoplakia 49, 420
hairy nevus 420
hairy tongue 49
halecium dermatitis 414
half and half nail 412
half egg circle center abscess 120
Hallermann-Streiff syndrome 267, 414
Hallervorden-Spatz disease 124
hallucination 443
hallucinogen dependence syndrome 442
hallucinogen harmful use 442
hallucinogenic flashback 444
hallucinogen non-addictive abuse 442
hallucinogen poisoning 70
hallucinogen use disorder 442
hallucinogen withdrawal state 442
hallucinogen withdrawal state with delirium 436
hallux flexion deformity 278
hallux rigidus 278
hallux valgus 278
hallux valgus correction 310
hallux varus 278

halo dermatitis 431
halogen derivative of alicyclic and aromatic hydrocarbon toxic effect 70
halo nevus 431
haloperidol poisoning 453
hamartoma 198, 259, 397
hamartoma moniliformis 421
hamartoma of chest wall 352
hamartoma of kidney 153
hamartoma of vulva 351
hamate fracture 264
Hamilton anxiety scale 445
Hamilton depression rating scale 445
hamstring amputation 306
hamstring distal lysis 306
hamstring lengthening 306
hamstring muscle lysis 306
Ham test 182
hand aggressive fibromatosis 319
hand and wrist open injury 283
hand and wrist open injury with dislocation 283
hand and wrist open injury with fracture 283
hand-arm vibration disease 455
hand burn injury 329
hand carbuncle 425
hand crush injury 283
hand degloving injury 283
hand explosive injury 283
hand-foot-mouth disease 53, 401, 425, 464
hand-foot-mouth disease (severe) 425
hand/foot superficial bullous pyoderma 425
hand fracture 283
hand frostbite 329
hand function assessment 451
hand function training 451
hand furuncle 425
hand hemangioma 319
hand infection 283
hand injury 284
HaNDL 122
hand lipoma 319
hand mass 319
hand muscle lesion resection 360
hand neurofibroma 319
hand open injury 283
hand open injury with dislocation 283
hand open injury with fracture 283
hand penetrating trauma 283
hand radial artery injury 225
hand scar 283
Hand-Sch ü ller-Christian disease 177
hand skin infection 425
hand soft tissue lesion resection 360
hand synovial sarcoma 283
hand ulcer (benign) 319
hand ulnar artery injury 225
hanging drop method 342
hanging fracture 272
Hangman fracture 260, 447
hang nail 416
hang-oneself 445
hangover 444
Hantavirus pulmonary syndrome 459
hapalonychia 424

HAPE 85, 453
haptoglobin, HP 482
harada disease 431
hard and soft tissue damage of periodontal disease induced tooth extraction 57
hard clavus 293
hard mental lung disease 455
hard palatal abscess 58
hard palate biopsy 66
hard palate mass 58
hard palate perforation 58
hard water syndrome 246
Hardy-Rand-Rittler plate 22
harmful use of multiple drugs and other psychoactive substance 437
harmonic driving 149
Harmon reconstruction 300
Harrington-Luque combined surgery 300
Harris-Beath procedure 300
Hartmann operation 192
Hartnup disease 162
Hartnup syndrome 425
harvesting of perforator flap surgery 60
harvesting of skin grafts 311
harvest scalp with hair follicle 331
Hasegawa dementia scale 446
Hashimoto encephalopathy 133
Hashimoto thyroiditis 165
Hashimoto thyroiditis, HT 171
Hass grade Ⅰ (mild disease) 150
Hass grade Ⅱ (focal segmental glomerular sclerosis) 150
Hass grade Ⅲ (focal proliferative glomerular lesion) 150
Hass grade Ⅳ (diffuse proliferative glomerular lesion) 150
Hass grade Ⅴ (advanced chronic glomerular lesion) 150
HAV-Ab 477
HAV-Ag 477
HAV-IgG 477
HAV-IgM 477
HAV RNA 470
Hb 474
HbA1c 482
HBcAb 118, 480
HBcAb-IgG 480
HBcAb-IgM 480
HBcAg 480
HBDH 481
HBeAb 480
HBeAb-IgG 480
HBeAg 480
HBPre-S1Ab 480
HBPre-S1Ag 480
HBPre-S2Ab 480
HBPre-S2Ag 480
HBsAb 480
HBsAb-IgG 479
HBsAg 480
HBV DNA 471
HBV-LP 480
HCCA 348
HCG 482
HCG associated hyperthyroidism 159

Hct 474

HCV-Ab 476

HCV-Ag/Ab 476

HCV-Ag 476

HCV RNA 469

HCY 482

HDL-C 482

HDV RNA 470

HDV-Ab 476

HDV-Ag 476

HE 180

HE4 479

head abscess 426

headache 80, 205

headache after spinal puncture 270

headache and/or migraine-like aura attributed to chronic intracranial vasculopathy 141

headache attributed to acute angle-closure glaucoma 140

headache attributed to acute rhinosinusitis 140

headache attributed to aeroplane travel 140

headache attributed to an intracranial endarterial procedure 141

headache attributed to arteriovenous malformation (AVM) 141

headache attributed to arteritis 140

headache attributed to aseptic (non-infectious) meningitis 142

headache attributed to a substance or its withdrawal 141

headache attributed to autonomic dysreflexia 142

headache attributed to bacterial meningitis or meningoencephalitis 142

headache attributed to carcinomatous meningitis 139

headache attributed to carotid or vertebral angioplasty or stenting 140

headache attributed to cavernous angioma 140

headache attributed to cerebral autosomal dominant arteriopathy with subcortical infarct and leukoencephalopathy (CADASIL) 140

headache attributed to cerebral ischaemic event 141

headache attributed to cerebral venous thrombosis (CVT) 141

headache attributed to cervical carotid or vertebral artery disorder 140

headache attributed to cervical myofascial pain 140

headache attributed to Chiari malformation type I (CM I) 139

headache attributed to chronic or recurring rhinosinusitis 141

headache attributed to colloid cyst of third ventricle 140

headache attributed to cranial and/or cervical vascular disorder 142

headache attributed to cranial venous disorder 141

headache attributed to cranial venous sinus stenting 141

headache attributed to craniocervical dystonia 142

headache attributed to depressive disorder 142

headache attributed to disorder of cranial bone 141

headache attributed to disorder of ears 140

headache attributed to disorder of eyes 142

headache attributed to disorder of homoeostasis 141

headache attributed to disorder of nasal mucosa, turbinates or septum 140

headache attributed to disorder of neck 140

headache attributed to disorder of nose or paranasal sinus 140

headache attributed to disorder of teeth 142

headache attributed to dural arteriovenous fistula (DAVF) 142

headache attributed to encephalotrigeminal or leptomeningeal angiomatosis (Sturge Weber syndrome) 141

headache attributed to epileptic seizure 140

headache attributed to exogenous acute pressor agent 142

headache attributed to external application of a cold stimulus 142

headache attributed to fasting 140

headache attributed to generalized anxiety disorder 140

headache attributed to giant cell arteritis (GCA) 140

headache attributed to heterophoria or heterotropia 142

headache attributed to human immunodeficiency virus (HIV) infection 139

headache attributed to hypertension 140

headache attributed to hypertensive crisis without hypertensive encephalopathy 140

headache attributed to hypertensive encephalopathy 140

headache attributed to hypothalamic or pituitary hyper-or hyposecretion 142

headache attributed to hypothyroidism 140

headache attributed to hypoxia and/or hypercapnia 140

headache attributed to idiopathic intracranial hypertension (IIH) 141

headache attributed to increased cerebrospinal fluid (CSF) pressure 141

headache attributed to infection 140

headache attributed to ingestion or inhalation of a cold stimulus 141

headache attributed to intracranial artery dissection 141

headache attributed to intracranial fungal or other parasitic infection 141

headache attributed to intracranial hypertension secondary to chromosomal disorder 140

headache attributed to intracranial hypertension secondary to hydrocephalus 141

headache attributed to intracranial hypertension secondary to metabolic, toxic or hormonal cause 140

headache attributed to intracranial infection 141

headache attributed to intracranial neoplasia 141

headache attributed to intracranial neoplasm 141

headache attributed to intrathecal injection 141

headache attributed to ischaemic ocular motor nerve palsy 141

headache attributed to ischaemic stroke (cerebral infarction) 141

headache attributed to localized brain infection 140

headache attributed to long-term use of non-headache medication 140

headache attributed to low cerebrospinal fluid (CSF) pressure 141

headache attributed to lymphocytic hypophysitis 141

headache attributed to mitochondrial encephalopathy, lactic acidosis and stroke-like episode (MELAS) 142

headache attributed to moyamoya angiopathy (MMA) 142

headache attributed to neurosarcoidosis 141

headache attributed to non-infectious inflammatory intracranial disease 141

headache attributed to non-traumatic intracranial haemorrhage 140

headache attributed to non-vascular intracranial disorder 141

headache attributed to occasional use of non-headache medication 140

headache attributed to ocular inflammatory disorder 142

headache attributed to other acute intracranial arterial disorder 141

headache attributed to other chronic intracranial vasculopathy 141

headache attributed to other disorder of homoeostasis 141

headache attributed to other metabolic or systemic disorder 141

headache attributed to other non-infectious inflammatory intracranial disease 141

headache attributed to other non-vascular intracranial disorder 141

headache attributed to other systemic infection 141

headache attributed to panic disorder 140

headache attributed to phaeochromocytoma 141

headache attributed to pituitary apoplexy 140

headache attributed to post-traumatic stress disorder (PTSD) 140

headache attributed to pre-eclampsia or eclampsia 142

headache attributed to primary angiitis of central nervous system (PACNS) 142

headache attributed to psychiatric disorder 140

headache attributed to psychotic disorder 140

headache attributed to radiosurgery of the brain 142

headache attributed to refractive error 141
headache attributed to retropharyngeal
headache attributed to reversible cerebral
  vasoconstriction syndrome (RCVS) 140
headache attributed to secondary angiitis of
  central nervous system (SACNS) 140
headache attributed to separation anxiety
  disorder 140
headache attributed to social anxiety disorder
  (social phobia) 141
headache attributed to somatization disorder
  141
headache attributed to specific phobia 141
headache attributed to spontaneous intracranial
  hypotension 142
headache attributed to substance withdrawal
  136
headache attributed to syndrome of
  retinal vasculopathy with cerebral
  leukoencephalopathy and systemic
  manifestations (RVCLSM) 140
headache attributed to systemic bacterial
  infection 141
headache attributed to systemic infection
  141
headache attributed to systemic viral infection
  141
headache attributed to temporomandibular
  joint disorder (TMD) 141
headache attributed to transient ischaemic
  attack (TIA) 140
headache attributed to trauma or injury to
  head and/or neck 142
headache attributed to travel in space 141
headache attributed to unruptured saccular
  aneurysm 142
headache attributed to unruptured vascular
  malformation 142
headache attributed to upper cervical
  radiculopathy 141
headache attributed to use of or exposure to a
  substance 141
headache attributed to use of or exposure to
  other substance 141
headache attributed to viral encephalitis 140
headache attributed to viral meningitis 140
headache attributed to viral meningitis or
  encephalitis 140
headache attributed to withdrawal from
  chronic use of other substance 133
headache not elsewhere classified 136
headache or facial or neck pain attributed
  to cervical carotid or vertebral artery
  dissection 140
headache or facial pain attributed to disorder
  of cranium, neck, eyes, ears, nose, sinuses,
  teeth, mouth or other facial or cervical
  structure 142
headache or facial pain attributed to other
  disorder of cranium, neck, eyes, ears, nose,
  sinuses, teeth, mouth or other facial or
  cervical structure 141
headache probably attributed to external
  application of a cold stimulus 125
headache probably attributed to ingestion or

inhalation of a cold stimulus 125
head and face hemangioma 30, 54
head and face lymphatic malformation 54
head and face lymph duct tumor 54
head and face pain 338
head and face vascular malformation 54
head and neck frostbite 329
head and neck lymphangioma 30
head and neck scar 54
head and neck skin malignant neoplasm 54
head and neck skin malignant tumor 30
head and neck ulcers (benign) 319
head and neck vascular malformation 30, 54
head and/or neck pain attributed to orthostatic
  (postural) hypotension 141
head benign tumor 30
head blood vessel therapeutic ultrasound 65
head carbuncle 426
head connective tissue benign tumor 30, 54
head connective tissue malignant neoplasm
  54
head, face and neck hemangioma 30
head, face and neck lipoma 30
head, face and neck skin dynamic undetermined
  tumor 351
head, face and neck skin tumor 351
head focal mass 54
head furuncle 426
head halter traction 306, 310
head hemangioma 13
head lipoma 30, 54
head of penis and cavernous body shunt 254
head or facial pain attributed to inflammation
  of stylohyoid ligament 140
head position delivery 393
head position dystocia 393
head secondary malignant neoplasm 54
head secondary malignant tumor 30
head upright tilt testing, head-up tilt test,
  upright tilttable testing 149
head-up tilt test, HUTT 81
healing abutment 66
healing by first intention 59
healing cap 61
healing period of burn wound 328
hearing disorder 34
hearing evaluation 41
hearing loss 34
hearing screening 41, 408
heart and renal failure 228
heart and respiratory failure 403
heartburn 110
heart failure 78, 154, 228, 403
heart failure after cardiac surgery 228
heart failure after obstetric surgery or
  operation 385
heart failure cell 474
heart failure with pulmonary edema after
  surgery 225
heart fat acid binding protein, HFBP 482
heart function I level (NYHA classification)
  70
heart function II level (NYHA classification)
  70, 228
heart function II ~ III level (NYHA classification)

228
heart function III level (NYHA classification)
  70, 228
heart function IV level (NYHA classification)
  70, 228
heart laceration and penetrating injury of
  ventricle 228
heart massage via open chest 358
heart murmur 80
heart plexus injury 137
heart rate variability, HRV 345
heart rupture 228
heart transplantation 236
heart valve calcification 227
heart valve replacement 236
heart valve rupture 227
heat cramp 70, 454
heat exhaustion 70, 454
heat prostration 70
heat saline test 473
heat shock protein 366
heat stroke 70
heat stroke associated mental disorder, sun
  stroke associated mental disorder 440
heatstroke induced by dehydration 70
heat stroke with dehydration 70
heat syncope 454
heat urticaria 423
heavy chain deposition disease 155
heavy chain disease 181
heavy ion 367
heavy ion linear accelerator 367
heavy metal poisoning 155
hebephrenic schizophrenia 133, 440
Heberden nodule with joint disease 267
heel fat pad atrophy 263
heel gait 299
heel pain 263, 297
heel walking 299
heightened perception 444
height of cusp 68
Heinz body 471
heleidae bite 421
Helicobacter pylori antibody IgA 481
Helicobacter pylori antibody IgG 481
Helicobacter pylori antibody IgM 481
Helicobacter pylori antigen 481
helicobacter pylori (Hp) nucleic acid 471
Helicobacter pylori (H.pylori) antibody
  481
Helicobacter pylori infection 465
Helicobacter pylori polypeptide 481
Helicobacter pylori stool antigen, HpSA
  481
Helicobacter pylori urease 481
Helium Neon (He-Ne) laser irradiation therapy
  433
Helium Neon laser 433
helium oxygen mixture ventilation 94
Heller surgery 359
Heller's esophagocardiomyotomy 215
HELLP syndrome 385
helminthiasis 464
helosis 269, 416
Helveston syndrome 1

hemafecia 407
hemangiectasis of colon 108
hemangiectasis of intestine 103
hemangioblastoma 204
hemangioblastoma of brain stem 350
hemangioma 32, 204, 229, 320, 406, 429
hemangioma in maxillofacial and neck region 46
hemangioma in nasal vestibule 25
hemangioma of anus 106
hemangioma of bladder 242
hemangioma of cardia 101
hemangioma of cervix 376
hemangioma of cheek 28
hemangioma of eyelid 16
hemangioma of fallopian tube 372
hemangioma of forearm 224
hemangioma of intestine 103
hemangioma of labia minora 373
hemangioma of large intestine 103
hemangioma of larynx 27
hemangioma of mesentery 103
hemangioma of nasal cavity 25
hemangioma of nasal dorsum 24
hemangioma of ovary 370
hemangioma of pancreas 114
hemangioma of parotid gland 29, 52
hemangioma of renal pelvis 244
hemangioma of reproductive organ 351
hemangioma of scrotum 246
hemangioma of skin 51
hemangioma of skull 28, 49, 201
hemangioma of urethra 242
hemangioma of vagina 374
hemangioma orbitae 16
hemangioma racemosum 223
hemangioma sclerosing agent injection treatment 434
hemangioma thrombocytopenia syndrome 429
hemangiopericytoma 204, 429
hemarthrosis of elbow joint 296
hemarthrosis of hip joint 276
hemarthrosis of knee 287
hemarthrosis of shoulder joint 271
hematemesis 213
hematidrosis 429
hematocele 243
hematocele of ankle 268
hematocele of uterine cavity 369
hematocele of wrist joint 285
hematochezia 116
hematocolpos 374
hematocrit 474
hematogenous calcaneal osteomyelitis 291
hematogenous disseminated pulmonary tuberculosis 90, 465
hematogenous dyspnea 34
hematologic disease gene mutation screening 471
hematolysis 179
hematoma aspiration of skin and subcutaneous tissue 193, 311, 322
hematoma of broad ligament 369
hematoma of clitoris 374

hematoma of cord 387
hematoma of knee 286
hematoma of liver 106
hematoma of lung 84, 212
hematoma of nasal septum 25
hematoma of palate 44
hematoma of penis 246
hematoma of scrotum 246
hematometra 375
hematomyelia 200
hematopoietic stem cell count 475
hematopoietic stem cell harvest 182
hematopoietic stem cell transplantation related acute kidney injury 154
hematopoietic stem cell transplantation related chronic kidney disease 154
hematopoietic stem cell transplantation 182
hematoporphyria 138
hematosalpinx 372
hematosalpinx with hematometra 372
hematotympanum 26
hematuria 156, 330, 408, 474
hematuria during delivery 386
hematuria metabolism screening 149
hemeralopia 19
hemianesthesia 144
hemianopia 10
hemiarthroplasty of hip 301
hemiatrophy 132
hemiballismus 132
hemichorea 132
hemic hypoxia 90
hemiconvulsion hemiplegia epilepsia syndrome 132
hemicrania continua 121
hemicrania continua, remitting subtype 121
hemicrania continua, unremitting subtype 121
hemidesmosome epidermolysis bullosa 410
hemidystonia 132, 144
hemifacial atrophy 42
hemifacial hemiatrophy 130
hemifacial hypoplasia 42
hemifacial microsomia 42
hemifacial spasm 33, 132
hemi-Fontan operation 231
hemiglossectomy 60
hemihepatectomy 187
hemihypalgesia 144
hemihypertrophy 132
hemilaminectomy 301
hemilaryngectomy 35
hemimandibular hypertrophy 42
hemimandibulectomy 60
hemi-Mustard operation 231
hemiparesis 449
hemiparesthesia 132
hemipelvectomy 301
hemiplegia 449
hemiplegic gait 144
hemiplegic migraine 132
hemisection of molar 63
hemivertebrae deformity 257
hemivertebrectomy 301

hemoadsorption 156
hemobilia 103
hemochromatosis 180
hemocytes separation technology 342
hemodiafiltration 156
hemodialysis 70, 95, 155, 333
hemodiluted autotransfusion 342
hemodilution 342
hemodynamic monitoring 346
hemodynamic pulmonary edema 338
hemofiltration 95, 155, 408
hemoglobin 474
hemoglobin C test 474
hemoglobin E disease 180
hemoglobin electrophoresis 474
hemoglobin H disease 180
hemoglobin Lepore syndrome 180
hemoglobin M disease 180
hemoglobinopathy 90, 180, 406
hemoglobin oxygen content 100
hemoglobin oxygen saturation 100
hemoglobin S-beta thalassemia 180
hemoglobinuria 156, 329, 474
hemolysis in situ 181
hemolytic crisis 179
hemolytic glaucoma 10
hemolytic secreting bacteria infection 424
hemolytic streptococcal gangrene 424, 464
hemolytic uremic syndrome 153, 179
hemoperfusion 95, 155
hemopericardium 77
hemoperitoneum 105, 398
hemopexin 474
hemophagocytic lymphohistiocytosis 179
hemophagocytic lymphohistiocytosis（HLH）gene mutation screening 470
hemophagocytic syndrome 179
hemophilic arthritis 291
hemophilic arthritis of knee 287
hemophilic arthropathy of ankle 268
hemophilic arthropathy of hip joint 276
hemopneumothorax 90
hemoptysis 79, 92, 213
hemopurification 333
hemorrhage after operation 186
hemorrhage 397
hemorrhage after tracheotomy 29
hemorrhage caused by cardiac and vascular prosthesis and transplant 228
hemorrhage in abdomen and pelvic 377
hemorrhage of anus and rectum 106
hemorrhage of brain stem 131
hemorrhage of caudate 136
hemorrhage of ciliary body 7
hemorrhage of digestive tract 113
hemorrhage of gallbladder 103
hemorrhage of hepatic duct 105
hemorrhage of thyroid cyst 163
hemorrhage of upper gastrointestinal tract 110
hemorrhage with fetal reduction 387
hemorrhagic bullous myringitis 25
hemorrhagic cerebral infarction 397
hemorrhagic choroidal detachment 3
hemorrhagic colitis 103

hemorrhagic cystitis 397
hemorrhagic cyst of kidney 243
hemorrhagic dementia 121, 437
hemorrhagic effusion after cerebral infarction 131
hemorrhagic encephalitis 121
hemorrhagic external hemorrhoid 103
hemorrhagic fever with renal syndrome 153, 464
hemorrhagic gastritis 458
hemorrhagic hemorrhoid 259
hemorrhagic ileus 397
hemorrhagic infarction 121
hemorrhagic internal hemorrhoid 103
hemorrhagic intraventricular cast 201
hemorrhagic measles 458
hemorrhagic ovarian follicular cyst 368
hemorrhagic pancreatitis 458
hemorrhagic peritonitis 103, 397
hemorrhagic pulmonary leptospirosis 83
hemorrhagic rectitis 103
hemorrhagic salpingitis 368
hemorrhagic shock 219
hemorrhagic spinal vascular disease 121
hemorrhagic spot 181
hemorrhagic transformation after cerebral infarction 131
hemorrhagic varicella 411
hemorrhoid bleeding in pregnancy 391
hemorrhoidectomy 196
hemorrhoidectomy and anoplasty 196
hemosiderin containing fibrolipoma 267
hemosiderin granule 472
hemosiderin hyperpigmentation 414
hemosiderinuria 177
hemosiderosis 177
hemosiderosis of liver 105
hemosiderotic glaucoma 15
hemospermia 245
hemostasis 182
hemostasis of external carotid artery by ligation 62, 207
hemostasis of external carotid artery ligation 37
hemostasis of intraperitoneal hemorrhage 190, 249, 356
hemostasis of postpartum hemorrhage 394
hemostasis of ruptured internal carotid artery aneurysm 37, 207
hemostatic suture 303
hemothorax 90, 406
hemotympanum 32
Henderson hip arthrodesis 300
Henocb-Schnlein purpura nephritis grade Ⅳ (mesangial proliferation with 50%~75% crescents) 151
Henoch-Schnlein purpura 177
Henoch-Schnlein purpura nephritis grade Ⅰ (mild lesion) 151
Henoch-Schnlein purpura nephritis grade Ⅱ (mesangial proliferation) 151
Henoch-Schnlein purpura nephritis grade Ⅲ a (focal mesangial proliferation with segmental necrotizing, embolism and sclerosis, with <50% crescents) 151

Henoch-Schnlein purpura nephritis grade Ⅲ b (diffuse mesangial proliferation with segmental necrotizing, embolism and sclerosis, with <50% crescents) 151
Henoch-Schnlein purpura nephritis grade Ⅵ (membranoproliferative glomerulonephritis) 151
Henoch-Schnlein purpura nephritis grade Ⅴ (mesangial proliferation with>75% crescents) 151
Henoch-Schnlein purpura nephritis 151
hepalobectomy 356
heparin cofactor Ⅱ 472
heparin-free hemodialysis 155
heparin-induced thrombocytopenia 176
hepatatrophia 106
hepatic abscess 459
hepatic actinomycosis 459
hepatic and biliary branchial fistula 85
hepatic and renal failure 398
hepatic aneurysm 221
hepatic angiosarcoma 106
hepatic angiosarcoma induced by vinyl chloride 454
hepatic arteriography 191
hepatic artery embolization 221
hepatic artery injury 105, 185
hepatic artery intubation 191
hepatic artery-portal venous fistula 221
hepatic artery pseudoaneurysm 221
hepatic artery revascularization 232
hepatic artery stenosis 221
hepatic artery stent implantation 232
hepatic artery thrombosis 221
hepatic aspergillosis 459
hepatic capillariasis 459
hepatic carcinoma in situ 106
hepatic carcinoma with portal vein tumor thrombus 348
hepatic carcinosarcoma 348
hepatic coma 106
hepatic cyst 105
hepatic cysticercosis 105, 459
hepatic diabetes 161
hepatic duct and duodenum anastomosis 356
hepatic duct and jejunum anastomosis 356
hepatic duct and stomach anastomosis 356
hepatic duct ascariasis 107
hepatic ductoplasty 191
hepatic duct stent implantation 356
hepatic duct stent placement 191
hepatic dysfunction 326
hepatic echinococcosis 459
hepatic echinococcosis granulosa 106
hepatic echinococcosis granulosis 459
hepatic encephalopathy 106, 124, 459
hepatic failure 105, 326, 398
hepatic failure after liver transplantation 185
hepatic fibrosis 106
hepatic glomerulosclerosis 151
hepatic goitre 106
hepatic granuloma 106
hepatic hemangioma 106, 398

hepatic insufficiency 105, 326
hepatic insufficiency after liver transplantation 185
hepatic lesion due to chemical toxicology 107
hepatic lipase 482
hepatic lipase deficiency 161
hepatic lobectomy 191
hepatic metastasis of colonic carcinoma 347, 349
hepatic myelopathy 124
hepatic nephropathy 106
hepatic neuroendocrine neoplasm 348
hepaticolithotomy 191
hepatic portal lymphadenectasis 105
hepatic portal vascular malformation 105
hepatic segmentecomy 191
hepatic trisegmentectomy 191
hepatic vein and inferior vena cava obstruction 221
hepatic vein injury 105, 185
hepatic veno occlusive disease 106
hepatic venous aneurysm 221
hepatic venous angioplasty 191
hepatic venous angioplasty of balloon dilatation 191
hepatitis 106, 398
hepatitis associated aplastic anemia 176
hepatitis A virus antibody 477
hepatitis A virus antibody IgG 477
hepatitis A virus antibody IgM 477
hepatitis A virus antigen 477
hepatitis A virus ribonucleic acid 470
hepatitis B core antibody 118, 480
hepatitis B core antigen 480
hepatitis B e antibody 480
hepatitis B e antigen 480
hepatitis B recurrence after liver transplantation 185
hepatitis B resistance gene 471
hepatitis B surface antibody 480
hepatitis B surface antigen 480
hepatitis B surface antigen-positive 118
hepatitis B virus antibody 118
hepatitis B virus associated glomerulonephritis 154
hepatitis B virus associated nephritis 465
hepatitis B virus basic core promoter (BCP) mutation 471
hepatitis B virus carrier 115
hepatitis B virus core antibody IgG 480
hepatitis B virus core antibody IgM 480
hepatitis B virus desoxyribonucleic acid 471
hepatitis B virus e antibody IgG 480
hepatitis B virus gene mutation 471
hepatitis B virus genotyping 471
hepatitis B virus immunization 115
hepatitis B virus immunoglobulin 115
hepatitis B virus infection 154
hepatitis B virus large outer membrane protein antigen 480
hepatitis B virus liver failure 115
hepatitis B virus patients 115
hepatitis B virus positive 115
hepatitis B virus pre-C mutation 471
hepatitis B virus pre-S1 antibody 480

hepatitis B virus pre-S1 antigen　480
hepatitis B virus pre-S2 antibody　480
hepatitis B virus pre-S2 antigen　480
hepatitis B virus relapse　115
hepatitis B virus related cirrhosis　115
hepatitis B virus related drug resistance　115
hepatitis B virus related fibrosis　115
hepatitis B virus related liver transplantation　115
hepatitis B virus surface antibody IgG　479
hepatitis B virus testing　115
hepatitis B virus YMDD mutation　471
hepatitis B with cholestasis　397
hepatitis C carrier　101
hepatitis C cirrhosis　69
hepatitis C virus antibody　476
hepatitis C virus antibody positivity　457
hepatitis C virus associated glomerulonephritis　150
hepatitis C virus associated nephritis　457
hepatitis C virus core antigen　476
hepatitis C virus genotyping　469
hepatitis C virus infection　150
hepatitis C virus ribonucleic acid　469
hepatitis D virus antibody　476
hepatitis D virus antigen　476
hepatitis D virus ribonucleic acid　470
hepatitis E virus antibody　480
hepatitis E virus antibody IgG　480
hepatitis E virus antibody IgM　480
hepatitis E virus ribonucleic acid　470
hepatitis G virus antibody　476
hepatitis G virus ribonucleic acid　470
hepatitis syndrome　398
hepatoblastoma　105
hepatocellular carcinoma　106, 348
hepatocellular carcinoma with cholangiocarcinoma thrombus　348
hepatocellular carcinoma with portal vein tumor thrombus　348
hepatocellular jaundice　106
hepatocholangioenterostomy　191
hepatoerythropoietic porphyria　414
hepatojugular reflux sign　79
hepatolenticular degeneration　124, 414
hepatolenticular degeneration dementia　124
hepatomegaly　116, 181
hepatonecrosis　105
hepatopancreatoduodenectomy　191
hepatopleural fistula　85
hepatoptosis　106
hepatopulmonary syndrome　85, 105
hepatorenal syndrome　106, 151
hepatorenal syndrome type 1　151
hepatorenal syndrome type 2　151
hepatorrhagia　105
hepatosplenicT cell lymphoma　176
hepatosplenomegaly　106, 407
Her-2 gene amplification detection　468
Her-2 gene amplification in situ hybridization（ISH）detection　468
HER2 gene mutation detection　468
herbal or folk remedy abuse　439
herbicide poisoning　452
hereditary abnormality of thyroxine binding globulin　169
hereditary angioedema　430
hereditary antithrombin deficiency　180
hereditary ataxia with muscle atrophy　139
hereditary benign intraepithelial dyskeratosis　430
hereditary capillary fragility　169
hereditary cerebellar ataxia　139
hereditary cerebral vascular disease　139
hereditary choroidal dystrophy　17
hereditary coproporphyria　430
hereditary corneal dystrophy　17
hereditary deafness　32
hereditary dentinogenesis imperfecta　58
hereditary distal motor neuropathy　139
hereditaryelliptocytosis　180
hereditary enamel dysplasia　58
hereditary familial urticaria syndrome　430
hereditary folate metabolism abnormalities　139
hereditary fructose intolerance　115
hereditary gingival fibromatosis　58
hereditary hemochromatosis　180
hereditary hemorrhagic telangiectasia　90, 180
hereditary hemorrhagic telangiectasis　229, 429
hereditary hyperphosphatasia　169
hereditary hypophosphatemic osteomalacia　169
hereditary hypophosphatemic rickets　169
hereditary kidney disease　154
hereditary localized pruritus　430
hereditary lymphedema　430
hereditary macular coloboma syndrome　17
hereditary macular dystrophy　17
hereditary motor and sensory neuropathy　139
hereditary motor neuron disease　139
hereditary motor-sensory neuropathy　139, 293
hereditary mucosal epithelial dysplasia　430
hereditary multiple coagulation factor deficiency　180
hereditary multiple exostoses　293, 430
hereditary nail deformity　430
hereditary neuropathy with liability to pressure palsies　139
hereditary olivopontocerebellar atrophy　138
hereditary opalescent dentin　58
hereditary optic neuropathy　17
hereditary osteo-onychodysplasia　154
hereditary ovarian cancer syndrome　169
hereditary palmoplantar keratoderma　430
hereditary papulatranslucent acrokeratoderma　429
hereditary Parkinson disease　139
hereditary Parkinsonism　139
hereditary peripheral neuropathy　139
hereditary persistence of fetal haemoglobin　406
hereditary persistence of fetal hemoglobin　180
hereditary posterior polymorphous corneal dystrophy　17
hereditary progressive mucinous histiocytosis　430
hereditary protein C deficiency　180
hereditary protein S deficiency　180
hereditary pulmonary arterial hypertension　90
hereditary pyropoikilocytosis　180
hereditary renal amyloidosis　154
hereditary renal tubular disease　154
hereditary retinal degeneration　17
hereditary retinal dystrophy　17
hereditary retinitis pigmentosa-deafness syndrome　30
hereditary sclerosing poikiloderma　430
hereditary sensory and autonomic neuropathy　138
hereditary sensory neuropathy　138
hereditary spastic paraplegia　139
hereditary spastic paraplegia complicated phenotype　139
hereditary spastic paraplegia pure phenotype　139
hereditary spherocytosis　180, 474
hereditary stomatocytosis　180
hereditary syndrome associated diabetes　169
hereditary thrombocytopenia　180
hereditary thrombophilia　180
hereditary transient congenital hypothyroidism　169
hereditary variation of eyebrows　430
hereditary vitreoretinal degeneration　17
hereditary vitreoretinopathy　17
hereditary woolly hair　430
hereditary xanthinuria　174, 246
hereditary xerocytosis　180
heredofamilial amyloid polyneuropathy　416
heredopathia atactica polyneuritiformis　293
heredopathia atactica polyneuritis　139
Herlitz lethal borderline epidermolysis bullosa　415
Hermansky-Pudlak syndrome　415
hermaphroditism　241
Hermansky-Pudlak syndrome　162
hernia of linea alba　184
herniation of cervical disc　274
heroin dependence syndrome　438
heroin nephropathy　151
heroin poisoning　69
herpangina　51, 401, 422
herpes　463
herpes in pregnancy　391
herpes labialis　43, 418
herpes of bladder　242
herpes simplex　43, 412, 458
herpes simplex associated with ocular complication　412
herpes simplex encephalitis　412
herpes simplex labialis　411, 458
herpes simplex virus antibody　476
herpes simplex virus antibody IgG　476
herpes simplex virus antibody IgM　476
herpes simplex virus antigen　476
herpes simplex virus desoxyribonucleic acid　470
herpes simplex virus encephalitis　122, 458

herpes simplex virus infection 397
herpes simplex virus iridocyclitis, herpetic simplex virus iridocyclitis 458
herpes simplex virus keratitis 458
herpes simplex virus meningitis 122, 458
herpes simplex virus ocular disease 3
herpes simplex virus ophthalmia 458
herpes simplex virus pneumonia 82
herpes simplex virus type Ⅰ antibody 476
herpes simplex virus type Ⅰ antibody IgG 476
herpes simplex virus type Ⅰ antibody IgM 476
herpes simplex virus type Ⅰ desoxyribonucleic acid 470
herpes simplex virus type Ⅱ antibody 476
herpes simplex virus type Ⅱ antibody IgG 476
herpes simplex virus type Ⅱ antibody IgM 476
herpes simplex virus type Ⅱ desoxyribonucleic acid 470
herpes simplex virus vesicular dermatitis 458
herpes virus 9
herpes virus conjunctivitis 9, 422, 463,
herpes virus dermatitis of eyelid 463
herpes virus encephalitis 463
herpes virus eyelid dermatitis 10
herpes virus hepatitis 110, 422, 463
herpes virus iritis 9, 463
herpes virus keratitis 9, 422
herpes virus keratoconjunctivitis 9, 463
herpes virus meningitis 422, 463
herpes virus meningoencephalitis 463
herpes virus pharyngotonsillitis 463
herpes virus proctitis 463
herpes virus stomatitis 463
herpes virus tonsillitis 463
herpes virus uveitis 463
herpes zoster 397, 411, 458
herpes zoster conjunctivitis 3, 458
herpes zoster encephalitis 121, 458
herpes zoster geniculate ganglionitis 121
herpes zoster iridocyclitis 3, 458
herpes zoster iritis 3, 458
herpes zoster keratitis 3, 411, 458
herpes zoster keratoconjunctivitis 3, 411, 458
herpes zoster meningitis 121, 411, 458
herpes zoster meningoencephalitis 121, 411, 458
herpes zoster motor paralysis 411
herpes zoster multiple cranial nerve palsy 411
herpes zoster nerve root myelitis 411
herpes zoster of external genitalia 245
herpes zoster of eyelid 15
herpes zoster ophthalmicus 3, 15, 429
herpes zoster radiculitis 121, 411, 458
herpes zoster radiculomeningomyelitis 121
herpes zoster sciatica 458
herpes zoster virus infection 397
herpetic angina 463
herpetic eczema 422
herpetic encephalitis 422
herpetic gingivostomatitis 51

herpetic keratoconjunctivitis 422
herpetic ophthalmia 10
herpetic paronychia 278
herpetic pharyngitis 29, 422
herpetic radiculopathy 422
herpetic rectitis 110, 422
herpetic septicemia 422
herpetic simplex ophthalmia 3
herpetic simplex virus iridocyclitis 3
herpetic stomatitis 401
herpetic sycosis 422
herpetic tonsillitis 401
herpetic virus uveitis 10
herpetic whitlow 422
herpetiform aphthous stomatitis 51
herpetiform aphthous ulcer 51
herps zoster multiple cranial nerves palsy 121
herps zoster polyneuropathy 121
Herxheimer's reaction 415
hesitancy in urination 247
heterochromatic cataract 4
heterochromia iridium 4
heterogenic tooth transplantation 66
heterograft of skin 324
heterophile agglutination test 480
heterophoria 17
heterophyiasis 465
heterosexual precocious puberty 170
heterotopic embedded tooth 58
heterotopic embedded tooth of moderate site 59
heterotopic impacted tooth 58
heterotopic ossification 293, 450
heterotopic ossification after artificial hip joint replacement 281
heterotopic ossification of hip joint 276
heterotopic salivary gland 58
HEV-Ab 480
HEV-IgG 480
HEV-IgM 480
HEV RNA 470
hexokinase deficiency 178
hexosamine 482
hexosaminidase A and B deficiency disease 120
HFI 115
HFJV 340
HFLM 144
HFOV 340
HFPPV 340
HFT 145
HFV 335, 340
Hg 482
HGV RNA 470
HGV-Ab 476
Hh blood group genotyping by polymerase chain reaction-sequence specific primer (PCR-SSP) 469
HHFNC 342
HHT 90
HHV8-associated lymphoproliferative disorder 175
HHV8-positive diffuse large B cell lymphoma (DLBCL), not otherwise specified (NOS)

175
HHV8-positive germinotropic lymphoproliferative disorder 175
hiatal hernia 88, 111
hibernoma 199, 412
hiccup 213
hidradenitis 415
hidradenitis suppurativa 415
hidradenoma 267, 415
hidroacanthoma simplex 412
hidroadenoma papilliferum 424
hidrotic ectodermal dysplasia 430
high AC/A adjustable esotropia 4
high altitude adaptation 85
high-altitude cerebral edema 453
high altitude disease 453
high-altitude headache 124
high-altitude heart disease 453
high-altitude hypertension 453
high-altitude pulmonary edema 85, 337, 453
high altitude pulmonary hypertension 74
high altitude response 453
high amino acid urine 172
high anal fistula 106
high anion gap (AG) metabolic acidosis 85
high ankle sprain 263
high concentration oxygen therapy 94
high condylar resection 62
high degree atrioventricular block 73
high-density lipoprotein cholesterol 482
high density lipoprotein deficiency 162, 172
high dose rate 365
high dose rate brachytherapy 365
high-flow oxygen therapy 94
high forceps delivery 394
high frequency B ultrasound and Doppler ultrasound examination of skin 435
high frequency chest wall oscillation 94
high frequency electrocoagulation of colonic lesion 192
high frequency electrocoagulation of colon lesion 357
high frequency electrotherapy 94
high frequency fatigue 85
high-frequency filter 146
high frequency flow interrupter high frequency oscillation ventilation 94
high-frequency hearing loss 453
high frequency jet ventilation 94, 340
high frequency jet ventilator 94
high-frequency leg movement 144
high frequency oscillation ventilation 94, 340
high frequency positive pressure ventilation 94, 340
high frequency ventilation 94, 335, 340, 408
high frequency ventilator 94
high-grade B cell lymphoma 176
high-grade B cell lymphoma, not otherwise specified (NOS) 176
high-grade B cell lymphoma with MYC and BCL2 and/or BCL6 rearrangement 176
high-grade endometrial stromal sarcoma 369
high grade fever 330

high-grade glioma 199

high-grade intraepithelial neoplasia of the prostate 243

high-grade serous carcinoma of peritoneum 348

high-grade squamous intraepithelial lesion of cervix 375

high-grade squamous intraepithelial lesion of vagina 374

high-grade squamous intraepithelial lesion of vulva 373

high-grade surface osteosarcoma 263

high hyperopia 4

high IgD syndrome 414

high IgE syndrome 414

high inflection point 97

high-intensity focused ultrasound(HIFU) ablation of liver lesion 190

high-intensive focused ultrasound ablation of abdominal wall endometriosis 377

high-intensive focused ultrasound ablation of adenomyoma 377

high-intensive focused ultrasound ablation of uterus myoma 377

high-level aminoglycoside resistance 483

high level positive end-expiratory pressure 94

high ligation and stripping of great saphenous vein 231

high ligation of great saphenous vein 231

high ligation of hernial sac 194

high ligation of hernial sac of bilateral oblique inguinal hernia 194, 335

high ligation of hernial sac of unilateral indirect inguinal hernia 187

high ligation of spermatic vein 250

high ligation of tunica vaginalis 252

high ligation of vaginal process 252

high β lipoprotein 172

high β lipoprotein associated with high pre-β lipoprotein 172

highly active anti-retroviral therapy 459

highly aggressive lymphoma 176

highly pathogenic avian influenza A infection in human 88

highly selective vagotomy 191

high molecular weight kininogen 472

high myopia 4

high myopia chorioretinopathy 4

high myopia-related esotropia 4

high myopia with posterior scleral staphyloma 4

high myopic chorioretinopathy(posterior scleral staphyloma) 4

high normal value blood pressure 78

high ovarian response 370

high performance liquid chromatography 182

high phosphatidylcholine hemolytic anemia 176

high position impaction of mandibular third molar 54

high pressure nervous syndrome 85

high renin hyperaldosteronism 172

high renin hypertension 240

high resolution chromosome karyotype

analysis 470

high resolution typing for HLA 471

high risk 73

high risk for Down syndrome 393

high-risk infant 398

high risk pregnancy 386

high scapula 289

high tibial osteotomy 309

high tidal volume 94

high tidal volume mechanical ventilation 94

high transverse fracture 263

high turnover bone disease 151

high uterosacral ligament hysteropexy 383

high uterosacral ligament suspension 382

high voltage electrical burn 326

hilar bile duct tumor 348

hilar cell tumour of ovary 165

hilar cholangiocarcinoma 348

hilar lymphadenitis 84

hilar lymph node enlargement 84

hilar lymphonode tuberculosis 84

hilar lymphonode tuberculosis(confirmed by bacteriology and histology) 84

hilar pleural stripping release 214

Hill-Sachs injury 256

hinge axis 67

hinge axis point 67

hinge movement 67

hinge position 67

hinge typed artificial knee joint replacement 308

hip abscess 276

hip amputation 394

hip and thigh crush injury 276

hip arthrodesis with anterior plate fixation 311

hip biopsy 310

hip bone grafting 310

hip cut 276

hip extension test 299

hip femoral nerve injury 129, 276

hip femoral vein injury 223, 276

hip fracture 276

hip great saphenous vein injury 276

hip injury 276

hip joint ankylosis 276

hip joint arthrolysis 310

hip joint arthrotomy 310

hip joint aspiration 310

hip joint cyst 276

hip joint disarticulation 310

hip joint exclusion 310

hip joint fistula 276

hip joint impingement 276

hip joint implant 276

hip joint instability 276

hip joint labrum injury 276

hip joint lesion resection 358

hip joint rotation test 299

hip joint sprain 276

hip joint synovitis 276

hip joint traumatic myositis ossificans 276

hip lipomatosis 168

hip nerve injury 129, 276

hip neuritis 135

hip pain 299

hippocampal sclerosis 124

hippocratic nail 411

hip prosthesis removal 310

hip scar 329

hip varus deformity 299

hip vascular injury 223, 276

HIPEC 190

Hirayama disease 133

hirsutism 412

His bundle electrogram 81

histamine $H_2$-receptor antagonist poisoning 456

histamine-induced headache 144

histamine-like syndrome 456

histidinemia 174

histiocytic and dendritic cell neoplasm 181

histiocytic phagocytic panniculitis 432

histiocyticsarcoma 181

histiocytosis of eyelid 16

histiocytosis X 181

histocompatibility testing 255

histogenous hypoxia 92

histoid leproma 432, 466

histologic transformation 181

histoplasma immunology test 481

histoplasmosis 18, 432, 466

histoplasmosis capsulati 460

histoplasmosis duboisii 458

history of breast malignant tumor 70

history of drug allergy 450

history of poliomyelitis 448

history of psychological trauma 450

histrionic personality 442

HIV-1-Ab 480

HIV-Ab 480

HIV-Ag/Ab 480

HIV associated gingivitis 42

HIV associated periodontitis 42

HIV infection associated with uveitis 1

HIV ocular disease 1

HIV optic neuropathy 1

HIV p24 480

HIV RNA 470

HLA 473

HLA-A,B,C,DRB1,DQB1 genotyping by DNA microarray 468

HLA-A,B,DRB1 genotyping by polymerase chain reaction-sequence specific primer (PCR-SSP) 468

HLA-A,B,DRB1 genotyping by sequence-based typing(SBT) 468

HLA antibody identification 471

HLA-B27 related uveitis 1

HLA-DR15 gene detection 468

HLA high resolution typing 468

HLA-identical sibling allogeneic hematopoietic stem cell transplantation 179

HLA low resolution typing 468

HLA medium resolution typing 468

HLAR 483

HMSN 139, 293

HMWK 472

HNPP 139

hoarseness 213, 330

HOD　123
Hodgkin lymphoma　416
Hoffa fracture　256
Hoffmann sign　299
Hohmann procedure　300
Hoke arthrodesis　300
Hoke triple arthrodesis　300
Hollenhorst plaque　18
holmium laser sclerectomy　20
Holt-Oram syndrome　290
Homan operation　358
Homans-Macey procedure　191
home blood pressure　81
home observation for measurement of
　environment scale　446
home oxygen therapy　94
home screening questionnaire　446
home sleep apnea test　98
homocysteine　482
homocysteinuria　402
homocystinuria　426
homogeneous leukoplakia　47
homogenous erythroplakia　47
homograft of skin　323
homologue of benzene toxic effect　69
homonymous hemianopsia　13
homophobia　440
homotransplantation of tooth　65
hook incision　206
Hoover sign　92
Hopkins verbal learning test　445
hordeolum　8
horizontal bone augmentation　64
horizontal bone defect　59
horizontal bone loss　59
horizontal chin deficiency　48
horizontal chin hypergenesis　48
horizontal fracture of maxilla　49
horizontal impacted tooth　53
horizontally repositioned flap　64
horizontal mandibular bone deficiency　55
horizontal mandibular bone hypergenesis
　55
horizontal maxillary deficiency　52
horizontal maxillary hypergenesis　52
horizontal osteotomy　64
horizontal partial laryngectomy　37
horizontal rectus muscle abduction　21
horizontal rectus muscle strengthening　21
horizontal relation of jaw　67
horizontal resorption　59
horizontal vertical partial laryngectomy　37
hormonal imbalance　162
hormone antagonist poisoning　453
hormones and their synthetic substitutes
　poisoning　69
hormone synthesis obstacle without goiter　162
Horner syndrome　5, 86, 337, 416
horse flies bite　420
horse-shoe hole　19
horseshoe incision　208
horseshoe kidney　156, 241
horseshoe kidney symphysis incision　250
horsetail cysticercosis　130
hospice care　353

hospice care of malignant tumor　354
hospital acquired infection　338
hospital acquired pneumonia　90
hospital anxiety and depression scale　446
hospitalism in children　437
hot cross bun sign　148
hot crush injury　328
hot warm skin　299
hot water evoked reflex epilepsy　133
hourglass contracture of stomach　112
hourglass stenosis and contraction of stomach
　112
HPLC　182
HPNS　85
HPV　338
HPV B19　402
HPV in situ hybridization (ISH) detection
　468
Hruby preset lens　22
HS　180, 474, 337
HSIL　373, 374, 375
HSP　366
HSV-1 DNA　470
HSV-1-Ab　476
HSV-1-IgG　476
HSV-1-IgM　476
HSV-2 DNA　470
HSV-2-Ab　476
HSV-2-IgG　476
HSV-2-IgM　476
HSV-Ab　476
HSV-Ag　476
HSV DNA　470
HSV-IgG　476
HSV-IgM　476
HTLV-Ab　479
Hu Le Shai syndrome　162
Hu Le syndrome　162
Hull's disease　162
human bite injury　423
human bocavirus infection　458
human chorionic gonadotropin beta-subunit,
　β-HCG　482
human chorionic gonadotropin　482
human chorionic gonadotropin (HCG)
　secreting tumor　165
human epidermal growth factor receptor 2,
　HER-2　479
human epididymis secretory protein 4　479
human granulocytic anaplasmosis　463
human immunodeficiency virus antibody
　480
human immunodeficiency virus associated
　encephalopathy　463
human immunodeficiency virus associated
　nephropathy　153
human immunodeficiency virus associated
　wasting syndrome　463
human immunodeficiency virus infection
　401
human immunodeficiency virus infection,
　HIV infection　463
human immunodeficiency virus p24　480
human immunodeficiency virus positive　463
human immunodeficiency virus ribonucleic

acid　470
human immunodeficiency virus type Ⅰ antibody
　480
human infection with avian influenza　463
human infection with avian influenza $H_7N_9$
　463
human infection with monkey herpes virus
　type 1　463
human infection with the highly pathogenic
　avian influenza $A/H_5N_1$　463
humanistic therapy　445
human leukocyte antigen　473
human leucocyte antigen (HLA)-B27　473
human leucocyte antigen (HLA)-DR2　473
human leukocyte elastase-ANCA, HLE-
　ANCA　478
human metapenu-movirus pneumonia　88
human monocytotropic ehrlichiosis　463
human papilloma virus desoxyribonucleic
　acid, HPV DNA　470
human papilloma virus genotyping　470
human papilloma virus infection　372, 463
human papillomavirus test　384
human parvoviridae B19 antibody　479
human parvoviridae B19 IgG antibody　479
human parvoviridae B19 IgM antibody　480
human parvovirus B19　402, 463
human phantom　366
human platelet antigen (HPA) genotyping by
　DNA microarray　470
human platelet antigen (HPA) genotyping
　by polymerase chain reaction-sequence
　specific primer (PCR-SSP)　470
human rotavirus ribonucleic acid, HRV RNA
　470
human sex determining region Y (SRY) gene
　470
human spermatozoan acrosin activity assay
　472
human Streptococcus suis infection　463
human T-cell leukaemia virus antibody　479
humeral agenesis/hypoplasia　263
humeral agenesis/hypoplasia, bilateral　263
humeral agenesis/hypoplasia, unilateral　263
humeral artificial bone graft　304
humeral biopsy　304
humeral bone graft　304
humeral condylar fracture　264
humeral epiphysiolysis close reduction　304
humeral fenestration　304
humeral fracture　263
humeral head fracture　264
humeral head replacement　304
humeral head split fracture　264
humeral intercondylar fracture　264
humeral intramedullary nail fixation　304
humeral lengthening　304
humeral neck fracture　264
humeral osteoclasia　304
humeral pin internal fixation　304
humeral plate internal fixation　304
humeral screw internal fixation　304
humeral shaft fracture　263
humeral supracondylar facture　264
humeroradial synostosis　264

humeroradial synostosis, bilateral　264
humeroradial synostosis, unilateral　264
humeroradioulnar synostosis　264
humeroradioulnar synostosis, bilateral　264
humeroradioulnar synostosis, unilateral　264
humeroulnar synostosis, bilateral　263
humeroulnar synostosis, unilateral　263
humerus angioplasty　304
humerus bone graft　304
humerus varus　264
humid gangrene of lower extremity　227
humidification therapy　95
humidified high flow nasal cannula　342
humidifier lung　86
humid therapy　342
hummingbird sign　146
humoral excess with hypernatremia　162
humoral excess with normal serum sodium
　level　170
Hunter syndrome　173
hunting reaction　411
Huntington disease　125, 162
Huriez syndrome　428
Hurler-Scheie syndrome　415
Hurthle cell adenoma　169
Hurthle cell tumor of thyroid　169
Hutchinson fracture　280
Hutchinson triad　414
H wave　145
hyacinth bean poisoning　452
hyaline cast　474
hyalinizing trabecular tumor of thyroid　349
hyalohyphomycosis　426
hybrid operation of intracranial aneurysm and
　carotid artery stenosis　208
hybrid thoracic endovascular stent-graft repair
　(axillary-axillary artery, axillary-carotid
　artery, axillary-axillay-carotid artery)　232
hydantoin derivative poisoning　455
hydatid disease　416, 460
hydatidiform mole　371
hydranencephaly　199
hydrazine poisoning　453
hydroa vacciniforme　421
hydroa vacciniforme-like lymphoma　432
hydroavacciniforme-like lymphoproliferative
　disorder　179
hydrocalycosis　244
hydrocele of testis　240
hydrocephalus　449
hydrocephalus after intracranial hemorrhage
　400
hydrocephalus after subarachnoid hemorrhage
　143
hydrochloric acid burn　330
hydrochloric acid induced chemical burn
　455
hydrocyanic acid burn　328
hydrofluoric acid burn　328
hydrofluoric acid poisoning　453
hydrogen cyanide poisoning　454
hydrogen fluoride chemical burn　453
hydrogen fluoride poisoning　453
hydrogen sulfide poisoning　454
hydrogen sulfide toxic effect　69

hydrolabyrinth　34
hydronephrosis　243, 401, 449
hydronephrosis with renal and ureteral calculi
　obstruction　243
hydronephrosis with renal calculus　243
hydronephrosis with ureteral calculus　243
hydronephrosis with ureteral stricture　243
hydronephrosis with ureteropelvic junction
　obstruction　243
hydropneumothorax　90, 212, 406
hydrops fetalis　392
hydrops of gallbladder　104
hydrosalpinx　372
hydrotherapy　333, 451
hydrotubation　382
hydroureter　245, 401
hydrovarium　370
hydroxyapatite deposition disease　280
hydroxylysinemia　173
hydroxyquinoline derivative poisoning　454
hymen injury　368
hymenolepiasis　109, 462
hymenolepiasis diminuta　458
hymenolepiasis nana　464
hymenopolypus　368
hymenorrhaphy　378
hymenotomy　378
hymen repair　378
hyoscyamine (belladonna) plant poisoning
　454
hyperactive bowel sound　116
hyperactivity disorder associated with mental
　retardation and stereotyped action　450
hyperactivity disorder associated with mental
　retardation and stereotyped movement
　441
hyperacusis　34
hyperadrenocorticism　166
hyperaldosteronism　165
hyperalgesia　338, 426
hyperammonemia　172, 398
hyperandrogenism　162
hyperbaric oxygen　94
hyperbaric oxygenation　340
hyperbaric oxygen therapy　94
hyperbilirubinemia　176
hyperbulia　444
hypercalcemia　85, 156, 172, 326, 398
hypercalcemia dementia　124
hypercalcemia encephalopathy　124
hypercalcemic crisis　162
hypercalcemic nephropathy　151
hypercalcitoninemia　172
hypercalciuria　161, 240
hypercapnia　85, 326
hypercapnic respiratory failure　85
hypercapnic ventilatory response　97
hypercarotenemia　172
hypercementosis　57
hyperchloremia　85, 172, 398
hyperchloremia acidosis　172
hyperchloremic acidosis　85
hyperchlorhydria　112
hyperchloric acidosis　398
hypercholesteremia　172

hypercholesteremia with endogenous
　hypertriglyceridemia　172
hypercholesterolemia due to cholesterol
　7α-hydroxylase deficiency　160
hyperchylomicronaemia　172
hypercortisolism　242
hypercystinuria　172
hyperdense middle cerebral artery sign　146
hyperdynamic shock　326
hyperekplexia syndrome　124
hyperemesis gravidarum　372, 391
hypereosinophilic dermatitis　425
hypereosinophilic syndrome　179
hyperesthesia　263, 414
hyperextension deformity of interphalangeal
　joint　330
hyperextension deformity of metacarpopha-
　langeal joint　330
hyperextension injury　267
hyperfraction radiotherapy　364
hyperfunction of lateral pterygoid　58
hypergammaglobulinaemia　176
hypergastrinemia　106
hypergonadotropic amenorrhea　369
hypergonadotropic hypogonadism　161
hypergonadotropic hypogonadism-cataract
　syndrome　161
hyperhidrosis　122, 412
hyperhomocysteinemia　172, 176
hyperhydroxyprolinemia　172
hyperinsulinism　172
hyperinsulinism caused by glucokinase-
　activating mutation　165
hyperinsulinism caused by hepatocyte nuclear
　factor 4A (HNF4A) gene mutation　161
hyperinsulinism caused by insulin receptor
　(INSR) mutation　169
hyperinsulinism caused by uncoupling protein
　2 (UCP2) mutation　164
hyperinsulinism due to 3-hydroxylipidol
　coenzyme A dehydrogenase deficiency
　159
hyperinsulinism-hyperammonemia and
　hypoglycemia syndrome　162
hyperkalemia　156, 172
hyperkalemia renal tubular acidosis　153
hyperkalemic acidosis　85
hyperkalemic periodic paralysis　124
hyperkeratosis　432
hyperkeratosis follicularis et parafollicularis
　420
hyperkeratosis lenticularis perstans　411
hyperkeratosis of nipple and areola　424
hyperkeratosis of oral mucosae　48
hyperkeratosis of palms and soles　433
hyperkeratosis of yaws　465
hyperkeratotic hand eczema　417
hyperkinetic automatism　124
hyperkinetic conduct disorder　437
hyperkinetic disorder　437
hyperlactacidemia　85
hyperleukocytic leukemia　176
hyperlipidemia　74, 172
hyperlipoproteinemia　414
hyperlipoproteinemia type Ⅱ a　162

hyperlipoproteinemia type Ⅱb　162
hyperlipoproteinemia type Ⅲ　162
hyperlipoproteinemia type Ⅳ　162
hyperlipoproteinemia type Ⅴ　162
hyperlysinemia　172
hypermagnesemia　85, 156, 172, 326, 398
hypermnesia　443
hypermobility syndrome　267
hypermotor epileptic seizure　124
hypernatremia　85, 156, 172, 326, 398
hypernatremia encephalopathy　124
hyperopia　17
hyperosmia　34
hyperosmotic anhydration　85
hyperosmotic coma　85
hyperosmotic nonketotic diabetic coma　135
hyperostosis　162
hyperostosis of facial bone　50
hyperostosis of jaw　45
hyperparathyroidism　163, 416
hyperparathyroidism complicated with
　myopathy　127
hyperparathyroidism crisis　163
hyperparathyroidism encephalopathy　127
hyperparathyroidism-jaw tumor syndrome
　163
hyperperfusion syndrome　337
hyperphenylalaninemia　172
hyperphoria　11
hyperphosphatasia　162
hyperphosphatemia　85, 156, 172, 326
hyperphosphaturia　172
hyperpituitarism　160
hyperplasia of mammary gland　186
hyperplasia of prostate　243
hyperplasia of prostate with prostatitis　243
hyperplasia of prostate with urinary retention
　243
hyperplasia of tonsil　25
hyperplastic anemia　181
hyperplastic chondrodystrophy　407
hyperplastic epidermal cyst　431
hyperplastic gingivitis　58
hyperplastic liver nodule　106
hyperplastic pyoderma　431
hyperplastic scar　330
hyperpnoea　92
hyperpolarization　146
hyperpotassemia　85, 326, 398
hyperprebetalipoproteinemia　172
hyperprolactinemia　172, 369, 438
hyperprolinemia type Ⅰ　172
hyperprolinemia type Ⅱ　172
hyperprosexia　444
hyperproteinemia　172
hyperreninemia　240
hyperresonance　92
hypersensitive purpura nephritis　151
hypersensitivity angiitis　410
hypersexuality　441
hypersomnia　135
hypersomnia due to genetic disorder　139
hypersomnia due to medications or substance
　abuse　138
hypersomnia due to sedatives　143

hypersomnia due to sleep apnea　134
hypersomnia due to stimulant drug withdrawal
　138
hypersomnia secondary to brain tumor,
　infection or other central nervous system
　lesion　126
hypersomnia secondary to endocrine disorder
　126
hypersomnia secondary to metabolic
　encephalopathy　126
hypersomnia secondary to Parkinson disease
　126
hypersomnolence　145
hypersplenism　70, 185
hypertension　73, 151, 398
hypertension, grade 1　69, 73
hypertension, grade 1 (high risk)　73
hypertension, grade 1 (low risk)　73
hypertension, grade 1 (moderate risk)　73
hypertension, grade 1 (very high risk)　73
hypertension, grade 2　69, 73
hypertension, grade 2 (high risk)　73
hypertension, grade 2 (moderate risk)　73
hypertension, grade 2 (very high risk)　73
hypertension, grade 3　69, 73
hypertension, grade 3 (high risk)　73
hypertension, grade 3 (very high risk)　73
hypertension in children　73
hypertension of hyperaldosteronism　165
hypertensive crisis　74
hypertensive disorder of pregnancy　391
hypertensive emergencies　74
hypertensive encephalopathy　124
hypertensive heart disease　74
hypertensive heart failure　221
hypertensive intracerebral hemorrhage　199
hypertensive ischemic ulcer　414
hypertensive kidney injury　151
hypertensive nephropathy　151
hypertensive retinopathy　4
hypertensive urgencies　74
hyperthecosis　165
hyperthermia　366
hyperthermia biology　366
hyperthermia treatment　353
hyperthermic intraperitoneal chemotherapy
　190
hyperthymia　443
hyperthymic personality　440
hyperthyreosis myasthenic syndrome　127
hyperthyreosis periodic paralysis　127
hyperthyroid gynecomastia　185
hyperthyroid hepatic lesion　107
hyperthyroidism　163, 416
hyperthyroidism complicated with periodic
　paralysis　163
hyperthyroidism encephalopathy　127
hyperthyroidism heart disease　163
hyperthyroidism with myasthenia gravis　163
hyperthyroidism with pregnancy　163
hypertonia　144
hypertonic dehydration　344
hypertonic saline provocation test　97
hypertriglyceridemia　162
hypertrophic arthritis of knee　287

hypertrophic cardiomyopathy　73, 220, 398
hypertrophic cranial pachymeningitis　123
hypertrophic interstitial neuritis　261
hypertrophic interstitial neuropathy　123
hypertrophic labia minora　373
hypertrophic lacrimal caruncle　18
hypertrophic lichen planus　413
hypertrophic meningitis　123
hypertrophic non-obstructive cardiomyopathy
　220
hypertrophic nonunion　261
hypertrophic obstructive cardiomyopathy
　220
hypertrophic olivary degeneration　123
hypertrophic pachymeningitis　123
hypertrophic pulmonary osteoarthropathy
　261
hypertrophic rhinitis　26
hypertrophic scar　413
hypertrophic spondylitis　261
hypertrophic subaortic stenosis　220
hypertrophy of anal papilla　106
hypertrophy of bladder trigone and interureteric
　ridge　242
hypertrophy of breast　185
hypertrophy of clitoris　374
hypertrophy of gallbladder　103
hypertrophy of gastrocnemius　262
hypertrophy of infrapatellar fat pad　257
hypertrophy of ligament flava　269
hypertrophy of maxillary tuberosity　52
hypertrophy of nasal ala　25
hypertrophy of nasal tip　33
hypertrophy of nipple　186
hypertrophy of nuchal ligament　290, 450
hypertrophy of parotid gland　51
hypertrophy of post-patellar fat pad　257
hypertrophy of prepatellar fat pad　257
hypertrophy of pylorus　115
hypertrophy of soft palate　51
hypertrophy of submandibular gland　27
hypertrophy of submaxillary gland　55
hypertrophy of tongue papillae　53
hypertrophy of tongue root　52
hypertrophy of tonsils　42
hypertrophy of uvula　44
hypertrophy of vulva　372
hypertropia　11
hypertyrosinemia　172
hyperuricemia　172, 240, 414
hyperuricemic nephropathy　151
hypervalinemia　172
hyperventilation　86, 147, 340
hyperventilation syndrome　85, 89, 135
hypervigilance　443
hypervitaminosis A　173, 427
hypervitaminosis $B_6$　427
hypervitaminosis D　168, 427
hypervolemia　338
hypervolemic hypernatremia　85
hypervolemic hyponatremia　85
hyperzincemia　172
hypesthesia　414
hyphema　10
hypnagogic foot tremor　145

hypnagogic hallucination 144
hypnagogic hypersynchrony 146
hypnic headache 135
hypnic jerks 144
hypnogogic hallucination 444
hypnotic addiction 437
hypnotic-dependent sleep disorder 121
hypnotic poisoning 69, 452
hypnotic therapy 445
hypoacidity 112
hypoadrenalism due to adrenal tuberculosis 166
hypoalbuminemia 82
hypoaldosteronism 165
hypoaldosteronism after adrenalectomy 166
hypoalphalipoproteinemia 160
hypoaminoacidemia 172
hypobaric hypoxia 83
hypobetalipoproteinemia 160
hypobulia 444
hypocalcemia 82, 156, 172, 325, 412
hypocalcemia convulsion 172
hypocalcemia tetany 171
hypocalcemic encephalopathy 122
hypocapnia 83
hypocellular leukemia 176
hypochloraemia 83, 172
hypochloremia 398
hypochloremic alkalosis 83
hypochondria 444
hypochondriacal delusion 444
hypochondriacal disorder 441
hypochondriacal preoccupation 444
hypochondriac discomfort 93
hypochondriac pain 93
hypochondroplasia 166
hypocortisolemia 160
hypodermic extraction of contraceptive 377
hypodermic implantation of contraceptive 377
hypodontia 56
hypodynamic shock 325
hypoesthesia 59
hypofibrinogenemia 176
hypofunction of salivary gland secretion 54
hypoganglionosis 144
hypogastric artery injury 186, 226
hypogastric vein injury 186, 226
hypoglossal nerve disease 134
hypoglossal nerve injury 53
hypoglossal nerve paralysis 134
hypoglossal nerve rupture 53
hypoglossal schwannoma 203
hypoglossiadenitis 30
hypoglycemia 160
hypoglycemic coma 122, 160, 172, 398
hypoglycemic coma encephalopathy 122
hypoglycemic syncope 122
hypogonadism 245
hypogonadotropic amenorrhea 368
hypogonadotropic hypogonadism 160
hypohidrosis 425
hypoimmunoglobulinemia 176
hypokalaemia 172

hypokalemia 156
hypokalemic alkalosis 82, 172, 398
hypokalemic nephrosis 150
hypokalemic periodic paralysis 122
hypo β lipoproteinemia 160
hypomagnesemia 156, 172, 326
hypomania 440
hypomenorrhea 377
hypomnesia 443
hyponatremia 83, 156, 172, 326, 398
hyponatremia and hypochloremia 83
hyponatremia encephalopathy 122
hyponutrition phase of multiple organ dysfunction syndrome 337
hyponychium purpura 416
hypoosmolality 97
hypo-osmotic swelling test of sperm tail 472
hypoparathyroidism 163, 399, 416
hypoparathyroidism after radiation therapy 161
hypoparathyroidism-dysplasia 163
hypoparathyroidism encephalopathy 127
hypoparathyroidism with hypocalcemic cataract 163
hypoparathyroidism with intracranial calcification 163
hypoperfusion retinopathy 3
hypopharyngeal cancer 31
hypopharyngeal cyst 31, 32
hypopharyngeal lesion resection 39
hypopharyngeal mass 31
hypopharyngoplasty 39
hypopharynx stenosis 31
hypopharynx tumor 46
hypophasis 15
hypophosphatasia 398
hypophosphatemia 83, 156, 172, 325
hypophosphatemic osteomalacia 150, 160
hypophyseal cyst 25
hypophysectomy 205
hypopigmentation 328
hypopituitarism 163
hypopituitarism-short stature-skeletal anomaly syndrome 160
hypoplasia of cervical spine 274
hypoplasia of corpus uteri 376
hypoplasia of fallopian tube 372
hypoplasia of lumbar spine 292
hypoplasia of optic nerve 11
hypoplasia of pulmonary artery 83
hypoplasia of sacrum 260
hypoplasia of scrotum 246
hypoplasia of seminiferous tubule 245
hypoplasia of testis 240, 398
hypoplasia of thyroid hemiphyll 163
hypoplastic anemia 176
hypoplastic aortic arch 230
hypoplastic left heart syndrome 79, 231
hypoplastic left heart syndrome (HLHS) biventricular repair 238
hypoplastic urethra 241
hypopnea 92
hypopotassemia 83, 325, 398
hypoprosexia 444
hypoproteinemia 82, 172

hypoproteinemia in puerperium 385
hypoprothrombinemia 176
hypopyon 10
hypopyon corneal ulcer 10
hyporeninemic hypoaldosteronism 160
hyposmia 34
hyposmia-nasal and ocular hypoplasia-hypogonadotropic hypogonadism symdrome 169
hypospadias 241, 401
hypospadias correction 251
hypospadias repair 251
hypospadioplasty 251
hyposplenism 179
hypostatic atelectasis 92
hypostatic pneumonia 92
hypotension 73
hypotensive syncope 122
hypotestosteronemia 239
hypothalamic amenorrhea 373
hypothalamic dysfunction 136
hypothalamic hamartoma 204
hypothalamic hyperhidrosis 427
hypothalamic obesity 136, 168
hypothalamic syndrome 168
hypothalamus abscess 136
hypothalamus hemorrhage 136
hypothermia 339, 407
hypothermia anesthesia 339
hypothermia following anesthesia 337
hypothermic hepatic vascular exclusion for bloodless hepatectomy 188
hypothermic total hepatic vascular exclusion 188
hypothyroid heart disease 75
hypothyroid myopathy 127
hypothyroidism 163
hypothyroidism after radiation therapy 161
hypothyroidism after radioactive iodine therapy 161
hypothyroidism after thyroidectomy 349
hypothyroidism arthritis 163
hypothyroidism due to deficient of transcription factor involved in pituitary function or development 159
hypothyroidism due to exogenous substance 168
hypothyroidism due to TSH receptor mutation 159
hypothyroidism encephalopathy 127
hypothyroidism type of endemic cretinism 163
hypothyroidism with muscular pseudohypertrophy 163
hypothyroidism with pregnancy 163
hypothyroid myopathy 163
hypothyroid with cardiomyopathy 163
hypothyroxinemia 160
hypotonia 144, 407
hypotonic cerebral palsy 447
hypotonic dehydration 83, 344
hypotonic hypoxia 83
hypotropia 14
hypovitaminosis A with keratosis follicularis 427

hypovitaminosis A with xeroderma　427
hypovolemia　172, 174, 338
hypovolemic hypernatremia　83
hypovolemic hyponatremia　83
hypovolemic shock　73, 83, 219, 326, 337
hypoxemia　83, 447
hypoxemic respiratory failure　83
hypoxia　88, 365
hypoxia challenge test　97
hypoxic cell　365
hypoxic deacclimatization　83
hypoxic ischemic encephalopathy　133
hypoxic ischemic encephalopathy sequela　133
hypoxic ischemic myelopathy　401
hypoxic pulmonary vasoconstriction　88, 338
hypoxic ventilatory response　97
hypsarrhythmia　146
hysterectomy of primordial uterus　381
hysterical aphonia　34
hysterical blindness　17
hysterical blurred vision　17
hysterical dyspnea　34
hysterical scoliosis　293
hysterical tremor　441
hysterocervicotomy　395
hysteromyoma　375
hysteromyomectomy　383
hysterosalpingography　383
hysteroscopic adhesiolysis　380
hysteroscopic bilateral tubal catheterization hydrotubation　380
hysteroscopic biopsy of uterus　363
hysteroscopic cervical lesion resection　356
hysteroscopic cervical resection　356
hysteroscopic diagnostic curettage surgery　380
hysteroscopic electrocoagulation endometrial ablation　380
hysteroscopic electrotomy of endometrium　380
hysteroscopic endocervicectomy　356
hysteroscopic endometrial ablation　380
hysteroscopic endometrial biopsy　380
hysteroscopic excision of endometrial lesions　380
hysteroscopic excision of endometrial polyp　380
hysteroscopic excision of oblique vaginal septum　380
hysteroscopic excision of transverse vaginal septum　380
hysteroscopic excision of uterine lesion　380
hysteroscopic exsection of longitudinal vaginal septum　380
hysteroscopic falloposcope treatment　380
hysteroscopic guide wire salpingostomy　380
hysteroscopic hydrotubation　380
hysteroscopic incision of complete uterine septum　380
hysteroscopic incision of incomplete uterine septum　380
hysteroscopic lysis of adhesion of endometrium　380
hysteroscopic microwave endometrial ablation

380
hysteroscopic plasty of endometrium　380
hysteroscopic radiofrequency ablation of uterine lesion　380
hysteroscopic removal of endometrial hot ball　380
hysteroscopic removal of intrauterine contraceptive device　380
hysteroscopic removal of IUD　380
hysteroscopic repair of cesarean scar diverticulum　380
hysteroscopic repair of old laceration of uterus　380
hysteroscopic resection of uterine submucous myoma　380
hysteroscopic tube-plugged surgery　380
hysteroscopic uterine electrocoagulation for hemostasis　380
hysteroscopic uterine lesion resection　356
hysteroscopic uterine repair　380
hysteroscopic uterine septum resection　380
hysteroscopy　380
hysterotomy for termination of pregnancy　383

## I

IAA　230
IABP　81, 237, 343, 346
IART　77
iatrogenic acute periodontal disease　58
iatrogenic and traumatic calcinosis cutis　429
iatrogenic carbon dioxide poisoning　456
iatrogenic diabetes mellitus　169
iatrogenic erectile dysfunction　246
iatrogenic fracture　293
iatrogenic hyperinsulinism　169
iatrogenic hypertension　78
iatrogenic hyperthyroidism　169
iatrogenic hypopituitarism　169
iatrogenic hypothyroidism　169
iatrogenic neonatal hypoglycemia　406
iatrogenic oxygen poisoning　456
iatrogenic pneumothorax　90
iatrogenic spinal stenosis　293
iatrogenic steroid diabetes mellitus　169
iatrogenic subglottic stenosis　32
iatrogenic thyroiditis　169
IAVI　190
IBS　103
ICA　480
ICD battery depletion　78
ICD battery low　79
ICD implantation　229
ICD implantation　81
ICD loss of capture　79
ICD replacement　81
ice bag hypothermia anesthesia　339
ice compress　451
ice water bath hypothermia anesthesia　339
ichthyosarcotoxism　70
ichthyosis　430
ichthyosis bullosa of Siemens　427
ichthyosis follicularis with atrichia and photophobia syndrome　420

ichthyosis hystrix　414
ichthyosis linearis circumflexa　415
ICP　344, 391, 424
ictal discharge　146
ictal epileptic headache　122
ictal onset zone　146
icteric leptospirosis　415
icteric sclera　18
ICU syndrome　438
IDA　179
IDCS　352
IDD　297
IDDS　343
ideal anesthesia state　341
idea of reference　443
identification of Campylobacter jejuni　484
identification of Clostridium difficile　484
identification of Escherichia coli O157 : H7　483
identification of group B Streptococcus (GBS)　483
identification of Haemophilus influenzae　484
identification of Helicobacter pylori　484
identification of Legionella spp.　484
identification of Neisseria gonorrhoeae　484
identification of Neisseria meningitidis　484
identification of Streptococcus pneumoniae　483
identification of Streptococcus pyogenes　483
identification of Vibrio cholerae　484
identity disorder　440
IDH1 gene mutation detection　468
IDH2 gene mutation detection　468
idiopathic acute interstitial nephritis　154
idiopathic anterior knee pain　284
idiopathic aseptic necrosis of bone　284
idiopathic autonomic neuropathy　135
idiopathic brachial neuralgia　135
idiopathic capillary endotheliosis　154
idiopathic cardiomyopathy　76
idiopathic CD4$^+$ lymphocytopenia　426
idiopathic central precocious puberty　168
idiopathic choroidal hemorrhage　13
idiopathic congenital hypothyroidism　168
idiopathic cyclic edema　426
idiopathic cytopenia of undeterminedsignificance　181
idiopathic delayed immunoglobulin deficiency　426
idiopathic demyelinating optic neuritis　13
idiopathic detrusor dyssynergia　245
idiopathic dystonia　135
idiopathic eosinophilic pneumonia　89
idiopathic epilepsy　135
idiopathic erosion of tooth　53
idiopathic facial palsy　135
idiopathic facial paralysis　135
idiopathic familial dystonia　135
idiopathic Fanconi syndrome　154
idiopathic femoral head necrosis in children　261
idiopathic focal epilepsy　135
idiopathic generalized epilepsy　135

idiopathic glossopharyngeal neuralgia 135
idiopathic gout 284
idiopathic guttate hypomelanosis 426
idiopathic gynecomastia 168
idiopathic hemiatrophy 257
idiopathic hemihypertrophy 257
idiopathic hemorrhagic sarcoma（Kaposi sarcoma）of skin 278
idiopathic hemotympanum 30
idiopathic hydrocele 245
idiopathic hydronephrosis 245
idiopathic hyperaldosteronism 168
idiopathic hypercalciuria 154, 173
idiopathichypereosinophilic syndrome 179
idiopathic hyperhidrosis 417
idiopathic hyperprolactinemia 168
idiopathic hypersomnia 89, 135, 145
idiopathic hypertension 76
idiopathic hyperuricemia 168
idiopathic hypogonadotropic hypogonadism 168
idiopathic hypoparathyroidism 168, 402
idiopathic hypotension 76
idiopathic infantile and pediatric focal epilepsy 135
idiopathic infertility 245
idiopathic inflammatory demyelinating disease 135
idiopathic insomnia 135
idiopathic interstitial pneumonia 89
idiopathic intracranial hypertension 135
idiopathic intracranial hypotension 135
idiopathic iris atrophy 13
idiopathic macular epiretinal membrane 13
idiopathic macular hole 13
idiopathic macular hole（Ⅰ）pre-hole 13
idiopathic macular hole（Ⅱ） 13
idiopathic macular hole（Ⅲ） 13
idiopathic macular hole（Ⅳ） 13
idiopathic myelofibrosis 179
idiopathic myringitis 30
idiopathic nervus intermedius neuralgia 135
idiopathic non-familial dystonia 135
idiopathic normal pressure hydrocephalus 135
idiopathic orofacial dystonia 135
idiopathic orthostatic hypotension 139
idiopathic osteolysis 284, 297
idiopathic osteonecrosis 284
idiopathic osteoporosis 284
idiopathic osteoporosis with pathological fracture 284
idiopathic painful glossopharyngeal neuropathy 135
idiopathic painful nervus intermedius neuropathy 135
idiopathic painful trigeminal neuropathy 135
idiopathic parafoveal telangiectasis 13
idiopathic pericarditis 76
idiopathic photosensitivity occipital lobe epilepsy 135
idiopathic pleural effusion 89
idiopathic pleuroparenchymal fibroelastosis 89
idiopathic pneumonia syndrome 89

idiopathic portal hypertension 111
idiopathic pulmonary arterial hypertension 89, 226
idiopathic pulmonary fibrosis 89
idiopathic pulmonary hemosiderosis 89, 168
idiopathic pulmonary hypertension 76
idiopathic rapid eye movement sleep behavior disorder 135
idiopathic recurrent rhabdomyolysis associated with myoglobinuria 135
idiopathic retroperitoneal fibrosis 245
idiopathic rhinitis 30
idiopathic scoliosis 284
idiopathic scrotal calcinosis 426
idiopathic spinal cord herniation 402
idiopathic sudden deafness 30
idiopathic thrombocytopenia in pregnancy 391
idiopathic thrombocytopenic purpura 426
idiopathic thrombocytopenic purpura with pregnancy 390
idiopathic torsion dystonia 135
idiopathic trigeminal neuralgia 135
idiopathic trigeminal neuralgia, purely paroxysmal 135
idiopathic trigeminal neuralgia with concomitant continuous pain 135
idiopathic type 1 diabetes 168
idiopathic urticaria 426
idiopathic ventricular fibrillation 76
idiopathic ventricular tachycardia 76
idioventricular tachycardia 76
IFG 164
IFN 476
IFN-α 476
IFN-β 476
IFN-γ 476
IFT 344
IFV RNA 470
IgA 479
IgA1 479
IgA2 479
IgA immune complexe 475
IgA nephropathy 150
IgA pemphigus 409
IgA subclass 479
IgD 479
IgE to carbohydrate cross-reactive determinants 477
IgE 479
IgG 479
IgG1 479
IgG2 479
IgG3 479
IgG4 479
IgG4 associated thyroid disease 159
IgG4-related disease 119
IgG4-related encephalopathy 119
IgG4-related kidney disease 150
IgG4-related membranous nephropathy 150
IgG4-related tubulointerstitial nephritis 150
IGE 135
IG gene rearrangement detection 468
IgG immune complexe 475
IgG subclass 479

IGH/BCL2 fusion gene detection 468
IGH/CCND1 gene fusion detection 468
IGH/C-MYC gene fusion detection 468
IGH/FGFR3 gene fusion detection 468
IGH gene rearrangement detection 468
IGH/MAFB gene fusion detection 468
IGH/MAF fusion gene detection 468
IgH somatic hypermutation detection 468
IgM 479
IgM immune complexe 475
IgM monoclonal gammopathy of undetermined significance 181
IgM nephropathy 150
IGRT 366
IH 145
IHA 168
IL 475
IL-1 475
IL-1α 475
IL-1β 475
IL-2 475
IL-3 475
IL-4 475
IL-5 475
IL-6 475
IL-7 475
IL-8 475
IL-9 475
IL-10 475
IL-11 476
IL-12 476
IL-13 476
IL-14 476
IL-15 476
IL-16 476
IL-17 476
IL-18 476
IL-19 476
IL-20 476
IL-21 476
IL-22 476
IL-23 476
IL-24 476
IL-25 476
IL-26 476
IL-27 476
IL-28 476
IL-29 476
IL-31 476
IL-32 476
IL-33 476
IL-35 476
ileal conduit 191, 249
ileal conduit diversion 249
ileal exteriorization 357
ileal pouch-anal anastomosis 191
ileal ureteric replacement 191, 249
ileectomy 191
ileoanal anastomosis 191
ileocecal carcinoma 348
ileocecal cutaneous diversion 249
ileocecal resection 191
ileocecostomy 191
ileocolectomy 191
ileorectal anastomosis 191

ileosigmoidostomy 191
ileostomy 249
ileotransversostomy 191
ileum-ascending colon anastomosis 191
ileum augmentation cystoplasty 249
ileum-descending colon anastomosis 191
ileum injury 107, 185
ileus 397
iliac abscess 463
iliac aneurysmal dilatation 224
iliac arteriography 235
iliac arteriosclerosis 224
iliac arteriovenous fistula 224
iliac artery aneurysm 224
iliac artery aneurysm rupture 224
iliac artery atherosclerosis 224
iliac artery balloon angioplasty 235
iliac artery dilation 224
iliac artery dissection 224
iliac artery embolization 235
iliac artery injury 185, 224
iliac artery in-stent restenosis 224
iliac artery malformation 224
iliac artery occlusion 224
iliac artery pseudoaneurysm 224
iliac artery pseudoaneurysm rupture 224
iliac artery stenosis 224
iliac artery stenting 235
iliac artery stent occlusion 224
iliac artery tortuosity 224
iliac bone and rib graft 311
iliac bone grafting 311
iliac bone harvesting 311
iliac bone harvesting and grafting 311
iliac bone osteotomy 311
iliac bone resection 311
iliac femoral phlebitis 224
iliac femoral vein thrombosis 449
iliac fossa malignant tumor 110
iliac grafting 63
iliac lesion biopsy 363
iliac lymph node dissection 252
iliac lymph trunk-venule anastomosis 359
iliac perforation 279
iliac prolapse of mucosa 107
iliac tendinitis 279
iliac vascular injury 185, 279
iliac vein balloon angioplasty 235
iliac vein embolism 224
iliac vein injury 185, 224
iliac vein occlusion 224
iliac vein stenosis 224
iliac vein stenting 235
iliac vein thrombosis 449
iliofemoral artery in-stent thrombosis 224
iliohypogastric nerve block anesthesia and
    analgesia 341
ilioinguinal lymphadenectomy 252
ilioinguinal nerve block anesthesia and
    analgesia 341
iliolumbar fixation 311
iliopsoas tendonitis 279
iliotibial band related snapping hip 283
iliotibial band related snapping knee 283
iliotibial tract contracture 279, 449

iliotibial tract syndrome 279
ilium facture 449
illusion 442
ILR 81
IMA 482
image-guided radiation therapy 366
imaging-guided spinal internal fixation 210
imcomplete spinal cord injury 257
iminostilbenes poisoning 455
imitable baby 450
immature personality 442
immature teratoma 203
immature testis 174
immediate alcohol-induced headache 128
immediate asthmatic reaction 89
immediate breast reconstruction with deep
    inferior epigastric artery perforator (DIEP)
    flap after modified radical mastectomy
    194
immediate breast reconstruction with double-
    lumen implants after modified radical
    mastectomy 194
immediate breast reconstruction with gluteal
    artery perforator (GAP) flap after modified
    radical mastectomy 194
immediate breast reconstruction with single-
    lumen implant after modified radical
    mastectomy 194
immediate breast reconstruction with
    superficial inferior epigastric artery (SIEA)
    flap after modified radical mastectomy
    194
immediate breast reconstruction with transverse
    rectus abdominis myocutaneous (TRAM) flap
    after modified radical mastectomy 194
immediate calcitonin gene-related peptide
    (CGRP)-induced headache 127
immediate denture 62
immediate e implant placement and immediate
    restoration of edentulous jaw 65
immediate functional loading 62
immediate histamine-induced headache 144
immediate implant placement 62
immediate implant placement and immediate
    loading 62
immediate implant placement and immediate
    restoration 62
immediate loading 62
immediate nitric oxide (NO) donor-induced
    headache 138
immediate nonfunctional loading 62
immersion bath 332
immersion foot 417
immune associated peripheral neuropathy
    130
immune complex mediated crescentic
    glomerulonephritis 153
immune cytopenia 179
immunedeficiency 179
immune hemolytic anemia 179
immune infertility 371
immune-mediated diabetes 165
immune reconstitution inflammatory
    syndrome 462
immune-related adverse event 179

immune-related chronic interstitial nephritis
    153
immune-related optic neuritis 9
immune thrombocytopenia 179
immune vasculitis 278
immunization 179
immunoadsorption 95
immunocytochemical stain 182
immunodeficiency 179
immunodeficiency associated lymphoproliferative
    disease 179
immunodeficiency disease 421
immuno-fixed electrophoresis 182
immunoglobin synthesis rate 147
immunoglobulin A1 479
immunoglobulin A2 479
immunoglobulin A 479
immunoglobulin D 479
immunoglobulin E 479
immunoglobulin G 479
immunoglobulin G1 479
immunoglobulin G2 479
immunoglobulin G3 479
immunoglobulin G4 479
immunoglobulin light chain amyloidosis
    179
immunoglobulin M 479
immunoglobulin poisoning 400
immunohistochemistry 317
immunohistochemistry stain 182
immunologic agent poisoning 400
immunological fetal hydrops 387
immunologic rejection after corneal trans-
    plantation 6
immunologic tolerance 179
immunoperoxidase technique 182
immunophenotype 182
immunosuppression 179
immunotactoid glomerulopathy 153
immunotherapy 95, 179, 462
immunotherapy of advanced and recurrent
    tumor 360
immunotherapy of malignant tumor 354
impacted mandibular third molar of high site
    52
impacted maxillary third molar of deep site
    52
impacted tooth 59
impacted tooth of maxillary anterior site 52
impaction bone graft 302
impaction verticalis 43
impact of event scale 446
impaired fasting glucose 164
impaired glucose tolerance 173
impaired glucose tolerance with acanthosis
    nigricans or dyslipidemia or hyperinsulinemia
    or obesity 167
impaired glucose tolerance with hypertension
    167
impaired glucose tolerance with insulin
    resistance 167
impaired glucose tolerance with obesity type
    hypertension 167
impaired glucose tolerance with peripheral
    vascular disease 167

impaired glucose tolerance with peripheral vascular disease and gangrene 167
impaired glucose tolerance with visceral fat deposition 167
impairment of adductor muscle and tendon of thumb at wrist and hand level 286
impairment of extensor muscle and tendon of thumb at wrist and hand level 286
impairment of long flexor muscle and tendon of thumb at wrist and hand level 286
impairment of multiple extensor muscles and tendons at wrist and hand level 286
impairment of multiple flexor muscles and tendons at wrist and hand level 286
impedance 98
imperfect endodontic treatment 42
imperfect hereditary dentinogenesis 58
imperforate eyelid 15
imperforate hymen 368
impetigo 422
impetigo herpetiformis 422
impetigo neonatorum 408, 428
implant 364
implantable cardioverter defibrillator (ICD) undersensing 79
implantable loop record 81
implant-abutment interface 68
implant and transplant of heart and vessel 448
implant angulation 68
implantation of aqueous humor drainage 20
implantation of artificial urethral sphincter 252
implantation of bilateral nerve stimulating impulse generator 210
implantation of biserial rechargeable neurostimulator pulse generator 207
implantation of cardiac resynchronization pacemaker pulse generator 236
implantation of cardiac resynchronization therapy with defibrillator 81
implantation of chemotherapy pump 206
implantation of implantable cardioverter defibrillator 81
implantation of inferior vena cava filter 236
implantation of intracranial neurostimulator 208
implantation of intracranial pressure monitor 208
implantation of intrathecal drug delivery system 209
implantation of orbital implant 22
implantation of peripheral nerve stimulator 210
implantation of permanent dual chamber pacemaker 81
implantation of permanent single chamber pacemaker 80
implantation of prostate-urethral memory metal stent 252
implantation of pulse pump 381
implantation of radioactive seed 365
implantation of sacral nerve electronic stimulator 205
implantation of skeletal muscle electrical stimulator 206
implantation of skull metal plate 207
implantation of skull silicone rubber plate 207
implantation of spinal adjustable device (growth rod) 307
implantation of spinal electronic stimulator 206
implantation of sternum fracture internal fixation 215
implantation of tooth 66
implantation of tube 382
implantation of uniserial rechargeable neurostimulator pulse generator 207
implant axis 68
implant body 68
implant-bone interface 68
implant broken after artificial ankle joint replacement 281
implant broken after artificial elbow joint replacement 281
implant broken after artificial joint replacement 281
implant collar 68
implant denture 66
implant diameter 68
implant esthetic criterion 68
implant exposure 59
implant failure after artificial ankle joint replacement 281
implant failure after artificial elbow joint replacement 281
implant failure after artificial joint replacement 281
implant fracture 59
implant head 68
implant immediate restoration 66
implant in the esthetic zone 63
implant length 68
implant-level impression 66
implant loading 68
implant loss 59
implant macromotion 59
implant micromotion 59
implant mobility 68
implant mount 66
implant overdenture 66
implant placement 66
implant prosthesis 66
implant prosthesis of edentulous jaw 65
implant prosthesis of single-tooth 60
implant prosthesis related complication 59
implant removal 66
implant-retained prosthesis 66
implant site 68
implant site reconstruction 66
implant-soft tissue interface 68
implant soft tissue management 66
implant stability 68
implant stability quotient 68
implant success rate 68
implant supported fixed bridge 66
implant supported overdenture 66
implant surgery 66
implant survival rate 68
implant system 66
implant thread 68
implant-tissue supported prosthesis 66
implant type 68
impression making and taking 66
impression tray 66
improperly secreted syndrome of antidiuretic hormone 164
improved hypervolemic hemodilution 340
improved McLaughlin operation 303
improving tissue oxygen supply 94
impulse oscillometry system 98
impulsive behavior 442
IMV 340
inadequate sleep hygiene 134
inappropriate sinus tachycardia 72
inappropriate thyrotropin secretion 160
incarcerated femoral hernia 110, 401
incarcerated umbilical hernia 110, 401
inching technique 146
incidental attachment loss 59
incident beam 366
incisal guidance 67
incisal guidance inclination 67
incisal guidance table 67
incisal path 67
incisal path inclination 67
incisional cerebrospinal fluid leakage 202
incisional drainage of perinephric abscess 253
incisional drainage of skin and subcutaneous tissue 38, 193, 311, 322
incisional exploration of skin and subcutaneous tissue 193, 311, 322, 434
incisional hernia of perineum 107
incisional removal of foreign body of soft tissue 194, 313
incision and decompression of fascia space 308, 433
incision and decompression of forearm 311
incision and decompression of small intestine 360
incision and dilatation of pulmonary artery valve under direct vision 237, 336
incision and dilation of pylorus 196
incision and drainage for liver abscess 191
incision and drainage of abdominal abscess 190, 355, 356
incision and drainage of abdominal wall 188, 355, 433
incision and drainage of abdominal wall abscess 188, 321, 433
incision and drainage of abdominal wall fistula 355
incision and drainage of abscess 63
incision and drainage of abscess of Bartholin gland 381
incision and drainage of abscess of iliac fossa 359
incision and drainage of abscess of maxillofacial region 61
incision and drainage of abscess of mouth 62
incision and drainage of abscess of pharynx 40

incision and drainage of ankle　306
incision and drainage of brain abscess　208
incision and drainage of breast　194
incision and drainage of breast abscess　194
incision and drainage of cerebral cyst　208
incision and drainage of culdoplasty　380
incision and drainage of elbow　315
incision and drainage of extraperitoneal abscess　188
incision and drainage of groin abscess　188, 321, 355, 433
incision and drainage of hematoma of iliac fossa　359
incision and drainage of hepatic duct　191, 356
incision and drainage of hip joint　310
incision and drainage of intramedullary abscess　206
incision and drainage of intraspinal abscess　211
incision and drainage of multiple space infection abscess of floor of mouth　62
incision and drainage of muscle　307
incision and drainage of neck abscess　62
incision and drainage of nose　35
incision and drainage of parotid gland　39, 64
incision and drainage of perianal abscess　191
incision and drainage of perineum　380, 433
incision and drainage of peritoneal abscess　249
incision and drainage of pharyngeal fistula　40
incision and drainage of posterior vaginal fornix　382
incision and drainage of retroperitoneal abscess　188, 355
incision and drainage of sacral abscess　188, 354, 433
incision and drainage of scrotum　255
incision and drainage of sinus of abdominal wall　188
incision and drainage of skin and subcutaneous tissue　434
incision and drainage of subarachnoid abscess　209
incision and drainage of subdural abscess　210
incision and drainage of sublingual gland　39, 64
incision and drainage of subphrenic abscess　191
incision and drainage of umbilical abscess　193, 359, 434
incision and drainage of vagina　383
incision and drainage of vaginal hematoma　383
incision and drainage of ventricle　209
incision and drainage of vulva　382, 434
incision and drainage, pericardiostomy　236
incision and exploration of bladder　358
incision and exploration of duodenum　194
incision and exploration of fallopian tube

incision and exploration of large intestine　353
incision and exploration of larynx　36
incision and exploration of ovary　381
incision and exploration of palate　61
incision and exploration of pericardium　215, 236
incision and exploration of pharynx　40
incision and exploration of scrotum　255
incision and exploration of spleen　359
incision and exploration of stomach　195, 360
incision and exploration of testis　356
incision and exploration of thymus　361
incision and exploration of thyroid　192
incision and exploration of uterus　383
incision and hemostasis of stomach　195
incision and removal of foreign body from soft tissue　434
incision and removal of foreign body in skin and subcutaneous tissue　38, 322, 359, 434
incision and repair of cranial venous sinus　208
incision biopsy　434
incision dehiscence　319
incision dehiscence of abdominal wall　318
incision effusion　51
incision infection　51
incision of abdominal wall dehiscence suture　248
incision of ankle　306
incision of Bartholin gland cyst　381
incision of brain lobe　209
incision of buccal frenum　62
incision of cervical atresia　379
incision of chest wall　215
incision of cubital tunnel　315
incision of facial bone　63
incision of fascia　433
incision of gingival abscess　66
incision of heart　236, 336
incision of hematoma of vulva　382
incision of internal anal sphincter　191
incision of interphalangeal joint　314, 315
incision of metatarsophalangeal joint　314
incision of myocardium　236
incision of nasal cartilage　35
incision of Oddi sphincter　187
incision of optic nerve　210
incision of pineal gland　210
incision of rectal stricture　196
incision of rectovaginal septum　196
incision of salivary duct　39, 65
incision of salivary gland　65
incision of scalp　210
incision of shoulder joint　308
incision of sigmoid colon　196
incision of soft tissue and removal of foreign body　322
incision of thalamus　359
incision of vaginal wall hematoma　382
incision of ventricle　236
incision of vulvar abscess　382
incisive canal cyst　51

incisive foramen injection　63
inclination of cusp　68
inclination of lateral condylar guidance　67
inclination of plane of orientation　67
inclination of protrusive condylar guidance　67
inclusion body fibromatosis　257
inclusion body myopathy　120
inclusion body myositis　120, 257
inclusion conjunctivitis　2
inclusion cyst of penis　246
inclusion wart　431
incomplete abortion　368
incomplete bilateral fallopian tubes obstruction　372
incomplete breech presentation　385
incomplete cervical spinal cord injury　273, 448
incomplete cleft lip　42
incomplete cleft lip and palate　42
incomplete cleftpalate　42
incomplete fracture　257
incomplete hematologic response　176
incomplete herpes zoster　411
incomplete ileus　102, 397
incomplete induced abortion　388
incomplete intestinal obstruction in puerperium　385
incomplete left bundle-branch block　72
incomplete left fallopian tube obstruction　377
incomplete lumbar spinal cord injury　292
incomplete medical abortion　373
incomplete medical abortion complicated by bradycardia　368
incomplete medical abortion complicated by disseminated intravascular coagulation　368
incomplete medical abortion complicated by embolism　368
incomplete medical abortion complicated by genital tract infection　368
incomplete medical abortion complicated by haemorrhage　368
incomplete medical abortion complicated by laceration of cervical　368
incomplete medical abortion complicated by pelvic infection　368
incomplete medical abortion complicated by uterus infection　368
incomplete monoplegia　447
incomplete monoplegia of lower extremity　447
incomplete monoplegia of upper extremity　447
incomplete orchiocatabasis　240
incomplete paralysis　447
incomplete paralysis of both upper extremities　447
incomplete paraplegia　447
incomplete phocomelia　257
incomplete reversible airflow limitation　82
incomplete right bundle-branch block　72
incomplete right fallopian tube obstruction　374
incomplete spontaneous abortion　368

incomplete spontaneous abortion complicated by damage of pelvic organ 368

incomplete spontaneous abortion complicated by embolism 368

incomplete spontaneous abortion complicated by genital tract infection 368

incomplete spontaneous abortion complicated by haemorrhage 368

incomplete spontaneous abortion complicated by pelvic infection 368

incomplete spontaneous abortion complicated by renal failure 368

incomplete spontaneous abortion complicated by shock 368

incomplete tetraplegia 447

incomplete thoracic spinal cord injury 447

incomplete torsion of the testicles 240

incomplete uterine rupture 375, 385

incomplete vascular occlusion 257

incongruity of affect 443

incontinentia pigmenti 401, 425

incoordinate excessive uterine activity 385

incoordinate uterine inertia 385

increased blood level of conjugated bilirubin 116

increased fat disease 170

increased intracranial pressure 129, 178, 205

increased pancreas volume 114

increased ratio of umbilical artery doppler flow 387

increment after exercise 149

incrementing response 146

incus deformity 33

independent collimator 365

independent living 447

independent lung ventilation 94

indeterminate cell histiocytosis 427

indeterminate dendritic cell tumour 176

indeterminate leprosy 427, 464

indeterminate shigella dysentery 102

index finger dorsal skin flap 332

Indian blood group genotyping by polymerase chain reaction-sequence specific primer (PCR-SSP) 469

indirect action 365

indirect antiglobulin test 472

indirect calorimetry 334

indirect Coombs test 182

indirect immunofluorescence 435

indirect impression 62

indirect inguinal hernia with direct inguinal hernia 105

indirect laryngoscopy 41

indirectly measured lung volume 98

indirect ophthalmoscope retinal photocoagulation 20

indirect ophthalmoscopy 23

indirect preset tidal volume 94

indirect pulp capping 62

indirect pulp therapy 62

indium-111 white blood cell scan 317

indium and its compound poisoning 455

individualized epithelial keratectomy excimer laser surgery 20

individualized excimer laser in situ keratomileusis 20

individualized excimer laser photorefractive keratectomy 20

individualized excimer laser subepithelial keratomileusis 20

indocyanine green angiography 23

indocyanine green clearance test 197

indolent lymphoma 176

indolent systemic mastocytosis 176

indolent T cell lymphoproliferative disorder of the gastrointestinal tract 180

induced abortion 371

induced abortion complicated by other complication 371

induced abortion complicated by perforation 371

induced abortion syndrome 372

induced delusional disorder 438

induced headache 127

induced labor 374

induction of labor by stripping membranes 394

induction of labor with oxytocin 395

induction of labor with water sac 395

indwelling catheterization of internal jugular vein 234

indwelling pleural catheter 95

ineffective erythropoiesis 177

ineffective hematopoiesis 182

inequality of lower extremities 299

inevitable abortion 371

infant born to maternal hyperthyroidism 165

infant born to maternal hypothyroidism 165

infant hypoglycemia 170

infantile acne 430

infantile acute hemorrhagic edema 430

infantile ascariasis 465

infantile asthmatic bronchopneumonia 90, 406

infantile bronchitis 90

infantile bronchopneumonia 90, 406

infantile cataract 17

infantile cortical hyperostosis 293, 406

infantile diarrhea 406, 465

infantile digital fibroma 293

infantile eczema 430

infantile enteritis 403, 406

infantile epiglottis 34

infantile esotropia 17

infantile fibrosarcoma 293, 320

infantile glaucoma 17

infantile hemangioma 430

infantile hemiplegia 139

infantile hepatis syndrome 406

infantile hypertrophic neuropathy 139

infantile idiopathic scoliosis 293

infantile kidney 246

infantile laryngospasm 33

infantile malaria 465

infantile myofibromatosis 430

infantile neuroaxonal dystrophy 139

infantile osteomyelitis 293

infantile persistent hypoglycemia caused by hyperinsulinemia 406

infantile pneumonia 89, 403

infantile progressive cerebral degeneration 139

infantile pyramidal perineal protrusion 430

infantile seborrheic dermatitis 430

infantile spasm 139

infantile spinal muscular atrophy 139

infantile stiff skin syndrome 430

infantile uterus 174, 374

infantile vulvovaginitis 374

infant, juvenile and presenile cataract 17

infant of a diabetic mother 402

infarction 176

infarction of liver 105

infarction of spleen 185

infected nonunion after trauma 259

infecting caused by thoracic silicone plate implant 329

infection 459

infection after assisted reproductive technology 369

infection after immunization 400

infection after lumbar puncture 138

infection after ocular prosthesis implantation 17

infection after orbital fracture operation 16

infection after prosthetic valve replacement 225

infection-associated acute interstitial nephritis 151

infection-associated hemophagocytic syndrome 176

infection caused by heart valve prostheses 228

infection debridement and repair after repair of inguinal hernia 188

infection due to joint prosthesis 267, 447

infection induced diabetes mellitus 161

infection in parapharyngeal space 32, 58

infection of amputation stump 273

infection of anterior pharyngeal space 58

infection of biliary tract 103

infection of bone 265

infection of cervical intervertebral disc 274

infection of cochlear implant 29

infection of corneal graft 6

infection of finger web 284

infection of nasal apex 24

infection of retroperitoneum 105

infection of submandibular space 55

infection of thoracic vertebra 291

infection of tonsil 33

infection of uterine incision after cesarean section 387

infection patch removal, debridement, repair after repair of inguinal hernia 188

infection phase of multiple organ dysfunction syndrome 337

infection-related encephalitis 124

infection-related encephalopathy 124

infection-related optic neuritis 4

infection with fetal reduction 387

infectious anemia 69

infectious arthritis 263

infectious bone necrosis 263

infectious cerebral vasculitis 124

infectious chest wall defect　318

infectious diarrhea　106, 398, 459

infectious disease complicated with myopathy　124

infectious eczematoid dermatitis　411

infectious hard-to-healing wound of penis　320

infectious jaundice　106

infectious laryngitis　26

infectious mononucleosis　397, 411, 458

infectious myocarditis　398

infectious myositis　4, 263

infectious nasopharyngitis　26

infectious nephritis　151, 398

infectious pancreatic necrosis　106

infectious pancreatitis　106

infectious peripheral neuropathy　124

infectious pulmonary edema　337

infectious scoliosis　263

infectious shock　326

infectious sinusitis　26

infectious urethral syndrome　151

infectious vesicular disease　411

infective angular cheilitis　45

infective bursitis　263

infective dermal sinus　422

infective endocarditis　73, 398, 459

infective endocarditis after heart valve replacement　228

infective endocarditis kidney injury　151

infective endocarditis vegetation　73

infective endophthalmitis　4

infective haemolytic anemia　398

infective pericarditis　73

infective shock　398

inferent loop obstruction after gastrointestinal anastomosis　112

inferior blepharochalasis　14

inferior dislocation of humerus　264

inferior mesenteric arterial thrombosis　218

inferior mesenteric artery embolization　218

inferior mesenteric artery injury　218

inferior mesenteric artery occlusion　218

inferior mesenteric artery stenosis　218

inferior migration of end point of subscapul-aris muscle　308

inferior nasal concha hypertrophy　34

inferior oblique hyperfunction　14

inferior oblique paralysis　17

inferior rectus absent　14

inferior rectus paralysis　17

inferior vena cava angiography　81

inferior vena cava filter implantation　360

inferior vena cava injury　186, 226

inferior vena cava into left atrium　226

inferior vena cava obstruction syndrome　226

inferior vena cava stenosis　226

inferior vena cava thromboembolism　226

inferior vena cava thrombosis　226

inferior vena cava thrombosis resection　254

inferior vena cavography　238

infertility　368

infertility due to tubal stenosis　372

in-field tumor recurrence　366

infiltration between the popliteal artery and

capsule of the knee block anesthesia and analgesia　342

infiltrative cardiomyopathy　75

infiltrative exophthalmos　18

infiltrative pulmonary tuberculosis　461

inflammation of superior clunial nerve　135

inflamed and sore throat, swelling and pain in throat　34

inflammation of anal canal　106

inflammation of condyle　48

inflammation of eyelid　16

inflammation of head of the pancreas　114

inflammation of uterine ligament　376

inflammation pain　339

inflammatory abdominal aortic aneurysm　229

inflammatory adnexal mass　369

inflammatory and toxic neuropathy　138

inflammatory arthritis　292

inflammatory breast cancer　186

inflammatory breast mass　186

inflammatory collateral cyst　58

inflammatory edema　330

inflammatory goitre of liver　106

inflammatory granuloma　292

inflammatory granuloma of vaginal wall　373

inflammatory hyperplasia of jaw　45

inflammatory hyperplasia of oral mucosa　48

inflammatory linear verrucose epidermal nevus　429

inflammatory lung damage　90

inflammatory mass in larynx　27

inflammatory mass of palate　52

inflammatory myofibroblastic tumor　292

inflammatory myopathy　292

inflammatory ovarian cyst　370

inflammatory polyarthropathy　292

inflammatory polyneuropathy　138

inflammatory pseudotumor　15

inflammatory pseudotumor-like follicular/fibroblastic dendritic cell sarcoma　180

inflammatory pseudotumor of brain　132

inflammatory pseudotumor of cheek　46

inflammatory pseudotumor of eyelid　16

inflammatory pseudotumor of floor of mouth　48

inflammatory pseudotumor of liver　106

inflammatory pseudotumor of palate　44

inflammatory small bowel obstruction　186

inflammatory spondyloarthropathy　292

influenza　87, 461

influenza A　460

influenza A (H₁N₁) flu　86, 460

influenza A (H₃N₂) flu　460

influenza A virus pneumonia　86

influenza A virus ribonucleic acid　470

influenza B　465

influenza B virus pneumonia　90

influenza B virus ribonucleic acid　471

influenza C　457

influenza caused by known virus　406

influenza myocarditis　76

influenza pleurisy　87

influenzavirus A antibody　477

influenzavirus A antibody IgG　477

influenzavirus A antibody IgM　477

influenza virus A antigen　477

influenza virus B antibody　480

influenza virus B antibody IgG　480

influenza virus B antibody IgM　480

influenza virus B antigen　480

influenza virus pneumonia　87

influenza virus ribonucleic acid　470

influenza with acute upper respiratory infection caused by known virus　406

influenza with laryngitis caused by known virus　406

influenza with pharyngitis caused by known virus　406

influenza with pleural effusion caused by known virus　406

influenza with pneumonia (virus not identified)　89

influenza with unknown virus　70

infrabony pocket　67

infracoracoid process approach of brachial plexus block anesthesia and analgesia　339

inframammary fold asymmetry　319

inframammary fold contraction　319

infraorbital canal injection　62

infraorbital congestion　34

infraorbital foramen injection　62

infraorbital nerve block anesthesia and analgesia　341

infraorbital nerve injury　8, 129

infraorbital space infection　49

infraorbital space infection with abscess　49

infrapatellar fat pad inflammation　257

infrapulmonary effusion　84

infrared cataract　4

infrared coagulation for hemorrhoid　196

infrared photography　334

infrared therapy　451

infrarenal abdominal aortic occlusion　225

infrasonic wave vertigo　452

infratemporal fossa approach　38, 209

infratemporal fossa space-occupying lesion　202

infratemporal space infection　51

infratemporal space infection with abscess　51

infratentorial approach　210

infrequent episodic tension-type headache associated with pericranial tenderness　120

infrequent episodic tension-type headache not associated with pericranial tenderness　120

infundibular pulmonary stenosis　220

infusion of coagulation factors　182

infusion pump related pain　225

infusion related bloodstream infection　88

ingrown nail　423

inguinal abscess　414

inguinal cellulitis　184

inguinal exploration operation　355

inguinal incarcerated hernia　184

inguinal lymphadenectomy　378

inguinal lymph node dissection　248

inguinal lymph node resection　248

inguinal radiation ulcer　326

inguinal ring looseness　105

inguinal tumor 348

INHA 480

inhalational anesthetic induction 342

inhalation anesthesia 342

inhalation injury 89, 329

inhalation of stomach contents due to anesthesia in pregnancy 391

inhaled allergen IgE 480

inhaled anesthetic poisoning 455

inhaled nitric oxide therapy 96

inherited antithrombin deficiency 180

inherited cardiac arrhythmia 78

inherited cardiac channelopathy 78

inherited cardiomyopathy 78

inherited coagulation factor V deficiency 180

inherited coagulation factor VII deficiency 180

inherited coagulation factor XIII deficiency 180

inherited coagulation factor X deficiency 180

inherited coagulation factor XI deficiency 180

inherited coagulation factor XII deficiency 180

inherited fibrinogen deficiency 180

inherited hemorrhagic disease gene mutation screening 471

inherited metabolic encephalopathy 138

inherited myopathy 139

inherited protein C deficiency 180

inherited protein S deficiency 180

inherited prothrombin deficiency 180

inherited thrombocytopenia 180

inherited thrombophilia 180

inhibin A 480

inhibitive amblyopia 17

inhibitory breathing 93

inhibitory postsynaptic potential 149

initial hematuria 239

initial lesion of yaws 465

initial onset exertional angina pectoris 72

initial segment stenosis of vertebral artery 230

initial slope rate 364

initial stage of ARF 337

initial stage of trachoma 3, 458

injection and augmentation laryngoplasty of vocal cord 39

injection for hemangioma 323

injection of hemorrhoid 196

injection of lymphangioma 37, 62, 193, 214, 321, 433

injection of lymphatic tumor 358

injection of sclerosing agent or compression hemostasia for esophageal varices 41

injection of therapeutic substance into bursa 311

injection of therapeutic substance into mandibular joint 323

injection therapy for subglottic hemangioma 39

injection treatment of rectal prolapse 196

injuries of multiple blood vessels at ankle foot 221

injuries of multiple blood vessels of thorax 229

injury by lightning 69

injury of abdominal aorta 398

injury of abdominal tendon 263

injury of abducent nerve 18

injury of acetabular labrum 277

injury of Achilles tendon 263

injury of ankle 268

injury of anterior cruciate ligament of knee 287

injury of anterior horn of lateral meniscus 285

injury of anterior talofibular ligament 275

injury of anterior tibial artery 275

injury of appendix 108

injury of articular cartilage of distal tibia 268

injury of articular cartilage of elbow joint 296

injury of articular cartilage of talus 268

injury of auricle 44

injury of axillary or brachial vein 293

injury of bladder 242

injury of blood vessel at abdomen 184

injury of blood vessel at ankle foot 221

injury of blood vessel involving multiple body regions 277

injury of blood vessel of thorax 212

injury of blood vessel of thumb 224

injury of brachial vein 221, 264

injury of brain and cranial nerve with injury of nerve and spinal cord at neck level 277

injury of bronchus 212

injury of calcaneofibular ligament 263

injury of capsule of shoulder joint 271

injury of carotid artery 47, 223

injury of carotid blood vessel 222

injury of cervical nerve root 128

injury of collateral ligament 258

injury of collateral ligament of knee 287

injury of cruciate ligament of knee 287

injury of cutaneous sensory nerve at ankle and foot level 268

injury of cutaneous sensory nerve at forearm level 279

injury of cutaneous sensory nerve at lower leg level 290

injury of cutaneous sensory nerve at upper arm level 282

injury of deep femoral artery 221, 265

injury of deep palmar artery and venous arch 294

injury of deltoid ligament of ankle 269

injury of digital blood vessel 295

injury of distal end of lateral branch of deep peroneal nerve 262

injury of distal radioulnar joint 288

injury of distal tibiofibular joint ligament 274

injury of dorsal artery of foot 297

injury of dorsal vein of foot 297

injury of extensor and abductor muscle and tendon of thumb at forearm level 279

injury of extensor digitorum longus muscle and tendon of toes 297

injury of eye and orbit 15

injury of fallopian tube 372

injury of femoral artery 221, 264

injury of femoral nerve 124, 265

injury of femoral vein 221, 265

injury of femoral vein in thigh 218

injury of fibular muscle and tendon 261

injury of finger joint 295

injury of flexor digitorum longus muscle and tendon of toes 297

injury of flexor pollicis longus tendon of forearm 279

injury of frenulum linguae 53

injury of gallbladder 104

injury of great saphenous vein in thigh 218

injury of hand joint 283

injury of heart 228

injury of infraspinatus 263

injury of infraspinatus tendon 263

injury of intercostal blood vessel 212

injury of interosseous talocalcaneal ligament 263

injury of interphalangeal joint 295

injury of intra-abdominal and pelvic organ 184

injury of intra-abdominal multiple organs 105

injury of intra-abdominal organ 105, 185

injury of intrathoracic organ with intraabdominal and pelvic organ 291

injury of kidney 244

injury of knee 287

injury of larynx 27

injury of lateral collateral ligament of knee 287

injury of lateral meniscus 285

injury of lateral meniscus and collateral ligament of knee 288

injury of lateral meniscus and cruciate ligament of knee 288

injury of lateral plantar nerve 297

injury of lip 43

injury of long head of biceps brachii 263

injury of long head of biceps tendon 263

injury of lumbosacral plexus 138, 292

injury of medial collateral ligament of knee 287

injury of medial discoid meniscus of knee 288

injury of medial meniscus 278

injury of medial meniscus and collateral ligament of knee 288

injury of medial meniscus and cruciate ligament of knee 288

injury of medial meniscus of knee 288

injury of median nerve at upper arm level 282

injury of median nerve of forearm 279

injury of meniscus 257

injury of metatarsophalangeal joint 295

injury of multiple blood vessels at abdomen, lower back and pelvis 184

injury of multiple blood vessels of thorax 212

injury of multiple nerves at upper arm level 282

injury of muscle and tendon of forearm 279

injury of muscle and tendon of lower limb 288

injury of musculocutaneous nerve 125

injury of nasal cavity 25
injury of nerve at upper arm level 282
injury of nerve involving multiple body regions 277
injury of nerve plexus 203
injury of nerve root 144
injury of oculomotor nerve 3
injury of optic nerve and pathway 11
injury of patellar cartilage 257
injury of penis 246
injury of peroneal artery 220, 262
injury of peroneal nerve at lower leg level 290
injury of plantar artery of foot 297
injury of popliteal artery 221, 267
injury of popliteal vein 221, 267
injury of posterior cruciate ligament of knee 287
injury of posterior horn of lateral meniscus 285
injury of posterior tibial artery 275
injury of posterolateral comeplex of knee 288
injury of posterolateral complex 268
injury of proximal tibiofibular joint 274
injury of proximal tibiofibular joint ligament 274
injury of pulmonary blood vessel 212, 220, 398
injury of quadriceps femoris 265
injury of radial artery of forearm 279
injury of radial nerve at upper arm level 282
injury of rectus femoris 265
injury of renal artery 243
injury of round ligament of hip joint 276
injury of scapholunate ligament 296
injury of sciatic nerve of hip 129, 276
injury of sciatic nerve of thigh 259
injury of scrotum 246
injury of shoulder 272
injury of shoulder tendon 272
injury of spermatic cord 240
injury of spinal nerve root 126
injury of stomach 186
injury of superficial branch of radial nerve 280
injury of superficial femoral artery 221, 265
injury of superficial palmar artery and venous arch 294
injury of superior gluteal nerve 285
injury of superior vena cava 212
injury of supraorbital nerve 49
injury of supraspinatus tendon 263
injury of sural nerve 123, 262
injury of tendon of posterior aspect of thigh 259
injury of tendon of rotator cuff of shoulder 272
injury of tendon of thigh 259
injury of testis 240
injury of the superficial orbital region 8
injury of thoracic aorta 212
injury of thoracic nerve 212
injury of thoracic part of esophagus 212
injury of thoracic trachea 212

injury of thorax, lower back and pelvis 290
injury of tibial artery 223, 274
injury of tibial nerve 275
injury of tibial nerve at lower leg level 290
injury oftriangular fibrocartilage complex of wrist joint 286
injury of triceps brachii 264
injury of triceps tendon 264
injury of trigeminal nerve 11, 133
injury of triquetral bone of talus 275
injury of ulnar artery at forearm level 279
injury of ulnar collateral ligament 258
injury of ulnar nerve at forearm level 279
injury of ulnar nerve at upper arm level 282
injury of unspecified blood vessel at lower leg level 227, 290
injury of unspecified blood vessel at wrist and hand level 286
injury of upper limb 283
injury of ureter 245
injury of urethra 241
injury of vas deferens 245
injury of vena cava 212
injury orbital and craniocerebral 8
injury potential 148
injury reduction surgery 308
injury to posterolateral structure of knee 287
ink stain 484
inlaid of IUD 369
in labor 387
inlay 63
inlay of superficial corneal lens 19
inlay skin graft 332
inner ear dysplasia 400
inner ear magnetic resonance hydrography examination 41
inner edge of trochlear cartilage fracture 268
inner lining skin flap 331
innominate artery aneurysm 226
innominate artery injury 212, 226
innominate artery steal syndrome 136
innominate artery stenosis 226
innominate artery tortuosity 226
innominate vein injury 212, 226
innominate vein with abnormal route 226
inoculation herpes simplex 417
inomyoma of fallopian tube 372
inorganic bone matrix 65
inorganic phosphate 482
inorganic substance toxic effect 70
INR 344, 472
insect bite dermatitis 411
insecticide poisoning 455
insert fracture 279
insertion activity 145
insertional Achilles tendinosis 263
insertional tendonitis 269
insertion and adjustment of denture 66
insertion of allograft of bladder rectum/ vaginal 251
insertion of alloplastic implant to orbital bone 321
insertion of artificial bone to facial bone 322
insertion of artificial coral to facial bone 322
insertion of artificial patch of bladder/rectum/

vaginal 251
insertion of artificial prosthesis to mandible 323
insertion of artificial prosthesis to penis 324
insertion of auricle stent 321
insertion of autograft of bladder/rectum/ vaginal 251
insertion of bone lengthening device 61
insertion of breast tissue expander 194
insertion of composite to facial bone 322
insertion of heterograft of bladder/rectum/ vaginal 251
insertion of IUD 380
insertion of silicone prosthesis to facial bone 322
insertion of skin expander 38
insertion of sphenoidal electrode 205
insertion of tissue expander 321, 434
insertion of titanium mesh to facial bone 322
insertion of titanium plate to mandible 323
insertion torque 68
in situ hybridization 183
in situ mantle cell neoplasia 181
insomnia 134
insomnia due to food allergy 134
inspiratory capacity 99
inspiratory crackle 92
inspiratory dyspnea 34, 93
inspiratory-expiratory cycling 95
inspiratory flow 99
inspiratory flow limitation 99
inspiratory phase time 99
inspiratory positive airway pressure 99
inspiratory pressure slope 99
inspiratory reserve volume 96
inspiratory soft tissue depression 34
inspiratory stridor 34, 93
inspiratory synchrony 95
inspiratory tidal volume 99
inspiratory time 99
inspiratory to expiratory ratio 99
inspiratory trigger 95
inspiratory trigger synchrony 95
inspiratory vital capacity 99
inspired oxygen flow 99
instability after artificial ankle joint replacement 281
instability after artificial elbow joint replacement 281
instability after artificial knee joint replacement 281
instability after artificial shoulder joint replacement 281
instability of metatarsophalangeal joint 295
instability of peroneal tendon 262
instability of scaphoid-trapezium-trapezoid joint 296
installation and adjustment of artificial arm 449
installation and adjustment of artificial leg 449
installation of Crutchfield tongs 207
installation of skull titanium plate 208
in-stent thrombosis related myocardial

infarction 78
instilled rectum basic anesthesia 343
instrumental activities of daily living scale 344
instrument training 451
insufficient accommodation 13
insufficient correction after ptosis surgery 11
insufficient sleep syndrome 134
insufflation time 99
insular lobe epilepsy 122
insular lobe malignant tumor 347
insulin 483
insulin and oral hypoglycaemic(antidiabetic) drug poisoning 70
insulin autoimmune syndrome 169
insulin-like growth factor 483
insulin-like growth factor-binding protein-3 483
insulin lipodystrophy 429
insulinoma 169
insulin receptor 483
insulin resistance syndrome type A 169
insulin resistance syndrome type B 169
integrated-flow body plethysmograph 98
intellectual achievement responsibility questionnaire 446
intelligence test 446
intense pulsed light therapy 434
intense pulsed phototherapy 21
intensity-modulated radiation therapy, IMRT 365
interarch distance 67
intercommissural line 211
intercondylar distance 67
intercondylar fracture of femur 265
intercondylar T shaped fracture 276
intercondylar Y shaped fracture 276
intercostal aneurysm 223
intercostal artery ligation 214
intercostal artery suture 214
intercostal blood vessel injury 223
intercostal nerve block 145, 207
intercostal nerve block anesthesia and analgesia 341
intercostal nerve cryoanalgesia 207, 214
intercostal nerve injury 129
intercostal nerve segment resection 214
intercostal nerve transfer 207
intercostal neuralgia 129
intercostal neurectomy 207, 214, 310
intercostal neuropathy 129
intercuspal occlusion 68
intercuspal position 68
interdigital moniliasis 432
interdigital neuroma 143, 295
interdigitating dendritic cell sarcoma 181, 352
interfascial intercostal nerves block anesthesia and analgesia 341
interference pattern 146
interferential electrotherapy 451
interferon α 476
interferon β 476
interferon 476

interferon γ 476
interhemispheric approach 206
interictal discharge 146
interim crown prosthesis 62
interior upper orbital margin fracture 8
interleukin 475
interleukin 1 475
interleukin 1α 475
interleukin1β 475
interleukin 2 475
interleukin 3 475
interleukin 4 475
interleukin 5 475
interleukin 6 475
interleukin 7 475
interleukin 8 475
interleukin 9 475
interleukin 10 475
interleukin 11 476
interleukin 12 476
interleukin 13 476
interleukin 14 476
interleukin 15 476
interleukin 16 476
interleukin 17 476
interleukin 18 476
interleukin 19 476
interleukin 20 476
interleukin 21 476
interleukin 22 476
interleukin 23 476
interleukin 24 476
interleukin 25 476
interleukin 26 476
interleukin 27 476
interleukin 28 476
interleukin 29 476
interleukin 31 476
interleukin 32 476
interleukin 35 476
interleukin receptor 476
interlobar effusion 90
intermaxillary contraction 46
intermaxillary fixation 61
intermaxillary ligation 61
intermaxillary space 46
intermaxillary traction 61
intermedial approach of internal jugular vein cannulation 341
intermediate developmental delay epilepsy and neonatal diabetes(DEND) syndrome 171
intermediate endocardial cushion defect 221
intermediate-grade fever 330
intermediate lesion of pinta 463
intermediate or inlay dorsiflexion instability 295
intermediate tumor of bone(unclassified) 266
intermediate tumor of soft tissue(uncertain type) 282
intermediate uveitis 18
intermenstrual bleeding 369
intermittent catheterization 249
intermittent claudication 222, 272

intermittent Cushing syndrome 164
intermittent discontinuing of ventilatory support 94
intermittent esotropia 5
intermittent exotropia 5
intermittent explosive disorder 438
intermittent hair follicle dystrophy 417
intermittent hoarseness 34
intermittent hydrarthrosis 272
intermittent insomnia 127
intermittent mandatory ventilation 94, 340
intermittent negative pressure ventilation 94, 340
intermittent pain in throat 34
intermittent peritoneal dialysis 155
intermittent pneumatic compression 451
intermittent positive pressure therapy 214
intermittent positive pressure ventilation 94, 340
intermittent preexcitation syndrome 75, 400
intermittent rhythmic delta activity 147
intermittent shunt 86
intermittent strabismus 5
intermuscular vascular malformation 46
intermuscular vein dilatation 222
intermuscular vein thrombosis 222
internal abutment connection 66
internal auditory canal tumor 29
internal capsule hemorrhage 132, 202
internal carotid arterioplasty 37
internal carotid arteriosclerosis 223
internal carotid artery aneurysm 127, 223
internal carotid artery aneurysm rupture 223
internal carotid artery dissection 127, 223
internal carotid artery dysplasia 223
internal carotid artery embolism 223
internal carotid artery injury 200, 223
internal carotid artery insufficiency 7
internal carotid artery ischemia 127
internal carotid artery occlusion 127, 223
internal carotid artery stenosis 127, 223
internal carotid artery stent implantation 234
internal carotid artery thrombosis 128, 223
internal carotid cavernous fistula embolization 234
internal carotid ligation 37
internal conversion 395
internal derangement of knee 287
internal disc disruption 297
internal disorder of knee 288
internal electronic fetal monitoring 396
internal fixation 311
internal fixation associated infection 278
internal fixation of femur neck fracture 304
internal fixation of femur neck fracture with cannulated screws 304
internal fixation of intertrochanteric femoral fracture 304
internal fixation of patella fracture 301
internal fixation of scapula fracture 308
internal fixation of tibial fracture 309
internal fixity infection 266
internal hemipelvectomy 311
internal hemorrhoid 110
internal hirudiniasis 462

internal iliac arteriography 238
internal iliac artery atherosclerosis 224
internal iliac artery embolization guided by DSA(digital substraction angiography) 377
internal iliac artery stenosis 224
internal iliac vein embolism 224
internal iliac vein thrombosis 224
internal irradiation 365
internal jugular vein catheterization 234
internal jugular vein dilation 223
internal jugular vein embolism 234
internal jugular vein injury 223
internal jugular vein occlusion 223
internal jugular vein puncture 234
internal jugular vein stenosis 223
internal jugular vein thrombophlebitis 223
internal jugular vein thrombus 231
internal mammary artery injury 224
internal mammary lymph node dissection 358
internal mammary vein injury 224
internal pressure of compartment 265
internal resorption of tooth 57
internal urethral orifice malignancy 350
internal urethrotomy 251
international normalized ratio 344, 472
internet addiction disorder 440
internet overuse 444
internuclear extraocular muscle paralysis 4
internuclear ophthalmoplegia 4
internus paresis 16
interpeak interval 146
interphalangeal joint arthroplasty with implantation 314
interphalangeal joint arthroscopy 317
interphalangeal joint fusion 314, 315
interphalangeal joint of toe arthroscopy 317
interphalangeal sesamoid of hallux 278
interpolated premature ventricular beat 75
interpotential interval 145
interpretative psychotherapy 445
interradicular osteotomy 61
interrater reliability 446
interridge distance 67
interrupted aortic arch 230
interrupted aortic arch repair 237
interrupted aortic arch repair with repair of ventricular septal defect 237
interruption of urinary stream 247
interscalene approach of brachial plexus block anesthesia and analgesia 339
intersection syndrome 272
interspersed erythroplakia 47
intersphincteric fistula ligation 192
intersphincteric resection 192
interspike interval 146
interspinous ligament injury 270
interspinous syndesmitis 270
interstitial bone defect 271
interstitial cerebral edema 200
interstitial cystitis 240
interstitial emphysema 86, 399
interstitial fluid syndrome 2
interstitial implant brachytherapy 367

interstitial implant irradiation 367
interstitial irradiation 206
interstitial lung disease 69, 83
interstitial lung disease indermatomyositis 87
interstitial lung disease in polymyositis 83
interstitial myositis 271
interstitial nephritis 399
interstitial nephritis-uveitis syndrome 5, 153
interstitial pneumonia 86, 460
interstitial pneumonia with autoimmune features 86
interstitial pulmonary edema 337
interstitial thermotherapy 367
interstitial tubal pregnancy 372
intertarsal fusion 303
intertarsal joint fracture 262
interthoracoscapular amputation 308
intertransverse bone fusion 306
intertrochanteric fracture of femur 264
intertrochanteric osteotomy 302
interureteric ridge resection 253
interventional chemotherapy of lung cancer 83
interventional embolization of renal artery 235
interventional hepatic arterial embolization 232
interventional left hepatic arterial embolization 232
interventional pelvic vascular embolization 395
interventional pulmonary technique 97
interventional therapy 94, 206
interventional therapy of malignant tumor 354
interventional treatment of lung cancer 83
intervertebral chemonucleolysis 316
intervertebral disc bulge 297
intervertebral disc cyst 297
intervertebral disc degenerative disease 297
intervertebral disc disease 297
intervertebral discectomy and fusion 297
intervertebral disc herniation 297
intervertebral disc herniation and canal stenosis 297
intervertebral disc infection 297
intervertebral disc prolapse with myelopathy 450
intervertebral disc radio frequency catheter ablation 316
intervertebral disc rupture 297
intervertebral disk displacement 297
intervertebral fusion and internal fixation 316
intervertebral space infection 297
intervertebral space stenosis 297
intestinal adhesion 103
intestinal amebiasis 102
intestinal amoebiasis 458
intestinal anaerobe infection 102
intestinal anastomotic leakage 184
intestinal anastomotic stenosis 102
intestinal ancylostomiasis 102, 458
intestinal angiostrongyliasis 102, 458

intestinal anthrax 102
intestinal ascariasis 102
intestinal augmentation cystoplasty 247
intestinal brush biopsy in gastroscope or duodenoscope 118
intestinal calculus 102
intestinal capillariasis 102, 458
intestinal coccidiosis 102, 458
intestinal disaccharidase deficiency and disaccharide malabsorption 102
intestinal dysbacteriosis 102
intestinal dysfunction 102
intestinal dyspepsia 103
intestinal exteriorization 187, 353
intestinal fistula 102
intestinal gangrene 102, 397
intestinal graft failure 184
intestinal graft rejection 184
intestinal helminthiasis 102, 458
intestinal impaction 102
intestinal infection 102
intestinal injury during operation 184
intestinal ischaemic infarction 102
intestinal lymphangiectasia 102
intestinal lymphatico-venous anastomosis 353
intestinal lymphaticovenular anastomosis 187
intestinal malabsorption 102
intestinal malrotation 103
intestinal metaplasia 102
intestinal myiasis 103, 458
intestinal necrosis 102, 397
intestinal neobladder operation 247
intestinal neuronal dysplasia 121
intestinal obstruction 102
intestinal obstruction in puerperium 385
intestinal obstruction with adhesion 102
intestinal parasitic abscess 458
intestinal parasitic disease 102, 458
intestinal pedicled flap hepaticoplasty 187
intestinal perforation 325
intestinal perforation after liver transplantation 185
intestinal plague 102
intestinal relaxant poisoning 69
intestinal replace ureter operation 247
intestinal stenosis 103, 397
intestinal stenosis and necrosis 103, 397
intestinal strangulation 102, 397
intestinal strangulation and necrosis 102, 397
intestinal strongyloidiasis 102
intestinal taeniasis 102
intestinal T cell lymphoma 176
intestinal T cell lymphoma, not otherwise specified(NOS) 176
intestinal tract injury complicated with oocyte retrieval 371
intestinal trematodiasis 458
intestinal trichomoniasis 102
intestinal tympanites 103
intestinouterine fistula 103, 368
intoxication in caffeine 439
intra-abdominal abscess 459

intra-abdominal echinococcosis 105, 459
intra-abdominal hemorrhage 221
intra-abdominal infection after cesarean section 387
intra-abdominal volume increment 190
intra-aortic ballon pump implantation 237
intra-aortic ballon pump counterpulsation 81
intra-aortic ballon pump 237, 343
intra-aortic ballon pump dilatation 237
intra-arterial chemotherapy 206
intra articular fracture 267
intra articular injection of temporomandibular joint 50
intra-articular osteotomy 306
intra-articular radius fracture 280
intra-atrial baffle repair(non-Mustard, non-Senning operation) 236
intraatrial reentrant tachycardia 77
intrabony pocket 67
intrabreath diagram 99
intrabreath with trace gas CH₄ 99
intracanal medicament 61
intracapsular cataract extraction 19
intracapsular condyle fracture 48
intracardiac electrophysiology examination 81
intracarotid amobarbital procedure 148
intra capsular fracture of femur 264
intracavitary brachytherapy 95
intracavitary infusion of malignant tumor 354
intracavitary radiotherapy 366
intracavitary thermotherapy 366
intracellular mycobacterium skin infection 427
intracerebral arteriovenous fistula 131
intracerebral hematoma 202
intracoronal lesion before tooth eruption 57
intra-coronal retainer 61
intracoronary injection with thrombolytics 233
intracoronary non drug eluting stent implantation 233
intracoronary thrombus aspiration 80
intracranial abscess 129
intracranial and extracranial communicating meningioma 201
intracranial aneurysm 129, 201
intracranial angioma 129
intracranial arteriosclerotic aneurysm 201
intracranial arteriovenous malformation 129, 201
intracranial atherosclerosis 201
intracranial bacterial infection 129
intracranial calcification 144
intracranial Candida infection 421
intracranial candidiasis infection 400
intracranial capillary telangiectasia 201
intracranial carotid artery stent placement 145
intracranial cavernous hemangioma 129, 201
intracranial cholesteatoma 201
intracranial cyst 129
intracranial cystic lesion 144

intracranial dissecting aneurysm 201
intracranial electrode implantation 145
intracranial embryonal carcinoma 349
intracranial epidural granuloma 129
intracranial extradural empyema 129
intracranial foreign body 201
intracranial giant aneurysm 201
intracranial hematoma 201
intracranial hemorrhage 201
intracranial hemorrhage of newborn 404
intracranial hemorrhage sequelae 129
intracranial hypertension 205, 144
intracranial hypertension syndrome 129
intracranial hypotension 144
intracranial hypotension after ventriculo-peritoneal shunt 131
intracranial infected aneurysm 201
intracranial infection 129, 201, 400, 461
intracranial inflammatory granuloma 129
intracranial injury 201
intracranial internal carotid artery dissection 201
intracranial lipoma 129
intracranial lymphoma 201
intracranial malignant tumor 349
intracranial microaneurysm 201
intracranial mirror aneurysm 201
intracranial nerve stimulator implantation 358
intracranial, outside artery dissection 129
intracranial parasitic infection 461
intracranial parasitosis 201
intracranial pneumatocele 129
intracranial pressure 147, 344
intracranial pressure monitoring by ultrasound 343
intracranial pseudoaneurysm 201
intracranial scopic fistulation of the third ventriculostomy 358
intracranial space-occupying lesion 129
intracranial subdural abscess 129
intracranial subdural effusion 129
intracranial subdural granuloma 129
intracranial traumatic aneurysm 129, 201
intracranial tumor resection 358
intracranial tumor surgery 208
intracranial vascular malformation 201
intracranial venous malformation 201
intracranial venous sinus phlebitis 129
Intracranial venous sinus stent placement 145
intracranial venous sinus thrombosis 129
intracranial vertebral artery atherosclerosis 205
intracranial vertebral artery dissection 201
intractable cancer pain 338
intractable epilepsy 136
intractable pain 203
intractable plantar callus 320
intractable postpartum hemorrhage 387
intractable trigeminal neuralgia 136
intradermal nevus 422
intradermal suture 332
intradiscal electrothermal therapy 316
intraductal adenocarcinoma of prostate 243

intraductal papillary mucinous neoplasm of the pancreas 186
intraductal papillary mucinous tumor of pancreatic 114
intraductal papillary neoplasm of the bile tract 347
intraductal papilloma 44
intraductal papilloma of breast 186
intraductal thrombosis 219
intradural lipoma 204
intradural lumbar disc herniation 293
intra-epidermal epithelioma 410
intra-epidermal neutrophilic IgA dermatosis 410
intraesophageal 24h pH monitoring 217
intrafascial hysterectomy 380
intrafascial subtotal hysterectomy 380
intragastric hypothermia anesthesia 342
intrahepatic biliary drainage 191, 356
intrahepatic calcification focus 106
intrahepatic cholangiojejunostomy 356
intrahepatic cholangitis 106
intrahepatic cholestasis 106
intrahepatic cholestasis of pregnancy 391, 424
intralesional excision 301
intralesional injection 434
intralesional resection 311
intra-ligamentous cyst 281
intramedullary arteriovenous malformation 135, 203
intramedullary lesion 126
intramedullary lipoma 200
intramedullary melanoma 203
intramedullary nail fixation of femoral fracture 305
intramedullary nail fixation of fibula 303
intramedullary nail fixation of phalanx 314, 315
intramedullary nail internal fixation of tibia 309
intramedullary nail or locking screw break 284
intramedullary space occupying lesion 135
intramural coronary artery 221
intramural fibroid of uterus 375
intramural hematoma of descending aorta 229
intramural myoma of cervix 375
intramuscular angioma 269
intramuscular basic anesthesia 340
intramuscular myxoma 269
intranasal lesion laser ablation 35
intraocular ciliary laser photocoagulation 22
intraocular ciliary photocoagulation 22
intraocular filling 22
intraocular foreign body 16
intraocular hemorrhage 16
intraocular isolated lesion cryotherapy 22
intraocular laser treatment of retina 22
intraocular lens abnormality after cataract surgery 2
intraocular lens deviation 10
intraocular lens dislocation 10
intraocular lens exchange 21

intraocular lens implantation　21

intraocular lens implantation after cataract surgery　2

intraocular lens implantation with tension ring　20

intraocular lens injury　10

intraocular lens opacification after cataract surgery　1

intraocular lens pupil clamping　10

intraocular lens toxicity syndrome　10

intraocular magnetic foreign body extraction　21

intraocular metastatic tumor　16

intraocular non-magnetic foreign body extraction　21

intraocular tamponade　22

intraoperative awareness　338

intraoperative biopsy of gallbladder　360

intraoperative bleeding during induced abortion　372

intraoperative cholangioscopy　360

intraoperative endoscopy of small intestine　360

intraoperative frozen section examination　197

intraoperative radiotherapy　366

intraoperative wake-up technique　342

intraoral cavity foreign body removal　255

intraorbital abscess　16

intraorbital foreign body　8, 16

intraorbital granuloma　16

intra-orbital meningioma　200

intraosseous ganglion cyst　266

intrapartum eclampsia　386

intrapartum hemorrhage　386

intrapartum urinary retention　387

intraperitoneal chemotherapy pump exposure　184

intraperitoneal haemorrhage following ectopic pregnancy　373

intraperitoneal hemorrhage complicated with oocyte retrieval　371

intraperitoneal onlay mesh technique　190

intraperitoneal perfusion therapy for malignant tumor　354

intraperitoneal rupture of bladder　240

intrapleural negative pressure　99

intrapleural pressure　100

intra-prosthetic dislocation　271

intrapulmonary blood vessel pressure　97

intrapulmonary shunt　338

intra-radicular retainer　61

intrarenal reflux　244

intrarenal vascular ultrasound　255

intrasacral meningocele　260

intrasellar and suprasellar space-occupying lesion　198

intrasellar tumor　24

intraspinal abscess　144, 297, 466

intraspinal bony septum　297

intraspinal canal foreign body removal　211, 316

intraspinal catheterization with drug perfusion　211

intraspinal granuloma　144

intraspinal hematoma　297, 338

intraspinal inflammatory mass　297

intraspinal lesion resection　362

intraspinal malignant tumor　352

intraspinal rhizotomy　211

intraspinal septum　297

intraspinal tumor　297

intraspinal tumor of thoracic spine　352

intraspinal varicosity　230

intrathecal drug delivery system　341, 343

intrathecal injection　148

intrathecal injection of femoral artery approach of obturator nerve block anesthesia and analgesia　340

intrathecal injection therapy　341

intrathoracic cervical esophagogastrostomy　361

intrathoracic colon replacing the esophagus　215

intrathoracic esophageal-esophageal anastomosis　215

intrathoracic esophageal-stomach anastomosis　216

intrathoracic esophageal-stomach anastomosis above aortic arch　215

intrathoracic esophageal-stomach anastomosis below aortic arch　216

intrathoracic esophageal-stomach anastomosis in neck　216

intrathoracic esophagectomy with colon replacement of esophagus　361

intrathoracic esophagectomy with jejunum replacement of esophagus　361

intrathoracic esophagogastrostomy　361

intrathoracic esophagogastrostomy above aorta arch　361

intrathoracic esophagogastrostomy under aorta arch　361

intrathoracic esophagus anastomosis　361

intrathoracic foreign body removal　216

intrathoracic injury associated with open chest injury　229

intrathoracic jejunum replacing the esophagus　215

intra-thoracic nonfixed obstruction of large airway　90

intrathoracic organ injury　212, 229

intratracheal gas insufflation　95

intratracheal insufflation of oxygen　95

intratracheal jet　95

intrauterine adhesion　369

intrauterine and extrauterine compound pregnancy　369

intrauterine balloon tamponade　395

intrauterine contraceptive device　369

intrauterine gauze packing　395

intrauterine infection　369

intrauterine infection combined with congenital skin defect　432

intrauterine infection during delivery　386

intrauterine infection in pregnancy　391

intrauterine pregnancy　369, 386

intrauterine residue following hydatidiform mole　371

intrauterine space-occupying lesion　369

intrauterine transfusion　395

intravascular brachytherapy　254, 366

intravascular hemolysis　180

intravascular large B cell lymphoma　180, 429

intravascular lymphoma of central nervous system, central nervous system intravascular lymphoma　143

intravascular ultrasonography of coronary artery　238

intravascular ultrasound of thoracic aorta　237

intravenous and inhalational combined anesthesia　341

intravenous anesthesia　341

intravenous anesthetic poisoning　453

intravenous drug extravasation induced skin necrosis　417

intravenous drug induction　381

intravenous immune globulin　182

intravenous infusion hypothermia anesthesia　341

intravenous pyelography　255

intravenous regional anesthesia　341

intravenous thrombolysis　234

intravenous transfusion　341

intravenous urography　250

intraventricular aberration　76

intraventricular block　76

intraventricular hemorrhage　132, 202

intraventricular lesion resection　358

intraventricular meningioma　202

intraventricular space-occupying lesion　202

intravitreal cysticercosis cellulosae removal　19

intravitreal drug injection　19

intravitreal gas injection　19

intravitreal silicone oil removal　19

intrinsic contracture of hand　283

intrinsic muscle and tendon injury of ankle and foot　268

intrinsic PEEP　345

intrinsic positive end-expiratory pressure　95, 345

intrinsic staining of tooth　57

intrusive luxation　43

intubation stress response　338

intubation trauma of larynx　27

intumescentia lumbalis　292

intussusception　102

intussusception of appendix　108

invaginated lingual fossa　46

invaginated lingual sulcus　58

invagination and purse-string of appendiceal stump　192

invasive acral papillary adenoma　423

invasive angiomyxoma of vulva　373

invasive arterial blood pressure　346

invasive aspergillosis　423

invasive fungal sinusitis　29

invasive malignant melanoma　423

invasive mechanical ventilation　96

invasive mole　371

invasive oxygen therapy　342

invasive pituitary adenoma　165

invasive pulmonary aspergillosis 88, 463
invasive pulmonary tuberculosis 86
invasive ventilation (<96 hours) 216
invasive ventilation (≥ 96 hours) 216
invasive ventilation<96 hours 70
invasive ventilation ≥ 96 hours 70
invasive wound infection 328
inverse psoriasis 413
inverse ratio ventilation 94, 340
inverse transverse curve of occlusion 67
inversion of uterus 376
inversion type posterior medial rotation instability injury 278
inverted and embedded mandibular third molar 54
inverted ductal papilloma 50
inverted epicanthus 3
inverted impaction 44
inverted papilloma of bladder 242
inverted Y field irradiation 364
inverted Y-pattern esotropia 3
inverted Y-pattern exotropia 3
invisible appliance 66
in vitro fertilization early embryonic assisted hatching zona pellucid chemical thinning 382
in vitro fertilization early embryonic assisted hatching zona pellucid cutting 382
in vitro fertilization early embryonic assisted hatching zona pellucid laser drilling 382
in vitro fertilization early embryonic assisted hatching zona pellucid laser thinning 382
in vitro fertilization-embryo transfer pregnancy 393
in vitro fertilization, single live birth 393
in vitro fertilization, twins, both live birth 393
in vitro nephrolithotomy 250
involutional gynecomastia 162
involutional paranoid state 438
involutional psychosis 438
involvement of the parapharyngeal space 32
inward impulse 79
inward repositioning of vocal cord 39
iodine-131 radionuclide injection therapy 248
iodine deficiency associated (endemic) goiter 160
iodine deficiency associated with diffuse goiter 160
iodine deficiency associated with multiple nodular goiter 160
iodine induced hyperthyroidism 160
iodine induced hypothyroidism 160
iodine poisoning 452
iodomethane poisoning 452
ionization chamber 365
ionized calcium 482
ionizing 365
iPACK 342
IPC 95
IPD 155
IPPB 214
iRBD 135
IRI 337

ionizing dose measurement 365
ionizing radiation 365
iridectomy 20
iridectopia after anti-glaucoma surgery 7
iridocyclitis 4
iridocyclitis with hypopyon 10
iridodialysis 4
iridodonesis 18
iridoplasty 20
iridotomy 20
IRIS 462
iris abscess 4
iris adhesion after cataract surgery 1
iris atrophy 4
iris benign tumor 4
iris cys after intraocular lens implantation 10
iris cyst 4
iris cyst with alloplastic implant 18
iris degeneration 4
iris haemorrhage 4
iris injury 4
iris injury after cataract surgery 1
iris laceration 4
iris mass 4
iris neovascularization 18
iris siderosis 4
iron and its compound poisoning 455
iron deficiency 173, 179, 426
iron deficiency anemia 179
iron deficient erythropoiesis 179
iron, Fe 482
iron overload anemia 179
iron stain 474
irradiated enamel 44
irradiated porcine skin 331
irradiated volume 366
irradiation dose 366
irradiation technique 366
irreducible hernia 185
irregular abdominal pain 394
irregular alveolar process 56
irregular antibody identification 471
irregular antibody screening 471
irregular astigmatism 2
irregular corneal astigmatism 6
irregular eye movement 2
irregular menstruation 377
irregular sleep-wake rhythm disorder 120
irregular sleep-wake type 120
irregular tooth alignment 57
irrigation and drainage of peritoneal cavity 189
irrigation of conjunctival sac 20
irrigation of ventricular shunt catheter 209
irrigation technique 306
irritability 444
irritable bowel syndrome 103, 442
irritant chemical-induced chronic obstructive pulmonary disease 452
irritant contact dermatitis 3, 411
irritant contact dermatitis caused by drug 17
irritant contact dermatitis due to acetone 2, 410
irritant contact dermatitis due to acid 13
irritant contact dermatitis due to alcohols 3,

411
irritant contact dermatitis due to alkali 5
irritant contact dermatitis due to carbon disulfide 3
irritant contact dermatitis due to cosmetic 5, 415
irritant contact dermatitis due to detergent 10
irritant contact dermatitis due to food in contact with skin 11
irritant contact dermatitis due to methylbenzene 416
irritant contact dermatitis due to nylon 9
irritant contact dermatitis due to pine resin 13
irritant contact dermatitis to plant (except food) 18
irritant gas poisoning 452
irritant laxative drug poisoning 452
irritative zone 146
IRV 340
ischaemic fasciitis 423
ischaemic fascitis 280
ischemia modified protein 482
ischemia of lower extremity 226
ischemia of upper extremity 225
ischemia-reperfusion injury 337
ischemic bowel disease with bleeding 110
ischemic cardiomyopathy 76
ischemic cerebral edema 133
ischemic cerebrovascular disease 133
ischemic colitis 110, 401
ischemic contracture 280
ischemic enteritis 110
ischemic heart disease 76
ischemic hypoxia 88
ischemic intestinal necrosis 110, 401
ischemic kidney disease 153
ischemic necrosis 280
ischemic necrosis of bone 266
ischemic necrosis of head of femur 265
ischemic necrosis of humeral head 264
ischemic necrosis of lower extremity 231
ischemic necrosis of medial condyle of tibia 275
ischemic necrosis of navicular bone 298
ischemic necrosis of talus 275
ischemic necrosis of the second metatarsal bone 260
ischemic optic neuropathy 10
ischemic penumbra 148
ischemic peripheral cyanosis 93
ischemic peripheral neuropathy 133
ischemic spinal vascular disease 133
ischemic steal syndrome 153
ischial fracture 298, 450
ischiatic scoliosis 298
ischiorectal abscess 116, 466
Iselin disease 260
Ishihara color plate 22
island flap transplantation 433
island skin flap 331
islet benign tumor 169
islet cell antibody 480
islet β cell hyperplasia 169

islet cell tumor 169
iso-capnic hyperventilation provocation test 97
isocentral technique 364
isocitrate dehydrogenase 483
isodose distribution 364
isoeffect 364
isoeffect curve 364
isoeffect dose 364
isoform-2 prostate-specific antigen 479
isokinetic exercise assessment and training 451
isolated adrenocorticotropic hormone deficiency 162
isolated dextrocardia 73
isolated disc resorption syndrome 264
isolated follicle-stimulating hormone(FSH) deficiency 162
isolated forearm technique 344
isolated gastrocnemius contracture 259
isolated gonadotropin deficiency 172
isolated growth hormone deficiency type ⅠA 162
isolated growth hormone deficiency type ⅠB 162
isolated growth hormone deficiency type Ⅱ 162
isolated growth hormone deficiency type Ⅲ 162
isolated haematuria 156
isolated luteinizing hormone(IH) defciency 162
isolated premature menarche 162
isolated primary IgM deficiency 412
isolated proteinuria 156
isolated systolic hypertension 72
isolated thyroid-stimulating hormone deficiency 162
isolated thyrotropin-releasing hormone deficiency 162
isolated tracheal and bronchial tuberculosis 85
isolated tracheal tuberculosis 85
isolated ultrafiltration 94
isolated ventricular inversion 77
isolation of aneurysm 206
isolation of intracranial aneurysm 208
isomerism of atrial appendage 77
isoniazid poisoning 455
isopressure point 344
isopropanol poisoning 455
isosexual precocious puberty in girl 165
isosorbide mononitrate poisoning 69
isosporiasis 104, 458
isotonic dehydration 82, 344
isotonicity 97
isotope bone scan 317
isovalthinemia 174
isovolemic hyponatremia 82
isovolume pressure-flow curve 97
ISR procedure 192
isthmic lumbar spondylolisthesis 288
isthmic tubal pregnancy 372
ISWRD 120
itchy eye 19
itchy points 429
ithyokyphosis 270

Ito's nevus 429
IUD 369
IVBT 366
IVUS 80, 255
ivy sign 146

J

Jaccoud's syndrome 277
jacket crown 62
Jackson test 298, 346
JAK2 gene mutation detection 468
JAK2/V617F gene mutation detection 468
Janeway lesion 80
Jansen's metaphyseal chondrodysplasia 159
Japanese B encephalitis antibody 479
Japanese B encephalitis IgG antibody 479
Japanese B encephalitis IgM antibody 479
Japanese encephalitis 463
Japas osteotomy 300
Jarcho-Levin syndrome 270, 292
jaundice 107, 399
jaundice after liver transplantation 185
jaw asymmetry 45
jaw bone hypoplasia after repairing of cleft lip and palate 43
jaw cellulitis 185, 415
jaw defect 45
jaw deformity 45
jaw disease 45
jaw hypoplasia 45
jaw lymphoma 348
jaw position 67
jaw position of lateral occlusion 67
jaw position of protrusive occlusion 67
jaw position recording 67
jaw position relationship 67
jaw-winking syndrome 14
JCV DNA 468
JC virus desoxyribonucleic acid 468
Jeffson fracture 269
jejunal benign tumor 108
jejunal Crohn disease 108
jejunal diverticulitis 108
jejunal diverticulum 108
jejunal injury 108, 185
jejunal interposition 192
jejunal malignant tumor 108
jejunal rupture 108, 185
jejunal ulcer with hemorrhage 108
jejunal ulcer with hemorrhage and perforation 108
jejunectomy 192, 358
jejunoileostomy 191
jejuno-sigmoidostomy 192
jejunostomy 192, 358
jejuno-transversostomy 192
jejunum lesion resection 358
jejunum-sigmoid anastomosis 358
jejunum-transverse colon anastomosis 358
jellyfish dermatitis 414
JEV RNA 470
jitter 145
JME 133
Johanson urethroplasty 255

Johnson-Corless osteotomy 300
joint adhesion 267
joint amputation 305
joint and ligament dislocation of upper limb 282
joint and ligament injury of lower limb 288
joint and ligament injury of upper limb 282
joint and ligament sprain of lower limb 288
joint and ligament sprain of upper limb 282
joint aspiration 305
joint capsule reduction 305
joint contracture 124
joint deformity 298
joint disease 266
joint disease of spine 270
joint disorder 267
joint effusion 266, 267
joint fixation 305
joint fracture 273
joint fusion 306
joint ganglion 267
joint hematoma 267
joint infection 266
joint infective synovitis 266
joint instability 266
joint mass 267
joint orthopedic surgery 305
joint pain, arthralgia 267
joint puncture 317
joint radiography 306
joint replacement 306
joint spasm 267
joint sporotrichosis 414
joint stiffness 267, 326
joint surface grinding 305
joint swelling 267
joint therapeutic substance injection 306
joint tuberculosis 267
Jones fracture 256
jugular arteriovenous fistula 222
jugular foramen lesion resection 357
jugular foramen meningioma 200
jugular foramen paraganglioma 28, 200
jugular foramen schwannoma 200
jugular foramen space-occupying lesion 200
jugular vein compression test 147
jugular vein dilation 223
jugular vein injury 223
jugular vein ligation 37
jugular vein stenosis 223
jugular vein thrombosis 223
jugular vein tumour excision 37
jugular vein turgidity 231
jugular venography 223
jugular venous bulb oxygen saturation monitoring 344
jugular venous distention 79
jugular venous engorgement 79
jumper fracture 284
jumper's knee 284
junctional epidermolysis bullosa 417
junctional epidermolysis bullosa with pyloric atresia 417
junctional escape rhythm 75
junctional kyphosis 272

junctional nevus　272, 417
junctional tachycardia　75
Junin hemorrhagic fever　466
juvenile absence epilepsy　133
juvenile arthritis　293
juvenile arthritis in inflammatory bowel disease　293
juvenile cataract　17
juvenile embryonal carcinoma　243
juvenile glaucoma　10
juvenile GM2 gangliosidosis　134
juvenile granulosa cell tumor of ovary　370
juvenile hereditary spinal ataxia　283
juvenile hyaline fibromatosis　293
juvenile hyalin fibromatosis　430
juvenile idiopathic arthritis associated with uveitis　10
juvenile idiopathic osteoporosis　165
juvenile idiopathic scoliosis　283
juvenile kyphosis　293
juvenile laryngeal papilloma　33
juvenile muscular atrophy of unilateral upper extremity　133
juvenile myelomonocytic leukemia　181
juvenile myoclonic epilepsy　133
juvenile myopia　10
juvenile nephron renal tuberculosis medullary cystic disease　154
juvenile neurosyphilis　133
juvenile osteochondrosis of capitellum　264
juvenile osteochondrosis of distal ulna　258
juvenile osteochondrosis of femoral head　265
juvenile osteochondrosis of hand　284
juvenile osteochondrosis of hip joint　276
juvenile osteochondrosis of humerus　264
juvenile osteochondrosis of iliac crest　279
juvenile osteochondrosis of metacarpal head　294
juvenile osteochondrosis of metatarsal　295
juvenile osteochondrosis of patella　257
juvenile osteochondrosis of pelvis　266
juvenile osteochondrosis of primary ossification center of patella　257
juvenile osteochondrosis of secondary ossification center of patella　257
juvenile osteochondrosis of spine　271
juvenile osteochondrosis of tibial tubercle　275
juvenile paresis　139
juvenile Parkinsonism　134
juvenile periodontal degeneration　58
juvenile plantar dermatosis　430
juvenile rheumatoid arthritis　430
juvenile spinal muscular atrophy　134
juvenile spring eruption　423
juvenile type lumbar disc herniation　261
juvenile type II spinal muscular atrophy　134
juvenile type III spinal muscular atrophy　134
juvenile xanthogranuloma　430
juvenile xanthoma　174
juxta-articular myxoma　267
juxtaglomerular cell tumor　244
juxtarenal abdominal aorta occlusion　224

**K**

K　482
Kabuki syndrome　45, 124, 263
Kanavel tetralogy　256
Kanzaki's disease　418
kaolin partial thromboplastin time　471
Kaposi form haemangioendothelioma　275
Kaposi form hemangioendothelioma　418
Kaposi sarcoma　200, 275, 349, 418
Kaposi sarcoma of allogeneic transplantation　426
Kaposi sarcoma of lymph node　349
Kaposi sarcoma of palate　44
Kaposi sarcoma of soft tissue　350
Kaposi varicelliform eruption　400, 418, 461
kappa rhythm　145
Kartagener syndrome　87, 418
Kartagener triad　116
Kasabach-Merritt syndrome　429
Kashin-Beck disease　276
Kates metatarsophalangealarthroplasty　300
Kawasaki disease　72
Kawasaki's disease　416
Kawashima continuous washing　302
Kayser-Fleischer ring　128
K complex　145
Keane posttraumatic stress disorder scale　445
Kearns-Sayre syndrome　128, 164
Kelikian procedure　300
Kell blood group genotyping by DNA microarray　468
Kell blood group genotyping by polymerase chain reaction-sequence specific primer (PCR-SSP)　469
Kell blood group genotyping by real time quantitative PCR (qPCR)　470
Keller procedure　314
keloid　325, 410
keloid of ear　326
keloid resection　331
Kemp sign　298
Kemp test　298
keratic precipitates　18
keratinization of vocal cord　30
keratitis　6
keratitis-ichthyosis-deafness syndrome　417
keratoacanthoma　417
keratoconjunctival hyperplasia　6
keratoconjunctivitis　6
keratoconjunctivitis due to adenovirus　14
keratoconjunctivitis sicca　4
keratoconus　17
keratoconus surgery　17
keratoderma with hearing impairment　417
keratoglobus　10
keratoleptynsis　20
keratomatous cyst of scrotum　246
keratometry　23
keratopathy after cataract surgery　1
keratoscopy　23
keratosis follicularis contagiosa　411
keratosis follicularis　420
keratosis follicularis spinulosa decalvans

426
keratosis of larynx　27
keratosis of vulva　373
keratosis palmaris et plantaris　431
keratosis palmoplantaris circumscripta　418
keratosis palmoplantaris nummularis　423
keratosis pilaris　420
keratosis pilaris atrophicans　427
keratosis pilaris decalvans non-atrophicans　427
keratosis punctata palmoplantaris　412
keratosis punctate of the palmar crease　431
keratotic basal cell carcinoma　417
keratotic molluscum contagiosum　417
kerion　422, 463
Kerley A line　343
Kerley B line　343
Kerley C line　343
Kerley line　343
kernicterus　177
Kernig sign　144, 299
kerosene poisoning　454
Keshan disease　164
ketamine dependence syndrome　439
ketamine harmful use　439
ketamine withdrawal state　439
ketamine withdrawal state with delirium　436
ketoacidosis　345
ketone poisoning　455
ketonuria　173
ketosis　173
Kidd blood group genotyping by DNA microarray　468
Kidd blood group genotyping by polymerase chain reaction-sequence specific primer (PCR-SSP)　469
Kidd blood group genotyping by real time quantitative PCR (qPCR)　470
Kidd, Duffy, MNS, Kell, Colton and LU blood group genotyping by DNA microarray　470
kidney biopsy　408
kidney cast calculi　244
kidney failure after compression　240
kidney injury induced by drug, medication or biological substance　154
kidney metastases　244
kidney spontaneous rupture　244
kidney teratoma　244
Kikuchi histiocytic necrotizing lymphadenitis　409
Kimura's disease　421
kindling　146
Kirner deformity　256
Kirschner wire internal fixation of phalanx bone　314, 315
kissing spine　271
KL-6　480
Klatskin tumor　348
Klebsiella meningitis　398
Klebsiella pneumoniae antibody　476
Klebsiella pneumoniae infection　459
Klebsiella pneumoniae meningitis　123
Klebsiella pneumoniae pneumonia　84, 398
Klebsiella pneumoniae sepsis　398
Klebsiellar meningitis　128
Klebsiella septicemia　461

Kleine-Levin syndrome 128, 443
Klinefelter syndrome 241
Klinefelter syndrome (karyotype 47, XXY) 7
Klippel-Feil syndrome 289
Klippel-Trénaunay-Weber syndrome 276
Klippe-Trénaunay syndrome 276
Kümmell's disease 276
KMS 429
knee anterior cruciate ligament injury 288
knee arthrodesis with plate fixation (Lucas and Murray method) 303
knee arthroscopic anterior cruciate ligament reconstruction 313
knee arthroscopic clearance of synovium 313
knee arthroscopic debridement of knee joint 313
knee arthroscopic discoid meniscus plasty 313
knee arthroscopic meniscectomy of knee joint 313
knee arthroscopic meniscus suture 313
knee arthroscopy 313, 317
knee arthroscopy synovectomy 313
knee bone injury 287
knee bursitis 287
knee cartilage injury 287
knee cavity injection 317
knee collateral ligament injury 287
knee cyst 286
knee disarticulation 286
knee fistula 287
knee gouty arthritis 288
knee hinge 299
knee implant 288
knee injection 317
knee instability 287
knee jerk reflex 299
knee joint autologous chondrocyte transplantation 313
knee joint pain 287
knee joint sprain 287
knee joint villous nodular synovitis 287
knee mass 288
knee medial collateral ligament injury 288
knee medial meniscectomy 313
knee meniscus injury 286
knee meniscus tear 287
knee osteoarthropathy 287
knee osteochondral injury 287
knee pain 299
knee posterior cruciate ligament injury 287, 288
knee presentation 393
knee puncture 313
knee synovial chondromatosis 287
knee ultrasound examination 317
Kniest's dysplasia 256
Knops blood group genotyping by polymerase chain reaction-sequence specific primer (PCR-SSP) 469
knuckle pad 432
knuckle pads-leukonychia and hearing loss 432

Kocher fracture 256
Koenen disease 416
Kohler disease 256
kohs block design test 446
KOH wet mount for detecting of fungus 483
koilonychia 176, 318, 413
Koitsoglannis calcaneal osteotomy 300
Kojewnikow syndrome 120
Kommerell diverticulum 223
Konno operation 231
Koplik spot 466
Kornev sign 298
Korotkoff sound 344
Korsakov's syndrome (alcohol-induced intoxication) 439
Korsakov's syndrome, intoxication in alcohol-induced 128
Kostuik and Alexander fusion method 300
koyanagi harada discase 15
KPTT 471
K-ras gene mutation detection 468
kraurosis of vulvae 373
kraurosis vulvae 422
krebs von den Lungen-6 480
Krukenberg amputation 300
Krukenberg's tumor 369
KSS 164
Kufs disease 134
Kupffer cell sarcoma 108
Kuru disease 128, 461
Kussmaul breathing 338
Kussmaul respiration in acidosis 93
Kussmaul respiration 93
K-wire fixation 310
Kyasanur forest disease 461
kyphoscoliosis 270
kyphoscoliotic heart disease 270
kyphosis 93, 270
kyphosis correction with artificial vertebral body replacement 312
kyphotic angulation 270
kyphotic pelvis 270, 299

**L**

LA 345, 473
labial benign tumor 43
labial cellulitis 43
labial contused laceration 43
labial contusion 43
labial cyst 43
labial deformity secondary to cleft lip surgery 43
labial frenotomy 60
labial frenum benign tumor 43
labial hemangioma 43
labial hypertrophy 373
labial injury 43
labial lymphangioma 43
labial lymphatic malformation 43
labial mass 43, 52
labial mucocele 43
labial squamous hyperplasia 43
labial tuberculosis 43
labial vascular malformation 43

labia mucous transplantation 382
labiaplasty 382
labiobuccal frenoplasty 60
labioplasty 60
labor analgesia 340, 394
labor arrested 385
laboratory diagnosis of myeloid neoplasm 474
laboratory screw 62
labor pain 338
labor pain in first stage 338
labor pain in second stage 338
labyrinthine fistula 29
lacerated wound of finger skin 284
laceration, lacerated wound 284
laceration of birth canal 385
laceration of brain 202
laceration of gingiva 57
laceration of heart 228
laceration of kidney 243
laceration of lacrimal ductule 8
laceration of lip 318
laceration of lung 84
laceration of perineum 369
laceration of pupillary margin 19
laceration of spinal cord 200
laceration of splenic capsule 185
laceration of supraspinatus 263
laceration of urethra 371
lachrymator poisoning 452
lack of NADH-coenzyme Q reductase 162
lack of parathyroid tetany 163
lack of sexual enjoyment 441
lack or loss of sexual desire 444
lacrimal canalicular anastomosis 21
lacrimal duct embolism 21
lacrimal duct granuloma 8
lacrimal duct inflammation 8
lacrimal duct injury 8
lacrimal duct insufficiency 8
lacrimal duct malignant tumor 8
lacrimal duct myoblastoma 8
lacrimal duct obstruction 8
lacrimal duct oncocytoma 8
lacrimal duct papilloma 8
lacrimal duct plasty 21
lacrimal duct pleomorphic adenoma 8
lacrimal duct probing 21
lacrimal duct rinse 21
lacrimal ductule embolism 21
lacrimal ductule obstruction 8
lacrimal ductule rupture 8
lacrimal gland atrophy 8
lacrimal gland benign lymphoepithelial lesion 8
lacrimal gland carcinoma 8
lacrimal gland mucoepidermoid carcinoma 8
lacrimal gland myoepithelioma 8
lacrimal gland pleomorphic adenoma 8
lacrimal gland prolapse correction 21
lacrimal gland resection 20
lacrimal puncta occlusion 8
lacrimal puncta polyp 8
lacrimal sac abscess 8

lacrimal sac cyst 8
lacrimal sac diverticulum 8
lacrimal sac fistula 8
lacrimal sac fistula resection 21
lacrimal sac rupture 8
lacrimal sac tumor 8
lacrimo-auriculo-dental-digital syndrome 418
lactate dehydrogenase 482
lactate dehydrogenase isoenzyme 482
lactate MRS 148
lactic acid 148, 482
lactic acid in gastric juice measurement 474
lactic acidosis 88, 173, 345
lactime 97
lactoferrin-ANCA 479
lactose intolerance 110, 401
lactose intolerance test 473
lactotroph and somatotroph mixed adenoma 160
lacunar infarction 133
LAD 346
LADA 160
Ladd surgery 358
Laennec cirrhosis 108
Lafora disease 129
LAGB 189
lagophthalmos 330
lambda wave 145
Lambert-Eaton myasthenic syndrome 129
Lambrindi triple arthrodesis 300
lamella ichthyosis 410
lamellar dystrophy of nail 416
lamellar keratoplasty 19
lamina fenestration 315
lamina fenestration and lumbar intervertebral discectomy 315
lamina fracture of lumbar spine 293
lamina fracture of thoracic spine 291
lamina terminalis approach 210
laminectomy 211, 315
laminoforaminotomy 362
laminoplasty 211, 315, 362
Langenskiold valgization osteotomy 300
Langerhans cell histiocytosis 49, 87, 349, 418
Langerhans cell histiocytosis 178
Langerhans cell sarcoma 178
Langerhans islet 164
language assessment 451
lanugo retention 426
LAP 346
laparoscope shift to exploratory laparotomy 356
laparoscope ureterolithotomy 249
laparoscopic abdominal biopsy 362
laparoscopic abdominal exploration 197
laparoscopic abdominal wall lesion resection 355
laparoscopic abdominoperineal resection of the rectum 189
laparoscopic ablation of lesion in 379
laparoscopic abscess incision and drainage of ovary 378
laparoscopic adjustable gastric banding 189,

190
laparoscopic adjustable gastric band removal 189
laparoscopic anterior and posterior colporrhaphy 379
laparoscopic anterior colporrhaphy 379
laparoscopic anterior lumbar intervertebral fusion 303
laparoscopic anterior resection of rectum 190, 356
laparoscopic anterior resection of rectum with colostomy 190
laparoscopic antrectomy with gastroduodenostomy 190
laparoscopic appendectomy 189
laparoscopic appendix vesiculosa electrocoagulation 378
laparoscopic appendix vesiculosa resection 378
laparoscopic aspiration of hydrosalpinx 379
laparoscopic-assisted excision of artificial vagina 378
laparoscopic-assisted hysteroscopic incision of uterine septum 378
laparoscopic-assisted supracervical hysterectomy 355
laparoscopic-assisted transvaginal excision of uterine lesion 378
laparoscopic-assisted transvaginal extended hysterectomy 355
laparoscopic-assisted transvaginal extensive hysterectomy 378
laparoscopic-assisted transvaginal hysterectomy 378
laparoscopic-assisted transvaginal hysterectomy of primordial uterus 378
laparoscopic-assisted transvaginal intrafascial hysterectomy 355, 378
laparoscopic-assisted transvaginal partial hysterectomy 378
laparoscopic-assisted transvaginal radical hysterectomy 355, 378
laparoscopic-assisted transvaginal rudimentary uterine lesion resection 355
laparoscopic-assisted transvaginal subtotal hysterectomy 355
laparoscopic-assisted transvaginal subtotal hysterectomy 378
laparoscopic-assisted transvaginal total hysterectomy 355
laparoscopic-assisted transvaginal uterine lesion resection 355
laparoscopic bilateral cryptorchidectomy 249
laparoscopic bilateral nephrectomy 249, 355
laparoscopic bilateral oophorectomy 379
laparoscopic bilateral ovariectomy 355
laparoscopic bilateral partial salpingectomy 379
laparoscopic bilateral salpingectomy 379
laparoscopic bilateral salpingo-oophorectomy 379
laparoscopic bilateral salpingo-ovariectomy 355
laparoscopic bilateral tubal laser sterilization 379

laparoscopic bilateral tubal ligation 379
laparoscopic bilateral tubal ligation and amputation 379
laparoscopic bilateral tubal ligation and compression 379
laparoscopic bile duct exploration 197, 355
laparoscopic bile duct radiography 355
laparoscopic biopsy of abdominal wall 197
laparoscopic biopsy of uterine ligament 362, 379
laparoscopic biopsy of uterus 362, 379
laparoscopic bladder flap replace ureter operation 248
laparoscopic bladder neck suspension 248
laparoscopic Burch procedure 378
laparoscopic cardiomyotomy 189
laparoscopic cauterization of ovarian lesion 378
laparoscopic celiac adhesiolysis 189
laparoscopic celiac lesion resection 355
laparoscopic celiac local injection 189
laparoscopic cervical cerclage 379
laparoscopic cholangiography 197
laparoscopic cholecystectomy 189, 355
laparoscopic cholecystojejunostomy 189
laparoscopic cholecystostomy 189
laparoscopic choledochal cyst excision with choledochojejunostomy 189
laparoscopic choledochojejunostomy 189
laparoscopic choledocholithotomy 189
laparoscopic cholelithotomy 189
laparoscopic cleaning operation of ovarian hematoma 378
laparoscopic colon-colon bypass 189
laparoscopic colostomy 189, 355
laparoscopic colpoperineoplasty 379
laparoscopic combined resection of lower abdomen and perineal rectum 355
laparoscopic common bile duct exploration 197
laparoscopic complete hysterectomy 356
laparoscopic compression of bilateral fallopian tubes 379
laparoscopic continent ileal reservoir 248
laparoscopic control hemorrhage by pedicle division of uterine 379
laparoscopic cryotherapy of liver lesion 189
laparoscopic cuneihysterectomy 379
laparoscopic cutaneous ureterostomy 249
laparoscopic cystojejunostomy for pancreatic pseudocyst 190
laparoscopic cytoreduction of female reproductive system tumor 378
laparoscopic definitive operation for Hirschsprung disease 189
laparoscopic dilatation of fallopian tube 379
laparoscopic distal gastrectomy with gastroduodenostomy(Billroth I operation) 190
laparoscopic distal gastrectomy with gastrojejunostomy(Billroth II operation) 190
laparoscopic distal gastrectomy with Roux-en-Y gastrojejunostomy 190
laparoscopic distal pancreatectomy 190, 356
laparoscopic drainage of pancreatic cyst 190
laparoscopic duodenal plasty 190

laparoscopic duodenostomy 190

laparoscopic duplication renal resection 248

laparoscopic electric coagulation of ovarian lesion 378

laparoscopic electrocoagulation of bilateral fallopian tubes 379

laparoscopic electrocoagulation of fallopian tubal lesion 378

laparoscopic electrocoagulation of pelvic endometriosis lesion 190

laparoscopic electrocoagulation of uterine lesion 379

laparoscopic enlarged hysterectomy 356

laparoscopic enterolysis 189

laparoscopic enterostomy 190

laparoscopic esophageal hiatal hernia repair 214

laparoscopic evacuation of hemoperitoneum 189

laparoscopic evacuation of luteal hematoma 378

laparoscopic evacuation of salpingian hematoma 379

laparoscopic excision of adenomyosis 379

laparoscopic excision of bile duct lesion 189

laparoscopic excision of cervix lesion 356

laparoscopic excision of coeliac lesion 189

laparoscopic excision of colon lesion 355

laparoscopic excision of deep invasive endometriosis 378

laparoscopic excision of donor liver 189

laparoscopic excision of endometriosis lesion 379

laparoscopic excision of fallopian tubal lesion 378

laparoscopic excision of intraligamentous tumor 378

laparoscopic excision of lesion of abdominal wall 189

laparoscopic excision of lesion of cul-de-saclesion(the Douglas pounch) 379

laparoscopic excision of lesion of Douglas pounch 190

laparoscopic excision of lesion of rectouterine pouch 190

laparoscopic excision of liver lesion 189

laparoscopic excision of mesenteric lesion 189

laparoscopic excision of mesentery lesion 355

laparoscopic excision of mesosalpinx lesion 379

laparoscopic excision of omentum lesion 356

laparoscopic excision of ovary lesion 355

laparoscopic excision of partial uterosacral ligament 378

laparoscopic excision of pelvic lesion 189, 378

laparoscopic excision of peritoneal lesion 189

laparoscopic excision of prostate lesion 355

laparoscopic excision of retroperitoneal cyst 189

laparoscopic excision of retroperitoneal lesion 189

laparoscopic excision of retroperitoneal lymph node 189

laparoscopic excision of retroperitoneal mass 189

laparoscopic excision of rudimentary horn of uterus 378

laparoscopic excision of small intestinal lesion 190

laparoscopic excision of uterine lesion 379

laparoscopic exploration of undescended testis 249

laparoscopic exploratory hysterectomy 379

laparoscopic exploratory laparotomy 248

laparoscopic extrafascial hysterectomy 355, 378

laparoscopic fallopian tube incision for embryo extraction 379

laparoscopic female radical cystectomy 248

laparoscopic fenestration and drainage of hepatic cyst 189

laparoscopic fenestration of ovarian cyst 378

laparoscopic fenestration of splenic cyst 190

laparoscopic follicle puncture 378

laparoscopic fundoplication 190

laparoscopic fused kidney amputation 248

laparoscopic gastrectomy 356

laparoscopic gastric bypass 190

laparoscopic gastrocystoplasty 249

laparoscopic gastroduodenostomy 359

laparoscopic gastrojejunostomy 190, 356

laparoscopic gastroplasty 190

laparoscopic gonads exploration 249

laparoscopic hemicolectomy 189

laparoscopic hemoperitoneum removal 248

laparoscopic hepatic artery ligation 189, 232

laparoscopic hepatic/liver biopsy 197

laparoscopic hepatic microwave coagulation 189

laparoscopic hepatic portal-jejunum anastomosis 355

laparoscopic hepatic radiofrequency ablation, laparoscopic radiofrequency ablation of liver lesion 189

laparoscopic hiatal hernia repair 190

laparoscopic high ligation of spermatic vein 248

laparoscopic high urterosacral ligament hysteropexy 379

laparoscopic hydrotubation 379

laparoscopic hysterectomy for foreign body extraction 379

laparoscopic hysteromyomectomy 379

laparoscopic hysteroplasty of bicornute uterus 379

laparoscopic hysterotomy of cornual pregnancy 378

laparoscopic ileal conduit 248

laparoscopic ileocecal resection 189

laparoscopic iliopubic ligament hysteropexy 379

laparoscopic incision and drainage for liver abscess 189

laparoscopic incision and drainage of hepatic cyst 189

laparoscopic incision and drainage of pelvic abscess 190

laparoscopic inguinal lymph node dissection 248

laparoscopic in situ bladder 249

laparoscopic intersphincteric resection of rectum 190

laparoscopic intestinal neobladder operation 248

laparoscopic intestinal replace ureter operation 248

laparoscopic intrahepatic anhydrous ethanol injection therapy 189

laparoscopic intraperitoneal onlay mesh inguinal hernia repair 189

laparoscopic jejunostomy 189, 355

laparoscopic kidney lesion resection 248

laparoscopic laser resection of uterine lesion 379

laparoscopic left hemicolectomy 190, 356

laparoscopic left hemihepatectomy 190

laparoscopic left hepatic trisegmentectomy 189

laparoscopic left lateral hepatic sectionectomy 189

laparoscopic ligation of uterine artery 379

laparoscopic liver biopsy 189, 197, 362

laparoscopic liver lesion excision 355

laparoscopic lymph node biopsy 197, 248, 362

laparoscopic lysis of adhesion of pelvic peritoneum 189

laparoscopic lysis of celiac and pelvic adhesion 378

laparoscopic lysis of ovarian adhesion, laparoscopic adhesiolysis of ovary 378

laparoscopic lysis of peritoneal adhesion 189, 248

laparoscopic lysis of salpingo-ovary adhesion 379

laparoscopic lysis of ureteral stricture 355

laparoscopic male pelvic abscess incision and drainage 248

laparoscopic male radical cystectomy 248

laparoscopic medial pancreatectomy 190

laparoscopic modified radical hysterectomy 356, 378, 379

laparoscopic nephrolithotomy 248

laparoscopic nephropexy 248

laparoscopic nephroureterectomy 248

laparoscopic non-functioning nephrectomy 249

laparoscopic omental adhesiolysis 190

laparoscopic omental biopsy 197

laparoscopic omentectomy 189

laparoscopic omentum biopsy 362

laparoscopic oophoropexy 378

laparoscopic oophorostomy 378

laparoscopic orchidopexy 240

laparoscopic ovarian biopsy 378

laparoscopic ovarian corpus luteum rupture hemostasis 378

laparoscopic ovarian cyst puncture 378

laparoscopic ovarian drilling 378

laparoscopic ovarian electric coagulation 378

laparoscopic ovarian incision and exploration 378

laparoscopic ovarian repairment 378

laparoscopic ovarian retransplantation 378

laparoscopic ovarian simple suture 378

laparoscopic ovarian suction 378

laparoscopic ovarian suspension 378

laparoscopic ovarian tumor excision 355

laparoscopic ovarian wedge resection 378

laparoscopic ovary biopsy 362

laparoscopic pancreas exploration 197

laparoscopic pancreatic exploration 362

laparoscopic pancreaticoduodenectomy 190

laparoscopic parastomal hernia repair 190

laparoscopic partial cecal resection 189

laparoscopic partial cholecystectomy 189, 355

laparoscopic partial cystectomy 248

laparoscopic partial excision of caecum 355

laparoscopic partial excision of ovary 355

laparoscopic partial excision of sigmoid colon 356

laparoscopic partial excision of uterine corner 379

laparoscopic partial gastrectomy 190

laparoscopic partial hepatectomy 189, 355

laparoscopic partial nephrectomy 248, 355

laparoscopic partial ovariectomy 378

laparoscopic partial pancreatectomy 190

laparoscopic partial resection of bladder 355

laparoscopic partial resection of colon 355

laparoscopic partial resection of omentum 190

laparoscopic partial resection of pancreas 356

laparoscopic partial resection of rectum 356

laparoscopic partial resection of rectum and sigmoid colon 356

laparoscopic partial resection of stomach 356

laparoscopic partial resection of the lower part of omentum 356

laparoscopic partial salpingectomy 379

laparoscopic partial splenectomy 190

laparoscopic partial ureterectomy 248

laparoscopic pelvic adhesiolysis 190

laparoscopic pelvic cavity adhesion lysis 248

laparoscopic pelvic cavity lesion resection 248

laparoscopic pelvic cavity lymph node dissection 248

laparoscopic pelvic cavity peritoneal adhesion lysis 248

laparoscopic pelvic endometrial lesion electrocoagulation 355

laparoscopic pericardial devascularization 189

laparoscopic perirenal adhesion lysis 248

laparoscopic perirenal lymphatic desquamation 248

laparoscopic peritoneal biopsy 197, 362

laparoscopic peritoneal dialysis catheter implantation 155

laparoscopic peritoneal dialysis catheter reposition 155

laparoscopic peritoneal lesion resection 355

laparoscopic peritoneal vaginoplasty 378

laparoscopic permanent sigmoid colon stoma 356

laparoscopic portoenterostomy 189, 355

laparoscopic postcaval ureter anaplasty 248

laparoscopic posterior vaginal wall repair 379

laparoscopic pouch of Douglas lesion resection 356

laparoscopic processus vaginalis high ligation 248

laparoscopic prostate lesion resection 248

laparoscopic prostate radiofrequency ablation 248

laparoscopic proximal gastrectomy with esophagojejunostomy 189

laparoscopic puncture of fallopian tube 379

laparoscopic pyelolithotomy 248

laparoscopic pyeloplasty 248

laparoscopic pyloromyotomy 190, 335

laparoscopic pylorus preserving pancreatico-duodenectomy 189

laparoscopic radical anterior resection of rectum 189

laparoscopic radical cholecystectomy 189

laparoscopic radical cystectomy 248

laparoscopic radical dissection of bilateral inguinal lymph node 190

laparoscopic radical excision of pelvic lymph node 190

laparoscopic radical full-length nephroure-terectomy 248

laparoscopic radical hysterectomy 378

laparoscopic radical megacolon operation 355

laparoscopic radical nephrectomy 248, 355

laparoscopic radical proctectomy 190

laparoscopic radical prostatectomy 248, 355

laparoscopic radical resection of bladder 355

laparoscopic radical resection of left colon 190, 356

laparoscopic radical resection of pelvic lymph node 355

laparoscopic radical resection of rectum 356

laparoscopic radical resection of renal pelvis cancer 248

laparoscopic radical resection of sigmoid colon 190, 356

laparoscopic radical right hemicolectomy 190

laparoscopic radical trachelectomy 379

laparoscopic radical transverse colectomy 189

laparoscopic radiofrequency ablation of hepatic lesion 355

laparoscopic radio-frequency ablation of uterine lesion 379

laparoscopic rectal bladder operation 249

laparoscopic rectal submucosal resection 356

laparoscopic rectopexy for rectal prolapse 190

laparoscopic rectum and total mesorectal excision 356

laparoscopic removal of abdominal ectopic pregnancy 378

laparoscopic removal of cervical myoma 378

laparoscopic removal of ectopic intrauterine device 379

laparoscopic removal of hemoperitoneum 355

laparoscopic removal of hepatic subcapsular hematoma 189

laparoscopic removal of lesion in broad ligament 378

laparoscopic removal of lesion in uterine ligament 379

laparoscopic removal of ovary embryo 378

laparoscopic removal of tubal pregnancy tissue 379

laparoscopic removal of tubal pregnancy tissue and salpingostomy 379

laparoscopic renal exploration 248

laparoscopic renal pelvis-ureter anastomosis 248

laparoscopic renal pelvis-ureter plasty 248

laparoscopic renal plication 248

laparoscopic renal-ureter resection 248

laparoscopic repair of bilateral inguinal hernia 335

laparoscopic repair of diaphragmatic hernia 189, 214

laparoscopic repair of duodenal perforation 190

laparoscopic repair of duodenal ulcer perforation 190

laparoscopic repair of gastric perforation 190

laparoscopic repair of gastric ulcer perforation 190

laparoscopic repair of old obstetric laceration of uterus 379

laparoscopic repair of ovarian corpus luteum rupture 378

laparoscopic repair of umbilical hernia 190

laparoscopic repair of unilateral inguinal hernia 189, 335

laparoscopic repair of uterus 379

laparoscopic repetitive kidney ureteral resection 248

laparoscopic resection of adrenal tumor 248

laparoscopic resection of choledochus lesion, laparoscopic resection of common bile duct lesion 189

laparoscopic resection of colonic lesion 189

laparoscopic resection of cornual 379

laparoscopic resection of gastric lesion 190

laparoscopic resection of hepatic hemangioma 189

laparoscopic resection of kidney and ureter 355

laparoscopic resection of myometrium pregnancy 379

laparoscopic resection of omentum lesion 190

laparoscopic resection of ovarian corpus

luteum 378
laparoscopic resection of ovarian lesion 378
laparoscopic resection of ovarian tumor 355
laparoscopic resection of pancreatic lesion 190, 356
laparoscopic resection of pelvic lesion 355
laparoscopic resection of prostate 355
laparoscopic resection of rectal lesion 190
laparoscopic resection of rectovaginal septum 190
laparoscopic resection of rectovaginal septum lesion 379
laparoscopic resection of renal lesion 355
laparoscopic resection of segment Ⅱ of liver 189
laparoscopic resection of segment Ⅲ of liver 189
laparoscopic resection of segment Ⅳ of liver 189
laparoscopic resection of segment Ⅴ of liver 189
laparoscopic resection of segment Ⅵ of liver 189
laparoscopic resection of sigmoid lesion 190, 356
laparoscopic resection of small intestinal diverticulum 190
laparoscopic resection of small intestinal tumor 190
laparoscopic resection of whole bladder 355
laparoscopic residual angular hysterectomy 355
laparoscopic residual oophorectomy 378
laparoscopic residual ovariectomy 355
laparoscopic residual salpingo-oophorectomy 378
laparoscopic residual salpingo-ovariectomy 355
laparoscopic retroperitoneal lesion resection 355
laparoscopic retroperitoneal lymph node dissection 248
laparoscopic retroperitoneal tumor resection 355
laparoscopic right anterior hepatic sectionectomy 189
laparoscopic right hemicolectomy 190, 356
laparoscopic right hepatic trisegmentectomy 189
laparoscopic right posterior hepatic sectionectomy 189
laparoscopic round ligament shortening 379
laparoscopic sacrocolpopexy 379
laparoscopic sacrohysteropexy 379
laparoscopic sacrospinous ligament colpopexy 379
laparoscopic sacrospinous ligament hysteropexy 379
laparoscopic salpingectomy 379
laparoscopic salpingectomy with removal of tubal pregnancy 379
laparoscopic salpingolysis 379
laparoscopic salpingo-ovary plasty 379
laparoscopic salpingoplasty 379
laparoscopic salpingostomy 379

laparoscopic segmental hepatectomy 189
laparoscopic segmental resection of small intestine 190
laparoscopic shift to open cholecystectomy 356
laparoscopic sleeve gastrectomy 190
laparoscopic small intestinal-colon bypass 190
laparoscopic small intestinal lesion resection 356
laparoscopic small-to-small intestinal bypass 190
laparoscopic special segmental hepatectomy 190
laparoscopic splenectomy 190, 355
laparoscopic splenic suture and repair 190
laparoscopic staging surgery of ovarian cancer 378
laparoscopic subtotal colectomy 189
laparoscopic subtotal gastrectomy with gastric jejunum anastomosis 356
laparoscopic subtotal hysterectomy 379
laparoscopic supracervical hysterectomy 355
laparoscopic systemic pelvic lymphadenectomy 379
laparoscopic tension-free repair of bilateral indirect inguinal hernia 190
laparoscopic tension-free repair of bilateral inguinal hernia (one direct and one indirect) 190
laparoscopic tension-free repair of lumbar hernia 190
laparoscopic tension-free repair of obturator hernia 189
laparoscopic tension-free repair of parastomal hernia 190
laparoscopic tension-free repair of suprapubic hernia 189
laparoscopic tension-free repair of umbilical hernia 190
laparoscopic total colectomy 190
laparoscopic total coloproctectomy 190
laparoscopic total cystectomy 248
laparoscopic total cystectomy in situ cystectomy 248
laparoscopic total extraperitoneal hernia repair 190
laparoscopic total extraperitoneal inguinal hernia repair 189
laparoscopic total gastrectomy with esopha-gojejunostomy 190
laparoscopic total hysterectomy 356, 378
laparoscopic transabdominal preperitoneal hernia repair (TAPP) 189
laparoscopic transabdominal preperitoneal inguinal hernia repair 189
laparoscopic transabdominal proctosigmoidectomy 355
laparoscopic tubal anastomosis 379
laparoscopic tubal drug injection 379
laparoscopic tubal fimbria electrocoagulation 379
laparoscopic tubal incision drainage 379
laparoscopic tubal methotrexate injection

379
laparoscopic tubal reversal with guide wire 379
laparoscopic tubal sterilization 379
laparoscopic unilateral cryptorchiectomy 248
laparoscopic unilateral nephrectomy 248, 355
laparoscopic unilateral ovariectomy 355, 378
laparoscopic unilateral salpingectomy 378
laparoscopic unilateral salpingo oophorectomy 378
laparoscopic unilateral salpingo-ovariectomy 355
laparoscopic unroofing of renal cyst 248
laparoscopic urachal lesion resection 248
laparoscopic ureteral cyst colostomy 249
laparoscopic ureteral injury repair 249
laparoscopic ureteral lesion resection 248
laparoscopic ureteral stricture lysis 249
laparoscopic ureteral stricture resection 249
laparoscopic ureteral stump resection 249
laparoscopic ureterocaliceal anastomosis 248
laparoscopic ureteroneocystostomy 249, 355
laparoscopic ureteroplasty 249
laparoscopic ureterosigmoidostomy 249
laparoscopic ureterovesical replantation 249
laparoscopic urethral fistula repair 248, 355
laparoscopic uterine artery embolization 379
laparoscopic uterine lesion resection 356
laparoscopic uterine suspension 379
laparoscopic uterine wedge resection 356
laparoscopic uterosacral ligament high sacral colpopexy 379
laparoscopic uterosacral ligament shortening 378
laparoscopic uterosacral ligament transection 378
laparoscopic vaginal reconstruction 379
laparoscopic vaginoplasty with ileum 378
laparoscopic vaginoplasty with sigmoid colon 379
laparoscopic vesical diverticulectomy 248
laparoscopic vesicovaginal fistula repair 248
laparoscopic wedge angular intrauterine resection 379
laparoscopy 197
laparotomy 331
LapPE 355
laparotomy of hermaphroditism 381
laparotomy subradical hysterectomy 380
large areola of breast 319
large B cell lymphoma with IRF4 rearrangement 176
large cell acanthoma 411
large cell carcinoma 82
large cell medulloblastoma 198
large for gestational age infant 397
large granular lymphocyte count 471
large granular lymphocytic leukemia 176
large intestine-vaginal fistula 115, 373
large opacity 456
large-plaque parapsoriasis 411

large pupil　18
large vestibular aqueduct syndrome　26
Larmor frequency　147
Laron syndrome　159
Larry test　298
Larson syndrome　277
laryngalgia　34
laryngeal adhesion　27
laryngeal bronchitis　27
laryngeal burn　326
laryngeal carcinoma　352
laryngeal cartilage fracture　27
laryngeal catheterization　36
laryngeal contact granuloma　27
laryngeal CT examination　40
laryngeal cyst　27
laryngeal cyst marsupialization　36
laryngeal diphtheria　27
laryngeal discomfort　34
laryngeal dysplasia　27
laryngeal dystonia　128
laryngeal edema　27
laryngeal edema after endotracheal intubation
　401
laryngeal edema after tracheal intubation　29,
　51
laryngeal electromyography　40
laryngeal granuloma　27
laryngeal hyperesthesia　27
laryngeal incision and drainage under
　suspension laryngoscope　40
laryngeal lesion excision by radiofrequency
　ablation　36
laryngeal lesion resection under suspension
　laryngoscope　40
laryngeal lymphoma　27
laryngeal mask airway anesthesia　340
laryngeal mask airway intubation　340
laryngeal mask airway placement　395
laryngeal mass　27
laryngeal mass resection　37
laryngeal MRI examination　40
laryngeal mucocele　27
laryngeal mycosis　27
laryngeal myiasis　27
laryngeal neoplasm　27
laryngeal obstruction　34, 326
laryngeal papilloma　27
laryngeal polypus　27
laryngeal precancerous lesion　27
laryngeal reflex　338
laryngeal sensory paralysis　27
laryngeal stent adjustment　37
laryngeal stent implantation　37
laryngeal stent replacement　37
laryngeal stricture after laryngeal carcinoma
　operation　348
laryngeal stridor　34
laryngeal stridor in infant　34
laryngeal surface arytenoid epiglottis fold
　carcinoma in situ　27
laryngeal syncope　27
laryngeal trauma　27
laryngeal tumor　348, 352
laryngeal tumor resection　356

laryngeal ventricle hypertrophy　27
laryngeal ventricular laryngocele　27
laryngeal web　27, 398
laryngectomy　36
laryngitis　85
laryngitis sicca　26
laryngocarcinoma　348
laryngocele　398
laryngofissure　36
laryngography　41
laryngomalacia　27
laryngoparalysis　27
laryngopharyngeal foreign body　27, 32
laryngopharyngeal hemangioma　32
laryngopharyngeal lymphoma　32
laryngopharyngeal reflux disease　32
laryngopharyngeal tuberculosis　32
laryngopharyngectomy　37
laryngopharynx hemangioma　27
laryngopharynx malignant neoplasm　27
laryngoplasty　36
laryngoplasty under suspension laryngoscope
　40
laryngoptosis　34
laryngoscopic laser ablation of tongue lesion
　356
laryngoscopy　40
laryngospasm　398
laryngostroboscopy　40
laryngotomy　36
laryngotracheal atresia　27
laryngotracheal crush injury　27
laryngotracheal fistula resection　36
laryngotracheobronchitis　27
laryngotracheoplasty　36
laryngo-ungual-cutaneous syndrome　415
larynx dilation under suspension laryngoscope
　40
Lasegue sign　298
Lasegue test　299
laser ablation of colonic lesion　192
laser ablation of colon lesion　357
laser ablation of lesion of epiglottis under
　suspension laryngoscope　40
laser ablation of lesion of tongue under
　suspension laryngoscope　40
laser ablation of lesion of vocal cord under
　suspension laryngoscope　40
laser ablation of lip lesion　353
laser ablation of oral lesion　62
laser ablation of pharynx lesion　40
laser ablation of soft palate　64
laser abrasion　433
laser and radiofrequency surgery　206
laser anti skin aging treatment　433
laser-assisted in situ keratomileusis　22
laser burn　416
laser cauterization of lip lesion　60, 321, 433
laser cauterization of trachea lesion　38
laser confocal microscope inspection of skin
　435
laser damage　416
laser decompression of intervertebral disc
　316
laser electrocauterization　433

laser electrocauterization of tracheal lesion
　214
laser excision of anal lesion　191
laser excision of bladder lesion　358
laser hair removal　433
laser intervertebral disc decompression　340
laser iridectomy　20
laser lacrimal duct probing　20
laser myocardial perforation　236
laser peripheral iridoplasty　20
laser peripheral iridotomy　20
laser probing of nasolacrimal duct intubation
　35
laser pupilloplasty　20
laser resection of rectal lesion　118
laser rhytidectomy　433
laser surgery　206
laser surgery of bladder lesion　251
laser therapy for vascular disease　434
laser therapy of cervix uteri　383
laser therapy of malignant tumor　354
laser therapy of osmidrosis　433
laser therapy of vulva　382
laser treatment of skin lesion　322
Lassa fever　461
Latajet procedure　307
late asthmatic reaction　82
late complete spontaneous abortion　373
late congenital cardiovascular syphilis　427
late congenital latent syphilis　427
late congenital neurosyphilis　136, 427, 464
late congenital syphilis　464
late congenital syphilitic aneurysm　427
late congenital syphilitic arthropathy　427
late congenital syphilitic chorioretinitis　13,
　427
late congenital syphilitic encephalitis　427
late congenital syphilitic interstitial keratitis
　427
late congenital syphilitic meningitis　427
late congenital syphilitic oculopathy　13
late congenital syphilitic osteochondrosis
　427
late congenital syphilitic polyneuropathy
　427
late coronary stent thrombosis　76
late cutaneous syphilis　427
late diastolic gallop　80
late effect　366
late habitual abortion　373
late implant failure　54
late implant placement　65
late induced abortion　373
late inevitable abortion　373
late latent syphilis　427
late lesion of pinta　463
late medical abortion　373
latency　148
latent autoimmune diabetes in adult　160
latent bone cyst of jaw　45
latent cleft lip　33
latent diabetes mellitus　174
latent early congenital syphilis　463
latent fracture　279
latent glomerulonephritis　154

latent hypermetropia 17
latent labyrinthitis 32
latent late congenital syphilis 463
latent mastoiditis 33
latent nystagmus 17
latent phase 327
latent syphilis 423, 465
latent thyroid malignant neoplasm 352
latent tuberculosis infection 460
latent yaws 463
late onset Alzheimer disease 136
late-onset asthma 397
late-onset autoimmune diabetes in adult 160
late onset benign childhood occipital epilepsy（Gastaut type） 121
late onset cerebellar ataxia 121
late-onset familial Alzheimer disease 126
late onset hypogonadism in male 165
late-onset isolated ACTH deficiency 160
late osseous syphilis 427
late periosteum syphilis 427
late pinta 427
late postpartum hemorrhage 393
lateral advancement of greater trochanter 302
lateral balanced occlusion 67
lateral band suture of extensor tendon 313
lateral canthoplasty 323
lateral canthus plasty 21
lateral cervical puncture 145
lateral collateral ligament injury 285
lateral collateral ligament repair 313
lateral column lengthening of foot 316
lateral compaction 60
lateral compression type pelvic fracture 266
lateral condyle path inclination 67
lateral cordopexy 39
lateral discoid meniscus 285
lateral discoid meniscus injury of knee 288
lateral discoid meniscus of knee 288
lateral dislocation of elbow joint 296
lateral dislocation of proximal tibia 275
lateral displacement 42
lateral epicondylitis 264
lateral episiotomy wound infection 387
lateral femoral cutaneous nerve block anesthesia and analgesia 340
lateral femoral cutaneous nerve entrapment syndrome 124
lateral femoral cutaneous nerve injury 265
lateral femoral cutaneous neuralgia 337
lateral femoral cutaneous neuritis 124, 414
lateral inferior orbital fracture 8
lateralized myoclonic seizure 132
lateral lymph node dissection 193
laterally positioned flap 60
lateral malleolus fracture 285
lateral malleolus sprain 285
lateral mass facture of cervical spine 274
lateral mass of axis fracture 284
lateral medullary syndrome 145
lateral meniscus cyst of knee 288
lateral meniscus disorder of knee 288
lateral meniscus injury of knee 288
lateral meniscus tear of knee 288

lateral movement 67
lateral neck dissection 187
lateral occlusion 67
lateral occlusion balance 67
lateral orbitotomy 37
lateral patellar compression syndrome 286
lateral patellar hypertension syndrome 257
lateral patellofemoral joint hypertension 257
lateral periodontal cyst 45
lateral position of submandibular gland sialography 61
lateral position pulmonary function 96
lateral position roentgenography of mandible 68
lateral position ventilation 93
lateral protrusion lumbar disc herniation 258
lateral recess stenosis 258
lateral rhinotomy 35
lateral sinus surrounding abscess 120
lateral sinus thrombosis 120
lateral skull base tumor resection 36
lateral sliding flap 60
lateral spinal meningocele 270
lateral temporal bone resection 39
lateral thoracic free myocutaneous flap 331
lateral thoracic skin flap 331
lateral tomogram of maxillae 68
lateral tomogram of ramus 68
lateral tomogram of temporomandibular joint 63
lateral transorbital tumor excision 19
lateral transposition of tibialis anterior muscle 310
lateral transtentorial hernia 136
lateral unicompartmental knee arthroplasty 313
lateral unicompartmental osteoarthritis 285
lateral upper orbital margin fracture 8
lateral ventricle-cisterna magna shunt 358
lateral ventricle puncture 408
lateral ventricular arachnoid cyst 120
lateral ventricular cyst 198
lateral ventricular meningioma 198
lateral ventricular xanthogranuloma 198
lateral ventriculo-cisterna magna shunt 205
lateral ventriculostomy 205
lateral window technique for sinus floor elevation 60
late response 146, 366
late response tissue 366
laterognathism of mandible 51
late spontaneous abortion 373
late stage congenital syphilitic encephalitis 136
late stage congenital syphilitic meningitis 136
late stage congenital syphilitic polyneuropathy 136
late stage of rickets 264
late syphilis 464
latex allergy 424
latissimus dorsi myocutaneous flap 331
latrodectism 412
lattice corneal dystrophy 4
lattice degeneration 4

Laugier-Hunziker syndrome 418
Laurence-Moon-Biedl syndrome 418
lavage for palpebral conjunctiva pseudo-membrane removal 20
laxative abuse 439
laxity of anterior cruciate ligament 279
laxity of capsular ligament of knee 287
laxity of knee ligament 288
laxity of lateral collateral ligament 285
laxity of posterior cruciate ligament 267
lax plantar pain 284
layering puncture 317
LCA 185
Ld 482
LD 367
LDH 482
LDL-C 481
lead 146, 482
lead and its compound poisoning 454
lead and its compounds toxic effect 70
lead dislocation 219
lead encephalopathy 440
lead gout 165, 279
lead insulation break 219
lead retaining bracket 364
leakage of breast implant 319
leakage of urine 247
learned helplessness 444
leathery 330
Leber hereditary optic neuropathy 119
Leber miliary aneurysms 14
lecithin body 473
lecithin cholesterol acyltransferase 482
lecithin cholesterol acyltransferase deficiency 165, 173
lecithin cholesterol acyltransferase deficiency nephropathy 152
lecithin/sphingomyelin ratio 482
leech bite 425, 464
Lee grade I 150
Lee grade II 150
Lee grade III 150
Lee grade IV 150
Lee grade V 150
Le Fort I fracture 49
Le Fort I fracture of maxilla 52
Le Fort I osteoplasty of maxilla 323
Le Fort I osteotomy 35
Le Fort I segmental osteoplasty of maxilla 323
Le Fort II fracture 49
Le Fort II osteoplasty of maxilla 323
Le Fort II segmental osteoplasty of maxilla 323
Le Fort III fracture 49
left and right cardiac catheterization 238
left and right of left atrial diameter 346
left and right of right atrial diameter 346
left anterior descending artery atherosclerosis 224
left anterior descending artery bridge 224
left anterior descending artery-pulmonary artery fistula 224
left anterior fascicular block 79
left atrial angiography 81, 238
left atrial anteroposterior diameter 346
left atrial end-diastolic pressure 100

left atrial enlargement　80
left atrial isomerism　231
left atrial isomerism(polysplenia syndrome)　230
left atrial myxoma　231
left atrial pressure　346
left axis deviation　81
left bundle-branch block　79
left cardiac catheterization　238
left heart autologous valvular endocarditis　79
left heart bypass　343
left heart catheterization　81
left heart disease associated pulmonary hypertension　92
left heart failure　79, 231
left heart failure with acute pulmonary edema　407
left heart prosthetic valve endocarditis　79
left hemicolectomy　362
left hemihepatectomy　362
left hydrosalpinx　377
left lung cancer　92
left main bronchus cancer　92
left medial hepatic sectionectomy　191
left posterior fascicular block　79
left renal vein compression syndrome　156
left renal vein entrapment syndrome　230, 247
left superior vena cava connected to the left atrium　230
left ventricle-aorta tunnel repair　237
left ventricle diverticulum　231
left ventricular aneurysm correction　237
left ventricular aneurysm formation　79
left ventricular angiography　81, 238
left ventricular apex-aorta bypass　336
left ventricular assisted circulation　343
left ventricular coronary vein electrode implantation　238
left ventricular coronary vein electrode replacement　238
left ventricular coronary vein lead implantation　238
left ventricular diastolic dysfunction　79
left ventricular dilatation　79
left ventricular diverticulum　231
left ventricular dysplasia syndrome　231
left ventricular end-diastolic diameter　346
left ventricular end-diastolic pressure　346
left ventricular end-diastolic volume　346
left ventricular end-systolic diameter　346
left ventricular enlargement　80
left ventricular failure　407
left ventricular mural thrombus　79
left ventricular myxoma　231
left ventricular outflow stenosis　79, 231
left ventricular outflow tract dredging operation　237
left ventricular outflow tract obstruction after cardiac surgery　228
left ventricular outflow tract reconstruction　336
left ventricular pseudoaneurysm formation　79

left ventricular-right atrial communication, Gerbode defect　231
left ventricular stroke work index　346
left ventricular tachycardia　79
left ventricular transmural pressure　100
leg carbuncle　426
leg furuncle　426
Legg-Calvé-Perthes disease　261, 265
legionella bacteria encephalitis　128
legionella infection　87, 400
Legionella pneumophila antibody　480
Legionella pneumophila antibody IgA　480
Legionella pneumophila antibody IgG　480
Legionella pneumophila antibody IgM　480
legionella pneumophila(LP)nucleic acid　470
legionella pneumophila pneumonia　88
legionella urinary antigen　477
legionnaires disease　400, 461
legionnaires pneumonia　87
leg limitation obesity　168
legs eczema　428
leiomyoma　202
leiomyoma cutis　422
leiomyoma of bladder　242
leiomyoma of bone　266
leiomyoma of fallopian tube　372
leiomyoma of kidney　244
leiomyoma of uterus　353
leiomyosarcoma　202, 279, 423
leiomyosarcoma of bladder　242
leiomyosarcoma of bone　266
leiomyosarcoma of hypopharynx　31
Leishmaniasis　418
leishmaniasis　461
leision of complex malignant tumor of eye and adnexa　15
leision of overlapping malignant tumor of eye and adnexa　15
LEIT　189
LE/LP overlap syndrome　415
LEMON criteria　343
lengthening of lingual frenum, lingual frenum extension　64
lengthening of palatopharyngeal arch　36
lengthening of penis　254, 324
Lennox-Gastaut syndrome　129
lens contusion　7
lens-derived irregular astigmatism　7
lens-derived refractive myopia　7
lens-derived regular astigmatism　7
lens disorder　7
lens ectopia after intraocular lens implantation　10
lens foreign body　7
lens injury　7
lens lesion　7
lens opacity　18
lens-related uveitis　7
lentiform nucleus hemorrhage　122, 398
lentigo　423
lentigo maligna　412
lentigo maligna melanoma　412
LEOPARD syndrome　409
leopard vitiligo　410

leprechaunism　409
lepromatous leprosy　419, 461
leprophobia　419
leprosy　419, 461
leprosy neuropathy　130
leprotic choroiditis　462
leprotic perforating plantar ulcer　462
leprotic punctate keratitis　462
leptomeningeal angiomatosis　133
leptospira immunology test　476
leptospiral cerebral arteritis　124
leptospirosis　414, 459
leptospirosis meningoencephalitis　124
leptospirosis of nervous system　134
leptospirosis related kidney injury　152
Leriche's syndrome　221
Lermoyez attack　24
Lesch-Nyhan syndrome　129, 159, 277
Leser-Trélat sign　418
lesion curettage　301
lesion in nasal sinus　24
lesion in the saddle area　172
lesion of accessory nerve　123
lesion of aortic root　230
lesion of common peroneal nerve　123
lesion of corpus callosum　132
lesion of inferior mesenteric plexus sympathetic nerve　121
lesion of knee joint cartilage　287
lesion of obturator nerve　120
lesion of peroneal nerve　123, 262
lesion of pulmonary plexus　123
lesion of superior mesenteric plexus sympathetic nerve　121
lesion of ulnar nerve　121
Leslie joint incision　300
lesser fracture of humerus　264
lesser occipital neuralgia　142, 204
lesser saphenous vein injury　227
lesser toe bursitis　290
lethal autosomal recessive epidermolysis bullosa simplex disease　432
lethal damage　367
lethal-potential lethal model　366
lethargy　337
Letournal staging of traumatic arthritis of hip joint　276
Letterer-Siwe disease　178, 349
leucine crystal　473
leucocyte adherence assay　476
leucocyte adherence inhibition assay　476
leucocyte adhesion molecule deficiency　410
leucocyte bactericidal function assay　476
leucocyte phagocytosis function assay　476
leucoderma pseudosyphiliticum　416
leucotomy　208
leukaemic non-nodal mantle cell lymphoma　175
leukapheresis　182
leukemia　150
leukemia cutis　422
leukemia fundus change　2
leukemia immunophenotyping　471
leukemia kidney injury　150
leukemia related gingiva lesion　42

leukemic optic neuropathy　2
leukemicreticuloendotheliosis　175
leukemoid reaction　400
leukocyte chemotactic factor 2 associated renal amyloidosis　150
leukocyte-depleted erythrocyte transfusion　182
leukocyte differential count　471
leukocyte dysfunction associated with periodontaldamage　42
leukocyte esterase　471
leukocyte esterase detection of vaginal discharge　474
leukocyte histamine release test　476
leukocytosis　175, 397
leukoderma　452
leukodystrophy　130
leukoedema　42
leukoencephalopathy with vanishing white matter　120
leukoedema of tongue　52
leukoencephalitis　457
leukoencephalopathy　120
leukokeratosis nicotina palati　58
leukonychia　409
leukonychia punctata　412
leukonychia totalis　423
leukopenia　347
leukoplakia of bladder　242
leukoplakia of cervix uteri　375
leukoplakia of cheek　46
leukoplakia of esophagus　110
leukoplakia of gingiva　57
leukoplakia of glans penis　246
leukoplakia of larynx　27
leukoplakia of palate　44
leukoplakia of renal pelvis　244
leukoplakia of tongue　52
leukoplakia of ureter　245
leukostasis　175
leukotriene B$_4$　481
levocardia　79, 219, 231
levoversion of heart　231
Lewis blood group genotyping by polymerase chain reaction-sequence specific primer (PCR-SSP)　469
Lewis-Sumner syndrome　122
Leydig cell dysplasia　162
LF-ANCA　479
L-form bacterial culture　483
L-fucose　481
LGB　190
LGE　59
LGS　129
LH　482
Lhermitte sign　299
Lhermitte-duclos disease　204
LH-RH　481
Li　482
liability of affect　443
liberal fluid therapy　341
lichen aureus　417
lichenification　432
lichen myxedematosus　421
lichen nitidus　414

lichenoid amyloidosis　426
lichenoid drug eruption　426
lichenoid reaction　53
lichen pilaris　420
lichen planopilaris　419
lichen planus　410
lichen planus actinicus　414
lichen planus annularis　415
lichen planus erythematosus　415
lichen planus follicularis　420
lichen planus like cutaneous candidiasis　410
lichen planus like keratosis　410
lichen planus linearis　428
lichen planus-lupus erythematosus overlap syndrome　410
lichen planus of nail　416
lichen planus of palms and soles　431
lichen planus of scalp　426
lichen planus pemphigoides　418
lichen planus pigmentosus　425
lichen planus tropicus　423
lichen ruber moniliformis　421
lichen sclerosus et atrophicus　430
lichen scrofulosorum　419
lichen simplex chronicus, neurodermatitis　419
lichen spinulosus　428
lichen striatus　428
Lichtblau procedure　300
Liddell (wood kind) thyroiditis　164
Liddle syndrome　164
lidocaine injection test　317
Liebowitz social anxiety scale　446
lienocolic ligament　185
LIFT operation　192
ligament calcification　281, 449
ligament contracture　281, 449
ligament injury　282
ligament laxity　282, 449
ligament like tumor　423
ligament pregnancy　388
ligament reduction technique　312
ligament repair　312
ligament repair of elbow　315
ligament rupture of palm　284
ligament suture of foot　316
ligament suture of upper limb　313
ligation of abdominal vein　188
ligation of abdominal wall vessel　188
ligation of anterior jugular vein　37, 207
ligation of appendages of skin　322
ligation of arteriovenous fistula　206, 231, 302
ligation of arteriovenous fistula of upper limb　313
ligation of brachial artery　303
ligation of carotid artery　207
ligation of common carotid artery　207
ligation of coronary artery　233, 335
ligation of dermal appendage　434
ligation of esophageal varice　215
ligation of external carotid artery　207
ligation of femoral artery　232
ligation of finger tag　434

ligation of gastric artery　195
ligation of great omentum artery　187
ligation of iliac lymph trunk　359
ligation of internal carotid artery　207
ligation of internal iliac artery　395
ligation of internal jugular vein　207
ligation of intracranial aneurysm　208
ligation of jugular vein　37, 207
ligation of lymphatic fistula　37, 62, 193, 214, 358, 433
ligation of lymph vessels fistula　321
ligation of maxillary artery　64
ligation of meningeal vessel　208
ligation of peritoneal vessel　188
ligation of pulmonary artery　232, 335
ligation of radial artery　312
ligation of retroperitoneal lymph vessel　188, 248, 355
ligation of thoracic duct　361
ligation of toe tag　434
ligation of ulnar artery　301
ligation of upper limb artery　313
ligation of vena cava　359
ligation of vertebral artery　211
ligation of wart of finger　314, 324
ligation of wart of toe　315, 324
light-adapted electroretinogram　23
light anesthesia　338
light chain　479
light chain and heavy chain deposition disease　179
light chain deposition disease of the kidney　153
light chain nephropathy　153
light chain-heavy chain deposition disease　153
light chain proximal tubulopathy　153
light epidemic encephalitis type B　129
light heat stroke　70
light reflex　338
light sleep　148
light therapy　445
Lightwood-Albright syndrome　49
limb activity limitation　299
limb deformity　299
limb function training　451
limb girdle muscular dystrophy　143
limb hypoesthesia　299
limbic encephalitis　120, 436
limbic epilepsy　120, 436
limbic system status epilepticus　120
limb mass　294
limb shortening　299
limbs length discrepancy following artificial joint prosthesis replacement　281
limb swelling　294
limb traction　451
limb weakness　450
lime burn　329
limitation of activity　269
limitation of encephalitis　128
limitation of joint movement　124
limitation of meningitis　128
limited activity of daily living　133
limited-flow index　98

limited joint mobility and scleroderma-like syndrome　414
limited knee mobility　299
limited of ability of social participation　134
limited shoulder mobility　299
limited skin disease　428
limited vocal cord movement　34
Linburg syndrome　256
linea alba hernia　104
linea alba hernia repair of abdominal wall　188
linear accelerator　366
linear and whorled nevoid hypermelanosis　428
linear energy transfer,LET　366
linear fracture of skull　201
linear gingival erythema　59
linear IgA bullous dermatosis　428
linear incision　210
linear-quadratic model　366
linear scleroderma　428
lingual abscess　53
lingual cyst　53
lingual frenoplasty　64
lingual/inferior alveolar nerve anesthesia and analgesia　342
lingual malformation　53
lingual mandibular salivary gland depression　54
lingual nerve fracture　53
lingual nerve neurolysis　64, 209
lingual papillary hyperplasia　53
lingual papillitis　53
lingual scar　52
lingual squamous epithelium hyperplasia　53
lingual tonsillar hypertrophy　29
lingual tonsillectomy　39
lingua plicata　432
linguatulosis　464
linguoangular embedded maxillary third molar　53
linguoangular impaction　53
lip and buccal biting　46
lipase　483
lip biting　58
lip cancer　43
lip deformity　43
lip deformity after burn injury　52
lipectomy　196, 362
lip fistula repair　60
lip full-thickness skin graft　60
lipid　483
lipid in lipoprotein　483
lipid peroxide　483
lipid regulating drug poisoning　452
lipid storage disease　170
lipid transfer inhibitor protein　483
lip intermedium thickness skin graft　60
lip laceration　43
lip lesion resection　433
lip-nasal deformity　42
lipoatrophic panniculitis　431
lipoblastoma　294
lipoblastomatosis　294
lipodermatosclerosis　431

lipodystrophia centrifugalis abdominalis infantilis　430
lipodystrophy　431
lipodystrophy associated with protease inhibitor　412
lipofibromatosis　294
lipogranulomatosis　170
lipogranulomatosis subcutanea　422
lipoid adrenal hyperplasia　241
lipoid pneumonia　87
lipoma　58, 204, 294, 431
lipoma of bone　266
lipoma of bronchus and lung　91
lipoma of cardia　101
lipoma of intestine　103
lipoma of kidney　244
lipoma of liver　106
lipoma of mesentery　103
lipoma of nervous system　319
lipoma of scrotum　246
lipoma of skull　28, 49, 201
lipoma of spermatic cord　240
lipoma of submandibular gland　55
lipoma of the breast　186
lipoma of upper extremity　319
lipomatosis　170
lipomatosis of nerve　283
lipomatosis of renal hilus　244
lipomembranous fat necrosis　431
lipomyelomeningocele　294
lipophagocytosis　149
lipopolysaccharide binding protein,LBP　481
lipoprotein　483
lipoprotein a　483
lipoprotein a phenotype　483
lipoprotein deficiency　170
lipoprotein fractionation　483
lipoprotein lipase　483
lipoprotein nephropathy　154
liposarcoma　204, 294, 431
liposarcoma of bone　266
liposarcoma of kidney　244
liposuction　324
lip-reading　33
lip scar　43
Lipscomb-McCaslin procedure　300
lip skin benign tumor　43
lip skin carcinoma in situ　26, 43
liquefactive necrosis　330
liquefied petroleum gas poisoning　455
liquefying panniculitis　429
liquid nitrogen preserved skin　333
liquid ventilation　96
lisch nodule/iris hamartoma　164
Lisfranc amputation　300
Listeria encephalitis　129
Listerial cerebral arteritis　461
Listerial endocarditis　461
Listerial meningitis　461
Listerial meningoencephalitis　461
Listerial septicemia　461
Listeria meningitis　129
Listeria meningoencephalitis　129
Listeria monocytogenes antibody　476

listeria monocytogenes meningoencephalitis　122
Listeria monocytogenes septicemia　458
listeriosis　418, 461
lithiasis of submandibular gland　31
lithiasis of submandibular gland duct　27
lithiasis of submaxillary gland duct　55
lithium　482
lithium-associated nephropathy　152
lithium borate dosimeter　365
lithium carbonate poisoning　455
lithium fluoride dosimeter　365
lithium intoxication　164
litholapaxy　254
lithopedion　372, 401
little league elbow syndrome　264
little leaguer's elbow　290
littoral cell angioma　185
littre hernia　185
livedo annularis　145
livedoid dermatitis　423
livedoid vasculopathy　423
livedo reticularis　427
liver abscess　106, 398
liver biopsy　191
liver cancer　348
liver cirrhosis　106, 151
liver cirrhosis with esophageal varix rupture and bleeding　106
liver cirrhosis with varix of esophagus　106
liver contusion　105, 185
liver disease radiofrequency ablation　356
liver donor　106
liver donor for liver transplantation　185
liver dysfunction　105
liver injury　185
liver laceration　106, 185
liver lesion cryoablation　356
liver lesion resection　356
liver metastasis　348
liver metastasis of descending colon cancer　349
liver phosphorylase deficiency　172
liver portal venography　191
liver segment Ⅱ resection　356
liver segment Ⅲ resection　356
liver segment Ⅳ resection　356
liver segment Ⅴ resection　356
liver segment Ⅵ resection　356
liver segment Ⅶ resection　356
liver segment Ⅷ resection　356
liver transplantation　191
liver transplantation failure　106
liver transplantation for hepatocellular carcinoma　356
liver transplantation rejection　106
liver transplantation status　106
liver tumor alcohol injection　356
liver tumor biopsy　356
living donor liver transplantation　191
lizard bite　427
lizard venom poisoning　455
LMWH　472
loaiasis　419, 461
lobar emphysema　406

lobar intracerebral hemorrhage 132
lobar pneumonia 82, 397, 458
lobomycosis 457
lobular carcinoma in situ of breast 186
lobular carcinoma 44
lobular pneumonia 89
lobulated spleen 184
local anesthesia, regional anesthesia 341
local anesthetic poisoning 453
local anesthetic toxicity 338
local astringent poisoning 453
local chemotherapy 94
local dental drug poisoning 453
local detergent poisoning 453
local drug delivery in pocket therapy 66
local edema 448
local excision of lesion of facial bone 63
local extended excision 332
local flap transplantation 332
local hepatectomy 191
localiced bone abscess, Brodie abscess 275
local infection of skin and subcutaneous tissue 328
local infiltration anesthesia 341
localized alveolar osteitis 47
localized cold injury 453
localized dissection of abdominal aorta 221
localized dystrophic epidermolysis bullosa 418
localized edema 93
localized empyema 86
localized enlarged lymph node 47
localized hyperhidrosis 448
localized hypertrichosis 417
localized idiopathic lipoatrophy 418
localized increased intracranial pressure 128
localized inflammatory bowel arthropathy 275
localized ischemic bowel disease 108
localized mass of neck 47
localized necrosis of mandibular 55
localized neurodermatitis 417
localized osteoporosis 275
localized peritonitis 108
localized pleural mesothelioma 86
localized pruritus 417
localized scleroderma 418
localized thoracoplasty 214
local myoclonus during physiologic sleep 144
local obesity 164
local occlusive 433
local osteolytic hypercalcemia 164
local pain 205
local panatrophy 417
local perfusion heating therapy 365
local recurrence after thyroidectomy 349
local recurrence of nasopharyngeal carcinoma 347
local resection 192
local resection of small intestinal tumor 360
local retinal laser photocoagulation 21
local skin flap 332
locked dislocation of shoulder 284
locked-in syndrome 198

locked joint 267
locked twins 392
locust dermatitis 415
Loeffler's syndrome 87, 419
logistic organ dysfunction score 99
loin pain hematuria syndrome 154
London serotype of Salmonella enteritis 110
long-chain fatty acid 481
long cord 387
long face syndrome 42
long head 42
long head of biceps tendon insertion injury 263
longitudinal connection of phalangeal epiphysis 295
longitudinal crista of nail 416
longitudinal deficiency 294
longitudinal femoral dysplasia 265
longitudinal fracture 297
longitudinal fracture of calcaneal tuberosity 263
longitudinal furrow of nail 416
longitudinally extensive transverse myelitis 120
longitudinal reduction defect of femur 265
longitudinal reduction defect of fibula 262
longitudinal reduction defect of ulna 259
longitudinal split of nail 416
longitudinal vaginal septum 374
long latency brainstem auditory evoked potential 343
long-latency somatosensory evoked potential 145
long lip 43
long Q-T syndrome 72
long RR duration 72
long sleeper 144
long-standing persistent atrial fibrillation 72
long-term irregular fever 458
long-term oxygen therapy 93
long thoracic nerve palsy 138
loop diuretic poisoning 454
loop electrosurgical excision procedure 383
loop excision under aortic valve 237
loop excision under the aortic valve 336
loop ureterostomy 254
loose anagen hair 425
loose body 293
loose body in ankle 268
loose body in elbow joint 296
loose body in hip joint 276
loose body in knee 287
loose body in shoulder joint 271
loose body of elbow joint 296
loose body of finger joint 295
loose body of joint 267
loose body of shoulder joint 272
loose body of wrist joint 285
loose body removal 314
looseness of colon 108
looseness of sphincter ani 106
looseness of thinking 444
loosening of association 443
loosening of external fixation pin 285
lop ear 33, 407

lophomonas blattarum disease 461
lordosis 93
lordosis of spine 270
lordotic albuminuria 270
lordotic pelvis 270
Lorenz osteotomy 300
loss of blood volume 174
loss of consciousness 339
loss of eyelashes 330
loss of eyelash reflex 344
loss of osseointegration of dental implant 57
loss of plasma volume 174
loss of sleepiness 444
Louis wrist arthrodesis 300
louse-borne relapsing fever 464
low amino acid urine 172
low anal fistula 104
low and flat of nasal tip 33
low back fasciitis 292
low back pain 292
low back pain with sciatica 292
low birth weight infant 398
low cardiac output syndrome 219
low cardiac output syndrome after cardiac surgery 228
low cardiac pacemaker battery 78
low cerebrospinal fluid pressure headache 122
low compliant bladder 398, 447
low concentration oxygen therapy 94
low-density lesion of pancreas 118
low density lipoprotein cholesterol 481
low density lipoprotein receptor 481
low density lipoprotein type (LDL) hyperlipo-proteinemia 172
low dose rate 364
low dose-rate fractionated irradiation 364
low dose-rate irradiation 364
lower back cut off 292
lower buccal sulcus malignant neoplasm 55
lower cervical spinal cord injury 288
lower cervical spine fracture 288
lower cervical spine instability 288
lower common bile duct cancer 347
lower dorsal vascular injury 292
lower esophageal carcinoma 112
lower extremity aneurysm 226
lower extremity artery stenting 236
lower extremity foreign body extraction 434
lower extremity mass 320
lower extremity muscle contracture 449
lower extremity muscle lesion resection 360
lower extremity nerve injury 136, 288
lower extremity neurofibroma 136
lower extremity swelling 288
lower extremity vein ligation 434
lower extremity venous filter implantation 360
lower eyelid bag 15
lower eyelid retraction 14
lower eyelid rhytidectomy 323
lower flat part 97
lower gastrointestinal bleeding 112, 402
lower gingival carcinoma 351
lower gum malignant neoplasm 55

lower high density lipoprotein cholesterol 160
lower inflection point 97
lower leg frostbite with tissue necrosis 329
lower leg great saphenous vein injury 227
lower leg ulcer 329
lower limb absence 288
lower limb bone cystic fibrous osteitis 168
lower limb cutaneous infection 427
lower limb frostbite 329
lower limb lymphangiography 238
lower limb muscle contracture 288
lower limb muscle hematoma 288
lower limb osteofascial compartment syndrome 288
lower limb pain 338
lower limb scar 329
lower limb sequela of burn, chemical burn and frostbite 329
lower limb soft tissue infection 427
lower limb ulcer 427
lower lip cancer 54
lower lip mucosa malignant neoplasm 54
lower lumbar instability 288
lower motor neuronal paralysis 288
lower motor neuron syndrome 136
lower tibia-fibular syndesmosis injury 288
lower urethral injury 245
lower urinary tract calculus 245
lower urinary tract infection 154, 245
lower urinary tract obstruction 245
lower uterine segment pregnancy 376
low fertilization rate after intra cytoplasmic sperm injection(ICSI) 370
low fertilization rate after IVF 372
low-flow closed circuit anesthesia 339
low-flow oxygen therapy 94
low forceps delivery 394
low frequency electrotherapy 451
low-frequency fatigue 83
low-frequency filter 146
low grade central osteosarcoma 260
low-grade endometrial stromal sarcoma 368
low grade fever 330
low grade fibromyxoid sarcoma 260
low-grade hot burn 326
low grade myofibroblastic sarcoma 260
low-grade squamous intraepithelial lesion of cervix 375
low-grade squamous intraepithelial lesion of vagina 374
low-grade squamous intraepithelial lesion of vulva 372
low intraocular pressure 3, 18
low intraocular pressure after anti-glaucoma surgery 7
low intraocular pressure after cataract surgery 1
low level positive end-expiratory pressure 94
low-lying placenta 386
low-molecular weight heparin 472
low nasal apex 24
Lown-Ganong-Levine syndrome 75
low phosphatase 172
low potassium, sodium, chlorine syndrome 172

low potassium tic 172
low protein malnutrition 172
Low-quality embryo 371
low radicular syndrome 260
low rectal carcinoma 347
low renin hypertension 239
low resolution typing for HLA 471
low risk 73
low-segment cesarean section 395
low-segment cesarean section with incision other than transverse 395
low-segment longitudinal cesarean section 395
low-segment transverse cesarean section 395
low sexual function 245
low specific gravity of urine 156
low-tension glaucoma 3
low-tension stomach 104
low tidal volume 95
low tidal volume ventilation 95
low transverse fracture 260
low turnover bone disease 150
low voltage 146
low voltage activity 146
low voltage electrical burn 326
low zygomatic bone 51
Lp(a) 483
LPL 178
LPS 483
L-selectin 475
LSG 190
L-shaped incision 205
L-shaped kidney 239
LSIL 372, 374, 375
ltrasound-guided intrapleural positioning of pleural catheters 94
LU blood group genotyping by DNA microarray 468
lubricant poisoning 454
Lucio leprosy 409
Ludloff incision 300
lues maligna 412, 458
Luft disease 137, 450
lumbago and scelalgia 292
lumbar and lumbosacral fusion by anterior approach 311
lumbar and lumbosacral fusion by posterior technique 306
lumbar and pelvis multiple fractures 292
lumbar and sacral arthritis 292
lumbar and sacral osteoarthritis 292
lumbar arteriography 238
lumbar cartilage plate rupture 293
lumbar cistern drainage 210
lumbar decompression 313
lumbar discectomy 314
lumbar discitis 292
lumbar discography 317
lumbar enthesis 292
lumbar facet joint cyst 292
lumbar facet syndrome 292
lumbar fracture 292
lumbar fracture $L_1$ 292
lumbar fracture $L_2$ 292

lumbar fracture $L_3$ 292
lumbar fracture $L_4$ 292
lumbar fracture $L_5$ 292
lumbar intervertebral disc calcification 292
lumbar intervertebral disc cyst 292
lumbar intervertebral disc displacement 292
lumbar intervertebral disc herniation 292
lumbar intervertebral disc infection 292
lumbar intervertebral disc prolapse 292
lumbar kyphosis 292
lumbar laminectomy and decompression 361
lumbar ligamentum flavum ossification 292
lumbar lymphatic trunk-small vein anastomosis 361
lumbar mass 293
lumbar Modic change 292
lumbar muscle sprain 292
lumbar muscle strain 292
lumbar nerve root inflammation 138
lumbar neuritis 138
lumbar osteomyelitis 292
lumbar plexus block anesthesia and analgesia 342
lumbar posterior longitudinal ligament ossification 292
lumbar puncture 138, 149, 182, 210, 317, 408
lumbar sacral and pelvic sympathetic nerve injury 138
lumbar sacralization 292
lumbar scoliosis 292
lumbar small joint disturbance 293
lumbar soft tissue contusion 292
lumbar spinal cord edema 292
lumbar spinal cord injury 292
lumbar spinal cord injury $L_1$ 292
lumbar spinal cord injury $L_2$ 292
lumbar spinal cord injury $L_3$ 292
lumbar spinal cord injury $L_4$ 292
lumbar spinal cord injury $L_5$ 292
lumbar spinal instability 292
lumbar spinal stenosis 292
lumbar spine bursting fracture 292
lumbar spine fracture associated with conus medullaris injury 292
lumbar spine fracture associated with nerve root injury 292
lumbar spine fracture associated with spinal cord injury 292
lumbar spine tuberculosis 293
lumbar spondylolisthesis 292, 293
lumbar spondylolisthesis $L_1/L_2$ 293
lumbar spondylolisthesis $L_2/L_3$ 293
lumbar spondylolisthesis $L_3/L_4$ 293
lumbar spondylolisthesis $L_4/L_5$ 293
lumbar spondylolysis 292, 293
lumbar spondylosis 292
lumbar sprain 292
lumbar subarachnoid-peritoneal shunt 210
lumbar sympathectomy 210
lumbar sympathetic ganglionectomy 210
lumbar sympathetic nerve block anesthesia and analgesia 342
lumbar traction 451

lumbar transverse process syndrome 292
lumbar tumor 352
lumbar vertebral abscess 293
lumbar vertebral body fracture 293
lumber epidural block anesthesia and analgesia 342
lumber hernia 114
lumbocostovertebral syndrome 292
lumbosacral agenesis 292
lumbosacral disc prolapse 292
lumbosacral nerve injury 138
lumbosacral nerve posterior root resection 313
lumbosacral nerve root cyst 138, 292
lumbosacral nerve root pain 292
lumbosacral plexus block anesthesia and analgesia 342
lumbosacral plexus damage 138
lumbosacral plexus injury 292
lumbosacral posterior rhizotomy 210
lumbosacral radiculitis 138, 292
lumbosacral radiculopathy 292
lumbosacral tumor 352
lumbrosacral spina bifida occulta 292
lump 285
lumpectomy 194
lump kidney 245
lunate aseptic necrosis 294
lunate dislocation 294
lunate fracture 294
lunate ischemic necrosis 294
lung abscess 84, 398, 459
lung adhesion release 214
lung artery occlusion 83
lung atelectrauma 84
lung atypical carcinoid 348
lung bauxite fibrosis 87
lung biopsy 85, 94, 362
lung biopsy under the bronchoscope 216
lung cancer caused by chloromethyl ether or dichloromethyl ether 454
lung cancer caused by hexavalent chromium 454
lung cancer with splenic metastasis 348
lung carcinoma related gene mutation detection 470
lung cavity 83
lung compliance 97
lung cyst 84
lung disease 83
lung elastance 97
lung failure 84
lung inertia resistance 97
lung infection and respiratory failure 83
lung isolation technique 340
lung laceration repair 214
lung lavage anesthesia 340
lung metastasis 348
lung metastatic tumor 83
lung point 344
lung protective ventilation 339
lung protective ventilation strategy 94
lung pulse 344
lung repair 214
lung resistance 97

lung rupture 212
Lung sarcoma 84
lung small vasculitis 84
lung tissue viscous resistance 97
lung transplantation 94
lung transplantation failure 84
lung transplantation rejection 84
lung ultrasonography 344
lung ventilation imaging 97
lung volume reduction surgery 94, 214
lung volutrauma 84
Luonuwa-Bensaude adenolipomatosis 165
lupus anticoagulant 473
lupus anticoagulant assay 182
lupus cardiomyopathy 75
lupus cystitis 241
lupus encephalopathy 129
lupus erythematosus associated optic neuritis 4
lupus erythematosus cell (LEC) examination 472
lupus erythematosus profundus 425
lupus erythematosus tumidus 432
lupus exulcerans 418
lupus hepatitis 108
lupus lung disease 87
lupus miliaris faciei 429
lupus myeleterosis 129
lupus nephritis 152
lupus nephritis type Ⅰ (slight mesangial) 152
lupus nephritis type Ⅱ (mesangial proliferative) 152
lupus nephritis type Ⅲ + Ⅴ 152
lupus nephritis type Ⅲ (A) (focal proliferative) 152
lupus nephritis type Ⅲ (A/C) (focal proliferative sclerosing) 152
lupus nephritis type Ⅲ (C) (focal sclerosing) 152
lupus nephritis type Ⅲ (focal) 152
lupus nephritis type Ⅳ + Ⅴ 152
lupus nephritis type Ⅳ (diffuse) 152
lupus nephritis type Ⅳ-G (A) (diffuse glomerular hyperplasia) 152
lupus nephritis type Ⅳ-G (A/C) (diffuse glomerular hyperplasia and sclerosis) 152
lupus nephritis type Ⅳ-G (C) (diffuse glomerular sclerosis) 152
lupus nephritis type Ⅳ-S (A) (diffuse segmental hyperplasia) 152
lupus nephritis type Ⅳ-S (A/C) (diffuse segmental hyperplasia and sclerosis) 152
lupus nephritis type Ⅳ-S (C) (diffuse segmental sclerosis) 152
lupus nephritis type Ⅴ (membranous) 152
lupus nephritis type Ⅵ (sclerosing) 152
lupus neuritis 129
lupus pericarditis 75
lupus peripheral neuropathy 129
lupus pernio 412
lupus pneumonia 87
lupus retinopathy 8
lupus tubulointerstitial lesion 152
lupus vulgaris 429
lust murderer 440
luteinized unruptured follicle syndrome 370
luteinizing hormone 482

luteinizing hormone-receptor mutation 162
luteinizing hormone releasing hormone 481
Lutembacher syndrome 223
Lutheran blood group genotyping by polymerase chain reaction-sequence specific primer (PCR-SSP) 469
luxation of eyeball 16
luxation of lens 7
LVEDD 346
LVEDP 346
LVEDV 346
LVESD 346
LVSWI 346
LW blood group genotyping by DNA microarray 468
LW blood group genotyping by polymerase chain reaction-sequence specific primer (PCR-SSP) 469
lycopenemia 413
Lyme disease 8, 129, 277, 418, 461
Lyme disease of nervous system 134
Lyme spirochetes antibody 479
Lyme spirochetes antibody IgG 479
Lyme spirochetes antibody IgM 479
lymphadenitis 461
lymphadenopathy 461
lymphangiectasis 419
lymphangioma 28, 223, 277, 419
lymphangioma of larynx 27
lymphangiomatosis 419
lymphangiomyomatosis 223
lymphangiosarcoma 277, 419
lymphangitis 400, 419
lymphatic exploration 193, 322
lymphatic filariasis 461
lymphatic fistula 223
lymphatic fistula adhesion 358
lymphatic fistula resection 358
lymphatic malformation 349
lymphatic malformation of neck 47
lymphatic nodes cervicales radical dissection 37
lymphatic obstruction 223
lymphatico-venous anastomosis 37, 193, 321
lymphatico-venular anastomosis, anastomosis of lymphatic trunk to venular 37, 193
lymphaticovenular anastomosis, anastomosis of lymphatic trunk to venule 214
lymphatico-venular anastomosis, anastomosis of lymphatic trunk to venule 321
lymphatic thoracic injury 87
lymphatic trunk-small vein anastomosis 358
lymphatic-venous anastomosis 234
lymphatic vessel malformation and hyperostosis syndrome 318
lymphatic vessel-venous anastomosis 358
lymphedema 49, 223, 419
lymphedema correction Homans-Macey operation 358
lymphedema correction Thompson operation 358
lymphedema of extremity 226
lymph node biopsy 41, 197, 214, 250, 435
lymph node metastasis 349

lymphnode metastasis from an unknown primary site 352

lymph node metastasis of recurrent laryngeal nerve 27

lymph node necrosis 400

lymph node resection of deep neck 37, 62, 214

lymph node tumefaction of tongue root 52

lymphoblast 475

lymphocutaneous sporotrichosis 419, 461

lymphocyte 473

lymphocyte-depleted classic Hodgkin lymphoma 178

lymphocyte differentiation antigen detection 473

lymphocyte-rich classic Hodgkin lymphoma 176

lymphocyte subset relative count 473

lymphocyte toxicity test 473

lymphocytic choriomeningitis 129, 461

lymphocytic hypophysitis 164

lymphocytic infiltration of skin 422

lymphocytic interstitial pneumonitis 87

lymphocytic meningitis 147

lymphocytic vasculitis injury 277

lymphocytoma cutis 422

lymphocytopenia 178

lymphocytosis 178

lymphoedematous keratoderma 419

lymphoepithelial cyst of oral cavity 48

lymphoepithelioma 349

lymphoepithelioma-like carcinoma 349

lymphogenous liver abscess 400

lymphography 250

lymphoid follicular cystitis 241

lymphoidocyte reaction 147

lymphoid tuberculosis of neck 28, 47

lymphoma 349

lymphoma and haematopoietic neoplasm 200

lymphoma-associated hemophagocytic syndrome (HPS) 178

lymphoma associated with HIV infection 175

lymphoma gene mutation screening 470

lymphoma immunophenotyping 473

lymphoma kidney injury 152

lymphoma of conjunctiva 6

lymphoma of lacrimal gland 8

lymphoma of maxillofacial region 46

lymphoma of orbit 16

lymphoma of penis 320

lymphoma of retina 12

lymphomatoid granulomatosis 129, 178

lymphomatoid granulomatosis of central nervous system 143

lymphomatoid papulosis 178, 419

lymphoplasma cyte-rich meningioma 199

lymphoplasmacyticlymphoma 178

lymphoproliferation of tongue 53

lymphoreticular malignancy of penis 246

lymphosarcoma of bladder 242

lymphosarcoma of kidney 244

lymphosarcoma of prostate 243

lymphoscintigraphy 250

LYS-ANCA 479

lysergic acid diethylamide poisoning 454

lysis and turn back of incarcerated hernia 193

lysis of adhesion of abdominal cavity 190, 249

lysis of adhesion of cervix 383

lysis of adhesion of endometrium 383

lysis of adhesion of labial 382

lysis of adhesion of pericardium 215, 236, 336

lysis of adhesion of peritoneum 188

lysis of adhesion of tongue 64

lysis of adhesion of vagina 383

lysis of adhesion of vocal cord 39

lysis of adhesion of vocal cord under suspension laryngoscope 40

lysis of adhesions of peritoneum 248

lysis of finger web adhesion, repaired with free flap and anastomosis of blood vessel 333

lysis of finger web adhesion, repaired with local flap 333

lysis of finger web adhesion, repaired with local modification 333

lysis of finger web adhesion, repaired with pedicled skin flap 333

lysis of finger web adhesion, repaired with skin graft 333

lysis of finger web/toe web adhesion, repaired with skin graft 333

lysis of hand scar 333

lysis of hip joint 310

lysis of labia minus adhesion 382

lysis of omental adhesion 195

lysis of ovarian adhesion 381

lysis of pelvic adhesion 381

lysis of periureteral adhesion 360

lysis of reduced hemoglobin 472

lysis of symblepharon 20

lysis of ureteral stricture 360

lysis of vulvar adhesion 382

lysis of web contracture of skin 322

lysis of web of skin 311

lysis (reduction) and repair of incarcerated abdominal internal hernia 189

lysosomal acid lipase deficiency 165

lysozyme 482

lysozyme-ANCA 479

**M**

MAC 340, 346

macacus car 33

Machado-Joseph disease 130

machined implant surface 66

Mackler's triad 33

macrocephaly 43

macrocheilia 47

macrocreatine kinase 482

macrocythemia 178

macrocytic anemia 176

macrodactylia 275

macrodactyly 275

macrodactyly-hemihypertrophy-connective tissue nevi syndrome 418

macrodontia 45

macroelectromyogram 147

macro-EMG needle electrode 147

macroglobulinemia 418

macroglobulinemia purpura 418

macroglossia 47

macrognathia 47

macrolides poisoning 452

macromelia 275

macromotor unit action potential 147

macronychia 418

macrophage chemotaxis assay 477

macrophage colony stimulating factor 477

macrophages phagocytosis function assay 477

macrophthalmia 3

macropsia 19

macro-pulmonary arterio-venous malformation 86

macrorhinia 28

macrostomia 43

macular amyloidosis 257, 410

macular corneal dystrophy 2

macular cystoid edema after cataract surgery 1

macular edema 5

macular epiretinal membrane 5

macular hemorrhage 5

macular hole 5

macular hole retinal detachment 5

macular hole retinal detachment reattachment surgery 20

macular hole sealing 20

macular laser photocoagulation 20

macular pucker 5

macular retinoschisis 5

macular subretinal membrane removal 20

macular translocation 20

macular tropical hypochromia 423

macule 432

maculoanesthetic leprosy 457

maculopapule 432

MADD 122

Maddox rod test 23

Madelung deformity 277

Madelung's disease 165

Madras type motor neuron disease 130

MADSMN 122

MAG-Ab 478

Magerl internal fixation technique 300

magnesium ammonium phosphate crystal 473

magnesium 482

magnesium burn 327

magnesium deficiency 87, 173

magnetic attachment 60

magnetic extraction of intraocular foreign body 22

magnetic navigation bronchoscopy 213

magnetic resonance angiography 22, 146, 316

magnetic resonance imaging 22, 96, 317, 408

magnetic resonance imaging arthrography 316

magnetic resonance spectroscopy 146

magnetic resonance venography 146

magnetoencephalography 147, 345
magnetotherapy 451
main aorto-pulmonary collateral artery 226
main bronchial rupture 212
main bronchus benign tumor 92
main duct papillary mucinous neoplasm of the pancreas 187
main mesenteric venous thrombosis 218
main portal vein embolism 224
main portal vein occlusion 224
main portal vein thrombus 231
main pulmonary artery angioplasty 237
main pulmonary artery diameter 346
mainstream monitor 346
main superior mesenteric artery dissection 218
maintenance chemotherapy of malignant tumor 354
maintenance hemodialysis 155
maintenance of gastric stoma 112
maintenance peritoneal dialysis 155
MAIPA 182
Maisonneuve fracture 256
major aphthous ulcer 59
major depressive disorder 441
majority defect of lip 318
make-believe play 445
malacoplakia 424
malakoplakia of genitourinary system 241
malaria 422, 463
malarial hepatitis 110, 463
malaria relapse 463
malarplasty 63
Malassezia folliculitis 419
Malayan filarial elephantiasis 419
mALB 482
maldevelopment 181
male adrenal hyperplasia with precocious puberty 165
male bladder radical resection 250
male breast cancer 185
male breast cystic hyperplasia 185
male erectile dysfunction 439
male hypergonadism 165
male hyperplasia of mammary glands 185
male hypogonadism 165
male infertility 241
male isosexual precocious puberty 165
male osteoporosis 165
male pelvic abscess 109
male pelvic abscess incision and drainage 250
male pelvic hematoma removal 251
male pelvic inflammatory disease 109
male pelvic inflammatory mass 109
male pseudohermaphroditism 241
male pseudohermaphroditism with androgen resistance 173
male pseudohermaphroditism with testicular feminization 165, 241
male sexual dysfunction 241
male sterilization 250
male to female vaginoplasty 381
male urethra suspension 250
malformation in one of the twins 392

malformation of celiac artery 105
malformation of coronary vessel 221
malformation of external nose 34
malformation of face and nasus externus 29
malformation of great vein of galen 121
Malgaigne fracture 277, 448
malignancy-associated humoral hypercalcemia 161
malignancy of brain stem 350
malignancy of cephalic peripheral nerve 351
malignancy of cervical peripheral nerve 349
malignancy of conus medullaris 349
malignancy of cranial nerve 349
malignancy of external auditory canal 351
malignancy of facial peripheral nerve 350
malignancy of femoral nerve 348
malignancy of inguinal peripheral nerve 348
malignancy of jugular foramen 349
malignancy of parietal-occipital lobe 347
malignancy of pelvic peripheral nerve 348
malignancy of pelviureteric junction 351
malignancy of peripheral nerve of chest 352
malignancy of peripheral nerve of lower extremity 351
malignancy of peripheral nerve of upper extremity 350
malignancy of spinal cord 349
malignancy of trunk peripheral nerve 350
malignancy of ventral peripheral nerve 348
malignancy of vertex vesicae 350
malignant acoustic nerve tumor 203
malignant ameloblastoma 44
malignant angioendothelioma 412
malignant anterior cranial fossa tumor 201
malignant ascites 104, 348
malignant atrial tumor 228
malignant atrophic papulosis 219, 412
malignant basal ganglia tumor 199
malignant blue nevus 412
malignant bone tumor of orbital 16
malignant bowel obstruction 347
malignant brain tumor 201
malignant cauda equina tumor 201
malignant central nervous system tumor 205
malignant cerebellar tumor 204
malignant cerebellar vermis tumor 204
malignant cerebral white matter tumor 201
malignant cervical spinal cord tumor 200
malignant change of gastric ulcer 112
malignant choroid plexus tumor 201
malignant clivus tumor 204
malignant conus medullaris tumor 200
malignant corpus callosum tumor 202
malignant cranial nerve tumor 202
malignant cranio-orbital communicating tumor 201
malignant craniopharyngioma 199
malignant cylindroma 412
malignant degeneration of mixed tumor of parotid 29
malignant edema 466
malignant epidural tumor 204
malignant fibrous histiocytoma 199, 261, 412
malignant fibrous histiocytoma of soft tissue

282
malignant frontal-parietal tumor 199
malignant frontal-temporal-insular tumor 199
malignant frontal-temporal-parietal tumor 199
malignant frontal-temporal tumor 199
malignant frontal tumor 199
malignant gastrointestinal stromal tumor 261
malignant giant cell tumor 261
malignant glomus tumor 261
malignant granular cell tumor 261, 412
malignant hidradenoma 261
malignant histiocytosis 176
malignant hydatidiform mole 368
malignant hypertension 73, 150
malignant hypertensive kidney injury 150
malignant hyperthermia 337
malignant hyperthermia due to anesthesia 337
malignant insular tumor 199
malignant intracranial tumor 201
malignant intraventricular tumor 202
malignant laryngeal lymphoma 27
malignant lymphoepithelial lesion of salivary gland 32
malignant lymphoma 44, 199
malignant lymphoma in head and neck 30
malignant lymphoma of bone 265
malignant lymphoma of soft tissue 282
malignant lymphoma of tongue 52
malignant mastocytoma 348
malignant medulla oblongata tumor 204
malignant melanoma 44, 199, 261, 348, 412
malignant melanoma of anus 106
malignant melanoma of bone 265
malignant melanoma of canthus 18
malignant melanoma of eyelid (including canthus) 15
malignant melanoma of finger 284
malignant melanoma of lip 25, 43
malignant melanoma of neck 47
malignant melanoma of oral mucosa 48
malignant melanoma of scalp 30, 54
malignant melanoma of upper limb 282
malignant meningeal tumor 202
malignant meningioma 199
malignant mesenchymoma 261
malignant mesothelioma 348
malignant micro-neoplasm of thyroid 164
malignant midbrain tumor 204
malignant mixed tumor 44, 261
malignant mixed tumor of lacrimal gland 8
malignant mixed tumor of salivary gland 32
malignant myoepithelioma 412
malignant neoplasm in upper respiratory tract 29
malignant neoplasm in vermilion border of upper lip 52
malignant neoplasm of accessory breast 184
malignant neoplasm of accessory parotid gland 45
malignant neoplasm of adrenal gland 166, 351
malignant neoplasm of anterior column of

tonsil 51
malignant neoplasm of anterior floor of mouth 48
malignant neoplasm of Bartholin gland 371
malignant neoplasm of bilateral fallopian tubes 372
malignant neoplasm of bilateral ovaries 372
malignant neoplasm of branchial cleft 29, 52
malignant neoplasm of breast 186, 350
malignant neoplasm of breast and axillary tail 350
malignant neoplasm of broad ligament 369
malignant neoplasm of bronchus or lung 352
malignant neoplasm of buccal groove 28
malignant neoplasm of buccal mucosa of oral cavity 48
malignant neoplasm of buccal sulcus 58
malignant neoplasm of canthus 18, 353
malignant neoplasm of carpal bone 285
malignant neoplasm of cerebral meninges 350
malignant neoplasm of cervical connective tissue 47
malignant neoplasm of cervical stump 375
malignant neoplasm of cervix 375
malignant neoplasm of cervix and vagina 375
malignant neoplasm of cheek side of lip 43
malignant neoplasm of chest connective tissue 352
malignant neoplasm of clitoris 374
malignant neoplasm of coccyx 286
malignant neoplasm of connective and soft tissue of upper limb 282
malignant neoplasm of connective tissue of ear 26
malignant neoplasm of corpus uteri 376
malignant neoplasm of craniopharyngeal duct 349
malignant neoplasm of dorsum of tongue 52
malignant neoplasm of ear skin 26
malignant neoplasm of endocervix 375
malignant neoplasm of endometrium 376
malignant neoplasm of epoophoron 370
malignant neoplasm of ethmoid sinus 29, 52
malignant neoplasm of external lower lip 54
malignant neoplasm of external upper lip 52
malignant neoplasm of eyelid 15
malignant neoplasm of fallopian tube 372
malignant neoplasm of fallopian tube and ovary 372
malignant neoplasm of floor of mouth 48
malignant neoplasm of gingiva 57
malignant neoplasm of glossoepiglottic fold 53
malignant neoplasm of glottis 30
malignant neoplasm of hand 283
malignant neoplasm of hand skin 283
malignant neoplasm of hard palate 33, 58
malignant neoplasm of head 30
malignant neoplasm of head and neck 54
malignant neoplasm of heart 351
malignant neoplasm of inner ear 29
malignant neoplasm of inner surface of lip 43
malignant neoplasm of jaw 26
malignant neoplasm of labial commissure 43

malignant neoplasm of labia minora 373
malignant neoplasm of labiogingival groove 43
malignant neoplasm of labium majus 368
malignant neoplasm of laryngeal cartilage 27
malignant neoplasm of lateral wall oropharynx 49
malignant neoplasm of left breast 353
malignant neoplasm of lingual tonsil 29, 52
malignant neoplasm of lip 43
malignant neoplasm of lip frenum 43
malignant neoplasm of lower uterine segment 376
malignant neoplasm of lymphatic vessel 349
malignant neoplasm of main bronchus 352
malignant neoplasm of major salivary gland 26, 43
malignant neoplasm of margin of tongue 53
malignant neoplasm of mastoid process 51
malignant neoplasm of maxilla 52
malignant neoplasm of maxillary labial frenum 52
malignant neoplasm of maxillofacial bone 46
malignant neoplasm of meibomian gland 5
malignant neoplasm of metacarpal bone 294
malignant neoplasm of metatarsal bone 294
malignant neoplasm of middle ear 33
malignant neoplasm of minor salivary gland 56
malignant neoplasm of movable part of tongue 53
malignant neoplasm of myometrium 375
malignant neoplasm of nasolacrimal duct 2
malignant neoplasm of nasopharynx 25
malignant neoplasm of neck skin 47
malignant neoplasm of nipple and areola 186
malignant neoplasm of ocular surface 15
malignant neoplasm of oral mucosa 48
malignant neoplasm of oral-pharyngeal junction 49
malignant neoplasm of oral side of lip 43
malignant neoplasm of oral vestibule 48
malignant neoplasm of orbital bone 8, 28, 49
malignant neoplasm of oropharynx 49
malignant neoplasm of overlapping site of the large salivary gland 347
malignant neoplasm of palate 44
malignant neoplasm of palatine tonsil 44
malignant neoplasm of palatoglossal arch 44
malignant neoplasm of papilla 350
malignant neoplasm of parametrium 376
malignant neoplasm of parathyroid border 349
malignant neoplasm of parietal bone 44
malignant neoplasm of phalanx 295
malignant neoplasm of pharyngeal tonsil 32
malignant neoplasm of posterior one third of tongue 53
malignant neoplasm of posterior oropharynx wall 49
malignant neoplasm of posterior wall of hypopharynx 31
malignant neoplasm of pterygopalatine fossa 32, 58

malignant neoplasm of pyriform sinus 49
malignant neoplasm of rectovaginal septum 374
malignant neoplasm of retina 12
malignant neoplasm of retromolar area 50
malignant neoplasm of right breast 352
malignant neoplasm of roof of mouth 44
malignant neoplasm of round ligament 374
malignant neoplasm of sacrum bone 260
malignant neoplasm of skull 49
malignant neoplasm of skull and maxillofacial bone 49
malignant neoplasm of soft palate 51
malignant neoplasm of soft palate above nasopharynx 51
malignant neoplasm of soft palate behind nasopharynx 51
malignant neoplasm of soft tissue in maxillofacial region 46
malignant neoplasm of sublingual gland 30, 53
malignant neoplasm of submandibular gland 27
malignant neoplasm of submandibular gland, submandibular gland malignant neoplasm 55
malignant neoplasm of submandibular skin 55
malignant neoplasm of submental area 48
malignant neoplasm of tarsal bone 262
malignant neoplasm of temporal connective tissue 29, 50, 202
malignant neoplasm of toe bone 295
malignant neoplasm of tongue 52
malignant neoplasm of tongue and mouth floor 53
malignant neoplasm of tongue base, pharynx and larynx 52
malignant neoplasm of tongue tip 53
malignant neoplasm of tongue tip and flange 53
malignant neoplasm of tonsil 25
malignant neoplasm of upper buccal groove 29
malignant neoplasm of upper gum 52
malignant neoplasm of upper respiratory and digestive tract 52
malignant neoplasm of uterine adnexa 375
malignant neoplasm of uterine ligament 376
malignant neoplasm of uterosacral ligament 375
malignant neoplasm of uterus 375
malignant neoplasm of uterus and fallopian tube 375
malignant neoplasm of uterus and ovaries 375
malignant neoplasm of vagina 374
malignant neoplasm of ventrum of tongue 52
malignant neoplasm of vulva 372
malignant neoplasm of vulvar and vagina 374
malignant neoplasm of zygomatic bone 51
malignant neoplasm, unspecified 279
malignant neoplasm with perivascular epithelioid

cell differentiation　261

malignant neurinoma　261, 412

malignant occipital tumor　204

malignant olfactory bulb tumor　204

malignant olfactory nerve tumor　204

malignant ossifying fibromyxoid tumor　261

malignant paraganglioma　26

malignant parasellar tumor　198, 347

malignant parietal-occipital tumor　199

malignant parietal tumor　199

malignant penile melanoma　246

malignant perineurioma　199, 261

malignant peripheral nerve sheath tumor　199, 261, 318

malignant peripheral nerve sheath tumor with glandular differentiation　198

malignant peripheral nerve sheath tumor with mesenchymal differentiation　198

malignant pharyngeal lymphoma　32

malignant pheochromocytoma　161

malignant pheochromocytoma/paraganglioma with multiple metastases　161

malignant phosphaturic mesenchymal tumor　261

malignant phosphaturic mesenchymal tumor of bone　265

malignant pineal gland tumor　203

malignant pleural effusion　83, 348

malignant pleural effusion perfusion　354

malignant pleural nodules　83

malignant pons tumor　202

malignant proliferative trichilemmoma　412

malignant pyoderma　412

malignant renal arteriolosclerosis　150

malignant renal tumor　243, 350

malignant schwannoma of bone　265

malignant seroperitoneum perfusion　354

malignant skull base communicating tumor　200

malignant skull base tumor　200

malignant soft tissue tumor　348

malignant soft tissue tumor of abdominal wall　318

malignant soft tissue tumor of chest wall　320

malignant soft tissue tumor of lower extremity (including hip)　320

malignant soft tissue tumor of pelvis　319

malignant soft tissue tumor of trunk　319

malignant soft tissue tumor of upper limb (including shoulder)　282

malignant solitary fibrous tumor　261

malignant spinal cord tumor　200

malignant spinal epidural tumor　204

malignant spinal meningeal tumor　199

malignant struma ovarii　161

malignant subdural tumor　204

malignant suprasellar tumor　198

malignant syndrome　437

malignant temporal-parietal-occipital tumor　202

malignant temporal tumor　202

malignant tenosynovial giant cell tumor　261

malignant teratoma　348

malignant thalamus tumor　202

malignant triton tumor　261

malignant tumor at the bottom of mouth　349

malignant tumor in ascending colon　110

malignant tumor in pulmonary hilum　84

malignant tumor in the gastric body, antrum and greater curvature　112

malignant tumor of abdominal cavity　105

malignant tumor of abdominal part of esophagus　110

malignant tumor of abducens nerve　13

malignant tumor of acetabulum　277

malignant tumor of ampulla of Vater　104

malignant tumor of anal canal　106

malignant tumor of anal canal and rectum　106

malignant tumor of anorectal junction　106

malignant tumor of anus　106

malignant tumor of anus and rectum　106

malignant tumor of arcus superciliaris　9

malignant tumor of auricle　348

malignant tumor of bile duct　103

malignant tumor of biliary tract　347

malignant tumor of bladder and ureter　242

malignant tumor of bladder anterior wall　242

malignant tumor of bladder lateral wall　242

malignant tumor of bladder neck　242

malignant tumor of bladder posterior wall　242

malignant tumor of bladder tip　242

malignant tumor of bladder trigone　242

malignant tumor of bladder, urethra and prostate　242

malignant tumor of body of pancreas　114

malignant tumor of bone　348

malignant tumor of bone (unclassified)　265

malignant tumor of brachial plexus　347

malignant tumor of buttocks　351

malignant tumor of calcaneus　263

malignant tumor of cardia　101

malignant tumor of cavernous　240

malignant tumor of cecum　109

malignant tumor of cecum and ascending colon　109

malignant tumor of cervical part of esophagus　30, 111, 351

malignant tumor of cervical vertebrae and adnexa　274

malignant tumor of cervical vertebral appendix　274

malignant tumor of cervical vertebral body　274

malignant tumor of choledoch　104

malignant tumor of ciliary body　7

malignant tumor of clavicle　284

malignant tumor of colon　108, 349

malignant tumor of cornea　6

malignant tumor of cystic duct　103

malignant tumor of dacryocyst　8

malignant tumor of descending colon　108

malignant tumor of descending colon and sigmoid colon　108

malignant tumor of diaphragm　267

malignant tumor of distal femur　265

malignant tumor of distal fibular　262

malignant tumor of distal humerus　264

malignant tumor of distal radius　280

malignant tumor of distal tibia　275

malignant tumor of distal ulna　259

malignant tumor of duodenum　110

malignant tumor of duodenum and jejunum　110

malignant tumor of ectopic testis　246

malignant tumor of elbow joint　296

malignant tumor of epididymis　239

malignant tumor of esophagogastric junction　111

malignant tumor of esophagus　110

malignant tumor of esophagus and cardia junction　110

malignant tumor of external nose　31

malignant tumor of extrahepatic bile duct　106

malignant tumor of female genital organ　371

malignant tumor of female mesonephric duct, malignant tumor of female Wolffian duct　371

malignant tumor of femoral head　265

malignant tumor of femoral neck　264

malignant tumor of femoral shaft　264

malignant tumor of femur　264

malignant tumor of fibular shaft　262

malignant tumor of frontal and parietal lobe　348

malignant tumor of frontal lobe　348

malignant tumor of frontotemporoparietal lobe　348

malignant tumor of gallbladder　103, 347

malignant tumor of gastric fundus　112

malignant tumor of gastric fundus-cardia　112

malignant tumor of gastrointestinal tract　111

malignant tumor of gingiva　32

malignant tumor of glans penis　246

malignant tumor of greater omentum　347

malignant tumor of groin　348

malignant tumor of head of pancreas　114

malignant tumor of hepatic duct　105

malignant tumor of hepatic flexure of colon　108

malignant tumor of hip joint　276

malignant tumor of humeral shaft　263

malignant tumor of humerus　263

malignant tumor of hypopharynx　351

malignant tumor of ileocecus　107

malignant tumor of ileum　107

malignant tumor of ilium　279

malignant tumor of ill-defined site within respiratory system　348

malignant tumor of inferior vena cava　226

malignant tumor of internal urethral orifice　241

malignant tumor of intestine　102

malignant tumor of intrahepatic bile duct　105

malignant tumor of iris　4

malignant tumor of ischium　298

malignant tumor of knee　287

malignant tumor of lacrimal gland　8

malignant tumor of lacrimal gland and lacrimal duct　8

malignant tumor of large vessel　218

malignant tumor of laryngeal　348

malignant tumor of larynx　348

malignant tumor of lip　25

malignant tumor of lip skin　26

malignant tumor of liver　105

malignant tumor of lower lobe of left lung　92

malignant tumor of lower thoracic esophagus　352

malignant tumor of lumbar vertebrae　293

malignant tumor of lumbar vertebrae and appendages　293

malignant tumor of lumbar vertebral appendix　292

malignant tumor of lung　83, 348

malignant tumor of Meckel diverticulum　109

malignant tumor of mesentery　102

malignant tumor of mesocolon　108

malignant tumor of middle thoracic esophagus　352

malignant tumor of nasal ala　25

malignant tumor of nasal septum　25

malignant tumor of nasopharynx　347

malignant tumor of oculomotor nerve　3

malignant tumor of omentum　111

malignant tumor of oral cavity　349

malignant tumor of ovary　370

malignant tumor of palatoglossal arch　26

malignant tumor of pancreatic duct　114

malignant tumor of parapharyngeal space　352

malignant tumor of parathyroid gland　163

malignant tumor of paraurethral gland　241

malignant tumor of parietal lobe　347

malignant tumor of parietal peritoneum　105

malignant tumor of patella　257

malignant tumor of pelvic and abdominal cavity　350

malignant tumor of pelvis　266

malignant tumor of penile shaft　246

malignant tumor of penis　246

malignant tumor of pericardium　227

malignant tumor of peripheral nerve of upper extremity (including shoulder)　319

malignant tumor of peritoneum　105

malignant tumor of peritoneum and pelvis　105

malignant tumor of pleural　90

malignant tumor of portal bile duct　105

malignant tumor of posterior fossa　348

malignant tumor of prepylorus　115

malignant tumor of prostate　350

malignant tumor of proximal femur　264

malignant tumor of proximal fibula　262

malignant tumor of proximal humerus　264

malignant tumor of proximal radius　280

malignant tumor of proximal tibia　275

malignant tumor of proximal ulna　258

malignant tumor of pubis　259

malignant tumor of pyloric canal　115

malignant tumor of pylorus　115

malignant tumor of radial shaft　280

malignant tumor of radius　280

malignant tumor of rectal ampulla　115

malignant tumor of rectosigmoid junction　116

malignant tumor of rectum　115

malignant tumor of rectum and colon　115

malignant tumor of remanet stomach　102

malignant tumor of renal and ureteral　351

malignant tumor of renal calice　244

malignant tumor of renal pelvis and bladder　244

malignant tumor of retroperitoneum　348

malignant tumor of sacral vertebra　347

malignant tumor of sacrum and coccyx　260

malignant tumor of scalp　30

malignant tumor of scapula　272

malignant tumor of scrotum skin　320

malignant tumor of seminal vesicle　240

malignant tumor of shoulder joint　271

malignant tumor of sigmoid colon　115

malignant tumor of skin　350

malignant tumor of skull　28, 200

malignant tumor of soft tissue (uncertain type)　282

malignant tumor of spermatic cord　240

malignant tumor of spine　270

malignant tumor of splenic flexure of colon　108

malignant tumor of sternum and clavicle　291

malignant tumor of sternum and rib　291

malignant tumor of stomach　351

malignant tumor of tail of pancreas　114

malignant tumor of temporal bone　202

malignant tumor of testis　240

malignant tumor of the bladder　242

malignant tumor of the prostate　243

malignant tumor of thoracic spine　291

malignant tumor of thoracic vertebrae　291

malignant tumor of thoracic vertebral appendix　291

malignant tumor of thoracic vertebral body　291

malignant tumor of thyroid gland　349

malignant tumor of tibia　274

malignant tumor of tibial shaft　274

malignant tumor of tongue　350

malignant tumor of transverse colon　107

malignant tumor of trunk　280, 350

malignant tumor of tunica vaginalis　243

malignant tumor of ulna　258

malignant tumor of ulnar shaft　258

malignant tumor of undescended testis　246

malignant tumor of unknown primary site　352

malignant tumor of upper lobe of left lung　92

malignant tumor of upper thoracic esophagus　352

malignant tumor of ureter　245, 351

malignant tumor of ureteral bladder orifice　351

malignant tumor of ureteral orifice　245

malignant tumor of ureteropelvic junction　244

malignant tumor of urinary organ　241

malignant tumor of vocal cord　30

malignant tumor recurrence　354

malignant ventricular arrhythmia　73

malignant ventricular tachyarrhythmia　73

Mallampati score　343

mallet finger　259

Mallet fracture　256

mallet thumb　259

mallet toe　259, 318

malleus　410

Mallory-Weiss syndrome　110

malnourished angular cheilitis　58

malnutrition　170, 406

malnutritional adult osteomalacia　293

malnutrition eye disease　17

malnutrition in pregnancy　391

malnutrition-related diabetes mellitus with ophthalmic complication　17

malnutrition short stature　170

malocclusion　43

malposed healing fracture　45

MALT1 gene rearrangement detection　468

Malt-worker's lung　87

malunion　269

malunion of calcaneal fracture　263

malunion of elbow fracture　296

malunion of femur neck fracture　265

malunion of fibular fracture　262

malunion of fracture　266

malunion of fracture of femur　264

malunion of humeral fracture　264

malunion of knee fracture　286

malunion of lower leg fracture　274

malunion of multiple fractures　260

malunion of pelvic fracture　266

malunion of phalangeal fracture　295

malunion of radius and ulna fracture　259, 280

malunion of radius fracture　280

malunion of scaphoid　286

malunion of shoulder fracture　271

malunion of ulnar fracture　258

malunion of wrist fracture　285

mammary abscess　464

mammary actinomycosis　186, 464

mammary duct ectasia　186

mammary duct fistula　186

mammary ductoscopy (cellular)　197

mammary ductoscopy (single hole)　197

mammary fistula　186

mammary inflammatory granuloma　186

mammary Paget disease　424

mammoplasty　194

Mammotome biopsy　197

mammotome excision　194

management of penile curvature　254

Manchester operation　381

Manchester (Patterson-Parker) system　365

mandatory minute ventilation　96

mandible compound fracture　55

mandibular angle and masseter hypertrophy　55

mandibular angle and masseteric hypertrophy　55

mandibular angle fracture　55

mandibular angle hypertrophy　55

mandibular benign tumor　31, 55

mandibular block anesthesia　65

mandibular body fracture　55

mandibular chondrosarcoma　55

mandibular comminuted fracture 320
mandibular condylectomy 65
mandibular coronoid process fracture 320
mandibular crown inclined guide plate 65
mandibular cyst 55
mandibular cystic fibrous osteitis 168
mandibular deviation 55
mandibular dislocation 338
mandibular drainage 61
mandibular dysplasia 55
mandibular fracture 55
mandibular hyperplasia 55
mandibular hypertrophy 55
mandibular hypoplasia 54, 55
mandibular lateral deformity, mandibular
 deviation 55
mandibular malignant neoplasm 55
mandibular malignant tumor 31
mandibular mass 55
mandibular median fracture 320
mandibular nerve block anesthesia and analgesia
 342
mandibular open fracture 55
mandibular osteoplasty 323
mandibular osteosarcoma 55
mandibular paramedian fracture 320
mandibular postural position 68
mandibular prognathism 55
mandibular protrusion 55
mandibular ramus fracture 55
mandibular retrusion 55
mandibular secondary malignant neoplasm
 55
mandibular secondary malignant tumor 31
mandibular torus 55
mandibular tuberculosis 31, 55
mandibulectomy 65
mandibulofacial dysostosis 55, 427
manganese 482
manganese and its compound poisoning 454
manganese and its compounds toxic effect
 69
manganese deficiency 173
mania 441
mania state 441
manic stupor 444
manifest hypermetropia 14
manipulation 451
manipulative reduction of fracture 305
manipulative reduction of joint dislocation
 306
Manley diabetic gangrene 167
Mann arthrodesis 300
mannerism 445
Mann procedure 310
mansonelliasis 462
mantle cell lymphoma 179
mantle field radiation 365
manual muscle test 334
manual removal of fetal membrane 395
manual removal of placenta 395
manual replacement of inverted uterus 381
manual rotation of fetal head 395
manual ventilation 342
MAPCA 226

maple syrup urine disease 161, 398
marasmus 181, 450
marble bone disease 266
Marburg virus disease 419, 462
march hemoglobinuria 180
Marchiafava-Bignami disease 139
Marcus Gunn pupil 19
Marcus Gunn's jaw winking syndrome 402
marfanoid body habitus 165
Marfan syndrome 76, 130, 419
marginal corneal ulcer 2
marginal gingivitis 42
marginal mandibulectomy 65
marginal osteomyelitis 42
marginal placenta praevia 385
marginal placenta praevia with bleeding 385
marginal resection 301
marginal uplift of femoral head resection
 305
marine biological felon 267
Marinesco-Sjögren syndrome 419
marine shell bite 414
marine shell dermatitis 414
marital therapy 445
marking bur 60
MARS 329
Marshall-Marchetti-Krantz procedure 247
Marshall-Marchetti test 255
Marshall-White syndrome 419
marsupialization and decompression of jaw
 cyst 61
marsupialization of Bartholin gland 381
marsupialization of Bartholin gland cyst 381
marsupialization of cerebral cyst 208
marsupialization of cervical cyst 383
marsupialization of pancreatic cyst 196
marsupialization of salivary gland 39, 65
marsupialization of spinal dural cyst 210
Martin wedge osteotomy of femoral neck 300
Marton neuroma 419
Maryland fixed bridge 63
masked depression 441
masked hypertension 78
mask oxygenation 341
masochism 440
mass 299
massa lateralis atlantis screw fixation 307
mass effect 149
masseteric hypertrophy 47, 275
masseteric space infection 58
masseteric space infection with abscess 58
mass excision 324
massive hemoptysis 92
massive osteolysis 259
massive pulmonary embolism 72, 82
mass of cheek 46
mass of ear 44
mass of face 50
mass of floor of mouth 48
mass of gingiva 57
mass of jaw, jaw mass 46
mass of lower lip 54
mass of minor salivary gland 56
mass of neck 273
mass of shoulder and back 318

mass of the tonsil 25
mass resection of roof of tongue via suprahyoid
 approach 64
mass shadow of upper lung 212
mast cell degranulation test 476
mast cell leukemia 176
mast cell sarcoma 176, 348
master impression 66
masticatory muscles pain 47
masticatory muscle spasm 47
masticatory muscle tuberculosis 47
masticatory spasm 47
mastitis 186
mastitis in pregnancy 391
mastocytoma 413
mastocytosis 176, 413
mastodynia 187
mastoid abscess 29
mastoid cavity packing 39
mastoid incision exploratory surgery 39
mastoid skin grafting 39
matched unrelated donor 180
maternal fetal blood group incompatibility
 387
maternal fetal electronic cardiac monitoring
 396
maternal hypotension syndrome 394
maternal smoking 88
matrix metalloproteinase 482
mattress suture 332
mature B cell neoplasm 176
maturecystteratomas 370
mature rupture of membranes 394
mature T and NK cell neoplasm 176
mature teratoma 198
Maudsley obsessional-compulsive inventory
 446
maxillar actinomycosis 45
maxillary and zygomatic complex fracture
 51
maxillary artery ligation 39
maxillary comminuted fracture 52
maxillary cyst 52
maxillary deformity 52
maxillary hemangioma 29, 52
maxillary hyperplasia 52
maxillary hypoplasia after repairing of cleft
 lip and palate 43
maxillary Le Fort I block osteotomy 64
maxillary Le Fort II block osteoplasty 64
maxillary Le Fort I osteoplasty 64
maxillary Le Fort II osteoplasty 64
maxillary Le Fort III osteotomy 64
maxillary macrognathism 52
maxillary micrognathism 56
maxillary nerve block anesthesia and analgesia
 342
maxillary piriform aperture dysplasia 52
maxillary protraction 64
maxillary protrusion 52
maxillary protrusion with mandibular retrusion
 52
maxillary pterygoid extension implant 66
maxillary resection 21
maxillary retrusion, maxillary retrognathism

52

maxillary retrusion with mandibular protrusion 52

maxillary sagittal fracture 52

maxillary sinus benign neoplasm 29, 52

maxillary sinus exploration 39, 64

maxillary sinus floor augmentation 64

maxillary sinus floor elevation 36

maxillary sinus floor lifting 64

maxillary sinus fracture 52

maxillary sinusitis 29, 52

maxillary sinus lifting 64

maxillary sinus malignant neoplasm 52

maxillary sinus mass 29, 52

maxillary sinus mucous membrane 68

maxillary sinus pneumatization 59

maxillary sinus secondary malignant neoplasm 29, 52

maxillary sinus septum 59

maxillary tuberoplasty 64

maxillary tumor 350

maxillary vascular malformation 52

maxillectomy 39

maxillofacial battle injury 46

maxillofacial blast injury 46

maxillofacial bone malignant neoplasm 46

maxillofacial burn 46

maxillofacial cyst 46

maxillofacial defect 46

maxillofacial gunshot wound 46

maxillofacial hemangioma 46

maxillofacial injury 46

maxillofacial malignant tumor 26

maxillofacial multiple space infection 46

maxillofacial nuclear weapon injury 46

maxillofacial soft tissue defect 46

maxillofacial soft tissue injury 46

maxillofacial spacial infection 46

maximal carbon dioxide discharge 100

maximal carbon dioxide output 100

maximal exercise ventilation 100

maximal expiratory flow 100

maximal expiratory flow-volume curve 100

maximal expiratory flow-volume curve with heliox mixture 97

maximal expiratory pressure 100

maximal flow-volume curve 100

maximal heart rate reserve 100

maximal inspiratory flow-volume curve 100

maximal inspiratory pressure 100

maximal oxygen consumption 100

maximal oxygen consumption per kg body weight 100

maximal transdiaphragmatic pressure 100

maximal ventilation volume 346

maximal voluntary ventilation 100

maximum conduction velocity 149

maximum expiratory flow rate 346

maximum expiratory flow-volume curve 346

maximum inspiratory flow rate 346

maximum intercuspation 68

maximum mid-expiratory flow rate 346

maximum plateau pressure 100

maximum stimulus 149, 346

Mbius syndrome-axonal neuropathy-hypogo-nadotropic hypogonadism 159

MBP 480

Mcardle disease 165

McBride test 298

McClaren type short stature 165, 171

McCoy laryngoscope 343

McCune-Albright syndrome 159

MCDT 476

McGill pain questionnaire 343

MCH 473

MCHC 473

McKeever arthrodesis 300

MCLS 72

M-CSF 477

MCV 473

MDE 431

MDM2 gene amplification detection 468

MDR-1 gene detection 468

MDR-TB 87

MDS 472

mean airway pressure 99

mean arterial pressure 345

mean corpuscular hemoglobin 473

mean corpuscular hemoglobin concentration 473

mean corpuscular volume 473

mean inspiratory flow 99

mean platelet volume 473

mean pulmonary artery pressure 97, 345

measles 419, 462

measles complicated with bronchitis 28, 400

measles complicated with encephalitis 130, 400

measles complicated with hepatitis 109, 400

measles complicated with keratoconjunctivitis 400

measles complicated with laryngitis 400

measles complicated with meningitis 130, 400

measles complicated with myocarditis 400

measles complicated with otitis media 400

measles complicated with pneumonia 400

measles encephalitis 462

measles keratoconjunctivitis 462

measles meningitis 462

measles myocarditis 462

measles otitis media 462

measles pneumonia 87, 462

measles virus antibody 479

measles virus antibody IgG 479

measles virus antibody IgM 479

measles virus ribonucleic acid 470

meatal stenosis 241

mechanical aortic valve perivalvular leakage 230

mechanical aortic valve replacement 336

mechanical asphyxia 453

mechanical cervical ripening 394

mechanical complication caused by arterial graft 219

mechanical complication caused by bile duct prosthesis 184

mechanical complication caused by electronic brain nerve stimulator 131

mechanical complication caused by epidural and subdural infusion catheter 204

mechanical complication caused by esophageal anti-reflux device 212

mechanical complication caused by gastro-intestinal implant 186

mechanical complication caused by implanted electronic stimulator of nervous system 134

mechanical complication caused by metal wire of sternum 212

mechanical complication caused by peripheral nerve electronic stimulator 143

mechanical complication caused by peritoneal dialysis catheter 184

mechanical complication caused by permanent suture 186

mechanical complication caused by spinal cord electronic nerve stimulator 126

mechanical complication due to bone stimulation device 447

mechanical complication induced by non-absorbable surgical materials 184

mechanical complication of dental implant 57

mechanical complication of intraocular lens 16

mechanical grinding 433

mechanical haemolytic anemia 399

mechanical ileus 107, 399

mechanical mitral perivalvular leakage 219

mechanical obstruction of urinary tract 240

mechanical ptosis 5

mechanical stability 67

mechanical stimulant test 344

mechanical tricuspid valve replacement 235, 335

mechanical valve dysfunction 222

mechanical ventilation 94, 340, 408

mechanical ventilation frequency 98

mechanical ventilation via artifical airway 95

mechanical ventilation via incision of trachea 94

mechanical ventilation via nasotracheal cannula 94

mechanical ventilation via orotracheal cannula 94

mechanical ventilation via tracheal cannula 94

mechanomyography 344

Meckel diverticulum 109, 400

meconium constipation 402

meconium peritonitis 402

meconium stained amniotic fluid 393

MED/Fairbank disease 261

media episiotomy and suture 395

medial ankle sprain 278

medial arytenoidectomy 36

medial canthal ligament rupture 9

medial canthoplasty 21, 322

medial clavicular epiphysis injury 284

medial collateral ligament injury 278

medial collateral ligament laxity 278

medial collateral ligament repair 311

medial collateral ligament rupture 278
medial cutaneous nerve of forearm palsy 279
medial cyst of of face and neck 50
medial discoid meniscus of knee 288
medial dislocation of proximal tibia 275
medial displacement intertrochanteric osteotomy 304
medial epicondylitis 278
medial epicondylitis of humerus 264
medial epiphyseal stapling technique 311
medial malleolus fixation 311
medial meniscus cyst of knee 288
medial meniscus injury of knee 287
medial patellofemoral ligament reconstruction 311
medial plantar nerve injury 144
medial release 311
medial synovial plica syndrome 278
medial temporal lobe epilepsy determined by specific cause 124
medial upper arm skin flap 332
medial wedge osteotomy 311
median alveolar cyst 56
median cleft lip 58
median dermoid cyst or fistula of nasal dorsum 24
median diastema 59
median facial cleft 50
median impaction of mandibular third molar 55
median mandibular cyst 55
median nerve compression of elbow and forearm 296
median nerve damage 143
median nerve entrapment syndrome 143
median nerve injury 294
median nerve injury of hand 283
median nerve injury of wrist 285
median nerve palsy 143
median palatal cyst 44
median raphe cyst of the penis 430
median rhomboid glossitis 58, 431
median transverse fracture 295
mediastinal abscess 407, 466
mediastinal biopsy 216
mediastinal echinococcosis 466
mediastinal emphysema 212, 339, 407
mediastinal flutter 339
mediastinal hemangioma 92
mediastinal hematoma 212, 230
mediastinal incision and surgical exploration 217
mediastinal incision drainage 217
mediastinal lesion resection 362
mediastinal lipoma 92
mediastinal lymphangioma 92
mediastinal lymph node dissection 362
mediastinal lymph node sampling 217
mediastinal lymph node tuberculosis cleaning 217
mediastinal lymphonode tuberculosis 92, 212
mediastinal malignant tumor 92
mediastinal pericarditis 79
mediastinal seminoma 247

mediastinal shadow 92
mediastinal shift 339
mediastinal teratoma 92
mediastinal tuberculoma 92
mediastinitis 407
mediastinoscopic lung biopsy 217
mediastinoscopic lymph node biopsy 217
mediastinoscopic resection of bronchial lesion 217
mediastinoscopic resection of tracheal lesion 217
mediastinoscopy 100, 217, 238, 363
medical abortion 373
medical abortion complicated by drug allergy 373
medical abortion complicated by infection 373
medical accelerator 366
medical care for pregnant woman after amnio-centesis 393
medical care for pregnant woman undergoing biopsy 387
medical care for pregnant woman undergoing invasive fetal surgery 388
medical care for pregnant woman undergoing radiation 386
medical cervical ripening 394
medical treatment involving other rehabilitation operation 451
medical treatment involving unspecified rehabilitation operation 451
medically intractable epilepsy 130
medicamentous rhinitis 32, 90
medicated bath 333
medication-overuse headache attributed to multiple drug classes not individually overused 140
medication-overuse headache attributed to other medication 141
medication-overuse headache attributed to unspecified or unverified overuse of multiple drug classes 142
medication-overuse headache 138
medioinferior transposition of tibial tuberosity 309
meditation 445
Mediterranean fever 412
medium effective dose 343
medium frequency electrotherapy 451
medium hypermetropia 18
medium moist rale 93
medium myopia 18
medulla oblongata abscess 138
medulla oblongata bleed 138
medulla oblongata hemorrhage 204
medulla oblongata lesion 138
medulla oblongata malignancy 352
medullary cystic disease of kidney 244
medullary ductal ectasia of kidney 244
medullary necrosis of kidney 244
medullary sponge kidney 153, 245
medullary thyroid carcinoma associated with amyloid mesenchyme 349
medullary thyroid carcinoma associated with amyloidosis 164
medullary tractotomy 210

medulloblastoma 203, 351
medulloblastoma with extensive nodularity 203
medulloepithelioma 203
medulloepithelioma of ciliary body 7
Meek graft 331
MEFR 346
MEFVC 346
MEG 147, 345
megacalyx 241
megakaryoblast 475
megakaryocyte count of bone marrow 472
megalencephalic leukoencephalopathy with subcortical cysts 120
megalencephaly 128
megaloblastic anemia 178
megalopenis 241
megaloureter 241
megaloureter-megalocystis syndrome 241
megaloureter resection 250
megalourethra 241
megarectum 108
Meige syndrome 87, 127
MEK1 gene mutation detection 468
melaena 107
melanocytic matricoma 415
melanocytic naevi of external auditory meatus 54
melanocytic naevi of scalp 54
melanocytic nevus 415
melanocytic nevus of auricular skin 318
melanocytic nevus of ear 44
melanocytic nevus of external auditory canal 31
melanocytic nevus of lip 25, 43
melanocytic nevus of oral mucosa 48
melanocytic nevus of upper extremity 319
melanocytoma 199
melanocytoma of optic disc 11
melanoma associated retinopathy 124
melanoma in situ 431
melanoma in situ of breast skin 186
melanoma in situ of breast soft tissue 186
melanoma-in-situ of eyelid (including canthus) 15
melanoma in situ of lip 43
melanoma in situ of neck 58
melanoma in situ of scalp 30, 54
melanoma in situ of specified part of face 50
melanoma of external auditory canal 31
melanoma of eyelid 15
melanoma of penis 246
melanonychia 415
melanonychia and brownonychia 415
melanosis 415
melanosis of conjunctiva 6
melanotic macule of mucosa 50
melanotic neuroectodermal tumor 46
melanotic neuroectodermal tumor of infancy 430
melanotic schwannoma 199, 267
MELAS 137
melena 407
Meleney's gangrene 419
melioidosis 418, 461

melioidosis pneumonia 87
Melkersson-Rosenthal syndrome 49, 420
melorheostosis 431
membranaceous placenta 387
membrane retention 392
membranoproliferative glomerulonephritis 153, 400
membranoproliferative glomerulonephritis type I 153
membranoproliferative glomerulonephritis type II 153
membranoproliferative glomerulonephritis type III 153
membranous cataract 9
membranous nephropathy 153
membranous nephropathy phase I 153
membranous nephropathy phase II 153
membranous nephropathy phase III 153
membranous nephropathy phase IV 153
membranous part of interventricular septum aneurysm 76
membranous urethral injury 241
membranous urethral stricture 241
Mendelson syndrome 338
Mendelson's syndrome due to anesthesia in pregnancy 391
Menetrier disease 109
meningeal arteriovenous fistula 131
meningeal incision and biopsy 208
meningeal incision and drainage 208
meningeal incision with drainage of subarachnoid abscess 208
meningeal incision with drainage of subarachnoid hematoma 208
meningeal incision with drainage of subdural abscess 208
meningeal incision with evacuation of subdural hematoma 208
meningeal lesion resection 358
meningeal melanomatosis 202
meningeal secondary malignant tumor 350
meninges radiculopathy 131
meninges tumor 350
meninges vascular syphilis 131
meningioma 29, 131, 202, 278
meningioma of optic nerve 11
meningism 127
meningitic breathing 93
meningitic plague 462
meningitis 131, 400, 462
meningitis recovery 131
meningitis type plague 131
meningocele 126, 131, 144, 202, 400, 449
meningococcal arachnoiditis 131
meningococcal arthritis 131, 278
meningococcal conjunctivitis 131, 9
meningococcal encephalitis 131
meningococcal endocarditis 131, 400
meningococcal meningitis 131, 462
meningococcal meningoencephalitis and meningomyelitis 131
meningococcal myocarditis 131, 400
meningococcal pericarditis 131, 400
meningococcal polyarthritis 131, 278
meningococcal septicaemia 462

meningoencephalitis 131, 462
meningoencephalocele 29, 131, 202, 400
meningomyelocele 199
meningomyelopathy 131
meningosarcoma 131
meningothelial meningioma 202
meningovascular neurosyphilis 462
meningovascular syphilis 421
meniscal cyst of knee 286
meniscal plasty 301
meniscectomy 301
meniscotomy 301
meniscus abrasion 298
meniscus cyst 257
meniscus degeneration 298
meniscus injury of medial and lateral knee 287
meniscus plasty under knee arthroscopy 313
meniscus repair 301
meniscus tear 257
Menkes disease 165
Menkes' kinky syndrome 420
menolipsis 377
menopausal arthritis 263
menopausal metrorrhagia 369
menopausal syndrome 369
menopause 369
menorrhagia 374
menostaxis 377
menstrual exanthema 431
menstrual extraction 383
menstrual irregularity 374
menstrual period bronchial asthma 91
menstrually related migraine with aura 142
menstrually related migraine without aura 142
mental and behavioural disorder due to use of alcohol 439
mental and behavioural disorder due to use of amphetamine 436
mental and behavioural disorder due to use of caffeine 439
mental and behavioural disorder due to use of cannabinoids 437
mental and behavioural disorder due to use of cocaine 439
mental and behavioural disorder due to use of hallucinogen 442
mental and behavioural disorder due to use of ketamine 439
mental and behavioural disorder due to use of multiple drugs and other psychoactive substance 437
mental and behavioural disorder due to use of opioid 436
mental and behavioural disorder due to use of sedative or hypnotic 442
mental and behavioural disorder due to use of tabacco 441
mental cervical adhesion 327
mental disorder 438
mental disorder due to acute intoxication 438
mental disorder due to anaphylactoid purpura 438

mental disorder due to bacillary dysentery 441
mental disorder due to brain damage, dysfunction and physical disease 441
mental disorder due to cardiopathy 441
mental disorder due to cirrhosis 124, 438
mental disorder due to common cold 438
mental disorder due to cortisone intoxication 439
mental disorder due to dystrophy 139, 441
mental disorder due to emphysema 437
mental disorder due to hyperpyrexia 438
mental disorder due to hypertension 438
mental disorder due to hyperthyroidism 127, 438
mental disorder due to hypoglycemia 437
mental disorder due to hypothyroidism 127, 438
mental disorder due to ileotyphus 121, 436
mental disorder due to intestinal infection 436
mental disorder due to intoxication in mepacrine 439
mental disorder due to intoxication of carbon monoxide 441
mental disorder due to intoxication of carbon monoxide(CO) 138
mental disorder due to intoxication of toxic gas 441
mental disorder due to lung tuberculosis 437
mental disorder due to malaria 439
mental disorder due to nephritis 134, 440
mental disorder due to pneumonia 437
mental disorder due to postoperative bile duct 437
mental disorder due to psychoactive substance 438
mental disorder due to systemic lupus erythematosus 441
mental disorder due to traumatic brain injury 439
mental disorder in epilepsy, epileptic psychosis 122
mental disorder in puerperium 385
mental nerve block anesthesia and analgesia 341
mental retardation 127, 438, 448
mental retardation(significant impairment of behaviour requiring attention or treatment) 438
mental retardation with significant impairment of behavior, requiring attention or treatment 448
mental retardation with the statement of no or minimal impairment of behavior 448
mental retardation with the statement of no or minimal impairment of behaviour 438
mental sternal adhesion 327
mental stress amenorrhea 369
mentoplasty 62, 321
MEPP 149
meprobamate poisoning 399, 453
meralgia paresthetica 124
mercurous chloride poisoning 69
mercury 482
mercury and its compound poisoning 453

mercury poisoning 151
mercury poisoning nephropathy 151
Merkel cell carcinoma 278, 420
meromelia 294
merosin deficient congenital muscular dystrophy 120
MERS 120, 466
MERS coronavirus antibody 475
MERS coronavirus antibody IgG 475
MERS coronavirus antibody IgM 475
mesangial capillary glomerulonephritis type Ⅰ 153
mesangial capillary glomerulonephritis type Ⅱ 153
mesangial capillary glomerulonephritis type Ⅲ 153
mesangial capillary glomerulonephritis 153
mesangial proliferation 154
mesangial proliferative glomerulonephritis 154, 402
mesenchymal chondrosarcoma 271
mesenchymal tumor 349
mesenchymal tumor of bladder 242
mesenchymoma 271
mesenteric adhesion 103
mesenteric arterial dissection 218
mesenteric arteriosclerosis 102
mesenteric arteritis 102
mesenteric artery aneurysm 218
mesenteric artery embolism 102
mesenteric artery embolism with intestinal necrosis 102
mesenteric artery insufficiency 102
mesenteric artery ligation 187
mesenteric artery stenosis 102
mesenteric artery thrombosis 102
mesenteric biopsy 196
mesenteric chylous cyst 103
mesenteric cyst 103
mesenteric fixation 187
mesenteric hiatal hernia 102
mesenteric injury 103, 184
mesenteric laceration 103, 184
mesenteric lymphangioma 102
mesenteric lymphangioma/lymphocyst resection 353
mesenteric lymph node dissection 247
mesenteric lymph node metastasis 351
mesenteric mass resection 187
mesenteric reverse 103
mesenteric vein-inferior vena cava shunt 187
mesenteric venous malformation 102
mesenteric venous thrombosis 102
mesenteric venous thrombosis with intestinal necrosis 102
mesenteriopexy 353
mesenteritis 103, 397
mesentery neoplasty 353
mesh free skin graft 333
mesh skin preparation 333
mesial impacted wisdom tooth 47
mesial temporal lobe epilepsy with hippocampal sclerosis 120
mesioangular embedded lower third molar 47

mesioangular impaction 47
mesoblastic nephroma 247
mesocardia 79, 229
mesohepatectomy(segments4,5,8) 196
mesosalpinx cyst 372
mesothelial cell 472
mesothelioma 271, 349
mesothelioma of colon 108
mesothelioma of mesentery 102
mesothelioma of mesocolon 108
mesothelioma of omentum 111
mesothelioma of parietal peritoneum 105
mesothelioma of peritoneum 105
mesothelioma of pleura 90
mesothelioma of retroperitoneum 105
Messerklinger technique 35
metabolic acidosis 82, 156, 172, 397
metabolic acidosis with respiratory alkalosis 160
metabolic alkalosis 82, 156, 172, 397
metabolic alkalosis with respiratory acidosis 160
metabolic associated fatty liver disease 103
metabolic bone disease 259
metabolic bone disease of preterm infant 407
metabolic cardiomyopathy 72
metabolic cataract 3
metabolic disorder 172
metabolic disorder of urea cycle 165
metabolic disturbance 160
metabolic encephalopathy 121
metabolic equivalent 96
metabolic equivalent of task assessment 344
metabolic intervention 94
metabolic myelopathy 121
metabolic myopathy 259
metabolic presbycusis 26
metabolic-related chronic interstitial nephritis 150
metabolic support 94
metabolic syndrome 160
metabolizability injury 337
metacarpal benign tumor 294
metacarpal fracture 294
metacarpal head fracture 294
metacarpal neck fracture 294
metacarpal shaft fracture 294
metacarpal synostosis 294
metacarpophalangeal joint collateral ligament rupture 294
metacarpophalangeal joint dislocation 294
metacarpophalangeal joint ligament rupture 294, 450
metacarpophalangeal joint locking 294
metacarpophalangeal joint sprain 294
metacestode of E.granulosus infection of bone 459
metachromatic leukodystrophy 139
metagenomics next-generation sequencing 125
metagonimiasis 460
metagonimiasis yokogawai 460
metal allergy 273
metalloproteinase 482

metal-on-metal hip replacements 308
metal-on-metal large femoral head total hip arthroplasty 308
metal poisoning 453
metamorphopsia 19
metamyelocyte 474
metaphyseal chondrodysplasia 263
metaphyseal dysplasia 161
metaplastic meningioma 199
metaplastic ossification 415
metaraminol poisoning 453
metastatic abscess 466
metastatic adrenal carcinoma 166
metastatic ameloblastoma 59
metastatic calcification 155
metastatic carcinoma 296
metastatic carcinoma of abdominal wall 348
metastatic carcinoma of choroid 349
metastatic carcinoma of lumbar vertebra 352
metastatic carcinoma of pelvis 348
metastatic carcinoma of sacrum 347
metastatic carcinoma of thoracic vertebrae 352
metastatic endophthalmitis 18
metastatic gastrointestinal stromal tumor 116
metastatic heart tumor 352
metastatic intracranial tumor 201
metastatic malignancy of soft tissue 282
metastatic malignant neoplasm of optic nerve 11
metastatic melanoma of systemic melanosis 432
metastatic neoplasm of optic nerve 11
metastatic papillary thyroid carcinoma 171
metastatic papillary thyroid carcinoma(follicular variant) 171
metastatic seminoma 247
metastatic tumor 205, 352
metastatic tumor of bone 296, 348
metastatic tumor of lung 85
metastrongylosis 460
metatarsal arthropathy 295
metatarsal bone mass 295
metatarsal bone osteomyelitis 295
metatarsal epiphysis injury 294
metatarsal fracture 295
metatarsalgia 295
metatarsal sesamoid formation 295
metatarsal shaft osteotomy 314
metatarsal skin flap 333
metatarsal tunnel syndrome 295
metatarsocuneiform coalition 295
metatarsophalangeal arthritis 295
metatarsophalangeal arthroscopic chondro-plasty 314
metatarsophalangeal arthroscopic debridement 314
metatarsophalangeal arthroscopic excision of lesion 314
metatarsophalangeal arthroscopic removal of free body 314
metatarsophalangeal arthroscopic repair of cartilage 314
metatarsophalangeal joint arthrectomy 314

metatarsophalangeal joint lesion resection　362
metatarsophalangeal joint osteoarthritis　295
metatarsophalangeal joint pain　299
metatarsophalangeal joint synovitis　295
metatarsophalangeal neuritis　143
metatropic dwarfism　271
MET gene rearrangement detection　468
methadone poisoning　69
methane poisoning　453
methanol poisoning　453
methanol poisoning optic neuropathy　5
methanol toxic effect　69
methaqualone poisoning　69, 453
methemoglobinemia　85, 453
methemoglobin reduction test　472
methicillin-resistant coagulase-negative staphylococcus infection　462
methicillin-resistant Staphylococcus aureus infection　462, 484
methicillin-resistant Staphylococcus aureus (MRSA) resistance gene　470
methioninemia　173
methyl acetate poisoning　455
methyl acrylate poisoning　452
methyl bromide poisoning　455
methyl chloroformate poisoning　454
methylene blue test　149
methylene Tetrahydrofolate reductase(C677T) gene mutation detection　468
methylenetetrahydrofolate reductase gene 677C/T detection　471
methyl formate poisoning　453
methylhydrazine poisoning　453
methylmalonic acidemia　173, 399
methylmalonic acidemia with hyperhomocysteinemia　178
methylmalonic aciduria　399
methylmalonic aciduria associated nephropathy　152
methylmalonic aciduria with hyperhomocysteinemia　178
metoclopramide poisoning　69
metopantralgia　33
metopic synostosis　44
metrauxe　375
metropolypus　376
metrosynizesis　376
metrypertrophia　375
MEWS　344
Meyer bone graft　300
Meyer syndrome　256
mFI-5　343
Mg　482
MGMT gene mutation detection　468
MHB-RT　472
mica pneumoconiosis　455
Micheal and Reese restricted total shoulder arthroplasty　300
Michel dysplasia　29
microalbumin　482
microalbuminuria　156, 474
microangiopathic hemolytic anemia　402
microarousal　148
microbiological examination　68
microbleed　136

microcardia　227
microcephaly　137, 403, 450
microcirculation assay of wound surface　334
microcirculation disturbance　338
microcirculation failure　338
micrococcus septicemia　464
microcoria　19
microcornea　15
microcrystal grinding rejuvenation　434
microcystic adnexal carcinoma　427
microcystic meningioma　203
microcytic hypochromic anemia　180
microdontia　56
microdysgenesis　136
microembolism monitoring　148
microencephaly　131
microendoscopic anterior cervical discectomy　316
microendoscopic anterior lumbar discectomy　316
microendoscopic anterior thoracic discectomy　316
microendoscopic lumbar discectomy　316
microendoscopic posterior cervical discectomy　316
microendoscopic posterior lumbar discectomy　316
microendoscopic posterior thoracic discectomy　316
microform alveolar process cleft　56
microfracture　313
micro free skin graft　333
microgenia　56
micrognathia　56
microleakage　59
micromandible　56
microneurography　148
micronychia　428
micropenis　245
microphthalmia　15
micropsia　19
micro pulmonary arteriovenous malformation　89
microsatellite instability(MSI)detection　470
microscope examination　435
microscopic hematuria　156, 241
microscopic multiple vasculitis　290
microscopic polyangiitis　428
microscopic polyangiitis kidney injury　154
microscopic polyangitis　89
microscopic testicular incision　254
microscopic varicocele ligation　254
microsporidiosis　464
microsporosis nigra　459
microstomia　329
microstrabismus　13
microsurgery of skin lesion　322
microsurgical vas deferens anastomosis　254
microsurgical vas deferens cross anastomosis　254
microsurgical vas deferens epididymis anastomosis　254
microthrombosis　180
microtia　403
microvacular decompression(MVD) of trigeminal

nerve root　209
microvascular decompression for trigeminal neuralgia by craniotomy　207
microvascular decompression of auditory nerve root　210
microvascular decompression of facial nerve root　208
microvascular decompression of glossopharyngeal nerve root　209
microvascular decompression of vagus nerve root　208
microvascular malformation　54
microvenular hemangioma　427
microwave ablation of liver tumor　356
microwave burn　329, 427
microwave cataract　13
microwave therapy　95, 434, 451
microwave therapy of cervix　383
microwave therapy of prostate　252
micturition syncope　132
mid and late systolic click　79
MIDAS syndrome　409
midborderline leprosy　432, 466
midbrain abscess　143
midbrain aqueduct compression　145
midbrain aqueduct obstruction　143
midbrain aqueduct stenosis　145
midbrain around vein subarachnoid hemorrhage　143
midbrain hemorrhage　204
midbrain malignancy　352
midcarpal instability　286
mid-dermal elastolysis　431
middle and former scalene amputation　216
middle and lower esophageal carcinoma　116
middle cerebral artery aneurysm　121, 198
middle cerebral artery aneurysm rupture　121
middle cerebral artery dissection　121, 198
middle cerebral artery hemorrhage　198
middle cerebral artery occlusion　121
middle cerebral artery occlusion and stenosis, caused no cerebral infarction　121
middle cerebral artery plaque　146
middle cerebral artery stenosis　121
middle cerebral artery thrombosis　121
middle cervical spinal cord injury　295
middle cranial fossa approach　37
middle cranial fossa cavernous angioma　204
middle cranial fossa meningioma　201
middle cranial fossa space-occupying lesion　201
middle ear biopsy　41
middle ear deformity　33
middle ear effusion　35
middle ear syphilis　432
Middle East respiratory syndrome　466
middle esophageal carcinoma　116
middle latency brainstem auditory evoked potential　346
middle left anterior descending artery bridge　224
middle lobe syndrome　84
middle phalanx fracture　295
middle pinta　432

middle-preserving pancreatectomy 187
mid-expiratory flow 98
midfacehypoplasia 50
midface-inversion surgery via facial approach 37
mid facial fracture 29
mid forceps delivery 395
midlatency somatosensory evoked potential 149
midline deviation of dental arch 57
midline spike 149
midline theta rhythm 149
midpalmar space infection 294
midstream urine 475
mid-urethral sling procedure 381
MIFR 346
migraine 10, 132, 202, 337
migraine aura 132
migraine aura status 132
migraine aura-triggered seizure 132
migraine-like aura attributed to cerebral amyloid angiopathy(CAA) 141
migraine model infarction 132
migraine with aura 139
migraine with brain stem aura 139
migraine without aura 136
migraine with typical aura 139
migrainous infarction 132
migration inhibitory factor test 479
migratory glossitis 58
Mikulicz disease 29
Mikulicz procedure 188
Mikulicz syndrome 9, 49
mild abnormal electroencephalogram 147
mild anemia in pregnancy 391
mild aortic regurgitation 230
mild atrophy of lower mandible edentulous alveolar ridge 55
mild atrophy of maxilla edentulous alveolar ridge 52
mild burn 328
mild cerebral edema 133
mild cervical dysplasia 371
mild chemical inhalation injury 328
mild cognitive impairment 443
mild craniocerebral injury 202
mild depressive episode 440
mild edema 93
mild encephalitis/encephalopathy with a reversible splenial lesion 120
mild esotropia 13
mildew sugar cane poisoning 130
mild flexion deformity 280
mild hemoptysis 93
mild hypercapnia 88
mild hyperopia 10
mild hypothermia 345
mild inhalation injury 328
mild laceration of liver 106
mild malnutrition 173
mild Maroteau-Lamy syndrome 165
mild mental and behavioural disorder associated with the puerperium 441
mild mental retardation 440
mild mental retardation(significant impairment

of behaviour requiring attention or treatment) 440
mild mental retardation with the statement of no or minimal impairment of behavior 440
mild mesangial proliferative glomerulonephritis 153
mild mixed ventilatory disorder 88
mild myopia 10
mild obstructive ventilatory disorder 88
mild pain 202
mild protein energy malnutrition 173, 401
mild pulmonary hypertension 76
mild restrictive ventilatory disorder 88
mild sleep apnea hypopnea syndrome 88
mild smoking 88
mild thalassemia 401
mild ventilatory disorder 88
mild vulvar dysplasia 371
Miles operation 192
milia removal 434
miliaria 413
miliaria crystallina 409
miliaria rubra 415
milium 426
milk aspiration pneumonia 401
milker's nodule 416
millepede sting 423
Miller-Fisher syndrome 130
mind-reading 437
mineralocorticoid resistance syndrome 169
miniature end-plate potential 149
miniature mixed room method 99
Mini-Cog 344
Mini-Cog cognitive screening test 344
mini implant 65
mini international neuropsychiatric interview 446
minimal alveolar bone defect 56
minimal brain dysfunction 439, 443
minimal change disease 153
minimal change glomerulopathy 153
minimally conscious state 203
minimally invasive percutaneous plate fixation 308
minimally invasive puncture and drainage of intracranial hematoma 210
minimally invasive sinus technique 35
minimally invasive tracheostomy 342
minimal plateau pressure 100
minimal residual disease 179
minimal residual disease detection 474
mini-mental state examination 344, 446
minimum alveolar concentration 346
minimum target dose 367
mini-nutritional assessment 345
mini-tracheostomy 95
Minnesota multiphasic personality inventory 446
minor aphthous ulcer 51
minor cytogenetic response 179
minor dental caries 51
minor fracture 286
minor glomerular lesion 153
Minor sign 299

MINS 337
minute-sequence urography 248
minute ventilation at rest 98
miotic cataract 13
Mirrizi syndrome 109
mirror dextrocardia 75, 223
mirror focus 147
mirror hand 275
mirror syndrome 387
MIS 338
misalignment of tooth 43
MIS-C 458
missed abortion 369
missed aspiration 371
Mitchell osteotomy 300
mite infestation 419
mitochondrial aldehyde dehydrogenase 2 gene detection 470
mitochondrial-AST 482
mitochondrial DNA deletion 168
mitochondrial encephalomyopathy, lactic acidosis, and stroke-like episode syndrome 137
mitochondrial encephalomyopathy 450
mitochondrial encephalopathy, lactic acidosis and stroke-like episode 137
mitochondrial encephalopathy 137
mitochondrial extraocular myopathy 14
mitochondrial myopathy 137, 403
mitochondrial myopathy with coenzyme Q deficiency 137
mitochondrial myopathy with complex I deficiency 137
mitochondrial myopathy with cytochrome C oxidase deficiency 137
mitochondrial neurogastrointestinal encephalomyopathy 137
mitochondriopathy 403
mitral and aortic incompetence 219
mitral and aortic stenosis 219
mitral and aortic stenosis and incompetence 219
mitral annuloplasty 335
mitral annulus calcification 219
mitral A peak 344
mitral E peak 344
mitral face 79
mitral incompetence and mitral stenosis 219
mitral incompetence with aortic stenosis 219
mitral incompetence with aortic stenosis and incompetence 219
mitral regurgitation 219
mitral regurgitation after cardiac surgery 228
mitral stenosis and incompetence with aortic stenosis 219
mitral stenosis and incompetence with aortic stenosis and incompetence 219
mitral stenosis(subvalvular) 219
mitral stenosis(subvalvular, parachute type) 219
mitral stenosis(supramitral ring) 219
mitral stenosis with aortic incompetence 219
mitral stenosis with aortic stenosis and incompetence 219
mitral valve annuloplasty 231

mitral valve cleft 219
mitral valve degeneration 219
mitral valve disease 219
mitral valve excrescence 219
mitral valve exploration 232, 335
mitral valve incision and dilatation under direct vision 336
mitral valve incision dilatation under direct vision 237
mitral valve prolapse 219
mitral valve prolapse syndrome 219
mitral valve prolapse with insufficiency 219
mitral valve replacement with biological prosthetic valve 232, 335
mitral valve replacement with mechanical prosthetic valve 232, 335
mitral valvoplasty 232
mitten deformity 327
mitten pattern 148
mixed accommodative esotropia 5
mixed acidosis 173, 399
mixed affective episode 438
mixed allergen-specific IgA 477
mixed allergen-specific IgE 477
mixed allergen-specific IgG 477
mixed amyloidosis 415
mixed and other personality disorder 438
mixed angina pectoris 74
mixed antagonist response syndrome 329
mixed antiepileptic drug poisoning 453
mixed anxiety and depressive disorder 438
mixed anxiety disorder 438
mixed aphasia 447
mixed bladder rupture 240
mixed carcinoma of liver 348
mixed cataract 5
mixed cell reaction 147
mixed cellularity classic Hodgkin lymphoma 177
mixed cerebral palsy 447
mixed cervical spondylosis 269
mixed conduct and emotion disorder 439
mixed congenital iodine deficiency syndrome 162
mixed congestion 18
mixed connective tissue disease 415
mixed connective tissue disease kidney injury 151
mixed cortical and subcortical vascular dementia 125
mixed cyanosis 92
mixed dementia 438
mixed disorder of acid-base balance 173, 399
mixed disorder of conduct and affective disorder 438
mixed dissociative disorder 438
mixed dyspnea 34, 92
mixed endemic cretinism 162
mixed epithelial tumor of ovary 370
mixed epithelioid and spindle cell melanoma 415
mixed germ cell tumor 199
mixed germ cell tumor of ovary 370
mixed glaucoma 5

mixed hemorrhoid 107
mixed incontinence 240
mixed infection of bacillary dysentery 108
mixed intestinal helminthiasis 107, 460
mixed leprosy 460
mixed lymphocyte culture 177, 472
mixed meningioma 125
mixed neoplasm of sublingual gland 30
mixed obsessional thought and act 438
mixed osteodystrophy 151
mixed peripheral neuropathy 125
mixed personality disorder 438
mixed-phenotype acute leukemia 177
mixed-phenotype acute leukemia, B cell/myeloid, not otherwise specified 177
mixed-phenotype acute leukemia, not otherwise specified, rare type 177
mixed-phenotype acute leukemia, T cell/myeloid, not otherwise specified 177
mixed-phenotype acute leukemia with t(9 ; 22)(q34 ;q11.2);BCR-ABL1 177
mixed pneumoconiosis 453
mixed renal tubular acidosis 153
mixed scholastic skill disorder 438
mixed sleep apnea 86
mixed sleep apnea hypopnea syndrome 86, 125
mixed sleep apnea syndrome 46
mixed specific developmental disorder 438
mixed tumor of parotid 29
mixed tumor of salivary gland 32
mixed tumor of skin 422
mixed tumor of submandibular gland 27
mixed type fixation(hip joint) 307
mixed type fixation(knee joint) 307
mixed type hyperlipidemia 173
mixed type of Alzheimer disease 125
mixed type of placental abruption 387
mixed urinary incontinence 377
mixed venous oxygen saturation 344
mixed ventilatory disorder 86
mixing-bag method 98
mixture hematuria 472
Mizuo-Nakamura phenomenon 19
MLC 472
MLH1 gene mutation detection 468
MLL/AF10 fusion gene detection 468
MLL/AF4 fusion gene detection 468
MLL/AF6 fusion gene detection 468
MMA 340
MMFR 346
MMP 482
MMSE 344
Mn 482
MNA 345
MNCV 149
MLL gene rearrangement detection 468
MNS blood group genotyping by DNA microarray 468
MNS blood group genotyping by polymerase chain reaction-sequence specific primer (PCR-SSP) 469
MOAAS 344
mobile tooth stabilization 64
mobility test 68

MoCA 345
moderate abnormal electroencephalogram 149
moderate alveolar bone defect 56
moderate anemia 70
moderate aortic valve regurgitation 230
moderate atrophy of lower mandible edentulous alveolar ridge 55
moderate atrophy of mandible edentulous alveolar ridge 51
moderate atrophy of maxilla edentulous alveolar ridge 52
moderate burn 330
moderate cervical dysplasia 375
moderate concentration oxygen therapy 96
moderate craniocerebral injury 205
moderate dental caries 59
moderate dental caries of primary tooth 51
moderate depressive episode 442
moderate edema 93
moderate epidemic encephalitis type B 129
moderate hemoptysis 93
moderate hypercapnia 91
moderate impaction of maxillary third molar 52
moderate inhalation injury 330
moderate knee flexion deformity 295
moderate laceration of liver 106
moderate level positive end-expiratory pressure 96
moderately liberal fluid therapy 342
moderate malnutrition 170, 407
moderate mental retardation 442
moderate mental retardation(significant impairment of behaviour requiring attention or treatment) 442
moderate mental retardation with the statement of no or minimal impairment of behaviour 442
moderate mesangial proliferative glomerulonephritis 154
moderate obstructive ventilation dysfunction 91
moderate pain 205
moderate protein-energy malnutrition 174, 407
moderate pulmonary hypertension 79
moderate restrictive ventilation dysfunction 91
moderate risk 79
moderate-severe acute pancreatitis 116
moderate sleep 149
moderate sleep apnea hypopnea syndrome 91
moderate smoking 91
moderate to severe pain 205
moderate ventilatory disorder 91
moderate vulvar dysplasia 375
modified acid-fast stain for detecting of Nocardia 484
modified Aldrete score 344
modified Allen's test 344
modified Batchelor procedure 305
modified biliary anastomosis 354
modified early warning score 344

modified electronic convulsive therapy　445
modified esophageal muscular dissection　214
modified incision of esophageal muscle　356
modified MORROW procedure　232
modified Muller varization osteotomy　303
modified neck dissection　37
modified observer's assessment of alertness and sedation　344
modified radical gastrectomy　195
modified radical hysterectomy　362, 383
modified radical mastoidectomy　36
modified radical neck lymph node dissection　61
modified ventriculoplasty　232
modified Widman flap surgery　61
MODS　326
modulation　148
Moebius syndrome　1
MOH　138
Mohs micrographic surgery　322
Mohs micrographic surgery of skin malignant tumor　434
moist cough　93
moist gangrene　329
moist rale　79, 93, 217
molar tooth sign　147
molecular targeted therapy of advanced cancer　360
molluscum contagiosum　411, 458
molybdenum deficiency　173
Monckeberg's arteriosclerosis　219
Mondor disease　228
Mongolian spot　421
monilethrix　421
monilial vulvitis　371
monitored anesthesia care　340
monitoring of mechanical ventilation　98
monitoring ovulation　384
monitoring tidal volume　98
monkey smallpox virus disease　415
monoarthritis　260
monoblast　475
monochorionic diamniotic twins　386
monochorionic monoamniotic twins　386
monoclonal antibody-specific immobilization of platelet antigen　182
monoclonal B cell lymphocytosis　176
monoclonal gammopathy　412
monoclonal gammopathy of renal significance　179
monoclonal gammopathy of undetermined significance　181
monoclonal immunoglobulin deposition disease　176
monoclonal immunoglobulin disease with renal significance　154
monoclonal immunoglobulinemia with renal significance　154
monoclonal protein　475
monocular diplopia　18
monocyte　471
monocyte count　471
monocytoid cell reaction　146
monogenic disease gene mutation　470

monomelic amyotrophy　144
monomethylamine poisoning　455
monomorphic adenoma　26, 44
monomorphic B cellpost transplant lympho-proliferative disorder(PTLD)　176
monomorphic epitheliotropic intestinal T cell lymphoma　176
monomorphic post-transplant lymphopro-liferative disorder(B and T/NK cell type)　176
monomorphic T/NK cellpost transplant lym-phoproliferative disorder(PTLD)　176
monomorphic ventricular tachycardia　73
mononeuritis　122
monophasic action potential　146
monophasic wave　146
monoplegia　122, 447
monoplegia of lower extremity　449
monoplegia of upper extremity　449
monopolar needle recording electrode　146
monopolar recording　146
monorchidism　239
monorhythmic frontal delta activity　147
monorhythmic occipital delta activity　146
monozygotic twins　386
monsveneris keloid　330
Monte Carlo method　365
Monteggia fracture　278
Monteggia osteotomy　310
Montgomery-Asberg depression rating scale　446
Montreal Cognitive assessment　345
mood-congruent auditory hallucination　444
mood disorder　441
Mooren's ulcer　2
Moraxella catarrhalis infection　461
morbid obesity　159, 171
morbus moniliformis lichenoides　426
Morel-Lavalle damage　256
more than 42 gestational weeks　394
Morgagnian body　18
Morgagnian cataract　1
Morita therapy　445
morning glory syndrome　10, 148
morning sickness　394
morning stiffness　298
morphea-like or fibrosis type of basal cell carcinoma　430
morphea profunda　425
morphine dependence　439
morphine poisoning　69
morphology of alveolar ridge defect　68
Morscher femoral neck osteotomy and lengthening　300
Morton metatarsalgia　130, 278
Morton neuroma　256
Morton syndrome　143, 256
Morton toe　256
Morvan syndrome　130
mosaic wart　428
mosquito bite　427
moth cocoon dermatitis　412
mother yaws　421
motion sickness　142
motor aphasia　450

motor cortex stimulation　210
motor disturbance bladder　142
motor evoked potential, MEP　149, 346
motor hallucination　444
motor latency　149
motor nerve conduction velocity　149
motor neuron degeneration　142
motor neuron disease　142
motor neuropathy　142
motor point　149
motor response　149
motor unit　149
mottled enamel　44
motor unit action potential　149
motor unit number estimation　149
motor unit territory　149
mountain sickness　453
Mount Fuji sign　146
mouth breathing　35, 48
mouth breathing habit　48
mouth cellulitis and abscess　48
mouth floor lesion resection　358
mouth occlusion pressure at 0.1s after onset of inspiratory effort　96
mouth opening　346
mouth-opening exercise　58
movable kidney　246
movement artifact　149
movement disorder　204
move rejection due to pain　299
moving strip irradiation　366
moyamoya disease　138, 204
moyamoya disease-short stature-facial dysmorphism-hypogonadotropic hypogonadism　165
MP　475
MPAD　346
MPAP　345
MPC　371
MPE　83
MPL gene mutation detection　468
MPN　470
MPNST　199, 261
MPO-ANCA　479
MPP　187
MPV　473
MRA　146, 316
MRI　408
MRS　146
MRSA　484
MRV　146
MSA　122
MSA-cerebellar phenotype　122
MSA-Parkinsonian phenotype　122
MSH2 gene mutation detection　468
MSH6 gene mutation detection　468
MSNE　123
MUAP　149
Muchrcke's lines　419
mucinous adenocarcinoma　50
mucinous cystadenoma　50
mucinous cystic neoplasm of pancreas　114
mucinous syringometaplasia　421
mucinous tumor of appendix　349
mucinous tumor of ovary　370
mucocele of laryngeal saccule　27

mucocele of lower lip　54
mucocele of oral mucosa　48
mucocele resection　433
mucocutaneous bartonellosis　462
mucocutaneous leishmaniasis　421, 462
mucocutaneous lymph node syndrome　72
mucocutaneous sporotrichosis　422
mucoepidermoid carcinoma　50
mucoepidermoid carcinoma of bronchus　91
mucoepidermoid carcinoma of the salivary
　gland　32
mucogingival deformity　50
mucogingival surgery　63
mucolipidosis　421
mucolipidosis Ⅰ　421
mucolipidosis Ⅱ　421
mucolipidosis Ⅲ　421
mucoperiosteal flap　63
mucopolysaccharide storage heart disease
　165
mucopolysaccharidoses　421
mucopolysaccharidoses Ⅰ H　421
mucopolysaccharidoses Ⅰ H/S　421
mucopolysaccharidoses Ⅰ S　421
mucopolysaccharidoses Ⅱ　421
mucopolysaccharidoses Ⅲ　421
mucopolysaccharidoses Ⅲ A　421
mucopolysaccharidoses Ⅲ B　421
mucopolysaccharidoses Ⅲ C　421
mucopolysaccharidoses Ⅲ D　421
mucopolysaccharidoses Ⅳ A　421
mucopolysaccharidoses Ⅳ B　421
mucopolysaccharidoses Ⅵ　421
mucopolysaccharidoses Ⅶ　421
mucopolysaccharidosis　173
mucopolysaccharidosis type Ⅰ　165, 173
mucopolysaccharidosis type Ⅱ　132, 173
mucopolysaccharidosis type Ⅲ　173
mucopolysaccharidosis type Ⅳ　173
mucopolysaccharidosis type Ⅵ　173
mucopolysaccharidosis type Ⅶ　173
mucoprotein　482
mucopurulent cervicitis　371
mucopurulent conjunctivitis　9
mucopurulent sputum　93
mucormycosis　400, 462
mucosal cyst　29
mucosal flap　63, 332
mucosal infection　328
mucosal melanoma　421
mucosal neuroma　165
mucosal pemphigoid　421
mucosal pemphigoid cicatricial conjunctivitis
　421
mucosal polyp of palate　44
mucosal yaws　421
mucous cyst　50, 278, 421
mucous cyst of gallbladder　104
mucous cyst of oral mucosa　418
mucous edema　165
mucous sputum　93
mucous type of sporotrichosis　50
Mueller-Weiss syndrome　256
Muir-Torre syndrome　421
MULIBREY syndrome　409

Muller elbow arthrodesis　300
mullerian duct syndrome　240
Muller valgus osteotomy　300
Muller-Weiss disease　256
multi-calcification of joints　260
multicentric Castleman disease　176
multicentric reticulohistiocytosis　412
multicore disease, minicore disease　122
multidrug-resistant Acinetobacter baumanii
　pneumonia　83
multidrug-resistant tuberculosis　87
multi-factor grading system　83
multifactorial risk index for predicting
　postoperative respiratory failure　345
multifocal acquired demyelinating sensory
　and motor neuropathy　122
multifocal atrial tachycardia　73
multifocal choroiditis　3
multifocal dystonia　122
multifocal electroretinogram　22
multifocal fibrosclerosis　260
multifocal hepatocellular carcinoma　347
multifocal motor neuropathy　122
multifocal premature atrial beat　73
multifocal premature ventricular beat　73
multiform ventricular tachycardia　73
multi-fractures of clavicle, humerus and scapula
　284
multifunctional glottogram　40
multi-implants supported fixed restoration
　60
multi-infarct dementia　437
multi-injuries of shoulder tendon　271
multi-injuries of upper arm tendon　282
multilead electrode　146
multi-leaves collimator　365
multilobate placenta　386
multilocular cystic nephroma　239
multilocular cyst of ovary　370
multimodal analgesia　340
multinodular goiter-cystic kidney-polydactyly
　161
multinodular goiter with thyrotoxicosis　161
multiple abscess　412
multiple acyl-Coa dehydrogenase deficiency
　122
multiple adhesions of adductor muscles and
　tendons of thumb at wrist and hand level
　286
multiple adhesions of extensor muscles and
　tendons of thumb at wrist and hand level
　286
multiple adhesions of long flexor muscles and
　tendons of thumb at wrist and hand level
　286
multiple adhesions of multiple extensor
　muscles and tendons at wrist and hand level
　286
multiple adhesions of multiple flexor muscles
　and tendons at wrist and hand level　286
multiple and bilateral anteromedial into a
　brain artery syndrome　122
multiple and bilateral cerebral arteries
　occlusion and stenosis, caused no cerebral
　infarction　122

multiple and double side into cerebral arteries
　occlusion and stenosis, caused no cerebral
　infarction　122
multiple aneurysms　219
multiple animal bite　260
multiple arterial embolisms　219
multiple arteriosclerosis　219
multiple arteriovenous fistulas　219
multiple artery embolism　219
multiple artery thrombosis　219
multiple arthrogryposis　261, 447
multiple bladder diverticulum　242
multiple blood vessels at hip injuries　223
multiple blood vessels injuries at lower leg
　level　227
multiple blood vessels of thorax injury　228
multiple bone defects of forearm　279
multiple bone metastasis　347
multiple carpal bone fractures　285
multiple catheters coronary angiography　238
multiple cerebal infarction　122
multiple cerebellar contusions and lacerations
　199
multiple cerebellar hematomas　199
multiple cerebral arteries occlusion and stenosis
　122
multiple cerebral contusions and lacerations
　199
multiple cerebral convexity meningiomas
　198
multiple cerebral hemorrhage　199
multiple cervical dislocation　448
multiple cervical fractures　274
multiple cesarean delivery　386
multiple ciliary body cysts　3
multiple compression fracture in joint　267
multiple connective tissue benign tumor of
　limbs　319
multiple contusion and laceration injuries
　260
multiple cranial nerve damage　144
multiple cranial nerves injury　122
multiple cranial nerves palsy　122
multiple crush injuries　260
multiple crush injuries of lower extremity
　288
multiple crush injury of upper limb and lower
　limb　282
multiple cut injuries　260
multiple cystic bone tuberculosis　261
multiple cystic lesions of pancreas　114
multiple delivery　386
multiple discharge　146
multiple dislocation　260
multiple dislocation of fingers　284
multiple dislocation of interphalangeal joint
　295
multiple dislocation of lower extremity　288
multiple dislocation of upper limb and lower
　limb　282
multiple disorder of sexual preference　441
multiple dropsy of serous cavity　104
multiple drug eluting stents implantation for
　diffuse coronary artery disease　233
multiple drug resistance (MDR) bacterial

infection　83

multiple endocrine neoplasia　161

multiple endocrine neoplasia- Ⅱa, MEN- Ⅱa, Sipple syndrome　412

multiple endocrine neoplasia type 1　161

multiple endocrine neoplasia type 2　161

multiple endocrine neoplasia type 2A　161

multiple endocrine neoplasia type 2A with cutaneous lichen amyloidosis　347

multiple endocrine neoplasia type 2A with Hirschsprung disease　347

multiple endocrine neoplasia type 2B　161

multiple endocrine neoplasia type 4　161

multiple epiphyseal dysplasia　261

multiple extensor muscles and tendons injuries of hand and wrist　286

multiple eye movement nerves palsy　3

multiple fibroepithelial hyperplasia　44

multiple finger extensor muscles and tendons injuries at hand and wrist level　286

multiple finger flexor muscles and tendons injuries at hand and wrist level　286

multiple finger intrinsic muscles and tendons injuries at hand and wrist level　286

multiple flexor muscles and tendons injuries of hand and wrist　286

multiple focal chorioretinitis　3

multiple foci　146

multiple forearm injuries　279

multiple fractionation radiotherapy　365

multiple fractures　260

multiple fractures of both lower limbs　284

multiple fractures of both upper limbs　284

multiple fractures of calf　290

multiple fractures of clavicle　284

multiple fractures of distal humerus　264

multiple fractures of facial bone　199

multiple fractures of femur　264

multiple fractures of fibula　262

multiple fractures of fingers　284

multiple fractures of foot　297

multiple fractures of forearm　279

multiple fractures of humeral shaft　263

multiple fractures of ipsilateral limbs　285

multiple fractures of lower leg and knee　288

multiple fractures of proximal humerus　264

multiple fractures of proximal radius　280

multiple fractures of proximal ulna　258

multiple fractures of shoulder girdle　272

multiple fractures of skull　199

multiple fractures of skull and facial bone　201

multiple fractures of skull base　199

multiple fractures of spine　270

multiple fractures of thoracic spine　291

multiple fractures of trunk　280

multiple fractures of unilateral lower limb　259

multiple fractures of unilateral upper limb　259

multiple frostbite　452

multiple frostbite with tissue necrosis　326

multiple ground-glass opacity lesions of lung　212

multiple injuries , 260

multiple injuries of abdomen and lower back and pelvis　263

multiple injuries of ankle　268, 320

multiple injuries of calf　290

multiple injuries of colon　108, 185

multiple injuries of foot　297

multiple injuries of hip and thigh　276

multiple injuries of intra-abdominal organs　184

multiple injuries of intrathoracic organ　229

multiple injuries of intrathoracic organs　212

multiple injuries of knee　287

multiple injuries of lower extremity　288

multiple injuries of lower leg and knee　288

multiple injuries of muscle and tendon at shoulder and upper arm level　272

multiple injuries of muscles and tendons of ankle and foot　268

multiple injuries of rectum　115, 186

multiple injuries of shoulder and upper arm　272

multiple injuries of thorax　212

multiple injuries of upper limb and lower limb　282

multiple injuries of wrist and hand　286

multiple intracranial aneurysms　129, 201

multiple intracranialarterialstenosis　122

multiple iris cysts　3

multiple laceration　260

multiple ligament injuries of knee　287

multiple lipoma　412

multiple lipoma and angiomatosis　412

multiple lobar intracerebral hemorrhage　122

multiple lumbar fractures　292

multiple lymph node metastasis　49

multiple maxillofacial injuries　46

multiple metacarpal fractures　294

multiple metaphysis-epiphyseal punctate sclerosis　161

multiple metastasis of cervical lymph nodes　59

multiple minute digitate hyperkeratosis　412

multiple mononeuritis　122

multiple mononeuropathy　122

multiple mucosal neuroma　421

multiple mucosal neuroma syndrome　412

multiple muscle and tendon injuries　260

multiple muscle and tendon injuries of calf　290

multiple muscle and tendon injuries of forearm　279

multiple muscle and tendon injuries of hip joint and thigh　276

multiple muscle and tendon injuries of hip joint and thigh level　276

multiple muscle and tendon sprain of hip joint and thigh　276

multiple muscle defects of forearm　279

multiple muscle injuries of shoulder and upper arm　272

multiple muscles and tendons injuries of hand and wrist　286

multiple myeloma　347, 472

multiple myeloma gene mutation screening　470

multiple myeloma kidney injury　150

multiple myeloma of jaw　45

multiple myeloma purpura　412

multiple myositis　122

multiple nerve injuries　261

multiple nerve injuries of ankle and foot　268

multiple nerve injuries of calf　290

multiple nerve injuries of forearm　279

multiple nerve injuries of hand and wrist　286

multiple nerve injuries of hip　128, 276

multiple nerves injuries of shoulder and upper arm　127, 272

multiple neurofibroma　199

multiple neuropathy-intellectual deficit-acromicria-premature menopause syndrome　161

multiple nodular substernal goiter associated with iodine deficiency　168

multiple non drug eluting stents implantation for diffuse coronary artery disease　233

multiple nutritional deficiency　161

multiple old fractures　260

multiple open fracture of both lower limbs　284

multiple open fractures　260, 261

multiple open fractures of both upper limbs　284

multiple open fractures of trunk　280

multiple open fractures of unilateral lower limb　259

multiple open fractures of unilateral upper limb　259

multiple open injuries　260

multiple open injuries of ankle　268

multiple open injuries of ankle and foot　268

multiple open injuries of calf　290

multiple open injuries of foot　297

multiple open injuries of forearm　279

multiple open injuries of hand and wrist　286

multiple open injuries of hip and thigh　276

multiple open injuries of lower extremity　288

multiple open injuries of shoulder and upper arm　272

multiple open injuries on the chest wall　212, 228

multiple orbital foreign bodies　3

multiple organ dysfunction score　344

multiple organ dysfunction syndrome　83

multiple organs dysfunction score　97

multiple organs dysfunction syndrome　326

multiple organs failure　326

multiple osteochondromatosis　261

multiple osteomyelitis　261

multiple pancreatic space-occupying lesion　114

multiple paralysis of cranial neurosyphilis　419

multiple perifollicular fibroma　412

multiple periorbital fracture　8

multiple peripheral neuritis　122

multiple peripheral neuropathy　122, 144

multiple personality　443

multiple pituitary hormones deficiency（genotype）161

multiple pleural nodules 83

multiple pregnancy 386

multiple pregnancy after assisted reproductive technology 386

multiple pregnancy live birth, artificial insemination 388

multiple puncture wounds 260

multiple regenerative hypertrophic nodes of liver 105

multiple renal calculus 239

multiple renal cyst 239

multiple rib fractures 223

multiple rib fractures associated with the first rib fracture 223

multiple ribs fractures 212

multiple ribs fractures associated with the first rib fracture 212

multiple ribs resection 213

multiple sclerosis 3, 122, 447

multiple sclerosis associated optic neuritis 3

multiple sclerosis associated with uveitis 3

multiple sclerosis, primary progressive 122

multiple sclerosis, progressive relapsing 122

multiple sclerosis, relapsing remitting 122

multiple sclerosis, secondary progressive 122

multiple segmental resection of colon 192

multiple segmental resection of large intestine 353

multiple segmental resection of small intestine 360

multiple sensory motor neuropathy 122

multiple serositis 104

multiple site mass 260

multiple site swelling 260

multiple skin defects of forearm 279

multiple sleep latency test, MSLT 146

multiple small intestinal injuries 113, 186

multiple soft tissue avulsion injuries of head 53

multiple soft tissue contusions of head 53

multiple soft tissue cutting injuries of head 53

multiple soft tissue puncture wounds of head 53

multiple soft tissue traumatic defects of head 53

multiple sprain 260

multiple sprain of lower extremity 288

multiple sprain of muscle and tendon of forearm 279

multiple sprain of upper limb and lower limb 282

multiple stress fractures 260

multiple superficial frostbite 326

multiple superficial injuries of hand 283

multiple superficial injuries of head 53

multiple superficial injuries of hip and thigh 276

multiple superficial injuries of neck 47

multiple superficial injuries of wrist and hand 286

multiple syphilitic chancre 420

multiple syphilitic nerve paralysis 412

multiple syphilitic sclerosis 412

multiple system atrophy 122

multiple Takayasu arteritis 219

multiple tendon injuries of shoulder and upper arm 272

multiple thumb extensor muscles and tendons injuries at hand and wrist level 286

multiple thumb flexor muscles and tendons injuries at hand and wrist level 286

multiple thumb intrinsic muscles and tendons injuries at hand and wrist level 286

multiple transient retinal white spot syndrome 3

multiple trauma 260

multiple traumatic amputation 260

multiple tricholemmoma 412

multiplets live birth infant born in hospital 407

multiplets live birth infant born outside hospital 407

multiplets live birth with unknown birth place 402

multiple ulcers 104

multiple ulcers with hemorrhage 104

multiple uterine myoma 375

multiple vascular injuries 260

multiple vascular injuries of abdomen lower back and pelvis 220

multiple vascular injuries of ankle and foot 268

multiple vascular injuries of calf 290

multiple vascular injuries of forearm 224, 279

multiple vascular injuries of hand and wrist 226

multiple vascular injuries of hip 276

multiple vascular injuries of shoulder and upper arm 272

multiple vascular injuries of shoulder and upper extremity 222

multiple vascular injuries of thigh 218

multiple venous thrombosis 219

multiple ventricularseptaldefect repair 231

multiple vessel overlap syndrome 219

multiple vessels injuries of hand and wrist 286

multi-segmental spinal wedge osteotomy 302

multi segments borderline tumor of cervical spine 274

multi segments borderline tumor of lumbar spine 292

multi segments borderline tumor of thoracic spine 291

multi segments malignant tumor of cervical spine 274

multi segments malignant tumor of lumbar spine 292

multi segments malignant tumor of spine 270

multi segments malignant tumor of thoracic spine 291

multi-sites primary malignant tumor 347

multi-sites secondary malignancy 184, 347

multi-source photons radio-therapy 248

multi-source photons radiotherapy 433

multi-space infection of neck 47

multisystem inflammatory syndrome in children 458

mummification of pulp 61

mumps 461

mumps arthritis 277

mumps complicated by ovaritis 370

mumps conjunctivitis 9, 461

mumps encephalitis 400, 461

mumps encephalomyelitis 129, 400, 461

mumps hepatitis 109, 461

mumps meningitis 129, 400, 461

mumps meningoencephalitis 400, 461

mumps myocarditis 461

mumps orchitis 241, 400, 461

mumps pancreatitis 109, 400

mumps polyneuropathy 129

mumps submandibular gland inflammation 461

mumps viral encephalitis 129

mumps virus antibody 480

mumps virus antibody IgG 480

mumps virus antibody IgM 480

mumps virus ribonucleic acid 470

mumps with thyroiditis 164, 400

MUNE 149

mural pregnancy 375

mural thrombus 220

Murrel and Fitch hip arthrodesis 300

muscae volitantes 18

muscle abscess 269

muscle and tendon injury of ankle and foot 268

muscle and tendon injury of hip 276

muscle and tendon injury of upper limb 282

muscle and tendon sprain of ankle and foot 268

muscle and tendon sprain of hip 276

muscle and tendon sprain of upper limb 282

muscle biopsy 125

muscle calcification after burn 283

muscle candidiasis 416

muscle contracture 269, 447

muscle contracture of upper extremity 449

muscle contracture of upper limb 282

muscle cut 307

muscle defect of thumb at forearm level 279

muscle dissection 307

muscle-eye-brain disease 125

muscle fatty infiltration 269

muscle fiber 472

muscle fiber action potential 147

muscle fiber conduction velocity 147

muscle fiber degeneration 269

muscle flap 332

muscle flap packing 307

muscle gap syndrome 269

muscle granuloma 269

muscle groups and tendosns injuries in anterior calf 290

muscle groups and tendons injuries in posterior calf 290

muscle hernia 269

muscle hypertrophy of lower limb 288

muscle injury of lower back 292

muscle injury of shoulder and upper arm

272
muscle nuclear magnetic examination 147
muscle ossification after burn 283
muscle paralytic calcification 269
muscle paralytic ossification 269
muscle pendulum test 299
muscle relaxation 307
muscle release of hand 313
muscle restoration 307
muscle scar 269
muscle separation 269
muscle strain 269
muscle strength 299, 338
muscle strength test 451
muscle stretch reflex 147
muscle tightness 299
muscle tone 338
muscle transposition of hand 313
muscle ultrasound 147
muscular atrophy 269, 447
muscular contracture of shoulder 272
muscular cysticercosis 269, 460
muscular dystrophy 5, 125, 269, 447
muscular injury 269
muscular ischemic infarction 269
muscular lesion 269
muscular position 67
muscular rupture of finger 284
muscular rupture of hand 283
muscular rupture of wrist 285
muscular tuberculosis 269
musculi piriformis syndrome 277
musculocutaneous nerve anastomosis 307
musculoplasty 307, 321
musculoplasty of lower limb 323
musculoplasty of pectoralis major 323
musculus sacrospinalis spasm 260
musculus sacrospinalis tenderness/spasm 298
mushroom poisoning 452
mushroom worker disease 87
music evoked reflex epilepsy 139
music therapy 333
mustard gas burn 327
Mustard operation 234, 335
mutilans arthritic psoriasis 411
mutiple breast cysts 186
mutiple renal arteries 219
MuV RNA 470
MV RNA 470
MVV 346
M wave 145
myalgia of ankle 268
myalgia of shoulder 272
myasthenia 269
myasthenia gravis 18, 143
myasthenia gravis with thymoma 143
myasthenia laryngis 27
myasthenic crisis 337
mycetoma 432
mycobacterial culture and identification 483
mycobacterial culture (liquid culture) 483
mycobacterial culture (solid culture) 483
mycobacterial identification 483
Mycobacterium abscessus pulmonary disease 463

Mycobacterium avium infection 421
Mycobacterium avium-intracellulare complex infection 87
Mycobacterium avium-intracellulare pulmonary disease 463
Mycobacterium intracellular infection 82
Mycobacterium kansasii infection 87
mycobacterium scrofulaceum skin infection 419
Mycobacterium tuberculosis antibody 477
Mycobacterium tuberculosis/nontuberculosis nucleic acid, MT/NTM 470
Mycobacterium tuberculosis resistance gene 470
mycoplasma arthritis 294
mycoplasma culture 484
mycoplasma culture and identification 484
Mycoplasma genitalium antibody 480
Mycoplasma genitalium antibody IgG 480
Mycoplasma genitalium antibody IgM 480
mycoplasma genitalium (MG) nucleic acid 470
Mycoplasma hominis antibody 480
Mycoplasma hominis antibody IgG 480
Mycoplasma hominis antibody IgM 480
mycoplasma identification 484
mycoplasma infection 407, 466
mycoplasma infection kidney injury 154
mycoplasmal pneumonia 466
mycoplasmal urethritis 466
mycoplasma pneumonia 91, 407
Mycoplasma pneumoniae antibody, anti-M. pneumoniae antibody 477
Mycoplasma pneumoniae antibody IgG 476
Mycoplasma pneumoniae antibody IgM 476
mycoplasma pneumoniae encephalitis 123
mycoplasma pneumoniae pneumonia 84
mycoplasma pneumonia nucleic acid 470
mycoplasma urethritis 247
mycoplasma urinary tract infection 154
mycosis 466
mycosis fungoides 180
mycosis fungoides tumor stage 352
mycosis of bladder 242, 463
mycosis of testis 240, 459
mycotic arthritis of hip joint 276
mycotic arthritis of knee 287
mycotic cerebral granuloma 202
mycotic uveitis 466
mycotic vaginitis 374
MYD88 gene mutation detection 468
mydriasis 13, 213
mydriatic refractometry 23
myectomy 307, 321
myelinated nerve fiber of optic disc 11
myelin basic protein 148, 480
myelitis 129
myeloablative hematopoietic stem cell transplantation 179
myeloblast 475
myelocyst 126
myelocyte 475
myelodysplasia 177
myelodysplastic/myeloproliferative neoplasm (MDS/MPN) with ring sideroblast and

thrombocytosis (MDS/MPN-RS-T) 177
myelodysplastic syndrome 177, 472
myelodysplastic syndrome (MDS) gene mutation screening 470
myelodysplastic syndrome/myeloproliferative neoplasm 177
myelodysplastic syndrome/myeloproliferative neoplasm, unclassifiable 177
myelodysplasticsyndrome, unclassifiable 177
myelodysplastic syndrome with excess blast 177
myelodysplastic syndrome with isolated del (5q) 177
myelodysplastic syndrome with multilineage dysplasia 177
myelodysplastic syndrome with ring sideroblast 177
myelodysplastic syndrome with single lineage dysplasia 177
myelofibrosis 177
myelography 147, 211, 316
myeloid hyperhidrosis 426
myeloid leukemia associated with Down syndrome 179
myeloid/lymphoid neoplasm with eosinophilia and rearrangement of PDGFRA, PDGFRB, FGFR1, or with PCM1-JAK2 179
myeloid/lymphoid neoplasm with PCM1-JAK2 179
myeloid/lymphoid neoplasm with rearrangement of FGFR1 179
myeloid/lymphoid neoplasm with rearrangement of PDGFRA 179
myeloid/lymphoid neoplasm with rearrangement of PDGFRB 179
myeloidneoplasm with germline predisposition 180
myeloid proliferation associated with Down syndrome 179
myeloid sarcoma 13, 179, 284
myeloma cast nephropathy 151
myelomeningocele 270
myelopathic anemia 177
myelopathy 126, 270
myeloperoxidase 482
myeloperoxidase-ANCA 479
myeloperoxidase stain 474
myeloproliferative neoplasm 177, 348
myeloproliferative neoplasm (MPN) gene mutation screening 470
myeloproliferative neoplasm, unclassifiable 177
myeloradiculitis 126
myeloradiculopathy 126
myeloschisis 270
myelosuppression 177
myelotomy of dorsal root entry zone 206
myiasis 430, 465
myocardial abscess 228
myocardial biopsy 363
myocardial blood supply insufficiency 78
myocardial bridge 78
myocardial cyst 78
myocardial damage 78

myocardial dysfunction 78
myocardial fibrosis 81
myocardial hypertrophy 77
myocardial infarction with nonobstructive coronary arteries 73
myocardial infarction with nonobstructive coronary artery 220
myocardial injury after noncardiac surgery 337
myocardial injury after surgery 338
myocardial steatosis 78
myocardial strain 78
myocardiotomy 336
myocarditis 78, 403
myoclonic absence seizure 125
myoclonic-atonic epilepsy 125
myoclonic cerebellar dyssynergia 125
myoclonic dystonia 125
myoclonic epilepsy with ragged red fibre 125
myoclonic seizure 125
myoclonic status in nonprogressive encephalopathy 123
myoclonus cerebellar ataxia 125
myoclonus epilepsy 125
myocutaneous flap 332
myocytoma 348
myoelectricity test 41
myoepithelial carcinoma 46, 269
myoepithelial island 46
myoepithelioma 46
myoepthelioma 269, 416
myofascial pain 46
myofascial pain syndromes 337
myofascitis 269
myofibroblastic tumor 269
myofibroma 269
myofibromatosis 269
myofibrosis of humeral-scapular joint 272
myofibrositis of humeral-scapular joint 272
myogenic torticollis 269
myoglobin 482
myoglobinemia 125
myoglobinuria 156, 327, 472
myokymic discharge 147
myolipoma 279
myoma of bladder 242
myometritis 375
myoneural disorder 125
myopathic dyspnea 34
myopathic motor unit potential 147
myopathic recruitment 147
myopathy associated with anti-signal recognition peptide antibody 128
myopathy with cylindrical body 125
myopathy with hypoparathyroidism 127
myopathy with hypothyroidism 127
myopathy with rimmed vacuole 125
myopericytoma 269
myophosphatase deficiency syndrome 269
myopia 7
myopia of refractive index 10
myoplasty of shoulder joint 307
myosalgia 269
myosin-light chain 1 477

myositis 5, 269, 447
myositis ossificans 265
myositis ossificans of elbow joint 296
myositis ossificans progressiva 273
myositis-specific autoantibody 477
myotenolysis 332
myotenositis of Achilles tendon 263
myotenositis of adductor of femur in puerperium 385
myotenositis of long head of biceps brachii 263
myotomy 307, 433
myotonia congenita 14
myotonic cataract 125
myotonic cerebral palsy 449
myotonic discharge 147
myotonic dystrophy 133, 449
myotubular myopathy 125
myrica tongue 466
myringectomy 36
myringitis 398
myringomycosis 26
myringoplasty 36
myringotomy 36
myringotomy with grommet insertion 36
myxedema coma 132
myxedema endemic cretinism 165
myxedematous coma 165
myxofibrosarcoma 278
myxoid liposarcoma 278
myxoid melanoma 421
myxoinflammatory fibroblastic sarcoma 278
myxoma 421
myxoma of lung 84
myxopapillary ependymoma 202, 421
myxosarcoma 421
Müllerian cyst 243
Müllerian duct agenesis syndrome 371
Müllerian duct cyst 371
Ménière's disease 29, 69

**N**

N$_2$O induced labor analgesia 342
Na 482
NAB2/STAT6 fusion gene detection 468
Naboth cyst 376
N-acetyl aspartate MRS 145
N-acetyl-β-D-glucosaminidase detection of vaginal discharge 474
NADH-CoQ reductase deficiency 159
Naegeli syndrome 421
naevi of nail matrix 416
Naikan therapy 445
nail bed debridement 433
nail candidiasis 416
nail extraction 187, 301, 433
nail flap free transplantation 315
nail fold removal 307
nail infection 295
nail injury and open injury of toe 295
nail-paella-elbow syndrome 416
nail paronychia 432
nail-patella syndrome 154, 295
nail pigmentation 416

nail psoriasis 432
nail treatment 433
naked megakaryocyte 473
naphthalene poisoning 454
narcissistic personality disorder 442
narcoanalysis 445
narcolepsy 83, 123
narcolepsy secondary to sleep another body condition 126
narcolepsy with cataplexy, without low hypocretin 121
narcolepsy without cataplexy, with lack of hypocretin 136
narcotic poisoning 69
narrowing of attention 444
narrow QRS tachycardia 78
narrow spectrum UVB treatment 434
narrow zygomatic bone 51
nasal abscess 24
nasal adhesiolysis 35
nasal ala defect 325
nasal alar plasty 35
nasal and orbital aspergillosis 410
nasal asthma 25
nasal atresia 25
nasal benign tumor 24
nasal bone benign tumor 24
nasal bone collapse 24
nasal bone fracture 24
nasal bone malignant tumor 24
nasal bone tuberculosis 24
nasal carbuncle 24
nasal cartilage malignant tumor 25
nasal catheter oxygen inhalation 339
nasal cavity cancer 347
nasal cavity debridement 35
nasal cavity exploration and electrocoagulation hemostasis 35
nasal cavity ventilation expansion technique 35
nasal cellulitis 24
nasal central fistula resection 35
nasal columella broaden 33
nasal columella defect 25
nasal concha adhesion 24
nasal concha benign tumor 24
nasal concha hypertrophy 24
nasal concha malignant tumor 24
nasal concha polyp 24
nasal continuous positive airway pressure, N-CPAP 335, 340
nasal cyst 24
nasal deformity post cleft lip operation 43
nasal dermoid cyst 24
nasal diphtheria 24
nasal dorsum defect 42
nasal fistula 24
nasal glioma 410
nasal granuloma in pregnancy 29
nasal herpes 24
nasal implant removal 36, 321
nasal incision surgical exploration 35
nasal infection 24
nasal injury 25
nasal irrigation 35

nasal leiomyoma 24
nasal leprosy 24
nasal malignant granuloma 24
nasal malignant melanoma 24
nasal malignant tumor 24
nasal meningioma 24
nasal mucosal erosion 33
nasal mucosal hyperreactive rhinopathy 29
nasal mucosal resection hemostasia 35
nasal obstruction 33
nasal odor 33
nasal offensive odor 33
nasal orbital ethmoid bone fracture 2
nasal packing 35
nasal papilloma 25
nasal polyp 25
nasal polyposis 25
nasal polyps in middle meatus 35
nasal reconstruction revision 35
nasal reconstruction with free forearm flap 40
nasal regurgitation 33
nasal scar 325
nasal septal cartilage transplantation 36, 321
nasal septum approach 36
nasal septum lesion laser ablation 36
nasal sinus drip syndrome 24
nasal sinus malignant tumor 24
nasal sinus MRI examination 40
nasal sinus osteoma 24
nasal skin benign tumor 24
nasal skin borderline tumor 24
nasal skin grafting 36
nasal skin malignant tumor 24
nasal superficial injury 25
nasal synechia 33
nasal tampon 92
nasal tip defect 325
nasal tip freezing and hemostasis 35
nasal vestibular benign tumor 24
nasal vestibular boil 24
nasal vestibular cyst 24
nasal vestibular cyst excision 35
nasal vestibular eczema 25
nasal vestibular erosion 33
nasal vestibular malignant tumor 24
nasobuccal cleft 24
nasociliary neuralgia 24
nasogastric tube feeding 339
nasolabial cyst 42
nasolabial deformity secondary to cleft lip surgery 43
nasolabial flap rhinoplasty 35, 320
nasolabial fold asymmetry 33
nasolabial fold skin flap 331
nasolabial sulcus benign tumor 24
nasolabial sulcus malignant tumor 24
nasolacrimal duct atresia 2
nasolacrimal duct recanalization 19
naso-orbital-ethmoid fracture 24, 42
nasopalatine cyst 24
nasopalatine duct cyst 42
nasopharyngeal adhesion 25
nasopharyngeal amyloidosis 25
nasopharyngeal angiofibroma 25

nasopharyngeal borderline tumor 25
nasopharyngeal bulge 33
nasopharyngeal cancer in the back of soft palate 29
nasopharyngeal carcinoma 347
nasopharyngeal carcinoma in situ 25
nasopharyngeal CT examination 40
nasopharyngeal electrode 145
nasopharyngeal fibroma 25
nasopharyngeal fistula resection 35
nasopharyngeal hemangioma 25
nasopharyngeal lateral X-ray 40
nasopharyngeal lesion 25
nasopharyngeal lesion excision 35
nasopharyngeal myiasis 25, 410
nasopharyngeal polyp 25
nasopharyngitis 25
nasopharynx atresia 25
nasopharynx dilation 35
nasopharynx MRI examination 40
nasotracheal intubation 94, 340
natal tooth 53
native valve endocarditis 230
natural birth of multiple pregnancy 386
naturalgas poisoning 455
natural orifice specimen extraction surgery 192
nature killer cell function assay 481
nature killer (NK) cell count 475
nausea 79, 104, 213
nausea and vomiting 33
navicular bone dislocation 298
navicular bone fracture 297
navicular bone malunion 298
navicular bone osteonecrosis 298
navigation system 211
NBCCS 432
NBIA 134
NBT 480
NCS 148
NCV 148
NDPH 137
near-field potential 147
near-infrared spectroscopy 344
near total thyroidectomy 192
nebulization therapy 95
necatoriasis americana 462
neck and shoulder pain 200
neck-chest scar 327
neck dissection 62
neck fistula 59
neck foreign body removal 37, 433
neck injury 273
neck lipoma 47
neck lipomatosis 164
neck lymphoma 47
neck malignant neoplasm 47
neck multiple injuries 273
neck multiple open injury 273
neck muscle injury 273
neck pain 205, 273
neck scar contracture deformity 327
neck scar contracture deformity, type I 327
neck scar contracture deformity, type II 327
neck scar contracture deformity, type III 327

neck scar contracture deformity, type IV 327
neck sebaceous cyst 47
neck skin carcinoma in situ 28, 47
neck space infection with abscess 47
neck sympathetic nerve amputation 37
neck tendon injury 273
neck tendon strain 273
neck-tongue syndrome 128
neck traction sign 273, 298
neck upward degree 344
neck vascular malformation 47
necrobacillosis 415
necrobiosis 330
necrobiosis lipoidica 418
necrobiosis lipoidica diabeticorum 426
necrobiotic xanthogranuloma 417
necrolytic migratory erythema 415
necrosis 327
necrosis of artery 219
necrosis of great epiploon 103
necrosis of larynx 27
necrosis of lung 83
necrosis of nasal septum 25
necrosis of ovary 370
necrosis of penis 246
necrospermia 245
necrotic nodule of grafted fat 320
necrotic renal papillitis 240
necrotizing external otitis 27
necrotizing fasciitis 269, 415
necrotizing fasciitis of ankle 327
necrotizing fasciitis of foot 330
necrotizing fasciitis of forearm 328
necrotizing fasciitis of hand 329
necrotizing fasciitis of lower leg 329
necrotizing fasciitis of neck 47
necrotizing fasciitis of pelvic region 326
necrotizing fasciitis of thigh 325
necrotizing fasciitis of trunk 328
necrotizing fasciitis of upper arm 328
necrotizing fascitis of shoulder 272
necrotizing glomerulonephritis 151
necrotizing granuloma of salivary gland 31
necrotizing granulomatous disease of respiratory tract 269
necrotizing granulomatous salivary gland 54
necrotizing granulomatous vasculitis 85
necrotizing hyperplastic lymphadenopathy 415
necrotizing labyrinthitis 27
necrotizing lymphadenitis 460
necrotizing myositis 269
necrotizing pancreatitis 460
necrotizing periodontal diseases 46
necrotizing sarcoid granulomatosis 85
necrotizing scleritis 5
necrotizing sialometaplasia 46
necrotizing ulcerative gingivostomatitis 46
necrotizing ulcerative stomatitis 46
necrotizing vasculitis 269
neDS 138
needle aspiration biopsy via electromagnetic navigation bronchoscopy 214
needle biopsy of abdominal lesion 197
needle biopsy of intraabdominal lesion 197

needle biopsy of lymph node　95
needle biopsy of pancreas　197
needle biopsy of prostate　363
needle biopsy of seminal vesicle　363
needle biopsy of thyroid　197
needle phobia　442
Neer humeral head replacement　300
Neer unrestricted total shoulder arthroplasty　300
NEFA　481
negative end-expiratory pressure　94
negative expiratory pressure　97
negative hallucination　443
negative myoclonic seizure　123
negative pressure in pleural cavity　346
negative pressure pulmonary edema　337
negative pressure ventilation　94, 340
negative pressure wound therapy　331
negative symptom　444
negativism　441
neglected transverse lie　387
Neisseria gonorrhoeae antigen　479
neisseria gonorrhoeae carrier　419
Neisseria gonorrhoeae cultivation　435
Neisseria gonorrhoeae microscopy　435
neisseria gonorrhoeae (NG) nucleic acid　470
neisseria meningitides nucleic acid　470
Neisseria meningitidis antigen　479
Nelson syndrome　165, 241, 421
nemaline myopathy　137
nematocyst dermatitis　411
neoadjuvant chemotherapy of malignant tumor　354
neocortical temporal lobe epilepsy　132
neologism　444
neonatal abdominal distention　407
neonatal ABO blood type incompatibility haemolysis　405
neonatal ABO haemolytic jaundice　403
neonatal ABO hemolytic disease　403
neonatal achalasia of cardia　403
neonatal acquired cerebral ventricular cyst　404
neonatal acquired periventricular cyst　404
neonatal acquired subglottic stenosis　404
neonatal acute purulent arthritis　290
neonatal acute pyogenic osteomyelitis　290
neonatal acute respiratory distress syndrome　404
neonatal adrenal hemorrhage　405
neonatal adrenoleukodystrophy　405
neonatal alloimmune thrombocytopenia　180
neonatal amniotic fluid aspiration　406
neonatal amniotic fluid aspiration pneumonia　406
neonatal anaerobe sepsis　405
neonatal anemia　405
neonatal apnea　404
neonatal appendicitis　404
neonatal asphyxia　406
neonatal aspiration pneumonia　405
neonatal aspiration syndrome　405
neonatal atelectasis　404
neonatal bacteremia　404
neonatal bacterial meningitis　405

neonatal bacterial sepsis　405
neonatal Bartter syndrome　154
neonatal behavioral examination　408
neonatal bilirubin encephalopathy　404
neonatal birth defect　404
neonatal blepharitis　15
neonatal brachia plexus injury　404
neonatal breast-feeding jaundice　405
neonatal bronchitis　89
neonatal bronchopneumonia　90, 406
neonatal bronchopulmonary dysplasia　90, 406
neonatal candidiasis　405
neonatal candidiasis sepsis　405
neonatal cardiac dysrhythmia　405
neonatal cardiac failure　405
neonatal cardiac murmur　408
neonatal cardiac physiologic murmur　405
neonatal cardiochalasia　403
neonatal central nervous system injury　406
neonatal cephalohematoma　405
neonatal cerebellar damage　405
neonatal cerebellar hemorrhage　405
neonatal cerebellum tentorium laceration　405
neonatal cerebral edema　405
neonatal cerebral hemorrhage　405
neonatal cerebral infarction　405
neonatal cerebral ischemia　404
neonatal cerebral leukomalacia　405
neonatal chlamydia conjunctivitis　406
neonatal chlamydial conjunctivitis　15
neonatal chlamydia pneumonia　406
neonatal cholestasis　405
neonatal chromosomal aberration　405
neonatal circulatory failure　405
neonatal clavicle fracture due to birth trauma　258
neonatal clavicular fracture　405
neonatal clubfoot　408
neonatal cold injure syndrome (scleredema nconatorum)　404
neonatal coma　408
neonatal congenital hypothyroidism　404
neonatal congenital pulmonary fibrosis　90
neonatal conjunctival hemorrhage　404
neonatal conjunctivitis　404
neonatal conjunctivitis and dacryocystitis　15
neonatal constipation　407
neonatal convulsion　404
neonatal cow's milk hypocalcemia　405
neonatal craniotabes　404
neonatal crush syndrome　404
neonatal crying　404
neonatal cutaneous candidiasis　405
neonatal cyanosis　408
neonatal dacryocystitis　15, 404
neonatal death　405
neonatal dehydration　405
neonatal dehydration fever　405
neonatal dermatorrhagia　405
neonatal diabetes mellitus　168, 405
neonatal diaper dermatitis　405
neonatal diaphragmatic paralysis　404
neonatal diarrhea　404
neonatal difficulty in breast feeding　408

neonatal disseminated intravascular coagulation　404
neonatal drug withdrawal syndrome　406
neonatal dyspepsia　405
neonatal dystrophia myotonica　137
neonatal early-onset sepsis　406
neonatal electrolyte disturbance　404
neonatal emphysema　404
neonatal empyocele　405
neonatal encephalopathy　405
neonatal enteritis　404
neonatal enterohemorrhagic Escherichia coli enteritis　465
neonatal enteroparalysis　404
neonatal eosinophilia　405
neonatal epilepsy　404
neonatal epilepsy syndrome　404
neonatal epistaxis　403
neonatal Erb palsy　403
neonatal erythema　404, 428
neonatal Escherichia coli enteritis　465
neonatal Escherichia coli pneumonia　404
neonatal Escherichia coli sepsis　404
neonatal exchange transfusion　408
neonatal exfoliative dermatitis　404
neonatal facial injury　405
neonatal facial nerve injury　405
neonatal facial nerve paralysis　290
neonatal feeding difficulty　408
neonatal femoral fracture　404
neonatal fever　407
neonatal flatulence　405
neonatal fracture of skull　404
neonatal fungal infection of skin　405
neonatal fungal meningitis　138
neonatal gastric perforation　405
neonatal gastroesophageal reflux　405
neonatal gastrointestinal hemorrhage　405
neonatal glaucoma　15
neonatal goitre　168
neonatal group B streptococcus pneumonia　403
neonatal group B streptococcus sepsis　403
neonatal gynecomastia　168
neonatal Haemophilus influenzae pneumonia　404
neonatal hematochezia　407
neonatal hematolysis　405
neonatal hemolytic anemia　405
neonatal hemolytic disease　180
neonatal hemolytic jaundice　405
neonatal hemorrhagic anemia　405
neonatal hemorrhagic disease　404
neonatal hepatitis　404
neonatal hepatitis syndrome　404
neonatal hepatorrhexis　404
neonatal herpes　428
neonatal herpes simplex　465
neonatal humeral fracture　404
neonatal hyaline membrane disease　404
neonatal hyoxemia　404
neonatal hyperbilirubinemia　404
neonatal hyperglycemia　404
neonatal hyperkalemia　404
neonatal hypernatremia　404
neonatal hypertension　404

neonatal hyperthyroidism　404
neonatal hypocalcemia　404
neonatal hypoglycemia　404
neonatal hypokalemia　404
neonatal hypomagnesemia　404
neonatal hyponatremia　404
neonatal hypoparathyroidism　404
neonatal hypoproteinemia　404
neonatal hypotension　404
neonatal hypothermia　404
neonatal hypoxic ischemic encephalopathy　405
neonatal impetigo bullosa　404
neonatal impetigo herpetifomis　405
neonatal improper feeding　405
neonatal indirect hyperbilirubinemia　404
neonatal infection　404
neonatal infective mastitis　404
neonatal inspissated bile syndrome　404
neonatal intestinal perforation　404
neonatal intrauterine pneumonia　404
neonatal intraventricular hemorrhage　405
neonatal intraventricular hemorrhage, grade Ⅰ　405
neonatal intraventricular hemorrhage, grade Ⅱ　405
neonatal intraventricular hemorrhage, grade Ⅲ　405
neonatal intraventricular hemorrhage, grade Ⅳ　405
neonatal jaundice　404
neonatal jitter　404
neonatal Klebsiella pneumoniae pneumonia　404
neonatal Klumpke's palsy　404
neonatal late metabolic acidosis　405
neonatal listerial sepsis　404
neonatal lupus erythematosus　428
neonatal lupus syndrome　404
neonatal mastitis　405
neonatal meconium aspiration　405
neonatal meconium aspiration pneumonia　405
neonatal meconium aspiration syndrome　405
neonatal melaena　404
neonatal meninges brain injury　405
neonatal meninges spinal injury　405
neonatal metabolic acidosis　404
neonatal methemoglobinemia　404
neonatal mild asphyxia　405
neonatal mild hypothermia　405
neonatal milia　405
neonatal muggy syndrome　405
neonatal mycoplasma infection　406
neonatal mycoplasma pneumonia　406
neonatal myocardial damage　405
neonatal myocarditis　405
neonatal nasal obstruction　403
neonatal necrotizing enterocolitis　404
neonatal neutrophilic granulocytopenia　406
neonatal noninfectious diarrhea　404
neonatal obstructive apnea　404
neonatal omphalitis　405
neonatal ophthalmecchymosis　404
neonatal ophthalmia　405
neonatal organophosphorus poisoning (affected by mother)　406
neonatal osteomyelitis of jaw　56
neonatal otitis media　406
neonatal overfeeding　405
neonatal pathologic jaundice　404
neonatal peptic ulcer　405
neonatal pericardial effusion　405
neonatal periodic breathing　406
neonatal periumbilical cellulitis　405
neonatal periventricular-intraventricular hemorrhage　405
neonatal persistent pulmonary hypertension　404
neonatal pharynx injury　405
neonatal phototherapy　408
neonatal physiologic diarrhea　405
neonatal physiologic jaundice　405
neonatal pneumomediastinum　406
neonatal pneumonia　404
neonatal pneumonia (during delivery infection)　404
neonatal pneumonia (intrauterine infection)　404
neonatal pneumonia (postnatal infection)　404
neonatal pneumopericardium　405
neonatal pneumothorax　405
neonatal polycythemia　404
neonatal posterior cranial fossa hemorrhage　404
neonatal primary atelectasis　406
neonatal Pseudomonas aeruginosa sepsis　405
neonatal pseudomonas pneumonia　404
neonatal pulmonary hemorrhage　404
neonatal pulmonary oedema　404
neonatal purulent meningitis　137, 404
neonatal pylorospasm　406
neonatal pyoderma　405
neonatal radial nerve paralysis　405
neonatal rectal hemorrhage　406
neonatal recurrent laryngeal nerve paralyses　404
neonatal respiratory acidosis　404
neonatal respiratory distress　407
neonatal respiratory failure　404
neonatal respiratory tract infection　404
neonatal resuscitation　395, 408
neonatal retinal hemorrhage　15
neonatal Rh blood type incompatibility haemolysis　403
neonatal Rh blood type incompatibility haemolytic anemia　403
neonatal RhD hemolytic disease　403
neonatal rickets　404
neonatal scleroderma　406
neonatal sepsis　403
neonatal severe asphyxia　406
neonatal severe hyperparathyroidism　168
neonatal shock　405
neonatal skin infection　405, 428
neonatal slow feeding　408
neonatal spinal injury　404
neonatal spine fracture　404
neonatal spine injury　404
neonatal splenic rupture　405
neonatal staphylococcus aureus sepsis　404
neonatal staphylococcus pneumonia　405
neonatal staphylococcus sepsis　405
neonatal streptococca sepsis　404
neonatal subarachnoid hemorrhage　406
neonatal subcutaneous emphysema　405
neonatal subcutaneous fat necrosis　405
neonatal subcutaneous gangrene　228, 405, 428
neonatal subdural hemorrhage　406
neonatal subependymal hemorrhage　405
neonatal subgaleal hematoma　404
neonatal subglottic stenosis after intubation　404
neonatal supraventricular tachycardia　405
neonatal swallowing disharmony　405
neonatal swallowing syndrome　406
neonatal tetanus　405, 465
neonatal tetany　405
neonatal thrombocytopenia　405
neonatal thrombocytopenic purpura　405
neonatal thrush　404
neonatal thyrotoxicosis　168
neonatal tooth　56
neonatal torticollis　405
neonatal tracheal intubation　408
neonatal transient hypertyrosinemia　404
neonatal transient hypoglycemia　404
neonatal transient hypothyroidism　404
neonatal transient ileus　404
neonatal transient metabolic disturbance　404
neonatal transient myasthenia gravis　406
neonatal transient myocardial ischemia　406
neonatal transient tachypnea　404
neonatal transitory hyperthyroidism　406
neonatal ulcerative stomatitis　404
neonatal umbilical cord blood sampling　396
neonatal umbilical hemorrhage　405
neonatal umbilical polyp　405
neonatal underfeeding　405
neonatal uremia　405
neonatal urinary tract infection　405
neonatal urticaria　405
neonatal vaginal hemorrhage　406
neonatal varicella　428
neonatal ventricular tachycardia　405
neonatal virus pneumonia　404
neonatal vitamin K deficiency hemorrhagic disease　405
neonatal vomiting　408
neonatal wet lung　405
neonatal white matter injury　405
neonatal wide cranial suture　404
neoplasm　15
neoplasm in maxillofacial region　46
neoplasm of accessory sinuses　45
neoplasm of bone of upper limb　282
neoplasm of clavicle　284
neoplasm of connective tissue of ear　44
neoplasm of connective tissue of face　50
neoplasm of connective tissue of head　54
neoplasm of connective tissue of neck　47
neoplasm of joint　267
neoplasm of palate　44
neoplasm of pelvic bone　278
neoplasm of sacrum　260
neoplasm of uncertain behavior of connective

tissue of ear 44
neoplasm of uncertain behavior of connective tissue of face 50
neoplasm of uncertain behavior of connective tissue of head 54
neoplasm of uncertain behavior of connective tissue of neck 47
neoplasm of uncertain behavior of lip, oral cavity and pharynx 43
neoplasm of uncertain behavior of minor salivary gland 56
neoplasm of uncertain behavior of oral cavity 48
neoplasm of uncertain behavior of palate 44
neoplasm of uncertain behavior of penis 320
neoplasm of uncertain or unknown behaviour of autonomic nervous system of head, face and neck 54
neoplasm of uncertain or unknown behaviour of peripheral nervous system of head, face and neck 54
neoplastic osteomalacia combined fracture 352
neoplastic pathological facture 59
neoplastic pericarditis 79
neoplastic scoliosis 296
neoplasty of diastematomyelia 206
neostigmine test 217
neovascular glaucoma 15
neovascularization of anterior chamber angle 10
neovascularization of ciliary body 7
neovascularization on the disc 19
nephrectomy 252
nephrectomy of solitary kidney 249
nephrectomy of the remaining kidney 247
nephritic syndrome 153
nephritis associated with hepatitis C 101
nephroblastoma 244, 351
nephrogenic diabetes insipidus 153
nephrolithiasis 170, 243, 449
nephrolithotomy 252, 253
nephropathy induced by heavy metal 155
nephropexy 252
nephroptosis 156, 244
nephropyelostomy 253
nephrostomy 253
nephrostomy closure 253
nephrotic syndrome complicated with nephritic syndrome 153
nephrotomography 252
nephrotomography lavation 252
nephrotomy 252
nephro-ureterectomy 253
Neri test 298, 299
nerve action potential, NAP 148
nerve alopecia 425
nerve anastomosis 210, 332
nerve and muscle injury 283
nerve and tendon injury 283
nerve avulsion 210
nerve biopsy 134
nerve block 313
nerve conduction 148
nerve conduction study 148

nerve conduction velocity 148
nerve contusion 203
nerve entrapment syndrome 283
nerve follicular hamartoma 425
nerve graft 313
nerve growth factor 480
nerve implantation 210
nerve injury 203
nerve injury during operation 198
nerve injury of ankle and foot 268
nerve injury of hand and wrist 286
nerve injury of thumb 130, 278
nerve injury sequelae of upper limb 283
nerve palsy 11, 134
nerve pathway tenderness 299
nerve repair 313
nerve root block 313
nerve root canal stenosis 283
nerve root compression syndrome 283
nerve root cyst 283
nerve root decompression 313
nerve root pain 283
nerve root release 313
nerve sheath myxoma 425
nerve stimulator guided nerve block 342
nerve stimulator localization 342
nerve stretch injury 203
nerve stretch test 299
nerve system congenital dysplasia 134
nerve transposition 210
nerve ultrasonic 148
nervous rupture 203
nervous system Lyme disease 134
nervous tissue tumor 425
nervus intermedius neuralgia 143
nesidioblastosis 169
neumoconiosis in foundry workers 92
neuralgia 134, 203, 449
neuralgic amyotrophy 134, 283
neuralgic scoliosis 283
neurally adjusted ventilatory assist 95
neural network surgery 203
neuraminic acid deposition disease 134
neurasthenia 440
neuraxial anesthesia 342
neurectomy 210
neurilemmoma 283, 425
neurinoma with cystic degeneration 203
neuritis 134
neuroacanthocytosis 134
neuroanastomosis of mandibular nerve 65
neuroangiography 210
neuroarthropathy 283
neuroaxonal dystrophy 134
neurobehavioral abnormality 134
neuro-Behcet disease 134
neuroblastoma 350
neurobrucellosis 134
neurochemical lesion of spinal canal 343
neurocutaneous melanosis 425
neurocutaneous syndrome 401, 425
neurocutaneous vascular flap 332
neurocysticercosis 131, 466
neurodegeneration with brain iron accumulation 134

neurodevelopmental immaturity 444
neuroendocrine carcinoma 350
neuroendocrine neoplasm of duodenum 351
neuroendocrine tumor 203, 283
neuroendocrine tumor of colon 349
neuroendocrine tumor of rectum 352
neuroendoscopic clipping of intracranial aneurysm 209
neuroendoscopic drainage of intracranial hematoma 209
neuroendoscopic examination 209
neuroendoscopic resection of intraspinal lesion 210
neuroendoscopic resection of intraventricular lesion 209
neuroendoscopic third ventriculostomy 209
neuroendoscopic transnasal decompression of optic nerve 209
neuroendoscopic transnasal repair of cerebrospinal rhinorrhea 209
neuroendoscopic transnasal-sphenoidal resection of pituitary lesion 209
neuroendoscopic transnasal-sphenoidal resection of skull base tumor 209
neuroendoscopic transsphenoidal partial hypophysectomy 209
neuroendoscopic transsphenoidal total hypophysectomy 209
neuroendoscopic unilateral transnasal-sphenoidal resection of pituitary lesion 209
neuroepithelioma 203
neurofibroma 203, 283
neurofibroma of cervix uteri 375
neurofibroma of vulva 373
neurofibromatosis 11, 30, 203, 283, 425
neurofibromatosis type 1 203
neurofibromatosis type 2 203
neurofibromatosis type I 166, 425
neurofibromatosis type II 425
neurofibromatosis with scoliosis 283
neurofibrosarcoma 203, 283
neuroganglion blockers poisoning 455
neurogenic bladder 134, 243, 449
neurogenic bladder overactivity 449
neurogenic bowel 134
neurogenic bowel dysfunction 449
neurogenic claudication 283
neurogenic clubfoot 283
neurogenic ejaculation dysfunction 449
neurogenic equinocavus foot 283
neurogenic erectile dysfunction 449
neurogenic orthostatic hypotension 76
neurogenic pulmonary edema 88
neurogenic reproductive dysfunction 449
neurogenic shock 337
neurogenic valgus 283
neuroimmune overlap syndrome 134
neuroinformatics 203
neurolathyrism 134
neuroleptanalgesia 342
neuroleptanesthesia 342
neuroleptic malignant syndrome 134
neurological evaluation 148
neurologic disorder 283
neurolysis 210, 342

neurolysis of brachial plexus 301
neurolysis of common peroneal nerve 303
neurolysis of deep peroneal nerve 303
neurolysis of digital nerve 314
neurolysis of femoral nerve 305
neurolysis of interphalangeal nerve 315
neurolysis of peripheral nerve 315
neurolysis of peripheral nerve entrapment
　　syndrome 315
neurolysis of peroneal nerve 303
neurolysis of plantar nerve 316
neurolysis of posterior tibial nerve 309
neurolysis of radial nerve 312
neurolysis of sacral nerve 302
neurolysis of sciatic nerve 316
neurolysis of spinal nerve root canal 313
neurolysis of superficial peroneal nerve 303
neurolysis of tibial nerve 310
neurolysis of ulnar nerve 302
neuroma 425
neuromodulation 210
neuromuscular blocker poisoning 453
neuromuscular disease 134
neuromuscular dislocation of hip 283
neuromuscular function monitoring 345
neuromuscular hamartoma 283
neuromuscular scoliosis 283
neuromyelitis optica spectrum disorder 11,
　　134
neuromyotonia 134
neuromyotonic discharge 148
neuronal and mixed neuronal-glial tumor
　　203
neuronal ceroid lipofuscinosis 134
neuronal iron deposition 134
neuronavigation-assisted resection of deep
　　brain lesion 209
neuron specific enolase 480
neuroparalytic keratitis 11
neuropathic congenital iodine defciency
　　syndrome 166
neuropathic pain 134, 203, 338
neuropathic ptosis 11
neuropathy associated with paraproteinemia
　　123
neuropathy secondary to paraproteinemia
　　134
neuropathy type of endemic cretinism 166
neuropepidergic acral dysesthesia 425
neurophysiological monitoring 148
neuroprosthetics 210
neuropsychiatric inventory 446
neuropsychological test 446
neurorestorative procedure 210
neuroretinitis 11
neurorrhaphy 209
neurosarcoidosis 134
neurosarcoma 319
neurosis of pharynx 32
neurostimulation of sacral nerve 205
neurosyphilic dementia 134
neurosyphilis 11, 134, 425, 464
neurosyphilis aneurysm 425
neurotensin 482
neurotic disorder 440

neurotic personality 444
neurotomy of auditory nerve 210
neurotomy of filum terminale 206
neurotomy of obturator nerve 301
neurotrophic keratoconjunctivitis 11
neurovascular island skin flap 332
neutral fat 475
neutral lipid storage disease 432
neutral zone 68
neutron 367
neutron beam 367
neutropenia 181
neutrophil alkaline phosphatase stain 475
neutrophil chemotaxis assay 481
neutrophil count 475
neutrophilia 181
neutrophilic panniculitis 425
nevocellular nevus 425
nevoid basal cell carcinoma syndrome 432
nevoid basalioma syndrome 432
nevus anemicus 423
nevus comedonicus 415
nevus elasticus 426
nevus flammeus 428
nevus fusco-caeruleus zygomaticus 423
nevus lipomatosus superficialis 423
nevus of Ito 429
nevus of Ota 426
nevus spilus 410
newborn hearing screening 408
new Bunyavirus ribonucleic acid 470
new daily persistent headache 137
newly diagnosed primary immune throm-
　　bocytopenia 180
new smear positive pulmonary tuberculosis
　　84
new variant Creutzfeldt-Jakob disease 137
New York system 365
Nezelof syndrome 421
NGF 480
NGV 85
n-hexane poisoning 455
Ni 482
niacin poisoning 455
nickel 482
nickel carbonyl poisoning 455
nicotine poisoning 454
nicotine replacement therapy 95
nicotine stomatitis 421
nicotinic acid deficiency encephalopathy
　　138
nicotinic stomatitis 58
nictation 18
Niemann-Pick disease 133, 400, 421
night blindness 19
nightmare 130, 439
night sweating 92
nihilistic delusion 444
Nikaidoh procedure 231, 335
Nipah virus disease 462
NIPD 156
nipple asymmetry 319
nipple bloody discharge 187
nipple discharge 187
nipple discharge smear 197

nipple infection in pregnancy 391
nipple reconstruction 194
nipple reduction 194
nipple retraction 187
NIRS 344
Nissen operation 195
NIT 473
nitrate poisoning 455
nitrazepam poisoning 455
nitric acid burn 329
nitric oxide, NO 483
nitric oxide (NO) donor-induced headache
　　138
nitrite poisoning 138, 455
nitroblue tetrazolium reduction test 480
nitrogen oxide poisoning 452
nitrogen oxide toxic effect 70
nitroglycerin poisoning 455
nitrous oxide sedation 65
NK-lymphoblastic leukemia/lymphoma 175
NMP22 477
N-MYC gene amplification detection 468
no anterior chamber after glaucoma surgery
　　10
nocardiosis 422, 463
nociceptive pain 203, 338
nociceptive reaction for surgery 345
noctambulism 135
no circadian rhythm 145
noctural eating disorder syndrome 138
nocturia 155
nocturnal enuresis 245
nocturnal intermittent peritoneal dialysis
　　156
nocturnal leg cramp 134
nocturnal panic attacks 145
nocturnal penile tumescence test 255
nodal escape 75
nodal marginal zone lymphoma 178
nodal peripheral T cell lymphoma with T
　　follicular helper phenotype 175
nodal rhythm 75
nodal tachycardia 75
nodular basal cell carcinoma 417
nodular choroiditis 6
nodular cirrhosis 108
nodular cystic fat necrosis 417
nodular fasciitis 273, 417
nodular fascitis of shoulder 272
nodular fat necrosis 417
nodular goiter 28, 164
nodular goiter involving trachea 164
nodular goiter with hyperthyroidism 164
nodular hyperplasia of adrenal gland 166
nodular leukoplakia 47
nodular lymphocyte predominant Hodgkin
　　lymphoma 178
nodular malignant melanoma 417
nodular mucinous degeneration 417
nodular nonsuppurative panniculitis 417
nodular or swelling type amyloidosis 417
nodular pemphigoid 417
nodular scabies 417
nodular scleritis 6
nodular sclerosis classic Hodgkin lymphoma

178
nodular sheath disease 273
nodular tuberculid 417
nodular ulcerative basal cell carcinoma 417
nodular vasculitis 417
nodule 432
nodule in breast 187
nodules in the tail of pancreas 114
noise 149
noise induced deafness 33
noise induced hearing loss 30, 33, 455
no milk 393
nominal aphasia 449
non-24-hour sleep-wake syndrome 123
non-accommodative esotropia 3
non-addictive cocaine abuse 439
nonadrenal female pseudoherma-phroditism 239
non-alcoholic fatty hepatitis 104
non-alcoholic fatty hepatitis-associated cirrhosis 104
non-alcoholic fatty pancreas disease 104
nonallergic asthma 83
nonallergic rhinitis 26
nonanatomic liver resection 188
non-angled abutment 61
nonarteritic anterior ischemic optic neuro-pathy 3
nonarteritic ischemic optic neuropathy 3
non-autoimmune haemolytic anemia 398
nonbacterial cystitis 239
non-breathing oxygen therapy 95
non bullous congenital ichthyosiform erythro-derma 428
nonbullous ichthyosiform erythroderma 413
non-cardiogenic chest pain 73
non cardiogenic pulmonary edema 83
noncarious tooth defect 44
non cement fixation 302
non-cirrhosis portal hypertension 104
nonclassical congenital adrenocortical hyperplasia 161
non-concomitant esotropia 3
non-contact lens 22
non-contact scanner 61
non-contact scanning 61
non-contact tonometer 22
non-convulsive status epilepticus 123
non-destructive post-transplant lymphopro-liferative disorder 176
nondiabetic hypoglycemic coma 161, 398
nondiabetic insulin induced coma 398
non drug eluting stent implantation for arterial bridge after coronary artery bypass graft 233
non drug eluting stent implantation for chronic total occlusion of coronary artery disease 233
non drug eluting stent implantation for tortuous and angular coronary artery 233
non drug eluting stent implantation in coronary artery calcification 233
non drug eluting stent implantation in the left main coronary artery after coronary artery bypass graft 233

non drug eluting stent implantation in vein graft after coronary artery bypass graft 233
non drug eluting stent implantation with left main coronary artery complicated with multi-vessel lesions 233
nonencapsulated sclerosing carcinoma of thyroid 164
non-endotracheal general anesthesia 340
non epidemic mumps pseudotumor 26, 44
non-epileptic seizure 123
non-eruption of primary tooth 67
non-esterified cholesterol 481
non-esterified fatty acid 481
non-excision debridement of skin and subcuta-neous tissue 311
nonexpansiveness penile prosthesis implantation 248
nonfilarial chylothorax 220
non filarial chylothorax 83
non ossifying fibroma 261
nonfreezing cold injury 453
non-freezing injury 326
non-frequency dependence of dynamic compliance 97
nonfunctional adrenocortical adenoma 166, 244
nonfunctional adrenocortical carcinoma 166
nonfunctional islet cell tumor 168
nonfunctional pancreatic neuroendocrine tumor 169
non-functional pituitary adenoma 160
non-germinal cell tumor of testis 240
nongonococcal urethritis 239, 413
non-granulomatous uveitis 3
nonhereditary zinc deficiency 413
non-Hodgkin lymphoma 44, 176
non-horizontal muscle reduction 20
non-horizontal muscle strengthening 20
non-IgM monoclonal gammopathy of undetermined significance 181
non-immunological fetal hydrops 386
non-induced type sleep-wake syndrome 123
non-infectious diarrhea 69, 104
noninsulin-dependent diabetes mellitus associated with ocular complication 3
non-insulinoma pancreatogenous hypoglycemia syndrome 161
noninvasive assisted ventilation 70
noninvasive cardiac output measurement 345
non-invasive continuous positive airway pressure 95
noninvasive fungal sinusitis 26
non-invasive mechanical ventilation 95
non-invasive oxygen therapy 342
non-invasive positive ventilation 95
non-invasive positive ventilation via face mask 94
non-invasive positive ventilation via nasal mask 94
non-invasive pulse oximetry 99
noninvasive ventilation 95, 408
non-invasive wound infection 326
non-ionizing radiation 365
nonketotic hyperglycemic hemichorea 123

nonketotic hyperglycinemia 172
non-menstrual migraine with aura 123
non-menstrual migraine without aura 123
non-mixed room method 99
non-myeloablative allogeneic blood stem cell transplantation 176
non-myeloablativeblood stem cell transplantation 176
non-neonatal hyperbilirubinemia 104
non-neuronal hyperhidrosis 413
nonobstructive azoospermia 239
nonobstructive coronary artery disease 73
nonobstructive hypertrophic cardiomyopathy 73
non-occlusive Hill-Sachs injury 261
non-odontogenic tooth pain 44
non-oliguric acute renal failure 337
nonopioid analgesic and antipyretic poisoning 69
nonopioid analgesic, antipyretic and antirheumatic drug poisoning 69
nonopioid analgesic drug poisoning 69
non-opioid analgesic-overuse headache 123
nonorganic dyspareunia 443
nonorganic encopresis 437
nonorganic enuresis 437
nonorganic hypersomnia 437
nonorganic insomnia 437
nonorganic sleep disorder 437
nonorganic sleep-wake phase disorder 437
nonorganic vaginismus 443
non-ossifying fibroma 261
non-ovarian specific soft tissue tumor 348
non-paralytic type of poliomyelitis 126
non-paraneoplastic limbic encephalitis 123
nonparoxysmal atrioventricular junctional tachycardia 73
non-penetrating trabecular surgery 20
non-physiological visual loss 3
non-pitting edema 92
nonpneumonic legionnaires disease 83
non-proliferative diabetic retinopathy 161
non-protein respiratory quotient 97
non-purulent meningitis 123, 398
non-rapid eye movement (NREM) sleep 146
non-rapid eye movement parasomnia 123
non-rapid eye movement sleep arousal disorder 123
non-reflex neuropathic bladder 398
non reversible articular disc displacement 42
non-rhabdomyosarcoma soft tissue sarcoma 318
non-rheumatic aortic stenosis (mild) 220
non-rheumatic aortic stenosis (moderate) 220
non-rheumatic aortic stenosis (severe) 220
non-rheumatic aortic valve insufficiency 220
non-rheumatic aortic valve insufficiency (mild) 220
non-rheumatic aortic valve insufficiency (moderate) 220
non-rheumatic aortic valve insufficiency

（severe） 220
non-rheumatic aortic valve stenosis with insufficiency 220
non-rheumatic mitral insufficiency 219
non-rheumatic mitral insufficiency and aortic stenosis with insufficiency 219
non-rheumatic mitral insufficiency（mild） 219
non-rheumatic mitral insufficiency（moderate） 219
non-rheumatic mitral insufficiency（severe） 219
non-rheumatic mitral stenosis 219
non-rheumatic mitral stenosis（mild） 219
non-rheumatic mitral stenosis（moderate） 219
non-rheumatic mitral stenosis（severe） 219
non-rheumatic mitral stenosis with insufficiency 219
non-rheumatic mitral valve disease 219
non-rheumatic mitral valve with aortic valve insufficiency 219
non-rheumatic tricuspid insufficiency 219
non-rheumatic tricuspid insufficiency（mild） 219
non-rheumatic tricuspid insufficiency （moderate） 219
nonrheumatic tricuspid insufficiency（severe） 219
non-rheumatic tricuspid stenosis 219
non-rheumatic tricuspid stenosis（mild） 219
non-rheumatic tricuspid stenosis（moderate） 220
non-rheumatic tricuspid stenosis（severe） 220
non-rheumatic tricuspid stenosis with insufficiency 220
nonrigid connector 61
non-scarred ectropion material implantation correction 20
non-scarred entropion correction 20
non-scarred entropion suture correction 20
non-secretory myeloma 176
non-selective coronary angiography 80
nonseminoma 239
nonsevere aplastic anemia 176
non-small cell lung cancer 83
non-small cell lung carcinoma antigen 476
non-specific arthritis 261
non specific bronchial provocation test 97
nonspecific complication of dental implant 57
nonspecific cystitis 239
nonspecific encephalitis 123
nonspecific esterase stain 472
nonspecific interstitial pneumonia 83
nonspecific intraventricular block 73
non-specific liposarcoma 261
non-specific low back pain 261
nonspecific low blood-pressure value 79
nonspecific orchitis 239
non-specific ovarian soft tissue tumor 370
nonspecific pericarditis 73, 220
nonspecific reactive hepatitis 398
nonspecific urethritis 239

non-specific vaginitis 368
non-specific vulvitis 368
nonsteroidal anti-inflammatory drug（NSAID）-overuse headache 123
nonsteroidal anti-inflammatory drug poisoning 453
nonsteroid anti-inflammatory drug associated ulcer 104
non-stochastic effect 365
non-strabismic binocular vision dysfunction 3
non-stress test 396
non-submerged healing 61
non-submerged implant 61
non suppurative cavernous sinus thrombosis 123
non suppurative intracranial venous sinus thrombosis 123
non suppurative intracranial venous thrombosis 123
non suppurative jugular vein thrombosis 123
non suppurative sagittal sinus thrombosis 123
non suppurative sigmoid sinus thrombosis 123
non suppurative straight sinus thrombosis 123
non suppurative transverse sinus thrombosis 123
non sustained ventricular tachycardia 73
nonsystemic vasculitic peripheral neuropathy 123
nonthrombotic pulmonary embolism 83
nontoxic diffuse goitre 161
non-toxic insect bite 427
nontoxic multinodular goitre 161
nontoxic multiple thyroid nodules 161
nontoxic single nodular goiter 161
nontoxic single thyroid nodule 161
non-toxic snake bite 425
non-traumatic acute brain dysfunction 337
non-traumatic atlantoaxial dislocation 261
nontraumatic epidural hematoma 199
non-traumatic epidural hematoma 398
nontraumatic intracerebral hemorrhage 199
nontraumatic perforation of intestine 104
nontraumatic renal rupture 239
non-traumatic rupture of tendon 261
non-traumatic tear of tendon connection point 261
non-tropical sprue 104
nontuberculous mycobacterial disease 459
nontuberculous mycobacterial lung disease 459
nontuberculous mycobacterium pulmonary disease 83
nonunion after osteotomy 273
nonunion of ankle fracture 268
nonunion of bone 266
nonunion of calcaneal fracture 263
nonunion of carpal bone fracture 285
nonunion of elbow fracture 296
nonunion of femoral fracture 264
nonunion of femoral neck fracture 265
nonunion of fibular fracture 262
nonunion of hip fracture 276

nonunion of humeral fracture 264
nonunion of lower leg fracture 274
nonunion of metacarpal bone multiple fractures 294
nonunion of metacarpal fracture 294
nonunion of metatarsal fracture 295
nonunion of multiple fractures 260
nonunion of odontoid fracture 259
nonunion of odontoid process 259
nonunion of other carpal bone fracture 279
nonunion of pelvic fracture 266
nonunion of phalangeal fracture 295
nonunion of radius and ulna fracture 280
nonunion of radius fracture 280
nonunion of scaphoid fracture 296
nonunion of shoulder fracture 271
nonunion of the first metacarpal bone fracture 260
nonunion of thigh fracture 259
nonunion of thumb fracture 278
nonunion of tibial fracture 274
nonunion of ulnar fracture 258
nonunion of wrist fracture 285
non-valvular atrial fibrillation 73
non-valvular atrial fibrillation with high risk of bleeding 72
nonverbal auditory hallucination 443
Noonan syndrome 422
nopsychogenic hypersomnia 437
norepinephrine 482
normal breathing motion 93
normal breath sound 93
normal delivery 394
normal frequency ventilation 408
normal kalemic periodic paralysis 143
normal perfusion pressure breakthrough 204
normal pressure hydrocephalus 204
normal pulmonary ventilation function 84
normal tension glaucoma 18
normal term infant 407
normal tidal volume 93
normal tissue radiation effect 366
normal tissue tolerance dose 366
normocytic and normochromic anemia 181
normocytic anemia 181
normothermic hepatic vascular exclusion for bloodless hepatectomy 187
normothermic total hepatic vascular exclusion 187
normothermic total hepatic vascular inflow exclusion 187
normovolemic hypernatremia 91
norovirus enteritis 110
Norrie disease 132
Norrie syndrome 24
North Asian tick-borne typhus 457
Norwalk agents gastroenteritis 463
Norwood operation 234
nose and lip lesion resection 353
nose incision and foreign body removal 35
nose-lip fistulectomy 35
nose open injury 24
NOSES 192
nose skin lesion resection 353
nosophobia 438

notalgia paresthetica 414
NOTCH1 gene mutation detection 468
notch filter 148
nowicki-strickland locus of control scale for children 445
noxious substance eaten as food 69
NPD 46
NPE 88
NPM1 gene mutation detection 468
NPM1 mutation（A type）quantitation detection 468
NPPE 337
NRAS gene mutation detection 468
NREM sleep 146
NRS11 343
NSCLC 83
NSCLC-Ag 476
NSE 480
NSG 85
NSIP 83
NST 396
NSTEMI 74
N-terminal pro-B-type natriuretic peptide 481
NTLE 132
nuchal ligament hypertrophy 290
nuchal type fibroma 290
nuclear matrix protein 22 477
nuclear medicine examination 22
nuclear paralytic strabismus 4
nucleated cell count of bone marrow 472
nucleated red blood cell（NRBC）count 475
nucleic acid amplification and qualitative detection of ABO blood group 471
nuclide imaging of the whole body bone 217
number of awakening 148
number of rapid eye movement period 147
number of sleep stage shift 148
numbness 143
numbness of limb 143
numerical rating scale 345
nummular eczema 423
nummular headache 139
Nunn knee 278
nurse observation scale for inpatient evaluation 446
nursing home-acquired pneumonia 85
nutcracker esophagus 107
nutcracker syndrome 156, 230
nutrient deficiency 174
nutritional cardiomyopathy 78
nutritional deficiency 170
nutritional deficiency sequelae 170
nutritional edema 170
nutritional marasmus 170
nutritional rickets 293
nutrition neuropathy 139
nutrition risk 186
NVD 19
nyctalopia 17, 429
NYHA functional classification 343
nylon brush macular amyloidosis 421
nystagmus 17
nystagmus block syndrome 17

**O**

OAA/S 344
OAR 366
obedient compulsion act 443
Ober posterior approach 300
obesity 161
obesity associated focal segmental glomerular sclerosis 150
obesity-associated glomerulomegaly 150
obesity hypoventilation syndrome 83, 161
obesity-related glomerulopathy 150
obesity reproductive incompetence syndrome 161
OBI 115
object in middle ear 59
objective tinnitus 30, 34
oblique astigmatism 15
oblique facial cleft 50
oblique fracture 290
oblique lie 393
oblique lumbar interbody fusion 313
oblique osteotomy 65
oblique septum uterus 373
oblique vaginal septum 374
oblique vaginal septum syndrome 374
obliteration of lymphatic vessel 223, 419
obliterative bronchiolitis syndrome 82
observation for suspected glaucoma 7
observer's assessment of alertness/sedation 344
obsessional thought 443
obsessive-compulsive disorder 202, 440
obsessive-compulsive feature 443
obsessive-compulsive personality disorder 440
obsessive state 440
obsolete bronchial lymphoid tuberculosis 82
obsolete ear chemical burn 325
obsolete esophagus burn 325
obsolete external auditory canal chemical burn 325
obsolete limbs burn 325
obsolete lower limb burn 325
obsolete pleural tuberculosis 82
obsolete pulmonary tuberculosis 82
obsolete scar 325
obsolete trunk burn 325
obsolete trunk chemical burn 325
obsolete upper limb burn 325
obstetric air embolism 385
obstetrical brachial plexus injury 262
obstetrical tetanus 458
obstetric fat embolism 385
obstetric pulmonary embolism 385
obstetric septic embolism 385
obstetric shock 385
obstructed labor 386
obstruction of bile duct 103
obstruction of cardia 101
obstruction of colon 108
obstruction of cystic duct 104
obstruction of gallbladder 103
obstruction of large airway 82
obstruction of nasolacrimal duct 2

obstruction of silica gel tube implantating in anterior chamber 10
obstructive anuria 240
obstructive atelectasis 92
obstructive azoospermia 240
obstructive cholangitis 398
obstructive hydrocephalus 124, 199
obstructive hypertrophic cardiomyopathy 74
obstructive jaundice 106
obstructive jaundice after liver transplantation 185
obstructive laryngeal burn 330
obstructive nephropathy 151
obstructive parotitis 33
obstructive renal dysfunction 240
obstructive shock 337
obstructive sialadenitis of submandibular gland 59
obstructive sinusitis 33
obstructive sleep apnea hypopnea syndrome 33, 144, 338
obstructive sleep apnea syndrome 59
obstructive suppurative cholangitis 106, 398
obstructive tracheobronchial aspergillosis 92
obstructive ventilatory disorder 92
OBT 474
obturation of root canal 67
obturator hernia 101
obturator nerve block anesthesia and analgesia 339
occasional premature atrial beat 76
occasional premature ventricular beat 76
occipital approach 210
occipital artery-posterior inferior cerebellar artery anastomosis 210
occipital bone 204
occipital bone space-occupying lesion 204
occipital-cervical fusion and internal fixation 314
occipital condylar hypoplasia 294
occipital condyle fracture 294
occipitalization 269
occipital lobe abscess 143
occipital lobe cerebral hemorrhage 143
occipital lobectomy 210
occipital lobe epilepsy 143
occipital lobe hemorrhage 142
occipital malignancy 352
occipital malignant neoplasm 58
occipital meningioma 204
occipital neuralgia 142
occipital subcutaneous mass 320
occlusal attrition 46
occlusal film 67
occlusal guide plate 67
occlusal interference 45
occlusal pad 61
occlusal plane 67
occlusal plane guide 67
occlusal reconstruction 61
occlusal therapy 61
occlusal trauma 58, 59
occlusal vertical dimension 68
occlusion after stenting 229
occlusion at the beginning of internal carotid

artery　223

occlusion disorder　45

occlusion of atrial septal defect　80

occlusion of azygos vein　335

occlusion of external auditory canal　39

occlusion of inferior genicular artery　226

occlusion of inferior vena cava　226

occlusion of patent foramen ovale　234

occlusion of rectouterine pouch　383

occlusion of ventricular septal defect　81

occlusion test　68

occlusive arteriosclerosis of extremity　229

occult azoospermia　246

occult blood　473

occult blood test　474

occult cerebral vascular malformation　204

occult cleft spine　270

occult fracture　293

occult hepatitis B virus infection　115

occult prolapse of cord　393

occult rachischisis　204

occult spinal bifida　293

occupational abrasion of tooth　58

occupational acids fume-induced dental erosion　456

occupational acne　431

occupational allergic contact dermatitis　431

occupational allergic pneumonia　456

occupational and vocational training　451

occupational anthrax　456

occupational asthma　91, 456

occupational bladder cancer caused byβ-naphthylamine exposure　452

occupational bursitis　456

occupational cataract　456

occupational chromium induced nasal disease　456

occupational chronic toxic peripheral neuropathy caused by chemical　456

occupational contact dermatitis　456

occupational contact urticaria　456

occupational dental erosion　456

occupational dermatitis　432

occupational drug eruption-like dermatitis　432

occupational electric ophthalmia　456

occupational electroflash dermatitis　431

occupational exposure　456

occupational forest encephalitis　456

occupational frostbite　456

occupational hair change　431

occupational heatstroke（including heat stroke, heat spasm and heat exhaustion）456

occupational HIV infection（medical staff and policeman only）455

occupational infection dermatoses　431

occupational infectious dermatosis　456

occupational injury　455

occupational irritant contact dermatitis　431, 456

occupational kidney injury　154

occupational laryngitis　33

occupational leukoderma　431

occupational light contactdermatitis　456

occupational maceration and erosion　431

occupational medicamentosa-like dermatitis　456

occupational melanosis　431, 456

occupational nail change　432

occupational needle stick injury　456

occupational neoplasm　432

occupational noise-induced deafness　456

occupational prurigo　432

occupational radiation-induced disease　456

occupational Raynoud's phenomenon　455

occupational rhinitis　33

occupational skin cancer　456

occupational skin disease　456

occupational skin ulcer　432, 456

occupational therapy　334

occupational therapy and vocational rehabilitation　451

occupational wart　456

occupying lesion of liver　106

ochronosis　162, 415

OCR　339

OCT　396

octopus bite　431

ocular albinism　15, 169

ocular aspergillosis　17

ocular chalcosis　17

ocular contusion　15

ocular cryptococcosis　17, 465

ocular cysticercosis　465

ocular deep abscess incision and drainage　22

ocular explosive injury　15

ocular fundus change of DIC　9

ocular fungal disease　429

ocular histoplasmosis　465

ocular hypertension　4

ocular hypertension after intraocular lens implantation　10

ocular ischemic syndrome　17

ocular laceration　16

ocular laceration and rupture with prolapse or loss of intraocular tissue　16

ocular laceration without prolapse or loss of intraocular tissue　16

ocular laceration with prolapse of intraocular tissue　16

ocular malignant tumor　15

ocular myasthenia gravis　18, 338

ocular myiasis　429, 465

ocular myopathy with hyperthyroidism　127

ocular plague　465

ocular presumed histoplasmosis syndrome　16

ocular prosthesis　17

ocular secondary syphilis　413

ocular siderosis　17

ocular socket plasty　22

ocular sparganosis　465

ocular superficial abscess incision and drainage　21

ocular surface benign tumor　15

ocular surface impression cytology　23

ocular surface metastatic tumor　15

ocular surface reconstruction　21

ocular surface scraping cytology　23

ocular syphilis　429

ocular tenonitis　16

ocular toxoplasmosis　15, 465

ocular tumor　352

oculocardiac reflex　339

oculo-cerebro-cutaneous syndrome　429

oculocutaneous albinism　16, 429

oculocutaneous albinism type Ⅰ　429

oculocutaneous albinism type Ⅱ　429

oculocutaneous albinism type Ⅲ　429

oculocutaneous albinism type Ⅳ　429

oculocutaneous albinism type Ⅴ　429

oculogastric reflex　339

oculoglandular listeriosis　465

oculoglandular tularemia　465

oculomandibular dysostosis　17

oculomotor nerve palsy　3

oculomotor neuritis　3

oculomotor paralysis　3

oculopharyngeal muscular dystrophy　17, 138

ocyodinic poisoning　452

odontoameloblastoma　56

odontogenesis imperfecta　57

odontogenic benign tumor　57

odontogenic carcinoma　352

odontogenic cyst　32, 57

odontogenic cyst of jaw　45

odontogenic facial skin fistula　57

odontogenic fibroma　57

odontogenic fibrosarcoma　57

odontogenic keratocyst　57

odontogenic keratocyst of jaw　45

odontogenic malignant neoplasm　57

odontogenic myxoma　57

odontogenic tumor　57

odontoidectomy　302

odontoid resection　302

odontoma　57

odonto-onycho-dermal dysplasia　429

odonto-tricho-ungual-digital-palmar syndrome　429

odonto-ungual dysplasia with alopecia　429

odotoidscrew fixation　302

ODTS　455

oedematous laryngitis　30

OER　366

oesophageal diverticulum lavage　41

oestrogen-withdrawal headache　121

OFA　342

oil acne　430, 455

oil aspiration pneumonia　89

oil cerumen　30

oil paint and dye poisoning　455

Oimsted syndrome　409

OK blood group genotyping by polymerase chain reaction-sequence specific primer（PCR-SSP）469

old age　70

old anterior and high lateral myocardial infarction　72

old anterior and inferior myocardial infarction　72

old anterior, inferior and high lateral myocardial infarction　72

old anterior lateral myocardial infarction  72
old anterior myocardial infarction  72
old anteroseptal and high lateral myocardial infarction  72
old anteroseptal and inferior myocardial infarction  72
old anteroseptal myocardial infarction  72
old cervical fracture  274
old cervical lymph node tuberculosis  25
old cervical lymphoid tuberculosis  42
old chin fracture  42
old chorioretinitis  2
old coccygeal fracture  286
old dislocation of acromioclavicular joint  272
old dislocation of temporomandibular joint  42
old extensive anterior and high lateral myocardial infarction  72
old extensive anterior and inferior myocardial infarction  72
old extensive anterior, inferior and high lateral myocardial infarction  72
old extensive anterior myocardial infarction  72
old eye burn  3
old eye injury  3
old facial bone fracture  42
old facial nerve injury  42
old first-degree laceration of perineum  368
old foreign body of eyelid  2
old fourth-degree laceration of perineum  368
old fracture of condyle  42
old fracture reduction and internal fixation of condylar process  62
old high lateral myocardial infarction  72
old inferior and high lateral myocardial infarction  72
old inferior and posterior myocardial infarction  72
old inferior and right ventricular myocardial infarction  72
old inferior, high lateral and posterior myocardial infarction  72
old inferior myocardial infarction  72
old inferior, posterior and right ventricular myocardial infarction  72
old injury of eyelid  2
old intestinal tuberculosis  103
old intralenticular magnetic foreign body  2
old intralenticular non-magnetic foreign body  2
old intraocular magnetic foreign body  2
old intraocular non-magnetic foreign body  2
old iridocyclitis  2
old jaw fracture  42
old laceration of cervix uteri  375
old laceration of perineum  369
old lateral and posterior myocardial infarction  72
old lateral myocardial infarction  72
old lumbar fracture  292
old magnetic foreign body in the back of eyeball  2
old magnetic foreign body of ciliary body  2

old magnetic foreign body of iris  2
old magnetic foreign body of scleral  2
old magnetic foreign body of vitreous cavity  2
old magnetic foreign body retention of anterior chamber  2
old mandibular fracture  42
old mesenteric lymph node tuberculosis  103
old myocardial infarction  72
old non-magnetic foreign body in anterior chamber  2
old non-magnetic foreign body of ciliary body  2
old non-magnetic foreign body of iris  2
old non-magnetic foreign body of scleral  2
old non-magnetic foreign body of vitreous cavity  2
old non-ST segment elevation myocardial infarction  72
old orbital wall fracture  2
old pelvic floor muscle laceration  371
old perforation of the uterus  368
old perineal laceration  368
old posterior myocardial infarction  72
old retinal detachment  2
old right ventricular myocardial infarction  72
old rupture of hymen  368
old rupture of lacrimal ductule  2
old rupture of patellar tendon  257
old sacral fracture  260
old second-degree laceration of perineum  368
old skull fracture  42
old spinal fracture  270
old subendocardial myocardial infarction  72
old third-degree laceration of perineum  368
old thoracic fracture  291
old tubal pregnancy  368
old tuberculosis of abdominal cavity  103
old tuberculosis of spine  270
old uveitis  2
old vaginal laceration  368
old zygomatic and arch fracture  42
olecranon bursitis  293
olecranon resection  302
olecranon traction  302
OLF  269
olfactory bulb malignancy  352
olfactory deficiency and gonadal dysfunction syndrome  169
olfactory groove meningioma  204
olfactory hallucination  443
olfactory nerve malignancy  352
olfactory neuroblastoma  32
olfactory neuroepithelioma  204
olfactory test  41
oligoasthenospermia  243
oligoastrocytoma  203
oligoclonal band  146
oligodendroglial tumor  203
oligodendroglioma  203
oligodontia with ungual dysplasia  425
oligohydramnios  393
oligomeganephronia  154
oligomenorrhea  377

oligospermia infertility  371
oliguria  79, 155, 329, 407
oliguria stage of ARF  337
oliguric acute renal failure  337
oliguric renal failure  243
olivopontocerebellar atrophy  124
olivopontocerebellar atrophy associated with retinal dystrophy  4
olivopontocerebellar atrophy with blindness  124
olivopontocerebellar atrophy with slow eye movement  124
Ollier disease  256, 278
olophonia  34
OLV  339
omental cyst  111
omental laceration suture  360
omental torsion reposition  360
omentectomy  187, 195
omentorenopexy  353
omentoureteroplasty  247
omentum partial resection  360
omohyoid muscle partial resection  308
omphalectomy  193, 434
omphalocele  401
omphalocele-macroglossia-macrosomia syndrome  401
omphalo-enteric fistula  401
Omsk hemorrhagic fever  458
onchocerciasis  422, 463
oncocytic adenoma  53
one and a half ventricle repair  237
one hour urine sediment count  471
oneiroid state  443
one-lung ventilation  339
one-on-one manual motor function training  451
one-piece abutment  66
one-piece implant  66
one-stage implant placement  66
ongenital cystic adenomatoid malformation  89
onlay  61
onlay bone grafting  65
onlay skin graft  333
on-line hemodiafiltration  156
on-line hemofiltration  156
onset time  345
onychia  271
onychoatrophy  416
onycholysis  271
onychomycosis packet  433
onychophagia  429, 441
onychophosis  318
onychoplasty  307, 433
onychoptosis  416
onychosis  416
onychotillomania  426
O'nyong-nyong fever  457
oocyte dysmaturity  370
oophoritis  370
oophoritis following abortion  370
oophoroplasty  381
oophorostomy  381
open abdomen  192

open abdominal injury 184
open amputation for retention length 301
open biopsy 312
open biopsy of bile duct 363
open biopsy of bladder 363
open biopsy of bone tumor 356
open biopsy of brain 208, 363
open biopsy of bronchus 363
open biopsy of cerebral meningeal 363
open biopsy of cranial nerve 207
open biopsy of esophagus 363
open biopsy of gallbladder 363
open biopsy of kidney 363
open biopsy of liver 363
open biopsy of lung 363
open biopsy of mediastinum 363
open biopsy of ovarian 363
open biopsy of pancreas 363
open biopsy of parotid gland 363
open biopsy of pelvic tumor 305
open biopsy of phalangeal 363
open biopsy of prostate 363
open biopsy of sacrum tumor 302
open biopsy of salivary 363
open biopsy of seminal vesicle 363
open biopsy of spine tumor 307
open biopsy of spleen 363
open biopsy of stomach 363
open biopsy of testicular 363
open biopsy of tongue 363
open biopsy of uterine cervix 363
open biopsy of uterine ligament 363
open biopsy of uterus 363
open bite deformity 47
open blood transfusion strategy 341
open bone graft 310
open book fracture of pelvis 266
open-book laminoplasty 315
open cardiac massage 335
open cervical vertebra fracture 276
open chest cardiac compression 214, 341
open chest exploration 358
open chest exploration with thoracoscopic
    surgery 236
open chest injury associated with dislocation 212
open chest injury associated with fracture
    212
open chest injury associated with intrathoracic
    injury 212
open chest trauma 212
open comminuted fracture of skull 200
open common bile duct lesion 185
open craniocerebral injury 200, 327
open craniocerebral injury with intracranial
    injury 200
open craniocerebral injury with skull fracture
    200
open cystic lesion 185
open depressed fracture of skull 200
open dislocation of cervical vertebrae 274
open dislocation of lumbar spine 293
open dislocation of multiple cervical vertebrae
    261
open dislocation of thoracic vertebra 291
open ear injury with foreign body 318

opened-loop controlled infusion device 341
open epiphyseal bar of tibia and fibula 309
open eyelid foreign body 7
open forearm injury 279
open fracture 276
open fracture of alveolar bone 47
open fracture of coccyx 276
open fracture of first metacarpal bone 276
open fracture of frontal bone 7
open fracture of lower limb 288
open fracture of lumbar vertebra 276
open fracture of lumbosacral spine 276
open fracture of metacarpal bone 276
open fracture of orbital bone 47
open fracture of phalanges of finger 276
open fracture of skull 200
open fracture of sternum 276
open fracture of thoracic region with spinal
    cord injury 290, 291
open fracture of thumb 276
open fracture of upper limb 282
open fracture of vertebral column 270
open fracture of zygomatic bone 47
open heart rupture 223
open helium dilution method 98
open helium dilution method-rebreathing
    method 98
open helium dilution method-single breath
    method 98
open hemopneumothorax 87
open hemothorax 82
open hepatic rupture 276
opening of cranial suture 207
opening of parotid gland transplantation 64
opening snap 79
open injury 87
open injury and dislocation of hip joint 276
open injury and dislocation of shoulder 271
open injury in mandible 31
open injury involving thorax with abdomen,
    lower back and pelvis 290
open injury of abdomen and lower back and
    pelvis 263
open injury of abdominal wall 184
open injury of ankle 268
open injury of ankle and foot with dislocation
    268
open injury of ankle and foot with fracture
    268
open injury of ankle with dislocation 268
open injury of ankle with fracture 268
open injury of anterior chest wall 212, 229
open injury of buccal and mandibular areas
    28
open injury of calf 290
open injury of calf with dislocation 290
open injury of calf with fracture 290
open injury of cervical esophagus 108
open injury of chest 228
open injury of exterior chest 228
open injury of fibula 262
open injury of flank 290
open injury of foot 297
open injury of foot with dislocation 297
open injury of foot with fracture 297

open injury of forearm with dislocation 279
open injury of forearm with fracture 279
open injury of gingiva 57
open injury of groin 276
open injury of heel 263
open injury of hip 276, 285
open injury of hip with fracture 276
open injury of iliac region 279
open injury of jaw 26
open injury of knee 288
open injury of larynx 27
open injury of lip 43
open injury of lower back 292
open injury of lower limb 288
open injury of maxilla 52
open injury of nasal epidermis 24
open injury of nasal septum 25
open injury of oral mucosa 48
open injury of palate 29, 44
open injury of pelvis 266
open injury of perineum 276
open injury of pharynx 32
open injury of posterior chest wall 212, 229
open injury of regio presternalis 229
open injury of shoulder 271
open injury of shoulder girdle 272
open injury of shoulder region 272
open injury of shoulder with fracture 271
open injury of supraclavicular region 284
open injury of thyroid gland 163
open injury of tibia 274
open injury of toe 295
open injury of tongue and floor of mouth 53
open injury of trachea 29, 51
open injury of upper limb 283
open injury of upper limb and lower limb
    282
open injury with dislocation of femoral part
    264
open injury with dislocation of lower back
    292
open injury with foreign body 276
open injury with fracture of femoral part 264
open injury with fracture of lower back 292
open intra-abdominal organ lesion 276
open jejunum rupture 276
open lip injury 47
open lung strategy 94
open lung tumor radiofrequency ablation
    216
open modified radical mastoidectomy 37
open multiple fractures of metacarpal bone
    276
open multiple fractures of phalanges of fingers
    276
open omental rupture 185
open orbital fracture 7
open osteoplasty mandibular ramus 62
open pelvic injury with dislocation 266
open pelvic injury with fracture 266
open penetrating cardiac injury 223
open pneumothorax 86, 327
open rapture of parotid duct 47
open reduction 312
open reduction and bone nail fixation of

phalanx fracture 314, 315

open reduction and cannulated screw internal fixation of humeral fracture 304

open reduction and external fixation of fracture (carpometacarpal joint, metacarpophalangeal and interphalangeal joint) 314

open reduction and fixation of maxillary fracture 64, 323

open reduction and internal fixation 312

open reduction and internal fixation for fracture of face 63

open reduction and internal fixation for fracture of mandible 65

open reduction and internal fixation for hip joint dislocation 310

open reduction and internal fixation for Pilon fracture 300

open reduction and internal fixation of acetabular fracture 310

open reduction and internal fixation of alveolar bone fracture 65

open reduction and internal fixation of carpometacarpal joint 313

open reduction and internal fixation of cervical dislocation 309

open reduction and internal fixation of dislocated elbow 315

open reduction and internal fixation of dislocation of acromioclavicular joint 308

open reduction and internal fixation of dislocation of shoulder joint 308

open reduction and internal fixation of distal radius fractur 312

open reduction and internal fixation of facial bone fracture 322

open reduction and internal fixation of femoralfracture 304

open reduction and internal fixation of femoral intercondylar fracture 304

open reduction and internal fixation of fracture 305

open reduction and internal fixation of fracture of foot 316

open reduction and internal fixation of fracture of zygoma 63, 322

open reduction and internal fixation of humeral intercondylar fracture 304

open reduction and internal fixation of lumbar fracture 313

open reduction and internal fixation of mandibular comminuted fracture 323

open reduction and internal fixation of mandibular condylar fracture 65

open reduction and internal fixation of mandibular fracture 65, 323

open reduction and internal fixation of olecranon fracture 302

open reduction and internal fixation of patellar concentrator 301

open reduction and internal fixation of patellar fracture 301

open reduction and internal fixation of phalangeal joint fracture (carpometacarpal joint, metacarpophalangeal and interphalangeal joint) 314

open reduction and internal fixation of proximal humeral fracture 304

open reduction and internal fixation of tarsal fracture 303

open reduction and internal fixation of tibial plateau fracture 309

open reduction and internal fixation of triad of elbow 315

open reduction and internal fixation of ulna fracture 301

open reduction and intramedullary nail fixation of femoral fracture 304

open reduction and intramedullary nail fixation of fibula fracture 303

open reduction and intramedullary nail fixation of radius fracture 312

open reduction and intramedullary nail fixation of tarsal fracture 303

open reduction and intramedullary nail fixation of tibial fracture 309

open reduction and intramedullary nail fixation of ulna fracture 301

open reduction and intramedullary nail internal fixation of humeral facture 304

open reduction and k-wire internal fixation of phalanx fracture 314, 315

open reduction and pin internal fixation for calcaneal fracture 303

open reduction and pin internal fixation for fracture of ankle 306

open reduction and pin internal fixation of femoral fracture 304

open reduction and pin internal fixation of fibula fracture 303

open reduction and pin internal fixation of humeral fracture 304

open reduction and pin internal fixation of iliac fracture 311

open reduction and pin internal fixation of pelvic fracture 305

open reduction and pin internal fixation of radius fracture 312

open reduction and pin internal fixation of scapular fracture 308

open reduction and pin internal fixation of talus fracture 310

open reduction and pin internal fixation of tarsal fracture 303

open reduction and pin internal fixation of tibial fracture 309

open reduction and pin internal fixation of ulna fracture 301

open reduction and pin internal fixation pin of hip fracture 310

open reduction and plate internal fixation 312

open reduction and plate internal fixation for fracture of ankle 306

open reduction and plate internal fixation of both-bone forearm fracture 302

open reduction and plate internal fixation of calcaneal fracture 303

open reduction and plate internal fixation of clavicle fracture 313

open reduction and plate internal fixation of femoral fracture 304

open reduction and plate internal fixation of fibula fracture 303

open reduction and plate internal fixation of hip fracture 310

open reduction and plate internal fixation of humeral fracture 304

open reduction and plate internal fixation of iliac fracture 311

open reduction and plate internal fixation of pelvic fracture 305

open reduction and plate internal fixation of phalanx fracture 314

open reduction and plate internal fixation of radius fracture 312

open reduction and plate internal fixation of scapular fracture 308

open reduction and plate internal fixation of talus fracture 310

open reduction and plate internal fixation of tibial fracture 309

open reduction and plate internal fixation of ulna fracture 301

open reduction and screw fixation for patellar fracture 301

open reduction and screw internal fixation for fracture of ankle 306

open reduction and screw internal fixation of calcaneal fracture 303

open reduction and screw internal fixation of femoral fracture 304

open reduction and screw internal fixation of fibula fracture 303

open reduction and screw internal fixation of fracture of talus 310

open reduction and screw internal fixation of hip fracture 310

open reduction and screw internal fixation of humeral fracture 304

open reduction and screw internal fixation of iliac fracture 311

open reduction and screw internal fixation of pelvic fracture 305

open reduction and screw internal fixation of phalanx fracture 314, 315

open reduction and screw internal fixation of radius fracture 312

open reduction and screw internal fixation of scapular fracture 308

open reduction and screw internal fixation of tibial fracture 309

open reduction and screw internal fixation of ulna fracture 301

open reduction and tension band internal fixation for patellar fracture 301

open reduction and TINi embracing fixator internal fixation of humeral fracture 304

open reduction and wire internal fixation of femoral fracture 304

open reduction for fracture of ankle 306

open reduction for hip joint dislocation 310

open reduction intramedullary nail fixation for fracture of ankle 306

open reduction of calcaneal fracture 303

open reduction of cervical dislocation 309

open reduction of dislocated elbow　315

open reduction of dislocation of acromioc-
　lavicular joint　308

open reduction of dislocation of ankle　307

open reduction of dislocation of shoulder joint
　308

open reduction of dislocation of tarsometatarsal
　joint　303

open reduction of dislocation of temporo-
　mandibular joint　63

open reduction of dislocation of ulnoradial
　joint　302

open reduction of facial bone fracture　322

open reduction of fibula fracture　303

open reduction of fracture　305

open reduction of fracture of femur　304

open reduction of fracture of tibia　309

open reduction of humeral fracture　304

open reduction of interphalangeal joint dislocation
　314, 315

open reduction of mandibular fracture　323

open reduction of maxillary facture　323

open reduction of maxillary fracture　39

open reduction of orbital bone fracture　321

open reduction of orbital wall fracture　321

open reduction of patella fracture　301

open reduction of phalanx fracture　314, 315

open reduction of radius fracture　312

open reduction of spinal fracture　307

open reduction of tarsal bone fracture　303

open reduction of ulna fracture　301

open reduction of zygomatic facture　322

open reduction surgery of nasal bone fracture　35

open reticulated bone grafting　310

open rhinolalia　34

open sacral and coccyx injury　276

open soft-tissue injury　276

open thoracic drainage　214

open trauma of pharynx　28

open tray impression　62

open wound　299

open wound involving multiple body regions
　318

open wound of abdomen with injury of intra-
　abdominal organ　184

open wound of back　212, 257

open wound of behind ear with foreign body
　47

open wound of elbow　296

open wound of eyelid and periocular area　15

open wound of finger without damage to nail
　284

open wound of head　319

open wound of scalp　54

open wound of trunk　280

operation of cranial nerve　208

operation of craniocerebral injury　208

operation of peripheral nerve　211

operation on sympathetic nervous system
　206

operative approach　210

operative colonoscopy　197

operative route　210

OPF　366

ophthalmic aneurysm　15, 138

ophthalmic aneurysm rupture　138

ophthalmic artery aneurysm　352

ophthalmic artery ischemia　15

ophthalmic artery stenosis　15

ophthalmic segment of internal carotid artery
　aneurysm　200

ophthalmomyiasis interna　16

ophthalmoplegic migrain　138

ophthalmoscopy　23

opioid dependence syndrome　436

opioid free anesthesia　342

opioid harmful use　436

opioid-overuse headache　119

opioid poisoning　69

opioid receptor antagonist poisoning　452

opioid sparing anesthesia　342

opioid use disorder　436

opioid-withdrawal headache　119

opioid withdrawal state　436

opioid withdrawal state with delirium　436

opisthorchiasis　460

opisthorchiasis felineus　109

OPMD　17, 138

Oppenheim sign　257

opportunistic infection　327

opportunistic parasitosis　460

opportunistic pathogen infection　177

oppositional compulsion act　443

oppositional defiant disorder　437

oppressed pancreas　114

oppression in chest　93

oppressive feeling of nasal bridge　33

OPSI　185

opsoclonus-myoclonus syndrome　137

optical abnormal after corneal refractive
　surgery　6

optical abnormality after refractive surgery
　10

optical coherence tomography　22, 238

optical coherence tomography (OCT) of
　coronary artery　80

optic atrophy　11

optic canal fracture　11

optic chiasma disorder　11

optic chiasma syndrome　11

optic disc astrocytic hamartoma　11

optic disc atrophy　19

optic disc dysplasia　11

optic disc hemangioma　11

optic disc mass　11

optic disc oedema　11

optic disc pit　11

optic disc vasculitis　11

optic glioma　11, 203

optic nerve avulsion　11

optic nerve benign neoplasm　11

optic nerve contusion　11

optic nerve decompression　39

optic nerve malignant neoplasm　11, 203,
　351

optic nerve neurinoma　351

optic nerve sheath diameter measurement
　345

optic nerve sheath meningioma　11

optic nerve tuberculosis　11

optic neuritis　11

optic neuromyelitis　11, 134

optic perineuritis　11

optic thalamus response syndrome　11

optimal positive end-expiratory pressure　96

optimum dose　367

OPV　276

oral abscess　48

oral and maxillofacial cellulitis and abscess
　48

oral and maxillofacial space infection　48

oral and maxillofacial trauma　48

oral appliance for obstructive sleep apnea and
　hypopnea syndrom　67

oral basic anesthesia　341

oral benign tumor　48

oral candidiasis　48, 418, 461

oral carcinoma in situ　48

oral cyst　48

oral dermoid cyst　48

oral developmental (non-odontogenic) cyst
　48

oral epidermoid cyst　48

oral erythroplakia　48

oral-facial-digital syndrome　418

oral-facial-digital syndrome type I　418

oral-facial-digital syndrome type II　418

oral-facial-digital syndrome type III　418

oral-facial-digital syndrome type IV　418

oral fistula　48

oral florid papillomatosis　418

oral focal epithelial hyperplasia　418

oral focal infection　48

oral foreign body　48

oral hemangioma　48

oral herpes　400, 461

oral herpes simplex　48, 418

oral hygiene instruction　62

oral infection　48

oral irrigation　62

oral leukoplakia　48, 418, 461

oral lichen planus　418

oral live poliovirus vaccine　276

oral lymphangioma　48

oral lymphatic malformation　48

oral malignant neoplasm　28, 48

oral mass　49

oral melanoplakia　48

oral melanosis　418

oral mucocele　48

oral mucomembranous lesion due to metal
　417

oral mucous hemorrhage　48

oral mucous malignant neoplasm　28

oral pigmentation　418

oral prophylaxis　62

oral reading skill disorder　440

oral rehydration salt poisoning　454

oral soft tissue transplanted flap necrosis　48

oral submucous fibrosis　48

oral superficial injury　48

oral trichomonas infection　461

oral tuberculosis　48

oral ulcer　48

oral vascular hyperplasia　48

oral vascular malformation 48
orbicularis oculi plastic surgery 22
orbital abscess 465
orbital acute inflammation 16
orbital amyloidosis 16
orbital and facial cleft 8
orbital aneurysm 8
orbital apex syndrome 8
orbital arteriovenous fistula 7
orbital arteriovenous malformation 16
orbital artery malformation 16
orbital atrophy 16
orbital benign tumor 8, 16
orbital cellulitis 16, 7
orbital complex fracture 16
orbital connective tissue malignant tumor 8
orbital cranial communicating foreign body 8
orbital cranial communicating tumor 8
orbital cyst 16
orbital cyst after alloplastic implantation 16
orbital dermoid cyst 8, 16
orbital edema 16
orbital emphysema 8
orbital exenteration 21
orbital floor and wall defect 318
orbital foreign body removal 21
orbital fracture 7, 8, 16, 58
orbital green tumor 8
orbital haemorrhage 16
orbital hematoma 16
orbital hematoma puncture and drainage 21
orbital hypertelorism 49
orbital inflammation 16
orbital inflammatory pseudotumor 8, 16
orbital laceration 7
orbital lesion resection 361
orbital malignant neurilemmoma 7
orbital malignant tumor 7
orbital margin fracture 8
orbital mass 16
orbital meningocele 16
orbital metastatic tumor 8
orbital mucous cyst 8
orbital myositis 16
orbital neurilemma 8
orbital neurilemmoma 16
orbital neurofibroma 8
orbital osteomyelitis 16
orbital parasitic disease 16, 465
orbital penetrating injury 7
orbital periostitis 16
orbital sarcoidosis 16
orbital schwannoma 8
orbital secondary malignant tumor 8
orbital septal lipomatosis 169
orbital serous cyst 16
orbital syphilis 16
orbital teratoma 16
orbital tissue injury 8
orbital trauma 16
orbital tuberculosis 16
orbital tumor 8
orbital varix 16
orbital vascular benign tumor 16
orbital vascular malignant tumor 16

orbital vasculitis 16
orbital wall blowout fracture 7
orbital wall fracture 7
orbital wall reconstruction 62
orbital wound infection 7
orbitography 23
orbitotomy with orbital implantation 37
orchidorrhaphy 249
orchiectomy 249
orchioblastoma 240
orchitis 240
orf 429
organic affective disorder 439
organic amnesic syndrome 443
organic amnesic syndrome, not induced by
    alcohol and other psychoactive substances
    133
organic amnesic syndrome, not induced by
    alcohol and other psychoactive substances,
    Korsakoff syndrome 133
organic anxiety disorder 439
organic bipolar affective disorder 440
organic catatonic disorder 439
organic delusional disorder 440
organic dementia 133
organic depressive disorder 440
organic dissociative disorder 439
organic dust toxic syndrome 455
organic emotionally labile disorder 439
organic erectile dysfunction 243
organic fluorine compound poisoning 455
organic fluoropolymer monomers and their
    pyrolysates poisoning 455
organic hallucinosis 439
organic manic disorder 440
organic mental disorder 439
organic mercury compound poisoning 455
organic mixed affective disorder 439
organic mood disorder 440
organic personality and behavioural disorder
    due to brain disease, damage and dysfunction
    441
organic personality disorder 439
organic psycho syndrome 443
organic sleep disorder 133
organic solvent poisoning 154
organ injury during operation 184
organization of muscle hematoma 269
organized pneumonia 86
organ-limited amyloidosis 14
organophosphorus poisoning 455
organophosphorus toxic peripheral neuropathy
    139
organotin compound poisoning 455
organ transplant encephalopathy 133
orgasmic dysfunction 441
origin stenosis of celiac trunk artery 221
oroantral fistula 28, 48
orofacial granulomatosis 48
oropharyngeal airway intubation 341
oropharyngeal cancer 49
oropharyngeal malignant tumor 349
Oropouche virus disease 457
orotracheal cannula 94
orotracheal intubation 94, 340

Oroya fever 409
orthochromatic normoblast 474
orthodontic extraction 66
orthodontic tooth reduction 58
orthodromic 148
orthogonal radiography 366
orthokeratinized odontogenic cyst 58
orthopedic appliance 62
orthopnea 79, 92
orthoptic spleen biopsy 196
orthoptic training 12
orthosis 451
orthostatic hypotension 78, 449
orthostatic hypotensive syncope 143
orthostatic proteinuria 156
orthostatic tachycardia syndrome 76
orthotopic heart transplantation 237
orthotopic liver transplantation 196
orthotopic neobladder 255
orthotopic ureterocele 247
orthovoltage radiotherapy 362
OSA 342
OSAHS 338
os aponcurosis plantaris 295
os cuboideum secundarium 259
os cuneo I metatarsale II dorsale 260
os cuneo I metatarsale II plantare 260
OSF 48
Osgood-Schlatter disease 274
os intercuneiform 290
os intermetatarseum 295
Osler node 79
osmotic cerebral edema 203
osmotic demyelination syndrome 134
osmotic diuresis 244
osmotic encephalopathy 134
osmotic laxative poisoning 455
osmotic nephropathy 153
osmotic pressure 99, 482
os peroneum 262
osphyalgia 292
osseointegration 59
osseous cryptococcosis 266, 459
osseous rehabilitation 59
osseous remolding 59
osseous syphilis 265, 459
osseous torticollis 266
ossicular chain reconstruction 39
ossification around hip joint 276
ossification of anterior longitudinal ligament
    279
ossification of cervical ligamenta flava 274
ossification of cervical posterior longitudinal
    ligament 274
ossification of coracoclavicular joint 269
ossification of ligament flava 269
ossification of penis 246
ossification of posterior longitudinal ligament
    268
ossifying fibroma 45
ossifying fibroma of skull 200
ossifying fibromyxoid tumor 265
os subcalcis 263
os subfibulare 262
os subtibiale 275

os supratalare　275
os talonaviculare dorsale　275
osteal foraminal stenosis　297
osteal spinal stenosis　296
ostecosynthesis　308
osteitis condensans ilium　279
osteitis fibrosa cystica　154
osteitis of upper limb　282
osteoarthritis　265
osteoarthritis of ankle　268
osteoarthritis of atlantoaxial joint　269
osteoarthritis of calcaneocuboid joint　263
osteoarthritis of carpometacarpal joint　286
osteoarthritis of distal interphalangeal joint　294
osteoarthritis of interphalangeal joint　295
osteoarthritis of knee　287
osteoarthritis of metatarsocuneiform joint　295
osteoarthritis of metatarsosesamoid joint　295
osteoarthritis of midfoot　295
osteoarthritis of naviculocuneiform joint　296
osteoarthritis of shoulder joint　271
osteoarthritis of subtalar joint　275, 448
osteoarthritis of talonavicular joint　275
osteoarthritis of tarsometatarsal joint　294
osteoarthropathy of finger　295
osteoarthropathy of phalanx　295
osteoarthropathy of wrist　285
osteoarthrosis　447
osteoarthrosis of elbow　296
osteoarthrosis of lumber spine　292
osteoarthrosis of spine　448
osteoarthrosis of temporomandibular joint　50
osteoblast　471
osteoblastoma　266
osteocalcin　482
osteochondral damage of distal femur　287
osteochondral fracture of distal femur　265
osteochondral lesion of talus　275
osteochondral transplantation　305
osteochondritis　266
osteochondritis dissecans　257
osteochondritis dissecans of distal femur　287
osteochondritis dissecans of elbow joint　296
osteochondritis dissecans of femoral condyle　265
osteochondritis dissecans of knee　286, 287
osteochondritis dissecans of lateral condyle of femur　265
osteochondritis dissecans of patella　257
osteochondritis dissecans of shoulder joint　271
osteochondritis dissecans of talus　268
osteochondritis dissecans of tibial plateau　275
osteochondritis of calcaneal epiphysis　263
osteochondritis of knee　287
osteochondritis of metatarsal head　295
osteochondritis of navicular bone　297
osteochondritis of sesamoid　297
osteochondroma　199, 266

osteochondromatosis　266
osteochondromyxoma　266
osteochondropathy of pubis　259
osteochondrosis　266
osteochondrosis of tibial tubercle　275
osteoclasis of fibula　303
osteoclast　473
osteodynia　266
osteofascial compartment syndrome　265
osteofascial compartment syndrome of calf　290
osteogenesis imperfecta　258, 397, 411
osteogenesis imperfecta type 1　159
osteogenesis imperfecta type 2　159
osteogenesis imperfecta type 3　159
osteogenesis imperfecta type 4　160
osteogenic benign tumor　45
osteogenic malignant neoplasm　45
osteohydatidosis　266
osteoid dentin　45
osteoid osteoma　266
osteolysis of distal clavicle　284
osteoma　265
osteoma cutis　422
osteoma in ethmoid sinus　29
osteoma of ear　26
osteoma of external auditory canal　31
osteoma of skull　200
osteoma　199
osteomyelitis　266
osteomyelitis of ankle　268
osteomyelitis of carpal bone　285
osteomyelitis of clavicle　329
osteomyelitis of elbow joint　296
osteomyelitis of femur　264
osteomyelitis of fibula　326
osteomyelitis of foot　297
osteomyelitis of forearm　279
osteomyelitis of hip joint　276
osteomyelitis of humerus　326
osteomyelitis of jaw　45
osteomyelitis of knee　287
osteomyelitis of lower leg　274
osteomyelitis of mandible　55
osteomyelitis ofmaxilla　52
osteomyelitis of metacarpal　294
osteomyelitis of pelvic region　266
osteomyelitis of phalanx　295
osteomyelitis of radius　328
osteomyelitis of rib　327
osteomyelitis of scapula　327
osteomyelitis of shoulder region　271
osteomyelitis of skull　200
osteomyelitis of sternum　329
osteomyelitis of tarsal bone　326
osteomyelitis of ulna　258
osteomyelitis of upper arm　282
osteonecrosis　59, 265
osteonecrosis due to Gaucher's disease　263
osteonecrosis due to haemoglobinopathy　291
osteonecrosis of femeral head　265
osteonecrosis of femoral condyle　265
osteonecrosis of femoral head(alcoholic)　265

osteonecrosis of femoral head(hormonal)　265
osteonecrosis of femoral head　265
osteonecrosis of femoral head(traumatic)　265
osteonecrosis of jaw　45
osteonecrosis of knee joint　287
osteonecrosis of mandibular　55
osteonecrosis of symphysis pubis　259
osteonecrosis of talus　275
osteopathia striata　168
osteopenia　265
osteopetrosis　162, 266, 398
osteophyte　266
osteoplastic flap　61
osteoplasty of facial bone　322
osteoplasty of inferior margin of mandible　65, 323
osteoplasty of mandible　65
osteoplasty of mandibular body　65, 323
osteoplasty of patella　301
osteopoikilosis　259
osteoporosis　266
osteoporosis vertebral body compression fracture　266
osteoporosis with pathological fracture　266
osteoporosis with spinal fracture　266
osteoporotic fracture　266
osteopsathyrosis imperfecta type 5-15　160
osteoradionecrosis　261
osteosarcoma　199, 266
osteosarcoma of maxilla　52
osteostixis　305
osteotomy　308
osteotomy and transposition of coracoid　307
osteotomy of distal femur　305
osteotomy of humerus　304
osteotomy of phalanx bone　314, 315
osteotomy of ulna　301
ostmyocardial infarction syndrome　77
ostomy of conus medullaris　206
os Vesalianum　286
otalgia　33
other ambiguous lineage leukemia　179
other bone disease　279
other carpal bone aseptic necrosis　279
other cerebral artery occlusion and stenosis before entering brain, caused no cerebral infarction　132
other cerebral artery occlusion and stenosis, caused no cerebral infarction　132
other delirium(deliriumofmixedorigin)　133
other diseases of tongue　51
other dissociative [ conversion ]disorder　132
other halogen derivative of alicyclic hydrocarbon toxic effect　70
other halogen derivative of aromatic hydrocarbon toxic effect　69
other headache disorder　132
other hyposiagonarthritis　51
other iatrogenic immunodeficiency-associated lymphoproliferative disorders　179
other injury of ligament of wrist joint　279

other multiple delivery　387

other non-opioid analgesic-overuse headache 132

other physical therapy　451

other primary headache　133

other reason of hypothalamic amenorrhea 371

other reduction defect of upper limb　282

other soft tissue tumor　319

other specified demyelinating disease of central nervous system　143

other stimulant including caffeine withdrawal state with delirium　436

other vascular dementia　133

other visual sensitivity epilepsy　132

other visual stimulation evoked reflex epilepsy 132

otitis externa diffusa　29

otitis media mastoiditis　33

otitis parasitica　28

otogenic brain abscess　26, 123

otogenic hydrocephalus　123

otogenic intratemporal complication　26

otogenic meningitis　123

otomucormycosis　26

otomycosis　413, 459

oto-onycho-peroneal syndrome　413

otopalatodigital syndrome　261

otoplasty of external ear　323

otopolyp　26

otorrhea　33

otoscopy examination　40

otosis　26

ototoxic deafness　26

Otto disease　277

Otto pelvis　257

outer edge of trochlear cartilage fracture　268

outflow tract ventricular tachycardia　75

outlet forceps delivery　394

output factor　366

outside capsule hemorrhage　144

outward repositioning of vocal cord　39

oval fat body　473

oval foramen injection　63

ovalocytosis　178

ovarian adhesion　370

ovarian agenesis　370

ovarian amenorrhea　370

ovarian biopsy under direct vision　383

ovarian Brenner tumor　349

ovarian clear cell carcinoma　370

ovarian cyst　370

ovarian cyst puncture　381

ovarian drilling　381

ovarian dysfunction　164

ovarian dysgenesis　164

ovarian embryonal carcinoma　370

ovarian endometrioid adenocarcinoma　349

ovarian endometrioid tumor　370

ovarian endometriosis cyst　370

ovarian epithelial malignant tumor　349

ovarian functional failure　164

ovarian germ cell tumor　370

ovarian gynandroblastomal　370

ovarian hematomas　377

ovarian high grade serous carcinoma　349

ovarian hyperstimulation syndrome　370

ovarian immature teratoma　370

ovarian inclusion cyst　370

ovarian low grade serous carcinoma　349

ovarian luteinizing cyst　370

ovarian lymphoma　370

ovarian malignant lymphoma　370

ovarian malignant mixed Müllerian tumor 370

ovarian mass　370

ovarian metastatic tumor　349, 370

ovarian mucinous adenocarcinoma　349

ovarian mucinous borderline tumor　370

ovarian mucinous cyst　370

ovarian mucinous cystadenoma　370

ovarian mucinous tumor　349

ovarian mucinous vesicle gland tumor　349

ovarian pregnancy　370

ovarian puncture taking ovum　381

ovarian retention cyst　370

ovarian serous adenocarcinoma　370

ovarian serous and mucinous tumor　349

ovarian serous borderline tumor　370

ovarian serous cyst　370

ovarian serous cystadenoma　370

ovarian Sertoli cell tumor　349

ovarian sex cord stromal tumor　349, 370

ovarian simple suture　381

ovarian small cell carcinoma　370

ovarian steroid cell tumor　370

ovarian suction　381

ovarian suspension　381

ovarian teratoma　370

ovarian theca cell tumor　370

ovarian torsion release　381

ovarian transitional cell tumor　370

ovarian tuberculosis　370

ovarian tumor excision　358

ovarian undifferentiated carcinoma　349

ovarian vesicular appendage torsion　370

ovarian wedge resection　381

ovarian yolk sac tumor　370

ovariorrhexis　370

ovary denervation　381

ovary fixation　381

ovary transplantation　381

OVCF　266

overactive bladder syndrome　242

overactivity　447

overall treatment time　366

overbite　59

over-correction after ptosis surgery　11

over dental abrasion　57

overdenture　61

over-distention induced lung injury　84

overerupted tooth　45

overflow incontinence　239

overflow urinary incontinence　377

overhanging bleb after anti-glaucoma surgery　7

overhanging of dental restoration　48

over-inclusiveness　443

overjet　59

overlapping connective tissue disease　259

overlapping deformity of fifth toe　290

overlapping toe deformity　260

overlap skin flap　332

overlap syndrome　82, 103, 411

overlay denture　61

overload　67

overproduction of calcitonin　164

overriding of atrioventricular valve　219

over-top acetabular fracture　273

over traction　267

overused knee joint　267

overuse of meniscus　257

overvalued idea　442

overweight　159

overwhelming postsplenectomy infection 185

oviduct intraepithelial carcinoma　351

ovotesticular disorder of sex development 165

ovulation bleeding　371

ovulatory abnormal uterine bleeding　371

ovulatory dysfunction　371

ovulatory period　377

oxalosis　172

oxaluria　172, 239

oxazolidine derivative poisoning　452

Oxford operation　247

oxygenated cell　365

oxygenated status　366

oxygenation　366

oxygenation index　100, 346

oxygen consumption　100

oxygen consumption per kg body weight 98

oxygen content in capillary blood　98

oxygen content in mixed venous blood　98

oxygen content in pulmonary capillary blood 97

oxygen content of arterial blood　344

oxygen delivery in arterial blood　97

oxygen dissociation curve　100, 346

oxygen effect　366

oxygen enhancement ratio　366

oxygen fixation hypothesis　366

oxygen intoxication　330

oxygen partial pressure　483

oxygen partial pressure graded distribution 100

oxygen poisoning, accidentally　70

oxygen pulse　98

oxygen saturation　483

oxygen saturation in capillary blood　98

oxygen saturation in mixed venous blood　98

oxygen saturation in pulmonary capillary blood　97

oxygen tent　342

oxygen therapy　96, 342

oxygen therapy of high concentration　340

oxygen therapy of low concentration　339

oxygen therapy of moderate concentration 343

oxygen therapy via mechanical ventilation 94

oxygen toxic pulmonary edema　338

oxygen uptake　99

oxyphilic adenoma　53

oxytocin 481
oxytocin challenge test 396
ozena 25
ozonated autohemotherapy 341
ozone injection 341
ozone injection of lumbar disc 313
ozone therapy 339

**P**

P 483
P16 gene rearrangement detection 468
p2PSA 479
P450 oxidoreductase(POR)deficiency 159
P450scc deficiency/cholesterol side-chain cleavage enzyme deficiency 159
P53 gene deletion detection 468
P53 gene mutation detection 468
PA 170, 482
PABC 350
pacemaker failure to capture 76
pacemaker implantation infection 228
pacemaker pocket erosion 224
pacemaker pocket hematoma 224
pacemaker pocket infection 76, 224
pacemaker pocket superficial skin and wound infection 224
pacemaker pouch debridement 80
pacemaker programming control 80
pacemaker removal 80
pacemaker undersensing 76
pacemaker wire dislocation 76
pacemaker wire extrusion 228
pacemaker zone 146
pachychilia 43
pachydermodactyly 432
pachygyria 128
pachymeningitis 139, 293
pachyonychia 416
pachyonychia congenita 428
pachyonychia congenita type I 428
pachyonychia congenita type II 428
pachyonychia congenita type III 428
pachyonychia congenita type IV 428
pacing rhythm 81
packing of empty sella 37, 207
PAdT 474
paederus dermatitis 430
paediatric nodal marginal zone lymphoma 176
paedophilia 439
PAES 221
pagetoid reticulosis 422
PAgT 474
PAI 474
Paget's disease 278
Paget's disease associated with invasive ductal carcinoma of breast 186
Paget's disease of breast 186
Paget's disease of scrotum 246
Paget's disease of skull 277
Paget's disease of spine 271
Paget's disease with cranial nerve compression 159
Paget's disease with osteoarthritis 159

Paget's disease with osteosarcoma 159
pain 53, 284
pain after artificial ankle joint replacement 281
pain after artificial elbow joint replacement 281
pain after artificial hip joint replacement 281
pain after artificial joint replacement 281
pain after artificial knee joint replacement 281
pain after artificial shoulder joint replacement 281
pain and selling of calf 299
pain and selling of forearm 299
pain and selling of thigh 298
pain and selling of upper limb 299
pain and swelling of elbow joint 296
pain assessment 451
pain attributed to a lesion or disease of glossopharyngeal nerve 141
pain attributed to a lesion or disease of nervus intermedius 142
pain attributed to a lesion or disease of trigeminal nerve 141
pain below the xiphoid 213
pain caused by cardiac and vascular prosthesis and transplant 228
pain diary scale 345
painful diabetic polyneuropathy 167
painful fat herniation 426
painful glossopharyngeal neuropathy 135
painful glossopharyngeal neuropathy attributed to a known cause 142
painful hyperkinetic syndrome of toe 135
painful lesions of cranial nerves and other facial pain 135
painful lipedema syndrome 426
painful nervus intermedius neuropathy 135
painful nervus intermedius neuropathy attributed to herpes zoster 140
painful nervus intermedius neuropathy attributed to other disorder 141
painful ophthalmoplegia 13
painful optic neuritis 135
painful penis erection lysis 254
painful peripheral neuropathy 135
painful piezogenic pedal papule 432
painful post-traumatic trigeminal neuropathy 121
painful respiration 79
painful scar 329
painful syncope 145
painful trigeminal neuropathy 135
painful trigeminal neuropathy attributed to herpes zoster 140
painful trigeminal neuropathy attributed to other disorder 141
pain in ankle 268
pain in limb 294
pain in plexus injury 203
pain in shoulder joint 272
pain in the face 34
pain of Achilles tendon 263
pain of elbow joint 296
pain of interphalangeal joint 299

pain of lip 43
pain of scapula 272
pain point block 342
pain sensitization 338
pain threshold 345
pain tolerance 345
paired discharge 146
paired stimuli 146
palatal fistula after cleft palate operation 44
palatal fistula repair 60, 321
palatal tumor 58
palate fistula secondary to tumor resection 59
palate-pharyngeal plasty 321
palate pharyngeal surgery 61
palatine bone biopsy 40
palatine bone cyst 44
palatine bone fracture 44
palatine papilla cyst 44
palatopharyngeal arch lengthening 66, 321
palatopharyngoplasty 36
palatorrhaphy 60
palatorrhaphy with cleft palate repair 60
palilalia 441
palindromic rheumatism 413
palisaded encapsulated neuroma 431
palliative care 357
palliative care of malignant tumor 354
palliative chemotherapy 94
palliative radiotherapy 94, 365
palliative resection of right colon 362
pallido-nigro-luysian degeneraion 124
palliative surgery 94
pallidotomy 205, 353
pallidotomy with radiofrequency 205
palmar fascia contracture 450
palmar subluxation 294
palmar wart 431
palmar xanthoma 431
palm open injury 284
palmoplantar fibromatosis 431
palmoplantar keratoderma 431
palmoplantar keratoderma with esophageal cancer 431
palmoplantar psoriasis 431
palmoplantar pustular psoriasis 431
palmoplantar pustulosis 431
palmoplantar wart 431
palm replantation 314
palm tenderness 299
palpebral abscess 15, 465
palpebral conjunctival suture 22
palpebral steatosis 5
palpebral xanthelasma 417
palpitation 80
palsy of conjugate gaze 13
panacinar emphysema 88
panarteritis 280
pancarditis 76
Pancet disease 278
Pancoast tumor 84, 337
pancolitis 463
pancreas and bile duct dilation 114
pancreas divisum 114
pancreas space-occupying lesion 115

pancreas transplant failure　115
pancreas transplant rejection　115
pancreatemphraxis　114
pancreatic abscess　114, 465
pancreatic allotransplantation　196
pancreatic amylase　483
pancreatic angiomyolipoma　114
pancreatic ascites　115
pancreatic atrophy　114
pancreatic body injury　114, 186
pancreatic borderline tumor　114
pancreatic carcinoma　114
pancreatic carcinoma with acute pancreatitis　114
pancreatic cystadenoma　114
pancreatic cystic lesion　114
pancreatic cystic tumor　352
pancreatic cystogastrostomy　196
pancreatic cystojejunostomy　196
pancreatic diarrhea　115
pancreatic duct dilation　114
pancreatic duct injury　114, 186
pancreatic duct spasm　114
pancreatic duct stenosis　114
pancreatic duct stenting　361
pancreatic duct stent placement　195
pancreatic duodenal arteriovenous malformation　114
pancreatic encephalopathy　138
pancreatic endocrine cell hyperplasia　169
pancreatic endocrine cell hyperplasia with glucagon excess　169
pancreatic endoscopic ultrasonography　363
pancreatic enlargement　114
pancreatic exocrine insufficiency　114
pancreatic fat deposition　114
pancreatic fistula　114
pancreatic fistulectomy　195
pancreatic gastrin tumor　352
pancreatic goitre　115
pancreatic head injury　114, 186
pancreatic head resection　361
pancreatic head resection with duodenectomy　195
pancreatic hematoma　114
pancreatic injury　114, 186
pancreatic injury and pancreatic duct injury　114, 186
pancreatic intraepithelial neoplasia　114
pancreatic involvement　114
pancreatic lesion　114
pancreatic lipoma　114
pancreatic lithiasis　114
pancreatic malignant tumor　352
pancreatic mucinous cystic neoplasm　186
pancreatic mucous cyst　352
pancreatic neck malignant tumor　114
pancreatic neuroendocrine microadenoma　352
pancreatic neuroendocrine tumor　169
pancreatic nodule　114
pancreaticoduodenectomy　196, 361
pancreaticogastrostomy　196
pancreaticojejunostomy　195, 196
pancreatic panniculitis　114

pancreatic polypeptide　483
pancreatic polypeptide-producing tumor　169
pancreatic polypeptide secretion excess　169
pancreatic pseudocyst　114
pancreatic retransplantation　196
pancreatic rupture　114, 186
pancreatic sarcoma　114
pancreatic serous cyst　352
pancreatic serous cystic neoplasm　186
pancreatic somatostatin tumor　352
pancreatic sphincterotomy and stone removal　195
pancreatic steatosis　114
pancreatic stromal tumor　114
pancreatic tail injury　114, 186
pancreatic thanatosis　114
pancreatic tumor resection　361
pancreatic uncinate tumor　352
pancreatic uneven density　118
pancreatic vasoactive peptide tumor　352
pancreatitis　465
pancreatitis-associated liver injury　114
pancreatitis due to hyperlipidemia　106
pancreatitis recovery　114
pancreatitis with pseudocyst　114
pancreatoblastoma　114
pancreatoduodenectomy　361
pancreatogenic portal hypertension　115
pancytopenia　179
Pandy's test　148
Panel D-15 (Farnsworth) test　22
panel reactive antibody identification　473
panel reactive antibody screening　473
panfacial fracture　319
panic associated symptom scale　446
panic attack　438
panic disorder　438
panic disorder severity scale　446
PanIN　114
panlobular emphysema　88
panniculitis　431
panophthalmitis　10
panoramic radiography　67
PANP　184
panphobia　438
panretinal laser photocoagulation　21
panretinal photocoagulation　21
pansinusitis　29
pantothenate kinase-associated neurodegeneration　123
pantothenic acid deficiency　172
panuveitis　10
PAP　474, 479
papillary adenocarcinoma of rete testis　240
papillary adenoma　424
papillary carcinoma of bladder　242
papillary carcinoma of penis　320
papillary carcinoma of renal pelvis　244
papillary carcinoma of thyroid (follicular variant)　164
papillary carcinoma of ureter　245
papillary cystadenocarcinoma　51
papillary cystadenocarcinoma of the salivary gland　32
papillary cystadenoma　51

papillary cystadenoma lymphomatosum　51
papillary eccrine adenomas　424
papillary ependymoma　203
papillary glioneuronal tumor　203
papillary hyperplasia　51
papillary microcarcinoma of thyroid　164
papillary muscle dysfunction　76
papilla-sparing incision　60
papilledema　205
papillitis　11, 186
papilloedema　11
Papillo-Lefevre syndrome　422
papilloma　51, 350
papilloma neoplasm of fallopian tube　372
papilloma of bladder　242
papilloma of cervix　375
papilloma of conjunctiva　7
papilloma of external auditory canal　31
papilloma of eyelid　16
papilloma of renal pelvis　244
papilloma of ureter　245
papillomatosis of bladder　242
Papineau method　300
PAPP-A　480
papular acrodermatitis of childhood　412
papular angiokeratoma　423
papular angioplasia　423
papular dermatitis of pregnancy　391
papular purpuric gloves and socks syndrome　423
papular urticaria　423
papule　432
papulonecrotic tuberculid　423
papulopustule　432
papulovesicle　432
parabulia　444
paracentesis from ventricle shunt catheter　206
paracentral disc herniation　278
paracervical block　340
parachordoma　262
paracicatricial emphysema　82
paracoccidioidomycosis　398, 414, 459
paradental cyst　57
paradoxical acidic urine　83
paradoxical alkaline urine　83
paradoxical embolism　337
paradoxical respiration　92, 213
paradoxical thoracoabdominal motion　93
paraesthesia　59, 414
paraesthesia pharyngis　34, 114
paraffinoma　425
paraffin therapy　451
parafoveal telangiectasis　5
paraganglioma　26, 199
paraganglioma associated with aortic dissection　161
paraganglioma of urinary bladder　132
paraganglioma with catecholamine cardiomyopathy　161
paraganglioma with cerebrovascular disease　161
paraganglioma with chronic kidney disease　161
paraganglioma with coronary heart disease

161
paraganglioma with diabetic mellitus 161
paraganglioma with encephalopathy 161
paraganglioma with intestinal ischemia 161
paraganglioma with intestinal obstruction 161
paraganglioma with multiple complications 161
paraganglioma with pulmonary edema 161
paraganglioma with retinopathy 161
paraganglioma with skin ulcer 161
parageusia 34
paragonimiasis 84, 413
paragonimiasis skriabini 464
paragonimiasis westermani 464
paragonimus antibody 476
paragonimus antigen 476
parainfluenza virus acute bronchitis 85
parainfluenza virus antibody 476
parainfluenza virus antibody IgG 476
parainfluenza virus antibody IgM 476
parainfluenza virus antigen 476
parainfluenza virus infection 459
parainfluenza virus pneumonia 85
parainfluenza virus ribonucleic acid 470
parakeratosis of larynx 27
parallel-wall implant 63
paralogic thinking 443
paralysis 284, 449
paralysis gait of gluteus maximus 299
paralysis gait of quadriceps femoris 298
paralysis of accommodation 13
paralysis of both lower extremities 449
paralysis of both upper extremities 449
paralysis of glossopharyngeal nerve 11
paralysis of glottis 30, 401
paralytic dislocation of hip 277
paralytic dislocation of hip joint 277
paralytic ectropion 9
paralytic gait 201
paralytic ileus 109
paralytic kyphosis 277
paralytic scoliosis 277
paralytic strabismus 9
paralytic type of poliomyelitis 126
parametritis 376
paramnesia 443
Parana hard-skin syndrome 409
paranasal sinus neoplasm resection 353
paraneoplastic antibody 146
paraneoplastic brain stem encephalitis 124
paraneoplastic cerebellar ataxia 124
paraneoplastic cerebellar degeneration 124
paraneoplastic encephalomyelitis 124
paraneoplastic limbic encephalitis 123
paraneoplastic neurological syndrome 123
paraneoplastic pemphigus 414
paraneoplastic retinopathy 3
paraneoplastic sensory-motor neuropathy 124
paraneoplastic sensory neuropathy 124
paraneoplastic syndrome 85, 124, 348
paraneoplastic syndrome of nervous system 134
paranoia 439

paranoid disorder 439
paranoid personality disorder 439
paranoid reaction 439
paranoid schizophrenia 439
paraparesis 288
parapelvic cyst 244
parapharyngeal abscess 32, 58, 406
parapharyngeal infratemporal benign tumor 32
parapharyngeal lesion resection 40
parapharyngeal space abscess 58
parapharyngeal space infection with abscess 58
parapharyngeal space tumor 352
parapharyngeal tumor resection 361
paraphimosis 243
paraplegia 127
paraplegia without moving syndrome 273
parapneumonic pleural effusion 84
parapoxvirus infection from wild animals 418
parapsoriasis 414
parapsoriasis en plaques 410
paraquat poisoning 452
pararenal pseudocyst 244
parasagittal meningioma 203
parasellar cavernous hemangioma 198
parasellar meningioma 198
parasellar space-occupying lesion 198
parasellar tumor 24
parasite culture and identification 472
parasite egg hatching test 472
parasite egg test 472
parasite meningitis 126
parasite retinal cyst 460
parasite test and identification 472
parasitic anterior chamber cyst 460
parasitic ciliary body cyst 5, 460
parasitic disease 460
parasitic disease of lung 83
parasitic disease related kidney injury 152
parasitic disease with myopathy 126, 460
parasitic endophthalmitis 5, 460
parasitic infection 416
parasitic iris cyst 5, 460
parasitic prostatitis 240
parasitic uveitis 460
parasitophobia 416
parasitosis of genitourinary system 241
parasomnia 134, 135, 444
parasomnia overlap disorder 134
parasternal diaphragmatic hernia 90
parasternal mediastinoscopy 39
parastomal hernia 115
parasuicide 442
parasympatholytic and spasmolytic poisoning 69
parasystolic ventricular tachycardia 76
paratesticular rhabdomyosarcoma 240
parathymia 443
parathyroid carcinoma 163
parathyroid cyst 28, 163
parathyroidectomy 192
parathyroid exploration 37, 192
parathyroid gland autoplasty 37

parathyroid gland biopsy 197
parathyroid hemorrhage 163
parathyroid hormone 482
parathyroid hormone elevation 163
parathyroid hormone poisoning 399
parathyroid hyperplasia 163
parathyroiditis 163
parathyroid tetany 171, 399
parathyroid transplantation 192
parathyroid tumor resection 357
paratracheal lymph node centesis guided by ultrasonic bronchoscopy 213
paratrigeminal oculosympathetic (Raeder's) syndrome 133
paratyphoid A 459
paratyphoid B 459
paratyphoid C 459
paratyphoid fever 459
paraurethral abscess 241
paraurethral abscess incision and drainage 251
paraurethral gland lesion resection 251
paraurethral gland malignant tumor 350
paraurethral lesion resection 251
paraurethral suspension 251
parauterine arteriovenous fistula 230
paravaccinia 459
paravaginal repair 382
paravertebral abscess 297
paravertebral ganglion block 211
paravertebral nerve block anesthesia and analgesia 343
parencephalitis 137
parenchymal hemorrhage secondary subarachnoid hemorrhage 131
parenteral nutrition 93, 117
paresis 257
paresthesia laryngis 34
parietal approach 205
parietal lobe abscess 122
parietal lobe epilepsy 122
parietal lobe hemorrhage 122, 199
parietal meningioma 199
parietal pleura malignancy 90
parieto-occipital approach 206
Paris dosimetry system 364
Parkinson disease 70, 132, 202, 449
Parkinson disease with dementia 132
Parkinsonism 132
Parkinsonism plus syndrome 449
Parkinson syndrome 449
Parks-Bielschowsky 3-step test 22
paromphalocele 110
paronychia 271, 416
parosmia 34
parosteal osteosarcoma 266
parotid angiolymphoma 51
parotid benign neoplasm 29
parotid cyst 29, 51
parotid duct exploration 39, 64
parotid duct fistula 51
parotid duct injury 51
parotid duct reoperation 39, 64
parotid duct stone 29, 51
parotidectomy 39, 64

parotid gland benign neoplasm 51
parotid gland calculus 52
parotid gland carcinoma 350
parotid gland CT 41
parotid gland lipoma 29, 52
parotid gland lump 34
parotid gland malignant neoplasm 51
parotid gland mass resection 39
parotid gland MRI 41
Parotid gland resection 359
parotid gland swelling 52
parotid gland tumor 51
parotid gland ultrasonic inspection 41
parotid injury 52
parotid lymphangioma 51
parotid lymphatic malformation 51
parotid lymph node metastasis 51
parotid lymph node secondary malignant
    neoplasm 29, 51
parotid lymphoepithelial cyst 51
parotid neoplasm 52
parotid/salivary gland retention 29
parotid sialography 68
parotid sialolithiasis 51
parotid tuberculosis 51
parotid tuberculous lymphadenitis 29, 51
parotid tumor resection 359
parotitis 52
paroxysmal 149
paroxysmal abdominal pain 394
paroxysmal atrial fibrillation 78
paroxysmal atrial flutter 78
paroxysmal atrial tachycardia 78
paroxysmal atrioventricular nodal reentry tachy-
    cardia 78
paroxysmal atrioventricular reentry tachycardia
    78
paroxysmal behavior disorder 144
paroxysmal choreoathetosis 123
paroxysmal cold hemoglobinuria 181, 407
paroxysmal dystonia 123
paroxysmal hand hematoma 413
paroxysmal hemicrania 143
paroxysmal junctional tachycardia 78
paroxysmal kinesigenic dyskinesia 142
paroxysmal limb weakness 144
paroxysmal nocturnal dyspnea 80, 93
paroxysmal nocturnal hemoglobinuria 181,
    431, 475
paroxysmal nocturnal hemoglobinuria (PNH)-
    aplastic anemia syndrome 175
paroxysmal nonkinesigenic dyskinesia 123
paroxysmal positional vertigo 33
paroxysmal supraventricular tachycardia 78,
    407
paroxysmal ventricular tachycardia 78, 407
paroxysmal vertigo 144
Parry-Romberg syndrome 130
pars interarticularis fracture of lumbar spine
    293
pars interarticularis fracture of thoracic spine
    291
pars planitis 10
partial accommodative esotropia 2
partial albinism 411

partial albinism immunodeficiency syndrome
    411
partial amputation of multiple fingers 261
partial amputation of single finger 260
partial amputation of thumb 278
partial anomalous pulmonary venous connection,
    partial anomalous pulmonary venou drainage
    218
partial anomalous pulmonary venous drainage
    repair 231
partial anomalous pulmonary venous drainage
    (scimitar syndrome)correction 231
partial aortic arch prosthetic graft replacement
    231
partial aortic resection with artificial blood
    vessel replacement 237
partial arthrodesis of wrist 310
partial atrioventricular septal defect 218
partial cardiectomy with esophagogastrostomy
    187, 353
partial cardiopulmonary bypass 339
partial central diabetes insipidus 159
partial cholecystectomy 188, 354
partial colpectomy 382
partial crown, partial veneer crown 60
partial cystectomy 251, 358
partial cytogenetic response 176
partial defect of balanus due to infection 318
partial defect of balanus due to trauma 318
partial defect of breast 319
partial defect of buccal tissue 47
partial defect of penile foreskin due to trauma
    320
partial defect of penis due to infection 320
partial defect of penis due to trauma 320
partial defect of scrotal skin due to trauma 320
partial dislocation 42
partial dislocation of intraocular lens 10
partial distal and body pancreatectomy 361
partial distal pancreatectomy 361
partial duodenectomy 194, 359
partial empty sella 198
partial esophagectomy 215
partial excision of abdominal vein with
    anastomosis 188
partial excision of alveolar 65
partial excision of aorta with anastomosis
    237
partial excision of bilateral thyroid lobectomy
    39
partial excision of calcaneus 303
partial excision of carotid artery with anastomosis
    37, 62, 207
partial excision of cervix 383
partial excision of descending colon 357
partial excision of facial bone 63
partial excision of fibula 302
partial excision of greater omentum 354
partial excision of humeral condyle 304
partial excision of ileum 191
partial excision of iliac bone 311
partial excision of jejunum 192
partial excision of larynx upon cricoid cartilage
    37
partial excision of middle oblique muscle

315
partial excision of nose 353, 433
partial excision of ovary 358
partial excision of patella 301
partial excision of pericardium 215, 236
partial excision of phalanx bone 314
partial excision of radial artery with autologous
    transplantation of radial ulnar artery 312
partial excision of radius 312
partial excision of rectal muscle 191
partial excision of rectum and sigmoid colon
    362
partial excision of renal pelvis 359
partial excision of submandibular gland 65
partial excision of tibia 309
partial excision of tongue, partial glossectomy
    64
partial excision of ulna 301
partial excision of unilateral testis 354
partial excision of uterine horn 362, 383
partial excision of vertebral body 316
partial excision of vocal cord 39
partial excision of vulva 382
partial excision of yellow ligament 307
partial fat dystrophy 159
partial forehead side laryngectomy 36
partial gastrectomy 195, 360
partial gastrectomy with anastomosis to
    duodenum 360
partial gastrectomy with anastomosis to
    jejunum 360
partial gastrectomy with duodenal switch
    195
partial gastrectomy with esophagogastrostomy
    195, 360
partial gastrectomy with jejunum transposition
    360
partial glossectomy 359
partial hepatectomy 191, 356
partial hip resurfacing arthroplasty 301
partial hydatidiform mole 368
partial hydatidiform mole coexisting fetus
    385
partial hypopharyngectomy 39
partial ileectomy 357
partial intra-articular fracture 258
partial jejunectomy 358
partial laryngectomy 36
partial lip defect 318
partial liquid ventilation 93, 339
partial lobectomy 354
partial mandibulectomy 65
partial maxillectomy 39
partial meniscectomy 301
partial monosomy 1p syndrome 409
partial monosomy 4p syndrome 409
partial monosomy 18p syndrome 409
partial monosomy 22q syndrome 409
partial myectomy of masseter 324
partial nasal resection 35
partial nephrectomy 252, 359
partial nerve bundle transposition of peripheral
    nerve 315
partial nerve bundle transposition of ulnar
    nerve 302

partial omentectomy 187

partial ossicular replacement prostheses implant 36

partial ostectomy of sternum 215

partial othotopic liver transplantation 187

partial ovariectomy 381

partial pancreatectomy 196, 361

partial parathyroidectomy 37

partial parenteral nutrition 93

partial parotidectomy 39, 64, 359

partial pelvectomy 253

partial penectomy 361

partial peotomy 254

partial pericardiectomy 336, 361

partial pharyngectomy 36

partial placenta praevia 385

partial placenta praevia with bleeding 385

partial pleurectomy 215

partial portal vein resection 193

partial pressure of arterial oxygen 97

partial pressure of carbon dioxide in airway 99

partial pressure of carbon dioxide in alveolar gas 97

partial pressure of carbon dioxide in arterial blood 97

partial pressure of carbon dioxide in atmosphere 96

partial pressure of carbon dioxide in inspired gas 99

partial pressure of carbon dioxide in mixed expired gas 98

partial pressure of end-tidal carbon dioxide 98, 344

partial pressure of inspired oxygen 99

partial pressure of oxygen 100

partial pressure of oxygen at 50% hemoglobin saturation 100

partial pressure of oxygen in airway 99

partial pressure of oxygen in capillary blood 98

partial pressure of oxygen in end-tidal gas 98

partial pressure of oxygen in mixed expired gas 98

partial pressure of oxygen in mixed venous blood 98

partial pressure of oxygen in venous blood 98

partial prostatectomy 252, 359

partial pulmonary lobectomy 214

partial remission 176

partial removal of nail root 192, 307, 433

partial repair of endocardial cushion defect with prosthesis 231

partial replacement of shoulder joint 307

partial resection of ascending aorta with artificial vascular replacement 235

partial resection of carotid artery with carotid-internal carotid artery artificial blood vessel bypass surgery 37

partial resection of cerebellar tonsil 210

partial resection of colon 357

partial resection of common carotid artery with common carotid-internal carotid artery bypass grafting 207

partial resection of diaphragm 214

partial resection of esophagus 359

partial resection of fascia lata 310

partial resection of femur 304

partial resection of humerus 304

partial resection of liver lobe 356

partial resection of mandible 39

partial resection of maxilla 64

partial resection of maxilla with artificial bone implantation 64

partial resection of maxilla with bone grafting 64

partial resection of myocardium 236

partial resection of omentum 195

partial resection of pancreatic head 195, 361

partial resection of pelvis 305

partial resection of pineal gland 210

partial resection of popliteal artery aneurysm with artificial vascular replacement 306

partial resection of rectum 362

partial resection of scapula 308

partial resection of sigmoid colon 361

partial resection of skin of neck 37

partial resection of skull 207, 358

partial resection of small intestine 195, 360

partial resection of small intestine for interposition 195

partial resection of sublingual gland 64

partial resection of submandibular gland 356

partial resection of temporal bone 209

partial resection of the first rib 213

partial resection of the puborectalis muscle 187

partial resection of thoracic aorta with artificial blood vessel replacement 237

partial resection of thymus 361

partial resection of transverse colon 356

partial resection of upper jaw under nasal endoscope 60

partial resurfacing arthroplasty 301

partial rib resection 214

partial rupture of anterior cruciate ligament of knee 287

partial rupture of lateral collateral ligament of knee 287

partial rupture of medial collateral ligament of knee 287

partial rupture of posterior cruciate ligament of knee 287

partial sacrectomy 302

partial scar resection of palm, repaired with skin graft 333

partial scrotectomy 254, 324, 434

partial seizure 120

partial sensory rhizotomy of trigeminal nerve 209

partial septate uterus 375

partial splenectomy 193, 359

partial splenic embolization 231

partial staphylectomy 354

partial status epilepticus 120

partial sublingual gland resection 359

partial syndactyly 325

partial thromboplastin time 471

partial thymectomy 216

partial thyroidectomy 192

partial tissue defect 258

partial tonsillectomy 36

partial traumatic amputation of both feet 284

partial traumatic amputation of two or more fingers 318

partial tubectomy 381

partial turbinectomy 35

partial ureterectomy 253

partial urethrectomy 251

partial uvulectomy 60

partial vaginal obliteration 382

partial vaginectomy 252

partial vasectomy 253

partial ventricular resection 236, 336

partial weight bearing training 451

particle beam radiotherapy 62, 207, 250

particle radiosurgery 365

partogram 396

parvovirus desoxyribonucleic acid 470

PAS stain 182

passive aggressive personality 442

passive-aggressive personality disorder 436

passive fit 67

passive leg extension test 298

passive leg raising test 343

passive obedience 442

passive smoking 82

passivity experience 442

pasteurella septicemia 457

pasteurellosis 457

Pastia lines 466

Patau syndrome 1, 397, 409

patch grafting of carotid artery 207

patch repair of abdominal linea alba hernia 188

patch repair of abdominal wall 188, 321, 355

patch repair of aorta 237

patch repair of incisional hernia of abdominal wall 188

patch repair of right ventricular outflow tract 336

patch repair of umbilical hernia 193

patch test 435

patella alta, high patella 263

patella artificial bone graft 301

patella baja 260

patella clonus 298

patella drainage fenestration 301

patella instability 257

patella pin internal fixation 301

patella plate internal fixation 301

patellar avascular necrosis 257

patellar clunk after artificial knee joint replacement 281

patellar dislocation 257

patellar dislocation after artificial knee joint replacement 281

patellar fracture 257

patellar fracture after artificial knee joint replacement 281

patellar ligament injury 257, 447

patellar ligament rupture 447

patellar ligament transposition　301
patellar replacement　301
patellar sleeve avulsion fracture　257
patellar sleeve fracture　257
patellar stabilization　301
patellar tendinitis　257
patellar tendon injury　257
patellar traction　301
patella wire tension reduction　301
patellofemoral arthritis　298
patellofemoral joint disease　257
patellofemoral joint instability　257
patellofemoral joint replacement　301
patellofemoral joint surface replacement　301
patellofemoral pain syndrome　257
patent ductus arteriosus　73, 219, 398
patent ductus arteriosus ligation　335
patent ductus arteriosus（PDA）ligation　231
patent foramen ovale　223
patent of urachus　243
patent oval foramen　223
pathological absorption of tooth　56
pathological affect　436
pathological dislocation　257
pathological dislocation of hip joint　276
pathological dislocation of joint　266
pathological dislocation of knee　287
pathological drug damage　69
pathological drunkenness　436
pathological fire-setting　436
pathological fracture　257
pathological gambling　436
pathological hoarding　442
pathological hyperopia　2
pathological internet use　442
pathological long bone fracture　258
pathological lying　442
pathological myeloid hyperhidrosis　410
pathological myopia　2
pathological pain　338
pathological renal tuberculosis　239
pathological retraction ring　385
pathological semi-awakening state　442
pathological shunt　82
pathological stealing　436
pathological symbolic thinking　442
pathological tooth displacement　59
pathologic reflex　298
pathologic spondylolisthesis　257
pathology biopsy　316
patho-occlusion　43
patient-controlled epidural analgesia　340
patient-controlled intravenous analgesia　340
patient-ventilator asynchrony　95
patient-ventilator synchrony　95
Patrick sign　298
Patrick test　344
pattern electroretinography　23
patulous eustachian tube　32
pauciarticular juvenile arthritis　283
pauci-immune crescentic glomerulonephritis　151
Pauwels osteotomy　300
PAV　339
Pavlik harness　300, 310

PAX3/FOXO1 fusion gene detection　468
PAX7/FOXO1 fusion gene detection　468
P blood group genotyping by polymerase chain reaction-sequence specific primer（PCR-SSP）469
PBAV　80
PBD　194
PBPV　80
PC　472
PCA　478
PCP　83, 92, 176
PCR　182
PCT　474, 482
PCWP　344
PD　149, 308
PDD　364
PDGFRA（4q12）gene rearrangement detection　469
PDGFRA gene mutation detection　469
PDGFRb gene rearrangement detection　469
PDI　68
PDPH　339
PE　77
PEA　339
Peabody picture vocabulary test　446
PEAE　345
peak airway pressure　345
peak cough expiratory flow　100
peak inspiratory flow　99, 100
peak latency　146
peak pressure　99
peak systolic velocity of aortic valve　344, 346
peak tidal expiratory flow　96
peak time　344
pearly penile papule　431
pectineal ligament suspension　247, 378
pectoralis major myocutaneous flap　333
pectoriloquy　93
pectus carinatum　92
pectus excavatum　79
pediatric burn shock　329
pediatric extraordinarily severe burn　329
pediatric follicular lymphoma　176
pediatric mild burn　329
pediatric moderate burn　329
pediatric sepsis post burn　329
pediatric severe burn　329
pedicle amputation of pedicled skin flap　36, 302, 331
pedicled flap transfer　60
pedicled flap transplantation to breast　322
pedicled flap transplantation to hand　323
pedicled muscle flap transplantation　302
pedicled skin flap　331
pedicled skin flap delay　302, 321
pedicled skin flap transfer　36, 302, 321, 331
pedicle erosion　296
pedicle flap advancement　60
pedicle flap transfer of foot　316
pedicle screw internal fixation　315
pedicle screw internal fixation of lumbar spine　314
pedicle skin flap repaire　36
pediculosis　425, 464

pediculosis capitis　426, 464
pediculosis corporis　464
pediculosis pubis　430, 465
pedunculated scar　330
peeling of epiretinal membrane　21
peeling of macular epiretinal membrane　20
PEEP　340
PEEPi　345
Pelet osteotomy　300
pellagra　159, 411
pellagra eyelid　169
pellagra polyneuropathy　120
pelvic-abdominal fistula　110
pelvic abscess　266
pelvic adhesiolysis　193
pelvic arteriovenous fistula　224
pelvic autonomic nerve preservation　184
pelvic biopsy　305
pelvic cancer　350
pelvic cavity actinomycosis　463
pelvic cavity adhesion lysis　252
pelvic cavity extensive mass　110
pelvic cavity patch operation　252
pelvic cavity peritoneum adhesion lysis　193
pelvic cellulitis　371
pelvic cutoff　266
pelvic cyst　371
pelvic deformity　387
pelvic dislocation　266
pelvic distortion　385
pelvic echinococcosis　242
pelvic effusion　377
pelvic empyema　377
pelvic encapsulated effusion　371
pelvic exenteration　193
pelvic fatigue fracture　266
pelvic fibromatosis　371
pelvic fibrosarcoma　371
pelvic floor muscle disorder　371
pelvic floor reconstruction　359
pelvic foreign body　371
pelvic fracture　266
pelvic fracture combined injury　266
pelvic hemangioma　224
pelvic hemorrhage　377
pelvic infection following abortion　370
pelvic infection following ectopic pregnancy　373
pelvic infection syndrome　371
pelvic inflammatory disease　371
pelvic inflammatory disease in pregnancy　391
pelvic inflammatory mass　371
pelvic intramedullary nail fixation　305
pelvic kidney　242
pelvic lateral compression fracture　266
pelvic lesion resection　359
pelvic lipoma　110
pelvic lymphatic cyst　371
pelvic lymph node dissection　252
pelvic malignancy　350
pelvic malignant neoplasm　371
pelvic malignant tumor　348
pelvic mass　110
pelvic muscle injury　266

pelvic organ injure　242
pelvic organ prolapse　371
pelvic organ prolapse quantitation　371
pelvic osteotomy　305
pelvic packing　305
pelvic peritonectomy　359
pelvic peritoneum adhesion lysis　252
pelvic peritoneum tuberculosis　371
pelvic peritonitis　371
pelvic pin internal fixation　305
pelvic plate internal fixation　305
pelvic reconstruction　305
pelvic resection　305
pelvic rhabdomyosarcoma　242
pelvic ring fracture　266
pelvic soft tissue injury　266
pelvic tendon injury　266
pelvic traction　305
pelvic tuberculosis　371
pelvic tumor　348
pelvic tumor resection　356
pelvic vascular injury　266
pelvic venous congestion syndrome　371
pelvimetry　396
pelvioureterolysis　253
pelvirectal abscess　459
pelvis biopsy　252
PEM　150
pemphigoid　418
pemphigoid of conjunctiva　7
pemphigoid of eye　17
pemphigus　426
pemphigus erythematosus　415
pemphigus foliaceus　419
pemphigus herpetiformis　422
pemphigus vegetans　431
Pendred syndrome　165
pendulum appliance　60
penectomy　254
penetrating aortic arch ulcer　230
penetrating aortic ulcer　230
penetrating cardiac trauma　228
penetrating cataract　3
penetrating fracture　267
penetrating injury of cornea　6
penetrating injury of eyeball　16
penetrating injury of iris　4
penetrating injury of kidney　243
penetrating injury of lens　7
penetrating injury of sclera　4
penetrating keratoplasty　19
penetrating splenic injury　185
penetrating ulcer of abdominal aorta　221
penetrating wound　82
penetrating wound of eyeball with foreign
　body　10, 16
penetrating wound of eyeball without foreign
　body　16
penetrating wound of orbit with or without
　foreign body　8
penetrating wound of tongue　53
penetration penumbra　364
penicillamine-induced myasthenia gravis
　133
penicillin-resistant Streptococcus pneumoniae

484
penicillins poisoning　454
penicilliosis　401, 463
penicilliosis marneffei　419, 462
Penicillium marneffei pneumonia　87
penile albuginea repair　254
penile albuginea rupture　246
penile angioma　246
penile dysplasia　246
penile fibromatosis　430
penile fracture　246
penile induration　246
penile lump resection　254
penile mucoid cyst　246
penile pseudotumor　246
penile scoliosis　246
penis adhesion lysis　254
penis amputation　246, 254
penis augmentation　254, 324
penis biopsy　254, 435
penis construction　254
penis defect　330
penis dorsal vein ligation　254
penis enlargement surgery　254
penis external prosthesis installation　254
penis foreign body removal　254
penis gonococcal lymphangitis　430
penis incision　254
penis internal prosthesis removal　254
penis laceration suture　254
penis papilloma　246
penis plastic surgery　254
penis reconstruction　254, 324
penis sarcoma　246
penis scar lysis　254
penis straightening operation　254, 324
penis truncation reattachment　254
penis tuberculid　430
pentachrome vitiligo　427
penumbra　364
pepsinogen　480
PEO　7
pepsinogen Ⅰ /pepsinogen Ⅱ　480
pepsinogen Ⅰ　480
pepsinogen Ⅱ　480
peptic ulcer　113
peptic ulcer perforation　108
peptic ulcer with acute perforation　113
percentage of reserve of ventilation　99
percent depth dose　364
perceptual nystagmus　18
perchloroethylene poisoning　455
percussion pain of spine　299
percussive dullness　217
percussive flatness　217
percussive resonance　217
percussive tympany　217
percutaneous abdominal puncture and drainage
　192, 250
percutaneous angioscopy　238
percutaneous aortic balloon angioplasty　234
percutaneous aortic valve implantation　234
percutaneous arterial oxygen partial pressure
　98
percutaneous arterial oxygen saturation　98

percutaneous aspiration biopsy of ovary　363
percutaneous aspiration of renal abscess　250
percutaneous aspiration of renal cyst　250
percutaneous balloon angioplasty of carotid
　artery　234
percutaneous balloon angioplasty of celiac
　trunk　233
percutaneous balloon angioplasty of femoral
　artery　234
percutaneous balloon angioplasty of middle
　cerebral artery　206
percutaneous balloon angioplasty of peripheral
　artery　234
percutaneous balloon angioplasty of subclavian
　artery　234
percutaneous balloon angioplasty of superior
　mesenteric artery　233
percutaneous balloon angioplasty of vascular
　access　155
percutaneous balloon aortic valvuloplasty　80
percutaneous balloon dilatation of bile duct
　357
percutaneous balloon pulmonary valvuloplasty
　233
percutaneous balloon venous dilatation　234
percutaneous basilar artery angioplasty　206,
　234
percutaneous basilar artery stenting　206, 234
percutaneous biliary balloon dilatation　117,
　192
percutaneous biliary dilatation　357
percutaneous biliary drainage operation　117,
　357
percutaneous biliary stent implantation　117,
　357
percutaneous biliary tract dilation　117, 192
percutaneous biopsy of brain tissue　207
percutaneous biopsy of meninges　207
percutaneous biopsy of spleen　363
percutaneous carbon dioxide monitoring　344
percutaneous cardiac assist device implantation
　234
percutaneous cardiac assist device removal
　234
percutaneous cardiac assist device replacement
　234
percutaneous cardiac chemical ablation　234
percutaneous cardiac cryosurgery　234
percutaneous cardiac microwave ablation
　234
percutaneous cardiac radiofrequency ablation
　234
percutaneous carotid artery stenting　206,
　234
percutaneous celiac trunk stenting　233
percutaneous choledochoscopic lithotomy
　117, 192
percutaneous cingulotomy　207
percutaneous closure of patent doctus arteriosus
　233
percutaneous communicating artery angioplasty
　206
percutaneous cordotomy　206, 357
percutaneous coronary angioplasty　234
percutaneous coronary artery atherosclerotic

plaque resection 234

percutaneous coronary artery balloon angioplasty 234

percutaneous coronary artery fistula occlusion 234

percutaneous coronary artery rotational atherectomy 234

percutaneous coronary artery thrombus aspiration 234

percutaneous coronary drug eluting stent implantation 233

percutaneous coronary drug-eluting stent implantation 80

percutaneous coronary intervention 80

percutaneous coronary intervention related myocardial infarction 75

percutaneous coronary stent implantation 80, 233

percutaneous cystostomy 250

percutaneous dilatational tracheostomy 94

percutaneous dilational tracheostomy 340

percutaneous discectomy 308

percutaneous drug eluting stent implantation in descending aorta 234

percutaneous electronic nephroscope foreign body removal 250

percutaneous electronic nephroscope laser lithotripsy 250

percutaneous endoscopic biliary lithotripsy 357

percutaneous endoscopic gastrostomy 117

percutaneous endoscopic jejunostomy 117

percutaneous extracranial angioplasty 207

percutaneous extracranial atherosclerotic plaque resection 207

percutaneous extraction of common bile duct stone 117, 192

percutaneous femoral artery drug eluting stent implantation 234

percutaneous femoral artery puncture 234

percutaneous femoral artery stenting 234

percutaneous femoral vein puncture 234

percutaneous fiber nephroscope foreign body removal 250

percutaneous fiber nephroscope laser lithotripsy 250

percutaneous heart valve surgery 234

percutaneous hepatic artery embolization 234

percutaneous hepatic aspiration 117

percutaneous hepatic puncture biopsy 117, 363

percutaneous hepatic puncture common bile duct stent implantation 117

percutaneous hepatobiliary duct stenting 357

percutaneous implantation of left ventricular volume reduction reshaping device（umbrella type）234

percutaneous inferior vena cava filter implantation 234

percutaneous internal fixation 308

percutaneous intervertebral disc decompression 340

percutaneous intracranial angioplasty 207

percutaneous intracranial artery stenting 207

percutaneous intracranial atherosclerotic plaque resection 207

percutaneous intracranial vascular stenting 207

percutaneous intravenous stent implantation 234

percutaneous kyphoplasty 308

percutaneous laser disk decompression 308

percutaneous left atrial appendage occlusion 80, 234

percutaneous lumbar diskectomy 308

percutaneous lumbar vertebroplasty 314

percutaneous lumber discectomy 340

percutaneous lung biopsy 98

percutaneous microwave coagulation therapy 94

percutaneous middle cerebral artery stenting 206, 233

percutaneous mitral balloon dilatation 233

percutaneous mitral valve clipping 233

percutaneous mitral valve implantation 233

percutaneous needle aspiration biopsy of lung 363

percutaneous needle lung biopsy 217

percutaneous nephrolithotomy 250

percutaneous nephrolithotomy inspection 250

percutaneous nephrolithotomy，Ⅱ period 250

percutaneous nephrolithotomy，Ⅰ period 250

percutaneous nephrolithotomy ultrasound pneumatic lithotripsy 250

percutaneous nephrolithotomy with laser lithotripsy 250

percutaneous nephrolithotomy with ultrasonic lithotripsy 250

percutaneous nephroscope endoureterotomy 250

percutaneous nephroscope foreign body removal 250

percutaneous nephroscope nephrolithotomy with pneumatic lithotripsy 250

percutaneous nephroscope renal pelvis lesion electrotomy 250

percutaneous nephroscope ureteral calculi laser lithotripsy 250

percutaneous nephroscope ureter biopsy 250

percutaneous nephrostomy 250

percutaneous occlusion of single atrial septal defect 233

percutaneous occlusion of ventricular septal defect 234

percutaneous oxygen monitoring 334

percutaneous oxygen tension 344

percutaneous ozone ablation of lumbar disc 308

percutaneous ozone nucleus pulposus ablation 308

percutaneous pedicle screw reduction and internal fixation 308

percutaneous peripheral artery stenting 234

percutaneous peritoneal puncture and drainage 357

percutaneous perivalvular leakage closure 233

percutaneous posterior lumbar interbody fusion 308

percutaneous pulmonary balloon dilatation 233

percutaneous pulmonary stent implantation 80

percutaneous pulmonary valve implantation 233

percutaneous pulmonary valve replacement 80

percutaneous puncture of ovarian cyst 380

percutaneous radiofrequency ablation of celiac plexus 206

percutaneous radiofrequency ablation of pulmonary lesion 357

percutaneous radiofrequency ablation of spleen lesion 192, 357

percutaneous radiofrequency perforation of pulmonary valve 80

percutaneous removal of bile duct stent 117, 357

percutaneous renal angioplasty 234

percutaneous renal artery angiography 250

percutaneous renal artery balloon dilatation 234

percutaneous renal artery embolization 234

percutaneous renal artery stent implantation 234

percutaneous renal biopsy 155, 363

percutaneous renal lesion cryotherapy 250

percutaneous renal pelvis colostomy lithotomy 250

percutaneous renal puncture biopsy 250

percutaneous renal puncture drainage 250

percutaneous renal puncture ostomy 250

percutaneous renal puncture ostomy and drainage 250

percutaneous retroperitoneal puncture and drainage 192, 250, 357

percutaneous screw fixation of pubic ramus 308

percutaneous screw internal fixation of posterior iliac bone 308

percutaneous screw internal fixation of pubic symphysis 308

percutaneous screw internal fixation of sacroiliac joint 308

percutaneous selective angiography 234

percutaneous seminal vesicle suction 250

percutaneous splenic artery embolization 234

percutaneous splenic biopsy 197

percutaneous stent implantation for aortic constriction 234

percutaneous subclavian artery stent implantation 234

percutaneous subcutaneous plastic surgery 20

percutaneous suction and biopsy of ovary 380

percutaneous superior mesenteric artery stenting 233

percutaneous suprapubic cystostomy catheter insertion operation 357

percutaneous suprapubic cystotomy catheterization 250

percutaneous testis biopsy 363

percutaneous tracheostomy 94

percutaneous transhepatic bile duct drainage 117

percutaneous transhepatic biliary drainage 117, 192, 357

percutaneous transhepatic biliary stent implantation 117, 357

percutaneous transhepatic biliary stent placement 192

percutaneous transhepatic cholangial drainage 357

percutaneous transhepatic cholangiopancreatography 117

percutaneous transhepatic obliteration of gastroesophageal varices 192

percutaneous transhepatic varices embolization 192

percutaneous transluminal balloon aortic valvuloplasty 80

percutaneous transluminal balloon pulmonary valvuloplasty 80

percutaneous transluminal coronary angioplasty 80

percutaneous transluminal coronary angioplasty with drug eluting balloon 80

percutaneous transluminal coronary baremetal stent implantation 80

percutaneous transluminal coronary bioabsorbable stent implantation 80

percutaneous transluminal intracoronary thrombolysis 80

percutaneous transluminal septal myocardial ablation 80

percutaneous transthoracic needle aspiration biopsy 94

percutaneous tricuspid valve implantation 234

percutaneous umbilical blood sampling 395

percutaneous ureteral biopsy 363

percutaneous vascular access embolectomy 155

percutaneous vascular access stenting 155

percutaneous vertebral artery stenting 207

percutaneous vertebroplasty 308

perencephaly 131

perennial allergic conjunctivitis 2

perennial allergic rhinitis 25

perennial epistaxis 31

perforated duodenal ulcer 112

perforated duodenal ulcer with hemorrhage 112

perforated peritonitis 397

perforating arterial occlusion 121

perforating artery stenosis 121

perforating folliculitis 411

perforating granuloma annulare 411

perforating wound of cheek 46

perforating wound of lip 318

perforation due to ulceration of palate 44

perforation of bile duct 103

perforation of bowel following abortion 370

perforation of cardiac valve 228

perforation of cornea 6

perforation of duodenal diverticulum 110

perforation of esophagus 30

perforation of gallbladder 103

perforation of nasal septum 25

perforation of palate 52

perforation of rectum 115

perforation of the maxillary sinus mucosa 52

perforation of tympanic membrane 26

perforation of upper gastrointestinal tract 110

perforation of uterus following abortion 370

perforation of ventricular septum 76

perforation of ventricular septum post-acute myocardial infarction 75, 222

performance anxiety 442

perfusion index variability 344

perfusion weighted imaging, PWI 146

periacetabular osteotomy 310

periacinar emphysema 89

periadenitis mucosa necrotica recurrens 44, 413

perianal abscess 106, 459

perianal abscess aspiration 191

perianal abscess resection 191

perianal candidiasis 414, 459

perianal cutaneous benign tumor 414

perianal cutaneous malignant tumor 414

perianal dermatitis 414

perianal eczema 414

perianal goitre 106

perianal infection 106

perianal scar contracture 326

perianal skin tag resection 191

perianal subcutaneous abscess 106

perianal ulcer 106

periangiitis 229

periapical abscess 45

periapical abscess with cutaneous sinus 45

periapical abscess without sinus 45

periapical abscess with sinus tract 45

periapical abscess with sinus tract of mucosa 45

periapical cemental dysplasia 45

periapical condensing osteitis 45

periapical cyst 45

periapical film 67

periapical granuloma 45

periapical periodontitis, apical paradentitis 45

periappendiceal abscess 108, 185, 461

periappendicitis 108

periarterial sympathectomy 206

periarthritis 267

periarthritis humeroscapularis 272

periarthritis of humero-scapular joint 264

periarthritis of shoulder joint 272

periarthritis of wrist joint 286

periarticular ossification 267

periauricular pain 33

peribronchial cuff sign 330

peribronchitis 91

pericallosal artery aneurysm 202

pericallosal artery aneurysm rupture 202

pericardial adhesiolysis 361

pericardial adhesion 77

pericardial calcification 77

pericardial cyst 89, 227

pericardial cystectomy 236

pericardial devascularization 187

pericardial effusion 77

pericardial fenestration 236, 361

pericardial incision and drainage 361

pericardial incision and drainage with thoracoscopic surgery 216

pericardial incision and exploration 361

pericardial mesothelioma 227

pericardial repair 236

pericardial stripping 215, 236

pericardial window operation 336

pericardiectomy 360

pericardiocentesis 81, 236, 408

pericardiostomy 215, 336

pericardiostomy with exploration 336

pericarditis 77

pericardium biopsy 215, 238

pericardium infusion of malignant tumor 354

pericholangitis 103

pericholecystic abscess 104, 458

pericholecystitis 104

perichondritis of auricle 413

perichondritis of laryngeal cartilage 27

perichondrium grafting 313

pericoronal abscess 45

pericoronitis 45

perifolliculitis capitis abscedens et suffodiens 426

perifolliculitis of bead 426

peri-implantitis 59

peri-implantitis therapy 66

peri-implant mucosa 68

peri-implant mucosal hyperplasia 57

peri-implant mucositis 57, 59

peri-implant mucositis therapy 66

peri-implant pocket 68

peri-implant tissue recession 59

peri-implant tissue remolding 66

perilunate dislocation 294

perilymphatic fistula 31

perimedullary arteriovenous fistula 203

perimenopausal syndrome 373

perinatal depression 393

perinatal period brain injury 402

perineal abscess 415

perineal burn 327

perineal cellulitis 369

perineal contusion 318

perineal cyst 369

perineal flushing 380

perineal incisional hernia 369

perineal infiltration block 340

perineal laceration 387

perineal laceration grade 1 387

perineal laceration grade 2 387

perineal laceration grade 3 387

perineal laceration grade 4 387

perineal laceration involving pelvic floor 387

perineal laceration involving perineal muscle

387

perineal laceration involving rectal mucosa 387

perineal laceration involving rectovaginal septum 387

perineal laceration involving the anal mucosa 387

perineal laceration involving the anal sphincter 387

perineal laceration involving the frenulum of pudendal labia 387

perineal laceration involving the skin 387

perineal laceration involving vagina 387

perineal laceration involving vaginal muscle 387

perineal laceration sutura 321

perineal laceration suture 249, 433

perineal malignant tumor 240

perineal mass 318

perineal mucosal abrasion 387

perineal prostatectomy 249

perineal-rectal pull-through operation 357

perineal rectosigmoidectomy 191

perineal scrotal flap urethroplasty 249

perineal ulcer 318

perineal ulcers 327

perineal urethrostomy 251

perineoplasty 380

perinephric abscess 401

perinephric cyst 244

perineum infection 318

perineum varicosities in pregnancy 391

perineural cyst 203

perineurioma 203, 283, 425

perinuclear cataract 10

periocular burn 17

periocular choroidal trophoblastic disorder 17

periocular contusion 17

periocular injection 21

periodic acid Schiff stain 182, 472

periodic ataxia 143

periodic Cushing syndrome 171

periodic discharge 149

periodic extraocular muscle paralysis 18

periodic lateralized epileptiform discharge 149

periodic limb movement index 149

periodic loading lead to screw fracture 296

periodic oculomotor palsy 18

periodic paralysis 143

periodic paralysis secondary to hypokalaemia 126

periodic psychosis disorder 442

periodic sleepiness 92

periodic somnolence 92

periodontal abscess 57

periodontal atrophy 57

periodontal disease 57

periodontal disease index 68

periodontal dressing 66

periodontal-endodontic combined lesion 57

periodontal flap surgery 66

periodontal giant cell granuloma 57

periodontal index 68

periodontal infection 57

periodontal infiltration anesthesia 66

periodontal maintenance therapy 66

periodontal packing 66

periodontal pocket 68

periodontal probing 68

periodontal therapy 66

periodontal trauma 57

periodontal washing 66

periodontitis 58

periodontitis as a manifestation of systemic diseases 44

periodontitis associated with diabetes mellitus 42

period urine 474

perionychia 271

perioperative cognitive disorder 338

perioperative hypertension 76

perioperative hypothermia 345

perioperative myocardial infarction 76

perioperative myocardial injury 338

perioral burn 327

perioral chemical burn 327

perioral dermatitis 418

perioral scar contracture 327

periorbital cellulitis 8

periorbital mass 8

periorbital nerve benign tumor 8

periorbital nerve malignancy 8

periorbital nerve tumor 8

periorificial dermatitis 423

periosteal chondroma 265

periosteal chondrosarcoma 265

periosteal grafting of skull 207

periosteal osteosarcoma 265

periosteal sleeve fracture of clavicle 284

peripancreatic effusion 116

peripancreatic hydrop 115

peripancreatic lymph node metastasis 115

peripancreatic pseudocyst 115

peripapillary choroidal atrophy 10

peripartum cardiomyopathy 76, 393

peripheral angioplasty post-operation 229

peripheral arterial disease 226

peripheral arterial embolism 229, 407

peripheral arteriosclerosis occlusive disease 229

peripheral artery bypass grafting 235

peripheral atherosclerosis 203

peripheral blood hematopoietic stemcell transplantation 179

peripheral blood morphology analysis 474

peripheral blood smear 182

peripheral chorioretinal degeneration 18

peripheral circulation failure 79, 230

peripheral cyanosis 80, 93

peripheral facial paralysis 33, 59

peripheral fatigue 89

peripheral iridectomy 20

peripheral laryngeal paralysis 33

peripheral lung cancer 92

peripherally inserted central venous catheter 234, 408

peripherally inserted central venous catheters

340

peripheral lymphatic vessel-small vein anastomosis 362

peripheral nerve amputation 315

peripheral nerve block technique 342

peripheral nerve degeneration 130

peripheral nerve injury of abdomen and lower back and pelvis 263

peripheral nerve resection 315

peripheral nerves intravascular lymphomatosis 143

peripheral nerve stimulator 346

peripheral nerve suture 315

peripheral nerve syphilis 432

peripheral neurectomy 211

peripheral neuritis 296

peripheral neuritis of extremities 284

peripheral neurochemical lesion 342

peripheral neuropathic pain 203

peripheral neuropathy 143

peripheral neuropathy secondary to connective tissue disease 126

peripheral neuropathy secondary to paraneo-plastic disease 123

peripheral neuropathy tremor 143

peripheral neurotoxicity 145

peripheral primitive neuroectodermal tumor 285

peripheral resistance 99

peripheral retinal condensation 22

peripheral retinal degeneration 12

peripheral retina(non-oppressive white) 18

peripheral sensitization 339

peripheral sexual precocity 171

peripheral sexual precocity secondary to central sexual precocity 171

peripheral soft tissue inflammation of shoulder 272

peripheral T cell lymphoma,not otherwise specified 179

peripheral vascular disease 229

peripheral vascular stent implantation post-operation 229

peripheral vasculitis 229

peripheral vasodilator poisoning 456

peripheral vertigo 145

peripheral vestibular spontaneous nystagmus 31

peripheral vestibular vertigo 34

periprostatic abscess drainage 252

periprostatic biopsy 252

periprostatic tissue lesion resection 252

periprosthetic femoral fracture 447

periprosthetic fracture 271, 448

periprosthetic fracture after ankle replacement 281

periprosthetic fracture after artificial elbow joint replacement 281

periprosthetic fracture after artificial hip joint replacement 281

periprosthetic fracture after artificial knee joint replacement 281

periprosthetic fracture after artificial shoulder replacement 281

periprosthetic infection after artificial ankle joint replacement 319

periprosthetic infection after artificial elbow joint replacement 319

periprosthetic infection after artificial hip joint replacement 319

periprosthetic infection after artificial knee joint replacement 319

periprosthetic infection after artificial shoulder joint replacement 319

perirectal abscess 116, 466

perirectal tissue biopsy 197

perirenal adhesion lysis 253

perirenal area exploration 253

perirenal biopsy 253

perirenal effusion 156

perirenal hematoma 156, 244

perirenal lesion resection 253, 359

perisalpingitis 372

peritalus dislocation 275

peritoneal abscess 105

peritoneal adhesion 105

peritoneal biopsy 362

peritoneal dialysis 155, 248, 331, 408

peritoneal dialysis associated abdominal hernia 151

peritoneal dialysis associated abdominal wall leak 151

peritoneal dialysis associated catheter migration 151

peritoneal dialysis associated fungal peritonitis 151

peritoneal dialysis associated genital edema 151

peritoneal dialysis associated outflow failure 151

peritoneal dialysis associated peri-catheter leak 151

peritoneal dialysis associated thoracic abdominal leakage 151

peritoneal dialysis by manual method 155

peritoneal dialysis catheter dysfunction 151

peritoneal dialysis catheter exit-site infection 151

peritoneal dialysis catheter implantation by percutaneous Seldinger technique 155

peritoneal dialysis catheter implantation by surgical technique 155

peritoneal dialysis catheterization 248

peritoneal dialysis catheter removal by surgical technique 155

peritoneal dialysis catheter tunnel infection 151

peritoneal dialysis cuff extrusion 151

peritoneal dialysis omental wrapped 151

peritoneal dialysis related peritonitis 151

peritoneal dialysis ultrafiltration failure 151

peritoneal hypothermia anesthesia 340

peritoneal injury 105, 184

peritoneal lavage 362

peritoneal metastasis of colonic carcinoma 349

peritoneal metastasis of hepatic carcinoma 348

peritoneal metastatic tumor 348

peritoneal rewarming 340

peritoneal suture 355

peritoneojugular shunt 189, 355

peritoneotomy 188, 248, 355

peritoneovenous shunt 189, 232, 355

peritoneum lesion resection 355

peritonitis 105

peritonitis due to peritoneal dialysis 105

peritonsillar abscess 25, 457

peritonsillar cellulitis 25

periungual fibroma 416

periungual wart 416

periureteral adhesion lysis 254

periureteritis 245

periurethral abscess 242, 463

perivalvular leakage after biological valve replacement 225

perivalvular leakage after mechanical valve replacement 222

perivalvular leakage of aortic valve 230

perivesical adhesion lysis 252

perivesical biopsy 252

perivesical tissue exploration 252

Perkins tonometer 22

Perls stain 182

permanent atrial fibrillation 78

permanent colon stoma 361

permanent colostomy 192

permanent esophageal tube implantation 360

permanent filling 66

permanent gastrostomy 361

permanent hearing threshold shift 456

permanent ileostomy 191, 361

permanent implant 66

permanent neonatal diabetes mellitus 168

permanent neonatal diabetes mellitus with pancreatic and cerebellar agenesis 170

permanent pacemaker implantation 81

permanent pacemaker replacement 81

permanent tracheostomy 40

permeability pulmonary edema 338

permissibility low calorie policy 96

permissive hypercapnia 91, 330

pernicious placenta previa 393

pernio 452

peroneal artery aneurysm 220

peroneal artery dissection 220

peroneal artery occlusion 220

peroneal artery stenosis 220

peroneal brevis muscle injury 262

peroneal brevis muscle tear 262

peroneal muscle spasm 262

peroneal muscular atrophy 262

peroneal nerve palsy 123, 262

peroneal tendinitis 261

peroneal tendon disease 262

peroneal tendon dislocation 262

peroneal tendon impingement syndrome 262

peroneal tendon lengthening 302

peroneal tendon subluxation 262

peroneal tendon tenosynovitis 262

peroneal vein embolism 220

peroneal vein thrombus 220

peroneus brevis myocutaneous flap 331

peroneus brevis tenosynovitis 262

peroneus longus tendon injury 261

peroneus longus tendon tear 261

peroneus longus tenosynovitis 261

peroral endoscopic myotomy 117, 192

peroxidase stain 182

perphenazine poisoning 453

perseveration 442

persisted nonrhythmic delta activity 146

persistence insomnia 121

persistent abdominal pain 394

persistent atrial fibrillation(AF) 72

persistent atrial flutter 72

persistent aura without cerebral infarction 120

persistent corneal epithelial defect 3

persistent delusional disorder 436

persistent ectopic pregnancy 386

persistent eruptive macular telangiectasia 411

persistent fetal circulation 218

persistent generalized lymphadenopathy 184

persistent headache attributed to craniotomy 140

persistent headache attributed to mild traumatic injury to head 142

persistent headache attributed to moderate or severe traumatic injury to head 142

persistent headache attributed to other trauma or injury to head and/or neck 141

persistent headache attributed to past bacterial meningitis or meningoencephalitis 140

persistent headache attributed to past cranial and/or cervical vascular disorder 140

persistent headache attributed to past disorder of homoeostasis 140

persistent headache attributed to past intracranial fungal or other parasitic infection 140

persistent headache attributed to past ischaemic stroke(cerebral infarction) 140

persistent headache attributed to past non-traumatic acute subdural haemorrhage 140

persistent headache attributed to past non-traumatic intracerebral haemorrhage 140

persistent headache attributed to past non-traumatic intracranial haemorrhage 140

persistent headache attributed to past non-traumatic subarachnoid haemorrhage 140

persistent headache attributed to past non-vascular intracranial disorder 140

persistent headache attributed to past reversible cerebral vasoconstriction syndrome(RCVS) 140

persistent headache attributed to past use of or exposure to a substance 142

persistent headache attributed to traumatic injury to head 141

persistent headache attributed to whiplash 140

persistent headache or facial or neck pain attributed to past cervical carotid or vertebral artery dissection 140

persistent hyperplasia of primary vitreous 17

persistent idiopathic facial pain 121

persistent left superior vena cava 78, 229

persistent light reaction 411

persistent mullerian duct syndrome 161

persistent occipitoposterior position 386
persistent occipitotransverse position 386
persistent postural perceptual dizziness 144
persistent primary immune thrombocytopenia 176
persistent pulmonary hypertension of newborn 89
persistent pupillary membranes 19
persistent pupil membrane 17
persistent right umbilical vein 115
persistent somatoform pain disorder 436
persistent vegetative state 144, 337
persistent vomiting induced dental erosion 43
personal and social performance scale 445
personal history of swallowing and chewing problem 449
personality and behavioural disorder due to cerebral vascular disease 439
personality and behavioural disorder due to intoxication of carbon monoxide 441
personality and behavioural disorder due to intoxication of carbon monoxide(CO) 138
personality disorder 440
personality test 446
perspiration test 298
Perthes test 317
pertussis 457
pertussis-like syndrome 461
pertussis pneumonia 457
pervasive developmental disorder 438
pes adductus 278
pes anserinus injury 261
pes calcaneus 297
pes cavovarus 263
pes cavus 263
pes equinocavovarus 277
pes varus 278
pessary ulcer of vagina 374
pesticide poisoning 454
PET/CT 217
PET-CT 317
PET-CT check 145
petechia 433
petechiae 80
Peter abnormality 1
pethidine dependence 439
pethidine poisoning 70
petroclival meningioma 204
petrol burn 328
petroleum ether poisoning 455
petroleum product poisoning 455
petrosal meningioma 204
petrositis 32
Peutz-Jeghers syndrome 52, 410
PF4 474
P factor 475
PFM restoration 62
PG 480
PG Ⅰ/PG Ⅱ 480
PG Ⅰ 480
PG Ⅱ 480
PGED 147
pH 474

phacoanaphylactic glaucoma 7
phacoemulsification 19
phacoemulsification for cataract after vitrectomy 19
phacoemulsification for subluxated lens 20
phacoemulsification in cataract with miosis 21
phacolytic glaucoma 7
phacomatosis 410
phaeohyphomycosis 409, 457
phagocyte containing hemosiderin 147
phakomatosis 2
phakomatosis pigmentovascularis 425
phalangeal epiphyseal injury 295
phalangeal fracture 295
phalangeal shortening 314
phalangectomy 314, 315
phalanx bone grafting 314, 315
phalanx bone lengthening 314
phalanx lesion resection 362
phalanx mass 295
phalanx repair 314
phalen test 299
phallic neoplasm 246
phalloplasty 254
phantom 366
phantom frame,simulation framework 211
phantom limb pain 199, 269, 337
phantom-scattering factor 366
pharmacodynamics 346
pharmacokinetics 346
pharmacokinetics/pharmacodynamics model 346
pharyngalgia 58
pharyngeal abscess 32
pharyngeal amyloidosis 32
pharyngeal atresia 32
pharyngeal candidiasis infection 465
pharyngeal carcinoma in situ 31, 32
pharyngeal chlamydial infection 465
pharyngeal cyst 32
pharyngeal diphtheria 32
pharyngeal diverticulectomy 40
pharyngeal diverticulum 32
pharyngeal fistula after laryngectomy 348
pharyngeal foreign body 32
pharyngeal gland tularemia 32
pharyngeal hemangioma 32
pharyngeal hemorrhage 34
pharyngeal hypesthesia 34
pharyngeal infection 32
pharyngeal inflammation 32
pharyngeal keratosis 32
pharyngeal lipoma 32
pharyngeal lymph node enlargement 32
pharyngeal lymphoid hyperplasia 32
pharyngeal malignant neoplasm 32
pharyngeal mucosal hemorrhage 34
pharyngeal papilloma 32
pharyngeal pouch cyst 32
pharyngeal recess malignant tumor 32
pharyngeal reflex 339
pharyngeal scar 32
pharyngeal stenosis 34
pharyngeal tumor 32

pharyngeal tumor resection 361
pharyngismus 32
pharyngitis 32, 90
pharyngitis sicca 26
pharyngoconjunctival fever 17, 32
pharyngolaryngitis 32
pharyngolysis 32
pharyngomycosis 32, 465
pharyngoparalysis 32
pharyngoplasty 40, 66
pharyngotomy 40
pharynx biopsy 40
pharynx congestion 34
pharynx discomfort 34
pharynx,larynx,nasal hemangioma 32
pharynx lateral wall inflammatory mass 406
phase 148, 149
phase contrast microscopic examination of red blood cell 472
phase-reversal 148
Phemister bone graft 300
phenobarbital 481
phenobarbital poisoning 452
phenol and its congener poisoning 453
phenothiazine sedative poisoning 453
phenylhydrazine poisoning 452
phenylketonuria 172, 397, 410
phenylketonuria(PKU) gene mutation 469
phenylketonuria qualitative test 471
phenylpyruvic oligophrenia 172
phenytoin 481
phenytoin metabolite 481
phenytoin sodium drug reaction/poisoning 452
pheochromocytoma 76, 166, 244
pheochromocytoma associated with aortic dissection 167
pheochromocytoma associated with cerebropathy 166
pheochromocytoma associated with chronic kidney disease 166
pheochromocytoma associated with coronary heart disease 166
pheochromocytoma associated with cutaneous ulcer 166
pheochromocytoma associated with intestinal ischemia 166
pheochromocytoma associated with intestinal obstruction 166
pheochromocytoma associated with multiple complications 166
pheochromocytoma associated with pulmonary edema 166
pheochromocytoma associated with retinopathy 167
pheochromocytoma crisis 167
pheochromocytoma of bladder 242
pheochromocytoma with catecholamine cardiomyopathy 166
pheochromocytoma with cerebrovascular disease 166
pheochromocytoma with diabetic mellitus 167
phimosis 239
phlebangioma-like venous dilation 223

phlebitis　86, 223

phlebitis after injection　230

phlebitis in pregnancy　391

phlebitis of lower extremity　226

phlebitis of upper extremity　225

phlebotomus bite　410

phlyctenular conjunctivitis　9

phlyctenular keratoconjunctivitis　9

PHMCF　385

phobia　439, 443

phobic anxiety disorder of childhood　437

phobic state　439

phocomelia　260

phonasthenia　33

phonation quotient　41

phonautography　41

phonogram　41

phonological disorder　58, 441

phonomyography　344

phonophoresis　451

phosgene poisoning　453

phosphaturia　241

phosphaturic mesenchymal tumor of bone　265

phosphodiesterase (PDE) inhibitor-induced headache　129

phosphoenolpyruvate carboxykinase deficiency　173

phosphofructokinase deficiency　178

phosphoglucoisomerase deficiency　178

phosphoglycerate kinase deficiency　178

phosphohexokinase deficiency　178

phospholipase $A_2$　482

phospholipid fractionation　482

phospholipid in lipoprotein　483

phosphor dosimeter　365

phosphorus and its compound poisoning　454

phosphorus burn　327

photic convulsive response　148

photic driving　146

photic injury of retina　12

photic stimulation　148

photoallergic contact dermatitis　414

photochemical therapy　433

photodynamic therapy　20, 94, 206, 357, 433

photoglottography　40

photo myoclonic response　146

photo myogenic response　146

photon　365

photoparoxysmal response　146

photopsia　19

photon beam　365

photon external beam radiotherapy　365

photorefractive keratectomy　22

photosensitive dermatitis　414

photosensitive dermatitis induced by cosmetic　415

photosensitive psoriasis　414

photosensitive test　435

photosensitivity response　146

phototherapeutic keratectomy　22

phototherapy　182, 408

phototoxic contact dermatitis　414

phototoxic drug eruption　414

phoxim poisoning　455

Ph-positive acute lymphoblastic leukemia　175

phrenic nerve block anesthesia and analgesia　340

phrenic nerve crush　214

phrenic nerve damage　214

phrenic nerve injury　124, 212

phrenic nerve paralysis　124

phrenic nerve paralysis due to birth trauma　258

phrenicolienal ligament　185

pH steady-state method　343

phthisis bulbi　16

phycomycosis　465

phyllode cystosarcoma　352

phyllodes tumor of breast　350

physical and chemical damage cataract　8

physical assessment of newborn　408

physical hypotension　342

physical therapy　342

physiological anaemia　338

physiological blind spot enlarged　11

physiological genu valgus　283

physiological genu varum　283

physiological gynecomastia　166

physiological hyperprolactinemia　166

physiological index measurement　345

physiological large optic cup　11

physiological pain　338

physiological proteinuria　156

physiological shunt　88

physiologic lordosis　283

phytophotodermatitis　432

phytosterolemia　432

PI　68

pial arteriovenous fistulas　133

piano key sign　299

pica　441

PICC　234, 408

pick-up test　299

Pickwichian syndrome　83

PID　371

PIEB　339

piebaldism　410

piedra　420

Pierre-Robin sequence　51

Pierre-Robin syndrome　278, 401

piezoelectric-elechomyography　344

PIFP　121

PIFT　183

pigeon breast contra-NUSS steel plate removal　214

pigeon breast contra-NUSS surgery　214

pigeon chest　79

pigeon fancier's lung　89

piggyback orthotopic liver transplantation　187

pigmentary disorder laser treatment　434

pigmentary glaucoma　11

pigmentary purpuric dermatosis　425

pigmentation　328

pigmentation, edema, polyneuropathy syndrome　133

pigmentation macularis multiplex idiopathia　426

pigmentation of colonic polyps　110

pigmentation of skin of head and face　54

pigment boundary　425

pigment disorder on oral mucosa　48

pigmented dermatofibrosarcoma protuberans　282

pigmented follicular cyst　425

pigmented hairy epidermal nevus　425

pigmented nervus of conjunctiva　7

pigmented nevus　52, 425

pigmented nevus of eyelid　16

pigmented nevus of eyelid (including canthus)　15

pigmented nevus of iris　4

pigmented nevus of nasal skin　318

pigmented purpuric lichenoid dermatitis　425

pigmented retinal dystrophy　11

pigmented spindle cell nevus　319

pigmented villonodular synovitis　282

pigmented villonodular synovitis of ankle　268

pigmented villonodular synovitis of elbow joint　296

pigmented villonodular synovitis of hip joint　276

pigmented villonodular synovitis of knee　287

pigmented villonodular synovitis of shoulder joint　272

pigmenting of skin　322

pig scabies　432

pig skin graft　333

PIK3CA gene mutation detection　469

pilar cyst　420

pilar sheath acanthoma　420

pili bifurcate　420

pilocytic astrocytoma　201

pilomatrix carcinoma　420

pilomatrixoma　420

pilomyxoid astrocytoma　201

Pilon fracture　256, 275, 278

pilonidal abscess　458

pilonidal cyst　411

pilonidal sinus　411

pilonidal sinus excision　187

pilonidal sinus incision　187

pilot drill　65

pincer nail　423

pinch free skin graft　331

pineal cyst　203

pineal gland dysfunction　135

pineal gland malignancy　351

pinealoblastoma　203

pinealocytoma　203

pinealoma　203

pineal parenchymal tumor of intermediate differentiation　204

pineal region germinoma　203

pineal region papillary tumor　203

pineal region space-occupying lesion　203

pineal region tumor　203

pineal tumor resection　360

pinguecula　5

pinhole urethral orifice　247

pin internal fixation of fibula　302

pin internal fixation of scapula 308
pin internal fixation of tarsal 303
pink frothy sputum 92
pinlay 60
pinta 463
pintid 423
pin tract infection 294
piriformis sinus malignant tumor 28
pisiform fracture 285
Piston prosthesis implantation 35
piston pump high frequency oscillation ventilation 95
piston type loose 269
pit and fissure caries 54
pit and fissure sealing 65
pitted keratolysis 427
pitting edema 92
pitting scar resection of face, filled with subcutancous tissue flap, repaired with local flap 332
pitting scar resection of trunk and extremities, filled with subcutaneous tissue flap, repaired with flap transplantation 332
Pittsburgh sleep scale 148
pituicytoma 198
pituitary abscess 160
pituitary adenoma 160, 198
pituitary adrenocorticotropic hormone hypersecretion 172
pituitary adrenocorticotropic hormone-producing adenocarcinoma 347
pituitary amenorrhea 368
pituitary apoplexy 160
pituitary atrophy 160
pituitary basophilism 160
pituitary benign tumor 160
pituitary calcification 172
pituitary carcinoma 160, 198, 347
pituitary corticotroph hyperplasia 160
pituitary crisis 160
pituitary Cushing syndrome 160
pituitary cyst 160
pituitary dermoid and epidermoid cyst 347
pituitary duct cyst 160
pituitary dwarf 160
pituitary dysplasia 160
pituitary enlargement 160
pituitary giant 160
pituitary giant adenoma 160
pituitary gonadotroph adenoma 160
pituitary granuloma 160
pituitary growth hormone tumor 160
pituitary hemorrhage 160
pituitary hyperplasia 160
pituitary infection due to mold 458
pituitary inflammation 160
pituitary Langerhans cell histocytosis 160
pituitary macroadenoma 160
pituitary malignant tumor 160
pituitary metastasis 160
pituitary micro adenoma 160
pituitary non-Langerhans cell histocytosis 160
pituitary null cell adenoma 160
pituitary obesity 160

pituitary occupancy 160
pituitary prolactin/growth hormone mixed tumor 347
pituitary prolactinoma 172
pituitary scar formation 160
pituitary small benign tumor 160
pituitary stalk interruption syndrome 160
pituitary syphilis 411
pituitary thyroid stimulating hormone-producing tumor 347
pituitary TSH secreting tumor 160
pituitary tumor 160
pityriasis alba 410
pityriasis amiantacea 425
pityriasis capitis 426
pityriasis circinata 418
pityriasis lichenoides 426
pityriasis lichenoides et varioliformis acuta 416
pityriasis rosea 420
pityriasis rubra pilaris 420
pityriasis simplex 410
pityriasis versicolor 415, 460
pivot 67
PIV RNA 470
PK 472
PKAN 123
PKP 308
PK/PD 346
placenta accreta 393
placenta accreta spectrum disorder 393
placenta calcification 394
placenta circumvallata 387
placenta degeneration 392
placenta dysfunction 392
placenta increta 394
placenta increta with bleeding 393
placental abruption 393
placental abruption with afibrinogenemia 393
placental abruption with bleeding 393
placental abruption with disseminate intravascular coagulation 393
placental adherence in second trimester of pregnancy 372
placental aging 392
placental angioma 392
placental cyst 392
placental fibrosis 392
placental hematoma 392
placental incarceration 392
placental increta in second trimester of pregnancy 372
placental infarction 392
placental lactogen 482
placental membrane residue after second trimester induced abortion 375
placental sinus 392
placental site trophoblastic tumor 392
placenta percreta 386
placenta percreta with bleeding 393
placenta praevia 388
placenta preposition in second trimester of pregnancy 372
placenta previa with bleeding 388

placenta previa with placenta increta 388
placenta thickening 393
placentitis 393
plagiocephaly 56
plague 425, 464
plague disease 425
plague immunology test 480
plague septicemia 464
PLAM 84
plane of orientation 67
planned repair of abdominal hernia 192
planning of skin flap in reverse 332
planning target volume 365
planoconcave lens 23
plantar arteries injury 230
plantar callus 320
plantar fascia release 314
plantar fascia rupture 320
plantar fascitis 295
plantar fibromatosis 320
plantaris aponeurosis contracture 450
plantaris tendon rupture 295
plantar mass 320
plantar medial skin flap 334
plantar pain 297
plantar puncture wound 297
plantar reflex 299
plantar skin reconstruction 316
plantar wart 295, 432
plant fiber 475
plant granuloma 432
planum sphenoidale meningioma 199
plaque 432
plaque index 67
plaque-induced gingivitis 47
plaque-like morphea 410
plaque psoriasis 410
plaque staining 67
plaque test 67
plasma 6-keto-prostaglandin $F1\alpha$ (6-keto-$PGF1\alpha$) test 182
plasma ablation 339
plasma adsorption 155
plasma antithrombin activity test 182
plasma bicarbonate concentration 483
plasmablast 475
plasmablastic lymphoma 178
plasma-cell cheilitis 417
plasma cell gingivitis 47
plasma cell granuloma of oral mucosa 48
plasma cell leukemia 178
plasma cell mastitis 185
plasma cell myeloma 272
plasma cell neoplasm 178
plasma cell neoplasm with paraneoplastic syndrome 178
plasma cell sarcoma 272
plasmacytoma 28
plasmacytoma of eye 16
plasma D-dimer test 182
plasma endothelin-1 (ET-1) test 182
plasma exchange 180
plasma factor II、V、VII、X coagulant activity test 183
plasma factor VIII、IX、XI、XII coagulant activity

test 183
plasma factor Ⅹa inhibition test 183
plasma fibrinogen degradation product test 183
plasma fibrinogen quantification 346
plasma osmotic pressure gap 100
plasma perfusion 155
plasmapheresis 95, 155, 408
plasma plasminogen activity test 183
plasma protamine paracoagulation test 346, 474
plasma protamine sulfate paracoagulation test 182
plasma protein C activity test 182
plasma substitute poisoning 70
plasma thrombomodulin antigen test 182
plasma tissue factor activity test 183
plasma viscosity 474
plasmin-antiplasmin complex 474
plasminogen activator 474
plasminogen activator inhibitor 474
plasmocytoma 200
plasmodium nucleic acid 470
plaster fixation 313
plastic induration penis 430
plastic surgery of condylar fossa 310
plastic surgery of orbital septum fat 21
plasty and hymenotomy 378
plasty by partial cervical skin excision 62, 321
plasty by partial facial skin excision 63, 322
plasty of anal sphincter 321
plasty of anterior naris 35, 63, 322
plasty of anus through laparoscope 321
plasty of auricle 36, 321
plasty of cavity of auricular concha 321
plasty of choana 37, 320
plasty of hard palat 66
plasty of hard palate 324
plasty of labia 382
plasty of labia minora 382
plasty of mandibular angle 65, 323
plasty of nasal columella 35, 320
plasty of nasal concha through endoscope 320
plasty of nasal septum 321
plasty of nasal septum through endoscope 320
plasty of nasal tip 35, 320
plasty of nasolabial fold 35, 320
plasty of tubed flap 322
plasty of tube flap 311, 434
plasty of umbilicus 193, 322
plasty of wing of nose 320
plateau hypoxia 85
plateau pressure 99, 345
plate fixation of intertrochanteric fracture 304
plate internal fixation of fibula 302
plate internal fixation of phalanx bone 314
plate internal fixation of scapula 308
plate internal fixation of tarsal 303
platelet 474
platelet adhesion test 183, 474
platelet agglutination test 183

platelet aggregation 180
platelet aggregation test 474
platelet alpha-granular membrane protein 140 474
platelet antibody test 474
platelet antigen test 474
platelet-associated antibody characterization assay 183
platelet-associated immunoglobulin test 183
platelet autoantibody 474
platelet count 474
plateletcrit 474
platelet crossmatch 474
platelet-derived growth factor 65, 480
platelet factor 3（PF3）availability test 474
platelet factor 4 474
platelethyperaggregability 180
platelet immunofluorescence test 183
platelet life span 474
platelet membrane glycoprotein 474
platelet microparticle 474
plateletpheresis 182
platelet producing megakaryocyte 471
platelet-rich fibrin 61, 331
platelet-rich gel 331
platelet-rich plasma 61, 331
platelet specific autoantibody 474
platelet transfusion 182
platelet transfusion refractoriness 180
platform switching 63
platonychia 410
platybasia 257
platyrrhiny 28
PLD 366
PLED 149
pleomorphic adenoma, mixed tumor 46
pleomorphic adenoma of parotid 29
pleomorphic adenoma of salivary gland 56
pleomorphic hyalinizing angiectatic tumor 261
pleomorphic lipoma 261, 412
pleomorphic liposarcoma 261
pleomorphic mantle cell lymphoma 176
pleomorphic xanthoastrocytoma 199
plethysmographic variability index 345
pleura borderline tumor 90
pleura injury 229
pleural adhesion 406
pleural adhesion release 215, 216
pleural adhesions 90
pleural biopsy 100, 363
pleural borderline tumor 90
pleural calcification 90
pleural decortication 215, 361
pleural disease 90
pleural drum 93
pleural echinococcosis 90, 465
pleural effusion 90, 329, 406
pleural effusion chest-abdominal cavity drainage 216
pleural fibrous hyperplasia 90, 406
pleural friction fremitus 93
pleural friction rub 93
pleural hypothermia anesthesia 342
pleural incision and surgical exploration 215

pleural lavage 95
pleural lesion resection 215
pleural lipoma 90
pleural plaque 456
pleural plaque with asbestosis 90
pleural rewarming 342
pleural scarification 361
pleural sclerosis 361
pleural thickening 90
pleural transudate 90
pleural tuberculoma 90
pleurisy 90
pleurisy with effusion 90, 406
pleuritis due to connective tissue disease 86
pleurodesis 95, 215
pleurosclerosis 215
plexiform ameloblastoma 43
plexiform fibrohistiocytic tumor 259
plexiform hemangioma 218, 411
plexiform neurofibroma 198, 259, 411
plexiform neuroma 411
PLI 67
Plica syndrome of knee 287
plication of small intestine 195
plication of ventricular aneurysm 235
plication operation of diaphragm 214
PLT 474
pluck out hair test 334
Plummer-Vinson syndrome 179
plump chest 213
plurihormonal pituitary adenoma 160
PLV 93, 339
PLZF/RARα fusion gene detection 469
PM 122
PMF 456
PMI 338
PML/RARα fusion gene detection 469
PML/RARα fusion gene detection 469
PMP 474
PMS2 gene mutation detection 469
PNET 266
pneumatic hammer syndrome 454
pneumatic retinopexy 19
pneumatic tonometer 23
pneumatocele 84
pneumocephalus 129
pneumococcal arthritis 262
pneumococcal infection 459
pneumococcal meningitis 123
pneumococcal multiple arthritis 262
pneumococcus cellulitis 413
pneumocolon 108
pneumoconiosis 83, 452
pneumoconiosis due to talc dust 85
pneumoconiosis with tuberculosis 452
pneumocrania 133
pneumocystis carinii pneumonia 176, 400
pneumocystis pneumonia 83, 459
pneumocystosis 398
pneumomediastinum 339
pneumonectomy 215
pneumonectomy with mediastinal lymph node resection 215
pneumonia 84, 326, 398
pneumonia and septic shock 84

pneumonic plague　459
pneumopericardium　89, 339, 403
pneumoperitoneum　401
pneumothorax　88, 328, 401
PNH　475
PO₂　344
POCD　338
pocket infection　82
pocket retraction　29
POCUS　344
POD　338
POEM　117, 192
POEMS syndrome　175, 409
poikiloderma　422
poikiloderma congenitale　428
poikiloderma-like cutaneous amyloidosis　422
poikilodermatomyositis　430
poikiloderma vasculare atrophicans　429
poikiloderma with incontinentia pigmenti　422
point contact plate fixation　302
point of care ultrasound　344
poisoning after jellyfish exposure　453
poisoning after sea anemone exposure　453
poisoning after sea animals exposure　453
poisoning after shell fish exposure　453
poisoning after starfish exposure　453
poisoning by alkalinizing agent　400
poisoning by carbonic anhydrase inhibitor, benzothiadiazide and other diuretic　70
poisoning by insulin and antidiabetic drug　455
poisoning caused by drug and preparation of hair treatment　454
poisoning of amino and nitro compounds of benzene　452
poisoning of drug primarily affecting the autonomic nervous system　70
poisoning of other preparation primarily affecting the gastrointestinal system　70
poisoning of substance primarily affecting the cardiovascular system　70
poisoning of substance primarily affecting the gastrointestinal system　70
poisoning synovitis　296
poker back　257
Poland syndrome　290
polarization　147
poliomyelitis　126, 399, 448, 460
poliomyelitis like disease　277
poliomyelitis virus ribonucleic acid　470
poliovirus antibody　477
poliovirus antibody IgG　477
poliovirus antibody IgM　477
Politzer method　40
pollicization of thumb metacarpal　331
pollinosis　27
POLV　338
polyamine　481
polyarteritis　73, 122
polyarteritis nodosa　127, 273, 417
polyarthritis　261
polyarthrosis　261
polyarticular juvenile arthritis with negative

serum reaction　291
polychromatic normoblast　475
polycranial nerve palsy　122
polycystic kidney　239
polycystic kidney decortication　248
polycystic kidney haemorrhage　239
polycystic ovary syndrome　368, 412
polycystic ovary syndrome post-metabolic surgery　161
polycythemia　177
polycythemia vera　431
polydactyly　261
polydactyly and syndactyly　261
polydactyly and syndactyly of foot　261
polydactyly-imperforate anus-vertebral anomalies syndrome　261
polydactyly of foot　261
polydipsia　450
polydysspondylism　261
polygenic hypercholesterolemia　161
polyglandular dysfunction　161
polyglandular hyperfunction　161
polyhydramnios　393
polykeratosis of Touraine　426
polymastia　318
polymenorrhea　377
polymerase chain reaction　182
polymicrogyria　122
polymorphic post-transplant lymphoproliferative disorder　176
polymorphic sun light eruption　412
polymorphic wave　146
polymorphous low-grade denocarcinoma　44
polymyalgia rheumatica　262
polymyositis　447
polymyositis and dermatomyositis kidney injury　150
polymyositis with interstitial pulmonary fibrosis　83
polymyositis　122
polyneuritis　122
polyneuritis cranialis　122
polyneuropathy　122, 219
polyneuroradiculitis　219
polyoma virus deoxyribonucleic acid　470
polyonychia　412
polyopia　19
polyorchidism　239
polyostotic fibrous dysplasia　261
polyp canceration of colon　108
polypectomy of nasal cavity　35
polypectomy of rectum　196
polyphasic action potential　146
polyphasic wave　146
polyp of anal canal　106
polyp of broad ligament　369
polyp of descending colon　108
polyp of fallopian tube　372
polyp of female genital tract　319
polyp of labium　373
polyp of lip　43
polyp of nasal cavity　25
polyp of nasal septum　25
polyp of sigmoid colon　115
polyp of sinus　24

polyp of ureter　245
polyp of urethra　241
polyp of uvala　44
polyp of vocal cord　30
polyp of vulva　373
polypoid choroidal vasculopathy　14
polypoid rhinitis　31
polypus of hepatic duct　105
polypus of neck of bladder　350
polyradiculitis　219
polyradiculomyelopathy　261
polyradiculoneuropathy　122
polyradiculopathy　261
polyserositis　104
polysomnography　97, 146
polysomnography monitoring　40, 81
polyspike　146
polyspike wave complex　146
polysyndactyly of toe　297
polyuria　155, 398
polyuric renal failure　239
poly X chromosomal syndrome　412
Pompe disease　168
pompholyx　415
pondus hydrogenii　474
pons abscess　131
pons hemorrhage　202
pons lipoma　202
pons malignant tumor　350
pons meningioma　202
pontiac fever　87
pontine atrophy　131
pontine hemorrhage　131
PONV　338
poor aesthetic of existing dental restoration　48
poor appetite　79
poor corrected vision acuity with keratoconus　17
poor counter of dental restoration　48
poor coverage of breast implant　319
poor graft function　181
poor healing of uterine incision after cesarean section　387
poorly differentiated serous carcinoma of the ovary　349
poor maturation of arteriovenous fistula　150
poor ovarian response　370
poor semen liquefaction　241
poor wound healing　319
poor wound healing of abdominal wall　318
poor wound healing of abdominal wall after cesarean section　387
poor wound healing of chest wall　320
poor wound healing of lateral episiotomy　387
poor wound healing of perineal laceration　387
poor wound healing of perineum　318
popliteal aneurysm resection　306
popliteal arterial pulse　298
popliteal arteriovenous fistula　221
popliteal artery aneurysm　221
popliteal artery dissection　221
popliteal artery embolectomy　233

popliteal artery entrapment syndrome　221
popliteal artery lysis　233
popliteal artery occlusion　221
popliteal artery stenosis　221
popliteal artery stent implantation　233
popliteal artery thrombus　231
popliteal cyst　267
popliteal cyst excision　306
popliteal cyst resection　356
popliteal cyst rupture　267
popliteal endarterectomy　233
popliteal fossa tibial nerve block anesthesia and analgesia　340
popliteal muscle lengthening　306
popliteal open injury　267
popliteal tendon injury　267
popliteal vein lysis　221
popliteal vein thrombus　231
popliteal vein tumor　221
popliteal vein valvular insufficiency　221
popliteofibular ligament injury　267
porcelain-fused-to-metal restoration　62
porcelain tooth　60
porcelain veneer fracture　53
porcine skin graft　324
porencephaly　130, 201, 400
porokeratosis　415
porokeratotic eccrine ostial and dermal duct nevus　415
porphyria　411
porphyria cutanea tarda　411
porphyric encephalopathy　120
porphyric neuropathy　120
porphyrin detection　435
porphyrinuria　471
Porro operation　395
portacaval shunt　193
portal cirrhosis　109
portal hypertension　109
portal hypertension in hepatitis B virus related cirrhosis　115
portal hypertensive gastroenteropathy　109
portal vein exploration　193
portal vein injury　109, 185
portal vein ligation　193
portal vein occlusion　193
portal vein stenosis　109
portal vein stenting　234
portal vein thrombectomy　193
portal vein thrombosis　109
portal vein tumor thrombus　109, 349
portojejunostomy　356
Portugal-amyloid in multiple neuropathy　132
port-wine stains　423
Posadas fracture　256
positional dizziness　34
positional nystagmus test　31
positional record of eccentric occlusion　67
positional relationship of eccentric occlusion　67
positional vertigo　31
positive airway pressure ventilation　395
positive and negative syndrome scale　446
positive end-expiratory pressure　94, 340

positive end-inspiratory pressure　95
positive occipital sharp transient of sleep　148
positive pressure balloon test　343
positive pressure urethrography　255
positive pressure ventilation　96, 343
positive sharp wave　149
positive symptom　444
positron emission tomography　100, 149, 366
positron emission tomography and computed tomography　217
positron emission tomography-computed tomography　317
possession　443
post-abortion care　370
post-abortion sepsis　370
post-abortion septicemia　370
postactivation exhaustion　149
postactivation facilitation　149
postactivation inhibition　149
postactivation potentiation　149
post-adenoidectomy　32
post-adenotonsillectomy　25
post anterior cruciate ligament reconstruction　279, 288
post anterior cruciate ligament surgery　279
post-antithrombotic pulmonary embolism　84
post arthroscopy　267
post artificial vaginoplasty　372
post augmentation rhinoplasty　26
postauricular fistula　26
postauricular subperiosteal abscess　26
post bone marrow transplantation graft-versus-host disease　151
post bone marrow transplantation graft-versus-host disease associated nephropathy　151
postburn adhesion of tendon　328
postburn ankylosis　328
postburn eyebrow defection　328
postburn hyperimmune response of innate immunity　328
postburn hypoimmune response of adaptive immunity　328
postburn immune dysfunction　328
postburn muscle atrophy　328
postburn osteophytosis　328
postburn pancreatitis　328
postburn shock heart　328
post-cardiac arrest syndrome　338
post-cardiac resynchronization therapy, device battery depletion　78
post-cardiac resynchronization therapy, device battery down　78
postcardiac surgery　228
post-cesarean delivery pain control　395
post-chemical ablation　221
post-chemonucleolysis stenosis　268
post-childbirth urethral stricture　239
postcholecystectomy syndrome　104
post-closure therapy of patent ductus arteriosus　73
postcoital bleeding　373
postcommunicating part of anterior cerebral artery ($A_2 \sim A_5$) aneurysm　198

postconcussional syndrome　202, 443
post-concussion syndrome　202
post-coronary artery bypass graft　74
post-coronary artery bypass grafting myocardial infarction　74
post-correction of nasal deformity　25
postcricoid carcinoma　27
post crown　67
post crown with core　61
post-cryoablation　223
postdate pregnancy　387
post-dural puncture headache　139, 339
postdysenteric arthropathy　277
post-electric defibrillation　73
post-electroconvulsive therapy (ECT) headache　122
postencephalitic Parkinsonism　132
postencephalitic syndrome　443
post-endarterectomy headache　122
post epileptic seizure headache　122
post-ERCP pancreatitis　101
posterio-anterior position of mandibular roentgenography　68
posterio-anterior tomogram of maxillae　68
posterior approach cervical fusion　306
posterior approach cervical revision　306
posterior approach lumbar fusion　306
posterior approach lumbar revision　306
posterior approach lumbar sacral fusion　306
posterior approach lumbar sacral revision　306
posterior approach of internal jugular vein cannulation　341
posterior approach thoracic discectomy　306
posterior approach thoracic fusion　306
posterior approach thoracic lumbar fusion　306
posterior approach thoracic lumbar revision　306
posterior approach thoracic revision　306
posterior asynclitism　387
posterior atlanto-axial fusion　306
posterior atlantoaxial hook internal fixation　306
posterior atlanto-axial revision　306
posterior atlantoaxial transarticular screw internal fixation/magerl method　306
posterior auricular cyst　413
posterior auricular insertion of expander　321
posterior blepharitis　4
posterior bony edge separation of lumbar vertebrae epiphysis　293
posterior capsular suture　306
posterior capsule rupture during cataract surgery　2
posterior capsule rupture of lens　7
posterior cerebral artery aneurysm　121, 198
posterior cerebral artery aneurysm rupture　121
posterior cerebral artery dissection　121, 198
posterior cerebral artery embolism　121
posterior cerebral artery hemorrhage　198
posterior cerebral artery occlusion　121
posterior cerebral artery occlusion and stenosis, caused no cerebral infarction　121
posterior cerebral artery plaque　146

posterior cerebral artery stenosis 121
posterior cerebral artery syndrome 121
posterior cerebral artery thrombosis 121
posterior cervical decompression and fusion with internal fixation 309
posterior cervical discectomy 309
posterior cervical double-door expansive laminoplasty 309
posterior cervical double-door laminoplasty 309
posterior cervical extensive laminectomy decompression 309
posterior cervical facet joint excision 309
posterior cervical fusion 309
posterior cervical hemilaminectomy decompression 309
posterior cervical laminectomy decompression 309
posterior cervical single-door expansive laminoplasty 309
posterior cervical single-door laminoplasty 309
posterior cervical Z-shape laminoplasty 309
posterior circulation aneurysm 199
posterior circulation cerebral infarction 125
posterior circulation ischemia 125
posterior column and posterior wall fracture 268
posterior column fracture 268
posterior communicating artery aneurysm 125, 199
posterior communicating artery aneurysm rupture 125, 199
posterior communicating artery occlusion 125
posterior communicating artery stenosis 125
posterior coronoid process injection 61
posterior cortical atrophy 125
posterior cranial fossa cyst 201
posterior cranial fossa meningioma 201
posterior cranial fossa narrowness 201
posterior cranial fossa space-occupying lesion 201
posterior cranial fossa tumor resection 358
posterior cranial nerve palsy 125
posterior cross bite 46
posterior cruciate ligament avulsion fracture 267
posterior cruciate ligament injury 267
posterior cruciate ligament reconstruction 306
posterior cruciate retained total knee arthroplasty 306
posterior cyclitis 4
posterior dislocation of distal femur 265
posterior dislocation of elbow joint 296
posterior dislocation of hip joint 276
posterior dislocation of humerus 264
posterior dislocation of proximal tibia 275
posterior dislocation of shoulder joint 271
posterior double-door laminoplasty 309
posterior endoscopic lumbar discectomy 306
posterior exploration of pubic bone 353
posterior fossa arachnoid cyst 125
posterior glottic stenosis 30

posterior impingement syndrome of ankle 268
posterior indirect decompression 306
posterior inferior cerebellar artery aneurysm 137, 204
posterior inferior cerebellar artery aneurysm rupture 137
posterior inferior cerebellar artery occlusion 137
posterior inferior cerebellar artery plaque 149
posterior inferior cerebellar artery stenosis 137
posterior inferior cerebellar artery thrombosis 137
posterior infraorbital fissure injection 62
posterior instability of midcarpal joint 286
posterior instability of shoulder joint 271
posterior interosseous nerve compression syndrome 124
posterior lateral approach for cervical fusion 306
posterior lateral approach for lumbar fusion 306
posterior lateral approach for lumbar sacral fusion 306
posterior lateral approach for thoracic fusion 306
posterior lateral fusion 306
posterior leukoencephalopathy 125
posterior ligamentous complex injury of cervical spine 274
posterior ligamentous complex injury of lumbar spine 292
posterior longitudinal ligament tear 268
posterior lumbar decompression with bone graft fusion and internal fixation 313
posterior lumbar fusion and internal fixation 306
posterior lumbar interbody fusion 306
posterior lumbar intervertebral disc resection 306
posterior lumbar laminectomy 313
posterior malleolar fracture 267
posterior mitral valve prolapse 219
posterior nasal packing hemostasis 37
posterior neck mass 318
posterior occipital cervical fusion 306
posterior occipital cervical revision 306
posterior occipital fusion 306
posterior occipitocervical fusion and internal fixation 309
posterior open bite 46
posterior patellar fat pad syndrome 159
posterior pelvic exenteration 191
posterior pelvic floor reconstruction 380
posterior pharyngeal wall lymphoid follicle hyperplasia 34
posterior plantar pain 268
posterior polar cataract 4
posterior rectus sheath block anesthesia and analgesia 340
posterior resection of anus 191
posterior sacral foramen block anesthesia and analgesia 339
posterior scleral reinforcement 20
posterior scleral staphyloma 4
posterior sclera sling procedure 20

posterior scleritis 4
posterior sincipital presentation 386
posterior slow waves of youth 146
posterior spinal artery syndrome 270
posterior spinal cord injury 267
posterior spinal cord syndrome 267
posterior stablized total knee arthroplasty 306
posterior synechia 4
posterior synechiae of pupil 13
posterior thoracoplasty 306
posterior tibial arterial pulse 299
posterior tibial artery injury 223
posterior tibial artery occlusion 223
posterior tibial artery stenosis 223
posterior tibial nerve compression syndrome 128
posterior tibial nerve injury 275
posterior tibial tendinitis 275
posterior tibial tendon dislocation 275
posterior tibial tendon dysfunction 275
posterior tibial tendon injury 275
posterior tibial tendon rupture 275
posterior tibial tendon subluxation 275
posterior tibial tendon tendonitis 275
posterior tibial tendon tenosynovitis 275
posterior tibial vascular injury 223, 275
posterior tibial vein thrombosis 223
posterior transpedicle thoracic intervertebral disc resection 306
posterior tympanotomy 37
posterior urethral calculus 240
posterior urethral injury 240
posterior urethral stenosis 240
posterior urethral valve 398
posterior uveitis 4
posterior vaginal hernia 374
posterior vaginal wall prolapse 374
posterior vaginal wall prolapse, stage Ⅰ 374
posterior vaginal wall prolapse, stage Ⅱ 374
posterior vaginal wall prolapse, stage Ⅲ 374
posterior vaginal wall prolapse, stage Ⅰ（Pelvic Organ Prolapse Quantification System） 374
posterior vaginal wall prolapse, stage Ⅱ（Pelvic Organ Prolapse Quantification System） 374
posterior vaginal wall prolapse, stage Ⅲ（Pelvic Organ Prolapse Quantification System） 374
posterior vaginal wall prolapse, stage Ⅳ（Pelvic Organ Prolapse Quantification System） 374
posterior vaginal wall repair 382
posterior vitreous detachment 2
posterior vitreous detachment combined with retinal break 2
posterior vitreous detachment combined with retinal hemorrhage 2
posterior vitreous detachment combined with vitreous hemorrhage 2
posterior vitreous traction syndrome after cataract surgery 1
posterior wall fracture 267
posterior wall of hypopharynx carcinoma 31
posterolateral complex injury of knee 287
posterolateral disc herniation 268
posterolateral episiotomy and suture 395
posterolateral rotational instability of elbow

joint 296
posterolateral sclerosis secondary to vitamin B$_{12}$ deficiency 136
posterolateral spinal syndrome 126
posteromedial complex injury 267
posteruptive colour change of dental hard tissue 57
post-exposure prophylaxis 456
post-extubation laryngeal edema 338
post gastric operation syndrome 112
post hemodialysis imbalance syndrome 174
post-hemorrhagic hydrocephalus 121
posthepatitic cirrhosis 106
posthepatitic hyperbilirubinemia 106
posthepatitic jaundice 106
postherpetic geniculate ganglionitis 411
postherpetic neuralgia 198, 432
postherpetic neuralgia of nervus intermedius 132
postherpetic sciatica 121, 411
postherpetic trigeminal neuralgia 132, 463
posthypercapnic alkalosis 85
post immune joint disease 278
post implantable cardioverter defibrillator 229
post-implantation of cardiac resynchronization therapy with defibrillator 78
post-implantation of cardiac resynchronization therapy with pacemaker 78
post-implantation of implantable cardioverter defibrillator 79
post-implantation of permanent pacemaker 78
post-implantation of subcutaneous implantable cardioverter defibrillator 76
post induced menopause syndrome 371
post-infarction angina pectoris 77
post-infection cough 85
post-infection obliterative bronchiolitis 85
post-infection urethral stricture 240
postinfectious cough 85
postinfectious encephalitis 124
postinfectious encephalomyelitis 124, 459
postinfectious hypothyroidism 161
postinflammatory hyperpigmentation 429
postinflammatory leukoderma 429
post-injection pancreatitis 116
post-irradiation kyphosis 261
post-irradiation scoliosis 261
post-kala-azar dermal leishmaniasis 459
post knee arthroscopy 287
postlaminectomy kyphosis 296
postlaminectomy syndrome 296
post-left atrial appendage closure 79
postlingual deafness 33
post-lumbar puncture headache 149
postmaturity 387
postmediastinal seminoma 240
post meniscectomy 257
post meniscoplasty 257
postmenopausal atrophic vaginitis 369
postmenopausal bleeding 369
postmenopausal frontal fibrosing alopecia 418
postmenopausal osteoporosis 275
postmenopausal osteoporosis with pathological

fracture 275
postmenopausal ovarian palpable syndrome 369
postmyocardial infarction syndrome 77, 89
post-myocarditis cardiomyopathy 78
postnasal drip 33
postneurosurgical infection 203
postneurosurgical seizure 203
postobstructive diuresis 243
post-occlusion of atrial septal defect 73
post-occlusion of ventricular septal defect 76
post-operation of aggressive fibromatosis 319
postoperation of artificial joint replacement 281
post-operation of bone fixation implantation 447
post-operation of breast artificial material implantation 319
post-operation of breast implant implantation 319
post operation of cerebral tumor 449
post-operation of cervical vertebra 448
post-operation of closed thoracic drainage 450
post-operation of coronary artery bypass grafting 450
post-operation of endocardial cushion defect repairment 450
post-operation of finger flap 449
post-operation of flap repair 319
post-operation of flap transplantation 319
post-operation of hand bone grafting 449
post-operation of hip arthroplasty 448
post-operation of hydrocephalus drainage 449
post-operation of intracerebral hematoma evacuation 449
post-operation of lumbar vertebra 450
post-operation of muscle rupture anastomosis 447
post-operation of pituitary tumor 447
post-operation of tenosynovitis 448
post-operation of thoracic vertebra 450
post-operation of thyroid cancer 163
post-operation of varicosis 448
post-operation of vascular replacement 229
postoperative abdominal aortic occlusion 225
postoperative acute gastric dilatation 111
postoperative adhesion of vagina 372
postoperative adrenal cortical dysfunction 167
postoperative anal hemorrhage 186
postoperative anastomotic fistula of esophageal carcinoma 351
postoperative anastomotic leakage 53
postoperative anastomotic stricture of esophageal carcinoma 351
postoperative anterior chamber hyphema 12
postoperative bile duct stenosis 111
postoperative biliary atresia 111
postoperative bladder hemorrhage 245
postoperative bleeding brain aneurysm coil embolism 131

postoperative brain edema 203
postoperative bronchopleural fistula 88
postoperative cauda equina injury 203
postoperative cerebrospinal fluid leakage 203
postoperative chemotherapy of malignant neoplasm 53
postoperative chest wall softening 90
postoperative chorioretinal scar 12
postoperative choroidal detachment 12
postoperative chronic pulmonary dysfunction 88
postoperative cognitive dysfunction 338
postoperative colonic fistula 111
postoperative colon-rectal fistula 111
postoperative common hepatic duct-small intestinal fistula 111
postoperative complication after percutaneous radiofrequency ablation 75
postoperative complication of implantation 59
postoperative conjunctival fistula 12
postoperative convalescence after traumatic brain injury 202
postoperative deformity of eye lid orthopedic surgery 58
post-operative deformity of facial orthopedic surgery 49
postoperative delirium 338
postoperative diabetes insipidus 167
postoperative dysphagia 284
postoperative empyema 464
postoperative enterostenosis 111
postoperative epidural hematoma 203
postoperative esophageal and gastric fistula 111
postoperative esophageal fistula 111
postoperative esophagitis 111, 212
postoperative esophagostenosis 111
postoperative exocrine pancreatic insufficiency 167
postoperative exploratory hemostasis of thyroid 37, 192
postoperative extrahepatic bile duct stenosis 111
postoperative fever 225
postoperative fibula transplantaion 262
postoperative follow up 66
postoperative gastric and small intestinal fistula 111
postoperative gastric fistula 111
postoperative gastric ischemic necrosis 111
postoperative gastrocolic fistula 111
postoperative gastrointestinal dysfunction 111
postoperative hemorrhage 186
postoperative hepatic bile duct stenosis 111
postoperative hydrocephalus 203
postoperative hypoinsulinemia 167
postoperative hypoparathyroidism 167
postoperative hypopituitarism 167
postoperative hypothyroidism 167
postoperative hypoxemia 338
postoperative ileus of resection for colon cancer 349

postoperative immunotherapy of malignant tumor 354
postoperative incision dehiscence 53
postoperative incision hematoma 186
postoperative incision hemorrhage 186
postoperative incision infection 53
postoperative infection of implantation 59
postoperative infection of reconstructed auricle 320
postoperative intestinal-abdominal wall fistula 111
postoperative intestinal adhesion 111
postoperative intestinal fistula 111
postoperative intestinal hemorrhage 186
postoperative intestinal obstruction 111
postoperative intra-abdominal hematoma 186
postoperative intra-abdominal hemorrhage 186
postoperative intracranial hematoma 203
postoperative iridoptosis 12
postoperative iris incarcerated 12
postoperative ligament injury 282
postoperative limb dysfunction 203
postoperative liver metastasis of colon cancer 349
postoperative lymphedema 225
postoperative malabsorption syndrome 111
postoperative meningocele 203
postoperative meniscus injury 257
postoperative metacarpal fracture 294
postoperative mitral stenosis 219
postoperative mitral valve stenosis with insufficiency 225
postoperative molecular targeted therapy of malignant tumor 354
postoperative myocardial infarction 76
postoperative nausea and vomiting 338
postoperative of laryngeal papilloma 27
postoperative of nasal polyp 25
postoperative omentum majus adhesion 111, 372
postoperative osteolysis after artificial ankle joint replacement 281
postoperative osteolysis after artificial elbow joint replacement 281
postoperative osteolysis after artificial hip joint replacement 281
postoperative osteolysis after artificial knee joint replacement 281
postoperative osteolysis after artificial shoulder joint replacement 281
postoperative pain 203
postoperative pain after internal fixation of fracture 266
postoperative pain following spinal internal fixation 448
postoperative pain management 342
postoperative pain syndrome 338
postoperative paralysis 203
postoperative parastomal hernia 111
postoperative parotid gland mixed tumor 39
postoperative pelvic adhesion 111, 372
postoperative perineal fistula 372
postoperative peritoneal adhesion 111, 372
postoperative pharyngeal fistula 30

postoperative pleural effusion 88
postoperative pneumocephalus 203
postoperative pneumothorax 88
postoperative poor wound healing 284
postoperative prostate hemorrhage 245
postoperative pulmonary dysfunction 88
postoperative radiotherapy 366
postoperative recurrence 284
postoperative recurrence of adenoid cystic carcinoma 351
postoperative recurrence of cholesteatoma 199
postoperative recurrence of colon cancer 349
postoperative recurrence of lacrimal gland tumor 8
postoperative recurrence of nasal polyp 25
postoperative repair for double-eyelid surgery 19
postoperative residual foreign body 186
postoperative residual stone of bile duct 103
postoperative retinal hemorrhage 12
postoperative retinal scar 12
postoperative rupture of blood vessel in abdominal wall 186
postoperative rupture of esophagus 111
postoperative scar urethral atresia 244, 372
postoperative scleral necrosis 12
postoperative sepsis 284
postoperative shock 186
postoperative small intestinal fistula 111
postoperative status of craniotomy 200
postoperative status of deep brain stimulation 131
postoperative status of obesity metabolic surgery 161
postoperative status of obesity surgery 161
postoperative status of severe obesity surgery 171
postoperative status of syringomyelia surgery 126
postoperative stoma stenosis 111
postoperative stricture of colostomy 108
postoperative subcutaneous fistula 425
postoperative subdural effusion 203
postoperative temporary cardiac pacemaker 70
postoperative thoracic hemorrhage 212
postoperative throat adhesion 30
postoperative thyroid fistula 167
postoperative thyroid hemorrhage 167
postoperative tonsil hemorrhage 30
postoperative tracheal fistula 30
postoperative tracheal stenosis 88
postoperative tracheo-esophageal fistula 30
postoperative tuberculous sinus of spine 270
postoperative urethral fistula 372
postoperative urethral hemorrhage 244
postoperative urethral opening deformity 244
postoperative urethral orifice deformity 372
postoperative urethral syndrome 244, 372
postoperative urinary retention 372
postoperative uveitis 12
postoperative vaginal stenosis 372
postoperative vesicovaginal fistula 319

postoperative visual loss 338
postoperative vocal cord adhesion 30
postoperative vocal cord paralysis 30
postoperative wound dehiscence 186
postoperative wound foreign body 186
postoperative wound hemostasis 64, 194, 215, 253, 323, 360, 434
postovariectomy osteoporosis 277
postovariectomy osteoporosis with pathological fracture 277
postpartum acute pulmonary edema 385
postpartum afibrinogenemia 385
postpartum depression 385, 442
postpartum disseminated intravascular coagulation 385
postpartum hemolytic uremic syndrome 150
postpartum hemorrhage 385
postpartum hemorrhage caused by fetal membrane residue 392
postpartum hemorrhage caused by placental incarceration 392
postpartum hemorrhage caused by residual placenta 392
postpartum hemorrhage caused by retained fetal membrane 392
postpartum hemorrhage caused by retained placenta 393
postpartum hyperfibrinolysis 385
postpartum hypopituitarism crisis 159
postpartum instant hemorrhage 385
postpartum pituitary dysfunction syndrome 159
postpartum subtotal hysterectomy 377
postpartum urinary retention 387
postpartum uterine curettage 394
post-percutaneous aspiration of coronary thrombus 75
post-percutaneous coronary intervention 75
post-percutaneous coronary intervention myocardial infarction 75
post-percutaneous transluminal balloon aortic valvuloplasty 75
post-percutaneous transluminal balloon pulmonary valvuloplasty 75
post-percutaneous transluminal coronary angioplasty 75
post-percutaneous transluminal coronary rotational atherectomy 75
postpericardiotomy syndrome 227
postpharyngeal flap 66
postpharyngeal malignant tumor 32
postpharyngeal repair 40
postpliomyelitis scoliosis 270
post-poliomyelitis syndrome 126
post-polypectomy of nose 25
post-polypectomy of vocal cord 30
postprandial hypoglycemia 172
postprandial hypotension 218
postprocedural hypoinsulinaemia 167
post-prophylactic tracheotomy 33
post-prostatectomy 70
post-psychotic depression 438
post-pulmonary artery intervention 73
post radiation hypopituitarism 161
post-radiofrequency ablation 76

post-reduction surgery of nasal bone 24
postrenal renal failure 337
post-repairation of nasal septum perforation 25
post-resection of nasal cavity mass 25
post-resection of nasopharyngeal angiofibroma 25
post-resuscitation brain injury 204
post-rhinoplasty with prosthesis 28
POSTS 148
post-schizophrenic depression 438
post-scoliosis correction surgery 270
post-sinusotomy 24
post spinal internal fixation 270
poststenotic dilatation of ascending aorta 225
post stent placement for middle cerebral artery 145
poststeroid panniculitis 426
post-streptococcal acute glomerulonephritis 400
post-streptococcal glomerulonephritis 400
post-stroke anxiety 442, 450
post-stroke depression 442, 450
post-surgery for chronic hypertrophic rhinitis 28
post-surgery for fungal sinusitis 33
post-surgery for sinusitis 24
post-surgery of coronary artery bypass grafting 221
postsurgical lordosis 284
postsurgical malabsorption osteoporosis 284
postsurgical malabsorption osteoporosis with pathological fracture 284
postsurgical spondylolisthesis 270
post-term infant 398
post-tetanic count 345
post thrombosis syndrome of lower extremity 227
post thrombotic syndrome 429
post-tonsillectomic hemorrhage 25
post-tonsillectomy 25
post-tracheostomy 29
post-transfusion purpura 179
post transplantation of heterotopic heart 229
post-transplant lymphoproliferative disorder 180
post-trauma of nose 25
post-traumatic atrophy of bone 121
post-traumatic bone atrophy 285
post-traumatic brain organic amnesic syndrome 439
post-traumatic brain syndrome 198
post-traumatic brain syndrome(non psychosis) 437
post-traumatic coma 198
post-traumatic coxarthrosis 259
post-traumatic defect of eyelid 43
post-traumatic defect of nose 43
post-traumatic deformity of jaw 43
posttraumatic diagnostic scale 445
post-traumatic epilepsy 136
post-traumatic gonarthrosis 259
posttraumatic hypersomnia 121
post-traumatic joint disease 259
post-traumatic kyphosis 259
post-traumatic malformation of eyelid 43

post-traumatic malformation of lip 43
post-traumatic malformation of nose 43
post-traumatic osteoporosis 259
post-traumatic Parkinsonism 136
post-traumatic periosteum ossification 259
post-traumatic polyarticular disorder 259
post-traumatic scar 319
post-traumatic scar of facial region 43
post-traumatic stress disorder 259, 325, 437
post-traumatic syringomyelia 203
post-traumatic toe necrosis 259
post-traumatic unilateral first carpometacarpal joint disease 259
post-traumatic urethral stricture 239
post-tuberculosis bronchiectasis 86
postural back pain 297
postural drainage 95
postural proteinuria 156
postural tachycardia syndrome 76
postvaccinal encephalitis 139
postvaccinal encephalomyelitis 139
post vaginoplasty 373
postvagotomy syndrome 109
post-viral-encephalitis autoimmune encephalitis 120
postzoster neuralgia 121
potassium 482
potassium chloride poisoning 454
potassium deficiency 173
potassium-deficit hypokalemia 88
potassium-losing nephropathy 153
potassium permanganate poisoning 453
potential anesthesia 341
potential lethal damage 366
potential lethal damage repair 366
potentially open fracture 279
Pott fracture 256
Pott paraplegia 270
poverty of speech 444
poverty of thought 444
powerless chew 213
PPG 187
PPHN 89
PPH procedure 195
PPV 345
power source elbow joint dysfunction 260
PR3-ANCA 479
Prader-Wiley syndrome 279
Prader-Willi syndrome 397, 423
PRCA 176
preadolescent acne 423
prealbumin 482
preauricular insertion of expander 321
preauricular mass with ulcers 318
preauricular tumor 26
precerebral arterial occlusion or stenosis, caused no cerebral infarction 133
precipitate labor 387
precipitation withdrawal test 344
precision radiotherapy 365
precocious congenital skeletal syphilis 294
precocious pregnancy 393
precocious puberty due to central nervous system lesion 171

precommunicating part of anterior cerebral artery(A₁)aneurysm 198
precordial pain 80
precordial prominence 80
precordial thrill 80
predeposited autotransfusion 343
preeclampsia 394
preeclampsia and eclampsia associated nephropathy 154
preeclampsia with severe features 394
preemptive analgesia 343
preexcitation syndrome 407
preexcitation syndrome, type A 78
preexcitation syndrome, type B 78
preexcitation syndrome 78
prefabricate abutment 66
preformed crown 66
preformed metal crown restoration 62
pregancy with hyperthyroidism 165
pregnancy after artificial insemination 372
pregnancy after cervical surgery 391
pregnancy after one or more mis-carriages 373
pregnancy and lactation-associated osteoporosis 165
pregnancy associated breast cancer 350
pregnancy-associated kidney disease 153
pregnancy-associated plasma protein-A 480
pregnancy combined with abnormal coagulation function 389
pregnancy combined with acidosis 390
pregnancy combined with acquired immune deficiency syndrome 388
pregnancy combined with acute appendicitis 389
pregnancy combined with acute gastroenteritis 389
pregnancy combined with acute kidney injury 389
pregnancy combined with acute myocardial infarction 389
pregnancy combined with acute pancreatitis 389
pregnancy combined with acute respiratory distress syndrome 389
pregnancy combined with adenomyosis 391
pregnancy combined with adnexal mass 388
pregnancy combined with adrenal dysfunction 390
pregnancy combined with adrenal tumor 390
pregnancy combined with allergic dermatitis 388
pregnancy combined with anal fistula 388
pregnancy combined with anaphylactoid purpura 388
pregnancy combined with anemia 389
pregnancy combined with ankylosing spondylitis 389
pregnancy combined with antiphospholipid syndrome 389
pregnancy combined with anxiety disorder 389
pregnancy combined with aplastic anemia 391
pregnancy combined with appendicitis 389

pregnancy combined with appendix vesiculosa 389

pregnancy combined with arrhythmia 390

pregnancy combined with atrial fibrillation 390

pregnancy combined with autoimmune hepatitis 391

pregnancy combined with bacillary dysentery 390

pregnancy combined with bacteremia 389

pregnancy combined with benign tumor of uterine ligament 391

pregnancy combined with borderline tumor 389

pregnancy combined with bronchial asthma 391

pregnancy combined with bronchiectasis 391

pregnancy combined with bronchitis 391

pregnancy combined with calculus of ureter 390

pregnancy combined with carcinoma in situ 391

pregnancy combined with cardiac dilatation 390

pregnancy combined with cardiac insufficiency 390

pregnancy combined with cardiomyopathy 390

pregnancy combined with carotid artery stenosis 389

pregnancy combined with carpal tunnel syndrome 390

pregnancy combined with cerebral hemorrhage 389

pregnancy combined with cerebral infarction 389

pregnancy combined with cerebral palsy 389

pregnancy combined with cerebrovascular disease 389

pregnancy combined with cerebrovascular embolism 389

pregnancy combined with cervical cancer 388

pregnancy combined with cervical cerclage 391

pregnancy combined with cervical cicatrix 391

pregnancy combined with cervical edema 391

pregnancy combined with cervical insufficiency 391

pregnancy combined with cervical intraepithelial neoplasia 388, 391

pregnancy combined with cervical polyp 391

pregnancy combined with cervical stenosis 391

pregnancy combined with cervical tumor 391

pregnancy combined with chickenpox 390

pregnancy combined with chlamydia trachomatis infection 389

pregnancy combined with cholecystitis 388

pregnancy combined with chromosomal abnormality 389

pregnancy combined with chronic bronchitis 389

pregnancy combined with chronic kidney disease 389

pregnancy combined with chronic renal insufficiency 389

pregnancy combined with condyloma acuminatum 389, 423

pregnancy combined with congenital adrenal cortical hyperplasia 390

pregnancy combined with congenital atrial septal defect 390

pregnancy combined with congenital cerebral vascular malformation 390

pregnancy combined with congenital heart disease 390

pregnancy combined with congenital spinal deformity 390

pregnancy combined with coronary artery insufficiency 388

pregnancy combined with Cushing syndrome 389

pregnancy combined with cystocele 389

pregnancy combined with cytomegalovirus infection 389

pregnancy combined with diabetes insipidus 389

pregnancy combined with diabetes mellitus 390

pregnancy combined with diabetic ketoacidosis 391

pregnancy combined with diabetic ketosis 390

pregnancy combined with diarrhea 388

pregnancy combined with digestive system disease 390

pregnancy combined with disease of musculoskeletal system and connective tissue 389

pregnancy combined with dissecting aneurysm 389

pregnancy combined with double vagina 390

pregnancy combined with drug-induced hepatitis 390

pregnancy combined with eczema 390

pregnancy combined with endometrial polyp 391

pregnancy combined with endometriosis 391

pregnancy combined with enteritis 388

pregnancy combined with epilepsy 388

pregnancy combined with epistaxis 388

pregnancy combined with erythema nodosum 389

pregnancy combined with facial nerve palsy 389

pregnancy combined with facial neuritis 389

pregnancy combined with fallopian tube necrosis 390

pregnancy combined with fallopian tube tumor 390

pregnancy combined with fatty liver 391

pregnancy combined with fungal vaginitis 391

pregnancy combined with fungal vulvitis 391

pregnancy combined with gallbladder polyp 388

pregnancy combined with gallstone 388

pregnancy combined with gastric cancer 390

pregnancy combined with gastric perforation 390

pregnancy combined with gastritis 390

pregnancy combined with gastroenteritis 390

pregnancy combined with gastrospasm 390

pregnancy combined with genital tract infection of chlamydia trachomatis 390

pregnancy combined with genital tract malformation 390

pregnancy combined with glomerulonephritis 390

pregnancy combined with goiter 389

pregnancy combined with gonorrhea 389, 423

pregnancy combined with heart disease 390

pregnancy combined with heart failure 390

pregnancy combined with hemangioma 390

pregnancy combined with hemolytic anemia 389

pregnancy combined with hemolytic streptococcus infection 389

pregnancy combined with hemophilia 390

pregnancy combined with hemophilia gene carrier 390

pregnancy combined with hemorrhoid 391

pregnancy combined with hepatic abscess 388

pregnancy combined with hepatic cyst 388

pregnancy combined with hepatic failure 388

pregnancy combined with hepatitis 388

pregnancy combined with hepatolenticular degeneration 388

pregnancy combined with hereditary renal disease 390

pregnancy combined with herpes virus infection 390

pregnancy combined with high myopia 388

pregnancy combined with human papilloma virus (HPV) infection 389

pregnancy combined with hydrocephalus 389

pregnancy combined with hydronephrosis 389

pregnancy combined with hydrosalpinx 390

pregnancy combined with hyperlipidemia 388

pregnancy combined with hyperosmolar hyperglycemic state 390

pregnancy combined with hyperprolactinemia 388

pregnancy combined with hypersplenism 389

pregnancy combined with hypertensive heart and renal disease 388

pregnancy combined with hypertensive heart disease 388

pregnancy combined with hypertensive renal disease 388

pregnancy combined with hyperthyroidism 389

pregnancy combined with hypoadrenocorticism 390

pregnancy combined with hypokalemia 388

pregnancy combined with hyponatremia 388

pregnancy combined with hypoparathyroidism 389

pregnancy combined with hypoproteinemia 388

pregnancy combined with hypotension 388

pregnancy combined with hypothyroidism 389

pregnancy combined with idiopathic pulmonary hypertension 390

pregnancy combined with IgA nephropathy 388

pregnancy combined with immune thrombocytopenia 389

pregnancy combined with incomplete uterine mediastinum 391

pregnancy combined with infective endocarditis 388

pregnancy combined with infective pericarditis 388

pregnancy combined with inguinal hernia 388

pregnancy combined with intestinal obstruction 388

pregnancy combined with intracranial aneurysm 389

pregnancy combined with iron deficiency anemia 389

pregnancy combined with left bundle-branch block 391

pregnancy combined with left heart failure 391

pregnancy combined with leukemoid reaction 389

pregnancy combined with leukoencephalopathy 388

pregnancy combined with linear IgM dermatosis 390, 424

pregnancy combined with Listeriosis 389

pregnancy combined with liver cirrhosis 388

pregnancy combined with liver injury 388

pregnancy combined with longitudinal vaginal septum 390

pregnancy combined with lumbar disc herniation 390

pregnancy combined with lung cancer 388

pregnancy combined with lymphoma 389

pregnancy combined with macular edema 388

pregnancy combined with malignant tumor of ovary 389

pregnancy combined with Marfan syndrome 389

pregnancy combined with megaloblastic anemia 389

pregnancy combined with mental disorder 389

pregnancy combined with mental retardation 391

pregnancy combined with mesosalpinx cyst 390

pregnancy combined with metabolic acidosis 388

pregnancy combined with metabolic syndrom 388

pregnancy combined with mild anemia 389

pregnancy combined with mitral regurgitation 388

pregnancy combined with mitral valve prolapse 388

pregnancy combined with moderate anemia 391

pregnancy combined with moyamoya disease 390

pregnancy combined with multiple sclerosis 388

pregnancy combined with myasthenia gravis 10, 391

pregnancy combined with mycoplasma infection 391

pregnancy combined with myelodysplastic syndrome 388

pregnancy combined with myelopathy 389

pregnancy combined with myocarditis 390

pregnancy combined with neck abscess 389

pregnancy combined with nephrolithiasis 390

pregnancy combined with nephrotic syndrome 389

pregnancy combined with obesity 388

pregnancy combined with oblique vaginal septum 390

pregnancy combined with obsessive-compulsive disorder 389

pregnancy combined with osteoarthritis 388

pregnancy combined with otitis media 391

pregnancy combined with ovarian cyst 389

pregnancy combined with ovarian cystic adnexal torsion 389

pregnancy combined with ovarian endometriotic cyst 389

pregnancy combined with ovarian teratoma 389

pregnancy combined with pancytopenia 389

pregnancy combined with paraplegia 389

pregnancy combined with parasitic disease 389

pregnancy combined with pedicle torsion of ovarian tumor 389

pregnancy combined with pediculosis pubis 390

pregnancy combined with pelvic adhesion 389

pregnancy combined with pelvic endometriosis 389

pregnancy combined with pendulous abdomen 390

pregnancy combined with peptic ulcer 390

pregnancy combined with pericardial effusion 390

pregnancy combined with perineal scar 389

pregnancy combined with peripheral neuritis 391

pregnancy combined with peritoneal cyst 388

pregnancy combined with pharyngolaryngitis 390

pregnancy combined with phlebothrombosis 389

pregnancy combined with pituitary dwarfism 388

pregnancy combined with pituitary tumor 388

pregnancy combined with pleural effusion 390

pregnancy combined with polycystic ovary syndrome 388

pregnancy combined with polycythemia 388

pregnancy combined with portal hypertension 389

pregnancy combined with preexcitation syndrome 391

pregnancy combined with premature ventricular beat 390

pregnancy combined with primary aldosteronism 391

pregnancy combined with primary thrombocytosis 391

pregnancy combined with protozoiasis 391

pregnancy combined with pruritic folliculitis 391

pregnancy combined with pruritic urticarial papules and plaques 392

pregnancy combined with psoriasis 391, 424

pregnancy combined with psychosis 389

pregnancy combined with pulmonary atelectasis 388

pregnancy combined with pulmonary edema 388

pregnancy combined with pulmonary embolism 388

pregnancy combined with pulmonary hypertension 388

pregnancy combined with pulmonary infection 388

pregnancy combined with pulmonary mucormycosis 388

pregnancy combined with pulmonary tuberculosis 388

pregnancy combined with pulpitis 390

pregnancy combined with pyemia 389

pregnancy combined with Raynaud disease 389

pregnancy combined with rectocele 391

pregnancy combined with red degeneration of uterine myoma 391

pregnancy combined with renal hypertension 390

pregnancy combined with renal malformation 390

pregnancy combined with renal tubular acidosis 390

pregnancy combined with respiratory failure 388

pregnancy combined with retinopathy 390

pregnancy combined with retro-version of uterus 391

pregnancy combined with rheumatic arthritis 388

pregnancy combined with rheumatic heart disease 388

pregnancy combined with rheumatism 388

pregnancy combined with rhinitis 388

pregnancy combined with right bundle-branch block 391

pregnancy combined with rubella 388

pregnancy combined with rubella virus infection 388

pregnancy combined with rudimentary horn of uterus 388

pregnancy combined with rupture of corpus luteum cyst 389

pregnancy combined with scleroderma 391

pregnancy combined with scoliosis 389

pregnancy combined with secondary hypertension 389

pregnancy combined with separation of the pubic symphysis 388

pregnancy combined with septate Uterus 391

pregnancy combined with septic shock 388

pregnancy combined with severe anemia 391

pregnancy combined with severe hepatitis 391

pregnancy combined with sexual transmission disease 390

pregnancy combined with simple obesity 388

pregnancy combined with sinus tachycardia 388

pregnancy combined with Sjögren syndrome 388, 423

pregnancy combined with starvation ketoacidosis 389

pregnancy combined with subclinical hyperthyroidism 390

pregnancy combined with subclinical hypothyroidism 390

pregnancy combined with sudden cardiac death 390

pregnancy combined with sudden deafness 390

pregnancy combined with supraventricular tachycardia 390

pregnancy combined with syphilis 389, 423

pregnancy combined with systemic lupus erythematosus 390, 423

pregnancy combined with Takayasu arteritis 388

pregnancy combined with thalassaemia 388

pregnancy combined with thoracic deformity 390

pregnancy combined with thrombocythemia 390

pregnancy combined with thrombocytopenia 390

pregnancy combined with thyroid dysfunction 389

pregnancy combined with thyroiditis 389

pregnancy combined with tinnitus 388

pregnancy combined with torsion of fallopian tube 390

pregnancy combined with torsion of uterus 391

pregnancy combined with toxoplasmosis 388

pregnancy combined with transverse vaginal septum 390

pregnancy combined with trichomonal vaginitis 388

pregnancy combined with trichomonas vaginitis 423

pregnancy combined with tubal cyst 390

pregnancy combined with tuberculosis 389

pregnancy combined with tubo-ovarian cyst 390

pregnancy combined with upper respiratory tract infection 389

pregnancy combined with urethral calculus 389

pregnancy combined with urinary tract infection 389

pregnancy combined with urticaria 390

pregnancy combined with uterine arteriovenous fistula 391

pregnancy combined with uterine incarceration 391

pregnancy combined with uterine malformation 391

pregnancy combined with uterine myoma 391

pregnancy combined with uterine prolapse 391

pregnancy combined with uterine tumor 391

pregnancy combined with uterus bicornis 390

pregnancy combined with uterus didelphys 390

pregnancy combined with uterus didelphys bicollis and vagina duplex 390

pregnancy combined with uterus didelphys bicollis and vagina simplex 390

pregnancy combined with uterus scar 388

pregnancy combined with uterus unicornis 388

pregnancy combined with vaginal cyst 390

pregnancy combined with vaginal stenosis 390

pregnancy combined with vaginal tumor 390

pregnancy combined with varicosis 389

pregnancy combined with ventricular hypertrophy 390

pregnancy combined with viral encephalitis 388

pregnancy combined with viral hepatitis 388, 389

pregnancy combined with viral hepatitis A 389

pregnancy combined with viral hepatitis B 390

pregnancy combined with viral hepatitis E 390

pregnancy combined with visual field defect 390

pregnancy combined with vulval edema 390

pregnancy combined with vulval malformation 390

pregnancy combined with vulval scar 390

pregnancy combined with vulvitis 390

pregnancy complicated 21-hydroxylase deficiency 388

pregnancy complicated with candidal vaginitis 423

pregnancy complicated with leukemia 388

pregnancy complicated with leukopenia 388

pregnancy complicated with sepsis 389

pregnancy complicated with viral hepatitis C 388

pregnancy complicating hypertensive heart disease 388

pregnancy gingivitis 51

pregnancy management and surveillance 396

pregnancy of unknown location 393

pregnancy-related acute kidney injury 153

pregnancy surveillance with history of neonatal death 387

pregnancy with eye and adnexa disease 10

pregnancy with goiter 165

pregnancy with habitual miscarriage history 393

pregnancy with history of cesarean section 393

pregnancy with IUD 368

pregnancy with IUD in situ 386

pregnancy with retinal detachment 10

pregnancy with subclinical hyperthyroidism 165

pregnancy with subclinical hypothyroidism 165

pregnancy with thyroid dysfunction 165

pregnanetriol 483

preinfarction syndrome 74

preiser disease 256

prekallikrein 472, 482

preliminary cast 60

preliminary impression 60

preload 345

premature adrenarche 166

premature atrial beat 69, 73

premature birth with cesarean delivery 394

premature birth with delivery 394

premature birth with odinopoeia 394

premature canities syndrome 431

premature contact 68

premature delivery 394

premature ejaculation 247, 444

premature epiphyseal closure of distal femur 265

premature epiphyseal closure of distal fibular 262

premature epiphyseal closure of distal humerus 264

premature epiphyseal closure of distal radius 280

premature epiphyseal closure of distal tibia 275

premature epiphyseal closure of distal ulna 259

premature epiphyseal closure of femoral head 265

premature epiphyseal closure of metacarpal 294

premature epiphyseal closure of metatarsal 295

premature epiphyseal closure of phalanx 295

premature epiphyseal closure of proximal fibular 262

premature epiphyseal closure of proximal humerus 264

premature epiphyseal closure of proximal radius 280

premature epiphyseal closure of proximal tibia 275

premature epiphyseal closure of proximal ulna 258

premature eruption of tooth 58

premature macroorchidism disease 170

premature ovarian failure 370

premature ovarian insufficiency 374

premature rupture of membrane 392

premature sebaceous gland hyperplasia 431

premature thelarche 166

premature ventricular beat 76

premenopause menorrhagia 369

premenstrual syndrome 369, 417

premenstrual tension syndrome 369, 443

premonitory heatstroke 70, 456

prenatal benign hypophosphatasia 159

prenatal screening 385

preoperative anesthesia assessment 345

preoperative biliary drainage 194

preoperative chemotherapy for malignant neoplasm 53

preoperative embolization 210

preoperative embolization of sacral tumor 354

preoperative endoscopic airway examination 345

preoperative immunotherapy of malignant tumor 354

preoperative molecular targeted therapy of malignant tumor 354

preoperative radiotherapy 366

preoxygenation 343

preparable abutment 62

preparation of anterolateral thigh flap 61

preparation of fibula osteo-musculo-cutaneous flap 61

preparation of forearm flap (donor site) 63

preparation of iliac bone flap 63

preparation of lateral upper arm flap 64

preparation of peripheral nerve graft 315

prepatellar bursal synovitis 257

prepatellar bursitis 257

prepatellar hydroma 257

prepenile scrotum 246

pre-proliferative diabetic retinopathy 18

prepuce cicatrectomy 320

prepuce cicatrix resection 247

prepuce lesion resection 247, 320

prepucotomy 247

preretinal hemorrhage 12

PRES 128

presacral cyst 104

presacral endometriosis 368

presacral lesion resection 248

presacral malignant tumor 347

presacral neurectomy 205

presacral teratoma 368

presacral tumor 347

presbycusis 28

presbyopia 8

presence of artificial eye 7

presence of intraocular lens 10

presence of spectacles 10

presence of spectacles and contact lens 7

presence of spectacles or contact lens 10

presenile cataract 17

presenile dementia 142

present state examination 446

preseptal orbital cellulitis 7

preservation and reconstruction 301

preservative poisoning 453

preset fractional inspiratory time 96

preset I/E ratio 96

preset respiratory rate 96

preset tidal volume 96

presigmoid approach 210

press-fit 65

pressure assist-control ventilation 95

pressure assisted ventilation 96

pressure augment 95

pressure-controlled continuous mandatory ventilation 94

pressure-controlled intermittent mandatory ventilation 96

pressure-controlled inverse ratio ventilation 94

pressure-controlled mode 94

pressure-controlled synchronized continuous mandatory ventilation 94

pressure-controlled synchronized intermittent mandatory ventilation 96

pressure-controlled synchronized intermittent mandatory ventilation plus pressure support ventilation 96

pressure-controlled ventilation 96

pressure cycling 96

pressure gradient 100

pressure injury 330

pressure-limited 96

pressure-limited flow cycling 96

pressure-limited pressure cycling 96

pressure-limited time cycling 96

pressure-limited ventilation 96

pressure monitoring 100

pressure of lower inflection point 97

pressure of speech 444

pressure of upper inflection point 97

pressure outside pulmonary blood vessel 97

pressure panniculitis 429

pressure regulated volume control 342

pressure regulated volume control ventilation 95

pressure sore 186, 429

pressure support ventilation 96, 342

pressure support ventilation weaning 96

pressure target ventilation 94

pressure trigger 95

pressure ulcer 450

pressure ulcer I 447

pressure ulcer II 447

pressure ulcer III 447

pressure ulcer IV 447

pressure urticaria 429

pressure-vessel wave 100

pressure-volume curve of chest wall 100

pressure-volume curve of lung 97

pressure-volume curve of respiratory system 98

pressure-volume loop 346

pressure waveform 100

presyncope 80

preterm infant 407

preterm labor 393, 394

preterm premature rupture of membrane 393, 394

pretibial myxedema 417

prevention of hepatitis B after liver transplantation 185

prevention of mother-to-child transmission of hepatitis B virus 115

preventive cervical cerclage 395

preventriculosis 101

previous infection of hip joint 276

priapism 246

primarily systemic and haematological agent poisoning 70

primary acute angle-closure glaucoma 17

primary adenoid cystic carcinoma 431

primary adrenocortical insufficiency 170

primary aldosteronism 78, 170, 247

primary aldosteronism associated with multiple complications 170

primary aldosteronism 170

primary aldosteronism with 170

primary aldosteronism with cerebral hemorrhage 170

primary aldosteronism with cerebral infarction 170

primary aldosteronism with chronic kidney disease 170

primary aldosteronism with dysglycaemia 170

primary aldosteronism with myocardial hypertrophy 170

primary aldosteronism with retinopathy 170

primary alveolar hypoventilation syndrome 90

primary amebic meningoencephalitis 139

primary amenorrhoea 374

primary amoebic meningoencephalitis 465

primary amyloidosis 181

primary angiitis of central nervous system 143

primary angle-closure glaucoma 17

primary apnea 339

primary apnea of newborn 406

primary arthrosis 294

primary bilateral arthrosis of first carpometacarpal joint 294

primary bilateral arthrosis of knee joint 294

primary bilateral coxarthrosis 294

primary biliary cholangitis 115

primary biliary cirrhosis 115

primary biliary cirrhosis with esophageal varix 115

primary biliary cirrhosis with esophageal varix bleeding 115

primary brainstem injury 204

primary bronchial amyloidosis 90

primary bronchogenic carcinoma 91

primary bronchopulmonary amyloidosis 91

primary carnitine deficiency 170

primary central nervous system diffuse large B cell lymphoma 181

primary central nervous system lymphoma 139, 181

primary chondrosarcoma　294

primary ciliary dyskinesia　90

primary closure　66

primary complex of tuberculosis　84

primary cough headache　139

primary cutaneous acral CD8$^+$ T cell lymphoma　181

primary cutaneous aggressive epidermotropic CD8 positive T cell lymphoma　431

primary cutaneous anaplastic large cell lymphoma　181

primary cutaneous B cell lymphoma　430

primary cutaneous CD30 positive anaplastic large cell lymphoma　431

primary cutaneous CD30 positive lympho-proliferative disease　431

primary cutaneous CD30$^+$ T cell lympho-proliferative disorder　181

primary cutaneous CD4 positive small/medium-sized pleomorphic T cell lymphoma　431

primary cutaneous CD4$^+$small/medium T cell lymphoproliferative disorder　181

primary cutaneous CD8$^+$ aggressive epidermotropic cytotoxic T cell lymphoma　181

primary cutaneous diffuse large B celllymphoma, leg type　181

primary cutaneous diffuse large B cell lymphoma(other types)　431

primarycutaneous follicle center lymphoma　181

primary cutaneous follicular center cell lymphoma　431

primary cutaneous gamma delta T cell lymphoma　181

primary cutaneous marginal zone B cell lymphoma　431

primary cutaneous peripheral T cell lymphoma　431

primary cutaneous peripheral T cell lymphoma(non special type)　431

primary cutaneous peripheral T celllymphoma, rare subtype　181

primary cutaneous plasmacytoma　431

primary cutaneous T cell lymphoma　431

primary cutaneous tuberculosis　431, 465

primary degeneration of corpus callosum　139

primary delusion　444

primary dilated cardiomyopathy　229

primary dwarf　170

primary dyslipidemia　170

primary dysmenorrhea　374

primary effusion lymphoma　181

primary esophageal cancer　212

primary exertional headache　139

primary familial xanthomatosis　170

primary Fanconi syndrome　154

primary genital herpes　431

primary genital syphilis　429

primary glossopharyngeal neuralgia　139

primary gout　294

primary headache associated with sexual activity　138, 139

primary hemophagocytic syndrome　181

primary herpes simplex　430, 465

primary hyperalgesia　339

primary hypernatremia　90

primary hyperparathyroidism　170

primary hyperparathyroidism with fracture　170

primary hyperparathyroidism with hypercalcemia crisis　170

primary hyperparathyroidism with nephrolithiasis　170

primary hyperparathyroidism with osteitis fibrosa cystica　170

primary hyperparathyroidism with osteomalacia　170

primary hyperparathyroidism with osteoporosis　170

primary hyperparathyroidism with peptic ulcer　170

primary hyperthyroidism　170

primary hypertrophic osteoarthropathy　294

primary hyperuricemia　170

primary hypoparathyroidism　407

primary hypophosphatemic rickets or osteomalacia　154

primary hypothyroidism　170

primary idiopathic juvenile osteoporosis　294

primary immune thrombocytopenia　181

primary immunodeficiency disease　181

primary implant failure　58

primary inferior oblique muscle hyperfunction　17

primary infertility　374

primary intertarsal joint pyogenic arthritis　294

primary intestinal malabsorption syndrome　115

primary intracranial hypertension　139

primary intraocular lymphoma　17

primary intraventricular hemorrhage　139

primary irritant contact dermatitis　430

primary lateral sclerosis　139

primary lesion of pinta　463

primary lung cancer　212

primary mediastinal lymphoma　91

primary mediastinal(thymic)large B cell lymphoma　181

primary melanocytic lesion　204

primary mucous carcinoma　430

primary myelofibrosis　181

primary nasal syphilis　32

primary nephrotic syndrome　154

primary ocular herpes simplex　431

primary open-angle glaucoma　17

primary optic nerve tumor　17

primary osteoarthritis　294

primary osteoporosis　294

primary ovarian insufficiency　374

primary paroxysmal myoglobinuria　294

primary pentosuria　170

primary peritonitis　115, 407

primary pigmentary nodular adrenal disease　170

primary pleural malignancy　352

primary progressive aphasia　139

primary progressive non-fluent aphasia　139

primary pulmonary blastomycosis　430

primary pulmonary hypertension　78

primary pulmonary tuberculosis　90, 465

primary reading epilepsy　139

primary renal amyloidosis, AL type amyloidosis　154

primary reninism　154

primary restless legs syndrome　139

primary retinal detachment　17

primary sclerosing cholangitis　115

primary signet ring cell carcinoma of eyelid　431

primary Sjögren syndrome　430

primary Sjögren syndrome kidney injury　154

primary snoring　34, 82

primary stabbing headache　139

primary stability　67

primary superior oblique muscle hyperfunction　17

primary syphilis　429, 465

primary systemic amyloidosis　431

primary systemic osteoarthropathy　294, 450

primary thunderclap headache　139

primary trigeminal neuralgia　139

primary tumor of liver　348

primary tumor of trachea　33

primary unilateral arthrosis of first carpometacarpal joint　293

primary unilateral arthrosis of hip joint　293

primary unilateral gonarthrosis　293

primary uterine inertia　393

primary vasculitis kidney injury　154

primary vulvar atrophy　422

primary writing tremor　139

primitive neuroectodermal tumor　266, 352

primitive trigeminal artery cavernous sinus fistula　204

primordial cyst　53

primordial hysterectomy　360

primordial uterus　372

prion disease　133

PRL　482

PRO　472

probable chronic tension-type headache　124

probable cluster headache　124

probable cold-stimulus headache　124

probable external-compression headache　124

probable external-pressure headache　124

probable external-traction headache　124

probable frequent episodic tension-type headache　124

probable hemicrania continua　124

probable hypnic headache　124

probable infrequent episodic tension-type headache　124

probable migraine　124

probable migraine with aura　124

probable migraine without aura　124

probable new daily persistent headache　124

probable nummular headache　124

probable paroxysmal hemicrania　125

probable primary cough headache　124

probable primary exercise headache　124

probable primary headache associated with

sexual activity 124
probable primary stabbing headache 125
probable short-lasting unilateral neuraliform headache attacks 124
probable tension-type headache 124
probable trigeminal autonomic cephalalgia 124
proboscis-like nose 26
procalcitonin 482
procedure for prolapse and hemorrhoid 195
procidentia of anus 106
proctectomy 196
proctopexy 196
proctosigmoidoscopy with biopsy 363
proctostomy 196
profound mental retardation 438
profound mental retardation (significant impairment of behaviour requiring attention or treatment) 438
profound mental retardation with the statement of no or minimal impairment of behaviour 438
profound sensorineural hearing loss 27
profuse pink frothy sputum 92
profuse water-like sputum 92
profuse white frothy sputum 92
profusion 456
pro-gastrin-releasing peptide 480
progeria 170
progesterone 483
progesterone receptor 483
prognathism of mandible and maxilla 53
programmed intermittent epidural bolus technique 339
progressive acromelanosis 417
progressive amnesia 443
progressive bone loss 59
progressive bulbar palsy 127
progressive bulbar palsy of childhood 122
progressive cardiac conduction defect 75
progressive cerebellar ataxia 127
progressive deformity 273
progressive diaphyseal dysplasia 273
progressive disease of lung cancer 348
progressive dysphagia 213
progressive encephalopathy of childhood 437
progressive external ophthalmoplegia 7
progressive fibrosis of quadriceps femoris 265
progressive general paresis 417
progressive general paresis of insane 127
progressive heterotopic calcification and ossification 273
progressive idiopathic atrophoderma 417
progressive infantile gray matter dystrophy 127
progressive lipodystrophy 127, 164, 417
progressive loading 62
progressive massive fibrosis 456
progressive multifocal leukoencephalopathy 127, 438
progressive multifocal leukoencephalopathy with AIDS 127
progressive muscular atrophy 127, 273

progressive muscular dystrophy 7, 448
progressive myoclonic epilepsy 127
progressive neuronal degeneration of childhood 139
progressive nodular histiocytoma 417
progressive nonfluent aphasia 448
progressive orbital atrophy 7
progressive palmoplantar keratoderma 417
progressive peri-implant bone resorption 59
progressive pigmented purpuric dermatitis 417
progressive relaxation training 445
progressive resistance training 332
progressive rubella panencephalitis 127
progressive spinal muscular atrophy 127
progressive stage of shock 338
progressive supranuclear palsy 7, 127
Pro-GRP 480
proinsulin 483
projected rhythm 148
projection approach of internal jugular vein cannulation 341
prolactin 481
prolactinoma 160, 198
prolapsed disc herniation 285
prolapse of bladder 242
prolapse of cord 387
prolapse of fallopian tube 372
prolapse of internal hemorrhoid 111
prolapse of intervertebral disc 297
prolapse of iris 4
prolapse of laryngeal ventricle 27
prolapse of mucosa of colostomy 108
prolapse of rectal mucosa 116
prolapse of ureter 245
prolapse of vitreous 2
proliferating follicular-cystic tumor 320
proliferating trichilemmal cyst 431
proliferative diabetic retinopathy 18
proliferative diabetic retinopathy with preretinal hemorrhage 18
proliferative diabetic retinopathy with retinal traction 18
proliferative diabetic retinopathy with tractional retinal detachment 18
proliferative diabetic retinopathy with vitreous hemorrhage 18
proliferative fascitis 294
proliferative glomerulonephritis 154
proliferative necrotizing glomerulonephritis 154
proliferative retinopathy 18
proliferative sclerosing glomerulonephritis 154
proliferative spondylitis 294
proliferative vitreoretinopathy 18
proliferative vitreoretinopathy with retinal detachment 18
proliferative vitreous lesion 18
proline aminopeptidase detection of vaginal secretion 474
prolonged active phase 387
prolonged first stage of labor 386
prolonged isolated thrombocytopenia 180
prolonged labor 394

prolonged latent phase 388
prolonged third stage of labor 386
prolymphocyte 475
prolymphocytic leukemia 181
promegakaryocyte 475
prominence of compensating curve 67
prominent inferior labial artery 428
promonocyte 475
promyelocyte 475
pronator teres syndrome 138
prone knee provocation test 298
prone ventilation 94
pronormoblast 475
prophylactic central neck dissection 196
prophylactic lateral neck dissection 196
propionic acidemia 172
proplasmacyte 475
proportional assist ventilation 339
proportional ventilation 94
proprioception evoked reflex epilepsy 120
propriospinal myoclonus at sleep onset 133, 134
propyl alcohol poisoning 452
prorrhaphy of pedicled skin flap 36, 331
prostaglandin 482
prostate calculus lithotomy 252
prostate capsule dissection 252
prostatectomy 252, 359
prostate fluid formed element examination 473
prostate fluid physical examination 473
prostate lesion resection 359
prostate massage 252
prostate needle biopsy 252
prostate neoplasty 252
prostate neuroendocrine tumor 243
prostate postoperative hemostasis 252
prostate stent removal 252
prostatic abscess 243
prostatic abscess drainage 252
prostatic acid phosphatase 479
prostatic acinar adenocarcinoma 243
prostatic adenoma 243
prostatic calculus 243
prostatic cyst 243
prostatic granular cell 473
prostatic injury 243
prostatic leiomyoma 243
prostatic leiomyosarcoma 243
prostatic stromal proliferation of uncertain malignant potential 350
prostatic urethra injury 241
prostatic urethral stricture 241
prostatic urothelial carcinoma 350
prostatitis 243
prostatodynia 243
prostatography 255
prostatosis 243
prosthesis/graft complication 374
prosthesis/graft compromise 374
prosthesis/graft contraction 374
prosthesis/graft dehiscence 374
prosthesis/graft perforation 374
prosthesis/graft prominence 374
prosthesis/graft separation 374

prosthesis/graft/suture erosion 374
prosthesis/graft/suture exposure 374
prosthesis implantation and correction of sunken eyelid 20
prosthesis removal of shoulder 307
prosthesis replacement 307
prosthesis replacement in bile duct 354
prosthesis retained arthrotomy and debridement drainage 301
prosthesis retaining screw 65
prosthetic broken after artificial knee joint replacement 281
prosthetic broken after artificial shoulder joint replacement 281
prosthetic dysfunction after artificial hip joint replacement 281
prosthetic dysfunction after artificial knee joint replacement 281
prosthetic dysfunction after artificial shoulder joint replacement 281
prosthetic ear implantation 40
prosthetic failure after artificial knee joint replacement 281
prosthetic loosening after artificial femoral head replacement 281
prosthetic loosening after artificial joint replacement 281
prosthetic loosening after artificial knee joint replacement 281
prosthetic loosening after artificial shoulder joint replacement 281
prosthetic valve endocarditis 225
prosthetic valve insufficiency 225
prosthetic valve stenosis 225
protanomalia 4
protease test 146
protection for occupational exposure 456
protective liner 60
protein 472
protein absorption disorder or intolerance 397
proteinase 3-ANCA 479
protein bound iodine 481
protein C 472
protein C deficiency 176
protein deficiency 172
proteinelectrophoresis 182
protein energy imbalance 172
protein-energy malnutrition 150
protein energy malnutrition sequelae 160
protein losing enteropathy 104
protein malnutrition 82, 397, 412
protein malnutrition, Kwashiorkor 160
protein S 472
protein S deficiency 176
proteinuria 156, 325
proteinuria in pregnancy 391
proteus meningitis 120
proteus pneumonia 397
Proteus syndrome 410
prothesis orbital treatment 22
prothrombin deficiency［syndrome］ 179
prothrombin fragment 1+2 473
prothrombin time 345, 473
prothrombin time and correction test 473

protodiastolic gallop 80
proton 366
proton external beam radiotherapy 366
protoplasmic astrocytoma 204
protoporphyria 181
protoporphyrin 483
protozoal intestinal infection 458
protozoal uveitis 465
protozoan disease complicating pregnancy, delivery and the puerperium 393
protozoiasis 465
protracted active phase 387
protrusio acetabuli 277
protrusion of intraorbital fat 16
protrusive balanced occlusion 67
protrusive movement 67
protrusive occlusion 67
protrusive occlusion balance 67
provisional prosthesis 62
provocative concentration of bronchoconstrictor trigger needed to cause a 20% fall in $FEV_1$ 97
provocative concentration of PAF causing a 35% fall in sGaw 99
provocative dose of bronchoconstrictor trigger which causes a fall of 20% in $FEV_1$ 97
provocative dose of PAF causing a 35% fall in sGaw 99
proximal femoral dysplasia 264
proximal femoral epiphyseal fracture 264
proximal femoral metaphyseal fracture 264
proximal femoral osteotomy 304
proximal femoral rotating osteotomy 305
proximal femoral varization osteotomy 305
proximal fibula fracture 262
proximal fibular epiphyseal fracture 262
proximal gastrectomy 195, 360
proximal gastrectomy with double tract method 192
proximal gastric cancer 349
proximal hip varus and rotation osteotomy 304
proximal humeral epiphyseal fracture 264
proximal humeral fracture 264
proximal instability 299
proximal latency 147
proximal left anterior descending artery bridge 224
proximal pancreatic resection with duodenal resection 361
proximal phalangeal dorsi extension osteotomy 308
proximal phalanx fracture 273
proximal phalanx fracture of thumb 278
proximal plantar fasciitis 273
proximal radio-ulnar joint synostosis 282
proximal radius fracture 280
proximal row carpectomy 308
proximal subungual onychomycosis 417
proximal tibia fracture 275
proximal tibia fracture and fibula fracture 275
proximal tibial metaphyseal fracture 275
proximal tibia stress fracture 275
proximal tubular acidosis 153

proximal tubulopathy-diabetes mellitus-cerebellar ataxia 164
proximal ulna fracture 258
proximal wedge osteotomy of first metatarsal 302
PRSP 484
prurigo 429
prurigo dystrophic epidermolysis bullosa 429
prurigo gestationis 392
prurigo pigmentosa 425
prurigo simplex 412
pruritic folliculitis of pregnancy 424
pruritic urticarial papules and plaques of pregnancy 424
pruritus 425
pruritus aestivalis 427
pruritus ani 414
pruritus hiemalis 412
pruritus of cholestasis 412
pruritus scroti 430
pruritus senilis 418
pruritus universalis 423
pruritus vulvae 422
prutigo nodularis 417
PRVC 342
PS 472
psammomatous meningioma 203
PSE 231
P-selectin 471, 475
pseudarthrosis 271
pseudo-acanthosis nigricans 416
pseudoachondroplasia 164
pseudoaneurysm 152
pseudoaneurysm of aortic arch 230
pseudoaneurysm of aortic root 230
pseudoaneurysm of aortic root(left ventricular outflow tract pseudoaneurysm) 230
pseudoaneurysm of aortic sinus 230
pseudoaneurysm of lower extremity 226
pseudoaneurysm of superior gluteal artery 226
pseudoaneurysm of upper extremity 225
pseudoaneurysm resection 233
pseudoarticulation formation 47
pseudoatrophoderma colli 417
pseudo-convergence insufficiency 5
pseudo coxarthropathy 271
pseudo-Cushing syndrome 164
pseudodementia 443
pseudodystonia 127
pseudoexfoliation syndrome 5
pseudofolliculitis barbae 428
pseudofolliculitis vibrissa 410
pseudoglandular squamous cell carcinoma 416
pseudo gout 271
pseudo gouty arthritis 271
pseudo hallucination 443
pseudohermaphroditism 240
pseudo hypertension 75
pseudohypertrophic muscular dystrophy 127
pseudohypoaldosteronism 164
pseudohypoaldosteronism type Ⅰ 164
pseudohypoaldosteronism type Ⅱ 164

pseudohypoaldosteronism type Ⅲ  164
pseudohyponatremia  86
pseudohypoparathyroidism  152, 164
pseudohypoparathyroidism type Ⅰ a  164
pseudohypoparathyroidism type Ⅰ b  164
pseudohypoparathyroidism type Ⅰ c  164
pseudohypoparathyroidism type Ⅱ  164
pseudo Kaposi sarcoma  416
pseudo knee bursitis  287
pseudomelanoma  416
pseudomembrane  466
pseudomembranous candidiasis  47
pseudomembranous enterocolitis  108
pseudomenstruation  399
pseudomonas aeruginosa external otitis  426
pseudomonas aeruginosa folliculitis  426
pseudomonas aeruginosa infection  426, 464
Pseudomonas aeruginosa pneumonia  402
pseudomonas aeruginosa pneumonia  89
pseudomonas aeruginosa septicemia  464
pseudomonas aeruginosa wound infection  325
pseudomonas endocarditis  399
pseudomonas sepsis  399
pseudomonas toe web infection  426
pseudomonilethrix  416
pseudomyogenic haemangioendothelioma  271
pseudomyxoma peritonei  184
pseudo neuroarthropathy  271
pseudoneurosis  438
pseudo osteoarthritis  271
pseudo-papilloedema  5
pseudoperiodic generalized epileptiform discharge  147
pseudophakic eye  10
pseudophakic eye accommodation insufficiency  5
pseudophakic intraocular lens implantation  22
pseudopili annulati  416
pseudoporphyria  416
pseudo-precocious puberty  164
pseudopterygium  5
pseudo rheumatoid arthritis  271
pseudothrombocytopenia  178
pseudotumor  271
pseudotumor of kidney  243
pseudoverrucous nodule  416
pseudoverrucous papule  417
pseudo vitamin D deficiency rickets  168
PSG  146
psilocybine poisoning  454
psittacosis  430, 465
psittacosis pneumonia  90
psoas abscess  465
psoas hernia  114
psoas major muscle tumor  352
psoriasis  430
psoriasis annulata  415
psoriasis arthropathica  414
psoriasis factitia  423
psoriasis follicularis  420
psoriasis geographica  412
psoriasis guttata  412

psoriasis kidney injury  154
psoriasis nummularis  423
psoriasis rupioides  418
psoriasis verrucosa  430
psoriasis zosteriformis  411
psoriatic arthritis  293
psoriatic juvenile arthritis  293
psoriatic nail-skin hypertrophy periostitis  430
PSV  342
psychasthenic personality  443
psychiatric examination  446
psychic dependence  337
psychoactive drug poisoning  453
psychoanalysis  445
psychoanalytic psychotherapy  445
psychoeducational profile  446
psychogenia caused by volatile solvent  453
psychogenic amnesia  441
psychogenic amyosthenia  441
psychogenic automatism  441
psychogenic cough  93
psychogenic cyclical vomiting  444
psychogenic deafness  441
psychogenic delusion  444
psychogenic excoriation  444
psychogenic impotence  441
psychogenic overeating  441, 444
psychogenic pain  338
psychogenic paranoid psychosis  441
psychogenic physiological dysfunction  441
psychogenic polydipsia  164
psychogenic purpura  417
psychogenic skin paraesthesia  441
psychogenic syncope  444
psychogenic torticollis  441
psychogenic vomiting  444
psychological and behavioural factor associated with disorder or disease classified elsewhere  441
psychological assessment  451
psychological developmental disorder  441
psychological dynamics therapy  342
psychological supporting treatment  342
psychological therapy  451
psychomotor excitement  443
psychomotor inhibition  443
psychomotor variant discharge  147
psychopathy  443
psychophysiological insomnia  137
psychosensory disturbance  443
psychosexual disorder  441
psychosis  438
psychosocial dwarfism  166
psychosurgery treatment  445
psychotherapy  445
psychotic depression  438
psychotic disorder due to use of alcohol  439
psychotic disorder due to use of amphetamine  436
psychotic disorder due to use of caffeine  439
psychotic disorder due to use of cannabinoids  437
psychotic disorder due to use of cocaine  439
psychotic disorder due to use of hallucinogen

442
psychotic disorder due to use of ketamine  439
psychotic disorder due to use of multiple drugs and other psychoactive substance  437
psychotic disorder due to use of opioid  436
psychotic disorder due to use of sedative or hypnotic  442
psychotic disorder due to use of tabacco  441
PT  345, 473
PTBD  117, 192
PTC  345
PTCA  80
PTEN gene deletion detection  469
PTEN gene mutation detection  469
pterion approach  210
pterygium  17
pterygium colli syndrome  58
pterygium excision  22
pterygium excision and tissue transplantation  22
pterygium inversum unguis  416
pterygium syndrome  430
pterygium unguis  416
pterygoid hamulus hypertrophy  58
pterygoid implant  66
pterygomandibular injection  66
pterygomandibular space infection  58
pterygomandibular space infection with abscess  58
pterygopalatine canal injection  66
pterygopalatine fossa syndrome  58
PTH  482
ptosis  11, 213
ptosis mandibular blink syndrome  11
ptosis of facial nerve  29
PTS  456
PTSD  325
PTSMA  80
PTT  471
PTVE  192
PUB  132
pubertal menorrhagia  371
puberty gingivitis  51
puberty-associated gingivitis  51
pubic bone tumor  347
pubic bone tumor resection  347
pubic symphysis separation  386
pubic tuberculosis  259
pubis and ischium benign bone tumor  347
pubis and ischium borderline bone tumor  347
pubis and ischium malignant bone tumor  347
puborectalis hypertrophy  103
pudendal nerve block  342
pudendum eczema  422
puerilism  135
puerperal acute renal failure  385
puerperal anemia  385
puerperal breast abscess  386
puerperal breast abscess breast feeding difficulty  386
puerperal breast cyst  386

puerperal breast cyst breast feeding difficulty 386
puerperal cardiomyopathy 386
puerperal cerebral venous sinus thrombosis 385
puerperal cerebral venous thrombosis 385
puerperal cerebrovascular disease 385
puerperal cervicitis 386
puerperal complication of anesthesia 385
puerperal cracked nipple 386
puerperal cracked nipple breast feeding difficulty 386
puerperal cystitis 385
puerperal deep venous thrombosis 386
puerperal disorder 436
puerperal eclampsia 386
puerperal endometritis 386
puerperal fever 385
puerperal galactostasis 386
puerperal gonorrhea 385
puerperal hemorrhoid 386
puerperal hepatorenal syndrome 385
puerperal infection 385
puerperal infection of nipple 385
puerperal infection of nipple breast feeding difficulty 385
puerperal inversion of uterus 386
puerperal mastitis 386
puerperal mastitis breast feeding difficulty 386
puerperal mental disorder 436
puerperal mild anemia 385
puerperal morbidity 385
puerperal neurologic disorder 386
puerperal osteomalacia 258
puerperal parasitic disease 385
puerperal pelvic thrombophlebitis 385
puerperal peritonitis 385
puerperal phlebitis 385
puerperal placental polyp 386
puerperal protozoiasis 386
puerperal pulmonary embolism 385
puerperal salpingo-oophoritis 386
puerperal sepsis 385
puerperal severe anemia 386
puerperal sudden death 385
puerperal syphilis 385
puerperal thrombosis 386
puerperal thyroiditis 385
puerperal tuberculosis 385
puerperal urinary tract infection 385
puerperal vaginitis 386
puerperal viral hepatitis 385
puerperium 385
pulicosis 431
pulley reconstruction 307
pull through resection of rectal-abdominal-perinea 362
pulmonary actinomycosis 83, 459
pulmonary agenesis 84
pulmonary alveolar microlithiasis 84
pulmonary amyloidosis 83
pulmonary angiography 238
pulmonary anthrax 459
pulmonary arterial hypertension 83

pulmonary arterial hypertension associated with pulmonary venous or capillary involvement 85
pulmonary arterial wedge pressure monitoring 81
pulmonary arteriography 80
pulmonary arterioplasty 213
pulmonary arteriovenous fistula 83, 220
pulmonary arteriovenous fistula embolization 213, 232
pulmonary arteritis 220
pulmonary artery aneurysm 83, 220
pulmonary artery aneurysm encapsulation 232
pulmonary artery aneurysm resection with artificial blood vessel replacement 232
pulmonary artery aneurysm resection with patch repair 232
pulmonary artery aneurysm resection with pulmonary artery angioplasty 232
pulmonary artery angioplasty balloon expansion 213
pulmonary artery atresia 220
pulmonary artery atresia（ventricular septal defect-main aorto-pulmonary collateral artery），pulmonary artery atresia（VSD-MAPCA）220
pulmonary artery atresia with ventricular septal defect and systemic-pulmonary artery collateral circulation correction 232
pulmonary artery atresia with ventricular septal defect correction 232
pulmonary artery banding 213, 232
pulmonary artery catheter 344
pulmonary artery catheter catheterization 340
pulmonary artery catheter dye dilution method 344
pulmonary artery catheter thermodilution method 344
pulmonary artery diastolic pressure 97, 344
pulmonary artery dilatation 73, 220
pulmonary artery dissection 73
pulmonary artery embolization 213, 232
pulmonary artery exploration 213
pulmonary artery fistula 220
pulmonary artery fusion 232
pulmonary artery ligation 213
pulmonary artery originated from ascending aorta correction 232
pulmonary artery partial resection with anastomosis 213, 232
pulmonary artery pressure 97
pulmonary artery pressure monitoring 81
pulmonary artery repair 213, 232
pulmonary artery sling 73, 220
pulmonary artery stenosis 73, 220
pulmonary artery-superior vena cava shunt 232
pulmonary artery surgical exploration 232
pulmonary artery systolic pressure 97, 344
pulmonary artery thrombectomy 213
pulmonary artery thromboembolectomy 232
pulmonary artery tumor 220
pulmonary artery tumorous embolus 220
pulmonary artery wedge pressure 97

pulmonary ascariasis 83
pulmonary aspergillosis 84, 398, 459
pulmonary atresia 220
pulmonary atresia（intact ventricular septum），pulmonary atresia（IVS）220
pulmonary atresia（ventricular septal defect），pulmonary atresia（VSD）220
pulmonary barotrauma 84
pulmonary berylliosis 84
pulmonary biotrauma 84
pulmonary blastomycosis 84, 398, 459
pulmonary blood flow 97
pulmonary blood volume 97
pulmonary branch stenosis 220
pulmonary bulla sewing operation 213
pulmonary candidiasis 84, 398, 413, 459
pulmonary capillary critical opening pressure 97
pulmonary capillary hemangiomatosis 73, 84
pulmonary capillary hydrostatic pressure 97
pulmonary capillary partial pressure of oxygen 97
pulmonary capillary transmural pressure 97
pulmonary capillary wedge pressure 344
pulmonary carcinoid 84
pulmonary central branch angioplasty 232
pulmonary chemodectoma 83
pulmonary coccidioidomycosis 398, 459
pulmonary contusion 83, 212
pulmonary cryptococcosis 84, 398, 413, 459
pulmonary cyanosis 92
pulmonary cysticercosis 84, 459
pulmonary cystic fibrosis 84
pulmonary cyst with infection 84
pulmonary disease associated with primary Sjögren 85
pulmonary disease due to Mycobacterium kansasii 461
pulmonary dysmaturity 83
pulmonary dyspnea 33, 92
pulmonary echinococcosis 83, 459
pulmonary echinococcosis multilocularis 459
pulmonary edema 84, 326
pulmonary electrical impedance tomography 344
pulmonary embolism 73, 84, 176, 326, 398
pulmonary embolism following abortion 370
pulmonary encephalopathy 84, 123
pulmonary endarterectomy 213, 232
pulmonary endometriosis 368
pulmonary eosinophilia 84
pulmonary epithelioid hemangioendothelioma 84
pulmonary epithelioid hemangioendothelioma, PEH 84
pulmonary fibrosis and infection 83
pulmonary fibrosis with infection 83
pulmonary function 97
pulmonary function test 97, 334
pulmonary function test apparatus 97
pulmonary fungal infection 459
pulmonary ground glass nodules 84

pulmonary haemorrhage　83
pulmonary hamartoma　83
pulmonary hemangioma　220
pulmonary hemorrhage　398
pulmonary hemosiderosis　83
pulmonary hilar enlargement　84
pulmonary histoplasmosis　85, 398, 459
pulmonary hyaline membrane disease　398
pulmonary hyperbaric injury　326
pulmonary hyperinflation　83
pulmonary hypertension　73, 83, 220
pulmonary hypertension associated with connective tissue disease　222
pulmonary hypertension associated with hypoxia　83
pulmonary hypertension associated with lung disease or hypoxemia or both　83
pulmonary hypertension in puerperium　385
pulmonary hypertensive crisis　73
pulmonary hypoplasia　83
pulmonary incompetence　73, 83
pulmonary infarction　73, 83
pulmonary infection　83
pulmonary infection of multiple drug-resistant bacterial　83
pulmonary infection with atelectasis　83
pulmonary infection with hemoptysis　83
pulmonary infection with pleural effusion　83
pulmonary inflammatory pseudotumor　83, 84
pulmonary interstitial fibrosis　69
pulmonary interstitial fibrosis (post-inflammation)　83
pulmonary interstitial negative pressure　97
pulmonary interstitial pressure　97
pulmonary Langerhans cell histiocytosis　84
pulmonary lobectomy　214, 354
pulmonary lobectomy with adjacent segmental resection　354
pulmonary lobectomy with lymph node dissection　354
pulmonary lobectomy with segmentectomy　214
pulmonary lobectomy with systematic mediastinal lymphadenectomy resection　214
pulmonary lymphangioleiomyomatosis　84
pulmonary lymph nodes metastasis　84
pulmonary lymphoma　84
pulmonary lymphomatoid granulomatosis　84
pulmonary metastatic malignancy melano-matosis　84
pulmonary mucormycosis　84, 398, 413, 459
pulmonary mycosis　83, 84, 459
pulmonary nocardiosis　84, 413, 459
pulmonary paracoccidioidomycosis　83, 398, 459
pulmonary perfusion imaging　97
pulmonary peripheral branch angioplasty　232
pulmonary pseudolymphoma　83
pulmonary regurgitation after cardiac surgery　228
pulmonary rehabilitation　94
pulmonary sarcoidosis　83

pulmonary schistosomiasis　84, 459
pulmonary sclerosis　84
pulmonary segmentectomy　214
pulmonary sequestration　83, 398
pulmonary shadow　83
pulmonary siderosis　84
pulmonary sporotrichosis　84
pulmonary stenosis　73
pulmonary stenosis with incompetence　220
pulmonary stenosis with insufficiency　220
pulmonary sulcus tumor　337
pulmonary surfactant replacement　331
pulmonary synovial sarcoma　83
pulmonary syphilis　459
pulmonary thesaurosis induced by dust of metal and its compounds (tin, iron, antimony, barium and its compounds)　453
pulmonary thromboembolism　84
pulmonary thrombosis　398
pulmonary toxoplasmosis　83, 398, 459
pulmonary trichodophlebitis　220
pulmonary tuberculoma　84, 212
pulmonary tuberculoma ball　212
pulmonary tuberculosis　84, 459
pulmonary tuberculosis (bacteriological and histological negative)　84
pulmonary tuberculosis (confirmed by culture)　84
pulmonary tuberculosis (confirmed by histology)　84
pulmonary tuberculosis (confirmed by microscopy)　84
pulmonary tuberculosis of proliferative type　91
pulmonary tuberculosis recurrence　84
pulmonary tuberculosis (smear positive)　84
pulmonary tularaemia　84
pulmonary tularemia　459
pulmonary type disequilibrium syndrome　151
pulmonary valve disorders　220
pulmonary valve exploration　232, 335
pulmonary valve operation under direct vision　237, 336
pulmonary valve replacement with biological prosthetic valve　232, 335
pulmonary valve replacement with mechanical prosthetic valve　232, 335
pulmonary valve vegetation　220
pulmonary valvular incompetence　220
pulmonary valvular stenosis　220
pulmonary valvuloplasty　232
pulmonary vascular disease　73
pulmonary vascular malformation　220
pulmonary vascular resistance　97
pulmonary vascular resistance, PVR　344
pulmonary vasculitis　84, 220
pulmonary vein angioplasty　214, 232
pulmonary vein atresia　220
pulmonary vein occlusion　84, 220
pulmonary vein stenosis　73, 220
pulmonary venous pressure　97
pulmonary ventilation dysfunction　84, 97
pulmonary wedge resection　214
pulmonary wedge resection with systematic

mediastinal lymphadenectomy　214
pulp abscess　57
pulp calcification　57
pulp capping　61
pulp cavity abnormality　57
pulpectomy　66
pulp extirpation　66
pulp gangrene　57
pulp hyperemia　57
pulpless tooth　54
pulp metaplasia　57
pulp necrosis　57
pulpotomy　66
pulp polyp　59
pulp resinifying therapy　66
pulp reticular atrophy　57
pulp stone　57
pulsating method of internal jugular vein cannulation　339
pulsed dose rate brachytherapy　365
pulse deficit　79
pulsed wave Doppler　345
pulse indicator continuous cardiac output monitoring　345
pulseless electric activity　339
pulse oximetry　345
pulse pressure　345
pulse pressure variation　345
pulvinar sign　148
pump failure　82
punch-drunk syndrome　443
punctal dilatation　21
punctal ectropion repair　21
punctate midline myelotomy　206
punctate porokeratosis　412
punctoplasty　21
punctuate inner choroidopathy　3
puncture and aspiration of craniopharyngioma　208
puncture and biopsy of pelvic lesion　363
puncture and drainage for hepatic cyst　192
puncture and drainage for liver abscess　192
puncture and drainage of brain abscess　208
puncture and drainage of culdoplasty　380
puncture and drainage of intracranial hematoma by hard tunnel　208
puncture and drainage of subgaleal hematoma　208
puncture and irrigation of maxillary sinus　39
puncture and lavage of anterior chamber　21
puncture biopsy　302
puncture biopsy of bone tumor　356
puncture biopsy of lung　213
puncture biopsy of rectal mass　197
puncture hematoma after cardiac angiography　228
puncture hematoma postoperative after cardiac interventional therapy　228
puncture injection　302
puncture of anterior chamber　22
puncture of anterior fontanelle　209
puncture pseudoaneurysm after cardiac angiography　227
puncture pseudoaneurysm after cardiac interventional therapy　228

puncture pseudoaneurysm after radiofrequency ablation 225
puncture vascular hematoma after radiofrequency ablation 225
punning 444
pupil abnormality after cataract surgery 2
pupil abnormality after intraocular lens implantation 10
pupillary dysfunction 13
pupillary membrane 13
pupilloplasty 21
pupil shift 13
pure hypercholesterolaemia 172
pure hypertriglyceridemia 172
pure menstrual migraine with aura 122
pure menstrual migraine without aura 122
pure microphthalmia 18
pure neuritic leprosy 458
pure red aplastic anemia 150
pure red cell aplastic anemia 176
pure tone audiometry 146
pure tone test 40
purine nucleoside phosphate(PNP) assay enzyme deficiency 173
purine nucleoside phosphorylase deficiency 423
purpura 80, 432
purpura annularis telangiectodes 420
purpura due to raised intravascular pressure 429
purpura fulminans 410
purpura of bladder 242
purpura of kidney 244
purpura of newborn 428
purpura of primary amyloidosis and purpura of myeloma 430
purpura simplex 412
purpuric hepatis 116
purpuric toe syndrome 432
pursed-lip breathing 93
purulent auricular chondritis 326
purulent cholangitis 107, 399
purulent lymphadenitis 399
purulent meningitis 399, 460
purulent meningitis of skull base 129, 400
purulent meningoencephalitis 399
purulent pancreatitis 107, 399
purulent pericarditis 74
purulent peritonitis 107, 399
purulent pleurisy 85, 399
purulent rhinitis, suppurative rhinitis 27
purulent sinusitis 460
purulent sputum 93, 213
pus cell 328
push-back operation 61
pustular acne 422
pustular bacterid 422
pustular miliaria 422
pustular vasculitis 422
pustule 432
putamen hemorrhage 200
Putti-Platt operation 308
PUVA lentigines 409
PV DNA 470
PVS 144, 337, 189

PW 345
pycnodysostosis 295
PYD 481
pyelitis 401
pyelitis cystica 241
pyelitis glandularis 245
pyelogenic cyst 244, 401
pyelointerstitial backflow 244
pyelolithotomy 253
pyelolymphatic backflow 244
pyelonephritis 401
pyelonephritis in pregnancy 391
pyeloplasty 253
pyeloscopy 253
pyelostomy 253
pyelostomy catheter removal 253
pyelostomy closure 253
pyelostomy lithotomy 253
pyelotomy 253
pyeloureterography 253
pyelovenous backflow 244
pyemia 87
pyknodysostosis 170
pylephlebitis 109, 400
pylephlebitis liver abscess 109, 400
pyloric gastrectomy 360
pyloric obstruction 115
pyloric partial obstruction 115
pyloric stenosis 115
pyloromyotomy 196, 336
pyloroplasty 196
pylorospasm 115, 407
pylorus-preserving gastrectomy 187
pyocele 243
pyoderma 328, 422
pyoderma faciale 421
pyoderma gangrenosum associated with novel antineutrophil cytoplasmic antibody (ANCA) to azurocidin 426
pyodermia chronica papillaris et exulcerans 419
pyogenic arthritis of ankle 268
pyogenic arthritis of elbow joint 296
pyogenic arthritis of hip joint 276
pyogenic arthritis of shoulder joint 271
pyogenic arthritis of temporomandibular joint 50
pyogenic arthritis of wrist joint 285
pyogenic arthritis-pyoderma gangrenosum-acne syndrome 415
pyogenic gingivitis 46
pyogenic granuloma of oral mucosa 48
pyogenic osteomyelitis of jaw 46
pyogenic osteomyelitis of vertebra 271
pyogenic paronychia 415
pyogenic parotitis 27, 46
pyogenic spinal infection 270
pyohydronephrosis 242
pyometra 369
pyometra, pyometrium 375
pyomyositis 422
pyonephrosis 243, 401
pyopneumothorax 401, 463
pyosalpinx 372
pyostomatitis vegetans 58

pyothorax with fistula 87
pyramidal fracture of maxilla 49
pyramidal tract injury 205
pyrazolone derivative poisoning 452
pyrethroid pesticide poisoning 454
pyridinol 481
pyridostigmine bromide poisoning 455
pyridoxine deficiency 172
pyriformis syndrome 129, 277
pyrimidine 5'-nucleotide enzyme deficiency 179
pyrophosphate arthropathy 272
pyrophosphate crystallization disease 272
pyruvate carboxylase deficiency syndrome 159
pyruvate decarboxylase deficiency 172
pyruvate deficiency 172
pyruvate dehydrogenase complex deficiency disease 176
pyruvate kinase 481
pyruvate kinase deficiency 176
pyruvate metabolism and gluconeogenesis 172
pyruvic acid 481
pyuria 156, 328, 473
PYV DNA 470
PZEMG 344

**Q**

QA 366
QC 366
QEEG 146
Q fever 409, 457
Q fever Rickettsia antibody 475
QST 146
quadrantectomy of breast 194
quadrant hemianopsia 19
quadratus lumborum block anesthesia and analgesia 342
quadricepsplasty 305
quadriceps tendon injury 265
quadruple rhythm 80
quadruplet pregnancy 392
qualitative analysis of cerebrospinal fluid protein 148
qualitative test of coagulation factor XIII 182
qualitative test of mucin 473
quality assurance 366
quality control 366
quantitative CT scan 316
quantitative determination of bacterial of burned tissue 334
quantitative determination of bacterial under eschar tissue 334
quantitative electroencephalogram 146
quantitative measurement of plasma heparin and low molecular weight heparin 182
quantitative sensory testing 146
quartan malaria with glomerulonephritis 464
quartan malaria with nephropathy 464
quasi-threshold dose 367
Queckenstedt test 147
quetiapine fumarate poisoning 398

quintuplet pregnancy 393

**R**

rabbit fever,tularemia 464
rabies 461
rabies virus antibody 479
rabies virus antibody IgG 479
rabies virus antibody IgM 479
rabies virus ribonucleic acid 470
Rabson-Mendenhall syndrome 159
rachitic chest 92
rachitic rosary 93
rachitis 264
Racke cyst 164
racket nail 423
rad 365
RAd 346
rad-equivalent 365
radial angioplasty 312
radial arterial pulse 299
radial artery injury 224
radial artery injury of hand 283
radial artery injury of wrist 285
radial artery of forearm injury 224
radial artery puncture 341
radial artery stent implantation 235
radial collateral ligament injury 280
radial collateral ligament rupture 280
radial collateral ligament sprain 280
radial epiphyseal separation of close reduction 312
radial head epiphysis injury 280
radial head resection 312
radial head resection arthroplasty 312
radial hemimelia 280
radial intramedullary nail internal fixation 312
radial mastoidectomy 39
radial nerve anastomosis 312
radial nerve contusion 280
radial nerve exploration and release 312
radial nerve injury 280
radial nerve injury of forearm 279
radial nerve injury of hand 283
radial nerve injury of wrist 285
radial nerve paralysis 133
radial neuritis 280
radial neuropathy 280
radial osteoclasia 312
radial osteotomy 312
radial periosteal reflex 299
radial pin internal fixation 312
radial removal of internal fixation 312
radial styloidectomy 312
radial translation of wrist joint 285
radial tunnel syndrome 280
radiating pain 92
radiation activity 365
radiation biological effect 365
radiation burn 326
radiation burn injury 328
radiation castration 365
radiation cataract 3, 453
radiation damage 365

radiation disease with bone marrow manifestation 326
radiation disease with brain manifestation 328
radiation disease with intestinal manifestation 325
radiation dose 365
radiation encephalopathy 123
radiation enteritis 104, 398
radiation esophagitis 104
radiation field 366
radiation field block cutting machine 366
radiation field central axis 366
radiation field flatness 366
radiation field off-axis ratio 366
radiation field port film 366
radiation field symmetry 366
radiation induced aging 364
radiation induced arteriolitis 364
radiation-induced brachial plexopathy 261
radiation induced brain necrosis 364
radiation-induced cancer (lung cancer in high-radon-exposed miner) 453
radiation induced cataract 364
radiation induced cholecystitis 364
radiation-induced chromatid aberration 365
radiation-induced chromosome aberration 365
radiation induced colitis 364
radiation induced cystitis 364
radiation induced dental caries 364
radiation induced dermatitis 364
radiation induced eosinophilia 364
radiation induced fibrinous pleurisy 364
radiation induced laryngitis 364
radiation induced maxilla necrosis 364
radiation induced mucositis 364
radiation induced myeloen-cephalopathy 364
radiation induced myelopathy 364
radiation induced nephropathy 364
radiation induced neuritis 364
radiation induced oral mucositis 364
radiation induced otitis media 364
radiation induced pericarditis 364
radiation induced pharyngitis 364
radiation induced pneumonitis 364
radiation induced pulmonary fibrosis 364
radiation-induced sarcoma of bone 265
radiation-induced sarcoma of soft tissue 282
radiation induced sequela 364
radiation induced skin burn 364
radiation induced skin cancer 326, 413
radiation induced soft tissue fibrosis 364
radiation lethal dose 365
radiation maxilla necrosis 44
radiation myelopathy 123, 261
radiation nephritis 150
radiation oncology 365
radiation oncology physics 365
radiation optic neuropathy 3
radiation oral mucositis 44
radiation osteitis 261
radiation parotitis 44

radiation pathology 365
radiation pericarditis 73
radiation pneumonia 83
radiation proctitis 104
radiation protection factor 365
radiation related encephalopathy 364
radiation related osteonecrosis 364
radiation related retinopathy 364
radiation resistance 365
radiation sensitivity 365
radiation source diameter 365
radiation source strength 365
radiation stomatitis 44
radiation therapy 94
radiation tolerance 365
radiation tolerance dose 365
radiation ulcer 326
radiative pulmonary fibrosis 83
radiatory fibromatosis 413
radical antegrade modular pancreatosplenectomy 191
radical chemotherapy 94
radical cholecystectomy 188
radical correction of tetralogy of Fallot (RV-PA conduit) 232
radical correction of tetralogy of Fallot (ventriculotomy, non-transanular patch) 232
radical correction of tetralogy of Fallot (ventriculotomy, non-transannular patch repair) 232
radical correction of tetralogy of Fallot (ventriculotomy, transanular patch) 232
radical correction of tetralogy of Fallot (without ventriculotomy) 232
radical cystectomy 249, 358
radical dissection of bilateral cervical lymph node 39, 64, 194, 215, 360
radical dissection of internal mammary lymph node 193
radical dissection of unilateral cervical lymph node 354
radical electrocoagulation of rectal lesion 118
radical excision of axillary lymph node 195, 361
radical excision of iliac lymph node 193, 359
radical excision of inguinal lymph node 188, 355
radical excision of lesion of external ear 434
radical excision of mesenteric lymph node 187, 353
radical excision of paraaortic lymph node 196, 216
radical excision of retroperitoneal lymph node 188
radical excision of skin lesion 63, 252, 359
radical excision of tongue 359
radical expansion local excision of vulva 382
radical gastrectomy 191, 356
radical glossectomy 36
radical hysterectomy 362, 383
radical local excision of vulva 382

radical maxillary sinusotomy 39, 64
radical neck dissection 36, 61
radical nephrectomy 249, 359
radical operation of penile cancer 246
radical operation of tetralogy of Fallot 335
radical operation of thyroid 37
radical pancreatectomy 196, 361
radical pelvic lymphadenectomy 193, 381
radical proctectomy 196
radical prostatectomy 249, 252, 359
radical radiotherapy 94, 365
radical resection of abdominal lymph node 190, 356
radical resection of bronchus 362
radical resection of cervix 383
radical resection of gallbladder 354
radical resection of hilar cholangiocarcinoma 191
radical resection of hilar lymph node 354
radical resection of left colon 362
radical resection of mediastinal lymph node 362
radical resection of pancreas and duodenum 191, 356
radical resection of paraaortic lymph node 362
radical resection of pelvic lymph node 359
radical resection of rectum 362
radical resection of retroperitoneal lymph node 355
radical resection of right colon 362
radical resection of submandibular lymph node 61
radical resection of tumor 315
radical resection of vulva 382
radical sigmoidectomy 191
radical surgery 36, 94
radical thoracic cavity dissection 361
radical trachelectomy 362
radical vulvectomy 360
radiculalgia 203
radicular cyst 32, 45
radiculitis 134, 283
radiculopathy 283
radioactive decay 365
radioactive obstruction of lacrimal passage 3
radioactive osteomyelitis of jaw 44
radioactive particle implantation 61, 248, 365
radioactive peripheral neuropathy 123
radioactive pharyngitis 26, 44
radioactive polyneuropathy 123
radioactive seed implantation 354
radioactive source 365
radioactive source activity 365
radioactive thyroiditis 161
radiocarpal and midcarpal joint instability 280
radiodermatitis 413
radiofrequency ablation of endometrium 383
radiofrequency ablation of gasserian ganglion 205
radiofrequency ablation of globus pallidus 353
radiofrequency ablation of great saphenous vein 231

radiofrequency ablation of hepatic lesion 117
radiofrequency ablation of intercostal nerve 207
radiofrequency ablation of lesion of pancreas 196
radiofrequency ablation of lesion of soft palate 64
radiofrequency ablation of root of tongue 64
radiofrequency ablation of spinal nerve root 206
radiofrequency ablation of thalamus 359
radiofrequency ablation of trigeminal nerve 39, 209
radiofrequency ablation of uterine lesion 383
radiofrequency catheter ablation for liver disease 191
radiofrequency derogation of thalamic nuclei 209
radiofrequency of malignant tumor 354
radiofrequency therapy 342
radiofrequency therapy of thalamic nuclei 209
radiofrequency thermocoagulation 64
radiofrequency thermocoagulation of trigeminal gasserian ganglion 209
radiographic localization 364
radiography of cervical intervertebral disc 317
radiography of gallium citrate-67 317
radioiodine therapy 171
radiological loosening 261
radionuclide contamination 326
radionuclide myocardial perfusion imaging 81
radionuclide renogram 255
radionuclide vesicoureteral reflux test 255
radioprotector 365
radioscaphocapitate ligament reefing 312
radiosensitization 365
radiosensitizer 365
radiotherapeutic plaque implantation of intraocular tumor 22
radiotherapeutic plaque removal of intraocular tumor 22
radiotherapy 354
radiotherapy induced cutaneous reaction 44
radiotherapy induced mucosal reaction 44
radiotherapy machine 365
radiotherapy of malignant tumor 354
radiotherapy plan 365
radiotherapy reaction 365
radiotherapy regimen 365
radiotherapy simulator 365
radioulnar synostosis 259
radium-226 365
radium applicator 365
radius and ulna stress fracture 280
radius bone graft 312
radius lengthening 312
radius plate internal fixation 312
radius ring ligament sprain 280
radius screw internal fixation 312
ragged red fiber 132

raillietiniasis 464
rale 93
rampant caries 42
RAMPS 191
ramp test 99
Ramsay-Hunt syndrome 421
Ramsay sedation scale 343
ramus frame implant 65
ramus osteotomy 65
randall plaques 243
random 148
random flap reconstruction 434
random pattern skin flap 333
random urine 474
range of motion test 451
ranula 53
RAP 346
rapid cycling bipolar affective disorder 439
rapid eye movement density 147
rapid eye movement sleep 147
rapid eye movement sleep behavior disorder 87, 128
rapid eye movement sleep latency 147
rapid eye movement sleep 147
rapid eye movement sleep-related sinus arrest 128
rapid heart beat 80
rapidly progressive crescentic glomerulonephritis 399
rapidly progressive glomerular disorder 399
rapidly progressive glomerulonephritis 399
rapidly progressive glomerulonephritis type I 151
rapidly progressive glomerulonephritis type II 151
rapidly progressive glomerulonephritis type III 151
rapidly progressive nephritic syndrome 151
rapidly progressive nephritis 399
rapid-onset dystonia 135
rapid sequence induction 341
rapid sequence urography 250
rapid single-phase multiple organ dysfunction syndrome 330
RARα gene rearrangement detection 469
RASS 343
Rastelli operation 234, 336
rat-bite fever 425, 464
rat-bite wound 425
Rathke pouch cyst 164
rating scale for extrapyramidal side effect 446
ratio of dead space to tidal volume 99
ratio of functional residual volume to total lung capacity 97
ratio of residual volume to total lung capacity 96
ratio of shunted blood to total perfusion 98
ratio of tidal expiratory flow at 25% of tidal volume to PTEF 96
ratio of time to peak tidal expiratory flow to total expiratory time, TPTEF/TE 96
ratio of volume at peak tidal expiratory flow to expiratory tidal volume 96
Raven intelligence test 446

Raynaud disease 229, 418
Raynaud phenomenon 129
Raynaud syndrome 129
razor back deformity 299
razor graft, epidermal skin graft 312
RB1 gene deletion detection 469
RB1 gene mutation detection 469
RBC 472
RBE 366
RBP 482
RCRI 344
RCT 61
RCVS 128
RDI 344
RDW 472
reactive airway dysfunction syndrome 83
reactive angioendotheliomatosis 413
reactive arthritis 261
reactive attachment disorder 437
reactive attachment disorder of childhood 437
reactivehistocytosis 176
reactive hyperplasia of cervical lymph node 47
reactive hypoglycemia 161, 172
reactive lymphocyte 472
reactive perforating collagenosis 413
reactive plasmacytosis 176
reactive psychosis 437
reactive thrombocytosis 176
reading disorder 441
reading evoked reflex epilepsy 142
reality distortion 444
reality testing 446
reattachment of ciliary body 20
reattachment of detached ciliary body 20
reattachment of periodontium 66
reattachment of retinal detachment associated with proliferative membrane 19
reattachment of retinal detachment associated with subretinal membrane 19
rebase 60
recalcification time 472
recanalization after percutaneous embolization of pulmonary arteriovenous fistula 75
receptive language disorder 438
recession of lateral rectus muscle 22
recessive edema 93
recessive placental abruption 393
recessive tonsilla tuberculosis 33
recessive yaws 430
reconstruction of mandible 65
reconstruction after vasoligation 253
reconstruction and internal fixation of orbital zygomatic fracture 21
reconstruction of anterior pelvic cavity 381
reconstruction of anterior pelvic floor 381
reconstruction of articular labrum 305
reconstruction of auricle 36, 321
reconstruction of bone of mandible 65
reconstruction of collateral ligament of interphalangeal joint 314
reconstruction of conjunctiva and tarsal plate through grafting technique 323
reconstruction of conjunctiva sac 20

reconstruction of contracted socket with island flap 20
reconstruction of contracted socket with local flap 20
reconstruction of cranial suture 207
reconstruction of deltoid 313
reconstruction of extensor mechanism 313
reconstruction of external auditory canal 39, 323
reconstruction of eyebrow 322
reconstruction of eyelashes 321
reconstruction of eyelashes with free eyebrow graft 333
reconstruction of eyelash with free scalp transplantation 21
reconstruction of eyelid plate 323
reconstruction of eyelid with correction of ectropion 323
reconstruction of eyelid with free flap transplantation 324
reconstruction of eyelid with mucous membrane flap transplantation 322
reconstruction of eyelid with mucous membrane graft 322
reconstruction of eye socket 333
reconstruction of frontal bone 60, 206, 321
reconstruction of full-thickness eyelid, full-thickness 323
reconstruction of full-thickness eyelid involving palpebral margin 323
reconstruction of inferior fornix conjunctiva 21
reconstruction of lacrimal duct 21
reconstruction of lateral orbital wall 321
reconstruction of mandible 323
reconstruction of mandibular defect 65
reconstruction of mandibular reconstruction plate 65
reconstruction of maxilla 64, 323
reconstruction of medial orbital wall by endoscopic through ethmoidal-lamina papyracea 19
reconstruction of nose 35, 320
reconstruction of nose with arm flap 321
reconstruction of nose with expanded forehead flap 36
reconstruction of nose with forehead flap 321
reconstruction of partial-thickness eyelid involving palpebral margin 323
reconstruction of pelvic floor 381
reconstruction of posterior wall of external auditory canal 39
reconstruction of pronunciation 36
reconstruction of scrotum 333
reconstruction of skull 207
reconstruction of superciliary arch 322
reconstruction of tarsal plate 321
reconstruction of the catheter after submandibular gland transplantation 65
reconstruction of thumb 310
reconstruction of thumb by index finger transfer 332
reconstruction of tongue 53
reconstruction of transverse colostomy 191

reconstruction of zygomatic bone 63, 322
reconstruction plate fixation 302
recording electrode 147
recording jaw position at centric occlusion 68
recovery factor 366
recovery from hepatitis B virus infection 115
recovery index, RI 344
recovery of consciousness 339
recovery period of myocardial infarction 78
recovery phase after radiation therapy 447
recovery phase of cerebral hemorrhage 130, 449
recovery phase of cerebral infarction 131, 449
recovery phase of cerebral trauma 449
recovery phase of encephalitis 132, 449
recovery phase of hypoxic ischemic encephalopathy 449
recovery phase of myelitis 448
recovery phase of myopathy 447
recovery phase of poliomyelitis 448
recovery phase of spinal cord injury 448
recovery phase of subarachnoid hemorrhage 450
recovery stage of ARF 337
recruitment 147
recruitment frequency 147
recruitment interval 147
recruitment maneuver 94, 340
recruitment pattern 147
rectal abscess 116
rectal anterior resection 362
rectal anterior resection with colostomy 362
rectal biopsy 118, 363
rectal bladder 255
rectal bladder and abdominal colostomy 255
rectal-bladder-vaginal fistula resection 196, 362
rectal carcinoma with hemorrhage 115
rectal chlamydial infection 466
rectal cyst 116
rectal fistula 116
rectal fistula repair 196
rectal gonococcal infection 466
rectal incision and drainage 196
rectal injury 116, 187
rectal low anterior resection(LAR) 196
rectal malignant tumor 352
rectal mass 116
rectal mesothelioma 115
rectal mucosal sleeve resection 196
rectal polyp 116
rectal polyp with hemorrhage 116
rectal prolapse 116
rectal-rectal anastomosis 196
rectal resection through sacrococcygeal approach 196
rectal resection via sacrococcygeal 357
rectal rupture repair 196
rectal skin fistula 116
rectal stenosis 116
rectal stoma scar 116
rectal stromal tumor 115

rectal submucosal circumcision 362
rectal suspension 196
rectal tag 116
rectal tuberculosis 115
rectal urethral fistula repair 255
rectal washout 118
rectifying of supravalvular mitral annulus stenosis 231
rectocele repair 196, 383
rectoperineal fistula 115
rectopexy 196
rectouterine pouch biopsy 384
rectovaginal fistula 116, 374
rectovaginal fistula repair 383
rectovesical fistula 247
recto-vesico-vaginal fistula 116, 374, 407
rectus abdominis myocutaneous flap 331
rectus abdominis reparation 303
rectus abdominis rupture 263
rectus abdominis suture 321
rectus muscle flap transfer 305
rectus muscle relaxation 305
rectus suture adjustment 22
rectus weakening combined with orbital wall fixation 22
recurrence after adenoidectomy 32
recurrence after operation of lacrimal duct obstruction 8
recurrence after surgery for sinusitis 24
recurrence of acoustic neuroma 30
recurrence of basal cell carcinoma after surgery 348
recurrence of hepatocellular carcinoma 348
recurrence of hypopharyngeal carcinoma 351
recurrence of hypopharyngeal carcinoma after surgery 351
recurrence of laryngeal carcinoma after operation 348
recurrence of laryngeal squamous cell carcinoma 348
recurrence of laryngeal squamous cell carcinoma after operation 348
recurrence of laryngocarcinoma 348
recurrence of lower extremity superficial varicose vein 226
recurrence of medullary thyroid carcinoma after surgery 349
recurrence of nasopharyngeal carcinoma 347
recurrence of oral cavity carcinoma after surgery 349
recurrence of papillary thyroid carcinoma 349
recurrence of papillary thyroid carcinoma after surgery 349
recurrence of pleomorphic adenoma of parotid gland after operation 51
recurrence of post-operation of gastric adenocarcinoma 351
recurrence of post-operation of small intestine adenocarcinoma 351
recurrence of post-operation of squamous cell carcinoma of esophagus 351
recurrence of thyroid cancer after operation 349

recurrence of tongue cancer 350
recurrent acute anterior and high lateral myocardial infarction 74
recurrent acute anterior and inferior myocardial infarction 74
recurrent acute anterior myocardial infarction 74
recurrent acute anteroseptal and high lateral myocardial infarction 74
recurrent acute anteroseptal and inferior myocardial infarction 74
recurrent acute anteroseptal myocardial infarction 74
recurrent acute extensive anterior, inferior and high lateral myocardial infarction 74
recurrent acute extensive anterior myocardial infarction 74
recurrent acute inferior and high lateral myocardial infarction 75
recurrent acute inferior and posterior myocardial infarction 75
recurrent acute inferior and right ventricular myocardial infarction 75
recurrent acute inferior, hight lateral and posterior myocardial infarction 74
recurrent acute inferior, lateral and posterior myocardial infarction 74
recurrent acute lateral and posterior myocardial infarction 74
recurrent acute myocardial infarction 75
recurrent acute posterior myocardial infarction 75
recurrent acute right ventricular myocardial infarction 75
recurrent aneurysm 220
recurrent angina of bile duct 104
recurrent anterior dislocation of shoulder 262
recurrent anterior uveitis 3
recurrent aphthous ulcer 44
recurrent appendicitis 104
recurrent atlantoaxial subluxation 262
recurrent atlantoaxial subluxation with myelopathy 262
recurrent caries 58
recurrent case 459
recurrent cerebrovascular disease 123
recurrent cholangitis 104, 398
recurrent corneal epithelial erosion 3
recurrent cutaneous necrotizing eosinophilic vasculitis 413
recurrent depressive disorder 437
recurrent depressive disorder (current episode mild) 437
recurrent depressive disorder (current episode mild without physical symptom) 437
recurrent depressive disorder (current episode mild with physical symptom) 437
recurrent depressive disorder (current episode moderate) 437
recurrent depressive disorder (current episode moderate without physical symptom) 437
recurrent depressive disorder (current episode moderate with physical symptom) 437
recurrent depressive disorder (current episode

severe without psychotic symptom) 437
recurrent depressive disorder (current episode severe with psychotic symptom) 437
recurrent depressive disorder (currently in remission) 437
recurrent dislocation of hip 277
recurrent dislocation of joint 266
recurrent dislocation of patella 262
recurrent dislocation of shoulder joint 271
recurrent encephalitis 123
recurrent febrile nodular panniculitis 413
recurrent gastrointestinal disturbance 123
recurrent genital herpes 414
recurrent hematuria 156
recurrent hemorrhage after trauma 184
recurrent hepatocellular carcinoma 348
recurrent herpes simplex 413, 459
recurrent herpetic stomatitis 45
recurrent high lateral myocardial infarction 73
recurrent hyper-somnia 123
recurrent incomplete dislocation of shoulder 262
recurrent inferior and lateral myocardial infarction 77
recurrent inferior and posterior myocardial infarction 77
recurrent inferior myocardial infarction 77
recurrent inguinal hernia 184
recurrent insomnia 123
recurrent intrahepatic cholangiocarcinoma 348
recurrent iridocyclitis 3
recurrent isolated sleep paralysis 123
recurrent laryngeal nerve amputation 36
recurrent laryngeal nerve block anesthesia and analgesia 340
recurrent laryngeal nerve decompression 61
recurrent laryngeal nerve dissection 36
recurrent laryngeal nerve exploration 36
recurrent laryngeal nerve injury 27
recurrent laryngeal nerve invasiveness 27
recurrent laryngeal nerve paralysis 27, 125, 398
recurrent laryngeal nerve release 36
recurrent laryngeal neuritis 125
recurrent linear acantholytic dermatosis 414
recurrent lumbar disc herniation 262
recurrent lymphocytic meningitis 123, 413
recurrent malignant tumor of parotid gland 350
recurrent manic episode 437
recurrent meningitis 123
recurrent mood affective disorder 437
recurrent multiple chondritis associated with uveitis 3
recurrent myelitis 123
recurrent optic neuritis 3
recurrent oral ulcer 44
recurrent ovarian cancer 369
recurrent painful erythema 414
recurrent painful ophthalmoplegic neuropathy 123
recurrent pancreatitis 104
recurrent parotitis in childhood 44

recurrent patellar dislocation 288
recurrent pelvic organ prolapse 369
recurrent pigmented nevus 318
recurrent polychondritis 262
recurrent posterior myocardial infarction 74
recurrent posteroseptal myocardial infarction 74
recurrent pterygium 3
recurrent retinal detachment 3
recurrent septal myocardial infarction 75
recurrent shoulder instability 277
recurrent sinusitis 24
recurrent sinusitis with nasal polyp 26
recurrent spontaneous abortion 369
recurrent subluxation of joint 266
recurrent subluxation of patella 262
recurrent syphilis 420
recurrent thyroid carcinoma 348
recurrent urinary tract infection 151
recurrent vestibulopathy 26
recurrent vulvovaginal candidiasis 369
red blindness 4
red blood cell count 472
red blood cell morphology examination 472
red blood cell volume distribution width 472
red cell cast 472
red eye 19
redistribution 366
red light therapy 433
red lunula 415
red nail 415
redness 261, 298
redness and swelling of eyelid 19
reduced consciousness 339
reduced exercise tolerance 79
reduced lung function 97
reduced-size liver transplantation 192
reducing body myopathy 124
reduction and internal fixation of lumbar spondylolisthesis 313
reduction defect of lower extremity 288
reduction enioplasty 321
reduction mammoplasty 194, 321
reduction of autotransplanted submandibular gland 65
reduction of depressed skull fracture 207
reduction of derotation of omental torsion 195
reduction of fracture of vertebra 307
reduction of interphalangeal joint 314
reduction of intussusception of large intestine 353
reduction of intussusception of small intestine 195
reduction of rectal prolapse 196
reduction of skull fracture 207
reduction of small intestine volvulus 360
reduction of testis 249
reduction of thumb 310
reduction of torsion of large intestine 353
reduction of torsion of small intestine 195
reduction of vertebral fracture 357
reduction of volvulus of stomach 195
reduction of zygomatic arch 63, 322
reductive genioplasty 62

redundant circumcision 320
redundant clitoral prepuce 374
redundant prepuce 239
redundant sigmoid colon 115
reduplication of stomach 402
reentrant ventricular arrhythmia 407
reexpansion pulmonary edema 85, 337
reference electrode 145
reference point 211, 364
referred pain 338
reflex bladder 123
reflex cough 33
reflex epilepsy 123
reflex hallucination 443
reflex iridoplegia 119
reflex of hypopharynx 107
reflex sympathetic dystrophy 261, 413
reflex sympathetic dystrophy syndrome 123
reflex syncope 123
reflux cholangitis 398
reflux esophagitis 104, 212
reflux gastritis 104
reflux laryngitis 26
reflux megaloureter 239
reflux nephropathy 150
reflux of esophagus 110
reflux pharyngitis 26
reflux pharyngolaryngitis 26
refractive accommodative esotropia 10
refractive error 10
refractive myopia 10
refractory asthma 87
refractory chronic sinusitis 29
refractory cytopenia of childhood 176
refractory glaucoma 9
refractory glaucoma filtering surgery 21
refractory hypertension 76
refractory leukemia 179
refractory period 145
refractory periodontitis 50
refractory primary immune thrombocytopenia 179
refractory sinusitis 29
refractory stage of shock 338
refracture 294
Refsum discase 293
Refsum syndrome 418
regional brain oxygen saturation 344
regional excision of lymph node 358
regional lymphadenectomy 62, 193, 214, 250
regular astigmatism 4
regular corneal astigmatism 6
regular menstruation 377
regulation 148
regulation T lymphocyte 472
regurgitating aspiration 326
regurgitation 213, 337
rehabilitation counseling 451
rehabilitation evaluation of burn 334
rehabilitation from brain injury 209
rehabilitation robotics 451
rehabilitation treatment of low back pain 313
Reifenstein syndrome 164

re-incision of laminectomy site 362
Reinke's edema of vocal cords 30
Reiter syndrome 241, 277, 418
rejection of eye implantation 17
rejection of silicone band or silicone sponge 15
rejection of transplanted cornea 17
rejection reaction 319
reject reaction 179
relaparotomy and reexploration 196, 255
relapse 176
relapsing fever 415, 460
relapsing polychondritis 26, 85, 123, 413
relapsing polychondritis kidney injury 151
relapsing secondary syphilis 413
relapsing syphilis 413
relative adrenal insufficiency 89
relative afferent pupillary defect 19
relative bioavailability 345
relative biological effect 366
relative cephalopelvic disproportion 393
relative dose gradient 366
relative infrequent pulse 466
relative living donor kidney transplantation 252
relative refractory period 148
relaxation of eyelid scar 323
relaxation of lip scar 60, 321, 433
relaxation of rectal mucosa 116
relaxation of scar 301, 320
relaxation pressure 99
release of elbow 315
release of foot deformity 307
release of lateral patellar retinaculum 301
release of spinal joint 307
release of tarsal tunnel 303
release of urethral stricture 251
relieving incision of forearm 322
relieving incision of leg 323
relocation of intraocular lens 21
rely on the left to right shunt congenital heart disease 229
remain of IUD 369
remanet cystic duct inflammation 102
remanet gastritis 102
remanet gastritis with hemorrhage 102
remission 177
remnant cholecystectomy 187, 353
remnant completion gastrectomy 187
remnant gastrectomy 187, 353
remnant laryngectomy 36
remnant like particle-cholesterol 482
remnant like particle-triglyceride 482
remnant of meniscus 293
removable appliance with posterior bite plate and lingual spring 64
removable partial denture 62
removal of abdominal hematoma 355
removal of abdominal pregnancy 379
removal of anterior chamber foreign body 21
removal of anterior chamber silicone oil 21
removal of arteriovenous bypass for renal dialysis 312
removal of artificial blood vessel 235

removal of auricle stent　321

removal of breast transplant tissue expander　194

removal of bronchial foreign body　40

removal of cardiac assist device　236

removal of cavernous sinus meningioma　36

removal of cervical cerclage material　383

removal of cervical pregnancy　383

removal of chest wall hematoma　215

removal of conjunctival calculus　20

removal of Crutchfield tongs　207

removal of dead bone of femur　305

removal of dead bone of fibula　303

removal of dead bone of humerus　304

removal of dead bone of patella　301

removal of dead bone of radius　312

removal of dead bone of tibia　309

removal of dead ulnar bone　302

removal of drainage tube　324, 434

removal of duct stone from submandibular gland　65

removal of effusion of iliac fossa　359

removal of elbow prosthesis　315

removal of expander from subcutaneous tissue　322

removal of external fixation frame of scapula　308

removal of external fixation of femur　305

removal of external fixation of fibula　303

removal of external fixation of humerus　304

removal of external fixation of tibia　309

removal of external fixator　305

removal of external fixator of ankle　307

removal of external fixator of radius　312

removal of eyelid suture　323

removal of fibula　303

removal of foreign body by perineum incision　380, 433

removal of foreign body by uterine incision　383

removal of foreign body by vaginal incision　383

removal of foreign body from abdominal cavity　190

removal of foreign body from abdominal wall　188, 321, 355, 433

removal of foreign body from hand　194, 323

removal of foreign body from lower limb　323

removal of foreign body from neck　62, 321

removal of foreign body from penis　324

removal of foreign body from pericardium　236

removal of foreign body from scalp　195, 210, 323

removal of foreign body from stomach by incision　195

removal of foreign body from trunk　193, 322

removal of foreign body in duodenum　194

removal of foreign body in larynx　36

removal of foreign body in small intestine　195

removal of foreign body in stomach　195

removal of foreign body of foot　316, 324, 434

removal of foreign body of upper limb　313, 323

removal of foreign matter of breast　194

removal of free body from knee joint　313

removal of hematoma of vulva　323, 382

removal of iliac wing　311

removal of implant of breast　194

removal of inferior vena cava filter　236

removal of injection pump after reconstruction using double-capsule implant　195

removal of internal drug infusion system　342

removal of internal fixation　302

removal of internal fixation device from facial bone　322

removal of internal fixation of acromioclavicular joint　308

removal of internal fixation of ankle　306

removal of internal fixation of calcaneus　303

removal of internal fixation of femur　304

removal of internal fixation of fibula　303

removal of internal fixation of fracture　305

removal of internal fixation of hip joint　310

removal of internal fixation of humerus　304

removal of internal fixation of mandible　39, 65, 323

removal of internal fixation of patella　301

removal of internal fixation of pelvic　305

removal of internal fixation of phalanx　314, 315

removal of internal fixation of scapula　308

removal of internal fixation of tibia　309

removal of intracranial foreign body　208

removal of intracranial neurostimulator　208

removal of intracranial packing material　208

removal of intraocular implant　22

removal of intrauterine contraceptive device　380

removal of intrauterine pregnancy residues　380

removal of jaw distractor　61

removal of laryngeal stent　37

removal of lesion in broad ligament　381

removal of lesion in round ligament　383

removal of lesion in uterosacral ligament　383

removal of maxillary sinus cyst　64

removal of mediastinal foreign body　217

removal of mediastinal hematoma　217

removal of nail bed　192, 307, 433

removal of nail fold　433

removal of occluder　232

removal of orbital tumor　22

removal of ovarian corpus luteum hematoma　381

removal of ovarian embryo　381

removal of ovarian hematoma　381

removal of pelvic lesion　252, 381

removal of peripheral nerve stimulator　210

removal of posterior arch of atlas　307

removal of prosthesis device of bile duct　354

removal of prosthesis of interphalangeal joint　314, 315

removal of pulmonary artery banding　232

removal of rectal foreign body　196

removal of sacral nerve electronic stimulator　205

removal of silicone oil　20

removal of skeletal muscle electrical stimulator　206

removal of skeletal muscle stimulator　305

removal of skull metal plate　207

removal of spinal subarachnoid-peritoneal shunt catheter　206

removal of sternum sequestrum　215

removal of subarachnoid-peritoneal shunt catheter　211

removal of subcutaneous drainage device　311

removal of subcutaneous nerve simulator　434

removal of subcutaneous tissue expander　311, 434

removal of tarsal internal fixation　303

removal of tracheal foreign body by bronchoscopic extraction　95

removal of tracheobronchial foreign bodies　95

removal of transplanted kidney　254

removal of tubal hematoma　382

removal of tubal pregnancy and tubal fenestration　382

removal of tubal pregnancy tissue　382

removal of tubal pregnancy tissue and salpingostomy　382

removal of tumor thrombus in inferior vena cava　236

removal of uterine cornual pregnancy　383

removal of uterine ligament pregnancy　383

removal of uterine scar pregnancy　383

removal of ventricular shunt catheter　209

removal of vertebral internal fixator　316

removal of vulva hematoma　434

renal abscess　244

renal adenocarcinoma　244

renal adenoma　244

renal aminoaciduria　156

renal amyloidosis　243

renal and ureteral malignant tumor　243

renal anemia　153

renal angiography　253

renal arteriography　238, 252

renal arteriosclerosis　153, 225

renal arteriovenous fistula　243

renal artery aneurysm　225

renal artery atherosclerosis　225

renal artery dissection　156, 225

renal artery embolism (left/right/bilateral)　153

renal artery embolization　252

renal artery fibromuscular dysplasia (left/right/bilateral)　153

renal artery injury　225

renal artery occlusion　225

renal artery pseudoaneurysm　225

renal artery stenosis　225

renal artery stenosis (left/right/bilateral)　153

renal artery stenting　235
renal artery Takayasu arteritis（left/right/bilateral）　153
renal artery thrombosis　225
renal artery thrombosis（left/right/bilateral）　153
renal atrophy　244
renal atrophy（left/right/bilateral）　156
renal atrophy of bone　283
renal autotransplantation　255
renal biopsy　155
renal biopsy under B ultrasound guidance　155
renal-bladder anastomosis　252, 359
renal block　252
renal borderline tumor　243, 351
renal calculus extracorporeal shock wave lithotripsy　252
renal calculus extracorporeal ultrasonic lithotripsy　252
renal calice malignancy　351
renal calices-ureteric anastomosis　253
renal capsular stripping　252
renal carbuncle　244
renal catheter drainage　252
renal cavernostomy　252
renal cell carcinoma　244
renal colic　243
renal completeness fracture　244
renal cortical adenoma　244
renal cortical pyogenic infection　244
renal crush injury　243
renal cystectomy　252
renal cystic lesion　401
renal cyst（left/right/bilateral, single/multiple）　156
renal cyst sclerosing agent injection　252
renal cyst unroofing　252
renal dialysis　253
renal duplication　239, 397
renal dysfunction after renal　243
renal dysplasia　243
renal ectopia　244
renal embryoma　401
renal endometriosis　244
renal failure　244
renal failure after operation　368
renal failure after renal　243
renal failure following abortion　370
renal fibrolipomatosis　244
renal fibroma　244
renal fungous disease　464
renal glucosuria　156
renal glycosuria　166
renal graft abscess　246
renal graft acute rejection　246
renal graft biopsy　246
renal graft calculus　246
renal graft circumrenal hematoma　246
renal graft circumrenal hydrops　246
renal graft circumrenal infection　246
renal graft failure　246
renal graft hydronephrosis　246
renal graft infection　246
renal graft nephropathy　246

renal graft rupture hemorrhage　246
renal graft ureteral calculus　246
renal graft ureteral reimplantation　246
renal graft ureteral stenosis　246
renal graft ureterectasia　246
renal hamartoma　243, 350
renal hemangioma　244
renal hemangiopericytoma　244
renal hematoma　244
renal hilar lymph node metastasis　244
renal hypertension　76, 153
renal hypoplasia　401
renal infarction　243
renal infarction（left/right/bilateral）　156
renal injury of thrombotic microangiopathy　154
renal insufficiency　449
renal interstitial fibrosis　153
renal involvement in Kimura disease　153
renal involvement of antineutrophil cytoplasmic autoantibody（ANCA）-associated vasculitis　150
renal leiomyosarcoma　244
renal local perfusion　252
renal lymphoblastoma　244
renal lymphoma　244
renal malakoplakia　153
renal malignant fibrous histiocytoma　243
renal malrotation　244
renal medullary carcinoma　351
renal nocardiosis　464
renal oncocytoma　244
renal osteodystrophy　283
renal osteomalacia　283
renal papillary adenoma　351
renal papillary necrosis　244
renal papillary necrosis（left/right/bilateral）　156
renal parenchyma hypertension　76
renal parenchymal hypertension　153
renal pelvic cyst resection　253
renal pelvic malignant neoplasm　244, 351
renal pelvic T tube drainage　253
renal pelvis abscess　401
renal pelvis and bladder malignancy　351
renal pelvis fistula replacement　253
renal pelvis-ureter anastomosis　253
renal pelvis-ureter-bladder anastomosis　253
renal pelvis-ureter plasty　253
renal plication　253
renal replacement therapy　155, 342
renal retinopathy　11
renal rupture neoplasty　252
renal sarcoidosis　152
renal secondary malignant tumor　243
renal separation　252
renal sinus lipomatosis　243
renal subcapsular effusion　243
renal systemic fibrosis　153
renal tuberculosis with contralateral hydronephrosis　243
renal tubular acidosis　153, 244, 401
renal tubular acidosis osteopathy　166
renal tubular acidosis type Ⅰ　153
renal tubular acidosis type Ⅱ　153

renal tubular acidosis type Ⅲ　153
renal tubular acidosis type Ⅳ　153
renal tubular atrophy　153
renal tubular backflow　244
renal tubular epithelium　473
renal tubular injury　153
renal tubular lesion　401
renal tubular phosphate transport disorder　153
renal tubulointerstitial lesion　401
renal ureteral calculi　244
renal vascular hypertension　76, 153, 244
renal vascular malformation　401
renal vein embolism（left/right/bilateral）　153
renal vein-inferior vena cava anastomosis　252
renal vein injury　243
renal vein stenosis　243
renal vein thrombectomy　252
renal vein thrombosis　156
renal vein thrombosis（left/right/bilateral）　153
renal vein tumor thrombosis　243
renal vein ultrasound　255
renal venography　252
renal venous thrombosis　243, 401
renal vessel injury　244
renal wedge resection　359
renin activity　482
reninoma　244
renoprival hypertension　243
renorrhaphy　253
reno-vascular reconstruction　253
reopening of primary skull incision　208
reoxygenation　366
repaired of lower lip ectropion　333
repaired of perforating wound of face　332
repaired of stricture in anal region　331
repaired of upper lip defect　332
repaired with platysma musculocutaneous flap　62
repair of 1st degree perineal laceration　395
repair of 2nd degree perineal laceration　395
repair of 3rd degree perineal laceration　395
repair of 4th degree perineal laceration　395
repair of abdominal wall using component separation technique　188
repair of aneurysm of coronary artery　233, 335
repair of aortic and pulmonary septal defect　237
repair of aortic sinus　237, 336
repair of aortic sinus aneurysm　237
repair of aortic valve under direct vision　237, 336
repair of aortic valve with circumferential fistula　237, 336
repair of arteriovenous fistula　231
repair of articular cartilage　306
repair of artificial arteriovenous fistula　235
repair of auricle defect　321
repair of bilateral direct inguinal hernia　194, 335
repair of bilateral direct inguinal hernia and oblique inguinal hernia　194

repair of bilateral direct inguinal hernia-oblique inguinal hernia   335

repair of bilateral inguinal hernia   194

repair of bilateral oblique inguinal hernia   194, 335

repair of biliary injury using autologous graft   188

repair of bladder and ileum fistula   358

repair of bladder and sigmoid fistula   358

repair of bone fibrous dysplasia of jaw   61

repair of buccal fat pad   62

repair of buccal perforating defect   62

repair of cardiac rupture   236

repair of cecal fistula   193

repair of cecal rupture   193

repair of cerebrospinal fluid incision leakage   208

repair of cerebrospinal otorrhea   38, 208

repair of cerebrospinal rhinorrhea   38, 208

repair of cervical laceration   383, 395

repair of cervical old laceration   383

repair of chest wall   215, 323

repair of choledochal fistula   188

repair of chordae tendineae   335

repair of cleft lip   321

repair of cleft uvula   60

repair of collateral ligament   303

repair of colonic fistula   192

repair of colon-vaginal fistula   357

repair of complex perineal laceration   395

repair of coronary artery fistula   233

repair of Ⅲ - Ⅳ degree laceration of perineum   380

repair of Ⅲ - Ⅳ degree old laceration of perineum   377

repair of deltoid   313

repair of denture   66

repair of descending colonic rupture   192

repair of diaphragmatic hernia   191

repair of dorsal artery of foot   316

repair of duodenal rupture   194

repair of duodenal ulcer perforation   194

repair of dura mater   210

repair of Ebstein syndrome   231

repair of endocardial cushion defect with tissue patch   235

repair of epicanthus   322

repair of esophageal perforation   39

repair of esophageal stricture   215, 360

repair of esophago-tracheal fistula   215

repair of exposed spinal cord   206

repair of extensor tendon   313

repair of eyebrow   321

repair of fibular flap   61

repair of fistula of cervix   383

repair of fistula of jejunum   192, 214

repair of fistula of parotid duct   64

repair of fistula of salivary gland   65

repair of fistula of small intestine   195

repair of flap necrosis   193

repair of gallbladder fistula   354

repair of gallbladder-gastric fistula   354

repair of gastric rupture   195

repair of gastric ulcer perforation   195

repair of gastroduodenostomy   195

repair of great omentum   187

repair of iliac bone flap   63

repair of incisional hernia of abdominal wall   188

repair of inner canthus ligament rupture   21

repair of intra-abdominal [ spinal ]meningocele   206

repair of intrathoracic meningocele   210

repair of intraventricular tunnel   236, 336

repair of iridodialysis   20

repair of jaw   61, 321

repair of laceration of full-thickness eyelid   323

repair of laceration of full-thickness eyelid and palpebral margin   323

repair of laceration of partial-thickness eyelid   323

repair of laceration of uterus   383

repair of laryngeal cartilage fracture   37

repair of lateral lower leg flap   65

repair of lip defect   60

repair of liver rupture   191

repair of lower eyelid bag after resection   21

repair of lumbar hernia, epigastric hernia, spigelian hernia   195

repair of mandibular defect   65, 323

repair of maxillary sinus fistula   39

repair of maxillary sinus membrane perforation   64

repair of meningocele   208

repair of mitral valve under direct vision   237, 336

repair of myelomeningocele   206

repair of nasal septal perforation   36, 321

repair of obstetric colpoperineal laceration   394

repair of obturator hernia   187

repair of old laceration of uterus   383

repair of old obstetric laceration of perineum   380

repair of old obstetric laceration of vulva   382

repair of omental hernia   195

repair of omphalocele   193

repair of orbital defect with implantation of artificial material   21

repair of orbital septum   21

repair of ovary   381

repair of papillary muscle of heart   236, 336

repair of paracolostomy hernia   192

repair of parastomal hernia   196

repair of patent foramen ovale   234, 335

repair of pelvic floor hernia   193

repair of perineorectal fistula   191

repair of periorbital fracture   21

repair of perirectal fistula   196

repair of peritoneal tissue   188, 355

repair of perivalvular leakage of mitral valve   232, 335

repair of perivalvular leak of tricuspid valve   235

repair of pharyngeal fistula   40

repair of pharyngeal tearing   40

repair of popliteal vein   306

repair of rachischisis   206

repair of radial artery   312

repair of radiation damage   365

repair of rectovaginal fistula   196, 362

repair of rectovesicovaginal fistula   255

repair of rectum   196

repair of recurrent shoulder dislocation   303

repair of ruptured aortic sinus   237

repair of ruptured femoral artery   232

repair of rupture of ileum   191

repair of rupture of jejunum   192

repair of salivary gland duct   65

repair of scleral   20

repair of scrotal laceration   255

repair of sigmoid colonic fistula   196

repair of sigmoid colonic rupture   196

repair of small intestine rupture   195

repair of spinal dura mater   210

repair of [ spinal ]meningeal hernia   208

repair of [ spinal ]meningocele   208

repair of spleen   359

repair of tail of pancreas   195

repair of testis   249

repair of tetralogy of Fallot with endocardial cushion defect   232

repair of tetralogy of Fallot with pulmonary valve absence   232

repair of thymus   361

repair of thyroid cartilage of larynx   36

repair of tongue   64

repair of transitional endocardial cushion defect   233

repair of transverse colonic rupture   191

repair of tricuspid valve under direct vision   237, 336

repair of umbilical hernia   193

repair of unilateral direct inguinal hernia   188

repair of unilateral femoral hernia   188

repair of unilateral indirect inguinal hernia   187, 335

repair of unilateral inguinal hernia   187, 335

repair of urethral fistula   358

repair of urethral laceration   251

repair of urethrorectal fistula   358

repair of urethrovaginal fistula   358

repair of uterine ligament   383

repair of vaginal vault   383

repair of vein   310

repair of ventricular septal defect   235

repair of ventricular septal defect with artificial patch   335

repair operation of pancreatic rupture   196

repair with adjacent skin flap   62

repair with flap transfer   63

repair with medial inguinal flap   61

repair with peroneal artery perforator flap   61

repair with superior thyroid artery flap   62

repair with supraclavicular artery flap   65

repair with sural myocutaneous flap   61

repair with tongue flap   64

repair with vomer bone flap   62

reparationaletageventriculaire procedure   336

repeated cesarean section   386

repeated frostbite   452

repeated implantation failure   368

repetitive discharge   146

repetitive nerve stimulation 146

repetitive transcranial magnetic stimulating therapy 445

replacement of bilateral nerve stimulating impulse generator 210

replacement of biserial rechargeable neurostimulator pulse generator 207

replacement of bladder with rectum 196

replacement of bladder with sigmoid 196

replacement of cardiac resynchronization pacemaker 81

replacement of cardiac resynchronization pacemaker pulse generator 236

replacement of cardiac resynchronization therapy with defibrillator 81

replacement of crutchfield tongs 208

replacement of cystostomy tube 252

replacement of implantable cardioverter defibrillator 81

replacement of interphalangeal joint 314, 315

replacement of intracranial neurostimulator 208

replacement of IUD 380

replacement of metatarsophalangeal joint 314

replacement of obstetrical inverted uterus 395

replacement of peripheral nerve stimulator 211

replacement of uniserial rechargeable neurostimulator pulse generator 207

replacement of ventricular catheter 209

replacement of ventricular shunt catheter 209

replantation of amputated ear 36

replantation of disconnected penis 254

replantation of finger 313

replantation of forearm 311

replantation of middle finger 315

replantation of scalp 323

replantation of thigh 302

replantation of thumb 310

repolarization 146

repopulation 366

reposition and stabilization 61

reposition of lacrimal gland 21

reposition of myelocele 206

reposition of peritoneal catheter and partial omentectomy by surgical technique 155

reposition of peritoneal catheter by surgical technique 155

rerouting of facial nerve 38

resection and anastomosis of ureteral stricture 254

resection and reconstruction 312

resection and reconstruction of bone tumor 356

resection and reconstruction of sacral tumor 354

resection and suturation of fistula of small intestine 195

resection arthroplasty 306

resection of abdominal aortic aneurysm 232

resection of accessory spleen 188

resection of acoustic neuroma 39, 210

resection of acoustic neuroma via retrosigmoid approach 210

resection of arachnoid lesion 209, 211

resection of arteriovenous fistula 302

resection of auditory nerve lesion 210

resection of Bartholin's gland 359

resection of bile duct cyst 188

resection of bladder lesion 251

resection of brain abscess 208

resection of brain lesion via temporal approach 209

resection of brain slope lesion 358

resection of brainstem lesion 208

resection of breast fibroadenoma 194

resection of carina lesion 214

resection of carotid aneurysm 207

resection of carotid body tumor 207

resection of carotid glomus 207

resection of cerebellar hemisphere lesion 210

resection of cerebellar lesion 210

resection of cerebellar vermian lesion 210

resection of cerebello-pontine angle lesion 208, 210

resection of cerebral falx meningeal lesion 205

resection of cerebral hemisphere lesion 205

resection of cerebral lesion 205

resection of cerebral lesion via frontal approach 206

resection of cerebral lesion via parieto-occipital approach 206

resection of cerebral lesion via pterional approach 207

resection of cerebral vessel with anastomosis 209

resection of cervical rib 214

resection of chest wall bone lesion 215

resection of chest wall lesion 215, 361, 434

resection of chest wall tumor 361

resection of choroid plexus 208

resection of clival lesion 210

resection of coracoacromial ligament 307

resection of corpus callosum lesion 209

resection of cranial granuloma 208

resection of cranial nerve lesion 208

resection of deep brain lesion 205

resection of diaphragmatic lesion 214

resection of duodenum 359

resection of duplex kidney 247

resection of epileptic focus 205

resection of esophageal lesion 215

resection of esophageal tumor 360

resection of exteriorized segment of intestine 187, 353

resection of exteriorized segment of large intestine 353

resection of extrahepatic bile duct 191

resection of eyelid mass plastic surgery 22

resection of facial nerve lesion 37, 63, 208

resection of femur 304

resection of foramen magnum lesion 210

resection of fourth ventricular lesion 205

resection of frontal lesion 206

resection of frontal lobe 354

resection of frontal lobe lesion 354

resection of frontal-temporal-insular lesion 206

resection of glomus jugular tumor 207

resection of hemangioma in nasal cavity 35

resection of hepatic hemangioma 191

resection of hilar lymph node 354

resection of hip arthroscopic lesion 358

resection of horn of uterus 383

resection of ileum 357

resection of infundibulum of right ventricle 336

resection of insular lesion 205

resection of internal carotid artery aneurysm with anastomosis 207

resection of intra-and extra-spinal lesion 211

resection of intracranial aneurysm 208

resection of intracranial AVM 208

resection of intracranial vascular malformation 208

resection of intramedullary lesion 206

resection of intranasal lesion 35

resection of intraspinal epidural lesion 211

resection of intraspinal lesion 211

resection of intraspinal tumor 211

resection of intraspinal vascular malformation 211

resection of jaw cyst 61

resection of jaw tumor 356

resection of jugular foramen lesion 207

resection of jugular phlebectasia 207

resection of laryngeal cleft tumor 356

resection of laryngeal tumor 356

resection of lateral ventricular lesion 205

resection of left auricular appendage 336

resection of lesion via suboccipital midline approach 210

resection of lesion via suboccipital transtentorial approach 210

resection of lung lesion 213

resection of lung mass 94

resection of lymphangioma 193

resection of lymphatic fistula 37, 62, 193, 214, 433

resection of lymph vessels fistula 322

resection of mandibular tumor 360

resection of maxillary sinus lesion 39

resection of medial epicondyle of humerus 304

resection of mediastinal lesion 216

resection of meningeal abscess 208

resection of meningeal lesion 208

resection of meningeal lesion in venous sinus 207

resection of meningioma 208

resection of middle cranial fossa lesion 208

resection of Müllerian duct cyst 248

resection of multiple ventricular lesions 206

resection of muscular branch of tibial nerve 310

resection of nasal cavity mass 35

resection of nasal mass 35, 36

resection of nasal septal tumor 353

resection of nasal vestibular lesion 35

resection of nasopharynx tumor 353

resection of neck mass 62
resection of neoplasm in nasal cavity 35
resection of occipital lobe lesion 210
resection of optic nerve 210
resection of optic nerve lesion 210
resection of orbital tumor 349, 361
resection of oronasal fistula 62
resection of ovarian corpus luteum 381
resection of ovarian lesion 381
resection of ovarian tumor 358
resection of pancreatic head and partial
  pancreatic body 195
resection of pancreatic head with partial
  pancreas 361
resection of papilloma of external auditory
  canal 39
resection of parapelvic cyst 253
resection of parapharyngeal space tumor 361
resection of parasellar region lesion 205
resection of parietal lobe lesion 205
resection of partial trachea 38, 214
resection of penile lesion 434
resection of pericardial lesion 215
resection of petroclival lesion 210
resection of pharyngeal tumor 361
resection of pineal lesion 210
resection of pituitary gland lesion 205
resection of popliteal artery aneurysm with
  artificial vascular replacement 306
resection of posterior cranial fossa lesion
  208
resection of preauricular tumor 354
resection of prepuce cicatrix 433
resection of prepuce lesion 433
resection of pulmonary artery lesion 213
resection of pulmonary bulla 213
resection of Rathke cyst 207
resection of rectal tumor 362
resection of rectosigmoid colon with closure
  of rectal stump and colostomy 192
resection of recto-uterine pouch lesion 362
resection of rectum 362
resection of rib lesion 214
resection of sacral tumor 354
resection of scaphoid bone 315
resection of scrotum-deferens fistula 255
resection of segment Ⅱ (caudate lobe) of liver
  190
resection of segment Ⅶ of liver 190
resection of segment Ⅷ of liver 190
resection of sellar region lesion 205
resection of sigmoid colon 361
resection of sinus tumor 35
resection of skull base bone lesion 207
resection of skull base lesion 207
resection of skull base lesion via skull base
  207
resection of skull granuloma 208
resection of skull lesion 207
resection of spinal dura mater 210
resection of spinal lesion 206
resection of spinal subdural-extramedullary
  lesion 210
resection of spinal vascular malformation
  206

resection of splenic lesion 193
resection of sternum 215
resection of subdural abscess 210
resection of superficial lobe and tumor of
  parotid gland 64
resection of superficial parotid tumor 350
resection of suprasellar region lesion 205
resection of Tarlov cysts 302
resection of temporal lobe lesion 209
resection of tentorial meningeal lesion 210
resection of thalamic lesion 209
resection of third ventricular lesion 205
resection of thoracic lesion 216
resection of thymus lesion 216
resection of tracheal lesion 214
resection of tracheal lesion under bronchoscope
  215
resection of tracheal tumor 215
resection of trigonal meningioma 209
resection of tuberculum sellae meningioma
  205
resection of tumor in nasal cavity and paranasal
  sinus 353
resection of tumor inside and outside the spinal
  canal 362
resection of tumor of auricle 354
resection of tunica vaginalis 252
resection of tunica vaginalis cyst 252
resection of ulna 302
resection of ulnar head 302
resection of umbilicus lesion 434
resection of ureteral cyst 254
resection of urethral stricture 251
resection of vaginal tumor 361
resection of ventricular aneurysm 235
resection of ventricular muscle abnormality
  236, 336
resection of Vesicular appendix 381
resection of vulval and vaginal scar 382
resection of vulvar tumor 360
resection of whole parotid gland 64
resection surgery of maxillary sinus lesions
  64
reserpine poisoning 454
reserve of ventilation 99
residual alveolar ridge atrophy 53
residual alveolar ridge mass 68
residual and delayed mental disorder caused
  by volatile solvent 453
residual and late-onset psychotic disorder due
  to alcohol or drug 438
residual and late-onset psychotic disorder due
  to use of alcohol 439
residual and late-onset psychotic disorder due
  to use of amphetamine 436
residual and late-onset psychotic disorder due
  to use of caffeine 439
residual and late-onset psychotic disorder due
  to use of cannabinoids 437
residual and late-onset psychotic disorder due
  to use of cocaine 439
residual and late-onset psychotic disorder due
  to use of hallucinogen 442
residual and late-onset psychotic disorder due
  to use of ketamine 439

residual and late-onset psychotic disorder
  due to use of multiple drugs and other
  psychoactive substance 437
residual and late-onset psychotic disorder due
  to use of opioid 436
residual and late-onset psychotic disorder due
  to use of sedative or hypnotic 442
residual and late-onset psychotic disorder due
  to use of tabacco 441
residual astigmatism 2
residual astigmatism after corneal collagen
  cross-linking 6
residual calculus of choledoch 104
residual calculus of gallbladder 102
residual cervix resection 353
residual correction 301
residual crown 42
residual cyst 42
residual esotropia 2
residual exotropia 2
residual foreign body in soft tissue 282
residual glaucoma 2
residual hyperopia 2
residual myopia 2
residual nephrectomy 353
residual neuromuscular blockade 338
residual of crystal cortex after cataract surgery 1
residual of IUD 369
residual of lens nucleus after cataract surgery 1
residual oophorectomy 377
residual ovarian syndrome 368
residual ovary resection 353
residual placenta 392
residual pregnancy tissue 392
residual pregnancy tissues clearance 395
residual pulpitis 42
residual radicular abscess 42
residual refractive error 2
residual root 42
residual root extraction 65
residual salpingectomy 377
residual salpingo-oophorectomy 377
residual salpingo-ovary resection 353
residual schizophrenia 436
residual thyroid resection 36
residual urine 247
residual viscoelastic agent after cataract
  surgery 1
residual volume 96, 343
residue sinus syndrome (postgastrectomy)
  102
resistance-time diagram 100
resistance-volume diagram 100
resistant ovary syndrome 368
resistant time 100
resonance 93
resorbable barrier membrane 62
resorptive atelectasis 89
respiration and airway management technique
  340
respiratory acidosis 85, 173, 326, 399
respiratory acidosis associated with metabolic
  acidosis 85
respiratory acidosis associated with metabolic
  alkalosis 85

respiratory alkalosis  85, 173, 326, 399
respiratory alkalosis and metabolic acidosis  82
respiratory alkalosis associated with metabolic acidosis  85
respiratory alkalosis associated with metabolic alkalosis  85
respiratory alkalosis with metabolic acidosis  162
respiratory and metabolic acid-base disorder  85
respiratory arrest  85
respiratory circulatory failure  74
respiratory cycle  98
respiratory distress syndrome of newborn  404
respiratory disturbance index  344
respiratory dynamic resistance  98
respiratory dysfunction  326, 447
respiratory elastance  98
respiratory exchange ratio  98
respiratory exercise  85
respiratory failure  85, 326
respiratory failure with high lung volume  85
respiratory failure with normal lung volume  91
respiratory hypoxia  85
respiratory index  98
respiratory inertial resistance  98
respiratory muscle fatigue  85
respiratory muscle paralysis  85
respiratory muscle weakness  85
respiratory quotient  98
respiratory quotient of carbohydrate  99
respiratory quotient of fat  100
respiratory quotient of mixed food  98
respiratory quotient of protein  97
respiratory rate  92
respiratory rhythm  92
respiratory static resistance  98
respiratory syncytial virus antibody  477
respiratory syncytial virus antibody IgG  477
respiratory syncytial virus antibody IgM  477
respiratory syncytial virus antigen  477
respiratory syncytial virus infection  415, 460
respiratory syncytial virus pneumonia  85, 399, 460
respiratory syncytial virus ribonucleic acid  470
respiratory system compliance  98
respiratory tract burn  85
respiratory tract candidiasis infection  399
respiratory tract obstruction  85
respiratory viscous resistance  98
respiratory waveform  98
response  146
rest angina pectoris  75
restenosis after carotid artery stenting  223
restenosis after closed mitral dilatation  219
restenosis after coronary angioplasty  74
restenosis after lower extremity artery stenting  226
restenosis after vertebral artery stenting  230
resting membrane potential  147
resting pulmonary vascular resistance  98

resting pulmonary vasomotor tone  98
resting type trophoblastic disease  369
resting vasomotor tone  98
restless leg syndrome  82, 120
rest pain  275
restrictive blood transfusion strategy  342
restrictive cardiomyopathy  77, 403
restrictive esotropia  14
restrictive exotropia  14
restrictive fluid therapy  342
restrictive strabismus  14
restrictive ventilatory disorder  89
restrictive vertical strabismus  14
resurfacing hip arthroplasty  310
retained deciduous tooth  51
retained(old) foreign body following penetrating wound of orbit  16
retained(old) intraocular foreign body(magnetic)  16
retained (old) intraocular foreign body (non-magnetic)  16
retained placenta  393
retained placenta following abdominal pregnancy  369
retardation of thought  444
retention cyst of cervix  376
rete testis adenocarcinoma  348
RET gene fusion detection  469
RET gene mutation detection  469
RET gene rearrangement detection  469
reticulocyte analysis  474
reticulocyte count  474
reticulocyte hemoglobin content  474
reticulohistiocytic granuloma  427
reticulohistiocytoma  427
retiform haemangioendothelioma  286
retiform hemangioendothelioma  427
retina burn  329
retinal angiomatous proliferation  351
retinal arteritis  11
retinal arteritis with multiple neoplasm-like artery dilatation  12
retinal artery insufficiency  11
retinal artery occlusion  11
retinal artery occlusion with venous obstruction  11
retinal astrocytoma  12
retinal atherosclerosis  12
retinal atrophy  12
retinal break  12
retinal break (traumatic)  12
retinal break without detachment  12
retinal capillary angiomatous hyperplasia  12
retinal capillary hemangioma  12
retinal ciliary artery obstruction  12
retinal coloboma  12
retinal cyst  12
retinal damage  12
retinal degeneration (paravenous pigmental type)  11
retinal detachment  12
retinal detachment after vitrectomy  2
retinal detachment (aphakia)  12
retinal detachment (exudative)  12
retinal detachment (hemorrhagic)  12

retinal detachment(mixed)  12
retinal detachment with choroidal detachment  12
retinal detachment with proliferative vitreoretinopathy  12
retinal detachment with retinal break  12
retinal detachment with retinal hole  12
retinal disorder  12
retinal dysplasia  12
retinal dystrophy  12
retinal edema  19
retinal exudation  19
retinal fold  12
retinal haemorrhage  11
retinal hemangioblastoma  351
retinal hemangioma  12
retinal hemi venous obstruction  11
retinal hole  12
retinal incarceration  12
retinal laser photocoagulation  22
retinal macroaneurysm  11
retinal melanosis  12
retinal microaneurysm  12
retinal migraine  12, 134
retinal necrosis  12
retinal neovascularization  12
retinal parasitic cyst  12
retinal periphlebitis  12
retinal periphlebitis (tuberculosis)  12
retinal phlebitis  12
retinal pigment epithelium detachment  12
retinal pigment epithelium detachment (hemorrhagic)  12
retinal pigment epithelium detachment(serous)  12
retinal pigmentosa-polydactyly toes-obesity-genital abnormality syndrome  12
retinal plexiform hemangioma  12
retinal reattachment of giant tear retinal detachment  21
retinal reticular degeneration  12
retinal scar  11
retinal screening  408
retinal traction  19
retinal vascular disease  12
retinal vascular occlusion  12
retinal vascular varicosity  12
retinal vasculitis  12
retinal vasoproliferative tumor  12
retinal vasospasm  12
retinal vein occlusion  12
retinal vein occlusion (macular branch)  12
retina reattachment after retinal detachment  12
retina reattachment surgery  21
retinitis  12
retinitis circinata  5
retinitis pigmentosa  12
retinitis pigmentosa (atypical)  12
retinitis pigmentosa (central)  12
retinitis pigmentosa-hypopituitarism-nephronophthisis-mild skeletal dysplasia syndrome  166
retinitis pigmentosa (metabolic abnormality)  12

retinitis pigmentosa(para arteriole) 12
retinitis pigmentosa(primary) 12
retinitis pigmentosa(sectorial) 12
retinitis pigmentosa-sensorineural deafness syndrome 12
retinitis pigmentosa(sine pigment) 12
retinitis pigmentosa(unilateral) 12
retinoblastoma 12
retinol-binding protein 482
retinopathy 11
retinopathy of prematurity 17, 407
retinoschisis 12
retinoschisis and retinal cyst 12
retinoscopy 23
retinotomy 21
retracted testis 240
retraction of upper eyelid 11
retrobulbar benign tumor 10
retrobulbar inflammatory pseudotumor 350
retrobulbar injection 21
retrobulbar lymphoma 350
retrobulbar malignant tumor 10
retrobulbar nerve block anesthesia and analgesia 341
retrobulbar optic neuritis 10
retrocalcaneal bursitis 263
retrocaval ureter 243
retrocaval ureter anaplasty 252
retro-flexion of uterus 375
retrograde amnesia 443
retrograde cystography 251
retrograde ejaculation 241
retrograde endotracheal intubation 95, 341
retrograde incarcerated hernia 185
retrograde internal jugular vein catheterization 341
retrograde lacrimal intubation 21
retrograde locking intramedullary nail for humeral shaft fracture 304
retrograde pulpitis 50
retrograde pyelography 251
retrograde spondylitis 285
retrograde ureteral intubation 254
retrograde ureterography 254
retrograde urethrography 251
retroiliac ureter 243
retrolabyrinthine approach 37
retrolabyrinthine deafness 29
retromastoid approach 209
retromolar carcinoma in situ 350
retroocular benign tumor 352
retroperitoneal abscess 459
retroperitoneal approach 303
retroperitoneal biopsy 362
retroperitoneal cyst 105
retroperitoneal dissection 355
retroperitoneal endometriosis 369
retroperitoneal giant liposarcoma 184
retroperitoneal hamartoma 348
retroperitoneal hemangioma 105
retroperitoneal hematoma 105, 220
retroperitoneal hematoma after cardiac angiography 228
retroperitoneal hematoma after radiofrequency ablation 225

retroperitoneal hematoma postoperative after cardiac interventional therapy 228
retroperitoneal lipoma 105
retroperitoneal lymphadenectomy 248
retroperitoneal lymphangioma/lymphocyst resection 355
retroperitoneal lymphatic cyst 240
retroperitoneal lymph node dissection 248
retroperitoneal lymph node tuberculosis 105
retroperitoneal lymphocele 240
retroperitoneal mass 105
retroperitoneal pneumography 248
retroperitoneal seminoma 240
retroperitoneal teratoma 184, 369
retroperitoneal tumor resection 355
retroperitoneal varices 220
retroperitoneal vascular injury 369
retroperitoneal yolk sac tumor 369
retropharyngeal abscess 406
retropharyngeal and parapharyngeal abscess 406
retropharyngeal secondary malignant tumor 32
retropharyngeal space infection 58
retropubic exploration 247
retropubic prevesical prostatectomy 247, 353
retropubic prostatectomy 247, 353
retropubic tension-free midurethral sling 380
retropubic urethral suspension 247
retrorectal abscess 466
retrosigmoid approach 40, 210
retrospective expansion of delusion 444
retrourethral catheterization 251
retro-version of uterus 375
retruded contact position 67
retrusion deformity of chin 47
Rett syndrome 129, 439, 448
revascularization 66
Reverdin osteotomy 300
reversal of junctional epidermolysis bullosa 413
reversal/takedown of transverse colostomy 191
reversal total shoulder arthroplasty 311
reverse hook incision 205
reverse obliquity intertrochanteric fracture 261
reverse shoulder arthroplasty 302
reverse total shoulder arthroplasty 302
reverse triiodothyronine 481
reverse type of dystrophic epidermolysis bullosa 413
reverse white-coat hypertension 76
reversible airflow limitation 98
reversible cerebral vasoconstriction syndrome 128
reversible disc displacement 48
reversible posterior encephalopathy syndrome 128
reversible posterior leukoencephalopathy syndrome 128
reversible pulpitis 48
revised cardiac risk index 344

revision arthroplasty 302
revision endoscopic sinus surgery 40
revision for cemented arthroplasty 305
revision hip arthroplasty 310
revision of anastomosis of small intestine 195
revision of cochlear implantation 40
revision of diverticulum of sigmoid sinus 40
revision of elbow 315
revision of flap 322
revision of hip femoral prosthesis 310
revision of hip joint 310
revision of implant of breast 194
revision of pedicled flap 60
revision of pedicled skin flap 302, 321, 331
revision of Piston prosthesis implantation 35
revision of reconstructed nose 324
revision of shoulder arthroplasty 307
revision of shoulder joint 307
revision of skin flap 332
revision of spinal thecal shunt 206
revision of stoma of small intestine 195
revision of stoma of transverse colostomy 191
revision of total hip arthroplasty 312
revision of tracheostomy 215
revision of ventriculo-peritoneal shunt 209
revision of ventricular shunt catheter 209
revision total knee arthroplasty 312
REV procedure 236
rewarming 340
Reye syndrome 130
RF 479
RF-IgA 479
RF-IgG 479
RF-IgM 479
rgyrosis of conjunctiva 7
rhabdoid meningioma 199
rhabdomyoid Wilms tumor 240
rhabdomyolysis 125, 240, 267
rhabdomyoma 199, 415
rhabdomyomatous mesenchymal hamartoma 415
rhabdomyosarcoma 199, 267, 415
rhabdomyosarcoma of cervix 375
rhabdomyosarcoma of corpus uteri 376
rhabdomyosarcoma of nasal sinus 24
rhagades 418
rhagadia labialis 43
rhagadia manus and pedalis 425
RHCE blood group genotyping by DNA microarray 469
RHCE blood group genotyping by real time quantitative PCR(qPCR) 470
RHCE genotyping by polymerase chain reaction-sequence specific primer(PCR-SSP) 469
RHD blood group genotyping by DNA microarray 469
RHD blood group genotyping by real time quantitative PCR(qPCR) 470
Rh deficiency syndrome 175
RH DEL blood group genotyping by polymerase chain reaction-sequence specific primer (PCR-SSP) 469

RHD gene variant genotyping by polymerase chain reaction-sequence specific primer（PCR-SSP）469

rhegmatogenous retinal detachment　7

rhegmatogenous retinal detachment（dialysis of ora serrata）7

rhegmatogenous retinal detachment（giant retinal tear）7

rhegmatogenous retinal detachment（multiple breaks）7

rheumarthrosis　266

rheumatic activity　262

rheumatic aortic incompetence　220

rheumatic aortic incompetence（mild）220

rheumatic aortic incompetence（moderate）220

rheumatic aortic incompetence（severe）220

rheumatic aortic stenosis　220

rheumatic aortic stenosis（mild）220

rheumatic aortic stenosis（moderate）220

rheumatic aortic stenosis（severe）220

rheumatic aortic stenosis with incompetence　220

rheumatic aortic valve disease　220

rheumatic arthritis　262

rheumatic arthritis complicated with myopathy　123

rheumatic chorea　123

rheumatic combined valve disease　220

rheumatic fever　262, 413

rheumatic heart disease　73

rheumatic mitral incompetence　220

rheumatic mitral incompetence（mild）220

rheumatic mitral incompetence（moderate）220

rheumatic mitral incompetence（severe）220

rheumatic mitral stenosis　220

rheumatic mitral stenosis（mild）220

rheumatic mitral stenosis（moderate）220

rheumatic mitral stenosis（severe）220

rheumatic mitral stenosis with insufficiency　220

rheumatic myocarditis　73

rheumatic myopathy　262

rheumatic or autoimmune disease complicated with myopathy　123

rheumatic pulmonary incompetence　220

rheumatic pulmonary incompetence（mild）220

rheumatic pulmonary incompetence（moderate）220

rheumatic pulmonary incompetence（severe）220

rheumatic pulmonary stenosis　220

rheumatic pulmonary stenosis（mild）220

rheumatic pulmonary stenosis（moderate）220

rheumatic pulmonary stenosis（severe）220

rheumatic spondylitis　262

rheumatic tricuspid incompetence　220

rheumatic tricuspid stenosis　220

rheumatic tricuspid stenosis（mild）220

rheumatic tricuspid stenosis（moderate）220

rheumatic tricuspid stenosis（severe）220

rheumatic tricuspid stenosis with insufficiency　220

rheumatic valvular heart disease　220

rheumatism　262

rheumatoid arthritis　277

rheumatoid arthritis caused atlantoaxial instability　277

rheumatoid arthritis caused cervical spine instability　277

rheumatoid arthritis involving viscera　277

rheumatoid arthritis involving whole body　277

rheumatoid arthritis kidney injury　152

rheumatoid arthritis of ankle　277

rheumatoid arthritis of elbow　277

rheumatoid arthritis of foot　277

rheumatoid arthritis of hand　277

rheumatoid arthritis of hip　277

rheumatoid arthritis of knee　277

rheumatoid arthritis of temporomandibular joint　50

rheumatoid arthritis of wrist　277

rheumatoid arthritis with positive serum reaction　291

rheumatoid cardiomyopathy　75

rheumatoid endocarditis　75

rheumatoid factor　147, 479

rheumatoid factor IgA　479

rheumatoid factor IgG　479

rheumatoid factor IgM　479

rheumatoid foot　277

rheumatoid lung disease　87

rheumatoid myocarditis　75

rheumatoid neutrophilic dermatitis　418

rheumatoid nodule　277

rheumatoid pericarditis　75

rheumatoid polyneuropathy　129

rheumatoid synovitis　277

rheumatoid vasculitis　223, 418

rhinalgia　33

Rh incompatibility　385

Rh incompatibility reaction　397

rhinelcos　24

rhinitis　25, 82

rhinitis caseosa　85

rhinitis in pregnancy　29

rhinitis sicca　85

rhinocnesmus　33

rhinogenic headache　25

rhinolith　25

rhinomycosis　25, 457

rhinonecrosis　24

rhinoneurosis　25

rhinopharyngocele　25

rhinophyma　26, 410

rhinoplasty　35

rhinoplasty of wry nose　39, 323

rhinorrhea　33

rhinoscleroma　25, 410

rhinoseptoplasty　36

rhinosinusal carcinoma in situ　25

rhinosinusal fistula　25

rhinosinusal granuloma　25

rhinosinusal hemangioma　25

rhinosinusal inverting papilloma　25

rhinosinusal secondary malignant tumor　25

rhinosporidiosis　24, 410

rhinostenosis　24

rhinovirus infection　457

Rh negative resistance D antibody abnormality　385

Rhnull disease　175

rhodesiense trypanosomiasis　461

rhonchi, dry rale　217

rhonchi, rhonchus　92

RH partial D blood group genotyping by polymerase chain reaction-sequence specific primer（PCR-SSP）469

RH weak D blood group genotyping by polymerase chain reaction-sequence specific primer（PCR-SSP）469

rhythm　147

rhythm burst　147

rhythmic midtemporal theta bursts of drowsiness　148

rhythmic movement disorder　127

rhythmic occipital theta activity　147

rhythmic temporal theta activity　147

rhytidectomy by botulinum toxin　434

rib biopsy　214

rib cartilage dislocation　212

rib deformity correction　214

rib external fixation　214

rib fracture　87, 212, 223

rib fracture closed reduction and internal fixation　214

rib fracture open reduction and screw internal fixation　214

rib fracture open reduction and steel needle internal fixation　214

rib fracture open reduction and steel plate internal fixation　214

rib intramedullary pin internal fixation　214

rib joint dislocation　212

rib lesion resection　358

ribonuclease　482

rib screw internal fixation　214

rib steel needle internal fixation　214

rib steel plate internal fixation　214

rice-water stool　466

Richmond agitation and sedation scale　343

Richter hernia　184

Richter syndrome　175

rickets　264

rickettsia antibody　479

rickettsial encephalitis　129

rickettsial pox　418

rickettsial uveitis　461

rickettsia nucleic acid　470

Rickettsia pneumonia　87

rickettsiosis　461

ridge-lap pontic　61

Rieger anomaly　1

Riehl's melanosis　424

rifamycins poisoning　454

Rift valley fever　461

Riga-Fede ulcer　42

right atrial angiography　81, 238

right atrial end-diastolic pressure　100

right atrial enlargement　80

right atrial isomerism　229

right atrial isomerism (asplenia syndrome) 229

right atrial myxoma 229

right atria pressure 346

right axis deviation 81

right bundle branch block 78

right cardiac catheterization 238

right fallopian tube obstruction 374

right heart catheterization 81

right heart failure 229

right heart hypoplastic syndrome 78, 229

right hemicolectomy 362

right hemihepatectomy 190, 362

right hydrosalpinx 374

right lung cancer 90

right main bronchus cancer 90

right ventricle diverticulum 229

right ventricle fistula 229

right ventricle-pulmonary artery shunt operation 336

right ventricular aneurysm 78, 229

right ventricular aneurysm correction 237

right ventricular angiography 81, 238

right ventricular assisted circulation 342

right ventricular basal diameter 346

right ventricular dilatation 78

right ventricular ejection fraction 346

right ventricular end-diastolic pressure, RVEDP 346

right ventricular end-diastolic volume, RVEDV 346

right ventricular enlargement 80

right ventricular failure (secondary to left heart failure) 229

right ventricular myxoma 229

right ventricular outflow tract obstruction after cardiac surgery 228

right ventricular outflow tract reconstruction 336

right ventricular outflow tract (RVOT) procedure 237

right ventricular outflow tract stenosis 78

right ventricular stroke work index 346

right ventricular tachycardia 78, 407

right ventricular transmural pressure 100

rigid bronchoscope 100

rigid connector 61

rigid esophagoscope esophageal exploration/foreign body removal 40

rigid fixed bridge 64

rigid gait of ankle 299

rigid hymen 371

rigid laryngoscope 346

Riley-Day syndrome 399

rima oculi shrink 213

ring caries 46

ring chromosome 17 syndrome 409

ring chromosome 7 syndrome 415

ring-shaped placenta 387

RIPA 182, 473

Ripstein repair of rectal prolapsed 196

rise time 148

Risser sign 298

ristocetin cofactor assay 182, 473

ristocetin-induced platelet aggregation 182

ristocetin-induced platelet aggregation test 473

risus sardonicus 466

Rivalta test 473

RMD 134

RMTTD 148

RNA stain 472

RNS 146

road traffic injury 260

Robinow-Silverman-Smith syndrome 277

Robinson ectodermal dysplasia 419

robot-assisted laparoscopic hepatectomy 191

robot-assisted laparoscopic nephrolithotomy 249

robot-assisted laparoscopic partial cystectomy 249

robot-assisted laparoscopic partial nephrectomy 249

robot-assisted laparoscopic pyelolithotomy 249

robot-assisted laparoscopic pyeloplasty 249

robot-assisted laparoscopic radical prostatectomy 249

robot-assisted laparoscopic ureteropelvioplasty 249

robot-assisted radical proctectomy 191

robot-assisted thoracoscope surgery 214

robotic-assisted hepatectomy 191

robotic-assisted joint replacement 312

robotic-assisted pancreaticoduodenectomy 192

robotic-assisted radical gastrectomy 191

robotic-assisted radical resection of colonic cancer 191

robotic-assisted total hip replacement 312

robotic-assisted total knee replacement 312

robotic Burch procedure 380

robotic high uterosacral ligament hysteropexy 380

robotic high uterosacral ligament suspension 380

robotic iliopubic ligament hysteropexy 380

robotic iliopubic ligament suspension 380

robotic modified radical hysterectomy 380

robotic radical hysterectomy 380

robotic sacrocolpopexy 380

robotic sacrohysteropexy 380

robotic sacrospinous ligament colpopexy 380

Rocio virus disease 461

rocker-bottom foot 293

rodent bite wound 421

rodenticide poisoning 455

roentgenography of genitourinary system 250

roentgenography of zygomatic arch 67

roentgen to rad conversion factor 365

Roizen's dyspnea score 343

Rolandic positive sharp wave 147

Rolando fracture 277

Romanowsky stain 182

Romberg sign 277, 298

root amputation 62

root canal preparation 61

root canal sealing 61

root canal therapy 61

root caries 45

root dysplasia of tooth 57

root-form implant 61

root fracture 45

root planning 61

root resorption 57

root retention of tooth 57

root sensitive of tooth 57

root sensitivity 59

root separation 61

Root/Siegal osteotomy 300

Rorschach inkblot test 446

ROS1 gene fusion detection 469

ROS1 gene rearrangement detection 469

rosacea 28, 29, 420

rosacea cutting 433

rosacea keratitis 7

Rosai-Dorfman disease 256

Rosenmüller's fossa malignant neoplasm 49

Rosenmüller's fossa malignant tumor 32

roseola pigmentosa 425

rose spot 466

rosette-forming glioneuronal tumor of fourth ventricle 199

Ross-Konno operation 237

Rossolimo sign 277

Ross operation 335

Ross procedure 237

rotary excision of endometrium 383

rotary osteotomy 333

rotated forceps 394

rotation skin flap 333

rotation test 41

rotation therapy 366

rotator cuff injury 272

rotator cuff reconstruction 272, 308

rotator cuff repair 308

rotatory subluxation of scaphoid 296

rotaviral enteritis 109

rotavirus antibody 479

rotavirus antibody IgG 479

rotavirus antibody IgM 479

rotavirus antigen 479

rotavirus enteritis 461

Rotor syndrome 109

rough hearing test with tuning fork 40

round cell liposarcoma 294

round cell sarcoma of bone 266

round ligament shortening 383

round ligament suspension 383

Roussel-Silver syndrome 277

routine fractionation radiation 364

Roux-en-Y choledochojejunostomy 188

RP 85, 123, 262

RPLS 128

RRF 132

RRM1 gene expression detection 469

rSO$_2$ 344

RSV-Ab 477

RSV-Ag 477

RSV-IgG 477

RSV-IgM 477

RSV RNA 470

RT 472

rT₃ 481
rubber band ligation for hemorrhoid 196
rubber nose 32
rubella 413, 459
rubella arthritis 262, 398
rubella encephalitis 459
rubella meningitis 123, 398, 459
rubella meningoencephalitis 123, 398, 459
rubella pneumonia 85, 398, 459
rubella virus antibody 476
rubella virus antibody IgG 476
rubella virus antibody IgM 476
rubella virus ribonucleic acid 470
rubeosis of iris 4
Rubinstein-Taybi syndrome 419
rubivirus infection 398
rucella spondylitis 257
rudimentary fallopian tube 372
rudimentary spike and slow wave complex 148
rudimentary uterine horn 368
rudimentary uterine horn in pregnancy 368
rupture and hemorrhage of arteriovenous fistula 184
rupture and hemorrhage of hemangioma 229
ruptured abdominal aortic dissecting aneurysm 221
ruptured aortic dissection 230
ruptured aortic sinus aneurysm 230
ruptured carotid artery aneurysm 223
ruptured carotid pseudoaneurysm 222
ruptured common carotid artery pseudo-aneurysm 223
ruptured femoral aneurysm 221
ruptured femoral vein repair 233
ruptured internal iliac artery aneurysm 224
ruptured pulmonary bllua 213
ruptured thoracic aortic aneurysm 229
ruptured transplanted hepatic artery pseudoaneurysm 229
rupture of Achilles tendon 263
rupture of adductor muscle and tendon of thumb at wrist and hand level 286
rupture of ampullary tubal pregnancy 372
rupture of ankle ligament 269
rupture of anterior chamber angle 10
rupture of appendix 108
rupture of biceps brachii 263
rupture of bile duct 103
rupture of breast implant 319
rupture of chordae tendineae 75
rupture of chordae tendineae post-acute myocardial infarction 75
rupture of collateral ligament 258
rupture of collateral ligament of interphalangeal joint 295
rupture of collateral ligament of knee 287
rupture of collateral ligament of metacarpo-phalangeal joint 294
rupture of collateral ligament of metacarpo-phalangeal joint of thumb 278
rupture of colon 108
rupture of coronary artery 74
rupture of corpus luteum cyst 369
rupture of cruciate ligament of knee 287

rupture of dissecting aneurysm of vertebral artery 230
rupture of extensor hallucis longus tendon 297
rupture of extensor muscle and tendon of thumb at wrist and hand level 286
rupture of extensor tendon 283
rupture of eye with loss of intraocular tissue 16
rupture of fimbrial tubal pregnancy 372, 392
rupture of gallbladder 104
rupture of gastrocnemius muscle 261
rupture of ileum 107
rupture of interstitial tubal pregnancy 372
rupture of isthmic tubal pregnancy 372
rupture of kidney 244
rupture of labyrinthine window membrane 29
rupture of ligament of foot 297
rupture of ligament of metacarpophalangeal joint 450
rupture of ligament of radiocarpal joint 280
rupture of ligament of ulnocarpal joint 259
rupture of ligament of wrist joint 285
rupture of long flexor muscle and tendon of thumb at wrist and hand level 286
rupture of multiple extensor muscles and tendons at wrist and hand level 286
rupture of multiple flexor muscles of hand 261
rupture of muscle of thigh 259
rupture of ovarian pregnancy 370
rupture of pancreas 114
rupture of papillary muscle of heart 78
rupture of papillary muscle post-acute myocardial infarction 75, 222
rupture of patellar tendon 257
rupture of pericardium 77
rupture of peroneal brevis muscle 262
rupture of placental marginal sinus 392
rupture of quadriceps femoris 265
rupture of quadriceps tendon 265
rupture of rectal varix 115
rupture of rectum 116
rupture of remaining tubal pregnancy 392
rupture of renal pedicle 243
rupture of rudimentary horn of uterus pregnancy 385
rupture of sacroiliac joint 260
rupture of sciatic nerve 298
rupture of semimembranosus 257
rupture of semitendinosus 257
rupture of spinal dura mater 293
rupture of synovial cyst 268
rupture of synovium 268
rupture of tendon of toe 295
rupture of the ligament of foot 450
rupture of tibialis and peroneus tendon 274
rupture of transverse ligament of atlas 269
rupture of triceps brachii 264
rupture of triceps tendon 264
rupture of tubal pregnancy 372
rupture of ulnar collateral ligament 258
rupture of ulnar nerve in forearm 279
rupture of ureter 245

rupture of uterus 394
rupture of uterus following ectopic pregnancy 373
rupture of uterus (in pregnancy) 394
rupture of uterus (intrapartum) 394
rupture of uterus (traumatic) 394
Russe bone graft 300
Russell-Siver syndrome 419
Russell's viper phospholipid coagulation time 473
Russell's viper venom time 473
Rust sign 299
rusty sputum 93
RV-Ab 476
RVEF 346
RV-IgG 476
RV-IgM 476
RV RNA 470
RVSWI 346
RVVT 473
ryanodine receptors 1 344
Ryerson triple arthrodesis 300
RyR 344

**S**

S-100 protein 475
SAB 73
saber tibia 275, 299
sacculotomy 39
sacculus of larynx 27
sacral agenesis 260
sacral anesthesia and analgesia 339
sacral canal injection 302
sacral canal therapy 339
sacral canal tumor 347
sacral cyst 260
sacral disorder 260
sacral foramina of sacrum fracture 273
sacral fracture 260
sacral fracture and dislocation 260
sacral fracture type Ⅰ 260
sacral fracture type Ⅱ 260
sacral fracture type Ⅲ 260
sacral hysteropexy 383
sacral nerve root cyst 122, 199
sacral nerve stimulation 188
sacral nerve stimulation device implantation 248
sacral nerve stimulation electrode extraction 248
sacral neuromodulation 188
sacral neuropathy 122
sacral plexus nerve block anesthesia and analgesia 339
sacral region open injury 260
sacral spina bifida without hydrocephalus 398
sacral spinal cord injury 260, 447
sacral spinal nerve root injury 260, 447
sacral sympathetic nerve transection 378
sacral tuberculosis 260
sacral vertebral lamina bifida 398
sacrococcygeal abscess 260
sacrococcygeal carcinoma in situ 347

sacrococcygeal injury 260
sacrococcygeal malignancy 347
sacrococcygeal pain 260
sacrococcygeal tumor 347
sacrococcygeal yolk sac tumor 368
sacroiliac joint compression test 344
sacroiliac joint condensing osteitis 260
sacroiliac joint disorder 260
sacroiliac joint fusion 260
sacroiliac joint osteomyelitis 260
sacroiliac joint tuberculosis 260
sacroiliitis 260
sacrospinous ligament hysteropexy 383
sacrospinous ligament suspension of vaginal cuff 382
sacrum reconstruction 302
sacrum resection 302
SAD 366
saddle anesthesia and analgesia 339
saddle nose 24
saddle nose deformity 24
sadism 440
sadistic personality disorder 440
sadomasochism 440
sagging of nasal ala 25
saggital maxillary deficiency 52
saggital maxillary hyperplasia 52
sagittal mandibular deficiency 55
sagittal mandibular hyperplasia 55
sagittal hypodevelopment of maxillary 52
sagittal nasal sinus CT examination 40
sagittal osteotomy 64
sagittal overdevelopment of maxillary 52
sagittal sinus meningioma 203
sagittal sinus shunt 210
sagittal split osteotomy 64
sagittal split ramus osteotomy 65
sagittal synostosis 53
salbutamol poisoning 455
salicylates poisoning 455
saline and osmotic laxative poisoning 70
saline-resistant alkalosis 346
saline-responsive alkalosis 346
saliva retention of parotid gland 52
salivary amylase 482
salivary duct calculus 32
salivary duct carcinoma 32
salivary duct expansion 32
salivary duct obstruction 31
salivary fistula 54
salivary gland abscess 54
salivary gland actinomycosis 464
salivary gland adenocarcinoma 32
salivary gland atrophy 54
salivary gland benign hypertrophy 32
salivary gland biopsy 65
salivary gland cyst 54
salivary gland disease 31, 54
salivary gland duct calculi 54
salivary gland duct carcinoma 54
salivary gland duct inflammation 54
salivary gland duct obstruction 54
salivary gland hypertrophy 54
salivary gland malignant neoplasm 54
salivary gland malignant tumor 31

salivary gland neoplasm 54
salivary gland secretion inhibition 54
salivary mucocele 54
saliva secretion disorder 54
salmonella arthritis 282
Salmonella arthritis 464
Salmonella choleraesuis enteritis 116
Salmonella choleraesuis infection 466
Salmonella choleraesuis septicemia 466
Salmonella enteritis 110, 464
Salmonella food poisoning 110
Salmonella gastroenteritis 110, 464
Salmonella infection 464
salmonella meningitis 134
Salmonella meningitis 464
salmonella osteomyelitis 282
Salmonella pneumonia 88, 464
Salmonella sepsis 401
Salmonella septicemia 464
Salmonella typhimurium enteritis 111, 464
Salmonella typhimurium sepsis 401
salpingectomy 378
salpingectomy with removal of tubal pregnancy 382
salpingitis 372
salpingitis following abortion 370
salpingitis in pregnancy 391
salpingolysis 382
salpingo-oophoritis 372
salpingo-oophoritis following abortion 370
salpingo-oophoritis in pregnancy 391
salpingo-ovary plasty 382
salpingoplasty 382
salpingoscopy 382
salpingostomy 382
salpingo-uterus anastomosis 382
saltatory wound 330
Salter operation 300
Salter osteotomy 300
salt-losing congenital adrenal hyperplasia 166
salt-losing nephritis 153
salvaged autotransfusion 340
Salzmann nodular corneal degeneration 1
sandfly fever 410, 457
Sandhoff disease 120
Sandifer syndrome 133
SaO₂ 344
sandwich like muscle necrosis 327
sanitary bridge 65
saphenous nerve block anesthesia and analgesia 342
saphenous nerve entrapment 293
saphenous nerve injury 293
saphenous neurovascular axial pattern skin flap 333
SAPHO syndrome 256, 409
saponated cresol solution poisoning 453
SAPS 344
SAR 366
sarcoidosis 47, 86, 273, 417
sarcoidosis-associated hypercalcemia 164
sarcoidosis of oral mucosa 48
sarcoidosis with joint disease 273
sarcoidosis with multiple cranial nerves palsy

127
sarcoidosis with myocarditis 75
sarcoidosis with myositis 273
sarcoid scar 424
sarcoid uveitis 6
sarcoma botryoides 242
sarcoma of bladder 242
sarcoma of cervix 375
sarcoma of epididymis 239
sarcoma of kidney 244
sarcoma of Kupffer cell 105
sarcoma of prostate 243
sarcoma of spermatic cord 240
sarcomatoid carcinoma of penis 320
sarcomatoid hepatocellular carcinoma 348, 350
sarcosinemia 173
sarcosporidiasis 110, 464
Sarmiento intertrochanteric osteotomy 300
SARS 465
SARS-CoV-2 infection 465
SARS-CoV-2 infection, critical type 465
SARS-CoV-2 infection, mild type 465
SARS-CoV-2 infection, moderate type 465
SARS-CoV-2 infection, severe type 465
SART 73
sartorius myocutaneous flap 331
SAS 134
satellite potential 148
satyr ear 318
saucerization 302
scabies 417
scald 329
scald burn of foot 330
scale 432
scale for assessment of negative symptom 446
scale for assessment of positive symptom 446
scalenus anticus syndrome 202
scalp and neck melanoma in situ 30
scalp avulsion 203
scalp borderline tumor 30
scalp boundary tumor 54
scalp burn injury 329
scalp carcinoma 54
scalp carcinoma in situ 30, 54
scalp contusion 203
scalp contusion and laceration 203
scalp defect with skull exposure 319
scalp deformity repaired with local flap 332
scalp foreign body 54
scalp hematoma 203
scalp laceration 203
scalp mass 54
scalp psoriasis 426
scalp scratch 54
scalp skin carcinoma in situ 351
scalp strip cutting technique 323
scalp superficial injury 54
scalp traction 395
scalp tumor resection 360
scalp vascular malformation 30, 54
scaphocephaly 205
scaphoid fracture 296

scaphoid shift test 317
scaphoid tuberculosis 296
scaphoid tuberosity fracture 296
scapholunate dissociation 296
scapula lesion resection 357
scapular excision 308
scapular neck and glenoid fracture 272
scapular neck fracture 272
scapular osteotomy 308
scapularperoneal form of spinal muscular
    atrophy 127
scapular skin flap 332
scapular superior labrum anterior and posterior
    lesion 272
scapulohumeral periarthritis 337
scapulohumeral reflex 299
scapuloperoneal form of spinal muscular
    atrophy 127
scar 325, 410
scar after burn injury 328
scar after operation 329
scar after trauma 329
scar carcinoma of lung 83
scar contracture foot drop 325
scar contracture of corner of mouth 327
scar contracture of dorsum of foot 330
scar contracture of dorsum of hand 329
scar contracture of elbow 330
scar contracture of face 330
scar contracture of facial and neck with
    cheilectropion 50
scar contracture of facial and neck with
    ectropion 50
scar contracture of facial and neck with lip
    transposition 50
scar contracture of facial and neck with nasal
    transposition 50
scar contracture of palm 329
scar contracture of perineum 327
scar contracture of wrist 329
scar deformity correction technique 433
scar flap 331
scar formation 330
scar hyperkeratosis 329
scarification of pleura 215
scar infection 325
scar laser therapy 433
scarlatiniform erythema 428
scarlatiniform staphylococcal infection 329
scarlet fever 428, 465
scar lysis 331
scar lysis and resection of dorsal/palmar
    hand, repaired with skin graft 333
scar lysis and resection of face, repaired with
    acellular dermal matrix and autograft 333
scar lysis and resection of face, repaired with
    artificial dermis graft 333
scar lysis and resection of face, repaired with
    sheet autograft 333
scar lysis and resection of finger, repaired
    with skin graft 333
scar lysis and resection of neck, repaired with
    pedicled and expanded skin flap of trunk
    332
scar lysis and resection of perineum, repaired

with acellular dermal matrix and autograft
    332
scar lysis and resection of perineum, repaired
    with artificial dermis graft 331
scar lysis and resection of perineum, repaired
    with free skin graft 332
scar lysis and resection of perineum, repaired
    with pedicled skin flap transfer 332
scar lysis and resection of perineum, repaired
    with sheet autograft 332
scar lysis and resection, repaired with acellular
    dermal matrix and autograft 331
scar lysis and resection, repaired with artificial
    dermis graft 331
scar lysis and resection, repaired with mesh
    skin autograft 331
scar lysis and resection, repaired with sheet
    autograft 331
scar lysis and resection, repaired with stamp
    free skin autograft 331
scar lysis of hand, repaired with dermoplasty
    333
scar lysis of thumb adduction deformity,
    repaired with axial pattern flap by second
    dorsal interossei artery 331
scar lysis of thumb adduction deformity,
    repaired with dorsal digital flag flap of
    index finger 331
scar lysis of thumb adduction deformity,
    repaired with free flap 331
scar lysis of thumb adduction deformity,
    repaired with island skin flap by dorsal
    interossei artery of forearm 331
scar lysis of thumb adduction deformity,
    repaired with radial artery island flap of
    forearm 331
scar of ankle 326
scar of axilla 330
scar of axillary 320
scar of back of hand 319
scar of breast 328
scar of elbow 320
scar of external auditory canal 329
scar of eyelid 330
scar of face 327
scar of female genitalia 328
scar of finger 319
scar of forearm 319, 328
scar of head 329
scar of knee 329
scar of lower leg 329
scar of male genitalia 328
scar of multiple regions 328
scar of neck 327
scar of oral area 327
scar of popliteal fossa 326
scar of shoulder 318
scar of thigh 325
scar of thumb 319
scar of trunk 328
scar of upper arm 319, 328
scar of upper extremity 319
scar of upper limb 328
scar of vulva 369
scar pruritus 325

scarred uterus 368
scar resection and suture 331
scar resection of ankle, repaired with split-
    thickness skin graft 331
scar resection of axilla, repaired with local
    flap transplantation 333
scar resection of axilla, repaired with skin
    graft 333
scar resection of bald scalp, repaired with
    expanded flap 331
scar resection of dorsal hand, repaired with
    skin graft 333
scar resection of dorsum of foot, repaired with
    split-thickness skin graft 333
scar resection of elbow, repaired with skin
    graft 333
scar resection of face, repaired with subdermal
    vascular plexus free skin graft 332
scar resection of finger/toe, repaired with skin
    graft 333
scar resection of finger web, repaired with
    local flap 333
scar resection of finger web/toe web, repaired
    with skin graft 333
scar resection of foot and ankle, repaired with
    cross leg flap 334
scar resection of hand 333
scar resection of knee, repaired with cross leg
    skin flap 333
scar resection of leg, repaired with cross leg
    skin flap 333
scar resection of neck, repaired with axial
    pattern flap 332
scar resection of neck, repaired with free flap
    332
scar resection of neck, repaired with local flap
    332
scar resection of neck, repaired with skin graft
    332
scar resection of palm, repaired with skin graft
    333
scar resection of perianal region, repaired with
    local dermoplasty 331
scar resection of popliteal fossa, repaired with
    split-thickness skin graft 331
scar resection of trunk, repaired with local
    anaplasty 332
scar resection of trunk, repaired with local flap
    332
scar resection of trunk, repaired with skin
    graft 332
scar resection of upper limb, repaired with
    local modification 332
scar resection of wrist, repaired with skin graft
    333
scarring of vulva 372, 427
scar tissue of palate 44
scar tissue pain 330
scar ulcer 325
scatophagy 440
scatter-air ratio 366
scattering penumbra 366
scatter-maximum dose 366
SCCA 479
SCD 366

SCE 470
scene interactive system 451
scenic visual hallucination 443
SCF 476
schamberg disease 417
Schanz osteotomy 300
schedule for affective disorders and schizoph-
    hrenia 446
schedule for clinical assessment in neuropsyc-
    hiatry 446
Scheibe malformation 29
Scheie syndrome 165
Scheuermann disease 291
Schilling test 182
Schirmer test 23
schistorachis 270
schistosome egg granuloma 465
schistosomiasis 465
schistosomiasis cirrhosis of liver 114, 465
schistosomiasis dwarf 466
schistosomiasis haematobium 457
schistosomiasis hepatic fibrosis 465
schistosomiasis hepatitis 114, 465
schistosomiasis intercalata 460
schistosomiasis Japanica 110, 463
schistosomiasis mansoni 109, 462
schistosomiasis mekongi 462
schistosomiasis of nervous system 134
schistosomiasis portal hypertension 114
Schitz tonometry 22
schizoaffective disorder 437
schizoaffective disorder, depressive type
    437
schizoaffective disorder, manic type 437
schizoaffective disorder, mixed type 437
schizoid disorder of childhood 440
schizoid personality disorder 437
schizophrenia 438
schizophrenic deterioration 443
schizophreniform psychosis 438
schizotypal disorder 437
Schmidt syndrome 171
Schmorl's nodules 291
Schncider fusion 300
Schober test 298
Scholler position 68
school phobia 441
schwannoma 203
schwannoma in craniocervical junction 201
schwannoma of bone 266
schwannoma of eye 352
schwannoma of kidney 244
Schwartze sign 33
Schwartz-Jampel syndrome 133
Schwartz's operation 39
Schwartz's syndrome 1
Scianna blood group genotyping by DNA
    microarray 469
Scianna blood group genotyping by
    polymerase chain reaction-sequence
    specific primer (PCR-SSP) 469
sciatica 144, 298
sciatic bursitis 298
sciatic fracture 298, 450
sciatic nerve adhesion 144

sciatic nerve amputation 316
sciatic nerve block anesthesia and analgesia
    343
sciatic nerve damage 144
sciatic nerve injury 144, 298, 432
sciatic nerve palsy 298
SCID 446
scleral abscess 4
scleral buckling 20
scleral buckling surgery 20
scleral burn 4
scleral calcification 4
scleral contusion 4
scleral cyst 4
scleral defect 4
scleral fistula 4
scleral foreign body 4
scleral granuloma 4
scleral hyperemia 18
scleral infolding 20
scleral injury 4
scleral laceration 4
scleral melanosis 4
scleral necrosis 4
scleral shortening 20
scleral staphyloma 4
scleral tenderness 18
scleral ulcer 4
scleral uveitis 4
sclera transplantation 20
sclerectomy 20
scleredema 430
sclerema neonatorum 428
scleritis 4
scleroderma 430
scleroderma complicated with myopathy
    139
scleroderma kidney crisis 154
scleroderma kidney injury 154
sclerosing angiomatoid nodular transformation
    of spleen 185
sclerosing cholangitis 115, 406
sclerosing fibroma 430
sclerosing glomerulonephritis 154
sclerosing hemangiomas 430
sclerosing keratitis 17
sclerosing lipogranuloma 430
sclerosing lymphangitis of the penis 430
sclerosing panniculitis 430
sclerosing sialoadenitis 58
sclerotherapy of varicosities 234
sclerotic epithelioid fibrosarcoma 293
sclerotic fascitis 293
sclerotic osteomyelitis 293
scoliosis 92, 270
scoliosis associated with Chiari deformity
    270
scoliosis associated with Marfan's syndrome
    270
scoliosis caused by mesenchymal disorder
    271
scoliosis caused by metabolic osteopathy
    259
scoliosis caused by nerve root irritation 283
scoliosis correction surgery 307

scombroid poisoning 423
scopulariopsosis 432
scorpion venom poisoning 455
scotopic electroretinogram 22
scratch 42
screening of hepatitis B virus 118
screw exit 277
screw fixation of scaphoid fracture 315
screw fracture 49
screw internal fixation of femur 304
screw internal fixation of fibula 303
screw internal fixation of patella 301
screw internal fixation of pelvic 305
screw internal fixation of phalanx fracture
    314, 315
screw internal fixation of scapula 308
screw internal fixation of tibial 309
screw joint 63
screw loosening 49
screw-retained 63
screw-retained abutment 63
screw tightening 63
scrofuloderma 419
scrotal calcinosis 246
scrotal dermatitis 246
scrotal eczema 430
scrotal epidermoid cyst 246
scrotal excrescence 246
scrotal falling pain 247
scrotal foreign body extraction 434
scrotal hemolymphangioma 246
scrotal infectious hard-to-heal wound 320
scrotal mass resection 255
scrotal moisture 246
scrotal racemose angioma 246
scrotal rhabdomyosarcoma 246
scrotal ringworm 246
scrotal sarcoma 246
scrotal secondary malignant tumor 246
scrotal skin rash 246
scrotal swelling 247
scrotoplasty 255
scrotum amputation 246
scrotum biopsy 255
scrotum elephantiasis reduction 255
scrotum foreign body removal 255, 324
scrotum laceration sutura 324
scrotum lesion resection 324
scrotum neoplasty 255
scrub typhus bacillus nucleic acid 471
SCS 277
scsamoiditis 297
scurvy 168
Se 482
SE 122
sea anemone sting 414
seabather's eruption 414
sea blue histiocytosis 162
sea butterfly sting 414
sea cucumber dermatitis 414
seamless shell crown 65
sea products poisoning 69
seashore sign 344
seasonal affective disorder 438
seasonal allergic conjunctivitis 5

seasonal bullosa dermatitis 416
seasonal contact dermatitis 416
sea urchin sting 414
sea urchin sting and sea urchin granuloma 414
sebaceoma 423
sebaceous adenoma 423
sebaceous carcinoma of eyelid 16
sebaceous cyst 51, 278
sebaceous cyst of eyelid 16
sebaceous cyst of female genitalia 371
sebaceous cyst of penis 246
sebaceous cyst of scrotum 246
sebaceous gland carcinoma 423
sebaceous gland cyst resection 434
sebaceous gland hyperplasia 423
sebaceous lymphadenoma 51
sebaceous nevus 423
sebaceous nevus of nose 318
sebaceous trichofolliculoma 423
seborrhea 423
seborrheic dermatitis 407, 431
seborrheic keratosis 431
S-ECC 59
Seckel syndrome 282
seclusion of pupil 13
secobarbital poisoning 70
secobarbital sodium poisoning 455
secondary aldosteronism 162
secondary amenorrhoea 369
secondary amyloidosis of whole body 271
secondary anemia 69
secondary apnea 338
secondary arthrosis 271
secondary bilateral first carpometacarpal joint disease 271
secondary bilateral gonarthrosis 271
secondary bilateral hip joint disease 271
secondary biliary cirrhosis 107
secondary bleeding after cerebral infarction 131
secondary bone grafting 302
secondary bone necrosis 271
secondary brainstem injury 200
secondary cardiomyopathy 75
secondary caries 46
secondary carnitine deficiency 162
secondary central nervous system lymphoma 126, 178
secondary cerebellar malignancy 351
secondary cheilorrhaphy 60
secondary chondrosarcoma 271
secondary choroidal neoplasm 5
secondary clivus malignancy 351
secondary closure 61
secondary corneal dilation 5
secondary cranial malignancy 349
secondary cutaneous amyloidosis 416
secondary cutaneous follicular center lymphoma 416
secondary cytoreductive surgery 354
secondary degenerative scoliosis 271
secondary delusion 443
secondary diabetes mellitus 162
secondary dyslipidemia 162

secondary dysmenorrhea 369
secondary dystonia 126
secondary epidural malignancy 352
secondary epilepsy 126
secondary epiphyseal osteochondrosis 259
secondary epithelization vestibuloplasty 61
secondary esotropia 5
secondary exotropia 5
secondary Fanconi syndrome 152
secondary gastrointestinal tract malignant tumor 113
secondary generalized tonic-clonic seizure 126
secondary glaucoma 5
secondary glaucoma after cataract surgery 1
secondary glaucoma after corneal transplantation 6
secondary glaucoma associated with eye inflammation 5
secondary glaucoma due to lens dislocation 7
secondary glaucoma due to silicone oil-filled eye 4
secondary glossopharyngeal neuralgia 126
secondary gout 162
secondary haemolytic anemia 399
secondary hematoma after cerebral infarction 131
secondaryhemochromatosis 178
secondary hemophagocytic syndrome 178
secondary hemorrhage after trauma 184
secondary hepatic carcinoma 349
secondary hydrocephalus 126
secondary hydrocephalus caused by tumor 205
secondary hyperalgesia 338
secondary hyperlipoproteinemia 416
secondary hyperparathyroidism 162
secondary hypertension 75
secondary hypertrophic osteoarthropathy 162
secondary hyperuricemia 162
secondary hypoadrenocorticism 162
secondary hypoparathyroidism 162, 399
secondary hypothyroidism 162
secondary immune thrombocytopenia 178
secondary immunodeficiency disease 416
secondary infection of echinococcosis 460
secondary infection of nasal vestibular cyst 24
secondary infertility 369
secondary insomnia 86, 126
secondary intraspinal malignant tumor 352
secondary kidney injury 152
secondary lactase deficiency 107
secondary lateral sclerosis 126
secondary livedo annularis 416
secondary lymphedema 416
secondary macular atrophy 416
secondary macular epiretinal membrane 5
secondary macular hole 5
secondary malignancy of cervical lymph nodes 349
secondary malignancy of cranial fossa 349
secondary malignancy of cranial nerve 350
secondary malignancy of frontal lobe 348

secondary malignancy of inguinal lymph node 348
secondary malignancy of jugular foramen 349
secondary malignancy of meninge 350
secondary malignancy of parietal lobe 347
secondary malignancy of pelvis 350
secondary malignancy of retroperitoneal lymph node 348
secondary malignancy of sacral lymph node 347
secondary malignancy of sacrococcygeal region 347
secondary malignancy of spinal epidural 352
secondary malignant brain and meningeal tumor 202
secondary malignant brain stem tumor 202
secondary malignant brain tumor 202, 350
secondary malignant cerebellar tumor 204
secondary malignant cerebral white matter tumor 201
secondary malignant clivus tumor 204
secondary malignant cranial fossa tumor 201
secondary malignant cranial nerve tumor 202
secondary malignant epidural tumor 204
secondary malignant frontal tumor 199
secondary malignant intracranial tumor 201, 349
secondary malignant intracranial venous sinus tumor 201
secondary malignant intrathoracic lymph node 90
secondary malignant intrathoracic tumor 90
secondary malignant meningeal tumor 202
secondary malignant neoplasm of adrenal gland 166
secondary malignant neoplasm of auricular lymph node 44
secondary malignant neoplasm of bone and bone marrow 45
secondary malignant neoplasm of bone marrow 348
secondary malignant neoplasm of breast 186
secondary malignant neoplasm of bronchus 352
secondary malignant neoplasm of buccal mucosa 28, 47
secondary malignant neoplasm of buccal sulcus 58
secondary malignant neoplasm of cervical lymph node 47
secondary malignant neoplasm of eustachian tube 32
secondary malignant neoplasm of face 50
secondary malignant neoplasm of facial bone 50
secondary malignant neoplasm of facial cutaneous 50
secondary malignant neoplasm of facial lymph node 50
secondary malignant neoplasm of fallopian tube 372
secondary malignant neoplasm of gingival sulcus 32

secondary malignant neoplasm of head, face and neck lymph node 351

secondary malignant neoplasm of hypopharynx 31

secondary malignant neoplasm of inner ear 29

secondary malignant neoplasm of jaw 26, 45

secondary malignant neoplasm of jaw connective tissue 26, 45

secondary malignant neoplasm of laryngopharynx 32

secondary malignant neoplasm of limbs skin 351

secondary malignant neoplasm of lower limb bone 351

secondary malignant neoplasm of lung 83

secondary malignant neoplasm of lymph nodes of multiple regions 347

secondary malignant neoplasm of maxilla 29, 52

secondary malignant neoplasm of middle ear 33

secondary malignant neoplasm of Nabothian gland 350

secondary malignant neoplasm of neck 47

secondary malignant neoplasm of oral cavity 28, 48

secondary malignant neoplasm of palate 44

secondary malignant neoplasm of parotid gland 29, 51

secondary malignant neoplasm of pharyngeal tonsil 32

secondary malignant neoplasm of posterior wall of hypopharynx 31

secondary malignant neoplasm of Rathke pouch 349

secondary malignant neoplasm of retromolar area 50

secondary malignant neoplasm of skin 51

secondary malignant neoplasm of skin of breast 186

secondary malignant neoplasm of skin of head 54

secondary malignant neoplasm of sublingual gland 30, 53

secondary malignant neoplasm of submandibular gland 27

secondary malignant neoplasm of supraclavicular lymph node 53

secondary malignant neoplasm of tongue 53

secondary malignant neoplasm of trunk bone 350

secondary malignant neoplasm of trunk skin 350

secondary malignant neoplasm of upper extremity bone 350

secondary malignant occipital tumor 204

secondary malignant of lymph node of multiple sites 184

secondary malignant parietal tumor 199

secondary malignant pineal gland tumor 203

secondary malignant spinal cord tumor 200

secondary malignant spinal epidural tumor 204

secondary malignant spinal meningeal tumor

199

secondary malignant subdural tumor 204

secondary malignant temporal tumor 202

secondary malignant tumor of abdominal aorta 221

secondary malignant tumor of abdominal cavity 105

secondary malignant tumor of adnexa 369

secondary malignant tumor of anal canal 106

secondary malignant tumor of anus 106

secondary malignant tumor of armpit 352

secondary malignant tumor of axillary lymph node 352

secondary malignant tumor of Bartholin gland 371

secondary malignant tumor of bile duct 103

secondary malignant tumor of bladder 242

secondary malignant tumor of buttocks 351

secondary malignant tumor of cardia 101

secondary malignant tumor of cardiac lymph node 101

secondary malignant tumor of cecum 109

secondary malignant tumor of celiac lymph node 105

secondary malignant tumor of central nervous system 205, 352

secondary malignant tumor of cervical lymph node 28

secondary malignant tumor of cervix 375

secondary malignant tumor of chest wall 90

secondary malignant tumor of colon 108

secondary malignant tumor of connective tissue 369

secondary malignant tumor of corpus uteri 376

secondary malignant tumor of diaphragm 85

secondary malignant tumor of duodenum 110

secondary malignant tumor of duodenum and jejunum junction 110

secondary malignant tumor of endometrium 376

secondary malignant tumor of epididymis 239

secondary malignant tumor of gallbladder 104

secondary malignant tumor of gastric fundus 112

secondary malignant tumor of gastric lymph node 112

secondary malignant tumor of gastrointestinal tract 111

secondary malignant tumor of great epiploon 103

secondary malignant tumor of gum 25

secondary malignant tumor of head, face and neck lymph node 30

secondary malignant tumor of head of pancreas 114

secondary malignant tumor of heart 228

secondary malignant tumor of hepatic portal lymph node 105

secondary malignant tumor of hilar lymph node 84

secondary malignant tumor of iliac blood vessel 224

secondary malignant tumor of iliac lymph node 350

secondary malignant tumor of intra-abdominal lymph node 105

secondary malignant tumor of intracranial venous sinus 349

secondary malignant tumor of kidney and kidney pelvis 243

secondary malignant tumor of large intestine and rectum 103

secondary malignant tumor of liver 105

secondary malignant tumor of lower extremity 351

secondary malignant tumor of lower uterine segment 376

secondary malignant tumor of lymphatic vessel 369

secondary malignant tumor of lymph node 349

secondary malignant tumor of medial superior humeral lymph node 348

secondary malignant tumor of mediastinal lymph node 92

secondary malignant tumor of mediastinum 92

secondary malignant tumor of mesenteric lymph node 103

secondary malignant tumor of mesentery 102

secondary malignant tumor of myometrium 375

secondary malignant tumor of nasal cavity 25

secondary malignant tumor of occipital bone 352

secondary malignant tumor of ovary 370

secondary malignant tumor of palate 26

secondary malignant tumor of pancreas 114

secondary malignant tumor of para-aortic lymph node 230

secondary malignant tumor of parametrium 376

secondary malignant tumor of pelvic lymph node 350

secondary malignant tumor of pelvis 350, 371

secondary malignant tumor of penis 246

secondary malignant tumor of pericardium 227

secondary malignant tumor of perineum 348

secondary malignant tumor of peripheral nerve 352

secondary malignant tumor of peritoneum 105

secondary malignant tumor of pharynx 32

secondary malignant tumor of pituitary gland 160

secondary malignant tumor of prostate 243

secondary malignant tumor of rectosigmoid junction 116

secondary malignant tumor of rectouterine pouch 116

secondary malignant tumor of rectovaginal

septum 374

secondary malignant tumor of renal pelvis 244

secondary malignant tumor of reproductive organ 244

secondary malignant tumor of retroperitoneum and peritoneum 105

secondary malignant tumor of seminal vesicle 240

secondary malignant tumor of sigmoid colon 115

secondary malignant tumor of skull 201

secondary malignant tumor of spermatic cord 240

secondary malignant tumor of spine 270

secondary malignant tumor of splenic hilar lymph node 350

secondary malignant tumor of stomach 112

secondary malignant tumor of stomach and esophagus junction 112

secondary malignant tumor of superior phrenic lymph node 85

secondary malignant tumor of testis 240

secondary malignant tumor of thoracic duct 352

secondary malignant tumor of thoracic lymph node 352

secondary malignant tumor of trunk 350

secondary malignant tumor of tunica vaginalis 350

secondary malignant tumor of ureter 245, 351

secondary malignant tumor of urinary system 241

secondary malignant tumor of uterine broad ligament 376

secondary malignant tumor of uterine horn 375

secondary malignant tumor of uterine ligament 376

secondary malignant tumor of uterine round ligament 376

secondary malignant tumor of uterosacral ligament 375

secondary malignant tumor of uterus 375

secondary malignant tumor of uterus and ovary ligament 376

secondary malignant tumor of vagina 374

secondary malignant tumor of vulva 373

secondary malignat tumor of lung 348

secondary membranous nephropathy 152

secondary mucinosis 416

secondary multiple organs dysfunction syndrome 327

secondary myelofibrosis 178

secondary nasal deformities after operation of cleft lip 43

secondary nephrotic syndrome 152

secondary nervus intermedius neuralgia 126

secondary no milk 387

secondary nystagmus 5

secondary obesity 162

secondary oligomenorrhea 369

secondary optic atrophy 5

secondary or symptomatic thrombocytopenic purpura 416

secondary osseous syphilis 413

secondary osteoarthritis 271

secondary osteoporosis 271

secondary osteosarcoma 271

secondary Parkinsonism 126

secondary peritonitis 107, 399

secondary pineal gland malignancy 351

secondary pleural malignancy 352

secondary pulmonary abscess 86

secondary pulmonary hypertension 75

secondary pulmonary tuberculosis 86, 460

secondary Q-T interval prolongation 75

secondary rapid eye movement sleep behavior disorder 126

secondary rectal malignant tumor 115

secondary renal amyloidosis 152

secondary renal and renal pelvis malignancy 350

secondary renal hyperparathyroidism 162

secondary renal malignancy 351

secondary renal pelvic malignancy 351

secondary restless leg syndrome 126

secondary retinal detachment 5

secondary retinitis pigmentosa 5

secondary retinopathy 5

secondary sexual character of hypoplasia 160

secondary Sjögren syndrome 271

secondary small intestinal malignant tumor 113

secondary stress-bearing area 68

secondary subarachnoid hemorrhage 126

secondary subdural malignancy 352

secondary sympathetic malignancy 349

secondary syphilid 413

secondary syphilis 413, 459

secondary syphilis condyloma latum 413

secondary syphilis mucosal damage 413

secondary syphilis nail damage 413

secondary syphilitic chorioretinitis 3

secondary syphilitic hepatitis 104

secondary syphilitic iridocyclitis 3, 413

secondary syphilitic lymphadenectasis 413

secondary syphilitic meningitis 123, 413

secondary syphilitic myositis 261, 413

secondary syphilitic nephrotic syndrome 413

secondary syphilitic oculopathy 3

secondary syphilitic osteoporosis 413

secondary syphilitic periostitis 261, 413

secondary syphilitic tonsillitis 413

secondary syphilitic uveitis 3

secondary systemic amyloidosis 416

secondary thoracic surgery after recent thoracotomy 214

secondary trachea and bronchus malignancy 350

secondary trigeminal neuralgia 126

secondary tumor of trachea 28

secondary unilateral coxarthrosis 271

secondary unilateral first carpometacarpal joint disease 271

secondary unilateral gonarthrosis 271

secondary uterine inertia 387

secondary uveitis 5

secondary vascular malignant tumor 229

secondary ventricular hemorrhage 126

second branchial arch syndrome 44

second degree burn 325

second degree frostbite 325

second degree of congenital bilateral cleft palate 56

second degree of cornea burn 325

second-degree pressure sore 184

second degree radiation burn 325

second generation sequencing techniques 122

second heart sound, $S_2$ 79

second malignancy of vocal cord 30

second-stage exteriorization of intestine 188

second-stage pinnaplasty 36

second trimester induced abortion 375

second trimester induced abortion complicated by amniotic fluid embolism 375

second trimester induced abortion complicated by complete rupture of uterus 375

second trimester induced abortion complicated by hemorrhage 375

second trimester induced abortion complicated by hemorrhagic shock 375

second trimester induced abortion complicated by incomplete rupture of uterus 375

second trimester induced abortion complicated by infection 375

second trimester induced abortion complicated by injury of soft birth canal 375

second trimester induced abortion complicated by other complication 375

second trimester induced abortion complicated by posterior fornix perforation 375

second trimester induced abortion complicated by septic shock 375

second trimester induced abortion complicated by uterus perforation 375

second trimester induced labor 375

second trimester of pregnancy 392

second trimester placenta previa 392

second trimester selective fetal pregnancy reduction 381

secretory IgA 476

secretory meningioma 199

sectional impression 67

section of vaginal atresia 382

sedative or hypnotic dependence syndrome 442

sedative or hypnotic harmful use 442

sedative or hypnotic withdrawal state 442

sedative or hypnotic withdrawal state with delirium 436

sedatives poisoning 455

sediment chamber method 146

seesaw type nystagmus 10

segmental dysfunction 273

segmental dystonia 127

segmental excision of lung 354

segmental fracture 273

segmental gastrectomy 195

segmental glomerulosclerosis 152

segmental hepatectomy 191

segmental instability 273

segmental iridectomy 20

segmental mastectomy 194

segmental neurofibromatosis 417

segmental osteoplasty of maxilla 64, 323

segmental osteotomy 61

segmental renal dysplasia 240

segmental resection of lung with systematic mediastinal lymphadenectomy 214

segmental resection of small intestine 195

Segond fracture 256

seizure 199

seizures insleep 88

seizure with elementary sensory symptom 120

seizure with experiential sensory symptom 120

seizure with typical automatism 120

selected renal arteriography 254

selective amnesia 444

selective amygdalohippocampectomy 210

selective embryo reduction (bipolar electrocoagulation) 395

selective embryo reduction (cord ligation) 395

selective embryo reduction (medication such as KCl) 395

selective embryo reduction (microwave ablation) 395

selective embryo reduction (radio-frequency ablation) 395

selective excision of selective mammary duct 195

selective hepatic artery embolization 237

selective IgA deficiency 429

selective immunoglobulin deficiency 180

selective intrauterine growth restriction 393

selective laser trabeculoplasty 21

selective mutism 444

selective neck dissection 37, 196

selective nerve root block 317

selective pituitary resistance to thyroid hormone symdrome 169

selective posterior rhizotomy 210

selective proteinuria index 480

selective renal arteriography 238

selective splenic artery embolization 237

selective tubal catheterization 382

selective uterine arterial chemotherapy guided by DSA (digital substraction angiography) 377

selective uterine arterial embolization guided by DSA (digital substraction angiography) 377

selective uterine arteriography guided by DSA (digital substraction angiography) 377

selective vagotomy 195

selenium 482

selenium deficiency 173

self controlled percutaneous lumbar discectomy 316

self-healing collodion baby 432

self-injury 442

self mutilation 442

self-rating anxiety scale 446

self-rating depression scale 446

self-rating scale 446

self-tapping 67

sellar abscess 159

sellar aneurysm 159

sellar chordoma 159

sellar glioma 159

sellar granular cell tumor 159

sellar hamartoma 159

sellar malignant tumor 347

sellar mass of unknown etiology 159

sellar metastatic tumor 159

sellar pilocytic astrocytoma 159

sellar region lipoma 198

sellar region meningioma 198

sellar region tumor 198

sellar sarcoidosis 159

sellar schwannoma 159

sellar tuberculosis 159

sellar tumor resection 353

Sellick's maneuver 340

selling of elbow joint 296

semantic dementia 139, 444

semen allergy 417

semen leucocytes peroxidase staining test 472

semen liquefaction time 472

semen osmolality test 472

semen pH 472

semen routine color 472

semen viscosity 472

semen volume 472

semicircular canal occlusion 35

semiconductor dosimeter 364

semi-fixed bridge 60

semi-fixed connector 60

seminal lactate dehydrogenase (LDH)-X activity assay 472

seminal plasma acid phosphatase assay 472

seminal plasma citric acid assay 472

seminal plasma elastase quantification 472

seminal plasma fructose assay 472

seminal plasma neutral α-1, 4-glucosidase activity analysis 472

seminal plasma zinc assay 472

seminal vesicle cyst resection 250

seminal vesicle dysplasia 240

seminal vesicle injure 240

seminal vesicle mass resection 250

seminal vesicle needle biopsy 250

seminal vesiculectomy 250

seminal vesiculitis 240

seminal vesiculography 250

seminal vesiculotomy 250

seminoma 241, 349

seminoma of testis 240

semi-structured interview 445

senestopathia 443

senile angioma 418

senile ankylosing hyperostosis 277

senile arteritis 223

senile asthenia 448

senile atrophy of vulva 418

senile calcific aortic stenosis with insufficiency 223

senile calcific mitral stenosis 223

senile cataract (cortical type) 8

senile cataract (Morgagnion type) 8

senile cerebral degeneration 144

senile cervical spondylosis 277

senile chorea 129

senile ectropion 8

senile emphysema 87

senile entropion 8

senile kyphosis 277

senile leukoderma 418

senile lumbar disc herniation 277

senile nuclear cataract 8

senile osteomalacia 277

senile osteoporosis 277

senile ptosis 8

senile purpura 418

senile tremor 448

senile vaginitis 369

senile vitreous splitting 8

senile weakness 448

senility 70

Senning operation 235

sensation (limbs, body) 298

sensation of foreign body in pharynx 34

sensitive delusion of reference 443

sensitization 338

sensitization enhancement ratio 366

sensorimotor peripheral neuropathy 124

sensorineural deafness 26

sensory ataxia 124

sensory esotropia 18

sensory exotropia 18

sensory nerve action potential 146

sensory nerve conduction velocity 146

sensory nerve quantitative detection 146

sensory neuron disease 124

sensory neuropathy 124

sensory paralytic bladder 124

sensory polyneuropathy 124

sensory rhizotomy of trigeminal nerve 209

sensory rhizotomy of trigeminal nerve via extradural temporal approach 209

sensory rhizotomy of trigeminal nerve via posterior cranial fossa approach 206

sensory sleep start 144

sentinel lymph node biopsy 193

SEP 148

separate pulmonary function 97

separation anxiety disorder 437

separation fracture of bone and cartilage 266

separation of distal epiphysis of tibia and fibula 274

separation of distal humeral epiphysis 264

separation of epiphysis of lower tibia 275

separation of epiphysis of upper tibia 275

separation of eyelid adhesion 20

separation of labia minus adhesion 382

separation of medial clavicular epiphysis 284

separation of pubic symphysis 259

separation of retinal layer 11

separation of symblepharon 22

separation of upper epiphysis of humerus 264

separation of upper epiphysis of radius 280

separation of vulvar adhesion 382
sepsis 70, 328, 401, 463
sepsis bundle strategy 95
sepsis kidney injury 150
sepsis-related encephalopathy 132
sepsis-related organ failure assessment 99
sepsis resuscitation bundle strategy 95
septate uterus 377
septation of common atrium 231, 335
septic abortion 370
septic angina 29
septic arthritis 463
septic embolism following abortion 370
septicemia 457
septicemia after immunization 400
septicemia due to Escherichia coli 458
septicemia due to streptococcus, group A 457
septicemia due to streptococcus, group B 457
septicemia due to streptococcus, group D 457
septicemia due to streptococcus pneumoniae 459
septicemia during delivery 386
septicemia of newborn 465
septic enteritis 110
septic shock 87, 337, 463
septic shock following abortion 370
septo-optic dysplasia 166
septoplasty 60
sequelae of adhesion of extensor tendon 295
sequelae of adhesion of flexor tendon 280
sequelae of brachial plexus injury 447
sequelae of cerebral hemorrhage 130, 449
sequelae of cerebral trauma 449
sequelae of cerebrovascular disease 132, 449
sequelae of contracture of flexor tendon 283
sequelae of cutaneous nerve injury 449
sequelae of defect of flexor tendon 283
sequelae of diaphragm nerve injury 447
sequelae of elbow joint ligament injury 450
sequelae of encephalitis 132, 449
sequelae of extremities burn 449
sequelae of eye burn 450
sequelae of eye damage 450
sequelae of femoral nerve injury 447
sequelae of finger ligament injury 320
sequelae of hand burn 449
sequelae of head and neck burn 449
sequelae of head and neck frostbite 449
sequelae of head injury 449
sequelae of herpes zoster 458
sequelae of hyperalimentation 170
sequelae of injury of axillary nerve 293
sequelae of injury of common peroneal nerve 262
sequelae of injury of eye and orbit 15
sequelae of injury of flexor pollicis longus muscle tendon 280
sequelae of injury of flexor tendon 280
sequelae of injury of intrinsic muscle of hand 283
sequelae of injury of muscle of lower limbs 288

sequelae of injury of of radial nerve 280
sequelae of injury of sural nerve 262
sequelae of injury of tendon of lower limb 288
sequelae of joint infection 266
sequelae of knee joint infection 287
sequelae of leprosy 461
sequelae of lower extremity nerve injury 288
sequelae of lumbar plexus injury 450
sequelae of median nerve injury 450
sequelae of myelitis 126, 448
sequelae of neck injury 448
sequelae of open eye injury 450
sequelae of open neck injury 448
sequelae of perineal injury 447
sequelae of PID 371
sequelae of rupture of extensor tendon 283
sequelae of sacral plexus nerve injury 447
sequelae of sciatic nerve injury 450
sequelae of subarachnoid hemorrhage 143, 450
sequelae of superficial head injury 449
sequelae of superficial neck injury 448
sequelae of thoracic spinal cord injury 450
sequelae of tibial nerve injury 448
sequelae of toxic encephalopathy 450
sequelae of trachoma 11
sequelae of ulnar nerve injury 447
sequelae of viral hepatitis 101
sequelae of viral myocarditis 72
sequelae of volar collateral ligament injury 450
sequela of burn, chemical burn and frostbite 328
sequela of cerebral palsy 278
sequela of myocarditis 78
sequela of poliomyelitis 270
sequela of stroke 132
sequence drilling 66
sequential invasive non-invasive mechanical ventilation 96
sequential organ failure assessment 346
sequestered disc herniation 297
sequestration of lung 398
sequestrectomy of facial bone 63
sequestrectomy of maxilla 64
sequestrectomy of skull 208
sequestrum of jaw 45
sequestrum removal in spine 316
sequestrum removal of rib 214
sequoiosis 85
SER 366
serial extraction 65
serofibrinous pleurisy 86
seronegative spondyloanthropathy 291
serotonin syndrome 442
serotyping of Haemophilus influenzae 484
serotyping of Legionella spp. 484
serotyping of pathogenic Escherichia coli 484
serotyping of Salmonella spp. 484
serotyping of Shigella spp. 484
serotyping of Streptococcus spp. 484
serotyping of Vibrio cholerae 484

serous carcinoma 349
serous cavity effusion chyle test 472
serous cavity effusion cytological examine 472
serous cavity effusion leukocyte differential count 472
serous cavity effusion mucoprotein qualitative test 472
serous cavity effusion pH 472
serous cavity effusion physical examination 472
serous cavity effusion red blood cell count 472
serous cavity effusion specific gravity 472
serous cavity effusion white blood cell count 472
serous labyrinthitis 28
serous perichondritis of auricle 26
serous pleurisy 400
serous retinal detachment 5
serous surface papillary carcinoma 349
serous surface papillary carcinoma of thyroid 163
serrated action potential 147
Sertoli-cell-only syndrome 160, 239
Sertoli cell tumor 240
Sertoli-Leydig cell tumor 166
serum arthritis 291
serum immunoglobulin quantitative assay 183
serum sickness neuropathy 138
serum/urinefree-light chain assay 182
servo-anesthesia 339
servo valve air feed 94
sesamoid dislocation 297
sesamoid fracture 297
sesamoid interphalangeal joint 295
SETBP1-SKI gene mutation detection 469
set screw 61
setting-sun sign 19
severe abdominal pain with rigidity 114
severe acute exacerbation of chronic obstructive pulmonary disease 91
severe acute hepatitis B 397
severe acute respiratory distress syndrome 91
severe acute respiratory syndrome 90
severe acute respiratory syndrome-related coronavirus 2 (SARS-CoV-2) nucleic acid detection 471
severe acute respiratory syndrome 465
severe adenovirus pneumonia 92
severe alveolar bone defect 56
severe anemia 70
severe anemia during pregnancy 391
severe aortic valve regurgitation 230
severe aplastic anemia 181
severe aplastic anemia type I 181
severe aplastic anemia type II 181
severe asthma 92
severe atrophy of lower mandible edentulous alveolar ridge 55
severe atrophy of maxilla edentulous alveolar ridge 52
severe bronchiolitis 92
severe burn 330

severe cancer pain 353
severe cervical dysplasia 375
severe chemical inhalation injury 330
severe chronic active Epstein-Barr virus infection 465
severe chronic pain 205
severe coma 205
severe combined immunodeficiency disease 432
severe community-acquired pneumonia 92
severe craniocerebral injury 205
severe cytomegalovirus pneumonia 92
severe deficiency of ALA dehydratase 180
severe early childhood caries 59
severe edema 93
severe epidemic encephalitis type B 129
severe erythema multiforme 432
severe fever with thrombocytopenia syndrome 459
severe flexion deformity 296
severe gestational hypertension 394
severe heat stroke 70
severe hepatic insufficiency 116
severe hypercapnia 91
severe hypoalbuminemia 91
severe hypoproteinemia 91
severe hypospadias 320
severe infection of biliary tract 116
severe influenza 92
severe influenza A virus pneumonia 92
severe influenza B 92
severe influenza virus pneumonia 92
severe inhalation injury 330
severe insomnia 138
severe intracranial infection 143
severe intrahepatic cholestasis of pregnancy 394
severe laceration of liver 106
severe malnutrition 169
severe malnutrition with weight loss 171
severe Maroteau-Lamy syndrome 171
severe measles 407, 466
severe mental and behavioural disorder associated with the puerperium 441
severe mental retardation 442
severe mental retardation (significant impairment of behaviour requiring attention or treatment) 442
severe mental retardation with the statement of no or minimal impairment of behaviour 442
severe mesangial proliferative glomerulonephritis 155
severe mosquito bite allergy 180
severe myocarditis 79
severe myoclonic epilepsy in infant 139
severe obesity 171
severe obstructive sleep apnea hypopnea syndrome 92
severe obstructive ventilatory dysfunction 92
severe open craniocerebral injury 205
severe osteoporosis 169
severe osteoporosis with ostealgia 292
severe pain 205

severe Pectus excavatum 93
severe Pneumocystis carinii pneumonia 92
severe pneumonia 92
severe postpartum hemorrhage 393
severe primary immune thrombocytopenia 181
severe protein-energy malnutrition 171, 407
severe pulmonary hypertension 79
severe restrictive ventilation dysfunction 92
severe sepsis 91, 187, 406
severe sleep apnea hypopnea syndrome 91
severe sleep disorder 138
severe smoking 91
severe stenosis of hepatic segment of inferior vena cava 226
severe stress reaction 441
severe subacute hepatitis B 397
severe subtertian malaria 466
severe swelling 299
severe β-thalassemia 406
severe thrombocytopenia 181
severe tricuspid insufficiency after prosthetic valve replacement 225
severe ventilatory disorder 91
severe viral pneumonia 92
severe visual impairment (binocular) 18
SEVR 345
Sever's disease 263
sex chromosomal abnormality 168
sex chromosome dysplasia 168
sex cord-gonad stromal tumor 245
sex cord mesenchymal tumor 245
sex cord tumor with annular tubule of ovary 370
sex determining region Y (SRY) analysis 469
sex-linked ichthyosis 428
sex somnia 134
sextuplet pregnancy 387
sexual addiction 441
sexual arousal disorder 373
sexual aversion 444
sexual aversion and lack of sexual enjoyment 441
sexual desire disorder 441
sexual developmental delay 168
sexual dysfunction 441
sexual dysfunction (not caused by organic disorder or disease) 437
sexually transmitted disease in puerperium 386
sexual maturation disorder 441
sexual precosity 168
sexual preference disorder 441
sexual relationship disorder 441
Sezary syndrome 424
SF 473
SF3B1 gene mutation detection 469
SFEMG 146
sFMC 473
shade selection 65
Shafer's sign 19
shake baby syndrome 293
shallow anterior chamber 19
shallow anterior chamber after anti-glaucoma surgery 7
shallow anterior chamber after glaucoma

surgery 10
shallow mandibular vestibular groove 55
shark bite 425
sharp wave 147
SHC 348
sharp wave complex 147
shear stress induced lung injury 84
Sheehan disability scale 446
Sheehan syndrome 168, 393
sheep jumping encephalitis 138
sheep scabies 421
shelf procedure 310
shell nail syndrome 410
shell temperature 345
shell tooth 48
shift 149
shifted hyperkalemia 92
shifted hypokalemia 92
shifted hyponatremia 92
shift work sleep disorder 129
Shigella boydii dysenteriae 101
Shigella dysentery 109
Shigella sonnei dysentery 111
SHM 133
shock 78, 229, 329, 406
shock caused by drug hyper-sensitiveness 70
shock due to anesthesia 337
shock during or resulting from a procedure 218
shock following ectopic pregnancy 373
shock from lightning 69
shockwave therapy 339, 451
short-bowel syndrome 104, 398
short breath 93
short clinical crown of tooth 49
short cord 387
shortening 298
shortening deformity of femur 264
shortening deformity of radius 280
shortening of femur 304
shortening operation of musculus levator palpebrae superioris 21
short face syndrome 44
short fifth metacarpal-insulin resistance 161
short form 36 446
short gait 298
short hip 260
short implant 60
short-lasting unilateral neuralgiform headache attacks 121
short-lasting unilateral neuralgiform headache attacks with conjunctival injection and tearing 121
short-lasting unilateral neuralgiform headache attacks with cranial autonomic symptoms 120
short latency brainstem auditory evoked potentials 344
short-latency somatosensory evoked potential 146
short lip 43
short menstrual period 377
shortness of breath 79, 92, 213
short penis 246
short Q-T syndrome 73

short rib syndrome 260
short run of atrial tachycardia 73
short run of ventricular tachycardia 73
short sleeper 144
short stature 166
short stature due to isolated growth hormone deficiency with X-linked hypogamma-globulinemia 162
short-term oxygen therapy 94
short-wave length automated perimetry 22
short wave therapy 451
shoulder abscess 400
shoulder and chest separation 272
shoulder and neck pain 272
shoulder and upper arm nerve injury 127, 272
shoulder and upper arm vascular injury 222, 272
shoulder arthroplasty 307
shoulder arthroscopic lesion excision 357
shoulder arthroscopic rotator cuff injury repair 308
shoulder biopsy 307
shoulder dystocia 387
shoulder dystocia midwifery 395
shoulder girdle amputation 308
shoulder glenoid osteotomy 308
shoulder-hand syndrome 127
shoulder hand syndrome 448
shoulder impingement syndrome 272
shoulder joint adhesion 272
shoulder joint amputation 308
shoulder joint capsule repair and reconstruction 308
shoulder joint cut 272
shoulder joint exclusion 308
shoulder joint implant 272
shoulder joint instability 271
shoulder joint lysis 308
shoulder joint repair 308
shoulder joint replacement 281
shoulder joint surface replacement 307
shoulder joint swelling and pain 299
shoulder lipomatosis 164
shoulder osteoarthrosis 448
shoulder pain 272, 448
shoulder presentation 387
shoulder replacement 308
shoulder subluxation 127, 448
shoulder synovial chondromatosis 271
shoulder tumor 349
shoulder tumor resection 357
Shprintzen syndrome 42
shrinking field irradiation 366
shunt nephritis 151
SI 345
sialadenitis 31, 54
sialadenoma papilliferum 51
sialectasia 54
sialectasia of parotid duct 51
sialoadenectomy 65
sialoadenotomy 65
sialocele 32
sialodochoplasty 65
sialoendoscopy 68

sialography 65
sialolithiasis 31, 56
sialolithiasis of submandibular gland 55
sialolithotomy 65
sialophagia 54
sialorrhea 49
sialorrhea ptyalism 44
sialosis 54
sibilant rhonchi 92
sibling rivalry disorder 440
sickle cell anemia 178
sickle-cell disease 129
sickle cell disease 418
sickle cell disease osteonecrosis 277
sickle cell hemoglobin abnormal fundus change 8
sickle cell nephropathy 152, 241
sickle cell osteonecrosis 277
sickle cell test 472
sick sinus syndrome, SSS 72
sideroblastic anemia 179
sideropenic dysphagia syndrome 29, 423
siderosis of lens 7
siderosis retinae 12
side-to-side anastomosis 301
Siegrist streak 18
Siffer-Forester-Nachamie triple arthrodesis 300
sIgA 476
sigh 89
sighing breathing 93
sigh ventilation 95
sigma rhythm 148
sigmoid augmentation cystoplasty 254
sigmoid bladder 254
sigmoid coloanal anastomosis 361
sigmoid colonic-anal anastomosis 196
sigmoid colon injury 115, 186
sigmoid colon-rectum anastomosis 196, 361
sigmoid colon replacement bladder 254
sigmoid conduit 246
sigmoidectomy 196
sigmoidoscopy 118
sigmoidostomy 196
sigmoid sinus bone defect 32
sigmoid sinus diverticulum 32
sigmoid sinus thrombosis 139
sigmoid sinus wall reconstruction 40
signet ring cell melanoma 430
silent aspiration 337
silent chest 337
silent thyroiditis 162
silhouetter 67
silica granuloma 414
silicone oil emulsification of silicone oil-filled eye 4
silicone oil into the anterior chamber of silicone oil-filled eye 4
silicone oil migration into anterior chamber 4
silicone oil tamponade eye 4
silicosis 85, 455
silicosis pulmonary fibrosis 85
silicosis stage 1 85
silicosis stage 2 85
silicosis stage 3 85

silicotic nodule 456
silicotuberculosis 85
SIL/TAL1 fusion gene detection 469
silver amalgam tattoo 58
silver needle therapy 342
similar Morquio's syndrome 164
simple bone cyst 260
simple closed drainage 302
simple compression joint fracture 260
simple cyst of kidney 239
simple cyst of ovary 370
simple debridement of bone disease 302
simple dilatation of larynx 36
simple dislocation of radial head 260
simple episcleritis 3
simple flexion compression fracture 260
simple fracture 272
simple goiter 160
simple lymphadenectomy 36, 60, 188, 213, 248, 354
simple mastoidectomy 36
simple myopia 3
simple obesity 160
simple partial seizure with Jackson seizure 122
simple partial status epilepticus 127
simple pattern 146
simple periodontitis 44
simple phobia 437
simple pneumoconiosis 452
simple posterior meningocele 257
simple premature adrenal gland 160
simple premature pubarche 160
simple renal cyst 150
simple rhinitis 26
simple schizophrenia 437
simple split joint fracture 260
simple suture of fallopian tube 382
simple thromboplastin generation test 472
simple ulnar dislocation 259
simplified acute physiology score 98, 344
simulated blindness 13
simulated deafness 31
simulator positioning 365
simulium bite 424
simultaneous bone augmentation surgical procedure 65
simultaneous heart-lung transplantation 236
simultaneous liver metastasis of colon cancer 349
simultaneously integrated boosting 364
Sinding Larison Johanesson syndrome 256
single atrium 73, 219
single bone fibrous dysplasia 260
single breath technique 339
single catheter coronary angiography 238
single cephalic vaginal delivery 386
single complete denture 60
single door posterior cervical spinal canal decompression 358
single drug eluting stent implantation for bifurcation lesion of coronary artery 233
single drug eluting stent implantation with left main coronary artery disease 233
single episode affective disorder 437

single eye sign 260
single fetal death in twin pregnancy 392
single-fiber electromyography 146
single-fiber needle electrode 146
single fracture of acetabulum 276
single ground-glass opacity lesion of lung 212
single hysterectomy of duplex uterus 382
single leg raise test 298
single live birth infant born in hospital 407
single live birth infant born outside hospital 407
single live birth infant with unknown birth place 402
single lower extremity neuritis 136
single nerve plexus block anesthesia and analgesia 339
single non drug eluting stent implantation for bifurcation lesion of coronary artery 233
single non drug eluting stent implantation with left main coronary artery disease 233
single nuchal cord 387
singlephoton emission computed tomography 122, 146
single-point puncture technology 339
single regional block anesthesia and analgesia 339
single sacral anesthesia and analgesia 339
single sinusitis 26
single source photon radiation therapy 354
single source radiation therapy 248
single spinal anesthesia 339
single stillbirth 386
single target multi-hit model 364
singleton delivery by cesarean section 387
singleton delivery by cesarean section with hysterectomy 387
singleton delivery by destructive operation 387
singleton delivery by midforceps 394
singleton delivery by midforceps with rotation 394
singleton delivery by rotation with traction 394
singleton delivery by selective cesarean section 393
singleton delivery midwifery unspecified 393
singleton delivery of emergency cesarean section 387
singleton delivery with breech midwifery 393
singleton delivery with midwifery 394
singleton delivery without indication of cesarean section 393
singleton delivery with the traction of the hip 393
singleton live birth, artificial insemination 388
single-tooth implant 60
single-twitch stimulation, SS 344
single umbilical artery 386
single ventricle 219
single ventricular assisted circulation 339

sinoatrial-atrioventricular node wandering rhythm 73
sinoatrial block 73
sinoatrial block, first degree 78
sinoatrial block, second degree, type I 73
sinoatrial block, second degree, type II 73
sinoatrial block, third degree 76
sinoatrial intra-atrial wandering rhythm 73
sinoatrial node chronotropic incompetence 73
sinoatrial node wandering rhythm 73
sinoatrial reentry tachycardia 73
sinonasal carcinoma 347
sinonasal neoplasm 347
sinus 326
sinus abscess 24
sinus after operation 184
sinus arrest 73
sinus arrhythmia 398
sinus bradycardia 73
sinus curettage 302
sinus fistula surgery 35
sinus histiocytosis with massive lymphadenopathy 176, 412
sinus irregularity 73
sinus irrigation 35
sinusitis 24, 457
sinus of thoracic wall 90
sinusoidal hemangioma 412
sinusoidal wave 149
sinusotomy 35
sinusotomy foreign body extraction 35
sinus pneumatocele 24
sinus rhythm 81
sinus standstill 73
sinus syphilis 24
sinus tachycardia 73, 398
sinus tarsi syndrome 262
sinus tract 92, 326
sinus tract radiography 317
sister chromatid exchange 470
sister Mary Joseph nodule 409
sitosterolemia 162
SIUGR 393
six-minute walk test 96
$S_{jv2}$ 344
Sjögren keratoconjunctivitis sicca 6
Sjögren-Larsson syndrome 425
Sjögren's syndrome complicated with myopathy 124
Sjögren'ssyndrome peripheral neuropathy 124
Sjögren syndrome 4, 26, 45, 124, 414
Sjögren syndrome keratoconjunctivitis 4
Sjögren syndrome of central nervous system 143
Sjögren syndrome-related optic neuritis 4
Sjögren syndrome related tubulointerstitial nephritis 151
Sjögren syndrome with myopathy 263
skeletal Bankart damage 266
skeletal candidiasis 414
skeletal muscle relaxant poisoning 453
skeletal muscle stimulator implantation 305
skeletal muscle stimulator replacement 206, 305

skeleton echinococcosis 459
skew foot 286
skin adhesion of tendon of forearm 279
skin and soft tissue defect 328
skin and soft tissue defect and infection of upper arm 328
skin and soft tissue defect of ankle complicated infection 326
skin and soft tissue defect of axilla complicated infection 330
skin and soft tissue defect of elbow complicated infection 330
skin and soft tissue defect of foot complicated infection 330
skin and soft tissue defect of forearm complicated infection 328
skin and soft tissue defect of head, face and neck complicated infection 329
skin and soft tissue defect of knee complicated infection 329
skin and soft tissue defect of lower leg complicated infection 329
skin and soft tissue defect of perineum complicated infection 327
skin and soft tissue defect of popliteal fossa complicated infection 326
skin and soft tissue defect of thigh complicated infection 325
skin and soft tissue defect of trunk complicated infection 328
skin and soft tissue defect of wrist complicated infection 329
skin and subcutaneous necrotic tissue debridement 359
skin and subcutaneous tissue biopsy 197, 322
skin and subcutaneous tissue debridement 38, 359
skin and subcutaneous tissue incision and drainage 359
skin atrophy caused by local injection of glucocorticoid 426
skin avulsion 328
skin avulsion injury of axilla 330
skin avulsion injury of dorsum and waist 330
skin avulsion injury of trunk 328
skin benign tumor of eyelid (including canthus) 15
skin biopsy 132
skin biopsy by punch 433
skin birth injury 401
skin bruise 328, 422
skin burn 328
skin color detection analysis 435
skin contusion 278, 422
skin defect 328
skin defect of heel 330
skin defect of thumb at forearm level 279
skin diabrosis and infection after microtia reconstruction 320
skin disease caused by mycoplasma 431
skin donor 414
skin flap delay 332

skin flap graft　332
skin flap pedicle division　322, 332
skin flap prefabrication　63, 311, 322
skin flap prelamination　332
skin flap repair　311
skin flap transplantation　311
skin flap transplantation infection　328
skin flap transplantation necrosis　330
skin graft　332
skin graft after scar resection　331
skin graft failure　328
skin graft rejection　328
skin grating　311
skin harvesting with electric dermatome　331
skin harvest with air-driven dermatome　332
skin harvest with dermatape　332
skin harvest with drum dermatome　331
skin harvest with humby knife　331
skin infection　422
skin infection due to Mycobacteria kansasii　418
skin infection due to Mycobacterium chelonei　414
skin infection due to Mycobacterium haemo-philum　425
skin injury　328
skin injury by arsenic and its compounds　425
skin injury by beryllium and its compounds　423
skin injury by chromium and its compounds　414
skin injury by cobalt and its compounds　414
skin injury by lead and its compounds　423
skin injury by mercury and its compounds　414
skin injury by nickel and its compounds　421
skin injury by silicon and its compounds　414
skin injury by vanadium and its compounds　413
skin injury of foot　330
skin laceration of eyelid　320
skin lesion resection　38
skin malignant tumor of eyelid (including canthus)　15
skin malignant tumor resection　434
skin moisture detection and analysis　435
skin myxoma　350
skin necrosis of upper extremity　225
skin parasites examination　435
skin pH detection analysis　435
skin pigmentation　422
skin prick test (allergy)　41
skin pulp graft　332
skin sebum detection analysis　435
skin shedding　422
skin staining　434
skin sympathetic response　148
skin texture detection and analysis　435
skin transplant status　422
skin type diagnostic questionnaire　435
skin ulcer　185, 422
skin ulcer of foot　330
skull base arachnitis　129
skull base reconstruction　37
skull base tumor resection　358

skull debridement　358
skull dynamic undetermined tumor　349
skull lesion　200
skull mass　201
skull operation　208
skull periosteum flap transplantation　63
skull plate barrier arachnoid cyst　129
Sky bone expander kyphoplasty　300
SLAP lesion　272
SLD　366
SLDR　366
sleep alteration　144
sleep apnea hypopnea syndrome　53, 88
sleep apnea monitoring　148
sleep apnea syndrome　53, 134
sleep apnea syndrome secondary hypertension, hypertension following sleep apnea syndrome　76
sleep apnoea　88
sleep apnoea headache　141
sleep behaviour disorder　134
sleep choking syndrome　135
sleep correlation penile erectile dysfunction　134
sleep deprivation　148
sleep disorder　13, 89
sleep disorder caused by drug　122
sleep efficiency　148
sleep enuresis　135
sleeper implant　65
sleep hyperhidrosis　134
sleep hypoventilation　88
sleep hypoventilation syndrome　88
sleep inversion　144
sleep latency　148
sleep-onset insomnia　144
sleep-onset rapid eye movement　148
sleep paralysis　135, 145, 440
sleep-related apnea-hypopnea index　88
sleep-related breathing disorder　30, 88
sleep-related complex partial seizure with confusional automatisms　120
sleep-related disorder　133
sleep-related eating disorder　134
sleep-related eating disorder without any comorbid sleep disorder　136
sleep related hallucination　145
sleep-related laryngospasm　134
sleep related leg cramps　145
sleep-related movement disorder　134
sleep-related periodic limb movement disorder　134
sleep-related rhythmic movement disorder　88, 134
sleep relevance painful penile erection　134
sleep rhythm disorder　144
sleep snoring　34
sleep start　144
sleep talking　130
sleep terror　134, 440
sleep therapy　342
sleep-wake disorder　134
sleep-wake transition disorder　134
sleep walking　440
sleepwalking disorder　135

sleeve fracture　291
sleeve gastrectomy　360
sleeve resection of stomach　195
slide-swing flap　333
sliding inguinal hernia　184
sliding lung　344
sliding osteotomy　61
slightly dilated supratentorial ventricle　211
sling exercise training　451
sling operation of the urethra　251
sling procedure for stress incontinence　254
slippage of peroneus longus tendon　261
slipped capital femoral epiphysis　265
slipped tendon　269
SLNB　193
slow anterior dysrhythmia　148
slow continuous ultrafiltration　94
slow development of malnutrition　170
slower sequence induction　341
SLSEP　146
slow fused transient wave　149
slow heart beat　80
slow induction of anesthesia　341
slow neutron　365
slow spike wave complex　147
slow virus infections of central nervous system　143
slow wave　147
slurred speech　34
small airway disease　89
small airway dysfunction　89
small bowel intussusception reduction　360
small cell carcinoma of cervix　376
small cell carcinoma of endometrium　376
small cell lung cancer　89
small cell melanoma　428
small cell osteosarcoma　290
small-diameter implant　65
smaller than 5 gestational weeks　393
small fiber neuropathy　137
small for gestational age infant　403
small for term infant　407
small incision cataract extraction　21
small intestinal anastomosis　195
small intestinal benign tumor　113
small intestinal borderline tumor　113
small intestinal Crohn disease　113
small intestinal diverticulitis　114
small intestinal diverticulum　114
small intestinal granuloma　114
small intestinal hemangioma　114
small intestinal hernia　114
small intestinal injury　114, 186
small intestinal intussusception　186
small intestinal lesion resection　360
small intestinal lymphoma with bleeding　113
small intestinal malabsorption syndrome (non-surgical)　114
small intestinal malignant tumor　113
small intestinal mucosal erosion　113
small intestinal perforation　113
small intestinal polyp　114
small intestinal rupture　113, 186
small intestinal telangiectasis　113

small intestinal ulcer 113
small intestinal ulcer with bleeding 113
small intestinal vaginal fistula repair 195, 382
small intestinal vascular malformation 114
small intestine-ascending colon anastomosis 195, 360
small intestine enterostomy 360
small intestine-large intestine anastomosis 360
small intestine-vaginal fistula 114, 373
small lacrimal sac 15
small lymphocytic lymphoma 180
small mixed room method 99
small opacity 456
small plaque parapsoriasis 428
smallpox 426, 464
small saphenous varicose vein 227
small sharp spike 149
smear and acid-fast stain for detecting 484
smear and acid-fast stain microscopy of concentrated specimen 484
smear and detecting of chlamydia 484
smear and fluorecent staining microscopy for acid-fast bacteria 484
smear and fluorescent staining microscopy for acid-fast bacteria of concentrated specimen 484
smear and Gram stain detecting of fungus 484
smear and Gram stain detecting of fungus from concentrated specimen 484
smear and Gram stain for detecting of bacteria 484
smear and Gram stain for detecting of bacteria from concentrated specimen 484
smear and stain for detecting of special bacteria 484
smear-positive pulmonary tuberculosis 464
smegma 247
SmIg 473
Smith fracture 283
Smith-Magenis syndrome 134
Smith-Petersen spinal osteotomy 300
smoker's patch 58, 427
smoking 93
smooth muscle hamartoma 423
smooth surface cares 51
smooth tongue 414
smouldering plasma cell myeloma 178
smouldering systemic mastocytosis 178
snake venom poisoning 455
SNAP 146
snaping hip 260
snaping knee 260
snapping scapula syndrome 272
SNCV 146
SND 196
Sneddon-Wilkinson disease 127
sneeze 34
snore 33
soaking foot 329
soaking hand 329
soap poisoning 455
Soave operation 192
Soave pull-through operation 192

social anxiety disorder of childhood 437
social anxiety scale for child 445
social disability screening schedule 446
social functioning disorder of childhood 437
social functioning disorder of childhood and adolescence 437
socialized conduct disorder 440
social phobia 440
social readjustment rating scale 446
socket bleeding 56
sodium 482
sodium hydroxide burn 328
sodium urate crystal 473
sodium valproate 481
sodium valproate poisoning 452
Soemmerring ring 1
SOFA 346
soft dentin 51
soft fibroma 424
soft palatal abscess 51
soft palatal penetrating wound 51
soft palate deformity after radiotherapy 51
soft palate mass 51
soft palate plasty 64, 322
soft tissue abscess 319
soft tissue augmentation 64
soft tissue biopsy 322
soft tissue bleeding of extraction wound 42
soft tissue chondroma 282
soft tissue chondrosarcoma 282
soft tissue circumcision 64
soft tissue contusion of neck and shoulder 273
soft tissue cyst 51
soft tissue damage of tooth displacement 57
soft tissue embedding 282
soft tissue expansion 332
soft tissue exploration 194
soft tissue infection 282, 424
soft tissue infection of foot 320
soft tissue inflammation 282
soft tissue injuries involving multiple body regions 318
soft tissue injury 51
soft tissue injury of abdomen and lower back and pelvis 263
soft tissue injury of ankle 268
soft tissue injury of forearm 279
soft tissue injury of forearm and elbow 296
soft tissue injury of hip joint and thigh 276
soft tissue injury of knee 287
soft tissue injury of shoulder and upper limb 272
soft tissue injury of spine 270
soft tissue level implant 64
soft tissue mesenchymal chondrosarcoma 282
soft tissue rheumatism 282
soft tissue sarcoma 51, 350
soft tissues thickening of nasopharyngeal posterior wall 33
soft tissues thickening of nasopharyngeal upper and posterior wall 33
soft tissue tuberculosis 282
soft tissue tumor of back 347
soft tissue tumor of lower extremity 351

soft tissue tumor of the thigh 347
soil-transmitted parasitosis 464
solanum nigrum poisoning 454
solar dermatitis 424
solar elastosis syndrome 424
solar retinopathy 10
solar urticaria 424
soleus muscle flap 331
solid pseudopapillary neoplasm of the pancreas 114, 186
solid tumor related gene mutation detection 470
solid tumor related kidney injury 153
solitary bone cyst 45
solitary breast cyst 186
solitary calcification of the skin 414
solitary circumscribed neuroma 264, 414
solitary fibroma of pelvic cavity 371
solitary fibrous tumor 199, 264
solitary fibrous tumor of pelvis 350
solitary fibrous tumor of the lung 83
solitary kidney 156, 240
solitary kidney excision 356
solitary lichen planus 414
solitary neurofibroma 412
solitary plasmacytoma 176
solitary plasmacytoma of bone 176, 265
solitary tricholemmoma 412
solubility coefficient 99
soluble adipokine receptor 479
soluble fibrin 473
soluble fibrin monomer complex 473
soluble intercellular adhesion molecule-1, sICAM-1 479
solvent-induced irritant contact dermatitis 10
somatic dysfunction 280
somatic inhibitory seizure, inhibitory motor seizure 139
somatic pain 338
somatic symptom disorder 440
somatization 443
somatizational autonomic nervous dysfunction of respiratory system 85
somatization autonomic dysfunction (lower gastrointestinal tract) 440
somatization autonomic dysfunction (multiple organ system) 440
somatization autonomic dysfunction (respiratory system) 440
somatization autonomic dysfunction (upper gastrointestinal tract) 440
somatization autonomic dysfunction (urogenital system) 440
somatization disorder 440
somatoform autonomic dysfunction 443
somatosensory evoked potential 148, 345
somatosensory evoked reflex epilepsy 133
somatosensory illusion 443
somatostatin 482
somatostatinoma 166
somnambulism 135
somnolence 338, 444
Sonoclot coagulation analysis 343
sonorous rhonchi 92
sophistic thinking 443
sorbitol 482

sore throat 34
Soto-Hall sign 345
sound spectrogram 41
sound spectrography 41
source-axis distance 366
source-collimator distance 366
source skin distance 366
sour regurgitation 213
South American mescaline poisoning 400
Southwick osteotomy 300
SP 145
space infection of neck 47
space maintain 62
space-occupying lesion in brain 132
space-occupying lesion of head of pancreas 114
space-occupying lesion of inferior vena cava 226
space occupying lesion of maxillary sinus 29
space-occupying lesion of spinal cord 200
space-occupying lesion of stomach 112
space of parona infection 279
spain of medial collateral ligament of knee 287
Spanlang-Tappeiner syndrome 426
sparganosis 109, 419, 461
sparganosis mansoni 462
sparse pubic syndrome 430
spasm 128
spasm after upper extremity artery puncture 225
spasmodic dysphonia 34, 128
spasmodic pain 205
spasmodic voice 34
spasmodyspnea 34
spasm of accommodation 13
spasm of cardia 101
spasm of choledoch 104
spasm of intestine 102
spasm of lateral pterygoid 58
spasm of ocular muscles 19
spasm of sphincter of Oddi sphincter 101
spastic ataxia 144
spastic cerebral palsy 448
spastic colon 108
spastic diplegia 448
spastic entropion 7
spastic gait 275, 299, 448
spastic gait of lower limb 299
spastic intestinal obstruction 108
spasticity 0 degree of modified Ashworth scale 448
spasticity 144
spasticity 1 degree of modified Ashworth scale 448
spasticity 1+ degree of modified Ashworth scale 448
spasticity 2 degree of modified Ashworth scale 448
spasticity 3 degree of modified Ashworth scale 448
spasticity 4 degree of modified Ashworth scale 448
spastic paralysis 275
spastic paraplegia 448
spastic paraplegia-precocious puberty 164
spastic paraplegic gait 128

spastic strabismus 7
spastic stricture ring of the uterus 394
spatial span test 446
special corneal edema 13
special screening examination for eye and ear disorder 15
special screening examination for eye disorder 15
special screening examination of depression 451
special screening examination of musculoskeletal disorder 451
special site of uterine leiomyoma 372
special type of uterine leiomyoma 372
specific airway conductance 99
specific airway resistance 96
specific arithmetical skill disorder 440
specific bronchial provocation test 99
specific compliance 96, 343
specific developmental disorder of motor function 440
specific developmental disorder of scholastic skill 440
specific esterase stain 474
specific gravity 471
specific immunotherapy 89
specific oligoclonal band 148
specific phobia 440
specific speech articulation disorder 440
specific spelling disorder 440
specific type of diabetes 168
specific vaginitis 372
SPECT 146
spectral edge frequency, SEF 345
spectroanalytic diagram 99
speech delay 450
speech discrimination score 41
speech modification 58
speech therapy 66, 451
sperm 472
sperm abnormality rate test 472
sperm activity rate test 472
sperm agglutination test 472
spermatic calcification 240
spermatic cord biopsy 250
spermatic cord-epididymis laceration suture 250
spermatic cord hydrocele resection 250
spermatic cord incision 250
spermatic cord lesion resection 357
spermatic cord ligation 250
spermatic cord transplantation 250
spermatic cord tunica vaginalis high ligation 250
spermaticide poisoning 455
spermatocele 241
spermatocelectomy 250
spermatocele suction 250
spermatocytic seminoma of testis 240
spermatogenic cell 473
spermatogenic cell examination 473
spermatorrhea 246, 247
sperm climbing test 472
sperm count 472
sperm fertility test 472
sperm-hyaluronan binding assay 472

sperm hypotonic expansion test 472
sperm image analysis 472
sperm mixed antiglobulin reaction (MAR) test 472
sperm morphologic examination 472
sperm motility test 472
sperm motility trajectoryanalysis 472
spermnuclear protein staining 472
sperm tyrosine phosphorylation measurement 472
sphenoidal bone benign tumor 26
sphenoidal electrode 146
sphenoidal sinus abscess 26
sphenoidal sinus cyst 26
sphenoidal sinus polyp 26
sphenoid bone fracture 44
sphenoid bone malignant neoplasm 44
sphenoid bone meningioma 199
sphenoidotomy 36
sphenoid ridge meningioma 199
sphenoid sinus malignant neoplasm 44
sphenopalatine ganglionectomy 36
sphenopalatine neuralgia 33
sphenotresia 208
spherocytosis 179
spheroid body myopathy 120
spherophakia 10
spherophakia-brachymorphia syndrome 10
sphincterometry 255
sphingolipidosis 166
sphingomyelinosis 133, 421
SPI 480
spica cast 310
spider bite 431
spider telangiectasia 431
spider venom poisoning 455
Spier elbow arthrodesis 300
spike 147
spike rhythm 147
spike topography 147
spike wave complex 147
spina bifida 270
spina bifida manifesta 290
spinal abscess 270
spinal adhesive arachnoiditis 142
spinal amputation 395
spinal and bulbar muscular atrophy 126
spinal and epidural anesthesia 343
spinal anesthesia or subarachnoid anesthesia 343
spinal arachnoiditis 126, 200
spinal arteriography 145
spinal arteriovenous fistulae 126
spinal artery thrombosis 270
spinal arthritic psoriasis 416
spinal benign neoplasm 200
spinal benign tumor 271
spinal borderline tumor 271
spinal brucellosis 270
spinal canal cyst 297
spinal canal decompression 316, 362
spinal canal drilling decompression 362
spinal cavernous hemangioma 126
spinal cerebellum degeneration 126
spinal concussion 271

spinal cord abscess 126, 200, 460
spinal cord compression 270
spinal cord contusion and hemorrhage 270
spinal cord contusion and laceration 200
spinal cord cysticercosis 460
spinal cord electrical stimulation 340
spinal cord electrical stimulation electrode placement 357
spinal cord ependymoma 200
spinal cord fistula 357
spinal cord glioma 200
spinal cord granuloma 126
spinal cord herniation 126
spinal cord infarction 126
spinal cord injury 270
spinal cord injury without fracture or dislocation 286
spinal cord injury without radiographic abnormality 286
spinal cord ischemia reperfusion injury 270
spinal cord lipoma 200
spinal cord malignancy 349
spinal cord meningovascular syphilis 416
spinal cord mycotic granuloma 200
spinal cord somatosensory evoked potential 344
spinal cord stimulation 206, 340
spinal cord syphiloma 200, 460
spinal cord transection 338, 357
spinal cord tuberculoma 126, 200
spinal cord tuberculosis 416
spinal cord tumor resection 357
spinal cord venous drainage from spinal dural arteriovenous fistula 139
spinal cysticercosis 126
spinal cysticercosis infection 270
spinal deformity 270
spinal degeneration 126, 271
spinal degenerative disease 270
spinal dermal sinus 200
spinal dural arteriovenous fistula 204
spinal dural biopsy 363
spinal dural cyst 204
spinal dysraphism 270
spinal endoscopy 340
spinal enthesopathy 270
spinal epidural abscess 139, 204, 406, 465
spinal epidural block for labor analgesia 343
spinal epidural cyst 204
spinal epidural granuloma 139, 204, 406
spinal epidural hematoma 204, 205
spinal epidural malignancy 352
spinal-epidural shunt 206, 357
spinal fracture 270
spinal fungal infection 271
spinal fusion 307
spinal hypoplasia 270
spinal infection 270
spinal instability 270
spinal internal fixation 307
spinal internal fixation failure 270
spinal internal fixation rejection 270
spinal internal implant infection 270
spinal intradural cyst 204
spinal intradural-peritoneal shunt 206

spinal malformation after radiotherapy 261
spinal membrane shunt revision 357
spinal meningioma 199
spinal metastatic tumor 349
spinal mobility 299
spinal multiple sclerosis 126
spinal muscular atrophy 126, 399
spinal nerve root amputation 357
spinal neurilemmoma 200
spinal osteotomy and deformity correction 307
spinal ostomy 206
spinal-peritoneal shunt 206
spinal process fracture 270
spinal rheumatoid spondylitis 270
spinal rhizotomy 206
spinal segmental myoclonus 126
spinal shock 200, 270
spinal spinous process anastomosis 271
spinal stenosis 297
spinal stimulation electrode implantation 249
spinal subarachnoid-peritoneal shunt 206, 357
spinal-subarachnoid shunt 206, 357
spinal subarachnoid-ureteral shunt 206
spinal-subarachnoid ureteral shunt 357
spinal subdural abscess 139, 204, 406, 465
spinal subdural granuloma 139, 204, 406
spinal subdural hematoma 204
spinal subdural meningioma 139
spinal subdural perimedullary arteriovenous fistula 139
spinal syphilis infection 270
spinal thalamus bundle-suspect syndrome 126
spinal traction 307
spinal tuberculosis 126
spinal tuberculosis infection 270
spinal tuberculous sinus 270
spinal tumor 271
spinal tumor resection 357
spinal typhoid infection 270
spinal venography 145
spinal wedge 271
spindle 146
spindle cell hemangioendothelioma 426
spindle cell lipoma 284, 426
spindle cell sarcoma of bone 266
spindle cell/sclerosing rhabdomyosarcoma 284
spindle cell tumor of the uterus 353
spindle cell type malignant melanoma 426
spindle coma 146
spine biopsy 317
spin echo pulse sequence 149
spine tuberculosis 270
spinocerebellar ataxia 126
spinocerebellar ataxia type 3 126
spinous process tenderness 299
spiral computed tomography scan 408
spiral fracture 277
（spiral）tomography radiotherapy 365
spirillum minus rat bite fever 428
spirochaeta infection caused arthritis 277
spirometriasis mansoni 462
spirometry 97

spitting into layers 416
spittle hyposecretion 34
Spitz nevus 426
splanchnodiastasis 110, 224
splay foot 282
spleen-preserving distal pancreatectomy 187
spleen-preserving distal pancreatectomy without splenic vessel preservation 193
spleen-preserving distal pancreatectomy with splenic vessel preservation 187
spleen transplantation 359
splenectomy 193, 359
splenic abscess 185
splenic arterial embolization 224
splenic artery aneurysm 185
splenic artery embolization 193, 359
splenic artery injury 185
splenic artery ligation 193, 359
splenic artery pseudoaneurysm 224
splenic artery stent placement 359
splenic B cell lymphoma/leukemia, unclassifiable 179
splenic benign tumor 350
splenic biopsy 197
splenic cyst 185
splenic diffuse red pulp small B cell lymphoma 179
splenic flexure syndrome 110
splenic hematoma 185
splenic hydatidosis 185
splenic injury 185
splenic lesion resection 359
splenic malignant tumor 350
splenic marginal zone lymphoma 179
splenic puncture 359
splenic rupture 185
splenic sequestration 179
splenic syphilis 423
splenic transplantation 193
splenic vein injury 185
splenic vein occlusion 224
spleno-caval shunt surgery 193
splenomegaly 179, 185
splenopneumopexy 193
splenorenal arterial anastomosis 252
spleno-renal shunt surgery 193
splenorenal vein anastomosis 234
splenorrhaphy 193
splinter hemorrhage 419
splinting 62
split compression fracture 278
split compression joint fracture 278
split cord malformation 270
split course radiotherapy 365
split-crest technique 65
split foot 297
split notochord syndrome 270
split pons sign 147
split-thickness grafting 434
split thickness skin autograft on reserved denatured dermis 331
split thickness skin graft 40, 66, 302, 321, 333
split thickness skin graft to breast 322
split thickness skin graft to hand 323

split thickness skin harvest 321
splitting of heart sound 80
splitting of mandible 65
splitting of thought 444
spondylarthritis 296
spondylectomy 316
spondylitis 271
spondyloepiphyseal dysplasia 271
spondylolisthesis 271
spondylolysis spondylolishesis 288
spondylometaphyseal dysplasia 162
spondylosis 296
spondylysis isthmus of lumbar spine 293
sponge fisher's dermatitis 414
sponge sting 414
spongiform encephalopathy 438
spongiform leucoencephalopathy 124
spongioblastoma polare 199
spontaneous abortion 376
spontaneous abortion complicated by damage of pelvic organ 377
spontaneous abortion complicated by embolism 377
spontaneous abortion complicated by genital tract infection 377
spontaneous abortion complicated by haemorrhage 376
spontaneous abortion complicated by infection 376
spontaneous abortion complicated by pelvic infection 377
spontaneous abortion complicated by renal failure 377
spontaneous abortion complicated by shock 377
spontaneous angina pectoris 79
spontaneous aortic thrombosis 230
spontaneous bone necrosis of knee 288
spontaneous breathing 96
spontaneous breathing test 100
spontaneous cycling 96
spontaneous dislocation of joint 267
spontaneous electromyogram 346
spontaneous fracture 297
spontaneous-limited 96
spontaneous nystagmus 35
spontaneous pain 339
spontaneous periodic hypothermia-hyperhidrosis syndrome 432
spontaneous pneumothorax 92, 212
spontaneous potential 149
spontaneous preterm labor 394
spontaneous respiratory frequency 93
spontaneous rupture and hemorrhage of liver 106
spontaneous rupture of esophagus 111
spontaneous rupture of extensor tendon 283
spontaneous rupture of flexor tendon 280
spontaneous subarachnoid hemorrhage 144
spontaneous tear of flexor tendon of ankle 269
spontaneous tear of flexor tendon of foot 297
spontaneous tear of knee joint ligament 297
spontaneous tear of shoulder flexor tendon 272

spontaneous tension pneumothorax 212
spontanous intracranial hypotension 144
sporadic encephalitis 133
sporadic hemiplegic migraine 133
sporadic inclusion body myositis 282
sporadic pheochromocytoma/secretory paraganglioma 166
sporotrichosis 410, 457
sporotrichum immunology assay test 483
spot patch test 435
spotted leprosy 457
sprain and strain of cervical spine 274
sprain and strain of elbow joint 296
sprain and strain of hip 277
sprain and strain of lumbar spine 293
sprain and strain of temporomandibular joint 50
sprain and strain of wrist joint 285
sprain of abductor pollicis muscle of forearm 279
sprain of acromioclavicular joint 272
sprain of acromioclavicular ligament 272, 448
sprain of ankle 268
sprain of anterior cruciate ligament of knee 287
sprain of carpometacarpal joint 286
sprain of collateral ligament of knee 287
sprain of coracohumeral ligament 269
sprain of cruciate ligament of knee 287
sprain of deltoid ligament 282
sprain of deltoid ligament of ankle 269
sprain of distal tibiofibular joint ligament 274
sprain of extensor pollicis longus muscle of forearm 279
sprain of flexor pollicis longus muscle of forearm 279
sprain of humeroulnar joint 263
sprain of iliac femoral ligament 279, 449
sprain of interphalangeal joint 295
sprain of knee joint 288
sprain of lateral collateral ligament of knee 287
sprain of lateral ligaments of ankle 268
sprain of lumbar joint and ligament 292
sprain of medial ligaments of ankle 268
sprain of metatarsophalangeal joint 295
sprain of muscle and tendon of forearm 279
sprain of muscle and tendon of lower limb 288
sprain of posterior cruciate ligament of knee 287
sprain of proximal tibiofibular joint 274
sprain of proximal tibiofibular joint ligament 274
sprain of quadriceps femoris 265
sprain of radiocarpal joint 280
sprain of sacroiliac joint 260, 447
sprain of shoulder girdle 272
sprain of shoulder joint 271
sprain of thorax, lower back and pelvis 290
sprain of thyroid cartilage 271
sprain of toe 297

sprain of ulnar collateral ligament 258
sprain of wrist 285
spur 265
Spurling test 299
spurling test 346
spur of iliac crest 279
sputum hemosiderin cell examination 474
sputum microscopic examination 474
sputum physical examination 474
sputum suction by bronchoscopy 95
sputum suctioning 95
squamoid eccrine ductal carcinoma 419
squamous carcinoma 327
squamous cell carcinoma 87, 277, 419
squamous cell carcinoma antigen 479
squamous cell carcinoma of bladder 242
squamous cell carcinoma of eyelid 15
squamous cell carcinoma of lacrimal duct 8
squamous cell carcinoma of larynx 27
squamous cell carcinoma of penis 246
squamous cell carcinoma of penis in situ 246
squamous cell carcinoma of renal pelvis 244
squamous cell epithelioma 277
squamous cell papilloma 49
squamous epithelial cell 473
squamous follicular keratosis 419
squamous hyperplasia of vulva 373
squamous odontogenic tumor 57
squamous vulvar intraepithelial neoplasia 373
square chin deformity 44
squashed nose 56
squeaking after artificial hip joint replacement 281
SPV 345
SRED 134
SRSF2 gene mutation detection 469
SS18/SSX1 fusion gene detection 469
SS18/SSX2 fusion gene detection 469
SSB 364
SSBR 364
SSD 366
SSEP 344, 345
S-shaped incision 205
S-shaped kidney 239
SSR 148
stab injury of spinal cord 270
stable angina pectoris 76
stable bladder 245
stable scar 329
stable stage of chronic obstructive pulmonary disease 87
stab wound of chest 228
stage 1 nasal syphilis 32
stage 2 of nasal syphilis 26
stage 3 nasal syphilis 29
stage Ⅱ anterior chamber intraocular lens implantation 19
staged bilateral total knee arthroplasty 303
stage Ⅰ posterior capsulotomy 19
stage Ⅱ posterior chamber intraocular lens implantation 19
stage Ⅱ posterior chamber intraocular lens implantation in ciliary sulcus 19

stage I pressure sore 409
stage II pressure sore 409
stage III pressure sore 409
stage IV pressure sore 409
stage-two surgery 61
staghorn stone of kidney 244
staging diagnosis of endometriosis 376
staging surgery 94
Stagnara projection radiography 316
Staheli acetabuloplasty 300
Stahl's deformity of auricle 319
staight leg raise test 299
staining of the nail plate 416
Stamey bladder suspension 254
Stamey procedure for stress urinary incontinence 254
stamp free skin graft 333
standard automated perimetry 22
standard base excess 96
standard bicarbonate, SB 343
standard buffer base 96
standard carbonate 96
standardized achievement test 445
standard lung volume history 96
standard radical gastrectomy 195
Stanford hypnotic susceptibility scale 446
Stanford type A aortic dissection 218
Stanford type B aortic dissection 218
stannosis 89
stapedectomy 36
stapedial gusher 26
stapediolysis 36
staphylectomy 40, 361
staphyledema 34
staphylococcal arthritis 279
staphylococcal food poisoning 110, 463
staphylococcal meningitis 132, 401
staphylococcal pneumonia 87
staphylococcal polyarthritis 279
staphylococcal scalded skin syndrome 328, 401, 423
staphylococcal wound infection 325
staphylococcus aureus antigen 477
Staphylococcus aureus enteritis 108
staphylococcus aureus enteritis 327
Staphylococcus aureus septicemia 461
staphylococcus endocarditis 401
staphylococcus infection 463
staphylococcus pneumonia 401
staphylococcus sepsis 401
staphylococcus septicemia 463
staphyloma around optic disc 11
staphyloptosis 34
staphylorrhaphy 40
staphyloschisis, bifid uvula 34
stapled transanal rectal resection 192
staple implant 60
Staples elbow arthrodesis 300
starch granule 472
starch granuloma 412
starchy body 472
starfish dermatitis 414
Stargardt disease 1
startle epilepsy 127
starvation ketosis 173

stasis dermatitis 430
stasis purpura 430
state of pregnancy 392
static chest wall compliance 98
static compliance 98
static compliance of respiratory system 98
static instability 275
static loading 62
static lung compliance 98
static pulmonary hyperinflation 86
status catapleticus 144
status convulsion 327
status epilepticus 122
status migraine 132
status migrainosus 132
statute after enucleation 17
STARR procedure 192
STD screening 435
steady state concentration 345
steatocystoma multiplex 412
steatorrhea 116
Steel triple innominate osteotomy 301
steel wire introduction arterial puncture 340
Steele-Richardson-Olszewski syndrome 7
steely hair Menkes disease 164
steely hair syndrome 165
Steindler elbow arthrodesis 301
stellate ganglion block 210
stellate ganglion block anesthesia and analgesia, SGB 342
stellate ganglionectomy 210
stellate spontaneous pseudoscars 428
stem cell factor 476
stem cell transplantation 182
stenosing tenosynovitis 288
stenosing tenosynovitis of flexor tendon 337
stenosis and insufficiency of lacrimal duct 8
stenosis at the beginning of internal carotid artery 223
stenosis of anterior naris 24
stenosis of bile duct 103
stenosis of cholecystojejunal stoma 104
stenosis of choledochoduodenal stoma 103
stenosis of choledochojejunal stoma 104
stenosis of common carotid artery bifurcation 223
stenosis of external auditory canal 34
stenosis of hepatic vein 105
stenosis of intrahepatic bile duct 106
stenosis of lacrimal ductule 8
stenosis of lacrimal punctum 8
stenosis of larynx 29
stenosis of nasolacrimal duct 2
stenosis of Oddi sphincter 101
stenosis of pseudoaneurysm 222
stenosis of pulp cavity 53
stenosis of renal artery 243
stenosis of superior vena cava 225
stenosis of the external auditory canal 26
stenosis of tracheostomy 29
stenosis of vulva 373
Stenotrophomonas maltophilia pneumonia 88
stent-assisted embolization of intracranial aneurysm 208

stented elephant trunk 216
stented elephant trunk implantation 237
stent implantation 143
stent implantation of celiac trunk artery 232
stent implantation post-operation 229
stenting of artificial blood vessel 235
stenting of inferior vena cava 236
stenting of innominate artery 236
stenting of superior vena cava 235
stent thrombosis in the abdominal aorta 221
step exercise 98
steppage gait 299
STER 193
stercobilinogen assay 472
stereotactic apparatus 211
stereotactic biopsy of brain 208
stereotactic body radiotherapy 366
stereotactic cingulotomy 207
stereotactic evacuation of intracranial hematoma 207
stereotactic intracranial electrode implantation for nerve pain control 341
stereotactic leucotomy 207
stereotactic puncture and drainage of intracranial hematoma 207
stereotactic radiofrequency thermocoagulation 207
stereotactic radiosurgery 207, 365
stereotactic radiotherapy 207, 365
stereotactic resection of brain lesion 207, 358
stereotactic spinal cord transection 358
stereotactic surgery 207
stereotaxic cordotomy 207
stereotyped movement disorder 439
stereotype of speech 443
stereotypia 128
sterility 239
sternal closure 214
sternal fracture open reduction and screw internal fixation 215
sternal fracture open reduction and steel plate internal fixation 215
sternal fracture screw internal fixation 215
sternal tumor resection 361
sternoclavicular dislocation 90
sternocleidomastoid myocutaneous flap 333
sternum benign tumor 90
sternum external fixation 215
sternum external fixator removal 215
sternum internal fixation with steel needle 215
sternum internal fixation with steel plate 215
sternum osteotomy 215
sternum transplantation 215
sternum wedge osteotomy 215
steroid-dependent dermatitis 416
steroid induced diabetes due to correct use of drug 170
steroidogenic acute regulatory protein deficiency 164
steroid or hormone abuse 439
Stevens-Johnson syndrome 11, 432
Stewart-Harley procedure 310
Stickler vitreous retinal degeneration 1

Stickler syndrome　1, 53, 426
sticky lipid storage disease type Ⅱ（Ⅰcell of disease）173
sticky lipid storage disease type Ⅲ　173
stiff　298
stiff elbow joint　296
stiff knee　279
stiff man syndrome　127
stiffness of ankle　268
stiffness of hip joint　276
stiffness of knee　287
stiffness of limb　294
stiffness of shoulder joint　271
stiff of finger joint　295
stiff of wrist joint　285
stiff pes planus　293
stillbirth　392
stillbirth induced labor　395
stimulant dependency sleep disorder　138
stimulant poisoning　455
stimulant use disorder　441
stimulating electrode　146
stimulation of sacral nerve　205
sting by poisonous insect　455
stingray bite　415
stitch knitting technology　303
St. Louis encephalitis　134, 464
STMN1 gene expression detection　469
stochastic effect　366
Stockholm system　366
stomach and jejunum ulcer with acute bleeding and perforation　112
stomach and jejunum ulcer with acute hemorrhage　112
stomach cramp　112
stomachic ancylostomiasis　464
stomach mucous prolapse　112
stomach rupture　112
stomatitis　49
stony tumor sticking to bone　199
stomatitis of palatine mucosa　44
Stookey-Scarff third ventriculostomy　210
Stookey test　149
STOP-BANG questionnaire　343
storiform collagenoma　427
storiform neurofibroma　427
strabismus　15
strabismus amblyopia　15
strabismus correction　21
straddle fracture　279
straight back syndrome　80
straight cervical curvature　299
straight chain amino acid metabolism disorder　174
straight leg raising test　346
straight sinus thrombosis　143
strain of collateral ligament of knee　287
strain of cruciate ligament of knee　287
strain of shoulder joint　271
stramonium poisoning　454
strangulated diaphragmatic hernia with obstruction　108
strangulated hernia　108
strangulation of penis　246
strangulation of stoma hernia　115

strawberry gallbladder　102
strawberry tongue　466
strephenopodia　144, 297
streptobacillus moniliformis rat bite fever　421
streptococcal angina　28
streptococcal arthritis　277
streptococcal endocarditis　400
streptococcal infection　461
streptococcal laryngalgia　28
streptococcal laryngitis　28
streptococcal meningitis　129, 400
streptococcal pharyngitis　28
streptococcal pneumonia　400
Streptococcal pneumoniae pneumonia　84, 398
streptococcal polyarthritis　277
streptococcal sepsis　400
streptococcal septicemia　461
streptococcal tonsillitis　28
streptococcicosis　461
streptococcus O antibody　147
streptococcus pneumoniae antigen　476
Streptococcus suis infection　466
Streptococcus suis meningitis　466
streptomycin poisoning　454
stress fracture　293
stress fracture of ankle　269
stress fracture of calcaneus　263
stress fracture of elbow　296
stress fracture of foot　297
stress fracture of knee　288
stress fracture of lower leg　274
stress fracture of shoulder　272
stress fracture of spine　271
stress fracture of thigh　265
stress fracture of upper limb　264
stress fracture of wrist　286
stressful state　444
stress gastric ulcer　115, 406
stress gastritis　115
stress gastrointestinal hemorrhage　115
stress hip　293
stress hyperglycemia　90, 170, 330
stress induced cardiomyopathy　78
stress reaction of calcaneus　263
stress response　339
stress ulcer　90, 115, 330
stress ulcer with hemorrhage　115
stress urinary incontinence　377
striae atrophicae　427
striate palmoplantar keratoderma　426
striate porokeratosis　426
striatonigral degeneration　136
stricture of anterior naris　325
stricture of anus　106
stricture of cord　387
stricture of external auditory canal　31, 329
stricture of hepatic duct　105
stricture of hepaticojejunal stoma　105
stricture of ureter　245
stricture of ureteral orifice　245
stricture of vagina　374
stridor　213
strike fracture　259

strip craniectomy　210
stripping of perirenal lymphatic vessel　253
stripping of renal lymphatic vessel　252
stripping of small saphenous vein　236
stripping of varicose vein of lower extremity　236
stroke　202
stroke, especially not for cerebral hemorrhage or cerebral infarction　132
stroke volume　345
stroke volume index　345
stroke volume variation　345
stroma and deep keratitis　5
strongyloidiasis　109, 418
Stroop color-word test　446
strophulus　430
structural parameter diagram　98
structured clinical interview for DSM　446
structured interview　445
struma carcinoid of ovary　164
struma lymphomatosa　164
struma-ovarii　164
struma ovarii　370
strychnine and strychnine salt poisoning　455
Stryker-Halbeisen syndrome　426
stucco keratosis　415
stud-type attachment　60
stump pain　200
stump pollicization　314
stump revision　301
stump revision of hand/finger　313
stump syndrome　258, 447
stupor　443
Sturge-Weber syndrome　13, 203
stuttering　34, 443, 448
styloidectomy　62, 357
subacromial bursa excision　307
subacromial bursitis　271
subacromial impingement syndrome　271
subacromial-subdeltoid bursa effusion　271
subacute alcoholic liver failure　114
subacute and chronic melioidosis　465
subacute appendicitis　114
subacute bacterial endocarditis　78, 406
subacute bacterial endocarditis associated kidney injury　154
subacute cerebellar degeneration　138
subacute coronary in-stent thrombosis　78
subacute cough　90
subacute cutaneous lupus erythematosus　429
subacute drug-induced pulmonary disease　90
subacute generalized lichen planus　429
subacute giant cell thyroiditis　169
subacute granulomatous thyroiditis　169
subacute gravis hepatitis A　101
subacute gravis hepatitis C　101
subacute gravis viral hepatitis B and D concurrent-infection　102
subacute gravis viral hepatitis undetermined type　102
subacute hematogenous disseminated pulmonary tuberculosis　90, 465
subacute hepatitis　406
subacute inclusion body encephalitis　465

subacute infective endocarditis 78, 406

subacute infective endocarditis associated kidney injury 154

subacute iridocyclitis 15

subacute liver failure 114, 406, 465

subacute melioidosis 465

subacute miliary tuberculosis 90

subacute necrotic lymphadenitis 406

subacute necrotizing encephalomyelopathy 138

subacute necrotizing encephalopathy 138

subacute necrotizing myelitis 138

subacute nodular migratory panniculitis 429

subacute non-suppurative thyroiditis 169

subacute or chronic sensorimotor neuropathy 138

subacute osteomyelitis 291

subacute pancreatitis 114

subacute posterolateral or posterior cord syndrome 138

subacute sclerosing panencephalitis 406, 465

subacute sclerostic panencephalitis 138

subacute sensory neuropathy, subacute sensory neuronopathy 138

subacute severe hepatitis 114

subacute severe hepatitis B 114

subacute severe hepatitis E 114

subacute severe viral hepatitis 114, 406

subacute spinal cord injury 292

subacute spongiform encephalopathy 138

subacute thyroiditis 169

subacute tubulointerstitial nephropathy 154

subacute vulvitis 373

subacute vulvovaginitis 373

subamniotic hematoma 393

subaortic membrane dissection 237

subaortic stenosis 230

subapical osteotomy 61

subarachnoid hemorrhage 143, 205

subarachnoid hemorrhage associated with anterior communicating artery aneurysm rupture 143

subarachnoid hemorrhage associated with basilar artery aneurysm rupture 143

subarachnoid hemorrhage associated with cerebral infarction 143

subarachnoid hemorrhage associated with internal carotid aneurysm rupture 143

subarachnoid hemorrhage associated with middle cerebral artery aneurysm rupture 143

subarachnoid hemorrhage associated with posterior communicating artery aneurysm rupture 143

subarachnoid hemorrhage associated with vertebral artery aneurysm rupture 143

subarachnoid hemorrhage caused by other reason 133

subarachnoid hemorrhage without cerebral infarction 143

subcalcaneal bursitis 263

subcapital fracture 285

subcapsular hematoma 243

subcapsular nephrectomy 247

subclavian arteriography 238

subclavian arteriovenous fistula 226

subclavian artery aneurysm 226

subclavian artery bypass grafting 235

subclavian artery dissection 226

subclavian artery embolism 226

subclavian artery injury 226

subclavian artery occlusion 135, 226

subclavian artery plaque 148

subclavian artery pseudoaneurysm 226

subclavian artery steal syndrome 135

subclavian artery stenosis 226

subclavian artery stenting 235

subclavian artery thrombosis 226

subclavian goiter 167

subclavian puncture 340

subclavian steal syndrome with subclavian artery stenosis 135

subclavian vein compression syndrome 226

subclavian vein injury 226

subclavian vein puncture 342

subclavian vein thrombosis 226

subclavian venipuncture 235

subclavian venography 238

subclavius benign tumor 319

subclinical Cushing syndrome 169

subclinical electrographic seizure discharge 149

subclinical hyperthyroidism 169

subclinical hypothyroidism 169

subclinical iodine deficiency hypothyroidism 164

subclinical neuropathy 145

subclinical stroke 138

subcondylar fracture 48

subcondylar osteotomy 62

subconjunctival hemorrhage 7

subconjunctival injection 21

subcoracoid dislocation 269

subcorneal pustular dermatosis 127

subcortical aphasia 449

subcortical arteriosclerotic encephalopathy 132

subcortical hemorrhage 202

subcortical vascular dementia 132, 439

subcutaneous abscess 463

subcutaneous cyst 422

subcutaneous cysticercosis 423, 463

subcutaneous cyst of the trunk 423

subcutaneous ecchymosis 213

subcutaneous emphysema 93, 213, 401, 422

subcutaneous fat transplantation 311

subcutaneous fistulectomy 434

subcutaneous granuloma annulare 422

subcutaneous injection and filing of fat 63

subcutaneous injection of lipograft 322

subcutaneous lymph aspiration 359

subcutaneous mass of upper extremity 319

subcutaneous NK cell lymphoma 422

subcutaneous nodule 422

subcutaneous panniculitis-like T cell lymphoma 179, 422

subcutaneous paragonimiasis 463

subcutaneous pedicled flap transplantation 311, 322

subcutaneous pedicle skin flap transplantation 38, 63

subcutaneous sparganosis 463

subcutaneous tissue expander placement 311

subcutaneous tissue schistosomiasis 87

subcutis pedicle skin flap 332

subdermal vascular plexus free skin graft 333

subdural abscess 139, 406

subdural burr-hole drainage 210

subdural cyst 204

subdural effusion 139, 406

subdural empyema 139

subdural hematoma 204

subdural hemorrhage 139

subdural hydroma 204

subdural inflammatory granuloma 139, 407

subdural malignancy 352

subdural puncture 408

subendocardial viability ratio 345

subenergetic phonation 33

subependymal giant cell astrocytoma 203

subependymal hemorrhage 203

subependymoma 203

subepidermal abscess 257

subepithelial connective tissue graft 64

subepithelial cordectomy 39

suberosis 88

sub-extensive excision of uterine 362

subfalcine herniation 121, 198

subfrontal approach 206

subgingival air-polishing 66

subgingival calculus 58

subgingival scaling 66

subglottic edema 30

subglottic granuloma 30

subglottic lesion cautery 39

subglottic mass 30

subglottic stenosis 30

subharmonic driving 149

subinvolution 394

subinvolution of breast (lactation) 185

subjective insomnia 143

subjective tinnitus 35

subjective visual disturbance 18

sublethal damage 366

sublethal damage repair 366

subliminal stimulus 346

sublingual adenocarcinoma 350

sublingual gland benign neoplasm 30

sublingual gland cyst 30

sublingual gland excision 39

sublingual gland lesion resection 359

sublingual microcirculation 345

sublingual space infection 53

sublingual space infection with abscess 53

sublingual varices 53

subluxation 42, 298

subluxation of ankle 268

subluxation of cervical vertebra 273

subluxation of cervical vertebra $C_2/C_3$ 273

subluxation of cervical vertebra $C_3/C_4$ 273

subluxation of cervical vertebra $C_4/C_5$ 273

subluxation of cervical vertebra $C_5/C_6$ 273

subluxation of cervical vertebra $C_6/C_7$ 273

subluxation of hip joint   276
subluxation of knee joint   287
subluxation of metacarpophalangeal joint   294
subluxation of metatarsophalangeal joint   295
subluxation of patella   257
subluxation of radial head   280
subluxation of sesamoid   297
subluxation stenosis of intervertebral foramen   297
subluxation stenosis of neural canal   296
submandibular benign tumor   26
submandibular cellulitis   185
submandibular chronic lymphadenitis   27, 55
submandibular fistula   55
submandibular gland benign hyperplasia   27
submandibular gland benign tumor   27, 55
submandibular gland calculus   55
submandibular gland cyst   31, 55
submandibular gland fistula   31, 55
submandibular gland hypertrophy   55
submandibular gland inflammation   55
submandibular gland lymphangioma   27, 55
submandibular gland mucous cyst   31, 55
submandibular gland secondary malignant neoplasm   55
submandibular gland tuberculosis   55
submandibular infection   55
submandibular lymph node inflammation   55
submandibular lymph node radical resection   356
submandibular lymph node resection   356
submandibular lymph node tuberculosis   55
submandibular malignant neoplasm   55
submandibular mass   27
submandibular sialoadenectomy   65
submandibular space infection with abscess   55
submassive pulmonary embolism   82
submaxillaritis   27
submaxillary lymph node dissection   36
submaximal stimulus   146
submental chronic lymphadenitis   28, 48
submental excision of lesion   62
submental lesion resection   358
submental lymph node tuberculosis   28, 48
submental mass   48
submental space infection   48
submental space infection with abscess   48
submerged deciduous tooth   44
submerged healing   59
submerged implant   63
submerged tooth   57
submucosal hemorrhage of vocal cord   30
submucosal implant   63
submucosal injection of vocal cord   39
submucosal mass   319
submucosal resection of nasal septum   60
submucosal tunneling endoscopic resection   193
submucosal vestibuloplasty   63
submucous cleft palate   44
submucous fibrosis of the palate   412
submucous infiltration anesthesia   63

submucous myoma of cervix   375
submucous myoma of uterus   376
subnasal elevation   60
suboccipital approach   210
suboccipital decompression   210
suboptimal ovarian response   370
subperiosteal hematoma of skull   200
subperiosteal implant   61
subperiosteal infiltration anesthesia   61
subphrenic abscess   106, 459
subphrenic abscess incision and drainage   356
subphrenic benign tumor   106
subphrenic infection   85
subphrenic tuberculous abscess   106
subphrenic tumor   85
subrenal abdominal aortic aneurysm   225
subretinal cysticercosis   464
subretinal hemorrhage   12
subscapularis tendon injury   272
subscapular transposition   308
subclavian steal syndrome   231
subsequent malignant neoplasm of lip   43
subsequent malignant tumor of lip   25
subserous myoma of uterus   375
substance addiction   441
substance-induced psychotic disorder   441
substernal goiter   169
substernal nodular goiter   169
substernal thyroid cyst   169
substernal thyroid malignant neoplasm   169
subtalar arthritis   275
subtalar arthrodesis   310
subtalar arthroereisis   310
subtalar dislocation   275
subtalar joint arthrodesis   310
subtalar joint fusion   310
subtemporal approach   38, 209
subtemporal decompression   209
subtentorial-supracerebellar approach   210
subthalamic hemorrhage   133
subthreshold stimulus   149
subtotal aortic replacement of artificial blood vessel   231
subtotal arytenoidectomy   36
subtotal colectomy   187
subtotal gastrectomy with gastroduodenostomy (Billroth Ⅰ operation)   195
subtotal gastrectomy with gastrojejunostomy (Billroth Ⅱ operation)   195
subtotal gastrectomy with Roux-en-Y anastomosis   195
subtotal hysterectomy   362, 383
subtotal laryngectomy   36
subtotal lobectomy of thyroid gland   37
subtotal pancreatectomy   196, 361
subtotal petrous part of temporal bone resection   38
subtotal resection of maxilla   64
subtotal resection of remnant stomach   187
subtotal thyroidectomy   192
subtrochanteric dome osteotomy   302
subtrochanteric fracture of femur   264
subtrochanteric valgization osteotomy   304
subungual abscess   271
subungual clavus   318

subungual enchondroma   416
subungual exostosis   271, 318, 416
subungual glomus tumor   318
subungual hematoma   318
subungual hemorrhage   416
subungual malignant melanoma   416
subungual mass   318
subungual melanoma   295
subungual neurilemmoma   318
subungual tumor   318
subungual wart   416
subvalvular mitral ring resection   232
succenturiate placenta   386
succinate-coenzyme Q reductase deficiency   162
succinimide poisoning   453
sucking blister   427
sucrase deficiency   115
sucrose lysis test   475
sucrose solution hemolysis test   182
suction decompression of sacral canal cyst   339
suction lipectomy   434
Sudan black stain   474
sudden cardiac death   78
sudden death   79
sudden hearing loss   31
sudden infant death syndrome   139
sudden loss of vision   13
Sudeck atrophy   121, 256
suffocation   92
Sugioka osteotomy   301
suicidal fracture   297
suicidal ideation   442
suicide   442
suicide attitude questionnaire   446
sulfa drug poisoning   453
sulfanilamide drug crystal   472
sulfatase deficiency   173
sulfhemoglobinemia   87
sulfite oxidase deficiency   169
sulfur dioxide poisoning   453
sulfur dioxide toxic effect   69
sulfur hexafluoride dilution   98
sum index   367
SUNA   120
sunburn   328, 424
SUNCT   121
sundown syndrome   144
sunstroke   70
superfacial siderosis of central nervous system   143
superficial abdominal wall frostbite   326
superficial acral fibromyxoma   423
superficial angiomyxoma   423
superficial arm frostbite   325
superficial back frostbite   325
superficial basal cell carcinoma   423
superficial benign neoplasm resection   434
superficial burn   328
superficial cervical artery flap   332
superficial cervical plexus block anesthesia and analgesia   341
superficial corneal foreign body excision   21
superficial coronary artery bridge   224

superficial femoral artery aneurysm   221
superficial femoral artery dissection   221
superficial femoral artery in-stent restenosis   221
superficial femoral artery occlusion   221
superficial femoral artery stenosis   221
superficial femoral vein thrombus   231
superficial foreign body of abdominal wall   184
superficial foreign body of face   50
superficial foreign body of finger   284
superficial frostbite   454
superficial frostbite involving multiple parts of body   327
superficial frostbite of ankle and foot   326
superficial frostbite of hip and thigh   327
superficial frostbite of knee and lower leg   329
superficial frostbite of neck   327
superficial frostbite of thorax   329
superficial frostbite of wrist and hand   329
superficial head frostbite   329
superficial infection after artificial ankle joint replacement   319
superficial infection after artificial elbow joint replacement   319
superficial infection after artificial hip joint replacement   319
superficial infection after artificial knee joint replacement   319
superficial infection after artificial shoulder joint replacement   319
superficial injuries involving multiple body regions   318
superficial injury in head   54
superficial injury of ankle and foot   268
superficial injury of car   44
superficial injury of forearm and elbow   296
superficial injury of hand   283
superficial injury of hip and thigh   276
superficial injury of lip and oral cavity˙   43
superficial keratoconjunctivitis   10
superficial local thermotherapy   366
superficial lower leg frostbite   329
superficial mycosis   463
superficial palmar/plantar fibromatosis   279
superficial parotidectomy   39, 64, 359
superficial peroneal nerve entrapment   262
superficial peroneal nerve injury   262
superficial phlebitis of lower extremity   226
superficial punctate keratitis   10
superficial radial nerve compression   280
superficial radiation therapy   364
superficial second degree burn   328
superficial sensation   345
superficial sensation disturbance   144
superficial simple epidermolysis bullosa   423
superficial spreading malignant melanoma   423
superficial spreading malignant melanoma in situ   423
superficial temporal artery island flap transfer ectropion correction   21
superficial temporal artery-middle cerebral artery anastomosis   209
superficial temporal artery pseudoaneurysm   224

superficial temporal artery-superior cerebellar artery anastomosis   209
superficial thrombophlebitis   229
superficial thrombophlebitis in pregnancy   391
superficial thrombophlebitis in puerperium   386
superficial thrombophlebitis of lower extremity   227
superficial trunk frostbite   328
superficial varicose vein of lower extremity   226
superficial vein thrombosis   224
superficial venous injury of shoulder and upper arm   272
superficial venous injury of shoulder and upper extremity   222
superficial vessel injury of head and face   54
superimposable malformation combined with congenital skin defect   412
superimposed wave   146
superinfection   326
superior blepharochalasis   11
superior cerebellar artery aneurysm   137, 204
superior cerebellar artery aneurysm rupture   137
superior cerebellar artery occlusion   137
superior cerebellar artery plaque   149
superior cerebellar artery stenosis   137
superior cervical ganglionectomy   207
superior clunial cutaneous neuralgia   338
superior gluteal neuralgia   285
superior hypophyseal artery   198
superior-inferior vena cava obstruction syndrome   225
superior laryngeal nerve block   41
superior laryngeal nerve block anesthesia and analgesia   340
superior laryngeal nerve injury   185
superior laryngeal nerve paralysis   27
superior laryngeal neuralgia   34
superior mesenteric arterial thrombosis   218
superior mesenteric arteriography   238
superior mesenteric artery aneurysm   218
superior mesenteric artery embolization   218
superior mesenteric artery injury   184, 218
superior mesenteric artery occlusion   218
superior mesenteric artery stenosis   218
superior mesenteric artery stenting   231
superior mesenteric artery syndrome   103, 325
superior mesenteric vein injury   184, 218
superior mesenteric vein thrombosis resection   247
superior mesentery artery syndrome   103, 325
superior oblique paralysis   17
superior obliquus hyperfunction   11
superior orbital fissure syndrome   8
superior rectus paralysis   17
superior sagittal sinus thrombosis   134
superior trunk approach of brachial plexus block anesthesia and analgesia   339
superior vena cava angiography   80, 238

superior vena cava angioplasty   235
superior vena cava filter implantation   359
superior vena cava injury   225
superior vena caval obstruction   338
superior vena caval obstruction syndrome   88, 225
superior vena caval syndrome   337
superior vena cava obstruction syndrome   225
superior vena cava occlusion   225
superior vena cava partial resection with artificial vascular replacement   215
superior vena cava prosthesis replacement   235
superior vena cava replacement   235
superior vena cava syndrome   225
supernumerary kidney   239
supernumerary teeth of maxillary anterior site   52
supernumerary tooth   44
supinating and throwing out belly test   299
supinator syndrome   291
supine hypotension syndrome   393
supporting phase   317
supportive care of malignant tumor   354
supportive periodontal therapy   66
supportive treatment of malignant tumor   69
suppuration of tonsil   33
suppurative arthritis of knee   287
suppurative boutonniere deformity   268
suppurative bursitis   268
suppurative cavernous sinus thrombosis   125
suppurative choroidal detachment   5
suppurative dermatitis   415
suppurative endophthalmitis   5
suppurative flexor tenosynovitis   268
suppurative intracranial venous sinus thrombosis   125
suppurative keratitis   5
suppurative laryngitis   27
suppurative meningitis   125
suppurative meningoencephalitis   125
suppurative myelitis   125
suppurative nasal discharge   34
suppurative osteomyelitis   268
suppurative perichondritis of auricle   26
suppurative sagittal sinus thrombosis   125
suppurative sigmoid sinus thrombosis   125
suppurative spondylitis   268
suppurative straight sinus thrombosis   125
suppurative temporomandibular arthritis   46
suppurative thyroiditis   162
suppurative toe inflammation   268
suppurative transverse sinus thrombosis   125
suppurative ventriculitis   125
suprabony pocket   59
supracervical hysterectomy   362, 383
suprachoroidal hemorrhage   9
supraclavicular approach of brachial plexus block anesthesia and analgesia   339
supraclavicular lymph node enlargement   213
supraclavicular puncture   340
supracondylar amputation and patella transplantation   310
supracondylar femoral rotational osteotomy

with control　304
supracondylar fracture　276
supracondylar fracture of femur　265
supracondylar osteotomy of humerus　304
supracondylar varus osteotomy　310
supracricoid partial laryngectomy　36
supraenergetic phonation　33
supragingival air-polishing　66
supragingival calculus　58
supragingival scaling　66
supraglottic airway management　342
supraglottic edema　30
supraglottic-honzontal partial laryngectomy　37
supraglottic horizontal laryngectomy　39
supraglottic laryngeal cancer　351
supraglottic laryngectomy　39
supraglottic lesion biopsy　363
supraglottic malignant neoplasm　30
supraglottic stenosis　30
supraglottic stridor　30
suprahilar lymphadenectomy　252
suprahyoid neck dissection　64
suprahyoid neck lymphadenectomy　53
suprahyoid neck lymph node dissection　359
supraliminal stimulus　346
supramaximal stimulation.　343
supramaximal stimulus　146
supramitral ring resection　232
supraomohyoid neck dissection　62
supraorbital nerve block anesthesia and analgesia　341
supraorbital neuralgia　8, 34, 129
supraperiosteal infiltration anesthesia　61
suprapubic bladder puncture ostomy　247
suprapubic cystolithotomy　247
suprapubic cystostomy　247
suprapubic cystostomy catheter insertion　353
suprapubic needle aspiration of bladder　247
suprapubic prostatectomy　247
suprapubic transvesical prostatectomy　353
suprascapular nerve block anesthesia and analgesia　340
suprascapular nerve entrapment syndrome　127
suprasellar arachnoid cyst　120
suprasellar cistern cyst　198
suprasellar meningioma　198
suprasellar region malignant tumor　347
suprasellar space-occupying lesion　198
suprasellar tumor　24
supraspinal syndesmitis　270, 447
supraspinatus glenoid notch cyst　263
supraspinatus syndrome　263
supraspinatus tendinitis　263
supraspinatus tendinopathy　263
supraspinatus tendon calcification　263
supraspinous ligament injury　270
supratentorial approach　208
supratentorial hydrocephalus　201
supratentorial ventricle dilatation　211
supraventricular tachycardia　76
sural nerve entrapment　262
surface anesthesia　60
surface electromyography　40

surface membrane immunoglobulin　473
surface replacement of femoral bead　305
surface tension　96
surfactant inhalation therapy　93
surfer's knot　411
surgical correction of facial paralysis　63, 208
surgical debridement　333
surgical guide　65
surgical impression　64
surgical navigation　64
surgical nociception index　345
surgical pleth index　345
surgical removal of spinal tuberculosis　307
surgical repair of hip joint　310
surgical repair of mesentery　187
surgical repair of pancreas　196
surgical repair of right atrium and ventricular tunnel　336
surgical safety checklist　345
surgical site infection　186
surgical site infection after liver transplantation　185
surgical treatment　95
surgical wound granuloma　186
survey line　67
suspected glaucoma　7
suspension laryngoscopy　41
suspension of rectum to sacrum　196
suspicious　447
sustained inflation　94
sustained ventricular tachycardia　72
sustentaculum tali　294
Sutherland-Greenfield osteotomy　301
suture and ligation of hepatic hemangioma　191
suture ligation of postoperative anal bleeding　194, 434
suture of abdominal wall dehiscence　188
suture of abdominal wall laceration　355
suture of angulus oris　62, 321
suture of ankle capsule　306
suture of ankle ligament　307
suture of bladder laceration　252
suture of brachial plexus　301
suture of brachial plexus (upper trunk, middle trank, lower trunk)　301
suture of breast laceration　194
suture of bursa　311
suture of cauda equina　310
suture of cephalic vein　195
suture of ciliary body　20
suture of collateral ligament of interphalangeal joint　314
suture of cutaneous nerve　311
suture of diaphragm　214
suture of diaphragmatic rupture　214
suture of extensor carpal tendon　313
suture of extensor digitorum communis tendon　314
suture of extensor pollicis longus tendon　310
suture of extensor tendon of finger　313
suture of extensor tendon of great toe　310
suture of fascia　321

suture of flexor tendon of finger　312
suture of flexor tendon of wrist　312
suture of laceration of abdominal wall　188, 321
suture of laceration of anus　191, 321
suture of laceration of bronchus　216
suture of laceration of chest wall　215
suture of laceration of diaphragm　191
suture of laceration of esophagus　215
suture of laceration of external ear　323
suture of laceration of eyebrow　322
suture of laceration of eyelid　22, 323
suture of laceration of lip　60, 321
suture of laceration of lower uterine segment　395
suture of laceration of nose　320, 433
suture of laceration of scrotum　434
suture of laceration of trachea　215
suture of laceration of vulva　323, 382, 434
suture of lumbosacral plexus　195, 302
suture of muscle of forearm　311
suture of muscle of hand　313
suture of musculocutaneous nerve　307
suture of obstetric perineal laceration　394
suture of obstetric vaginal laceration　394
suture of obturator nerve　301
suture of pedicle division of vagina　382
suture of peripheral nerve　315
suture of peritoneum　188
suture of peroneal nerve　303
suture of pharyngeal fistula　40
suture of quadriceps femoris　305
suture of radial nerve　312
suture of salivary gland　65
suture of sciatic nerve　316
suture of skin　38, 193, 311, 322, 434
suture of sternocleidomastoid muscle　323
suture of sural nerve　302
suture of tendon of toe　315
suture of tendon of upper arm　311
suture of tendon sheath　308
suture of tibial nerve　310
suture of ulnar nerve　302
suture of vaginal laceration　382
suture of vaginal stump　382
suture surgery for scleral rupture　20
suturing of cornea laceration　20
SV　345
SvO$_2$　344
SVR　345
SVV　345
swaged crown　60
swaged metal full crown　60
swallowed foreign body sensation　213
swallowing assessment　451
swallowing disfunction　31
swallowing disorder　34
swallowing reflex　338
swallowing syndrome　32
swallowing treatment　451
swallow pain　213
swallow syncope　135
Swan-Ganz catheter　344
Swan-Ganz catheter examination　81, 238
swan-neck deformity　298

swan neck deformity of finger   295
swaying gait   299
sweat gland adenocarcinoma   267
sweaty feet syndrome   124
swelling   296
Swenson operation   196
swelling and pain in the pharynx   34
swelling hand syndrome   155
swelling of shoulder joint   272
Swenson pull-through operation   196
Swenson surgery   362
swimming pool granuloma   430
swing-door method   40
swollen scrotum   247
swollen shoulder   299
Swyer's syndrome   159
sylvan yellow fever   464
Sylvian fissure cyst   136
symblepharon   5, 327
Syme amputation   301, 313
symmetrical progressive erythroker-atoderma   412
symmetrical progressive leucopathy   412
symmetry   146
sympathetic cervical spondylosis   272
sympathetic chain syndrome   127
sympathetic dysfunction associated with dopamine-β-hydroxylase deficiency   139
sympathetic ganglion block   145
sympathetic neuritis   127
sympathetic ophthalmia   6
sympathetic type of cervical spondylosis   272
symphysiotomy   394
symphysodactyly   295
symptomatic epilepsy   143
symptomatic inflammatory myopathy   294
symptomatic lichenoid eruption   431
symptomatic mental disorder   442
symptomatic neurosyphilis   17
symptomatic (or probably symptomatic) focal epilepsy   143
symptomatic psychosis   143
symptomatic rapid eye movement sleep behavior disorder   143
symptomatic scale   446
symptomatic thrombocytopenic purpura   431
symptomatic varicocele   247
symptom check-list-90   445
symptom of pituitary suffers   33
synchronic time   95
synchronize   95
synchronized cardioversion   81
synchronized continuous mandatory ventilation   95
synchronized intermittent mandatory ventilation   95
synchronized intermittent mandatory ventilation plus pressure support   95
synchronized intermittent mandatory ventilation plus pressure support ventilation weaning   95
synchronized intermittent mandatory ventilation, SIMV   342

synchronized intermittent mandatory ventilation weaning method   95
synchrony   148
synchrony of inspiratory expiratory phase transition   95
synchysis scintillans   11, 2
syncope   80
syndactyly   257, 325
syndrome   85, 157, 163
syndrome of acne and cataract   413
syndrome of chest outlet   138
syndrome of circumorificial plasmacytosis   49
syndrome of juvenile cataract-microcornea-renalglucosuria   165
syndrome of muscular atrophy-ataxia-retinitis pigmentosa-diabetes mellitus   162
syndrome of nerve root   203
syndrome of palmoplantar hyperkeratosis and premature periodontal destruction   58
syndrome of periodontal-endodonfic lesion   57
syndrome of petrous apex   34
syndrome of transient headache and neurological deficits with cerebrospinal fluid lymphocytosis   122
syndrome of vascular spinal cord lesion   200
syndromic deafness   33
synechiae of iris   4
syngamiasis   457
synorchidism   240
synovectomy of crystalline arthritis   308
synovectomy of elbow   315
synovectomy of interphalangeal joint   314, 315
synovectomy of shoulder joint   307
synovial benign tumor of knee   287
synovial biopsy   317
synovial bursa hernia   268
synovial chondromatosis   268
synovial chondromatosis of temporomandibular joint   50
synovial cyst   268
synovial cyst of articular process   267
synovial cyst of knee   287
synovial cyst of popliteal fossa   267
synovial edema   268
synovial fat hernia   268
synovial fluid analysis   317
synovial haemangioma   268
synovial hemangioma of knee   287
synovial hernia of knee   287
synovial hyperplasia   268
synovial hypertrophy   268
synovial interposing of knee   287
synovial plica syndrome   268
synovial resection of hip joint   310
synovial rupture of acromioclavicular joint   272
synovial rupture of glenohumeral joint   293
synovial rupture of sternoclavicular joint   291
synovial sarcoma   268
synovial tuberculosis   272
synovitis   268

synovitis-acne-pustulosis-hyperostosis-osteomyelitis syndrome   268, 409
synovitis of ankle   268
synovitis of knee   287
synovitis of shoulder joint   271
synovitis of temporomandibular joint   50
synovitis of wrist joint   285
synthetic narcotic poisoning   69
syphilid   462
syphilis   420, 462
syphilis of anus   106
syphilis of bladder   242
syphilis of epididymis   239
syphilis of hepatic artery   414
syphilis of male genitourinary system   241
syphilis of male urogenital system   462
syphilis of penis   246
syphilis of portal vein   420
syphilis of prostate   243
syphilis of scrotal skin   246
syphilis of seminal vesicle   240
syphilis of testis   240
syphilis of vas deferens   245
syphilis peritonitis   109
syphilis serofast reaction   435
syphilitic acoustic neuritis   420
syphilitic alopecia   420
syphilitic aneurysm   462
syphilitic aortectasia   420
syphilitic aortic aneurysm   224, 462
syphilitic aortic insufficiency   420, 462
syphilitic aortic regurgitation   420
syphilitic aortic stenosis with insufficiency   420
syphilitic aortic syndrome   420
syphilitic aortic valve stenosis   420
syphilitic aortitis   224, 420, 462
syphilitic arachnoid adhesion   420
syphilitic arterial occlusive disease   420
syphilitic arteritis brain   130
syphilitic arthritis   278
syphilitic arthritis of ankle   268
syphilitic arthritis of hip joint   276
syphilitic arthritis of knee   287
syphilitic arthropathy   462
syphilitic atrial fibrillation   420
syphilitic bulbar paralysis   420
syphilitic cerebral arteritis   420, 462
syphilitic cerebral thrombosis   420
syphilitic cerebrovascular disease   130
syphilitic chancre   241, 420, 462
syphilitic chorioretinitis   420, 462
syphilitic cirrhosis   462
syphilitic cord bladder   420
syphilitic coronary arteriosclerosis   420
syphilitic coronary ostial stenosis   420
syphilitic deep punctate keratitis   420
syphilitic eighth nerve neuritis   420
syphilitic encephalitis   130
syphilitic endocarditis   420, 462
syphilitic generalized paralysis   420
syphilitic general paresis of insane   420
syphilitic genital chancre   420
syphilitic glaucoma   420
syphilitic glomerulonephritis   420

syphilitic granuloma 130
syphilitic gumma 130, 420
syphilitic gumma of myocardium 420
syphilitic heart disease 462
syphilitic hemianesthesia 420
syphilitic hemiscotosis 420
syphilitic hepatitis 109, 420
syphilitic keratitis 9, 462
syphilitic leukoderma 420
syphilitic Lissauer paralysis 420
syphilitic locomotor ataxia 420
syphilitic lung 84
syphilitic lymphadenitis 420
syphilitic meninges adhesion 420
syphilitic meningitis 130, 420, 462
syphilitic meningoencephalitis 420, 462
syphilitic meningomyelitis 130
syphilitic mesarteritis 420
syphilitic monoplegia 420
syphilitic mucous patch 420
syphilitic myelitis 130
syphilitic myocarditis 76, 420, 462
syphilitic myositis 278
syphilitic nephritis 153, 462
syphilitic neural paralysis 420
syphilitic neuritis 420
syphilitic neuroretinitis 420
syphilitic ocular disease 9
syphilitic optic atrophy 130, 420
syphilitic optic neuropathy 9
syphilitic osteoporosis 420
syphilitic paraesthesia 420
syphilitic paroxysmal tachycardia 420
syphilitic pericarditis 420, 462
syphilitic-peritonitis syndrome 109
syphilitic polyneuropathy 130
syphilitic pons damage 420
syphilitic pulmonary regurgitation 420
syphilitic retrobulbar neuritis 420
syphilitic saddle nose 420
syphilitic salpingitis 420
syphilitic seventh nerve palsy 420
syphilitic spasmodic spinal paralysis 420
syphilitic spinal degeneration 420
syphilitic spondylitis 278, 420
syphilitic synovitis 278
syphilitic tabetic form paralytic dementia
    420
syphilitic tachycardia 420
syphilitic tenosynovitis 278
syphilitic uveitis 9, 462
syphilitic valvulitis 420
syphilitic vasculitis 130
syphilitic vitreocapsulitis 420
syphilophobia 420
syringobulbia 138
syringobulbia and syringomyelia 138
syringocystadenocarcinoma papilliferum
    424
syringoid eccrine carcinoma 415
syringoma 414
syringoma of external genitalia 245
syringomyelia 126, 270, 416
syringomyelia shunt 307
syringo packing 206

syringo shunt 206
syringo-subarachnoid shunt 206
systematic desensitization 445
systematic mediastinal lymphadenectomy
    215
systematic osteoarthritis, generalized osteoar-
    thritis 280
systemic air embolism 89
systemic amyloidosis 180
systemic and haematological agent poisoning
    70
systemic antibiotic poisoning 70
systemic antifungal antibiotic poisoning 454
systemic anti-infective and antiparasitic poisoning
    70
systemic bartonellosis 463
systemic blastomycosis 427
systemic blood pressure 99
systemic candidiasis 427
systemic contact dermatitis 427
systemic EBV-positive T cell lymphoma of
    childhood 176
systemic elastolytic granulomatosis 427
systemic fibrous cystic osteitis 165
systemic hyalinosis 427
systemic hypothermia 454
systemic inflammatory response syndrome
    88
systemic light chain amyloidosis 427
systemic lupus erythematosus 14, 288, 427
systemic lupus erythematosus associated with
    uveitis 14
systemic lupus erythematosus complicated
    with myopathy 136
systemicmastocytosis 180
systemicmastocytosis with an associated
    haematological neoplasm 176
systemic multicenter lipoblast proliferation
    427
systemic phosphorus poisoning 328
systemic-pulmonary artery shunting 235
systemic-pulmonary collateral aggregation
    operation 235
systemic-pulmonary collateral artery angiography
    238
systemic-pulmonary collateral closure 235
systemic-pulmonary collateral ligation 235
systemic-pulmonary lateral branch closure
    336
systemic-pulmonary lateral branch ligation
    336
systemic-pulmonary shunt correction 235
systemic-pulmonary shunt removal 235
systemic scleroderma 280, 427
systemic scleroderma lung disease 88
systemic scleroderma myopathy 280
systemic sclerosis 288
systemic sclerosis induced by chemical substances
    415
systemic therapy 445
systemic vascular resistance 345
systemic vasculitic peripheral neuropathy
    136
systemic vasculitis 154, 226
systemized delusion 444

systolic murmur 79
systolic pressure 345
systolic pressure variation 345
SYT gene rearrangement detection 469
Sézary syndrome 175

**T**

T 482
$t_{1/2cs}$ 345
$T_3$ 482
$T_4$ 482
TAA 481
tabacco dependence syndrome 441
tabacco withdrawal state 441
tabacco withdrawal state with delirium 436
tabes dorsalis 126, 460
tabetic arthropathy 270
tabetic form cerebrospinal syphilis 416
TAC 133
TACE 191, 357
Tachdjian valgization osteotomy 301
tachycardia 80, 403
tachycardia-induced cardiomyopathy 77
tachypnea 92, 213
tacrolimus 482
tactile hallucination 443
taeniasis 111
taeniasis bovis 110, 463
taeniasis solium 466
taeniasis suis 116
TAFRO syndrome 175
tailgut cyst 111
Takayasu arteritis 3, 72, 73, 218, 261
Takayasu's arteritis 414
take out treatment unit of nervous system
    145
Tako-Tsubo cardiomyopathy 79
talar body fracture 275
talar cartilage fracture 275
talar neck fracture 275
talar tilt 280
talar valgus 275
talar varus 275
talc pneumoconiosis 453
talipes calcaneus 263
talipes equinovalgus 277
talipes equinovarus 277
talipes valgus 268
talipes varus 268, 278
talocalcaneal bridge 263
talocalcaneal coalition 263
talon cusp 46
talus lesion resection 358
TAM 481
TAMIS procedure 192
tamoxifen poisoning 454
Tanapox virus disease 426
tandem gait 299
tangential excision of eschar 333
tangentiality 443
tangential position roentgenography of mandibular
    ramus 68
tangent irradiation 366
tangling and bird's nest hair 413

tansmandibular implant 60
tanycytic ependymoma 203
TAP 480
tap drill 63
tapered fracture 432
tapetal retinal dystrophy 13
TAPS 392
TAR 367
tardive dyskinesia 121, 436
tardive dyskinesia rating scale 445
target 211, 364
target area 364
target controlled infusion 339
target dose 364
targeted cryocare knife cryotherapy of abdominal lesion 189
targeted therapy 93
Tarlov cyst 199
target shooter shoulder 261
target volume 364
tar melanosis 417
tarsal bone fracture 262
tarsal bone joint dorsal wedge osteotomy 303
tarsal bone lengthening 303
tarsal bone osteoclasia 303
tarsal bone removal 303
tarsal bone screw internal fixation 303
tarsal coalition 262
tarsal dead bone removal 303
tarsal dislocation 262
tarsal external fixation 303
tarsal external fixator removal 303
tarsal fracture close reduction 303
tarsal fracture close reduction and internal fixation pin 303
tarsal fracture close reduction and screw internal fixation 303
tarsal gland cyst excision 20
tarsal ligament injury 262
tarsal ligament sprain 262
tarsal metatarsal ligament injury 262
tarsal metatarsal ligament sprain 262
tarsal osteotomy 303
tarsal plasty 303
tarsal tunnel syndrome 123, 262
tarsectomy 303
tarsometatarsal arthrodesis 303
tarsometatarsal fusion 314
tarsometatarsal joint fracture 294
tarsometatarsal joint fracture and dislocation 262
tarsometatarsal joint injury 262
tarsorrhaphy 20, 321
TAR syndrome 409
tartrate resistant acid phosphatase 482
tartrate-resistant acid phosphatase stain 473
task specific tremor 133
taste test 41
TAT 473
TA-TAVI 236
TaTME 192
tattoo 427
tattoo of eyebrow 427
tattoo removal 434
taurodontism 51

TBEV-Ab 480
TBEV-IgG 480
TBEV-IgM 480
TBEV RNA 470
TBIL 483
TBLB 94, 456
TBM 86
TBNA 94
TC 148, 483
TCC 481
T cell depletion 182
T cell/histiocyte-rich large B cell lymphoma 175
T cell immune response to interferon γ release assay (IGRA) 483
T cell large granular lymphocytic leukemia 175
T cell prolymphocytic leukemia 175
TCI 339
TCR gene rearrangement detection 469
TDF 366
TE 197
TEAP 81
tear 19
tear breaking-up time 23
teardrop fracture 277
tearing pain 213
tear of deltoid ligament 282
tear of distal tibiofibular joint ligament 274
tear of medial meniscus of knee 288
tear of meniscus of knee 286
tear of rotator cuff 272
tear of upper end of tibiofibular ligament 274
TEE 81, 344
teenage pregnancy 388
teenager absence epilepsy 133
teeth-printed tongue 59
TEG 346, 474
TEL/AML1 fusion gene detection 469
telangiectasia 9, 130
telangiectasis 49, 79, 224, 420
telangiectasis of renal pelvis 244
telangiectatic osteosarcoma 278
telephone scatologia 437
teleradiotherapy 366
telescopic crown 65
telogen effluvium 428
telomerase activity 476
TEL/PDGFRβ fusion gene detection 469
temperature monitoring 345
temperature test of wound surface 334
TEMPI syndrome 175
temporal and central negative sharp transient 148
TEM procedure 192
temporal approach 209
temporal benign tumor 50, 202
temporal bone benign tumor 50
temporal bone CT examination 41
temporal bone fibrous dysplasia 29
temporal bone malignant neoplasm 29, 50
temporal chondroblastoma 29
temporal cutaneous malignant neoplasm 50
temporal cutaneous malignant tumor 29

temporal dispersion 145
temporal fascial suspension ptosis correction 21
temporal fascia transplantion 38
temporal hemorrhage 202
temporal lesion 202
temporal lobe abscess 132
temporal lobe arachnoid cyst 132
temporal lobectomy 209, 358
temporal lobe epilepsy 202
temporal lobe hemorrhage 132
temporal lobe malignancy 350
temporal lobe secondary malignancy 350
temporal lobe tumor resection 358
temporal meningioma 202
temporal minor sharp transient of old age 147
temporal muscle flap packing 38
temporal muscle suspension 322
temporal occipital lobe cerebral hemorrhage 132
temporal pole arachnoid cyst 144
temporal rhabdomyosarcoma 29
temporal skin suspension through endoscope 322
temporal space infection 50
temporal space infection with abscess 50
temporal vein varicosis 224
temporal venous aneurysm 224
temporary abutment 62
temporary cement 62
temporary colostomy 362
temporary covering 332
temporary crown prosthesis 62
temporary denture 66
temporary filling 66
temporary gastrostomy 196, 362
temporary hearing threshold shift 456
temporary ileostomy 191
temporary lid occlusion suture 327, 332
temporary pacemaker insertion 80
temporary tracheostomy 40, 66, 216
temporomandibular arthritis 50
temporomandibular joint ankylosis 50
temporomandibular joint arthrography 63
temporomandibular joint arthroplasty 63
temporomandibular joint disk extraction 63
temporomandibular joint disk reduction and fixation 63
temporomandibular joint disorder 50
temporomandibular joint inflammatory disease 51
temporomandibular joint lysis 63
temporomandibular joint mixed ankylosis 50
temporomandibular joint pain 50
temporomandibular joint replacement 63
temporomandibular joint trauma 50
temporo-parieto-occipital malignancy 350
temporozygomatic approach 39
tenderness 299
tendinitis 269
tendinitis of long head of biceps tendon 263
tendinous rupture during operation 258
tendon adhesion sequelae of upper limb 282

tendon allograft with hood transplantation in hand 313
tendon allograft with sheath transplantation in hand 313
tendon anterior transposition of hand 313
tendon contracture 125, 269, 447
tendon entrapment 269
tendon fixation 307, 321
tendon graft 307, 332
tendon injury 269
tendon injury of forearm 279
tendon injury of lower back 292
tendon injury of shoulder and upper arm 272
tendon insertion reconstruction of hand 313
tendonitis 142
tendonitis of extensor carpi ulnaris 258
tendonitis of extensor digiti minimi tendon 290
tendonitis of extensor digitorum communis 295
tendonitis of extensor pollicis longus 278
tendonitis of flexor carpi radialis 280
tendonitis of flexor carpi ulnaris 258
tendon laceration 318
tendon lengthening 307, 332
tendon lengthening of hand 313
tendon of rotator cuff injury 272
tendon perforating 307
tendon plasty of foot 316
tendon plasty of hand 313
tendon posterior transposition of hand 313
tendon recession 307
tendon reconstruction 307
tendon reefing 307
tendon reoperation 307
tendon ring mothod for flexor tendon pulley reconstruction 308
tendon sheath abscess 272
tendon sheath infection 272
tendon suture of hand 313
tendon suture of upper limb 313
tendon transfer 307, 332
tendon transplantation of hand 313
tendon transposition of hand 313
tendon transposition of toe 316
tenectomy of hand 313
tennis elbow 264
tennis leg 286
tenodesis of hand 313
tenolysis of upper limb 313
tenoplasty 307, 321
tenosynovectomy 308, 357
tenosynovial giant cell tumor (diffused type) 272
tenosynovial giant cell tumor (localized type) 272
tenosynovitis 272
tenovaginotomy 308
TENS 340
tension blister 294
tension disorder onset dystonia at night 138
tension-free hernioplasty for bilateral inguinal hernia, one side is straight hernia and the other side is oblique hernia 335
tension-free herniorrhaphy for unilateral direct

inguinal hernia 335
tension-free postpartum hemorrhage(postpartum hemorrhage caused by uterine inertia) 393
tension-free repair of bilateral direct inguinal hernia 194, 335
tension-free repair of bilateral femoral hernia 194
tension-free repair of bilateral inguinal hernia 194, 335
tension-free repair of bilateral inguinal hernia (one direct and another indirect) 194
tension-free repair of bilateral oblique inguinal hernia 194
tension-free repair of laparoscopic abdominal incisional hernia 189
tension-free repair of laparoscopic femoral hernia 189
tension-free repair of unilateral direct inguinal hernia 188
tension-free repair of unilateral direct inguinal hernia with indirect inguinal hernia 188
tension-free repair of unilateral femoral hernia 188
tension-free repair of unilateral indirect inguinal hernia 187
tension-free repair of unilateral inguinal hernia 187, 335
tension-free repair of unilateral ventral hernia 188
tension-free vaginal tape 381
tension-free wound closure 65
tension headache 200, 443
tension pneumocephalus 142
tension pneumothorax 91, 212
tension time index 346
tension type headache 127
tensor fascia lata myocutaneous flap 332
tentorial herniation 137, 204
tentorial meningioma 204
tent pole procedure 66
TER 366
teratocarcinoma of testis 240
teratocarcinoma sarcoma 348
teratologic dislocation of hip 269
teratoma 125, 199, 269
teratoma of central nervous system 352
teratoma of fallopian tube 372
teratoma of testis 240
teratoma of tricuspid valve 225
teratoma with malignant transformation 199
teratospermia 240
terminal complement complexe 481
terminal deficiency 294
terminal dribbling 247
terminal duct carcinoma 44
terminal hematuria 247
terminal implant 63
terminal sacral meningocele 278
Terrien's marginal degeneration 2
Terry's nail 426
tertian malaria with rupture of spleen 460
tertiary amygdala(tongue) syphilis 424
tertiary anal syphilis 424
tertiary bladder syphilis 424

tertiary bronchial syphilis 424
tertiary cervical syphilis 424
tertiary ciliary body syphilis 424
tertiary colon syphilis 424
tertiary conjunctivae syphilis 424
tertiary corneal syphilis 424
tertiary epiglottis syphilis 424
tertiary esophageal syphilis 424
tertiary gallbladder syphilis 424
tertiary gastric syphilis 424
tertiary hypothyroidism 166
tertiary intestinal syphilis 424
tertiary iris syphilis 424
tertiary joint syphilis 424
tertiary lacrimal duct syphilis 424
tertiary laryngeal syphilis 424
tertiary lens syphilis 424
tertiary liver syphilis 424
tertiary mediastinal syphilis 424
tertiary muscle syphilis 424
tertiary nasal syphilis 29, 424
tertiary neurosyphilis 424
tertiary nodular syphilid 424
tertiary oral syphilis 424
tertiary ovarian syphilis 424
tertiary palate syphilis 424
tertiary pancreatic syphilis 424
tertiary penis syphilis 424
tertiary pharyngeal syphilis 424
tertiary pleural syphilis 424
tertiary prostate syphilis 424
tertiary pulmonary artery syphilis 424
tertiary rectal syphilis 424
tertiary renal syphilis 424
tertiary respiratory syphilis 424
tertiary retinal syphilis 424
tertiary scleral syphilis 424
tertiary scrotum syphilis 424
tertiary seminal vesicle syphilis 424
tertiary small intestine syphilis 424
tertiary spermatic cord syphilis 424
tertiary synovial syphilis 424
tertiary syphilis 424, 464
tertiary syphilitic anemia 424
tertiary syphilitic aneurysm 424
tertiary syphilitic chorioretinitis 424
tertiary syphilitic encephalitis 424
tertiary syphilitic episcleritis 424
tertiary syphilitic lymphadenitis 424
tertiary syphilitic mitral stenosis 424
tertiary syphilitic paralysis 424
tertiary syphilitic peritonitis 424
tertiary syphilitic polyneuropathy 424
tertiary syphilitic pyelonephritis 424
tertiary syphilitic retinitis 11
tertiary syphilitic retrobulbar optic neuritis 424
tertiary syphilitic uveitis 11
tertiary syphilitic vitreous hemorrhage 424
tertiary syphilitic vitreous opacity 424
tertiary syphilitic white spot 424
tertiary syphiloma 424
tertiary tabes dorsalis 424
tertiary tendon sheath syphilis 424
tertiary testicular syphilis 424

tertiary thymic syphilis 424
tertiary thyroid syphilis 424
tertiary tongue syphilis 424
tertiary tracheal syphilis 424
tertiary ureteral syphilis 424
tertiary urethral syphilis 424
tertiary uterine syphilis 424
tertiary uvula perforation syphilis 424
tertiary vaginalis syphilis 424
tertiary vas deferens syphilis 424
tertiary viscera（abdominal）syphilis 424
tertiary vulva syphilis 424
testicular androgen biosynthesis disorder 162
testicular biopsy 249
testicular degeneration 162
testicular descent fixation 249
testicular dull pain 247
testicular dysfunction 162
testicular exploration 240
testicular feminization 162
testicular follicular lymphoma 176
testicular hemangioma 240
testicular hydrocele incision and drainage 249
testicular hydrocele resection 249
testicular hydrocele suction 249
testicular hypofunction 162
testicular lesion resection 249
testicular Leydig cell tumor 240
testicular microlithiasis 240
testicular pain 247
testicular prosthesis implantation 249
testicular puncture biopsy 249
testicular stromal tumor 240
testicular suction 249
testicular swelling 247
testicular swelling pain 247
testicular tenesmus 247
testicular tumor resection 249, 356
testicular yolk sac tumor 240
testing for antibody titration of IgG anti-A 471
testing for antibody titration of IgG anti-B 471
testing for antibody titration of IgG anti-D 471
testing for antibody titration of IgG anti-E, anti-e, anti-C or anti-c 471
testing for antibody titration of IgM anti-A 471
testing for antibody titration of IgM anti-B 471
testing for IgG antibody titration of other blood group 473
testis amputation 240
testis incision and exploration 249
testis laceration suture 249
testosterone 482
testosterone-producing adrenal cortical carcinoma 161
testosterone-producing ovarian tumor 161
TET 81
tetanic contraction 148
tetanic contraction of uterus 388

tetanic stimulation 345
tetanus 185, 401, 463
tetanus neonatorum 405
tetanus toxoid antibody 479
tetany 167, 401
tetany of vitamin D deficiency 173
tethered cord syndrome 126, 200, 270, 399, 448
tetrachloroethylene toxic effect 70
tetracycline antibiotic poisoning 455
tetracycline pigmentation tooth 53
tetraethyl lead poisoning 455
tetralogy of Fallot 73, 219, 398
tetraplegia 135, 449
TEVAP 357
TF 475
TFE3 gene rearrangement detection 469
TFPI 475
TGA（IVS） 218
TGA（IVS-LVOTO） 218
TGA（VSD） 218
TGA（VSD-LVOTO） 218
TGF 366
TGF-β 481
Th1, Th2 count 471
thalamic abscess 133
thalamic aphasia 449
thalamic hemorrhage 133, 202
thalamic lesion 133
thalamic pain 144
thalamic tumor resection 359
thalamotomy 209
thalamus abnormal signal 133
thalamus malignancy 350
thalamus perforator artery infarction 133
thalamus space-occupying lesion 133
thalassemia 181, 407
thalassemia intermedia 407
thalassemia major 407
thalassemia with other hemoglobinopathy 398
thallium poisoning 455
thanatophoric cartilaginous dysplasia 170
thanatophoric dwarfism 407
thecoma tumor 165
the fifth metacarpal neck fracture 260
the first metacarpal fracture 260
the first metacarpal head fracture 260
the first metacarpal neck fracture 260
the first metacarpal shaft fracture 260
the first rib fracture 212
thelaziasis 464
thematic apperception test 446
thenar space infection 293
theophylline 481
the Oxford classification of IgA nephropathy 150
therapeutic abortion 375
therapeutic abortion complicated by cervix laceration 375
therapeutic abortion complicated by embolism 375
therapeutic abortion complicated by genital tract infection 375
therapeutic abortion complicated by haemorrhage

375
therapeutic abortion complicated by pelvic infection 375
therapeutic abortion complicated by renal failure 375
therapeutic central neck dissection 196
therapeutic cervical cerclage 395
therapeutic drug injection of soft tissue 194, 313
therapeutic drug injection of tendon 308
therapeutic gain factor 366
therapeutic gas poisoning 456
therapeutic hypothermia 408
therapeutic intervention scoring system 346
therapeutic lateral neck dissection 196
therapeutic no milk 394
therapeutic plateletpheresis 181
therapeutic ratio 366
therapeutic substance injection into testis 255
therapeutic thoracentesis 100
therapy-related acute myeloid leukemia 181
therapy-related myelodysplastic syndrome 181
therapy-related myeloid neoplasm 181
thereuonema tuberculata dermatitis 430
thermal balloon endometrial ablation 383
thermal burn 328
thermal burn of eyelid 16
thermal dose 366
thermal dose equivalent 366
thermal enhancement ratio 366
thermal excess obesity 173
thermal sensitization 366
thermal tolerance 366
thermoluminescent dosimeter 366
thermoplegia 454
thermotherapy of malignant tumor 354
the second metatarsal juvenile osteochondrosis 260
the single birth delivery forceps 396
the singleton live birth of the abdominal pregnancy 386
theta rhythm 145
theta wave 343
the third lumbar transverse process syndrome 260
the "Three Stage" cancer pain analgesia medicine employment programme 341
the tracheobronchial lesions with calcification 93
thickening of nasopharyngeal mucosa 33
thickening of nasopharyngeal soft tissues 33
thickening of nasopharyngeal upper and posterior wall 33
thickening of nasopharyngeal wall 33
thickness skin graft 306
thick split-thickness skin graft 331
thick wall cavity of lung 83
thick zona pellucida of oocyte 370
Thiele test 298
thigh adductor amputation 305
thigh adductor muscle and tendon sprain 259
thigh amputation 302
thigh cut 259

thigh injury 259
thigh lipomatosis 160
thigh nerve injury 259
thigh pain 259, 298
thigh pain after artificial hip joint replacement 281
thigh vascular injury 218, 259
thin basement membrane nephropathy 150
thinking evoked reflex epilepsy 135
thin nail 410
thinning of skin flap 332
thin split thickness skin graft 331
thioxantheneneuroplegic poisoning 454
third branchial cleft cyst 44
third degree burn 325
third degree burn of cornea 325
third degree frostbite 325
third degree of congenital bilateral cleft lip 56
third degree of congenital bilateral cleft palate 56
third degree of congenital cleft palate 56
third-degree pressure sore 184
third degree radiation burn 325
third heart sound, $S_3$ 79
third lumbar transverse process syndrome 292
third nerve palsy 3
third ventricular cyst 199
third ventricular space-occupying lesion 199
Thomas sign 299
Thompson operation 358
Thompson procedure 195
Thomsen disease 14, 125
thoracentesis 95, 100, 216, 217, 361, 408
thoracic actinomycosis 428
thoracic air injection 216
thoracic and dorsal myofascial pain syndrome 338
thoracic ankylosis 291
thoracic aorta dilation 231
thoracic aorta injury 229
thoracic aorta stenosis 229
thoracic aortic aneurysm 229
thoracic aortic dissection 229
thoracic aortic dissection aneurysm fenestration 237
thoracic aortic pseudoaneurysm 229
thoracic aortic stent implantation 237
thoracic aortography 81, 238
thoracic arthritis 291
thoracic breathing 93
thoracic cage fracture 229
thoracic cavity closed drainage 216
thoracic cavity infusion of malignant tumor 354
thoracic cavity lesion resection 361
thoracic cavity viscera injury 291
thoracic central cord syndrome 290
thoracic closed drainage 361
thoracic closed drainage with negative pressure 95
thoracic compression test 217
thoracic deformity 93
thoracic deformity diorthosis 215

thoracic discitis 291
thoracic duct cannulation 361
thoracic duct drainage 215
thoracic duct-external jugular vein anastomosis 361
thoracic duct injury 90, 212, 229
thoracic duct-internal jugular vein anastomosis 215, 361
thoracic duct ligation 215
thoracic duct obstruction 90, 229
thoracic duct plasty 215, 361
thoracic duct rupture 229
thoracic duct stenosis dilatation 361
thoracic endovascular aortic repair 342
thoracic enthesis 291
thoracic epidural anesthesia and analgesia 342
thoracic esophageal carcinoma 114
thoracic esophageal stoma 361
thoracic esophagostomy 215
thoracic expansion 93
thoracic exploration 99
thoracic filling operation 216
thoracic gas volume 100
thoracic injury (intraoperative) 229
thoracic instability 291
thoracic insufficiency syndrome, TIS 291
thoracic intervertebral disc calcification 291
thoracic intervertebral disc cyst 291
thoracic intervertebral disc herniation 291
thoracic intervertebral disc infection 291
thoracic intervertebral disc prolapse 291
thoracic intravascular ultrasound 238
thoracic keloid 329
thoracic kidney 245
thoracic laminectomy decompression 361
thoracic lesion resection 361
thoracic lipoma 90
thoracic lymphangiomatosis 90
thoracic lymph node tuberculosis 90
thoracic malignant tumor 90
thoracic myelopathy of unknown etiology 138
thoracic nerve block anesthesia and analgesia 342
thoracic nerve injury 229
thoracic neuritis 138
thoracic ossification of ligamenta flava 291
thoracic ossification of posterior longitudinal ligament 291
thoracic osteomyelitis 291
thoracic outlet syndrome 138, 291
thoracic outlet syndrome operation 215
thoracic posterior marginal cartilaginous node 291
thoracic scar resection 329
thoracic space-occupying lesion 90
thoracic spinal cord anterior cord syndrome 291
thoracic spinal cord edema 290
thoracic spinal cord injury 291
thoracic spinal cord posterior column syndrome 291
thoracic spinal nerve root injury 291
thoracic spinal stenosis 291
thoracic spine kyphotic deformity 291

thoracic spinous process fracture 291
thoracic sympathectomy 210
thoracic trachea injury 229
thoracic trauma 90
thoracic tuberculosis 90
thoracic vertebra benign tumor 291
thoracic vertebra degenerative disease 291
thoracic vertebral abscess 291
thoracic vertebra spondylolisthesis 291
thoracic vertebra transverse process fracture 291
thoracic vertebra tuberculosis 291
thoracic vertebra tumor 352
thoracoabdominal aortic aneurysm 229
thoracoabdominal aortic dissecting aneurysm 229
thoracoabdominal aortic prosthesis replacement 236
thoracoepigastric thrombophlebitis 428
thoracogenic scoliosis 291
thoracolumbar disc prolapse 291
thoracolumbar dislocation $T_{12}/L_1$ 291
thoracolumbar fracture 291
thoracolumbar spine 270
thoracoplasty 215
thoracoscope check 363
thoracoscope shift to exploratory thoracotomy 361
thoracoscopic ablation of lung tumor by argon-helium knife cryotherapy 216
thoracoscopic angiorrhaphy 216
thoracoscopic aortic valvuloplasty 236
thoracoscopic argon-helium knife resection of lung lesion 216
thoracoscopic ascending aorta replacement 236
thoracoscopic atrial lesion resection 236
thoracoscopic atrial septal defect (ASD) repair 236
thoracoscopic biological aortic valve replacement 237
thoracoscopic biological mitral valve replacement 236
thoracoscopic biological tricuspid valve replacement 236
thoracoscopic biopsy of lung 216
thoracoscopic biopsy of pericardial sac 236
thoracoscopic bronchial artery ligation 236
thoracoscopic bronchial foreign body extraction 216
thoracoscopic bronchostomy 216
thoracoscopic bronchus laceration suturing 216
thoracoscopic bronchus ligation 216
thoracoscopic bronchus sleeve lobectomy 216
thoracoscopic cardiac lesion resection 236
thoracoscopic cardiac radiofrequency ablation 236
thoracoscopic cardiac radiofrequency ablation with modified maze procedure 236
thoracoscopic chest wall lesion resection 361
thoracoscopic composite lobectomy 216
thoracoscopic costectomy 216
thoracoscopic costochondrectomy 216

thoracoscopic diaphragmatic hernia repair 216

thoracoscopic empyema cleaning 216

thoracoscopic excision of bronchus lesion 216

thoracoscopic excision of lesion of chest wall 216

thoracoscopic extended thymectomy 216, 361

thoracoscopic fenestration of pericardium 236

thoracoscopic funnel chest NUSS surgery 216

thoracoscopic hemostasis 216

thoracoscopic intercostal artery ligation 236

thoracoscopic ligation of left atrial appendage 237

thoracoscopic lobectomy 361

thoracoscopic lung biopsy 361

thoracoscopic lung foreign body extraction 216

thoracoscopic lung incision and drainage 216

thoracoscopic lung lesion resection 361

thoracoscopic lung volume reduction 216

thoracoscopic lymphatic fistula repair 216

thoracoscopic mechanical aortic valve replacement 236

thoracoscopic mechanical mitral valve replacement 236

thoracoscopic mechanical tricuspid valve replacement 236

thoracoscopic mitral valvuloplasty 236

thoracoscopic partial anomaly of pulmonary venous connection repair 236

thoracoscopic partial lobectomy 361

thoracoscopic partial pulmonary resection 216, 361

thoracoscopic partial resection of pulmonary lobe 216

thoracoscopic partial thymectomy 216, 361

thoracoscopic patent foramen ovale (PFO) repair 236

thoracoscopic pericardial biopsy 363

thoracoscopic pericardial incision and drainage 236, 361

thoracoscopic pericardiotomy with drainage 336

thoracoscopic pigeon breast contra-NUSS surgery 214

thoracoscopic pleural adhesion release 216

thoracoscopic pleural biopsy 216, 363

thoracoscopic pleural lesion resection 216

thoracoscopic pleurodesis 216

thoracoscopic pneumonectomy 216, 361

thoracoscopic pneumonectomy with mediastinal dissection 361

thoracoscopic pneumonectomy with systematic mediastinal lymphadenectomy 216

thoracoscopic pulmonary angioplasty 216

thoracoscopic pulmonary argon helium cryosurgery 361

thoracoscopic pulmonary artery repair 236

thoracoscopic pulmonary biological valve replacement 236

thoracoscopic pulmonary bullae sewing

operation 216

thoracoscopic pulmonary lobectomy 216

thoracoscopic pulmonary mechanical valve replacement 236

thoracoscopic pulmonary neoplasty 216

thoracoscopic pulmonary valvuloplasty 236

thoracoscopic radiofrequency ablation of lung lesion 216

thoracoscopic repair of endocardial cushion defect 236

thoracoscopic repair of lymphatic fistula 361

thoracoscopic resection of left atrial appendage 237

thoracoscopic resection of lung lesion 216

thoracoscopic resection of mediastinal lesion 216, 361

thoracoscopic resection of pulmonary artery lesion 216

thoracoscopic resection of pulmonary bulla 216

thoracoscopic resection of thymus gland lesion 216

thoracoscopic segmental resection of lung 216

thoracoscopic systematic mediastinal lymphadenectomy 216

thoracoscopic thoracic air injection 216

thoracoscopic thoracic deformity diorthosis 216

thoracoscopic thoracic duct fistula closure 216

thoracoscopic thoracic exploration 216

thoracoscopic thoracic partial sympathectomy 216

thoracoscopic three-chamber heart correction surgery 236

thoracoscopic thymectomy 216

thoracoscopic thymus lesion resection 361

thoracoscopic total thymectomy 361

thoracoscopic tricuspid valvuloplasty 236

thoracoscopic ventricular septal defect (VSD) repair 236

thoracoscopic wedge resection of lung 216, 361

thoracoscopy 100, 216, 238

thoracotomy hemostasis 214

thoracotomy hemostasis after recent thoracotomy 214

thoracotomy lung biopsy 214

thorax frostbite 329

thought blocking 444

thought broadcasting 444

thought commentary 444

thought content disorder 444

thought disorder 444

thought form disorder 444

thought insertion 444

thought withdrawal 444

threaded implant 63

threatened labor 393

threatened late miscarriage 393

threatened miscarriage 393

threatened uterine rupture 393

three chamber pacemaker implantation 235

three chamber permanent pacemaker implantation 80

three depressions sign 34, 93

three-dimensional conformal radiotherapy 366

three-dimensional echocardiography 345

three-dimensional radiotherapy 366

three joints thumb 278

three or more cesarean sections 392

three planes fracture 282

three-quarter crown 64

three ribs fractures without the first rib fracture 212

three ribs fracture without the first rib fracture 225

three stage revision of total hip arthroplasty 313

three-walled infrabony pocket 68

threshold 149

threshold stimulus 149

thrid ventriculostomy 205

THRIVE 340

throat wart 429

throbbing 298

thrombectomy of carotid artery 62, 207

thrombectomy of internal jugular vein 207

thrombectomy of intracranial venous 208

thrombin-antithrombin complex 473

thrombin time 345, 473

thromboangiitis obliterans 229, 429

thrombocytasthenia 180

thrombocytopenia 180, 352

thrombocytopenia and absent radius syndrome 291

thrombocytopenic purpura 406, 429

thrombocytopenic purpura fundus change 15

thrombocytosis, thrombocythemia 180

thromboelastograph 474

thromboelastography 346

thromboembolic disease 373

thromboembolism 180

thrombolysis 180, 209

thrombolytic therapy 182

thrombomodulin, TM 474

thrombophilia 181

thrombophlebitis 229, 429

thrombophlebitis after injection 230

thrombophlebitis in puerperium 386

thrombophlebitismigrans 180

thrombophlebitis migrans 229, 430

thrombophlebitis of lower extremity 227

thrombophlebitis of lower extremity in pregnancy 391

thrombophlebitis of orbit 8

thrombophlebitis of sigmoid sinus 32, 139

thrombophlebitis of upper extremity 225

thrombopoietin 480

thrombosis 138

thrombosis after oral contraceptive 369

thrombosis after vascular anastomosis 229

thrombosis at internal jugular vein catheterization 223

thrombosis of calf intermuscular vein 227

thrombosis of central retinal artery 12

thrombosis of popliteal vein of lower extremity

226

thrombosis of renal artery　225, 243

thrombosis of renal vein　243

thrombosis of superior mesenteric vein　103

thrombosis of venous sinus　200, 7

thrombosis prevention　180

thrombotic external hemorrhoid　114

thrombotic hemorrhoid　114

thrombotic internal hemorrhoid　114

thrombotic thrombocytopenic purpura　180, 429

thrombotic thrombocytopenic purpura kidney injury　154

thrombotic thrombocytopenic purpura（TTP） gene mutation detection　471

thromboxane $B_2$　474, 483

thrombus　180

thrombus of abdominal aorta　221

through and through cheek defect　328

throwing elbow　285

throwing shoulder　285

thrush　412, 458

thumb abduction reconstruction　310

thumb crush injury　278

thumb duplication　259

thumb hypoplasia　278

thumb nerve injury　130, 278

thumb open injury　278

thumb open injury and nail injury　278

Thygeson punctate keratitis　1

thymectomy　216

thymic borderline tumor　352

thymic carcinoma　90

thymic cyst　90, 428

thymic dysgenesis　180

thymic hyperplasia　212

thymic malignant tumor　352

thymoma　90, 212

thymus area exploration　216, 361

thymus biopsy　238

thymus fixation　216

thymus incision and surgical exploration　216

thymus injury　212, 229

thymus lymphangioma　90

thyrocricoid puncture　94, 331, 340

thyroglobulin　482

thyroglossal cyst　47, 163, 416

thyroglossal duct lesion resection　62

thyroglossal fistula　416

thyroglossal fistula excision　37

thyroid　163

thyroid abscess　164

thyroid absence　164

thyroid acropachy　416

thyroid adenoma　28

thyroid amyloidosis　163

thyroid artery ligation　37

thyroid associated ophthalmopathy　5

thyroid atrophy　164

thyroid biopsy　173

thyroid calcium assay　163

thyroid cancer　163

thyroid carcinoma in situ　164

thyroid C cell proliferation　163

thyroid cyst　28, 163

thyroid cystic nodule　163

thyroid cystic solid nodule　163

thyroid diseases　163

thyroid dysfunction myopathy　5

thyroid dysplasia with mucinous edema　163

thyroid echinococcosis granulosa　164, 460

thyroidectomy　171

thyroid fibrosis　164

thyroid fine needle aspiration biopsy　173

thyroid fine needle aspiration cytology test　173

thyroid function　147

thyroid function tests　173

thyroid gland hyperactive adenoma　28

thyroid gland ultrasound examination　41

thyroid hemangioma　164

thyroid hemorrhage　163

thyroid hormone and derivative poisoning　453

thyroid hormone insensitivity syndrome　163

thyroid hormone resistance syndrome　163

thyroid incision and drainage　37

thyroid incision exploratory surgery　37

thyroid infarction　163

thyroid injury　164

thyroiditis　164

thyroiditis mass　164

thyroid lesion excision　37

thyroid lobectomy　37, 192

thyroid lobectomy with resection of thyroid isthmus　37

thyroid lymphoma　163

thyroid metastatic carcinoma　349

thyroid modified radical operation　37

thyroid neoplasm　164

thyroid nodule excision　37

thyroid pyramidal lobe　164

thyroid recurrent malignant neoplasm　163

thyroid secondary malignant tumor　163

thyroid solid nodules　164

thyroid stimulating hormone antibody　476

thyroid stimulating hormone receptor antibody　476

thyroid-stimulating hormone, TSH　481

thyroid storm, thyroid crisis　164

thyroid toxicity in ectopic thyroid tissue　170

thyroid tuberculosis　163

thyromental distance　344

thyroplasty　37

thyrotoxic cardiomyopathy　75

thyrotoxic heart disease　75

thyrotoxicosis　163

thyrotoxicosis arthritis　163

thyrotoxicosis periodic paralysis　163

thyrotoxicosis with myopathy　163

thyrotroph adenoma　160

thyrotropin releasing hormone　481

thyroxine-binding globulin　482

thyroxine　482

TIA　122

TIB　148

Ti-base abutment　65

TIBC　483

tibia and fibula fracture　274

tibial angioplasty　309

tibial artery aneurysm　223

tibial artery dissection　223

tibial artery stenosis　223

tibial artificial bone graft　309

tibial biopsy　309

tibial bone exostosis　274

tibial bone grafting　309

tibial bursitis　275

tibial eminence fracture　275

tibial fenestration　309

tibial-fibular lengthening　309

tibial hemimelia　274

tibialis anterior muscle suture　310

tibial lengthening　309

tibial never palsy　128

tibial osteoclasia　309

tibial osteomyelitis　274

tibial osteotomy　309

tibial pin internal fixation　309

tibial plateau and condylar fracture　275

tibial plateau and fibula fracture　275

tibial plate internal fixation　309

tibial shaft fracture　274

tibial shaft fracture and fibula fracture　274

tibial talar fusion　309

tibial torsion　275

tibial tubercle fracture　275

tibial tubercle osteotomy　309

tibial tubercle traction　309

tibial tumor　349

tibial tumor resection　358

tibia shortening　274

tibia side bursitis　274

tibia valga　275

tibia vara　275

tic　436

tic disorder　436

tick bite　423

tick borne encephalitis virus antibody IgG　480

tick borne encephalitis virus antibody IgM　480

tick borne encephalitis virus antibody　480

tick-borne encephalitis virus ribonucleic acid　470

tickborne recurrens　463

tick-borne typhus　463

tick-borne viral encephalitis　132

tidal breathing　92

tidal breathing flow-volume curve　96

tidal expiratory flow at 25% of tidal volume　96

tidal expiratory flow at 50% of tidal volume　96

tidal expiratory flow at 75% of tidal volume　96

tidal peritoneal dialysis　155

tidal volume　96, 97

tie-over dressing　331

Tietze syndrome　412

tight hamstrings　267

tight hymenal ring　368

tight introitus　374

Tillaux fracture　257

time constant　148, 345

time cycling 95
time-dose factor 366
time-dose formula 366
time-dose fractionation 366
time-dose relationship 366
timed urine 472
time-effect relationship 345
time factor 366
time in bed 148
time index 366
time limit 95
time to peak tidal expiratory flow 96
time vital capacity 345
time zone change syndrome 134
timing of implant placement 66
timing trigger 94
Timothy syndrome 73
tin and its compound poisoning 455
tinea 465
tinea alba 410, 457
tinea barbae 429, 465
tinea capitis 426, 464
tinea corporis 426, 464
tinea cruris 414, 459
tinea faciei 421
tinea glabrosa 463
tinea imbricata 412, 458
tinea manum 425
tinea nigra palmaris 431
tinea of feet 466
tinea of hands 464
tinea pedis 432, 466
tinea unguium 416, 460
tingling, burning sensation of throat 34
tinnitus 33
TINU syndrome 153
tinnitus retraining therapy 40
tip of left ventricle-aortic bypass surgery 238
tip perfusion index 345
TIPS 233
tissue-air ratio 367
tissue compensator 367
tissue-engineered skin transplantation 434
tissue factor 475
tissue factor pathway inhibitor activity assay 183
tissue factor pathway inhibitor 475
tissue flap necrosis after jaw bony transplantation 45
tissue fluid injection of esophageal and gastric varices under endoscope 195
tissue inhibitor 483
tissue-maximum ratio 367
tissue patch repairment of ventricular septal defect 235
tissue patch repair of patent foramen ovale 234, 335
tissue patch repair of ventricular septal defect 335
tissue-phantom ratio 367
tissue plasminogen activator 475
tissue polypeptide antigen 481
tissue polypeptide specific antigen 481
tissue surface 68
tit table training 451

TIVA 341
TLC 475
T-lymphoblastic leukemia/lymphoma 175
T-lymphoblastic lymphoma/acute lymphoblastic leukemia 347
T lymphocyte rosette test 475
T lymphocyte subset 471
T lymphocyte transformation test 475
$T_{max}$ 344
t-MDS 181
TME 196
TMR 367
TMVR 233
TNF 481
TNF-α 481
TNF-β 481
TnI 482
TNI 366
TNS 337
TnT 482
TO 85
tobacco amblyopia 15
tobacco control 96
tobacco dependence 90
tobacco dust 19
tobacco use disorder 441
Tobey-Ayer test 41
tocophobia 437
toddler delay 450
Todd paralysis 135, 449
toe amputation 308, 315
toe artery atherosclerotic gangrene 229
toe crush injury 295
toe fasciitis 295
toe gangrene 229
toe injury 297
toenail injury 295
toenail paronychia 432
TOF 345
toe nerve block anesthesia and analgesia 343
toe ray amputation 315
toe replantation 315
toe valgus 285
toe walking 299
Tolosa-Hunt syndrome 119
toluene diisocyanate poisoning 453
toluene poisoning 453
toluidine blue correction test 182, 472
tongue amyloidosis 52
tongue and salivary gland hemangioma 29
tongue base cyst 53
tongue base tumor resection via midline approach 66
tongue cancer 52
tongue fascia suspension 64
tongue granuloma 53
tongue injury 53
tongue mass 52
tongue thrusting 54
tongue thyroidectomy 64
tongue tie 53
tongue tumor 52
tonic-clonic seizure 133
tonic epileptic seizure 133
Tono-pen tonometer 22

tonsil ablation 36
tonsil and adenoid hypertrophy 25
tonsil biopsy 40
tonsil borderline tumor 25
tonsil hypertrophy 25
tonsillar cyst 25
tonsillar plague 25
tonsillar polyp 25
tonsillar tuberculosis 25
tonsillectomy 36
tonsillectomy by dissection 36
tonsillectomy by guillotine 36
tonsillectomy by laser 36
tonsil lesion radiofrequency 36
tonsil lesion radiofrequency ablation 353
tonsil lesion resection 353
tonsillitis 25
tonsolith 25
too little milk 392
toothache 59
tooth after pulp mummification 45
tooth after pulp plasticization 53
tooth after root canal therapy 45
tooth ankylosis 56
toothbrush trauma 59
tooth clinching 59
tooth concussion 57
tooth discoloration 56
tooth eruption difficulty 49
tooth extraction 65
tooth fracture 57
tooth fragment 56
tooth hemisection 60
tooth mobility 56, 59
tooth pathological shifting 56
tooth polishing 66
tooth replantation 66
tooth wear 50
tooth without opposite tooth 59
TOP2A gene amplification/deletion detection 469
TOP2A gene expression detection 469
tophus 285
topical anesthesia 60, 339
topical corticosteroid dependent dermatitis 426
topical preparation poisoning 69
TOPLL 291
top of basilar artery syndrome 125
Torkildsen operation 358
torpid appearence 466
torque 67
torque controller 63
torque driver 63
torque indicator 63
torque wrench 63
torsade de pointes 75
torsional deformity 278
torsional deformity of femur 265
torsion of accessory fallopian tube 369
torsion of cord 387
torsion of fallopian tube 372
torsion of gallbladder 104
torsion of ovarian endometriosis cyst 370
torsion of ovary 370

torsion of spermatic cord 240
torsion of testicular appendage 240
torsion of the pedicle of ovarian cyst 370
torsiversion 51
torticollis 290
tortuosity of vertebral artery 230
torus 45
torus mandibularis 55
torus palatinus 44
total abdominal irradiation 366
total ankle arthroplasty 312
total anomalous pulmonary venous drainage 226
total anomalous pulmonary venous drainage repair 235
total anomalous pulmonary venous drainage (TAPVD), cardiac 224
total anomalous pulmonary venous drainage (TAPVD), cardiac type 76
total anomalous pulmonary venous drainage (TAPVD), infracardiac 224
total anomalous pulmonary venous drainage (TAPVD), infracardiac type 76
total anomalous pulmonary venous drainage (TAPVD), mixed 224
total anomalous pulmonary venous drainage (TAPVD), mixed type 76
total anomalous pulmonary venous drainage (TAPVD), supracardiac 224
total anomalous pulmonary venous drainage (TAPVD), supracardiac type 76
total aortic arch artificial vessel replacement combined with stented elephant trunk implantation 235
total aortic arch prosthetic graft replacement 235, 237
total aortic artificial blood vessel replacement 235
total artificial heart 235
total arytenoidectomy 36
total bilirubin 483
total-body irradiation 366
total brain irradiation 366
total cholesterol 483
total colectomy 193
total/complete cordectomy 39
total cystectomy 252
total cystectomy and ileal conduit 252
total elbow arthroplasty 315
total empyema 88
total end expiratory pressure 100
total esophagectomy 39, 215, 359
total excision of facial bone 63
total excision of thymus 237
total excision of tongue 64
total excision with reconstruction of facial bone 63
total external ophthalmoplegia 10
total fatty acid 483
total fusion of wrist 312
total gastrectomy with esophagoduodeno-stomy 194, 359
total gastrectomy with esophagojejunostomy 193, 359
total gastrectomy with jejunum interposition 194, 359
total glossectomy 359
total hemiatrophy 423
total hepatectomy 193, 359
total hip arthroplasty 312
total hip surface replacement 312
total humerus resection 312
total hydrocarbon oil vapor poisoning 456
total hydroxyproline 483
total hysterectomy 359, 381
total intravenous anesthesia 341
total iodine 483
total iron binding capacity 483
total knee arthroplasty 312
total laryngectomy 36
total laryngectomy with total hypopharyn-gectomy 39
total laryngoesophagectomy 37
total lipid 483
total liquid ventilation 95
total liver irradiation 366
total lung capacity 97
total mesorectal excision 196
total nitrogen 483
total node irradiation 366
total nose reconstruction 332
total ossicular replacement prosthesis implantation 39
total osteoplasty of maxilla 64, 323
total pancreatectomy 196, 361
total parenteral nutrition 95
total parotidectomy 64
total patellar resection 312
total pelvic exenteration 193
total pelvic floor reconstruction 381
total pelvic organ prolapse 371
total penectomy 361
total peotomy 254
total perineal prostatectomy 249
total pharyngolaryngoesophagectomy and pharyngogastric anastomosis 40
total phospholipid 483
total pituitary dysfunction 165, 423
total placenta previa 393
total placenta previa with bleeding 393
total plasma carbon dioxide content 100
total pneumonectomy 359
total pneumonectomy with mediastinal dissection 359
total pressure of gas in arterial blood 97
total proctocolectomy 193
total prostate specific antigen 481
total protein 483
total protein S 475
total removal of larynx with radical lymph node dissection 36
total resection of bladder 358
total resection of colon 357
total resection of mandible 65
total resection of mandible with bone recons-truction 65
total resection of maxilla 39, 64
total resection of pineal gland 210
total resection of rectum 362
total resection of small intestine 195, 360
total respiratory frequency 100
total sacrum resection 312
total shoulder replacement 308, 312
total skin electron irradiation 366
total sleep time 149
total sphenoethmoidectomy and related procedures 39
total spinal blockade 337
total spleen irradiation 366
total talar dislocation 275
total temporal bone resection 38
total thoracoabdominal aorta replacement 235
total thymectomy 361
total thyroidectomy 37, 193
total T lymphocyte count 475
total ureterectomy 254
total urethral resection 251
total vaginectomy 381
tough hip joint 276
tourniquet pain 339
tourniquet paralysis 143
tourniquet reaction 338
toxemia 326
toxic amblyopia 18
toxic anterior segment syndrome 3
toxic bacillary dysentery 116, 466
toxic diarrhea 407
toxic diarrhoea 116
toxic diffuse goiter with Hyperthyroidism 9
toxic dyspnea 35, 93
toxic effect of contact with venomous animal 70
toxic effect of nitric acid and ester 70
toxic effect of substance 70
toxic effect of tear gas 3
toxic encephalopathy 143, 330, 407
toxic epidermal necrolysis 432
toxic erythema 407, 432
toxic gas aspiration pneumonia 89
toxic hepatitis 116, 407
toxic liver disease 116, 407
toxic liver disease with acute hepatitis 116
toxic liver disease with cholestasis 116, 407
toxic liver disease with chronic active hepatitis 116
toxic liver disease with chronic lobular hepatitis 116
toxic liver disease with hepatic failure 116, 407
toxic liver disease with hepatic failure(chronic mild) 116
toxic liver disease with hepatic failure(chronic severe) 116
toxic liver disease with lupoid hepatitis 116
toxic maculopathy 18
toxic megacolon 116
toxic melanosis 432
toxic millipede sting 412
toxic myocarditis 466
toxic myopathy 143
toxic nephropathy 155
toxic neuromuscular disease 143
toxic nodular goiter 161
toxicology screening 146

toxic optic nerve damage 18
toxic Parkinson syndrome 143
toxic pneumonia 91
toxic pulmonary edema 338
toxic purpura 432
toxic reaction 337
toxic shock syndrome 432, 466
toxic thyroid adenoma 160
toxic vertigo 33
toxigenic diarrhea 458
toxin detection of Clostridium difficile 484
toxin detection of other bacteria 484
toxin induced sleep disorder 122
toxocara oculopathy 4
toxocara uveitis 4
toxocariasis 414
toxoplasma antibody 476
toxoplasma antibody IgG 476
toxoplasma antibody IgM 476
toxoplasma chorioretinitis 459
toxoplasma encephalitis 124, 459
toxoplasma gondii chorioretinitis 4
toxoplasma gondii nucleic acid 470
toxoplasma hepatitis 106
toxoplasma IgG antibody avidity 476
toxoplasma iridocyclitis 4
toxoplasma meningoencephalitis 124, 459
toxoplasma myocarditis 459
toxoplasma myositis 263, 459
toxoplasmosis 398, 414, 459
TP 483
TP53 gene mutation detection 469
t-PA 475
TPA 481
T.pallidum antibody IgG 479
T.pallidum antibody IgM 479
T.pallidum antibody 479
TPD 155
TPE 193
TPI 345
TPM3/ALK fusion gene detection 469
TPM4/ALK fusion gene detection 469
TPMN 291
TPO 480
TPR 367
TPS 481
tPSA 481
TPTEF 96
TRAb 476
trabeculation of bladder 242
trabeculectomy 21
trabeculotomy 21
trace discontinuous, TD 146
trace element deficiency 402
trachea incision and closure 215
trachea intubation 63
tracheal abscess 88
tracheal artificial implant surgery under bronchoscope 215
tracheal benign tumor 88
tracheal borderline tumor 88
tracheal bronchus foreign body removal 39
tracheal cannula extraction 88
tracheal cicatrix 88
tracheal compression 88

tracheal contusion 88
tracheal crushing injury 88
tracheal diverticulum 88
tracheal extubation 341
tracheal fistula closure 215
tracheal fistula repair 38
tracheal fistula stenosis 88
tracheal foreign body removal 215
trachealgia 34
tracheal granuloma 88
tracheal intubation 38, 214, 335, 341, 395, 408
tracheal intubation general anesthesia 341
tracheal intubation guided by laryngeal mask airway 340
tracheal intubation guided by light 340
tracheal keratosis 88
tracheal malignant tumors 88
tracheal obstruction 88
tracheal polyp 88
tracheal pseudolymphoma 88
tracheal reconstruction 38, 214
tracheal secondary malignant tumor 88
tracheal segmental resection 214
tracheal stenosis 88, 328
tracheal stenosis release 38, 215
tracheal stent placement 39
tracheal stent replacement 215
tracheal suspension 38, 215
tracheal trauma 95
trachea tumor with uncertain malignant potential 350
tracheitis 88
trachelectomy 383
tracheobron-cheopathia osteochondroplastica 85
tracheobronchial laceration suture 215
tracheobronchitis 88
tracheobronchomalacia 88
tracheobronchomegaly 86
tracheoesophageal fistula 88
tracheoesophageal fistula after tracheostomy 29
tracheoesophageal fistula closure 215
tracheo-esophageal fistula closure 38
tracheo-esophagus ostomy 38
tracheofissure 38
tracheo-hyoid bone fixation 38
tracheo-hyoid-epiglottis fixation 38
tracheo-innominate artery fistula 88
tracheolaryngotomy 38
tracheomalacia 88
tracheoplasty 38, 214
tracheoplasty and artificial larynx reconstruction 38, 214
tracheorrhagia 93
tracheoschisis repair 38
tracheoscopy 95
tracheostoma closure 38
tracheostomy 95, 215
tracheostomy cannula 95
tracheostomy cannula extubation 95
tracheotomy 38, 332, 335
tracheotomy for foreign body removal 38, 215
tracheotomy mechanical ventilation 95

tracheotomy sinus 88
trachoma 11, 464
trachomatous conjunctivitis 11
trachomatous keratitis 11, 464
trachomatous pannus 11
traction alopecia 423
traction bronchiectasis 93
traction of lower femur 305
tractotomy 210
traditional Chinese medicine treatment of malignant tumor 354
traffic monitoring, flow monitoring 98
training of activities of daily living 451
train of four stimulation 345
train of stimuli 146
trait scale 446
tramadol poisoning 454
tramatic mucosal hematoma 43
tram-track sign 147
trance and possession disorder 436
transabdominal cervical cerclage 380, 395
transabdominal cytoreduction of female reproductive system tumor 380
transabdominal excision of adenomyosis 380
transabdominal follicle aspiration 380
transabdominal incision of uterine septum and metroplasty 380
transabdominal ligation of uterine artery 380
transabdominal metroplasty of bicornate uterus 380
transabdominal pelvic cavity aspiration and drainage 357
transabdominal peritoneal vaginoplasty 380
transabdominal puncture and drainage of pelvic cavity 192, 249
transabdominal radical hysterectomy 380
transabdominal radical parametrectomy 380
transabdominal radical trachelectomy 380
transabdominal repair of hiatal hernia 192
transabdominal replacement of obstetrical inverted uterus 395
transabdominal resection of submucous leiomyoma 380
transabdominal sigmoid colon colpoplasty 380
transabdominal staging surgery of ovarian cancer 380
transabdominal subtotal hysterectomy 380
transabdominal ultrasound guided oocyte retrieved 380
transabdominal vaginal vault suspension 380
transairway pressure 98
transalveolar technique for sinus floor elevation 60
transanal circumcision of rectal mucosa 357
transanal endoscopic microsurgery 192
transanal minimally invasive surgery 192
transanal rectal lesion resection 357
transanal rectal mucosal circumcision 192
transanal rectum tumor resection 357
transanal total mesorectal excision 192
transapical transcatheter aortic valve implantation 236

trans-articular external fixator 310
transbronchial biopsy 98
transbronchial lung biopsy 94, 98, 456
transbronchial needle aspiration 94, 98
transcallosal approach 207
transcatheter arterial chemoembolization 357
transcatheter cardiac radiofrequency ablation 80
transcatheter closure of patent foramen ovale 80
transcatheter edge-to-edge mitral valve repair 233
transcatheter hepatic arterial chemoembolization 191
transchest wall pressure 98
trans-conjunctival minimally invasive vitrectomy 20
transcortical mixed aphasia 448
transcortical motor aphasia 448
transcortical sensory aphasia 448
transcranial decompression of optic canal 20
transcranial Doppler 147, 344
transcranial Doppler sonography 147
transcranial magnetic stimulation 451
transcranial operation under microscope for resection of orbital tumor 21
transcutaneous blood oxygen saturation monitoring 81
transcutaneous electric acupoint stimulation 340
transcutaneous electrical nerve stimulation 340
transdiaphragmatic pressure 98, 344
transduodenal sphincterotomy 192
transection of femoral nerve 305
transection of isthmus of thyroid gland 37
transection of spinal cord 270
transepicondylar fracture 284
transesophageal atrial pacing 81
transesophageal echocardiography 81, 344
transesophageal electrocardiogram 81
transesophageal electrophysiological examination 81
transesophageal intraluminal ultrasonography 217
transesophageal real-time three-dimensional echocardiography 344
transethmoidal and extended transethmoidal 37
transethmoid sphenoidal approach 207
transfacial approach 37
transfemoral catheterization of femoral vein 249
transfer coping 66
transference of attention 444
transfer flap 315
transfer metatarsalgia 296
transferrin 483
transferrin assay 475
transforaminal herniation 137
transforaminal lumbar discectomy 308
transforaminal lumbar interbody fusion 309
transformed lymphocyte 149
transforming growth factor-β 481

transfrontal biopsy of pituitary 206
transfrontal lateral ventricle approach 206
transfrontal partial hypophysectomy 206
transfrontal resection of brain lesion 357
transfrontal resection of cerebral lesion 206
transfrontal resection of pituitary lesion 206
transfrontal total hypophysectomy 206
transfusion-associated graftversushost disease 179
transfusion malaria 464
transfusion reaction 401, 425
transfusion transmitted virus antibody 480
transglottic carcinoma 26
transglottic carcinoma of larynx 348
transient abnormal myelopoiesis 176
transient abnormal myelopoiesis associated with Down syndrome 175
transient and persistent acantholytic dermatosis 431
transient bullous dermolysis of newborn 428
transient colostomy 192
transient congenital hypothyroidism 161
transient elastography 197
transient evoked otoacoustic emission 41
transient global amnesia 122
transient Hashimoto thyrotoxicosis 161
transient hyperammonemia 174
transient hypertension in pregnancy 391
transient hypogammaglobulinemia of infancy 428
transient hypoparathyroidism after operation of primary hyperparathyroidism 170
transient ileostomy 362
transient ischemic attack 69, 122
transient joint disease 260
transient low median nerve palsy 260
transient low radial nerve palsy 260
transient neonatal diabetes mellitus 168
transient neonatal hypoglycemia 168
transient neonatal myasthenia gravis 137
transient neonatal pustular melanosis 428
transient neurological syndrome 337
transient retinal arteriospasm 17
transient retinal artery occlusion 3
transient synovitis 260, 293
transient synovitis of hip joint 276
transient tic disorder 441
transient unconsciousness 442
transient visual loss 18
transileal cystic retrograde ureterography 249
transillumination 23
transitional atrioventricular septal defect 221
transitional cell carcinoma of bladder 242
transitional cell carcinoma of lacrimal duct 8
transitional cell carcinoma of prostate 243
transitional cell carcinoma of renal pelvis 244
transitional epithelium 474
transitional/mixed meningioma 199
transitional prosthesis 61
transitional syndrome 432
transjugular intrahepatic portosystemic shunt 233
transjugular liver biopsy 192

translabyrinthine approach 37, 206
translation 299
translocation of breast implant 319
translocation of penis 246
translocation of scrotum 246
transmeatal approach 206
transmetatarsal amputation 308
trans-middle nasal meatal maxillary sinusotomy 37
transmissible spongiform encephalopathy 128
transmucosal abutment 60
transmucosal implant 60
transmural pressure 98, 344
transmural pressure of capillary 98
transmuscular cordectomy 37
transnasal approach 206
transnasal endoscopic decompression of optic nerve 19
trans-nasal endoscopic decompression of orbital 20
transnasal endoscopic frontal sinusotomy 38
trans-nasal endoscopic sinus cardial approach for orbital foreign body removal 20
trans-nasal endoscopic sinus cardial approach for orbital tumor resection 20
transnasal humidified rapid-insufflation ventilatory exchange 340
transnasal orbital decompression 37
transnasal pituitary tumor resection 37
transneck fracture of femoral neck 265
trans-obturator urethral suspension 249
transoburator tension-free midurethral sling 380
transoccipital resection of cerebral lesion 207
transoral approach 37, 206
transoral atlantoaxial fusion 308
transoral atlantoaxial revision 308
transoral occipital-cervical fusion 308
transoral occipital-cervical revision 308
transoral odontoidectomy 308
transorbital approach 206
transoro-naso-sphenoidal approach 206
trans-otic capsule approach 37
transpancreatic duct lithotomy 192
transparent marginal corneal degeneration 13
transparietal resection of brain lesion 357
transparietal resection of cerebral lesion 206
transpedicular total laminectomy 308
transperineal biopsy 249
transperineal cryosurgical ablation of prostate 357
transperineal prostate biopsy 249
transperineal prostate cryotherapy 249
transperineal prostatectomy 357
transperineal prostate cyst resection 249
transperitoneal diaphragmatic hernia repair 214
transplantation-associated thrombotic micro-angiopathy 180
transplantation liver puncture biopsy 118
transplantation of advanced flap 311, 322
transplantation of brachial plexus 301
transplantation of cardiac muscle cell 236

transplantation of common peroneal nerve 303

transplantation of conjunctiva 20

transplantation of cross lip flap 62, 321

transplantation of double pedicled flap 323

transplantation of fascia 308, 321

transplantation of fascia flap 37, 62, 308, 321

transplantation of fasciocutaneous flap 332

transplantation of free skin flap with big toe nail 332

transplantation of gracilis 304

transplantation of latissimus dorsi muscle 187, 301, 320

transplantation of lip flap 60, 321

transplantation of mandibular prosthesis 65

transplantation of muscle 307, 321

transplantation of muscle flap 307

transplantation of oral mucosal flap 62

transplantation of peripheral nerve 315

transplantation of peroneal nerve 303

transplantation of radial nerve 312

transplantation of rotation flap 65, 323

transplantation of sciatic nerve 316

transplantation of skin tube 322

transplantation of sliding flap 306, 321

transplantation of sural nerve 302

transplantation of temporal fascia 433

transplantation of thymus 361

transplantation of tibialis posterior muscle 309

transplantation of tube flap 36, 61, 306

transplantation of ulnar nerve 302

transplantation of ureter 254

transplantation of vaginal mucosa flap 383

transplanted flap necrosis of cheek 47

transplanted flap necrosis of mouth floor 48

transplanted flap necrosis of palate 44

transplanted kidney cyst suction 254

transplanted kidney perirenal hematoma evacuation 254

transplanted kidney-ureter-bladder anastomosis 254

transplant kidney hematoma removal 254

transposition of accessory nerve 303

transposition of cervical plexus 309

transposition of cranial nerve 208

transposition of fascia flap or skin flap with vascular pedicle 302

transposition of great arteries (intact ventricular septum-left ventricular outflow tract obstruction) 218

transposition of great arteries (interventricular septum) 218

transposition of great arteries (ventricular septal defect-left ventricular outflow tract obstruction) 218

transposition of great arteries (ventricular septal defect) 218

transposition of iliotibial band 311

transposition of intercostal nerve 310

transposition of muscle 307

transposition of nipple 194

transposition of obturator nerve 301

transposition of peripheral nerve 315

transposition of phrenic nerve 303

transposition of submandibular gland duct 65

transposition of superficial branch of radial nerve 312

transposition of temporalis myofascial flap for treatment of hypophasis 21

transposition of tendon of forearm 311

transposition of tibialis anterior tendon 310

transposition of tibial tuberosity 309

transposition of tooth 57

transposition of triceps brachii branches 304

transposition of ulnar nerve 302

transposition of vocal cord 39

transposition skin flap 333

transpulmonary pressure 98

trans-pupil retinal laser photocoagulation 20

trans-pupil retinal photodynamic therapy 20

trans-pupil subthreshold retinal photocoagulation 20

transrectal biopsy 250

transrectal prostate biopsy 250

transrectal ultrasound-guided puncture biopsy of prostate 250

transsacral excision of rectum and sigmoid colon 357

trans-scaphoid perilunar dislocation 273

trans-scleral resection of uveal tumor 20

transsexualism 441

transsexual operation 247

transsphenoidal approach 37, 206

transsphenoidal biopsy of pituitary 206

transsphenoidal exploration of pituitary 206

transsphenoidal partial hypophysectomy 206

transsphenoidal resection of brain lesion 357

transsphenoidal resection of cerebral lesion 206

transsphenoidal resection of pituitary lesion 206

transsphenoidal total hypophysectomy 206

trans-sternal approach esophageal anastomosis with colonic interposition 361

trans-sternal approach esophageal anastomosis with small intestine interposition 361

trans-sternal approach esophageal-colon anastomosis 361

trans-sternal approach esophageal-ileum anastomosis 361

trans-sternal approach esophageal-small intestine anastomosis 361

trans-sternal approach esophagoesophagostomy 361

trans-sternal approach esophagogastroanastomosis 361

trans-sternal approach esophagojejunostomy 361

transsylvian approach 206

transtemporal evacuation of intracerebral hematoma 206

trans temporal lobe excision of brain lesion 357

transtemporal resection of cerebral lesion 206

transtentorial approach 207

transthoracic aortic valve implantation 234

transthoracic aortic valve stent implantation 234

transthoracic balloon dilatation of pulmonary artery 234

transthoracic balloon dilatation of thoracic aortic valve 234

transthoracic closed umbrella closure of atrial septal defect repair 234

transthoracic closed umbrella closure of ventricular septal defect repair 234

transthoracic closure of patent ductus arteriosus 234

transthoracic device closure of atrial septal defect 335

transthoracic device closure of ventricular septal defect 335

transthoracic diaphragmatic hernia repair 214

transthoracic echocardiography 344

transthoracic esophageal hiatal hernia repair 214

transthoracic heart microwave ablation 234

transthoracic modified maze procedure with radiofrequency ablation 234

transthoracic needle aspiration biopsy 98

transthoracic pressure 98

transthoracic pulmonary artery stent implantation 234

transthoracic replacement of heart assist device 234

transtracheal oxygen therapy 95

transtracheostomy intubation 340

transtrochanteric rotating osteotomy 308

transudate 473

transudative pleural effusion 93

transurethral ballistic lithotripsy of bladder calculus 249

transurethral balloon dilation of prostatic urethra 250

transurethral biopsy 249

transurethral bladder biopsy 249, 363

transurethral bladder foreign body removal 249

transurethral bladder intracavity adhesion lysis 249

transurethral bladder laser lithotripsy 249

transurethral bladder lesion cold knife resection 249

transurethral bladder lesion electrotomy 249

transurethral bladder lithotomy 249

transurethral bladder lithotrite lithotripsy 249

transurethral bladder neck electrotomy 249

transurethral bladder sleeve resection 249

transurethral bladder ultrasound lithotripsy 249

transurethral columnar hydrosacral prostate expansion 250

transurethral cystoscopic bladder injection 251

transurethral cystoscopic foreign body removal 251

transurethral cystoscopic incontinence treatment 251

transurethral cystoscopic lithotripsy 251

transurethral cystoscopic resection of bladder lesion 251

transurethral cystoscopic ureteral catheterization 251

transurethral cystoscopic ureteral dilatation 251

transurethral cystoscopic ureteral renal calculus laser lithotripsy 251

transurethral cystoscopic ureteral stent extraction 251

transurethral cystoscopic ureteral stent placement 251

transurethral cystoscopy 251

transurethral dilation of bladder neck 249

transurethral ejaculatory duct area cyst incision 250

transurethral electric resection of bladder tumor 249

transurethral electronic ureteroscope laser resection of tumor 248

transurethral electrovaporization of prostate 357

transurethral electrovaporization of the prostate 250

transurethral evacuation of bladder hematoma 249

transurethral external sphincterotomy 250

transurethral fiber ureteroscope laser resection of tumor 254

transurethral flexible ureteroscopy holmium laser lithotripsy 250

transurethral fulgerize of bladder tumor 249

transurethral green laser vaporization of prostate 250

transurethral holmium laser enucleation of prostate 249

transurethral holmium laser lithotripsy of bladder stones 249

transurethral incision of bladder neck 249

transurethral laser cauterization of renal lesion 357

transurethral laser enucleation of prostate 250

transurethral laser lithotripsy 249

transurethral laser resection of bladder tumor 249

transurethral laser resection of prostate 249, 357

transurethral laser vaporization of prostate 249, 357

transurethral plasma kinetic prostatectomy 249

transurethral prostate balloon dilatation 250

transurethral prostate cryotherapy 250

transurethral prostatectomy 250

transurethral prostatic resection syndrome 240

transurethral prostatomy 250

transurethral radiofrequency needle ablation of prostate 250

transurethral renal lesion laser resection 250

transurethral resection of bladder tumor 249

transurethral resection of male urethral carcinoma 249

transurethral resection of prostate 357

transurethral resection of prostate cyst 250

transurethral resection of urethral lesion 251

transurethral resection of urethral stricture 251

transurethral resection of urethral valve 249

transurethral resectoscope ureter cyst incision 248

transurethral seminal vesicle scope exploration 250

transurethral seminal vesicle scope seminal vesicular stone lithotripsy 250

transurethral seminal vesicle scope vas deferens obstruction dredge 250

transurethral ureteral biopsy 363

transurethral ureteral lesion electrotomy 250

transurethral ureteral lithotomy 250

transurethral ureteropyeloscopy 250

transurethral ureteroscopic bladder laser lithotripsy 253

transurethral ureteroscopic bladder pneumatic lithotripsy 253

transurethral ureteroscopic bladder ultrasound lithotripsy 253

transurethral ureteroscopic endoureterotomy 253

transurethral ureteroscopic examination 253

transurethral ureteroscopic foreign body removal 253

transurethral ureteroscopic laser lithotripsy 253

transurethral ureteroscopic laser resection of tumor 253

transurethral ureteroscopic pneumatic lithotripsy 253

transurethral ureteroscopic renal calculus pneumatic lithotripsy 253

transurethral ureteroscopic renal calculus ultrasound lithotripsy 253

transurethral ureteroscopic tumor electrotomy 253

transurethral ureteroscopic ultrasound lithotripsy 253

transurethral ureteroscopic ureteral biopsy 253

transurethral ureteroscopic ureteral catheterization 253

transurethral ureteroscopic ureteral dilatation 253

transurethral ureteroscopic ureteral lithotomy 253

transurethral ureteroscopic ureteral stent extraction 253

transurethral ureteroscopic ureteral stent placement 253

transurethral urethral stricturotomy 249

transvaginal bilateral oophorectomy 381

transvaginal bilateral salpingo-oophorectomy 381

transvaginal bilateral salpingo-ovariectomy 357

transvaginal bladder vagina fistula neoplasty 250

transvaginal cervical cerclage 381, 395

transvaginal cervical cyst pouch 381

transvaginal excision of intraligamentous tumor 381

transvaginal excision of residual ovary 380

transvaginal excision of uterine lesion 381

transvaginal high uterosacral ligament hysteropexy 381

transvaginal high uterosacral ligament sacral hysteropexy 381

transvaginal hysterectomy 357, 381

transvaginal hysterectomy and bilateral adnexectomy 381

transvaginal hysterectomy and unilateral adnexectomy 381

transvaginal hysteromyomectomy 381

transvaginal middle urethra SPARC suspension 250

transvaginal modified radical hysterectomy 380

transvaginal obturator tension-free mid-urethral suspension 250

transvaginal ovarian cyst puncture 381

transvaginal ovarian lesion resection 357

transvaginal partial hysterectomy 381

transvaginal puncture of posterior vaginal fornix 381

transvaginal radical hysterectomy 357, 381

transvaginal radical trachelectomy 381

transvaginal removal of cervical myoma 381

transvaginal replacement of obstetrical inverted uterus 395

transvaginal resection of ovarian lesion 381

transvaginal residual salpingo-oophorectomy 380

transvaginal robotic radical hysterectomy 380

transvaginal sacrocolpopexy 381

transvaginal sacrohysteropexy 381

transvaginal sacrospinous ligament colpopexy 381

transvaginal sacrospinous ligament hysteropexy 381

transvaginal separation of cervical canal adhesion 381

transvaginal subtotal hysterectomy 357, 381

transvaginal tension-free urethral suspension 250

transvaginal ultrasound guided follicular puncture 380

transvaginal unilateral oophorectomy 380

transvaginal unilateral salpingo-oophorectomy 381

transvaginal unilateral salpingo-ovariectomy 357

transvaginal uterine lesion resection 357

transvalvular gradients 344

transvalvular regurgitation 344

transverse and posterior wall fractrue 267

transverse closing wedge osteotomy 306

transverse colectomy 191

transverse colon cancer 348

transverse colonic-descending colonic anastomosis 191

transverse colonic-rectal anastomosis 191

transverse colon injury 107, 185

transverse colon-rectum anastomosis 356

transverse colon resection 356
transverse colostomy 191
transverse-descending colonic anastomosis 356
transverse facial cleft 50
transverse fascia plane block anesthesia and analgesia 340
transverse fracture 267
transverse fracture of maxilla 49
transverse fracture of scaphoid bone 296
transverse furrow of nail 416
transverse ligament rupture 267
transversely contracted pelvis 387
transverse nasal groove 410
transverse opening wedge osteotomy 306
transverse position 387
transverse process fracture 267
transverse process fracture of lumbar spine 292
transverse process syndrome of third lumbar vertebra 337
transverse-sigmoid colonic anastomosis 191
transverse sinus meningioma 199
transverse vaginal septum 374
transversus abdominal plane block anesthesia and analgesia 340
transversus thoracic muscle plane block anesthesia and analgesia 342
transvestism 441
transzygomatic temporal approach 207
TRAP 473
trapezium dislocation 259
trapezium fracture 259
trapezius myocutaneous flap 333
trapezoid dislocation 290
trapezoid fracture 290
TRAPS 392
trauma 31, 259
trauma assessment for adults 445
trauma history questionnaire 445
trauma in head and neck 30
trauma of nasal root 24
trauma of nose 25
trauma of primary tooth 51
trauma of skull base 200
traumatic abdominal aortic aneurysm 184, 218
traumatic abducens nerve palsy 13
traumatic abscission of nose 43
traumatic acute periodontal injury 54
traumatic aeroembolism 82
traumatic alveolar bone defect 320
traumatic amputation at level between shoulder and elbow 272
traumatic amputation at neck level 273
traumatic amputation between elbow and wrist 296
traumatic amputation involving multiple body regions 318
traumatic amputation of all extremities 284
traumatic amputation of ankle 318
traumatic amputation of arm 257
traumatic amputation of both arms 284
traumatic amputation of both feet 284
traumatic amputation of both hands 284

traumatic amputation of both shanks 284
traumatic amputation of both shanks (any level) 284
traumatic amputation of elbow and wrist 296
traumatic amputation of food and contralateral calf 297
traumatic amputation of foot 320
traumatic amputation of forearm 319
traumatic amputation of hand and contralateral arm 283
traumatic amputation of hand at wrist joint level 285
traumatic amputation of lower extremity 288
traumatic amputation of muscle 318
traumatic amputation of part of thorax 228
traumatic amputation of pelvis 266
traumatic amputation of single finger (complete) 260
traumatic amputation of single finger (partial) 260
traumatic amputation of single toe 260
traumatic amputation of tendon 318
traumatic amputation of thigh 259
traumatic amputation of thumb 319
traumatic amputation of thumb (complete) 278
traumatic amputation of thumb (partial) 278
traumatic amputation of trunk 280
traumatic amputation of two fingers (complete) 277
traumatic amputation of two fingers (partial) 277
traumatic amputation of two or more fingers alone 273
traumatic amputation of two or more toes 277
traumatic amputation of upper and lower limbs 261
traumatic amputation of upper arm 282
traumatic amputation of upper limb 282
traumatic angle recession 13
traumatic angular cheilitis 43
traumatic anterior cord syndrome 198, 259
traumatic anterior sacral venous plexus rupture 218
traumatic anuria 239
traumatic aortic aneurysm 218
traumatic aortic dissection 218
traumatic arthritis of ankle 268
traumatic arthritis of shoulder joint 271
traumatic arthritis of temporomandibular joint 50
traumatic arthropathy 259
traumatic asphyxia 82, 411
traumatic bile duct rupture 259
traumatic blindness 3
traumatic bloody bulla 43
traumatic brachial neuralgia 136
traumatic brain edema 198
traumatic brain hernia 198
traumatic brain injury 198
traumatic brainstem hemorrhage 198
traumatic canthus distance too wide inner canthus ligament fixation 19

traumatic cardiac rupture 212, 218
traumatic cardiac tamponade 212, 218
traumatic carotid aneurysm 218
traumatic carotid arteriovenous fistula 218
traumatic carotid-cavernous fistula 218
traumatic carotid fistula 218
traumatic cataract 13
traumatic cerebellar contusion 198
traumatic cerebellar hematoma 198
traumatic cerebellar hemorrhage 198
traumatic cerebral fat embolism 198
traumatic cerebral hemorrhage 198
traumatic cerebrospinal rhinorrhea 25
traumatic cervical disc rupture 259
traumatic chorioretinopathy 3, 13
traumatic ciliary body prolapse 3
traumatic cleft palate 43
traumatic common iliac artery thrombosis 218
traumatic cyclodialysis 13
traumatic defect of frontal bone 44
traumatic defect of mandible 320
traumatic defect of maxillary 319
traumatic degeneration of lumbar intervertebral disc 292
traumatic detachment of choroid 13
traumatic diaphragmatic hernia 82, 212
traumatic diaphragmatic rupture 218
traumatic dural arteriovenous fistula 198
traumatic eczema 411
traumatic elbow arthritis 259
traumatic encephalopathy syndrome 121
traumatic epidermal cyst 427
traumatic epidural hematoma 397
traumatic epidural hemorrhage 198
traumatic epistaxis 31
traumatic esophageal stenosis 103
traumatic esophagitis 103, 212
traumatic external auditory canal atresia 319
traumatic external auditory canal atresia (unilateral) 320
traumatic facial paralysis 43
traumatic fat embolism 82
traumatic fat necrosis 427
traumatic femoral arteriovenous fistula 218
traumatic femoral artery aneurysm 218
traumatic femoral artery pseudoaneurysm 218
traumatic femoral artery thrombosis 218
traumatic finger artery rupture 218
traumatic fistula of palate 43
traumatic fracture of tooth 54
traumatic gastrorrhexis 103, 184
traumatic glaucoma 13
traumatic haemopneumothorax 218
traumatic haemothorax 218
traumatic hemopericardium 212, 218
traumatic hemopneumothorax 212
traumatic hemothorax 212
traumatic hepatic hematoma 103, 184
traumatic hip disarticulation 277
traumatic hip dislocation 285
traumatic hydrocephalus 198
traumatic hyphema 3, 17
traumatic hypophasis 13

traumatic hypotony syndrome 13
traumatic ileum rupture 259
traumatic infection 325
traumatic intracerebral hematoma 198
traumatic intracerebral hemorrhage 69
traumatic intracranial hematoma 198
traumatic intracranial hemorrhage 198
traumatic iridocyclitis 3
traumatic iris hernia 13
traumatic iris incarcerated 3
traumatic iris prolapse 3
traumatic laryngeal web 31
traumatic lumbar spondylolisthesis fracture 259
traumatic luxation of lens 3
traumatic macular hole 13
traumatic mesenteric vessel injury 184, 218
traumatic multiple abdominal organ rupture 259
traumatic muscle ischaemia 259
traumatic myiasis 458
traumatic myositis ossificans 285
traumatic neuroma 411
traumatic neuroma of finger 320
traumatic no light perception 13
traumatic occlusion 43
traumatic optic nerve injury 13
traumatic optic neuropathy 13
traumatic osteoarthritis 259
traumatic osteomyelitis 259
traumatic paraplegia 198, 259
traumatic Parkinsonism 136
traumatic perforation of tympanic membrane 25
traumatic pleural effusion 82, 212
traumatic pneumothorax 82, 212
traumatic posterior cord syndrome 198, 259
traumatic posterior tibial artery thrombosis 218
traumatic prolapse of vitreous 13
traumatic proliferative retinopathy 13
traumatic pseudoaneurysm of carotid artery 218
traumatic ptosis 13
traumatic pulmonary edema 82
traumatic pupil mydriasis 13
traumatic retinal break 3
traumatic retinal detachment 13
traumatic retinopathy 13
traumatic retroperitoneal hematoma 184
traumatic rupture of deltoid 259
traumatic rupture of diaphragm 212
traumatic rupture of intercostal artery 212, 218
traumatic rupture of lumbar intervertebral disc 292
traumatic rupture of supraspinatus 259
traumatic rupture of symphysis pubis 285
traumatic rupture of tympanic membrane 26
traumatic scoliosis 285
traumatic shock 184
traumatic shoulder arthritis 259
traumatic skin injury 51
traumatic skull defect 319
traumatic spinal cord ischemia 259
traumatic spondylolisthesis 259

traumatic spondylolisthesis of axis 259
traumatic spondylolisthesis of lumbar spine 292
traumatic stress schedule 445
traumatic subarachnoid hemorrhage 198
traumatic subcutaneous emphysema 427
traumatic subdural effusion 198
traumatic subdural hematoma 198
traumatic subdural hemorrhage 198
traumatic synovitis 259, 285
traumatic thoracic aortic aneurysm 218
traumatic thoracic intervertebral disc rupture 218
traumatic tooth missing 54
traumatic tympanic membrane perforation 31
traumatic ulceration 43
traumatic ulcer of tongue 52
traumatic urethral fistula 245
traumatic vasospastic syndrome 184
traumatic vertebral lesion 259
traumatic vitreous hemorrhage 13
traumatic vitreous hernia 3
traumatic wet lung 82
traumatic wrist joint arthritis 285
traumatic zygomaticoorbital deformity 43
treadmill exercise test 81
treatment emergent symptom scale 446
treatment for bromidrosis with a tiny incision 434
treatment of lung cancer 94
treatment of lung lesion by argon-helium knife cryotherapy 354
treatment of vitiligo with autologous melanocytes 434
treatment of yttrium aluminum garnet (YAG) laser therapy for anterior segment 22
treatment volume 366
tremulous pronunciation 33
trench fever 431, 465
trench foot 326
Trendelenburg test 298
trepanation and drainage 316
trephination of skull 207
Treponema pallidum antibody 479
Treponema pallidum non-specific antibody 479
treponema pallidum (TP) nucleic acid 470
treponema test from black-field microscope 435
TRF 483
TRH 481
triad of elbow joint 296
trial of labor after cesarean 395
triangle advance skin flap 332
triangular bone lesion resection 359
triatoma rubrofasciata dermatitis 432
triceps brachii suture 304
triceps reflex 298
trichaschisis 419
trichiasis electrolysis treatment 20
trichiasis removal treatment 20
trichilemmal carcinoma 420
trichilemmal cyst 420
trichilemmoma 420
trichinelliasis 429, 465

trichloroethane poisoning 454
trichloroethylene poisoning 455
trichoadenoma 420
trichoblastoma 420
trichodiscoma 420
trichoepithelioma 420
trichofolliculoma 420
trichomonal balanoposthitis 239
trichomonal prostatitis 239, 412
trichomonal urethritis 412
trichomonal urethro-cystitis 239
trichomonal vaginitis 368
trichomonas vaginalis infection 465
trichomoniasis 412
trichomoniasis hominis 463
trichomoniasis of genitourinary system 241
trichomoniasis vaginalis 465, 474
trichomycosis 462
trichomycosis axillaris 429
trichophagy 440
trichopoliodystrophy 415
trichoptilosis 420
tricho-rhino-phalangeal syndrome type I 419
tricho-rhino-phalangeal syndrome type II 419
tricho-rhino-phalangeal syndrome type III 419
trichorrhexis 411
trichorrhexis invaginata 426
Trichosporon asahii infection 409
trichosporosis 419
trichostasis spinulosa 428
trichostrongyliasis 109, 462
trichothiodystrophy 419
trichotillomania 436
trichuriasis 101, 457
trick knee 287
tricuspid annuloplasty 235, 335
tricuspid atresia 225
tricuspid chordae rupture 225
tricuspid incompetence (mild) 225
tricuspid incompetence (moderate) 225
tricuspid incompetence (severe) 225
tricuspid regurgitation 225
tricuspid regurgitation after cardiac surgery 228
tricuspid regurgitation velocity 345
tricuspid stenosis 225
tricuspid stenosis with incompetence 225
tricuspid straddling 225
tricuspid valve closed (single ventricle) operation 235
tricuspid valve dysplasia 225
tricuspid valve exploration 335
tricuspid valve resection (non valve replacement) 235
tricuspid valvuloplasty 235
tricuspid vegetation 225
tricuspid vegetation removal 235
tricyclic and tetracyclic antidepressant poisoning 454
trifascicular block 76
trigeminal autonomic cephalalgia 133
trigeminal ganglion block anesthesia and

analgesia 341
trigeminal nerve benign neoplasm 11
trigeminal nerve decompression 145
trigeminal nerve herpes zoster 424
trigeminal nerve inflammation 133
trigeminal nerve malignant neoplasm 10
trigeminal nerve paralysis 133
trigeminal neuralgia 11, 133, 203, 337
trigeminal neuralgia attributed to multiple
　　sclerosis 140
trigeminal neuralgia attributed to other cause
　　141
trigeminal neuralgia attributed to space-
　　occupying lesion 142
trigeminal neurinoma 133
trigeminal neurofibroma 29
trigeminal neurolysis 209
trigeminal neuroma 29
trigeminal neuropathy 133
trigeminal rhizotomy via subtemporal
　　approach 206
trigeminal trophic lesion 424
trigeminy 79
trigger finger 257
triggering time 96
trigger point injection 339
trigger thumb 257
triglyceride in lipoprotein 483
triglyceride, TG 482
trigonal meningioma 203
trigonectomy 252
trigone malignant tumor 350
trigonitis 242
trigonocephaly 52
trigonosigmoidostomy 252
trihexyphenidyl poisoning 452
triiodothyronine 482
triiodothyronine uptake rate 481
trilogy of Fallot 219
trimethylaminuria 173
trimethyltin poisoning 454
trinitrotoluene cataract 455
trinitrotoluene poisoning 455
triose phosphate isomerase deficiency 178
triphalangeal thumb 282
triphasic action potential 148
triphasic wave 148
triple acid-base disorder 88
triple arthrodesis of foot 316
triple atrioventricular nodal pathway 73
triple contrast cystography 252
triple discharge 148
triple index 345
triple pelvic osteotomy 305
triple rhythm 79
triplet infant 401
triplet pregnancy 392
triple voiding 255
tripod fracture of malar bone 10
tripod implant 64
tripod incision 209
tripod sign 466
triptan-overuse headache 133
triquetral bone 282
triquetral-hamate dislocation 282

triquetrohamate ligament injury 294
triquetrolunate dissociation 294
triquetrum fracture 282
trismus 59
trisomy 13 syndrome 1, 397, 409
trisomy 18 syndrome 318, 397, 409
trisomy 21 syndrome 256, 397, 409
trisomy 22 syndrome 409
tritanomalia 8
tritanopsia 8
trochanteric aponeurositis 296
trochanteric arthroplasty 302
trochanteric bursitis 296
trochlear headache 125
trochlear nerve benign tumor 5
trochlear nerve block anesthesia and analgesia
　　340
trochlear nerve injury 5, 125
trochlear nerve malignant tumor 5
trochlear nerve palsy 5
trombiculosis 429
trophic ulcer of cervix 376
trophoblastic tumor 352
tropical acne 423
tropicaloid ulcer 418
tropical pulmonary eosinophilia 88
tropical pyomyositis 280
tropical spastic paraplegia 133
tropical sprue 110
tropical steatorrhea 110
tropical ulcer 423
troponin I 482
troponin T 482
troublesome personality disorder 437
true exfoliation syndrome 18
true hermaphroditism 247
true knot of cord 387
true precocious puberty 170
trumpeter's wart 411
truncal muscle lesion resection 359
truncal vagotomy 193, 208
truncus arteriosus communis 74, 221
truncus arteriosus communis repair 232
trunk Bowen disease 423
trunk cutaneous benign tumor 423
trunk cutaneous infection 423
trunk cutaneous malignant tumor 423
trunk cutting 280
trunk frostbite 328
trunk frostbite with tissue necrosis 328
trunk furuncle 423
trunk hemangioma 350
trunk joint and ligament dislocation 280
trunk joint and ligament injury 280
trunk joint and ligament strain 280
trunk muscle and tendon injury 280
trunk muscle and tendon sprain 280
trunk muscle sprain 280
trunk sequela of burn 328
trunk vascular malformation 224
try-in 64
trypanosoma brucei Gambiense trypanosomiasis
　　458
trypsin 483
trypsinogen 483

tryptase 479
tryptophan metabolic disorder 173
TS 345
tSAH 198
TSEI 366
TSGF 481
T-shaped fracture 257
T-shaped incision 205
TSH dependent hyperthyroidism 159
T-SPOT tuberculosis（T-SPOT.TB）test or
　　interferon-γ release test 484
T-SPOT.TB 477
TSS 291, 445
TST 149
tsutsugamushi disease 465
TT 345, 473
TTE 344
TTI 346
TTS 456
TTTS 392, 401
TTV-Ab 480
T-tube drainage removal 117
T-tube drainage replacement 117
T tube weaning 93
tubal ampullary pregnancy 372
tubal anastomosis 382
tubal aspiration 382
tubal biopsy 382
tubal centesis 382
tubal dilation 382
tubal drug injection 382
tubal incision drainage 382
tubal lesion ablation 381
tubal lesion electrocoagulation 381
tubal lesion excision 381
tubal methotrexate injection 382
tubal necrosis 372
tubal pregnancy 372
tubal pregnancy abortion 372
tubal pregnancy complicated with intrauterine
　　pregnancy 372
tubal prosthesis ablation 382
tubal prosthesis implantation 382
tubal prosthesis replacement 382
tubal recanalization after tubal sterilization
　　382
tubal sterilization 382
TUBB3 gene expression detection 469
tube indwelling test 343
tubercle 86
tuberculin test 98
tuberculoid leprosy 417, 461
tuberculosis 47, 460
tuberculosis and hemoptysis 84
tuberculosis cutis miliaris disseminata 410
tuberculosis cutis ulcerosa 418
tuberculosis cutis verrucosa 430
tuberculosis encephalitis 127
tuberculosis infection T cell spot test 477
tuberculosis of abdominal celiac lymph node
　　105
tuberculosis of bone 265
tuberculosis of bone and joint 266
tuberculosis of chest wall 212
tuberculosis of conjunctiva 6

tuberculosis of connective tissue　273
tuberculosis of Cowper gland　241
tuberculosis of epididymis　239
tuberculosis of eye　16
tuberculosis of fallopian tube　372
tuberculosis of femur　264
tuberculosis of foot　297
tuberculosis of hand　283
tuberculosis of hepatic portal lymph node
　105
tuberculosis of hip joint　279
tuberculosis of humerus　264
tuberculosis of iliac fossa　110
tuberculosis of intestine　102
tuberculosis of intrathoracic lymph node　90
tuberculosis of jaw　26, 45
tuberculosis of knee　287
tuberculosis of larynx　27
tuberculosis of limb bone　294
tuberculosis of liver　105
tuberculosis of male genitourinary system
　241
tuberculosis of mediastinal lymph node　212
tuberculosis of mesenteric lymph node　103
tuberculosis of mesentery　102
tuberculosis of metacarpal　294
tuberculosis of metatarsophalangeal joint
　295
tuberculosis of nose　24
tuberculosis of ossa palatinum　44
tuberculosis of pancreas　114
tuberculosis of pectoralis major　290
tuberculosis of penis　246
tuberculosis of peritoneum　105
tuberculosis of phalanx　295
tuberculosis of pituitary gland　160
tuberculosis of prostate　243
tuberculosis of renal calice　244
tuberculosis of retina　12
tuberculosis of sclera　4
tuberculosis of scrotum　246
tuberculosis of seminal vesicle　240
tuberculosis of shoulder joint　271
tuberculosis of spine and paravertebral abscess
　271
tuberculosis of submandibular gland　27
tuberculosis of submandibular lymph node
　26
tuberculosis of tendon　269
tuberculosis of testis　240
tuberculosis of the third cuneiform　260
tuberculosis of tongue　53
tuberculosis of ulna　258
tuberculosis of ureter　245
tuberculosis of urethra　241
tuberculosis of uveal　10
tuberculosis of vas deferens　245
tuberculosis of wrist joint　285
tuberculosis with pleural effusion　84
tuberculous abdominal aortitis　222
tuberculous abscess of joint　266
tuberculous abscess of spine　270
tuberculous Addison's disease　164
tuberculous anal fistula　108
tuberculous arthritis　273, 460

tuberculous arthritis of ankle　268
tuberculous arthritis of knee　287
tuberculous ascites　108
tuberculous bronchial-lymph fistula　86
tuberculous bronchiectasis　86, 461
tuberculous bronchostenosis　86, 461
tuberculous cerebral arteritis　127
tuberculous cervicitis　460
tuberculous chorioretinitis　460
tuberculous chylothorax　86, 222
tuberculous coxitis　460
tuberculous dacryocystitis　460
tuberculous dactylitis　461
tuberculous destroyed lung　86
tuberculous encapsulated empyema　86
tuberculous endophthalmitis　461
tuberculous erythema nodosum　460
tuberculous esophagitis　108
tuberculous fibrosis of lung　86
tuberculous gastrocolic fistula　108
tuberculous gumma　417
tuberculous iridocyclitis　6
tuberculous keratitis　6
tuberculous kyphosis　273
tuberculous lordosis　273
tuberculous massive hemoptysis　86
tuberculous mastoiditis　460
tuberculous meningitis　127, 460
tuberculous meningoencephalitis　127
tuberculous optic choroiditis　6
tuberculous osteitis　460
tuberculous osteomyelitis　460
tuberculous pelvitis　371
tuberculous perianal abscess　460
tuberculous pericarditis　460
tuberculous peritonitis　108, 460
tuberculous pleural effusion　461
tuberculous pleuritis　86, 461
tuberculous pneumonia　86
tuberculous pneumothorax　86
tuberculous polyserositis　460
tuberculous pulmonary fistula　86
tuberculous pyelitis　460
tuberculous pyelonephritis　460
tuberculous rectal fistula　108
tuberculous rectovaginal fistula　369
tuberculous retinochoroiditis　6
tuberculous rheumatism　278
tuberculous sacroiliitis　460
tuberculous scleritis　460
tuberculous scoliosis　273
tuberculous spinal meningitis, tuberculous
　meningomyelitis　127
tuberculous spondylitis　460
tuberculous synovitis　273, 460
tuberculous synovitis of ankle　268
tuberculous synovitis of hip joint　276
tuberculous synovitis of knee　287
tuberculous tenosynovitis　460
tuberculous tracheitis　460
tuberculous uveitis　6, 460
tuberculous vulval ulcer　369
tuberculum sellae meningioma　198
tuberoeruptive xanthomas　417
tuberosity injection　64

tuberous sclerosis　127, 417
tuboovarian abscess　372
tubo-ovarian adhesion　370
tubular aggregate myopathy　136
tubular apocrine adenoma　414
tubular breathing sound　217
tubular carcinoma　348
tubular necrosis following abortion　370
tubular proteinuria　244
tubular skin flap　331
tubulorrhexis　244
tuft facture　294
tularemia immunology test　480
Tumarkin otolithic crisis　24
tumor abnormal protein　480
tumoral calcinosis　164, 432
tumor-associated antigen　481
tumor-associated glomerulopathy　155
tumor-associated hemophagocytic syndrome
　(HPS)　181
tumor associated material　481
tumor associated retinopathy　143
tumor cell rosette test　481
tumor control　366
tumor depth　367
tumorectomy　315
tumor effect　367
tumor embolization　315
tumor embolus of left branch of portal vein　224
tumor embolus of main portal vein　224
tumor embolus of portal vein and inferior
　vena cava　224
tumor-feeding artery embolization　232
tumor hemorrhage　143
tumor-induced osteomalacia　171
tumor-induced osteomalacia with fracture
　171
tumor in the lumbar spinal canal　352
tumor-like fibrous tissue hyperplasia of jaw
　45
tumor-like inflammatory demyelinating
　disease　143
tumor-like lesion of ovary　370
tumor lysis syndrome　155, 171, 181
tumor marker　149
tumor necrosis factor receptor　481
tumor necrosis factor　481
tumor necrosis factor-β　481
tumor necrosis factor-α　481
tumor node metastasis classification, TNM
　82
tumor of auricula　26
tumor of cervix　376
tumor of corpus uteri　376
tumor of cowper gland　241
tumor of cranial and paraspinal nerve　202
tumor of diaphragm　85
tumor of external genital organ of male with
　uncertain or unknown dynamic behavior
　319
tumor of fallopian tube　372
tumor of female genital organ　371
tumor of mandibular tooth enamel　31
tumor of meningothelial cell　202
tumor of neuroepithelial tissue　203

tumor of ovary 370
tumor of penis 246
tumor of scrotum 246
tumor of spermatic cord 241
tumor of spleen 185
tumor of submaxillary gland 348
tumor of testis 240
tumor of the hematopoietic and lymphoid tissue 349
tumor of the tonsil 25
tumor of toe 297
tumor of uncertain behavior of scrotum 320
tumor of uncertain or unknown behavior of upper extremity 319
tumor of upper humerus 348
tumor of uterus 376
tumor of vagina 374
tumor of vulva 373
tumor of wrist joint 286
tumor radiobiology 367
tumor-related hypophosphatemic rickets 296
tumor resection 66
tumor resection of lacrimal caruncle 21
tumor rupture and hemorrhage 229
tumor rupture hemorrhage 407
tumor segment resection and prosthetic replacement 310
tumor specific growth factor 481
tumor stage mycosis fungoides 432
tumor thrombosis of inferior vena cava 226
tumor thrombus in the common bile duct 347
tumor thrombus of right hepatic vein 348
tumor tissue radiation effect 367
tungiasis 423
tunnel infection of central venous catheter 154
tunnel reconstruction for peritoneal dialysis catheter 155
turbinate ablation 35
turbinate frozen resection 35
turbinate laser ablation 35
turbinate microwave cauterization 35
turbinate radiofrequency ablation 35
turbinoplasty 35
turn 149
Turner syndrome 13, 393, 403, 426
Turner tooth 53
TURP 357
TVC 345
TVT 381
T wave 145
twilight state 443
twin anemia-polycythemia sequence 392
twinblock 64
twin cesarean delivery 392
twin pregnancy 392
twin reversed arterial perfusion sequence 392
twins 401
twins, both stillborn 392
twins forceps 395
twins live birth infant born in hospital 407
twins live birth infant born outside hospital 407
twins live birth with unknown birth place

402
twins, one liveborn and one stillborn 392
twin-twin transfusion syndrome 392, 401
twin vaginal delivery (breech-head position) 392
twin vaginal delivery (head-breech position) 392
twin vaginal delivery (head-head position) 392
twin with a hydatidiform mole 392
twist drill 62
two cesarean sections 387
two-dimensional echocardiogram 344
two drug cluing stent implantation with left main coronary artery disease 233
two drug eluting stent implantation for bifurcation lesion of coronary artery 233
two non drug eluting stent implantation for bifurcation lesion of coronary artery 233
two non drug eluting stent implantation with left main coronary artery disease 233
two-piece implant 62
two point discrimination test 299
two-point puncture technology 341
two rectus muscle displacement and Jenson procedure 20
two ribs fractures without the first rib fracture 212
two ribs fracture without the first rib fracture 223
two-stage exteriorization of intestine surgery 354
two stage revision total hip arthroplasty 302
two stage revision total knee arthroplasty 302
two-stage surgical approach 62
TXB$_2$ 474
two toe amputation 277
tympanic body tumor 26
tympanic membrane atelectasis 34
tympanic membrane hyperemia 34
tympanic membrane retraction 34
tympanic membrane thickening 34
tympanic paraganglioma 26
tympanocentesis 36
tympanoplasty 36
tympanoplasty with mastoidectomy 35
tympanoplasty without mastoidectomy 36
tympanostomy 36
tympanostomy tube remove 36
tympany 92
TYMP gene expression detection 469
type 1 diabetes 157
type 1 diabetes associated with eye complication 1
type 1 diabetes in pregnancy 388
type 1 diabetes mellitus with neurological complication 157
type 1 diabetes periodontitis 42
type 1 diabetes with acute pancreatitis 157
type 1 diabetes with acute periodontal abscess 157
type 1 diabetes with acute skin gangrene 157
type 1 diabetes with atherosclerosis 157
type 1 diabetes with bacterial gangrene 158
type 1 diabetes with bullae 157
type 1 diabetes with cardiac autonomic

neuropathy 158
type 1 diabetes with cardiomyopathy 158
type 1 diabetes with carpal tunnel
type 1 diabetes with cerebrovascular disease 157
type 1 diabetes with constipation 157
type 1 diabetes with coronary heart disease 157
type 1 diabetes with dermatosis 157
type 1 diabetes with diabetic foot 157
type 1 diabetes with diabetic nephropathy 157
type 1 diabetes with erectile dysfunction 157
type 1 diabetes with erythema 157
type 1 diabetes with esophageal dysfunction 157
type 1 diabetes with female sexual dysfunction 157
type 1 diabetes with foot gangrene 158
type 1 diabetes with Fournier gangrene 157
type 1 diabetes with gangrene 157
type 1 diabetes with gastrointestinal autonomic neuropathy 157
type 1 diabetes with genitourinary autonomic neuropathy 157
type 1 diabetes with glaucoma 157
type 1 diabetes with hemolytic gangrene 157
type 1 diabetes with hyperosmolar hyperglycemic state 157
type 1 diabetes with hyperosmotic hyperglycemia coma 157
type 1 diabetes with hypoglycemia 157
type 1 diabetes with hypoglycemic epileptic seizure 157
type 1 diabetes with ischemic cardiomyopathy 157
type 1 diabetes with lactic acidosis 157
type 1 diabetes with lactic acidosis and coma 157
type 1 diabetes with lower extremity atherosclerosis 157
type 1 diabetes with lower limb ulcer 158
type 1 diabetes with macrovascular complication 157
type 1 diabetes with macular edema 157
type 1 diabetes with Manley gangrene 157
type 1 diabetes with multiple complications 157
type 1 diabetes with myelopathy 157
type 1 diabetes with myonecrosis 157
type 1 diabetes with myopathy 157
type 1 diabetes with necrobiosis lipoidica 158
type 1 diabetes with neovascular glaucoma 157
type 1 diabetes with neurogenic bladder 157
type 1 diabetes with neuropathy 157
type 1 diabetes with nonproliferative diabetic retinopathy 157
type 1 diabetes with orthostatic hypotension 157
type 1 diabetes with painful neuropathy 157
type 1 diabetes with peripheral arterial occlusive disease 157
type 1 diabetes with periungual telangiectasia 157

type 1 diabetes with poor glycemic control 157

type 1 diabetes with radiculoplexus neuropathy 157

type 1 diabetes with recurrent hypoglycemia 157

type 1 diabetes with renal papillary necrosis 157

type 1 diabetes with retrograde ejaculation 157

type 1 diabetes with rubeosis faciei 157

type 1 diabetes with rubeosis of iris 157

type 1 diabetes with scleredema 158

type 1 diabetes with thick skin 157

type 1 diabetes with tractional retinal detachment 157

type 1 diabetes with ulcer 157

type 1 diabetic abducent nerve paralysis 119

type 1 diabetic abnormal perspiration 119

type 1 diabetic aseptic muscle necrosis 256

type 1 diabetic autonomic neuropathy 119

type 1 diabetic cataract 1

type 1 diabetic Charcot joint (neuropathic arthropathy) 256

type 1 diabetic cranial palsy 119

type 1 diabetic distal symmetric polyneuropathy 119

type 1 diabetic fibromatosis (Dupuytren contracture) 256

type 1 diabetic foot gangrene 218

type 1 diabetic foot ulcer and peripheral neuropathy 158

type 1 diabetic foot ulcer and peripheral vascular disease 158

type 1 diabetic hand syndrome 256

type 1 diabetic hyperglycemia coma 157

type 1 diabetic hypoglycemia 171

type 1 diabetic hypoglycemic coma 157

type 1 diabetic insulin induced neuritis 119

type 1 diabetic iritis 1

type 1 diabetic ischemic muscle necrosis 256

type 1 diabetic ketoacidosis 158

type 1 diabetic ketoacidosis and coma 158

type 1 diabetic ketoacidosis and lactic acidosis 171

type 1 diabetic ketoacidosis and lactic acidosis and coma 158

type 1 diabetic ketosis 158

type 1 diabetic lactic acidosis 171

type 1 diabetic mononeuropathy 119

type 1 diabetic multiple microvascular complication 218

type 1 diabetic multiplex mononeuropathy 119

type 1 diabetic muscle necrosis 256

type 1 diabetic muscular atrophy 256

type 1 diabetic necrotizing fasciitis 256

type 1 diabetic neurogenic edema 119

type 1 diabetic oculomotor paralysis 119

type 1 diabetic ophthalmoplegia 119

type 1 diabetic optic neuropathy 1

type 1 diabetic periarthritis of shoulder 256

type 1 diabetic peripheral angiopathy 218

type 1 diabetic peripheral neuropathy 119

type 1 diabetic polyneuropathy 119

type 1 diabetic proliferative retinopathy 1

type 1 diabetic radiculopathy 119

type 1 diabetic retinopathy 1

type 1 diabetic sensory motor neuropathy 119

type 1 diabetic small fiber neuropathy 119

type 1 familial glucocorticoid deficiency 157

type 2 diabetes 158

type 2 diabetes in pregnancy 388

type 2 diabetes periodontitis 42

type 2 diabetes with acanthosis nigricans or dyslipidemia or hyperinsulinemia or obesity 158

type 2 diabetes with acute pancreatitis 158

type 2 diabetes with acute periodontal abscess 158

type 2 diabetes with acute skin gangrene 158

type 2 diabetes with atherosclerosis 158

type 2 diabetes with bullae 158

type 2 diabetes with cardiac autonomic neuropathy 158

type 2 diabetes with cardiomyopathy 158

type 2 diabetes with carpal tunnel syndrome 158

type 2 diabetes with cerebrovascular disease 158

type 2 diabetes with constipation 158

type 2 diabetes with coronary heart disease 158

type 2 diabetes with diabetic foot 158

type 2 diabetes with diabetic nephropathy 158

type 2 diabetes with erectile dysfunction 158, 239

type 2 diabetes with erythema 158

type 2 diabetes with esophageal dysfunction 158

type 2 diabetes with female sexual dysfunction 158

type 2 diabetes with Fournier gangrene 158

type 2 diabetes with gangrene 158

type 2 diabetes with gastrointestinal autonomic neuropathy 158

type 2 diabetes with genitourinary autonomic neuropathy 158

type 2 diabetes with glaucoma 158

type 2 diabetes with hyperosmolar hyperglycemic state 158

type 2 diabetes with hyperosmotic hyperglycemia coma 158

type 2 diabetes with hypoglycemia 158

type 2 diabetes with hypoglycemic epileptic seizure 158

type 2 diabetes with insulin resistance 158

type 2 diabetes with ischemic cardiomyopathy 158

type 2 diabetes with ketoacidosis 158

type 2 diabetes with lactic acidosis 158

type 2 diabetes with lower extremity atherosclerosis 158

type 2 diabetes with lower extremity infection 158

type 2 diabetes with lower limb ulcer 158

type 2 diabetes with macrovascular complication 158

type 2 diabetes with macular edema 158

type 2 diabetes with Manley gangrene 158

type 2 diabetes with mononeuropathy 158

type 2 diabetes with multiple complications 158

type 2 diabetes with myonecrosis 158

type 2 diabetes with myopathy 158

type 2 diabetes with necrobiosis lipoidica 158

type 2 diabetes with neovascular glaucoma 158

type 2 diabetes with neurogenic bladder 158

type 2 diabetes with neuropathy 158

type 2 diabetes with nonproliferative diabetic retinopathy 158

type 2 diabetes with orthostatic hypotension 158

type 2 diabetes with painful neuropathy 158

type 2 diabetes with peripheral arterial occlusive disease 158

type 2 diabetes with periungual telangiectasia 158

type 2 diabetes with polyneuropathy 158

type 2 diabetes with poor glycemic control 158

type 2 diabetes with proliferaive diabetic retinopathy 159

type 2 diabetes with radiculoplexus neuropathy 158

type 2 diabetes with renal papillary necrosis 158

type 2 diabetes with retrograde ejaculation 158

type 2 diabetes with scleredema 158

type 2 diabetes with thick skin 158

type 2 diabetes with tractional retinal detachment 158

type 2 diabetes with ulcer 158

type 2 diabetic abducent nerve paralysis 119

type 2 diabetic abnormal perspiration 119

type 2 diabetic aseptic muscle necrosis 256

type 2 diabetic autonomic neuropathy 119

type 2 diabetic bacterial gangrene 158

type 2 diabetic cataract 1

type 2 diabetic cranial palsy 119

type 2 diabetic dermatosis 158

type 2 diabetic distal symmetric polyneuropathy 119

type 2 diabetic fibromatosis (Dupuytren contracture) 256

type 2 diabetic fibrous mastopathy 184

type 2 diabetic foot gangrene 158, 218

type 2 diabetic foot ulcer and peripheral neuropathy 158

type 2 diabetic foot ulcer and peripheral vascular disease 158

type 2 diabetic hand syndrome 256

type 2 diabetic hemolytic gangrene 158

type 2 diabetic hyperglycemia coma 158

type 2 diabetic hypoglycemia 171

type 2 diabetic hypoglycemic coma 158

type 2 diabetic hypotonia of ladder 239

type 2 diabetic insulin induced neuritis 119

type 2 diabetic iritis 1
type 2 diabetic ischemic muscle necrosis 256
type 2 diabetic ketoacidosis 158
type 2 diabetic ketoacidosis and coma 158
type 2 diabetic ketoacidosis and lactic acidosis 171
type 2 diabetic ketoacidosis and lactic acidosis and coma 158
type 2 diabetic ketosis 158
type 2 diabetic lactic acidosis 171
type 2 diabetic lactic acidosis and coma 158
type 2 diabetic mononeuropathy 119
type 2 diabetic multiple microvascular complications 158
type 2 diabetic multiplex mononeuropathy 119
type 2 diabetic muscle necrosis 256
type 2 diabetic muscular atrophy 256
type 2 diabetic myelopathy 119
type 2 diabetic necrotizing fasciitis 256
type 2 diabetic neurogenic edema 119
type 2 diabetic oculomotor paralysis 119
type 2 diabetic ophthalmoplegia 119
type 2 diabetic optic neuropathy 1
type 2 diabetic periarthritis of shoulder 256
type 2 diabetic peripheral angiopathy 218
type 2 diabetic peripheral neuropathy 119
type 2 diabetic polyneuropathy 119
type 2 diabetic proliferative retinal traction retinopathy 1
type 2 diabetic radiculopathy 119
type 2 diabetic retinopathy 1
type 2 diabetic sensory motor neuropathy 119
type 2 diabetic small fiber neuropathy 119
type 2 diabetic thoracoabdominal radiculopathy 119
type 2 diabetic truncal radiculopathy 119
type 2 diabetic visceral fat deposition 158
type 2 familial glucocorticoid deficiency 158
type Ⅰ A 256
type Ⅰ B 256
type Ⅰ C 256
type Ⅱ A 256
type Ⅱ B 256
type Ⅲ aortic arch 225
type Ⅰ collagen amino terminal peptide 481
type Ⅰ collagen C-terminal peptide 481
type Ⅵ herpes simplex virus rash 409
type Ⅵ herpes virus eruption 409
type Ⅶ herpes simplex virus rash 409
type Ⅶ herpes virus eruption 409
type Ⅷ herpes simplex virus rash 409
type Ⅷ herpes virus eruption 409
type Ⅰ respiratory failure 82
type Ⅱ respiratory failure 82
type Ⅰ leprosy reaction 409
type Ⅱ leprosy reaction 409
type Ⅰ leprosy reaction 457
type Ⅱ leprosy reaction 457
type Ⅰ optic disc vasculitis 11
type Ⅱ optic disc vasculitis 11
type Ⅰ ornithinemia 173
type Ⅱ ornithinemia 173

type T fracture of distal humerus 264
typhlitis 109
typhloempyema 109, 185
typhoid fever 464
typhoid fever complicated with bronchitis 88
typhoid fever complicated with cholecystitis 110
typhoid fever complicated with intestinal bleeding 110
typhoid fever complicated with intestinal perforation 110
typhoid fever complicated with meningitis 134
typhoid fever complicated with peritonitis 110
typhoid fever complicated with pneumonia 88
typhoid fever complicated with toxic hepatitis 110
typhoid hepatitis 464
typhoid meningitis 464
typhoid septicemia 464
typhus antibody 476
typhus fever 410, 457
typical absence seizure 122
typical aura with headache 122
typical aura without headache 122
typical Morquio syndrome 160
tyrosine crystal 473
tyrosinosis 173
tyrosinuria 173

**U**

U2AF1 gene mutation detection 469
UA 482
UACS 88
UARS 88
UAVF 375
UBG 473
ulcer 432
ulcerated external hemorrhoid 108
ulceration of lip 43
ulcerative colitis with hemorrhage 108
ulcerative lichen planus 418
ulcerative proctitis 108
ulcerative stomatitis 49
ulcer of ankle (benign) 326
ulcer of ankle (malignant) 326
ulcer of artery 219
ulcer of axilla 330
ulcer of bile duct 103
ulcer of cardia 101
ulcer of cervix 375
ulcer of cheek 47
ulcer of elbow 330
ulcer of foot 330
ulcer of foot (benign) 330
ulcer of foot (malignant) 330
ulcer of forearm 328
ulcer of hand 186, 329
ulcer of head, face and neck 329
ulcer of knee 329
ulcer of laryngopharynx 32

ulcer of nasal septum 25
ulcer of oral mucosa 48
ulcer of palate 44
ulcer of popliteal fossa (benign) 326
ulcer of popliteal fossa (malignant) 326
ulcer of pyloric canal 115
ulcer of pylorus with hemorrhage 115
ulcer of pylorus with perforation 115
ulcer of rectum 116
ulcer of remanet stomach 102
ulcer of remanet stomach with hemorrhage 102
ulcer of thigh (benign) 325
ulcer of thigh (malignant) 325
ulcer of tongue 53
ulcer of tonsil 25
ulcer of upper arm 328
ulcer of upper arm (benign) 319
ulcer of vocal cord 30
ulcer of wrist 329
ulceroglandular tularemia 461
ulceromultilating hemangiomatosis 418
ulcerous gingivitis 49
ulcerous type of leukoplakia 49
ulcer vulvae acutum 416
Ullrich congenital muscular dystrophy 136
ulna bone grafting 302
ulna bone harvesting 302
ulna osteoclasis 302
ulna pin internal fixation 301
ulna plasty 301
ulna plate internal fixation 301
ulnar artery branch flap 331
ulnar artery injury of forearm 224, 279
ulnar artery injury of hand 283
ulnar artery injury of wrist 285
ulnar artery occlusion 218
ulnar artery puncture 339
ulnar displacement 298
ulnar hemimelia 258
ulnar impaction syndrome 259
ulnar intramedullary nail fixation 302
ulnar lengthening 302
ulnar nerve entrapment syndrome 259
ulnar nerve injury 121
ulnar nerve injury of forearm 279
ulnar nerve injury of hand 283
ulnar nerve injury of wrist 285
ulnar nerve palsy 121
ulnar neuritis 121
ulnar polydactyly 258
ulnar shortening deformity 258
ulnar styloid fracture 258
ulnar translation of carpus 285
ulnar tunnel syndrome 285
ulnar variance 258
ulna screw internal fixation 301
ulna shortening osteotomy 301
ulnohumeral arthroplasty 301
ULO 354
ultra-high dose rate 364
ultra-hyperpyrexia 330
ultra-low dose rate 364
ultranarrow margin microsurgical technique of vocal cord 39

ultrasonic cardiogram 408

ultrasonic Doppler-guided transanal hemorrhoidal dearterialization 188

ultrasonic glottogram examination 40

ultrasonic guided biliary drainage 117

ultrasonic image localization 339

ultrasonic lithotripsy 247

ultrasonic non-invasive blood pressure measurement 343

ultrasonic scaling 60

ultrasonic therapy 451

ultrasonography/ultrasound echography 22

ultrasound biomicroscopy 22

ultrasound/CT guided cryotherapy of liver lesion 187

ultrasound/CT guided ethanol injection of liver lesion 187

ultrasound/CT guided hepatic microwave coagulation of liver lesion 187

ultrasound/CT guided hepatic radiofrequency ablation of liver lesion 187

ultrasound-guided amnioreduction therapy 394

ultrasound-guided arterial catheterization 339

ultrasound-guided arterial puncture 340

ultrasound guided bile duct puncture and drainage 353

ultrasound-guided central venous catheterization 339

ultrasound-guided central venous puncture 231

ultrasound-guided femoral vein puncture catheterization 231

ultrasound-guided fetal ascites drainage 394

ultrasound-guided fetal pleural effusion drainage 394

ultrasound-guided follicular puncture 377

ultrasound guided gallbladder puncture and drainage 117

ultrasound-guided hydrotubation 377

ultrasound-guided incision of uterine septum 377

ultrasound-guided inferior vena cava filter implantation 231

ultrasound-guided injection in treating hemangioma 321

ultrasound-guided internal jugular vein cannulation 339

ultrasound-guided internal jugular vein puncture catheterization 231

ultrasound-guided ligation of hemorrhoid 187

ultrasound guided liver biopsy 117

ultrasound-guided liver biopsy 196, 362

ultrasound-guided nerve block 339

ultrasound-guided neuraxial anesthesia puncture space positioning 339

ultrasound-guided pelvic centesis 247

ultrasound-guided percutaneous lung biopsy 94

ultrasound-guided percutaneous nephrostomy 247

ultrasound-guided percutaneous puncture 353

ultrasound guided percutaneous transhepatic biliary drainage 117

ultrasound-guided percutaneous transhepatic biliary drainage 187, 353

ultrasound-guided percutaneous transhepatic gallbladder drainage（PTGBD）187

ultrasound-guided prostate centesis 247

ultrasound-guided prostate puncture 353

ultrasound-guided puncture 339

ultrasound guided radiofrequency ablation of hepatic lesion 117

ultrasound-guided radiofrequency ablation of liver lesion 353

ultrasound-guided radiofrequency ablation of renal lesion 353

ultrasound-guided renal biopsy 362

ultrasound-guided renal lesion radiofrequency ablation 247

ultrasound-guided renal puncture biopsy 247

ultrasound-guided suprapubic cystostomy catheter catheterization 247

ultrasound-guided suprapubic cystostomy catheterization 353

ultrasound-guided thoracentesis 70, 94, 213, 353

ultrasound-guided transplanted kidney puncture biopsy 247

ultrasound-guided venous puncture catheterization 231

ultrasound of the pregnant uterus 396

ultraviolet therapy 451

umbilical artery catheterization 234, 408

umbilical artery malformation 224

umbilical cord blood hematopoietic stem cell transplantation 179

umbilical fossa eczema 423

umbilical generalized mass 110

umbilical hernia 110, 401

umbilical hernia with obstruction 110, 401

umbilical infection 423

umbilical polyp 110, 401

umbilical sinus 401

umbilical varicose vein 224

umbilical vein catheterization 234, 395

umbilical venous catheterization 408

umbilicus biopsy 435

uncinate process fracture of cervical spine 274

uncinate process resection 36

unclassified cardiomyopathy 72

unclassified epithelial tumor of ovary 370

unclassified ovary tumor 370

unclosed pneumothorax 86

uncombable hair syndrome 422

uncomplicated crown-root fracture 47

uncomplicated gonococcal infection 373

uncomplicated parapneumonic pleural effusion 82

unconsciousness 339

uncontrolled asthma 89

underactive detrusor 450

under direct vision bladder biopsy 255

under direct vision prostate biopsy 255

under direct vision renal biopsy 255

under direct vision seminal vesicle biopsy 255

under direct vision testis biopsy 255

under direct vision ureter biopsy 255

undermining caries 51

undersized drilling 62

undetermined anion 99

undetermined cation 99

undifferentiated epithelioid sarcoma of soft tissue 282

undifferentiated pleomorphic sarcoma of soft tissue 282

undifferentiated round cell sarcoma of soft tissue 282

undifferentiated sarcoma of bone 266

undifferentiated sarcoma of soft tissue 282

undifferentiated schizophrenia 438

undifferentiated somatic symptom disorder 441

undifferentiated spindle cell sarcoma of soft tissue 282

undifferentiated stem cell leukemia 180

undifferentiated trigeminal autonomic cephalalgia 136

unequal limb length 284

unexplained infertili 368

unicameral bone cyst 260

unicentric Castleman disease 176

unicompartmental knee arthroplasty 302

unicompartmental knee replacement 302, 313

unicornous uterus 368

uniformity index 365

unilateral activity 149

unilateral alveolar cleft 43

unilateral autologous fat transplantation of breast defection 196

unilateral autologous fat transplantation of breast defection after mastectomy 196

unilateral/bilateral radical mastectomy 187

unilateral breast and regional lymph node ultrasonography 196

unilateral breast implant 188

unilateral breast implant after mastectomy 188

unilateral bronchial intubation 339

unilateral cervical lymph node radical resection 60, 213

unilateral cleft lip 43

unilateral complete alveolar cleft 43

unilateral complete cleft lip 43

unilateral complete cleft palate 26

unilateral complete laryngoparalysis 26

unilateral complete vocal cord paralysis 26

unilateral condylar hyperplasia 43

unilateral condylar hypoplasia 43

unilateral coronal synostosis 43

unilateral cryptorchidectomy 248

unilateral direct inguinal hernia 103

unilateral direct inguinal hernia with gangrene 103

unilateral emphysema 82

unilateral extended radical mastectomy 188

unilateral extended radical neck dissection 188

unilateralfacet dislocation 259

unilateral facial without sweat 213

unilateral femoral hernia with gangrene 103

unilateral femoral hernia with obstruction 103

unilateral fenestration and decompression 302

ureteral fistula 245
ureteral fistula neoplasty 253, 360
ureteral hypoplasia 245
ureteral incision and catheter drainage 254
ureteral incision and foreign body removal 254
ureteral injury during operation 239
ureteral injury mending 254
ureteral-intestinal canal anastomotic revision 360
ureteral intraluminal adhesion lysis 253
ureteral intussusception 245
ureteral laceration suture 253
ureteral lesion resection 253
ureteral ligation 253
ureteral ligation removal 253
ureteral meatotomy 253
ureteral obstruction 245
ureteral orifice cyst 245
ureteral orifice dilation 253
ureteral orifice malignancy 351
ureteral replantation 254
ureteral shortening with replantation 254
ureteral stent drainage 254
ureteral stent extraction 254
ureteral stent replacement 254
ureteral stricture release 254
ureteral stump resection 253
ureteral syphilis 245
ureteral transitional cell carcinoma 245
ureter bladder anastomotic stenosis 372
ureter borderline tumor 351
ureter-cutaneous diversion 254
ureterectasis 245
ureterectomy 254
ureter-entero-cutaneous diversion 253
ureteric diverticulum 245
ureter-ileal anastomosis 253, 360
ureter-ileal skin ostomy 253
ureter-ileal skin ostomy correction 253
ureter-intestine anastomotic stoma reconstruction 253
ureteritis 245
ureteritis cystica 241
ureteritis granulosa 241
uretero-colic anastomosis 253
uretero enteric fistula 245
ureteroileal cutaneous diversion 253
uretero-ileal skin stoma correction 360
uretero-ileo-cutaneostomy 360
ureterojejunal cutaneous diversion 253
ureterolithotomy 254
ureterolysis 254
ureteroneocystostomy 254, 360
ureteroneopyelostomy 254
ureteropelvic junction obstruction 244
ureteropelvic junction stricture 244
ureteropexy 253
ureteroplasty 253, 254
ureteropyelography 254
ureterorectal anastomosis 360
ureteroscopic ballistic lithotripsy 253
ureteroscopic biopsy 363
ureteroscopy 253
ureteroscopy polypectomy 253

ureteroscopy with biopsy 253
ureterosigmoidostomy 254
ureterostomy 253, 254, 360
ureterostomy catheter removal 254
ureterostomy catheter replacement 254
ureterostomy closure 254
ureterotomy 254
ureteroureterostomy 254, 360
ureterovaginal fistula 245, 372
ureterovesical orifice dilation 254
ureterovesical replantation 254
ureter-peritonization 253
ureter-rectum anastomosis 254
ureter-sigmoid colon anastomosis 360
ureter stomal stricture 372
ureter-vaginal fistula neoplasty 254
ureter-vaginal fistula repair 360
urethra-bladder joint dilatation 251
urethra-bladder joint plication 251
urethral absence 401
urethral advancement 251
urethral anastomosis 251
urethral and vaginal myiasis 430
urethral benign tumor electrocautery 251
urethral benign tumor laser vaporization resection 251
urethral borderline tumor 241, 350
urethral bulb contusion 241
urethral bulb injury 241
urethral bulb rupture 241
urethral burning 247
urethral carcinoma in situ 350
urethral caruncle 241
urethral caruncle resection 251
urethral closure pressure profile 255
urethral construction 251
urethral contusion 241
urethral dilation 251
urethral diverticulectomy 251
urethral diverticulum 241
urethral-eye-joint syndrome 9
urethral fistula 241
urethral fistula repair 251
urethral foreign body removal 251
urethral fracture 241
urethral incision foreign body removal 251
urethral infection in pregnancy 391
urethral itch 247
urethral joint surgery 251
urethral lesion resection 251
urethral lithotomy 251
urethral malignant tumor 241, 350
urethral meatoplasty 251
urethral meatotomy 251
urethral metal stent implantation 251
urethral orifice lesion resection 251
urethral orifice swelling 247
urethral orifice tightening 251
urethral part fracture 241
urethral plication 251
urethral reanastomosis 251
urethral release 251
urethral repair 251
urethral rupture completely 241
urethral secondary malignant tumor 241,

350
urethral sounding 241
urethral sphincter electromyogram 255
urethral stent removal 251
urethral straddle injury 241
urethral stricture 241
urethral stricture after operation 239, 368
urethral stump recurrence 241
urethral syndrome 242
urethral tumor resection 251
urethral valve resection 251
urethra-rectal fistula 242
urethrectomy 251
urethritis 242
urethrocele 241, 371
urethrocele and cystocele 371
urethrocutaneous fistula 241
urethrocystography 251
urethrography 251
urethrolithotomy 251
urethroplasty 251
urethrorectal fistula repair 251
urethroscopic check 363
urethroscopy 251
urethro-sphincterometry 255
urethrostomy closure 251
urethrotomy 251
urethrovaginal fistula 242, 371
urethrovaginal fistula repair 251
urethrovaginal septum tumor 371
urethrovesical anastomosis 251
urethrovesicopexy 251
urgency 155
urgency urinary incontinence 377
urgent urinary incontinence 240
uric acid ammonium crystal 473
uric acid crystal 473
uric acid metabolic drug poisoning 454
uric acid nephrolithiasis 165
uric acid renal disease 165
uric acid 482
uridrosis 421
urinary ascites 242
urinary bladder transitional epithelium polypus 350
urinary calculi extracorporeal ultrasonic lithotripsy 250
urinary calculus 241
urinary calculus analysis 473
urinary calculus with infection 241
urinary catheter irrigation 248
urinary diversion 251
urinary extracorporeal shock wave lithotripsy 250
urinary extravasation 242
urinary fistula 242
urinary fistula repair 251
urinary incontinence 155, 242, 377
urinary incontinence neoplasty 251
urinary irritation symptom 155
urinary moniliasis 463
urinary occult blood 242
urinary organ malignancy 349
urinary retention 155
urinary sediment microscopy 473

urinary system injury　241
urinary system malformation　241
urinary system secondary malignant tumor　349
urinary tract hemorrhage　241
urinary tract infection　69, 153, 242, 401
urinary tract infection in pregnancy　391
urinary tract injury　241
urinary tract malformation　242
urinary tract obstruction　242, 401
urinary tract soft spot disease　242
urinary undiversion　251
urine analyzer　473
urine calcium　473
urine chorionic gonadotropin test　473
urine color　473
urine creatinine　473
urine formed element analyzer　473
urine galactose qualitative test　473
urine hemoglobin qualitative test　473
urine hemosiderin qualitative test　473
urine lactose qualitative test　473
urine nitrite test　473
urine occult blood positive　156
urine odor　473
urine osmolality　473
urine pregnancy test　473
urine retention　387, 401
urine sediment analyzer　473
urine sediment staining　473
urine strip（dry chemistry strip）　473
urine turbidity　473
urine volume　473
urinoma　242
urobilinogen　473
urodynamic examination　255
urodynamic study　451
uroflowmetry　255
urogenic septicemia　242
urogenital fistula　319
urogenital sinus　241
urogenital system borderline tumor　349
urogenital tract infection in pregnancy　391
urography　251
urokinase-type plasminogen activator　473
urological examination　255
uropathy　242
urophilia　439
uroporphyrin　482
uroporphyrin qualitative test　473
urothelial cell　473
urothelial papilloma　242
urothelial tumor　242
Urrets-Zavalia syndrome　1
urticaria　429
urticaria factitia　423
urticarial drug eruption　406, 429
urticarial vasculitis　429
use of multiple drugs and other psychoactive
　substance dependence syndrome　437
use of multiple drugs and other psychoactive
　substance withdrawal state　437
use of multiple drugs and other psychoactive
　substance withdrawal state with delirium
　436
U shape femoral neck osteotomy　304

Usher syndrome　30
USP6 gene rearrangement detection　469
usual interstitial pneumonia　87
uterine-abdominal wall fistula　375
uterine abscess　376
uterine adenosarcoma　376
uterine adnexa mass　375
uterine amenorrhea　376
uterine arterial embolization　395
uterine arteriovenous fistula　375
uterine arteriovenous fistula after abortion
　370
uterine artery embolization　383
uterine artery embolization with spring coil
　383
uterine artery ligation　395
uterine banding　383
uterine biopsy by hysteroscopy　380
uterine candidiasis　432
uterine cavity effusion　376
uterine cavity of drainage　380
uterine cavity residual after induced abortion
　371
uterine compression suture　395
uterine cyst　376
uterine epithelioid leiomyosarcoma　376
uterine inertia　386
uterine isthmus endometrial carcinoma　376
uterine isthmus malignant neoplasm　376
uterine isthmus pregnancy　376
uterine leiomyolipoma　376
uterine leiomyosarcoma　376
uterine malformation　375
uterine massage and compression　395
uterine myoma　375
uterine repair　383
uterine rupture reparation　395
uterine sarcoma　376
uterine septum resection　383
uterine serous carcinoma　375
uterine trauma　376
uteroplacental apoplexy　394
uterorectal fistula　116, 376
uterosacral ligament shortening　378
uterosacral ligament suspension　378
uteroureteric fistula　376
uterovesical fistula　376
uterus adhesion infertility　376
uterus fistula　376
uterus myoma　375
uterus prolapse, stage Ⅰ　376
uterus prolapse, stage Ⅱ　376
uterus prolapse, stage Ⅲ　376
uterus prolapse, stage Ⅰ（Pelvic Organ Prolapse
　Quantification System）　376
uterus prolapse, stage Ⅱ（Pelvic Organ Prolapse
　Quantification System）　376
uterus prolapse, stage Ⅲ（Pelvic Organ Prolapse
　Quantification System）　376
uterus prolapse, stage Ⅳ（Pelvic Organ Prolapse
　Quantification System）　376
uticaria pigmentosa　425
UU-Ab　477
UU-IgG-Ab　477
UU-IgM-Ab　477

uveal benign tumor　10
uveal effusion syndrome　10
uveal malignant tumor　10
uveal melanoma　10
uveal meningitis　10
uveal metastatic tumor　10
uveal tumor endo-resection　20
uveitic cataract　11
uveitis-glaucoma-hyphema syndrome　10
uveoparotid fever　58
uvula benign tumor　26, 44
uvula malignant neoplasm　44
uvula malignant tumor　26
uvula secondary malignant neoplasm　44
uvula secondary malignant tumor　26
uvulopalatopharyngoplasty　40, 60, 323
uvulopalatoplasty　60
uvulotomy　60

## V

VABB　196
vaccination reaction　432
vaccine reaction of diphtheria vaccine　409
vaccinia　421
vaccinial keratitis　9
vacuolar degeneration of odontoblastic layer　43
vacuolar myelopathy　128
vacuum-assisted breast biopsy　196
vacuum-assisted delivery　395
vacuum assisted wound closure　303
vagal nerve stimulator implantation　208
vagina exploration　383
vagina injury complicated with oocyte retrieval
　371
vaginal abscess　374
vaginal actinomycosis　465
vaginal adenocarcinoma　374
vaginal adenosis　374
vaginal atresia　373
vaginal biopsy　363, 384
vaginal birth after cesarean section　387
vaginal bleeding　377, 394
vaginal bleeding after intercourse　377
vaginal carcinoma in situ　374
vaginal clear cell tumor　374
vaginal delivery　395
vaginal delivery（singleton）　395
vaginal delivery（twins）　395
vaginal dilation　382
vaginal discharge　377
vaginal drug induction　381
vaginal endodermal sinus tumor　374
vaginal enterocele　373, 374
vaginal fibromyoma　374
vaginal fistula　374
vaginal flora disturbance（disorder）　374
vaginal flow　394
vaginal foreign body　374
vaginal fornix prolapse　374
vaginal granuloma　374
vaginal hematoma　374
vaginal injury　246
vaginal intraepithelial neoplasia, grade 1
　374

vaginal intraepithelial neoplasia, grade 2 374
vaginal intraepithelial neoplasia, grade 3 374
vaginal laceration caused by birth trauma 386
vaginal leiomyoma 374
vaginal lengthening 383
vaginal local mucosal flap transfer and vaginal rectum fistula repair 382
vaginal malformation infertility 374
vaginal malignant melanoma 374
vaginal mass 374
vaginal melanoma 374
vaginal mixed infection 369
vaginal mucosal stripping 382
vaginal neoplasm 374
vaginal neurofibroma 374
vaginal prolapse, vaginocele 374
vaginal reconstructive surgery 382
vaginal relaxation 377
vaginal sacrocolpopexy 382
vaginal sarcoma botryoides 374
vaginal scar 373
vaginal secretion cytological examination 474
vaginal secretion examination (trichomonas, fungus, mycoplasma, etc.) 384
vaginal secretion microscopic examination 474
vaginal secretion physical examination 474
vaginal septum incision 382
vaginal squamous cell carcinoma 374
vaginal stenosis dilatation 383
vaginal stump bleeding 373
vaginal stump cyst 373
vaginal stump infection 373
vaginal stump malignant tumor 373
vaginal suspension 383
vaginal tightening 382
vaginal ulcer 374
vaginal varicosities in pregnancy 391
vaginal vascular wall rupture 373
vaginal vault prolapse after hysterectomy 376
vaginal vault sacrospinous ligament suspension 382
vaginal wall induration 373
vagina reconstruction 324
vagina reconstruction through endoscope 322
vagina squamous intraepithelial neoplasia (high-grade, grade Ⅱ and Ⅲ) 352
vagina squamous intraepithelial neoplasia (low-grade) 352
vaginectomy 383
vaginismus 377
vaginitis 374
vaginitis in pregnancy 391
vaginoperineal fistula 374
vaginoplasty 382
vaginoplasty-coping 382
vaginoplasty with biological patcn 381
vagino-recto-abdominal examination 384
vaginoscopy 382
vaginotomy 383

vague pronunciation 33
vagus nerve disease 130
vagus nerve hyperfunction 130
vagus nerve injury 130
vagus nerve nuclear irritation symptom 29
vagus nerve stimulation treatment 445
vagus nerve trunk anastomosis 193, 208
vagus subclavian artery malformation 29
VaIN1 374
VaIN2 374
VaIN3 374
valgus deformity of fifth toe 320
valgus foot 285
VALI 327
valproic acid poisoning 452
Valsalva maneuver 80, 148
Valsalva test 148
valve failure after heart valve replacement 228
valvular aortic stenosis 79
valvular cardiomyopathy 72
valvular heart disease 227, 403
valvular insufficiency of saphenous femoral vein 229
valvulitis (chronic) 227
vanadium and its compound poisoning 453
vanadium deficiency 172
Van Buchem's disease 159
vancomycin-resistant enterococcus 484
vancomycin resistant gene 470
Van Den Bosch syndrome 413
Van der Hoev's syndrome 26
Van der Woude syndrome 44
vanillylmandelic acid 482
vanishing testis syndrome 162
vanishing twin/early death of one twin 392
vanishing white matter disease 120
Vanjetti sign 298, 299
Van Neck's disease 257
VAPSV 341
variability 343
variable erythrokeratoderma 410
variable palmoplantar keratoderma 410
variable-pressure constant-volume body plethysmograph 100
variant angina 72
variant defect after lysosomal translation 165
variant lymphocyte 474
variant of benign childhood epilepsy with central temporal spike 120
variceal bleeding 224
variceal rupture 223
varicella 401, 425, 464
varicella encephalitis 134, 425, 464
varicella hepatitis 111, 401
varicella meningitis 134, 402, 425
varicella myelitis 464
varicella myocarditis 402
varicella nephritis 401
varicella pneumonia 88, 402, 425, 464
varicella-zoster virus antibody IgG 480
varicella-zoster virus antibody IgM 480
varicella-zoster virus antibody 480
varicella-zoster virus deoxyribonucleic acid

470
varicella-zoster virus encephalitis 134
varicella-zoster virus meningitis 134
varicella-zoster virus pneumonia 88
varicocele 240
varicocelectomy 250
varicose bronchiectasis 88
varicose ulcer 417
varicose vein 223
varicose vein of lower extremity in puerperium 386
varicose vein with ulcer of lower extremity 226
varicosis 275, 417
varicosity of abdominal wall 220
variegated porphyria 177
variegate porphyria 410
varix of bladder 242
varix of lower extremity 226
varix of lower extremity and phlebitis 226
varix of lower extremity in pregnancy 391
varix of pelvis 244
varnish poisoning 454
vasa previa 393
vascular access infection 154
vascular access thrombosis 154
vascular anastomosis 237
vascular biopsy 238, 254
vascular cognitive disorder 138, 441
vascular cognitive impairment 444
vascular crisis of flap 51
vascular dementia 138
vascular dementia of acute onset 125
vascular electrical injury 329
vascular embolotherapy of malignant tumor 354
vascular endothelial cell growth factor 480
vascular endothelial growth factor 483
vascular exploration 237
vascularhaemophilia 180
vascular injuries of hand and wrist 226
vascular injury at cervical level 58
vascular injury of lower extremity 227
vascular injury of upper extremity 225, 283
vascular intermittent claudication 291
vascularized bone graft 302
vascularized fibula graft 302
vascularized skin flap grafting 433
vascular lesion resection 216
vascular ligation of chest wall 215
vascular lymphangioma 15, 229
vascular malformation of gallbladder 104
vascular malformation of intestine 103
vascular malformation of lower extremity 227
vascular malformation of parotid gland 52
vascular malformation of skull 49
vascular malformation of upper extremity 225
vascular malformation, pseudohaemangioma 56
vascular murmur 299
vascular Parkinsonism 138
vascular proliferation of intestine 103
vascular prosthesis failure after cardiac surgery 228
vascular ring 229

vascular ring repair 237
vascular stenosis caused by cardiac and vascular prosthesis and transplant 228
vascular syphilis 429
vascular tinnitus 32
vascular transplantation 237
vascular tumor of neck 318
vascular vocal carditis 32
vasculitic peripheral neuropathy 138
vasculitis 138, 229
vasculitis of hand 284
vasculitis of lower extremity 227
vasculitis related kidney injury 154
vasculitis with pulmonary damage 90
vasculogenic impotence 245
vas deferens and epididymis laceration suture 253
vas deferens lesion resection 253
vas deferens valve removal 253
vasectomy 253
vasectomy removal 253
vasoactive intestinal peptide tumor 169
vasoactive peptide 483
vasoepididymography 253
vasogenic cerebral edema 204
vasography 253
vasoligation 253
vasomotor nephropathy 245
vasomotor rhinitis 90
vasomotor tone 100
vasosection 253
vaso-seminal vesiculography 253
vasospasm 229
vasostomy 253
vasovagal syncope 78, 138
vasovasotomy 253
Vater's ampullary resection 188
Vater's constrictive papillitis 111
VATER syndrome 257
Vaux syndrome 54
VBAC 387
VC 344
vector-borne parasitosis 458
vectorcardiogram 81
VEEG 147, 148
vegetative state 204
VEGF 480
VEGFR gene expression detection 469
vein-artery extracorporeal membrane oxygenation 341
vein-artery shunt 86
vein injury of forearm 224, 279
vein occlusion of lower extremity 226
vein of Galen aneurysm 347
vein of Galen aneurysmal malformation 198
vein rupture 318
vein thrombosis in pregnancy 391
vein-vein extracorporeal membrane oxygenation 341
velamentous placenta 386
velo-cardio-facial syndrome 44, 261
velopharyngeal insufficiency 44
velopharyngeal insufficiency secondary to cleft palate operation 44
velopharyngeal insufficiency secondary to

tumor resection 59
velopharyngeal surgery 36
vena cava anomalies 224
vena cava atrial septal defect 76
vena cava catheterization 235
vena cava embolism 224
vena cava filter insertion 235
vena cava folding 215
vena cava fundoplication 252, 359
vena cava injury 224
vena caval compression 338
vena caval ligation 215
vena caval ligation 252
vena cava obsturction syndrome 224
vena cava repair 235
vena cava syndrome 224
vena cava tumor embolus 224
venectomy of lower extremity 434
venenous fishes sting 412
venepuncture 70
venereal lymphogranuloma 245, 428, 465
venereal neurosis 441
Venezuelan equine encephalitis 464
venography 317
venography of lower extremity 238
venography of upper extremity 238
venomous snake bite 412
venotomy catheterization 234
venous access port implantation 234
venous access port rupture 223
venous aneurysm of lower extremity 226
venous aneurysm of upper extremity 225
venous balloon angioplasty 234
venous catheter infection 185
venous catheterization 70, 234
venous catheter thrombosis 152
venous catheter thrombus 231
venous congestive syndrome 337
venous developmental variation 223
venous embolectomy of lower extremity 236
venous embolism 223
venous erectile dysfunction 241
venous filter 234
venous filter implantation 234
venous gangrene 417
venous hemangioma 7, 128, 223, 275
venous infarction 128
venous insufficiency 223
venous insufficiency of lower extremity 226
venous lake 417
venous malformation 47
venous malformation of face and neck 50
venous malformation of oral cavity 48
venous occlusion of lower limbs 226
venous occlusion of upper extremity 225
venous oxygen content 98
venous oxygen saturation 98
venous patch plasty 234
venous rupture 223
venous sinus angiography 147
venous sinus occlusion 223
venous sinus stenosis 223
venous stent implantation 234
venous thromboembolism 86, 178
venous thrombosis 223, 417

venous thrombosis of extremity 226
venous thrombosis of lower extremities 449
venous thrombosis of lower extremity 226
venous thrombosis of upper extremity 225, 449
venous thrombus 223
venous tumor thrombosis 223
venous ulceration of legs 428
venous ulcer of lower extremity 226
venous valvular insufficiency 223
venous valvular insufficiency of lower extremity 226
venous varicose syndrome 417
ventilation-associated acid-base disorder 86
ventilation-associated diaphragmatic dysfunction 86
ventilation-associated electrolyte disturbance 86
ventilation-associated lung injury 86, 327
ventilation-associated pulmonary edema 86
ventilation limit 99
ventilation mode 95
ventilation parameter 95
ventilation perfusion ratio 99
ventilation perfusion ratio mismatch 89
ventilation pressure 95
ventilation runaway 99
ventilator assistant ventilation therapy 85
ventilator-associatcd pneumonia 326
ventilator-associated pneumonia 85
ventilator dependency 85
ventilator lung in newborn 89
ventilatory disorder 89
ventilatory equivalent for carbon dioxide 97
ventilatory equivalent for oxygen 100
ventilatory response 99
ventral derotation spondylodesis 303
ventricle-atrial shunt 358
ventricle-bone marrow shunt 358
ventricle-caval shunt 358
ventricle-cisternal shunt 358
ventricle-external jugular vein shunt 358
ventricle malignant tumor 350
ventricle-mastoid shunt 358
ventricle-peritoneal shunt 358
ventricle-peritoneal shunt revision 358
ventricle-pleural shunt 358
ventricle-sinus shunt 358
ventricle-subarachnoid shunt 358
ventricle-ureteral shunt 358
ventricular aneurysm 225, 403
ventricular arrhythmia 76
ventricular assist device implantation 81
ventricular catheterization 358
ventricular cyst 202
ventricular dilatation 78
ventricular drainage 209
ventricular end-diastolic pressure 345
ventricular end revision of ventriculo-peritoneal shunt 358
ventricular enlargement 202
ventricular escape beat 76
ventricular fibrillation 78
ventricular fibrosis 228
ventricular fluid 148
ventricular flutter 78

ventricular function curve 345
ventricular hypertrophy 78
ventricular intracranial shunt mechanical complication 202
ventricular inversion 228
ventricular mural thrombus post-acute myocardial infarction 75
ventricular parasystole 76
ventricular preexcitation 78
ventricular repair 236
ventricular septal defect 76, 225, 401
ventricular septal defect repair 335
ventricular septal defect (VSD) with coarctation of aortic arch 225
ventricular septal defect (VSD) with interruption of aortic arch (IAA) 225
ventricular septal hypertrophy 76
ventricular septum aneurysm 401
ventricular shunt catheter removal 358
ventricular shunt catheter replacement 358
ventricular shunt catheter revision 358
ventricular tachycardia 76, 401
ventricular thrombus 78
ventricular transposition 228
ventricular volume reduction 236
ventriculo-atrial shunt 209
ventriculo-caval shunt 209
ventriculo-cerebellomedullary cisternal shunt 209
ventriculo-cholecystic shunt 209
ventriculo-cisternal shunt 209
ventriculo-external jugular venous shunt 209
ventriculo-gallbladder shunt 358
ventriculography 148
ventriculo-jugular shunt 209
ventriculo-mastoidal shunt 209
ventriculo-nasopharyngeal shunt 208, 358
ventriculo-pericallosal cisterna shunt 209
ventriculo-peritoneal shunt 209
ventriculo-pleural shunt 209
ventriculopuncture 209
ventriculo-sagittal sinus shunt 209
ventriculo-sinus shunt 209
ventriculostomy 209
ventriculo-subarachnoid shunt 209
ventriculo-thoracic duct shunt 209
ventriculotomy 336
ventriculo-ureteric shunt 209
ventriculo-venous shunt 209
ventrolateral thalamotomy 209
venular malformation 54
VEP 148, 345
verapamil poisoning 455
verbal rating scale 346
verification jig 63
vermilion defect 325
vernal catarrhal conjunctivitis 3
vernal catarrhal keratoconjunctivitis 3
verruca 430
verruca digitata 432
verruca plana 410
verruca vulgaris 429
verruciform xanthoma 58, 430
verrucous carcinoma 430
verrucous carcinoma of lower lip 351

verrucous carcinoma of penis 320
verrucous carcinoma of vulva 351
verrucous gastritis 115
verrucous hemangioma 430
verrucous hyperplasia 58
verrucous leukoplakia 58
verrucous nevus of auricular skin 318
verruga peruana 421
vertebrae external fixation 316
vertebrae lesion resection 362
vertebrae osteotomy 316
vertebral aneurysm 144, 230
vertebral angiography 211
vertebral arch laminar isthmus bone grafting and fixation 315
vertebral arteriography 238
vertebral arteriovenous fistula 230
vertebral artery aneurysm 205
vertebral artery dilatation 230
vertebral artery dissection 144, 205
vertebral artery dysplasia 230
vertebral artery embolism 144, 230
vertebral artery infarction 143, 230
vertebral artery injury 230, 296
vertebral artery malformation 230
vertebral artery occlusion 143, 230
vertebral artery occlusion and stenosis, caused no cerebral infarction 143
vertebral artery occlusion or stenosis cerebral infarction 143
vertebral artery plaque 149
vertebral artery pseudoaneurysm 230
vertebral artery stenosis 144, 230
vertebral artery stenting 237
vertebral artery thrombosis 144, 230
vertebral artery type of cervical spondylosis 296
vertebral-basilar artery dissection 144
vertebral-basilar artery syndrome 144
vertebral body burst fracture 297
vertebral body compressive fracture 297
vertebral body fracture 297
vertebral body hemangioma 297
vertebral body tumor resection 362
vertebral bone graft 316
vertebral burst fracture of thoracic spine 291
vertebral canal drilling decompression 316
vertebral compression fracture of thoracic spine 291
vertebral defect formation 297
vertebral dysplasia 297
vertebral endplate inflammation 297
vertebral external fixation removal 316
vertebral fracture repair 357
vertebral graft removal 316
vertebral infection 297
vertebral internal fixation revision 316
vertebralization of occiput 294
vertebral metastasis 352
vertebral metastatic tumor 352
vertebral spongiform vascular malformation 144
vertebral wedge osteotomy 315
vertebrectomy 312
vertebro-basilar artery insufficiency 18

vertebrobasilar dolichoectasia 144
vertebrobasilar thrombosis 125
vertebroplasty 316
vertebroplasty/osteoplasty 343
vertex sharp transient 146
vertical axis 67
vertical bone augmentation 60
vertical bone defect 67
vertical bone height 67
vertical bone loss 67
vertical deficiency of chin 47
vertical dimension 67
vertical dimension of mandibular postural position 68
vertical hypergenesis of chin 47
vertical laryngectomy 36
vertical mandibular deficiency 54
vertical mandibular hyperplasia 55
vertical maxillary deficiency 52
vertical maxillary hyperplasia 52
vertical osteotomy 60
vertical partial laryngectomy 36
vertical ramus osteotomy 65
vertical relation of jaw 67
vertical resorption 59
vertical root fracture 45
vertical shear fracture of pelvis 266
vertical shear type pelvic fracture 266
vertical strabismus 3
vertical unstable pelvic fracture 259
vertigo 32, 80
verucous lupus erythematosus 430
verumontanitis 240
very high risk 74
very light sleep 147
very low birth weight infant 399
very low density lipoprotein type (VLDL) hyperlipoproteinemia 173
very severe aplastic anemia 177
vesical diverticulectomy 252
vesical litholapaxy 252
vesical papillary polypus 350
vesical polypus 350
vesical schistosomiasis 463
vesicle 432
vesicoabdominal wall fistula 398
vesico-cervical-vaginal fistula 319
vesicoenteric fistula 242
vesicorectal fistula 242
vesicoureteral fistula 242
vesicoureteral reflux 242, 401
vesicourethral anastomosis 252
vesico-urethro-vaginal fistula 319
vesicouterine fistula 242
vesicouterine fistula neoplasty 252
vesicouterine fistula repair 359
vesicovagina fistula repair 358
vesicovaginal fistula 242, 371
vesicovaginal fistula fistula neoplasty 252
vesicular breath sounds 92
vessel injury during operation 184
vessel injury of hand and wrist 286
vessel malformation of jaw 45
vessel plegia syndrome 338
vestibular drug-induced toxication 29

vestibular dysfunction 34
vestibular function examination 41
vestibular-lateral semicircular canal dysplasia 29
vestibular migraine 133
vestibular nerve transection via middle cranial fossa approach 37
vestibular nerve transection via retrolabyrinthine approach 37
vestibular neuritis 29
vestibular neuronitis 133
vestibular neurotomy 39
vestibular sulcus deepening 63
vestibular sulcus extension 63
vestibulocochlear nerve injury 133
vestibuloplasty 63
VHI 41
vibrating sound bridge (VSB) implantation 40
vibration white finger 455
vibratory urticaria 431
video assisted thoracoscopic thoracic intervertebral disc resection 302
video-capable laryngeal mask 341
video-electroencephalogram 147, 148
video electroencephalography monitoring 210
video laryngoscope 345
vidian neurectomy 40
Villaret sign 298
villonodular synovitis of elbow joint 296
villous tubular adenocarcinoma of cervix 369
villous tubular adenocarcinoma of uterus 376
VIN1 373
VIN2 373
VIN3 373
Vincent angina 26
viral anterior uveitis 2
viral brain stem encephalitis 120
viral conjunctivitis 2, 397
viral culture 483
viral culture and identification 483
viral diarrhea 458
viral encephalitis 120, 458
viral encephalitis sequela 120
viral encephalomyelitis 458
viral enteritis 101, 102, 457
viral exanthem 410
viral gastroenteritis 102, 458
viral hemorrhagic fever 410
viral hepatitis 397, 458
viral hepatitis A 108, 460
viral hepatitis B 465
viral hepatitis C 457
viral hepatitis complicated with hepatic coma 101
viral hepatitis D 458
viral hepatitis due to triple infection 101
viral hepatitis E 464
viral hepatitis G 398
viral hepatitis superinfection 101
viral hepatitis transmitted by transfusion 401
viral hepatitis with hepatic coma 397

viral identification 483
viral intestinal infection 457
viral keratitis 2
viral meningitis 120, 458
viral meningoencephalitis 120, 458
viral myelitis 120
viral myocardial pericarditis 72
viral myocarditis 72, 397, 458
viral myositis 120
viral nephritis 458
viral pericarditis 72
viral pharyngitis 25
viral pharyngo-conjunctivitis 2, 397
viral pneumonia 82, 457
viral wart 410
viral warts 458
virilizing adrenal tumor 165
virilizing syndrome 241
virus-associated hemophagocytic syndrome (HPS) 176
virus infection 257, 457
virus infection of mucosa 50
virus infectious dermatosis 410
virus neutralization test 476
virus wound infection 325
visceral autonomic response 345
visceral crisis 421
visceral hallucination 443
visceral hemorrhage 224
visceral herpes simplex 421
visceral leishmaniasis 462
visceral nervous plexus block anesthesia and analgesia 341
visceral pain 338
visceral pleura decortication 216
visceral pleura malignancy 91
visceral secondary syphilis 413
visceral zoster 421
viscera sympathetic nerve injury 132
visible peristalsis 116
vision field defect 19
vision loss 19, 34
vision replacement device 11
visual abnormal after orthokeratology 6
visual analogue scale 345
visual disorder 11, 34
visual evoked potential 23, 148, 345
visual evoked potential abnormality 11
visual evoked reflex epilepsy 134
visual examination 11
visual hallucination 18, 443
visual loss 19
visually-induced syncope 11
visual-sensitive epilepsy 11
visual snow 134
vital capacity 97, 344
vitamin A 482
vitamin abuse 439
vitamin A deficiency 13, 168, 173, 427
vitamin A deficiency with Bitot's spot and xerosis of conjunctiva 13
vitamin A deficiency with corneal ulceration and xerosis 13
vitamin A deficiency with corneal xerosis 13
vitamin A deficiency with eyelid skin dryness 13

vitamin A deficiency with keratomalacia 13
vitamin A deficiency with night blindness 13
vitamin A deficiency with xerophthalmia scar of cornea 13
vitamin A deficiency with xerosis of conjunctiva 13
vitamin $B_{12}$ 482
vitamin $B_{12}$ deficiency 173, 427
vitamin $B_{12}$ deficiency associated dementia 136
vitamin $B_{12}$ deficiency peripheral neuropathy 136
vitamin $B_1$ 482
vitamin $B_1$ deficiency 427
vitamin $B_1$ deficiency, thiamine deficiency 173
vitamin $B_2$ deficiency 54
vitamin $B_6$ deficiency 173, 427
vitamin $B_6$ deficiency encephalopathy 136
vitamin $B_6$ syndrome 173
vitamin B deficiency 173
vitamin B deficiency peripheral neuropathy 136
vitamin C 474, 482
vitamin C deficiency 168, 173, 427
vitamin D deficiency 168, 427
vitamin D deficienct osteomalacia 168
vitamin D deficienct rickets 168
vitamin D dependent rickets 173
vitamin D dependent rickets type I 168
vitamin D dependent rickets type II 168
vitamin deficiency 173, 427
vitamin deficiency peripheral neuropathy 136
vitamin deficiency polyneuritis 136
vitamin D resistant osteomalacia 173
vitamin E deficiency 173, 402, 427
vitamin E deficiency encephalopathy 136
vitamin K 2,3-epoxide reductase complex subunit 1 (VKORC1) genotype 469
vitamin K deficiency 173, 427
vitamin K-dependent coagulation factor deficiency 180
vitamin K poisoning 455
vitamin P deficiency 173
vitamins poisoning 455
vitelliform macular dystrophy 9
vitelline cyst 400
vitelline retinal dystrophy 9
vitelliruptive macular degeneration 9
vitiligo 409
vitiligo skin transplantation 433
vitrectomy 19
vitreitis 2
vitreoretinal adhesion 2
vitreoretinal degeneration 1
vitreoretinal organization 2
vitreoretinal surgery combined with lensectomy (intraocular lens implantation or not combined intraocular lens implantation) 19
vitreoretinal surgery combined with phacoemulsification (intraocular lens implantation or not combined intraocular lens implantation) 19

vitreoschisis 2
vitreous abscess 2
vitreous amyloidosis 2
vitreous anterior limiting membrane incision 19
vitreous aspiration 19
vitreous cyst 2
vitreous degeneration 2
vitreous disorder 2
vitreous gas leaking 2
vitreous hemorrhage 2
vitreous hernia 2
vitreous hyperplasia 2
vitreous macular traction syndrome 2
vitreous opacity 2
vitreous rehaemorrhage 2
vitreous retinal degeneration(stellate) 2
vitreous tapping 19
VMA 482
vNOTES high uterosacral ligament hysteropexy 377
vNOTES high uterosacral ligament suspension 377
vNOTES pectopexy 377
vNOTES sacrocolpopexy 377
vNOTES sacrohysteropexy 377
vNOTES sacrospinous ligament colpopexy 377
vocal abscess 30
vocal adherence 30
vocal amyloidosis 30
vocal bleeding 30
vocal cellulitis 30
vocal cord aspergillosis 464
vocal cord atrophy 34
vocal cord cancer 30
vocal cord carcinoma in situ 30
vocal cord congestion 34
vocal cord fat injection 39
vocal cord formation 39
vocal cord hemangioma 30
vocal cord injection 39
vocal cord mucosal stripping surgery 39
vocal cord paralysis 401
vocal cord polypectomy 39
vocal cord polypectomy under suspension laryngoscope 40
vocal cord reconstruction 39
vocal cord swelling 34
vocal cyst 30
vocal edema 30
vocal fremitus 93
vocal hypertrophy 30
vocal leukoplakia 30
vocal mucosal leukoplakia 30
vocal nodule 30
vocal process avulsion 30
vocal relaxation 30
vocal resonance 93
vocal tubercle 30
Vogt-Koyanagi-Harada syndrome 15, 413
voice disorders with post-palatoplasty 44
voice handicap index 41
voiced thought 444

voiding cystometry 255
voiding cystourethrography 251
volatile solvent poisoning 453
volatile solvent withdrawal state with delirium 436
Volkmann contracture 280
volume assist-control ventilation 95
volume assist ventilation 95
volume assured pressure support ventilation 341
volume at peak tidal expiratory flow 96
volume conduction 148
volume-controlled intermittent mandatory ventilation 95
volume-controlled inverse ratio ventilation 94
volume-controlled mode 94
volume-controlled synchronized intermittent mandatory ventilation 95
volume-controlled synchronized intermittent mandatory ventilation plus pressure support ventilation 95
volume-controlled ventilation 95
volume cycling 95
volume-limited 95
volume-limited time cycling 95
volume-limited volume cycling 95
volume monitoring 99
volume of lower inflection point 97
volume of upper inflection point 97
volume support ventilation 95, 341
volumetric capnography 345
volumetric modulated radiotherapy 366
volume trigger 95
volume waveform 99
voluntary breathing 93
volvulus 102
volvulus of colon 108
vomer malignant neoplasm 49
vomit 79
vomiting 116, 213
vomiting after gastrointestinal surgery 112
von Gierke disease 168
von Willebrand factor 474
voyeurism 439
V-pattern esotropia 1
V-pattern exotropia 1
VRE 484
VS 338
VSV 341
V shape femoral osteotomy 304
V shape osteotomy 301
V shape osteotomy of olecranon 302
VTE 86
vulval abscess 320
vulval adenoid cystic carcinoma 320
vulval apocrine carcinoma 320
vulval condyloma acuminatum 427
vulval eczema 427
vulval embryonal rhabdomyosarcoma 320
vulva lesion cauterization 360
vulva lesion resection 360
vulval hemangioma 427
vulval herpes 373
vulval leiomyoma 373
vulval lipoma 427

vulval melanoma 320
vulval Paget's disease 320
vulval pigmented nevus 427
vulval sarcoma 320
vulval squamous cell carcinoma 320
vulval tuberculosis 373
vulval ulcer 373
vulva mass 373
vulva pseudocondyloma 422
vulvar angiomyofibroblastoma 373
vulvar biopsy 435
vulvar cryotherapy 382
vulvar cyst 373
vulvar folliculitis 373
vulvar hidradenoma 373
vulvar intraepithelial neoplasia, grade 1 373
vulvar intraepithelial neoplasia, grade 2 373
vulvar intraepithelial neoplasia, grade 3 373
vulvar laceration debridement and suture 382
vulvar lichen sclerosis 373
vulvar lichen sclerosis associated with squamous cell hyperplasia 373
vulvar lichen sclerosus 422
vulvar microwave therapy 382
vulvar papilloma 373
vulvar pseudocondyloma 373
vulvar squamous intraepithelial neoplasia(high grade, II and III) 351
vulvar varices in puerperium 386
vulvar varicosities in pregnancy 391
vulva skin tag 373
vulvitis 373
vulvitis in pregnancy 391
vulvodynia 377
vulvovaginal candidiasis 373
vulvo-vaginal-gingival syndrome 427
v wave 343
VWF 455, 474
VZV-Ab 480
VZV DNA 470
VZV-IgG 480
VZV-IgM 480

**W**

Waardenburg syndrome 24
Wada test 148
Wagner disease 1
Wagner vitreoretinal degeneration 1
Wagstaffe(LeFort) fracture 257
Wainwright acetabuloplasty 301
waist and hip pain 338
waist lipomatosis 169
wakefulness 338
Waldenstrm macroglobulinemia 151, 177
Waldenstrm macroglobulinemia kidney injury 151
Waldeyer's tonsillar ring malignant neoplasm 54
Wallenberg syndrome 13, 145
Walther fracture 257
wandering spleen 186
waning discharge 145
warm-autoantibody type autoimmune

hemolytic anemia 180
warm shock 337
war neurosis 441
Wartenberg sign 298
warthin tumor 56
wart of eyelid 16
warty dyskeratoma 430
warty mole 430
WAS 179
washerwoman hand 466
Wassermann sign 298
wasting malignant malnutrition 168
Waterhouse-Friderichsen syndrome 402, 464
water intoxication 88, 173, 329, 345
water phantom 366
Watson and vendor elbow arthrodesis 301
Watson syndrome 427
wave form 145
waveform monitoring 96
waxy cast 473
waxy flexibility 443
WBH 366
weakness 299, 450
weakness of limbs 213
weaning 94
weaning method 94
wearing after artificial hip joint replacement 281
wearing after artificial knee joint replacement 281
wear of approximal of tooth 49
webbed penis 242
webbed scar 328
webbing of digits 279
webbing of neck 47
webbing of toes 279
Weber syndrome 70
web space release 333
Wechsler adult intelligence scale 446
Wechsler intelligence scale for children 446
Wechsler memory scale 446
Wechsler preschool and primary scale of intelligence 446
wedge angle 366
wedge factor 366
wedge fracture 290
wedge hepatectomy 191
wedge osteotomy of rib 214
wedge osteotomy through joint 308
wedge resection of bronchus 216
wedge resection of liver 356
wedge resection of lung 354
wedge resection of the kidney 253
wedge resection of upper lung 215
wedge resection of uterine horn 383
wedge resection of uterine placenta increta 382
wedge resection of uterus 362
wedge-shaped defect 56
Wegener granuloma associated with uveitis 1
Wegener granulomatosis kidney injury 153
Wegener granulomatosis 136, 427
weight gain above recommendation in pregnancy 391

weight gain below recommendation in pregnancy 391
weightlessness effect 455
Weil-Felix reaction 480
Weissman procedure 301
Weiss ring 18
welders' pneumoconiosis 452
well differentiated liposarcoma 263
Well score 343
Wenckebach atrioventricular block 76
Werdnig-Hoffmann disease 257
Wernicke aphasia 438
Wernicke encephalopathy 136, 441, 464
western equine encephalitis 136, 464
West Nile fever 427
West Nile virus antibody 480
West Nile virus antibody IgG avidity 480
West Nile virus encephalitis 136
West Nile virus IgG antibody 480
West Nile virus IgM antibody 480
West Nile virus meningitis 136
West Nile virus meningoencephalitis 136
West Nile virus ribonucleic acid 470
wet beriberi 166
wet compress 433
wet lung 337
wet mount for detecting of Vibrio cholerae 484
wheal 432
Wheat operation 231
wheezing 93
wheezing rale 217
whiplash injury 269
Whipple operation 191, 356
whispered pectoriloquy enhancement 92
whistling face syndrome 277, 411
whistling with breathing 34
whitaker test 255
white blood cell cast 471
white blood cellcount 471
white coat hypertension 72
white esthetic score 67
white eyebrows 1, 410
white eyelashes 1, 410
white fibrous papulosis 410
white frothy sputum 92
white hairy tongue 42
white keratosis in oral cavity 48
white matter damage of prematurity 407
white matter demyelination 130
white matter injury 201
white matter lesion of occipital lobe 142
white phlegm 213
white sponge naevus 42
white sponge nevus 410
white spot disease 430
Whitman subtrochanteric wedge osteotomy 301
whole-body fumigation therapy 434
whole body hyperthermia 366
whole heart failure 224
whole lip defect 319
whole lung malignant tumor 88
whole sinusotomy 39
wholly impacted supernumerary tooth 49

whooping cough due to Bordetella parapertussis 459
WHO quality of life-100 446
Wicket rhythm 145
wicket spike 147
Widal reaction 476
wide-diameter implant 60
wide excision of lesion of lip 321, 353, 433
wide local excision of breast cancer, lumpectomy procedure 194
wide local excision of breast lump 194
wide QRS tachycardia 75
wide range achievement test-revised 445
wide resection 306
widespread necrotizing cellulitis of floor of mouth 45
Wigand technique 35
Williams syndrome 230
Wilson disease 124, 161
Wilson-Mikity syndrome 13
Wilson osteotomy 301
window crown 62
wind swept pelvic 262
wire-guided peritoneal dialysis catheter reposition 155
wireless pacemaker implantation 81
Wisconsin card sorting test 211, 446
wisdom tooth 59
wisdom tooth extraction 66
Wiskot-Aldrich syndrome (WAS)gene mutation detection 469
Wiskott-Aldrich syndrome 179, 427
withdrawal reaction 338
WNV RNA 470
Wolff-Parkinson-White syndrome 78
Wolfram syndrome 119, 409
Wolman disease 167
Wood's lamp 435
woolly hair 429
woolly hair nevus 429
word deafness 442
working side 67
work of breathing 98
wound bacterial colonization 325
wound cleaning for bullous disease 433
wound contraction 328, 330
wound dressing change 60, 331
wound hemostasis 64, 194, 215, 313, 323, 359, 434
wound infection 325
wound infection after trauma 318
wound infection of perineal laceration 387
wound myiasis 425, 464
wound rupture 282
wound vacuum sealing drainage (VSD) 302
W-plasty 331
wrapping of aorta aneurysm (not in vitro) 237
wrapping of intracranial aneurysm 208
Wright sign 298
wrinkly skin syndrome 432
wrist approach of median nerve block anesthesia and analgesia 342
wrist approach of radial nerve block anesthesia and analgesia 342

wrist approach of ulnar nerve block anesthesia and analgesia　342
wrist arthrodesis through dorsal approach　301
wrist arthroscopy　317
wrist crush injury　285
wrist joint implant　286
wrist joint ligament injury　285
wrist open injury　285
wrist open injury with dislocation　285
wrist open injury with fracture　285
wrist radial artery injury　226
wrist replacement　313
wrist replantation　313
wrist tenosynovitis　286
wrist ulcer（benign）　320
wrist ulnar artery injury　226
writer's cramp　134
wry neck　290
wryneck　290
wry nose，deviation of nose　31
WT1 gene expression detection　469
WT1 gene mutation detection　469

**X**

xanthelasma of eyelid　15
xanthinuria　240
xanthogranulomatous pyelonephritis　240
xanthoma　79, 162, 415
xanthoma disseminatum　159, 171
xanthoma palpebrarum　352
xanthoma planum　410
xanthoma tendinosum　417
xanthomatous biliary cirrhosis　415
xanthomatous hypophysitis　162
xanthoma tuberosum　164, 417
xanthonychia　415
xathelasma　164
xenograft　333
xeno-skin graft　333
xeroderma pigmentosum　432
xerodermia　422
xerophthalmia　15
xerostomia　48, 59
xiphoid process resection　214
X-knife radiotherapy　205, 353
X-linked adolescent retinoschisis　1
X-linked adrenoleucodystrophy　159

X-linked agammaglobulinemia　175
X-linked hypophosphatemic osteomalacia　159
X-linked hypophosphatemic rickets　159
X-linked ichthyosis　409
X-linked intellectual deficiency syndrome with isolated growth hormone deficiency　159
X-linked lissencephaly syndrome with abnormal genitalia　159
X-linked lymphoproliferative syndrome　175
X-linked myopathy with excessive autophagy　120
X-linked recessive hereditary ataxia　119
X-linked recessive hereditary dystonia and Parkinsonism　119
XP　432
X-pattern esotropia　1
X-pattern exotropia　1
X-ray　364
X ray　96
X-ray computed tomographic imaging　316
X-ray contamination of electron beam　365
X-ray examination　22
X-ray film photography　316
X-ray radiography of cervical intervertebral disc　309
X-ray therapy machine　364
X-ray tomography　316
X-ray tube　364
X syndrome　72
x wave　343
xylene poisoning　452

**Y**

Yale-brown obsessive-compulsive scale　446
Yale global tic severity scale　446
yaws　465
Y chromosome microdeletion　469
yellow fever　415, 460
yellow hairy tongue　46
yellow nail syndrome　415
Yersinia enteritis　114
Yersinia enterocolitica antibody　480
Yersinia immunology test　480
YOD　133
yolk sac tumor　370
Young mania rating scale　446

young-onset dementia　133
Young's syndrome　90
Y-pattern esotropia　1
Y-pattern exotropia　1
Yt blood group genotyping by polymerase chain reaction-sequence specific primer（PCR-SSP）　469
yttrium aluminum garnet（YAG）laser combined with argon laser peripheral iridectomy　22
yttrium aluminum garnet（YAG）laser lens posterior capsulotomy　22
yttrium aluminum garnet（YAG）laser peripheral iridectomy　22
yttrium aluminum garnet（YAG）laser pupil sphincterotomy　22
y wave　343

**Z**

zebra body myopathy　120
zebra-like hyperpigmentation　410
Zimbabwe trypanosomiasis　417
zinc　482
zinc deficiency　174, 403
zine and is compound poisoning　455
zirconium granuloma　414
Zn　482
zone of coagulation necrosis　328
zone of hyperemia　325
zone of stasis　330
zoster hemorrhagic herpes zoster　411
zoster oticus　26, 412
zoster sine eruptione　427
Z-plasty　60, 331, 433
ZPP　474
zygomatic and arch comminuted fracture　319
zygomatic arch fracture　51
zygomatic benign tumour　29, 51
zygomatic fracture　10, 51
zygomatic hypertrophy　51
zygomatic implant　60, 63
zygomatic orbital complex fracture　10
zygomatic-orbital fracture　319
zygomatic osteoplasty　322
zygomatic tuberculosis　51
zygomycosis　460